한의약 눈병 옛 이야기 풀이

한의학박사 박용신 씀

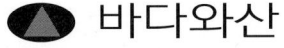
바다와산

머리말

　한의약에서는 오랫동안 눈병을 치료해왔다. 하지만 지금 한의사들에게는 낯 설은 분야이다. 우연히 색각이상을 치료하게 되면서 눈병에 관심을 가졌다. 눈병을 진료하는 틈틈이 눈병에 대한 자료를 정리하였고 그 결과물이 이 책이다. 이 책은 순전히 내가 눈병을 잘 공부하고 싶어서 만든 책이다. 역대 한의사들이 눈병을 어떻게 보고 어떻게 치료했는지 알고 싶어서 자료를 찾고 정리하기 시작했다. 자료를 정리하면서 보니 처음 내용을 적은 책과 그것을 인용한 책이 있었다. 이 책은 처음으로 말한 내용을 중심으로 자료를 정리했다. 그러다 보니 지금까지 눈병을 다룬 책을 몇 가지로 간추려 줄일 수 있었다. 그 책은 《은해정미》《비전안과용목론》《세의득효방》《향약집성방》《심시요함》《증치준승》《동의보감》《의종금감》《안과심법요결》《목경대성》《동의학사전》이다. 《은해정미》는 지금 구할 수 있는 책 중에서 눈병에 대해 틀을 갖추어 적은 가장 처음의 책이다. 다른 책들도 눈병을 정리한 그 시대를 대표하는 책이다. 이 책들은 단순히 과거에 이루었던 내용을 그대로 이어받지 않고 새롭게 밝혀냈다. 이 외에 여러 책들을 인용해서 위에 책들에 보태어 채웠다. 그리고 시대 순으로 책들을 벌려놓았다. 그래야 이야기의 앞뒤 벼리를 이해할 수 있기 때문이다.

　나는 한문으로 쓰였던 이 책들을 우리말로 풀어쓰면서 나름의 생각을 조금 덧붙였다. 이 일이 이 시대에 해야 할 일이라고 생각했기 때문이다. 공부하면서 '회통'이란 말이 계속 어른거렸다. 회통은 언뜻 보기에 서로 어긋나는 뜻이나 주장을 해석하여 조화롭게 한다는 뜻이다. 이 책은 과거와 현재, 한의학과 서양의학을 지금 이 시대에 녹여냈기 때문에 회통이란 말이 잘 어울린다. 그래서 이 말을 책의 제목으로 써볼까도 고민했지만 나의 일에 견주어 너무 큰 의미였다. 뜻만 가져도 스스로 만족한다.

　우리말로 풀어쓰면서 번역에 대해 여러 가지 생각을 했다. 말은 생각함을 붙박기 때문에 한문으로 이루어진 모든 글을 최대한 우리말로 풀어내야 온전히 우리 의학이 된다. 그래서 병명과 생리, 병리 용어를 모두 우리말로 바꿨다. 그러나 아직 주변 사람들에게 동의를 받지 않은 나만의 정리일 뿐이다. 나중에 이런 작업에 흥미를 가진 한

머리말

의사들이 나타나서 체계적으로 연구하길 바란다. 이 책의 내용을 처음 읽으면 불편할 듯싶다. 일러두기에서 조금 밝혀 놓았지만 그래도 불편하다면 뒤에 한문을 한꺼번에 붙여놓았으니 참고하길 바란다.

이 책에서 다루는 눈병은 옛 이야기이다. 나는 옛날의 기준을 서양의학이 들어오기 전까지로 잡았다. 한의학의 역사를 볼 때 서양의학이 들어온 이전과 이후를 옛날과 지금을 가르는 기준으로 삼아도 된다고 생각했기 때문이다.

마음을 처음 내서 방향을 잡고 우리말로 풀어쓰는데 10년 남짓 시간이 흘렀다. 시간이 많이 걸렸지만 오히려 다행이라고 생각한다. 처음에 후다닥 해치웠다면 채 익기도 전에 세상에 나왔을 지도 모른다.

나는 이제 이 책을 좀 더 열심히 읽고 깊이 생각하면서 눈병을 치료하려고 한다. 덧붙여 이 책이 눈병을 공부하려는 한의사들에게 좋은 길잡이가 된다면 정말 고맙겠다.

2021년 8월 1일 한의원에서 씁니다.

목 차

머리말 ·················· 3
일러두기 ·················· 11

두루 살펴보는 이야기 ········ 21

1. 앞 사람들의 치료 경험 ············· 23
2. 눈을 이룬 틀 ·················· 60
3. 눈병의 원인 ·················· 81
4. 눈병의 진단 ·················· 163
5. 눈병의 치료 ·················· 229
6. 눈병의 침뜸 치료 ··············· 335
7. 눈병의 관리 ·················· 385

낱낱을 살펴보는 이야기 ··· 391

I. 눈속증 ·················· 393

1. 눈동자 눈속증 ············· 402

1) 동그란 눈속흠증 ············· 404
2) 방울진 눈속흠증 ············· 411
3) 넓게뜬 눈속흠증 ············· 413
4) 깊은 눈속흠증 ·············· 416
5) 가로 눈속흠증 ·············· 418
6) 반달 눈속흠증 ·············· 420
7) 초생달 눈속흠증 ············· 422
8) 수레바퀴 눈속흠증 ············ 423
9) 노란심 눈속흠증 ············· 425
10) 얼음 눈속흠증 ·············· 427
11) 점박이 눈속흠증 ············· 430
12) 뻑뻑한 눈속흠증 ············· 432
13) 금별 눈속흠증 ·············· 434
14) 은빛 눈속흠증 ·············· 435
15) 금빛 눈속흠증 ·············· 437
16) 검은별 눈속흠증 ············· 437
17) 은빛바람 눈속흠증 ············ 439
18) 실바람 눈속흠증 ············· 440
19) 흔들린 눈속흠증 ············· 440
20) 타고난 눈속흠증 ············· 443

2. 눈바람증 ·················· 446

1) 일어서 별보임증 ············· 447
2) 골바람증 눈병 ·············· 450
3) 한쪽 머리바람증 눈병 ·········· 455
4) 바람맞은 머리증 눈병 ·········· 460
5) 처음 눈바람증 ·············· 465
6) 푸른 눈바람증 ·············· 467
7) 초록 눈바람증 ·············· 471

8) 검은 눈바람증 ······· 476
9) 어두운 눈바람증 ······· 478
10) 누런 눈바람증 ······· 482

3. 눈속물 눈속증 ······· 484

1) 깔깔한 눈어둠증 ······· 484
2) 눈속물 마름증 ······· 486
3) 눈속물 색변함증 ······· 490

4. 무지개막 눈속증 ······· 491

1) 눈동자구멍 벌어짐증 ······· 491
2) 눈동자구멍 좁아짐증 ······· 499
3) 눈동자구멍 기울어짐증 ······· 504
4) 눈동자구멍 찌그러짐증 ······· 505
5) 누런 무지개막증 ······· 509
참 고
1) 베체트병 ······· 511
2) 보크트-고야나기-하라다병 ······· 512

5. 눈속기름 눈속증 ······· 513

1) 눈 속티증 ······· 513
2) 별가득 눈속티증 ······· 517
3) 구름 눈속티증 ······· 522
4) 눈속기름 마름증 ······· 527
5) 눈속기름 피들어감증 ······· 529
6) 눈동자속 아지랑이증 ······· 534

6. 보는막 눈속증 ······· 535

1) 눈 어둠증 ······· 535
2) 비워진 눈어둠증 ······· 549
3) 비워진 밤눈증 ······· 551
4) 타고난 밤눈증 ······· 556
5) 눈흐림증 ······· 563
6) 빛깔있는 눈흐림증 ······· 568
참 고
1) 고혈압성 안저출혈 ······· 570
2) 당뇨병성 망막출혈증 ······· 570
3) 당뇨병성 중심성 망막염 ······· 571
4) 황반변성증 ······· 571

7. 보는이음새 눈속증 ······· 572

1) 빠른 장님증 ······· 572
2) 장님증 ······· 579
3) 엉뚱보기증 ······· 586
4) 작게 보임증 ······· 590
5) 비뚤게 보임증 ······· 591
6) 구부려 보임증 ······· 593
7) 움직여 보임증 ······· 594
8) 거꾸로 보임증 ······· 595
9) 어둔밤 보임증 ······· 596
10) 번개 보임증 ······· 598
11) 빛번져 보임증 ······· 599
12) 다르게 색보임증 ······· 601
13) 한눈 둘보임증 ······· 603
14) 두눈 둘보임증 ······· 606
참고-시신경 위축증 ······· 607

8. 눈알 눈속증 ... 609

1) 가까이 보임증 ... 609
2) 멀리 보임증 ... 613
3) 눈알 치우침증 ... 618
4) 눈알 숨겨짐증 ... 623
5) 눈알 흔들림증 ... 626
6) 눈알 굳음증 ... 631
7) 눈알 솟아오름증 ... 635
8) 눈알 빠져나옴증 ... 639
9) 죽은피 눈병증 ... 643
10) 독들어간 눈병증 ... 647
11) 피나오는 눈병증 ... 648

9. 기타 눈 증상 ... 652

1) 방광에 맺힌 뜨거움 ... 652
2) 새벽에 어둡게 보임 ... 652
3) 저녁에 어둡게 보임 ... 653
4) 눈이 어두우면서 눈물이 많음 ... 653
5) 피를 많이 흘린 눈 ... 653
6) 간장에 음이 비워진 눈 ... 653
7) 간장에 불로 어지러운 눈병 ... 654
8) 간장이 뜨거워 눈이 아픔 ... 654
9) 간장이 뜨거워 정액이 흘러나옴 ... 654
10) 간장이 비워져 힘듦 ... 654
11) 간장과 쓸개가 편하지 않음 ... 655
12) 눈썹 뼈가 아픔 ... 655
13) 다섯 가지 눈에 종기 ... 655

II. 눈겉증 ... 659

1. 눈꺼풀 눈겉증 ... 661

1) 눈꺼풀 뾰루지증 ... 661
2) 속다래끼 ... 665
3) 초창 다래끼 ... 671
4) 눈꺼풀 뻣뻣함증 ... 674
5) 콩다래끼 ... 678
6) 눈꺼풀테 짓무름증 ... 682
7) 바람맞은 눈꺼풀 짓무름증 ... 689
8) 눈초리 짓무름증 ... 691
9) 눈꺼풀테 붙음증 ... 697
10) 눈꺼풀 부스럼증 ... 700
11) 눈꺼풀 엉겨붙음증 ... 705
12) 눈꺼풀 붉은부스럼증 ... 710
13) 눈꺼풀 복숭아증 ... 712
14) 눈얼굴 부음증 ... 717
15) 눈꺼풀 둥근공증 ... 720
16) 눈꺼풀 깜박임증 ... 722
17) 눈꺼풀 흔들림증 ... 722
18) 눈꺼풀 비뚤어짐증 ... 725
19) 눈꺼풀 젖혀짐증 ... 727
20) 눈꺼풀 쪼그라짐증 ... 732
21) 속눈썹 말림증 ... 734
22) 위눈꺼풀 쳐짐증 ... 746
23) 눈꺼풀 느낌없음증 ... 750
24) 눈꺼풀속 흰거품증 ... 751
25) 눈꺼풀 엉긴피증 ... 751
26) 눈꺼풀 돌맺힘증 ... 752

27) 눈꺼풀 닭벼슬증 ················· 752
28) 눈꺼풀 독버섯증 ················· 759
29) 눈썹 사이 종기증 ··············· 762
30) 눈꺼풀 붉은얼룩증 ············· 764
31) 눈꺼풀 검은반점증 ············· 767
32) 눈꺼풀 가려움증 ················· 768
33) 눈꺼풀 구멍증 ····················· 770
34) 눈두덩 구멍증 ····················· 771

2. 눈물샘 눈겉증 ················ 772

1) 바람 눈물증 ························· 772
2) 바람 찬눈물증 ····················· 782
3) 바람 더운눈물증 ················· 784
4) 때없는 찬눈물증 ················· 786
5) 때없는 더운눈물증 ············· 788
6) 깔깔한 눈물증 ····················· 791
7) 눈 뻑뻑함증 ························· 792
8) 눈곱 눈물증 ························· 794
9) 콩국 눈곱 눈물증 ··············· 795
10) 눈물점 고름증 ··················· 797
11) 안쪽눈초리 구멍증 ··········· 805
12) 바깥눈초리 구멍증 ··········· 806
13) 음증 구멍증 ······················· 808
14) 양증 구멍증 ······················· 809

3. 흰자위 눈겉증 ················ 811

1) 눈 붉음증 ····························· 811
2) 눈 아픔증 ····························· 822

3) 눈 부심증 ····························· 831
4) 갑자기 눈붉음증 ················· 835
5) 옮는 눈붉음증 ····················· 845
6) 얽힌 눈핏줄증 ····················· 852
7) 눈초리 핏줄증 ····················· 855
8) 이상한 눈아픔증 ················· 860
9) 찌르는 눈아픔증 ················· 865
10) 심한 눈가려움증 ··············· 869
11) 상한병후 눈병증 ··············· 877
12) 때맞춘 눈병증 ··················· 881
13) 흰자위 군살증 ··················· 883
14) 흰자위 하얀 군살증 ········· 893
15) 흰자위 붉은 군살증 ········· 895
16) 흰자위 노란 기름증 ········· 896
17) 흰자위 엷은막증 ··············· 897
18) 흰자위 빈물집증 ··············· 898
19) 흰자위 붉은알알이증 ······· 901
20) 흰자위 알갱이증 ··············· 903
21) 흰자위 흰콩증 ··················· 903
22) 흰자위 붉은콩증 ··············· 905
23) 흰자위 검은콩증 ··············· 907
24) 흰자위 푸른빛깔증 ··········· 908
25) 흰자위 누런붉은빛깔증 ·········· 912
26) 흰자위 새우부음증 ··········· 914
27) 흰자위 붉은부음증 ··········· 916
28) 흰자위 피반점증 ··············· 917
29) 흰자위 구멍증 ··················· 918
30) 묘안창 ································· 919
31) 알러지성 결막염 ··············· 920

4. 검은자위 눈곁증 922

1) 갑자기 눈곁흠증 926
2) 병든후 눈곁흠증 932
3) 뜨거움 쌓인눈병증 934
4) 별하나 눈곁흠증 939
5) 별모인 눈곁흠증 941
6) 눌린 눈곁흠증 944
7) 누런패인 눈곁흠증 945
8) 흰패인 눈곁흠증 950
9) 도지는 눈곁흠증 958
10) 자라들어간 눈곁흠증 961
11) 맑은푸른빛 눈곁흠증 965
　　○ 오래된 곁흠 967
12) 흰점 눈곁흠증 968
13) 구름 눈곁흠증 968
14) 구슬모인 눈곁흠증 969
15) 색섞인 눈곁흠증 969
16) 음양 눈곁흠증 969
17) 깊이비늘 눈곁흠증 971
18) 깊이둥근 눈곁흠증 971
19) 깊이얼음흠집 눈곁흠증 973
20) 깊이칼등 눈곁흠증 977
21) 깊이가장자리얼룩 눈곁흠증 979
22) 깊이마노석 눈곁흠증 980
23) 못곁흠 깊이들어감증 981
24) 곁흠 눈동자들어감증 985
25) 검은자위 뿌예짐증 987
26) 검은자위 얼음뿌예짐증 992
27) 검은자위 위부터뿌예짐증 994
28) 검은자위 붉은뿌예짐증 997
29) 검은자위 반달증 999
30) 검은자위 흰막가림증 1000

31) 검은자위 붉은막내려옴증 1003
32) 검은자위 붉은살증 1008
33) 검은자위 노란막내려옴증 1010
34) 검은자위 푸른곁흠내려옴증 1011
35) 검은자위 노란즙차오름증 1012
36) 검은자위 막올라감증 1018
37) 검은자위 초록증 1019
38) 검은자위 부어오름증 1019
39) 검은자위 소라돌기증 1021
40) 검은자위 붉은콩증 1024
41) 검은자위 검은구슬증 1025
42) 검은자위 푸른콩증 1029
43) 검은자위 게눈증 1031
44) 검은자위 구멍증 1036
45) 검은자위 둘레흐림증 1037
46) 각막궤양 1038

III. 외상 눈병증 1040

1) 부딪친 눈병증 1041
2) 부딪친 눈곁흠증 1049
3) 부딪친 눈꺼풀복숭아증 1051
4) 부딪친 눈어둠증 1051
5) 눈뼈 부러짐증 1052
6) 티들어간 눈병증 1053
7) 눈자위 박힌 눈병증 1058
8) 불에해친 눈병증 1059
9) 쇠돌독 눈병증 1060

IV. 부인 눈병증 ·········· 1061

1) 임신 눈병증 ·········· 1062
2) 산후 눈병증 ·········· 1065
3) 월경 눈붉음증 ·········· 1069
4) 월경 눈아픔증 ·········· 1070

V. 소아 눈병증 ·········· 1073

1) 아이 눈붉음증 ·········· 1081
2) 아이 눈곁흠증 ·········· 1087
3) 아기 눈짓무름증 ·········· 1090
4) 아이 눈속증 ·········· 1093
5) 아이 장님증 ·········· 1095
6) 아이 밤눈증 ·········· 1096
7) 아이 눈동자구멍 열림증 ·········· 1098
8) 아이 눈알굳음증 ·········· 1102
9) 아이 작은검은자위증 ·········· 1107
10) 아이 감병눈병증 ·········· 1108
11) 아이 두진눈병증 ·········· 1114
12) 아이 눈꺼풀혹증 ·········· 1127
13) 아이 뇌단증 ·········· 1129
참고
1) 태열증 ·········· 1129
2) 아이 간장 감병 ·········· 1130

눈병 치료 한약재 ·········· 1131

눈병 대표 처방 ·········· 1159

부록(한문) ·········· 1293

일러두기

다음은 여기에 이야기가
실려 있는 옛날 책이다.

1. 주로 참고한 책

○ 《제병원후론》은 610년에 수나라에 소원방 등이 간행하였다.
○ 《비급천금요방》은 652년에 당나라에 손사막이 간행하였다.
○ 《비전안과용목론》은 당나라에 《용수보살안론》을 기초로 송나라와 원나라의 의사들이 보충했다가 1575년에 간행되어 세상에 퍼졌다. 내용은 이른 시기인 당나라인 618년~907년에 쓰였다고 볼 수 있다.
○ 《은해정미》는 당나라에 손사막의 이름을 빌렸지만 정확한 저자는 모른다. 내용은 이른 시기인 당나라 때 쓰였다고 볼 수 있으며 1321년 이후에서 1522년~1565년 사이에 간행된 것으로 추정한다.
○ 《세의득효방》은 1337년에 만들어서 1345년에 원나라에 위역림이 간행하였다.
○ 《원기계미》는 1370년에 원나라에 예유덕이 간행하였다.

○ 《향약집성방》은 1433년에 조선에 유효통, 노중례, 박윤덕 등이 간행하였다.
○ 《증치준승》은 1602년에 명나라에 왕긍당이 간행하였다.
○ 《동의보감》은 1613년에 조선에 허준이 간행하였다.
○ 《심시요함》은 1644년에 명나라에 부인우가 간행하였다.
○ 《장씨의통》은 1695년에 청나라에 장로가 간행하였다.
○ 《의종금감》(《안과심법요결》)은 1742년에 청나라에 오겸 등 여러 의사들이 간행하였다.
○ 《목경대성》은 1774년에 청나라에 황정경이 간행하였다.
○ 《은해지남》은 1807년에 청나라에 고석이 간행하였다.
○ 《동의학사전》은 1988년에 조선민주주의인민공화국에 여러 의사들이 간행하였다.

2. 내용을 보탠 책

○ 《맥결》은 육조시대에 고양생이 진에 왕숙화 이름을 빌려 간행하였다고 본다. 육조시대는 229년~589년이다.
○ 《태평성혜방》은 978년~992년 사이에 북송에 왕회은이 간행하였다.
○ 《하간육서》는 금나라에 류완소가 지은 책을 1601년에 명나라에 오면학 등이 간행하였다. 류완소는 1120년에 태어나 1200년에 죽었다.
○ 《침구자생경》은 1220년에 남송에 왕집중이 간행하였다.
○ 《유문사친》은 1228년에 금나라에 장종정이 간행하였다.
○ 《동원십서》(《난실비장》)는 1276년에 금나라에 이동원이 간행하였다.
○ 《활유심서》는 1294년에 원나라에 증세영이 간행하였다.
○ 《편작신응침구옥룡경》은 1329년에 원나라에 왕국서가 간행하였다.
○ 《침구대전》은 1439년 즈음에 명나라에 서봉이 간행하였다.
○ 《기효양방》은 1470년에 명나라에 동숙이 간행하였다.
○ 《침구취영발휘》는 1529년에 명나라에 고무가 간행하였다.
○ 《치종지남》은 조선에 임언국과 그 제자가 간행하였다. 정확한 연도는 모르지만 임언국은 1522년에 태어나 1566년에 죽었다.
○ 《의학강목》은 1565년에 명나라에 루영이 간행하였다.
○ 《문당집험방》은 명나라에 나부산인이 간행하였는데 1368년~1644년 사이라고 추정한다.
○ 《침구대성》은 1601년에 명나라에 양계주가 간행하였다.
○ 《의관》은 1617년에 명나라에 조헌가가 간행하였다.
○ 《외과정종》은 1617년에 명나라에 진실공이 간행하였다.
○ 《사암도인침법》은 조선 광해군 때에 승려인 사암이 지었다고 전해진다. 광해군은 1608년에서 1623년까지 재위하였다.
○ 《경악전서》는 1624년에 명나라에 장개빈이 간행하였다.
○ 《침구경험방》은 1644년에 조선에 허임이 간행하였다.
○ 《외과대성》은 1665년에 청나라에 기곤이 간행하였다.
○ 《석실비록》은 청나라에 진사탁이 지었다. 진사탁이 청나라 강희제(1662년~1722년) 초기에 죽었으므로 1650년~1670년 사이에 간행한 것으로 추정한다.
○ 《풍씨금낭비록》은 1702년에 청나라에 풍조장이 간행하였다.
○ 《경험단방회편》은 1707년에 청나라에 전준이 간행하였다.

일러두기

○ 《고송원의경》은 1718년에 청나라에 고정원이 간행하였다.
○ 《유유집성》은 1750년에 청나라에 진부정이 간행하였다.
○ 《양의대전》은 1760년에 청나라에 고세징이 간행하였다.
○ 《속명의류안》은 1770년에 청나라에 위지수가 간행하였다.
○ 《심씨존생서》는 1773년에 청나라에 심금오가 간행하였다.
○ 《유과석미》는 1774년에 청나라에 심금오가 간행하였다.
○ 《고금의안안》은 1778년에 청나라에 유진이 간행하였다.
○ 《양과심득집》은 1805년에 청나라에 고병균이 간행하였다.
○ 《외과증치전서》는 1831년에 청나라에 허극창과 필법합이 간행하였다.
○ 《류증치재》는 1839년에 청나라에 림패금이 간행하였다.
○ 《험방신편》은 1846년에 청나라에 포상오가 간행하였다.
○ 《냉려의화》는 1897년에 청나라에 육이첨이 간행하였다.
○ 《의학적쇄》는 1897년에 청나라에 경서가 간행하였다.
○ 《장율청의안》은 1897년에 청나라에 장내수가 지은 책을 문하에 오옥순이 정리하여 간행하였다.
○ 《안과비결》은 청나라 때 간행되었는데 작자와 연도는 모른다.
○ 《기효간편양방》은 청나라에 정요신이 썼고 간행 연도는 모른다.
○ 《의학충중참서록》은 1909년에 청나라에 장석순이 간행하였다.

다음은 우리말로 풀어쓴 설명이다

1. 한의학 용어를 풀어썼다

한문을 해석할 때 웬만하면 음을 빌리지 않고 뜻을 빌렸다. 한문은 뜻글자이고 한글은 소리글자이다. 따라서 한문을 우리말로 완전히 풀어쓰기 위해서는 뜻을 우리 소리글자로 옮겨야 한다. 그래야 그 뜻을 완벽하게 우리말로 옮길 수 있다. 음을 빌리는 해석은 반쪽 해석일 뿐이다. 그리고 또 한 가지 이유가 있다. 우리나라 한의학은 예로부터 한자문화권 안에서 함께 발전해왔다. 그러나 지금은 우리말이 있고 우리글이 있다. 우리 의학이 되려면 우리에 글로 한의학 모두를 표현해야 한다. 이것이 이 책에서 용어를 풀어쓴 이유이다.

여기에 적힌 내용들이 낯설 수 있기 때문에 따로 아래에 해설을 덧붙인다. 처음에는 낯설 수 있지만 읽다보면 뜻을 미루어 헤아리지 않고 바로 바로 알 수 있다. 평소 우리가 말하듯이 알 수 있어야 참된 풀이라고 생각한다.

다음은 이 책에서 '우리말'로 풀어쓴 한의학 용어들이다.

① 性(타고난 바탕), 陰(음), 陽(양), 神(생각. 정신활동을 가장 잘 나타내는 말, 야릇함), 精(알짜. 여럿 가운데 가장 중요하거나 훌륭한 물건을 나타내는 말), 精華(가장 알짜), 精氣(알짜와 기운), 氣(기운), 血(피), 表(겉), 裏(속), 半表半裏(반겉반속), 榮(속 기름), 衛(겉 지킴), 元府(타고난 오장육부), 下元(아래에 타고난 기운), 宗脈(우두머리 경맥), 先天(타고난), 後天(타고난 다음) 元氣(타고난 기운), 精汁(알짜 즙), 魂魄(넋), 五行(오행), 木(나무), 火(불), 土(흙), 金(쇠), 水(물)

② 五臟六腑(오장육부), 肝(간장), 心(심장), 脾(비장), 肺(폐장), 腎(신장), 膽(쓸개), 小腸(소장), 胃(위장), 大腸(대장), 膀胱(방광), 命門(명문), 三焦(삼초), 腦(골), 頭(머리), 脊(등뼈), 髓(등뼈 골), 膈(가로막), 枕骨(베개 뼈), 節(마디), 心下(명치), 血脈(핏줄), 血絲(실핏줄), 腠理(살결), 肌肉(살), 皮(거죽), 皮膚(살갗), 津液(즙), 膏(기름), 經(경맥), 絡(낙맥), 穴(경혈), 手太陰肺經(수태음폐경), 奇經(기경 경맥), 針(침), 灸(뜸)

③ 外感(밖에서 들어옴), 內傷(안에서 해침), 雜病(섞인 병), 標(드러남), 本(바탕), 不足(부족), 有餘(넘침), 虛(비워짐), 實(채워짐), 補(북돋음), 瀉(빼냄), 寒(차가움),

熱(뜨거움), 濕(축축함), 燥(마름), 風(바람), 火(불), 君火(임금불), 相火(신하불), 虛火(비워진 불), 風濕(축축한 바람), 風寒(차가운 바람), 風熱(뜨거운 바람), 虛寒(비워진 차가움), 虛熱(비워진 뜨거움), 實熱(채워진 뜨거움), 痰(가래), 飮(묽은 가래), 寒痰(차가운 가래), 實痰(채워진 가래), 邪(삿됨), 淫(넘치는), 寒邪(삿된 차가움), 風邪(삿된 바람), 熱邪(삿된 뜨거움), 賊邪(도적 삿됨), 微邪(작은 삿됨), 正邪(바른 삿됨), 七情(일곱 감정), 勞(애쓰다 또는 심하게 일하다), 思(생각함)

④ 自汗(스스로땀), 盜汗(몰래땀), 瘡(부스럼), 偏(치우치다 또는 한쪽이), 脹(부풀어 오른다), 滿(그득하다), 澁(뻑뻑하다), 積(쌓이다), 聚(모이다), 煩熱(뜨거워 괴로운), 嫩(여리다), 運(돌다 또는 돌리다), 動(움직이다), 滯(막히다), 鬱(뭉치다), 承(타고 들어와), 薰(찌다), 逆(거슬러 또는 거꾸로), 冲(치솟아), 厥(치솟아 또는 까무러쳐), 變(변해서 또는 바꾸어), 勝(힘세다), 盛(세차다), 克(이기다), 制 또는 製(억누르다), 陷(꺼지다), 淸(뜨거움을 식히는 또는 시원하게 하는), 和(조화롭게), 養(기르다), 滋(늘리다), 攻(치다), 下(설사하다), 散(흩어지게), 發散(뿜어내는 또는 땀내는), 錢(돈), 分(푼), 厘(리), 字(자), 粒(알), 撮(움큼), 寒藥(찬 약), 熱藥(뜨거운 약), 淡藥(심심한 약), 寒(차갑게), 溫(따뜻하게), 凉(시원하게), 滲(스며 나오다), 熱(뜨겁게), 酸(시다), 苦(쓰다), 甘(달다), 辛(맵다), 鹹(짜다), 君(임금), 臣(신하), 佐(도우미), 使(심부름꾼), 減(줄이다), 增(늘리다), 加(더 넣어), 膏(끈적한 약)

⑤ 맥 생김새 : 浮(뜨다), 沈(가라앉다), 遲(느리다), 數(빠르다), 滑(매끄럽다), 嗇(澁)(깔깔하다), 大(크다), 緩(부드럽다), 洪(넘친다), 實(채워졌다), 弦(팽팽하다), 緊(단단하다), 長(길다), 孔(구멍난), 微(작다), 細(가늘다), 濡(힘이 없다), 弱(약하다), 虛(비워졌다), 短(짧다), 散(흩어진다), 促(빠르다 쉰다), 結(느리다 쉰다), 伏(깊이 웅크리다), 代(끊어지다)

2. 한의학 안과 용어와 병증을 풀어썼다

한의학 안과 용어와 병증 이름을 우리말로 풀어썼다. 그 이유는 두 가지다. 옛날 책에 안과 용어와 병증 이름이 한자로 되어 있기 때문에 정확히 무엇을 의미하는지 알기 어려웠다. 그래서 지금에 사는 우리가 알기 쉽게 용어와 병증 이름을 우리말로 새로 정했다. 또 하나는 병증 이름에 포함된 의미이다. 나는 구조-병명 중심은 의사 중심이고 기능-증상 중심은 환자 중심이라고 생각한다. 실제로 서양의학은 구조를 바탕으로 삼아서 의사가 보는 내용을 중심으로 병명을 정한다. 한의학은 환자가 느끼는 증상을 중심으로 병증을 정한다. 그래서 어쩔 수 없는 경우를 빼놓고 대부분에 용어와 병증 이름을 증상을 중심으로 풀어서 새로 정했다. 마찬가지로 처음에 헷갈릴 수 있지만 책을 읽다보면 조금씩 익숙해진다.

1) 다음은 이 책에서 '우리말'로 풀어 쓴 안과 용어들이다.

① 睛(눈 또는 눈자위), 黑睛(검은자위), 白睛(흰자위), 瞳神(눈동자로 수정체를 말함. 또는 눈동자 구멍으로 동공을 말함), 睛珠 또는 神珠(눈알. 시신경을 뺀 안구 전체를 말함), 眥(눈초리), 內眥(안쪽 눈초리), 外眥(바깥 눈초리), 睫(속눈썹), 眉(눈썹), 瞼(눈꺼풀 또는 아래 눈꺼풀), 胞(눈꺼풀 또는 위 눈꺼풀), 睥(눈꺼풀 또는 눈꺼풀 속), 瞼弦(눈꺼풀테), 黃仁(무지개막. 홍채를 말함), 睛膜(눈알막. 맥락막을 말함), 視衣(보는막. 망막을 말함), 目系(보는이음새. 시신경을 말함), 神膏(눈속기름. 유리체를 말함), 神水(눈속물로 방수를 말함. 또는 원문에 눈동자를 의미할 때도 있어서 문맥에 따라 해석함), 邊(가장자리 또는 변두리), 五輪(다섯 수레바퀴), 肉輪(살 수레바퀴), 血輪(피 수레바퀴), 氣輪(기운 수레바퀴), 風輪(바람 수레바퀴), 水輪(물 수레바퀴), 八廓(여덟 성곽), 天廓(하늘 성곽), 地廓(땅 성곽), 火廓(불 성곽), 水廓(물 성곽), 風廓(바람 성곽), 雷廓(우뢰 성곽), 山廓(산 성곽), 澤廓(연못 성곽)

② 內障(눈속증), 外障(눈겉증), 翳(겉흠 또는 속흠. 흠집이 생겼다는 뜻으로 검은자위에 있으면 겉흠이고 눈동자에 있으면 속흠임), 障(가림), 膜(막), 脂(기름), 眼花(속티. 티끌처럼 보인다는 뜻), 黑花(검은 속티), 漏(새는 구멍), 淚(눈물), 眵(눈곱), 澁(깔깔하다), 羞明(눈이 부시다), 赤(붉다), 腫(붓다), 痛(아프다), 疼(쑤시다), 爛(문드러지다 또는 짓무르다), 急(당기다), 偏(치우쳐), 陷(눌린), 收(오므리다), 縮(오그라들다), 紅輪(붉은 테두리), 昏 또는 暗(어둡다. 어둡게 보이는 것과 흐리게 보이는 것은 전혀 다른 증상이다), 矇昧 또는 眈眈(흐릿하다 또는 침침하다), 不明(또렷하지 않다), 失明(빛을 잃다)

2) 다음은 이 책에서 '우리말'로 풀어 쓴 안과 병증 이름들이다.

(1) 內障(눈속증)

① 瞳神內障(눈동자 눈속증)
圓翳(동그란 눈속흠증), 滑翳(방울진 눈속흠증), 浮翳(넓게뜬 눈속흠증), 沈翳(깊은 눈속흠증), 橫開翳 또는 劍脊翳(가로 눈속흠증), 偃月翳(반달 눈속흠증), 仰月翳(초생달 눈속흠증), 棗花翳(수레바퀴 눈속흠증), 黃心翳(노란심 눈속흠증), 氷翳(얼음 눈속흠증), 散翳(점박이 눈속흠증), 澁翳(뻑뻑한 눈속흠증), 金花內障(금별 눈속흠증), 如銀內障(은빛 눈속흠증),

如金內障(금빛 눈속흠증), 黑花瞖(검은별 눈속흠증), 銀風內障(은빛바람 눈속흠증), 絲風內障(실바람 눈속흠증), 驚振內障(흔들린 눈속흠증), 胎患內障(타고난 눈속흠증)

② 五風內障(눈바람증)
坐起生花(일어서 별보임증), 雷頭風(골바람증 눈병), 偏頭風(한쪽 머리바람증 눈병), 邪風(바람맞은 머리증 눈병), 五風變(처음 눈바람증), 靑風(푸른 눈바람증), 綠風(초록 눈바람증), 黑風(검은 눈바람증), 烏風(어두운 눈바람증), 黃風(누런 눈바람증)

③ 神水內障(눈속물 눈속증)
乾澁昏花(깔깔한 눈어둠증), 神水將枯(눈속물 마름증), 神水變色(눈속물 색변함증)

④ 黃膜內障(무지개막 눈속증)
瞳神散大(눈동자구멍 벌어짐증), 瞳神縮小(눈동자구멍 좁아짐증), 瞳神欹側(눈동자구멍 기울어짐증), 瞳人乾缺(눈동자구멍 찌그러짐증), 睛黃視渺(누런 무지개막 증)

⑤ 神膏內障(눈속기름 눈속증)
眼花(눈 속티증), 螢星滿目(별가득 눈속티증), 雲霧移睛(구름 눈속티증), 眞睛膏損(눈속기름 마름증), 血灌瞳仁(눈속기름 피들어감증), 珠中氣動(눈동자속 아지랑이증)

⑥ 視衣內障(보는막 눈속증)
眼昏(눈어둠증) 肝風目暗(비워진 눈어둠증), 肝虛雀目(비워진 밤눈증), 高風雀目(타고난 밤눈증), 視瞻昏渺(눈흐림증), 視瞻有色(빛깔있는 눈흐림증)

⑦ 目系內障(보는이음새 눈속증)
暴盲(빠른 장님증), 靑盲(장님증), 妄視(엉뚱보기증), 視大爲小(작게 보임증), 視正反斜(비뚤게 보임증), 視直如曲(구부려 보임증), 視定反動(움직여 보임증), 視物顚倒(거꾸로 보임증), 黑夜睛明(어둔밤 보임증), 神光自現(번개 보임증), 光華暈大(빛번져 보임증), 視赤如白(다르게 색보임증). 視一爲二(한눈 둘보임증), 視物爲二(두눈 둘보임증)

⑧ 睛珠內障(눈알 눈속증)
近視(가까이 보임증), 遠視(멀리 보임증), 風牽偏視(눈알 치우침증), 瞳神反背(눈알 숨겨짐증), 轆轤轉關(눈알 흔들림증), 鶻眼凝睛, 魚睛不夜(눈알 굳음증), 神珠自脹, 突起睛高(눈알 솟아오름증), 珠突出眶(눈알 빠져나옴증), 瘀血灌睛(죽은피 눈병증), 因風成毒(독들어간 눈병증), 目衄(피나오는 눈병증)

(2) 外障(눈겉증)

① 眼瞼外障(눈꺼풀 눈겉증)
偸針(눈꺼풀 뾰루지증), 粟瘡 또는 瞼生風粟(속다래끼), 椒瘡(초창 다래끼), 胞肉

生瘡(눈꺼풀 부스럼증), 瞼硬睛痛(눈꺼풀 뻣뻣함증), 睥生痰核(콩다래끼), 風弦赤爛(눈꺼풀테 짓무름증), 迎風赤爛(바람맞은 눈꺼풀 짓무름증), 眥帷赤爛(눈초리 짓무름증), 兩瞼粘睛(눈꺼풀테 붙음증), 胞肉膠凝(눈꺼풀 엉겨붙음증), 風赤瘡痍(눈꺼풀 붉은부스럼증), 胞腫如桃(눈꺼풀 복숭아증), 火脹大頭(눈얼굴 부음증), 脾虛如球(눈꺼풀 둥근공증), 目箚(눈꺼풀 깜박임증), 胞輪振跳(눈꺼풀 흔들림증), 風起喎偏(눈꺼풀 비뚤어짐증), 風牽瞼出(눈꺼풀 젖혀짐증), 目不得開合(위눈꺼풀 쳐짐증), 睥急緊小(눈꺼풀 쪼그라짐증), 倒睫拳毛(속눈썹 말림증), 氣壅如痰(눈꺼풀속 흰거품증), 瞼停瘀血(눈꺼풀 엉긴피증), 目中結骨(눈꺼풀 돌맺힘증), 鷄冠蜆肉(눈꺼풀 닭벼슬증), 眼胞菌毒(눈꺼풀 독버섯증), 鳳眉疽(눈썹 사이 종기증), 眼丹(눈꺼풀 붉은얼룩증), 瞼黑贅(눈꺼풀 검은반점증), 眼癬(눈꺼풀 가려움증), 外漏(눈꺼풀 구멍증), 竅漏(눈두덩 구멍증)

② 眼淚外障(눈물샘 눈겉증)
衝風淚出(바람 눈물증), 迎風冷淚(바람 찬눈물증), 迎風熱淚(바람 더운눈물증), 無時冷淚(때없는 찬눈물증), 無時熱淚(때없는 더운눈물증), 目澁(눈 뻑뻑함증), 眵淚淨明(눈곱눈물증), 眵淚粘濃(콩국 눈곱눈물증), 熱極眵睛(깔깔한 눈물증), 漏睛膿出(눈물점 고름증), 大眥漏(안쪽눈초리 구멍증), 小眥漏(바깥눈초리 구멍증), 陰漏(음증 구멍증), 陽漏(양증 구멍증)

③ 白睛外障(흰자위 눈겉증)
赤眼(눈 붉음증), 眼痛(눈 아픔증), 怕熱羞明(눈부심증), 暴風客熱(갑자기 눈붉음증), 天行赤目(옮는 눈붉음증), 赤絲虯脈(얽힌 눈핏줄증), 赤脈傳睛(눈초리 핏줄증), 神祟疼痛(이상한 눈아픔증), 痛如鍼刺(찌르는 눈아픔증), 痒極難忍(심한 눈가려움증), 傷寒後 外障(상한병후 눈병증), 時復(때맞춘 눈병증), 努肉攀睛(흰자위 군살증), 流金凌木(흰자위 하얀 군살증), 馬蝗積(흰자위 붉은 군살증), 黃油障(흰자위 노란기름증), 腐皮遮睛(흰자위 엷은막증), 狀若魚胞(흰자위 빈물집증), 魚子石榴(흰자위 붉은알알이증), 玉粒分經(흰자위 알갱이증), 金疳(흰자위 흰콩증), 火疳(흰자위 붉은콩증), 水疳(흰자위 검은콩증), 目珠俱靑(흰자위 푸른빛깔증), 白睛黃赤(흰자위 누런붉은빛깔증), 形如蝦座(흰자위 새우부음증), 火天奪日(흰자위 붉은부음증), 白睛溢血(흰자위 피반점증), 偏漏(흰자위 구멍증)

④ 黑睛外障(검은자위 눈겉증)
暴赤生翳(갑자기 눈겉흠증), 大患後 生翳(병든후 눈겉흠증), 肝臟積熱(뜨거움 쌓인눈병증), 銀星獨見(별하나 눈겉흠증), 聚星障(별모인 눈겉흠증), 白陷魚鱗(눌린 눈겉흠증), 凝脂翳(누런패인 눈겉흠증), 花翳白陷(흰패인 눈겉흠증), 聚開障(도지는 눈겉흠증), 順逆生翳(자라들어간 눈겉흠증), 玉翳浮滿(맑은푸른빛 눈겉흠증), 睛中一點(흰점 눈겉흠증), 雲翳(구름 눈겉흠증),

連珠外翳(구슬모인 눈겉흠증), 五花障(색섞인 눈겉흠증), 陰陽翳(음양 눈겉흠증), 魚鱗障(깊이비늘 눈겉흠증), 圓翳外障(깊이둥근 눈겉흠증), 氷瑕深瞖 또는 孤星伴月(깊이얼음흠집 눈겉흠증), 劍脊翳(깊이칼등 눈겉흠증), 斑脂瞖(깊이가장자리얼룩 눈겉흠증), 瑪瑙內傷(깊이마노석 눈겉흠증), 釘瞖根深(못겉흠 깊이들어감증), 膜入水輪(겉흠 눈동자들어감증), 混睛障(검은자위 뿌예짐증), 水晶障(검은자위 얼음뿌예짐증), 垂簾障(검은자위 위부터 뿌예짐증), 紅霞映日(검은자위 붉은뿌예짐증), 偃月侵睛(검은자위 반달증), 白膜侵睛 또는 白膜蔽睛(검은자위 흰막가림증), 赤膜下垂(검은자위 붉은막내려옴증), 血瞖包睛(검은자위 붉은살증), 黃膜下垂(검은자위 노란막내려옴증), 狀如懸膽(검은자위 푸른겉흠내려옴증), 黃膜上衝(검은자위 노란즙차오름증), 湧波翳(검은자위 막올라감증), 綠映瞳神(검은자위 초록증), 春水揚波 또는 旋臚泛起(검은자위 부어오름증), 旋螺尖起(검은자위 소라돌기증), 風輪赤豆(검은자위 붉은콩증), 黑瞖如珠(검은자위 검은구슬증), 木疳(검은자위 푸른콩증), 蟹睛(검은자위 게눈증), 正漏(검은자위 구멍증), 目暈(검은자위 둘레흐림증)

(3) 外傷(외상 눈병증)

被物撞打(부딪친 눈병증), 撞刺生瞖(부딪친 눈겉흠증), 振胞瘀痛(부딪친 눈꺼풀복숭아증), 觸傷眞氣(부딪친 눈어둠증), 目眶骨傷(눈뼈 부러짐증), 飛塵入眼(티들어간 눈병증), 物偶入睛(눈자위 박힌 눈병증), 火爆傷眼(불에해친 눈병증), 丹石毒眼疾(쇠돌독 눈병증)

(4) 婦人 眼疾患(부인 눈병증)

姙娠目病(임신 눈병증), 産後目病(산후 눈병증), 逆經目赤(월경 눈붉음증), 行經目痛(월경 눈아픔증)

(5) 小兒 眼疾患(소아 눈병증)

小兒 目赤腫痛(아이 눈붉음증), 小兒 眼生翳(아이 눈겉흠증), 胎風赤爛(아기 눈짓무름증), 小兒 目內障(아이 눈속증), 小兒 靑盲(아이 장님증), 小兒雀目(아이 밤눈증), 小兒通睛(아이 눈동자구멍 열림증), 小兒 目直視(아이 눈알굳음증), 小兒 眼白多(아이 작은검은자위증), 小兒疳眼(아이 감병눈병증), 小兒 痘疹入眼(아이 두진눈병증), 小兒 瞼中生贅(아이 눈꺼풀혹증), 雷丹(아이 뇌단증)

3. 사람, 책, 지역, 한약재, 처방 이름을 풀어쓴 원칙

1) 사람, 책, 지역 이름은 외래어 표기법에 따랐다.

외래어를 우리말로 표기하는 원칙을 「외래어 표기법」은 다음과 같이 정하고 있다.

제4장 인명, 지명 표기의 원칙 제2절 동양의 인명, 지명 표기
제1항 중국 인명은 과거인과 현대인을 구분하여 과거인은 종전의 한자음대로 표기하고, 현대인은 원칙적으로 중국어 표기법에 따라 표기하되, 필요한 경우 한자를 병기한다.
제2항 중국의 역사 지명으로서 현재 쓰이지 않는 것은 우리 한자음대로 하고, 현재 지명과 동일한 것은 중국어 표기법에 따라 표기하되, 필요한 경우 한자를 병기한다.

이런 원칙에 따라 중국 책이름, 사람이름은 한문을 우리말로 읽는 방법에 따라 적었다. 지역이름은 과거 지명은 그대로 우리말 한자음으로 적었고 현재 지명은 중국어 표기법에 따라 적었다.

2) 한약재, 처방 이름은 한자음을 우리말로 읽는 소리에 따라 적었다.

車前子를 '질경이씨'라고 하지 않고 '차전자'처럼 한자음을 빌렸다.

그 이유는 첫째로, 한약재 이름은 이미 한자음을 빌려 우리나라에서 널리 쓰이고 있다. 번역은 지금 이 시대에 가장 보편적인 언어로 한다는 원칙을 지켰다.

두 번째로, 한약재를 일반 식품과 구별할 필요가 있다. 우리가 음식으로 먹는 식품과 약으로 쓰는 한약은 구별할 필요가 있다. 우리나라에서 질경이를 식품으로 쓰는 경우는 씨가 아니라 전초를 나물로 먹는다. 한약재는 질경이에 씨를 쓴다. 서로 다르기 때문에 구별해야 맞다고 생각한다.

세 번째는 무엇보다도 한약재는 식물 분류상 여러 종을 포함하기 때문이다. 그래서 고유의 한약재 이름을 우리말로 썼다.

그러나 일반적으로 주위에서 흔히 부르는 이름이 있는 경우는 한약재 이름을 쓰지 않았다. 위에 말한 원칙에 부합하기 않아서 별 의미가 없기 때문이다. 예를 들어 전라(田螺)를 우렁이, 자위피(刺蝟皮)를 고슴도치거죽, 석명자(菥蓂子)를 말냉이씨로 풀어썼다.

두루 살펴보는 이야기

1. 앞 사람들의 치료 경험

《원기계미》

○ 이동원이 말했다. 무신년 6월에 서총관이 눈병을 앓았다. 위 눈꺼풀 아래에 검고 흰 두 겉흠이 생겼다. 은근히 깔깔해서 눈을 뜨기 어려웠고 두 눈이 오그라들었지만 아프지 않았다. 두 촌맥은 가늘면서 팽팽하고 누르면 크면서 힘이 없었다. 족태양방광경이 명문에 신하불로 삶아져 거슬러 올라갔기 때문이다. 그래서 차가운 물로 겉흠이 되고 차가운 막이 눈자위를 가리게 되었다. 하품을 하고 잘 슬퍼하면서 잘 잊어버리며 재채기를 했다. 눈곱과 눈물이 있고 때때로 눈물이 나오며 얼굴이 붉으면서 희고 먹을 수 있지만 똥 누기 어렵고 오줌도 자주 누었다. 기운이 위로 가서 숨이 찼다. 발운탕[1]으로 치료했다.

○ 눈동자구멍 벌어짐증에 대한 처방을 이야기한다. 무술년 겨울 초에 이숙화가 서경에 갔다가 벗이 돼지고기 삶은 떡갈비를 대접해서 마늘, 식초와 같이 먹었다. 다음에 다시 술을 먹고 크게 취해서 따뜻한 온돌에서 잤다. 다음날 눈병에 걸렸는데 두 눈동자구멍이 검은자위 둘레까지 벌어져 사물이 또렷하지 않았다. 또 작은 것은 크게 짧은 것은 길게 보고 갑자기 평소와 다른 곳을 보며 허공을 걷듯이 걸었다. 의사를 찾아 많이 치료했지만 낫지 않았다. 기해년 봄에 치료하러 왔는데 스승님이 말했다. 《내경》에서 '오장육부에 알짜와 기운은 모두 눈으로 가서 눈자위가 된다. 알짜에 집은 눈이고 뼈에 알짜는 눈동자이다.'고 하였다. 또 '힘살과 뼈, 기운과 피에 알짜는 경맥이 되었다가 위쪽으로 이어져 골에 속한다. 또 눈동자와 검은자위는 음을 따른다.'고 하였다. 지금 눈동자구멍이 벌어졌다면 맵고 뜨거운 음식을 지나치게 많이 먹었기 때문이다. 매운 맛은 흩어지게 하고 뜨거우면 불을 돕는다고 하였다. 이것이 위에 골속으로 타고 들어가면 그 알짜가 흩어지고 알짜가 흩어지면 사물도 흩어지게 보인다. 알짜가 밝아야 모든 사물을 본다. 사물이 진짜처럼 보이지 않으면 알짜가 약해졌다.

---

1) 황기 1푼 세신 생강 갈근 천궁 각5푼 시호 7푼 형개(꽃이삭) 고본 생감초 승마 당귀신 지모 각5돈 강활 방풍 황백 각1돈5푼.

대개 불과 기운은 같이 설 수 없다. 그래서 《내경》에서 '힘센 불은 기운을 좀 먹고 힘센 불은 기운을 흩어지게 한다.'고 말했다. 수소음경과 족궐음경은 눈이 음새로 이어지는데 삿된 뜨거운 바람을 맞으면 각 그 패거리에 따르기 때문에 그 길을 따라 쳐들어온다. 머리와 눈이 붓고 눈동자구멍이 벌어지는 경우는 모두 피가 비워지고 음이 약하기 때문이다. 뜨거운 바람을 없애고 피를 서늘하게 하며 피를 늘려야 한다. 이렇게 해서 흩어진 기운을 거두어들이면 낫는다. 자음지황환이다. 《내경》에서 '뜨거움이 힘세면 짜면서 차가운 약으로 고르게 하고 쓰면서 단 약으로 도우며 신맛으로 거두어들인다.'고 하였다. 황련 황금은 크게 쓴맛이고 차가워서 세찬 삿된 기운을 없애므로 임금으로 삼는다. 당귀신은 맵고 따뜻하며 생숙지황은 쓰면서 달고 차가워서 피를 기르고 서늘하게 하므로 신하로 삼는다. 오미자는 시고 차가우며 몸이 가벼워 위로 떠서 벌어진 눈동자구멍을 오므릴 수 있다. 인삼 감초 지골피 천문동 지각은 쓰면서 달고 차가워서 뜨거움을 빼내고 기운을 북돋기 때문에 도우미로 삼는다. 시호는 이끌기 때문에 심부름꾼으로 삼는다. 매운 음식은 삿된 불을 돕기 때문에 꺼린다. 차가운 음식도 위장 기운을 해쳐 약이 위로 갈 수 없기 때문에 꺼린다.

○ 주단계가 말했다. 한 젊은이가 아침에 일어났는데 갑자기 사물이 보이지 않아서 잠깐 잤더니 조금 보이지만 밝지 않았다. 또 음식이 줄고 심하게 나른했다. 맥은 부드럽고 크지만 누르면 흩어지면서 힘이 없다. 이것은 축축함을 받았기 때문이라고 생각해서 물었더니 과연 축축한 땅에서 보름 정도 누워있었다. 백출을 임금으로 삼고 황기 복령 진피를 신하로 삼으며 부자를 심부름꾼으로 삼아서 10여첩을 먹었더니 나았다.

○ 주단계가 말했다. 한 늙은이가 갑자기 눈이 멀었는데 다른 괴로움은 없다. 내가 크게 비워짐으로 보고 빨리 인삼 2근을 달여서 2일 동안 먹였다. 어떤 의사가 자석이 들어있는 약을 주었는데 내가 오늘 밤에 죽는다고 했더니 결국 그랬다.

○ 주단계가 말했다. 어떤 사람이 몸은 튼튼하지만 뜨거운 술을 즐겨 마셨다가 갑자기 눈이 멀었다. 맥은 단단했다. 이것은 뜨거운 술이 위장 기운을 해쳐서 더러운 피가 그 안에 죽어있기 때문이다. 소목을 달인 물에 인삼 가루를 타서 2일 동안 먹였더니 코와 두 손바닥이 모두 검은 자줏빛이 되어서 내가 막힌 피가 돌아다녀서 그렇다고 말했다. 사물탕에 소목 도인 홍화 진피를 더 넣고 달여 인삼 가루를 타서 먹었더니 며칠 만에 나았다. 위에 세 치료 경험은 《단계찬요》을 본다.

○ 나겸보가 말했다. 낭중인 장자경은 67살이다. 눈이 어두우면서 조금 검은빛깔이 보이고 살 거죽은 윤기가 없으며 여섯 맥이 팽팽하면서 가늘고 힘이 없었다. 하루는 나갔다가 눈을 치료하는 두 처방을 보고 나에게 먹어도 되냐고 물었다. 내가 '이 두 처방은 크게 쓴 황련을 임금으로 삼고 바람을 없애는 약을 심부름꾼으로 삼았다. 그리고 사람이 50살이

되면 쓸개즙이 줄어들어 눈이 밝지 않다. 《내경》에서 흙 자리는 주로 빼내서 괴롭다고 했는데 바람을 없애는 약도 흙을 빼낼 수 있다. 사람이 70살이면 비장과 위장이 비워지고 살과 거죽이 마른다. 거듭 그 흙을 빼내면 비장과 위장이 비워지면서 기르고 지키는 기운을 잘 움직일 수 없기 때문에 원래의 기운을 기를 수 없다. 위장 기운이 돌아다니지 못하면 기운을 막아 음식을 토하는 병이 생긴다. 하물며 당신은 나이가 많고 몸도 약하기까지 한다. 그래서 이 약은 먹을 수 없다. 다만 말을 삼가고 음식을 맞춰 먹으며 화내지 말고 욕심을 막아야 한다. 이것은 치료하지 않으면서 치료하는 방법이다.'고 말했다. 자경이 다음해 봄에 관서로에 안찰사로 3년 동안 벼슬을 하고 돌아왔는데 생각이 맑고 맥도 평화로웠다. 이것은 차가운 약을 함부로 먹지 않은 것이다. 《내경》에서 '치는 것은 잘못이 없다.'고 했는데 큰 의혹이 풀렸다.

○ 왕해장에 처조카 여자가 몸이 뚱뚱한데 머리를 올릴 나이인 15살에 눈병에 걸렸다. 달마다 또는 두 달에 한번 나타나고 나타나면 붉게 부어 뜨기 어렵다. 이렇게 된 지 3년이었다. 뜨거운 바람을 없애는 약을 먹었지만 오히려 왼쪽 눈에 두꺼운 겉흠이 생겨서 바깥 눈초리부터 눈동자구멍 쪽을 가렸다. 오른쪽 눈도 겉흠이 있어서 아래에서 위로 올라갔다. 《내경》에서 '안에서 밖으로 가면 소양경병이고 아래에서 위로 가면 양명경병이다.'고 하였다. 그래서 내가 이것은 소양경과 양명경 두 경맥이 막혔다고 알았다. 맥은 짧고 매끄러우며 채워져 있고 새벽이 되면 짧은 듯하다. 장결고가 '짧은 맥은 오장육부가 막혔다.'고 했기 때문에 설사시켜야 한다. 온백환2)에서 천궁 부자를 삼분에 이로 줄이고 용담초 황련을 많이 넣었다. 이동원이 다섯 쌓인 병을 치료하는 방법처럼 2환부터 시작해서 날마다 1환씩 늘렸다. 크게 설사하면 그 다음에 환을 줄여 또 2환이 되면 다시 늘렸다. 그러다가 어느 날 갑자기 마른 검은 핏덩어리가 똥으로 나왔는데 검은콩 크기만 하면서 딱딱했다. 이때부터 점점 병이 낫고 겉흠이 모두 없어졌다. 《의학강목》을 본다.

○ 루전선 선생이 말했다. 하고초는 눈알이 아픈 병을 치료한다. 특히 한밤에 심하게 아플 때 아주 효과가 좋다. 쓰고 차가운 약을 눈에 넣었는데 오히려 아플 때도 아주 효과가 좋다. 대개 눈알은 눈바탕에 이어져 있고 또 각각은 궐음경에 속한다. 밤에 심하거나 쓰면서 차가운 약을 넣었을 때 오히려 심한 경우는 밤과 차가움이 모두 음이기 때문이다. 주단계가 '하고초는 궐음경에 핏줄을 북돋고 기르는 효과가 있다. 이 풀은 삼사월에 꽃이 피고 여름이 되어 큰 음이 생길 때 말라버린다. 그래서 순수한 양 기운을 품고 있다.'고 하였다. 이런 말에 따르기 때문에 궐음경 눈아픔에 신기한 효과가 있다. 양으로 음을 치료한다. 어떤 남자가 한밤에 눈알에서 눈썹 뼈까지 이

---

2) 천오 2량반 오수유 길경 시호 석창포 자완 황련 건강 육계 천초 파두상 적복령 조협 후박 인삼 각5돈. 오동나무 씨 크기로 환을 만들어 3~5환씩 생강 달인 물로 삼킨다. 《국방》

어져 쑤시고 머리 반쪽이 부풀고 아팠다. 황련 진한 즙을 눈에 넣었더니 오히려 크게 아프고 모든 약이 효과가 없었다. 궐음경과 소양경에 뜸을 떴더니 아픔이 그쳤다가 반나절 만에 다시 생겼다. 또 뜸을 뜨면 또 그치는데 이렇게 한 달 남짓 되었다. 하고초 2량 향부자가루 2량 감초 4돈을 함께 곱게 가루 내어 1돈반씩 찻물에 타서 먹었더니 삼키자마자 아픔이 절반이나 줄어들고 4~5일이 지나자 완전히 나았다.

○ 60살인 한 남자가 앞의 증상과 모두 같은 병인데 다만 검은자위에 2개의 점 같은 흰 겉흠이 있었다. 모든 약이 효과가 없어서 이 약과 《동원》선기탕3)에 사물탕을 더 넣어 먹고 그 사이에 황련을 달여 먹었다. 더불어 궐음경과 소음경에 뜸을 떴더니 편안해졌다.

《심시요함》

○ 《운록만초》에서 말했다. 회남에 양길로는 유학을 배운 의사이다. 한 부자 노인의 아들이 갑자기 눈병에 걸렸다. 사물이 모두 비스듬하게 보여서 책이나 책상을 가지런히 정리해도 다시 비스듬하게 옮겨 놓고 스스로 똑바르다고 하였다. 책이나 편지를 쓸 때도 마찬가지였다. 어버이가 걱정이 아주 커서 여러 차례 의사가 다녀갔지만 이 병을 알지 못했다. 그래서 길로한테 아들이 치료하러 왔다. 진맥을 하고 나서 아버지는 먼저 돌아가고 아들은 남으라고 하고 물어보니 아들이 말했다. '잔치를 열어 술을

---

3) 자감초 강활 방풍 각3돈 황금(술로 만든다) 1돈.

헤아리지 않고 받아 결국 술에 취했고 그렇게 잔치가 끝났다. 부축해서 가마 속에 앉았는데 사람들이 가마를 들면서 그 손을 위아래로 하거나 옆으로 기울여서 오랫동안 이리저리 움직였다. 그러고 나서 평상에 올라 누웠다가 아침에야 술을 깼다.'고 하였다. 길로가 아들에 집으로 가서 사물이 비스듬히 보이는 것을 모두 바로잡을 수 있다고 하자 어버이가 뛸 듯이 기뻐하고 치료할 수 있는지 물었다. 길로가 '평소에 다른 병은 없고 다만 술에 취해 즐겨 누워 있었다. 그런데 어느 순간 간장에 한 개의 잎이 뒤집어져 폐장의 위에 걸쳐져 아래로 내려오지 못했기 때문에 똑바른 사물이 비스듬히 보였다. 다시 술을 먹어 취해서 폐장이 부풀어 오를 때 이리저리 움직이면 그 사이에 간장이 다시 밑으로 내려온다. 약으로 어찌 치료할 수 있겠는가?'고 하였다. 부자 노인이 진하게 술을 샀다.

○ 《구령산방집》에서 말했다. 원 말기에 사명에 여복이 있었는데 따로 창주옹이라고 불렀으며 의학에 깊은 도사였다. 임천에 도사 소운천이 사물이 모두 거꾸로 보인다고 하면서 여복에게 치료를 부탁하고 그 원인을 물었다. 이야기를 들어보니 소운천이 언젠가 술에 크게 취해서 먹은 술을 모두 토하고 다음날까지 깊이 잠을 자고서 이 병이 생겼다고 말했다. 여복이 맥을 짚으니 왼쪽 관맥이 뜨면서 빨리 왔다. 그래서 '술에 취해서 크게 토할 때 상초가 반대로 뒤집히면서 쓸개도 같이 뒤집혀서 사물이 거꾸로 보였다. 그래서 안이나 밖에 원인이

아니지만 속을 해친 병이 되었다. 치료법은 다시 토하게 하면 쓸개가 제 자리로 온다.'고 알려주었다. 여로 과체를 가루 내어 물에 달여 아침에 토할 정도로 먹었더니 토하고 나니 사물이 예전처럼 보였다.
○ 장종정이 1살인 어린 아들을 치료하였다. 10여 일 동안 눈이 붉고 눈물이 많았는데 모든 의사가 치료하지 못했다. 장종정이 '이 아들에 눈병은 원래 어머니의 뱃속에서 놀라서 생겼다.'고 말했다. 그랬더니 아버지가 '임신했을 때 피난하면서 병사들에게 두려움을 느꼈다.'고 말했다. 과체산에 울금을 넣어 먹였더니 위로 토하고 아래로 설사하면서 몇 되의 침과 거품을 쏟아냈다. 사람들이 아이가 뱃속에 아무 병도 없는데 왜 토하고 설사하게 하느냐고 비웃었다. 다음날 눈이 또렷하게 밝아졌다.
○ 《도산청화》에서 말했다. 장자안 소경이 만년에 눈에 항상 빛이 번쩍번쩍하고 가운데에 흰 옷을 입은 불상 같은 사람이 있었다. 장자안이 '고기를 먹지 않고 술도 먹지 않아 몸이 수척해져서 이 병이 되었다고 믿는다.'고 말했다. 하루는 왕수경에게 맥을 짚게 하였는데 크게 놀라서 다시 말을 하지 못하고 큰 환약 수십 개와 작은 환약 천여 개를 주면서 10일 동안 다 먹고 나서 보답이 있기를 빌었다. 10일이 지나면서 흰 옷을 입은 사람이 누렇게 변하고 빛이 보이지 않았다. 그리고 고기도 먹고 싶고 술 생각도 났다. 다음날 누런빛깔이 보이지 않았고 기운과 체력이 예전과 달라졌음을 느꼈다. 왕수경한테 말하니 왕수경이 '내가 정말 잘 알았구나. 장자안은 처음 비장에 병이 걸렸다가 폐장까지 타고 들어갔다. 또 심장은 비장의 어머니이다. 장자안은 의심이 많아 심장기운이 튼튼하지 못했기 때문에 그렇게 보였다. 내가 큰 환약으로 비장을 튼튼하게 하고 작은 환약으로 심장을 북돋았다. 폐장은 비장의 아들이기 때문에 그 어미를 이기지 못해서 병이 낫게 된다.'고 하였다.
○ 《북몽쇄언》에서 말했다. 한 소년이 어지럽고 눈에 속티가 있으며 항상 하나의 거울이 보였다. 조경이 진찰하고 나서 새벽에 제후에게 날 회를 대접하라고 말했다. 그리고 나서 안에서 시간을 끌면서 오래 배를 고프게 하였다. 제후에 손님이 물러가기를 기다리는데 책상 위에는 작은 사발에 겨자 식초만을 놓고 다른 음식은 없었다. 소년은 너무 배가 고파서 겨자 식초에 냄새를 맡다가 바로 먹고 또 우물쭈물하면서 다시 먹었다. 그러다가 가슴 속이 활짝 열리듯이 느끼면서 거울 그림자가 사라져 없어졌다. 조경이 '자네는 눈앞에 생선회를 너무 많이 먹어서 겨자 식초가 아니면 뚫리지 않는다. 또 생선 비늘이 가슴에 있어 눈에 속티가 생겼다. 그래서 권력을 빌어 그 증상을 낫게 했다.'고 말했다.
○ 주단계가 한 노인을 치료했다. 갑자기 눈이 보이지 않았는데 다른 병은 없고 서고 앉는 것이나 음식도 예전과 같았다. 이것은 크게 비워진 증상이다. 빨리 인삼고 2근을 달여 2일 동안 먹게 했더니 눈이 보였다. 한 의사가 청몽석을 줬는데 주단계가 '오늘밤에 죽는다. 이 병은 기운이 크게 비워져 얻었다. 이

것을 깨닫지 못하고 허약함을 치료하지 않으면서 반대로 청몽석을 쓰면 이 밤이 지나지 않아 반드시 죽는다.'고 말했다. 과연 한밤중에 죽었다.

○ 소년이 아침에 일어났는데 갑자기 눈이 보이지 않았고 오래 누워 있으면 조금 보이지만 또렷하지 않았다. 음식을 적게 먹고 아주 나른해 했으며 맥은 부드러우면서 크고 거듭 누르면 흩어지면서 힘이 없다. 축축함을 받았기 때문이라고 생각해서 물어보니 과연 습기가 많은 땅에서 보름 동안 누워있었다. 창출 백출 복령 황기 진피를 쓰고 부자로 조금 도왔더니 20제에 편해졌다.

○ 왕석산이 한 부인을 치료했는데 40살이 지나면서 두 눈이 어두워지고 기침을 하면서 머리가 우는 듯이 아팠다. 배가 지나치게 고프면 더욱 심해졌으며 의사가 안과약으로 치료하면 오히려 더 심해졌다. 그래서 왕석산이 '맥이 모두 가늘고 약한데 비장맥이 더욱 약하므로 비장이 비워진 것이 원인이다. 오장육부의 알짜는 모두 비장에서 받아서 위에 눈으로 통한다. 비장이 비워지면 오장육부의 알짜를 보낼 수 없어 눈으로 조금만 돌아가기 때문에 눈이 어두워지고 골이 울리며 머리가 아픈 증상이 생긴다. 비장이 비워지면 폐장 쇠를 기르지 못해서 기침도 생긴다. 의사가 비장을 북돋아 피를 기르지 않고 함부로 쓰면서 차가운 약으로 눈을 치료하였다. 드러남만 치료하고 바탕은 치료하지 않았다.'고 말했다. 인삼 황기 각1돈반 맥문동 패모 각1돈 당귀신 8푼 진피 천궁 각7푼 승마 시호 감초 각5푼을 썼더니 편해졌다.

○ 설립재가 한 남자를 치료하였다. 해가 저물 때 두 눈이 당기고 깔깔하며 황백 지모 같은 약을 쓰면 더 심해지면서 똥에서 피가 나왔다. 이것은 비장을 해쳐 눈으로 피를 보내 기르지 못하기 때문이다. 보중익기탕으로 육미환을 삼키게 했더니 편안해졌다.

○ 급사 장우공이 눈이 붉고 또렷하지 않아서 바람을 몰아내고 뜨거움을 흩어지게 하는 약을 먹었더니 오히려 빛을 싫어하고 둘로 보이며 맥이 크게 비었다. 이것은 심장을 지나치게 쓰고 생각이 많아 비장을 해쳤기 때문이다. 심장을 많이 쓰면 피가 생기지 않고 비장을 해치면 피를 보낼 수 없어 알짜가 눈으로 가지 못한다. 보중익기탕에 백복신 산조인 산약 산수유 오미자를 더 넣어 썼더니 편안해졌다. 다음에 조심하지 않았더니 다시 생기고 더욱 심해져서 십전대보탕에 위의 약을 더 넣어 썼더니 다시 나았다.

○ 왕해장이 한 여자를 치료했는데 뚱뚱하고 머리를 올릴 나이인 15살에 때때로 눈병을 앓았다.4) (풀이 안함)

○ 영녕생이 한 사람을 치료했다. 평소 식초와 마늘, 돼지고기를 삶은 떡을 지나치게 먹은 다음에 다시 술을 먹고 크게 취해서 따뜻한 온돌에서 잠을 잤다. 다음날 눈동자구멍이 벌어져있고 작은 것은 크게 큰 것은 작게 보였으며 걸음을 걸으면 허공을 디디는 듯 했다. 모든 치료에도 효과가 없었다. 내가 '눈동자구멍이 벌어진 것은 맵고 뜨거운 음식을

---

4) 위에 《원기계미》에 있는 내용과 같아서 풀이하지 않는다.

많이 먹었기 때문이다. 매운 맛은 흩어지게 하고 뜨거우면 불을 돕는다. 이런 맵고 뜨거운 음식이 골속으로 타고 들어갔기 때문에 눈동자구멍이 벌어졌다. 눈동자구멍이 벌어지면 사물이 똑바로 보이지 않는다.'고 하였다. 그래서 황금 황련의 차가운 약을 임금으로 하고 당귀 천궁의 달면서 매운 약을 신하로 하며 오미자의 신맛을 도우미로 하고 인삼 감초 천문동 지골피를 심부름꾼으로 한 다음에 시호를 간장 구멍으로 이끄는 약으로 해서 썼더니 100제를 먹고 편안해졌다.

○ 한 부인이 눈에 초록빛깔의 걸음이 아래에서 위로 올라갔다. 병은 양명경에서 왔는데 초록빛깔은 제 빛깔이 아니다. 약한 폐장이 신장과 합쳐서 병이 되었다. 화가는 검은빛깔에 흰빛깔을 타서 모든 생김새를 만든다. 폐장을 빼내고 신장을 튼튼하게 하는 약을 쓰면서 양명경으로 들어가는 약으로 이끌도록 했다.

○ 당 고종이 평소 머리가 무겁고 눈이 잘 보이지 않았다. 시의 진명학을 불러 진찰했더니 머리를 찔러 피를 내야 낫는다고 하였다. 태후가 위쪽에 병을 낫게 하려고 않는다며 화를 내면서 '이것은 참형에 처해야 한다. 천자의 머리에 피를 내려고 하다니.'라고 말했다. 당 고종이 단지 피를 낸다면 가장 좋은 치료법이라고 말해서 2개의 경혈을 찔렀다. 당 고종이 내 눈이 밝아졌다고 하고 손을 들어서 이마를 짚으며 하늘이 내린 자리라고 말했다. 진명학에게 비단 100필을 내렸다.

○ 안경 조군옥이 갑자기 눈이 붉게 부었는데 눈에 약을 넣고 씻어도 낫지 않았다. 장종정을 따르는 사람이 병이 위쪽에 있으면 토해야 한다고 말했다. 그래서 다조산을 먹어 한번 토했더니 눈이 나았다. 조군옥은 감탄하면서 '치료법이 훌륭하고 또 이처럼 효과가 빠르구나. 법칙은 사람을 멀리 하지 않는데 사람은 스스로 법칙을 멀리 하는구나.'라고 말했다.

○ 손진인이 인묘조에 있을 때 위재인이 눈이 아픈 병을 치료했다. 다른 의사들이 치료하지 못하면서 서늘한 약을 쓰거나 북돋는 약을 써서 오장육부를 더욱 불안하게 하였다. 그래서 위에 손진인한테 알렸다. 손진인은 '제가 안과의사가 아니라서 전부 책임질 수는 없지만 치료하라고 한다면 효과가 있고 허물은 없을 것이다.'라고 말했다. 진찰을 해보니 간맥이 팽팽하고 매끄러워서 뭉친 뜨거움이 아니고 재인이 어렸을 때부터 튼튼하면서 피가 그득하여 간장에 피가 잘 통하지 않는 병이었다. 궁 안에 사람에게 물으니 궁 안에 사람이 월경이 끝나고 나서 2개월은 하지 않았다고 하였다. 그래서 월경을 통하게 하는 약을 써서 월경을 나오게 했더니 하루도 지나지 않아 병이 나았다. 임금이 손진인에게 30만 돈꿰미를 주었다. 궁 안에 사람이 '뛰어난 의사가 오지 않았다면 두 눈이 뜨지 못했네.'라고 노래를 지어 불렀다.

○ 허학사가 말했다. 순목 중상이 나에게 '하나인 물체가 둘로 보이는 사람이 있었다. 의사가 간장기운이 세차기 때문에 하나를 둘로 본다고 하고 간장을 빼내는 약을 먹었는데도 모두 효과가 없었

다. 이것은 무슨 병이냐?'고 물었다. 그래서 내가 손진인이 말한 것을 말해주었다. 《영추》에서 '눈의 가지는 골로 들어가 목 뒤로 나온다. 삿된 것이 머리와 눈에 들어오면 눈에 약한 틈을 타고 깊이 들어가 보는이음새를 따라 골로 들어간다. 골로 들어가면 골이 흔들리고 보는이음새가 당기게 되며 당기면 눈이 어지럽고 빙빙 돈다. 삿된 것이 그 알짜에 들어오면 서로 돕지 못해 알짜가 흩어진다. 알짜가 흩어지면 갈라지게 보이기 때문에 두 개의 사물로 보인다고 하였다.' 그러므로 바람을 몰아내면서 골로 들어가는 약을 먹으면 낫는다고 말했다.

○ 단하주라는 스님이 장종을 떠맡아 출가했을 때 이미 세 양의 경맥에 뜨거움이 쌓인 병이 있었다. 그래서 항상 조용한 방에서만 살고 빛을 보지 않았다. 밝은 빛을 보면 머리가 침으로 찌르는 것처럼 아팠고 정수리 위에 물을 얹어 놓아도 뜨거움을 식힐 수 없었다. 모든 의사들이 이 병을 진단하지 못했는데 내가 치료한 지 7일 후에 나았다. 그 방법은 땀내고 토하며 설사하는 세 방법이었을 뿐이다. 그런 다음에 찬 약으로 뜨거움을 내리고 억누르는 약을 썼더니 예전처럼 돌아왔다.

○ 14살인 여자가 화를 냈기 때문에 먼저 월경이 나오지 않고 추웠다 더웠다 하면서 옆구리가 아팠다가 다음에 두 눈에 겉흠이 생겼는데 푸르른 초록빛깔이면서 밖에서 안으로 들어오고 있었다. 내가 '추웠다 더웠다 하면서 옆구리가 아프면 족궐음경의 증상이고 겉흠이 바깥 눈초리에서 일어나면 족소양경에 바람이 들어간 증상'이라고 하였다. 왼쪽 관맥이 팽팽하면서 빠르고 누르면 단단했다. 이것은 간장경에 뜨거운 바람이 있으면서 함께 피가 막혔다. 가미소요산에 방풍 용담초를 넣어 4번 먹었더니 추웠다 더웠다 하면서 옆구리가 아픈 것이 조금 덜해졌다. 육미환을 썼더니 1달쯤 지나 겉흠이 없어졌다.

○ 한 부인이 5~7년 동안 한쪽 머리가 아프면서 똥이 딱딱하고 두 눈이 붉게 부으면서 어지러웠다. 모든 의사들이 머리바람증 약을 먹이고 머리 위에 침과 뜸을 수천 수백 번씩 놓았다. 그러던 어느 날에 장종정이 진찰했는데 맥이 빠르면서 힘이 있어서 뜨거운 바람이 심하다고 하였다. 이처럼 머리 모서리가 아프다면 신하불에 삼초경을 마른 쇠에 양명경이 이겼다. 마른 쇠가 이기면 간장을 타고 들어가 간장기운이 뭉치고 간장기운이 뭉치면 기운과 피가 막힌다. 기운과 피가 막히면 위아래가 통하지 않기 때문에 속에서 똥이 딱딱해지고 장님이 되기도 한다. 대승기탕으로 치료해야 한다. 강물에 2량을 달이다가 망초 1량을 더 넣고 달여서 3번에 나누어 먹었더니 20여 차례나 물 같은 설사를 했다. 그런 다음에 칠선환[5], 신공환[6]으로 똥을 부

---

5) 시호(싹을 없애고 씻는다) 지실(볶는다) 목향 가려륵피 각2량 도인(껍질과 끝을 없애고 볶는다) 감초(볶는다) 각2량반 대황(밀가루에 싸서 굽는다) 6량. 곱게 가루 내어 졸인 꿀로 오동나무 씨 크기로 환을 만들어 20환씩 먹는데 점점 40~50환까지 늘려서 밥 먹고 나서와 잠자려고 할 때 미음으로 삼켜서 설사가 나오게 한다.

6) 마자인(끈적하게 따로 찧는다) 인삼(뿌리 머리를 없앤다) 각2량 금문대황(밀가루에

드럽게 하고 아욱과 돼지나 양에 피를 같이 먹어 똥을 잘 나오게 했다. 3제를 먹었더니 밖에 눈이 트이고 머리가 가벼워졌다. 그리고 딱딱한 똥이 풀리면서 나왔다.

○ 루전선이 남자를 치료했다. 매일 밤마다 눈알부터 눈썹 뼈까지 아프고 머리도 반쪽이 붓고 아팠다.7) (풀이 안함)

○ 장종정이 눈병에 걸렸는데 붉게 붓고 눈이 부시며 깔깔했다. 100여일이 지나도 낫지 않아서 안과를 보는 중안운에게 부탁했다. 그랬더니 상성혈 백회혈 찬죽혈 사죽공혈을 찔러 피를 내고 또 풀줄기를 코 속에 찔러 약 1되쯤 피를 냈다. 다음날 거의 반 정도 나았고 3일이 지나자 완전히 나았다. 이것은 피가 가득 찼기 때문에 터뜨리는 방법이 마땅하다.

○ 우석이 말했다. 최승원이 관직에 있을 때 한 죽을 죄인을 치료했는데 오랜 감옥 생활 끝에 살아서 나갔다. 다음에 수년째 눈병을 앓았는데 약을 먹고 완전히 나았다가 다른 병으로 죽었다. 하루는 최승원이 눈속증에 걸려 장님이 된지 1년이 넘어 아주 괴로워하면서 스스로 한숨만 쉬고 있었다. 죄인 집안에서 황련양간환8)을 알려줘서 최승원이 합쳐서 싸서 굽는다) 가려륵피(말린다) 각4량. 곱게 가루 내어 마자인을 넣고 치대서 졸인 꿀로 오동나무 씨 크기로 환을 만들어 20~30환씩 맹물이나 따뜻한 술, 미음으로 밥 먹고 멀리와 잠자려고 할 때 삼킨다. 똥이 나오지 않으면 똥이 나올 때까지 환을 배로 늘리고 자주 먹는다.

7) 위에 《원기계미》에 있는 내용과 같아서 풀이하지 않는다.
8) 황련 1량 흰불깐양간 1개. 책 뒤쪽 '눈병

먹었더니 몇 개월이 지나지 않아 다시 눈이 밝아졌다. 세상에 전한다.

○ 진나라에 범녕이 눈이 아파서 고생하고 있었다. 장담에게 방법을 물었더니 장담이 웃으며 '이 옛날 방법은 송양자가 치료법을 조금 얻고 노나라 동문백이 받았다. 다음에 좌구명이 받아 세상에 전해져 한나라 두자하와 진나라 좌태충까지 이르렀다. 모든 성현들이 눈병이 있으면 이런 처방을 말했다. 첫째, 책을 읽지 말 것. 둘째, 생각을 적게 할 것. 셋째, 오로지 안을 주시한 것. 넷째, 밖은 간단히 볼 것. 다섯째, 아침에 늦게 일어날 것. 여섯째, 저녁에 일찍 잘 것. 이런 여섯 가지를 환으로 만들어 신비로운 불로 삶아 아래로 기운을 조절하면서 가슴에 쌓아둔다. 7일이 지난 다음에 마음에 넣어 한 번씩 닦으면 가까이는 그 속눈썹을 셀 수 있고 멀리는 잣대에 눈금을 볼 수 있다. 오랫동안 끊이지 않고 먹으면 눈도 밝아지고 오래 살 수 있다.'고 말했다. 이것을 깊이 알고 실천하라. 헛소리가 아니라 아주 뛰어난 처방이다.

《고송원의경》

○ 한 사람이 병에 걸린 다음에 속티가 있어서 구기자 생지황 각1근에 꿀을 넣고 찐득한 즙으로 만들어 먹었더니 나았다.

○ 한 사람이 바람을 쐬면 눈물이 흐르는 병에 걸렸는데 나올 때마다 줄줄 흘러 뺨에 가득했다. 중순이 곡정초를 임금으로 하고 백질려 구기자를 도우미로

대표처방'에 《원기계미》를 본다.

해서 양간으로 환을 만들어 먹었더니 약을 마치지 않고 나았다.

○ 한 사람이 눈이 붉고 눈물이 흐르면서 아프거나 가려운 눈병에 걸렸다. 이백미화초고(양쓸개 1개를 가운데 기름을 빼고 꿀을 넣고 찐 다음 말려 갈아 찐득한 즙으로 만드는데 꿀은 온갖 꽃을 모으고 양은 온갖 풀을 먹는다고 해서 이렇게 이름 붙였다)를 자주 입에 머금고 녹여 먹으니 3일 만에 나았다.

○ 한 사람이 곁흠가림과 장님증이 있은 지 수년 째였는데 황련 1량과 양간 1개를 삶아 찧어 환으로 만들어 먹었더니 몇 개월 만에 다시 밝아졌다.

○ 한 사람이 눈이 붉은데 게를 먹었더니 갑자기 눈이 보이지 않은 지가 5년째다. 야명사(눈에 나쁜 피를 없앤다) 당귀(눈에 새로운 피를 만든다) 선태 목적(곁흠가림을 없앤다) 각1량 양간 4량을 삶아 찧어 환으로 만들어 먹었더니 100일 만에 다시 보게 되었다.

○ 어떤 사람이 겨울에 마늘과 고기를 먹고 술에 취해 따뜻한 온돌에서 잠을 잤다. 다음날 두 눈동자구멍이 벌어져 검은자위까지 커지고 사물이 제대로 보이지 않았다. 작은 것이 크게 보이고 갑자기 이상한 곳을 보고 허공을 걷듯이 걸었는데 약으로 효과가 없었다. 다음해 봄에 이동원한테 치료를 받았다. 이동원이 말했다. '이것은 맵고 뜨거운 음식을 많이 먹었기 때문이다. 매운 맛은 흩어지게 하고 뜨거우면 불을 돕는다. 위에 눈으로 타고 들어가면 눈동자가 풀리고 커진다. 알짜가 흩어졌기 때문에 사물이 흩어져 크게 보인다.' 황금 황련의 쓰고 차가운 약을 임금으로 하고 생지황 숙지황 맥문동 천문동 백작약 지골피의 음을 돕고 피를 서늘하게 하며 뜨거움을 내리는 약을 신하로 하며 오미자의 신맛으로 풀린 눈동자를 오므리게 해서 도우미로 삼아 먹으니 스스로 나았다.

○ 한 노인이 갑자기 눈이 멀었는데 다른 병은 없었다. 주단계가 크게 허약하다고 보고 치료했다. 빨리 인삼고 2근을 달여 2일 동안 먹게 했다. 한 의사가 청몽석을 줬는데 주단계가 오늘밤에 죽는다고 하니 과연 그랬다. 이렇게 경맥에서 기운이 빠져나간 사람은 눈이 보이지 않는다. 다시 밑으로 깎아내리면 기운이 끊어진다.

《양의대전》

○ 이동원이 한 사람을 치료했다. 돼지고기를 삶은 떡과 마늘을 같이 먹고 술에 취해 따뜻한 온돌에서 잠을 잤다. 다음날 양쪽 눈동자구멍이 벌어지고[9] (풀이 안함)

○ 주단계가 한 튼튼한 사람을 치료하였다. 아침에 일어났는데 갑자기 사물이 보이지 않아서 잠깐 잤더니 조금 보이지만 밝지 않았다.[10] (풀이 안함)

○ 왕해장이 한 여자를 치료했다. 머리를 올릴 나이인 15살에 눈이 붉게 부어 뜨기 어려운 지 3년이 되었다.[11] (풀이

---

9) 위에 《원기계미》에 있는 내용과 같아서 풀이하지 않는다.

10) 위에 《원기계미》에 있는 내용과 같아서 풀이하지 않는다.

11) 위에 《원기계미》에 있는 내용과 같아서 풀이하지 않는다.

안함)
○ 풍로첨이 말했다. 내가 어렸을 때 책을 너무 읽어 항상 눈병이 있었다. 지금도 책을 보고 글자를 쓰는 일이 많아서 자주 눈병이 생긴다. 눈병이 생길 때 팔미환에 우슬 오미자를 넣어 날마다 밥 먹기 전에 5~6돈씩 먹는데 하루에 모두 1량 5~6돈씩 먹는다. 그리고 밖으로 황련 1돈 정도에 동청 1푼 정도를 넣어 진하게 달여 3번씩 두 눈을 씻는다. 붉은 겉흠가림이 조금 옅어지면 인삼 2~3푼을 넣고 따뜻하게 해서 씻는다. 이렇게 했더니 밝아져서 사물을 예전처럼 볼 수 있었다.
○ 징이 말했다. 눈병에 걸렸을 때 7일 이내에는 절대로 당귀 국화를 쓰지 말아야 한다. 일찍 쓰면 빨리 낫지 않는다. 이것이 안과 치료의 비법이다.

《속명의류안》
○ 손조가 치국파파가 차가운 눈물이 흐르는 눈병을 치료했다. 안과의사가 2~3년 치료했어도 효과가 없어서 왕이 손조를 불렀다. 손조가 '제가 안과의사는 아니지만 약이 있으니 처방을 내겠다. 석결명 1량 적소두 1량반 반하 5돈 생반묘(볶아 머리와 다리를 없앤다) 20알 목적 5돈을 가루 내어 생강즙으로 오동나무 씨 크기로 환을 만들어 20환씩 생강 달인 물로 먹는다.'고 말했다. 처방을 내자 왕이 안과의사에게 의견을 물었다. 안과의사가 '이 처방은 안과와 전혀 관계가 없다. 반묘는 독이 있어 오장육부를 상할까 두려워 쓸 수 없으니 다시 처방을 받아야 한다.'고 말했다. 치국파파가 이 말을 듣고 '안과의사는 치료하지 못했을 뿐만 아니라 내가 낫기를 원하지도 않는다. 이 약을 먹어 해쳐도 원망하지 않겠다.'고 말했다. 왕이 이 말을 듣고 손조에게 약을 지으라고 하여 10여 일을 먹었더니 8할이 나았고 20일을 먹었더니 완전히 나았다. 이때 안과의사는 두 관직이 내려갔고 손조는 돈 30만냥을 상으로 받았다. 웅이 살펴보니 안과의사는 관직이 내려갔지만 그 말은 틀리지 않는다. 파파에 눈은 나았지만 아직 이 처방을 가르침으로 삼지 말고 배우는 사람은 책을 모두 믿지 말아야 한다.
○ 두재의 집 여자 노비가 갑자기 두 눈이 멀게 되었는데 겉흠도 없었다. 그래서 '이 여자는 나이가 어리고 알짜와 기운이 약하지 않은데 왜 병에 걸렸을까? 그것은 마음이 급하고 화를 잘 내어 간장을 해쳐 경맥이 고르지 못하기 때문이다.'라고 생각해서 밀몽화산[12]을 주었더니 예전과 같이 볼 수 있었다.
○ 장종정이 갑자기 눈이 멀어 사물을 볼 수 없는 여자 아이를 치료했다. 이것은 신하불이고 태양경과 양명경의 피와 기운이 모두 그득하다. 콧속과 찬죽혈, 정수리 앞에 다섯 경혈을 찔러 피를 많이 흐르게 했더니 볼 수 있었다.
○ 이민범은 평소에 눈이 붉었다. 무자년은 불의 해이고 임금불이 사천이다. 그 해에는 종종 갑자기 보지 못하는 눈병이 되는데 이것은 불의 해에 크게 해치기 때문이다. 이민범도 이 해에 눈병이 크게 생겼는데 장종정이 과체산으로

---

[12] 석결명 목적 구기자 백질려 청상자 강활 국화 만형자 각각 같은 양.

토하게 하니 없어졌다. 그런데 며칠 지나지 않아 또 이 병이 크게 나타났다. 먼저 왼쪽 눈의 안쪽 눈초리가 붉어서 마를 펼쳐놓은 듯했다가 다음에 바깥 눈초리가 붉게 되고 왼쪽 눈에 오른쪽에 있는 핏줄이 눈동자구멍 쪽을 뚫었다. 그래서 다시 토하게 하니 또 나왔다. 다섯 번 계속 생겨도 다섯 번 모두 토하게 했다. 그러면서 손의 가운데와 머리 위, 코 속에 모두 피를 내고 위, 중간, 아래에 모두 피를 냈다. 그랬더니 병이 물러났지만 감히 책을 읽거나 해를 볼 수 없었다. 장종정이 '가을에 기온이 서늘할 때 다시 치료하면 낫는다. 불이 너무 세차서 살갗에 있으면 그 속을 공격해도 효과가 없다. 가을에 서늘하면 뜨거움이 점점 속으로 들어가 잡을 수 있다. 반드시 어두운 곳에서 눈을 감고 눈속물을 길러야 한다. 어두움과 가만히 있음은 물에 속하고 밝음과 움직임은 불에 속하기 때문에 해를 보아서는 안 된다.'고 말했다. 이민범이 처음 나은 후에 더위에도 불구하고 밖에 나갔기 때문에 계속해서 아프고 이처럼 낫지 않았다. 토하고 설사한 다음에 항상 치는 치료법을 쓸 수 없어서 우방자를 먹게 했더니 겉흠이 없어졌다. 처방은 따로 《집중》에 있다.

○ 조군옥이 갑자기 눈이 붉게 부었는데 눈에 약을 넣고 눈을 씻어도 낫지 않았다. 사장어를 만났더니 병이 위에 있으면 토해야 한다고 말해서 다조산을 먹고 토했다. 한번 토했더니 붉게 부은 것이 없어졌다. 조군옥이 감탄해서 '방법이 참으로 뛰어나고 효과도 빠르구나. 법칙이 사람을 멀리하는 것이 아니라 사람이 법칙을 멀리할 뿐이다.'라고 말했다.

○ 왕의 한 아들이 10여살 때 눈이 붉고 눈물이 많이 나왔는데 어떤 치료도 효과가 없었다. 장종정이 이 아이의 눈병은 어머니의 뱃속에 있을 때 놀라서 생겼다고 하였더니 그 아버지가 임신했을 때 임청에서 포위당한 적이 있다고 하였다. 그래서 과체산에 울금을 넣고 위로 토하고 아래로 설사시켜 가래와 침을 몇 되를 없앴다. 사람이 모두 웃었고 그 어머니가 아이의 뱃속에 병이 없는데 왜 토하고 설사하게 하느냐고 말했다. 그랬는데 그 다음날 눈이 아주 상쾌하면서 밝아졌고 그 날에 머리 위와 눈썹 위, 콧속에서 모두 피를 뺐다. 토하고 난 다음에 통경산 2돈과 주차환 70알을 먹였더니 구토가 반으로 줄었고 또 통경산13) 1돈을 먹이고 다음날 주차환14) 30알을 먹였더니 설사를 18번이나 했다. 그러고 나서 병이 다시 생기지 않았다.

○ 선비인 조중온이 과거시험을 보러 가는 데 두 눈이 붉게 붓고 눈자위에 겉흠이 생겨서 길은 보이지 않고 참을 수 없이 아파서 죽고 싶은 심정이었다. 하루는 같은 동료인 석민과 찻집에 앉았는데

---

13) 홍화 2량 당귀 생지황 치자 박하 적작약 황금(술로 씻는다) 각1량 대황 8돈 황련 천궁 강활 소목 각6돈 목적 5돈 감초 3돈. 가루 내어 2돈씩 생강껍질 달인 물에 타서 삼킨다.

14) 견우자(볶는다) 4량 대황 2량 감수(식초로 만든다) 대극(식초로 만든다) 원화(식초로 만든다) 청피(식초로 만든다) 진피 1량 목향 5돈 경분 1돈. 아주 곱게 물로 환을 만들어 1돈씩 하루 1번 먹는다.

갑자기 창문의 갈고리가 벗겨져 밑으로 내려와 한 가운데 이마 위를 맞아 3~4촌 가량 찢어졌다. 자줏빛 피를 몇 되 흘리고 피가 멈추자 눈도 나아졌다. 그래서 길로 돌아가는데 다음날 용마루를 볼 수 있었고 또 다음날 기왓고랑을 보았다가 며칠 지나지 않아 예전처럼 나았다. 이것은 약이나 침이 아니고 잘못해서 피를 내었더니 나은 것이다. 피를 내는 것은 땀을 내는 것과 같은 이치이다. 우연히 피를 내는 방법이 맞아 떨어졌을 뿐이다.

○ 덕손이라는 아이가 눈이 붉었는데 그 어머니가 동록을 사서 아이 눈을 씻기려고 달여 놓았다. 그런데 집안사람이 잘못해서 아이에게 먹였더니 크게 토하고 나서 눈을 뜨게 되었다.

○ 어떤 남자가 눈알이 밤새 아프면서 눈썹 뼈와 머리 반쪽까지 붓고 아팠다. 황련고를 눈에 넣었더니 더 심해졌고 모든 약이 효과가 없었다. 그래서 궐음경과 소양경에 뜸을 떴더니 아프지 않다가 반나절이 지나자 다시 아팠다. 1달여 동안 하고초 2량 향부자 2량 감초 4돈을 가루 내어 1돈반씩 맑은 차로 먹었더니 목구멍 아픈 게 절반으로 줄고 4~5번 먹으니 모두 나았다.

○ 한 남자가 또 앞에 증상과 모두 같고 검은자위에 2개의 흰 겉흠이 있을 뿐인데 모든 약이 효과가 없었다. 이 약을 먹으면서 중간에 《동원》선기탕에 사물탕과 황련을 더 넣은 약을 달여 먹고 궐음경과 소양경에 뜸을 떴더니 나았다.

○ 왕해장이 처조카 여자를 치료했다. 몸이 뚱뚱한데 머리를 올릴 나이인 15살에 눈병에 걸렸다.15) (풀이 안함) 위에 세 가지는 모두 《의학강목》이다.

○ 노주의 지록인 팽대판이 임안에 있을 때 갑자기 눈이 붉고 겉흠이 생겼다. 한 스님이 '나륵16)을 그늘에 말려 한 알씩 안쪽 눈초리에 넣고 잠깐 눈을 감고 있으면 막이 붙어 나온다. 또 가루 내어 눈에 넣는 방법도 있다.'도 하였다. 이시진이 '이 씨앗을 물속에 넣어봤더니 크게 부풀었다. 이 씨는 물기가 있으면 부풀기 때문에 눈곱과 눈물로 막을 떠오르게 하여 빠져나오게 한다. 원래 눈 속에는 하나의 먼지도 붙지 않는데 이 씨는 3~5개 정도까지 넣어도 불편하지 않다. 참으로 특이하다.'고 하였다.(《본초강목》)

○ 장대복이 내가 눈이 처음 흐릿했을 때 삼화오자환17)을 먹으라고 해서 먹었는데 조금 심해졌다. 왜 도움이 안 되냐고 해서 그치게 했다. 양주에 장두악이 나에게 회의 어떤 스님이 오랫동안 눈이 흐릿하다고 해서 물었더니 삼화오자환을 먹었다고 말했다. 이것은 옛날 책에 쓰여 있을 뿐 만드는 방법이 조금 달라 효과가 있을 수도 없을 수도 있다. 돌아가서 서로에 관계를 견주겠지만 내가 병들고 또 늙었다. 이 처방이 효과가 없었으나 잘 쓰면 같은 병을 치료할 수 있다. 장신사는 검술을 잘 하고 말이 많지만 터무니없지 않다.(《필담》)

15) 위에 《원기계미》에 있는 내용과 같아서 풀이하지 않는다.

16) 꿀풀과에 바질이다.

17) 밀몽화 선복화 감국 결명자 구기자 토사자 우방자 지부자 석결명 감초 (복분자) 각2돈.

○ 장삼풍 진인이 눈병을 벽운고로 치료했다. 12월에 양쓸개 10여개를 꿀로 가득 채워 바구니에 종이로 씌워 처마에 매달았다가 서리가 내릴 때 꺼내 눈에 넣어 쓸듯이 발랐다. 효과가 좋다. 이백미화초고이다. 이것은 따로 만드는 법이다.

○ 연주의 주수재가 갑자기 사물을 보지 못해서 아침과 저녁으로 하늘에 빌었더니 꿈에 신기한 처방을 얻었다. 좋은 염초 1량을 구리 그릇에 녹인 다음 곱게 갈은 황단 2푼과 용뇌 2푼을 넣는다. 구리 수저로 빨리 떠서 항아리 안에 넣어 놓는다. 조금씩 눈에 넣으면 낫는다.(《장삼풍 선방》)

○ 송승상이 말했다. 황전사가 눈곁증으로 곁흠이 있었는데 꿈에 한 처방을 얻었다. 태음현정석 음양화18) 석결명 각1량 유인 황련 각2량 양간 7개(대나무 칼로 썰어 그늘에 말린다)를 가루 내어 좁쌀 밥으로 오동나무 씨 크기로 환을 만들어 매일 잠잘 때 찻물로 20환씩 먹는다. 먹은 지 7일이 되면 정수리 가운데 뜸을 써서 약의 힘을 도와준다. 1개월이 지나면 낫는다.(《주씨집험방》)

○ 위나라 전가부에 어머니가 갑자기 눈이 보이지 않아 왕자정이 점을 치니 '다음해 3월 1일에 동쪽에서 푸른 옷을 입은 사람이 와서 치료하면 낫는다.'고 하였다. 그 때가 되니 푸른 비단저고리를 입은 사람이 와서 맞이하고 음식을 대접하였다. 그 사람이 '저는 의술은 모르고 단지 쟁기질만 할 줄 압니다.'고 하였다. 주인이 하라고 하니 도끼를 가지고 집

---

18) 음양화. 약재의 기원을 모르겠다.

근처를 돌다가 우물 위에 구부러진 뽕나무 가지를 보고 그것을 자르니 어머니의 두 눈이 갑자기 환해지면서 볼 수 있게 되었다. 눈이 보이지 않은 것은 구부러진 뽕나무 가지가 우물을 덮었기 때문이라고 하였다.(《조야첨재》)

○ 《왕새집요시》에서 '눈이 붉다가 갑자기 겉흠이 생기면 아불식초로 콧속을 막고 자주 갈아주면 3일이 지나지 않아 다시 볼 수 있다.'고 하였다. 또 예유덕의 《원기계미》에 처방도 있는데 아불식초(그늘에 말린 것) 2돈 청대 천궁 각1돈을 가루 내어 물로 머금거나 쌀알 크기로 콧속에 넣고 눈물을 흘린다. 청대를 뺀 처방도 있다.(《본초강목》)

○ 《경험방》에서 눈의 겉흠가림을 치료했다. 웅담 조금을 맑은 물에 타서 힘줄막과 먼지 흙을 모두 없애고 용뇌 1~2개를 넣는다. 눈물이 나고 가려우면 생강즙을 조금 더 넣고 때때로 구리 젓가락으로 눈에 넣으면 아주 효과가 좋다. 눈이 붉을 때도 쓴다. 내 집에 늙은 여자 노비 2명한테 써봤는데 모두 효과가 있었다. 웅담은 먼지를 잘 물리치는데 그것을 시험하는 방법은 깨끗한 그릇 위에 먼지를 놓고 작은 웅담 알갱이를 떨어뜨리면 뭉친 먼지가 활짝 열린다.(위와 같다)

○ 주단계가 날아다니는 실이 눈에 들어간 병을 치료했다. 눈에 들어간 듯 붉게 붓고 아프고 깔깔해서 눈을 뜰 수 없으며 맑은 콧물이 흘렀다. 먹을 진하게 갈아 새 붓으로 눈 속에 바르고 잠깐 눈을 감게 하였다. 손으로 눈을 벌리니 실이 뭉쳐 생긴 덩어리가 흰자위에 있어 비단

수건으로 가볍게 찍어서 없애니 나왔다. 만약 부족하면 다시 치료한다. 또 날아다니는 실이 눈 속에 들어가면 머리 비듬을 눈에 넣어도 나오는데 효과가 신기하다. 또 눈에 무엇이 들어간 병으로 이것을 언양이 기록했는데 70살 남짓에도 눈병이 없었다.(《연수서》)

○ 80살 남짓인 사람이 눈동자가 또렷하고 밤에도 파리머리처럼 작은 글자를 읽었다. 따로 약을 먹지 않고 가축의 간을 조금도 먹지 않는다고 하였다. 어떤 사람이 《본초》에 양간은 눈을 밝게 한다고 물어서 내가 '양간이 눈을 밝게 하는 바탕은 온갖 풀을 먹기 때문이다. 다른 간은 그렇지 않다. 가축을 잡을 때 화내는 기운은 간에 모인다. 간장은 피를 주관해서 눈을 밝게 하는데 마땅하지 않다.'고 말했다.(《연수서》)

○ 진파의 둘째딸이 마마에 걸린 다음에 남은 독이 위로 올라가 눈속증이 되었다. 여러 약을 두루 시험해도 보름 동안 효과가 없었다가 다음에 늙은 의사에게 한 처방을 얻었다. 뱀허물 1개(깨끗하게 씻어 말린 것)와 또 같은 양의 천화분(곱게 가루 낸 것)을 양간을 잘라 그 속에 넣고 삼끈으로 묶어 쌀뜨물로 삶아 익혀 간을 잘라 먹으니 10여일에 나았다. 그 후에 생질도 효과를 보았다.(《사암소승》)

○ 만밀재가 손무군이 회해에서 눈병에 걸린 것을 치료하였다. 벼슬해서 정사를 돌보기 때문에 문서를 많이 읽어서 얻었다가 지금 문서를 읽을 때마다 눈알이 불어나는 듯 아프다고 하였다. 팔진탕으로 주로 치료했다. 인삼 백복령 자감초 당귀(술로 씻는다) 백작약(술로 볶는다) 생지황(술로 볶는다)에서 백출(마르기 때문에)과 천궁(쫓아내기 때문에)을 빼고 맥문동 오미자 백자인 산조인을 넣고 황련은 반으로 줄여 11가지 약재를 함께 썼다. 손무군이 왜 국화와 만형자를 쓰지 않느냐고 물어서 '눈병은 밖에 원인과 안에 원인이 있다. 뜨거운 바람으로 왔으면 밖에 원인이 되기 때문에 뿜어내야 한다. 그래서 불이 뭉쳐 있으면 뿜어낸다. 그러나 오래 보아서 피를 해쳐 병이 왔으면 안에 원인이다. 주로 피를 길러야 하며 눈이 피를 얻으면 볼 수 있다.'라고 말했다. 10여 제를 먹었더니 모두 나았다.

○ 손문원이 오소봉과 동생 소천이 함께 눈병에 걸렸는데 안과 의사가 치료해도 더욱 심해진 병을 치료했다. 처음에 붉게 붓다가 다음에 태양혈까지 아프고 계속해서 흰 별 겉흠이 겹쳐서 나왔다. 소봉은 맥이 부드러우면서 크고 두 눈에 핏줄이 엉겨 눈동자구멍 쪽으로 들어갔으며 저녁 무렵에 아팠다. 비워짐증이다. 소천은 맥이 넘치고 커서 손가락을 두드릴 정도이고 검은자위에 겉흠과 막이 떠있고 눈이 깔깔해서 뜨기 어려우며 오줌과 똥이 잘 나오지 않았다. 채워짐증이다. 소봉은 크게 북돋는 약을 쓰려고 먼저 청간산인 하고초 5돈 향부자 4돈 감초 1돈반 찻잎 5푼을 주어서 아픔을 줄여 그 드러남을 치료했다. 약을 두 번 먹었더니 아픔이 그쳤다. 처방 쓰는 방법은 앞에 루전선[19] 경험과 같다. 계속해서 인삼 백복령 숙지황 구기자 계심

---

[19] 앞에 《의학강목》에서 인용한 내용이다.

우슬 파고지 백질려 목단피를 썼는데 바탕을 치료하려고 계심 파고지 백질려를 상황에 따라 썼다. 소천은 빼내야 하므로 사간탕20)과 당귀용회환21)을 먹고 상아22) 용뇌가루(눈에 넣는 약은 아주 곱게 갈아야 한다)를 눈에 넣었더니 7일 만에 나았다. 《내경》에서 '채워지면 바른 치료를 하고 비워지면 따르는 치료를 한다.'고 하였다. 소천의 증상은 궐음경의 간장 불이 치솟아 간장이 항상 넘치는 증상이다. 넘치면 빼내야 하므로 바른 치료라고 한다. 소봉은 아래가 비워진 상태에서 또 화를 내서 불이 간장에서 일어났다. 간장은 피를 간직하고 있으므로 핏줄이 눈동자구멍 쪽으로 뚫고 들어가면서 저녁 무렵에 아팠다. 그래서 먼저 청간산으로 아프지 않게 하고 다시 달고 따뜻한 약으로 아래 타고난 기운에 비워짐을 북돋아서 불이 원래로 돌아가게 했다. 이것을 따르는 치료라고 한다. 만약 쓰면서 차갑고 불을 내리는 약을 쓴다면 피가 엉겨 더 아프거나 또 불을 움직여 더욱 타오르게 할까 두렵다.

○ 조카손자가 눈이 때에 맞춰 붉게 붓는 병이 와서 치료하려고 쓰고 차가운 약을 주었다. 그랬더니 더욱 붓고 심해져 두 태양혈까지 아팠다. 다시 석고를 썼더니 병은 덜하지 않으면서 또 몸 전체가 붓고 가슴이 답답하여 잠을 못자고 먹지도 못했다. 맥이 팽팽하고 크면서 힘이 없어서 만형자 상백피 시호 향부자 하고초 감초 어린찻잎 1첩을 썼더니 아프지 않았다. 2첩을 썼더니 붓기가 내리고 4첩을 썼더니 모두 나았다.

○ 한 어린 여자아이가 오른쪽 눈이 붉으면서 부었는데 배가 부르면 눈을 뜰 수 있고 고프면 뜨기 어려웠다. 이는 감병이면서 차가운 증상이다. 하고초 2돈 감초 곡정초 각1돈 향부자 1돈5푼을 달여 먹었더니 4첩 만에 편안해졌다.

○ 손씨의 부인이 40대 나이에 눈이 붉게 붓고 태양혈이 아팠다. 3일 동안 똥을 누지 못하고 월경은 4일이 지나도 멈추지 않았다. 치료했지만 효과가 없다가 오른쪽 눈 안쪽 눈초리에 갑자기 흰 물집이 생겨 코끝까지 늘어져 크기가 2촌 가량 되었다. 안과의사가 달려와 보고 참 이상한 병이라고 하였다. 때때로 어지러워서 조금도 움직이지 못하고 움직이면 토하면서 더욱 심해졌다. 손이 맥을 보고 '두 촌맥과 관맥이 모두 매끄럽고 크면서 힘이 있으며 두 척맥은 가라앉고 작다. 이것은 중초에 가래가 있고 간장과 쓸개에 불이 있으며 화를 냈기 때문이다. 《내경》에 모든 바람은 어지러운데 간장에 속하고 모든 거스름은 위로 올라가는데 불에 속한다고 하였다. 대개 가래가 없으면 어지럼증도 없지만 이것은 그렇지 않다. 불에 타고난 바탕은 아주 빠르며 화를 내면 더 심해지는데 이 때 기운이 경락을 타고 들어와 위로 올라가 내려가지 않았다. 그래서 흰 물집이 갑자기 부어 밑으로 늘어졌다. 옛날에 튼튼한 선비가 한번 화를 내면

20) 맥문동 현삼 황금 지모 지골피 각1량 적작약 충울자 각1량반.
21) 용담초 당귀 생치자 황련 황백 황금 각1량 대황 노회 청대 각5돈 목향 2돈반 사향 5푼.
22) 코끼리 어금니.

눈이 찢어진다고 한 이치와 같다. 치료는 당연히 간장 나무를 누르고 가래 불을 가라앉혀야 한다.'라고 하였다. 먼저 강즙익원환을 써서 불을 눌러 구토를 멈추게 한 다음에 이진탕에 황련(술로 만든다) 황금(술로 만든다) 천마 활석 오수유 죽여 지실을 넣어 썼다. 1첩에 구토가 멈추고 조금 움직일 수 있었다. 이어서 이진탕에 황금 황련 감국 곡정초 하고초 향부자 의이인 오수유를 넣어 썼더니 4제에 붉게 부은 것이 없어지고 흰 물집도 오그라들고 월경도 그쳤다. 유동부가 '이 경험에서 본 증상은 매우 이상하지만 치료법은 매우 편안하다. 의사가 병의 이치를 밝히면 이상한 치료법을 쓸 필요가 없다.'고 말했다.

○ 여동장이 오기0의 동생을 치료했다. 왼쪽 눈이 아프면서 골까지 이어졌는데 의사가 머리바람증이라고 치료해도 낫지 않았다. 처음에 때때로 추웠다 더웠다 하다가 다음에 크게 열이 오르고 내리지 않는다. 여동장이 진찰하고 나서 '불이 안에 숨어 있고 마른 바람이 샘을 마르게 하고 있으니 나무가 죽을 수밖에 없다. 땀을 내지 않으면 낫지 않는다.'고 하였다. 다른 사람이 '땀을 내려면 겉으로 나가게 하는 약을 써야 하는데 마른 바람에는 아니다. 또 땀을 내는 약은 가슴이 답답하여 눕게 한다. 몸에 열이 나면서 이처럼 심하게 괴로운데 어떻게 하느냐?'라고 말했다.(정말로 얻기 어렵다) 여동장이 '평범한 의사는 땀을 내야 할 때 모두 억지로 하기 때문에 가슴을 감싸 안고 답답해서 누우려고 한다. 그러면서도 땀이 나지 않는다. (이 무리에게 방법을 깨뜨리는 말로 바로 애를 써서 가르친다) 이 약은 이런 종류가 아니다. 얇은 이불로 몸을 덮어도 비가 내린다면 어떻게 막을 수 있느냐? (말이 원만하지 않다) 용뇌백출음자를 쓰면 (반드시 걸림이 없으니 의심도 없다) 밤에 땀이 줄줄 흘러 다음날 머리와 눈이 모두 상쾌할 것이다.'라고 하였다. (용뇌백출음자는 자세히 조사하지 않았고 조씨가 가감소요산이라고 했는데 맞는지 모르겠다)

원래 해설에서 옹이 살펴보니 이야기가 아주 뛰어나다. 쓴 처방은 바람을 치료하는 약이 맞다. '말라버린 샘' 두 글자와 비슷하지만 맞지 않는다.

○ 오부가 어떤 사람의 눈병을 치료하면서 대나무 잎으로 코의 영향혈을 찔러 피를 나오게 했는데 나았다. 코 안의 영향혈은 수족양명경이 만나는 곳이다.(이 치료법은 원래 장종정이다)

○ 왕종창이 눈알이 붉고 가슴이 놀란 것처럼 두근거리며 장에서 소리가 나고 얼굴빛깔이 윤기가 없었다. 또 맥은 왼쪽이 떠있고 오른쪽 관맥과 척맥은 깊이 누르면 힘이 없었다. 오가 '간장과 신장이 모두 비워져 제멋대로 돌아다니는 불을 잡을 수 없기 때문이다. 폐장의 채워진 불이 아니다.'고 하였다. 아침에 가미귀비탕을 먹고 저녁에 팔미환을 먹었더니 1달이 지나지 않아 흰자위에 붉은 것이 없어지고 맥도 점점 조화롭게 되었다.

○ 양분형이 눈속증에 걸린 귀인을 치료했다. 성격이 아주 조급해서 거울을 가지고 자주 스스로 비춰보면서 날짜를 셈하고 효과를 책임지라고 하였다. 여러

의사도 낫게 하지 못했다. 양분형이 진찰하고 나서 '당신의 눈병은 스스로 낫는다. 약을 너무 많이 먹어서 독이 왼쪽 넓적다리로 들어가 아침저녁으로 거기에 독이 나타난다. 나는 그것이 근심스럽다.'고 하였다. 가고 나서 귀인은 아침저녁으로 왼쪽 넓적다리를 보고 비비는데 독이 나타날까 두려워했다. 이렇게 오래 문질렀더니 눈이 점점 낫고 독이 나타나지 않았다. 귀인은 양분형의 말이 효과가 없었다고 꾸짖었다. 양분형이 대답하면서 '의사가 병을 치료하는 것은 뜻을 세우는 것이다. 당신은 성격이 조급하고 항상 거울로 자신을 비추어 마음이 눈에 있지 않을 때가 없어서 불이 치솟아 올랐다. 눈은 왜 나왔는가? 속이는 말로 당신의 생각을 다리로 향하게 하였더니 불이 밑으로 내려가 눈병도 스스로 낫게 되었다.'라고 하였다.

웅이 살펴보니 이것은 감정을 옮기는 뛰어난 치료 방법이다. 의사는 오히려 억지로 소요산이나 월곡산 같은 처방을 쓸 것이다. 병사가 가는데 길을 속이듯이 의학도 그렇구나. 귀인이 훌륭한 의사라고 하면서 크게 예를 취해 배웅했다.(《균재만록》, 《강서통지》에 이것이 대략 실려 있다)

○ 범녕이 눈이 아파서 고생하고 있었다. 장담에게 방법을 물었더니 장담이 웃으며 '옛날 처방은 송나라의 양리자가 조금 얻은 치료술을[23] (풀이 안함) 위와 같다.

○ 황리소가 '내가 어렸을 때 타고난 기운이 부족해서 눈병을 앓았다. 눈을 조금 지나치게 쓸 때마다 여러 날 동안 항상 눈이 시고 깔깔해서 빛을 볼 수 없었다. 여러 의학책을 널리 연구해보니 육미지황환으로 눈을 치료한다고 많이 이야기하였다.'고 말했다. 그래서 내가 2~3개 처방을 잇달아 먹었는데 눈병은 더욱 심해졌다. 그래서 다른 처방인 신장과 기운과 피를 북돋는 약으로 바꿨더니 조금 나았다. 후에 《의학구원》을 읽어보니 '눈병이 있으면 육미환을 먹지 말아야 한다. 택사와 복령은 물을 잘 빠져나가게 하고 산수유도 눈에 좋지 않다. 산수유는 맛이 시고 간장은 눈에 열려 있다. 《내경》에 간장병에 신맛을 많이 먹지 말라고 하였다. 간장과 신장병에 이 세 가지 약을 쓰지 못하는데 눈병도 마찬가지다.'고 하였다. 말이 아주 자세하여 내가 경험해보니 이 말이 맞다. 그러나 지금 생각해보니 눈병은 피가 비워짐에 속하고 또 기운이 비워짐에도 속한다. 나는 정말로 피가 부족하고 기운도 더욱 허약했다. 설립재는 두 눈이 당기면서 깔깔하고 잘 볼 수 없는 병을 치료하려면 타고난 기운이 밑으로 꺼졌기 때문에 보중익기탕에 인삼을 2배로 하여 써야 낫는다고 하였다. 내가 자주 이 약을 먹지 않고 오로지 신장을 북돋고 피를 기르는 약만 먹어 오랫동안 병이 낫지 않았다. 이것을 뉘우친다. 40살 이후에 이 약을 많이 먹었더니 눈병을 치료하려도 하지 않아도 눈빛이 점점 가득 찼다. 처음에 잘못된 것을 믿었다.

○ 내가 어렸을 때 눈꺼풀 짓무름증에 걸렸는데 점점 심해져 모든 약이 효과가

---

[23] 위에 《심시요함》에 있는 내용과 같아서 이하 풀이하지 않는다.

없었다. 우연히 진씨 성을 가진 의사를 장안저에서 만나 하얀 가루약을 줘서 눈에 발랐는데 아픈 곳에 바를수록 나아졌다. 효과가 아주 좋았는데 처방이 퍼지기를 원하지 않았다. 그래서 내가 방문하니 '처방 안에 토한 회충이 있다. 토한 회충은 어린아이 입에서 토한 회충을 말려서 쓴다.'고 말했다. 이 속에 다시 잘 만든 노감석을 섞으니 아주 효과가 좋은 처방이 되었다.

○ 장삼석이 어떤 사람이 오랫동안 낫지 않고 서늘한 약을 여러 번 써도 효과가 없는 눈병을 치료하였다. 진찰해보니 두 손의 맥이 작고 약해서 팔진탕에 맥문동을 넣어 썼는데 1개월이 지나도 마찬가지이고 음식도 소화가 안 되면서 똥이 마르고 뻑뻑했다. 털이 빠지고 살갗에 주름이 졌으며 음식을 넘기지 못하고 토했다. 또 오줌도 잘 안 나오지 않고 눈도 흐릿하며 귀가 잘 들리지 않았다. 모두 기운과 즙, 핏줄, 속 기름과 겉 지킴이 아주 비워졌기 때문이다. 오르내림과 드나듦이 안 되고 비워진 불이 막혀서 그렇다. 타고난 오장육부가 달혔기 때문에 오줌이 잘 안 나왔고 또 불이 위로 오르기 때문에 눈이 흐릿하고 속티가 보이면서 눈앞에 발을 친 듯이 사물이 보였다. 주단계와 이동원은 눈이 어두운 병을 치료할 때는 인삼을 써서 기운과 피를 북돋고 길렀다. 오랫동안 쓰면 기운과 피가 세차게 되고 타고난 오장육부가 잘 통하게 되며 잘 오르내리게 되어 밝아진다.

○ 어떤 사람이 눈이 붉은데 검은자위 옆에 어두운 붉은빛깔로 부스럼이 생기고 귓속이 가려웠다. 이것은 신장에 바람이 있기 때문이다. 사생산을 날마다 3번씩 2일 동안 먹었더니 나았다. 위성산이라고도 부른다. 《성혜방》은 백부자 황기 독활 사원질려이다.

○ 어떤 사람이 속눈썹 말림증이 있어서 목별자 1개를 껍질을 벗기고 가루 내어 비단에 싸서 콧속을 막았다. 왼쪽이면 오른쪽을 막고 오른쪽이면 왼쪽을 막았다. 하루 이틀 밤에 재채기를 했더니 스스로 나았다.(《치법회》)

○ 육초우가 손헌부의 부인을 치료했다. 화를 내서 두 눈이 붉고 아프면서 두 태양혈까지 아팠다. 15일 정도 치료했어도 붉고 아픈 것이 더 심해지고 복숭아처럼 크게 부었다. 월경이 며칠이 지나도 멈추지 않고 똥도 며칠 동안 누지 못하며 음식도 먹지 않고 머리가 어지럽고 토했다. 맥을 보니 왼쪽은 팽팽하고 오른쪽은 매끄러우며 위와 아래 양에 부분이 모두 넘쳤다. 그래서 신하불은 간장과 쓸개에 있는데 화를 내게 되면 그것이 우뢰처럼 일어나 거슬러 꺾이지 않는다. 병이 위쪽은 심하고 아래쪽이 느슨하더라도 실제로 아래쪽이 원인이 되어 위로 거슬러 올라갔다고 말했다. 시호(식초로 볶는다) 청피 오수유 황련(볶는다) 황백(소금물로 볶는다) 황금(술로 볶는다) 백작약 목단피 청대 죽여를 달여서 억청환[24]에 용회환[25]을 합쳐 각각 하루에 2번씩 먹었더니 증상이 반으로 줄었다.

---

24) 황련 오수유(술에 담가 볶는다) 1량 산양간(구워 말린다) 1개.

25) 용담초 노회 당귀 생치자(검게 볶는다) 광목향 황련 황금 사향.

아직 똥을 누지 못하고 월경도 멈추지 않아서 앞의 달인 약으로 억청환에 윤자환26)을 합쳐 먹었더니 똥을 아주 뻑뻑하게 누고 밥을 먹으면서 잠도 자게 되었다. 다음날 모든 증상이 거의 나았고 다음에 청기양영탕27)으로 몸조리하였다.
○ 84살 먹은 한 노인이 밤에도 작은 글씨의 책을 읽었다. 그 이유를 물으니 '매년 9월 23일에 뽕나무 잎으로 한번 눈을 씻으면 절대 눈이 어두워지지 않는다.'고 하였다. 5월 5일, 6월 6일, 입동28)에 따면 더 좋다.
○ 예신계의 어머니 도씨가 아들을 잃은 슬픔으로 장님이 된 지 11년이다. 어떤 사람이 일부러 집에 찾아와서 내가 고칠 수 있다고 하였다. 그래서 그 손자 위에 모든 친척들이 모여서 잔치를 하였다. 그 사람이 모든 사람들에게 남아서 조금 보라고 하더니 주머니에서 침을 꺼내 두 눈에 놓았더니 정말로 사물을 보게 되었다. 도씨가 손자의 정수리를 만지면서 '내가 오랫동안 보지 못했더니 너는 지금 다 컸구나.'라고 하였다. 신계가 덕을 기려 돈으로 사례하였지만 받지 않고 가버렸다. 모두 귀신이라고 했다.(《운간잡지》)
○ 구강에 아버지가 부인을 때려서 부인

26) 귤홍 1량 행인 2량 저아조각자 1량 전호 천화분 지실 산사 각2량 감초 3돈 빈랑 7돈 반하 1량 생지황 12량. 물로 환을 만들어 빈속에 끓인 물로 2~3돈씩 삼킨다.
27) 당귀 생지황 향부자 지유 각1돈반 백복령 택사 목단피 황련 산수유 각8푼. 등심 30줄기를 넣고 물에 달여 빈속에 먹는다.
28) 양력 11월 7,8일.

에 두 눈알이 빠져나왔다. 병사가 그 집을 지나가다 움직이지 말라고 하고 수건을 물에 적셔서 눈알을 돌려 보는이음새가 꼬이지 않게 밀어 넣었다. 그리고 젖은 수건으로 싸매어 3일 동안 풀지 말라고 하였다. 부인이 성격이 급해 2일 만에 수건을 풀었더니 눈이 예전처럼 나아 있었다. 다만 바람과 추위를 만나면 아팠다. 일찍 풀었기 때문이라고 하였다.(《기질방 왕대존초집》)
○ 진나라 고함양의 형수가 눈이 멀었다. 그래서 고함양이 약을 주고 음식을 살피면서 의관도 하지 않고 먹지도 않았다. 형수의 눈병은 비단구렁이의 쓸개를 써야 하는데 아무리 생각해도 구할 수 없었다. 어느 날 한 어린아이가 머금은 것을 주어 열어보니 비단구렁이 쓸개였다. 어린아이는 문 밖으로 나가 파랑새로 변해 가버렸다. 형수의 눈병이 나았다.(《진서》)
○ 왕숙권이 '내가 회계에 유학해서 아침에 책을 읽고 오전 7~9시에 밥을 먹었는데 오랫동안 눈이 깔깔해서 고생했다. 어느 날 나른하게 공부하고 돌아와서 동료의 집에 한수석이 있어 몇 차례 눈을 문질렀더니 눈이 나았다.'고 말했다. 한수석도 이러니 청염도 눈병을 치료하는 것이 확실하다. 옛날 처방은 청염을 썼다. 이빨을 문지르고 손에 놓고 집어서 눈을 씻으면 눈이 밝아진다. 알짜는 소금 창고 땅 아래에 있는 것이다.(《자생경》)
○ 당나라 승상인 이공공이 임금의 수레를 호위하다가 촉의 땅에서 눈병에 걸렸다. 깔깔하면서 겉흠과 막이 생기고 아

팠다. 또 콩알 크기 정도에 검은 속티가 보였는데 며칠이 지나도록 끊이지 않고 벌레나 깃털이 날아다니는 듯이 보였다. 모든 처방으로 치료해도 효과가 없었다. 지심스님이 '당신의 병은 바람독 때문이다. 오장이 채워지면 그 자식을 빼내고 비워지면 그 어미를 북돋는다. 어미는 자식을 채워지게 하고 자식은 어미를 비워지게 한다. 신장은 간장의 어미로 지금 신장이 바람독을 받아서 간장이 비워졌다. 간장이 비워지면 눈 속이 어른어른한다. 오장도 그렇다. 각기병, 소갈병, 모든 바람병은 신장이 비워졌기 때문이다. 모두 지황환으로 치료한다.'고 하였다.(이 스님은 깊은 뜻을 얻었다. 제대로 드러나지 않았지만 마침내 당나라에서 뛰어난 사람이 되었다. 모든 이야기가 뒤엉켜 사람의 뜻을 어지럽게 할 뿐이다) 생지황 숙지황 각1근 석곡(뿌리꼭지를 없앤다) 방풍(뿌리꼭지를 없앤다) 지각(볶아서 줄기를 없앤다) 우슬(술에 담근다) 행인(껍질 끝을 없앤다) 각4량을 가루 낸다. 쇠그릇에 닿지 않도록 해서 졸인 꿀로 오동나무 씨 크기로 환을 만들어 빈속에 두림주로 50환씩 먹는다. 두림주를 만드는 방법은 검은콩 반 되를 깨끗이 씻고 키질을 해서 고른다. 연기가 나올 때까지 볶아서 술 3되에 담가둔다. 검은콩은 쓰지 않는다. 이 술로 독활을 달이면 자줏빛 탕이 된다.(《백일방》)

○ 육경연의 아들이 눈꺼풀 짓무름증에 걸려 두 눈초리가 모두 아프고 눈물이 뺨까지 적셨다. 결국 부스럼이 되었는데 모든 약이 효과가 없었다. 옛 책을 연구해서 이 처방을 얻어 시험 삼아 눈에 넣었다. 어느 순간 약과 눈물이 함께 밑으로 흘러나오는데 부스럼 속에 작은 벌레가 있었다. 이후로 병이 나았다. 아주 신기했다. 황련 1량 담죽엽 1량 잣나무 껍질(마르면 1량을 쓰고 반쯤 축축하면 2량을 쓴다)을 물 2되를 넣고 5홉이 되도록 달인다. 조금 식힌 후에 눈초리에 떨어뜨리고 짓무른 곳을 씻는다. 하루에 3~4번 한다.(위와 같다)

○ 주단계가 봄과 여름만 되면 나타나는 어떤 사람에 눈병을 치료하였다. 뭉친 것을 치료해야 해서 황금(술에 담근다) 남성(생강으로 만든다) 향부자(어린아이 오줌에 담근다) 창출(어린아이 오줌에 담근다) 연교 각2량 천궁(어린아이 오줌에 담근다) 1량반 치자(볶는다) 1량 진피(술에 담근다) 용담초(술에 찐다) 나복자 청대 각반량 시호 3돈을 신곡 풀로 환을 만들어 열흘 정도 먹으니 나았다.(《치법》)

○ 화천의 진명원은 10살에 장님이 되었는데 모든 약을 써 봐도 효과가 없어 스스로 모자란 사람으로 만족하였다. 송양의 주한경이 보고 속흠이 안에 있지만 치료할 수 있다고 하였다. 침으로 눈초리에서 눈동자의 뒤로 들어가 속흠을 밀어서 밑으로 내렸다. 눈이 갑자기 환해지고 모든 빛깔을 알 수 있어서 진명원이 신기하다고 하였다.(《속수》)

○ 조량인이 말했다. 주단계가 인삼고를 써서 한 노인이 갑자기 눈이 보이지 않아 밤처럼 어둡게 된 것을 치료하였다. 이것은 바로 《영추》에 '기운이 없어지면 눈이 밝지 못하다.'라고 한 것이다. 나도

한 선비를 치료했는데 머리바람증에 걸려 왼쪽 눈까지 아팠다. 장종정의 치료법에 따라 백회혈, 상성혈에 피를 냈는데 효과가 없었다. 그래서 머리에 왼쪽 옆으로 족태양경의 두 번째 선이 지나는 상성혈과 나란한 곳을 눌러 몹시 아픈 곳에 피를 냈더니 나았다. 이 때문에 말하는데 침을 놓거나 약을 주려면 반드시 병의 장소에 딱 맞아야 한다. 약과 삿된 것이 맞아야 나을 수 있다. 앞 사람의 처방은 기준에 불과할 뿐이다.(《약요혹문》)
○ 무중순의 숙부가 병에 걸린 후에 속 티가 생겨 이 약을 먹고 나았다. 간장과 신장 두 경맥이 모두 비워졌을 때 쓴다. 감초 구기자(꼭지를 없앤다) 생지황(아주 퉁퉁하고 큰 것을 술로 깨끗이 씻는다) 각1근을 도자기 솥에 넣고 달여 찐득한 즙을 만드는데 아무 맛이 없을 정도로 한다. 찌꺼기를 없애고 다시 중탕으로 끓여 물을 떨어뜨려 구슬이 되면 찐득한 즙이 된 것이다. 여기에 찐득한 즙 1근마다 꿀 6량을 넣어 빈속에 끓인 물에 녹여 삼킨다.(《광필기》)
○ 황학 유잠백이 바람을 맞으면 눈물이 나오는 병에 걸려 나갈 때마다 뺨에 가득히 흘렀다. 중순소에게 한 처방을 부탁해서 곡정초를 임금으로 하고 백질려와 구기자를 도우미로 하여 양간으로 환을 만들었다. 1제를 마치지 않고 나았다.(위와 같다)
○ 설립재가 한 남자를 치료했다. 눈이 붉으면서 가렵고 아프며 가끔 눈이 부시고 눈물이 나오며 귓속도 가려웠다. 모든 약이 효과가 없어서 기운과 피가 날로 비워지고 음식도 조금씩 먹어 가려움이 더욱 심해졌다. 이것은 비장과 신장에 뜨거운 바람이 위로 쳤다. 사생산인 백부자 황기 독활 사원질려를 술에 타서 4번 먹었더니 나았다. 또 어떤 사람이 머리와 눈이 어지럽고 바람으로 살갗이 가려워 긁어 터뜨렸더니 부스럼이 되었다. 팔풍산[29]으로 치료했더니 나았다.
○ 장석완이 징화상의 2년이 된 눈병을 치료했다. 바람을 없애고 뜨거움을 내리는 약을 지나치게 많이 먹어 귀가 울면서 시끄러운 소리가 그치지 않았다. 똥이 마르고 딱딱해서 누기 힘들었다. 또 왼쪽 눈 위 가까이에 작은 속흠이 있는데 등불에 보면 콩만큼 크고 달빛에 비추면 반딧불처럼 작았다. 장석완이 '물이 모두 말라 음에 불이 한 일이다. 달은 음에 정수로 신장 물이 안에서 마르면 그 빛이 흘러넘치지 못해 아주 작게 보인다. 등불은 원래 기름을 태워 빛을 내는데 오로지 음에서 어지럽히면 그 불 타오름을 이기지 못해 아주 크게 보인다.'고 말했다. 맥을 보고 증상을 살펴보니 평소 일을 심하게 해서 심장과 비장을 해쳤음을 알았다. 불과 흙 두 오장이 지나치게 마르고 또 신장 물의 진짜 음까지 해쳤다. 잘 통하도록 천왕보심단을 주었다.
○ 따로 서중에 한연은 햇빛을 보면 가린 것처럼 어둡지만 등불을 보면 평상시처럼 잘 보였다. 이것은 지난날에 심장과 신장이 일을 많이 해서 위는 세차고 아래는 비워졌기 때문이다. 위가 세차면

---

29) 강활 방풍 각3근 황기 감초 인삼 각2근 백지 전호 각1근 곽향 반근.

다섯 가지 뜻이 심포에 모여 임금을 은밀히 얕본다. 아래가 비워지면 신하불이 자기 일을 하지 못해 밝게 살피라는 명령을 받들지 못한다. 등불과 촛불이 서로 돕는다면 평소보다 더 밝은 빛이 난다. 갓난아이가 추워서 밤에 울 때 불을 보면 그치는 뜻과 다르지 않다. 눈을 치료하는 의사는 이 뜻을 알아야하지 않겠는가?

○ 설립재가 말했다. 흔히 전하기를 눈초리에 작은 물집이 생겼을 때 그 뒤에 위를 보면 작고 붉은 부스럼 같은 점이 있다. 침으로 터뜨리면 낫기 때문에 눈꺼풀 뾰루지증이라고 하였다. 실제로 태양경에 맺힌 뜨거움을 푸는 방법이다. 사람에게 매번 치료해도 효과가 있다.

○ 장자안 소경이 늘그막에 눈앞에 빛이 번쩍번쩍하고 가운데에 흰 옷을 입은 불상 같은 사람이 있었다. 장자안이 '고기를 먹지 않고 술도 먹지 않아 몸이 수척해져서 이 병이 되었다고 믿는다.'고 말했다.30) (풀이 안함) 《도산청고》에는 가려서 넣지 않았다.

○ 침존중이 말했다. 내가 하북에 찰방사가 되었을 때 40여 일 동안 눈이 붉으면서 검은자위 곁에 검고 붉은 부스럼이 생겨 밤낮으로 아팠다. 모든 치료에도 낫지 않았다. 낭관 구혁상이 보더니 눈병이 있으면서 혹시 귓속이 가렵지 않냐고 나에게 물었다. 그러면서 귓속이 가려우면 신장의 바람이기 때문에 신장에 바람을 치료하기 위해 사생산을 2~3번 먹으면 낫는다고 하였다.(동네 사람들은 성산자라고 부른다.) 내가 이 처방을 전해 듣고 먹었는데 오후에 한번 먹고 자기 전에 한번 먹었더니 오히려 눈이 더 아팠다. 그러다가 밤9~11시에 잠이 들었다가 깼더니 붉은 눈이 조금 열어지고 다시 아프지 않았다. 다시 3~4번을 더 먹으니 예전과 같이 편해졌다. 이 때 손화보, 학사 수진양이 내가 한 이야기를 듣고 크게 웃으며 눈병이 치료된 이유를 알겠다고 하였다. 오랜 눈병에 대해 일찍이 여길보가 정사를 돌볼 때 오랫동안 낫지 않는 눈병에 투빙단31)을 먹고 나은 것을 보았다. 이 말과 같이 1제를 만들어 시험 삼아 20~30번 먹었더니 눈병이 나았다. 그러므로 투빙단도 신장에 바람을 치료하는 처방이다.(뽑아서 들어가지 않았다)

○ 공자재가 한 사람을 치료했다. 두 눈이 아파서 불을 내리고 바람을 없애는 약을 먹었는데 두 눈이 더 붉게 되고 뜨거움이 아주 심해 괴로웠다. 그래서 십전대보탕을 여러 제 먹었더니 모든 증상이 사라졌고 그 다음에 보중익기탕에 육

---

30) 위에 《심시요함》에 있는 내용과 같아서 이하 풀이하지 않는다.

31) 만형자(흰껍질을 벗긴다) 백복령(껍질 벗긴다) 천대황(거친 껍질 벗긴다) 산치자(껍질 벗긴다) 익지인(껍질 벗긴다) 위령선(뿌리머리를 없애고 씻어 불에 말린다) 백지 각반량 향묵(태워 술에 담갔다가 곱게 간다) 사향(간다) 각1돈 백복신(나무를 없앤다) 반량 천오(2량을 냇물에 보름 정도 담갔다가 잘라서 불에 말리고서 소금으로 볶는다) 천마(싹을 없앤다) 음양곽잎(씻어 불에 말린다) 각반량. 위를 곱게 가루 내어 약을 넣고 고르게 갈아 졸인 꿀로 보리밥처럼 고르게 섞어 진짜 졸인젖으로 찧는데 마르도록 만 번을 찧는다. 꿀을 넣고 섞어 오동나무 씨 크기로 환을 만든다. 박하즙에 따뜻한 술을 타서 2환씩 삼킨다.

미환을 같이 먹었더니 나았다. 다시 힘들게 일한 다음에 눈이 깔깔하고 몸이 나른해서 십전대보탕을 먹으니 나았다.
○ 어떤 사람이 눈이 붉으면서 또렷하지 않게 보여서 바람을 없애고 뜨거움을 흩어지게 하는 약을 먹었더니 오히려 눈이 부시면서 귀가 어두워지고 맥이 크면서 비워졌다. 이것은 지나치게 마음을 많이 쓰고 제멋대로 음식을 먹었기 때문이다. 보중익기탕에 백복신 산조인 산약 오미자를 더 넣어 먹었더니 나았다. 또 힘들게 일해 다시 심해져서 십전대보탕에 앞의 약을 같이 먹었더니 나았다.
○ 전날 구양의 숙부 필, 조무구, 장문잠과 함께 계를 받기 위하여 쌓은 단에 있다가 내가 눈이 어두운 병이 있어 뜨거운 물로 씻었다. 문잠이 '눈은 넣고 씻는 것을 싫어하므로 눈병에는 그냥 놔 둬야 하고 이빨 병에는 써야 한다.'고 말했다. 웅이 살펴보니 이것은 눈병을 치료하는 《묘법연화경》이다. 평범한 사람들은 스스로 어지럽혀서 눈을 멀게 하고 지키지 못한다. 또 노직에 말을 적는데 '눈병을 치료하려면 백성을 다스리는 것처럼 하고 이빨병을 치료하려면 군대를 다스리는 것처럼 한다.'고 하였다. 백성을 다스리는 것은 조참이 제나라를 다스리는 것32)과 같고 군대를 다스리는 것은 상앙이 진나라를 다스리는 것33)과 같다. 이치가 있어서 기록으로 남긴다. (《동파지림》)

---

32) 황로 사상을 받아들여 아무 것도 하지 않으면서 백성을 다스린다.
33) 엄격한 법령과 가혹한 형벌만이 질서 있고 강성한 국가를 만들 수 있다.

○ 상공인 최공이 저장 서쪽을 몰래 살피던 중에 왼쪽 눈초리에 군살 같은 혹이 생겨 눈동자구멍 쪽을 가리게 되어 몹시 걱정이 많았다. 모든 의사들의 처방도 효과가 없었다. 담간이 보고 '이것은 없앨 수 있지만 생각을 흔들리지 않게 안정시키고 홀로 중심을 잡아야 효과가 있다.'고 하였다. 최공이 '약속대로 아내와 자식이 알지 못하게 하겠다.'고 하였다. 담간이 또 '9일 동안 한낮에 정명정이라는 조용한 곳에서 치료하는데 만약 그 날에 마음을 쫓아낸다면 근심이 없다.'고 하였다. 이때는 월 초였고 6~7일 사이까지 갑자기 비가 몹시 와서 담간이 걱정하였다. 8~9일에 비가 멎고 맑게 개어서 최공에게 술을 얼마나 마시냐고 물었다. 최공이 '헤아리면 아주 적지만 가득 채워 마실 수 있다.'고 하였다. 담간이 아주 기뻐하면서 어느 날 북루의 집에 가서 술을 몇 잔 마시면서 아무 생각 없이 앉아 있다가 담간이 잠시 손으로 최공에 혹이 난 곳을 조금 문지르면서 '이것은 아주 작은 일이다. 처음으로 뽑을 듯이 느낀다. 아프지만 참을 수 있고 칼로 자르는 소리를 들을 수 있다.'고 말했다. 그래서 최공이 이곳은 조금 어두우니 밝은 중정으로 옮기자고 하였다. 가만히 앉아 있는데 긁는 소리가 들렸고 먼저 담간이 좋은 솜을 몇 량 달라고 해서 붉게 물들였다. 그리고 붉은 솜으로 병든 부위를 묶고 약을 발랐는데 많이 아프지 않았다. 눈을 뜨라고 하고 군살을 보여주었는데 어린아이 손가락처럼 그리고 크고 마른 힘줄처럼 딱딱했다. 강 속에 던지라고 해서 던졌다. 며

칠 후에 조서가 내려와 중요한 직책을 맡게 되었다.(《인어록》에 당조린편)

○ 위옥횡이 말했다. 김봉옹이 70살 무렵에 어지러워 쓰러졌는데 중풍이었다. 조금 나은 다음에 눈에 속티가 생겨 제대로 걷지 못했다. 백질려 한 약재를 알려줘서 물에 담갔다가 환으로 만들어 아침과 저녁으로 4돈씩 먹었더니 바람이 없어지고 눈이 밝아졌다. 가격이 싸고 효과는 놀랄만하다. 그런데 며칠 먹으면서 입과 목구멍이 아주 말랐고 다시 먹었더니 갑자기 눈이 멀었다. 성냄이 다시 뭉쳐 또 어지러워 쓰러져서는 눈을 감고 말을 못하면서 땀이 구슬처럼 났다. 불러서 맥을 보니 이미 어지럽게 흩어졌기 때문에 일단 숙지황 2량과 구기자 1량을 달여 먹였다. 어느 때에 의사가 와서 처방을 내지 않고 여기에 부자 1돈을 더 넣으면서 순수한 음에 양의 약이 조금 들어가야 한다고 하였다. 그래서 내가 '흔히 밖에서 하듯이 이 증상에 인삼부자탕을 쓰면 힘살이 마르고 살갗이 검어진다. 사람이 죽지는 않겠지만 몸 한쪽이 먼저 죽는다. 아주 비워진 음을 쳤기 때문이다.'고 말했다. 옹이 살펴보고서 '이것은 정말 여러 번 겪은 말이다. 내 눈으로도 많은 사람들을 만났다. 지금 증상은 세 음이 완전히 말라버리고 다섯 뜻의 불이 위로 올라갔기 때문에 갑자기 어지러워 쓰러졌다. 또 환자가 마름을 갖고 있는 백질려를 잘못 먹어서 눈이 멀었는데 다시 부자를 먹으란 말인가?'라고 말했다. 의사가 가만히 있더니 가버렸다. 숙지황과 구기자를 계속 먹었더니 생각과 기운이 점점 살아났다. 그래서 이 약의 분량은 반으로 줄이고 사삼 맥문동 사원질려를 더 넣어 먹었더니 완전히 나았다. 지금까지 항상 먹어서 2년 동안 도자기의 꽃 빛깔도 구분할 수 있다가 다음에 다시 병이 들어 의사가 왔는데 어떤 병인 지 알지 못해서 죽었다.

○ 노옥천이 60살에 오랫동안 옆구리가 아파서 향기 있고 쫓아내는 옛 처방을 두루 먹었다. 다음에 어떤 의사가 보통 간장을 치는 약이라고 하면서 호로파가 주약인 환약 처방을 주어서 먹었더니 옆구리가 잠시 아프지 않았다. 이미 한쪽 눈이 장님인데도 잘못된 약이라고 하지 않았다. 결국 두 번 먹었더니 두 눈이 모두 보이지 않고 옆구리가 더 아파졌다. 가서 진찰하고 생숙지황 구기자 여정자 사삼 맥문동 과루인을 많은 양으로 처방했더니 한번 먹고서 나았다. 비로소 나쁜 약이라고 깨달았지만 눈 속에 눈동자와 눈속 빛이 이미 오랫동안 말라서 돌아올 수 없었다.

○ 20살쯤인 어떤 사람을 진찰했는데 다른 병은 없고 오직 해가 저물면 두 눈이 보지 못했다. 언어는 밤눈증이라고 하였다. 맥을 보니 왼쪽 관맥이 크고 왼쪽 척맥이 아주 작았다. 언어가 자네는 신혼이 아닌가라고 물으니 그렇다고 대답했다. 생지황 구기자 우슬 감국 사삼 맥문동 여정자 4제를 먹었더니 나았다. 성관계를 삼가고 절제해야 하는데 그렇지 않으면서 병이 다시 나타나 쓸모없는 사람이 되었다.

○ 방무춘의 안사람이 말을 못하게 되었다. 이때 의사가 형개와 방풍 두 약재는

벙어리를 치료할 때 없어서는 안 된다고 해서 4제를 먹었다. 그런데 그 꽃향기가 크게 마르게 한다고는 생각하지 못했다. 두 눈이 붉게 붓고 눈곱이 끼며 눈물이 나고 겉흠가림이 되었다가 달이 갈수록 점점 심해져 결국 보지 못했다. 진찰하니 두 촌맥이 위쪽으로 넘치고 팽팽하면서 빠르다. 앞의 처방에 당귀 백작약을 더 넣어 몇 번 먹었더니 나았다. 조카가 같은 병에 걸렸는데 이미 눈동자가 터져 나와 약으로 치료할 수 없었다. 소장구 정산인 연교 석곡(날 것을 간다) 각1돈 반 영양각 결명자 백질려 한방기 충울자 각1돈 감국 8푼 용담초(술에 타게 볶는다) 목적 각5푼을 물 2잔으로 8푼이 되게 달여 밥 먹고 한참 뒤에 먹었다.

○ 왕진삼이 말했다. 세상 사람들이 흔히 흰자위 군살증이나 흰자위 빈물집증에 눈에 약을 넣고 갈고리로 자르는데 옳은 치료법이 전혀 아니다. 그래서 내가 처방을 만들었다. 석해[34]는 임금 약으로 삼는데 타고난 바탕이 크게 차갑고 말라서 축축함을 없애고 군살을 삭게 한다. 북채로 북을 치면 소리가 나는 것처럼 효과가 빨라 감히 신선에 약재라고 부른다. 돕는 약으로 영양각은 신령스러움으로 간장 바람을 없애고 나쁜 피를 흩어지게 한다. 결명자는 장님증을 치료하고 흰 막을 없앤다. 연교는 들어온 뜨거움을 빼내고 맺힌 기운을 흩어지게 하는데 오로지 안쪽과 바깥 눈초리에 뜨거움을 내린다. 술로 볶은 용담초는 축축한 뜨거움이 뭉쳐서 생긴 겉흠을 없애고 백질려 바람을 흩어지게 하고 피를 깨

---
34) 민물가재 또는 민꽃게.

뜨린다. 목적과 방기는 바람을 낮게 하고 축축함을 이긴다. 감국은 바람을 변하게 하고 충울자는 피를 돌게 한다. 모든 약은 간장 경맥으로 들어가 위에 폐장으로 갈 수 있다. 여러 번 써서 효과를 보았다.

○ 우재경이 말했다. 눈이 붉게 붓고 아프면 사람들이 불을 내리는 것은 알지만 피를 움직이게 하는 것은 모른다. 그래서 흔히 힘을 얻지 못한다. 다만 사물탕을 쓰는데 지황은 생지황을 쓰고 작약은 적작약을 쓴다. 여기에 술로 찐 대황과 적복령 박하잎을 넣으면 효과가 더욱 좋다. 이것은 대복암에 치료법이다. 나는 눈이 붉게 붓고 아플 때 사람들이 피를 움직이게 하는 것은 알지만 가래를 치료하는 것은 모른다고 말한다. 비장과 위장이 막히면 쌓인 뜨거움으로 가래가 생기고 쌓인 가래는 뜨거움을 생기게 하면서 돌고 돌아 서로가 원인이 된다. 기운이 머리와 눈으로 치밀어 올라 어둡고 아프다면 반하 석창포 황금 지실 복령 진피에 국화 백질려 같은 약을 조금 넣어 치료한다.

《고금의안안》

○ 이동원이 한 사람을 치료했다. 돼지고기 삶은 떡과 마늘식초를 같이 먹은 다음에 술을 먹어 크게 취했다. 따뜻한 온돌에서 잠을 자고 다음날 두 눈동자구멍이 벌어져 검은자위까지 커졌다.[35] (풀이 안함)

진이 이 경험을 살펴보니 병의 근원을

---
35) 위에 《원기계미》에 있는 내용과 같아서 이하 풀이하지 않는다.

이야기하고 약을 쓰는 이치를 설명하는데 가장 정수이면서 가장 마땅하다. 맹자가 말한 걸음쇠와 자로 만드는 원과 직각이다.

○ 위부인이 눈에 갑자기 겉흠이 생겨 아래에서 올라가고 초록빛깔로 붓고 아파서 참기 어려웠다. 이동원이 '겉흠이 아래에서 위로 올라가면 병이 양명경에서 온 것이다. 초록빛깔은 올바른 다섯 빛깔이 아니다. 이것은 신장과 폐장이 합해서 병이 되었다.'라고 말했다. 먹에 경분(수은)을 섞으면 겉흠의 색과 같으므로 신장과 폐장의 병이 확실하다. 신장과 폐장의 삿됨을 빼내고 양명경으로 들어가는 약으로 심부름꾼으로 삼으면 효과가 있다. 다른 날에 병이 다시 생기는 것은 세 가지가 있고 병이 온 경락에 따라 겉흠의 빛깔이 각각 다르다. 이를 깨달아 '모든 경맥은 눈에 속해서 경맥에 병이 있으면 눈도 따라서 온다.'라고 말했다. 이렇게 경락이 고르지 못하다면 반드시 눈병도 낫지 않는다. 또 고르지 않은 곳을 보고 치료하면 병도 생기지 않는다.

진이 살펴보니 겉흠의 빛깔을 보고 따지는 것은 너무 꾸미는 것 같다. 다음에 병이 다시 생기는 것은 세 가지가 있고 겉흠의 빛깔이 각각 다르다는 말을 모든 경맥은 눈에 속한다는 《내경》에 글귀에 합쳐서 스스로 아주 훌륭하다고 한다. 처방과 약을 적지 않으면서 고르지 않은 곳을 보면서 치료했지만 역시 마음으로만 알 뿐이다.

○ 성에 낭중인 장자경이 67살에 눈이 완전히 어두워졌는데 입술이 약간 검고 살갗에 윤기가 없으며 여섯 맥이 모두 팽팽하면서 가늘고 힘이 없었다. 하루는 눈을 치료하는 두 처방을 보여주고 먹을 수 있는 지 물었다. 나겸보가 말했다.[36] (풀이 안함) 《내경》에서 '죄가 없는 데 죄를 묻는 것은 정말 이해할 수 없는 일이다.'라고 하였다. 어찌 믿지 않겠는가!

진이 살펴보니 눈병을 전문으로 진료하는 의사는 항상 황련을 썼다. 나겸보의 이야기를 보니 모두 돌아보고 살펴야 한다. 치료하지 않는 것처럼 치료한다는 글귀가 눈을 밝게 하는 비방임이 확실하다. 만약 이처럼 몸조리하지 않는다면 차가운 약을 거의 먹지 않는다고 해도 도움이 되지 않는다.

○ 주단계가 눈이 갑자기 멀었지만 다른 괴로움이 없는 한 노인을 치료했다. 아주 허약하다고 보고 빨리 인삼고 1근을 달여 2일 동안 먹었더니 눈이 조금 보였다. 한 의사가 청몽석을 주어서 주단계가 오늘 저녁에 죽을 것이라고 했는데 과연 그렇게 됐다.

진이 이 경험을 살펴보았다. 《내경》에서 '기운이 다 빠져나가면 눈이 밝지 못하다.'고 하였고 다음에 설립재가 한 경험에서 육미지황환에 맥문동 오미자를 넣은 처방을 제시하였다. 《난경》에 '음이 다 빠져나가면 눈이 먼다.'고 하였다. 두 조문을 보면 하나는 축축함을 받았고 하나는 엉긴 피다. 모두 북돋는 약을 임금으로 하였고 모두 갑자기 눈이 멀고 원인이 없이 붉게 붓고 아팠다. 겉흠가림이나 군살이 가렸을 때 오장의 가장 알

---

[36] 위에 《원기계미》에 있는 내용과 같아서 이하 풀이하지 않는다.

짜가 안에서 말라버려서 위에 눈으로 모이지 않았기 때문이다. 그래서 북돋지 않으면 치료할 수 없다.
○ 한 젊은이가 아침에 일어났는데 갑자기 사물이 보이지 않아서 잠깐 잤더니 조금 보이지만 밝지 않았다. 또 음식이 줄고 심하게 나른했다.37) (풀이 안함)

한 사람이 몸은 튼튼한데 평소 뜨거운 술을 좋아하다가 갑자기 눈이 멀었는데 맥은 단단했다. 이것은 뜨거움과 술로 해쳐 위장 기운이 더러워졌고 피가 그 속에서 죽었기 때문이다.38) (풀이 안함)

여창주가 한 사람을 치료했다. 두 눈으로 사물을 보면 모두 거꾸로 보여서 여러 번 치료해도 낫지 않았다. 여창주가 '하나가 둘로 보이거나 곧은 것이 구부러져 보이는 것은 옛 사람이 이미 말했지만 사물이 거꾸로 보이는 것은 설명한 곳이 없다.'고 말했다. 그리고 여창주가 그 원인을 들어보니39) (풀이 안함)

회안의 진길로는 유학 의사이다. 부자 노인에 아들이 갑자기 똑바른 물체가 기울어져 보였다. 책이나 책상을 가지런히 정리해도 다시 비스듬하게 옮겨 놓고 스스로 똑바르다고 하였다.40) (풀이 안함)

진이 여창주와 진길로의 경험을 살펴보니 이 이야기들은 갑자기 듣게 되었고

37) 위에 《원기계미》에 있는 내용과 같아서 이하 풀이하지 않는다.
38) 위에 《원기계미》에 있는 내용과 같아서 이하 풀이하지 않는다.
39) 위에 《심시요함》에 있는 내용과 같아서 이하 풀이하지 않는다.
40) 위에 《심시요함》에 있는 내용과 같아서 이하 풀이하지 않는다.

비슷한 병증도 없다. 그 방법을 보아도 경험으로만 드러나서 진짜로 담으로 가로막고 보는 듯하다. 그러나 옛 사람들은 결코 속이지 않았고 천하의 후세 사람들이 속였다고 생각한다. 코끝에 혹이 생겼을 때 머리 뒤쪽에 침을 놓는데 세상 사람들은 흔히 이런 신기한 치료법을 원한다. 내가 캄캄한 것처럼 결국 믿음과 의심 그 사이에 있다.

○ 다시 전을의 경험을 살펴보면 처방이 아름답고 이치가 잘 드러나서 평범함 속에 신기함이 있다. 전을이 한 젖먹이는 부인을 치료했는데 가슴이 두근거리는 병이 있다가 이미 낫고 나서 눈이 부풀어서 잘 보지 못했다. 전을이 '욱리인41)을 우린 술을 끓여 마시고 취하면 낫는다. 그 이유는 보는이음새는 안으로 간장과 쓸개에 이어져 있는데 두려우면 기운이 맺혀서 쓸개로 내려가지 못한다. 욱리인은 맺힌 것을 풀어주는데 술을 따라 쓸개로 들어가서 맺힌 것이 풀어진다. 그러면 눈이 볼 수 있다.'고 말했다. 술을 마시고 경험한 결과이다.

○ 손진인이 임금의 명령을 받아 위재인의 눈 아픔을 치료했다. 전에 여러 의사들이 치료하지 못하고 차가운 약을 쓰거나 북돋는 약을 써서 더욱 오장육부가 고르지 못했다. 손진인이 진찰하고서 '간장맥이 팽팽하면서 매끄러우므로 뜨거움으로 막힌 것이 아니다. 튼튼한 나이에 피가 가득 차고 더불어 간장에 피가 통하지 못했다.'고 하였다. 궁에 사람에게 물으니 월경을 이미 3개월이나 하지 못했다. 월경을 통하게 하는 약을 써

41) 이스라지 열매.

서 월경이 나오더니 병이 나았다.
  진이 살펴보니 간장맥이 팽팽하면서 매끄럽기 때문에 바람과 가래로 된 눈병을 잘못 알지 않았는가? 간장은 피를 간직하므로 피가 가득 차면 통하지 못한다는 말은 당연하다. 그러나 궁에 사람에게 물어서 월경이 3개월 동안 멈춰서 얻었다는 것을 믿을 수 있는가? 맥을 보고서 당연히 월경이 멈췄다고 한 진단을 먼저 말하지 않았다. 손진인은 항상 이런 식이다. 왜 병을 얼버무리기만 하고 항상 병을 따져보고 따져서 말하지 않는가? 이것은 바로 동파를 어겼다. 나는 의사를 괴롭히려고 하고 또 내가 병을 만나도 의사를 괴롭힐 뿐이라고 말한다.
○ 왕석산이 40살이 넘은 부인을 치료했다. 두 눈이 어둡고 기침과 가래가 있으며 머리가 울리듯이 아팠다. 지나치게 굶으면 메스꺼웠는데 의사가 눈병으로 보고 치료했지만 병이 심해졌다.42) (풀이 안함) 드러남은 치료했지만 바탕은 치료하지 않았다. 인삼 황기 각1돈5푼 맥문동 패모 각1돈 당귀신 8푼 진피 천궁 황금 각7푼 감초 국화 각5푼 맥아 4푼으로 하여 2첩을 달여 먹었더니 모든 증상이 없어졌다.
  설기가 급사 장우공을 치료했다. 눈이 붉고 밝지 못해서 바람을 없애고 뜨거움을 흩어지게 하는 약을 먹었더니 오히려 눈이 부시고 소리가 겹쳐 들렸다.43) (풀이 안함) 이동원이 '모든 경맥은 얼굴로

---

42) 위에 《심시요함》에 있는 내용과 같아서 이하 풀이하지 않는다.
43) 위에 《심시요함》에 있는 내용과 같아서 이하 풀이하지 않는다.

가서 빈 구멍으로 움직인다. 맑은 기운이 눈으로 흩어지면 볼 수 있고 귀로 가면 들을 수 있다. 만약 마음이 괴롭고 일이 바쁘거나 음식을 맞지 않게 먹으면 비장과 위장이 없어지고 심장 불이 아주 심해진다. 그러면 모든 경맥이 끓어올라 삿된 것이 구멍을 해쳐 눈이 멀게 된다. 비장은 모든 음의 우두머리이고 눈은 핏줄의 우두머리다. 비장이 비워지면 오장의 알짜와 기운이 갈 곳을 잃는다. 비장과 위장을 다스리지 않고 기운과 피를 기르지 않는다면 드러남은 치료하지만 바탕은 치료하지 않는 것이다.'고 말했다.
  진이 이 두 경험을 살펴보니 오로지 비장에 비워짐을 치료하면 눈을 치료하지 않아도 눈병이 나았다. 비장에 비워짐을 치료하면 눈도 치료하기 때문에 맥을 짚어서 중요한 핵심을 얻고 인삼 황기를 같이 썼다. 왕의 경험에서는 맥문동 패모 천궁 황금 국화를 도우미로 하였다. 들어온 삿됨으로 기침을 하고 머리가 아프기 때문에 1~2푼을 곁들였을 뿐이다. 설의 경험에서는 모두 북돋우면서 오므리게 하는 신맛에 약을 같이 써서 도우미로 하였다. 바람을 없애고 뜨거움을 흩어지게 하는 약을 먹었는데 오히려 눈이 부시고 소리가 겹쳐 들릴 때는 북돋우면 낫는다. 일을 해서 다시 심해졌다면 더욱 허약해졌기 때문이다.
○ 한 선비가 해가 질 무렵 두 눈이 당기고 뻑뻑해서 눈을 뜰 수 없었다. 이것은 타고난 기운이 밑으로 꺼졌다. 보중익기탕에 인삼 황기를 두 배로 해서 썼더니 몇 제를 먹고 나았다.

진이 루전선이 말한 것을 살펴보니 양이 비워지면 눈 모서리가 당기고 음이 비워지면 눈동자구멍이 벌어진다. 그러므로 눈이 당기거나 깔깔하면 인삼 황기를 쓰라는 이동원의 학설이 맞다. 다만 돕거나 심부름하는 약으로 매운 맛을 써서 잘 통하고 흩어지게 해야 한다. 작약 오미자 같은 신맛으로 오므라들게 하지 말아야 한다.

○ 20살인 한 남자가 평소 술과 성생활을 즐겨하다가 두 눈이 붉으면서 아픈데 생겼다 없어졌다 했다. 두 척맥은 넘치면서 크고 누르면 작고 약했다. 설이 '젊은 나이에 이 병에 걸렸기 때문에 장님이 되겠다.'고 말했다. 다음날 아침 길을 찾아 가는 데 하늘에 떠있는 해를 볼 수 없어서 모두 그 이상함에 놀랬다. 육미지황환에 맥문동 오미자를 더 넣어 1제를 먹었더니 밝아졌다.

어떤 사람이 눈병을 앓았는데 날마다 자고 일어나면 눈이 붉게 부었다. 매우 오래되면 어쩌다 낫긴 하지만 모든 치료에 효과가 없었다. 스승이 '이것은 피에 뜨거움이지 간장병이 아니다. 누우면 피가 간장으로 돌아가면서 뜨거운 피도 간장으로 돌아가기 때문에 눈이 붉게 붓는다. 매우 오래되면 낫는 이유는 사람이 누웠다 일어나면 피가 다시 손발로 퍼지기 때문이다. 멥쌀 반 되를 생지황 즙에 담가 스며들게 한 다음에 햇볕에 바짝 말리는데 3번 담그고 3번 말린다. 옹기 항아리에 물 1되를 팔팔 끓이다가 지황 쌀 4~5 숟가락을 넣고 끓여 묽은 죽을 만든다. 따뜻하게 놔뒀다가 밥 먹고 반쯤 배부를 때 1~2잔을 마시고 잔다. 이렇게 이틀 동안 하면 낫는다. 생지황 즙은 피를 서늘하게 하기 때문이다.'고 말했다.

한 부인이 열병에 걸려서 벽 위를 보았더니 모두 붉은 연꽃이 가득한 벽이었다. 의사가 곤담환을 썼더니 나았다.

한 사람이 눈앞에 항상 새와 벌레가 날아다니는 것 같아서 잡으려고 해도 잡을 수 없었다. 이것은 간장과 쓸개 경맥에 병이다. 산조인 강활 현명분 청상자 각1량을 가루 내어 2돈씩 물에 달여 찌꺼기와 함께 하루 3번 먹었다.

조경은 훌륭한 의사이면서 재치가 있었다. 한 소년이 어지럽고 눈에 속티가 있으며 항상 하나의 거울이 보였다. 조경이 진찰하고 나서 새벽에 제후에게 날회를 대접하라고 말했다.[44] (풀이 안함) 작은 생선을 굽듯이 아무 것도 하지 않는 것처럼 해서 약삭빠르게 속였다.

진이 위의 네 개 조문을 살펴보니 모두 이상한 질병에 이상한 처방이지만 참고할 만하다. 그러나 안과의 병증은 아주 많기 때문에 모든 경험을 가려 뽑아도 열에 하나도 얻지 못한다. 눈병을 치료하는 여러 서적을 넓게 모아서 두루 읽어야 깨달아 이해할 수 있다. 치료하는 방법도 더욱 그렇기 때문에 스승을 따라서 배워야 하며 절대로 아무렇게나 하면 안 된다.

○ 한 부인이 눈 속에서 갑자기 피가 쏟듯이 나왔고 코 아래도 그랬다. 다만 피가 많이 나왔을 때는 월경을 하지 않았다. 이것은 음이 비워지고 신하불이 있

---

44) 위에 《심시요함》에 있는 내용과 같아서 이하 풀이하지 않는다.

는 병이다. 당귀잔뿌리 생지황 작약(술에 볶는다)을 쓰면서 시호 황백 지모 황금겉뿌리 측백잎 목통 홍화 도인을 더 넣어 달여 밥 먹기 전에 먹었더니 몇 제에 나았다.

　진이 살펴보니 눈에서 피가 흐르면 흔히 신장 음이 비워졌거나 간장 불이 아주 세차기 때문이다. 이것은 월경을 거꾸로 하는 것이다. 피가 많이 나오면 월경을 하지 않으므로 물어서 알 수 있다.
○ 손동숙이 손여정의 부인을 치료했다. 40살이 좀 넘었는데 눈 가장자리가 붉게 붓고 두 태양혈까지 아프고 똥이 나오지 않은 지 3일이 되었다. 평소 1달에 2일 정도 월경을 했는데 지금은 4일이 되어도 멈추지 않았다. 눈을 전문으로 치료하는 운곡이라는 의사가 치료해도 점점 심해져 붉게 부은 것이 없어지지 않았다. 그러다가 오른쪽 안쪽 눈초리에서 흰 물집이 돋아 올라 코를 따라 늘어져서 크기가 2촌 이상 되었다. 내가 진찰하려고 빨리 가보니 이상한 병이라 약을 쓸 수 없었다. 또 토하고 어지러워서 침대 위에 엎드려 움직일 엄두도 내지 못했다. 조금 움직이면 더욱 어지럽고 더욱 토했다. 그래서 치료하지 못한다고 말했다. 손동숙이 진찰해보니 두 촌맥과 관맥이 모두 매끄럽고 크면서 힘이 있고 두 척맥은 가라앉고 작았다. 손동숙이 '이것은 중초에 가래가 있고 간장과 쓸개에 불이 있기 때문이다. 반드시 화를 냈기 때문에 이렇게 됐다. 《내경》에서 모든 바람은 어지러우니 간장 나무에 속하고 모든 거스름은 위로 치밀어 오르기 때문에 불에 속한다고 하였다. 대개 가래가 없이는 어지러울 수 없다. 불의 타고난 바탕은 매우 빠른데 성냄이 더해져 화내는 기운이 경락을 타고 위로 올라가 돌아다니지 않았기 때문에 눈에 흰 물집이 곧바로 눈 밖으로 부풀어 올랐다. 예전에 튼튼한 선비가 한번 화냈더니 눈알이 찢어져 흰 물집이 눈알 밖으로 터져 나왔던 이치와 같다. 간장은 피에 바다이기 때문에 피도 그치지 않고 온다. 당연히 그 간장 나무를 누르고 가래불을 내리면 모든 증상이 스스로 낫는다.'고 말했다. 먼저 강즙익원환으로 가래불을 눌러 구토를 멈추게 하고 나서 다시 이진탕에 황련(술로 만든다) 황금(술로 만든다) 천마 활석 오수유 죽여 지실을 더 넣어 1첩을 먹었더니 어지럼과 구토가 조금 멈추면서 머리를 조금 움직일 수 있었다. 처방을 고쳐서 이진탕에 황금 황련 곡정초 하고초 향부자 오수유 의이인을 더 넣어 4제를 먹었더니 눈병이 모두 나았고 피의 바다도 깨끗해졌다.

　진이 이 경험을 살펴보니 증상이 매우 이상하지만 치료법은 아주 편안하다. 의사가 병을 알아서 이치를 명확히 밝혔다. 애써 다른 의견을 낼 필요가 없다.
○ 주신재가 한 사람을 치료했다. 아들을 잃어 매우 슬퍼하다가 두 눈이 붓고 아파서 독삼탕을 먹고 나았다. 대개 슬픔은 폐장을 해치는데 쇠가 비워지면 나무가 두려움이 적어져 간장 불이 거슬러 올라가 눈이 아프다. 인삼으로 폐장을 북돋우면 폐장이 세차게 되면서 나무가 가라앉고 불이 내려온다.

　진이 살펴보니 두 눈이 붓고 아플 때 독삼탕을 쓰는 것은 이상하지만 이치를 또렷하게 말하니 비로소 옳고 그름을 알겠다. 그러나 진찰하면서 증상과 맥에 생김새가 어떤지 함께 봐야 한다. 나무가 두려움이 적어지면 간장 불이 위로 거슬러 올라가 눈이 붓고 아프면서 붉기도 한다. 만약 맥이 팽팽하면서 크고 빠르며 입이 마른다면 안에 뜨거움이 있다. 이 처방을 써서 뜻하지 않게 더 아프고 눈을 멀게 해서야 되겠는가?

○ 보국 징화상이 눈병을 2년 동안 앓으면서 바람을 없애고 뜨거움을 내리는 약을 많이 먹어 귀가 계속 시끄럽게 울고 똥이 항상 딱딱했다. 요즘에 왼쪽 눈 위에 작은 겉흠이 생기더니 등잔불을 보면 말45)처럼 크게 보이고 달빛을 보면 반딧불처럼 작게 보였다. 의사가 방문하여도 모두 이해하지 못했다. 석완에게 물어보니 이것은 물이 없어지면서 음에 불이 하는 일이라고 하였다. 그래서 사물의 이치를 따져 밝히는 이치를 참고하여 밝혀 보았다. 서양의 유리로 만든 망원경은 12개의 거울로 12가지를 엮어 1벌이 된다. 늙은이나 어린애를 거리끼지 않고 하나가 있으면 반드시 작은 털도 볼 수 있다. 사람의 눈은 12가지 종류가 있고 각각은 치우쳐 세차다고 알기 때문에 망원경을 만들려면 12가지 거울을 갈아서 벌려놓고 헤아려야 한다. 갈아서 음에 알짜를 돕고 헤아려서 양 기운을 돕는다. 갈고 헤아림에 가볍고 무거움이 있듯이 눈이 치우쳐 세찬 것이 서로 맞지 않으면 얻어도 오히려 더욱 거리낀다. 달은 음의 가장 알짜로 진짜 물이 안에서 말라버리면 빛이 넓게 퍼질 수

없기 때문에 아주 작게 보인다. 거기다 너무 간다면 반드시 달이 크게 보인다. 등잔불은 원래 기름을 태워서 만든 불꽃이다. 음이 흔들리면 그 태우는 것을 이길 수 없어서 아주 크게 보인다. 거기다 거듭 헤아리면 등잔불은 반드시 크게 보인다. 맥에 합치고 증상을 참고하니 평소 심하게 일해서 심장과 비장을 해쳤음을 알았다. 불과 흙의 두 오장이 지나치게 마르고 거기다 신장 물의 진짜 음까지 해쳤다. 천왕보심단을 줘서 잘 통하게 했다.

중한인 서연급의 경우도 있는데 햇빛을 보면 어두워서 가린 듯하고 등잔불을 보면 빛 무리가 두 배로 커 보였다. 이것은 평소에 심장과 신장을 많이 써서 위는 세차고 아래는 비워졌기 때문이다. 위가 세차면 다섯 뜻이 심포에 모여 몰래 그 임금인 심장을 업신여긴다. 권력을 가진 무리라는 위치에 있으면 궁궐 사람들을 속인다. 아래가 비워지면 신하 불이 맡은 일을 잃어 자세히 살피라는 명령을 맡지 못한다. 등불과 촛불이 서로 힘을 도와야 밝음이 평소보다 더 좋아진다. 이것은 젖먹이가 추워서 밤에 울 때 불을 보면 그치는 뜻과 다르지 않다. 오로지 눈병만을 치료하는 의사는 알지 못한다. 이 뜻을 깨달을 수 있겠는가?

진이 살펴보니 이 논의는 사물의 이치를 밝히는 뛰어난 뜻이 있다. 그러나 진단하고 치료하는 방법은 아주 조금만 드러냈다. 다음에 훑어봐도 효과는 어려울 것 같다. 그래서 내가 책을 엮어서 예전 경험만을 따라서 그 알짜를 뽑았다. 병

---
45) 술을 뜨는 기구.

증에 맞춰 보거나 처방을 검사하거나 부문으로 나누거나 법칙을 찾는 일은 하지 않는다. 이치가 이미 밝혀진 것을 말해서 깨달음을 얻고자 한다. 어느 쪽으로도 치우치지 않으면서 설 수 있는 사람만이 이것을 따른다고 말할 수 있다.46)

《류증치재》
○ 이씨가 나이가 들어 피가 약해지고 신장의 가장 알짜가 위에 눈으로 가지 못해 항상 검은 사물이 바깥 눈초리를 가린 듯 했다. 머리를 숙이면 검은 재가루가 어수선하게 달려들었다. 왼쪽 맥은 짧고 단단했다. 이것은 간장과 신장의 음이 모자라 눈동자구멍을 오므라들게 하지 못하기 때문이다. 이동원을 본떠 명목지황환인 숙지황 구기자 산약 백복신 당귀 오미자 시호 백작약을 꿀로 환을 만들어 먹었더니 나았다.
○ 한 어린아이가 밤에 열이 나고 오줌을 자주 누며 얼굴이 붓고 눈이 부시면서 흰자위가 약간 노랗다. 이것은 비장이 비워져 다스릴 수 없고 간장 경맥에 뜨거운 바람이 있기 때문이다. 의이인 목단피 인진 생치자 조구등 감국 감초 백복신을 2번 먹었더니 땀이 흠뻑 나면서 열이 내리고 오줌이 줄었다. 인삼 백작약을 더 넣어 여러 번 먹었더니 모든 증상이 없어졌다.
○ 부인이 오랫동안 눈이 붉다가 아기를 낳은 다음에 성냄이 쌓여 붉게 부어서 눈을 뜨지 못했다. 불을 흩어지게 하고 맺힌 것을 푸는 약을 먹어도 효과가 없었다. 맥을 보니 비장이 비워지고 간장이 강해 흙을 돕고 나무를 억누르면 눈병을 치료할 수 있다고 보았다. 사인 진피 백복령 백출 천마 자감초 감국 천궁 생치자 결명자에 대추를 넣어 먹고 밖으로 누에똥 하고초 겨울뽕나무잎 국화잎을 달여 눈에 뜨거운 김을 쏘이고 눈을 씻었더니 몇 번에 병이 없어졌다.
○ 마씨가 왼쪽 눈이 오랫동안 어둡다가 오른쪽 눈도 그렇게 되었다. 눈병을 치료하는 쓰면서 차가운 약을 먹었더니 추위를 싫어하고 식사도 줄었으며 맥은 없는 듯이 약하다. 이것은 나이가 들어 양이 약하고 눈속물이 마르려고 하기 때문이다. 오직 눈속기름을 북돋고 길러야 오른쪽 눈이 돌아올 수 있다. 당삼 구기자 녹각교 사원자 당귀 옥죽 뽕나무잎 용안육을 쓰고 이어서 보중탕47) 2제를 먹었다. 다음에 다시 앞의 약에 파고지 도인을 더 넣어 수십 제를 먹으니 오른쪽 눈도 처음처럼 돌아왔다.
○ 장씨가 안쪽 눈초리에 붉은 핏줄이 생기고 떠 있는 막이 점점 검은자위로 들어갔다. 살펴보니 안쪽 눈초리는 심장에 속하고 임금불이 되며 검은자위는 간장에 속하고 바람 나무가 된다. 자식은 어미를 채워지게 할 수 있어서 불이 움직이면 바람이 생긴다. 그러므로 당연히 불을 억눌러 바람을 없애야 한다. 목적 곡정초로 막을 삭히고 적작약 연교로 불을 내렸다. 지각 당귀로 타고난 오장육부를 통하게 하고 감국으로 바람을 흩어

---

46)《맹자》진심장구 상에 있는 글귀.

47) 승마 시호 당귀 각2푼 신곡(볶는다) 3푼 택사 4푼 맥아 창출 각5푼 황기 2돈 자감초 8푼 홍화 조금 오미자 20알. 물 1잔으로 절반이 되게 달여 찌꺼기를 없애고 빈속에 먹는다.《난실비장》

지게 하며 용안육으로 눈으로 돌아가게 하였다. 4번 먹으니 모두 없어졌다.
○ 왕이 초봄에 두 눈이 붓고 아파서 뜰 수 없다가 10일이 지났더니 흰자위의 핏줄이 검은자위 위에 들어가고 가운데가 흰 막으로 둘러싸여 사물을 보아도 볼 수 없었다. 바람과 불을 흩어지게 하고 뜬 겉흠을 없애는 약을 먹어도 효과가 없었다. 다시 침으로 찌르고 눈에 넣는 약을 썼더니 더 심해졌다. 맥을 보니 비워진 병이었다. 내가 앞의 방법은 모두 아니며 이것은 간장과 신장을 해쳐서 음에 불이 타고 들어갔기 때문이라고 하였다. 기국지황탕을 큰 처방으로 해서 달여 먹었더니 며칠이 지나 눈이 다시 밝아지고 막도 점점 없어졌다.
○ 이동원은 '알짜가 흩어지면 하나가 둘로 보이고 알짜가 비워지면 눈이 어두워진다.'고 하였다. 지금 병에 걸린 다음에 아직 돌아오지 않았는데 다시 신장에 음을 해쳤다. 맥이 비워지면서 크고 머리가 몹시 어지러우며 눈이 붉으면서 안을 가려 흐릿하게 보이고 가슴이 답답하면서 잠을 자지 못했다. 치료는 당연히 물을 북돋고 불을 억눌러야 하며 절대로 차갑게 하면서 뜨거움을 내리는 약은 꺼려야 한다. 이동원 선생의 방법에 따라 숙지황 참깨 구기자 오미자 백복신 용치48) 산조인 당귀 용안육을 여러 제 먹었더니 눈이 밝아지고 가림이 없어졌다.

《냉려의화》

○ 눈 속에 별 겉흠이 생기면 처음 생겼을 때 바로 치료해야 한다. 《석실비록》

---

48) 큰 포유동물의 이빨화석.

의 처방이 가장 좋다. 백질려 3돈을 물에 달여 하루 4~5번 먹으면 되는데 내가 2번 해봤더니 아주 효과가 좋았다. 또 한 번은 신선한 귤껍질로 코를 막았더니 반나절도 안 되어 없어졌다. 또 옛날부터 전해온 처방인데 까치무릇과 사람 젖을 갈아 즙으로 만들어서 용뇌를 조금 넣고 눈에 넣으니 겉흠가림을 치료하는데 아주 효과가 좋았다.
○ 어떤 사람이 평소 간장에 병이 있어서 시호(술에 담근다)를 먹었더니 간장병은 나았지만 눈이 보이지 않았다. 그것은 간장에 음이 완전히 말랐기 때문이다. 따뜻하면서 흩어지게 하는 약재는 모두 눈을 해친다. 친구가 소주를 즐겨 먹더니 결국 빛을 잃었다. 산부추 마늘 고추 겨자를 먹으면 눈빛을 마르게 한다. 반드시 멀리해야 한다.
○ 한 사람이 머리바람증으로 머리가 아프다가 두 눈이 보이지 않았다. 의사에게 치료받았지만 효과가 없었다. 우연히 차를 파는 가게를 지나다가 조금 쉴 때 고향사람이 길거리나 고향집 옆에 들에 자라는 비름을 끓여 달인 물을 주전자에 넣고 뜨거운 김을 쏘이라고 하였다. 하루에 여러 번 했더니 15일이 지나 눈이 다시 보였다.
○ 허신목이 '눈을 밝게 하는 처방으로 오래 먹을 수 있는 약은 구국환이 제일 좋다.'고 하였다. 오로지 2가지 약(구기자 감국)만 쓰고 육미환에 넣지 말아야 한다. 검은팥이 다음으로 좋다.
○ 《수친양로신서》에서 '이소우는 딴딴하고 작으면서 둥근 검은콩49)을 새벽에

---

49) 야생 검은콩이나 검은팥.

깨끗한 우물물로 27알을 삼켰더니 오장을 잘 길러서 늙어도 잘 보고 들을 수 있었다.'고 말했다.

○ 최근 사람이 전한 먹는 방법이다. 새벽에 작은 검은콩 49알을 끓인 물로 먹는다. 오랫동안 쉬지 않으면 늙어도 눈이 밝다.

○ 내가 29세에 바람과 불로 눈이 붉은 병을 앓았다가 나은 다음부터 글을 읽으면 괴로웠다. 눈을 이른 아침부터 쓰면 침침하면서 깔깔하고 눈이 부셔서 한 글자도 쓸 수 없었다. 또 안과에서 붉을 때 넣는 약을 눈에 넣으면 오히려 더욱 심해졌다. 생도에서 물러나 문을 닫고 움직이지 않고 기르면서 오로지 작은 검은콩만 먹었다. 또 날마다 새벽에 백반가루로 이빨을 문지르고 그 다음에 얼굴을 씻은 물을 입에 머금었다가 그 물로 눈을 씻었다. 씻은 다음에는 잠깐 동안 눈을 감고 스스로 마르도록 기다리기를 반년 동안 했더니 눈이 처음으로 돌아왔다. 작은 검은콩을 쉬지 않고 먹었기 때문에 20여년이 지나도 눈이 예전처럼 밝고 등잔불 아래에서도 작은 글자를 쓸 수 있었다. 이 처방의 힘이 아니라고 할 수 없다. 사람이 중년이 되면서 눈이 침침해지고 속티가 생길 때 항상 이 처방을 먹으면 좋다. 또 이것은 타고난 바탕이 차가워서 찬 체질인 사람은 구국환을 먹으면 된다. 정사년 가을에 흡현의 오단보가 만든 《역간양방》을 보니 검은 콩을 먹는 방법이 실려 있다. 효과도 같이 쓰여 있으므로 여기에 덧붙여 써 놓는데 '매번 1살에 1알을 먹고 조금씩 먹기 시작해서 매년 나이수를 보아 늘리거나 줄이면 평생 눈병이 없다.'고 하였다. 내가 42살 때 임자년에 과거에 합격하고 나서 등잔불을 켜고 책을 볼 수가 없었다. 그런데 남쪽을 돌다 이 처방을 얻어서 쉬지 않고 먹었다. 5년이 지나니 눈이 어렸을 때보다 2배는 좋아졌다. 정말 신기한 처방이다.

《의화》

○ 웅크린 기운이 뜨거움으로 변해서 눈병이 생겼을 때 치료법이다. 눈병이 채워진 뜨거움으로 증상이 있는데 그 뜨거움이 서늘한 약을 먹어도 풀리지 않고 또 그 눈병도 원인이 오랫동안 낫지 않는 경우가 있다. 대개 웅크린 기운이 뜨거움으로 변한 다음에 뜨거움이 눈으로 옮겨갔기 때문이다.

병인년 늦봄에 이는 방직공장의 실습생이었는데 눈병이 오랫동안 낫지 않았다. 눈꺼풀이 붉게 붓고 군살이 눈동자구멍 쪽을 가리며 눈알이 부풀어 오르듯이 느끼면서 아주 심하게 아팠다. 또 귀가 안 들리고 코가 막혀 보지도 냄새 맡지도 못했으며 반걸음 정도도 다른 사람의 도움을 받아야 했다. 맥은 넘치고 길면서 크게 채워졌는데 왼쪽과 오른쪽이 모두 그랬다. 가슴 속에서 심하게 열이 나는 듯이 느끼고 혀에 흰 설태가 있는데 가운데는 노랗다. 전에도 똥이 원래 딱딱했지만 양약을 여러 번 먹어서 하루에 1번 똥을 누었다. 겨울철에 웅크린 차가움이 있다가 봄에 뜨거움으로 변해 위로 올라가 쳤기 때문에 눈과 귀, 코에 모두 문제가 생겼다. 백호탕을 큰 분량으로 해서 양명경의 뜨거움을 끄고 다시 백작약 용담초를 더 넣어 소양경의 뜨거움을 껐다. 환자가 '공장에 원래 서양의사가 있어 외인의 약을 먹지 못하도록 하는데 여러 번 약을 먹어도 낫지 않아 몰래 선생에게 치료를 하였다. 알약과 가루약은 먹을 수 있지만 절대로 공장 안에서 탕약을 달여 먹을 수 없다.'고 하였다. 내가 '이 방법은 아주 쉽다. 내가 직접 만든 눈을 치료하는 좋은 약이다. 너에게 1포를 보내서 먹으면 눈병이 낫는다.'고 말했다. 미리 곱게 갈아 놓은 생석고 1량반을 주면서 '6차례로 나누어 하루 3번씩 끓인 물로 넘기고 먹은 다음에 또 끓인 물을 많이 마셔서 약간 땀을 나게 하면 좋다.'고 말했다. 약을 가지고 간 후에 3일 있다가 다시 와서 '눈병은 열에 여덟아홉은 나았고 귀가 멀고 코가 막히는 것도 모두 나았다. 가슴 속이 괜찮아져서 뜨거움을 느끼지 않는다.'고 하였다. 맥은 이미 고르게 되었다. 다시 곱게 간 생석고 1량을 주고 6번에 걸쳐 나눠 먹으라 하였더니 약을 다 먹고 완전히 나았다. 곱게 간 생석고를 주고 똑바로 말하지 않은 이유는 알면 약을 먹지 않을까 두려웠기 때문이다. 다음에 여러 번 웅크린 기운이 뜨거움으로 변해서 생긴 눈병에 이 처방으로 치료했더니 모두 효과가 있었다.

《의학충중참서록》
○ 눈이 마르고 아프다. 환자의 기본자료는 톈진 최○○이고 34살이며 눈이 마르고 가끔 아프다. 병의 원인은 밖에 삿된 뜨거움이 양명경으로 들어왔는데 달고 차가운 약을 많이 먹었다. 그래서 밖에서 들어온 삿된 것이 아직 깨끗이 낫지 않고 위장 속에서 오랫동안 흩어지지 않다가 뜨거움으로 변해서 위로 올라가 눈병이 되었다. 증상은 두 눈이 마르고 깔깔하면서 가끔 눈알이 불어나듯 아프며 점점 사물이 흐리게 보인다. 또 가슴 속에 항상 뜨거움이 있고 똥과 오줌이 순조롭지 않다. 맥은 왼쪽과 오른쪽 모두 힘이 있고 오른쪽 관맥은 거듭 누르면 넘치면서 채워졌다. 거의 2년 동안 여러 번 약을 먹었으나 조금도 낫지 않았다.

진단은 밖에서 들어온 뜨거움이 속으로 들어갔다면 달고 차가우면서 끈적끈적한 약은 절대로 쓰지 말아야 한다. 밖에서 들어온 삿됨을 막아 고질병이 되어서 병이 모두 없어지지 않는다. 육구지가 이 병을 치료하면 그 때는 나았다가 다음에 항상 노체병으로 변한다고 하였다. 이 병증은 타고난 몸이 강하고 튼튼해서 노체병으로 변하지 않고 눈병이 되었다. 치료했던 의사는 밖에서 들어온 남은 뜨거움을 시원하게 하는 것을 알지 못했다. 그래서 눈병을 치료하는 약으로 대충 치료해서 오랫동안 낫지 않았다. 만들어 놓은 이중단50)이 있어서 여기에 뜨거움을 내리고 겉으로 내보내는 약을 더 넣어 오랫동안 쌓인 삿된 뜨거움을 밖으로 내보냈더니 눈병이 나았다. 처방은 이중단 1량 신선한갈대뿌리 5돈 신선한띠뿌리 5돈로 모두 세 가지 약재이다. 뒤에 두 약재를 달여 3잔을 만들어 3번에 걸쳐 따뜻하게 먹고 나서 이중단

---
50) 생석고(곱게 간다) 2량 감초(곱게 간다) 6돈 주사(가루) 1돈반.

3돈을 먹는다. 이것이 하루 분량이다. 만약 두 개 중에 신선한갈대뿌리만 있다면 분량을 2배인 1량으로 해서 써도 된다.

 효과는 이 방법에 따라 약을 먹었더니 3일 정도 지나서 가슴 속에 뜨거움이 없어졌다. 그래서 이중단의 양을 반으로 줄여서 계속 먹었더니 며칠 후에 눈이 마르고 깔깔하며 불어나는 듯 아픈 증상이 모두 나았다. 똥과 오줌도 순조로웠다.

2. 눈을 이룬 틀

눈은 오장육부의 알짜와 기운이 모이는 곳으로서 사물을 밝고 또렷하게 볼 수 있으려면 오장육부에 있는 알짜와 기운이 끊임없이 눈에 공급되어야 한다. 오장육부의 알짜와 기운은 경락을 통해 각각 속한 다섯 수레바퀴로 들어간다. 그래서 오장육부에 문제가 있을 때 눈에도 영향을 미친다. 또 깊은 층에 있는 낙맥들은 골을 통해 눈에 연결되어 있다. 그래서 오장육부의 변화 상태를 해당 다섯 수레바퀴에 정확하게 반영한다. 눈의 다섯 수레바퀴는 오장과 각각 관련되어 있는 데 살 수레바퀴, 피 수레바퀴, 기운 수레바퀴, 바람 수레바퀴, 물 수레바퀴로 이루어져 있다.

살 수레바퀴는 눈꺼풀을 말하며 안검피부, 속눈썹, 안륜근, 안검거근, 검판, 검판선, 검결막으로 이루어져 있다. 눈꺼풀은 아래위로 되어 있으며 아래위 눈꺼풀의 기슭(테)을 눈꺼풀테(안검연)이라고 하며 속눈썹이 붙어 있다. 눈꺼풀은 비장, 위장에 속한다. 피 수레바퀴는 안쪽 눈초리와 바깥쪽 눈초리를 말하며 안쪽과 바깥쪽 눈초리의 혈관이 있는 결막과 눈물의 배출구인 눈물점을 포함한다. 안쪽과 바깥쪽 눈초리의 혈관은 구결막에 혈액을 공급하는 공급처의 역할을 한다. 안쪽 눈초리와 바깥쪽 눈초리는 심장, 소장에 속한다. 기운 수레바퀴는 눈의 흰자위로서 구결막과 공막을 말하며 외부로부터 눈 속의 조직을 보호한다. 흰자위는 폐장, 대장에 속한다. 바람 수레바퀴는 눈의 검은자위로서 각막을 말한다. 바람 수레바퀴의 뒤에는 무지개막(홍채)이 있는데 무지개막을 포함하느냐는 논란이 있다. 일반적으로 바람 수레바퀴는 각막만을 말하고 일부 무지개막을 포함한 기술이 있다. 검은자위는 간장, 쓸개에 속한다. 물 수레바퀴는 눈의 눈동자(수정체)를 말하지만 넓은 뜻으로 눈속물(방수), 눈동자(수정체), 눈속기름(유리체), 보는막(망막), 눈알막(맥락막), 보는이음새(시신경)을 다 포괄한다고 봐야 한다. 눈동자는 사물을 보는 기능을 가진 조직을 통칭하며 신장, 방광에 속한다. 눈속물은 각막과 홍채 사이에 있는 방수이다. 수정체와 각막에 영양을 공급하고 노폐물을 밖으로 빼준다. 신장, 방광과 관련이 있다. 눈동자는 수정체를 말하는 데 빛을 모아 굴절시켜 망막에 맺히게 하며 투명한 단백질로 구성되어 있다. 간장, 신장과 관련이 있다. 눈속기름은 눈의 유리체를 말한다. 수정체와 망막 사이에 있는 유리체강을 채우고 있는 무색투명한 반 유동성(겔 상태) 물질이다. 눈알의 형체를 보존하여 수정체를 영양하는 기능을 한다. 고전에는 눈속기름을 물 수레바퀴에 속한다고 하였고 오장의 간장에 배속시켰다. 보는막은 눈 안에 있는 막인 망막이다. 보는막은 물 수레바퀴에 속하며 간장, 신장, 심장과 밀접한 관계가 있다. 또한 망막은 간장, 망막의 중심부인 황반부는 비장에 속한다고 하였다. 눈알막은 맥락막인 데 망막에 영양을 공급한다. 맥락막은 물 수레바퀴에 속하지만 심장과 관련이 있다. 보는이음새는 시신경인 데 시신경과 주위를 싸고 있는 혈관, 그리고 시상하부까지 연결되는 신경을 모두 포함한다. 오장육부에 모두 관련이 있다. 눈알은 눈알 전체를 가리킨다. 눈알막은 겉막, 가운데막, 속막으로 나눈다. 겉막은 각막과 공막으로, 가운데막은 홍채와 모양체, 맥락막으로, 속막은 망막으로 되어 있다. 내용물은 방수, 수정체, 유리체로 되어 있다. 시신경을 통하여 뇌와 연결된다.

눈은 핏줄로 이루어져 있다. 눈은 특히 간장의 구멍으로 간장에 기운이 눈에 통하므로 간장이 부드럽고 고르면 충분히 다섯 빛깔을 알아볼 수 있다. 사람이 누우면 피가 간장으로 돌아가고 일어나면 오장육부, 팔다리, 모든 경맥으로 나온다. 간장이 피를 받아야 눈이 볼 수 있다. 만약 간장이 비워져서 피를 적게 받게 된다면 눈이 침침해져 잘 보이지 않게 된다. 또 간장은 나무고 신장은 물로서 어미와 자식으로 서로 합친다. 그래서 간장과 신장의 알짜와 기운이 충분하면 깨끗한 광채가 나지만 어긋나면 어둡게 보이면서 어지럽게 된다. 또 심장은 생각의 집이면서 피를 주관하고 간장은 피를 간직한다. 만약 피가 너무 많으면 뜨거움이 생기므로 당연히 심장을 시원하게 하고 간장을 서늘하게 해야 한다. 간장의 피가 뜨거움을 받으면 눈이 붉게 붓고 속티도 생기게 된다.

눈 주위에는 십이경락 중 위장, 방광, 쓸개, 대장, 심장, 삼초, 소장, 간장에 경맥이 모여 있으며 기경팔맥 중 임맥, 양유맥, 음교맥, 양교맥, 독맥도 모여 있다. 안쪽 눈초리는 태양경이 일어나므로 피가 많고 기운이 적으며 바깥 눈초리는 소양경으로 피가 적고 기운이 많다. 위쪽 얼개는 태양경으로 또한 피가 많고 기운이 적으며 아래쪽 얼개는 양명경으로 피와 기운이 모두 많다. 태양경과 양명경은 피가 많기 때문에 찔러서 출혈을 시키면 눈이 더 밝아지고 소양경을 찔러 출혈시키면 눈이 어두워진다.

《비전안과용목론》
○ 눈을 말하는 이야기.

눈은 오장의 알짜가 밝히고 몸 중에 큰 보배이며 하늘에 해와 달과 같으니 정말로 잘 보살피고 지켜야하지 않겠느냐. 뼈의 알짜는 눈동자이고 신장에 속하며 힘살의 알짜는 검은자위이고 간장에 속한다. 피의 알짜는 낙맥 묶음이고 심장에 속하며 기운의 알짜는 흰자위이고 폐장에 속한다. 살의 알짜는 묶는 묶음이고 비장에 속한다. 힘살과 뼈, 피와 기운의 알짜가 경맥과 어울려 보는이음새가 되고 보는이음새는 위로 가서 골에 속했다가 뒷목으로 나온다.

그러므로 밖에서 여섯 삿된 것으로 해쳤거나 안에서 오장이 뭉쳤거나 음식과 성생활을 절제하지 못했거나 멀리 보고 슬피 울었거나 글씨를 베끼고 조각을 하였거나 색실로 수를 놓았거나 장기와 바둑을 오래 두었거나 연기와 먼지를 피하지 않았거나 피나 땀을 많이 내는 것 모두가 눈병을 일으킨다.

치료방법은 다섯 수레바퀴와 여덟 성곽, 눈속증과 눈겉증 등이 각각 같지 않다. 그 원인과 오장육부, 음양을 나누어야 쓸데없이 섞이지 않는다. 얼굴을 예로 들면 바깥눈초리는 소양경에 속하고 코 가까운 바깥쪽에서 위는 태양경에 속하며 아래쪽에 안쪽 눈초리는 양명경에 속한다. 붉은 핏줄이 위에서 아래로 가면 태양경병이고 아래에서 위로 가면 양명경병이며 밖에서 안으로 가면 소양경병이다. 이렇게 세 양의 병은 섞일 수 없다. 눈자위가 붉으면 병은 심장에 있고 흰빛깔이면 폐장에 있으며 푸른빛깔이면 간장에 있다. 검은빛깔이면 신장에 있고 누런빛깔이면 비장에 있으며 빛깔을 이름붙일 수 없으면 위장 속에 있다. 이렇게 오장과 세 양의 병은 섞일 수 없다. 3가지 원인은 뒤에서 말한다.

○ 다섯 수레바퀴에 대한 노래. 눈 속에 붉은 겉흠은 피 수레바퀴이니 심장이네. 눈 속에 흰 겉흠에 작은 핏줄이 있으면 피 수레바퀴이고 심장에 속하네. 검은자위는 신장에 속하고 물 수레바퀴가 깊네. 검은자위는 신장에 속해서 물 수레바퀴가 되네. 흰자위는 폐장에 속하고 기운 수레바퀴가 따르네. 흰자위는 기운 수레바퀴이며 폐장에 속하네. 간장은 바람 수레바퀴가 따르고 깊이 자리 잡았네. 간장은 바람 수레바퀴이며 안에 있고 생김새가 없네. 모든 대롱은 살 수레바퀴이고 비장이 따르네. 살 수레바퀴는 비장에 속하네. 두 눈꺼풀은 비장을 따르고 병도 들어오네. 두 눈꺼풀은 비장에 속하네. 눈동자는 쓸개에 속하고 회해[51]가 되네. 밝게 빛나고 구슬처럼 깨끗하니 아주 귀중하네. 하나의 오장이라도 조화롭지 못하면 눈 속으로 치네. 침을 놓는 의사는 일찍 치료하고 망설이지 말아야 하네. 어리석게도 처음 병에 걸려도 치료하지 않네. 처음에 침과 약을 묻고 나서 의심하네. 귀신한테 의지하거나 한가하게 불에 구운 음식을 먹네. 많이 아파도 미친 마음으로 귀신에게 제사를 지내네. 뜨거운 바람이 점점 깊이 들어가 고질병이 된 다음이네. 어둡고 깊은 겉흠과 막이 되어서야 의사를 찾네. 병을 낫게 하고 몸을 회복시키네. 약을 먹이고 의사는 이름이 나지만 세월은 늦었네.

《은해정미》

○ 다섯 수레바퀴와 여덟 성곽을 두루 살펴본다.

---

51) 중국 장쑤, 후난, 안후이를 흐르는 큰 강.

사람에 두 눈은 하늘과 땅에 해와 달이 있듯이 만물을 보고 작은 터럭도 살피는데 어떤 곳에 이르지 않겠느냐. 해와 달이 한 번씩 어두워진다면 구름과 바람과 우레와 비 때문이다. 눈이 밝지 못하다면 네 기운과 일곱 감정이 해치기 때문이다. 눈은 오장의 가장 알짜이면서 몸에 중요한 실마리이다. 오장은 다섯 수레바퀴로 나뉘고 여덟 괘는 여덟 성곽으로 이름 붙인다.

다섯 수레바퀴에서 간장은 나무에 속해 바람 수레바퀴라고 하고 눈에는 검은자위이다. 심장은 불에 속해 피 수레바퀴라고 하고 눈에는 두 개의 눈초리이다. 비장은 흙에 속해 살 수레바퀴라고 부르고 눈에는 위아래 눈꺼풀이다. 폐장은 쇠에 속해 기운 수레바퀴라고 부르고 눈에는 흰자위이다. 신장은 물에 속해 물 수레바퀴라고 부르고 눈에는 눈동자이다.

여덟 성곽은 자리는 없고 이름만 있는데 대장은 하늘 성곽이고 비장과 위장은 땅 성곽이다. 명문은 불 성곽이고 신장은 물 성곽이다. 간장은 바람 성곽이고 소장은 우뢰 성곽이다. 쓸개는 산 성곽이고 방광은 연못 성곽이다. 이렇게 눈의 근본이 되고 또 피를 빌려 심포 낙맥이 된다.

뜨거운 바람이 쌓였거나 일곱 감정의 기운이 뭉치고 맺혀 흩어지지 않으면 위로 올라가 눈을 치는데 각 오장이 속한 곳에 따라서 병증이 보인다. 붓거나 아프거나 눈이 부시거나 깔깔하거나 눈물이 많거나 또는 가림이 생기거나 어두워져 안 보이는 등 그 병증은 72가지가 있다.

치료는 그 근원을 밝혀서 바람이면 흩어지게 하고 뜨거움이면 서늘하게 하며 기운이 맺히면 고르게 한다. 절대로 함부로 침칼로 걸어 자르지 말아야 한다. 우연히 낫기도 하고 뜻밖에 효과도 있지만 잘못되면 평생 병이 된다. 또 찬 약을 두루 써서는 안 된다. 피를 얼어붙게 해서 엉겨 흐르지 않게 되면 결국 고질병이 될까 두렵다. 약은 사람이 늙거나 젊은 지, 몸이 비워졌거나 튼튼한 지를 헤아려서 쓴다. 또 신장이 비워지면 눈에 빛이 없고 찬 겉흠이 생기기도 한다. 아래에 타고난 기운을 따뜻하게 북돋고 신장 물을 도와줘야 한다. 북쪽 지방의 환자는 흔히 낮에는 바람모래에 맞서고 밤에는 뜨거운 온돌에서 자서 두 기운이 서로 뜨겁게 찌기 때문에 찬 약을 써야 한다. 북쪽 지방 사람은 남쪽 지방 사람과 약을 쓰는 방법이 같지 않다. 두진 후에 독이 간장에 맺혀서 빠져나가지 않고 눈을 쳐서 눈동자를 해쳤다면 치료법이 없다.

○ 다섯 수레바퀴.

눈 속에 핏줄은 피 수레바퀴면서 심장이네. 검은자위는 신장에 속하고 물 수레바퀴이네. 흰자위는 폐장에 속하고 기운 수레바퀴이네. 간장은 바람 수레바퀴를 주관하고 위치도 그러네. 살 수레바퀴가 있는데 비장이 따르네. 두 눈꺼풀은 비장에 속하고 눈꺼풀은 위장에 넣네.

안쪽 눈초리와 바깥 눈초리는 피 수레바퀴가 되고 심장과 불에 속한다. 안쪽 눈초리가 붉으면 심장에 채워짐이고 바깔 눈초리가 붉으면 심장에 비워짐이다. 검은자위는 바람 수레바퀴가 되고 간장과 나무에 속한다. 눈동자는 물 수레바퀴가 되고 신장과 물에 속한다. 흰자위는 기운 수레바퀴가 되고 폐장과 쇠에 속한다. 위와 아래 눈꺼풀은 살 수레바퀴가 되고 비장과 흙에 속한다.

○ 여덟 성곽.

간장은 기르고 변하는 성곽이네. 신장과 더불어 어떻게 눈병이 생기는 이유가 없겠는가. 술과 성생활이 지나칠 때 더욱 근심스럽네. 눈에 빛으로 길을 가지 못하니 큰 이유가 없네. 막가림이 두 눈동자 속에 있음을 보네.

쓸개는 깨끗이 하는 성곽이네. 사물을 보니 뿌옇게 되어 안개 속에 있는 듯하네. 때때로 손으로 두 눈알을 비비네. 찬 눈물이 자주 나옴을 알아야 하네. 이것은 간장이 비워지고 쓸개기운이 쳤네.

방광은 진액의 성곽이네. 방광은 물에 속하고 신장이 지아비네. 찬 눈물로 서로 견주어보니 오장이 본래 허약하네. 수레바퀴와 성곽 안에 붉은 핏줄이 가로세로로 있네. 훌륭한 솜씨를 만나지 못한다면 어떻게 되살릴 수 있을까.

위장은 음식의 성곽 이름이네. 음식은 위장 속과 서로 이어져 있네. 다시 쌓인 뜨거움이 늘어나면 둘이 서로 치네. 눈꺼풀이 점점 붓고 눈자위가 붉게 되네. 가운데 집을 풀지 않으면 뜨거움이 통하지 않네.

명문은 양을 감싸는 성곽이네. 안으로 진짜 양을 감싸 안은 것이 명문이네. 눈 앞에 속티가 여러 빛깔로 어지럽게 나타나네. 신장을 북돋을 수 없고 간장기운을 고르게 하네. 눈자위가 붓고 가로세로로 뿌리가 있는 듯하네.

대장은 전해서 옮기는 성곽이네. 전해서 옮기는 근본 원인이 이 경맥이네. 폐장이 막히면 뜨거움이 들어오네. 대장을 통하게만 하고서 다음 차례를 기대네. 막히고 깔깔한 병에 걸리면 여기를 치료하네.

소장은 샘을 열고 닫는 성곽이네. 소장은 샘을 열고 닫는 성곽에 속하네. 병을 받으면 먼저 심장을 따라서 속에 전하네. 두 눈초리가 모두 붉으면서 가렵고 아프네. 경맥을 고르게만 하면 자연히 낫네.

신장은 음을 모이게 하는 성곽에 속하네. 사물이 서리와 안개가 많은 듯이 보이네. 머리를 들고 해를 두려워하는데 무슨 일인가. 빨리 신장을 북돋고 성생활을 하지 말아야 하네. 어둡고 흐릿해지기를 피해야 허물이 안 되네.

하늘 성곽은 대장에 속하고 전해서 옮기며 폐장과 쇠이고 건괘이다. 불 성곽은 심장에 속하고 양을 감싸며 명문 경맥이고 이괘이다. 땅 성곽은 비장과 위장에 속하고 음식의 바다이며 곤괘이다. 물 성곽은 신장 경맥에 속하고 음을 모이게 하며 수괘이다. 산 성곽은 쓸개 경맥에 속하고 깨끗하게 하며 간괘이다. 바람 성곽은 간장 경맥에 속하고 기르고 변하게 하며 손괘이다. 우뢰 성곽은 심장에 속하고 소장 경맥이며 샘을 열고 받으며 진괘이다. 연못 성곽은 방광 경맥에 속하고 진액이며 태괘이다.

《비급천금요방》
○ 족태양경과 수양명경, 수소양경이 움직이면 눈병이 생긴다.

황제가 '내가 차가운 누대에 올랐다가 중간 계단에서 뒤돌아보고 기어서 앞으로 나갔다. 그런데 내가 이상한 곳을 보고 혼자 어둡게 보여서 마음과 기운을 편안하게 하여도 오래도록 풀리지 않았다. 그래서 옷자락을 헤치고 무릎을 꿇고 아래를 보면서 다시 오래도록 있었다. 그래도 그치지 않다가 갑자기 스스로 멈추었다. 어떤 기운으로 생긴 것이냐?'고 물었다.

기백이 대답해서 '오장육부의 알짜와 기운은 모두 위에 눈으로 스며들어 눈자위가 된다. 알짜의 집이 눈이다. 뼈의 알짜는 눈동자이고 힘살의 알짜는 검은자위이다. 피의 알짜는 맥락이 있는 집이고 기운의 알짜는 흰자위이며 살의 알짜는 묶어놓은 집이다. 힘살과 뼈, 피와 기운의 알짜가 핏줄과 얽혀서 보는이음새가 되고 보는이음새는 위로 올라가 골에 속했다가 뒷목 가운데로 나온다. 그러므로 삿된 것이 뒷목에 있다가 몸이 허약해졌을 때 깊이 들어가 보는이음새를 따라 골로 들어간다. 골로 들어가면 빙글 돌아서 보는이음새를 당겨 눈이 어지럽고 빙빙 돈다. 알짜가 삿된 것을 맞으면 맞은 곳이 서로 돕지 못해 알짜가 흩어진다. 흩어지면 갈라져 사물이 둘로 보인다. 눈은 오장육부의 알짜이며 속기름과 겉지킴, 넋이 영위하는 곳이고 생각과 기운이 생기는 곳이다. 그러므로 너무 생각을 쓴다면 넋이 흩어지고 뜻이 어지러워진다. 눈동자와 검은자위는 음을 닮았고 흰자위와 핏줄은 양을 닮았는데 음양이 합쳐져야(《영추》는 함께 구른다고 했다) 눈자위가 밝아진다. 눈은 심장이 부리고 심장은 생각이 머무는 곳이다. 그래서 생각이 나뉘고 알짜가 어지러워져 하나로 되지 않으면(《영추》는 구른다고 했다) 갑자기 이상한 곳을 본다. 생각과 넋이 흩어져 서로 얻지 못하므로 헷갈린다고 부른다.'고 말했다.

황제가 '내가 왜 그런지 물었잖느냐? 나는 매일 동쪽 마당에 가는데 지금까지 헷갈리지 않은 적이 없이 가고 또 간다. 내가 홀로 동쪽 마당에 가는 것이 생각을 너무 쓰는 것이냐? 왜 이렇게 평소와 다르냐?'고 말했다.

기백이 '그렇지 않다. 심장은 좋아하는 곳이 있고 생각은 싫어하는 곳이 있는데 갑자기 둘이 만나면 눈자위가 어지러워 잘못 본다. 그러므로 생각이 헷갈리고 생각이 옮기기를 반복해서 그 사이를 헤맨다고 하고 심하면 헷갈린다고 한다. 얼굴에서 눈초리 바깥을 바깥 눈초리라고 하고 코에 가까운 안쪽을 안쪽 눈초리라고 하며 위를 바깥 눈초리, 아래를 안쪽 눈초리라고 한다. 눈이 붉은빛깔이면 병이 심장에 있고 흰빛깔이면 폐장에 있다. 푸른빛깔이면 간장에 있고 누런빛깔이면 비장에 있다. 검은빛깔이면 신장에 있으며 누런빛깔이면서 이름 붙일 수 없다면 가슴 속에 병이 있다. 눈이 아플 때 핏줄이 위에서 아래로 내려오면 태양경병이고 아래에서 위로 올라가면 양명경병이며 밖에서 안으로 오면 소양경병이다. 흐린 콧물이 멈추지 않거나 코가 막히거나 눈이 어두우면 기운이 치솟았기 때문에 병을 얻는다. 족양명경은 코를 끼고 얼굴로 들어가서(현로혈라고 부른다) 입에 속했다가 눈 바탕으로 이어져 들어간다. 지나간 곳을 보아 침을 놓는데 남으면 덜고 모자라면 늘린다. 반대로 하면 더욱 심해진다. 족태양경은 뒷목을 통해 골로 들어가 바로 눈 바탕에 속한다. 보는이음새라고 부른다. 머리와 눈이 아주 아프면 뒷목에 있는 두 힘살 사이에 침을 놓는다. 골로 들어가 갈라졌다가 음교맥에서 음양이 서로 만난다. 양은 들어가고 음이 나오는데 양은 바깥 눈초리(당연히 안쪽 눈초리이다)에서 만난다. 양 기운이 세차면 눈을 부릅뜨고 음 기운이 끊어지면 눈이 어두워진다.'고 말했다.

《동원십서》《난실비장》

○ 모든 경맥은 모두 눈에 속한다는 이야기.

《음양응상대론》에서 '모든 경맥은 모두 눈에 속한다. 눈은 피를 얻어야 볼 수 있다. 오장육부에 알짜와 기운은52) (풀이 안함) 헷갈린다고 한다.'고 하였다.

12경맥과 365낙맥의 피와 기운은 모두 얼굴로 올라가 빈 구멍으로 달린다. 그래서 맑은 양 기운이 위로 올라가 눈으로 퍼지면 알짜가 되고 기운이 귀로 달려가면 들을 수 있다. 마음이 일로 괴롭거나 음식을 맞게 먹지 않거나 힘쓰는 일이 지나치면 비장과 위장이 허약해지고 심장 불이 지나치게 세차게 된다. 그러면 모든 경맥이 끓어오르고 핏줄이 거꾸로 가서 샛된 것이 빈 구멍을 해친다.

---
52) 바로 위 《비급천금요방》에 내용과 같다.

하늘이 밝으면 해와 달이 밝지 않다. 오장육부의 알짜와 기운은 모두 비장에서 품고 있다가 위에 눈으로 꿰뚫는다. 비장은 모든 음의 우두머리이고 눈은 핏줄의 우두머리다. 그러므로 비장이 비워지면 오장의 알짜와 기운이 맡은 일을 잃어서 눈을 밝게 하지 못한다.

심장은 임금불로 사람의 생각을 주관한다. 그래서 가만히 있고 편안해야 하기 때문에 신하불이 그 명령을 전달하고 행한다. 신하불은 심포 낙맥으로 모든 경맥을 주관하면서 눈을 기른다. 그러나 일을 많이 하면 제멋대로 돌아다니고 또 샛된 기운이 합쳐지면 핏줄을 해친다. 그래서 병이 생긴다. 의사가 비장과 위장을 다스리고 피를 기르며 생각을 편안하게 하지 않는다면 드러남만 치료하고 바탕을 치료하지 않는 것이다. 이러면 올바른 이치를 밝히지 못한다.

《원기계미》

○ 눈은 피의 경맥에 우두머리라는 이야기.53) (풀이 안함)

살펴보니, 이 이야기에서 눈은 오장육부와 피의 경맥, 알짜와 기운에 우두머리라는 것을 자세히 알겠다. 세상은 어째서 다섯 수레바퀴와 여덟 성곽에 얽매일 뿐인가.

《증치준승》

○ 《내경》에서 '눈동자와 검은자위는 음을 따르고 흰자위와 핏줄은 양을 따른다. 그러므로 음과 양이 서로 어우러져

---
53) 바로 위에 《동원십서》와 같은 내용이기 때문에 풀이하지 않는다.

야 눈자위가 밝다.'고 말했다. 이것으로 눈은 음양을 모두 갖추었다. 또 '오장육부의 알짜와 기운은 모두 눈으로 스며들어 눈의 알짜가 된다. 알짜의 집이 눈이 되는데 뼈의 알짜는 눈동자이고 힘살의 알짜는 검은자위이며 피의 알짜는 핏줄이다. 기운의 알짜가 머무는 집은 흰자위이고 살의 알짜는 묶음이다. 힘살과 뼈, 피와 기운의 알짜가 경맥과 합쳐서 보는이음새가 되고 이것은 위로 올라가 골에 속했다가 뒷목으로 나온다.'고 하였다. 이것으로 눈은 모든 오장육부를 갖추었다. 후세에 다섯 수레바퀴와 여덟 성곽의 이야기는 이것을 근본으로 한다.

오장육부가 눈을 주관하는 것은 둘이 있다. 하나는 간장이다. 《내경》에서 '동쪽은 푸른빛깔로 간장에 이어져 들어가고 눈으로 구멍이 열리며 간장에 알짜를 모아둔다.'고 하였다. 또 '사람이 누우면 피가 간장으로 돌아가는데 간장이 피를 받아야 볼 수 있다.'고 하였다. 또 '간장에 기운은 눈으로 이어져서 간장이 조화로우면 눈이 모든 빛깔을 볼 수 있다.'고 하였다. 또 하나는 심장이다. 《내경》에서 '심장은 경맥과 합쳐져 있고 모든 경맥은 눈에 속할 따름이다.'라고 하였다.

이동원은 또 이를 밀고나가 비장에 미쳐서 아래 글과 같이 말했다. '《오장생성편》에서 모든 경맥은 눈에 속하고 눈은 피를 얻어야 볼 수 있다고 하였다. 《침경구권 대혹론》에서는 마음속으로 생각하는 일이 괴롭고 음식을 조절하지 못하고 일을 너무 많이 하면 비장과 위장이 허약해지고 심장 불이 크게 세차게 된다.54) (풀이 안함)'고 하였다.

양은 흩어짐을 주관하기 때문에 양이 비워지면 눈이 당겨 속눈썹 말림증이 된다. 음은 오므라듦을 주관하기 때문에 음이 비워지면 오므리지 못해 눈동자구멍이 벌어지면서 눈이 어둡고 눈에 속티가 생긴다.《영추 전광편》에서 '눈초리에서 얼굴 바깥쪽이 바깥 눈초리가 되고 코 가까운 쪽이 안쪽 눈초리가 되며 위는 바깥 눈초리이고 아래는 안쪽 눈초리이다.'고 하였다. 또 《논질진척편》에서 '눈이 아픈 병을 진찰할 때 붉은 핏줄이 위에서 아래로 이어지면 태양경병이고 아래에서 위로 이어지면 양명경병이며 밖에서 안으로 이어지면 소양경병이다.'고 하였다. 태양경병은 따뜻하게 하면서 흩어지게 해야 하고 양명경병은 설사하면서 차갑게 해야 한다. 소양경병은 조화롭게 해야 한다.

《보명집》에서는 '눈의 병이 육부에 있으면 겉증이 되기 때문에 바람을 없애면서 뜨거움을 흩어지게 해야 한다. 오장에 있으면 속증이 되기 때문에 피를 기르면서 생각을 편안하게 해야 한다. 갑자기 병이 생기면 겉증이 되어서 쉽게 치료하고 오래된 병은 속증이 되어서 치료하기 어렵다. 바람을 없애고 뜨거움을 흩어지게 하려면 사청환을 쓰고 피를 기르고 생각을 편안하게 하려면 정지환을 쓴다. 부인은 숙지황환으로 치료하고 몸이 뚱뚱하고 기운이 세차면서 뜨거운 바람이 위로 올라가 눈이 어둡고 깔깔하면 괴실산을 쓴다. 이것은 가슴 속의 흐린

---

54) 바로 위에 《동원십서》와 같은 내용이기 때문에 풀이하지 않는다.

기운이 위로 올라갔다. 심하면 가래 치솟음이 되어 눈을 해치기 때문에 항상 가슴 속의 기운이 맑아야 병이 없다. 또 눈병에 찬약을 많이 먹으면 기운을 많이 해친다. 오래되면 눈이 점점 어둡고 약해져 밝았다 어두웠다 하면서 사물을 볼 수 없게 된다. 이것은 피를 잃은 증거이다. 숙건지황환, 소풍산, 정지환으로 서로서로 길러야 한다. 또 사물이 밝게 보이지 않고 검은 속티가 있으면 신장 기운이 약하다. 신장 물을 북돋는 주경환을 쓴다. 또 갑자기 눈이 보이지 않으면 눈은 모든 양이 만나 모이는 곳이고 음은 반대로 닫는 곳인데 이것은 삿된 바람이 안에 가득하다. 당연히 헤아릴 수 없는 병이다.'고 하였다.

장종정이 말했다.55) (풀이 안함)

○ 다섯 수레바퀴.

쇠의 알짜가 올라 맺히면 기운 수레바퀴가 되고 나무의 알짜가 올라 맺히면 바람 수레바퀴가 된다. 불의 알짜가 올라 맺히면 피 수레바퀴가 되고 흙의 알짜가 올라 맺히면 살 수레바퀴가 되며 물의 알짜가 올라 맺히면 물 수레바퀴가 된다.

기운 수레바퀴는 눈의 흰자위로 안으로 폐장을 따르고 서쪽과 경신신유의 계절이며 폐장은 기운을 주관하므로 기운 수레바퀴라고 한다. 쇠는 오행 중에 가장 단단하므로 흰자위만이 다른 네 수레바퀴보다 단단하다. 폐장은 가장 좋게 덮는 것으로 가장 높은 곳에 있으면서 기운의 오르내림을 주관하는 데 조금이라도 답답하게 막히면 모든 병이 생긴다. 피는 기운을 따라 움직이므로 기운이 답답하게 막히면 불이 이기면서 피가 막힌다. 불이 이기면서 피가 막히면 병이 어떻게 변할지 헤아릴 수 없다. 불은 쇠를 이기고 쇠는 나무의 밖에 있다. 그래서 기운 수레바퀴가 먼저 붉다가 쇠가 나무를 이긴 다음에야 병이 바람 수레바퀴까지 미친다. 쇠의 빛깔은 항상 희므로 희면서 윤기가 있으면 정상이다.

바람 수레바퀴는 흰자위 안쪽에 검은자위이다. 안은 간장을 따르고 동쪽과 갑을과 인묘의 계절이며 궐음경, 바람, 나무이므로 바람 수레바퀴라고 한다. 눈의 구멍은 간장이고 간장의 계절은 봄이다. 봄은 만물이 생기고 빛깔이 우주에 가득 차는데 눈만이 자세히 비출 수 있기 때문에 간장에 속하는 구멍이다. 이 수레바퀴는 맑고 여리면서 안에 기름즙을 품고 있는데 이 기름즙은 눈동자를 기르는 쓰임이 있다. 이 빛깔은 푸르기 때문에 푸르면서 밝으면 순조롭다. 세상 사람들이 흔히 누렇게 흐려지면 축축한 뜨거움으로 해쳤다고 한다. 어린아이에 빛깔이라면 가장 올바르다. 자라면서 음식을 먹으면 기운이 빠져나가 색도 바뀐다.

피 수레바퀴는 눈의 두 모서리의 안쪽과 바깥쪽 눈초리이다. 안은 심장을 따르고 남쪽과 병정과 사오의 불에 계절이며 심장은 피를 주관하기 때문에 피 수레바퀴라고 한다. 불이 눈에 있어서 눈빛이 되는데 불이 약해지면 어둡고 침침한 병이 되고 불이 타오르면 태워버리는 재앙이 생긴다. 두 개의 심장이 있지만

---

55) 뒤에 5. 눈병의 치료에서 《원기계미》에 있는 '눈병은 피를 내야 가장 빠르다는 이야기'와 같기 때문에 풀이하지 않는다.

정확한 수레바퀴는 없다. 심장은 임금으로 안쪽 눈초리에 통하기 때문에 안쪽 눈초리가 붉으면 채워진 불이다. 심포 낙맥은 작은 심장이고 작은 심장은 신하 불이다. 신하불은 임금을 떠맡아서 움직이고 명령하며 바깥 눈초리에 통하기 때문에 바깥 눈초리가 붉으면 비워진 불이다. 임금이 팔짱을 끼고 조용하면 신하불도 자연히 맑고 편안하다. 불의 빛깔은 붉은빛깔이며 붉고 활기차면 순조롭다.

살 수레바퀴는 두 눈꺼풀이다. 중앙과 무기진술축미의 흙인데 비장은 살을 주관하므로 살 수레바퀴라고 한다. 비장은 두 개의 잎을 움직여 음식물을 잘게 가는데 밖에도 두 눈꺼풀이 움직이고 가만히 있는 것과 서로 따른다. 열면 양이 움직이고 생기듯이 모든 것이 쓰인다. 닫으면 음이 움직이지 않고 거두어들이듯이 모든 것이 가만히 있다. 흙이라는 오장은 모든 사물이며 주로 움직이지 않기 때문에 눈꺼풀을 합치면 모두 가만히 있고 생각이 잠들어 오장이 조용함으로 돌아간다. 흙은 오행의 주인이므로 네 수레바퀴도 눈꺼풀이 감싸면서 기른다. 빛깔은 노란빛깔이며 피를 얻으면 윤기가 있으므로 누렇고 윤기가 있으면 순조롭다.

화원화가 '눈의 생김새는 알약과 비슷하다. 눈동자는 가운데의 앞에 있는데 해와 달이 동남쪽에서 떠서 서북쪽으로 저무는 듯하다.'고 하였다. 안에는 심장, 폐장, 비장, 간장, 신장, 명문의 6개 큰 낙맥이 있어서 각각 한 가지를 주관한다. 또 쓸개, 위장, 대장과 소장, 삼초, 방광의 8개의 중간 낙맥이 있어 각각 한 가지를 주관한다. 밖에는 갈라져 나간 가는 낙맥이 있는데 그 숫자는 알 수 없다. 모두 골 아래로 뚫려 매달려 있고 오장육부와 이어져 있으며 피와 기운이 잘 오고가면서 눈을 기른다. 그러므로 병이 생기면 생김새와 빛깔이 실 같은 낙맥에 나타나기 때문에 안에 어떤 오장육부에서 병이 생긴 지 알 수 있다. 밖에는 두 개의 구멍이 있어서 기운을 통하게 하고 안에는 여러 즙이 나와서 눈물이 된다.

눈속기름, 눈속물, 눈빛, 진짜 기운, 진짜 타고난 기운, 진짜 알짜가 있는데 이것은 모두 눈을 잘 기르는 근원이 되는 즙이다.

눈속기름은 눈 안에 있는 감싸 기르는 기름즙인데 터지면 검고 끈적끈적한 물이 나온다. 이 기름은 쓸개 속에서 스며든 알짜 즙이 쌓여서 만들어진다. 눈동자를 기르며 약해지면 눈동자를 해친다.

눈속물은 삼초에서 나오고 타고난 진짜 하나의 기운이 변해 생기며 눈의 안에 있다. 비록 볼 수 없지만 사물에 맞아 터지면 그 검은 기름을 밖에서 볼 수 있는데 끈적끈적한 가래와 비슷하다. 눈의 밖에 있으면서 눈 위를 부드럽고 축축하게 하는 물이다. 물이 약해지면 불이 이기면서 갑자기 마름으로 병이 되었다가 물이 말라버리면 눈의 모든 틀에 크고 작은 병이 생긴다. 완전히 없어져 뻑뻑해지면 눈이 어둡고 흐리게 보이는 위험한 병이 된다. 없어진 경우는 많고 가득한 경우는 적기 때문에 세상에 완전한 알짜가 있는 눈은 없다.

눈빛은 눈이 스스로 보는 알짜 빛이다. 눈빛은 심장에서 나타나고 쓸개에서 처음 생기며 불이 하는 일이다. 생각은 사람에게 아주 중요하다. 다리에 있으면 걸을 수 있고 손에 있으면 쥘 수 있으며 혀에 있으면 말할 수 있다. 코에 있으면 냄새 맡을 수 있고 귀에 있으면 들을 수 있으며 눈에 있으면 볼 수 있다. 이런 생각은 심장에 머무르기 때문에 심장에서 나타난다.

  진짜 피는 간장 속에서 위로 올라가 눈을 기르는 경락의 피다. 이 피는 살 사이에 쉽게 돌아다니는 피가 아니고 낙맥의 깊은 곳에 있어서 얻기 어렵기 때문에 '진짜'라고 했다.

  진짜 기운은 눈의 경락 속에서 오고가면서 쓰는 기운이다. 타고난 진짜 하나로 생기는 타고난 양이다. 크면 알맞게 펼쳐지지만 작으면 뭉치고 막혀서 모든 병이 생긴다.

  진짜 알짜는 타고난 기운과 태어난 다음에 타고난 기운이 변한 알짜 즙이다. 신장에서 일어나 쓸개로 퍼진 다음에 눈동자에 이른다. 이 여러 개는 한번 해친다면 눈에 병이 걸린다.

  대개 눈은 둥글면서 길다. 밖은 딱딱한 껍질이 여러 겹 있고 가운데는 맑고 여리며 안은 검고 끈적끈적한 눈속기름을 담은 상자이다. 눈속기름 밖은 희고 끈적끈적한 눈속물이 있으며 눈속물이 눈속기름을 기른다. 눈속물 밖은 모두 피인데 이 피가 눈속물을 기른다. 그리고 눈속기름 속에 한 점의 검은 구슬이 쓸개의 가장 알짜가 모인 곳이다. 오직 이 한 점만이 촛불처럼 비추고 거울처럼 보는데 넓고 넓어 끝이 없다. 물 수레바퀴라고 한다. 안으로 신장을 따르고 북쪽과 임계해자의 물이다. 그 오묘함은 세 가지가 있는데 쓸개에 즙, 신장에 기운, 심장에 생각이다. 다섯 수레바퀴 중에서 네 수레바퀴는 비추지 않고 오직 눈동자만이 사물을 비춘다. 바람 수레바퀴가 눈동자를 감싸고 지키면서 기르는 쓰임이 있기 때문에 바람 수레바퀴를 해치면 눈동자가 오래 머무를 수 없다. 흔히 눈동자를 물이나 기운이나 피나 기름이라고 말하는데 모두 아니다. 피도 아니고 기운도 아니며 물도 아니고 기름도 아니다. 타고난 기운으로 생겨서 타고난 다음에 생긴 기운으로 만들어지며 음양의 오묘한 쓰임이고 물불의 가장 알짜이다. 피는 물을 기르고 물은 기름을 기르며 기름은 눈동자를 지킨다. 그리고 기운을 쓰면서 눈동자가 계속 이어진다. 해와 달로 비유하는 이치와 같아서 오전에는 작고 오후에는 크다. 하늘과 땅, 음양에 따라서 움직이고 쓰인다.

  대체로 눈은 간장의 구멍이고 신장에서 주관하며 심장에서 쓰이고 폐장에서 움직이며 비장에서 간직한다. 크거나 작고 둥글거나 긴 이유는 어버이에게 받은 차이 때문이다. 남자는 오른쪽 눈이 왼쪽 눈의 알짜 빛만 못하고 여자는 왼쪽 눈이 오른쪽 눈의 빛만 못하다. 이것은 그 음양과 기운 부분을 치우치게 얻었기 때문이다. 그래서 총명하거나 어리석고 간사하거나 곧으며 부드럽거나 굳세고 오래 살거나 일찍 죽는 것도 눈을 보면 알 수 있다. 신기하구나. 어찌 사람 몸에서 가장 큰 보물이 아니겠는가!

○ 여덟 성곽.

여덟 성곽은 팔괘를 따른다. 경맥과 낙맥은 골에 가로세로로 얽혀있으며 오장육부에 통한다. 이렇게 피와 기운이 오고가면서 눈을 기른다. '성곽'은 성곽과 같다. 각각 오고가는 길이 있는데 성곽이 도와주고 막으면서 지킨다는 뜻이다.

건괘는 서북쪽에 있으며 낙맥은 대장에 통하고 오장은 폐장에 속한다. 폐장과 대장은 서로 오장육부가 되어 맑고 순수한 것을 위로 이어지게 하고 찌꺼기를 아래로 나른다. 이렇게 전하고 보내는 관리가 되기 때문에 전하는 성곽이라고 부른다.

감괘는 북쪽에 있으며 낙맥은 방광에 통하고 오장은 신장에 속한다. 신장과 방광이 서로 음양이 되어 물의 샘을 변하게 해서 진액을 나르기 때문에 진액 성곽이라고 부른다.

간괘는 동북쪽에 있으며 낙맥은 삼초에 통하고 오장은 명문에 짝이다. 명문과 삼초는 서로 음양이 되어 모든 음을 모아 합쳤다가 모든 맥에 나눠 나르기 때문에 음을 모으는 성곽이라고 부른다.

진괘는 동쪽에 있으며 낙맥은 쓸개에 통하고 오장은 간장에 속한다. 간장과 쓸개는 서로 음양이 되어 모두 맑고 깨끗함을 주관하고 더럽고 흐린 것을 받지 않기 때문에 맑고 깨끗한 성곽이라고 부른다.

손괘는 동남쪽에 있으며 낙맥은 중초에 통하고 오장은 간장 낙맥에 속한다. 간장 낙맥과 중초는 서로 음양이 된다. 간장 낙맥은 피를 통하게 해서 기르고 중초는 기운을 나눠서 변하고 생기게 한다. 이 때문에 기르고 변하는 성곽이라고 부른다.

이괘는 남쪽에 있으며 낙맥은 소장에 통하고 오장은 심장에 속한다. 심장과 소장은 서로 오장육부가 되어 양을 받아서 담기 때문에 양을 감싸는 성곽이라고 부른다.

곤괘는 서남쪽에 있으며 낙맥은 위장에 통하고 오장은 비장에 속한다. 비장과 위장은 서로 오장육부가 되어 음식물을 받아들여 기르고 생기게 하기 때문에 음식물 성곽이라고 부른다.

태괘는 서쪽에 있으며 낙맥은 하초에 통하고 오장은 신장 낙맥에 속한다. 신장 낙맥과 하초는 서로 오장육부가 되어 음의 알짜를 가두어 변하고 생기게 하는 원천이 되기 때문에 샘을 열고 닫는 성곽이라고 부른다.

오장육부가 서로 지은 짝은 옛날에 《내경》에서 이미 정한 법칙인데 삼초는 간장과 신장으로 나눠서 나타난다. 이것이 눈에 가장 알짜가 되는 법칙이다. 눈은 오로지 간장에 구멍이 되면서 신장에서 주관하기 때문에 두 낙맥에 나눠서 나타난다. 왼쪽 눈은 양에 속하고 양의 길은 순조롭게 가기 때문에 성곽의 경락은 본받은 모습에 따라 순조롭게 간다. 오른쪽 눈은 음에 속하고 음의 길은 거꾸로 가기 때문에 성곽의 경락은 본받은 모습에 따라 거꾸로 간다. 두 눈을 둘로 나누어 살피면 음양이 순조롭거나 거꾸로 가는 길을 뚜렷하게 볼 수 있다.

《동의보감》

○ 눈은 오장육부의 알짜이다.

오장육부의 알짜와 기운은 모두 눈으로 스며들어 눈의 알짜가 된다. 알짜의 집이 눈이 되는데 뼈의 알짜는 눈동자이고 힘살의 알짜는 검은자위이며 피의 알짜는 핏줄이다. 기운의 알짜가 머무는 집은 흰자위이고 살의 알짜는 묶은 묶음이다. 힘살과 뼈와 피와 기운의 알짜가 경맥과 합쳐 보는이음새가 되는데 이것은 위로 올라가 골에 속했다가 뒷목으로 나온다. 그래서 샛된 것이 뒷목에 있다가 몸이 비워진 틈을 타서 깊이 들어가 보는이음새를 따라 골로 들어가면 골이 돌고 보는이음새를 급히 당겨 눈이 어지럽고 빙빙 돈다. 알짜가 샛됨을 맞으면 맞은 곳은 서로 돕지 못해 알짜가 흩어지는데 흩어지면 갈라져 사물이 둘로 보인다. 눈은 오장육부의 알짜이고 속 기름과 겉 지킴, 넋이 무성한 곳이고 생각과 기운이 생기는 곳이기 때문에 생각이 너무 일하면 넋이 흩어지고 뜻이 어지러워진다. 눈동자와 검은자위는 음을 닮았고 흰자위와 붉은 핏줄은 양을 닮아 음양이 합쳐져 알짜가 밝아진다. 눈은 심장이 부리고 심장은 생각이 머무는 곳이므로 생각과 알짜가 어지러워 돌지 않으면 갑자기 이상한 곳을 보고 알짜와 생각, 넋이 흩어져 서로 얻지 못하므로 헷갈린다고 부른다.(《영추 대혹론》 제팔십) 오장육부와 12경맥과 365낙맥의 피와 기운은 모두 비장 흙에서 받아 위에 눈으로 뚫고 들어가 밝게 한다. 그러므로 비장이 비워지면 오장의 알짜와 기운이 갈 곳을 잃어 돌아가 눈을 밝게 할 수 없다.(《강목》)

○ 눈자위는 오장에 속한다.
 안쪽과 바깥에 붉은 눈초리는 심장에 속하고 눈에 가득한 흰자위는 폐장에 속하며 둥글고 큰 검은자위는 간장에 속하고 위아래 살로 된 눈꺼풀은 비장에 속하며 가운데 옻같이 한 점으로 까만 눈동자는 신장이 주관한다.(《직지》) 흰자위는 폐장에 속해서 기운 수레바퀴라고 부르고 붉은 눈초리는 심장에 속해서 핏줄을 다니게 한다. 다시 검은자위는 위에서 빙 둘러 나뉘어져 약간 푸른빛깔이면서 간장에 속한다. 다음에 검은빛깔은 신장에 속한다. 중간의 한 점인 눈동자는 쓸개56)에 속한다.(《입문》)
○ 눈에는 안쪽과 바깥 눈초리가 있다. 얼굴에서 눈초리 바깥을 바깥 눈초리라고 하고 코에 가까운 안쪽을 안쪽 눈초리라고 하며 위를 바깥 눈초리, 아래를 안쪽 눈초리라고 한다.(《영추 전광》 제이십이) 족태양경은 눈의 위쪽 얼개가 되고 족양명경은 눈의 아래쪽 얼개가 된다.(《영추 경근》 제십삼) 눈초리는 네 군데의 끝을 말하는데 눈꺼풀을 깜박이는 바탕이 된다.(《내경》) 눈의 안쪽 눈초리는 태양경이 일어나는 곳으로 피가 많고 기운이 적으며 바깥 눈초리는 소양경으로 피가 적고 기운이 많다. 눈의 위쪽 얼개는 태양경으로 피가 많고 기운이 적으며 아래쪽 얼개는 양명경으로 피와 기운이 모두 많다. 이 세 경맥이 모두 눈에 모이지만 오직 궐음경만이 보는이음새로 이어져 있을 뿐이다. 그러므로 피가 지나치면 태양경과 양명경이 채워지

---

56) '가래(痰)'라고 쓰여 있는 책도 있으나 문맥상 '쓸개(膽)'가 맞다고 본다.

고 피가 모자라면 궐음경이 비워진다. 피를 내려면 반드시 태양경과 양명경이 마땅한데 이 두 경맥은 피가 많기 때문이다. 소양경 하나는 피를 내서는 안 되는데 피가 적기 때문이다. 태양경과 양명경을 찔러 내를 내면 눈이 점점 밝아지고 소양경을 찔러 피를 내면 점점 어두워진다.(자화)

○ 모든 맥은 눈에 속한다.

심장은 경맥과 합친다.(《영추 오색편》 제사십구) 모든 경맥은 눈에 속한다.(《내경 오장생성편》 제십) 오장육부의 가장 알짜는 모두 비장에서 품고 있다가 눈으로 흘러가기 때문에 비장과 위장을 다스리면 기운이 위로 올라가 생각이 맑아진다. 간장의 이음새가 모두 눈에 모이기 때문에 눈이 비추면서 밝게 빛난다. 하지만 실제로 신장에 알짜57)와 심장에 생각이 주로 하기 때문에 알짜를 북돋고 생각을 편안하게 하는 것이 눈병을 치료하는 근본이다.(《입문》) 마음속으로 생각하는 일이 괴롭고 음식을 맞지 않게 먹으며 일을 너무 많이 하면 비장과 위장이 비워지고 심장 불이 아주 세차게 된다. 이러면 모든 경맥이 끓어오르고 핏줄이 거꾸로 돌아다니며 삿된 것이 구멍에 해를 끼친다. 이것을 하늘이 밝으면 해와 달이 밝지 않다고 한다. 비장은 모든 음에 우두머리이고 눈은 핏줄에 우두머리이다. 그래서 비장이 비워지면 오장의 알짜와 기운이 모두 맡은 일을 잃어버려 눈을 밝게 할 수 없다. 심장은 임금불이고 사람의 생각을 주관하므로 가

---
57) '눈자위(睛)'라고 쓰여 있는 책도 있으나 문맥상 '알짜(精)'가 맞다고 본다.

만히 있고 편안해야 하며 신하불이 떠맡아서 그 명령대로 일한다. 신하불은 심포 낙맥이고 모든 맥을 주관한다. 모두 눈을 잘 길러주지만 심하게 일하면 그 핏줄을 해치기 때문에 모든 병이 생긴다. 의사가 비장과 위장을 다스리면서 피를 기르고 생각을 편안하게 하지 않는다면 드러남만 치료하고 바탕은 치료하지 않는 것이다. 이러면 올바른 이치를 밝히지 못한다.(《동원》)

○ 눈은 간장의 구멍이다.

간장의 구멍은 눈이다.(《내경 음양응상대론편》) 동쪽은 푸른빛깔이며 간장으로 들어가 통하고 눈으로 구멍이 열리며 간장에 알짜를 간직한다.(《내경 금궤진언론편》) 사람이 누우면 피가 간장으로 돌아가는데 간장이 피를 받아야 볼 수 있다.(《내경 오장생성편》) 간장 기운은 눈으로 통해서 간장이 고르게 되어야 모든 빛깔을 알아볼 수 있다.(《난경》) 간장이 비워지면 눈이 침침해서 잘 보지 못한다.(《내경 금궤진언론편》) 눈이 어두우면 간장 기운을 다스리지 않았기 때문이다.(왕해장) 눈은 간장이 밖으로 나타난 모습이다. 간장은 나무이고 신장은 물인데 물은 나무를 만들 수 있다. 자식과 어미가 서로 합쳐서 간장과 신장의 기운이 가득차면 눈동자가 빛나고 밝아지지만 간장과 신장의 기운이 모자라면 어둡고 어지럽다. 심장은 생각이 사는 집이며 또 간장과 신장을 돕는다. 심장은 피를 주관하고 간장은 피를 간직하는데 피는 뜨거움을 만들 수 있다. 뜨거움이 눈으로 치밀어 오르면 심장을 맑게 하고 간장을 서늘하게 해야 한다.(《직지》) 간

장은 피를 간직하는데 뜨거움이 있으면 눈이 붉게 붓고 비워지면 눈앞에 속티가 생긴다.(속티를 자세히 본다) 붉게 붓는다면 지황죽이 마땅하다.(《입문》) 지황죽은 잠을 자고 난 다음에 눈이 붉게 부었다가 점차 하얗게 되고 오래되면서 없어지는 병을 치료한다. 이것은 피에 뜨거움이지 간장병이 아니다. 사람이 누워 잠을 자면 피가 간장으로 돌아가는데 피에 뜨거움이 간장에 이르렀기 때문에 잠을 자고 일어나면 눈이 붉다. 오래 되면서 괜찮아지는 것은 피가 다시 팔다리로 흩어졌기 때문이다. 이 죽을 먹어서 간장에 피를 서늘하게 한다. 생지황(양에 관계없다)을 짓찧어 즙을 내어 그 즙에 멥쌀 반 되를 담가 지황즙이 쌀에 스며들게 한다. 이것을 햇빛에 바싹 마르게 한 다음 다시 지황즙에 담갔다가 햇빛에 말리기를 세 번 한다. 쓸 때마다 사기그릇에 물 1되를 넣고 팔팔 끓인 다음에 준비해놓은 멥쌀 한 홉을 넣고 묽은 죽을 쑤어 밥 먹고 나서 멀리 먹으면 큰 효과가 있다.(《입문》)

《경악전서》

○ 《내경》에 삼십일 문장.

《내경 오장생성편》에서 '모든 맥은 모두 눈에 속하고 간장이 피를 받아야 볼 수 있다.'고 하였다.

《내경 오열오사편》에서 '눈은 간장에 기관이며 간장에 병은 눈초리가 푸르다.'고 하였다.

《내경 금궤진언론》에서 '동쪽은 푸른빛깔이고 간장에 들어가 통하며 눈으로 구멍이 열린다.'고 하였다.

《내경 사기장부병형편》에서 '12경맥과 365낙맥은 그 피와 기운이 모두 얼굴로 올라가 빈 구멍으로 달려간다. 그 알짜와 양 기운은 눈으로 달려 올라가 눈자위가 된다.'고 하였다.

《내경 대혹론》에서 '오장육부의 알짜와 기운은 모두 눈으로 흘러 들어가 그것의 알짜가 된다. 그래서 알짜가 있는 집이 눈이 된다. 뼈의 알짜는 눈동자가 되고 힘살의 알짜는 검은자위가 되며 피의 알짜는 낙맥이 된다. 그 보금자리에 기운의 알짜는 흰자위가 되고 살의 알짜는 묶음이 된다. 힘살과 뼈와 피와 기운의 알짜를 속에서 뽑아 경맥과 합쳐 보는이음새가 되는데 이것이 위로 올라가 골에 속했다가 뒷목으로 나온다. 그래서 삿된 것이 뒷목에 있다가 몸이 비워진 틈을 타고 깊이 들어와 보는이음새를 따라 골로 들어가면 골이 빙글 돈다. 골이 빙글 돌면 보는이음새를 당기고 보는이음새를 당기면 눈이 어지럽고 빙빙 돈다. 그 알짜가 삿됨을 맞으면 맞은 곳은 서로 돕지 못해 알짜가 흩어지는데 알짜가 흩어지면 갈라지기 때문에 사물이 둘로 보인다. 눈은 오장육부의 알짜이고 속 기름과 겉 지킴, 넋이 영위하는 곳이고 생각과 기운이 생기는 곳이다. 그러므로 생각이 너무 일하면 넋이 흩어지고 뜻이 어지러워진다. 눈동자와 검은자위는 음을 닮았고 흰자위와 붉은 핏줄은 양을 닮았다. 이 음양이 합쳐져야 알짜가 밝아진다. 눈은 심장이 부리고 심장은 생각이 머무는 곳이기 때문에 생각과 알짜가 어지러워 돌지 않으면 갑자기 이상한 곳을 보고 생각과 넋이 흩어져 서로 얼지 못하므로 헷갈린다고 한다.'고 하였다.

《내경 맥도편》에서 '교맥 기운을 잘 기르지 못하면 눈을 감지 못한다. 간장 기운은 눈에 통한다. 간장이 고르게 되어야 눈이 다섯 빛깔을 알아볼 수 있다.'고 하였다.

《내경 한열병편》에서 '족태양경은 뒷목을 통해 골로 들어간다. (바로 눈 바탕에 속하며 보는이음새라고 부른다. 머리와 눈이 아프면 태양경에 침을 놓는데 뒷목 속에 두 힘살 사이에 있다.) 골로 들어가면 음교맥과 양교맥으로 나누어졌다가 음양이 서로 만나서 양이 음으로 들어가고 음이 양에서 나온다. 이것이 눈 바깥 눈초리에서 만나기 때문에 양 기운이 세차면 눈을 부릅뜨고 음 기운이 세차면 눈을 감는다.'고 하였다.

《내경 위기행편》에서 '새벽녘에 음이 다하면 양 기운이 눈에서 나온다. 눈을 뜨면 기운이 위에 머리로 돌아다닌다. 밤이면 기운이 음에 돌아다니고 다시 눈을 감는다.'고 하였다.

《내경 구문편》에서 '심장은 오장육부에 주인이다. 눈은 우두머리 경맥이 모이는 곳이고 위에 즙에 길이다. 입과 코는 기운이 들고나는 문이다. 그러므로 슬퍼하거나 시름겨우면 심장이 움직이고 심장이 움직이면 오장육부가 모두 흔들린다. 흔들리면 우두머리 경맥이 느끼고 우두머리 경맥이 느끼면 즙의 길이 열린다. 즙의 길이 열리기 때문에 눈물과 콧물이 나온다. 즙은 알짜가 흘러 들어간 것으로 빈 구멍을 촉촉하게 한다. 그러므로 위에 즙의 길이 열리면 눈물이 나오고 눈물이 멈추지 않으면 즙이 마른다. 즙이 마르면 알짜가 흘러 들어가지 못하고 알짜가 흘러 들어가지 못하면 눈이 보지 못한다. 그래서 알짜를 뺏겼다라고 부르게 했다.'고 하였다.

《내경 해정미론》에서 '심장은 오장에 오로지 알짜고 눈은 그 구멍이며 빛나는 빛깔은 그 나타나는 빛이다. 그래서 사람이 덕이 있으면 눈에 기운이 조화롭고 없으면 나타나는 빛에 근심이 있다. 슬프면 눈물이 흐르는데 흐르는 눈물은 물에서 생긴다. 물에 알짜는 뜻이고 불에 알짜는 생각이다. 물과 불이 서로 느끼면 생각과 뜻이 모두 슬프기 때문에 눈에 물이 생긴다.58) (풀이 안함) 위로 치솟으면 눈에 보이는 게 없다. 사람이 위로 치솟으면 양 기운은 위에서 어울리고 음 기운은 아래에서 어울린다. 양이 위에서 어울리면 불이 홀로 빛나고 음이 아래에서 어울리면 발이 차면서 붓는다. 하나의 물은 다섯 불을 이길 수 없기 때문에 눈이 어둡고 안 보이면서 바람을 맞으면 눈물이 흐르면서 그치지 않는다. 눈이 바람을 맞으면 양 기운이 안에서 알짜를 지키면서 (양이 위에서 어울리면서 홀로 빛나는) 불에 기운이 눈을 불사르기 때문에 바람을 보면 눈물이 흐른다. 불은 빠르게 바람을 생기게 해서 비를 내리게 한다는 말에 비유할 수 있다.'고 하였다.

《내경 결기편》에서 '기운이 빠져나가면 눈이 또렷하지 않다.'고 하였다.

《내경 전광편》에서 '미치면 눈이 헛것

---

58) 원래 문장은 이어지지만 내용상 중간에 빠진 부분이 있다.

을 보고 귀가 헛것을 듣는다. 숨을 자주 내뱉으면 숨이 찬 병이 생긴다.'고 하였다.

《내경 장기법시론》에서 '간장이 병이 들었을 때 비워지면 눈이 흐릿하면서 보이는 것이 없고 귀는 들리는 것이 없으며 잘 두려워해서 사람이 잡으러 오는 듯하다. 그 경맥인 궐음경과 소양경에 침을 놓는다.'고 하였다.

《내경 열병편》에서 '눈 속이 붉고 아픈데 안쪽 눈초리에서 시작하면 음교맥에 침을 놓는다. 눈이 또렷하지 않고 뜨거움이 멈추지 않으면 죽는다.'고 하였다.

《내경 무자편》에서 '삿된 것이 다리에 양교맥의 낙맥에 들어오면 사람에 눈을 안쪽 눈초리부터 아프게 한다. 바깥 복숭아뼈 아래 반촌에 두 빛깔이 서로 다른 곳에 침을 놓는다. 왼쪽이면 오른쪽에 찌르고 오른쪽이면 왼쪽에 찌르는데 십리를 갈 정도에 그친다.'고 하였다.

《내경 논질진척편》에서 '눈에 붉은빛깔은 병이 심장에 있고 흰빛깔은 폐장에 있으며 푸른빛깔은 간장에 있고 노란빛깔은 비장에 있으며 검은빛깔은 신장에 있다. 노랗지만 이름 붙일 수 없으면 병이 가슴 속에 있다. 눈이 아픈 병을 진찰해서 붉은 핏줄이 위에서 아래로 가면 태양경병이고 아래에서 위로 가면 양명경병이며 밖에서 안으로 가면 소양경병이다.'고 하였다.

《내경 경근편》에서 '족태양경의 힘살이 갈라진 가지가 눈에 위쪽 얼개가 된다. 족양명경의 힘살이 위로 가서 태양경에 합치면 눈에 아래쪽 얼개가 된다. 족소양경의 힘살이 갈라진 가지가 눈초리에 맺히면 바깥 벼리가 된다. 족양명경의 힘살이 결분혈과 뺨을 당기면 갑자기 입이 비뚤어지고 눈을 감기 못한다. 뜨거움이면 힘살이 늘어져 눈을 뜨지 못한다.'고 하였다.

《내경 전광편》에서 '눈초리가 얼굴에서 바깥이면 바깥 눈초리가 되고 안에 코 가까이에 있으면 안쪽 눈초리가 된다. 위는 바깥 눈초리가 되고 아래는 안쪽 눈초리가 된다.'고 하였다.

《내경 평열병론》에서 '물은 음이며 눈 아래도 음이다. 배는 가장 큰 음이 사는 곳이기 때문에 물이 배에 있으면 반드시 눈 아래가 붓는다.'고 하였다.

《내경 맥요정미론》에서 '알짜가 다섯 가지 빛깔을 밝히면 기운이 빛난다. 붉은빛깔은 흰빛깔로 싼 붉은빛깔인 듯싶어하며 붉은 흙인 듯싶어하지 않는다. 흰빛깔은 거위 깃털인 듯싶어하며 소금인 듯싶어하지 않는다. 푸른빛깔은 맑은 푸른 구슬인 듯싶어하며 쪽인 듯싶어하지 않는다. 노란빛깔은 얇은 비단으로 싼 웅황인 듯싶어하며 황토 흙인 듯싶어하지 않는다. 검은빛깔은 거듭 칠한 옻에 빛깔인 듯싶어하며 어슴푸레한 땅인 듯싶어하지 않는다. 다섯 색에서 알짜의 생김새를 본다.(그 목숨이 오래가지 않는다.) 알짜가 밝으면 모든 사물을 보고 검거나 흰빛깔을 나누며 길거나 짧음을 잴 수 있다. 긴 것을 짧다고 하고 흰빛깔을 검다고 하면 알짜가 약해졌다.'고 하였다.

《내경 오상정대론》에서 '햇볕이 뜨겁게 빛나는 해에 병은 부스럼과 종기가 있고 피가 제멋대로 흐르며 눈이 붉다. 양명이 사천이면 마른 기운이 아래로 내려온다. 이때 간장기운이 따라 가기 때문에 옆구리가 아프고 눈이 붉다.'고 하였다.

《내경 육원정기대론》에서 '소양이 사천일 때 처음 기운에는 크게 따뜻해서 병은 피가 넘치면서 눈이 붉다. 세 번째 기운이 뜨거운 여름에 이르면 백성들은 뜨거움을 맞아서 목소리가 나오지 않고 눈이 붉다. 소음이 사천일 때 백성들에 병은 눈이 붉고 눈초리에 부스럼이 생긴다. 두 번째 기운에는 양 기운이 퍼지고 바람이 다녀서 병은 오줌이 나오지 않고 눈이 어두우면서 눈이 붉으며 기운이 위에 뭉치면서 뜨거움이 생긴다. 세 번째 기운에는 큰 불이 다녀 백성들에 병은 눈이 붉다. 뭉친 불이 나타나면 백성들에 병은 눈이 붉고 심장에 뜨거움이 있다. 심하면 눈이 흐릿하면서 답답하고 울렁울렁하며 갑자기 죽는다. 뭉친 나무가 나타나서 심하면 귀가 울고 어지러우며 눈으로 사람을 알아보지 못한다.'고 하였다.

《내경 지진요대론》에서 '소양이 이기면 눈이 붉고 토하려고 한다. 태양이 사천이면 얼굴이 붉고 눈이 노란빛깔이며 트림을 잘한다.'고 하였다.

《내경 기교변대론》에서 '어떤 해에 쇠가 크게 지나치면 마른 기운이 흘러 다니면서 간장 나무가 삿됨을 받는다. 백성들에 병은 두 옆구리 밑과 아랫배가 아프고 눈이 붉으면서 아프며 눈초리에 부스럼이 생긴다.'고 하였다.

《내경 사전편》에서 '간장은 주로 장수가 되고 밖을 살피는 일을 한다. 튼튼함을 알려면 눈에 크고 작음을 본다. 눈 아래가 정말로 크면 그 쓸개가 옆으로 되어 있다.'고 하였다.

《내경 오장생성편》에서 '까무러칠 듯하고 아찔하며 눈이 어둡고 귀가 멀면 아래가 채워지고 위가 비워졌다. 잘못이 족소양경과 궐음경에 있으며 심하면 간장에 들어간다.'고 하였다.

《내경 해론》에서 '골에 바다가 부족하면 골이 빙빙 돌고 귀가 울며 정강이가 시고 어지럽다. 눈이 보이지 않고 게을러져서 누워야 편하다.'고 하였다.

《내경 풍론》에서 '바람기운이 양명경과 함께 위장에 들어가면 경맥을 돌아서 위로 올라가 안쪽 눈초리에 이른다. 그 사람이 뚱뚱하면 바람기운이 밖으로 빠져나가지 못하기 때문에 속이 뜨겁게 되어 눈이 노랗다. 사람이 말랐으면 밖으로 빠져나가기 때문에 추워지고 속이 차게 되어 눈물이 나온다. 바람 기운이 풍부혈을 돌아 위로 가면 골에 바람이 된다. 바람이 머리로 들어가면 눈에 바람이 되고 눈이 차갑다.'고 하였다.

《내경 경맥편》에서 '다섯 음 기운이 함께 끊어지면 보는이음새가 빙글 돈다. 돌면 눈이 돌고 눈이 돌면 뜻이 먼저 죽는다. 뜻이 죽으면 채 하루 반이 지나지 않아 죽는다.'고 하였다.

《내경 진요경종론》에서 '태양경이 다하면 눈을 위로 치켜뜨고 몸을 반으로 꺾는다.'고 하였다.

《내경 삼부구후론》에서 '눈 안이 꺼지면 죽는다. 눈알이 위쪽으로 가면 태양경이 부족하고 위에 걸쳐져 있으면 태양경이 이미 끊어졌다. 이것이 삶과 죽음을 결정하는 요점이다. 살피지 않으면 안 된다.'고 하였다.

《심시요함》

○ 다섯 수레바퀴는 속한 곳이 있다는 이야기.59) (풀이 안함)
○ 여덟 성곽은 속한 곳이 있다는 이야기.60) (풀이 안함)
○ 다섯 수레바퀴를 소홀히 해서는 안 된다.

눈은 수레바퀴가 있어서 각각 오장에 따르기 때문에 오장에 병이 있으면 반드시 수레바퀴에 나타나고 세력도 그렇다. 간장에 병이 있으면 바람 수레바퀴에 나타나고 폐장에 병이 있으면 기운 수레바퀴에 나타난다. 심장에 병이 있으면 피 수레바퀴에 나타나고 신장에 병이 있으면 물 수레바퀴에 나타나며 비장에 병이 있으면 살 수레바퀴에 나타난다. 이 다섯 수레바퀴로 쉽게 알 수 있다. 나무는 푸르고 쇠는 희며 물은 검고 불은 붉으며 흙은 노랗다는 이 다섯 가지 빛깔로도 쉽게 안다. 수레바퀴는 곧 빛깔이다. 뚜렷하면 현재의 증상인데 의사는 오히려 눈병의 조짐을 알지 못한다. 또 세차서 타고 들어감과 이겨서 업신여김, 함께 있는 병과 합쳐져 있는 병, 스스로 생긴 병과 전해서 생긴 병, 생김과 이김, 만듦과 변함, 변함과 통함이라는 오묘한 이치를 어떻게 알겠는가!

대략 수레바퀴는 드러남이고 오장은 바탕이다. 수레바퀴에 증상이 있으면 오장이 고르지 않기 때문이다. 드러나는 현재의 증상이 없다면 바탕에도 병이 없다. 지금 수레바퀴의 증상을 알지 못한다면 오장도 알지 못한다. 수레바퀴와 오장은 서로 따른다. 수레바퀴를 알지 못하면 드러남과 바탕이 뚜렷하지 않다. 드러남과 바탕이 이미 뚜렷하지 않은데 느리게 하거나 빠르게 해야 하는 지를 어떻게 알아서 사람의 병을 치료할 수 있겠느냐.

수레바퀴와 오장, 드러남과 바탕을 알아도 그 속에 생김과 이김, 스스로 된 병과 전해서 된 병, 또는 함께 있는 병과 합쳐진 병이 같지 않음을 모른다면 타고 들어감과 업신여김, 만듦과 변함, 변함과 통함의 오묘함을 알 수 없다. 또 드러남과 바탕, 느림과 빠름, 스스로와 전함, 같이 있음과 합침 등의 증상을 알아도 사람의 강함과 약함, 피에 있음과 기운에 있음, 받는 곳과 주는 곳, 북돋음과 빼냄이 같지 않은 것을 모른다면 순조로움과 거스름, 반대로 함과 바르게 함, 침과 지킴의 치료를 반드시 알 수 없다. 이러면 의사가 사람의 병을 어떻게 치료할 수 있겠느냐.

눈병에 걸린 환자는 많고 치료하는 눈병은 적다. 정말로 좋은 처방도 없으면서 화타가 다시 태어나지 않는다고 탄식하니 보기 싫구나! 화타가 다시 태어나도 사람들이 화타의 길을 훌륭히 밝힐 수 없을 것이다.

○ 여덟 성곽을 쓸모없다고 해서는 안 된다.

다섯 수레바퀴가 병이 된다고는 가끔 알아도 여덟 성곽이 병의 위치라는 것은

---

59) 《증치준승》과 내용이 같아서 풀이하지 않는다. 한문은 뒤에 붙여놓았다.

60) 《증치준승》과 내용이 같아서 풀이하지 않는다. 한문은 뒤에 붙여놓았다.

모른다. 하물며 경락의 신묘한 쓰임을 알고자 하겠느냐? 그래서 옛 사람은 경락에 밝지 못하면 눈먼 사람이 밤에 다니는 것이라고 했다. 여덟 성곽의 경락은 병을 진단하는 중요한 핵심으로 이 길을 업으로 삼는 사람이 어떻게 소홀히 할 수 있겠는가!

성곽의 병을 진단하는 것은 수레바퀴와 같지 않다. 수레바퀴는 부분의 생김새와 빛깔을 통해 밝히고 성곽은 수레바퀴 위에 핏줄과 실 같은 낙맥만으로 따져본다. 굵거나 가늘고 이어지거나 끊어지며 얽혀 있거나 곧고 붉거나 자줏빛인 낙맥이 어떤 위치에서 일어나 어떤 부분으로 들어갔는지를 가지고 어떤 오장이나 어떤 육부에 병이 있는 지를 따져본다. 얕음과 깊음, 가벼움과 심함, 피와 기운, 비워짐과 채워짐, 약함과 세참, 삿됨과 바름이 서로 같지 않다. 스스로 생긴 병과 전해서 생긴 병, 경락의 생김과 이김, 거스름과 순조로움을 잘 살펴서 고르게 치료할 뿐이다.

사람들은 여덟 성곽이 삼초처럼 이름은 있지만 실체는 없다고 말하면서 쓸 데 없다고 하는데 이것은 아주 잘못되었다. 어리석은 내가 《내경》을 보면 황제와 소유가 용감한 사람과 겁 많은 사람을 말할 때 용감한 사람은 굳세면서 빠르고 삼초와 살이 가로로 되어 있는데 겁 많은 사람은 부드러우면서 느슨하고 삼초와 살은 세로로 되어 있다고 하였다. (살에 생김새가 있다고 하는데 이것은 《난경》에 잘못이다.) 여덟 성곽은 위치가 있고 또 생김새가 있기 때문에 삼초와 견주는 듯하다. 그러나 여덟 성곽과 실 같은 낙맥은 삼초와 견주어 더욱 근거가 있다. 삼초는 근거가 있지만 안에 있어서 볼 수 없어서 항상 가로막의 위와 가로막의 아래를 나눈다. 하지만 여덟 성곽은 밖에서 잘 보이면서 병이 생기면 실 같은 낙맥으로 증명할 수 있다. 왜 쓸데없다고 하는가!

○ 눈은 귀중한 보배다.

크구나! 눈이 되는 것은 타고난 빈 구멍이고 처음 시작함의 으뜸 밝음이며 경락의 가장 알짜이고 속 기름과 겉 지킴의 기름즙이다. 이 때문에 금 구슬이나 구슬 즙이라고 부르며 그윽한 집이나 신비로운 문이라고도 부른다. 그 근원을 헤아려보니 실제로 음양이 기운을 쌓을 때 비롯하고 음양과 오행이 알짜를 뭉칠 때 비롯한다. 신비롭구나! 빈 구멍이 왼쪽과 오른쪽으로 벌려 나누어지고 타고난 것과 오묘하게 합쳐서 큰 검음을 갖춘다. 생각과 사물이 점점 뭉치면 알짜가 그 모인 것을 밝혀서 끝없이 넓게 비춘다.

모든 옛 이야기를 헤아려보니 폐장의 알짜가 올라 맺혀 기운 수레바퀴가 되고61) (풀이 안함)

그래서 옛사람이 '하늘에 두 개의 빛62)이 없으면 어떤 사물도 생기지 못하듯이 사람에게 두 눈이 없으면 어떤 사물도 볼 수 없다.'고 하였다. 참으로 이 말은 정성스러워서 생각할수록 아주 놀랍다.

사람의 알짜와 피는 끝이 있는데 어떻

---

61) 바로 위에 《증치준승》에 '다섯 수레바퀴'에 있는 내용과 같아서 풀이하지 않는다. 한문은 뒤에 붙여놓았다.

62) 해와 달.

게 함부로 진짜 타고난 기운을 스스로 베어 없애겠느냐. 한번 병에 걸리면 뉘우치기 시작한다. 그 원인을 찾아보면 술을 즐기거나 성생활을 즐기려는 하고픔이 끝이 없거나 또는 가래불로 머리바람증이 있거나 슬피 울어 크게 해치거나 생각을 너무 많이 하거나 바람과 모래, 연기를 막고 피하면서 조심하지 않았거나 오래 보거나 힘써서 쳐다보면서 쉬지 않았거나 또는 다섯 맛과 네 기운, 여섯 욕심과 일곱 감정을 절제하지 못했기 때문이다. 조금 나타났을 때 사람이 살피지 않으면 이미 병이 생기게 된다. 아직 피와 기운이 튼튼하다고 치료하지 않거나 스님과 무당이 신령에게 빌면서 치료하지 않는다면 고질병이 되어 뉘우치고 아쉬워도 할 수 없다. 금곡의 부자나 세 정승을 하는 영화가 있거나 편작이 다시 살아나도 고칠 수 없다. 아아! 훌륭하고 떳떳한 몸이 나무로 만든 인형과 같아지는구나.

《내경》에서 '병이 없기를 바란다면 먼저 작은 것을 만들어야 한다.'고 하였다. 병이 처음 일어나면 치료해야 한다고 말하는데 만드는 방법이 어찌 약뿐인가! 안으로는 마음을 맑게 하고 욕심을 적게 하며 밖으로는 보는 것을 아끼고 빛을 삼가야한다. 마음이 맑으면 불이 그치고 욕심이 없으면 물이 생긴다. 보는 것을 아끼면 눈이 일을 하지 않고 빛을 삼가면 기름이 항상 촉촉해진다. 오장육부에 병이 일어나지 않으면 눈에도 병이 생기지 않는다. 어떻게 눈병이 있겠는가! 공자가 '눈으로 나쁜 빛깔을 보지 말라.'고 하였고 안자는 경계하면서 '예가 아니면 보지도 말라.'고 하였다. 모두 보는 것을 바르게 하여 심장에 생각을 길러야하기 때문이다. 맹자도 '가슴 속이 바르지 못하면 눈동자가 흐리다'고 하였고 또 '사물이 사물과 만나면 그것에 끌려갈 뿐이다.'라고 하였다. 눈은 마음이 시키고 마음은 눈을 부추기기 때문이 아니겠느냐? 그러므로 노자도 '눈빛을 품어 진짜 기운을 감싸서 막아라.'고 하였고 환진자는 '눈에 사물이 드러나지 않으면 마음을 쓸 필요가 없고 마음을 쓸 필요가 없으면 생각이 달려가지 않는다. 생각이 달리가지 않으니 마음이 스스로 굳어진다. 마음이 바르지 않은데 어떻게 눈이 함부로 본다고 하지 않겠느냐?'고 하였다. 그러므로 옛 성현들은 지키는 방법이 있어서 길을 지켰다. 혀를 감싸 막고 빛을 품으며 마음을 맑게 하고 소리를 막아 하늘에 진짜를 길렀다. 덕이 있고 몸을 길렀기 때문에 눈에 병이 없을 뿐만 아니라 오래 살고 또 나이를 늘렸다.

3. 눈병의 원인

 눈은 바깥세상과 직접 맞닿아 있기 때문에 여러 가지 밖의 원인에 의해서 생기지만 몸 안의 오장육부와 경맥에 의해서도 생긴다.
 눈병은 다른 질환과 다르게 특징적인 원인이 있는데, 눈은 불이 없이는 병이 나지 않으며 눈병은 차가운 증상이 없고 비워진 증상과 뜨거운 증상만 있다는 사실이다. 차가운 증상이 없는 이유는 차가우면 피를 뻑뻑하게 하여 위로 올라가지 못하기 때문이다. 여섯 삿된 것과 안을 해친 것으로 생기는 눈병은 뜨거움증이나 비워짐증으로 나타난다. 흰자위가 붉으면 폐장이 뜨거움을 받았고 눈꺼풀이 벌겋게 부으면 비장이 뜨거움을 받았다. 검은자위에 겉흠이 생기면 간장이 뜨거움을 받았고 눈동자에 속흠이 있거나 눈동자구멍이 좁아지면 신장이 뜨거움은 받았다. 또 흰자위의 핏줄이 검은자위로 자라 들어가면 간장과 폐장에 뜨거움 때문이다. 눈이 붉게 붓고 눈이 부시며 눈물이 계속 나오고 아프다면 모두 불과 뜨거움 때문이다. 그러므로 눈병은 불을 잘 다스려야 한다. 심장을 맑게 하고 간장을 서늘하게 하며 기운과 피를 순조롭게 해야 한다.
 눈병의 원인은 안쪽 원인, 바깥 원인, 안팎이 아닌 원인으로 나누어진다.

1. 바깥 원인

 바깥 원인은 여섯 삿된 것인 바람, 추위, 더위, 축축함, 마름, 불에 의해서 생기는 데 특히 바람과 축축함, 불, 뜨거움이 많고 추위, 더위, 마름은 적다. 바람과 뜨거움이 많은 이유는 이것이 삿된 양이기 때문에 가볍고 위로 떠오른다. 삿된 바람이 들어온 경우는 부으면서 눈물이 나고 가렵다. 삿된 불과 뜨거움이 들어온 경우는 눈이 붉게 부으면서 뜨거운 감이 있다. 삿된 축축함이 들어온 경우는 붓고 가려우며 눈곱이 끼고 종창이 생긴다. 삿된 마름이 들어온 경우는 마르고 깔깔하며 조여드는 증상이 있다. 실제 임상에서는 여섯 삿된 것 중 한 가지가 아니라 둘 이상의 삿된 기운이 겹쳐서 생긴다. 바람과 뜨거움이 겹치면 눈물이 나고 붉게 부으면서 눈이 부시며 눈곱이 낀다. 바람과 축축함이 겹치면 눈물과 눈곱이 많고 부으며 눈꺼풀이 헌다. 뜨거움과 축축함이 겹치면 붉고 눈물이 나오며 심하게 붓는다.

 또 어떤 여섯 삿된 것이 다섯 수레바퀴 중 어디에 가장 먼저, 어떤 과정을 거쳐, 시간적으로 어떤 순서로, 어떤 증상이 나타났는지에 따라 다섯 수레바퀴에서 다양하게 나타난다. 눈병은 뜨거운 증상과 비워진 증상만 있다고 해서 병의 원인이 간단할 것 같지만 실제로는 병이 복잡하게 엉켜 들어가는 경우가 많기 때문에 이러한 증상을 잘 파악해야 한다. 전염병인 옮는 눈붉음증이나 급성 결막염이 갑자기 눈붉음증, 급성 각막염인 별모인 눈겉흠증인 경우에 위와 같은 여러 양태에 의해 각기 다른 증상과 예후를 가지기 때문에 꼼꼼하게 원인을 진단하는 것이 중요하다.

 눈병에서 뜨거움, 바람, 축축함은 주로 눈꺼풀과 안쪽이나 바깥 눈초리, 흰자위, 검은자위에 눈겉증을 일으킨다. 눈속증도 일으키기는 하지만 주요 원인은 아니다.

 2. 안쪽 원인
 안쪽 원인은 일곱 감정으로 안을 해침, 음식을 맞게 먹지 않음, 눈을 심하게 애씀 등이다. 눈병도 다른 병과 마찬가지로 바깥 원인 또는 안쪽 원인에 의해서만 일어나지 않고 '몸의 안쪽 상태에 원인이 있고 그 원인에 따라 바깥 세계와 반응하기 때문에' 생긴다. 눈병은 이러한 관련성이 더욱 크다. 일곱 감정은 흔히 스트레스라고 하는 기쁨, 성냄, 근심, 생각, 슬픔, 두려움, 놀람의 감정 변화를 말한다. 눈병은 특히 이러한 감정변화에 민감하게 반응하는 데 눈속증이나 눈겉증이든 눈병의 원인을 '불'이라고 말하는 주요 이유이기도 하다. 일곱 감정은 초기에는 간장에 기운이 뭉치거나 간장과 쓸개의 불이 세차서 눈에 병을 일으킨다. 만성으로 진행되면 오장의 알짜와 기운을 소모시켜 치료를 더욱 어렵게 한다.

 눈병에서 음식을 맞지 않게 먹음 중 가장 중요한 것이 술이다. 그리고 맵고 뜨거운 음식, 기름기가 많은 음식을 주의해야 하고 과식도 종종 문제를 일으킨다. 눈속증이나 눈겉증이든 눈병에 걸리면 무조건 술을 마시지 말도록 해야 한다. 간장과 비장에 우선 영향을 미치지만 신장과 폐장, 심장에도 함께 뜨거움을 생기게 해서 눈으로 치솟기 때문이다. 고추, 생강, 마늘, 겨자, 후추 같은 맵고 뜨거운 음식을 주의해야 한다. 눈병에 나쁜 음식은 술, 면류, 짠 것, 신 것, 튀김, 닭, 물고기 등이고 콩나물이나 미역국도 좋지 않다. 마, 무씨, 차와 과일류를 많이 먹는 것이 좋다.

 눈을 심하게 애씀은 눈병에서 한의사가 간과하기 쉬운 원인이다. 눈병은 주로 바깥에 삿된 뜨거운 바람이 안쪽에 간장에 불과 만나 생긴다고 알기 때문이다. 그러나 근본적으로 눈병이 나타나는 이유는 눈이 약하기 때문이다. 그리고 선천적으로 약할 수도 있지만 후천적으로 약한 주요 원인은 눈을 심하게 애써서 눈의 알짜와 기운을 없애버렸기 때문이다. 스마트폰 같은 작은 글씨를 오랫동안 본다든 지, 어두운 곳에서 집중해서 책을 본다든 지, 밝은 네온사인 글자를 본다든 지, TV를 오랫동안 본다든 지,

세밀한 조각을 한다든 지, 모닥불이나 달빛, 별빛을 오랫동안 본다든 지, 안개가 자욱한 거리를 오랫동안 걷는다든지 하면서 눈을 심하게 애쓰면 눈병을 생기게 하므로 주의해야 한다. 지나치게 울거나 피를 많이 흘리거나 밤낮으로 쉬지 않고 등산이나 여행을 다니는 것도 눈의 알짜와 기운을 없어지게 한다. 눈병이 있으면 주방에서 조리를 한다거나 다림질 같은 아주 작은 자극에도 병을 악화시키므로 더욱 조심해야 한다.

3. 안팎이 아닌 원인

안팎이 아닌 원인은 외상과 선천적인 원인에 의해 생기는 경우이다. 외상은 타박, 창상, 좌상, 화상과 유해물질에 의한 손상이다. 눈이 외상을 입었을 때 아무리 작은 충격이라도 심각한 영향을 줄 수 있으므로 초기 처치가 아주 중요하다. 또 예상하지 못한 후유증도 생길 수 있으므로 예후를 잘 지켜보아야 한다.

눈병은 선천적 원인인 경우도 많이 있는데 흔히 다르게 색보임증, 아이 눈동자구멍 열림증, 타고난 밤눈증, 고도근시 등이 해당된다. 또 어버이의 매독, 결핵, 풍진이나 면역질환인 류마티스 때문에 눈병이 생기기도 한다.

《비전안과용목론》

○ 세 가지 원인에 대한 증상과 치료.
환자가 지나치게 기뻐하거나 노여워하거나 근심과 생각이 겹치면 오장육부의 기운이 고르지 않다. 이렇게 뭉쳐서 생긴 맑은 가래는 기운을 따라 위로 올라가 골이 비워진 틈을 타고 보는이음새로 들어갔다가 눈에 몰래 흘러간다. 병이 가벼우면 침침하고 깔깔하지만 심하면 겉흠가림이 생기거나 눈곱이 끼면서 눈물이 흐르거나 군살이 생기거나 흰 막이 눈동자를 가린다. 모두 안에 원인이 있다.

자주 바람과 추위를 무릅쓰거나 더위와 습기를 피하지 않으면 삿된 것이 목 뒤로 들어와 비워진 틈을 타고 골로 들어간다. 이러면 속흠이 생기는데 속흠은 보통 푸른 눈바람증, 초록 눈바람증, 검은 눈바람증, 붉은 바람, 흰 바람, 흰 속흠, 노란 속흠 등을 말한다. 여덟 가지 바람에 따라 여러 가지 병증으로 변한다. 모두 밖에 원인이 있다.

지나치게 즐기려고 욕심을 부리거나 음식을 맞춰 먹지 않거나 다섯 가지 매운 음식을 먹거나 굽거나 말린 음식과 뜨거운 음식을 먹거나 말을 달리며 사냥을 하거나 연기와 먼지 속을 돌아다니거나 너무 일하면 밝게 보이는 근본을 해친다. 한 때 지나치게 놀았다고 하는데 100살까지 허물이 된다. 모두 안이나 밖에 원인이 아니다.

치료하려면 각각에 방법이 있다.

《하간육서》

○ 눈이 어둡거나 붉거나 붓거나 겉흠과 막이 있으면 모두 뜨거움에 속한다는 이야기.

눈이 어두워 또렷하지 않거나 눈이 붉게 붓고 아프거나 겉흠과 막이 있거나 눈초리에 부스럼이 있으면 모두 뜨거움이 된다. 눈이 어두우면 흔히 '눈이 검다'라고 부르는데 또 뜨거움이 된다. 그리고 평소 대낮에도 보이는 것이 없으면 뜨거운 기운이 심하게 뭉쳤다.

어떤 사람이 눈이 어두우면 간장과 신장이 비워지면서 차갑다고 말하는데 틀렸다. 간장이 눈을 주관하고 신장이 눈동자를 주관한다고 함부로 말하기 때문에 눈이 어두우면 비워지면서 차갑다고 함부로 말한다. 그러나 신장 물은 겨울이면서 음이기 때문에 비워지면 당연히 뜨거움이 생겨난다. 간장 나무는 봄이면서 양이기 때문에 비워지면 당연히 차갑다. 신장에 음과 간장에 양이 함께 비워졌는데 어떻게 차갑게 될 수 있겠느냐? 또 흔히 간장과 신장 속은 음이 채워졌고 양이 비워졌는데 눈이 어두울 이유가 없다고 말한다. 그리고 함부로 간장과 신장에 기운이 약해져서 눈에 이를 수 없다고 말한다. 《내경》에서 뜨거움이 심해서 눈이 어두우면 '눈이 검다'라고 말하는 것을 모른다. 어떻게 차가움이 원인인가? 또 장중경이 상한병에서 뜨거움이 아주 심하면 사람을 알아보지 못한다고 말했는데 눈이 먼 것이다. 《정리》에서 '뜨거움이 심해서 눈에 막혀 뭉쳤기 때문에 그렇게 되었다.'라고 하였다.

그리고 살갗에 땀구멍은 기운과 즙이 빠져나가는 구멍을 말한다. 기운에 문이라는 이름은 기운이 빠지는 문이라는 뜻이다. 살결이라는 이름은 기운과 즙이 나가는 살갗에 규칙적인 무늬라는 뜻이다. 귀신에 문이라는 이름은 그윽하고 심오한 문이라는 뜻이다. 타고난 집이라는 이름은 타고난 작은 집이라는 뜻이다. 타고난 집은 사물에 없는 것이 없다. 사람에 오장육부, 거죽, 털, 살, 힘살, 막, 뼈와 골, 손톱, 이빨과 세상의 모든 사물에 이르기까지 모두 있다. 기운이 들고 나면서 오르내리는 길이고 문이다.

기운은 생김새에 주인이고 생각에 어머니이며 생각과 기운, 알짜에 근본이다. 모든 사물에 으뜸이며 법칙에 변함이다. 그러므로 원양자가 《청정경》을 풀이하면서 '큰 법칙은 생김새가 없다. 기운이 부족하면 모든 사물을 기르지 못한다. 이 때문에 기운이 변해야 사물이 생기고 기운이 변해야 사물이 바뀐다. 기운이 세차면 사물이 튼튼하고 기운이 약하면 사물이 약해진다. 기운이 올바르면 사물이 조화롭고 기운이 어지러우면 사물이 병들며 기운이 끊어지면 사물이 죽는다.'고 하였다. 《내경》에서 '들고남을 못하면 신비로운 기틀이 변하거나 없어지고 오르내림을 쉬면 기운이 외로이 위태롭게 서있다. 그러므로 들고남이 없으면 생기고 자라고 변화하고 거둬들이고 감추는 것이 없다. 오르내림과 들고남에 기운이 있지 않은 경우는 없다.'고 하였다.

사람에 눈, 귀, 코, 혀, 몸, 뜻, 생각, 앎을 쓸 수 있으면 모두 오르내림과 들고남이 잘 통하기 때문이다. 막히는 곳이 있으면 쓸 수 없다. 눈은 보지 못하고 귀는 들리지 않으며 코는 냄새를 맡지 못하고 혀는 맛을 알지 못한다. 힘살이 약해지고 뼈를 잘 못 쓰며 이빨이 썩고 털이 빠진다. 살갗이 느끼지 못하고 대장이 빼내지 못한다. 모두 뜨거운 기운이 막히게 해서 타고난 오장육부가 꽉 닫혀 기운과 즙과 핏줄, 그리고 속 기름과 겉 지킴, 생각이 오르내리고 들고날 수 없기 때문이다.

  각각은 뭉친 것이 작거나 심함에 따라 병에 가벼움이나 심함을 살핀다. 그래서 뜨거움이 눈에 뭉쳐서 보지 못한다는 것을 안다. 눈이 조금 어둡다면 가까이에 이르러도 사물을 구별하기 어렵다. 눈에 신비로운 구멍이 작아졌기 때문에 발을 치고 사물을 보는 꼴이다. 또 눈이 파리 날개 같은 것을 본다면 신비로운 구멍이 닫히고 합쳐졌다. 또 눈이 어두우면서 검은 속티가 보인다면 뜨거운 기운이 심해서 눈에 나타났기 때문이다. 거세면 해치고 이어서 억누르기 때문에 오히려 눈물을 나오게 해서 기운과 즙이 어둡고 부족해진다. 그래서 가까이에 이르러야 보면서 또 검은 속티처럼 보인다.

  그리고 바람을 맞으면 눈물이 나오면서 눈이 어두워지면 뜨거움이 심하기 때문에 물이 변해서 만들었다. 《내경》에서 '치솟으면 눈에 보이는 것이 없다.'고 하였다. 사람이 치솟으면 양 기운은 위에 합치고 음 기운은 아래에 합친다. 양 기운이 위에 합치면 불이 홀로 빛나고 음 기운이 아래에 합치면 발이 차고 발이 차면 붓는다. 하나의 물은 다섯에 불을 이길 수 없기 때문에 눈이 어둡고 안 보이면서 바람을 맞으면 눈물이 흐르고 멈추지 않는다. 눈이 바람을 맞으면 양 기운이 안에서 알짜를 지키면서 불에 기운이 눈을 불사르기 때문에 바람을 보면 눈물이 흐른다.

《세의득효방》

○ 다섯 수레바퀴.

  흰자위는 폐장에 속하고 기운에 알짜이며 기운 수레바퀴이다. 검은자위는 간장에 속하고 힘살에 알짜이며 바람 수레바퀴이다. 위와 아래 눈꺼풀은 비장과 위장에 속하고 살에 알짜이며 살 수레바퀴이다. 안쪽과 바깥 눈초리는 심장에 속하고 피에 알짜이며 피 수레바퀴이다. 눈동자는 신장에 속하고 뼈에 알짜이며 물 수레바퀴이다.

  바람 수레바퀴 병에 원인은 기쁨과 분노가 평소와 다르거나 일을 하면서 마음을 쓰거나 낮에 먼 물체를 보거나 밤에 부지런히 작은 글씨의 책을 읽거나 눈의 힘을 많이 써서 바람 수레바퀴를 해쳤기 때문이다. 증상은 눈초리 끝이 더욱 깔깔하거나 눈동자 안의 한쪽이 아프거나 사물이 똑바로 보이지 않거나 눈꺼풀이 딴딴하면서 당긴다. 바람을 없애는 약을 쓴다.

  피 수레바퀴 병에 원인은 걱정이 많고 생각을 많이 하거나 슬프고 기뻐하는 감정이 어수선하면 안으로 마음을 움직이고 밖으로 눈을 치기 때문이다. 증상은 빨간 힘줄이 눈초리를 싸매거나 흰 가림이 눈동자로 들어오거나 눈꺼풀이 부어 뜨기 힘들거나 눈이 어둡고 많이 깔깔하다. 오랫동안 치료하지 않으면 점점 심해져 빛을 잃게 된다. 심장을 씻어내고 피를 서늘하게 하는 약을 쓴다.

  살 수레바퀴 병에 원인은 뜨거운 음식을 많이 먹거나 다섯 가지 매운 음식을 좋아하거나 먼 길을 달리거나 배부르게 먹고 잠자기를 좋아하여 바람 가래가 쌓이고 막히기 때문이다. 증상은 눈꺼풀이 붉게 붓거나 갑자기 붉고 어둡게 보이거나 눈에 항상 눈물이 가득하거나 눈썹이 눈을 찔러 깔깔하고 아프거나 엉긴 피가 눈동자로 들어온다. 비장을 깨우는 약을 쓴다.

기운 수레바퀴 병에 원인은 추위나 더위에 무릎쓰거나 찬 음료를 마시거나 몸이 허약할 때 삿된 차가움이 안으로 들어왔기 때문이다. 증상은 아프거나 어둡고 흰자위로 전해 힘줄이 많으면서 붓고 붉거나 해를 보면 안개에 가린 듯이 하거나 사물을 보면 연기가 나는 듯하다. 오랫동안 치료하지 못하면 변하여 흰 막이 생기고 검게 어둡고 눈을 뜨지 못한다.

물 수레바퀴 병에 원인은 쉬지 않고 일하거나 만족하지 않고 끝없이 욕심을 부리거나 많이 놀라 생각을 해치거나 크게 화내서 뜻을 해치고 더해서 술과 밀가루 음식을 많이 먹고 짜고 매운 음식을 잘 먹어 신장 경맥을 움직여 눈동자로 통했기 때문이다. 증상은 눈꺼풀 위에 찬 눈물이 가득 흐르거나 눈앞에 파리가 서로 다투듯 날아다닌다. 쌓이고 모인 바람으로 허약해져 깔깔하거나 가려우면 겉흠 가림이 되고 많이 캄캄하고 어두워진다. 신장을 북돋는 약을 쓴다.

하늘 성곽 병에 원인은 구름 속의 기러기를 쏘거나 달빛 아래에서 글을 보거나 비리거나 누린내가 나는 음식을 많이 먹거나 추위와 더위에 무릅써서 병이 된다. 증상은 안에서 움직이는 사물에 생긴 연기를 보거나 눈초리가 아파서 뜨기 어렵다. 따져도 알 수 없다.

땅 성곽 병에 원인은 축축함이 머리 위에 쌓이거나 찬 것이 눈동자로 스며들었기 때문이다. 증상은 눈꺼풀이 딴딴하게 당기고 엉긴 피로 부스럼이 생긴다.

불 성곽 병에 원인은 심장에 생각에 두려움이 있어 붉은 핏줄이 눈초리로 들어오거나 피가 눈동자로 스며들거나 뜨거운 눈물을 쏟아내기 때문이다. 증상은 눈꺼풀 끝이 붉고 눈동자 안의 한쪽이 아프고 뜨거운 눈물이 흘러 눈을 뜨기 어렵다.

물 성곽 병에 원인은 크게 힘써서 일을 하거나 몽둥이로 치면서 싸우거나 활을 당기면서 빨리 말을 타기 때문이다. 증상은 항상 눈이 어둡고 둘로 보이거나 눈동자가 어지럽고 눈물이 많다.

바람 성곽 병에 원인은 베개 주위에 창문 구멍으로 바람이 있는데 막을 수 없어 앉거나 누웠을 때 골로 삿된 바람을 맞았기 때문이다. 증상은 검은자위가 몹시 가렵거나 두 개의 눈꺼풀이 항상 짓무르거나 눈이 잘 보이지 않으며 눈물이 많다.

우뢰 성곽 병에 원인은 잠을 자지 못하거나 술 먹은 다음에 성생활을 하여 핏줄이 그득하게 넘치고 알짜가 막히며 바람이 비워진 안에 모였다가 위를 쳤기 때문이다. 증상은 눈초리 끝이 붉게 붓거나 눈꺼풀 안에 종기가 생기거나 속눈썹이 거꾸로 되어 찌르거나 군살이 눈동자를 가린다.

산 성곽 병에 원인은 맞거나 찔리거나 부딪쳤기 때문이다. 증상은 살이 두 눈꺼풀에 생기거나 겉흠이 두 눈을 가린다. 빨리 치료하지 않으면 영원히 눈이 침침하고 어두워지거나 엉긴 피가 눈동자로 들어온다.

연못 성곽 병에 원인은 봄에 풀어지지 않거나 겨울에 양의 독이 모이거나 기름기 있는 음식을 많이 먹거나 뜨거운 음식물을 지나치게 먹었기 때문이다. 증상은 골 기름이 뭉치고 모여 피눈물이 물밀듯이 쳐서 안개 서린 대롱으로 보는 듯이 하거나 벌이 이리저리 날아다니거나 검은 속티가 항상 가득차서 바라보기 힘들다.

《원기계미》[63]

○ 넘치는 뜨거움이 오히려 이기는 병.
 기름지고 좋은 음식이 변해서 지나치게 도와주었거나 기운과 피를 모두 세차게 타고났거나 거센 양이 위로 불타올라서 음이 돕지 못하거나 삿된 것이 경락으로 들어왔는데 안에서 다스리지 못하면 이 때문에 변하고 변해서 뜨거움이 된다. 뜨거움은 불이 되고 불에 타고난 바탕은 위로 불타오른다. 족궐음간경은 나무가 되고 나무는 불을 생기게 한다. 어미가 자식을 품지만 자식이 넘치게 힘세면 오히려 이겨서 해치게 된다. 간장은 눈으로 구멍이 열려 있기 때문에 간장이 이김을 당하면 눈도 병이 든다.
 이 병은 눈곱이 많으면서 흐릿하고 당기면서 깔깔하며 붉은 핏줄이 검은자위로 들어간다. 오장육부가 꽉 맺혀있으면 심한데 심하면 작약청간산이나 통기이중환으로 치료한다. 눈곱이 많고 당기면서 깔깔하며 붉은 핏줄이 검은자위로 들어가지만 오장육부가 꽉 맺혀있지 않으면 가벼운 병이다. 대황과 망초를 줄인 작

[63] 여기에서 말한 처방 내용은 책 뒤에 '눈병 대표 처방' 안에 붙여 놓았다.

약청간산이나 황련천화분환으로 치료한다. 불이 세차면 통기이중환을 먹는다. 눈 둘레가 짓무르면 안으로 위의 약을 먹고 밖으로 황련노감석산을 발라 짓무른 곳을 아물게 한다. 더불어 춘설고, 용뇌황련고, 축비벽운산을 써서 삿된 뜨거움을 친다. 이것이 넘치는 뜨거움이 오히려 이기는 병을 치료하는 방법이다.
 기름지고 좋은 곡식이 변하지 않았거나 기운과 피가 함께 세차지 않았거나 거센 양이 위로 불타오르지 않았거나 삿된 것이 경락에 들어가지 않았으면 이것을 써서는 안 된다. 이 방법을 쓰면 차가운 약이 위장을 해쳐서 위장 기운이 뜻대로 오르지 못해 오히려 해친다. 어떻게 병을 치료할 수 있겠느냐. 슬프다. 살펴야 한다.

○ 뜨거운 바람을 억누르지 못한 병.
 바람이 사물을 움직이면 뜨거움이 생기는데 불꽃을 일으키려면 바람이 부는 것과 같다. 이렇게 사물은 끼리끼리 불러서 그 사이를 거스르지 않는다. 뜨거움 때문에 불렀다면 밖에서 온 것이다. 또 오랜 뜨거움이 흩어지지 않다가 스스로 생겼다면 안에서 나타난 것이다. 안과 밖이 삿되게 되지만 병은 오직 하나이다. 넘치는 뜨거움이 해친 병은 이미 앞에서 적어놓았다. 여기에 삿된 바람이 더해졌는데 해침이 어떻게 멈추겠는가?
 바람이 더해지면 머리가 아프고 바람이 더해지면 코가 막히며 바람이 더해지면 부어오른다. 바람이 더해지면 콧물과 눈물이 나고 바람이 더해지면 머리꼭대기가 무거우며 바람이 더해지면 눈썹 뼈가 시고 아프다. 이런 것이 하나라도 있으

면 강활승풍탕으로 치료한다. 바람이 더해져서 가려우면 행인과 용담초를 가루 내어 달인 물로 눈을 씻는다. 환자가 이런 여러 증상이 있는데 약을 먹지 않거나 잘못된 약을 먹으면 반드시 겉흠이 생긴다. 겉흠은 구름이나 안개 같거나 실마리 같거나 저울눈 같다. 저울눈 같은 겉흠은 점이 하나이거나 3~4개 또는 수십 개에 이르기도 한다. 소라돌기 같은 겉흠은 병이 오래되어 없어지지 않거나 치료를 잘못해서 마지막까지 다다른 것이다. 차가운 약을 많이 먹으면 비장과 위장을 해쳐 마음대로 위로 올라가지 못해서 점점 이 병이 된다.

그리고 반드시 경락을 밝혀야 잘 다룰 수 있다. 가림이 안쪽 눈초리부터 생기면 수태양경과 족태양경이 샃됨을 받았다. 소장경과 방광경을 치료하기 위해 강활승풍탕에 만형자 창출을 더 넣는다. 가림이 바깥눈초리에서 들어오면 족소양경과 수소양경, 수태양경이 샃됨을 받았다. 담경과 삼초경, 소장경을 치료하기 위해 강활승풍탕에 용담초 고본을 더 넣고 인삼을 조금 넣는다. 눈 주위에서 아래쪽에 있으면 족궐음경과 수소음경이 샃됨을 받았다. 간경과 심경을 치료하기 위해 강활승풍탕에 황련을 더 넣고 시호를 2배로 한다. 밑 부분에서 위쪽에 있으면 수태양경이 샃됨을 받았다. 소장경을 치료하기 위해 강활승풍탕에 목통 오미자를 더 넣는다. 뜨거움이 심하면 넘치는 뜨거움을 치료하는 약을 같이 먹는다. 이 증상에 축비벽운산도 같이 치료하는데 냄비뚜껑을 여는 방법으로 콧속에 불어넣으면 효과가 있다. 그러나 힘이 적으면서 날카롭기 때문에 때도 없이 써서 항상 힘을 모아야 한다. 시작할 때는 쉽지만 오래하면 어렵다. 점점 다시 하면서 다시 하고 점점 다시 하고 또 다시 한다. 빠르게 다시 한다고 치료하지 못한다.

지금 세상에 의사가 겉흠을 벗기는 약을 쓰거나 손으로 겉흠을 벗기는 방법을 쓰는 경우가 있다. 슬프다! 겉흠은 부스럼과 같은데 이렇게 해서 낫겠느냐? 서투른 사람이 이 방법을 쓰면 이롭지 않을 뿐만 아니라 더 심하게 해친다. 어리석은 사람이 이것을 받으면 기뻐하겠지만 깨닫지 못할 것이다. 슬프다! 그래서 뜨거운 바람을 억누르지 못한 병에 치료법을 적어놓는다.

○ 일곱 감정, 다섯 도적, 심하게 일함, 배고픔이나 배부름으로 생긴 병.

《음양응상대론》에 '하늘에는 네 가지 계절이 있어 생기거나 자라거나 거두거나 감추고 춥거나 덥거나 마르거나 축축하거나 바람이 있다.'고 하였다. 추위와 더위, 마름과 축축함, 바람이 나타날 때는 계절에 마땅해야 그 사이에서 모두가 함께 생긴다. 추위와 더위, 마름과 축축함, 바람이 나타날 때에 계절에 마땅하지 않으면 모든 사물이 함께 죽는다. 그래서 '네 계절에 생기고 네 계절에 죽는다.'고 하였다. 또 《음양응상대론》에서 '사람에게는 오장이 있는데 변해서 다섯 기운이 된다. 그것은 기쁨, 성냄, 우울함, 슬픔, 두려움이다.'고 하였다. 기쁨과 성냄, 우울함, 슬픔, 두려움이 나타날 때에 잘 맞추면 모든 구멍이 함께 살아난다. 그러나 기쁨과 성냄, 우울함, 슬픔, 두려움이 나타날 때 잘 맞추지 못하면 모든 구멍이 죽는다. 그래서 '오장에서 생기고 오장에서 죽는다.'고 하였다. 눈은 구멍 중에 하나이다. 빛이 밝으면 커다란 산과 내부터 가느다란 털과 가시까지, 높은 구름부터 깊은 샘에 모래까지 모두 볼 수 있다. 비출 때는 끝이 없는 것은 끝이 있게 되고 또 끝이 있는 것은 또 끝이 되지 않는다. 벌어졌다 오므리고 움직였다 움직이지 않으면서 한 줄기와 한 점이 된다. 얼마나 힘이 강해야 이것을 할 수 있겠느냐! 모두 생기고 생기는 자연의 길이다.

또 일곱 감정으로 안을 해치거나 다섯 도적으로 밖을 빼앗기거나 배고픔과 배부름이 지나치거나 심하게 일하는 경우가 있다. 족양명위경과 족태음비경은 두 흙이면서 생기고 생기게 하는 샘이다. 일곱 감정과 다섯 도적은 두 경맥을 모두 해치고 배고픔이나 배부름은 위장을 해치며 심하게 일함은 비장을 해치기 때문에 흙에 병이 걸린다. 생기고 생기면서 자연스러운 몸이 생기고 생기면서 자연스러운 쓰임이 될 수 없어서 병에 걸린다. 이것을 일곱 감정과 다섯 도적, 심하게 심함, 배고픔이나 배부름으로 생긴 병이라고 부른다.

이 병은 눈이 붉고 눈자위나 눈알이 아프며 침으로 찌르듯이 아파서 태양혈까지 미친다. 눈꺼풀에 힘이 없어 졸린 듯이 감기며 감히 오래 보지 못하고 오래 보면 눈이 시고 아프다. 생긴 겉흠은 모두 아래로 눌리는데 눌린 것은 둥글거나 네모나고 길거나 짧으며 점 같거나 실마리 같고 침처럼 뾰족하거나 홈처럼 깎인

다. 이런 증상이 있으면 시호복생탕과 황련양간환으로 치료한다. 눈자위가 몹시 아프면 당귀양영탕과 조양활혈탕, 가감지황환, 결명익음환으로 치료하거나 당귀를 더 넣은 황련양간환이나 용뇌황련고로 치료한다. 위에 여러 처방들은 모두 양 기운을 올리는 약이다. 그 중에 황련 황금 같은 약들은 다섯 도적을 없앤다. 축비벽운산도 그 사이에 쓰면 좋다. 대황 망초 견우자 석고 치자 같은 약들은 가장 꺼려야 하는데 쓰게 되면 병이 더 심해진다.

○ 삿됨이 피를 이겨서 피가 뭉쳐 돌지 않는 병.

피는 음에 사물로 땅의 샘물과 같기 때문에 원래 타고난 바탕은 가만히 있지만 돌아다니면 기세가 있다. 돌아다님은 양이므로 음 속에 양이 있다. 또 물속에 불이 있는 모습처럼 음이 밖에 있고 양이 안에 있기 때문에 돌아다닌다. 그리고 순수한 음이기 때문에 돌아다니지 않으면 뭉치고 뭉치면 경락이 통하지 않는다. 《내경》에서 '족양명위경의 경맥은 항상 기운이 많고 피가 많다.'고 했고 또 '족양명위경의 경맥은 항상 기운을 만들고 피를 만든다.'고도 했다. 수태양소장경의 경맥은 낙맥이 눈초리에 비껴있고 족태양방광경의 경맥은 안쪽 눈초리에서 일어난다. 두 경맥은 모두 피가 많고 기운이 적기 때문에 피에 병이 들면 돌지 않아서 피가 많아지고 쉽게 뭉친다.

《영란비전론》에서 '비장과 위장은 곳간의 관리와 같아서 다섯 맛이 나온다. 다섯 맛이 삿되면 위장을 해치고 위장을 해치면 피에 병이다. 곧 삿된 다섯 맛을

바탕으로 해서 병이 생긴다.'고 하였다. 또 '소장은 받아들여 간직하는 관리와 같아서 사물을 변하게 하는 것이 나오는데 차가움을 만나면 그 변화가 막힌다.'고 하였다. 또 '방광은 물길을 내는 관리와 같아서 진액을 간직하는데 바람을 만나면 간직한 것이 흩여진다.'고 하였다. 한번 막히거나 한번 흩어진다면 피도 병이 든다. 삿된 차가운 바람이 끝에서 생겨서 삿됨이 이기면 피가 움직이지 않는 병이 되고 피가 움직이지 않으면 점점 막힌다. 피가 막히면 쉽게 뭉치고 피가 뭉치면 비로소 병이 밖에서 보인다. 이것은 눈초리에 비껴있거나 안쪽 눈초리에서 일어나기 때문에 눈 둘레가 사물에 맞은 것처럼 검푸르다. 심하면 흰자위도 검푸르고 가벼우면 반점이 생긴다. 하지만 아프지 않고 가렵지도 않으며 눈물과 눈곱이나 눈이 부시거나 껄끄러운 증상은 없다. 이것이 삿됨이 피를 이겨서 피가 뭉쳐 돌지 않는 병이라고 한다.

처음 생길 때는 바람에 해친 증상과 비슷하지만 1~2일이 지나면서 이 병이 나타난다. 천궁행경산과 소응대환자로 치료한다. 눈자위가 아프면 다시 당귀양영탕으로 치료한다. 이처럼 치료하면 뭉친 것이 다시 막히지 않고 막힌 것이 다시 돌아다니며 돌아다니지 않는 것이 다시 돌아다닌다. 그래서 삿된 것이 없어지고 병이 나아서 피가 예전처럼 돌아온다. 이 뜻으로 낫지 않는 것이 없다. 이것에 뜻을 두지 않는다면 낫는 것이 없다.

○ 기운이 안을 해쳐서 흩어져 모이지 않는 병.

기운은 양에 사물로 하늘의 구름이나 안개 같은 종류이며 타고난 바탕은 원래 움직였다가 모이는 것이다. 모이면 음이 되며 양 속에 음이 있다. 불 속에 물이 있는 모습처럼 양이 밖에 있고 음이 안에 있기 때문에 모이지 않는다. 모이지 않으면 흩어지고 흩어지면 경락이 거두지 못한다. 《경》에서 '족양명위경의 경맥은 항상 기운을 만들고 피를 만든다. 일곱 감정으로 안을 해치게 되면 먼저 비장과 위장에 병이 든다. 성냄은 일곱 감정 중에 하나이다. 위장병과 비장병은 또한 기운에 병이다.'고 하였다. 《음양응상대론》에서는 '족궐음간경은 눈을 주관하고 뜻은 성냄이 된다.'고 하였다. 심하게 화내면 간장을 해치고 비장과 위장을 해친다. 비장과 위장을 해치면 기운이 모이지 않고 간장을 해치면 눈속물이 흩어진다. 어쨌든 눈속물도 기운이 모인 것이다.

이 병은 눈곱이나 눈물, 아픔이나 가려움, 눈부심이나 심한 깔깔함 같은 증상이 없다. 처음에는 단지 흐릿해서 안개 속을 걷는 것 같다가 점차 빈 곳에 검은 속티가 보인다. 또 점점 사물이 둘로 보이고 오래되면 빛을 받아들이지 못해 볼 수 없게 된다. 그러면서 눈속물이 점점 흩어지고 또 흩어져서 모두 흩어지게 된다. 처음에 조금씩 흩어졌을 때는 천금자주환 같은 억누르는 약이나 석곡야광환 같은 북돋는 약이나 익음신기환 같은 물을 튼튼히 하는 약으로 치료한다. 뜨거움이 있으면 자음지황환으로 치료한다. 이 병은 매우 치료하기 어렵기 때문에 이 약을 아주 오랫동안 먹어야 한다.

반드시 배고프거나 배부르게 음식을 먹지 말고 심하게 일하지 말아야 한다. 일곱 감정과 다섯 도적을 물리쳐야 하고 덕성을 순수하게 해야 한다. 그래야 거의 효과가 있고 그렇지 않으면 반드시 눈을 쓰지 못한다. 눈을 쓰지 못했다면 결국 다시 치료할 수 없지만 오랜 병으로 빛을 받아들이지 못했다면 다시 치료할 수 있다. 어떤 경우는 갑자기 화를 내서 눈속물이 따라 흩어지고 빛을 받아들이지 못하다가 처음도 없이 점점 심해진다. 이렇게 한번 가면 영원히 다시 치료할 수 없다.

 또 사물에 맞서서 눈동자구멍이 벌어진 경우는 갑자기 화를 내는 증상과 같아서 다시 치료할 수 없다. 흔히 장님증이라고 부른다. 흔히 이 병을 잘 살펴보지 않고 대개 눈이 어둡지만 해치지 않았다고 말한다. 처음에는 마음에 두지 않다가 속흠가림이 되었는데도 알지 못한다. 뜨거움 때문이라고 하면서 서늘한 약을 주는데 서늘한 약이 위장을 해친다는 것을 알지 못한다. 더구나 서늘함은 가을과 쇠가 되고 간장은 봄과 나무가 됨을 알지 못한다. 결국 서늘한 약이 또 간장을 해쳐서 종종 눈을 쓰지 못하게 된다. 환자는 시드는데 약 때문이 아니고 운명이라고 말한다. 의사는 군더더기가 되는데 스스로 깨닫지 못하고 병이 못나서 그렇다고 말한다. 둘 중에 누가 죄를 지었나. 내가 거듭 봐도 서늘한 약을 준 의사에 잘못이다.

○ 피와 기운이 나눠지지 않고 섞여 결국 엉긴 병.

 가볍고 맑으면서 둥글고 튼튼하면 하늘이 된다. 머리는 하늘을 닮았다. 무겁고 흐리면서 네모나고 두터우면 땅이 된다. 발은 땅을 닮았다. 빠르게 오르내리거나 오가면 구름이 된다. 그래서 기운은 구름을 닮았다. 흐르거나 빙빙 돌면 물이 된다. 그래서 피는 물을 닮았다. 하늘은 내려오고 땅은 오르며 구름은 올라가고 물은 흐른다. 각자 그 성품이 마땅하기 때문에 만물이 생기면서 다함이 없다. 양이 평온하면 음이 숨고 기운이 움직이면 피가 따라간다. 각자 조화를 이루기 때문에 온 몸이 다스려지면서 여유가 있다. 이와 반대로 하늘과 땅이 오르내리지 않고 구름과 물이 오르면서 흐르지 않으면 각자 그 성품이 마땅하지 않다. 또 음양이 평온하면서 숨겨져 있지 않고 기운과 피가 움직이면서 따라가지 않으면 각자 조화를 이루지 못한다. 그러므로 사람 몸은 작은 우주라고 한다.

《난경》에 '피는 속 기름이고 기운은 겉 지킴이 된다. 피는 맥 속에서 움직이고 기운은 맥 밖에서 움직인다.'고 하였다. 이것을 볼 때 피와 기운은 나뉘져서 서로 섞이지 않고 또 돌아다녀도 서로 가로막지 않음이 뚜렷하다. 그래서 구름이 올라가고 물이 흐르는 것도 서로 섞이지 않는다고 안다. 피와 기운도 이처럼 서로 섞이지 않으려고 한다. 섞이면 가로막고 막히면 맺히며 맺히면 가서 돌아오지 못한다. 이 때문에 살갗 속에서 몰래 일어나 결국 혹이 생긴다. 혹은 각각의 경락에 따라 보이는데 혹이 눈썹 위에 있으면 수소음심경맥과 족궐음간경맥에 피와 기운이 섞여서 맺혔다. 처음에는 콩알만 하다가 피와 기운이 약하면 멈추고 다시 길어지지 않는다. 또 오랫동안 멈추었다가 다시 길어지는데 피와 기운이 세차면 점점 길어진다. 길어지면 끝이 없어서 술잔만 하거나 밥사발만 하게 된다. 모두 콩알만 하다가 커진다.

치료는 처음에 귀신이 범하지 않은 날을 가려 환자는 음식을 배불리 먹고 굶지 않게 한다. 먼저 찬 우물물로 눈을 얼음처럼 차갑게 씻어서 기운과 피가 움직이지 못하게 한다. 그리고 왼손으로 구리 젓가락을 잡고 눈썹 위를 누르면서 오른손으로 눈꺼풀을 뒤집는다. 뒤집으면 혹 같은 군살이 튀어나오는데 왼손 엄지손가락으로 눌러 움직이지 못하게 한다. 다시 오른손으로 작고 끝이 뾰족한 칼을 잡고 혹을 터뜨린 다음에 두 손에 엄지손가락 손톱으로 짜서 나오게 한다. 나오면 콩알 같은 작은 누런 기름 같다. 나왔는데 뿌리가 끊어지지 않았을까 걱정된다면 다시 뾰족한 칼끝으로 끊고 우물물로 다시 씻으면 다음에도 병이 없다. 손으로 빠르게 해야 기술이 좋다. 모두 마치고 나서 방풍산결탕을 여러 번 먹으면 낫는다.

이 병은 이런 방법이 아니면 낫지 않는다. 어째서 인가. 피와 기운이 처음 섞였을 때는 약으로 치료할 수 있다. 하지만 환자가 피와 기운이 섞인 줄 모르다가 이처럼 맺혀 있으면 약이 미칠 수 없다. 그래서 반드시 이런 손을 쓰는 방법으로 없애야한다. 없애고 나서는 뿜어내는 약으로 흩어지게 한다. 약과 손쓰는 방법을 모두 해야 치료를 마칠 수 있다.

○ 뜨거움이 쌓여 반드시 터지는 병.

쌓인다는 것은 거듭 겹쳐서 풀어지지 않는 꼴이다. 뜨거움은 양이고 양은 항상 평온하면 된다. 양이 지나치면 삿된 것이 되고 삿된 것은 항상 움직이며 움직이면 병이 쉽게 보인다. 쉽게 보이기 때문에 쉽게 치료한다. 이것은 앞에서 말한 넘치는 뜨거움으로 된 병이다. 삿된 것이 깊이 돌아다니지 않고 쌓여 웅크리고 있다. 웅크리고 또 웅크려서 점점 세월이 흘러 모이면 어쩔 수 없이 쌓이게 된다. 오래 쌓였다가 점점 오래되면 반드시 터지고 터지기 시작하면 병이 보인다. 병이 보이면 치료하기 어렵지만 치료하기 어렵더라도 치료하지 못하지는 않는다. 오래 쌓일수록 터진 것도 깊다. 어째서인가. 터지는 것은 사물과 같다. 무너졌다고 알면 거의 구할 수 있다.

이 병은 은근히 깔깔하면서 편하지 않다가 조금씩 눈이 침침하고 사물이 흐리게 보인다. 그리고 안쪽 눈초리에 있는 경혈에 침의 눈 같은 구멍이 생겨 누르면 맑은 고름이 나온다. 두 눈 모두 병이 있는 경우와 한쪽 눈에만 병이 있는 경우가 있다. 눈은 간장에 속하고 안쪽 눈초리는 방광에 속한다. 대개 이 두 경맥에 삿된 것이 쌓여 병이 되기 때문에 뜨거움이 쌓이면서 터지는 병이라고 한다. 새는 구멍이 있는 눈이라고도 한다. 죽엽사경탕으로 치료하고 똥이 딱딱하지 않으면 대황을 줄여 쓴다. 꿀로 만든 해독환으로도 치료한다. 그렇지 않고 약을 잘못 써서 병이 오래되면 마지막에는 마르는 병이 된다.

○ 양이 약해서 음을 막을 수 없는 병.

물었다. 어떤 사람이 낮에는 잘 볼 수 있는데 밤에는 보지 못했다. 불과 빛,

달빛이 있어도 사물을 알 수 없는데 왜 그런가? 대답했다. 이것은 양이 약해서 음을 막을 수 없는 병으로 밤눈증이라고 한다.

물었다. 그것을 어떻게 아는가? 대답했다. 《내경 생기통천론》에 '예로부터 하늘에 통하는 것이 삶의 근본이고 음양을 본받는 것이라고 하였다. 하늘과 땅 사이 온 사방에 있는 아홉 지역, 아홉 구멍과 오장, 열두 마디에 기운은 모두 하늘 기운으로 통한다.'고 하였다. 또 '양 기운은 하루 동안 밖을 주관한다. 사람의 기운은 아침에 생겨서 낮에 세찼다가 해가 지면 약해지면서 기운의 문이 닫힌다.'고 하였다. 또 '양이 음을 이기지 못하면 오장의 기운이 서로 싸워서 아홉 구멍이 통하지 않는다.'고 하였다. 이것 때문에 안다.

물었다. 양이란 어떤 사물인가? 대답했다. 사람의 기운은 네 계절에서 봄과 여름이 양이 된다. 하루 중에는 아침부터 어두울 때까지이다. 오장육부에서는 육부가 양이다.

물었다. 양이 어째서 음을 막을 수 없느냐? 대답했다. 사람이 태어나면 비장과 위장이 가운데에 있으면서 주인이 된다. 《영란비전》에 '비장과 위장은 창고의 관리와 같고 오행으로는 흙이다. 흙은 모든 사물을 생기게 하므로 기운의 근원이다. 성품은 생김을 좋아하고 죽임을 싫어한다. 봄과 여름은 생기면서 자라며 가을과 겨울은 거두면서 간직한다. 근심과 생각함, 두려움과 성냄, 심하게 일함, 배고픔과 배부름이 지나쳐서 맞추지 않으면 모두 비장과 위장을 해친다. 비장과 위장을 해치면 양 기운이 아래로 내려가고 양 기운이 아래로 꺼지면 네 계절과 하루, 오장육부 속에 양 기운이 모두 약해진다. 양 기운이 약해지면 네 계절과 하루, 오장육부 속에 음 기운이 홀로 세차다. 음 기운이 세차기 때문에 양이 음을 막을 수 없다.

물었다. 어째서 밤에 볼 수 없느냐? 대답했다. 눈은 간장이고 간장은 족궐음경이며 눈동자는 신장이고 족소음경이다. 간장은 나무에 속하고 신장은 물에 속하며 물은 나무를 생기게 한다. 대개 함께 생기게 한다. 성냄은 간장을 해치고 싫어함은 신장을 해치는데 간장과 신장을 해치면 생기게 할 수 없다. 낮은 양이 되는데 하늘에 양이다. 낮은 양이 되는데 사람도 여기에 따른다. 근심과 생각함, 두려움과 성냄, 심하게 일함, 배고픔과 배부름으로 해치면 양 기운이 아래로 꺼진다. 그러나 하늘에 양이 세차고 음이 약할 때는 나에 양 기운이 비록 약하더라도 어쩔 수 없이 따라서 위로 올라간다. 이 때문에 낮에는 밝게 볼 수 있다. 밤은 음이 되는데 하늘에 음이다. 밤은 음이 되는데 사람도 여기에 따른다. 근심과 생각함, 두려움과 성냄, 심하게 일함, 배고픔과 배부름으로 해치면 양 기운이 아래로 꺼진다. 그리고 하늘에 음이 세차고 양이 약할 때는 나에 양 기운이 이미 약해서 어쩔 수 없이 그냥 엎드려 있다. 이 때문에 밤에는 볼 수 없다.

물었다. 어떻게 치료하느냐? 대답했다. 음을 누르고 양을 끌어올리는 약인 결명야령산으로 치료한다.

물었다. 이런 병은 주로 부자이거나 귀한 사람에게 있느냐? 가난하거나 비천한 사람에게 있느냐? 대답했다. 근심과 생각함, 두려움과 성냄, 심하게 일함, 배고픔과 배부름이 부귀한 사람에게 심하겠느냐? 아니다. 특히 가난하고 비천한 사람에게 피할 수 없다. 듣고 보니 옳다.

○ 음이 약해 양과 어울릴 수 없는 병.
오장은 한쪽만 이김이 없고 비워진 양은 북돋는 방법이 없다. 육부는 조화로움이 있고 약한 음은 억지로 다스림이 있다. 심장, 간장, 비장, 폐장과 신장의 오장은 서로 돕고 생기게 한다. 그래서 하나의 오장이 넘치면 나머지 네 오장은 부족해진다. 이것을 오장은 한쪽만 이김이 없다고 한다. 뜨거나 흩어진다면 양에 뿌리가 없다고 한다. 그래서 더해서 채우려고 하면 오히려 막을 수 없다. 이것을 비워진 양은 북돋는 방법이 없다고 한다. 방광, 대장과 소장, 삼초, 쓸개, 심포 낙맥은 각자 주인이 있고 고르게 숨어서 영원히 위태로워지지 않는다. 이것을 육부가 조화로움이 있다고 한다. 약해서 도와줄 수 없으면 양을 다스리지 못하지만 반대로 짝지으려고 여러 방법으로 세차게 한다. 이것을 약한 음은 억지로 다스림이 있다고 한다.

《정미론》에서 '심장은 오장의 알짜이고 눈은 그 구멍이며 또 간장의 구멍이다.'라고 했다. 신장은 뼈를 만들고 뼈는 알짜를 만들어 눈동자가 된다. 그러므로 간장 나무가 고르지 않고 안으로 심장이 불을 끼고 있으면 제멋대로 돌아다녀서 불이 타올라도 누르지 못한다. 이러다가 눈동자를 해쳐 눈속증이 된다. 이것이 오장에 병이다.

일을 지나치게 많이 하면 심장이 일을 못하고 신하불이 떠맡는다. 《오장생성론》에서 '모든 맥은 눈에 속한다.'고 하였고 신하불은 심포낙맥으로서 모든 맥을 주관하면서 위로 가서 눈을 기른다. 불이 세차면 모든 것이 끓어올라 눈속증이 된다. 이것이 비워진 양의 병이다.

방광, 소장, 삼초, 쓸개의 맥은 모두 눈을 따라 도는데 그 알짜와 기운도 위로 올라가 눈의 눈자위가 된다. 알짜의 집이 눈이기 때문에 네 육부 중 하나라도 약하면 알짜와 기운이 모두 무너지고 그 틈을 삿된 불이 타고 들어와 눈속증이 된다. 이것이 육부에 병이다.

눈동자와 검은자위는 음을 따르고 흰자위와 붉은 핏줄은 양을 따른다. 음과 양이 서로 가지런하게 조화롭기 때문에 볼 수 있다. 음이 작으면 주로 하지 못하고 양이 세차면 욕심낸다. 《음양응상대론》에 '큰 불은 기운을 좀먹고 기운을 흩어지게 한다.'고 하였듯이 눈속증이 된다. 이것이 약한 음에 병이다.

병이 처음 생겼을 때는 약간 어둡게 느끼고 빈곳에 항상 검은 속티가 보이며 눈동자가 엷은 초록빛깔을 띤다. 그런 다음에 갈라지게 보여 하나가 둘로 보이고 눈동자가 엷은 흰빛깔이 된다. 충화양위탕과 익기통명탕, 천금자주환, 석곡야명환으로 치료한다. 뜨거움이 있으면 사열황련탕으로 치료한다. 오래되면 보지 못하는데 눈동자가 완전히 흰빛깔이면 영원히 보지 못한다.

그러나 보지 못하는 병도 치료법은 있다. 먼저 환자의 눈을 얼음처럼 씻어 기운과 피가 움직이지 않도록 한 다음 왼손 엄지와 집게손가락으로 눈알을 눌러 움직이지 않도록 한다. 그런 다음 오른손으로 압설침64)을 검은자위에서 쌀알만큼 떨어진 곳에 찔러 넣는다. 흰자위가 두꺼우면 찔러 넣기 힘들지만 힘을 써서 여러 번 하면 뚫린다. 그런 다음 침을 비스듬히 돌려서 머리를 침으로 긁으면 가림이 떨어지고 밝게 보인다. 가림이 떨어졌는데 다시 생기면 다시 긁고 또 긁어서 떨어뜨린다. 2~3번 한 경우는 심하게 차갑지 않게 씻는데 기운과 피가 엉기지 않기 때문이다. 가림이 떨어지면 검은콩 여러 개를 비단에 싸서 살구 씨 꼴처럼 만들어 눈을 감으라고 하고 눈 위에 놓는다. 그리고 부드러운 수건으로 둘둘 둘러 눈알이 움직이지 않게 한다. 5~7일 정도면 떠서 보지만 무리해서는 안 된다. 또 위에 약을 먹어야 반드시 치료된다. 이 방법으로 10명 중 5~6명은 치료하고 4~5명은 치료하지 못했다.

오장에 병과 비워진 양에 병, 육부에 병, 약한 음에 병인 이 네 가지는 모두 음이 약해서 양과 어울릴 수 없는 병이다. 아아! 배우는 사람은 조심해야 한다.

○ 심장 불이 쇠를 타고 들어가면서 물이 약해져 오히려 억눌린 병.

하늘에는 바람, 추위, 더위, 축축함, 마름, 불이라는 여섯 샛된 것이 있고 사람에게는 기쁨, 성냄, 근심, 생각, 슬픔, 두려움, 놀람이라는 일곱 감정이 있다. 일곱 감정이 안에서 부르고 여섯 샛된 것이 밖에서 따르면 따르는 것이 쉽지

---
64) 끝이 뾰족하면서 갈고리 같이 구부러진 침.

않다가 따라 불러서 병을 보게 된다. 이것이 심장 불이 쇠를 타고 들어가면서 물이 약해져 오히려 억눌린 병이다.

세상 사람들은 모두 눈이 붉으면 뜨거움이라고 알지만 그 붉은 상황 등은 살피지 않는다. 각각에 치료가 같지 않다. 흰자위가 불처럼 아주 붉으면서 뜨거운 기운이 사람을 불사르는 경우는 넘치는 뜨거움이 오히려 이긴 병이다. 그래서 넘치는 뜨거움이 오히려 이긴 병처럼 치료한다. 흰자위가 붉게 부어오르고 밖에 속눈썹이 말랑하게 부으면 뜨거운 바람을 억누르지 못한 병이다. 그래서 뜨거운 바람을 억누르지 못한 병처럼 치료한다. 흰자위는 엷게 붉지만 가느다란 핏줄이 아주 붉게 가로세로로 서로 얽혀있으면 온갖 감정, 다섯 도적, 힘들게 일함, 배고픔과 배부름으로 생긴 병이다. 흰자위가 붓지 않고 부풀지도 않다가 갑자기 피가 부풀어 오르는 경우가 있는데 이것은 샛됨이 피를 이겨서 피가 뭉쳐 돌지 않는 병이다. 흰자위가 약간 푸른 빛깔로 변하고 검은자위가 약간 흰빛깔을 띠며 흰자위와 검은자위 사이에 붉으면서 둥근 띠가 있으면 검은자위를 감싼 붉은빛깔이라고 부른다. 이것은 샛된 불이 쇠를 타고 들어가면서 물이 약해져 오히려 억눌린 병이다.

이런 병일 때 성생활을 많이 하면 모두 안에 타고난 기운을 해친다. 타고난 기운이 한번 비워지면 심장 불이 크게 세차기 때문에 불이 쇠를 이긴다. 쇠는 수태음폐경이고 흰자위는 폐장에 속하며 물은 족소음신경이고 눈동자는 신장에 속한다. 물은 원래 불을 이길 수 있지만

물이 약해지면서 이길 수 없으면 반대로 불에게 눌린다. 그래서 사물을 밝게 보지 못하고 안개 속을 걷는 듯이 어둡다. 또는 눈알의 높낮이가 고르지 않고 빛깔이 죽은 것 같아서 심하게는 광택이 없고 검은자위 주위에 붉은 띠가 있다. 또 입이 마르면서 혀가 쓰고 눈곱이 많으면서 눈이 부시고 깔깔하다.

 뜨거움이 조금 있으면 환음구고탕이나 황련양간환, 천궁결명산으로 치료한다. 입이 마르지 않고 혀가 쓰지 않지만 눈곱이 많고 눈이 부시면서 깔깔하면 조양활혈탕이나 신험금식환, 만응선화산으로 치료한다. 뜨거움이 있거나 뜨거움이 없어도 천금자주환을 함께 쓰면 심장 불을 내리고 신장 물을 늘린다. 그러면 타고난 기운을 잘 기르게 되어 자연히 병이 낫는다.

 슬프다! 하늘의 여섯 삿된 것이 반드시 사람을 해치는 것이 아니라 사람의 일곱 감정이 여섯 삿된 것을 불러서 병이 되는구나. 일곱 감정을 숨기면 여섯 삿된 것이 어떻게 따르겠느냐. 이와 반대로 하면서 어떻게 피하려고만 하느냐. 당하고 난 다음에서야 스스로를 돌아본다.

○ 안은 당기고 밖은 늘어지는 병.

 음양은 조화를 근본으로 삼기 때문에 지나치거나 모자라면 모두 병이 생긴다. 당긴다는 것은 팽팽하고 오그라들어 풀리지 않는다는 뜻이다. 늘어진다는 것은 늘어지고 풀어져 오그리지 못한다는 뜻이다. 팽팽하고 오그라듦은 양에 속하고 늘어지고 풀어짐은 음에 속한다. 풀리지 않거나 오그리지 못하면 모두 병이 된다.

 수태음폐경은 매운 맛이고 쇠가 된다. 한 몸에 거죽과 털을 주관해서 눈에 위아래 속눈썹의 밖도 여기에 속한다. 수소음심경은 정이 되고 수태양소장경은 병이 된다. 병정은 불이 되고 겉과 속이 되기 때문에 위아래를 나눠서 눈에 위아래 속눈썹의 안도 여기에 속한다. 족궐음간경은 을이 되고 을은 나무가 되며 그 맥은 위 속눈썹에 안을 돈다. 불은 그 자식이기 때문에 심장에 합친다. 심장, 간장, 소장 세 경맥이 삿됨을 받으면 양의 불이 안에서 세차기 때문에 위아래 속눈썹에 안쪽도 팽팽하게 오그라들어 풀리지 않는다. 폐장 쇠를 불이 이기는데 이김을 당하면 반드시 약해진다. 약해지면 음 기운이 밖으로 돌아다니기 때문에 눈에 위아래 속눈썹에 바깥쪽이 늘어지고 풀어져 오그리지 못한다.

 위아래 속눈썹에 안은 당기고 밖은 늘어지면 속눈썹이 모두 거꾸로 되어 속을 찌른다. 눈자위를 찌르면 아주 붉으면서 겉흠이 생기고 이 겉흠이 눈자위를 해친다. 그래서 눈에 병이 모두 갖춰진다. 눈이 부시고 모래가 들어간 듯 깔깔하며 바람을 싫어하고 햇빛을 두려워한다. 진물이 나오면서 짓무르고 아프거나 가려우며 눈곱이 생기고 눈물이 흐르는 증상을 모두 본다.

 약 집게를 위 속눈썹의 밖에 놓고서 치료하는 경우에 늘어지면 팽팽하게 하고 팽팽하면 늘어지게 한다. 그러나 속눈썹이 거꾸로 찌르는 병이 없으면 이 치료는 아니다. 이것은 눈앞에 해침을 풀 수 있지만 결국 헛되이 이 병을 되풀이한다. 왜 그런가? 지나치거나 모자람을 살피지 않았고 근원이 되는 병을 없애지 못했기 때문이다.

　치료법은 안에 눈꺼풀을 밖을 향해 뒤집어 빨리 삼릉침으로 여기저기 찔러 피를 낸 다음에 왼쪽 엄지손톱으로 그 침 끝을 맞댄다. 다음에 황기방풍음자나 무비만형자탕, 결명익음환, 국화결명산으로 주로 치료하고 축비벽운산을 같이 써도 된다. 이렇게 하면 팽팽하면서 오그라든 것이 스스로 늘어지고 또 늘어지면서 풀린 것이 점점 당겨져서 지나치거나 모자람이 모두 고르게 돌아온다. 약 집게로 하는 치료는 해서는 안 되며 헛되이 괴롭게 할 뿐이다. 지혜로운 사람은 이것을 살펴야 한다.

○ 기경 경맥에 샷됨이 들어온 병.

　사람에 오장은 온 세상에 다섯 큰 산과 같고 육부는 온 세상에 넷 큰 강과 같다. 기경 경맥은 넷 큰 강에 밖에 따로 있는 강이다. 기경 경맥에 샷됨이 들어오면 12경맥으로 치료하지 않는다. 12경맥의 밖에 기경 경맥을 치료하는 방법이 따로 있다.

《무자론》에서 '샷됨이 다리 양교맥에 들어오면 사람에 눈을 아프게 하는데 안쪽 눈초리부터 시작한다.'고 하였다. 《계현자 왕빙주》에서 '이 경맥은 발에서 일어나 위에 머리까지 가서 눈에 안쪽 눈초리에 속하기 때문에 사람에 눈을 안쪽 눈초리부터 아프게 한다.'고 하였다. 《침경》에서 '음교맥은 코로 들어가 눈 안쪽 눈초리에 속했다가 태양경하고 양교맥과 합쳐 위로 간다.'고 하였다. 그러므로 양교맥이 샷됨을 받으면 안쪽 눈초리가 붉고 실핏줄이 생긴다. 실핏줄에 뿌리는 군살을 생기게 하고 군살은 노랗거나 붉은 기름을 생기게 한다. 이 기름이 검은 자위에 가로로 들어가면서 점점 눈동자 구멍 쪽을 좀먹는다. 이것이 양교맥이 병이 되는 순서이다. 바깥 눈초리도 함께 병이 있는 경우는 그것이 태양경과 합치기 때문이다. 바깥 눈초리는 수태양소장경의 경맥이다. 바깥 눈초리에 병은 반드시 안쪽 눈초리보다 가볍다. 대개 가지와 덩굴이 전하면 적지만 바로 받으면 반드시 많다. 흔히 흰자위 군살증이라고 부르는 병이다.

　환음구고탕이나 발운퇴예환, 치자승기산, 만응선화산, 마장령광고, 소예복명고, 박초황련노감석포산으로 주로 치료한다. 병이 많아서 약이 미칠 수 없으면 손으로 하는 방법을 써야 한다. 먼저 찬물로 씻고 눈속증에 침을 놓는 방법처럼 왼손으로 편안하게 움직이지 못하도록 한다. 작고 날카로운 눈썹칼에 끝으로 기름 살덩이를 적당히 잘라 내고 다시 찬물로 씻고 나서 앞의 약을 먹는다. 이것이 기경 경맥에 샷됨이 들어온 병을 치료하는 방법이다. 그래서 이것을 경락병에 함께 놓는다.

○ 사물에 해친 병.

　튼튼함에 뜻을 두면 여덟 바람이 그 틈을 엿보지 않는다. 촘촘함에 근본을 둔다면 오장이 어떻게 그 샷됨을 받겠느냐. 그러므로 생기게 하는 것은 하늘이지만 부르는 것은 사람이다. 생기게 하지만 부르지 않으면 해칠 수 없고 그치지 않고 해치는 것은 심하게 부르는 것이다.

《생기통천론》에서 '바람은 모든 병의

시작이다. 맑고 깨끗하면 살결이 닫히고 막아서 큰 바람이 잔인하더라도 해칠 수 없다.'고 하였다. 《음양응상대론》에서 '삿된 바람이 오게 되면 비바람 같이 빠르기 때문에 잘 치료하려면 거죽과 털을 치료한다.'고 하였다. 살결이 튼튼하고 거죽과 털이 촘촘하면 해치려는 것이 어떻게 오겠느냐. 지금 사물에 해친다면 거죽과 털과 살결 사이에 반드시 틈이 심하다. 해칠 때에 일곱 감정이 안으로 옮기지 않는다면 어떻게 지키는 기운이 약해지겠느냐. 둘이 함께 부르는데 바람이 어떻게 따르지 않겠느냐.

그러므로 눈에 위나 아래와 왼쪽이나 오른쪽을 해치게 되면 눈에 위나 아래와 왼쪽이나 오른쪽에 병이 걸린다. 모두 제풍익손탕으로 주로 치료한다. 눈썹 뼈를 해친 경우는 병65)이 보는이음새에서 아래에 있는데 수소음경에 틈이 있다. 황련을 더 넣은 제풍익손탕으로 주로 치료한다. 이마를 해친 경우는 병이 밑바닥에서 위에 있다. 귓속을 해친 경우는 병이 바깥 눈초리에서 들어간다. 이것은 수태양경에 틈이 있다. 시호를 더 넣은 제풍익손탕으로 주로 치료한다. 이마와 만나는 머리, 귀 위 모서리에서 골까지 해친 경우는 병이 안쪽 눈초리에서 나오는데 족태양경에 틈이 있다. 창출을 더 넣은 제풍익손탕으로 주로 치료한다. 귀 뒤와 귀 모서리, 귀 앞을 해친 경우는 병이 객주인혈에서 비스듬히 아래로 간다. 뺨을 해친 경우는 병이 바깥 눈초리에서 아래로 간다. 이것은 수소양경에 틈이 있다. 지각을 더 넣은 제풍익손탕

―――
65) 겉흠이나 핏줄을 말한다.

으로 주로 치료한다. 머리 모서리와 귀 앞과 뒤, 그리고 바깥 눈초리 뒤를 해친 경우는 병이 바깥 눈초리에서 들어가는데 족소양경에 틈이 있다. 용담초를 더 넣은 제풍익손탕으로 주로 치료한다. 이마 모서리와 머리 꼭대기를 해친 경우는 병이 보는이음새에서 아래쪽에 있는데 족궐음경에 틈이 있다. 오미자를 더 넣은 제풍익손탕으로 주로 치료한다. 모두 뜨거움이 있으면 다시 황금을 더 넣고 가감지황환을 같이 먹는다. 심하게 해치면 대황을 적당하게 훨씬 더 넣어 나쁜 피를 빼낸다.

《육절장상론》에 '간장이 피를 받으면 볼 수 있다.'고 하였다. 이것은 대개 피를 생기게 하고 피를 기르며 피를 되돌리는 약으로서 그 바탕을 치료한다. 또 사물로 갑자기 흔들려 눈속물이 결국 흩어졌으면 다시 되돌릴 수 없기 때문에 이것도 함께 알아야 한다.

○ 상한병이 나은 다음에 생긴 병.

상한병이 나은 다음에 눈병이 다시 크게 생겼다면 맑은 양 기운이 올라가지 못해 삿된 것이 빈 구멍으로 갔기 때문이다. 증상은 은근히 깔깔하면서 붉게 붓고 겉흠이 생기며 눈이 부시면서 머리의 뼈가 아프다. 당연히 뿜어내는 약을 여러 번 먹으면 낫는다. 《상한론》에 '겨울에 아주 추우면 만물이 깊이 간직하듯이 군자도 단단히 숨겨서 추위에 해치지 않도록 한다. 추위가 들어오면 상한병이라고 부르고 사계절의 기운에 해쳐도 모두 상한병이 된다.'고 하였다. 《생기통천론》에서도 '사계절의 기운에 해쳐서 오장육부가 한번 병이 들면 흐린 음 기운

이 내려가지 못하고 맑은 양 기운이 올라가지 못한다. 지금 상한병이 나았더라도 흐린 음과 맑은 양 기운이 원래대로 돌아오지 못했기 때문에 남은 삿된 것이 아직 세차서 쉬지 않고 위로 올라가 눈을 해치게 된다. 하루 만에 나으면 삿된 것이 태양경에 있고 이틀 만에 나으면 삿된 것이 양명경에 있으며 3일 만에 나으면 삿된 것이 소양경에 있고 4일 만에 나으면 삿된 것이 태음경에 있다. 5일 만에 나으면 삿된 것이 소음경에 있고 6일 만에 나으면 삿된 것이 궐음경에 있다. 7일이면 모두 돌아오는데 모든 맑은 양을 위에 구멍으로 보낼 수 없다면 다시 그 곳을 해치게 된다.

당연히 맑은 양을 도와서 위로 가게 한다. 인삼보양탕이나 강활승풍탕, 가감지황환으로 치료한다. 축비벽운산도 쓸 수 있다. 대황과 박초 같은 쓰면서 차갑고 설사시키는 약을 쓰면 안 되며 쓰면 반드시 치료하지 못한다.

○ 강한 양이 튼튼한 음을 뭉치게 하는 병.

강하면 세차면서 힘이 있다. 튼튼하면 단단하면서 안이 가득 찼다. 그러므로 힘이 있으면 강해서 뭉치려고 한다. 안이 가득 차면 튼튼해서 스스로 오므린다. 음양은 둘이 강할 수 없고 또 둘이 튼튼할 수도 없다. 강하면서 튼튼하면 치우쳐 병이 된다. 안에 몸에서 뭉친 것은 위에 빈 구멍에서 본다.

족소음신경은 물이 되고 신장의 알짜는 위로 가서 눈동자가 된다. 수궐음심포경은 신하불이 된다. 불이 강하면 물을 뭉치게 하고 물이 튼튼하면 스스로 오므린다. 그래서 눈동자구멍이 좁아지는 병이 되는데 점점 작아지고 또 작아져 점점 쌓이면 결국 겨자씨 만하게 된다. 또 눈동자 밖 둘레가 벌레가 먹은 듯하다. 그리고 볼 수 있고 어둡지 않지만 조금 눈이 부시고 깔깔하게 느낀다. 모두 양 기운이 강해서 음을 뭉치게 하였고 음 기운이 튼튼해서 다스리게 하였다. 뭉치게 하지만 결국 외딴 변경지방인 살갗에만 그치고 안을 해치지는 않는다.

치료는 양을 억누르고 음을 부드럽게 하면 낫는다. 강하기 때문에 억누르고 튼튼하기 때문에 오직 부드럽게 한다. 도와서는 안 되는데 도와주면 오히려 힘이 세게 된다. 억양주련산으로 주로 치료한다. 대개 강하면 쉽게 들어가지 않기 때문에 술로 이끌어 그 기운과 맛을 합쳐서 들어가게 한다. 그러면 그 장점이 잘 퍼지며 이것이 반대로 하는 치료이다. 환음구고탕으로 주로 치료하는데 신하불을 치료하는 약이다. 또 축비벽운산을 써도 된다. 이 병은 세상에서 가끔 보지만 의사는 마땅히 알아야 한다.

○ 피가 너무 많이 없어져서 온 병.

《육절장상론》에 '간장이 피를 받아야 볼 수 있다.'고 하였고 《선명오기편》에 '오래 보면 피를 해친다.'고 하였다. 《기궐론》에 '쓸개가 뜨거움을 골로 옮기면 콧대가 맵고 누런 콧물이 나오며 전해서 코피가 나오고 눈이 어두워진다.'고 하였다. 《무자론》에 '겨울에 경맥을 찌르면 피와 기운이 모두 빠져나가서 사람에 눈을 흐릿하게 한다.'고 하였다.

이렇게 보면 눈은 피가 길러야 밝고 또렷하다. 수소음심경은 피를 주관하고 피는 눈을 튼튼하게 한다. 족궐음간경은 눈으로 구멍이 열려 있고 간장도 피를 주관한다. 그래서 피가 없어지면 눈병이 있다. 남자가 코피가 나거나 똥에서 피가 나오거나 부인이 아이를 낳은 다음이거나 월경을 지나치게 많이 쏟았으면 모두 이 병이 생길 수 있다. 이 병증은 눈자위와 눈알이 아픈데 눈알이 아파서 볼 수 없고 눈이 부시면서 은근히 깔깔하다. 또 속눈썹에 힘이 없고 눈썹 뼈와 태양혈이 이 때문에 시고 아프다. 궁귀보혈탕과 당귀양영탕, 제풍익손탕, 자음지황환으로 주로 치료한다. 뜨거움이 있으면 모두 황금을 더 넣는다. 부인이 아기를 낳거나 월경이 끊임없이 새면 아교를 더 넣는다. 비장과 위장이 좋지 않아 메스껍고 음식을 먹으려고 하지 않으면 생강을 더 넣는다. 이렇게 그 피를 원래대로 기르면 낫는다. 짠 음식을 꺼려야 한다. 《선명오기편》에서 '짠맛은 피로 달려가기 때문에 피에 병은 짠 음식을 많이 먹지 않는다.'고 하였다. 꺼려야 한다.

○ 반진의 남은 독으로 온 병.

이동원이 '모든 반진은 차가움을 따라 물이 거꾸로 흘러 생긴다.'고 하였다. 아이는 어머니 뱃속에서 어머니가 숨을 들이 마시면 들이 마시고 내쉬면 내쉰다. 호흡은 양이라서 움직임을 만든다. 아이가 배고프면 어머니 피를 먹고 목마르면 어머니 피를 마신다. 먹고 마시는 것은 음이라서 생김새를 만든다. 이렇게 음양을 모두 갖추면서 10개월이 지나면 아이를 낳는다. 이때 입 속의 나쁜 피가 울 때 아래로 내려와 남자는 알짜가 생기는 곳으로 여자는 뱃속 아기가 맺히는 곳으로 들어간다. 현묘한 수컷, 현묘한 잠금이라고 부르는 곳이다. 이 피가 숨어서 나타나지 않다가 젖이나 음식으로 안을 해치거나 축축한 뜨거움이 아래로 흐르게 되면서 속을 기르는 기운이 따라가지 못해 깊이 숨어 있다가 살결로 거슬러서 나타나게 된다.

처음에는 방광은 임에 물인데 협척혈로 거슬러 흐르면서 소장인 병에 불을 이긴다. 그래서 앞뒤 목의 위쪽에서 먼저 보인다. 그 다음에 신장 경맥은 계에 물인데 심장 불을 이긴다. 그래서 가슴과 배의 위쪽에서 다음에 본다. 마지막에는 두 개의 불이 세차게 타오르면서 오히려 차가운 물을 억누른다. 그래서 가슴과 배의 아래쪽에서 본다. 이렇게 되면 오장육부에 모두 병이 있다. 7일은 시작하고 7일은 세차고 7일은 시들어 21일이 지나면 병이 낫는데 7일은 불의 숫자이기 때문이다. 나은 다음에도 종기나 부스럼이 있으면 모두 남은 독이 아직 없어지지 않았기 때문이다.

지금 이렇게 해치는 눈병은 뜨거운 바람을 억누르지 못한 병과 조금 같으면서 다르다. 모두 영양각산으로 치료하고 똥이 묽으면 망초 대황을 적게 넣는다. 21일을 다 채우지 않고 병이 나타났으면 소독화반탕으로 치료한다. 이 약은 눈만 치료하지 않고 모든 반진을 치료하는 약이다. 처음인지 이미 나타났는지 묻지 말고 먹어서 없어지게 하면 드물게 있는 것은 다시 나오지 않는다. 처방은 네 계절에 따라 늘리거나 줄인다.

○ 깊은 감병으로 해친 병.

지키는 기운이 적으면 차가운 기운이 타고 들어온다. 타고난 기운이 적으면 음식으로 해친다. 밖에서 타고 들어오고 안을 해치면 잘 버무려져 타고 들어온다. 어버이는 순수한 양이라고 하면서 깊은 겨울에도 옷을 입지 않고 어버이는 바람을 싫어한다고 하면서 한여름에도 옷을 벗지 않는다. 어버이는 자주 배가 고프다고 하면서 먹인 다음에 억지로 먹고 어버이는 목이 마르다고 하면서 젖을 먹인 다음에야 마신다. 바보스러운 어버이는 춥거나 덥거나 먹거나 마시는 것을 살피지 않는다. 추워도 따뜻하게 하지 않고 더워도 서늘하게 하지 않으며 마셔도 계속 목이 마르게 하고 먹어도 계속 배가 고프게 한다. 어린아이는 헤아리기 어렵고 침묵하기 때문에 병이 있어도 말을 하지 못한다. 이 때문에 밖에서 타고 들어오고 안에서 해친 것이 점차 쌓여 감병이 된다. 목이 마르면서 쉽게 배가 고프고 먹어도 계속 몸이 마른다. 배가 부풀어 오르고 설사하면서 우르릉 소리가 나다가 하루가 지나 치료하지 않으면 결국 눈병이 생긴다.

이 병은 겉흠이 생겨 눈을 감고 뜨려고 하지 않으며 눈곱과 끈적끈적한 눈물이 나온다. 오래되면 고름이 흐르고 결국 눈이 말라간다. 왜 그런가? 양 기운이 아래로 달려갔고 음 기운이 반대로 위로 올라갔기 때문이다. 치료법은 당연히 《음양응상대론》에서 '맑은 양은 위의 구멍으로 나오고 흐린 음은 아래 구멍으로 나온다.'고 한 것에서 알 수 있다. 맑은 양은 살결로 나타나고 흐린 음은 오장으로 간다. 맑은 양은 팔다리를 튼튼히 하고 흐린 음은 육부로 돌아간다. 각각 그 근원으로 돌아가고 항상함을 거스르지 않는 것이 치료다. 양을 올리고 음을 내리는 약이 마땅하다. 복령사습탕이나 승마용담초음자로 치료한다. 이 약은 눈병에만 아니라 위의 여러 증상도 같이 치료한다. 절대 뒤로 미루지 마라. 뒤로 미루면 위험하다. 어버이는 항상 모든 것을 살펴야 한다.

○ 눈이 어둡거나 붉거나 붓거나 겉흠이 있으면 모두 뜨거움에 속한다.

《원병식》에서 '눈이 어두워 또렷하지 않거나 눈이 붉게 붓고 아프거나 겉흠과 막이 있거나 눈초리에 부스럼이 있으면 모두 뜨거움이 된다.66) (풀이 안함)

살펴보니 이 이야기는 뜨거움이 심하게 뭉치면 음양이 함께 치밀어 올라 신비로운 구멍이 꽉 막혀서 눈병이 되는 이유를 자세히 설명했다. 오로지 불과 뜨거움이 변했다. 맵고 뜨거운 음식을 먹거나 일곱 감정을 움직이거나 여섯 기운이 뭉쳤거나 기운과 피가 비워졌거나 채워졌기 때문이다. 이동원, 장종정, 진무택이 이것을 자세히 설명했다. 그리고 또 가래 뜨거움과 축축한 뜨거움이 있는데 금석이나 마르고 뜨거운 약을 먹어서 생긴다. 또 오랜 병 다음에 속 기름과 겉 지킴이 비워지고 간장기운과 신장에 음이 부족한 경우와 또 타고난 기운과 알짜와 기운이 비워져서 속 기름이 빠져나간 경우에도 병이 된다. 모두 비워진 뜨거움과 채워진 뜨거움의 차이가 있으므

---

66) 앞에 《하간육서》의 내용과 같아서 풀이 하지 않는다.

로 나눠서 치료해야 한다.
○ 눈병은 세 가지 원인으로 나눈다.
　진무택67)이 말했다. 지나치게 기뻐하거나 화내거나 근심하거나 생각함이 겹치면 오장의 기운이 고르지 않게 된다.68) (풀이 안함)
　살펴보니 이 이야기 속에 증상이 생기는 원인을 말해서 자세히 알았다. 그러나 아쉽게도 치료 처방은 뜨거운 바람에 바탕을 많이 두었고 신장이나 양에 비워짐을 치료하는 처방은 갖추지 않았다. 공부하는 사람이 잘 응용해야 한다.
　서언순이 말했다. '사람의 눈은 오장육부와 오행을 갖추고서 서로 돕기 때문에 밝게 빛나면서 볼 수 있다. 눈속증은 눈동자가 검고 작으면서 눈빛이 어둡고 흐릿하다. 눈겉증은 겉흠과 막을 볼 수 있다. 눈속증은 가래 뜨거움과 기운 뭉침, 뜨거운 피, 타오르는 양, 타오르는 음, 속 기름과 겉 지킴의 빠져나감이 원인으로 종류마다 같지 않다. 눈겉증은 안쪽 눈초리나 눈자위의 위나 아래나 가운데에서 시작하는 겉흠과 빛깔을 보고 어떤 경맥에서 왔는지에 따라 나눠서 치료한다. 눈병에 걸릴 때 간장에 뜨거움이면 어둡고 심장에 뜨거움이면 쑤시면서 아프며 축축한 바람과 피가 적으면 깔깔하면서 가렵다. 신장이 비워졌으면 단단히 막지 못해서 심하면 눌리거나 도드라지고 심하지 않으면 겉흠이 있거나 흐릿해진다.

---

67) 1174년 간행된 《삼인방》의 저자.
68) 앞에 《비전안과용목론》과 내용이 같기 때문에 풀이하지 않는다.

《심시요함》
○ 눈병에는 세 원인이 있다.69) (풀이 안함)

《동의보감》
○ 다섯 수레바퀴에 대한 그림.70) (풀이 안함)
○ 눈병에 차가움은 없다.
　갑자기 추우면 눈이 또렷하지 않게 보인다. 이것은 모두 뜨거움 때문이다. 인삼패독산이다. 아프면 승마갈근탕이다. 지금까지 안과의 병을 보니 차가움은 없고 비워짐과 뜨거움만 있다. 정말로 차가움은 피를 뻑뻑하게 해서 위를 칠 수 없구나.(《입문》)
○ 눈은 불이 아니면 병이 되지 않는다.
　눈은 불이 원인이 아니면 병에 걸리지 않는다고 하는데 무슨 말이냐? 흰자위가 붉게 변하면 불이 폐장으로 타고 들어갔고 눈꺼풀이 붉게 부었으면 불이 비장으로 타고 들어갔다. 눈동자와 검은자위에 겉흠이나 속흠이 있으면 불이 간장과 신장으로 타고 들어갔다. 핏줄이 눈을 뚫었다면 불이 스스로 심하다. 불을 치료한다는 한 글귀뿐이다. 그래서 《내경》에서 '뜨거움이 이기면 붓는다.'고 하였다. 눈이 갑자기 붉게 붓거나 눈이 부시면서 깔깔하거나 눈물이 계속 흐르거나 갑작스런 추위에 눈이 흐리면 모두 불과 뜨거움 때문이다. 불을 치료하는 방법은

---

69) 《원기계미》와 내용이 같기 때문에 풀이하지 않는다.
70) 바로 위 《세의득효방》에 '다섯 수레바퀴에 대한 그림'을 그대로 옮겼기 때문에 풀이하지 않는다.

눈병의 원인

짜고 차가운 약으로 토하게 하거나 설사시킨다. 침은 신정혈, 상성혈, 신회혈, 전정혈, 백회혈에서 피를 낸다. 겉흠이 있으면 없어지고 아프면 멈춘다. 흐리게 보이면 밝아지고 부었으면 내린다.(자화) 눈병은 흔히 뜨거움으로 생긴다. 치료는 심장을 맑게 하고 간장을 서늘하게 해서 피를 고르게 하고 기운을 순조롭게 하는 것이 먼저이다.(《직지》)

○ 눈병의 원인.

다섯 가지 매운 음식을 즐겨 먹는다. 뜨겁게 먹고 마신다. 머리에서 피를 많이 낸다. 눈으로 아주 멀리 본다. 밤에 아주 작은 글씨의 책을 읽는다. 연기와 불이 있는 곳에서 오래 머무른다. 장기나 바둑을 쉬지 않고 둔다. 밤에 오랫동안 책을 읽는다. 술을 그치지 않고 계속 마신다. 뜨거운 음식과 밀가루 음식을 먹는다. 몇 년 동안 글자를 베껴 쓴다. 아주 작은 조각을 새긴다. 눈물을 많이 흘린다. 성생활을 절제하지 않는다. 여러 번 달무리를 향해 본다. 달빛 아래에서 책을 읽는다. 밤에 별과 달을 본다. 산과 내, 풀과 나무를 아주 오랫동안 본다. 이것이 모두 눈을 해치는 원인이다. 또 말을 타고 다니면서 사냥을 한다. 바람과 서리를 무릅쓰고 돌아다닌다. 바람을 맞으면서 짐승을 밤낮없이 쫓아다닌다. 이 모두가 눈을 해치는 원인이다. 눈병은 뜨거운 바람과 피가 적음, 생각을 애씀, 신장이 비워짐에 속한다.(주단계)

《의관》

○ 모두 음이 약해서 양과 어울릴 수 없으면 눈속증인데 이 병은 눈곱, 눈물, 아픔, 가려움, 눈부심, 깔깔한 증상이 없다. 처음에 눈이 어두워 안개 속을 걷는 것 같고 점점 빈곳에 검은 속티가 보인다. 또 점점 어두워져 물체가 둘로 보이고 더 오래되면 빛을 받아들이지 못해 눈을 쓰지 못한다. 이런 환자는 당연히 타고난 뿌리를 크게 길러야 하고 처음 병이 생겼을 때 치료해야 한다. 이 병은 아주 치료하기 어려워서 약을 오랫동안 먹어야 하고 술과 성관계를 절대로 하지 말고 배부르거나 배고프거나 심한 일도 하지 말아야하며 일곱 감정과 다섯 도적을 몰아내야 조금 효과가 있다. 그렇지 않으면 반드시 눈을 잃고 다시 돌아오지 못한다. 세상 사람들이 이것을 모르고 처음에 눈만 어둡게 보이고 다른 증상이 없다고 거의 주의를 기울이지 않다가 병이 된다. 의사도 또한 알지 못해 뜨거움 때문이라고 서늘한 약을 쓰다가 서늘한 약이 위장을 해친다는 것을 전혀 모른다. 서늘함은 가을이고 쇠이며 간장은 봄이고 나무인데 서늘함이 또 간장을 해친다. 종종 눈을 못 쓰게 된 다음에야 끝낸다. 환자는 약에 잘못임을 깨닫지 못하고 운명이라고 핑계를 댄다. 의사도 스스로 깨닫지 못하고 병이 이상하다고 말한다. 슬프구나.

또 양이 약해서 음을 막을 수 없는 병은 음식을 절제하지 못하거나 일을 심하게 했기 때문이다. 비장과 위장이 비워지면서 아래에 신장과 간장으로 푹 꺼진다. 그러면 흐린 음이 아래로 내려가지 못하고 맑은 양이 위로 올라가지 못한다. 하늘이 밝아도 해와 달이 밝지 않은 듯이 삿된 것이 빈 구멍을 해쳐 사람에 눈과 귀가 밝지 않게 된다. 오장육부의 알짜는 모두 비장 흙에서 받아서 위에 눈으로 간다. 이 '알짜'라는 글자는 음식이 변화한 알짜라는 뜻이고 하늘의 타고난 알짜가 아니다. 비장은 모든 음의 우두머리다. 눈은 피와 기운의 으뜸이다. 그러므로 비장이 비워지면 오장의 알짜와 기운이 맡은 역할을 하지 못해 눈을 밝게 하지 못한다. 위장 기운이 아래에 신장과 간장으로 푹 꺼지는 것을 '거듭 강하다'라고 부른다. 신하불이 심장 불을 끼고 제멋대로 다니면 모든 맥이 끓어오르고 핏줄이 위로 거슬러 올라가 눈병이 된다.

만약 두 눈이 어둡고 팔다리에 힘이 없다면 《동원》익기총명탕을 쓴다. 만약 두 눈이 당기고 조금 눈이 부신데 가끔 사물을 힘없이 보고 팔다리가 나른하며 손발에 느낌이 없으면 비장과 폐장의 기운이 비워져 위로 갈 수 없기 때문에 신효황기탕을 쓴다. 병에 걸린 다음에 해질 때나 등불 아래에서 볼 수 없으면 양이 비워지면서 아래로 꺼졌기 때문에 결명야광환이나 승마진음탕을 쓴다.

장종정이 '눈은 불이 원인이 아니면 병에 걸리지 않는다. 흰자위가 붉게 변하면 불이 폐장으로 타고 들어갔고 눈꺼풀이 붉고 부었으면 불이 비장으로 타고 들어갔으며 눈동자와 눈빛에 겉흠이 있으면 불이 간장과 신장으로 타고 들어갔다. 핏줄이 눈을 뚫었다면 불이 스스로 심하다.'라고 말했다. 불을 치료한다는 한 글귀뿐이다. 장종정은 차가운 약만으로 불을 치료했지만 나는 홀로 '물을 북돋아 불과 짝짓는다.'라는 글귀가 맞다고 생각한다. 모든 병증은 여섯 삿된 것과 일곱 감정이 복잡하게 얽혀서 생긴다고 예유덕의 《원기계미》에서 자세히 말했다. 이 책은 아주 좋아서 설립재도 참조했다. 물의 주인을 튼튼하게 하고 불의 근원을 이롭게 하는 것을 깊이 밝혔다. 눈병을 치료하는 데 아주 도움이 된다.

《목경대성》
○ (하나) 바람이 원인인 병.

바람이 오니 이유가 없네. 내가 괴롭고 근심해도 해결하지 못하겠네. 겉이 비워져 살갗으로 들어오네. 살갗에 병이 걸리지 않고 보는이음새에 병이 있네. 놀라면서 몸을 비틀거나 한쪽이 비뚤어지네. 또 위쪽을 쳐다봤다면 많이 죽네. 바람 때문에 여섯 경맥에 생기네. 아픔이 먼저 머리 꼭대기에 나타나네. 이르면 바람으로 변해 의사가 치료할 수 없네. 밖에 증상을 얻었는데 치료하지 못하네. 피가 비워졌거나 피가 뜨거워도 바람이 생기네. 어둡거나 가렵거나 아프거나 눈물이 나는데 서로 같지 않네. 뜨거움이 세차서 바람이 생기면 아주 크게 해치네. 하나는 누런패인 눈겉흠증이고 하나는 두진에 독이네. 이런 병에 바람이 없거나 불이 타오르지 않는 것을 보지 못했네. 병의 상태가 거슬러도 약을 두루 참조해야하네.

이 문장은 바람병에 걸려서 눈병에 걸린 경우를 말한다. 대개 바람은 나무에 속하고 나무는 간장에 속하며 간장에 구멍은 눈에 있다. 본래 하나의 기운인데 오랜 바람이 어떻게 뜨거움으로 변하는가. 나무는 불을 만들 수 있다. 불이 세차면 피가 닳아 없어진다. 더구나 오랜 병이라면 반드시 기운을 뭉치게 하고 뭉치면 불이 생긴다. 불이 타오르고 또 바람이 생기면 이리저리 서로 도와줘서 눈속증과 눈겉증, 겉흠이 모두 일어난다. 날이 오래되지 않았지만 뭉친 것이 깊어서 비뚤어지는 경우가 있다. 뭉친 것이 얕지만 날이 오래되면서 눈꺼풀이 뒤집어지는 경우도 있다. 또 피가 비워져서 힘줄이 당기면서 떨리는 경우가 있다. 삿된 불이 조화로운 기운에 타고 들어와서 눈속증이 되는 경우가 있다. 그리고 바람이 피를 솟아오르게 해서 눈초리가 붉고 더욱 짓무르는 경우가 있다. 닭 벼슬 같은 군살이 맺히는 경우도 있다. 여기에 거듭 향이 있고 마르게 하는 약을 먹거나 술과 성생활을 막지 않으면 음이 더욱 무너지고 불이 점점 타오른다. 불이 더욱 타오르고 바람이 점점 심해지면 흰패인 눈겉흠증이나 누런패인 눈겉흠증 같은 심한 병으로 변한다.

치료는 위에서 말한 원인을 찾아서 하는데 기운을 조화롭게 하는 것이 먼저고 불을 내리는 것은 그 다음이다. 그렇지 않다면 뿌리가 끊어지지 않았는데 그 흐름이 어떻게 멈추겠는가. 지금 잠시 물러났다가도 반드시 다음에 다시 와서 치료가 두 번이나 세 번에 이른다. 바람도 없어지지 않고 불도 꺼지지 않는다면 눈도 맑거나 편할 날은 없다.

바람맞음이 원인이면 기백이 네 가지 치료법을 말했다. 첫째가 '한쪽이 말라버림'인데 한쪽 몸을 못 쓰면서 아프다. 두 번째가 '바람으로 못씀'인데 몸은 아프지 않고 팔다리만 쓰지 못한다. 세 번째는 '바람으로 깊어짐'인데 갑자기 사람을 알아보지 못한다. 네 번째는 '바람으로 저림'인데 여러 가지 저림이 있는 바람이다. 《금궤요략·중풍편》에서 '촌구맥이 뜨면서 단단하다면 뜬 것은 비워짐이고 단단한 것은 차가움이다. 비워짐과 차가움이 같이 치면 삿된 도적이 빠져나가지 못한다. 그 삿된 것이 살갗에 있으면 입이 돌아가면서 비뚤어져 못 쓰고 경락에 있으면 살갗에 느낌이 없다. 삿된 것이 육부로 들어가면 사람을 알아보지 못하고 오장으로 들어가면 혀가 굳어 말하기 어려우면서 입으로 거품 섞인 침을 흘린다. 대속명탕이나 소속명탕, 서주속명탕, 배풍탕, 팔풍탕 등으로 치료한다.

이동원이 말했다. 바람을 맞아 갑자기 까무러치고 사람을 알아보지 못하면서 가래가 가득하고 말을 못하면 밖에서 온 삿된 바람이 아니라 본래 기운으로 스스로 얻은 병이다. 40살이 넘어가면서 근심과 성냄으로 기운을 해치기 때문에 흔히 이 병을 얻는다. 몸이 뚱뚱하면 젊고 튼튼해도 있는데 기운이 약해져서 그렇다. 빨리 삼생음[71]에 인삼 1량을 더 넣어 먹으면 깨어난다. 유하간은 '바람을 맞아 팔다리를 못 쓰는 병은 간장 나무의 바람이 심하게 채워졌기 때문이 아니고 또 밖에서 온 바람에 맞아서도 아니다. 모두 일상생활을 잘하지 못했기 때

---

71) 생남성 1량 생천오(껍질 벗긴다) 5돈 생부자(껍질 벗긴다) 5돈 목향 2돈. 1량씩 인삼 1량을 넣고 달여 먹는다.

문이다. 심장 불이 갑자기 세찬데 신장 물이 약해서 막지 못하면 음이 비워지고 양이 채워지면서 뜨거운 기운이 꽉 막힌다. 그러면 심장에 생각이 아득해지고 힘줄과 뼈를 쓰지 못하면서 갑자기 쓰러져 알아보지 못한다. 또 슬프거나 생각을 너무 많이 해서도 온다. 감정과 뜻이 너무 지나치면 뜨거움이 된다. 세상 사람들은 바람을 말할 때 끝만을 말하고 그 바탕은 잊어버린다. 지황음자로 음에 불을 북돋아야 한다. 음에 불을 다스리면 양에 불을 누르기는 어렵지 않다.

주단계가 말했다. 바람을 맞은 병은 기운 비워짐과 피 비워짐이 있다. 비워지면서 축축한 가래가 모여 있다. 왼쪽 손의 맥이 부족하고 한쪽 몸을 못 쓰면 사물탕을 위주로 해서 생강즙과 죽력을 더 넣어 쓴다. 오른쪽이 부족하면 사군자탕에 더 넣는다. 기운과 피가 모두 비워지면 팔물탕에 남성 반하를 더 넣는다.

세 사람은 아직 밝히지 못한 것을 더욱 나아가게 해서 바람을 맞은 병에 다른 뜻이 없게 하였다. 세 사람 중 한 사람은 주로 불이라고 하고 한 사람은 기운이라고 하고 한 사람은 축축함이라고 하였는데 바람과 무슨 관련이 있느냐? 《금궤》에서는 삿됨을 말했지만 바람을 말하지 않았다. 또 비워진 차가움이 쳤다고 말했지만 바람에 맞았다고 하지 않았다. 그래서 '바람에 맞음'이라는 구절이 구석까지 미치지 못했다. 바람이 원인이라면 '진짜 바람에 맞음'을 알아야 한다. 만약 불, 기운, 축축함이 원인이라면 '비슷하게 바람에 맞음'으로 바람에 맞음이 아니다. 이것을 자세히 따져보고 치료해야 한다. 바람으로 진단하면 '진짜 바람에 맞음'으로 치료하고 불, 기운, 축축함으로 진단하면 '비슷하게 바람에 맞음'으로 치료한다. 비록 처방으로 각각을 증명하지 못했지만 실제로 이 말은 밤에 여의주를 비추는 것 같다. 스승이 '진짜 바람에 맞음'은 결코 눈병이 걸리지 않고 '비슷하게 바람에 맞음'도 입과 눈이 비뚤어지는 한 증상이 있을 뿐이라고 했다. 모두 책을 읽어 길을 보고서 한 말이다. 어린아이가 가래가 막히고 눈이 뒤집어지면서 잡아당긴다면 물이 힘살을 기르지 못해서 불이 마르게 하고 나무가 당기게 했다. 정말로 '비슷하게 바람에 맞음'이지만 치료법은 멀리 나누어진다. 또 빨리 낫기 때문에 넣지 않았다.

○ (둘) 차가움이 원인인 병.

차가움이 사람을 해치고 불이 뭉치지 않았네. 바로 속에 있다가 차가움이 치솟네. 경맥을 따라 점점 깊이 들어가네. 안에서 삿된 것이 괴롭게 하니 뜨거움이 나타나네. 뜨거움으로 오랫동안 끓었더니 차가움이 없네. 차가움이 따라서 변했다고 어떤 이야기에서 말하네. 차가운 바람이 가운데 근본을 해치는 것은 일정하지 않네. 음이나 양으로 들어가네. 음양으로 해서 살아날 방법을 구하네. 처음과 끝이 넉넉해야 실마리가 자세하네.

이 문장은 상한병 때문에 얻은 눈병을 말한다. 상한병은 모든 병의 시조로 오로지 눈에만 원인이 아니다. 장중경 선생의 책을 읽어서 강령을 얻었다면 치료도 어렵지 않다. 치료하려면 많은 갈림길이 있고 서로 떨어져 있지만 아래처럼 대략 한두 가지로 줄일 수 있다.

태양경은 겉의 겉으로 몸의 등을 움직인다. 삿된 것이 거죽과 털로 들어와 먼저 해치면 추위를 싫어하고 바람을 싫어하며 머리가 아프고 등이 아프다. 맥이 뜨고 단단하면서 땀이 없으면 차가움에 해친 병으로 마황탕으로 땀을 내면 풀린다. 맥이 뜨고 부드러우면서 땀이 있으면 바람에 해친 병으로 계지탕으로 삿된 것이 흩어지면 땀이 멈추면서 풀린다. 몸에 열이 난다면 삿된 것이 타고난 오장육부를 막아 안의 기운이 빠져나가지 못해서 생긴다. 차가운 바람이 변한 증상이 아니다. 양명경은 겉의 속으로 몸의 앞을 움직인다. 열이 나고 추위를 싫어하며 맥이 조금 크면서 길다. 코가 마르고 잠을 못자면 갈근탕으로 살을 풀리게 한다. 소양경은 반겉반속으로 두 옆구리를 움직인다. 귀가 멀고 옆구리가 아프며 입이 쓰면서 열이 오르내리며 맥은 팽팽하면서 빠르다. 소시호탕으로 조화롭게 한다.

이 과정을 지나면 삿된 것이 육부로 들어간다. 맥이 가라앉으면서 힘이 있고 차가운 바람을 싫어하지 않고 오히려 뜨거움을 싫어하며 헛소리를 하고 크게 목이 마르면서 6~7일 동안 똥을 누지 못했다면 명백히 뜨거움이 대장과 위장으로 들어갔다. 바른 양명경병이라고 부른다. 가벼우면 대시호탕을 쓰고 심하면 세 승기탕을 써서 똥을 나오게 하면 낫는다.

이를 지나면 소음경, 태음경, 궐음경이 되는데 모두 오장으로 들어가 속이 되었다. 맵고 따뜻한 약으로 증상에 맞게 치료하고 서늘하면서 흩어지게 하는 약을 써서는 안 된다. 처음부터 추위를 싫어하면서 손발이 아주 차거나 몸을 떨면서 웅크리고 누워 있고 목이 마르지 않으며 배가 아프면서 토하고 설사를 한다. 또는 가래침을 뱉고 얼굴이 칼로 긁는 것 같으며 열이 나지 않고 맥은 가라앉고 느리면서 힘이 없다. 이것은 음증으로 양의 경맥으로부터 온 병이 아니다. 가벼우면 부자이중탕, 사역탕을 쓰고 심하면 구전단72), 회양음으로 따뜻하게 한다. 충분하지 않으면 조금만 부드러워진다.

이밖에 가짜 음과 가짜 양이 있다. 태양경증처럼 머리가 아프면서 열이 나면 당연히 맥은 떠야하는데 오히려 가라앉아서 소음경과 비슷한 경우는 마황부자세신탕을 쓴다. 소음경증이 있으면 맥이 가라앉으면서 열이 없어야 하는데 오히려 열이 나서 태양경과 비슷한 경우는 감초부자건강탕을 쓴다. 또 음증은 손발이 찬데 양증에서도 그렇다. 이것은 사역탕으로 사역산과 다르다. 음증은 설사하는데 양증에서도 밑이 새는 듯 설사한다. 이것은 이중탕으로 황룡탕과 다르다. 또 진짜 음이나 진짜 양이 비워진다

---

72) 유황정생환이라고도 부른다. 유황 10량 파고지 4량 백출 5량 호로파(술에 볶는다) 부자 각 3량 소회향 육두구(쪄서 익혀 기름을 없앤다) 각1량5돈 목향 1량 침향 1량5돈 흰호초(찐다) 5돈 정향 2량 산약. 두드려서 환약을 만든다. 사람에 진짜 불은 명문에 기대서 간장에 모였다가 모든 뼈마디를 따뜻하게 하고 오장육부를 기른다. 유황 1근이 많다고 생각하면 6량으로 줄인다. 설사가 계속 나오면 육두구 흰호초를 1~5돈까지 늘린다. 알짜 힘이 배로 되는 진짜 신기한 약이다.

면 상한병과 다르지 않게 열이 난다. 추위를 싫어하고 땀이 나며 가슴 가로막이 배부른 것처럼 답답하다. 이때는 보중익기탕을 쓰면 낫는다. 얼굴이 붉고 입이 마르며 가슴이 답답할 때는 육미지황탕을 쓰면 역시 낫는다. 다시 아랫부분이 추위를 싫어하고 발이 차며 물을 먹으면 토하기도 할 때는 육미지황탕에 육계 부자 오미자를 더 넣어 쓰면 편안해진다.

이상의 상한병을 종합하면 대개 겨울에 몹시 추울 때 감기에 걸린 병의 이름이다. 먼저 거죽과 털, 경락에서 육부와 오장으로 들어간다. 처음에 추위를 싫어하고 열이 나지만 마지막에 뜨거움증이 된다면 그 사람은 평소에 불이 있다. 추위에 맞았는데 직접 오장육부로 들어가서 처음부터 끝까지 추위를 싫어하고 열이 나는 등의 증상도 없다면 그 사람은 반드시 불이 없다. 《내경》에서 '열이 나면서 추위를 싫어하면 양에서 나타났고 열이 없으면서 추위를 싫어하면 음에서 나타났다.'고 하였다. 차가움은 생김새를 해치고 뜨거움은 기운을 해친다. 하나는 겉으로 빼내면서 속을 쳐야 하고 하나는 가운데를 따뜻하게 하면서 차가움을 흩어지게 해야 한다. 두 쪽을 명확히 따져야 한다. 말 타고 담장 보듯이 평소에 안을 해쳤을 때 음과 양, 진짜와 가짜, 같은 증상을 섞여 치료한다면 무엇을 얻겠느냐. 안과는 상한병을 소홀히 해서 말하지 않고 상한병 전문은 상한병만을 말해서 현실과 맞지 않다. 이 조문을 잘 깨달아 서로의 관점을 존중했을 때 다시 나의 책을 읽었으면 한다.

○ (셋) 더위가 원인인 병.

큰 더위로 기운을 해치네. 맥이 비워지고 몸에서 열이 나네. 뜨거움이 심해서 음에 알짜를 없어지게 하네. 양이 혼자 위로 날아오르네. 설사하기를 꺼리고 또 올리기를 꺼리네. 흩어지기를 꺼리고 더욱 빼내기를 꺼리네. 이 속에 진정한 뜻이 있네. 높은 사람은 참조해야 얻고 얻네.

이 문장은 더위 때문에 얻은 눈병을 말한다. 더위는 여섯 기운 중에 하나로 움직이거나 가만있어도 모두 사람에게 들어온다. 깊거나 높은 집에서 찬바람을 너무 맞거나 오이나 배 같은 신선한 과일과 날 음식을 많이 먹으면 음이 양을 막아서 뜨거운 기운이 퍼지지 못한다. 반드시 머리가 아프고 살가죽에서 열이 나며 팔다리 마디가 시면서 아프다. 가슴이 답답하면서 토하고 설사하며 추위를 싫어하고 땀이 없다. 이것이 가만히 있으면서 얻은 '거스른 더위'이다. 주로 크게 순조롭고 흩어지게 하며 효과가 없으면 인삼 부자를 더 넣는다.

장사꾼이 한낮에 돌아다니거나 늙고 약한 농부가 뜨거운 날씨에 일하면 타고난 알짜를 없애버리고 또 진짜 불이 일어난다. 병이 나타나면 몸에 열이 나면서 머리가 아프고 갈증이 심하면서 땀이 줄줄 흐르며 뜨거움을 싫어한다. 이것이 움직이면서 얻은 '뜨거움에 맞음'이다. 심하면 까무러쳐서 사람을 알아보지 못하고 손과 발, 등, 가슴이 약간 차가우며 토하거나 설사하면서 숨을 몰아쉬기도 하고 거품을 토한다. 빨리 이기단과 소합향환을 같이 물로 넘긴다. 이것이 없으면 마늘을 갈아 향유음으로 먹어도 된다. 병이 조금 나아지면 영사익원산73), 창출백호탕을 쓴다. 평소 몸과 기운이 비워져 약이 맞지 않으면 청서익기탕, 보중익기탕으로 바꾼다.

더위병이 두렵다면 항상 익원산, 향유음을 먹어 미리 막고 적당한 장소에서 더위를 맞는다. 평소에는 크게 해침이 없는 생맥산이 여름철에 가장 좋다. 더위병은 뜨거움병과 비슷하지만 뜨거움병은 맥이 세차고 더위병은 맥이 비워진 것으로 구별한다. 치료는 타고난 기운을 기르고 더위를 푼다. 만약 사람이 심하게 토하고 병이 위독해서 미음도 먹지 못하며 먹으면 토할 때는 인삼 1돈 황련 3푼 찹쌀 1/10홉을 진하게 달여 차게 해서 천천히 넘긴다. 작은 잔을 다 먹고 토하지 않으면 약과 음식을 쓴다. 또 볶은 소금을 넣고 끓인 물 한잔도 효과가 있다.

○ (넷) 축축함이 원인인 병.

추운 겨울에는 안개가 덮고 봄에는 비에 괴롭네. 일하는 사람이 빈 강물을 건너네. 가을과 여름 뜨거울 때 네 바다를 여네. 돌샘에서 땀을 식히고 차를 마시며 술을 깨네. 밖과 안에서 축축함을 받네. 타고난 기운이 비워져 삿된 축축함이 들어오네. 폐장으로 들어오니 숨 쉬기가 어렵네. 비장으로 들어오니 몸이 붓네. 간장으로 들어오니 몸이 아프고 축축함과 바람이 싸우네. 신장으로 들어오니 몸이 무겁고 차가움과 축축함이 싸

---

73) 활석(물에 띄워 거른다) 6량 감초 진사 각1량. 곱게 가루 내어 2돈씩 하루 2~3번 우물물에 타서 먹는다.

우네. 오랜 축축함이 심장으로 들어와 뜨거운 축축함으로 변하네. 붓고 아프거나 학질이 나타나네. 축축함이 대장과 위장으로 들어가니 설사가 나네. 축축함이 기운과 피를 막으니 몹시 나른하네. 축축함이 살갗에 있으니 느낌이 없네. 딱딱하면서 느낌이 없으니 경맥에 있네. 삿된 축축함이 위에 눈으로 올라가니 눈주위가 짓무르네. 또 붓고 조금 아프면서 눈곱이 흩어지지 않네. 그렇구나! 축축함이 이렇게 하는데 의사는 어떻게 할까. 맑고 따뜻하게 하면서 오줌을 잘 나오게 해야 진짜 틀을 보네.

이 문장은 축축함이 원인이 병을 말한다. 하늘에 축축함은 비, 이슬, 안개다. 하늘은 원래 기운이므로 겉 기름과 속 지킴에 먼저 들어온다. 땅에 축축함은 진흙과 물이다. 땅은 원래 생김새가 있으므로 피와 살, 힘살과 뼈를 먼저 해친다. 음식의 축축함은 차와 술, 졸인 젖이다. 음식이 음식물의 바다로 돌아가서 알맞게 들고나야 해치지 않는다. 넘치거나 깊이 잠겨 있으면 변하는 움직임을 막기 때문에 비장과 위장을 해친다. 땀의 축축함은 땀이 나서 옷을 적셨는데 갈아입지 않아서 생긴다. 마르거나 축축함에 따라 땀에 젖은 옷을 갈아입지 않으면 사람이 가장 견디기 어렵다. 그래서 살과 경맥을 해친다. 피가 섞인 오줌이 나오고 냉대하로 적시는 축축함은 비장 흙이 스스로 변한 축축함이다. 양이 세차면 불이 세차기 때문에 뜨거운 축축함으로 변한다. 음이 세차면 물이 세차기 때문에 차가운 축축함으로 변한다.

증상은 모두 열이 나면서 추위를 싫어

하고 몸이 무거우면서 땀이 저절로 난다. 또 힘살과 뼈가 쑤시고 아프며 오줌이 막히면서 빡빡하고 똥이 묽다. 허리가 아파서 돌아눕기 힘들고 발등이 부으면서 살이 진흙 같다. 《경》에서 '축축함이 원인이면 머리를 싸맨 듯하다.'고 하였다. 축축한 기운이 위에서 뜨겁게 찌기 때문에 머리가 무겁다. 축축함이 힘살을 해치기 때문에 큰 힘살은 쪼그라들고 작은 힘살은 늘어지는데 쪼그라들면 당기고 늘어지면 힘이 없어진다. 축축함이 이기면 설사하기 때문에 똥이 묽고 똥이 묽기 때문에 오줌이 뻑뻑하다. 축축함이 아래로 내려가기 때문에 발등이 붓는다. 모든 축축함은 붓고 그득하기 때문에 살이 진흙처럼 된다. 축축함이 신장 물에 흘러 들어가면 축축함이 같이 따르기 때문에 허리가 아프다.

치료법은 당연히 위에 있을 때는 땀을 내야 한다. 《경》에서 '축축함이 넘쳐서 세차면 바람을 도와줘서 고르게 한다.'고 해서 강활승습탕을 쓴다. 또 '내려가면 올려야 하며 양 기운이 올라가면 낫게 된다.'고 해서 승양제습탕이다. 또 '아래에 있으면 당연히 오줌을 잘 나오게 하여야 한다.'고 해서 사령산이다. 이동원도 '축축함을 치료하는데 오줌을 잘 나가게 하지 않으면 치료가 아니다.'라고 하였고 또 '아래에 있으면 이끌어서 마르게 한다.'고 하였다.

어리석은 생각으로 축축함이 밖에서 들어오면 원래 양을 해친다. 그런데 축축함을 빼내는 약을 많이 쓰면 더욱 양을 마르게 하고 양이 마르면 알짜가 활기가 없어지면서 병이 더욱 깊이 들어간다. 맵고 따뜻하면서 조화로운 약으로 고쳐 써야 한다. 평위산, 곽향정기산, 이중탕, 삼령백출산 등으로 북돋고 늘리면 자연히 축축한 기운이 나날이 없어진다. 축축함이 스스로 안에서 생기면 여러 가지로 변한다. 하지만 모두 시면서 아프고 똥이 나오지 않으면서 오줌이 뻑뻑한 증상에서 벗어나지 않는다. 좋은 의사가 항상 뜻을 구하고 맥을 참조하면서 앞의 약으로 없앤다면 충분히 병을 물리칠 수 있다. 축축한 뜨거움으로 생긴 황달에도 이 병증이 같이 있으므로 헤아려야 한다.

축축한 가래라는 것이 있다. 왕절재는 '가래에 근본은 물로서 원래 신장에서 생긴다. 가래가 움직이면 축축함이며 비장에서 생긴다.'고 하였다. 또 방안상은 '음에 물이 부족하면 음에 불이 위로 올라간다. 그러면 불이 폐장을 업신여겨서 폐장에 맑고 엄숙한 기운이 아래로 내려가지 못한다. 이 때문에 진액이 흐려져 가래가 생기고 피가 생기지 않는다. 신장이 비워지면 기운이 원래로 돌아가지 못한다. 기운이 나와 돌아갈 곳이 없어서 쌓이고 쌓이면서 흩어지지 않으면 가래가 생긴다.'고 하였다. 이런 이유를 관찰하면 가래는 병의 이름이지만 드러남일 뿐이다. 병에 따라서 생기고 병에 따라서 없어진다. 원래 사람이 가지고 있는 것이 아니라 병 때문에 변해서 오면서 거짓 위세로 악독하게 한다. 그 바탕을 찾지 않고 그 끝을 바르게 하면서 반드시 거의 다 없애려고 한다. 기침하면서 나오는 가래와 뱉는 가래침이 서로 섞여 보일까 두렵다.

○ (다섯) 치솟음이나 뭉침이 원인인 병. 차가움, 뜨거움, 부딪침, 끓음, 먹음, 기운, 피, 주검, 가래, 회충을 모두 열 치솟음이라고 부르네. 대부분 이 증상이 많이 목숨에 이른다고 아네. 눈도 이 병을 드물게 얻네. 나무, 불, 흙, 쇠와 물은 몸을 돕네. 흘러 다니면서 서로서로 끊임없이 기대고 생기네. 지나치게 많거나 못 미치면 뭉침이 깊이 가라앉네. 통하게 하거나 뿜어내거나 빼앗거나 빼내거나 꺾이게 해야 일어나네.

이 문장은 뭉침 때문에 결국 눈병이 생겼거나 병에 걸렸다가 다시 치솟음 증상을 말한다. 뭉침을 치료하려면 다섯 가지 방법이 있는데 《경》에서 '나무가 뭉치면 잘 통하게 하고 불이 뭉치면 뿜어내며 흙이 뭉치면 빼앗는다. 쇠가 뭉치면 빼내고 물이 뭉치면 꺾이게 한다.'고 하였다.

잘 통하게 함은 가지를 무성하게 뻗는다는 뜻이다. 간장의 타고난 바탕은 빠른데 화내서 기운이 거스르고 옆구리와 겨드랑이가 가끔 아프며 불이 때때로 위로 타오르면 매운 맛으로 흩어지게 해서 치료한다. 낫지 않으면 소요산을 쓰거나 뿜어내는 약에 궐음경 약을 더 넣어 도우면 따라서 치료된다. 오랜 바람이 속으로 들어가 음식을 먹을 때마다 설사하면 사군자탕에 계지 작약을 더 넣어 올리면서 흩어지게 한다. 이런 것들이 모두 통하게 하는 방법이다. 《내경》에서 '통하게 하려면 토한다.'고 하였다. 토함 속에 뿜어낸다는 뜻이 있다. 지키기만 하고 해치지 않는다고 하지만 토함이 통하게 함을 감당할 수 있을까.

뿜어냄은 땀을 낸다는 말이다. 《동원》 승양산화탕으로 힘을 다하게 하면 그친다. 그런데 실제로 뿜어냄과 통하게 함은 서로 멀지 않다. 대개 불은 나무속에 있어서 나무가 뭉치면 불이 막힌다. 통하게 하는 약으로 뿜어내면 따르지 않는 것이 없다.

빼앗음은 설사시킨다는 뜻이다. 가운데가 그득하고 배가 부르며 심하게 나른할 때는 짜고 차가운 약으로 심하게 설사시켜 그 세력을 빼앗지 않으면 고르게 할 수 없다. 그리고 음식이 위 속에 막혀 까무러쳤을 때 토하지 않으면 죽는다. 이 때는 토해서 위쪽을 빼앗아 위장 흙의 뭉침을 약하게 한다. 《경》에서 '높으면 이 때문에 넘치게 한다.'고 하였다. 빼앗지 않으면서 어떻게 이르겠느냐.

빼냄은 스며들게 하거나 겉을 풀거나 오줌을 잘 나오게 한다는 뜻이다. 폐장은 거죽과 털을 주관한다. 모든 기운이 뭉칠지라도 겉을 풀면 쇠 기운이 잘 통한다. 여기에 다시 오줌을 잘 나오게 하면 물에 뭉침을 피할 수 있을 뿐만 아니라 비워짐이 더욱 비워지고 뭉침이 더욱 뭉쳐질까 두렵다.

꺾이게 함은 치솟는 거스름을 억누른다는 뜻이다. 정말로 신기하게 풀리면서 그 기운을 고르게 한다. 지나치면 꺾이게 해서 두려워하도록 한다. 빼낸다는 뜻은 또 몸이 당연히 안다. 물길은 모두 기운이 변하고 기운이 멈추면 변화가 끊어진다. 지나친데 꺾이지 않으면 뭉침이 변해서 치솟음이 된다. 이런 말 때문에 꺾이게 함은 당연히 방법이 있다. 좌귀음과 우귀음을 합쳐 신장 기운을 따뜻하게 하면 기운이 돌면서 뭉침이 빠져나간다. 또 보중익기탕으로 폐장기운을 끌어올리면 위에 구멍을 열리게 해서 아래의 구멍이 스스로 통한다. 또 건중탕으로 비장 흙을 도우면 두려워함을 억눌러 통하지 않는 것을 통하게 한다. 이것이 빼냄이다.

주단계가 '기운과 피가 충분히 조화로우면 모든 병이 생기지 않는다. 한번 뭉치면 이것에서 병이 시작된다.'고 하였다. 여섯 뭉침을 억누른다는 이야기는 기운, 축축함, 뜨거움, 가래, 피, 음식을 말한다. 또 여섯 뭉침은 기운이 먼저이다. 기운이 뭉치면 축축함이 되어 막히고 축축함이 막히면 뜨거움이 된다. 뜨거움이 뭉치면 가래가 되고 가래가 뭉치면 피가 돌지 않는다. 피가 돌지 않으면 음식이 소화되지 않는다. 이 여섯 가지는 서로 서로 원인이 되면서 병이 된다. 그러므로 월국환으로 뭉침을 치료한다. 설기는 월국환을 소요산 가감으로 바꾸었기 때문에 들고남이 더욱 고르게 되었다.

치솟음은 모두 10종류가 있다. 양 기운이 약해져 모자라면 음이 반드시 흘러들어온다. 그래서 사람의 다섯 발가락에서 무릎 위까지 모두 차다. 차가움 치솟음이라고 부르며 차가움이 아래에서 거슬러 올랐다. 육물부자탕, 팔물회양음을 쓴다.

음이 물러가면 양이 나아간다. 음 기운이 아래에서 약해지면 양이 들어와 사람의 발아래가 뜨겁다. 뜨거움이 심하면 세 음을 좇아 위로 가서 뜨거움 치솟음이라고 부르며 육미지황탕을 쓴다.

갑자기 화를 내면 불이 일어나 피가 빠르게 위로 올라간다. 피가 위에 쌓이고 기운이 가운데에서 어지러우면 피와 기운이 서로 부딪치면서 치솟음이 된다. 부딪침 치솟음이라고 부르며 포황탕을 쓴다.

모든 움직이는 것은 양에 속한다. 마음이 번거로우면 양 기운이 부풀어 커지고 애쓰면 불이 세차다. 불이 타오르면 물이 마르기 때문에 알짜를 끊어지게 한다. 이것이 오래 끌면서 쌓이다가 여름철에 이르러 안팎이 모두 뜨거우면 외로운 양이 날아오른다. 끓는 듯하고 삶는 듯해서 끓음 치솟음이라고 하며 인삼고본환74)이 마땅하다.

다섯 주검의 기운이 갑자기 사람에게 들어오면 사람에 음양을 어지럽히고 생김새와 기운이 서로 떨어져 고르게 이어지지 못한다. 사람이 갑자기 죽은 듯이 까무러친다. 주검 치솟음이라고 부르며 이십사미유기음이나 소합향환을 쓴다.

차가운 가래로 갈피를 잡지 못하고 답답해하면서 팔다리가 차면 가래 치솟음이라고 한다.

또 회충을 토하면 회충 치솟음이라고 하는데 함께 강부탕을 쓰고 그렇지 않으면 오매환, 이중탕을 쓴다.

기운은 사람 몸의 양으로 한번 거슬러 뭉치면 양 기운이 모든 곳에 이르지 못한다. 그래서 손발이 끝에서 차갑게 되면 기운 치솟음이라고 한다. 바람 맞은 병과 비슷하지만 바람 맞은 병은 몸이 따뜻하고 이 병은 몸이 차다. 팔물순기

---

74) 인삼 천문동 각2량 맥문동 생지황 숙지황 각4량.

산을 쓴다.
 음식을 두 배로 먹었다가 감기에 걸리면 위장 기운이 돌아다니지 못해서 양이 위로 몰린다. 갑자기 생각이 흐리면서 멍하게 되고 몸의 절반 위쪽은 답답하면서 열이 나며 마음이 번거로우면서 머리가 아프다. 몸의 절반 아래쪽은 차가운 철보다 차갑고 화로를 껴안아도 뜨겁지 않다. 음식 치솟음이라고 부른다. 의사가 몰래 차가운 바람에 맞았다고 해서 따뜻하게 북돋는 약을 쓰면 죽는다. 음양담염탕으로 토하게 하는데 음식이 나오면 낫는다. 또 평위산을 가감하거나 보화환을 쓴다.
 땀을 지나치게 많이 흘리면 피가 적고 기운도 같이 적어진다. 피가 위로 올라가 내려오지 않고 기운도 꽉 막히면서 갑자기 죽은 듯하다. 기운이 지나가서 피가 돌아오면 음양이 다시 통하면서 잠시 뒤에 깨어난다. 피 치솟음이라고 한다. 부인에게 이 병이 많으며 백미탕, 창공산을 쓴다.
 열 치솟음과 다섯 뭉침은 모두 이런 증상이며 치료법이 항상 같지 않다. 뜻을 얻으면 말을 잊게 된다. 헛되이 일삼아 치료법을 만들지 마라.
○ (여섯) 독이 원인인 병.
 어떤 일로 종기와 부스럼이 낫지 않네. 피와 기운이 계속 머물러 시들지 않네. 탁한 삿된 것으로 맑고 조화로움을 해치네. 눈병이 이것으로 오네. 길은 술과 고기에 넘침이네. 봄의 경치에 이끌리는 듯하네. 재밌게 놀듯이 몽둥이로 때려야 나을 수 있네. 얼마나 많이 즐겁게 받아들이겠는가.

 이 문장은 사람에게 종기와 부스럼이 생겨 흐르는 독이 눈을 친 병을 말한다. 종기와 부스럼은 모두 기름지면서 걸쭉한 음식을 먹거나 술과 성생활이 지나쳐서 진짜 타고난 기운을 없애버렸기 때문이다. 밖에서 삿된 것이 들어와 서로 어우러지면 피와 기운이 머무르면서 안에서 나가지 못해 붓고 아프게 된다. 《경》에서 '생김새를 해치면 아프고 기운을 해치면 붓는다.'고 하였다. 또 '오장이 고르지 않으면 아홉 구멍이 통하지 않고 육부가 고르지 못하면 뭉쳐서 종기가 된다.'고 하였다. 밖에 넘치는 듯이 하면 안에는 실제로 부족하다. 만약 여기에 또 간장이 비워지고 독이 힘세면 반드시 눈에 낙맥을 돌아 맑고 빈 곳으로 들어간다.
 치료는 독에 근원을 맑고 깨끗하게 해서 독이 없어지면 눈이 스스로 낫는다. 대개 높이 부어오르면서 화끈거리고 아프며 고름이 끈끈하면 타고난 기운이 아직 줄지 않았다. 선방활혈음으로 풀은 다음에 탁리소독산을 쓴다. 붓기가 넓게 퍼지고 약간 아프면서 고름이 맑고 작으면 타고난 기운이 약해졌다. 탁리소독산을 쓰고 반응이 없으면 건강 육계를 더 넣는다. 고름이 나오고서도 아프면 기운과 피가 비워졌다. 팔진탕에 육계를 더 넣어 쓴다. 살과 거죽이 생기지 않아 입구가 막히지 않으면 비장 기운이 비워졌다. 사군자탕에 작약 목향을 더 넣어 쓴다. 추위를 싫어하고 더욱 추우면 양 기운이 비워졌다. 십전대보탕에 건강 대추를 더 넣어 쓴다. 해질 때쯤 안에서 열이 나면 음에 피가 비워졌다. 사물탕에 인삼 백출을 더 넣어 쓴다. 헛구역질을 하고 자주 토하면 위장 기운이 비워졌다. 육군자탕에 물에 담근 생강을 더 넣어 쓴다. 스스로땀이나 몰래땀이 있으면 심장과 신장이 비워졌다. 보심단이나 도기환을 쓴다. 음식을 적게 먹고 몸이 나른하면 비장 기운이 비워졌다. 보중익기탕에 반하 복령을 더 넣어 쓴다. 숨이 차고 기침과 가래가 있으면 비장과 폐장이 비워졌다. 보중익기탕에 맥문동 오미자를 더 넣어 쓴다. 헛구역을 하고 적게 먹으면 비장과 위장이 비워졌다. 초매이중탕을 쓴다. 다시 배가 아프고 설사하면 비장과 위장이 비워지고 차갑다. 초매이중탕에서 오매를 부자로 바꿔서 쓴다. 아랫배가 그득하고 다리 정강이가 부으면 비장과 신장이 비워졌다. 십전대보탕에 대추껍질 산약을 더 넣어 쓴다. 다시 설사하고 다리가 차면 비장과 신장이 비워지고 차갑다. 앞의 처방에 향부자를 더 넣는다. 뜨거움으로 목이 마르고 오줌이 잘 나가지 않으면 신장이 비워지면서 음에 불이다. 가감팔미환을 쓴다. 숨이 차고 기침을 하며 오줌과 똥이 잘 나가지 않으면 폐장과 신장에 비워진 불이 있다. 가감팔미환이나 보중익기탕을 쓴다.

몸이 아주 약한 사람은 부은 것과 터진 것을 나누지 말고 먼저 위장 기운을 북돋아야 한다. 탁리소독산을 더하거나 빼서 쓴다. 또 의심이 속에 가득하거나 가끔 약을 쓰는 사람은 흔히 위 처방에 차가우면서 흩어지게 하는 약을 더 넣는다. 그러나 덜어냄은 북돋음만 못하다. 또 기운과 몸이 평소 튼튼한 것에만 매달리거나 가래가 있다고 하면서 북돋는 약을 먹지 않으면 오로지 독으로 망친다. 사람 목숨을 풀 베듯이 하면서 치료라고 말하는구나. 그래서 이동원이 '생김새 기운과 병 기운에 넘침이 있으면 빼내고 북돋지 않는다. 생김새 기운과 병 기운에 부족이 있으면 북돋고 빼내지 않는다.'고 하였다. 주단계는 '붓고 아픈 병을 보면 맥과 증상을 참조한다. 허약할 때는 북돋아주면 기운과 피가 없어지지 않고 좋게 마무리된다.'고 하였다.

송사를 일으켜서 곤장을 맞으면 매 맞아 생긴 부스럼이 눈까지 친 경우가 있다. 이것은 성냄이 간장과 폐장을 심하게 해쳤다. 다른 사례에 따라 치료하고 이 증상과는 맞닿지 않는다. 형벌은 함부로 주지 않으며 오직 법을 어기고 송사를 즐겨하는 사람이 받는다. 이 때문에 군자는 형벌을 생각해야하며 송사와 감옥이 줄어들면서 없어져야 나라에 좋은 징조이다. 지금 사람들이 몸을 지키는 부적에 기대고 조금에 다툼이 있어도 항상 가마에 관한 일을 거짓으로 고소한다. 개 중에는 이야기해서 적당하게 하거나 집안의 힘이 날로 기울어진다고 알려주지만 만일 관리가 맑거나 적이 굳세서 매를 피하지 못할까 두려워한다. 훌륭한 사내가 만약 노비와 함께 한번 땅바닥을 기어간다면 스스로 견디지 못한다. 죄인의 머리를 엉덩이라고 말하면서 모든 사람들의 눈앞에서 꾸짖음을 당하면 얼마나 심하게 부끄러울까. 이때 기운이 튼튼하고 입이 굳세더라도 아프고 괴로워 스스로 가여워하고 몸을 없애서 어버이를 욕보였다. 아들 형제가 사람

됨됨이가 좋지 않아 효도를 못하더라도 이보다 크지 않구나. 천하에 일을 하는 선비는 나라에 일을 마치고나서 비석 밖을 지키면서 눕기를 바란다. 모든 지역 사람들에게 넉넉한 정을 베풀고 결코 남을 함정에 빠뜨리지 않도록 힘쓴다. 그런데 불행하게도 한 사람의 죄에 여러 사람이 끌려 들어간다. 또 하늘에 이치와 사람의 마음으로 억울한 죄를 씻을 날이 있겠지. 곤장을 맞은 들 어떠하리.
○ (일곱) 학질75)이 원인인 병.

 가래가 없고 음식이 없으면 학질이 생기지 않네. 차가운 바람이 밖에서 들어와야 생기네. 오직 불만이 가을 쇠를 단련하네. 삿된 것이 깊이 들어오네. 비장이 차갑고 신장 기운이 부족해지네. 학질이 가면 오히려 설사하네. 반대로 회복되면 봄에 양을 꺼지게 하네. 음에 뿌연 먼지가 눈에서 빛을 줄이네.

 이 문장은 학질에 눈병이 있거나 눈병에 학질이 있으면서 반복해서 옮겨가는 것을 말한다. 《경》에서 '여름에 더위에 해치면 가을에 반드시 학질이 된다.'고 하였다. 더위에 무릅쓰면 폐장이 말라서 스스로 물을 끌어당기고 찾는다. 이때 충분히 마시면 양명경이 축축함을 받았기 때문에 삿된 뜨거움이 두려워서 감히 나타나지 못하고 엎드려 있다가 해치게 된다. 가을에 쇠가 다니는 계절이 되면 더위와 따뜻함이 마름을 타고서 나온다. 이때 한번 불어오는 서늘한 바람을 맞으면 둘이 다시 뭉치고 뭉치게 되면 반드시 가운데가 비워지고 또 차가운 물을 업신여긴다. 이렇게 해서 세 경맥이 합친 병이 된다. 그리고 음양이 서로 싸우면서 차가움과 뜨거움이 오고가다가 기간이 되면 나타난다. 나타나면 머리가 아프면서 가슴이 답답하고 뼈마디가 시면서 아프며 가끔 헛구역질하거나 목이 마르고 생각과 넋이 나간다. 땀이 많다가 점점 그치지만 어느새 살이 빠진다.

 학질이라고 부르는 증상은 차가움이 많고 뜨거움이 적은 병과 뜨거움이 많고 차가움이 적은 병이 있다. 하루에 1번 나타나거나 하루를 건너뛰고 1번 나타나거나 하루에 2번 나타나는 경우가 있다. 또 23~1시 뒤에서 11~13시 전에 나타나거나 11~13시 뒤에서 23~1시 전에 나타나는 경우도 있다. 먼저 춥고 나중에 열이 나거나 먼저 열이 나고 나중에 춥기도 한다. 춥고 열이 나지 않으면 '수컷 학질'이고 열이 나고 춥지 않으면 '더위 먹은 학질'이다. 이것은 음에 있음이나 양에 있음, 삿된 것의 깊음이나 삿된 것의 얕음으로 나뉜다. 이치가 비록 깊고 미묘하더라도 아주 이해할 수 없지는 않다. 의사는 네 진찰을 모두 해서 실마리를 얻으면 된다.

 치료법은 땀이 없으면 땀을 나게 하는데 주로 삿됨을 흩어지게 한다. 땀이 있으면 땀을 없게 하는데 주로 바른 기운을 돕는다. 청피음이나 마계음을 증상에 따라 넣어다 줄인다. 위장 속에 뭉친 가래가 웅크리고 있으면 초과음을 쓴다. 효과가 없으면 보중익기탕에서 시호를 두 배로 하고 반하 생강을 더 넣어 쓰거나 건중탕이나 귀비탕을 쓴다. 뜨거움이 세차고 차가움이 적으면 목단피 치자를 더 넣어도 좋다. 오랜 학질로 앞의 처방

---
75) '말라리아'라고 본다.

들이 모두 효과가 없을 때는 팔미환이나 구전단을 쓰면 확실히 효과가 있다. 그리고 모두 병이 2~3번 오지 않았을 때 빼앗는다면 학질이 스스로 물러가지 않아도 병이 스스로 조금 줄어든다.

 학질과 비슷하지만 학질이 아닌 병도 있다. 상한병 다음이나 큰 병 다음 또는 아기를 낳고 난 다음이나 노체병 등이다. 모두 추위와 열이 오가며 하루에 두세 번 정도 나타나기도 한다. 《경》에서 이것을 '양이 비워지면 추위를 싫어하고 음이 비워지면 뜨거움을 싫어한다. 음 기운이 올라가 양 속으로 들어가면 추위를 싫어하고 양 기운이 내려가 음 속으로 꺼지면 뜨거움을 싫어한다.'고 하였다. 또 학질 다음에 설사하거나 설사한 다음에 학질이 나타나는 경우가 있다. 학질 다음에 심하게 설사하면 반드시 뜨거운 더위 독이 없더라도 다시 설사병이 된다. 이렇게 다른 샷된 것이 들어오면 비장과 폐장이 비워져서 뿜어낼 수 없기 때문에 설사병과 비슷하면서 설사병이 아닌 병으로 변한다. 설사병 다음에 설사를 많이 하고 피가 없어지면 기운도 설사병에 따라 흩어져 다시 학질이 된다. 이것은 음양이 모두 무너진 병으로 학질과 비슷하지만 학질이 아니다. 그리고 비워져서 된다면 앞에서 이야기했던 약을 쓰면 조금씩 없어지다가 낫는다. 서투른 의사는 바른 학질인지 비슷한 학질인지 묻지 않고 오직 병의 증상이 전과 같은지만 본다. 그리고 늘 상산환, 향련환 등에 약을 써서 병을 더 나아가게 하면서 작은 노로 강을 막는다고 말한다. 또 일찍 죽는 경우도 많다. 뉘우치지 않고 깨닫지도 못하면서 해치는구나! 함께 이것은 따로 따져보고 약을 쓸 때 참고해야한다.

○ (여덟) 아기를 낳아서 된 병.

 아기를 낳으면 피가 쏟아지고 음부가 밑으로 빠지네. 온 몸의 양 기운도 따라서 모자라네. 구멍이 비워지고 바람이 움직이면서 바깥에 샷된 것이 합쳐지네. 다섯 샷된 것이 이어서 병을 만드네. 다시 사람 일을 더하니 날로 재촉하네. 눈병 등으로 한가한 나이에 목숨이 짧아지네. 아기를 낳지 않고서 병이 있으면 '뱃속아기와 함께한 병'이라고 부르네. 원래 음양이 스스로 꽉 막혀 오네. 샷된 것이 넘치고 바름이 부족할까 두렵네. 의사는 좋은 생각을 내놓아야 하네.

 이 문장은 임신한 부인이 아기를 낳고서 또는 아기를 낳지 않은 상태에서 온 눈병을 말한다. 나누어서 잘 통하게 해야한다. 임신한 부인이 아기를 낳을 때는 모든 맥이 흔들릴 뿐만 아니라 괴로움을 참기 힘들다. 아기를 낳으면 피와 기운을 모두 해쳐 골짜기처럼 비워진다. 아기를 낳은 다음에는 아기가 젖을 빨거나 스스로 먹으면서 여자가 반드시 지나치게 예뻐하면서 기른다. 그러다가 갑자기 타고난 것을 회복하기 어려울 때 모든 샷된 것이 밖에서 비워진 틈을 타고 들어온다. 바름이 약하고 샷됨이 세차면서 안팎으로 함께 치면 경맥과 가장 알짜가 점점 시든다. 이 때문에 아기를 낳고 노체병이 되면서 죽는 경우가 아주 많다. 그런데 눈은 어떻겠는가! 《시》에서 '슬프다. 어버이시여! 나를 낳아 기르시느라 수고하셨네. 그 깊은 은혜를 갚고자 하지만 하늘처럼 끝이 없어라.'고 하였다. 옛날 선비가 '생일은 어머니가 고생한 날이니 비린내 나는 음식과 술을 먹지 말라.'라고 하였다. 《시》의 말에서 깊이 얻는다.

 치료는 당연히 크게 북돋고 조금 조화롭게 하기 위해서 인삼양영탕, 인삼보위탕, 애인이혈탕 등을 더하거나 줄여서 쓴다. 절대로 차갑게 하거나 흩어지게 하지 말고 또 날짜를 오래 끌지 말아야 한다. 기운이 어지럽고 피가 뭉쳐 병이 깊이 들어갈까 두렵고 효과를 보기 어렵다.

 뱃속아기와 함께한 병을 치료하려면 더욱 삼가야 한다. 대개 가운데가 꽉 막히면서 음양이 서로 떨어지는 것을 피할 수 없다. 불이 위에 있고 물이 아래에 있기 때문에 눈병이 되고 다리도 붓는다. 눈은 흔히 거짓 채워짐이고 다리는 진짜 비워진 차가움이다. 오줌을 잘 나가게 하는 약으로 치료하는데 정말로 이유가 있고 해치지 않음을 안다. 따뜻하게 북돋는 약을 준다고 하는데 위와 아래가 서로 맞지 않는 증상이다. 서투른 의사는 종종 손을 써도 미치지 못한다. 실제로 바탕을 따져서 밝히고 근원을 찾아야 한다. 일단 보태유기음이나 정기천묘탕을 써서 안을 지키고 밖을 친다. 그러면서 더하거나 덜게 하는 방법으로 마침내 가지런하게 한다. 아! 잠깐 사이에 두 목숨이 기대는구나. 지극한 뜻이 느껴져 통하지 않음이 없구나. 이 이야기를 읽고 생각을 일으키지 않거나 이 병을 치료하는 것에 많은 돈이 든다고 한다면 간악한 심보가 끝이 없다. 이런 사람은 의사의 일을 알게 해서는 안 된다.

○ (아홉) 두진이 원인인 병.

 두진은 원래 심지 않아도 평생 한번 만나네. 불이 관리처럼 매우 모질고 바람이 칼날처럼 잘 드네. 빈 구멍에 들어와 해치고 털이 없는 곳에 들어와 단단하게 치네. 예전의 나처럼 되니 어린아이가 변하네.

 이 문장은 두진으로 생긴 눈병을 말한다. 두진은 원래 낫기 어려운 부스럼으로 하늘에 꽃 또는 크고 작은 열매라고 한다. 독이 가장 심할 때 독에 맞기 때문에 병이 가장 격렬하다. 타고나면서 오는데 모든 삿됨이 쌓였다가 오장육부에 깊이 들어간다. 두진이 옮겨 다닐 때 그 기운과 만나면 여섯 경맥과 모든 핏줄에 맑고 순수하고 조화로운 땅이 모두 뒤섞여서 낳고 자라고 변하고 기르는 근원을 잃는다. 이렇게 독이 안에서 치면 반드시 두진이 무너지면서 그 독이 위로 올라가 반드시 눈을 해친다. 간장과 쓸개는 생각해서 결정하는 관리로 삿됨과 바람이 같이 서지 못한다. 눈도 맑고 텅 빈 집인데 어떻게 더러운 것이 뜨겁게 찌겠느냐. 그래서 두진에 점이 보여야 위에 눈에서 받아서 비로소 생긴다. 그리고 이런 이야기도 있다. 애쓰지 않으면서 감당하지 못하고 두려워 감추면서 더욱 심해진다. 또 타고난 기운이 회복되지 않았는데 기름기 있는 음식을 많이 먹는다. 또 아침과 저녁밥이 이어지지 않으면서 근심과 괴로움이 평소보다 두 배다. 이렇게 병은 많은 실마리로 생기지만 증상은 하나다. 눈물이 흐르고 붉게 짓무르다가 누런패인 눈겉흠증, 노란

즙 차오름증이 되거나 흰패인 눈겉흠증, 별모인 눈겉흠증이 되거나 별하나 눈겉흠증이 된다. 계속해서 돋아나오거나 바삭하거나 깊이얼음흠집 눈겉흠증이나 검은자위 게눈증이 있다. 또 바람으로 변해서 눈이 비뚤어지거나 떨리면서 당기는 병이 된다.

종합해서 깊이 생각하고 또렷하게 따져 보아야 한다. 사람에 가벼움과 심함, 비워짐과 채워짐에 따라 경맥을 살펴 약을 쓰면 증상이 비록 험해도 두진이 나오게 하는 방법이 있다.

어리석고 세게 우겨서 알지도 못하면서 씨두진이 눈을 밝게 한다고 자신 있게 말한다. 집안에 좋은 여자아이에게 까닭 없는 결과가 있다면 칼을 쓰지 않고도 사람을 죽이는 꼴이다. 시골의 어리석은 사람들은 씨두진이 하늘이 하는 일이라고 굳게 믿는다. 대개는 어리석게도 두진 의사가 감당할 수 있고 두진 어미가 도와준다고 믿는다. 두진 의사가 어떻게 죽은 자를 살리는 단약을 얻을 수 있겠느냐!

치료법은 두진의 좋고 나쁨을 물어보지 말고 단지 눈에 눈물이 흐르고 빛을 싫어하면서 약간 붉다면 빨리 황단 경분 위령선을 가루 내어 귀 속에 넣어준다. 낫지 않으면 은주나 인지설76), 비웅단을 눈에 넣는다. 또 낫지 않으면 활혈산77), 승해산78)으로 고르게 하고 그렇지 않으면 소독음, 화독탕을 쓴다. 잠시 없어지고 비록 완전히 낫지 않았더라도 병을 누르고 느슨하게 해서 심한 병이 가벼운 병이 된다. 이런 증상에 전문인 책은 《활유심법》, 《유유집성》이 있으니 한가할 때 마음을 가라앉히고 깊이 생각하면 눈병을 치료하는데 많은 도움이 된다.

내가 두 형제를 같이 품어 모두 여덟 자식이고 손자와 그 손자의 아들은 두 배가 된다. 하늘에 사랑을 받아 한 사람도 두진에 해치지 않았다. 표형과 주모에게 두 아들이 있는데 어린이가 되어 뛰어나고 지혜롭다. 아들에 얼굴이 너무 많이 얽었다고 생각해서 두진을 적게 할 수 있는 이름난 치료자를 뽑아 특별한 씨두진을 놓았더니 두진 싹이 나타나면서 갑자기 목숨을 잃었다. 이것이 자연스럽다고 들었는데 요사스러운 말에 속지 않아야 이렇게 되지 않는다. 다음에 결국 대를 잇지 못했다. 아아! 의술은 어진 기술인데 씨두진은 화살을 만드는 사람이구나.

《목경대성》

76) 풍화박초 1량 홍분(연지) 5돈 용뇌 8푼. 가을에 큰 여주를 따서 속을 파내고 원명분을 속에 넣고 서북풍을 맞게 놓고 겨울에 서리를 맞게 하면 풍화박초라고 한다. 홍분은 올방개에 껍질을 벗기고 깨끗이 씻어 아주 잘게 부수어 베수건에 걸러 찌꺼기를 없애고 깨끗한 가루를 햇볕에 말린다. 분꽃으로 낸 즙에 잠기게 해서 다시 햇볕에 말린다. 불을 보지 않게 한다.

77) 당귀 적작약 궁궁 자초 홍화 각5돈 목향 혈갈 각2돈. 두진 속에 기운과 피가 막혀 있어서 눈병이 생기려고 할 때 쓴다. 이것을 먹고 낫지 않으면 다시 귤피 승마 목통 감초를 더 넣는다. 《목경대성》

78) 궁궁 생지황 백작약 황금 목통 승마 주사 백복령 감초 각각 같은 양. 어린아이가 두진이 생겼는데 갑자기 몸을 오그리고 눈이 붉으면서 부시고 눈물이 나올 때 쓴다. 《목경대성》

눈병의 원인

○ (열) 감병이 원인인 병.

음식 기운이 쌓이면 감병이 되네. 간장이 강해 나무와 불이 타오르니 쇠를 녹이고 흙을 이기네. 오장 중 이미 세 개를 해쳤네. 배가 커지고 살갗이 여위네. 목소리가 마르고 똥이 막히네. 눈이 멀고 목숨도 끝나네. 의사는 자세히 참조해야 하네.

감병은 단맛이다. 대개 기름기가 많고 맛있는 음식을 먹어서 된 병 이름이다. 감병이 차가움과 겹치면 괴롭다고 말한다. 어린아이가 상한병이나 학질이 없는데 문득 열이 나면서 심하게 목이 마르고 살이 점점 여위며 힘줄이 푸르면서 늘어지고 배가 그득하면서 답답하다. 흰자위가 푸른빛깔이나 노란빛깔을 띠면서 시들고 검은자위가 흐려져 죽은 다음 같은 빛깔을 띠며 검은자위 둘레가 약간 붉다. 눈이 부셔 뜰 수 없고 눈썹을 자주 깜박이면서 끈적이는 눈곱과 눈물이 있다. 마지막에는 검은자위에 흰 막이 있고 막 위에 검은 테두리가 빙 둘러 일어나면서 결국 눈을 멀게 된다. 이렇게 차례차례 된다면 감병 눈병을 의심하지 않는다.

병은 흙에 뿌리를 두고 있다. 흙이 마르면 나무를 뭉치게 하고 나무가 뭉치면 바람과 불이 따르지 못해 빠져나간다. 이 때문에 오장육부를 모두 해쳐서 이런 해침이 된다. 선배들은 음식을 지나치게 먹어 흙을 시달리게 하고 다시 간장을 해살 놓았다고 말한다. 비아환에 신곡 무이를 써서 환을 만드는데 바로 이것이 감병을 만들까 두렵다. 심하게 얼굴이 누렇게 여위지 않고 눈꺼풀을 열고 닫을 수 있으며 테두리 막이 엷으면 이 눈은 치료하지 않는다. 보영환79)과 치중선화환80)이 결국 감병을 치료하며 감병이 없어지면 눈병도 낫는다.

감병도 낫는 날을 정하기 어렵다. 그리고 어머니가 자식을 위한다고 많이 보살피고 응석받이로 키우고 아버지가 자식을 위한다고 반드시 그렇게 되도록 하고 뒤 수레로 앞 수레를 밟고 지나가도록 한다. 그러면 어린아이는 눈이 멀면서 목숨을 마친다. 전혀 슬퍼하지 않으면서 해치는구나!

감병에는 뚱뚱함과 여윔이 있고 서늘함과 뜨거움으로는 나누지 않는다. 뚱뚱하면 생김새와 기운이 가득차서 가슴과 배에 뜨거움이 심하지 않고 똥과 오줌도 평소와 같다. 여위면 손발이 아주 가늘고 목이 작으며 엉덩이가 마르고 똥과 오줌이 잘 나오지 않는다. 모두 비장과 위장이 허약해서 음식을 소화시키지 못하기 때문이다. 또 음식을 평소처럼 먹지 못해서 비장과 위장까지 해치면 가래가 생기고 뜨거움이 생긴다. 이것이 바람으로 변하고 벌레로 변한다. 당연히

---

79) 울금 웅정 천축황 활석 사군자(깨끗한 살을 쓴다) 전갈꼬리 두꺼비(장을 없애고 졸인젖에 굽는다) 각2돈 경분 우황 주사 각1돈 파두(깨끗이 기름을 없애고 가루낸다) 사향 각6푼. 이진탕을 진하게 달여 녹두 가루를 섞어 쪄서 밀가루풀로 오동나무 씨 크기로 환을 만들어 그늘에 말린다. 비석으로 푸르게 옷을 입혀서 항아리에 담아두었다가 쓴다. 《목경대성》

80) 육신곡(깨끗한 가루를 쪄서 익혀 꿀을 섞어 녹두 크기로 환을 만들어 금박을 입힌다) 울금 웅정 각4돈 유향 주사 각3돈 몰약 목향 침향 각2돈 파두(깨끗이 기름을 없앤다) 1돈. 《목경대성》

쌓임을 없애고 독을 없애며 벌레를 죽여야 하는데 차례대로 없애야 가끔 나을 수 있다. 의학책에 서늘한 감병이라는 이름이 있는데 풍풍한 감병이 아니다. 서늘함은 차가움을 품고 있어서 반드시 뜨거움으로 치료한다. 풍풍하면 기운이 비워졌다고 의심해서 설사를 걱정한다. 그래서 북돋고 또 설사를 막게 하지만 병을 더욱 키워 빨리 죽게 만든다.

○ (열하나) 다른 것이 원인인 병.

지금 음 부분에 병이 있네. 절기가 고르지 못해 기운이 어긋나네. 기운이 고르지 않으니 양이 올라가지 못하네. 결국 맑음과 흐림 둘이 서로 섞이네. 안팎에 증상이 나타나니 정말로 다른 것 때문이네. 일을 나가고 일을 이야기하지만 달리 묻지 않네.

이 문장은 오로지 다른 이유로 해쳤다가 눈에 영향을 끼치는 것을 말한다. 병이 되는 것이 같지 않고 또 직접 가리킬 수 없기 때문에 합해서 다른 원인이라고 하였다. 상한병이나 심한 학질은 뜨거움이 뭉치면서 눈알을 쩌서 해친다. 고창병은 생강 부자를 많이 먹어서 붓는다. 옮는 병은 사람에 타고난 기운을 빼앗는다. 안개로 가림은 바른 기운을 욕되게 한다. 이것이 하나다. 진짜 음이 빠져나가 없어지면 알짜가 끊어지면서 눈이 어둡고 안 보인다. 양 기운이 번거롭고 고되어 부풀어 오르면 뜨거움이 이겨서 이상한 것을 본다. 이것이 하나다. 가래 증상으로 의식을 잃거나 불 증상으로 아프면서 깔깔하거나 기운 증상으로 맺히면서 뭉치거나 피 증상으로 붉고 아프다. 이것이 하나다.

종합하면 병 때문에 생긴 눈병은 밖으로 드러남이 있더라도 반드시 어떤 원인으로 생겼는지 물어야한다. 그래서 원인과 증상에 따라 치료해야 길에서 멀리 어긋나지 않는다. 또 그 경맥의 약으로 차례로 재보면서 그 원인을 스스로 얻는다. 절대 거문고의 기러기발을 아교로 붙여놓듯이 융통성이 없어서는 안 된다. 잘못은 바로 병의 모습에 있다.

아아! 하늘이 주는 것은 이미 정해졌는데 사람이 해치는 것은 끝이 없구나. 이 때문에 없어짐은 많고 채워짐은 적으며 편안함은 적고 그렇지 않음은 많구나. 사랑하고 소중히 여기면서 지킬 약속을 어기지 않는다. 편안하게 살고 소박하게 움직이면서 조용히 하늘에 목숨을 기다리면 자연히 재앙이 전혀 없다. 만약 생각 밖으로 어떤 일이 생기면 다시 앎으로 앎을 풀고 이치로 뜻을 멈춘다. 나와 같지 않다고 하면 공교로움이 스스로 너그럽게 풀리고 마음자리가 쉬고 쉰다. 사물과 거스르지 않고 새와 짐승을 깨달으면 새와 물고기가 사람과 친하고자 온다. 몸에 병이 없을 뿐만 아니라 눈이 또렷하게 보이며 목숨도 영원하다. 으뜸 기틀에 선비가 은하수 같다고 속여 말하는 것이 아니다. 참됨을 닦고 성품을 단련하기를 당연한 집안에 법으로 받아들여야 한다.

○ (열둘) 원인이 없는 원인인 병.

욕심이 적고 세상 물정도 성기네. 성격이 온화하고 음식도 적당히 먹네. 세월의 고난에도 나가지 않네. 편안하게 벙어리가 되어 다른 사람의 생각을 견디네.

이 문장은 병에 따르지 않았는데도 눈이 병에 걸린 것을 말한다. 세상에 큰 덕을 가진 어진 사람은 참됨을 감추고 꾸밈없이 기른다. 안으로 사람에 욕심을 막고 밖으로 몸은 하늘과 조화롭게 한다. 물과 불이 이미 가지런하고 음양이 각자 그 곳을 얻는다. 그런데 눈에 병이 들고 병도 낫지 않으니 왜 그런가? 대개 타고난 것이 아주 허약하다. 종일 기름기 많고 영양이 있는 음식을 배부르게 먹어도 기틀이 따라서 변하지 않는다. 그래서 생겨야 하는데 생기지 않고 이기지 않아야 하는데 이긴다. 예를 들어 밤눈증, 가까이 보임증, 눈꺼풀 젖혀짐증, 아이 눈동자구멍 열림증 같은 병이다. 결혼하지 않은 젊은 여자가 피가 없거나 어린아이가 신장이 비워지면 모두 이런 조화를 부린다. 스스로 사람을 통하지 않고 항상 상황에 맞춰서 서로 막는다. 의학의 이치가 깨끗하지 못할 뿐 아니라 기틀을 죽이고 약통 속에서 벼룩이 흘러나온다. 원인 밖에 있기 때문에 따로 원인이 없는 원인이라고 더 넣었다. 경험을 많이 쌓아 깊어지면 나에 말이 맨 처음이 될 것이다.

《은해지남》
○ 여섯 기운에 대한 모든 이야기.
《소문 천원기대론》에서 '하늘에는 오행이 있어서 다섯 위치를 다스리고 추위, 더위, 마름, 축축함, 바람과 불을 생기게 하며 여섯 기운이 된다. 그 위치가 마땅하면 올바르고 지나치면 넘친다.'고 하였다. 그 삿됨이 사람에게 들어오면 모두 눈병에 걸릴 수 있다. 바람이면 눈물이 흐르면서 붉게 붓고 차가움이면 피가 엉기면서 자줏빛으로 부어오른다. 더위면 붉으면서 눈이 어두우면서 속티가 보이고 축축함이면 눈 주위가 짓무르면서 가려운 부스럼이 생긴다. 마름이면 당기면서 깔깔하고 눈곱이 맺히며 불이면 붉게 부어오르면서 아프다. 바람은 흩어지게 하고 차가움은 따뜻하게 한다. 더위는 시원하게 하고 축축함은 잘 나가게 한다. 마름은 촉촉하게 하고 불은 서늘하게 한다. 진단해서 또렷하다면 치료도 쉽다.

그리고 그 속에 서로 끼여서 오는 경우도 있다. 대개 바람은 모든 병에 큰 어른으로 차가움을 끼고 더위를 끼며 축축함을 끼고 마름을 끼며 불을 낀다. 또 서로 따라서 변하는 경우도 있다. 삿된 바람이 불로 변하고 삿된 차가움이 불로 변하며 삿된 축축함이 불로 변하고 삿된 마름이 불로 변한다.

삿된 바람이 앞에서 나타나면 삿된 불이 뒤에서 이어지기 때문에 사람이 눈병에 걸렸다면 모두 바람과 불이 그렇게 했다. 그래서 바람과 불의 증상을 가장 자세히 따져보아야 한다. 정말로 불 증상을 한번 보게 되면 바람이 있거나 없는지를 거리끼지 않고 흔히 흩어지게 하는 치료를 하지만 해치지 않는 경우가 드물다. 바람은 원래 삿된 양으로 반드시 밖에서 들어와야 진짜 바람이다. 바람으로 뜨거움이 생기기 때문에 바람이 없어지면 불도 스스로 삭는다. 이때는 바람을 흩어지게 해야 한다. 만약 밖에서 들어오지 않고 다만 안에서 불이 위로 타오른다면 뜨거움이 아주 심해서 생긴 바람이다. 이때는 뜨거움이 없어져야 바람이 삭는다. 바람을 흩어지게 해서는 안 된다.

또 서로 섞여서 된 경우도 있다. 네 계절로 말하면 겨울철에는 다만 세 글자인 바람, 추위, 불로 병이 된다. 봄에는 네 글자인 바람, 추위, 축축함, 불이 함께 하고 여름에는 다섯 글자인 바람, 추위, 더위, 축축함, 불이 함께 한다. 가을에는 다만 네 글자인 바람, 추위, 마름, 불이다. 그리고 이 속에 웅크려서 감춘 경우가 있고 또 변하는 경우가 있으므로 하나에 얽매이지 말고 치료해야한다.

의사가 눈을 치료할 때는 대개 처음에 붉게 붓고 눈곱과 눈물이 있으면 어떤 삿됨인지 묻지도 않고 겉을 흩어지게 한다. 흩어지게 해서 효과가 없으면 조화롭게 푸는 약을 쓰고 풀어도 없어지지 않으면 뜨거움을 식히고 서늘한 약을 쓴다. 서늘하게 해도 효과가 없으면 이어서 북돋는다. 행운이 있으면 효과가 있지만 불행하면 하늘이 준 목숨이 시든다. 이것을 당연한 듯 이상하게 여기지 않으니 정말 한숨만 나온다. 내가 쓴 이 이야기를 하나하나 쪼개서 알면 이리저리 어지럽고 뒤섞인 증상이 헷갈리지 않는다. 더욱 오장육부와 경락, 생김새와 빛깔, 맥 생김새를 잘 살펴야 도망치고 싶은 마음이 없다.

○ 바람.

《소문 금궤진언론》에 '하늘에는 여덟 바람이 있고 경맥에는 다섯 바람이 있다.'고 하였다. 《영추 구궁팔풍편》에서 '크게 약한 바람, 속이는 바람, 굳센 바람, 꺾는 바람, 크게 굳센 바람, 안 좋은 바람, 어린아이 바람, 약한 바람 이렇게 여덟 바람이다.'라고 하였다.

다섯 바람은 간장은 나무가 되는데 나무가 아주 세차면 바람을 생기게 한다. 폐장은 쇠가 되는데 불이 아주 세차서 쇠가 벌 받으면 바람을 생기게 한다. 물이 차면서 쇠가 차가우면 또 바람을 생기게 한다. 비장은 흙이 되는데 흙에 축축함은 바람을 생기게 하고 마름도 바람을 생기게 한다. 심장은 불이 되는데 불이 타오르면 바람이 스스로 나온다. 신장은 물이 되는데 물이 약해지면 신하불이 바람을 생기게 한다. 이것이 다섯 바람이다.

여덟 바람은 밖에서 오고 다섯 바람은 안에서 온다. 눈이 밖에 바람으로 해치면 증상은 눈곱과 눈물이 있고 부으면서 아프며 별 겉흠이 점점 들어온다. 또 바람이 뜨거움을 끼면 먼저 머리가 아프고 눈곱이 붙어서 흐리게 보이면서 붉게 붓고 눈이 부시다. 바람이 축축함을 끼면 눈물이 나면서 가렵고 눈 주위가 짓무르면서 밝은 것을 싫어한다. 바람이 마름을 끼면 눈곱이 딱딱하면서 눈물이 많고 눈 거죽이 단단하게 당긴다. 바람이 차가움을 끼면 때때로 찬 눈물이 흐르고 조금 붉으면서 눈이 부시며 눈빛에 흰빛깔이 넓게 퍼져 사물이 흐릿하게 보이면서 점점 눈속증이 된다. 아픔이 생겼다가 그쳤다면 피가 비워지면서 불이 크게 세차기 때문이다. 안에서 바람이 해쳤다.

치료법은 겉에 있으면 흩어지게 하고 또 땀을 낸다. 뜨거움을 끼면 서늘하게 흩어지게 하고 차가움을 끼면 따뜻하게 흩어지게 한다. 축축함이면 땀을 내고 마르면 촉촉하게 한다. 다만 피를 고르게 하는 약을 같이 써야 한다. 흔히 바람을 치료하려면 먼저 피를 치료하라고 말하는데 피가 움직여야 바람이 스스로 없어진다. 안에서 바람으로 해치면 절대로 위로 끌어올려서 흩어지게 해서는 안 된다. 또 기운과 피가 크게 없어진 사람이 속에 삿됨을 맞았다면 빼내서는 안 된다. 기운과 피를 크게 북돋아야 삿된 것이 밖으로 벗어난다. 또 평소에 음이 없으면 치솟는 양이 안에서 움직여 음을 조금 해친다. 음을 기르고 간장을 고르게 하면 삿된 것이 스스로 흩어진다. 바람을 다스리는 약은 지나치게 쓰면 쓸수록 뜨거움이 더욱 움직여서 음을 닳게 한다. 반겉반속이라는 증상은 당연히 조화롭게 푸는 것이 먼저다. 밖에 바람은 쉽게 치료하지만 안에 바람은 없애기 어렵다. 오학고는 '진교 방풍 같은 약은 밖에 바람은 치료할 수 있지만 안에 바람은 치료하지 못한다.'고 하였다. 배우는 사람은 이 말에 뜻을 몸소 터득해야 깨닫는 점이 있다.

○ 차가움.

《소문 음양응상대론》에 '북쪽은 차가움을 생기게 하고 차가움은 물을 생기게 한다.'고 하였고 《지진요대론》에 '모든 차가움은 거두어 끌어들이고 모든 것은 신장에 속한다.'고 하였다. 《천원기대론》에 '태양의 위는 차가운 기운이 주관한다.'고 하였다. 대개 운기로 상강 이후부터 춘분 이전까지는 바로 태양에 찬물에 속하며 태양이 일을 한다.

매우 심한 추위를 참고 견디면 찬물인 방광 경맥을 해친다. 머리가 아프면서 허리가 뻣뻣하고 열이 나면서 추위를 싫어한다. 꾸물거리고 치료하지 않으면 복잡하게 전하고 또 변한다. 위에 빈 구멍으로 타고 들어가 눈병이 되면 찬 눈물이 흐르고 겉흠 가림이 있으며 사물이 어두우면서 속티가 있게 보인다. 만약 축축함이 함께 있으면 삿된 것이 태음경에 막혀 군살이 부풀어 오르고 불이 함께 있으면 간장에 음을 이겨 결국 흰 가림이 생긴다. 바람이 함께 있으면 바람을 맞아 눈물이 흐르면서 구름 겉흠이 가득 가리고 가래가 함께 있으면 눈꺼풀에 앵두 씨가 생기면서 눈자위가 붉고 깔깔하다. 뭉침이 함께 있으면 눈이 나른해서 게으르게 뜨고 기운이 막혀 빛이 어둡다. 증상을 따져본 다음에 나눠서 치료해야 거의 잘못이 남지 않는다.

하나둘에 차가움이 세차서 뜨거움이 생겼더라도 밖에는 흔히 불 꼴이다. 음을 기르면서 뜨거움을 내려야 한다. 만약 지나치게 차가운 약을 써서 양 기운을 억누른다면 별 가림이 엉기는 병을 피할 수 없다. 이것은 밖에 차가움으로 된 병에 속한다. 안에 차가움이라면 사람 몸의 오장육부에 스스로 있는 병이다. 《소문 음양응상대론》에 '음이 거세면 몸이 차다.'고 하였다. 사람이 타고난 진짜 양 기운은 오른쪽 신장에 붙어 있다. 차가우면 강하지 못해서 훌륭한 솜씨가 나오지 않는다.

방광이 차가우면 삼초 기운이 변하지 못해 물길로 돌아다니지 못한다. 비장과 위장이 차가우면 음식을 쪄서 없앨 수 없기 때문에 다섯 맛이 나오지 않는다.

간장과 쓸개가 차가우면 장군이 단호하게 결정하지 못해서 꾀와 생각이 나오지 않는다. 대장과 소장이 차가우면 변하지 못해서 오줌과 똥이 막힌다. 심포가 차가우면 맑은 생각이 약해져서 모든 일에 응하지 못한다.

눈은 오장이 가장 빛나는 곳이고 하늘에 양의 진짜 기운을 품고 있다. 음에 차가움으로 억눌리면 반드시 빛을 잃어 어둡게 되고 눈속증으로 눈을 가린다. 기운과 피를 따뜻하게 북돋아 진짜 양을 도와야 한다. 《지진요대론》에 '차가움은 뜨거움으로 치료한다.'고 하였고 '뜨거움은 차가움 때문에 쓴다.'고 하였다. 또 '모두 차갑게 했는데도 계속 뜨거우면 음을 가지고 치료한다.'고 하였고 왕해장은 '뜨겁게 했는데도 계속 뜨겁지 않으면 불이 없기 때문이다. 불에 근원을 이롭게 해야 음에 겉흠이 없어진다.'라고 하였다. 인삼 황기 육계 부자를 왜 여름철에도 가려 써야 하는가. 물이 얼고 땅이 갈라질 필요가 없다. 그런 다음에는 진짜 차가운 증상이 된다. 이밖에도 추위에 맞음, 추위가 웅크림, 차가움을 낌 등의 증상이 있는데 종류마다 다르다. 대개 치료법은 속 기름과 겉 지킴을 조화롭게 하고 차가움을 없애며 삿됨을 흩어지게 할 뿐이다.

○ 더위.

《소문 자지론》에 '맥이 비워지면서 몸에 열이 난다면 더위에 해친 병을 얻었다.'고 하였고 또 '더위는 삿된 양'이라고 했다. 이동원이 더위를 치료할 때는 음양과 움직임으로 나누었다. 넓고 큰 집에서 서늘하게 하면 밖을 해치고 맘대로 날 음식과 찬 음식을 먹으면 안을 해친다. 이것이 가만히 있으면서 얻은 음 더위가 된다. 농부가 밭을 갈고 김을 매거나 먼 길을 가는 사람이 바쁘게 달리면 이것은 움직이면서 얻는 양 더위가 된다. 음 더위는 따뜻하게 하고 양 더위는 시원하게 해야 한다.

조헌가가 '더위병과 뜨거움병은 서로 비슷하지만 뜨거움병은 맥이 세차고 더위병은 맥이 허약하다.'고 하였다. 대개 더위에 해치면 반드시 맥이 힘이 없으면서 약하거나 팽팽하면서 가늘고 구멍나면서 느리다. 몸에 나는 뜨거움은 네 계절에 감기와 다르지 않지만 오직 혀가 붉고 목이 마르며 오줌이 짧으면서 붉은 것으로 구별한다.

이것을 오장으로 나눠 보면 심장이 불이기 때문에 더위는 먼저 심장으로 들어간다. 또 더위는 기운을 해치는데 폐장은 기운을 주관하기 때문에 불이 세차면 쇠가 벌 받는다. 또 장마철은 축축한 흙이 맡고 있는 철인데 비장은 축축함을 싫어한다. 더위를 얻으면 비장 흙이 변하도록 일하지 않는다. 간장과 신장은 모두 하초에 자리 잡고 함께 신하불이 있다. 간장이 더위를 얻으면 용에 불로 일어나고 신장이 더위를 얻으면 우레에 불로 올라간다. 다섯 불이 함께 타오르면 세력이 세차서 바탕을 태우고 위에 눈까지 늘어진다. 그러면 붉은 가림이 있으면서 붓고 아프며 눈곱과 눈물이 고름 같다.

치료법은 맵고 서늘하면서 겉을 흩어지게 하는 약으로 땀을 나게 하거나 뜨거움을 내리고 음을 기르는 약으로 오줌을 잘 통하게 한다. 이렇게 삿된 더위를 밖으로 내보내야 웅크리고 있다가 음을 해치지 않는다. 무더운 여름철에 갑자기 당하면 주로 서늘하게 푸는 치료를 해야 한다. 평소 약한 사람만은 안에서 다스리지 못하다가 밖에서 삿된 더위를 받았다. 서늘하게 푸는 중에 반드시 함께 바른 기운을 도와주어야 한다. 청서익기탕 같은 종류이다. 또 삿된 더위가 안에서 웅크리고 있다가 깊은 가을철이 되면서 거두고 감출 때에는 갑자기 빠르게 나타나서 아주 짧은 사이에 이르러 결국 구할 수 없다. 심하면 신장에 음을 이겨 눈동자를 해친다. 이런 증상을 보면 진짜 음을 서늘하게 북돋아야 한다. 웅크리고 감춘 것이 오래 되었어도 나타나는 것은 심하거나 부드럽다. 가을과 겨울 사이에 눈이 붉으면서 붓고 아파도 역시 더위를 식히는 약을 써야 한다. 증상을 자세히 진찰해야 실이 꼬이는 치료를 걱정하지 않는다.

○ 축축함.

《소문 생기통천론》에 '축축함이 원인이면 머리에 띠를 두른 듯하다.'고 하였고 《지진요대론》에 '모든 축축함은 붓고 가득 차며 모두 비장에 속한다.'고 하였다. 《수열혈론》에 '신장이 어떻게 물을 주관하는가. 신장은 가장 음이고 가장 음은 가득 찬 물이다. 폐장은 태음경이고 태음경은 겨울 경맥이다. 그래서 바탕은 신장에 있고 끝은 폐장에 있다.'고 하였다. 왕호고는 '물은 비장, 폐장, 신장 세 경맥이 주로 한다.'고 하였다.

오장육부와 12경맥으로 나누면 위는 머리와 얼굴이고 가운데는 팔다리이며 아래는 허리와 다리이다. 밖은 살갗이고 가운데는 살이며 안은 힘살과 뼈다. 비장과 위장은 흙이다. 음식이 위장에 들어가면 알짜와 기운이 넘쳐서 아래에 비장으로 나른다. 비장 기운은 이 알짜를 흩어지게 해서 위에 폐장으로 가게 한다. 그러므로 폐장은 흙에 아들이다. 폐장 기운이 세차면 맑게 하고 깨끗이 없애는 일을 해서 물길을 잘 통하게 하여 아래로 방광에 나른다. 그러므로 신장은 폐장의 아들이고 위장의 관문이다. 신장 기운이 변하면 두 음이 통한다. 삼초는 물길을 결정하는 관리로 물길이 나온다. 간장과 신장 두 경맥에 신하불은 다섯 사이로 흘러가서 위로 하늘에 길이 변하도록 맡고 아래로 땅에 길이 나타나도록 돕는다. 또 수궐음심포경과 함께 겉과 속이 되어 모든 물을 돌아다니게 한다. 이러면 어떻게 넘치거나 막히는 병이 있겠느냐.

비장과 위장이 비워지면 폐장이 받는 것이 없고 기운에 길이 통하지 않는다. 이 때문에 네 바다가 막히고 삼초가 빼내지 못한다가 날이 오래되어 뜨겁게 찌면 뭉쳐서 축축한 병이 된다. 그리고 이것이 안을 해쳐 축축함이 된다. 밖에서 들어오는 것은 하늘에 비, 이슬, 서리, 안개에 축축함이 있고 땅에 진창이나 갯벌에 축축함이 있다. 또 음식에 술과 국물에 축축함이 있고 옷의 땀에 축축함이 있다. 양이 세차면 불이 크게 세차서 축축함이 또 뜨거움으로 변한다. 음이 세차면 물이 크게 세차서 축축함이 또 차가움으로 변한다. 바람은 축축함을 없앨 수 있다. 그러나 축축함이 더욱 바람을 끼고 있다면 마름이 축축함을 없앨 수 있는데 오히려 축축함이 마름을 이긴다. 이렇게 안에 원인과 밖에 원인이 서로 부딪치면서 경맥을 따라 위에 머리와 눈을 친다. 그렇지만 나타나는 증상이 각각 다르다. 비장 경맥이 축축하면 흔히 눈꺼풀 가려움증과 눈꺼풀 독버섯증이 있고 폐장 경맥이 축축하면 누런 막이 있으며 심장 경맥이 축축하면 기름 같은 군살이 있다. 간장 경맥이 축축하면 흔히 별 가림이 있으면서 검은자위가 안개처럼 흐릿하다. 신장 경맥이 축축하면 눈동자가 명청해지고 빛깔이 옅으며 어둡고 빛이 없다.

치료법은 바람을 다스리는 약으로 축축함을 이기고 마른 약으로 축축함을 없애며 심심한 약으로 축축함을 빼낸다. 오줌으로 빼내 축축함을 이끌고 똥으로 나가게 해서 축축함을 몰아내며 가래침을 토하게 하는데 그것이 바로 축축함이다. 축축하면서 뜨거움이 있으면 쓰고 차가운 약으로 말린다. 축축하면서 차가움이 있으면 맵고 뜨거운 약으로 말린다. 비장과 신장이 함께 비워져 물이 넘쳐서 병이 되었다면 흙을 북돋고 알짜를 채워야 한다. 드러남과 바탕을 같이 치료하는데 이것이 이동원에 《비위론》이다. 그래서 태어난 뒤에는 꼭 북돋아서 구하라고 간곡히 말한다.

○ 말라버림.

《내경》에서 네 계절이 주관하는 병의 뿌리를 말할 때 마른 증상만 남겨 두었다. 유가언이 가을에는 축축함으로 해친다는 잘못된 말을 가을에 마름으로 해친다고 바로 잡았다. 그래서 오랜 세월 의심했던 뜻이 또렷해졌다. 마름은 쇠 기운이 되고 가을철은 양명, 마름, 쇠가 일을 한다. 이 기운은 깨끗하게 하고 죽이기 때문에 풀과 나무가 누렇게 말라 떨어진다. 《소문 천원기대론》에 '양명의 위에는 마른 기운이 주관한다.'고 하였고 《기교변대론》에 '어느 해에 쇠가 크게 지나치면 마른 기운이 흘러 다닌다.'고 하였다. 또 '뻑뻑하거나 말라버리거나 말라서 단단하거나 거칠어지는 것은 모두 마름에 속한다.'고 하였다. 《지진요대론》에 '기운이 뭉치면 모두 폐장에 속한다.'고 하였다. 유가언은 '폐장에 속하는 것이 마름이다.'라고 하였다. 또 '힘이 빠지거나 숨이 차거나 토하는 것은 모두 위쪽에 속하고 또 폐장의 마름에 속한다.'고 하였다.

쌓인 뜨거움으로 축축함을 이기면 마르고 쇠가 약해져 진액이 없어지면 마른다. 또 갑자기 삿된 차가움이 들어와 양 기운이 밖에 뭉치면 마른다. 또 차갑고 날 음식을 맘대로 먹어서 양 기운이 안에 뭉치면 마른다. 또 축축함 때문에 축축함이 뜨거움으로 변하면 마른다. 또 바람 때문에 바람이 축축함을 이기면 마른다. 왕호고는 '기운이 줄어들면 마르고 피가 줄어들면 마른다.'고 하였다.

이시진은 '마른다는 마름이다.'라고 하였다. 위가 마르면 목이 마르고 아래가 마르면 똥이 맺힌다. 힘살이 마르면 강하고 거죽이 마르면 터진다. 살이 마르면 갈라지고 뼈가 마르면 푸석해진다. 폐장이 마르면 쪼그라들고 신장이 마르면 삭는다. 눈에 흰자위는 폐장인데 마르면 눈곱이 마르고 가렵게 된다. 눈에 검은자위는 간장인데 마르면 겉흠가림으로 흐릿해진다. 눈에 눈동자는 신장인데 마르면 눈자위 빛이 어둡다. 심장은 불이 되는데 마르면 심장에 양이 위로 뜨기 때문에 붉은 핏줄이 얽혀있다. 비장은 흙이 되는데 마르면 비장에 음이 뻑뻑하게 오그라들기 때문에 누런 막이 가린다.

치료법은 속 기름을 기르고 마음을 촉촉하게 하며 폐장을 북돋고 쇠를 시원하게 한다. 평소에 음 부분이 없고 쓸개즙이 가득하지 않거나 쓸개 경맥이 바삭하게 없어지면 한 점에 눈속기름이 말라버린다. 아주 빨리 진짜 음을 많게 북돋아서 물과 즙을 스스로 생기면 환한 빛이 점점 돌아온다.

○ 불.

주단계가 '태극이 움직이면 양을 생기게 하고 가만히 있으면 음을 생기게 한다. 양이 움직여서 변하고 음이 움직여서 합치면서 물, 불, 나무, 쇠, 흙을 생기게 한다. 각각은 타고난 바탕이 하나이지만 불만이 둘이다. 임금불은 심장에 속하고 신하불은 간장과 신장에 속한다.'고 하였다. 《소문 음양응상대론》에 '세찬 불은 기운을 흩어지게 하고 작은 불은 기운을 생기게 한다.'고 하였다. 또 《병기 십구조》에서 '불에 속하는 것은 다섯이다. 불은 안이 음이면서 밖이 양이며 움직임을 주관한다.'고 하였다. 그러므로 움직임은 모두 불에 속한다. 사람 몸에 폐장은 물을 생기게 하는 샘이고 신장은 물을 담는 집이다. 불에 타고난 바탕이 함부로 다니면 타고난 기운을 해치고 샘물이 쉽게 마른다. 《역조론》에서 하나에 물이 둘에 불을 이길 수 없다고 했는데 이것이다.

또 치솟는 양인 오장육부에 불은 다섯 뜻의 안에 뿌리를 두고 있다가 여섯 욕심과 일곱 감정이 일으키게 하면 그 불이 따라서 일어난다. 화내면 불이 간장에서 일어나고 술에 취하거나 배부르면 불이 위장에서 일어난다. 성교에 애쓰면 불이 신장에서 일어나고 슬프면 불이 폐장에서 일어난다. 심장은 임금이 되어 스스로 타서 죽는다. 《해정미론》에서 하나의 물이 다섯 불을 이길 수 없다고 했는데 이것이다.

오장육부가 서로 옮기는 경우가 있다. 간장이 뜨거움을 쓸개로 옮기거나 심장이 뜨거움을 소장으로 옮기는 것 등이다. 세차거나 약하고 이기거나 억누르는 경우가 있다. 심장에 불이 세차서 폐장 쇠를 이기거나 간장에 불이 세차서 비장 흙을 이기는 것 등이다.

장종정은 '눈은 불 때문이 아니면 병들지 않는다. 흰자위가 붉게 변하면 불이 폐장으로 타고 들어갔고 눈꺼풀이 붉게 부으면 불이 비장으로 타고 들어갔다. 검은자위와 눈동자에 겉흠이 생기면 불이 간장과 신장으로 타고 들어갔고 붉은 핏줄이 눈을 꿰뚫으면 불이 스스로 세차다.'고 하였다. 이것은 다섯 뜻에 불이 안에서 생겼다. 옮는 눈붉음증은 밖에서 온 삿된 불이다. 이 기운이 들어오면 눈이 붉게 붓고 가려우면서 아프며 눈물이 고름처럼 나오고 뜨거움을 싫어하면서 눈이 부시며 혀가 붉고 목이 마르다.

다섯 뜻에 불은 비워진 양을 내리고 폐장과 신장을 많게 해야 한다. 또 물이 크게 세차면 불이 스스로 고르게 된다. 밖에서 온 불은 양을 올려 흩어지게 하고 또 쓰면서 차가운 약으로 빼낸다. 불이 뭉쳤으면 뿜어낸다는 뜻이다. 양이 비워져 음이 힘세다면 불이 뿌리로 돌아가지 못한다. 눈이 붉게 붓지만 맥은 오히려 부드럽고 약한 경우는 따뜻하게 북돋아 양을 도와야 한다. 왕태부가 불에 뿌리를 늘려서 음에 겉흠을 삭게 한다고 했는데 이것이다. 또 물이 약하면서 불이 세차고 심장과 신장이 서로 맞닿지 못하면 눈빛이 어둡고 흐릿해지면서 맥이 뜨고 넘친다. 치료는 음을 기르고 물을 많게 한다. 왕태부가 물에 주인을 튼튼하게 해서 양에 빛을 가라앉힌다고 했는데 이것이다.

○ 일곱 감정에 대한 모든 이야기.

기쁨, 성냄, 근심, 생각함, 슬픔, 두려움, 놀람이 일곱 감정이다. 그리고 일곱 감정은 다섯 뜻을 벗어나지 않는다. 심장에 있는 뜻은 기쁨이고 간장에 있는 뜻은 성냄이며 비장에 있는 뜻은 생각함이다. 폐장에 있는 뜻은 근심이고 신장에 있는 뜻은 두려움이다. 슬픔은 심포에 속하면서 심장에 덧붙여 있고 놀람은 쓸개에 속하면서 간장에 덧붙여 있다. 이렇게 일곱 감정은 다섯 뜻에서 생긴다.

심장이 두려워하거나 생각하면 생각을 해치고 비장이 근심하거나 걱정해서 풀어지지 않으면 생각을 해친다. 간장이 슬퍼하거나 몹시 슬퍼하면 넋을 해치고 폐장이 한없이 즐기거나 기뻐하면 넋을 해친다. 신장이 크게 화내면서 그치지 않으면 뜻을 해치고 두려워해서 풀리지 않으면 알짜를 해친다. 이렇게 다섯 뜻은 일곱 감정으로 해친다.

화내면 기운이 위로 가고 기뻐하면 기운이 부드러워진다. 슬프면 기운이 사라지고 두려우면 기운이 아래로 간다. 놀라면 기운이 어지러워지고 생각하면 기운이 뭉친다. 이것이 일곱 감정이 원래의 경맥에 나타나는 증상이다. 성냄은 간장을 해치는데 슬픔이 성냄을 이긴다. 기쁨은 심장을 해치는데 두려움이 기쁨을 이긴다. 생각함은 비장을 해치는데 성냄이 생각함을 이긴다. 근심은 폐장을 해치는데 기쁨이 근심을 이긴다. 두려움은 신장을 해치는데 생각함이 두려움을 이긴다. 이것이 일곱 감정이 서로 이기는 순서이다. 기쁨은 슬픔이나 근심과 서로 반대이고 성냄은 놀람이나 두려움과 서로 반대이다. 생각함은 반대인 것이 없는데 흙에 위치는 가운데에 서있기 때문이다. 기쁨과 성냄은 서로 원인이 되고 슬픔이나 근심은 놀람이나 두려움과 서로서로 원인이 된다. 생각함은 각각에 원인이 되는데 흙에 덕은 네 계절에 붙어서 세차기 때문이다.

이동원이 '눈을 치료할 때 비장과 위장을 다스리지 않으면 치료되지 않는다.'고 했는데 그것도 이것에 귀감이 되는구나. 다만 눈병이 생겼을 때 여섯 샀된 것 때문이면 쉽게 치료되지만 일곱 감정 때문이면 치료하기 어렵다.

기쁨이 지나치면 신장 기운으로 타고 들어가고 화내면 간장 기운으로 타고 들어간다. 슬프면 폐장 기운으로 타고 들어가고 두려우면 비장 기운으로 타고 들어가며 근심하면 심장 기운으로 타고 들어간다. 하나의 경맥이 스스로 하나의 기운을 갖추고 또 하나의 경맥은 각각에 다섯 기운을 함께 한다. 이렇게 변화가 끝이 없으니 정말로 요점을 얻지 못하면 결국 효과를 보기 어렵다.

그리고 일곱 감정 중에 슬픔은 심포를 해치고 놀람은 쓸개를 해치는 경우가 가끔 있지만 기쁨이 심장을 해치고 근심이 폐장을 해치는 경우는 아주 적다. 그리고 생각이 비장을 해치고 두려움이 신장을 해치며 성냄이 간장을 해치는 경우는 아주 많다.

진실로 마음을 지키고 기를 수 있다면 뜻이 조화롭게 되고 생각이 가만히 있고 움직이지 않아서 슬픔과 성냄이 일어나지 않고 놀람과 근심이 어지럽히지 않는다. 그러면 사람의 마음에 머뭇거림이 없고 온 몸이 그 명령을 따른다. 자연히 약이 없어도 기쁘다. 어떻게 반드시 풀뿌리와 나무껍질에만 기대겠느냐.

○ 기쁨.

《소문 선명오기편》에 '알짜와 기운이 심장을 아우르면 기쁨이다.'고 하였고 《음양응상대론》에 '오장에 있으면 심장이 되고 소리에 있으면 웃음이 되며 감정에 있으면 기쁨이 된다.'고 하였다. 《조경론》에 '심장은 생각을 간직해서 생각이 여유로우면 웃음이 쉬지 않는다. 즐거움은 끝까지 가서는 안 되며 끝까지 가면 결국 불행해진다.'고 하였다. 《영추 본신편》에 '기쁘거나 즐거우면 생각이 흩어지면서 감추지 않게 한다.'고 하였고 또 '폐장이 끝없이 기쁘고 즐거우면 넋을 해친다.'고 하였다. 《소문 천원정기대론》에 '소음경에 이르면 말하면서 웃는다.'고 하였고 《오상정대론》에 '불이 지나치면 붉은 햇살이 되고 붉은 햇살 기간에는 미친 듯이 웃는 병이 있다.'고 하였다. 유하간은 '아주 뜨겁게 불사르듯이 소리를 내는 것이 웃음의 생김새다.'고 하였다.

대개 기뻐하면 기운이 흩어지고 심장에 양이 크게 움직여 모든 맥이 끓어오른다. 그래서 갑자기 기뻐하면 양을 해친다고 한다. 이 병은 쉬지 않고 웃거나 털과 거죽이 그을리거나 안에 병이 되거나 양 기운을 거두지 못하며 심하면 미친다. 또 심장 불이 지나치게 타오르면 위로 가서 먼저 폐장을 벌주고 아래로 가서 반대로 신장을 이긴다. 이러면 쇠와 물을 해쳐 반드시 병이 눈에 미친다. 《내경》에 '심장은 모든 경맥과 합친다.'고 하였고 《오장생성편》에 '모든 경맥은 눈에 속한다.'고 하였다. 사람에 오장육부의 알짜 즙은 모두 위에 눈으로 흘러간다. 양이 크게 세차고 음이 약하면 빈 구멍을 뜨겁게 쪄서 흰자위 군살증 같은 증상이 있다. 이것이 안쪽 눈초리에서 일어나면 심장에 속하면서 채워진 불이 되고 바깥 눈초리에서 일어나면 심포에 속하면서 비워진 불이 된다. 심하면 군살이 두 눈초리에서 생겨 눈동자구멍 쪽으로 먹어 들어간다. 심장 불이 신장을 이기기 때문이다.

주로 시원하게 하면서 북돋는 치료를 한다. 시원하게 하면 심장 불이 오르지 못해 심장에 양이 가만히 있다. 북돋으면 심장 기운이 편안해져서 심장에 피가 없어지지 않는다. 또 소장을 잘 통하게 하면 불 기운이 물길로 빠져나간다.

심장과 소장은 겉과 속이 된다. 또 심포를 서늘하게 푸는데 심포는 심장에 바깥 둘레이다. 변화가 많아서 하나가 아니다. 살리는 치료를 하려면 하나에 얽매여서는 안 된다.

○ 화냄.

《소문 오영운대론》에 '동쪽은 나무를 생기게 하고 나무는 신맛을 생기게 하며 신맛은 간장을 생기게 한다. 간장에 뜻은 성냄이 된다.'고 하였다. 《조경론》에 '간장은 피를 간직하고 피가 넘치면 화낸다.'고 하였고 《선명오기편》에 '쓸개는 성냄이 된다. 간장과 쓸개는 서로 겉과 속이 되는데 간장 기운이 강하더라도 쓸개에서 결정한다.'고 하였다. 《조경론》에 '피는 위에 합치고 기운은 아래에 합친다. 마음이 괴롭고 한숨지으면서 잘 화내면 음이 양을 이기게 되어 병이 심장에 미친다.'고 하였다. 《영추 본신편》에 '신장에 성냄이 가득차서 그치지 않으면 뜻을 해친다.'고 하였고 《무자론》에 '삿된 것이 족소음경의 낙맥에 들어오고 사람이 이유 없이 크게 화내면 그 성냄이 음에서 나타나면서 신장을 해친다.'고 하였다. 이렇게 간장, 쓸개, 심장, 신장 네 오장이 모두 화내서 병들 수 있다. 음이 많으면 성냄이 많고 또 음에서 나오는 양이 곧 성냄이라고 하였다.

《오상정대론》에 '나무가 크게 지나치면 나타나면서 생긴다고 하는데 그 병이 성냄이다.'고 하였고 《기교변대론》에 '어떤 해에 나무가 크게 지나치면 바람기운이 흘러 다니고 심하면 잘 화낸다.'고 하였다. 또 '어떤 해에 흙이 모자라면 바람이 오히려 크게 다니는데 백성들에 병은 잘 화낸다. 그 증상은 음식을 그대로 설사하고 까무러치면서 피를 토하며 가슴과 옆구리가 아프다. 기운이 거슬러 올라 내려가지 않아서 숨이 차고 목이 마르며 마음이 답답하다. 소갈증으로 몸이 마르고 명치가 그득하며 밖으로 종기 같은 증상까지 나타난다.'고 하였다.

눈은 간장에 구멍이 되기 때문에 더욱 쉽게 해친다. 처음에는 다만 안개나 이슬 속을 다니듯이 어둡지만 점점 빈 곳에서 검은 속티를 본다. 오래되면 빛에도 오므리지 못한다. 쓸개즙이 따르지 않으면 안은 당기고 밖은 말라서 사물이 갈라지게 보인다. 여러 가지가 모두 화내서 준 슬픔이다.

화내면 반드시 안에서 움직여 일어난다. 안에서 움직이면 삿된 것이 늘 타고 들어오기 때문에 각각 그 움직이는 원인에 따라서 치료해야 한다. 뜨거움 때문에 움직였으면 뜨거움을 치료하고 바람 때문에 움직였으면 바람을 치료한다. 거슬러 치솟아 위를 죄기 때문이면 치솟은 삿됨을 치료한다. 음이 허약하기 때문에 움직였으면 음을 북돋고 양을 억눌러서 거두도록 한다. 양이 허약하기 때문에 기운이 위로 떠오르면 양을 북돋아 떠다니는 기운을 거둔다. 다섯 뜻 때문에 움직였으면 각각에 오장기운을 편안하게 하고 고르게 한다. 뭉침 때문에 나타났으면 삿된 뭉침을 치료해서 열리게 하고 잘 통하게 한다. 알짜와 피가 부족하기 때문이면 북돋는다. 그래도 그치지 않으면 그것이 속한 것을 찾아서 약하게 한다. 힘세서 이겼기 때문에 나타났으면 세차거나 약한 기운에 따라 북돋거나 빼낸다. 가운데 기운이 허약해져서 움직였으면 흙을 북돋아 편안하게 한다. 상초에 맑고 밝은 기운을 지키지 못해서 움직였어도 중초에 음식 기운을 북돋아 밀어 올린다. 오장육부에서 위로 가는 알짜와 기운이 부족하기 때문에 움직였으면 어떤 것이 비워졌는지 살펴서 북돋는다.

모아서 이야기하면 간장을 잘 통하게 하고 뭉침을 푸는 것이 먼저이고 알짜즙도 함께 기르는 것이다. 알짜가 가득 차면 기운이 세차고 기운이 세차면 생각이 완전해서 자연히 사물이 또렷하게 보인다. 그리고 나무는 흙을 이길 수 있어서 위장으로 들어가기 때문에 간장에 병은 위장에 병이다. 절대로 다시 심하게 일해서는 안 되며 비장을 해친다. 의사가 살피지 않고 눈병은 모두 뜨거움 때문이라고 하면서 서늘한 약을 준다면 또 위장을 해쳐서 결국 간장과 위장을 함께 해친다. 그러면 진짜 타고난 기운이 돌아오기 어렵고 마침내 장님이 되어서 한숨짓기를 벗어나지 못한다.

○ 근심.

《소문 육절장상론》에 '폐장은 기운에 근본이고 넋이 있는 곳이다.'고 하였고 《음양응상대론》에 '심장이 변해서 움직이면 근심이 된다.'고 하였다. 《영추 구문편》에 '생각하거나 근심하면 심장이음새가 당겨지고 심장이음새가 당겨지면 숨길이 오므라든다. 숨길이 오므라들면 잘 통하지 않기 때문에 크게 숨을 쉰다.'고 하였다. 《본장편》에 '심장이 작으면 쉽게 근심으로 해친다. 근심하면 생각을 해치기 때문에 심장을 해친다.'고 하였고 《선명오기편》에 '알짜와 기운이 간장을 아우르면 근심이 된다. 간장이 힘세면 비장을 업신여긴다.'고 하였다. 《영추 본신편》에 '비장에 근심과 걱정이 풀리지 않으면 뜻을 해친다. 비장은 주로 가운데 기운인데 가운데 기운이 억눌리면 생긴 뜻을 펼치지 못하기 때문에 뭉치면서 근심이 된다.'고 하였다. 이렇게 심장, 폐장, 비장, 간장 네 오장이 모두 근심으로 병이 될 수 있다.

대복암이 '일곱 기운은 병이 된다. 원래 하나에 기운이지만 이렇게 기운이 된다면 증상에 따라 변한다. 예를 들어 근심은 간장을 해친다. 간장은 나무에 속하는데 근심하면 기운이 간장을 아울렀다가 비장 흙이 삿됨을 받는다. 근심은 심장을 해친다. 심장은 불에 속하는데 근심하면 기운이 심장을 아울렀다가 폐장 쇠가 삿됨을 받는다. 근심은 폐장을 해친다. 폐장은 쇠에 속하는데 근심하면 기운이 폐장을 아울렀다가 간장 나무가 삿됨을 받는다.'고 하였다.

사람이 근심이 많으면 기운에 틈이 잘 통하지 않아 가슴과 옆구리가 아프다. 또 근심이 많으면 축축함이 엉기고 막혀서 온 몸이 돌아가면서 아프고 뼈마디가 아픈데 날씨가 흐리거나 추우면 나타난다. 근심이 많으면 뜨거움이 쌓여 흩어지지 않아 눈이 어두워지고 오줌이 붉다. 또 근심이 많으면 기운이 비워져서 침을 넘기지 못해 움직이면 숨이 차다. 또 근심이 많으면 핏줄이 순조롭지 못해서 팔다리에 힘이 없고 먹을 수는 있지만 똥에서 피가 나온다. 또 근심이 많으면 먹은 음식이 소화되지 않아서 신물이 넘어오고 배가 부풀며 먹을 수 없다.

 눈에 흰자위는 폐장에 속한다. 근심으로 폐장이 지나치게 뭉치면 폐장 기운이 펼쳐지지 않고 맺혀서 겉흠가림이 되어 사물이 흐릿하게 보인다. 그리고 다시 근심이 아주 심하면서 슬프면 심포에 신하불까지 해친다. 근심이 아주 심하면서 두려우면 신장 속에 눈동자까지 해친다. 불이 부족하면 밝은 빛이 밖으로 넘치지 못하고 물이 부족하면 기름과 즙이 속에 가득 찰 수 없다. 가벼우면 눈이 어둡고 눈이 부시면서 깔깔하지만 심하면 흰자위 빈물집증, 눈알 굳음증이 된다.

 폐장을 북돋고 생각을 편안하게 하는 것이 가장 중요한 치료법이다. 또 평소 친하고 믿을만한 사람이 좋은 말로 위로해서 심장에 양이 움직이도록 한다. 기쁨은 근심보다 힘이 세다.

○ 생각함.

《영추 본신편》에 '심장이 기억하는 것을 뜻이라고 하고 뜻이 모인 것을 하려는 뜻이라고 한다. 하려는 뜻이 모여서 변한 것을 생각함이라고 말한다.'고 하였고 《음양응상대론》에 '가운데는 축축함을 생기게 하고 하려는 뜻이 있으면 생각함이 된다.'고 하였다. 《거통론》에 '생각하면 기운이 맺힌다.'고 하였고 또 '생각하면 심장이 있는 곳과 생각이 돌아가는 곳에 바른 기운이 머물러 움직이지 않기 때문에 기운이 맺힌다.'고 하였다. 《본신편》에 '두려워하거나 생각하면 생각을 해친다.'고 하였고 《본병편》에 '근심하거나 생각하면 심장을 해친다.'고 하였다.

 대개 심장은 비장의 어미인데 어미에 기운이 돌아다니지 않으면 병은 아들까지 미친다. 그래서 심장과 비장이 모두 생각함으로 병든다. 장회경이 '생각함이 뭉치면 심장에 기운이 맺히면서 비장을 해친다. 이것이 심해져 위에 폐장과 위장으로 이어지면 기침을 하면서 숨이 차거나 피가 나오거나 딸꾹질을 하거나 피를 토한다. 아래에 간장과 신장으로 이어지면 대하가 있거나 월경이 많이 쏟아지거나 월경을 하지 않거나 노체병이 된다.'고 하였다.

 이동원은 '오장육부의 알짜와 기운은 모두 비장에서 받아 위에 눈으로 뚫고 들어간다. 비장은 모든 음에 우두머리이고 눈은 핏줄에 우두머리이다. 생각해서 비장을 해치면 오장의 알짜와 기운이 모두 맡은 일을 잃어서 눈을 밝게 할 수 없다.'고 하였다. 사물을 보면 눈이 부시거나 눈 거죽이 늘어지면서 속눈썹 말림증 등의 증상이 있고 또 눈꺼풀 뾰루지증이 생기거나 눈에 심한 종기가 생긴다.

 치료는 비장을 돕고 흙을 북돋아야 하며 함께 심장에 양을 시원하게 한다. 처음 병에 걸려서 기운이 맺히고 막혔다면 순조롭게 하고 열리게 해야 한다. 병이 오래되어 가운데 기운까지 해쳤다면 고르게 하고 북돋아야 한다. 그리고 감정으로 병이 되었다면 반드시 소원을 이룬 다음에야 풀릴 수 있다. 또 성냄으로 생각함을 이겨도 잠깐 풀릴 수 있다. 주단계가 생각해서 기운이 맺힌 한 여자를 치료할 때 먼저 화내게 한 다음에 약을 주었다. 다시 병은 나았지만 반드시 기쁨을 얻어야 그친다고 생각해서 지아비에게 돌아가라고 했더니 결국 병이 일어나지 않았다. 나도 이러한 방법을 써서 태호에 사는 이씨 부인을 치료하였는데 눈이 마침내 완전히 나았다.

○ 슬픔.

《위론》에 '슬픔이 아주 심하면 심포 낙맥이 끊어진다. 심포 낙맥이 끊어지면 양 기운이 안에서 움직이고 이렇게 되면 심장 아래가 무너진다.'고 하였다. 《선명오기편》에 '알짜와 기운이 폐장을 아우르면 슬픔이다.'고 하였고 《본신편》에 '슬픔이 속을 움직였다면 말라 끊어지면서 삶을 잃는다.'고 하였다. 또 '간장이 슬픔으로 속을 움직였다면 넋을 해친다.'고 하였고 또 '심장 기운이 비워지면 슬프다.'고 하였다. 《조경론》에 '생각이 부족하면 슬프다.'고 하였다. 이렇게 폐장, 간장, 심장 세 오장은 슬퍼서 병에 걸린다.

또 운기로 보면 슬픔은 모두 차가운 물에 속해서 심장을 친다. 《오상정대론》에 '불이 모자라면 웅크린 밝음이라고 말하고 웅크린 밝음이 있는 기간에 병은 어둡거나 헛것을 보거나 슬프거나 잊어버린다. 물에 따라서 변한다.'고 하였다. 또 '태양이 사천이면 차가운 기운이 아래로 내려오고 심장 기운이 위로 쫓아가 기쁘거나 슬퍼하고 자주 몸을 위로 뻗는다.'고 하였다. 《지진요대론》에 '태양이 사천이면 삿된 차가움이 힘세게 되어 백성들에 병은 잘 슬퍼하고 때때로 어지러워 넘어진다.'고 하였다. 또 '태양이 거듭 와서 심해지면 심장으로 들어가 잘 잊어버리고 잘 슬퍼한다.'고 하였다.

슬퍼하는 감정은 근심이나 생각함과 크게 다르다. 근심이나 생각함은 조용하면서 말이 없어 둔하거나 멍청한 듯하다. 슬픔은 몹시 슬퍼하면서 간절하게 외치고 소리 내어 운다. 그러다가 점점 눈물이 마르고 눈이 붓게 되어 사물을 보아도 생김새가 없다. 또 슬프면 심장이음새가 당겨져 폐장에 잎을 들어올린다. 그러면 상초가 통하지 않고 속 기름과 겉 지킴이 흩어지지 않아서 뜨거운 기운이 가운데에 있으면서 맑은 길을 뜨겁게 찐다. 결국 다섯 수레바퀴까지 해쳐서 검은 속티나 파리 날개가 보이고 깊이비늘 눈겉흠증이나 흰패인 눈겉흠증 같은 증상이 생긴다.

치료는 간장과 비장을 북돋아야 한다. 나무는 불에 어미이므로 자식이 비워졌으니 어미를 북돋는다는 뜻이다. 흙은 불에 자식이므로 자식을 북돋아 어미를 튼튼하게 한다는 뜻이다. 그리고 그 슬픔을 풀어주어야 치료해도 효과를 본다. 부인과 여자는 우기는 성격이라 말년에 쓸쓸하다. 궁궁과 향부자를 써서 위로 올리고 인삼 백출 당귀 백복령으로 바탕을 북돋아준다. 그렇지만 이것도 끓는 물을 퍼내서 끓지 않게 하는 임시 방법일 뿐이다.

○ 두려움.

《소문 음양응상대론》에 '오장에 있으면 신장이 되고 뜻에 있으면 두려움이 된다.'고 하였고 《선명오기편》에 '알짜와 기운이 신장을 아우르면 두려움이다.'고 하였다. 《사기장부병형편》에 '두려우면 심장을 해치고 생각을 해치면 두렵다.'고 하였고 《조경론》에 '피가 부족하면 두렵다.'고 하였다. 《본신편》에 '간장 기운이 비워지면 두렵다. 간장은 장군이라는 벼슬로 간장기운이 부족하면 겁내면서 두렵다.'고 하였다. 장종정이 '간장은 대담함이다. 놀라거나 두려우면 간장을 해친다. 간장과 쓸개가 튼튼하면 화내면서 용감하지만 비워지면 화내면서 용기가 없다.'고 하였다. 《옥기진장론》에 '두려우면 비장 기운에 올라탄다. 그래서 신장이 비워지고 비장이 힘세게 된다.'고 하였고 《선명오기편》에 '위장에 기운이 거스르면 딸꾹질을 한다. 이때 두려우면 양명 흙이 힘세서 또 신장을 해친다.'고 하였고 또 '운기에서 잘 두려워하면 간장 나무가 비워진 것에 속한다.'고 하였다. 《오상정대론》에 '나무가 미치지 못하면 잘 구부러지면서 부드럽다고 말한다. 이런 운기를 맞은 기간에 병은 넘치는 움직임이다.'고 하였다. 쉽게 풀이하면 두려움은 심장, 신장, 간장, 비장, 위장이 모두 주관한다.

심하면 알짜가 없어지고 두려우면 기운이 아래로 간다. 사람 눈 속에 한 점 검은 구슬은 타고난 진짜 하나에 물이 변한 것이다. 알짜, 기운, 생각에 도움으로 속을 싸매야 모든 사물을 비추고 살필 수 있다. 알짜가 없어지면 기운을 변화시킬 수 없어서 눈동자가 어두운 병에 걸린다. 기운이 아래로 가면 알짜를 받아들일 수 없어서 눈동자구멍이 벌어지는 병에 걸린다. 빨리 간장과 신장을 기르고 북돋아 알짜와 기운을 튼튼하게 한다면 눈빛이 되돌아온다.

심장은 생각을 주로 하는데 양이 써서 한다. 신장은 뜻을 주로 하는데 음이 써서 한다. 양은 기운이고 불이며 음은 알짜이고 물이다. 물과 불이 서로 만나서 도우면 음에 알짜가 위에 올라가 생각을 편안하게 하고 양 기운이 아래로 돌아가 뜻을 안정시킨다. 그렇지 않으면 생각이 안에서 편하지 않고 양 기운은 밖에서 흩어진다. 뜻은 가운데에서 그만두지 못하고 음에 알짜는 아래에서 달아난다. 물과 불이 만나지 못한다면 눈은 병들지 않을 수 없다.

○ 놀람.

《소문 금궤진언론》에 '동쪽은 푸른빛깔이고 간장으로 들어가 통한다. 이 병이 나타나면 놀람이 된다. 간장은 동쪽과 바람, 나무를 따르고 바람은 흔들림을 주로 하고 쓸개로 이어진다.'고 하였다. 《기궐론》에 '비장에 뜨거움이 간장으로 옮겨가면 놀라면서 코피가 난다.'고 하였고 《양명해편》에 '족양명경맥의 병은 사람과 불을 싫어하고 나무 소리를 들으면 조심하면서 놀란다. 양명경은 위장경맥이며 위장은 흙이다. 나무 소리를 듣고 놀라는 것은 흙이 나무를 싫어하기 때문이다.'고 하였다. 또 '양 기운과 음 기운이 서로 부딪치고 물과 불이 서로 싫어하기 때문에 조심하면서 놀란다.'고 하였다. 《거통론》에 '놀라면 심장은 기댈 곳이 없고 생각은 돌아갈 곳이 없다. 그래서 심장과 생각이 흩어지고 없어진다.'고 하였다. 이렇게 간장, 쓸개, 위장, 심장 네 오장이 모두 놀람으로 병이 되며 기운이 어지러워진다.

또 운기에서 놀람은 세 가지가 있다. 첫째는 간장 나무가 미치지 못할 때 쇠가 와서 타고 들어갔다. 《오상정대론》에 '나무가 미치지 못하면 잘 구부러지면서 부드럽다고 말한다. 이런 운기를 맞은 기간에는 놀람으로 나타난다.'고 하였고 《지진요대론》에 '양명이 거듭 있어서 심해지면 간장으로 들어가 놀라거나 힘살이 오그라든다.'고 하였다. 둘째는 삿된 불이 심장을 도왔다. 《육원기대론》에 '소양이 이르는 곳은 놀람과 초조함이 된다.'고 하였고 《지진요대론》에 '소양이 힘세면 잘 놀란다.'고 하였다. 세 번째는 삿된 차가움이 심장을 해쳤다. 《기교변대론》에 '어떤 해에 물이 크게 지나치면 차가운 기운이 흘러 다닌다. 이때 백성들에 병은 가슴이 답답하거나 두근거린다.'고 하였다.

쓸개는 치우치지 않고 올바르게 하는 벼슬로 오장육부는 모두 쓸개에서 결정한다. 쓸개는 맑음과 깨끗함을 주관해서 흐리고 더러운 것을 받지 않는다. 쓸개즙이 위로 올라가 넘치면 입이 쓰고 또 쓸개에 알짜가 부족하면 눈이 어둡다. 눈 속에 한 점과 눈속기름은 쓸개 속에 알짜 즙이 스며들어가서 만들어진다. 이렇게 눈동자를 적셔 기를 수 있기 때문에 맑은 구슬이 맑고 깨끗하다. 사람에게 놀람이 갑작스럽게 일어나면 주로 심장이 흔들리다가 결국 쓸개까지 해친다. 증상은 눈자위를 돌리지 못하거나 눈동자구멍이 벌어지거나 푸른 막이 가린다.

치료는 생각을 편안하게 하고 뜻을 안정시켜야 한다. 그러면 흩어지는 기운이 돌아와 모인다. 장종정이 '놀라면 고르게 한다.'고 하였다. 고르게 함은 평상시처럼 함이다. 환자에게 익숙한 것을 듣게 하고 평소처럼 보게 해야 자연히 놀라지 않는다. 또 간장과 쓸개는 서로 겉과 속이 되고 빛깔은 푸르다. 그러므로 사람이 놀라게 되면 얼굴빛깔이 반드시 푸르다. 증상을 보면서 살피고 따져보는데 치료가 왜 어렵겠느냐.

○ 심장 경맥이 주관하는 병.

심장은 임금이 되어 오장육부를 모두 다스리기 때문에 근심, 생각함, 두려움, 성냄이 모두 심장에 생각을 움직인다. 심장은 남쪽과 불의 빛깔을 따른다.

눈에 안쪽 눈초리는 심장에 속해서 심장이 불에게 벌 받으면 살이 솟아오르면서 아프다. 아프지 않고 가려우면 비워짐에 속한다. 이것은 지나치게 애쓰거나 물이 없어져서 불을 억누르지 못하기 때문이다. 바깥 눈초리는 심포에 속하고 또 소양경에 속한다. 기운이 많고 피가 적기 때문에 바깥 눈초리에 살은 피에 비워짐에 속하고 불로 불사르게 된다.

심장 경맥에 삿된 불이 세차서 폐장을 벌주면 안쪽 눈초리에서 살이 눈자위에 달라붙는데 채워진 불에 속한다. 아프지 않고 가려우면 비워진 불에 속한다. 바깥 눈초리에서 살이 눈자위에 달라붙으면 비워진 불이 쇠를 벌주어 없어진 증상이다. 군살이 두 끝에 있으면 물이 없어지고 피가 적으면서 삿된 불이 폐장을 벌주는 것에 속한다. 심하면 눈동자구멍 쪽까지 먹어 들어간다. 이것은 심장 불이 신장 물을 이겼다.

안쪽 눈초리에서 피가 흐르고 부으면서 아프면 채워진 불이다. 심장은 모든 경맥의 피를 다스리는데 불이 세차면 피가 뜨거워 제멋대로 다니기 때문에 피가 흐른다. 붓거나 아프지 않으면서 가렵기만 하면 비워진 불이다. 심장과 신장이 만나지 못해 임금불이 심하게 타올랐다.

왼쪽 눈은 음이 되고 오른쪽 눈은 양이 된다. 음은 피에 속하고 양은 기운에 속한다. 그래서 남자는 왼쪽에 병이 많이 걸리고 여자는 오른쪽에 병이 많이 걸린다. 이렇게 나누지만 하나에 얽매이지 말고 상황에 맞게 두루 변해야 한다.

○ 폐장 경맥이 주관하는 병.

폐장은 밝게 빛나는 덮개이고 모든 맥의 우두머리다.

흰자위가 붉고 핏줄이 가득하면 폐장에 뜨거움이다. 흰자위에 군살이 자줏빛으로 부풀어 오르고 심해져서 눈두덩에 푸른 멍이 있다면 삿된 것이 피를 타고 들어가 엉겨 있다. 구슬 같은 알갱이가 검은자위에 들어갔다면 폐장 기운이 엉겨 막혔기 때문이다. 흰자위에 막이 일어나 물고기 부레 같다면 차가움이 태음경에 뭉쳐있다. 흰 겉흠이 검은자위에 들어가면 쇠가 나무를 이겼다.

눈알이 부어오르고 붉으면서 아프면 어떤 삿된 것인 지 따져서 나눠 치료한다. 눈알이 솟아오르고 코가 막히면서 기침을 하면 차가운 바람이 폐장을 타고 들어가 폐장 기운을 거슬렀다. 눈알이 커져 눈두덩으로 빠져나오면 폐장과 신장에 기운이 치솟은 것으로 쇠와 물 둘이 없어진 증상이다. 쳐다볼 수 있지만 내려다볼 수 없으면 기운이 넘치고 피가 부족하다. 내려다볼 수 있지만 쳐다볼 수 없으면 음이 넘치고 양이 부족하다. 밤눈증은 음 기운이 올라가지 못하면 어두운데 아침이 된 다음에야 사물을 볼 수 있다. 밤눈증은 온밤 동안 볼 수 없는데 간장에 피가 적고 폐장에 음이 없

어졌기 때문이다. 눈알 굳음증은 음양이 조화롭지 못하면서 불이 쇠를 이겼다.

모아서 이야기하면 위치가 가장 높아 온 몸의 기운을 다스리고 증상은 흰자위에 많이 있다. 증상에 따라 자세히 살펴서 약을 쓰면 자연히 효과를 볼 수 있다.

○ 간장 경맥이 주관하는 병.

간장은 바람과 나무에 속하고 나무는 불을 생기게 한다. 오직 피만이 적셔 기를 수 있는데 그렇지 않으면 불이 세차서 피를 해치게 되어 눈병이 생긴다. 간장은 주로 잘 통하게 하고 잘 빼낸다. 사람이 원망해서 고르지 않거나 여섯에 넘치는 삿됨을 받으면 기운이 잘 흐르지 못한다. 결국 별 겉흠과 안개 가림이 생기는데 점 같거나 홈 같고 둥글거나 네모나다.

생김새와 빛깔이 한결같지 않아서 일일이 셀 수 없다. 위에서 아래로 가면 태양경에 속하고 발이 드리운다고 부른다. 붉은빛깔이면서 아프면 간장의 뜨거움에 속한다. 부으면서 아프면 삿된 바람에 속하고 아프지 않으면 피가 비워지면서 안에 뜨거움이 있다. 흰빛깔이면서 붓고 아프면 기운에 비워짐이면서 바람을 끼고 있다. 아프면서 붓지 않으면 삿된 차가움이고 아프지 않고 붓지도 않으면 기운이 비워져 아래로 꺼졌다. 아래에서 위로 가면 족양명위경에 속하고 구름을 쌓아 놓는다고 부른다. 또 노란즙 차오름증으로 부른다. 검은자위 안에 있으면 구름을 안에 쌓아 놓는다고 부른다. 간장과 신장이 부족한 것에 속하며 나무가 신하불을 끼고 위로 올라갔다. 검은자위

밖에 있으면 구름을 밖에 쌓아 놓는다고 부른다. 붓고 아프면서 콧물과 눈물이 흐르면 바람이 간장과 위장을 이겼다.

가림이 누런빛깔을 띠면 축축한 뜨거움이고 붓고 아프면서 찬 것을 싫어하며 고름 같은 눈물이 나오면 삿된 차가움에 속한다. 군살이 맺히고 가림이 약간 붉은빛깔이면 위장의 불에 속한다. 이것은 모두 기운과 피가 가득하지 못해서 비워짐 속에 삿된 것이 낀 증상이다.

붉은빛깔과 흰빛깔이 서로 사이에 있으면 깊이마노석 눈겉흠증이라고 부르며 뜨거움이 간장 경맥에 뭉쳐 기운과 피가 서로 섞였다. 아주 하얀빛깔이면서 진하면 검은자위 얼음뿌예짐증이라고 부르며 차가움이 간장의 음에 타고 들어갔다. 흰 별이 덩어리로 모여 있으면 별모인 눈겉흠증이라고 부르며 간장과 신장이 뭉치면서 알짜와 피를 해쳤다. 한 선이 아래로 드리우면 선으로 가림이라고 부르며 가로로 눈동자구멍 쪽까지 있으면 가로로 꿰뚫음이라고 부른다.

처음 일어날 때 붉고 아프면 차가운 바람에 속한다. 삿된 것이 간장의 음에 뭉쳐 내보낼 수 없어서 붉거나 아프지 않으면 간장과 신장의 음이 허약하여 신하 불이 위로 타오른 것에 속한다. 한 선이 검은자위 위에서 휘감고 있으면 검은자위 소라돌기증이라고 부른다. 하나는 음에 차가움이 위쪽에 타고 들어왔거나 하나는 삿된 것이 간장의 음에 뭉쳐있다.

처음에 검은자위 안과 눈동자 밖에서 안개처럼 일어나 점점 진하면서 커지면 눈속증이라고 부른다. 왼쪽 관맥이 가늘고 단단하면 간장이 뭉쳐 펼치지 못하는 것에 속한다. 왼쪽 척맥이 넘치고 빠르면 신장 기운이 거두어들이지 못하는 것에 속한다. 흰빛깔이면서 길어 반달 같은 꼴이면 반달 가림이라고 부르며 간장 경맥이 화내서 뭉쳤기 때문이다. 흰빛깔이면서 진하면 흰 가림이라고 부르고 조금 옅으면 흰 겉흠이라고 부르며 가장 옅으면 흰 안개라고 부르고 흰 점은 별이라고 부른다. 붉게 부으면서 가렵고 아프면 바람에 속하고 붉게 부으면서 가렵지 않고 아프지도 않으면 삿된 뭉침에 속한다.

혀가 희고 콧물과 눈물이 나온다면 차가움에 속하고 눈곱이 마르면서 딱딱하고 눈이 부시면서 뜨거움을 싫어한다면 불에 속한다. 마르면서 깔깔하며 어두우면서 흐릿하면 마름에 속한다. 이것은 모두 채워짐증이다. 붓지 않으면서 붉고 아프면 피가 비워지거나 간장의 뜨거움으로 생긴 바람에 속한다. 붉거나 붓지 않으면서 아프면 근심이나 생각, 뭉침이나 성냄으로 간장 기운을 펼치지 못하는 것에 속한다. 붉지 않고 아프지도 않으면 음이 비워져 불이 타올랐다. 모두 비워짐증이다.

눈알이 아프면 간장의 양이 위로 떠올랐다. 흰 가림이 가득 덮고 붉은 핏줄이 검은자위를 뚫었으면 간장 경맥의 뭉친 뜨거움에 속한다. 흰 가림이 없고 다만 붉은 핏줄이 검은자위를 뚫었으면 심장 불이 폐장과 간장을 벌주었다. 검은자위 위에 한 알갱이가 돋아나왔으면 검은자위 게눈증이라고 부른다. 눈동자구멍 쪽 가장 꼭대기에 나타나면 간장과 신장 두 경맥에 속한다. 눈동자구멍 쪽 아래에 나타나면 양명경에 속하고 안쪽 눈초리 곁에 나타나면 태양경에 속하며 바깥 눈초리 곁에 나타나면 소양경에 속한다. 군살이 붓고 콧물과 눈물이 나올 때 맥이 팽팽하면서 가늘면 바람이다. 혀가 희고 맥이 느리면 차가움이 되고 혀가 붉고 맥이 빠르면 불이 된다. 맥이 가늘고 약하거나 빠르면서 힘이 없으면 음의 비워짐에 속한다. 이 증상은 삿된 것이 간장의 음에 들어와 기운과 피가 흘러다닐 수 없거나 또는 알짜와 피가 부족한데 차가운 약이나 위로 올라가 흩어지는 약을 지나치게 먹었기 때문이다.

검은자위가 밑으로 움푹 들어가면 눌린 가림이라고 부르며 가림이 얼음처럼 엉기면 얼음 가림이라고 부른다. 삿된 것이 간장의 음에 타고 들어가 기운과 피를 해친 것에 속한다. 붉게 부으면서 맥이 뜨고 팽팽하면 바람이 되고 붉거나 붓지 않으면서 맥이 느리고 가늘면 차가움이 된다. 채워짐 속에 비워짐을 낀 증상이다. 붓고 아프면서 군살이 검은자위에 넓게 퍼진 흰빛깔이면 안에서 퍼짐이라고 부른다. 알짜와 피가 크게 없어져 삿된 바람과 차가움이 뭉쳐있다.

이렇게 모두 대략 늘어놓았다. 맥의 생김새와 혀의 빛깔을 함께 참조하면 거의 잘못이 없다.

○ 비장 경맥이 주관하는 병.

비장은 모든 음에 우두머리이고 한 몸에 피를 다스리고 길러준다. 기운에 있으면 가운데 기운이 되고 오장에 있으면 심장에 자식이다. 눈에 위 눈꺼풀은 비장에 속하고 아래 눈꺼풀은 위장에 속한다.

위 눈꺼풀 안에 붉은 알갱이가 생기면 흰자위 붉은알알이증이라고 부르고 붉은 덩어리가 생기면 눈꺼풀 닭벼슬증이라고 부른다. 모두 뜨거운 바람에 속하는데 삿된 것이 태음경에 막혀 기운과 피가 엉겼기 때문이다. 콩다래끼는 거죽 속막 밖에 있어서 앵두나 매실 같다. 기운이 막히고 마름이 맺힌 것으로 혹으로 되는 병을 막아야 한다. 정명혈에 부스럼이 있으면 눈 종기라고 부르고 날이 오래되어 대롱이 되면 새는 눈초리라고 부른다. 태양경에 뭉친 뜨거움이 퍼지지 않는 것에 속한다. 눈꺼풀테 붙음증은 양명위경맥의 불에 속한다. 위 눈꺼풀에 살 알갱이가 생기면 눈꺼풀 뾰루지증이라고 부르고 아래 눈꺼풀에 살 알갱이가 생기면 눈 부스럼이라고 부른다.

붓거나 아프면 바람이 뭉쳐 불로 변한 것에 속한다. 붓거나 아프지 않고 때때로 생겼다가 없어지면 힘들게 일해서 심장과 비장을 해치고 간장 나무가 흙을 이겼다. 이것은 비워짐증이다. 위 눈꺼풀이 늘어지면서 속눈썹이 거꾸로 되었는데 붉게 부으면 비장과 폐장의 기운이 비워지고 바람을 낀 것에 속한다. 붉거나 아프지 않으면 가운데 기운이 아래로 꺼진 것에 속한다. 아래 눈꺼풀이 당겨 구부러진 눈썹이 거꾸로 들어가면 간장의 바람이 위장을 이긴 것에 속한다. 아래 눈꺼풀에 버섯 같은 것이 생기면 양명경의 축축한 불에 속한다. 두 눈꺼풀에 가려움병이 생겼을 때 축축하게 짓무르면 바람이고 부석거리면서 마르면 불이다. 마르면서 깔깔하면 마름이고 고름집이 있으면 축축함이다. 그리고 바람

속에 마름이 함께 있거나 불 속에 바람이 함께 있거나 축축함 속에 뜨거움이 함께 있다. 모든 증상을 자세히 따져야 한다.

○ 신장 경맥이 주관하는 병.

 신장은 강하게 만드는 벼슬로 훌륭한 솜씨가 나온다. 북쪽과 계, 물을 따르며 나무를 잘 기르고 불을 억눌러 핏줄이 커지도록 기른다.

 눈동자 안에 별이 나타나면 샷된 것이 신장의 음에 뭉쳐있다. 온갖 별이 어지럽고 사물이 흐릿하게 보이면 물이 불한테 오히려 이김을 당한 것으로 비워짐과 채워짐이 모두 있다. 눈동자구멍 좁아짐증은 불이 물의 음에 뭉쳐있고 눈동자구멍 벌어짐증은 기운이 알짜를 감싸지 못한다. 눈동자에 흰빛깔이 나타나면 샘이 말라버렸기 때문이다. 검은자위에 붉은 빛깔이 가득하면 검은자위 붉은뿌예짐증이라고 부른다. 신하불이 위로 떴는데 물이 억누르지 못하는 것에 속한다. 눈동자도 붉으면 눈속기름 피들어감증라고 부르며 치료하지 못한다. 눈동자가 넓게 흰빛깔이고 뛰듯이 움직이면 이미 눈속증이 되어 치료하지 못한다. 눈동자가 금 같은 황금빛깔이면 불이 크게 세차서 물이 말라버렸다. 역시 치료하지 못한다. 붉은 별 같은 속티가 날아다니면 심장과 신장이 만나지 못하고 별가득 눈속티증이 보이면 간장과 신장이 조화롭지 않다. 흰 별이 어지럽게 보이면 폐장과 신장의 기운이 비워지고 검은 속티가 아득하게 보이면 신장의 양을 간직하지 못했다. 흰빛깔이 노랗게 보이거나 붉은빛깔이 자줏빛으로 보이거나 또 똑바른 것이 옆으로 보이거나 움직이지 않는 것이 움직이게 보이거나 눈을 부릅뜨면서 머리가 어지러우면 이것은 음이 다해서 양이 날아다니는 증상이다. 눈동자구멍이 벌어지거나 좁아지지 않고 색도 희거나 붉지도 않은데 모든 빛이 없어졌다면 진짜 장님증이다. 치료법은 있지만 치료하지 못한다. 위에 모든 글귀들은 알짜와 피가 채워지지 않은 증상이다. 정말로 물은 하늘의 하나가 생기는 곳이다. 자라게 하고 길러야 한다. 물이 넉넉하고 알짜가 가득하면 눈병이 스스로 완전히 낫는다.

○ 삼초 경맥이 주관하는 병.

 삼초는 위와 가운데, 아래로 나눈다. 눈병은 상초에 병이기 때문에 가운데와 아래까지 이야기하지 않는다. 그렇지만 자세히 살펴보면 삼초는 각각에 보이는 증상이 있어서 섞어 치료할 수 없다. 머리가 아프고 코가 막히며 귀가 멀고 얼굴에 부스럼이 있으며 눈이 붉게 붓고 아프며 입이 헐면 이것은 모두 상초에 병이다. 불을 내리고 흩어지게 하며 간장을 잘 통하게 하고 눈을 기른다. 윗배와 아랫배가 팽팽하게 부풀고 가슴에 가로막이 펼치지 못하며 두 눈이 마르고 깔깔하거나 눈꺼풀테가 짓무르면 이것은 중초에 병이다. 쌓인 것을 삭히고 기운을 돌려야 한다. 각기병으로 다리가 붓고 걸음걸이가 아주 어려우며 물길이 통하지 않고 축축한 뜨거움이 위로 떠서 눈병에 걸리면 이것은 하초에 병이다. 축축함을 잘 통하게 하고 뜨거움을 내리며 힘살을 펼치게 한다. 육부에 병은 통하게 해야 북돋기 때문에 채워짐증만을 말한다. 비워짐증이 있는 경우는 따로 각 분야를 보고 배우는 사람이 자세히 참조하면 좋다.

○ 소장 경맥이 주관하는 병.

소장은 불에 육부이고 심장 경맥과 겉과 속으로 짝지어 합친다. 심장 경맥에 불이 위에 눈으로 길게 뻗친다면 모두 소장에 책임이 있다. 그러므로 옛 사람은 심장 불을 치료할 때 반드시 도적산을 썼다. 심장이 임금불이기 때문에 바로 꺾는 이치가 없고 다만 소장을 통하게 다스리면 심장 불이 스스로 내려간다. 이것이 오장을 치료하려면 먼저 육부를 치료하는 방법이다.

○ 쓸개 경맥이 주관하는 병.

쓸개는 소양경에 속하며 《내경》에서 '12경맥은 모두 쓸개에서 결정한다.'고 하였고 반겉반속이 된다. 두 옆머리가 아프면 치료법은 소시호탕이나 소요산 같은 조화롭게 푸는 약을 쓴다. 눈 속에 빛은 오직 쓸개 속에 맑고 깨끗한 기운에 도움을 받아 기른다. 쓸개의 알짜가 부족하거나 쓸개즙이 가득하지 않으면 두 눈이 반드시 어두워진다. 옛 처방은 모두 쓸개를 함께 써서 삿된 뜨거움을 내렸다. 같은 기운이 서로서로 찾는 이치이다. 그리고 크게 쓰고 차가운 약이 위장을 거리끼게 하는 것을 막았다. 주로 잘 통하게 해야 한다. 나머지는 간장 경맥에 자세하다.

○ 위장 경맥이 주관하는 병.

위장은 음식의 바다이다. 돌리면서 옮기고 끝없이 변하기 때문에 병을 치료하려면 먼저 위장 기운을 이야기한다. 위장 기운이 일단 약하면 음식을 받아들이지 못하는데 어떻게 약의 힘이 이길 수 있겠느냐. 그리고 위장의 병은 비워짐과 채워짐이 있고 뜨거움과 차가움이 있다. 채워짐은 망초 대황 같은 약을 쓰고 비워짐은 백출 감초 같은 약을 써야 한다. 차가움은 향부자 사인 같은 약을 쓰고 뜨거움은 황금 석곡 같은 약을 짝지어 합쳐야한다. 비장 경맥은 태어난 다음에 생기고 기르는 터이다. 그래서 이동원이 비장과 위장을 주로 한다는 이론을 세운 것이 헛된 이야기가 아니다. 그런 증상들을 보려면 비장 경맥에 자세히 실려 있다. 다만 양에 흙은 따뜻한 마음을 견디지 못한다는 것을 알아야 잘못 치료하지 않는다.

○ 대장 경맥이 주관하는 병.

대장은 소화된 찌꺼기를 전하고 이끄는데 통하면서 옮겨가야 순조롭다. 묽게 빠져나가면 음을 해친 병이고 숨기게 맺히면 양이 세찬 잘못이다. 옛날 사람은 똥이 자주 끝없이 나올 때 흔히 주로 비장을 북돋았는데 흙을 도와 쇠를 생기게 하는 뜻이다. 불이 있으면 막혀서 통하지 않을 때는 쳐서 아래로 빼내는 약을 써야 한다. 솥 아래에서 장작을 빼는 정말로 훌륭한 방법이다. 조금 비워지면 장경악에 제천전81) 같은 것도 쓸 수 있다. 눈병이 폐장 경맥에 있으면 대장을 치료한다. 겉과 속은 서로 따르기 때문에 위에 병에 아래를 치료한다고 부른다.

---

81) 당귀 3~5돈 우슬 2돈 육종용(술에 씻어 소금기를 없앤다) 2~3돈 택사 1돈5푼 승마 5~7푼 또는 1돈 지각 1돈. 물에 1잔 반으로 7~8푼이 되게 달여 밥 먹기 전에 먹는다.

○ 방광 경맥이 주관하는 병.

방광은 커다란 양이고 경맥은 가장 길어서 온 몸을 다스리고 묶는다. 밖에서 들어오는 것은 모두 태양경이 받는다. 강활 방풍으로 땀을 내서 경맥을 치료하고 오령산으로 물을 잘 통하게 해서 육부를 치료한다. 또 축축한 뜨거움이 아래로 가서 오줌과 똥이 잘 옮겨가지 않으면 오로지 방광을 치료해야 병이 스스로 낫는다. 신장과는 겉과 속이 되는데 신장은 빼내는 치료법이 없다. 그래서 방광을 빼내서 신장을 빼내야 한다. 개천과 도랑이 깨끗하고 물에 샘이 마르지 않으면 신장알짜가 자연스럽게 가득하다. 눈알에 위쪽은 태양경에 속하는데 보이는 증상이 가장 많다. 머리바람증이 눈을 해쳤거나 검은자위 위부터뿌예짐증이 이것이다. 눈을 치료하려면 방광을 자세히 연구해야 한다.

○ 섞인 병에 대한 모든 이야기.

병이 생길 때 원인은 밖에서 들어온 병과 안을 해친 병이 있다고 앞에서 자세히 말했다. 섞인 증상도 기운, 피, 가래, 음식, 뭉침의 다섯 원인에 불과하다. 그리고 다섯 중에 기운과 피가 가장 심하다. 사람에게 음양이 있어 기운과 피가 된다. 양은 기운을 주관하여 기운이 온전하면 생각이 왕성하다. 음은 피를 주관하여 피가 세차면 생김새가 강하다. 그리고 몸속에는 속 기름 기운과 겉 지킴 기운이 있다. 사람은 기운을 음식에서 받는다. 음식이 위장에 들어와 폐장으로 전하면 오장육부가 모두 그 기운을 받는다. 맑은 것은 속 기름이 되고 흐린 것은 겉 지킴이 된다. 속 기름은 경맥 속으로 가고 겉 지킴은 경맥 밖으로 간다. 이것이 한 몸을 다스리기 때문에 쉬지 않고 감돌아 흐르면서 모든 타고난 기운을 돕고 지탱해준다. 타고난 기운은 명문의 주인이다. 겉 지킴 기운은 타고난 다음에 기운이며 목숨의 뿌리이다. 타고난 기운은 겉 지킴 기운의 어미가 되며 어미는 자식을 이롭게 할 수 있다. 자식은 음식의 진액에 도움을 받아 삶을 기르기 때문에 타고난 기운이 부족해지면 속 기름과 겉 지킴의 기운이 모두 가득차지 않는다. 피는 심장에서 생기고 비장에서 다스리며 간장에서 간직하고 폐장에서 퍼뜨리며 신장에서 내보낸다. 이렇게 한 몸에 흐르고 흐르면서 일곱 구멍이 신령스럽게 되고 팔다리를 쓸 수 있으며 얼굴빛깔이 윤기 있고 속 기름과 겉 지킴을 채우며 진액이 모두 돌아다니고 똥과 오줌이 순조롭다. 그리고 피가 기운으로 변하고 또 기운을 도와줘서 하나의 기운과 하나의 피가 서로 겉과 속이 된다.

가래와 묽은 가래증은 《내경》에 '묽은 가래가 쌓여서 생긴다.'고 하였는데 원래 가래증이라는 이름은 없다. 대개 가래와 묽은 가래는 변한 것이다. 원래 가운데 기운이 비워지면 음식이 위장에 들어와도 소화되지 않고 머물러 가래가 된다. 비장과 위장이 튼튼하면 음식이 잘 소화되어 모두 진액이 된다. 그러면 어떻게 가래가 되겠는가. 뚱뚱한 사람이 가래가 많은 것은 가운데 기운이 잘 움직이지 않기 때문이다. 《내경》에서 '생김새가 세차면 기운이 비워진다.'라는 것이 이 뜻이다. 채워진 가래는 바람, 뜨거움, 축축함, 차가움이 오장육부와 경락 사이에 뭉치면 피와 기운이 두루 통할 수 없기 때문에 머물러 가래가 된다. 밖에서 들어옴을 없애면 가래도 스스로 없어진다. 《내경》에서는 가래를 말하지 않았다. 가래는 반드시 병 때문에 생기고 병이 가래 때문에 이르지 않는다.

《내경》에서 '사람은 음식으로 뿌리를 삼아서 음식을 끊으면 죽고 경맥에 위장 기운이 없어도 죽는다.'고 하였다. 또 '음식이 세차면 기운이 세차고 음식이 비워지면 기운이 허약하다.'고 하였다. 이것은 항상 그래야 하며 반대로 하면 병이 된다. 다섯 맛이 입으로 들어가면 오장이 위장에서 받아 알짜와 기운을 흘러넘치게 해서 오장에 퍼뜨린다. 신맛은 간장으로 들어가고 쓴맛은 심장으로 들어가며 단맛은 비장으로 들어가고 매운맛은 폐장으로 들어가며 짠맛은 신장으로 들어간다. 이렇게 오장에 각각 좋아하는 곳으로 돌아간다. 사람이 우연히 날 것이나 차거나 기름기가 있는 음식을 먹으면 대장과 위장 사이에 쌓이면서 막힌다. 이것이 삿된 기운의 채워짐이다. 음식이 들어갔는데 배가 부풀거나 가슴과 옆구리가 아프면 가운데 기운이 크게 세차지 않기 때문이다. 비장과 위장은 창고를 지키는 관리로 음식의 소화를 맡고 있다. 비장과 위장이 튼튼하면 맺힌 것도 쉽게 소화시킨다. 잘 소화시키지 못한다면 모두 비장과 위장이 허약하기 때문이다.

뭉친 병은 막혀서 통하지 않는다는 뜻이다. 《내경》에서 다섯 뭉침에 대해 말했는데 오행이 변하고 기운에 틈이 어그러지면 다섯 뭉침에 병이 생긴다. 활씨는 '나무에 타고난 바탕은 질서 있게 이르고 불에 타고난 바탕은 나타내 드날리며 흙에 타고난 바탕은 온화하면서 조화롭고 쇠에 타고난 바탕은 가지런히 정리하며 물에 타고난 바탕은 흘러 통하게 한다.'고 말했다. 다섯은 하나라도 뭉친 곳이 있으면 그 타고난 바탕을 잃어버린다. 뜻으로 뭉치게 했다면 근심, 생각, 성냄 세 가지일 뿐이다. 근심은 기운이 모이고 생각은 기운이 맺히며 성냄은 기운이 거슬러 오른다. 처음 병에 걸리면 당연히 순조롭게 하고 열어야 한다. 뭉침이 오래되면 머릿속의 집까지 해쳐 생각과 뜻이 날로 사라지고 심장과 비장이 날로 줄어들어 북돋지 않으면 안 된다.

내가 말한 가래, 음식, 뭉침의 세 가지는 모두 기운과 피가 조화롭지 못하기 때문이다. 기운과 피가 부드러우면 생각과 넋이 안정되고 살결이 단단하여 밖에서 삿된 것이 들어올 틈이 없고 안에서 뭉침이 생길 이유가 없다. 춥고 따뜻함을 헤아리지 않거나 세상일을 평소대로 하지 않는다면 밖에서 삿된 것이 들어오거나 안에서 뭉치는 병이 된다. 밖에서 들어옴을 없애고 뭉친 기운을 조화롭게 해야 편안해진다. 왜 큰 병이 있겠다고 걱정하느냐!

○ 기운으로 된 병 이야기.

《내경》에서 '기운이 빠져나가면 눈이 밝지 않다.'고 하였다. 기운은 맑은 양의 기운이다. 맑은 양이 올라가지 못하면 흐린 음이 내려가지 못하는데 눈이 어떻게 남김없이 불을 밝힐 수 있겠느냐. 사람은 하늘과 땅 사이에 있으며 기운이 변해서 오장육부와 경락으로 흘러 다니지 않으면 안 된다. 기운이 바름을 얻었다면 왜 쓰면서 감추지 않겠느냐. 기운이 바름을 잃었다면 왜 가면서 해치지 않겠느냐. 그래서 '모든 병은 기운에서 생긴다.'고 하였다. 또 가까이 보니 진왕씨는 '의술을 할 때 기운을 모른다면 병을 치료할 때 어떤 것부터 막겠느냐. 감히 길을 걷는 사람을 비웃었다면 깊은 이해에 이르지 못한다.'고 하였다. 이 말은 실제로 몸을 치료하고 병을 치료하는데 제일 큰 줄기이다.

기운은 쓰이면 이르지 않는 곳이 없다. 그러나 한번 조화롭지 못하면 병에 걸리지 않을 수 없다. 비워짐이나 채워짐, 차가움이나 뜨거움이라고 하지만 변한 생김새를 이름 붙이지 말아야 한다. 기운이 조화롭지 못한 곳이 병의 뿌리가 있는 곳이다. 똑똑한 사람은 추려내서 조화롭게 하는데 한번 손을 들어 맺힌 것을 풀듯이 쉽게 없앤다. 하늘에 근본은 하늘의 기운이고 땅의 근본은 땅의 기운이기 때문에 사람 몸의 기운도 함께 따른다. 양 기운이 넘치면 눈이 붉고 붓는다. 음 기운이 넘치면 깔깔하고 눈이 부신다. 가운데 기운이 부족하면 눈꺼풀이 쳐진다. 뭉쳐서 돌아다니지 않으면 눈꺼풀에 혹 알갱이가 생긴다.

채워지면 터뜨리고 비워지면 북돋우며 막히면 움직이게 하고 뭉치면 통하게 한다. 차가우면 따뜻하게 하고 뜨거우면 서늘하게 하며 조화롭지 않으면 조화롭게 풀어준다. 오행과 다섯 뜻, 오장육부는 모두 기운에 기대야 쓸 수 있다. 일정하면 편안하고 변하면 병이 된다. 어른에 모든 병은 기운이 원인이라고 말했는데 하물며 눈병은 어떻겠는가? 그러므로 의사는 서로에 증상을 잘 살펴서 마땅한 것을 헤아려 치료해야 한다. 이런 길에 가까우면 부끄럽지 않다.

○ 피로 된 병 이야기.

《내경》에서 '눈이 피를 얻으면 볼 수 있다.'고 하였다. 피는 기운이 변한 것으로 피가 세차면 생김새가 강하다. 사람이 사는데 도움 받을 것은 이것뿐이다. 경락과 오장육부를 기름지게 하고 힘살과 뼈를 기르며 몸을 가득 차게 해야 눈도 그 덕택을 받는다. 흐르고 통해야 하는데 그렇지 않으면 뭉치고 막히게 된다. 그리고 사람이 처음 생길 때는 반드시 알짜에서 시작한다. 알짜는 피와 비슷하지만 다른 부류이다. 연단가는 '콧물, 가래, 땀, 침, 알짜, 즙, 피의 7가지 신령한 사물은 모두 음이 된다.'고 하였다. 모두 물 종류에 속하고 하늘에 하나와 땅에 여섯이 변한 것이다. 피는 알짜 종류이다. 다만 알짜는 신장에 모여 있는데 많이 쌓여있지 않다. 성생활이 너무 많으면 알짜가 줄고 피도 줄어 일곱 구멍이 신령스럽지 않다.

피는 원래 음 종류지만 움직임은 모두 불 때문이다. 밖에 삿된 것이 풀리지 않았는데 불이 경맥에 뭉쳤거나 음식을 맞춰 먹지 않았는데 불이 위장에서 움직였다면 피가 뜨거움으로 제멋대로 돌아다녀 눈이 붉고 눈초리에 부스럼이 생긴다. 치료법은 주로 피를 서늘하게 하고 불을 내린다. 경락에 막히고 엉기면 눈알이 부풀어 오른다. 또 눈초리에 뭉치고 맺히면 군살이 솟아오른다. 또 뜨거운 바람이 들어오면 초창 다래끼와 다래끼 같은 병이 생긴다.

종합하면 피를 움직이게 하고 피를 흩어지게 하는 치료를 해야 한다. 아프면서 해친 흔적이 눌렸거나 흰 가림이 가득한 등의 증상은 모두 피가 비워졌을 때 삿된 것이 틈을 타고 들어왔기 때문이다. 치료는 피를 움직이게 하고 피를 북돋아야 한다. 태양경은 안쪽 눈초리에서 일어나는데 피가 많고 기운이 적으며 소양경은 바깥눈초리에서 일어나는데 피가 적고 기운이 많다. 양명경은 눈의 양쪽 끝과 이마가 만나는 사이에서 일어나는데 기운과 피가 함께 많다. 궐음경만이 보는이음새로 이어질 뿐이다. 그러므로 피가 지나치게 많으면 태양경, 양명경이 채워지고 피가 모자라면 궐음경, 소양경이 비워진다. 지나치거나 모자람을 따져보고서 치거나 북돋우면 거의 모두 마땅하게 된다.

이것으로 피는 기운에서 변하고 또 알짜 종류가 된다는 것을 알았다. 양이 비워지면 피를 만들 수 없기 때문에 피는 당연히 따뜻해야 하고 차게 하면 좋지 않다. 양이 아주 세차면 음을 해치기 때문에 피는 조용해야 하고 움직이게 하면 좋지 않다. 이런 것을 관찰해서 기르는 길을 얻으면 눈이 횃불처럼 밝아진다. 또 왜 피에 병을 걱정하겠느냐.

○ 가래로 된 병 이야기.

《내경》에서 '축축한 기운이 사물을 변화시키면 물과 묽은 가래가 안에 쌓여 중초가 그득하면서 먹지 못한다. 이것은 묽은 가래라고 하고 가래라고 하지 않는다.'고 하였다. 가래와 묽은 가래는 같은 종류이지만 실제로 같지 않은 것이 있다.

묽은 가래는 대개 물즙에 속한다. 맑은 물을 토하거나 가슴과 배가 부풀어 오르거나 신물이 나오거나 썩은 트림을 하는 등의 증상은 모두 음식의 찌꺼기가 머물러 움직이지 않는 것으로 묽은 가래라고 한다. 가래는 묽은 가래와 다르다. 묽은 가래는 맑지만 가래는 흐리며 묽은 가래는 음식이 머물러 쌓여 변한 것이지만 가래는 오장을 해쳐야 생긴다. 그리고 뿌리를 깊이 생각해보면 가래는 사람의 진액으로 음식이 아니면 변하지 못한다. 그래서 음식이 바르게 변해야 몸이 튼튼하고 속 기름과 겉 지킴이 가득 찬다. 바르지 않게 변하면 오장육부에 병이 있고 진액을 망쳐서 피와 기운이 가래로 변한다.

뒷사람들은 가래를 치료하려면 입을 열어서 가래불을 말한다. 이상한 증상은 가래라고 말하고 이 가래는 모든 병의 어머니가 된다고 한다. 가래의 해침이 아주 크지 않겠느냐. 그러나 비워짐과 채워짐 사이를 더욱 따져보아야 한다. 나이에 비해 힘이 세차면 피와 기운을 해치지 않는다. 맛좋은 음식을 너무 많이 먹거나 축축한 뜨거움이 크게 옮겨다니거나 차가운 바람이 밖에서 거죽과 털을 닫거나 기운이 거슬러 안에 간장과 가로막으로 이어지면 모두 가래를 생기게 하고 불을 움직여 눈까지 해치게 된다. 병의 기운과 몸의 기운을 살펴서 함께 넘침에 속하면 채워진 가래이다. 채워진 가래는 당연히 삭히고 쳐야한다. 중년이 되면 약해지고 몸의 기운도 가날프면서 약해진다. 병이 많거나 일로 나른하거나 근심과 생각이 많거나 술과 성생활을 많이 해서 해치면 중풍이 아니더라도 갑자기 까무러친다. 또 맥이 가늘면서 빠르고 오장에 삿된 양이 없으며 자주 토하면서 설사하고 숨이 차면서 쉰 목소리를 낸다. 이때 모두 눈이 어두워지면서 또렷하지 못한 병이 있다. 몸의 기운과 병의 기운을 살펴서 넘침이 없으면 비워짐이다. 비워짐은 당연히 타고난 기운을 도와주고 알짜와 피를 가득 차게 해야 가래가 스스로 없어진다.

가래가 생기는 곳은 비장과 신장이 아니면 안 된다. 비장은 축축함을 싫어하는데 축축함이 이기면 가래가 된다. 신장은 물에 속하는데 물이 넘치면 가래가 된다. 비장의 가래는 비워짐과 채워짐이 있고 신장의 가래는 비워짐이 아닌 것이 없다. 가래가 늘어나 눈에 미치면 치료하기가 매우 까다롭다. 그러나 차가움과 뜨거움, 비워짐과 채워짐, 기운과 피, 음과 양을 조화롭게 하면 낫지 않을 수가 없다. 옛날에 왕은군이 안팎의 모든 병이 모두 가래에서 생긴다고 하면서 곤담환으로 쳤다. 이것은 눈앞만을 돌아보고 뒷날의 걱정을 알지 못했다.

○ 음식으로 된 병 이야기.

《내경》에서 '음식과 심하게 일함은 비장을 해치고 음식을 두 배로 먹으면 대장과 위장을 해친다.'고 하였다. 비장과 위장은 창고의 관리이고 대장은 전하고 이끄는 관리이다. 음식에 해치면 기운이 막히고 기운이 막히면 가장 알짜를 위로 퍼뜨릴 수 없고 아래로 소화된 찌꺼기를 옮겨 나를 수 없다. 차가운 음식에 해치거나 뜨거운 음식에 해치면 안을 해쳐서 빼내거나 설사할 뿐이다.

차가움이 눈을 해치면 두 눈꺼풀이 붓는데 치료는 따뜻하게 하고 삭게 한다. 뜨거움이 해치면 눈이 붉고 가려우면서 아픈데 치료는 뜨거움을 식히고 설사시킨다. 지지고 볶거나 구운 음식을 많이 먹으면 불에 기운이 위로 올라가 눈꺼풀 닭벼슬증이나 흰자위 붉은알알이증이 되는데 변하는 증상이 하나가 아니다. 치료는 대장과 위장에 뜨거움을 식히고 설사시켜 쌓인 뜨거움을 없애야 모든 병이 없어진다. 이 증상은 쉽게 치료된다.

소년이나 어린아이에게 이 증상이 가장 많다. 늙거나 오랫동안 병에 걸린 사람은 비장이 비워져 소화시킬 수 없다. 먹을 수 없거나 배가 고파도 조금 먹거나 먹으면 배가 부풀어 오른다. 명확하게 가운데가 비워진 꼴이다. 북돋는 방법으로 움직이도록 해야 한다. 생각해보니 똑똑하고 슬기로운 사람은 기러기발을 아교로 붙이고 거문고를 타지 않는다.

○ 뭉침으로 된 병 이야기.

《경》에서 '나무에 뭉침은 통하게 하고 불에 뭉침은 뿜어내며 흙에 뭉침은 빼앗고 쇠에 뭉침은 빼내며 물에 뭉침은 꺾이게 한다.'고 하였다. 이것을 다섯 기운의 뭉침이라고 말하며 사람의 오장육부도 따른다. 나무는 간장과 쓸개이고 삿된 바람을 주관하며 뭉침을 두려워하기 때문에 통하게 한다. 불은 심장과 소장이고 삿된 뜨거움을 주관하며 아래로 꺼져 엎드림을 두려워하기 때문에 뿜어내게 한다. 흙은 비장과 위장이고 삿된 축축함을 주관하며 막힘을 두려워하기 때문에 빼앗는다. 쇠는 폐장과 대장이고 삿된 마음을 주관하며 참을성 없이 급함을 두려워하기 때문에 빼낸다. 물은 신장과 방광이고 삿된 차가움을 주관하며 엉겨 넘침을 두려워하기 때문에 꺾이게 한다. 그러면 다섯이 속에서 모두 두루 통하고 거칠 것 없이 활기차기 때문에 얽매일 필요가 없다. 사람의 기운과 피가 순조롭지 않으면 맥도 부드럽지 않아서 뭉침 증상이 되고 또 병으로 뭉침이 된다.

감정과 뜻이 뭉친 것은 세 가지가 있다. 첫째는 성냄으로 뭉침이다. 기운이 넘쳐 다른 사람을 깔보고 붉은 얼굴로 사납게 소리 지르면 흔히 배가 부풀어 오르는 병을 본다. 화를 낸 후에 거스른 기운이 고르게 되었어도 가운데 기운을 해쳤기 때문에 흔히 배가 부풀어 그득하면서 아프고 나른하면서 적게 먹는 증상이 있다. 둘째는 생각으로 뭉침이다. 서재에서 공부하는 훌륭한 선비나 초라한 여관의 나그네나 처녀나 비구니는 마음에 새겨두었다가 뜻이 생긴다. 뜻은 속한 곳이 있어서 생각이 생기고 생각을 이루지 못하면 뭉침이 된다. 심장에 맺히면 반드시 비장을 해치는데 심해져 위에 폐장과 위장으로 이어지면 기침과 천식이 있으면서 피가 나오거나 목이 막히면서 구토가 있다. 아래에 간장과 신장으로 이어지면 냉대하가 지저분하거나 월경에 피가 쏟아지거나 월경이 나오지 않으면서 노체병으로 해친다. 세 번째로 근심으로 뭉침이다. 먹고 입는 것이 괴롭거나 이해관계에 이끌리면서 하루 종일 눈썹을 찌푸리면 뭉침이 된다. 하고자하는 뜻이 어긋나고 생각과 감정이 스산해서 심장과 비장을 해친다. 그러면 기운과 피가 날로 줄어들고 음식을 날로 적게 먹으며 살집이 날마다 말라 결국 눈병이 나타난다.

앞의 일곱 감정 이야기에서 자세히 말했으니 자세히 쓰지는 않겠다. 그러므로 다섯 기운의 뭉침은 병 때문에 뭉침이다. 감정이나 뜻으로 뭉침은 뭉침 때문에 병이 된다. 이 증상을 앓으면 당연히 스스로 절제해야 한다. 모두 풀과 나무로 효과가 나지 않으며 신기한 약이라도 마음의 병은 치료하기 어렵다. 삼가야 하지 않겠는가!

○ 같이 있는 증상에 대한 모든 이야기.

비록 의사는 전문 진료과목이 있지만 병은 전문인 병이 없다. 전문과목은 기술을 잘 알아야 하지만 전문이 없는 병은 증상이 섞여 있다. 이 때문에 나는 눈병이면서 같이 있는 증상을 말한다.

병이 심하면 상한병만한 것이 없다. 장중경이 《태양편》속에서 '머리에 열이 나면서 눈이 붉다.'고 하고 《양명편》속에서 '눈 속이 불편하고 눈알이 부드럽지 않다.'고 했으며 《소양편》속에서 '소양경이 바람을 맞으면 두 귀가 소리를 듣지 못하면서 눈이 붉다.'고 이야기했다. 이처럼 모두 상한병에 눈병이 같이 있다. 바람을 맞은 병, 머리바람증, 비워진 병, 배가 부풀어 오르는 병, 명치가 막힌 병, 기침병, 황달병, 오줌이 흐린 병, 아랫배가 뭉친 병, 학질, 설사부터 외과의 종기와 부스럼까지, 또 여자병의 뱃속아기, 아기 낳음, 월경, 대하와 어린아이의 두진, 감병까지 모두 눈병이 같이 올 수 있다. 일일이 밝힐 수 없다. 《상한석의》의 예를 베껴서 모두 책에 늘어놓았으니 만들어진 방법을 쫓는다면 이것을 돌아보다가 저것을 잃어버리게 되지 않는다.

머리바람증으로 눈을 해치거나 감병으로 눈을 해치는 환자가 아주 많다. 그래서 안과의 병이 되기 때문에 아주 자세히 따지려고 한다. 의사는 13개의 전문 과목이 있는데 상한병이 첫 번째이고 다른 전문 과목은 그 다음이다. 안과도 마찬가지이다. 지금 안과로 모든 과의 전부를 묶는 경우와 안과를 주로 진료하는 경우에는 한 학파의 학설만을 지키면서 의학 책을 널리 찾지 않는다. 또는 같이 있는 증상을 만나면 이것은 어떤 과라고 말하고 나서 그냥 바라보고 가버린다. 정말로 앎을 전하는 않는 사람이라고 비웃지 않겠느냐.

그리고 눈병에 걸린 환자를 치료해서 밝은 곳으로 함께 가려면 반드시 모든 학파의 학문을 널리 연구해야 증상에 맞게 손을 쓸 수 있다. 옛사람이 치료법을 만들었지만 서로 같지 않다. 그래서 차가움에 치우치거나 뜨거움에 치우치거나 공격에 치우치거나 북돋음에 치우쳐 있다. 충분히 연구하고 깊이 생각해서 그 치우침이 변해 완전함을 얻는다면 그런 치료법이 가장 아름답다. 그러므로 전문으로 하라는 것은 마음을 오로지 한 일에만 쓰라는 뜻이고 또 힘도 마찬가지다. 마음을 오롯이 하고 힘을 오롯이 한다면 기술을 오롯이 얻는다. 또 오롯이 할 수 있으면 같이 있음도 반드시 할 수 있다. 오롯이 하기 때문에 다음에 함께 할 수 있으며 함께 할 수 있기 때문에 다음에 더욱 오롯이 할 수 있다. 덕을 이룬 선비가 어떻게 한 쪽과 한 부분으로 자람을 다할 수 있겠느냐.

○ 상한병에 눈병이 같이 있다.

상한병에는 경맥으로 전하는 것과 바로 들어온 것이 있다.

경맥으로 전하는 것은 태양경이 양명경으로 전하고 양명경은 소양경으로 전하며 소양경은 태음경으로 전하고 태음경은 소음경으로 전하며 소음경은 궐음경으로 전한다. 이렇게 경맥을 따라 전한다. 태양경이 양명경으로 전하지 않고 소양경으로 전하거나 양명경이 소양경으로 전하지 않고 바로 자기의 육부로 들어가거나 소양경이 태음경으로 전하지 않고 곧장 위장으로 돌아가면 경맥을 넘어선다고 말한다. 한두 경맥으로 전했다가 그치는 경우가 있고 처음부터 끝까지 한 경맥에 있는 경우가 있다. 겉에 있으면 차가움이 되고 속에 있으면 뜨거움이 된다.

바로 들어온 것은 세 양으로 전해 들어와서 곧장 세 음으로 가는 경우이다. 차가움은 있지만 뜨거움은 없다. 같이 있는 눈병은 오직 세 양에만 있다. 태양경이면 땀을 내야하고 양명경이면 뜨거움을 식히고 소양경이면 조화롭게 해야 한다. 특별한 방법은 없다. 강활은 주로 태양경에 갈근은 주로 양명경에 시호는 주로 소양경에 약으로 쓴다. 사람이 이것을 알고 경맥을 따뜻하게 하고 차가움을 흩어지게 하는 치료를 그 사이에 쓴다. 증상을 나눠 치료법을 세우면 원래 진료과목과는 맞닿지 않는다. 군말할 필요가 없다.

○ 돌림병에 눈병이 같이 있다.

 돌림병의 삿된 것은 막 속에 엎드려 있다가 뜨겁게 찌는데 변화를 헤아릴 수 없다. 오우가는 달원음을 만들어 치료했다. 세운 이론은 아주 옛날에 나와서 세상에 전했고 모두 그것을 받들었다. 그 증상은 열이 나면서 머리가 아프고 똥을 못 누며 생각이 아득하다. 밖에서 들어온 차가운 바람과 서로 비슷해서 자세히 구별하지 않으면 안 된다. 차가운 바람이 밖에서 안으로 들어올 때 병은 사람에게 냄새가 없이 들어온다. 가끔 냄새가 있는 경우도 있지만 반드시 양명경의 위장으로 전해야 비로소 보인다. 돌림병이 가운데에서 밖으로 옮겨가면 병은 사람에게 냄새가 있게 들어온다. 가벼우면 침대 장막에 스며들지만 심하면 방의 장막에 가득 찬다. 이 기운은 쉽게 알 수 있다.

 차가운 바람은 주로 오그라들며 얼굴이 팽팽하면서 빛이 깨끗하다. 돌림병은 주로 찌면서 흩어진다. 흩어진다는 것은 부드럽다는 뜻으로 얼굴이 느슨해지고 때가 낀 것처럼 어둡다. 이 생김새로 쉽게 따져볼 수 있다. 차가운 바람이 처음 일어나면 흔히 혀에 태가 없으며 흰 태가 있어도 얇고 매끄럽다. 돌림병은 일단 머리가 아프고 열이 나는 증상이 보이고 혀 위에 흰 태가 진하고 매끄럽지 않다. 가루를 쌓은 것처럼 거칠거나 빛깔이 약간 누르스름하다. 이렇게 혀로 쉽게 따질 수 있다.

 돌림병의 맥은 변한 다음에는 차가운 바람과 조금 같지만 처음 일어날 때는 차가운 바람과 아주 다르다. 차가운 바람은 겉에 있는 1~2일에는 맥이 거의 뜬다. 가끔 단단하거나 부드럽거나 넘치는 맥도 같이 있지만 모두 떠 있다. 속으로 전해 들어가면서 비로소 뜬 맥이 보이지 않는다. 돌림병은 도중에 변하지만 1~2일에는 맥이 거의 가라앉는다. 스스로 속에 이르렀다가 겉으로 나와야 맥이 비로소 가라앉지 않는데 떠있지도 가라앉지도 않으면서 빠르다. 또는 팽팽하거나 크지만 모두 떠있지 않다. 이렇게 맥으로도 쉽게 따질 수 있다.

 또 증상을 보면 처음 일어났을 때는 갑자기 씩씩하게 느끼다가 그 다음에 열만 있고 추위를 싫어하지 않는다. 이것은 안에서 뜨겁게 쪄서 나오기 때문이지 반드시 들어왔기 때문이 아니다. 옆구리가 아프고 귀가 들리지 않는다면 삿된 것이 소양경에서 넘쳤다. 허리와 등과 뒷목이 아프다면 삿된 것이 태양경에서 넘쳤다. 눈썹 뼈가 아프고 눈 둘레로 아프며 코가 마르고 잠을 못 잔다면 삿된 것이 양명경에서 넘쳤다.

 경맥을 나눠 시호 강활 갈근 등의 약을 더 넣어 쓴다. 혀뿌리가 먼저 노랗다가 점점 가운데로 온다면 삿된 것이 점점 위장으로 들어갔기 때문에 삼소음[82]을 쓸 증상이다. 맥이 길고 넘치면서 빠르고 크게 땀이 나고 목이 마르다면 삿된 것이 막 속으로부터 적당히 떨어져 겉이지만 겉이 아니기 때문에 백호탕을 쓸 증상이다. 혀 위가 모두 노란빛깔인데 검은빛깔로 변하거나 가시가 생기거나

---

82) 빈랑 초과 후박 백작약 감초 지모 황금 대황 갈근 강활 시호. 생강과 대추를 넣고 물에 달여 먹는다.《온역론》

코에 그을음이 있거나 똥을 누지 못하거나 똥은 딱딱한 덩어리가 아니지만 맥이 가라앉으면서 채워지면 이것은 모두 승기탕을 쓸 증상이다. 실수로 설사할까봐 미루게 되면 옷을 만지작거리고 침상을 더듬으며 허공을 붙잡거나 실을 가다듬게 된다. 치지도 북돋지도 말고 오직 도씨황룡탕83)을 써야 가끔 생명을 구할 수 있다.

속을 기르고 뜨거움을 식히는 것은 모두 삿됨을 몰아낸 뒤에 해야 한다. 삿된 불이 위로 올라가 눈을 치면 붉게 부으면서 아프고 뜨거움을 싫어하면서 눈이 부시다. 이때는 오로지 돌림병에 삿된 것을 쫓아내야 눈병이 낫는다. 또 밤낮으로 열이 심하게 오르고 눈 속도 불이 타오르는 듯이 하거나 침으로 찌르는 듯 하며 햇빛과 등불을 볼 수 없으면서 반드시 전후좌우 둘레를 가로막아야 조금 편안해진다. 이러면 조심스럽게 삿됨을 쫓아내고 위장 속에 삿된 뜨거움과 뭉친 것을 없게 해야 스스로 맑은 빛이 크게 온다. 또 돌림병에 삿된 것이 속으로 전해 남은 뜨거움이 하초로 가면 오줌이 잘 통하지 못한다. 삿된 것이 빠져나가지 못하고 경맥 기운에 뭉쳐서 막히면 눈이 금처럼 노랗게 된다. 인진탕으로 치료한다. 또 삿된 불이 오랫동안 타올라 신장 물이 마르면 눈동자가 어둡고 흐릿하며 눈곱과 눈물이 있고 빛을 잃어버린다. 삿됨을 쫓는 약 속에 음을 돕는 약을 같이 쓴다. 감국 백질려로 치료해도 효과를 얻지 못한다.

종합하면 돌림병은 때에 따라 흘러 다니면서 옮기므로 불을 내리고 삿됨을 흩어지는 치료를 해야 한다. 《동원》보제소독음84)은 원래 돌림병을 위해 만들었지만 돌림병의 눈병도 함께 치료한다. 이것은 효과가 정말 크고 빠르지 않은가!

○ 바람맞음에 눈병이 같이 있다.

바람맞음은 오장 맞음, 육부 맞음, 핏줄 맞음으로 나뉜다.

육부 맞음은 겉에 맞은 것이다. 《상한론》에 태양경 바람맞음은 계지탕 종류로 치료한다. 밖으로 보이는 여섯 경맥의 증상이 상한병과 다르지 않기 때문에 치료법도 같다.

오장 맞음은 속에 맞은 것이다. 심장에 맞으면 말을 못하고 비장에 맞으면 입술이 늘어지며 폐장에 맞으면 코가 막히고 간장에 맞으면 눈이 어두워지며 신장에 맞으면 귀가 안 들린다. 그리고 '닫혀있음'과 '빠져나감'으로 나뉜다. '닫혀있음'은 두 손을 움켜쥐고 어금니를 꽉 다물고 있어 잘 통하게 하고 구멍을 여는 약으로 치료한다. 뜨거움으로 닫히면 우황환을 쓰고 차가움으로 닫히면 귤반강즙탕85)을 쓴다. '빠져나감'에서 입을 벌리면 심장이 끊어졌고 눈을 감으면 간장이 끊어졌으며 손이 힘없이 펴지면 비장이

---

83) 대황 망초(늙은이나 약한 사람은 없앤다) 후박 감초 인삼 당귀. 물 1잔반으로 생강 3쪽과 대추 2개를 넣고 달여 먹는다. 이 약은 안에 뜨거움이 쌓여 빨리 설사시킬 때 쓴다.

84) 황금 황련 진피 감초 현삼 연교 판람근 마발 우방자 박하 백강잠 승마 시호 길경.

85) 백출 2돈반 귤피(흰 것을 없앤다) 생강 각2돈 반하(생강물에 담근다) 복령 각1돈 반 후박(생강즙에 볶는다) 1돈. 썰어 물에 달여 밥 먹기 전에 천천히 먹는다.

끊어졌다. 목소리가 코고는 소리 같으면 폐장이 끊어졌고 저절로 오줌이 나오면 신장이 끊어졌다. 더욱더 뻣뻣하고 고개를 흔들며 얼굴이 분을 바른 듯 붉고 땀이 구슬 같이 흐른다면 이때는 이중탕에 인삼을 량으로 더 넣어 타고난 기운을 따뜻하게 하고 북돋는다. 또 차가운 가래로 막혔다면 삼생음에 인삼을 더 넣어 흘러 들어가도록 하면 열 중 하나는 구할 수 있다.

핏줄 맞음은 반겉반속에 맞은 것이다. 입과 눈이 비뚤어지고 한쪽 몸을 못 쓴다. 조화롭게 푸는 약으로 치료하는데 대진교탕86)에 죽력 생강즙 조구등을 더 넣어 쓴다. 기운이 비워져서 오른쪽을 못 쓰면 사군자탕으로 돕고 피가 비워져서 왼쪽을 못 쓰면 사물탕으로 돕는다. 기운과 피가 모두 비워져서 왼쪽과 오른쪽에 모두 병이 있으면 팔진탕으로 돕는다. 눈병이 같이 있어도 치료법은 이것밖에 없다. 오직 피를 기르고 바람을 없애야 한다. 바람을 치료하려면 먼저 피를 치료해야 피가 돌아서 바람이 스스로 없어진다고 한다. 따로 간장이 바람을 맞아서 눈이 안 보이거나 비장이 끊어져서 눈을 감고 있으면 거의 죽어가는 증후이다. 눈병이 아니더라고 치료할 수 없다.

○ 머리바람증에 눈병이 같이 있다.

머리는 모든 양의 우두머리이고 눈은 일곱 구멍의 마루이다. 몸의 경맥은 모두 머리로 이어져 있으며 소음경, 궐음경, 소양경, 태양경의 경맥이 모두 보는 이음새에서 나온다. 삿된 바람이 들어와서 머리가 아프면 머리바람증이라고 한다. 크거나 작은 골바람증, 왼쪽이나 오른쪽에 한쪽 머리바람증, 삿된 양바람증과 삿된 음바람증으로 각각 다르다. 그러나 그 뿌리를 연구하면 여섯 경맥의 머리아픔일 뿐이기 때문에 스스로 있는 겉 증상으로 알 수 있다. 몸은 반드시 춥다가 뜨겁고 맥은 반드시 단단하면서 빠르다. 간혹 콧물이 흐르면서 코가 막히거나 기침을 하면서 뒷목이 뻣뻣하거나 등뼈가 시고 아픈데 이때는 어떤 경맥에 병이 있는지 살펴서 약을 쓰면 된다.

각각은 주로 쓰는 약이 있다. 태양경 머리아픔은 주로 강활 고본이고 양명경 머리아픔은 주로 승마 갈근이다. 양명경의 위장에 불이 위로 올라가 두유혈에 직접 닿아서 아프면 주로 백호탕이다. 소양경 머리아픔은 주로 시호 천궁이고 태음경 머리아픔은 주로 방풍 백지이다. 소음경 머리아픔은 주로 독활 세신이고 궐음경 머리아픔은 주로 만형자 오수유이다. 이처럼 여섯 경맥에 맞는 약을 쓴다. 골바람증으로 온 머리가 아프고 얼굴 거죽에 종기가 난다면 주로 청진탕87)이다. 오른쪽 머리아픔은 기운을 북돋우면서 바람을 흩어지게 하고 왼쪽 머리아픔은 피를 기르면서 바람을 없앤다. 이것이 바깥 바람을 치료하는 큰 얼개이다.

---

86) 진교 3돈 감초 천궁 당귀 백작약 석고 천독활 각2돈 천강활 당귀 황금 오백지 백출 생지황 숙지황 백복령 1돈 세신 5푼. 1량씩 물에 달여 찌꺼기를 없애고 따뜻하게 때에 얽매지 말고 먹는다.

87) 승마 적작약 형개 갈근 박하 황금 창출 연잎 감초 각1돈.

안에서 바람이 일어났으면 음과 양, 기운과 피를 따져야 한다. 음이 비워진 경우는 아래에 물이 없어지고 비워진 불이 타고 들어왔기 때문에 아프다. 양이 비워진 경우는 양이 약하고 음이 힘세면서 차가움을 만났기 때문에 아프다. 기운이 비워진 경우는 바깥 삿됨을 조금 만나거나 일을 많이 했기 때문에 아프다. 피가 비워진 경우는 간장은 피를 간직하고 비장은 피를 다스린다. 피가 비워지면 뜨거움이 스스로 바람을 생기게 하기 때문에 어지럽고 귀가 운다. 이것을 간장의 바람이 안에서 움직인다고 한다. 기운이 비워지면 인삼 황기로 주로 치료하고 피가 비워지면 당귀 천궁으로 주로 치료한다. 음이 비워지면서 불이 뜨면 주로 물을 튼튼하게 하고 양이 비워지면서 음이 세차면 주로 양을 돕는다. 세 양의 불이 위로 치솟아 밤중에 아프면 주로 보간산으로 치료한다.

가래가 치솟은 머리아픔은 바람 가래, 축축한 가래, 차가운 가래, 신장이 비워져 물이 넘친 가래 같은 여러 증상이 있다. 바람 가래는 바람을 흩어지게 하면서 가래를 없애고 축축한 가래는 축축함을 말리면서 가래를 삭게 한다. 차가운 가래는 위장을 따뜻하게 하면서 기운을 북돋는다. 그러면 기운이 거스르지 않아 가래가 스스로 고르게 된다. 물이 넘쳐 생긴 가래는 음을 기르고 신장을 북돋아야 한다. 신장 속에 물과 불을 조화롭게 해서 치우침과 세참이 없어야 가래가 스스로 낫는다.

머리바람증은 쉽게 눈을 해친다. 삿된 바람을 위쪽에 받으면 반드시 빈 구멍으로 들어온다. 간장은 눈으로 구멍이 열려있고 바람과 나무의 오장이 된다. 나무가 움직이면 바람이 생기고 바람은 또 바람을 불러 안팎의 삿된 것이 서로 합친다. 그래서 머리바람증은 반드시 눈을 해쳐서 검은자위 부어오름증이 되거나 검은자위 게눈증으로 튀어나오거나 안팎에 쌓인 구름이 된다. 또 붉거나 흰 검은자위 위부터뿌예짐증이 되거나 눈동자 구멍 벌어짐증이 되거나 장님증이 된다. 이와 같은 증상은 모두 각각의 경맥에 따라야 한다. 맥의 생김새를 살피고 증상에 맞게 그때그때 잘 대처하면서 한 가지 방법에 얽매이지 않으면 치료할 수 있다.

○ 허로병에 눈병이 같이 있다.

허로병은 성생활로 해침, 생각으로 뭉쳐서 해침, 치료약으로 해침이라는 세 가지다. 보이는 증상은 뼈 속이 후끈거리고 기침을 하고 피를 토하고 설사한다. 남자가 저도 모르게 사정하거나 여자가 월경을 하지 않는다. 다섯 가지가 이 병의 일반 증상이다.

성생활로 해침은 지나치게 사정해서 알짜와 기운을 해쳤다. 증상은 아래에서 위로 나타나는데 신장과 간장에서 비장까지 이른다. 먼저 피를 흘리거나 저절로 정액이 나오다가 다음에 기침을 하고 뼈 속이 후끈거리는 증상이 있다. 진짜 양이 모자라게 되면 기운이 부족하고 적게 먹다가 다음에 설사를 하고 위험하다. 진짜 음이 모자라게 되면 불이 세차고 엉긴 피가 있다가 반드시 종기가 나타나고 죽는다.

생각으로 뭉쳐서 해침은 감정과 생각이

마음대로 되지 않아서 생각과 기운을 해쳤다. 이 병은 신장에서 일어나 심장으로 이어지고 폐장을 다그치며 간장과 비장을 해친다. 다시 물과 불을 만나기 때문에 '일곱에 전함'이라고 부른다. 처음에는 뼈 속이 후끈거리고 마른기침이 있다가 피를 흘리며 저도 모르게 사정하거나 여자는 월경을 하지 않는다. 죽을 때가 되어도 얼굴빛깔이 시들지 않는다. 위에서 음에 불이 진액을 뜨겁게 끓기 때문에 팔다리와 몸이 날마다 마르고 생각과 풍채는 더욱 없어진다. 가장 치료하기 어렵다.

치료약으로 해침은 겉에 삿된 것이 풀리지 않고 폐장 낙맥에 머물러 있는데 잘못해서 차가운 약으로 뜨거움을 내려서 삿된 것이 거죽과 털에서 속으로 들어갔다. 또 이 차가움으로 위장을 해치고 위장이 차가운 기운을 폐장에 전해서 사람에게 기침이 끊이지 않게 한다. 잘못해서 뜨거운 바람에 맵고 흩어지는 약을 쓰면 소음경맥을 해쳐서 반드시 먼저 피고름을 토하다가 다음에 설사한다. 또는 몸조리할 때 땀내고 설사시켜서 속 기름과 겉 지킴을 해치면 반드시 먼저 약간 춥고 자주 열이 나다가 다음에 기침을 한다.

성생활로 해쳐서 눈병이 같이 있으면 육미지황탕과 팔미지황탕으로 치료하고 생각으로 뭉쳐서 해치면 소요산과 귀비탕으로 치료한다. 치료약으로 해치면 타고난 기운을 고르게 하면서 북돋는 방법으로 치료한다. 그러나 처음 병이 생겼을 때는 구할 방법이 있지만 늘어져서 끝까지 전했으면 치료하기 아주 어렵다. 삼가고 삼가야 한다.

○ 배가 부풀어 오르는 병에 눈병이 같이 있다.

배가 부푸는 병은 비워짐과 채워짐, 차가움과 뜨거움을 명확히 진단한 다음에 치료해야 잘못이 없다. 예를 들어 오줌이 붉고 똥을 누지 못하며 맥이 빠르면서 힘이 있다. 또 얼굴빛깔이 어두운 자줏빛이고 숨이 거칠면서 매서우며 목이 말라 찬물을 먹고 입술이 바싹 마르면서 혀가 마른다. 이것을 모두 배가 크게 부푸는 병이라고 부르며 뜨거움에 속한다. 오줌이 맑고 똥이 묽으며 맥이 느리면서 힘이 없다. 또 얼굴빛깔이 희고 숨이 짧으며 뜨거운 물을 마시고 혀가 윤기 있고 입이 고르다. 이것을 모두 물과 즙이 맑고 차가운 병이라고 부르며 차가움에 속한다. 눌러도 아프지 않고 때때로 부풀었다 줄어들었다 하면 비워짐이다. 누르면 더욱 아프고 부풀어 오른 배가 줄어들지 않으면 채워짐이다.

이동원은 치료법으로 지출탕88)과 보중익기탕 두 처방을 증상에 따라 넣거나 빼거나 더하거나 줄여서 효과를 내었다. 이 병증은 축축한 가래가 평소 많이 있다가 가운데 기운을 먼저 해쳐서 엉긴 피로 배가 부어오르는 병이나 물로 붓는 병이 되었다. 그렇지만 보이는 증상은 하나가 아니다. 땀을 잘 나게 하거나 오줌을 잘 통하게 하거나 똥을 잘 누게 하는 것이 마땅하며 앞 사람이 자세히 말했듯이 위와 아래로 그 세력을 나눠서 없애

---

88) 지실 7개 백출 2량. 물 5되를 3되가 되게 달여 3번에 나누어 따뜻하게 먹는다. 뱃속이 부드러우면 흩어졌다.

야한다.

　눈병이 같이 있으면 항상 두 눈꺼풀이 붓고 눈곱과 눈물이 있으며 붉으면서 깔깔하다. 병의 원인을 잘 진찰하면서 비장과 위장을 돌보는 치료를 주로 한다. 흙이 무너지면 나무가 쳐들어와서 나무는 불을 생기게 하고 불은 또 바람을 생기게 한다. 그래서 눈썹과 속눈썹 사이에 변화를 헤아릴 수 없다. 삿된 것이 새로 들어오거나 옮는 눈붉음증이 있어도 평소대로 치료한다. 크게 걱정할 필요가 없다.

○ 기침병에 눈병이 같이 있다.

　기침병은 하나는 위장 기운이 맑지 않기 때문이고 하나는 음에 불이 위에 타고 들어왔기 때문이다. 오장육부가 모두 기침이 있을 수 있지만 큰 줄기는 '위장에 모이고 폐장에서 닫는다.'라는 여섯 글자를 넘지 않는다. 왜냐하면 위장은 오장육부에 모든 지휘자이며 폐장은 모든 기침의 문이 된다. 밖에서 들어온 기침병은 바람이 거죽과 털에서 폐장으로 들어간 경우와 배수혈에서 폐장으로 들어간 경우, 평소에 기침병이 있다가 다시 차가운 바람을 맞았는데 몸을 차게 하고 찬 음식을 먹어서 생긴 경우가 있다. 일단 겉은 맑기 때문에 가벼운 증상이다. 섞인 병으로 오랫동안 쌓여서 빨리 효과를 보기 어려운 병과 견주지 못한다.

　그리고 뜨거운 바람과 마른 바람을 가장 명확히 진단해야 한다. 겨울철에 먼저 해쳤다가 따뜻한 계절에 다시 차가운 바람이 밖에서 막아서 기침을 하고 가래가 맺히며 목구멍이 붓고 몸이 무거우면서 땀이 나며 맥이 떠있다면 뜨거운 바람이다. 위유탕89)을 쓰고 함부로 맵고 뜨거운 약으로 땀을 내지 말아야 한다. 마름은 가을에 기운이고 혼자 다니지 않는다. 장마철에 축축한 흙의 남은 기운이 폐장과 위장 사이에 이미 웅크리고 있는데 깊은 가을에 마름이 크게 다니면서 축축함과 마름이 서로 받아들이지 못하고 차가운 바람의 위세를 끼게 되어 기침병이 되는 것이 마른 바람이다. 《천금방》의 맥문동탕90), 오미자탕91)을 쓴다. 폐장이 마르고 위장이 축축하면 두 개를 나누기 어렵기 때문에 거둬들이거나 흩어지는 약을 같이 써서 마름과 축축함이 섞여 나오게 한다.

　눈병이 같이 있을 때 뜨거운 바람이면 붉고 아프며 마른 바람이면 깔깔하고 가렵다. 기운이 거스르면 눈자위가 불어나고 가래가 뭉치면 어둡게 보인다. 치료는 위에 방법으로 한다. 불이 타올라 마른기침을 하면 모두 음이 비워졌다. 대개 신장 물이 말라버리고 간장에 불이 많기 때문에 눈에 미친다. 물을 튼튼하

---

89) 위유 시호(싹을 없앤다) 영양각(가루 낸다) 각1량 석고(부순다) 반량. 물 1잔반으로 8푼이 되게 달여 찌꺼기를 없애고 때에 얽매지 말고 따뜻하게 먹는다. 상한병이 여러날 되어 남은 열이 풀리지 않고 때때로 열이 오르내릴 때 쓴다.

90) 맥문동 2량 반하 3돈 인삼 2돈 감초 1돈 멥쌀 2돈 대추 12개. 물 1되로 5푼이 되게 달여 3번에 나누어서 따뜻하게 먹는다.

91) 오미자 길경 자완 감초 속단 각2돈 지황 상백피 각5돈 죽여 3돈 적소두 5돈. 썰어 물 2잔으로 3푼이 되게 달여 3번에 나누어서 먹는다.

게 하고 양을 눌러야 하는데 육미지황탕에 맥문동 오미자 종류를 더 넣어 쓰면 잘 치료된다. 불을 끄는 치료법은 절대로 쓰지 말아야 한다. 몸이 찬데 찬 음식을 먹어서 폐장과 위장을 해치고 이어서 비장까지 미치면 기침병에 가래가 많고 눈꺼풀이 부으면서 흰자위가 붉다. 계지인삼탕, 지실이중탕, 사역가인삼탕 등으로 치료해야 한다. 이런 방법에 밝지 않고 차가운 약을 잘못 쓰면 해치지 않을 수 없다.

○ 황달병에 눈병이 같이 있다.

황달병은 축축함으로 생기기 때문에 목이 마르면 치료하기 어렵고 마르지 않으면 치료하기 쉽다. 이 병증은 음이 있거나 양이 있고 축축함은 차가움이나 뜨거움에서 생긴다. 양 황달은 축축함이 불을 따라 변해서 속에 뭉친 뜨거움이 있다. 쓸개가 뜨거움을 받으면 즙이 새는데 위장의 흐린 기운과 같이 어울리면서 위로 넘치지 못하고 아래로도 나가지 못해 뜨겁게 찌면서 막혔다. 얼굴이 먼저 노랗게 되고 그 다음에 몸과 손톱과 오줌이 모두 노란빛깔이 되는데 귤색 같다. 양은 밝음을 주로 하고 치료는 위장에 있다. 음 황달은 축축함이 차가운 물을 따라서 비장에 양이 뜨거움으로 변하지 못한다. 축축함이 쓸개즙을 막아 살에 들어가면서 살갗으로 넘쳐 그을린 노란빛깔처럼 된다. 음은 어둠을 주로 하고 치료는 비장에 있다. 상한병으로 생긴 황달은 《금궤》에서 말한 황달과 이름은 다르지만 치료법은 같다.

뭉친 뜨거움이 위장에 들어갔는데 다시 먹는 음식이나 단술이나 성욕이 원인이 되면 위쪽이 세차면서 온 몸이 열이 나고 아래가 뭉치면서 오줌 누기 어렵게 된다. 음식이 막혔으면 삭게 하고 술로 뜨거움이 있으면 뜨거움을 식힌다. 성생활로 더럽고 흐리면 먼저 독을 풀고 이어서 구멍을 매끄럽게 한다. 축축함이 위에 있으면 매운 약으로 흩어지게 하고 바람으로 축축함을 이기게 한다. 아래에 있으면 쓴 약으로 빼내거나 심심한 약으로 스며나가게 한다. 병증을 살펴서 각각의 방법을 찾는다.

차가운 축축함이 속에 있으면 라겸보의 인진사역탕이다. 가장 좋은 식견이며 장중경이 갖추지 못한 것을 넉넉하게 채웠다. 차가운 축축함이나 뜨거운 축축함을 거리끼지 않고 눈이 모두 노랗고 심지어 눈동자까지도 노란빛깔이면 이 세력은 반드시 구름 겉흠가림이 되거나 어두우면서 속티가 보이는 병이 된다. 치료할 다른 방법은 없고 인진을 위주로 한 오령산이나 사역탕을 증상에 맞게 가려서 쓴다. 황달병은 음과 양으로 나눌 수 있지만 실제로는 양이 많고 음이 적다. 그래서 엽천사는 '여름과 가을에 황달병은 축축한 뜨거운 기운이 뜨겁게 쪄서 된다. 이것이 뚜렷한 조짐이다.'고 하였다. 서령태에 황달병에 대한 이야기는 처방이 넘치지만 남에게 보이려고 하지 않는다. 정말로 세상을 구하려는 마음이 있는데 왜 보배를 감추고 내보이지 않느냐?

○ 정액 흘리는 병과 오줌 흐린 병에 눈병이 같이 있다.

흘리거나 흐린 병은 두 개의 병증으로 흘림은 '정액을 흘림'이고 흐림은 '오줌이 흐림'이다. 정액을 흘림은 꿈이 있음과 꿈이 없음으로 나누고 흐린 오줌은 붉은빛깔과 흰빛깔로 나눈다. 꿈꾸면서 정액을 흘리면 신하불이 강하고 꿈꾸지 않으면서 정액을 흘리면 심장과 신장이 약하다. 흐린 오줌이 빨간빛깔이면 피가 비워지면서 심한 뜨거움이고 흐린 오줌이 흰빛깔이면 기운이 비워지면서 축축한 뜨거움이다.

정액을 흘리는 증상은 각각 같지 않다. 대개 오줌 다음에 참지 못하고 흘러나오면 축축한 뜨거움이 아래로 내려갔기 때문이다. 오줌이 나오지 않았는데 저절로 나오면 정액 문이 미끄럽고 벗겨졌기 때문이다. 성기 속이 아프고 가려우면서 오줌을 보고 싶다면 못 쓰게 된 정액으로 막혔다. 술과 성생활이 지나치고 생각이 끝이 없으면 결국 타고난 진짜 기운이 약해지면서 비워진 불이 흘러 다녀 이 병에 많이 걸린다.

흐린 오줌의 증상도 각각 같지 않다. 대략 구멍 끝이 마르게 덮여 있으면 불이고 마르지 않게 덮여 있으면 축축함이다. 오줌이 붉고 뻑뻑하면서 아프거나 흐린 오줌이 빨간빛깔이면 소장에 축축한 뜨거움이다. 오줌이 붉거나 아프지도 않으면서 흐린 오줌이 흰빛깔이거나 또는 오줌 눌 때 심해지면 비장기운이 아래로 꺼졌다. 성기 속이 가렵고 아프면서 춥다가 열이 나거나 또는 뭉친 듯이 아프면 삿된 것이 들어왔다. 주단계는 위장 속에 흐린 가래가 방광으로 흘러들어가 충분히 없어지지 않았기 때문이라고 하였다.

이런 병증이 있으면서 눈병이 같이 있다. 정액 흘림은 알짜에 병으로 신장이 비워져서 정원오자음92) 같은 약들을 쓴다. 오줌 흘림은 기운에 병으로 방광이 변하지 못해서 통관산, 오령산 같은 약을 쓴다. 눈곱과 눈물이 있고 붉게 부으면 축축한 뜨거움과 신하불이므로 비해이청음93)을 쓴다. 또 안개 낀 듯한 겉흠이 있고 눈이 부시면 비장과 신장 둘이 없어졌으므로 비신쌍보환94)을 쓴다. 눈동자가 옅은 흰빛깔이면 진짜 알짜가 다하고 타고난 기운이 크게 없어져 치료할 수 없다. 오직 커다란 처방으로 북돋아 채운다면 백에 하나 정도 희망이 있다.

○ 학질에 눈병이 같이 있다.

학질은 병이 갑자기 와서 학질이다.

---

92) 정원음(숙지황 7,8돈~1량 당귀 2~3돈 구감초 1,2,3돈)과 오자환(구기자 토사자 오미자 차전자 복분자)

93) 익지인 천비해 석창포 오약 각각 같은 양. 썰어 5~6돈을 물 1잔으로 소금 1줌을 넣고 7푼이 되게 달여 밥 먹기 전에 따뜻하게 먹는다.

94) 토사자(방법처럼 따로 간다) 오미자(꿀로 쪄서 불에 말린다) 각1근반 인삼(뿌리머리를 없앤다) 연자육(심을 빼고 8개 작은 덩어리로 나눠서 누렇게 볶는다) 산수유(신선하면서 붉고 통통한 살을 골라 씨를 빼고 불에 말린다) 산약(누렇게 볶는다) 보골지(둥글고 검은빛깔이 좋으며 소금물에 섞어 볶아서 가루 낸다) 각1근 차전자(쌀뜨물에 깨끗이 일어 볶는다) 파극(감초즙에 달여 뼈를 없앤다) 각12량 육두구 10량 귤홍 사인(볶아서 가장 나중에 넣는다) 각6량. 비워짐증이 있으면서 불이 있거나 불이 세차면서 폐장이 뜨거우면 인삼 육두구 파극 보골지를 뺀다. 위를 곱게 가루 내어 졸인 꿀로 녹두 크기로 환을 만들어 5돈씩 빈속과 배고플 때 각각 1번씩 먹는다. 양고기와 양에 피를 꺼린다.

《내경》에서 '여름에 더위에 해치면 가을에 학질이 온다. 더위에서 뜨거움은 음을 해치고 또 더위는 축축함을 끼고 있다. 이런 뜨거움과 축축함이 합쳐서 빠져나가지 않으면 설사한다. 설사하지 않으면 학질이 된다.'고 하였다. 또 '음양이 서로 싸우면 학질이 되는데 음이 양과 싸우면 차가움이고 양이 음과 싸우면 뜨거움이다. 예를 들어 두 사람이 서로 싸우는데 이쪽이 이기면 저쪽이 지고 저쪽이 이기면 이쪽이 진다. 음과 양이 서로 이기거나 지기 때문에 차가움과 뜨거움이 함께 만들어진다. 대체로 가래가 없으면 학질이 되지 않는다. 밖에서 들어오는 네 기운과 안을 해치는 일곱 감정과 음식에 배고픔과 배부름, 성생활과 심한 일이 모두 이르게 한다. 그러나 가운데 기운이 엉겨 막혀서 가래와 묽은 가래를 움직이게 한 것 한가지다.'고 하였다.

세 양은 얕고 세 음은 깊다. 태양경 학질은 허리와 등, 머리, 뒷목이 모두 아픈데 먼저 춥고 나중에 열이 나며 열이 그치면 땀이 난다. 양명경 학질은 코와 혀가 마르고 심하게 춥다가 열이 나며 열이 심하면 땀이 나고 햇빛을 보고 싶어 한다. 소양경 학질은 입이 쓰고 옆구리가 아프며 헛구역질을 하고 차가움과 뜨거움이 오고 가면서 몸이 늘어진다. 소음경 학질은 차가움이 적고 뜨거움이 많으며 구토가 유독 심하고 혀와 입이 마르며 창과 문을 닫고 지내기를 원한다. 태음경 학질은 아주 슬픈 듯이 한숨을 쉬고 배가 그득해서 음식을 싫어하며 자주 토하며 토하고 나면 몸이 약해진다. 궐음경 학질은 허리가 아프고 아랫배가 그득하며 오줌을 자주 보지만 시원하지 않고 부족함을 두려워하며 뱃속이 불안하게 느껴진다.

눈병과 같이 있으면 오로지 경맥을 나눠서 치료해야 한다. 더위는 맑게 하고 축축함은 마르게 하며 바람은 흩어지게 하고 비워짐은 북돋게 한다. 차가움과 뜨거움을 고르기 위해 따뜻함과 서늘함으로 치료한다. 치료는 병의 원래 처방인 장중경의 소시호탕에서 넣거나 빼거나 더하거나 줄인다. 정말로 마땅하기가 쉽지 않으니 깔보아서는 안 된다.

○ 설사병에 눈병이 같이 있다.

설사병은 비장과 위장의 병으로 여섯 기운 중에 마른 기운을 빼놓고는 모두가 설사하는 병이 된다. 차가운 축축함에 해친 경우가 많다.

삿된 것이 경락을 따라 들어와 가운데 흙을 건드리기 때문에 치료는 비장을 북돋는 것을 임금으로 하고 삿됨을 없애는 것을 도우미로 한다. 가운데 기운이 밑으로 꺼져서 수시로 설사하면 보중익기탕과 귀비탕을 써야 올바른 치료이다. 오전 3시~5시에 하는 신장 설사는 옛사람은 사신환을 썼지만 항상 효과가 있지 않았다. 축축함이 신장을 해쳤기 때문에 《금궤》택사탕에 건강 육계 오미자 비해 같은 약을 더 넣어 쓰면 종종 매우 효과가 있다. 또 간장과 신장이 크게 비워지고 명문의 불이 약하면 찌꺼기를 소화시키지 못해 가끔 설사한다. 부자이중탕이나 우귀환에 자석영 앵속각 같은 약을 더 넣어 튼튼하게 오므린다.

설사병은 흔히 여름과 가을 사이에 걸

린다. 처음 일어나서 더위와 축축함이 아주 세차면 설사시켜 통하게 하는 약을 써서 낫게 한다. 대개 쌓여서 막는 것은 대장 속의 진액이다. 기운이 제대로 돌지 못했기 때문에 쓸모없는 것으로 변했다. 그래서 기운을 조화롭게 하면 제멋대로인 쓸모없는 것이 스스로 아래로 내려가 진액을 해치지 않고 편안해진다. 요새 '아픔은 설사시킴에 따라 줄어든다.'는 이야기로 설사시키는 방법을 쓰는데 오랜 설사와 비워진 설사는 위험하다. 곽우삼이 어떤 사람을 치료하면서 음이 비워지면서 열이 나고 설사하면서 음식을 먹지 못할 때 저령탕과 아교황련탕을 써서 나았다. 좋은 깨달음이었다.

설사병에 눈병이 같이 있을 때 바람을 없애고 축축함을 잘 통하게 하는 약을 너무 써서는 안 된다. 오직 비장을 튼튼하게 해야 하며 이공산 같은 약을 증상에 따라 늘리거나 줄인다. 설사병에 눈병이 같이 있으면 피를 움직이게 하고 기운을 고르게 해야 한다. 향소산, 평위산, 사물탕이며 또는 향련환95), 청령환96)으로 도와줘도 모두 괜찮다. 설사병이 오래되어 눈에 겉흠가림이 생겼으면 음 부분을 해쳤다. 치료법은 음을 길러야 하며 감초 아교 같은 약을 증상에 따라 더 넣는다.

종합하면 진액이 밑으로 새어나가서 눈으로 올라가지 못해 오래 끌게 되면 반드시 겉흠과 막이 생긴다. 오랫동안 뭉친 것을 없애고 대장과 위장을 튼튼하게 해야 한다. 드러남과 바탕을 같이 치료해서 설사병이 멈추면 눈병이 스스로 없어진다.

○ 종기와 부스럼에 눈병이 같이 있다.

종기와 부스럼은 여섯 양의 불과 마름이 넘쳤는데 물이 억누르지 못해서 그렇다. 제멋대로 날뛰면 경락 사이를 태우고 살과 거죽의 안을 뜨겁게 찐다. 기운과 피가 막히고 이렇게 나날이 쌓이면 독이 만들어진다. 양에 독은 반드시 높게 솟고 붉게 붓는데 치료하면 쉽게 낫는다. 음에 독은 밑으로 꺼지고 검푸르면서 약간 편평한데 치료해도 가장 어렵게 낫는다. 머리와 얼굴에 생기거나 손발에 생기거나 몸에 생긴다. 이름이 하나가 아니고 증상도 각각 다르다.

치료하는 방법은 모든 학파에 여러 이론이 있으니 책을 잘 가려서 공부한다. 요점은 오르내림이 적당하도록 약을 썼느냐와 붙이는 약을 쓰는 방법에 있다.

---

95) 황련(20량을 오수유 10량과 함께 볶아 오수유를 없애고 쓴다) 목향(4량8돈으로 불을 보지 않는다). 식초풀로 환을 만들어 미음으로 삼킨다. 어떤 처방은 같은 불량에 꿀로 환을 만든다. 어떤 처방은 감초 8량 황련(꿀물에 섞어 찐 다음 햇볕이 말리기를 9번 한다)에 목향을 넣고 환을 만든다.

96) 대황 10근을 금문대황으로 바둑돌처럼 작은 덩어리로 잘라 먼저 쌀뜨물에 담가 대황에 스며들게 하고 측백잎을 솥에 깔고 대황을 넣고 쪄서 햇볕에 말리고 좋은 술 10근에 담갔다가 다시 쪄서 햇볕에 말린다. 다시 뽕나무잎 복숭아잎 회화잎

보리 검은콩 녹두 1근씩을 각각 달인 즙으로 1번씩 찌는데 찔 때마다 측백잎을 솥에 깔고 찌고서 햇볕에 말리고 다시 찌고 햇볕에 말린다. 이렇게 만든 다음에 다시 반하 후박 진피 백출 향부자 차전자 각1근씩을 각각 달인 즙으로 위에 방법처럼 쪄서 햇볕에 말린다. 오동나무 씨 크기로 환을 만들어 1~2돈씩 먹는다. 가루도 괜찮다.

안으로 달여서 먹는 약은 고름을 밀어내고 부기를 빼는데 지나지 않는다. 외과의 모든 병증은 대개 뜨거움이 많고 차가움이 적다. 불의 타고난 바탕은 위로 타오르기 때문에 눈에 구멍 높이까지 아주 쉽게 들어온다. 눈은 간장의 구멍이고 간장은 나무에 속한다. 또 불이 생김에 따라 끼리끼리 서로 따르는 자연스러운 이치가 있다. 간장과 쓸개는 겉과 속이 되고 쓸개는 맑고 깨끗하다. 부스럼 독은 흐린 삿된 것이 불의 세력을 끼고 소양경을 해쳤다. 정말로 평소에 간장과 신장이 모자라거나 음이 비워지면서 피가 적거나 쓸개즙이 가득하지 않다면 어떻게 눈에 낙맥을 도울 수 있겠는가. 그래서 삿된 뜨거움이 비워진 틈을 타고 들어와 눈병이 나타나게 된다. 병에 독이 나타날 때는 삼황사물탕을 써서 그 독만을 치료하면 독이 나으면서 눈도 낫는다. 병에 독이 나타난 다음에는 독을 풀고 피를 서늘하게 하는 약으로 치료해야 뜨거움이 물러나면서 눈도 낫는다. 초창 다래끼, 다래끼, 눈 종기, 눈꺼풀 가려움증은 원래 안과의 병이다. 종기나 부스럼과 같이 말할 수 없다.

○ 아이를 낳기 전과 후에 눈병이 같이 있다.

아이를 낳기 전과 아이를 낳은 후에는 병증이 아주 많다. 큰 치료법은 아이를 낳기 전에는 뱃속아기를 편안하게 하는 것이 가장 중요한 뜻이고 아이를 낳은 후에는 피를 움직이게 하는 것이 가장 중요한 뜻이다. 뱃속아기를 편안하게 하는 약으로 오로지 황금과 백출에만 기대지 말아야 한다. 몸이 세차고 기운이 채워져서 뱃속아기가 항상 돌지 않으면 향부자와 사인으로 없애버려야 편안하다. 피가 비워지고 불이 아주 세차서 배가 항상 당기고 아프면 천궁과 당귀로 길러야 편안하다. 몸이 뚱뚱하고 가래가 그득해서 토하고 어지러우면 황금과 반하로 뚫어야 편안하다. 또 차가운 바람으로 밖에서 해쳐서 뱃속아기가 편안하지 않으면 계지탕과 향소음이 모두 마땅하다. 이것이 뱃속아기를 편안하게 하는 중요한 비결이다.

눈병이 같이 있어도 치료법은 여기에서 벗어나지 않는다. 기운이 비워져 돌지 않으면 오른쪽 눈에 겉흠가림과 눈부심이 생긴다. 기운을 북돋고 중초를 조화롭게 해야 한다. 사군자탕에 향부자 사인 같은 약을 더 넣는다. 피가 비워져 간장 나무를 기르지 못해 불로 변하고 바람을 생기게 하면 왼쪽 눈에 별 겉흠과 군살이 생긴다. 피를 북돋고 뜨거움을 내려야 한다. 사물탕에 황금 같은 약을 더 넣는다. 차가운 바람이 밖에서 들어와 눈병이 생겼는데 임신도 했다면 풀어 흩어지게 하면서 함께 피와 기운을 조화롭게 해야 한다. 소엽줄기 지각 천궁 당귀 같은 약을 모두 참조해서 쓴다.

아이를 낳은 후에는 세 가지 솟구침, 세 가지 빠름, 세 가지 하지 않음이 있다. 세 가지 솟구침은 엉긴 피가 폐장으로 솟구침, 심장으로 솟구침, 위장으로 솟구침이다. 세 가지 빠름은 새로 아이를 낳으면서 구토, 설사, 많은 땀이다. 세 가지 하지 않음은 천궁은 땀을 내서 불수산을 쓰지 않고 지황은 설사하게 해서 사물탕을 쓰지 않으며 황금은 뱃속

남은 핏덩이를 막아서 소시호탕을 쓰지 않는다.

　눈병이 같이 있을 때 기운과 피가 크게 없어지게 되면 알짜를 간직할 수 없어서 눈동자구멍이 벌어진다. 빨리 기운과 피를 북돋고 알짜와 눈속기름을 거두어야 한다. 또 피를 많이 흘려 나무를 기르지 못해서 안개 겉흠과 눈부심이 있으면 피를 기르고 간장을 편안하게 해야 한다. 슬퍼 소리 내어 울어서 속눈썹 말림증이 있는 경우나 삿된 것이 빈 구멍을 타고 들어와 눈꺼풀테가 짓무르고 눈물이 흐르는 경우는 모두 기운과 피가 부족하므로 간장을 지키고 피를 길러야 한다. 아기를 낳은 다음에는 간장과 쓸개에 생기게 하는 기운이 아주 약해져서 피와 즙이 적어진다. 반드시 몸조리를 해서 더욱더 길러야 한다. 빨리 치료하도록 힘써야 병의 뿌리가 깊이 들어가 평생토록 앓게 하지 않는다.

○ 월경과 대하에 눈병이 같이 있다.

　월경은 경맥이다. 피가 기운을 따라 온 몸을 빙빙 돌다가 달을 맞아 밑으로 흐르는데 항상함을 잃지 않기 때문에 월경이라고 부른다. 대하는 대맥이다. 허리띠처럼 빙 둘러 묶어서 모든 경맥을 맡아 지키고 있는데 맡은 것을 잃으면 자주 더러운 것이 흐르기 때문에 대하라고 부른다.

　여자는 월경을 고르게 하는 것이 가장 중요한데 심장과 비장이 가득차야 월경이 일정하다. 비장이 나르는 음식의 진액이 심장으로 갔다가 경맥으로 들어가면 변해서 피가 된다. 피가 가득하면 충맥과 임맥으로 가서 월경이 된다. 심장과 비장이 아주 약해졌다던 월경이 들쭉날쭉하거나 월경을 하지 않을까 걱정이다. 피가 비워지면 기간이 지나서 오고 피가 뜨거우면 기간보다 먼저 온다. 음 기운이 양을 이기면 피가 돌지 못하기 때문에 적어진다. 양 기운이 음을 이기면 피가 흐르면서 넘치기 때문에 많아진다. 근심과 생각이 지나치면 기운이 맺히고 기운이 맺히면 피도 맺힌다. 우울과 성냄이 지나치면 기운이 거슬러 오르고 기운이 거슬러 오르면 피도 거슬러 오른다. 기운과 피가 오장육부와 경락 사이에 맺히거나 거스르면 월경이 나오지 않는다. 월경하기 전에 찬 음식을 잘못 먹으면 양명경의 길을 막고 그 핏줄을 막아서 다음에 월경이 올 때마다 뱃속이 먼저 아프거나 힘살과 뼈가 시면서 아프다. 월경한 다음에 차가운 바람이 비워진 틈을 타고 자궁 문에 들어오면 충맥과 임맥을 해쳐서 생긴 피가 잘 흘러내려오지 못해 끊겼다 이어졌다 하면서 조금씩 나오거나 덩어리로 된다. 이것은 모두 비워짐과 채워짐을 진단해서 치료해야 한다.

　월경이 나오지 않거나 제 때 하지 않으면 모두 눈병이 있다. 눈은 핏줄의 우두머리가 된다. 피가 부족하면 비장이 할 일을 잃어서 눈을 밝힐 수 없고 또 간장 나무가 다스리지 못한다. 그러면 반드시 불이 바람을 생기게 해서 별 겉흠과 안개 가림이 된다. 심하면 신하불을 끼고 위로 올라가 물에 샘을 괴롭혀서 눈동자가 옅은 흰빛깔이 된다. 월경이 거꾸로 위로 올라가면 눈 속에 맑고 순수한 기름이 흐린 음으로 어지럽게 되어 죽은피 눈병증이나 눈속기름 피들어감증이 된다.

옛 사람의 치료법은 기운이 비워지고 음이 힘세면 주로 사군자탕이고 기운이 막히면 사군자탕에 향부자 현호색을 더 넣어 고르게 했다. 피가 비워지고 양이 힘세면서 뜨거움이 함께 있으면 사물탕에 황금 황련 목단피를 더 넣어 뜨거움을 식혔다. 피가 차있고 엉긴 것이 있으면 사물탕에 도인 홍화를 더 넣어 깨뜨렸다. 근심과 생각은 귀비탕으로 북돋고 우울과 성냄은 가미소요산에 월국환97)으로 도와서 통하게 했다. 월경이 올 때 배가 부풀면서 아프면 당귀억기산98)으로 돌아다니게 했고 차가운 바람이 안에 들어왔으면 당귀양영탕99)에 해백을 더 넣어 따뜻하게 해서 흩어지게 했다.

대하라는 병은 오장육부에 모두 있다. 《산보》에서 '대하는 서른여섯 가지 병과 열두 가지 증상과 아홉 가지 아픔과 일곱 가지 피해와 다섯 가지 해침으로 나눈다.'고 하였다. 그러나 모두 종합하면 비워짐과 채워짐의 두 글자에 불과하다. 그래서 뒷사람은 단지 붉은 것과 흰 것으로 말했다. 차가운 바람이나 축축한 뜨거움이 자궁 문에 들어가 오장육부에 전하고 대맥에 맺히면 진액이 이 때문에 넘쳐서 흘러나온다. 반드시 그 빛깔을 진찰하는데 빨간빛깔이면 뜨거움이고 흰빛깔이면 차가움이며 푸른빛깔이면 바람이고 누런빛깔이면 축축함이다. 《내경》에서 '흰 고독벌레, 흰 즙, 흰 대하는 모두 임맥의 병이기 때문에 치료는 오로지 임맥을 튼튼하게 해야 한다.'고 하였다. 비장이 비워지고 가운데 기운이 밑으로 꺼졌기 때문에 튼튼하게 다스릴 수 없으면 가운데 기운을 북돋고 양을 올려야 한다. 또 심장과 신장이 만나지 못해 신하불이 기름과 즙을 뜨겁게 끓게 하면 심장과 신장을 서로 통하게 해야 한다.

눈병이 같이 있을 때 차가운 바람이나 축축한 뜨거움이 원인이면 반드시 겉흠 가림과 눈부심이 있다. 비장이 비워졌거나 심장과 신장이 만나지 못하는 것이 원인이면 반드시 오후에 마르면서 깔깔하고 심하면 눈동자가 어둡다. 모두 진액이 몰래 없어졌기 때문에 돕고 기를 수 없다.

종합하면 알짜의 구멍을 막고 물길을 열어서 맑고 흐림을 나눈다. 다시 함께 기운과 피를 북돋고 음양을 조화롭게 한다. 기운과 피가 아주 세차면 삿된 것이 타고 들어올 틈이 없고 음양이 조화로우면 물과 불이 이미 제자리를 찾는다.

○ 두진에 눈병이 같이 있다.

어린 아이의 두진은 어머니와 아버지가 성교할 때 삿된 불이 심하게 타올라서 생긴다. 타고난 독이라고 하는데 처음 뱃속에 생길 때 받는다는 뜻이다. 두진은 원래 타고난 삿된 독이 간장과 신장 안에 웅크리고 있다가 사계절에 바르지 못한 기운에 닿으면서 새어나와 기운이

---

97) 창출 향부자 천궁 신곡 치자 각각 같은 양. 가루 내어 녹두 크기로 환을 만들어 2~3돈씩 따뜻한 물로 삼킨다.

98) 억기산은 향부자 4량 진피 2량 백복신 자감초 각1량. 가루 내어 2돈씩 먹는다.

99) 방풍 백지 강활 각7푼반 백작약 숙지황 당귀 천궁 각1돈. 물 2잔으로 1잔이 되게 달여 찌꺼기를 없애고 밥 먹고 나서 뜨겁게 먹는다.

거느리고 피가 실어서 살갗의 밖에 이르게 한다. 지키는 기운은 맥의 바깥에서 돌고 기르는 피는 맥 속에서 돌아다닌다. 이 때문에 기운은 독을 없애서 밖으로 내보내고 피는 독을 실어서 위로 가게 한다. 타고난 기운이 강하고 세차면 채 열흘이 되지 않아 딱지를 만들고 낫는다. 타고난 기운이 아주 약해서 기운과 피 중 한쪽이 비워졌거나 차가움과 뜨거움 중 한쪽이 이겼다면 독이 다 겉에 살로 가지 못하고 머물다가 위로 거슬러 올라 눈 속에 두진을 생기게 하고 눈동자를 무너뜨린다. 또 진물이 만들어진 다음에는 독이 살갗으로 나왔는데 오장 안에 타고난 기운이 이미 비워지고 약과 음식으로 북돋아 돕지 않는다면 남은 독이 밖으로 나오지 못하고 오히려 안으로 깊이 들어간다. 이 때문에 눈 속에 별 겉흠이 가리고 변하는 증상이 하나가 아니다. 그 얽은 것을 진단해서 흰 빛깔이면 기운 비워짐에 속하고 엷은 빨간빛깔이면 피 비워짐에 속하며 자줏빛이면 남은 독이 아직 풀리지 않았다. 시간이 지나도 얽은 것이 떨어지지 않으면 기운과 피가 크게 모자란 꼴이다. 차가움이나 뜨거움, 따뜻함이나 서늘함을 조화롭게 하고 치우치거나 비워진 피와 기운을 더하면 눈이 밝아지고 겉흠이 없어지면서 낫는다.

두진 부스럼은 두진이 끝까지 나아간 병으로 비장과 폐장 두 경맥에서 나타난다. 안은 수태음경과 족태음경에 따르고 밖은 거죽과 털, 살에 합친다. 하늘과 땅에 나쁜 기운이 만나기 때문에 두진 부스럼이라고 부른다. 이름도 각각 달라서 소송은 두진, 저장은 홍역, 호광은 마진, 북직은 두진이라고 하고 산섬은 살갗 부스럼, 쌀겨 부스럼, 붉은 부스럼으로 부르는데 이름은 달라도 병증은 하나다. 모두 임금불과 신하불 두 불이 타올라 태음경의 비장과 폐장이 받았기 때문에 이 증상이 되었다. 반드시 재채기와 기침이 있고 얼굴이 붓고 뺨이 붉으며 눈꺼풀이 부풀어 오르고 눈물이 그렁그렁하다. 기운이 세차고 삿된 것이 얕으면 쉽게 치료된다. 삿된 것이 세차고 바른 기운이 비워지면 독을 이기지 못해 위험하다. 병이 나은 다음에 남은 뜨거움이 풀리지 않으면 위로 올라가 빈 구멍으로 타고 들어간다. 간장 나무가 그 이김을 받으면 검은자위에 별 가림이 있고 어두우면서 속티가 생기며 눈이 부시고 콧물과 눈물이 있다. 절대로 시고 차가운 약으로 위장을 치지 말고 뜨거움을 식히면서 폐장에 음을 기르고 기운과 피를 북돋아야 한다. 바람으로 잘못 알고 겉으로 흩어지게 하면 땔나무를 안고 불을 끄듯이 없애려다가 더 해롭게 된다.

○ 다섯 감병에 눈병이 같이 있다.

어린아이의 다섯 감병은 간장 감병, 심장 감병, 비장 감병, 폐장 감병, 신장 감병이다. 이 학설은 전씨가 만들었는데 모두 오장육부가 약하고 기운과 피가 넉넉하지 않기 때문이다. 병을 앓고 난 다음에 몸조리를 못하거나 너무 배고프거나 배부르게 먹어서 비장과 위장을 해쳐 감병이 된다.

진액이 안에서 없어지고 비워진 불이 제멋대로 날뛰면 어떤 오장을 해쳐 어떤 병이 나타나는데 생김새와 증상이 각각 다르다. 간장 감병은 바람 감병이라고 부르며 흰 막이 눈동자구멍 쪽을 가리고 피가 빠져나가면서 여윈다. 심장 감병은 두 눈초리에 붉은 가림이 있고 얼굴이 노란빛깔이면서 뺨이 붉다. 비장 감병은 살찐 감병이라고 부르며 위 눈꺼풀이 붓고 배가 커지면서 단 음식을 좋아한다. 폐장 감병은 기운 감병이라고 부르며 흰자위에 주름진 겉흠이 있고 숨이 차면서 기침을 한다. 신장 감병은 뼈 감병이라고 부르며 눈동자가 울퉁불퉁하고 축축한 땅에 눕기를 좋아한다.

오장 감병에 치료법이 아주 많아서 적을 수 없지만 큰 요점은 비장을 북돋아 튼튼하게 하는 것에서 벗어나지 않는다. 그래서 맑고 흐린 것이 스스로 나누어지고 가운데 흙이 힘을 갖게 되면 살아있는 틀이 나날이 세차게 된다. 이공산을 임금으로 삼아 병증에 따라 더하거나 줄인다. 구기자 백작약으로 간장을 북돋고 산약 아교로 폐장을 북돋우며 당귀신 산조인으로 심장을 북돋는다. 황기 붉은대추로 비장을 북돋고 숙지황 토사자로 신장을 북돋는다. 비장과 위장이 조금 세차게 되면 음에 피가 점점 가득 찬다. 이어서 지황탕을 먹어 음을 기른다. 어찌 잘 치료되지 않겠느냐?

감병은 마른다는 뜻으로 모두 안에서 뜨거움이 찌기 때문에 진액을 태워 없앤다. 그러나 그 뜨거움 때문에 쓰고 차가운 약을 써서는 안 된다. 다시 비장에 양을 괴롭혀서 더욱더 위장 기운을 해친다. 세상 사람들이 감병 쌓임이라고 부르는데 감병은 반드시 쌓임이 함께 있다는 뜻이다. 그래서 대개 소화시켜 이끄는 약을 쓰고 감병이 비워진 증상임을 모른다. 북돋아도 항상 모자랄까 두렵다. 함부로 친다면 어떻게 낫기를 기다리겠는가.

또 벌레 감병이 있는데 그 벌레는 실과 같고 머리와 목, 배와 등 사이에서 나온다. 노랗거나 희거나 빨간빛깔이면 치료하기 쉽고 푸르거나 검은빛깔이면 치료하기 어렵다. 회충 감병은 눈썹을 찌푸리고 많이 울면서 맑은 거품을 토한다. 등뼈 감병은 등을 치면 소리가 있고 등뼈가 거북이 등과 같다. 골 감병은 머리거죽이 빛이 나면서 당기고 골이 불처럼 열이 난다. 비록 이런 증상이 많지만 오장에서 나오지는 않는다. 앞의 치료법으로 치료한다. 다섯 감병 중에서 심장 감병, 신장 감병은 아주 적고 간장 감병, 비장 감병, 폐장 감병은 자주 있다. 벌레 감병도 내가 자주 본다. 그 중요함을 드러내어 뒤에 배우는 사람이 뜻을 알도록 갖추었다.

4. 눈병의 진단

1. 묻는 진단 : 환자와의 대화

먼저 한의사는 환자와의 대화를 통해 주소증, 현 병력, 기왕력, 가족력, 생활환경, 질병의 상태, 체질 등을 파악하게 된다. 눈은 여러 가지 증상이 복합적으로 오기 때문에 주소증을 파악하는 것이 우선이며 무엇을 주소증으로 잡느냐에 따라 앞으로의 치료방침이 결정된다고 해도 과언이 아니다. 만약 눈이 깔깔하고 충혈이 있고 부시고 피로하다는 증상을 모두 호소하는 환자가 왔다고 한다면, 이 증상은 눈이 깔깔한 안구건조증, 눈이 충혈된 만성결막염, 눈이 부신 각막부종, 또는 눈이 피로한 난시일 수 있다. 이들 증상들은 모두 원인과 결과가 서로에게 영향을 미치고 2, 3가지 질병이 뒤엉켜 있기 때문에 질병의 원인을 유추하고 치료방침을 결정하는 데 혼란을 일으킨다. 주소증은 다른 것들에 우선하여 그 환자의 증상을 가장 잘 설명할 수 있는 증상이다. 주소증은 일반적으로 환자가 가장 불편함을 호소하는 증상이다. 환자와 눈을 마주치고 대화를 하면 처음에는 여러 가지 증상을 한꺼번에 쏟아내지만 대화가 점점 많아지면서 그 중에 가장 불편한 증상을 파악할 수 있게 된다. 이것이 현재의 주소증이다. 먼저 치료해야 하고 환자가 치료를 요구하는 증상이다. 눈이 너무 뻑뻑해서 일상생활을 할 수 없을 정도로 불편하다면 안구건조증이고 충혈과 눈의 피로, 눈부심은 부수적인 증상일 뿐이다. 또 항상 하루 종일 충혈되어 있는 것이 신경 쓰이고 눈이 뻑뻑하고 피로하지만 그렇게 불편을 느끼지 못한다면 만성 결막염이 이 환자의 진단명이 된다. 물론 한의사가 전문적 지식을 가지고 진찰하면서 주소증과 진단명이 일치하지 않는 경우도 있지만 말 그대로 예외에 불과하다.

주소증이 파악되었으면 주소증이 생긴 원인을 밝혀내기 위한 대화를 해야 한다. 그 주소증을 가지게 된 병력, 즉 '현 병력'을 파악해야 하는 데 얼마나 오랫동안 병을 앓았는지, 언제부터 앓았는지, 증상이 주로 어떨 때 일어나는 지, 수술이나 투약으로 유발되었는지, 계절적 영향이 있는 지, 하루 중 언제 증상이 심하거나 덜해지는 지, 잠을 자는 중에 또는 아침에 일어났을 때 증상이 심해지는 지 등을 묻는다. 만약 안구건조증이라면 라식 수술 후 또는 급성 결막염 후에 생겼을 수도 있고, 아침에 심해질 수도 저녁에 심해질 수도 있으며, 실내에 있을 때만 증상이 생길 수도 있고, 계절적으로 여름 혹은 겨울에 더 심해질 수도 있다. 현 병력은 질병의 원인을 유추하여 치료의 방향을 결정하기 위한 중요한 단서를 준다. 현 병력과 함께 눈에 질환이 아닌 평소 가지고 있는 병력인 '기왕력'도 같이 환자에게 묻는다. 특히 눈에 영향을 미치는 고혈압, 당뇨, 갑상선기능항진, 뇌졸중, 신부전 등과 교통사고와 같은 사고를 당한 이력과 부모의 영향을 받은 유전적인 원인 등을 파악하게 된다.

그리고 그 사람의 생활 상태를 파악하는 것이 중요하다. 어떤 종류의 일을 하는 지, 근무형태, 주거 상태, 과도한 음주 또는 흡연, 잠자는 시간, 식사 습관, 정서적인 안정감, 극도로 예민한 스트레스 상태, 자동차 운전 시간 등이다. 생활 상태와 눈병은 서로 긴밀히 연관되어 있으므로 세심하게 물어본다. 만약 안구건조증이라면 음주와 운전시간, 밤에 일 하는 직업, 스트레스, 잠자는 시간, 먼지 많은 근무환경 등이 모두 병의 진행과 치료에 영향을 미친다. 이와 같은 대화를 통해 한의사는 진단을 정확히 할 수 있다. 하지만 이보다 더욱 중요한 것은 환자가 자기의 병을 좀 더 정확히 알게 된다는 사실이다. 한의사와 환자가 서로 교감할 때 치료 가능성은 훨씬 높아질 것이다.

지금까지 파악한 주소증, 현 병력, 기왕력, 생활 상태로 질병의 상태와 원인을 대략 알게 되면 다음에는 환자의 체질을 파악하고 여러 진단을 통해 변증을 진단하여 전문적인 치료 방침을 정한다.

2. 보아서 하는 진단 : 타각적 보는 진단과 자각적 보는 진단

환자와의 문진 이후에 실제로 병을 확진하기 위한 검사가 이루어지는 데 검사 중에서 가장 중요한 것이 보는 진단이다. 보는 진단은 자각적 보는 진단과 타각적 보는 진단이 있는 데, 타각적 보는 진단은 한의사가 직접 환자의 눈을 살펴서 진단하는 방법이고, 자각적 보는 진단은 환자가 보는 상태를 객관적으로 진단하는 방법이다.

1) 타각적 보는 진단

타각적 보는 진단은 눈을 검사하기 위한 가장 간편한 방법으로 직접 한의사의 눈으로 살펴보는 진단법이다. 살펴보는 순서는 겉눈꺼풀, 눈꺼풀 안쪽(검결막), 안쪽과 바깥 눈초리, 흰자위(구결막과 공막), 검은자위(각막), 무지개막(홍채), 눈동자의 생김새, 눈동자(수정체)의 순서로 관찰한다. 눈속기름(유리체)와 보는막(망막)은 특수한 렌즈를 사용하거나 망막촬영기로 관찰해야 한다. 이러한 진찰 방법만으로도 눈병의 대부분을 검사할 수 있다. 이때는 간편한 펜 라이트를 사용하거나 세극등 현미경을 이용한다.

눈꺼풀 겉에서는 눈꺼풀의 생김새, 위치, 피부상태, 눈꺼풀테, 눈썹과 속눈썹을 관찰한다. 이를 통해 눈 주위 근육의 기능과 관련된 눈 감김, 깜빡임, 경련을 관찰하여 안검하수와 뇌질환의 후유증이 있는 지 진단하고, 눈꺼풀의 비듬, 부종, 뾰루지, 발적 등을 검사하여 겉다래끼, 눈꺼풀테염, 단순포진, 대상포진, 임파선 부종 또는 심장, 신장이상으로 온 부종이 있는 지 진단한다.

그리고 이어서 눈꺼풀을 살짝 뒤집어서 속눈썹의 밀도와 방향을 관찰한 다음 검결막을 관찰하는 데 충혈 정도로 염증의 진행상태를 진단한다. 또 검결막의 두께와 울퉁불퉁하거나 고른 지를 살펴 다래끼 수술, 검판선의 기능을 진단한다. 종창의 위치와 생김새, 곪은 정도, 검판선 분비물을 살펴 다래끼와 종창의 상태를 진단한다. 알러지성 결막염일 때는 유두가 보이고, 결막건조증이 있을 때는 광택이 없으면서 마르게 보인다. 분비물이 많을 때는 아침마다 분비물로 눈곱이 많이 생긴다. 위 눈꺼풀을 뒤집는 방법은 한의사가 작은 봉을 눈썹 아래쪽 위 눈꺼풀에 댄 다음 환자에게 아래쪽을 보라고 하고 엄지손가락과 집게손가락으로 속눈썹 쪽의 눈꺼풀 피부를 잡고 누른 작은 봉을 살짝 누르듯이 아래로 밀면서 눈꺼풀 거죽을 위로 올리면 된다. 검결막이 구결막과 만나는 모서리까지 보기 위해서는 위 눈꺼풀을 뒤집었을 때는 환자에게 더욱 아래를 보게 한 다음 아래 눈꺼풀을 집게손가락으로 누르면서 안구를 천천히 위로 밀어 올려야 하고, 아래 눈꺼풀을 뒤집었을 때는 위를 보게 해야 한다.

다음에 안쪽과 바깥 눈초리에 충혈과 막이 있는 지 살펴 군날개와 검열반의 유무와 심한 정도를 진단한다. 그리고 안쪽 눈초리에서는 위와 아래의 눈물점, 위와 아래의 눈물소관, 눈물주머니를 관찰하고 바깥 눈초리에서는 눈물샘을 관찰한다. 위 눈물점을 보려면 아래쪽을 보게 하고, 아래 눈물점을 보려면 위쪽을 보게 한다. 눈물점의 크기와 위치, 점액 상태, 고름을 관찰한다. 아래 눈물점의 위치는 노인의 눈물 흘림증에 중요한 진단점인 데 환자에게 위쪽을 보게 하면서 고개를 약간 숙였을 때 한의사가 옆에서 보아 눈물점이 보이지 않으면 정상이다. 눈물샘을 보기 위해서는 위 눈꺼풀을 뒤집어서 환자에게 아래 안쪽을 보게 하면 누르스름한 빛깔로 비치는 눈물샘을 볼 수 있다. 눈물주머니를 눌렀을 때 분비물이 나오지 않으면 정상이고 점액이나 고름이 나오면 염증이 있다.

검결막을 관찰한 다음 환자에게 눈을 뜨라고 하고 펜라이트를 이용해 아래, 위, 왼쪽, 오른쪽으로 움직이면서 안구의 움직임을 검사한다. 또 안구가 전체적으로 튀어 나왔는지, 움푹 들어갔는지를 검사한다.

다음에는 구결막을 검사하는 데 환자의 눈꺼풀을 잡고 안구가 충분히 드러나도록 한 다음 환자에게 위와 아래, 오른쪽과 왼쪽으로 움직이도록 하면서 관찰한다. 안구의 깊숙한 곳에 공막염이 있을 수도 있고, 검은자위 주위에 충혈 꼴이 다를 수도 있기 때문에 가능한 넓은 부위를 관찰해야 한다. 이렇게 하면서 구결막의 충혈과 혈관이 어떻게 얼마만큼 분포하고 있는 지, 출혈이 있는 지, 표면이 매끈한 지, 결막 증식이 있는 지, 건조한 지 등을 살핀다. 이런 관찰 결과로 결막염의 급, 만성과 봄철 각결막염, 세균성 등의 결막염의 원인, 붉은 테두리로 포도막염, 군날개 등등을 진단할 수 있다. 그리고 충혈의 꼴은 한의학에서 병이 어디에서 왔는지 아는 중요한 진단점이다. 그러므로 자세히 관찰한다.

다음으로 검은자위(각막)을 관찰하는데 각막과 홍채, 수정체를 관찰하기 위해서는 세극등 현미경을 이용하거나 현미경이 없으면 확대경과 펜라이트를 사용해야 한다. 펜라이트를 환자의 정면에서 45도에서 90도 방향으로 천천히 움직이면서 확대경을 통해 각막을 관찰한다. 각막은 투명한 조직이기 때문에 빛을 비추었을 때 아무 것도 나타나지 않아야 정상이며 빛을 옆에서 비추면 약간 뿌옇게 보인다. 혼탁이 있으면 구름 꼴이나 점 꼴이 진하게 보인다. 그리고 혼탁의 위치, 크기, 빛깔, 생김새와 각막 표면의 상태를 살핀다. 위치는 몇 시 부위에 있고 각막 둘레에서 얼마나 떨어져 있는지를 관찰한다. 빛깔도 흰빛깔, 잿빛, 누르스름한 것 등을 기술한다. 또 각막은 표면이 매끈하지만 각막 상피가 떨어져 나가면 표면의 광택이 없어지고 뿌옇게 되며 각막실질까지 떨어져 나가면 거칠어지고 울퉁불퉁해진다. 1~2% 플루오레세인 용액을 1~2방울 떨어뜨리고 30초 정도 지난 다음 생리 식염수로 씻어내고 각막을 살피면 상피가 떨어진 곳이 초록빛깔로 물든 것을 볼 수 있다. 각막파열, 천공, 작은 이물 등도 볼 수 있다.

다음에 펜라이트로 홍채를 비추면서 홍채의 빛깔이 변하지 않았는지, 홍채 생김새가 얼마나 똑똑하게 보이는 지 등을 검사한다. 홍채에 염증이 있을 때는 약간 녹이 슨 빛깔을 띠고 퇴행성 변화가 있을 때는 잿빛을 띤다. 어린아이가 홍채빛깔이 다를 수 있는 데 이를 홍채이색증이라고 한다. 홍채는 아주 섬세한 무늬들이 있는데 권축륜에 의해 수정체 쪽의 동자대와 바깥쪽의 모양체대로 나눈다. 모양체대의 패인 곳이 반반하게 보일 때는 홍채가 위축된 것이다. 각막 둘레 쪽에 밤색의 색소테두리는 나이가 들면 없어지거나 잿빛 빛깔을 띨 수도 있다. 일부분이 검은빛깔로 도드라져 있으면 흑색종이고, 여러 곳에 사마귀 꼴으로 흩어져 있으면 신경섬유종이다.

다음으로 동공을 검사하는 데 주로 빛에 대한 반응상태, 크기를 본다. 반응상태는 빛을 비출 때 동공이 작아지는 속도와 빛을 제거할 때 커지는 속도이다. 홍채후 유착이 있을 때나 청맹이 있을 때는 반응이 없다. 동공의 크기는 보통 두 눈이 같은 데 나이와 홍채의 빛깔(컴컴하면 더 커지고 밝으면 더 작다), 굴절상태(근시에는 크고 원시에는 작다)에 따라 달라질 수 있다.

다음에는 수정체를 살펴보는데 맨 눈으로는 검사할 수 없다. 세극등 현미경을 이용해야 하는데 없으면 평면반사경을 사용할 수도 있다. 빛을 수정체 속에 넣으면 수정체의 혼탁인 백내장과 유리체의 혼탁을 검사할 수 있다. 노인성 백내장의 초기에는 수레바퀴살 꼴로 그림자가 보이고 진행되었을 때는 다양한 생김새의 혼탁을 볼 수 있다. 유리체 혼탁일 경우는 먼지 꼴, 실오라기 꼴, 솜뭉치와 같은 컴컴한 그림자들이 보인다.

안저 검사는 볼록렌즈와 오목렌즈를 사용하여 도상과 직상 안저 검사법을 사용할 수 있으나 지금은 편리한 안저 촬영기로 시신경 유두와 망막을 자세히 볼 수 있다. 형광안저촬영을 하면 동맥과 정맥, 모세혈관을 명확하게 볼 수 있어 눈병을 정확히 진단할 수 있다. 초음파 검사를 통해서 눈 내부 조직 간의 거리를 측정하거나 눈 속 종양의 감별, 망막 박리나 눈속이물의 위치 등을 검사한다. 빛간섭단층촬영기(OCT)로는 망막이나 맥락막의 세밀한 수준까지 생체영상과 실측치를 검사할 수 있다.

  2) 자각적 보는 진단

 자각적 보는 진단에는 시력검사표를 이용한 시력검사와 자동굴절검사기를 이용한 굴절검사, 사위도를 측정하는 마독스로드와 챠트를 이용한 검사, 사시환자의 가림 검사와 반사검사, 두 눈의 억제와 복시를 검사하는 양안시 검사, 녹내장 환자 등의 시야를 측정하는 시야검사, 밝음과 어두움의 비율을 검사하는 대비감도 검사, 빛깔을 구별하고 인식하는 능력을 검사하는 색각검사 등이 있다. 이러한 검사법은 한의사가 의료기기를 이용하여 시행하면 된다.

 시력검사는 근거리와 원거리 시력검사가 있다. 근거리 시력과 원거리 시력이 일치하지 않는 경우가 많이 있으므로 두 가지 모두를 측정하는 것이 좋다. 원거리 검사는 한천석 또는 진용한시시력표를 이용하여 시시력표로부터 5m 거리에서 눈을 가늘게 뜨거나 허리를 구부리지 않게 하고 검사한다. 근거리 시력은 근거리용 시력표인 란돌트 고리나 스넬렌 시표를 이용해서 약 30cm 거리에서 측정한다. 챠트 프로젝터를 이용하여 함께 검사할 수도 있다. 만약 원거리 시시력표에서 제일 큰 시표(0.1)을 읽지 못할 때에는 시표를 읽을 수 있을 때까지 앞으로 간 다음 이 거리를 재어 시력을 계산한다. 2m 거리에서 읽었다면 0.1x(2/5) = 0.04가 시력이 된다. 또 50cm까지 가까이와도 제일 큰 시표를 보지 못할 때에는 눈앞에 손가락을 벌리고 손가락 수를 정확히 셀 수 있는 거리를 측정하는 데 30cm 거리에서 셀 수 있었다면 f.c./30cm로 표시한다.(f.c.= finger count의 약자)

 자동굴절검사는 환자가 기계 속의 그림을 들여다보고 있으면 자동적으로 몇 초 내에 굴절력을 검사하는 방법이다. 빠르고 간편하지만 어린이가 조절이 유발되어 근시인 것처럼 나타나거나 어른들은 난시축이 정확하지 않다는 단점이 있다. 굴절이상을 가장 정확하게 측정하는 검사는 레티노스코프(retinoscope)를 이용한 망막 검영검사이다. 망막검영기의 빛이 환자의 동공을 통해 반사되는 데 이 빛이 다시 검사자의 눈으로 들어가 초점을 맺을 수 있도록 렌즈의 도수를 바꿔가면서 굴절이상 정도를 검사하는 방법이다. 소아나 사시환자, 조절이 항진되어 있는 환자, 눈 속이 혼탁되어 있는 환자, 검영법 소견과 자각적 검사 결과가 일치하지 않을 때는 조절마비제를 눈에 넣고 조절마비 굴절검사를 한다.

 사시가 있는 지는 한눈(또는 교대) 가림검사로 하는 데 방법은 한쪽 눈을 가릴 때 다른 쪽 눈이 움직이면 움직인 눈에 사시가 있는 것이다. 바깥쪽에서 안쪽으로 움직이면 외사시, 안쪽에서 바깥쪽으로 움직이면 내사시이다. 프리즘 가림 검사는 사시가 있는 눈앞에 프리즘을 놓고(내사시는 프리즘 기저를 귀 쪽으로 외사시는 코 쪽으로 놓는다) 프리즘 도수를 변화시키면서 가림 검사를 하여 눈이 움직이지 않는 프리즘 도수가 사시의 편위각이다. 사시각을 측정할 때에는 각막반사검사를 하는 것이 더 편리하다. 환자 앞 30cm 정도에 광점을 주시하게 하고 광점이 각막에 비추는 각막반사점의 위치를 관찰하는 것인 데 1mm 떨어져 있으면 7도의 편위가 있다고 본다. 일반적으로 각막반사점이 동공 가장자리에 있으면 15도, 동공과 각막가장자리의 중간에 있으면 30도, 각막가장자리에 있으면 45도의 사시가 있다. 사시검사용 자를 가지고 사시의 거리를 직접 자로 정확히 재는 검사법은 사시의 치료 결과를 알고자할 때 유용한 방법이다. 프리즘 반사검사는 환자가 일정한 거리의 광점을 주시하게 하고 그 눈앞에 프리즘을 놓아 도수를 변화시키면서 사시가 있는 눈의 각막 중심에 각막반사점이 오도록 하면 그 도수가 사시각인 데 카파각 보정이 필요하다. 사위나 간헐적 사시, 마비성 사시환자는 마독스 봉을 이용하여 자각적 사시각을 측정한다. 환자로부터 6m 또는 33cm 거리에 광원이 부착된 탄젠트 자를 놓고 두 눈으로 광원을 주시하게 하고 사시 또는 사위가 있는 눈앞에 마독스 봉을 댄다. 붉은빛깔로 보이는 긴 선이 보이는 위치가 광원으로부터 떨어져 있는 거리가 사시각에 해당한다.(검사거리가 5m일 때 광원으로부터 거리가 5cm이면 1프리즘이다)

사람은 양안시의 기능에 의해 물체의 거리, 위치의 깊이(입체성)를 알 수 있다. 양안시에 문제가 생길 경우 물체가 2개로 보이는 복시와 무의식적으로 한쪽 눈만 사용하는 억제, 중심오목 이외의 부분으로 주시하는 중심외주시가 된다. 입체시 검사는 fly stereo-test로 하고, 양안시의 억제와 복시 검사는 worth 4-dot 검사법으로 한다.

시야검사는 한 점을 주시하고 있을 때 눈이 볼 수 있는 외계의 범위를 시야라고 한다. 이러한 주변시로 외계의 물체를 발견하고 상호 위치관계를 파악한다. 주변시는 물체의 움직임에 예민하고 시야가 좁아지면 외계와의 위치관계를 파악할 수 없어 자유로운 신체활동을 할 수 없다. 시야검사는 자동시야계로 검사한다. 프로그램에 정해진 대로 환자가 예측하지 못하는 방향에서 불빛이 나오고 불빛을 인지하면 환자가 버튼을 누르는 방식이다.

대비감도는 밝음과 어두움의 비율을 말하며 물체를 명확하게 볼 수 있는 능력을 검사한다. 보통 CSV-1000을 사용하며 백내장은 높은 공간주파수에서, 녹내장은 중간 공간주파수에서 대비감도가 떨어진다.

가시광선 중 파장의 차이에 따라 물체의 빛깔을 구별하고 인식하는 능력을 색각이라고 하고 망막의 원뿔세포의 기능에 속한다. 색상은 빨강(650nm)에서 보라(430nm)까지 있는 데 그 중에 붉은빛깔과 초록빛깔, 푸른빛깔과 누런빛깔을 잘 구별하지 못하면 색각이상(색맹, 색약)이라고 한다. 색각검사법은 이시하라, HRR test, 한천석의 거짓동색표와 Farnworth D15 Test, Farnworth-Munsell 100 Hue test의 색상분별법, 색광을 사용하는 색각경인 아노말로스코프(Anomaloscope)가 있다. 거짓동색표는 주로 집단검진에 사용하고 아노말로스코프가 가장 정확한 진단기기이다.

3. 만지는 진단 : 접촉을 통한 진단

눈병을 진단하는 데 맥진의 별로 중요하지 않다는 주장이 있다. 명나라에 부인종의 《심시요함》에서는 '병이 있으면 맥이 있지만 반드시 맥진에 기대지 말아야 한다. 눈병은 눈속증인 지, 눈겉증인 지, 어떤 증상이 있는 지, 손상된 것이 얕고 깊은 지, 다섯 수레바퀴 중 어느 부위에 병이 있는 지가 중요하다. 누가 진맥으로만 병을 치료하려고 한다면 약을 써서 빠른 효과를 보기 어렵다고 말해야 한다. 보고 듣고 묻는 진단이 우선이고 만지는 진단은 나중이다.'라고 하였다. 이에 대해 《목경대성》에서 이를 비판하면서 '병을 구별하는 것 못지않게 증을 아는 것이 중요하며, 병이 있는 곳에 맥이 있다.'고 하였다.

역대로 대표적인 안과 전문서적을 지은 두 사람의 의견은 모두 의미가 있다. 다른 질병과 마찬가지로 병을 알고 치료하려면 오장육부의 비워짐과 채워짐, 차가움과 뜨거움, 겉과 속, 음과 양의 여덟 벼리를 알아야 한다. 눈병은 오장육부 모두와 관련되어 있고, 비록 차가운 증상이 없다고 하지만 팔강의 모든 변증이 눈에 나타날 수 있으므로 맥진도 소홀히 해서는 안 된다. 부인종도 병을 치료하는 데 진맥만을 우기는 세태를 비판한 것이지 맥진을 부정하지는 않았다. 한편 부인종이 지적한 대로 눈병은 다른 병보다 보는 진단과 묻는 진단이 더욱 중요하다. 보는 진단과 묻는 진단을 세심하게 한 이후에 맥진을 통해 병의 원인을 파악하여 치료의 방향을 결정하는 것이 좋다. 병이 있으면 맥이 있다. 진맥 이외에 보고 듣고 묻는 진단을 상세히 해야 잘못된 치료를 줄일 수 있다.

의료기기를 이용한 만지는 진단에는 안압측정기를 이용한 안압검사, 쉬르머 검사, 각막지각 검사 등이 있다. 안압검사는 비접촉안압계를 사용하는 데 압축공기를 각막에 뿜어 표면반사되는 압력을 측정한다. 정상안압은 10~21mm Hg 사이이며 정확한 안압을 측정하려면 접촉식인 골드만 압평안압계를 사용한다. 쉬르머 검사는 안구건조증 환자의 눈물분비량을 측정한다. 쉬르머 시약지의 끝을 접어 아래눈꺼풀 귀쪽 1/3 부위에 접힌 부위가 닿도록 놓은 다음 5분 후에 눈물로 젖은 부분의 길이를 측정한다. 10mm 이하면 눈물분비저하로 본다. 또 플루오레세인 시약지로 눈물막 파괴시간을 측정하는 데 10초 이하면 비정상으로 생각한다. 각막지각검사는 각막지각검사계로 하는 데 끝에 무명실이 달려있어 각막에 닿았을 때 무명실의 길이 변화로 지각반응을 측정한다. 각막의 단순포진, 대상포진, 각막변성이 있을 때 둔화된다.

《맥결》
○ 눈병의 맥.
 세 부위가 모두 팽팽하면 간장이 넘쳐서 눈 속이 아프고 힘줄이 당겨 괴롭네. 잘 화내고 가슴이 그득하며 항상 외치려고 하네. 곁흠이 눈동자구멍 쪽을 가리고 구슬 같은 눈물이 흐르네. 간장이 부드러우면서 팽팽하면 원래 삿된 것이 없고 단단하면 힘살이 당기네. 가늘게 뜨면서 크면 채워짐이 함께 있어 붉으면서 아프고 어두우며 사물이 가린 듯하네. 관맥을 넘쳐서 촌맥까지 서로 따르면 눈이 아찔하고 머리가 무거우며 힘살이 아프네. 구멍나면 때때로 눈이 어둡거나 피를 토하거나 팔다리를 쓰지 못해 걸을 수 없네. 깔깔하면 비워진 피가 흩어져 옆구리가 부풀어 그득하다고 스스로 아네. 매끄러우면 간장에 뜨거움이 머리와 눈에 이어지기 때문이네. 단단함, 채워짐, 팽팽함, 가라앉음은 힘줄이 당기고 옆구리가 뭉쳐있네. 작음, 약함. 뜸, 흩어짐은 기운이 어려워져서 눈이 어둡고 속티가 생겨 볼 수 없네. 세 부위가 함께 뜨면 폐장에 바람으로 코 속에 물이 많고 찐득한 가래가 있네. 열이 높게 오르고 추위를 싫어하면서 살갗과 살이 아프네. 목구멍이 마르고 두 눈에 눈물이 나면서 시고 아프네. 쌓인 기운이 가슴 속에 있으면 촌맥이 깊이 웅크리네. 관맥이면 설사병이나 항상 어두운 눈이네.
○ 눈에 빛깔을 살펴서 병으로 죽고 삶을 따진다.
 나으려는 병은 눈초리가 노랗고 눈꺼풀이 갑자기 꺼지면 죽는다고 아네. 귀, 눈, 입, 코에 검은빛깔이 일어나 입으로 들어가면 열에 일곱을 죽으니 감당하기 어렵네. 얼굴이 누렇고 눈이 푸르면 자주 술로 어지럽게 해서 삿된 바람이 위장에 있다가 몸에 퍼졌네. 얼굴이 검고 눈이 흰빛깔이면 명문이 무너지면서 몹시 허약해져 팔 일 만에 죽음이 오네. 얼굴빛깔이 갑자기 푸르게 보이다가 나아가 검게 되면 갑자기 감당하기 어렵네. 얼굴빛깔이 붉고 눈이 흰빛깔이면서 숨이 차면 십 일 안에 죽고 삶을 정하네. 얼굴빛깔이 붉고 눈이 푸르면 여러 나쁜 것에 해쳐서 속 기름과 겉 지킴이 통하지 않아 죽을 수 있네. 누렇거나 검거나 흰빛깔이 눈으로 들어갔는데 입이나 코에 함께 있으면 재앙이네. 얼굴이 푸르고 눈이 노란빛깔이면 죽을 때가 이틀이 남았다고 보네. 눈에 또렷또렷한 빛이 없으면서 이빨과 잇몸이 검거나 얼굴이 흰빛깔이면서 눈이 검으면 재앙이네. 어깨로 숨 쉬고 곧게 보며 입술이 거무튀튀하고 얼굴이 부으면서 푸르른 검은빛깔이면 피하기 어렵네. 얼굴이 붓고 푸르른 검은빛깔이며 혀가 말리면서 푸르고 팔다리가 힘이 없네. 눈이 장님이 된 듯하고 눈물이 그치지 않고 흐르면 간장이 끊어져 팔 일에 목숨이 반드시 기울어지네. 얼굴이 검고 이빨이 아프며 눈이 장님이 된 듯하네. 물 같은 땀이 저절로 나고 허리를 자주 꺾으며 거죽과 살이 축축하고 머리카락에 윤기가 없으면 사 일이면 목숨이 없게 되네.

《은해정미》
○ 눈의 경맥이 서로 전한 병증을 따져 보는 이야기.

어떤 사람이 나에게 물었다. 사람의 눈은 오장육부의 알짜이다. 안에 오장육부를 해쳐서 병에 걸렸다면 그 이치는 무엇인가? 그리고 왼쪽이 병들었는데 오른쪽에 전하지 않거나 오른쪽이 병들었는데 왼쪽에 전하지 않는다. 또는 왼쪽과 오른쪽에 모두 병들기도 한다. 그 자세한 것을 모르겠다. 말해주길 바란다.

내가 대답했다. 아! 기백과 황제와 용목의 깊은 뜻을 잘 알지 못하면 이것에 밝지 못하겠구나. 눈은 오로지 오장에 알짜로 눈은 심장의 구멍이며 눈동자는 신장의 알짜이다. 가장 높은 알짜 물은 나와 돌아다니지 않는다. 그래서 피가 감싸고 기운이 도와서 함께 눈으로 흘러들어간다. 머리는 모든 양이 모이는 곳이다. 족태양방광경의 경맥은 안쪽 눈초리에서 일어나 뒷목을 통해 골로 들어가 바로 눈 바탕에 속하는데 보는이음새라고 부른다. 독맥과 양유맥이 모여 머리에 풍부혈을 돌아 나왔다가 골로 들어가 이어진다. 눈 바람이 된다. 족궐음간경의 경맥은 올라가 이마로 나와 정수리에서 독맥과 모인 다음에 나눠진 경맥은 보는이음새를 따라간다. 그래서 바람과 서로 합쳐지면 눈이 흐릿해서 보이는 것이 없다. 뒷목에 풍부혈은 두 힘살 사이이고 나눠진 음양은 안쪽 눈초리에서 만난다.

음 기운이 세차면 눈이 감기고 양 기운이 세차면 눈을 감지 못한다. 병들어서 누울 수 없으면 지키는 기운이 음으로 들어갈 수 없기 때문에 양 기운이 가득하고 음 기운이 비워진다. 그러면 눈을 감지 못한다. 병들어서 보지 못하면 지키는 기운이 음에 흘러들고 양에는 흘러들지 않기 때문에 양 기운이 비워진다. 그래서 눈이 닫힌다. 그러므로 병에는 치우쳐 힘센 이치가 있다.

또 음식 속에 다섯 맛이 있고 세상에 기운에는 여섯 삿된 것이 있으며 사람의 몸에는 일곱 감정이 있다. 모두 병을 생기게 한다. 다시 이것을 삿된 도적, 삿된 작은 것, 삿된 바른 것으로 나눈다. 기운과 맛은 모두 생김새가 없는 사물이지만 생김새가 있는 바탕을 해칠 수 있다. 어떻게 걱정이 병으로 생기지 않겠느냐. 게다가 안과 속에 있는 처방은 같지 않고 치료도 각각 다르다. 받은 병의 원인을 살피고 안이나 밖, 얕거나 깊은 증상을 보아야 한다. 만약 하나로만 치료한다면 장작을 안고 불에 들어간다고 걱정하지 않을 수 없다. 정말 슬프다.

내가 어려서부터 병치레를 해서 의사를 찾아 치료한지 지금까지 여러 해이다. 이제 여러 학파에 책을 깊이 읽어서 깊고 오묘한 뜻을 알았다. 스승과 벗을 찾고 의학책을 널리 구해서 온갖 실마리를 모아 근본을 찾으려고 했다. 의심스럽고 어려운 것이 있을 때는 부끄러워하지 않고 아랫사람에게 물어 심오한 뜻을 힘써서 연구하였다. 그대가 마음을 다하고 뜻을 세우면 기백과 황제, 용목의 언덕에는 오르지는 못하겠지만 의사 중에 으뜸이라고 할 것이다.

○ 눈을 살피는 방법.

먼저 눈동자의 빛을 살피고 다음에 검은자위를 본다. 다시 흰자위를 살피고 네 번째로 눈꺼풀 둘을 따져본다. 이 네 가지가 안과의 큰 줄기이다. 눈을 볼 때는 몸을 편안하게 똑바로 앉게 하고 손으로 부드럽게 눈꺼풀을 가볍게 열어 먼저 눈동자를 살핀다. 눈빛이 있으면 열고 합침이 아주 세차다. 다음에 검은자위를 살핀다. 아주 잘 벌어지고 오므라들면 넋이 있고 병이 없다. 세 번째로 흰자위를 살피는데 병이 없으면 윤기가 있고 빛나면서 매끄럽다. 네 번째로 눈꺼풀을 따져보는데 좋으면 열고 닫는 힘이 있고 붉게 좀이 슬지 않는다.

○ 겉흠을 관찰하는 법.

 오래되었어도 겉흠과 막이 떠있거나 여리거나 몹시 붉다면 눈을 벌릴 수 없더라도 없앨 수 있다. 오래되지 않고 간혹 생기더라도 겉흠이 붉은 빛에 흰빛깔이고 뜬 것이 진하면서 조금 붉다면 물러나지 않는다. 눈물이 있으면 쉽게 흩어지고 가운데에 죽은 못 같은 것이 있으면 없앨 수 없다. 흩어진 겉흠이면서 붉은 노을 같은 빛깔이면 쉽게 없어진다. 머리가 아프면서 일어났거나 겉흠이 죽은 흰빛깔이면 없애기 어렵다. 또 진한 겉흠을 모두 다 없애서 눈이 완전히 나았는데 검은자위에 자그마한 엷고 옅은 흰빛깔을 띠는 구름 겉흠이 있다면 없앨 수 없다. 차가운 겉흠이라고 한다.

《원기계미》

○ 눈에 증상은 겉과 속을 나눠서 치료해야 한다는 이야기.

《기요》에서 '육부에 있으면 겉이 되므로 바람을 없애고 뜨거움을 흩어지게 한다. 오장에 있으면 속이 되므로 속 기름을 기르고 생각을 편안하게 한다. 갑자기 나타나면 겉이 되어서 치료하기 쉽고 오랜 병은 속에 있어서 낫기 어렵다.'고 하였다.

○ 눈속증과 눈겉증에 대한 이야기.

《용목론》에서 '눈병은 72개가 있는데 눈속증은 23개의 증상이고 눈겉증은 49개의 증상이다. 병 증상이 하나하나 같지 않다. 병의 증상을 알고 이것에 따르면 치료가 어긋나지 않는다. 반드시 믿을만하다.'고 하였다.

조심스럽게 살펴보니 모든 증상은 《용목론》에서 자세히 볼 수 있다. 눈속증은 눈동자와 눈빛이 어둡거나 속흠이 있고 눈겉증은 겉흠과 막이 있다. 《용목론》 속에서 모든 증상을 만날 수 있지만 약을 쓸 때는 흔히 뜨거움과 바람이 바탕이다. 그래서 합쳐서 줄거리만 추려서 말한다. 눈속증은 뜨거운 가래, 기운 뭉침, 뜨거운 피, 양이 밑으로 꺼짐, 음이 비워짐, 기르지 못함 때문에 된다. 원인이 여러 가지라서 모두 추려서 말하기 못한다. 눈겉증은 겉흠이 안쪽 눈초리, 바깥 눈초리, 눈동자 위, 눈동자 아래, 눈동자구멍 속에서 일어나는데 당연히 그 겉흠의 빛깔이 어떤 낙맥에서 왔는지를 본다.

이동원이 치료한 예가 있다. 위방언의 부인이 눈의 겉흠이 아래에서 위로 갔다. 이것은 병이 스스로 양명경에서 왔다. 초록빛깔은 원래의 다섯 빛깔이 아니다. 이것은 화가가 먹에 경분을 섞어 만든 빛깔을 보니 겉흠의 색과 같다. 틀림없이 폐장과 신장에 병이 있다고 보고 폐장과 신장의 삿됨을 빼내면서 양명경으로 들어가는 약을 넣어 이끌었더니 효과가 있었다. 다른 날에 다시 병이 세 번 생겼는데 나오는 경맥과 겉흠의 빛깔이 각각 다르다. 이것은 반드시 경락이 고르지 않기 때문에 눈병이 낫지 않는다고 생각해서 물어보니 정말 그렇다. 이야기한 것에 따라 치료하니 마침내 병이 생기지 않았다.

만약 색에 바탕을 두면서 원래의 원인을 함께 찾아서 치료했는데도 낫지 않는다면 삿된 것이 오랫동안 쌓이고 타고난 기운과 음 기운이 부족하기 때문이다. 가장 좋은 길로 치료해야 맞지만 세상 사람들은 이 원리를 지키지 않는다. 결국 눈이 멀게 되니 슬프다!

《동의보감》

○ 눈병은 당연히 겉과 속, 비워짐과 채워짐을 나눠야 한다.

눈병이 있을 때 육부에 있으면 겉이 되므로 바람을 없애고 뜨거움을 흩어지게 한다. 오장에 있으면 속이 되므로 속 기름을 기르고 생각을 편안하게 한다.(《보명》) 갑자기 눈이 보이지 않거나 어둡고 깔깔하거나 겉흠과 막이 생기거나 눈곱과 눈물이 있으면 모두 겉이다. 겉을 흩어지게 해서 없앤다. 눈이 어두워 사물을 보려고 하지 않거나 눈속증으로 검은 속티가 보이거나 눈동자구멍이 벌어지면 모두 속이다. 피를 기르고 물을 북돋아야 하며 생각을 편안하게 하고 고르게 한다.(《입문》) 훌륭한 사람들이 눈은 피를 얻어야 볼 수 있다고 했지만 피에도 지나침과 모자람이 있다. 지나치면 눈이 막혀 아프게 되고 모자라면 눈이 말라 멀게 된다. 나이가 어린 사람은 흔히 지나치고 늙은이는 흔히 모자라는데 잘 살펴보아야 한다.(자화)

눈병의 원인은 비워짐과 채워짐의 둘에 지나지 않는다. 비워짐은 눈이 어둡고 속티가 보이는데 신장 경맥의 진짜 물이 적다. 채워짐은 눈이 붓고 아픈데 간장 경맥에 뜨거운 바람이 심하다. 채워짐은 뜨거운 바람을 흩어지게 하고 비워짐은 진짜 음을 도와준다. 비워짐과 채워짐이 함께 원인이면 뜨거움을 흩어지게 하면서 음을 도와준다. 이것이 안을 치료하는 방법이다. 날짜가 오래되면 뜨거움이 막히고 피가 뭉쳐 군살이 눈자위를 덮거나 겉흠과 막이 생기거나 붉게 짓무르는 병이 된다. 눈에 약을 넣거나 씻는 밖을 치료하는 방법을 빌리지 않는다면 어떻게 낫게 할 수 있겠느냐.(《단심》)

○ 맥 보는 방법.

왼손 촌맥이 넘치면서 빠르면 심장 불이 타올랐다. 관맥이 팽팽하면서 넘치면 간장에 불이 세차다. 오른손 촌맥과 관맥이 함께 팽팽하면서 넘치면 간장 나무가 신하불을 끼고서 폐장 쇠를 업신여기고 비장 흙에 타고 들어갔다.(《의감》) 눈은 원래 불의 병이라서 심장과 간장이 빠르면서 넘친다. 오른손 촌맥과 관맥에서 보이면 신하불이 위로 치솟았다.(《회춘》) 눈에 검은 속티가 보이면 신장이 비워지면서 일어나서 왼손 척맥이 당연히 가라앉고 빠르다.(《유취》)

○ 눈에서 보는 아주 나쁜 증상.

환자가 눈을 곧게 뜨면 죽는다.(편작) 눈알이 위로 가 있으면 태양경이 부족하고 눈에 걸쳐져 있으면 태양경이 이미 끊어졌다. 삶과 죽음을 결정하는 요점이니까 잘 살펴야 한다.(《내경 삼부구후론편》) 태양경맥이 마지막이 되면 눈이 걸쳐져 있다. 또 족태양경의 기운이 끊어지면 죽는데 반드시 눈이 걸쳐져 있다.(《내경 진요경종론편》) 눈이 안으로 푹 꺼지면 죽는다. 태양경맥은 안쪽 눈초리에서 일어나는데 눈이 안으로 푹 꺼지면 태양경이 끊어졌기 때문에 죽는다.(《내경 삼부구후론편》) 눈꺼풀이 갑자기 푹 꺼지면 바로 죽었음을 안다.(《맥경》) 눈이 걸쳐져 있다는 말은 눈을 곧게 뜨고 굴릴 수 없다는 뜻이다.(《강목》) 오장육부에 알짜는 모두 눈으로 간다. 눈을 곧게 뜬다는 말은 눈이 뒤로 숨는다는 뜻이다. 눈자위가 위로 올라가면 죽는 증상이다.(《입문》) 족소양경이 마지막이면 모든 뼈마디가 늘어지고 눈이 놀란 듯 보며 보는이음새가 끊어진다. 뜻을 풀어 말하면 보는이음새가 끊어졌다는 말은 눈을 굴리지 못하고 곧게 본다는 뜻이다. 놀란다는 말은 놀란 모습으로 치켜 뜬다는 뜻이다.(《내경 진요경종론편》) 곧게 본다는 말은 눈이 곧게 보면서 눈자위를 굴리지 못한다는 뜻이다. 눈자위를 굴리면 곧게 본다는 말이 아니다. 상한병에 곧게 보면 삿된 기운이 많이 몰려서 오장육부의 기운이 눈으로 가지 못하기 때문에 곧게 본다. 흔히 치료하기 어렵다. 코피가 나는 증상은 땀을 내지 말아야 한다. 땀을 내면 눈을 곧게 뜨고 깜박이지 못하며 잠을 자지 못한다면 아직 심하지 않다. 미친 소리로 말하고 눈을 뒤집고 곧게 뜨며 또 곧게 뜨면서 머리를 흔들면 오장육부의 기운이 빠져나가 끊어졌기 때문에 죽는다.(《강목》)

《경악전서》

○ 진단하는 네 가지 글을 이야기한다.

눈의 증상은 예로부터 다섯 수레바퀴와 여덟 성곽, 그리고 72가지 증상으로 따져보았다. 하지만 내가 자세히 살펴보니 모두 마땅한 이론이 아니고 헛되면서 어지러워 믿기 부족했다. 어리석은 생각으로 눈병은 불이 넘치지 않으면 음이 부족할 뿐이다. 다만 '비워짐과 채워짐'이라는 두 글자를 따져보면 모두 된다. 붉으면서 붓고 붉으면서 아픈 병이나 젊고 건강한 사람이 잠깐 걸린 병이거나 쌓인 뜨거움 때문에 나타났다면 모두 넘치는 병에 속한다. 붉거나 붓지 않고 또 뜨겁거나 아프지 않으면서 다만 어둡거나 깔깔하거나 또는 어지럽거나 빛이 없거나 나이가 중년이 되어 약해졌거나 술과 성생활이 지나쳐서 빛을 싫어하고 어둡게 보이며 사물을 보는데 힘이 없고 눈알이 후벼 파듯이 아프다면 물이 부족하지 않은 경우가 없다. 비워지면 북돋아야 하고 채워지면 빼내야 한다. 이렇게 따진 것을 지켜야 하지만 채워짐 속에 비워짐이 같이 있는 경우가 있다. 붓고 아프더라도 그 속에 부족함을 살펴야 한다. 또 비워짐 속에 채워짐이 같이 있기 때문에 허약하더라도 넘침을 살펴야 한다. 종합하면 비워짐과 채워짐의 길이 다르지만 생김새와 기운, 맥, 빛깔을 살펴서 스스로 따져보아서 이 둘을 알면 눈병이 많아도 남는 뜻은 없다.

안과에 뜨거운 바람이 있다는 이야기가 있지만 의사들은 불 증상만을 보고 바람이 있고 없는지 따지지 않고 뜨거운 바람이라고 하지 않는 것이 없다. 그래서 흔히 흩어버리는 치료를 하면서도 바람이라는 뜻을 알지 못한다. 가장 따지고 갈라보아야 한다. 바람은 원래 삿된 양이다. 반드시 밖에서 들어와야 진짜 바람이다. 바람은 뜨거움이 생기기 때문에 바람이 없어지면 불도 없어진다. 이때는 바람을 흩어지게 해야 한다. 밖에서 들어오지 않고 안에서 불이 위로 타올라 가렵거나 아픈데 사람들은 이것도 뜨거운 바람이라고 한다. 나무는 간장에 속하고 간장은 바람을 주관한다. 뜨거움이 심해서 바람이 생기기 때문에 뜨거움이 없어져야 바람이 스스로 사라진다. 이때는 흩어지게 하는 치료는 맞지 않다. 예를 들어 바람이 밖에서 들어왔다면 머리가 아프고 코가 막힌다. 또는 춥거나 열이 나고 콧물과 눈물이 많으며 삭신이 쑤시다. 맥은 단단하면서 빠르다. 이때는 흩어지게 할 수 있다. 겉 증상이 없으면서 음에 불이 위로 타오르면 방풍 형개 승마 백지 세신 천궁 박하 강활 같은 약을 써서는 안 된다. 황금 황련 치자 황백으로 불을 꺼야 한다. 올려야 하면 내리지 말아야 하고 흩어지게 하는 약이 맞다. 내려야 하면 올리지 말아야 하고 뜨거움을 끄는 약이 맞다. 약을 깊이 연구해서 쓰지 않으면 팔꿈치를 서로 옆에서 잡아당기는 꼴처럼 헤살만 놓을 뿐이다. 빠르게 해야 할 때 오히려 느리게 하고 병이 가벼울 때 오히려 심하게 한다면 날이 오래되면서 겉흠 가림이 되고 반드시 빛을 잃게 된다. 또 이렇게 되는 이유를 어떻게 따져볼 수 있을까. 음양이 오르내리는 바탕틀을 살펴야 한다. 그 밖에 양을 올리고 불을 흩어지게 함은 2권속에 있으니 또 참조한다.

눈의 증상은 당연히 빛깔을 살펴서 비워짐과 채워짐을 따져보아야 한다. 《내경》에서 '노랗거나 붉으면 뜨거운 기운이 많고 푸르거나 희면 뜨거운 기운이 적다.'고 했다. 노랗거나 붉으면 간장에 불을 빼내고 푸르거나 희면 신장을 튼튼하게 하면서 양을 돕게 하는 것이 바뀌지 않는 치료법이다. 눈이 노란빛깔인 증상은 더욱 비워짐과 채워짐을 따져보아야 한다. 노란빛깔이 반드시 뜨거움 때문이라고 할 수 없다. 채워진 뜨거움에 노란빛깔인 경우가 있고 비워진 차가움에 노란빛깔인 경우도 있다. 채워진 뜨거움으로 생긴 노란빛깔은 만들어진 누룩 같다. 이것은 축축한 뜨거움이 안에 쌓여서 뜨겁게 쪄서 만들어지며 뜨거움이 없어지면 노란빛깔도 없어진다. 그래서 뜨거움을 식히고 오줌을 잘 나오게 한다. 비워진 차가움으로 생긴 노란빛깔은 시든 풀과 나무 같다. 이것은 타고난 양이 날로 떨어지고 진액이 말라버려서 병이 된다. 이미 생김새와 기운이 남아 있지 않고 뜨거워서 괴로운 맥과 증상도 없다. 오직 말라버린 마른 노란빛깔이다. 이런 종류는 이미 심하게 약해졌다. 크게 따뜻하게 북돋지 않으면 어떻게 살리겠느냐? 노란빛깔의 원인을 따지지 않고 뜨거움만 우겨서 뜨거움을 식히고 오줌을 잘 나오게 한다면 위험하지 않은 경우가 드물다.

의사는 눈겉증과 눈속증을 비워짐과 채워짐으로 나눠야 한다. 대개 눈겉증은 흔히 붉게 아프고 붉게 아픈 것이 낫지 않으면 군살이나 흉터가 된다. 이것은 모두 '넘친 증상'이다. 치료는 당연히 안으로 불을 내리고 밖으로 가림을 없어지게 한다. 눈속증은 밖에 구름 결흠이 없고 안에 가린 것이 있다. 《강목》은 '결흠이 검은자위에 있다가 안으로 눈동자를 가렸기 때문'이라고 하였다. 또 《용목론》은 '골 기름이 아래로 흘러 속흠이 되면 족태양경의 삿됨이다. 간장바람이 위로 올라가 속흠이 되면 족궐음경의 삿됨이다. 그러므로 침 치료에 대해 말하면 천주혈, 풍부혈, 태충혈, 통리혈 등과 같은 세 경맥의 수혈을 잡는다.'고 하였다.

또 훌륭한 솜씨가 있다고 해서 신기한 마음으로 들었다. 금침을 검은자위 안쪽에 찔러 구름 속흠을 밀어 없애면 가장 효과가 좋다고 들었지만 실제로 하는 사람을 보지 못했다.

또 눈속증이라고 불러서 눈동자를 살폈지만 가린 것이 없고 오직 눈알에 빛깔이 푸르거나 약간 초록빛깔이거나 눈동자구멍이 벌어져 있다. 따로 뜨거움이 막힌 증상이 없는데 뚜렷하게 보지 못하거나 검은 속티를 많이 보는 등의 증상이 있다. 이것은 모두 신장 기운이 부족하기 때문이며 결국 눈동자에 빛이 없다. 가린 것이 있는데 실제로 안에 가린 것이 없다면 오로지 신장 물을 북돋아야 하며 기운이 허약하다면 기운도 같이 북돋아야 한다. 또 감정을 다스리지 못해 간장 기운이 위로 거스르거나 삿된 불을 끼고 있으면 흐릿하면서 또렷하지 않다. 또 가린 것이 있는데 밖으로 붉고 아프지 않지만 반드시 눈자위와 눈알이 붉어나는 듯 답답하거나 입과 코가 연기 같다. 이것은 '넘친 증상'이다. 기운이 거슬렀으면 먼저 기운을 고르게 하고 불이 많으면 불도 같이 꺼야 한다. 기운이 심하게 막히지 않고 불이 심하게 세차지 않다면 반드시 간장에 피를 기르고 북돋아야 한다. '넘친 증상'은 흔히 갑자기 생긴다. 만약 날이 지나 쌓이면 흔히 '부족한 증상'이 된다. 또 이것으로 따져 보아야 한다.

《심시요함》

○ 병을 알고 증상을 진단하는 자세한 설명.

눈병을 이야기하려면 각각 있는 증상에 대해 증상을 아는 방법이 상세해야 한다. 그래서 '증상이 명확하지 않으면 어리석은 사람이 잘못된 길을 걷고 경락이 명확하지 않으면 장님이 밤에 걷는다. 조심해야 하지 않겠느냐?'라고 말했다. 사람에 눈을 보았을 때 빛나는 눈빛이 없으면 바로 눈이 어둡고 침침한 것이다. 남자는 반드시 술과 성관계를 많이 했거나 심하게 일했거나 화내었고 여자는 맺혔거나 바람이 많았거나 기운과 피가 비워져 해쳤다. 눈이 어둡고 침침한 병은 이런 이유 때문에 생긴다. 그러므로 먼저 그 부분의 생김새와 빛깔을 살피고 그 다음에 비워짐과 채워짐, 음과 양을 따져본다. 다시 맥을 보아서 뜸과 가라앉음을 나누고 매끄러움과 깔깔함을 알아야 한다. 생김새와 빛깔로 어렵거나 쉬움을 보고 뿌리와 다리로 깊거나 얕음을 자세히 본다.

《내경》에서 '양이 음보다 힘세면 갑자기 생기고 음이 양보다 힘세면 눈이 먼다. 비워지면 눈물이 많으면서 가렵고 채워지면 많이 부으면서 아프다.'고 하였다. 이것이 큰 뜻이다. 피는 변해서 눈속물이 된다. 또 피는 오장육부에서 진액이 되었다가 눈으로 올라가 기름즙이 된다. 기름즙을 얻으면 눈속물이 가득하여 빛이 빛나고 눈에 병이 없다. 하지만 잃으면 삿된 불이 세차면서 눈이 어둡고 겉흠가림이 생긴다. 여기에 간장과 쓸개가 약해지면 눈에 병이 생기기 시작하고 오장육부의 불이 세차면서 갑자기 아프게 된다.

눈이 붉고 아프면 삿된 불이 채워졌고 붉지만 어둡고 아프지 않으면 삿된 불이 비워졌다. 붓고 아프면서 깔깔한데 눈이 보랏빛이면 삿된 기운이 채워졌다. 붓거나 아프지 않으며 눈이 약간 붉으면 피와 기운이 비워졌다. 안쪽 눈초리가 붉으면 심장이 채워졌고 바깥 눈초리가 붉으면 심장이 비워졌다. 눈곱이 많고 뜨거우면서 맺혔으면 폐장이 채워졌고 눈곱이 많지만 맺히지 않았으면 폐장이 비워졌다. 검은 속티가 아득하면 신장 기운이 비워졌고 찬 눈물이 잇달아 나오면 신장에 알짜가 약하다. 붉은 막이 눈동자구멍 쪽으로 들어오면 불이 간장에 뭉쳐있고 흰 막이 검은자위로 들어오면 쇠가 나무를 깔보고 있다. 바람을 맞았을 때 몹시 가려우면 간장이 비워졌고 바람을 맞았을 때 찌르듯 아프면 간장에 삿된 것이 채워졌다. 양이 비워지거나 머리바람증은 밤중에 어둡고 음이 비워지거나 골에 뜨거움은 새벽에 어둡다. 낮에 자주 아프면 삿된 양이고 밤중에 아프면 음에 독이다. 폐장이 세차면 흰자

위가 부어오르고 간장이 세차면 검은자위가 부어오른다. 실핏줄이 어지럽게 얽혀있으면 불이 해쳤고 반점 같은 겉흠이 맺혔으면 다섯 기운이 막혔다. 기운이 채워지면 아프면서 가슴이 답답하고 기운이 비워지면 아프면서 으슬으슬 춥다. 바람, 가래, 축축함, 뜨거움이 해치면 눈동자구멍 벌어짐증으로 눈이 멀까 두렵다. 생각을 많이 하고 신장을 해치면 반드시 눈동자구멍 좁아짐증이 되어 어둡고 눈이 멀게 된다. 눈알이 밑으로 꺼지면 피를 해쳤고 눈두덩이 튀어나오면 알짜를 해쳤다. 왼쪽에서 오른쪽으로 전하면 삿된 양이 세차고 오른쪽에서 왼쪽으로 전하면 삿된 음이 세차다. 축축한 뜨거움이 세차면 눈자위가 노랗고 뜨거운 바람이 세차면 눈가가 붉게 짓무른다. 가까이만 보면 불이 적고 멀리만 보면 물이 비워졌기 때문이다. 비장과 폐장의 즙을 해치면 속눈썹 말림증이 있고 간장과 신장에 삿된 뜨거움이 있으면 눈알 솟아오름증이 있다. 눈자위가 눈두덩 밖으로 나오면 불이 아주 심하면서 기운도 세차다. 힘살이 땅기고 눈꺼풀이 움직이면 피가 비워졌으면서 바람이 많다.

양이 세차고 음이 비워지면 붉은 별이 눈에 가득 보이고 생각을 많이 하고 알짜를 해치면 검은 안개가 눈자위를 가린다. 물이 적고 피가 비워지면 많이 아프면서 깔깔하다. 머리가 어지러우면서 눈이 빙빙 돌면 음이 비워졌다. 눈이 어둡고 눈물이 흐르면 성욕으로 신장 기운을 해쳤고 눈에 피가 나오면 삿된 불이 간장 경맥에 뭉쳐있다. 큰 병 이후에 눈이 어두우면 기운과 피가 부족하고 어린아

이가 처음 눈병에 걸렸으면 속 기름과 겉 지킴이 비워졌다. 오래 보면 눈자위를 해쳐서 결국 가까이만 본다. 비워짐 때문에 눈꺼풀에 축축함이 눈꺼풀 젖혀짐증으로 변한다. 여섯 욕심이 지나치면 흔히 눈속증이 되고 일곱 감정으로 크게 해치면 어둡거나 장님이 된다. 갑자기 조급하면 밖에 보랏빛 핏줄이 많고 성욕으로 비워지면 안에 검은 속티가 많으면서 눈알이 은은히 아프다.

알짜가 비워지고 불이 움직이면 거죽을 묶듯이 당긴다. 모두 힘줄이 당기고 기운이 막혔기 때문이다. 바람 눈물증은 맑은 것과 흐린 것을 구별해야 하고 옮는 눈붉음증은 채워짐과 비워짐이 있다. 눈이 붉으면서 아프고 학질처럼 춥다가 열이 나며 오줌이 깔깔하면 뜨거움이 방광에 맺혔다. 골이 부풀면서 아프고 깔깔하면서 침으로 찌르듯 아프며 똥이 막혔으면 불이 오장육부에 있다. 삼초의 불이 세차면 입이 마르고 부스럼이 생긴다. 육부의 불이 타오르면 혀가 마르고 입술도 마른다.

눈이 불처럼 붉거나 핏줄이 자줏빛으로 구불구불하거나 눈물이 끓는 물처럼 뜨겁거나 흐린 물이 눈곱처럼 끈적이거나 골이 부풀면서 아프면 아주 나쁜 증상이다. 눈두덩까지 부었으면 가벼운 재앙이라고밖에 말할 수 없다. 골에 힘살이 잡아당기듯이 치우치게 보면 눈알이 뒤집어지는 병이 될까 생각해야 한다. 눈알이 때리듯이 쑤시고 송골매 눈처럼 눈알이 굳어 움직이지 못하면 눈알이 빠져나오는 나쁜 병이 될까 걱정해야 한다.

코가 막히고 부스럼이 생기면 뜨거움이 골에 뭉쳐 있기 때문에 간장을 조화롭게 하면서 폐장을 빼내야 한다. 귀가 울고 머리가 어지러우면 불이 물보다 세차기 때문에 신장을 돕고 심장을 맑게 한다. 술을 즐기는 사람은 축축한 뜨거움이 뜨겁게 쪄서 알짜와 기운이 약해져 흔히 붉거나 노란빛깔로 살이 엉긴다. 성생활을 탐하는 사람은 피가 적고 알짜가 허약하며 기운과 피가 없어져 까맣게 어두워지고 눈이 어두침침해진다. 임신 중에 눈이 아프면 넘침증이 아니고 피와 기운이 없어졌다. 출산 후에 눈병도 부족한 병으로 속 기름과 겉 지킴이 줄어 약해졌다.

물이 적고 타고난 기운이 비워졌는데 가래불이 있으면 옮는 눈붉음증이 된다. 성격이 급하고 뜨거운 바람이 있는데 아울러 심하게 일하면 갑자기 눈붉음증이 된다. 뭉친 피가 눈자위를 뚫으면 빨리 피를 내야 한다. 피가 자줏빛이면서 눈동자로 들어가면 가벼워도 밝음을 잃는다. 눈꺼풀이 딱딱하고 눈자위가 아프면 간장에 뜨거운 바람이 있으면서 간장에 피가 적다. 눈꺼풀이 술잔처럼 부어오르면 나무가 흙을 이겨 간장에 불이 세차다. 검은자위 노란즙차오름증으로 구름이 막 안에 생기면 대개 불이 뭉치고 삿된 것이 채워졌기 때문이다. 검은자위 붉은막내려옴증은 불이 낙맥 속에 뭉쳤기 때문이며 피가 막혀 눈자위가 아프다. 누런패인 눈겉흠증이 생겨서 두툼하게 뜨고 여리면서 쉽게 길어지면 불이 간장과 쓸개에 뭉쳐있다. 흰패인 눈겉흠증은 불이 낙맥을 태우면서 가운데가 아래로 꺼졌다. 쇠가 와서 나무를 이겼다고 부른다. 눈꺼풀 닭벼슬증은 불과 흙이 말라 뭉쳤고 흰자위 붉은알알이증은 피가 적으면서 엉기고 막혔다. 눈꺼풀 둥근공증은 피가 부족하면서 비워진 불이 막혔고 눈꺼풀 쪼그라짐증은 눈겉기름과 피가 줄어서 힘살막이 오그라들었다. 눈꺼풀 부스럼증은 심장 불이 타올라서 엉겨 막혔다. 바람을 맞아 붉게 짓무를 때 간장은 불로 붉고 비장은 눈물로 축축하다. 바람을 맞아 차갑거나 뜨거운 눈물을 흘리면 간장과 신장이 비워졌고 알짜와 피가 약하다. 아무 때나 차갑거나 뜨거운 눈물을 흘리면 간장과 쓸개가 약하고 신장 기운이 비워졌다. 큰 눈초리나 작은 눈초리에 구멍에서 핏물을 흐르면 남쪽을 빼내고 북쪽을 북돋는다. 음양에 새는 병은 누렇거나 검을 때로 나누는데 검으면 따뜻하게 하고 누런 빛깔이면 차게 한다. 눈속물 마름증은 불이 괴롭혀 쪄서 눈속기름이 말랐고 번개보임증은 외로운 양이 날아오르고 알짜와 기운이 없어졌다. 움직여 보임증은 물이 비워지고 불이 세차 와서 쳤기 때문이고 눈꺼풀테 붙음증은 기운이 모이고 피가 뭉쳤으며 축축한 바람이 막혀있다.

흰자위 피반점증은 뜨거운 피가 함부로 들어와 흰자위가 붉은 것이고 흰자위 푸른빛깔증은 샷된 것이 간장을 쪄서 기운 수레바퀴가 쪽빛이다. 불이 검은자위에 뭉치면 검은자위 부어오름증이 되고 피가 엉기면서 불이 타오르면 검은자위 소라돌기증이 생긴다. 알짜가 없어지고 피가 적으면 일어서 별보임증이 되고 눈을 너무 쓰고 술 먹기와 성생활과 생각을 많이 하면 어둡고 흐릿하면서 깔깔하게 된다. 귀신같이 갑자기 장님이 되면 가래불이 있거나 생각을 많이 하면서 머리 바람증이 함께 있다. 이상한 눈아픔증은 간장과 신장이 없어지고 속 기름과 겉 지킴이 약해졌다. 흰패인 눈겉흠증은 가래불과 성생활과 술 먹기, 성냄, 힘씀, 보기를 많이 했고 별가득 눈속티증은 맵고 마른 음식으로 가래불이 있거나 힘씀, 술, 성생활을 많이 했다. 벌레가 기어 다니는 듯이 가려우면 술과 욕심, 슬픔, 많은 생각, 두려움, 성냄으로 상했기 때문이다. 구름 눈속티증으로 깃발이나 파리, 뱀 등 다른 꼴을 보면 비워졌기 때문이다.

성욕이 많으면서 샷된 기운이 들어오면 막이 눈동자로 들어가고 간장과 심장에 뜨거움이 있으면 아프고 눈물이 흐르면서 눈자위가 눈알 밖으로 나온다. 피가 적거나 또는 많이 울면 진액이 말라 눈이 깔깔하면서 아프고 술 욕심이 많거나 음식독이 있으면 비장과 신장을 해쳐 눈이 붉고 노랗다. 샷된 뜨거운 바람이 들어오면 눈썹 뼈가 무겁고 아프며 샷된 뜨거운 바람이 세차면 눈꺼풀과 눈자위, 눈두덩이 딱딱하게 붓는다. 바람 나무가 비장 낙맥을 이기기 때문에 바람을 맞으면 붉게 짓무른다. 피가 비워지면 살갗을 적실 수 없기 때문에 바람이 없어도 항상 붉게 짓무른다. 피가 적고 생각을 애써서 알짜와 기운이 약해지면 눈흐림증이 되고 샷된 불이 남아 심장 경맥에 있으면 찌르는 눈아픔증이 된다. 오장에 독이 있으면 붉은 막이 눈동자구멍 쪽을 가리고 비장에 독이 쌓이면 군살이 눈에 들어간다. 검은자위 얼음뿌예짐증으로 겉흠이 뭉쳤으면 서늘한 약인 용뇌 때문이고 깊이비늘 눈겉흠증으로 이상하게 비뚤어졌으면 기운이 맺히고 기름이 엉겨서 치료하기 어렵다. 자라들어간 눈겉흠증은 안에 엉겨서 막힌 것이 있다. 흰별이 어지럽게 날아다니면 피가 약하면서 알짜가 비워졌다.

눈얼굴 부음증은 반드시 뜨거운 바람과 뜨거운 축축함으로 나누어야 하는데 뜨거운 바람은 터질 듯 하고 뜨거운 축축함은 눈물이 난다. 눈부심증은 피에 비워짐, 불로 마름을 따져야 하는데 피가 적으면 눈이 부시고 불이 있으면 뜨거움을 두려워한다. 또 비장에 채워짐도 뜨거움을 두려워하고 눈이 부시면서 깔깔하다는 것을 알아야 한다. 비장이 비워지면 곧 피가 적어져 밝거나 또는 어둡다. 몇 년 동안 눈이 붉으면 뜨거운 바람이라고 부르고 두 눈이 붉게 부으면 바람 독이라고 한다. 다래끼는 축축한 뜨거움이고 초창 다래끼는 뜨거운 바람이다. 초창 다래끼는 붉고 딴딴하지만 다래끼는 누렇고 부드럽다. 간장 경맥에 삿된 것이 있기 때문에 맑은푸른빛 눈겉흠증이 생기고 신장에 뜨거운 바람이 있으면 눈이 부시면서 속티가 생긴다. 도지는 눈겉흠증은 때때로 둥근 원이 없어졌다 은은하게 보였다하는데 가래불과 축축한 뜨거움이 원인이다. 별모인 눈겉흠증은 둘레에 모이거나 서로 이어지기도 하는데 흔히 가래불에서 본다. 눈속기름 마름증은 모두 불이 타오르기 때문이고 죽은피 눈병증은 모두 뭉쳤기 때문이다. 성욕이 많거나 괴로워하거나 맵고 뜨거운 음식을 많이 먹으면 불이 눈속기름을 쪄서 없어지게 한다. 오래 보거나 지나치게 보거나 바람과 연기에 뭉치면 붉은 핏줄이 어지럽게 엉기고 막힌다.

뱃속에서 바람을 받으면 어린아이는 붉게 짓무르고 뱃속에서 독을 받으면 어린아이에게 반진 부스럼이 생긴다. 아이가 피와 기운이 막히면 위에 별 겉흠이 생기고 삿된 불이 채워지면 겉흠이 가린다. 두진은 흔히 눈을 해치는데 흐린 기운이 와서 맑은 기운을 해치기 때문이다. 감병도 눈자위를 해치는데 뿌리를 생기게 하지만 변하면서 기르는 뿌리를 잃는다. 어린아이에 장님증은 간장에 피가 비워졌고 어린아이에 흰 막은 폐장에 채워진 뜨거움이다. 어린아이에 밤눈증은 간장이 부족하고 어린아이 눈에 부스럼은 뱃속에서 더러운 것이 붙었다. 장님증은 간장에 뜨거운 바람이고 두 눈이 붉게 부으면 뜨거움이 골로 치솟았다.

해마다 반드시 생기는 옮는 눈붉음증이 항상 눈을 해치는데 심장 불이 세차다. 가래불과 마른 뜨거움이 같이 있으면 눈자위의 바탕을 해친다. 머리바람증에 같이 불에 굽는 듯 뜨거우면 눈을 해치는 우두머리다. 화내면 눈자위를 해치고 화내면 진짜 기운을 해친다. 슬피 울면 눈을 해치고 슬피 울면 눈속기름을 해친다. 시고 매운 음식을 많이 먹으면 눈을 해치고 불과 연기에 오랫동안 무릎쓰면 눈동자를 해친다. 애써서 보거나 오랫동안 보면 병이 되어 눈빛을 해친다. 지나치게 생각하거나 많이 생각하면 진짜 기운을 어지럽게 해서 생각을 해친다.

눈 속에 겉흠가림의 빛깔이 바르지 않

으면 빨리 치료해야 한다. 눈자위 속에 눈속물 마름증이 있으면 빨리 의사에게 치료하도록 해야 한다. 원래 눈을 해치려면 조짐이 일어나고 눈자위를 해치려면 나아가게 하는 원인이 있다. 병을 없게 하려면 조짐을 막아야 한다. 대개 붉은 가림은 울퉁불퉁한데 피와 살이 쌓인 듯이 하면 두렵다. 흰 가림은 없애기 어려운데 물이 맑고 기름이 여린 듯이 하면 기쁘다. 눈동자를 해치면 약이 있어도 치료하기 어렵고 눈알을 해치면 치료할 방법이 없다. 눈겉증은 눈알을 해치지 않는데 왜 걱정하나. 눈속증은 비록 눈동자가 있지만 실제로 두렵다. 가림이 옅다고 기뻐하지 말고 속흠이 진하다고 걱정하지 말아야 한다. 옅으면서 깊이 해친 것과 진하면서 뜨고 여린 것은 같지 않다. 붉다면 자줏빛 살덩이가 기어갈까 두려워해야 하고 하얀빛깔이라면 도자기처럼 매끄러운 빛일까 두려워해야 한다. 그러므로 깊거나 단단하거나 빛나거나 매끄러우면 반드시 치료하기 어렵다. 그리고 가볍거나 떠있거나 약하거나 여리면 없애기 쉽다.

얼굴빛깔이 정상이 아니면 경락이 합친 병인지 같이 있는 병인 지, 병의 생김새가 드물거나 이상한 지를 살핀다. 수레바퀴와 성곽이 서로를 이기거나 생기게 하는지, 눈물구멍이 바른 꼴인지 살펴본다. 바람은 한결같은 생김새가 없어서 피가 채워져도 아프고 피가 비워져도 아프므로 자세히 따져보아야 한다. 병이 올 때도 가렵고 병이 물러날 때도 가려우므로 정말로 자세히 살펴봐야 한다. 경락이 통하거나 막히는지를 알고 병이 좋아지거나 물러나는 지를 따져보아야 북돋거나 빼내고 멈추거나 나아간다. 이미 안팎의 우두머리가 마음속에 또렷해야 침과 지킴이 일정하고 손가락 아래에 잘못이 없다. 병 증상의 비워짐과 채워짐, 음과 양을 알고 약의 타고난 바탕에 따뜻함과 서늘함, 차가움과 뜨거움을 잘 익혀서 증상에 맞게 치료하면 정확하게 들어맞는다. 우리들이 약으로 칼과 침을 떠맡는다면 기술이 아름답고 더욱 신의 세계로 들어간다.

이상 중요한 부분을 자세히 말하고 심오함과 미묘함을 모두 실었다. 뜻을 새기듯 읽어서 깊고 자세하게 하면서 마음을 가라앉히고 생각해서 넓게 보아야 한다. 그러면 증상이 조금 구부러졌어도 우리들은 눈의 편안함과 위태로움을 모두 알아서 우리들에게 다 묶을 수 있다. 금 부스러기와 부서진 구슬이라고 이름 붙였는데 당연하지 않은가!

○ 눈속증과 눈겉증에 대한 이야기.

의학의 분야에는 13개의 전문과가 있는데 안과만이 가장 어려워 사람들이 모두 바꾸지 않음이 없다. 어쩌다 사람들이 바꿔서 오로지 안과를 해도 또 바꾼다. 이치를 밝혀도 밝지 않고 마음을 다해 연구해도 닿지 않는다. 유학 책을 알지 못하거나 의학에 어두우면 한 글자도 알지 못한다. 한 처방을 얻거나 한 치료법을 얻어 시험해서 조금 경험하면 바로 스스로 뽐내고 안과에서 이보다 뛰어난 것이 없다고 하면서 더욱 사람을 치료한다. 하지만 세상에 어리석은 사람들은 이런 것에 자주 해쳐도 스스로 알지 못한다. 이런 사람은 대롱 구멍으로 하늘을 보기 때문에 보는 곳이 넓지 않다.

옛날에 황제와 기백 다음부터 지금까지 훌륭한 의사가 많이 나왔다. 상한병은 장중경이 있고 섞임병은 이동원이 있으며 불을 치료하는 것은 유하간이 있고 음을 북돋는 것은 주단계가 있다. 이런 네 학파 밖에도 이름난 의사가 아주 많았다. 섞임병은 처방을 하는 이론이 모두 드러나 후세에 전해서 배움을 열어왔다. 그래서 후에 배우는 사람은 이것에 기대서 맥을 짚고 증상을 따져서 눈병을 이야기하고 또 처방을 살펴 약을 쓴다. 마땅한 약을 쓴다면 귀신과 통하지 않는 것이 없고 때를 잘 타면 멀고 가까운 곳에 이름이 알려진다. 그러나 모두 옛사람이 정해놓은 방법에 의지할 뿐인데 왜 지금 사람들은 오직 안과만을 쉽게 볼까. 내가 생각하기에 장, 이, 주, 유가 간략하게 해서 아주 훌륭하고 자세한 도리를 모두 보지 못했기 때문이다. 그래서 후세에 근본이 없게 되었다. 단지 뜬구름 같은 피가 적음, 생각을 애씀, 신장이 비워짐, 뜨거운 바람의 네 가지만을 잡고 치료하니 한쪽에 빠지지 않는 사람이 드물다.

눈속증의 증상은 붉거나 자줏빛도 아니고 아프거나 가렵지도 않으면서 오직 어둡고 흐릿하다. 얇은 비단이 덮은 듯 하거나 안개와 이슬 속에 있는 듯 하거나 검은 꽃을 보는 듯하다. 또 파리 날개를 보는 듯 하거나 거미가 매달린 듯 하거나 눈썹 뼈가 아프고 머리가 빙빙 돌면서 눈이 캄캄해진다. 이 모두가 눈속증이다. 가림은 가린다는 뜻으로 사물이 가려서 막힌 듯 하다고 가림이라고 부른다. 눈속증과 눈겉증은 모두 108개의 증상을 모두 이르는 이름이다. 눈겉증은 눈자위 밖에서 구름 겉흠이 가린다고 눈겉증이라고 하였다. 눈겉증은 치료할 수 있으며 손을 댈 수 있는 곳이 있다. 눈속증은 치료하기 어려우며 밖에서 증상을 볼 수 없어 손을 댈 수 있는 곳이 없다. 또 눈속증이 있는 사람은 두 눈의 빛이 병이 없을 때와 같아서 구별하기 어렵고 눈알이 움직이지 않는 것으로 조금 따져볼 뿐이다. 선현들은 모두 골 기름이 아래로 내려와 눈동자를 가렸기 때문에 보지 못한다고 말했다. 오직 금침으로 밀어서 속흠과 막을 아래로 내리면 빠른 시간에 다시 볼 수 있다.

내가 깊이 생각해보니 눈은 오장육부의 가장 알짜가 위에 눈으로 가서 밝은데 집에 지붕창이 있는 듯하다. 모두 간장과 쓸개에서 생겨나서 안에 경맥 길과 구멍이 위에 눈으로 통해 빛이 된다. 마치 땅 속에 샘이 물줄기를 따라 흐르는 듯하다. 그런데 한번 막히면 물이 흐르지 못한다. 눈은 간장에 속하고 간장은 성냄을 주로 하며 화내면 불이 움직여 가래가 생긴다. 가래불이 간장과 쓸개의 경맥길을 막으면 빛을 보는 구멍이 가려져 두 눈이 어둡고 침침하면서 연기나 안개가 낀 듯하다. 눈이 한번 어두우면 더욱 울적해지기 때문에 오랜 병은 울적해진다. 또 오래 울적하면 병이 생긴다고 하였다. 지금 치료하는 의사는 이런 이치를 알지 못하고 한쪽으로 치우친 이야기를 우긴다. 그러면서 오직 간장과 신장이 비워졌다고 간장을 북돋고 신장을 북돋는 약을 준다. 그러나 간장과 쓸개의 경맥길에 있는 삿된 기운은 한번 북돋게 되면 더욱 세차고 더욱 가려서 눈이 날마다 어두울 뿐더러 약이 효과가 없다. 반드시 막힌 빛의 경맥길이 통해야 한다. 나는 우물에 비유하는데 경맥길이 막히면 물이 흐르지 않는 것과 같은 이치이다.

간장과 신장이 비워졌는데 스스로 생각해서 노체병보다 심하지 않다고 정해 놓는다면 사람이 비록 위험하더라도 아주 조금만 살필 수 있다. 이것으로 미루어서 간장과 신장에 삿된 것이 없으면 눈에는 결코 눈이 없다고 알기 때문이다. 안과를 전공하는 의사는 반드시 간장과 신장이 비워졌고 삿된 것이 없다고 알아야 북돋는 약을 줄 수 있다. 만약 바른 기운이 비워지고 삿된 기운이 넘친다면 반드시 먼저 삿된 기운을 쫓고 나서 바른 기운을 북돋는다. 이렇게 해야 삿된 기운을 도와 바른 기운을 해치는 폐단이 없다. 눈속증이 치료하기 어렵다고 말하지만 이렇게 하면 병이 조금씩 없어진다.

눈겉증은 반드시 다섯 수레바퀴로 증상을 진단해야 오장의 비워짐과 채워짐을 알 수 있다. 오장 중에 신장 물의 눈빛만이 속에 깊이 있어 가장 신령스럽고 귀중할 뿐만 아니라 모든 사물들을 따져보고 작은 것을 또렷이 살핀다. 그러나 신장이 물이면서 오장의 불에 짝지은 것은 불이 아주 넘치고 물이 아주 부족해지면 신장 물이 다시 비워지면서 모든 불이 더욱 불타오르기 때문이다. 이렇게 해서 구름 겉흠, 흰자위 군살증이 된다. 그리고 이런 증상은 심해도 손을 대서 치료할 수 있으며 눈속증처럼 손도 못 댈 정도는 아니다.

지금 안과를 맡은 사람은 달인 약을 많이 쓰는데 차가운 약으로 불을 치면서 잠깐 동안 효과를 보려고 한다. 또 눈에 넣는 약으로 모두 비소와 요사를 쓰는데 겉흠을 다스리면서 눈앞만을 본다. 내가 둘을 보니 모두 알맞은 치료가 아니고 인술도 아니다. 불을 치료할 때 차가운 약을 써서 꺾을 수 있지만 오로지 차가운 약만 쓰면 맞지 않다. 위장 기운을 해치고 따뜻하게 기르는 길을 잃어버려서 눈병이 오랫동안 낫지 않는다. 심하게는 설사하는 약까지 쓴다. 눈은 아주 맑고 아주 비워진 곳으로 알고 있는데 매우 가혹한 약으로 어떻게 칠 수 있겠느냐. 겉흠이 없어졌어도 며칠 후에 끝도 없는 해가 남는다. 아주 슬프다!

나는 기백과 황제를 직업으로 하고 아침저녁으로 앞에 큰 사람들의 가르침을 이었다. 그래서 좁은 소견에 부쳐 고집과 협소함을 잊고 달인 약과 눈에 넣는 약을 바로잡겠다. 가장 알맞은 치료는 아니지만 그래도 지켜야할 표준 밖으로는 넘지 않을 것이다. 달이는 약을 쓰려면 오직 가운데를 넓게 하고 뭉친 것을 열며 기운을 순조롭게 하고 가래를 없애야 한다. 또 음을 늘리고 불을 내리며 신장을 북돋고 바람을 잘 통하게 하는 것을 위주로 해야 한다. 눈에 넣는 약은 오로지 겉흠을 없애서 눈을 밝게 하는 것이 먼저다. 눈에 넣는 약은 기운만을 쓰고 실체는 쓰지 않는다. 아주 빠르지 않게 겉흠을 없애지만 결코 후유증이 없다. 이 약을 만드는 현묘함은 세상에서 흔히 알 수 없다. 가문에 전하는 약을 얻어 여러 해 마음을 쓰면서 생각해야 다행히 오묘함을 얻어 위급한 눈병에 쓰게 된다. 만일 어쩔 수 없이 비소와 요사를 쓰더라도 반드시 그 독을 잘못되지 않도록 보살펴서 만든다. 둘 사이를 나누고 열이라도 그 하나만을 쓰며 절대로 많이 쓰지 않는다. 이것이 내가 사람의 눈을 치료할 때 반드시 품는 마음이다.

눈병은 더욱 조심해야하고 어긋난 일을 하지 말아야 한다. 생각을 애씀, 술과 성생활, 성냄 같은 모든 일을 버려야 한다. 그렇지 않으면 눈병이 나은 다음에도 오래 볼 수 없다. 오래 보면 눈알이 은은히 아프다가 며칠 후에 반드시 눈을 해치기 때문에 애쓰는 생각 등 모든 일을 함께 꺼려야 한다. 심장은 생각을 간직하고 눈에서 빛을 움직이게 한다. 책을 읽거나 글자를 쓰거나 부녀자가 자수를 놓거나 장인이 조각을 하는 모든 것은 눈자위를 굴리지 않고 보기 때문에 반드시 조심스럽게 꾀해야한다. 심장은 주로 불이다. 안에서 끊이지 않고 꾀하면 심장 불이 움직인다. 심장 불이 한번 움직이면 눈알이 은은히 아프고 모든 병이 생기는 원인이 된다. 또 사람은 신장이 없어지지 않음이 없다. 신장은 물에 속하고 물은 불을 이긴다. 신장이 없어지지 않았다면 물이 위로 올라가 불을 다스린다. 물은 위로 올라가고 불은 아래로 내려와서 물과 불이 서로 돕는다면 생각을 애써도 타고난 기운이 넉넉하기 때문에 크게 해치지 않는다. 신장 물이 없어지고 약해진 사람은 치료하기 어렵다. 만약 더욱더 생각을 애쓴다면 물이 위로 올라가지 못하는데 이런 눈은 마침내 보기 어렵다.

지금 우리들이 눈을 치료할 때는 먼저 삿됨과 바름, 비워짐과 채워짐을 살펴야 한다. 그래서 남아있는 삿된 기운을 먼저 몰아낸 다음에 부족한 바른 기운을 북돋아야 마땅한 치료가 되어 병이 낫는다. 이렇게 눈을 치료하는 순서를 증상에 맞게 원만하게 하면 신기하게 밝아진다. 안과를 전문으로 하는 의사는 마땅히 잘 공부해야 한다.

○ 진찰함.

《맥경》에서 '왼손 촌맥이 넘치면서 빠르면 심장 불이 위로 오른다. 왼손 관맥이 팽팽하면서 넘치면 간장에 불이 세차다. 왼손 척맥이 작으면서 약하면 신장 물이 오르지 못해 불이 위에 있다. 오른손 촌맥과 관맥이 모두 팽팽하면서 넘치면 간장 나무가 신하불을 끼고서 자기가 이기지 못하는 쇠를 업신여기고 자기가 이기는 흙을 죽인다. 오른손 척맥이 넘치면서 빠르면 신하불과 삿된 불이 위로 타오르다가 간장 나무의 삿됨을 끼고 눈을 태운다. 여섯 맥이 모두 뜨고 단단하면서 힘이 있으면 차가움이고 가라앉고 빠르면서 힘이 있으면 뜨거움이다. 작거나 가늘거나 약하면 비워짐이고 넘치거나 크거나 매끄러우면 채워짐이다.'고 하였다.

오장은 항상 서로 고르게 하고 서로 살리려고 한다. 만약 심장맥이 부드럽거나 간장맥이 넘치거나 폐장맥이 가라앉거나 비장맥이 깔깔하거나 신장맥이 팽팽하면 오장이 서로 합치고 서로 살리는 이치가 된다. 아주 고른 기운을 품었는데 어떻게 병이 생기겠느냐. 병은 반드시 오장이 서로 이기거나 서로 반대로 해야 생긴다. 만약 심장맥이 가라앉으면서 가늘거나 간장맥이 짧으면서 깔깔하거나 신장맥이 느리면서 부드럽거나 폐장맥이 넘치면서 크거나 비장맥이 팽팽하면서 길면 오장이 서로 벌주고 서로 이기는 것이다. 차례로 서로 변하는 기틀이 된다면 더욱 병을 만들지 않을 수 없다. 모든 사물이 서로 생기거나 이기는 이치가 어떻게 눈병에서만 그친다고 말하겠느냐. 《내경》에서 '오장이 고르지 않으면 육부가 통하지 않고 육부가 통하지 않으면 아홉 구멍이 늙고 병이 많다. 이러면 기운과 피가 막힌다.'고 하였다.

사람이 추위를 싫어하면서 열이 나거나 바람을 싫어하면서 땀이 나거나 가슴과 명치가 그득하면 상한병 종류이거나 학질과 비슷하다. 눈이 붉게 보이지만 머리가 아프지 않으면서 목이 뻣뻣하지 않거나 몸이 춥지만 부들부들 떨지는 않고 열이 나지만 답답하거나 불안하지 않는다면 상한병이나 학질 종류와 다르다. 눈겉증이 된다. 머리가 어지러우면서 눈이 어둡고 머리가 아프지만 눈이 붉지 않으면 눈속증이 된다.

사람은 여섯 삿된 것과 일곱 감정 때문에 음식과 성욕이 지나치고 움직임이 마땅하지 않다. 하나하나 잘 맞춰 다스려야 어지럽게 되지 않는다. 오장육부와 이어진 아홉 구멍이 통하지 않으면 가래가 안에 쌓인다. 나는 특히 가래와 묽은 가래의 맥은 모두 팽팽함, 작음, 가라앉음, 매끄러움이라고 말한다. 가끔 왼쪽과 오른쪽의 관맥이 크거나 깊이 웅크리면서 크다고 하는데 모두 가래이다. 눈거죽과 눈이 연기에 그을린 듯 검으면 가래이다. 그러나 가래가 불 때문에 움직일 때는 먼저 불을 내리는 치료법이 먼저이다. 불로 기운이 거스르면 기운을 고르게 하는 것이 중요하다.

크게 세차면 해치고 이어서 억누른다. 차가움이 아주 심하면 뜨거움이 생기고 뜨거움이 아주 심하면 차가움이 생긴다. 나무가 심하면 쇠와 비슷하고 불이 심하면 물과 비슷하다. 흙이 심하면 나무와 비슷하고 쇠가 심하면 불과 비슷하며 물이 심하면 흙과 비슷하다.

왼손 촌맥은 심장과 소장의 맥이 나오고 임금불이다. 왼손 관맥은 간장과 쓸개의 맥이 나오고 바람과 나무이다. 왼손 척맥은 신장과 방광의 맥이 나오고 차가움과 물이다. 오른손 촌맥은 폐장과 대장의 맥이 나오고 마름과 쇠다. 오른손 관맥은 비장과 위장의 맥이 나오고 축축함과 흙이다. 오른손 척맥은 명문과 삼초의 맥이 나오고 신하불이다.

여섯 맥은 뜸, 가라앉음, 느림, 빠름, 매끄러움, 깔깔함이다. 뜸은 양이면서 겉에 있고 바람이 되며 비워짐이 된다. 가라앉음은 음이면서 속에 있고 축축함이 되며 채워짐이 된다. 가라앉음과 느림은 음이 되고 차가움이 오장에 있다. 뜸과 빠름은 양이 되고 뜨거움이 육부에 있다. 매끄러움은 피가 많고 기운이 세차다. 깔깔함은 기운이 막히고 피가 말랐다.

여덟 구함은 겉과 속, 비워짐과 채워짐, 차가움과 뜨거움, 삿됨과 바름이다. 겉은 병이 속에 있지 않고 속은 병이 겉에 있지 않다. 비워짐은 다섯 비워짐이다. 맥이 가늘거나 살갗이 춥거나 숨이 작거나 설사를 하거나 음식을 먹지 못하는 것이다. 미음과 죽이 위장에 들어가면 설사가 멈추고 살아난다. 채워짐은 다섯 채워짐이다. 맥이 세차거나 살갗이 뜨겁거나 배가 그득하거나 오줌과 똥이 나오지 않거나 답답하고 멍해지는 것이다. 오줌과 똥이 나오고 땀이 나면 살아난다. 차가움은 오장육부에 쌓인 차가움이고 뜨거움은 오장육부에 쌓인 뜨거움이다. 삿됨은 밖에서 삿된 것이 들어왔고 바람은 오장육부가 스스로 병에 걸렸다.

《내경》에서 '눈이 아프면서 핏줄이 위에서 아래로 가면 태양경병이고 아래에서 위로 가면 양명경병이다. 밖에서 안으로 가면 소양경병이고 안에서 밖으로 가면 소음경병이다. 태양경병은 따뜻하고 흩어지게 하며 양명경병은 설사하고 차게 한다. 소양경병은 조화롭게 하고 소음경병은 맑게 한다.'고 하였다. 《보명집》에서는 '눈이 병에 걸릴 때 육부에 있으면 겉이므로 바람을 없애고 뜨거움을 흩어지게 한다. 오장에 있으면 속이므로 피를 기르고 생각을 편안하게 한다. 갑자기 생기면 겉이 되어서 쉽게 치료하고 오랜 병은 속이 되어서 치료하기 어렵다.'고 하였다. 이 이야기를 살펴보니 겉과 속이 같지 않음이 뚜렷하다. 병을 치료할 때 쓰면 북채로 북을 쳐서 바로 소리가 나듯이 효과가 빠르다.

《영추 전광편》에서 '눈초리가 밖에 얼굴 쪽이면 바깥눈초리이고 코 가까이 안쪽에 있으면 안쪽눈초리이다. 위는 바깥 눈초리고 아래는 안쪽 눈초리이다.'고 하였다. 눈병을 보면 남자는 왼쪽 눈에 병이 많고 여자는 오른쪽 눈에 병이 많다. 이것은 음양과 기운과 피가 같지 않기 때문이다. 또 왼쪽과 오른쪽이 어긋나면 삿된 뜨거움이 쳤다. 남자는 먼저 왼쪽 눈을 해치는데 오른쪽 눈에 자주 나타나면 지킬 수 없다. 여자는 먼저 오른쪽 눈을 해치는데 왼쪽 눈에 병이 자주 나타나도 치료할 수 없다.

반드시 사람이 늙거나 어리고 튼튼하거나 약한 지를 살피는데 어리고 튼튼하면 쉽게 낫지만 늙고 약하면 치료하기 어렵다. 쉽게 치료되는 경우는 따뜻하고 조화로운 약을 쓰고 치료하기 어려운 경우는 늘리고 북돋는 약을 쓴다. 증상에 따라 약을 쓰면서 하나를 우기지 않는다.

눈의 증상은 아주 많지만 먼저 잘 나누고 헤아려서 미리 그 처음을 정하면 잘못하지 않는다. 만약 눈동자가 울퉁불퉁하면 치료할 수 없고 눈동자구멍이 푸르거나 초록이거나 희면 치료할 수 없고 아주 검어도 치료할 수 없다. 눈에서 나는 빛이 작아도 치료할 수 없다. 이것은 늙은이가 피가 약해진 증상이다. 겉흠가림이 반달 꼴이어도 치료하기 어렵다. 눈자위가 둥글면서 해치지 않았으면 별 겉흠이 많거나 적고 겉흠이 진하거나 엷은지를 거리끼지 않고 모두 치료한다. 겉흠이 반질반질할까 두렵고 별 겉흠이 눈동자에 있을까 걱정이다. 그러면 겉흠과 막이 가볍거나 얇고 별 겉흠이 작아도 모두 치료하기 어렵다. 겉흠가림이 모두 없어지지 않았더라도 절대로 칼로 자르면 안 된다. 눈은 피를 얻어야 볼 수 있는데 칼로 자르면 피를 해친다. 또 불로 뜸을 떠서도 안 된다. 겉흠과 막은 간장에 불에서 생기는데 불로 치면 불로 불을 돕는다. 어떻게 좋은 방법이겠느냐. 반드시 먼저 약을 먹고 눈에 넣는 약을 같이 쓰면 병이 점점 나아지고 뿌리가 없어져 다시 생기지 않는다.

눈병을 살펴보니 밖에서 들어옴이 있고 안에서 해침이 있다. 밖에서 들어옴은 차가움, 바람, 더위, 축축함, 마름, 불이고 드러남증이다. 병에 걸리면 눈이 갑자기 아프고 흰자위가 붉게 부으며 눈곱과 눈물이 흐르고 붉게 짓무른다. 병세가 빠르지만 치료하기 쉽다. 안에서 해침은 기쁨, 성냄, 근심, 생각, 슬픔, 두려움, 놀람에 일곱 감정이다. 병에 걸리면 검은자위가 아래로 눌리거나 검은자위 게눈증이 일어나 겉흠과 막이 가리면서 흐릿하다. 흰자위가 붉지 않지만 눈동자구멍이 크거나 작으면서 사물이 어둡게 보인다. 눈속증은 하나가 아니며 병세가 느리지만 치료하기 어렵다. 또 안도 아니고 밖도 아닌 것이 있다. 음식을 맞춰 먹지 않거나 배고프고 배부르게 먹거나 심하게 일해서 생긴다. 당연히 비장과 위장을 주로 치료해야 한다.

눈에 증상은 많지만 뜨거움과 바람, 비워짐과 채워짐을 벗어나지 않는다. 치료도 흩어지게 하거나 뜨거움을 식히고 북돋거나 빼내는 방법에서 떨어지지 않는다. 그러나 북돋는다고 인삼 백출을 지나치게 쓰지 않아야 하는데 불을 도와준다. 오직 시원하고 조화로우며 늘리고 촉촉하게 하는 종류를 쓴다. 또 빼낸다고 망초 대황 용담초를 많이 쓰지 말아야 하는데 피를 뭉치게 한다. 오직 내뿜으면서 막힌 것을 없애는 종류를 쓴다. 약을 맞게 쓰면 눈병은 스스로 낫는다. 지금 사람들이 눈병을 치료할 때 흔히 크게 북돋지 않고 빨리 크게 차갑게 하기 때문에 많이 해친다. 눈병을 치료할 때 차가운 약을 쓰지 않는 것이 정말로 중요한 치료법이다.

또 병이 되는 뿌리를 살펴서 치료해야 한다. 술을 좋아하는 사람은 술을 조금씩 끊고 성관계를 좋아하면 느리게 끊으며 갑자기 화내는 사람은 부드럽게 끊으라고 말해야 한다. 듣지 않으면 치료하기 어렵다. 심장은 피를 만들고 비장은 피를 거느리고 간장은 피를 감춘다. 피가 뜨거움을 얻으면 돌아다니고 차가움을 얻으면 엉긴다. 엉기면 겉흠이 생기고 막이 생겨서 눈병을 앓는다. 조심해야 한다.

눈병이 생긴 다음에는 신장 물을 도와줘야 한다는데 왜 그런가? 눈은 주로 간장이 되고 간장은 눈으로 구멍이 열려있으며 눈은 피를 얻어야 볼 수 있다. 신장 물을 도와주면 물이 나무를 만들고 나무가 불을 만들며 불이 흙을 만들고 흙이 쇠를 만들며 쇠가 물을 만든다. 만들고 만들면서 끊어지지 않아야 이로움이 끝이 없다. 신장 물이 없어져버리면 물이 나무를 만들지 못하고 나무가 불을 만들지 못하며 불이 흙을 만들지 못하고 흙이 쇠를 만들지 못하며 쇠가 물을 만들지 못한다. 간장에 피가 없어지고 불이 제멋대로 타오르는데 그 피해를 말로 다할 수 있겠느냐!

○ 눈을 맥으로 진단하지 것이 전혀 중요하지 않다는 이야기.

흔히 병이 있으면 맥이 있다고 하는데 이것은 대강 말했다. 그 작고 아득함이 모두 꼭 맥에 기댄다고 할 수 없다. 눈병은 반드시 눈속증인지 눈겉증인지 보아야한다. 눈속증은 안에서 가린 증상이고 눈겉증은 밖에서 가린 증상이다. 반드시 어떤 증상인지 병이 얕거나 깊은지 어떤 수레바퀴나 성곽에 있는지를 따져 보아야 한다. 이렇게 또렷이 따져본 다음에 치료해야 마땅하게 된다.

지금 젊은 여자나 지위가 높은 사람이 내실에 앉아서 단지 장막 밖으로 손을 내밀어 맥을 보고 병을 치료하려고 한다. 또 약을 제대로 썼기 때문에 효과가 나는지 몰라서 맥을 본다. 오로지 맥을 중요하다면 더욱 보는 진단, 듣는 진단, 묻는 진단이 먼저 있고 나서 그 다음에 맥을 보아야 한다. 맥을 짚어서 알면 그냥 솜씨가 있다고 말할 뿐이다. 정말 증상이 심한 경우는 목숨에 관계되는데 오직 솜씨에 기대서 치료한다면 목숨을 얼마나 가볍게 보는 것이냐. 정성을 기울여 자세히 살피면서 진단한 다음에 치료해야 맞다. 목숨이 중요하다면 반드시 이 말대로 해야 한다. 더구나 눈은 다섯 기관 중에서 가장 중요하다. 눈을 감고서 장막 속에 몸을 숨기고 장막 밖으로 손을 내밀게 한다. 그래도 여섯 맥을 주지 않는다고 하지 않으면서 눈이 있는 것과 서로 같다고 한다. 맥을 짚고서 어떤 맥인지 따져야 하는데 눈을 감고서 알겠느냐? 맥에 뛰어난 솜씨가 있는 사람도 쉽게 알지 못할까 두려워한다. 뒤에 배우는 사람이 이러한 묘함에 다다라서 어떻게 그 흠과 좋음을 정할 수 있겠느냐. 반드시 추측해서 넘겨짚을 뿐이고 쓰는 약도 추측해서 넘겨짚는 약일뿐이다. 이러면 마땅하고 효과가 빠르기는 정말 어렵다. 견주어서 이야기하면 두 잘못 중에 환자가 스스로 잘못한 것이 더욱 심하다. 이 잘못을 특히 뽑아내야 한다. 반드시 맥을 짚는 것 이외에 더욱 자세히 살펴야 비로소 잘못에 이르지 않는다.

《목경대성》

○ 물과 불에 대한 이야기를 치켜세운다.

온 세상이 생기고 변화하는 기틀은 물과 불일 뿐이다. 공평해야 하고 치우쳐서는 안 되며 합쳐져야 하고 나뉘어서는 안 된다. 불에 타고난 바탕은 위로 타오르지만 아래로 가는 것도 있다. 물에 타고난 바탕으로 아래로 가지만 위로 올라가는 것도 있다. 가운데로 스며들어 화합해서 가득함이나 이지러짐이 없으면 만난다고 이름 붙인다. 만나면 서로 도움이 되고 만나지 못하면 도움이 되지 않는다. 만남은 살아있는 꼴이고 만나지 못함은 죽는 조짐이다. 세차거나 가물면서 사물이 생기지 않으면 불이 치우쳐 이긴다. 물이 지거나 넘치면서 사물이 생기지 않으면 물이 치우쳐 세차다. 바람과 이슬이 고르고 비와 햇볕이 때에 맞으면 고른 실마리를 이어간다. 오랫동안 고르게 이어지면 백성과 사물이 평화로워서 나라에 운명이 날로 융성해진다.

사람 몸에 물과 불은 기운과 피이고 음

과 양이다. 외로운 음은 양이 없어서 생기고 홀로 양은 음이 없어서 변한다. 기운이 변하면 불이 되고 피가 변하면 물이 된다. 기운과 피가 다투면서 변하고 함께 다니면서 어긋나지 않아야 음과 양이 각각 그 장소를 얻는다. 그런 다음에야 물이 나무를 생기게 해서 간장이 자라고 나무가 불을 생기게 해서 심장이 세차며 불이 흙을 생기게 해서 비장이 튼튼하다. 흙이 쇠를 생기게 해서 폐장이 촉촉하고 쇠가 물을 생기게 해서 신장이 넉넉하다. 돌고 돌면서 서로 생기게 해야 모든 몸과 아홉 구멍이 자기 할 일을 맡는다. 생기고 자라고 거두고 감추면서 사물이 함께 다닌다.

또 사물은 음에서 잉태하고 양에서 태어난다고 말한다. 잉태하면 그 가운데에서 쌓기 때문에 피가 넘칠 수 있다. 태어나면 밖으로 내보내기 때문에 기운이 부족해질 수 있다. 부족하거나 넘치는 것은 치우친 것이며 치우치면 합치지 못한다. 그러므로 기운과 피가 함께 중요하다. 다만 기운을 이롭게 하는 것이 피를 북돋는 것보다 갑절이 되어야 한다. 특히 물을 억누르고 불을 높여서는 안 된다. 대개 하늘은 땅을 감싸고 양은 음을 거느리는데 이렇지 않으면 고르지 못하게 된다. 그래서 음 증상에 뜨거운 약을 쓰는데 뜨겁게 해서 기운을 돕고 양 증상에 차가운 약을 쓰는데 차갑게 해서 피를 서늘하게 한다. 치우쳐 있기 때문에 고르게 한다. 불이 한번 위로 타오르면 쓰면서 짠 맛으로 내린다. 물이 한번 아래로 가면 맵고 따뜻하게 해서 올린다. 나누어졌기 때문에 합치게 한다.

올렸는데 올라가지 않거나 내렸는데 내려가지 않거나 뜨겁게 했는데 뜨겁지 않거나 차갑게 했는데 차갑지 않은 경우가 있다. 이것은 돕지 않는다고 말한다. 돕지 않으면 날로 병으로 향해 가고 더욱 아래로 가면 목숨이 끊어지게 된다. 그러므로 만남은 살아있는 꼴이고 만나지 않음은 죽는 조짐이다.

솥이나 시루에 불을 땔 때를 보지 않느냐. 물이 위에 있고 불이 아래에 있다. 이렇게 물과 불이 만나야 김이 끓어올라 모든 곡식이 익고 사람이 얻어먹는다. 사람이 도움을 받아 자라는 것은 온갖 곡식에 있지 않고 물과 불에 있다. 그러므로 사람 몸은 하늘과 땅이다. 하늘과 땅은 물과 불이다. 생기게 하거나 변하게 하고 돕거나 돕지 못함을 말하지 않아도 알 수 있다.

치켜세워 말하면 하늘은 하나에 알짜고 땅은 여섯에 신령스러움이다. 빛깔은 원래 푸르고 성격은 조화로우며 덕은 힘써 자란다. 말라버리거나 가득차지 않도록 성처럼 막고 호리병처럼 지킨다. 이미 맑으면서 이미 가만히 있어야 크게 지혜로울 수 있다. 태극이 나뉘지 않았으면 목숨은 무극에 깃든다. 태극이 나뉘면 숫자로 칠을 이루어 백성에게 윤택함이 미쳐서 살린다. 소리도 없고 색도 없다. 사라지면 흙먼지로 하늘이 뿌옇고 자라면 환하게 빛난다. 진실로 그 가운데를 잡고 지키는 것이 가장 높은 덕이다.

○ 치료 효과가 다르거나 같음에 대해 대답한다.

옛날에 뛰어난 의사는 먼저 의학을 깊이 배운 다음에 사람 일을 잘 알았다.

그래서 기틀을 보면서 치우치지 않고 두루두루 변하게 치료했다.

증상이 같지만 치료가 다르다고 말하는데 왜 그런지 말하겠다. 사람에 병은 남자나 부인, 아이나 갓난아기에게 있고 홀아비나 과부, 늙은이나 허약한 사람에게도 있다. 아이 낳기 전이거나 나은 다음, 오래된 원인이거나 새로 걸린 병, 비워짐이나 채워짐, 가벼움과 심함이 있다. 또 평소에 성격이나 요즘 괴로움이나 즐거움, 약을 먹음이나 먹지 않음, 증상이 됨과 되지 않음도 있다. 온갖 생김새가 있어서 질서를 세울 수 없는데 어떻게 하나로 치료할 수 있겠느냐. 치료할 때 부자거나 귀한 사람은 쉽고 가난하거나 천한 사람은 어려운 경우가 있다. 또 가난한 사람이 부자보다 쉽거나 귀한 사람이 천한 사람보다 어려운 경우가 있다.

치료는 같지만 효과가 다르다고 말하는데 왜 그런지 말하겠다. 비단 옷을 입는 부잣집은 많이 즐겁고 성격은 우쭐댄다. 바둑을 두거나 술을 마시고 구름이나 비도 조심하지 않는다. 한번 거스르는 것이 있으면 갑자기 화내면서 소리 지른다. 더구나 사냥이나 땅, 소송을 좋아하는데 밤낮으로 멈추지 않아서 안에 다섯 불이 함께 움직인다. 또 약을 아이나 부인에게 맡겨 달이는데 약을 만들면서 마땅하지 않을까 두렵고 가깝게 두고서 빠르게 대응하기 어렵다. 그러나 잘 먹고 잘 자며 마음이 하고 싶은 대로 따른다. 마루 위에서 한번 소리 내면 섬돌 아래에서 모두 조아린다. 이처럼 바꾸기 쉽다. 깨끗한 절개를 가진 집은 목숨이 괴롭고 몸이 수고스럽다. 콩과 좁쌀이 종종 이어지지 않는데 어떻게 약재를 헤아릴 수 있겠는가. 한번 뜨겁게 하면 열 번은 춥게 하고 몸조리해도 큰돈을 쓰지 못한다. 그러나 바람에 익숙하게 드러나 있기 때문에 밖에서 삿된 것이 조금 들어와도 쫓아낸다. 명아주와 콩잎처럼 변변치 못한 반찬을 먹기 때문에 몸이 비워졌을 때 달고 따뜻한 약을 쓰면 한번만 북돋아도 낫는다.

또 말하는데 사람이 이 세상에 태어나 늦게까지 즐기러 다니고 감정에 매이면서 욕심에 매이는 것은 어진 사람이나 못난 사람도 모두 피하지 못하고 조심하기 어렵다. 다만 다른 병으로 팔다리가 나른하면 모두 내려놓기 때문에 조심하지 않아도 조심한 것 같다. 눈병에 비워짐이나 채워짐은 모두 불이며 알짜가 힘 있을 때는 평소처럼 강하게 싸운다. 지키는 곳이 몸이고 물을 수 없는 곳이 마음이기 때문에 조심해도 조심하지 않은 것 같다. 어쩔 수 없이 반드시 가고 어떤지 알지 못하면서 먼저 하는 것은 성냄과 성욕, 노름이다.

성냄은 미친바람과 같고 생김새는 천둥이다. 《어》에서 '천둥은 나무에서 나타나며 마른 뿌리가 끌어당긴다.'고 하였다. 또 천둥과 바람이 서로 뭉쳤을 때 나무가 아니면 그 위엄을 돕지 못한다. 이 때문에 성인이 《역》을 지어 천둥이 몸에 들어서면 더욱 엄격히 조심하게 하였다.

성욕은 감정에 처음이고 신장에 적이라고 한다. 사람 몸에 오장육부는 모두 불이며 이것에 기대어 한 점에 진짜 물이 자란다. 어떻게 갑자기 다 없애버릴 수 있느냐. 주단계는 '사람에 심장인 임금 불이 한번 움직이면 신하불이 바로 일어난다. 서로 맞대지 않아도 정액이 자기도 모르게 흐른다. 음이 비워지고 불이 움직이면 스스로 멈추지 못해서 오히려 거짓 성교로 그 불을 빼내는데 그러면 거꾸로 불이 꺼지지 않아서 불꽃이 점점 타오를까 두렵다. 불꽃이 점점 타오르면 성욕이 더욱 일어나 성교를 더 오래하고 더 많이 빼낸다. 알짜가 마르지 않거나 타고난 기운이 해치지 않을 수 있겠느냐.

노름은 법을 어기고 재산을 잃는다. 또 흘러 다니는 백성과 방탕한 아이는 정말 목숨처럼 여긴다. 나는 정말 이해할 수 없다. 또 탐낸 것을 그렇게 얻었지만 모두 돈을 흙처럼 흩뿌리면서도 아까워하지 않는다. 흥겨워해서 그렇다고 하지만 각진 기운으로 애를 태우면서도 항상 생각을 지키지 못한다. 심하면 깨끗하게 모두 저당 잡혀도 부끄러운 마음이 들지 않는다. 이것 때문에 도둑놈이 되지 않는 경우가 정말 드물다.

눈은 간장과 신장에 바깥 조짐으로 밖에 병이 없으면 안에도 병이 없다. 이세 일을 없애지 않으면 가벼운 증상은 심하게 변하고 심한 증상은 치료하지 못하게 변한다. 의사 일을 맡은 사람은 숨김없이 솔직히 말해야 하고 그렇지 않으면 말로 좋게 타이른다. 먼저 화내거나 끌리는 감정 때문이라면 기회를 봐서 말을 던지고 천천히 그칠 수 있도록 권한다. 자연스럽게 고르게 되어 마음이 식으면 이리저리 뒤섞인 변화에 따라 약을 쓴다. 그러면 도리에 맞지 않는 것이 없

다. 증상이 같지 않지만 치료 효과는 하나다. 안과에서 반드시 일어나는 병이다.

○ 더위, 불, 말라버림, 뜨거움이 다르거나 같다는 이야기.

더위와 뜨거움은 같은 기운인데 옛날에는 둘로 나누었다. 말라버림과 불은 다른 몸이지만 지금은 하나로 합쳤다.

이명지가 '움직이지 않으면서 얻으면 더위 해침이고 움직이면서 얻으면 뜨거움 당함이다. 한가한 사람이 우연히 넓은 정자나 높이 솟은 집에서 쉬다가 물과 나무로 그늘지면서 춥다. 이렇게 억눌리면서 펼치지 못하면 더위 해침이 된다. 고생하는 사람이 무거운 짐을 지고 힘들게 일하며 멀리까지 밭을 간다. 이렇게 불과 더위가 뿜어내면 뜨거움 당함이 된다.'고 하였다. 왕안도는 '움직이지 않으면서 얻으면 음증이고 더위가 아니다.'고 하였다. 소행보는 '더위와 뜨거움은 같이 기운이지만 이름이 다르다. 대개 낮에 불이 몹시 세차거나 사람이 서둘러 길을 가다가 얻는 것을 말한다. 음식을 먹을 수 없지만 입과 몸이 불에 타는 듯 하며 갑자기 까무러쳐 사람을 알아보지 못한다. 뜨거움 당함이라고 이름 불러도 좋다. 평소 집에만 있으면 어른 아이 할 것 없이 모두 추위와 더위를 견딜 수 없다.'고 하였다. 나는 여름철에 들어서면 연못에 있는 정자에서 몸을 편안하게 하고 오얏이나 참외를 찬물에 담가 입을 시원하게 한다. 얼음을 두르고 부채를 부치며 밤에는 대자리와 등나무 평상에 눕는다. 뜨겁게 찌지 않고 시원한 바람이 자리에 가득하다. 그러면 안

에는 웅크린 음이 있고 밖에는 서늘한 기운이 있어서 땀이 나지 않다가 음이 점점 들어가고 양은 점점 내뿜지 못한다. 그러던 어느 때 어지럽고 한열이 번갈아 생기면서 토하고 배가 아프다. 이것은 여름철에 차가움이 들어온 것으로 여름철이라는 말에 얽매이지 말고 더위를 치료하는 약을 쓴다.'고 하였다.

세 가지 이야기 중에 소행보가 가장 낫고 왕안도가 그 다음이다. 어리석은 생각으로 큰 더위가 크게 돌아다니면 이르지 않는 곳이 없다. 멋대로 얼음이나 부채, 물, 돌로 서늘하게 해도 결국 추워지지 않는다. 또 차가움이 밖을 막아 더위와 불이 펼치지 못하기 때문에 차가움이 드러남이고 뜨거움이 바탕이다. 먼저 가볍고 시원한 약으로 겉을 흩어지게 한 다음에 이어서 서늘하고 고른 약으로 속을 시원하게 한다. 그리고 마지막에 맵고 단 약으로 처음을 쫓아내면 낫지 않을 수 없다. 편하게 음에 증상이라거나 차가움이 들어왔다고 부르면서 맵고 뜨거운 약을 쓴다면 허물이 된다.

생각이 가만히 있으면 음이 생기고 몸을 많이 쓰면 양이 세차다. 생긴 음은 오장육부에 하늘이 이룬 불로 진짜 불이다. 세찬 양은 아주 지나치게 사물을 어지럽히고 거슬러 뭉치게 한다. 그러면 오장육부의 불이 번갈아 일어나는데 다섯 뜻의 불이라고 부르며 삿된 불이다. 하늘이 이룬 불은 생기고 생겨서 끊어지지 않지만 다섯 뜻에 불은 병이 될 수 있다. 불은 삿됨과 바름으로 나누지만 말라버림은 비워짐 한가지다. 《내경》에서 '모든 뻑뻑하거나 말라버리거나 거칠어지거나 말라 단단한 것은 모두 마름에 속한다.'고 하였다. 유하간은 '바람, 뜨거움, 불은 모두 양이고 마름, 축축함, 차가움은 모두 음이다.'라고 하였다. 그러나 마름과 쇠는 가을과 음에 속하지만 차가움, 축축함과 다르고 오히려 뜨거움, 바람과 같다. 이동원이 '배고픔과 배부름, 힘든 일은 오장 기운을 해친다. 맵고 뜨거우면서 진한 음식은 불을 도와 피를 마르게 한다. 그래서 진짜 음이 없어져 똥 누기가 어렵고 메마르게 맺힌다.'고 하였다.

또 뜨거움과 바람, 음과 양이 있으므로 치료할 때는 나눠야 한다. 불이 세차면 바람이 생기고 바람은 축축함을 이긴다. 그래서 바람은 마르게 한다. 바람이 힘세면 뜨거움이 생기고 진액을 마르게 한다. 그래서 뜨거움은 마르게 한다. 양이 채워지고 음이 비워지면 불이 물을 끓여 마르게 한다. 그래서 양은 마르게 한다. 바람이 굳세면서 시원함이 시들게 하면 마른 기운이 속으로 들어갔다가 살갗으로 나온다. 그래서 음은 마르게 한다. 안팎에서 열이 나면 더위, 불, 마름이 모두 있다. 보고 물어서 원인을 얻지 못했다면 맥을 봐서 알아야 한다. 차가운 바람이 들어오면 열이 나고 맥은 뜨면서 단단하며 머리가 아프고 콧물이 난다. 이러면 뜨거움이 밖에 있다고 또렷이 알 수 있어서 땀을 내면 그친다. 음식으로 안을 해치면 열이 나고 맥은 매끄러우면서 빠르며 가슴이 그득하고 트림이 있다. 이러면 뜨거움이 안에 있다고 또렷이 알 수 있어서 소화시키면 편안하다. 열이 나는데 맥에 힘이 없고 팔다리가 나른하며 땀이 나고 추위를 싫어하지 않다. 이러면 일을 해서 겉과 속이 비워진 증상이어서 북돋고 기르면 스스로 물러간다. 양이 비워지면서 뜨거우면 차가운 바람이 아니더라도 땀이 나고 맥은 뜨면서 힘이 없거나 크면서 힘이 없다. 음이 비워지면서 뜨거우면 맥은 빠르면서 작고 구멍나거나 깔깔하면서 작고 흔히 오후에 생긴다. 뭉친 뜨거움은 손발 가운데가 뜨겁다. 살갗에 뜨거움은 심하지는 않지만 뜨거움이 퍼져나가지 못한다. 답답하면서 뜨거우면 괜히 답답하고 두근거리면서 뜨겁다는 뜻이다. 몸이 마르면서 나는 뜨거움은 뜨거움이 뼈에 있으며 뼈를 찌는 뜨거움이다.

모아서 말하면 뜨거움은 비워짐과 채워짐이 있는데 비워짐은 마름이고 채워짐은 불이다. 뜨거움은 당함과 나타남이 있는데 당함은 밖에서 오고 나타남은 안에서 나온다. 합치려고 하지만 얻어야 합칠 수 있다. 더위나 뜨거움에 맞은 사람은 증상이 불로 나타난다. 더위는 곧 불이고 불이 곧 더위다. 불에 위세가 거셀 때 찬 사물을 가까이하면 반드시 뜨거움이 나타난다. 마름은 곧 불이고 불이 곧 마름이다. 나누려고 하지만 얻어야 나눌 수 있다.

아! 더위, 불, 마름, 뜨거움은 이처럼 몸과 기운에서 다르거나 같구나. 예전에는 나눴지만 지금은 합친다. 정말로 둥근 기틀에 있다면 말없이 서로에 생각을 나눌 수 있다. 그래서 언유지가 '뒤에 가서 지금을 보고 지금처럼 예전을 본다. 이것을 합치고 저것을 나누는데 둘이면서 하나이다.'라고 하였다.

○ 머리바람증.

머리바람증은 머리에 바람이다. 《내경》에서 '머리바람증은 머리와 얼굴에 땀이 많고 바람을 싫어한다. 바람이 올 때는 하루 먼저 머리가 심하게 아프고 바람이 있는 날에는 조금 낫는다. 바람기운이 풍부혈을 돌아 위로 가서 골이 아프면 골바람증이라고 부른다.'고 하였다. 《내경》에서 '머리바람증은 원래 차가운 바람이 골과 등뼈에 들어갔다.'고 하였다.

머리가 아픈데 여러 해 동안 낫지 않는다면 큰 차가움에 당했다. 사람이 평소 가래불이 있다가 차가운 바람이 들어오면 뜨거움이 뭉친다. 눈이 가물거리고 아픈 듯이 하면서 아프지 않는데 머리가 어지러움이라고 부른다. 눈에 검고 어두운 속티가 보이고 움직이지 않는 것이 움직이듯이 보인다.

또 몸이 빙빙 돌고 귀가 안 들려 배나 수레 위에 있는 듯하다. 일어나면 쓰러지려고 하고 심하면 토하면서 음식을 거의 먹지 못한다. 이것은 바람이 간장나무를 뒤흔들어 그 기운을 부추겨서 가래불이 기운을 따라 거슬러 올라갔다. 만약 토하거나 코피가 나거나 월경이 쏟아졌기 때문이면 비장이 비워져 피와 기운을 거두어들일 수 없어서 모든 피가 길을 잃었다. 술과 성교가 지나치면 신장이 비워져 기운을 거둘 수 없어서 거슬러 치솟아 위로 갔다. 또는 크게 허약할 때 차가움이 타고 들어가 얻기도 한다. 머리가 아찔함이라고 부른다.

갑자기 머리가 아픈데 쪼개고 깨지는 듯해서 참을 수 없으면 다만 머리아픔이라고 부른다. 그러나 깊어지고 오래되어 점점 심해지면 머리바람증이라고 부른다. 바람으로 아프면 반드시 눈을 해친다. 《내경》에서 '봄기운은 머리에 있다.'고 하였는데 바람기운이 간장으로 통하고 간장에 구멍이 눈으로 열려있기 때문이다.

머리는 여섯 경락을 따져봐야 한다. 그 다음에 치솟아 아픔, 한쪽 아픔, 진짜 아픔을 따져본다. 그리고 다음에 피 비워짐이나 기운 비워짐, 뜨거운 축축함이나 차가운 축축함을 따져보는데 같지 않다. 태양경 머리아픔은 바람과 추위를 싫어하고 맥은 뜨면서 단단하며 머리 꼭대기와 두 이마 모서리가 아프다. 소양경 머리아픔은 추위와 열이 오가고 맥은 팽팽하며 귀 뿌리로 이어져 아프다. 양명경 머리아픔은 열이 나면서 땀이 나고 맥은 뜨면서 크며 태양혈에서 눈초리와 이빨, 뺨까지 이어져 아프다. 태음경 머리아픔은 반드시 가래가 있어서 몸이 무겁거나 배가 아프며 맥은 가라앉으면서 느리고 머리가 무겁다. 소음경 머리아픔은 차가운 기운이 거슬러 올라 차가움이 치솟으며 맥은 가라앉으면서 작다. 궐음경 머리아픔은 가래와 침을 토하고 손발이 차며 맥이 뜨면서 부드럽고 보는이음새를 당기면서 아프다. 이런 여섯 경락에 머리아픔은 모두 바깥 삿됨을 끼고 있다. 피가 비워진 머리아픔은 어미혈에서 위쪽으로 치고 맥은 뜨면서 힘이 없다. 기운이 비워진 머리아픔은 귀가 울고 모든 구멍이 잘 통하지 않으며 맥은 가라앉으면서 힘이 없다. 뜨거운 축축함으로 머리아픔은 가슴이 답답하고 뜨거움을 싫어하며 머리가 무거운데 날씨가 흐리면 더 심해진다. 차가운 축축함으로 머리아픔은 기운이 위로 가서 내려오지 않고 때때로 설사하며 축축하면서 뜨거운 사물에 가까이 가면 조금 풀린다. 한쪽 머리아픔은 삿된 기운과 바른 기운이 서로 기대 가운데에 설 수 없고 삿된 기운이 돌아다니면서 바른 기운이 막히기 때문에 아프다. 왼쪽에 있으면 주로 바람이거나 피가 비워짐이고 오른쪽에 있으면 주로 기운이거나 가래 뜨거움이며 비워진 차가움도 함께 있다. 치솟아 머리아픔은 큰 차가움이 등뼈와 골까지 들어왔다. 등뼈와 골은 주로 골이 되는데 골이 거슬르기 때문에 머리가 아프며 맥은 가라앉으면서 느리다. 진짜 머리아픔은 뇌호혈까지 이어져 심하게 아프고 손발이 마디까지 차다. 맥은 느림이 다하면서 멈추며 아침에 나타나면 저녁에 죽고 저녁에 나타나면 아침에 죽는다. 이런 일곱 머리아픔은 모두 안에 원인으로 생긴다.

이밖에 눈썹 뼈가 심하게 아프다가 위에 머리 모서리를 치고 아래에 눈자위로 들어가는 증상이 있는데 네 경우에 속한다. 심장과 간장에 뭉친 뜨거움이 있거나 바람 가래가 위로 거슬러 올라갔거나 축축한 기운이 안에서 뭉쳤거나 밖에 차가운 바람을 끼고 있다. 밝은 빛을 보자마자 눈두덩이 아프면 간장이 비워졌다. 아프면서 눈을 뜰 수 없고 낮에 괜찮다가 밤에 거세면 비장과 위장에 묽은 가래가 머물러 흙과 나무가 조화롭지 않다. 머리가 아프면서 빙빙 도는 것이 생겼다 없어졌다 하고 갑자기 이쪽에 한 점이 있다가 저쪽에 한 조각이 있다면 아래는 비워지고 위는 채워지면서 바람과 불이 이리저리 흘러 다니는 증상이다.
　주단계가 '머리가 아프면 흔히 가래이고 심하면 불이다. 토하게 하거나 설사하게 한다.'고 하였다. 이것은 표범을 모두 보지 않고 일부만 보았기 때문에 가볍게 따라서는 안 된다. 치료를 하려면 반드시 먼저 끼고 있는 것을 보고 원인을 찾으며 경락을 정하고 맥의 이치를 섞어 합친다. 그런 다음에 그 치료법에 속한 처방을 쓴다면 해침을 거의 구할 수 있다. 중간 정도 의사는 눈이 편하지 않아서 머리바람증이라고 알지만 절대로 비롯된 곳을 생각하지 않는다. 서투른 의사는 눈 증상만 이야기하고 전혀 머리바람증과 이어서 알지 못한다. 제멋대로 어지럽게 해서 심해져 머리바람증이 되면 한숨만 쉰다. 그래서 이 책에서 바람이라는 한 글귀로 모았지만 밖으로 셋을 말한 뜻이다. 머리바람증을 이 증상 안에서 따로따로 벌려놓았지만 깨끗하게 나누어 따져보지는 못한다. 자질구레한 것을 싫어하지 않기 때문에 위에처럼 어지럼증과 머리아픔 등과 엮어서 함께 적어놓았다.
○ 오행에 삿됨과 바름이 병이 되는 것과 비워짐과 채워짐, 전해 물들음을 모아서 이야기함.
　의학의 과목 중에서 오직 안과의 증상과 치료가 가장 뒤섞이고 복잡하다. 그러나 하나로 꿰뚫으면 오행에 생김과 이김이고 안에서 해침과 밖에서 들어옴일 뿐이다. 안을 해치면 반드시 밖에 이르고 밖에서 걸리면 반드시 안으로 전한다. 한번 전하면 다시 전하고 한번 이르면 다시 이르러서 음양이 어지럽고 오행이 뒤섞여 보인다. 밖에서 들어옴은 거의 안을 해치고 안에서 해침도 거의 밖에서 들어옴이 되며 생김이 이김과 같아지고 이김이 생김과 같아진다.
　그러나 오로지 이것만 한다면 오히려 가장 중요한 점을 따져볼 수 없다. 의학책을 널리 읽지 않고서 어떻게 허물이 없기를 바라겠느냐. 칠 때 허물이 없으려면 정말로 비워짐, 채워짐, 도적, 작음, 전함, 함께 있음, 스스로임, 합침의 병을 알아야 한다. 비워짐, 채워짐, 도적, 작음, 전함, 함께 있음, 스스로임, 합침이라고 하지만 하늘과 땅이 사람을 만들 때 타고난 것이 크게 다르고 좋아하는 생김새도 각각 다르다. 자국자는 '사람에 마음은 얼굴처럼 같지 않다. 오직 이것이 다르다. 그래서 근심과 생각은 심장을 해치고 쌓이면 복량병이 된다. 몸이 춥고 찬 것을 마시면 폐장을 해치고 쌓이면 식분병이 된다. 크게 화내서 기운이 거슬러 올라가 내려오지 않으면 간장을 해치고 쌓이면 비기병이 된다. 음식을 알맞지 않게 먹거나 힘들게 일하면 비장을 해치고 쌓이면 비기병이 된다. 오랫동안 축축한 땅에 앉거나 억지로 물에 들어가면 신장을 해치고 쌓이면 분돈병이 된다. 사람마다에 욕심을 붓으로 다하기 어렵다.'고 하였다. 이것은 병이 없어도 병에 이르게 한다. 이것을 불나방이 불에 달려들어 그 몸을 스스로 태운다고 한다. 어떻게 누에에 실이고 코끼리에 이빨이기 때문이겠느냐.
　또 음양이 어그러지는 기운은 때가 없

이 없어지는데 그 중에 사람이 가장 쉽게 어기고 지금도 이미 스스로 어기고 있다. 각각 속한 곳에 따라서 자연스럽게 더 심해져 바람에 맞음, 더위에 해침, 가래에 맞음, 추위에 해침, 축축함에 맞음의 다섯 삿된 것이 나타난다. 다섯 삿된 것이 왔어도 또 나눠야 한다. 앞에서 오면 채워짐 삿됨이 되고 뒤에서 오면 비워짐 삿됨이 된다. 이기지 못하는 곳에서 오면 도적 삿됨이 되고 이기는 곳에서 오면 작음 삿됨이 되며 스스로 된 병이면 바름 삿됨이 된다.

예를 들어 심장 불이 간장 나무의 삿됨 때문이면 불이 나무에서 생기듯이 뒤에서 왔다. 불 속에 나무가 있고 나무는 흙을 이길 수 있다. 흙을 없게 하면 물이 이르러서 불을 가지고 오기 때문에 비워짐 삿됨이라고 부른다. 비장 흙의 삿됨 때문에 생겼으면 흙은 불에서 생기듯이 앞에서 왔다. 불 속에 흙이 있고 물이 이를 수 없으면 불이 무서워하지 않기 때문에 채워짐 삿됨이라고 부른다. 신장 물의 삿됨 때문에 생겼으면 물이 불을 이길 수 없듯이 이기지 못하는 곳에서 왔다. 이미 이길 수 없으면 세력이 반드시 해치기 때문에 도적 삿됨이라고 부른다. 폐장 쇠의 삿됨 때문에 생겼으면 불이 쇠를 벌줄 수 있듯이 이기는 곳에서 왔다. 이기면 해칠 수 없듯이 그런 반대로 이기는 이치가 있기 때문에 작음 삿됨이라고 부른다. 심장 불이 스스로 타오르면 다른 삿된 것이 간섭하지 않기 때문에 바름 삿됨이라고 부른다.

만일 심장병이 바람맞음 때문에 생겼으면 비워짐 삿됨이 되며 당연히 붉은빛깔이다. 왜 이렇게 말하는가? 간장은 빛깔을 주관하는데 심장에 들어가면 붉고 비장에 들어가면 노란빛깔이며 폐장에 들어가면 희고 신장에 들어가면 검으며 스스로 들어가면 푸르다. 간장에 삿된 것이 심장에 들어갔기 때문에 붉은빛깔이라고 알면 된다. 이 병은 몸에 열이 나고 옆구리 아래가 그득하면서 아프며 맥은 뜨고 크면서 팽팽하다. 가래에 맞음 때문에 생겼으면 채워짐 삿됨이 되며 당연히 쓴맛을 좋아한다. 비장은 맛을 주관하는데 심장에 들어가면 쓴맛이고 폐장에 들어가면 매운맛이며 신장에 들어가면 짠맛이고 간장에 들어가면 신맛이며 스스로 들어가면 단맛이다. 이 병은 몸에 열이 나고 몸이 무거우며 헛소리를 하고 팔다리를 거두지 못하며 맥은 뜨고 크면서 부드럽다. 추위에 해침 때문에 생겼으면 작음 삿됨이 되며 당연히 헛소리하거나 함부로 말한다. 폐장은 소리를 주관하는데 심장에 들어가면 말하고 간장에 들어가면 숨을 내쉬며 비장에 들어가면 노래를 부르고 신장에 들어가면 끙끙거리며 스스로 들어가면 우는 소리이다. 이 병은 몸에 열이 나고 오싹하면서 추위를 싫어하며 심하면 숨이 차면서 기침을 하고 맥은 뜨고 크면서 깔깔하다. 축축함에 맞음 때문에 생겼으면 도적 삿됨이 되며 당연히 땀이 나와 멈추지 않는다. 신장은 즙을 주관하는데 심장에 들어가면 땀이 되고 간장에 들어가면 눈물이 되며 비장에 들어가면 가래가 되고 폐장에 들어가면 콧물이 되며 스스로 들어가면 침이 된다. (한 곳에서는 스스로 들어가면 알짜가 된다고 말한다.) 이 병은 몸에 열이 나고 아랫배가 아프며 다리 정강이가 차갑고 맥이 가라앉고 부드러우면서 크다. 더위에 맞음 때문에 생겼으면 바름 삿됨이 되며 당연히 타는 냄새를 싫어한다. 심장은 냄새를 주관하는데 신장에 들어가면 썩은 냄새가 되고 간장에 들어가면 누린내가 되며 비장에 들어가면 향기가 되고 폐장에 들어가면 비린내가 되며 스스로 들어가면 탄내가 된다. 이 병은 몸에 열이 나면서 가슴이 답답하거나 또는 가슴이 아프며 맥은 뜨고 크면서 빠르다. 이 경맥과 저 경맥이 다 같이 병들면 합침이라고 부른다. 한두 경맥이 병들었는데 한 경맥은 끝나고 한 경맥이 더욱 심해지면 함께 있음이라고 부른다. 전함은 다섯 삿된 것이 스스로 오고가는 것으로 바른 삿됨에 다른 이름이다. 스스로임과 다른 것 때문임을 두루 합쳐서 또렷이 살펴야한다.

병이 만 가지로 변해도 주로 다스리는 방법이 있다. 뛰어난 의사는 이렇게 올 것을 알기 때문에 병이 들기 전에 치료한다. 이 때문에 옛 사람이 '처방을 만들어 병을 치료할 때 병에 원인이 있으면 병에 증상이 있고 또 병에 이름이 있다.'는 훌륭한 말로 가르침을 내렸다. 뒷 사람은 이런 이름을 돌아보고 뜻을 생각해서 증상에 따라 약을 주면 된다. 이렇게 증표처럼 서로 합친다면 정말로 주춧돌을 만들지 못할 리가 없다. 그러나 이 이치가 깊어서 쉽게 밝혀낼 수 없고 넓어서 줄이기 어렵다. 사람의 얕은 마음 속을 활짝 열 수 없기 때문에 이름난 의사들의 책을 갖춰서 거미줄로 촘촘히 채워야 한다. 지금까지 내려온 것을 끝까지 훑어보지 않는다면 어리석고 터무니없는 생각으로 뜻을 거스르게 된다. 처음에 학설로 말하다가 이어서 시나 그림이나 풀이로 하는데 생김새를 말로 다할 수 없다. 안을 해침과 밖에서 들어옴, 깊거나 얕음, 증상의 안이나 밖을 반드시 널리 찾아서 깊이 깨우치도록 해야한다. 짧은 문장과 작은 넓이 속에 깃든 것을 잘 알면 또렷이 하나로 본다. 내가 품은 것을 아끼지 않았으니 싫어하거나 깔보지 않았으면 좋겠다.

소자가 '병을 낫게 하려고 하지만 반드시 치료가 곤란한 경우가 있는데 여기에 무슨 뜻이 있느냐. 심장병은 늦여름에 낫는데 늦여름에 낫지 않으면 겨울에 심해진다. 겨울에 변하지 않으면 봄에 가지고 있다가 여름에 일어난다. 또 병이 심장에 있으면 무기에 낫는데 무기에 낫지 않으면 임계에 더한다. 임계에 변하지 않으면 갑을에 가지고 있다가 병정에 일어난다. 이런 길을 삿된 기운의 몸에 들어옴이라고 말한다. 이기는 곳에서 더하게 되고 생기는 곳에 이르면 낫는다. 이기지 못하는 곳에 이르면 심해지고 생김을 당하는 곳에 이르면 가지고 있다. 이렇게 그 위치를 스스로 얻어서 일어난다. 그래서 오행에 생기거나 이기는 이치는 곧 증상과 치료에 첫 번째 일이다. 이것에 전념에서 이것을 알지 않으면 안 된다.'고 하였다. 예를 들어 말한 위에 이야기로 나머지는 미루어 헤아리면 된다. 그러나 앞이 주인이고 뒤가 신하인 것은 아니다. 오장이 이러면 육부를 알 수 있다고 하는데 오장이 중요하고 육부가 보잘 것 없는 것이 아니다.

책 속에 비워짐과 채워짐 두 글자에 반드시 얽매이지 말아야 한다. 이것을 더욱 가볍게 내버려둘 수 없다.《내경》에서 '반드시 먼저 몸이 뚱뚱하거나 마른지를 헤아려 기운에 비워짐과 채워짐을 고르게 한다.'고 하였다. 이것은 몸으로 비워짐과 채워짐을 나누었다. 또 '삿된 기운이 세차면 채워진 꼴이고 바른 기운을 빼앗기면 비워짐이다.'라고 하였다. 이것은 삿됨과 바름으로 비워짐과 채워짐을 나누었다. 음식은 '음식이 세차면 기운이 세차고 음식이 비워지면 기운이 비워진다.'고 말했다. 핏줄은 '핏줄이 튼튼하면 피가 튼튼하고 핏줄이 비워지면 피가 허약하다.'고 말했다. '삿된 것이 스며들면 기운은 반드시 비워짐이고 머물면서 돌아다니지 않으면 병은 채워짐이다.'고 하였다. 나눠서 여기에 이른다면 숨겨도 드러나지 않는 것이 없다. 더 나아가 이야기하면 채워짐은 삿된 것이 채워짐이고 비워짐은 바름이 비워진 것이다. 그런데 삿됨이 비워지면 바름이 채워지고 삿됨이 채워지면 바름이 비워진다고 하는데 무슨 말이냐. 사람에 진짜 타고난 기운이 없어지지 않았다면 삿된 것이 어떻게 들어오겠느냐. 들어와도 아주 깊지 않아서 가볍게 맑고 조화로운 약을 쓰면 병이 물러간다. 크게 뜨겁거나 크게 차가운 약을 쓰면 모두 바른 기운이 비워지고 삿된 기운이 사납게 채워진다. 비워짐이나 채워짐은 단지 앞이나 뒤에서 온다. 즉 모든 병은 단지 전하거나 함께 있으며 스스로 받는 경우는 없다. 비워짐이나 채워짐은 기운과 피가 약하거나 세차게 보인다. 즉 모든 병은 안을 해침만 있고 밖에서 들어옴은 없을 뿐이다. 또 비워짐은 반드시 북돋음을 이야기한다. 그러나 삿된 것이 비워지고 바름이 채워졌을 때에 너무 빠르게 써서 병이 더 커질까 두렵다. 채워짐은 반드시 빼낸다. 그러나 삿된 것이 채워졌고 바름이 비워졌을 때에 자주 써서 늘어나는 기운을 칠까 두렵다.《언》에서 '채워짐을 채워지게 하면 부족한 것이 더 줄어들고 비워짐을 비워지게 하면 넘치는 것이 더 늘어난다. 장님이 눈먼 말을 타고 밤에 깊은 연못에 가는 꼴과 같다.'고 하였다. 이 생김새를 생각하면 깨닫는 것이 많다.

슬프다! 의사는 뜻이 있어야하고 약은 병을 물리쳐야 한다. 병을 물리치는 처방은 북돋음과 빼냄을 벗어나지 않는다. 의사가 뜻을 얻으면 비워짐과 채워짐이 아닌 것이 없다. 비워짐과 채워짐을 알고서 북돋음과 빼냄을 정하면 의사의 일은 다 했다. 다시 음양과 오행을 하지 않고도 복잡한 눈병을 하나로 꿸 수 있다.

○ 증상과 치료에 대한 간략한 말들.

병에 있는 증상은 아주 자세히 살펴야 한다. 각 증상에 있는 원인은 묻고 짚어서 실마리에 맞춰야한다. 뛰어난 의사는 하늘의 움직임을 깊이 새겨서 앞으로 올 병을 치료하고 중간정도의 의사는 때에 맞춰서 현재 있는 병을 치료한다.

왼쪽은 피와 음을 주로 하고 오른쪽은 양과 기운을 주로 한다. 양이 넘쳐 밖으로 뻗치면 반드시 거세고 빨리 변한다. 음이 세차서 안을 치면 조금 느리게 해치고 늘어지면서 전한다. 오른쪽에서 왼쪽으로 전하면 피와 기운이 싸우고 양이 세차기 때문에 아침에 괴롭고 저녁에 편안하다. 왼쪽에서 오른쪽으로 전하면 바람과 불이 짓누르고 음이 허약하기 때문에 밤에 심하고 낮에 편안하다.

 뚱뚱한 사람은 속이 부드럽고 살결이 늘어져 기운을 튼튼하게 채우지 못한다. 채우지 못하면 차가움이 생기고 차가움은 축축함을 생기게 한다. 축축함은 가래를 생기기 때문에 뚱뚱한 사람은 가래가 많아 밖에서 삿된 것이 쉽게 들어온다. 마른 사람은 속이 마르고 살결이 작아 피가 항상 말라버린다. 말라버리면 뜨거움이 생기고 뜨거움은 바람을 생기게 한다. 바람은 불을 생기기 때문에 마른 사람은 불이 많아 안을 해침이 자주 보인다.

 바람에 해치면 바람을 싫어한다. 바람이 겉 지킴을 해치면 열이 나고 머리가 아프면서 저절로 땀난다. 다시 더위에 해치면 열도 함께 싫어한다. 차가움에 해치면 추위를 싫어한다. 차가움이 속 기름을 해치면 갑자기 붉게 붓고 아프면서 땀은 나지 않고 콧물이 흐른다. 다시 음식을 싫어하면 음식에 함께 해쳤다.

 모든 가려움은 바람에 속한다. 가려움이 끝났는데 참을 수 없을 만큼 아프면 바람이 오래돼서 뜨거움으로 변했다. 모든 아픔은 불에 속한다. 심하게 아프면서 눈물이 많고 머리가 아프면 뜨거움이 심해 바람이 생겼다. 부풀어 오름은 축축함이 주로 한다. 삿된 축축함이 위에서 심하면 때로 가렵거나 때로 아프다가 삿된 뜨거움이 된다. 오그려 당김은 차가움이다. 눈꺼풀이 떨리고 흔들리는데 열이 있고 땀이 있으면 삿된 바람 때문이다. 삿된 것이 가벼우면 가렵고 삿된 것이 무거우면 아프다고 알아야 한다. 병이 와도 가렵고 병이 가벼도 가렵다.

 큰 병을 앓은 다음에 눈이 어두우면 알짜와 기운이 아직 돌아오지 않았고 처음부터 눈이 흐리면 눈동자가 흐려졌다. 은근히 깔깔하면서 아프면 음이 비워지면서 불이 움직였고 팽팽하게 당기면 흙이 마르고 바람이 생겼기 때문이다. 기운이 막혀서 가득 차면 머리가 이상하게 아프다. 눈자위가 불빛보다 붉고 핏줄이 크거나 작으면서 가로세로로 있으면 아주 나쁜 증상이므로 빨리 침으로 찔러 피를 내야 한다. 피가 엉겨 들어가 부풀면 잘 보이지 않는다. 눈물이 끓는 물처럼 뜨겁고 푸른 물[100]이 끈적이면서 딱딱하게 맺혀있으면 비워진 차가움이라도 절대로 불로 쳐서는 안 된다. 눈자위가 솟아오르고 자줏빛 핏줄이 많으면 갑자기 오는데 가끔 작다. 눈꺼풀이 꺼지고 검푸른 반점이 있으면 비워진 축축함이다.

 임신하면 뭉쳐서 피와 기운이 움직이지 않고 애기를 낳으면 겉 기름과 속 지킴이 부족해진다. 움직이지 않으면 뜨거움이 쌓이고 부족하면 차가움이 많아진다. 이 때문에 양이 비워지면 밖이 차고 양이 세차면 밖이 뜨겁다. 음이 비워지면 안이 뜨겁고 음이 세차면 안이 차다. 차가운 바람이 밖에서 치면 각각 속에도 불과 마름이 나타나고 불과 마름 다음에

---

100) 푸른 물은 방수를 의미하지 않을까? 전방포도막염 증상과 비슷한 설명이다.

갑자기 비워진 차가움으로 돌아가기도 한다. 이것이 큰 뜻이다.

눈초리에 군살이 이미 생겼는데 불이 세차다면 바로 검은자위를 뚫는다. 흰자위에 눈곱이 엉겨있는데 기운이 약해진다면 뒤집어져 샘물이 나오는 듯하다. 검은자위 붉은살증은 피에 샷된 것이 세찬 것이고 간장 나무가 마귀가 된 것이 아니다. 흰 겉흠이 눈알에 섞였다면 양이 음에게 억눌림을 당했다. 어떻게 폐장 쇠가 덕을 힘쓰지 않았겠는가. 흰자위에 가득차면 흰자위 붉은부음증이고 검은자위가 높으면 검은자위 부어오름증이다. 얽힌 눈핏줄증과 테두리가 붉으면 넘치는 불이 재앙이고 음양에 틈이 벌어져 기운이 어그러지면 찌르는 눈아픔증이다. 차가운 축축함이 속에 머무르면 흰자위 누런붉은빛깔증이 된다. 그렇지 않고 하늘에 다섯인 흙을 불로 불태우면 양 황달이고 땅에 둘인 불이 물에 빠지면 음 황달이다. 뜨거운 바람을 다스리지 못하면 눈초리 짓무름증이 된다. 가래와 묽은 가래가 위에서 심해져 샷된 뜨거움이 되면 축축하게 문드러지고 진액이 안에서 말라 봄기운이 오지 않으면 마르게 문드러진다. 때때로 흐르는 별이 보이면 성욕으로 신장 기운을 해쳤고 가끔씩 붉은 피가 나오면 샷된 불이 간장 경맥에 뭉쳤다. 뛰어난 선비가 술을 아주 좋아하면 축축한 뜨거움이 쪄서 흔히 붉거나 노란 군살이 있고 시인인 선비가 의협심이 있으면 알짜와 피가 없어져서 어둡고 속티가 생긴다.

피가 넘치면 부스럼이 되는데 심장 불이 타오르면 뜨거움이 아들까지 미친다.

다래끼는 뜨거운 축축함으로 노란빛깔이면서 말랑거리고 초창 다래끼는 뜨거운 바람으로 딴딴하면서 붉다. 뜨거움이 지나치면 새는 병이 되는데 간장 나무에 강한 바람이 비장으로 흘러들어갔다. 음증 구멍증은 불이 가득하면서 물이 말라 있고 양증 구멍증은 가운데가 뜨거우면서 밖에 샷된 기운이 있다. 바람을 맞아 차거나 뜨거운 눈물이 흐르면 간장이 비워져 샷된 것이 들어왔고 때도 없이 왼쪽과 오른쪽에서 눈물이 나오면 신장이 약해져 말라버렸다.

눈얼굴 부음증은 뜨거운 바람과 축축한 뜨거움으로 나뉜다. 뜨거운 바람은 부어오르면서 아프고 축축한 뜨거움은 말랑거리면서 일어난다. 눈자위가 뾰족 나오는 몸의 재앙을 막아야한다. 뜨거움을 싫어하고 눈이 부시면 피 비워짐, 불로 마름이 있다. 불은 뜨거움을 싫어하고 피 비워짐은 빛을 싫어한다. 또 비장에 채워짐도 뜨거움을 싫어한다는 것을 알아야 한다.

군살은 원래 위장이 세차고 심장이 애써서 기경 경맥에 뜨거움이 흘러 들어갔고 눈에 종기는 가볍거나 심하더라도 모두 오장에 샷됨 때문이다. 속눈썹 말림증과 눈꺼풀 둥근공증은 폐장에 비워짐과 비장에 비워짐이고 입이 돌아가거나 눈꺼풀 떨림은 피가 말라 바람이 생겼다. 한쪽이나 앞쪽 머리아픔은 바람이 음양을 흔들었고 전정혈과 후정혈 아픔은 샷된 것이 독맥과 임맥에 있다.

어린아이가 병이 생겼을 때 속 기름과 겉 지킴에는 뿌리가 없다. 뱃속아기에 바람이면 붉게 짓무르고 뱃속아기에 독이면 반점과 부스럼이 있다. 피와 기운이 비워지면서 바람이 생기면 입이 비뚤어짐을 피하기 어렵고 바람과 불이 심하면서 묽은 가래가 머물러 있으면 겉흠가림이 가로로 생긴다. 두진은 아주 나쁜 병으로 흐린 기운이 맑은 기운을 해쳤고 감병은 치료하지 못하는데 생긴 근원이 자라게 하는 근원을 잃어버리게 했다.

흰자위가 붉은 안개를 한줌 가지고 있으면 심장에 피가 함부로 다녔고 흰자위가 팔할 정도 쪽빛으로 변했으면 삿된 것이 간장을 쪄서 다그쳤다. 뜨거움이 뭉치고 바람이 휘돌면 성난 게가 눈자위에 가로로 있는 것을 본다. 피가 뭉치고 불이 타오르면 바다소라가 껍질을 깨고 나온다. 눈을 감고 뜨지 못하면 힘살이 늘어져 있다. 눈이 위에 걸쳐져 치켜뜨면 보는이음새가 끊어졌다. 몸을 오그리고 떨거나 오를 듯이 뒤집으면 경풍병과 타고난 간질병이고 눈알 흔들림증은 바람과 불이 휘돌고 있다. 움직이지 않는데 검은자위가 스스로 흔들리면 까무러치는 간질병이고 아무 이유 없이 항상 눈꺼풀이 깜박이면 간장 감병이 되려고 한다. 눈동자구멍 벌어짐증은 바람이 아니고 가래 뜨거움이 원인이며 눈동자구멍 좁아짐증은 생각과 알짜와 기운을 해쳤다. 골과 힘살이 잡아끄는 병은 벗어나거나 치우쳐 보는데 눈알 숨겨짐증을 미리 막아야한다. 머리가 쪼개질듯이 아프면 눈알 굳음증에서 찾는데 슬그머니 당기면서 길게 드리운다. 검은자위 노란 즙차오름증에서 흰 막이 속에서 가리는데 실제로 부풀지만 고름이 아니고 눈꺼풀 닭벼슬증과 흰자위 붉은알알이증은 모두 불과 흙이 만든다. 누런패인 눈겉흠증과 흰패인 눈겉흠증은 통통하게 떠서 여리면서 쉽게 길어지고 크거나 작은 골바람증은 당연히 바람과 불에 가래를 끼고 있다. 마르고 깔깔하면 심장과 신장이 괴로우면서 초조하며 아프기까지 하면 겉흠이 패였다.

번개보임증은 음양이 뒤섞였고 더욱 비워지면 어둔밤 보임증이다. 갈라지게 보거나 엉뚱보기증은 불이 물러나야 처음처럼 돌아오고 눈알 치우침증은 오래 지나도 돌아오지 못한다. 깊이얼음흠집 눈겉흠증과 깊이둥근 눈겉흠증은 기운이 맺히면서 알짜를 해쳤고 자라들어간 눈겉흠증과 음양 눈겉흠증은 기름이 엉기고 뭉쳐있다. 도지는 눈겉흠증과 별모인 눈겉흠증은 뜨거운 바람이 가끔씩 왔다 가므로 평소에 숨어있으며 흰자위 하얀 군살증과 검은자위 반달증은 차가운 축축함이 흰자위에 있다가 검은자위와 만났다. 눈꺼풀 복숭아증이 있는데 다시 머리가 아프면 흙과 나무가 서로 기대고 있다. 눈꺼풀 복숭아증이 아니면서 눈자위를 먼저 해쳤으면 바람과 불이 함께 나타났다.

이런 몇 가지는 모두 치료하기 어려운 증상이다. 또 더욱 심한 증상인 장님증과 갑자기 장님증은 100명 중에 3명 정도 낫고 어두운 눈바람증과 초록 눈바람증은 한 번도 치료한 경우가 없다. 눈속증은 일곱 감정에 슬그머니 해쳤으며 음머리바람증은 비워진 양이 아래로 꺼졌다. 바람 수레바퀴가 조금이라도 깨지면 약이 있어도 깨끗하게 치료하기 어렵고 아래로 눌렸으면 더 어렵다. 눈동자구멍이 바삭한 느낌이면 치료할 수 없다. 구름 가득한 겉흠이 눈두덩에 튀어나왔을 때 겉흠이 주사처럼 붉으면 둘레에 자줏빛 힘살이 얽혀있고 가림이 도자기처럼 매끄러우면 둘레가 붉은빛깔이지만 아주 깨끗하다. 가까이 보임증, 멀리 보임증, 검은자위 얼음뿌예짐증, 흰자위 새우부음증, 눈동자 바삭함, 눈속물 마름증, 눈꺼풀 쪼그라짐증, 위눈꺼풀 쳐짐증은 치료할 수 없다.

슬프다! 오래된 장님도 침과 약으로 뜨게 할 수 있는데 만듦과 변화가 없다고 어떻게 외칠 수 있는가. 꼼꼼하고 눈이 밝으면 가볍고 무거움을 안다. 병의 실마리가 섞여 나와도 합쳐서 생각하면 형편이 변한다. 약이 효과가 없어도 빨리 괴로우면 먼저 치료하려고 한다. 흙이 깨끗하고 마르면 절대로 이끼가 없다. 어떤 일로 무너지겠는가. 비장이 따뜻하면서 짙으면 자연스럽게 기운이 돈다. 어떻게 가래가 머무르겠는가. 나무는 조리정연함을 좋아하는데 빽빽하게 그늘이 지면 낙엽이 떨어지고 벌레가 생긴다. 불은 원래 잘 뿜어내는데 가리고 막히면 쓸데없이 연기만 있고 불꽃이 없다. 쇠는 불을 두려워하지 않아서 폐장에 병이 걸려도 눈이 부시지 않는다. 물은 거울을 만들 수 있어서 신장이 넉넉하면 사물을 비출 수 있다. 이렇게 미루어 짐작하면 어느 쪽으로도 원리를 만난다.

원래 몸을 해치면 눈자위를 해치고 점점 서로 원인이 되어 조금씩 일어난다. '차츰'을 없애려면 '조금씩'을 막아야 한다. 북돋음, 조화로움, 침, 흩어짐은 마음속에서 또렷하고 갈고리로 검, 칼로 자름, 침으로 밀어냄, 인두로 지짐은 손가락 아래에서 틀림없어야 한다. 손가락 아래가 맑아야 손가락에 정확히 합친다. 왼쪽 맥이 크고 빠르면 심장 불이 바로 세차고 오른쪽 맥이 크고 빠르면 불이 쇠에 올라탔다. 맥이 뜨고 빠르면서 작고 팽팽하면 바람 나무가 굳세고 팽팽하면서 매끄러우면 나무가 흙을 이겼다. 봄여름에 맥이 가라앉으면서 작으면 차가운 음이 신장 물을 올라가지 못하게 했다. 가을겨울에 팽팽하면서 빠른 맥이 두 배가 되면 양이 위에서 삿된 나무를 만났다. 가라앉고 느린 맥은 원래 음에 차가움이므로 부드럽게 따뜻하고 흩어지게 한다. 뜨고 빠른 맥은 양에 뜨거움이므로 부드럽게 시원하고 따뜻하게 한다. 매끄러운 맥은 뜨거움과 가래가 많고 깔깔한 맥은 기운이 막히고 피가 말랐다.

종합하면 채워짐병에 맥도 채워지면 위장 기운이 가득하다. 그러나 채워짐병에 맥이 비워지면 먼저 비장 흙을 고르게 한다. 비워짐에는 가는 맥, 거죽이 차가움, 기운이 작음, 설사, 음식을 먹지 못함의 다섯 가지가 있는데 죽을 먹기 시작하면 설사가 멈춘다. 채워짐에는 맥이 세참, 거죽이 뜨거움, 배가 부풀어 오름, 변비, 가슴이 답답하고 헛소리를 함의 다섯 가지가 있는데 오줌과 똥이 나오면 땀이 난다.

병이 음에 있는데 양이 비워진 듯이 하면 음에서 양을 끌어당긴다. 음이 양을 얻으면 불이 아래로 돌아가 음이 스스로 알맞게 된다. 병이 양에 있는데 음이 비워진 듯이 하면 양에서 음을 끌어당긴다. 음이 양을 이기면 알짜가 기운을 생기게 하고 양이 웅크리면서 숨는다. 병이 겉에 있으면 속을 치지 말아야 하는데 삿된 것이 비워진 틈을 타고 들어올까 두렵다. 다만 땀구멍을 열어 바람을 없애고 차가움을 흩어지게 한다. 병이 속에 있다고 겉을 비워지게 해서는 안 되는데 땀이 많이 나면 양이 없어진다. 육부를 깨끗하게 하고 생각이 편안하게 하며 피를 길러야 한다. 가래와 마음은 불을 다스려야하고 기운을 다스리면 효과가 없다. 묽은 가래에 기운을 다스리는데 불을 북돋는 것에 미치지 못한다.

 자식은 어미를 채울 수 있다. 자식을 빼내면 드러남을 빠르게 다스린다. 자식은 어미를 비우게 할 수 있다. 어미를 북돋우면 바탕을 느리게 바로잡는다. 생각이 부족하면 기운으로 따뜻하게 하고 알짜가 부족하면 음식으로 북돋는다. 기운이 피를 이겨서 함부로 돌아다니면 불을 빼내야 하고 양이 약해져 음이 달아나면 가운데를 따뜻하게 해야 한다. 삿됨에 이르지 않아야 바름을 잃지 않는다. 약이 마땅하고 병이 일어난다.

 좁은 소견을 조금 펼쳐서 이 책을 엮었으니 눈병을 전문으로 하는 사람은 마음을 다해 연구하기를 바란다. 그렇게 하면 일가를 이루고 큰 손이 되어 증상을 대해도 기틀에 두루 맞고 신비롭게 밝힌다. 또 사람에게 달려있다.

○ 눈을 맥으로 진단하는 것이 전혀 중요하지 않다는 이야기.

 내가 듣기로 사람에게 병이 있으면 맥이 있다고 했는데 이것은 대강 말했다. 마음을 다해서 손으로 모두 살핀다면 오로지 진맥만을 무겁게 볼 필요가 없다. 눈병은 병증이 밖인지 안인지를 보고 어떤 원인으로 되었는지, 삿된 바람으로 어떤 오장육부를 해쳤는지 살펴야 한다. 이런 모습을 얻은 다음에 맥을 짚으면 치료하지 못할 것이 없다. 오직 밖에서 손으로만 진찰해서 처방을 안다면 사람의 생명을 어린아이의 놀이로 여김이 아니겠느냐? 《어》에서 '의학을 배우는 사람은 모든 것을 맥으로 풀기 어렵다. 가끔 맥을 짚어서 아는 의사는 다만 솜씨가 있다고 한다.'고 하였다. 이 책에 써진 대로 해봐도 열에 여덟아홉은 잃는다. 대개 의학의 일은 눈과 오행이 가장 가깝다. 약에 좋고 나쁨을 직접 맞대고 매듭짓기 때문에 약점을 감추기 대단히 어렵다. 그런데도 각각의 병이 증상과 맞지 않는 것을 견주지 않고 너저분하게 뿌리 없이 말하면서 맥의 이치를 부풀린다. 눈이 먼 부인을 숨어서 집에서 진맥하는데 그 위와 아래, 오고 감, 이르고 멈춤이 항상 일반 사람들과 크게 다르겠느냐? 붉게 부으면 반드시 뜨거운 바람 처방이라고 속인다. 그러면 눈을 치료할 수 없는지 몸에 원래 병이 없는지를 어떻게 알겠느냐? 이 때문에 볼 수 있고 들을 수 있는 귀와 눈을 버리고 형체도 그림자도 없는 손가락에 맡긴다. 그러면 반드시 증상을 추측해서 넘겨짚고 약을 써도 추측하면서 넘겨짚은 약일뿐이다. 돌팔이 의사가 사람을 잘못하는 것이 어떻게 이보다 심하겠느냐!

 이시진은 '병을 치료하는 두 학파가 모두 맥을 가장 힘쓴다. 맥이 네 진단의 끝임을 모른다면 훌륭한 의사는 맥을 완전히 능숙하게 해서 네 진단을 갖추어야 한다.'고 하였다. 손사막도 '맥을 짚지 않고 먼저 묻는 것이 가장 기준이 된다. 모든 병을 맥에 기댈 수 없음은 명확하다. 하물며 눈이랴?'고 하였다. 사람의 모든 마디와 아홉 구멍에는 모든 낙맥이 이어져 있어서 피와 기운이 통하고 뒷목부터 발꿈치까지 쉬지 않고 돈다. 뼈마디 사이에 모두 있지만 손목에 뚜렷하게 나타나기 때문에 이곳에서 편하게 진맥할 뿐이다. 12경락은 반드시 왼쪽과 오른쪽으로 골고루 나뉘지 않지만 나뉘면 모두 여기에서 끝난다. 1촌과 2촌은 머리카락이나 실과 같고 기운과 비슷하지만 힘살이 아니다. 이 맥이 모두 여기에서 끝난다. 환자의 팔은 길고 짧음이 있고 의사의 손가락도 크고 작음이 있기 때문에 혹시 앞뒤에 차례를 잃을 수도 있다. 신문을 척으로 삼고 인영맥 기운을 관으로 삼는다고 바라지 않겠느냐? 환자의 맥은 항상함과 변함이 있고 의사의 기운도 빠름과 느림이 있다. 만약 호흡이 고르지 못하다면 세 번 이를 때를 빠름으로 하고 다섯이나 여섯 번 이를 때를 느림으로 삼는다고 바라지 않겠느냐?

앞 사람이 헤아리지 않고 널리 발달시켜 기경 경맥이 되고 《태소》가 되었다. 경맥, 손자 맥, 수혈, 낙맥으로 넓히고 생김새를 뾰족함, 둥글음, 김, 짧음, 치우침으로 했으며 높음, 세참, 굳셈, 약함, 낮음, 해침으로 따졌다. 더욱 자세히 말할수록 더욱 파헤치고 더욱 파헤칠수록 점점 근원이 되어 맥의 원래 뿌리를 모두 잃게 되었다. 맹자가 '도는 가까운 곳에 있는데도 먼 곳에서 구하고 일은 쉬운 곳에 있는데도 어려운 곳에서 찾는다.'라고 한 것이 이것이다. 아! 많은 사람들이 자기의 혼자 생각을 함부로 나타내서 온 세상과 후세 사람들의 귀와 눈을 속이는구나. 숨겨진 것을 찾고 이상한 행동을 하는 무리들이 이상한 말로 이익을 쫓아 지금까지 유행하고 있으며 유학 의사조차도 기술을 사용하고 있다. 하지만 엉터리를 낱낱이 말해서 폐단을 다스리겠다. 세상 사람들이 거짓으로 거짓을 만날까 두렵다. 실제와 이론이 서로 뒤섞인다면 옳고 그름에 대한 싸움이 일어난다. 또 의사들이 하는 만지는 진단은 군대에서 하는 깃발이나 북과 같다. 깃발과 북은 전쟁에 어떤 도움이 되느냐? 위세를 올려 적진을 무너뜨리는데 곧바로 도움을 받는다. 또 고기를 잡거나 사냥을 할 때 그물이라는 도구를 없앤다면 스스로 그 길을 망치게 된다. 정말로 옛날 책일 뿐이다.

《태소》라는 책은 힘써서 반드시 물리치고 끊어야 한다. 대개 의사들이 시조로 삼는 기백과 황제는 맥은 병의 상태를 살피고 죽고 삶을 결정하는데 지나지 않는다고 하였지만 《태소》는 말하지 않았다. 또 신명스러운 창공, 편작, 장중경, 왕숙화도 《태소》를 말하지 않았다. 저 사람들은 어떤 사람들인가? 사람에 병의 상태를 헤아릴 뿐만 아니라 사람에 부자와 가난함, 귀함과 천함을 점친다. 또 사람에 죽고 삶을 결정할 뿐만 아니라 사람에 화와 복을 안다. 이상한 학설에 빠지면 해로울 뿐이다. 어떻게 귀신을 수레에 싣겠는가. 헛되이 사람이 여우한테 홀리는 것이다. 이 이야기를 여기에 적고 아울러 뒤에 맥으로 진찰하는 이야기를 자세히 바꿔서 실었다. 읽는 사람은 그 간략함에 병들지 않고 미쳤다고 나무라지 않으면서 마음을 비우고 두루 생각하면서 따른다면 자연히 맥을 중시하지 않고도 자연히 맥에 솜씨 있게 합친다. 대개 병이 있다고 말하면 대개 바로 맥이 있다.

○ 진찰할 때 오로지 촌관척을 주로 하지 않는다.

맥은 고르게 되어야 하는데 지나치거나 모자라면 모두 병이다. 이것이 맥을 짚는 방법이다. 촌관척이 진찰하는 곳인데 이곳을 얻으면 사람의 근본이 모두 이 껍질 속에 있다. 뜸, 가라앉음, 느림, 빠름이 맥의 벼리인데 이 벼리를 얻으면 온갖 잡귀신이 손가락 아래에서 날뛴다. 무슨 말인가? 맥은 오장육부에 있는 피와 기운이 경락 속에 붙어서 팔다리로 두루 흐르다가 살과 뼈가 만나는 곳에 이르면 형세가 조금 눌린다. 그래서 빠르게 움직이고 박자에 맞춰 움직인다. 마치 개울이 빠르게 흐르면서 물방아를 저절로 찧는 것과 같다. 추우면 느리게 움직이고 뜨거우면 빠르게 움직인다. 겉에 있으면 뜬 맥이고 속에 있으면 가라앉은 맥이다. 채워진 맥은 힘이 있으면서 길고 비워진 맥은 힘이 없으면서 짧다. 비워짐이 심하면 작고 가늘면서 흩어진다. 바탕이 맑으면 가늘면서 부드럽고 바탕이 흐리면 크면서 거칠다.

신비로움이 뭉쳐 나뉘지 않고 안팎이 합치면서 없어지면 어떤 병에 어떤 맥을 보고 또 어떤 맥에 어떤 맥이 같이 있다. 뜨면서 느리면 겉이 차갑고 뜨면서 빠르면 뜨거운 바람이다. 뜨면서 단단하면 차가운 바람이고 뜨면서 부드러우면 축축한 바람이다. 뜨면서 매끄러우면 바람 가래이고 뜨면서 날뛰면 불이 뭉쳤다. 뜨면서 작으면 양에 비워짐이고 뜨면서 구멍나면 피를 잃었다. 뜨면서 팽팽하면 묽은 가래에 아픔이고 뜨면서 멈추면 기운이 맺혔다. 뜨면서 힘이 없으면 음이 약해졌고 뜨면서 크면 비워진 뜨거움이다.

가라앉으면서 느리면 속이 차갑고 가라앉으면서 빠르면 안이 뜨겁다. 가라앉으면서 매끄러우면 가래와 음식이고 가라앉으면서 깔깔하면 피가 뭉쳤다. 가라앉으면서 힘이 없으면 양이 약해졌고 가라앉으면서 부드러우면 차가운 축축함이다. 가라앉으면서 단단하면 차가운 아픔이고 가라앉으면서 깊이 웅크리면 토하고 설사한다. 가라앉으면서 작으면 음에 비워짐이고 가라앉으면서 멈추면 쌓인 것이다.

느리면서 크면 양이 약해졌고 느리면서 힘이 없으면 심하게 일했다. 느리면서 깊이 웅크리면 심한 음이고 느리면서 매끄러우면 가짜 차가움이다.

빠르면서 크면 심한 양이고 빠르면서 매끄러우면 가래 불이다. 빠르면서 작으면 알짜가 무너졌고 빠르면서 팽팽하면 가짜 뜨거움 종류이다.

손가락 위는 소라 무늬처럼 또렷해서 자세히 헤아리기 어렵지 않은데 스스로 그 어려움을 어렵다고 한다. 먼저 손바닥 뒤쪽에 높은 뼈를 관의 위치로 정하고 세 음과 세 양을 순서대로 배열한다. 저징이 '남자는 양이 순조로워서 아래에서 위로 생기기 때문에 오른쪽 척이 생명을 받는 뿌리이다. 모든 사물이 흙에서 나오기 때문에 오른쪽 관이 비장이 되고 오른쪽 촌인 폐장을 만든다. 폐장은 왼쪽 척인 신장을 만들고 신장은 왼쪽 관인 간장을 만들며 간장은 왼쪽 촌인 심장을 만든다. 여자는 음이 거슬러서 위에서 아래로 생기기 때문에 왼쪽 촌이 생명을 받는 뿌리이다. 모든 사물이 흙에서 생기기 때문에 왼쪽 관이 비장이 되고 왼쪽 척인 폐장을 만든다. 폐장은 오른쪽 촌인 신장을 만들고 신장은 오른쪽 관인 간장을 만들며 간장은 오른쪽 척인 심장을 만든다.'고 하였다. 저영은 '남자와 여자는 생김새와 기운이 완전히 다르다. 맥이 다니고 다니는 그 사이가 어떻게 작은 차이가 아니겠느냐? 모든 학자들의 설명에 이치가 있다.'고 하였다.

조계종은 '심장과 폐장은 위에 있어 양이 되고 뜬 맥이 되며 간장과 신장은 아래에 있어 음이 되고 가라앉은 맥이 된다. 비장은 가운데에 있어 반양반음이 되고 반은 뜨고 반은 가라앉은 맥이 된다. 그러므로 당연히 왼쪽 촌은 심장이고 오른쪽 촌은 폐장이며 왼쪽 척은 간장이고 오른쪽 척은 신장이며 두 관은 비장이 된다. 비장은 오행의 가운데에 있고 네 철에 붙어 있지만 혼자가 아니므로 오른쪽 관이 비장이 된다. 간장은 대개 음인데 어떻게 반음반양과 반은 뜨고 반은 가라앉은 맥인 왼쪽 관이 되느냐? 명문은 신장인데 오른쪽 척으로 진단하는 것도 마땅치 않다.'고 하였다.

활백인은 '소장, 방광, 전음의 병은 당연히 왼쪽 척으로 진단하고 대장, 후음의 병은 오른쪽 척으로 진단한다.'고 하였다.

유가언은 '대장과 소장은 가장 흐린 음이다. 흐린 음은 아래에 있는데 어떻게 맑은 양인 심장과 폐장을 함께 진찰하고 두 척에 벌여놓을 수 있느냐?'고 하였다.

이사재는 '대장과 소장은 모두 하초에 속하는데 중초를 넘어 촌 위에서 나타나는 이치가 있느냐? 왼쪽 촌인 심장은 가로막 속에 짝짓고 오른쪽 촌인 폐장은 가슴속에 짝짓는다. 왼쪽 척인 신장은 방광과 소장에 짝짓고 오른쪽 척인 신장은 대장에 짝짓는다.'고 하였다. 장회경은 '대장과 소장은 모두 아랫부분의 육부로 당연히 두 척에서 진찰해야 한다. 그리고 두 척의 맥에서 왼쪽은 물로 진짜 음의 집이고 오른쪽은 불로 원래 양의 근본이다. 소장은 불에 속하고 불은 불의 위치에 있어야 하므로 당연히 아래의 오른쪽에 짝지어야 한다. 또 대장은 쇠에 속하고 쇠와 물은 서로 따르므로 당연히 아래의 왼쪽에 짝지어야 한다.'고 하였다.

각자 뛰어난 의견 같지만 모두 촌관척 세 부위 속에서 나오지 않았는데 다 빼먹었어도 묻지 않는다. 반드시 《내경》에 도움 받아 말하면 '촌 부위는 하늘을 닮아 가슴 위에서 머리까지 있는 병을 나타내고 관 부위는 사람을 닮아 가슴 아래에서 배꼽까지 있는 병을 나타내며 척 부위는 땅을 닮아 허리 아래에서 발까지 있는 병을 나타낸다. 세 부위는 세 구멍에 합쳐 있다.'고 하였다. 이런 줄의 맥을 빌려서 하늘, 땅, 사람이 골고루 나누고 각자 책임에 속해서 일이 있게 된다. 반드시 《맥결》에 도움 받으면 왼쪽 촌은 심장과 소장을 나타내고 오른쪽 촌은 폐장과 대장을 나타낸다. 왼쪽 관은 간장과 쓸개를 나타내고 오른쪽 관은 비장과 위장을 나타낸다. 왼쪽 척은 신장과 방광을 나타내고 오른쪽 척은 명문과 삼초를 나타낸다. 왼쪽 촌과 관 속에 낀 곳은 인영맥을 나타내고 오른쪽 촌과 관의 가운데는 기구맥을 나타내며 왼쪽과 오른쪽에 척은 신문을 나타낸다. 온 몸의 뼈가 자라고 생기는 것과 모든 병이 전하고 들어오는 것이 오장육부에 있지 않고 손에 있다. 오직 손의 방법으로 치료해서 치료를 얻는구나!

도절암은 '촌관척의 세 부위 아홉 조짐에서 뜬 맥은 겉을 나타내고 가라앉은 맥은 속을 나타내며 가운데는 위장 기운을 나타낸다.'고 하였는데 정말 맞다. 그러나 뜬 맥을 얻으면 가운데와 가라앉음이 없고 가라앉은 맥을 얻으면 가운데와 뜸이 없다. 그래서 위장 기운이 나오지 않을 뿐 아니라 아홉 조짐이 먼저 가지 못한다.

평소에 맥은 움직이면서 쉬지 않고 빠르면서 멈추지 않는다. 《난경》에서 '맥은 반드시 오십 번이 가득 차야 병이 없다'고 하였다. 《맥경》은 '사십 번이 던지면서 한 번씩 쉬면 끊어진 맥이다. 하나의 오장에 기운이 없어 다음 4살 때 봄에 풀이 생기고 죽는다.'고 하였다. 장중경은 '끊어진 맥은 움직이다가 중간에 멈추며 돌아오지 않다가 다시 움직인다. 대개 하나의 오장기운이 약해지면서 다른 오장의 기운이 떠맡아 이르렀다.'고 하였다. 멈춰서 돌아오지 않는 것이 멈춤이고 원인으로 다시 움직이는 것이 돌아옴인데 왜 떠맡는다고 말하느냐? 하나의 오장에 기운이 없으면 네 오장도 서로 원인이 되어 끊긴다. 듣기로는 심장이 끊기면 하루 만에 죽고 간장이 끊기면 8일 만에 죽는다. 비장이 끊기면 5일 만에 죽고 폐장이 끊기면 3일 만에 죽는다. 신장이 끊기면 4일 만에 죽는데 사람이 어떻게 4년을 살 수 있겠느냐? 떠맡는다는 이야기는 역시 통하기 어렵다. 만일 오장이 번갈아 멈춘다면 어떤 기운이 떠맡는다고 가르치겠느냐? 더욱 이상한 것은 진찰할 때 촌에서 신문에 이르기 때문에 두 손에 모두 열 네 부위이고 뜸, 중간, 가라앉음이라는 각각 세 조짐이 있다. 이런 공부를 좋아해야 한다. 쉬는 맥에서 천백번 이상 움직임을 헤아리려면 하루 중에서 절반이 없어진다. 자기 집에서 번거로움을 견뎌야 하는데 병에 걸린다면 결코 이럴 정신이 없다. 만약 부녀자에게 한다면 오이 밭이나 오얏나무 아래가 되니 사람의 말이 두렵지 않겠느냐?

기구맥은 모두 두 손이라고 말했는데 왕숙화만이 홀로 나눠서 오른쪽은 인영혈 옆에서 잡고 왼쪽은 충양혈에 짝지었다. 또 사람들은 인영맥이 강하면 밖에서 들어왔고 기구맥이 세차면 음식에 해쳤다고 말한다. 밖에서 들어옴은 겉을 흩어지게 하고 음식에 해치면 속을 친다. 맥과 몸은 스스로 음양이 있고 모든 경맥은 겉과 속이 있다. 심장과 간장이 왼쪽에 있지만 속에 있다고 말할 수 없느냐? 또 비장과 폐장이 오른쪽에 있지만 홀로 겉 증상이 없겠느냐? 저것에 기대 치료하면 가벼운 병이 심하게 되지 않음이 없다.

작음, 가늘음, 비워짐, 약함, 짧음, 흩어짐은 힘이 없음, 작음과 조금 다르지만 진짜 타고난 기운이 약해지고 무너진 것은 같다. 가죽 맥, 굳은 맥은 팽팽하거나 단단한 맥과 비슷하지 않고 구멍나면서 팽팽하고 가라앉으면서 단단한 맥이 함께 있는 맥이다. 부드럽고 약하면 모두 힘이 없기 때문에 뜨거나 가라앉았다고 나눌 필요가 없다. 빠르다가 쉼, 느리다가 쉼은 그침과 같다. 어떤 일에는 항상 느림이나 빠름을 설명하면서 일이 나누는데 가라앉으면서 느림이나 가라앉으면서 빠름이고 뜬 매끄러움이나 뜬 넘침이다. 반드시 이름이 따로 있다.

맥학은 정해진 이론이 없다는 것은 그만한 까닭이 있다. 그리고 이러한 올바름은 옳음을 등지지 않으니 맥만 또렷이 찾으면 된다. 맥에 어두워지는 것은 척촌에 스스로 얽매여 깊고 헤아릴 수 없는 것을 뒤집어서 깨닫는다. 의심을 달으려고 하지 않고 또 애매하게 하지 않으며 하나로 모은 것을 따로 나타나게 하지 않는다. 사람이 갑자기 따를 필요는 없지만 쓰고 외우면서 익힐 책을 빌려 자세히 연구해야한다. 오로지 쓰고 외우면서 익힌다면 어느 순간 깨달음을 연다. 비록 심장에 생각을 조금 쓰지만 힘이 들수록 깊이 깨닫게 된다. 어떤 사람이 '진맥하는 법은 이어 내려온 먹줄이 있다. 진맥하는 미묘함을 얻어도 이름난 성인이 말하기 어려운데 이야기에 따른다고 맥이 쉽게 밝혀지겠느냐. 또 책 중에 특히 어긋나서 척촌을 알지 못하는데 어떻게 진맥하겠느냐?'고 말했다. 또 '진맥은 옛 것을 따라서 마땅히 뜨거나 가라앉음, 느리거나 빠름 등으로 해야 한다. 하지만 왼쪽과 오른쪽 손은 두루 통하게 오장육부를 살펴야한다. 두 손목의 여섯 부위인 촌관척에 경계를 그어 오장육부를 정하는 것은 마땅하지 않다. 병에 따라 맥을 설명해야지 맥에 얽매여 병을 치료해서는 안 된다.'고 말했다.

내가 이치를 명확히 밝힌다고 이야기했지만 슬프구나! 피와 기운은 맥에 붙고 맥은 살갗에 붙어있다. 지나치거나 모자람을 진맥해서 알고 치료법을 세우니 좋다. 그래서 사람의 생겨나는 근본으로 소나 뱀 같은 온갖 잡귀신에 비유한다. 옛 법을 그대로 따른다면 쓸데없이 있는 맥은 알지만 맥의 근원은 모른다. 맥의 근원을 모르면 진맥할 때 기준을 잃고서 오히려 오장육부의 고름을 따진다. 누가 속이느냐. 병이 속이느냐.

또 맥은 살 속에 있어서 물이 땅 아래로 흐르는 것과 같다. 머무르지 않고 실체가 없어서 우물을 파 샘을 얻는 것과 같다. 그리고 물은 오로지 이것에 있다고 하는데 어떤 이치이냐? 오초려[101]는 촌관척은 12경맥이 머무는 곳이 아니라는 것을 알았다. 그리고 '두 손에 여섯 부위는 모두 폐장 하나의 맥인데 이 부위를 나눠 다른 경맥의 기운을 나타냈다. 창으로 방패를 공격하는 것처럼 도에서 더욱 멀리 벗어나있다.'고 하였다.

---

101) 중국 원의 유학자

이빈호102)는 이 이야기를 우두머리로 삼아서 또 '폐장, 심장, 비장, 간장, 신장 각각 증후를 한번 뛰는 것으로 진맥한다. 오십 번을 움직여 그치지 않는다면 오장이 모두 넉넉하고 안에서 한번 멈춘다면 한 오장의 맥이 이르지 않았다.'고 말한다. 이에 따라 미루어 생각해보니 폐장 경맥의 한 맥이 모든 경맥의 기운을 나눠 나타낸다고 마음으로 알 수 있다. 헛되이 하나의 멈춘 맥이라고 꾸미는데 진맥하는 방법에 조금도 보태지 않는다.

또 왕종정103)이 《난경도주》에서 '간장과 신장은 가라앉은 맥을 따르고 심장과 폐장은 뜬 맥을 따르며 비장은 가운데로 진맥한다고 하는데 아니다.'라고 꾸짖었다. 마음속이 진짜로 보지 않는 것을 많이 본다. 멋대로 배우는 사람은 쓸데없이 말이 많다. 황정경104)이 바로 우물 안의 개구리지만 감히 이렇게 가벼이 업신여기는 말을 했다. 옛 사람이 세운 법을 깊이 생각해야 사람이 어긋나거나 어지러워지지 않는다. 원래 사람이 밝히는 것은 막지 않기 때문에 대담하게 함부로 의견을 만든다. 읽는 사람도 이상하게 여기지만 이치가 그런지 아닌 지를 연구하지 않는다. 여름만 사는 곤충에게 얼음을 말하면서 억지로 나를 따르라고 할 필요는 없다.

○ 《맥경》에 중요한 부분을 말함.

뜬 맥은 양이 되고 겉에 병이 있다. 느리면 바람이고 빠르면 뜨거움이며 단단하면 차가움이다. 뜨고 힘이 있으면 흔히 뜨거운 바람이고 힘이 없으면서 뜨면 피가 비워졌다. 맥이 살갗의 위에서 잡히면 뜬 맥이고 양이며 쇠이고 병이 겉에 있다. 마른 사람이 뜬 맥이 두 손에 함께 있으면 살집이 얇다. 뚱뚱한 사람이면 병들지 않은 사람이 없다.

가라앉은 맥은 음에 물이 맥에 쌓여 깊이 가라앉아 있다. 빠르면 뜨거움이고 느리면 차가움이며 매끄러우면 가래이다. 힘이 없으면서 가라앉으면 비워진 기운이고 가라앉으면서 힘이 있으면 차가움이 함께 쌓여있다. 맥이 살의 아래에서 잡히면 가라앉은 맥이고 음이며 물이고 병이 속에 있다. 상한병의 양 증상일 때 두 손에 가라앉으면서 깔깔한 맥이 잡히면 치료하기 어렵다. 사람이 평소 가라앉으면서 깔깔한 맥이면 양이 없어 오래 살지 못하고 자손을 보기 어렵다.

느린 맥은 오장병이거나 가래가 쳤다. 가라앉으면 오래된 아랫배 속 덩어리병인지 자세히 본다. 힘이 있으면서 느리면 차가운 아픔이고 힘이 없으면서 느리면 비워진 차가움이다. 의사가 한번 숨을 마시고 내쉴 때 맥이 3번 오면 느린 맥이 된다. 음이거나 양에 비워짐이거나 차가움이다. 2번 오거나 1번 와도 느린 맥인데 치료할 수 없다. 느렸다 빨랐다 하는 것은 비워진 불이다.

빠른 맥은 양이 된다고 자연스럽게 알 수 있다. 그러나 양 속에 비워짐과 채워짐도 미루어 생각해야 한다. 빠르면서 가라앉고 작으면 비장과 신장을 없앴고

---

102) 《본초강목》의 저자 이시진
103) 중국 남송 때의 의학자
104) 지금 이 《목경대성》의 저자

폐장병이 가을에 깊어져 마땅하지 않다. 의사가 한번 숨을 마시고 내쉴 때 맥이 6번 오면 빠른 맥이 된다. 양이거나 음에 비워짐이거나 뜨거움이다. 7번이나 8번 와도 빠른 맥인데 치료할 수 없다. 어린아이는 순수한 양 기운이기 때문에 7~8번 와도 평소 맥이며 병이 있지 않다.

매끄러운 맥은 흔히 위장 기운이 약해졌기 때문이다. 가래가 생겼거나 음식이 뭉친 병에도 온다. 위로는 토하고 아래로는 머물러 쌓인 피가 있다. 여자는 틀림없이 뱃속아기가 있다. 맥이 둥글면서 또렷하고 힘이 있어서 구슬을 빙빙 굴리는 듯하고 계속 이어져 떨어지지 않으면 매끄러운 맥이다. 양 속에 음이고 흙이다. 채워짐이 되고 알짜가 모여 있고 양 기운이 약해졌다. 매끄러우면서 거두어 들이고 맥의 생김새가 맑으면 넘침이 된다. 매끄러우면서 3~5번 고르지 않고 맥의 생김새가 흐리면 가래이다. 부인의 맥이 매끄러우면 임신했고 한 손이 홀로 매끄러우면 몸 반쪽을 쓰지 못하는 병을 막아야한다.

깔깔한 맥은 피가 적거나 알짜를 해쳤기 때문이다. 위장이 뒤집어졌거나 양이 없어져 땀이 난다. 비가 조금 내려서 차가운 축축함이 속 기름으로 들어가면 피가 통하지 않는 병이 된다. 여자는 뱃속아기로 생긴 병이 없다면 월경이 없다. 맥이 3~5번 오는데 고르지 않다. 마치 누에가 잎을 먹는 듯하고 가벼운 칼로 대나무 껍질을 벗기는 듯하며 짧으면서 좋지 않아 깔깔한 맥이라고 부른다. 음이면서 쇠다. 피가 마르거나 알짜가 마르며 몰래땀이 있거나 가슴 아픔이 있으며 느낌이 없다. 건강한 사람의 맥이 깔깔하면 타고난 진짜 기운이 부족하다.

단단한 맥은 뜨거움이 차가운 기운을 묶었다. 아프거나 부스럼이 있거나 독에 맞았다. 단단하면서 가늘면 아랫배에 찬 응어리가 있고 단단하면서 비워지고 크면 생각이 부족하다. 맥이 오고갈 때 힘이 있고 동아줄을 거세고 빠르게 돌리듯이 왼쪽 오른쪽으로 사람의 손을 튀겨서 단단한 맥이라고 한다. 음양이 서로 치고받아 춥고 아프며 힘살이 떨린다. 부스럼이 되거나 독이 된다. 또 단단한 맥과 빠른 맥 또는 느린 맥과 부드러운 맥이 서로 같은 지를 묻는데 약속하지 않고 마음대로 하나로 하나? 느림과 빠름은 빠르기로 말하고 단단함과 부드러움은 생김새로 말하기 때문에 서로 멀리 나뉜다.

부드러운 맥은 속 기름이 약해지고 겉 지킴이 모자란다. 비워졌기 때문에 축축함이 생기고 다시 바람이 생겼다. 그리고 맥 속에서 신비한 기운을 찾고 또 너그러움에서 부드러움을 조화롭게 한다. 맥이 손가락에 넓게 흩어지는데 거문고 줄이 오래되어 팽팽함을 잃어버린 듯이 늘어지고 가지런하지 않아서 부드러운 맥이라고 부른다. 음이면서 흙이며 부족한 병이 되고 바람이 되며 겉에 비워짐이 된다. 축축한 저림이 되고 피 부족함이 된다. 만약 뜨거나 가라앉았는데 가운데가 있고 넉넉하면서 고르다면 비장의 바른 맥이다.

작은 맥은 다닥다닥 실처럼 가늘지만 손가락에 뜨고 가라앉음이 끊어지지 않는다. 봄여름과 소년은 모두 이롭지 않지만 가을겨울과 노인, 약한 사람은 마땅하다. 맥의 생김새가 평상시 사람보다 1배 덜하면 작은 맥이라고 부른다. 음이면서 부족한 병이다. 작은 맥이면 빨리 아랫배에 찬 응어리를 막아야한다. 잠깐 큰 맥였다가 잠깐 작은 맥이면 무리를 해서 병이 도졌다. 두 손이 작은 맥이지만 위아래와 오고감이 모두 따르면 타고난 성품이 맑은 것으로 병이 아니다.

큰 맥은 양이 세차거나 피가 따라 비워진 것이 아니다. 신하불이 타오르는 뜨거움병이다. 맥에 가득하면 위장이 뒤집어진 병으로 빨리 치료해야 한다. 음이 빠져나간 병과 기침과 설사도 나를 슬프게 한다. 맥의 생김새가 평상시 사람보다 1배 더하면 큰 맥이라고 부른다. 양이다. 두 손 위아래가 스스로 그러하면 타고난 성품이 진한 것으로 또한 병이 아니다. 병을 처음 얻었을 때 큰 맥이거나 오랜 병일 때 갑자기 큰 맥이면 삿된 것이 세차다. 《내경》에서 '큰 맥은 병이 나아간다.'고 하였고 또 '몸이 마르고 맥이 길며 숨을 많이 들이쉬면 죽는다.'고 했는데 이것이다.

구멍난 맥의 생김새는 뜨고 크면서 부드럽고 느슨한데 누름에 따라 없어져 가운데가 비어있는 것 같다. 피가 없어졌거나 정액이 흐르거나 몰래땀에 같이 있다. 진짜 음이 돕지 않아서 가짜 양이 따르기 때문이다. 맥이 뜨고 크면서 부드러운데 거듭 누를 때 약해져 끊어지려고 해서 구멍난 맥이라고 부른다. 음이 나가고 양이 있거나 피가 빠져나간 꼴이다. 주로 위아래에서 피를 잃었거나 정액이 흐르거나 몰래땀이다. 구멍난 맥은 파하고 같으며 《소문》에는 이름이 없다. 유삼점이 '구멍난 맥은 어떤 것과 비슷합니까? 끊어지는 것이 파와 비슷해서 손가락 아래에 굴을 만든다. 그래서 변두리만 있고 가운데는 없다.'고 하였다. 《맥경》에서도 '가운데가 비어 있고 두 변두리는 차있다.'고 하였다. 비어있으면서 가운데까지 없으면 위장 기운이 없을 뿐이다. 긴 병에 이 맥을 얻으면 살고 갑작스러운 병에 이 맥을 얻으면 죽는다고 하였다.

팽팽한 맥은 까마득히 길고 굳세다. 갑과 을 두 경맥이 모두 병을 받았다. 가래와 묽은 가래, 차가움과 뜨거움으로 증상이 여러 가닥이다. 위장 기운이 막지 못하면 목숨을 마친다. 맥은 끝이 곧고 길며 손가락 아래가 빳빳하다. 넉넉하기가 거문고와 비파의 줄을 누르는 것 같아서 팽팽한 맥이라고 하였다. 음 속에 양이면서 나무이다. 병은 간장에 있고 차가움이 소양경에 있다. 흐르는 묽은 가래가 되거나 아픔이 된다. 팽팽하면서 아주 세차면 성냄이고 팽팽하면서 크면 비워짐이며 느리다가 빠르면 학질이다. 매우 팽팽해서 새 활시위 같다면 위장 기운이 없다. 만약 먹지 못하면 삿된 것이 흙을 이겨서 반드시 치료하기 어렵다.

깊이 웅크린 맥은 잃어버린 듯 하지만 원인이 없는 것도 아니다. 구토와 설사가 차례로 오거나 배가 더 아프거나 자주 숨이 차거나 오래된 가래와 음식이 머무르고 있다. 각각은 속을 없애도록 해야 한다. 맥을 뼈까지 거듭 눌러야 손가락 아래에 움직임이 있어서 깊이 웅크린 맥이라고 부른다. 음이고 물이다. 쌓인 병이거나 아랫배에 찬 응어리가 있거나 숨이 작거나 근심으로 뭉쳤거나 설사와 구토를 하거나 배아픔이 심하면 이 맥이다. 깊이 웅크리면서 빠르면 뜨거움이 치솟았다. 얼핏 보고서 갑자기 차가운 약을 쓰지 말아야한다. 깊이 웅크리면서 느리고 깔깔하면 음이 아주 세차서 양이 끊어지려고 한다.

멈추는 맥의 원인은 틀림없이 묽은 가래, 가래, 기운, 피, 음식 중에서 온다. 빠를 때 한번 멈추면 음이 흩어졌고 느릴 때 멈추면 진짜 양이 없어졌다. 맥이 빠르거나 느린데 때때로 한번 멈추었다가 다시 오기 때문에 멈추는 맥이라고 한다. 음양이 빨리 줄어드는 꼴이다. 양이 아주 세차면 음이 고르지 않기 때문에 빠를 때 한번 멈춘다. 음이 세차면 양이 따라 들어갈 수 없기 때문에 느릴 때 한번 멈춘다. 예전에는 빠르다 멈춘 맥(촉맥)과 느리다 멈춘 맥(결맥)이라고 불렀다. 이 맥이 점점 물러나면 살고 더 심해지면 죽는다. 장중경이 '빠르다 멈춘 맥과 느리다 멈춘 맥은 모두 병의 맥으로 죽음에 가까움을 알 수 있다. 아직도 느리다 멈춘 맥은 아랫배 속에 덩어리병이거나 차가운 기운이 되고 빠르다 멈춘 맥은 기운이 맺히거나 종기가 되거나 미친병이 되거나 성냄이 된다고 말하느냐.'고 하였다.

힘이 없는 맥은 음양의 진짜 기운이 약하다. 축축한 설사, 가래 설사, 차가운 설사가 번갈아 있거나 많이 놀라고 땀이 많아서 알짜와 생각이 힘들기 때문이다. 이렇다면 내가 사는데 어찌 끝이 있겠는가. 맥이 여리면서 아주 가늘어 맑은 날에 아지랑이 같고 있지만 없는 듯해서 힘이 없는 맥이라고 부른다. 음양을 모두 해친 조짐이다. 축축함에 맞았거나 스스로땀이 나거나 차가움이거나 저림이거나 두려움이 된다. 병에 걸린 다음이나 늙고 약한 사람에게 이 맥이 보이면 순조롭다. 평상시거나 나이 어린 사람에게 보이면 거스른다.

널뛰는 맥의 생김새는 죄듯이 살갗을 들어 올린다. 세차게 왔다가 약하게 되돌아가고 빠르다가 다시 느리다. 길은 넘치지만 타고난 기운이 부족하다. 음양이 어긋나 병이 울퉁불퉁하다. 맥이 큰 듯하고 단단한 듯 하지만 빠르고 느림이 한결같지 않아서 널뛰는 맥이라고 부른다. 음 속에 양이고 양 속에 음이다. 아픔이 되거나 놀람이 되거나 술에 해쳤거나 갑자기 성냈거나 부딪쳐 해쳤기 때문이다. 힘들게 일하고 다시 알짜와 피를 없어지게 했거나 뜨거움이 가운데 있으면서 차가움이 밖에 있게 되거나 음양이 어긋나도 이 맥이 있다. 보통 사람에게 이 맥이 있으면 성격이 반드시 나쁘다. 땀내거나 설사한 다음에 열이 나고 목이 몹시 마르면서 널뛰는 맥이 있으면 치료하기 어렵다. 《맥경》이 모든 맥을 갖추었는데 왜 널뛰는 맥에는 미치지 않았는가. 대개 팽팽한 맥이 널뛰는 맥이고 단단한 맥도 널뛰는 맥이며 넘치는 맥이 널뛰는 맥이고 빠른 맥도 널뛰는 맥이라고 했다.

위에 16맥은 넓기 때문에 줄여서 하나로 돌아가게 하였지만 줄여서 뛰어난 것

속에 다시 크게 차이 나는 경우가 있다. 일일이 자세히 검토할 수 없지만 잠시 여럿을 적어 그 나머지를 간단히 말하겠다. 뜬 맥은 겉이 된다. 대개 음이 비워지면 맥이 반드시 뜨면서 크고 힘이 없는데 어떻게 겉으로 뿜어낸다고 말할 수 있느냐? 가라앉은 맥은 속이 된다. 겉이 삿됨을 처음 맞았을 때 심하면 음에 차가움이 거죽과 털에 묶여 양 기운이 밖으로 갈 수 없어서 맥이 반드시 먼저 가라앉으면서 단단한데 어떻게 속을 쳤다고 말할 수 있느냐? 느린 맥은 차가움이 된다. 상한병이 처음에 물러났어도 남은 열이 깨끗하지 않으면 맥이 비록 느려도 생김새는 매끄러운 맥을 띠는데 어떻게 차가워서 가운데를 따뜻하게 한다고 말할 수 있느냐? 빠른 맥은 뜨거움이 된다. 비워졌을 때 기운과 피가 무너지면 맥이 반드시 빠르면서 널뛴다. 빠를수록 점점 비워지고 비워질수록 점점 널뛴다. 그런데 어떻게 뜨거움이니 차가움으로 내린다고 말할 수 있느냐? 힘이 없으면서 작은 맥은 정말로 비워짐이지만 심하게 아프면서 막혀도 가끔 이런 경우가 있는데 어떻게 빨리 북돋을 수 있겠느냐? 팽팽하면서 깊이 웅크린 맥은 채워짐이지만 진짜 음이 크게 없어지면 반드시 평소보다 배로 아래위로 꽉 막히는데 어떻게 쳐서 없앨 수 있겠느냐?

또 뜬 맥은 겉이 되므로 땀을 내는 치료가 마땅하다. 이것이 정상이지만 또 설사해야 마땅한 것도 있다. 장중경이 '맥이 뜨고 크면서 명치 아래가 딱딱하고 뜨거움이 오장에 속해 있다면 설사시키고 땀 내지 말아야 한다.'고 하였다. 가라앉은 맥은 속이 되므로 설사를 시키는 치료가 마땅하다. 이것이 정상이지만 또 땀을 내야 마땅한 것도 있다. 소음경에 병을 얻었는데 반대로 열이 나면서 가라앉은 맥이면 마황부자세신탕으로 조금 땀을 낸다. 빠른 맥은 항상 갈근금련탕으로 뜨거움을 식힌다. 만약 빠른 맥인데 차가움이 치솟아 비워진 병이 되었다면 뜸이 아니면 따뜻하게 할 수 없다. 빠른 맥이라고 전부 양이 세찬 것이 아니다. 느린 맥은 항상 건강부자탕으로 따뜻하게 한다. 만약 양명경에 느린 맥이면서 추위를 싫어하지 않고 몸에 땀이 흐르듯 나면 대승기탕을 쓴다. 이것은 모든 느린 맥은 차가움이 된다는 것을 돌아보게 한다.

양이 채워지면 사람들은 맥이 뜨면서 크다고 안다. 그러나 양이 끝에까지 이르면 반대로 깊이 숨는다. 이것은 건괘의 위 아홉으로 하늘 끝까지 올라간 용이 뉘우치는 것이다. 음이 비워지면 사람들은 맥이 힘이 없으면서 작다고 한다. 그러나 음이 끝에까지 이르면 반대로 널뛰면서 빠르다. 이것은 곤괘의 위 여섯으로 용이 들에서 싸우는 것이다.

폐장병이 간장맥을 얻으면 비록 내가 이기는 것인 적음 삿됨이라고 하지만 원래의 오장이 약해지는 조짐이다. 《내경》에서 '기운이 부족하면 내가 이기는 것이 가벼이 업신여긴다.'고 하였다. 심장병이 신장맥을 얻으면 나를 이기는 것인 도적 삿됨이라고 알지만 《내경》에서도 '기운이 비워지면 삿된 것이 들어간다.'고 말했다. 이런 식으로 오장의 나머지도 따로 늘어놓을 수 있다. 그러나 이것만을 경솔하게 멋대로 늘어놓고 네 진단을 서로 참조하지 않는다면 손바닥을 뒤집듯이 쉽게 사람을 뒤엎게 된다. 작은 촌관척의 징후로 오장육부와 모든 병을 정하고자 하는데 할 말을 잃는구나.

○ 평상시 사람의 맥 이야기.

병의 맥을 알려면 먼저 평상시 맥을 살펴야 진단법을 얻을 수 있다.

들면 떠있고 부드럽게 누르면 조금 길다. 이러면 타고난 간장 경맥의 피와 기운이 강하다. 맥의 생김새는 뜨면서 부드럽고 힘이 있으며 긴 장대를 걸친 듯이 건드린다. 나무 기운을 품고 피가 가득 차 있으며 봄철이 된다.

손가락 아래가 깨끗하게 둥글지만 매끄럽지 않다. 이러면 심장과 생각이 세차서 서로 밝게 살핀다. 맥의 생김새는 물방울처럼 또렷하면서 조금 부드럽고 구슬을 돌리듯이 겹겹이 쌓여 있다. 불 기운을 품고 생각이 세차며 여름철이 된다.

오고감이 두텁고 짙다. 이러면 흙에 덕이 크고 두텁다. 맥의 생김새는 가운데가 고르면서 평평하고 닭이 땅을 밟듯이 느릿느릿하다. 비장 기운을 품고 진짜 타고난 기운이 굳세면서 순하며 여름 장마철이거나 네 계절의 끝이다.

고르면서 부드럽고 가벼우면서 맑다. 이러면 폐장 기운이 가득 차 있다. 맥의 생김새는 가볍게 뜨면서 조금 단단하고 느릅나무 열매의 깍지가 떨어지듯이 살랑살랑 움직인다. 쇠 기운을 품고 기운을 다스리며 가을철이 된다.

맥이 가지런하고 고르며 바닥에서 찾는다. 이러면 하늘이 준 하나에 신장 물을 가졌다. 맥의 생김새는 가라앉으면서 튼튼하고 고르며 비단이 모래나 자갈을 싸고 있듯이 힘차다. 물 기운을 품고 알짜가 넉넉하며 겨울철이 된다.

손을 댔을 때 느리면서 작거나 가라앉았다. 이러면 종소리의 신령스러운 실마리가 세 음에 있다. 맥의 생김새는 가라앉으면서 가늘고 힘이 있으며 느린 맥보다 조금 빠르다. 음 기운을 품고 늙은 나이이며 가을과 겨울철이다.

세 양이 빼어난 것을 자네는 아는가? 봄과 여름철에는 촌구맥으로 간다. 맥의 생김새는 큰 맥과 비슷하면서 조금 팽팽하고 빠른 맥보다 조금 느리다. 양 기운을 품고 젊은 나이이며 봄과 여름철이다.

맥에 위장 기운이 따라야 생각이 있다. 반관맥도 보통 사람과 같다. 맥의 생김새는 양이 굳세지만 널뛰지 않고 음이 부드럽지만 힘이 있으며 병이 심해도 비워지지 않고 흩어지지 않는다면 위장 기운이 있다. 의사는 열에 여덟아홉은 치료할 수 있다. 맥의 생김새가 척촌에 있지 않고 관 뒤에 있으면 반관맥이라고 부른다. 위치가 비록 달라도 진맥은 한가지다. 이사재가 반관맥이 귀중하다고 말했는데 바로 크게 웃었다.

○ 죽는 맥.

3~5번 잇달아 오는데 참새가 쪼는 맥이 된다. 맥이 3~5번 왔다가 1번 쉰다. 새가 좁쌀을 쪼듯이 여러 낟알을 먹지 않고 문득 놀라 뒤돌아보면서 잠깐 멈춘다. 그래서 참새가 쪼는 맥이라고 부르고 심장이 끊어졌다.

예전 설명에 맥이 딱딱하고 날카로워서

닭의 발톱 같고 새가 쪼듯이 하면 비장이 끊어졌다고 했는데 말하는 것을 모르겠다. 오랜만에 한번 집에 물이 새듯이 맥이 아주 느리면서 부드럽게 온다. 마치 비가 와서 가끔씩 물방울이 새듯이 반나절에 한 방울이다. 그래서 집에 새는 맥이라고 부르고 비장이 끊어졌다.

튕긴 돌이 크게 오는데 누르면 없다. 맥이 딱딱하면서 가득차고 손가락을 치면서 오는데 탄알이 사람을 맞추듯이 분명하다. 그래서 돌을 튕기는 맥이라고 부르며 신장이 끊어졌다. 예전에는 맥이 툭툭 치는데 손가락이 돌을 튕기는듯 하다고 설명하였다. 맥을 손가락에 비유하고 돌을 살갗에 비유한 말로 자세하지는 않지만 이것을 말한다.

어지럽게 흩어지면서 제멋대로 새끼줄을 푼다. 맥이 갈피를 잡을 수 없게 오는데 삼줄이 끊어져 흩어지면서 거둘 수 없는 듯하다. 작은 한 올의 실이 딱딱하면서 튼튼하고 칼날을 문지르는 것 같다. 그래서 새끼줄을 푸는 맥이라고 부르며 간장이 끊어졌다.

물고기가 떠올랐다가 때때로 갑자기 가라앉는다. 새우가 깊이 헤엄치다가 떠서 뛰어오르는데 맥이 와서 흩어지거나 끊어지고 때로 떠올랐다가 때로 가라앉는다. 물고기가 물에 노니는 것 같다. 그래서 물고기가 떠다니는 맥이라고 부른다. 생김새가 구부렸다 뛰고 조용히 가라앉았다가 갑자기 뛰면서 자주 아래로 간다. 그래서 새우가 노는 맥이라고 부르며 폐장이 끊어졌다.

솥이 끓어오르는데 처음 국을 끓이는 듯하다. 맥이 심하게 빠르고 심하게 널뛰면서 오는데 국을 끓이고 물을 끓이듯이 조금도 쉬지 않고 끓어오른다. 그래서 솥이 끓는 맥이라고 부르며 음이 끊어졌다.

문득 끊겼다가 갑자기 살아난다. 그래서 등불이 꺼지려는 맥이라고 부른다. 맥이 큰 맥인데 시름겨운 사람이 갑자기 또렷해서 등불이 다 타려고 다시 밝은 듯하다. 그래서 등불이 꺼지려는 맥이라고 부르고 양이 끊어졌다.

또 처음에 또렷하지만 그치면서 크게 잘못되는 경우도 등불이 꺼지려는 맥이라고 부른다. 역시 통한다.

여덟 가지 중 하나라도 보인다면 하늘이 낸 의사를 찾고 혼을 다시 부르는 약을 얻어야 한다. 오랜 병으로 몸과 생각이 이미 벗어났기 때문에 여덟 가지 맥이 있으면 아주 좋은 의사도 재주를 쓸 수 없다. 그렇지 않고 가끔 구하는 경우가 있는데 잘못 진맥해서 사람이 돈을 쓴 것일 뿐이다.

○ 모든 맥의 좋음과 나쁨.

바람에 맞은 병의 맥은 뜨고 느리면 좋고 빠르고 크면서 손가락을 두드리면 마땅하지 않다. 바람맞음은 흔히 허약하기 때문에 맥이 뜨고 부드러우면 좋으며 비워진 것은 차가움에 가까우므로 뜨고 느려도 좋다. 손가락을 두드리면 힘이 있다고 말하지만 빠르고 크면 삿된 기운이 깊이 들어갔기 때문에 마땅하지 않다. 갑자기 까무러치는 병도 같다.

상한병에서 열이 날 때 뜨고 커야 하는데 깔깔하면서 작거나 가라앉으면서 힘이 없으면 맞지 않다. 차가움이 살갗을 해쳐 속으로 전하면 뜨거움이기 때문에 맥이 뜨고 큰데 반대로 되면 증상과 맞지 않다. 증상과 맥의 차이를 보고 밖에 나쁘고 어긋나게 나타났다고 말했다. 돌림병도 같다.

땀을 낸 다음에는 몸이 서늘하고 맥이 잠잠해야 하는데 맥이 날뛰면서 열이 더 오르면 치료하기 어렵다. 땀을 낸 다음에 삿된 것이 풀어지면 당연히 맥이 잠잠하고 몸이 서늘하다. 맥이 널뛰고 열이 심하다면 이미 땀이 났어도 땀으로 약해지지 않았기 때문에 치료하기 어렵다.

양 증상이 음맥을 얻으면 나쁘고 음증에 양이 보이면 좋다. 양 증상은 생김새가 채워지고 병도 채워졌다. 바람과 불이 끝났는데 가라앉으면서 느리거나 힘이 없으면서 작은 등의 맥이 있으면 병세가 쉽게 나아가고 물러나기 어렵다. 아주 나쁘다. 음증은 처음부터 끝까지 비워진 차가움인데 갑자기 뜨면서 크거나 작으면서 빠르다면 큰 병에 속해서 나쁜가? 아니다. 바로 들어간 상한병에서 음 기운이 없어지면서 하나에 양이 다시 오려고 하는 것이다. 가끔 이 때문에 병이 낫는다.

불과 더위라는 두 증상은 크고 빠른 맥이 좋지만 각각 속에 힘이 있음과 힘이 없음을 헤아려야한다. 뜨거움증의 맥은 빠르고 더위 때문이면 뜨고 크면서 힘이 없다. 이것이 옳게 따르는 것이다. 만약 힘이 없으면서 작아서 서로 어긋나거나 또 가라앉으면서 깔깔한 맥이 보인다면 열은 나지만 맥은 잠잠하다고 말한다. 어렵구나! 의술이여.

학질의 맥은 처음에 팽팽하지만 오래되면 다른데 대개 받은 병이 바람과 더위이기 때문이다. 학질은 바람과 더위 기운이 타고 들어와 비장 흙을 업신여겨 흙이 약해지면서 축축함을 다스리지 못해 가래와 묽은 가래가 생기기 때문이다. 가래가 없으면 학질에 걸리지 않는다는 말이 이 뜻이다. 또 여름철에 기운을 해쳐 기운이 비워지면 맥이 허약하다. 바람이 안으로 들어가 가래가 속에서 따라 움직이기 때문에 맥이 뜨고 매끄럽지 않으면서 팽팽한 맥을 얻는다. 학질의 맥은 팽팽하지만 팽팽한 맥이라고 학질인 것은 아니다. 날이 오래되면 또 바뀔 수 있으며 따르는 곳에 따라서 잘못이 없이 이긴다. 그러나 힘이 없고 작은 맥은 몹시 나쁘고 다시 멈추는 맥이 보이면 하늘이 준 목숨이 위급하다.

모든 축축함으로 생긴 황달과 적취병은 뜨고 크면 괜찮지만 가라앉고 가늘면 안 된다. 창만병과 황달은 모두 축축한 뜨거움이고 적취병은 또 채워짐을 더했다. 그러므로 맥이 뜨면서 매끄럽거나 크면서 빨라야 하는데 가라앉거나 힘이 없는 등의 꼴이면 진짜 기운이 몹시 약해졌기 때문에 나을 수 없다. 오줌이 나오지 않는 병과 세 소갈병도 같다.

뼈가 뜨겁게 찌는 병은 뜨거운 마름 때문에 빠르면서 비어있다. 널뛰면서 크거나 깔깔하면서 작으면 몸을 망친다. 뼈가 뜨겁게 찌는 병은 살에는 열이 심하지 않지만 여외고 가슴이 답답하면서 두근거린다. 이것은 타고난 음이 없어지고 힘센 불이 안에서 타고 있기 때문이다. 맥이 빠르면서 힘이 없으면 치료해서 나을 때도 있다. 하지만 빠르면서 작거나 깔깔하면서 널뛰면 노체병이 되고 곧 죽을 때를 기다린다.

심하게 일해서 생긴 모두 비워짐과 기침병은 팽팽하면서 널뛰는 맥이면 걱정을 끼치고 뜨면서 힘이 없으면 좋은 조짐이다. 비워지면 맥도 허약하다. 더구나 심하게 일해서 알짜와 기운이 없어졌으면 당연히 뜨면서 힘이 없다. 기침병은 폐장의 병으로 맥이 뜨면 바른 꼴이고 힘이 없는 맥이 함께 보이면 병이 물러가려고 한다. 이 밖에 모든 것은 크게 해치게 되는데 걱정스러워도 속을 태우지 않는구나.

머리와 눈이 갑자기 아프거나 숨이 차는 병일 때 나는 뜨면서 매끄러운 맥과는 함께 하지만 가라앉으면서 깔깔한 맥은 싫어한다. 이 병증은 바람 가래가 아닌 것이 없다. 이것을 비워짐과 채워짐을 나누더라도 맥은 뜨면서 매끄러움을 벗어나지 못한다. 만약 가라앉으면서 깔깔하거나 힘이 없으면서 단단하다면 기운과 피가 말라버려서 치료해도 일을 이룰 수 없다.

설사하거나 체하거나 명치가 아픈 병은 가라앉고 느리면서 작으면 쉽게 원래대로 돌아온다. 설사하면 음을 해치면서 비장이 무너지고 명치가 아프면 몸에 생김새를 해치면서 지키는 기운을 막아 누른다. 그래서 위에 맥을 얻으면 쉽게 낫는다. 그러나 뜨고 크면서 빠르면 중란병이라고 부른다. 중란병이면 몸이 반드시 열이 나면서 나쁜 증상이 된다. 언제나 원래대로 되돌아올까. 설사하면서 함께 토하면 곽란병이라고 부른다. 느리면서 작으면 타고난 기운을 해치려고 한다. 대장과 위장은 그득하지만 꽉 차지는 않는데 가운데에 오래된 체기가 있으면 꽉 차지만 그득하지 않다.

갑자기 어긋난 기운이 섞여서 어지러우면 자연히 아래위가 서로 빼앗는다. 이때 맥이 뜨면서 크고 힘이 있으면 병의 세력을 넉넉히 이긴다. 가끔 한번 멈춰도 해치지 않는다. 기운과 피가 편안하지 않다고 해도 오고감이 고르지는 않지만 끊어지지는 않는다. 그러나 맥이 가라앉고 느리면서 작은데 치밀어 오르면서 혀까지 말리면 치료를 이야기할 수 없다.

팔다리를 쓰지 못하고 느낌이 없을 때는 작고 힘이 없으면서 부드러우면 마땅하다. 어짐은 나무의 온전한 덕인데 팔다리를 쓰지 못하거나 느낌이 없으면 모두 어질지 않다. 기운이 비워지고 바람에 맞으면 가래가 궐음경맥의 구멍에 머무른다. 그래서 맥이 힘이 없으면서 부드러우면 치료할 수 있다. 팽팽하면서 크거나 단단하면서 널뛰는 맥일 때는 먹을 수 있으면 죽지 않겠지만 불구를 피하기 어렵다. 간질병도 같다.

산증은 힘줄이 오그라들기 때문에 팽팽하고 단단한 맥이 나타난다. 종기가 터졌는지 아닌지에 따라 음양을 따져본다. 힘줄이 오그라들면 간장병이다. 산증 종류는 음에 차가움 때문에 팽팽하고 단단한 맥을 본다. 종기가 터지지 않았으면 채워짐에 속해서 양맥을 얻어야 하고 이미 터졌으면 비워짐으로 음맥을 얻어야 순리이다. 이와 반대면 등지고 거스르는 것이다. 따져보지 않으면 안 된다.

피를 잃으면 당연히 구멍나면서 부드럽

고 작은 맥이 좋고 피가 쌓여있으면 매끄러우면서 큰 맥이 좋다. 구멍난 맥은 가운데가 빈 꼴이기 때문에 피를 잃었을 때 이래야 맞다. 부드럽고 작은 맥도 비워진 맥에 속하므로 섞이게 보여도 괜찮다. 만약 빠르면서 크면 병이 나아가면서 스스로 없어지지 않는다. 쇠창에 다친 병도 같다. 피가 쌓여있으면 생김새가 있는 채워짐증이다. 그래서 매끄러우면서 큰 맥이어야 병과 맥이 서로 맞다. 작은 맥으로 달라졌다면 허약해져서 피가 스스로 돌아다닐 수 없다. 또 이때는 쳐서 없애는 약을 쓰기 어려워서 빨리 없애려고 해도 어떤 방법을 쓸지 모른다. 똥이 나오지 않는 병도 같다.

냉대하가 느리거나 부드러우면서 매끄러운 맥이라면 원래 그렇기 때문에 살필 필요가 없다. 붉거나 흰 냉대하는 모두 축축한 뜨거움이기 때문에 느리면서 부드럽고 작으며 매끄러운 맥이 정상 맥이다. 부인이 속 기름과 겉 지킴이 부족하다면 뜨면서 작은 맥은 지나치지 않다. 만약 빠르거나 널뛴다면 불이 매우 깊은 연못에서 일어난 것인데 생각함으로 아래에 맺힐까 두렵다. 용에 타고난 바탕은 길들이기 어렵다.

아기를 낳으려는 맥은 반드시 경맥에서 떨어진다. 아기를 낳고서 부드럽고 작은 맥이면 놀라지 않는다. 아기를 낳으려는 맥은 뱃속아기가 속에서 움직이고 맥은 밖에서 어지럽다. 그래서 반드시 경맥에서 떨어진다. 떨어진 경맥은 항상 경맥에서 떨어진다는 뜻이다. 이미 아기를 낳았으면 피와 기운이 모두 빠졌기 때문에 부드럽고 작은 맥이 원래 맥이고 가라앉고 힘이 없는 맥도 자기 몫이다. 조심하고 몸조리해야 하며 놀라게 하지 말아야 한다.

아기를 가졌거나 아기를 낳은 다음에 차가운 바람에 해쳤다면 일반 사람은 눈길도 주지 않아야 한다. 아기를 가졌을 때는 겉증 맥이 보여도 가볍게 내뿜지 않는다. 옛사람은 마황 강활을 파흰뿌리 소엽 등으로 바꿔서 썼는데 지금 이치를 알겠다. 속으로 전해 뜨거움이 맺혀서 맥이 가라앉으면서 채워졌을 때는 치는 약을 써도 뱃속아기를 건드리지 말아야 한다. 어쩔 수 없으면 꿀과 쓸개로 이끌어 빼내고 밖에서 지키는 방법이 있다. 차가움에 맞아 맥이 느리면 빨리 건강 부자가 필요하다. 저잣거리 의사는 뱃속아기가 움직일까 사로잡혀서 쓰지 않는데 약을 굽거나 볶으면 되는 것을 알지 못한다. 다시 잘 살펴서 만들면 스스로 일을 망치지 않는다.

아기를 낳은 다음에는 오직 일단 크게 북돋는다. 맥이 어지럽게 오더라도 끝까지 다스려야한다. 증상을 따르고 맥을 따르지 않는다고 말한다. 이렇게 얽매여 사람을 죽인다면 이런 것에는 당연히 깊이 뉘우쳐야 한다.

어린아이가 처음 태어났을 때 맥이 있는데 진맥해서 약하면서 빠르게 온다면 생각을 얻었다. 처음 태어난 갓난애는 오장이 꽃처럼 아름답기 때문에 맥이 약하면서 빠르게 온다. 감기가 있거나 젖과 음식이 머물러 있거나 알짜와 생각이 가뿐하지 않으면 맥도 정상이 아니다. 네 진단 이외에 마음으로 헤아린다. 옛사람은 손가락무늬의 생김새와 빛깔로 병을 진찰했는데 많이 정확하지 않다. 그러나 정말로 흰빛깔은 감병이고 누런 빛깔은 비장에 괴로움을 뜻한다. 이 빛깔은 어린아이에게 많이 보았지만 다른 빛깔은 보지 못했다. 뚜렷하게 속으로 구부러지면 차가운 바람이고 밖으로 구부러지면 음식 응어리라고 한다. 그러나 맥 무늬에 굽음과 곧음은 태어나면서 정해지는데 어떻게 병의 쫓아 옮겨가겠느냐. 구름 같은 맥 무늬를 보면 병에 걸렸다고 하면서 약을 먹지 말아야 하는데 약을 먹는다. 맥 무늬가 세 관을 지나면 치료할 수 없다고 하면서 약을 먹어야 하는데 먹지 않는다. 알지 못해서 이렇게 희망을 내버린다.

○ 어린아이에 무늬 진찰.

자줏빛은 뜨거움이고 엷은 붉은빛깔은 차가움이네. 푸른빛깔은 놀랐고 검은빛깔은 나쁘네. 감병이 타고난 기운을 해쳐도 붉네. 비장이 나른하면 아름다운 짙은 푸른빛깔이네. 선명하게 윤기 있으면서 길면 해치지 않았네. 거칠게 에워싸면서 짧으면 편안하지 않네. 물고기 뼈, 구슬, 뱀 등은 흔히 보지 못하네.

다섯 살 아래의 어린아이는 맥진으로 정하지 못해서 오직 합곡혈 쪽에 집게손가락에 있는 무늬와 빛깔을 본다. 첫번째 마디는 풍관이 된다. 무늬가 거칠면서 크고 밀었을 때 출렁임이 심하지 않으면 병이 있다. 두 번째 마디는 기관이 된다. 무늬가 이와 같으면 병이 깊다. 세 번째 마디는 명관이 된다. 다시 이와 같으면 병이 위독하다.

자줏빛이면 뜨거움이고 붉은빛깔이면 상한병이며 엷은 붉은빛깔은 피가 비워지고 푸른빛깔은 경풍병이다. 진하게 빨간빛깔이면 원래 감병이고 고운 빨간빛깔이면서 어두우면 비장 기운이 튼튼하지 않다. 짙은 푸른빛깔이 같이 있으면 반드시 축축한 가래가 있고 검은빛깔은 까무러치는 병이거나 또는 많이 위험하지는 않다. 빛깔이 또렷하고 겉에 생김새가 짧으면서 가늘면 병이 없다. 다섯 살 이상은 어른과 같은 진맥법을 쓴다.

몸에 열이 나고 맥이 어지러우며 땀이 나면서 먹지 못하고 먹고서 토하면 '뜨겁게 찌면서 변함'으로 병이 아니다. 이어진 구슬, 매달린 침, 오는 뱀, 가는 뱀, 물고기 가시, 물 흐르는 무늬가 가끔 있는데 타고난 차이일 뿐 반드시 따로 속하는 곳이 없다. 어리고 어려서 다행히 이런 말에 스스로 홀리지 말아야 하는데 이것 때문에 사람이 홀린다.

맥의 이치는 야릇하고 야릇하기 때문에 두고두고 생각해볼만해서 생각이 괴롭고 말이 길지만 또 끝까지 캤다. 그림은 손가락 쪽을 정해서 다른 사람의 살갗에 표시를 하는데 뼈와 살이 붙어있는 곳을 어떻게 정확히 짚을 수 있느냐. 내가 생김새로 뜻을 헤아려보니 모습과 이치 둘이 맞는 듯하고 틀이 맑으면서 생각이 가만히 있다. 마음으로 얻어서 반드시 모든 손에 따르지 못하고 손으로 얻어서 붓과 먹으로 펼칠 수 없다. 모두 깨달을 수 있는데 어떤 야릇함이 드러나지 않겠는가. 섞임증을 드러내 밝힌 것은 정말로 《목경대성》과 관계가 없지만 맥의 옳음에 사로잡힌 그 의심을 없애려면 어쩔 수 없다. 배우는 사람이 이것에 따라서 깨달음으로 들어간다면 많은 힘을 아끼고 또 살아있는 목숨을 적지 않게 고스란히 한다.
○ 사람의 모습에 대한 이야기.
 예로부터 크게 용감하거나 크게 알아야 나라를 가르치고 집안을 다스릴 수 있다. 그런데 모두 사람의 모습을 잘 알지 못하면서 얻거나 사람의 모습에 가까이 하지 못하면서 잃는다. 의사는 사람과 귀신이 들어가는 문이고 눈은 음과 양이 둘러싼 둘레다. 사람들을 살리고 목숨을 맡고 있지만 이 둘 사이에 균형을 맞추지 못하면 사람의 모습을 얻지 못한다. 사람에 모습을 얻지 못하면 병의 모습도 얻지 못한다.
 얻고 잃음을 말할 때는 대개 세 가지 이야기로 펼친다. 병에 걸린 사람의 모습과 옆에 있는 사람의 모습, 치료하는 의사의 모습이다.
 병에 걸린 사람의 모습은 실마리가 끝도 없이 변해서 틀거지를 정하기 어렵다. 오장육부가 치우쳐 힘센 경우가 있고 운기에 조짐을 어긴 경우가 있으며 재앙이 겹쳐 밀려오는 경우가 있다. 안에서 불이 몰래 그슬린 경우가 있고 때에 맞지 않게 잠자거나 먹은 경우가 있으며 스스로 애써서 괴로워하는 경우가 있다. 일을 이루지 못해서 온종일 쫓아 다니는 경우가 있고 깊은 정으로 마음에 걸려 늘 근심하는 경우가 있다. 일처리가 고르지 못해 가시덤불이 되는 경우가 있고 이리저리 옮기고 도망 다니면서 기꺼이 바람과 먼지를 맞는 경우가 있다. 놀란 원숭이 꼴 같아서 높은 스승과 이로운 벗이 마음을 다해 좋은 길을 알려 주지만 삼가거나 알차게 지키지 않는 경우도 있다. 마음은 고인 물 같이 차분하지만 쌀이 적고 땔감이 없어서 집사람이 나무라고 업신여겨 매우 견디기 어려운 경우도 있다.
 또 사물을 너무 좋아해서 어질게 하거나 스스로 바치는 경우가 있다. 좋은 말로 잡아놓고 홀리면서 기쁘게 하지만 날로 애쓰고 날로 돈을 축내는 경우가 있다. 또 잘못된 말을 따라하다가 많은 갈림길에서 양을 잃고 결국 나무꾼에 사슴처럼 덧없게 되는 경우가 있다. 큰 평상에 누워 버릇없이 사람을 아래로 하는 경우가 있다. 돈을 옥 같이 여기며 고기를 잡고 통발을 잊어도 참됨을 품은 높은 선비라서 성의를 다했다고 즐기는 경우도 있다. 케케묵고 낡았다고 갑자기 돌아보지 않으면서 편할 대로 하는 경우가 있다.
 한 수레의 장작불인데 한 잔의 물을 붓듯이 좋은 것과 나쁜 것을 함께 태우는 경우가 있고 성격이 매우 급하지만 병을 오래 끄는 경우도 있다. 담력과 식견이 있는 사람이 스스로 자만하거나 어수룩한 사람은 지나치게 삼가는 경우가 있다. 그러면 몰아내는 것이 길거나 나아가는 것이 빠른데 병이 어떻게 들어오지 않겠느냐. 뜨거운 약으로 북돋기 두려워해서 입술을 대지도 않았는데 마음이 먼저 답답해하는 경우가 있다. 치는 처방으로 서늘하기 두려워해서 억지로 삼키지만 넋은 멀리 달아나 다시 병을 감추고 말하지 않는 경우도 있다. 병을 숨기고 알리지 않는 경우가 있고 숨긴 병으로 의사 솜씨가 서투른지 시험하는 경우도 있다. 옛 책에 꽉 막혀서 이상한 이야기로 사람을 망가뜨리는 경우가 있다. 먼저 치료를 하고 나중에 사례를 하는 경우가 있고 을이 잘못했는데 갑을 나무라는 경우도 있다. 덕을 베풀었는데 원수로 갚는 경우가 있고 양이 받들었는데 음이 어기는 경우도 있다. 혼자 지내는 여인이 부끄러워해서 말을 잘못 전하는 경우가 있고 아프다고 칼과 침을 두려워해서 치료를 훌륭하게 할 수 없는 경우도 있다. 이것이 모두 병에 걸린 사람의 모습이다. 살피지 않으면 안 된다.

옆에 있는 사람의 모습은 기쁨이나 슬픔을 거리끼지 않고 말을 쉽게 한다. 또 거리끼지 않고 말을 하지만 병의 원인에 반드시 들어맞지 않는다. 또 두려움이 없고 두려워하지 말라고 하지만 의학의 이치를 꿈에서라도 만난 적이 있겠는가. 또 직접 만나서 같고 다름을 결정하지만 자기면 주고 자기가 아니면 막는다. 그러다가 의사가 섞어 주게 되어 약으로 약을 치료하면서도 쓸데없이 진짜 타고난 기운을 해친다. 또 억지로 일을 풀려고 하다가 증상이 이상하면 귀신 장난이라고 말하고 증상이 아주 나쁘면 악귀에 씌었다고 한다. 이렇게 만든 말이 덧없이 퍼져 한번 전하고 또다시 전해서 결국 돌이키기 어렵게 된다. 또 존귀하거나 위엄 있어서 맞서기 어려운 경우가 있고 가까운 친척이 셀 수 없이 막고 괴롭히는 경우도 있다. 알랑거리기 좋아해서 의사가 속는데 어질음과는 닮지 않았다. 다른 사람한테 당한 울분을 나에게 강하게 주는데 평소 마음이 굳세지 않았으면 병이 일어났다. 때를 씻고 흉터를 찾듯이 잘못을 들추어내서 다른 사람이 부탁하지 않게 한다. 의사를 놓아주지 않고 의사를 소개할 때까지 붙잡고 있으며 높은 평판이 아니면 앞에 이르게 하지 않는다. 그렇지 않으면 뜻에 사사로움이 진하거나 하찮은 것이 우연히 맞거나 말주변을 믿거나 받는 값을 탐낸다. 또 옛날에 베푼 덕을 갚으라고 하거나 새 것으로 좋게 꾸며서 향내 나거나 썩은 내 나는 것을 나누지 않고 제멋대로 늘어놓는다. 믿고서 늦으면 이것 때문에 병이 심해진다. 더구나 치료와 약을 비웃고 헐뜯는다. 특히 삿된 길인 귀신 춤과 귀신이야기에 바쳐서 재산을 없애고 불행해진다. 이것이 옆에 있는 사람의 모습이다. 살피지 않으면 안 된다.

치료하는 의사의 모습은 길을 따르면 어질음에 가깝지만 일을 할 때 이로움만 알면서 말주변이 좋은 경우가 있다. 달콤한 말로 사람을 기쁘게 하지 않아야 크게 말하고 열심히 듣는다. 억지로 말하면서 서로 속이지 않아야 위험한 순간이 서로 두렵다.

알랑거림은 이방에 친척을 짙게 대접해서 신세를 지게 한다. 가까이 모시면서 작은 은혜를 입게 하여 잘못을 숨긴다. 이렇게 해서 높은 사람과 빌붙어 사귀면서 등용되기를 꾀하려고 한다. 진한 겉모습과 깊은 속마음을 갖게 해서 스스로 관직에 간다.

속임은 가슴 속에 대나무를 만들지 않고 거짓으로만 스승을 잇는다. 그래서 치료할 때는 처방이 들어있는 비단주머니만 뒤진다. 낫 놓고 기역자도 모르는데 비밀을 받았다고 하면서 죽게 되어도 붓과 먹을 집지 않는다. 약 상자에 우연히 시호가 빠졌는데 전호로 채워 넣는다. 실제 약이 여섯 약재인데 여덟 약재로 값을 매긴다.

 게으름은 추위와 더위를 싫어하고 빠르려도 하지만 느리다. 정말로 욕심이 없다는 듯이 천천히 움직인다. 또 노름에 빠져 중요한 것을 가볍게 여긴다. 그렇지 않으면 벗들에게 부탁해서 항상 바뀌게 한다.

 하는 짓이 더럽고 부끄럽다. 처음에는 길을 스스로 높여서 돈이 아니면 치료하지 않는다. 이어서 가죽신을 신고 가려운 곳을 긁으면서 스스로 기리고 점잔을 뺀다. 끝에는 증상에 대한 이야기가 창피하다고 늘 맥을 따진다. 그래서 스스로 잘 낫다고 여기고 모든 때에 맥을 짚는다. 사람에 말을 듣고 알아도 맥으로 알았다고 거짓으로 꾸민다. 《태소》를 부풀려 익혀서 사람에 맥을 높이 본다. 이렇게 또렷이 알지도 못하면서 억지로 맥을 좋아한다.

 터무니없이 꾸며대서 이치에 맞지 않는다. 다섯 수레바퀴와 여덟 성곽을 마음에 두지 않고 일곱 처방 방법과 여러 처방을 어지럽게 쓴다. 또 무딘 것을 날카롭다고 해서 사람을 놀라게 한다. 불길하다고 덮어씌우고 스스로 글을 쓰면서 말을 많이 꾸민다.

 탐내고 위험하게 움직인다. 이름을 높이려고 위험한 병에 매달리거나 간절하다고 해서는 안 되는 이상한 치료를 한다. 다행히 치료를 시작했지만 이미 뜨거움인데 차가운 약을 쓰거나 이미 쳤는데 북돋게 한다. 센 약재나 무거운 약을 써서 어리둥절하기를 바란다. 밤중에 몰래 도망쳤다고 들었다면 이 경우에 속한다.

 못할 짓을 하고 모질다. 이웃에 이름난 의사가 앉아있다고 견주면서 속으로 냄새와 맛이 맞지 않는다고 알게 되었는데도 처방을 오래 담갔다가 빼내서 다르게 한다. 눈에 오래된 고질병이 두루 일어났다고 보이는데도 어긋난 것에 성의를 다한다. 하지만 이것은 정말로 바람이 불어 풀이 쓰러지듯이 헛되이 사람을 억울하게 한다. 밖에서 서로 만난 적이 없다면 또 터무니없이 이름을 높이고 모습과 글을 견주지 않는다. 모르던 사람이 안다면 증상을 인정하면서도 끝까지 기회를 엿본다. 아는 체하면서 큰 체면이나 큰 책을 쓴 선비 의사라고 하지만 움직임은 반드시 작은 가마에 마부이다. 쌓인 것을 연구해도 또 72개 병증에 지나지 않는다. 속은 양인데 호랑이 가죽을 둘러쓰고 겉모습만 그렇듯 하다. 겉은 비어 있으면서 사람들의 재산을 마구 쓰게 하는 잔혹한 악마일 뿐이다.

 용모가 아주 훌륭한 경우에 병을 만나면 돈을 바라지 않지만 반대로 약으로 깊이 시달리게 해서 이미 주머니를 꽉 채운 다음에 천천히 효과를 낸다. 웃음 속에 칼이 있듯이 부드럽게 사물을 해친다. 강 가운데로 흘러가서 노를 잃었는데도 재산을 다 바치지 않았다고 죽인다. 이것이 모두 치료하는 의사의 모습이다. 살피지 않으면 안 된다.

 몸가짐이 맑고 높지만 치우치게 보고 우긴다. 또 약으로 치료하지 않고 칼과 침만을 계속한다. 법 밖에서 벌을 내리고 사람에 긴 목숨을 끊으며 사람까지 잃는 것을 본다. 자기가 얻었다면 다른 사람이 얻은 것을 본다. 자기가 잃었다면 자기는 이롭게 하면서 다른 사람은 해친다. 그래서 중간에서 가지고 놀면서 한 때 즐거워한다.

운을 잘 믿는 사람은 위험하다는 말을 밀어내고 근심이 많은 사람은 위로하는 말도 아니라고 한다. 무당과 점을 믿는 사람은 의사를 적이라고 하기 때문에 약이나 침은 당연히 원수가 된다. 즐겨 의심하는 사람은 깊은 말을 하면 꺼리고 매우 두터운 친구와 편하게 통하기를 바란다. 의심이 심하면 병을 나으려는 뜻이 게을러져서 예전에 꾸몄던 것에 기댄다. 또 목숨을 얻을 때 쓰는 재산을 생각하고 형제끼리 다퉈서 윤리가 항상 어그러진다. 하늘을 원망하고 사람을 탓해서 괴로움이 널리 생기는 등이 사람의 모습이다.

사람의 모습이 하나가 아니고 자세한 사람의 모습은 아직 많아서 다하기 어렵다. 나는 사람의 모습을 따르지 않거나 사람의 모습을 가까이 하지 않아서 얻거나 잃는 것을 조심하였다. 뒷사람들이 생각하고 또 삼가려고 해야 낡은 습관에 당하지 않는다. 그리고 사람의 모습은 마땅히 따라야할 본보기이지만 그렇다고 반드시 따르지 않기를 바란다. 세게 다잡지 않고 모습에만 가까이 하려고 하면 대체로 끌려간다. 끌려가면 병의 모습에 거스르고 세게 다잡으면 사람의 모습에 거스른다. 병의 모습을 끊으려면 세게 다잡아야 하지만 사람의 모습에는 어쩔 수 없이 끌려가야 한다. 어찌 해야 할까. 아아. 예사롭지 않은 병은 예사롭지 않은 의사가 아니면 치료힐 수 없다. 또 예사로운 사람이 어떻게 알까. 정말로 큰 용기와 큰 앎을 얻어 나라를 가르치고 집안을 다스리는 사람은 이 일을 어떻게 의논할까.

《은해지남》

○ 맥으로 진단하는 방법.

《맥요정미론》에서 '맥에는 야릇함이 있으니 살피지 않을 수 없다.'고 하였고 《사기장부병형편》에 '맥을 살펴서 병을 알면 귀신같다고 부른다.'고 하였다. 《진월인 육십일난》에서 '맥을 짚어 알면 솜씨가 있다고 한다.'고 하였고 허숙미는 '맥의 원리는 그윽하여 밝히기 어렵다. 내가 뜻을 이해했어도 입으로 말할 수 없다. 붓과 먹으로 적을 수 있고 입과 혀로 말할 수 있지만 모두 흔적이다. 야릇한 이치를 마음속으로 깨닫고 이해하지 않는데 어떻게 그 야릇함을 다할 수 있겠느냐.'고 하였다. 《방성쇠론》에서는 '스승에게 끝까지 받지 못해 의술이 밝지 않다. 따름과 거스름을 살피지 않고 함부로 움직인다. 암컷을 깎고 수컷을 잃거나 음을 버리고 양에 붙는다. 아우르거나 합치는 것을 알지 못하면서 진찰하기 때문에 또렷하지 않다.'고 하였다. 심하구나. 맥을 따져보지 않으면 안 된다. 큰 요점은 《소문》, 《영추》와 각 학파의 학설을 합쳐 충분히 읽어서 깊은 뜻을 찾으면 스스로 깨달을 수 있다. 한결같거나 변하는 이치를 알지 않으면 안 된다. 사람의 맥은 크게 타고나거나 작게 타고나고 음에 치우치거나 양에 치우친다. 이것은 타고난 것에서 받아서 각각 그 모습을 이룬다. 그러나 삿된 것이 맥을 변하게 하면 부드럽거나 빠르게 하고 나아가거나 물러나게 한다. 이렇게 병이 갑자기 오면서 맥이 따르고 기운이 보인다.

 맥을 진찰하려면 먼저 오장맥을 알아야 나중에 병에 대한 맥을 살필 수 있다. 또 먼저 평상시의 맥을 알아야 나중에 변한 맥을 살필 수 있다. 맥과 병은 서로 붙어있기도 하고 서로 어긋나기도 한다. 병이 크게 세차면 맥도 갑자기 반대로 변한다. 양 증상에 양맥을 보고 음증에 음맥을 보면 맥과 병이 서로 붙어있다고 한다. 증상이 양과 비슷하지만 맥이 손가락을 두드리지 않거나 증상이 음과 비슷하지만 맥이 심하게 두드리면 맥과 병이 서로 어긋난다고 한다. 양이 세차면 맥이 반드시 넘치면서 큰데 양이 아주 심하게 세차면 맥이 반대로 엎드려 숨는다. 양이 아주 세차서 음과 비슷하게 되었다. 음이 세차면 맥이 반드시 작고 가는데 음이 아주 심하게 세차면 맥이 반대로 널뛰면서 빠르다. 음이 아주 세차서 양과 비슷하게 되었다. 이처럼 병이 크게 지나치면 맥이 갑자기 반대로 변한다.

 또 따름과 합침을 따져보아야 한다. 맥이 뜨면 겉이 되므로 치료는 땀을 내야 한다. 이것이 정상이지만 설사시켜도 마땅하다. 장중경이 '맥이 뜨고 큰데 명치 밑이 딱딱하고 열이 있으면 오장에 속한다. 설사를 시켜야지 땀을 내서는 안 된다.'고 하였다. 맥이 가라앉으면 속이 되므로 치료는 설사를 시켜야 한다. 이것이 정상이지만 땀을 내도 마땅하다. 장중경이 '소음경병을 처음 얻었는데 반대로 열이 나고 맥이 가라앉으면 마황부자세신탕으로 조금 땀을 낸다.'고 하였다.

 맥이 빠르게 오면 양이 되므로 갈근 황금으로 뜨거움을 식힌다. 그러나 만약 맥이 빠르고 손발이 차가워졌다면 비워졌기 때문에 따뜻하게 하지 않으면 안 된다. 이처럼 빠른 맥이라도 양이 세찬 맥이 되지 않는다. 맥이 느리면 차가움이 되므로 부자 건강으로 따뜻하게 한다. 그러나 만약 양명경병은 맥이 느리면서 추위를 싫어하지 않고 몸에 땀이 줄줄 흐르면 대승기탕을 쓴다. 이렇게 또 느린 맥이라도 음이 차가운 맥이 되지 않는다. 이것 모두는 증상을 쫓았고 맥을 쫓은 것이 아니다.

 겉 증상은 땀을 내야하고 이것이 정상이다. 장중경이 '열이 나고 머리가 아픈데 맥이 반대로 가라앉으면서 온 몸이 아프면 속을 다스려야 하며 사역탕을 쓴다.'고 하였다. 이것은 맥이 가라앉은 것을 따랐다. 속 증상은 설사시켜야 하고 이것이 정상이다. 장중경이 '해가 질 때 열이 나면 양명경에 속하는데 맥이 뜨고 비워지면 땀을 내야하며 계지탕을 쓴다.'고 하였다. 이것도 맥이 뜬 것을 따랐다.

 결흉증은 대함흉탕과 소함흉탕으로 설사시켜야 한다. 그러나 맥이 뜨고 크면 설사시켜서는 안 되는데 설사시키면 죽는다. 이것은 맥을 따라서 겉을 치료했다. 몸이 쑤시고 아프면 계지마황탕으로 풀어야 한다. 그러나 척이 느리면 땀을 내서는 안 되는데 속을 기르는 피가 부족하기 때문이다. 맥을 따라서 속 기름을 고르게 했다. 이것은 모두 맥을 따르고 증상을 따르지 않았다.

　세상에는 맥을 짚으면서 증상을 묻지 않거나 증상을 물으면서 갑자기 맥을 짚는 경우가 있는데 장중경이 죄인이 아니겠느냐. 도절암이 '병을 물어서 밖을 알고 맥을 짚어서 안을 안다. 치료법은 모두 두 글귀에 있으니 증상을 살피는 것과 맥을 짚는 것이 가장 중요한 방법이다.'라고 하였다. 나는 지금까지 눈을 치료할 때 맥과 증상을 자세히 헤아려서 치료법을 정했다.

　육모와 주모는 같이 군살이 부어올라서 검은자위 안으로 넘쳤다. 한 사람은 맥이 가라앉고 느렸기 때문에 음이 비워지고 부족하면서 다시 삿된 차가움이 들어왔음을 알았다. 그래서 내가 육물탕에 구운 건강을 더 넣어 써서 음을 기르고 위장을 따뜻하게 하였다. 한 사람은 맥이 뜨고 느리면서 가늘었기 때문에 기운과 피 둘이 없어지고 차가움에 바람이 같이 있음을 알았다. 그래서 내가 사물소요산에 소목 홍화를 더 넣어 써서 바람을 없애고 피를 다스렸다.

　장모와 애모는 같이 눈알이 커져서 눈두덩으로 빠져나왔다. 한 사람은 두 척이 뜨고 넘치면서 뿌리가 없고 오른쪽 촌이 힘이 없고 약했다. 이것은 폐장 쇠가 물을 만들 수 없어서 신장에 불이 위로 떴기 때문이다. 그래서 내가 금궤신기환을 써서 뜬 양을 가라앉혔다. 한 사람은 두 척이 가늘고 빠르며 오른쪽 촌이 뜨고 넘쳤다. 이것은 신장 물이 말라버려서 폐장 기운이 위로 치솟았기 때문이다. 그래서 내가 인삼고본전에 우슬을 더 넣어 써서 치솟은 뜨거움을 내렸다. 이것이 증상이 같지만 맥은 달라서 다르게 치료했다.

　또 전모는 눈동자구멍 벌어짐증이 있고 이모는 두 눈에 군살이 부어오르고 가려웠다. 두 증상을 진맥해보니 두 사람이 같이 척이 가늘면서 빠르고 촌은 넘치고 컸다. 모두 심장과 신장이 만나지 못함이 원인이었다. 그래서 내가 같이 자음육미환에서 산수유를 빼고 여정자를 더 넣어 치료하였다. 이것은 증상이 다르더라도 맥이 같기 때문에 치료법도 같다.

　공모는 흰 것을 누렇게 보거나 붉은 것을 자줏빛으로 보거나 바른 것을 가로로 보았다. 이것은 음이 다하고 양이 날리는 증상이다. 맥이 뜨고 넘쳐야 하는데 지금 반대로 가늘고 깔깔했다. 지나치게 심해져서 반대로 자기를 이기는 것으로 변했다. 내가 칠미지황탕105)로 따뜻하게 북돋았다. 이것은 증상에 기대고 맥에 기대지 않았다.

　대개 음양과 비워짐이나 채워짐을 가장 자세히 살펴야 한다. 장경악은 '의심스럽고 비슷해서 밝히기 어려우면 반드시 네 진단법으로 진찰하여 원인은 자세히 묻고 함께 소리와 빛깔을 따져본다. 다만 바탕과 끄트머리, 앞과 뒤 속에서 이치로 바로잡으면 진실을 얻는다. 만약 이렇게 살피지 않고 한 가지 진찰만 기대거나 수법만 믿고 어지럽게 치료한다면 맥과 증상의 많은 진짜와 가짜를 어떻게 알겠느냐. 보아도 확신하지 못하는데 어떻게 잘못이 없겠느냐. 또 항상 진

---

105) 육계 숙지황 건지황 산수유 산약 백복령 택사.

찰하면 더욱 알기 쉽고 처음 진찰하면 매우 결정하기 어렵다. 이것은 네 진단법을 소홀히 하지 않기 때문이다.

○ 혀로 진단하는 방법.

《내경》에서 '색과 맥을 합쳐야 아주 완전하다.'고 하였는데 혀는 빛깔을 더욱 쉽게 볼 수 있다. 예전에 장중경이 지은 《상한론》과 《금궤요략》에서 설태를 설명했고 뒷사람이 지은 《상한설감》과 《맥리정의》에서 이를 바탕으로 발전시켰다. 오직 두청벽의 《험증설법》만이 더욱 간단하게 밝혔다.

대개 혀는 심장의 구멍으로 오장육부에 병이 있으면 반드시 혀에 나타난다. 눈병은 오장육부에서 오기 때문에 설태로 진단할 수 있다. 그러나 오직 밖에서 들어옴에만 있고 안에서 해침은 아주 적다. 증상의 초기에 혀에 흰 태가 옅고 희미하다면 삿된 차가움이 처음에 태양경으로 들어갔다. 흰빛깔 부스러기가 혀에 가득 찼다면 삿된 것이 양명경으로 들어가려고 한다. 흰 태가 마르고 짙다면 태양경에 뜨거움병이고 흰 태가 매끄럽기까지 하다면 태양경과 양명경이 같이 있는 병이다. 흰 태가 있고 혀 가운데가 약간 누런빛깔이면 이것은 태양경의 삿된 것이 점점 양명경으로 들어갔다. 겉이 아직 끝나지 않았으면 둘을 모두 풀고 겉이 끝났다면 설사시킨다. 설사를 하면 뜨거움을 식히면서 이끌어 나간다. 흰 태가 있고 혀끝에 조금 혓바늘이 있다면 이것은 소양경과 양명경이다. 흰 태가 있고 혀 가운데에 까만 점이 있어도 소양경과 양명경이다. 겉이 끝나지 않았으면 고르게 풀고 겉이 이미 끝났으면 조금 설사시킨다. 흰 태가 있고 검은 혓바늘이 가득하면 이것은 세 양이 합친 병이다.

흰 태가 왼쪽에 있으면 양명경에 비워진 뜨거움이고 오른쪽이면 소양경이 삿됨을 받았다. 흰 태가 반들반들하면 가래이다. 혀에 흰 태가 없으면서 밖으로 차가움이 치솟는 증상이 있으면 소음경이 차가움에 맞았다. 흰 태가 왼쪽이나 오른쪽에 있으면서 누렇고 검은 것을 보이면 밖으로 설사하는 증상이 있고 아프면서 아랫배까지 당기면 장결병이다. 뜨거움이 심하면 설사시키고 뜨거움이 없으면 따뜻하게 한다. 흰 태가 있고 혀끝이 붉으면 소양경이다. 혀의 뿌리에 설태가 희고 혀끝이 붉으면 태양경과 소양경이 같이 있는 병이다.

혀가 흰빛깔인데 태가 없고 희미하면서 밖에 증상으로 뜨거움이 있으면 위장에 비워짐이다. 혀에 태가 없으면서 빛깔이 변하면 모두 비워짐에 속한다. 흰 태가 가루를 쌓은 것처럼 진하면 이것은 돌림병이 처음에 막의 근원으로 들어왔다. 흰 태가 있고 혀끝과 혀뿌리가 모두 검으면 쇠와 물이 아주 지나쳐서 불과 흙의 기운이 안에서 끊어졌다. 나쁜 증상이 없더라도 반드시 죽는다. 흰 태가 있고 혀 가운데에 검은빛깔로 두 줄기가 보이면 태양경과 소양경의 삿된 것이 위장으로 들어갔다. 흙 기운이 약해지고 끊어졌기 때문에 가슴 속이 결리면서 아프다. 흰 태가 있고 혀 가운데에 잿빛으로 두 줄기가 보이면 차가운 음식을 낀 혀다.

혀에 약간 누런 태가 보이면 삿된 것이

양명경에 들어간 속에 뜨거움증이다. 다음에 아주 노랗다면 뜨거움이 점점 심해졌다. 다시 마른 노란빛깔이거나 그을린 듯이 한 누런빛깔이면 뜨거움이 더욱 심하므로 설사시켜야 한다. 설태가 혀뿌리는 누렇고 혀끝이 희면 겉은 조금이고 속이 많다. 누런 설태이면서 반질거리면 양명경에 축축한 뜨거움이다. 누런 태가 있고 위에 가로막은 조각이 있으면 삿된 독이 깊이 들어갔으므로 빨리 설사시켜야 한다. 누런 태가 둘로 늘어져 끼어있게 보이면 바른 양명경이다. 누런 태가 있고 혀 가운데에 반점이 있으면 앞으로 반점이 돋는다. 반점이 없으면 오로지 설사시킨다. 누런 태가 있고 혀 가운데 혓바늘이 있으면 위장에 뜨거움이 심하다. 누런 태가 있고 혀 가운데에 작고 검은 점이 있으면 삿된 것이 오장에 들어가려고 하니 빨리 설사시킨다. 누런 태가 오래되어 검게 변하면서 마르고 혓바늘이 생기면 채워진 뜨거움이 아주 심한 증상으로 치료하지 못할 때가 많다. 이 증상을 만나면 반드시 설태를 헤쳐서 열어야 한다. 조각 밑이 붉게 보이면 빨리 설사시키고 조각 밑이 검으면 치료할 수 없다.

　설태의 가운데가 진하게 검으면서 마르면 뜨거움이 심해 진액이 말라버린 증상이다. 혀 가운데가 검으면서 설태가 없고 말랐으면 진액을 해치면서 비워진 불이 한 일이다. 혀가 검고 진액이 있는 주위가 붉으면서 헛소리를 하는 경우에 비워진 사람이라면 침과 북돋음을 같이 하고 튼튼하면 빨리 설사시킨다. 여름철에는 이런 혀가 많이 있는데 맵고 서늘한 약으로 푼다. 가끔 크게 비워진 증상이 있으니 맥과 증상을 합쳐 참조해야 한다. 혀 가운데가 검고 주변이 희면서 매끄러우면 겉과 속이 모두 비워진 차가움이다. 설태가 순수하게 검으면 두 가지 증상이 있다. 하나는 불이 심해 물과 비슷하고 하나는 물이 와서 불을 이겼다. 따져보는 방법은 불이 세차고 심할 때는 설태가 진하면서 혓바늘이 많고 물이 와서 이겼을 때는 설태가 엷고 혓바늘이 없다. 혀가 검고 혀 가운데가 짓물러 있으면 치료할 수 없다. 혀가 아주 마르고 검으면서 짧다면 치료할 수 없다. 출산 후에 혀가 자줏빛을 띤 검은빛깔이면 치료할 수 없다. 검은빛깔이 보이면 신 음식이나 달거나 짠 음식을 먹었는지 물어봐야 한다. 이것이 검은빛깔로 물들일 수 있어서 병 때문이 아니더라도 생길 수 있다. 이것은 윤기 있고 마르지 않으며 긁으면 없어진다.

　설태에 잿빛이 보이면 검은빛깔이 가벼운 것으로 검은빛깔과 같이 치료한다. 또 음양의 구분이 있다. 바로 음의 경맥에 들어가면 잠시 혀가 거무스름하게 변하지만 설태는 쌓이지 않는다. 경맥에 전한 뜨거움증은 거무스름하면서 마른 설태가 있다.

　대개 혀 위가 누렇거나 희거나 검으면 모두 설태가 있고 붉거나 보랏빛이면 빛깔은 있지만 설태는 없다. 혀가 아주 붉으면 불이 심하거나 돌림병이 깊어지려고 하는 꼴이다. 혀 한 가운데에 붉은빛깔이 보이면 이것은 태양경 증상이다. 혀가 붉고 혀끝에 보랏빛 물집이 일어나면 심장 경맥에 뜨거운 독이다. 혀가 붉고 혀 가운데에 보랏빛 반점이 보이면 반점이 돋아나려고 한다. 혀가 옅은 붉은빛깔이고 혀 가운데에 붉은 점이 보이면 황달이 되려고 한다. 혀가 붉고 시옷 글자 무늬처럼 부서져 갈라지면 이것은 양명경이 소음심경에 뜨거움을 전했다. 혀가 옅은 붉은빛깔이고 세 줄 무늬처럼 부서져 갈라지면 심장 경맥에 쌓인 뜨거움이다. 혀가 붉고 혓바늘이 있으면 위장에 뜨거움이 쌓였다. 혀가 붉고 안에 검은 무늬가 여러 개 있으면 음독이 간장 경맥에 맺혔다.

간장은 힘살을 주관하기 때문에 혀에 힘살 줄이 보인다. 혀가 붉고 작은 혀가 있으면 이것은 뜨거운 독이 심포로 들어갔다. 혀가 붉고 부어올라 입에 가득하면 이것은 뜨거운 독이 소양경과 양명경으로 들어갔다. 모두 찔러 나쁜 피를 빼낸다. 혀가 붉고 코피처럼 피가 나면 이것은 뜨거움이 심포를 해쳤다. 피를 서늘하게 하고 피를 멈춘다. 혀가 붉고 딱딱하면서 목소리가 안 나오면 죽을 증상이다. 가래가 있으면 빼내고 안이 튼튼하면 설사시킨다. 그러면 가끔 살 수 있다. 혀가 붉고 벌레가 파먹은 것처럼 부서져 짓물러 있으면 이것은 소음경에 돌림병 독으로 설사시킨다.

혀가 붉으면서 자꾸 내밀려고 하면 뜨거움이 심장과 비장에 있다. 혀가 붉은데 떨면서 움직여 말하기 어렵거나 혀가 붉은데 힘이 없고 약해서 말을 할 수 없다면 심장과 비장이 아주 허약하다. 인삼을 많이 쓰면 치료할 수 있다. 혀가 붉은데 마르고 오그라들었으면 치료할 수 없다.

혀가 모두 보랏빛으로 보이면 이것은 술독이다. 혀가 보랏빛이고 혀 한 가운데가 흰빛깔을 띠면 술독이 소양경에 있다. 혀가 보랏빛이고 혀 한 가운데가 붉은빛깔을 띠면 술독이 양명경에 있다. 혀가 옅은 붉은빛깔이고 혀 가운데에 자줏빛 검은 힘줄이 여러 길로 보이면 이것은 궐음경에 진짜 차가움증이다.

이 이야기를 바탕으로 치료한다면 비워짐과 채워짐을 따져서 죽고 삶을 나눌 수 있다.

5. 눈병의 치료

다른 병증과 마찬가지로 진단에 따라 침과 한약을 기본으로 삼아 치료한다. 그리고 안과에서 특히 더 사용할 수 있는 치료법은 다음과 같다.

1. 갈고리로 걸어 자르는 방법

안과적 수술방법으로 흰자위 군살증, 눈꺼풀 닭벼슬증, 눈꺼풀테 붙음증에 적용한다. 마취 후 침으로 눈알 표면에 있는 군살을 갈고리로 걸어 잡아당긴 후 자른다. 주의할 점은 군살과 건강한 조직을 잘 구별해서 군살만을 조심해서 떼어내야 한다. 검은자위에 있는 겉흠이나 홍채 탈출 때에는 쓰지 않는다.

2. 찔러 피를 내는 방법

삼릉침으로 질병부위를 가볍게 찌르거나 긁어 씻어내는 안과적 수술방법이다. 안검 안쪽 면에 어혈이 있거나 과립이 있는 눈병인 초창다래끼, 다래끼에 쓴다. 보통 한번 수술한 다음에 3, 4일 지나서 다시 한다. 오징어뼈나 등심 마찰술도 겸세법의 하나이다.

① 삼릉침을 이용하는 방법 : 먼저 생리식염수로 눈을 씻어낸 다음 눈꺼풀을 뒤집어 드러난 혈관이나 어혈이 있어 자줏빛으로 보이는 곳을 찔러 피를 낸다. 눈꺼풀을 뒤집은 채로 10~20초 정도 유지하여 피가 충분히 흐르게 한다. 다시 생리식염수로 눈을 씻고 핀셋으로 뭉친 피를 제거해주면 된다.

② 오징어뼈나 등심초 마찰술 : 오징어뼈는 손에 잡기 좋도록 적당히 자른다. 등심은 10cm 길이로 잘라 10개 정도를 뭉쳐 실이나 테이프로 감는다. 생리식염수로 눈을 씻고 눈꺼풀을 뒤집은 다음 오징어 뼈나 등심으로 눈꺼풀 전체를 부드럽게 문질러 피를 낸다. 혈관이나 어혈이 있는 부위는 더 집중해서 문지른 다음 생리식염수로 다시 눈을 씻고 핀셋으로 뭉친 피를 제거해준다.

3. 찜질하거나 지지는 방법

① 지지는 방법 : 먼저 환자에게 걱정하지 말라고 안심시킨다. 눈을 뜬 채로 젖은 종이를 눈의 네 귀퉁이에 살이 있는 부분에 붙이고 움직이지 않게 한다. 지지는 곳은 되도록 크게 하여 숟가락을

달귀 작은 면이 눈을 뜬 곳을 지나가도록 한다. 네 귀퉁이에 상처가 생기지 않도록 하며 하고 나서 불기운을 빼내는 약을 붙여야 한다.

② 쑥뜸기를 이용한 방법 : 눈에 뜸을 뜰 수 있는 쑥뜸기를 눈에 붙이고 뜸을 뜬다. 보통 20~30분 정도 해야 효과가 있다.

③ 적외선을 이용한 방법 : 눈 부위에만 구멍을 뚫은 면포를 얼굴에 덮은 적외선을 조사한다. 환자는 반드시 눈을 감도록 하고 10분 이상 치료해야 효과가 있다.

④ 온돌을 이용한 방법 : 눈에 면포를 덮고 따뜻한 돌을 눈 위에 가만히 놓고 있거나 부드럽게 문지른다.

⑤ 고주파 치료기를 이용한 방법 : 고주파의 심부열을 이용한 치료법이다. 눈의 크기에 맞는 작은 도자를 사용한다. 눈 주위에 젤을 바르고 도자로 부드럽게 문지른다. 20분 이상 치료해야 효과가 있다.

⑥ 뜨거운 김을 쏘이는 방법 : 뜨거운 수증기를 눈에 쐬는 치료법이다. 한약을 달인 탕액을 훈증기에 넣고 끓여 그 수증기를 뜬 채로 눈에 쐰다. 20~30분 정도 치료한다.

4. 눈동자를 밀어내는 침법

백내장을 수술하는 방법이다. 좋은 날을 택해 바람이 없고 해가 따뜻할 때 11시~13시를 기다린다. 조용히 앉아 자기 숨을 안정시킨다. 환자를 부드러운 의자에 앉히고 말을 타듯이 서로 얼굴을 마주 보아 평행이 되도록 하고 높거나 낮아서는 안 된다. 천천히 열어 꿰맬 곳을 가름한 다음 뭉툭한 침 끝을 눈동자의 3푼 아래에 놓는다. 뭉툭한 침을 눈 안으로 넣으면서 여러 번 잘 살핀 다음 뭉툭한 침을 3~4번 밑으로 눌러 뚫렸는지 확인하고 든다. 약간 피가 나면 솜이나 종이를 피를 닦을 후에 침을 부드럽게 잡고 뚫고 빼낸다. 그런 다음 천자침을 다시 속흠이 있는 곳으로 넣어 속흠이 침을 감싸 잘 흩어질 것 같으면 부드럽게 아래로 내린 다음 침을 멈춘다. 아래쪽으로 잘 떨어졌다면 종이를 빼내고 환자에게 사물을 보게 하면 볼 수 있다. 침을 빼내고서 보지 못하도록 젖은 종이를 겹겹이 눈을 감싸고 태양혈에 연고를 바른다. 다음날 아침 눈을 떠 보게 하고 다시 젖은 종이로 감싼다. 이렇게 7일 동안 한다. 옆으로 누워서 몸을 굴리거나 뒤집지 못하게 해야 한다. 7일이 지나면 눈을 풀고 일어나도 괜찮다.

《비전안과용목론》

○ (여섯) 눈속증이 있는 눈에 침을 놓는 방법 노래.

눈속증은 16가지에서 오네. 배우는 의사는 자세히 살펴야 하네. 하나하나 나눠서 밝혀야 생김새를 아네. 침을 놓지 않고도 편안함을 얻을 수 있네. 침 놓는 방법은 속흠을 다루는 것과 같네. 잘못해서 눈빛을 해치면 병이 낫기 어렵네. 먼저 차가움과 뜨거움, 비워짐과 채워짐을 밝히네. 팔다리를 고르게 하고 편안하게 하네. 그렇지 않으면 기분이 언짢고 숨을 거슬리네. 구역질을 하거나 생각이 나른하면 속흠이 뒤집히네. 기침을 하거나 머리를 흔들어도 모두 얻지 못하네. 많이 놀라면 먼저 진경환을 먹네. 서늘한 약인 은고 등을 구하네. 주의 깊게 치료하려고 몸의 증후를 보네. 오래된 속흠에 쓸 가느다란 침은 거칠거나 얇거나 여리네. 침 생김새가 한 가지가 아니네. 병이 비워졌거나 새로 아이를 낳았거나 임신을 했네. 침놓기 어렵다고 알려야 하네. 비가 오거나 바람이 불지 않는 날을 알리네. 침놓기 전 3일 동안 고기와 생선을 먹지 말아야 하네. 마음을 편안히 하고 뜻을 가라앉히고 침을 놓네. 염불이나 친인척들로 떠들썩하지 않게 하네. 환자는 밝은 곳을 향해 책상다리를 하고 앉네. 허리띠를 끌어올려 마음을 편안히 하네. 침을 놓는 의사는 현명하게 움직여야 하네. 불쌍히 여기는 감정은 좋은 인연이네. 피가 있어도 침을 그만두지 말아야 하네. 감싸서 막았다가 예전처럼 다시 열고 보네. 갑자기 놀라 흔들리면 의사가 10명으로 겹쳐 보이네. 30일 동안 약을 먹으면 또렷해지네. 7일 만에 막은 것을 풀면 비록 사물을 보네. 그러나 속티가 생기고 물이 움직이니 다른 말을 못하겠네. 눈을 되돌리는 환약과 가루약을 마음을 굳게 하고 먹네. 100일이 지나면 다시 예전처럼 또렷이 밝아지네.

○ (일곱) 눈속증이 있는 눈에 침을 놓은 다음에 방법 노래.

눈속증에 금침으로 침을 놓았을 때 의사가 하는 말을 깊이 알아야 하네. 솜으로 검은 콩을 둥근 공처럼 싸서 솜을 눈 위에 편하게 차례로 놓네. 머리도 베개 위에 편하게 놓고 3일 동안 위를 쳐다보고 누워서 누르지 않네. 눈을 막은 다음에 갑자기 조금 아프고 골바람으로 당겨도 의심하지 않네. 침이나 다림질은 책에 있는 방법에 따라 하고 많이 아프면 불로 다림질하네. 토하려고 하면 흰 매화를 머금고서 즙을 삼키고 토하면 똑바로 누워서 하네. 일어나면서 힘을 쓸까 두려우니 드물게 있더라도 알아야 하네. 7일 동안 두부죽을 따뜻하게 먹으며 천둥이 쳐도 이를 무는 일은 마땅하지 않네. 똥과 오줌을 눌 때도 느리게 하고 스스로 일어나지 말고 도움을 받도록 하네. 큰 소리로 외치고 말을 많이 한 다음에는 눈이 놀라 움직여 날리는 눈을 보게 되네. 이런 뜻과 마음으로 30일이 지나면서 점점 밖으로 나가 가까운 사람을 알 수 있네. 몹시 세찬 마음으로 음양의 일을 기억하지 말아야 하네. 부인과 100일 동안 침상을 나누고 1개월은 얼굴을 씻지 말아야 하네. 침 자국이 따뜻해지면서 아프다가 엉기네. 다섯 가지 매운 음식과 술과 밀가루 음식을 1년 동안 두루 끊고 약을 먹어 병의 근본을 없애네.

○ (여덟) 어린아이 노래.

어린아이는 어른과 같지 않네. 겉흠을 고치는 근원도 따로 있네. 생각과 기운이 완전하지 않아 소중하게 지키기 어렵네. 찔러 피를 내거나 뜸, 찜질은 슬프게도 눈을 해치네. 아픔을 무릅쓰고 약을 눈에 넣어서는 안 되네. 울부짖으면서 다른 병이 오히려 진해지네. 더욱 손으로 만진다면 말도 못하게 어렵네. 이 때문에 눈자위가 터지면 영원히 끝나네. 치료하면서 그대로 두면 두 눈이 온전해지네. 쓴 약을 달여 떨어뜨려 씻고 바람을 피하네. 간장을 기르는 약을 먹으면 보이게 되네. 일생 동안 어두운 것을 피하네.

○ (아홉) 약을 합치는 본보기.

 눈병은 많은 원인이 오장에 막힌 뜨거움이 위로 치솟기 때문이다. 그래서 달이는 약은 불을 보아서는 안 된다. 대개 약의 타고난 바탕이 불을 얻으면 뜨겁다. 이것을 오장육부에게 주면 마치 끓는 물을 막는다고 끓는 물을 퍼내는 것과 같다. 이롭지 않을 뿐만 아니라 오히려 해롭다. 깨끗하게 씻어서 햇빛으로 말려야 하며 궂은비를 만나면 당연히 바람에 말린다. 앞에 북돋우면서 튼튼하게 하는 약은 볶거나 굽는다. 방법은 지금 《좌》에 갖추었다.

 오두 부자를 날 것으로 쓸 때는 껍질 끝을 벗긴다. 익혀 쓰려면 숯불로 볶아서 껍질 끝을 없앤다. 모려는 날 것은 진흙을 없애고 익히려면 소금 진흙으로 꼭 싸서 숯불로 붉을 때까지 태워 깨끗한 것을 쓴다. 《좌》를 보면 모든 뿔은 먼저 찧어서 곱게 가루 낸 다음에 약에 넣어 섞는다. 보석도 그렇다. 대황은 옛 처방에는 축축한 종이로 싸서 굽거나 시루 위에서 쪘다. 지금은 날 것을 쓴다. 비워짐과 채워짐을 헤아려 날 것과 익힌 것을 쓴다. 천문동 맥문동 목단피 파극 원지 지골피는 모두 심을 없애고 복령은 껍질을 벗긴다. 작약도 심을 빼는데 북돋는 약은 흰빛깔이고 빼내는 약은 붉은 빛깔이다. 당귀는 뿌리머리를 없애고 깨끗이 씻는다. 북돋는 약에 넣으려면 물로 씻어 뜨거운 햇볕에 말린다. 달인 약에 넣으려면 열흘 동안 술에 담근다. 강활 황련 여로는 뿌리머리를 없애고 깨끗이 씻는다. 백반은 새 기와 위나 구리 그릇 안에서 끓여 즙이 없어지면 멈춘다. 석남은 잎과 어린 줄기를 발라내고 큰 가지를 없앤다. 토사자는 술에 담가 햇볕에 말리거나 불로 말린다. 또 작은 종이 조각과 함께 빻아 가루로 만들거나 소금과 섞어 빻으면 쉽게 부서진다. 그러나 술에 담갔다가 빻으면 문드러져서 찐득한 즙이 되는데 이때는 말려서 다시 빻는다. 행인 유인은 축축하게 해서 껍질을 없앤다. 시호 고본 전호는 싹을 없애고 깨끗이 씻는다. 계심 진피는 껍질을 벗기고 지각은 속껍질을 벗기고 나서 밀기울로 볶는다. 모든 꽃은 꽃받침과 줄기를 없애고 깨끗이 씻는다. 향부자는 밀기울로 볶은 다음 절구로 빻아 털을 없앤다. 백강잠은 곧은 것으로 실과 주둥이를 없애고 볶는다. 방풍은 다리를 꼬고 있는 것을 없애고 제조는 다리와 날개에 독을 없애고 약간 볶는다. 형개 백지 백급 백렴은 불을 보지 않는다. 선태는 씻어 흙을 없애고 햇볕에 말려 약간 볶는다. 세신은 잎을 없애고 깨끗이 씻는다. 유향은 항상 사람 손톱이나 등심 찹쌀과 함께 갈아서 물에 담갔다가 쓴다. 모두 약사발에 갈면 힘을 아낄 수 있다. 종이에 싸서 벽 사이에 놓아두었다가 오래되면 고운 가루로 부순다. 사향은 조금 물을 부어 갈면 스스로 아주 곱게 부서지며 체로 칠 필요가 없다.

 꿀을 졸이는 방법은 보통 꿀 10량에 물 10량을 넣고 함께 달이면서 거품을 없앤다. 물이 다 없어지고 거품이 아주 조금 나오면 깨끗한 꿀 10량을 얻었다고 부른다. 물이 모두 없어지고 꿀만 남아있고 거의 타지 않아야 한다. 또 꿀 1근을 졸일 때마다 실제로 12량반에서 조금 차이 나게 얻는다. 불이 적거나 많으면 함께 써도 얻을 수 없다.

찐득한 즙에 밀랍을 넣어 쓰려면 모두 녹여서 고르게 저어야 약과 섞인다. 찐득한 즙에 기름을 넣어 쓰려면 모두 먼저 졸여 없애야 처방을 쓸 수 있다. 찐득한 즙에 웅황과 주사를 같이 넣으려면 모두 따로 찧어 곱게 간 다음 물에 띄워 고운 가루로 만든다. 찐득한 즙을 비틀어 짜고 나서 찐득한 즙 속에 넣고 빠르게 젓는데 엉겨서 고르지 않게 해서는 안 된다. 찐득한 즙에 수은을 넣어 쓰려면 엉긴 찐득한 즙 속에서 갈아 삭아 흩어지게 한다. 조개껍질을 빻은 가루도 그렇다. 잘못 기울여서 수은이 땅에 떨어져 거둘 수 없을 때는 꿩의 꽁지깃으로 거둔다. 천초도 좋다.

약 속에 꿀을 쓰려면 먼저 약 가루 여러 개를 약간 마르게 한 다음에 졸인 꿀과 약을 같은 분량으로 모은다. 다 모으면 다시 돌절구 속에서 수백 번 찧는데 빛깔이 서로 어우러지면 좋다. 환약에 가루는 촘촘한 비단으로 그물 밑을 만들어 가루로 부순 약을 대나무 체로 쳐서 써야 약즙이 깔끔하다.

○ (열) 약을 달이는 글.

약을 달이고 나서 식었을 때는 약이 깔끔해야 한다. 매우 강한 불로 달이지 않는다. 불이 너무 세면 물이 자주 쉽게 마르고 그래서 속에 불 세력을 얻는다. 부채질은 숯과 진흙이 약 속으로 날릴까 두렵다. 이런 약을 먹으면 오히려 해롭다. 집안사람들이 감시하면서 오로지 노비에게만 맡기지 않는다.

○ (열하나) 약을 먹을 때 알아야할 것.

눈약은 차가운 처방이 많아서 반드시 밥 먹고 나서 먹어야 한다. 그러나 가끔 이런 이야기에 헛되이 얽매여 음식이 목구멍에 넘어가지 않았는데도 약을 먹는다. 그러면 음식 기운과 약 기운이 부딪치면서 삭혀서 비장과 위장의 위에 쌓인다. 약이 효과가 없다고 할 수 없지만 비장이 찬 기운을 받아 허약하게 된다. 음식을 먹고 조금 쉬어서 가슴 가로막이 조금 느슨해진 다음에 약을 먹어야 한다. 차거나 뜨겁게 먹는 것도 더욱 중요하게 여겨야 한다. 많이 뜨거우면 간장과 폐장에 마땅하지 않고 많이 차가우면 비장과 신장에 뭉쳐 변하지 않는다. 스스로 잘 따져보아야 한다.

○ (열둘) 눈에 약을 넣는 글.

눈에 넣는 약으로 흔히 용골 사향 등을 쓰는데 이어진 구멍과 털구멍에 뚫고 들어가 쉽게 삿된 바람을 끌어당긴다. 그래서 눈에 넣을 때는 막힌 방에 단정히 앉아 청동 젓가락으로 조금씩 찍어 눈 안에 놓듯이 넣는다. 눈에 넣고서는 두 손으로 어미혈 두 경혈을 누르면서 눈을 오래 감고 있다가 핏줄이 조금 안정되면 점점 눈을 뜬다. 밤에 누워서 약을 쓸 때는 이 방법에 매달리지 않는다. 또 바람을 맞는 곳으로 가거나 눈에 넣고 바로 눈을 뜨면 삿된 바람이 들어간다. 그러면 핏줄이 뻑뻑하게 막히고 흩어지기 어려워서 병의 세력과 더욱 맞물린다.

더욱 주의해야 한다.

《하간육서(보명집)》

○ 눈이 겉과 속을 나눠서 쉽고 어렵게 치료하는 이야기.

눈이 병에 걸릴 때 육부에 있으면 겉이 되므로 바람을 없애고 뜨거움을 흩어지게 한다. 오장에 있으면 속이 되므로 피를 기르고 생각을 편안하게 한다. 갑자기 병이 생기면 겉이 되므로 쉽게 치료하고 오래된 병은 속이 되므로 치료하기 어렵다. 바람을 없애고 뜨거움을 흩어지게 하려면 사청환을 쓰고 피를 기르고 생각을 편안하게 하려면 정지환을 쓴다. 부인은 숙지황환으로 치료한다. 몸이 뚱뚱하고 기운이 세차면서 뜨거운 바람이 위로 올라 눈이 어둡고 깔깔하면 괴실환을 쓴다. 이것은 가슴 속의 흐린 기운이 위로 올라갔기 때문이다. 가래 치솟음이 겹치면 눈을 해치므로 항상 가슴 속의 기운이 맑아야 병이 없다. 또 눈병에 찬 약을 많이 먹으면 기운을 많이 해친다. 오래되면 눈이 점점 어둡고 약해져 밝았다 어두웠다 하면서 사물을 볼 수 없게 된다. 이것은 피를 잃었기 때문이다. 숙건지황환, 소풍산, 정지환을 번갈아 써서 길러야 한다. 또 사물이 밝게 보이지 않고 검은 속티가 있으면 신장 기운이 약하다. 신장 물을 북돋는 주경환을 쓴다. 또 눈이 갑자기 보이지 않는 경우가 있다. 눈은 모든 양이 만나 모이는 곳이고 음은 반대로 닫는 곳이다. 이것은 삿된 바람이 안에 가득해서 헤아릴 수 없는 병이 되었다. 겉흠과 막은 뜨거움과 바람이 같이 있거나 반진이 눈에 들어갔다. 이것은 간장 기운이 세차면서 겉으로 나타났다. 겉흠과 막이 생기면 겉에 있다는 것이 뚜렷하므로 흩어지게 해서 없애야한다. 반대로 설사하게 하면 삿된 기운이 안에 쌓여 겉흠이 깊어진다. 삿된 기운이 붙박지 않았으면 '뜨거운 겉흠'라고 부르고 떠있다. 삿된 기운이 붙박았으면 '얼음 겉흠'이라고 부르고 가라앉아 있다. 삿된 기운이 단단하면서 깊으면 '눌린 겉흠'이라고 부른다. 세게 흩어지게 하는 약으로 삿된 기운을 다시 움직여야 겉흠과 막이 뜨고 그런 다음에 겉흠을 물러나게 하는 약으로 도와줘야 스스로 없어진다. 병이 오래되면 효과가 빠르지 않고 세월이 가야 없어진다.

《태평성혜방》

○ 눈에 갈고리로 찔러 칼날침으로 떼어내는 방법.

두 눈초리에 핏줄과 군살이 있으면 갈고리침으로 일으켜 칼날침으로 모두 떼어낸다. 모두 떼어내지 못했으면 다시 해서 모두 떼어내는데 자세히 살펴서 치료한다. 짙으면서 검은자위 가운데까지 들어갔으면 머리가 구부러진 참빗으로 걸어 일으킨다. 당길 때는 검은자위를 해치지 않도록 확실히 살펴야 한다. 검은자위가 아주 얇긴 하지만 조심조심한다면 해치지 않는다. 갈고리로 걸어 칼날로 떼어내는 치료는 아침에 하지 말아야 한다. 아침은 배가 비어 오장이 모두 비워졌기 때문에 어지럽고 답답하면서 쓰러지기도 한다. 또 사람이 머리를 받치고 있는데 이런 증상이 있으면 모두 비워진 사람이므로 느릿느릿 치료해야 한다. 빠르게 한 번에 갈고리로 걸어 자르지 말고 잘 헤아려서 점차 피를 낸다. 그러면 어지럽고 답답하게 되는 걱정에서 벗어날 수 있다. 핏줄과 군살에 피를 내서 씻어낼 때는 이 방법으로 한다.
○ 눈속증이 있을 때 눈을 여는 이야기.
 눈속증이 있는 눈은 생김새와 증상이 아주 많고 좋거나 나쁨이 하나가 아니다. 얼음 눈속흠증, 뻑뻑한 눈속흠증, 방울진 눈속흠증, 점박이 눈속흠증이 있다. 얼음 눈속흠증은 밀어도 아래로 내려가지 않고 방울진 눈속흠증은 감추려고 해도 제멋대로 움직인다.
 깊지 않고 어수선하지 않은 속흠을 만나면 모두 바깥 눈초리 끝 쪽에서 침을 아래로 넣어야 한다. 코와 사이에서 눈을 열면 코가 손에 거치적거려 침놓기 좋지 않다. 환자는 바로 앞에 앉아 손으로 의사의 허리띠를 잡고 손을 놓지 말라고 한다. 먼저 무딘 침으로 경혈을 얽어매 몸에 익듯이 눈을 돌리지 않게 한다. 다음에 숨을 50번 들이쉬고 내쉬면서 천천히 침을 넣는데 너무 심하게 해서는 안 되지만 너무 가벼워서도 안 된다. 처음에 가볍게 하다가 들어가지 않으면 조금 심하게 한다. 침 머리가 한쪽으로 치우쳐있거나 다치게 되면 피가 침을 따라 나와 그치지 않는다. 이때 손으로 세게 누르지 않으면 피가 더욱 많아질까 두려워하는데 그렇지 않다. 가볍고 가볍게 하면서 숨을 돌리고 점차 힘을 써서 누르면 피가 스스로 멈춘다. 피가 멈추지 않으면 크게 해치므로 피가 엉겨 막힐 때까지 기다려서 침구멍이 합쳐지게 한다. 옛날 방법에 따라 약을 쓰고

나서 숨 쉴 때 침을 돌리는데 위에서 아래로만 넣는다. 침이 딱딱하게 느껴지면 막으로 들어갔고 손을 쓸 때 매끄러우면 완전히 들어가지 않았다. 이미 들어갔으면 눈이 아프다고 느낀다. 아픔이 잠깐 동안 왔다 갔다 하면 점점 밀어 넣는데 막을 지나려고 하면 더욱 심하게 아프다. 환자 상황에 맞춰서 침을 지나가게 한다. 아픔이 조금 그치면 침을 눈동자로 향하도록 뒤집어 눈동자와 가지런하게 수평으로 한다. 그리고 아래로 향해 밀어낸다. 이때는 절대로 심하게 손을 쓰지 않는다. 눈동자와 조금 가깝게 떨어뜨리고 나서 눈을 뜨면 사물이 보인다. 사물이 보이면 눈을 감고 천천히 돌리면서 침을 뽑는다. 숨을 50번 쉴 동안 가만히 있다가 눈을 떠서 밝은데서 사물이 뚜렷하게 보이면 붕대로 감는다. 그리고 몸조리하는 방법을 따라 하면서 빛을 보지 못하게 한다.
 조금이라도 마땅하지 않으면 속흠 테두리가 위에 있게 되므로 앞의 방법에 따라 다시 열어야 한다. 밀어낸 다음에 몸을 움직일 일이 있더라도 상태에 따라 멈추게 한다. 아픈 곳이 있으면 손으로 그 곳을 누르면 멈춘다. 많이 아프면서 멈추지 않으면 불로 찜질한다. 침을 아래로 찌른다고 미리 사람에게 말하면 손을 댈 때 두렵다고 생각해서 놀라 구역질을 한다. 또 아프지 않게 하는 약으로 대황 목향 등으로 만든 가루나 식초 물에 진흙 등을 섞어서 만든 반죽 떡을 바르면 멈춘다. 계속 토하면 흰 매화를 머금고 즙을 삼키거나 또 미리 머금고 있게 한다. 심하게 토하면 멈추기 어려우

므로 모든 약을 미리 갖춰놓아서 때에 이르렀을 때 잘못해서는 안 된다. 오랫동안 아프면서 참을 수 없으면 해치게 된다.

눈을 연 다음에 7일 동안은 붕대로 감고 두부죽을 먹으면서 똑바로 누워 몸을 옆으로 돌려 눕지 않는다. 항상 사람을 살피고 옆에서 떨어지지 않으며 높은 목소리로 소리치지 말아야 한다. 똥과 오줌을 눌 때도 느리게 하고 환자가 힘을 쓰지 못하도록 하며 얼굴을 씻지도 말고 바람을 피하면서 몸조리를 한다. 7일이 지난 다음에 감은 것을 풀었을 때 사물이 흰빛깔이나 서리나 눈처럼 보이는데 눈이 약하기 때문이다. 완전히 풀지 말고 사물을 볼 때 때때로 한 번씩 연다. 사물을 많이 보면 눈동자가 아프면서 반드시 해치게 된다. 14일이 지난 다음에는 붕대를 풀면 사물의 생김새가 옷의 띠나 날파리 같고 매달린 침이 움직이는 듯하다. 눈동자가 붙박지 않았으므로 약을 먹으면 점점 스스로 그친다. 21일이 지나면 눈이 갑자기 가려운데 걱정할 것 없다. 눈을 뜰 때 환자는 너무 배부르거나 굶어도 안 된다. 눈을 뜨고 사물을 보았을 때 아픈 곳이 있다면 왼쪽과 오른쪽에 따라 침을 놓 데 독맥과 두섭혈, 풍부혈 등을 왼쪽과 오른쪽으로 돌린다. 침을 맞은 자국이 아플 때는 2~3일이 지나면 스스로 괜찮아진다. 한 달이 지나도 얼굴을 씻을 필요가 없는데 물이 침구멍으로 들어가 해칠까 두렵다. 솜을 소금물에 담갔다가 조금씩 닦으면 된다. 7일 안에는 음식도 먹지 말아야 한다. 아래위 잇몸을 움직이면 눈동자가 드러나기 때문에 죽이나 흐물흐물한 음식을 먹는다. 눈을 치료할 때 속흠 가림인지 뒤섞인 증상을 가진 눈인지 따지지 말고 모두 바람을 맞거나 해를 보지 말아야 한다. 기쁨과 성냄, 성생활, 다섯 가지 매운 음식, 술과 밀가루 음식, 그리고 굽거나 데친 음식과 독이 있는 음식도 끊어야 한다. 너그럽고 부드러운 마음으로 삼가고 알맞게 잘 맞추면 낫지 않을 병이 없다. 하고 싶은 대로 어기면서 거스르고 하지 말아야할 것을 저지르면 허물은 스스로에게 끼친다.

《은해정미》

○ 지지는 법.

지지려고 할 때는 마음을 편하게 하고 생각을 안정시킨다. 눈을 열어 붙든 다음에 축축한 종이를 펴서 지질 크기만큼만 남기고 나머지는 가린다. 숟가락을 빨갛게 달구어 고운 비단 위에 잠시 두었다가 곧 지지는데 눈의 네 둘레를 해쳐서는 안 된다. 지진 다음에 마르면 고르게 푸는 약을 겉에 붙여 불기운을 뽑아낸다.

○ 집게를 쓰는 방법.

집게를 쓸 때는 먼저 뒤집어서 위와 아래 눈꺼풀을 보고 엉긴 피가 있는 곳을 찌른다. 찔러서 피가 다 나와 고르게 되면 집게를 가지고 위로 들어 올릴 수 있다. 집게는 높게 하지 말고 눈꺼풀테 위에 겹치는 정도로만 한다. 속눈썹을 자세히 보면서 돌린 다음에 또 평평하고 바르기 위해 힘을 써서 바짝 당긴다. 그리고 살이 있는 곳을 집어 작은 뜸 3장을 뜬다. 너무 많이 뜨면 안 되는데 뜸을 뜨고 나서 집은 살이 짓물러 눈이 터질까 두렵다. 집은 살이 마르지 않았다면 다시 빨리 심심한 단약을 써서 남은 겉흠을 없앤다. 눈에 진한 겉흠이 있더라도 센 약을 써서는 안 된다.

○ 금침으로 밀어내 빛을 보게 했을 때는 부용의 꽃과 잎을 가루 내어 물에 타서 감싸주고 하루에 1번 갈아준다. 근예환 등의 처방을 먹어야 한다. 금침으로 밀어낼 때는 사람이 살쪘는지 말랐는지를 보아서 손으로 밀어낸다. 살쪘으면 먼저 퇴기산혈방을 먹어서 오장을 고르게 한 다음에 밀어낸다. 퇴기산혈방은 대황(가루) 2돈5푼 당귀(가루) 2돈5푼 천산갑 1푼2리 연교 2푼2리 백지 1푼2리 유향 1푼2리 몰약 1푼2리.

○ 금침으로 눈을 여는 방법.

금침으로 눈을 열 때는 좋은 날을 가려서 바람이 없고 따뜻한 날에 낮 12시가 되기를 기다린다. 향을 사르면서 용수의 왕, 관세음보살을 부르고 그런 다음 잠깐 가만히 앉아 자기에 숨을 가라앉힌다. 사람에게 나무 걸상 한 개를 가져오라고 해서 솜이불을 덮어 부드럽게 한다. 환자와 함께 걸상의 솜이불 위에 앉아 말을 타는 자세로 마주 앉아서 얼굴이 나와 서로 맞아 높거나 낮지 않도록 한다. 그리고 천천히 구리 비녀 끝으로 열어야할 곳을 점을 찍어 헤아린다. 다음에 봉침(삼릉침) 구멍과 눈동자의 3푼 아래를 같이 보면서 구결에 도움을 받아 높거나 낮고 멀거나 가깝게 한다. 봉침을 눈에 넣으려면 돌리면서 여러 번 넉넉하게 본 다음에 봉침을 서너 번 아래로 누른다. 다 뚫렸다고 생각하면 들어 올린다. 이때 피가 약간 나오면 솜 종이로 피를 닦아 마르게 한다. 다음에 그곳에서 침을 느릿느릿 비트는데 뚫리면 침을 빼낸다. 그런 다음에 방법에 따라 천자침106)으로 다시 넣어 속흠을 떼어낸다. 속흠이 잘 벗어나서 침을 감싼다면 천천히 거두어 내려서 침에 머물게 한다. 다 마치고 떨어뜨린 다음에는 종이를 없앤다.

마치고 나면 사물과 다른 것이 보이는데 보여도 다른 사람과 오래 보지 말고 축축한 종이로 겹겹이 꼭꼭 막고 나서 태양혈에 찐득한 즙을 바른다. 다음날 아침에 열어서 축축한 종이를 다시 갈아주고 막는다. 이렇게 7일 동안 하는데 이때는 비스듬히 누워서 몸을 뒤집거나 이리저리 뒤척이지 않는다. 7일이 지나면 막은 것을 풀고 일어나도 괜찮다.

○ 안과에서 약을 쓰는 차례.

눈병을 치료하는 의사는 증상을 끼리끼리 나누고 병의 원인에 맞추더라도 깊이 생각하고 오래 보아야 한다. 병은 오래된 것과 새로운 것이 있고 증상은 가벼운 것과 심한 것이 있다. 겉과 속, 뜨거운 바람, 기운 뜨거움, 축축한 뜨거움, 채워진 뜨거움을 나누어야 한다.

새로운 병은 모두 안에 뜨거운 독이 가볍게 쌓였다가 경락을 따라 머리와 눈에 올라간 다음에 밖에 차가운 바람을 만나서 생긴다. 반드시 먼저 겉에서 삿된 바람을 몰아낸 다음에 불과 뜨거움을 멀리해야 한다. 황련 황금으로 불을 빼내고

---

106) 정확한 생김새는 알 수 없지만 하늘천 (天) 글자처럼 끝이 두 갈래로 갈라진 침이 아닐까 헤아려본다.

방풍 박하로 바람을 잘 통하게 하면서 마황 창출 같은 약을 같이 쓴다. 차가운 바람을 만나지 않고 피만이 위에 막혔으면 대황 당귀 방기 같은 밑으로 내리는 약을 쓴다. 오래된 눈병으로 흐릿하게 보이면 당귀 지황 방풍 강활 같은 약을 쓰고 겉흠과 막이 있으면 목적 백질려 선태 결명자 같은 약을 쓴다. 눈꺼풀이 붙어 뜰 수 없으면 삿된 차가움이 눈꺼풀을 해쳤기 때문에 기운을 움직이게 하는 약인 청피 황기 향부자를 쓰면서 바람을 다스리는 약으로 돕게 한다. 피가 머무르면 피를 고르게 해야 하므로 적작약 당귀잔뿌리 우방자를 쓴다. 머리가 아프면 강활 백지 만형자 고본 천오 같은 약에 바람을 다스리는 약인 방풍 형개 현삼 시호 세신으로 도와서 써야 한다. 눈이 어지러우면서 어둡고 대단히 아프지만 눈두덩까지만 말랑하게 부으면서 아프면 가래와 묽은 가래 때문이므로 이진탕에 바람을 다스리는 약을 더해서 먹는다. 부어오르면서 은근히 아프고 뜨거운 눈물을 멈추기 어려우면 차가운 약이 마땅하지만 사람의 몸과 기운, 비워짐과 채워짐, 몸의 튼튼함과 약함을 보아야 한다.

안이나 밖, 깊거나 얕음을 잘 연구하고 책이 아니라 사람에게 온통 있어야 살리는 치료방법이다. 의학책은 앞 사람이 잣대를 만들어서 뒷사람이 차례를 잃어버리지 않게 했다. 그래서 증상으로 돌아가면 치료방법을 잘 찾을 수 있다. 만약 갑자기 생겼다면 짧은 순간에 변한다. 정말로 약에 타고난 바탕의 차가움과 따뜻함, 병세의 느리고 급함이 분명하지 않을 때 치료한다면 이롭지 않고 오히려 해친다. 내가 모든 의사들의 처방을 모아 정리하여 60여 수의 노래를 만들었는데 이것은 예전에 경험한 신기한 처방이다. 마음을 먹고 잘 기억한다면 헤아리지 않아도 또렷하다. 뽑아내거나 덧붙인 공부와 넣거나 뺀 뜻을 알 수 있다면 안과에 가장 좋은 보물이라고 할 수 있다. 뒤에 배우는 사람이 나의 마음씀을 귀중히 여겨야한다. 그러면 기술이 가볍지 않고 신분도 천하지 않을 것이다. 눈속증에 대한 이 책은 마음이 주는 치료법이기 때문에 종이와 붓처럼 끌이 없다. 만약 평범하다면 어떻게 어진 사람과 군자가 되겠느냐!

눈병을 살펴보면 밖에서 들어옴과 안에서 해침이 있다. 밖에서 들어옴은 차가움, 바람, 더위, 축축함, 마름, 불이고 드러남증이다. 병에 걸리면 눈이 갑자기 아프고 흰자위가 붉게 붓는다. 또 눈곱과 눈물이 흐르며 붉게 짓무른다. 병세가 빠르지만 치료하기 쉽다. 안에서 해침은 기쁨, 성냄, 근심, 생각, 슬픔, 두려움, 놀람에 일곱 감정이다. 병에 걸리면 검은자위가 아래로 눌리거나 검은자위 게눈증이 일어나고 겉흠과 막이 가려서 흐릿하다. 흰자위가 붉지 않지만 눈동자구멍이 벌어지거나 좁아지고 사물이 어둡게 보인다. 눈속증은 하나가 아니고 병세가 느리지만 치료하기 어렵다. 또 안이나 밖이 아닌 원인이 있는데 음식을 알맞지 않게 먹거나 배고프고 배부르게 먹거나 심하게 일하면 생긴다. 당연히 비장과 위장을 주로 치료해야 한다.

눈에 증상이 많지만 뜨거움과 바람, 비

워짐과 채워짐의 증후를 벗어나지 않는다. 그래서 치료법도 흩어지게 함과 시원하게 함, 북돋음과 빼냄에서 떨어지지 않는다. 그러나 북돋는다고 인삼 백출을 많이 써서 불을 도와주지 말고 시원하게 하고 촉촉하게 돕는 종류를 쓴다. 또 빼낸다고 망초 대황 용담초를 많이 써서 피를 뭉치게 하지 말고 내뿜고 막힌 것을 삭히는 종류를 쓴다. 약을 맞게 쓰면 눈병은 스스로 낫는다. 지금 사람들이 눈병을 치료할 때 크게 북돋지 않고 차갑게 하여 자주 해치게 된다. 눈병을 치료할 때 차가운 약을 쓰지 않는 것은 정말 중요한 치료법이다.

또 병이 되는 뿌리를 살펴서 치료해야 한다. 술을 좋아하는 사람은 술을 조금씩 끊고 성관계를 좋아하면 느리게 끊으며 갑자기 화내는 사람은 부드럽게 끊으라고 말한다. 듣지 않으면 치료하기 어렵다. 심장은 피를 만들고 비장은 피를 거느리고 간장은 피를 감춘다. 피가 뜨거움을 얻으면 돌아다니고 차가움을 얻으면 뭉친다. 뭉치면 겉흠과 막이 생겨 눈병이 되니까 조심해야 한다. 눈병이 생긴 다음에는 마땅히 신장 물을 도와줘야 한다는데 왜 그럴까? 눈은 간장이 가장 중요하다. 간장은 눈으로 구멍이 열리고 눈은 피를 얻어야 볼 수 있다. 신장 물을 도와주면 물이 나무를 만들고 나무가 불을 만들며 불이 흙을 만들고 흙이 쇠를 만들며 쇠가 물을 만들어 만드는 것이 끊어지지 않고 끝이 없이 늘린다. 신장 물이 없어져버리면 물이 나무를 만들지 못하고 나무가 불을 만들지 못하며 불이 흙을 만들지 못하고 흙이 쇠를 만들지 못하며 쇠가 물을 만들지 못한다. 그러면 간장에 피가 없어지고 불이 제멋대로 타오르는데 그 피해를 말로 다할 수 있겠느냐!

《동원십서》《난실비장》
○ 눈속증에 대한 눈 이야기.

심포낙맥의 맥은 심장 속에서 나와 심장 임금이 하는 일을 떠맡고 소양경에 겉과 속이 된다. 대개 눈동자구멍이 벌어진다고 한다. 수소음심경의 경맥은 보는이음새를 끼고 족궐음간경의 경맥은 보는이음새에 이어지며 심장은 불을 주로 하고 간장은 나무를 주로 한다. 눈동자구멍이 벌어지는 것은 나무와 불의 세력이 세다. 약은 당연히 쓰면서 시고 서늘해야 하며 맵고 뜨거운 음식으로 나무와 불의 샛됨을 도와주어서는 안 된다. 음식 속에도 항상 이 이치가 옳음을 알아야 한다. 매운 맛은 흩어짐을 주로 하고 뜨거운 음식은 불을 돕기 때문에 먹지 말아야 한다. 신맛은 거두어들임을 주로 하여 심장기운이 나무와 불을 끄게 하고 쓴맛은 불과 뜨거움을 꺼서 물을 늘린다. 찬물과 아주 차가운 음식도 더욱 꺼려야 한다. 위장 기운을 해쳐 돌아다니지 못하면 타고난 기운이 생기지 않고 위장 기운이 아래로 가슴 속에 흐른다. 삼초 불과 심장 불이 폐장 위로 올라타서 골로 들어가고 등뼈 골을 태우면 불은 주로 흩어지므로 눈동자구멍이 크게 벌어진다. 아주 뜨거운 음식은 샛된 불을 도와주므로 먹지 않는다.

약 중에 충울자는 매운 맛으로 눈을 도와준다고 하는데 매운 맛은 불을 도와주므로 빼고 황금 황련을 더 넣어서 중초의 불을 끈다. 황금은 상초인 폐장 속에 불을 끌 수 있는데 술로 씻어서 차가움을 뜨겁게 해서 쓴다. 청상자는 양에 불을 도와주니 뺀다. 오미자는 눈동자구멍을 오므리니 더 넣는다.

사람에게 불은 기운과 서로 함께 있지 못한다. 그러므로 《내경》에서 '커다란 불은 기운을 좀먹고 작은 불은 기운을 먹인다. 작은 불은 기운을 생기게 하고 커다란 불은 기운을 흩어지게 한다.'고 하였다. 모든 신맛은 타고난 기운을 돕는다. 손진인은 '오월에 항상 오미자를 먹으면 오장의 기운을 도와서 서쪽의 폐장쇠를 북돋는다.'고 하였다. 방법에서도 '신맛은 북돋고 매운맛은 깎는다.'고 했다. 매운맛이 기운을 깎는다는 말은 뚜렷하다. 또 '약 중에 당귀가 있는데 맛이 맵고 달지만 빼지 않는다.'고 말한다. 어쨌든 이 맵고 단맛의 약은 피를 고르게 하는 아주 좋은 약이다. 더구나 단맛까지 있다. 또 이끌어 가려고 해서 모든 약이 따른다.

신장은 뼈를 주로 하고 뼈의 알짜는 눈동자이다. 눈동자구멍이 벌어진다면 신장에 물이 비워지고 뼈가 마르면서 심포 낙맥의 불이 타고 들어왔기 때문이다. 치료는 쓴맛과 신맛, 서늘한 약으로 하고 맵고 뜨거운 약을 크게 꺼려야한다. 또 뜨거움 바람을 없애고 피를 서늘하게 하면서 피를 늘려서 흩어져 없어진 기운을 거두어들인다. 자음지황환이 가장 좋다.

《원기계미》

○ 임금과 신하와 도우미와 심부름꾼, 거스름과 따름, 반대로 함과 바르게 함에 대한 이야기.

임금은 주로 하고 신하는 도와 일을 처리하며 도우미는 돕고 심부름꾼은 쓰임이 되게 하는 것이 처방을 하는 원칙이다. 거스름은 치고 따름은 고르게 하며 반대로 함은 다르게 하고 바르게 함은 마땅하게 하는 것이 병을 치료하는 법칙이다.

반드시 뜨겁게 하거나 반드시 차갑게 하며 반드시 흩어지게 하거나 반드시 거두어들임은 임금이 주로 한다. 펼치지 않거나 또렷하지 않으며 주지 않거나 돌아다니지 않음은 신하가 도와 일을 처리한다. 받을 수 있거나 하도록 시키며 합치거나 힘쓰는 것은 도우미가 돕는다. 치거나 나타나게 하며 겁주거나 열리게 함은 심부름꾼이 쓰임이다.

차가움을 깨려면 반드시 뜨거워야 하고 뜨거움을 몰아내려면 반드시 차가워야 하며 마름을 없애려면 반드시 적셔야 하고 축축함을 없애려면 반드시 빼내야 한다. 거스름은 침이다. 놀람을 치료하려면 고르게 하고 줄어듦을 치료하려면 따뜻하게 하며 머무름을 치료하려면 거두어야 하고 단단함을 치료하려면 터뜨려야 한다. 따름은 고름이다.

뜨거움병에 차가운 약을 써서 차가움을 이끌어 뜨거움을 친다면 반드시 뜨겁게 한다. 양명경병에 열이 나고 똥이 딱딱하다면 대승기탕 속에 술로 만든 대황을 뜨겁게 먹는다. 차가움병에 뜨거운 약을 써서 뜨거움을 이끌어 차가움을 없앤다면 반드시 차갑게 한다. 소음경병에 설사할 때 부자 건강으로 멈추지 않는다면 백통탕에 사람오줌 돼지쓸개즙을 더 넣는다. 막힌 병에 통하게 하는 약을 써서 통하게 해서 막힌 것을 없앤다면 반드시 막히게 한다. 가슴이 그득하고 답답하면서 두근거리며 오줌이 잘 나오지 않으면 시호가용골모려탕 등을 쓴다. 통하는 병에 막히게 하는 약을 써서 막히게 해서 통함이 멈추었다면 반드시 통하게 한다. 태양경 바람맞음에 설사하고 명치가 걸려있는 듯 단단하다면 십조탕 등을 쓴다. 반대로 함은 다름이다. 오랜 병은 크게 치료하고 가까운 병은 작게 치료하며 주인은 느리게 치료하고 손님은 빠르게 치료한다. 바름은 마땅하게 함이다.

《지진요대론》에서 '맵거나 단맛은 내뿜어서 양이 되고 시거나 쓴 맛은 한꺼번에 빼내서 음이 된다. 짠맛은 한꺼번에 빼내서 음이 되며 심심한 맛은 스며들 듯 빼내서 양이 된다. 여섯 가지는 거두거나 흩어지게 하고 느리거나 빠르게 한다. 마르게 하거나 축축하게 하고 부드럽게 하거나 단단하게 한다. 잘 통하게 하고 움직이게 해서 기운을 고르게 하고 고르게 되도록 한다. 그러므로 맛이 옅으면 음 속에 양이 된다. 맛이 옅으면 통하는데 시거나 쓰거나 짠맛이면서 고른 것이 이것이다. 기운이 진하면 양 속에 양이 된다. 기운이 진하면 뜨거운데 맵거나 단맛이면서 축축하거나 뜨거운 것이 이것이다. 기운이 옅으면 양 속에 음이다. 기운이 옅으면 터뜨리는데 맵거나 달거나 싱거우면서 고르거나 차갑거나 서늘한 것이 이것이다. 맛이 진하면 음 속에 음이 된다. 맛이 진하면 빼내는데 시거나 쓰거나 짜면서 차가운 것이 이것이다.'고 하였다. 《역》에서 '같은 소리는 서로 따르고 같은 기운은 서로 찾는다. 물이 흐르면 축축하고 불이 나면 마른다. 구름은 용을 따르고 바람은 범을 따른다. 훌륭한 사람이 나타나면 모든 사물이 우러러본다. 하늘에 뿌리를 두고 있으면 위와 친하고 땅에 뿌리를 두고 있으면 아래와 친하다. 각각 서로 끼리끼리 따른다.'고 하였다. 그래서 뒤에처럼 처방을 만들어 병을 치료한다.

○ 눈병은 피를 내야 가장 빠르다는 이야기.

장종정이 '옛 성인이 눈은 피를 얻어야 볼 수 있다고 했지만 피도 넘치거나 모자란다. 넘치면 눈이 막혀서 아파지고 모자라면 눈이 말라 눈이 먼다. 젊은이는 흔히 넘치고 늙은이는 흔히 모자란다. 그러나 젊은이가 모자라지 않는지 늙은이가 넘치는 듯 보이는지 잘 살펴봐야 한다.

눈의 안쪽 눈초리는 태양경이 일어나서 피가 많고 기운이 적다. 눈의 바깥 눈초리는 소양경으로 피가 적고 기운이 많다. 눈의 위쪽 얼개는 태양경으로 피가 많고 기운이 적다. 눈의 아래 얼개는 양명경으로 피와 기운이 모두 많다. 양명경은 눈에서 일어나 두 곁가지가 콧대 속에서 만난다. 양명경이 태양경, 소양경과 함께 모두 눈에 모이지만 오직 족궐음경맥만이 보는이음새에 이어질 뿐이다. 그러므로 피가 넘치면 태양경과 양명경이 채워졌고 피가 모자라면 궐음경이 비워졌다. 피를 내면 태양경과 양명경이 마땅한 이유는 이 두 경맥이 피가 많기 때문이다. 소양경 한 경맥은 피를 내면 마땅하지 않은데 피가 적기 때문이다. 태양경과 양명경을 찔러 피를 내면 눈이 더욱 밝아지지만 소양경을 찔러 피를 내면 눈이 더욱 어두워진다. 넘침이나 모자람을 잘 알아 피와 눈을 기르면 된다. 피라는 사물은 많으면 넘치고 아주 적으면 마른다. 뜨거우면 피가 빨리 돌아다니므로 많고 차가우면 느리게 돌아다니므로 적다. 이것이 당연한 이치이다.

눈은 간장의 바깥 조짐이다. 간장은 눈을 다스리고 오행으로 나무이다. 나무라는 사물은 아주 우거지면 빽빽하게 가리고 부족해지면 말라비틀어진다. 눈의 다섯 수레바퀴는 오장육부에 가장 뛰어나 우두머리 경맥이 모이는 곳이다. 흰 수레바퀴는 폐장 쇠에 속하고 살 수레바퀴는 비장 흙에 속하며 핏줄은 심장 불에 속하고 눈동자와 눈빛은 신장 물에 속하면서 간장 나무에 속한다. 흔히 이것을 모두 알지만 눈병이 있을 때는 병의 다스림을 모른다.

불이 원인이 아니면 병이 없다고 알고 있는데 어떤 말이냐? 흰 수레바퀴가 붉게 변하면 불이 폐장에 타고 들어왔고 살 수레바퀴가 붉게 부으면 불이 비장에 타고 들어왔다. 눈동자와 눈빛에 속흠이 있으면 불이 간장과 신장에 타고 들어왔고 붉은 핏줄이 눈을 꿰뚫으면 불이 스스로 심하다. 불을 치료한다는 한 구절이면 맞다. 《내경》에서 뜨거움이 이기면 붓는다고 하였다. 눈이 심하게 붉게 부어오르고 눈이 부시면서 깔깔하며 눈물이 멈추지 않고 흐르고 갑자기 추우면서 눈이 흐릿하게 보이면 큰 뜨거움 때문이다. 불을 다스리는 방법은 짜면서 차가운 약으로 토하거나 설사시킨다. 침은 신정혈, 상성혈, 신회혈, 전정혈, 백회혈에 놓는다. 그러면 피가 진 겉흠이 물러가고 아픔도 멈추며 흐릿함이 밝아지고 붓기도 없어진다. 어린 아이는 신회혈에 침을 놓지 말아야 하는데 살덩이가 얇고 엷어서 뼈를 다칠까봐 두렵기 때문이다.

어린 아이는 물이 위에 있고 불이 아래에 있어 눈이 밝다. 늙은이는 불이 위에 있고 물이 넉넉하지 않아서 눈이 어둡다. 《내경》에서 피가 가득차면 터뜨린다고 하였고 또 비워지면 북돋고 가득차면 빼낸다고 하였다. 밤눈증으로 밤에 볼 수 없어 눈속증이 된 눈병은 갑자기 화내거나 크게 걱정했기 때문이다. 간장은 눈을 주관하고 피가 적어 피를 내지 말고 간장을 북돋고 신장을 길러야 한다. 그러나 갑자기 붉게 붓고 아프다면 피침107)으로 앞에 다섯 경혈을 찔러 피를 내야 한다. 다음에 소금과 기름을 섞어 뿌리부분에 바르는데 심하면 2번 하고 3번 해도 된다. 병 세력에 따라 양을 맞추면 곧 눈이 밝아진다.'고 하였다.

이런 눈병에 피를 내는 방법을 살펴보니 병이 처음에 열이 나고 아프면서 갑자기 생겼거나 오랜 병으로 뭉침이 심하면 삼릉침이 아니면 빼낼 수 없다. 나이가 많거나 오랜 병으로 비워지면서 기운이 뭉치면 가느다란 침으로 북돋우면서 빼내야 옳다. 장종정도 알고서 줄여 말

---

107) 끝에 칼날로 종기를 쨴다.

했다. 소양경 하나에는 피를 내지 말아야 하고 지나치거나 모자라게 하지 말고 피와 눈을 기를 뿐이라는 뜻을 볼 수 있다.

《향약집성방》

○ 눈병을 갈고리나 침으로 치료하는 방법.
《성혜방》에서 말했다. 두 눈초리 구석에 붉은 핏줄이나 군살이 있으면 갈고리로 들어서 피침으로 다 없애야 한다. 만약 다 없애지 못했으면 다시 잘라서 다 없어질 때까지 한다. 또는 옷을 꿰매는 작은 바늘에 실을 꿰어 꿰뚫은 다음에 입으로 실을 부리면서 끝을 당겨 올린다. 따로 피침으로 잡아당겨 검은자위에서 떨어지게 한다. 햇빛을 향하게 해서 자르고 잘라내면 불침으로 지져서 세력을 끊어야 다시 생기지 않는다. 그렇게 하지 않아서 2~3년 사이에 앞에처럼 나타나 다시 생기면 눈자위에 붙어서 떨어지지 않기 때문에 떼어내기 아주 어렵다. 자세히 살펴서 치료해야 한다. 몹시 두터워서 눈동자구멍 쪽으로 들어갔다면 끝이 굽은 갈고리로 잡아당긴다. 당길 때 눈동자구멍 쪽을 해치지 않도록 매우 살펴야하고 대충하면 안 된다. 눈동자구멍 쪽은 아주 얇아서 해쳐서는 안 된다.

갈고리로 자르거나 침을 쓸 때는 아침에 하지 말아야 한다. 아침에는 뱃속이 비어서 오장이 모두 비워져 어지러워 넘어질 수 있다. 또 사람이 붙어서 머리를 붙잡아야 한다. 이런 증상이 있으면 모두 비워진 사람이라서 반드시 천천히 몸조리를 해야 한다. 갈고리로 자르는 방법은 한 번에 빠르게 하지 않는다. 짐작하고 헤아려서 점점 피를 내어 씻어내야 어지럽게 되는 걱정에서 벗어난다. 붉은 핏줄과 군살이 있으면 침으로 찔러 피를 내야하는데 이 방법에 따라서 함께 해도 된다.

○ 《경험비방》에 눈을 씻는 날짜.
1월 8일, 2월 1일, 3월 5일, 4월 8일, 5월 13일, 6월 1일, 7월 7일, 8월 3일, 9월 1일, 10월 21일, 11월 24일, 12월 28일이다. 오른쪽 날짜에 뽕나무 태운 재를 끓인 물에 담갔다가 가라앉혀서 아주 깨끗하게 거른다. 이 물을 손에 담아서 씻는데 자주 하면 효과가 있다. 뽕나무 재가 많고 적음을 따지지 말고 담근다.

○ 눈을 치료할 때 머리를 감는 날짜.
사주에 이찰판은 70살인데 두 눈을 앓은 지가 20여년이다. 달마다 뽕나무 태운 재 1홉을 끓인 물 3사발에 타서 가라앉히고 다시 깨끗하게 가라앉혔다. 이것으로 1년 동안 머리를 감았더니 두 눈이 아이눈 같았다. 머리를 감는 날짜는 1월 8일, 2월 8일, 3월 24일, 7월 7일, 8월 20일, 9월 21일, 10월 23일, 11월 26일, 12월 29일이다. 이런 머리를 감는 날에는 술, 고기, 파, 부추를 먹지 말아야 한다. 이 처방은 매우 효과가 있어서 수많은 사람들을 치료하였다.

《기효양방》

○ 겉흠은 폐장에서 일어나는데 받은 뜨거움이 가벼우면 어렴풋하게 보이고 심하면 겉흠이 생긴다. 진주 겉흠은 부스러진 쌀알 같은데 쉽게 흩어지고 매화꽃

겉흠은 매화 꽃 같은데 없어지기 어렵다. 겉흠은 뜨거움으로 생기지만 치료는 먼저 겉흠을 없앤 다음에 뜨거움을 없애야 한다. 뜨거움이 심하면 겉흠이 생긴다고 해서 먼저 붉은 것과 뜨거움을 없애면 피가 물이 되어 겉흠을 없앨 수 없다. 눈이 붉을 때 찬약을 너무 많이 주고 또 물로 씻어낸다면 쉽지는 않겠지만 얼음이 언다. 눈은 특히 한 무리의 물일 뿐이다. 물의 타고난 바탕은 맑고 깨끗해서 더욱 눈에 넣어 씻는 것으로 꾀할 수 없다. 기쁨과 성냄이 알맞지 않거나 즐김과 욕심이 한없거나 눈에 힘을 힘들게 쓰거나 눈물과 콧물을 지나치게 흘리거나 추위와 바람을 무릅쓰거나 더운 날해를 무릅쓰거나 연기와 불을 피하지 않거나 뜨거운 음식을 많이 먹고 마신다면 모두 오장육부에 병이 생긴다. 눈에 약을 넣고 씻어내는 것만으로 치료할 수 있겠느냐? 가만히 앉아서 생각을 맑게 하고 눈에 힘을 아끼면서 지킨다. 마음을 놓아 생각을 쉬고 마음을 날로 편안하게 쉰다. 음식을 조화롭게 먹어서 기르고 약을 헤아려 먹어서 고르게 한다. 이러면 맑은 가을 연못을 또렷이 보면서 반드시 웃을 수 있다.

《문당집험방》
○ 한데 묶은 이야기.
　눈병이 72종의 증상이 있지만 대략 붉으면 뜨거움이고 흰빛깔이면 차가움이며 가려우면 바람이고 깔깔하면 독이다. 이렇게 병이 된다. 바람은 흩어지게 하고 뜨거움은 뜨거움을 식히면서 서늘하게 하며 차가움은 따뜻하게 돕는다. 기운이 맺히면 고르게 하고 절대로 칼침으로 자르지 않는다. 조금 나았어도 운이 좋을 뿐이고 만약 그렇지 않으면 평생 병을 앓는다. 또 서늘한 약을 많이 써도 마땅하지 않다. 피를 얼려서 뭉치면서 흐르지 않아 고질병이 될까 두렵다. 당연히 늙고 젊은지 몸에 비워짐과 채워짐을 생각해서 치료해야 한다. 신장이 비워지면 눈에 빛이 없거나 차가운 겉흠이 생기므로 아래에 타고난 기운을 따뜻하게 북돋고 신장 물을 늘려야 낫는다. 어린아이의 눈병은 채워짐은 있지만 비워짐은 없으며 뜨거움은 많지만 차가움은 없다. 불어서 넣는 약은 쓰지 말아야 한다. 피와 기운이 붙박지 않아서 눈을 해치게 된다. 독을 푸는 약으로 치료해야 한다. 눈병은 절대로 목욕을 꺼려야 하는데 눈이 멀게 된다. 성생활을 자주 하면 반드시 눈속증이 생긴다.

《증치준승》
○ 열고 이끄는 치료에 대한 이야기.
　눈에 있는 피는 눈을 기르는 샘이 된다. 가득 차고 고르면 생기게 하고 기르게 하는 쓰임이 고스란해서 눈에 병이 없다. 그러나 없어지고 막히게 되면 병이 생긴다. 마치 사물이 물에 있는 것과 같다. 살아있는 사물이 연못 속에 있을 때 물을 대준다면 생기기 마땅해서 사물이 빼어나다. 그러나 가뭄과 장마가 있으면 사물이 무너진다. 모두 하나의 기운으로 해서 그렇다. 그래서 하늘의 여섯 기운이 고르지 않으면 음양 중 한쪽이 이겨서 가뭄과 장마가 생긴다. 물의 넘침과 모자람이 한결같지 않고 사물의 빼어남과 시들음이 가지런하지 않으며 비가 때를 가리지 못해 사물을 해치게 된다. 또 마치 산이 무너지고 물이 솟아오르는 것과 같다. 많은 비가 제멋대로 내리면 강줄기를 따라 흐르지 않는다. 원래 흐르는 곳으로 흐르지 않으면 막힌 것을 트고 제방을 터뜨려 넘친 것을 빼내야 한다. 그래서 물에 잠기거나 메워야 하는 걱정을 없앤다.

사람의 여섯 기운이 조화롭지 않으면 물과 불이 어긋나고 삿된 것을 세차게 받는다. 피의 힘참과 약함이 한결같이 않고 기운의 오름과 내림이 가지런하지 않으면 속 기름과 겉 지킴이 고르지 못해서 사람을 해친다. 대개 음이 비워지고 불이 가득하기 때문에 불이 제멋대로 타오르면서 경락을 따르지 않는다. 뭉치고 막혀 잘 통하지 않으면 어쩔 수 없이 뻑뻑함을 열고 뭉친 것을 이끌어 남음을 빼내야 한다. 그래서 붓고 짓물러서 눈알을 해치는 걱정을 없앤다.

전쟁하는 이치와 같다. 장소는 영향혈, 눈꺼풀 안쪽, 상성혈, 귀 끝과 왼쪽과 오른쪽의 태양혈로 6곳이 있다. 눈꺼풀 안쪽은 정면에서 치고 들어가는 군대로 공격은 느리지만 점점 거두어들이면서 고르게 한다. 양쪽 태양혈은 왼쪽과 오른쪽에 날개를 치는데 이것이 다음 차례이다. 상성혈은 군량을 나르는 길을 끊는다. 안쪽 영향혈은 도둑의 근거지를 막는데 빠르게 치지만 위험을 무릅쓰고 친다. 귀 끝은 기마병을 치는데 길이 멀어 변변치 못하게 치므로 슬기로운 사람은 쓰지 않는다. 이것은 실제로 위기를 구하는 좋은 기술이고 적을 물리치는 중요한 기틀이다.

문을 닫고 도둑을 잡아야 하는데 문을 열고 도적을 쫓는다면 좋은 방법이 아니다. 대개 병이 얕으면서 삿된 것이 바름보다 힘세지 않다면 안쪽만을 치료해도 삿된 것이 스스로 물러난다. 그러나 여섯 양이 타오를 때는 비워지게 하더라도 열고 이끌어 통하게 하는 것이 낫다. 해치게 되지만 안을 치료하는 약으로 비워진 것을 북돋아서 아주 심하게 뭉치고 막히면서 터져 짓무르거나 말라 우둘투둘한 병은 마주치지 않는다.

예로부터 열고 이끄는 방법은 이로움과 해로움이 있다. 눈에 큰 쓰임이 있어도 사람이 알지 못하고 눈에 숨은 해로움이 있어도 사람이 알지 못한다. 맨 앞을 쳐부수고 날카로움을 꺾어 커다란 적을 만나서 해치는 것을 구할 수 있다. 이렇게 쓰임이 크다. 그러나 즙을 마르게 하고 눈속기름을 해쳐서 눈빛이 약해졌을 때 생김을 도와주지 못한다. 이렇게 해로움이 숨어 있다. 증상의 가벼움과 무거움, 눈의 비워짐과 채워짐을 알고서 쳐야 한다. 지나치거나 모자라지 않아야 좋은 의사가 된다.

○ 약을 눈에 넣고 약을 먹는 이야기.

병은 안과 밖이 있으며 치료가 다르다. 안에는 병이 있지만 밖에 증상이 없다면 눈에 넣는 약이 어떻게 이롭겠느냐. 밖에 붉은 실핏줄이 있을 때 처음 생긴 작은 삿됨이거나 물러난 다음에 남은 삿됨이면 눈에 넣는 약으로 없앨 수 있고 약을 먹으면 더욱 잘 낫는다. 안에 병이 세차기 시작했을 때 안을 치료하지 않고 밖으로 눈에 넣는 약만 우긴다면 넣는 약이 효과가 없을 뿐만 아니라 또 병을 불러일으킨다. 안에 병이 이미 있고 밖에도 병이 보이면 반드시 안과 밖을 같이 치기 위해 눈에 넣는 약과 먹는 약을 함께 쓴다.

그러나 어째든 사람들에 어리석음과 우김은 서로 같지 않다. 먹는 약은 좋아하지만 넣는 약은 꺼리는 사람이 있고 넣는 약은 좋아하지만 먹는 약은 꺼리는 사람이 있다. 병이 안에 이미 생겼다면 먹는 약이 아니고는 없앨 수 없다는 것을 모른다. 흐름을 멈추는 것이 샘을 막는 것보다 못하고 가지를 치는 것이 뿌리를 없애는 것보다 못하다고 하였다. 끓는 물을 퍼냈다가 다시 부어 끓지 못하게 하는 것108)은 부뚜막 밑에서 땔나무를 빼내는 것109)보다 못하다. 이것은 모두 바탕을 치료하라는 뜻이다. 안에서 병이 나타났는데 약을 먹지 않고 없앴다고 한다면 나는 믿지 못하겠다. 사물이 더러우면 씻어야 하고 거울이 어두우면 갈아야 한다고 하였다. 기름이 엉겨 붙은 가마솥을 말끔히 씻지 않았는데 어떻게 깨끗할 수 있겠느냐. 이것은 모두 드러남을 치료하라는 뜻이다. 겉에 가림이 이미 있는데 약을 넣지 않고 없앴다고 한다면 나는 믿지 못하겠다.

눈속증에 약은 먹지 않고 눈에 넣기만 한다면 오히려 불을 일어나게 하고 기운과 피를 없어지게 한다. 그래서 쓸데없이 해치기만 하고 이롭지 않다. 또 약은 먹으면서 눈에 넣지 않아도 그렇다. 눈

---
108) 잠깐 어려움을 벗어나려고 하는 것.
109) 근본적으로 해결하는 것.

겉증에 약은 먹지만 눈에 넣지 않는 경우가 있다. 만약 병이 처음 생겨서 어리고 붙박지 않았다면 물러갈 수 있다. 그러나 이미 맺혀 있다면 약을 먹어도 나타나거나 자라지 않고 맺힌 것도 없애지 못한다. 안과 밖을 같이 쳐서 야릇함을 다해야한다.

○ 걸어 자르거나 침으로 하거나 지져서 치료하는 이야기.

건다는 것은 갈고리로 걸어 일으킨다는 뜻이고 자른다는 것은 잘라 없앤다는 뜻이다. 침은 돌로 만든 침이 아니고 눈동자를 밀어내는 침이다. 지진다는 것은 문질러 지진다는 뜻이다. 이 네 가지는 자르고 베는 형벌이고 흉악한 것을 자르고 죽이는 방법이다. 살피고 물어서 밝히고 자세히 빼앗기로 매듭지은 다음에 벌을 주어야한다. 먼저 커다란 우두머리를 없애고 다음에 따르는 나쁨까지 없앤다. 그러면 뜻이 진실하고 죄가 마땅하며 아주 좋아서 들어오는 걱정이 없고 매우 사나워서 날뛰는 걱정이 없다. 이 치료법은 뭉치고 막힌 것을 열어 내보내고 겹겹이 쌓인 것을 씻어 없애는 기술이다.

증상이 또렷하고 부분이 마땅해야 비로소 치료할 수 있다. 먼저 드러남병을 친 다음에 바탕병을 없애야한다. 그래야 기운이 고르고 피가 편안하며 알짜와 눈속기름을 해칠 걱정이 없고 잘못해서 수레바퀴와 성곽을 해치는 실수가 없다.

걸려면 먼저 어느 곳인지 알고 정한 다음에 거죽이나 살, 힘살을 얕게 띄운다. 손힘은 병의 가볍고 무거움에 맞춰서 한다.

침으로 밀어내려면 먼저 눈속증의 증상을 알고 정한 다음에 침을 놓는다. 세월이 이미 넉넉하고 기운과 피가 편안하다면 거의 잘못이 없다. 침을 놓은 다음에는 증상을 살펴서 안에 바탕을 치료하는데 각각 증상에 맞도록 북돋거나 빼낸다. 만약 드러남만 치료하고 바탕을 치료하지 않는다면 기운이 붙박지 않아서 오래지 않아 다시 해치게 된다.

자르는 것은 기운, 피, 살의 세 수레바퀴에 있으면 자를 수 있다. 안쪽 눈초리에 한 덩어리의 붉은 살덩이는 곧 피의 꽃이고 심장의 꽃이다. 그래서 잘못 자르면 눈이 멀고 눈동자에 해서 해치면 죽는다. 잘랐기 때문에 바람이 일어났거나 타고난 기운이 비워진 사람에게 마름이나 축축함이 세차게 들어온다면 짓물러서 새는 병이나 눈이 마르는 병이 된다. 가림이 검은자위까지 덮으면서 심하게 진해도 자를 수 있지만 가볍게 곁에서 얕게 걸치듯 일으켜야 한다. 흰자위 군살증, 눈꺼풀 닭벼슬증, 흰자위 붉은 알알이증, 얽힌 눈핏줄증, 눈꺼풀테 붙음증 등의 증상도 모두 자를 수 있다. 남은 병이 검은자위에 얕게 있을 때에 잘못 자르면 눈알이 터져 눈을 해친다.

지지는 것은 눈꺼풀이 젖혀지거나 눈꺼풀테가 터졌거나 부스럼이 짓무르거나 뜨거운 축축함이 오래도록 낫지 않을 때 치료한다. 가벼우면 지지지 않고 치료해도 낫는다. 붉은 가림과 피 부분에 병은 잘라서 없애고 반드시 지져야 하는데 그렇지 않으면 오래지 않아 다시 생긴다. 기운 부분에 있는 흰빛깔은 지지지 않는다.

침을 놓거나 지지는 것은 모두 검은자위까지 건드려서는 안 된다. 검은자위가 터지지 않더라도 심하게 아프다. 심한 가림으로 짙더라도 걸어 자르는 것은 가볍게 해야 하고 얕고 얕게 바깥쪽을 걸쳐서 없앤다. 검은자위 안쪽으로 가린 것은 눈에 넣는 약으로 천천히 치는데 오래하면 어느새 스스로 없어진다. 피를 내거나 잘랐을 때 바람 독이나 흐르는 독, 엉긴 피 등의 증상이 있다면 살리는 방법을 잘 살펴야하고 한 방법에 얽매이지 않는다. 눈알 숨겨짐증에 놓는 침과 눈속증에 놓는 침은 서로 다르다.

마음을 합치고 손재주가 뛰어나면서 가벼움과 무거움이 마땅해야 한다. 입으로 전하면서 직접 보아야 하며 글로 써서 생김새를 나타낼 수 없다. 걸고 자르고 침놓고 지지는 치료는 효과가 매우 빠르다. 어지러움을 바로잡아 바르게 하지만 위험을 무릅쓰고 치료한다. 조심스러운 마음으로 배짱이 두둑해야 한다. 증상이 맞고 부위가 마땅하면 반드시 안을 같이 치료해야 치료를 다했다.

○《용목론》에서 말했다.110) (풀이 안함) 이것이 《용목론》에 금침으로 눈속증을 여는 방법이다.

이 방법을 살펴보니 처음 눈속증에 걸릴 때 눈은 아프거나 깔깔하거나 가렵지 않고 머리도 어지럽거나 아프지 않으면서 속흠이 이미 맺힌 경우는 금침으로

---

110) 뒤에 눈속증에 있는 《비전안과용목론》의 '(다섯) 눈속증이 있는 눈의 본바탕 노래'와 앞의 '(여섯) 눈속증이 있는 눈에 침을 놓는 방법 노래, (일곱) 눈속증이 있는 눈에 침을 놓은 다음에 방법 노래'와 같은 내용이기 때문에 풀이하지 않는다.

속흠을 밀어 없애면 구름이 걷히고 해를 보듯이 밝아진다. 지금 이것을 다음에 줄여 말한다. 동그란 눈속흠증은 처음 병에 걸릴 때는 날아다니는 파리, 피는 꽃, 드리우는 개미, 엷은 안개나 가벼운 연기가 보인다. 처음에 한쪽 눈에 걸렸다가 다음에 서로 이끌어 함께 있다. 동그란 눈속흠증은 기름 한 방울이 물속에 떠있는 듯한데 밝은 곳에서 보면 작고 어두운 곳에서는 크다. 금침으로 한번 밀어내면 없어진다. 방울진 눈속흠증은 속흠이 수은 방울 같으며 금침으로 밀어내야 한다. 뻑뻑한 눈속흠증은 속흠이 엉긴 기름빛깔이며 금침으로 밀어내야 한다. 넓게뜬 눈속흠증은 눈동자 깊은 곳에 생김새가 감춰져 있어서 자세히 보아야 보이며 금침으로 밀어내야 한다. 가로 눈속흠증은 가로로 있는 칼등 같은데 두 변두리는 얇고 가운데 두텁다. 침으로 가운데 진한 곳을 밀어낸다. 이 다섯 가지 속흠은 모두 먼저 한 눈이 걸렸다가 다음에 모두 해친다.

 처음 병에 걸릴 때 눈이 아프고 깔깔하며 머리가 어지럽고 이마가 아프면 속흠에 꼴이 있어도 침으로 밀어내기 어렵다. 반달 눈속흠증, 수레바퀴 눈속흠증, 검은별 눈속흠증이면서 조금 머리가 어지럽고 이마가 아플 때만 침으로 가볍게 밀어낼 수 있다. 얼음 눈속흠증은 처음 병에 걸릴 때 머리가 어지럽고 이마가 아프며 눈 주위 뼈와 코와 뺨의 뼈가 아프고 눈 안이 붉은빛깔이다. 먼저 한 눈에 걸렸다가 뒤에 속흠이 얼음이 언 듯이 딱딱하면서 흰빛깔이 된다. 경맥 지나가는 곳의 경맥 수혈에 침을 놓고 피는 내지 않는다. 침으로 밀면 움직이지만 억지로 밀어서는 안 된다. 반달 눈속흠증은 처음 병에 걸릴 때 아주 조금 머리가 어지럽고 이마가 아프며 먼저 한 눈에 걸리고 다음에 서로 이끌어 함께 해친다. 속흠에 한쪽 반은 진하고 한쪽 반은 옅다. 침을 놓아야 하며 먼저 진한 곳부터 밀어낸다. 수레바퀴 눈속흠증은 처음 병에 걸릴 때 조금 머리가 어지럽고 눈이 깔깔하며 눈 속이 때때로 가렵고 아프다. 먼저 한 눈에 걸린 다음에 함께 속흠이 있다. 톱니 같은 주위를 가볍고 가볍게 밀어서 없애는데 짧은 다리가 남지 않게 한다. 경맥 지나가는 곳의 경맥 수혈에 침을 놓거나 뜸을 뜬다. 점박이 눈속흠증은 속흠이 끓인 젖에 방울 같아서 푸르거나 흰빛깔인 듯하다. 침으로 밀어내야 한다. 검은별 눈속흠증은 처음 병에 걸릴 때 머리가 어지럽고 눈이 깔깔하며 속티가 보이는데 노랗거나 검어서 한결같지 않다. 속흠이 푸른빛깔로 엉겨 맺히면 침으로 밀어내야 한다.

 흔들린 눈속흠증은 머리를 맞아 나쁜 피가 눈 안으로 들어가서 2~3년이 지나면 속흠이 된다. 속흠은 흰빛깔이다. 먼저 병에 걸린 눈을 침으로 밀어내지 말고 다음에 이끌어서 해친 눈을 침으로 밀어낸다. 노란심 눈속흠증은 속흠의 네 귀퉁이는 희고 가운데는 노란빛깔이다. 먼저 축예산을 먹은 다음에 족경맥이 지나는 모든 경혈에 침을 놓은 다음에 금침으로 가볍게 밀어낸다. 밀어낼 때 한 눈을 해친다면 뒤에 가서 함께 해친다. 아프거나 가렵지 않은데 속흠이 노란빛깔이거나 붉은빛깔이면 침으로 밀어내서는 안 된다. 속흠이 터지고 흩어졌을 때도 침으로 밀어내서는 안 된다. 가운데가 심하게 진해도 침으로 밀어내서는 안 된다. 밀었는데 움직이지 않으면 죽은 속흠이라고 부르며 밀어내기를 꺼린다. 노란심 눈속흠증만이 먼저 약을 먹은 다음에 침을 놓는다.

속흠이 없으면 '바람으로 붉다'고 부르는데 침으로 밀어내서는 안 된다. 어두운 눈바람증은 속흠이 없고 눈동자구멍만 작다가 3~5년 안에 푸르른 흰빛깔로 속흠이 생기는데 침은 마땅하지 않다. 사물을 볼 때 속티가 있으면 비워짐이므로 북돋는 약이 맞고 빼는 약은 마땅하지 않다. 비워진 눈어둠증은 속흠이 없고 눈앞에 비워진 속티가 많이 보인다. 희거나 검거나 또는 붉거나 노란빛깔이고 한 개의 사물이 둘로 보이기도 한다. 두 눈이 함께 병에 걸리면 빨리 북돋는 치료를 하고 성생활을 절대로 꺼려야한다. 처음 눈바람증은 처음 병에 걸릴 때 머리가 어지럽고 이마가 아프다. 한 눈에 먼저 병이 걸리거나 또는 토하면서 두 눈이 함께 어둡다. 눈동자는 서리처럼 하얗다. 초록 눈바람증은 처음 병에 걸릴 때 머리가 어지럽고 이마 모서리에 한쪽이 아프다. 눈꺼풀과 눈썹에서 코와 뺨의 뼈까지 이어서 아프고 눈 안이 아프면서 깔깔하다. 먼저 한 눈에 병이 걸린 뒤에 모두 해친다. 속흠이 없고 눈에 붉거나 검은 속티가 보인다. 검은 눈바람증은 처음 병에 걸릴 때 머리가 어지럽고 이마 한쪽이 아프다. 눈꺼풀과 코와 뺨의 뼈까지 이어서 아프고 눈이 아프면서 깔깔하다. 먼저 한 눈에 병이 걸린 뒤에 함께 해친다. 속흠이 없고 눈에 검은 속티가 보인다. 푸른 눈바람증은 처음 병에 걸릴 때 조금 아프면서 깔깔하고 머리가 어지러우면서 골이 아프다. 먼저 한 눈에 병이 걸린 다음에 모두 해친다. 속흠이 없으며 심하게 일하면 더 어두워진다. 골바람증은 처음 병에 걸릴 때 머리가 어지럽고 메스꺼우면서 토한다. 먼저 한 눈에 병이 걸린 다음에 서로 이끌어 함께 해친다. 눈동자구멍이 벌어지거나 좁아지면서 엉긴 기름이 하얗게 맺힌다.

《동의보감》

○ 치료하기 쉬운 눈병과 어려운 눈병을 따져본다.

눈겉증은 치료하기 쉽고 눈속증은 치료하기 어렵다. 갑자기 생겼으면 겉으로 치료하기 쉽고 오래되었으면 속으로 치료하기 어렵다.(《보명》) 진주 겉흠은 생김새가 부스러진 쌀 같아서 흩어지기 쉽고 매화꽃 겉흠은 생김새가 매화의 꽃과 잎 같아서 없어지기 어렵다.(《직지》) 눈동자구멍 찌그러짐증이 있고 아프고 깔깔하면서 눈물이 없다. 또 흰 겉흠이 눈동자에 감춰져 있어 아래로 하고 해를 향해 자세히 보아야 볼 수 있다. 또 두 눈이 서로 번갈아가면서 아픈데 낮에 덜하고 밤에 심하다. 또 다섯 색의 눈바람증이 있는데 머리가 아프고 눈물이 없으면서 햇빛 속에서도 어두운 방에 앉아 있는 듯하다. 또 골바람증에 뜨거운 독기운이 눈 속으로 들어가 눈동자구멍이 작거나 커지고 어두워서 볼 수 없다. 이것은 모두 치료할 수 없다.(《입문》)

○ 눈에 넣는 약.

눈에 약을 넣거나 씻는 방법이다. 갑자기 벌겋게 붓고 피와 기운이 막혔다면 한 번에 3~5번 이어서 눈에 약을 넣는다. 기운과 피가 조금 비워졌다면 약을 먹어 샘을 막고 물약으로 씻는다. 구름 같은 가림이 생겼다면 눈에 넣는 약을 쓰고 겉흠과 막이 없다면 씻기만 해도 된다. 차가운 약을 지나치게 쓰거나 찬물로 눈을 씻지 말아야 한다. 침이나 칼을 쓰거나 불로 지지는 것도 옛날 사람들은 쓰기를 꺼렸다. 금으로 만든 빗으로 긁어 밀어내는 방법은 한 집안에서 전해질 뿐이니 함부로 해서는 안 된다. (《입문》)

눈에 넣는 약은 마예고, 춘설고, 백점고, 환정자금단, 점예고, 삼광고, 용골고, 유인고, 명경고, 이백미화초고, 오담고, 풍고, 석결명산, 용골산과 눈꺼풀 짓무름증에 넣는 약, 눈물점 고름증에 넣는 약, 맞아서 눈을 해칠 때 넣는 약, 눈에 군살이나 겉흠이 생겼을 때 넣는 약이 있다. 눈을 씻는 약은 탕포산, 세안탕, 구풍산, 광대중명탕, 오행탕, 진피산으로 눈을 씻는다.

《경악전서》

○ 예전의 7개 문장을 적고 말한다.

《용목론》에서 말했다. 하늘에 두 빛남이 있듯이 사람에게는 두 눈이 있다. 한 몸에 가장 보물이고 오장에 가장 알짜가 모여 있다. 다섯 수레바퀴는 오행을 따르고 여덟 성곽은 팔괘를 따른다. 병에 걸렸으면 다섯 매운 음식을 지나치게 먹었거나 구운 음식을 많이 먹었거나 뜨거운 음식이나 밀가루 음식을 먹었거나 술을 끊이지 않게 마셨다. 성생활이 알맞지 않았거나 지나치게 눈을 멀리 보았거나 자주 해와 달을 보았거나 자주 심장불에 휘둘렸거나 밤에 작은 글자를 읽었거나 달빛 아래에서 책을 보았거나 많이 베껴 썼다. 새겨서 아주 작게 만들었거나 쉬지 않고 장기나 바둑을 두었거나 오랫동안 연기와 불에 당했거나 눈물을 많이 흘렸거나 머리를 찔러 피가 너무 많이 났다. 이렇게 하는 것이 밝음을 잃게 하는 바탕이다. 다음에 빨리 달리면서 사냥하거나 먼지와 모래를 무릅쓰기를 밤낮으로 쉬지 않아도 눈을 해치는 원인이다. 또 젊고 튼튼할 때 스스로 아끼지 못하면 40살에 이르러서 점점 어두워진다. 그러므로 잘 지키고 잘 길러야 중년이 되어도 눈이 어두워질 일이 없다. 다른 것이 보여도 보지 말고 중요한 일이 있게 하지 말며 늘 눈을 뜨고 있지 않아야 늙더라도 보는 것이 약해지지 않는다. 대개 속 기름과 겉 지킴이 순조로워도 이런 병이 이유 없이 생기지만 속 기름과 겉 지킴이 약해진다면 많이 병으로 된다. 또 차가운 바람에 해치면 눈물이 나고 헛되이 번거로우면 어둡게 보이며 힘을 많이 쓰면 눈초리가 붉다. 흰자위가 부으면 폐장이 독을 받았고 부스럼이 생기면 뜨거운 바람이 폐장에 들어왔다. 노란빛깔은 술로 비장을 해쳤거나 피가 눈속기름에 흘러 들어가서 붉게 되면 모두 심장에 뜨거움이 있다. 눈이 부시면서 붉은 속티를 보면 삿된 간장이 되고 검은 속티면 신장이 비워졌다. 푸른 속티는 쓸개에 차가움이 있고 다섯 색에 속티는 신장이 비워지고 뜨거움이 있다. 한 가지로 해서 치료할 수 없다. 비워졌는데 북돋지 않거나 채워졌는데 빼내지 않으면 치료하기 어렵다. 그리고 위가 비워졌다면 간장이 비워졌고 아래가 비워졌다면 신장이 비워졌다. 간장이 비워지면 머리가 어지럽고 귀가 멀며 눈이 아찔하다. 신장이 비워지면 막혀서 속티가 생기고 귀에 매미 우는 소리가 있다. 크게 간장을 북돋우면서 신장을 늘려야 한다. 뜨거운 눈물이 흐르고 두 눈꺼풀이 붉으면서 아프면 간장에 뜨거움이 아주 심하다. 바람을 맞아 눈물이 있으면 신장이 비워지고 뜨거움이 들어왔다. 간장을 서늘하게 하고 신장을 빼내야 반드시 마땅하게 된다. 다른 오장에서도 각각 비슷하게 미루어 생각하면 된다. 비워지면 차가움을 생기게 하고 채워지면 뜨거움을 생기게 한다. 북돋거나 빼내는 쓰임을 반드시 자세히 알아야 한다. 터럭 같은 차이가 천리나 되는 잘못이 된다. 남아서 반드시 다른 병을 불러일으키거나 큰 병 다음에 병에 걸리는 경우가 하나가 아니다. 갑자기 붉게 되는 어떤 증상은 흔히 넘친 뜨거움이 위로 치솟았기 때문이다. 또 잠과 먹는 것이 때를 잃거나 배부르게 먹고 불을 가까이 해서 얻는다. 더구나 일을 많이 해서 몸조리를 못하고 독 있는 음식을 지나치게 먹으면 변해서 나쁜 증상이 된다. 의사가 비롯된 뿌리가 아니라 갑자기 붉으면 양에 속한다는 것만 알고서 피를 흩어지게 하는 약이나 심장을 서늘하게 하는 약으로 제멋대로 흩어지게 한다. 그러면 결국 비장 경맥이 차가움을 받아 음식을 먹으려 하지 않고 머리와 눈이 답답하며 오장이 모두 비워져서 눈속증이 된다. 거기다 음식을 먹지 않음을 보고 더욱 뜨거운 약을 먹게 하면 결국 갑자기 마르고 뜨거운 기운이 위로 쳐서 눈이 어둡고 깔깔하며 눈곱과 눈물이 있게 된다. 또 세차게 화내거나 고되게 일하면 결국 군살이 생긴다. 마음이 편하지 않은데 뜨거운 바람이 함께 있으면 변해서 흰자위 군살증이 된다. 증상의 생김새가 하나가 아니며 이것이 눈겉증이다. 또 더욱더 책을 읽거나 바둑이나 장기를 두거나 지나치게 셈을 하면 '간장이 애씀'이라고 부르는데 간장을 치료하는 약만 주어서는 안 된다. 다른 증상이라고 치료해도 결국 효과가 없다. 오직 눈을 감고 귀중하게 지키면서 멀리 보지 않아야 거의 병이 낫는다. 풍진에 걸리면 반드시 눈이 어둡다. 먼저 바람을 치면 어둔 눈이 스스로 없어진다. 부인이 아이를 가졌거나 아기를 낳은 다음에는 약을 쓸 때도 피하면서 꺼려야 한다. 어린아이가 병에 걸리면 정말로 잘 치료해야 하며 오직 간단히 물을 흘려서 씻는다. 찔러 피를 내거나 뜸을 뜨는 것은 절대 하면 안 된다. 손으로 자주 문지르지 않도록 하는데 이 때문에 눈자위가 무너지면 치료할 수 없다. 안과에서는 마음에 두어야 한다.

양인재가 말했다. 눈은 오장육부의 가장 알짜로 해와 달이 하늘에 걸려 있는데 가릴 수 없는 것과 같다. 안쪽 눈초리는 심장에 속하고 흰자위는 폐장에 속하며 검은자위는 간장에 속하고 위와 아래 눈꺼풀은 비장에 속하며 가운데 눈동자는 신장에 속한다. 비록 각각 오장에 따르고 그래서 주로 하는 것도 이야기하지만 눈동자와의 이어짐이 중요하다. 어떤 말인가. 눈은 간장이 밖으로 나타난 모습이다. 간장은 나무에 속하고 신장은 물에 속하는데 물이 나무를 만들 수 있으니 자식이 간장이고 어미는 신장이다. 어떻게 자식과 어미가 서로 떨어질 수 있겠는가? 그래서 간장과 신장의 기운이 그득하면 눈동자가 빛나고 밝지만 간장과 신장의 기운이 모자라면 어둡고 어지럽다. 검은자위 주위가 붉고 찌르듯이 아프며 물로 부어올랐으면 간장에 뜨거움이다. 마르면서 깔깔하고 맑은 눈물이 흐르며 시든 나뭇잎 같은 누런빛깔이 눈자위를 싸고 있다면 간장에 비워짐이다. 눈동자구멍이 벌어지고 옅은 흰빛깔이면서 한쪽으로 기울어졌다면 신장에 비워짐이다. 눈동자구멍이 좁아지고 약간 누런빛깔을 띤다면 신장에 뜨거움이다. 어떤 비워짐과 어떤 채워짐을 이렇게 알 수 있다. 그리고 간장과 신장의 기운은 서로 기대서 다니는데 심장이 생각의 집이라고 또 간장과 신장이 돕는다고 어떻게 알겠느냐? 하나이면서 둘이고 둘이면서 하나라고 하는데 왜 그런가? 심장은 피를 주관하고 간장은 피를 간직한다. 피에 뜨거움이 눈으로 치밀어 나타났다면 모두 심장을 맑게 하고 간장을 서늘하게 해야 한다. 또 물이 나무를 생기게 한다는 이야기를 우겨서는 안 된다. 눈은 가벼운 막으로 물을 싸고 있으며 모든 곳을 두루 비춘다. 뿌리를 따져 바탕으로 돌아가는데 하늘에 하나가 물을 만들지 않으면 누가 중심이 되어 할 수 있겠느냐? 나누어서 말하면 오그라들면서 당기거나 눈동자가 푸르면서 눈꺼풀이 희거나 가려우면서 맑은 눈물이 나오거나 붉지 않고 아프지도 않으면 '바람 눈'이라고 한다. 검은자위가 뾰족 올라오거나 눈꺼풀이 단단하면서 붉게 붓거나 눈곱과 눈물이 있고 진물이 나오거나 속에 뜨거움이 있으면서 찌르듯 아프면 '뜨거운 눈'이라고 한다. 눈이 흐리게 섞이면서 눈물이 나오거나 눈꺼풀이 부었지만 부드럽거나 위가 막혀 흐릿하게 보이거나 시고 깔깔하면서 약간 붉으면 '기운 눈'이라고 한다. 바람과 뜨거움이 서로 합치면 가려우면서 붉은빛깔이 뜬다. 바람과 기운이 서로 부딪치면 가려우면서 깔깔하고 흐리면서 침침하다. 피와 뜨거움이 서로 모이면 물크러진 살이나 좁쌀 꼴의 살, 실처럼 가는 핏줄, 다래끼 같은 종류가 생긴다. 기운과 피가 미치지 못하기 때문에 눈이 흐릿하게 보이거나 눈꺼풀이 내려오거나 밤에 잘 보이지 않거나 눈이 먼 가림이 있다. 연한 보릿빛이면서 붉은빛깔을 띠고 있으면 비워진 뜨거움이고 아주 붉으면서 예쁘게 붉으면 채워진 뜨거움이다. 두 눈초리에 군살이 드러나 생겼으면 심장에 뜨거움이 있고 피가 세차다. 흰자위에 우산 종이 같은 붉은 막이 있으면 기운이 막히고 피가 뭉쳤다. 뜨거움증은 눈동자에 안이 치솟고 흰자위는 붉은빛깔을 띤다. 차가움증은 눈동자가 푸르거나 초록 빛깔을 띠고 흰자위는 바짝 마른다. 눈이 뜨거움을 오래 갖고 있으면서 다시 차가운 바람이 타고 들어온다면 붉게 짓무른다. 눈 속이 붉지 않으면서 가래와 묽은 가래만 들어온다면 아프게 된다. 간장기운이 고르지 않으면서 뜨거움을 끼고 있다면 눈이 부시다. 뜨거운 기운이 쌓이고 모이면서 눈꺼풀을 해친다면 눈꺼풀을 감게 된다. 아! 이것이 밖으로 나타나는 증상에 큰 줄거리구나. 그리고 오장은 하나라도 빠질 수 없고 비장과 폐장은 홀로 낄 수 없는데 왜 그런가? 말했다. 흰자위가 붉거나 빨간 힘줄이 있으면 뜨거움이 폐장에 있다. 위와 아래 눈꺼풀이나 눈꺼풀테 사이에 가려운 반점이 있으면 뜨거움이 비장에 있다. 비장은 맛을 주관한다. 다섯 맛이 가운데 모두를 잘 길러야 가장 알짜가 밖에서 나타난다. 폐장은 기운을 주관한다. 물과 불이 오르내리고 속 기름과 겉 지킴이 이리저리 돌아다니려면 기운이 아니고서는 어떻게 시킬 수 있겠느냐? 앞에서 오장은 각각 따르는 다섯 증상이 있다고 하였는데 이것으로 또 알 수 있다. 그러나 눈에 병이 걸리면 흔히 뜨거움으로 생기는 사이에 약을 쓴다. 쓰는 약은 대체로 먼저 심장을 맑게 하고 간장을 서늘하게 해서 피와 기운을 고르게 한다. 신장에 비워짐증을 만났을 때 신장은 마름을 싫어한다고 기껏해야 당귀 지황 같은 약으로 축축하게 기르는데 따뜻한 약을 가볍게 써서는 안 된다. 폐장이 마름을 내뿜을 수 있고 간장도 축축함을 좋아한다. 옛 처방은 행인으로 다스리면서 곶감 엿 꿀로 돕게 했다. 정말로 축축함을 늘리는 뜻이 아닌가? 겉흠을 치료하는 부분에서는 더욱 이로움과 해로움이 얽혀있다. 겉흠은 폐장이 뜨거움을 받아 일어나는데 가벼우면 흐릿하게 보이지만 심하면 속흠이 생긴다. 진주 겉흠은 부서진 쌀알 같으면서 쉽게 흩어진다. 매화꽃 겉흠은 매화꽃잎 같으면서 없어지기 어렵다. 겉흠이 뜨거움으로 생긴다고 하지만 치료법은 먼저 겉흠을 없애고 난 다음에 뜨거움을 없애야 쉽게 치료한다. 만약 붉고 뜨거운 것을 먼저 없앤다면 피가 얼음이 되어 겉흠을 없앨 수 없다. 눈이 붉은 병이 있을 때 찬약을 너무 많이 쓰거나 또 찬물로 씻어내면 쉽지 않게 얼음이 얼게 된다. 눈은 특히 한 줌의 물일뿐이다. 물의 타고난 바탕은 맑고 깨끗하니까 더욱 눈에 약을 넣고 씻어내는 것에 얽매이지 않아야 한다. 기쁨과 화냄이 알맞지 않거나 즐기려는 욕심이 지나치거나 눈의 힘이 다할 때까지 일하거나 눈물과 콧물을 너무 많이 흘리거나 바람을 맞으면서 안개를 깔보거나 더위에 당하면서 해를 무릅쓰거나 연기와 불을 피하지 않거나 뜨거운 음식을 많이 먹고 마신다면 모두 오장육부에 병이 생긴다. 눈에 약을 넣고 씻어내는 것만이 맞겠느냐? 가만히 앉아서 생각을 맑게 하고 눈에 힘을 아끼면서 지킨다. 마음을 놓아 생각을 쉬고 마음을 날로 편안하게 쉰다. 음식을 조화롭게 먹어서 기르고 약을 헤아려 먹어서 고르게 한다. 그러면 가을철의 가는 터럭까지도 또렷하게 볼 수 있으니 반드시 필요하다.

장종정이 말했다.111) (풀이 안함) 장종정이 스스로 눈병에 걸려 붉으면서 붓고

---

111) 앞에 《원기계미》에 '눈병은 피를 내야 가장 빠르다는 이야기'와 같은 내용이라서 풀이하지 않는다.

겉흠이 있으며 눈이 부시면서 은근히 깔깔했는데 100여일이 지나도 낫지 않았다. 안과의 장중안이 상성혈, 백회혈, 찬죽혈, 사죽공혈을 찔러 피를 내고 풀줄기로 두 코 속에서 약 1되 정도 피를 내라고 해서 했더니 다음날 반 정도 나왔고 3일째에 평소처럼 돌아왔다. 이것이 채워진 피를 터뜨려 치료하는 방법이다.

이동원이 말했다. 오장육부의 알짜와 기운은 모두 비장에서 품고 있다가 위에 눈으로 꿰뚫는다. 비장은 모든 음의 우두머리이고 눈은 핏줄의 우두머리다. 그러므로 비장이 비워지면 오장의 알짜와 기운이 맡은 일을 잃어서 눈을 밝게 하지 못한다. 심장은 임금불로 사람의 생각을 주관한다. 그래서 가만히 있고 편안해야 하기 때문에 신하불이 그 명령을 전달하고 행한다. 신하불은 심포 낙맥으로 모든 경맥을 주관하면서 눈을 기른다. 그러나 일을 많이 하면 제멋대로 돌아다니고 또 삿된 기운이 합쳐지면 핏줄을 해친다. 그래서 병이 생긴다. 의사가 비장과 위장을 다스리고 피를 기르며 생각을 편안하게 하지 않는다면 드러남만 치료하고 바탕을 치료하지 않는 것이다. 이러면 올바른 이치를 밝히지 못한다. 대개 맵고 서늘하거나 쓰고 차가운 약을 쓰면 진짜 기운을 해쳐 눈속증이 빨리 생긴다. 또 이동원이 말했다. 멀리 볼 수 있으나 가까이 볼 수 없으면 양 기운이 부족하면서 음 기운이 넘친다. 또 기운이 비워지면서 피가 세차다. 피가 세차면 음에 불이 넘치고 기운이 비워지면 기운이 약하다. 이것은 늙은이가 뽕나무와 느릅나무처럼 나이가 든 모습이다. 가까이 볼 수 있으나 멀리 볼 수 없으면 양 기운이 넘치면서 음 기운이 부족하다. 또 피가 비워지면서 기운이 세차다. 피가 비워지면서 기운이 세차면 모두 불이 넘치고 타고난 기운이 부족하다. 불은 타고난 기운의 적이다.

왕절재가 말했다. 눈이 붉게 붓고 아플 때 옛날 처방은 안과 밖이 달랐다. 안으로는 달인 약과 가루약으로 썼는데 쓰면서 차갑거나 매우면서 서늘한 약으로 불을 내렸다. 밖으로는 눈에 넣는 약을 썼는데 매우면서 뜨겁거나 매우면서 서늘한 약으로 삿됨을 흩어지게 했다. 그래서 눈에 넣는 약으로 용뇌보다 중요한 것은 없는데 용뇌는 크게 맵고 뜨겁다. 타고난 바탕이 심하게 맵기 때문에 옛날부터 삿된 불을 뽑아내고 뜨거운 기운을 흩어지게 했다. 옛 처방에 소주로 눈을 씻거나 건강 가루나 생강즙을 눈에 넣는 것이 이런 뜻이다. 붉은 눈은 삿된 불이 안에서 타올라 위에 눈을 쳤다. 그래서 안으로 쓰면서 차가운 약을 써야 솥 아래에서 잔가지를 없애듯이 바탕을 치료한다. 그러나 삿된 불이 눈에 들어갔다가 안에서 밖으로 나왔을 때 밖에서 차가운 약으로 막는다면 불이 안에 뭉쳐서 흩어지지 않는다. 그래서 매우면서 뜨거운 약을 눈에 넣고 뜨거운 물로 눈을 씻어야한다. 그러면 뭉친 불이 뿜어 나와서 흩어지는데 이것이 따르는 치료법이다. 세상 사람들은 용뇌가 빼앗는 약인 줄 모르고 차갑다고 잘못 안다. 항상 눈에 넣어서 결국 쌓인 뜨거움이 눈으로 들어가 어두워지고 겉흠가림이 된다. 그래서 눈에 넣지 않으면 눈도 멀지 않는 다고 하였다. 또 밖의 치료는 차갑거나 서늘한 약을 꺼리는 줄 모르고 찬물과 찬 물건과 찬 약으로 함부로 씻는다. 그 래서 눈이 어두우면서 멀게 된다. 어리 석은 내가 살펴보니 왕절재의 이야기는 아주 이치가 있다. 하지만 차가운 약을 눈에 넣는 방법은 다 쓸 수 없는 것이 아니라 마땅하면 써야한다. 대개 차가운 약을 눈에 넣어서 불을 치료한다. 불이 작으면 세력이 가볍고 심한 삿됨도 얕 다. 연기나 불, 뜨거운 바람을 만나거나 평소에 드러남병이 있는데 삿된 것이 살 결 사이에 있으면서 뜨거움이 깊지 않으 면 황련고 같은 약으로 잠깐 뜨거움을 식혀야한다. 뜨거움을 없애서 떠있는 뜨 거움이 없어지면 눈병이 낫지 않는 경우 가 없다. 만약 불이 심하다면 오장에 바 탕을 두고 세 양까지 타오른다. 아주 작 은 차가운 약으로 커다란 불꽃을 다스리 려고 하는데 과연 할 수 있을까? 뜨거움 을 푸는 쓰임이 작게도 미치지 못하고 뜨거움을 막는 피해를 오직 눈이 받는 다. 불같은 눈이 심할 때 차가운 약을 눈에 넣으면 눈알이 반드시 아픈데 바로 불이 뭉쳤기 때문이다. 그래서 오랫동안 차가운 약을 눈에 넣으면서 효과가 없다 면 눈을 무너지게 하지 않는 경우가 없 다. 이것이 왕절재의 이야기이다. 반드 시 살펴서 모든 종기 증상을 치료할 때 이 뜻을 알아야 한다.

설립재가 말했다. 앞의 증상에 몸이 나 른하고 적게 먹으며 사물을 볼 때 어두 우면서 날파리가 있는데 음식을 먹거나 일하고 나서 더욱 심하면 비장과 위장이 비워졌다. 보중익기탕을 쓴다. 눈곱이 많고 팽팽하면서 깔깔하며 붉은 핏줄이 눈자위를 뚫고 똥이 잘 안 나오면 작약 청간산을 쓴다. 붉은 겉흠이 흰자위에 펼쳐지고 눈이 부시면서 햇빛을 싫어하 며 가끔 찌르는 듯이 아프다면 상초에 뜨거운 바람이다. 황련음자를 쓴다. 오 래 보면서 속티가 생기고 햇빛을 싫어하 며 멀리 안개가 낀 듯이 보이면 생각과 기운을 해쳤다. 신효황기탕을 쓴다. 대 개 오전에 심하면서 아프면 《동원》조양 화혈탕을 쓰고 오후에 심하면서 아프면 황련천화분환을 쓴다. 오후에 심하지만 아프지 않으면 《동원》익음신기환으로 치 료한다.

《심시요함》

○ 피를 내서 열고 이끈 다음에 북돋아 야 한다는 이야기.112) (풀이 안함)
○ 의사가 치료하지 않으면 반드시 눈이 멀게 됨을 밝히는 이야기.

세상 사람들은 흔히 눈은 치료하지 않 아야 멀지 않는다고 이야기한다. 그래서 어리석은 사람들이 종종 믿으면서 피해 를 당한 경우가 아주 많다. 신농은 모든 약을 맛보면서 살아있는 백성들이 병들 어 죽음을 걱정했고 화타는 안과를 세워 서 뒷사람들이 눈이 멀음을 근심했다. 병이 있으면 반드시 약이 있다. 약을 먹 으면 어렵지만 낫는데 약을 먹지 않고 낫는 경우는 없다. 사람의 병은 모두 진 짜 타고난 기운을 기를 수 없어서 몸을

---

112) 《증치준승》에 '열고 이끄는 치료에 대한 이야기'와 같은 내용이기 때문에 풀이하지 않는다.

해친 다음에 삿된 기운이 비워진 틈을 타고 들어왔기 때문이다. 이렇게 병이 나타났을 때 또 몸조리하지 않고 오히려 어리석은 사람들 말에 속는다면 어떻게 몸을 아끼는 사람이겠느냐? 마치 불이 났는데 빠르게 구하지 않고 여럿에게 맡기는 듯하다. 구하지 않는다면 다 불타지 않겠느냐! 조금 느리게 구한다면 가까스로 반이라도 피하지만 만약 구하지 않는다면 다 불에 탄다. 눈에 걸린 병은 치료가 조금 느리다. 의사의 치료가 완전하지 않지만 그래도 마르거나 솟는 피해는 피할 수 있다. 의사가 치료하지 않아야 눈이 멀지 않는다는 이치가 어떻게 있겠느냐? 이런 말을 하는 사람은 어리석은 사람의 병을 모두 깊은 고질병에 빠지게 해서 그 마음 씀씀이가 어질지 않다. 또 이런 말을 듣는 사람은 아주 어리석고 슬기롭지 못하다고 한다. '의사가 치료하지 않으면 눈이 멀지 않는다(不)'는 것은 곧 '의사가 치료하지 않으면 반드시(必) 눈이 멀게 된다.'는 뜻이다. '不(bú)'와 '必(bì)' 두 글자의 소리가 서로 가까워서 벌어진 잘못이다.

또 눈은 가장 높은 구멍이다. 불은 위로 타오르기 때문에 가장 쉽게 이 구멍으로 나온다. 맥의 길이 아득히 깊고 경락이 작고 가늘어 조금만 조심하지 않으면 반드시 병에 걸린다. 또 지금 사람들은 돌보는 것은 적고 해치는 것은 많다고 알고 있다. 그래서 눈병에 걸리기는 아주 쉽지만 치료하기는 어렵다.

깊은 말로 가다듬어 말하는데 눈은 의사가 치료하지 않으면 반드시 멀게 된다. '반드시'라는 한 글귀가 아주 중요한데 일이 커지기 전에 미리 막아야 한다는 뜻이다. 눈병을 일찍 치료하지 않으면 병이 날마다 깊어져 눈이 멀게 된다는 말이다. 이런 이치는 너무 쉽고 또렷해서 지혜로운 사람은 따져보지 않고도 스스로 안다. 의사에게 치료하지 않으면 눈이 멀지 않는다는 말은 어리석은 사람이 하는 그릇된 말이다. 어떻게 들을 수 있겠느냐.

○ 눈에 넣거나 먹는 약은 각각 다름을 묻고 대답하는 이야기.

물었다. 눈에 넣거나 먹는 치료는 각각 다르다. 눈에 넣지만 약을 먹지 않거나 약을 먹지만 눈에 넣지 않거나 눈에 넣으면서 같이 약을 먹는 경우가 있는데 왜 그런가? 대답했다.113) (풀이 안함) 그러므로 드러남을 치면서 함께 바탕을 치료하고 바탕을 치면서 함께 드러남을 치료해야한다. 안을 치료한다고 밖을 잃으면 어리석고 밖을 치료한다고 안을 잃어도 어리석다. 안과 밖을 같이 치료해야 좋은 의사이다.

○ 용뇌를 써서 효과를 얻은 다음에는 조금 쓰거나 쓰지 말아야 한다는 이야기.

눈병이 있는 사람이 물었다. 용뇌의 쓰임으로 얼마나 많이 눈을 치료합니까? 내가 듣고 미소를 지으면서 말했다. 자네는 쓰임은 알지만 또 해침도 아느냐? 환자가 놀라며 말했다. 어린이부터 늙은이까지와 어리석은 지아비와 부인까지 모든 세상 사람들이 모두 용뇌가 눈을

---

113) 《증치준승》에 '약을 눈에 넣고 약을 먹는 이야기'와 같은 내용이기 때문에 풀이 하지 않는다.

치료하는 약이라고 알고 있고 또 안과에서도 제일 먼저 이것을 쓴다. 그런데 지금 당신은 왜 홀로 해친다고 말합니까?
 놀랍고 속되지 않을 수 없구나! 그래서 말했다. 나는 억지 부리지 않고 혀를 놀리기 좋아한다. 또 끊어버리지 않고 쓰지도 않지만 쓸 때는 마땅함을 얻을 뿐이다. 자네는 눈병이 있을 때 눈에 약을 넣은 적이 없느냐? 말했다. 눈에 넣어보았다. 말했다. 자네가 눈에 넣어보았고 또 시험했으니 내가 묻겠다. 용뇌를 눈에 넣으면 처음에는 시원하다고 느끼지만 조금 지나면 열이 나면서 가슴이 답답한 경우가 있다. 용뇌를 눈에 넣으면서 눈이 더욱 어두워졌거나 눈에 넣으면서 가림이 더욱 짙어지고 병이 점점 심해지는 경우가 있다. 이런 적이 있느냐? 환자가 말했다. 있다. 또 눈병이 있는 사람 중에 용뇌를 넣지 않은 사람은 없다. 자네도 이미 눈에 용뇌를 넣었지만 지금까지 낫지 않았으면서 왜 쓰임이 많다고 자랑하고 뽐내느냐? 손님이 얼굴빛이 변하면서 일어나 말했다. 어리석어 들은 것이 없으니 가르침을 주십시오.
 말했다. 용뇌는 이로움과 해로움이 같이 있고 쓰임과 허물이 서로 반반이다. 이로움과 해로움은 용뇌의 타고난 바탕과 맛에 있고 쓰임과 허물은 의사가 알맞거나 알맞지 않게 쓰는 것에 있다. 내가 자네에게 하는 이 말을 자네는 가만히 듣고서 이치로서 헤아려야 한다. 또 눈은 뜨거움이 아니면 생기지 않고 차가움이 아니면 멈추지 않는다고 하는데 이것은 큰 뜻을 가리키는 말이다. 피는 뜨거움을 만나면 움직이고 차가움을 만나면 뭉친다. 차가움이 심하면 피를 해치고 뜨거움이 심하면 알짜를 해친다. 이 이치는 자연스럽다. 용뇌에 대해 모든 학파가 말한 것을 두루 살펴보았더니 차가움이라고 하면서 뜨거움이라고도 하고 항상 쓰는 약이라고 하면서 급할 때만 쓰는 약이라고도 한다. 모두 안과의 가장 중요한 법칙을 모르기 때문이다. 용뇌는 차가움과 뜨거움이 같이 있고 음 속에 양이다. 맛은 차지만 타고난 바탕은 뜨겁기 때문에 실제로 안과에서는 겁주어 치는 약이다. 맛은 생김새가 있지만 타고난 바탕은 모양이 없고 피는 생김새가 있지만 기운은 생김새가 없다. 용뇌는 맛이 서늘하지만 타고난 바탕은 뜨겁다. 맛은 생김새가 없는 불을 물리칠 수 없고 타고난 바탕은 생김새가 있는 피를 움직일 수 없다. 피가 뜨거움을 얻어 움직이려고 해도 차가움이 굴레가 되고 불이 차가움을 얻어 물러나려고 해도 뜨거움이 돕게 된다. 그래서 차가움이 오히려 피를 해치고 뜨거움이 오히려 알짜를 해친다.
 옛 사람이 차가움은 오로지 차가움이 아니고 뜨거움도 오로지 뜨거움이 아니라고 말했다. 차가움과 뜨거움을 함께 치면 오히려 알짜 피를 해친다. 눈은 가장 높은 구멍이고 불의 타고난 바탕은 위로 타오르기 때문에 가장 쉽게 친다. 지금 안에서 불이 불타고 있다면 이미 심하게 막혀있다. 이때 맥의 길은 아득히 깊고 경락은 높고 멀어서 안을 치료하는 약이 눈에 미칠 수 없다. 그래서 밖에서 겁주는 약을 써서 반대로 치는 방법으로 타고난 바탕을 빌려서 이끈다.

삿된 불이 구멍에서 나왔다면 맛을 빌려서 촉촉하게 해서 깔깔하고 아픈 것을 부드럽게 한다. 또 향기로 구멍을 통하게 한다. 이때는 잠깐 겁주면서 쓸 뿐이지 항상 쓸 수 없다. 누런패인 눈겉흠증으로 붉게 붓거나 옮는 눈붉음이나 갑자기 눈붉음증, 검은자위 게눈증, 얽힌 눈핏줄증, 눈꺼풀 짓무름증으로 깔깔하면서 아픈 병 등이 용뇌로 치료하는 병이고 다른 것은 모두 쓸 수 없다. 불이 그쳐서 붉거나 아프거나 깔깔하거나 짓무르는 증상이 없다면 용뇌를 적게 하거나 빼야 한다.

용뇌의 쓰임은 붉은 것을 흩어지게 하면서 불을 끄고 깔깔한 것을 촉촉하게 하면서 아프지 않게 한다. 그러나 해로움은 양에 빛을 흩어지게 해서 어두우면서 흐릿하게 보인다. 또 기름즙을 엉기게 해서 흰 가림을 없애기 어렵게 한다. 그리고 뜨거움이 크게 심해져서 차가움이 생기고 불이 물로 변한다. 자주 보는 누런패인 눈겉흠증, 검은자위 붉은막내려옴증, 흰패인 눈겉흠증, 검은자위 게눈증은 모두 용뇌가 엉기게 해서 크고 흰 조각을 만들어 없애기 어렵게 한다. 용뇌는 차가움을 생기게 하고 불이 물로 변하는 피해를 본다. 대체로 눈병에 쓰는 용뇌는 도둑으로 도둑을 치는 것과 같고 쓰임도 빨라서 도둑이 지면 내가 이긴다. 만약 힘을 빼앗지 않고 다시 내버려 둔다면 제멋대로 해서 재난이 생긴다. 그래서 대개 용뇌는 병을 겁줄 때 쓰고 물러난 뒤에 다시 많이 쓰게 되면 기름즙이 엉겨 눈의 빛남이 약해진다. 반드시 용뇌를 줄여 쓰면서 안으로 북돋고 기르는 약을 먹어야한다. 그러면 거의 눈동자를 해치지 않는다.

○ 걸어 자르거나 침으로 하거나 지지는 것은 조심하고 삼가야한다는 이야기.114) (풀이 안함)

○ 삿됨을 버리고 바름으로 돌아가야 한다는 이야기.

병을 치료함은 적을 어지럽히고 깨트림과 같다. 빈틈없이 잘 보살피고 침과 지킴이 마땅하며 꼭 꼴에 알맞게 해서 변하는 증상보다 먼저 해야 한다. 모든 것은 속이 있은 다음에 밖으로 나타난다. 병이 나타났다면 반드시 생김새와 빛깔이 있는 부위를 겪어봐야 비로소 어떤 오장육부인지와 어떤 경락인지, 병이 있는 곳에 비워짐과 채워짐, 가벼움과 심함을 알 수 있다. 그런 다음에 증상에 맞게 치료하면 빈틈없이 잘 보살피고 침과 지킴이 마땅하다.

증상이 변하면 어떻게 하느냐? 눈을 치료할 때 생김새와 증상이 있는 부분을 알지 못하면 늘 어지럽게 약을 준다. 항상 해치다가 운 좋게 낫는다면 종종 이것을 예로 들어 해침을 속이는 경우가 아주 많다. 다 갖출 수 없지만 작게나마 몇 마디 말을 적어서 다음에 조심하도록 하겠다.

눈병을 치료한다고 하면 모두 국화세심산, 용담사물탕, 삼황탕, 명목유기음, 양간환, 보음환 같은 종류를 먹게 하지만 효과를 보지 못하고 도리어 약을 탓한다. 병을 알지 못해서 약이 맞지 않는

---

114) 《증치준승》에 '걸어 자르거나 침으로 하거나 지져서 치료하는 이야기'와 같은 내용이기 때문에 풀이하지 않는다.

것이지 약의 잘못이 아니다. 황련탕, 박하탕, 진흙물, 우물물, 달걀흰자, 수정, 금은 등이 가지고 있는 서늘한 기운으로 찜질하면서 씻는다. 그러면 잠시 개운하지만 피가 엉겨서 변하는 증상이 날로 늘어난다. 깨닫지 못하고 병에 걸리고 나서야 비로소 뉘우친다.

소주를 마시거나 매운 음식을 먹거나 불을 쬐고 해를 향하면서 뜨거움으로 뜨거움을 친다고 잘못 말한다. 이런 사람은 하루살이가 불에 뛰어들듯이 불이 타오를 때 불로 일어나게 하면서 흩어진다. 이따금 운이 좋아 결국 아무 일 없으면 자랑하면서 남에게 보여준다. 아! 만약 불이 타오르는 병을 만난다면 적에게 식량을 주고 도적에게 칼을 주는 꼴이다. 이 이치는 아주 밝은데 사람이 정말로 깨닫지 못하니 어리석구나.

혀로 눈을 핥아서 눈알이 터지는데도 해침을 알지 못한다. 혀는 곧 심장의 싹임을 모르고 심장 불을 쓴다. 또 혀는 비리고 노린내 나거나 말리고 구운 음식을 모두 맛보는데 깨끗하고 약한 눈이 터지지 않겠느냐? 또 옛 사람이 눈을 핥아서 다시 밝아졌다고 말했는데 핥은 것에 쓰임이 아니겠느냐. 예전에 눈을 핥는 것은 한두 사람이 알아서 우연히 맞았을 뿐이다. 어떻게 이것을 예로 들 수 있겠느냐.

또 무당의 빔을 믿고 해를 향해 등불을 밝히며 풀을 뽑으면서 실을 휘두르는 경우가 있다. 이것은 눈을 윽박지른다고 하는데 결코 이런 이치가 없고 《외대비요》에도 이런 방법이 없다. 자주 눌린 자국이 있거나 물로 해치는데 모두 이 때문이다. 힘써 일하고 억지로 애쓰며 많이 봐서 가장 알짜가 없어졌는데 몹시 빛나는 태양빛에 맞서니 어떻게 해치지 않겠느냐? 가끔 뜨거움이 들어온 옮는 병이나 별 겉흠에 약한 불이 스스로 물러나 우연히 낫기도 한다. 이것을 무당의 빔이 신령스럽다고 하면서 더욱 귀신을 믿고 의학을 버린다. 이것을 자랑하는 예로 삼으면서 어리석은 사람이 이것을 믿는다. 결국 고질병이 되어 뉘우쳐도 늦는다. 아! 사대부가 아직도 이 폐단을 가리고 있으니 하물며 어리석은 사람은 어떻겠는가.

풀즙을 눈에 넣거나 씻다가 잘못해서 독이 들어가는 경우가 있다. 독이 있는 풀을 곡지혈, 합곡혈, 태양혈 등에 붙여 눈알이 솟는 경우도 있다. 손톱, 쇠, 구슬, 뼈, 피 등을 긁은 가루를 눈에 넣고서 눈알을 문질러 터뜨리는 경우가 있다. 이런 잘못된 치료로 어리석은 사람들이 모두 피해를 본다. 만약 의사가 이렇게 한다면 아주 재주가 없다.

또 돌팔이 의사는 이로움을 꾀하기 때문에 병증이 아직 뚜렷하지 않아도 사람의 병을 넘치게 치료한다. 또 눈에 넣는 약이 마땅하지 않아도 강제로 눈에 넣고 지지거나 자르는 치료가 마땅하지 않아도 억지로 지지고 자른다. 열고 이끌어야 하는데 열고 이끌지 못하고 만다. 약을 써도 북돋아야 하는데 반대로 빼내고 빼내야 하는데 오히려 북돋는다. 차가움을 차게 하고 뜨거움을 뜨겁게 하며 부족함을 덜어내고 넘침을 늘린다. 이렇게 모든 의사가 피해를 입힌다.

사람들이 무당을 믿고 의사를 믿지 않

는다면 절대로 억지로 치료할 수 없다. 의사가 이런 매우 어리석은 사람을 억지로 치료한다고 해도 결국 효과가 없고 오히려 얕보일 뿐이다.

대체로 눈병은 간장과 신장이 비워진 다음에 병이 드러나면서 비로소 눈에 나타난다. 원래 채워졌다가 드러나는 병은 없다. 그리고 사람은 기운과 피, 겉과 속, 비워짐과 채워짐, 멀고 가까움, 남자와 부인, 늙은이와 어린이, 느림이나 빠름이 있어서 병이 다르다. 약은 차가움과 뜨거움, 따뜻함과 서늘함, 임금과 신하와 도우미와 심부름꾼, 북돋음과 빼냄, 거스름과 따름, 반대로 함과 바르게 함이 있어서 각각 다르게 치료한다. 증상을 겪어보고서 오장육부와 경락을 따져보아야 한다. 멀고 가까움을 보고서 차가움과 뜨거움, 비워짐과 채워짐을 살펴야 한다. 이것이 증상과 꼭 맞으면 병에 참된 이치가 또렷하다. 그런 다음에 약을 써야 안과 밖, 쓰임과 침, 북돋음과 빼냄이 각각 알맞다. 의사는 사람을 해치는 잘못이 없어야하고 사람은 눈을 해치는 잘못이 없어야한다. 환자는 반드시 마음을 맑게 하고 욕심을 적게 하면서 오랫동안 의사의 치료를 견뎌야 한다. 그러면 어떻게 눈병이 없어지지 않겠느냐!

○ 차가운 약과 뜨거운 약을 쓰는 이야기.

약을 씀은 군사를 씀과 같다. 북돋음과 빼냄, 차가움과 뜨거움 사이에 편안함과 위태로움, 살고 죽음이 있다. 그러니 어떻게 삼가지 않을 수 있겠느냐? 눈병은 뜨거움이 아니면 생기지 않고 차가움이 아니면 멈추지 않는다고 한다. 이것은 불의 큰 줄기만을 말할 뿐이다. 안에 음이 비워지면 찬 눈물이 흐르고 어둡고 흐리게 보이며 양이 빠져나가는 등의 증상이 있다. 어떻게 불이라고 말하면서 차가운 약을 쓸 수 있겠느냐.

변변치 못한 의사는 눈병을 보아도 증상이 비워졌거나 채워졌는지, 차갑거나 뜨거운지 알지 못하면서 기운과 피를 따지는 것도 모르고 오직 차가운 약을 쓴다. 특히 차가운 약이 위장과 피를 해치는지 모른다. 그러면 드러남이 물러가지 않으면서 바탕을 먼저 해치고 위장까지 무너져 메스꺼우며 피가 무너져 당기면서 오그라든다. 이래도 아직 깨닫지 못하고 다시 약을 먹게 하면 결국 타고난 기운을 크게 해치고 변하는 증상이 날마다 늘어나 반드시 비워진 차가움증으로 끝난다. 비로소 따뜻하게 고르는 약을 주고 그렇지 않으면 땔나무를 안고 불을 끌까 걱정이다.

불 증상에 뜨거운 약을 주면 피해가 아주 빠르니 조심해야 한다. 마르거나 붉으면 시원하게 서늘하게 하고 타오르거나 똥이 막히면 차갑게 서늘하게 한다. 음이 비워지면 따뜻하게 북돋고 양이 빠져나갔으면 따뜻하게 뜨겁게 한다. 뜨거운 약은 양을 돌아오게 하는 방법이고 차가운 약은 불을 끄는 처방이다. 그러나 모두 항상 쓸 수는 없다. 눈겉증은 피를 기르면서 가림을 없애고 눈속증은 쓸개를 도와주면서 맺힌 것을 열어준다. 불을 치료하려면 황금 황련 지모 황백 같은 약을 쓰지만 반드시 술로 볶아서 만들어야 한다. 그래야 차갑거나 설사하는 걱정과 차가움과 뜨거움, 북돋음과 빼냄 사이를 벗어난다.

　사람이 타고난 짙음과 엷음, 나이에 따라 힘이 세고 약함, 병에 가벼움과 무거움, 세월에 멀고 가까움을 헤아려 넘치거나 모자라지 말고 가슴 속에서 알리는 말에 마땅해야한다. 구슬이 쟁반에서 구르듯이 저울추가 저울에서 움직이듯이 우기지 않아야 좋은 의사가 된다.

○ 약을 쓸 때 날 것과 익힌 것이 각각 마땅해야 한다는 이야기.

　약은 날 것과 익힌 것에 따라 북돋음과 빼냄이 있고 처방은 북돋음과 빼냄에 따라 이로움과 해침이 있다. 날 것은 타고난 바탕이 사납고 맛이 무거우며 치는 것이 빠르고 타고난 바탕이 굳세어 주로 빼낸다. 익힌 것은 타고난 바탕이 순박하고 맛이 가벼우며 치는 것이 느리고 타고난 바탕이 부드러워 주로 북돋는다. 북돋음과 빼냄의 한 차이는 작은 거리가 천리가 된다. 그래서 약이 사람에게 이로운지 해로운지를 분명하게 따져보아야 한다. 북돋는 약에 익혀서 쓴다면 진하고 짙어져서 도와주는 쓰임이 된다. 빼내는 약에 익혀서 쓴다면 사나운 타고난 바탕을 없애서 치는 힘이 된다. 날 것과 익힌 것은 각자 마땅함이 있다. 이 속에서 북돋음과 빼냄을 얻어 바른 기운을 해치지 말아야 한다.

　어떻게 기쁘게만 보고 아름답게만 듣겠느냐! 지금 변변치 못한 의사는 오로지 날 것의 약만 사람에게 먹인다. 약으로 익힌 것이 마땅한데 날 것을 쓴다. 그러면 날 것은 타고난 바탕이 사나워서 오장육부의 조화로운 기운을 잘 통하게 하는데 먹어서 정말로 해치지 않겠느냐. 그러므로 약으로 날 것은 빼내는 타고난 바탕이고 빼내는 타고난 바탕은 바른 기운을 줄어들게 한다. 익힌 것이 마땅한데 어떻게 날 것을 쓰겠느냐. 또 약으로 날 것을 싫어해서 오로지 볶아서 만드는 것도 이상하다. 약으로 날 것이 마땅한데 익혀서 쓴다. 그러면 익힌 것은 타고난 바탕이 부드러워서 오장육부의 나쁜 삿됨을 막히게 해서 먹어도 몰아내기 어렵다. 약으로 익힌 것은 부드러운 타고난 바탕이고 부드러운 타고난 바탕은 삿된 기운을 치기 어렵다. 날 것이 마땅한데 어떻게 익힌 것을 쓰겠느냐.

　특히 북돋는 약은 익혀서 써야 하고 빼내는 약은 날 것을 싫어하지 않는다는 것을 모른다. 약으로 날 것을 쓰는 것은 어지러운 세상의 도적 무리와 같다. 강한 병사와 용감한 장수가 아니라면 어떻게 단단함을 부수고 적을 깨드릴 효과를 낼 수 있겠느냐. 약으로 익힌 것을 쓰는 것은 다스려진 세상의 백성과 같다. 예절과 음악으로 교화시키지 않는다면 어떻게 화목하고 평화로우며 서로 예를 갖추어 양보하는 풍조를 이룰 수 있겠느냐. 세상이 어지러우면 무예를 닦고 세상이 다스려지면 문장을 닦는다. 의사가 이렇게 약을 쓰면 병의 치료가 모두 마땅해서 사람의 병이 거의 잘못되지 않는다. 아! 모든 것을 살펴야한다.

○ 눈병은 같지만 약을 쓰는 치료가 다른 것을 삼가야 함을 묻고 답함.

　복혜자가 말했다. 예전에 손님이 돌아가신 어르신에게 물었는데 같은 하나의 병이고 증상도 다르지 않은데 어르신은 어째서 치료가 다릅니까? 약을 각각 다르게 써도 효과가 빠르기도 하고 느리기도 하며 낫기도 하고 낫지 않기도 한다. 또 치료하기도 했지만 말만 하고 치료하지 못할 때도 있었다. 왜 그렇습니까?

어르신이 듣고 대답했다. 예전에 좋은 의사는 먼저 공부에 정성을 다했고 다음에 사람 일에 막힘이 없었다. 형편을 살펴서 만들고 두루 뭉실하게 잘 다루어 한쪽으로 치우지지 않고 하나의 처방도 우기지 않았다. 자네는 내가 같은 병에 다르게 치료한다고 말하는데 사람의 일이 여러 가지로 다름을 모른다. 남자와 부인, 어린아이와 처녀, 홀아비와 홀어미, 늙은이와 약한 사람, 비구니와 첩이거나 또 임신 전이나 아기를 낳은 다음일 수 있다. 마음씨가 따뜻하거나 사납고 음식을 많이 먹거나 적게 먹으며 똥과 오줌이 나가거나 막히는 지도 있다. 사계절의 추위와 더위, 따뜻함과 서늘함, 병 증상의 비워짐과 채워짐, 차가움과 뜨거움, 병이 든 세월의 멀고 가까움과 얕고 깊음도 있다. 절제하거나 절제하지 않고 약을 먹어서 타고난 기운을 해치거나 해치지 않은지도 있다. 형편이 천만가지라 헤아릴 수 없는데 어떻게 치료가 하나의 수레바퀴 자국처럼 꼭 같으냐.

하물며 부자이거나 귀한 사람과 가난하거나 천한 사람은 길이 다르다. 부자이거나 귀한 사람은 뜻이 즐겁고 성격이 제멋대로이며 또 술과 여자를 삼가지 않는다. 그러나 집안일에 힘써서 심장을 애쓰고 갑자기 화를 내서 간장을 해치면 다섯 불이 모두 움직인다. 또 약과 음식을 심부름꾼 아이에게 맡겨 불 조절이 마땅하지 않다. 그래서 효과를 얻기가 쉽지 않다. 가난하거나 천한 사람은 뜻이 괴롭고 몸이 수고로우며 또 땔나무와 곡식에 대한 걱정으로 화를 내 해친다. 또 약과 음식에 힘이 이어지지 않아서 병을 치료하고 싶어도 더욱 어렵다. 이것이 내가 증상은 같지만 치료법이 다르다고 한 이유이다.

지금 돌아가신 어르신의 말씀을 생각해보니 진실로 한쪽으로 치우지지 않고 하나의 처방도 우기지 않았다. 다른 병일 때는 술과 여자와 애씀과 화냄을 삼가기 쉽지만 눈병은 삼가기 어렵다. 다른 병은 몸에 힘이 없고 팔다리가 지쳐 나른해서 생각이 일어나기 어렵다. 홀로 눈병만이 몸이 튼튼해서 생각이 쉽게 움직이고 움직이면 알짜가 구멍으로 나온다.

세상에 해는 양이고 비는 음이듯이 사람에게 불은 양이고 물은 음이다. 사람이 가만히 있으면 음이 생기고 움직이면 양이 생긴다. 양이 생겼는데 왜 불이 되지 않느냐. 성냄은 일곱 감정 중에 하나로 가장 쉽게 간장을 해친다. 간장을 해치면 눈도 해치는데 간장의 구멍이 눈이기 때문이다. 지나친 술은 양을 돕고 축축한 뜨거움을 움직여 음을 태운다. 지나친 성생활은 신장을 해친다. 사람 몸의 오장육부는 모두 불이지만 신장만이 물로 다스린다. 어떻게 가볍게 여기면서 삼가지 않겠느냐. 주단계는 사람의 심장인 임금불이 한번 움직이면 신하불이 바로 일어나 성관계를 하지 않아도 정액이 몰래 흐른다고 하였다. 또 어리석은 남자와 여자는 눈병을 몰라서 불을 빼낸다는 말을 거짓이라고 믿고 불을 없애지 않는다. 땔나무를 안고 불을 끄는 꼴이다. 불을 보고 끄지 않는다면 불꽃이 더욱 타오른다. 눈병에 이것을 모르면 가벼운 증상은 심한 증상으로 변하고 심한 증상은 치료하기 어려운 증상으로 변한다. 이런 이유가 아닌 적이 없다. 안과를 전문으로 하는 의사는 잘 말해서 깊이 삼가도록 해야 한다.

○ 임금, 신하, 도우미, 심부름꾼과 거스름, 따름, 반대로 함, 바름에 대한 이야기115) (풀이 안함)

○ 눈속증의 뿌리에 대한 노래.116) (풀이 안함)

○ 눈속증의 눈에 침을 놓는 방법에 대한 노래.117) (풀이 안함)

○ 눈속증에 침을 놓은 다음에 대한 노래.118) (풀이 안함)

진심환은 심장이 불안하면서 놀란 듯이 두근거리고 우울하거나 생각을 많이 하거나 근심이 많아 심장을 해쳤거나 빠르게 가슴이 뛰거나 움직이면서 떨리고 불안하거나 혀를 내밀면서 얼굴이 붉고 눈을 부릅뜨는 등의 증상을 치료한다. 우황1돈(따로 간다) 생지황(술에 씻어 볶는다) 당귀신(술에 씻어 볶는다) 원지(심을 뺀다) 백복신 각5돈 금박 15조각 석창포(아홉 마디가 좋다) 천황련 각2돈반 진사(따로 간다) 2돈. 위에 여섯 약재를 함께 곱게 갈은 다음에 우황과 진사 두 가루를 넣는다. 돼지염통과 피로 기장쌀만하게 환을 만들어 금박을 입힌다. 50~60환씩 돼지염통 달인 물로 삼킨다.

환정환은 해가 지났거나 가까운 날에 걸린 모든 눈병을 치료한다. 안팎의 겉흠가림과 흰자위 군살증, 눈꺼풀 짓무름증과 나이 들어 비워져 생긴 눈이 어두우면서 눈곱이 많은 병과 바람 찬눈물증, 사물이 어둡게 보이는 것이 오래되어 생긴 눈속증을 치료한다. 이 약은 비워진 불을 내리고 신장 물을 올릴 때 가장 좋으며 오래 먹으면 밤에도 작은 글자를 읽을 수 있다. 인삼 행인(끓는 물에 넣었다가 껍질을 없앤다) 육종용(술에 씻어 불로 말린다) 두충(술에 씻어 볶는다) 우슬(술에 씻어 볶는다) 석곡 구기자 각1량반 서각(줄로 썰어 곱게 가루 낸다) 방풍 각8돈 국화(줄기와 잎을 없앤다) 토사자(술에 쪄서 불로 말린다) 당귀(술에 씻어 볶는다) 숙지황(술에 씻어 불로 말린다) 황백(술에 씻어 볶는다) 청상자 지각(밀기울로 볶는다) 백복령(젖으로 쪄서 햇볕에 말린다) 백질려(찧어 가시를 없애고 볶는다) 영양각(줄로 썰어 곱게 가루 낸다) 결명자 산약 각1량 천문동(심을 빼고 불로 말린다) 맥문동(심

---

115) 《원기계미》에 있는 '임금과 신하와 도우미와 심부름꾼, 거스름과 따름, 반대로 함과 바르게 함에 대한 이야기'와 같은 내용이기 때문에 풀이하지 않는다.

116) 뒤에 눈속증에 있는 《비전안과용목론》의 '(다섯) 눈속증이 있는 눈의 본바탕 노래'와 같은 내용이기 때문에 풀이하지 않는다.

117) 앞에 《비전안과용목론》에 있는 '(여섯) 눈속증이 있는 눈에 침을 놓는 방법 노래'와 같은 내용이기 때문에 풀이하지 않는다.

118) 앞에 《비전안과용목론》에 있는 '(일곱) 눈속증이 있는 눈에 침을 놓은 다음에 방법 노래'와 같은 내용이기 때문에 풀이하지 않는다.

을 빼고 불로 말린다) 생지황(술에 씻어 볶는다) 각3량 천궁(술에 씻어 볶는다) 황련(술에 씻어 볶는다) 오미자(두드려 깨뜨려 불로 말린다) 감초(볶는다) 각7돈 지모(술로 볶는다) 2량. 위에 서각과 영양각 가루는 빼고 따로 넣으며 나머지는 곱게 가루 낸다. 졸인 꿀로 오동나무 씨 크기로 환을 만들어 40~50환씩 빈속에 소금물로 삼킨다. 한 처방은 당귀 육종용 두충 황백 지모가 없는데 고본환정환이라고 부른다.

○ 금침을 옳게 따져본다.

옛사람이 말했다. 금침은 귀하다. 금은 다섯 금을 모아서 부르는 이름인데 구리, 철, 금, 은이다. 《본초》에서 말했다. 마함철119)은 독이 없어 침을 만들 수 있다. 말은 오시에 속하고 불에 속한다. 불은 쇠를 이겨서 쇠의 독을 풀기 때문에 침을 만드는데 쓴다.

침을 삶는 방법은 원래 《소문》에 없지만 지금 세상에 쓰는 것은 따뜻하면서 촉촉하다. 이 방법은 이롭기만 하고 해치지 않기 때문에 따라 해도 된다. 《위씨서》에 있는 오두 파두 각1량 유황 마황 각5돈 목별자 오매 각10개를 침과 함께 물에 넣고 사기그릇이나 항아리 안에서 하루 동안 삶아 깨끗한 것을 가린다. 다시 아프지 않게 하는 약인 몰약 유향 당귀 화예석 각5돈을 또 앞에처럼 하루 동안 삶는다. 꺼내서 조각자 물로 씻고 다시 개고기 안에 넣고 하루 동안 삶는다. 이것을 기와 조각으로 두드리면서 갈아 깨끗하고 곧게 만들어 소나무씨 기름을 바른다. 항상 사람 기운을 가까

---

119) 말에 재갈로 물린 쇠.

이하면 효과가 더욱 좋다.

금침을 만드는 방법은 금침 자루는 자단나무, 모과나무나 서각으로 하는데 길이는 2촌8~9푼이고 활처럼 팽팽하게 한다. 두 머리는 눈구멍을 내는데 깊이는 3~4푼이다. 아주 좋은 금을 가지고 1촌 길이로 거친 실을 뽑아낸 다음 마른 주사에 옻을 섞는다. 이 금을 침 자루의 눈 안에 밀어 넣고 밖에 6푼 정도를 남긴다. 끝은 약간 뾰족하면서 너무 날카롭지 않아야 하는데 눈동자를 해칠까 두렵다. 거위 깃털에 대롱을 겉에 씌워 평상시에 작은 상자 안에 넣어두었다가 쓸 때서야 비로소 꺼낸다.

금침으로 밀어낼 때는 눈병이 있는 사람이 늙거나 비워졌는지, 뚱뚱하거나 튼튼한 지를 보아야 한다. 기운이 세차면 침을 놓는 2~3일 앞에 먼저 퇴기산혈음을 여러 번 먹어서 오장을 고르게 한다. 비워진 사람은 반드시 먹지 않아도 된다. 밀어낼 때는 새로 길은 우물물 한 항아리를 탁자 위에 놓아두고 눈병이 있는 환자를 항아리에서 씻게 하고 의사는 옆에 앉아서 물에 손을 담갔다가 자주 눈 위에서 눈썹 뼈까지 물을 흘리면서 씻어준다. 눈 속에 골 기름은 물을 얻어야 엉기므로 수십 번 스며들게 씻어야 하는데 눈알이 차서 움직이지 않을 때까지 한다. 그래야 손으로 침을 아래로 넣을 때 끈적이지 않는다. 퇴기산혈음은 대황 당귀신 유향 몰약 연교 천산갑 백지 각각 같은 양을 잘라 약을 지어 맑은 물 2잔으로 8푼이 되게 달여 찌꺼기를 없애고 밥 먹고 나서 멀리 먹는다.

눈을 밀어낼 때는 여덟 가지 방법을 알

아야 한다. 여섯 가지 방법은 쉽게 전하지만 두 가지 방법만은 기술이 뛰어나다. 의사는 손의 눈이나 마음의 눈이 있어서 담장이 막혀도 증상을 보고 손은 주머니에서 물건을 찾듯이 써야한다. 이 방법을 얻어야 밀어내기를 할 수 있다. 먼저 환자는 얼음처럼 차갑게 물로 눈을 씻는데 피와 기운이 움직이지 않을 정도까지 한다. 두 손은 각각 종이뭉치를 쥐고 단정히 의자 위에 앉은 다음 두 사람이 머리를 잡고 움직이지 않게 한다. 의사는 먼저 왼쪽 엄지손가락과 집게손가락으로 눈꺼풀 거죽을 열고 검은자위를 움직이지 않게 눌러서 굴리지 못하게 한다. 다음에 오른손으로 금침을 잡는다. 오른쪽 눈을 밀어내려면 환자에게 오른쪽을 보라고 해야 침을 놓기 좋고 콧등뼈가 손을 가로막지 않는다. 검은자위와 안쪽 눈초리 두 곳이 서로 수평이 되는 거리를 반으로 나눠 천천히 침을 아래로 넣은 다음 침 머리를 비스듬히 돌려 병이 있는 곳까지 집어넣는다. 그리고서 골 기름을 아래로 밀어내고 다시 위로 갔다가 또 아래로 밀어낸다. 시험 삼아 환자에게 손가락이 움직이는 것이 보이는지 얼굴빛깔이 푸르거나 흰빛깔인지를 묻는데 또렷이 알아야 한다. 그런 다음 골 기름을 안쪽 눈초리 가까이 열려있는 구멍 있는 곳까지 보내서 눈자위 물이 안에서 끝나는 곳을 지킨다. 그리고 천천히 침을 빼는데 빨리 빼지 말아야 한다. 골 기름이 다시 원래 위치로 되돌아올까 두렵다. 왼쪽 눈을 밀어내려면 왼쪽 바깥 눈초리로 한다.

부용에 반쯤 시든 초록 잎을 미리 거두었다가 햇볕에 말려 가루를 내고 우물에 찬물로 골고루 섞는다. 부드러운 종이를 찻잔 입구 크기로 둥글게 오린다. 먼저 약을 바르는데 눈 위에서 눈썹 뼈와 아래 눈시울까지 바른다. 종이 한 겹으로 약 위를 막고 또 위에 약을 한 겹 바른다. 그리고 종이 한 겹으로 막고 마르기를 기다린 다음에 붓으로 물을 적셔서 축축하게 한다. 밤낮으로 여러 번 하고 여름에는 두 배로 하며 하루에 한번 바꿔준다. 얼굴은 위로 하고 눕는데 침을 놓은 눈을 아래로 향하게 누워서 골 기름이 위에서 다시 아래로 가는 것을 막는다. 일어나 앉아서 밥을 먹거나 똥과 오줌을 눌 때는 천천히 해야 하며 힘을 쓰거나 흔들면서 움직이면 안 된다. 3일 안까지는 따뜻한 묽은 죽으로 푹신 삶은 반찬을 아주 조금씩 먹어서 이빨이 흔들리지 않아야 한다. 3일이 지난 다음에는 막은 것을 풀고서 사물을 보는데 약을 먹으면서 가만히 몸을 추슬러야 한다.

침을 놓은 다음에 눈이 아프면 빨리 생쑥이나 말린 쑥을 생파와 같이 각각 반씩 해서 함께 찧어 구리 그릇 안에서 뜨겁게 볶아 수건에 싸서 태양혈을 찜질한다. 3~5번 하면 아픔이 그친다. 눈동자에 기름기가 있어서 맑지 않으면 간장 기운을 고르기 위해 빈랑 지각 시호 같은 약을 쓴다. 구토를 하면 곽향 담두시 농박(생강즙으로 만든다) 반하 같은 약을 쓴다. 불이 아주 세차고 골 기름이 진했다면 불을 내리고 기운을 고르게 하면서 가래를 없애기 위해 황련 지각 빈랑 반하 맥문동 과루인 같은 약을 쓴다. 늙은이거나 비워졌으면 백복신 숙지황 구기자 맥문동 산조인 패모 백출 귤홍 오미자 백작약 당귀 같은 약을 쓴다. 침을 놓은 다음에는 천궁을 쓰기 꺼리는데 피를 움직여 아플까 두렵다. 태양경 머리아픔이면 방풍 백지 강활 석고 같은 약을 쓴다. 많이 아프면 볶은 소금으로 찜질한다. 흰자위가 붉으면 시호 홍화 적작약 당귀잔뿌리 치자 상백피 방풍 같은 약을 쓴다. 눈동자구멍이 조금 벌어졌다면 백작약 오미자 맥문동 백복신 인삼 당귀 산조인 같은 약을 쓴다. 눈동자구멍이 뜨거움을 받아 좁아졌다면 한수석 당귀 황련 맥문동 충울자 시호 치자(볶는다) 같은 약을 쓴다. 가림이 있어서 다시 흐려졌을 때는 간장을 고르게 하고 기운을 잘 돌게 하는 약을 쓰면 가림이 스스로 물러난다. 빨리 물어나지 않으면 다시 침으로 밀어내도 좋다.

　어리석은 내가 살펴보니 이 증상은 축축한 뜨거움이 뭉치고 쌓였기 때문에 골기름을 뜨겁게 쪄서 아래로 늘어졌다. 그래서 눈알 안에 막이 생겨 눈동자의 빛을 가렸다. 마치 베로 만든 장막을 밝은 창문의 안에 늘어뜨린 듯하다. 밖에 사람은 창문이 밝은 듯이 보인다. 하지만 창문 안에서는 장막이 늘어져 밝지 않다는 것을 어떻게 알겠는가. 그리고 지금 사람들은 거짓으로 거짓을 전해 모두 눈알 숨겨짐증이라고 한다. 거짓으로 서로를 이끈지 이미 오래되어 한꺼번에 바로잡기 어렵다. 이 증상을 알아야 금침을 눈알 안에 넣어 기름막을 밀어 없애고 잠시 후에 밝아질 수 있다. 이 이야기를 알아야 올바른 길인데 평범한 사람과는 말하기 어렵다. 잘 따져서 뒷사람들이 본보기로 삼길 바란다.

○ 위에 《용목론》에서120) (풀이 안함)

《장씨의통》

○ 열고 이끄는 이야기.121) (풀이 안함)
○ 걸거나 자르거나 침을 놓거나 찜질하는 이야기.122) (풀이 안함)
○ 금침으로 눈속증을 여는 이야기.

　장비주가 '눈속증은 모두 평소 비워지면서 삿됨이 있는 사람이 간장 기운이 위로 치솟았는데 밖으로 넘지 못하고 엉기기 때문에 생긴다.'고 하였다. 그래서 성격이 참을성 없이 매우 급하고 잘 화내는 사람들에게 많이 걸린다. 처음 병이 생겼을 때는 아프거나 가렵지도 않다가 사물이 조금씩 어둡게 보이거나 가벼운 연기가 엷은 안개가 낀 것처럼 흐릿하게 보인다. 다음에 빈 곳에 항상 검은 속티가 보이는데 파리가 날거나 개미가 드리우고 하나가 둘로 보이다가 점점 눈동자의 빛깔이 변하면서 못 보게 된다. 처음 한쪽 눈이 먼저 병에 걸리고 다음에 서로 당겨서 모두 해친다. 세 가지 빛123)을 볼 수 있다면 치료할 수 있지만 세 가지 빛이 이미 끊겼다면 용수가

---

120) 위에 《증치준승》에 '《용목론》에서 말했다....'와 같은 내용이므로 풀이하지 않는다.

121) 《증치준승》에 '열고 이끄는 치료에 대한 이야기'와 같은 내용이기 때문에 풀이하지 않는다.

122) 《증치준승》에 '걸어 자르거나 침으로 하거나 지져서 치료하는 이야기'와 같은 내용이기 때문에 풀이하지 않는다.

123) 해, 달, 별의 빛을 말하는데 모든 빛을 뜻한다.

다시 와도 되돌리기 어렵다.

 옛 사람들이 많은 이름을 만들었지만 결국 물이 있거나 없는지 따지는 것을 벗어나지 않는다. 물이 있으면서 빛이 밝게 빛나면 쉽게 밝아진다. 물이 없으면서 빛깔이 뚜렷하지 않으면 치료하기 어렵다. 갑자기 커지거나 작아지고 아지랑이가 움직이듯이 오그렸다 벌어지는 경우는 침을 놓으면 밝아진다. 오랫동안 붙박아서 움직이지 않게 보이면 죽은 속흠이 되는데 물이 마르지 않았더라도 치료해서 모두 되돌리기 어렵다. 속흠의 빛깔이 희면서 푸른빛깔을 띠거나 화로의 잿빛이거나 껍질만 벗긴 쌀 빛깔이면 쉽게 밝아진다. 진짜 초록빛깔이거나 노란빛깔이면 치료하기 어렵다. 속흠이 어떤 빛깔인지 거리끼지 말고 모서리가 있으면 밀어내도 떨어뜨리기 어렵다. 속흠이 깨지고 흩어진 꼴이거나 가운데가 짙으면 밀어내지 않아도 없앨 수 있다. 사물을 볼 수 있으면 속흠이 아직 어리므로 침으로 편하지 않고 속흠이 오래된 다음에야 침으로 한다. 어떤 종류에 속흠이 빛깔이 바르고 물이 마르지 않더라도 눈알이 부드럽게 꺼졌다면 반드시 치료할 수 없다. 섣불리 금침을 쓰지 말아야 한다. 만약 한쪽 눈이 먼저 어둡고 세 가지 빛이 이미 끊어졌는데 그 다음 눈이 이어서 병을 앓는다면 침으로 치료하기 어렵다. 눈동자구멍이 벌어졌거나 좁아졌거나 눈동자구멍 안이 온통 까맣거나 빛깔은 변했지만 속흠 가림이 없으면서 세 가지 빛을 볼 수 없다면 안에 물이 없어졌다. 치료할 수 있는 증상이 아니다.

 예중현은 동그란 눈속흠증, 얼음 눈속흠증, 방울진 눈속흠증, 뻑뻑한 눈속흠증, 점박이 눈속흠증, 넓게뜬 눈속흠증, 깊은 눈속흠증, 가로 눈속흠증, 수레바퀴 눈속흠증, 노란심 눈속흠증, 검은별 눈속흠증, 흔들린 눈속흠증 등의 증상은 금침으로 밀어내면 다시 볼 수 있다고 하였다. 그리고 침으로 밀어낸 다음에는 며칠 동안 자주환, 소예환 등의 약을 먹어야 한다. 그 다음에 항상 신장을 북돋고 기운과 피를 기르는 약을 먹어서 눈빛을 돕는다.

 속흠의 증상은 《용목론》 속에 이미 다 적혀있어서 다시 쓸 겨를이 없다. 잠깐 침을 놓는 솜씨에 대해 말하자면 강서유파는 먼저 찬 물로 눈을 씻어 속흠이 굳어 붙박게 한 다음에 봉침으로 먼저 한 구멍을 찔러 열고 이어서 둥근 침을 넣어 속흠을 밀어낸다. 또는 구멍을 열거나 속흠을 밀어낼 때 모두 압설침을 쓴다. 용수가 진짜로 전한 침은 거칠고 구멍이 커서 항상 매우 아파 까무러치려고 한다. 내가 호침을 써봤더니 가늘고 끝이 뾰족해서 구멍에 놓을 때 재빠르고 전혀 아프지 않다.

 좋은 날을 가려야하는데 바람과 비, 그늘지고 어두운 날, 그리고 심하게 덥거나 추운 날은 피한다. 환자에게 먼저 미음을 먹도록 하고 배부르게 하지 않는다. 조금 머물다가 밝은 곳을 향해 단정히 앉아 한 사람이 환자의 머리를 떠받쳐 움직이지 않게 하고 옆에 사람들이 떠들지 못하게 한다. 의사는 생각을 모으고 맑게 가다듬어야 하며 겁을 먹고 손을 떨어서는 안 된다. 왼손에 엄지와 둘째 두 손가락으로 눈꺼풀을 눌러 열고 눈자위를 코 쪽으로 굴리게 한 다음 튀어나오듯이 눈을 부릅뜨게 한다. 들어갈 곳의 위에서 오른손에 엄지와 둘째, 가운데 세 손가락으로 금침을 비비면서 구멍의 길을 가름해 본다. 검은자위 둘레 끝에서 바깥 눈초리 쪽으로 약 쌀 반톨 길이만큼 떨어져서 눈동자와 평평하게 마주한다. 가장 편하게 침을 아래로 넣는데 반드시 정확하게 손으로 잡고 힘을 다한다. 침이 한번 들어가면 절대로 긁듯이 움직이지 말아야 한다. 두려워도 참아야 오직 먼눈을 열 수 있다. 좋은 눈을 가리고 침을 넣어야 한다. 침을 넣은 다음에는 아래 입술로 침 자루를 고이고서 가볍게 손을 침 자루로 옮겨 끝나는 곳까지 천천히 비틀면서 넣는다. 무엇보다도 가볍게 해야 하고 조금이라도 심하면 아프다. 침을 넣고 나서는 밀어낼 수 있다. 눈동자에 이르렀을 때 넷째 손가락을 엄지손가락의 둘째 마디에 구부려서 붙여 침 자루를 받치고 텅 빈 듯이 잡는다. 침의 날을 위를 향해 비스듬히 돌려서 눈동자 안에 이르면 길 속을 끼고 속흠 안쪽에 붙여 아래로 밀어낸다. 속흠은 바로 떨어지는데 떨어지지 않으면 다시 앞에 방법으로 한다. 위에서 아래로 밀어내는데 만약 3~5번 밀어서 아래로 가지 않으면 그대로 둔다고 생각했다가 다시 가볍게 밀어내면 스스로 떨어진다. 죽은 속흠만이 밀어내도 움직이지 않아서 밀어내기 꺼린다. 밀어내서 떨어졌는데 다시 일어나면 다시 밀어낸다. 속흠은 침으로 검은자위 아래에 눌러 놓고 잠깐 있다가 침을 들고서 천천히 비비면서 빼낸다.

타고난 기운이 비워진 사람은 침을 놓은 다음에 흔히 토한다. 눈속기름을 길러주는 것은 위장 기운에 속하므로 미리 오매 같은 약을 갖춘다. 토하지 못하게 하는데 아주 효과가 좋고 토해서 속흠이 다시 위로 가는 것을 막는다. 위로 가면 1~2달 후에 다시 침을 놓는다. 속흠이 없어졌다면 많이 밀어내려고 욕심내지 말아야 한다. 많이 밀어내면 눈속기름을 해치고 토하면서 위장 기운을 움직여 해친다. 속흠이 미음처럼 여려서 침 머리에 묻지 않아 밀어낼 수 없거나 또 아래로 밀어냈는데 다시 넓게 퍼져 위에 눈알에 가득한 경우가 있다. 이때는 북돋아 기르는 약과 속흠을 없애는 약을 같이 먹으면 스스로 밝아진다. 먼저 천금자주환을 7번 먹고 그 다음에 조협환과 생숙지황환을 같이 먹는다. 그렇지 않으면 바로 엉겨 붙으면서 다시 침을 놓는 날짜를 정할 수 없다. 어떤 종류의 속흠은 밀어서 떨어뜨렸지만 둥글고 매끄러워서 아래로 눌러도 다시 위로 구른다. 이때는 반드시 침 머리를 약간 움츠렸다가 속흠을 뚫어 터뜨리고 난 다음에 누르면 내려간다. 내려가지 않아도 앞과 같은 약을 쓰면 스스로 없어진다.

눈알을 안쪽으로 돌리기 어려우면 침을 안쪽 눈초리 쪽에서 놓는데 이것을 대들보를 지나가는 침이라고 부른다. 놓는 구멍이 바깥 눈초리와 비교해서 조금 멀지만 침놓는 방법은 바깥 눈초리와 차이가 없고 다만 손을 약간 꺾어야 한다. 그러나 콧대가 높으면 침을 돌리기 어려워서 세게 할 수 없다. 오른쪽 눈 바깥 눈초리에 침을 놓으려면 침을 아래로 넣은 다음에 왼손으로 바꿔서 침을 돌려 속흠을 밀어낸다. 평소에 손을 쓰는 방법을 익히고 있어야 실수가 거의 없다.

침을 뺀 다음에 환자에게 천천히 눈을 감으라고 하고 5~7 무게의 부드러운 종이로 싸매는데 종이의 짙고 옅음과 날씨의 차고 따뜻함을 헤아려 단단히 싸맨다. 다시 부드러운 보자기에 검은콩 여러 알을 선처럼 이어서 싼 다음에 눈을 꼭 눌러 눈알이 움직이지 않게 한다. 눈알이 움직이면 속흠이 다시 올라갈까 두렵다. 기침하는 사람은 침을 놓기 마땅하지 않다고 하는데 이 뜻이다. 간장이 비워져서 때때로 눈물을 흘리는 사람은 검은콩을 쓰지 말고 결명자로 바꾼다. 그래야 부풀어 눌리면서 눈알이 아픈 병이 없다. 딴딴하다고 느끼면 조금 늘어지게 하고 느슨하다고 느끼면 조금 조여서 고르고 적당하게 한다.

싸맨 다음에는 잠시 동안 가만히 앉았다가 가볍게 떠받치면서 높은 베개를 베고 위를 보고 눕는다. 음식은 먹지 않아야 하는데 배고프면 조금씩 먹어도 괜찮다. 시간이 얼마 흐른 다음에 죽이나 미음을 먹어야 하고 이빨을 울리는 음식은 삼가야 한다. 애써 일하지 말고 말도 많이 하지 말아야 한다. 움직여서 바람에 드러나면 안 된다. 바람에 드러나면 아프고 아프면 다시 어두워진다. 반드시 꺼려야 한다.

7일이 지나면 싸맨 것을 풀고 사물을 보지만 절대로 힘들게 보지 말아야 한다. 침을 놓았을 때는 보았지만 싸맨 것을 풀고 나서 오히려 보지 못한다면 원래 비워졌기 때문이다. 보원탕, 육미환으로 북돋고 기르면 스스로 밝아진다. 침을 놓은 다음에 약간 기침을 해서 황기를 쓰기 어려우면 생맥산으로 바꾼다. 몸이 희면서 기운이 비워졌다면 인삼을 크게 처방하여 북돋고 몸이 뚱뚱하면서 축축한 가래가 많다면 육군자탕에 당귀 작약을 더 넣어 알맞게 한다.

1달 안에는 맛있는 음식을 먹으면서 몸조리하고 독이 있는 음식은 안 된다. 높은 소리로 외치거나 얼굴을 씻거나 힘들게 마음을 써도 안 된다. 100일까지는 심하게 성생활을 하거나 화내서도 안 된다. 1년 동안 다섯 매운 음식과 술, 밀가루 등의 음식을 먹지 않는다. 앞에서 하지 말라고 한 모든 조목을 지키지 않아서 다시 눈이 멀게 되는 경우가 있다. 의사에게 허물을 돌릴 수 없다.

침으로 밀어낼 때 손을 쓰는 방법이 느리고 더디면 눈알이 빙글 돌면서 침 끝이 흰자위 바깥 막의 핏줄을 그어 피를 본다. 또 술에 해친 사람은 눈 속에 붉은 핏줄이 얽혀있기도 한다. 작은 실수를 하더라도 절대로 놀라지 말고 해왔던 방법에 따라 침을 놓는다. 피를 봤다고 놀라서 손을 멈추고 쉬어서는 안 된다. 또 침을 밀어 넣은 다음에 무지개막을 건드려 피가 눈속기름에 흘러들어갔으면 빨리 침을 빼고 피가 흩어지는 약을 먹는다. 피를 보면 침을 놓지 말고 손을 멈추라는 말이 이것이다. 치료법이 이렇더라도 의사는 잘못이 없겠는가. 또 나이가 많아서 지키는 기운이 튼튼하지 못해 침을 놓을 때 눈속기름이 조금 나오는 경우가 있다. 그러면 바로 보원탕을 주어 북돋는다. 싸맨 것을 열었을 때 흰자위가 붉으면 의아해하지 않아도 된다. 꼭 싸매서 완전히 막았기 때문에 그렇게 되었다.

침을 놓는 것이 서투르다면 침 구멍과 눈동자가 얼마나 떨어져 있는지 헤아려 먹으로 침 위에 점을 찍는다. 그러면 손가락 아래가 지나치게 얕거나 지나치게 깊다는 의심이 거의 없다. 처음에 침을 배울 때는 사람 눈으로 하지 말고 양의 눈에 침을 놓아야 한다. 오래오래 익혀야 사람을 치료할 수 있다. 《언》에서 '양 머리로 처음 해보면서 가볍거나 무거운 마땅함을 얻어야한다. 이것이 바로 처음 금침을 배우는 중요한 방법이니 가볍게 여길 수 없다.'고 하였다.

○ 금침을 만드는 방법.

섞임이 없고 무르지 않은 금으로 금실을 뽑아 만든다. 저침처럼 거칠게 약 3촌 길이로 뽑아서 작은 쇠망치로 가볍게 두드려 침 생김새로 만든 다음에 쇠판 위에서 천천히 갈아 끝을 둥글게 한다. 침 생김새를 만들 때는 너무 가늘게 해서는 안 되는데 가늘면 쉽게 구부러지고 끊어진다. 부드럽다고 느끼면 다시 갈아 딱딱하게 한다. 줄칼로 하지 말아야 하는데 부스러져 해칠까 두렵다. 끊어져서 눈 속에 들어가면 해침이 얕지 않다. 금과 은에 타고난 바탕은 불에 닿으면 부드러워지고 갈면서 두드리면 딱딱해진다. 굳세고 부드러움을 알맞게 해서 단단하면서 가늘게 한다.

가운데가 빈 자죽을 3촌 길이로 자루를 만들어야 가볍고 쉽게 돌릴 수 있으며 손가락에서 미끄러지지 않는다. 자루 속에 밀랍을 가득히 반 정도 끼워 넣고 1촌 남짓 끝을 남긴다.

침 뿌리 부분은 은으로 테를 둘러야 좋으며 움직이지 않게 한다. 침 끝은 은으로 만든 대롱으로 보호한다. 먼저 목적으로 둥글고 뾰족하도록 문지른 다음에 다시 양간석으로 매끄럽고 윤이 나게 간다. 살갗을 뚫을 때 아프지 않아야 눈으로 들어갈 때 아프지 않게 쓸 수 있다. 다 만든 다음에는 당연히 먼저 양의 눈에 침을 놓아서 부드럽거나 부스러지는지 재봐야 어지간해도 잘못이 없다.

○ 비주가 화가 스승인 오문옥의 어머니를 치료했다. 54살인데 몇 년째 보지 못했고 모든 치료가 효과가 없었다. 내가 우연히 보고서 '이것은 눈속증 눈병으로 다시 볼 수 있는데 어떻게 포기하겠냐.'고 하였다. 그랬더니 '여태까지 힘써서 약을 주면서 치료해도 소용이 없었는데 지금 신선이 하는 술법으로 돌이킨다고 하니 힘에 기대지 못하겠다.'고 하였다. 그래서 내가 '너는 돈을 내지 않아도 된다. 다만 오른쪽 눈의 속흠이 아직 약하니 반 년 있다가 밀어내고 먼저 왼쪽 눈에 침을 놓아야 한다.'고 말했다. 침을 넣어 밀어내서 속흠이 아래로 갔지만 눈동자는 아직 맑지 않았다. 싸맨 다음에 7일 동안 자주환을 먹고 나서 싸맨 것을 풀었더니 사물이 흐릿하게 보였다. 또 조협환을 먹었더니 점점 밝아지고 그 다음에 스스로 보았다. 한쪽 눈이 다시 밝아지면서 나가서 밖을 바라보았다. 그러나 다음에 병을 갖고 살 운명이어서 다 낫는 것을 막는지 다시 오른쪽 눈을 치료하려고 하지 않았다. 만족할 줄은

알지만 정말로 어리석구나!

 또 손도를 치료했다. 70살인데 50여 년 동안 채소만 먹었고 눈속증으로 4년 전부터 보지 못했다. 내가 금침으로 먼저 왼쪽 눈에 침을 놓는데 침이 들어갈 때 바깥 막에 피가 났다. 침이 들어가니 눈속기름에서도 피가 조금 났고 환자를 보니 놀란 것 같다. 그래도 내가 눈속기름의 피 속으로 침을 밀어 넣어 속흠 가림을 밀어 없앴다. 다음에 오른쪽 눈에도 침을 놓고 침을 빼니 두 눈이 모두 밝아졌다. 단단히 종이로 싸매고서 검은 콩으로 싸매서 눈을 눌러놓았다. 그런데 여태까지 간장이 비워져 눈물이 많았다. 그래서 저녁에 눈물 습기로 콩이 부풀었는데 느슨하게 풀어놓지 못해 오른쪽 눈이 아프고 토하기까지 하였다. 다음날 새벽에 나한테 말해서 싸맨 것을 느슨하게 하라고 하고 먼저 오매로 토하는 것을 멈추게 하였다. 그리고 육미환을 먹어서 간장을 북돋았더니 아프지 않고 눈도 편안해졌다. 7일이 지나 싸맨 것을 풀어보았더니 토했기 때문에 오른쪽 눈의 속흠이 다시 위로 갔다. 눈동자의 반을 가리긴 했지만 사물은 이미 또렷하게 보인다. 그 다음해 봄에 다시 밀어내서 완전히 치료했다. 그러나 침을 놓을 때 눈속기름이 새어 나왔는데 걸쭉하면서 달라붙지는 않았다. 타고난 뿌리가 어쩔 수 없다고 아니 아쉬울 따름이다.

 또 서천석을 치료하였다. 눈속증이 있는지 15년이 되었고 3년 전에 의사가 침을 놓아 속흠을 아래로 밀어냈어도 다시 위로 갔다. 여러 번 했지만 속흠이 아래로 가지 않아 치료하지 못한다고 하였다. 누이의 아들인 주공이 와서 나를 보고 '오지환의 눈속증에 침을 놓았을 때 두 눈을 한 번에 밀어내서 밝아졌는데 이것은 왜 그런지 이야기해 달라.'고 하였다. 내가 '동그란 눈속흠증이어서 침을 놓아 속흠을 아래로 밀어내더라도 다시 위로 구른다. 침을 움츠려 속흠을 뚫어 터뜨려야 한다.'고 하였다. 또 '흰 미음 같은 것이 흘러 바람 수레바퀴를 가득해지는데 무엇 때문이냐.'고 물어서 '7일이 지나면 미음 같은 것이 스스로 깨끗해진다. 깨끗해지지 않으면 맺히기를 기다려 다시 침을 놓으면 속흠이 다시 둥글게 되지 않는다.'고 하였다. 7일이 지나 싸맨 것을 풀었는데 사물을 볼 수 있지만 눈동자의 빛깔이 맑지 않고 또렷하게 볼 수 없어서 신장을 북돋는 약을 먹게 하였다. 3개월이 지나고 나서 맑게 보았다.

 침천약은 25살이고 눈속증에 걸린 지 1년이 넘었다. 속흠의 생김새는 희고 윤이 나면서 똑바로 있고 세 가지 빛을 모두 볼 수 있었다. 치료하기로 하고 치료해보니 검은자위가 붙박이 않고 침 아래가 부드럽게 느껴져 침놓기를 멈추고 '바람 수레바퀴가 움직이기 때문에 간장이 비워지면서 바람이 있고 눈알이 부드럽기 때문에 눈동자가 단단하지 못하다. 그래서 치료하지 못한다.'고 말했다. 환자가 불쌍해서 '내가 용수를 만나면 다시 볼 수 있지만 지금은 치료할 수 없으니 결국 긴 밤의 사람이 된다.'고 말해주었다. 하지만 마음을 놓지 못해 '당신이 정말 약을 먹어 타고난 기운이 가득 차면 침을 놓을 수 있다.'고 하였다. 다음에 어떤 의사가 따져보지 않고 침을 놓아 치료했는데 속흠이 질겨 아래로 밀어낼 수 없어서 마침내 효과가 없었다고 들었다. 제멋대로 침을 놓지 않아야 더 좋은 의사가 된다.

또 초나라의 상인인 마화용을 치료했다. 눈속증에 걸린 지 3개월인데 연한 초록 빛깔을 띠고 있고 흰자위는 붉으면서 머리가 아프다. 뿌리를 캐보니 배를 타면서 이슬에 맞고 골이 삿된 바람을 받아서 생겼다. 속흠의 빛깔이 떨어져서 침을 놓고 싶지 않았지만 다시 생각해보니 원래 바람 때문에 푸르른 초록 빛깔이 있고 또 오래되지 않았기 때문에 아직 치료할 수 있겠다 싶었다. 먼저 바람을 통하게 하는 약을 주고 다음에 간장을 시원하게 하는 약을 주었더니 머리가 아프지 않고 눈이 붉지 않았다. 이런 다음에 침을 놓았는데 속흠을 떨어뜨리기 어려웠고 조금 힘을 썼더니 비로소 열렸다. 안으로 노란 초록 빛깔의 모래알이 바람 수레바퀴에 넘쳐서 치료하기 어려울 것 같았다. 하지만 신장을 북돋고 바른 기운을 기르는 약을 2개월 썼더니 속흠의 빛깔이 바르게 변했다. 다시 밀어내니 밝아졌다.

진언석의 부인이 눈속증인데 하자소가 눈속증이고 이능구도 눈속증이며 진순원도 눈속증이다. 모두 오랜 기간 동안 한번 밀어냈더니 밝아졌다. 그리고 자주환과 속흠을 없애는 약은 함께 먹었지만 다음에 몸조리 하는 방법은 각각 다르게 했다. 진언석의 부인은 많이 답답하고 펼치지 못해 주로 맺힌 것을 흩어지게 하고 생각을 기르게 하였다. 하자소는 살이 찌고 흰빛깔이어서 가래가 많아 주로 비장을 다스리고 축축함을 빼고 생각을 기르게 하였다. 이능구는 마음을 많이 쓰고 말이 적어서 주로 펴서 통하게 하고 피를 북돋고 생각을 기르게 하였다. 진순원은 술을 잘 마시고 성격이 사나웠는데 싸맨 것을 풀었더니 바람 수레바퀴가 붉은 자줏빛이고 눈동자구멍이 벌어져 넓으며 침을 놓았을 때보다 오히려 사물을 밝게 보지 못했다. 이것은 불이 그득해서 불에 구워져 눈동자구멍이 벌어지게 되었다. 주로 간장을 고르게 하고 불을 내리며 생각을 거두게 하였다. 이러한 것들은 일일이 셀 수 없으니 모두 증상에 따라 둘러맞추고 우기지 않으면서 보아야 완전한 효과를 얻을 수 있다.

또 조구의 눈속증을 치료했는데 침을 넣어 한번 밀어냈더니 미음 같은 액이 흘러넘쳐 바람 수레바퀴가 모두 하얗게 되었다. 두 눈이 모두 이렇게 되어서 속흠을 삭히는 약을 먹였더니 1개월 후에 다시 볼 수 있었다. 이것은 진물을 품은 눈속증에 속하는데 동그란 눈속흠증과 비슷하지만 다르다. 겪어보지 않은 의사는 깨달아서 알아야 한다.

○ 눈에 넣는 약과 먹는 약에 대한 이야기.124) (풀이 안함)

《양의대전》

○ 또 말했다. 겉흠을 치료할 때는 어떤 경맥에서 일어났는지, 겉흠이 어떤 빛깔

---

124) 《심시요함》에 '눈에 넣거나 먹는 약은 각각 다름을 묻고 대답하는 이야기'와 같은 내용이기 때문에 풀이하지 않는다.

인지를 따져서 각각에 경맥으로 이끄는 약을 더 넣는다. 이동원이 한 부인을 치료했는데 초록 빛깔이 아래에서 위로 가서 양명경에서 왔다고 알았다. 초록 빛깔은 오장의 원래 빛깔이 아니고 폐장과 신장이 서로 합쳐 병이 되었다. 화가는 검은빛깔에 흰백깔인 경분을 섞어 빛깔을 만든다. 겉흠도 똑같기 때문에 자세히 살펴보고서 폐장과 신장에 병이라고 의심하지 않았다. 그래서 폐장과 신장의 삿됨을 내보내는 약을 임금으로 하고 양명경으로 이끄는 약을 심부름꾼으로 해서 먹었더니 아주 효과가 있었다. 다른 날에 서로 섞인 병이 세 가지로 왔는데 온 경맥과 겉흠의 빛깔이 각각 서로 달랐다. 경맥이 고르지 않기 때문에 눈병이 낫지 않는다고 생각해서 물어보니 과연 그렇다. 피를 기르고 음을 돕는 약을 환으로 만들어 먹었더니 다시는 나타나지 않았다. 이것을 보고서도 어떻게 빛깔을 따져보고 경맥을 나누는 것을 소홀히 할 수 있겠느냐. 눈속증에 속흠을 없애는 처방은 당귀신 창출 소박하125) 감초 천궁 백질려 황금(술에 볶는다) 곡정초 백작약 홍화 목적 길경 각각 같은 양을 물에 달여 먹는다. 또 처방으로 시호 목적 방풍 산치자(검게 볶는다) 백질려 홍화 곡정초 형개 국화 소박하 적작약 각각 같은 양을 맑은 물로 달여 먹는다. 또 처방으로 사원질려 흰국화 곡정초 각 2량 진짜소박하 1량을 곱게 가루 내어 꿀로 환을 만들어 소금물로 3돈씩 먹는다.

---

125) 장쑤 소주에서 나는 박하. 중국에서 가장 품질이 좋다.

○ 눈속증이 푸른 채소 빛깔을 띠면 침을 놓지 않고 분을 바른 담장같이 희면 침을 놓지 않는다. 노란심 눈속흠증은 침을 놓지 않고 머리바람증 눈속증도 침을 놓지 않으며 흔들린 눈속흠증도 침을 놓지 않는다. 눈동자구멍 벌어짐증도 침을 놓지 않고 눈동자구멍 좁아짐증도 침을 놓지 않는다. 눈속증이 밝을 때는 작게 보이고 그늘일 때 크게 보이면 이 가림에는 침을 놓을 수 있다. 오므리면서 벌어져야 좋고 오므리면서 벌어지지 못하면 침을 놓지 않는다. 가린 속흠이 흰빛깔이면 침을 놓을 수 있고 희면서 약간 쪽빛을 띠어도 침을 놓을 수 있다. 이 두 빛깔이 많다. 껍질만 벗긴 쌀 같은 빛깔이면 침을 놓을 수 있고 쪽빛도 침을 놓을 수 있는데 가림이 어리기 때문이다.

○ 동그란 속흠이 크거나 작은 이야기.

옛 사람들은 눈속증에는 크고 동그란 속흠과 작은 가은 속흠이 있다고 하였다. 사람은 어버이의 뱃속에서 받은 것에 따라서 눈동자의 크기는 한결같지 않다. 눈동자가 크면 속흠이 크고 눈동자가 작으면 속흠도 작다. 골 기름이 아래로 흐르다가 해가 지나 뭉쳐서 맺히면 속흠이 된다. 의사는 얕거나 깊게 침을 놓아야 한다. 속흠이 큰데 침이 얕으면 속흠을 떨어뜨릴 수 없고 속흠이 작은데 침이 깊으면 눈자위를 해치지 않겠느냐! 잘못 치료할 수 있으니 삼가야한다.

《목경대성》

○ 병을 치료하려면 반드시 밑바탕을 찾아야 한다는 이야기.

집안에 스승이 《내경》에 병을 치료하려면 반드시 밑바탕을 찾아야 한다는 글귀를 가르칠 때 나는 단숨에 깨달았다. 두려움이 일어나 한숨을 쉬면서 말했다. 맞구나. 황제와 기백은 사람에게 깊이 들어갔구나. 하나로 꿰어 전했지만 말로 전했다고 어떻게 반드시 얻을 수 있겠는가. 풀을 베고 나무를 하는 사람에 촌스러운 말입니다. 앞자리에서 모두 펼쳐주시기를 부탁드립니다.

스승이 말했다. 눈은 음양과 오행에 바탕을 두고 서로 생기고 짝지으면서 생각이 밝다. 조금이라도 치우치거나 해치면 여섯 삿된 기운이 들어와 병이 된다. 정말로 증상을 보고 증상을 치료하는 것은 치료하는 것이 아니다. 《내경》에 또 변하는 뿌리를 도와주라는 말이 있다. 밑바탕을 찾아 옳게 드러나야 밝아진다.

비장 흙이 비워지면 따뜻하도록 불을 이롭게 하고 간장 나무가 비워지면 축축하도록 물을 튼튼하게 한다. 폐장 쇠가 비워지면 달콤한 맛으로 부드럽도록 흙을 북돋아 주고 심장 불이 비워지면 신맛으로 오므라들도록 나무를 자라나게 한다. 신장 물이 비워지면 매운 맛으로 축축하도록 쇠를 지킨다. 이것이 어미를 되돌아보는 밑바탕이다.

나무가 튼튼하려면 쇠가 평온해야 하고 불이 튼튼하려면 물이 평온해야 한다. 흙이 튼튼하려면 나무가 평온해야 하고 쇠가 튼튼하려면 불이 평온해야 한다. 불이 튼튼하려면 흙이 평온해야 한다. 이것이 서로 맞서는 밑바탕이다.

불이 쇠를 이기므로 폐장을 지키려면 심장을 빼내는 것이 먼저이다. 쇠가 나무를 못 쓰게 하므로 간장을 북돋우려면 폐장을 고르게 하는 것이 먼저이다. 나무가 흙을 빼앗기 때문에 비장을 도와주려면 간장을 해치는 것이 먼저이다. 흙이 물을 타고 들어가므로 신장을 기르려면 비장을 맑게 하는 것이 먼저이다. 물이 불을 누르므로 심장을 기르려면 신장을 꺾어야 하는 것이 먼저이다. 이것이 삿됨을 막는 밑바탕이다.

쇠가 크게 지나치면 나무가 이길 수 없으면서 쇠도 비워지는데 이때는 불이 와서 어미의 원한을 되돌려 준다. 나무가 크게 지나치면 흙이 이길 수 없으면서 나무도 비워지는데 이때는 쇠가 와서 어미의 원한을 되돌려 준다. 물이 크게 지나치면 불이 이길 수 없으면서 물이 비워지는데 이때는 흙이 와서 어미의 원한을 되돌려 준다. 불이 크게 지나치면 쇠가 이길 수 없으면서 불이 비워지는데 이때는 물이 와서 어미의 원한을 되돌려 준다. 흙이 크게 지나치면 물이 이길 수 없으면서 흙이 비워지는데 이때는 나무가 와서 어미의 원한을 되돌려준다. 모두 크게 지나치면서 이어서 억누른다. 치료는 되돌리는 것을 고르게 하고 이길 수 없는 것을 도와준다. 《내경》에서 '이기는 것을 돕지 않고 되돌리는 것을 돕지 않는다.'고 했는데 이것이 병을 막는 밑바탕이다.

나무가 아주 커지면 쇠와 비슷하다. 대개 나무가 높고 빽빽하면 바람을 부르고 바람이 더 커지면 꺾이는데 이때는 쇠가 아니라도 벤다. 푸른 것을 빼내면서 함께 붉은 것을 이끌어야 한다. 불이 아주 커지면 물과 비슷하다. 대개 불이 뜨겁게 구우면 땀이 흐르고 땀이 지나치면 차가워지는데 이때는 물이 아니라도 엎드린다. 심장을 내리면서 함께 비장을 시원하게 해야 한다. 흙이 아주 커지면 나무와 비슷하다. 대개 흙이 축축하면 무너지고 마르면 갈라지는데 이때는 나무가 아니라도 잘 통하게 한다. 살을 다스리면서 함께 기운을 고르게 해야 한다. 쇠가 아주 커지면 불과 비슷하다. 대개 쇠가 녹으면 사물을 해치고 두드리면 불이 생기는데 이때는 불이 아니라도 달군다. 흰 것을 빼내면서 함께 물을 잘 통하게 해야 한다. 물이 아주 커지면 흙과 비슷하다. 대개 물이 엉기면 얼음이 되고 얼음이 딱딱하면 무거운 것도 실을 있는데 이때는 흙이 아니라도 채을 수 있다. 신장을 따뜻하게 하면서 함께 간장을 고르게 해야 한다. 이것이 의심을 푸는 밑바탕이다.

뜨거움이 아주 커지게 되면 차가움이 생기고 차가움이 아주 커지면 뜨거움이 생긴다. 날씨가 싸늘한 바람이 불거나 살을 에는 추위가 있거나 서리가 많이 내리거나 큰 눈이 있을 때는 반드시 하늘이 맑은 것과 같다. 남쪽에서 바람이 불거나 가슴이 답답하거나 주춧돌에 물기가 있거나 이끼나 곰팡이가 있으면 하늘에서 반드시 비가 온다. 하지가 되면 하나에 음이 생기고 동지가 되면 하나의 양이 생긴다. 사물이 아주 커지면 반드시 되돌아오는 것이 스스로 그러한 이치이고 병이 변하는 본바탕이다. 큰 차가움이 아주 세차면 뜨거움인데 또 뜨거움이 아니다. 갑자기 오고가거나 나타났다 없어지는데 불이 아니다. 큰 뜨거움이 아주 세차면 차가움인데 또 차가움이 없다. 낮에 보이다가 밤에 숨고 밤에 보이다가 낮에 그치며 때에 맞춰 움직이는데 물이 없다. 물이 없으면 주됨을 튼튼하게 하고 불이 없으면 샘을 늘린다. 《내경》에서 '차갑게 하려면 뜨거움이 음을 얻어야 하고 뜨겁게 하려면 차가움이 양을 얻어야 한다.'고 하였다. 이것이 좋고 속한 것을 찾는 밑바탕이다.

크게 열이 나면서 불안하고 입과 혀가 마르면서 목도 심하게 마른 것은 양 증상이 아니냐? 만약 얼굴빛깔이 붉게 보인다면 양을 가지고 있다. 그러나 맥을 짚었는데 가라앉고 작으면서 힘이 없거나 또는 크면서 속이 비고 제자리에서 벗어난다면 이것은 이어진 음이 아래에 세차면서 위에 양을 죄는 거짓 양에 증상이다. 거짓으로 차가운 약을 주면 차가운 타고난 바탕에 따라서 꺾이면서 순식간에 고르게 된다. 옷을 걸치고 불을 향하면서 손발이 아주 차가운 것은 음증이 아니냐? 만약 얼굴빛깔이 막히게 보인다면 양을 가지고 있다. 그러나 맥을 짚었는데 조금 크면서 빠르고 거듭 누르면서 더욱 힘이 있다면 이것은 차가움이 살갗에 있고 뜨거움이 뼈와 등뼈 골에 있는 거짓 차가움에 증상이다. 맵고 서늘한 약으로 따뜻하고 움직이게 하면 한번 땀이 나고서 낫는다. 이것이 증상을 아는 밑바탕이다.

들어오는 여섯 삿된 기운은 정해져 있지만 사람에게 걸릴 때 깊거나 얕은지를 정하는 이야기가 가장 어렵다. 다만 바람이 차가움이나 축축함과 함께 있으면 따뜻하게 해서 흩어지게 하고 뜨거움과 함께 있으면 매운맛으로 서늘하게 한다. 오직 차가움, 따뜻함, 뜨거움에 축축함이 같이 있을 때만 마르게 하면서 스미게 한다. 더위에 맞으면 뜨거움을 식히면서 기운을 더 늘어나게 한다. 밖에서 축축함을 받았다면 따뜻하게 흩어지게 하고 안에서 생겼다면 따뜻하게 북돋는다. 뜨거움이 같이 있다면 뜨거움을 식히면서 잘 나가게 한다. 마름은 원래 마르기를 원한다. 안에서 해쳤다면 억지로 절반씩 시원하게 하면서 따뜻하게 하고 지나치게 서늘하게 하지 않는다. 대개 서늘함은 가을이라는 계절에 속해서 이미 흙을 죽이고 또다시 간장을 깔본다. 마름이 가게 되더라도 흙과 나무는 바삭할 뿐이다. 불의 뿌리는 원래 물 속에 있고 진짜 알짜와 함께 서로 부리면서 쓴다. 불이라는 삿된 것이 물 밖에서 돌아다니면 타고난 기운과 불 기운이 함께 설 수 없다. 그래서 불이 있으면 반드시 타고난 기운을 해치는 것이 절반이고 음에 물이 없어지는 것이 절반이다. 바르게 하는 치료로는 더욱 타오르고 따라가면서 하는 치료로는 없어진다. 빠르게 밖에서 들어와 뭉쳐서 뜨거움이 되면 잠깐 서늘하면서 고르게 한다. 이것이 약을 삼가는 밑바탕이다.

눈은 오행의 억누름과 변함, 음양과 여섯 기운에서 밑바탕을 찾지 않는다. 붉음을 보았다고 붉음을 물리치고 붓기를 보았다고 붓기를 내린다. 또 차가움이 따르지 않는다고 뜨겁게 하고 뜨거움이 따르지 않는다고 차갑게 한다. 이러면 병은 못 쓰게 되지 않지만 사람은 빠르게 못 쓰게 된다. 증상으로 쓸모없지만 실제로 약으로도 쓸모없다. 더구나 세상 사람은 흔히 진짜가 허상이고 가짜가 실상인 것을 쫓는다. 이것이 안과 증상에서는 위는 뜨거움이고 아래는 차가움이다. 처음에 서늘한 처방을 주었을 때 가로막 위로 개운하지 않으면 안 되고 의사와 환자는 이런 길이 옳다고 하지 않음이 없다. 그러나 조금 오래되면 먹는 것이 줄고 또 먹은 것이 소화되지 않으면서 없어지게 된다. 더 오래되면 뜨거움이 더욱 심하면서 불안과 초조가 더욱 늘어나고 가래와 기침이 점점 많아진다. 이런데도 아직 약의 힘이 미치지 않는다고 하면서 차가운 약을 더 먹여 축축한 설사나 배가 부풀어 오르는 증상이 된다. 이때는 가슴을 너그럽게 하고 기운을 시원하게 하는 약으로 고쳐 쓴다. 이렇게 되어도 무너지지 않았다면 어떤 때를 기다리느냐! 이 때문에 기침을 하고 피를 토하며 때때로 열이 난다. 반드시 노체병이 되지 않았어도 사물탕에 지모 황백 같은 약을 먹고 그래도 그치지 않으면 노체병이 된다. 또 이 때문에 가슴과 배가 팽팽하게 가득차고 불안하면서 개운하지 않다. 반드시 배가 부풀어 오르는 병이 되지 않았어도 산사 신곡 맥아를 먹고 그래도 그치지 않으면 배가 부풀어 오르는 병이 된다. 또 이 때문에 얼굴이 붓고 발등이 부으며 오줌이 뻑뻑하다. 반드시 수종병이 되지 않았어도 팔정산과 사령산으로 잘 빠져나가게 하고 그래도 그치지 않으면 수종병이 된다. 또 이 때문에 기운이 막히고 가로막이 막혀서 음식이 들어가기 어렵다. 반드시 명치가 막힌 병이 되지 않았어도 청피 지각으로 없어지게 하고 그래도 그치지 않으면 명치가 막힌 병이 된다. 또 이 때문에 힘줄과 뼈가 당기면서 아프고 풀어져 쓰지 못한다. 반드시 저림증이 되지 않았어도 바람을 흩뜨리고 가래를 변하게 하고 그래도 그치지 않으면 저림증이 된다. 또 이 때문에 눈자위가 오랫동안 붉으면서 아프고 모래처럼 깔깔해서 뜨기 어렵다. 반드시 가림이 되지 않았어도 땀을 내면서 속을 치고 그래도 그치지 않으면 가림이 된다. 병이 되었다면 약을 되풀이하지 않는데 병이 조목조목 어겼다고 말한다. 비록 타고난 목숨의 무게를 어쩔 수 없지만 아직 눈을 이야기해야 하는구나! 그래서 병을 치료하려면 반드시 본바탕을 찾아야 틀림없다.

  모아서 말하면 죽음은 삶을 밑바탕으로 삼기 때문에 죽음을 구하려면 삶을 해치지 말아야 한다. 삿됨은 바름을 밑바탕으로 삼기 때문에 삿됨을 치려면 반드시 바름을 되돌아보아야 한다. 음은 양을 밑바탕으로 삼기 때문에 양이 있으면 살고 양이 다하면 죽는다. 가만히 있음은 움직임을 밑바탕으로 삼기 때문에 움직이면 활기차고 움직이지 않으면 멈춘다. 피는 기운을 밑바탕으로 삼기 때문에 기운이 오면 돌아다니고 기운이 가버리면 엉긴다. 증상은 맥을 밑바탕으로 삼기 때문에 맥이 좋으면 좋고 맥이 나쁘면 나쁘다. 먼저는 나중에 밑바탕이기 때문에 이것부터 오면 이것부터 가야한다. 안은 밖에 밑바탕이기 때문에 또렷이 펼치면 고르고 숨어서 쌓이면 거스른다. 위와 아래는 번갈아 밑바탕이 된다. 병이 위에 있을 때 흩어지지 못했다면 반드시 끌어서 통하게 해서 삿됨을 아래로 내보낸다. 병이 아래에 있을 때 치지 못했다면 반드시 양에 길로 끌어올려 삿됨을 기운으로 변하게 한다. 느림과 빠름, 비워짐과 채워짐은 서로 밑바탕이 된다. 병이 채워짐에 속하면 빨리 치료해야 한다. 대개 채워짐은 삿된 것이 세차기 때문에 정말로 쫓아내지 않으면 해침이 널리 퍼진다. 그래서 채워짐을 치료할 때는 솜씨 있는 방법이 있고 느린 방법은 없다. 병이 비워짐에 속하면 느리게 치료해야 한다. 대개 비워짐은 알짜가 빠져나갔기 때문에 오직 북돋음뿐이고 가까운 날에 효과가 없다. 그래서 비워짐을 치료할 때는 솜씨 없는 방법이 없고 빠른 방법도 없다.

  의사들의 밑바탕은 배움의 힘에 있다. 배움의 힘이 가닿지 않고 현재 아는 것도 없는데 어떻게 처방까지 멀리 이를 수 있겠느냐. 더욱 꺼려야하는 것은 삼가면서 조심하지 않고 스스로 옳다는 것이다. 병을 치료하는 집안에 밑바탕은 깊고 두터운 스승에게 있다. 선비를 만나도 예가 없고 어진 이를 얻지 못하는데 어떻게 하늘과 해를 되돌린다고 바라겠느냐. 더욱 꺼려야하는 것은 듣기를 좋아하고 끊지 못하는 것이다. 이 때문에 열자는 '성인은 이미 그렇게 됨을 살피지 않고 그렇게 된 까닭을 살핀다.'고 하였다. 회남자는 '편작을 귀하게 여기는 까닭은 병을 알아 살리기 때문이다. 성인을 귀하게 여기는 까닭은 어지러움을 알아 일으키기 때문이다.'고 하였다. 이것이 밑바탕을 알았다는 말이다. 자네는 키우는 꽃과 나무를 보지 못했는가? 뿌리를 호미질한다면 삶의 틀을 이미 해쳤기 때문에 시들지 않을 뿐이다. 물과 흙으로 가꾸지 않고 칼과 가위로 다듬기만 한다면 불태우기를 원할 뿐이다. 나는 이처럼 보는데 큰 길과 합쳐지는지 알지 못하겠다.

집안 스승의 마음이 처음에 하찮았지만 이에 이르니 또 두려움이 일어났다. 그래서 한숨을 쉬면서 '큰 말씀이구나! 느닷없이 황제와 기백의 경지로 들어갔습니다. 책을 써서 의학의 정수를 올바르게 새기겠습니다.'고 말했다.

○ 오장의 괴로움과 하려고함, 그리고 북돋음과 빼냄에 대한 풀이.

오장은 각각 타고난 바탕이 있어서 그 타고난 바탕을 쫓으면 하려고 함이고 그 타고난 바탕을 거스르면 괴로움이다. 원래 오장에 괴로움은 빼냄이고 원래 오장에 하려고함은 북돋음이다. 대개 물은 윤기가 있으면서 아래로 가고 짠맛을 만든다. 불은 타오르면서 위로 오르고 쓴맛을 만든다. 나무는 구부리면서 곧게 하고 신맛을 만든다. 쇠는 따르면서 뒤집어엎고 매운 맛을 만든다. 흙은 씨 뿌리면서 거두어들이고 단맛을 만든다.

다섯 가지 맛으로 말하면 간장은 빠름을 괴로워하므로 빨리 단맛을 먹어 느리게 한다. 간장은 흩어지려고 하므로 빨리 매운맛을 먹어 흩어지게 한다. 매운맛으로 북돋고 신맛으로 빼낸다. 심장은 느림을 괴로워하므로 빨리 신맛을 먹어 거두어들인다. 심장은 부드럽게 되려고 하므로 빨리 짠맛을 먹어 부드럽게 한다. 신맛으로 북돋고 단맛으로 빼낸다. 비장은 축축함을 괴로워하므로 빨리 쓴맛을 먹어 마르게 한다. 비장은 느리고 싶어 하므로 빨리 단맛을 먹어 느리게 한다. 단맛으로 북돋고 쓴맛으로 빼낸다. 폐장은 기운이 위로 거스름을 괴로워하므로 빨리 쓴맛을 먹어 나가게 한다. 폐장은 거두고 싶어 하므로 빨리 신맛을 먹어 거두어들인다. 신맛으로 북돋고 매운맛으로 빼낸다. 신장은 마름을 괴로워하므로 빨리 매운맛을 먹어 윤기 있게 한다. 신장은 단단하고 싶어 하므로 빨리 쓴맛을 먹어 단단하게 한다. 쓴맛으로 북돋고 짠맛으로 빼낸다.

쓴맛은 곧바로 가면서 빼내지만 지나치게 쓰면 기운을 해친다. 짠맛으로 돕는다. 매운맛은 옆으로 가면서 흩어지지만 지나치게 매우면 거죽과 털을 해친다. 쓴맛으로 돕는다. 신맛은 묶어서 거두어들이지만 지나치게 시면 힘살을 해친다. 매운맛으로 돕는다. 짠맛은 멈추면서 딱딱한 것을 부드럽게 하지만 지나치게 짜면 피를 해친다. 단맛으로 돕는다. 단맛이라는 맛만은 위로 가고 아래로 갈 수 있다. 흙에 위치는 가운데에 있으면서 오행이 함께 있지만 지나치게 달면 위장을 해친다. 신맛으로 돕는다. 심심한 약재는 맛이 없고 돌아갈 오장이 없어서 오로지 태양경으로 들어간다. 오줌을 조금 잘 나오게 하지만 많이 나오면 해친다. 다섯 맛을 거느리고 사라지게 한다. 오행의 셈법을 알면 오행의 괴로움과 하려고함, 북돋음과 빼냄이 같이 더욱더 고르게 된다. 그리고 심장, 간장, 비장, 폐장, 신장 각각이 자기 타고난 바탕을 다한다.

○ 약을 매기고 처방을 만들어 병을 치료하는 풀이.

　모든 사물은 모두 약이다. 이롭게 돌아다니면서 거치적거리지 않으면 처방이 만들어진다. 이 때문에 음 속에 양, 음 속에 음, 양 속에 음, 양 속에 양이 약을 매기는 타고난 바탕이다. 임금은 왕이고 신하는 옆에서 도우며 도우미는 돕고 심부름꾼은 쓰임이 된다. 이것이 처방을 만드는 뜻이다. 거스르면 약하게 하고 따르면 억눌러야 한다. 때에 맞춰 다스리고 저울이 가운데를 얻어야한다. 이것이 병을 치료하는 방법이다.
　맵거나 달거나 맛이 옅으면 양이 된다. 맵거나 달면 내뿜고 맛이 옅으면 통하게 한다. 음 속에 양이다. 시거나 쓰거나 맛이 진하면 음이 된다. 시거나 쓴맛은 거두면서 내리고 진한 맛은 빼낸다. 음 속에 음이다. 맛이 짜거나 기운이 옅으면 음이 된다. 맛이 짜면 자라나게 하고 기운이 옅으면 고르게 한다. 양 속에 음이다. 맛이 심심하거나 기운이 짙으면 양이 된다. 맛이 심심하면 스며들어 나가게 하고 기운이 진하면 따뜻하거나 뜨겁게 한다. 양 속에 양이다.
　반드시 뜨겁게 하거나 반드시 차갑게 하거나 반드시 흩어지게 하거나 반드시 거두어들임은 임금이 주로 한다. 펼치지 않거나 또렷하지 않거나 주지 않거나 돌아다니지 않음은 신하가 도와 일을 처리한다. 윽박지르거나 고르게 하거나 나타나게 하거나 북돋음은 도우미가 돕는다. 올라가게 하거나 내려가게 하거나 합치거나 열리게 함은 심부름꾼이 쓰이게 한다.

　사나움을 죽이려면 뺏어야 하고 머무름을 깨드리려면 돌아다니게 한다. 단단함을 뚫으려면 쳐야 하고 축축함을 없애려면 빼내야 한다. 이것이 거스르면 약하게 함이다.
　뜨거움병에 차가운 약을 써서 차가움을 이끌어 뜨거움을 친다면 반드시 뜨겁게 한다. 양명경병에 열이 나고 똥이 딱딱하다면 대승기탕 속에 술로 만든 대황을 뜨겁게 먹는다. 차가움병에 뜨거운 약을 써서 뜨거움을 이끌어 차가움을 없앤다면 반드시 차갑게 한다. 소음경병에 설사할 때 부자 건강으로 멈추지 않는다면 백통탕에 사람오줌 돼지쓸개즙을 더 넣는다. 막힌 병에 통하게 하는 약을 써서 통하게 해서 막힌 것을 없앤다면 반드시 막히게 한다. 가슴이 그득하고 답답하면서 두근거리며 오줌이 잘 나오지 않으면 시호가용골모려탕 등을 쓴다. 통하는 병에 막히게 하는 약을 써서 막히게 해서 통함이 멈추었다면 반드시 통하게 한다. 태양경 바람맞음에 설사하고 명치가 걸려있는 듯 단단하다면 십조탕 등을 쓴다. 이것이 따르면 억누름이다.
　놀랐으면 고르게 하고 힘들게 일했으면 따뜻하게 한다. 흩어졌으면 거두어들이고 줄었으면 더하게 한다. 이것이 때에 맞춰 다스림이다.
　오랜 병은 크게 치료하고 가까운 병은 작게 치료하며 주인은 느리게 치료하고 손님은 빠르게 치료한다. 이것이 저울이 가운데를 얻음이다.
　《역》에서 '같은 소리는 서로 따르고 같은 기운은 서로 찾는다. 물이 흐르면 축축하고 불이 있으면 마른다. 하늘에 바탕을 두면 위와 친하고 땅에 바탕을 두면 아래와 친하다. 사물은 각각 끼리끼리 따른다.'고 하였다. 끼리끼리 따르듯이 따름에 따라 약을 매기고 이렇게 약을 매겨서 처방이 만들어지며 처방을 살펴서 병을 치료한다. 그러면 어느 쪽에도 치우치지 않고 사물이 모두 살아나게 되면서 효과를 본다. 또 '약이 음이면 양을 없게 하고 약이 양이면 음을 없게 한다.'고 하였다. 눈약을 섞이면서 겹쳐 쓰고 임금과 신하와 도우미와 심부름꾼을 쓰지 않는다. 눈병은 오로지 하나라고 거스름과 따름과 다스림과 저울 맞춤을 하지 않는다. 이런 것을 이치에 어두운 시골사람이 눈까지 멀고서 큰 길에서 헤맨다고 한다.

○ 눈에 넣거나 먹는 약을 쓰는데 알맞아야 한다는 이야기.126) (풀이 안함)

○ 약을 만들고 약을 쓰는 이야기.

약을 만듦은 형벌로 다스림과 같다. 들어옴과 나감이나 차가움과 뜨거움 사이에 삶과 죽음이 매어있다. 약을 씀은 군사를 거느리는 것과 같다. 가지런함과 단련함이나 날 것과 익힌 것 사이에 성공과 실패가 나뉜다. 기장 100알의 무게처럼 작은 차이가 구름과 진흙처럼 크게 떨어지는데 삼가지 않을 수 있겠느냐?

지금 변변치 못한 의사는 눈병만을 보고 불이 만들었다고 해서 치료한다. 또 어려워도 '뜨거움이 아니면 생기지 않고 차가움이 아니면 그치지 않는다.'는 잘

---

126) 《심시요함》에 '눈에 넣거나 먹는 약은 각각 다름을 묻고 대답하는 이야기'와 같은 내용이기 때문에 풀이하지 않는다.

못된 이야기만 믿는다. 안과에는 음이 지치거나 양이 약해진 병과 가짜 차가움이나 가짜 뜨거움이 많이 있다고 알고서 당연히 달고 따뜻하면서 늘리고 기르는 약을 써야 한다. 어떻게 불이라고만 하고 모두 차가운 처방을 주느냐. 차가운 약은 위장을 해치고 피를 덜기 때문에 드러남이 물러나지 않고 바탕이 먼저 없어질까 두렵다. 바탕이 없어지면 더욱더 삿됨을 밖으로 몰아내지 못하면서 오래되면 반드시 더 심해진다. 이런 것을 살피지 않고 다시 약을 주고 다시 달이는데 병이 변해도 할 수 없다. 그리고 뜨거운 약이 마땅하지 않은 불에 증상인데 뜨거운 약을 준다. 이것은 기름을 부어 불을 끄는 꼴로 불꽃을 더욱 커지게 한다. 맵고 따뜻함에 얽매여 조금 서늘한 약이 들어가면 미워하고 두려워한다. 이런 솜씨를 없애야 변변치 못한 의사에서 아주 멀리 떨어진다.

약은 날 것과 익힌 것이 있다. 날 것은 타고난 바탕이 사납고 맛이 옅으며 움직임이 빨라서 주로 펴는 약으로 써서 무찔러 없앤다. 익힌 것은 타고난 바탕이 진하고 맛이 짙으며 움직임이 느려서 주로 북돋는 약으로 써서 돕게 한다. 저잣거리 의사는 돈이 뒤따르지 못해서 늘 싱싱한 풀을 뜯어 빠르게 응하고 약을 여유 있게 생각하지 못한다. 《본초》에 실리지 않고 이름도 바르지 않은 것을 스스로 제멋대로 합친다. 바른 길이 아닐 뿐이다. 약의 기운이 치우치는데 오장 기운이 치우쳐 끊어지지 않겠는가. 그렇지 않으면 날것으로 만든 약을 싫어해서 오로지 삶고 달군다고 하는데 이것

도 이상하다.
　또 약에 있는 기운과 맛을 알아야 한다. 물과 불이 지나치면 기운과 맛이 바뀌고 뛰어난 것이 있지 않으면 죽은 넋일 뿐이다. 재주와 힘이 미치지 못하는데 정치가 이루어지길 바라겠느냐? 또 약에 신맛과 짠맛은 올라가지 않고 단맛과 따뜻한 것은 내려가지 않는다. 쓴맛과 찬 것은 뜨지 않고 매운맛과 뜨거운 것은 가라앉지 않는다. 이것이 타고난 바탕이다. 올라갔을 때 짠맛과 찬 것으로 갈무리하면 내려가서 아래 타고난 기운에 곧바로 다다른다. 내려갔을 때 생강과 술로 고르게 하면 떠서 위에 머리 꼭대기까지 이른다. 이런 타고난 바탕이 약에 있지만 사람에게도 있게 한다.
　그러므로 네 둘레가 모두 위급한 처지일 때는 덕을 비추고 병사를 돌보지 않으면 태평성대의 다스림을 볼 수 없다. 많은 책을 하나로 꿰어서 형벌을 가지런히 하고 예를 가르치지 않는다면 어진 풍조가 어떻게 두텁겠느냐. 약을 씀은 군사를 거느림과 같고 약을 만듦은 형벌을 다스림과 같다는 말이 어떻게 괜한 말이겠느냐. 서투른 의사는 전혀 깨닫지 못해서 항상 날 것과 익힌 것이 마땅하지 않고 차가움과 뜨거움이 서로 섞인다. 그래서 살지 못해서 죽거나 이루지 못해서 무너진다. 슬프다!
○ 병을 진단하고 치료함이 의심스럽고 어렵다는 이야기.
　병을 진단함은 어렵다. 그러나 참이거나 바르면 어렵지 않고 의심스럽거나 비슷하면 어렵다. 병을 치료함은 어렵다. 그러나 바르거나 거스르면 어렵지 않고 거꾸로 하거나 따라가면 어렵다.
　쌓인 것이 가운데에 있으면 채워짐이다. 심하면 말이 없으면서 말하려고 하지 않고 팔다리도 움직이려고 하지 않으며 또는 어지럽거나 아찔하면서 별이 보이고 문득 설사가 나온다. 모두 크게 채워짐이면서 지친 생김새가 있다. 꼭 먹은 듯이 지나치게 배부르지만 오히려 나른해서 눕고 싶다.
　비장과 위장을 해치면 비워짐이다. 심하면 배가 빵빵하면서 음식을 먹을 수 없고 기운을 펼치지 못해 고르지 못하다. 모두 아주 비워짐이면서 가득한 생김새가 있다. 꼭 배고픈 듯이 지나치게 때를 찾지만 오히려 먹고 싶은 생각이 없다.
　비장과 위장이 비워지고 차가우면 진짜 음증이다. 음이 크게 세차면 종종 양과 떨어진다. 얼굴이 빨갛고 눈이 붉으며 입과 혀가 헐고 손발을 잘 쓸 수 없으며 말이 어수선하다. 양과 비슷한 점이 있다. 꼭 추운 겨울인 듯이 매서우면서 연못이 딱딱하게 얼지만 딱딱함은 양이 굳센 꼴이다. 삿된 뜨거움이 풀리지 않으면 진짜 양증이다. 양이 크게 세차면 종종 까무러친다. 까무러지면 입과 코에 숨이 없고 손발이 차다. 음과 비슷한 점이 있다. 꼭 더운 여름인 듯이 불이 타고 나무에 진액이 흐르지만 진액은 음이 부드러운 꼴이다. 그래서 옛사람이 채워짐에 지친 꼴이 있고 비워짐에 세찬 꼴이 있기 때문에 북돋음과 빼냄을 잘못한다고 하였다. 음증이 양과 비슷하고 양증이 음과 비슷하기 때문에 따뜻하거나 서늘한 약에 죽는데 따져야하지 않겠는

가. 채워짐은 쉽게 밝혀진다.

진짜 차가움은 손끝이 차고 토하면서 배가 아프고 설사한다. 오줌을 맑게 자주 보며 열이 나는 데도 옷을 입으려하고 맥은 가라앉으면서 작으나 느리면서 힘이 없고 눈을 뜨겁게 하면 조금 낫는다. 진짜 뜨거움은 가슴이 답답하고 숨을 몰아쉬면서 목이 마르고 목소리가 씩씩하고 힘차다. 똥을 잘 못 누고 오줌이 붉고 뻑뻑하며 열이 나서 옷을 치켜들고 맥은 매끄러우면서 빠르거나 크면서 힘이 있고 눈이 아프면서 빛과 뜨거움을 싫어한다. 가짜 차가움은 몸이 차지만 옷을 싫어하고 뜨거운 것이 편하면서 또 어렵다. 가슴이 답답하고 물을 마시고 싶으며 아래위로 기운이 나오고 코가 더러우며 맥은 느리면서 힘이 있거나 가라앉으면서 딴딴하다. 가짜 뜨거움은 얼굴이 붉고 몸이 몹시 뜨겁지만 옷을 입고서 벗지 않으며 생각이 가만히 있다. 흥분해서 헛소리를 하지만 목소리와 숨쉬기는 작다. 또는 비워진 미친병이 있지만 못하게 하면 멈추거나 또는 모기만한 자국이나 얼룩이 옅은 빨간 빛깔로 자질구레하게 있다. 또는 찬물을 좋아하지만 많이 마시지 못하거나 똥이 나오지 않는데 오줌은 많이 나온다. 맥은 빠르면서 힘이 없거나 뜨고 크면서 뿌리가 없거나 구멍지고 팽팽하면서 끊어졌다 이어졌다 한다. 진짜 비워짐은 얼굴빛깔이 어둡고 몸이 지치며 알짜가 약해지고 기운이 무서워한다. 땀이 나는데 거두지 못하고 똥과 오줌이 자기도 모르게 나오며 맥은 약하고 활기가 없다. 진짜 채워짐은 안으로 오장육부가 맺히고 밖으로 경락이 달혔으며 기운이 막혀 움직이지 못하고 피가 머물러 해를 깨친다. 맥과 생김새가 함께 세차다. 가짜 비워짐은 약해졌다고 보이지만 맥은 병과 강하게 싸운다. 가짜 채워짐은 병이 세차지만 바른 기운은 크게 약해졌다.

진짜 비워짐은 북돋고 진짜 채워짐은 친다. 진짜 차가움은 따뜻하게 하고 진짜 뜨거움은 서늘하게 한다. 이것은 바르게 함과 거스르게 함이라고 한다. 가짜 차가움은 안의 뜨거움을 내리는데 안에서 내리면 떠있는 음이 물러간다. 가짜 뜨거움은 진짜 양을 따뜻하게 하는데 가운데가 따뜻하면 비워진 불이 원래대로 돌아간다. 가짜 비워짐은 바른 기운을 이미 해쳤기 때문에 바로 삿됨을 없애는데 삿된 것이 없어지면 몸이 편안하다. 가짜 채워짐은 삿된 기운이 비록 세차지만 바른 기운을 북돋아야 하는데 바른 기운이 있어야 큰 병에 이르지 않는다. 또 북돋음 속에 스스로 침이 있다는 뜻이다. 흔히 바른 기운이 돌아오지 않고 삿된 기운도 물러가지 않았거나 바른 기운이 없어지지 않고 목숨이 기울지도 않은 경우는 어쩔 수 없이 가벼움으로 따르고 부드러움으로 따라야 하며 머물러 지키는 싸움을 해야 좋다. 이것이 반대로 함과 따름이다.

간추려서 말하면 힘세게 칠 수 있으면 정말로 채워짐증이다. 채워짐은 뜨거움이 많아서 약이 차갑더라도 걱정이 없다. 힘세게 칠 수 없으면 비워짐증이다. 비워짐은 차가움이 많아서 약이 따뜻하고 뜨겁지 않으면 숨쉬기가 변할까 두렵다. 따를수록 미치지 못한다. 이 때문에 의심스럽거나 비슷한 증상은 얼굴빛을 믿기 부족하기 때문에 맥의 원리를 더불어 살펴보아야 한다. 맥도 믿기 부족하면 타고남과 따뜻함이나 차가움을 좋아하는지를 살핀다. 가래, 땀, 오줌, 똥과 함께 차가움이나 뜨거움을 싫어하는지, 그리고 병이 오래되거나 새로운 지, 약을 잘못 썼는지 살핀다. 그런 다음에 약을 주면 딱 맞추지는 못하겠지만 멀지는 않다.

막힘은 막히는 약을 쓰고 통함은 통하는 약을 쓰며 뜨거움은 뜨거운 약을 쓰고 차가움은 차가운 약을 쓴다. 뜨거움을 써서 뜨거움을 멀리하고 차가움을 써서 차가움을 멀리 한다.

비장이 비워져 배가 부풀 때 인삼 백출로 치료해서 비장을 북돋으면 부풀어 오른 것이 스스로 사라진다. 신장이 비워져 기운이 위로 거슬러 오를 때는 오미자로 치료해서 신장을 북돋으면 기운이 뿌리로 돌아가 거슬러 그득한 것이 스스로 편안해진다. 이것이 막힘은 막히는 약을 쓴다는 말이다. 상한병에 뜨거움을 끼고 있어서 설사하거나 중간에 마른 똥이 있을 때는 조위승기탕을 써서 설사시키면 편안해진다. 체했는데 설사하지 않을 때는 작약탕을 써서 통하게 하면 낫는다. 이것이 통함은 통하는 약을 쓴다는 말이다. 약이 원래 차가움인데 반대로 뜨거움으로 돕는다. 약이 원래 뜨거움인데 반대로 차가움으로 돕는다. 가로막힌 병을 없게 하려면 《내경》에서 '반드시 주된 것을 먼저하고 원인을 엎드리게 해야 한다.'고 하였다. 처음은 다르지만 마지막은 같다. 뜨거움은 뜨거운 약을 쓰고 차가움은 차가운 약을 쓴다. 차가운 병은 뜨거운 약을 써야 하고 뜨거운 병은 차가운 약을 써야 한다. 다만 병에 맞게 해서 많이 쓰지 말아야 한다. 많이 써서 약으로 해칠까 두렵다. 《내경》에서 '오래되면서 기운을 늘리면 사물이 항상 변한다. 기운이 늘고 날이 오래되면 갑자기 죽는 원인이 된다.'고 하였다. 이것이 뜨거움을 써서 뜨거움을 멀리 하고 차가움을 써서 차가움을 멀리 한다는 말이다.

이상의 모든 방법들은 치료의 대강으로 여기서부터 넓히고 채워서 오직 밝고 또렷한 것만 묶어서 생각할 뿐이다. 그래서 '병은 한결같은 생김새가 없고 의사는 항상 같은 처방이 없으며 약은 항상 같은 품목이 없다.'고 하였다. 쫓고 거슬리고 나아가고 물러남에는 때가 있고 임금, 신하, 도우미, 심부름꾼은 쓰임이 있으며 성스럽고 신비롭고 뛰어나고 솜씨가 좋은 것은 사람에게 있다. 바르거나 거스른 삿됨으로 스스로 쓰면서 오로지 하면 병을 만나더라도 크게 잘못이 없다.

우선 의심스럽고 비슷한 증상이면 반대로 함과 따름으로 치료한다. 큰 바다를 건너는데 나루와 해안가를 알지 못한다고 어떤 작은 사이로 살고 죽는 것이 두렵다. 가짜 비워짐이라는 병은 많이 보지 못하지만 가짜 채워짐이라는 증상은 항상 있다. 가짜 차가움의 잘못은 통하게 해서 풀지만 가짜 뜨거움의 잘못은 구할 수 없다. 하나의 처방약이 입으로 들어가면 다섯 가지로 안에서 쪼개진다. 사람은 나무나 돌이 아니라는 말도 가엽고 딱하다. 그리고 또 반대로 함, 따름, 거스름, 바름으로 해서 의사가 가짜 병을 진짜 병이 되게 한다. 모두 의심스럽고 비슷해서 얻는 피해이다.

늙어서도 부지런히 공부해야 하나라도 잃지 않는다. 슬프다! 병을 진단하고 병을 치료하는 것이 너무 어렵다. 내가 글로 엮어서 뒤에 사람에게 알려주니 어짊음으로 자기가 맡은 일을 하면 반드시 당겨서 같은 마음이 된다.

○ 열고 이끔.

열고 이끄는 이치는 전쟁과 같다고 하는데 전쟁과 비유해주세요. 지금 여덟 개의 전술을 펼치는 그림이 있는데 백회혈, 후정혈, 찬죽혈, 정명혈, 상성혈, 눈꺼풀 안, 그리고 왼쪽과 오른쪽의 풍지혈, 태양혈이다. 눈꺼풀 안은 단단한 진지를 깨뜨리는 맨 앞선 군대이고 임무는 맨 먼저이다. 태양혈과 풍지혈은 왼쪽과 오른쪽의 날개를 치고 임무는 다음이다. 상성혈은 식량이 가는 길을 끊고 후정혈은 돌아가는 길을 끊는다. 식량과 길을 끊으면 싸움에서 반드시 지므로 힘센 사람이 바로 타고난 힘을 쓸 수 있다. 백회혈은 적의 소굴을 친다. 비록 빠르게 이길 수 있지만 위험을 무릅쓰고 먼 길을 가야한다. 정명혈과 찬죽혈은 특히 말을 탄 병사를 칠뿐이다. 도둑을 베어 공을 세우려면 이 여덟 가지 밖에는 없다. 호랑이굴로 들어가지 않고 어떻게 호랑이 새끼를 얻을 수 있겠는가.

이방사람은 몸이 튼튼하고 병이 얕아서 안을 치면 삿된 것이 스스로 물러난다. 그러나 여섯 양이 세차게 타오른다면 머리가 아프면서 눈을 해치거나 부으면서 군살이 있다. 이럴 때는 약의 힘이 미치지 않기 때문에 열고 이끌어서 막힌 것을 빼낼 수 없다. 나는 애타는 바람이 몇 개월에 있지 않고 며칠 사이에 있다고 알고 있다. 또 열고 이끄는 방법은 쥐구멍을 만났을 때 사람이 적고 세력이 약해서 내가 구멍을 막아 적을 잡는 것이라고 한다. 하지만 도둑 무리가 심하게 날뛸 때 다그쳐서 나갈 길이 없다면 반드시 치고받으면서 변한다. 문을 닫고 사로잡는 것이 길을 열어 쫓는 것보다 좋지 않다.

아! 내가 하는 말로 열고 이끄는 방법을 잘 쓰거나 어떤 사람이 하는 말로 열고 이끄는 방법을 쓰기 꺼린다. 말이 비슷하면서 다르지만 뜻은 하나다. 의사가 가벼움과 심함, 느림과 빠름에 어두우면 물리쳐야할 때 물리치지 않고 움직여야 할 때 움직이지 않는다. 사나워야할 때 쉽게 사납고 멈추어야 할 때 멈추지 않는다. 모든 꾀를 내는 사람들은 장간처럼 속임수에 걸려들고도 스스로 계책을 얻었다고 여긴다.

침을 놓는 방법을 아래에 자세히 쓴다. 백회혈은 정수리 위라고 하고 전정혈에서 뒤로 1촌5푼인 곳에 있으며 귀 끝에서 곧바로 위에 올라간 경혈이다. 머리 바람증으로 갑자기 아프면 호침에 뜸을 둘둘 감아서 뼈까지 찌르고 태운다. 불이 다 탔어도 계속 아프면 다시 뜸을 3~5장 뜬다. 상성혈은 신이 사는 집이라고 하고 코에서 바로 위에 있는 머리털 끝에서 1촌 들어간 곳이다. 머리가 아프면서 눈자위가 아프면 앞의 방법으로 침을 놓고 뜸을 뜬다. 다시 삼릉침으로 피를 내면 모든 양에 사나운 기운을 빼낸다. 풍지혈은 뒷머리에 머리털 끝에 큰 힘살 바깥 모서리 오목한 곳이다. 옆이나 앞에 머리가 아프면서 목의 앞뒤가 뽑을 듯이 하면 호침으로 3푼을 찌르거나 뜸 3장을 뜬다. 태양혈은 동자료혈이라고 하고 눈 바깥 눈초리에서 5푼 정도에 있다. 눈이 갑자기 붉게 부으면서 아프거나 머리에 바람이나 가래가 있을 때 기운 맥이 나타나고 누르면 부드럽게 움직인다. 빨리 삼릉침으로 1~2번 피를 내야하고 낫지 않으면 다시 뜸을 뜬다. 후정혈은 만나 치솟는다고 하고 백회혈에서 뒤로 1촌5푼인 곳이다. 먼저 찌르고 나중에 뜸을 뜬다. 주로 목에 앞뒤가 뻣뻣하고 이마가 몹시 아프며 한쪽에 바람이 와서 눈이 아찔할 때 치료한다. 안쪽 눈꺼풀은 즉 눈꺼풀로 심하게 붓고 피가 뭉쳐 있으며 눈자위가 아파서 참기 어렵다면 삼릉침을 위 눈꺼풀 쪽으로 거듭 찔러 피를 낸다. 아래 눈꺼풀은 가볍게 1~2번 찔러야 괜찮다. 찬죽혈은 밤에 빛이라고 하며 두 눈썹머리의 끝에 있다. 붉게 부으면서 낫지 않는다면 삼릉침으로 약간 피를 내도 괜찮다. 눈이 떨릴 때는 화침도 조금 할 수 있다. 정명혈은 눈물 구멍이라고 하고 안쪽 눈초리 끝 밖 1푼에 부드러운 곳이다. 눈이 가렵고 어지럽거나 바람을 맞아 눈물이 날 때 호침을 놓고 쑥이 다 타면 다시 바꾼다. 뜸은 뜨지 않는다.

돌침은 옛날에 돌을 날카롭게 해서 썼고 지금은 삼릉침으로 바꿨기 때문에 이렇게 찌르는 것을 돌침이라고 한다. 호침은 화침이라고 부르고 쑥을 둥글게 해서 살을 그을리는 방법이다. 이 책에서는 모두 열고 이끈다고 하였다. 세상 사람들이 드물게 얻고 마음으로 전해서 나도 한두 개를 대충 안다. 그리고 심하면서 나쁜 증상에 점점 약을 먹지 않더라도 이 방법은 많이 쓰지 않고 알아도 모른 척 한다. 또 《내경》에서 '아픈 곳을 살피면 거기에 따르는 곳을 안다. 아픈 곳으로 가서 치료를 하면 낫지 않는 것이 없다.'고 하였다. 책에 온 몸의 경락이 실려 있고 병을 가리키는 그림을 살펴보아도 이름이 천만가지이지만 침을 놓는 방법은 말하지 않는다. 3푼이나 5푼이라는 숫자가 있지만 머리와 얼굴에 있는 모든 경혈은 거죽과 뼈가 마땅하다면 정말로 찌를 수 있는 경우가 많다. 눈앞에 큰 도가 크게 잘못하면서 이처럼 합치지 않기 때문에 특히 바로잡는다. 푼과 촌은 황종[127)과 누서[128)의 잣대가 아니어도 얻을 수 있다. 원래 환자의 가운데손가락 가운데 마디가 기준이 된다. 필두와 호두 두 분을 만난다면 또 생각이 맞아도 서로 잴 수 없다.

○ 걸고 자르고 침을 놓고 지지기.

원래 걸고 자르고 침을 놓고 지지는 기술은 황제의 구침에서 만들었다가 한나라의 화원화 선생이 얻었다고 들었다. 하나는 용수산인이라고 하는데 누군지 알지 못한다. 위급한 증상을 구하는 효과가 아주 빠르고 오로지 안과에서만 한다. 실제로 뭉쳐 막힌 것을 빼내고 거스

---

127) 기장 한 알의 길이를 1푼으로 하고 10알을 쌓아 1촌으로 하여 9촌을 황종의 길이로 함.

128) 검은 기장 한 알의 길이를 1푼으로 함.

르는 것을 잘라 없애는 한 방법이다.
 거는 것은 먼저 어느 곳인지와 거죽과 살과 힘살이 뜨거나 얕아서 걸거나 걸지 못하는지를 알아야 한다. 손을 쓰는 방법도 병이 가볍고 심한지에 맞춰서 한다.
 자르는 것은 흙과 쇠에 있는 흰자위 군살증, 눈꺼풀 닭벼슬증, 흰자위 붉은알 알이증 등에 한다. 안쪽 눈초리에 하나에 붉은 살덩이는 심장의 꽃이어서 잘못 자르면 피가 빠져나가 눈이 먼다. 또 타고난 기운이 얕거나 마름이 당기면서 축축함이 가득차서 바람을 일으키면 반드시 짓물러 터지거나 구멍이 생겨 새거나 말라 꺼진다. 검은자위에 살이 들어갔으면 걸어서 자를 수 있다. 실 같은 핏줄이 진하게 가렸으면 바깥 둘레에 뭉친 것과 솟아오른 것만 대략 자른다. 눈자위에 붙은 얇은 가림은 참을성 있게 약을 넣어 갈아 씻어내면 스스로 없어진다. 만약 급하게 자른다면 기름이 흐르고 눈알이 부서질까 두렵다.
 침을 놓는 것은 눈속증에 침을 놓아 반대편으로 밀어내거나 가래 알갱이를 찌르는 것이다. 열고 이끄는 삼릉침과 뜸을 뜨는 침이다. 이것은 이야기했으니 다시 늘어놓지 않는다.
 지지는 것은 눈꺼풀 젖혀짐증이나 눈꺼풀테 짓무름증이 심해서 오래되어도 낫지 않을 때 치료한다. 가벼우면 지지지 않는다. 가림이 피 부분에 속한다면 잘라도 다시 길어지는데 불로 지져서 끊어야 고르게 된다. 또 지지면 피를 멈추게 할 수 있어서 음이 완전히 없어지지 않는다. 만약 검은자위와 흰자위 사이에 있다면 절대 하지 말아야한다.
 이 네 가지 방법은 효과는 빠르지만 반드시 어쩔 수 없을 때 써야한다. 꼼꼼하고도 대담하게 손이 가름한 만큼 힘을 써야 어떤 해침도 없다. 마친 다음에는 증상을 살펴서 약을 쓴다. 북돋음과 빼냄을 하려면 오장육부에 맞도록 해야 하며 그렇지 않으면 기운이 흩어지고 피가 엉겨 도려낸 살이 부스럼이 된다. 그러면 오늘은 밝더라도 오래지 않아 고질병이 된다. 뒤에 일어난 용수와 화원화 황제의 구침 기술을 다해도 할 수 있는 게 없다. 슬프구나! 살펴야한다.
○ 장경악에 처방을 쓸 때 북돋음, 고르게 함, 침, 흩어짐, 차가움, 뜨거움, 탄탄하게 함, 따르게 함이라는 여덟을 작게 인용함.
 북돋는 처방은 비워짐을 북돋는다. 기운이 비워지면 위를 북돋아야 하는데 인삼 황기 같은 약이다. 알짜가 비워지면 아래를 북돋아야 하는데 지황 구기자 같은 약이다. 양이 비워지면 차가움이 많아서 북돋으면서 따뜻하게 하는데 부자 육계 건강 같은 약이다. 음이 비워지면 뜨거움이 많아서 북돋으면서 뜨거움을 식혀야 하는데 천문동 맥문동 작약 생지황 같은 약이다. 기운이 알짜 때문에 비워지면 알짜를 북돋아 기운으로 변하게 해야 하는데 맵고 마르게 하는 약은 마땅하지 않다. 알짜가 기운 때문에 비워지면 기운을 북돋아 알짜를 생기게 해야 하는데 서늘한 약은 절대 쓰지 않는다. 또 양을 잃으면 음이 떨어지고 물이 약해지면 불이 넘치기 때문에 서로 고르게 해야 한다. 그래서 양을 잘 북돋으려면 반드시 양 속에서 음을 찾아야 하며 양이 음에 도움을 얻어야 태어나고 자람이 끝이 없다. 음을 잘 북돋으려면 반드시 음 속에서 양을 찾아야 하며 음이 양에 올라감을 얻어야 오르면서 샘이 마르지 않는다. 모아서 말하면 알짜와 기운으로 음과 양을 나누면 음과 양이 떨어지지 않는다. 차가움과 뜨거움으로 음과 양을 나누면 음과 양이 어지럽지 않다. 느림을 알고 빠름을 알며 따라감을 알고 피함을 알아야한다. 그러면 북돋음을 쓸 뿐만 아니라 여덟 가지 처방 쓰는 방법도 모두 하나로 꿸 수 있다.

고르게 하는 처방은 고르지 않음을 고르게 한다. 대개 병에 비워짐이 같이 있으면 북돋으면서 고르게 하고 막힌 것이 같이 있으면 움직이게 하면서 고르게 한다. 차가움이 같이 있으면 따뜻하게 하면서 고르게 하고 뜨거움이 같이 있으면 서늘하게 하면서 고르게 한다. 고르게 함은 뜻이 커서 자세히 이야기하기 어렵고 대략 고르거나 고르지 않은 지를 가리킨다. 예를 들어 음이 아래에서 비워지면 허리가 시고 눈이 어둡다. 늘어나도록 고르게 하지만 사령산 통초 석곡 등은 모든 것을 끓게 해서 빠져나가므로 꺼린다. 음이 위에서 비워지면 눈이 붉고 마른기침을 한다. 뜨거움을 식히고 윤기가 있도록 고르게 하지만 반하 창출 세신 등은 마르게 하므로 꺼린다. 양이 위에서 비워지면 눈꺼풀이 뜨고 배가 부른 듯 막혀 있다. 북돋아서 고르게 하지만 지각 후박 목향 빈랑은 쓰지 않는다. 양이 아래에서 비워지면 알짜를 빼앗기고 헛것을 본다. 탄탄하게 해서 고르게 하지만 황백 지모 치자 댁사는 주지 말아야 한다. 똥이 항상 설사할 것 같고 음식물이 섞여서 나오면 우슬 차전자 목통 견우자로 잘 통하게 해서 잘 나오게 하면 잘못이기 때문에 조그마한 뜨거움으로 고르게 한다. 겉에 삿된 것이 풀렸지만 땀이 지나쳐서 양이 약해졌으면 오미자 산조인 황기 백출로 거두고 거두어들이면 빠르기 때문에 부드럽게 땀을 내서 고르게 한다. 기운이 맺히면서 가슴이 답답하면 아교 석고나 달고 끈끈한 음식으로 고르게 하는데 막히고 아플까 두렵다. 월경이 오래 막히면서 열이 나면 맥문동 천문동 숙지황 생지황이나 황금 황련으로 고르게 하는데 더욱 뭉치게 해서 돌아다니지 못한다. 모든 움직임은 다시 움직이게 하면 마땅하지 않다. 예를 들어 눈꺼풀이 자줏빛이면서 눈자위가 붉거나 월경이 쏟아지거나 코피가 나면 피가 움직인 것이다. 눈꺼풀과 눈초리가 짓무르거나 가래 섞인 기침을 하면 축축함이 움직인 것이다. 배가 부풀어 그득하면서 숨이 차면 기운이 움직인 것이다. 자기도 모르게 알짜가 나오고 몰래땀이 있으면 생각이 움직인 것이다. 피가 움직이면 맵거나 향기 있는 것을 싫어하고 축축함이 움직이면 차갑거나 쓴맛을 싫어한다. 기운이 움직이면 막히거나 끈끈한 것을 싫어하고 생각이 움직이면 흩어지거나 매끄러운 것을 싫어한다. 타고난 바탕과 맛이 변한다면 모두 삼가야 한다. 그것이 거센 것을 강하게 한다는 것을 다 말하지 않아도 알 수 있다. 모든 가만히 있음을 더욱 가만히 있게 하면 마땅하지 않다. 예를 들어 가라앉거나 느리거나 힘이 없거나 작은 맥은 맥이 가만히 있다. 생각이 어둡고 기운이 겁먹으면 양이 가만히 있다. 팔다리와 몸이 차가우면 겉이 가만히 있다. 입과 배가 차가움을 싫어하면 속이 가만히 있다. 맥이 가만히 있으면 북돋고 양이 가만히 있으면 올라가게 하며 겉이 가만히 있으면 따뜻하게 하고 속이 가만히 있으면 맵고 뜨겁게 한다. 타고난 바탕이 그늘지고 부드러우면 모두 하려고 하지 않는다. 그것이 차가움을 괴로워한다는 것을 또 묻지 않아도 알 수 있다. 양은 움직임을 주로 하는데 움직임으로 움직임을 돕는다면 불 위에 기름을 부어서 바삭하게 문드러지지 않겠는가. 음은 주로 가만히 있는데 가만히 있음으로 가만히 있음을 더한다면 눈 위에 서리가 내려서 몸서리치지 않겠는가. 불은 위에 있어서 올라가면서 더욱 타오르고 물이 아래에 있어서 내려가면서 망하게 된다. 위에 이야기는 반드시 모두 다 알맞다고 할 수 없다. 그러나 큰 뜻을 잘 알아서 여기에 맡긴다면 고르게 함이 알맞지 않다고 어떤 의사가 말하겠느냐.

　차갑게 하는 처방은 뜨거움을 없앤다. 옛 의학책에서는 모두 황련으로 심장을 맑게 하고 황금으로 폐장을 맑게 하며 석곡 작약으로 비장을 맑게 하고 또 용담초로 간장을 맑게 하며 황백으로 신장을 맑게 한다고 하였다. 지금 배우는 사람들은 모두 이것을 따르고 또 거문고발을 아교로 붙인 듯이 따른다. 차가운 약은 뜨거움을 빼낼 수 있는데 왜 이것은 빼낼 수 있지만 저것은 빼낼 수 없을까. 그러나 가벼움과 무거움, 맑음과 흐림, 타고난 바탕의 약함과 심함, 그리고 음양과 위아래의 뜨거움을 나눠서 서로 마땅해야 좋다. 예를 들어 가벼움과 맑음은 위가 마땅한데 오래묵은황금 석곡 연교 천화분 같은 약이다. 무거움과 흐림은 아래가 마땅한데 치자 황백 용담초 활석 같은 약이다. 타고난 바탕에 힘이 진하면 큰 뜨거움을 내릴 수 있는데 석고 황련 노회 고삼 산두근 같은 약이다. 타고난 바탕에 힘이 부드러우면 작은 뜨거움을 내릴 수 있는데 현삼 패모 길경 지골피 같은 약이다. 대황 망초 석고 종류는 뭉친 뜨거움을 없앤다. 목통 택사 등은 오줌이 꽉 막힌 뜨거움을 없애는데 치는 약을 함께 쓴다. 천문동 맥문동 숙지황 생지황 배즙 연뿌리즙은 음이 말라 버린 뜨거움을 없앤다. 황기 백출 인삼 자감초는 양이 비워진 뜨거움을 없애는데 북돋는 약을 같이 쓴다. 의학책에 경맥을 나눠서 약을 주라는 뜻이 바로 여기에 있지만 이 뜻을 밝히지 못할 뿐이다. 이밖에 이동원에 양을 올려 불을 흩어지게 함은 겉에 생긴 삿된 뜨거움을 설명하는 것이다. 이 이야기로 다루지 못한다.

　뜨겁게 하는 처방은 차가움을 없앤다. 차가움이 되는 병은 밖에서 온 것이 있고 스스로 생긴 것이 있다. 예를 들어 삿된 바람이 살갗에 들어오거나 날 것이나 차가운 음식이 비장과 위장을 해치거나 오장육부가 음에 차가움을 맞으면 밖에서 왔다고 한다. 차츰차츰 원인이 오거나 조금씩 생김새가 보이는데 전혀 들어온 것이 없고 원인을 헤아릴 수 없으면 스스로 생겼다고 말한다. 빼어난 선비는 두 양을 뿌리로 삼고 항상 허약해짐을 걱정하기 때문에 함부로 치지 않는다. 그래서 스스로 온 차가움과 밖에서 온 차가움은 모두 꾀 속에 있다. 정말로 뜨겁게 하는 처방을 갖추고서 흩어지면서 뜨겁게 하면 삿된 차가움이 흩어진다. 돌아다니게 하면서 뜨겁게 하면 막힌 차가움이 움직인다. 북돋으면서 뜨겁게 하면 비워진 차가움이 북돋는다. 증상을 살피고 처방을 가릴 때 서로 맞지 않으면 당연히 꺼려야 함을 모를 뿐이다. 예를 들어 건강은 중초를 따뜻하게 하고 또 겉을 흩어지게 한다. 토하고 설사하면서 땀이 없으면 마땅하지만 땀이 많으면 꺼려야한다. 육계는 피를 돌아다니게 하고 팔다리에 잘 이르게 한다. 피가 막혀 많이 아프면 마땅하지만 피를 잃었으면 꺼려야한다. 오수유는 아래에 타고난 기운을 따뜻하게 한다. 배가 아프고 기운이 뭉쳤으면 아주 좋지만 해남 침향보다 뛰어나지 않다. 육두구는 비장과 신장을 따뜻하게 한다. 설사와 똥이 무르면 가장 좋지만 결국 유황보다 뛰어나지 않다. 후추는 위장을 따뜻하게 하고 중초를 고르게 하는데 종류로는 필발에 가깝다. 정향은 구토를 멈추고 기운을 돌게 하는데 따뜻함이 사인에 가깝다. 파고지는 타고난 바탕이 내려가고 잘 닫아주기 때문에 숨을 가라앉혀 숨차지 않게 하고 대하나 설사를 멈추지만 숨이 짧고 겁내면 쓰기 꺼려야한다. 부자는 타고난 바탕이 달려가고 지키지 못하기 때문에 양을 빠르게 돌아오게 해서 이르지 않는 곳이 없지만 단맛과 윤기 있는 약으로 돕지 않으면 아주 사납다.

더욱 기운이 비워진 증상에 향기가 강한 약을 쓰거나 피를 보는 증상에 매운 맛을 쓰면 모두 이롭지 않다. 뜨거움으로 차가움을 치료하더라도 음양이 서로 억누르고 순전히 하나인 것은 아니다. 진짜 차가움이라면 서늘함을 조금만 겪어도 서로 헤살 놓는다고 느낀다. 또 빨리 치료하려고 해야 돌이키기를 바랄 수 있다. 세력이 어쩔 수 없을 때를 기다려 뜨거운 약을 준다면 음 기운이 직접 맞아서 타고난 양이 몰래 빠져나갈까 두렵다. 죽은 재는 다시 타오르지 못한다. 의사가 항상 가짜 뜨거움을 진짜 불에 견주고 또 앞에 이야기를 연구하지 않는다면 글자도 없는 비석이나 날카로운 칼처럼 사람을 여럿 죽여도 모른다.

치는 처방은 채워짐을 친다. 기운을 치면 모인 것을 치고 피를 치면 뭉친 것을 친다. 쌓인 것을 치면 단단함을 치고 가래를 치면 빠름을 친다. 삿된 불이 세찬데 못 미치게 치면 다시 나아간다. 쳐서 마땅하게 되면 북돋음을 섞을 필요가 없으며 북돋음을 섞으면 서로 억누른다. 다시 나아가면 불에 세력은 약해진다. 병이 양에 있으면 음을 치고 음에 있으면 양을 친다. 겉에 있으면 속을 치고 육부에 있으면 오장을 친다. 비워짐이면 채워짐을 치고 진짜이면 가짜를 친다. 이것이 스스로 울타리를 치우고 도둑을 끌어들이는 것이며 함부로 친다고 말한다. 함부로 치면 반드시 먼저 타고난 기운이 빠져나가고 빠져나간 타고난 기운을 깨닫지 못하면 머지않아 죽는다. 이 때문에 친다는 한 글자를 어진 사람은 깊이 꺼린다. 어렵게 이루었는데 쉽게 무너질까 두려울 뿐이다. 예를 들어 비워짐 속에 채워짐이 있고 채워짐 속에 비워짐이 있다. 이것도 알맞게 잘 헤아려야 한다.

흩어지게 하는 처방은 겉에 삿됨을 흩어지게 한다. 예를 들어 마황 강활은 거세게 흩어지게 하고 국화 자소엽은 편안하게 흩어지게 한다. 세신 계지 생강은 따뜻하게 흩어지게 하고 방풍 형개 박하는 서늘하게 흩어지게 한다. 창출 독활은 경맥으로 가서 축축함을 없애면서 흩어지게 하고 귤홍 전호는 기운을 맑게 하고 가래를 변하게 하면서 흩어지게 한다. 삿된 것이 얕을 때 거세게 하면 안 되고 뜨거움이 많을 때 따뜻하게 하면 안 된다. 기운이 약하고 차가움을 두려워하면 서늘하면서 고르게 하면 안 된다. 뜨거움으로 목이 마르고 답답하면서 가슴이 두근거리며 차가움과 뜨거움이 오고가면 시호 갈근이 좋지만 토하면서 설사하면 꺼려야 한다. 삿된 차가움이 위에 있으면 부자 궁궁이 마땅하지만 안에서 뜨거움이 타오르면 꺼려야한다. 이런 것들은 나아가고 물러남이 붙박이 않기 때문에 쓸 때는 법칙에 맞게 변해야 한다. 고르게 하면서 함께 시원하게 하면 스스로 따뜻하면서 흩어지게 된다. 고르게 하면서 함께 따뜻하게 해도 경맥을 따뜻하게 할 수 있다. 따뜻하게 해야 하면 뜨거움으로 흩어지게 하고 서늘하게 해야 하면 차가움으로 흩어지게 한다. 각각에 처방 쓰는 법에서 찾아야 하며 쓸데없이 여기서 찾지 않는다.

탄탄하게 하는 처방은 빠져나감을 탄탄하게 한다. 예를 들어 오래된 기침으로 천식이 되어 기운이 위로 빠져나가면 폐장을 탄탄하게 해야 한다. 오래된 흘러나감으로 정액이 아래로 빠져나가면 신장을 탄탄하게 한다. 오줌을 참지 못하면 방광을 탄탄하게 하고 똥을 참지 못하면 대장과 위장을 탄탄하게 한다. 땀이 멈추지 않고 빠져나가면 거죽과 털을 탄탄하게 하고 피가 멈추지 않고 빠져나가면 속 기름과 겉 지킴을 탄탄하게 한다. 눈물이 흐르면 을계를 탄탄하게 해야 하고 눈곱이 흐르면 흙과 쇠를 탄탄하게 한다. 차가움 때문에 빠져나간다면 뜨거움으로 튼튼하게 하고 뜨거움 때문에 빠져나간다면 차가움으로 튼튼하게 한다. 비워짐은 탄탄하게 할 수 있고 채워짐은 탄탄하게 할 수 없다. 오래되면 탄탄하게 할 수 있고 거세면 탄탄하게 할 수 없다. 탄탄해야 하는데 탄탄하지 않으면 냇물에 흐름이 때때로 말라버린다. 탄탄하지 않아야 하는데 탄탄하면 구부러진 옹이는 처음부터 끝까지 땔감이 된다. 그러므로 탄탄한 처방은 탄탄하지 않음을 탄탄하게 한다.

원인이 되는 처방은 서로 원인으로 병이 되었는데 약으로 되어서 치료한다. 예를 들어 깊이 박힌 종기의 독을 뽑을 때 부스럼만을 홀로 치료하지 않는다. 뱀에 물린 병을 풀 때 반드시 벌의 독침으로 낫게 한다. 끓는 물이나 불로 살갗이 문드러진 흉터를 없앨 때 칼과 창이 효과가 있다. 나무와 돌이 살과 뼈를 해쳐서 끊어진 것을 이을 때 넘어졌거나 맞은 것을 가리지 않는다. 양명경에 승마는 태양경과 소양경으로 가지 않는 것이 없다. 소양경에 시호는 태양경과 양명경으로 들어가지 않는 것이 없다. 장중경에 마황탕을 보면 이 뜻을 얻을 수 있다. 마황에 타고난 바탕은 아주 거세게 통하게 한다. 태양경에서 삿된 음이 곁에 있는데 차가운 독이 이미 깊다면 이것이 아니고는 다다를 수 없다. 더불어서 양명경과 소양경에 차가움도 흩어지지 않는 것이 없다. 타고난 바탕과 힘이 크게 지나쳐서 오히려 타고난 기운을 해칠까 두렵다. 또 승마 시호와 같지 않다. 그래서 다시 두 가지 처방 방법이 있다. 어떤 경맥에는 반드시 어떤 약이라서 절대로 바꿀 수 없다고 말하지 않는다. 이렇게 미루어 보면 병이 서로 원인이라는 것은 모두 서로 원인이 되는 약이다. 이 처방 쓰는 법이 있을 필요가 없다. 처방으로 방법을 만들고 방법으로 마땅함을 만든다고 하였다. 원인이 없다면 어떻게 깨달음이 있겠느냐. 이런 처방 쓰는 법이 없을 수 없다. 없지 않은 처방으로 반드시 마땅한 처방 쓰는 법을 갖춘다. 그리고 원인이 되는 병에 따라서 치료한다. 이렇게 병이 원인이 되고 약이 원인이 되어야 마땅하다. 원인은 정말로 여덟 처방 쓰는 법보다 더 정치하는 곳이 되고 참으로 세상 물정에 엎드린다.

○ 의사가 눈을 치료하지 않으면 눈은 멀지 않는다는 이야기를 밝힌다.129) (풀이 안함)

○ 눈속증.

이유 없이 두 눈동자가 은 같이 희면서 눈이 멀고 오래되니 몸을 망치네. 신선은 내놓지 않고 하늘의 뜻이 야릇하네. 멋대로 금침을 잡고 어둡게 사람을 헤아리네. 이따금 높은 곳에서 아래로 떨어지거나 뜻하지 않게 사람에게 한 대 맞네. 눈동자가 흔들리고 섞여 해가 오래 되면 엉겨 속흠이 되네. 두려워하지 말고 두려워하지 마라. 스스로 금침이 있구나.

이 증상은 눈에 병이 없다가 보지 못한다. 눈동자 속으로 눈동자의 위에 속흠 가림이 있어서 눈속증이라고 부른다. 뛰어난 의술이 아니면 알지 못하기 때문에 의심하거나 속인다. 어떻게 가림이 눈동자 안에 있는지 알겠는가. 종이 창문 위에 베로 된 장막을 드리웠다면 가려서 밝지 않다는 것을 밖에 사람이 어떻게 알겠느냐.

처음 생길 때 눈이 어둡다가 다음에 헷갈리게 보이고 다음에 헛것이 보이다가 심해져 속흠이 된다. 빛깔은 희거나 약간 노란빛깔이거나 희끄무레한 푸른빛깔이다. 생김새는 별이나 대추 꽃이나 반달이나 칼등 같거나 수은이 지나가거나 기름 덩어리가 엉기거나 기름방울이 물속에 떨어졌거나 물이 술잔 안에 얼은 듯하다. 이름은 동그란, 가로, 방울진, 뻑뻑한, 넓게뜬, 깊은, 점박이, 진한 눈속흠증이라고 부른다. 먼저 한 눈에 생긴 다음에 모두 있다. 이것이 병에 이르는 처음이면서 끝이다. 앞뒤에 이미 자세하게 말했기 때문에 다시 군더더기를 담지 않겠다.

지금 침 치료법을 연구하여 뒤에처럼 전한다. 눈이 붉거나 아프지 않고 왼쪽

---

129) 《심시요함》에 '의사가 치료하지 않으면 반드시 눈이 멀게 됨을 밝히는 이야기'과 같은 내용이기 때문에 풀이하지 않는다.

과 오른쪽에 모두 머리바람증이 없으며 눈동자구멍이 기울거나 치우치지 않아야 한다. 밝은 곳을 보면 작아지고 어둔 곳을 보면 커지며 60살을 지나지 않고 60살이 지났어도 아주 건강해야 한다. 그리고 밤과 낮을 알고 그림자가 움직이는 것을 볼 수 있다. 이런 것은 모두 침으로 밀어낼 수 있지만 반대면 할 수 없다. 이것에 반대되지 않지만 속흠이 당굴처럼 노랗거나 주사처럼 붉거나 수정처럼 맑거나 양의 눈처럼 어둡거나 고양이 눈동자처럼 초록 빛깔이라면 모두 침을 놓지 못한다.

또 밖에서 하지 말아야 할 것을 어떤 하나라도 어기지 말아야 한다. 침이 속흠에 들어갈 때 돌과 같이 딱딱하거나 노란빛깔이 깊이 담겨 있거나 가죽에 막 같이 질겨서 구멍 한 개도 뚫을 수 없거나 또 침을 댔을 때 눈알에 주름살이 생겨 힘을 이길 수 없거나 눈동자구멍이 검은자위까지 벌어지고 깊이 움푹 꺼져서 침을 돌려 밀어내기 어렵다면 치료를 멈추고 억지로 침을 놓지 말아야 한다.

침을 놓은 다음에 머리가 아프면 파와 쑥으로 찜질하는 방법을 쓰고 심하게 아프면 경혈을 살펴 뜸을 뜬다. 구토하면 위장을 따뜻하게 하고 흰자위가 붉으면 불을 내리고 피를 돌린다. 눈동자구멍이 크게 벌어져있으면서 아프면 생각을 편하게 하고 알짜를 기르면서 간장을 고르게 하도록 돕는다. 이것을 지나쳐 눈동자에 기름기가 있으면서 흐릿하게 보이면 속 기름과 겉 지킴을 크게 북돋는다. 좁아지려고 하면 매운 맛으로 벌리고 벌어지려고 하면 신맛으로 좁아지게 한다.

천궁 육계 건강 부자 같은 향기나면서 마르게 하는 약을 꺼려야 하는데 피를 도와 침구멍을 만들까 두렵다. 이것을 지나쳐서 가림이 떨어졌는데 빛이 없으면 음양이 만나지 못했다.

가림이 오래되어 다시 올라가면 다시 침을 놓아도 된다. 사람이 알짜와 생각을 고르게 기를 수 있으면 약을 먹지 않아도 지킬 수 있어서 걱정하지 않는다. 나았다고 더욱 조심하지 않고 밤낮으로 생각하면 목숨의 맥을 쳐 없애서 타고난 기운이 시들시들해진다. 태우고 태우면 반드시 바람으로 변한다. 그런 뒤에는 지금 화타가 다시 본다고 해도 어떻게 하겠느냐. 끝이다.

머리에 사물을 맞거나 넘어지거나 부딪치면 뭉친 피가 눈확에서 흘러나오고 눈 속물이 흘러 들어가는데 느끼지 못하다가 다음에 어느 순간 증상이 된다. 가벼우면 원래의 눈에 그치지만 심하면 왼쪽과 오른쪽이 서로 당긴다. 이 책에서 흔들린 눈속흠증이라고 했고 병이 된 것은 다른 것과 다르지만 치료법은 한가지다. 오른쪽을 해쳤으면 먼저 오른쪽을 해치고서 왼쪽으로 이끌었다고 알아야한다. 왼쪽을 해쳤으면 먼저 왼쪽을 해치고서 오른쪽으로 이끈다. 이끌어 해친 쪽에 침을 놓고 먼저 해친 쪽은 침을 놓지 않는다. 가볍게 해치면 침을 놓지만 심하게 해쳤다면 침을 놓지 않는다.

《결》에서 말했다. 원인이 없이 스스로 점점 어둡고 흐릿해지네. 한쪽이 어둡고 흐릿하게 바깥세상과 통하네. 엉뚱하게 보이거나 새가 날거나 꽃이 어지럽게 떨어지네. 또는 번개가 치고 불이 흘러 붉은 듯하네. 이런 종류의 병은 타고난 바탕을 해치지 않네. 물은 맑으면서 서늘하지 않고 나무에 바람이 있네. 이때에 약은 드러남과 바탕을 다르게 하네. 삿됨과 바름이 서로 기대 기운이 섞이면서 합쳐지네. 그러면 비로소 한 눈이 연기로 덮어씌운 듯하네. 다음에 서로 당겨 모두 한가지로 되네. 해가 오래되면 한 수레의 장작도 전혀 보지 못하네. 눈속증이라고 부르며 두 눈동자를 가리네. 끝없이 긴 밤이니 언제 아침인가 하네. 금침을 한번 하니 해가 허공에 있네. 눈속증이 만들어지는데 많은 실마리가 있네. 의사가 치료할 수 있는 것은 열 가지가 오네. 하나하나 또렷이 나눠 생김새와 빛깔을 아네. 침을 놓으니 아주 편안할 수 있네. 옛 압설침은 지금은 드물게 있네. 삼릉침을 써도 거리끼지 않네. 비워졌거나 나이 들었거나 임신한 부인이네. 앞뒤로 고르게 해야 하는데 약과 음식으로 어렵네. 기침하거나 눈을 깜박이거나 흔들어도 하지 못하네. 끊임없이 미리 북돋는 환을 먹네. 비가 오거나 바람이 불지 않아서 날씨가 좋아야 하네. 몸을 깨끗이 하고 공경스러운 마음으로 침놓기를 기다리네. 여덟 가지 방법으로 마음을 다하니 두려워하지 않네. 아무 일 없는 사람처럼 가만히 보기만 하네. 피가 보이면 치료를 거칠게 하는 것이니 빨리 손을 멈추네. 잘못해서 무지개막을 건드리면 어떻게 소홀히 할 것인가. 하늘 성곽은 잘 통하고 곧으며 바람 성곽은 땅이네. 이치에 밝은 사람은 눈동자가 움직이지 않으면서 자국도 없네. 3일이 지나 막은 것을 열면 사물이 보이네. 꽃무늬가 밝고 물이 움직여도 말을 많이 하지 않네. 그렇다면 타고난 바탕을 어기니 멈추어야하네. 해치지 않더라도 속 흠이 생기고 다시 뒤집어지네. 눈속증에 금침으로 침놓기를 끝냈을 때네. 침 자국이 축축하면서 조금씩 아프네. 부드러운 수건으로 머리를 둘둘 감고 금종이를 붙이네. 똑바로 누워 믿은 기간까지 그대로 두네. 눈 밖이 갑자기 아파서 견디지 못하네. 머리바람증으로 당기니 다른 병을 의심하지 말아야 하네. 돌침이나 약으로 경맥에 돌아가게 하네. 그래도 되지 않으면 다시 지지는 방법을 쓰네. 토하려고 하면 소금이나 매화를 목구멍 아래에 머금네. 구토가 나오면 똑바로 앉는데 문득 이방 때문이네. 3일째 아침에 멀건 죽을 따뜻하게 먹네. 이빨을 흔들거나 움직이면 마땅하지 않은 일이네. 똥과 오줌은 가볍게 소리치네. 구름이나 빗속에 다닌다는 생각은 끊어야하네. 이렇게 참을성 있게 30일을 견디네. 천천히 움직이고 오고가면서 친한 사람들을 만나네. 모든 중생들은 몸 밖에 일이 되네. 병은 이로부터 영원히 떠나네.

 부진자가 말했다. 눈속증이 오는 이유는 네 가지가 있다. 오장 중 한쪽이 힘세거나 여러 육부가 조화로움을 잃었거나 음이 약해서 강하게 다스리기 어렵거나 비워진 양을 북돋지 못해서 그렇다. 심장, 간장, 비장, 폐장과 신장은 각각 처음을 좇아서 하늘의 조화를 즐긴다. 하나의 오장이 넘치면 네 오장이 함께 부족해지는데 바로 이것을 오장 중 한쪽이 힘세다고 한다. 위장, 쓸개, 대장, 소장, 방광은 각각 나눠진 일을 맡는다.

조금이라도 명령에 거스르면 마르게 되거나 넘치게 되는데 바로 이것을 여러 육부가 조화로움을 잃었다고 한다. 하늘에 물이 아래로 가지 못하고 땅의 물이 위로 오르지 못할 때 빠르게 도우려고 하면 우뢰를 보게 된다. 바로 이것을 음이 약해서 강하게 다스리기 어렵다고 한다. 큰 불은 기운을 갉아먹고 기운은 작은 불을 먹는다. 양에 뿌리가 없을 때 더해서 채우려고 하면 뒤집어져 막지 못한다. 바로 이것을 비워진 양은 북돋는 방법이 없다고 한다.

《내경》에서 '심장은 오로지 오장에 주인이고 눈이 그 구멍이다.'라고 하였다. 또 눈은 간장의 구멍이 된다. 신장은 뼈를 주관하고 뼈의 알짜는 눈속물이 된다. 간장 나무가 고르지 않은데 안에 심장 불이 끼면 눈속물을 다스리지 못해 맘대로 다니다가 위에서 눈속증이 된다. 이것이 오장의 병이다. 육부의 경맥은 오장에서 이어진 낙맥인데 눈으로 돈다. 그래서 알짜와 기운도 위로 가서 눈의 알짜가 되고 알짜가 있는 집이 눈동자가 된다. 눈동자를 해치면 이어진 낙맥이 무너져서 삿된 불이 틈을 타고 들어와 위에서 눈속증이 된다. 이것이 육부의 병이다. 눈동자와 검은자위는 음을 본받고 흰자위와 핏줄은 양을 본받는다. 음과 양이 서로 짝지어서 가지런해야 볼 수 있다. 음이 약해서 서지 못하면서 양이 그득해서 외로우면 위에서 눈속증이 된다. 이것이 약한 음의 병이다. 일을 지나치게 해서 심장에 생각이 나른하면 신하불이 일을 떠맡는다. 신하불이 한번 약해지면 모든 경맥이 끓어올라 위에서 눈속증이 된다. 이것이 비워진 양의 병이다.

그러므로 오장이 병들면 기운이 없어지고 피를 해친다. 이때 삿된 것에 맞으면 이상한 빛이 스스로 나타나면서 알짜가 흩어진다. 알짜가 흩어지면 갈라져 보이기 때문에 하나가 둘이 된다. 육부가 병들면 가래가 머무르고 불이 어지럽힌다. 이때 삿된 것에 맞으면 보는이음새를 따라 골로 들어간다. 골로 들어가면 눈이 어지러워 빙글 돌기 때문에 붙박은 것도 움직이게 보인다. 음이 약하면 조금 어둡게 보인다고 느끼고 항상 허공에 검은 꽃무늬가 있다. 오래되면 아득하게 멀리 보거나 가까운 곳만 보고 눈동자가 옅은 초록 빛깔이나 흰 빛깔로 되었다가 끝에는 아주 흰빛깔이 되어 보지 못한다. 양에 병은 사물이 헷갈리면서 어지럽게 보이는데 증상이 하나가 아니다. 심하면 반딧불이나 번개 같고 때때로 나타났다가 없어지는데 눈동자가 변한 빛깔은 앞과 같다.

비록 속한 병을 오장과 육부, 음과 양으로 나눴지만 하나같이 가림을 만든다. 그 뿌리를 깊이 생각하면 다섯 맛, 네 기운, 일곱 감정, 여섯 욕심을 쫓아서 알맞게 맞추지 못했다. 작다가 드러나기 때문에 사람이 깊이 조심하지 않고 피와 기운이 굳세다고 믿다가 더욱 해치게 된다. 또 풍수지리나 사주팔자가 편안해서 그것을 자연스럽게 듣는다. 더욱더 아주 작은 이로움을 견주면서 처방은 진짜지만 약은 가짜로 하는 변변치 않은 의사를 믿는다. 그러면 처음엔 가볍지만 마지막에는 심해져 당당한 몸이 나무인형과 같아진다. 부자이고 귀하더라도 꿈이고 환상이다. 아이! 누가 잘못인가. 《어》는 '하늘에 두 개의 밝음이 없으면 하나의 사물도 생기지 않듯이 사람에게 두 눈이 없으면 하나의 일도 할 수 없다.'고 말했다. 삼가야하지 않겠느냐. 병이 처음 생겼을 때는 반드시 약을 먹는 것밖에 마음을 바로 하고 욕심을 적게 하면서 보는 것을 아끼고 눈을 꼭 감아야 한다. 마음을 바로 하면 삿된 것이 들어오지 않고 욕심을 적게 하면 물이 스스로 생기며 보는 것을 아끼면 생각이 애쓰지 않고 눈을 감으면 기름이 항상 촉촉하다. 또 눈은 마음이 시키는 곳으로 마음이 바르면 예의가 아닐 때 보지 않는다. 어떻게 일에 얽매여 길게 생각하겠느냐. 대장부에 뜻이라면서 사람을 죄고 부녀자를 가로막으면서 가장 좋은 힘이라고 말하느냐. 적은 욕심은 목숨을 늘릴 뿐만 아니라 암탉이 새벽을 알리지130) 않도록 한다. 마음은 눈이 꼬드기는 곳으로 사물과 사물이 만나서 서로 이끈다. 보지 않으면 마음이 어지럽지 않기 때문에 보는 것을 아껴야 한다. 눈이 삿된 사물에 붙지 않아야 마음을 함부로 쓰지 않는다. 늙어서는 눈을 꼭 감아야 한다. 이와 같이 살펴서 해 나가면 오장의 병, 여러 육부의 병, 약한 음의 병, 비워진 양의 병일 때 비워진 것을 북돋고 약해진 것을 강하게 한다. 고르게 하면서 알맞게 하고 치우지 않으면서 힘세지 않은데 어떻게 눈속증이 스스로 오겠느냐. 병이 있다는 것은 하늘이 주는 재앙과 같다.

---

130) 여자가 모든 권한을 가지고 있다는 뜻.

하늘의 재앙을 피하기 위해 나는 금침을 가지고 헤아리겠다. 침을 만들 때 금을 쓰는데 귀해서가 아니다. 금이나 금이 합쳐진 것을 써야 폐장 기운을 해치지 않는다. 자석이 철을 끌어당기는 뜻과 같다. 그래서 반드시 아주 좋은 금덩어리를 두드려서 만든다. 길이는 6~7푼이 좋다. 대개 옷을 깁는 바늘처럼 끝이 약간 뭉툭하고 크게 날카롭지 않아야 한다. 은으로 하나의 대롱을 씌우는데 길이는 5푼이다. 침 자루는 코끼리 어금니를 줄로 쓸어 만드는데 길이는 약 3촌 반이다. 빡빡하게 맞춰서 안에 넣고 몸 모두를 줄로 갈아 둥글면서 곧게 해야 잘 쓸 수 있다. 보배처럼 귀중하게 감추면서 드러내고 일을 할 때는 신령스러운 즙으로 제사 지내면 뜻대로 되지 않는 것이 없다. 신침이라고 불러도 마땅하지 않겠느냐. 옛 사람들은 삼릉침이나 압설침을 침으로 썼는데 생철로 만들었다. 모두 간단한 방법이지만 손가락을 돕지 못해서 뜻대로 해도 치료되는 경우가 드물었다. 둥글고 살아있어서 정말로 편리한 나의 이 방법과 같지 않다.

어떤 중년 선비가 일생동안 넋 놓고 의사를 찾았는데 자기만 옳다고 여기다가 부끄럽지만 물어서 내 앞에 왔다. 나는 그 사람이 홀로 머물면서 마음먹은 대로 하고 사람들을 깔보고 업신여긴다고 들었다. 하루는 눈을 뜨고 그늘에서 장부를 쓰다가 나가서 그 사람을 치료했다. 그런데 눈동자가 한번 아프면서 터져서 금침으로도 함부로 치료할 수 없었다. 마음 내키는 대로 삼릉침이나 압설침을 쓸 수 있겠느냐. 스스로 좋아서 쓴다고 해도 침으로 살리기를 삼가기 바란다. 침은 사람의 나이와 생김새, 괴로움과 즐거움을 헤아려 미리 오장육부에 밖을 고르게 해야 한다. 2~3일 앞에는 뜨거움을 식히고 흩어지게 하는 약을 조금 먹어 기운과 피를 고르게 한다. 치료할 때 새로 길은 우물물 한 항아리를 시렁 위에 두고 환자는 항아리를 마주 보고 바로 앉는다. 의사는 옆에 서서 손으로 물을 나눠서 여러 번 눈의 안과 밖에 뿌린다. 차가운 기운이 뇌호혈로 스며들어 간다고 느껴야 기름 속흠이 엉겨서 밀어내도 피가 나지 않는다. 또 살결이 나무처럼 되어야 아픔을 모른다. 침을 아래로 넣을 때는 도끼를 움직여서 바람을 만들 듯이 해야 눈에 끈적이게 달라붙지 않는다. 겨울철이나 늙은이 또는 비워진 사람은 이 방법을 할 수 없다.

○ 눈을 밀어내는 가장 중요한 여덟 가지 방법.

여섯 가지 방법은 쉽게 전할 수 있고 두 방법만이 뛰어나다. 배우는 사람이 마음을 다해서 손에 익으면 오래 되면서 자연스럽게 얻는다.

여덟 가지 방법에서 첫 번째는 틀을 자세히 살핀다. 환자는 우물물로 눈을 깨끗이 씻고 옷깃을 바로 하고 의자에 앉는다. 머리와 목을 기대 붙박아 돌리지 못하게 한다. 두 손으로 눈알을 어루만지면서 엉뚱한 생각을 하지 않도록 한다. 왼쪽 눈을 밀어내려면 의사는 왼손 엄지와 집게손가락으로 눈꺼풀 거죽을 열고 두 손가락으로 흰자위를 누른다. 다음에 오른손 엄지와 집게와 가운데 손가락으로 침을 잡고 단단하고 곧게 한다. 넷째 손가락은 눈언저리를 누르고 많이 움직이면서 눈자위를 살피고 가만히 있으면서 여러 눈 부위를 본다.

두 번째는 눈자위에 점을 찍는다. 침 끝을 검은자위와 안쪽 눈초리의 절반에 놓고 바로 가운데에 침을 들이미는데 머리카락만큼도 치우치지 않는다. 빠르면서 거스르면 속 기름을 빼내고 느리면서 고르면 겉 지킴을 북돋는다.

세 번째는 덮어 가린 것을 향해 들이민다. 침 끝을 거리끼지 않고 깊이 넣어 무지개막 가까이한 다음에 천천히 침 자루를 비껴 돌린다. 반드시 나아가야 하고 잘못해서 흔들지 않아야 물러나도 얻는 것이 있다.

네 번째는 검은 말을 찾는다. 침을 눈동자구멍에 머물게 하고서 뜻대로 움직이는데 어지럽거나 가슴이 두근거리지 않게 한다. 곧바로 안에서 찾거나 옆으로 해서 밖에서 찾아도 괜찮다.

다섯 번째는 바다를 뒤흔들어 어지럽게 한다. 신비로운 용이 바로 보이면 안개와 바람이 잠겨 일어난다. 눈을 감고 조각이 새겨지면 바람과 우레가 멈춘다. 그런 다음에 심하면 구름 같은 머리를 자르고 가벼우면 무지개다리를 거둔다.

여섯 번째는 발을 말아 올린다. 가림을 밀어 떨어뜨렸지만 다시 스스로 위로 가면 반드시 힘을 더해서 아래로 떨어지게 한다. 또는 위에 오도록 놔두면서 올라갈 때까지 기다려 높아지지 않으면 아래로 밑바닥까지 내린다.

일곱 번째는 둥근 거울이다. 속흠을 깨끗이 하기 위해 침으로 눈동자의 가운데와 둘레를 씻어낸다. 눈자위 안에 눈동자가 맑고 투명한지 자세히 본다. 얼굴빛과 손가락의 움직임을 일일이 비춰본다. 스스로 멀리 사람을 알아볼 수 있고 가까이 사물도 비출 수 있다.

여덟 번째는 흠이 없는 구슬이다. 침을 돌려 가림을 눈속물 안에 막다른 곳까지 보낸다. 다음에 천천히 침을 빼는데 먼저 반을 빼고 조금 쉬었다가 다시 뺀다. 가림이 다시 원래로 돌아갈까 두렵다고 절대로 반나절로 늦추지 말고 잠깐 동안 빨리 한다.

이것이 여덟 가지 방법의 큰 줄거리다. 이 중에 야릇한 것은 전하지 않기 때문에 깊이 연구해서 스스로 얻어야 한다. 그것은 세 번째와 네 번째다. 검은 말을 찾아 구슬을 얻어야 하는데 누구에게 물어도 바다에 빠질 수 있다. 덮어 가린 것을 향해 들이미는 것도 이름은 알아도 오직 짐작으로만 해서 우연히 나타날 뿐이다. 이름을 돌아보고 뜻을 생각해야 진땀을 빼지 않는다. 마음속에 만들어진 대나무가 있어서131) 정말로 믿을 수 있어야 두렵지 않다. 이밖에 여섯 방법은 바다를 뒤흔드는 하나의 침일 뿐이다. 영양이 나뭇가지에 뿔을 걸듯이 흔적이 없어도 찾을 수 있다. 가장 마지막에 양이라고 알아서 스스로 바람을 잡고 그림자를 잡는다. 결국 앞의 방법이 야릇하지도 위험하지도 않기 때문에 여섯 방법은 쉽게 전한다고 말했다.

금침이 눈을 치료하지만 힘은 하늘을 되돌릴 수 있다. 성스러운 생각과 훌륭한 솜씨로 여덟 가지 방법을 갖춘다. 쉽

---

131) 이미 모든 계획이 서있어야 한다는 뜻이다.

다고 소홀히 하거나 어렵다고 지나치게 조심하면 마음을 다하고 손이 재빠르더라도 나의 도를 모두 말할 수 없다. 오른쪽 눈을 밀어내려면 왼손을 쓰고 왼쪽 눈을 참조해서 한다. 여덟 방법은 왼쪽 눈은 오른손을 쓰고 오른쪽 눈은 왼손을 써야 한결같은 방법이 된다. 그러므로 침을 배우려면 먼저 왼손부터 공부하고 연구해야 한다. 《장씨의통》에서 왼손은 불편하다고 오른손으로만 안쪽 눈초리에 집어넣어 대들보를 지나가는 침이라고 불렀다. 이것은 억지로 일을 푸는 것이다. 곧바로 집어넣어서 가로로 한다면 어떻게 돌릴 수 있겠느냐. 의사가 정말로 통하지 않고 마음이 돌보다 어리석다.

○ 침을 놓은 날은 몸을 정갈하게 하고 마음을 밝게 한다. 옷을 갖춰 입고 집 마당에는 물을 뿌리고 쓴다. 집 입구에 가로 책상 1개를 만들고서 위에 향 화로와 차와 과일 등을 놓는다. 의사는 앞에 있고 주인이 뒤에 서서 2번 절하고 머리를 조아리면서 말한다. '어느 해 달에 아래로 어떤 선비가 감히 위와 아래 신에게 알리면서 말합니다. 하늘과 땅만이 모든 사물에 아버지와 어머니인데 백성들에게 병이 있어 그 마음을 해쳤지만 약이 아니어도 이길 수 있습니다. 어떤 굶주린 배는 배우지 못해 처방을 자유롭게 만들 수 없어 침으로 힘써 치료하는데 도와주어도 미치지 못합니다. 지금 어떤 사람이 몸을 일으켜 자기를 움직이니 온 나라가 싫어하지 않습니다. 이미 애꾸눈인데 다시 장님이 되어 낮에도 밤이 되고 모든 빛깔이 어둡고 어지럽습니

다. 만약 여색에 빠져서 지나쳤다면 그 죄는 마땅히 가볍게 따라야 합니다. 쓸모없이 살아 있어도 가림이 남았으니 크게 불쌍히 여기소서. 이런 나를 알고 뉘우치고 스스로 새롭게 열고자 합니다. 여러 저울에 무게를 재지 못할까 두렵지만 이런 신만이 항상 저를 도와서 병을 낫게 합니다. 슬픔을 남기지 않으며 하늘에 기쁨을 영원히 고맙게 여기겠습니다. 이것으로 삼가 알리고 이 마음을 묵묵히 비추겠습니다.' 예를 마치고 큰 겉옷을 벗고 나서 생각을 바짝 차리고 화로 위에서 침을 집어 또 그을리면서 또 주문을 왼다. '이 신령스러운 침에 있는 혼령을 빌립니다. 저를 도와 여덟 방법으로 저 두 눈동자를 열겠습니다. 날로 훌륭함이 되돌아오고 달로 밝음을 머금었습니다. 제가 부탁에 창피를 당하지 않고 그는 남은 삶을 즐기게 해주세요. 이 신령스러운 침에 있는 혼령을 빌립니다.'

장님인 부인을 열었더니 왕비에게 보내는 편지를 쓰고 쪽지나 증명서, 책과 짧은 편지를 모두 알게 되었다. 그 글에서 말했다. '엎드려서 옥 촛대로 빛을 고르게 하고 항아리 속에 어질고 오래 사는 거울을 비추어봅니다. 구리 까마귀는 좋은 징조를 드리니 남해132)는 백화133)의 시를 북돋게 합니다. 신령스러움을 평소 뱃속 바구니에 넣어서 타고난 기운을 기르게 합니다. 강의 납을 끓여서 이슬을 잡아 눈동자를 열게 되었습니다. 말하면

---

132) 《시경》소아 생시편 이름이다.
133) 《시경》소아 생시편 이름이다.

서 생각하니 어떤 분은 명망이 높은 부녀자이고 이름난 가문에 덕행이 있는 부녀자입니다. 풍채와 몸가짐이 우아하여 아주 흠이 없으며 수풀 아래 맑은 바람입니다. 성품과 기질도 따뜻하고 사실 그대로 집안에 아리따운 부녀자입니다. 하나의 등불로 온 밤 동안 침을 멈추지 않고 수를 놓고 차가운 비가 창문에 그윽하더라도 베틀 북으로 항상 뜨개질합니다. 그러면서 재주가 목숨보다 뛰어나 이웃집에게 많이 양보하고 여자가 남자보다 슬기로워 교육을 받아 다른 부인 같지 않습니다. 글을 쓰는 기러기는 날개깃을 펼치면서 높이 오르는데 질서정연한 푸른 연꽃이 머리와 함께 일찍 꺾입니다. 이렇게 나쁜 운이 있는데 누가 실제로 나누어 하겠습니까. 대부분은 뿌리 깊은 습관을 없애지 못하고 어떤 사람은 좋은 인연을 이야기하기 모자랍니다. 동쪽 땅은 나찰이 없어 계율을 어기는 말을 하고 북쪽 집은 관세음보살에 기원하지만 도탑고 자애로운 말씀이 드물게 있습니다. 노랑 치마로 피를 가려도 일찍이 기쁨에 따르면 수행하는 도량이고 보리수 나뭇잎에 불경을 베껴도 언제나 잘못 자르면 거센 파도가 덮습니다. 사람들은 항아는 죽지 않는다고 하는데 계수나무 궁궐에 토끼 절굿공이는 조금씩 어째든 약을 빻습니다. 옛날에 신선은 평범하다고 하는데 칠월 칠석에 오작교로 아주 오래도록 강을 건넙니다. 이렇게 묻고 제가 대답하니 우스꽝스러운 일을 결국 겪게 되고 이미 웃으며 말하니 죄가 더함을 압니다. 그러나 상은 오직 무거움을 따라서 평생 모든 일을

연마하고 죄는 가벼움을 따라서 나이 들기 전에 차례대로 두 눈에 장님을 건네줍니다. 봄꽃이 비단 같이 붉지만 꽃밭에 한 눈 팔지 않은지 이미 삼년이고 가을달이 서리 같이 희지만 다섯 자까지 걸음을 옮기기 어렵습니다. 진짜로 넋이 아직 죽지 않았다고 하지만 혼이 일찍 몸을 벗어났습니다. 황정경134)이 어려서 유학 책을 읽고 어른이 되어 의술에 통달하였습니다. 진실로 재물을 얻으려 하지 않았으니 쓸쓸한 집을 어떻게 풍채와 비교하겠습니까. 옳음을 보면 마땅히 용감하고 공적을 가까이 하면 새로운 허물이 돋습니다. 이렇게 이 길을 곧바로 행하고 다르게 찾은 것을 헤아리려고 합니다. 엎드려 위에 하늘을 돌아보니 앞의 잘못을 생각하지 않고도 스스로 새롭게 하여 더욱 지킬 수 있습니다. 원래 스승이 조심스럽게 골라 준 땔나무를 받아 점을 찍는 방법으로 문지도리를 움직이게 합니다. 은빛 바다가 허공에 잠기지만 순식간에 해 속에 구름과 안개가 없습니다. 금침으로 드러내니 손가락 아래가 또렷이 나뉘어 아주 신기합니다. 이 다음에 남은 삶을 지금 때문에 다시 만들었습니다. 더할 나위 없이 정성스러움을 지니는데 삼가 말이 솔직하고 몹시 세찰까 두렵습니다. 삼가 말씀드립니다.'

내가 예전에 치료한 어떤 부인이 이렇게 글을 만들었다. 부인은 아름답고 어질었지만 한 아들이 천연두로 젊어서 죽었다. 아들이 죽자 슬픔으로 병이 되어 찾아도 행복하지 않았다. 부인이 밤낮으로 슬피 울다가 동그란 눈속흠증을 얻었다. 신에게 알리고 침을 놓으니 두 눈이 살 것 같아서 이렇게 적었다. 지아비와 아들이 병이 없다면 기러기 같은 글씨나 푸른 연꽃이란 글귀는 쓸모가 없다. 따로 뜻이 있어서 꾸미고 더했고 아무개라는 성과 이름을 함께 넣었다.

○ 동그란 눈속흠증은 모나거나 둥글다에 둥글음이 아니다. 두 개가 겹치고 서로 달라붙어서 가운데에 흐린 물을 끼고 있는데 만두나 납거미집 꼴과 같다. 침으로 밀고 움직여서 흔든다고 떨어지지 않는다. 침 끝으로 검은자위를 보고 비어있는 속을 한번 찌르면 흐린 물이 세차게 아래로 흐르거나 눈동자의 밖으로 넘쳐 나온다. 다시 침을 세워서 안쪽을 향해 둥글게 두드려 아래로 누르면 눈동자가 밝아진다.

방울진 눈속흠증은 빛나면서 매끄럽다에 매끄러움이 아니다. 동그란 눈속흠증이 맺히지 않아서 침이 들어가면 흩어지거나 모인다. 흩어지면 큰 구슬과 작은 구슬이 위와 아래로 함께 흐르고 모이면 합쳐져 하나로 된다. 수은 방울이 지나가는 것 같다고 하는데 이것이다. 이 증상은 많이 보이지 않고 침을 놓아도 크게 효과를 볼 수 없다. 배우는 사람은 알아야한다.

○ 덧붙여서 기록하는 아홉 가지.

장님이 된지 오래되어 살아도 죽은듯하다. 잠깐이라도 다시 세상을 보면 많은 금을 쓰게 되더라도 즐겁게 따르겠다. 돈을 좋아하지 않으면서 기꺼이 은혜를 베풀 그런 하늘이 낸 의사가 있겠는가! 아래에 아홉 명은 쉽게 보게 되는데 감사하지 않을 뿐만 아니라 숨기고 속였

---

134) 《목경대성》의 지은이.

다. 묻어놓은 억울함을 엮어서 적어놓는다. 뱀과 전갈, 개미와 구더기를 몸에 합치고 돼지 같은 마음으로 개 같이 움직인다고 해도 그 더러움이 충분하지 않다. 읽는 사람은 몹시 화가 나더라도 머리카락으로 관을 치켜 올리지 마라. 결코 열사가 아니다.

소무에 사는 나동산은 찬전135)인 나영무의 아들인데 30살이고 가난했다. 어느 누구에게 들었는데 부인을 버려서 부인이 자기 어머니한테 돌아갔고 어머니는 식량이 꽤 있어서 잘게 다진 죽을 넉넉히 주어서 거기에 빌붙어 군더더기가 되었다. 그리고 부인이 나이가 많았는데도 아이를 낳지 못해서 화가 나면서도 감히 말하지 못하다가 천천히 눈이 멀게 되었다. 이때 제학인 갈세시가 장님을 도와준 경험을 알려주었더니 집안에 형제와 조카가 나 보고 방문하라고 일렀다. 내 친구인 애남천은 이방 집에 머물렀는데 나영리가 돈이 있어서 나동산의 아버지가 그 돈으로 치료하라고 해서 애남천이 모든 돈을 받았고 약값은 형인 애수첨에게 주었다. 나는 가난한 병을 불쌍히 여겨서 즐겁게 돕게 되었다. 그러나 두 눈에 침을 놓으면 다시 빛을 보게 되는데 어떻게 굳게 숨기고 알지 못하겠는가. 오히려 어둡고 컴컴해서 괴롭다고 밤낮으로 큰소리로 울었다. 애남천의 어머니가 배고프고 추울까 걱정하여 때때로 와서 나에게 베풀었다. 눈물을 자주 흘릴수록 큰소리도 더욱 커져서 곧바로 꾸짖어도 막을 수 없어 상의해서 메고 돌아갔다. 다음해 봄에 수형에 아들인 정진

─────────────
135) 관직 이름.

보와 동생 아들인 원이 같은 동료라서 가까운 모습처럼 말해서 비로소 자기가 보탰다는 것을 알았다. 또 다음해 애남천이 죽었는데 애남천의 어머니가 80살이라서 한마디 말로도 위로하지 못했다. 은혜를 받고서 잊지 않는 것을 이야기하지 않는다. 넓게 사귀어도 정이 없다. 내가 이미 침을 놓는 방법에 능통하였다. 그래서 향을 태우면서 하늘에 치료 받기를 원하면 가난하거나 천한 지를 묻지 않고 모두 의술과 약을 주겠다고 하였다.

풍인인 요도는 태어나면서 은빛 눈속흠증을 얻어 어버이가 놀라 아이를 항상 더욱 사랑했다. 요도가 어린아이가 되자 아주 작은 것도 보지 못해서 두 눈이 멀었다는 것을 알고 물에 빠져 죽으려고 하였다. 다시 이웃에 늙은 부인이 불쌍히 여겨 길렀다. 말과 글을 가르치면 귀로 꽤 잘 알아듣고 목소리도 크고 맑아서 잘 들을 수 있었다. 그래서 나갈 때마다 사람들이 즐겁게 베풀고 그 다리로 목숨을 보살피고 있었다. 20살이 되어 내가 그 동네에 이르러서 한 눈에 침을 놓았다. 그런데 가림을 없앴는데도 사람과 사물을 알아보지 못했다. 가르치면서 손을 얹고 다시 물으니 틀림없다고 대답했다. 그러나 소장공이 햇빛으로 알려줬기 때문에 이 일은 빗댄 말이 아니었다. 늙은 부인이 기뻐하면서 '이방에 어버이는 장님으로 태어나 부끄럽게 여겨 요도라고 불렀는데 지금 어른이 되었구나.'라고 말했다. 더욱 네 번이나 감사하다고 말했다. 그런데 5년이 지나 늙은 부인이 죽고 나자 요도는 원래에 장님 꼴

로 돌아왔다. 두드리는 널판을 짚어지고 지팡이를 끌며 가면서 사물을 알아보지 못했다.

진령에 애꾸눈 육씨는 몸이 마르고 작아 늙은 원숭이 같았다. 60살 가까이 되어도 콧수염과 구레나룻이 나지 않고 부인과 남자도 없었다. 그렇다고 심하게 가난하지는 않아서 보리밭과 채소밭에서 스스로 즐거워했다. 마침 내가 상평을 지나가다 보고 눈을 치료한다고 하면서 그 이유를 물었다. 그는 '여름밤에 목욕을 나갔다가 호랑이가 낚아채서 수십 개의 높은 산을 넘어 놓아 주었다. 냄새도 맡고 핥아주고 하다가 남자 성기를 깨물어 없앴다. 목숨을 얻고 돌아왔지만 놀라고 몹시 슬퍼하다가 이 증상이 되었다.'고 하였다. 마을에 장촉첨은 세상에 이런 의술이 있다고 믿지 못했지만 잠자리에 먼지를 털고 머물도록 했다. 간절히 침을 놓았더니 눈동자가 얼음 술병이나 가을에 물 같이 가느다란 티끌이 물들지 않았다. 장촉첨이 아주 기뻐하며 크게 외치면서 '호랑이 입으로 남은 삶이 지금 날에 다시 동쪽에 경치를 보는구나. 정말로 오래 사는 게 먼저구나.'고 말했다. 육씨가 두려워하면서 대답할 말이 없다가 잠시 후에 손가락을 넣어 토하려고 하면서 간질이 있다는 꼴로 마당에 각3량이 있다고 나무인형처럼 말했다. 내가 웃으면서 '나동산도 이렇게 일부러 머리를 썼다. 나에게 조금만 주고 물러나면 편안해진다.'고 하였다. 사람에게 몰래 살피게 했더니 과연 그랬다.

광창에 장님인 당삼류는 같은 마을에 여러 집에서 빌어먹는다. 내가 얼핏 보고 이것은 침을 놓으면 나을 수 있다고 말했다. 무리가 큰 소리로 말해서 억지로 침을 놓았더니 빛이 보였다. 그런데 보이는지 물어봤더니 검어서 옻칠 같고 더해서 미친 듯이 아프다고 말했다. 그런데도 돈과 쌀을 찾으면서 만족스럽게 움직인다. 다음해에 백수자에서 쥐구멍을 만들다가 붙잡혀서 관원에 가게 되었다. 내 아들이 길에서 만났는데 앞에 말이 과장이 아니라고 알았다. 삼류는 소인배로 개와 돼지고기를 먹지 않고도 남는다.

태읍에 용호와 동정산은 나에 의술을 바라면서 이미 수업을 받고 있다. 다른 증상은 좀 보았지만 눈속증만은 보지 못했다. 기어코 한 외롭고 가난한 대육아에게 침을 놓았더니 수염과 눈썹이 모두 보였다. 동정산이 경치가 어떠냐고 작게 꾸짖었더니 장삼류가 했던 말처럼 대답했다. 아! 인간 세상의 일은 인간 세상이 다할 수 있는 게 아니[136]라고 말한 탕현조가 옳다고 했지 않은가. 위에서 다섯 놈들을 치료했는데 나동산과 당삼류는 트집을 잡아 재물을 빼앗았고 육할자와 요도, 대륙아는 과연 왜 썼을까. 이렇게까지 양심을 속이는구나.

서쪽 성에 설백공의 아들인 이걸은 태어나면서 두 눈이 멀었는데도 가족이 알지 못했다. 그러다가 돌잡이를 할 때 돌잔치 상에 여러 물건을 놓았는데 하나도 잡지 못했다. 급하게 수레를 보내 맞이하여서 내가 보고 '이것은 눈속증으로 금침이 아니면 뜨지 못한다. 그러나 자

---

136) 명나라에 탕현조가 《모단정》에서 한 말.

라면서 사리에 밝을 때에 비로소 치료할 수 있다. 책에 여러 처방을 뿌리를 알려준 다음에 먹게 하면 봄 나무가 어진 기운이 항상 있게 되어 이 증상이 변하지 않는다.'고 말했다. 열다섯 번에 여름과 겨울이 지나고 나서 앞에 이야기를 하려고 했더니 집안이 몰락했다. 을유년에 이방포의 형 환성과 사촌형 유결이 서쪽 성을 살피다가 장강에서 나를 만났다. 차를 마시며 이야기하던 사이에 아우가 요즘 어떤지 물었더니 집안 분위기가 크게 변하고 조카 눈이 처음과 같다고 말했다. 선생이 착한 나에게 창피를 주었지만 집 지붕에 앉은 까마귀까지 사랑한다[137]고 좋게 생각했는데 은혜가 쓸모없는 사람에게 미쳤구나. 하지만 용서하고 적은 재주를 나타내주기를 부탁해서 내가 기꺼이 받아들였다. 시월이 돌아와 안사람이 편지를 찾아 읽으러 나갔다가 자기를 초청한 줄 알고 잠깐 돈 오천문을 얻었다. 다시 서찰을 찾아서 날짜를 고치고서 갔다. 설백공은 사정을 알지 못하고 유결이 이방의 관사에서 밤참을 먹으면서 죄를 짓기를 힘써 부탁했다. 다음날 오시에 힘써서 한 눈에 침을 놓아 눈동자가 거울 같이 맑아졌다. 사람과 사물을 물었더니 갑자기 보인다고 말하다가 갑자기 보이지 않는다고 말한다. 사례금을 구실을 붙여 모면하려는 것뿐이다. 환성이 깨닫고서 돈을 묶어 나에게 보내고는 돌아갔다. 이천문만 받고 나머지는 몇몇을 양보해서 얻지 않았다. 나는 그 자리에 없는 놈팡이를 경멸하면서 모든 좋고 착하고 즐겁게 베푸는 사람에게 감사했다고 말하고 서둘러 벗어난 다음에 두 번 다시 상대하지 않았다. 다음에 설이걸이 고향 사람 대신에 베를 거두는데 나를 보고는 고개를 돌리고 돌아보지 않았다. 마음에 장님이라고 하겠다.

애꾸눈 영씨는 현명과 같은 마을로 사촌형과 유방 다리에 빌붙어 살다가 50살에 외동아들이 역병으로 죽자 갑자기 눈이 멀었다. 9월에 신회 놀이일 때 대갓집이 보고 모두 한숨 쉬면서 상을 주었다. 현명이 내가 반드시 돌아오게 한다고 생각하고 여럿이 맞들고 와서 치료해달라고 하였다. 살펴보니 흔들린 눈속 흠증이었다. 아들이 죽어 머리를 주춧돌에 부딪치면서 소리쳐 울었기 때문이다. 다음날 현명에 가족인 조카 송곡과 함께 몸소 찾아와 예를 갖추고 세 개의 금을 사례하기로 하였다. 은자의 숫자는 목숨과 같아서 반드시 미리 정해놓아야 침을 놓을 수 있다고 하였다. 송곡이 힘써 짊어지겠다고 했는데 나는 허락하지 않으면서 '이런 증상에 침을 놓고 병이 없어지면 눈 깜짝할 사이에 돌아서서 빠지고 속이는 것을 보지 못하겠다.'고 말했다. 그리고 어떤 날에 침을 놓겠다고 다시 정했다. 날짜가 되자 여동생 표의 지아비인 과첩과 이방의 숙부인 국촌이 와서 낮 12시경에 사람에 안 보이는 눈을 뜨게 한다고 들었는데 특히 와서 보겠다고 했다. 송곡이 어디 있는지 물었더니 이미 물건을 챙겨 먼저 갔다고 말했다. 두 사람은 진실로 내가 공경하고 좋아하며 또 한 가족에 속해서 믿고 의심하지 않

---

[137] 사랑하는 마음이 그 주변까지 미친다는 뜻.

앉다. 편한 방에 이르렀더니 과연 세량 정도를 놓고 의자에 앉아 있다. 그래서 침을 놓았더니 뚫린 구멍으로 작은 풀도 알아볼 수 있어서 많은 사람들이 떠들썩하게 놀랐다. 그런데 송곡이 은자를 소매 속에 감추고 도망쳤다. 현명이 황급히 앞에서 사과하면서 집 안에 형의 옷띠에 돈이 있으니 어떻게든 반드시 친구에게 빌려서 밥 먹고 나면 집에 보내겠다고 했다. 저녁이 되었는데도 현명이 숨어 나오지 않고 돈을 찾아도 있지 않았다. 다시 송곡을 찾으니 부인이 내려오지 않겠다고 대답했다. 다음날 정오에 다시 가보니 애꾸눈 영씨는 이미 이른 새벽에 유방으로 돌아가 버렸다. 사람의 마음이 험악해서 헤아리기 어려운데 이렇게까지 하니 정말 심하구나.

단양에 증두선은 나에 손자 부인 가족에 할아버지이다. 부인이 죽어서 우울하여 눈속증이 되었기 때문에 맞이해서 내가 치료하였다. 얼핏 보니 동그란 눈속흠증 같아서 침을 놓았더니 과연 흐린 물이 뿜듯이 나와 갑자기 바람 수레바퀴에 저녁연기가 가득히 퍼진 듯하고 가슴이 심하게 두근거렸다. 빨리 치료를 그만 두고 양영탕을 달여 먹게 하고서 잠을 자게 하였다. 조금 있다가 코고는 소리가 우레와 같았지만 놀라지 않고 밤에도 아무 일이 없었다. 새벽에 일어나 눈에 감은 것을 열어보니 수정처럼 맑고 깊어서 가느다란 곱자도 알아볼 수 있었다. 나는 원래 이익을 계산하지 않았고 더구나 친척에 도리에도 맞았다. 그런데 어떻게 입에 꿀을 바르고서 배에 칼을 품을 줄 알았겠는가. 얼굴을 보고는 간곡하게 감사하다고 말하면서 다른 사람에게는 의술에 이치를 또렷이 알지 못해 하나의 침으로 목숨을 죽였다고 뒤집어서 말했다. 스스로 좋은 약으로 나았다고 은근슬쩍 말했다. 아아! 이 늙은 홀아비는 10년을 살았는데 아들과 며느리가 헌신짝처럼 버렸다. 지금 혀로 음식을 갈아 배부르게 먹어도 전혀 나에 덕이라고 하지 않는다. 정말로 나동산에 아류구나.

상반에 강자만은 석수장이로 살아갔다. 하루는 움집 안에서 비석을 새기는데 돌조각이 왼쪽 눈으로 튕겨서 흐려졌다. 오른쪽 눈도 흔들린 눈속흠증이 되었다. 앙정이 돈으로 나의 침을 구해서 은 넉량에 하기로 했다. 침을 가림으로 넣어 아래로 보내고 보이는 지를 물었더니 강자만이 대답하지 않았다. 내가 꾸짖으면서 '이 덕으로 빛이 있지 않다고 생각한다면 가림을 위로 밀어내겠다.'고 말했다. 그랬더니 서두르면서 '보인다, 보인다.'고 말했다. 아들에 부인이 빨리 비녀와 팔찌를 내놓고 앙정과 만나 저당 잡혔다. 처음 말한 대로 일이 끝났다.

《어》에서 세상에 풍조가 예전 같지 않다고 했고 또 사람의 마음이 헤아리기 어렵다고 했다. 금침이라는 하나의 길에 중요한 가르침이 많고 많다.

《은해지남》

○ 바름을 지키고 삿됨을 피해야 한다는 이야기.

성인이 법을 만들어 천하를 치료할 때는 옳음으로 한다. 사람은 세상에 나서 여섯 기운이 밖에서 해치고 일곱 감정이 안을 해치며 또한 배고픔과 배부름, 심한 힘씀을 더한다. 병을 일일이 셀 수 없어서 나는 눈병만을 말하겠다. 눈은 간장의 구멍이고 다섯 수레바퀴는 오장으로 나뉘며 신장 물이 적시면서 쓸개즙이 다스린다. 들어온 것이 있으면 모두 병이 되는데 살펴서 비워짐은 북돋고 채워짐은 빼낸다. 또 삿됨이 세차면서 바름이 비워지면 북돋으면서 빼내거나 빼내면서 북돋는다. 이것이 바른 방법이다. 바른 방법은 전하지 않고 삿된 방법만이 여기저기 일어나서 해친다고 말하지 않는다면 뛰어난 길일 수 있겠는가. 반드시 엄하게 말해야 한다. 예를 들어 침으로 아래위 눈꺼풀을 찔러 먼저 피를 낸 다음에 쇠그릇으로 그 안쪽 눈꺼풀을 문지르는 경우가 있다. 그런데 오래하면 반드시 겉흠가림이 생긴다. 피를 해치고 삿된 것이 흩어지지 않았기 때문이다. 또 혀로 눈알을 핥는 경우가 있다. 옛사람이 효심에 감동했다고 이름붙이는 데 정성스런 마음에서 나오는 것이 아니다. 오히려 종종 눈알을 깨뜨린다. 혀는 심장의 싹이고 눈동자는 신장의 알짜인데 심장 불이 신장 물을 이기기 때문이다. 매운 음식을 먹거나 소주를 마시거나 불을 쬐고 해를 보듯이 뜨거움으로 뜨거움을 치라고 잘못 말하는 경우가 있다. 이것이 적에게 식량을 주고 도적에게 칼을 주는 꼴이다. 또 손톱, 쇠, 구슬, 피 등을 긁어 부스러기를 눈에 넣는 경우도 있다. 딱딱한 것이 아주 여린 바탕을 왜 해치지 않겠느냐. 황련탕, 박하탕, 진흙물, 우물물, 달걀흰자, 수정, 금은 등이 가진 서늘한 기운으로 찜질하듯이 씻는 경우가 있다. 그러면 피가 엉겨 증상이 변할까 걱정스럽다. 어떤 의사가 생김새와 부위, 오장육부와 경락을 살피지 않고 번번이 국화세심산, 용담사물탕, 삼황탕, 양간환 같은 약으로 증상에 따라 쓰면서 치료를 어지럽혔다. 서령태[138]는 이것을 진짜 돌팔이라고 불렀다. 눈병은 간장과 신장을 바탕으로 하는데 바탕을 버리고 드러남만 쫓는다면 바른 치료법이 아니다. 삿됨과 바름을 말할 때 아주 뚜렷이 드러나야 한다. 유학에 바른 학파가 있듯이 의학에도 바른 학파가 있다. 배우는 사람은 곁다리 학파에 헷갈리지 말아야 한다.

○ 처방을 쓰는 법.

한나라의 장중경이 상한병을 치료하려고 만든 113개 처방이 처방을 만드는 시조이다. 이 처방에서 더하거나 빼거나 나누거나 합쳐서 처방하면 가장 좋다. 계지탕에 갈근을 더하면 계지가갈근탕이 되는데 더하는 방법이다. 계지탕에서 작약을 빼면 계지거작약탕이 되는데 빼는 방법이다. 계지탕에서 작약을 빼고 부자를 더하면 더하고 또 빼는 방법이다. 계지이마황일탕과 계지이월비일탕은 합치는 방법이다. 계지마황각반탕은 합치고 또 나누는 방법이다.

병의 생김새는 백가지로 변해서 처방을 하나로 정하기 어렵다. 그래서 장중경의 부자사심탕처럼 하나의 처방 속에 차가움과 뜨거움을 같이 쓰고 도씨의 황룡탕처럼 침과 북돋음을 같이 한다. 약의 타고난 바탕이 서로 반대인데도 같이 쓴

---

138) 청나라의 이름난 의사. 《의학원류론》《신질추언》《회계의안》을 지었다.

다. 호흡139)이 가래가 옆구리로 흘러가서 아픈 병을 치료할 때 십조탕에 감초를 더해서 썼거나 주단계가 노체병을 치료할 때 연심음에 원화를 같이 썼다.

주단계가 한 부인에게 사물탕에서 천궁을 빼고 지황을 두 배로 해서 백출 황기 황백 감초 인삼을 더 넣어 1첩을 썼다. 그런데 크게 설사를 하고 눈이 보이지 않으며 말을 할 수 없었다. 병이 더 깊어져서 약에 오히려 돕지 못한다고 알고서 앞의 약을 볶고 쪄서 주었더니 병이 나았다. 같은 처방이라도 날 것과 찐 것은 하늘과 땅만큼 서로 떨어져있다. 임금, 신하, 도우미, 심부름꾼을 더욱 알아야한다. 육군자탕은 주로 기운을 북돋기 때문에 인삼을 임금으로 하고 사물탕은 주로 피를 북돋기 때문에 당귀를 임금으로 한다. 절대로 어지럽게 섞어 쓰지 말아야 한다. 중요한 원칙에 어둡게 된다.

의사가 되려면 먼저 처방 만드는 방법을 똑똑히 알아야 어렵지 않게 효과를 본다. 내가 왕의 부인이 두 눈이 붉게 붓는 병을 치료하였다. 왼쪽 관맥이 가라앉고 빠르면서 조금 깔깔해서 뭉친 불이 간장을 해친 증상이라고 진단하고 소요산을 썼다. 여름철을 맞이하여 시호가 다시 불을 움직여 위로 올릴까 두려워서 빼고 청호를 더했더니 병이 나았다.

또 사모를 치료했는데 불이 세차고 물이 없어져 육미환을 써야만 했다. 그러나 눈에 별 가림이 있어서 신맛으로 오므리면 안 되기 때문에 산수유를 빼고 여정자를 더 넣어 썼더니 병이 나았다.

---

139) 남북조시대 송나라 의사.《호흡백병방》을 지었지만 없어졌다.

또 사모가 두 눈에 붉은 핏줄이 아래로 내려가는 병을 치료했다. 너무 많이 일하고 걱정을 해서 비장을 해쳤다가 비장에 불이 쇠를 벌주었기 때문에 귀비탕을 써야한다. 하지만 비장 속에 아직 뭉친 불이 있고 목향이 너무 마르게 하면서 기운을 깨뜨릴까 두려워 빼고 맥문동으로 폐장을 촉촉하게 했더니 병이 나았다.

또 오모의 궐음경 머리아픔을 치료했다. 원래 기운과 피가 약한데 비장과 신장 두 경맥이 다시 삿된 차가움을 받아서 왼쪽 눈에 엉긴 걸흠과 붉은 가림이 있고 아래에 해친 자국이 생겼다. 따뜻하게 북돋는 처방을 써야 한다. 하지만 가까스로 비장의 차가움을 없앤다고 해도 물이 따뜻해지지 않고 가까스로 신장의 차가움을 없앤다고 해도 흙이 따뜻해지지 않는다. 그래서 내가 이중탕과 이음전을 합쳐서 치료했더니 병이 나았다. 이런 각각에 방법은 대강 말할 수 없고 증상에 따라 알맞게 변해야 한다. 그러면 배에 새기고 칼을 찾는 폐단을 스스로 피할 수 있다.

증상이 서로 비슷하다고 같은 처방을 쓰지 않는다. 음증이 양 증상과 비슷한 경우가 있다. 눈이 부으면서 얼굴이 붉고 가슴이 답답하면서 벌렁거리며 목구멍이 아프고 몸이 약간 뜨거우며 똥이 딱딱해서 보기 힘든 것은 양 증상과 비슷하다. 하지만 목이 말라 물을 마시려 하지만 마실 수 없고 맥이 가라앉으면서 가늘고 느리면서 작거나 가볍게 누르면 넘치고 빠르지만 세게 누르면 가라앉으면서 약하고 힘이 없는 것은 물이 크게 세차면서 불과 비슷해졌다. 왕태부[140]는 몸에 열이 나고 맥이 빠르지만 누를 때 두드리지 않는다면 '음이 세차서 양과 겨룸'이라고 이름 지었고 뜨거움이 아니다. 통맥사역탕에 부자와 인삼을 두 배로 더 넣어 진짜 양 기운에 가까이 가도록 한다. 차가운 약을 준다면 목을 넘기자마자 죽는다.

양증이 음 증상과 비슷한 경우가 있다. 눈이 조금 붉고 몸이 추우면서 손발이 차며 생각이 어두워 음증처럼 보인다. 그러나 목이 말라 물을 마시려고 하고 똥이 딱딱해서 보기 힘들며 오줌도 붉고 뻑뻑하다. 똥 덩어리가 거의 없으면서 잘 나온다는 것은 곁에 흐르는 똥으로 차가운 설사가 아니다. 맥이 비록 가라앉지만 짚어보면 반드시 매끄럽고 빠르면서 힘이 있다. 왕태부는 몸이 춥고 손발이 차며 맥이 매끄러우면서 빠르지만 누를 때 두드리면 '양이 세차서 음과 겨룸'이라고 이름 지었고 차가움이 아니다. 가벼우면 백호탕이고 심하면 승기탕이다. 뜨거운 약을 쓴다면 의사가 죽인 꼴이다.

또 사이를 떼서 치료하는 방법이 있다. 《육절장상론》에 '다다르지 않아야 하는데 다다른다면 크게 지나침이 된다. 그러면 힘세지 않은 곳을 엷게 하고 힘센 곳을 틈탄다.'고 하였다. 장경악은 '오행의 기운에서 나를 이기면 힘세지 않은 곳이 되고 내가 이기면 힘센 곳이 된다. 예를 들어 나무 기운이 넘치면 쇠가 억누르지 못하면서 나무가 반대로 쇠를 업신여긴다. 그래서 힘세지 않은 곳을 엷게 한다.'고 하였다. 내가 눈이 아프면서 설사하고 토하는 증상을 치료하면서 오로지 사군자탕만을 썼더니 나았다. 이 증상은 비장 흙이 약해졌기 때문에 쇠를 생기게 하지 못하고 나무를 억누르지 못한다. 봄철에 소양이 일을 하고 쇠 기운이 쉬면 나무가 신하불을 끼고 거꾸로 폐장 쇠를 벌준다. 그래서 눈이 아프고 토하게 되는데 다시 비장 흙을 이기기 때문에 설사를 한다. 만약 간장 나무를 친다고 해도 나무가 반드시 억눌러지지 않는다. 오직 사이를 떼서 치료한다는 방법을 써서 흙을 북돋아 쇠를 생기게 하고 쇠를 생기게 해서 나무를 억누른다. 그러면 쇠가 기대어 생기면서 나무가 힘세지 않은 곳을 엷게 할 수 없다. 이동원이 흙을 북돋아 간장을 고르게 한다는 뜻이 이것이다.

온 세상에 병은 끝이 없고 옛사람의 처방이 변하는 꼴도 끝이 없다. 그러니 병증에 따라 처방을 세울 때는 홀로 보아서 나타내야 한다. 간모가 어떤 눈을 숫돌에 해쳤는데 검은자위를 이미 해쳐서 사물이 또렷하지 않게 보이고 두 눈두덩이 붓고 아팠다. 또 병이 나은 부인이 있었는데 왼쪽 눈을 불로 지져서 검은자위가 이미 무너졌고 참을 수 없이 아팠다. 이 두 증상은 《비홍집》, 《용목론》, 《은해정미》, 《원기계미》, 《심시요함》 등의 책과 대가의 책에도 실려 있지 않다. 내가 '돌은 원래 양에 속하는데 또 불 때문에 재로 변했다면 타고난 바탕은 더욱 강해졌다. 이것이 눈을 해쳤다면 피가 엉기고 물이 말랐을 것이다.'고 생각

---

140) 당나라의 왕빙. 《황제내경 소문》을 주석했다.

했다. 그래서 한 처방을 만들었는데 먼저 땅 위에 있는 부추와 지렁이 진흙을 달여서 먹게 했더니 붓기가 없어졌다. 계속해서 피를 서늘하게 하는 약을 썼더니 눈이 드디어 보였다. 지렁이는 원래 흙에 덕이고 별자리로 진성141)이다. 물은 맛과 타고난 바탕이 짜고 차가워서 가장 뜨거움을 잘 내릴 수 있다. 진흙은 더욱 달고 차가워서 뜨거움을 식히고 독을 풀 수 있다. 반드시 땅 위에 있는 부추를 쓰는데 부추는 피 부분으로 들어가고 기운을 돌린다. 기운과 피가 돌아다니면 붓기가 없어지고 뜨거운 독이 내리면 아프지 않게 된다. 불의 타고난 바탕은 마르고 세찬데 눈을 지지면 더욱 모질게 된다. 이때 오래된 부추씨 기름으로 씻으면 붓기가 내리고 아프지 않게 된다. 부추씨는 맵고 따뜻하면서 독이 없는데 오래되면 맵고 따뜻한 기운이 조금 없어진다. 눈에 처방이 쓰면서 마를 때 이것으로 축축하게 하면 조금 덜 아프게 된다. 또 약이 매우면서 따뜻함을 띠고 있어서 뭉치고 막힌 것을 흩어지게 하고 붓기를 내릴 수 있다.

배우는 사람이 병의 뿌리를 자세히 살피고 약재를 아주 잘 아는데 어떤 병이 치료하기 어렵겠느냐.

○ 약을 쓰는 법.

병은 비워짐과 채워짐, 차가움과 뜨거움으로 다르기 때문에 약도 북돋움과 빼냄, 따뜻함과 서늘함으로 나누어야 한다. 그러나 비워짐 속에 채워짐을 끼거나 채워짐 속에도 비워짐을 낀다. 차가움이 뜨거움으로 변하거나 뜨거움이 차가움으로 변한다. 또 위는 차가운데 아래가 뜨겁거나 위는 뜨거운데 아래가 차갑다. 증상도 병증마다 다르기 때문에 병증에 맞게 약 쓰는 방법을 알지 않으면 안 된다.

예전에 한무142)의 형수가 입과 혀가 모두 헐다가 가끔 목구멍까지 막고 아래가 크게 허약해져 흰 대하가 물처럼 나왔다. 의사가 서늘한 약을 써서 위를 풀면 아래의 병이 더욱 심해지고 뜨거운 약을 써서 약을 끓여 아래를 뜨겁게 찌면 뜨겁고 어지러워 죽을 듯 했다. 한무가 이것은 양이 없어진 증상이라고 하였다. 소금물에 삶은 부자를 임금으로 하고 박하 방풍으로 억누르게 하며 건강 계지 천궁 당귀로 돕게 해서 물에 달인 다음에 얼음처럼 차가운 물에 타서 주었더니 약을 다 먹지 않았는데도 조금 나았다. 그 이유를 묻자 '참됨은 참됨을 따르고 거짓은 거짓을 따른다. 위는 거짓 뜨거움이기 때문에 거짓 차가운 약으로 따르게 했고 아래는 진짜 차가움이기 때문에 참된 뜨거운 약으로 거스르게 했다. 이렇게 해야 아래와 위가 고르게 되어 병이 풀린다. 이것이 거짓 뜨거움과 진짜 차가움을 치료하는 방법이다.'라고 하였다.

장예143)가 채로공의 손자 부인이 아기를 낳은 다음에 크게 설사하고 목구멍이 막혀 음식을 먹지 못하는 병을 치료하였다. 많은 의사들이 '두 병은 얼음과 재

---

141) 28개 별자리 가운데 마지막 별자리의 별들로 남쪽에 있다.

142) 명나라의 의사로 《의통》을 썼다.

143) 명나라의 의사로 《계봉비급방》을 썼다.

와 같아서 목숨을 맡겨도 이러지도 저러지도 못한다.'고 말하자 장예가 '걱정하지 말고 약 수십 알을 삼키면 목구멍이 통하고 설사가 멈춘다.'고 하였다. 노공이 이상하게 여기자 장예가 《내경》에 쓰여 있지 않지만 특별히 부자이중환을 자설144)로 싼 약을 생각했다. 목구멍이 막혀 통하지 않을 때는 자설 같은 아주 차가운 약이 아니면 쓰지 못한다. 그리고 약이 목구멍으로 내려가면 남김없이 없어지고 뱃속까지 가서는 부자가 힘을 쓴다. 그래서 한번 먹어서 두 병이 낫는다. 이것이 차가움과 뜨거움을 같이 치료하는 방법이다.'라고 하였다.

나겸보145)가 한 부인이 간장과 비장이 답답하게 맺힌 병을 치료하였다. 오전에 보중익기탕에 육미환을 먹고 오후에 소요산에 귀비탕을 먹도록 했다. 이것이 기운과 피를 같이 치료하는 방법이다. 나겸보가 또 한 부인이 간장과 비장 기운이 막힌 병을 치료하면서 귀비탕과 노회환을 같이 먹도록 했다. 이것은 북돋음과 빼냄을 같이 치료하는 방법이다.

설신보146)가 한 부인이 화내서 간장을 해치고 기운과 피가 모두 비워진 병을 치료했다. 아침에 소요산을 쓰고 저녁에 귀비탕을 썼다. 또 한 부인이 답답함과 성냄으로 간장과 비장을 해친 병을 치료하면서 아침에 귀비탕을 쓰고 저녁에 소요산을 썼다. 하나는 간장에 음을 크게 해쳤기 때문에 먼저 소요산을 써서 나무를 통하게 하고 다음에 귀비탕을 써서 흙을 북돋아 나무가 이기지 못하게 하였다. 하나는 간장 나무가 이미 비장 흙을 이기고 있기 때문에 먼저 귀비탕을 써서 약함을 도와 강함에 맞서도록 한 다음에 소요산으로 기운을 트게 하였다. 그러면 나무가 잘 통하게 되어 흙을 다시 이기지 못한다. 이것은 드러남을 치료하고 바탕을 치료하면서 먼저와 나중이라는 순서를 따르는 방법이다.

이동원이 식분병과 복량병을 치료할 때는 처음에 환약을 2환을 먹게 하고 첫날 1환을 더 넣고 둘째 날 2환을 더 넣어서 똥이 조금 묽을 때까지 더 넣는다. 다시 처음 2환에서 더 먹으면서 한 바퀴 돌면 다시 시작한다. 이렇게 하다가 응어리 크기가 반으로 삭으면 멈춘다. 대개 병은 얕은데 약이 깊어서 바른 기운을 해칠까 두렵기 때문에 반드시 점점 늘려가면서 한다. 이것이 적다가 점점 많이 늘리는 방법이다.

---

144) 모든 쌓인 뜨거움을 치료한다. 입과 혀에 부스럼이 생기거나 미쳐서 소리 지르면서 달리거나 안팎에 심한 뜨거움이 풀리지 않거나 뜨거운 독이 있는 병을 치료한다. 황금 10량 한수석 석고 각4량8돈 현삼 1량6돈 서각 영양각 각1량 감초 8돈 승마 6돈 침향 목향 정향 각5돈. 물 5되로 먼저 황금과 한수석, 석고를 달여 3되가 되면 나머지 약을 넣고 다시 달여 1되를 만든다. 찌꺼기를 없애고 망초 3량 2돈을 넣고 약한 불로 끓이면서 버드나무 가지로 쉬지 않고 젓는다. 엉기려고 하면 도자기 항아리에 넣고 다시 주사 사향 가루 각3돈을 넣고 쉬지 않고 빠르게 젓는다. 차가워져서 엉기면 자설이 된다. 1돈을 조금씩 삼키거나 우물물에 타서 삼킨다. 《입문》

145) 원나라의 의사로 《위생보감》을 썼다.

146) 설기. 명나라의 의사로 자가 신보이고 호는 입재이며 《외과추요》, 《내과적요》, 《여과촬요》, 《여양기요》, 《정체류요》, 《구치류요》를 편찬하였다.

이사재147)가 음과 양 두 적취병을 치료하는 약을 만들어 여러 날 보중익기탕을 쓴 다음에 치는 약을 썼다. 적취병이 얼마나 없어졌는지 따지지 않고 다시 보중익기탕을 주고 타고난 기운이 세차기를 기다렸다가 다시 치는 약을 썼다. 거듭 치고 거듭 북돋았더니 날짜가 지나자 고르게 되었다. 이것이 침과 북돋음을 같이 쓰는 방법이다. 내가 이런 각각의 방법으로 눈병을 치료했더니 손을 쓰자마자 쉽게 효과가 있었다.

침모가 눈이 붉으면서 붓고 눈곱과 눈물이 고름 같으며 입과 입술이 마르고 오줌이 붉으면서 뻑뻑한 병에 걸려서 치료한 적이 있다. 이것은 하나의 물이 다섯의 불을 이길 수 없는 것이다. 불을 내려도 물이 바로 생기지 않고 물을 도와도 불이 꺼지지 않는다. 육미환을 탕약으로 만들어 청녕환148)을 같이 삼켜야

---

147) 명나라의 의사로 이중재이며 자는 사재이고 호는 염아이다. 《내경지요》, 《사재삼서》, 《의종필독》, 《뇌공포자약성해》, 《상한괄요》, 《이생미론》등을 썼다.

148) 모든 뜨거움 병으로 음식이 막히고 배와 옆구리가 팽팽하면서 머리가 어지럽고 입이 마르며 똥이 꽉 맺힌 병을 치료한다. 대황 10근을 금문대황으로 바둑돌처럼 작은 덩어리로 잘라 먼저 쌀뜨물에 대황을 담갔다가 측백잎을 시루에 깔고 대황을 넣고 쪄서 햇볕에 말린다. 다음에 좋은 술 10근에 담갔다가 다시 쪄서 햇볕에 말린다. 따로 뽕나무잎 1근 복숭아잎 1근 괴화잎 1근 보리 1근 검은콩 1근 녹두 1근을 달인 즙으로 찐다. 한번 찔 때마다 측백잎을 시루에 깔고 쪄서 햇볕에 말린다. 다시 찌고 다시 말린다. 이렇게 만든 다음에 다시 반하 1근 후박 1근 진피 1근 백출 1근 향부자 1근 차전자 1근을 달인 즙에 위와 같은 방법으로 쪄서

불이 꺼지면서 물도 튼튼해진다.

또 요모가 날카로운 잎에 오른쪽 눈을 해쳐서 흰 가림이 가득차고 아픔이 그치지 않았다. 당연히 피를 돌리는 것을 바탕으로 하고 기운을 다스리는 것을 드러남으로 한다. 그래서 아침에 사물탕에 소목 홍화 유향 몰약 자충을 더 넣어 피를 돌리고 저녁에 침향월국환을 써서 기운을 통하게 하였다.

또 간모가 두진을 앓은 다음에 두 눈꺼풀에 가려운 옴이 생겼다. 이것은 비워져 뭉친 뜨거움이 비장에 머물러 있기 때문이다. 당연히 비장을 돕는 것을 바탕으로 하고 뜨거움을 내리는 것을 드러남으로 한다. 아침에 육군자탕에서 감초를 빼고 승마 산토끼똥 행인을 더 넣어 비장을 튼튼하게 하면서 폐장을 촉촉하게 하고 저녁에 청목산149)을 써서 불을 내렸다.

또 이모가 두 눈에 붉은 가림이 있고 낮에 때때로 아프다가 그쳤다. 이것은 양이 고르지 않다. 아침에 향사육군자탕을 써서 양을 고르게 했는데 상초에 뭉친 기운이 통하지 않았다. 다시 축비벽운산을 써서 기운을 통하게 하였다.

또 마모가 두 눈에 붉은 겉흠이 있고 밤에 때때로 아프다가 그쳤다. 이것은

햇볕에 말린다. 이것을 좋은 술 10근으로 오동나무 씨 크기로 환을 만들어 1~2돈씩 먹는다. 가루도 괜찮다. 《은해지남》

149) 바람과 불이 간장과 쓸개 속에 들어오고 축축한 기운이 흩어지지 않아서 눈이 붉게 붓는 병을 치료한다. 백질려 3돈 형개 1돈 감국 2돈 백작약 2돈 반하 3돈 백출 5돈 감초 1돈 결명자 1돈. 물에 달여 먹는다. 뜨거움이 있으면 치자 3돈을 더 넣는다. 《석실비록》

음이 고르지 않다. 내가 보간산에 사물탕을 합해서 음을 고르게 했는데 위로 올라간 뜬 불이 내려가야만 했다. 다시 숙지황과 부자를 짓찧어 용천혈에 붙여 뜬 불을 내려가게 하였다.

또 류모가 두 눈이 어둡고 흐릿하면서 가슴과 그 아래쪽이 답답하고 까닭 없이 화를 냈다. 이것은 신장 물이 간장 나무를 만들 수 없기 때문이다. 내가 좌귀음으로 월국환을 삼키게 해서 물을 튼튼하게 하고 속에 뭉친 것을 풀어주었다. 음과 양이 서로 돕고 기운과 피가 같이 고르며 비워짐과 채워짐이 함께 치료되도록 했다.

모든 치료법을 두루 들 수 없어 몇 조문으로 대략 썼으니 배우는 사람이 미루어 짐작하기 바란다. 또 왜 합치지 않고 하나의 탕약으로 치료하느냐고 말하는데 나는 그렇지 않다고 말한다. 약을 쓰는 방법은 병사를 쓰는 방법과 같다. 두 무리의 병사가 길을 합쳐서 온다면 합친 우두머리를 무찔러 공을 세울 수 있다. 그러나 동쪽에 한 무리의 병사와 서쪽에 한 무리의 병사가 길을 나눠서 온다면 합친 우두머리를 무찔러도 동쪽과 서쪽으로 달려가 힘을 한 곳으로 할 수 없다. 우두머리를 나누고서 나아간다면 각각이 어떻게 공을 세울 수 있겠느냐. 전쟁에서는 기습법과 정공법이 서로 끊임없이 이어지듯이 각각은 사람에게도 있다. 모두 알맞게 해야 이로움이 다한다. 그러므로 병법에서 '많이 헤아리면 이기고 조금 헤아리면 이기지 못한다.'고 하였다.

《외과증치전서》
○ 눈을 치료하는 큰 요점.

눈은 전문 과목이지만 모든 책에 흔히 줄여서 쓰여 있다. 그러나 다른 병증이 눈병과 같이 있다면 눈을 치료하는 길이 정말로 밝지 않겠느냐. 오장육부에 알짜와 기운은 모두 위에 눈으로 흐르지만 큰 요점은 세 경맥에 있다. 간장은 눈으로 구멍이 열리기 때문에 눈을 이야기하려면 반드시 간장이 으뜸이다. 그리고 심장에 생각이 흩어져서 어지러우면 갑자기 이상한 것을 보거나 알짜가 흩어져 갈라지게 보여서 하나의 사물을 둘로 본다. 그러므로 심장도 눈과 커다란 관계가 있다. 대개 모든 경맥은 눈에 속하는데 심장이 경맥을 주관하지만 비장도 모든 음을 주관한다. 비워짐과 채워짐을 자세히 따져보고 다시 비워짐과 채워짐이 기운에 있는지 피에 있는 지를 따진다. 갑자기 겉에 나타나면 채워짐이고 오랜 병이면서 속에 있다면 비워짐이다. 비워짐이라면 어둡고 검은 속티가 있으며 눈동자구멍이 벌어진다. 기운에 있으면 깔깔하면서 사물이 또렷하지 않게 보이고 피에 있으면 눈이 시면서 마르고 조금 축축하다. 치료는 간장에 피를 기르고 심장에 생각을 편안하게 해야 하는데 반드시 먼저 비장과 위장을 다스린다. 채워지면 붉게 붓고 아프며 겉흠과 막과 눈물, 눈곱이 있다. 치료는 바람을 없애고 축축함을 흩어지게 하면서 피를 서늘하게 하고 간장을 평온하게 한다. 이것이 눈을 치료하는 큰 요점이다.

눈에 넣거나 씻는 처방은 맵고 평온한 약이어야 한다. 차고 서늘한 약을 쓰면 거스른 삿된 뜨거움이 안을 쳐서 오히려 겉흠가림이 생긴다. 함부로 찬물이나 찬 약, 찬 물건으로 씻는다면 어두워지고 장님이 될 수 있다. 반드시 삼가야 한다.

 눈은 간장의 구멍으로 눈병은 간장으로 돌아가야만 한다. 붉게 붓고 아프거나 또 어린이나 젊은이가 잠깐 얻은 병은 모두 간장 채워짐이나 피에 뜨거움으로 치료한다. 간장은 신하불이 된다. 내가 치료법으로 여러 책에 안과를 보고서 차갑고 매우며 흩어지는 약을 많이 썼는데 모두 마땅하지 않았다. 그래서 나는 복목탕 하나의 처방으로 치료했다. 약이 평범하고 담백하지만 여러 번 써서 자주 효과가 있었다.

 눈이 때에 맞춰 불이 갑자기 심해져 붉고 아프면서 보통과 다르다면 계자황련고를 눈에 넣는다. 꼭 감지 않게 하면 뜨거운 눈물이 뿜어 나오는데 여러 번 하면 낫는다. 중년이 되어서 약해지거나 술과 성생활이 지나치면 눈이 붓거나 아프지 않지만 눈이 부시고 어두우면서 힘없이 보며 눈알이 후비듯이 아픈 등의 증상이 있다. 모두 간장과 신장이 부족하다. 눈속증을 참조해서 치료한다.

 눈을 해쳐 눈자위가 터졌다면 소의 입에 있는 침을 눈에 넣는다. 눈자위가 빠져나오면 빨리 비벼 밀어 넣고 하루 2번 눈에 넣으면서 바람을 피한다. 검은 자위가 터져도 나을 수 있다. 눈이 맞아서 파랗게 부었으면 생반하를 가루 내어 물에 타서 붙인다.

 복목탕은 당귀 2돈 적작약 2돈 큰숙지황(또는 생지황) 5~7돈 황금(술로 볶는다) 1돈5푼 박하 2돈 감국 2돈 감초 5푼 천궁 1돈. 위를 물에 달여 밥 먹고 나서와 잠자려고 할 때 조금 뜨겁게 해서 먹는다. 가려우면 선태 방풍 각1돈5푼을 더 넣고 부었으면 강활 목통 각1돈을 더 넣는다. 아프면 황련(술로 만든다)을 더 넣고 밤에 눈알이 아프면 하고초 향부자 각2돈을 더 넣는다. 눈 속에 붉은 핏줄이 있으면 밀몽화 2돈을 더 넣고 흰자위 위가 붉어서 물러나지 않으면 상백피 3돈을 더 넣는다. 두 눈동자가 아프면 천궁을 빼고 택사 1돈5푼과 황백(소금물로 볶는다) 1돈을 더 넣는다. 간장이 비워져 눈물이 많으면 신선한 하수오 5~7돈에서 1량을 더 넣고 붉게 붓지만 눈이 부시지 않으면 산수유 두충 각2돈을 더 넣는다. 부으면서 아픈데 두 눈이 복숭아 같고 하나로 합쳐져 참을 수 없이 아프면 먼저 방풍통성산으로 설사시킨 다음에 이 처방에 연교 만형자 각1돈5푼을 더 넣어서 먹는다.

 단사산은 이시진 처방이다. 눈에 넣어서 모든 눈병을 치료하는데 효과가 뛰어나다. 해표초(껍질을 벗긴다) 노감석(가장 좋은 것으로 오줌에 7번 담금질해서 물에 띄운다) 붕사 각1량 진사(물에 띄워서 거른 것을 써야 마르지 않는다) 5돈. 위를 아주 곱게 재처럼 가루 내어 도자기 항아리에 담아둔다. 쓸 때는 조금씩 용뇌를 넣고 갈아서 눈에 넣는다.

 이백미화초고는 불간양쓸개 1개 흰꿀(진짜 흰꿀로 해야 하고 위에 흰 설탕으로 바뀐 것은 쓰지 않는다) 5돈. 쓸개즙과 꿀을 섞어 그릇에 담아 쪄서 찐득한 즙처럼 끈적끈적하게 해서 병에 담아 놓는다. 쓸 때는 조금씩 눈에 넣는데 날이 오래되어 약이 마르면 사람 젖으로 축축하게 한다.

 계자황련고는 달걀 1개 황련(거칠게 가루 낸다) 1돈. 달걀에 작은 구멍 한 개를 뚫어 흰자를 빼낸다. 도자기 그릇에 황련 가루와 흰자를 섞어 젓가락으로 밑바닥까지 빠르게 수백 번 저어 거품을 만든다. 반 잔 정도 되면 기울여 맑은 즙을 빼내 눈초리에 넣는다. 눈꺼풀을 꼭 감고서 이 약을 짜내지 말고 뜨거운 눈물이 뿜어 나오기를 기다린다. 여러 번 하면 낫는다. 안에 용뇌를 조금 넣으면 더욱 좋다. 이 처방을 살펴보니 불이 들어온 눈으로 갑자기 붉고 아픈 병을 치료한다. 뜨거움이 살결에 있으면 얕아서 쉽게 풀어지기 때문에 여러 번 눈에 넣으면 낫는다. 뜨거움이 안에서 생겼다면 불이 음 부분에 있기 때문에 이런 찬 약을 쓸 수 없다. 안에 뜨거움을 없애지 못할 뿐 아니라 삿된 불을 막아버린다.

 눈속증과 병들지 않은 눈은 서로 비슷하다. 붓거나 아프지 않고 겉흠과 막도 없지만 오직 눈동자만 어둡고 빛이 없다. 가리게 보이지만 실제로 안에 가림이 없다. 눈동자 빛깔이 푸르다는 등의 눈속증은 모두 피가 적고 생각을 애썼기 때문이다. 간장과 신장이 없어지고 알짜가 말라버려 어둡게 보이며 생각을 애써서 검게 보인다. 치료는 오로지 신장 물을 북돋우면서 기운을 함께 북돋아야 한다. 가미명목지황환이나 팔진탕에 감국을 넣어 쓴다. 회산약150) 우슬 산수유 구기자 곡정초 오미자 하고초 천문동 맥문동 등의 약재를 가늠해서 쓴다. 눈알이 아픈데 밤이 되면 더욱 심해져 눈썹뼈에서 머리 반쪽까지 이어지면서 붓고 아프며 쓰면서 차가운 약을 눈에 넣거나 먹으면 오히려 심해진다. 이러면 하고초 향부자(볶는다) 각2량 감초 4돈을 함께 가루 내어 3돈씩 찻물에 타서 먹는데 4~5번 먹으면 낫는다.

 눈 속에 새나 벌레가 어지럽게 끊이지 않고 날아다닌다면 간장과 쓸개에 병이다. 산조인(볶는다) 강활 청상자 현명분 각1량을 가루 내어 가루 2돈을 물 1잔으로 달여 찌꺼기와 함께 하루 2번 먹는다. 가미명목지황환은 생지황(술로 볶는다) 1근 인삼 4량 오미자 3량 우슬 2량 맥문동(심을 뺀다) 6량 당귀신 5량 감구기자151) 5량 감국 8량을 아주 곱게 가루 내어 졸인 꿀로 환을 만든다.

 눈겉증은 눈에 생긴 겉흠과 막이다. 둥근 겉흠은 흰빛깔이면서 크거나 작고 얼음 겉흠은 얼음이 언 듯이 단단하면서 희다. 매끄러운 겉흠은 수은 방울 같고 떠있는 겉흠은 흰빛깔에 둥근 고리가 눈동자를 두르고 있다. 가라앉은 겉흠은 깊은 곳에 감추어져 있고 초승달 겉흠은 초승달 같은 생김새다. 대추꽃 겉흠은 둘레가 톱니 같고 가운데 노란 겉흠은 바깥 눈초리 끝에 네 주변이 흰빛깔이지만 가운데에 노란 한 점이 있다. 검은꽃 겉흠은 푸른빛깔이고 별이 모이면서 흩

---

150) 둥근마 Dioscorea opposita Thunb.의 뿌리. 우리나라에서는 이것과 마 dioscorea japonica thunb.를 산약으로 쓴다.

151) 간쑤 간저우(甘州)에서 나는 구기자. 옛날부터 가장 좋다고 알려짐.

어지는 겉흠은 검은자위 위에 4~5개의 흰 점이 박혀 있다. 그리고 반진이 눈으로 들어간 병과 흰자위 군살증이 있다. 이것은 모두 넘침증이다. 흔히 신장 물이 없어지면서 음에 불이 안에 뭉쳐 올라갈 수 없기 때문이다. 또 잘못해서 찬약으로 눈을 씻거나 눈에 넣었기 때문에 뜨거운 바람이 막혀서 생긴다. 처음 일어나면 삿된 기운이 붙박지 않았기 때문에 겉흠과 막이 떠있으면서 얕아서 쉽게 치료된다. 날이 오래되면 삿된 기운이 이미 붙박아서 겉흠과 막이 깊고 단단해져 치료하기 어렵다. 이때 치료는 뿜어져 나가도록 해야 하며 잘 통하게 해서는 안 된다. 잘 통하게 하면 삿된 기운이 안에 쌓여 겉흠이 더욱 깊어진다. 발예탕, 약간탕을 써야 하는데 아침과 저녁에 돌아가면서 먹으면 삿된 것이 움직이면서 겉흠이 떠오른다. 단사산도 같이 눈에 넣어 도움을 준다면 느리지만 효과가 있다. 갑작스러운 초조함과 괴로움, 화냄을 삼가고 삶거나 볶거나 맵고 뜨거운 음식도 함께 꺼려야 한다. 흰자위 군살증으로 안쪽 눈초리에 붉은 살이 쌓여 일어났으면 행인 14개를 껍질 끝을 벗기고 씹어 손바닥에 토해 놓는다. 따뜻할 때 솜으로 젓가락 끝을 감싸 군살 위에 넣는다. 하루 3번 넣으면 군살이 점점 삭는다. 붉은 핏줄이 눈동자를 뚫었으면 현삼을 가루 내어 쌀뜨물에 삶은 돼지간과 같이 먹는다.

발예탕은 생지황 3돈 당귀신 1돈5푼 시호 천화분 우방자 천궁 방풍 박하 결명자(술에 볶는다) 각5푼 감국 2돈이다. 생강 1쪽을 넣고 물에 달여 밥 먹고 나서 멀리 먹는다. 똥이 막히면 대황(술로 볶는다) 1돈5푼을 더 넣고 똥이 통하고 부드러우면 뺀다. 날마다 아침에는 약간탕을 먹고 저녁에는 이 약을 먹는다.

약간탕은 검은양간 7꼭지(양간이 없으면 돼지간도 괜찮다) 4량 토끼똥 8개 목적(마디를 없앤다) 당귀신이다. 각각을 항아리 안에 넣고 센 불로 펄펄 끓게 삶아 타고난 바탕과 맛이 모두 나오도록 한다. 양간 7꼭지를 얇은 조각으로 잘라 끓인 물 안에 넣고 잠깐 익힌다. 먼저 달인 약을 먹은 다음에 간을 먹는다. 날마다 새벽에 먹고 저녁에는 발예탕을 먹는다. 2달이 지나면 겉흠과 막이 절반 정도 삭고 백일이면 완전히 낫는다.

환동산은 경험이 있다. 눈동자구멍 쪽을 가린 겉흠과 막을 삭게 한다. 밀몽화(꿀과 물을 섞어 찐다) 1근 목적(마디를 없애고 약간 볶는다) 4량 천강활152)(꿀로 볶는다) 8량 백질려153) (글귀 빠짐) 삼킨다.

붉은 눈이 해가 지나도 낫지 않으면 간장과 신장에 음이 비워지고 삿된 뜨거움이 머물러 막혔기 때문이다. 상백피 두층 각2돈 후박 빈랑 각1돈을 함께 거칠게 가루 낸다. 수탉간 1개를 물에 닿지 않게 붉은 힘줄을 없앤 다음에 약과 함께 섞어서 고량주 6량을 넣는다. 중탕으로 삶아서 약 찌꺼기를 없애고 간과 술을 먹는다. 이틀이 지나면 다시 방법처

---

152) 중국 강활 Notopterygium incisum Ting ex H. T. Chang 이다. 우리나라에서 자라는 강호리와는 다른 식물이다. 전통적으로 쓰던 강활이다.

153) 빠진 글귀가 있다.

럼 해서 먹는다. 육미지황환에 하수오 4량 밀몽화 2량을 더 넣고 똑같은 방법으로 환을 만들어 먹어도 낫는다.

눈언저리가 붉게 짓무르고 끈적끈적한 때가 끼었으면 비장 경맥에 축축한 뜨거움이 위로 올라가 뜨겁게 쪘다. 만금고를 붙이고 뜨거움이 아주 심하면 사황산을 먹는다. 축축한 뜨거움이 뭉쳐 오래 되면 반드시 벌레가 생긴다. 복분자 잎을 찧어 즙을 내서 비단으로 앓는 곳 위를 덮고 방울방울 떨어뜨린다. 조금 있으면 벌레가 비단 속으로 나오는데 실처럼 가늘다.

만금고는 오배자 황련 방풍 형개(꽃이삭) 당귀 천궁 고삼 각4돈 동록 5푼. 위를 갈아 아주 곱게 가루 내어 박하 달인 즙으로 달걀노른자 크기로 환을 만든다. 쓸 때는 뜨거운 물에 1환씩 풀어서 뜨겁게 해서 하루 3번 눈을 씻는다. 큰 효과가 있다.

사황산은 석고(달군다) 4량 방풍(꿀물에 볶는다) 2량 희첨(술에 볶아 햇볕에 말린다) 3량 치자(날 것) 1량 감초(날 것) 3량.

비장과 위장에 기운이 비워지면 눈이 당기고 거죽이 오그라들어 눈꺼풀 위에 속눈썹이 눈 속을 거꾸로 찌른다. 속눈썹 말림증이라고 부른다. 보중익기탕에 석곡 선태(껍질을 없앤다)을 더 넣고 가루 내어 솜으로 싸서 왼쪽 눈이면 오른쪽 코를 막고 오른쪽 눈이면 왼쪽 코를 막는다. 며칠 밤이면 스스로 낫는다. 웅크린 뜨거움이 안을 쳤기 때문에 음 기운이 밖으로 돌아다닌다. 웅크린 뜨거움을 없애면 눈꺼풀 거죽이 느슨해져 털이 바로 선다. 승양산화탕을 써야 한다.

승양산화탕은 연교 황금 만형자 승마 강활 시호 각1돈5푼 당귀신 2돈 생지황 4돈 감초(날 것) 1돈. 위를 물에 달여 밥 먹고 나서 따뜻하게 먹는다.

속눈썹 옆으로 콩알 같고 끝이 뾰족한 꼴이 생겼을 때 가느다란 침으로 찔러 터뜨리면 낫기 때문에 흔히 눈꺼풀 뾰루지증이라고 부른다. 태양경에 뜨거움이 맺혀있다. 찌른 다음에 샛된 바람이 부스럼 구멍으로 들어와 얼굴과 눈이 붓고 눈이 붉으면서 깔깔하고 아프면 궁피산 2돈을 국화 달인 물에 타서 삼킨다. 그리고 머리를 덮어서 땀을 내면 낫는다.

궁피산은 천궁 2량 청피 1량을 함께 곱게 가루 내어 2돈씩 국화 달인 물에 타서 먹는다. 경험 있는 처방을 덧붙이면 생남성 가루와 생지황을 함께 찧어 찐득한 즙으로 만들어 태양혈에 붙이면 눈꺼풀 뾰루지증이 스스로 삭는다. 찌른 다음에 바람이 들어왔어도 나을 수 있다.

뜨거운 바람이 눈꺼풀을 치면 눈꺼풀 붉은얼룩증에 걸려 붉게 붓고 아프다. 바람이 세차면 부드럽게 붓고 아래로 늘어지면서 사물을 볼 수 없다. 형방패독산을 써서 흩어지게 한다. 뜨거움으로 터지려고 하면 양증 종기를 살펴서 치료한다. 빨리 낫게 해야 하고 터진 것이 오래되면 깊어져서 새는 구멍이 된다.

눈 거죽 위에 붉은 부스럼 1개가 튀어나와서 물고기 쓸개처럼 늘어지면 집에 걸친 거미줄로 묶으면 떨어진다. 또 앵두 씨를 물에 갈아 바르면 스스로 점점 삭는다. 위와 아래 속눈썹 주위에 생겨서 머리가 크고 줄기는 작으면서 누런 껍질에 버섯 꼴 같은 물거품이 있거나 머리가 작고 줄기는 크면서 점점 길게 늘어져 나오는 병이 있다. 딱딱하게 뭉쳐있지만 아프지 않다. 눈꺼풀 독버섯증이다. 오래된 버섯 독이 있는 곳에 실을 둘둘 감고 조금 있다가 왼손 엄지손가락 손톱으로 병 뿌리를 잡는다. 오른손으로 칼침을 잡고 뾰족한 머리와 가지런하게 뿌리에 아래를 자른다. 피가 나와도 괜찮으며 취운정자를 진하게 갈아 바르면 피가 멈춘다. 안으로 양격청비음을 먹고 바다에서 나는 음식과 비린내 나는 물고기와 삶거나 볶은 음식을 꺼린다.

청량환은 당귀잔뿌리 석창포 적작약 각 2돈 천황련(날 것) 지부자 행인(날 것) 각1돈 강활 5푼 담반 2푼. 위를 함께 가루 내어 커다란 붉은 비단으로 앵두씨 크기로 싸서 끓는 물에 담가놓고 뜨겁게 김을 쏘여 씻는다. 먼지와 흙이 들어가지 않도록 한다.

취운정자는 연뿌리가루 5량 동록 황련 각1량 경분 1돈. 위를 함께 갈아 곱게 가루 낸다. 찹쌀 100알을 물 1잔으로 반잔이 되게 달여 진한 즙을 낸 다음 쌀을 없애고 다시 3푼이 되도록 달인다. 약과 섞어 알약을 만들어 그늘에 말린다. 쓸 때는 물로 갈아 진하게 해서 닭의 깃털로 아픈 곳에 바른다.

양격청비음은 생지황 연교(심을 뺀다) 치자(날 것을 간다) 박하 형개 방풍 석고 황금 적작약 각1돈 감초 5푼. 위를 등심 20뿌리를 넣고 물 2잔으로 8푼이 되게 달여 밥 먹고 나서 멀리 먹는다.

눈 거죽이 밖으로 뒤집어졌는데 입술에 혀를 내민 꼴이다. 어린아이에게 많은데 두진바람으로 눈이 짓무르고 눈꺼풀이 부으면서 눈꺼풀테를 당기면 이때 눈 거죽도 뒤집어진다. 치료법은 비장과 위장에 쌓인 뜨거움을 빼내야 하며 사황산으로 주로 치료한다.

위와 아래 눈꺼풀 거죽 속과 살덩이 밖에 생기는데 큰 것은 대추 같고 작은 것은 콩 같다. 밀면 움직이고 붉거나 아프지 않다. 생남성을 분가루처럼 갈아 생강즙이나 쌀 식초에 진하게 타서 자주 바른다. 날로 얕아지면 바로 없어지고 날로 깊어지면 이진탕이나 양화탕을 같이 먹어야 효과가 있다.

또 눈꺼풀 속에 생겨서 모래로 비비는 듯하고 눈을 떠서 벌리기 불편하며 눈물이 많으면서 아프다. 주렁주렁하고 단단하면서 붉은 것이 산초 열매 같아서 초창 다래끼라고 부른다. 이것은 작은 알갱이인데 뜨거움으로 피가 엉겼다. 치료법은 등심초로 병든 곳을 긁어 피를 나게 하면 낫는다.

눈자위 위에 부스럼이 생겼다. 뽕나무 껍질 1량을 흰 사발 안에 맑은 물로 반 나절 동안 물이 푸른빛깔이 될 정도로 담가놓는다. 젓가락 머리에 솜을 감아 적셔서 눈 가득히 넣는다. 약간 아파도 두려워하지 말고 아주 오랫동안 떨어뜨려서 뜨거운 즙을 없앤다. 하루에 10번 눈에 넣으면 2~3일이 지나지 않아 낫는다.

청비양혈탕은 형개 방풍 적작약 현삼 진피 선태 창출(볶는다) 백선피 연교(심을 뺀다) 대황(술로 씻는다) 각1돈5푼 후박 5푼 생감초 5푼. 위에 대나무잎

30조각을 더 넣고 물에 달여서 밥 먹고 멀리 먹는다.

안쪽 눈초리에 족태양방광경의 정명혈(이 경혈은 눈물을 감추는 곳이다)에 생기는데 처음 일어날 때는 콩이나 대추 같고 붉게 부으면서 아프다. 부스럼 세력이 비록 작지만 뿌리는 10촌이다.[154] (빠진 글귀) 물에 달여 먹는다. 터진 다음에 고름이 안쪽 눈초리에서 나오면 새는 구멍이 되어 치료하기 어렵다. 곶감을 문드러지게 찧어서 바른다. 또 황단을 물에 띄워 볶아 아주 곱게 갈아 잉어 쓸개즙과 섞어 찐득한 즙으로 만들어 하루에 3~5번 눈에 넣는다. 터져서 눈 옆과 눈꺼풀테가 끊어졌으면 치료할 수 없다.

눈앞에서 코까지 아래로 늘어지고 똥에 피가 나오면 간장이 부풀어 오른다고 부른다. 강활 한 약재를 물에 달여 여러 번 먹으면 낫는다. 어떤 처방은 독활을 쓴다.

눈 안에 흰자위가 갑자기 검게 된다. 사물은 예전처럼 보이지만 털이 빳빳해지고 말을 할 수 없으며 술에 취한 듯하다. 이것은 피가 무너진 병이다. 오령지 2돈을 술에 타서 먹으면 낫는다.

눈이 붉고 코가 벌어지면서 숨이 크게 차다. 온 몸에 반점이 나타나는데 구리나 쇠 철사처럼 딱딱하다. 뜨거운 독이 하초에 맺혀있다. 백반 활석 각1량을 물 3잔으로 1잔반이 되게 달여 쉬지 않고 다 마시면 낫는다.

눈 속에 붉은 피가 쏘는 듯하다. 이것은 음이 비워지고 신하불이 크게 세차다. 생지황 숙지황 각5돈 당귀 백작약 각2돈 지모 황백 목통 측백잎 시호 황금 각1돈 도인 홍화 각5푼을 물에 달여 따뜻하게 먹는다.

어린 애기가 붉고 아픈 눈병에 걸렸는데 약을 먹을 수 없으면 호황련 1돈을 곱게 갈아 사람 젖에 타서 남자는 왼쪽에 여자는 오른쪽에 발바닥 가운데 용천혈에 바르면 낫는다. 눈에 흰 겉흠이 생기면 뽕나무 즙을 등심으로 찍어 눈에 넣으면 물러난다.

두진 다음에 불에 독이 눈을 치는 이유는 모두 진물이 오래되었을 때 약으로 진물을 쳐야 진물이 가득 차지 않음을 모르기 때문이다. 진물이 가득 차지 않으면 물이 다시 곰보 자국을 오므리면서 곰보 자국이 없게 병을 앓는다. 늦어서 불에 독이 크게 세차면 겉흠과 막이 눈동자구멍 쪽을 가리고 평소와 다르게 아파서 밤낮으로 소리 지른다가 결국 두 눈이 멀게 되어 폐인이 된다. 이때에 치료는 당연히 처음에는 청독보목탕을 써서 풀어야 한다. 겉흠과 막이 검은자위와 흰자위를 가리고 눈동자구멍 쪽으로 들어왔으면 천천히 발예탕을 써서 치료한다. 하루걸러 1제를 3~4개월 동안 오래 먹으면 항상 걱정 없이 지킬 수 있다. 찬 약을 지나치게 쓰지 말아야 하는데 여러 제를 먹는 사이에도 영향이 있다. 또 서투른 의사가 약을 갈아 눈에 넣으라고 말해도 듣지 말아야 한다. 눈을 못 쓰게 된다.

두진 다음에 처음 눈을 떴는데 안에 별 겉흠이 있으면 연지를 물에 담갔다가 종이 위에 펴놓고 새 붓으로 종이 위에 물

---

[154] 내용상 빠진 글귀가 있다.

을 찧어 겉흠에 털어 넣는다. 하루 3번씩 3일이면 낫는다. 늦게 치료하면 해를 남긴다. 두진 다음에 바람을 받아 바람을 맞아 눈물이 흐르면 유인 1개를 껍질을 벗기고 풀 종이로 문질러 깨끗한 기름을 묻히는데 흰빛깔 정도가 되면 분가루처럼 간다. 이것을 사람 젖과 섞어서 하루 3번 눈에 넣는다. 다음날 다른 유인으로 바꿔서 다시 넣는다. 약은 하룻밤 지나면 쓰지 않는다.

감병 눈병은 붓고 아프면서 뜨기 어렵고 은근하게 깔깔하면서 눈물이 많다가 점점 흰 막이 생기고 구름 겉흠이 눈동자구멍을 가린다. 밖에서는 눈썹을 쥐어 뜯고 손톱을 씹으며 코를 비비고 얼굴을 아래로 하고 앉아 있다. 술지게미를 하룻밤 담갔다가 다음날 밥솥 위에 놓고 쪄서 따뜻하게 먹으면 효과가 있다. 삶거나 볶은 음식과 닭, 물고기, 돼지머리, 찬 음식을 꺼린다.

청독보목탕은 시호 1돈 선태(머리와 다리를 뗀다) 12개 당귀 길경 각8푼 연교 방풍 형개(꽃이삭) 적작약 우방자(볶아 간다) 천궁 각7푼 황금(볶는다) 승마 박하 각5푼 치자(볶는다) 생감초 각3푼. 위를 등심 5촌을 더 넣고 물에 달여 따뜻하게 먹는다.

눈물이 많고 은근히 깔깔하면서 뜨기 어려우며 눈자위가 모래가 들어간 듯 아프면 처음에 얻었을 때 눈 거죽을 뒤집은 다음에 솜을 비녀에 싸서 눈에 들어간 사물을 빼낸다. 날이 오래되면 구름 겉흠이 많이 생기니까 소홀히 하지 않는다. 빈곳에 있던 실이 바람에 날려 눈 속에 들어가면 빨리 치료해야 한다. 좋은 먹을 진하게 갈아 새 붓으로 찍어 눈 안에 바른다. 눈을 감고 조금 있다가 손으로 벌려서 한 덩어리로 되어 있는 그 실을 솜으로 가볍게 훔쳐서 닦아내면 낫는다. 나오지 않으면 다시 바른다. 또 석창포를 두드려 빻아 오른쪽 눈이면 왼쪽 코에 막고 왼쪽 눈이면 오른쪽 코에 막았다가 뺀다. 자주 하면 효과가 있다. 연기 찌꺼기가 눈에 들어가면 절대로 뜨거운 물로 씻지 말아야 한다. 씻을수록 더욱 아프고 심하면 눈이 멀게 된다. 떨어진 머리카락이나 말총으로 부드럽게 문지르면 낫는다. 먼지 부스러기가 눈에 들어가면 빨리 침을 돌 쟁반 위에 뱉고 손톱을 진하게 갈아서 뼈 비녀로 눈 안에 넣는다. 조금 있다가 한번 문지르면 나온다. 보리 까끄라기가 눈에 들어갔으면 석창포를 두드려 빻아서 코를 막는다. 백이면 백 모두 통한다. 모래가 눈에 들어가면 닭 쓸개즙을 눈에 넣는다.

《안과비결》

○ 사람에 두 눈은 하늘에 해와 달하고 땅에 흐르는 물과 샘과 닮았다. 하늘에 기운은 아래로 내려가지 않고 땅의 기운이 위로 올라가지 못하면 두 기운이 만날 수 없어서 하늘의 기운이 이상하게 변하고 음양이 거세게 벗겨지며 해와 달이 어두워진다. 그래서 하늘에서 달콤한 이슬이 내려오지 못해 타고난 양을 해치고 달콤한 샘이 강으로 통하지 않는다. 사람에 한 몸은 기운과 피가 오르내리고 물과 불이 가지런해야 병이 생기지 않는다.

눈에는 다섯 수레바퀴와 여덟 성곽이

있고 각각 오장과 육부에 속한다. 검은자위는 간장에 속하고 흰자위는 폐장에 속하며 눈동자는 신장에 속하고 위아래 눈꺼풀은 비장에 속한다. 바깥과 안쪽 눈초리와 네 모서리는 심장과 소장에 속하고 오고가는 기틀이 나타나는 수레바퀴는 삼초에 속한다. 심장에 병이 있으면 피가 눈을 기를 수 없고 신장에 병이 있으면 눈동자가 어둡다. 폐장에 병이 있으면 흰자위에 핏줄이 날로 생기고 간장에 병이 있으면 겉흠과 막이 일어난다. 또 남자와 여자에 눈병은 흔히 간장과 폐장 두 경맥을 해쳐서 생기는데 모두 근심과 화냄, 성욕, 온갖 감정 때문이다. 안에서 오장육부를 해치면 밖에 눈으로 나타난다. 간장은 나무에 속하고 폐장은 쇠에 속한다. 슬퍼하면 폐장을 해치고 쇠가 와서 나무를 이긴다. 화내면 간장을 해치고 간장 기운이 위로 치솟아 골즙이 아래로 떨어진다. 검은자위에 겉흠과 막이 생겨 눈동자구멍 쪽을 가리면 빛을 보지 못한다. 결국 어둡게 가리고 눈물이 흐르면서 온갖 증상으로 변한다.

안과를 전문으로 하면서 늘 먹는 약과 눈에 넣는 약으로 치료하지만 슬프게도 효과가 없다. 흔히 환약과 가루약으로 신장을 북돋는 약을 쓴다. 하지만 신장이 간장의 어미이기 때문에 신장을 북돋아 간장의 기운을 생기게 하면 간장 기운이 위로 치솟는다는 것을 알지 못한다. 그래서 검은자위에 겉흠과 막이 생기고 심하면 끝날 날이 없다. 미친 선비가 지극한 사람을 만나지 못했는데도 입과 입으로 전하면서 마음과 마음으로 서로 받았기 때문이다. 내가 감히 말하는데 어진 의술을 얻어야 세상에 좋은 의술이 되는구나! 내가 지금 다행히 지극한 사람을 만나서 빛이 열렸다. 늙은 스승이 얻은 처방 외에 큰 표주박과 일곱 눈썹을 주었고 이때 선생에 나이는 140살이었다. 이 처방을 몰래 전해 세상에 흘러 다니게 하면서 자주 써봤는데 자주 효과를 보았다. 지금 이 처방을 세상에 내놓으니 자기를 지키고 몸이 편안하기를 바란다. 어떤 때나 갑자기 붉게 나타난다면 흔히 몸조리를 못했기 때문이다. 안에서 오장을 막히게 하면 밖에 눈으로 나타난다. 하늘과 땅에 바람이 빠르고 비가 세차게 오는 꼴과 같다. 반드시 내뿜어야 하는데 충화탕을 쓴다.

충화탕은 강활 창출(만든다) 방풍 각1돈 황련 천궁 백지 각8푼 세신 6푼 감초 5푼. 생강 3쪽과 길이가 5촌인 파뿌리 1개를 더 넣고 달여 뜨겁게 먹는다. 다음에 1제는 파를 쓰지 않는다. 밖에는 이성산으로 눈을 씻는다. 심하면 현령성을 눈에 넣는데 몇 번 하면 낫는다.

현령성 처방은 노감석(밝은 흰빛깔로 몸이 가볍고 안에 돌이 없어야 좋다) 1량을 은 항아리에 가득 채워 위와 아래에 나무 숯으로 빨갛게 달군다. 조금 있다가 약물 속에 담그고 끓여서 마르면 다시 빨갛게 달군다. 약물로 삶아 마르면 또 같은 방법으로 붉게 하면서 9번 정도 한다. 이런 노감석을 찧어 고운 가루로 만들어 여러 번 물에 풀어 뜬 부분을 건진다. 다음에 큰 사발에 고운 종이 두 겹을 사발 안에 붙이고 노감석 가루를 사발 안의 종이 위에 가볍게 쏟는다.

햇볕에 말렸다가 아래로 긁어 담아두면 단두가 된다. 이 단두 1돈에 용뇌 8리 사향 6리 웅담 2푼을 넣고 약사발 안에서 아주 곱게 갈아 눈에 넣는다. 노감석을 만들 때 쓰는 약은 천강활155) 창출 방풍 백지 작은 천궁 황련 황금 황백 승마 시호 갈근 형개 박하 만형자 각각 같은 양을 큰 항아리 1개에서 물로 달여 만든 즙으로 노감석을 만든다.

개명탕은 때때로 눈에 어둡게 가리는 병을 치료한다. 결명자(볶아서 간다) 방풍 만형자 흰국화(술로 씻는다) 각1돈 강활 당귀 잔뿌리 형개 백지 생지황 박하 작은 천궁 각8푼 황금 6푼. 생강 3쪽과 등심 12뿌리를 더 넣고 달여 먹는다. 5~7번 정도 먹는다.

○ 눈에 겉흠은 남녀를 따지지 않고 모두 슬퍼하고 화내서 간장과 폐장 두 경맥이 심장 불을 나타나게 하면서 폐장 경맥을 이긴 것으로 일곱 감정이 들어왔다. 또 감기에 걸렸는데 아직 겉으로 땀내지 않아서 겉으로 땀을 냈더니 병이 물러갔지만 다 낫지 않았다. 또 일곱 감정과 여섯 욕심으로 오랫동안 고르지 않았다. 이러면 결국 이 병이 된다.

모든 생김새와 증상은 변하기 때문에 앞선 성인들이 책에서 '눈에는 72개의 증상이 있는데 증상이 많고 처방이 어지러워 치료해도 효과가 없다.'고 하였다. 후에 진인이 72개 증상의 치료법을 정리하였지만 이 진짜 구결을 서로 주고받

---

155) 천강활 Notopterygium franchetii Boiss.이다. 주로 쓰촨에서 난다. 강활 Notopterygium incisum Ting ex H.T.Chang 과는 다르다. 중국에서는 모두 강활로 쓴다.

는 사람이 드물었다. 누가 간장 기운이 위로 치받아서 골즙이 아래로 떨어져 가림이 눈자위를 가린 것을 모르겠느냐. 안으로는 발을 드리우고 밖으로는 흐릿하게 가리며 어두운 눈바람증이 있다. 골즙이 아래로 눈동자에 들어가거나 눈동자구멍이 비뚤어지면서 작거나 눈알이 밑으로 꺼지거나 눈알이 뒤집어지거나 눈알이 움직이지 않거나 장님증이 있다. 붉은 핏줄이 흰자위와 검은자위에 엉켜 있거나 바깥과 안쪽 눈초리가 가렵거나 속눈썹이 구부러졌거나 붉은 눈이 짓무르거나 햇빛을 싫어하면서 눈이 부시거나 검은자위 소라돌기증이나 검은자위 게눈증, 흰자위 군살증, 머리바람증 때문에 생긴 눈병 등이 있다. 이것에는 모두 십대장군충예산을 쓴다. 진인은 이것을 선두에 서서 길을 여는 가루약이라고 했다.

십대장군충예산은 오배자(5돈이고 심하면 6돈) 고삼(4돈이고 심하면 5돈) 승마(2돈이고 심하면 3돈반) 결명자(2돈이고 심하면 3돈) 박하(1돈반이고 심하면 2돈) 방풍(1돈반이고 심하면 2돈) 형개(1돈반이고 심하면 2돈) 백지 작은 천궁 강활(각8푼이고 심하면 각1돈). 위에 10가지 약을 1제로 해서 둘로 나눠 방법에 따라 더하거나 빼면서 3번 쓰는데 김을 쏘이는 방법은 말로 전한다. 병이 아주 심하면 모두 40제를 쓰고 중간 정도면 30제, 가벼우면 20제나 15제 또는 6~7제를 쓰면 효과가 있다. 안으로 게장단을 먹고 밖으로 개강소무단을 넣는다.

게장단은 황형자156)(1근을 그늘에 말려

껍데기를 벗기고 따뜻한 물로 3~4번 씻는다. 또 아이오줌에 3일 밤을 담그는데 아침저녁으로 아이오줌을 갈아야 한다. 완전히 담갔다가 다시 따뜻한 물로 3~4번 씻고 볶아서 곱게 갈아 쓴다. 게장마예단두라고 부르고 매번 단두 1량을 쓴다) 당귀(술로 씻는다) 천궁 생지황(모두 가루 낸다) 각2돈반 백작약(술로 씻어 가루 내어 1돈반) 곡정초 강활 백지 승마 시호 결명자 목적 (모두 가루 내어 각1돈) 용담초 1돈반 형개 박하 (모두 가루 내어 각1돈반)를 더 넣어 각각을 단두와 같은 분량으로 한다. 많이 짝지으려면 위에 방법을 보고 더 넣는다. 안팎으로 겉흠가림이 심하면 자웅석 가루 3돈을 넣는다. 은 솥에서 붉게 달궈 만드는데 식초를 넣고 7번 담금질한다. 매번 솜대 끓인 물로 밥 먹고 나서 2~3돈씩 하루에 2번 먹으면 신기한 효과가 있다. 두 눈 속이 피 같이 붉으면 삼초에 남은 뜨거움이 쳤고 구슬 소리라고 부른다. 치자 현삼 맥문동 각3돈을 더 넣는다. 두 눈알이 제멋대로 커져 화낸 꼴처럼 튀어 올라왔으면 오래된 눈자위라고 부른다. 뜨거운 바람이 있으면 방풍 백질려 차전자 각2돈을 더 넣는다. 물을 머금은 눈은 위아래 눈꺼풀이 합쳐져 스스로 뜰 수 없다. 손으로 벌리면 눈물이 쌀뜨물 꼴처럼 흐른다. 이것은 뜨거운 바람이 크게 심해서 간장과 폐장 두 경맥을 쳤다. 용담초 3돈 방풍 강활 각2돈 상백피 2돈 백작약 시호 각1돈을 더 넣는다. 눈꺼풀테가 짓무르고 거죽이

156) 마편초과 좀목형 Vitex negundo L.의 씨.

붉으면 상백피 3돈 결명자 방풍 각1돈5푼을 더 넣는다. 눈 안에 붉은 핏줄이 많으면 생치자(볶는다) 3돈을 더 넣는다. 붉은 빛깔이 위에서 검은자위로 들어갔으면 상백피(꿀로 만든다) 3돈을 더 넣는다. 눈 속에 눈물이 많으면 시호 승마 각3돈을 더 넣는다. 피가 눈속기름에 들어갔으면 흰석고(달군다) 3돈 치자(검게 볶는다) 2돈 대황(볶는다) 2돈 당귀 잔뿌리 3돈을 더 넣는다. 눈동자구멍이 옆으로 기울였으면 시호 승마 각5돈을 더 넣는다. 눈동자구멍은 단정하지만 나는 손을 잡고 다른 사람을 부르고 다른 사람은 손을 잡지 않고 부른다. 이것은 물과 불이 돕지 않는 꼴로 왼쪽과 오른쪽에 수레바퀴 속에 기운이 연이어 있지 않다. 말똥구리(기와 위에서 조금 불로 말려 가루 낸다) 2돈을 더 넣는다. 눈거죽을 위로 하는데도 눈 거죽이 아래로 덮여 졸린 사람 눈이 된다. 비장이 나른하기 때문으로 백출(오래된 벽에 흙으로 볶는다) 각3돈을 더 넣는다. 두 눈의 검은자위에 붉은 핏줄이 들어갔지만 흰자위가 붉지 않으면 뜨거운 피가 간장에 들어갔다고 부른다. 당귀잔뿌리 백작약 천초 각3돈 치자(볶는다) 2돈을 더 넣는다. 흰자위가 피로 붉지만 검은자위가 붉지 않으면 남은 뜨거움이 폐장을 해쳤다고 부른다. 백합 선주황련 치자(볶는다) 각2돈을 더 넣는다. 눈 안에 푸른 겉흠이 솟아오르면 물이 힘세고 불이 약해졌기 때문이다. 검은 눈자위라고 부르는데 간장이 물을 거두어들이지 못했다. 목적 후추 각3돈 시호 백작약 각2돈을 더 넣는다. 검은자위 게눈증과 깊이얼음

흠집 눈곁흠증, 검은자위 부어오름증은 천리광 3돈 자석 1돈5푼을 더 넣는다. 검은자위와 흰자위가 나뉘지 않고 흐리고 더러운 것이 눈동자로 치고 들어갔다면 황백 지모 각2돈을 더 넣는다. 위와 아래 네 모서리가 가려우면 백질려(가시를 없앤다) 3돈을 더 넣는다. 사람이 길고 크게 보이거나 한 사람이 둘로 보이면 수레바퀴가 또렷이 나뉘지 않는다고 부른다. 청상자 3돈을 더 넣는다. 두 눈에 태양혈이 함께 부어오르면 만형자 3돈을 더 넣는다. 장님증은 한 쌍에 좋은 눈이 사물을 보지 못해서 캄캄한 애꾸눈이라고 부르는데 세 수레바퀴에 짙은 병이 있다. 적복령 현삼 황금 각1돈5푼을 더 넣는다. 밤눈증은 닭이 밤에 잘 때는 눈이 밝지 않고 두 눈이 까맣게 어둡다. 간장이 남은 피를 거두지 못해서 피가 거꾸로 심장을 치는 증상이다. 가장좋은장량대황157) 3돈 황백 지모 각2돈을 더 넣는다. 침으로 찌르는 듯 눈속이 아프면 피가 뜨거움이라고 부른다. 좋은대황 2돈 치자(볶는다) 2돈을 더 넣는다. 두 눈이 작아지면 집게로 집고 본다고 부른다. 백복령 백출 구기자 각1돈을 더 넣는다.

○ 열두 장군과 이성산에 대한 이야기. (장군은 검고 둥근 가래나무 열매이다.)
 이 처방은 72개 증상에 모든 눈 증상을 다스리는데 씻으면 신기한 효과가 있다. 눈꺼풀 짓무름증은 보는 사람을 두렵게 해서 눈에 넣는 약을 쓰지 않고 이 방법을 쓰는데 하루 서너 번 넣는다. 어떤 사람은 작은 사발에 약을 넣고 씻으면 스스로 좋아진다고 하였다. 약을 먹어야 하면 개명탕을 먹는다. 이성산은 흰빛성인(흰가루백반로 날려서 쓴다) 5푼 초록빛성인(생녹반으로 날 것을 쓴다) 6푼. 먼저 두 약재를 곱게 가루 낸다. 다시 열두 개에 둥글고 검은 빛깔에 장군을 큰 사발 1개에 물 두 밥그릇을 넣고 사발 속에 넣어서 밥 위에 놓고 찌는데 여러 번을 세차게 끓인다. 다음에 두 성인을 사발 안에 넣고 검은 장군은 꺼내서 쓰지 않는다. 이것을 눈을 감고 한 손으로 눈에 바깥 눈꺼풀을 씻는다. 날마다 서너 번하면 아주 좋다. 검은 장군은 반드시 맛이 다 우러나올 정도로 찐다.

○ 곁흠은 새로운 것과 오래된 것이 있다. 오래된 곁흠이 있는 사람은 효과를 볼 수 없다. 나한테 조아리고 치료하러 온다면 반드시 먼저 십장군충예산에 방법을 쓴다. 안으로 게장단을 먹고 밖으로 개강소무단을 넣는다. 남녀와 새롭거나 오래된 것을 가리지 않고 모든 눈에 써서 반드시 신기한 효과를 보았다.
 소무단은 노감석(가장 좋은 눈처럼 희고 가벼운 것) 1량 화정석 1량을 두드려 곱게 가루 내고 물에 합쳐 진흙처럼 떡 한 개를 만든다. 화정석이 없으면 혼원구를 달궈 쓰거나 달군 원령단을 약즙에 담금질한 것을 쓴다. 노감석을 두드려 작은 덩어리로 만들어 화정석을 싸듯 넣고 밖에 다시 황토 진흙으로 싼다. 마르기를 기다렸다가 화로 안에서 달궈서 빨

---

157) 장변대황 Rheum australe D. Don 으로 주로 시짱 중부와 동부에서 자란다. 현재 중국에서 쓰는 대황과 기원이 다르다.

갖게 되면 꺼내 식힌다. 진흙을 없애고 노감석을 약사발 안에서 아주 곱게 갈아 3~5번 물에 띄워 거른다. 조금 거칠면 다시 물에 띄워 걸러서 찌르는 것이 없어야 아주 좋다. 이것을 햇볕에 말리면 단두라고 부른다. 단두 1돈 용뇌(반드시 가장 좋은 사육인 것) 2푼5리 사향 1푼5리 웅담 3푼5리 유인(기름을 다 뺀다) 3푼. 단두와 함께 만 번씩 갈아서 항아리에 담아두고 하루 3번 눈에 넣는다. 모든 겉흠과 막. 가림이 있는 눈 등에는 안으로 게장단을 먹고 밖으로 십대장군충예산을 넣는다. 다시 개강소무단을 7~8번에서 10번 눈에 넣는다. 아주 심할 때도 보름이면 효과가 있다.

유인을 만드는 법에서 의원들이 흔히 욱리인으로 바꾸는데 효과가 없다. 유인을 넓적한 꼴로 깨뜨려서 껍질을 없애고 깨끗하게 문질러 안의 옷을 없앤다. 안의 옷과 껍질을 없앨 수 없으면 입 속에 머금어 없앤다. 깨끗한 씨 2~3돈을 거친 종이에 싸서 기름을 없애는데 종이 위에 어떤 기름 자국도 없어야 효과가 있다.

○ 모든 눈을 치료하는 비결.

반드시 주고받은 구결을 써서 치료해야 효과가 있다. 십대장군충예산으로 막을 벗기는 방법이다. 사발 안에 겉흠과 막이 두부기름이나 콩가루 같이 보인다. 또는 대나무 막이 핏줄을 당기거나 알갱이가 맺혔거나 피가 맺혔다. 사발 안에 서 있거나 없는 겉흠과 막 아래에 김을 쏘인다. 그러면 간장과 폐장 위에 가림이 다 없어진다. 다만 눈 속에 붉은 핏줄이 흰자위에 엉겨 붙었다가 검은자위 위에 먹어 들어간다.

○ 겉흠을 벗기고 핏줄을 끊는 방법.

만 번을 두드린 약이라는 새보단을 쓰며 아침마다 눈에 넣는다. 눈에 넣는 모든 약은 밥 먹은 다음에 쓰는데 이 처방은 아침에 넣는다. 대단히 심해서 3~5년 정도로 오래된 겉흠과 진한 막은 모두 새벽 3시~5시 사이에 눈에 넣기 시작한다. 심하면 3시~5시에서 11시~13시까지 11번 정도 눈에 넣고 중간 정도면 3시~5시에서 11시~13시까지 9번 눈에 넣는다. 가벼우면 3시~5시에서 11시~13시까지 7번 눈에 넣고 더욱 가벼우면 3시~5시에서 11시~13시까지 5번 눈에 넣는다. 왼쪽 눈에 넣었으면 오른쪽 눈은 쉰다. 한 눈만 넣고 두 눈에 함께 넣지 않으며 11시~13시가 지나면 넣지 않는다.

물었다. 왜 11시~13시가 지났을 때 눈에 약을 넣으면 안 되는가? 대답했다. 23시~1시는 하나의 양이 처음 생기고 건괘는 여섯 시진에 맡는다. 11시~13시는 하나의 음이 처음 생기고 곤괘는 여섯 시진에 맡는다. 사람 몸은 온 세상과 합치기 때문에 양이 오장육부의 기운을 생기게 해서 모두 위로 가게 한다. 머리는 모든 양의 우두머리이기 때문에 11시~13시 전에 약을 쓰면 효과가 있다. 서투른 의사나 평범한 사람들과는 이것을 함께 말할 수 없다. 11시~13시에 가까우면 눈을 감고 눈자위를 길러야 눈속에 눈동자를 해치지 않는다. 나이 어린 사람은 욕정의 불길을 참기 어렵기 때문에 반드시 다른 방에서 홀로 자면서 길러야 한다.

새보단을 7일 동안 눈에 넣고 대결명산을 7일 동안 먹는다. 심하면 7일 동안 눈에 넣는데 77번을 채우고 중간 정도면 7일 동안 넣는데 63번을 채운다. 가벼우면 7일 동안 넣는데 49번을 채우고 다시 가벼우면 7일 동안 넣는데 35번을 채운다. 이 방법은 늘리거나 줄이지 말고 방법에 따라 눈에 넣어야 완전하다. 14일 안에 눈에 넣지 않더라도 반드시 계장단만은 먹어야한다. 심하면 결명산을 먹어야 한다. 간장과 폐장 두 경맥에 모든 불이 다 없어지지 않았다면 반드시 다시 먹어야 한다.

　붉은 핏줄과 겉흠과 막이 생겼으면 빨리 십대장군충예산으로 연기를 쏘여 눈속증을 막아야 한다. 이렇게 해야 영원히 뒤에 병이 없다. 한 달 동안 눈에 넣으면 모두 나을 수 있고 뒤에 병을 걱정할 필요가 없다. 처음 7일은 대결명산 7제를 먹고 새보단을 7일 동안 눈에 넣는다. 두 번째 7일은 눈에 넣지 않고 7일 동안 대결명산과 계장단을 같이 먹는다. 세 번째 7일은 7일 동안 대결명산을 먹고 새보단을 눈에 넣는다. 겉흠가림이 다해서 떨어지면 두 눈이 예전과 같이 밝게 보인다. 세 번째 7일 후에 어떤 일로 다시 병이 들면 마음을 비우고 욕심을 적게 하며 음식을 골고루 먹고 군것질을 하지 말아야 한다. 그리고 빨리 앞에처럼 눈에 약을 넣는데 환한 낮에 대결명산을 먹고 밤늦게 계장단 2~3돈을 먹으면 겉흠이 없어져 떨어진다. 처방이 신기하고 방법이 아주 뛰어나다.

　대결명산은 석결명(불에 달궈 가루를 낸다) 1돈반 형개 8푼 청상자(술에 볶아서 간다) 8푼 목적 8푼 강활 8푼 맥문동(심을 뺀다) 1돈반 치자(볶는다) 8푼 백작약(술에 볶는다) 6푼 대황(술에 약간 볶는다) 3푼. 병이 오래되고 심하면 자웅석가루 1푼을 더 넣고 8푼이 되게 물에 달여 밥 먹고 나서 먹는다. 모든 약을 사발 안에서 세게 끓여 찌꺼기를 없애고 맑게 한 다음 자웅석가루를 더 넣고 골고루 저어서 먹는다. 자웅석은 무거워서 사발 아래에 가라앉아 있으므로 약을 다 먹고 혀끝으로 자웅석 가루를 핥아 입속에 넣고 맑은 물로 삼킨다. 자웅석은 자석이기 때문에 침이 붙으며 식초를 넣고 7번 달궈 물에 띄워 걸러 쓴다. 눈에 단두를 넣으면서 처음 7일은 7제를 먹고 두 번째 7일은 눈에 넣지 않으면서 7제를 먹으며 세 번째 7일은 눈에 약을 넣으면서 7제를 먹는다. 증상이 아주 심하면 100제를 먹고 중간 정도면 50~60제를 먹으며 가벼우면 30~40제를 먹는다. 이 처방은 72개의 증상을 모두 다스리는데 효과가 아주 좋다.

　새보단은 노감석(앞을 살펴서 화정석으로 만들어 쓴다) 1량 유인(깨끗한 씨로 앞을 살펴서 만든다) 1량 호박(새 수건으로 싸서 찧고 갈아 고운 가루로 만든다) 작은진주(밝게 빛나는 것을 두부로 삶아 따뜻한 물로 3~4번 씻어 수건에 싸서 찧고 갈아 고운 가루로 만든다) 마노(무겁다) 산호(조금 무겁다) 흰산호(가볍다) 석해(가벼운데 뜨거운 물로 갈아서 쓴다) 자웅석(식초를 넣고 7번 담금질한다) 각5돈 금은박 각200장. 함께 곱게 갈아 물에 띄워 거르는데 이가 시리지 않을 정도가 되면 처방을 한 곳에 합쳐 10만 번을 간 다음에 약을 단단히 싸서 기운이 빠져나가지 않도록 한다.

새보단을 고르게 합치는 방법은 형개 진짜박하 결명자 방풍 강활 흰국화 목적 천리광 유인(기름을 뺀다) 각5돈. 위 9가지 약재를 곱게 갈아 큰 3사발에 2~3일 담근다. 물로 10여 번 끓인 다음에 기울여서 찌꺼기를 나오게 하고 맑은 부분을 찐득한 즙이 되도록 오래 끓인다. 1잔을 만들어서 젖 1잔을 더 넣고 함께 다시 1잔이 되도록 오래 끓인다. 새보단의 모든 약을 고르게 섞어 말리듯이 만 번을 두드린다. 또 찐득한 즙이 촉촉해지면 다시 두드리고 두드리면 다시 촉촉해진다. 이렇게 찐득한 즙이 다 될 때까지 약 속에서 두드려서 만추고라고 부른다. 또 두드려서 큰 조각을 만들면 새보단이 된다. 삼가고 삼가야 하며 가볍게 내뱉어서는 안 된다. 눈 속에 약을 떨어뜨리면 겉흠과 막과 붉은 핏줄이 모두 열려 눈동자가 빛을 본다.

오랫동안 뿌옇게 가린 경우는 아직 양에 알짜가 원래대로 돌아오지 못해서 양 기운이 부족하기 때문이다. 사람이 이런 병에 걸렸다면 어떻게 편안하겠느냐. 기운과 피가 가득하지 않으면 정말로 잘 지키면서 생각과 기운을 닫고 길러야 한다. 늙은이가 튼튼해지면 다시 보뇌환정환을 먹어서 기른다.

보뇌환정환은 자웅석(앞에 만드는 법을 살펴본다) 3돈 목적(마디를 없애고 어린아이 오줌에 하룻밤 담갔다가 불로 말린다) 충울자(볶는다) 작은강활 형개(줄기를 없애 볶는다) 뱀허물(술에 씻어서 구워 말린다) 흰국화 토사자(술에 하룻밤 담갔다가 볶는다) 석결명(반은 달구고 반은 날 것) 방풍(뿌리꼭지를 없앤다) 행인(껍질 끝을 벗기고 기름을 없앤다) 각5돈 작은천궁 회지황(술에 버무려 구워 말린다) 창출(쌀뜨물에 3일 밤낮으로 담갔다가 볶아 말린다) 백질려(볶아서 가시를 없앤다) 선태(머리와 다리, 날개를 없애고 깨끗이 씻는다) 각1량 구기자 5돈. 함께 가루 내어 졸인 꿀로 달걀노른자 크기로 환을 만든다. 날마다 3환씩 아침밥을 먹고 나서 박하 달인 물에 으깨서 삼키며 좋은 차로 삼켜도 좋다. 100환까지 먹으면 눈이 예전처럼 다시 밝아지고 또 뒤에 병도 막는다.

소운봉에 늙은 스승이 나를 마음을 다해 가르쳤다. 눈에 두 모서리가 붉으면 심장 불이 타오르기 때문이고 가려우면 바람에 속한다. 눈물은 간장의 즙이다. 눈물이 나오면 간장 경맥이 바람을 받고 불이 있다. 위와 아래 눈꺼풀 거죽이 아프면서 부으면 비장이 비워져 축축함을 받았다. 비장은 살을 주관하기 때문이다. 흰자위는 폐장에 속하는데 폐장은 쇠가 되고 서쪽의 기운이며 흰빛깔을 주관한다. 흰자위에 힘살이 있으면 폐장에 불이 있고 겉흠과 막이 있으면 폐장이 바람을 받았다. 검은자위는 신장에 속하는데 신장은 물을 주관하고 북쪽이며 검은빛깔을 주관한다. 빛이 없어 양에 맞설 수 없으면 신장이 허약하다.

밖에 눈꺼풀이 짓무르면서 눈물이 나오거나 바람을 맞아 눈물이 나오는 병을 치료하는 처방이다. 노감석(어린아이 오줌 1사발로 달인다) 5푼 행인(껍질 끝을 없애고 물 안에 3일 동안 담갔다가 기름을 뺀다) 14개 당귀잔뿌리(술에 씻는다) 1돈5푼 담반 2푼. 네 약재를 흰 새 수건으로 만든 작은 주머니에 담아서 입구를 묶는다. 도자기 항아리 안에 넣고 맑은 물 반잔에 담근 다음에 축축한 두부껍질로 항아리 입구를 막고 작은 솥 안에 넣는다. 물을 넣고 향 1개가 탈 동안 항아리에서 삶아 꺼낸 다음에 땅속 그늘에 3일 동안 놓는다. 쓸 때는 둘째 손가락으로 찍어 눈 거죽 위를 여러 번 문지르면 낫는다. 찌꺼기 물이 있게 한다.

○ 손진인에 《총리안과비결》 한 책을 살펴보니 오로지 어린 나이나 중년일 때 때때로 나타났다 사라지거나 붉은 핏줄이거나 구름 겉흠이 눈동자를 가린 증상만을 치료한다. 때때로 나타나는 증상에는 단지 충화탕과 개명탕 두 처방을 먹으면 낫는다. 만약 해가 오래된 구름 겉흠이나 붉은 핏줄이면 강활승풍탕을 먼저 써야한다.

강활승풍탕은 백출(흙에 볶는다) 5푼 지각(밀기울로 볶는다) 천궁 방풍 백지 강활 길경 전호 독활 형개 박하 각4푼 시호 7푼 황금(술로 볶는다) 5푼 자감초 3푼. 맑은 물 2사발로 1사발이 되게 달여 아침밥 먹은 다음에 아주 뜨겁게 먹는다. 찌꺼기도 달여 먹는다. 붉은 핏줄이 위쪽 눈 거죽에서 나오면 시호를 두 배로 하고 황련(술로 볶는다) 5푼을 더 넣는다. 아래 눈 거죽에서 나오면 목통 5푼 오미자 2푼을 더 넣는다. 안쪽 눈초리에서 나오면 만형자(볶아 두드려 부순다) 창출 각5푼을 더 넣는다. 바깥 눈초리에서 나오면 고본 용담초 각5푼 인삼 3푼을 더 넣는다. 안으로 이 약을 먹고 밖으로 개강소무단을 눈에 넣는다.

눈에 넣는 방법은 잠자기 전에 뼈 비녀로 찬물을 묻혀 작은 쌀알 정도로 약을 붙인다. 안쪽 눈초리 안에 넣는데 약의 힘이 다하면 다시 넣는다. 가벼우면 3번 넣고 심하면 5~6번 넣으며 모두 밤12시 전에 마쳐야 한다. 다음날 아침에 떨어진 겉흠과 막이 눈 거죽에 붙어 있으면 뼈 비녀에 따뜻한 물을 묻혀 깨끗이 밀어내고 바람을 피한다. 눈에 넣을 때는 움직이지 않아야 한다. 환자는 옆에 사람과 말을 하지 않도록 한다. 진짜 기운이 흩어져 약의 힘이 가지 않을까 두렵다.

승풍탕을 열 몇 제 먹고서 눈에 넣으면 눈 속에 구름 막이 비어있듯이 떠오른 것은 없어진다. 단단하면 눈에 넣어도 내려오지 않는데 이때는 이어서 대결명산을 먹고 소무단을 눈에 넣는다. 며칠은 넣고 며칠은 쉬어야 하며 항상 넣는 것은 마땅하지 않다. 빛이 보이면 그만 넣는다. 결명산을 먹은 다음에 늙은 겉흠과 진한 막이 눈알 위에 붙어서 물러가지 않는다면 계장단을 먹는다. 계장단을 5~7일 먹었는데 입 속에 가래가 있고 목구멍이 시원하지 않은 경우가 있다. 없애려고 토하면 침 거품이 1~2척이나 되어 끊어지지 않고 입 안에서 풍기는 비리면서 더러운 냄새를 맡는다. 이러면 간장과 폐장 위에 가림을 열어야 하기 때문에 십대장군충예산을 입으로 불어 김을 쏘이는 방법을 쓴다. 3~5일 동안 불어 김을 쏘이면 눈 안에 붉은 핏줄과 겉흠과 막이 비어있듯이 뜬다. 10

일 동안 불어 김을 쏘이고 나서는 붉은 핏줄과 겉흠과 막이 눈알에서 떨어지면서 열린다. 그러면 비녀로 붉은 핏줄이나 구름 겉흠을 밀어내 고 새보단을 눈에 넣는다. 눈에 넣는 방법은 《비결》같이 하는데 7일은 눈에 넣고 7일은 쉬는 등등이다.

대략 구름 겉흠이 옅으면 소무단을 눈에 넣어서 없어지지만 진할 때는 새보단이 아니면 없앨 수 없다. 또 소무단을 넣어야 하거나 새보단을 넣어야 하는데 때에 맞춰 눈이 어떻게 변하는지를 보고 할 뿐이다.

○ 뜨거운 김을 쏘여서 떼어내는 방법을 말로 전해준다.

가을 겨울에 집 안에 있다가 아침밥을 먹은 다음에 게장단을 한 번 먹고 점심밥 먹은 다음에 한 번 먹고 저녁에 불어 김을 쏘이는 방법을 쓴다. 작은 책상 1개를 천장에 바람이 없는 곳에 놓는다. 아침에 불어 김을 쏘이는 약을 끓여 달이면서 큰 사발 안을 뒤집어 책상 위에 놓는다. 환자를 작은 걸상에 앉도록 하고 책상은 동쪽에서 서쪽으로 향하게 놓는다. 머리 위에 솜이불 한 채를 덮고 머리와 몸 위를 책상을 향해 반으로 접게 해서 약이 안에서 덮어 씌워져서 새 나가지 않게 한다. 입에 붓대 길이에 갈대 대롱 1개를 물고 있는데 위쪽은 입 속에 물고 아래쪽은 약물 안에 사발에 넣는다. 입 속으로 힘차게 약을 불어서 약 기운이 일어나 머리와 눈을 치게 한다. 이때 땀이 나고 땀구멍이 열리면서 바람과 불이 나간다. 향이 반 정도 탈 동안 불면 입 안에 침이 검은 돼지기름처럼 끈적끈적하다고 느낀다. 입 속에 넣은 대롱 때문에 사발 안에 어떤 사물이 흘러나오는데 《비결》에 실린 두부 기름 등등이다. 간장과 폐장이 비어있듯이 뜨면서 자연스럽게 흘러나오고 딱딱한 씨 같은 덩어리가 기침을 하면서 튀어나온다. 이때에 힘이 부족하면 독삼탕을 서너 번 마시고 다시 분다. 약물이 차가워지면 멈춘다. 환자가 솜이불을 덮고 한번 잠을 자면 땀이 풀리면서 나온다. 약을 다시 끓여 또 한 번 부는데 하루 두 번하면 마치고 쌀죽을 많이 먹어서 몸조리한다.

입에 갈대 대롱을 무는 방법은 위쪽은 아래 이빨 밖에 물고서 혀끝을 바짝 댄다. 아래쪽은 약물 안에 두세 손가락 정도로 넣고 서두르거나 깊게 하지 않는다. 얕게 10~20번 입으로 불고 다시 깊게 4~5번 입으로 불어서 약의 기운이 위로 가게 한다. 숨이 차면 위 입술을 열지만 대롱은 아래 입술에서 떼지 않는다. 느리거나 빠르고 얕거나 깊은 방법은 환자가 5~6번 불다보면 안다. 말로 전할 수 없다.

○ 눈에 넣는 방법을 따져본다.

《비결》에 3시~5시부터 11시~13시까지 여러 번 넣는다고 또렷이 밝혔다. 젊은 도련님을 치료할 때는 이 방법처럼 가만히 있으라고 할 수 없어서 잠 잔 다음에 권해서 넣었다. 《비결》이 말하는 대로 여러 번 넣고 밤 12시 전에 마쳤더니 다음날 아침에 물러간 겉흠이 아주 많았다. 《비결》에서 낮 12시 지나서 넣지 말라고 했지만 지금 잠 잔 다음에 넣어서 좋게 치료된 사람이 많다. 《비결》에서

21일 동안 하면 구름 겉흠이 완전히 물러난다고 했지만 지금은 몇 개월은 해야 깨끗이 물러난다.

○ 눈속증에 보뇌환정환을 먹어서 힘이 있다고 느끼면 잠깐 눈에 넣고 또 잠깐 쉰다. 물러나서 밝아졌지만 밖으로 눈빛을 쏘지 못한다면 또 자신명목환을 먹는다. 《비결》은 보뇌환정환까지만 말했고 자신명목환은 다시 만왕 선생이 효과를 본 처방이다. 새벽에 자신명목환을 먹고 아침밥을 먹은 다음에 보뇌환정환을 먹는데 두 처방을 함께 먹으면 완전하다. 다시 지황명목환 등의 약을 먹는다면 효과를 보지 않은 적이 없다.

대개 눈속증이 없어지지 않으면 지황명목환 등의 약을 먹는데 오히려 삿된 불을 도와서 위로 올라가게 해서 구름 겉흠이 날로 늘어나기 때문에 북돋아서는 안 된다. 차가워서 불을 내리는 약을 먹으면 또 비장과 위장에 기운과 피를 해쳐서 설사하기 때문에 안 된다. 이런 이유는 간장과 폐장 두 경맥이 신장 경맥의 길이기 때문이다. 이 길이 눈속증으로 막혔다면 어떻게 북돋는 약이 나아갈 수 있겠는가. 지금 간장과 폐장 위에 가린 막을 불어 김을 쏘여서 없애야 신장 경맥의 길과 구멍이 열린다. 그러면 어떤 북돋는 약에 맡겨도 모두 간장과 폐장 때문에 신장 경맥으로 들어가 신장 물을 넉넉하게 북돋는다. 이래서 두 눈이 어린아이처럼 밝아진다. 안과에 숨은 구멍이 바로 여기에 있다.

자신명목환은 흰국화 3량 천궁 5돈 백출(흙으로 볶는다) 8돈 결명자(볶는다) 5돈 인삼 3돈 진피 4돈 치자(볶는다) 8돈 육종용(술에 씻어 비늘을 벗긴다) 8돈 황백(소금물로 볶는다) 1량 지모(소금물로 볶는다) 1량 목적(마디를 없앤다) 1량 충울자(볶는다) 5돈 구기자(술에 씻어 구워 말린다) 3량. 꿀로 오동나무 씨 크기로 환을 만드는데 1돈을 10환 정도로 만들어 햇볕에 말려 빈속에 묽은 소금물로 3돈씩 삼킨다.

○ 《비결》에 불어서 김을 쏘이는 방법.

타고난 기운과 피가 튼튼한 어린이나 중년을 치료한다. 비워졌거나 늙은이에게 가볍게 써서는 안 된다. 어린이나 중년이 튼튼하지 않으면 먼저 북돋은 다음에 이 방법을 쓴다.

기운과 피가 비워지면 기운과 피를 북돋고 비장과 위장이 약하면 비장과 위장을 기른다. 진짜 음이 없어졌으면 신장 물을 도와준다. 바탕을 다지는 방법이 절대로 필요하다. 절반 정도 불어 김을 쏘여서 구름 겉흠이 모두 없어졌다면 조금이라도 비워진 사람은 다시 불어 김을 쏘일 필요가 없다. 비워진 사람에게 눈속증을 붙들고 억지로 깨끗이 없애려고 한다면 신장 경맥을 해쳐 장님증에 걸릴까 두렵다. 조심하고 조심해야 한다.

○ 눈겉증 49종은 불어 김을 쏘이지 않는데 다음에 늘어놓는다.

상한병 다음에 눈병은 불어 김을 쏘이지 않는다. 타고난 기운이 돌아오지 않아 허약하다. 부인이 아이를 낳고 기른 다음에 얻은 눈병은 불어 김을 쏘이지 않는다. 피가 많이 나와 허약하다. 두진 다음에 얻은 눈병을 불어 김을 쏘이지 않는다. 바른 기운이 부족하여 허약하다. 힘들게 일해서 걸린 눈병은 불어 김을 쏘이지 않는다. 음양이 없어져 허약하다. 기침하는 사람에 눈병은 불어 김을 쏘이지 않는다. 폐장 경맥이 허약하다. 밤에 정액이 나오거나 저절로 정액이 나오는 병에 눈병은 불어 김을 쏘이지 않는다. 신장 물이 없어져 허약하다. 허리가 쑤시고 다리가 아픈 눈병은 불어 김을 쏘이지 않는다. 아래에 타고난 기운이 허약하다. 중년 이후에는 무턱대고 불어 김을 쏘이지 않는다. 음 기운이 점점 약해진다. 어쩔 수 없으면 몇 번 조금 불어 김을 쏘이고 구름 겉흠이 움직이면 눈에 넣는 약으로 마친다. 성생활을 삼가지 않는다면 불어 김을 쏘이지 않는다. 신장 경맥을 해쳐 허약해질까 두렵다.

○ 눈속증 23종은 불어 김을 쏘이지 않는데 다음에 늘어놓는다.

눈동자구멍이 벌어졌으면 불어 김을 쏘이지 않는다. 신장과 쓸개가 허약하다. 말라버린 노란빛깔이 눈자위를 감싸고 있으면 불어 김을 쏘이지 않는다. 간장에 피가 허약하다. 사물이 어둡고 속티가 보이며 하나가 둘로 보이면 불어 김을 쏘이지 않는다. 신장과 간장이 허약하다. 눈동자가 검은빛깔이고 보는 것이 짧으면 불어 김을 쏘이지 않는다. 신장 물이 허약하다. 무지개막이 바삭하면서 눈동자구멍이 좁으면 불어 김을 쏘이지 않는다. 신장이 없어지고 간장이 말라버리고 간장 즙이 뜨거우면서 허약하다. 화내서 간장을 해쳐 눈동자구멍이 벌어져 좁아지지 않으면 불어 김을 쏘이지 않는다. 양이 허약하다. 음이 약해서 양과 짝지을 수 없으면 불어 김을 쏘이지

않는다. 음이 허약하다.

○ 반 정도 불어 김을 쏘였는데 머리가 어지럽고 눈꺼풀 거죽을 뜰 수 없으면 몸에 알짜와 생각이 작다. 뒤에 처방을 먹는다. 겉흠과 막이 물러나 깨끗하다면 세신과 만형자를 빼거나 줄인다.

황기 8푼 당귀 5푼 승마 3푼 자감초 5푼 백출 8푼 시호 3푼 세신 1푼반 천궁 4푼 만형자(볶아 두드린다) 5푼 진피 4푼 인삼 4~5푼이나3푼 지실 5푼 황백(소금물에 볶는다) 6푼. 생강 3쪽과 대추 2개를 넣고 물 2잔으로 8푼이 되게 달여 아침저녁으로 따뜻하게 먹고 찌꺼기는 잠자기 전에 먹는다. 아침에 좌귀환 2돈을 먹는데 빈속에 끓인 물로 삼킨다.

좌귀환은 큰숙지황 8량 산약 4량 산수유 4량 귀교(잘라 부수어 볶아 구슬처럼 만든다) 4량 구기자 3량 토사자 3량 녹각교(두드려 부수어 볶아 구슬처럼 만든다) 천우슬158)(술에 볶아 쪄서 익힌다) 4량. 먼저 숙지황을 두드려 찐득한 즙을 만든 다음에 나머지 약을 넣고 찧어 섞는다. 졸인 꿀로 오동나무 씨 크기로 환을 만들어 밥 먹기 전에 끓인 물로 100환씩 삼킨다.

○ 겉흠을 없애는 방법에 대한 이야기.

겉흠은 피와 기운과 진액이 뭉쳐 돌아

---

158) 화천우슬 Cyathula officinalis Kuan의 뿌리. 주로 쓰촨, 구이저우, 윈난에서 난다. 회우슬 Achyranthes bidentata Bl.은 주로 허난에서 난다. 효과는 같지만 회우슬은 간장과 신장을 북돋아 힘살과 뼈를 튼튼하게 하는 것에 치우치고 천우슬은 피를 돌리고 엉긴 것을 없애는 것에 치우친다.

다니지 않다가 모여서 구름 걸흠이 된다. 그래서 반드시 경락을 밝혀야 치료할 수 있다. 강활승풍탕을 살펴서 경맥으로 이끄는 약을 넣거나 빼면서 쓴다.

구름 걸흠에 뿌리는 간장에 있고 폐장 위가 먼저 나타났다가 머리와 눈으로 퍼진다고 하는데 왜 그런가? 눈 속의 구름 걸흠은 간장과 폐장 때문에 생겨서 위에 눈으로 올라간다. 돌팔이 의사는 흔히 차갑고 불을 내리는 약을 써서 경락이 엉겨 맺히고 기운과 피가 오르내리지 못한다. 뿜어내는 약이 아니면 구름 걸흠을 열 수 없다. 먼저 뿜어내는 약으로 경락을 통하게 해서 구름 막이 떠오르면 눈에 넣는 약으로 치료한다. 갑자기 불어 김을 쏘이는 방법을 쓰면 허약해져서 구름 막이 도리어 물러날 수 없다.

다음으로 대결명산을 쓴다고 하는데 왜 그런가? 흰자위에 붉은 핏줄은 폐장에 뿌리를 두고 생기고 검은자위에 걸흠과 막은 간장에 뿌리를 두고 생긴다. 반드시 대결명산을 써서 간장과 폐장 위에 불로 맺힌 가린 막을 촉촉하게 하고 떠오르게 한다. 간장과 폐장이 벗어나 열리게 하면서 계장단으로 불어 김을 쏘이는 방법을 같이 잘 한다.

대결명산을 쓴 다음에 바로 계장단을 먹으면 어떤가? 간장과 폐장 위에 걸흠과 막은 밝게 통하는 구멍을 막아 빛이 눈으로 올라갈 수 없다. 이 때문에 점점 어두워지고 가리게 되다가 눈이 먼다. 이런 이유는 간장과 폐장 두 경맥은 신장 경맥이 지나가는 길이기 때문이다. 길이 막히면 신령스러운 밝음이 어느 곳에서 나오겠느냐? 계장단을 먹으면 간장과 폐장 위에 가린 막이 밝게 통하는 구멍을 막는다. 아래에서 온 것을 벗겨서 위에서 솜으로 끈적끈적하게 둘둘 감지 말고 불어 김을 쏘이는 방법을 잘 써야 한다.

안으로 계장단을 먹고 밖으로 십대장군충예산을 쓴다고 하는데 왜 그런가? 간장과 폐장 위에 가린 막은 아래에서 온 것을 벗긴다. 불어 김을 쏘이는 방법을 쓰지 않거나 불어서 나오는 약의 힘이 다했을 때 삶거나 볶거나 구운 음식을 먹거나 일곱 감정과 여섯 욕심이 있으면 가린 막이 또 간장과 폐장 위에서 길어지고 합쳐서 하나로 된다. 삿된 불이 날로 가득차서 구름 막이 날로 늘어난다면 때에 맞춰 약을 먹어야 좋다. 때에 맞춰 약을 쓰지 않으면 또 어긴다. 이렇게 병의 뿌리를 없애지 못한다면 빨리 십대장군충예산을 쓴다. 아래에서 온 안에 가림을 벗기고 스스로 입 안에서 뱉어서 나온다. 간장과 폐장 위에 있거나 없는 가린 막이 눈 속에 붉은 핏줄을 잡아당겨 드러나면서 구름 걸흠이 자연스럽게 물러나 깨끗해진다.

오장육부에 맑은 기운이 올라가면 눈이 밝아지고 흐린 기운이 올라가면 눈이 어두워지는 것을 볼 수 있다. 세상에 이름난 사람들이 눈약으로 구름 걸흠을 많이 물리친다. 그러나 흐린 기운을 물리칠 수 있지만 맑은 기운을 올릴 수 없어서 간장과 폐장에 밑바탕을 깨끗이 하지 못한다.

구름 걸흠은 간장과 폐장으로부터 눈에 생기며 걸어 자름은 하지 않는다. 사람이 눈 속의 걸흠을 자를 수 있다지만 간장과 폐장의 겉흠을 어떻게 자를 수 있겠느냐? 간장과 폐장의 겉흠을 자를 수 없는데 눈 속의 겉흠을 자른다고 다시 생기지 않겠느냐? 걸어 자름은 하지 않는 것임을 이것으로 깨달을 수 있다. 눈에 넣는 약으로 겉흠과 막을 물리치면 두 눈이 밝아진다. 또 작은 겉흠과 막이라도 깨끗이 없애지 않으면 두 눈이 어두워진다.

마지막으로 보뇌환정환을 쓴다는데 왜 그런가? 사람의 오장육부와 12경락과 360낙맥의 알짜와 기운은 위로 올라가 골을 꿰뚫는다. 아래로 오장육부와 이어져 위아래로 오고가면서 핏줄을 통하게 하고 눈을 도와주면서 기른다. 골은 가장 알짜가 모이는 샘이기 때문에 불어 김을 쏘인 다음에 골속이 비게 되면 당연히 보뇌환정환을 써야 한다.

대개 눈속증과 눈겉증에 속흠과 겉흠이 생기는 이유는 심장 불이 폐장 쇠를 이기고 폐장 쇠가 간장 나무를 이겼기 때문이다. 쇠가 나무를 이겨서 간장 기운이 위로 치솟게 되면 골즙이 아래로 내려와 보는이음새로 들어간다. 밖에서 넘치게 들어오면 사람이 느끼는 가벼움과 심함에 따라 49가지 눈겉증으로 변한다. 안에서 넘치게 들어오면 눈동자로 들어가 사람이 느끼는 가벼움과 심함에 따라 23가지 눈속증으로 변한다. 진인이 한 문장으로 오장이 깨끗하고 기운과 피가 잘 흐르는 것이 생기고 생기는 자연의 이치라고 하였다. 생기고 생기는 자연을 써서 조금도 막힘이 없다면 어떻게 병이 생기겠느냐? 이것이 솥 밑에서 장작을 빼내는 방법이다. 공부를 열어 거둬들이기까지는 순서와 단계가 아주 많고 공부도 아주 길다. 성욕을 꺼리고 말을 적게 하며 음식을 알맞게 하고 바쁘게 일하지 말아야 한다. 사는 곳을 조심하고 바람과 추위를 피하며 눈을 감고 조용히 기르면서 인간세상의 일을 피해야 한다. 그러면 겨우 어둠을 밀어내고 밝게 할 수 있다. 생각만 하고 게을러 공부를 그만두면 처음은 있지만 끝이 없어 완전히 낫게 할 수 없으니 조심해야 한다. 더욱 연기와 술, 비린 생선 요리, 파와 마늘, 삶거나 볶은 음식, 불을 움직이게 하는 사물을 조심하기를 부탁한다.

○ 맥의 원리에 대한 은밀한 이야기는 《심시요함》속에 맥을 살펴본다. 《요함》과 《비결》은 서로 겉과 속이다. 눈 증상은 간장과 폐장 두 경맥에 뿌리를 두고 있어 아주 심한 경우는 《비결》이 아니면 할 수 없다. 증상이 가벼우면 《요함》속에 처방이 아주 좋다. 각각마다 모두 불어 김을 쏘이는 방법을 쓴다면 옳지 않다. 《비결》을 아주 잘 알려면 먼저 《요함》을 익혀야하는데 얕은 곳에서 깊은 곳으로 들어가는 이치이다. 이 속에는 다섯 수레바퀴와 여덟 성곽, 12경락이 서로 생기고 서로 이기는 이치와 비워지거나 채워진 생김새, 눈겉증이나 눈속증에 유형을 모두 자세히 갖추어서 후학들이 단계로 삼을 수 있다.

여기에 실린 화내면서 기운이 흩어져 모이지 않는 병, 음이 약해서 양과 짝지을 수 없는 병, 양이 약해서 음과 맞설 수 없는 병, 기운과 피가 나뉘지 않고 섞여서 결국 맺힌 병, 피에 삿된 것이 세차게 엉겨 돌아다니지 못하는 병, 상한병이 나은 다음에 있는 병, 사물에 해쳐서 생긴 병, 반진에 남은 독으로 생긴 병, 깊은 감병으로 해친 병, 안으로 당기고 밖으로 늘어지는 등의 병은 모두 불어 김을 쏘이는 치료가 맞지 않다. 눈동자구멍이 벌어지거나 눈동자구멍이 좁아지거나 눈알이 아래로 꺼지거나 눈알이 뒤집어지거나 눈동자로 전혀 보이지 않거나 눈속기름에 피가 뚫고 들어가는 등의 증상도 불어 김을 쏘이는 치료가 맞지 않다.

《요함》이란 책은 끊임없이 보지 않으면 안 된다. 오로지 《비결》에 얽매여 치료하면 사람을 북돋아 구하지 않고 사람을 해치는 꼴이 된다. 이 길을 업으로 한다면 반드시 조심해서 깊이 깨달아야 한다. 증상을 참되게 알지 못하면 약을 잘못 줘서 사람에 두 눈을 해친다. 지은 죄가 높고 아득하여 피해가 자손까지 이어진다. 조심해야 하지 않겠는가.

○ 사람에 기운과 피가 튼튼하면서 세차면 눈이 밝고 기운과 피가 비워지면 눈이 어둡다. 40살이 지나면서 음 기운이 점점 약해지므로 음에 피를 길러 보는 것을 도와주어야 한다. 보는 것은 신장 물이다. 신장 물은 기운과 피에 순수한 알짜로 위에 눈으로 올라가 밝게 한다. 기운과 피의 밖에 또 신장 물이 있다고 하는데 옳지 않다. 다만 주로 알짜와 피를 길러야 하고 알짜와 피는 반드시 위장 기운을 빌려 생긴다. 위장은 오장육부에 샘이고 눈빛을 열어 나타나게 하는 바탕이다. 먼저 위장 기운을 고르게 해야 한다.

기실죽 처방은 감실(깨끗하고 딱딱한 껍질을 가려 끓는 물에 4~5번 일면서 담그거나 아주 끓는 물에 스며들도록 담갔다가 쓴다) 7돈 구기자(살찌고 크면서 붉은빛깔을 골라 물에 한번 일어 끓는 물에 스며들도록 담근다) 3돈 멥쌀(늦게 여물은 큰 것을 끓는 물에 4~5번 담가 씻어서 쓴다) 찻잔 반잔. 세 가지 약재를 방법처럼 오늘 다 만든다. 다음날 밤 12시쯤에 사기그릇에 물을 끓이면서 먼저 감실을 넣고 4~5번 끓어오르게 삶는다. 다음에 구기자를 넣고 3~4번 끓어오르게 한 다음에 또 큰 쌀을 넣고 함께 진하고 흐물흐물하게 달콤한 향기가 날 때까지 삶는다. 이것을 빈속에 먹어서 위장 기운을 기른다. 40일이면 살갗이 반질반질해지고 100일이면 걸음걸이가 튼튼해지며 1년이면 힘살과 뼈가 탄탄해진다. 항상 먹으면 귀가 밝아지고 눈도 밝아지며 목숨을 늘려 오래 살 수 있다. 오래도록 먹으면 두 눈이 어린아이로 되돌아가 80~90살에도 밤에 작은 글씨를 읽는다. 삶은 죽에 흔히 물을 더 넣는데 찬물을 넣어서는 안 된다. 곱게 가루 내서 끓인 물에 먹어도 된다.

저간포는 간장은 눈동자에 바탕이고 신장은 알짜 눈빛에 샘이다. 간장을 북돋으면 곧 신장을 북돋게 된다. 신장에 밝게 하는 빈 구멍은 간장으로 열린다. 돼지간(쪼개서 쓸개를 없애고 피는 남도록 해서 물에 씻어 쓰지 않는데 대나무 칼로 흰 힘살 막을 깨끗이 잘라내고 버드나무 잎처럼 얇게 썰어 쓴다) 1개 남곡정초(손으로 잘라 부수며 쇠를 보지 않게 해서 막걸리에 일어 진흙을 없애고 또 막걸리에 오래 담갔다가 쓴다) 2량 구기자(막걸리에 오래 담갔다가 쓴다) 7돈 감국(줄기, 꼭지, 잎, 먼지를 깨끗이 없애고 막걸리에 오래 담갔다가 쓴다) 1량 현삼(쇠그릇을 보지 말고 막걸리에 오래 담갔다가 쓴다) 5돈 진짜추석(곱게 가루 내어 쓴다) 2돈. 추석을 빼고 나머지 다섯 약재를 한 곳에 합쳐 고르게 섞는다. 다섯 등분으로 나누고 간장도 다섯 등분으로 나눈다. 검고 얇은 가죽을 입힌 도자기 항아리에 바닥에 약을 한 층 깔고 약 위에 간을 1층 깔고 간 위에 추석을 뿌린다. 또 약 1층, 간 1층을 깔고 간 위에 추석 가루를 더 뿌린다. 이렇게 3~4층으로 해서 가장 위는 약으로 간을 덮고 술 1잔을 더 넣어 간을 잠기게 한다. 희고 깨끗한 수건을 물에 적셔 수건 안에 종이를 5~6층을 끼워서 항아리 입구를 단단히 막고 삼실로 묶는다. 솥 안에서 중탕으로 하루 동안 삶는데 솥 안에 물이 마르면 때때로 뜨거운 물을 더 넣는다. 하지만 이 물이 항아리 안에 들어가면 안 된다. 밖에서 간에 향기를 맡게 되면 여는데 간 안에 핏기가 없어야 한다. 불을 끄고 불기운이 다 빠져나가게 한 다음에 열 몇 조각으로 나눠서 잘게 씹어 천천히 삼킨다. 차가워지면 간을 꺼내서 약을 없앤 다음에 약을 모아서 다시 간 1개와 삶아서 이 간을 도자기 그릇에 담아둔다. 하루에 5~7번 먹는데 매번 열 몇 조각을 뜨겁게 먹으며 너무 많이 먹지 않는다. 50, 60, 70살 이상은 젖 1그릇과 인삼 달인 물 1찻잔, 술 2찻잔, 당귀 달인 물 2잔을 더 넣는다. 11월, 12월, 1월, 2월에 쓴다.

○ 뜨거운 김을 쏘이는 방법.

옮는 눈붉음증과 갑자기 눈붉음증이면 부어올라 눈을 뜰 수 없고 눈물이 흐르면서 아픈 등의 증상이 있다. 이것은 우연히 들어와 눈을 해쳤거나 기운과 피가 튼튼한데 가래불이 위로 올라가 머리와 눈에 있기 때문이다. 간장과 폐장에 뿌리가 없기 때문에 뒤에 처방으로 김을 쏘여야 한다.

찻잎 2~3량을 큰 사기그릇에 넣고 물 5~7사발을 넣은 다음 그릇에 입구를 덮어 빈틈없이 한다. 5~6번 펄펄 끓으면 열고 위로 올라오는 뜨거운 증기를 머리와 눈에 쏘인다. 머리 위는 수건으로 덮어서 머리와 약 그릇과 몸이 모두 수건 안에 있도록 덮어씌운다. 약 기운이 너무 뜨거우면 머리를 약간 높게 쳐들고 조금 따뜻하면 머리를 약간 숙인다. 눈물과 콧물, 입 안의 가래가 그릇 안으로 모두 흘러서 물이 차고 목구멍이 시원한 정도까지 한다. 김을 쏘이는 것을 마치면 머리에 천을 덮고 누워서 바람을 보지 않는다. 뜨거운 독을 밖으로 빼면 머리와 눈이 가뿐하면서 바로 모두 낫는다. 병이 심하면 다시 1~2번 더 김을 쏘인다. 종종 큰 시장에 나갔거나 길을 가다가 우연히 눈을 해쳤어도 이 방법을 쓴다.

《의학적쇄》

○ 눈병은 맑은 양이 올라가지 못해서 생긴다. 눈은 맑은 양이 있는 위치이다. 반드시 양이 올라가면서 생각이 변해야 눈이 작은 것까지도 환하게 살핀다. 흐린 음이 치솟아 맑은 양을 막으면 위로

올라가지 못하고 두 기운이 함께 막힌다. 그러면 둘이 서로 치고받기 때문에 눈이 아프게 된다. 나무가 내려가지 않으면 신하불이 위로 타오르면서 폐장 쇠를 괴롭힌다. 폐장 쇠가 괴로우면 흰자위가 붉게 붓고 뜨거움이 막혀있다. 오랫동안 붉고 아프면 흐린 음이 맑은 양을 덮어서 드러날 수 없기 때문에 구름 걸음이 생기고 눈이 빛을 불편해한다.

맑은 양이 올라가지 못하면 비장 때문이고 흐린 음이 내려가지 못하면 위장에 원인이 있다. 오르내리는 힘을 잃어버렸다면 실제로 가운데 기운을 다스리지 못했다. 축축함에 치우치면 비장에 병이고 마름에 치우치면 위장에 병이다. 뜨거움에 치우치면 불에 병이고 차가움에 치우치면 물에 병이다. 이 치우침을 정상으로 되돌려야 가운데 기운을 다스린다.

왼쪽 눈이 붉고 아프면 주로 시호작약목단피탕으로 하고 오른쪽 눈이 붉고 아프면 주로 백합오미탕으로 한다. 물과 흙이 축축한 차가움으로 열이 오르고 붉게 아프면 주로 백합오미강부탕으로 하고 축축한 뜨거움으로 눈알을 뜨겁게 쪄서 누렇게 붉으면 주로 복택석고탕으로 한다. 어두우면서 속티가 있고 또렷하지 않으며 붉고 아프면 주로 계지목단피하수오탕으로 한다. 눈동자구멍이 좁아졌으면 주로 계지시호탕으로 하고 눈동자구멍이 벌어졌으면 주로 오매산수유탕으로 한다. 눈알이 꺼져 들어갔으면 주로 강계삼령수오탕으로 하고 눈알이 빠져나왔으면 주로 작약산조인시호탕으로 한다.

시호작약목단피탕은 황금(술로 볶는다) 3돈 시호 3돈 작약 3돈 감초 2돈 목단피 3돈. 물에 달여 큰 반잔으로 해서 따뜻하게 먹는다.

백합오미탕은 백합 3돈 오미자(간다) 1돈 반하 3돈 감초 2돈 목단피 3돈 작약 3돈. 물에 달여 큰 반잔으로 해서 뜨겁게 먹는다. 뜨거움이 심하면 석고 지모를 더 넣는다.

백합오미강부탕은 백합 3돈 오미자 1돈 작약 3돈 감초 2돈 복령 3돈 반하 3돈 건강 3돈 부자 3돈. 물에 달여 큰 반잔으로 해서 따뜻하게 먹는다. 붉지 않고 뜨거움이 없는데도 아프면 위에 뜨거움이 없기 때문에 백합 작약을 빼고 계지를 더 넣는다.

복택석고탕은 복령 3돈 택사 3돈 치자 3돈 감초 2돈 반하 3돈 석고 3돈. 물에 달여 큰 반잔으로 해서 뜨겁게 먹는다.

계지목단피하수오탕은 계지 3돈 목단피 3돈 하수오 3돈 감초 2돈 복령 3돈 반하 3돈 건강 3돈 용안육 10개. 물에 달여 큰 반잔으로 해서 뜨겁게 먹는다.

계지시호탕은 시호 3돈 계지 3돈 목단피 3돈 생강 3돈 감초 1돈 석창포 1돈. 물에 달여 큰 반잔으로 해서 뜨겁게 먹는다.

오매산수유탕은 오미자 1돈 오매 2돈 산수유 3돈 감초 2돈 하수오 3돈 작약 3돈 용골 2돈 모려 3돈. 물에 달여 큰 반잔으로 해서 따뜻하게 먹는다.

강계삼령수오탕은 인삼 3돈 계지 3돈 감초 2돈 복령 3돈 하수오 3돈 건강 3돈. 물에 달여 큰 반잔으로 해서 따뜻하게 먹는다.

작약산조인시호탕은 작약 3돈 감초 2

돈 하수오 3돈 산조인(날 것을 간다) 3돈 시호 3돈 목단피 3돈. 물에 달여 큰 반잔으로 해서 따뜻하게 먹는다.

《한방안과보감》159)

○ 최씨 가전 대명고.

겉흠과 막, 흰자위 군살증, 눈꺼풀 짓무름증, 붉은 가림, 눈속기름 피들어감증, 바람맞은 찬눈물증, 눈부심증, 눈어둠증 등을 치료한다. 침과 약을 쓰고 이 약을 눈에 넣으면 3일이 지나지 않아 효과가 있고 10일이 지나면 모두 낫는다. 대황 창출 시호 고본 세신 적작약 용담초 감국 홍화 황련 연교 치자 상백피 형개 방풍 황백 목적 백질려 박하 차전자 강활 독활 마황 천궁 백지 천마 만형자 현삼 고삼 당귀잔뿌리 목통 지각 망초 생지황 충울자 밀몽화 감초 각1돈. 위의 약 10첩을 어린아이 오줌 다섯 사발을 넣고 달인다. 달인 약에 노감석 1근을 넣고 반죽한 다음에 숯으로 빨갛게 하룻밤 굽는다. 그리고 다음날 다시 굽는데 이렇게 10번 반복한다. 이렇게 만든 노감석을 잘 갈아 찌꺼기를 없애고 다시 이 노감석을 앞에 달인 약에 사람젖을 넣고 중탕을 한 다음 건조시켜 떡처럼 만들어 햇볕에 말린다. 말린 노감석을 다시 갈리는 소리가 나지 않을 때까지 아주 부드럽게 간 다음에 영사 용골 사향 웅담(없으면 멧돼지쓸개)을 약간 넣고 다시 부드럽게 간다. 쓸 때는 아침저녁으로 눈에 넣는다.

---

159) 궁전한약방 최덕수가 2012년 펴낸 책.

6. 눈병의 침뜸 치료

1. 두루 쓰는 치료
○ 눈병은 왼쪽 병이면 왼쪽에 침을 놓고 오른쪽 병이면 오른쪽에 침을 놓는다.
○ 검은자위는 간장에 속해서 간정격을 기본으로 하고 눈동자는 신장에 속해서 신정격을 기본으로 한다. 흰자위는 폐장에 속해서 폐정격을 기본으로 하지만 변형인 태백혈, 태연혈을 북돋고 대도혈, 어제혈을 빼낸다. 바깥 눈초리는 위장에 속해서 위정격을 기본으로 하고 안쪽 눈초리는 심장에 속해서 심정격을 기본으로 하지만 변형인 대돈혈, 소충혈, 부류혈을 북돋고 태백혈, 태연혈을 빼낸다.
○ 족소음신경에 태계혈, 부류혈, 용천혈, 삼음교혈과 동씨침법에 신관혈, 하삼황혈은 주로 수정체, 유리체에 병을 치료한다. 망막에도 작용한다.
 수양명대장경에 상양혈, 이간혈, 양계혈, 편축혈, 수오리혈, 견중혈은 주로 간장을 북돋아 간장이 비워져서 생긴 눈병을 치료한다. 각막, 안근, 섬모체근에도 작용하여 눈피로, 포도막염에도 쓸 수 있다.

○ 합곡혈과 삼음교혈을 같이 쓰면 얼굴과 머리에 피를 북돋는다.
 간장에 불이 있을 경우 목염혈(손가락 4지 손바닥쪽 제2절 정중선에서 소지쪽 2푼 떨어진 직선상 1/3, 2/3 지점), 소부혈을 쓴다.
 간장을 북돋우려면 동씨침법에 상삼황혈을 쓴다.
 눈병에 풍지혈이 뭉쳐있거나 경추에 이상이 있으면 상백혈을 쓴다.
 일반적인 눈피로에는 상삼황혈, 상백혈, 입백혈, 후계혈을 쓴다.
 피가 비워졌으면 수삼리혈을 쓴다.
 고혈압이 같이 있으면 신정격을 쓴다.

2. 증상에 따른 치료
○ 눈이 편하지 않아 눈뜨기 싫으면 대돈혈, 은백혈을 북돋고 경거혈, 상구혈을 빼낸다.
 졸음이 오는 듯 하고 눈뜨기 싫으면 통곡혈, 액문혈을 북돋고 족삼리혈, 천정혈을 빼낸다.
○ 눈이 침침하고 흐릿하게 보일 때 양안시 이상, 눈피로, 난시, 노안 등이 원

인이면 편력혈, 수오리혈, 풍지혈, 사죽공혈, 찬죽혈, 오처혈, 두유혈을 쓴다.

특히 난시일 때는 소부혈, 대도혈을 북돋고 은백혈, 대돈혈을 빼낸다.

○ 먼 곳이 또렷하게 보이지 않을 때는 간정격을 쓰고 가까운 곳이 또렷하게 보이지 않을 때는 신정격을 쓴다.

특히 근시일 경우에는 정광1,2혈, 건명4혈, 승읍혈, 사백혈, 합곡혈, 부류혈, 신문혈에 침을 놓고 풍지혈에 물리치료로 TENS를 한다. 여기에 비장이 비워졌으면 삼음교혈을 쓰고 간장과 신장이 비워졌으면 조해혈, 태계혈을 쓴다. 심장이 비워졌으면 내관혈을 더 놓고 심한 근시일 때는 구후혈, 승읍혈에 놓는다. 약침을 심수혈, 간수혈, 담수혈, 신수혈에 놓는다.

○ 밤눈증. 신장이 비워졌으면 음곡혈, 곡천혈을 북돋고 소부혈, 연곡혈을 빼내면서 양백혈, 승읍혈에 놓는다. 비장이 비워졌거나 기운이 비워졌으면 족삼리혈, 중완혈, 구허혈, 양백혈, 승읍혈에 침을 놓고 광명혈에 뜸을 뜬다. 피가 비워졌으면 족삼리혈, 삼음교혈, 풍지혈, 정명혈, 중완혈에 침을 놓고 사봉혈을 찔러 피를 낸다. 소아의 밤눈증에는 봉안혈에 뜸을 뜬다.

○ 사시. 내사시는 담정격을 놓으면서 동자료혈과 어요혈을 꿰뚫고 양백혈과 어요혈을 꿰뚫으며 사죽공혈과 어요혈을 꿰뚫는다. 그리고 구후혈, 풍지혈, 합곡혈, 혈해혈에 침을 놓는다.

외사시는 간정격과 신관혈, 하삼황혈을 놓으면서 찬죽혈과 어요혈을 꿰뚫고 양백혈과 어요혈을 꿰뚫는다. 그리고 승읍혈, 풍지혈, 합곡혈, 혈해혈에 침을 놓는다.

상사시는 위정격을 놓으면서 사백혈과 승읍혈을 꿰뚫는다. 그리고 구후혈, 풍지혈, 합곡혈, 혈해혈에 침을 놓는다.

하사시는 대장정격을 놓으면서 양백혈과 어요혈을 꿰뚫는다. 그리고 두임읍혈, 건명4혈, 풍지혈, 합곡혈, 혈해혈에 침을 놓는다.

눈을 피로하게 하거나 주의를 기울일 때 사시(또는 사위)가 되면 임읍혈, 함곡혈을 북돋고 해계혈, 양계혈을 빼낸다.

○ 백내장. 건명혈(하정명혈 하2푼 안와하연 내측), 건명4혈(상정명혈 상3푼 안와상연 내상각), 구후혈(안와하연 정중앙점을 찍고 중앙점에서 바깥쪽 1/4), 정명혈, 합곡혈, 예명혈, 태양혈에 침을 놓거나 수천혈, 부류혈, 용천혈, 통곡혈, 곡천혈, 백회혈, 후정혈에 침을 놓는다. 병증에 따라 가감한다.

○ 녹내장. 급성으로 안압을 빨리 내려야 할 때는 곡지혈(소해혈로 꿰뚫는다), 행간혈(강자극), 인당혈, 안면1,2혈에 침을 놓는다.

눈에 통증이 같이 있으면 승읍혈, 찬죽혈, 양백혈, 태양혈, 정명혈에 침을 놓는다.

평소에 고안압이면서 녹내장일 때는 풍지혈(코끝을 향해 놓는다), 천주혈(구각을 향해 놓으며 방광경으로 골로 들어가 눈 속에 뭉친 것을 흩어지게 한다), 삼음교혈(피를 기른다), 행간혈(곧바로 찌르며 간장과 쓸개에 불을 빼낸다). 오른쪽과 왼쪽에 모두 침을 놓고 40분 동안 유침한다.

안압으로 약간 눈이 뻐근하지만 심하지 않으면 하삼황혈, 상삼황혈, 완순1,2혈에 침을 놓는다.

다른 증상은 없고 시야가 좁아졌을 때는 곡지혈, 행간혈, 인당혈, 풍지혈, 찬죽혈, 양백혈, 솔곡혈(안압을 낮추면서 눈 주위에 기운과 피를 움직이게 한다)에 놓거나 삼음교혈, 부류혈, 상양혈, 정명혈, 구후혈, 승읍혈, 건명2혈, 풍지혈, 예명혈(시야를 개선한다)에 놓는다. 변증에 따라 선택한다.

○ 장님증. 주로 녹내장, 망막색소변성, 시신경염, 시신경위축, 망막동맥폐색에서 본다. 상양혈, 합곡혈, 족삼리혈, 승광혈, 목창혈, 신정혈, 상성혈, 신회혈, 전정혈, 백회혈(강력하게 눈에 기혈을 소통시킨다)에 놓거나 삼음교혈, 부류혈, 정명혈, 구후혈, 승읍혈, 건명2혈, 풍지혈, 예명혈, 향양혈(직접 시신경을 자극한다)에 놓는다.

간장에 불이 있으면 행간혈, 태충혈, 광명혈에 놓고 위장에 뜨거움이 있거나 비장과 위장이 비워졌으면 내정혈, 족삼리혈에 침을 놓는다. 간장과 신장이 비워졌으면 태계혈, 신관혈에 놓는다. 변증에 따라 선택한다.

○ 망막맥락막염. 위정격에 놓는다. 특히 해계혈이 중요하다. 검은 속티가 보이면 신정격에 놓고 어두운 노란빛깔 속티가 보이면 비정격에 놓는다. 상양혈, 합곡혈, 연곡혈, 태충혈, 부류혈, 승광혈, 목창혈, 신정혈, 상성혈, 신회혈, 전정혈, 백회혈에 놓거나 향양혈, 정명혈, 구후혈, 태양혈, 양백혈, 풍지혈에 놓는다. 변증에 따라 선택한다.

○ 비문증. 연곡혈, 태계혈, 부류혈, 삼음교혈, 신관혈, 찬죽혈, 승읍혈, 양백혈에 침을 놓는다. 눈에 아지랑이 같은 것이 보이고 시력이 흐릿하다고 하면 담정격을 놓는다.

○ 망막출혈. 연곡혈, 태충혈, 부류혈, 풍지혈, 각손혈, 정명혈에 침을 놓고 임읍혈, 함곡혈을 북돋고 해계혈, 양계혈을 빼내며 경거혈, 부류혈을 북돋는다.

○ 갑상선 기능항진에 그레이브스병이나 안구가 돌출될 때는 통곡혈, 협계혈을 북돋고 임읍혈, 후계혈을 북돋으며 대도혈, 소부혈을 북돋는다. 함께 삼중혈(외과첨 상3촌, 상2촌, 상1촌), 용천혈(거자법)에 침을 놓는다. 특히 갑상선 기능항진에는 통관혈, 통천혈, 통산혈을 놓고 음곡혈을 북돋우면서 연곡혈, 족삼리혈을 빼낸다.

○ 눈알이 속으로 들어간다고 느끼면 임읍혈, 함곡혈을 빼내고 해계혈, 양곡혈을 북돋는다.

○ 결막염. 기본 경혈은 이첨혈(사혈), 합곡혈, 풍지혈, 정명혈, 동자료혈이다. 환자 상태와 변증에 따라 다음 경혈을 추가한다. 눈 주위 경혈로 찬죽혈, 사죽공혈, 태양혈, 승읍혈, 소상혈(사혈), 상검3혈(안검 끝에서 0.5푼, 정중내외로 1푼인 곳)가 있고 머리 주위 경혈로 신정혈, 상성혈, 신회혈, 전정혈, 백회혈, 각손혈, 화료혈이 있다.

그리고 눈부심, 껄끄러움, 통증, 부종 등 합병 정도에 따라 침을 더 놓는다.

눈부심이 있으면 간장이 비워졌으므로 비노혈, 태충혈에 놓고 껄끄러움, 이물감이 있으면 액문혈, 중저혈에 놓는다.

아프면서 부어 있으면 뜨거움증이므로 완순1,2혈, 합곡혈, 양곡혈에 놓고 각막 혈관신생이 보이면 간정격에 놓는다. 안쪽 눈초리가 붉고 아프면 조해혈, 정명혈, 풍지혈, 음도혈(중완 옆5푼), 통곡혈(상완 옆5푼), 중주혈(배꼽하 1촌 옆5푼), 사만혈(치골상연상 3촌 옆5푼)에 놓는다.

○ 만성 눈충혈. 간정격, 이첨혈(사혈), 합곡혈, 태충혈, 비노혈에 놓고 내관혈, 대릉혈에 놓을 때도 있다. 안쪽 눈초리가 더 충혈되면 심정격을 놓고 바깥 눈초리가 더 충혈되면 위정격에 놓는다. 나른할 때 눈이 충혈된다고 하면 대장정격에 놓고 얼굴이 붉으면서 충혈되면 해계혈에 놓는다. 대상포진으로 충혈되면서 눈꺼풀도 붉으면 간정격에 놓는다.

○ 결막에 출혈이 있으면 위정격에 놓는다.

○ 눈이 가려우면 척택혈, 곡천혈을 북돋고 소부혈, 행간혈을 빼낸다. 지오회혈, 광명혈, 승읍혈, 찬죽혈, 동자료혈, 양백혈에도 함께 침을 놓는다. 특히 안쪽 눈초리가 가려우면 음곡혈, 소해혈을 북돋고 대도혈, 소부혈을 빼내면서 정명혈에도 함께 놓는다. 바깥 눈초리가 가려우면 협계혈, 내정혈을 북돋고 양계혈, 해계혈을 빼내면서 동자료혈에 침을 놓는다.

○ 군살. 눈꺼풀을 뒤집어 피를 내는데 비워짐증은 피를 내지 말아야한다. 눈자위를 덮으면 소택혈, 정명혈과 신문혈을 빼낸다. 살이 붉게 올라오면 소해혈, 음곡혈을 북돋고 소부혈, 연곡혈, 대도혈을 빼낸다. 눈이 붉으면서 아프기까지 하면 합곡혈, 화료혈, 위중혈, 조해혈, 열결혈, 정명혈에 놓는다.

○ 각막혼탁. 얇은 표층 각막 혼탁이면 소택혈, 각손혈, 천유혈, 정명혈, 동자료혈에 침을 놓고 뚜렷한 흰 겉흠이 있는 각막혼탁이면 합곡혈, 관충혈, 액문혈, 중저혈, 구허혈, 임읍혈, 두임읍혈, 이첨혈, 각손혈, 천유혈, 승광혈(소양경)에 침을 놓는다. 안쪽 눈초리를 끼고 있으면 경골혈(태양경)에 침을 놓고 심할 때는 합곡혈, 해계혈, 관충혈, 액문혈(삼초경이면서 양명경과 만난다)에 놓는다.

○ 각막염. 점상 혼탁이 있고 아프면서 충혈이 될 때는 태연혈, 권첨혈(뜸 3장), 전곡혈, 후계혈, 액문혈, 화료혈, 풍지혈, 정명혈, 찬죽혈에 침을 놓는다. 혼탁을 다스리려면 폐정격을 더 놓는다. 바깥 눈초리가 더 붉으면 위정격을 놓는다. 심층 각막염은 새끼손가락 2절 횡문두, 백회혈, 복삼혈(곤륜혈 하1촌 움푹한 곳)에 놓는다.

○ 다래끼는 영골혈, 합곡혈, 태충혈, 이간혈(뜸), 곡지혈, 정명혈, 사죽공혈에 침을 놓고 눈꺼풀에 물리치료로 TENS를 한다. 위 눈꺼풀이면 후계혈(사혈), 은혈백에 더 놓고 아래 눈꺼풀이면 내정혈, 승읍혈에 더 놓는다. 작고 단단한 결절이 있으면 삼릉침으로 약간 째서 빼낸 다음에 이첨혈과 등 쪽 전체에서 1촌5푼 옆으로 분홍빛깔이나 자줏빛인 부위를 사혈한다. 자주 난다면 비정격이나 소장정격에 놓는다.

○ 눈꺼풀이 떨리면 목화혈(손가락 3지 등쪽 3관절 중간), 측삼리혈, 측하삼리혈, 풍시혈, 승읍혈, 찬죽혈에 침을 놓고

담혈(손가락 3지 등쪽 1관절 양측 중간)을 사혈한다. 간장과 신장이 비워졌으면 신관혈, 부류혈, 상삼황혈에 더 놓고 위장에 뜨거움이 있으면 임읍혈, 함곡혈을 북돋고 해계혈, 양계혈을 빼낸다. 안면까지 떨리면 상백혈, 마금수혈, 지창혈에 더 놓는다.

○ 안검하수. 마비가 없는 안검하수는 합곡혈, 공손혈, 태백혈, 상백혈, 부류혈, 신관혈에 침을 놓고 방광정격이나 폐정격에 침을 놓을 수도 있다. 동안신경이나 삼차신경에 이상이 생겨 안검이 마비되었을 때는 합곡혈, 정명혈, 어요혈과 양백혈을 꿰뚫고 태양혈, 사백혈에 놓는다. 눈을 완전히 감지 못할 때는 완순1,2혈에 놓는다.

○ 눈꺼풀테염이 있으면 자락하고 나서 알콜솜으로 충분히 닦아내고 면봉으로 연고를 바른 다음에 상삼황혈, 상백혈에 침을 놓는다.

○ 속눈썹이 구부러져 있는 속눈썹 말림증은 속눈썹을 뽑고 주위에 자락하거나 작은 뜸을 뜬 다음에 대도혈, 소부혈을 북돋고 은백혈, 대돈혈을 빼내면서 내정혈, 사죽공혈, 상성혈에 침을 놓는다.

○ 눈꺼풀이 부었을 때 위 눈꺼풀이면 대돈혈, 은백혈을 북돋고 경거혈, 상구혈을 빼낸다. 아래 눈꺼풀이면 임읍혈, 함곡혈을 북돋고 상양혈, 여태혈을 빼낸다. 위와 아래 눈꺼풀이 모두 부었으면 대도혈, 소부혈을 북돋고 은백혈, 대돈혈을 빼낸다. 눈을 찜질한다.

○ 눈꺼풀 전체에 염증이 있으면 우선 염증 부위를 사혈한 다음에 대도혈, 소부혈을 북돋고 은백혈, 대돈혈을 빼내면서 이침(내분비, 피질하, 신문, 대장, 심)에 침을 놓는다. 또는 대돈혈, 소충혈, 부류혈을 북돋고 태백혈, 태연혈을 빼낸다. 바깥 눈초리 쪽으로 눈꺼풀에 염증이 있으면서 충혈되면 상백혈, 위정격에 침을 놓는다. 안쪽 눈초리 쪽으로 눈꺼풀에 염증이 있으면서 충혈되고 진물이 흐르면 경골혈, 속골혈, 찬죽혈, 소골공혈에 침을 놓는다. 그리고 뒤에 내용을 살펴서 연고를 바른다.

○ 눈물주머니에 염증이 있어 붉게 부으면 주사기에 생리식염수를 넣고 비루관을 뚫은 다음에 합곡혈, 삼음교혈, 풍지혈(반대쪽 눈을 향해 찌른다), 양자혈(눈물주머니 가운데 주위 5혈), 정명혈(바깥 눈초리를 향해 찌른다), 사백혈(정명혈을 향해 찌른다), 양백혈(어요혈을 향해 찌른다)에 침을 놓는다. 행간혈, 태양혈에 침을 놓을 수도 있다.

○ 눈부심이 있으면 화골혈(행간혈과 태충혈의 발바닥부위 4개혈), 팔사혈(2,3지 사이), 공손혈, 비정격에 침을 놓는다. 눈이 시다고 하면 임읍혈, 함곡혈을 북돋고 해계혈, 양계혈을 빼내거나 척택혈, 곡천혈을 북돋고 소부혈, 행간혈을 빼낸다.

○ 눈 통증. 기본 경혈로 합곡혈, 상성혈, 양백혈, 족규음혈에 침을 놓는다. 핏줄이 위에서 아래로 내려가면서 아프면 태양경의 병이거나 신장이 비워졌기 때문이다. 완순1,2혈, 전곡혈에 침을 놓는다. 핏줄이 아래에서 위로 올라가면서 아프면 양명경의 병이거나 비장과 위장이 비워졌기 때문이다. 이간혈, 삼간혈, 양계혈, 위정격에 침을 놓는다. 핏줄이

밖에서 안으로 가면서 아프면 소양경의 병이거나 간장이 비워졌거나 간장에 뜨거움이 있기 때문이다. 협계혈, 지오회혈에 침을 놓는다. 눈썹 뼈가 아프면서 눈뜨기 싫으면 통곡혈, 액문혈을 북돋고 족삼리혈, 천정혈을 빼낸다. 눈이 빠질 듯이 아프다고 하면 곤륜혈, 두유혈, 옥침혈, 천주혈에 침을 놓는다. 눈이 빠질 듯이 아프면서 뒷목이 뻣뻣하면 방광정격에 놓는다. 바깥 눈초리가 아프면 위정격, 대간혈(식지장측 제1절 정중앙에서 엄지 쪽으로 3푼), 소간혈(대간혈 위 2푼), 삼간혈, 임읍혈에 침을 놓는다.

○ 눈물이 저절로 나거나 바람을 맞아 눈물이 날 때. 간장이 비워졌으면 상삼황혈, 간정격, 화골혈(행간혈과 태충혈의 발바닥부위 4개혈), 목혈(식지장측제1절 정중선소지쪽 2선 1/3과 2/3), 찬죽혈, 승읍혈에 침을 놓는다. 간장에 뜨거움이 있으면 척택혈, 곡천혈을 북돋고 소부혈, 행간혈을 빼내면서 화골혈, 목혈에 침을 놓는다. 신장이 비워졌으면 하삼황혈, 신정격에 놓거나 경거혈을 북돋고 태계혈을 빼내면서 화골혈, 목혈, 찬죽혈, 승읍혈에 침을 놓는다. 비장과 위장이 비워졌으면 함곡혈, 임읍혈, 화골혈, 목혈, 풍지혈, 두유혈(상성혈 옆4촌5푼), 승읍혈, 정명혈, 화골혈, 목혈에 침을 놓는다. 눈이 충혈되면서 눈물이 나면 합곡혈, 소골공혈, 임읍혈, 찬죽혈에 침을 놓고 눈이 아리면서 눈물이 나면 태백혈, 태연혈을 북돋고 소부혈, 어제혈을 빼낸다. 껄끄러우면서 눈물이 나면 상삼황혈, 상백혈, 입백혈에 침을 놓으면서 음곡혈, 곡천혈을 북돋고 대돈혈, 소충혈을 빼낸다. 눈물이 나면서 눈곱이 끼면 은백혈, 목혈에 침을 놓는다.

○ 눈곱이 많이 끼면 태백혈, 태연혈을 북돋고 소부혈, 어제혈을 빼내면서 양백혈, 정명혈, 동자료혈에 침을 놓는다. 눈곱이 많이 끼면서 딱딱하면 소부혈, 어제혈을 북돋고 음곡혈, 척택혈을 빼내면서 정명혈에 침을 놓는다. 눈곱이 묽어 덩어리지지 않으면 태백혈, 태연혈을 북돋고 소부혈, 어제혈을 빼내면서 정명혈에 침을 놓는다.

○ 눈물마름증에서 간장과 신장이 비워졌으면 간정격, 상삼황혈, 태계혈, 부류혈, 삼중혈, 목혈에 침을 놓는다. 비장과 위장이 비워졌으면 임읍혈, 함곡혈을 북돋고 해계혈, 양계혈을 빼내면서 목혈에 침을 놓는다.

나머지는 아래 책을 본다.

《비전안과용목론》

○ 머리 쪽 가운데로 지나간다. 모두 10개의 경혈이다.

신정혈 1혈은 코 바로 위 머리털 끝에서 5푼 들어가서 있다. 독맥, 족태양경, 족양명경에 세 경맥이 모인다. 머리바람증으로 눈이 아찔하거나 코에서 맑은 콧물이 끊이지 않거나 눈물이 나오는 병을 치료한다. 뜸을 14장 뜨면 그친다. 기백은 '바람을 낫게 하려면 뜸을 많이 뜨지 말아야 한다. 바람에 타고난 바탕은 가벼워서 많으면 해친다. 7장에서 21장까지 뜸을 뜨고 그친다.'고 하였다. 침을 놓아서는 안 되며 침을 놓으면 미쳐 날뛴다. 날 음식, 닭, 돼지, 술, 밀가루, 바람을 움직이게 하는 음식 등을 꺼려야 한다.

 상성혈 1혈은 코 바로 위 머리털 끝에서 1촌 들어가서 오목한 곳에 있다. 독맥의 기운이 나타나는 곳이다. 머리바람증으로 눈이 아찔하거나 눈자위가 아프면서 멀리 볼 수 없는 병을 치료한다. 가느다란 삼릉침으로 찔러서 모든 양에 뜨거운 기운을 빼내 머리와 눈으로 치솟지 않게 한다. 뜸은 7장 뜨며 많이 떠서는 안 된다. 자주 뜸을 뜨면 기운을 위로 내뿜어 눈이 또렷하지 않다. 앞에 방법처럼 꺼려야 한다.

 신회혈 1혈은 상성혈 뒤 1촌 오목한 곳에 있으며 콩을 담을 수 있다. 독맥의 기운이 나타나는 곳이다. 눈이 아찔한 병을 치료한다. 뜸을 14장에서 49장 뜬다. 처음에 뜸을 뜨면 아프지 않다가 병이 없어지면 아프다. 아프면 뜸을 그만 뜬다. 침은 2푼을 찌르고 세 번 들이쉴 동안 놔두고 득기하면 빼낸다. 침을 놓고 나서 소금 가루를 삼씨기름에 섞어서 뿌리 아래를 문지르면 머리바람증이 영원히 없어진다. 8살 아래면 득기하지 않는다. 앞에 방법처럼 꺼려야 한다.

 전정혈 1혈은 신회혈 뒤 1촌5푼 뼈 오목한 곳에 있다. 독맥의 기운이 나타나는 곳으로 머리바람증으로 눈이 아찔한 병을 치료한다. 침은 1푼을 넣고 뜸은 3장에서 49장까지 뜨고 그친다. 앞에 방법처럼 꺼려야 한다.

 백회혈 1혈은 삼양오회라고도 부른다. 전정혈 뒤 1촌5푼에 정수리 가운데 털이 도는 곳에 있으며 콩을 담을 수 있다. 독맥과 족태양경은 정수리 위에서 만나 모인다. 침은 2푼을 넣고 득기하면 빼낸다. 뜸은 7장에서 49장까지 뜨고 그친다. 당나라에 진명학이 찔러서 조금 피를 냈더니 머리아픔이 바로 나았다. 머리 꼭대기에 뜸을 뜰 때 49장을 넘어서는 안 된다. 머리 꼭대기 거죽이 얇기 때문에 많이 떠서는 안 된다.

 후정혈 1혈은 교충이라고 부른다. 백회혈 뒤 1촌5푼 베개뼈 위에 있다. 독맥의 기운이 나타나는 곳이다. 눈이 아찔하면서 옆머리가 아픈 병을 치료한다. 뜸은 5장을 뜨고 침은 3푼을 넣는다.

 강간혈 1혈은 대우이라고 부른다. 후정혈 뒤 1촌5푼에 있다. 독맥의 기운이 나타나는 곳이다. 골이 빙빙 돌고 눈이 어지러우며 머리가 참을 수 없이 아픈 병을 치료한다. 뜸은 7장을 뜨고 침은 2푼을 넣는다.

 뇌호혈 1혈은 합로라고 부른다. 베개뼈 위와 강간혈 뒤 1촌5푼에 있다. 독맥과 족태양경이 모인다. 침을 놓을 수 없으며 침을 놓으면 벙어리가 되어 말을 할 수 없다. 눈자위가 아프면서 멀리 볼 수 없는 병을 치료한다. 뜸은 7장을 뜨지만 함부로 뜸을 뜰 수 없다. 사람에게 목소리가 나오지 않게 한다.

 풍부혈 1혈은 설본이라고 부른다. 뒷목 머리털 끝 위 1촌에 큰 힘살 안 부드러운 곳에 있다. 빨리 말하면 살이 일어나고 말이 끝나면 아래로 간다. 독맥과 양유맥이 만난다. 뜸을 떠서는 안 되는데 불행하게도 사람이 목소리를 잃게 한다. 머리가 아프면서 눈이 아찔한 병을 치료한다. 침은 3푼을 넣는다.

 아문혈 1혈은 목소리를 나오지 않게 하고 설횡이나 설염이라고 부른다. 뒷목

가운데 머리털 끝 위 5푼에 부드러운 곳에 있다. 독맥과 양유맥이 만나며 혀 바탕으로 이어져 들어간다. 머리를 쳐들고 침을 놓는다. 뜸을 떠서는 안 되고 뜸을 뜨면 벙어리가 된다. 머리 아픈 병을 치료한다. 침은 2푼을 넣으며 5푼이 된다.

○ 머리 쪽 두 번째로 지나간다. 왼쪽과 오른쪽 모두 14개의 경혈이다.

곡차혈 2혈은 신정혈 옆 1촌5푼으로 머리털 끝에 들어가는 곳에 있다. 족태양경의 기운이 새로 나타난다. 머리 꼭대기가 아프고 눈이 또렷하지 않게 보이는 병을 치료한다. 침은 2푼을 넣고 뜸은 3장을 뜬다.

오처혈 2혈은 상성혈 옆 1촌5푼에 있다. 족태양경의 기운이 나타나는 곳이다. 눈이 또렷하지 않고 머리바람증으로 눈이 아찔한 병을 치료한다. 침은 3푼을 넣고 7번 숨 쉴 동안 놔둔다. 뜸은 3장을 뜬다.

승광혈 2혈은 오처혈 뒤 1촌5푼에 있다. 족태양경의 기운이 나타나는 곳이다. 바람으로 어지럽고 머리가 아프며 눈에 흰 막이 생긴 병을 치료한다. 침은 3푼을 넣고 뜸은 떠서는 안 된다.

통천혈 2혈은 승광혈 뒤 1촌5푼에 있다. 족태양경의 기운이 나타나는 곳이다. 한쪽에 바람으로 콧물이 많이 흐르고 코피가 나며 머리가 무거운 병을 치료한다. 침은 3푼을 넣고 7번 숨 쉴 동안 놔둔다. 뜸은 3장을 뜬다.

낙각혈 2혈은 강양이라고 또는 뇌개라고 부른다. 통천혈 뒤 1촌5푼에 있다. 족태양경의 기운이 나타나는 곳이다. 푸른 눈바람증으로 눈에 보이는 것이 없는 병을 치료한다. 뜸은 3장을 뜬다.

옥침혈 2혈은 낙각혈 뒤 1촌5푼에 뇌호혈 옆 1촌3푼에 있다. 일어난 살과 베개뼈가 만나는 곳으로 머리털 끝에서 위로 3촌 들어간다. 족태양경의 기운이 나타나는 곳이다. 눈이 아파 볼 수 없고 골바람으로 참을 수 없이 아픈 병을 치료한다. 뜸은 3장을 뜬다.

천주혈 2혈은 뒷목 뒤 머리털 끝에 큰 힘살 바깥 모서리 오목한 곳에 있다. 족태양경의 기운이 나타나는 곳이다. 눈이 어둡게 보이고 머리가 빙글 돌며 골이 아픈 병을 치료한다. 침은 5푼을 넣고 득기해서 빼내면 바로 낫는다.

○ 머리 쪽 세 번째로 지나간다. 왼쪽과 오른쪽에 모두 12개의 경혈이다.

임읍혈 2혈은 눈 위에 바로 머리털 끝에서 5푼 들어간 오목한 곳에 있다. 족태양경과 족소양경이 모인다. 눈에 흰 겉흠이 생기고 눈물이 많은 병을 치료한다. 침은 3푼을 넣고 7번 숨 쉴 동안 놔두며 득기하면 빼낸다. 앞에 방법처럼 꺼려야 한다.

목창혈 2혈은 임읍혈 뒤 1촌에 있다. 족소양경과 양유맥이 모인다. 바깥 눈초리가 붉고 아프거나 갑자기 머리가 빙빙 돌고 눈이 흐릿하며 먼 곳을 보면 또렷하지 않은 병을 치료한다. 침은 3푼을 넣고 뜸은 5장을 뜬다. 3번 정도 침을 놓으면 크게 밝아진다.

정영혈 2혈은 목창혈 뒤 1촌에 있다. 족소양경과 양유맥이 모인다. 머리 꼭대기와 옆머리가 아픈 병을 치료한다. 침은 3푼을 넣고 뜸은 5장을 뜬다.

승령혈 2혈은 정영혈 뒤 1촌5푼에 있다. 족소양경과 양유맥이 모인다. 골바람증으로 머리가 아픈 병을 치료한다. 뜸은 3장을 뜬다.

뇌공혈 2혈은 섭유라고 부르며 승령혈 뒤 1촌5푼에 옥침혈 뼈를 끼고 아래 오목한 곳에 있다. 족소양경과 양유맥이 모인다. 골바람증으로 참을 수 없이 머리가 아프고 눈이 어두운 병을 치료한다. 침은 5푼을 넣고 득기하면 빼낸다. 뜸은 3장을 뜬다. 위공이 머리바람증으로 괴로워했는데 나타나면 마음이 어지럽고 눈이 아찔했다. 화타가 침을 놓으니 바로 나았다. 앞에 방법처럼 꺼려야 한다.

풍지혈 2혈은 뇌공혈 뒤 머리털 끝 오목한 곳에 있다. 족소양경과 양유맥이 모인다. 눈이 아찔하면서 머리가 아파 괴롭거나 눈에 눈물이 나오거나 안쪽 눈초리가 붉고 아프거나 눈이 또렷하지 않은 병을 치료한다. 침은 7푼을 넣고 7번 숨 쉴 동안 놔둔다. 뜸은 7장을 뜬다.

○ 옆머리 쪽. 왼쪽과 오른쪽에 모두 12개의 경혈이다.

함염혈 2혈은 이마 모서리 아래 뇌공혈 위 모서리에 있다. 수족소양경과 수족양명경이 만나서 모인다. 머리바람증으로 어지럽고 눈에 보이는 것이 없으며 옆머리가 아프면서 바깥 눈초리로 당기는 병을 치료한다. 침은 7푼을 넣고 7번 숨 쉴 동안 놔둔다. 뜸은 3장을 뜬다. 앞에 방법처럼 꺼려야 한다.

현로혈 2혈은 이마 모서리 위 뇌공혈 가운데 모서리에 있다. 족소양경의 기운이 나타나는 곳이다. 옆머리가 아프면서 바깥 눈초리가 붉은 병을 치료한다. 침은 3푼을 넣고 3번 숨 쉴 동안 놔둔다. 뜸은 3장을 뜬다. 앞에 방법처럼 꺼려야 한다.

현리혈 2혈은 이마 모서리 위 뇌공혈 아래 모서리에 있다. 수족소양경과 수족양명경이 만나서 모인다. 옆머리가 아프고 바깥 눈초리가 붉으면서 아픈 병을 치료한다. 침은 3푼을 넣고 뜸은 3장을 뜬다.

각손혈 2혈은 귓바퀴 가운데에서 위로 열린 입구 빈 곳에 있다. 수족소양경이 모인다. 눈에 얇은 겉흠이 생긴 병을 치료한다. 뜸은 3장을 뜬다.

규음혈 2혈은 베개뼈 아래 흔들리면서 움직이는 빈 곳에 있다. 족태양경과 족소양경이 모인다. 머리와 눈이 아픈 병을 치료한다. 침은 3푼을 넣고 뜸은 7장을 뜬다.

계맥혈 2혈은 자맥이라고 부르며 귀 뒤 닭의 발톱 같은 푸른 낙맥이 있는 곳에 있다. 찌르면 콩즙 같은 피가 나온다. 피를 많이 내서는 안 된다. 머리바람증으로 눈곱이 가리고 눈이 또렷하지 않는 병을 치료한다. 침은 1푼을 넣고 뜸은 3장을 뜬다.

○ 앞 얼굴 가운데로 지나간다. 모두 1개에 경혈이다.

은교혈 1혈은 입술 안에 이빨 위 잇몸이 만나는 힘살 속에 있다. 눈물과 눈곱이 있고 안쪽 눈초리가 가려우면서 아프며 흰 얇은 겉흠이 생긴 병을 치료한다. 침은 3푼을 넣고 뜸은 3장을 뜬다.

○ 얼굴 두 번째로 지나간다. 왼쪽과 오른쪽에 6개의 경혈이다.

찬죽혈 2혈은 시광이라고 부르고 광명혈이라고 부르며 원주라고 부른다. 두 눈썹 머리 오목한 곳에 있다. 족태양경의 기운이 나타나는 곳이다. 눈이 흐릿해서 사물을 또렷하지 않게 보거나 눈 속이 붉고 아픈 병을 치료한다. 침은 1푼을 넣고 3번 숨 쉴 동안 놔두고 천천히 침을 뺀다. 뜸을 떠서는 안 된다. 가느다란 삼릉침으로 찔러 뜨거운 기운을 빼내면 크게 밝아진다. 앞에 방법처럼 꺼려야 한다.
 정명혈 2혈은 누공이라고 부르며 안쪽 눈초리에 있다. 수족태양경과 수족소양경, 족양명경에 다섯 경맥이 모인다. 눈자위에 달라붙은 겉흠과 막이 눈동자구멍 쪽을 가렸거나 바람을 싫어하면서 눈물이 나오거나 안쪽 눈초리가 가렵고 아픈 병을 치료한다. 어린 아이에 밤눈증과 감병눈병을 치료한다. 어른에 기운눈과 차가운 눈물이 있거나 사물을 또렷하지 않게 보거나 큰 군살이 흰자위로 들어가는 병을 치료한다. 침은 1촌5푼을 넣고 3번 숨 쉴 동안 놔둔다. 뜸을 떠서는 안 된다. 밤눈증이면 오랫동안 침을 놔둔 다음에 빠르게 침을 뺀다. 앞에 방법처럼 꺼려야 한다.
 거료혈 2혈은 콧구멍 옆 8푼에 눈동자구멍 바로 아래쪽에 있다. 교맥과 족양명경이 모인다. 장님증으로 눈에 보이는 것이 없거나 멀리 흐릿하게 보이는 병과 흰 겉흠이 눈알을 덮은 병을 치료한다. 침은 3푼을 넣고 득기하면 빼낸다. 뜸도 좋아서 7장을 뜬다.
○ 얼굴 세 번째로 지나간다. 왼쪽과 오른쪽에 모두 6개의 경혈이다.

 양백혈 2혈은 눈썹 위 1촌 눈동자구멍 쪽에 곧바로 있다. 족소양경과 양유맥이 모인다. 머리와 눈이 아프고 눈곱이 있는 병을 치료한다. 뜸은 3장을 뜨고 침은 3푼을 넣는데 2푼을 넣기도 한다.
 승광혈 2혈은 눈 아래 7푼 눈동자구멍 쪽에 곧바로 오목한 곳에 있다. 교맥과 임맥, 족양명경이 모인다. 눈이 흐릿하게 보이거나 찬 눈물이 나오거나 눈초리가 붉고 아픈 병을 치료한다. 침을 놓아서는 안 되는데 침을 놓으면 사람에 눈을 새카맣게 한다. 뜸은 보리쌀 크기로 3장을 뜬다. 앞에 방법처럼 꺼려야 한다.
 사백혈 2혈은 눈 아래 1촌에 있다. 족양명경의 기운이 나타나는 곳이다. 머리가 아프면서 눈이 어지럽거나 눈에 흰 겉흠이 생긴 병을 치료한다. 뜸은 7장을 뜨고 침은 3푼을 넣는다. 침을 놓을 때 모서리를 살펴서 침을 아래로 찌른다. 침이 깊으면 사람에 눈을 새카맣게 한다.
○ 얼굴 네 번째로 지나간다. 왼쪽과 오른쪽에 8개의 경혈이다.
 본신혈 2혈은 곡차혈 옆 1촌5푼에 귀 바로 위 머리털 끝 4푼 안쪽에 있다. 족소양경과 양유맥이 모인다. 눈이 아찔하고 뒤와 앞에 목이 당기면서 아픈 병을 치료한다. 침은 3푼을 넣고 뜸은 3장을 뜬다.
 사죽공혈 2혈은 목료라고 부르며 눈썹 뒤쪽 오목한 곳에 있다. 족소양경의 기운이 나타나는 곳이다. 뜸은 뜨지 않는데 뜸을 뜨면 불행하게도 사람에 눈을 작게 하고 또 볼 수 없게 한다. 눈이 아찔하면서 머리가 아프고 눈이 붉으며 사물이 흐릿하게 보이는 병이나 속눈썹이 거꾸로 뒤집어진 병을 치료한다. 침은 3푼을 넣고 3번 숨 쉴 동안 놔둔다. 빼내는 방법은 하지만 북돋는 방법은 하지 않는다.

동자료혈 2혈은 바깥 눈초리 5푼에 있다. 수태양경과 수족소양경이 모인다. 장님증으로 볼 수 없거나 멀리 흐릿하게 보이거나 눈 속에 엷은 속흠과 흰 막이 있거나 머리가 아프면서 바깥 눈초리가 붉고 아픈 병을 치료한다. 뜸은 3장을 뜨고 침은 3푼을 넣는다.

관료혈 2혈은 얼굴 뺨 뼈 아래 모서리 뼈끝 오목한 곳에 있다. 수소양경과 태양경이 모인다. 눈이 노랗거나 눈이 멈추지 않고 떨리는 병을 치료한다. 침은 2푼을 넣는다.

○ 옆얼굴 쪽. 왼쪽과 오른쪽에 2개의 경혈이다.

두유혈 2혈은 이마 모서리 머리털 끝에서 들어가는 곳으로 본신혈 옆 1촌5푼에 있다. 족소양경과 양명경이 만나 모인다. 옆머리가 아프면서 사물이 또렷하게 보이지 않는 병을 치료한다. 침은 3푼을 넣고 뜸은 써서는 안 된다.

○ 등 쪽 가운데로 지나간다. 모두 2개 경혈이다.

도도혈 1혈은 큰 등골 마디 아래 사이에 있으며 고개를 숙이고 침을 놓는다. 독맥과 족태양경이 모인다. 머리가 무거우면서 눈이 어두운 병을 치료한다. 뜸은 5장을 뜨고 침은 5푼을 넣는다.

근축혈 1혈은 아홉 번째 등골 마디 아래 사이에 있고 고개를 숙이고 침을 놓는다. 독맥의 기운이 나타나는 곳이다. 눈이 위쪽 가장자리로 돌아가는 병을 치료한다. 뜸은 3장을 뜨고 침은 5푼을 넣는다.

○ 등 쪽 두 번째로 지나간다. 왼쪽과 오른쪽에 10개의 경혈이다.

풍문혈 2혈은 열부라고 부르며 두 번째 등골 아래 두 옆으로 각각 1촌5푼 떨어진 곳에 있다. 독맥과 족태양경이 모인다. 눈이 어둡거나 풍로병[160]을 치료한다. 침은 5푼을 넣고 7번 숨 쉴 동안 놔둔다. 뜸은 5장을 뜬다.

폐수혈 2혈은 세 번째 등골 아래 두 옆으로 각각 1촌5푼 떨어진 곳에 있다. 족태양경의 기운이 나타나는 곳이다. 견권은 《침경》에서 '세 번째 등골 아래 두 옆에 있으며 손을 등 쪽으로 걸쳐서 왼손으로 한 오른쪽에 놓고 오른손으로 한 왼쪽에 놓는다. 가운데 손가락 끝이 이 경혈이다. 머리와 눈이 아찔한 병을 치료한다. 침은 5푼을 넣고 7번 숨 쉴 동안 놔둔다. 뜸은 100장을 뜬다.

간수혈 2혈은 아홉 번째 등골 아래 두 옆으로 1촌5푼 떨어진 곳에 있다. 눈을 위로 쳐다보면서 눈이 아찔하고 머리가 아프거나 눈이 흐릿하면서 흰 겉흠이 생긴 병을 치료한다. 침은 3푼을 넣고 6번 숨 쉴 동안 놔둔다. 뜸은 3장을 뜬다.

삼초수혈 2혈은 열세 번째 등골 아래 두 옆으로 1촌5푼 떨어진 곳에 있다. 눈이 아찔하고 머리가 아픈 병을 치료한다. 침은 5푼을 넣고 7번 숨 쉴 동안 놔둔다. 뜸은 3장을 뜬다.

신수혈 2혈은 열네 번째 등골 아래 두

---

[160] 바람이 들어와 온갖 뼈마디가 쑤신 병.

옆으로 1촌5푼 떨어진 곳에 배꼽과 같은 위치에 있다. 눈이 흐릿하게 보이거나 오로칠상을 치료한다. 침은 3푼을 넣고 7번 숨 쉴 동안 놔둔다. 뜸은 나이가 젊어야 뜰 수 있다. 앞에 방법처럼 꺼려야 한다.

○ 등 쪽 세 번째로 지나간다. 2개의 경혈이다.

 의희혈 2혈은 어깻죽지 뼈 안쪽 모서리 여섯 번째 등골을 끼고 두 옆으로 3촌 떨어진 곳에 있으며 똑바로 앉아서 침을 놓는다. 족태양경의 기운이 나타나는 곳으로 손으로 누르면 아프다고 환자가 말한다. 침은 6푼을 넣고 3번 숨 쉴 동안 놔두고 다섯 번째 숨을 들이쉴 때 뺀다. 눈이 아찔하거나 코피가 나는 병을 치료한다. 뜸은 14장에서 100장까지 뜨고 그친다. 비름나물과 배갈 등 음식을 꺼려야 한다.

○ 수태음폐경. 왼쪽과 오른쪽 4개의 경혈이다. 태연혈 2혈은 흙이고 손바닥 뒤 오목한 곳에 있다. 수태음경맥이 흘러든 곳으로 수혈이 된다. 눈에 흰 겉흠이 생기거나 눈초리에 붉은 힘살이 있는 병을 치료한다. 뜸은 3장을 뜨고 침은 2푼을 넣는다.

 천부혈 2혈은 겨드랑이 아래 3촌에 맥이 뛰는 곳에 있으며 팔을 들어 코끝이 닿은 곳에 침을 놓는다. 눈이 아찔하면서 멀리 흐릿하게 보이는 병을 치료한다. 뜸을 떠서는 안 된다. 침은 4푼을 넣고 3번 숨 쉴 동안 놔둔다.

○ 수양명대장경. 왼쪽과 오른쪽에 4개의 경혈이다.

 상양혈 2혈은 쇠이고 절양이라고 부른다. 엄지손가락 다음 손가락 안쪽에 손톱 모서리에서 부추잎만큼 떨어진 곳에 있다. 수양명경이 나오는 곳으로 정혈이 된다. 장님증을 치료한다. 뜸은 3장을 뜨는데 오른쪽이면 왼쪽에 뜨고 왼쪽이면 오른쪽에 뜬다. 밥 먹을 동안 하고 끝낸다. 침은 1푼을 넣고 한번 숨 쉴 동안 놔둔다.

 합곡혈 2혈은 호구라고 부르며 엄지손가락과 다음 손가락이 갈라진 뼈 사이 오목한 곳에 있다. 수양명경이 지나가는 곳으로 원혈이 된다. 눈이 또렷하지 않게 보이거나 머리가 아픈 병을 치료한다. 침은 3푼을 넣고 6번 숨 쉴 동안 놔둔다. 뜸은 3장을 뜬다. 부인이 아이를 뱄을 때는 찌르면 안 된다. 뱃속아기에 기운을 해친다.

○ 수소음심경. 왼쪽과 오른쪽 4개의 경혈이다.

 통리혈 2혈은 손목 뒤 1촌에 있다. 눈이 아찔하고 머리가 아픈 병을 치료한다. 침은 3푼을 넣고 뜸은 3장을 뜬다.

 소해혈 2혈은 물이며 곡절이라고 부른다. 팔꿈치 안쪽 모서리 마디 뒤에 있다. 또는 팔꿈치 안쪽 큰 뼈 밖에 팔꿈치 끝에서 5푼 떨어진 곳이다. 수소음경맥이 들어가는 곳으로 합이 된다. 눈이 아찔한 병을 치료한다. 견권은 '손을 굽히고 머리를 향하게 하고 침을 놓는다. 골바람증으로 머리아픔을 치료한다. 뜸은 뜨지 말고 침은 5푼을 넣는다.'고 하였다.

○ 수태양소장경. 왼쪽과 오른쪽 14개 경혈이다.

 소택혈 2혈은 쇠로 소길이라고 부른다.

새끼손가락 끝 손톱 아래 1푼 떨어진 오목한 곳이다. 수태양경맥이 나오는 곳으로 정혈이 된다. 눈에 생긴 얇은 겉흠이 눈알을 덮은 병을 치료한다. 뜸은 1장을 뜨고 침은 1푼을 넣는다.

전곡혈 2혈은 물이고 새끼손가락 바깥쪽 첫마디 앞 오목한 곳에 있다. 수태양경맥이 흐르는 곳으로 영혈이 된다. 눈 속에 흰 겉흠을 치료한다. 뜸은 1장을 뜨고 침은 1푼을 넣는다.

후계혈 2혈은 나무이고 새끼손가락 바깥쪽 첫마디 뒤 오목한 곳에 있다. 수태양맥이 흘드는 곳으로 수혈이 된다. 눈이 붉거나 겉흠이 생긴 병을 치료한다. 뜸은 1장을 뜨고 침은 1푼을 넣는다.

완골혈 2혈은 손 바깥쪽 손목 앞에 일어난 뼈 아래 오목한 곳에 있다. 수태양경맥이 지나가는 곳으로 원혈이 된다. 찬 눈물이 나거나 겉흠과 막이 생기거나 머리가 아픈 병을 치료한다. 뜸은 3장을 뜨고 침은 2푼을 넣고서 3번 숨 쉴 동안 놔둔다.

양곡혈 2혈은 불이고 손 바깥쪽 손목 가운데 뾰족한 뼈의 아래 오목한 곳에 있다. 수태양경맥이 돌아다니는 곳으로 경혈이 된다. 눈이 아찔한 병을 치료한다. 뜸은 3장을 뜨고 침은 2푼을 넣고서 2번 숨 쉴 동안 놔둔다.

양로혈 2혈은 손 복숭아뼈 위 빈 곳으로 손목 뒤 1촌 오목한 곳에 있다. 수태양경에 극혈이다. 눈이 또렷하지 않게 보이는 병을 치료한다. 뜸은 3장을 뜨고 침은 3푼을 넣는다.

지정혈 2혈은 손목 뒤 5촌에 있으며 따로 소음경으로 간다. 머리가 아프면서 눈이 아찔한 병을 치료한다. 뜸은 3장을 뜨고 침은 3푼을 넣는다.

○ 수소양삼초경. 왼쪽과 오른쪽에 6개 경혈이다.

관충혈 2혈은 쇠이고 새끼손가락 다음 손가락 끝에 손톱 모서리에서 부추잎만큼 떨어진 곳에 있다. 수소양경맥에 나오는 곳으로 정혈이 된다. 눈에 겉흠과 막이 생겨 사물이 또렷하지 않게 보이는 병을 치료한다. 침은 1푼을 넣고 뜸은 1장을 뜬다. 앞에처럼 꺼려야 한다.

액문혈 2혈은 물이고 새끼손가락과 다음 손가락 사이 오목한 곳에 있다. 수소양경맥이 흐르는 곳으로 영혈이 된다. 눈이 아찔하고 머리가 아프거나 눈이 붉으면서 깔깔한 병을 치료한다. 침은 2푼을 넣고 뜸은 3장을 뜬다.

중저혈 2혈은 나무이고 새끼손가락 다음 손가락 첫마디 뒤 사이에 오목한 곳에 있다. 수소양경맥이 흘드는 곳으로 수혈이 된다. 눈이 아찔하면서 머리가 아프거나 눈에 생긴 겉흠과 막을 치료한다. 침은 1푼을 넣고 뜸은 3장을 뜬다.

○ 족소양담경. 왼쪽과 오른쪽에 4개의 경혈이다.

협계혈 2혈은 물이고 새끼발가락 다음 발가락 갈라지는 뼈 사이 첫마디 앞 오목한 곳에 있다. 족소양경이 흐르는 곳으로 영혈이 된다. 바깥 눈초리가 붉거나 눈이 아찔한 병을 치료한다. 뜸은 3장을 뜨고 침은 3푼을 넣는다.

구허혈 2혈은 발 바깥 복숭아뼈 아래 앞에 오목한 곳에 있고 협계혈에서 4촌 5푼이 떨어져있다. 족소양경이 지나가는 곳으로 원혈이 된다. 눈에 생긴 겉흠과 막을 치료한다. 뜸은 3장을 뜨고 침은 5푼을 넣고서 7번 숨 쉴 동안 놔둔다.
○ 족태양방광경. 왼쪽과 오른쪽 8개의 경혈이다.

지음혈 2혈은 쇠이고 새끼발가락 바깥쪽 발톱 모서리 부추잎만큼 떨어진 곳에 있다. 족태양경이 나오는 곳으로 정혈이 된다. 눈에 생긴 겉흠을 치료한다. 침은 2푼을 넣고 뜸은 3장을 뜨다.

통곡혈 2혈은 물이고 새끼발가락 바깥쪽 첫마디 앞 오목한 곳에 있다. 족태양경이 흐르는 곳으로 영혈이 된다. 눈이 아찔하거나 뒤와 앞의 목이 아프거나 눈이 흐릿하게 보이는 병을 치료한다. 뜸은 3장을 뜨고 침은 3푼을 넣는다.

속골혈 2혈은 나무이고 새끼발가락 첫마디 뒤 오목한 곳에 있다. 족태양경이 흘러드는 곳으로 수혈이 된다. 눈이 아찔하거나 뒷목을 돌릴 수 없거나 안쪽 눈초리가 붉게 짓무르는 병을 치료한다. 뜸은 3장을 뜨고 침은 3푼을 넣는다.

경골혈 2혈은 발 바깥쪽 큰 뼈 아래 붉고 흰 살이 만나는 오목한 곳에 있다. 족태양경이 지나가는 곳으로 원혈이 된다. 안쪽 눈초리가 붉으면서 짓무르거나 눈이 아찔한 병을 치료한다. 침은 3푼을 넣고 뜸은 7장을 뜬다.161) (풀이 안함)

《비급천금요방》

○ 눈이 아파서 잠을 잘 수 없을 때 처방은 저녁에 깨끗한 푸른 수건을 뜨겁게 해서 찜질을 하면서 콩을 쪄서 자루에 넣어 베고 잔다. 밤에 항상 뜨겁게 한다. 안쪽 눈초리부터 붉고 아프면 먼저 음교맥162)에 놓는다. 눈 속이 아프면서 보지 못하면 주로 상성혈에 놓는데 먼저 의희혈에 놓고 나중에 천유혈, 풍지혈에 놓는다. 장님증이거나 멀리 또렷하지 않게 보이면 주로 승광혈이고 눈이 어두우면서 먼 곳이 침침하면 주로 목창혈이다. 눈이 붉으면서 아프면 주로 천주혈이고 눈이 아찔해서 볼 수 없고 옆머리가 아프면서 바깥 눈초리까지 당기면 주로 함염혈이다.

눈이 멀리 또렷하게 보지 못하거나 바람을 싫어하면서 눈물이 흐르거나 추위를 싫어하면서 머리가 아프고 눈이 어지럽거나 안쪽 눈초리가 붉으면서 아프거나 멀리 보면 흐릿해서 보지 못하거나 눈초리가 가렵고 아프거나 얇은 흰 겉흠이 있으면 주로 정명혈이다. 장님증으로 보지 못하거나 멀리 보면 침침하거나 눈에 엷은 겉흠이나 흰 막이 눈알을 덮으면 주로 거료혈이다. 눈이 침침하면서 눈물이 흐르거나 눈이 아찔하면서 침침하고 눈알이 가렵거나 멀리 보면 침침하면서 어둔 밤에는 보지 못하거나 눈이 떨리면서 목과 입까지 서로 당기고 입이 비뚤어져 말하지 못한다면 승광혈을 찌른다. 눈이 아프면서 비뚤어지고 눈이 또렷하지 않으면 주로 사백혈이다. 눈이 붉거나 눈이 노란빛깔이면 주로 관료혈이고 눈이 흘겨보면 주로 수구혈이다. 눈이 아프면서 또렷하지 않으면 주로 은교혈이고 눈이 어두우면서 땀을 흘리면

---

161) 이하 내용은 이 책과 맞닿지 않아서 풀이하지 않는다.

162) 연곡혈, 태계혈, 조해혈, 교신혈, 결분혈, 인영혈, 정명혈.

주로 승장혈이다. 장님증이 있으면서 차가운 바람을 싫어하면 주로 상관혈이다.
  장님증은 주로 상양혈이고 눈이 침침하면 주로 편력혈이다. 눈이 아프면 주로 하렴혈이고 밤눈증으로 눈이 침침하고 숨이 짧으면 오리혈163)에 뜸을 뜨는데 오른쪽은 왼쪽에 왼쪽은 오른쪽에 뜬다. 눈 속에 흰 겉흠이 있으면 주로 전곡혈이고 눈이 아프면서 눈물이 나오는데 심할 때 눈이 빠질 것 같으면 주로 전곡혈이다. 흰 막이 눈알을 덮어서 볼 수 없으면 주로 해계혈이다.
  눈이 어두우면 대추혈 아래 여러 마디에서 열 번째 척중혈까지 뜸을 뜨는데 200장을 뜬다. 많을수록 좋고 효과도 좋다. 간로일 때 삿된 기운이 들어와 눈이 붉으면 당용혈에 뜸을 100장 뜬다. 이 경혈은 두 옆머리 쪽에 각각 바깥 눈초리 가까이 뒤로 귀 바로 앞에 있다. 세 양과 세 음이 모이는 곳이다. 두 손으로 눌러 위아래와 가로로 핏줄이 있으면 이것이다. 이문혈과 서로 마주보고 있다. 눈이 갑자기 아프면서 멀리 보지 못하면 눈동자구멍 쪽 위 머리털 끝 1촌 들어간 곳에 뜸을 뜨는데 나이와 튼튼한 정도에 따른다. 경혈 이름은 당양혈이다. 오른쪽 눈에 바람으로 인한 겉흠을 앓으면 오른손 가운데 손가락 첫마디 뼈 머리 위164)에 밀알 크기로 뜸을 5장 뜬다. 왼손도 이처럼 한다. 바람으로 가렵고 붉으면서 아프면 인중혈 가까이 코뼈에 2장을 뜨는데 똑바로 누워서

---
163) 노궁혈.
164) 권첨혈.

뜬다. 눈에 갑자기 겉흠이 생기면 엄지 손가락마디 가로 무늬165)에 뜸을 3장 뜨는데 왼쪽이면 오른쪽에 뜨고 오른쪽이면 왼쪽에 뜬다.

《침구자생경》
○ 눈이 아프다. 눈이 어둡다.
  양백혈은 눈알이 아프거나 가려운 병을 치료한다.(《천》에 또렷하지 않음을 본다) 태충혈은 안쪽 눈초리가 아픈 병을 치료한다.(또 부인을 치료한다고 한다) 태충혈, 양곡혈, 곤륜혈은 눈이 갑자기 아프고 붉으면서 붓는 병을 치료한다. 곡천혈은 눈이 붉게 붓고 아픈 병을 치료한다. 양계혈, 양곡혈은 눈이 아프면서 붉은 병을 치료한다. 협계혈은 바깥 눈초리가 빨갛고 아프거나 찬바람을 맞으면 눈물이 나거나 눈이 가려운 병을 치료한다. 이간혈은 눈초리를 해친 병을 치료한다. 풍지혈, 뇌호혈(《명》과 같다), 옥침혈, 풍부혈, 상성혈은 눈이 아픈 병을 치료한다. 멀리 볼 수 없으면 먼저 의희혈에 놓은 다음에 천유혈, 풍지혈에 놓는다. 조해혈은 눈이 아프면서 별이 보이는 듯 한 병을 치료한다. 천주혈, 도도혈, 곤륜혈은 눈이 빠질 것 같은 병을 치료한다. 두유혈, 대릉혈은 눈이 아파서 빠질 것 같은 병을 치료한다.(머리 아픔을 본다). 삼간혈(《명》과 같다), 전곡혈은 눈이 갑자기 아픈 병을 치료한다. 양백혈은 머리와 눈이 아프면서 눈곱이 끼는 병을 치료한다.(《동》) 목창혈은 머리와 얼굴이 부으면서 아프고 당기거나 바깥 눈초리가 위가 붉고 아프거나 갑자

---
165) 대골공혈.

기 머리가 어지러우면서 눈이 침침하고 멀리 보지 못하는 병을 치료한다.

상성혈, 뇌호혈은 눈자위가 아파서 멀리 볼 수 없는 병을 치료한다. 옥침혈은 눈이 아파서 멀리 볼 수 없는 병을 치료한다. (《명》, 《하》는 눈이 빠질 듯이 아프다고 말한다) 천주혈은 머리바람증으로 눈이 빠질 것 같은 병을 치료한다.(《명》) 심수혈, 음교맥은 눈이 아픈 병을 치료한다. 비양혈, 양곡혈은 머리가 어지럽고 눈이 아픈 병을 치료한다. 옥침혈은 눈 안이 떨리고 당기면서 아프거나 고개를 움직이지 못하고 머리가 무거우면서 목이 아프거나 바람으로 어지러우면서 눈이 아프거나 머리가 차거나 땀이 많거나 귀가 멀거나 코가 막히는 병을 치료한다.

3~5살이 된 어린아이가 두 눈이 봄부터 가을까지 흰 겉흠이 생겨 눈동자구멍을 가리고 참을 수 없이 아프면 아홉번째 마디 위에 뜸 1장을 뜬다. 어린아이가 뜨거운 독과 바람이 세차서 눈자위가 아프면 가운데손가락 첫마디 끝에 뜸 3장을 뜬다.(권첨혈이라고 부른다) 사백혈은 눈이 아프면서 비뚤어지고 눈이 또렷하지 않은 병을 치료한다.(《천》) 은교혈은 눈이 아프면서 또렷하지 않은 병을 치료한다. 하렴혈은 눈이 아픈 병을 치료한다. 눈이 갑자기 아프면서 멀리 보지 못하면 당양혈166)에 뜸을 뜨는데 나이와 튼튼한 것에 따른다. 전곡혈은 눈이 아픈 병을 치료한다.(눈물흘림을 본다) 바람으로 눈이 가렵고 붉으면서 아프면 인중혈 근처 콧대에 뜸 2장을 뜬다. 통리혈, 백회혈, 후정혈은 머리와 눈이 아픈 병을 치료한다.(머리아픔을 같이 본다) 곤륜혈은 눈이 빠질 것 같은 병을 치료한다.(《천》에 학질을 본다)

도도혈은 머리가 무겁고 눈이 어두운 병을 치료한다.(《동》과 《명》이 같다) 대영혈은 눈을 감을 수 없는 병을 치료한다.(얼굴 부음을 본다) 풍문혈은 상한병으로 눈이 어두운 병을 치료한다.(상한병과 섞임병을 본다) 천주혈은 눈이 어둡게 보이는 병을 치료한다. 뇌공혈은 머리바람증으로 눈이 어두운 병을 치료한다.(《명》) (《동》은 골바람으로 머리아픔이라고 한다) 천부혈은 머리가 어지럽고 눈이 어두우며 멀리 보면 흐릿한 병을 치료한다. 목창혈은 눈이 어둡고 멀리 보면 흐릿한 병을 치료한다.(《천》) 승장혈은 눈이 어두우면서 땀이 나는 병을 치료한다. 눈이 조금 깔깔하면서 아프거나 두 눈초리에 작은 쌀알 같은 것이 생겼을 때 자주 그 속눈썹을 뽑아주면 스스로 낫는다. 침이나 뜸으로 할 필요가 없다.

○ 눈이 위로 쳐다본다. 눈이 떨린다.

신맥혈은 눈을 위로 치켜뜨는 병을 치료한다. 붉고 아프다면 안쪽 눈초리에서 비롯되었다.(《천》) 양백혈, 상성혈, 본신혈, 대도혈, 곡천혈, 협계혈, 삼간혈, 전곡혈, 찬죽혈, 옥침혈은 보는이음새가 당기고 눈이 위로 들어간 병을 치료한다. 사죽공혈, 전정혈은 눈이 위로 들어가 있고 차가운 바람을 싫어하는 병을 치료한다. 신정혈(풍간을 본다), 신회혈(경간을 본다)은 눈이 위로 가면서 사람

---

166) 눈동자구멍을 지나는 수직선상에서 앞머리 털 경계로부터 1촌 위쪽.

을 못 알아보는 병을 치료한다. 간수혈은 눈을 위로 치켜뜨는 병을 치료한다.(기침을 본다) 근축혈은 눈을 위쪽으로만 굴리면서 크게 뜨려는 병을 치료한다.(《명》,《하》 경간을 본다) 임읍혈은 어린아이가 간질 발작으로 눈을 위로 치켜뜨는 병을 치료한다.(《천》 경간을 본다) 간수혈은 눈을 위로 치켜뜨는 병을 치료한다.(《명》,《하》 또렷하지 않음을 본다) 근축혈은 눈을 위쪽으로만 굴리는 병을 치료하고(《동》 경간을 본다) 눈에 검은자위가 위쪽에 걸쳐져 들어가거나 눈이 반대로 위에 걸쳐져 있는 병을 치료한다.(바람맞음을 함께 본다)

승광혈(《동》 눈물흘림을 본다)은 눈이 떨리면서 목과 입까지 서로 당기는 병을 치료한다.(《갑을》은 눈이 떨리면서 머리와 입까지 함께 서로 당기고 입이 비뚤어져 말하지도 못한다고 하였다) 관료혈은 입이 돌아가거나 얼굴이 붉으면서 눈이 노랗거나 눈을 계속 깜빡이거나 광대뼈가 붓고 이빨이 아픈 병을 치료한다. 지창혈은 눈을 계속 깜빡이면서 감을 수 없는 병을 치료한다.(입이 비뚤어짐을 본다) 찬죽혈은 눈꺼풀이 떨리는 병을 치료한다.(눈이 또렷하지 않음을 본다) 눈이 또렷하지 않거나 눈물이 흐르거나 눈앞이 아찔하면서 캄캄하거나 눈알이 가렵거나 멀리 보이지 않거나 밤에 볼 수 없거나 눈이 떨리면(나머지는 위에 승광혈과 같다) 승광혈을 찌른다.

○ 눈물이 나온다.

액문혈(《명》,《하》는 눈이 깔깔하면서 침침하거나 머리가 아프면서 눈물이 흐른다고 하였다), 전곡혈, 후계혈, 완골혈, 신정혈, 백회혈, 천주혈, 풍지혈, 심수혈, 천유혈은 눈물이 흐르는 병을 치료한다. 간수혈 등은 눈물이 흐르고 눈곱이 많은 병을 치료한다.(눈에 겉흠을 본다) 협계혈은 눈물이 흐르거나 눈이 가려운 병을 치료한다.(눈아픔을 본다) 승광혈은 눈물이 흐르는 병을 치료한다. 행간혈(입이 비뚤어짐을 본다), 신정혈은 눈물이 나오는 병을 치료한다.(《동》에 콧물흘림을 본다) 임읍혈은 눈물이 많은 병을 치료한다.(겉흠을 본다) 은교혈은 눈물이 흐르면서 묽은 눈곱이 끼거나 안쪽 눈초리가 가렵고 붉거나 흰 겉흠이 생긴 병을 치료한다. 풍지혈은 눈물이 나오고 숨을 많이 들이 마시는 병을 치료한다. 정명혈은 기운 눈167)이나 찬 눈물이 흐르는 병을 치료한다.(눈에 겉흠을 본다) 승광혈은 눈이 떨리고 찬 눈물이 흐르는 병을 치료한다.(입 비뚤어짐을 본다) 두유혈은 바람이 불면 눈물이 흐르는 병을 치료한다.(눈떨림을 본다) 완골혈은 찬 눈물이 흐르거나 겉흠이 생긴 병을 치료한다. 행간혈(입 비뚤어짐을 본다), 어제혈은 눈물이 흐르는 병을 치료한다.(《명》) 심수혈은 눈이 침침하거나 눈물이 나는 병을 치료한다.(《하》) 정명혈은 눈이 멀리 보면 또렷하지 않거나 바람을 맞으면 눈물이 흐르거나 춥고 머리가 아프면서 눈이 아찔하거나 안쪽 눈초리가 붉고 아프거나 멀리 보면 눈이 흐릿해서 보지 못하거나 눈초리가 가렵고 아프거나 얇은 흰 겉흠이 있는 병을 치료한다.(《천》) 전곡혈은 눈이 아프면서

---

167) 눈자위는 붉지 않고 눈곱만 끼면서 사물이 또렷하게 보이지 않는다.

눈물이 흐르고 심하면 눈이 빠질 것 같은 병을 치료한다. 행간혈은 눈물이 흐르는 병을 치료한다.(입 비뚤어짐을 본다) 내가 진짜 곰쓸개를 눈병에 써서 눈병에 걸린 사람을 치료하였다. 붉거나 눈이 떨리거나 겉흠이 있거나 눈물이 나는 병이 모두 없어졌다. 효과가 좋다.

○ 눈이 아찔하다.

통곡혈은 머리가 무겁거나 눈이 아찔하거나 잘 놀래거나 코피가 나거나 목의 앞뒤가 아프거나 눈이 침침한 병을 치료한다.(《동》) 신정혈(콧물흘림을 본다), 상관혈(멋대로 떨림을 본다), 용천혈, 의희혈(어깨와 등이 아픔을 본다), 속골혈(허리가 구부러짐을 본다), 어제혈, 대도혈(배가 그득함을 본다)은 눈이 아찔한 병을 치료한다. 본신혈은 눈이 아찔하거나 목이 뻣뻣하면서 당기고 아프거나 가슴과 옆구리가 서로 당겨서 옆으로 돌아눕기 어려운 병을 치료한다. 비양혈(역절풍을 본다), 폐수혈은 머리와 눈이 아찔한 병을 치료한다.(가슴이 그득함을 본다) 간수혈은 눈을 위로 치켜뜨거나 눈이 아찔하거나 눈썹 주위로 아픈 병을 치료한다.(기침을 본다) 사죽공혈은 눈이 아찔하면서 머리가 아프고 눈이 붉거나 사물이 흐릿하게 보이거나 간질 발작으로 눈을 위로 치켜뜨고 사람을 못 알아보거나 속눈썹이 눈을 찌르거나 미쳐서 가래 거품을 뱉고 발작이 때가 없는 병을 치료한다. 천부혈은 눈이 아찔하거나 멀리 보면 침침한 병을 치료한다. 지정혈, 삼초수혈은 눈이 아찔하면서 머리가 아픈 병을 치료한다.(배가 그득함을 본다) 풍지혈은 눈이 아찔하거나 머리 아픔으로 괴로운 병을 치료한다.(상한병에 땀이 없음을 본다) 풍문혈은 몸에 열이 나면서 눈이 아찔한 병을 치료한다.(풍로를 본다) 임읍혈은 눈이 아찔하면서 베개뼈에서 정수리까지 아프고 추위를 싫어하는 병을 치료한다. 풍부혈은 머리가 아프면서 앞뒤 목이 당기고 눈이 아찔한 병을 치료한다. 신정혈은 머리바람증이거나 눈이 아찔하거나 눈물이 나는 병을 치료한다. 상성혈은 눈이 아찔하거나(《명》,《하》와 같다) 눈자위가 아프거나 멀리 볼 수 없는 병을 치료한다. 전정혈, 오처혈은 머리바람증이거나 눈이 아찔하거나 눈을 위로 치켜뜨는 병을 치료한다.(멋대로 떨림을 본다) 임읍혈은 눈이 아찔하거나 코가 막히거나 눈에 흰 겉흠이 있는 병을 치료한다. 사백혈은 머리가 아프면서 눈이 아찔하거나(《명》과 같다) 눈에 흰 겉흠이 있거나 작은 바람으로 눈이 쉬지 않고 떨리는 병을 치료한다. 전관혈은 바람으로 눈이 빨갛거나 머리가 아프거나 눈이 아찔하거나 눈이 깔깔한 병을 치료한다.(《명》) 사백혈(《동》과 같다), 용천혈, 대저혈은 머리가 아프거나 눈이 아찔한 병을 치료한다. 속골혈은 머리가 아프거나 눈이 아찔하거나(《하》에서 또 바람으로 붉거나 뱃속에서 붉어 두 눈초리가 짓무르는 병을 치료한다고 하였다) 몸에 열이 나거나 살이 떨리는 병을 치료한다. 전곡혈은 눈이 계속해서 아찔아찔한 병을 치료한다. 찬죽혈은 머리와 눈이 바람으로 아찔하거나 눈썹 근처가 아프거나 코피가 나거나 눈이 침침하여 멀리 볼 수 없는 병을 치료한다.(《하》) 신회혈은 머리와 눈이 아찔한 병을 치료한다. 기백이 머리가 빙빙 돌면서 눈이 아찔하거나 옆머리가 참을 수 없이 아프면서 눈으로 당기고 눈이 침침하여 멀리 볼 수 없는 병에 두 눈 바깥 눈초리 위에 눈썹이 끝나는 곳에 뜸 1장을 떴더니 바로 나았다. 솔곡혈은 술에 취하고 뜨거운 바람이 일어나 두 눈이 아찔하고 아픈 병을 치료한다.(《천》) 대도혈은 눈이 아찔한 병을 치료한다. 승장혈, 전정혈, 천주혈, 뇌공혈, 목창혈은 눈이 아찔하면서 캄캄한 병을 치료한다. 천주혈, 도도혈(《명》,《하》와 같다), 곤륜혈은 눈이 아찔하면서 빠질 것 같은 병을 치료한다. 또 학질로 땀이 많이 나거나 눈이 빠질 듯하고 목도 뽑을 듯하면 곤륜혈로 치료한다고 하였다. 대돈혈은 눈으로 보지 않으려 하거나 크게 한숨을 쉬는 병을 치료한다. 신정혈, 수구혈은 머리가 아프거나 눈이 볼 수 없는 병을 치료한다. 승광혈은 눈이 아찔한 병을 치료한다.(눈이 또렷하지 않음을 본다) 통리혈, 백회혈은 머리와 눈이 아찔하면서 아픈 병을 치료한다.(《명》) 후정혈은 눈이 아찔하면서 아픈 병을 치료한다.(《하》 눈이 또렷하지 않음을 본다) 임읍혈, 중저혈은 눈이 아찔한 병을 치료한다.(《동》과 눈에 겉흠을 본다) 함염혈은 눈이 아찔한 병을 치료한다.(《천》에 옆머리를 본다)

○ 눈이 또렷하지 않다. 눈이 침침하다. 눈이 어둡다. 눈이 한쪽만 보인다.

신수혈, 편력혈, 후정혈은 눈이 침침한 병을 치료한다.(《동》) 찬죽혈은 눈이 침침하거나 사물이 또렷하지 않게 보이거나 눈 속이 붉으면서(《명》은 열이 난다) 아프거나 눈꺼풀이 떨리는(또 가는 삼릉침으로 3번 찌르면 눈이 아주 밝아진다고 하였다) 병을 치료한다. 양로혈, 합곡혈, 곡차혈(《명》과 같다)은 눈이 또렷하지 않게 보이는 병을 치료한다. 견중수혈은 한열이 오가거나 눈이 또렷하지 않게 보이는 병을 치료한다. 풍지혈(눈아픔을 본다), 오처혈은 눈이 또렷하지 않은 병을 치료한다. 목창혈은 갑자기 머리가 어지러우면서 눈이 침침하거나 멀리 보면 또렷하지 않은 병을 치료한다. 또 3번 맞아도 밝아지지 않으면 부류혈에 놓는다고 하였다.(등뼈를 본다) 간수혈은 일어나면 눈이 침침해지는 병을 치료한다.(기침을 본다) 두유혈은 옆머리가 아프거나 눈이 또렷하지 않게 사물을 보는 병을 치료한다. 족삼리혈은 눈이 또렷하지 않은 병을 치료한다. 30살이 넘었을 때 족삼리혈에 뜸을 뜨지 않으면 기운이 눈으로 치밀어 오른다. 《명》,《하》에서 기운이 위로 가면 눈이 어두워지는데 삼리혈은 기운을 밑으로 내린다고 하였다. 수천혈은 부인이 눈이 침침하거나 멀리 볼 수 없는 병을 치료한다. 함염혈은 눈이 보이지 않는 병을 치료한다.(《명》 바람 아찔함을 본다) 찬죽혈(머리바람증을 본다), 신수혈(《하》 일을 애씀을 본다), 곤륜혈은 눈이 침침한 병을 치료한다. 후정혈은 눈이 또렷하지 않거나 차가운 바람을 싫어하거나 머리와 눈이 아찔하면서 아픈 병을 치료한다.(《하》) 간수혈은 눈에 흰 겉흠이 생기거나(해계혈과 같다) 숨이 짧거나 피가 섞인 침을 뱉거나 눈을 위로 치켜뜨거나 화를 많이 내서 갑자기 코피가 나거나 눈이 침침한 병을 치료한다. 협당혈168)은 눈이 노란빛깔이거나 멀리 보면 침침한 병을 치료한다. 천유혈169)은 눈이 또렷하지 않은 병을 치료한다.(《천》) 천주혈, 도도혈, 곤륜혈은 눈이 또렷하지 않거나 눈이 빠질 듯이 한 병을 치료한다. 승광혈은 눈이 또렷하지 않거나 눈물이 흐르거나 눈앞이 아찔하면서 캄캄하거나 눈알이 가렵거나 멀리 보면 침침하거나 어두운 밤에는 보지 못하는 병을 치료한다.(《갑을》) 양백혈, 승읍혈은 눈알이 아프면서 가렵거나 멀리 보면 침침하거나 어두운 밤에는 보지 못하는 병을 치료한다. 신수혈, 위수혈, 심수혈, 백회혈, 내관혈, 부류혈, 대천혈, 완골혈, 중저혈(《명》,《하》와 같다), 찬죽혈, 정명혈, 위중혈, 곤륜혈, 천주혈, 본신혈, 대저혈, 함염혈, 통곡혈, 곡천혈, 후정혈, 사죽공혈은 눈이 침침하면서 또렷하지 않고 차가운 바람을 싫어하는 병을 치료한다.(《천》) 풍지혈 등은 눈이 아파서 볼 수 없는 병을 치료한다.(눈아픔을 본다) 간장이 비워져서 눈이 또렷하지 않으면 간수혈에 뜸 200장을 뜬다. 어린아이는 헤아려서 7~14장을 뜰 수 있다. 어린아이가 내벽170)이 있어 잘 보지 못하면 견중수혈에 각 20장씩 뜸을 뜬다.(《명》)

《비급천금요방》에서 사람이 조심해야할 눈을 해치는 까닭을 말했다. 다섯 가지 매운 음식을 날로 먹거나 뜨거운 음식을 먹거나 머리를 찔러 피를 너무 많이 냈다. 눈을 아주 멀리 보거나 밤에 작은 글씨로 적힌 책을 읽거나 오랫동안 연기와 불이 있는 곳에 있거나 장기나 바둑을 쉬지 않고 두었다. 해가 진 다음에 책을 읽거나 술을 끊이지 않고 마시거나 뜨겁게 밀가루 음식을 먹었다. 몇 년 동안 책을 베끼거나 작게 새기는 일을 하거나 눈물을 많이 흘리거나 성 생활이 알맞지 않았다. 자주 해와 달을 보거나 달빛에 책을 보거나 밤에 별과 불을 보거나 산과 내, 풀과 나무를 너무 쳐다보았다.(열여덟 가지) 또 빨리 달려 사냥하거나 바람과 서리를 무릅쓰고 걸어 다니거나 바람을 맞으면서 짐승을 쫓으면서 밤낮으로 쉬지 않아도 눈을 해치는 원인이다.

책을 읽거나 장기와 바둑을 너무 심하게 두어서 걸린 눈병을 간로라고 한다. 치료하려면 3년 동안 눈을 감고 보지 않아야 나을 수 있다. 헛되이 스스로 간장을 빼내거나 모든 방법으로 치료해도 결국 효과가 없다. 《본사방》에서 말했다. 책을 읽는 괴로움은 간장에 해침이고 눈에 해침이다. 정말로 진범녕이 눈이 아플 때 장담171)에게 처방을 구했더니 장

---

168) 겨드랑이 오목한 중심에서 아래로 2촌인 곳에 있다. 팔을 들고 침을 놓는다.

169) 풍지혈 아래 1촌에 약간 바깥쪽에 있다.

170) 어린아이가 젖을 잘못 먹어 생긴 고질병. 주로 간장과 비장에 원인이 있다. 젖이 쌓여 비장과 위장을 해쳐 간장에 기운이 옆으로 거슬러 기운과 피가 막혀 생긴다. 몸이 여위고 열이 나며 얼굴이 노래지고 배가 부르다. 뱃가죽에 푸른 힘줄이 나타나는데 화가 나면 더욱 선명해진다. 또한 옆구리 아래 단단한 응어리가 느껴진다.

171) 동진의 양생 의사. 《양생요집》을 지었다.

담이 웃으면서 말했다. 첫째는 책 읽기를 줄이고 둘째는 생각을 줄이고 셋째는 오로지 안을 보고 넷째는 밖을 알맞게 보고 다섯째는 아침에 일찍 일어나고 여섯째는 밤에 일찍 잔다. 이 여섯 가지를 생각 불로 오랫동안 끓이고 아래에 기운으로 체를 쳐서 가슴 속에 쌓는다. 7일이 지난 다음에 마음속에 모든 것을 갈무리하고 때때로 닦는다. 가까이는 속눈썹을 셀 수 있고 멀리는 잣대의 눈금을 볼 수 있다. 오랫동안 끊지 않고 먹으면 움직이면서 담장 너머를 본다. 눈을 밝게 할 뿐만 아니라 목숨을 늘리므로 이처럼 살펴서 한다. 놀리려고 말하는 것이 아니고 정말로 야릇한 처방이다. 사람에게 이치를 타이르고 깨우치게 하려고 자세히 실어서 뒷사람에게 보여주었다. 눈이 어두우면 큰 등뼈 아래로 열 번째 등뼈 마디인 척중혈까지 뜸을 200장 뜨면 아주 좋고 가장 효과가 좋다.(《천》)《명당》에서 30살이 넘었을 때 삼리혈에 뜸을 뜨지 않으면 기운이 위로 치밀어 올라 눈이 밝다고 하였다.(《하》는 눈이 어둡다고 했다)

《비급천금요방》에서 '책을 읽거나 장기와 바둑을 너무 심하게 두어서 걸린 눈병을 간로라고 한다. 치료하려면 3년 동안 눈을 감고 보지 않아야 나을 수 있다.'고 하였다. 스스로 눈병에 걸렸다면 밤낮을 헤아리지 말고 눈을 부릅뜨고 한곳을 보다가 어두운 곳으로 가서 잠깐 눈을 감는다. 이 방법에 따라 다시 하는데 많이 쌓이면 가을의 터럭도 본다. 서진인이 환갑에 항상 눈병이 있었는데 어두운 방에 똑바로 앉아 눈알을 81번을 숫자를 세면서 빙글빙글 돌렸다. 눈을 감고 생각을 모아 다시 숫자를 세지 않고 돌렸더니 금빛 수레바퀴 꼴 같은 신비로운 빛이 스스로 나타났고 끝내 어둡지 않았다. 서진인이 해보고 스스로 '눈알을 굴리니 어둔 눈을 없애네.'라는 노래를 적었다.(이것은 《포박자》이다) 모두 기르는 방법이다. 쓰는 약은 지황환, 양간환 등이다. 당귀 작약 황련 같은 양을 가루 내어 눈 녹은 물로 진하게 달여 뜨겁게 자주 씻으면 가장 좋다고 하였다.(이미 효과를 본 처방을 본다)

뇌공혈은 어루러기로 눈이 보이지 않을 때 치료한다.(뇌통을 본다)

○ 눈에 겉흠과 막이 있다. 흰 겉흠이 있다. 흘겨보는 눈이다. 침침한 눈이다.

지음혈은 눈에 겉흠을 치료한다.(《천》) 구허혈은 눈에 겉흠이 있어 눈동자가 보이지 않는 병을 치료한다. 후계혈은 눈초리가 짓무르면서 겉흠이 있거나 눈이 붉으면서 겉흠이 있는 병을 치료한다. 전곡혈, 경골혈은 눈 속에 흰 겉흠을 치료한다. 경골혈은 눈이 반대로 희거나 흰 겉흠이 안쪽 눈초리에서 나오는 병을 치료한다. 간수혈, 상성혈, 풍지혈, 정명혈, 은교혈, 승광혈, 사백혈, 거료혈, 동자료혈은 눈물이 흐르고 눈곱이 많이 나오거나 안쪽 눈초리가 붉고 아프면서 가렵거나 희고 얇은 겉흠이 생긴 병을 치료한다. 승광혈은 눈에 생긴 흰 막을 치료한다《동》 임읍혈은 눈에 흰 막이 생기고 눈물이 많거나 또 눈이 아찔하면서 흰 겉흠이 생긴 병을 치료한다. 정명혈은 눈자위에 붙은 겉흠과 막이 눈알을 덮거나 바람을 싫어하면서 눈물이 나거나 안쪽 눈초리가 가려우면서 아픈 병을 치료한다. 어린아이가 밤눈증이나 감병 눈병이 있거나 어른이 기운 눈으로 찬 눈물이 나오거나 눈이 침침해서 사물을 잘 보지 못하거나 안쪽 눈초리에 군살이 눈동자구멍 쪽으로 들어가는(《명》은 얇은 겉흠이 눈알을 덮거나 눈이 어둡거나 밤눈증이나 찬 눈물이라고 하였다) 병을 치료한다. 거료혈은 흰 겉흠이 눈알을 덮은 병을 치료한다.(장님증을 본다) 소택혈은 눈 위에 얇은 겉흠이 눈알을 덮은 병을 치료한다. 구허혈(겨드랑이 부음을 본다), 동자료혈은 눈 속에 겉흠과 막을 치료한다.(장님증을 본다) 중저혈은 눈이 아찔하면서 생긴 겉흠과 막을 치료한다. 임읍혈, 완골혈, 은교혈(눈물흘림을 함께 본다), 간수혈(기침을 본다), 사백혈(눈이 아찔함을 본다), 관충혈, 전곡혈은 눈에 생긴 흰 겉흠을 치료한다. 지음혈은 눈에 생긴 겉흠을 치료한다. 태연혈은 눈에 흰 겉흠이 생기거나(《명》,《하》와 같다) 눈초리에 붉은 살이 있거나 결분혈 속이 당기면서 아픈 병을 치료한다. 양계혈은 바람으로 눈이 붉고 짓무르면서 겉흠이 있는 병을 치료한다. 각손혈은 눈에 생긴 얇은 겉흠을 치료한다. 지음혈은 눈에 겉흠이 있어 흐릿하게 보이는 병을 치료한다. 합곡혈은 눈이 또렷하지 않거나 흰 겉흠이 생긴 병을 치료한다.(《하》)

장중문이 바람이 들어온 눈으로 갑자기 겉흠과 막이 생기고 두 눈이 아파서 참을 수 없는 병을 치료하였다. 가운데 손가락 첫마디 머리마디 사이 끝 위172)에

172) 권첨혈이다.

보리쌀 크기로 뜸 3장을 뜬다. 왼쪽이면 오른쪽에 뜨고 오른쪽이면 왼쪽에 뜬다. 전곡혈은 눈 속에 흰 겉흠을 치료한다.(《천》) 해계혈은 흰 막이 눈알을 덮어 볼 수 없는 병을 치료한다. 눈에 갑자기 겉흠이 생기면 엄지손가락 마디 가로 무늬173)에 뜸 3장을 뜬다. 왼쪽이면 오른쪽에 뜨고 오른쪽이면 왼쪽에 떠야 좋다. 간수혈, 해계혈은 눈에 생긴 흰 겉흠을 치료한다.(《명》,《하》 눈이 또렷하지 않음을 본다) 수구혈은 흘겨보는 눈을 치료한다. 상관혈(장님증을 본다), 편력혈은 눈이 침침한 병을 치료한다.

내가 회계와 함께 공부할 때 아침에 책을 보고 오전 7~9시에 밥을 먹었다. 오래했더니 눈이 깔깔해지고 싫증이 나서 집으로 돌아왔다. 남아서 돌소금으로 여러 번 문질렀더니 병이 없어졌다. 돌소금은 즉 청염으로 눈을 치료할 수 있다는 것은 확실하다. 옛 처방은 대개 청염으로 이빨을 문지르는데 썼다. 손으로 떠서 눈을 씻으면 눈이 밝아진다고 하였다.

○ 눈이 붉다. 눈이 노랗다. 눈이 푸르다.

현리혈은 바깥 눈초리가 붉고 아픈 병을 치료한다.(《동》) 찬죽혈은 눈이 붉고 아픈 병을 치료한다.(눈이 또렷하지 않음을 본다) 풍지혈은 안쪽 눈초리가 붉고 아프거나 화내면 귀가 막히거나 눈이 또렷하지 않은 병을 치료한다. 곤륜혈, 태연혈, 양계혈은 눈이 붉은 병을 치료한다.(겉흠을 본다) 협계혈은 바깥 눈초리가 붉거나 눈이 아찔한 병을 치료한

173) 대골공혈이다.

다. 액문혈은 눈이 붉고 깔깔한 병을 치료한다.(《천》은 눈이 깔깔하면서 갑자기 변하는 병을 치료한다고 하였다) 내관혈은 눈이 붉거나 옆구리가 그득한 병을 치료한다. 목창혈(눈아픔을 본다), 대릉혈은 눈이 붉은 병을 치료한다.(상한병에 땀이 없음을 본다) 상성혈, 간수혈은 안쪽 눈초리가 붉거나 아프거나 가려운 병을 치료한다.(《천》) 지구혈은 여자가 등뼈가 당기거나 눈이 붉은 병을 치료한다. 신맥혈(눈아픔을 본다), 태충혈 등, 곡천혈, 양계혈(눈아픔을 함께 본다)은 눈이 붉고 아프면서 붓는 병을 치료한다. 속골혈(《천》과 같다), 경골혈은 안쪽 눈초리가 붉고 짓무르는 병을 치료한다.(《동》). 전관혈은 바람으로 눈이 붉은 병을 치료한다.(《명》에 눈이 아찔함을 본다) 2~3살 어린아이가 두 눈의 안쪽과 바깥쪽 눈초리가 갑자기 붉으면 엄지손가락과 다음손가락 사이 1촌반 뒤에 오목한 곳에 뜸 3장을 뜬다. 눈이 붉고 아픈데 눈초리부터 시작하면 음교맥에 침을 놓는다.(《천》) 정명혈(눈물을 본다), 후계혈, 목창혈(눈아픔), 동자료혈(겉흠을 본다)은 눈이 붉은 병을 치료한다. 간로인데 삿된 기운이 들어와 눈이 붉으면 당양혈에 뜸 100장을 뜬다. 바람으로 눈이 가렵고 붉으면 인중혈에 뜸을 뜬다.(눈아픔을 본다)

뇌호혈, 담수혈, 의사혈, 양강혈(배가 부풀어오름을 본다)은 눈이 노란 병을 치료한다.(《동》) 중관혈174), 대릉혈은 눈이 노랗고 추위에 몸서리치는 병을 치료한다.(《천》) 노궁혈(《동》과 같다)은 황달로 눈이 노란 병을 치료한다. 청령혈은 눈이 노란 병을 치료한다.

기문혈은 눈이 푸르면서 토하는 병을 치료한다.(《천》과 같다) 태천혈175)은 눈 속의 흰자위가 푸른 병을 치료한다.(《천》)

○ 장님증. 밤눈증. 감병눈병.

상양혈, 거료혈, 상관혈, 승광혈, 동자료혈, 낙각혈은 장님증으로 눈이 보이지 않는 병을 치료한다.

기문혈, 태천혈은 장님증을 치료한다.(눈아픔을 본다) 낙각혈은 장님증으로 눈이 보이지 않는 병을 치료한다.(《동》) 거료혈은 장님증으로 눈이 보이지 않거나 멀리 보면 침침하거나 흰 겉흠이 눈알을 덮은 병을 치료한다. 동자료혈은 장님증으로 눈이 보이지 않거나 멀리 보면 침침하거나 눈 속에 겉흠과 막이 있거나 머리가 아프거나 바깥눈초리가 붉고 아픈 병을 치료한다. 상양혈은 장님증으로 치료한다. 침을 오른쪽이면 왼쪽에 놓고 왼쪽이면 오른쪽에 놓는다.(턱부음을 본다)

어린아이가 눈이 깔깔하고 빛을 보기 힘들어 하면서 꼭 장님증 같으면 중저혈에 각각 1장씩 뜸을 뜬다.(《명》) 어린아이에 감병눈병은 합곡혈에 각각 1장씩 뜸을 뜬다. 정명혈은 감병눈병을 치료한다.(《동》) 정명혈은 어린아이에 밤눈증이나 감병눈병을 치료한다.(《명》은 눈이 어둡거나 밤눈증이나 찬눈물을 치료한다고 하였다) 간수혈은 열병이 나은 다음에 다섯 매운 음식을 먹어 눈이 밤눈증처럼 어두운 병을 치료한다.(《천》) 어린아이

---

174) 중완혈이다.

175) 태연혈이다.

밤눈증으로 밤에 보지 못하면 엄지손가락 손톱 뒤 1촌 안쪽 모서리 가로 무늬 머리 흰 살 끝나는 곳176)에 뜸 1장을 뜬다. 어떤 처방에서는 참새 골의 피를 눈에 넣으면 효과가 있다고 하였다.

○ 입과 눈이 비뚤어진다.

승광혈, 사백혈, 거료혈, 상관혈, 대영혈(《동》과 같다), 관골혈, 강간혈, 풍지혈, 영향혈, 수구혈은 입이 비뚤어져 말을 할 수 없는 병을 치료한다.(《천》) 협거혈, 관료혈은 입이 비뚤어지고 아프면서 바람과 추위를 싫어하고 씹을 수 없는 병을 치료한다. 수구혈, 은교혈은 입이 미음을 먹을 수 없이 비뚤어진 병을 치료한다. 바람으로 머리와 귀 뒤가 아프고 가슴이 답답하며 다리를 잘 쓰지 못해 밟을 수 없고 입이 비뚤어지면 완골혈로 치료한다.(《갑》) 상관혈, 하관혈은 한쪽에 중풍에 맞아(한쪽 중풍을 함께 본다) 입과 눈이 비뚤어진 병을 치료한다. 승광혈은 입이 비뚤어지거나 맑은 콧물이 많이 흐르거나 머리가 어지럽고 아픈 병을 치료한다.(《동》) 통천혈은 입이 비뚤어지거나 맑은 콧물이 많이 흐르거나 코피가 나거나 머리가 무거운 병을 치료한다. 열결혈, 완골혈은 입과 얼굴이 비뚤어진 병을 치료한다.(한쪽 중풍은 함께 본다) 예풍혈은 입과 눈이(《명》, 《하》는 입술이라고 했다) 비뚤어지거나 턱이 빠질까봐 하품을 못하거나 입을 다물고 열지 못하거나 말을 더듬어 말을 할 수 없으며 뺨이 붓고 이빨이 아픈 병을 치료한다. 승장혈은 한쪽에 중풍이 와서 얼굴이 비뚤어진 병을 치료한다.

---
176) 대골공혈이다.

(《명》,《하》와 같다) 거료혈은 몸이 제멋대로 떨리면서 입이 비뚤어지는 병을 치료한다. 관료혈은 입이 비뚤어지거나 눈이 떨리는 병을 치료한다.(눈이 비뚤어짐을 본다) 승광혈은 입과 눈이 비뚤어지거나 눈이 떨리거나 얼굴이 잎사귀가 움직이듯이 떨리면서 입과 눈이 당기거나 눈이 침침하거나 찬 눈물이 흐르거나 눈초리가 붉고 아픈 병을 치료한다.(《명》과 같다) 지창혈은 한쪽에 중풍이 와서 입이 비뚤어지고 눈을 감을 수 없으며 목소리를 잃어 말을 할 수 없고 음식을 먹을 수 없어 미음도 흘리며 눈이 떨려 멈추지 않는 병을 치료한다. 왼쪽이면 오른쪽을 치료하고 오른쪽이면 왼쪽을 치료한다. 거친 비녀다리 크기로 뜸을 뜬다. 입이 크게 비뚤어졌으면 승장혈에 뜸 49장을 뜬다. 행간혈은 입이 비뚤어지거나 손발이 아주 차거나 목구멍이 마르면서 목이 심하게 마르거나 눈을 부릅뜨고 보려고 하지 않거나 눈물이 흐르거나 크게 한숨을 쉬는 병을 치료한다. 통곡혈은 입이 비뚤어져 하품을 할 수 없거나 음식을 먹으면 헛구역질을 잘하거나 갑자기 벙어리가 되어 말을 할 수 없는 병을 치료한다.(《명》,《하》와 같다) 태연혈은 입이 비뚤어진 병을 치료한다.(가슴 아픔을 본다) 온류혈, 편력혈, 이간혈(《명》,《하》는 입과 눈이 기울어졌다고 했다), 내정혈은 입이 비뚤어진 병을 치료한다. 충양혈은 한쪽에 중풍이 와서 입과 눈이 비뚤어지거나 팔꿈치가 붓거나 이빨이 아프거나 한열이 오고가는 병을 치료한다. 화료혈(콧물흘림을 본다)은 입이 비뚤어진 병을 치료한다.(《명》) 열

결혈(《하》와 같다), 지창혈(한쪽 중풍을 본다)은 입이 비뚤어진 병을 치료한다. 거료혈은 면풍병177)에 차가운 바람이 위에 코끝을 쳐서 부스럼으로 아프거나 이리저리 눈을 흘기거나 제멋대로 몸을 떨면서 입이 비뚤어지는 병을 치료한다. 지창혈은 한쪽에 중풍이 와서 입이 비뚤어지거나 목소리가 안 나와 말을 못하거나 물을 마실 수 없거나 먹으면 질질 흘리거나 살이 떨리는 병을 치료한다. 경맥에 바람을 맞아 입과 눈이 비뚤어졌으면 뜸을 뜬다. 생김새가 오른쪽으로 비뚤어졌으면 왼쪽 경맥이 바람을 맞아 늘어졌기 때문에 왼쪽에 뜸을 뜬다. 왼쪽으로 비뚤어졌으면 오른쪽에 뜸을 뜬다. 보리쌀 정도로 14장을 뜬다. 자주 뜸을 떠서 바람 기운을 없어지게 하려면 청회혈, 협거혈, 지창혈 각 3경혈이다.

《유문사친》

○ (서른둘) 장님증.
　장종정이 여자아이와 서화에 갔는데 갑자기 눈이 멀어 사물을 볼 수 없었다. 장종정이 '신하불 때문이다. 태양경과 양명경의 기운과 피가 모두 세차다.'고 하였다. 그래서 콧속과 찬죽혈, 그리고 정수리 앞에 5혈(신정혈, 상성혈, 신회혈, 전정혈, 백회혈)에 피를 많이 냈더니 눈이 밝아졌다.
○ (서른다섯) 눈이 붉다.
　이민범이 항상 눈이 붉다가 무자년에 불에 운기로 임금 불이 사천이다. 이 해에 눈병은 종종 갑자기 눈이 머는 것인

---
177) 두 뺨에 땀띠 같은 것이 돋고 벌겋게 붓는 피부병.

데 운기에 불이 세차기 때문이다. 이민범이 이 해에 눈병이 크게 나타났다가 장종정을 만나 과체산으로 토하게 하니 붉은 눈이 나왔다. 며칠 지나지 않아 또 눈병이 크게 생겼다. 병이 올 때는 먼저 왼쪽 안쪽 눈초리부터 붉어지는데 펼쳐놓은 삼베처럼 눈동자구멍 쪽으로 퍼졌다. 왼쪽 다음에 오른쪽에 생겼다. 그 다음에는 바깥 눈초리에 생겼는데 똑같이 왼쪽 다음에 오른쪽에 생겼다. 붉은 것이 눈동자구멍 쪽으로 뚫고 들어가서 다시 토하게 했더니 나았다. 다섯 차례가 모두 서로 바뀌가면서 생겼다. 모두 토하게 하고 또 손 가운데와 머리 위와 콧속에 모두 피를 내었다. 위, 아래, 가운데를 모두 빼앗으니 비로소 싸움이 그쳤다. 그리고 책이나 해를 보지 말라고 하였다.
　장종정이 '당연히 가을에 서늘함이 다시 치면 낫는다. 불이 세차지만 살갗에 있어서 속을 쳐도 이롭지 않다. 가을에 서늘해져서 뜨거움이 점점 속으로 들어가면 잡을 수 있다. 오직 어두운 곳에서 눈을 감고 눈속물을 길러야 한다. 어둡고 가만히 있는 것은 물에 속하고 밝고 움직이는 것은 불에 속한다. 그래서 해를 보지 말아야 한다.'고 하였다. 이민범은 처음 병이 나은 다음에 더위를 무릅쓰고 밖에 나갔기 때문에 계속해서 나타나면서 낫지 않았다. 이럴 때는 토하고 설사한 다음에 이어서 항상 칠 수 없기 때문에 우방자를 먹게 해서 겉흠을 없앤다. 처방은 《별집》속에 있다.

《편작신응침구옥룡경》
○ 눈썹과 눈 사이가 아프다.

눈썹과 눈이 아파서 견딜 수 없네. 찬죽혈을 거죽을 따라 찔러도 괜찮네. 눈이 아파도 이처럼 치료하네. 두유혈을 찌르니 병이 스스로 낫네. 찬죽혈은 눈썹 끝 오목한 곳으로 거죽을 따라 어요혈을 향해 침 2푼을 넣는다. 빼냄을 많이 하고 북돋움을 조금 하며 뜸은 뜨지 않는다. 두유혈은 이마에 앞머리 모서리 끝에 있으며 거죽을 따라 아래쪽으로 현리혈까지 꿰뚫는다. 현리혈은 이마 모서리에 있다. 아프면 빼냄을 하고 어지러우면 북돋움을 한다. 뜸은 14장을 뜨면 낫는다.

○ 눈이 붉다.

눈자위가 붉게 붓고 아파 견딜 수 없네. 햇빛을 싫어하고 눈이 부시며 마음에 애가 타네. 단지 정명혈과 어미혈에 침을 놓네. 태양혈에 피를 내니 모두 없어지네. 정명혈은 안쪽 눈초리 눈물구멍 속에 있으며 1푼반을 넣는데 코를 향해 찌른다. 빼냄을 하고 뜸은 뜨지 않는다. 어미혈은 동자료혈로 눈 위에 눈썹 바깥 끝에 있으며 1푼을 찌르는데 거죽을 따라 어요혈을 향해 안으로 꿰뚫는다. 빼냄을 하고 뜸은 뜨지 않는다. 태양혈은 이마에 있다.

○ 눈이 은근히 깔깔하다.

갑자기 눈이 아프면서 핏줄이 눈자위를 꿰뚫네. 은근히 깔깔하고 빛을 정말로 싫어하네. 태양혈에서 나쁜 피를 빼내네. 침을 놓지 않아도 낫네. 태양혈은 이마에 자줏빛의 핏줄 위에 있다. 삼릉침으로 찔러 피를 낸다. 정명혈을 같이 놓는다.

○ 눈이 뜨겁다.

심장 피가 위로 타올라 두 눈이 붉네. 갈댓잎을 콧속에 넣으면 좋네. 오히려 피가 나온다면 아주 좋네. 눈 안이 시원하면서 야릇한 효과이네. 안쪽 영향혈은 콧구멍 안에 있다. 갈댓잎이나 종려나무잎을 말아 콧속에 넣어 피를 내면 좋다. 합곡혈을 같이 놓는다.

○ 눈이 짓무른다.

눈꺼풀이 짓무르니 가여운 사람이네. 눈물이 나와 그렁그렁하면서 매우 괴롭네. 대골공혈과 소골공혈은 진짜 야릇한 경혈이네. 뜸을 7장 뜨니 병이 뿌리째 없어지네. 대골공혈은 엄지손가락 두 번째 마디 끝 위에 있으며 뜸은 7장을 뜬다. 소골공혈은 새끼손가락 두 번째 마디 끝 위에 있으며 뜸은 7장을 뜬다. 침은 놓지 않는다.

○ 눈이 어둡다.

간장에 피가 적어 눈이 어둡고 속티가 있네. 간수혈을 북돋우니 가장 좋네. 삼리혈을 빼내니 간장에 피가 늘어나네. 두 눈이 또렷하고 깨끗하면서 티가 없네. 간수혈은 아홉 번째 등뼈 두 옆 각각 1촌반에 있다. 뜸은 7장을 뜨고 침은 2푼을 넣는다. 삼리혈은 무릎 아래 3촌에 뼈 바깥모서리에 붙어 있으며 침은 3푼을 놓는데 빼냄으로 한다.

《향약집성방》
○ 눈이 붉다.

《자생경》에 풍지혈은 안쪽 눈초리가 붉으면서 아픈 병을 치료한다. 목창혈, 대릉혈, 곤륜혈은 눈이 붉은 병을 치료한다. 상성혈, 간수혈은 안쪽 눈초리가 붉으면서 아프고 가려운 병을 치료한다. 동자료혈은 눈이 붉은 병을 치료한다. 간이 애쓰고 삿된 기운으로 눈이 붉으면 당양혈에 뜸 100장을 뜬다.
○ 눈이 벌겋게 짓무른다.
《자생경》에 후계혈은 눈초리가 짓무르면서 겉흠가 있는 병을 치료한다. 또 눈이 붉으면서 겉흠가 있는 병도 치료한다. 경골혈은 안쪽 눈초리가 붉게 짓무르는 병을 치료한다. 나머지는 붉은 눈이야기를 본다.
○ 눈이 붉게 부으면서 아프다.
《자생경》에 태충혈, 곤륜혈은 눈이 갑자기 아프고 붉으면서 붓는 병을 치료한다. 양계혈, 곡천혈은 눈이 붉으면서 붓는 병을 치료한다.
○ 눈에 군살이 생긴다.
《자생경》에 정명혈은 안쪽 눈초리에 생긴 군살이 눈자위를 덮는 병을 치료한다. 《옥룡가》에 풍지혈, 합곡혈, 행간혈은 군살이 눈을 덮는 병을 치료한다.
○ 바람으로 눈물이 난다.
《자생경》에 완골혈, 신정혈, 백회혈, 천주혈, 행간혈, 심수혈은 눈물이 흐르는 병을 치료한다. 간수혈은 눈물이 나는 병을 치료한다. 임읍혈은 눈물이 많은 병을 치료한다. 풍지혈은 눈물이 나면서 하품을 많이 하는 병을 치료한다.
○ 눈이 당긴다.
《자생경》에 양백혈, 상성혈, 본신혈, 옥침혈은 보는이음새가 당겨 눈을 위로 치켜뜨는 병을 치료한다. 전정혈은 눈을 위로 치켜뜨면서 차가운 바람을 싫어하는 병을 치료한다. 천충혈, 곤륜혈은 눈이 갑자기 아프고 붉으면서 붓는 병을 치료한다.
○ 눈에 눈속증.
《자생경》에 낙각혈은 푸른 눈바람증으로 눈이 보이지 않는 병을 치료한다. 《옥룡가》에 동자료혈, 합곡혈, 정명혈, 임읍혈, 광명혈, 풍지혈, 천부혈은 눈에 속흠가림을 치료한다.
○ 눈에 장님증.
《자생경》에 상관혈, 동자료혈은 장님증으로 보지 못하는 병을 치료한다. 기문혈은 장님증을 치료한다. 《득효방》에 거료혈은 장님증으로 보지 못하거나 멀리 보면 침침하거나 눈 속에 얇은 겉흠과 흰 막이 눈알을 덮는 병을 치료한다. 《천금방》에 승광혈은 장님증이나 멀리 보면 또렷하지 않은 병을 치료한다. 상양혈은 장님증을 치료한다.
○ 눈에 밤눈증.
《자생경》에 간수혈은 열병이 나은 다음에 다섯 매운 음식을 먹어 밤눈증처럼 눈이 어두운 병을 치료한다. 나머지는 어린아이 이야기를 본다.
○ 눈에 갑자기 겉흠과 막이 생긴다.
《자생경》에 간수혈은 눈에 생긴 흰 겉흠을 치료한다. 구허혈은 눈에 겉흠이 있어 눈동자구멍이 보이지 않는 병을 치료한다. 상성혈, 풍지혈은 눈물이 나오고 눈곱이 많이 끼거나 안쪽 눈초리가 붉으면서 아프고 가렵거나 희고 얇은 겉흠이 생긴 병을 치료한다. 임읍혈은 눈에 흰 막이 생기면서 눈물이 많이 나는 병을 치료하고 또 눈이 아찔하면서 흰 겉흠이 생기는 병을 치료한다. 중저혈은 눈이 아찔하면서 겉흠과 막이 생기는 병을 치료한다. 합곡혈은 눈이 또렷하지 않으면서 흰 겉흠이 생기는 병을 치료한다. 장문중[178]이 바람이 들어온 눈을 치료했는데 갑자기 겉흠과 막이 생겨 두 눈이 참을 수 없이 아팠다. 가운데손가락 첫마디의 끝에 마디사이 뾰족한 곳 위에 보리 크기로 뜸을 3장 떴다. 왼쪽이면 오른쪽에 떴고 오른쪽이면 왼쪽에 떴다. 《동인경》에 동자료혈은 눈 속에 얇은 겉흠이나 흰 막이 있거나 머리가 아프거나 바깥 눈초리가 붉으면서 아픈 병을 치료한다. 《득효방》에 눈에 갑자기 겉흠이 생기는 병을 치료한다. 엄지손가락 마디의 가로 무늬에 뜸을 3장 뜬다. 왼쪽이면 오른쪽에 뜨고 오른쪽이면 왼쪽에 뜬다.

○ 눈이 침침하다.

《자생경》에 목창혈은 머리와 얼굴이 부으면서 아프거나 바깥 눈초리로 당기면서 붉고 아프거나 갑자기 머리가 빙글 돌거나 눈이 침침하거나 멀리 보면 또렷하지 않은 병을 치료한다. 신수혈, 후정혈은 눈이 침침한 병을 치료한다. 합곡혈, 곡차혈은 눈이 또렷하게 보이지 않는 병을 치료한다. 풍지혈, 오처혈은 눈이 또렷하지 않은 병을 치료한다. 간수혈은 일어나면 눈이 침침해지는 병을 치료한다. 족삼리혈은 눈이 또렷하지 않은 병을 치료한다. 사람이 30살이 넘어서 삼리혈에 뜸을 뜨지 않으면 기운이 눈으로 치밀어 오른다. 위수혈, 백회혈, 내관혈, 통곡혈은 눈이 침침하고 또렷하지 않으면서 바람과 추위를 싫어하는 병을 치료한다.

178) 당나라의 의사(620~700년).

○ 눈이 어둡다.

《자생경》에 눈이 어두우면 대추혈에서 열 번째 척중혈까지 여러 마디에 뜸을 200장 뜬다. 많이 뜰수록 더욱 효과가 좋다. 나머지는 눈이 침침하다는 이야기에 있다.

○ 눈자위가 아프다.

《자생경》에 양백혈은 눈알이 아프면서 가려운 병을 치료한다. 대릉혈은 눈이 빠질 것 같이 아픈 병을 치료한다. 상성혈은 눈자위가 아프고 멀리 볼 수 없는 병을 치료한다. 백회혈은 머리와 눈이 아픈 병을 치료한다. 《옥룡가》에 정명혈, 합곡혈, 임읍혈, 신수혈, 행간혈, 삼리혈은 눈이 붉으면서 붓고 아픈 병을 치료한다. 《천금방》에 눈이 갑자기 아프면 당양혈에 나이에 따라 뜸을 뜬다.

○ 눈에 눈곱이 있으면서 붉다.

양백혈은 머리와 눈이 아프면서 눈곱이 있는 병을 치료한다. 간수혈은 눈물이 나오고 눈곱이 있으면서 붉은 병을 치료한다.

《침구대전》[179]

○ 사총혈 노래. 윗배와 아랫배는 삼리혈이고 허리와 등은 위중혈이다. 머리와 목은 열결혈이고 얼굴과 입은 합곡혈이다.

○ 《통현지요》에 글. 머리가 어지럽고 눈이 아찔하면 풍지혈에 놓는다. 눈이 아프면 합곡혈에 놓는다. 골이 아득하면서 눈이 붉으면 찬죽혈을 빼냄으로 한다. 찬죽혈은 머리가 아파서 참을 수 없

179) 모든 글을 풀이하지 않고 눈병과 관련된 글만 풀이했다.

는 병을 치료한다. 눈곱이 끼고 어두우면서 찬 눈물이 흐르면 임읍혈이 아주 좋다.
○《영광》에 글. 옆과 앞머리가 아프면 열결혈을 빼냄으로 한다. 정명혈은 눈에 붙은 군살을 치료한다. 기운이 위에 막혀 있으면 족삼리혈에 놓는다. 머리와 눈의 병에는 팔다리에 침을 놓는다.
○《석홍》에 글. 정명혈로 눈병을 치료하여 효과가 없을 때는 합곡혈, 광명혈이 빠졌다.

《침구취영발휘》180)

○《표유》에 글. 머리바람증과 머리아픔에는 신맥혈과 금문혈에 침을 놓는다. 눈이 가렵고 아프면 광명혈과 지오회혈을 빼냄으로 한다.
○《옥룡》에 글. 정명혈, 태양혈, 어미혈에 눈에 증상이 기댄다. 대골공혈과 소골공혈은 눈이 짓무른 병을 치료하고 찬 눈물을 그치게 한다. 왼쪽과 오른쪽에 태양혈은 눈이 아픈 병을 치료하고 피가 진 겉흠을 잘 없앤다. 코 안에 영향혈은 눈이 뜨거움으로 붉은 병을 없앤다. 눈이 어둡고 피가 넘치면 간수혈에 침을 놓는데 비워짐과 채워짐을 따져야 한다.
○《난강》에 글. 눈에 병증으로 괴로우면 더욱 침을 임읍혈에 맡긴다.
○《백증》에 글. 눈이 아찔하면 지정혈, 비양혈에 놓고 눈이 노란빛깔이면 양강혈, 담수혈에 놓는다. 군살이 눈자위에 붙어있으면 소택혈, 간수혈을 치고 눈물이 나오면 임읍혈, 두유혈을 찌른다. 눈

속이 흐릿하면 찬죽혈, 삼간혈에 놓고 눈이 침침해서 잘 보이지 않으면 양로혈, 천주혈에 놓는다. 밤눈증에는 간장 기운이 어떤지 살펴서 정명혈, 행간혈에 놓는다.

《침구대성》181)

○ 수양명경혈이 주로 하는 치료.
 상양혈은 눈에 장님증을 치료한다. 뜸은 3장을 뜨고 왼쪽이면 오른쪽에 오른쪽이면 왼쪽에 뜬다. 이간혈은 눈이 노란 병을 치료한다. 대장에 채워짐을 빼낸다. 삼간혈은 눈초리가 갑자기 아픈 병을 치료한다. 합곡혈은 비워짐과 채워짐을 모두 친다. 눈이 또렷하지 않게 보이거나 흰 겉흠이 생긴 병을 치료한다. 양계혈은 바람으로 눈이 붉게 짓무르면서 겉흠이 있는 병을 치료한다. 편력혈은 눈을 가늘게 뜨면서182) 흐릿하게 보이는 병을 치료한다. 오리혈은 눈이 침침하게 보이는 병을 치료한다.
○ 족양명경혈이 주로 하는 치료.
 두유혈은 침은 3푼을 넣고 뜸은 뜨지 않는다. 눈이 빠질 것처럼 아프거나 눈이 떨리거나 바람을 맞으면 눈물이 나오거나 중풍으로 사물이 또렷하지 않게 보이는 병을 치료한다. 하관혈은 침은 4푼을 넣고 뜸은 뜨지 않는다. 중풍으로 입과 눈이 돌아간 병을 치료한다. 협거혈이 입과 눈이 돌아간 병을 치료한다. 승

---

180) 모든 글을 풀이하지 않고 눈병과 관련된 글만 풀이했다. 부록(한문)을 본다.

181) 모든 글을 풀이하지 않고 눈병과 관련된 글만 풀이했다. 부록(한문)을 본다.

182) 문맥상 눈에 티끌이 들어간 미목(眯目)이라고 보기 어렵다. 미목은 눈이 아프고 깔깔함이 주증상이다.

광혈은 침도 놓지 않고 뜸도 뜨지 않는다. 또는 침 4푼반을 놓는다.183) 이동원이 '눈에 초록 빛깔의 겉흠이 아래에서 위로 올라가면 양명경에서 온 병이다.'라고 하였다. 찬 눈물이 흐르거나 위를 쳐다보거나 눈알이 가렵거나 멀리 보면 흐릿하거나 밤에 잘 보이지 않거나 눈꺼풀이 떨리면서 목과 입까지 당기거나 입과 눈이 비뚤어져 말을 하지 못하거나 얼굴이 나뭇잎처럼 떨리거나 눈이 붉고 아픈 병을 치료한다. 사백혈은 침은 3푼을 넣고 깊이 찌르면 눈 주위가 까맣게 된다. 머리가 아프거나 눈이 아찔하거나 눈이 붉으면서 아프거나 눈물이 흐르면서 침침하거나 눈이 가려우면서 얇은 겉흠이 있거나 눈이 입이 비뚤어져 말할 수 없는 병을 치료한다. 거료혈은 입이 비뚤어져 보는 데 어려움이 있거나 멀리 보면 흐릿하거나 흰 막이 엷게 덮였거나 겉흠이 눈알을 덮은 병을 치료한다. 지창혈은 중풍으로 입이 비뚤어져 눈을 뜰 수 없거나 눈이 떨려 멈추지 않거나 눈자위가 가렵거나 멀리 보면 흐릿하거나 밤에는 볼 수 없는 병을 치료한다. 병이 오른쪽이면 왼쪽에 놓고 왼쪽이면 오른쪽에 놓는다. 대영혈은 바람이 얼굴을 막아서 붓고 눈이 아파서 감지 못하는 병을 치료한다. 해계혈은 위장이 비워졌을 때 북돋는다. 눈이 아찔하거나 머리가 아프거나 머리바람증으로 얼굴이 붉으면서 눈이 붉거나 눈썹 주위가 아파서 참을 수 없는 병을 치료한다.

○ 수소음경혈이 주로 하는 치료.

183) 피부 안쪽 출혈 때문에 침을 놓지 말라고 했는데 조심히 놓으면 된다.

극천혈은 심하게 목이 마르고 눈이 노란빛깔이며 옆구리가 그득하면서 아픈 병을 치료한다. 청영혈은 눈이 노랗고 머리가 아프며 춥고 옆구리가 아픈 병을 치료한다. 통리혈은 갑자기 말하지 못하거나 눈이 아프면서 가슴이 두근거리는 병을 치료한다. 신문혈은 심장에 채워짐을 빼낸다. 눈이 노란빛깔이면서 옆구리가 아픈 병을 치료한다. 소충혈은 심장에 비워짐을 북돋는다. 뜨거움병으로 가슴이 답답하고 목이 심하게 마르며 눈이 노란빛깔인 병을 치료한다.

○ 수태양경혈이 주로 하는 치료.

소택혈은 눈에 얇은 겉흠이 생겨 눈알을 덮은 병을 치료한다. 후계혈은 소장에 비워짐을 북돋는다. 눈이 붉으면서 겉흠이 생긴 병을 치료한다. 완골혈은 소장의 비워짐과 채워짐에 모두 침을 놓는다. 눈에 찬 눈물이 흐르면서 겉흠이 생긴 병을 치료한다. 양로혈은 눈이 또렷하지 않게 보이는 병을 치료한다. 지정혈은 눈에 있는 혹을 치료한다. 견중수혈은 기침하면서 한열이 있거나 눈이 또렷하지 않게 보이는 병을 치료한다. 관료혈은 얼굴이 붉거나 눈이 노란빛깔이거나 눈이 떨려 멈추지 않는 병을 치료한다.

○ 족태양경혈이 주로 하는 치료.

정명혈은 침은 1푼반을 놓고 3번 숨쉴 동안 놔둔다. 밤눈증은 오랫동안 침을 놔둔 다음에 빠르게 뺀다. 뜸은 뜨지 않는다. 멀리 보면 또렷하지 않거나 바람을 싫어하면서 눈물을 흘리거나 추위를 싫어하면서 머리가 아프고 눈이 어지럽거나 안쪽 눈초리가 붉고 아프거나 흐릿해서 볼 수 없거나 눈초리가 가렵고 얇은 흰 겉흠이 있거나 안쪽 눈초리에서 군살이 생겨 검은자위로 들어가거나 밤에 잘 보이지 않거나 눈자위에 돌림병이 생겼거나 어린아이가 감병눈병이 있거나 눈이 붉지 않고 잘 보이지 않으며 찬 눈물이 나는 병을 치료한다. 이동원이 '태양경, 양명경을 찔러 피를 내면 눈이 더욱 밝아진다.'고 하였는데 이 경맥은 피가 많고 기운은 적다. 그러므로 눈에 겉흠이 있거나 안쪽 눈초리부터 붉으면서 아프면 정명혈과 찬죽혈을 찔러 태양경의 뜨거움을 빠져나가게 한다. 정명혈은 1푼반을 찌르고 찬죽혈은 1~3푼을 찌르는데 깊이는 적당히 알맞게 한다. 지금 의사들이 찬죽혈을 찌를 때 침을 눕혀서 직접 정명혈을 막는데 이것은 북돋음이 아니고 빼냄도 아니다. 또 오랫동안 놔두는 것도 옛 사람의 뜻이 아니다. 찬죽혈은 침 2푼을 놓고 6번 숨을 내뱉을 동안 놔둔다. 또는 1푼을 놓고 3번 숨을 내뱉을 동안 놔둔다. 그리고 3번째 들이마실 때 천천히 뺀다. 가는 삼릉침으로 피를 내면 뜨거운 기운이 빠지는데 3번 찌르면 눈이 아주 밝아진다. 눈이 어두침침해서 사물이 뚜렷하게 보이지 않거나 눈물이 흐르고 눈이 어지럽거나 눈알이 가렵거나 눈이 어두워졌거나 눈 속이 붉고 아프거나 눈꺼풀이 떨려서 눕지 못하는 병을 치료한다. 곡차혈은 눈이 또렷하지 않은 병을 치료한다. 오처혈은 머리에 뜨거운 바람이 있어서 눈이 아찔하고 눈이 또렷하지 않거나 위로 치켜뜨면서 사람을 알아보지 못하는 병을 치료한다. 승광혈은 입이 돌아가거나 맑은 콧물이 많이 흐르거나 눈에 흰 겉흠이 생긴 병을 치료한다. 낙각혈은 장님증으로 눈이 보이지 않는 병을 치료한다. 옥침혈은 눈이 빠질 듯이 아프고 멀리 볼 수 없으면서 안으로 눈알이 당기거나 머리바람증으로 참을 수 없이 아프거나 코가 막혀 냄새를 맡지 못하는 병을 치료한다. 천주혈은 눈이 어둡게 보이고 머리가 빙빙 돌면서 아픈 병을 치료한다. 풍문혈은 똑바로 앉아서 놓는다. 자주 침을 놓으면 모든 양의 뜨거운 기운을 내리고 등이 서늘해져 부스럼이 나지 않는다. 재채기를 많이 하고 맑은 콧물이 줄줄 흐르거나 눈이 아찔하고 가슴 속이 뜨거워서 누워도 편안하지 않은 병을 치료한다. 심수혈은 잘못해서 심장을 찌르면 하루 만에 죽는다. 코피가 나거나 눈이 떨리거나 어둡게 보이거나 토하면서 음식이 밑으로 내려가지 못하는 병을 치료한다. 간수혈은 뜨거움병 이후에 눈이 어둡고 눈물이 나오거나 눈이 아찔하거나 숨이 가쁘고 피가 섞인 가래가 나오거나 눈을 위로 치켜뜨는 병을 치료한다. 옆구리가 당기고 아파서 숨쉬기 어려우면서 옆으로 드러눕기 힘들거나 갈비뼈 아래와 등뼈가 서로 당기거나 반으로 몸을 꺾으면서 눈을 위로 치켜뜨거나 일어나면 눈이 흐릿하거나 눈에 흰 겉흠이 생긴 병도 치료한다. 뜨거움병이 낫고 난 다음에 다섯 매운 음식을 많이 먹어서 눈이 어두워진 병을 치료한다. 위수혈은 곽란이 있거나 위가 차서 배가 그득하고 소리가 나거나 많이 먹는 데도 몸이 마르면서 눈이 침침한 병을 치료한다.

○ 족소음경혈이 주로 하는 치료.
 용천혈은 앉았다 일어나면 눈이 침침해서 보지 못하는 병을 치료한다. 수천혈은 눈이 침침해서 멀리 보지 못하는 병을 치료한다. 조해혈은 눈앞에 별이 보이는 병을 치료한다. 부류혈은 신장에 비워짐을 북돋는다. 눈이 침침하게 보이는 병을 치료한다. 대혁혈은 안쪽 눈초리부터 붉고 아픈 병을 치료한다. 기혈혈은 안쪽 눈초리부터 붉고 아픈 병을 치료한다. 사만혈은 안쪽 눈초리부터 붉고 아픈 병을 치료한다. 중주혈은 안쪽 눈초리부터 붉고 아픈 병을 치료한다. 황수혈은 안쪽 눈초리부터 붉고 아픈 병을 치료한다. 상곡혈은 두 눈에 안쪽 눈초리부터 붉고 아픈 병을 치료한다. 석관혈은 두 눈에 안쪽 눈초리부터 붉고 아픈 병을 치료한다. 음도혈은 두 눈에 안쪽 눈초리부터 붉고 아픈 병을 치료한다. 통곡혈은 두 눈에 안쪽 눈초리부터 붉고 아픈 병을 치료한다. 유문혈은 두 눈에 안쪽 눈초리부터 붉고 아픈 병을 치료한다.
○ 수궐음경혈이 주로 하는 치료.
 천지혈은 눈이 침침하면서 또렷하지 않은 병을 치료한다. 천천혈은 눈이 침침하면서 또렷하지 않은 병을 치료한다. 내관혈은 가슴이 아프거나 눈이 붉은 병을 치료한다. 대릉혈은 가슴에 매달려 있어 배고픈 것 같거나 가슴이 아프면서 손바닥이 뜨겁거나 눈이 붉거나 눈이 노란 병을 치료한다.
○ 수소양경혈이 주로 하는 치료.
 관충혈은 눈에 겉흠과 막이 생기거나 사물이 또렷하지 않게 보이는 병을 치료한다. 액문혈은 눈이 붉고 깔깔한 병을 치료한다. 중저혈은 눈에 겉흠과 막이 생긴 병을 치료한다. 천유혈은 갑자기 귀가 멀거나 눈이 또렷하지 않거나 머리바람증이 있거나 얼굴이 붓거나 뒷목이 뻣뻣해 돌릴 수 없거나 눈 속이 아픈 병을 치료한다. 계맥혈은 찌르면 콩즙 같은 피가 나온다. 많이 낼 필요는 없다. 머리바람증으로 귀가 울거나 어린아이가 경기가 있거나 눈이 깔깔하거나 눈곱이 찐득한 병을 치료한다. 각손혈은 눈에 생긴 엷은 겉흠을 치료한다. 사죽공혈은 빼냄을 하고 북돋음을 하지 않는다. 눈이 아찔하면서 머리가 아프거나 눈이 흐릿해서 잘 보이지 않거나 풍간으로 눈을 치켜뜨고 사람을 알아보지 못하거나 속눈썹이 눈을 찌르는 병을 치료한다.
○ 족소양경혈이 주로 하는 치료.
 동자료혈은 눈 속에 흰 겉흠과 막이 있거나 장님증으로 보지 못하거나 멀리 흐릿하게 보이거나 붉고 아프면서 눈물이 흐르고 눈곱이 많거나 안쪽 눈초리가 가려운 병을 치료한다. 객주인혈은 침을 깊이 찌르면 안 된다. 입과 눈이 한쪽으로 돌아가거나 장님증이 있거나 눈이 침침하게 보이는 병을 치료한다. 함염혈은 깊이 찌르면 귀머거리가 된다. 한쪽 머리아픔이 있거나 귀가 울거나 눈이 보이지 않거나 바깥 눈초리가 당기는 병을 치료한다. 현로혈은 깊이 찌르면 귀머거리가 된다. 머리가 아프거나 이빨이 아프거나 얼굴 거죽이 붉고 붓거나 머리 한쪽이 아프고 눈 바깥 눈초리로 당기거나 눈이 어둡고 또렷하게 보이지 않는 병을 치료한다. 현리혈은 중초에 뜨거움이 들어왔는데 뜨거움이 땀으로 나가지 못해 바깥 눈초리가 붉고 아픈 병을 치료한다. 규음혈은 눈이 아픈 병을 치료한다. 완골혈은 목덜미가 아프거나 머리바람증으로 귀 뒤가 아프거나 입과 눈이 돌아간 병을 치료한다. 본신혈은 경간으로 거품을 뱉거나 목덜미가 뻣뻣하고 갑자기 아프거나 눈이 아찔한 병을 치료한다. 양백혈은 눈알이 가렵고 아프거나 눈을 위로 치켜뜨거나 멀리 보면 침침하거나 밤에 특히 어두워 보지 못하거나 눈이 아프면서 눈곱이 많은 병을 치료한다. 임읍혈은 눈이 아찔하거나 흰 겉흠이 생기거나 찬 눈물이 흐르거나 뒷골이 아프거나 추위를 싫어하고 코가 막히거나 바깥 눈초리가 아픈 병을 치료한다. 목창혈은 3번 침을 놓으면 눈이 아주 밝아진다. 눈이 붉으면서 아프거나 갑자기 머리가 빙빙 돌거나 눈이 흐릿해서 멀리 보지 못하거나 머리와 얼굴이 붓는 병을 치료한다. 정영혈은 아찔하면서 어둡거나 머리와 목의 한쪽이 아픈 병을 치료한다. 뇌공혈은 목을 뻣뻣해서 돌릴 수 없거나 머리가 무겁고 아파 참을 수 없거나 머리바람증으로 가슴이 두근거리면서 아찔한 병을 치료한다. 풍지혈은 상한병과 온병에 땀이 나지 않거나 눈이 아찔해서 괴롭거나 앞과 옆머리가 아프거나 목이 빠지는 것 같이 아파서 돌릴 수 없거나 눈물이 흐르거나 코피가 나거나 안쪽 눈초리가 붉고 아프거나 눈이 밝지 않거나 허리와 등이 모두 아프거나 허리가 굽어 목까지 당기고 힘이 없어 걷지 못하는 병을 치료한다. 양보혈은 쓸개에 채워짐을 빼낸다. 허리가 물속에 앉은 것처럼 무겁거나 무릎 아래로 붓고 힘살이 오그라들거나 모든 뼈마디가 시고 아프지만 실제로 어디가 아픈지 모르거나 무릎과 정강이가 시거나 풍비로 느낌이 없거나 바깥 눈초리가 아픈 병을 치료한다. 구허혈은 쓸개의 비워짐과 채워짐에 모두 놓는다. 가슴과 옆구리가 아파서 숨을 쉬지 못하거나 옆구리 아래가 붓거나 눈에 겉흠과 막이 생긴 병을 치료한다. 협계혈은 쓸개의 채워짐을 빼낸다. 가슴과 옆구리가 그득하거나 바깥 눈초리가 붉거나 눈이 아찔한 병을 치료한다. 규음혈은 옆구리가 아프거나 기침을 해서 숨을 쉴 수 없거나 손발이 화끈거리거나 눈이 아프거나 바깥 눈초리가 아픈 병을 치료한다.

○ 족궐음경혈이 주로 하는 치료.

행간혈은 간장의 채워짐을 빼낸다. 헛구역질이 나거나 설사하거나 화를 잘 내거나 가슴과 옆구리가 아프거나 허리가 아파서 앞뒤로 할 수 없거나 입이 돌아갔거나 목구멍이 마르고 심하게 목이 마르거나 눈을 감고 보려고 하지 않거나 눈에서 눈물이 흐르는 병을 치료한다. 곡천혈은 간장의 비워짐을 북돋는다. 땀이 나지 않거나 눈이 침침하거나 무릎을 구부리지 못하면서 아픈 병을 치료한다.

○ 독맥 경혈이 주로 하는 치료.

근축혈은 간질로 미친 듯이 달리거나 눈을 위로 치켜뜨는 병을 치료한다. 풍부혈은 중풍으로 혀가 늘어져 말을 못하거나 몸이 무겁고 춥거나 머리가 아프거나 목을 갑자기 돌리지 못하거나 눈이 엉뚱한 것을 보는 병을 치료한다. 뇌호혈은 얼굴이 붉고 눈이 노랗거나 얼굴이 아프거나 머리가 무겁고 아픈 병을 치료한다. 후정혈은 눈이 침침하거나 이마의 머리뼈가 아프거나 옆머리가 아픈 병을 치료한다. 상성혈은 가는 삼릉침으로 피를 내면 모든 양의 뜨거운 기운을 내려서 머리와 눈으로 치솟지 않는다. 얼굴이 붉고 붓거나 머리 가죽이 붓거나 콧속에 군살이 있거나 눈이 아찔하거나 눈자위가 아프거나 멀리 볼 수 없거나 입과 코에서 피가 나서 멈추지 않는 병을 치료한다. 신정혈은 높은 곳에 올라가 노래를 부르거나 옷을 벗고 뛰거나 혀를 내밀고 있거나 눈을 위로 치켜뜨고 사람을 못 알아보거나 콧물이 흘러 멈추지 않거나 눈을 깜박이고 눈물이 흐르거나 가슴이 두근거려 잠을 자지 못하는 병을 치료한다. 눈이 부으면서 겉흠이 있을 때 신정혈, 상성혈, 신회혈, 전정혈에 침을 놓으면 겉흠이 없어지고 붓기가 내린다. 은교혈은 콧속에 군살이 있거나 코가 막히거나 이마와 콧마루가 아프거나 눈물이 흐르고 묽은 눈곱이 끼거나 안쪽 눈초리가 붉고 가렵고 아프거나 흰 겉흠이 생긴 병을 치료한다.

○ 경맥 밖에 이상한 경혈. 《양씨》

안쪽 영향혈 2혈은 콧구멍 속에 있다. 눈이 뜨거우면서 갑자기 아픈 병을 치료한다. 갈대 대롱으로 찔러 피를 내면 아주 좋다. 이첨혈 2혈은 귀 끝 위에 있으며 귀를 오므렸을 때 위 뾰족한 곳이다. 눈에 생긴 겉흠과 막을 치료하며 작은 뜸으로 5장을 뜬다. 어요혈 2혈은 눈썹 중간에 있다. 눈에 위에서 밑으로 내려가는 겉흠과 막을 치료한다. 침은 1푼을 찌르고 거죽을 따라 두 쪽 옆으로 향해 놓는다. 태양혈 2혈은 눈썹 뒤 오목한 곳에 있으며 자줏빛 핏줄 위이다. 눈이 붉게 부어 머리까지 다다른 병을 치료한다. 삼릉침으로 피를 낸다. 피를 내는 방법은 수건 한 개로 목을 단단하게 감고서 자줏빛 핏줄이 나타나는 곳을 찔러 피를 내면 낫는다. 또는 손으로 목덜미를 감아서 자줏빛 핏줄이 나타났을 때 자줏빛 핏줄 위를 찔러 피를 낸다. 아주 효과가 좋다. 대골공혈 2혈은 엄지손가락 가운데마디 위로 손가락을 구부려 튀어나온 뼈 가운데 오목한 곳에 있다. 눈이 오랫동안 아프거나 겉흠과 막이 있거나 눈속증이 생긴 병을 치료한다. 뜸은 7장을 뜬다. 소골공혈 2혈은 새끼손가락 두 번째 마디 끝에 있다. 뜸은 7장을 뜬다. 손가락 마디가 아프거나 눈이 아픈 병을 치료한다. 정중혈 2혈은 검은자위 바로 가운데에 있다. 경혈을 잡는 방법은 먼저 수건으로 눈 밖을 감싸고 찬물을 1각[184] 가량 떨어뜨린다. 삼릉침으로 검은자위와 눈 바깥 모서리 쪽으로 1푼 떨어진 곳을 찌르는데 반푼 정도 찔러 넣는다. 그런 다음 금침을 약 몇 푼 깊이로 넣고 위층에서 옆으로 넣는다. 눈동자를 향해 돌리고 밀면서 속흠을 가볍게 아래로 한 다음에 비스듬히 끼워서 눈 모서리에 붙박는다. 바로 사물을 볼 수 있으며 밥 먹을 시간 후에 넣은 방향 그대로 침을 뺀다. 편안히 눕도록 하고 깨끗한 수건으로 눈 밖을 감싼다. 3일 밤낮으로 찬물을 수건에 떨어뜨리고 그친다. 처음 침을 놓을 때 가부좌를 하고 똑바로 앉아 두 손은 주먹을 쥐고 가슴

---

184) 15분.

앞에 놓는다. 마음을 편안히 하고 가운데를 보면 쉽게 침을 놓을 수 있다. 모든 눈속증으로 몇 년 동안 사물을 볼 수 없는 병을 치료한다. 바로 빛이 밝아지는 신비로운 경혈이다. 눈으로 침을 넣는 방법을 배우려면 먼저 눈속증이 있는 양의 눈을 시험해 보고 양이 다시 볼 수 있게 되면 사람의 눈에 침을 놓는다.

○ 귀와 눈.

눈이 붉으면 목창혈, 대릉혈, 합곡혈, 액문혈, 상성혈, 찬죽혈, 사죽공혈이다. 눈꺼풀이 붉게 짓무르면 양곡혈이다. 붉은 겉흠이 있으면 찬죽혈, 후계혈, 액문혈이다. 눈이 붉고 얇은 겉흠이 있으면 태연혈, 협계혈, 찬죽혈, 풍지혈이다. 눈에 겉흠과 막이 있으면 합곡혈, 임읍혈, 각손혈, 액문혈, 후계혈, 중저혈, 정명혈이다. 눈에 흰 겉흠이 있으면 임읍혈, 간수혈이다. 눈자위가 아프면 내정혈, 상성혈이다. 찬 눈물을 흘리면 정명혈, 임읍혈, 풍지혈, 완골혈이다. 바람을 맞아 눈물이 있으면 두유혈, 정명혈, 임읍혈, 풍지혈이다. 눈물이 나오면 임읍혈, 백회혈, 액문혈, 후계혈, 전곡혈, 간수혈이다. 바람과 불로 갑자기 겉흠과 막이 생기고 두 눈이 아파서 참을 수 없으면 정명혈과 가운데손가락 첫마디 끝 위에 뜸을 3장 뜬다. 눈썹이 눈을 찌르면 사죽공혈이다. 장님증으로 보지 못하면 간수혈, 상양혈인데 왼쪽이면 오른쪽에 놓고 오른쪽이면 왼쪽에 놓는다. 눈초리가 갑자기 아프면 삼간혈이다. 눈이 어두워지면 두유혈, 찬죽혈, 정명혈, 목창혈, 백회혈, 풍부혈, 풍지혈, 합곡혈, 간수혈, 신수혈, 사죽공혈이다. 눈이 아찔하면 임읍혈, 풍부혈, 풍지혈, 양곡혈, 중저혈, 액문혈, 어제혈, 사죽공혈이다. 눈이 아프면 양계혈, 이간혈, 대릉혈, 삼간혈, 전곡혈, 상성혈이다. 바람으로 눈두덩이 짓무르고 눈물이 계속 흐르면 두유혈, 관료혈이다. 눈이 가렵고 눈이 쑤시면 광명혈(빼냄) 오회혈이다. 눈에 겉흠이 생기면 간수혈, 명문혈, 동자료혈(바깥눈초리 5푼에 있고 득기하면 빼낸다), 합곡혈, 상양혈이다. 어린아이가 밤눈증이 있어 밤에 보지 못하면 엄지손톱 뒤 1촌 안쪽 모서리 가로 무늬 머리 흰살 끝나는 곳에 각각 1장씩 뜸을 뜬다.

○ 《속증치법》

눈은 주로 간장 기운에 채워짐이거나 뜨거운 바람이 있거나 쓸개에 뜨거움이 있거나 피에 엉긴 뜨거움이 있거나 피가 채워짐이면서 기운이 막혔기 때문이다. 상성혈, 백회혈, 신정혈, 전정혈, 찬죽혈, 사죽공혈에 침을 놓는다. 아프면 풍지혈, 합곡혈에 침을 놓는다. 큰 차가움이 뇌에 들어가 이어서 눈까지 아프거나, 축축한 바람이 위에서 뭉쳐 겉흠이 있으면 이간혈, 합곡혈에 뜸을 뜬다. 어린아이 감병 눈병에는 합곡혈 2혈에 각 1장씩 뜸을 뜬다.

○ 증상을 치료하는 중요한 것. 《양씨》

(열넷) 눈에 겉흠과 막이 생기면 정명혈, 합곡혈, 사백혈이다. 물었다. 위에 방법으로 침을 놓아도 효과가 없다면 어떻게 하느냐? 대답했다. 이 병증은 병에 걸리고 이미 깊어져서 한번으로 낫지 않는다. 2~3번 계속 침을 놓으면 효과가 있다. 효과가 없으면 다시 태양혈, 광명혈, 대골공혈, 소골공혈에 침을 놓는다.

(열다섯) 바람을 맞아 찬 눈물이 흐르면 찬죽혈, 대골공혈, 소골공혈에 침을 놓는다. 물었다. 이 병증은 어떤 원인으로 생겼느냐? 대답했다. 술에 취했는데 바람에 맞았거나 갑자기 붉거나 아픈데 성관계를 꺼리지 않았거나 제멋대로 태우고 끓인 고기를 즐겨 먹었거나 부인이 아이를 낳은 다음에 피하는 것을 몰라 바람을 맞으면서 앉아서 보다가 도적바람이 눈으로 들어갔거나 월경할 때 성관계를 하여 더러운 기운이 머리와 눈으로 올라갔다면 이 병증이 생긴다. 효과가 없으면 다시 소골공혈(남자나 부인이 술에 취한 다음에 바람을 맞았을 때 치료한다), 삼음교혈(부인이 월경하는데 성관계 했을 때 치료한다) 눈물구멍위(쌀알 크기로 뜸을 7장 뜬다) 가운데 손가락을 접은 끝(권첨혈로 쌀알크기로 뜸을 3장 뜬다)에 침을 놓는다.

(열여섯) 눈에 눈속증이 생기면 동자료혈, 합곡혈, 임읍혈, 정명혈에 침을 놓는다. 물었다. 이 병증은 어떤 것에서 얻느냐? 이렇게 침을 놓아도 효과가 없으면 어떻게 하는가? 대답했다. 화내서 간장을 해치면 피가 살지 못해 신장 물이 말라버리고 기운과 피가 흩어진다. 병에 걸렸을 때 아껴 쓰지 않고 맘대로 성관계를 하거나 마음을 많이 지나치게 쓴다면 이 병증에 걸린다. 역시 치료하기 어렵다. 효과가 없으면 다시 광명혈, 천부혈, 풍지혈에 침을 놓는다.

(열일곱) 눈에 눈겉증이 있으면 소골공혈, 태양혈, 정명혈, 합곡혈에 침을 놓는다. 물었다. 이 병증은 어떤 원인으로 얻느냐? 대답했다. 머리에 바람이 눈동자로 흘러 들어가고 피와 기운이 넘쳐 올라 위는 세차고 아래는 비워졌기 때문에 이 병증이 있다. 침을 놓아서 효과가 없으면 다시 임읍혈, 찬죽혈, 삼리혈, 안쪽 눈초리 끝(5장을 뜬다)에 2~3번 침을 놓으면 낫는다.

(열여덟) 바람으로 눈꺼풀테가 붉고 깔깔하면서 짓무르면 정명혈, 사백혈, 합곡혈, 임읍혈, 이간혈에 침을 놓는다. 물었다. 효과가 없으면 어떻게 하느냐? 대답했다. 술에 취하거나 배불리 먹거나 성관계를 해서 피와 기운이 뭉쳐 막히면 가렵고 흩어지지 않는다. 손으로 비비면 도적바람이 틈을 타고 들어가기 때문에 이 병이 생긴다. 앞에처럼 침을 놓고 효과가 없으면 다시 삼리혈, 광명혈에 침을 놓는다.

(열아홉) 눈이 갑자기 붉고 아프면 합곡혈, 삼리혈, 태양혈, 정명혈에 침을 놓는다. 물었다. 이 병증은 어떤 것에서 얻었느냐? 대답했다. 때에 따른 기운이 만들거나 피와 기운이 뭉쳐 막혀 있거나 바람을 맞고 누워 잠을 자거나 굶고 배부른 상태에서 일을 많이 했기 때문에 이 병이 생긴다. 효과가 없으면 다시 태양혈, 찬죽혈, 사죽공혈에 침을 놓는다.

(스물) 눈이 붉게 붓고 아프면 정명혈, 합곡혈, 사백혈, 임읍혈에 침을 놓는다. 물었다. 이 병증은 어떤 것에서 얻었느냐? 대답했다. 모두 신장 물이 없어지고 심장 불이 위로 타오르며 간장이 다스릴 수 없으면서 심장과 간장에 두 피가 원래로 돌아가지 못했기 때문이다. 피와 기운이 위에서 막혀서 눈속기름에 흘러 들어가거나 붉은 핏줄이 눈자위를 뚫는

다. 그래서 흩어지지 않았다. 효과가 없으면 다시 태계혈, 신수혈, 행간혈, 노궁혈에 침을 놓는다.

(스물하나) 군살이 눈자위로 들어가면 풍지혈, 정명혈, 합곡혈, 태양혈에 침을 놓는다. 물었다. 이 병증은 어떤 것에서 얻었느냐? 대답했다. 상한병이 아직 풀리지 않았는데 성관계를 하였기 때문에 위는 세차면서 아래는 비워지고 기운과 피가 위에서 막혔다. 또 머리바람증을 빨리 치료하지 않아 피가 눈속기름에 들어갔다. 또 갑자기 설사하면서 붉고 아프다. 또 기운이 간장을 해치고 심장 불이 위로 타올랐다. 그래서 흩어지지 않았다. 그리고 부인이 아기를 낳은 다음에 화를 내서 해쳤거나 아기를 낳고 기간이 되기 전에 성관계를 하여 심장과 간장 두 경맥을 움직이게 했거나 음식을 알맞지 않게 먹었거나 굶주리고 배고프고 술에 취하고 심하게 일했다면 모두 이 병증이 생긴다. 한 번에 치료할 수 없고 조금씩 치료하면 반드시 효과가 있다. 효과가 없으면 다시 풍지혈, 기문혈, 행간혈, 태양혈에 침을 놓는다.

(스물둘) 햇빛을 싫어하고 눈이 부시면 소골공혈, 합곡혈, 찬죽혈, 이간혈에 침을 놓는다. 물었다. 이 병증은 어떤 것에서 얻었느냐? 대답했다. 모두 갑자기 아팠다가 낫지 않았는데 길에서 바람을 맞아 눈 속에 들어갔기 때문이다. 피가 집으로 가지 못해 간장이 피를 모아두지 못했는데 바람독이 뚫고 들어갔다. 그래서 등잔불만 봐도 찬 눈물이 스스로 나오고 해가 비친 그림자를 보면 눈이 껄끄럽고 아프다. 효과가 없으면 다시 정명혈, 행간혈, 광명혈에 침을 놓는다.

《치종지남》

○ 눈병.

눈이 붉거나 짓무르거나 뻑뻑하거나 아프거나 뜨겁거나 눈물이 나거나 눈을 뜰 수 없으면 눈꺼풀 위와 아래의 각각 두 옆에 침을 놓는다. 또는 태양혈이나 백회혈 등의 경혈에 침을 놓은 다음에 눈자위에 소금물로 적셔야 한다. 또는 척택혈, 상성혈, 이마 모서리, 풍지혈 위에도 침을 놓는다. 만약 낫지 않으면 눈꺼풀에 3~4번 다시 침을 놓으면 바로 효과가 있다.

뜨거운 바람으로 갑자기 붓고 눈꺼풀이 부풀어 눈을 뜰 수 없으면 손으로 눈 거죽을 들어 올리고 눈꺼풀 위아래 4혈에 침을 놓는다. 또는 태양혈, 정명혈, 백회혈에 침을 놓은 다음에 소금물로 씻어낸다. 또 겉흠이 눈알을 덮어 점점 아프면서 또렷하지 않거나 깁으로 눈을 가린 듯하면 눈꺼풀과 정명혈, 동자료혈, 찬죽혈 등의 경혈에 침을 놓는데 매우 좋다.

한쪽 눈에 병이 있으면 그 쪽의 경혈에만 침을 놓아 치료한다. 독이 앓지 않은 눈으로 옮아가면 정명혈을 꿰뚫어 찌른다. 먼저 손으로 두 눈초리 사이에 거죽을 들어서 찌른다.

날아다니는 실이 들어가 눈물이 나면서 심하게 아프면 눈꺼풀과 정명혈에 침을 놓는다. 또는 응안혈 옆과 신정혈, 백회혈, 임읍혈, 풍지혈에 뜸을 떠도 좋다.

눈병은 뜨거움을 본다. 차가운 바람이 기운과 피를 해쳤다면 위에 모든 혈에 뜸을 떠도 좋다.

밤눈증이면 두 눈의 위아래 눈꺼풀의 두 옆과 정명혈, 백회혈, 태양혈에 침을 놓는다. 또 응안혈 두 옆에 먼저 침을 놓은 다음에 뜸을 뜬다. 장님증은 백회혈, 눈꺼풀, 정명혈에 침을 놓고 동자료혈에도 침을 놓는다. 만약 낫지 않으면 백회혈, 신정혈, 임읍혈에 뜸을 뜬다. 응안혈은 먼저 침을 놓은 다음에 뜸을 뜬다. 위의 모든 경혈에 뜸을 뜬 다음에 눈꺼풀과 정명혈에 침을 놓으면 좋다.

군살이 눈자위에 들어가서 눈자위 밖으로 솟아올랐으면 먼저 구부러진 침을 군살에 걸은 다음에 긴 날이 있는 봉침으로 잘라낸다. 그러나 이 군살은 오래 지나면 점점 다시 생길 수 있다. 눈꺼풀 안쪽에 뿌리가 생긴 곳을 찌르고 태양혈을 함께 찌른 다음에 소금물로 눈을 적신다. 또는 가느다란 실로 군살을 꿰어서 잡아당기고 빨리 봉침으로 잘라내도 좋다. 구부러진 침으로 해서 군살을 잘라내지 않더라도 날마다 눈꺼풀에 침을 놓으면 없어진다. 군살이 네 군데가 막혀서 검은자위를 가려 어두우면 군살 위에 침을 놓는데 곧으면서 얕게 찌른다. 봉침으로 아래를 향해 자르는데 눈자위에 들어가지 않도록 조심한다. 그리고 소금물로 적셔 씻는다. 그래도 낫지 않으면 다시 침을 놓아 군살이 저절로 없어진다.

안쪽 눈초리나 위아래의 바깥쪽 눈꺼풀에 감병 부스럼이 생겨 튀어나오면 거죽 안에 벌레 먹은 곳에 침을 가로로 얕게 찔러 독있는 피를 없앤다. 그리고 소금물로 씻고 나서 두부를 얇게 썰어 자주 붙인다. 또는 마두령 뿌리를 곱게 갈아 부스럼 구멍 속을 메워도 좋다.

검은자위에 쌀알 같은 점이 있으면 세속에서는 땅의 신을 거슬렀기 때문이라고 한다.(솝션눈) 동자료혈, 정명혈, 태양혈에 침을 놓고 소금물로 눈을 적신다.

또는 눈이 깔깔해서 감고 뜰 수 없으며 눈물이 나오면서 몹시 아프면 앞에 여러 경혈에 침을 놓는다. 또는 신정혈, 백회혈, 풍지혈, 응안혈에 뜸을 떠도 좋다. 눈병에 뜸뜨는 방법은 책을 본다.

《동의보감》

○ 침과 뜸을 놓는 방법.

눈자위가 아프면 풍부혈, 풍지혈, 통리혈, 합곡혈, 신맥혈, 조해혈, 대돈혈, 규음혈, 지음혈에 침을 놓는다.(《강목》) 눈이 붉으면서 붓고 겉흠이 있으며 눈이 부시고 은은하게 깔깔하면 상성혈, 백회혈, 찬죽혈, 사죽공혈, 정명혈, 동자료혈, 태양혈, 합곡혈에 침을 놓는다. 또 풀줄기로 콧구멍을 찔러 여러 되 피를 내면 낫는다.(자화) 또 눈이 갑자기 붉으면서 붓고 아프면 신정혈, 상성혈, 신회혈, 전정혈, 백회혈을 찔러 피를 내면 낫는다. 또 광명혈, 지오회혈에 침을 놓는다.(《강목》) 모든 겉흠은 정명혈, 사백혈, 태양혈, 백회혈, 상양혈, 여태혈, 광명혈에 침을 놓아 피를 낸다. 또 합곡혈, 삼리혈, 명문혈, 간수혈, 광명혈에 각각 뜸을 뜬다.(《강목》) 눈속증은 족궐음경, 족소음경, 양교맥에 침을 놓는다.(《강목》)

겉흠을 없애는 방법은 거위 깃털을 잘

라서 검은자위 가까이에서 바로 흰자위까지 입으로 빨아 막을 위로 모아서 침으로 걸어 잡아당겨 잘라 없애면 사물을 본다. 그리고 눈에 솜을 붙여 피를 멈추면 3일 만에 낫는다.(《천금》) 군살이 눈자위에 붙어 있으면 정명혈, 풍지혈, 기문혈, 태양혈에 침을 놓아 피를 낸다.(《강목》) 눈꺼풀테가 짓무르면 대골공혈에 뜸을 9장 뜨고 입으로 불어 불을 끈다. 소골공혈에 뜸을 7장 뜨고 또한 입으로 불어 불을 끈다. 또 삼릉침으로 눈두덩 밖을 찔러 피를 내면 낫는다.(《강목》)

바람을 맞아 찬 눈물이 나오거나 눈곱이 있으면서 흐릿하고 검은 속티가 있으면 대골공혈, 소골공혈에 뜸을 뜨고 입으로 불어 끈다. 또 임읍혈, 합곡혈에 침을 놓는다.(《강목》) 장님증은 거료혈에 뜸을 뜬다. 또 간수혈, 명문혈, 상양혈에 침을 놓는다.(《득효》) 눈이 어두우면 삼리혈에 뜸을 뜨고 승광혈에 침을 놓는다. 또 간수혈, 동자료혈에 침을 놓는다.(《강목》) 밤눈증은 신정혈, 상성혈, 전정혈, 백회혈, 정명혈을 찔러 피를 내면 낫는다. 또 간수혈, 조해혈에 침을 놓는다.(《강목》) 갑자기 장님이 되어 사물을 보지 못하면 찬죽혈과 정전혈 5혈에 침을 놓는다. 또 콧속에서 크게 피를 내면 바로 밝아진다.(자화) 눈이 붓고 아프면서 눈자위가 솟아나오려고 하면 팔관혈을 크게 찔러 손가락 사이에서 피를 내면 낫는다.(《역노》) 눈이 위에 걸쳐져 있으면서 볼 수 없으면 등골 두 번째 뼈에서 다섯 번째 뼈 위에 뜸을 7장 뜬다. 한꺼번에 불을 붙이면 바로 낫는다.(《보감》)

《경악전서》

○ 침과 뜸을 놓는 방법.

정명혈, 풍지혈, 태양혈, 신정혈, 상성혈, 신회혈, 백회혈, 전정혈, 찬죽혈, 사죽공혈, 승광혈, 목창혈, 객주인혈, 승광혈은 모두 침을 놓거나 삼릉침으로 피를 낼 수 있다. 눈에 가까운 경혈은 모두 뜸을 뜨지 않는다.

대골공혈은 엄지손가락 제2관절 끝에 있으며 뜸은 9장을 뜨고 입으로 불어 불을 끈다. 소골공혈은 새끼손가락 제2관절 끝에 있으며 뜸은 7장을 뜨고 입으로 불어 불을 끈다. 위에 두 경혈은 바람을 맞아 찬 눈물이 흐르거나 바람이 들어온 눈으로 눈꺼풀테가 짓무르는 병을 치료한다.

합곡혈은 양명경에 뜨거움이 뭉쳐 붉게 붓고 겉흠가림이 있거나 바람을 맞아 눈물이 흐르는 병을 치료하며 뜸은 7장을 뜬다. 대개 눈병은 이곳에 뜸을 떠야 다시 나타나지 않는다. 침도 좋다.

예풍혈은 뜸은 7장을 뜨며 눈이 붉거나 흰 겉흠과 막이 있거나 눈이 밝지 않은 병을 치료한다.

간수혈은 뜸은 7장을 뜨며 간장에 뜨거운 바람이 들어와서 바람을 맞아 눈물이 흐르거나 밤눈증을 치료한다.

족삼리혈에 뜸을 뜨면 불에 기운을 아래로 내려가게 해서 눈이 밝아진다.

이간혈에 뜸뜨고 명문혈에 뜸뜨며 수구혈에 침을 놓거나 뜸을 뜨면 눈이 곧게 쳐다보는 병을 치료한다.

수삼리혈에 뜸을 뜨는데 오른쪽이면 왼

쪽에 왼쪽이면 오른쪽에 하고 열손가락 사이에 팔관혈을 크게 찌르면 눈이 아프면서 빠져나오려는 병을 치료한다. 참을 수 없으면 열 손가락에 사봉혈을 찔러 피를 내면 낫는다.

《심시요함》185)

○ 머리바람증이나 골이 아프다. 이 증상에 침을 놓았더니 하루 이틀이 지난 다음에 다시 나타나 전처럼 심하게 아팠다. 머리는 모든 양이 모이는 우두머리이다. 먼저 북돋은 다음에 빼내야 한다. 또 빼냄은 많고 북돋음은 적어야 한다. 북돋음과 빼냄을 잘못하면 다시 나타나고 점점 심해진다. 다시 백회혈, 합곡혈, 상성혈 세 경혈에 침을 놓아서 빼내면 효과가 없는 것이 없다. 나타났을 때는 따로 상성혈, 태양혈을 찌른다.

앞머리가 아프다. 아침에 나타나면 저녁에 죽고 저녁에 나타나면 아침에 죽는다. 의사가 마음을 써서 침치료를 해야 한다. 그렇지 않으면 치료하기 어렵다. 바로 앞머리에 머리바람증은 모두 죽는 증상이다. 또 신장이 치솟은 머리아픔이라고 부른다.

입과 눈이 비뚤어졌다. 이 증상은 모두 술에 취한 다음에 잠을 잘 때 바람을 맞아 몰래 경락에 들어오고 가래와 묽은 가래가 흘러들어왔거나 화내서 간장을 해쳤거나 성관계가 알맞지 않았기 때문이다. 먼저 협거혈, 합곡혈, 지창혈, 인중혈에 침을 놓는다. 낫지 않으면 다시

---

185) 앞에서 풀이했던 내용과 많이 같지만 잘 정리해 놓았기 때문에 그대로 풀이한다. 앞의 내용과 견주면서 읽으면 좋다.

지창혈, 합곡혈, 승장혈, 동자료혈에 침을 놓는다.

머리 정수리가 아프다. 이 증상은 음과 양이 나뉘지 않고 삿된 바람이 뇌호혈에 몰래 들어왔기 때문이다. 그래서 침을 놓아도 효과가 없다. 먼저 가래를 없앤 다음에 바람을 없애면 자연스럽게 효과가 있다. 먼저 백회혈, 후정혈, 합곡혈에 침을 놓는다. 효과가 없으면 다시 풍지혈, 합곡혈, 삼리혈에 침을 놓는다.

머리바람증으로 눈이 아찔하다. 이 증상은 흔히 술에 몽땅 취하고 성관계를 하고 나서 차가운 바람을 피하지 않고 누웠기 때문이다. 도적바람이 경락에 들어갔다. 해계혈, 합곡혈, 풍륭혈에 침을 놓아야 한다. 다시 나타나면 풍지혈, 상성혈, 삼리혈에 침을 놓는다.

밖에서 눈을 가렸다. 이것은 머리에 바람이 눈동자로 흘러들어가 피와 기운이 넘치면서 위는 세차고 아래는 비워졌기 때문에 이 병을 얻는다. 태양혈, 정명혈, 합곡혈, 소골공혈에 침을 놓아야 한다. 효과가 없으면 다시 임읍혈, 찬죽혈, 삼리혈에 놓는다.

눈에 겉흠과 막이 생겼다. 이 증상은 병을 받은 다음에 이미 깊어져서 한번 침을 놓아서는 나을 수 없다. 먼저 정명혈, 합곡혈에 놓는다. 효과가 없으면 3번 침을 놓아도 좋다. 나타나면 다시 태양혈, 광명혈에 놓는다.

바람을 맞아 찬 눈물이 흐른다. 이 증상은 술에 취한 다음에 바람을 맞거나 갑자기 눈이 붉고 아픈데 성관계를 하거나 뜨거운 음식을 마음대로 먹었기 때문이다. 또 부인이 아기를 낳은 다음에 바

람을 맞으면서 오래 앉아 있어 바람이 눈 속에 몰래 들어갔기 때문이다. 또 부인이 월경을 하거나 남자와 성관계를 할 때 더러운 기운이 머리와 눈으로 치솟았기 때문에 이 병에 걸린다. 찬죽혈, 합곡혈, 대골공혈, 소골공혈에 침을 놓고 모두 낫지 않으면 다시 소골공혈을 찌른다.

갑자기 눈이 붉게 붓고 아프다. 이 증상은 때에 따라 오는 기운이 피와 기운을 막히게 하였다. 바람을 맞으면서 잠을 잤거나 배고프거나 배부르면서 힘들게 일했기 때문이다. 먼저 합곡혈, 삼리혈, 태양혈, 정명혈에 침을 놓고 효과가 없으면 다음에 다시 찬죽혈, 태양혈, 사죽공혈을 찌른다.

안에서 눈을 가렸다. 이 증상은 화낸 기운이 간장을 해쳐 피가 있을 집이 없고 신장 물이 마르고 피와 기운이 없어져버렸기 때문이다. 처음 병에 걸릴 때 삼가지 않고 마음대로 성관계를 하고 마음을 너무 많이 썼기 때문에 치료하기 어렵게 된다. 먼저 임읍혈, 정명혈, 합곡혈, 동자료혈에 침을 놓고 효과가 없으면 광명혈, 풍지혈을 찌른다.

눈이 부시면서 햇빛을 싫어한다. 이 증상은 갑자기 아팠다가 낫지 않았는데 길에서 바람을 맞아 눈 속에 들어갔기 때문이다. 피가 집으로 가지 못해 간장이 피를 모아두지 못했다. 등불을 보면 눈물이 나오고 해를 보면 시고 깔깔하며 아파서 뜨기 어렵다. 먼저 찬죽혈, 합곡혈, 소골공혈, 이간혈에 침을 놓고 낫지 않으면 다시 정명혈, 행간혈을 찌른다.

한쪽이나 앞에 머리바람증이다. 이 증상은 가래와 묽은 가래가 가슴과 가로막에 막혀 있고 바람이 뇌호혈에 몰래 들어왔기 때문이다. 한쪽이나 앞에 머리바람증이 나타날 때는 반쪽에 거죽과 살이 아프고 손발이 차기도 한다. 오랫동안 치료하지 않으면 손발을 못 쓰는 병으로 변한다. 또 음양을 나눠서 침을 놓지만 침에 힘이 미치지 못하기 때문에 효과가 없다. 이 증상은 먼저 풍지혈, 합곡혈, 사죽공혈에 침을 놓는다. 다음에 삼리혈을 빼내는 침을 놓아서 바람을 없애고 뒤에 경혈, 앞에 경혈, 사죽공혈, 해계혈에 침을 놓는다.

눈이 붉게 붓고 아프다. 이 증상은 상한병이 풀리지 않았는데 성관계를 했기 때문이다. 위는 세차고 아래는 비워져서 기운과 피가 위를 막았다. 또 머리바람을 일찍 치료하지 않아서 피가 눈속기름에 흘러들어갔다. 또 갑자기 붉게 붓고 아팠는데 화낸 기운이 간장을 해쳤거나 성관계를 해서 신장과 간장 두 경맥에 독이 들어갔다. 또 음식을 알맞게 먹지 않았거나 배고프고 배부르고 술에 취하고 힘들게 일했다. 이 모든 것으로 이 병이 있다.

또 심장 불이 위로 타올랐기 때문에 흩어지지 않았거나 또 부인이 아기를 낳은 다음에 화낸 기운이 간장을 해쳤다. 또 아기를 낳고 몸조리하는 기간을 채우지 않았다. 한 번에 치료할 수 없고 조금씩 치료하면 반드시 효과가 있다. 먼저 정명혈, 임읍혈, 합곡혈에 침을 놓고 낫지 않으면 풍지혈, 태양혈, 행간혈을 찌른다.

○ 백회혈은 세 양이 모이는 곳으로 정

수리 위, 가득한 하늘로 부른다. 전정혈 뒤 1촌5푼에 정수리 가운데 머리 가마 중심이다. 콩알이 들어갈 만하고 두 귀 끝 위와 바로 마주보고 있다. 독맥에 경혈이고 족태양경이 모이며 수소양경, 족소양경, 족궐음경이 모두 여기에 모인다. 침은 2푼을 놓고 뜸은 5장을 뜬다. 《갑을》에서는 침은 3푼을 찌르고 뜸은 3장을 놓는다고 했다. 어떤 사람은 머리 정수리에 7장이 넘지 않게 뜸을 떠서 머리바람증과 머리아픔을 치료한다고 하였다.

합곡혈은 호랑이입이라고 부른다. 엄지손가락과 집게손가락 갈라진 뼈에 오목한 곳에 있다. 수양명경에 원혈이다. 3푼을 찌르고 여섯 번 숨 들이쉴 동안 놔두며 뜸은 3장을 뜬다. 한쪽이나 앞에 머리가 아프거나 얼굴이 붓거나 눈에 겉흠이 있는 병을 치료한다. 《신농경》에서는 코피나 눈이 아프면서 밝지 않은 병을 치료한다고 하였다. 《석홍부》에서는 정명혈로 눈을 치료했는데 효과가 없으면 합곡혈, 광명혈을 빼놓지 말아야 한다고 하였다. 《천금》 십일혈에서 곡지혈과 합곡혈을 함께 써서 머리아픔을 치료한다고 하였다. 마단양에 《천성》 십이혈에서 머리가 아프면서 얼굴이 붓고 몸이 뜨거우면서 땀이 나며 눈이 어두우면서 아득하게 보이는 병을 치료한다고 하였다.

상성혈은 귀신집이라고 부른다. 코 바로 위에 머리털 끝에서 1촌 들어간 오목한 곳으로 콩알이 들어간 만하다. 3푼을 찌르고 여섯 번 숨 쉴 동안 놓아두며 뜸은 5장을 뜬다. 어떤 사람은 삼릉침으로 피를 해서 모든 양에 뜨거운 기운을 빼낸다고 하였다. 머리바람증과 머리아픔이나 코가 막히거나 눈이 아찔하거나 눈자위가 아프거나 멀리 볼 수 없는 병을 치료한다. 삼릉침으로 찌르면 모든 양에 뜨거운 기운을 빼내서 머리와 눈으로 치솟지 않게 한다.

신정혈은 코 바로 위 머리털 끝에서 5푼 들어간 곳으로 높게 나타난 머리털이다. 낮게 나타나면 2~3푼을 늘린다. 독맥과 족태양경, 족양명경이 만난다. 뜸은 3장을 뜨고 침을 놓아서는 안 된다. 찌르면 사람을 미치게 하거나 장님이 된다. 어떤 사람은 뜸은 7장을 뜨고 21장에서 멈추라고 했다. 미친병으로 높이 올라가고 멋대로 달리거나 간질병으로 몸을 활처럼 뒤집고 위로 치켜뜨면서 사람을 알아보지 못하는 병을 치료한다. 머리바람증으로 콧속이 부으면서 콧물이 그치지 않고 나오거나 머리가 아프면서 눈물이 나오는 병을 치료한다. 또 가슴이 답답하고 숨이 차면서 목이 마르고 가슴이 두근거려서 편안하게 잠을 잘 수 없는 병을 치료한다.

동자료혈은 태양혈이나 앞관문이라고 부른다. 바깥눈초리에서 5푼 떨어진 곳에 있다. 수태양경, 수소양경, 족소양경에 세 경맥이 모인다. 3푼을 찌르고 뜸은 3장을 뜬다. 주로 머리가 아프거나 눈이 가렵거나 바깥 눈초리가 붉으면서 아프거나 겉흠이 있거나 장님증이거나 멀리 보면 흐릿하거나 눈물이 나오면서 눈곱이 많은 병을 치료한다.

협거혈은 기틀관문이나 구부러진이빨이라고 부른다. 귀 아래 이빨뺨 끝 가까이 앞에 오목한 곳에 있고 엎드려 누워서 입을 벌리고 잡는다. 3푼을 찌르고 뜸은 3장을 뜬다. 어떤 사람은 7장에서 49장까지 밀알 크기로 뜬다고 하였다. 중풍으로 이빨을 물고 벌리지 못하거나 말이 나오지 않거나 입과 눈이 비뚤어진 병을 치료하고 또 뺨이 붓고 이빨이 아파서 음식을 씹을 수 없거나 목이 뻣뻣해서 돌릴 수 없는 병을 치료한다. 입과 눈이 비뚤어진 경우에 비뚤어졌으면 왼쪽을 빼내면서 오른쪽을 북돋고 기울어졌으면 왼쪽을 북돋으면서 오른쪽을 빼낸다. 《옥룡부》에서 지창혈과 함께 입이 비뚤어진 병을 치료한다고 하였다.

지창혈은 모이는벼리라고 부른다. 입술 옆 4푼 밖에 있고 근처 아래에 약간 뛰는 핏줄이 있다. 오랫동안 중풍을 앓으면 간장도 움직이지 않는 경우가 있다. 수양명경, 족양명경, 임맥, 양교맥이 모인다. 3푼을 찌르고 다섯 번 숨 쉴 동안 놓아둔다. 뜸은 7장을 뜨거나 21장을 뜨며 심하면 49장을 뜬다. 병이 왼쪽이면 오른쪽을 치료하고 오른쪽이면 왼쪽을 치료한다. 뜸 크기는 거친 비녀다리처럼 작아야한다. 지나치게 크면 입이 오히려 비뚤어지는데 승장혈에 뜸을 뜨면 낫는다. 한쪽 중풍으로 입과 눈이 비뚤어지거나 이빨을 닫고 벌리지 못하거나 이빨이 아프고 뺨이 붓거나 눈을 감을 수 없거나 목소리가 안 나와 말을 못하거나 음식을 잘 먹을 수 없어 국이 새거나 눈이 떨리거나 멀리 보면 흐릿하거나 어두우면서 속티가 있어 보지 못하는 병을 치료한다.

후정혈은 만나는요충지라고 부른다. 백회혈 뒤 1촌5푼에 베개뼈 위에 있다. 2푼을 찌르고 5장을 뜬다. 목이 뻣뻣하거나 이마와 정수리 위가 아프거나 한쪽 머리가 아프거나 바람을 싫어하거나 눈이 아찔하면서 밝지 않은 병을 치료한다.

임읍혈은 눈 위에 바로 머리털 끝에서 5푼 들어간 곳으로 눈자위를 바로 하고 잡는다. 족태양경, 족소양경과 양유맥 세 경맥이 만난다. 3푼을 찌르고 7번 숨 쉴 동안 놓아둔다. 코가 막히거나 눈이 아찔하거나 겉흠이 생기거나 눈곱이 많거나 찬 눈물이 흐르는 모든 눈병과 간질로 반대로 보는 병을 치료한다. 《백증부》에서 두유혈과 함께 눈 속에 눈물이 나오는 병을 치료한다고 하였다.

족삼리혈은 아래 언덕이고 《본수편》에서 무릎 아래 3촌에 뼈 바깥 모서리 큰 힘살 안쪽 볼록한 곳에 있다고 하였다. 앉아서 무릎을 세우고 발등을 아래로 해서 잡는다. 족삼리혈을 심하게 누르면 발등 위에 핏줄이 뛰지 않는다. 족양명경이 들어가는 합혈이 된다. 5푼을 찌르고 여섯 번 숨 쉴 동안 놓아두며 뜸은 3장을 뜬다. 《천금》에서 뜸은 200장에서 500장까지 뜬다고 하였다. 어떤 사람은 어린아이가 족삼리혈에 뜸뜨기를 꺼리면 삼리혈 밖에 뜸을 뜨는데 그렇지 않으면 병이 생긴다고 하였다. 가을철에는 피를 내서는 안 되는데 흙이 비워질까 두렵다. 주로 위장 속에 뜨거움을 빼내는데 기충혈, 거허혈, 상렴혈, 하렴혈과 같다. 진승조는 무릎과 정강이가 시고 아프거나 눈이 밝지 않은 병을 치료한다고 하였다. 《외대명당》에서 '30살이 넘어서 족삼리혈에 뜸을 뜨지 않으면 기운이 눈으로 치솟아 빛이 없게 된다. 삼리혈은 기운을 아래로 내릴 수 있다.'고 하였다.

풍지혈은 귀 뒤 뇌공혈 아래 머리털 끝 오목한 곳에 있다. 누르면 귀를 당긴다. 어떤 사람은 귀 뒤 오목한 곳 뒷머리 털 끝 큰 힘살 바깥 모서리라고 했다. 족소양경, 양유맥이 모인다. 4푼을 찌르고 뜸은 3장에서 7장까지 뜨는데 크기는 크게 하지 않는다. 바람을 맞거나 뒷목이 뽑을 듯 아파서 돌릴 수 없거나 눈이 아찔하거나 붉고 아프면서 눈물이 나오는 병을 치료한다. 《통현부》에서 머리가 어지럽고 눈이 아찔할 때는 풍지혈을 찾는다고 하였다.

사죽공혈은 눈에뼈가오목한곳이라고 부른다. 눈썹 뒤 오목한 곳에 있다. 《갑을경》에서 족소양경의 기운이 나타나는 곳이라고 했다. 3푼을 찌르고 3번 숨 쉴 동안 놓아둔다. 뜸은 뜨지 말아야 하며 뜸을 뜨면 불행해져서 눈을 작게 하거나 멀게 한다. 주로 머리가 아프거나 눈이 붉거나 눈이 아찔하거나 사물이 흐릿하게 보이거나 속눈썹이 말린 병을 치료한다. 또는 간질병으로 눈이 위에 걸쳐있거나 미친병으로 침을 흘리거나 한쪽이나 앞에 머리바람증을 치료한다. 《통현부》에서는 한쪽 머리가 참을 수 없이 아픈 병을 치료한다고 하였다. 어떤 사람은 눈이 붉고 아플 때 1푼을 찔러 피를 낸다고 하였다.

인중혈은 물고랑이라고 부른다. 코 아래 가운데 오목한 곳에 있다. 독맥과 수양명경, 족양명경이 모인다. 3푼을 찌르고 여섯 번 숨 쉴 동안 놓아둔다. 득기하면 빼낸다. 뜸은 밀알 크기로 3장에서 7장까지 뜨지만 뜸은 침에 미치지 못한다. 주로 바람을 맞아서 입을 다물고 턱을 벌리지 못하며 입과 눈이 비뚤어진 병을 치료한다.

승장혈은 하늘에연못이나 매달린미음이라고 한다. 턱 앞에 아랫입술 아래 오목한 곳에 있다. 족양명경, 임맥이 모인다. 3푼을 찌르고 다섯 번 숨 쉴 동안 놓아둔다. 뜸은 3장을 뜨는데 하루 7번을 뜨고 49장을 뜨면 그친다. 그러면 핏줄이 잘 통하고 바람이 때에 맞춰서 낫는다. 뜸은 클 필요가 없고 경맥에 마땅하게 해야 병이 낫는다. 한쪽 중풍을 치료한다. 몸 반쪽을 잘 쓰지 못하고 입과 눈이 비뚤어졌으며 입을 다물고 벌리지 못한다. 어떤 사람은 한쪽 중풍으로 입이 비뚤어지고 얼굴이 붓는 병을 치료한다고 하였다.

영향혈은 양을치솟게한다고 부른다. 화료혈 위 1촌 콧구멍 옆 5푼에 있다. 수양명경, 족양명경이 모인다. 3푼을 찌르고 뜸은 뜨지 않는다. 주로 코가 막혀 냄새를 맡지 못하거나 숨이 차면서 불편하거나 한쪽 중풍으로 입과 눈이 비뚤어지고 붓거나 바람이 움직여 얼굴 가득히 벌레가 기어 다니듯이 가려운 병을 치료한다. 《옥룡부》에서 눈이 뜨거우면서 붉은 병을 없앨 수 있다고 하였다.

객주인혈은 위에관문이라고 한다. 귀 앞에 광대뼈 위 모서리에 입을 벌리면 구멍이 있는 곳에 있다. 옆으로 누워 입을 벌리고 잡는다. 수소양경, 족소양경, 족양명경 세 경맥이 모인다. 《본수편》에서 찌르면 하품할 수 없다는 곳이 이 경혈이다. 1푼을 찌르고 일곱 번 숨 쉴 동안 놓아두고 뜸은 3장을 뜬다. 《갑을경》에서 상관혈은 깊이 찌르지 않고 하관혈은 오래 찌르지 않는다고 하였다. 주로 입과 눈이 비뚤어지거나 귀가 멀거나 귀가 울거나 귀에서 진물이 나오거나 눈이 아찔하거나 이빨이 아프거나 팔다리를 떠는 병을 치료한다.

각손혈은 귓바퀴 가운데 위 머리털 끝 아래에 입을 벌리면 구멍이 있는 곳에 있다. 수태양경, 수소양경, 족소양경 세 경맥이 모인다. 《갑을경》에서 주로 세 양이 한열이 있는 병을 치료한다고 하였다. 또 족태양경이 광대뼈와 이빨로 들어갔다고 모서리손자라고 부른다. 족태양경도 여기에 모인다. 3푼을 찌르고 뜸은 3장을 뜬다. 눈에 겉흠이 생기거나 이빨과 잇몸이 부어서 씹을 수 없거나 입술이 마르거나 목덜미가 뻣뻣한 병을 치료한다.

광명혈은 바깥 복숭아뼈 위 5촌에 있다. 족소양경에 낙맥이고 따로 궐음경으로 간다. 6푼을 찌르고 일곱 숨 쉴 동안 놓아두고 뜸은 5장을 뜬다. 주로 뜨거움 병을 치료한다. 《석홍부》에서 정명혈이 눈에 효과가 없을 때 합곡혈, 광명혈을 빼놓지 말아야 한다고 하였다. 《표유부》에서 지오회혈과 함께 눈이 가려우면서 아픈 병을 치료한다고 하였다.

지오회혈은 새끼발가락과 그 다음 발가락 첫마디 뒤 오목한 곳에 협계혈에서 1촌 떨어진 곳에 있다. 1푼을 찌르고 뜸은 안 뜬다. 《표유부》에서 광명혈과 함께 눈이 가려우면서 아픈 병을 치료한다고 하였다.

해계혈은 구두끈이라고 부른다. 충양혈 뒤 1촌5푼에 발목 위 구두끈 매는 오목한 곳에 있다. 어떤 사람은 엄지발가락에서 바로 위 발등 위에 있다고 하였다. 《자학론주》는 충양혈 뒤 3촌반에 있다고 하였고 《기혈론주》는 2촌반이라고 하였고 《갑을경》은 1촌반이라고 하였다. 족양명경이 지나가는 경맥이다. 5푼을 찌르고 다섯 번 숨 쉴 동안 놓아두며 뜸은 3장을 뜬다. 바람 기운으로 얼굴이 붓고 머리가 아프거나 눈이 아찔하거나 겉흠이 생긴 병을 치료한다. 《신농경》에서 배가 부풀거나 다리와 발목이 아프거나 눈이 아찔하면서 머리가 아픈 병을 치료한다고 하였다. 뜸은 7장을 뜬다.

풍륭혈은 바깥 복숭아뼈 위 8촌에 아래모서리는 정강이뼈이고 바깥모서리는 오목한 곳이다. 양명경에 낙맥이고 따로 태음경으로 간다. 3푼을 찌르고 뜸은 3장을 뜬다. 주로 머리가 아프거나 얼굴이 붓거나 바람이 거슬러 미친병이 생겨 귀신을 보고 웃는 병을 치료한다. 《백증부》에서 강간혈과 함께 머리가 참을 수 없이 아픈 병을 치료한다고 하였다.

찬죽혈은 비로소빛이나 둥근기둥이나 밤에빛이나 밝은빛이라고 부른다. 두 눈 썹머리 오목한 곳에 있다. 5푼을 찌르고 다섯 번 숨 쉴 동안 놓아둔다. 뜸은 마땅하지 않다. 《갑을경》에서 《명당》에서 가는 삼릉침으로 찔러 뜨거운 기운을 빼내면 눈이 크게 밝아진다고 하였다. 3푼을 찔러 피를 낸다. 주로 눈이 흐릿하게 보이거나 눈물이 나오면서 눈이 아찔하거나 눈알이 가려우면서 눈 속도 아프거나 뺨과 눈꺼풀이 떨려 누울 수 없는 병을 치료한다. 《옥룡부》에서 두유혈과 함께 눈이 쑤시고 머리가 아픈 병을 치료한다고 하였다. 《백증부》에서 삼간혈과 함께 눈 속에 뿌연 병을 치료한다고 하였다. 《통현부》에서 골이 어둡거나 눈이 붉을 때 이 경혈을 빼냄으로 한다고 하였다.

인당혈은 두 눈썹 가운데에 있다. 《신농침경》에서 어린아이에 급성이나 만성 경풍을 치료할 때 뜸 3장을 밀알 크기로 뜬다고 하였다. 《옥룡부》에서 놀라서 팔다리를 오그리는 병을 잘 치료한다고 하였다.

정명혈은 눈물구멍이라고 한다. 안쪽 눈초리에 있다. 《명당》에서 안쪽 눈초리 끝 1푼 밖 오목한 곳에 있다고 하였다. 《기부론주》에서 수태양경, 족태양경, 족양명경, 음교맥, 양교맥에 다섯 경맥이 모이고 1푼반을 찌르고서 여섯 번 숨 쉴 동안 놓아둔다고 하였다. 《갑을경》에서 6푼을 찌른다고 하였다. 어떤 사람은 뜸을 뜨지 않는다고 하였다. 주로 눈이 아프면서 또렷하지 않게 보거나 바람을 보면 눈물이 나오거나 흰자위에 군살이 붙어있거나 흰 겉흠이 있거나 눈초리가 가렵거나 감병눈병이 있거나 머리가 아프면서 눈이 아찔한 병을 치료한다. 밤눈증을 치료하려면 오랫동안 침을 놓아둔 다음에 빨리 뺀다. 《석홍부》에서 눈에 효과가 없다고 합곡혈, 광명혈을 빼놓지 않는다고 하였다. 《백증부》에서는 행간혈과 함께 밤눈증을 치료한다고 하였다.

거료혈은 콧구멍 옆 8푼이고 눈동자 바로 아래쪽이다. 양교맥, 족양명경이 모인다. 이 경맥은 위에 이빨 속으로 들어가서 뒤에 지창혈로 돌아서 나온다. 3푼을 찌르고 뜸은 7장을 뜬다. 주로 팔다리를 오그리거나 입술과 뺨이 부으면서 아프거나 입이 비뚤어지거나 눈이 가렵거나 장님이 되어 보이지 않거나 멀리 보면 흐릿하거나 얼굴에 바람이 들어와 코가 붓거나 무좀이 있거나 무릎과 정강이가 부으면서 아픈 병을 치료한다.

대골공혈은 엄지손가락 앞 두 번째 마디 앞 끝 위에 손가락을 구부리고 뼈마디 가운데에 있다. 21장을 뜨고 침을 놓지 않는다. 눈속증으로 오랫동안 아프거나 토하고 설사하는 병을 주로 치료한다.

소골공혈은 새끼손가락 첫마디 앞 끝 위에 손가락을 구부리고 뼈마디 가운데에 있다. 뜸은 21장을 뜨고 침은 놓지 않는다. 주로 바람을 맞아 찬 눈물이 나오거나 바람으로 눈꺼풀테가 짓무른 병을 치료한다. 대골공혈과 소골공혈은 입으로 불어서 불을 꺼야한다.

후계혈은 새끼손가락 마지막마디 뒤 바깥쪽 가로 무늬 끝 위에 오목한 곳에 있으며 주먹을 쥐고 잡는다. 어떤 사람은 손목 앞에 바깥쪽 주먹 쥐면 일어나는 뼈 아래 오목한 곳에 있다고 하였다. 수태양경이 흘러가는 수혈이 된다. 1푼을 찌르고 두 번 숨 쉴 동안 놓아둔다. 뜸은 1장을 뜨는데 어떤 사람은 3장이라고 하였다. 주로 눈에 겉흠이 있거나 코피가 나거나 귀가 먼 병을 치료한다. 《통현부》에서 머리 꼭대기가 아픈 병이 바로 편안해진다고 하였다. 《첩법》에서

'폐장과 삼초에 뜨거움병이나 신장이 비워져 머리가 아프거나 간장이 치솟아 머리가 어지러운 병을 치료한다. 또 머리와 눈이 어둡거나 한쪽이나 앞에 머리바람증으로 아프거나 두 이마와 머리뼈와 눈썹 모서리가 아프거나 태양혈이 아프거나 머리와 목이 당기거나 어깨와 등이 당기면서 아프거나 술 취한 다음에 머리바람증으로 멈추지 않고 토하거나 사람에 말을 듣기 싫어하거나 눈이 붉으면서 아프거나 바람을 맞아 눈물이 끓이지 않고 흐르는 병을 치료한다.'고 하였다.

행간혈은 엄지발가락 사이 핏줄이 뛴다고 손으로 느끼는 오목한 곳에 있다. 어떤 사람은 '엄지발가락과 다음 발가락 갈라진 뼈 사이에 있는데 위아래로 힘살이 있고 앞뒤로 작은 뼈가 있는 끝이다. 이 경혈은 바로 오목한 곳이고 손으로 핏줄이 뛴다고 느낀다.'라고 하였다. 족궐음경이 머무르는 영혈이다. 3푼을 찌르고 열 번 숨 쉴 동안 놓아두며 뜸은 3장을 뜬다. 주로 바람을 맞아 입이 비뚤어졌거나 손발이 차오르거나 목구멍이 마르면서 심하게 목이 마르거나 어두워서 보려고 하지 않거나 눈 속에서 눈물이 나오는 병을 치료한다. 《백증부》에서 정명혈과 함께 밤눈증이나 땀이 나는 병을 치료한다고 하였다.

이간혈은 사이에있는곡식이라고 한다. 둘째손가락 끝 마디 앞에 안쪽 옆에 오목한 곳에 있다. 수양명경이 머무르는 영혈이다. 3푼을 찌르고 여섯 번 숨 쉴 동안 놓아두며 뜸은 5장을 뜬다. 주로 눈이 노란빛깔이면서 입이 마르거나 입과 눈이 비뚤어진 병을 치료한다. 《통현부》에서 눈이 어두워 보지 못하는 병을 치료한다고 하였다.

○ 가느다란 침은 끝이 모기나 등에가 쪼듯이 뾰족하다. 가느다란 털처럼 다루고 길이는 1촌6푼이다. 주로 차가워서 생긴 아픔과 저림이 낙맥에 있는 병을 치료한다.

누가 물었다. 정명혈, 영향혈, 승읍혈, 사죽공혈 등은 모두 뜸을 뜨지 않는데 왜 그런가. 말했다. 이 경혈은 눈과 가깝고 눈은 불을 두려워하기 때문에 뜸을 뜨지 않는다. 이것으로 미루어 보면 정명혈은 뜸을 뜨지 않는다. 머리와 얼굴에 뜸을 뜨는 크기는 밀알 정도여야 하고 많이 떠서는 안 된다. 머리와 얼굴은 모든 양에 우두머리이기 때문이다. 팔다리는 뜸을 크게 뜨고 등과 배는 더욱 크게 하며 많이 떠도 괜찮다. 팔다리에 뜸을 많이 뜨면 마르고 가늘어진다. 마른 사람은 봄과 여름에는 침을 얕게 놓아야 한다. 뚱뚱한 사람은 가을과 겨울에 침을 깊이 놓아야 한다. 이것이 침과 뜸을 하는 큰 방법이다.

옛 사람은 뜸을 뜨고 불을 끈 다음에 따뜻하게 씻어내는 방법을 썼다. 붉은껍질 파와 박하잎을 달여 따뜻하게 부스럼 주위를 씻는다. 어느 정도 오래하면 부스럼 입구에 있는 바람을 몰아내고 경맥이 오가는데 뻑뻑하지 않아서 자연히 병이 낫는다. 뜸을 뜬 딱지가 떨어진 다음에는 동남쪽에 복숭아 가지에 푸른 싹눈이 있는 껍질은 달인 물로 따뜻하게 씻는다. 부스럼 속에 모든 바람을 지킬 수 있다. 부스럼 안이 검게 짓무르면 고수풀을 달여 씻는다. 참을 수 없이 아프면 황련 달인 물로 씻는다. 아주 효과가 좋다.

옛 사람은 뜸을 뜬 부스럼에 찐득한 약을 붙이지 않았다. 고름과 진물이 많이 나와야 병이 없어진다. 《자생경》에 '봄에는 풀솜을 쓰고 여름에는 대나무 막을 쓰며 가을에는 새 솜을 쓰고 겨울에는 토끼 배 아래에 가느다란 털이나 고양이 배에 가느다란 털을 쓴다.'고 하였다. 지금 사람들이 찐득한 약을 붙이고 하루 두세 번 바꿔서 빨리 나으려고 한다. 이것은 병을 치료하는 원래 뜻이 아니다. 다만 지금 찐득한 약을 붙이는 것은 바람을 피하려는 뜻이다. 오직 오랫동안 붙여야 좋다.

《침구경험방》

○ 눈 부위.

눈은 간장에 속하고 심장은 피를 생기게 하며 간장은 담아둔다. 눈은 피를 얻어서 볼 수 있고 손바닥은 피를 얻어 줄 수 있으며 발은 피를 얻어 걸을 수 있다.

눈은 오장에 속하고 알짜가 모여 있다. 검은자위는 간장에 속하고 흰자위는 폐장에 속한다. 흰자위와 검은자위 사이는 비장과 위장이고 눈동자는 신장에 속하며 눈꺼풀은 비장에 속한다. 위 눈두덩은 방광이고 아래 눈두덩은 비장과 위장이다. 안쪽 눈초리는 방광과 대장에 속하고 바깥 눈초리는 쓸개와 소장에 속한다. 안쪽과 바깥 눈초리는 함께 심장 경맥에 속한다. 각각 그 경맥에 따라 치료하면 신기한 효과가 없을 수 없다.

바람을 맞아 찬 눈물이 나오면 정명혈, 완골혈, 풍지혈, 두유혈, 상성혈, 영향혈이다. 바람으로 눈두덩이 짓무르면 태양혈, 당양혈, 척택혈에 모두 침을 놓아 피가 작은 똥처럼 나오면 효과가 아주 좋다. 눈에 생긴 흰 겉흠은 먼저 겉흠과 막이 나온 곳을 보고 경맥에 따라서 날마다 기운을 통하게 하면 효과가 없을 수 없다. 또 처방으로 간수혈에 뜸을 7장 뜨고 아홉 번째 등골마디 위에 7장 뜨면서 함께 합곡혈, 외관혈, 정명혈, 곤륜혈에 오랫동안 침을 놔둔다. 대골공혈에 뜸을 7장 뜨고 입으로 불어 불을 끈다. 엄지손가락 안쪽 가로 무늬 머리에 각각 3장씩 뜨고 새끼손가락 첫마디 끝에 각각 3장씩 뜨며 이첨혈에 7장을 뜬다. 많이 떠서는 안 된다. 눈자위가 아프면서 눈물이 없으면 중완혈, 내정혈에 모두 오랫동안 침을 놔둔다. 빼냄이 되어 신기한 효과가 있다. 눈두덩 위와 아래가 푸르른 검은빛깔이면 척택혈에 침을 3푼 놓으면 신기한 효과가 있다. 눈알이 빠져나오면 용천혈, 연곡혈, 태양혈, 태충혈, 합곡혈, 백회혈, 상료혈, 차료혈, 중료혈, 하료혈, 간수혈, 신수혈이다. 어른과 아이에 밤눈증에는 간수혈에 뜸을 7장 뜨고 엄지손톱 뒤 첫 번째 마디 가로 무늬 끝 흰 살 언저리에 각각 뜸을 1장 뜬다.

《사암도인침법》

○ 이동원이 《음양응상대론》을 살펴보고서 모든 맥은 눈에 속한다고 하였다. 쇠와 만나 촉촉하게 하면 오장이 항상 밝다. 눈이 피를 얻어 볼 수 있으면 육부가 스스로 조화롭다. 이렇게 오행이 함

께 모이고 육부가 같이 돌아간다. 눈동자는 신장 물의 알짜에 속하고 검은자위는 간장 나무의 기운에 속한다. 흰자위는 폐장 쇠의 뿌리에 속한다. 안쪽 눈초리는 심장 불의 바탕에 속하고 바깥 눈초리는 비장 흙의 경맥이 있는 곳에 속한다. 눈꺼풀은 삼초에 속해서 열고 닫는다. 가까이 볼 수 있지만 멀리 어두우면 양의 비워짐이고 멀리 보지만 가까이 어두우면 음의 비워짐이다. 이 부분을 또렷이 나눠서 본다면 음양에 세참과 약함을 알 수 있어 하나도 잃지 않는다.

검은자위는 간장에 속해서 음곡혈, 곡천혈을 북돋고 경거혈, 중봉혈을 빼낸다. 눈동자는 신장에 속해서 경거혈, 부류혈을 북돋고 태백혈, 태계혈을 빼낸다. 흰자위는 폐장에 속해서 태백혈, 태연혈을 북돋고 대도혈, 어제혈을 빼낸다. 바깥 눈초리는 위장에 속해서 양곡혈, 해계혈을 북돋고 임읍혈, 함곡혈을 빼낸다. 안쪽 눈초리는 심장에 속해서 대돈혈, 소충혈, 부류혈을 북돋고 태백혈, 태연혈을 빼낸다.

멀리 또렷하지 않게 보이면 음곡혈, 곡천혈을 북돋고 경거혈, 중봉혈을 빼낸다. 가까이 또렷하지 않게 보이면 경거혈, 부류혈을 북돋고 태백혈, 태계혈을 빼낸다. 눈알이 빠져나오면 음곡혈을 북돋고 연곡혈을 빼내면서 진정혈을 비껴놓는다. 밤눈증은 음곡혈, 곡천혈을 북돋고 소부혈, 연곡혈을 빼낸다. 깊이 박힌 겉흠은 복삼혈, 백회혈을 북돋고 신도혈 두 옆 1촌5푼에 놓는다. 양을 따르고 음을 끌어당긴다.

○《지산의안》제37장 눈병 치료 경험.

눈동자가 흐려지면 장님증으로 치료하는데 가장 느리다. 밤눈증은 낮에 밝고 밤에 밝지 않은데 치료하면 가장 빠르다. 수토증[186]이나 음식에 해친 병도 많이 있다. 수토증이 있으면 수토증 처방으로 치료하고 음식에 해친 병이 있으면 음식에 해친 처방으로 비장을 고르게 한다. 한 가지에 얽매이지 않는다.

한 남자가 20살인데 오른쪽 눈의 검은자위에 좁쌀 반알 같이 작은 흰빛깔이 있다. 검은자위에 있으면 당연히 간장에 병이지만 바깥 눈초리가 더욱 붉었다. 그래서 위정격을 썼더니 효과가 있었다.

한 남자가 거의 60살인데 두 눈이 부어 합쳐져 뜰 수 없고 아파서 잠을 잘 수 없으며 몇 걸음도 걷지 못한지 여러 해였다. 대돈혈, 소충혈, 부류혈을 북돋고 태백혈, 태연혈을 빼내니 4번 정도에 아프지 않게 되면서 사물을 보았다.

한 부인이 거의 20살인데 여러 해 동안 눈병에 걸려서 두 눈과 위아래 눈꺼풀이 모두 붉었다. 잠깐 덜했다 심해졌다 하면서 검은자위와 흰자위가 거미줄 같고 어두운 붉은빛깔이었다. 간장이 뜨거운 증상과 같았기 때문에 간정격을 썼더니 효과가 있었다.

한 남자가 거의 30살인데 두 눈이 붉다. 검은자위는 붉고 흰 실이 있으면서 어둡고 흰자위는 네 군데가 모두 붉어서 나누어진 부분이 또렷하지 않았다. 처음에 폐정격을 썼더니 효과가 없어서 다시 간정격을 썼다. 여러 번에 겨우 사물을 보면서 검은자위와 흰자위를 나눌 수 있었다.

---

186) 물과 흙이 맞지 않아서 생기는 병.

한 부인이 18살인데 항상 눈병과 머리가 아파서 괴로웠다. 두 눈이 다 붉은데 바깥 눈초리에 흰자위가 더욱 심했다. 위정격을 썼더니 여러 번에 깨끗이 나았다. 이것은 3년 남짓인 증상이었다.

한 남자가 20살인데 밤눈증으로 괴로운지 3~4년이다. 당연히 간정격 처방으로 간장 경맥을 북돋아야 하는데 이 사람은 복량병이 있었다. 대돈혈, 소충혈을 북돋고 음곡혈을 빼내니 1번에 눈병이 평소처럼 되었고 4~5번에 복량병도 나았다. 그러면 간장과 심장이 함께 병들면 눈이 피를 얻을 수 없어도 볼 수 있다. 복량병이 아니면 간정격으로 치료했다.

한 남자가 50살인데 두 눈에 아픈 곳이 없으면서 사물이 또렷하지 않게 보이고 가끔 신물이 넘어왔다. 간정격을 썼더니 1번에 조금 덜해졌고 2번에 평소와 같았다.

○ 뒷사람이 더 적은 치료 경험.

한 남자가 50살인데 두 눈이 짓무르고 검은자위 위에 붉고 흰 걸흠이 가까이 미쳐서 나누어진 부분이 또렷하지 않았고 안쪽 눈초리가 더 심한 듯했다. 심신방187)으로 치료하여 1번에 효과가 있었다. 그렇다면 유행방에서 검은자위 위의 붉고 흰 걸흠은 간장 경맥에 채워진 뜨거움이라고 말했는데 틀린 것이 아닌가? 30년 동안 걸린 병이 1번 만에 효과가 있었다. 여덟 바람이 밖을 해쳐서 병이 오래 되었지만 효과는 빨랐다.

한 남자가 임년에 눈자위가 아프고 눈곱이 많으면서 딱딱하게 맺혀서 몇 개월이 지나도 낫지 않았다. 내가 보기에 왼쪽 눈에 안쪽 눈초리가 심하게 붉고 오른쪽 눈에 바깥 눈초리가 심하게 붉었다. 심장으로 치료할까? 위장으로 치료할까? 이 해의 운기가 나무가 흙을 쳐서 위정격으로 치료했더니 효과를 보았다.

한 남자가 임년에 왼쪽 눈이 붉으면서 아팠다. 또 왼쪽 귀 뒤가 흰 어루러기같이 옅은 흰빛깔인데 어린아이 손바닥만 하다. 그리고 두 뺨 뼈의 아래에 검은 돌기가 많이 생겨 누르면 가끔 고름물이 나온다. 위정격으로 치료했더니 1번에 모든 증상이 효과가 있었다.

---

187) 대돈혈, 소충혈, 부류혈을 북돋고 태백혈, 태연혈을 빼낸다.

7. 눈병의 관리

○ **눈 체조법**
* 눈을 뜨고
1. 고개를 천천히 뒤로 완전히 젖혔다가 앞으로 숙인다. 3회 반복한다.
2. 고개를 시계방향으로 한번, 반대방향으로 한번 천천히 돌린다. 3회 반복한다.
3. 양쪽 엄지손가락으로 풍지혈(뒷머리 부위)을 골고루 마사지 하듯이 누른다. (너무 힘을 줄 필요는 없고 천천히 부드럽게)
4. 이 상태에서 엄지손가락과 나머지 손가락을 모두 이용하여 머리 전체를 부드럽게 마사지 하듯이 누른다.
5. 엄지손가락을 뺀 네 손가락으로 태양혈(관자놀이)를 천천히 부드럽게 빙빙 돌리면서 누른다. 5회 정도 한다.
6. 다시, 네 손가락으로 눈 주위를 돌아가며 천천히 부드럽게 누른다. 3회 정도 돌아가며 누른다.(절대 힘을 줘서 할 필요 없어요. 최대한 힘을 빼고 천천히 부드럽게 하세요. 위에도 마찬가지이고 다음에도 마찬가지입니다)
7. 집게손가락으로 정명혈(눈과 콧등이 만나는 부위)를 천천히 빙빙 돌리면서 누른다.
8. 눈동자를 위로 올리고 아래도 내리고 왼쪽을 보고 오른쪽을 본다. 3회 반복한다.(위로 올리고 그 상태를 1초 정도 유지하는 것이 중요합니다. 아래, 좌우도 마찬가지입니다)
9. 눈동자를 옆으로 누워있는 '8'자를 그리면서 시계방향으로 천천히 돌린다. 3회 반복한다.(앞에 가상에 '누운 8자'를 최대한 크게 그려놓고 양 눈을 같이 돌리는 것이 중요합니다. 빨리 하지 마시고 천천히 하세요)
10. 다시 시계반대방향으로 천천히 돌린다. 3회 반복한다.
11. 오른쪽 집게손가락을 눈앞에 가까이에 놓았다가 천천히 팔을 쭉 피면서 멀리 한다. 양 눈은 꼭 집게손가락을 끝에 초점을 맞춰 계속 따라가야 한다. 팔을 최대한 폈으면 다시 천천히 눈으로 가까이 한다. 3회 반복한다.
* 눈을 감고
12. 양 손바닥을 비벼서 열을 낸 다음, 손바닥을 각각 양 눈에 갖다 대고 3, 4

초간 머무른다. 5회 반복한다.
13. 눈을 감은 상태에서 위에 8번과 같이 눈을 위로, 아래로, 왼쪽으로, 오른쪽으로 본다. 3회 반복한다.
14. 계속 눈을 감은 상태에서 9번과 같이 시계방향으로 '누운 8자'처럼 돌린다. 3회 반복한다.
15. 다시, 10번과 같이 시계반대방향으로 돌린다. 3회 반복한다.
16. 눈을 감고 속으로 가까이 봤다, 멀리 봤다 한다. 5회 반복한다.(처음에 할 때 잘 안 된다. 초점이 최대한 가까운 곳에 있다고 생각하고 그것을 맞추고, 다시 최대한 멀리 있다고 생각하고 그것을 맞춘다)
17. 이제 눈 체조는 모두 끝났고 마지막으로 숨을 최대한 들이 쉬었다, 내쉬었다 한다. 5회 반복한다.
18. 천천히 눈을 뜬다.
총 시간은 10분 정도 걸려요. 아주 천천히 하면 15분 정도 걸립니다. 몇 번 해 봐서 숙달되시면 되도록 천천히 하시길 바랍니다.

《비급천금요방》

○ (일) 눈병. 이야기로 말한다. 사람은 45살 다음에 점점 눈이 어두워진다고 느끼다가 60살에 이른 다음에는 오히려 점점 눈이 밝아진다. 치료하는 방법으로 50살 전에 사간탕을 먹을 수 있지만 50살 다음에는 사간탕은 안 된다. 눈 속에 병이 있으면 석담산 등의 약을 넣는다. 병이 없으면 늘 넣지 말고 간장을 북돋기만 한다. 간장 속에 뜨거운 바람으로 눈이 어두우면 간수혈에 뜸을 뜨고 바람을 없애는 탕약이나 환약, 가루약을 여러 제 먹으면 낫는다.

다섯 매운 음식을 날마다 먹거나 뜨거운 음식을 접하거나 밀가루 음식을 뜨겁게 먹거나 술을 끊이지 않고 마시거나 성생활이 알맞지 않다. 또 눈을 아주 멀리 보거나 자주 해와 달을 보거나 밤에 별과 불을 보거나 밤에 작은 글씨로 적힌 책을 읽거나 달빛에 책을 보거나 몇 년 동안 책을 베끼거나 작게 새기는 일을 하거나 장기나 바둑을 쉬지 않고 둔다. 또 오랫동안 연기와 불이 있는 곳에 있거나 눈물을 많이 흘리거나 머리를 찔러 피를 너무 많이 낸다. 위에 16가지는 밝음을 잃게 하는 바탕이므로 타고난 바탕을 기르는 선비는 삼가고 지켜야한다. 또 빨리 달려 사냥하거나 바람과 서리를 무릅쓰고 걸어 다니거나 바람을 맞고 짐승을 쫓으면서 밤낮으로 쉬지 않아도 눈을 해치게 된다. 한 때에 멋대로 마음이 들떴다가 백 년 동안에 고질병이 되는데 삼가야하지 않겠는가!

어린 시절에 삼가지 않으면 40살이 되면서 점점 눈이 어두워진다. 이렇게 삼가고 지킨다면 머리가 하얗게 되어도 다른 것이 없다. 사람이 40살이 지나서 눈이 어두워지면 다른 것이 보여도 되돌아보지 말고 중요한 일을 있게 하지 말고 늘 눈을 뜨고 있지 않아야 한다. 이것이 지키고 삼가는 방법에 끝이다. 책을 읽거나 장기와 바둑을 너무 심하게 해서 걸린 눈병을 간로라고 한다. 치료하려면 3년 동안 눈을 감고 보지 않아야 나을 수 있다. 헛되이 간장을 빼내는 모든 방법으로 치료해도 결국 효과가 없다. 바람 맞은 두진이 있으면 반드시 눈이 어두워진다. 먼저 바람을 쳐야 어두운 눈이 스스로 낫는다.

《동의보감》

○ 눈병에 하지 말아야할 것들.

술 먹거나 성생활을 하거나 온갖 감정은 가장 절실히 끊어야 한다. 눈병에 닭고기, 생선, 술, 밀가루, 찹쌀, 짠 것, 신 것, 뜨거운 것, 기름과 모든 독이 있는 음식은 꺼려야 한다. 눈은 한 몸의 주인이다. 입에서 꺼리지 않으면 약도 효과가 없어서 스스로 몸을 망친다. 날마다 맑은 물에 돼지고기를 잘 삶아서 밥과 먹거나 마, 무, 채소, 과일은 모두 먹을 수 있다.(《득효》)

○ 눈병에 몸조리하기.

눈의 힘을 기르려면 항상 어둡게 한다.(《양생》) 책을 읽거나 장기나 바둑을 지나치게 해서 걸린 눈병을 간로라고 한다. 치료하려면 3년 동안 눈을 감아야 치료할 수 있다.(《자생》)

옛사람이 간로를 치료하기 위해 몸조리했던 방법이 있다. 팽 진인이 눈병에 걸렸을 때 밤낮을 거리끼지 않고 눈을 부릅뜨고 한 곳을 보다가 잠깐 눈을 감았다. 이 방법을 다시 하면서 쌓이다보면 가을의 터럭도 본다. 서 진인도 눈병이 있을 때 어두운 방에 똑바로 앉아 숫자를 세면서 눈알을 81번 빙글빙글 돌린 다음에 눈을 감고 생각을 한데 모았다. 두 번째는 숫자를 세지 않고 돌렸다. 이렇게 하면서 해가 지났더니 금빛의 수레바퀴 같은 신비로운 빛이 저절로 나타났고 끝내 어둡지 않았다. 진인이 해보고 스스로 '눈알을 굴리니 어두운 눈이 없어지네.'라고 노래를 불렀다. 모두 몸조리하는 방법이다.(《자생》)

손바닥이 뜨겁도록 비빈 다음에 두 눈을 찜질하는데 14번씩 한다. 사람의 눈에 겉흠을 없애고 눈을 밝게 하며 바람을 없애는 것으로 이보다 좋은 방법은 없다.(《양성》)

항상 손으로 두 눈썹 뒤 작은 빈 곳을 27번 넘게 누른다. 또 손바닥 가운데와 손가락으로 두 눈 아래 광대뼈 위를 문지른다. 손으로 귀를 40번 넘게 잡아당기면서 조금 뜨겁게 문지른다. 늘 손을 거꾸로 해서 수레를 타듯이 27번 넘게 눈썹 가운데부터 위로 올라가 머리털 있는 끝으로 들어간다. 이렇게 하면서 입으로 수 없이 침을 삼킨다. 늘 이처럼 하면 눈이 맑아지고 밝아져서 1년 만에 밤에 책을 읽을 수 있다.(《양성》)

다섯 빛깔은 모두 눈을 해친다. 검게 풀을 먹인 병풍만이 눈의 힘을 기를 수 있다.(《연수》)

《섭시요함》

○ 움직이면서 여섯 글자를 해서 목숨을 늘리는 방법.

봄에 ㅋ희우~(xū, 嘘)하면 눈을 밝게 하고 간장을 가지네. 여름에 헤에~(hē, 呵)하면 심장 불이 스스로 내려가네. 가을에 쉬이~(shī, 呬)하는 소리는 쇠인 폐장을 촉촉하게 하네. 겨울에 츠이~(chuī, 吹)하는 소리는 물 속을 편안하게 하네. 삼초에 ㅋ히이~(xī, 嘻)하면 답답한 뜨거움을 없애네. 네 계절 끝에 길게 후우~(hū, 呼)하면 비장이 음식을 소화시키네. 입으로 소리를 내거나 귀로 듣지 않도록 해야 효과가 아주 크고 신단을 지키네.

심장의 병에는 헤에~하면서 정수리 위에 잇닿아 손을 깍지 끼고 손을 들어 히우~하면서 손바닥을 뒤집고 숨을 들이마신다. 헤에~하면 심장으로 통해서 심장에 모든 뜨거운 기운을 없앤다. 위로 올라가 눈을 치거나 얼굴이 붉거나 혀 위에 생긴 부스럼이나 입에 생긴 부스럼을 모두 없앤다. 심장은 몸에 다섯 관리인 눈, 코, 입, 귀, 살갗에 주인이다. 불러 명령을 내려서 다섯 관리가 하도록 한다. 오랜 옛날부터 마음을 가만히 두면서 비우면 진짜 기운이 따르고 알짜와 생각이 안에서 지킨다. 병이 어떻게 오겠느냐. 뜻은 겨를이 있지만 적게 하고 마음은 편안하지만 두렵지 않으며 몸은 애쓰지만 나른하지 않다. 가을과 겨울철에는 당연히 용천혈을 따뜻하게 해야 심장 임금을 해치지 않는다. 《소서》에서 '발이 차면 심장을 해친다.'고 하였다. 심장을 맑게 하면 생각이 스스로 맑아지고 불이 스스로 내려간다. 불이 내려가면 생각도 맑아진다. 심장은 혀에 통하고 혀는 심장에 싹이다. 심장은 생각이 사는 집이고 또 피에 바다가 되기 때문에 피가 적으면 심장에 생각이 흐리멍덩하고 꿈자리가 뒤숭숭하다. 겨울에 얼굴이 붉으면 이김을 받기 때문에 소금을 많이 먹으면 심장에 피를 해친다. 겨울철 72일은 소금을 삼가고 쓴맛을 늘여서 심장을 기른다.

간장의 병에는 ㅋ희우~하면서 눈을 부릅뜬다. ㅋ희우~하면 간장으로 통해서 간장에 뜨거움이 모인 모든 기운을 없앤다. 쓸개는 간장에서 생기는데 쓸개 기운이 깨끗하지 않아서 간장에 뜨거움이 쌓이면 이것이 위로 올라가 눈을 친다. 크게 30번을 ㅋ희우~하면서 한번 북돋고 한번 빼내면 눈이 더욱 빛나고 눈곱이 끼지 않는다. 눈은 간장에 통하고 간장은 하늘로 가는 넋이 머무는 집이다. 밤에 잠을 자려고 눈을 감으면 넋이 집으로 돌아가며 간장은 눈에 관리가 된다. 가을에 얼굴이 푸르면 이김을 받기 때문에 매운맛을 많이 먹으면 간장을 해친다. 가을철 72일은 매운맛을 삼가고 신맛을 늘여서 간장 기운을 기른다.

신장의 병에는 츠이~하면서 무릎을 머리와 같은 높이로 감싸 안는다. 츠이~하면 신장으로 통해서 신장 속에 모든 비워진 뜨거운 기운을 없앤다. 눈이 어둡거나 귀가 안 들리는 병을 없앤다. 북돋음과 빼냄이 마땅하면 신장 기운이 저절로 고르게 된다. 그래서 신장은 귀에 통하고 귀에 관리가 된다. 귀로 들어서 알짜로 가므로 삿된 소리를 들으면 안 된다. 크게 30번 츠이~하면서 신당혈을 뜨겁게 문지른다. 네 계절 끝에 18일은 얼굴이 검으면 이김을 받는다. 단 맛이 신장을 많이 해친다. 그러므로 네 계절 끝에 18일은 단맛을 삼가고 짠맛을 늘여서 신장 기운을 기른다.

폐장의 병에는 쉬이~하는 소리를 내면서 두 손을 들어 올린다. 폐장으로 통해서 폐장에 모든 쌓인 기운을 없앤다. 차가운 바람이 들어와 기침을 하거나 콧물이 흐르거나 코가 뜨거워 생긴 부스럼을 없앤다. 한번 북돋고 한번 빼내면 폐장

기운이 저절로 오르내린다. 폐장은 심장에 빛나는 덮개로 시원한 것을 가장 좋아하기 때문에 폐장이 시원해야 병이 생기지 않는다. 폐장은 코로 통하고 코에 관리가 되며 폐장은 땅으로 가는 넋이 사는 집이다. 여름에 얼굴이 희면 이김을 받는다. 쓴맛은 불에 속하고 폐장은 쇠에 속한다. 여름철 72일은 쓴맛을 삼가고 매운맛을 늘여서 폐장 기운을 기른다.

　비장의 병에는 후우~하면서 입을 오므린다. 후우~하면 비장으로 통해서 비장에 모든 흐려진 기운을 없앤다. 입 냄새나 팔다리에 생긴 부스럼을 없앤다. 얼굴이 노란빛깔이면 비장에 쌓인 것이 있고 찬 음식을 먹으면 뭉쳐서 소화시킬 수 없다. 그래서 비장은 창고를 지키는 관리가 된다. 또 피로 쓰기 때문에 음식이 고르지 않으면 피를 생기게 하지 못한다. 팔다리를 움직이지 않으면 비장이 나른해진다. 그래서 밤에는 적게 먹어야 하는데 잠잘 때 비장이 움직이지 않기 때문에 묵힌 음식이 되어 병이 생긴다. 비장은 네 계절 끝에 관리로 뜻이 머무는 집이다. 그러므로 뜻을 함부로 움직여서는 안 된다. 움직이면 넓고 큰 기운이 맑을 수 없다. 봄에 얼굴이 노란빛깔이면 이김을 받는다. 봄에 72일은 신맛을 삼가고 단맛을 늘여서 비장 기운을 기른다.

　삼초의 병에 뜨거움이 들어왔으면 누워서 ㅋ히이~한다. ㅋ히이~하면 쓸개로 통해서 쓸개 속에 들어온 모든 뜨거운 기운을 없앤다. 누웠을 때 항상 ㅋ히이~하면 온 몸에 들어온 뜨거움을 없앤다.

북돋음과 빼냄이 마땅하면 쓸개 기운이 스스로 맑아져서 눈곱이 생기지 않는다. 쓸개는 뜨거움을 두려워한다. 네 계절에 뜨거운 음식을 적게 먹어야 가로막 위에 쌓이지 않고 쓸개 기운을 시원하게 한다.

《양의대전》

○ 눈을 밝게 하는 가장 첫 번째 방법은 술과 성생활을 알맞게 아끼고 화내지 말며 밤에 책을 보지 않는다. 생각을 줄이고 오로지 안을 보면서 밖은 조금씩 본다. 아침에 늦게 일어나고 밤에 일찍 자며 맵고 마른 음식을 적게 먹는다.

　눈을 밝게 하는 중요한 비결은 밤에 누웠다가 잠에서 깨어나면 눈을 뜨고 눈알을 49번 굴린다. 항상 자주 왼쪽과 오른쪽으로 굴리면 끝끝내 눈병이 없다. 눈병에 약을 먹지 않고 스스로 낫게 하는 방법은 밤에 누워서 오줌을 볼 때처럼 힘을 쓰면서 눈을 부릅뜨고 눈알을 왼쪽과 오른쪽으로 각각 수십 번씩 굴린다. 그런 다음에 생각을 아래쪽에 두면 며칠 안 가서 불이 아래로 간다. 일어서서 오줌 누듯이 하면 더욱 좋다. 평소 이 방법을 쓰면 불이 위로 타오르지 않는다.

《심법》에서 '눈꺼풀거죽이 뒤집어진 증상은 위장 경맥에 피가 막히고 기운이 통하지 않기 때문이다. 어린아이에게 많다. 눈꺼풀 거죽이 밖으로 뒤집어지는데 심하면 혀가 입술을 핥는 꼴이다.'라고 했다. 또 '눈이 어두운 병에 걸렸으면 때에 얽매지 말고 조용히 앉아 눈을 감고 생각을 멈춘다. 그리고 두 눈동자를 왼쪽으로 7번 돌리고 오른쪽으로 7번 돌리고서 잠깐 동안 눈을 꼭 감고 있다가 갑자기 눈을 크게 부릅뜬다. 오랫동안 하면서 건너뛰지 않으면 쌓인 불과 맑지 않은 음이 나가고 맑은 양과 알짜와 기운이 홀로 빛난다.'고 하였다.

《심씨존생서》

○ 눈병에 숨 쉬면서 움직이는 방법.
《보생비요》에서 말했다. 향을 마주하고 가만히 앉아 마음을 가라앉히고 생각을 멈춘다. 눈은 빛을 머금는다고 생각하고 향의 끝에 있는 재를 느끼면서 생각으로 들이마신다. 또 가만히 재를 느끼고 또 들이마시면서 향이 다 타는 시간까지 한다. 모든 구름 겉흠증, 흰자위 군살증을 치료하고 신장 물이 마르거나 심장 불이 세찰 때 모두 효과가 있다.

○ 기운을 돌리는 방법.
《보생비요》에서 말했다. 이 방법을 할 때는 등 쪽에서 끌어서 오른쪽으로 돌리면서 위로 가게 하는데 머리 꼭대기를 지나고 이마를 지나쳐서 점점 돌아 눈까지 이르게 한 다음에 작은 동그라미가 눈알에 들어가 수십 개 정도로 흩어지게 한다. 이것을 가슴으로 내리고 대장으로 구부러지게 가서 똥구멍으로 나오게 한다. 이러면 불이 물러가고 다시 타고난 자리로 되돌아온다. 왼쪽 눈은 왼쪽을 돌리고 오른쪽 눈은 오른쪽을 돌린다. 왼쪽과 오른쪽이 함께 아프면 이마 위의 자리에서 멈춘 다음에 나눠서 둘로 돌린다.

○ 또 다른 숨 쉬면서 움직이는 방법.
《보생비요》에서 말했다. 먼저 손으로 머리 꼭대기를 감싸 안고 머리는 위를 쳐다보면서 숨을 뱉는다. ㅋ희우하거나 헤에~하면서 빼냈다가 다시 받아들인다. 다음에 두 눈을 굴리는데 왼쪽과 오른쪽, 위와 아래로 한다. 굴릴 때는 먼저 눈을 떴다가 다음에 눈을 감고 다시 감았다가 다시 뜬다. 때에 맞춰 하면서 건너뛰지 않는다. 움직이거나 돌리는데 둘을 같이 한다.

○ 기운을 돌리는 방법.
《보생비요》에서 말했다. 두 눈알을 두 신장에 품고서 신장 물에 담가 씻는다고 생각하면 뜨거움을 물러가게 한다. 돌리면서 사방으로 흩어지면 바람을 없앨 수 있다. 두 눈이 두 신장을 보고 두 길을 있게 하면서 흰 물이 돌아 눈 속에 이르게 한 다음에 동그라미를 생각하면서 씻고 갈고 벗기면 홀로 겉흠을 없앤다. 그리고 두 개의 젖을 생각하면서 폐장과 갈비뼈 아래로 내린 다음에 밀어서 아래 넓적다리로 내린다.

내뱉고 들이쉬는 방법은 흰자위 위에 붉은 것을 물러가게 한다. 두 손은 어깨를 향하게 하고 두 발바닥 가운데는 허공에 매달고서 ㅋ희우하면서 들이쉬면 검은자위의 뜨거움을 물러가게 하고 간장 경맥의 불을 빼낼 수 있다. 항상 배꼽에 생각을 모으고 신장 물을 끈으로 엮어서 올려 씻고 배꼽을 덮으면 효과가 있다.

낱낱을 살펴보는
이야기

I. 눈 속 증

눈 속 증

눈동자와 눈 속에 생긴 눈병을 통틀어 이르는 말이다. 눈속증이 생기는 부위는 무지개막, 눈동자, 눈알막, 보는막, 보는이음새 등이다. 겉보기에는 아무런 소견이 없지만 눈동자의 크기나 빛깔, 생김새가 변한다. 눈이 뿌옇게 보이고 눈앞에 꽃잎이나 거미줄 같은 것이 어른거리며 밤눈증, 붉은 테두리, 엉뚱 보기증이 나타나며 심할 때는 갑자기 잘 보지 못한다.

눈속증은 원인과 속흠의 생김새에 따라 눈동자(수정체)에 이상이 있는 동그란 눈속흠증, 얼음 눈속흠증, 방울진 눈속흠증, 뻑뻑한 눈속흠증, 점박이 눈속흠증, 가로 눈속흠증, 넓게뜬 눈속흠증, 깊은 눈속흠증, 반달 눈속흠증, 수레바퀴 눈속흠증, 노란심 눈속흠증, 검은별 눈속흠증 등이 있고 보는이음새에 이상이 있는 머리 바람증, 흔들린 눈속흠증, 초록 눈바람증, 어두운 눈바람증, 검은 눈바람증, 푸른 눈바람증이 있다. 시신경이나 망막에 이상이 있는 타고난 눈속증, 비워진 밤눈증, 타고난 밤눈증 등도 있다.

눈속증은 일반적으로 비워짐증에 속한다. 치료는 눈과 온 몸의 소견을 잘 보아 병증을 가르고 약물이나 침뜸 치료를 배합한다. 눈속흠증은 예전에는 금침으로 밀어내는 치료를 하기도 했지만 지금은 양방에서 수술을 한다. 눈바람증(녹내장)과 보는이음새와 보는막에 증상은 진단을 해서 치료한다.

《비전안과용목론》

○ (다섯) 눈속증이 있는 눈의 본바탕 노래.

쑤시거나 아프지 않고 점점 어둡고 흐릿해지네. 옅은 안개나 가벼운 연기가 점점 짙어지네. 가끔 속티를 보고 날파리가 어지럽게 나오네. 또는 실이나 솜이 빈 곳에 있네. 이런 증상과 생김새는 어디에서 얻었나. 간장에 뜨거움과 바람이 머물러 있네. 크게 외치거나 크게 소리 내어 울거나 놀라거나 두려움이네. 골 기름이 흘러 검은자위 속으로 들어가네. 처음 생길 때는 한 눈이 먼저 어두워지네. 다음에 차례로 서로 당겨 한가지로 되네. 괴로운 입으로 어떻게 귀에 거슬린 말을 해야만 하나. 다만 간장기운이 서로 통하지 않기 때문이네. 이때에 약을 먹으면 뚫려 안정되네. 약을 쉬거나 많이 어기면 효과가 없네. 날이 오래되어 이미 모두 깜깜하게 어두워지면 눈속증이라고 부르고 두 눈동자를 가리네. 이름은 생김새에 따라 열여섯으로 나누네. 용수와 성인들이 모두 이치를 연구해서 신령스러운 약을 천 가지나 했어도 효과를 보기 어렵네. 금침으로 한번 밀어내니 해가 빈 곳에 있네. 삼가고 지켜 쉬면서 앞에 이야기에 뿌리를 두네. 만약 뿌리를 거스르면 앞에 병이 다시 나타나네.

《향약집성방》
○ 눈에 눈속증.

《성혜방》에서 말했다. 눈에 눈속증이 생기면 쑤시거나 아프지 않고 눈물과 눈곱도 없다. 자세히 보면 눈에 옅은 안개 같은 꼴이 있고 오랫동안 보면 가벼운 연기 같은 꼴이 있다. 날파리가 어지럽게 흩어지고 거미줄이 빈곳에 매달려 있다. 원래 간장 속에 뜨거운 바람이 머물렀기 때문이다. 이것이 눈동자 속에 모여서 어둡고 흐릿하게 보이게 하다가 날이 갈수록 더욱 더하고 해가 지나면서 점점 거세진다. 또는 마음이 놀라거나 무서워하고 슬퍼하거나 걱정하면 골 기름이 아래로 눈동자에 맺혀 검은 눈동자에 점점 속흠가림이 생긴다. 한 눈을 먼저 앓다가 두 눈이 다 생긴다. 일찍 느꼈을 때 달인약이나 환약을 먹는다면 낫지 않는 증상이 없다. 그러나 좀 늦으면 맺혀서 속흠가림이 생기기 때문에 침으로 열어야 한다. 이때는 전문 의사가 해야 반드시 좋은 효과를 얻는다.

《성혜방》에 석결명환은 눈에 어두운 눈바람증을 치료한다. 석결명(절구에 찧어 곱게 가루 내어 물에 뜬 것) 방풍(뿌리머리를 없앤다) 차전자 세신 인삼(뿌리머리를 없앤다) 백복령 서여 각1량 충울자 길경(뿌리머리를 없앤다) 각2량. 오른쪽을 절구에 찧어 가루 내어 졸인 꿀에 섞어 200~300번을 짓찧어 오동나무 씨 크기의 환을 만들어 빈속과 저녁 먹기 전에 소금물로 20환씩 삼킨다.

환정산은 타고난 밤눈증이 점점 눈속증이 된 병을 치료한다. 괴실(조금 볶는다) 인삼(뿌리머리를 없앤다) 세신 백복령 방풍(뿌리머리를 없앤다) 감국 백자인 궁궁 각1량 석결명(곱게 찧어 갈아 물에 뜬 것) 복분자 충울자 각2량. 오른쪽을 절구에 찧어 가루 내어 졸인 꿀에 섞어 200~300번을 짓찧어 오동나무 씨 크기의 환을 만들어 빈속과 저녁 먹기 전에 따뜻한 물로 20환씩 삼킨다.

눈바람증이나 흔들린 눈속흠증을 치료한다. 침을 놓은 다음에도 환정산이다. 차전자 인삼(뿌리머리를 없앤다) 세신 길경(뿌리머리를 없앤다) 궁궁 감국 각1량 충울자 숙건지황 각2량 방풍(뿌리머리를 없앤다) 1량. 오른쪽을 절구에 찧어 거칠게 가루 내어 3돈씩 중간 정도 물 1잔에 6푼이 되게 달여 찌꺼기를 버리고 시간에 맞추지 말고 따뜻하게 먹는다.

눈의 눈속증을 치료하며 침을 놓은 다음에는 추예결명산을 먹어야한다. 석결명(절구에 찧어 곱게 가루 내어 물에 뜬 것) 차전자 인삼(뿌리머리를 없앤다) 감국 괴실 숙건지황 각1량 충울자 방풍(뿌리머리를 없앤다) 각1량. 오른쪽을 절구에 찧어 가는 체로 쳐서 가루 내어 밥 먹을 때마다 미음에 2돈씩 타서 먹고 잠자기 전에 다시 먹는다.

눈의 눈속증을 치료한다. 침을 놓은 다음에 간장이 비워져서 눈이 어두우면 명목인삼환을 먹어야한다. 인삼(뿌리머리를 없앤다) 결명자 각1량반 지각(밀기울과 함께 약간 누렇게 볶아 속을 버린다) 1량 황기(자른다) 복분자 토사자(술에 3일 동안 담갔다가 햇볕에 말려 따로 갈아 가루 낸다) 각2량. 오른쪽을 절구에 찧어 가루 내어 졸인 꿀에 섞어 200~300번을 짓찧어 녹두 크기의 환을 만들어 빈속에 따뜻한 술로 30환씩 삼킨다.

눈의 눈속증을 치료한다. 침으로 연 다음에는 추예환을 먹어야한다. 석결명(절구에 찧어 곱게 가루 내어 물에 뜬 것) 감국 인삼(뿌리머리를 없앤다) 지부자 각1량 세신 반량 숙건지황 방풍(뿌리머리를 없앤다) 각2량 오미자 1량반 토끼간(구워 말린다) 1개. 오른쪽을 찧어 체로 쳐서 가루 내어 졸인 꿀에 섞어 300~500번을 짓찧어 오동나무 씨 크기로 환을 만들어 빈속과 저녁밥 먹기 전에 소금물로 20환씩 먹다가 점점 30환까지 늘려 먹는다.

오래 앓은 눈속증을 치료한다. 차전자 건지황 맥문동 각 같은 양. 오른쪽을 가루 내어 꿀로 오동나무 씨 크기의 환약을 만들어 30환에서 점점 50환씩까지 늘리면서 소금물로 먹는다. 여러 번 사용하여 효과가 있었다.

《백일선방》에 오퇴산은 눈속증을 치료한다. 뱀허물 선태 오골계알껍질 누에종이 인퇴(남자에 떨어진 머리카락). 오른쪽을 같은 분량으로 한 곳에서 함께 적당하게 태워 재로 만든다. 갈아 곱게 가루 내어 1돈씩을 삶은 돼지간에 찍어 먹는다. 때에 얽매이지 말고 하루 3번 먹는다.

《어약원방》에 기국환은 눈속증과 눈겉증으로 눈에 속흠이 있거나 또는 속흠이 없어도 사물이 또렷하지 않게 보이는 병을 치료한다. 감국(깨끗한 것으로 가린다) 구기자 각2량 궁궁 박하잎 각1량 창출(쌀뜨물에 3일 동안 담그는데 하루에 한 번씩 갈아주며 껍질을 없애고 햇볕에 말린다) 6량. 오른쪽을 곱게 가루 내어 졸인 꿀로 달걀노른자 크기로 환을 만들어 1환씩 잘게 씹어서 찻물로 밥 먹고 나서 하루 1번씩 먹는다.

《득효방》에 눈속증을 치료하는데 효과가 있다. 생지황(썰어 불에 말린다) 숙지황(썰어 불에 말린다) 천초(눈과 입이 닫힌 것을 없애고 약간 볶는다). 오른쪽을 같은 분량으로 가루 내어 졸인 꿀로 오동나무 씨 크기로 환을 만들어 빈속에 소금물이나 미음으로 50환씩 삼킨다.

《삼화자방》에 눈속증과 눈겉증을 치료한다. 창출(쌀뜨물에 7일 동안 담그는데 날마다 물을 갈아주면서 검은 껍질을 없앤 다음 잘게 썰어서 소금 1량을 넣고 함께 누렇게 볶아 소금은 버린다) 목적(어린아이 오줌에 하룻밤 담갔다가 물에 일어 누렇게 약한 불로 말린다). 오른쪽을 함께 빻아 가루 내어 음식이나 채소 속에 1돈씩 섞어서 먹는다.

《증치준승》

○ 눈속증.

검은자위 속에 있으면서 눈이 어둡다. 병에 걸리지 않은 눈과 거의 비슷하며 오직 눈동자 속에 은은한 푸르른 흰빛깔이 있다. 그러나 은은한 푸르른 흰빛깔이 없어도 또한 있다. 루전선이 '눈속증은 먼저 한쪽 눈에 병이 걸린 다음에 두 눈을 모두 해친다. 모두 속흠이 검은자위 안에 있어서 눈동자를 가리기 때문이다. 지금 자세히 설명하면, 검은자위로 통하는 맥은 보는이음새이다. 보는이음새는 족궐음경과 족태양경, 수소음경의 세 경맥에 속한다. 세 경맥과 오장육부가 비워지면 삿된 것이 비워진 틈을 타고 들어와 경맥 속에 맺힌다. 이것이 보는이음새를 따라 검은자위 안으로 들어와 속흠이 된다.'고 하였다.

《용목론》에서 '골 기름이 아래로 흘러 속흠이 된다.'고 하였는데 이것은 족태양경의 삿됨이다. 간장기운이 위로 치솟아 생긴 속흠은 족궐음경의 삿됨이다.

그러므로 치료법은 침은 세 경맥의 수혈인 천주혈, 풍부혈, 태충혈, 통천혈 같은 경혈에 놓아야 한다. 기술이 뛰어나고 마음에 핵심을 찾은 의사는 침으로 검은 눈동자 속에 그 속흠을 밀어낼 수 있어서 더욱 빠른 효과가 있다.

약은 중초를 북돋으면서 세 경맥에 맺힌 것을 잘 통하게 한다. 이렇게 해서 삿된 것이 보는이음새로 들어가지 않도록 하면 낫는다. 음식을 제멋대로 먹거나 힘들게 일해서 몸을 해치면 비장과 위장이 부족해서 눈속증에 걸린다. 인삼보위탕, 익기총명탕, 원명내장승마탕, 복명탕이 마땅하다.

루전선이 말했다. '위에 네 가지 처방은 눈이 또렷하지 않을 때 치료한다. 모두 기운이 비워졌지만 아직 빠져나가지 않았기 때문에 인삼과 황기 속에 황련, 황백을 조금 넣어서 주었다. 기운이 이미 빠져나갔으면 황백 등에 찬 약을 써서는 안 된다.'고 말했다. 《내경》에서 '양 기운이 괴롭고 고되면 벌어지고 알짜가 끊어져 눈이 멀어 보지 못하거나 귀가 막혀 듣지 못한다.'고 한 것이 이 증상이다.

눈속증에 오른쪽 바깥 눈초리 쪽에 푸르른 흰 속흠이 있고 안쪽 눈초리 쪽에도 약간 흰 속흠이 보인다. 골이 아프고 눈동자구멍이 벌어지며 뜨거움이 위로 오르면서 뜨거움을 싫어하고 똥은 막혀 누기 어렵지만 오줌은 평소와 같다. 뜨겁거나 따뜻한 곳에 있으면 머리가 아프고 눈동자가 불어난다. 먹을 수 있으며 해가 진 다음이나 날씨가 흐리면 어둡게 보인다. 이런 증상에는 자음지황환을 먹는다. 속흠이 안쪽 눈초리에 있으면 승마 갈근을 더 넣고 속흠이 바깥 눈초리에 있으면 시호 강활을 더 넣는다.

이동원은 '간장 나무가 아주 세차면 불이 힘세져서 두려워하지 않고 맘대로 돌아다닌다. 이 때문에 비장과 위장이 먼저 받으며 눈병에 걸리면서 눈속증이 생기기도 한다.'고 하였다. 비장은 피를 감싸고 위장은 피를 주관한다. 심장은 맥을 주관하고 맥은 피가 있는 집이다. 또는 심장이 피를 주관하거나 경맥이 피를 주관한다고도 말한다. 간장의 구멍은 눈에서 열린다. 치료법은 지황환, 당귀탕 같은 약이다.

예중현이 말했다.[188] (풀이 안함)

---

[188] 《원기계미》에 있는 '음이 약해서 양과 어울릴 수 없는 병'과 같은 내용이기 때문에 풀이하지 않는다.

《동의보감》

○ 눈속증.

눈속증은 간장의 병이다.(《회춘》) 눈속증은 검은자위 속에 있으면서 눈이 어둡지만 병에 걸리지 않은 눈과 비슷하다. 눈동자 속에 은은한 푸르른 흰빛깔이 있으며 은은한 푸르른 흰빛깔이 없어도 있다.(《강목》) 눈속증은 먼저 한쪽 눈에 병이 걸리고 다음에 두 눈을 모두 해친다. 모두 속흠이 검은자위 안에 있어서 눈동자를 가리기 때문이다. 검은자위로 통하는 맥은 보는이음새이다. 보는이음새는 족궐음과 족태양, 수소음의 세 경맥에 속하고 세 경맥이 비면 삿된 것이 보는이음새를 따라서 검은자위 안으로 들어와 속흠이 된다. 침은 당연히 세 경맥의 수혈에 놓는 데 천주혈, 풍부혈, 통리혈, 태충혈 등의 경혈이다.(《강목》)

눈속증은 쑤시거나 아프지 않고 눈물과 눈곱도 없다. 자세히 보면 옅은 안개 같은 꼴이고 오래 보면 가벼운 연기 같은 꼴이다. 날파리가 어지럽게 흩어지거나 거미줄이 빈 곳에 걸린 듯하다. 날로 점점 늘어나 골 기름이 아래로 가서 검은 눈동자에 맺히면 점차 검은 눈동자에 속흠가림이 생긴다.(《유취》) 눈속증은 어둡고 흐릿하게 보이지만 밖에 겉흠과 막이 없다. 골 기름이 아래로 가서 뭉쳐 검은 눈동자가 희게 변한다. 금 빛깔이나 녹두 빛깔이기도 하며 구름과 연기 같거나 다섯 가지 빛깔이 보이기도 한다. 치료는 눈겉증과 견주어 어렵다. 골 기름이 엉겨 있으면서 눈동자가 등지고 있으면 치료하지 못한다.(《입문》)

피가 적거나 생각을 애썼거나 신장이 비워졌다. 그래서 피를 기르거나 물을 북돋거나 심장을 편안하게 해서 고르게 한다.(《단심》) 어두워져서 사물을 보지 못하면 눈속증이다. 검은 속티를 보면서 눈동자구멍이 벌어져 있으면 속에 병이다.(《단심》) 성욕으로 안을 해쳐서 신장 알짜가 비면 익음신기환을 쓴다. 간장에 피가 비면 양간환, 생숙지황환을 쓴다. 간장과 신장이 모두 비면 주경원, 가감주경원, 명목장수환을 쓴다.(《입문》) 피가 적거나 생각을 애썼거나 신장이 비워졌으면 자음지황환, 자신명목탕을 쓴다. 눈속증은 보간산, 추예환, 양간원, 《본사방》양간원, 보신환, 기령환, 오퇴산, 밀몽화산, 충화양위탕, 당귀탕, 환정환(처방은 눈병에 두루 쓰는 약을 본다), 발운퇴예환정환을 쓴다. 눈속증은 동그란 눈속흠증, 얼음 눈속흠증, 방울진 눈속흠증, 뻑뻑한 눈속흠증, 점박이 눈속흠증, 가로 눈속흠증, 넓게뜬 눈속흠증, 깊은 눈속흠증, 반달 눈속흠증, 수레바퀴 눈속흠증, 노란심 눈속흠증, 검은별 눈속흠증, 티고난 눈속증, 처음 눈바람증, 골바람증, 흔들린 눈속흠증, 초록 눈바람증, 어두운 눈바람증, 검은 눈바람증, 푸른 눈바람증, 비워진 밤눈증, 타고난 밤눈증, 비워진 눈어둠증 등으로 모두 스물세개의 병증이다.(《득효》)

익음신기환은 경맥에서 물을 튼튼하게 한다. 이러면 양에 빛을 누르고 음을 늘린다고 했다. 숙지황 2량 생건지황(술로 말리듯이 볶는다) 산수유 각1량 오미자 산약 목단피 시호 당귀잔뿌리(술로 씻는다) 각5돈 백복신 택사 각2돈반. 오른쪽을 가루 내어 꿀로 오동나무 씨 크기로 환을 만들어 주사로 옷을 입힌다. 빈속에 소금을 넣어 끓인 물로 50~70환씩 먹는다.《정전》 한 처방에는 주사가 없다. 자음신기환이라고 부른다.

양간환은 간장이 넉넉하지 않아 눈이 어둡고 속티가 있으며 눈곱과 눈물이 생기기도 하는 병을 치료한다. 또는 피가 비워져서 생긴 부인에 눈병을 치료한다. 당귀 천궁 백작약 숙지황 각1량 방풍 저실자(볶는다) 차전자(술을 넣고 볶는다) 유인(끓는 물에 담가 껍질을 없앤다) 각5돈. 오른쪽을 가루 내어 꿀로 오동나무 씨 크기로 환을 만들어 맑은 물로 70환씩 밥 먹고 한참 지나 먹는다.《의감》

생숙지황환은 피가 비워져 눈이 어두운 병을 치료한다. 생건지황 숙지황 현삼 석고 각1량. 오른쪽을 가루 내어 오동나무 씨 크기로 꿀로 환을 만들어 빈속에 맑은 찻물로 50~70환씩 먹는다.《입문》

주경원은 간장과 신장이 모두 비워져 검은 속티가 많이 보이고 사물이 어둡게 보이거나 또는 겉흠가림이 생긴 병을 치료한다. 토사자(술로 법제한다) 5량 차전자(볶는다) 숙지황 각3량. 오른쪽을 가루 내어 오동나무 씨 크기로 꿀로 환을 만들어 빈속에 따뜻한 술로 50~70환씩 먹는다.《국방》 어떤 처방은 구기자 1량반을 더 넣었는데 더욱 좋다.

가감주경원은 간장과 신장이 함께 비워져서 두 눈이 어두운 병을 치료한다. 토사자 8량 구기자 오미자 차전자 저실자 천초(볶는다) 각1량 숙지황 당귀신 각5돈. 오른쪽을 가루 내어 오동나무 씨 크기로 꿀로 환을 만들어 빈속에 따뜻한 술이나 소금물로 50~70환씩 먹는다.《간이》

명목장수환은 간장과 신장이 부족하여 눈이 어둡고 항상 검은 속티를 보며 찬 눈물이 많이 나오는 병을 치료한다. 이것은 주로 물을 튼튼히 하여 양에 빛을 누른다. 신장을 북돋고 간장을 기르며 피를 생기게 하고 눈을 밝게 한다. 황백 지모(젖과 섞어 햇볕에 말려서 볶는다) 각2량반 숙지황 생건지황(술로 씻는다) 천문동 맥문동 산수유(술로 찐다) 감국 각2량 구기자(술로 씻는다) 1량6돈 우슬(술로 씻는다) 1량3돈 인삼 당귀(술로 씻는다) 오미자 토사자 백복신 산약 백자인(볶는다) 택사 목단피(술로 씻는다) 각1량 백두구 3돈. 오른쪽을 가루 내어 오동나무 씨 크기로 꿀로 환을 만들어 빈속에 소금물로 50~100환씩 먹는다.《의감》

자음지황환은 피가 적거나 생각을 애썼거나 신장이 비워진 병을 치료한다. 눈이 어둡고 눈동자구멍이 벌어지며 사물이 어두우면서 속티가 보인다. 치료법은 피를 기르고 피를 서늘하게 하며 불을 흩어지게 하고 바람을 없애야 한다. 숙지황 1량 시호 8돈 생건지황(술을 뿌리고 말린다) 7돈반 당귀신(술로 씻는다) 황금 각5돈 천문동 지골피 오미자 황련 각3돈 인삼 지각 감초(구운 것) 각2돈. 오른쪽을 가루로 만들어 꿀로 녹두 크기로 환을 만들어 100환씩 맑은 찻물로 먹는다.《단심》 숙지황환이라고 한다. 눈이 점점 어두워지면서 잠깐씩 밝았다 어두우면 피를 잃은 증상이다. 이것과 정지환(처방은 신문을 본다)을 같이 먹

으면 더욱 좋다.(《보명》)

자신명목탕은 피가 적거나 생각을 애썼거나 신장이 비워진 병을 치료한다. 당귀 천궁 백작약 생지황 숙지황 각1돈 인삼 길경 치자 황련 백지 만형자 감국 감초 각5푼. 오른쪽을 꺾어 1첩으로 만들어 여린 차 한 움큼과 등심 한 묶음을 더 넣고 물에 달여 밥 먹고 나서 먹는다.(《회춘》)

보간산은 간장에 바람이 들어와 생긴 눈속증을 치료한다. 아프거나 가렵지 않으면서 눈에 다섯 색에 속티가 보이고 한 개의 사물이 둘로 보인다. 영양각 방풍 각1량 인삼 적복령 각7돈반 강활 차전자 세신 현삼 황금(볶는다) 각3돈반. 오른쪽을 가루 내어 2돈씩 미음에 섞어서 밥 먹고 나서 먹는다. 영양각은 궐음경맥으로 가고 현삼, 세신은 소음경맥으로 가며 강활, 방풍, 차전자는 태양경맥으로 간다. 힘살이 메마르면 하고초를 더 넣는다. 시험해보니 효과가 있다.(《강목》)

추예환은 눈속증에 겉흠이 있는 병을 치료한다. 불간양쓸개 청어쓸개 잉어쓸개 각7개 웅담 2돈반 소쓸개 5돈 사향 3푼 석결명(갈아서 물에 뜬 것을 가루로 만든다) 1량. 오른쪽을 가루 내어 오동나무 씨 크기로 밀가루 풀로 환을 만들어 빈속에 맑은 찻물로 10환씩 먹는다. 민물청어 쓸개가 없으면 수달 쓸개 3개로 바꾸고 없으면 돼지 쓸개 1개로 바꾼다.(《강목》)

양간원은 모든 눈병과 속흠가림, 장님증을 치료한다. 황련(따로 가루 낸다) 흰새끼양간(막을 없앤다) 1개. 사기그릇 안에서 함께 곱게 갈아 오동나무 씨 크기로 환을 만들어 빈속에 따뜻한 물로 30환씩 먹는다. 계속해서 5제를 먹으면 낫는다. 산양간이 더 좋다. 어떤 관리가 죽을 죄인을 살려서 나가게 했는데 그 죄수는 몇 년 후에 병으로 죽었다. 그 관리가 눈속증을 얻고 심하게 괴로웠다. 어느 날에 홀로 앉아 걱정하면서 한숨을 쉬는데 계단에서 바스락 거리는 소리가 들려 누구냐고 물었다. '나는 옛날에 살려준 죄수입니다. 지금 당신이 병을 얻었는데 감사하여 이 처방을 알리려고 왔다.'고 하였다. 먹었더니 정말 나았다.(《국방》)

《본사방》양간원은 눈속증인 장님증을 치료한다. 흰불간양간(작은 쪽의 간장 조각을 쓰는 데 얇게 썰어 새 기와 위에서 불로 말린다) 숙지황 1량반 토사자 결명자 차전자 지부자 오미자 구기자 충울자 고정력자 청상자 유인 맥문동 택사 방풍 황금 백복령 계심 행인 세신 각1량. 오른쪽을 가루 내어 오동나무 씨 크기로 꿀로 환을 만들어 따뜻한 물로 30~50환씩 하루 3번 먹는다. 어떤 환자가 눈속증으로 눈이 멀어서 이 약을 먹었다. 어느 날 저녁 등불 아래에서 집안 식구들에게 우연히 보니 문틈 사이로 불빛이 보이는 것 같다고 말했다. 다음 날 아침에 살펴보니 눈 속에 속흠과 막이 모두 가는 실같이 갈라졌고 마침내 나았다. 가루 내어 맑은 찻물로 2돈씩 눈에 넣으면서 먹어도 효과가 있다.(《강목》)

보신환은 신장이 비워져 눈이 어둡고 점점 눈속증이 생기는 병을 치료한다. 자석(불에 달궜다가 식초에 적시기를 7

번 하고 갈아 물에 떠있는 것을 쓴다) 토사자(술로 법제한다) 각2량 숙지황 육종용(술에 담갔다가 불로 말린다) 석곡 오미자 구기자 저실자 복분자(술에 담근다) 차전자(술로 찐다) 각1량 침향 청염 각5돈. 오른쪽을 가루 내어 오동나무 씨 크기로 꿀로 환을 만들어 빈속에 소금물로 70환씩 먹는다.(《제생》)

기령환은 신장이 비워져 눈이 어둡고 점점 눈속증이 생기는 병을 치료한다. 복령(절반은 적복령과 절반은 백복령) 4량 구기자(술에 담근다) 2량 토사자(술로 법제한다) 당귀 각1량 청염 5돈. 오른쪽을 가루 내어 오동나무 씨 크기로 꿀로 환을 만들어 빈속에 따뜻한 물로 50~70환씩 먹는다.(《단심》)

오퇴산은 눈속증을 치료한다. 선태 뱀허물 누에알깐껍질 오골계달걀껍질 남자 머리카락 각각 같은 양. 오른쪽 태워 남은 것을 가루로 내어 돼지간을 달인 물에 타서 1돈씩 먹는다.(《입문》)

밀몽화산은 열여섯 가지 눈속증과 아주 오래된 어둡게 보이는 병을 치료한다. 밀몽화 2량 영양각 제조 인삼 복분자 지부자 구기자 감초 각1량 충울자 석명자 감국 괴화 각5돈. 오른쪽을 가루 내어 2돈씩 미음에 타서 먹는다.(《득효》)

충화양위탕은 비장과 위장이 비워져 얻은 눈속증을 치료한다. 심장 불과 삼초 불이 함께 세찰 때 위로 올라가 이 병이 된다. 황기 강활 각1돈 인삼 백출 승마 갈근 당귀 감초(굽는다) 각7푼 시호 백작약 각5푼 방풍 백복령 각3푼 오미자 2푼 건강 1푼. 오른쪽을 썰어 한 첩으로 해서 물이 절반이 될 때까지 달인다. 황금 황련 각5푼을 더 넣고 다시 몇 번 끓어오르게 달여 찌꺼기를 없애고 따뜻한 물로 밥 먹고 한참 지나 먹는다.(《동원》)

당귀탕은 간장과 신장을 북돋우면서 눈동자를 이롭게 해서 밝게 한다. 시호 2돈 생지황 1돈반 당귀 백작약 각1돈 황금 황련(모두 술에 담근다) 각7푼반 감초(굽는다) 5푼. 오른쪽을 썰어 한 첩으로 만들어 물에 달여 빈속에 먹는다.(《의림》)

발운퇴예환정환은 눈속증을 치료한다. 항상 먹으면 평생 눈이 어두우면서 속티를 보는 병이 없다. 검은참깨 5량 밀몽화 목적 백질려 선태 청염 각1량 박하 백지 방풍 천궁 지모 형개 구기자 백작약 생감초 각5돈 감국 6돈 당귀(술로 씻는다) 3돈. 오른쪽을 가루 내어 달걀노른자 크기로 꿀로 환을 만든다. 한 개의 환을 잘게 씹어 맑은 찻물로 밥 먹고 나서 먹는다.(《회춘》)

1. 눈동자 눈속증

백내장은 처음에는 아무 증상이 없이 경과하다가 수정체 혼탁이 커져 눈동자를 침범하게 된다. 처음에는 반점 꼴로 검은 음영이 나타나거나 안개가 낀 것처럼 흐리게 보인다. 혼탁이 가운데만 있는 경우에는 햇빛에 나가면 눈이 부시고 시력이 더 떨어지게 되며 물체가 겹쳐 보이기도 한다. 병이 진행되면 눈동자는 빛나는 흰빛깔로 변한다. 선천성, 외상성, 노인성, 당뇨병성으로 분류한다.

백내장의 원인은 노화현상에 의한 노인성 백내장이 가장 흔하고 외상, 포도막염, 녹내장, 망막질환 등 안과적 질환의 합병증 그리고 당뇨병 등 전신질환의 합병증, 스테로이드 점안액이나 다른 질환으로 인한 내복약을 장기적으로 사용할 때 생긴다.

백내장의 종류는

1. 선천성 백내장

태어날 때부터 수정체에 혼탁을 갖고 태어나는 경우를 말한다. 대부분 원인불명이지만 유전, 선천성 대사장애, 염색체이상과 같은 전신질환을 동반하는 경우도 있으므로 안과 검사뿐 아니라 내과 검사가 필요하다. 임신 3개월 이내의 산모가 풍진에 감염되었을 때, 신생아에게 선천성으로 당분대사에 필요한 효소가 결핍되어 혈액에 당분의 일종인 갈락토스가 고농도로 존재할 때도 생긴다. 유아기부터 백내장이 심한 경우에는 시력발달의 장애로 약시가 되므로 발견 즉시 일찍 수술하는 것이 원칙이나 수술을 시행하더라도 아주 좋은 시력은 나오지 않는 경우가 많다. 무엇보다도 중요한 것은 수정체의 혼탁이 시력장애를 일으키는가를 판단한다. 수정체 혼탁이 심해서 망막에 빛이 잘 통과되지 못해 시신경의 기능에 문제가 된다면 가능한 한 빨리 수술하는 것이 좋다.

2. 당뇨병성 백내장

당뇨일 때는 40살 이후에 당뇨가 아닌 환자보다 노인성 백내장이 조금 일찍 발생할 수 있다. 당뇨가 있다고 해서 백내장 수술이 불가능한 것은 아니다. 그러나 이런 백내장은 수술 후에 염증이 잘 생기고 상처의 치유 기간이 늦어지며, 수술시 출혈이 많은 경향이 있기 때문에 적절한 당뇨 치료 후에 수술을 해야 한다. 또한 당뇨병성 망막증이 있으면 백내장 수술 후에도 시력이 별로 개선되지 않는다.

3. 합병성 백내장

대개 심한 안질환 후에 초래되는 백내장으로 만성의 심한 각막염이나 홍채모양체염, 녹내장, 망막박리, 유리체의 변성 및 출혈, 안약 및 내복약의 부작용 등에 합병된다. 염증성 독성물질이 직접 작용하거나 수정체낭의 투과성이 변하거나 또는 모양체 상피가 변해서 방수기능이 이상하기 때문이다. 망막의 기능 저하나 조직 변성 때문에 수술해도 시력이 잘 회복되지 않는다.

4. 외상성 백내장

외상으로 수정체가 파열되거나 파열되지 않아도 타박으로 수정체 혼탁이 오는 경우이다. 안구내의 다른 부분 특히 망막에 손상이 있는 경우가 흔하므로 수술 후 시력 회복이 썩 좋지 않다.

5. 후발성 백내장

백내장 수술을 한 뒤 남겨놓은 후낭에 혼탁이 생겨 다시 흐리게 보이는 경우를 말한다. 인공 수정체 삽입 후에 3~5년 정도가 지나면 약 50%의 환자에게서 생기는데 나이가 젊을수록 더 많이 발생한다. 이 백내장은 백내장이 재발한 것이 아니며 야그레이저(Neodymium YA G Laser)를 이용하여 간단히 외래에서 혼탁된 후낭에 구멍을 만들어 주는 수술을 한다.

양방에서 치료방법은 복용약이나 점안약을 사용할 수 있지만 수술만이 근본적인 치료방법이라고 본다. 노화 과정으로 생기는 대부분의 백내장은 수년의 세월을 두고 점차 진행된다. 하지만 외상이나 젊은 사람에게 생겼거나 또는 당뇨병이 있는 사람에게 생긴 백내장은 수개월에 걸쳐 빨리 진행될 수 있다. 백내장의 증세가 경미할 때는 수술이 필요 없고 안경도수의 변화만 주어도 일시적으로나마 시력이 개선될 수 있다. 백내장 수술에 따른 합병증으로 안내염, 녹내장, 안내 출혈, 망막부종, 망막박리, 사시, 홍채의 생김새 및 위치 이상 등이 있으며, 이러한 합병증이 발생하면 그에 따른 치료를 해야 한다. 특히 노인들은 눈에 염증이 잘 생기므로 주의해야 한다.

노인성 백내장은 처음 생김, 익지 않음, 이미 익음으로 나눈다. 치료는 이런 모든 경우를 통틀어서 원인을 변증해서 처방을 응용한다. 눈병은 비워진 병증과 뜨거운 병증, 채워진 병증이 있지만 차가운 병증은 없다. 백내장이 비워진 병증일 때는 보통 기국지황탕과 자음지황탕을 합방해서 쓴다. 태음인은 청심연자탕을 합방하고 소음인은 팔물탕을 합방하며 소양인은 육지지황탕에 구기자 2돈을 더 넣고 합방한다. 그리고 백내장의 종류에 따라 나와 있는 처방을 합방하되 환자에 따라 늘리거나 줄인다.

기국지황환은 육미지황환에 구기자, 감국을 더 넣은 처방이다. 간장과 신장에 음이 부족하여 어지럽고 눈이 잘 보이지 않으며 눈알이 깔깔하고 아플 때, 바람을 맞으면 눈물이 날 때, 어지럽고 잠을 자지 못하며 허리와 다리에 힘이 없을 때 쓴다. 가루 내어 꿀로 알약을 만든다. 한번에 10~12g(오동나무 씨 크기로 30~40환)씩 따뜻한 물로 빈속에 먹는다. 숙지황을 달여 농축하고 나머지 약을 가루 내어 섞어 알약을 만든다. 아래 처방도 마찬가지이다. 숙지황 산약 산수유 구기자 각4량 백복령 목단피 택사 감국 각3량.

가감주경원(1)은 방수, 수정체, 유리체, 망막 등의 질병과 백내장 때 쓸 수 있다. 신장에 양이 비워졌을 때 쓴다. 토사자(술에 찐다) 8량 구기자 오미자 차전자 저실자 천초(볶는다) 각1량 숙지황 당귀 각5돈. 가루 내어 꿀로 3g 되게 알약을 만든다. 한번에 5~7알씩 하루 3번 데운 술 또는 연한 소금물로 끼니 사이에 먹는다.

가감주경원(2)은 간장과 신장의 부족으로 오는 여러 가지 눈병에 쓴다. 신장에 양이 비워졌을 때도 쓴다. 토사자 저실자 각6량 충울자 각4량반 한수석 숙지황 각2량3돈반 구기자 차전자 목과 오미자 각1량반 삼칠근 3돈7푼. 약을 가루 내어 오동나무 씨 크기로 꿀로 알약을 만든다. 한번에 10알씩 빈속에 먹는다.

명목지황환은 별모인 눈겉흠증을 치료한다. 검은자위에 작은 겉흠들이 생겨 눈이 부시고 깔깔하며 눈물이 흐르고 잘 보이지 않는다. 점상 각막염, 유행성 결막염, 단순성 포진, 각막혼탁 등 때 쓸 수도 있다. 음이 비워져 생긴 뜨거운 병증일 때 쓴다. 숙지황 생건지황(술에 씻는다) 각4량 우슬(술에 씻는다) 백질려(볶는다) 각3량 지모(소금물로 볶는다) 황백(술에 볶는다) 토사자(술에 찐다) 독활 구기자 각2량. 약을 가루 내어 꿀로 오동나무 씨 크기로 알약을 만든다. 한번에 100알씩 소금물로 빈속에 먹는다.

자음지황환은 피가 부족하고 신장이 비워져서 눈앞이 아찔하고 때로 속티가 나타나면서 잘 보이지 않을 때 쓴다. 백내장의 기본처방이다. 음이 비워지면서 간장이 뜨거운 병증일 때 쓴다. 숙지황 1량 시호 8돈 건지황(술에 볶는다) 7돈반 당귀(술에 씻는다) 황금 각5돈 천문동 지골피 황련 각3돈 인삼 지각 감초 각2돈. 약을 가루 내어 꿀로 오동나무 씨 크기로 알약을 만든다. 한번에 10알씩 찬물로 먹는다. 이 처방을 쓸 때 정지환을 같이 쓰면 더 좋다.

익기총명탕은 늙은이가 몹시 비워져 머리가 아프고 어지러우며 귀에서 소리가 나고 잘 들리지 않을 때 쓴다. 또는 눈속증 초기에 눈이 잘 보이지 않을 때 쓴다. 인삼을 사삼으로 바꿔도 된다. 자감초 1돈2푼 인삼 황기 각1돈 승마 갈근 각6푼 만형자 각3푼 백작약 황백(술에 볶는다) 각2푼. 약을 한 첩으로 하여 물에 달여 2번에 나누어 먹는다.

감로음은 음이 비워졌거나 축축한 뜨거움증을 치료한다. 생지황 숙지황 천문동 맥문동 황금 석곡 인진 각3돈 지각 감초 각1돈 비파엽 1개. 물에 달여 하루 3번 먹는다.

1) 동그란 눈속흠증

처음 생겼을 때의 백내장을 말한다. 수정체 위에 희고 작은 둥근 점이 보인다. 수정체의 전방에 있는 낭밑 백내장이다. 동그란 눈속흠증이 있으면서 비문증과 시야가 흐려지는 증상이 같이 있다. 비문증은 생리적인 투명한 생김새가 아니라 검고 시야에서 뚜렷하게 보이는 꼴이다. 중심부는 혼탁이 좀 더 심해 햇빛에서만 볼 수 있고 주변부는 혼탁이 약해 어두운 곳에서만 볼 수 있다. 치료는 비워짐과 채워짐을 구별하지만 보통 비워짐과 채워짐이 같이 있다.

조각환은 안과 밖에 모든 가린 막을 치료한다. 이 약은 막을 없애고 속흠을 물러나게 한다. 열여섯 가지 눈속증일 때 이 처방에 생숙지황환을 같이 쓰면 더욱 효과가 좋다. 뱀허물(졸인 젖에 굽는다) 7개 선태 현정석(날 것) 천산갑(굽는다) 당귀 백출(날 것) 백복령 곡정초 목적 각1량 흰국화 고슴도치가죽(합분과 볶는다) 용담초 적작약 연교 각1량5돈 돼지발톱(합분과 볶는다) 30개 인삼 천궁 각 반량. 위의 약을 가루 내어 반은 저아조협 12꼬투리를 불에 태워 남은 재와 고루 섞어 꿀로 오동나무 씨 크기로 환을 만들어 빈속이나 밥 먹기 전에 30환씩 행인 달인 물로 먹는다. 나머지 반은 음양곽 1량을 가루 내어 섞어서 돼지간에 약을 넣고 푹 쪄서 으깨 즙으로 내서 하루 3번 먹는다. 《증치준승》

생숙지황환은(《화제》) 비워진 눈어둠증과 겉흠 눈동자들어감증으로 눈에 주렁주렁한 수십 개의 콩 같은 검은 속티가 보이는 병을 치료한다. 또는 벌레가 날아다니는 듯이 보이면서 모든 치료에도 낫지 않는 병을 치료한다. 또는 사물이 뚜렷하게 보이지 않고 눈자위가 흐려지며 찬 눈물이 흐르고 속흠과 막이 덮여 있는 병을 치료한다. 눈속증과 눈겉증이 있는 눈을 모두 치료한다. 석곡 지각 방풍 우슬 각6량 생지황 숙지황 각1근반 강활 행인 각4량 국화 1근. 가루 내어 꿀로 오동나무 씨 크기로 환을 만들어 30환씩 먹는다. 검은 콩 3되를 연기가 다할 때까지 볶아서 좋은 술 6되에 담갔다가 반잔씩 밥 먹기 전에 먹는다. 또는 백질려 달인 물로 먹는다. 《증치준승》

보간산은 동그란 눈속흠증을 치료한다. 숙지황 백복령 흰국화 세신 백작약 백자인 감초 방풍 북시호[189]. 물로 달여 밥 먹고 나서 먹는다. 《증치준승》

보신환은 동그란 눈속흠증을 치료한다. 파극 산약 파고지(볶는다) 목단피 소회향 각5돈 육종용 구기자 각1량 청염 2돈반. 위의 약을 가루 내어 꿀로 오동나무 씨 크기로 환을 만들어 30환씩 빈속에 소금물로 먹는다. 《증치준승》

진간환은 간장 경맥이 부족할 때 안에 뜨거운 바람을 받았다가 위에 눈을 친 병을 치료한다. 눈이 어둡고 가려우면서 아프다. 은근히 깔깔해서 뜨기 어렵고 눈곱이 많으며 눈물이 흐른다. 눈이 부시고 햇빛을 싫어하여 때때로 붉게 붓거나 겉흠이 생긴다. 원지(심을 뺀다) 지부자 충울자 백복령(껍질 벗긴다) 방풍(뿌리머리를 없앤다) 결명자 만형자 인삼 각1량 산약 청상자 시호(싹을 없앤다) 백자인(볶는다) 감초(굽는다) 지골피 현삼 차전자 감국 각반량 세신(싹을 없앤

---

[189] 미나리과의 북시호 Bupleurum chinense DC. 뿌리. 중국에서 주로 쓴다. 우리나라 시호 Bupleurum falcatum Linné와 약간 다르다.

다). 오른쪽을 곱게 가루 내어 꿀물로 삶아 오동나무 씨 크기로 밀가루 풀로 환을 만들어 30환씩 밥 먹고 나서 미음으로 하루 3번 삼킨다. 《증치준승》

청금환은 바람독이 눈을 쳐서 눈에 겉흠가림이 생긴 병을 치료한다. 동청(진짜) 유인(껍질 끝을 없애고 동청과 함께 이틀 밤 동안 담갔다가 물을 없애고 간다) 석결명(깨끗한 물로 갈아 말린다) 생서각(깨끗한 물로 갈아 종이 위에서 띄워 거른다) 각1돈 용뇌(간다) 백정향(물에 갈아 띄워 찌꺼기를 없앤다) 해표초(물에 띄워 거른다) 각반돈. 오른쪽에 동청과 유인을 먼저 밀가루처럼 간다. 그 다음에 백정향을 넣고 갈고 다음에 나머지 네 약재를 넣고 아주 곱게 간다. 좋은 먹을 진하게 갈은 즙을 깨끗한 그릇에 넣고 잘 섞어 녹두 크기로 환을 만든다. 쓸 때는 사람 젖에 개어 눈에 넣는다. 쓰지 않으면 항상 용뇌를 도자기 그릇 속에 담아둔다. 《증치준승》

조협환은 《증치준승》에 조각환과 같다.

생숙지황환은 비워진 눈어둠증과 겉흠 눈동자들어감증과 모든 안팎에 가림을 치료한다. 생지황 8량 숙지황 12량 석곡(소금물로 볶는다) 우슬(술에 찐다) 각 4량 국화(줄기를 없앤다) 6량 강활 방풍 행인(끓는 물에 담가 껍질 끝을 없앤다) 지각 각2량. 꿀로 오동나무 씨 크기로 환을 만들어 50~70환씩 먹는다. 검은콩 3되를 연기가 다할 때까지 볶고 좋은 술 6되에 담근다. 쓸 때마다 반잔으로 밥 먹기 전에 삼킨다. 소금물도 좋다. 또는 날 닭간을 찧어 환을 만들면 더욱 좋다. 이것은 명목지황환에 국화, 강활을 더 넣었다. 그 사이에 방풍, 행인, 지각, 지황, 우슬은 같이 쓴다. 오래된 바람이 차가운 물에 경락으로 들어왔다. 만약 알짜와 피가 없어진 사람은 위에 새 약재를 빼고 백질려, 당귀, 구기자로 바꿔야한다. 《장씨의통》

영양보간산은 간장에 바람으로 된 눈속증을 치료한다. 영양각(가루 낸다) 인삼 각3량 복령 방풍 각2량 세신 현삼 차전자 황금 강활 각1량. 가루 내어 2돈씩 밥 먹고 나서 미음에 타서 먹는다. 《장씨의통》

보신환은 신장이 비워져 눈에 빛이 없는 병을 치료한다. 파극 산약 보골지(소금과 술로 볶는다) 목단피 각2량 소회향(소금물로 볶는다) 1량 육종용(술에 담가 썩은 부분을 없애고 잘라 불로 말린다) 구기자 각4량 청염 반량. 꿀로 오동나무 씨 크기로 환을 만들어 50~70환씩 빈속에 소금물이나 따뜻한 술로 삼킨다. 《장씨의통》

《비전안과용목론》

○ 동그란 눈속흠증은 이 눈이 처음 병에 걸릴 때는 눈앞에 날파리나 속털, 옅은 연기나 가벼운 안개가 많이 보이다가 점점 심해진다. 아프거나 가렵지 않고 점점 보이지 않지만 눈은 병에 걸리지 않은 눈과 비슷하다. 또 사람과 사물을 알지 못하고 오직 세 가지 빛[190]만 보지만 환자는 깨닫지 못한다. 먼저 한 눈을 앓은 다음에 서로 이끌어 모두 해친다. 이것은 골 기름이 아래로 흐르거나

---

190) 해, 달, 별의 빛을 말한다. 즉 밝은 빛을 볼 수 있다는 의미이다.

간장바람이 위로 치솟아 생긴다. 구슬 같은 속흠이 푸르거나 흰빛깔이며 눈동자는 똑바르다. 밝은 곳에서는 작게 보이고 그늘에서는 크게 보인다. 이 눈은 침으로 밀어내야 하며 그런 다음에 약을 먹는다. 방풍산, 영양각음자를 쓴다.

시로 말한다. 속흠이 속에서 흩어졌다 다시 모이네. 한 점에 기름이 물에 떠 있는 듯하네. 밝은 곳에 작게 보이고 그늘에서는 다시 흩어지네. 금침으로 한번 밀어서 구름을 없애네. 환한 해가 오월 하늘에서 빛을 비추네. 의사가 훌륭한 기술을 자랑하지 않네. 황금 만량이 영원히 전해지지 않네.

방풍산은 충울자 방풍 길경 오미자 지모 각2량 현삼 천대황[191] 세신 망초 차전자 황금 각1량. 위의 약을 돌절구로 가루를 만들어 물 1잔에 가루 1돈을 넣고 5푼이 되게 달여 찌꺼기를 없애고 따뜻하게 밥 먹고 나서 먹는다.

영양각음자는 영양각[192] 3량 지모 세신 차전자 인삼 황금 각2량 방풍 2량반. 위의 약을 돌절구로 가루를 만들어 물 1잔에 가루 1돈을 넣고 5푼이 될 때까지 달여 밤참을 먹은 다음에 찌꺼기를 없애고 따뜻하게 먹는다.

《세의득효방》

○ 동그란 눈속흠증은 검은 눈동자 위에 둥근 한 점이 있다. 햇빛 속에서 더 작게 보이고 그늘에서는 크고 희게 보인다. 밝거나 어두운 곳에서 사물이 또렷하게 보이지 않는다. 의사가 잘 알지 못하고 찬 약으로 치료하면 오히려 검은 속티가 보인다. 이것은 간장과 신장이 함께 비워져서 얻었으며 다음 약을 먹어야 한다.

보간산은 숙지황 백복령(껍질 벗긴다) 국화 세신 각반량 작약 3푼 백자인 1푼 감초(굽는다) 반돈 북시호(뿌리머리를 없앤다) 1량. 위의 약을 잘라 가루 내어 3돈씩 먹거나 물 1잔으로 반이 되게 달여 밥 먹고 나서 먹는다.

보신원은 파극(심을 뺀다) 산약 파고지(볶는다) 소회향 목단피 각반량 육종용(씻는다) 1량. 구기자 1량 청염 1푼은 뒤에 넣는다. 위의 약을 가루 내어 꿀로 오동나무 씨 크기로 환을 만들어 30환씩 빈속에 소금물로 먹는다.

《증치준승》

○ 동그란 눈속흠증은 검은 눈동자 위에 둥근 한 점이 있다. 햇빛 속에서 더 작게 보이고 그늘에서는 크고 희게 보인다. 밝거나 어두운 곳에서 사물이 뚜렷하게 보이지 않는다. 의사가 잘 알지 못하고 찬 약으로 치료하면 검은 속티가 보인다. 이것은 간장과 신장이 함께 비워져서 얻었다. 조각환에 생숙지황환을 합치거나 보간산, 보신환, 진간환, 호정

---

191) 주로 쓰촨에서 나는 약용대황 Rheum officinale Baill.의 뿌리. 남대황이라고 부른다. 칭하이, 간쑤에서 주로 나는 장엽대황 Rheum palmatum L.은 북대황이라고 부른다.

192) 많은 처방에서 영양각을 주로 쓴다. 단계는 '영양각은 힘살을 필 수 있고 궐음경으로 들어가는 지름길이다. 오직 겉흠이 검은자위에 있으면 당연히 써야한다. 만약 검은자위에 없는데 멋대로 준다면 정말로 이끌 수 없어 삿된 것이 들어온다.'고 하였다.

환, 취보환, 화독환, 청금단, 권운고를 합쳐서 먹는다.

《동의보감》

○ 동그란 눈속흠증은 검은 눈동자 위에 둥근 한 점이 있다. 햇빛 속에서 더 작게 보이고 그늘에서는 크고 희게 보인다. 사물이 뚜렷하게 보이지 않고 오히려 검은 속티가 보인다. 이것은 간장과 신장이 함께 비워졌기 때문이며 보간산, 보신원이 마땅하다.(《득효》)

보간산은 동그란 눈속흠증이 검은 눈동자 위에 있고 어두우면서 속티가 있는 병을 치료한다. 시호 1돈반 백작약 1돈 숙지황 백복령 감국 세신 감초 각7푼 백자인 방풍 각5푼. 오른쪽을 잘라 1첩으로 만들어 물에 달여 먹는다.(《득효》)

보신원은 치료는 위와 같다. 육종용 구기자 각1량 파극 산약 파고지(볶는다) 소회향 목단피 각5돈 청염 2돈반. 오른쪽을 가루 내어 꿀로 오동나무 씨 크기로 환을 만들어 빈속에 소금물로 30~50환씩 먹는다.(《득효》)

《심시요함》

○ 이 속흠은 얇으면서 둥그네. 음양과 크거나 작아도 마찬가지이네. 구슬이면 바로 이 증상이네. 알짜가 비었고 기운이 막혔네. 뿌리를 다 없애야 하네. 반드시 신선을 만나야 하네.

이 증상은 흰빛깔이면서 크기가 같지 않고 진하거나 엷음도 같지 않다. 엷은 것이 가장 많고 가끔 진한 것이 있다. 쌓이고 쌓인 진함이 아니고 엷은 것에 견주어 조금 진할 뿐이다. 흔히 눈동자까지 가리면 '눈을 막은 가림'이라고 부르고 가장 치료하기 어렵다. 이 때는 매끄럽게 빛나고 깊이 가라앉아 있기 때문이다. 음과 양에 두 증상으로 나눈다. 양은 밝은 곳에서는 또렷한 흰빛깔을 느끼지 못하다가 어두운 곳에서 밝은 흰빛깔이 크게 보인다. 음은 어두운 곳에서는 얕게 있다가 밝은 곳에서 보면 깊고 크다. 밝거나 어두움으로 병을 나눠서 보지만 치료는 한가지다. 그래서 음이나 양이고 크거나 작아도 마찬가지라고 했다. 병이 오래되면 치료해도 평생 병을 피할 수 없다. 약을 먹어야 한다.

공청환은 깊은 눈속흠증을 치료한다. 자세히 보면 보이며 이 병이 가장 깊다. 세신 오미자 차전자 석결명 각1량 공청 1돈 생지황 지모 방풍 각2량. 위를 곱게 가루 내어 졸인 꿀로 오동나무 씨 크기로 환을 만들어 30환씩 빈속에 찻물로 삼킨다.

영양각음자는 아프지 않고 가렵지도 않은 동그란 눈속흠증을 치료한다. 영양각(줄로 가루낸다) 3량 세신 지모 인삼 차전자 황금 각2량 방풍 2량반. 위를 곱게 가루 내어 1돈5푼씩 물 1잔으로 5푼이 되게 달여 밥 먹고 나서 찌꺼기를 없애고 따뜻하게 먹는다.

《장씨의통》

○ 동그란 눈속흠증은 검은 눈동자 위에 둥근 한 점이 있다. 처음 병에 걸렸을 때는 파리가 날아다니고 개미가 늘어뜨리거나 옅은 연기와 가벼운 안개가 보인다. 먼저 한 쪽을 앓은 다음에 차례로 서로 이끈다. 기름 한 점이 물속에 떠

있는데 햇빛 속에서 더 작게 보이고 그늘에서는 크게 보인다. 밝거나 어두우면서 사물이 뚜렷하게 보이지 않는다. 의사가 잘 알지 못하고 찬 약으로 치료하면 검은 속티가 보인다. 이것은 간장과 신장이 함께 비워졌기 때문이다. 먼저 조협환과 생숙지황환을 합쳐서 주고 다음에 영양보간산, 보신환을 준다.

《의종금감》(《안과심법요결》)

○ 동그란 눈속흠증 노래. 동그란 눈속흠증은 푸른 흰빛깔로 기름 한 점이 둥글게 물속에 있는 듯하네. 간장바람이 치솟거나 골 기름이 아래로 흘렀네. 밝은 데서는 속흠이 작고 어두운 곳에서는 벌어지게 보이네. 비워진 뜨거움이면 영양음에 차전자, 세신, 인삼, 백복령, 방풍을 같이 달이네. 채워짐이면 방풍, 황금, 길경, 망초, 대황, 충울자, 현삼, 세신, 지모, 차전자를 쓰네.

원예영양음은 영양각 1돈 차전자 1돈 세신 5푼 인삼 1돈 황금 1돈 방풍 2돈 지모 2돈. 위의 약을 거칠게 가루 내어 물 2잔으로 1잔이 되게 달여 밤참을 먹은 다음에 찌꺼기를 없애고 따뜻하게 먹는다.

원예방풍산 처방은 방풍 2돈 황금 1돈 길경 2돈 망초 1돈 대황 1돈 충울자 1돈 현삼 1돈 세신 5푼 지모 2돈 차전자 1돈. 위의 약을 거칠게 가루 내어 물 2잔으로 1잔이 되게 달여 밥 먹은 다음에 찌꺼기를 없애고 따뜻하게 먹는다.

쉽게 풀이함. 동그란 눈속흠증은 처음 병에 걸렸을 때 검은 눈동자 위에 푸른 흰빛깔의 한 점이 기름 한 방울처럼 물 위에 떠 있다. 어두운 곳에서 보면 그 속흠이 푸르른 흰빛깔로 크며 밝은 곳에서 보면 생김새가 작아진다. 간장바람이 위로 치솟거나 골 기름이 아래로 흘러 생긴다. 그 비워짐과 채워짐을 잘 살펴 치료한다. 비워졌으면 영양각음자로 그 비워져 생긴 뜨거움을 내리고 채워졌으면 방풍산으로 그 삿된 뜨거움을 빼낸다.

《양의대전》

○ 큰 동그란 눈속흠증. 이 증상을 살펴보니 먼저 신장 물이 없어졌기 때문이고 다음에 괴로워하고 화내서 간장을 해쳤기 때문이다. 눈은 오장육부에 속하며 간장과 신장이 바탕이 된다. 신장은 물의 근원이고 눈은 물의 알짜이다. 성생활을 지나치게 많이 하면 신장 물이 약해져 간장나무를 기르지 못하고 또 눈알도 기르지 못한다. 게다가 온갖 감정으로 갑자기 화내면 가슴 속에 뜨거운 기운이 위로 치솟아 골로 들어간다. 그러면 골에 기름이 굳지 않아서 아래 눈으로 흐르고 눈동자 앞을 덮으면 눈속증이 된다. 생겼을 때는 항상 눈앞에 드리워진 거미나 날아다니는 파리나 옅은 안개나 가벼운 연기를 본다. 쑤시거나 아프지 않으며 점점 눈이 보이지 않는다. 먼저 한쪽 눈에 있다가 오래된 다음에 서로 전하며 그 기름은 푸르른 흰빛깔이다. 어버이의 모습을 물려받아 눈동자가 크면 그 속흠도 크기 때문에 큰 동그란 눈속흠증라고 한다. 그늘에서 보면 크고 밝은 곳에서 보면 작다.

처음 병을 느끼면 충화양위탕을 먹어야

한다. 시호, 당귀, 백작약, 감초, 갈근, 인삼, 황기, 백출, 오미자, 강활, 방풍, 백복령이고 입이 마르면 황련, 황금을 더 넣는다. 석곡야광환은 인삼, 산약, 우슬, 토사자, 오미자, 맥문동, 영양각, 육종용, 천궁, 생지황, 천문동, 백질려, 구기자, 청상자, 결명자, 행인, 석곡, 지각, 서각, 백복령, 감초, 방풍, 황련이다. 세월이 오래되면 금침으로 밀어내야 한다.
○ 작은 동그란 눈속흠증. 이 증상을 살펴보니 큰 동그란 눈속흠증과 서로 같다. 모두 화내서 간장과 신장을 해치고 뜨거운 기운이 위로 치솟아 골에 기름이 아래로 흘렀다. 이렇게 맺혀서 생긴 푸르른 흰빛깔의 속흠이 눈동자를 덮어 가린다. 눈동자와 눈속물은 쓸개에서 통해 들어간다. 오장육부가 고르면 기운과 피가 잘 돌고 쓸개즙이 위로 잘 흘러가기 때문에 만물을 잘 비춘다. 간장과 신장을 해치고 뜨거운 기운이 위로 치솟아 흩어지지 않으면 쓸개즙이 잘 흐르지 못해 기름이 엉겨 가림이 된다. 작은 동그란 눈속흠증이라고 부르는 것은 어버이의 생김새를 물려받은 눈동자가 작아서 속 기름도 작기 때문이다. 세 가지 빛인 해, 달, 별을 볼 수 있지만 사람과 사물을 제대로 보지 못한다. 처음 생겼을 때 충화양위탕, 석곡야광환을 먹고 세월이 오래되면 쥐꼬리 금침으로 밀어낸다.

《목경대성》
○ 동그란 눈속흠증은 '모나거나 둥글다'의 둥근 원이 아니다. 둘이 겹쳐서 서로 붙고 가운데는 흐린 물이 있어 만두나 납거미집 같다. 침으로 밀어 움직여 흔든다고 떨어뜨릴 수 없다. 반드시 침의 날로 검은자위를 향해 빈 곳에 한 점을 찔러야 한다. 그러면 흐린 물이 세차게 흐르거나 눈동자 밖으로 넘쳐 나온다. 다시 침을 세로로 해서 안을 향해 둥글게 두드려 아래로 누르면 눈동자가 또렷해진다.

《동의학사전》
○ 내장 눈병의 하나. 눈동자 안에 있는 수정체가 흐려지는 병증을 말한다. 흐려진 수정체의 색, 부위, 굳기 형태 및 성숙 정도에 따라 활예, 백예황심, 조화예, 빙예, 소운예, 대운예, 부예, 삽예, 침예, 노예, 매화예, 눈예, 산예, 횡예, 언월예 등으로 나눈다. 노인들에게서 간신의 정혈부족, 비위허약, 간열 및 비위습열 등의 원인으로 생긴다. 초기에 물체가 약간 뿌옇게 보이고 눈앞에서 모기가 날아다니는 것처럼 느껴지며 물체가 여러 개로 보인다. 시력이 점차 나빠져서 물체를 가려볼 수 없게 된다. 먼저 한쪽 눈을 앓고 얼마 지나지 않아서 다른 눈도 앓게 된다. 눈동자는 형태, 크기 및 신축성에서 변화가 없다. 다만 눈동자를 통하여 수정체를 보면 여러 가지 형태와 색으로 흐려져 있다. 형태는 대추꽃 모양, 반달 모양, 수은방울 모양, 쐐기 모양, 구름 모양 등이며 색은 흰색, 누르스름한 흰색, 푸른색 등 여러 가지다. 나중에는 수정체 전체가 희게 흐려져서 심한 시력장애를 일으킨다.
간신이 장애되고 정혈부족으로 오는 것은 간신을 자양하고 정혈을 보하는 방법으로 기국지황환, 가감주경원, 명목지황환을 쓰고, 비위허약으로 온 것은 비위를 보하고 기를 돕는 방법으로 보중익기탕, 익기총명탕을 쓴다. 간열로 온 것은 간열을 내리우는 방법으로 석결명산을, 비위습열로 음을 손상시켜 온 것은 음을 불귀주고 열을 내리우며 습을 없애는 방법으로 감로음을 쓴다. 정명, 건명, 구후, 합곡, 신유, 족삼리, 삼음교 혈에 침을 놓으며 비노혈에는 뜸을 뜬다. 수정체의 혼탁이 고정되어 노예(성숙백내장)가 되고 빛을 가려 볼 수 있으면 수술을 한다. 노인성 백내장에 해당한다고 본다.

2) 방울진 눈속흠증

눈동자 안에 노란빛깔을 조금 띤 수은방울 같은 흰빛깔의 속흠이 있다. 아프지 않고 눈물이 흐르지도 않는다. 동그란 눈속흠증과 비슷하지만 생김새가 다르다. 하얀 색에 수은방울처럼 잘 흩어졌다가 잘 모인다. 원인은 간장에 기운이 위로 치솟아 골 기름이 아래로 흘렀기 때문이다. 비워진 병증보다 뜨거운 병증이 더 큰 원인이다. 그래서 약간 누르스름하게 보인다. 전낭밑 백내장이 좀 더 심해져 성숙한 상태이다.

치료는 사람을 구별하지 못하면 금침으로 밀어낸 다음에 아래 책을 참조해서 약을 쓴다.

《비전안과용목론》

○ 방울진 눈속흠증은 이 눈이 처음 병에 걸릴 때는 아프거나 가렵지 않다. 먼저 한쪽 눈에 병이 생겼다가 다음에 서로 이끌려 함께 해친다. 눈은 똑바르지만 점점 눈이 보이지 않는다. 모두 골에 기름이 아래로 흐르고 간장에 기운이 위로 치솟았기 때문이다. 눈동자 안에 수은방울 같은 속흠이 있어서 사람과 사물을 가려보지 못한다. 금침으로 밀어내고 조금 쉰 다음에 보간탕과 석결명환을 먹으면 낫는다.

시로 말한다. 방울진 눈속흠증은 볼 때 온 마음을 기울어야 하네. 약간 노란빛깔을 머금은 흰빛깔이 나타난다네. 눈을 벌리면 커졌다가 다시 빨리 작아지는 수은방울 같은 게 있다네. 침으로 밀어내면 손을 따라 떨어지네. 밀어냈다가 침을 빼면 다시 처음으로 돌아가네. 침을 움츠렸다가 뚫어야 푸른 물이 흩어지네. 그러면 오월에 금 까마귀가 먼 하늘을 비추네.

보간탕은 인삼 복령 현삼 황금 각1량 방풍 지모 길경 충울자 각2량. 위를 찧어 가루를 내어 물 1잔에 가루 1돈을 5푼이 되게 달여 밥 먹은 다음에 찌꺼기를 없애고 따뜻하게 먹는다.

석결명환은 석결명 차전자 방풍 지모 각1량 충울자 오미자 세신 인삼 복령 황금 대황 각1량. 위를 찧어 가루를 내어 꿀로 오동나무 씨 크기로 환을 만들어 밥 먹기 전에 뜨거운 차로 10환씩 먹는다.

《세의득효방》

○ 방울진 눈속흠증은 수은방울 같지만 약간 노란빛깔을 띠고 있다. 쑤시거나 아프지 않고 눈물도 없으며 눈동자를 감

싸면서 가린다.

《증치준승》

○ 방울진 눈속흠증은 수은방울 같지만 약간 노란빛깔을 띠고 있다. 쑤시거나 아프지 않고 눈물도 없으며 눈동자를 감싸면서 가린다. 조각환, 생숙지황환, 환정환, 양간환, 황련고를 먹는다.

　조각환은 위와 같다. 생숙지황환은 위와 같다.

　환정환은 천궁 백질려 목적 백출 강활 토사자 숙지황 감초 각각 같은 양. 위를 곱게 가루 내어 꿀로 달걀노른자 크기로 환을 만들어 빈속에 끓인 물로 씹어 먹는다.

《본사방》양간환은 토사자 차전자 맥문동 결명자 복령 오미자 구기자 충울자 고정력자 유인 지부자 택사 방풍 황금 행인(볶는다) 세신 계심 청상자 각1량 흰불깐양간(작은 간 한 조각을 얇게 썰어 새 기와 위에서 불로 말린다) 숙지황 1량반. 위를 곱게 가루 내어 꿀로 오동나무 씨 크기로 환을 만들어 30~40환씩 따뜻한 물로 하루 3번 먹는다.

　황련고는 세찬 뜨거움이 사람을 구워 눈 속에 불같은 핏줄을 치료한다. 나머지는 위와 같다. 황련 8량 용뇌 1돈. 위의 황련을 뿌리머리를 없애고 검은 껍질을 긁어 벗겨 깨끗이 씻어 썬다. 물을 큰 사발 3잔을 넣고 구리 냄비 안에서 달이거나 도자기 그릇 안에서 달인다. 알맞은 불로 오랫동안 끓여 큰 사발로 반쯤 줄었으면 찌꺼기를 걸러 없앤다. 남은 부분을 다시 달여 맑은 부분을 걸러 얇은 도자기 그릇에 채워 넣고 항아리 입구에 위를 열어놓고 중탕으로 푹 끓여 끈끈한 즙을 만든다. 이것을 녹을 때까지 끓이고 다시 깨끗이 거른 다음 며칠을 기다려 불기운을 빼낸다. 쓸 때는 바로 용뇌를 더 넣으며 1돈이 괜찮지만 쓸 때는 가늠해서 더 넣는다. 조금씩 안쪽 눈초리 안에 넣는다. 또 처방으로 곰쓸개와 비단뱀 쓸개를 각각 조금씩 넣으면 아주 좋다.

《동의보감》

○ 방울진 눈속흠증은 수은방울 같지만 약간 노란빛깔을 띠고 있다. 쑤시거나 아프지 않고 눈물도 없으며 눈동자를 감싸면서 가린다. (《득효》)

《의종금감》《안과심법요결》

○ 방울진 눈속흠증 노래. 방울진 눈속흠증은 수은방울 꼴이네. 약간 노란빛깔을 띠는 눈동자네. 간장바람이 치솟거나 골 기름이 아래로 흘렀네. 가렵거나 쑤시지 않고 점점 어두워지네. 간장을 북돋우려면 복령, 길경, 충울자, 황금, 방풍, 천궁, 지모, 현삼, 당귀신, 인삼을 쓰고 남음증이면 석결명, 차전자, 오미자, 세신, 대황, 복령, 지모, 충울자, 현삼, 방풍, 황금을 쓰네.

　활예보간탕 처방은 복령 1돈 길경 1돈 충울자 2돈 황금 1돈 방풍 2돈 천궁 1돈 지모 1돈 현삼 1돈 당귀신 2돈 인삼 2돈. 위를 거칠게 갈아 물 2잔으로 1잔이 되게 달여 밥 먹은 다음에 찌꺼기를 없애고 먹는다.

　활예결명환 처방은 석결명 1량 차전자 1량 오미자 반량 세신 반량 대황 1량 복령 1량 지모 1량 충울자 1량 현삼 1량 방풍 1량 황금 1량. 위를 곱게 갈아 꿀로 오동나무 씨 크기로 환을 만들어 밥 먹기 전에 찻물로 3돈씩 먹는다.

　쉽게 풀이함. 방울진 눈속흠증은 눈동자 가운데 안에 수은방울 꼴로 한 점이 있고 약간 노란빛깔을 띤다. 가렵거나 쑤시지 않고 눈물도 없다. 눈동자를 가려서 점점 눈이 보이지 않다가 다음에는 왼쪽과 오른쪽이 서로 이끌어 함께 해친다. 간장바람이 위로 치솟거나 골 기름이 아래로 흘렀기 때문이다. 보간탕으로 비워진 뜨거움을 내리면서 흩어지게 한다. 남음증이면 결명환을 먹어서 채워진 뜨거움을 아래로 가게 한다.

《양의대전》

○ 방울진 눈속흠증. 이 증상을 살펴보니 간장과 신장이 함께 비워져 골 기름이 눈동자 안으로 흘러갔기 때문이다. 생김새는 수은 방울 같고 흘러 다니거나 스며드는 것이 일정하지 않다. 쑤시거나 가렵지 않고 다만 어두우면서 속티가 생긴다. 날이 오래되면 서로 전해서 점점 눈이 먼다. 세 가지 빛을 보지만 사람과 사물을 가릴 수 없다. 치료는 앞과 같다. 해가 오래되면 연자금침으로 밀어낸다.

《목경대성》

○ 방울진 눈속흠증흠은 '빛나고 미끄럽다'의 미끄러움이 아니다. 동그란 속흠이 맺히지 않아서 침이 들어가면 흩어지거나 또 모일 수 있다. 흩어지면 큰 방울과 작은 방울이 위아래로 흐르고 모이면 합쳐 하나로 된다. 수은이 달아나는 것 같다고 한다. 이 증상은 많이 보이지 않으며 침도 큰 효과를 보지 못한다. 공부하는 사람은 알아야 한다.

《동의학사전》

○ 원예내장의 하나. 눈동자 안에 있는 수정체의 혼탁된 색이 수은방울과 비슷하면서 약간 누런빛을 띠는 것을 말한다. 노인성 백내장의 성숙기에 해당한다고 본다.

3) 넓게뜬 눈속흠증

　수정체를 앞에서 보면 은빛의 흰빛깔이 눈동자 위에 있고 전혀 피 빛깔이 섞이지는 않았다. 이 증상은 동그란 눈속흠증이나 방울진 눈속흠증과 비슷하지만 다른 점은 국소에 수정체 혼탁이 있지 않고 수정체의 넓은 부분에 혼탁이 있다는 점이다. 초기부터 수정체 전낭 밑에 넓게 혼탁이 진행되는 전낭밑 백내장이라고 볼 수 있다. 골에 뜨거운 바람이 들어갔기 때문에 비워짐은 없고 뜨거움만 있다. 그래서 백내장이 처음부터 넓게 생긴다고 본다. 치료는 초기에 조협환에 생숙지황환을 같이 먹고 칠보산으로 눈을 씻거나 석결명산을 눈에 넣는다. 조금이라도 오래되었으면 금침으로 제거한 후에 결명산, 부예추예환을 쓴다.

　석결명산은 넓게뜬 눈속흠증이 오랫동안 낫지 않을 때 쓴다. 석결명 진주 호박 각7돈반 해표초 5돈 용뇌 2돈. 위를 아주 곱게 갈아 하루 3번 눈에 넣는다.

세신산은 폐장이 차가운 바람에 해쳐 콧물이 나고 머리와 눈이 아프며 가슴 가로막이 답답한 병을 치료한다. 세신 1량 부자(구워 껍질과 배꼽을 벗긴다) 백출 가려륵(구워 씨를 뺀다) 만형자 궁궁 계심 각7돈5푼 지각(밀기울로 볶는다) 구감초 각반량. 오른쪽을 잘게 썰어 3돈씩 물 1잔에 생강 반푼을 넣고 6푼이 되게 달여 찌꺼기를 없애고 밥 먹고 나서 따뜻하게 먹는다. 《증치준승》

천궁산(《보감》)은 머리바람증으로 한쪽이나 가운데 머리가 아프고 어지러운 병을 치료한다. 천궁 세신 강활 괴화 감초(굽는다) 향부자 석고 각반량 형개 박하 국화 방풍(잔뿌리를 없앤다) 인진 각1량. 오른쪽을 가루 내어 2돈씩 밥 먹고 나서 찻물로 하루 3번 삼킨다. 바람을 일으키는 음식을 꺼린다. 《증치준승》

《비전안과용목론》

○ 육·넓게뜬 눈속흠증은 처음에 가렵거나 아프지도 않다. 한쪽 눈부터 생기고 다음에 서로 이끌어 함께 해친다. 원인은 골속에 뜨거운 바람이 눈 안으로 치고 들어가 골 기름이 아래로 흘렀기 때문이다. 이것이 엉겨 속흠이 되는데 은으로 만든 침 같다. 사람과 사물을 보지 못하지만 세 가지 빛은 본다. 금침으로 밀어낸 다음에 결명산, 추예환을 쓰면 신기한 효과가 있다.

시로 말한다. 넓게뜬 눈속흠증은 똑바로 보면 밖으로 뚫려있는 듯하네. 잠깐 흰빛깔이 보이는데 은빛 등잔불 같네. 그늘에서는 벌어지고 밝은 곳에서는 작아져 벌어졌다 오므렸다 하네. 이것이 원래 꿀임을 깊이 아네. 나눠서 알면 잘못이 없네. 금침으로 밀어내서 검은자위 가까이 나오도록 하네. 다만 가르친 방법에 따라 마음과 힘을 쓰네. 뭉친 기름을 건드리지 말아야하네. 터지면 보지 못하네.

결명산은 석결명 인삼 복령 대황 차전자 세신 각1량 방풍 2량 충울자 2량 길경 1량반. 위를 가루 내어 밥 먹고 나서 미음에 1돈씩 타서 먹는다.

추예환은 석결명 세신 각1량 지모 건지황 방풍 각1량 토끼간(굽는다) 1개 오미자 인삼 각2량반. 위를 가루 내어 꿀로 오동나무 씨 크기로 환을 만들어 빈속에 찻물로 10환씩 먹는다.

《세의득효방》

○ 넓게뜬 눈속흠증. 이 병은 위에 얼음빛 같은 흰빛깔이 눈동자를 둥글게 둘러싸고 있다. 처음에 바깥눈초리 쪽에서 생겨 검은 눈동자 위까지 온다. 아프거나 가렵지 않으며 피 빛깔로 물들지도 않는다.

《증치준승》

○ 넓게뜬 눈속흠증은 위에 얼음 빛 같은 흰빛깔이 눈동자를 둥글게 둘러싸고 있다. 처음에 바깥눈초리 쪽에서 생겨 검은 눈동자 위까지 온다. 아프거나 가렵지 않으며 피 빛깔로 물들지도 않는다. 조각환에 생숙지황환, 선폐탕, 칠보산, 백만고, 세신산, 천궁산 등을 합쳐서 먹는다.

조각환은 위와 같다. 생숙지황환은 위

와 같다.
 칠보산은 바람이 들어온 눈을 치료하고 뭉친 뜨거움을 없앤다. 당귀 작약 황련 동록(곱게 간다) 각2돈 행인(껍질을 벗긴다) 7알 백반 감초 각1돈. 위를 잘게 잘라 도자기 그릇에 물과 함께 넣고 솥 안에서 8푼까지 잠깐 달여 찌꺼기를 없애고 맑게 해서 자기 전에 눈을 씻는다.

《동의보감》

○ 넓게뜬 눈속흠증은 위에 얼음 빛 같은 흰빛깔이 눈동자를 둥글게 둘러싸고 있다. 처음에 바깥눈초리 쪽에서 생겨 검은 눈동자 위까지 온다. 아프거나 가렵지 않으며 피 빛깔로 물들지도 않는다.(《득효》)

《의종금감》《안과심법요결》

○ 넓게뜬 눈속흠증 노래. 넓게뜬 눈속흠증은 흰빛깔이 눈동자 안에서 비추네. 밝은 곳에서 작게 보이고 어두운 곳에서 벌어지게 보이네. 가렵거나 아프지 않고 핏기도 없네. 골로 바람이 치솟아 골 기름이 들어갔네. 석결명산인 석결명, 인삼, 복령, 차전자, 세신, 방풍, 대황, 충울자, 길경을 쓰거나 부예추예환인 석결명, 지모, 세신, 오미자, 생지황, 인삼, 방풍, 토끼간을 쓰네.
 석결명산 처방은 석결명 1돈 인삼 1돈 복령 1돈 차전자 1돈 세신 5푼 방풍 2돈 대황 1돈 충울자 2돈 길경 1돈반. 위를 곱게 가루 내어 고루 섞어 밥 먹고 난 다음에 미음에 타서 2돈씩 먹는다.
 부예추예환 처방은 석결명 1량 지모 1량 세신 5돈 오미자 반량 생지황 2량 인삼 2량반 방풍 1량 토끼간 1개. 위를 곱게 가루 내어 꿀로 오동나무 씨 크기로 환을 만들어 빈속에 찻물로 3돈씩 먹는다.
 쉽게 풀이함. 넓게뜬 눈속흠증은 처음 병에 걸렸을 때 가렵거나 아프지 않으면서 눈동자 안을 비추면 흰빛깔이 나타난다. 어두운 곳에서 보면 커지고 밝은 곳에서 그 속흠이 조금 작게 보인다. 핏빛이 전혀 섞이지 않았다. 골로 치솟아 골 기름이 아래로 흘러 눈속증이 되었다. 결명산, 추예환을 써야 한다.

《장씨의통》

○ 넓게뜬 눈속흠증은 위에 얼음 빛 같은 흰빛깔이 눈동자를 둥글게 둘러싸고 있다. 처음에 바깥눈초리 쪽에서 생겨 검은 눈동자 위까지 오며 자세히 보아야 보인다. 아프거나 가렵지 않으며 핏빛이 섞이지도 않았다. 조협환, 생숙지황환을 쓴다.

《양의대전》

○ 넓게뜬 눈속흠증. 이 증상을 살펴보니 처음에 성생활을 지나치게 해서 신장 물이 말라 없어지고 물이 없어지면서 불이 세차기 때문이다. 눈에 속흠이 생겨 안개나 이슬 속에 있듯이 사물이 어둡게 보인다. 그렇지만 전혀 아프지 않다. 온갖 감정으로 점점 뭉치게 되면 간장을 해치게 되고 이때 뜨거운 기운이 위에 골로 치솟는다. 그러면 골 기름이 눈동자 안으로 흘러들어가 한 덩어리로 맺혀서 은으로 만든 얇은 판 같이 밝게 빛나고 눈동자 위에 떠있다. 먼저 한 쪽 눈

에 있다가 오래되면 서로 전한다. 세 가지 빛도 볼 수 없으면 금침으로 밀어내기 어렵다. 처음 생겼을 때 신장을 북돋고 간장을 고르게 해야 한다. 치료법은 위와 같다.

《동의학사전》

○ 원예내장의 하나. 눈동자 안에 있는 은과 같이 고르롭게 희게 흐려져 있고 약간 커져 있으므로 흑정과 황인 사이가 얕아 보인다. 흰색으로 흐려진 수정체를 어두운 곳에서 보면 커져 보이고 밝은 곳에서 보면 작아져 보인다. 시력은 몹시 나빠져서 눈앞에서 손가락을 가릴 수 있는 정도까지 떨어진다. 노인성 백내장의 미숙기에 해당한다고 본다.

4) 깊은 눈속흠증

흰 속흠이 눈동자 깊숙이 안쪽에 은은하게 깊이 감춰져 있는 병증이다. 햇빛을 향해 가늘게 뜬 상태로 관찰하면 볼 수 있다. 눈이 아픈데 아침에는 덜하고 밤에 심하며 간혹 눈물이 나기도 한다. 후낭밑 백내장이다. 수정체의 유리체 쪽 피질과 후낭 밑에 점 꼴로 혼탁이 있는 것으로 어혈, 외상(타박)이 원인인 경우가 많다. 그래서 밤에 더 아프다. 원인은 간장 경맥이 뜨거워서 골에 뜨거운 기운이 아래로 갔기 때문이다. 치료는 금침으로 제거한 다음에 영양각음자, 공청원을 먹는다. 또는 침예영양음, 조각환, 생숙지황환을 쓴다.

구정환은 눈자위가 붓고 소라돌기가 나오거나 장님에 속흠이 있는 병을 치료한다. 창출 지실 감초 천궁 형개 선퇴 박하 결명자 당귀 목적 곡정초 각각 같은 양. 오른쪽을 가루 내어 졸인 꿀로 달걀 노른자 크기로 환을 만들어 1환씩 밥 먹고 나서 찻물에 으깨서 먹는다. 《증치준승》

양간환은 간장을 누르고 눈을 밝게 한다. 양간 1개(새 토기 그릇 속에서 말리고 다시 불에 말리며 간이 크면 절반을 쓴다) 감국 강활 백자인 세신 육계 백출 오지마 각반량 황련 7돈반. 오른쪽을 곱게 가루 내어 졸인 꿀로 오동나무 씨 크기로 환을 만들어 빈속이나 밥 먹기 전에 따뜻한 물로 30~40환씩 삼킨다. 《증치준승》

《비전안과용목론》

○ 깊은 눈속흠증은 이 눈은 처음 병에 걸릴 때는 간장이 뜨거움으로 힘들어서 한쪽 눈이 먼저 병에 걸려 가끔 검은 속 티가 보인다. 그러다가 다음에 서로 이끌어 함께 해친다. 골속에 뜨거운 기운이 아래로 흘렀다. 세 가지 빛은 가려볼 수 있으면 금침으로 밀어낸 다음에 영양각음자, 공청환을 먹으면 낫는다.

시로 말한다. 네 가림과 엇비슷하지만 또 깊이 있다고 부르네. 어렴풋이 감춘 꼴로 눈동자에 깊지는 않네. 해를 향해서 자세히 보면 볼 수 있네. 예로부터 전한 것이 지금과 맞지 않네. 이 가림을 밀어낼 때는 경혈을 멀리서 해야 하네. 침 머리를 짧게 해서는 안 되네. 속흠을 떨어뜨리고 억지로 오십 번 이상 숨을 쉬게 하네. 단단히 치료해야 다른 마음을 먹지 않네.
 영양각음자는 영양각193) 방풍 충울자 각2량 차전자 현삼 황금 각1량 대황 반량. 위를 가루 내어 물 1잔으로 가루 1돈을 5푼이 되게 달여 빈속에 찌꺼기를 없애고 따뜻하게 먹는다.
 공청환은 공청194) 1수 오미자 차전자 세신 각1량 방풍 생지황 지모 각1량 석결명(따로 찧어 곱게 간다) 1량. 위를 가루 내어 꿀로 오동나무 씨 크기로 환을 만들어 빈속에 찻물로 10환씩 먹는다.

《세의득효방》

○ 깊은 눈속흠증은 흰빛깔이 검은 눈동자 아래에 감춰져 있어 해를 향해 자세히 보면 흰빛깔이 보인다. 두 눈이 서로 전하기도 하며 아프면 아침에 덜하고 밤에 심하다. 가끔 눈물이 나오기도 한다.

《증치준승》

○ 깊은 눈속흠증은 흰빛깔이 검은 눈동자 아래에 감춰져 있어 해를 향해 자세히 보면 흰빛깔이 보인다. 두 눈이 서로 전하기도 하며 아프면 아침에 덜하고 밤에 심하다. 가끔 눈물이 나오기도 한다. 조각환과 생숙지황환, 영보단, 구정단, 양간환, 미옥산, 이화산을 먹는다. 위에

---

193) 영양각은 섬염소뿔로 바꿔 써도 된다. 줄칼로 갈아서 가루로 만들어 쓴다.
194) 금동광에서 나는 푸른빛의 광물. 달고 시며 차갑고 독이 없다. 간장 경맥에 뜨거움을 내린다. 밤눈증과 넓게뜬 눈속흠증을 없애고 눈물을 멈춘다. 눈동자가 터졌을 때(타박, 외상) 다시 물건을 볼 수 있다. 눈에 넣기도 한다.

동그란 눈속흠증부터 아래 7개의 증상은 치료법이 있지만 결국 효과를 보기 어렵다. 오직 금침으로 밀어내야 좋다.
 조각환은 위와 같다. 생숙지황환은 위와 같다.

《동의보감》

○ 깊은 눈속흠증은 흰 점이 검은 눈동자 아래에 감춰져 있어 해를 향해 자세히 보면 흰빛깔이 보인다. 눈자위가 아프며 아침에는 덜하고 밤에 심하다. 가끔 눈물이 나오기도 한다. 공청원을 쓴다.(《득효》)
 공청원은 깊은 눈속흠증을 치료한다. 자세히 보면 이 병이 가장 깊게 보인다. 방풍 생건지황 지모 각2량 오미자 차전자 석결명 세신 각1량 공청 2돈. 오른쪽은 가루 내어 꿀로 오동나무 씨 크기로 환을 만들어 10환씩 찻물로 빈속에 먹는다.(《득효》)

《의종금감》《안과심법요결》

○ 깊은 눈속흠증 노래. 깊은 눈속흠증은 흰빛깔이 어렴풋이 검은자위 안에 있네. 간장을 애써서 골에 뜨거움이 아래로 눈동자를 쳤네. 해를 향해 자세히 보면 속흠이 보이네. 검은자위가 아픈데 낮에는 가볍고 밤에 심하네. 영양각음인 영양각, 대황, 방풍, 복령, 현삼, 충울자를 쓰거나 조협환인 뱀허물, 선태, 백출, 용담초, 현정석, 당귀, 흰 국화, 천궁, 인삼, 복령, 목적, 연교, 적작약, 돼지발톱, 고슴도치가죽, 천산갑, 곡정초를 쓰네.
 침예영양음은 차전자 1돈 영양각 2돈

대황 1돈 방풍 2돈 황금 1돈 현삼 1돈 충울자 2돈. 위를 거칠게 가루 내어 물 2잔으로 1잔이 되게 달여 밥 먹은 다음에 찌꺼기를 없애고 따뜻하게 먹는다.

조협환 처방은 뱀허물 7개 선태 백출 용담초 현정석195) 당귀 흰 국화 각1량 반 천궁 반량 인삼 1량 복령 1량반 목적 1량반 연교 1량반 적작약 1량반 돼지발톱 30개 고슴도치거죽 천산갑 곡정초 각1량반. 모두 곱게 갈아 받은 주엽나무 열매 12꼬투리를 불에 태워 남은 재와 고루 섞어 꿀로 오동나무 씨 크기로 환을 만들어 1돈5푼씩 빈속에 살구씨 달인 물로 먹고, 반은 음양곽 1량을 넣어 3돈씩 돼지간 3조각을 썰어 약을 끼워 넣고 삶아서 잠자려고 할 때 잘게 씹어 즙으로 만들어 먹는다.

자세히 풀이함. 깊은 눈속흠증은 흰빛깔이 검은 눈동자 아래에 감춰져 있어 해를 향해 자세히 보면 흰빛깔이 보인다. 아프면 아침에 덜하고 밤에 심하다. 간장 경맥이 뜨거움으로 힘들면서 골속에 뜨거운 기운이 아래로 흘렀기 때문이다. 영양각음자와 조협환으로 치료한다.

《양의대전》
○ 깊은 눈속흠증. 이 증상을 살펴보니 모두 신장 경맥이 없어지고 간장과 심장 불이 세차기 때문이다. 눈이 어둡게 보이고 눈앞에 항상 검은 속티가 보인다. 골속에 나쁜 기운이 점점 눈동자에 들어와 2~3년이 지나면 뭉치고 맺혀서 속흠이 된다. 푸르른 흰빛깔이 물속에 가라앉은 듯하다. 세 가지 빛을 보면 금침으

195) 간수가 땅 속에 오래되어 이루어진 돌.

로 밀어낸다. 치료는 위와 같다.

《동의학사전》
○ 원예내장의 하나. 눈동자 안에 있는 흰예(수정체 혼탁)가 은은하게 깊이 잠겨 있기 때문에 햇빛에서 자세히 보아야 알 수 있다. 노인성 핵백내장이나 후극성 백내장에 해당된다고 본다.

5) 가로 눈속흠증

눈동자 안의 가운데에 흰빛깔이 가로로 그어져 있는 병증으로 칼날의 등과 비슷하다. 가운데는 높고 변두리는 옅으며 아래쪽으로 내려가면서 점차 얇아진다. 눈이 붉거나 아프지 않다.

노인성 백내장의 미숙기로 피질 백내장의 일부 병증을 표현한 것이라고 본다. 칼등과 비슷한 것은 혼탁이 피질에 있는 것이고, 내려가면서 옅어지는 것은 피질 표면보다 속으로 갈수록 혼탁이 적어지기 때문이다. 피질백내장의 진행 순서는 수정체 피질에 수분이 증가하면 수정체의 섬유층이 분리되고 공포가 형성된다. 그리고 수정체 주변부에 쐐기 꼴이 나타나고 이후 중심부로 진행되면서 수레바퀴 꼴로 변하게 된다. 쐐기 꼴로 나타난 것이 가로 눈속흠증이고 더 진행되어 반달 꼴이 되면 반달 눈속흠증이라고 한다. 간장과 신장이 너무 비워져 있다가 간장에 삿됨과 위장에 뜨거움이 골로 치솟았기 때문이다. 치료는 처음에 생겼을 때 석곡야광환을 쓰고 오래되면 금침으로 제거한 다음에 횡예환정환, 칠보산을

먹는다.

《비전안과용목론》

○ 가로 눈속흠증은 가로로 있는 눈속증이라고도 부른다. 이 눈은 처음 병에 걸릴 때는 역시 한쪽 눈이 먼저 병든다. 모두 오장이 비워지면서 바람 독이 위로 치솟아 골 기름이 아래로 흘렀기 때문에 눈이 보이지 않는다. 세 가지 빛을 구별하면 금침으로 밀어내고 환정환, 칠보산을 먹으면 낫는다.

시로 말한다. 가로 눈속흠증은 드물게 보네. 배우는 사람은 칼에 대해 알아야 하네. 자세히 보면 가로로 칼등 같네. 위는 머리이고 아래는 가장자리이며 조금 흰빛깔이네. 열 때는 먼저 가운데를 향해 밀어내네. 손으로 다시 안개를 헤치듯이 해야 하네. 오고가며 닦아내니 어떻게 생길까. 일생에 용수가 원했던 뿌리로 돌아가네.

환정환은 인삼 현삼 석결명 차전자 오미자 황금 각1량 방풍 세신 건지황 각2량. 위를 가루 내어 꿀로 오동나무 씨 크기로 환을 만들어 빈속에 찻물로 15환씩 먹는다.

칠보산은 영양각 서각 각1량 호황련 석결명 차전자 감초 각반량 단사(따로 간다) 1푼. 위를 가루 내어 물 1잔에 가루 1돈을 넣고 5푼이 되게 달여 밥 먹고 난 다음에 찌꺼기를 없애고 따뜻하게 먹는다.

《세의득효방》

○ 가로 눈속흠증. 이 증상은 위는 칼등처럼 가로로 되어있고 아래는 아주 심하게 옅다. 붉거나 아프지 않다. 이 병은 아주 적다.

《동의보감》

○ 가로 눈속흠증은 위는 칼등처럼 가로되어있고 아래는 아주 심하게 옅다. 붉거나 아프지 않다. 이 병은 아주 적다. (《득효》)

《의종금감》《안과심법요결》

○ 가로 눈속흠증 노래. 가로 눈속흠증은 눈동자 가운데에 가로로 걸쳐 있네. 칼등 같은 꼴이며 은 같은 흰빛깔이네. 안이 비워져 있으면서 뜨거운 바람이 골로 치솟았네. 위장에 뜨거움과 간장에 삿된 것이 눈을 어둡게 했네. 환정환인 석결명, 차전자, 생지황, 황금, 방풍, 세신, 오미자, 현삼, 인삼을 쓰거나 칠보산인 차전자, 호황련, 자감초, 단사, 석결명, 서각, 영양각을 쓰네.

횡예환정환 처방은 석결명 1량 차전자 1량 생지황 2량 황금 2량 방풍 2량 세신 5돈 오미자 반량 현삼 1량 인삼 1량. 위를 가루 내어 꿀로 오동나무 씨 크기로 환을 만들어 빈속에 찻물로 3돈씩 먹는다.

칠보산 처방은 차전자 호황련 단사 석결명 감초 각5푼 서각 1돈 영양각 1돈. 위를 곱게 갈아 물 2잔으로 1잔이 되게 달여 밥 먹은 다음에 찌꺼기를 없애고 먹는다.

쉽게 풀이함. 가로 눈속흠증은 칼등 같은 속흠이라고 부른다. 눈동자 속에서 칼등처럼 밖으로 나와서 비춘다. 가운데는 높고 가장자리는 옅으며 눈동자 가운데에 가로로 걸쳐있고 빛깔은 은 같이 희다. 안이 비워져 있는데 간장에 삿됨과 위장에 뜨거움이 골로 치솟았기 때문이다. 골 기름이 아래 눈으로 흘러들어가 눈속증이 되었다. 환정환, 칠보산을 쓴다.

《양의대전》

○ 가로 눈속흠증. 이 증상을 살펴보니 모두 간장과 신장이 크게 없어졌는데 성생활을 절제하지 못했기 때문이다. 눈이 어둡게 되고 아프거나 가렵지 않다. 먼저 한쪽 눈에서 오래되면 서로 전해 두 눈을 모두 해친다. 눈동자 위에 칼이 가로로 있는 듯하다. 세 가지 빛을 보지만 침으로 밀어내지 않는다. 처음에 생겼을 때 석곡야광환을 쓴다.

《동의학사전》

○ 횡개예. 검척예. 횡검예내장. 횡관예내장. 원예내장의 하나. 눈동자 안에 있는 수정체의 혼탁형태가 마치 가로 놓인 칼등과 비슷하고 아래쪽으로 내려가면서 점차 엷어진 것을 말한다. 색은 은빛이 난다. 노인성 백내장의 미숙기에 해당한다고 본다.

6) 반달 눈속흠증

눈동자가 반달 같이 위쪽이나 한쪽은 짙거나 두껍고 아래쪽이나 다른 한쪽은 연하거나 엷게 흐려져 있는 병증이다. 노인성 백내장의 미숙기로 피질백내장이다. 원인과 치료는 아래 책을 본다. 낭밑 백내장이 아니고 피질백내장이기 때문에 금침으로 제거하지 못한다.

궁신탕은 뜨거움이 치솟은 머리아픔을 치료한다. 천궁 1돈반 세신 반돈 감초(굽는다) 6푼 생강 5쪽. 물에 달여 밥 먹고 나서 뜨겁게 먹는다. 뜨거움이 있으면 술에 씻은 황금 1돈5푼을 넣는다. 맞지 않으면 다시 생석고 3돈 오두 2푼을 넣는다. 위장이 비워졌으면 백지를 백출로 바꾼다.

《삼인》궁신탕은 차가움이 치솟은 머리아픔을 치료한다. 천부자(껍질 벗기고 날 것을 쓴다) 천오두(껍질 벗기고 날 것을 쓴다) 천남성(생강물에 오래 담갔다가 끈적한 물을 없앤다) 건강(날 것을 쓴다) 세신(잎도 같이 쓴다) 천궁 각1돈 감초(굽는다) 반돈 생강 7쪽 어린찻잎 1움큼. 물에 달여 차갑게 해서 잘 때 먹는다. 얼굴이 붉으면 파뿌리 2줄기와 어린애 오줌 반잔을 넣는다. 낫지 않으면 다시 술로 볶는 황금 3푼을 더 넣는다.

《비전안과용목론》

○ 반달 눈속흠증은 이 눈은 처음 병에 걸릴 때는 머리가 어지럽고 이마 모서리 뼈가 아프다. 간장과 신장이 모두 애쓰면서 골에 바람이 있고 뜨거움이 쌓였기 때문이다. 반달 꼴 같은 속흠이 생긴다. 금침으로 밀어낸 다음에 통명산, 추예환을 먹으면 낫는다.

시로 말한다. 골속에 하나의 골 기름이 뭉쳤네. 반달이란 이름은 어떻게 얻었느냐. 반은 짙으면서 반은 옅네. 의사가 뚜렷하지 않으니 의심이 생기네. 훌륭한 기술을 알아야 치료를 하네. 진한 곳을 먼저 밀어내야 열리네. 넣는 약과 가루약이 눈동자를 되돌아오게 하니 먹어야 하네. 튼튼하게 백세까지 편안하네.
　통명산은 인삼 방풍 황금 각1량 세신 1량반 복령 반량 충울자 2량. 위를 가루 내어 물 1잔에 가루 1돈을 넣고 5푼이 되게 달여 밤에 밥 먹고 난 다음에 찌꺼기를 없애고 따뜻하게 먹는다.
　추예환은 산양쓸개 청어쓸개 잉어쓸개 각7개 웅담 1푼 소쓸개 5돈 사향 조금 석결명 1량. 위를 가루 내어 밀가루 풀로 오동나무 씨 크기로 환을 만들어 빈속에 찻물로 10환씩 먹는다.

《세의득효방》

○ 반달 눈속흠증은 이 병은 뭉친 기름 같은 막이 있는 데 한쪽은 짙고 한쪽은 옅어 이지러진 달 같다. 빛깔은 빛나는 흰빛깔이면서 흠집이 없다. 앞에서 말한 모든 증상은 모두 치료할 수 없다. 모두 오랫동안 흘러내려서 생긴 병이다. 억지로 약을 쓴다고 해도 결국 편한 날이 없다.

《증치준승》

○ 반달 눈속흠증은 눈동자 안에 위 반쪽으로 어렴풋이 흰빛깔을 띤 물굽이나 반달이 아래를 향해 드리워져 있는 듯하다. 눈속증이 되려는 조짐이다. 눈속증이 되면 은빛 같은 속흠이 된다. 골이 눈동자로 새는데 골에 차가운 바람이 있으면서 부족하고 음 기운이 막힌 경우에 이 병에 걸린다. 검은자위 반달증은 검은자위 막 속에 있으며 느리게 오는 병으로 서로 같지 않다.

《동의보감》

○ 반달 눈속흠증은 뭉친 기름 같은 막이 있는데 한쪽은 짙고 한쪽은 옅어 이지러진 달 같다. 빛나는 흰빛깔이고 흠집은 없다. 앞에서 네 가지 증상인 가로 눈속흠증, 넓게뜬 눈속흠증, 깊은 눈속흠증, 반달 눈속흠증은 모두 치료하기 어렵다.(《득효》)

《장씨의통》

○ 반달 눈속흠증은[196] (풀이 안함) 먼저 궁신탕을 먹고 다음에 눈속증을 없애는 알약을 먹는다. 검은자위 반달증은 눈자위 막 속에 있으며 느리게 오는 병으로 같지 않다.

《의종금감》《안과심법요결》

○ 반달 눈속흠증 노래. 반달 눈속흠증은 눈동자가 반달꼴을 품고 있네. 하나의 물굽이가 희면서 기운과 피가 아래로 생기네. 골에 바람과 쌓인 뜨거움이 아래 눈으로 흐르네. 간장과 신장이 모두 없어져 밝음을 해쳤네. 언월통명산인 방풍, 황금, 인삼, 복령, 세신, 충울자를 쓰거나 오담언월추예환인 석결명, 사향, 청어쓸개, 잉어쓸개, 산양쓸개, 소쓸개, 웅담을 쓰네.
　언월통명산 처방은 방풍 황금 인삼 복령 각1돈 세신 5푼 충울자 2돈. 위를 거칠게 갈아 물 2잔을 1잔이 되게 달여 밤참을 먹은 다음에 찌꺼기를 없애고 따뜻하게 먹는다.
　오담언월추예환 처방은 석결명 1량 사

---
196) 《증치준승》과 내용이 같아서 풀이하지 않는다. 한문은 뒤에 붙여놓았다.

향 조금 청어쓸개 잉어쓸개 산양쓸개 각 7개 소쓸개 5돈 웅담 1푼. 위를 곱게 가루 내어 밀가루 풀로 오동나무 씨 크기로 환을 만들어 빈속에 찻물도 5푼씩 먹는다.

쉽게 풀이함. 반달 눈속흠증은 눈동자 안에 위 반쪽이 흰빛깔을 띤 하나에 물굽이다. 어렴풋한 초생달 같은 꼴로 아래를 향해 드리워져 있다. 골에 바람이 있고 뜨거움이 쌓여 눈 속으로 흘러들어갔기 때문에 눈속증이 되었다. 간장과 신장이 함께 수고로운 증상으로 통명산, 추예환을 먹어야 한다.

《양의대전》

○ 반달 눈속흠증. 이 증상을 살펴보니 간장이 없어지고 신장을 해쳐 비워진 불이 위로 타올랐다. 그래서 골 기름이 아래로 흘러 눈동자를 가려서 점점 흰빛깔로 되었다. 처음 열 밤의 달처럼 반은 옅고 반은 진하거나 반은 밝고 반은 이지러졌다. 먼저 한쪽 눈에 생겼다가 오래된 다음에 서로 전해 눈동자를 함께 해친다. 침으로 밀어내서는 안 된다.

《동의학사전》

○ 원예내장의 하나. 눈동자 안에 있는 수정체의 혼탁형태가 초생 달과 같이 희끄무레한 데 그 한쪽은 짙은 색이고 다른 한쪽은 연한 색을 나타내는 것을 말한다. 노인성 백내장의 초기에 해당한다고 본다.

7) 초생달 눈속흠증

반달 눈속흠증과 비슷하지만 혼탁의 생김새가 다르다. 초생달 꼴로 고개를 쳐들듯이 위쪽은 얇고 아래쪽이 두껍다. 마찬가지로 노인성 백내장의 미숙기로서 피질백내장이다. 특별히 기록된 치료법은 없으나 반달 눈속흠증과 비슷하겠다. 보신자석환은 신장이 비워지고 간장 기운이 위로 쳐서 눈이 어둡다가 점점 눈속증이 되는 병을 치료한다. 자석(식초로 7번 달궜다가 술에 띄운다) 감국 석결명 각1량 토사자(술로 쪄서 찧어 불에 말린다) 육종용(술에 담가 썩은 것을 없애고 잘라 불에 말린다) 각2량. 위를 가루 낸다. 수컷참새 15마리는 거죽과 부리를 없애고 내장은 남긴다. 물 3되에 청염 2량을 넣고 참새를 문드러지게 즙이 될 때까지 삶는다. 찧어 찐득하게 해서 약과 섞어 오동나무 씨 크기로 환을 만든다. 먹을 때는 20~30환씩 빈속에 따뜻한 술로 삼킨다.《장씨의통》

《증치준승》

○ 초생달 눈속흠증은 눈동자 아래 반쪽이 어렴풋한 흰빛깔을 띤 물굽이다. 초생달이 위를 보듯이 아래에서 위를 향해 생긴다. 오래되어 가득하게 변하면 은빛 눈속흠증이 된다. 물이 부족하면 나무를 기를 수 없어 쇠가 오히려 넘치게 된다. 그래서 알짜 즙이 없어지고 불에 기운이 낙맥에 뭉쳐 막히면서 병이 된다.

《장씨의통》
○ 초생달 눈속흠증은197) (풀이 안함) 보신환, 보신자석환 등을 골라 쓴다.

8) 수레바퀴 눈속흠증

처음에 머리가 약간 어지럽고 눈이 깔깔하다가 점차 어두워진다. 그러다가 눈동자 안을 보면 흰빛깔의 막이 대추나무 꽃처럼 톱날이 빙 둘러 있는 것 같다. 바늘로 찌르듯이 아프고 안개가 낀 듯이 흐릿하게 보인다. 특히 낮에 더 아프다. 오래되면 눈이 갑자기 마르고 속티가 보인다. 병이 생겼는데도 조심하지 않으면 눈동자구멍이 좁아지면서 눈속증이 된다. 수정체 둘레로 수레바퀴 꼴로 된 피질 백내장이다. 혼탁이 광범위하게 진행되어 성숙백내장에 이르렀다. 방수각이 좁아지면서 안압이 상승하여 낮에 통증이 생길 수 있다. 필자는 피질백내장으로 분류했지만 《세의득효방》이후 책에서의 기술을 보면 포도막염으로 생긴 홍채유착일 수도 있다.
원인과 치료는 아래 문헌을 본다.

《비전안과용목론》
○ 수레바퀴 눈속흠증은 이 눈은 처음 병에 걸릴 때는 조금 머리가 빙빙 돌고 눈이 뻑뻑하다가 점점 어두워진다. 때때로 가렵고 아프다. 골이 뜨거워 속티가 보이는데 노랗거나 검게 움직인다. 이 증상은 당연히 침으로 모든 혈맥을 치료

---
197) 《증치준승》과 내용이 같아서 풀이하지 않는다. 한문은 뒤에 붙여놓았다.

한 다음에 환정산, 추예환을 먹으면 낫는다.
시로 말한다. 속흠 중에 어떤 이름이 대추나무 꽃이네. 톱날이 둥글게 빙 돌려 있으니 다른 것은 아니네. 밀어낼 때 위에서 가볍게 밀어내네. 생김새는 별똥이 흐르고 무지개가 떨어지는 듯하네. 자세히 눈동자 안을 보아 따져보네. 다리를 끊지 말아야 막을 수 있네. 이렇게 한 다음에 쉬지 않고 눈동자가 돌아오는 약을 먹네. 백세가 되도록 빛을 비추니 사물을 볼 수 있네.
환정산은 인삼 복령 차전자 현삼 방풍 충울자 지모 각2량 황금(껍질을 벗긴다) 량반. 위를 가루 내어 물 1잔에 가루 1돈을 넣고 5푼이 되게 달여 찌꺼기를 없애고 따뜻하게 먹는다.
추예환은 처방은 반달 눈속흠증의 추예환과 같다.

《세의득효방》
○ 수레바퀴 눈속흠증은 빙 둘러 있는데 톱날 4~5조각이 서로 합쳐 있는 듯하다. 붉은빛깔이고 침으로 찌르는 듯이 아프며 사물이 연기처럼 보인다. 새벽에 가볍다가 낮이 되면 아프다. 바람을 맞으면 눈물이 많이 흐르고 어두워져 보지 못한다.

《증치준승》
○ 수레바퀴 눈속흠증은 아주 엷으면서 희다. 검은자위의 둘레로 일어나며 흰 막이 안에서 네 둘레로 둥글게 퍼진다. 성격이 급하면서 가래병을 앓거나 애써서 보거나 술과 매운 음식을 즐겨 먹거

나 물과 축축한 뜨거움에 해친 사람에게 이 병이 잘 걸린다. 오래되면 눈이 빨리 뻑뻑해지고 어두우면서 속티가 보여 불편한 병이 된다. 어기고 주의할 점을 지키지 않으면 심해져서 눈동자구멍이 좁아지거나 눈속증 등의 병으로 변한다. 사람이 크게 어겨서 불이 피 부분으로 들어가 눈물이 나고 붉으면서 아프면 증상이 변한 예이다. 대추나무 꽃이나 톱날이 있다는 말이 있는데 실제로 붙박은 꼴이 없다. 또 24조각이거나 40조각의 숫자는 백에 한둘도 없다. 이런 말에 얽매일 필요가 없다. 흰 둘레 옆과 검은자위 끝을 보아서 흰 막이 네 주위로부터 둥글게 오면 이 병이다. 희고 여린 것이 검은자위 밖에서 네 주위로부터 생기지만 눈알이 붉고 아프면 흰패인 눈겉흠증이다. 이 증상으로 잘못 알아서는 안 된다. 어떤 책에서 이 증상을 이렇게 말했다. 빙 둘러 있는데 톱날 4~5조각이 서로 합쳐 있는 듯하다. 붉은빛깔이고 침으로 찌르는 듯 아프며 사물이 연기처럼 보인다. 새벽에 가볍다가 낮이 되면 아프다. 바람을 맞으면 눈물이 많이 흐르고 어두워져 보지 못한다. 조각환, 생숙지황환, 상백피탕, 유생산을 쓴다.

조각환은 위와 같다. 생숙지황환은 위와 같다.

상백피탕은 눈에 흰 점에 꽃 같은 속흠이 생긴 증상을 치료한다. 대추나무 꽃 같은 꼴이다. 상백피 목통 각1량반 택사 서각(가루 낸다) 황금 백복신 현삼 선복화 천대황(볶는다) 각1량 감국 반량 감초(굽는다) 2돈반. 위를 곱게 가루 내어 1돈씩 먹거나 물 한잔으로 6푼이 되게 달여 찌꺼기를 없애고 따뜻하게 먹는다.

《동의보감》

○ 수레바퀴 눈속흠증은 빙 둘러 있는데 톱날 4~5조각이 서로 합쳐 있는 듯하다. 붉은빛깔이고 침으로 찌르는 듯 아프며 사물이 연기처럼 보인다. 새벽에 가볍다가 낮이 되면 아프다. 바람을 맞으면 눈물이 많이 흐르고 어두워져 보지 못한다.(《득효》)

《심시요함》

○ 수레바퀴 눈속흠증.[198] (풀이 안함) 영양각음자를 먹어야 한다. 영양각음자는 영양각(갈아 가루 낸다) 방풍 백복령 황금(술로 볶는다) 숙지황 길경 구기자 인삼 차전자 세신 현삼 지모 각각 같은 양. 위를 갈아 맑은 물 2잔으로 8푼이 되게 달여 찌꺼기를 없애고 따뜻하게 먹는다.

《의종금감》《안과심법요결》

○ 수레바퀴 눈속흠증. 검은자위 옆쪽에 흰자위 안이네. 흰빛깔이 톱날이나 대추나무 꽃 같네. 화내서 간장과 쓸개를 해쳐 삿된 것이 눈으로 치솟았네. 환정산인 차전자, 지모, 충울자, 인삼, 방풍, 현삼, 황금, 복령을 쓰거나 추예환을 먹으면 효과가 있네.

조화예환정산 처방은 차전자 지모 충울자 인삼 방풍 현삼 각2돈 황금 1돈반 복령 2돈. 위를 거칠게 가루 내어 물 2잔으로 1잔이 되게 달여 찌꺼기를 없애

---

198) 《증치준승》과 내용이 같아서 풀이하지 않는다. 한문은 뒤에 붙여놓았다.

고 따뜻하게 먹는다.

추예환은 처방은 아래 반달 눈속흠증을 본다.

쉽게 풀이함. 수레바퀴 눈속흠증은 검은자위 옆쪽에 흰자위 안에 흰 속흠이 비춰 나온다. 대추나무 꽃이나 톱날 꼴 같다. 화내서 간장과 쓸개를 해쳐 골에 삿된 뜨거움이 눈 속으로 들어가서 이 병이 생긴다. 오래되면 변해서 눈동자구멍이 좁아진다. 환정산을 쓰고 다시 추예환을 먹는다.

《양의대전》

○ 수레바퀴 눈속흠증. 이 증상을 살펴보니 간장과 신장이 부족해서 물이 약하고 불이 세차기 때문이다. 머리가 아프고 골이 빙빙 돌며 날아다니는 속티를 보는데 노랗거나 검게 움직인다. 눈동자 주위로 빙 둘러 있으면서 톱날 같기 때문에 수레바퀴 눈속흠증이라고 부른다. 처음 생길 때 약간 어둡게 보이지만 모두 사물을 볼 수 있다. 충화양위탕, 석곡야광환에서 모두 오미자를 빼고 충울자를 임금으로 해서 먹으면 지킬 수 있다. 오래되면서 안에 한 점의 쪽빛 별 속흠이 있으면 치료할 수 없고 또 밀어낼 수도 없다.

《동의학사전》

○ 원예내장의 하나. 눈동자 안에 있는 수정체의 혼탁형태가 대추나무 잎이나 톱날처럼 보이는 내장눈병을 말한다. 노인성 백내장의 초기 또는 미숙기에 해당한다고 본다.

9) 노란심 눈속흠증

둥글둥글한 속흠이 수정체 위에 있는데 네 변두리는 흰빛깔로 은은하게 혼탁되어 있고 가운데만 노란 점이 있다. 두 눈초리가 조금 벌겋고 수시로 눈물이 나면서 깔깔하고 아프다. 책에서 말한 여러 증상을 살펴보면 급성 또는 만성의 결막염이나 각막염을 기술하고 있다. 이 병증은 급성 또는 만성의 결막염이나 각막염을 동반한 피질백내장이다. 결막염이나 각막염을 오랫동안 치료하지 않아서 수정체의 피질이 흐리게 된 백내장이라고 본다.

원인과 치료는 아래 문헌을 본다.

《비전안과용목론》

○ 노란심 눈속흠증은 눈이 처음 병에 걸릴 때는 간장이 뜨거움으로 괴롭기 때문이다. 먼저 한쪽 눈에서 병에 걸린 다음에 서로 이끌어 모두 해친다. 처음에 느끼면 빨리 치료해야 하며 먼저 탕약과 환, 가루약을 먹어야 한다. 쉬면서 삼가고 보호하면서 모든 경혈에 침을 놓아야 한다. 그런 다음에 다시 금침으로 가볍게 밀어내고서 추예산을 먹으면 효과가 있다.

시로 말한다. 가엽구나! 흰 속흠이 다시 가운데가 노랗게 되네. 환자는 잘못 헤아려 또 침으로 하네. 오고가면서 침으로 서너 번을 밀어내네. 침으로 떨어뜨리지 않고 약으로 가라앉힐 수 있네. 눈동자를 되돌리는 처방이 막힌 것을 통하게 하네. 백일이 지나면 바람이 안개와 그늘을 말아 올린 듯하네. 약속하고 신신당부해서 말하네. 시험해보니 신기한 효과가 천금에 가치가 있네.
 추예산은 석결명 충울자 방풍 각2량 차전자 감국 인삼 각3량. 위를 가루 내어 밥 먹은 다음에 묽은 미음(쌀죽)으로 1돈을 먹는다.

《세의득효방》
○ 노란심 눈속흠증은 주위 네 군데가 모두 희지만 가운데 한 점이 노랗다. 안쪽과 바깥 눈초리가 약간 붉고 가끔씩 깔깔하면서 눈물이 흐르며 둥글둥글한 것이 검은자위 위에 있다. 앞의 증상 같이 간장과 폐장이 서로 전해 뜨거운 바람이 머물러 있다. 앞에 환정산을 먹고 다음에 추예환을 먹는다.

《증치준승》
○ 노란심 눈속흠증은 주위 네 군데가 모두 희지만 가운데 한 점이 노랗다. 안쪽과 바깥 눈초리가 약간 붉고 가끔씩 깔깔하면서 눈물이 흐르며 둥글둥글한 것이 검은자위 위에 있다. 간장과 폐장이 서로 전해 뜨거운 바람이 머물러 있다. 환정산을 먹고 조각환과 생숙지황환을 합쳐 먹는다.
 환정산은 천궁 용담초 결명자 석결명 형개 지실 야국 야마자 백복령(껍질 벗긴다) 자감초 목적 백질려 천초(볶아 씨를 뺀다) 음양곽 인진 각반량. 위를 곱게 가루 내어 2돈씩 밥 먹은 다음에 찻물로 하루 3번 먹는다. 하나의 처방은 저실자가 있고 음양곽, 인진, 지실 세 가지 약재가 없다.

 조각환은 위와 같다. 생숙지황환은 위와 같다.
 추예환은 반달 눈속흠증과 조금 머리가 빙빙 돌고 이마가 아픈 증상을 치료한다. 산양쓸개 청어쓸개 잉어쓸개 각7개 웅담 2돈반 소쓸개 반량 석결명 1량 사향 조금. 위를 곱게 가루 내어 밀가루풀로 오동나무 씨 크기로 환을 만들어 빈속에 찻물로 10환씩 먹는다.

《동의보감》
○ 노란심 눈속흠증은 주위 네 군데가 모두 희지만 가운데 한 점이 노랗다. 검은자위 위에 둥글둥글하게 있고 가끔씩 깔깔한 눈물이 흐른다. 이 두 개 증상인 수레바퀴 눈속흠증, 노란심 눈속흠증은 간장과 폐장에 뜨거운 바람 때문이다. 환정산, 추예환을 쓴다.(《득효》)
 환정산은 눈에 속흠과 막이나 어둡고 깔깔하면서 눈물이 흐르거나 뭉친 피로 생긴 흰자위 군살증을 치료한다. 용담초(술에 씻어 볶는다) 천궁 감초 결명자 천초(씨를 빼고 볶는다) 국화 목적 석결명(달군다) 야마자 형개 복령 저실자 백질려(찧어 가시를 없앤다) 각각 같은 약. 모두 곱게 가루 내어 2돈씩 밥 먹은 다음에 찻물에 타서 하루 3번 먹는다. 모든 닭과 생선, 진한 음식, 메밀, 보리, 밀가루 등 음식을 꺼린다.

《의종금감》《안과심법요결》
○ 노란심 눈속흠증 노래. 노란심 눈속흠증이네. 주위 네 군데가 모두 희고 가운데에 노랗게 품고 있네. 안쪽과 바깥 눈초리가 조금 붉네. 속흠이 어렴풋이

검은 눈동자위 안에서 빛을 가리네. 폐장과 간장에 뜨거운 바람이 눈으로 치솟았네. 깔깔하고 아프며 눈이 부시고 끓는 물 같은 눈물이 흐르네. 추예산인 석결명, 충울자, 인삼, 감국, 차전자, 방풍을 쓰네.

추예산 처방은 석결명 2돈 충울자 2돈 인삼 3돈 감국 3돈 차전자 3돈 방풍 2돈. 위를 곱게 가루 내어 고르게 해서 밥 먹은 다음에 묽은 쌀죽에 1돈씩 타서 먹는다.

쉽게 풀이함. 노란심 눈속흠증은 주위 네 군데가 모두 희고 가운데 한 점이 조금 노랗다. 검은 눈동자 안에 어렴풋이 있으며 눈동자 밖으로 비친다. 안쪽과 바깥 눈초리가 조금 붉다. 폐장과 간장에 뜨거운 바람이 눈으로 흘러 들어갔다. 자주 눈물이 흐르고 깔깔하면서 아프다가 이 증상이 된다. 추예산을 먹는다.

《동의학사전》
○ 황심예. 백예황심예. 황심백예. 원예내장의 하나. 눈동자 안에 있는 수정체가 혼탁되었는데 가운데는 약간 누렇고 그 변두리는 흰색으로 보이는 것. 노인성 백내장에 해당한다고 본다.

10) 얼음 눈속흠증

물이 언 것 같은 흰 색의 딱딱한 것이 눈동자의 곁에서 관통하면서 박혀있다. 어두운 곳이나 밝은 곳에서 형태는 같다. 눈동자 안에 있는 흐려진 수정체의 빛깔이 얼음처럼 희고 윤기가 나며 은은하게 보인다. 여러 가지 기술로 보아 외상이나 만성 결막염이나 각막염에 동반하는 피질백내장이다. 만성 각막염이 있으면 염증성 독성물질이 수정체에 작용하여 흐려진다. 얼음 눈속흠증은 노란심 눈속흠증보다는 만성으로 진행되었고 피질 혼탁이 상당히 진행된 성숙 백내장이다.

원인과 치료는 아래 책을 본다. 모두 만성병이 아니라 급성병에 쓸 수 있다.

머리바람증 사청환은 당귀(뿌리머리를 없애고 말린다) 용담초(불에 말린다) 천궁 치자 천대황(굽는다) 강활 방풍(뿌리머리를 없앤다) 각각 같은 양. 오른쪽을 가루 내어 졸인 꿀로 닭머리 크기로 환을 만들어 1환씩 대나무잎 달인 물에 설탕을 타서 따뜻한 물로 삼킨다. 사간환이라고 한다. 《증치준승》

《비전안과용목론》
○ 얼음 눈속흠증은 이 눈은 처음 병에 걸릴 때는 머리가 빙빙 돌고 이마 모서리 옆 한쪽이 아프며 눈 주위 뼈도 아프다. 눈 속이 붉고 깔깔하며 속티가 검거나 희거나 붉다. 간장에 뜨거움이 쌓였거나 폐장이 바람을 받아 괴롭기 때문이다. 가슴이 답답하거나 피를 토하기도 하며 대장이 막혀서 잘 안 나온다. 밤에 등불로 만든 꽃을 보면 벌이 날아다니는 듯하다. 처음 병에 걸렸을 때 침으로 모든 핏줄을 치료한다. 그러나 독맥에 너무 많이 피를 내서는 안 된다. 눈이 더 어두워질까 걱정스럽다. 환정환을 쓴다.

시로 말한다. 얼음 눈속흠증은 물이 딱

딱한 듯하네. 그늘이나 햇빛 속이나 엇비슷하네. 옆에서 눈동자를 보니 곁에 흰빛깔이 뚫고 있네. 침 아래에 또렷하니 어떻게 속이는 말이겠는가. 침으로 서너 번 왔다갔다 밀어내네. 마음을 다해 약을 먹으면 반드시 낫네. 돌팔이 의사를 만나 억지로 아래로 밀어내네. 눈동자는 맑지만 볼 수 없네.

환정환은 방풍 충울자 차전자 지모 각 2량 인삼 길경 황금 건지황 세신 각1량 오미자 2량반 현삼 반량. 위를 곱게 찧어 가루 내어 꿀로 오동나무 씨 크기로 환을 만들어 빈속에 찻물로 10환씩 먹는다.

《세의득효방》

○ 얼음 눈속흠증은 얼음이 딱딱하게 얼은 듯하고 옆에서 보면 눈동자 안에 스며들어 있다. 그늘이나 햇빛에서 봐도 생김새는 한결같고 아프면서 눈물이 나온다. 이것은 쓸개기운이 세차서 간장을 쳤기 때문에 얻었다. 다음 약을 먹어야 한다.

통간산은 생치자 백질려(볶아 끝을 없앤다) 지각(흰 것을 벗긴다) 형개 각반량 차전자 우방자(볶는다) 각1푼 감초(굽는다) 5돈. 위를 가루 내어 2돈씩 쓴대나무잎 끓인 물로 밥 먹고 난 다음에 먹는다.

《증치준승》

○ 얼음 눈속흠증은 얼음이 딱딱하게 얼은 듯하고 옆에서 보면 눈동자 안에 스며들어 있다. 그늘이나 햇빛에서 봐도 생김새는 한결같고 아프면서 눈물이 나온다. 이것은 쓸개기운이 세차서 간장을 쳤기 때문에 얻었다. 칠보환이나 조각환을 생숙지황환과 함께 먹거나 통간산, 양간환, 사간환, 분주산을 먹는다.

조각환은 위와 같다. 생숙지황환은 위와 같다.

통간산은 얼음 눈속흠증을 치료한다. 치자 백질려(볶는다) 지각 형개 각4량 차전자 우방자(볶는다) 각2돈 감초 4돈. 위를 가루 내어 2돈씩 쓴대나무잎 끓인 물로 밥 먹고 난 다음에 먹는다.

분주산은 눈에 눈속기름 피들어감증으로 나쁜 피가 흩어지지 않을 때 치료한다. 괴화 백지 지황 치자 형개 감초 황금 용담초 적작약 당귀 각1량. 위를 물에 달여 먹는다. 봄에는 대황을 더 넣어 간장을 줄이고 여름에는 황련을 더 넣어 심장을 줄이며 가을에는 상백피를 더 넣어 폐장을 줄인다.

영양각산은(《보명》) 얼음 눈속흠증이 오랫동안 낫지 않을 때 치료한다. 영양각 승마 세신 각각 같은양 감초 반으로. 위를 가루 내어 그 반은 꿀로 환을 만들어 50~70환씩 먹고 나머지 반은 가루 내어 쌀뜨물 달인 물로 밥 먹고 나서 환을 삼킨다.

《동의보감》

○ 얼음 눈속흠증은 얼음이 딱딱하게 얼은 듯하고 옆에서 보면 눈동자 안에 스며들어 있다. 그늘이나 햇빛에서 봐도 생김새는 한결같고 아프면서 눈물이 나온다. 이것은 간장과 쓸개가 병에 걸렸다. 통간산을 쓴다.(《득효》)

통간산은 얼음 눈속흠증을 치료한다.

생치자 백질려 지각 형개 감초 각5돈 차전자 우방자(볶는다) 각2돈반. 오른쪽을 가루 내어 2돈씩 쓴대나무잎 끓인 물로 먹는다.(《득효》)

《의종금감》《안과심법요결》
○ 얼음 눈속흠증 노래. 얼음 눈속흠증은 눈동자의 빛깔이 얼음 같이 밝네. 그늘이나 햇빛에서 생김새가 둘이 아니네. 눈동자 속에 밖에 흰빛깔이 어렴풋이 뚫고 있네. 폐장에 바람과 간장에 뜨거움이 합친 삿된 것이 쳤네. 증상에 따라 독맥에 침을 놓네. 피를 많이 내면 눈자 위를 해치네. 환정환인 인삼, 오미자, 방풍, 지모, 세신, 황금, 길경, 차전자, 현삼, 생지황, 충울자를 쓰네.

빙예환정환 처방은 인삼 1량 오미자 반량 방풍 2량 지모 2량 세신 반량 황금 1량 길경 1량 차전자 2량 현삼 1량 생지황 2량 충울자 2량. 위를 곱게 가루 내어 꿀로 오동나무 씨 크기로 환을 만들어 빈속에 찻물로 3돈씩 먹는다.

쉽게 풀이함. 얼음 눈속흠증은 눈동자의 빛깔이 딱딱하면서 얼음처럼 희고 밝다. 그늘이나 햇빛에 마찬가지로 보이며 모두 엇비슷해서 다르지 않다. 동그란 눈속흠증처럼 밝고 어두움에 따라 차이가 있지 않다. 그 눈동자 안에 흰빛깔이 어렴풋이 밖으로 뚫고 나온다. 이 증상은 간장에 뜨거움과 폐장에 바람이 합쳐진 삿된 것이 위로 올라가 눈을 쳐서 병이 되었다. 지나친 것을 살펴서 피를 내야 낫는다. 그러나 독맥에 피를 많이 내서는 안 된다. 피를 많이 내면 눈이 더 어두워질까 두렵다. 먹는 약은 환정환을 써서 뜨거움을 내리면서 북돋는다. 경혈의 이름은 상성혈로 코에서 바로 위 머리털 끝에서 1촌에 있는 오목한 곳이다.

《양의대전》
○ 얼음 눈속흠증. 이 증상을 살펴보니 간장과 신장이 없어져서 바람과 불이 위로 타올라 가래가 움직였기 때문이다. 머리가 빙빙 돌고 눈꺼풀에서 눈썹 뼈와 이마 뼈의 한쪽이 아프며 눈 속이 붉고 깔깔하다. 속티는 누렇거나 희거나 검거나 해서 한결같은 빛깔이 아니며 밤에 연기를 보기도 한다. 오래되면 결국 눈속증이 된다. 그 기름이 풀리려는 얼음이나 부서진 도자기 꼴 같기 때문에 얼음 눈속흠증이라고 부른다. 처음 생길 때는 바람 가래를 몰아내기 위해 반하백출천마탕인 인삼, 백출, 반하, 천마, 건강, 진피, 신곡, 택사, 창출, 맥문동, 황기, 황백, 황금을 먹으면 효과가 있다. 보간산인 하고초, 향부자 각2량 감초 4돈을 가루 내어 3돈씩 찻물로 먹는다. 침으로 밀어내지 않는다.

《동의학사전》
○ 원예내장의 하나. 눈동자 안에 있는 흐려진 수정체의 색이 얼음처럼 희고 윤기가 나며 은은하게 보이는 것을 말한다. 밝고 어두운 데 관계없이 그 형태는 변하지 않는다. 노인성 백내장의 성숙기에 해당한다고 본다.

11) 점박이 눈속흠증

 수정체 안에 하얀 물고기 비늘 꼴로 한 점이 있다. 흔히 눈꺼풀에 다래끼가 나고 짓무르며 뜨거운 눈물을 흘린다. 밤낮으로 아프며 특히 눈동자가 가장 아프다.
 《용목론》에서 침으로 밀어냈을 때 속흠이 흩어지는 병증이라고 했는데 이것은 진행된 피질 백내장이라고 볼 수 있다. 그러나 그 뒤에 책들에서는 각막염이나 결막염에 합병한 백내장을 말했다. 필자는 뒤에 책들을 따라야 맞다고 본다.
 원인과 치료는 아래 책을 본다.
 팔미환정산은 점박이 눈속흠증을 치료한다. 백질려(볶는다) 방풍 감초(굽는다) 목적 치자 각4돈 결명자 8돈 청상자(볶는다) 선퇴 각2돈. 오른쪽을 가루 내어 2돈씩 맥문동 달인 물에 타서 밥 먹고 나서 먹는다. 《증치준승》
 청금산은 음식이 쌓이고 가래가 막혀 숨이 차고 기침을 하는 병을 치료한다. 두터운 음식을 만나면 나타날 때 쓴다. 나복자(물에 깨끗이 일어 쪄서 익힌 다음 햇볕에 말려 가루 낸다) 1량 저아조각자(태워 재를 남긴다) 3돈. 오른쪽을 생강즙에 담가 떡처럼 쪄서 작은 녹두 크기로 환을 만들어 30~50환씩 삼킨다. 숨참이 없애려면 생강즙과 졸인 꿀로 오동나무 씨 크기로 환을 만들어 70~80환씩 삼키면 그친다. 《증치준승》

《비전안과용목론》

○ 점박이 눈속흠증은 이 눈이 처음 병에 걸릴 때는 가렵거나 아프지 않다가 점점 밝음을 잃는다. 한쪽 눈에 먼저 병이 걸리며 오직 눈동자 속에 속흠 가림이 푸르거나 흰빛깔로 있다. 사람과 사물을 구별하지 못하지만 세 가지 빛은 볼 수 있다. 이 눈은 금침으로 밀어내야 하고 그런 다음에 환정산, 보간탕을 먹으면 효과가 있다.
 시로 말한다. 점박이 눈속흠증은 또한 장소와 생김새가 어떤가. 생김새는 한 점 졸인 젖과 같고 문드러진 꼴이네. 침을 놓고 나니 가래와 섞여 흩어지네. 뚜렷하지 않아도 스스로 아네. 속을 잘 감아 편안하게 해야 솜씨가 좋네. 환자가 조금도 의심하지 않도록 하네. 부지런히 눈에 환정산을 보내네. 백일을 기다려 다시 세 가지 빛을 보네. 꺼리고 삼가야 할 지킬 몸가짐을 전하네. 멋대로 지나치게 욕심을 내서는 안 되네. 깊은 말로 이야기하니 얼마나 절실한가. 어둡게 보이지 않던 때를 기억해야 하네.
 환정산은 인삼 복령 세신 오미자 길경 각1량 차전자 방풍 각2량. 위를 찧어 가루 내어 물 1잔에 가루 1돈을 넣고 5푼이 되게 달여 밤참을 먹은 다음에 찌꺼기를 없애고 따뜻하게 먹는다.
 보간탕은 세신 방풍 충울자 각1량 오미자 길경 각1량 현삼 1량반. 위를 찧어 가루 내어 물 1잔에 가루 1돈을 넣고 5푼이 되게 달여 빈속에 찌꺼기를 없애고 따뜻하게 먹는다.

《세의득효방》

○ 점박이 눈속흠증은 한 점에 물고기 비늘 같다. 눈꺼풀 아래에 뾰루지가 일

어나서 짓무르고 낮과 밤에 모두 아프다. 눈동자가 가장 아프며 항상 뜨거운 눈물이 흐른다. 위에 세 가지 증상은 모두 간장과 폐장이 서로 전해 뜨거운 바람이 머물기 때문이다. 팔미환정산을 먹는다.

팔미환정산은 백질려(볶아 가시를 없앤다) 방풍 감초(굽는다) 목적 생치자(볶아 껍질을 없앤다) 각반량 결명자(볶는다) 1량 청상자(조금 볶는다) 1푼 선태 1푼. 위를 가루 내어 밥 먹고 나서 맥문동(심을 뺀다) 달인 물에 타서 먹는다.

《증치준승》

○ 점박이 눈속흠증은 한 점에 물고기 비늘 같다. 눈꺼풀 아래에 뾰루지가 일어나서 짓무르고 낮과 밤에 모두 아프다. 눈동자가 가장 아프며 항상 뜨거운 눈물이 흐른다. 조각환, 생숙지황환이나 팔미환정산, 사물탕, 곡정산, 마풍고, 선폐탕, 청금산, 웅저산을 먹는다.

조각환은 위와 같다. 생숙지황환은 위와 같다. 팔미환정산은 위와 같다.

곡정산은 눈에 부스럼으로 생긴 속흠과 막을 치료한다. 곡정초 돼지발굽껍질(볶는다) 녹두피 선태 각각 같은 양. 위를 가루 내어 3돈씩 밥 먹고 난 다음에 쌀뜨물에 타서 먹는다.

《동의보감》

○ 점박이 눈속흠증은 한 점에 물고기 비늘 같다. 눈꺼풀 아래에 뾰루지가 일어나서 짓무르고 낮과 밤에 모두 아프다. 눈동자가 가장 아프며 항상 뜨거운 눈물이 흐른다. 이 세 증상인 방울진 눈속흠증, 뻑뻑한 눈속흠증, 점박이 눈속흠증은 간장과 폐장이 서로 전했기 때문이다. 팔미환정산을 쓴다.(《득효》)

팔미환정산은 눈속증과 모든 속흠 가림으로 어둡고 속티가 보이는 증상을 치료한다. 결명자 1량 백질려 방풍 목적 치자 감초 각5돈 선태 청상자(조금 볶는다) 각2돈반. 오른쪽을 가루 내어 2돈씩 맥문동 달인 물에 타서 먹는다. 국화 달인 물도 괜찮다.(《득효》)

《의종금감》《안과심법요결》

○ 점박이 눈속흠증 노래. 점박이 눈속흠증은 흩어진 꼴이 한 점에 물고기 비늘 같네. 푸르거나 흰빛깔이 눈동자 속에 비치네. 눈꺼풀 안에 뾰루지가 생기고 함께 짓무르고 아프네. 금침으로 한번 밀어내니 눈에 빛이 통하네. 환정산인 인삼, 오미자, 길경, 차전자, 복령, 세신, 방풍을 쓰고 난 다음에 보간산인 당귀, 목적, 방풍, 숙지황, 백작약, 천궁을 쓰네.

산예환정산 처방은 인삼 1돈 오미자 5푼 길경 1돈 차전자 2돈 복령 1돈 세신 5푼 방풍 2돈. 위를 거칠게 가루 내어 물 2잔을 1잔이 되게 달여 밤참을 먹은 다음에 찌꺼기를 없애고 따뜻하게 먹는다.

산예보간산 처방은 당귀 2돈 목적 1돈 방풍 1돈 숙지황 2돈 백작약 1돈 천궁 5푼. 위를 거칠게 가루 내어 물 2잔을 1잔이 되게 달여 빈속에 찌꺼기를 없애고 따뜻하게 먹는다.

쉽게 풀이함. 점박이 눈속흠증은 속흠이 눈동자 안에서 꿰뚫어 나오는데 흩어진 꼴이 한 점에 물고기 비늘 같다. 푸른빛깔이거나 흰빛깔이고 눈꺼풀 속에 뾰루지가 일어나 짓무르면서 눈동자가 아프다. 금침으로 그 안에 있는 속흠을 밀어낸 다음에 먼저 환정산을 먹어 뜨거움을 식히면서 북돋는다. 다음에 보간산을 써서 치료를 마무리한다.

《양의대전》
○ 점박이 눈속흠증. 이 증상을 살펴보니 모두 오장이 비워졌는데 술과 여자를 지나치게 했고 여기에다 우울했거나 생각을 많이 했거나 갑자기 성냈기 때문이다. 그러면 간장기운이 위로 치솟아 골속에 나쁜 기운이 아래로 흐르고 이것이 눈동자 앞을 막아서 뭉치면 속흠이 된다. 진하거나 옅어서 하나가 아니며 그 색도 누렇거나 흰빛깔이다. 흩어지면서 커져 거두어들일 수 없다. 세 가지 빛을 보지만 침으로 밀어내서는 안 되며 치료할 수 없다.

《동의학사전》
○ 원예내장의 하나. 눈동자 안에 있는 수정체의 혼탁형태가 마치 물고기 비늘 점과 같이 흩어져 있으면서 푸른빛을 띠기도 하고 흰빛을 띠기도 한 것. 노인성 백내장의 미숙기에 해당한다고 본다.

12) 뻑뻑한 눈속흠증

수정체 위에 기름을 뭉친 것처럼 약간 붉은 빛깔을 띤 속흠이 있다. 모이거나 퍼져서 한결같은 생김새가 없고 두 끝은 약간 빛이 난다. 자주 눈이 뻑뻑하고 아프면서 눈물이 나오지 않는다. 처음에는 가벼운 연기나 옅은 안개처럼 흐릿하다가 점점 빛을 잃는다.

양방의학의 병명으로 어떤 백내장을 의미하는 지 명확하지 않다. 이 백내장의 특징은 병명과 같이 눈이 뻑뻑한 증상이 있어야 하고, 약간 붉은빛깔로 기름을 뭉친 것처럼 투명해야 한다. 아프지만 눈물이 없으니 결막염과 각막염으로 인한 병은 제외한다. 스티븐존슨 증후군을 생각해볼 수 있다. 이 병은 안구 표면에 염증이 있고 눈꺼풀과 결막이 유착되면서 각막이 석회화된다. 목이나 턱, 흉부 등에 반점이나 발진, 또는 출혈성 물집이 생긴다. 사르코이드증도 의심할 수 있다. 만성으로 노인에게 쉽게 발생하는데 포도막염이 있으면서 기름이 굳어있는 듯이 한 각막침착물과 홍채결절, 홍채유착 등이 생긴다. 또는 쇼그렌증후군을 의심할 수도 있지만 수정체에 이상이 생기는 경우는 없어 제외해도 되겠다.

치료는 아래 책을 본다. 금침으로 제거하는 치료는 할 수 없다고 본다.

자음지황환은 생지황 2량 시호 8돈 건지황(술로 볶는다) 7돈 당귀(술로 씻는다) 황금(술로 볶는다) 각5돈 천문동 지골피 오미자 황련 각3돈 인삼 지각 감초 각2돈 충울자 밀몽화 감국 각1돈. 꿀로 오동나무 씨 크기로 환을 만들어 10환씩 찬물로 먹는다. 정지환과 같이 쓰면 좋다.《의방집해》

정지환은 심장 기운이 부족해서 잘 잊어버리고 불안하며 놀라 가슴이 두근거리고 겁을 먹으며 꿈자리가 뒤숭숭한 병을 치료한다. 인삼 백복령 백복신 각3량 석창포 원지(만든다) 각2량 주사 1량(반은 약과 섞고, 반은 알약에 옷을 입힌다). 위를 가루 내어 오동나무 씨 크기로 꿀로 환을 만들어 쌀 달인 물로 50~70환씩 먹는다. 《세의득효방》

《비전안과용목론》

○ 뻑뻑한 눈속흠증은 이 눈이 처음 병에 걸릴 때는 가벼운 연기나 옅은 안개처럼 흐릿하게 보이다가 점점 빛을 잃는다. 한쪽 눈이 먼저 병에 걸린 다음에 서로 이끌어 모두 해친다. 사람과 사물을 볼 수 없지만 세 가지 빛은 구별한다. 속흠은 기름이 엉긴 빛깔이며 눈동자는 똑바르다. 침으로 해야 하며 금침으로 침을 놓은 다음에 환정산, 칠보환을 먹으면 낫는다.

시로 말한다. 뻑뻑한 눈속흠증은 눈꺼풀에 따라 느리게 오므렸다 벌어지네. 그늘이나 햇빛에도 크기 차이가 적네. 옆에서 보니 눈동자가 기름이 엉긴 빛깔이네. 옛 지혜로운 사람이 남긴 말을 의심할 필요가 없네. 이 가림을 밀어낼 때 그 뿌리를 따르네. 방법은 침을 쓰지만 서너 번 해도 돌아오지 않네. 천천히 싸매면 칠일 안에 부스럼을 생길 수 있네. 적당히 쉬면서 스스로 속이지 말아야 하네.

환정산은 길경 오미자 충울자 현삼 황금 각1량 방풍 지모 각2량 차전자 찻잎 각2량반. 위를 찧어 가루 내어 물 한잔에 가루 1돈을 넣고 5푼이 되게 달여 밥 먹고 나서 찌꺼기를 없애고 따뜻하게 먹는다.

칠보환은 용뇌 1푼 인삼 1량 진주 5돈 석결명(따로 찧어 체에 걸러 곱게 간다) 2량 호박 청어쓸개 웅담 각2량 충울자 2량. 위를 찧어 체에 걸러 가루 내어 꿀로 오동나무 씨 크기로 환을 만들어 밥 먹기 전에 찻물로 10환씩 먹는다.

《세의득효방》

○ 뻑뻑한 눈속흠증은 약간 붉은빛깔 같고 모였다 벌어졌다 한다. 두 옆으로 조금 빛나고 눈동자 위는 엉긴 기름 같은 빛깔이다. 때때로 더욱 깔깔하면서 아프지만 눈물은 나지 않는다.

《증치준승》

○ 뻑뻑한 눈속흠증은 약간 붉은빛깔 같고 모였다 벌어졌다 한다. 두 옆으로 조금 빛나고 눈동자 위는 엉긴 기름 같은 빛깔이다. 때때로 더욱 깔깔하면서 아프지만 눈물은 나지 않는다. 조각환과 생숙지황환을 먹는다.

생숙지황환은 위와 같다. 조각환은 위와 같다.

《동의보감》

○ 뻑뻑한 눈속흠증은 약간 붉은빛깔 같고 모였다 벌어졌다 한다. 두 옆으로 조금 빛나고 눈동자 위는 엉긴 기름 같은 빛깔이다. 때때로 더욱 깔깔하면서 아프지만 눈물은 나지 않는다.(《득효》)

《의종금감》《안과심법요결》

○ 뻑뻑한 눈속흠증 노래. 뻑뻑한 눈속흠증은 약간 붉은데 엉긴 기름 같은 빛깔이네. 눈동자는 똑바르지만 점점 빛을

잃어버리네. 때때로 조금씩 깔깔하고 아프지만 눈물이 없네. 모였다 벌어졌다 하면서 정해진 꼴은 없네. 환정산인 차전자, 방풍, 길경, 현삼, 오미자, 지모, 황금, 찻잎, 충울자를 쓰고 또 칠보환인 진주, 호박, 석결명, 용뇌, 충울자, 인삼, 웅담을 쓰네.

색예환정산 처방은 차전자 1돈반 방풍 1돈 길경 1돈 현삼 1돈 오미자 5푼 지모 2돈 황금 1돈 찻잎 2돈반 충울자 1돈. 위를 거칠게 가루 내어 물 2잔으로 1잔이 되게 달여 밥 먹고 나서 찌꺼기를 없애고 따뜻하게 먹는다.

색예칠보환 처방은 진주 5돈 호박 2량 석결명 2량 용뇌 1푼 충울자 1량 인삼 1량 웅담 1량. 위를 곱게 가루 내어 꿀로 오동나무 씨 크기로 환을 만들어 밥 먹기 전에 찻물로 1돈씩 먹는다.

쉽게 풀이함. 뻑뻑한 눈속흠증은 눈동자 안이 약간 붉은데 엉긴 기름 같은 빛깔이다. 눈동자는 똑바르지만 점점 어둡고 흐릿하게 보인다. 때때로 더욱 깔깔하고 아프지만 눈물이 나오지는 않는다. 그 속흠은 정해진 꼴이 없이 모였다 흩어졌다 한다. 먼저 환정산을 쓰고 다음에 칠보환을 써서 안으로 그 속흠을 삭게 한다.

《양의대전》
○ 뻑뻑한 눈속흠증. 이 증상을 살펴보니 모두 음란한 욕심으로 신장을 해치고 제멋대로 화내서 간장을 해쳐서 간장과 신장 둘을 해쳤기 때문이다. 그러면 생기고 변화하는 근원을 잃고 기운과 피가 비워져 두 눈을 기를 수 없다. 이런 날짜가 오래되어 삿된 뜨거움이 위로 치솟으면 골 기름이 아래로 흘러서 하나의 덩어리를 만들고 눈동자를 덮는다. 노란 빛깔로 크게 뭉치면 빨아들이기 어렵다. 뻑뻑한 눈속흠증이라고 부른다. 처음 병에 걸릴 때는 앞과 같이 치료하고 오래된 다음에도 침으로 밀어내서는 안 된다.

《동의학사전》
○ 원예내장의 하나. 눈동자 안에 있는 수정체의 혼탁형태와 색이 엉킨 고기기름과 같고 약간 불그스레하며 분산되었거나 모여 있기 때문에 그 형태를 정할 수 없는 것을 말한다. 성숙기 백내장에 해당한다고 본다.

13) 금별 눈속흠증

눈동자구멍이 좁아지고 검은자위 둘레로 붉은 테두리가 생기면서 점점 눈동자가 흐려진다. 눈이 아프고 시며 눈물이 나오고 잘 보지 못한다. 홍채모양체염에서 홍채후 유착으로 오는 백내장이라고 본다. 처방은 기국환, 기령환, 개명환, 귀규탕을 쓴다.

기국환은 눈속증이나 눈겉증에 겉흠이 생겼거나 겉흠을 없애도 사물이 또렷이 보이지 않을 때 쓴다. 창출(쌀뜨물에 담근다) 6량 구기자 감국 각2량 천궁 박하 각1량. 꿀로 오동나무 씨 크기로 환을 만들어 30~50환씩 하루 3번 따뜻한 물로 먹는다. 《향약집성방》

기령환은 신장이 비워져 눈이 잘 보이

지 않으면서 눈앞에 모기가 날아다니듯이 보이고 점점 시력이 낮아질 때 쓴다. 백복령 적복령 구기자(술로 씻는다) 각2량 토사자(술로 만든다) 당귀 각1량 청염 5돈. 꿀로 오동나무 씨 크기로 환을 만들어 50~70환씩 하루 3번 따뜻한 물로 먹는다.

 개명환은 모든 눈병, 특히 눈에 속흠이 생겨 사물이 뿌옇게 보일 때 쓴다. 백내장에도 쓴다. 흰양간(얇게 썰어 말려 가루 낸 것) 1개 생지황 1량반 토사자 결명자 방풍 행인 저실자 충울자 정력자 황금 맥문동 오미자 유인 세신 구기자 청상자 택사 차전자 각1량 육계 황련 각5돈. 꿀로 녹두 크기로 환을 만들어 30~50환씩 하루 3번 밥 먹고 나서 먹는다.

 귀규탕은 연교음자를 말한다. 눈이 잘 보이지 않고 눈앞에 속티 같은 것이 나타나며 깔깔하면서 눈물이 나고 빛을 싫어하며 눈이 안 보일 때 쓴다. 간장이 비워졌을 때 뜨거움이 들어온 병을 치료한다. 승마 시호 황기 황금 방풍 강활 만형자 연교 생지황 당귀 인삼 홍규화199) 감초 각1돈 황련 5푼. 거칠게 가루 내어 물에 달여 밥 먹고 나서 먹는다. 《동의보감》

《양의대전》
○ 금별 눈속흠증. 이 증상을 살펴보니 처음 병에 걸리면 머리가 아프고 눈꺼풀이 약간 부어있으며 눈 속이 붉은빛깔이다. 항상 검은 속티가 어지럽게 보이며 눈동자가 점점 어두워지면서 눈동자는

───
199) 빨간 접시꽃

점점 작아진다. 안에 누런빛깔에 골 기름이 있다. 침으로 밀어내서는 안 되고 또 치료할 수도 없다. 모두 물이 약해져 불이 세차기 때문이다. 물은 원래 불을 이기는데 물이 약해지면 불을 이길 수 없다. 오히려 물을 불로 만들기 때문에 불이 더욱 타오르고 물이 더욱 말라간다. 처음 느꼈을 때 피를 기르고 피를 서늘하게 하면서 신장을 북돋고 불을 내리는 치료를 한다. 이 증상을 보니 대체로 가장 치료하기 어렵다.

《동의학사전》
○ 눈동자가 작아지면서 수정체가 흐려지는 병증. 간경풍열이 눈에 작용해서 생긴다. 눈이 아프고 시굴며 눈물이 나오고 잘 보지 못한다. 눈동자는 작아지고 포륜홍이 생기면서 점차 수정체가 흐려진다. 홍채모양체염 때 오는 병발 백내장에 해당한다.

14) 은빛 눈속흠증

 수정체가 흰빛깔로 은처럼 흐려진 병증이다. 성숙 백내장으로 수정체가 완전히 흐려진 모르가니 백내장(morgagnian cataract)이며 피질이 액화하여 핵만 남은 상태다. 책에서 동그란 눈속흠증이라고도 부르지만 맞지 않다고 생각한다. 미성숙 백내장과 성숙 백내장은 병증이 완전히 다르기 때문에 구별해야 한다. 초기에 미성숙 백내장은 동그란 눈속흠증이라고 하고 성숙된 백내장은 은빛 눈속흠증이라고 해야 맞다. 또 녹내장으로

오는 백내장인 은빛바람 눈속흠증과 감별해야 한다. 치료는 수술해야 하고 수술하고 나서 후유증을 예방하기 위해 먼저 영양보간산을 먹고 다음에 보신환을 먹는다.

《증치준승》

○ 은빛 눈속흠증은 눈동자 속이 은빛 같은 흰빛깔이다. 가벼우면 한 점으로 희게 빛나며 별이나 조각 같다. 심하면 눈동자가 모두 눈처럼 하얀빛깔로 둥글게 빛난다. 둥글게 빛나서 동그란 눈속흠증이라고 부른다. 초생달 눈속흠증이나 반달 눈속흠증이 심해져 둥글게 변한 경우가 있고 또 가운데에서 한 점이 일어나 점점 어둡게 보이다가 점점 커져 보지 못하는 경우도 있다. 막힌 것이 아주 조화롭고 맑으면서 순수한 타고난 기운을 해치기 때문에 양에 빛을 막아 보지 못하게 된다. 또 축축한 차가움이 골에 있으면 골 기름이 떨어져 내려 타고난 알짜를 해치면서 그 빛을 닫아버린다. 은빛 눈속흠증은 이미 눈동자구멍이 벌어져 다시 오므릴 수 없는 병과 견줄 수 없다. 나이가 육십이 지나지 않았거나 육십이 지나도 피와 기운이 약해지지 않았으면 밀어내는 치료를 한다. 모두 다시 밝아지는 이치가 있다.

《심시요함》

○ 은빛 눈속흠증은 가볍고 심한 것으로 나누네. 가벼우면 가운데에 한 점이 있네. 심하면 눈동자가 모두 희게 빛나네. 눈동자 속에 막힌 기운과 관련되네. 해친 진짜 기운과 함께 생각을 치료하네.

적게 일하고 알짜가 강하면 볼 수 있네. 맑고 깨끗한 것이 막히고 깔깔하면 가리는 기운이 생기네. 알짜 빛이 어두운지 3년이 지나네. 아끼고 길러야 해치지 않네. 한번 밀어내면 빛이 열리고 신선을 만나 오르네.

이 증상은 오로지 눈동자 속이 흰빛깔인 눈속흠증을 말한다.200) (풀이 안함) 은빛바람 눈속흠증과 같지 않은데 이미 커져서 오므릴 수 없으면 치료할 수 없는 징조이다. 60살이 넘지 않고 피와 기운이 아직 세차면 치료해서 다시 밝아질 수 있다. 석결명산을 먹어야 한다.

석결명산은 석결명(식초를 뿌리면서 달군다) 방풍 인삼 충울자 차전자 세신(절반으로 한다) 지모 백복령 료오미자201) 현삼 황금 각각 같은 양. 위를 곱게 가루 내어 2돈씩 밥 먹기 전에 찻물에 타서 삼킨다.

《장씨의통》

○ 은빛 눈속흠증은 눈동자 속이 은빛 같은 흰빛깔이다.202) (풀이 안함) 피와 기운이 약해져 있지 않으면 밀어내는 치료를 하고 나서 먼저 영양보간산을 먹은 다음에 보신환을 쓴다. 거의 다시 밝아

---

200) 《증치준승》과 내용이 같아서 풀이하지 않는다. 한문은 뒤에 붙여놓았다.

201) 북오미자이다. 남오미자보다 크고 살이 두텁다. 이시진은 '지금 오미자는 남과 북으로 나누는데 남쪽에서 나는 것은 붉고 북쪽은 검다. 북돋는 약에 들어가려면 반드시 북쪽에서 나는 것이 좋다.'고 하였다.

202) 《증치준승》과 내용이 같아서 풀이하지 않는다. 한문은 뒤에 붙여놓았다.

지는 이치가 있다.

《동의학사전》
○ 눈동자 안에 있는 수정체가 은빛 같이 희게 흐려지는 내장눈병을 말한다. 원예내장과 같은 뜻으로 쓰인다. 노인성 백내장의 성숙기에 해당한다.

15) 금빛 눈속흠증

눈동자가 커지거나 작아지지 않고 다만 누렇게 변한다. 은빛 눈속흠증과 같은 성숙 백내장으로 수정체가 완전히 흐려진 병이다. 빛깔이 노랗게 변한 모르가니 백내장(morgagnian cataract)이다. 누런 눈바람증인 녹내장과 감별해야 한다. 수술해야 한다.

신소산은 눈 안에 검은자위 누런즙차오름증과 검은자위 붉은막내려옴증을 치료한다. 황금 선태 감초 목적 각4돈 곡정초 창출 각8돈 뱀허물(볶는다) 3개. 위에 약을 가루 내어 1돈반씩 밤에 잘 때 찬물에 타서 삼킨다.

《증치준승》
○ 금빛 눈속흠증은 눈동자구멍이 벌어지거나 좁아지지 않으면서 다만 누렇게 옥처럼 밝고 맑다. 타고난 기운이 막혀있다가 축축한 가래와 음에 불이 쳤기 때문에 빛깔이 변했다. 누런 눈바람증같이 커져있는 병증이 아니다. 치료할 수 없다.

《장씨의통》
○ 금빛 눈속흠증은[203] (풀이 안함) 신소산, 조협환, 영양보간산으로 치료한다.

《동의학사전》
○ 눈동자 안에 있는 수정체가 누르스름하게 흐려지는 내장눈병. 담화(痰火)가 위로 올라가서 생긴다. 눈동자의 크기에는 변화가 없고 다만 물체가 잘 보이지 않는다. 병발 백내장에 해당한다고 본다.

16) 검은별 눈속흠증

처음에는 아프거나 가렵지 않으면서 머리가 약간 어지럽고 눈이 깔깔하다. 속흠은 얼음이 얼은 것처럼 약간 푸르른 흰빛깔을 띠고 있다. 노랗거나 까만색의 속티가 보이고 눈동자가 조금 커져 있다. 두 눈초리가 깔깔하고 아프며 눈물이 자주 나오고 입이 쓰면서 음식을 먹으려고 하지 않는다. 시력은 눈앞에 손 흔드는 것도 못 볼 정도로 나빠진다. 녹내장을 합병한 백내장으로 시력이 거의 상실된 상태를 말한다. 특히 푸른 눈바람증으로 오는 백내장이다. 안압이 높아져서 눈초리가 깔깔하고 아프다.

원인과 치료는 아래 책을 본다.

《비전안과용목론》
○ 검은별 눈속흠증은 눈이 처음 병에 걸릴 때는 아프거나 가렵지 않고 다만

---

[203] 《증치준승》과 내용이 같아서 풀이하지 않는다. 한문은 뒤에 붙여놓았다.

약간 머리가 어지러우면서 눈이 깔깔하다. 속티가 누렇거나 검어서 일정하지 않고 눈동자가 약간 커져 있으며 속흠은 푸르른 흰빛깔이다. 금침으로 밀어낸 다음에 노회환, 통명산을 먹는다.

　시로 말한다. 검은별 눈속흠증은 얼음이 맺혔는데 조금 푸른빛깔이네. 가엽구나! 안이 가려서 진짜 모습이 없구나. 음양이 열리는 곳에서 속을 여네. 비로소 오랜 바람병이 쓸개 속에 있다고 깨닫네. 금침으로 서너 번 밀어내네. 노회로 약을 만드니 신기한 효과이네. 백일을 기다려야 한다고 간곡하게 말하네. 한가위에 달이 눈 속을 비추네.

　노회환은 노회 감초(굽는다) 각1푼 인삼 소쓸개 각반량 백자인 세신 각1량 영양각(꿀로 굽는다) 1량. 위를 가루 내어 꿀로 오동나무 씨 크기로 환을 만들어 빈속에 찻물로 10환씩 먹는다.

　통명산은 백자인 차전자 길경 각2량 충울자 현삼 복령 인삼 각1량 방풍 1량반. 위를 가루 내어 물 1잔에 가루 1돈으로 5푼이 되도록 달여 밥 먹고 나서 찌꺼기를 없애고 따뜻하게 먹는다.

《세의득효방》

○ 검은별 눈속흠증은 이 증상은 빛깔이 푸른 빛깔이고 안쪽과 바깥 눈초리 끝이 깔깔하고 아프다. 눈물을 자주 흘리고 입이 쓰면서 음식을 먹고 싶지 않다. 쓸개가 차가운 바람을 받았기 때문이다. 양담환을 먹는다.

　양담환은 황련(씻는데 불을 보지 않는다) 형개 황금 용담초 각반량 노회 방풍 각1량 황백(껍질을 벗긴다) 지부자 1푼. 위를 가루 내어 꿀로 오동나무 씨 크기로 환을 만들어 30환씩 박하 달인 물로 먹는다.

《증치준승》

○ 검은별 눈속흠증은 빛깔이 푸른 빛깔이고 안쪽과 바깥 눈초리 끝이 깔깔하고 아프다. 눈물을 자주 흘리고 입이 쓰면서 음식을 먹고 싶지 않다. 쓸개가 차가운 바람을 받았기 때문이다. 양담환, 환정환, 사물탕, 영보환, 청금산, 조각환, 생숙지황환을 쓴다.

　양담환은 황련(씻는데 불을 보지 않는다) 황금 형개 용담초 각반량 노회 방풍 각1량 황백(껍질을 벗긴다) 지부자 각2돈반. 위를 곱게 갈아 꿀로 오동나무 씨 크기로 환을 만들어 20환씩 밥 먹고 나서 박하 달인 물로 먹는다.

　생숙지황환은 위와 같다. 조각환은 위와 같다.

《동의보감》

○ 검은별 눈속흠증은 빛깔이 푸른 빛깔이고 안쪽과 바깥 눈초리 끝이 깔깔하면서 아프다. 자주 눈물을 흘리고 입이 쓰다. 쓸개가 차가운 바람을 받았다. 양담원이 마땅하다.(《득효》)

　양담원은 검은별 눈속흠증을 치료한다. 쓸개가 차가운 바람을 받아 생겼다. 방풍 노회 각1량 황련 황금 형개 용담초 각5돈 지부자 황백 각2돈반. 오른쪽을 가루 내어 꿀로 오동나무 씨 크기로 환을 만들어 빈속에 박하 달인 물로 30환씩 먹는다.(《득효》)

《장씨의통》

○ 검은별 눈속흠증은 눈동자에 엉긴 속흠이라고도 부른다. 처음 병에 걸릴 때는 머리가 빙글 돌고 눈이 깔깔하다. 그리고 속티를 보는데 누렇거나 검어서 일정하지 않다. 속흠은 푸른빛깔로 엉겨 뭉쳐 있고 안쪽과 바깥 눈초리 끝이 깔깔하다. 자주 눈물을 흘리고 입이 쓰면서 음식을 먹고 싶어 하지 않는다. 간장이 차가운 바람을 받았기 때문이다. 영양각산, 조협환, 생숙지황환을 쓴다.

《의종금감》《안과심법요결》

○ 검은별 눈속흠증 노래. 검은별 눈속흠증은 눈동자가 조금 크네. 안에 푸르른 흰빛이 눈동자를 가리네. 속티가 생기고 눈초리가 아프며 자주 눈물을 흘리네. 쓸개에 뜨거움이 샃된 것이 되어 눈동자를 해쳤네. 노회환인 노회, 세신, 감초, 소쓸개, 영양각, 백자인, 인삼을 쓰거나 통명산인 방풍, 충울자, 인삼, 복령, 현삼, 길경, 차전자, 백자인을 쓰네.
노회환 처방은 노회 1량 세신 반량 감초 5돈 소쓸개 반량 영양각 1량 백자인 1량 인삼 반량. 위를 곱게 가루 내어 꿀로 오동나무 씨 크기로 환을 만들어 빈속에 찻물로 3돈씩 먹는다.
응예통명산 처방은 방풍 1돈반 충울자 1돈 인삼 1돈 복령 1돈 현삼 1돈 길경 1돈 차전자 2돈 백자인 2돈. 위를 거칠게 가루 내어 물 2잔을 1잔이 되게 달여 밥 먹고 나서 찌꺼기를 없애고 따뜻하게 먹는다.
쉽게 풀이함. 검은별 눈속흠증은 눈동자가 약간 크고 눈동자 안이 조금 푸르른 흰빛깔로 보인다. 안쪽과 바깥 눈초리 끝이 깔깔하면서 아프다. 눈 속에 속티가 보이는데 누렇거나 검어서 일정하지 않고 자주 눈물이 흐른다. 쓸개에 샃됨 때문에 눈속증이 되었다. 노회환, 통명산을 먹어야 한다.

《동의학사전》

○ 원예내장의 하나. 눈동자 안에 있는 수정체의 혼탁형태와 색이 푸른색의 꽃모양을 띠는 병증을 말한다. 담(膽)이 풍한사를 받아서 생긴다. 수정체가 희면서 약간 푸르스름한 색을 띠며 눈구석과 눈귀가 깔깔하고 아프며 눈물이 나오고 입이 쓰다. 시력은 눈앞에서 손을 흔드는 것을 느낄 정도로 몹시 나빠진다. 풍한을 없애는 방법으로 양담원을 쓴다. 노인성 백내장의 성숙기에 해당한다고 본다.

17) 은빛바람 눈속흠증

머리와 눈이 몹시 아프면서 눈동자구멍이 벌어지고 눈동자가 하얗게 은과 같이 흐려진 병증이다. 초록 눈바람증 때 오는 병발 백내장에 해당한다.
원인과 치료는 아래 책을 본다.

《증치준승》

○ 은빛바람 눈속흠증은 눈동자가 커져 한 조각이 되는 데 은처럼 새하얗다. 이 병은 머리바람증이나 가래불이 있는 사람이 화내는 기운에 치우치면 막혀서 흩어지지 못해 진짜 기운을 해친다. 이것

은 낮지 않는 병이다. 금단으로도 빛을 돌아오게 할 수 없을까 두렵다.

《동의학사전》
○ 눈동자가 커지면서 정주(수정체)가 희게 흐려지는 병증. 두풍담화가 있는 사람들에게서 칠정의 장애로 생긴다. 머리와 눈이 몹시 아프면서 눈동자가 커지고 점차 수정체가 흐려져 보지 못하게 된다. 두풍병을 치료하면서 흐려진 수정체를 수술적 방법으로 떼버린다. 녹풍내장 때 오는 병발백내장에 해당한다고 본다.

18) 실바람 눈속흠증

눈동자 안에 실이 가로 혹은 비스듬하게 놓인 것처럼 은은하게 보인다. 환자는 사물이 자갈길처럼 갈라져 보인다. 오래되면 치료하기 어렵다. 실바람 눈속흠증이라고 했기 때문에 머리바람증이나 녹내장에서 온 병발백내장에 한 종류로 볼 수 있다. 확실하지 않다.

《증치준승》
○ 실바람 눈속흠증은 눈동자 속에 은은하게 한 개의 실이 가로로 걸쳐져 있거나 또는 안에서 비스듬하게 걸쳐져 있게 보인다. 스스로 보면 모든 사물이 자갈이 깔려있는 길처럼 보인다. 바람이 낙맥을 쳐서 그 진짜 기운을 막았다. 신비로운 구멍에 한 개의 실이 가렸기 때문에 보이는 것을 해쳤다. 오랫동안 치료하지 않으면 심하게 변해 위독한 병이 된다.

《장씨의통》
○ 실바람 눈속흠증은204) (풀이 안함) 육미환에 세신, 백질려를 더 넣어 먹으며 사이사이에 조협환을 먹는다. 오랫동안 치료하지 않으면 심하게 변해 위독한 병이 된다.

19) 흔들린 눈속흠증

우연히 눈을 맞거나 부닞쳐서 생긴다. 간장과 신장 두 경맥이 비워진 상태에서 골 기름이 놀라 움직여 아래로 흐르거나 나쁜 피가 흘러 눈으로 들어간다. 초기에는 눈 부위에 뭉친 피가 생겨 아프고 눈이 부시며 눈물이 흐르는 증상이 나타난다. 밤낮으로 아프면서 처음에는 약하지만 점점 커진다. 오래되면 방수가 수정체 안으로 들어가 수정체 피질이 흐려진다. 타박으로 수정체가 흐려지는 외상성 백내장이다. 치료는 아래 책을 본다.
경효산은 시호 2돈 대황 당귀 적작약 서각205) 각1돈 감초5푼. 물에 달여 밥 먹고 나서 먹는다. 《동의보감》
제풍익손탕은 당귀 백작약 생지황 천궁 고본 전호 방풍 각1돈. 물에 달여 밥 먹고 나서 먹는다.
석결명산은 석결명 결명자 각1량 강활 치자 목적 청상자 적작약 각5돈 대황 형개 각2돈반. 가루 내어 2돈씩 맥문동 달인 물에 먹는다. 《동의보감》

---

204) 《증치준승》과 내용이 같아서 풀이하지 않는다. 한문은 뒤에 붙여놓았다.
205) 소뿔 2~3돈으로 바꿔 써도 된다.

《비전안과용목론》

○ 흔들린 눈속흠증은 이 눈이 처음 병에 걸릴 때는 오장이 비워졌는데 갑자기 애를 썼기 때문에 병이 된다. 또는 간장 기운이 부족한데 뜨거운 독이 치솟아 골속으로 들어갔기 때문이다. 또는 맞거나 부딪쳐서 골속에 나쁜 피가 아래로 흘러 눈 속에 들어간 다음에 2, 3년이 지나는 사이에 흰 속흠으로 변했기 때문이다. 생김새가 눈속증과 비슷하지만 침으로 밀어내지 않는다. 먼저 병에 걸린 눈을 다시 한 번 해칠 뿐이다. 속흠이 될 때를 기다려 방법에 따라 침을 놓으면 효과가 있다. 그런 다음 진간환, 환정산을 먹으면 낫는다.

시로 말한다. 갑자기 부딪쳐 흔들렸는데 전부 해치지 않았네. 조금씩 아픈 날이 길어지네. 골 기름으로 하얗게 변하네. 눈속증과 마찬가지로 세 가지 빛을 보네. 잘못해서 침으로 밀어내서는 안 되네. 재앙이 되어 감당하기 어려울까 두렵네. 다음에 이끌어 해치지 않았네. 의사는 원래 방법대로 열면 되네.

진간환은 석결명(따로 간다) 1량 세신 산약 충울자 인삼 차전자 백자인 복령 각1량 방풍 1량반. 위를 가루 내어 오동나무 씨 크기로 꿀로 환을 만들어 밥 먹고 나서 찻물로 10환씩 먹는다.

환정산은 인삼 차전자 길경 각1량 충울자 궁궁 각1량 방풍 세신 각1량반. 위를 가루 내어 물 1잔에 가루 1돈을 넣고 5푼이 되게 달여 밥 먹기 전에 찌꺼기를 없애고 따뜻하게 먹는다.

《세의득효방》

○ 흔들린 눈속흠증은 눈이 거듭 부딪치거나 맞았기 때문에 변해서 눈속증이 되었다. 밤낮으로 아프면서 깊이 가린 것이 있다. 붉은 막이 눈을 감싸면서 세 가지 빛을 볼 수 없다. 또 오래되면 눈속증이 있다. 앞의 네 병증은 모두 치료할 수 없다. 침이나 칼로 손을 쓰기 어렵고 약의 힘도 효과가 없다. 억지로 치료한다고 하면 환정산을 먹을 수 있지만 마침내 치료하기 어렵다.

《증치준승》

○ 흔들린 눈속흠증은 눈이 거듭 부딪치거나 맞았기 때문에 변해서 눈속증이 되었다. 밤낮으로 아프면서 깊숙이 가린 것이 있다. 붉은 막이 눈을 감싸면서 세 가지 빛을 볼 수 없다. 또 오래되면 눈속증이 있다. 보간환, 보신환, 석결명환을 쓰거나 조각환과 생숙지황환을 같이 쓴다.

보간산은 동그란 눈속흠증을 치료한다. 숙지황 백복령 흰 국화 세신 백작약 백자인 감초 방풍 북시호 각1돈. 위를 물에 달여 밥 먹고 나서 먹는다.

보신환은 동그란 눈속흠증을 치료한다. 파극 산약 파고지(볶는다) 목단피 소회향 각5돈 육종용 구기자 각1량 청염 2돈반. 위를 가루 내어 꿀로 오동나무 씨 크기로 환을 만들어 30환씩 빈속에 소금물로 먹는다.

석결명환은 위와 같은 증상을 치료한다. 석결명 괴실 육종용(술에 하룻밤 담갔다가 비늘을 없애고 구워 말린다) 토사자(술에 3일 담갔다가 햇볕에 말려 따로 갈아 가루 낸다) 양기석(술에 7일 동안 삶았다가 곱게 갈아 물에 뜬 것을 거른다) 숙지황 각1량 계심 반량 자석(불에 식초를 뿌려가면서 7번 담금질을 했다가 곱게 갈아 물에 뜬 것을 거른다) 1량반. 위를 곱게 가루 내어 꿀과 섞어 200~300번 찧어 오동나무 씨 크기로 환을 만들어 20환씩 먹거나 머리가 빙글 돌면 30환까지 더해서 밥 먹기 전에 소금물로 먹는다.

생숙지황환은 위와 같다. 조각환은 위와 같다.

《동의보감》

○ 흔들린 눈속흠증은 눈이 거듭 부딪치거나 맞았기 때문에 변해서 눈속증이 되었다. 밤낮으로 아프고 세 가지 빛을 볼 수 없다. 앞에 네 증상인 타고난 눈속흠증, 처음 눈바람증, 골바람증, 흔들린 눈속흠증은 모두 치료할 수 없다. 다만 환정산을 먹을 뿐이다.(《득효》)

《의종금감》《안과심법요결》

○ 흔들린 눈속흠증 노래. 흔들린 눈속흠증은 부딪쳐 흔들렸기 때문이네. 골기름과 나쁜 피가 아래로 눈자위를 해쳤네. 눈자위가 변해서 점점 어두워져 눈속증이 되네. 왼쪽과 오른쪽이 서로 전해 함께 밝음을 해치네. 진간환인 석결명, 충울자, 산약, 차전자, 백자인, 세신, 방풍, 인삼, 복령을 쓰거나 환정산인 인삼, 길경, 방풍, 세신, 차전자, 충울자, 궁궁을 쓰네.

경진진간환 처방은 석결명 1량 충울자 1량 산약 1량 차전자 1량 백자인 1량 세신 5돈 방풍 1량5돈 인삼 1량 복령 1량. 위를 곱게 가루 내어 오동나무 씨 크기로 꿀로 환을 만들어 밥 먹고 나서 찻물로 3돈씩 삼킨다. 황금 황련 각1량을 더 넣어 써도 된다.

경진환정산 처방은 인삼 1돈 길경 1돈 방풍 1돈반 세신 5푼 차전자 1돈 충울자 1돈 궁궁 1돈. 위를 거칠게 가루 내어 물 2잔을 1잔이 되게 달여 밥 먹기 전에 찌꺼기를 없애고 따뜻하게 먹는다. 생지황, 황금, 황련 1돈을 더 넣어 써도 된다.

쉽게 풀이함. 흔들린 눈속흠증은 실수로 머리와 골을 쳤기 때문에 골속에 골기름과 나쁜 피가 눈자위 안으로 흘러들어갔다. 날짜가 오래되면 눈속증으로 변하며 왼쪽과 오른쪽이 서로 전해 두 눈을 모두 해친다. 진간환, 환정산을 먹는다.

《양의대전》

○ 흔들린 눈속흠증. 이 증상을 살펴보니 모두 간장과 신장 두 경맥이 비워진 상태에서 우연히 맞거나 부딪쳤기 때문이다. 골 기름이 놀라 움직여서 아래로 흘러 점점 어둡게 보이다가 속흠이 되며 오래되면 흰빛깔이다. 또 아래에서 간장 경맥으로 들어간 경우가 있다. 또 놀라서 눈동자구멍이 벌어지는 경우가 있는데 눈동자구멍을 오므리지 못한다. 세 가지 빛을 보지만 침으로 밀어내서는 안 된다. 치료는 동그란 눈속흠증과 같다.

《동의학사전》

○ 내장눈병의 하나. 눈 타박, 천통창(예

리하고 가늘고 긴 못, 핀 등이 피부를 관통하여 피하조직에 도달하는 상처), 열 및 전기 등에 의한 손상으로 수정체가 흐려진 병증을 말한다. 초기에는 눈 부위에 손상을 받아 어혈이 생기고 울체되어 열로 되기 때문에 다는 감, 아픈 감, 눈부심, 눈물 흐르기 등이 나타난다. 수정체가 손상되어 신수(방수)가 수정체 안으로 들어가면 점차 수정체가 흐려져 물체가 뿌옇게 보인다. 먼저 열을 내리우고 어혈을 없애며 눈을 밝게 하고 예막을 없애는 방법으로 경효산, 제풍익손탕(당귀, 집함박꽃뿌리, 찐지황, 궁궁이, 고본, 생치나물뿌리, 방풍) 등을 쓴다. 수정체의 내용물(수정체 피질)이 전방에로 나왔을 때에는 석결명산을 쓴다. 수정체가 완전히 흐려져 하얗게 되어있으면 수술을 한다. 외상성 백내장에 해당한다.

20) 타고난 눈속흠증

태어났을 때는 정상이라 모르고 있다가 3년쯤 지나 눈물이 흐르고 눈곱이 끼며 눈알을 잘 돌리지 못한다. 이후 4,5세 무렵에 눈동자에 흰빛깔의 쌀알 같은 속 흠이 맺히고 눈앞이 어렴풋해지면서 보이지 않게 된다. 선천성 백내장인 데 유전자 돌연변이 때문이거나 풍진이나 갈락토오스 혈증에 의한 선천 백내장을 포함한다.

타고난 눈속흠증의 원인과 증상은 풍진이나 갈락토오스 혈증과는 약간 다르다. 이 둘은 서로 다르므로 정확한 진단을 통해 구별해서 치료하면 된다. 갈락토오스 혈증은 선천적 대사이상으로 갈락토오스 분해 효소가 없어 혈액 속에 갈락토오스가 상승하는 질환이다. 신생아가 잘 먹지 못해 체중이 늘지 않고 간 기능이 약해져 황달, 복수, 간경변, 백내장, 지능발달저하가 생긴다. 평생에 걸쳐 갈락토오스를 제한하는 식이요법을 해야 한다.

원인과 치료는 아래 책을 본다.

삼령백출산은 인삼 백출 백복령 산약 감초(굽는다) 각3돈 의이인 연자육 길경 사인 백편두 각1돈반. 물에 달여 밥 먹고 나서 먹는다.

기국지황환은 숙지황 생지황 산약 산수유 구기자 각4량 백복령 목단피 택사 감국 각3량. 꿀로 오동나무 씨 크기로 환을 만들어 30~40환씩 빈속에 먹는다.

사군자탕 합 가감주경원은 토사자 8량 생지황 당귀 각5돈 인삼 백출 백복령 감초 각1돈반 구기자 오미자 차전자 저실자 천초 각1돈. 꿀로 오동나무 씨 크기로 환을 만들어 50~70환씩 하루 3번 데운 술이나 연한 소금물로 먹는다.

《비전안과용목론》

○ 타고난 눈속흠증은 이 눈이 처음 병에 걸릴 때는 모두 젖어미가 어긋난 음식을 많이 먹고 몸조리를 못했기 때문이다. 국수나 다섯 매운 음식이나 모든 독이 있는 단약을 먹으면 배에 뜨거움이 쌓인다. 다음에 이것 때문에 뱃속에 아기에게 눈병이 생긴다. 대여섯 살이 되었는데도 말을 못하고 웃지도 않고 보아도 보는 것이 없으면 어버이가 깨닫기

시작한다. 빨리 약을 먹고 몸조리를 해야 한다. 그러나 독약을 눈에 넣거나 머리와 얼굴에 뜸을 뜨지 말아야 한다. 헛되이 얼굴에 해를 끼친다. 나이가 15살이 되면 비로소 눈 속에 속흠의 생김새를 따져본다. 푸르른 흰빛깔이 눈동자를 덮고 있으면서 세 가지 빛을 구별하면 금침으로 밀어낼 수 있다. 어린아이의 눈속증은 치료할 수 없는 경우가 많아서 자세히 보아야 치료할 수 있다. 호정환을 먹어야 하며 그러면 바로 눈을 해치지 않는다.

시로 말한다. 눈속증은 어떤 이유로 어린아이에게 미치는가. 뱃속에서 뜨거움을 받아 골 기름이 드리웠네. 처음 태어난 지 3년 안에는 느끼지 못하네. 잘 보지만 오히려 눈을 느리게 돌리네. 4,5세 때에 가까이 보면서 말하네. 눈동자가 희게 맺혀 갈피를 잡지 못하기 시작하네. 믿을만한 의사의 치료를 받네. 더욱 앞의 현명한 사람이 뒤의 시를 읽네.

또 시로 말한다. 어린아이의 눈속증은 치료를 받아들이지 못하네. 몸조리를 하기 어렵다고 정해도 의심하지 않네. 어버이에게 나이가 18세에 풀게 하네. 금침으로 한번 밀어내면 구름이 나는 듯하네. 어리석은 마음으로 머리와 얼굴에 찜질과 뜸을 뜨네. 혀로 핥거나 문지르고 비비면 검은 눈동자가 없어지네. 몇 해 동안 치료를 해서 먼저 해치네. 침으로 밀어낼 수 없으니 슬플 뿐이네.

호정환은 목향 대황 황금 현삼 (생지황) 각1량 사간 세신 각반량. 위를 가루내어 꿀로 오동나무 씨 크기로 환을 만들어 빈속에 찻물로 10환씩 먹는다.

《동의보감》
○ 타고난 눈속흠증은 처음 태어나서 사물을 볼 때 눈자위를 굴리는데 편안하지 않다. 4,5세에 이르러 눈동자가 새하얗게 되어 어둡고 흐릿해져 보지 못한다. 세월이 지나 나이가 많아져도 치료할 약이 없다. 뱃속에 아이가 뜨거움을 받았기 때문에 해치게 되었다.(《득효》)

《의종금감》(《안과심법요결》)
○ 타고난 눈속흠증 노래. 타고난 눈속흠증은 어린아이가 태어나지 않았을 때네. 뜨거움이 아이에 골을 쳐서 눈에 재앙이 생겼네. 호정환인 목향, 황금, 세신, 사간, 대황, 현삼을 쓰네.

호정환 처방은 목향 5돈 황금 5돈 세신 3돈 사간 5돈 대황 5돈 현삼 1량. 위를 곱게 가루 내어 꿀로 오동나무 씨 크기로 환을 만들어 빈속에 찻물로 10환씩 먹는다.

쉽게 풀이함. 타고난 눈속흠증은 아이가 어머니의 뱃속에 있을 때 맵고 자극적인 음식을 많이 먹었기 때문이다. 뜨거운 기운이 안에 아이의 골을 쳐서 태어난 후에 눈속증이 생겼다. 호정환을 쓴다.

《양의대전》
○ 어린아이의 타고난 눈속흠증. 이 증상을 살펴보니 모두 어머니가 아이를 뱄을 때 심하게 화내거나 놀라거나 두려움이 있었고 여기에 더해서 어긋난 음식을 먹고 몸조리가 적당하지 못했기 때문이다. 젖어미가 밀가루 음식과 다섯 가지 매운 음식, 구운 고기를 먹거나 모든 독

이 있는 단약을 먹으면 배에 뜨거움이 쌓여 안으로 어린아이를 쳐서 눈을 해친다. 태어나 두세 살이 된 다음에 말하지 않고 울지도 않으며 보아도 보는 것이 없으면 어버이가 깨닫기 시작한다. 더 자라면 비로소 눈속증을 알게 되는데 안에 푸르른 흰 속흠이 눈동자를 덮어 가리고 있다. 세 가지 빛을 알면 금침으로 밀어낸다. 대개 어린아이의 눈속증은 치료하기 어렵다.

《동의학사전》

○ 선천적으로 수정체가 흐려져 잘 보지 못하는 병증. 선천적으로 비신(脾腎)이 다 허하거나 임신 초기에 어머니가 여러 가지 병을 앓거나 약물을 잘못 써서 태아 발육에 영향을 주어 생긴다. 수정체의 혼탁위치와 형태에 따라 증상이 다르다. 혼탁이 수정체의 중심부에 국한되어 있을 때는 시력장애를 일으키지 않지만 원판상으로 흐려져 있거나 전반적으로 다 흐려져 있을 때에는 시력장애가 심하다. 대다수 정지성이지만 진행성도 있다. 비위가 허약해서 생긴 것은 건비익기하는 방법으로 삼령백출산을 쓰고 신음이 부족해서 생긴 것은 자음보신하는 방법으로 기국지황환을 쓰며 비신양허로 생긴 것은 비를 든든하게 하고 신양을 보하는 방법으로 사군자탕에 가감주경환을 같이 쓴다. 수정체 혼탁이 점차 더 진행되고 시력장애가 심해지면 수술을 한다. 선천성 백내장에 해당한다.

2. 눈바람증

 눈바람증은 녹내장을 통칭하는 병증이다. 누런 눈바람증, 어두운 눈바람증, 검은 눈바람증, 푸른 눈바람증, 초록 눈바람증의 다섯 눈바람증이다. 눈바람증이란 말은 병이 나타날 때 바람과 같이 매우 빠르게 변한다는 뜻이다. 임상에서 푸른 눈바람증과 초록 눈바람증은 흔히 볼 수 있고 누런 눈바람증은 별로 없다. 심한 병으로 변하면서 나중에는 보지 못하게 된다.
 원인은 아래 책을 본다.
 처음에는 알기 어렵고 장님이 되면 이미 치료하기가 늦는다. 처음 느꼈을 때 바로 치료해야 한다. 완벽히 치료할 수 있는 방법은 없으며 약을 써서 호전시켜 준 후 그 상태를 계속 유지하도록 하는 것이 치료이다. 나중에는 결국 눈동자가 서리가 내린 것처럼 하얗게 된다. 이때 자칫 금침으로 제거하면 보지 못하게 된다. 눈만 해칠 뿐이다. 초기에 제풍탕, 통명보신환을 먹는다. 치료할 때 안압을 떨어뜨리기 위해 웅담이나 멧돼지 쓸개를 눈에 넣어준다.
 녹내장은 시신경이 손상되는 질환이다. 시신경은 우리가 보는 이미지를 뇌로 나르는 역할을 하는데 여러 개의 금속선이 들어있는 케이블처럼 많은 신경섬유들로 이루어져 있다. 녹내장은 이런 신경섬유가 손상을 받아 맹점이 발생한 것이다. 시신경이 죽어감에 따라 주변시야부터 점점 감소하게 되지만 일상생활에서는 주변시야를 이용하는 경우가 별로 없으므로 증상을 느끼지 못하는 경우가 많다. 만약 시신경 전체가 손상되었으면 실명(빛을 느끼지 못하는 상태)한다.
 녹내장은 어린아이에서 노인까지 다 생길 수 있는 질환이며 특히 40살 이후에 많다. 가장 중요한 원인은 안압의 상승이다. 정상 안압은 10~21mmHg이다. 그렇지만 안압에 의해서만 녹내장이 생긴다고 볼 수 없다. 정상 안압 녹내장은 안압이 정상범위인 경우에도 시신경 손상이 나타나며 고안압증은 안압이 정상보다 높아도 시신경장애가 나타나지 않는다. 개인에 따라 안압에 대한 시신경의 저항력에 차이가 있고 안압 외에 여러 가지 요인이 녹내장에 관여하고 있기 때문이다. 눈의 모양체에서는 눈의 형태를 유지하고 각막과 수정체에 영양을 공급 하는 물(방수)이 계속 생성되어 방수 유출로를 통해 빠져나간다. 그런데 만약 이 방수 유출로로 방수가 제대로 빠져나가지 못하면 안압이 올라가게 된다. 심하면 마치 바람을 많이 넣은 축구공처럼 눈알이 딴딴해진다. 방수라고 불리는 맑은 액체는 눈의 안쪽을 순환하는데 적은 양이 일정하게 생산되고 미세 배출구를 통해 눈에서 흘러나간다. 방수가 흐르는 이치는 싱크대의 수도꼭지를 항상 틀어 놓는 것과 같다. 만약 하수구(유출관)가 막히면 싱크대에 물이 고여 넘친다. 그러나 눈은 폐쇄구이기 때문에 과잉된 액체가 넘치지 않고 액체의 압력이 높아져서 시신경이 눌리게 된다. 안구 속의 액체가 밖과 순환하지 못하면 안압이 높아지고 시신경이 위축되면서 시야가 좁아지다가 결국 실명하게 된다. 초기에는 약한 시력장애와 시력조절 기능 쇠약, 검은자위에 붉은 테두리 등이 있고 안압이 오르면서 머리가 어지럽고 편머리아픔이 심하다. 발작 때에는 시력장애와 눈 아픔이 심하고 구역, 구토 등의 증상이 있으며 안압은 계속 높고 눈동자구멍은 벌어져있다. 그러다가 평소에는 아프지 않으면서 점차 어두워져 옅은 안개가 점점 짙어지거나 또는 꽃이나 실, 날파리가 보인다. 병이 심해지면 시야는 좁아지고 나중에는 눈이 멀어 어둡고 밝은 것도 구별하지 못하게 된다.

안압은 선천적 요인이 많은 영향을 미친다. 당뇨환자가 식사와 운동으로 혈당을 조절할 수 있는 것처럼 개인의 노력으로 안압을 정상화시킬 수 있다고 하지만 실제로 정상화하기는 힘들다. 다만 규칙적인 생활과 스트레스를 적게 받고 한 번에 많은 물을 마시지 않아야한다. 목이 꽉 끼는 옷을 입지 않고 가까운 거리 작업을 너무 집중해서 오래 하지 않도록 한다.

울혈성 녹내장과 단순성 녹내장은 치료를 한다.

1) 일어서 별보임증

눈에는 별 문제가 없는 데 조금 적게 움직이거나 약간 자주 앉았다 일어나거나 또는 오래 앉아 있거나 오래 서있거나 오래 자거나 오래 보면 문득 머리가 어지럽고 눈에 속티가 보이며 어둡고 아찔하다. 낫지 않고 오래되면 장님증이나 눈바람증이 된다. 녹내장이나 황반변성 등의 전조증이라고 봐야 한다.

원인과 치료는 아래 책을 본다.

《비전안과용목론》

○ 일어서 별보임증은 이 눈이 처음 병에 걸릴 때는 눈 속에 별다른 괴로움은 없다. 오직 오래 앉았다가 갑자기 일어난 다음에 머리가 빙글 돌고 눈 속에 검은 속티가 보이며 어둡다. 오래되면 붙박인다. 간장과 신장이 모두 애쓰면서 바람을 받고 심장에 뜨거운 독이 위로 치솟으면 이 병이 있다. 치료가 조금 늦어지면 다음에 장님증으로 변한다. 진심환, 보간산을 쓰면 낫는다.

시로 말한다. 눈 속에 다른 병은 없는데 쪼그리고 앉았다가 문득 속티가 생기네. 처음 병에 걸리면 머리가 빙글 도니 심장과 간장에 바람이 들었네. 신장이 비워지면서 또 뜨거움을 받으니 성생활이 자주 했네. 심장을 가라앉히고 간장을 북돋아야 하며 일찍 약을 먹어야 헛되지 않네. 믿고 맡겼어도 해가 깊어진 다음에 재앙을 어찌할까. 다시 모든 병이 생기고 눈동자는 깊은 고질병이 되네.

진심환은 수은즙을 수은 은박으로 만드는데 수은으로 녹여 덩어리가 되면 초석과 합친다. 수은즙과 소금을 갈아 가루로 만들어 수은을 태워 내보낸 다음에 소금과 초석을 일어 없애고서 곱게 갈아 쓴다. 궁궁 고본 인삼 세신 각1량 석결명 원지 현삼 각반량. 위를 가루 내어 꿀로 오동나무 씨 크기로 환을 만들어 빈속에 찻물로 10환씩 먹는다.

보간산은 충울자 1량반 강활 지모 선복화 각1량 감국 3푼 방풍. 위를 가루 내어 물 1잔에 가루 1돈을 넣고 5푼이 되게 달여 밥 먹고 나서 찌꺼기를 없애고 따뜻하게 먹는다.

《은해정미》

○ 일어서 별보임증은 눈속증이다. 이 증상은 간장에 피가 부족하고 간장과 신장 두 경맥이 허약해서 여섯 양을 올리지 못하기 때문이다. 오래 앉아 있으면서 피를 해치면 일어나면서 머리가 어지럽고 눈앞에 항상 속티가 여러 개 보인다. 속티는 붉거나 검거나 흰빛깔이며 어지럽게 흩어진다. 눈은 어둡고 밝지 않다. 아주 오래 되면 한 곳에만 머물러서 보고 눈동자구멍이 크게 벌어지면서 맑지 않다.

이 증상은 간장과 신장을 북돋아야 한다. 또는 명목고본환을 쓴다. 치료하지 않고 병이 오래되면 장님증이나 다섯 바람으로 변하는데 치료하기 어려운 증상이다. 명목고본환은 생지황, 숙지황과 천문동, 맥문동에 인삼을 더 넣는다.

물었다. 사람이 앉았다 일어날 때 눈앞에 파리 날개 같은 속티가 여러 개 아득하게 보이는데 왜 그런가?

대답했다. 간장과 신장 두 경맥의 기운이 적어졌기 때문이다. 《내경》에서 '간장과 신장의 기운이 가득하면 빛이 밝고 간장 경맥의 기운이 적어지면 어둡고 어지럽다.'고 말했다. 치료법은 보신환, 보간중광산, 환정환, 명목고본환, 보신명목환을 쓰는데 사람의 기운이 비워짐과 채워짐에 따라 빼거나 넣어서 쓴다.

보신환은 피와 기운이 비워져 눈속증으로 변한 병을 치료한다. 자석(불로 식초를 뿌려가며 7번 담금질했다가 물에 띄워 거른다) 3량 육종용(술에 담갔다가 말린다) 오미자 숙지황(술에 쪄서 말린다) 구기자 토사자(깨끗이 씻어 술에 담갔다가 쪄서 따로 간다) 각2량 저실자 복분자(술에 담근다) 차전자(술에 담근다) 석곡(뿌리를 없앤다) 각1량 침향(따로 간다) 5돈 황백 2량 청염(따로 간다) 5돈. 지모를 넣기도 한다. 위를 오동나무 씨 크기로 꿀로 환을 만들어 50환씩 빈속에 소금물로 먹는다.

보신명목환은 간장과 신장에 피가 비워져 사물이 또렷하지 않게 보이는 병을 치료한다. 모든 눈은 찬약을 먹으면 겉과 속이 나은 다음에도 빛이 조금만 보인다. 영양각 생지황 육종용 구기자 방풍 결명자 각1량 저실자 5돈 국화 강활 당귀 각2량 양간(삶아 말린다) 4량. 위를 가루 내어 꿀로 오동나무 씨 크기로 환을 만들어 20환씩 빈속에 소금물로 먹는다. 또는 오전에 찻물로 먹거나 자기 전에 술로 먹는다. 술을 마시지 못하면 인삼과 당귀 달인 물로 먹는다.

명목고본환은 심장이 뜨겁고 신장 물이 부족할 때 쓰면 눈에 빛이 조금 보인다. 오래 먹으면 알짜를 생기게 하고 심장을 맑게 한다. 생지황 숙지황 천문동 맥문동 구기자 국화. 위를 각각 갈아 가루 내어 꿀로 오동나무 씨 크기로 환을 만들어 30환씩 빈속에 소금물로 먹는다.

《세의득효방》

○ 일어서 별보임증은 머리가 빙글 돌면서 가슴이 답답하며 귓속에서 매미소리가 들린다. 신장이 비워지고 거기다가 들어온 뜨거움을 받았다. 성생활을 절제하지 못했기 때문이다. 흔히 보신원을 먹는다.

《증치준승》

○ 일어서 별보임증은 안팎에 다른 증상은 없다. 다만 사람이 조금 지나치게 움직여서 자주 앉았다 일어나거나 또는 오래 앉아 있거나 오래 서있거나 오래 자거나 오래 볼 때 생긴다. 문득 머리가 어지럽고 눈에 속티가 보이며 어둡고 아찔하다. 타고난 기운이 약하고 음에 알짜가 없어지면 물이 적어지고 즙을 해치면서 낙맥이 약해졌기 때문이다. 늘 몸이 약하거나 음이 비워졌거나 물이 적거나 가래불이 있는 사람에게 이 병이 많이 걸린다.

《심시요함》

○ 앉거나 일어날 때 속티가 생기니 의심할 필요가 없네. 자네는 마음으로 자세히 스스로 깊이 생각하네. 밖으로는 오래 보고 애써서 보기 때문이네. 안으로는 술과 성생활로 함부로 했네. 타고난 기운이 약해지고 낙맥에 힘이 적어졌네. 눈에 속티가 보이고 머리가 어지러워 억지로 견디네. 진짜 타고난 기운에 물을 길러야 지킬 수 있네. 천금보다 나은 좋은 의사를 찾아가네.

이 증상은[206] (풀이 안함) 음이 약하고 양이 세차거나 물이 불을 이길 수 없으면 이 병에 걸린다.

가감주경환을 먹어야 한다. 간장과 신장에 기운이 비워져 사물이 흐릿하게 보이는 병을 치료한다. 피가 적고 기운이 많다. 눈동자 속에 옅은 흰빛깔이 있고 어둡게 보이다가 점점 눈속증이 된다. 오래 먹으면 넋을 편안하게 하고 얼을 안정시킨다. 또 피와 기운이 비워진 것을 북돋는다. 차전자(조금 볶는다) 구기자 오미자 각3량 당귀(실뿌리를 없애고 술에 씻는다) 숙지황 각3량 천초(눈을 없앤다) 저실자(햇볕에 말리는데 속흠이 없으면 쓰지 않는다) 각1량 토사자(물에 일어 깨끗이 해서 술로 삶아 불로 말린다) 반근. 위를 곱게 갈아 꿀물에 삶아 밀가루 풀로 오동나무 씨 크기로 환을 만든다. 30환씩 빈속에 따뜻한 술로 삼

---

[206] 《증치준승》과 내용이 같아서 풀이하지 않는다. 한문은 뒤에 붙여놓았다.

킨다. 소금물도 좋다.

지통산은 두 이마 모서리가 아프고 눈자위가 아프며 때때로 검은 속티가 보이는 병을 치료한다. 또 눈이 붉게 붓고 아프면서 맥이 팽팽하고 눈속증이 된 병을 치료한다. 배가 고프거나 부르고 심하게 일해서 얻었다. 과루근 2량 시호 1량반 자감초 7돈반 당귀 생지황 각1량 황금 4량(절반은 술에 담그고 절반은 볶는다). 위를 거칠게 가루 내어 3돈씩 물 1잔반에 생강 3쪽과 대추 1개를 넣고 달여 찌꺼기를 없애고 자기 전에 뜨겁게 먹는다. 오줌이 시원하지 않으면 복령 택사 각5돈을 더 넣는다.

마정고는 간장과 신장이 비워지고 바람이 위를 쳐서 검은 속티가 생기거나 물결처럼 보이는 병을 치료한다. 공청(간다) 청염(간다) 각5돈 괴실 백부자(굽는다) 목향 각1량 졸인소젖 2량 거위기름 4량 한련초(즙을 낸다) 1되 단사(간다) 2돈반 용뇌 5푼. 위를 곱게 가루 내어 먼저 한련초 즙과 졸인소젖, 거위기름을 은그릇이나 구리 그릇에 넣고 솥에서 3~5번 끓어오르게 끓인다. 다시 아래 모든 약 가루를 넣고 절반으로 줄어들게 끓여 기울여 도자기 그릇 안에 담아놓는다. 잠자려고 할 때 무게가 2~3량인 옛 쟁기 철 한 조각으로 약을 묻혀 머리 꼭대기 위를 20~30번 문질러 구멍 속으로 들어가게 한다. 그런 다음에 주경환을 먹는다. 철 솥은 꺼린다.

《동의학사전》
○ 눈알을 움직일 때 눈앞에서 꽃과 같은 것이 떠다니는 것처럼 느끼는 것. 유리체 혼탁에 해당한다고 본다.

2) 골바람증 눈병

갑자기 머리와 눈이 몹시 아프면서 눈이 어두워지는 병증을 말한다. 몸에 열이 나고 오싹오싹 추워 상한병과 비슷하며 어지럽고 간혹 메스꺼우며 머리와 눈이 심하게 터질 듯 아파서 참을 수 없다. 오래 되면 골 기름이 눈으로 흘러 눈동자의 빛깔이 변하고 눈동자구멍은 벌어지거나 좁아진다. 다음에 점차 눈이 완전히 어두워지면서 볼 수 없게 된다. 큰 골바람증과 작은 골바람증이 있다.

반드시 조기에 치료해야 화를 피할 수 있다. 원인 불명에 두통일 때는 항상 골바람증과 머리바람증, 바람맞은 머리증을 살펴야한다. 임상에서 녹내장, 망막출혈, 망막맥락막염, 뒷포도막염에 같이 있었고 메니에르 증후군, 원인 불명의 난청 등에도 같이 올 수 있다.

원인과 치료는 아래 책을 본다.

국화통성산은 활석 3돈 감초 1돈반 치자(검게 볶는다) 황금 길경 황련 강활 각1돈 망초 대황(술에 찐다) 백작약(볶는다) 형개 당귀 백질려 세신 감국 만형자 각5푼. 갈아서 3돈을 물 1잔에 생강 3쪽을 넣고 달여 먹는다. 《증치준승》

조중익기탕은 황기 2돈 인삼 창출 감초 각1돈 진피 승마 시호 각4푼 목향 2푼. 물에 달여 먹는다.

대보원전은 숙지황 3돈 인삼 산약(볶는다) 두충 당귀 구기자 각2돈 산수유 자감초 각1돈. 물에 달여 먹는다.

청진탕은 승마 적작약 형개 갈근 박하 황금 창출 연잎 감초 (충울자 밀몽화) 각1돈. 물에 달여 밥 먹고 나서 먹는다.

삼황거열전은 황금 황련 황백 천궁 연교 천화분 치자 감국 박하 금은화 포공영 조구등 각1돈. 물에 달여 밥 먹고 나서 먹는다.

《비전안과용목론》

○ 골바람증은 이 눈이 처음 병에 걸릴 때는 머리와 얼굴이 차가움이나 뜨거움을 많이 받아 독바람이 위로 치솟았다. 머리가 어지럽고 열병과 비슷해서 흔히 골바람증이라고 부른다. 토하거나 메스껍고 햇수가 많아지면 눈 안으로 치고 들어가 빛을 잃게 된다. 한 눈부터 먼저 병에 걸리는데 눈동자구멍은 벌어지거나 좁아지면서 일정하지 않다. 그 다음에 같이 해쳐서 눈앞이 새까맣고 세 가지 빛을 구별하지 못한다. 처음에 병에 걸렸다고 느끼면 사간탕, 자석환을 먹어야 효과가 있다.

시로 말한다. 흔히 부르는 골바람증은 뜨거움과 독바람이네. 오래되면서 눈동자 속으로 치솟아 들어가네. 눈동자가 조금 크거나 조금 작네. 앉아서 세 가지 빛을 마주해도 검어서 붉지 않네. 골에 뜨거움이 기름을 흐르게 하여 희게 맺혔네. 의사가 할 수 없이 침으로 통하네. 비록 속티가 떨어지고 뿌리에 의지해도 앞이 어둡네. 솜씨 없는 의사라고 스스로 부끄러워하니 쓸모없는 치료네.

사간탕은 방풍 충울자 각2량 오미자 세신 황금 대황 망초 각1량 차전자 1량 반 길경 1량. 위를 가루 내어 물 1잔에 가루 1돈을 넣고 5푼이 되게 달여 밥 먹고 나서 찌꺼기를 없애고 따뜻하게 먹는다.

자석환은 자석(붉게 태워 식초에 3번 담금질한다) 오미자 목단피 건강 현삼 각1량 부자(굽는다) 반량. 위를 가루 내어 꿀로 오동나무 씨 크기로 환을 만들어 밥 먹기 전에 찻물로 10환씩 먹는다.

《세의득효방》

○ 골바람증. 이 증상은 뜨거운 독 기운이 눈동자 속으로 치솟아 들어갔다. 해가 지나면서 눈동자구멍을 당겨 조금 커지거나 조금 작아진다. 결국 새까맣게 어두워져 전혀 보지 못한다.

《증치준승》

○ 크고 작은 골바람증. 이 증상은 옆이나 앞을 거리끼지 않고 머리가 갑자기 아파온다. 큰 골바람증은 아주 심하게 아파서 참을 수 없고 몸에서 열이 나며 눈이 아프고 똥이 막힌다. 작은 골바람증은 아픔이 적다가 커지고 똥은 처음에 부드럽다가 나중에 마르며 오줌이 먼저 맑다가 나중에 뻑뻑하다. 큰 골바람증은 빨리 해치고 작은 골바람증은 조금 느리다. 크거나 작다고 이야기하지만 치료법은 같다. 만약 피해를 늦추지 못한다면 헤아릴 수 없이 변한다. 눈도 반드시 무너지는데 가벼우면 눌리거나 볼록한 꼴이고 심하면 독이 맺힌다. 빨리 치료해야 피해에서 벗어나며 이미 증상이 되면 치료해도 미치지 못한다. 세상 사람들은 늘 이 병이 빠르게 해친다고 생각하기 때문에 어긋난 것을 의심하고 귀신에게

홀린다. 또 무당의 기도에 깊이 빠져 의료의 치료를 버린다. 그러다가 결국 해치게 되는데 이제 뉘우쳐도 늦는다.

《동의보감》

○ 골바람증은 뜨거운 독 기운이 눈동자 속으로 치솟아 들어갔다. 눈동자구멍을 당겨 조금 벌어지거나 조금 좁아진다. 결국 새까맣게 어두워져 전혀 보지 못한다.(《득효》)

《심시요함》

○ 머리 아픔. 장종정이 '머리가 그치지 않고 아프면 세 양이 병을 받았다. 세 양을 나눌 때 머리와 뒷목이 아프면 족태양경이다. 찬죽혈이 아프면 흔히 눈썹뼈가 아프다고 하는 것으로 족양명경이다. 이마 모서리 위가 아프면 흔히 옆머리가 아프다고 것으로 족소양경이다.'고 말했다. 오랫동안 그치지 않고 아프면 장님이 된다. 세 양이 병을 받으면 모두 가슴과 가로막에 오래된 가래가 있기 때문이다. 먼저 다조산을 먹어 토한다. 토하고 나면 천궁, 박하 같은 맵고 서늘해서 위를 시원하게 하는 약을 먹는다. 왕숙화가 '촌맥이 빠르면 머리가 아프다.'고 한 것이 이것이다.

○ 골바람증은 바람과 가래이네. 오는 것이 가장 빠르네. 상한병과 비슷하네. 머리는 도끼로 쪼개는 듯하네. 눈은 송곳으로 찌르는 듯하네. 몸은 불로 달구는 듯하네. 똥이 통하지 않네. 오줌은 붉고 뻑뻑하네. 참을 수 없이 아프네. 해침을 헤아리기 어렵네. 막힌 것이 이미 심하네. 터져 나온다고 아네. 정성껏 빨리 치료하네. 시각을 늦추지 않네. 불을 빼는 것이 먼저네. 위장 즙을 막아야 하네. 맑고 순수한 것을 해치네. 결국은 하나를 잃어버리네.

이 증상은207) (풀이 안함) 다음을 먹어야 한다.

청진탕은 열이 나면서 추위를 싫어하고 입이 마른 병에도 함께 먹는다. 승마 적작약 감초 형개 갈근 소박하 황금 푸른 연잎 창출(쌀뜨물에 하룻밤 담갔다가 볶는다) 각각 같은 양. 위를 잘게 썰어 맑은 물 2잔으로 8푼이 되게 달여 찌꺼기를 없애고 뜨겁게 먹는다.

가미조중익기탕은 기운과 피가 함께 비워져 머리가 아픈 병을 치료한다. 귀신같은 효과가 있다. 어린황기(꿀로 만든다) 1돈 승마 세신 각3푼 광진피208) 4푼 광목향 2푼 천궁 인삼 감초(굽는다) 만형자 당귀 창출(쌀뜨물로 만든다) 시호 각5푼. 위를 잘게 썰어 맑은 물 2잔으로 8푼이 되게 달여 찌꺼기를 없애고 뜨겁게 먹는다.

장군정통환은 머리꼭대기가 아프면서 축축한 가래가 채워진 병을 치료한다. 잠깐씩 움직여도 어지러울 때 쓴다. 황금(술에 씻는다) 7돈 백강잠 진피(소금물에 삶아 흰 것을 없앤다) 천마(술에 씻는다) 길경 각5돈 청몽석(굽는다) 백지 각2돈 박하 3돈 대황(술에 9번 찌고 불에 말린다) 2량 반하(조각자와 생강즙과 삶아 불에 말린다) 1량. 위를 곱게 갈아 물을 떨어뜨려 녹두 크기로 환을 만들어

---

207) 《증치준승》과 내용이 같아서 풀이하지 않는다. 한문은 뒤에 붙여놓았다.

208) 광둥 신후이(新會)에서 재배하는 진피.

2돈씩 밥 먹고 나서와 잠자려고 할 때 찻물로 삼킨다.

약 베개 처방은 머리바람증으로 눈이 아찔한 병을 치료한다. 통초 방풍 석창포 감초 서각(갈아 가루 낸다) 영양각(갈아 가루 낸다) 만형자 각3돈 세신 백지 고본 진천궁 백출 검은콩(1근반을 가려 깨끗하게 한다). 위를 곱게 가루 내어 서로 고르게 섞어 비단 주머니에 가득 채워서 베개 꼴 같은 작은 상자에 넣는다. 벨 때는 상자 덮개를 벗겨서 주머니에 약 기운이 머리로 들어가게 한다. 베지 않을 때는 덮어서 약 기운이 흩어지지 않게 한다. 오랫동안 베서 점점 낮아지면 다시 앞에 약을 넣고 가득 채워야 한다. 또는 검은 콩을 넣고 3~5일이 지난 다음에 약 기운이 작아지면 다시 바꾼다. 보름이나 한 달 동안 베면 귓속에서 우레가 운다. 이것은 약이 바람을 몰아내는 효과다.

《장씨의통》

○ 크고 작은 골바람증은209) (풀이 안 함) 청진탕을 쓴다.

《의종금감》《안과심법요결》

○ 골바람증 노래. 머리가 우레처럼 울리고 또 바람과 비슷하네. 골바람증은 뜨거운 독이 눈동자를 쳤네. 골 즙이 아래로 흘러 눈동자 빛깔이 변하네. 눈동자구멍이 벌어지거나 좁아지고 눈이 흐릿하게 보이네. 사간산인 황금, 길경, 망초, 대황, 현삼, 강활, 차전자, 당귀, 지모, 용담초를 쓰거나 비워지면 자석환인 건강, 부자, 오미자, 현삼, 목단피, 자석을 쓰네.

사간산 처방은 황금 길경 망초 대황 현삼 강활 차전자 당귀 지모 각1돈 용담초 5푼. 위를 거칠게 가루 내어 물 2잔으로 1잔이 되게 달여 밥 먹고 나서 찌꺼기를 없애고 따뜻하게 먹는다.

자석환 처방은 건강 1량 부자(굽는다) 5돈 오미자 반량 현삼 1량 목단피 1량 자석(붉게 태워 식초에 3번 담금질한다) 1량. 위를 곱게 가루 내어 꿀로 오동나무 씨 크기로 환을 만들어 밥 먹기 전에 찻물로 1돈씩 먹는다.

쉽게 풀이함. 골바람증은 이 눈이 처음 병에 걸릴 때는 머리와 얼굴이 차가움이나 뜨거움을 많이 받아 독이 있는 기운이 머릿속으로 치솟아 들어갔다. 머리 안이 바람이 불거나 천둥이 치듯이 울리고 머리가 어지럽고 열이 난다. 날짜가 오래되면 눈 안으로 치솟아 들어가 골 즙이 아래로 흘러 눈동자 빛깔이 변한다. 눈동자구멍은 벌어지거나 좁아져 일정하지 않다. 채워짐이면 사간산을 먹고 비워짐이면 자석환을 먹어야 한다.

《양의대전》

○ 골바람증. 이 증상을 살펴보니 처음 병에 걸릴 때는 머리가 아프고 발이 차며 메스껍고 토하면서 골속에서 우레가 우는 듯하다. 눈동자구멍은 벌어지고 점점 빛을 잃게 되어 세 가지 빛을 볼 수 없다. 모두 갑자기 화내서 간장을 해치거나 몸에 기운이 비워진 상태에서 차가운 바람 기운이 들어와 삼초로 거슬러

---

209) 《증치준승》과 내용이 같아서 풀이하지 않는다. 한문은 뒤에 붙여놓았다.

올라가 머리를 쳤기 때문이다. 머리는 모든 양이 모이는 곳으로 샛됨과 바름이 서로 전하면 숨어서 흩어지지 않기 때문에 아프고 우레가 우는 듯하다. 위장에 차가운 기운이 치받아서 메스껍거나 토한다. 눈동자와 눈속물에 기운이 모이는데 화내서 기운을 해치기 때문에 흩어지고 모이지 않게 된다.

처음 일어날 때 빨리 부자저령탕인 인삼 백작약 백복령 강활 숙지황 저령 찐부자를 먹거나 향궁산인 천궁 석고 향부자 박하 백지 천오 감초를 가루 내어 2돈씩 먹는다. 석곡야광환을 먹는데 오미자를 2배로 해서 벌어진 것을 오므린다. 심한 아픔이 멈추지 않으면 유향정통산을 코에 불어 넣는다. 유향 몰약 웅황 석고 천궁 각5돈 염초 1푼5리를 곱게 갈아 물을 머금고 코 안으로 조금 불어 넣으면 아픔이 멈춘다. 오래되면 치료하지 못한다.

《목경대성》

○ 크고 작은 골바람증. 사람이 골바람증을 갑자기 앓아 크게 열이 나고 추위를 싫어하네. 머리와 골이 온통 인두로 지지는 듯하고 눈동자는 송곳으로 뚫듯이 괴롭네. 기운이 거칠고 가래가 쉽게 오르며 불로 똥이 막혀 통하기 어렵네. 게을러 소홀히 하면 시간이 지나면서 하늘의 의사를 모셔도 돌아가네.

이 증상은 옆이나 앞을 거리끼지 않고 머리바람증이 있으면서 추위를 싫어하고 크게 열이 나서 상한병과 비슷하다. 머리와 눈에 종기가 있고 붓는데 심하게 아파서 참을 수 없다. 또는 가래증을 끼고 오면 두 귀에 우레가 울듯이 또는 바람이 움직이듯이 우르릉거리는 소리가 생기기 때문에 골바람증이라고 하였다. 바람이 일어나면 눈에 병은 따라서 온다. 몸이 매를 맞은 듯하고 똥과 오줌이 잘 나오지 않으면 큰 골바람증이라고 부른다. 머리바람증이 있으면서 똥이 처음엔 부드럽지만 뒤에 마르거나 오줌이 처음에 맑지만 뒤에 붉으면서 뻑뻑하고 몸에 열이 느리게 없어지면서 아프지 않으면 작은 골바람증이라고 한다. 큰 골바람증은 빨리 해치고 작은 골바람증은 조금 느리다. 2,3일 사이에 눈이 무너져버리는데 뛰어난 의사도 치료하지 못한다. 눈이 무너졌는데도 조금도 멈추지 않고 아프면 목숨이 위태롭다.

《난경》에 머리아픔은 '치솟음'과 '진짜'가 있다고 하였다. '치솟음'은 거스름이고 '진짜'는 다른 것이 섞이지 않음이다. 얼굴이 붓고 머리가 무거우며 눌러도 잡히지 않는다. 뒷목이 먼저 아프고 허리뼈도 따라서 아프다. 앞뒤의 맥이 솟아오르면서 뜨거움이 있다. 이것은 차가운 바람이 손의 세 양의 경맥에 웅크리고 있으면서 가지 않다가 막히고 치솟아 병이 되었다. 머리는 양의 우두머리여서 일어나면 치솟아 아프게 된다. 만약 뇌호혈로 더욱 들어가면 손발이 반드시 차고 손톱이 푸르러 죽거나 치료하지 못한다.

처음에 일어났을 때 큰 골바람증이나 작은 골바람증인 지를 묻지 않는다. 세 양이 거슬러 치솟고 다섯 샛된 것이 서로 싸우기 때문이다. 불, 바람, 가래가 되는지 맥이 증상에 맞는 지도 따져보지 않는다. 그리고 빨리 대승기탕이나 삼황거열전을 먹인다. 불이 잦아들면 가래증이 저절로 흩어지고 바람도 점점 그친다. 겉 증상이 아직 끝나지 않았으면 국화통성산을 먼저 먹어 효과를 본다. 맥이 뜨면서 구멍지거나 또는 가라앉으면서 힘이 없고 느릴 때는 앞의 처방을 먹으면 오히려 심해진다. 빨리 조중익기탕, 전진일기탕, 대보원탕 등을 먹는다. 피를 내거나 침을 놓아서 치료하면 더욱 빨리 편해진다. 골바람증은 안과에서 가장 위험한 증상으로 외눈이나 장님이 절반이다. 이에 대해 앞 사람이 위험하다고 말했지만 그 경락과 치료법을 연구하지 않았다. 지금까지 나의 한이다.

《동의학사전》

○ 내장눈병의 하나. 갑자기 머리와 눈이 몹시 아프면서 눈이 어두워지는 병증을 말한다. 뇌두풍내장은 대뇌두풍 내장과 소뇌두풍 내장으로 나눈다. 머리와 눈이 몹시 아프고 눈동자가 커지며 눈앞이 캄캄해지거나 전혀 보이지 않으며 귀울이가 있고 대변이 굳으며 소변이 붉어질 때에는 대뇌두풍 내장으로 아픔이 비교적 경하고 대소변이 정상인 때에는 소뇌두풍 내장으로 본다. 풍, 독, 담, 화의 침습으로 생긴다. 머리가 몹시 아프고 머리 안에서 우레 소리가 나는 것 같으며 시력은 갑자기 떨어진다. 눈은 벌겋게 붓고 아프며 눈동자는 커지거나 또는 변화가 없을 수 있다. 열이 나며 오싹오싹 춥고 메스꺼우며 게우기가 있다. 눈동자가 커지고 눈이 벌겋고 아플 때에는 녹풍내장의 경과가 급격한 상태로 보고

풍열을 없애고 간열을 내리우며 아픔을 멈추는 방법으로 청진탕(승마, 메함박꽃뿌리, 형개수, 칡뿌리, 박하, 속썩은풀, 삽주, 련잎, 감초)을 가감하여 쓴다. 만일 백정(구결막)에 혼합성 충혈이 심하고 눈동자의 크기는 정상이며 눈동자 안이 뿌옇고 고름이 있을 때는 화를 내리우고 독을 풀며 풍을 없애고 아픔을 멈추는 방법으로 삼황거열전(속썩은풀, 황련, 황경피, 궁궁이, 련교, 하늘타리뿌리, 치자, 단국화, 박하)에 금은화, 민들레, 단국화, 구등을 더 넣어서 쓴다. 눈동자가 커졌을 때에는 눈에 축동제를 넣는다. 급성 울체성 녹내장, 급성 화농성 안내막염에 해당한다고 본다.

3) 한쪽 머리바람증 눈병

머리바람증은 머리가 아프면서 눈병이 있는 병증이다. 왼쪽만 아프고 오른쪽이 아프지 않은 것을 왼쪽 머리바람증이라고 하고, 오른쪽만 아프고 왼쪽이 아프지 않은 것을 오른쪽 머리바람증이라고 한다. 왼쪽이 아프면 왼쪽에 눈병이 생기고 오른쪽이 아프면 오른쪽에 눈병이 생긴다. 만약 오른쪽이 아픈데 왼쪽을 치료했다면 양쪽에 모두 눈병이 생기므로 조심해야 한다. 또 두 미간 사이에서 상성혈까지 아프다면 두 눈에 모두 병이 생긴다. 눈이 붉게 붓고 아프며 눈물이 나는 것은 바깥에 증상이고, 어둡고 휘어져 제대로 보이지 않는 것은 안쪽에 증상이다.

원인과 치료는 아래 책을 본다.

신응산은 좋은차 3량 초오(굽는다) 세신 각1량. 가루 내어 1돈씩 진한 찻물로 먹는다. 《기효양방》

도적각반탕은 황련 황금 감초 서각 맥문동 활석 치자 백복신 지모 인삼 각1돈. 《상한육서》

사청환은 당귀 용뇌 천궁 치자 대황 강활 방풍 각1돈. 꿀로 닭머리 크기로 환을 만들어 1환씩 대나무잎 달인 물에 설탕을 넣어 먹는다.

통기이중환은 대황 2량반 견우자 황금 활석 각1량반 백출 1량 백지 강활 각5돈반. 꿀로 오동나무 씨 크기로 환을 만들어 30~100환씩 밥 먹고 나서 그리고 자기 전에 따뜻한 물로 먹는다. 《원기계미》

양격산은 연교 4돈 대황 박초 감초(굽는다) 각2돈 치자 박하 황금 대나무잎 각1돈. 꿀을 조금 넣고 달여 먹는다. 《화제국방》

청위산은 승마 목단피 황련 석고 당귀 생지황 각1돈. 물에 달여 먹는다.

청기화담환은 지실 진피 각6량 반하 황련 황금 각5량 과루인 행인 백복령 각4량 남성 3량 감초 2량. 밀가루 풀로 오동나무 씨 크기로 환을 만들어 50환씩 생강 달인 물로 먹는다. 《경악전서》

《은해정미》

○ 눈병에 머리가 아픈 증상. 물었다. 눈병에 걸린 사람이 옆이나 앞머리가 아픈데 왜 그런가? 대답했다. 바람독이 심하기 때문이다. 머리바람증이 오른쪽에 있으면 가래증이나 뜨거움에 속한다. 가래증은 창출과 반하를 쓰고 뜨거움은 술로 만든 황금을 쓴다. 왼쪽에 있으면 바람과 피가 비워짐에 속한다. 바람은 형개와 박하를 쓰고 피가 비워짐은 천궁, 당귀, 작약, 술로 만든 황백을 쓴다. 이 세 증상을 보고 쓰면 효과가 아주 좋다. 치료법은 심하게 아프면 주조산으로 겉을 다스린다. 뜨거우면서 아프면 석고산, 청공산, 천궁다조산을 쓰고 차가우면서 아프면 주조산, 천궁산, 신청산을 쓴다. 바람독으로 아프면 국화산, 여신산으로 치료한다. 눈에 넣는 약은 쓰지 않아도 된다. 주조산은 아래 상표초주조산이다.

뜸을 뜨는 경혈은 백회혈 1혈, 신총혈 4혈, 임읍혈 2혈, 청회혈 2혈, 이첨혈 2혈, 풍지혈 2혈, 광명혈 2혈, 태양혈 2혈, 솔골혈 2혈이다. 머리털 끝을 정하고 각 혈을 정하는 법은 남균을 참고하여 넣었다. 옆머리이면 그 쪽 아픈 곳에 뜸을 뜬다. 앞에 눈썹 사이 가운데 평평한 곳에 먹으로 점을 찍고 몸에 비율로 나누는 방법으로 풀을 3촌으로 한다. 눈썹 가운데에서 풀이 끝나는 점이 앞 머리털이 끝나는 곳이다. 이곳에 역시 먹으로 점을 찍는다. 또 대저혈의 뼈 위에 점 하나를 찍고 앞의 풀로 3촌이 끝나는 곳에 역시 점을 찍는데 이곳이 뒷머리털이 끝나는 곳이다. 또 풀을 앞머리털 끝나는 곳에서 뒷머리털 끝나는 곳까지로 해서 고르게 반으로 꺾어 한 마디는 떼어버린다. 그리고 이 풀을 고르게 여섯 개로 꺾어 나누어서 한 개를 잘라내고 다섯 개만 남긴다. 앞머리털 끝나는 곳에 대고 이 풀이 끝나는 곳이 백회혈이다. 또 백회혈을 가운데로 해서 네 방향으로 각각 2촌반씩 벌리면 신총혈이다. 뜸을 뜨는 이첨혈은 곧 솔골혈로 귀를 접어 돌린 귀 끝의 위에 1촌 반이 솔골혈이다. 지나간 것을 생각해보니 같다. 임읍혈은 풀로 눈동자 가운데에 점을 찍어서 눈썹 끝 위쪽으로 3촌반 올라간 곳이 임읍혈이다. 광명혈은 눈동자 위에 눈썹 속이 광명혈이다. 찬죽혈은 눈썹 머리의 양쪽 오목한 곳이 찬죽혈이다. 정명혈은 눈 안쪽 눈초리 밖에 살 부분에 있는 오목한 곳이다. 협거혈은 귀 밑에 뺨이 구부러지는 끝에 있는 오목한 곳이다. 풍지혈은 뒷머리털이 끝나는 곳에 있는 오목한 곳이다. 간수혈은 아홉 번째 등뼈 아래에서 각 1촌반씩 벌어진 곳이다. 천부혈은 가슴에 양쪽 겨드랑이 아래로 3촌이 되는 오목한 곳이다. 청회혈은 귀 아래 앞쪽에 오목한 곳으로 입을 벌리고 혈을 잡는다. 이문혈은 귀 위 앞쪽에 살이 도드라진 곳으로 당연히 귀가 없다. 어미혈은 눈초리에 가로 주름이 끝나는 곳이다. 태양혈은 바깥 눈초리에서 5푼 떨어진 곳이다.

석고산은 석고 5돈 마황 1량 하수오 5돈 갈근 8돈. 위를 물에 달여 밥 먹고 나서 먹는다.

청공산은 천궁 5돈 시호 7돈 황련(볶는다) 방풍(뿌리머리를 없앤다) 감초(굽는다) 강활 각1량 치자 1량반 황금(반은 볶고 반은 술에 만든다) 3량반. 위를 곱게 가루 내어 1돈씩 뜨거운 술 안에 찻잎을 조금 넣고 뻑뻑하게 개어 잠자리에 들 때 입안에 바른 후 조금씩 끓인 물로 삼킨다. 머리가 아프면 먹을 때마다 세신 2돈을 더 넣고 태음맥이 부드러우면 서 빠르면 가래가 치솟은 머리아픔이라고 하며 강활, 방풍, 천궁, 감초, 반하 각1량5돈을 더 넣는다. 한쪽이나 앞머리가 아픈데 약을 먹어도 낫지 않으면 강활, 방풍, 천궁을 반으로 줄이고 시호를 1배 더 넣는다. 열이 나면서 추위를 싫어하고 뜨겁고 목이 마르면 양명경 머리아픔으로 백호탕에 백지를 더 넣어 먹는다. 백호탕인 지모, 석고, 감초에 백지를 더 넣어 각각 같은 분량으로 해서 멥쌀 30알을 넣고 물에 달여 먹는다.

천궁다조산은 바람이 위로 올라가 머리와 눈을 쳐서 옆이나 앞머리가 아프거나 뜨거움으로 생긴 모든 머리바람증을 치료한다. 박하 8돈 방풍 1량5돈 세신 1량 강활 백지 감초 각2량 천궁 형개 각4량. 위를 가루 내어 3돈씩 파흰뿌리와 차를 같이 끓여 따뜻하게 먹는다. 항상 먹으면 머리와 눈이 맑아진다.

궁궁산은 차가운 머리바람증을 치료한다. 석고 2돈5푼 초오 1푼5리 궁궁 2푼 박하 2푼 백부자 2푼 감초 1푼 백지 3푼 세신 1푼 음양곽 2푼.

신청산은 차가운 머리바람증을 치료한다. 지각 백지 석고 감초 세신 마황.

국화산 처방은 바람맞은 찬눈물증 안에 있다.

여성산은 백지 천오 방풍 각1량 세신 2푼반 웅황 2푼 초오(불에 구워 껍질과 두 머리끝을 없앤다). 위를 가루 내어 따뜻한 술에 타서 이틀에 한번 먹는다.

통정산은 모든 머리바람증을 치료한다. 천궁 백지 곡정초 여로 방풍 박하 조협 만형자 세신 포황. 위를 가루 내어 입에 물을 머금고서 코로 들이마신다. 콧속에 불어 넣어도 된다.

웅황환은 옆이나 앞머리가 아픈 병을 치료한다. 전갈 웅황 각2돈 망초 1돈5푼 유향 몰약 각2돈 박하 천궁 각1돈 용뇌 1푼. 위를 가루 내어 하루 2번씩 입에 물을 머금고서 코로 들이마시거나 콧속에 불어 넣는다.

아픈 눈에 붙이는 처방은 적작약, 포황, 울금, 부용을 갈아 가루로 만들어 골고루 섞는다. 주단계에서 우렁이와 생강즙을 뺐다. 아플 때마다 항상 눈자위에 바른다. 심하게 아프면 백지, 남성, 무명이210)를 더 넣는다. 핏발이 서고 뜨거우며 오랫동안 눈을 뜨지 못하면 생천오를 같은 분량으로 가루 내어 더 넣는다. 뜨거운 물에 타서 눈 주위 사방에 바르고 마르면 다시 바꾼다.

강활제풍탕 처방은 앞에 있다.

《증치준승》

○ 왼쪽과 오른쪽에 머리바람증. 왼쪽 머리가 아프고 오른쪽이 아프지 않으면 왼쪽 머리바람증이고 오른쪽 머리가 아프고 왼쪽이 아프지 않으면 오른쪽 머리바람증이다. 세상 사람들은 종종 생각하지 않는다. 오래되어 왼쪽에 생기면 왼쪽 눈을 해치고 오른쪽에 생기면 오른쪽 눈을 해친다. 왼쪽에 있는데 오히려 오른쪽을 치거나 오른쪽에 있는데 오히려 왼쪽을 치면 두 눈을 모두 해친다. 밖으로 붉고 아프며 뜨거운 눈물이 나는 등의 병이 있으면 밖에 증상이 생겼다. 안으로 어둡고 흐릿하며 어지러운 등의 병이 있다면 안에 증상이 생겼다. 머리바람증은 왼쪽이 아프면 왼쪽을 해치고 오른쪽이 아프면 오른쪽을 해친다. 항상 이런 병이므로 쉽게 안다. 알기 어려운 것은 왼쪽이 오른쪽을 치거나 오른쪽이 왼쪽을 친 경우이다. 아픔이 안에서 일어나 골에서 멈추면 해침이 느리고 아픔이 골에서 일어나 안에서 멈추면 해침이 빠르다. 아픔이 중간부터 일어나거나 눈썹 주위 속과 상성혈 사이에서 일어나면 두 눈을 모두 해친다.

또한 그 사람이 어겨서 받은 원인에 따라 왼쪽이나 오른쪽 한쪽에 힘이 세져서 일어나는 병이 같지 않다. 느리거나 빠르고 가볍거나 심한 것이 다르다. 바람이 사람을 해치면 더욱 슬프고 끔찍하다. 잘 보호하고 길러야 병을 피할 수 있다. 어리석은 사람이 멋대로 깔보면서 조심하고 꺼리지 않아 오히려 병에 걸리고 나서야 비로소 뉘우친다. 정말로 아프구나.

《심시요함》

○ 왼쪽이나 오른쪽에 머리바람증이 나타나네. 각각 같지 않네. 왼쪽에 나타나면 왼쪽이 무너지네. 오른쪽에 나타나면 오른쪽이 무너지네. 사람이 흔히 걱정하지 않네. 결국 장님이 되네.

이 증상은211) (풀이 안함) 다음을 먹어야 한다.

강활궁고탕은 태양경에 머리바람증과 머리아픔을 치료한다. 밤에 열이 나면서 추위를 싫어한다. 반하(생강즙에 볶는다) 행인(껍질과 끝을 없앤다) 천강활 고본

---

210) 부드러운 망간석.

211) 《증치준승》과 내용이 같아서 풀이하지 않는다. 한문은 뒤에 붙여놓았다.

천궁 방풍 백복령 감초 백지 마황 광진피 계지 각각 같은 양. 위를 잘게 썰어 맑은 물로 달여 먹는다. 안이 뜨거우면 술로 만든 황금, 박하 잎, 생강 3쪽을 더 넣고 달여 먹는다.

시궁탕은 태양경에 머리바람증과 머리아픔을 치료한다. 추웠다 열이 나면서 토한다. 천궁 백복령 시호 소박하 세신 반하(만든다) 황금 자감초 진피 만형자. 위를 잘게 썰어 생강 3쪽을 넣고 맑은 물 2잔으로 8푼이 되게 달여 밥 먹고 나서 먹는다.

창출탕은 태음경에 머리바람증과 머리아픔을 치료한다. 배가 그득해서 먹지 않고 배도 아프다. 창출(만든다) 백작약 지각 백복령 백지 광진피 천궁 반하(굽는다) 승마 자감초 각각 같은 양. 위를 잘게 썰어 생강 3쪽을 넣고 맑은 물 2잔으로 8푼이 되게 달여 밥 먹고 나서 먹는다.

세신탕은 소음경에 머리바람증과 머리아픔을 치료한다. 팔다리가 차고 잠만 자려고 한다. 세신 광진피 천궁 반하(만든다) 독활 백복령 백지 자감초 각각 같은 양. 위를 잘게 썰어 생강 3쪽을 넣고 맑은 물 2잔으로 8푼이 되게 달여 밥 먹고 나서 먹는다.

오수유탕은 궐음경에 머리바람증과 머리아픔을 치료한다. 팔다리가 차가워지고 가래침을 토한다. 반하(생강으로 만든다) 오수유 천궁 자감초 인삼 백복령 백지 광진피 각각 같은 양. 위를 잘게 썰어 생강 3쪽을 넣고 맑은 물 2잔으로 8푼이 되게 달여 밥 먹고 나서 먹는다.

승마지갈탕은 양명경에 머리바람증과 머리아픔을 치료한다. 몸이 뜨겁고 입이 마를 때 먹는다. 승마 갈근 백지 소박하 석고 광진피 천궁 반하(만든다) 감초 각각 같은 양. 위를 잘게 썰어 생강 3쪽을 넣고 맑은 물 2잔으로 8푼이 되게 달여 밥 먹고 나서 먹는다.

《목경대성》

○ 왼쪽과 오른쪽에 머리바람증. 오른쪽은 기운이 이기고 왼쪽은 바람이네. 바람과 기운이 같이 어울려 불을 만들어 치네. 한쪽이 모두 위험하다고 말하네. 어찌 왼쪽과 오른쪽 둘을 칠 수 있겠느냐. 밖을 치면 검은자위가 오목하거나 볼록하네. 안을 치면 눈동자구멍이 벌어지고 눈동자에 비추지 않네. 여섯 경맥과 일곱 종류에 병을 얻었다고 아네. 주로 치료하는 처방을 살피니 효과가 없지 않네.

이 증상은 왼쪽 머리가 아프고 오른쪽이 아프지 않으면 왼쪽 머리바람증이라고 하고 오른쪽 머리가 아프고 왼쪽이 아프지 않으면 오른쪽 머리바람증이라고 한다. 주단계가 '머리바람증은 가래와 뜨거움과 바람과 피가 있다. 왼쪽에 있으면 바람과 피에 속하고 오른쪽에 있으면 가래와 뜨거움에 속한다.'고 하였다. 세상 사람들은 머리 아픈 것만 괴롭고 눈까지는 전혀 생각하지 않는다. 종종 왼쪽에 나타나면 왼쪽 눈을 해치고 오른쪽에 나타나면 오른쪽 눈을 해친다. 피가 비워지면 바람이 생기고 바람이 세차면 뜨거움이 생긴다. 뜨거움은 가래를 생기게 하고 가래는 기운을 거스르게 한다. 바람과 가래가 함께 어울리면 피가 속에서 없어진다. 없어지면 차가우면서 아프고 바람이 수그러들지 않는다. 왼쪽을 해쳤는데 반대로 오른쪽을 치거나 오른쪽을 해쳤는데 반대로 왼쪽을 치면 두 눈을 함께 해친다. 다시 경험해보니 아픔이 안에서 일어나 밖에서 멈추면 해침이 느리다. 아픔이 밖에서 일어나 안에서 멈추면 해침이 빠르다. 백회혈, 상성혈, 찬죽혈 속으로 들어가면 해침이 세차다. 밖으로 붉게 붓고 아프면서 눈물이 흐르면 밖에 증상을 얻었다. 안으로 어둡고 흐릿하면서 엉뚱하게 보이면 안에 증상을 얻었다. 증상이 많이 생겼으면 치료할 수 없다. 바람은 사람을 해치니 끔찍한 독이 아주 심하구나!

치료법은 왼쪽과 오른쪽을 묻지 말고 먼저 쑥과 파로 머리를 찜질하고 볶은 쌀과 볶은 소금으로 태양혈을 찜질한다. 한편으로 신응산을 타서 천천히 마시면 병이 조금씩 그친다. 그런 다음 증상을 살피고 진맥을 한다. 왼쪽 머리바람증이 있으면서 맥이 뜨고 빠르면서 힘이 있다. 그리고 가슴이 답답하면서 입이 쓰고 눈이 붉으면서 미치도록 아프며 끓는 물처럼 뜨거운 눈물이 나오고 똥과 오줌이 잘 나오지 않으면 축객음, 도적각반탕을 쓴다. 속티가 있으면 사청환을 같이 먹는다. 오른쪽 머리바람증이 있으면서 맥이 왼쪽처럼 있으면서 크고 탄탄하기까지 하다. 그리고 눈이 붉게 붓고 눈곱이 많으며 똥과 오줌이 안 나오고 뻑뻑하면 통기이중환, 양격산, 청위산을 쓴다. 가래증이 있으면 청기화담환을 써도 된다. 이런 방법으로 주로 치료하면 절대로 눈을 해치지 않는다. 해치지 않게 하고서 다시 병에 맞는 처방을 고르면 열에 다섯, 여섯은 나을 수 있다.

4) 바람맞은 머리증 눈병

삿된 바람이 계절에 따라 웅크리고 있다가 생기는 병증이다. 머리가 어떻게 아프냐에 따라 갑자기 골바람증, 정수리 머리바람증, 돌아다니는 머리바람증으로 나눌 수 있다. 가벼우면 1년에 몇 차례 생기고 심하면 한 달에도 몇 차례씩 생긴다. 두통을 동반한 눈병으로 양방의학과 정확히 비교하기 어렵다.

원인과 치료는 아래 책을 본다.

청주백환자는 백부자(날 것) 2량 남성 2량 반하(날 것을 물에 오래 담근다) 7량 천오(날 것으로 껍질과 배꼽을 없앤다) 5돈. 위를 가루 내어 비단 주머니에 담아서 가루가 다 나올 때까지 물에 흔들어 도자기 그릇에 담아둔다. 낮에 말리고 밤에 이슬을 맞히는데 봄은 5일, 여름은 3일, 가을은 7일, 겨울은 10일 동안 한다. 그런 다음 햇볕에 말려 멥쌀로 녹두 크기로 환을 만들어 생강 달인 물로 삼킨다.

선기탕은 바람과 불이 서로 부추겨 눈썹 뼈가 아픈 병을 치료한다. 강활 1돈 반 방풍 1돈 황금(술로 볶는다) 1돈반 감초(굽는다) 1돈 생강 1쪽. 물에 달여 찌꺼기를 없애고 밥 먹고 나서 조금 뜨겁게 천천히 먹는다. 겨울에는 황금을 빼고 향시 3돈, 파흰뿌리 2줄기를 넣는다. 어미혈까지 아프면 피가 비워졌으므로 황기 3돈, 당귀 1돈을 더 넣는다. 날이 저물 때 열이 나면 피가 뜨거우므로 백작약 1돈반을 더 넣는다. 눈이 붉으면 국화를 더 넣고 코가 막히면 세신을 더 넣는다. 여름에 불을 가까이할 때 심하게 아프면 웅크린 불이 있으므로 석고 3돈을 더 넣는다. 머리바람증으로 아프고 뜨거우면 석고, 마황을 더 넣고 낫지 않으면 피의 병에 속하므로 천궁, 어린 찻잎을 더 넣는다. 《장씨의통》

청공고는 머리바람증에 축축한 뜨거움이 위에 세찬 병을 치료한다. 바람을 만나면 나타난다. 강활 3량 방풍 2량 감초(굽는다) 1량반 황금 3량 황련(술에 볶는다) 1량 시호 7돈 천궁 5돈. 모두 곱게 가루 내어 5돈씩 잔에 담아 맑은 찻물 반잔으로 개어 찐득한 즙처럼 중탕으로 끓여 잠자려고 할 때 먹는다. 《장씨의통》

《삼인》궁신탕은 차가움이 치솟은 머리아픔을 치료한다. 천부자(껍질 벗기고 날 것 쓴다) 천오두(껍질 벗기고 날 것 쓴다) 천남성(생강물에 담갔다가 거품을 없앤다) 건강(날 것 쓴다) 세신 연잎 천궁 각1돈 감초(굽는다) 반돈 생강 7쪽 어린찻잎 1움큼. 물에 달여 식혀서 잠잘 때 먹는다. 얼굴이 불어 양이 위에 있으면 파흰뿌리 2줄기와 아이오줌 반잔을 더 넣는다. 낫지 않으면 다시 황련(술로 볶는다) 3푼을 더 넣는다. 《장씨의통》

강활승풍탕은 바람증이 주로 있을 때 쓴다. 시호 7푼 창출 백출 6푼 형개 지각 천궁 백지 강활 독활 방풍 전호 박하 각5푼 길경 감초 각3푼. 물에 달여 밥 먹고 나서 먹는다. 《심시요함》

몽석곤담환은 모든 채워진 뜨거움과 쌓인 가래증을 치료한다. 아이를 밴 부인은 먹지 않는다. 청몽석(푸른빛깔이 좋으며 3량을 염초 3홉과 함께 항아리 안에서적석지로 막고서 태운 다음에 물에 띄워 깨끗이 걸려 2량을 만든다) 침향(따로 간다) 1량 천대황(술로 찐다) 8량 황금(술로 볶는다) 8량. 위를 가루 내어 물을 떨어뜨려 녹두 크기로 환을 만든다. 1돈~2돈씩 밥 먹고 멀리 끓인 물로 삼킨다. 원래 처방은 몽석 1량 침향 5돈이었는데 장경악이 배로 했다. 《장씨의통》

대추풍산은 모든 머리바람증을 치료하는데 비워진 차가움에 속한다. 천오두(굽는다) 방풍 강활 천궁 각1량 전갈(독을 없애 식초에 담가 노릇하게 볶는다) 지룡(흙을 없애고 살짝 볶는다) 남성(굽는다) 천마(굽는다) 각5돈 형개 감초(굽는다) 백강잠(노릇하게 볶는다) 석고 각8돈. 가루 내어 2돈씩 잠잘 때 찻물에 타서 먹는다. 《국방》은 백부자 백지 각5돈 유향 몰약 초오 웅황 각1돈5푼이다. 《장씨의통》

《증치준승》

○ 바람맞은 머리증은 사람이 평소 머리바람증이 있다가 눈병에 걸리거나 또는 평소 눈병이 있다가 머리바람증이 있다. 두 삿된 것이 함께 뭉쳐 골 주머니로 깊이 들어가고 아울러 간장과 쓸개에 모든 낙맥을 해쳤기 때문에 이 병이 된다. 머리가 아프면 눈병이고 눈병이면 머리가 아프다. 가벼우면 1년에 몇 번 생기지만 심하면 1달에 몇 번씩 생긴다. 머리바람증과 눈병은 항상 함께 있으며 서로 어

굿나지 않는다. 이것은 골바람증처럼 바람과 불이 세차면서 빠르게 오는 병이 아니다. 또 옮는 눈붉음증처럼 옮기는 삿된 것이 아니다. 갑자기 눈붉음증처럼 바람과 불이 일정하지 않게 머무는 것도 아니다. 그리고 모든 불로 머리가 터질 듯이 아픈 것과도 견주지 않는다. 이것은 오로지 스스로 이런 병이 있다가 오래되어 만들어진 것이다. 다른 병으로 드러났거나 새로 온 그런 가벼운 병이 아니다. 붉고 아프면서 빠르게 부으면 밖에 증상 조짐이다. 붉거나 아프지 않고 안으로 붓기만 하거나 또 심하게 붉거나 아프지 않고 막힌 증상이 없으면서 다만 어둡고 흐릿하면 안에 증상이 된다.

○ 음 머리바람증은 오로지 이마 모서리가 아프면서 눈썹 뼈까지 아픈 병이다. 흔히 여섯 양[212]이 일을 할 때 나타난다. 타고난 기운이 비워지고 알짜와 기운이 약해지면 안에 증상이 되고 만약 불이 같이 있으면 밖에 증상이 된다.

○ 양 머리바람증은 머리 뒤 베개 뼈가 아프다. 여섯 음[213]이 일을 하는 달에 많이 생긴다. 나타나면 비워진 어지럼증이나 귀가 우는 병이 있다. 오랫동안 치료하지 않으면 눈속증이 된다.

○ 갑자기 골바람증은 태양혈 안이 한 번씩 때리거나 뚫는 것 같이 아프다. 눈알까지 아프고 눈알 밖으로 핏줄이 세로로 꿰뚫고 뭉쳤으면 반드시 밖으로 나쁜

---

212) 일양 : 11월, 이양 : 12월, 삼양 : 1월, 사양 : 2월, 오양 : 3월, 육양 : 4월

213) 일음 : 5월, 이음 : 6월, 삼음 : 7월, 사음 : 8월, 오음 : 9월, 육음 : 10월

증상이 온다. 눈알이 붉거나 아프지 않고 다만 구름이나 안개가 낀 것처럼 보이면서 점점 어두워지면 안에 증상이 된다. 빨리 치료해야 뒷날의 걱정을 피한다.

○ 정수리 머리바람증은 백회혈을 덮는 뼈 안쪽이 때리거나 뚫는 것 같이 아주 심하게 아프다. 양 부분에는 더욱 아프고 음 부분에는 조금 아프다. 축축한 가래를 끼면 아플 때마다 어지럽다. 아픔이 눈알까지 미치고 터질 듯이 하면서 붉게 뭉쳐 있으면 밖에 증상이 나쁜 조짐이다. 눈이 어두워지면 안에 증상이 된다. 안에 증상이 된 경우가 밖에 증상보다 더 많다.

○ 돌아다니는 머리바람증은 머리바람증이 붙박은 부위가 없이 아프다. 밥 먹을 정도의 시간[214] 동안 돌아다니며 여러 번 바뀌어서 어느 곳에서 일어나고 멈추는지 헤아릴 수 없다. 조금 아프면서 눈알이 붉거나 붉으면서 가림이 있으면 반드시 눈곁증으로 변한다. 심하게 아프면서 붓고 단단하면 반드시 뭉치고 막힌 병이다. 오랫동안 치료하지 않으면 붉거나 아프지 않지만 눈이 어둡고 흐릿해지면서 안에 증상이 오게 된다. 밖에 증상이 많으며 각각은 바람증 같이 느리게 해칠 뿐이다.

《심시요함》

○ 눈썹 뼈가 아프다. 살펴보니 눈썹 뼈가 아픈 경우가 두 가지가 있다. 눈은 간장에 속해서 간장이 비워지면 아픈데 밝은 빛을 보면 눈썹 뼈가 심하게 아프

---

214) 20분 정도.

다. 생지황환을 먹어야 한다. 눈썹 뼈가 아프면서 눈을 뜰 수 없고 밤낮으로 심하다. 도담탕이나 도담환 같은 약에 어린 찻잎을 더 넣고 먹거나 이진탕으로 청주백환자를 삼켜도 효과가 있다. 눈썹 뼈가 갑자기 아프면 흔히 간장에 불이 위로 타올랐다. 심하게 화내면 이 병이 많이 있다. 바람에 맞은 증상도 불 때문이다. 뜨거움이 심하면 바람이 생긴다. 간장에 불을 억누를 때 바람 가래가 있으면 같이 치료한다.

○ 삿된 음으로 이마 모서리가 아프네. 흔히 뜨거움으로 향했을 때 오네. 타고난 기운이 비워져 눈속증이 되었네. 불이 채워져 밖을 해쳤네.

이 증상은 오로지 이마 모서리가 아프면서 눈썹 뼈까지 아픈 병이다. 흔히 여섯 양이 일을 할 때 나타난다. 타고난 기운이 비워지고 알짜와 기운이 약해지면 안에 증상이 되고 만약 불이 같이 있으면 밖에 증상이 된다. 다음을 먹어야 한다.

가미시호탕은 시호 황금(술로 만든다) 형개(꽃이삭) 반하(만든다) 감초 천궁 백지 소박하(5조각) 방풍 전호 각각 같은 양. 위를 잘게 썰어 생강 3쪽을 넣고 맑은 물 2잔으로 8푼이 되게 달여 밥 먹고 나서 먹는다.

생숙지황탕은 눈이 빛을 잃고 눈썹 뼈가 심하게 아픈 병을 치료한다. 이것은 간장이 비워진 병으로 치료법은 피를 기르고 서늘하게 하면서 늘려야한다. 또 가래불을 내리고 뜨거운 바람을 없애야 한다. 숙지황 감초 생지황 오미자 당귀 신 황금(술로 만든다) 지각 지골피 천문동 인삼 시호 천황련. 위를 잘게 썰어 맑은 물 2잔으로 8푼이 되게 달여 밥 먹고 멀리 먹는다.

구풍상청산은 뜨거운 바람이 위로 올라가 쳐서 눈썹 뼈가 아픈 병을 치료한다. 황금(술로 만든다) 2돈 백지 각1돈반 강활 방풍 시호(잔뿌리) 각1돈 천궁 1돈2푼 형개 8푼 감초 5푼. 위를 곱게 가루내어 4돈씩 맑은 물 2잔으로 8푼이 되게 달여 밥 먹고 멀리 먹는다.

상청산은 바람 때문에 머리가 아픈데 눈썹 뼈와 눈두덩이 함께 참을 수 없이 아픈 병을 치료한다. 유향(따로 간다) 몰약(간다) 각1돈 용뇌(따로 간다) 5푼 적작약 천궁 박하 망초 형개(꽃이삭) 울금 각5푼. 위를 곱게 갈아 1자씩 입에 물을 머금고서 콧속에 불어넣는다. 아주 효과가 좋다.

○ 베개 뼈가 아프면 삿된 양이네. 추울 때 더 심하게 아프네. 몇 해 동안 마음에 두지 않네. 결국 눈에 속티가 생기네.

이 증상은 오로지 골 뒤에 베개 뼈가 아픈 병이다. 태음이 일을 하는 달에 흔히 나타난다. 나타나면 비워져 어둡고 귀가 우는 병이 있다. 오래되면서 치료하지 않으면 눈속증이 된다. 다음을 먹어야 한다.

방풍강활탕은 눈썹 뼈가 아프면서 차가운 바람이 골에 있는 병을 치료한다. 또는 축축한 가래 때문에 골이 어둡고 아파도 이것이 마땅하다. 방풍 천강활 반하(생강으로 만든다) 황금(술로 씻는다) 남성(생강으로 만든다) 북세신[215] 백출

---

[215] 북세신은 랴오닝, 지린, 헤이룽장에 주

(흙으로 볶는다) 감초(굽는다) 천궁 각각 같은 양. 위를 잘게 썰어 맑은 물 2잔으로 8푼이 되게 달여 찌꺼기를 없애고 뜨겁게 먹는다.

자화수풍환은 뜨거운 바람이 위로 올라가 친 병을 치료한다. 눈이 어둡고 귀가 울며 코가 막히고 머리가 아프다. 어지럽고 가래를 뱉으며 기침을 한다. 명치가 아프고 똥과 오줌이 막히면서 뻑뻑하다. 인삼 복령 천남성(생강으로 만든다) 소박하 각5돈 황금(술로 볶는다) 반하(생강으로 만든다) 건강 한수석 합분 대황 생백반 각1량 흑견우자 활석 각1량 곽향 2돈. 위를 곱게 가루 내어 물을 개어 오동나무 씨 크기로 환을 만들어 2~3돈씩 그 몸에 비워짐과 채워짐을 헤아려서 생강 달인 물로 하루 3번 삼킨다. 살펴보니 이 처방은 바람을 찾는다는 이름이다. 이것은 실제로 아래에 뜨거운 가래가 채워진 증상에 쓰는 약이다.

자석환은 위에 머리바람증이 눈속증으로 변한 병을 치료한다. 자석(붉게 달궈 식초에 담그기를 3번 한다) 건강(볶는다) 오미자(볶는다) 목단피 현삼 각1돈 부자(굽는다) 2돈. 위를 곱게 가루 내어 졸인 꿀로 오동나무 씨 크기로 환을 만들어 10환씩 밥 먹기 전에 찻물로 삼킨다.

《장씨의통》

○ 음 머리바람증은216) (풀이 안함) 선기탕, 청공고, 환정환을 골라 쓴다.
○ 양 머리바람증은217) (풀이 안함) 《삼인》궁신탕을 쓴다.
○ 정수리 머리바람증은218) (풀이 안함) 밖에 증상은 강활승풍탕을 쓰고 안에 증상은 충화양위탕을 쓰며 축축한 가래는 몽석곤담환이다.
○ 갑자기 골바람증은219) (풀이 안함) 치료법은 정수리 머리바람증과 같다. 빨리 치료해야 뒷날의 걱정을 피한다.
○ 돌아다니는 머리바람증은220) (풀이 안함)
○ 삿된 머리바람증은 사람이 평소 머리바람증이 있으면 이 때문에 눈병에 걸린다. 《내경》에 '바람이 머리에 따라 들어가면 눈에 바람이 들면서 차갑다.'고 하였다. 머리가 아프면 눈도 병이 들고 눈병이 있으면 머리도 아프다. 가벼우면 1년에 몇 번 생기지만 심하면 끊어지지 않고 계속 있다. 먼저 강활승풍탕을 쓰고 다음에 환정환을 준다. 눈 속이 항상 바람 부는 꼴이면 불에 기운이 속에 웅크리고 있으면서 양 기운이 밖으로 움직이지 않는 것이다. 대추풍산이다. 붉거나 아프지 않으면서 다만 안으로 부풀고 어두우면 안에 증상이 된다.

《목경대성》

○ 삿된 음양바람. 5월에 음 기운이 나

---

216) 《증치준승》과 내용이 같아서 풀이하지 않는다. 한문은 뒤에 붙여놓았다.
217) 《증치준승》과 내용이 같아서 풀이하지 않는다. 한문은 뒤에 붙여놓았다.
218) 《증치준승》과 내용이 같아서 풀이하지 않는다. 한문은 뒤에 붙여놓았다.
219) 《증치준승》과 내용이 같아서 풀이하지 않는다. 한문은 뒤에 붙여놓았다.
220) 《증치준승》과 내용이 같아서 풀이하지 않는다. 한문은 뒤에 붙여놓았다.

아가니 샷된 바람이 임맥에 웅크리고 있네. 11월에 양 기운이 나아가니 샷된 바람이 독맥에 웅크리고 있네. 임맥에 웅크리면 눈썹 뼈가 아프고 독맥에 웅크리면 베개 뼈가 아프네. 독맥과 임맥이 번갈아 서로 전하면 머리가 온통 맞거나 부딪친 듯하네.

이 증상은 이마나 눈썹 주위 뼈, 뒷머리 베개 뼈를 가리키면서 아프다고 말한다. 샷된 음은 여섯 양이 일을 하는 달에 많이 나타난다. 진짜 음이 부족해지면 뜨거운 바람이 위로 타오른다. 만약 가슴에 오래된 가래가 있다면 불 때문이며 뜨거움이 심해서 바람을 생기게 했다. 샷된 양은 여섯 음이 일을 하는 달에 많이 나타난다. 진짜 양이 부족해지면 차가운 축축함이 안을 친다. 만약 귀가 울고 어지럽다면 가래가 거스르기 때문이며 불이 함께 물로 변했다.

독맥과 임맥은 사람 몸에서 앞뒤를 나눈다. 여자는 양을 껴안고 음을 등지며 남자는 음을 껴안고 양을 등진다고 하는데 아니다. 조리가 없고 근거도 없다. 기경팔맥의 독맥과 임맥이다. 증상도 안팎이 없다. 모두 속 기름과 겉 지킴을 늘리고 도와주면 불이 내리고 가래가 흩어진다. 차가우면 따뜻하게 하고 축축하면 마르게 하며 뜨거우면 서늘하게 하여 샷된 아픔을 막는다. 타고난 기운이 비워져 가래불이 있거나 화내는 기운이 심할 때 많이 얻는다. 소홀히 여겨서 치료하지 않거나 치료했는데 가끔 나았거나 나았다가 다시 생기면 반드시 눈을 멀게 한 다음에야 세력이 그친다.

5) 처음 눈바람증

녹내장의 초기 병증이다. 특징적인 증상과 원인, 치료는 아래 책을 본다.

《비전안과용목론》

○ 처음 눈바람증은 눈이 처음 병에 걸릴 때는 머리가 빙글 돌고 한쪽이 아프다. 오장육부가 비워지고 간장에 바람이 바탕이 된다. 한 쪽 눈이 먼저 병에 걸릴 수 있고 토해서 두 눈이 함께 어두워질 수도 있다. 독바람이 눈으로 들어가면서 골에 뜨거움까지 함께 들어가면 눈이 빛을 잃는다. 처음에 느꼈을 때 바로 치료해야 하며 제풍탕, 통명보신환을 먹으면 효과가 있다.

시로 말한다. 어두운 눈바람증, 초록 눈바람증, 푸른 눈바람증, 검은 눈바람증, 누런 눈바람증이네. 한숨지을 정도로 세상에 해침이 있네. 눈동자와 얼굴 빛깔이 밝은 달과 같네. 세 가지 빛이 보이냐고 물으니 빛을 보지 못하네. 다음에 골 기름이 희게 맺히네. 진짜 눈속증과 같아서 서리 같은 빛깔이네. 의사가 알지 못하고 침으로 밀어내네. 속티가 떨어져도 밝아지지 않고 눈만 해치네.

제풍탕은 영양각 차전자 각2량 작약 인삼 복령 대황 황금 망초 각1량. 위를 가루 내어 물 1잔에 가루 1돈을 넣고 5푼이 되게 달여 밥 먹고 나서 찌꺼기를 없애고 따뜻하게 먹는다.

통명보신환은 차전자 석결명 길경 작약 각1량 세신 2량 대황 1푼 충울자 건지황 각2량. 위를 가루 내어 꿀로 오동나무 씨 크기로 환을 만들어 빈속에 찻물로 10환씩 먹는다.

《증치준승》
○ 처음 눈바람증은 머리가 어지럽고 한쪽이 터질 듯 심하게 아프다. 눈동자가 희게 맺히면서 얼굴색과 서로 뒤섞이고 눈물은 나오지 않는다. 바람독과 골에 뜨거움 때문이다. 햇빛 속이라도 어두운 방에 앉아 있는 듯해서 항상 걱정하면서 한숨짓는다. 제풍탕이나 조각환을 생숙지황환과 함께 쓴다.

《동의보감》
○ 처음 눈바람증은 다섯 색에 눈바람증으로 변해서 눈속증이 된다. 머리가 심하게 아프고 눈물은 나오지 않는다. 햇빛 속이라도 어두운 방에 앉아 있는 듯해서 항상 걱정하면서 한숨짓는다. 이것은 독바람과 골에 뜨거움 때문이다.(《득효》)

《의종금감》《안과심법요결》
○ 처음 눈바람증 부족증 노래. 처음 눈바람증에 부족증은 통명보신환인 석결명, 인삼, 생지황, 길경, 차전자, 충울자, 백작약, 세신, 대황을 쓰네.
 통명보신환 처방은 석결명 1량 인삼 2량 생지황 2량 길경 1량 차전자 1량 충울자 2량 백작약 1량 세신 반량 대황 3돈 (황련 1돈). 위를 곱게 가루 내어 꿀로 오동나무 씨 크기로 환을 만들어 빈속에 찻물로 3돈씩 먹는다.
 처음 눈바람증 넘침증 노래. 처음 눈바람증에 넘침증은 제풍탕인 영양각, 현삼, 복령, 전갈꼬리, 차전자, 황금, 백작약, 망초, 대황을 쓰네.
 제풍탕 처방은 영양각221) 2돈 현삼 2돈 복령 2돈 전갈꼬리 3푼 차전자 2돈 황금 1돈 백작약 1돈 망초 1돈 대황 1돈. 위를 거칠게 가루 내어 고르게 하고 물 2잔으로 1잔이 되게 달여 밥 먹고 나서 찌꺼기를 없애고 따뜻하게 먹는다.

《장씨의통》
○ 처음 눈바람증은 머리가 어지럽고 한쪽이 터질듯 심하게 아프다. 한 쪽 눈이 먼저 병에 걸릴 수 있고 토해서 두 눈이 함께 어두워질 수도 있다. 눈동자가 서리처럼 하얗게 맺히고 눈물이 나오지는 않는다. 독바람과 골에 뜨거움 때문이다. 먼저 제풍탕을 주고 다음에 조협환과 생숙지황환을 쓴다.

《양의대전》
○ 처음 눈바람증. 이 증상을 살펴보니 모두 기운과 피 둘이 비워지고 오장육부가 함께 힘쓴 상태에서 독바람이 위로 올라가면서 뜨거움이 같이 골에 들어갔기 때문이다. 머리가 어지럽고 골이 아프며 토한다. 빛을 보지 못하면 치료할 수 없다.

《목경대성》
○ 처음 눈바람증의 증상은 다섯 가지 빛깔이 있네. 초록 빛깔, 푸른 빛깔, 노랗거나 검은 빛깔이네. 골바람증은 서리처럼 하얗게 맺히네. 밝음을 잃고 눈동

---
221) 염소 뿔로 바꿔 써도 된다.

자를 오므리지 못하네.
 이 증상은 불, 바람, 가래의 병이 심하면서 함께 번갈아 쳤기 때문이다. 머리와 눈이 갑자기 아프고 눈동자구멍이 먼저 벌어진다. 다음에 어느 오장이냐에 따라 눈속물에 그 빛깔이 나타난다. 이 책에서는 눈바람증이라고 부른다. 봄에 산이 옅은 연기로 덮어씌운 듯이 하면 푸른 눈바람증이다. 푸른 쪽빛에 등나무의 노란빛깔이 합쳐진 듯이 하면 초록 눈바람증이다. 누런 눈바람증은 아침에 해가 비추는 진흙 벽과 비슷하다. 검은 눈바람증은 해질녘에 비가 오는 어두운 사립문과 비슷하다. 오직 골바람증만이 순수한 흰빛깔이다. 다섯 가지는 모두 눈이 크게 변해서 옛날에도 바람 같이 변한다고 했다. 병이 이런 지경에 이르면 구할 길이 없다. 어린아이의 감병이나 가래증 또는 학질에 불 증상으로 눈이 아파서 오래 감고 있으면 뜨거움이 막히고 이 때 뜨겁게 쪄서 이 병에 걸린다. 나이가 어려 알지 못하다가 눈이 보이지 않으면서 깨닫는데 다시 치료하지 못한다. 약이 있다고 억지로 먹인다면 아이가 비웃을까 두렵다. 사람들은 치료하지 못할 병임을 알지 못한다.

《동의학사전》
○ 오풍변내장(五風變內障)은 오풍내장을 달리 부른 이름. 오풍내장은 내장의 5가지를 합해서 이르는 말. 청풍, 녹풍, 오풍(烏風), 흑풍, 황풍내장을 말한다. 오풍내장이란 말은 발병 후 눈동자가 커지면서 색이 서로 다르게 되며 병 상태가 바람과 같이 몹시 급격하게 변한다는 뜻을 가지고 있다. 임상에서 청풍, 녹풍은 흔히 볼 수 있고 황풍은 중증으로 경과하여 나중에 보지 못하게 되는 눈병으로서 드물게 본다. 이 눈병들은 흔히 칠정내상으로 간담화가 성하고 풍화가 치밀거나 음허화왕으로 기혈이 조화되지 못하여 생긴다. 녹내장의 각이한 형과 경과를 포함한 병증에 해당한다고 본다.

6) 푸른 눈바람증

 눈이 가렵거나 아프지 않지만 눈동자가 어두침침하면서 맑은 날(푸른 하늘빛) 산이 옅은 연기로 덮어씌운 듯하다. 어지럽고 머리가 아프면서 점점 눈이 어두워진다. 처음에는 약간 눈이 아프고 깔깔할 수 있으며 속티가 보이거나 안 보인다. 그리고 눈동자구멍은 벌어지지 않았지만 점차 눈이 어두워진다. 병이 진행하면서 머리가 아프고 눈이 잘 보이지 않으며 불빛을 바라볼 때 그 주위에 붉은 테두리가 나타난다. 빨리 치료해야 하고 놔두면 눈동자가 초록 빛깔로 변한다. 초록 빛깔로 변하면 병이 심한 것으로 빛을 볼 수 없게 된다. 개방각 녹내장이다. 정상 안압 녹내장도 포함한다. 안압이 오르내리면서 병이 진행된다.
 원인과 치료는 아래 책을 참조한다. 원인이 복합적일 때는 처방들을 합방한다.
 익기총명탕은 눈속증이 처음 생길 때 눈이 어둡거나 다르게 색보임증을 치료한다. 자감초 1돈2푼 인삼 황기 각1돈 승마 갈근 각6푼 만형자 백작약 황백(술에 볶는다) 각2푼 생강3 대추2. 물에 달

여 밥 먹고 나서 먹는다. 《동의보감》

단치소요산은 간장이 막히고 피가 비워진 병을 치료한다. 열이 나거나 오후에 약한 열이 나면서 머리가 아프고 눈이 어지러우며 입이 마르고 목구멍이 마른다. 당귀 4돈 시호 백작약 백출 백복령 목단피 (건강) 각3돈 (생지황) 치자 2돈 감초 1돈반 박하 1돈. 달여 하루 3번 밥 먹고 나서 먹는다.

용담사간탕은 간장과 쓸개에 뜨거움이 세차서 입이 쓰고 눈이 붉으며 잘 화내는 병을 치료한다. 시호 영양각 감국 하고초 1돈 황금 7푼 감초 사삼 천문동 황련 용담초 치자 맥문동 지모 각5푼.

환정환은 타고난 밤눈증과 푸른 눈바람증에 쓴다. 석결명 복분자 충울자 각2돈 괴실 인삼 세신 방풍 백복령 감국 백자인 천궁 각1돈. 꿀로 오동나무 씨 크기로 환을 만들어 30환씩 데운 술로 밥 먹고 나서 먹는다.

《비전안과용목론》

○ 푸른 눈바람증은 이 눈은 처음 병에 걸릴 때는 약간 아프고 깔깔하며 머리가 어지럽고 골이 아프다. 눈에 먼저 속티가 보이기도 하고 없기도 한다. 눈동자 구멍은 벌어지지 않으며 점점 눈이 어두워진다. 또는 힘들게 일하면 점점 더 어둡게 보인다. 쉬게 하고 약을 먹어야 한다. 오래되면 눈속증이 될까 두렵다. 침으로 밀어내서는 안 된다. 모두 오장이 비워졌는데 애썼기 때문에 이렇게 된다. 영양각탕, 환정산을 먹으면 낫는다.

시로 말한다. 일찍이 가렵거나 아프지 않으니 원래의 꼴이네. 한 눈이 먼저 어두워져서 뒤에 이름을 얻네. 눈동자가 단정하고 병이 없는 듯하네. 푸른 눈바람증은 문득 이런 원인이네. 처음에 조금 머리가 어지럽네. 속티가 보이기도 하고 없기도 하네. 문득 힘들게 일하면 더 어두워지네. 아는 사람은 오히려 스스로 깜짝 놀라네. 약을 먹고 더욱 쉬어야 하네. 바람을 보내지 못하면 다시 싹이 움트네. 영양각탕과 함께 환정산을 먹네. 속흠을 떨어뜨리니 서로 따르네. 고약으로 머리를 자주 문지르네. 두 눈이 밝음을 잃지 않네. 환자가 모르고 이 방법을 거스르네. 다른 때에 길을 돌아오니 앞에 생기네.

영양각탕은 영양각 인삼 현삼 지골피 강활 각1량 차전자 1량반. 위를 가루 내어 물 1잔으로 가루 1돈을 넣고 5푼이 되게 달여 밥 먹고 멀리 먹는다.

환정산은 인삼 차전자 지골피 복령 세신 방풍 궁궁 강활 각각 같은 양. 위를 가루 내어 물 1잔으로 가루 1돈을 넣고 5푼이 되게 달여 밥 먹고 나서 찌꺼기를 없애고 따뜻하게 먹는다.

《세의득효방》

○ 푸른 눈바람증은 이 눈은 아프지 않고 가렵지도 않으며 눈동자가 또렷해서 아프지 않은 듯하다. 다만 머리가 조금 어지럽고 속티가 보이며 일하면 점점 더욱 어둡고 흐리다. 앞에 두 증상은 환정산을 먹는다.

《증치준승》

○ 푸른 눈바람증은 눈동자 안을 보면 맑은 날 산이 옅은 연기로 덮어씌운 듯

이 어둑어둑하다. 스스로 보면 아직 보지만 다만 평소와 견주어 나날이 어둡고 흐릿해진다. 빨리 치료해야 초록 눈바람증으로 변하지 않는다. 초록 눈바람증으로 변하면 병이 심해져 빛을 잃는다. 음이 비워졌거나 피가 적은 사람이 마음에 애를 쓰고 속을 태우거나 근심하고 성을 내거나 생각이 지나치게 많게 되면 늘 이 병에 걸린다. 그러나 머리바람증에 가래기운이 합치지 않았으면 이 병이 없다. 병이 이것에 이르면 위급하다. 위급한 줄 모르고 빨리 치료하지 않으면 짧은 순간에 눈이 멀게 된다. 영양각탕, 백부자산, 보신자석환, 영양각산, 환정산을 쓴다.

영양각탕은 푸른 눈바람증으로 심하게 일하면 더 어두워지고 머리가 빙글 돌면서 골이 아프며 눈 안이 아프고 뻑뻑한 병을 치료한다. 영양각 인삼 현삼 지골피 강활 각1량 차전자 1량반. 위를 가루내어 물 1잔으로 가루 1돈을 넣고 5푼이 되게 달여 밥 먹고 나서 찌꺼기를 없애고 따뜻하게 먹는다.

루전선222)이 말했다. 이 처방과 함께 뒤에 영양각산, 보간산, 영양각음자는 모두 영양각, 현삼, 세신, 강활, 방풍, 차전자를 임금으로 한다. 영양각은 궐음경맥으로 가는 약이다. 주단계는 영양각은 궐음경맥으로 들어가는 가장 빠른 길이라고 하였다. 현삼과 세신은 소음경맥으로 가는 약이다. 왕해장은 현삼은 빈 곳에 자욱한 기운을 치료하고 뿌리가 없는 불에 가장 좋은 약이라고 하였다. 강활, 방풍과 차전자는 태양경맥으로 가는

222) 《의학강목》의 저자.

약이다. 힘살과 경맥이 마르고 뻑뻑하면 처방 속에 다시 하고초를 더 넣어 맺힌 기운을 푼다. 궐음경맥의 핏줄을 북돋고 기르는 효과가 있으며 시험해 본 경험이 있다.

또 삿된 것이 있는 곳을 잘 알아야 한다. 기운이 빠져나갔으면 반드시 인삼으로 만든 찐득한 즙과 서로 반반씩 먹는다. 기운이 비워졌으면 반드시 《동원》보위인삼탕, 《동원》익기총명탕 같은 약을 반반씩 먹는다. 피가 비워졌으면 반드시 숙지황환 같은 약을 반반씩 먹는다. 더욱 안을 보면서 가만히 지키고 번거롭게 하지 않아야 음 기운을 숨겨서 처방이 효과를 낸다.

백부자산은 흩어지게 한다. 처음에 검은 속티가 일어나면서 어둡게 보이는 눈속증을 치료한다. 형개 흰국화 방풍 목적 백부자 감초 창출 인삼 강활 백질려. 위를 물에 달여 밥 먹고 나서 먹는다.

보신자석환은 신장과 간장의 기운이 비워지면서 위를 쳐서 눈이 어두운 병을 치료한다. 멀리 보면 또렷하지 않고 자주 검은 속티가 보이며 점점 눈속증으로 된다. 자석(불로 붉게 달궈 식초를 뿌리면서 담금질한다) 감국 석결명 육종용(술에 담갔다가 잘라 불로 말린다) 토사자(술에 하룻밤 담갔다가 은근한 불로 말린다) 각1량. 위를 곱게 가루 내어 수컷 참새(닭) 15마리를 털과 부리와 다리는 없애고 위와 내장은 남겨서 청염 2량에 물 3되를 붓고 수컷 참새가 흐물흐물할 때까지 달인다. 물이 없어지려고 하면 꺼내서 먼저 찐득한 즙처럼 찧어 약 가루와 함께 오동나무 씨 크기로 환

을 만들어 20환씩 빈속에 따뜻한 술로 삼킨다.

《천금》신곡환은 자주환이다. 눈동자구멍이 점점 벌어지고 안개나 이슬 속을 다니듯이 어두운 병을 치료한다. 점점 빈 곳에 검은 속티를 보고 사물이 둘로 보인다. 오래되면 빛에도 오므리지 못하고 또 안에 눈속물이 옅은 초록 빛깔이나 옅은 흰빛깔로 되어 가린다. 자석(침이 붙는 것) 진사 신곡. 먼저 자석을 큰 불 속에 넣어 식초로 7번 담금질하고 햇빛에 말린다. 따로 2량을 아주 곱게 갈고 진사도 따로 1량을 아주 곱게 갈아서 생신곡 가루 3량을 앞의 약과 고루 섞는다. 다시 신곡 가루 1량을 물로 납작하게 뭉쳐서 뜰 정도로 삶는다. 앞의 약을 모아 넣고 오동나무 씨 크기로 꿀로 환을 만든다. 늘 10환에서 30환까지 빈속에 밥 끓인 물로 삼킨다. 이 처방에서 자석은 매우면서 짜고 차가워서 신장 경맥을 억누르기 때문에 임금으로 삼아 눈속물이 밖으로 옮겨지지 않도록 한다. 진사는 약간 달고 차가워서 심장 경맥을 억누르기 때문에 신하로 삼는다. 간장이 그 어미이고 자식이 어미를 채워지게 하므로 간장이 채워지면 눈이 밝아진다. 신곡은 맵고 따뜻하거나 달아서 비장과 위장 속에 오래된 음식을 소화시키므로 도우미로 삼는다. 날 것을 쓰면 살리는 기운을 일으키고 쪄서 쓰면 사나운 기운을 거둔다. 약을 먹은 다음에 고개를 숙이지 않고 고개를 쳐들고 보면 점점 별과 달을 본다. 이것이 효과가 있다. 또 심장 불이 쇠를 타고 들어가면서 물이 약해져 반대로 억누르는 병을 치료한다. 오랜 병으로 여러 번 일어났어도 약을 먹으면 다시 생기지 않는다. 빈속에 이 약을 먹으며 오전에 다시 석곡야광환으로 치료한다.

이것을 살펴보니, 이 처방에서 자석은 물을 본받아 신장으로 들어가고 주사는 불을 본받아 심장으로 들어가며 신곡은 오로지 비장과 위장으로 들어간다. 도가에서 노란 할머니가 갓난아이와 소녀를 서로 맺어주는 원리로 어린아이가 생긴다고 풀이하는 데 쓸데없는 말이다. 침향 반량을 더 넣기도 하는데 물과 불을 더욱 잘 오르내리게 한다.

《동의보감》

○ 푸른 눈바람증은 이 눈은 아프지 않고 가렵지도 않으며 눈동자가 또렷해 아프지 않은 듯하다. 다만 머리가 조금 어지럽고 속티가 보이며 일하면 점점 더욱 어둡고 흐리다. 앞에 두 증상과 검은눈바람증, 푸른눈바람증은 환정산을 먹는다.(《득효》)

《심시요함》

○ 푸른 눈바람증은[223] (풀이 안함)

《의종금감》《안과심법요결》

○ 푸른 눈바람증에 부족증 노래. 이미 푸른 눈바람증에 부족증이 되면 청풍환정산인 복령, 인삼, 방풍, 지골피, 차전자, 강활, 천궁, 세신을 쓴다.

청풍환정산 처방은 복령 인삼 방풍 지골피 차전자 강활 천궁 세신 각각 같은

---

[223] 《증치준승》과 내용이 같아서 적지 않았다. 한문은 뒤에 붙여놓았다.

양. 위를 거칠게 가루 내어 물 2잔으로 1잔이 되게 달여 밥 먹고 나서 찌꺼기를 없애고 따뜻하게 먹는다.

푸른 눈바람증에 넘침증 노래. 이미 푸른 눈바람증에 넘침증이 되면 청풍영양탕인 영양각, 현삼, 지골피, 차전자, 천궁, 강활, 세신을 쓴다.

청풍영양탕 처방은 영양각 1돈 현삼 1돈 지골피 1돈 차전자 1돈5푼 천궁 1돈 강활 1돈 세신 5푼. 위를 거칠게 가루 내어 물 2잔으로 1잔이 되게 달여 밥 먹고 한참 있다가 따뜻하게 먹는다.

《동의학사전》

○ 오풍내장의 하나. 눈동자가 푸른색을 띠면서 머리와 눈이 아프고 눈이 어두워지는 병증을 말한다. 칠정내상으로 간기가 울결될 때, 풍담이 있고 간화가 안에 몰켜서 눈에 올라갈 때, 간신음의 부족으로 허화가 치밀 때 생긴다. 초기에는 별다른 증상이 없으나 일부 환자들에게서는 눈알이 팽팽한 감, 피로감이 나타난다. 점차 머리가 아프고 잘 보이지 않으며 불빛을 바라볼 때 그 주위에 홍륜이 나타난다. 흑정(각막) 겉면에는 부종성 혼탁이 있고 눈동자는 푸른색을 띠면서 약간 커져있다. 때로 포륜홍(각막주위 충혈)도 나타난다. 눈알은 굳다(안압상승). 시신경 유두의 생리적 함요가 커지고 하얗게 된다. 간기울결로 온 것은 간기를 풀고 혈을 잘 돌게 하며 맺힌 것을 헤치는 방법으로 단치소요산을 가감하여 쓴다. 간화로 온 것은 간열을 내리고 내풍을 진정시키는 방법으로 용담사간탕에 영양각, 단국화, 꿀풀을 더 넣어 쓰며 풍, 화, 담이 서로 엉켜서 온 것은 담화를 없애고 식풍통락하는 방법으로 영양각산을 가감하여 쓴다. 간신음의 부족으로 온 것은 간신음을 자양하고 간풍을 진정시키는 방법으로 기국지황환을 가감하여 쓴다. 눈에는 축동제(빈랑수)를 넣는다. 곡지, 족삼리, 삼음교, 태충, 행간혈에 침을 놓는다. 단순성 녹내장, 울체성 녹내장의 임상 전기에 해당한다고 본다.

7) 초록 눈바람증

밖에서 눈동자구멍 쪽을 볼 때 흐리고 맑지 않으면서 녹두 빛깔이 보이는 병증이다. 갑자기 머리와 눈이 몹시 아프면서 두 태양혈에서 눈 주위와 코, 뺨 부위까지 아프다. 어지럽고 눈이 깔깔하며 붉거나 검은 속티가 보이고 가끔 구토와 메스꺼움이 있다. 불빛을 바라볼 때 그 주위에 무지개색의 둥근 고리가 나타난다. 이러한 급성 발작을 반복하면서 점점 나빠지는 데 보통 밤(8시~9시 사이)에 이러한 증상이 많이 나타난다. 이 때 밝은 곳으로 옮기거나 잠을 자면 눈동자구멍이 좁아지면서 방수각이 열려 발작을 멈춘다. 푸른 눈바람증이 심해져 된 병이다. 더 오래되면 누런 눈바람증이 된다. 울체성 녹내장으로 아급성 폐쇄각 녹내장이다.

원인과 치료는 아래 책을 본다. 통치방으로 녹풍영양음과 용담사간탕을 합방한 처방을 더하거나 줄여서 병증에 맞춰 쓴다. 눈썹 뼈 주위 핏줄과 경혈에 침을 놓고 눈에는 축동제를 넣는다.

용담사간탕은 시호 1돈 황금 7푼 감초 인삼 천문동 황련 용담초 치자 맥문동 지모 각5푼 오미자 3푼.

가감환정환은 열을 내리고 시력을 높이며 눈 아픔과 머리아픔을 멈춘다. 녹내장에 쓴다. 석결명 복분자 충울자 각2량 괴실 인삼 세신 방풍 백복령 감국 백자인 천궁 각1량. 꿀로 오동나무 씨 크기로 환을 만들어 하루 3번 따뜻한 물로 30환씩 먹는다.

지백지황탕(자음팔미환)은 숙지황 8량 산약 (구기자) 산수유 각4량 백복령 목단피 택사 각3량 지모(소금물로 볶는다) 황백(소금물로 볶는다) 각2량. 꿀로 오동나무 씨 크기로 환을 만들어 3돈씩 하루 2번 먹는다.

명목지황환은 생건지황(술에 씻는다) 숙지황 각4량 우슬(술에 씻는다) 백질려 각3량 지모(소금물로 볶는다) 황백(소금물로 볶는다) 토사자(술에 씻는다) 독활 구기자 각2량. 꿀로 오동나무 씨 크기로 환을 만들어 100환씩 연한 소금물로 빈속에 먹는다.

환정산은 인삼 차전자 길경 각1량 충울자 궁궁 각1량 방풍 세신 각1량반. 위를 가루 내어 물 1잔에 가루 1돈을 넣고 5푼이 되게 달여 밥 먹기 전에 찌꺼기를 없애고 따뜻하게 먹는다.

두루 쓰는 처방은 1. 용안육 5돈 생지황 4돈 방풍 현삼 백복령 지모 길경 각2돈 세신 황금 영양각 시호 사삼 감초 밀몽화 충울자 각1돈 천문동 황련 용담초 치자 맥문동 각5푼. (녹용 감국 하고초 산조인 오미자 1돈) 2. 시호 황금 감초 사삼 천문동 맥문동 지모 영양각 감국 하고초 충울자 밀몽화 진피 사인 당귀 천궁 백작약 반하 구기자 산조인 용안육 각1돈 황련 용담초 치자 5푼.

부자저령탕은 인삼 백작약 백복령 강활 숙지황 저령 숙부자. 《양의대전》

충화양위탕은 시호 당귀 백작약 감초 갈근 인삼 황기 백출 오미자 강활 방풍 백복령. 입이 마르면 황련 황금을 더 넣는다. 《양의대전》

석곡야광환은 인삼 산약 우슬 토사자 오미자 맥문동 영양각 육종용 천궁 생지황 천문동 백질려 구기자 청상자 결명자 행인 석곡 지각 서각 백복령 감초 방풍 황련. 《양의대전》

《비전안과용목론》

○ 초록 눈바람증은 이 눈이 처음 병에 걸릴 때는 머리가 어지럽고 이마 모서리 한쪽이 아프며 눈썹 뼈와 코와 뺨의 뼈까지 이어져 아프다. 눈 안도 아프고 빡빡하며 속티가 보인다. 이 때문에 토하고 메스껍거나 구역질한다. 그런 다음에 한쪽 눈이 먼저 병에 걸리고 이어서 서로 당겨 함께 해친다. 눈앞에 속티가 생기는데 붉거나 검다. 간장과 폐장이 애써서 이렇게 된다. 영양각음자, 환정환을 먹으면서 모든 경혈과 눈썹 뼈, 핏줄에 함께 침을 놓아 병을 물러가게 한다.

시로 말한다. 처음 병에 걸리면 머리가 어지럽고 한쪽 머리가 아프네. 이마 뼈가 서로 당기니 초록 눈바람증이네. 눈두덩에서 코까지 때때로 아프네. 답답하고 깔깔하며 검거나 희거나 붉은 속티가 생기네. 간장이면 먼저 왼쪽에 병이 걸린다고 아네. 폐장이면 오른쪽 눈이 먼저 생기네. 이어서 다음에 서로 당겨 모두 병에 걸리네. 다른 맥 때문에 기운이 서로 통하네. 바람이 폐장으로 들어가고 간장이 막히네. 들어온 뜨거움이 몰래 흘러 신장에 이르네. 똥이 잘 나오지 않는데 대장이 스스로 원인이네. 늘 가슴이 답답한데 위로 올라가 가슴에 쌓였네. 있을 때는 반드시 구역질을 더욱 하네. 바람 가래가 쌓이고 모여 가슴 속에 있네. 영양각음자를 먹어야 하네. 환정환과 환정산도 효과가 있네. 자주 눈썹뼈와 모든 혈에 침을 놓네. 병의 근원으로 가서 돌아다니지 못하게 하는 처방이네. 독맥에 피를 내서는 안 되네. 이 때문에 다음에 어둡게 보일까 걱정이네. 눈동자구멍이 벌어지면 세 빛이 끊어지네. 훌륭한 약으로 의사가 치료해도 더욱 부질없네.

영양각음자는 영양각 방풍 지모 인삼 복령 현삼 길경 각2량 세신 3량 황금 차전자 각1량. 위를 가루 내어 물 1잔으로 가루 1돈을 넣고 5푼이 되게 달여 밥 먹고 나서 찌꺼기를 없애고 따뜻하게 먹는다.

환정환은 충울자 방풍 각2량 인삼 결명자 차전자 궁궁 세신 각1량. 위를 가루 내어 꿀로 오동나무 씨 크기로 환을 만들어 빈속에 찻물로 10환씩 삼킨다.

《세의득효방》
○ 초록 눈바람증은 이 눈이 처음 병에 걸릴 때는 머리가 어지럽고 두 이마 모서리와 눈동자가 서로 당기며 콧등까지 모두 아프다. 또는 붉거나 흰 속티가 일어난다. 먼저 왼쪽인 다음에 오른쪽이거나 먼저 오른쪽인 다음에 왼쪽이기도 하며 두 눈이 같이 일어나기도 한다. 또는 구역질을 한다. 간장과 폐장의 병이다. 간장이 뜨거움을 받으면 왼쪽이 먼저이고 폐장이 뜨거움을 받으면 오른쪽이 먼저이다. 간장과 폐장에 같이 병이 있으면 함께 일어난다. 먼저 영양각산을 먹고 나중에 환정산(처방은 위를 본다)을 먹는다.

영양각산은 국화 방풍 천궁 강활 차전자 천오(구워 껍질 끝을 없앤다) 각반량 반하(물에 담근다) 영양각 박하잎 각1푼 세신 1량. 위를 줄로 가루 내어 생강 달인 물로 달이거나 또는 가루 내어 밥 먹고 나서 형개와 차를 끓인 물에 타서 삼킨다.

《증치준승》
○ 초록 눈바람증은 눈동자구멍의 꼴이 흐리면서 맑지 않다. 그 빛깔은 누런 구름이 푸른 산봉우리를 덮어씌운 듯이 하거나 푸른 쪽빛이 등나무의 노란빛깔과 합쳐진 듯하다. 푸른 눈바람증이 변한 심한 증상이며 오래되면 누런 눈바람증으로 변한다. 머리바람증 때문이라고 말하지만 역시 축축한 가래가 쳤기 때문이다. 불이 뭉치거나 근심과 생각과 성냄이 지나쳐서 생겼다. 상한병과 학질병일 때 뜨거움이 찌면 먼저 눈동자구멍을 벌어지게 한다. 그 다음에 초록 눈바람증이 되고 다음에 누런 눈바람증이 되는데 앞과 뒤에도 모두 머리는 아프지 않다. 축축한 가래가 쳐서 진짜 기운을 해치면 눈속기름이 더러워지면서 빛깔이 변한

다. 오래 막히면 뜨거움이 세차고 뜨거움이 세차면 간장 나무에 삿된 바람이 일어나기 때문에 눈동자구멍이 더욱 벌어지고 더욱 노랗게 된다. 대개 병이 초록 눈바람증까지 되면 아주 위험해서 열에 아홉은 치료할 수 없다. 한 책에서 이렇게 말했다.224) (풀이 안함)

영양각산은 초록 눈바람증으로 머리가 어지럽고 눈이 아프며 눈 속도 아프면서 깔깔한 병을 치료한다. 영양각 방풍 지모 인삼 복령 현삼 황금 길경 차전자 각 1량 세신 3량. 위를 가루 내어 물 1잔으로 가루 1돈을 넣고 5푼이 되게 달여 밥 먹고 나서 찌꺼기를 없애고 따뜻하게 먹는다.

또 영양각산은 초록 눈바람증을 치료한다. 흰국화 천오(굽는다) 천궁 차전자 방풍 각5돈 강활 반하 영양각 박하 각2돈 반 세신 2돈. 위를 생강 달인 물로 달여 먹거나 가루 내어 형개 끓인 물에 타서 먹는다.

《동의보감》

○ 초록 눈바람증은 처음 병에 걸릴 때는 머리가 어지럽고 두 이마 모서리와 눈동자가 서로 당기며 콧등까지 모두 아프다. 또는 붉거나 흰 속티가 일어난다. 간장이 뜨거움을 받으면 왼쪽이 먼저이고 폐장이 뜨거움을 받으면 오른쪽이 먼저이다. 간장과 폐장이 같이 병이 있으면 함께 일어난다. 먼저 영양각산, 영양각환을 먹고 나중에 환정산을 먹는다.

---
224) 바로 위에 《세의득효방》의 내용과 같아서 적지 않았다. 한문은 뒤에 붙여놓았다.

(《득효》)

영양각산은 초록 눈바람증으로 어둡고 속티가 있는 병을 치료한다. 감국 방풍 천궁 강활 차전자 천오 세신 각5돈 반하(누룩) 영양각 박하 각2돈반. 오른쪽을 가루 내어 늘 2돈씩 생강과 형개 달인 물에 타서 먹는다. 또는 7돈을 가지고 생강 3쪽을 넣고 달여 먹는다.(《득효》)

영양각환은 초록 눈바람증을 치료한다. 영양각(가루 낸다) 1량 석결명 결명자 차전자 서각(가루 낸다) 각7돈반 독활 방풍 만형자 감국 쪽씨 치자 감초 각5돈. 오른쪽은 가루 내어 꿀로 오동나무 씨 크기로 환을 만들어 30환씩 따뜻한 물로 먹는다.(《유취》)

《심시요함》

○ 초록 눈바람증은225) (풀이 안함)

《의종금감》《안과심법요결》

○ 초록 눈바람증 부족증 노래. 이미 된 초록 눈바람증 부족증은 환정환인 감초, 백출, 인삼, 복령, 강활, 방풍, 강활, 방풍, 국화, 생지황, 백질려, 육종용, 산약, 우슬, 청상자, 밀몽화, 토사자, 목적, 천궁을 쓰네.

녹풍환정환 처방은 감초 백출 인삼 복령 강활 방풍 강활 방풍 국화 생지황 백질려 육종용 산약 우슬 청상자 밀몽화 토사자 목적 천궁 각1량. 위를 곱게 가루 내어 꿀로 오동나무 씨 크기로 환을 만들어 빈속에 찻물로 3돈씩 먹는다.

초록 눈바람증 넘침증 노래. 이미 된

---
225) 《증치준승》과 내용이 같아서 풀이하지 않는다. 한문은 뒤에 붙여놓았다.

눈바람증

초록 눈바람증 넘침증은 녹풍영양음인 현삼, 방풍, 복령, 지모, 황금, 세신, 길경, 영양, 차전자, 대황을 쓰네.

 녹풍영양음은 현삼 2돈 방풍 2돈 복령 2돈 지모 2돈 황금 1돈 세신 1돈 길경 2돈 영양 1돈 차전자 1돈 대황 1돈.226) 위를 곱게 가루 내어 물 2잔으로 1잔이 되게 달여 밥 먹고 나서 찌꺼기를 없애고 따뜻하게 먹는다.

《양의대전》

○ 초록 눈바람증. 이 증상을 살펴보니 처음 병에 걸릴 때는 머리의 이마가 아프고 한쪽 머리도 함께 아프다. 코 속에 연기를 쏘인 듯하고 메스꺼우면서 구역질을 한다. 발이 차고 눈 속에서 붉거나 검은 속티를 본다. 모두 간장과 신장이 함께 비워졌거나 기운과 피가 없어졌기 때문이다. 눈동자구멍이 점점 벌어지고 눈속물이 옅은 초록 빛깔로 된다. 걸린 병은 대체로 골바람증과 서로 같다. 하지만 머리가 아프면서 갑자기 지나치게 화냈기 때문에 뜨거운 기운이 위로 치솟았다. 이때 골속에 나쁜 기운이 눈알 안으로 흘러 들어가 눈속물과 섞여 흐려지면 초록 빛깔로 변한다. 그래서 초록 눈바람증이라고 부른다. 오래되어 세 가지 빛을 보지 못하면 치료할 수 없다. 처음 일어날 때 머리아픔을 멈추기 위해 먼저 부자저령탕을 먹는다. 아프지 않게 되면 충화탕이나 가감야광환에서 육종용을 빼고 먹는다. 모두 오미자를 2배로 해서 먹는다.

---

226) 생지황 2돈 황련 5푼을 더 넣어 써도 된다.

《동의학사전》

○ 오풍내장의 하나. 갑자기 눈동자가 커지고 푸르게 보이면서 잘 보지 못하는 내장눈병을 말한다. 간담의 풍화가 성하거나 음허로 화가 성할 때, 기혈이 고르지 못할 때 생긴다. 이밖에 오랫동안 두풍병을 앓거나 담습의 작용으로도 온다. 갑자기 머리와 눈이 몹시 아프며 메스껍고 게우며 잘 보지 못하고 불빛을 바라볼 때 그 주위에 무지개 색 고리가 나타난다. 눈에 피가 몹시 지고 눈동자는 커져 있으며 푸르게 보이며 눈 안이 돌처럼 굳어진다(안압상승). 동신축소, 천행적안, 폭풍객열과 감별해야 한다. 간담의 풍화가 성해서 온 것은 평간사화하는 방법으로 녹풍영양음(현삼, 방풍, 백복령, 지모, 길경, 황금, 세신, 영양각, 차전자, 대황)이나 용담사간탕을 가감하여 쓰고 음허로 온 것은 자음강화하는 방법으로 지백지황탕, 명목지황환을 쓰며 기혈이 고르지 못해서 온 것은 간신을 자양하고 기혈을 보하는 방법으로 녹풍환정환(감초, 창출, 인삼, 백복령, 강활, 방풍, 감국, 생지황, 백질려, 육종용, 산약, 우슬, 청상자, 밀몽화, 토사자, 목적, 천궁)을 쓴다. 담습으로 온 것은 담습을 없애는 방법으로 반하영양각탕(반하, 영양각, 강활, 박하, 국화, 천오, 방풍, 차전자, 세신)을 쓴다. 눈에는 축동제를 넣는다. 태양, 천돌, 족삼리, 곡지, 합곡, 내관, 풍지, 태충, 행간혈 등에 침을 놓는다. 잘 치료되지 않으며 수술을 해야 한다. 울체성 녹내장에 해당한다고 본다.

8) 검은 눈바람증

 눈동자구멍 전체가 엷은 안개에 덮인 것처럼 컴컴하게 보이는 병증이다. 처음에는 초록 눈바람증 같이 머리가 어지럽고 갑자기 머리와 눈이 몹시 아프며 두태양혈에서 눈 주위와 코, 뺨 부위까지 아프다. 초록 눈바람증과 증상이 같지만 원인이 다르다. 검은 눈바람증은 신장에 문제이고 초록 눈바람증은 폐장의 문제이다. 흰자위에 충혈은 없고 붉은 테두리가 약간 있다. 폐쇄각 녹내장이 만성병으로 진행하면서 생긴 만성 울체성 녹내장에 해당한다.
 원인과 치료는 아래 책을 본다.
 지백지황환은 숙지황 8량 산약 산수유 구기자 각4량 백복령 목단피 택사 각3량 지모(소금물로 볶는다) 황백(소금물로 볶는다) 각2량.
 환정산은 눈에 검은 속티가 보이면서 어두운 병을 치료한다. 뜨거운 음식이나 술, 다섯 매운 음식을 먹었기 때문에 검은 눈바람증에 걸렸거나, 심한 병에 걸린 다음에 눈이 어두워졌거나, 눈이 붉으면서 사물을 보지 못하거나, 또는 허약해져 사물을 또렷하게 보지 못하지만 눈동자는 깨지지 않은 병을 치료한다. 원지 목통 백자인 각2량 독활 마황 백복령 후박 오미자 백질려(볶는다) 괴실 구기자 말냉이씨 맥문동 인삼 세신 백지 결명자 차전자 충울자 복분자 지부자 단삼 천궁 방풍 황금 승마 황련 각1량1푼. 밥 먹고 나서 2돈씩 하루 2번 미음으로 먹는다. 《성제총록》

 단치소요산은 간장에 뭉친 병을 치료한다. 당귀(술로 볶는다) 백작약(술로 볶는다) 백복령 백출 시호 감초 석결명 백강잠 영양각 용안육 산조인 향부자 각1돈 목단피 치자 각7푼 원지 5푼 생강3.
 시호소간산 합 온담탕은 시호(술로 씻는다) 당귀 진피 반하 백복령 지실 각2돈 천궁 적작약 지실 향부자 각1돈반 죽여 1돈 감초 5푼 생강3 대추2.

《비전안과용목론》

○ 검은 눈바람증은 이 눈이 처음 병에 걸릴 때는 머리가 어지럽고 이마 모서리 한쪽이 아프며 때때로 눈썹 뼈와 코와 뺨의 뼈까지 이어져 아프다. 이와 함께 눈 속이 아프고 깔깔하며 검은 속티가 오고간다. 먼저 한 눈이 병에 걸린 다음에 서로 당겨서 함께 해친다. 신장이 비워졌기 때문이며 성생활을 절제하지 못해서 검은 눈바람증이 된다. 침으로 밀어내지 말고 약을 먹고 쉬면서 모든 혈맥에 침을 놓아 치료한다. 영양각음자, 보신환을 먹으면 효과가 있다.
 시로 말한다. 검고 어두운 꼴이 초록 눈바람증과 같네. 오장육부로 미루어 찾아보니 발자취가 차이가 있네. 검은 눈바람증은 신장이 와서 해를 끼쳤네. 초록 눈바람증은 폐장이 서로 쳤네. 어떤지 알아야 약으로 치료할 수 있네. 영양각음자가 병을 낫는데 가장 좋네. 일단 쉬면서 침을 놓아 붉은 눈을 없애네. 깔깔하면 가볍게 눈속증도 함께 하네. 심한 성생활과 성냄을 절대로 꺼려야 하네. 절대로 마음 가는대로 흘러가지 말아야 하네. 눈동자구멍이 벌어지면서 세

빛이 끊어지네. 이름난 의사도 사양하면서 서로 만나지 않네.

영양각음자는 영양각 강활 현삼 세신 길경 황금 시호 각1량 차전자 충울자 각1량반 방풍 1량. 위를 가루 내어 꿀로 오동나무 씨 크기로 환을 만들어 밥 먹고 나서 찻물로 10환씩 삼킨다.

보신환은 인삼 복령 오미자 세신 육계 길경 각1량 산약 백자인 각2량반 건지황 1량반. 위를 잘게 썰어 가루 내어 꿀로 오동나무 씨 크기로 환을 만들어 빈속에 찻물로 10환씩 먹는다.

《세의득효방》

○ 검은 눈바람증은 이 눈은 초록 눈바람증과 증상이 서로 비슷하지만 때때로 검은 속티가 일어난다. 신장이 삿된 바람을 받으면서 뜨거움이 눈을 쳤기 때문이다. 신장을 서늘하게 한다.

《증치준승》

○ 검은 눈바람증은 초록 눈바람증과 증상이 서로 비슷하지만 때때로 검은 속티가 일어난다. 신장이 삿된 바람을 받으면서 뜨거움이 눈을 쳤다. 신장을 서늘하게 하는 백부자환, 보신자석환, 환정산을 쓴다.

보신자석환은 신장과 간장의 기운이 비워져 위로 친 병을 치료한다. 눈이 어둡고 멀리 보면 밝지 않으며 때때로 검은 속티가 보이면서 점점 눈속증이 된다. 자석(불에 달구어 식초로 담금질한다) 감국 석결명 육종용(술에 담갔다가 잘라 말린다) 토사자(술에 하룻밤 담갔다가 은근한 불로 말린다) 각1량. 위를 곱게 가루 내어 수컷참새227) 15마리를 털과 부리와 다리는 없애고 위와 내장은 남겨서 청염 2량에 물 3되를 붓고 같이 수컷참새가 흐물흐물할 때까지 달인다. 물이 없어지려고 하면 꺼내서 먼저 찐득한 즙처럼 찧어 약 가루와 함께 오동나무 씨 크기로 환을 만든다. 20환씩 빈속에 따뜻한 술로 삼킨다.

《천금》신곡환은 위와 같다.

《동의보감》

○ 검은 눈바람증은 초록 눈바람증과 증상이 서로 비슷하지만 때때로 검은 속티가 일어난다. 신장이 삿된 바람을 받으면서 뜨거움이 눈을 쳤다. 신장을 서늘하게 한다.(《득효》)

《장씨의통》

○ 검은 눈바람증은 초록 눈바람증과 증상이 서로 비슷하지만 때때로 검은 속티가 일어난다. 신장이 삿된 바람을 받으면서 뜨거움이 눈을 쳤다. 먼저 뜨거운 바람을 없애는 약을 3~4제 먹어야 한다. 형개, 방풍, 강활, 목적, 백질려, 감국 같은 약이다. 다음에 보신자석환을 쓴다.

《의종금감》《안과심법요결》

○ 검은 눈바람증 부족증 노래. 이미 된 검은 눈바람증 부족증은 보신환인 숙지황, 택사, 충울자, 오미자, 세신, 산약, 토사자를 쓰네.

보신환 처방은 숙지황 1량 택사 1량 충울자 1량 오미자 3돈 세신 3돈 산약

---

227) 어린 닭을 써도 된다.

1량 토사자 1량. 위를 곱게 가루 내어 꿀로 오동나무 씨 크기로 환을 만들어 2돈씩 빈속에 소금물로 삼킨다.

 검은 눈바람증 넘침증 노래. 이미 된 검은 눈바람증 넘침증은 흑풍영양음인 현삼, 영양각, 강활, 차전자, 길경, 황금, 시호, 충울자, 세신, 방풍을 쓰네.

 흑풍영양음은 현삼 1돈 영양각 1돈 강활 1돈 차전자 1돈반 길경 1돈 황금 1돈 시호 1돈 충울자 1돈반 세신 5푼 방풍 1돈.[228] 위를 거칠게 가루 내어 물 2잔으로 1잔이 되게 달여 밥 먹고 나서 찌꺼기를 없애고 따뜻하게 먹는다.

《양의대전》

○ 검은 눈바람증. 이 증상을 살펴보면 모두 기운과 몸이 비워지고 간장과 신장이 부족하면서 더불어 온갖 감정으로 뭉친 삿된 불이 위로 올라가 머리와 눈을 세차게 치받았기 때문이다. 머리가 어지럽고 골이 아프며 눈 속이 어둡고 깔깔하면서 항상 검은 속티를 본다. 점점 눈동자구멍이 벌어지면서 빛을 잃는다. 눈동자는 실제로 기운이 모여서 이루어지는데 불이 세차서 기운이 흩어지기 때문에 빛을 잃는다. 이것은 치료할 수 없는 병증이다.

《동의학사전》

○ 오풍내장의 하나. 눈동자가 컴컴한 색을 띠는 병증을 말한다. 칠정내상으로 간기가 울결되어 풍화가 치밀어 오를 때, 간울기체로 습담이 눈에 작용할 때,

---

228) 생지황 2돈 황련 1돈을 더 넣어도 된다.

간신음허로 허화가 치밀 때 생긴다. 증상은 녹풍내장과 비슷하지만 때때로 눈에서 꽃, 별, 모기 같은 것이 얼른거린다. 백정(구결막)에 충혈은 없고 포륜홍이 약간 있다. 흑정(각막)은 엷은 안개가 덮인 것처럼 컴컴한 색을 띠며 눈동자는 중등도로 커지고 눈알은 굳다. 시신경유두는 하얗고 생리적 함요는 커져있다. 간기울결로 생긴 것은 소간해울, 식풍통락(熄風通絡)하는 방법으로 단치소요산에 전복껍질, 백강잠, 영양각 등을 더 넣어 쓰고 습담으로 생긴 것은 거담해울하는 방법으로 시호소간산에 온담탕을 같이 쓰며 허화로 생긴 것은 음을 불구어 화를 내리우는 방법으로 지백지황환, 보신환 등을 쓴다. 만성 울체성 녹내장에 해당한다고 본다.

9) 어두운 눈바람증

 아프거나 가렵지 않고 머리도 아프지 않으면서 점점 눈이 어두워지는 병증이다. 눈동자구멍도 벌어지지 않고 약간 좁다. 밖에서 보면 눈동자구멍의 빛깔이 해질녘 비올 때 짙은 연기와 심한 안개가 낀 것처럼 아주 뿌옇게 보인다. 또는 가렵고 아프기도 하지만 어지럽지 않다. 점점 눈이 어두워지면서 사물이 앞을 가린 것 같지만 실제 가린 것은 없다. 가끔 속티가 보이기도 한다. 정상안압 녹내장으로 점점 눈이 어두워지는 병이다.
 원인과 치료는 아래 책을 본다.
 사간산은 대황 감초 각5돈 욱리인 형개 각2돈반. 달여 하루 3번 먹는다. 비

워짐증일 때는 황기 승마 방풍을 더 넣고 차가움증에는 육계를 넣는다. 부종일 때는 저령 택사를 더 넣고 여름에는 향유 백편두를 더 넣는다. 《동의보감》

양담원은 방풍 노회 각1량 황련 황금 형개 용담초 각5돈 지부자 황백 각2돈5푼. 꿀로 오동나무 씨 크기로 환을 만들어 30환씩 박하 달인 물로 먹는다.

백부자산은 형개 감국 방풍 목적 백부자 감초 창출 사삼 강활 백질려 각1돈. 가루 내어 1돈반씩 물로 먹는다.

보간탕은 강활 방풍 각2량 백작약 세신 길경 차전자 인삼 백복령 각1량. 물에 달여 밥 먹기 전에 먹는다.

기국지황환은 생건지황 숙지황 각4량 산약 산수유 구기자 각2량 백복령 목단피 택사 감국 각1량반. 꿀로 오동나무 씨 크기로 환을 만들어 30~40환씩 빈속에 먹는다.

천왕보심단은 눈바람증이 있으면서 가슴 두근거림과 잘 놀람을 치료한다. 마음을 편안하게 하며 기억력을 증진시킨다. 생건지황 3돈반 황련(술에 볶는다) 2돈 석창포 1돈 인삼 당귀 오미자 천문동 백자인 산조인 현삼 백복신 원지 단삼 길경 각5푼. 밥 먹고 나서 먹는다.

통규활혈탕은 어두운 눈바람증에서 눈에 핏발이 설 때 쓴다. 피를 돌리고 뭉친 것을 없앤다. 홍화 생강 각3돈 도인 2돈 백작약 천궁 단삼 삼칠근 택란 각1돈 사향 1푼 파흰뿌리 3근. 술로 물에 달여 밥 먹고 나서 먹는다.

신효보간산은 하고초 향부자 각2량 감초 4량. 가루 내어 3돈씩 찻물로 삼킨다. 《양의대전》

《비전안과용목론》
○ 어두운 눈바람증은 이 눈이 처음 병에 걸릴 때는 아프거나 가렵지 않으면서 점점 어두워진다. 아프지 않은 눈과 서로 비슷하며 먼저 한 눈에서 일어났다가 다시 서로 당겨 함께 해친다. 눈동자구멍은 또렷하고 열려있지 않으며 벌어지지도 않고 약간 좁다. 세 가지 빛을 볼 수 없다. 이것은 장부의 기운이 고르지 못해서 빛이 오히려 물러나면서 눈가리개로 막았다. 3~5년이 지나면 안이 어두워지고 기운이 맺혀 푸르른 흰빛깔의 속흠이 생기고 사람과 사물을 알아보지 못한다. 그런 다음에 서로 당겨 함께 해친다. 눈동자구멍이 아주 좁아졌으면 침을 놓아도 효과가 없다. 오직 약을 먹어서 오장을 북돋아 병의 세력을 빼앗아야 한다. 결명환, 보간탕을 먹으면 효과가 있다.

시로 말한다. 모두 아프거나 가렵지 않고 머리도 아프지 않네. 점점 어두워지고 사물이 감춰지는 듯하네. 속흠이 없어 병에 걸리지 않은 듯하네. 어두운 눈바람증의 근본은 어떻게 말하는가. 속티가 있으면 장부가 비워졌으니 일을 많이 했네. 없으면 간장이 막혔으니 성냈네. 두 종류로 비워짐과 채워짐을 아네. 뚜렷하게 나눠서 북돋거나 통하게 하는 약을 쓰네. 느꼈을 때 먼저 찬 약을 먹네. 빈속에 자석환을 삼키네. 밥 먹고 나서 보간탕을 먹는데 일찍 치료해야 하네. 눈동자는 점을 치지 않아도 나을 수 있네. 양이 약해진 것과 늙은 것은 오히려 서로 비슷하네. 의사는 잘 찾아서 자세히 살펴야하네. 만약 세 가지 빛이 끊어지면 치료할 수 없네. 눈동자가 마르고 움직이지 않아도 어렵네.

결명환은 석결명 방풍 인삼 차전자 세신 복령 충울자 산약 길경 각2량. 위를 가루 내어 꿀로 오동나무 씨 크기로 환을 만들어 밥 먹기 전에 찻물로 10환씩 삼킨다.

보간탕은 작약 세신 길경 차전자 인삼 복령 각1량 강활 방풍 각2량. 위를 가루 내어 물 1잔으로 가루 1돈을 넣고 5푼이 되게 달여 밥 먹기 전에 찌꺼기를 없애고 따뜻하게 먹는다.

《세의득효방》

○ 어두운 눈바람증은 눈이 가렵고 아프지만 머리는 어지럽지 않으면서 다만 점점 어두워진다. 사물이 가린 듯이 보이지만 전혀 겉과 속에 흠이 없으며 때때로 속티를 본다. 이것은 간장에 채워진 뜨거움이 있다. 사간산을 먹어야 한다.

사간산은 욱리인 형개 각1푼 감초(굽는다) 대황 각반량. 위를 썰어 가루 내어 3돈씩을 물 1잔이 반잔이 되게 달여 밥 먹고 나서 따뜻하게 먹는다.

《증치준승》

○ 어두운 눈바람증은 해질녘 빗속에 짙은 연기나 심한 안개가 있는 듯이 빛깔이 어둡고 흐리며 빛 무리가 진다. 바람 가래가 있는 사람이 지나치게 하고 싶은 대로 해서 피를 없애고 알짜를 해쳤다. 그리고 신장낙맥을 해치고 쓸개즙이 없어졌으며 진짜 기운이 없어지면서 빛을 잃게 되었다.

《동의보감》

○ 어두운 눈바람증은 눈이 가렵고 아프지만 머리는 어지럽지 않고 다만 점점 어두워진다. 사물이 눈자위를 가린 듯이 보이지만 전혀 속과 겉에 흠이 없으며 때때로 속티를 본다. 이것은 간장에 채워진 뜨거움이 있다. 사간산을 먹어야 한다.(《득효》)

사간산은 어두운 눈바람증으로 눈이 어두운 병을 치료한다. 대황 감초 각5돈 욱리인 형개(꽃이삭) 각2돈반. 오른쪽을 썰어 2첩으로 나눠 빈속에 물에 달여 먹는다.(《득효》)

《심시요함》

○ 어두운 눈바람증은 연기처럼 흐리네. 기운이 흩어지고 눈속기름을 해쳐 쓸개와 신장 사이이네. 진짜 하나가 이미 빠져나가 알짜가 없어졌네. 푸른 주머니에 훌륭한 약도 헛되네.

이 증상은[229] (풀이 안함) 백부자탕을 먹어야 한다.

백부자탕은 처음 일어나서 검은 속티가 있는 어두운 눈속증을 치료한다. 형개(꽃이삭) 방풍 흰 국화 감초(조금) 백부자(굽는다) 창출 목적 강활 백질려(가시 없앤다) 인삼 각각 같은 양. 위를 썰어 맑은 물 2잔으로 8푼이 되게 달여 찌꺼기를 없애고 밥 먹고 나서 먹는다.

양담환은 용담초(술로 볶는다) 황련(술로 볶는다) 방풍 시호 자주구슬초열매 황금(술로 볶는다) 노회 황백(소금물로 만든다) 형개(꽃이삭) 각각 같은 양. 위

---

[229] 《증치준승》과 내용이 같아서 풀이하지 않는다. 한문은 뒤에 붙여놓았다.

를 썰어 곱게 가루 내어 졸인 꿀로 오동나무 씨 크기로 환을 만들어 3돈씩 찻물로 삼킨다.

《의종금감》《안과심법요결》
○ 어두운 눈바람증 부족증 노래. 이미 된 어두운 눈바람증 부족증은 오풍보간산인 천궁, 숙지황, 당귀, 백작약, 백질려, 목적, 하고초, 방풍을 쓰네.

오풍보간산 처방은 천궁 숙지황 당귀 백작약 백질려 목적 하고초 방풍 각1돈.230) 위를 거칠게 가루 내어 물 2잔으로 1잔이 되게 달여 밥 먹기 전에 찌꺼기를 없애고 따뜻하게 먹는다.

어두운 눈바람증 넘침증 노래. 이미 된 어두운 눈바람증 넘침증은 오풍결명환인 석결명, 세신, 길경, 방풍, 충울자, 차전자, 복령, 산약, 현삼을 쓰네.

오풍결명환 처방은 석결명 2량 세신 5돈 길경 방풍 충울자 차전자 복령 산약 현삼 각2량. 위를 곱게 가루 내어 꿀로 오동나무 씨 크기로 환을 만들어 밥 먹기 전에 찻물로 3돈씩 삼킨다.

《양의대전》
○ 어두운 눈바람증. 이 증상을 살펴보니 모두 성욕이 지나쳐서 타고난 기운을 해쳤기 때문이다. 타고난 기운이 한번 허약해지면 심장 불이 지나치게 그득해져서 눈앞에 항상 검은 속티가 보인다. 눈두덩과 콧대, 눈썹 뼈가 모두 시고 아프다. 흰자위에 푸른빛깔로 콩 같은 몇 개의 알갱이가 올라온다. 눈동자구멍이 점점 좁아지고 사물이 또렷하게 보이지 않는다. 눈동자는 신장 물에 속한다. 물은 원래 불을 이기는데 오히려 불이 억눌러서 어둡게 보이고 작아진다. 불은 폐장 쇠를 이기고 흰자위는 폐장에 속한다. 불이 이기면 흰자위를 감싸주는 물이 막혀 조금씩 일어나면서 높낮이가 고르지 않게 된다. 날아다니는 속티가 있고 시고 아픈 등의 증상이 있다. 불에 기운이 막히고 피가 비워지면서 바람을 끼고 있기 때문이다. 처음 일어났을 때 신효보간산이나 선기탕인 진피, 반하, 감초, 강활, 백복령, 황금, 방기를 생강 1쪽과 함께 달여 먹어 바람을 흩어지게 하고 피를 북돋는다. 다음에 보중익기탕, 석곡야광환을 먹어서 기운을 더하고 음을 늘린다. 세 가지 빛이 보이지 않으면 치료할 수 없다.

《동의학사전》
○ 오풍내장의 하나. 간담실열과 풍담이 눈의 낙맥에 작용할 때, 음이 허하고 화가 성하여 눈 속 피나기를 일으킬 때, 간신의 정혈이 부족하여 눈을 영양하지 못할 때 생긴다. 머리가 아프고 어지러우며 눈알은 불어나는 듯이 하면서 아프다. 더운 눈물이 나오고 눈을 뜨지 못하며 시력은 몹시 떨어진다. 백정에는 충혈이 없거나 포륜홍이 약간 있다. 눈동자는 커지거나 커지지 않는다. 눈동자의 색은 짙은 안개나 연기처럼 뿌옇고 눈알은 굳다. 간담실열로 온 것은 간담실열을 내리우는 방법으로 양담환을 쓰고 풍담으로 온 것은 거담개규, 청간제풍하는 방법으로 백부자산을 쓰며 눈 속 피나기

---

230) 생지황 황금 각1돈 황련 5푼을 더 넣기도 한다.

로 온 것은 활혈거어하는 방법으로 통규활혈탕에 단삼, 삼칠뿌리, 쉽싸리를 더넣어 쓰고 정혈부족으로 온 것은 정혈을 보하는 방법으로 기국지황환, 오풍보간산 등을 쓴다. 만일 포륜홍이 심하고 동신축소(홍채모양체염)가 있으면 산동제를, 눈동자가 커져 있으면 축동제를 눈에 넣는다. 속발성 녹내장에 해당한다고 본다.

10) 누런 눈바람증

눈동자구멍이 벌어지고 눈동자가 흐릿해지면서 노랗게 변한 병증이다. 홍채가 위축되어 연한 흰빛깔로 변하고 수정체가 누런빛깔로 흐려진다. 사물을 보지 못해 동공의 수축과 확대가 안 되며 홍채, 수정체가 정상기능을 하지 못하면서 급격히 퇴화한다. 녹내장이 심하여 장님증이 된 것으로 수정체 변성 녹내장에 해당한다.

원인과 치료는 아래 책을 본다.

식풍탕은 간장과 쓸개의 불 또는 간장과 신장에 음이 비워졌기 때문에 생긴 푸른 눈바람증과 누런 눈바람증을 치료한다. 사삼 7돈반 황기 천화분 조구등 방풍 각3돈반 생지황 당귀 각3돈 마황 뱀허물 각1돈반 석결명 결명자 감국 조구등 각1돈 서각 2푼. 달여서 서각은 따로 가루 내어 타서 먹는다.

지백지황환은 숙지황 4량 산약 산수유 구기자 각2량 백복령 목단피 택사 각1량반 지모(소금물로 볶는다) 황백(소금물로 볶는다) 각1량.

《증치준승》

○ 누런 눈바람증은 눈동자 구멍이 커져 있고 빛깔은 어둡고 흐리면서 노랗게 되었다. 병이 여기에 이르면 열에 한 사람도 구할 수 없다.

《의종금감》《안과심법요결》

○ 누런 눈바람증 부족증 노래. 이미 된 누런 눈바람증 부족증은 비장 경맥을 북돋는 산약환인 인삼, 산약, 복령, 생지황, 택사, 방풍을 쓰네.

산약환 처방은 인삼 산약 복령 생지황 택사 방풍 각1량. 위를 곱게 가루 내어 꿀로 오동나무 씨 크기로 환을 만들어 빈속에 찻물로 3돈씩 삼킨다.

누런 눈바람증 넘침증 노래. 이미 된 누런 눈바람증 넘침증은 통비사위탕인 지모, 대황, 황금, 충울자, 석고, 치자, 현삼, 방풍을 쓰네.

통비사위탕 처방은 지모 1돈 대황 1돈 황금 1돈5푼 충울자 1돈 석고 2돈 치자 1돈 현삼 1돈 방풍 1돈. 위를 거칠게 가루 내어 물 2잔으로 1잔이 되게 달여 밥 먹고 나서 찌꺼기를 없애고 따뜻하게 먹는다.

《양의대전》

○ 누런 눈바람증. 이 증상을 살펴보니 처음 병에 걸릴 때는 머리가 아프다. 간장과 신장이 없어지면서 바람 독이 들어갔다. 또 거기다 비장과 폐장이 뜨거움으로 막혀있다. 흰자위가 노랗고 먼저 초록 눈바람증을 앓다가 구토해서 위장을 해치면 오래되면서 노란빛깔로 변한다. 이것은 치료할 수 없는 병증이다.

《동의학사전》
○ 오풍내장의 하나. 황풍내장은 풍, 화, 담으로 청풍, 녹풍 내장을 일으키고 오래 경과하는 과정에 생긴다. 눈이 몹시 아프고 빛도 느끼지 못할 정도로 시력이 나빠지며 백정(구결막)에는 핏줄이 몹시 생겨 붉은 가지색으로 보이며 포륜홍도 나타난다. 흑정(각막)은 컴컴하며 수포 같은 예가 생긴다. 수포가 터지면 눈은 몹시 아프고 깔깔하며 눈물이 나온다. 흑정에 핏줄이 자라 들어간다. 눈동자는 커진 채 줄어들지 않고 황인은 부분적으로 연한 흰빛깔로 변하며(홍채위축) 정주는 누런색으로 흐려진다. 보통 정주의 혼탁으로 눈 바닥은 볼 수 없으나 보는 경우에는 시신경 유두가 하얗게 되고 함요가 심하다. 눈알은 몹시 굳다.(눈압상승) 빛도 느끼지 못할 때에는 시력은 회복하지 힘들고 부차적인 증상을 치료할 뿐이다. 간담의 화가 아직 있을 때에는 청간식풍의 방법으로 식풍탕에서 서각을 빼고 전복껍질, 단국화, 결명씨, 구등을 더 넣어 쓰며 음허화왕으로 온 것은 자음강화하는 방법으로 지백지황환을 가감하여 쓴다. 변성 녹내장에 해당한다고 본다.

3. 눈속물 눈속증

1) 깔깔한 눈어둠증

눈이 마르고 깔깔하면서 사물이 뿌옇게 보이고 눈앞에 속티 같은 것이 보이는 병증이다. 흰자위에 아주 가느다란 핏줄이 있으며 촉촉하지 않다. 심하면 눈속물을 해쳐서 아주 마르고 깔깔한 눈속물 마름증으로 진행된다. 이 병증은 나이가 들거나 몸이 비워지면서 생긴 안구건조증 또는 쇼그렌 증후군이라고 본다.

원인과 치료는 아래 책을 본다.

삼화오자환은 신장이 비워지고 알짜와 피가 부족한 병을 치료한다. 눈에 검은 속티나 하루살이가 보이고 속흠이 생긴다. 밀몽화 선복화 감국 결명자 구기자 토사자 우방자 지부자 석결명 감초 (복분자) 각2돈. 꿀로 오동나무 씨 크기로 환을 만들어 20~30환씩 밥 먹고 나서 맥문동 달인 물로 먹는다.

주경환은 토사자 8량 구기자 오미자 차전자 저실자 천초 각1량 숙지황 당귀 각5돈.

환소단은 구기자 두충 백복령 산수유 산약 소회향 숙지황 오미자 우슬 원지 육종용 저실자 석창포 파극 각1량. 꿀로 오동나무 씨 크기로 환을 만들어 30~50환씩 따뜻한 술이나 소금물로 먹는다.

인삼고본환은 맥문동 생지황 숙지황 각4량 인삼 천문동 각2량. 꿀로 오동나무 씨 크기로 환을 만들어 50~70환씩 데운 술이나 소금물로 먹는다.

금수육군전은 숙지황 3~5돈 당귀 반하 백복령 각2돈 진피 1돈반 감초 1돈 백개자 7푼 생강5.

《증치준승》

○ 깔깔한 눈어둠증은 스스로 눈이 마르고 깔깔하면서 시원하지 않게 느끼며 사물이 어둡고 속티가 보인다. 너무 애써서 보거나 생각이 너무 많거나 술을 좋아하거나 마음대로 마른 음식을 먹거나 성생활을 꺼리지 않아서 눈속물을 해쳤기 때문이다. 눈 위에 반드시 가느다란 핏줄 같은 증상이 있으며 촉촉하지 않는 등의 병이 있다. 눈을 감고 아주 오랫동안 빛을 기르면 눈물이 조금 촉촉해지고 눈을 뜨면 밝고 시원하다. 물이 적기 때문이라고 본다. 만약 지키고 기르지 않

아서 심하게 되면 눈속물을 해쳐 메마르고 깔깔하게 변한다. 오직 음을 늘리고 물을 길러야 하며 작은 불을 눌러 그 바탕을 길러야한다. 바탕이 바르면 맑고 순순한 기운이 고르게 되어 물이 생겨나서 촉촉해진다. 불이 채워졌다고 잘못 알아서 눈꺼풀을 열어 불침으로 빼내는 치료를 하면 눈동자구멍이 오므라드는 병에 걸린다.

《심시요함》

○ 깔깔한 눈어둠증은231) (풀이 안함)

사물오자환을 먹어야 한다. 심장과 신장이 부족해서 눈이 어두운 병을 치료한다. 숙지황 당귀(술에 씻는다) 지부자 백작약 토사자(술에 푹 삶아 불로 말린다) 천궁 복분자 구기자 차전자(술에 찌며 비워짐이나 채워짐에 따라 늘리거나 줄인다) 각각 같은 양. 위를 곱게 가루 내어 졸인 꿀로 환을 만들어 50환씩 때에 얽매이지 말고 소금물로 삼킨다.

황소 쓸개를 달인 약은 눈이 깔깔하면서 아픈 병을 치료한다. 돼지쓸개즙 황소쓸개즙 양쓸개즙 잉어쓸개즙 각각 반홉 깨끗한꿀 2량 호황련(가루 낸다) 청피(가루 낸다) 천황련(가루 낸다) 웅담 각2돈반. 위에 약을 모두 가루 내어 꿀, 쓸개즙과 함께 골고루 섞어 도자기 병속에 넣고 고운 종이로 머리를 꼭 틀어막는다. 밥을 찌는 시루에서 밥이 익을 때까지 찐 다음 새 깨끗한 수건으로 거른다. 구리 젓가락으로 삼씨 크기로 눈에 하루 2~3번 넣는다.

---

231) 증상 설명은 《증치준승》과 똑같기 때문에 풀이하지 않는다. 한문은 뒤에 있다.

한 처방은 사람이 깊은 밤이 되면 눈이 깔깔하면서 잠을 잘 자는 병을 치료한다. 쥐 눈 1개를 태워 가루 내어 물과 섞어 자주 눈 속에 흘러 넣는다. 오래하면 잠을 자지 않는다. 눈을 주머니에 넣어 오랫동안 차서 몸에서 떼지 않아도 밤에 잠을 자지 않는다.

《의종금감》《안과심법요결》

○ 깔깔한 눈어둠증 노래. 깔깔한 눈어둠증은 간장과 신장에 병이네. 술과 성교, 애써서 보기, 생각으로 해치네. 사물오자환인 차전자, 복분자, 구기자, 토사자, 당귀, 숙지황, 천궁, 백작약, 지부자를 쓰거나 오담고를 눈에 넣으면 좋네.

사물오자환 처방은 차전자(술로 찐다) 복분자 구기자 토사자(술로 문드러지게 삶는다) 당귀(술에 씻는다) 숙지황 천궁 백작약 지부자 각각 같은 양. 위를 곱게 가루 내어 꿀로 오동나무 씨 크기로 환을 만들어 2돈씩 시간을 거리끼지 말고 소금물로 삼킨다. 오담고 처방은 책 끝을 본다.

쉽게 풀이함. 깔깔한 눈어둠증은 눈이 마르고 깔깔하면서 시원하지 않게 느끼면서 사물이 어둡고 속티가 보인다. 이것은 간장과 신장을 모두 해친 증상이다. 술을 욕심껏 즐기거나 너무 애써서 보거나 생각이 너무 많으면 모두 이 병이 된다. 사물오자환을 써서 음을 늘리고 물을 기르면서 작은 불을 눌러 그 바탕을 기른다.

《목경대성》

○ 깔깔한 눈어둠증. 스스로 물결이나

꽃처럼 보네. 마르고 깔깔하니 근심은 어쩔 수 없네. 모두 음을 빼앗겨 양과 가지런하지 못하기 때문이네. 알짜와 생각이 몹시 지치고 눈 속에 기름즙이 무너졌네. 눈동자에 가림증이 생길까 두렵네.

이것은 눈을 뜨거나 감는 것이 모두 자연스럽지 않고 어두침침하게 보인다. 흔히 애써서 보거나 생각을 많이 하거나 술을 즐겨 먹거나 마음대로 욕심을 부렸기 때문에 다섯 가지 불이 눈속물을 오래 끓여서 생긴다. 여름밤에 모기향을 피우고 오래 앉아 있다가 잠자려고 눈을 감으면 한 때 견딜 수 없이 깔깔하고 아프다가 눈물이 나면서 살아난다. 이것은 물이 적으면서 뜨겁게 굽기 때문이라고 본다. 이때 만약 지키고 기르지 않으면 메마르고 깔깔하게 변한다. 또한 색과 윤기가 촉촉하지 않고 가느다란 핏줄이 엉겨 있으며 눈곱과 눈물이 생겨 결국 편안할 날이 없다. 주경환, 환소단으로 근원을 늘리고 바탕을 길러야 하며 인삼고본환, 금수육군전으로 작은 삿됨을 억눌러야 한다. 근본을 세우면 맑은 기운이 스스로 고르게 되고 삿됨을 없애면 근원이 따라서 변한다. 의사가 불 증상이라고 해서 함부로 치거나 흩어지게 하면 오므라들거나 비뚤어지는 병이 된다. 이런 눈은 열 사람 중에 다섯이 서로 비슷하다. 왜 고기를 먹어야 입이 개운한가? 왜 아주 예쁜 여자에게 옮기는 감정을 억누르지 못하는가? 괴로워도 스스로 절제해서 눈에 빛을 지켜야 한다. 또 술과 여자를 봐도 멀리 하는 것이 눈에 과연 쓸모가 있느냐고 한다. 웃긴 말을 했지만 나쁜 뜻은 없구나.

《동의학사전》
○ 목삽혼화(目澁昏花). 눈이 마르고 깔깔하며 물체가 뿌옇게 보이고 눈앞에 안화 같은 것이 나타나는 병증. 간신의 장애로 생긴다. 치료는 음을 불구고 눈을 밝게 하는 방법으로 사물오자원을 쓴다.

2) 눈속물 마름증

눈속물이 적어져서 검은자위와 흰자위가 말라 광택이 없어지고 눈동자 운동에 장애가 생기는 병증이다. 눈이 마르고 깔깔하며 바늘로 찌르는 것 같이 아프면서 눈이 시다. 심할 때는 전혀 보지 못한다. 초창 후유증, 비타민A 결핍증이나 심한 쇼그렌증후군이라고 본다.

원인과 치료는 아래 책을 본다.

사담산은 눈동자구멍 찌그러짐증을 치료한다. 현삼 황금 지골피 맥문동 지모 각1량 황기 충울자. 위를 먹을 때마다 물에 달여 밥 먹고 나서 따뜻하게 먹는다.

감로음은 생지황 숙지황 천문동 맥문동 황금 석곡 인진 각3돈 지각 감초 각1돈 비파엽 3푼. 물에 달여 밥 먹고 나서 하루 3번 먹는다.

삼령백출산은 사삼 백출 백복령 산약 감초 각3돈 의이인 연자육 길경 백편두 사인 각1돈반. 물에 달여 밥 먹고 나서 하루 3번 먹는다.

기국지황환은 간장과 신장에 음이 부족하여 어지럽고 눈이 잘 보이지 않으며

눈속물 눈속증

눈동자가 깔깔하면서 아픈 병을 치료한다. 바람을 맞으면 눈물이 나오는 병도 치료한다. 숙지황 생지황 산약 산수유 구기자 각4량 백복령 목단피 택사 감국 각3량. 꿀로 오동나무 씨 크기로 환을 만들어 30~40환씩 따뜻한 물로 빈속에 먹는다.

석곡야광환은 천문동 맥문동 인삼 백복령 각2량 숙지황 생지황 맥문동 각1량 토사자 감국 결명자 행인 산약 구기자 우슬 각7돈 오미자 백질려 석곡 육종용 천궁 자감초 지실 청상자 방풍 황련 서각 영양각 각5돈. 꿀로 오동나무 씨 크기로 환을 만들어 35환씩 따뜻한 술이나 소금물로 먹는다.

《증치준승》

○ 눈속물 마름증. 눈알 밖에 눈속물이 말라버려 촉촉하지 않게 보인다. 가장 알기 어려우며 말로 나타낼 수 있지만 생김새는 살필 수 없다. 불이 촉촉한 눈속기름을 뜨겁게 쪄서 눈알이 촉촉하지 않고 즙이 안에서 말라버렸다. 비록 눈물이 넘쳐 눈알에 채워지지만 또 촉촉하지 않게 된다. 병을 보았을 때 민달팽이가 침을 늘어뜨린 듯이 메마르면 반드시 위급한 병이 온다. 느리게 치료하면 눈속기름이 말라버리며 눈속기름이 마르면 눈동자가 위급하다. 어린아이가 평소 감병이 있는데 오리처럼 묽은 똥을 누거나 또 50살이 넘었는데 양처럼 동글동글한 똥을 누면서 이 병을 앓으면 반드시 죽는다. 뜨거움이 방광에 맺힌 증상으로 눈속물이 말라버리는 경우가 있다. 대개 물이 마르면서 맺힌 뜨거움으로 뜨겁게 쪄서 맑지 않다. 이때는 먼저 그 근원을 치료하면 흐르면서 스스로 맑아진다. 어떤 책에서 눈속물 마름증은 그 눈자위가 말라서 전혀 눈물이 없다. 희거나 검으며 시작하면 아프다. 그런 다음에 조금 안정되면 검은빛깔이 보이지 않는다. 이 증상을 치료할 수 없는데 사담산이 마땅하다고 하였다.

《심시요함》

○ 눈속물 마름증은 느리지 않게 해치네. 더구나 알기 어렵고 아는 사람도 적네. 기운이 낙맥에 막혀 깔깔하면서 많이 말라버리네. 지나고 나면 눈속기름을 해치고 눈알까지 해치네.

이 증상은[232] (풀이 안함) 이 증상은 음이 비워진 증상과 양이 비워진 증상에 둘이 있다. 서로 뒤섞이게 치료하지 않는다. 음이 비워졌으면 보신환으로 치료하고 양이 비워졌으면 조중익기탕으로 치료한다. 또 누구는 눈속물이 말랐을 때 양이 비워졌다고 말하는데 왜 그런가? 눈속물은 기운 속에 알짜 즙으로 양이 생기지 않으면 음이 자라지 않는다.

자신환을 먹어야 한다. 신장을 자라게 한다는 말은 신장에 음을 자라게 한다는 뜻이다. 오줌이 막힌 병을 치료할 때는 통관환이라고 부르고 감리환이라고도 부른다. 눈속물이 마르고 맺힌 뜨거움이 뜨겁게 쪄서 맑지 않은 병을 치료한다. 황백(소금물로 만든다) 지모(소금물로 볶아서 만든) 각3량 육계 2량. 위를 곱게

---

[232] 위에 《증치준승》과 내용이 같아서 풀이하지 않는다. 한문은 뒤에 붙여놓았다.

가루 내어 물을 부어 오동나무 씨 크기로 환을 만들어 100환씩 빈속에 끓인 물로 삼킨다. 살펴보니, 뜨거움이 발바닥 가운데에서 위 넓적다리 안으로 치솟아 배로 들어가면 신장불이라고 부르며 용천혈 아래에서 일어난다. 지모와 황백은 쓴맛이면서 차갑고 물에 종류이기 때문에 신장 물을 늘어나게 한다. 육계는 매운맛이면서 뜨겁고 불에 종류이기 때문에 빌려서 반대로 돕는다. 《역》에서 이것을 '물이 흘러 축축하고 불이 나서 마른다.'고 하였다. 소리를 따라 기운이 찾는다는 뜻이다. 이동원은 이것을 임금의 길이라고 하였는데 오줌이 나오지 않을 때 먹으면 귀신같다. 오령산을 쓰면 쓸데없이 진짜 음 기운을 해쳐서 오줌이 오히려 나오지 않고 점점 심해진다. 이것은 치료가 아니다.

보신환은 두충(생강즙에 볶는다) 우슬(술에 씻는다) 진피 각2량 황백(소금물로 볶는다) 귀판(졸인젖으로 만든다) 각4량 오미자(여름에 1량을 더 넣어 불로 말린다) 건강(겨울에 5돈을 더 넣어 볶는다). 위를 곱게 가루 내어 졸인 꿀로 오동나무 씨 크기로 환을 만들어 30환씩 빈속에 소금물로 삼킨다. 살펴보니, 황백, 귀판, 두충, 우슬은 모두 촉촉하고 맛이 진한 약재이기 때문에 내리면서 음을 북돋는다. 더욱 진피를 써서 잘 통하게 한다. 여름에 오미자를 더 넣어 그 이기지 못하는 쇠를 돕고 겨울에 건강을 더 넣어 그 빛이 없는 불을 튼튼하게 한다. 《내경》에서 '치지 않으면 하늘이 조화롭다.'고 말했는데 이것이 이 뜻이다.

조중익기탕은 비장과 위장이 고르지 않으면서 기운이 약한 병을 치료한다. 해가 저물 때 두 눈이 뻑뻑하고 바라볼 수 없다. 타고난 기운이 아래로 꺼졌다. 황기(굽는다) 1돈 승마 5푼 진피 6푼 목향 2푼 인삼 감초 창출(쌀뜨물로 만든다) 시호 각5푼. 위를 썰어 맑은 물 2잔으로 8푼이 되게 달여 찌꺼기를 없애고 자기 전에 따뜻하게 먹는다. 살펴보니, 비장과 위장이 고르지 않으면 배에서 소리가 나거나 설사를 하거나 배가 부풀어 오르는 등의 증상이 있다. 기운이 약하면 말소리가 작고 손발을 움직이기 싫고 눈이 어두워 밝지 않다. 북돋아야 약함을 없애기 때문에 인삼, 황기, 감초를 쓴다. 단맛이면서 따뜻함으로 북돋으면 가운데 기운이 약하지 않고 눈도 볼 수 있다. 창출은 매운 맛과 마름으로 위장 속에 두텁게 자라난 기운을 고르게 한다. 승마, 시호는 가볍고 맑음으로 위장에 아래로 꺼진 기운을 올린다. 목향, 진피는 매운맛과 향기로 위장 속에 오래된 썩은 기운을 없앤다. 두텁게 자라난 기운이 고르고 아래로 꺼진 기운이 올라가며 오래된 썩은 기운이 없어졌는데 어떻게 가운데가 고르지 않겠느냐.

《장씨의통》

○ 눈속물 마름증은 눈알 밖에 눈속물이 말라 촉촉하지 않으며 민달팽이에 침이 반짝이는 듯하다. 불에 기운이 뭉쳐 쪄서 안에 눈속기름이 말라버린 증상이다. 이 증상이 보이면 반드시 눈속증이 된다. 몸조리하지 않고 오래되면 눈동자구멍 좁아짐증이 되며 안으로 구름 속흠이 맺히면서 점점 눈이 멀게 된다. 눈동자

구멍 좁아짐증은 간장이 뜨거우면서 신장이 비워졌고 눈동자구멍 벌어짐증은 간장이 비워졌으면서 신장이 뜨겁다. 이것은 간장이 뜨거우면서 신장이 비워졌다. 처음에 생길 때 눈알 끝이 꺼지듯 아프며 안쪽 눈초리가 약간 붉다. 세 빛을 보면 육미지황환에 맥문동, 오미자를 더 넣어 쓴다. 코로 불어넣거나 눈에 넣는 약은 절대 꺼려야 한다. 어린아이가 평소 감병이 있는데 오리처럼 묽은 똥을 누면서 눈속물 마름증이 있으면 죽는다. 뜨거움이 방광에 맺힌 증상에 눈속물 마름증이 있으면 아래에서 물이 뜨거움으로 쪄서 맑지 않기 때문에 위도 맑지 않다. 그 근원을 맑게 하면 흐르면서 스스로 맑아진다.

《목경대성》

○ 눈속물 마름증. 눈속물 마름증은 드물게 보네. 또 자초지종을 아는 사람도 적네. 음양이 서로 돕지 못하고 진짜 타고난 기운을 잃었네. 태어난 날이 덧없고 죽기를 기다리네.

이 증상은 수레바퀴와 성곽을 해치지 않았지만 다만 어둡고 속티가 보인다. 눈을 뜨거나 감으면 마르고 깔깔하여 평소 같지 않다. 눈꺼풀을 젖히고 자세히 보면 밖에 눈동자를 기르는 눈속물에 달팽이의 침이 있다. 검은자위와 흰자위 사이에 늘어지고 빛나면서 촉촉하지 않다. 그러다가 갑자기 검은자위 안팎에 기운이 점점 죽은 사람같이 말라비틀어지게 변한다. 이 때문에 눈속물 마름증이라고 부른다. 빨리 눈꺼풀을 감고 반나절 가만히 앉았다가 다시 눈을 떠서 앞을 보면 조금씩 되돌아오기 시작한다. 이것은 오장이 약해지면서 불이 만들었다. 진짜 타고난 기운이 비록 끊어지지 않았지만 샷된 것이 함부로 기름액을 없애버렸다. 이 병을 얻었는데 소홀히 하면서 치료하지 않는다면 목숨을 오래할 수 없다. 병에 걸렸어도 살피지 않았기 때문이다. 아마 감정과 욕심 두 글자를 떨어뜨리지 않고 또 잘 이해한다면 스스로 알게 될 것이다. 《시》에서 '다른 사람에게 있는 마음을 내가 그것을 헤아린다.'고 한 것이 이것이다. 이상의 여섯 가지는 모두 신장의 병이다. 신장은 밖에 증상이 없으며 빼내는 치료법도 없다. 모두 북돋은 약에서 처방을 헤아려 고르면 열에 둘이나 셋은 나을 수 있다. 병들었는데 지나치게 많이 치면 눈속물도 말라비틀어지게 된다. 그래서 눈을 움직일 때 흰자위에 주름살이 있다. 볼 수 있으면 진짜 타고난 기운을 크게 북돋아야 하며 절대로 밖에서 하는 치료를 꺼려야 한다.

《동의학사전》

○ 신수(방수)가 적어져 백정(구결막)과 흑정(각막)이 말라 광택이 없어지고 눈알운동장애가 생기는 병증. 초창(트라코마)의 사독이 눈꺼풀의 낙맥에 들어가 눈물길을 메게 하여 눈물이 적어질 때, 비의 운화기능장애로 기혈이 부족되어 눈을 영양하지 못할 때, 간신의 음허로 허화가 눈에 치밀 때 생긴다. 눈이 마르는 감, 깔깔한 감, 다는 감이 있고 찌르는 듯한 아픔이 있으며 눈이 시굴다. 백정과 흑정은 눈물분비의 감소로 흐려지

며 눈알운동은 제한되고 물체가 뿌옇게 보인다. 심할 때에는 전혀 보지 못한다. 초창으로 온 것은 음을 보하고 열을 내리는 방법으로 감로음을, 비위의 운화기능장애로 온 것은 비위를 든든하게 하고 기혈을 보하는 방법으로 삼령백출산을, 간신의 음허로 온 것은 간신을 보하는 방법으로 기국지황환을 쓴다. 눈에는 삼황안액, 닭알노란자위연고 등을 넣는다. 트라코마 후유증, 비타민A 결핍증, 누선(눈물샘)병으로 인한 누액감소증에 해당한다고 본다.

3) 눈속물 색변함증

《목경대성》

○ 눈속물 색변함증. 눈속물이 비면서 빛깔이 많이 변하네. 타고난 본바탕과 마음의 본바탕 둘이 조화를 잃었네. 뭇 사람들이 없애기를 원해 마음이 부풀었네. 의사를 피하게 하니 어떻게 외치겠느냐?

이 병은 눈속기름이 원래의 검은빛깔이 바뀌어서 눈이 일반 사람과 다르게 나타난다. 그러나 스스로 사물을 보면 또 없어지면서 맑다. 음에 알짜와 양 기운이 불타 거의 없어지면서 안에 바람과 비워진 뜨거움이 오장육부에 있게 되었다. 그래서 따뜻하고 부드러운 고향이 어그러졌을 뿐 아니라 신장 물을 해쳤다. 사람은 음식물이 위장에 들어가 변해서 기운과 피가 되고 몸에 진액이 된다. 그리고 눈으로 올라가면 눈속물이 된다. 얼으면 늘어나면서 밝아지고 잃으면 마르면서 흐려지는 것이 정한 이치이다.

음양이 불타면 삿된 것이 눈의 근본에 쳐들어가 빛깔이 변한다. 변하는 빛깔은 하나가 아니다. 술과 고기와 진한 음식을 배부르게 먹으면 노란빛깔이 많고 사이에 쪽빛을 띤다. 푸성귀나 야채로 만든 국을 먹으면 푸른빛깔이 많으면서 약간 쪽빛이다. 깊이 뭉친 경우면 어두침침하면서 좋지 않은 빛깔이다. 권력과 이익을 위해 바쁘게 달리면 갓 태어난 개의 눈처럼 악착스럽다. 이 증상이 가장 거스르지만 늦게 뉘우치고 또 심하게 아프지도 않다. 사람들은 자세한 사정을 알아도 도대체 조심하지 않는다. 그러다가 항상 해쳐 눈속증이 되는데 어떻게 치료하겠느냐.

《내경》에서 '있으면 구하고 없어도 구한다. 비어도 책임지고 넘쳐도 책임진다.'고 하였다. 하늘의 때를 따르면서 병을 기다린다. 눈속증이 되려고 하거나 아직 되지 않았을 때는 침으로 밀어낼 수 없다. 스스로 대충 뒤섞어 보았지만 이 이름으로 불러야 병의 상태를 겨우 도울 수 있다.

4. 무지개막 눈속증

1) 눈동자구멍 벌어짐증

 눈동자구멍이 몹시 벌어져 있으며 빛이 들어가도 좁아지지 않는 병증이다. 심할 때에는 눈동자구멍이 거의 검은자위만큼 커지고 둘레가 선처럼 가늘게 된다. 사물이 뿌옇게 보이고 눈 겉에는 아무런 소견이 없지만 가끔 벌겋게 붓고 아플 때도 있다. 녹내장, 시신경 위축, 눈 외상, 동안신경 마비로 오며 정신적으로 흥분했을 때, 극심한 스트레스 때도 볼 수 있다.

 눈동자구멍 벌어짐증은 양방적으로 동공장애와 관련이 있다. 원심성 동공장애는 제3뇌신경핵 또는 제3뇌신경 마비 또는 내안근 마비 때 나타나는 것으로 빛에 대한 동공의 직접 반사 및 간접반사가 모두 소실되거나 감소된 상태이다. 에딩거-웨스트팔핵으로부터 홍채의 동공괄약근에 이르는 부교감신경의 공급경로에 발생한 병변(아디증후군) 또는 섬모체 척추중추로부터 홍채의 동공산대근에 이르는 교감신경로의 병변(호르너증후군)에 의한 동공반사의 장애이다. 이 때는 밝은 곳에서 동공부등이 더 현저하게 나타난다. 원심성 동공이상이 의심될 때는 어두운 조명에서 동공검사를 시행한다. 구심성 동공장애는 한쪽 눈에 광범위한 망막질환이나 시신경질환 등이 있을 때 나타난다. 질환이 있는 눈에 빛을 비추면 동공의 직접적인 대광반사와 반대쪽 눈의 간접반사가 일어나지 않거나 감소된다. 반대쪽은 정상적인 직접반사와 간접반사가 일어나기 때문에 질환이 있는 눈의 동공도 축동이 된다. 질환이 있는 눈에 비춰진 자극이 뇌로 전달되지 않는 반면 정상적인 눈에 비춰진 빛은 뇌로 전달되면서 질환이 있는 눈의 제3신경핵에도 자극이 전달되어 두 눈의 축동이 가능해지는 것이다. 긴장 동공은 대광반사에서 한쪽 눈만 반응이 없는 경우로 20~40대 여성에게 많이 나타난다. 동공조임근의 어떤 부분은 대광반사를 일으켜 수축하지만 어떤 부분은 수축하지 않아 부채꼴의 동공형태를 보인다.

 원인과 치료는 아래 책을 본다. 눈속증이 없으면서 동공이 좁아지면 치료할 수 있지만 눈속증이 있으면서 완전히 벌어져 있고 움직이지 않으면 치료하기 힘들다.

강활퇴예환은 뜨거움증의 눈동자구멍 벌어짐증을 치료한다. 녹내장, 고안압증에 쓴다. 황금 황백(술로 볶는다) 용담초 백작약 감초 각5돈 강활 오미자 황련 승마 당귀 시호 황기 각3돈 석고 2돈반 방풍 1돈반.

자음지황환은 간장과 신장이 함께 비워져 검은 속티가 보이고 머리와 눈이 아찔하며 눈자위가 아프고 귀가 우는 병을 치료한다. 숙지황 8량 시호 6량반 생건지황 6량 당귀 황금 각4량 천문동 지골피 오미자 황련 각2량반 인삼 지각 자감초 각1량6돈 오미자 목과 각1량. 꿀로 오동나무 씨 크기로 환을 만들어 30~50환씩 따뜻한 술이나 묽은 소금물로 하루 3번 먹는다.

자음지황환은 피가 적거나 생각을 애썼거나 신장이 비워져서 눈이 어둡고 눈속물이 옅은 초록 빛깔이나 흰빛깔로 변한 눈속증을 치료한다. 당귀신(술로 만든다) 황금 숙지황 각반량 지각(볶는다) 3돈반 천문동(심을 빼고 불에 말린다) 시호 오미자 감초 각3돈 생지황(술로 만든다) 1량반 황련 1량 지골피 인삼 각2돈. 위를 곱게 가루 내어 졸인 꿀로 오동나무 씨 크기로 환을 만들어 100환씩 밥 먹고 나서 찻물로 하루 3번 삼킨다. 《심시요함》

자음지황탕은 숙지황 1돈반 산약 산수유 당귀 천궁 백작약 오미자 목과 각1돈 목단피 택사 백복령 석창포 원지 지모(소금물로 볶는다) 황백(소금물로 볶는다) 각6푼.

숙지황환은 눈동자구멍 벌어짐증을 두루 치료하는 처방이다. 숙지황 생지황 각5돈 지각 감초 반하 적복령 지골피 천궁 천마 황련 각2돈반 검은콩 45알. 꿀로 녹두 크기로 환을 만들어 30환씩 빈속에 잠잘 무렵에 따뜻한 물로 먹는다. 《동의보감》

도홍사물탕은 도인 생건지황 각1돈반 홍화 당귀 천궁 적작약 단삼 울금 각1돈.

정용탕은 축축함, 바람, 가래가 막혀서 오는 눈동자구멍 벌어짐증을 치료한다. 강활 2돈 백부자 방풍 진교 남성 백강잠 (위령선 상기생) 반하 목과 감초 황송절 각1돈 생강3.

《원기계미》

○ 눈동자구멍 벌어짐증에 대한 의견을 말한다. 이동원이 눈동자구멍이 벌어지면 맵고 뜨거운 음식을 많이 먹었기 때문이라고 말했다. 매운 맛은 흩어지도록 하고 뜨거우면 불을 돕는다. 이것이 위로 올라가 골속에 타고 들어가면 알짜를 흩어지게 한다. 알짜가 흩어지면 사물도 흩어지면서 크게 보인다. 알짜가 밝기 때문에 모든 사물을 본다. 지금 사물이 진짜로 보이지 않으면 알짜가 약해졌다. 불과 기운은 같이 서지 못한다. 그러므로 《내경》에서 '힘센 불은 기운을 좀먹어서 힘센 기운을 흩어지게 한다.'고 말했다. 수소음경과 족궐음경은 뜨거운 바람을 주관하면서 보는이음새로 이어진다. 삿된 것이 사람에게 들어오면 각각 끼리끼리 따르기 때문에 자기 길을 따라와서 친다. 머리와 눈이 붓고 답답하면서 눈동자구멍이 벌어지면 모두 피가 비

워졌거나 음이 약하기 때문이다. 뜨거운 바람을 없애고 피를 서늘하게 하면서 피를 더해야 한다. 흩어져 없어지는 기운을 거두어들이면 낫는다.

《기효양방》

○ 피가 약하고 음이 비워져 심장을 기르지 못해 심장 불이 매우 힘세고 양이 너무 세찬 병을 치료한다. 한쪽 머리가 무겁고 답답하며 눈동자구멍이 벌어지고 사물을 보면 속티가 있다. 피를 기르고 피를 서늘하게 하며 피를 더하면서 바람을 없애고 불을 흩어지게 해야 낫는다. 숙지황 1량 시호 8돈 인삼 2돈 생지황(술에 씻는다) 7돈반 당귀신(술에 씻어 불로 말린다) 황금 각반량 황련 지골피 오미자 천문동(심을 뺀다) 지각(볶는다) 감초(굽는다) 각3돈. 위를 곱게 가루 내어 꿀로 녹두 크기로 환을 만들어 100환씩 밥 먹고 나서 한참 지나 찻물로 하루 3번 삼킨다. 매운 음식은 삿된 불을 돕고 찬 음식은 위장 기운을 해쳐 약이 위로 갈 수 없기 때문에 꺼려야 한다.

《증치준승》

○ 눈동자구멍 벌어짐증. 이동원이 말했다. 심포낙맥의 맥은 심장 속에서 나와 심장에 임금이 하는 일을 떠맡는다. 그리고 소양경에 겉과 속이 된다. 눈동자구멍이 벌어지는 경우가 있다. 수소음심경에 맥은 보는이음새를 끼고 있고 족궐음간경에 맥은 보는이음새로 이어진다. 심장은 불을 주관하고 간장은 나무를 주관한다. 이 눈동자구멍 벌어짐증은 나무와 불의 세력이 세차기 때문이다. 그 약은 쓴맛이면서 신맛이고 서늘해야 한다. 맵고 뜨거운 음식을 크게 꺼려야 하는데 나무와 불의 삿됨을 돕는다. 음식 속에 항상 이런 이치를 알아야 좋다. 매운 맛은 주로 흩어지게 하고 뜨거우면 불을 돕기 때문에 먹지 않는다. 모든 신맛은 주로 심장기운을 거두어들이고 나무와 불을 빼낸다. 모든 쓴맛은 불과 뜨거움을 빼내어 물을 이롭게 한다.

거기다 찬물이나 크게 차가운 사물을 꺼려야 하는데 이것이 위장 기운을 해칠 수 있다. 위장 기운이 돌아다니지 않으면 타고난 기운이 생기지 않고 타고난 기운이 생기지 않으면 위장 기운이 아래로 흐른다.

가슴 속에 삼초 불이 심장 불에 미치면 폐장으로 타고 들어가고 이것이 위에 뇌로 들어가면서 등뼈 골을 태운다. 불은 주로 흩어져 넘치게 하기 때문에 눈동자구멍이 벌어진다. 또 크게 뜨거운 음식은 삿된 불을 돕기 때문에 먹지 말아야 한다. 약 중에서는 충울자를 없애야 하는데 매운 맛으로 간장을 이롭게 하지만 불을 돕기 때문이다. 황금 5돈과 황련 3돈을 더 넣는데 황련은 중초의 불을 빼내고 황금은 상초에 폐장 속에 불을 빼낸다. 술로 씻어서 차가움을 뜨거움으로 해서 쓴다. 또 청상자를 없애는데 양에 불을 도울까 두렵다. 다시 오미자 3돈을 더 넣는데 벌어진 눈동자구멍을 오므리게 한다.

또 불과 기운은 세력이 같이 설 수 없다. 그러므로 《내경》에서 '힘센 불은 기운을 좀먹고 기운은 작은 불을 먹는다. 작은 불은 기운을 생기게 하고 힘센 불은 기운을 흩어지게 한다.'고 하였다.
 모든 신맛 나는 사물은 타고난 기운을 돕는다. 손진인이 '오월에 오미자를 항상 먹으면 오장에 기운을 도우면서 서쪽에 폐장 쇠를 북돋는다.'고 하였다. 또 《내경》에서 '신맛으로 북돋고 매운 맛으로 빼낸다.'고 하였다. 매운 맛이 기운을 빼낸다는 것은 뚜렷하다. 또는 약 속에 당귀는 그 맛이 매우면서 단맛이다. 그런데 이것은 없애지 않는데 왜 그런가. 그것은 이런 맵고 단맛으로 피를 조화롭게 하는 성스러운 약이기 때문이다. 단맛이 있고 또 향하게 해서 모든 약을 부리기 때문에 빼지 않는다. 숙지황환을 먹어야 한다.
 눈동자구멍 벌어짐증은 오히려 검은자위가 빙 둘러 좁아지고 심하면 빙 둘러서 하나에 선 같다. 샷된 뜨거움이 뜨겁게 찌고 축축한 바람이 쳐서 눈속기름이 달아나 흩어졌기 때문이다. 처음 일어나면 다시 오므릴 수 있지만 느리게 되어 기운이 정해지고 기름을 해치면 다시 오므릴 수 없다. 눈속증에 조짐이 일어나지 않고 벌어져 있기만 하면 바로 눈동자구멍을 오므릴 수 있고 눈동자구멍을 오므리면 빛이 스스로 생긴다. 벌어지면서 눈속증이 일어났을 때는 눈동자구멍 약으로 오므릴 수 있다. 하지만 눈속증 약을 점점 늘려서 치료하게 되면 어느 순간 눈동자구멍을 오므리기 어렵게 된다. 병이 빠르면 먼저 눈동자구멍을 오므리게 해야 한다. 눈동자구멍이 다시 오므려야 눈이 살아난다. 어떤 눈속증이든지 약이나 침으로 눈동자구멍을 오므리게 해야 거의 뉘우치지 않는다. 눈속증만을 치고 눈동자구멍이 오므리지 못하면 눈동자구멍이 더욱 벌어지면서 눈속증이 물러가지 않는다. 천천히 하거나 의심해서 망설이면 두 증상에 기운이 모두 정해져서 다시는 치료할 수 없다. 평생 병에 걸려 있다.
 대개 눈동자구멍이 벌어지면 열에 일곱 여덟은 모두 머리바람증으로 아파서 쳤기 때문이다. 상한병, 학질, 축축한 가래나 화내거나 생각이 많거나 월경과 애기 낳을 때의 나쁜 피 등에도 이 병이 있다. 오랫동안 뭉친 샷된 뜨거움과 불 증상이 뜨겁게 쪄서 쓸개 속에 갖고 있던 알짜 즙을 없어지게 한 경우도 있다. 눈속에 눈속기름을 자라게 할 수 없기 때문에 알짜 즙이 흩어져 빛을 잃는다. 물속에 은은하게 도사린 불이 나타났는데 물이 넉넉하지 못해 불을 억누를 수 없으면 불이 더욱 힘세게 된다. 그러면 음에 알짜가 더욱 없어지고 맑고 깨끗하면서 아주 조화로운 타고난 기운이 모두 어그러진다. 이때 알짜 즙도 따라서 흩어져버린다.
 머리바람증이 쳐서 벌어졌으면 오므리기 어렵다. 상한병, 학질, 가래불 등의 뜨거움증은 같지 않다. 타올라 말리는 불이나 샷된 뜨거움이 눈속기름을 뜨겁게 찌면 눈속증이 생긴다. 이런 경우는 천천히 오며 쉽게 오므라진다. 바람이 쳐서 눈속증이 오면 오므리기 어려우며 빛을 해친다. 《보명집》당귀탕[233]이다.

---

[233] 유완소 《보명집》에 당귀탕은 없다. 후대에 잘못 첨가한 글로 보인다.

《심시요함》

○ 눈동자구멍이 벌어지는데 왜 그런가. 불과 뜨거움이 쓸개를 뜨겁게 찔 뿐이네. 느릿느릿 뭉쳐 오래되면 알짜 즙이 없어지네. 눈빛을 모두 흩어지게 하네. 음에 알짜와 신장기운 둘이 비워지네. 신하불에 삿된 것이 막힘없이 돌아다니네. 닭이나 오리 알 속에 노른자위 같기 쉽네. 알짜와 기운이 넉넉하지 않아 뜨거움이 해치네. 뜨거움이 힘세서 음이 비워지고 타고난 신령스러움을 해치네. 죽기까지 어두워 빛을 보지 못하네.

이 증상은[234] (풀이 안함)

강활퇴예환을 먹어야 한다. 지황환이라고 하고 눈속증을 치료한다. 오른쪽 바깥 눈초리 쪽에 푸르른 흰 속흠이 있고 안쪽 눈초리 쪽에 흰 속흠이 조금 보인다. 골이 아프고 눈동자구멍은 벌어지며 똥이 뻑뻑하면서 어렵고 오줌은 평상시와 같다. 뜨거운 날씨나 따뜻한 곳에서 머리가 아프고 눈동자가 불어나지만 먹을 수 있다. 해가 진 다음이나 날씨가 흐리면 어두워진다. 이 증상은 또 자음지황환을 먹을 수 있다. 숙지황(불로 말린다) 8돈 생지황(술로 만든다) 당귀신(술로 만든다) 충울자 황백(술로 만든다) 단삼 각5돈 검은부자(굽는다) 한수석 시호 지모(소금물로 볶는다) 목단피(술로 씻는다) 천궁(술로 씻는다) 강활 각3돈 방기(술로 만든다) 2돈 백작약(술로 만든다) 1량3돈. 위를 곱게 가루 내어 졸인 꿀로 팥알 크기로 환을 만들어 50~60환씩 빈속에 끓인 물로 삼킨다. 엊힌 음

---
234) 위에 《증치준승》과 같은 내용은 풀이하지 않는다. 한문은 뒤에 붙여놓았다.

식이 소화되지 않았으면 배고플 때 먹는다. 말을 삼가고 약을 먹은 다음에 음식을 먹어 누른다. 이동원에 《난실비장》 처방에서 '속흠이 안쪽 눈초리에 있으면 갈근 승마를 더 넣고 속흠이 바깥 눈초리에 있으면 시호 강활을 더 넣는다.'고 했다.

사신탕은 맵고 구운 음식을 지나치게 많이 먹어 눈동자구멍이 벌어진 병을 치료한다. 이 약을 먹은 다음에 자주환을 함께 먹는다. 구기자 1돈2푼 생지황 황백(술에 씻어 볶는다) 지모(술에 씻어 볶는다) 맥문동(심을 뺀다) 산수유(씨를 뺀다) 백작약 당귀 잔뿌리 각1돈 오미자 7알 백복령 독활 각8푼. 위를 썰어 맑은 물 2잔으로 1잔이 되게 달여 찌꺼기를 없애고 뜨겁게 먹는다.

조기탕은 갑자기 화내서 눈동자구멍이 벌어진 병을 치료한다. 이 약을 먹은 다음에 자주환을 함께 먹는다. 백작약 진피 생지황 황백(소금물로 볶는다) 향부자(식초로 만든다) 지모(소금물로 볶는다) 당귀신 각1돈 지각 백복령 각8푼 감초(날 것을 쓴다) 5푼. 위를 썰어 맑은 물 2잔으로 1잔이 되게 달여 찌꺼기를 없애고 뜨겁게 먹는다.

청담음은 머리바람증이나 가래가 치솟은 머리아픔을 치료한다. 눈동자구멍이 벌어지면 이 약을 먹는다. 진피(흰 것을 없앤다) 반하(생강으로 만든다) 천화분 치자(검게 볶는다) 석고 황금 백복령 쓸개남성 지각(볶는다) 각1돈 청대 6푼. 위를 썰어 맑은 물 2잔으로 1잔이 되게 달여 찌꺼기를 없애고 뜨겁게 먹는다.

살펴보니 눈동자구멍이 벌어지면 신장

에 속한다. 신장 물이 튼튼하면 기운이 모이면서 흩어지지 않는다. 튼튼하지 않으면 신하불이 거세게 타올라 흩어지면서 커진다. 처음에 눈속물이 옅은 초록 빛깔이나 옅은 흰빛깔로 변하면 치료할 수 있다. 그러나 깨끗한 초록 빛깔이나 깨끗한 흰빛깔로 변한다면 끝내 치료되지 않는 병이 된다.

자음지황환은 2권을 본다. 피가 약하고 음이 비워져서 심장을 기를 수 없으면 불이 음 부분에서 크게 세차게 되어 눈동자구멍이 벌어진다. 소음경은 임금불이라서 그 명령을 주로 하지 않고 신하불이 떠맡는다. 심포낙맥은 심장을 나와서 세 길로 나뉜다. 소음경에 신하불은 몸에 꼴이 없고 쓰임만이 속에 있다. 불이 세차면 어미를 채워지게 해서 나무에 간장도 아주 세차진다. 그 심장에 맥은 보는이음새를 끼고 간장에 맥은 보는이음새로 이어진다. 손과 발에 소양맥은 귓속에서 함께 나와서 귀 위 모서리 옆에 이르렀다가 바깥 눈초리에서 마친다. 뜨거운 바람이 세차면 또한 이 길을 따라서 오며 위로 올라가 머리와 눈을 친다. 그래서 옆머리가 아프고 답답하면서 부풀며 눈동자구멍이 벌어지고 사물을 보면 어둡고 속티가 있다. 결국 피가 비워지고 음이 약하기 때문이다. 치료법은 피를 기르고 피를 서늘하게 하며 피를 늘어나게 한다. 불을 거두어들이고 불을 흩어지게 해서 뜨거운 바람을 없애면 낫는다. 100환씩 밥 먹고 나서 찻물로 하루 2번 삼킨다. 매운 음식을 크게 꺼려야 하며 삿된 불을 도울까 두렵다. 또 차갑고 서늘한 음식을 먹으면 그 위장

기운을 해쳐서 약이 위로 가지 못한다. 또 어떤 이야기에서 '눈자위에서 검은자위는 음을 닮았다. 맵고 뜨거운 음식이 불을 도와 가슴 속에 타고 들어가면 그 눈자위는 흩어진다. 눈자위가 흩어지면 사물이 크게 보인다.'고 하였다.

이동원이 말했다.235) (풀이 안함)

《장씨의통》

○ 눈동자구멍 벌어짐증은 뜨거운 바람 때문이다. 불은 흩어지게 하는 타고난 바탕이 있는데 바람을 끼면 더욱 타오른다. 눈빛이 가냘프고 약해서 버티지 못하면 따라서 흩어지는데 마치 바람이 일어나 물결이 생기는 듯하다. 또한 매운 음식을 많이 먹으면 흩어지게 해서 당연히 쓰고 시고 서늘한 약으로 치료한다. 사물탕에서 천궁을 빼고 황금, 황련, 감초, 오미자를 더 넣거나 육미환에 오미자, 석결명을 더 넣는다. 맵고 뜨거운 음식은 크게 꺼려야 나무와 불의 샷됨을 빼낼 수 있다. 음식은 항상 이런 이치처럼 한다. 찬물이나 크게 찬 음식은 위장 기운을 해쳐서 더욱 꺼려야 한다. 약 속에 충울자, 청상자, 천궁, 만형자 같은 종류는 매운 맛이 오히려 불을 도와서 쓰지 않는다. 당귀는 맛이 맵고 달지만 없애지 않는 데 피를 고르게 하는 아주 좋은 약이기 때문이다.

또 눈동자구멍이 심하게 벌어지면 한 바퀴의 선 같이 된다. 샷된 뜨거움이 막혀서 찌는 듯하고 축축한 바람이 심하게

---

235) 위 《증치준승》에서 '이동원이 말했다……숙지황을 먹어야한다.'와 같은 내용이기 때문에 풀이하지 않는다.

치면서 눈속기름이 사방으로 흩어졌기 때문이다. 처음 일어나서 거두거나 흩어지는 것이 일정하지 않을 때는 쉽게 오므려진다. 오래 되면 기운이 붙박고 기름이 흩어지면 다시 오므릴 수 없다. 아직 눈속증이 생기지 않았고 벌어진 것이 멈췄다면 눈동자구멍이 바로 오므라들면서 빛이 스스로 생긴다. 벌어졌으면서 눈속증이 생겼다면 눈동자구멍을 오므리기 위해 약 속에 눈속증을 치는 약을 더 늘려야한다. 보신자석환, 보신환, 《천금》자주환 같은 약이다. 대개 눈동자구멍 벌어짐증은 머리바람증으로 아픈 경우가 많다. 물속에 웅크린 불이 일어났다면 가장 오므리기 어렵다. 다른 상한병과 학질, 가래불 같은 병으로도 삿된 뜨거움이 눈속기름을 쪄서 무너뜨린다. 눈속증이 느리게 오면 오므리기 쉽다. 바람이 쳐서 눈속증이 오면 오므리기 어렵고 빛을 해칠 뿐이다. 또한 항상 사람이 일을 많이 하거나 뜨거운 곳에 있으면 우연히 눈동자구멍이 벌어졌다고 느끼는 경우가 있다. 눈동자구멍 벌어짐증이라고 잘못 부르지 말아야 한다.

《의종금감》《안과심법요결》

○ 눈동자구멍 벌어짐증 노래. 눈동자구멍이 벌어지고 검은자위는 좁아지네. 삿된 뜨거움이 뜨겁게 찌고 바람기운이 쳤네. 또는 생각하거나 화내고 가래, 상한병, 학질 때문이네. 지황환인 백작약, 당귀, 천궁, 방기, 목단피, 시호, 지모, 숙지황, 생지황, 단삼, 독활, 황백, 오미자, 한수석, 충울자를 쓰네.

지황환은 강활퇴예환이라고도 부른다. 백작약(술로 볶는다) 1량3돈 당귀신(술로 볶는다) 5돈 천궁(술로 씻는다) 3돈 방기(술로 만든다) 2돈 목단피(술로 씻는다) 3돈 시호 3돈 지모(소금물로 볶는다) 3돈 숙지황(불로 말린다) 8돈 생지황 8돈 단삼 5돈 독활 3돈 황백(술로 만든다) 5돈 오미자 3돈 한수석 3돈 충울자 5돈. 위를 곱게 가루 내어 꿀로 오동나무 씨 크기로 환을 만들어 3돈씩 빈속에 끓인 맑은 물로 삼킨다.

쉽게 풀이함. 눈동자구멍 벌어짐증은 눈동자구멍이 벌어지지만 검은자위는 오히려 둘레가 좁아져 심하면 한 바퀴의 선 같다. 삿된 뜨거움이 안에서 뜨겁게 찌고 바람기운이 위를 쳤기 때문이다. 또한 우울하거나 생각하거나 화내고 가래불, 상한병, 학질 또는 아기를 낳을 때의 죽은 피 등으로 증상이 생긴다. 지황환을 쓴다.

《양의대전》

○ 눈동자구멍 벌어짐증. 이 증상을 살펴보니 모두 간장과 신장이 약해졌기 때문이다. 성냄은 간장을 해치고 두려움은 신장을 해치는데 간장과 신장을 모두 해치면 눈동자구멍이 벌어진다. 눈동자는 신장에 속하면서 기운이 모이는 곳이며 화내서 해치면 기운이 흩어진다. 처음에는 안개와 이슬 속을 걷듯이 어둡게 보이다가 점점 빈곳에 검은 속티가 있고 하나가 둘로 보인다. 오래되면 오므리지 못해서 고칠 수 없는 병이 된다. 대개 눈동자구멍이 점점 벌어지다가 마침내 모두 벌어진다.

처음에 충화탕을 쓰거나 석곡야광환에

서 육종용을 빼고 오미자를 2배로 해서 오므리도록 한다. 만약 조금 빛이 보이면 천금자주환을 같이 먹는다. 먼저 자석을 불 속에 넣고 식초로 7번 담금질을 하고 햇볕에 말린다. 아주 곱게 갈은 2량과 진사 고운 가루 2량, 생신곡 3량을 따로 갈아놓는다. 그 밖에 1량은 물에 섞어 뭉쳐 떡처럼 만들어 알맞게 삶아 뜨게 한다. 앞의 약을 모아 넣고 꿀로 오동나무 씨 크기로 환을 만들어 10환씩 30환까지 늘려서 빈속에 쌀 끓인 물로 삼킨다. 이 약을 먹은 다음에 아래를 보지 말고 위를 쳐다보아야 점점 세 가지 빛을 본다. 이것이 효과가 있다. 빈속에 이 약을 먹고 오후에는 석곡야광환을 먹는다. 이것은 비워짐증에 눌러 떨어뜨리는 약이기 때문에 일찍 먹지 말아야한다. 타고난 기운을 떨어뜨릴까 두렵다.

성냄으로 기운을 해쳐서 벌어지거나 오므리지 못하면 익음신기환을 먹는다. 숙지황, 산약, 산수유, 생지황, 백복령, 목단피, 택사, 오미자, 당귀, 시호. 꿀로 환을 만들어 진사로 옷을 입혀 5~7환씩 빈속에 옅은 소금물로 천천히 삼킨다. 이것은 물을 튼튼하게 하여 양에 빛을 누른다. 성냄으로 기운을 해쳐서 벌어지거나 오므리지 못하기 때문이다. 그러나 반드시 자주환을 같이 먹어야 쉽게 효과를 본다.

또 사물에 맞아서 눈동자구멍이 벌어졌다면 치료할 수 없는 병이다.

《목경대성》

○ 눈동자구멍 벌어짐증. 눈동자구멍이 벌어졌는데 생김새는 어떤가. 검은자위가 실과 같이 되는데 많지 않다. 알짜와 기운 둘이 약해지면서 바람과 불이 스며들었네. 빛이 눈의 물을 흔들어 물결이 생겼네. 환자가 와서 은혜를 바라지만 나는 끊네. 하늘의 은혜를 얻더라도 조화로움을 잃네.

이 증상은 눈동자구멍이 벌어진 것만을 말한다. 밝은 곳을 향해 비껴서 보면 검은자위 아래가 때도 없이 둘레가 좁아져 있다. 심하면 둘레가 선처럼 가늘다. 대개 그 사람은 성격이 급해서 잘 화내거나 또는 지나치게 술을 즐기거나 절이고 구운 진한 음식을 즐긴다. 모두 진짜 기운을 또렷하게 건드리고 가래불을 몰래 생기게 한다. 쓸개와 신장 속에 알짜 즙이 5~6할 정도 없어지면 바람과 불이 번갈아 맞서면서 해친다. 이 때문에 눈동자를 쓰지 못하고 눈속기름도 달아나 버려 못쓰게 되어서 빛깔이 다르게 변한다. 또 돋보기로 가린 듯이 사물이 보여서 멀지 않게 보이지만 크기만 하고 작지 않다.

이때 자세히 진찰해서 눈속증이 없고 얼굴색도 평소와 같으면서 오므릴 수 있으면 치료할 수 있다. 그러나 천천히 해서는 안 되며 느리면 기운이 붙박아 눈속기름을 해친다. 오므릴 수 없으면서 움직일 수 없는 경우와 또 가림이 되지 않았거나 가림이 되었는데도 예전같이 벌어져 있는 경우에는 반드시 빛을 잃어버린다. 어떤 병증은 갑자기 화내고 나서 벌어져서 빛에 오므리지 못한다. 처음과 다음에도 전혀 약을 먹을 필요가 없다. 또 물체에 맞아도 갑자기 성냈을 때처럼 벌어진다. 이것은 치료해도 돌아오지 않는다. 머리바람증으로 아프면서 치면 눈동자구멍이 벌어지면서 빛이 끊어진다. 이것은 바람이 변한 것으로 앞의 이름과 섞어서 부를 수 없다.

《동의학사전》

○ 눈동자의 신축성이 장애되어 눈동자가 커진 병증. 오풍내장, 간신음허, 눈외상 및 풍담의 작용 등으로 생긴다. 눈동자가 몹시 커져있으며 빛이 들어가도 작아지지 않는다. 심할 때에는 눈동자가 거의 흑정(각막) 크기만큼 커진다. 물체는 뿌옇게 보이나 눈 겉에는 아무런 소견이 없거나 또는 벌겋게 붓고 아플 때도 있다. 오풍내장으로 눈동자가 커진 때는 오풍내장 치료를 한다. 간신음허로 온 것은 대체로 청맹의 말기 때 보며 이 때에는 음을 불구고 눈을 밝게 하는 방법으로 자음지황탕에 오미자, 모과를 더 넣어서 쓴다. 외상으로 온 것은 거어활혈, 행기통락하는 방법으로 도홍사물탕에 단삼, 울금을 더 넣어 쓴다. 풍담으로 눈꺼풀이 내려 드리우고 눈알이 찌그러지며 눈동자가 커진 때에는 거풍통락하는 방법으로 정용탕을 쓴다. 눈에는 축동제를 넣는다. 녹내장, 시신경위축, 눈 외상, 동안신경마비 및 정신적 흥분 때 볼 수 있다.

2) 눈동자구멍 좁아짐증

눈동자구멍이 점점 좁아져 마지막에는 침구멍처럼 되는 병증이다. 눈동자구멍이 점점 좁아지긴 하지만 사물을 볼 때는 어둡지 않으며 단지 눈부심과 깔깔함이 있다. 여러 책에서 홍채모양체염이라고 기술하지만 맞지 않다. 홍채모양체염은 눈동자구멍 좁아짐증이 아니고 눈동자구멍 찌그러짐증이라는 것이 필자의 생각이다. 눈동자구멍 좁아짐증은 어두운 곳에서도 동공이 확대되지 않고 축소된 상태로 있는 병인데 양방의학에서 이런 병은 몇 가지가 있다. 아르길-로버트슨 동공은 동공이 수축된 상태로 홍채위축이 동반되어 동공의 생김새가 둥글지 않으며 중추신경에 이상이 있는 매독 환자에게서 나타난다. 호르너 증후군은 시상하부에서 동공확대근에 이르는 교감신경로의 장애로 눈꺼풀 처짐, 동공수축, 병변이 있는 쪽 얼굴의 땀없음증이 나타난다. 원인이 중추성과 절전신경 손상일 경우는 악성 종양, 결핵, 골절 등이고 절후신경 손상일 경우는 혈관계통의 질환이다.

원인과 치료는 아래 책을 본다.

억양주련산은 황금 치자 한수석 황련 각5돈 생지황 독활 만형자 전호 강활 백지 방풍 감초 각4돈 황백 지모 방기 각3돈. 물에 달여 밥 먹고 나서 먹는다.

환음구고탕은 상공막염 처방이지만 눈동자구멍 좁아짐증에도 쓴다. 천궁 1돈 당귀잔뿌리 7푼 황련 황금 황백 생지황 지모 연교 각6푼 승마 창출 감초 길경 방풍 시호 강활 각5푼 고본 4푼 용담초 3푼 세신 2푼 홍화 1푼.

인삼양영탕은 기운과 피가 비워진 병을 치료한다. 백작약(술로 볶는다) 2돈 당귀 인삼 백출 황기(꿀로 굽는다) 육계 진피 감초 각1돈 숙지황 오미자 방풍 각7푼 원지 5푼반 생강3 대추2. 물에 달여 밥 먹고 나서 먹는다.

《증치준승》

○ 눈동자구멍 좁아짐증. 예중현이 강한 양이 충실한 음을 뭉치게 하는 병에서 '강하면 세차고 힘이 있으며 튼튼하면 단단하고 안이 가득 찬다. 그러므로 힘이 있으면 강해서 뭉치게 하며 안이 가득 차면 튼튼해서 스스로 오므린다. 음양은 둘이 강할 수 없고 또 둘이 튼튼할 수도 없다. 강하면서 튼튼하면 치우쳐 병이 된다. 안에 몸에서 뭉치면 위에 빈 구멍에서 본다. 족소음신경은 물이 되고 신장의 알짜는 위에서 눈동자가 된다. 수궐음심포경은 신하불이 된다. 불이 강하면 물을 뭉치게 하고 물이 충실하면 스스로 거둔다. 이 병은 눈동자구멍이 좁아지는데 점점 좁아지고 또 좁아져 점점 쌓이면 결국 겨자씨 만하게 된다. 또 눈동자구멍 밖 둘레가 벌레가 먹은 듯이 하다. 그리고 모두 볼 수 있고 어둡지 않지만 조금 눈이 부시고 깔깔하게 느낄 뿐이다. 모두 양 기운이 강하고 세차면서 음을 뭉치게 하고 음 기운이 단단하고 충실하면서 막는다. 뭉치게 하지만 외딴 변경지방인 살갗에 그치며 안으로 해치는 것은 없다. 치료법은 양을 억누르고 음을 부드럽게 하면 낫는다. 그것이 강하기 때문에 억누를 수 있다. 그것이 충실해서 오직 부드럽게 해야 하며 도와주어서는 안 된다. 도와주면 오히려 이긴다. 억양주련산으로 주로 치료한다. 대개 강하면 쉽게 들어가지 않기 때문에 술로 이끌어 그 기운과 맛을 합쳐 들어가게 한다. 그러면 그 장점이 잘 퍼지는데 이것이 반대로 치료하는 것이다. 환음구고탕으로 주로 치료하는데 신하불을 치료하는 약이다. 또 축비벽운산을 써도 된다.'라고 말했다.

《비요》에서 '눈동자구멍이 점점 좁아져 비녀다리 같으며 심하면 침처럼 작게 오므라진다. 보면 아직 빛이 있어 일찍 치료하면 조금 돌이키지만 옛날처럼 돌아가기는 어렵다. 환자가 제멋대로 성욕을 밝히기 때문인데 눈병에도 성욕을 꺼리지 않거나 또 일해서 기운과 피를 해치거나 생각해서 뜻을 마르게 하면 간장과 신장 두 경맥을 함께 해친다. 타고난 기운이 아주 약해지면 맑은 즙을 끌어올려 쓸개를 길러주지 못한다. 쓸개 속에 세 가지가 합친 알짜가 없어지면 수레바퀴에 즙도 부족해진다. 그러므로 눈동자속에 알짜도 날마다 점점 부족해진다. 심하면 모두 없어져버려 평생 동안 병이 된다. 또 머리바람증에 뜨거움증이 있으면 알짜 즙이 말라버려 작아진다. 병에 걸렸을 때 일찍 치료해야 한다. 그렇지 않으면 뉘우쳐도 늦다.'라고 말했다.

《심시요함》

○ 눈동자구멍이 좁아지네. 알짜와 기운을 함께 해쳤네. 타고난 양이 흩어졌네. 눈빛이 떨어지려고 하네. 다 없어지게 하지 말아야 하네. 의술에 방법이 없네.
 이 증상은236) (풀이 안함)

---

236) 위에 《증치준승》에 《비요》를 인용한 내용과 같아서 풀이하지 않는다. 한문은 뒤에 붙여놓았다.

청신억양환을 먹어야 한다. 물이 채워져 스스로 오므리는 병을 치료한다. 그 병은 눈동자구멍이 조여 좁은데 또 좁으면서 더욱 좁아진다. 이것이 점점 쌓이면 마침내 겨자씨 만하게 된다. 이 환약을 오래 먹으면 양이 고르고 음이 일정하다. 날이 지난 다음에도 눈동자구멍 좁아짐증을 걱정하지 않는다. 한수석(따로 간다) 황백(소금물로 만든다) 생지황 지모(소금물로 만든다) 구기자 황련(술로 볶는다) 백복령 각2량 독활 8돈 결명자(볶는다) 당귀(술로 씻어 볶는다) 백작약(술로 씻어 볶는다) 각1량. 위를 곱게 가루 내어 졸인 꿀로 오동나무 씨 크기로 환을 만들어 3돈씩 빈속에 끓인 물로 삼킨다. 또 억양주련산, 환음구고탕, 축비벽운산을 써야 한다. 이상은 2권을 본다.

《장씨의통》

○ 눈동자구멍 좁아짐증은 눈동자구멍이 점점 좁아져서 비녀다리나 겨자씨 같다. 또 눈동자구멍 밖에 둘레가 벌레가 먹은 듯이 하다. 그러면서 점점 눈이 흐리고 부시면서 깔깔하게 느끼지만 아직 빛은 본다. 몸조리하기가 아주 어렵고 일찍 치료하면 피할 수 있지만 오래 지나면 어렵다.

눈병이 성욕을 꺼리지 않으면 신하불이 억지로 신장 물을 잡아서 간장과 신장을 모두 해친다. 타고난 기운이 아주 약해지면 알짜 즙을 위쪽으로 돌리지 못한다. 쓸개에서 생기는 쓸개 속에 알짜가 없어지면 잘 보내지 못하기 때문에 눈동자가 날로 점점 닳으면서 줄어든다. 심해져서 움푹 꺼져 함께 없어지면 평생이 병이 있다. 양을 억누르고 음을 부드럽게 하도록 치료해야 한다. 먼저 황련양간환을 여러 번 먹고 나서 육미지황환에서 생지황으로 바꾸고 맥문동, 천문동을 더 넣어 먹으며 자신환을 함께 먹는다. 효과가 별로면 웅담을 더 넣는다. 머리바람증의 뜨거움증이 쳐서 진액을 찌고 말려 작아졌다면 처음에 일찍 치료해야 한다. 그래야 자기가 스스로 잘못해서 뉘우치지 않는다.

《의종금감》《안과심법요결》

○ 눈동자구멍 좁아짐증 노래. 눈동자구멍이 비녀 침처럼 좁아지네. 일을 많이 해서 알짜 피를 해치고 신장과 간장을 해쳤네. 보아도 심하게 어둡지 않지만 약간씩 깔깔하네. 청신억양환인 황백, 황련, 결명자, 백복령, 당귀, 생지황, 백작약, 독활, 지모, 구기자, 한수석을 쓰네.

청신억양환 처방은 황백(소금물로 만든다) 2량 황련(술로 볶는다) 2량 결명자(볶는다) 1량 백복령 2량 당귀(술에 씻어 볶는다) 1량 생지황 2량 백작약(술로 볶는다) 1량 독활 8돈 지모(소금물로 만든다) 2량 구기자 2량 한수석(따로 간다) 2량. 위를 곱게 가루 내어 꿀로 오동나무 씨 크기로 환을 만들어 3돈씩 빈속에 끓인 물로 삼킨다.

쉽게 풀이함. 눈동자구멍 좁아짐증은 눈동자구멍이 비녀다리처럼 점점 좁아져 그것이 침 같다. 성욕이나 심하게 일해서 알짜 피를 해치고 신장과 간장 두 경맥을 없어지게 했기 때문이다. 그 증상은 사물을 보아도 심하게 어둡지 않지만 오직 눈이 부시고 은근히 깔깔하다고 느낀다. 청신억양환을 써야 한다. 물을 튼튼하게 하여 양을 억누른다.

《양의대전》

○ 눈동자구멍 좁아짐증. 이 증상을 살펴보니 신장 물이 없어지고 신하불이 아주 세차기 때문이다. 물이 약하고 불이 세차면 불이 물을 억눌러 눈동자구멍이 점점 오므리면서 좁아진다. 눈동자는 신장 물이다. 처음에 생길 때는 아프거나 가렵거나 눈곱이 끼거나 눈물이 흐르는 증상이 없다. 다만 눈이 부시고 깔깔하다고 느낀다. 눈동자구멍이 이지러지거나 간장에 물이 푸르거나 노랗다. 다음을 먹어야한다.

환음구고탕은 천궁, 감초, 황백, 길경, 시호, 방풍, 강활, 황련, 지모, 황금, 홍화, 생지황, 용담초, 당귀잔뿌리, 연교, 승마, 세신, 창출, 고본. 맑은 물로 달여 먹어서 신하불을 억누른다.

야광환은 신장을 북돋고 물을 튼튼하게 한다. 오미자를 빼고 충울자를 더한다. 신맛으로 오므라질까 두렵다는 뜻이다. 날이 오래되면서 성욕을 절제하지 않거나 심한 일을 피하지 않으면 갑자기 눈썹 뼈가 시고 아프기까지 한다. 반드시 겨자씨처럼 작아진다. 안에 골 기름이 노랗거나 하얗게 뭉치면 영원히 치료할 수 없다.

《목경대성》

○ 눈동자구멍 좁아짐증. 두 눈은 비어 있으면서 검은빛깔과 흰빛깔이 또렷하게 나뉘어야 좋네. 아이 때는 크지 않고 지금은 작지 않아야 가장 좋은 보물이라고 아네. 어떤 이유로 갑자기 나무가 원하는 물이 마르네. 눈동자구멍이 오므라들면서 빛이 적어지네. 보아도 보지 못하면서 늙어가네.

이 증상은 눈동자구멍이 갑자기 좁아지는 병을 말하는데 점점 작아지면 침구멍 같다. 대개 심하게 일해서 알짜 피를 해쳤기 때문에 양에 불이 흩어졌다. 불이 약해지면 팽팽하게 할 수 없다. 산(쓸개)과 연못(방광)의 기운은 물(눈동자)을 생기게 하고 나무(검은자위)를 기른다. 눈이 시들고 물도 마르기 때문에 신장낙맥이 오그라들고 물 수레바퀴가 좁아진다. 심하면 단단하게 합쳐져 틈이 없으며 죽을 때까지 남아서 가린다. 치료는 기운과 피를 크게 북돋으면서 조금 막힌 것을 열어 삿됨을 억눌러야 한다. 그리고 생김새가 없는 불을 아래로 내려가게 하고 생김새가 있는 물을 위로 올려야 한다. 이렇게 피가 원래 자리로 돌아가고 진짜 기운이 해치지 않아야 한둘이라도 돌이킬 수 있다.

원래의 기록은 예유덕의 《원기계미》에 '힘센 양이 튼튼한 음을 치는 병'인데 모두 책을 베껴서 따랐다. 나 황정경은 특히 그 잘못을 물리치며 옛 것을 반대한다. 그래서 나도 의견을 말하려고 한다. 한 소년이 곁문에서 과거에 떨어지자 눈이 갑자기 보이지 않으면서 눈동자구멍이 청상자처럼 좁아졌다. 어떤 의사가 조심스럽게 억양주련환, 축비벽운산, 환음구고탕, 청신억양탕 등을 썼지만 열흘도 안 되어 죽었다. 또 한 노인이 이 증상을 얻었는데 가까이 보아야 손가락이 움직이는 것을 약간 보았다. 사람들이 모두 곧 죽을 것이라고 말해서 내가 병이라고 말했다. 맥을 보니 가라앉고 느리면서 깔깔해서 인삼양영탕과 이음전을 십여 제 먹으니 조금 멀리 보였다. 한 친척이 이 병이어서 예유덕에 처방을 썼더니 결국 빛을 잃었다.

이렇게 경험해보니 의심할 필요 없이 이것은 음양이 둘 다 비워진 병이다. 또 《원기계미》가 말한 대로 양이 강하고 음이 튼튼하며 물불이 이미 가지런한데 어떻게 병이 있겠느냐. 안을 해치지 않고 어둡게 보이지도 않는데 어떻게 약이 있겠느냐. 불이 강해서 물을 치더라도 물이 튼튼하면 스스로 거둘 수 있다. 이것은 마치 달빛이 비치면 작은 가을철 터럭도 또렷이 보는 것과 같다. 그런데 어떻게 아주 작고 흐릿하겠는가. 하물며 눈동자구멍이 좁다고 심포 낙맥에 무슨 일이 있겠느냐. 또 눈동자 밖에 둘레가 벌레 먹은 듯이 하면 이것은 쉽게 고칠 수 없는 눈병이다. 어떻게 살갖 주변에 그치겠느냐. 낡고 쓸모없는 미친 말로 까닭 없이 책을 내어 세상에 널리 전했다. 어질지 않음이 아주 심하다. 《심시요함》은 그 이야기를 많이 고쳐서 이 병증의 처방을 기록했고 이것에 따라서 주로 치료한다. 그러나 옛말이라서 마음으로 따르지만 이것은 결코 아름다운 생각이 아니다. 그러면 젊은이는 죽고 늙은이는 장님이 되는데 모두 하늘의 뜻이라고 한다. 양을 억누르고 신장을 맑게 한다고 정말로 해치는지 모른다. 등불에 심지를 돋우고 외롭게 앉아 근심이 속에서 와서 스스로 눈물을 흘린다. 양을 억누르고 신장을 맑게 하는 치료는 증상에 맞지 않는다. 양이 치우친 홀아비가 먹으면 효과가 있지만 충분하지 않다. 축비벽운산은 뜨거운 바람이 꽉 막혀서 눈이 갑자기 붉고 붓는 증상을 치료한다. 콧구멍에 불어넣어 재채기를 하면 삿된 것이 콧물을 따라 빠져나간다. 두 신장이 스스로 걸린 병은 조금도 겉 증상이 없다. 왜 쳐서 흩어지게 하는 치료를 생각했는지 정말 웃음이 나오고 이해할 수 없다.

《동의학사전》

○ 눈동자의 신축성이 장애되어 눈동자가 작아지는 병증. 간경풍열로 생기거나 또는 간신음허로 허화가 치밀어 오르거나 풍습열로 생긴다. 시력장애, 눈부심, 눈물, 눈아픔, 편머리아픔, 깔깔한 감 등이다. 타각증상은 포륜홍, 동공축소 및 반응지둔, 황인종창, 무늬불선명, 신수혼탁, 검은자위 뒷면에 작은 흰 잿빛 반점의 침착, 황액상충(전방축농), 황인과 정주의 유착, 운무이정 등이다. 동신축소는 폭풍객열(급성 결막염)이나 녹풍내장과 감별해야 한다. 간경풍열로 온 것은 소풍청열, 평간명목하는 방법으로 신제시련탕을, 간신음허로 온 것은 자음강화, 청간명목하는 방법으로 지백지황환을, 풍습열로 온 것은 풍습열을 없애는 방법으로 억양주련산을 가감하여 쓴다. 눈에는 반드시 산동제를 넣고 생지황, 지유, 잇꽃 각각 같은 양을 물에 달여 찌끼는 버리고 그 약물을 약천에 추겨서 더운 찜질을 한다. 또는 정명, 태양, 승

읍, 태충, 찬죽, 합곡, 예명, 간유, 행간, 족삼리혈에 침을 놓는다. 홍채모양체염, 포도막염에 해당한다고 본다.

3) 눈동자구멍 기울어짐증

눈동자구멍이 검은자위의 중심에 있지 않고 생김새가 변해서 어느 한쪽으로 기울어져 있는 증상이다. 살구씨, 대추씨 또는 삼각형, 반달처럼 변해서 어느 한쪽으로 기울어진다. 눈속기름이 흘러나와 상처 구멍에 끼면서 눈동자구멍이 한쪽으로 기울어진다. 선천적으로 오거나 백내장 눈 수술로 생길 수 있다. 각막포도종이 아니면 사르코이드나 영양결핍에 의한 홍채 결절(도톰하게 솟아오른 부분)을 포함할 수 있다. 사르코이드(결핵성 포도막염)는 포도막염과 쾨페결절(회백색), 홍채후 유착, 각막 침착물, 맥락망막염을 동반하는 질환이다.

원인과 치료는 아래 책을 본다.

환정산은 용담초 천궁 결명자 천초 감국 (백복령) 석결명 충울자 형개 저실자 각1돈 목적 백질려 감초 각7푼. 가루 내어 2돈씩 밥 먹고 나서 찻물로 하루 3번 먹는다.

김을 쏘이는 처방은 야명사 늦은누에똥 곡정초 합분 각각 같은 양. 함께 가루로 내어 꿀로 닭 머리 크기로 환을 만들어 돼지간 1개를 썰어 그 속에 약을 넣고 실로 묶은 다음 끓여서 먼저 눈에 쏘인 다음에 먹는다.

《증치준승》

○ 눈동자구멍 기울어짐증. 오로지 눈동자구멍이 비뚤어지고 기울어져 똑바르지 않은 병을 말한다. 살구 씨나 대추 씨 같으며 삼각형이거나 반달이다. 신장과 쓸개에 있는 눈속기름이 없어져서 눈동자구멍이 없어지려고 한다. 만약 검은자위가 터졌다면 눈속기름이 흘러나와 눈동자구멍이 기울어진다. 검은자위 밖이라면 반드시 검은자위 게눈증이 된다. 그리고 다음에 검은자위 게눈증이 고르게 되어도 눈동자구멍이 돌아오지 못한다. 둥근 원 밖에도 기름 겉흠이 있으며 평생 이것을 벗어나지 못한다. 검은자위에 따로 증상이 없는데 눈동자구멍이 기울어졌으면 반드시 안에서 신장 물과 간장에 피, 쓸개의 근원을 해쳤기 때문이다. 그래서 기름과 즙이 말라버리고 눈동자구멍이 없어지려고 한다. 심하기 때문에 두려워하면서 빨리 치료해야 한다. 다시 둥글게 처음처럼 되돌리기 어렵지만 완전히 빛을 잃은 병은 피할 수 있다.

《심시요함》

○ 눈동자구멍이 옆으로 기울어지네. 그 원인을 살펴야 하네. 밖을 해치지 않았네. 반드시 안을 해쳤네. 밖을 해치면 괜찮네. 안을 해치면 더욱 당황스럽네. 다 해치지 않게 하네. 결국 빛이 없네.

이 증상은[237] (풀이 안함)

치료는 둥글게 돌아오기 어렵고 또 돌이킬 수 없다. 다만 빛을 잃지 않게 한

---

[237] 위에 《증치준승》과 내용이 같아서 풀이하지 않는다. 한문은 뒤에 붙여놓았다.

다. 생서각환을 먹어야 한다. 오행이 변함에 따라 기운과 피 둘이 비워지고 속기름과 겉 지킴이 막혔기 때문에 간장과 신장이 삿된 바람을 받아 눈동자구멍이 기울어지는 눈속증을 치료한다. 석결명(식초로 달군다) 당귀신 서각(갈아 가루낸다) 마황(절반으로 한다) 저실자 구기자 방풍 각각 같은 양. 위를 곱게 가루내어 밀가루 풀로 오동나무 씨 크기로 환을 만들어 50환씩 찻물로 삼킨다.

《장씨의통》
○ 눈동자구멍 기울어짐증은238) (풀이 안함)

《목경대성》
○ 눈동자구멍 기울어짐증. 고양이 눈동자가 사람의 검은자위에 있네. 푸른 눈에 네모난 눈동자는 세상에 아주 드무네. 은행나무 씨나 후추나 대추 꼴이네. 갑자기 언뜻 보면 이상하지는 않네.
 이 증상은 눈동자구멍이 일그러져서 은행나무 씨나 대추씨, 후추 또는 반달 등의 꼴이다. 양명이 심하게 마르면 음식물을 옮기고 변화시켜서 전해줌이라는 일을 잃어 쓸개와 신장을 기르지 못한다. 바람이 안에서 움직여 눈속기름이 말라버리고 마르게 되면 물 수레바퀴가 기댈 곳이 없어진다. 이 때문에 반드시 동쪽이나 서쪽으로 기울어져 앞에 생김새를 만든다. 터진 둥지 아래에 완전한 알이 있다고 말한다. 만약 눈자위가 터져 기름이 흐르면 반드시 천천히 검은자

238) 위에 《증치준승》과 내용이 같아서 풀이 하지 않는다. 한문은 뒤에 붙여놓았다.

위 게눈증이 생기는데 다음에 검은자위 게눈증이 고르게 되더라도 눈동자구멍이 둥글게 돌아올 수 없다. 또 눈자위 밖에도 남은 막이 있어서 평생 떨어지지 않는다. 이런 사람의 눈은 빛을 보면 치료하지 않아도 치료되지만 보지 못하면 치료해도 치료하지 못한다.

《동의학사전》
○ 눈동자가 황인의 중심에 있지 않고 그 형태가 변하면서 어느 한쪽으로 치우쳐있는 증. 주로 흑정(각막)이 뚫어졌을 때 황인이 상처 구멍에 끼우면서 눈동자가 한쪽으로 치우치는 경우가 제일 많다. 이밖에 선천적으로 오거나 또는 눈수술(예: 원예내장수술)로 눈동자가 찌그러지면서 치우칠 수 있다. 눈동자의 형태는 살구 씨나 대추 씨 또는 삼각형이나 반달처럼 변하면서 어느 한쪽으로 치우친다. 심할 때에는 눈동자가 없어질 수 있다. 눈동자가 없어졌을 때는 수술적 방법으로 눈동자를 만든다.

4) 눈동자구멍 찌그러짐증

처음에 머리가 아프고 안쪽 눈초리가 약간 붉으면서 눈이 아프며 사물이 뿌옇게 보이고 눈물과 눈부심이 있다. 병이 진행되면 눈동자구멍에 좌우나 위아래가 톱니 꼴로 찌그러져 동그란 원이 되지 않는다.(홍채후 유착) 오래되면 눈동자구멍이 점점 좁아지면서 침 끝처럼 되며 밝거나 어두운 곳에서 크기의 변화가 없다.(유착으로 동공반사가 없어짐) 안으로

구름 눈속티증이 생겨 사물이 흐리게 보인다. 홍채모양체염(앞포도막염)으로 홍채가 붓고 동공 조임근의 자극으로 동공이 작아지다가 결국 홍채가 수정체와 유착되어 동공이 찌그러지는 병이다. 또는 이런 병이 없이도 찌그러질 수 있다.

홍채모양체염(앞포도막염)은 자각증상으로 시력장애, 눈부심, 눈물, 눈아픔, 편머리아픔, 깔깔한 감 등이 있고 타각증상은 각막 주위로 붉고[239], 동공축소, 반응지둔, 홍채 부종, 무늬 불선명, 방수 혼탁, 각막 뒷면에 작은 흰 잿빛 반점의 침착, 홍채와 수정체의 유착과 흐린 시야 등이다. 앞포도막염의 원인은 결핵, 류마티스, 감기, 렙토스피라, 매독, 바이러스성 질병, 폐렴, 홍역, 톡소플라즈마와 같은 감염과 각막 실질염, 공막염, 맥락막염, 망막박리와 같은 눈 질환, 그리고 당뇨나 통풍 등과 같은 대사성 질환이다. 류마티스나 결핵성일 경우 충혈은 심하지 않고 삼출물과 각막후 침착이 뚜렷하다. 양방에서는 원인을 밝힐 수 없어서 특발성으로 부르지만 임상 경험에서 보면 편집증적 성격이 강한 사람이 눈을 지나치게 사용했을 경우 많이 발생한다. 호전과 재발을 반복하지만 치료 예후는 좋은 편이다.

치료는 위에 눈동자구멍 좁아짐증을 참조한다. 그 외에 뭉친 피가 있으면 도인승기탕, 도홍사물탕 가감을 쓴다. 생지황, 지유, 잇꽃을 각각 같은 양을 달여 찌꺼기는 버리고 가재에 축여 더운찜질을 하는데 10~15분 정도 한다. 어혈과 염증성 삼출물을 흡수시키고 항체를 국소에 집중시킨다. 눈에는 반드시 동공을 크게 하는 산동제를 넣어야 한다.

신제시련탕은 감염이나 감기가 원인인 급성 포도막염에 쓴다. 각막에 여러 개의 침윤이 생기고 눈꺼풀이 부을 때 쓴다. 충혈, 이물감, 눈물이 있을 때도 쓴다. 황련 백작약 만형자 용담초 형개 사삼 각1돈 시호 황금 치자 목통 감초 각5푼. 물에 달여 밥 먹고 나서 먹는다.

사간탕은 급성일 경우 쓴다. 시호 충울자 2돈 대황 지모 각1돈반 지골피 현삼 차전자 현명분[240] 황금 (방풍 박하) 각1돈. 물에 달여 빈속에 따뜻하게 먹는다.

용담사간탕은 급성일 경우 쓰며 상황에 맞게 더하거나 뺀다. 용담초 시호 택사 각1돈 목통 차전자 적작약 생지황 적복령 당귀 치자 황금 감초 각5푼. 입이 쓰고 똥이 딱딱하며 맥이 팽팽하고 빠를 때는 대황 망초를 더 넣는다. 각막후 침착이 있으면 백작약 충울자를 더 넣는다. 방수 혼탁이 심하면 용담초를 더 넣는다. 밤에 아주 많이 아프면 생지황 3돈 목단피 2돈을 더 넣는다.

보신환은 신장이 비워져 눈이 흐리고 점점 눈동자에 흰점이 생기는 병을 치료한다. 자석 2량 숙지황 육종용(술로 찐다) 석곡 오미자 구기자 저실자(술로 찐다) 복분자 차전자(술로 찐다) 토사자(술로 만든다) (황백) 각1량 침향 식염 각5돈. 자석은 불에 달구어 식초에 담그기를 여러 번 거듭한 다음 물에 띄워 걸러

---

[239] 각막 주위에 고리 꼴로 구결막에 충혈이 생겨서 주변으로 멀어질수록 점차 연해진다. 빛깔은 장미 빛깔을 띠며 깊은 층에 있다. 눌러도 충혈은 없어지지 않고 핏줄도 움직이지 않는다.

[240] 망초를 자연 건조시켜 분말로 만든 것

달임 약이나 환약에 넣는다. 꿀로 오동나무 씨 크기로 환을 만들어 70환씩 빈속에 연한 소금물로 먹는다.

 보신명목환은 모든 눈속증이 눈바람증으로 변하려고 하거나 변해서 사물을 보지 못하는 병을 치료한다. 천궁 당귀 숙지황 감국 산약 지모 석창포 황백 청염 원지 백질려 파극 오미자 백작약 상표초 충울자 토사자 청상자 밀몽화 구기자 육종용 석결명 각1량. 꿀로 오동나무 씨 크기로 환을 만들어 40환씩 빈속에 소금물로 먹는다.

 지백지황환은 눈동자구멍 찌그러짐증이 있는데 류마티스, 결핵성일 때 쓴다. 숙지황 산약 산수유 구기자 각4량 백복령 목단피 택사 각3량 지모(소금물로 볶는다) 황백(소금물로 볶는다) 각2량.

 지백팔미환(자음지황환)은 피가 비워지고 신장이 비워지면서 눈앞이 아찔하고 때로 속티가 보이며 잘 보이지 않을 때 쓴다. 숙지황 1량 시호 8돈 건지황 7돈반 당귀 황금 각5돈 천문동 지골피 오미자 황련 각3돈 인삼 지각 감초 각2돈. 꿀로 오동나무 씨 크기로 환을 만들어 10환씩 먹는다. 정지환을 합방하면 더욱 좋다.

 억양주련산은 홍채염과 함께 팔다리 뼈마디가 아프고 입이 쓰며 목구멍이 마르는 병을 치료한다. 축축함이 뜨거움보다 많을 때 쓴다. 황금 치자 한수석 황련 각5돈 생지황 독활 만형자 전호 강활 백지 방풍 감초 각4돈 황백 지모 방기 각3돈.

 도인승기탕은 눈에 자줏빛의 어혈이 있고 똥이 잘 안 나올 때 쓴다. 대황 3돈 육계 망초 각2돈 감초 1돈 도인 10개.

 도홍사물탕 가감은 유리체 혼탁이 심할 때 쓴다. 생지황 도인 각1돈반 홍화 당귀 천궁 적작약 삼릉 택란 황금 황련 감국 목단피 각1돈.

《비전안과용목론》

○ 눈동자구멍 찌그러짐증은 이 눈이 처음 병에 걸릴 때는 갑자기 아팠다 그쳤다 해서 참기 어려워 밤에 누워도 잠을 잘 수 없다가 눈동자구멍이 찌그러진다. 위아래 또는 동쪽과 서쪽이 항상 둥근 원이 아니다. 세 가지 빛을 구별하지 못하며 오래된 다음에는 두 눈이 함께 해친다. 어른에게 많이 걸리고 그 눈동자구멍은 희거나 검은빛깔로 일정하지 않다. 희면 골 기름이 밑으로 흘러 병이 되었고 검으면 쓸개가 뜨겁고 함께 신장을 애써서 간장바람으로 병이 되었다. 사간탕, 진간환을 먹으면 효과가 있다.

 시로 말한다. 눈동자구멍 찌그러짐증은 물과 쇠가 없네. 검거나 흰 꼴을 만드네. 희면 골기름이 와서 막았네. 검으면 그 속이 원래 스스로 비워졌네. 이 생김새는 반드시 아프고 쑤신 다음이네. 쓸개에 뜨거운 바람이 애써서 생겼네. 이름난 의사가 손을 써도 구할 방법이 없네. 한창 나이에 한숨 쉬면서 어두운 방에서 살아야하네.

 사간탕은 맥문동 현삼 황금 지모 지골피 각1량 적작약 충울자 각1량반. 위를 곱게 가루 내어 물 1잔으로 가루 1돈을 넣고 5푼이 되게 달여 밥 먹고 나서 찌꺼기를 없애고 따뜻하게 먹는다.

 진간환은 차전자 인삼 복령 석결명 오

미자 세신 각1량반 산약 2량. 위를 가루 내어 날마다 빈속에 쌀 끓인 물(미음)으로 1돈씩 삼킨다.

《은해정미》

○ 눈동자구멍 찌그러짐증은 눈속증이 눈겉증과 함께 이어지지만 머리가 아프면서 나타나기 때문에 눈겉증 속에 끼워 넣었다. 이 증상의 원인을 살펴보면 밤에 잠자지 못하기 때문이다. 간장은 넋을 간직하고 폐장은 넋을 간직한다. 넋이 편안하지 않으면 알짜와 생각이 흔들리면서 잠을 조금 자고 간장이 일하게 된다. 그래서 눈동자구멍이 둥글지 않고 위아래와 동쪽과 서쪽이 톱날 같으며 치우치고 찌그러져 들쭉날쭉해졌다. 오래되면 눈동자구멍이 점점 좁아지고 사물이 흐릿하게 보이며 사람과 사물을 구별하기 어렵다. 그러다가 서로 당겨서 두 눈이 함께 해친다. 치료는 간장을 빼내고 신장을 북돋는 약을 쓴다.

신장과 간장이 함께 비워지고 불이 아주 세찬 병을 치료한다. 돼지간을 푹 삶아서 밤새 놔두었다가 새벽에 얇게 썰어 야명사를 묻혀서 잘게 씹어 먹는다. 이 약은 눈을 밝게 하고 쓸개를 이롭게 하는 효과가 있다.

눈동자구멍이 좁으면 간장이 튼튼하고 눈동자구멍이 벌어지면 간장이 비워져 있다. 이 증상을 의사가 치료를 놓쳐 오래 지나면 눈동자구멍이 바짝 오므라들어 작은 바늘귀만해진다. 그리고 안에 구름 같은 속흠이 맺히는데 누렇거나 푸르거나 희다. 그늘에서 보아도 커지지 않고 밝은 곳에서도 작아지지 않다가 마침내 장님이 된다. 처음에 일어날 때는 눈알이 빠질 듯 아프면서 안쪽 눈초리가 약간 붉다. 아직 세 빛을 볼 수 있으면 오사탕이나 성풍탕을 보신환이나 보신명목환과 함께 먹는다. 오래 먹어야 효과가 있다. 처방은 모두 앞에 있다.

오사탕은 불이 아주 세차거나 오장이 비워져 불이 세차게 움직이는 눈동자구멍 찌그러짐증을 치료한다. 이 약은 불을 빼낼 수 있다. 황백 지모 목통 치자 생지황 감초 현삼 길경 황금 방풍. 뜨거움이 심하면 영양각 서각 황련을 더한다. 위를 잘게 썰어 6~7돈씩을 물에 달여 밥 먹고 나서 먹는다.

《세의득효방》

○ 눈동자구멍 찌그러짐증은 그 눈자위가 마르면서 깔깔하고 전혀 눈물이 없으며 희거나 검다. 시작하면 쑤시고 아픈 다음에 조금 멈추며 검어서 보이지 않는다. 이 증상은 치료할 수 없다.

《동의보감》

○ 눈동자구멍 찌그러짐증은 눈동자가 마르고 깔깔하며 전혀 눈물이 없다. 시작하면 쑤시고 아픈 다음에 조금 멈춘다. 희거나 검으며 사물을 보지 못한다. 이 증상은 치료할 수 없다.(《득효》)

《의종금감》《안과심법요결》

○ 눈동자구멍 찌그러짐증 노래. 눈동자구멍 찌그러짐증은 눈동자구멍 꼴이 부서졌네. 왼쪽과 오른쪽, 위와 아래가 둥근 원을 만들지 못하네. 빛깔이 희면 골기름이 아래로 흔 병이네. 빛깔이 검

으면 간장과 쓸개가 뜨겁거나 비워진 병이네. 빛깔이 희면 동결사간탕인 황금, 지골피, 맥문동, 지모, 적작약, 충울자, 현삼을 쓰네. 빛깔이 검으면 동결진간환인 산약, 오미자, 인삼, 복령, 석결명, 세신, 차전자를 쓰네.

동결사간탕 처방은 황금 1돈 지골피 1돈 맥문동 1돈 지모 1돈 적작약 1돈반 충울자 1돈반 현삼 1돈. 위를 거칠게 가루 내어 물 2잔으로 1잔이 되게 달여 밥 먹고 나서 찌꺼기를 없애고 따뜻하게 먹는다.

동결진간환 처방은 산약 2량 오미자 5돈 인삼 복령 석결명 각1량반 세신 5돈 차전자 1량. 위를 곱게 가루 내어 꿀로 오동나무 씨 크기로 환을 만들어 빈속에 쌀 끓인 물로 2돈씩 삼킨다.

쉽게 풀이함. 눈동자구멍 찌그러짐증은 처음 병에 걸릴 때는 갑자기 아파서 참을 수 없다. 눈동자구멍을 자세히 보면 부서진 꼴이 나타난다. 왼쪽이나 오른쪽, 위나 아래가 부서져 둥근 원이 아니다. 눈동자구멍의 빛깔은 검거나 흰빛깔로 일정하지 않다. 흰빛깔이면 골 기름이 아래로 흐른 병이므로 사간탕을 먹는다. 검은빛깔이면 쓸개가 뜨겁고 간장이 비워졌으므로 진간환을 먹는다.

《동의학사전》
○ 외장눈병의 하나. 동신축소(홍채모양체염)으로 황인이 수정체와 유착되어 눈동자가 찌그러지는 병증을 말한다. 간신의 음허로 허화가 위로 올라가 생긴다. 동신축소 때의 소견과 함께 눈동자가 매화꽃이나 톱날같이 되어 둥글지 못하다.

음을 불구고 눈을 밝게 하는 방법으로 보신환, 지백팔미환 등을 쓴다. 눈에는 반드시 눈동자를 크게 하는 약을 넣어야 한다. 홍채후 유착이 있는 홍채모양체염에 해당된다고 본다.

5) 누런 무지개막증

무지개막이 누런빛깔을 띠면서 사물이 뿌옇게 보이는 병증이다. 처음에 밝은 어두운 노란빛깔이었다가 진한 노란빛깔로 변한다. 푹스홍채이색 홍채섬모체염(홍채이색염)에 해당한다. 홍채이색증(이색성 홍채모양체염)은 흔히 소아들에게서 생긴다. 푹스 홍채섬모체염은 홍채염과 전방출혈, 유리체 혼탁이 같이 오면서 홍채가 변색되는 병이다. 어두운 노란빛깔의 홍채가 위축되고 탈색되어 푸른빛깔이나 잿빛의 눈으로 변한다. 변화를 막지 못하며 간헐적인 포도막염을 일으킨다. 비염증성으로 통증, 눈부심, 충혈이 있고 동공수축은 없다. 작은 각막침착물, 동공 주변부에 잿빛 흰빛깔을 띤 결절 꼴에 삼출물이 보인다. 말기에는 녹내장과 백내장을 일으키기도 한다. 원인은 노화, 외상, 콘택트렌즈 착용으로 인한 영양장애 등이다. 양방에서 치료는 동공 확대제를 넣고 스테로이드제를 전신이나 국소 주사한다. 시력에 대한 예후가 좋으므로 한의학적인 치료에 반응이 좋은 편이다.

원인과 치료는 아래 책을 본다.

갈화해정탕은 갈화 사인 백두구 각5돈 청피 3돈 백출 건강 신곡 택사 각2돈 인삼 저령 백복령 진피 각1돈반 목향 5푼. 가루 내어 3돈씩 따뜻한 물에 타서 먹고 땀을 낸다.

　기제환은 토사자(술로 만든다) 익지인(볶는다) 복령 부추씨(볶는다) 육종용(술로 씻는다) 당귀 숙지황 각5돈 황백(소금이나 술로 볶는다) 지모(소금이나 술로 볶는다) 모려(달군다) 대추(술로 찐다) 각3돈 오미자 1돈. 꿀로 오동나무씨 크기로 환을 만들어 100환씩 빈속에 소금물로 먹는다.

　석결명산은 석결명 결명자 각1량 강활 치자 목적 청상자 적작약 각5돈 대황 형개 각2돈반 단삼 홍화 도인 택란 각1돈. 가루 내어 2돈씩 맥문동 달인 물에 먹는다. 《동의보감》

　삽화단은 모든 오래된 겉흠(엷은 각막혼탁)을 치료한다. 적석지 8량 노감석 3량반 박하 백강잠 마황 만형자 공청 황련 각7돈반 자초 5돈반 세신 용담초 초오 각3돈 산호 2돈 호박 1돈반 노회 혈갈 각7푼 진주 4푼. 적석지와 노감석을 아주 곱게 갈아서 나머지 약을 달인 물에 담갔다가 말려 공청 호박 진주 산호와 함께 곱게 갈아서 밤에 눈에 넣는다.

《증치준승》

○ 누런 무지개막증은 검은자위가 노랗게 금색처럼 빛이 나면서 어둡고 흐릿하게 보인다. 축축한 뜨거움이 겹치고 깨끗하지 않은 기운이 맑은 양 기운을 뜨겁게 쪄서 위에 눈동자 속으로 들어갔기 때문에 눈동자의 빛깔을 바꿨다. 술을 좋아하거나 축축한 뜨거움이 있으면서 말린 기름기가 많은 음식을 즐겨 먹는 사람에게 이 병이 있다. 눈흐림증과 같지 않다.

《심시요함》

○ 검은자위가 누렇게 금색처럼 되네. 어둡게 보이며 맑지 않네. 축축한 뜨거움이 눈동자로 들어가 뜨겁게 찌네. 맑은 기운이 흐린 기운을 만나 죄네. 튼튼한 나이면 의사를 찾으려 하지 않네.

　이 증상은 오로지 검은자위가 노랗게 금색처럼 빛이 나면서 약간 흐릿하게 보인다. 축축한 뜨거움이 겹치고 흐린 기운이 맑은 양 기운을 뜨겁게 쪄서 검은자위 속으로 들어갔기 때문에 검은자위가 금빛깔이다. 술을 좋아하거나 제멋대로 뜨겁고 말리고 비리고 기름기가 많은 음식을 먹는 사람에게 이 병이 있다. 갈화해독음을 먹어야 한다. 이 약은 축축한 뜨거움을 내리고 술독을 풀면서 신장 물을 돕고 심장 불을 내려 눈을 밝게 하는 약이다. 황련(볶는다) 현삼 당귀 용담초(볶는다) 인진 가는감초 갈화 숙지황 복령 생치자 연교 차전자 각각 같은 양. 위를 썰어 맑은 물 2잔으로 8푼이 되게 달여 찌꺼기를 없애고 밥 먹고 나서 멀리 먹는다.

《장씨의통》

○ 누런 무지개막증은[241] (풀이 안함) 축축한 가래를 치료하면 낫는다. 오령산에 인진, 용담초를 더 넣어 쓰고 심하면 치자백피탕 같은 약을 쓴다.

---

241) 《증치준승》과 같은 내용이라서 풀이하지 않는다.

《동의학사전》

○ 풍륜(각막과 홍채)이 누런색을 띠면서 물체가 뿌옇게 보이는 병증. 술이나 열성 식품을 지나치게 먹는 사람들에게서 습담열기가 눈에 올라가거나 혈관동신 때 전방에 나온 피가 흑정(각막에 물들어 생긴다. 정황시묘(홍채이색증)는 동신축소(이색성홍채모양체염)에서 보는데 흔히 어린이들에게서 생긴다. 보통 한쪽 눈에 오며 발병은 완만하여 환자는 잘 느끼지 못하며 물체가 뿌옇게 보인다. 황인은 누르스름한 색으로 변하며 눈동자 크기와 신축성은 정상이다. 흑정 안쪽 면에 흰 잿빛의 작은 물질이 붙는다. 신수(방수)는 맑지 못하며 운무이정(유리체 혼탁)이 있다. 나중에 원예내장이나 녹풍내장이 생겨 눈이 멀게 된다. 만일 전방에 나온 피가 오랫동안 흡수되지 않으면 흑정은 누르스름한 색으로 변하면서 물체가 뿌옇게 보인다. 습열로 온 것은 습열을 없애고 독을 풀며 눈을 밝게 하는 방법으로 갈화해독음을 가감하여 쓴다. 어혈이 몰려 흑정에 물이 들었을 때에는 혈을 잘 돌게 하고 어혈을 삭이고 예막을 없애는 방법으로 석결명산에 단삼, 잇꽃, 복숭아씨, 쉽싸리 등을 더 넣는다. 황인의 변화로 올 때에는 눈동자를 크게 하는 약을 꼭 넣어야 한다. 녹색각막 때에는 삽화단을 눈에 넣는다. 녹색각막이나 홍채이색증에 해당된다고 본다.

참 고
1) 베체트병

드물지만 전신에 퍼져있는 작은 혈관에 염증을 일으키는 위중한 병이다. 베체트병은 남자보다 여자에게 많고 20대와 30대의 젊은 성인에게서 많이 관찰된다. 이 병은 주로 입과 성기 부위에 자주 재발하는 궤양이 생기고 눈에도 염증이 생긴다. 피부 발진, 관절염, 대장염, 뇌막염도 일으킨다. 이 중 입 안에 나타나는 궤양이 가장 흔한 증상이다. 입안의 궤양은 보통 1~2주 동안 지속되고 자주 재발되며 통증을 유발하기 때문에 음식물을 먹거나 삼키기 곤란해진다. 성기 부위의 궤양은 입안의 궤양보다는 흔하지 않고 자주 헤르페스성 궤양으로 오인하기도 한다. 베체트병의 가장 큰 문제는 포도막염으로 치료하지 않으면 실명까지도 된다. 따라서 자주 한의원에서 진료를 받아야 한다. 또 베체트병 환자의 반 이상은 다리나 팔의 피부병변과 무릎 등 여러 관절에 염증을 동반한다. 통증의 정도는 사람마다 다르고 관절에 변형은 생기지 않는다. 또 일부 환자는 장에 염증을 동반하여 설사나 구토, 변비, 복통 및 복부 압통을 일으키고 때로는 혈변이 생기기도 한다. 또 중추신경계도 침범하는데 고열, 목 경직, 머리아픔 등의 증상이 있고 중풍에서 보이는 팔과 다리의 마비가 나타난다. 드물지만 폐와 심장에 침범하여 위중한 결과를 초래할 수도 있다.

똑같은 시기에 모든 증상이 나타나지

앓기 때문에 진단이 어려울 수 있지만 일단 증상이 뚜렷해지면 병력이나 진찰만으로 진단이 가능하다. 적혈구 침강속도 검사는 염증의 정도를 평가하는데 유용하다. 비록 완치는 안 되지만 치료하면 증상을 호전시키고 여러 가지 위중한 합병증을 예방할 수 있다. 억양주련산이나 억양주련산 가감방, 감로음을 쓴다.

억양주련산은 겉증을 치료한다. 생지황 독활 황백 방풍 지모 방기 각1돈 만형자 전호 강활 백지 감초 각7푼 황금 치자 한수석 황련 각5푼.

억양주련산 가감 처방은 속증을 치료한다. 석고 5돈 의이인 4돈 백지 생지황 만형자 연교 각2돈반 방풍 방기 감초 목단피 지모 황백 강활 각1돈반 황련 7푼.

감로음은 구내염, 입안의 궤양, 치주농루, 편도선염, 혀암, 베체트병 등에 쓴다. 생지황 숙지황 천문동 맥문동 황금 석곡 인진 각3돈 지실 감초 각1돈 비파엽 1개. 달여 하루 3번 먹는다.

치료는 위에 있는 억양주련산이나 억양주련산 가감방을 쓴다. 눈을 씻는 약으로 강력한 염증치료제인 자화지정을 쓴다.

2) 보크트-고야나기-하라다병

전신에 가벼운 발열, 머리아픔이 있고 두 눈에 급성 포도막염이 생기며 경과 중에 청각기관과 뇌 척수액의 변화 및 피부 변화를 일으키는 증후군을 말한다. 두 눈의 시력이 갑자기 내려가면서 머리아픔, 현훈, 전신 권태감, 식욕부진, 이명 등의 증상이 있다. 머리카락이 빠지고 피부에 흰무늬가 생기며 내이성 난청 등도 있다.

5. 눈속기름 눈속증

1) 눈 속티증

눈앞에 검은 속티가 있어 꽃잎이나 모기, 하루살이 같은 것이 어른거리는 것처럼 느껴지는 병증이다. 유리체가 혼탁되는 흔히 느끼는 비문증이다. 구름 눈속티증과 다르다.

눈속티에 대한 설명은 《동의보감》에 잘 정리되어 있다. 눈속티는 유리체의 변성(혼탁)을 의미하는 일반적인 용어이다. 눈속티를 일으키는 병은 대단히 많으며 주로 망막과 맥락막, 황반이 원인이다. 눈속티는 백혈구의 유주세포가 망막에 투영되는 것으로 노화에 의해 발생하는 생리적 현상(고리 꼴 비문증)과 전신의 대사장애나 염증, 출혈에 의해 생기는 병리적 변성이 있다. 류마티스의 망막혈관염, 근시, 내분비 질병, 간장과 신장의 이상, 광물질의 균형을 조절하는 내분비선의 기능장애에 의해서도 생긴다. 안저에 가까울수록 그리고 밝을수록 더 심하게 느낀다. 수정체 후극에 있는 경우는 거의 느끼지 못한다. 혼탁이 유리체 뒷부분에 있을 때는 형태를 느낀다. 눈동자의 1/4 정도 크기로 느낀다면 수정체 후극에 있는 것이 아니다.

원인과 치료는 아래 책을 본다.

유인환은 눈에 검은 속티가 보이면서 깔깔하고 아프며 어둡게 보이는 병을 치료한다. 숙지황 저실자 각3량 유인(껍질 벗긴다) 지골피 세신 지부자 인삼 석결명 백복령 백출 각2량 공청 방풍 각1량 푸른양간242) 1개 잉어 쓸개 5개 석담243) 5돈. 약을 가루 내어 쓸개와 꿀을 혼합한 것에 반죽하여 오동나무 씨 크기로 환을 만들어 20환씩 밥 먹고 나서 미음으로 삼킨다.

생숙지황환은 간장이 비워져 눈이 어둡고 검은 속티가 보이며 벌레가 날아다니는 것 같거나 찬 눈물증이나 속흠이 눈동자를 가린 병을 치료한다. 감국 1근

---

242) 산양의 일종. 암수 모두 뿔이 있고 중국의 동북과 서북지방에 산다.

243) 담반으로 물을 머금은 유산동이다. 맛이 시고 매우며 차갑다. 담을 삭히며 독을 풀고 굳은살과 적을 없앤다. 예전에는 토하게 하는 약으로 또는 담으로 인한 전간, 후비에 복용약으로 썼으나 지금은 입 안에 염증, 옹종, 옴, 치질 등에 외용약으로 쓴다.

석곡 지각 방풍 우슬 각6돈 생지황 숙지황 강활 행인 각4돈. 꿀로 환을 만들어 30환씩 백질려 달인 물로 먹거나 검은콩을 볶아 갈아 술 반잔으로 먹는다. 《화제국방》

《은해정미》

○ 눈이 어둡고 속티가 생기는 병.(일어서 별보임증과 같지 않다) 눈이 어두우면서 속티가 생기고 오랫동안 볼 수 없는데 왜 그런가? 이것은 신장이 비워졌기 때문이다. 눈은 구멍에 속하지만 주로 신장으로 되돌아가기 때문에 신장이 비워지면 눈이 어둡다. 음란하게 즐기거나 술과 여색이 지나치면 신장이 아주 약해지고 태어나면서 받은 진짜 기운이 완전하지 않으며 알짜와 생각이 작아진다. 그러면 눈동자와 눈속물이 맑지 않고 눈에 힘이 없어지기 때문에 눈에 속티가 생기고 오래 볼 수 없다. 치료는 환정보신환을 먹어야 하며 음에 물이 넉넉하면 돌아오지 않는 것이 없다.

환정보신환은 인삼 백출 복령 백질려 강활 목적 국화 방풍 감초 천궁 산약 육종용 밀몽화 청상자 우슬 각1량 토사자. 위를 곱게 가루 내어 꿀로 환을 만들거나 달여서 먹어도 효과가 좋다.

○ 파리 날개 같은 검은 속티가 보이는 병. 물었다. 사람이 눈병에 걸려 검은 속티가 있는데 파리 날개처럼 큰 것은 왜 그런가? 대답했다. 이것은 신장 물이 약해졌기 때문이다. 신장은 간장의 어머니인데 신장 물이 간장나무를 도와주지 못하면서 비워진 뜨거움이 있게 되었다. 쓸개는 간장이 들어와 생기는데 간장 나무가 마르면서 쓸개기운이 부족해졌다. 이 때문에 움직이거나 멈출 때 눈 속에 눈속물이 속에서 넘실거리며 파리 날개 같은 검은 그림자가 있다. 치료는 저령산을 써서 간장과 신장에 삿된 뜨거움을 다스린 다음에 현삼탕으로 그 간장을 서늘하게 한다. 그러면 쓸개 경락의 맑고 깨끗한 눈부위에 삿된 뜨거움이 들어오지 못한다. 그런 다음에 보신환을 쓰면 검은 속티가 스스로 없어진다.

저령산은 목저령 1량 차전자 5돈 목통 대황 치자 관중 활석 편축 각1량 창출. 위를 가루 내어 3돈씩 소금물로 삼킨다.

현삼탕은 현삼 황금 생지황 적작약 국화 청상자 백질려. 위를 가루 내어 4돈씩 물에 달여 먹는다.

보신환은 석창포 구기자 백복령 인삼 산약 택사 토사자 육종용 각1량. 위를 졸인 꿀로 환을 만들어 50환씩 소금물로 삼킨다.

《기효양방》

○ 눈에 검은 속티가 날파리처럼 보이면서 깔깔하고 아프며 어둡게 보이다가 점점 장님으로 변하는 병을 치료한다. 유인(껍질을 벗긴다) 지부자 세신(싹을 없앤다) 석결명(깨끗이 씻어 따로 찧어 체를 친다) 인삼 지골피(흙을 없앤다) 백복령(껍질을 벗긴다) 백출 각2량 숙지황(불로 말린다) 저실자 각3량 공청(따로 간다) 방풍(가닥을 없앤다) 각1량반 석담(고운 가루로 간다) 반량 잉어쓸개 5개 산양쓸개 1개. 위를 곱게 가루 내어 골고루 섞은 다음 쓸개즙과 꿀을 모아 넣고 오동나무 씨 크기로 환을 만든다. 20

환씩 밥 먹고 나서 쌀 끓인 물(미음)으로 삼킨다.

눈에 검은 속티가 보이면서 흩어지지 않는 병을 치료한다. 결명자 감국 각1량 방풍(뿌리머리를 없앤다) 차전자 천궁 세신 치자 만형자 현삼 백복령 서여 각 반량 생지황 2돈. 위를 곱게 가루 내어 꿀을 섞어 200~300번 찧어 오동나무 씨 크기로 환을 만든다. 20환씩 밥 먹고 나서 뽕나무가지 달인 물로 삼키는데 하루 3번 한다.

눈앞에 속티를 치료한다. 노랗거나 검거나 붉거나 희면서 일정하지 않다. 부자(구워 껍질과 씨싹을 없앤다) 목향 각 1량 주사 1푼 용뇌 반돈 청염 1량반 졸인소젖 2량 거위기름 4량. 앞의 약을 가루 내어 젖 기름과 함께 은근한 불로 고아 찐득한 즙을 만든다. 때에 얽매이지 말고 조금씩 정수리 위를 문지른다.

《향약집성방》

○ 눈에 검은 속티가 보인다. 《성혜방》에서 말했다. 눈에 보이는 검은 속티는 모두 오장육부에서 일어난다. 양 기운이 채워지지 않아서 음 기운이 강하게 생기기 때문이다. 사람의 음양이 조화로우면 알짜와 기운이 위에 눈으로 잘 가서 눈을 밝게 한다. 간장과 쓸개를 애써서 해치고 기운과 피가 부족한데 더욱 눈을 억지로 보거나 작은 글자에 책을 읽거나 심하게 일해서 해치면 비워진 틈을 타고 들어와 이 병이 된다. 또는 병이 일찍 일어나 속 기름과 겉 지킴에 기운이 비워졌는데 마음대로 다섯 가지 매운 음식을 먹고 바른 기운을 해치면서 몸조리를 안 하면 눈에 이런 병이 생긴다. 사물을 보면 파리가 날아가거나 머리카락이 어지럽히는 듯하다. 이것은 해가 오래 지나면서 여러 가지 증상으로 점점 변한다. 검거나 흰빛깔의 용이나 뱀을 닮은 꼴이 되고 멀거나 가까워도 연기나 안개 속에서 사물을 보는 듯하다. 침과 약으로 오장을 북돋아야 하며 완전히 몸조리해야 한다. 좋은 의사를 만나지 못하면 병이 더 심해져서 눈속증이 된다.

《성혜방》에 결명자환은 간장과 신장이 비워진 틈을 타고 바람이 쳐서 한쪽 눈에 흩어지지 않는 검은 속티가 보이는 병을 치료한다. 결명자 1량 감국 1량 차전자 방풍(뿌리머리를 없앤다) 만형자 궁궁 치자 세신 백복령 현삼 서여 각반량 생건지황 3돈. 오른쪽을 찧어 체로 쳐서 가루 내어 졸인 꿀에 섞어 200~300번을 찧어 오동나무 씨 크기로 환을 만든다. 밥 먹고 나서 뽕나무 가지 달인 물로 20환씩 삼킨다.

《화제방》에 주경원은 간장과 신장이 모두 비워져 눈이 항상 어둡고 검은 속티가 많이 보이는 병을 치료한다. 또는 속 흠가림이 생기고 사물이 또렷하지 않게 보이며 바람을 쏘이면 눈물이 나는 병을 치료한다. 오래 먹으면 간장과 신장을 북돋아 눈에 힘을 늘린다. 토사자(술에 담가 따로 갈아 가루 낸다) 5량 숙지황 차전자 각3량. 오른쪽을 곱게 가루 내어 졸인 꿀로 오동나무 씨 크기로 환을 만들어 30환씩 빈속에 밥 먹기 전에 하루 2번 먹는다.

《득효방》에 초목원은 오랜 해 동안 눈에 검은 속티가 생겨 치료할 수 없는 병을 치료한다. 초목(볶는다) 1량 창출(볶는다) 2량. 오른쪽을 가루 내어 식초 밀가루 풀로 오동나무 씨 크기로 환을 만들어 20환씩 식초 탄 찻물로 삼킨다. 10일이면 효과가 있다.

《성제총록》에 간장과 신장이 비워진 틈을 타고 바람이 쳐서 눈이 어둡고 때때로 빈 속티가 보이는 병을 치료한다. 천초(눈을 없애고 입을 닫아 볶아 땀을 낸다) 숙건지황(불에 말린다) 각1량 창출(쌀뜨물에 하룻밤 담가 잘라 불에 말린다) 5량. 오른쪽을 찧어 체로 쳐서 가루 내어 졸인 꿀로 오동나무 씨 크기로 환을 만들어 20환씩 따뜻한 술로 삼킨다.

《어약원방》에 금수전환은 눈이 어둡고 속티가 보이며 멀리 또렷하지 않게 보며 오래 보면 힘이 빠지는 병을 치료한다. 항상 먹으면 피를 키우고 물을 늘리며 바람을 없애고 눈을 돕는다. 생건지황 숙건지황 각1근 행인(껍질 끝을 없애 누런 검은빛깔로 볶아 찧어 가루 낸 다음 종이 3량 정도에 싸서 눌러 기름을 뺀다) 반근 금채석곡(뿌리를 꺾어 없앤다) 우슬(잘라 술에 담가 불로 말린다) 방풍(뿌리머리를 없앤다) 지각 당귀 각4량. 오른쪽을 함께 돌절구 속에서 갈아 체로 쳐서 가루 낸다. 졸인 꿀로 오동나무 씨 크기로 환을 만들어 40~50환씩 빈속에 따뜻한 술로 삼킨다. 미음도 좋다.

《위생보감》에 감국환은 남자가 신장이 비워져서 눈이 어둡고 가끔 검은 속티가 보이는 병을 치료한다. 항상 먹으면 눈을 밝게 하고 피를 활기차게 하며 신장을 따뜻하게 한다. 감국 2량 구기자 4량 숙지황 3량 산약 반량. 오른쪽을 가루 내어 졸인 꿀로 오동나무 씨 크기로 환을 만들어 30~50환씩 빈속에 밥 먹고 나서 따뜻한 물로 삼킨다.

《본조경험》에 양간환은 간장에 피가 넉넉하지 않아서 눈이 어둡고 속티가 보이거나 또는 눈물이 나오고 오래 보면 또렷하지 않은 병을 치료한다. 당귀(뿌리머리를 없애고 술에 담근다) 차전자(술에 찐다) 방풍(뿌리머리를 없앤다) 백작약 같은 양. 오른쪽을 곱게 가루 내어 졸인 꿀로 오동나무 씨 크기로 환을 만들어 50환씩 따뜻한 물로 삼킨다.

《동의보감》

○ 눈 속티증. 눈에 검은 속티가 보이면 간장과 신장이 함께 비워졌다.(《국방》) 위쪽이 비워지면 간장이 비워졌다. 반드시 머리가 어지럽고 눈이 아찔하며 귀가 들리지 않는다. 아래쪽이 비워지면 신장이 비워졌다. 반드시 눈에 속티가 있고 눈동자가 아프며 귀가 운다.(《입문》) 어두우면서 속티가 보이면 기운을 해쳤고 어두우면서 캄캄하면 피를 해쳤다. 뜨거움증이 있어도 눈이 부시면서 햇빛을 두려워하지만 안이 비워진 경우에도 절대로 밝은 빛을 가까이하지 않는다.(《입문》) 검은 속티는 신장이 비워졌다. 다섯 가지 색의 속티는 신장이 비워졌으면서 뜨거움이 들어왔다. 푸른 속티는 쓸개가 비워졌고 붉은 속티는 불이 세차다. 흩어지면서 어둡다는 것은 눈동자구멍이 벌어지면서 사물이 어둡게 보인다.(《입문》) 양은 주로 흩어지므로 양이 비워지면 눈 모서리를 당겨 뒤집어진 속눈썹이 찌른다. 음은 주로 오므라들게

하는데 음이 비워져서 오므라들지 못하면 눈동자구멍이 벌어지면서 눈이 어둡고 속티가 보인다.(《동원》) 눈에 날파리가 어지럽게 흩어지거나 거미가 빈 곳에 매달려 있으면 모두 눈속증이고 신장이 비워진 병증이다.(《유취》)

신장은 뼈를 주관하는데 뼈의 알짜는 눈동자이다. 눈동자구멍이 벌어졌다면 신장 물이 비워지고 뼈가 마르면서 심포 낙맥의 불이 타고 들어왔다. 치료는 쓴 맛과 신맛, 서늘한 약으로 하고 맵고 뜨거운 약은 꺼려야한다. 또 뜨거운 바람을 없애고 피를 서늘하게 하며 피를 늘려서 흩어져 없어지는 기운을 거두어들인다. 자음지황환이 가장 좋다. 처방은 위를 본다.(《동원》) 눈에 속티가 있으면 숙지황환, 삼화오자환, 환정환, 초목환, 주경원(처방은 위를 본다), 보신환(처방은 위를 본다), 《의감》환정환(처방은 위를 본다), 익본자신환(처방은 위를 본다), 명목장수환(처방은 위를 본다)을 먹고 오담고를 눈에 넣는다.

환정환은 타고난 밤눈증으로 점점 눈속증이 되는 병을 치료한다. 석결명(불에 달궈 물에 띄워 거른다) 복분자 충울자 각2량 괴실(볶는다) 인삼 세신 방풍 백복령 감국 백자인 천궁 각1량. 오른쪽을 가루 내어 꿀로 오동나무 씨 크기로 환을 만들어 따뜻한 물로 30환씩 먹는다.(《유취》)

《양의대전》

○ 어린아이가 신장이 비워져 눈에 속티가 있는 병을 치료한다. 북오미자(바구니로 두드려 불로 말린다) 맥문동(불로 말린다) 각2량 감구기자(검은참깨와 함께 볶아서 참깨를 빼낸다) 백질려(종이를 끼우고 볶는다) 채석곡244)(술로 쪄서 말린다) 각4량 물고기부레(잘라 합분과 함께 볶아 구슬을 만든다) 1근. 곱게 갈아 꿀로 환을 만들어 아침에 묽은 소금물로 3돈씩 삼킨다.

중년 나이에 어둡고 속티가 있는 병을 치료한다. 만형자(삶아 익혀서 볶은 다음 햇볕에 말려 갈아서 기름을 없앤다) 결명자(조금 볶는다) 각12량. 곱게 갈아 사원질려 반근을 달여 찐득한 즙으로 만들어 찧어 환을 만들어 밥 먹고 한참 지나서 맑은 물로 2돈씩 삼킨다.

《동의학사전》

○ 안화. 눈앞에서 꽃이나 모기와 같은 것이 얼른얼른하게 보이는 것. 대체로 정혈이 부족해서 생긴다. 좌기생화증과 같은 뜻으로 쓰인다.

○ 승시흑화. 눈앞에서 꽃이나 모기 같은 것이 얼른거리는 것처럼 느껴지는 증을 말한다.

2) 별가득 눈속티증

눈앞에 반딧불이 어지럽게 날아다니듯이 수많은 작은 붉은 별들이 떠다니는 병증이다. 심하면 등불에 별들이 모인 것처럼 보인다. 눈속증으로 넘어갈 수 있다. 후방 포도막염, 망막출혈로 인한 비문증이다.

---

244) 금채석곡 Dendrobium nobile Lindley.

원인과 치료는 아래 책을 본다.
 자음강화탕은 백작약 1돈3푼 당귀 1돈2푼 숙지황 천문동 백출 각1돈 생지황 8푼 진피 7푼 지모(꿀로 굽는다) 황백(꿀로 굽는다) 감초(굽는다) 각5푼 생강3 대추2. 물에 달여 밥 먹고 나서 먹는다. 녹용을 더 넣으면 좋다.

《증치준승》

○ 별가득 눈속티증은 셀 수 없을 정도로 작디작은 붉은 별들이 눈앞에 보인다. 반딧불이 어지럽게 날아다니는 듯하며 심하면 등불 불빛에 별들이 모인 꼴이다. 사람이 술을 즐기고 마른 음식을 좋아하며 마음을 많이 썼기 때문이다. 이러면 신장이 마르면서 가래불이 위로 올라가 눈에 낙맥이 뻑뻑하게 막힌다. 또 여섯 도둑에 삿된 불이 알짜 즙을 뜨겁게 쪄서 해치기 때문에 빛이 어지럽게 흩어지고 날아다닌다. 이것은 물이 불을 이기지 못하는 병으로 오랫동안 치료하지 않으면 눈속증이 된다. 일어서 별보임증과 같지 않으며 또 불이 있는 사람이 어두우면서 속티가 보이는 병과도 같지 않다. 보이는 별이 가볍다. 이것은 자주 별이 아주 가득히 보인다는 말이다. 양간환, 영양강활탕, 국정환, 명목생숙지황환, 석결명환, 가감주경환, 보신자석환, 《천금》신곡환, 삼인오자환, 보간환, 보신환, 영양각음, 유인환, 숙건지황환, 마정고, 결명환, 백룡분, 저간산, 복초방, 궁궁산을 쓴다.
 양간환은《제생》 간장에 피가 부족해서 눈이 어둡고 속티가 보이며 눈곱과 눈물이 생기기도 하는 병을 치료한다. 당귀(술로 씻는다) 차전자(술에 쪄서 불로 말린다) 방풍(뿌리머리를 없앤다) 백작약 유인(따로 간다) 숙지황(술에 쪄서 불로 말린다) 천궁 지실 각각 같은 양. 위를 가루 내어 졸인 꿀로 오동나무 씨 크기로 환을 만들어 70환씩 끓인 물로 때에 얽매이지 말고 삼킨다. 어떤 처방에는 천궁, 지실이 없다.
 영양강활탕은 간장과 신장이 모두 비워져 눈에 검은 속티가 보이거나 파리날개를 만들기도 하는 병을 치료한다. 영양각(가루 낸다) 강활 황금(검은 심을 없앤다) 부자(껍질 배꼽을 없앤다) 인삼 택사 진교(싹을 없앤다) 산수유 차전자 청상자 결명자(조금 볶는다) 시호(싹을 없앤다) 각1량반 황기 2량 감초(조금 굽는다) 1량. 5돈씩 물 1잔반에 8푼이 되게 달여 찌꺼기를 없애고 시간에 얽매이지 말고 따뜻하게 하루 2번 먹는다.
 국정환은 간장과 신장이 부족해서 눈이 어둡고 항상 검은 속티가 보이며 눈물이 많은 병을 치료한다. 구기자 3량 육종용(술에 담가 볶는다) 파극(심을 뺀다) 각1량 감국 4량. 위를 가루 내어 졸인 꿀로 오동나무 씨 크기로 환을 만들어 50환씩 따뜻한 술이나 소금물로 밥 먹고 한참 뒤에 삼킨다. 여태재 처방에는 숙지황 2량을 더 넣는다.
 석결명환은 간장과 피가 비워졌다가 오래 지나면서 눈이 어두워진 병을 치료한다. 지모(말린다) 산약 숙지황(말린다) 세신(싹을 없앤다) 각1량반 석결명 오미자 토사자(술에 하룻밤 담가 따로 찧어 가루 낸다) 각1량. 위를 곱게 가루 내어 졸인 꿀로 오동나무 씨 크기로 환을 만들어 50환씩 빈속에 미음으로 삼킨다.

가감주경환은 간장과 신장의 기운이 비워져 사물이 흐릿하게 보이거나 피가 적고 기운이 많은 병을 치료한다. 차전자(조금 볶는다) 오미자 구기자 각2량 당귀(실뿌리를 없앤다) 숙지황 각5량 저실자(속흠이 없으면 쓰지 않는다) 천초(볶는다) 각1량 토사자(술에 삶아 불로 말린다) 반근. 위를 곱게 가루 내어 꿀물로 끓여서 오동나무 씨 크기로 밀가루풀로 환을 만들어 30환씩 빈속에 따뜻한 술로 삼킨다. 소금물도 괜찮다.

보신자석환은 신장과 간장의 기운이 비워져 위에 눈을 쳐서 어둡고 멀리 보면 또렷하지 않으며 때때로 검은 속티를 보면서 점점 눈속증이 되는 병을 치료한다. 자석(불에 붉게 달구어 식초를 뿌려 담금질한다) 감국 석결명 육종용(술에 담갔다가 잘라 불로 말린다) 토사자(술에 하룻밤 담갔다가 은근한 불로 말린다) 각1량. 위를 곱게 가루 내어 수컷 참새(닭) 15마리를 털과 부리와 다리를 없애고 위와 장을 남겨두고 맑은 소금 2량에 물 석 되를 붓고 같이 수컷 참새가 흐물흐물할 때까지 달인다. 물이 없어지려고 하면 꺼내서 먼저 찐득한 즙처럼 찧어 약 가루와 함께 오동나무 씨 크기로 환을 만든다. 20환씩 빈속에 따뜻한 술로 삼킨다.

《천금》신곡환은 위와 같다.

삼인오자환은 간장과 신장이 부족하면서 체력이 약하기 때문에 눈이 어둡고 눈속증으로 속티가 보이면서 가깝고 먼 것을 헤아리지 못하는 병을 치료한다. 백자인 의이인 산조인 토사자(술로 만든다) 오미자 구기자(술로 찐다) 복분자(술에 담근다) 차전자(술에 담근다) 육종용 숙지황 백복령 당귀 침향 각각 같은 양. 위를 곱게 가루 내어 졸인 꿀로 오동나무 씨 크기로 환을 만들어 50환씩 빈속에 소금물이나 술로 삼킨다.

유인환은 눈에 검은 속티나 날파리가 보이면서 깔깔하고 아프며 눈이 어둡다가 점점 장님증으로 변하는 병을 치료한다. 유인(껍질 없앤다) 지부자 세신(싹을 없앤다) 인삼 지골피(흙을 없앤다) 석결명(깨끗이 씻어 따로 갈아 체로 친다) 백복령(껍질을 벗긴다) 백출 각2량 숙지황(불로 말린다) 저실자 각3량 공청(따로 간다) 방풍(곁뿌리를 없앤다) 각1량반 석담(갈아 곱게 가루 낸다) 반량 잉어쓸개 5개 푸른양쓸개 1개. 위를 곱게 가루 내어 고르게 갈아서 쓸개즙과 졸인 꿀을 넣고 오동나무 씨 크기로 환을 만들어 20환씩 밥 먹고 나서 미음으로 삼킨다.

숙건지황환은 피가 약하고 음이 비워져서 심장을 기르지 못해 불이 음 부분에서 더욱 세지고 눈동자구멍이 벌어지는 병을 치료한다. 피를 기르고 피를 서늘하게 하며 피를 더한다. 그리고 불을 거두어들이고 불을 흩어지게 하며 뜨거운 바람을 없애면 낫는다. 숙지황 1량 시호(싹을 없앤다) 8돈 생지황(술에 담가 말린다) 7돈반 당귀신(술로 씻는다) 황금 각반량 천문동(심을 빼고 말린다) 오미자 지골피 황련 각3돈 인삼(뿌리머리를 없앤다) 지각(볶는다) 감초(굽는다) 각2돈. 위를 곱게 가루 내어 졸인 꿀로 녹두 크기로 환을 만들어 100환씩 찻물로 밥 먹고 나서 하루 2번 삼킨다. 치료가 느리다. 매운 음식은 삿된 불을 돕고 찬 음식은 위장에 기운을 해쳐 약이 위로 가지 못하기 때문에 크게 꺼려야한다.

　마정고는 간장과 신장이 비워졌는데 바람이 위로 올라가 친 병을 치료한다. 눈에 검은 속티가 생기고 물결처럼 출렁이기도 한다. 공청(간다) 청염(간다) 각반량 괴실 목향 부자 각1량 졸인소젖 2량 거위기름 4량 한련초(자연스런 즙) 1되 용뇌 반전 단사(간다) 2돈반. 위를 곱게 가루 내어 먼저 한련초즙으로 졸인 우유와 거위 기름을 은그릇 속에서 3~5번 끓어오르도록 달인다. 모든 약 가루를 넣고 끓여 반이 되면 그치고 자기 그릇 속에 담근다. 자려고 할 때 옛날 보습처럼 생긴 철 1조각으로(무게가 2~3량) 약을 묻혀서 머리 꼭대기 위에 20~30번을 문지른다. 사람에게 구멍 속이 나타나도록 한 다음에 결명환을 먹는다. 쇠그릇은 꺼려야한다.

　또 다른 처방은 눈앞에 속티를 보는 병을 치료한다. 노랗거나 검거나 붉거나 흰빛깔로 일정하지 않다. 부자(구워 만들어 껍질과 배꼽을 없앤다) 목향 각1량 주사 2돈반 용뇌 반돈 청염 1량반 졸인소젖 2량 거위기름 4량. 위를 앞의 약처럼 가루 내어 졸인소젖과 거위기름과 함께 약한 불로 달여 찐득한 즙을 만든다. 작은 절굿공이로 때에 얽매지 말고 머리 꼭대기를 문지른다.

　결명환은 눈에 검은 속티가 흩어지지 않는 병을 치료한다. 결명자 감국 각1량 방풍(뿌리머리를 없앤다) 차전자 궁궁 세신 치자 만형자 현삼 백복령 서여 각 반량 생지황 7돈반. 위를 곱게 가루 내어 졸인 꿀과 함께 200~300번 절굿공이로 찧어 오동나무 씨 크기로 환을 만든다. 20환씩 밥 먹고 나서 뽕나무가지 달인 물로 하루 3번 삼킨다.

　백룡분은 신장 물이 크게 비워지고 간장 경맥에 삿된 뜨거움이 있어서 사물이 또렷이 보이지 않는 병을 치료한다. 겉 흠가림이나 흰자위 군살증이 생겼거나 바람을 맞으면 눈물이 흐르거나 또 눈에 검은 속티가 보이는데 날파리나 기름방울 같거나 눈동자가 깔깔하고 붓고 아프거나 가려워서 참기 힘든 병을 모두 치료한다. 망초 3되를 써서 2월과 9월에 만드는데 큰 항아리의 뜨거운 물에 담갔다가 열어서 천으로 거른 다음 은그릇이나 돌그릇 안에 넣고 반쯤 되도록 달인다. 그릇 안을 따뜻하게 하여 은 그릇 안을 기울여 땅에 드러내서 하룻밤 그대로 둔다. 다음날 덩어리로 만들어 다른 물 안에서 깨끗이 씻는다. 다시 작은 항아리의 뜨거운 물에 담가 열어놓고 오래 끓이다가 무 2개를 넓적하게 썰어서 넣고 같이 달인다. 무가 완전히 익으면 기울여서 도자기 그릇 안에 무를 건져내 쓰지 않는다. 땅에 하룻밤 드러내 놔두고 다음날 덩어리를 만들어 물을 빼고 햇볕에 하루 동안 말린다. 물을 완전히 빼내고 좋은 종이 봉지에 넣어 바람과 햇볕이 스며드는 곳에 놔둔다. 햇볕과 바람이 이르는 곳에 걸어두었다가 열어서 쓰는데 막자사발 안에서 햇볕에 펼쳐놓고 아주 곱게 갈아 평소 방법대로 눈에 넣는다. 현명분이라고도 부른다.

　저간산은 눈에 검은 속티가 생겨 점점 눈속증이 되는 병을 치료한다. 그리고 눈자위가 치우치게 보거나 바람 독이 눈을 친 병을 치료한다. 또 붓고 아프면서 깔깔하고 가렵거나 짧게 보거나 속눈썹이 찌르거나 밤눈증을 치료한다. 강활(뿌리머리를 없앤다) 독활(뿌리머리를 없앤다) 청상자 감국 각1량. 위를 곱게 가루 내어 3돈씩 먹는다. 새끼양간 1잎을 가늘게 썰어 대나무잎 여러 장으로 쫑쯔245)처럼 함께 싼다. 따로 검은콩(쥐눈이콩) 49알을 쌀뜨물 1그릇에 은이나 돌 그릇 안에서 함께 달이는 데 검은콩이 짓무르고 쌀뜨물이 마를 정도로 한다. 간을 잘게 썰어 따뜻한 술로 삼키고 또 콩을 빈속, 한낮, 밤에 자려고 누울 때 모두 먹는다.

천초를 먹는 처방은 간장과 신장이 비워지고 바람이 위로 올라가 쳐서 눈에 검은 속티가 생기고 머리와 눈이 깨끗하지 않은 병을 치료한다. 생각을 통하게 하고 목숨을 늘린다. 천초 1근을 골라 깨끗하게 하고 눈을 없애고 입을 닫게 한다. 약탕기 안에서 충분하게 볶아서 땅 위에 깨끗한 종이를 두 겹으로 깔고 새 그릇을 엎어서 움직이지 않게 하고 반나절 동안 주위를 황토로 덮어 독을 없애고 땀이 나온 다음에 햇볕에 바싹 말린다. 이런 천초를 도자기 상자 안에 두고 매일 빈속에 새로 길은 물로 10알씩 삼킨다.

궁궁산은 눈이 아찔하고 어두우면서 깔깔하며 사물이 또렷하게 보이지 않는 병을 치료한다. 궁궁 지골피 형개(꽃이삭)

하수오(검은 껍질을 벗긴다) 국화 선복화 결명자 석결명(솔로 깨끗이 닦는다) 감초(굽는다) 각1량 청상자 선태(흙을 없앤다) 목적 각반량 백지 2돈반. 위를 곱게 갈아 1돈씩 밥 먹고 나서 쌀뜨물에 타서 삼킨다.

《심시요함》
○ 두 눈에 반딧불이 어지럽게 흩어지네. 여섯 양이 쳐들어와 불이 위로 타오르네. 신비로운 빛이 떨어지지 않도록 구해야 하네. 먼저 심장을 시원하게 하고 신장을 길러야 하네.
이 증상은246) (풀이 안함)

자음강화탕을 먹어야 한다. 음이 비워져 불이 움직이는 병을 치료한다. 당귀 1돈 천궁 5푼 생지황(생강즙에 볶는다) 숙지황 황백(꿀물에 볶는다) 지모(꿀물에 볶는다) 맥문동 각8푼 백작약(박하 달인 물에 볶는다) 황금 시호 각7푼 감초(잔뿌리) 4푼. 위를 썰어 맑은 물 2잔에 8푼이 되게 달인다. 이 약을 살펴보니 신장을 기르고 음을 늘리며 물을 올리고 불을 내리는 가장 좋은 약이다. 기침을 함께 치료하려면 아교 행인 각7푼 오미자 3푼을 더 넣고 침을 뱉거나 코피가 나오면 목단피 8푼 연뿌리 즙 3숟갈 서각 가루 5푼을 더 넣는다. 현명분과 추석을 더 넣으면 불을 아주 빨리 내리니 자주 써야 한다. 어린애 오줌도 좋다.

가미감리환은 진액을 생기게 하고 피를 늘리며 물을 올리고 불을 내린다. 심장을 시원하게 하고 눈을 밝게 한다. 이

---

245) 찹쌀에 대추 따위를 넣어 댓잎이나 갈잎에 싸서 쪄 먹는 단옷날 음식의 한 가지.

246) 위에 《증치준승》에 시작 부분과 같은 내용이기 때문에 풀이하지 않는다.

처방은 하늘에 하나는 물을 만들고 땅에 둘은 불을 만든다는 뜻이다. 약이 가벼워도 효과는 크며 불에 증상이지만 효과가 빠르다. 모든 길에 통하는 약으로 이것보다 나은 것이 없다. 위가 세차고 아래가 비어있는 사람이 먹으면 아주 효과가 좋다. 회숙지황[247] 8량(절반은 사인 1량을 비단 주머니에 담아 사기 항아리 안에 넣고 술 2잔으로 끓여 말린 다음 사인은 없애고 쓰지 않는다. 절반은 백복령 2량을 갈아 가루 내어 앞에 방법처럼 술 2잔으로 끓여 말린 다음 복령은 없애고 쓰지 않는다. 찧어 찐득한 즙을 만든다) 감주구기자[248](골라 줄기를 없애고 불에 쬐어 말린다) 당귀(좋은 술에 3일 동안 담갔다가 깨끗이 씻어 햇볕에 말린다) 백작약(좋은 술에 하룻밤 담갔다가 잘라 햇볕에 말린다) 천궁(크고 흰 것을 깨끗이 씻어 자르는데 작은 것은 쓰지 않는다) 여진실(동청자로 동짓날에 따서 꿀물을 타서 9번 찌고 9번 말린 깨끗한 것) 각4량 감국(줄기와 잎을 없애고 집 마당에 있는 것이 좋고 들국화는 쓰지 않으며 햇볕에 말린 깨끗한 것) 3량 천황백(8량을 거친 껍질을 벗기고 깨끗하게 해서 자른다. 2량은 술에 담그고 2량은 소금물에 담그며 2량은 사람 젖에 담그고 2량은 꿀에 담근다. 각각 하루 밤낮으로 했다가 햇볕에 말린 다음 어두운 노란빛깔로 볶는다) 지모(털을 벗기고 자른 6량을 네 부분으로 나누어 황백처럼 네 가지 방법으로 똑같이 만든다) 지황고는 빼고 따로 넣는다. 나머지 여덟 약재를 방법에 따라 만들어 한 곳에 합쳐 섞는다. 넓게 깔아 햇볕에 말리고 밤에 이슬을 맞히면서 이틀 밤낮으로 하늘과 땅에 기운과 해와 달을 받도록 한다. 다시 곱게 갈아 졸인 꿀로 오동나무 씨 크기로 환을 만들어 80~90환씩 빈속에 끓인 물로 삼킨다. 청염물도 좋다. 무나 날 채소를 삼간다.[249]

《동의학사전》
○ 눈앞에서 반딧불이나 별 같은 것이 떠다니는 것처럼 느껴지는 병증. 신음이 부족하여 생긴다. 심하면 시력장애를 느끼며 내장눈병으로 넘어갈 수 있다. 음을 불궈 화를 내리우는 방법으로 자음강화탕을 쓴다.

3) 구름 눈속티증

눈앞에 안개나 구름과 같은 것이 떠다니듯이 느끼는 병증이다. 눈 바깥에 끈이나 뱀, 나비 같은 둥그렇게 말린 꼴의 물체가 보인다. 빛깔은 푸르거나 검거나 새하얗거나 약간 노랗다. 눈 밖 빈곳에 어지럽게 날아다니며 위를 보면 위에 있고 아래를 보면 아래에 있다. 주로 후방포도막염, 미만성 맥락막염, 망막시신경염, 망막색소변성, 망막박리, 눈 외상으

---

247) 허난 회경에서 주로 나는 지황을 말한다. 뿌리가 굵게 자란다. 회산약, 회지황, 회우슬, 회국화가 유명하다.

248) 간쑤 간저우(甘州)에서 생산된 구기자. 가장 좋은 품질로 쳤다.

249) 구기자 여정자 각3량반 감국 3량을 더 넣어도 된다.

로 인한 유리체 혼탁을 말한다.
 원인과 치료는 아래 책을 본다.
 저령탕은 축축한 뜨거움을 치료한다. 등심 단삼 백작약 각1돈 저령 목통 택사 활석 지각 황백(술로 볶는다) 우슬 맥문동 구맥 편축 차전자 각7푼반 감초 3푼.
 온담탕은 가래불을 치료한다. 반하 1돈반 진피 백복령 지실 각2돈 죽여 1돈 감초 황련 5푼 생강3.
 명목지황탕은 간장과 신장에 비워짐을 치료한다. 생건지황(술로 씻는다) 숙지황 각4량 우슬(술로 씻는다) 백질려(볶는다) 각3량 지모(소금물로 볶는다) 황백(술로 볶는다) 토사자(술로 만든다) 독활 구기자 각2량. 꿀로 오동나무 씨 크기로 환을 만들어 100환씩 빈속에 연한 소금물로 먹는다.
 영양강활탕은 효과가 좋다. 황기 2량 영양각 강활 황금 산수유 차전자 부자(굽는다) 사삼 청상자 결명자 택사 진교 시호 각1량반 (생지황 당귀 천궁 백작약) 감초 각1량.
 유인환은 숙지황 저실자 각3량 유인 지골피 세신 지부자 인삼 석결명 백복령 백출 각2량 공청 방풍 각1량 산양간 1개 잉어쓸개 5개 석담 5돈. 꿀로 오동나무 씨 크기로 환을 만들어 20환씩 밥 먹고 나서 미음에 먹는다.
 팔물탕은 기운과 피가 비워짐을 치료한다. 인삼 백출 백복령 감초 숙지황 백작약 당귀 천궁 구기자 선복화 파극 각1돈 천초 5푼.
 환정야광환은 양련250)과 겨울 꿀로 환

을 만든다. 맥이 비워지고 불이 없으면 황련, 서각을 빼고 녹용, 육계를 더 넣는다. 인삼 산약 구기자 당귀 지황 육종용 각2량 사원질려 백복신 맥문동 오미자 토사자 유인(골라 껍질을 벗긴다) 백질려(볶아 찧어 가시를 없앤다) 산조인 각1량5돈 국화 방풍 석곡(금비녀를 쓴다) 우슬 궁궁 영양각 각1량 서각 황련 각5돈. 음에 알짜가 평소 약해서 삿된 양이 일어나려고 할 때 이 처방을 쓴다. 음에 알짜와 오장육부가 모두 갖추어졌어도 전부 신장에 있지 않고 삿된 양과 바람, 불에 있다. 어떻게 육부에 책임이 있겠는가. 대개 평소에 약하면 구멍에 물을 두루 대지 못한다. 이때에 바람,

---

250) 사람의 오줌을 많이 모아 그릇 속에 넣고 조각 즙 약간으로 더러운 기운을 죽인 후, 백여 번 저은 뒤 오줌을 가라앉혀 맑고 탁한 부분이 정해지면 윗물은 제거하고 탁한 밑 부분만 취한다. 또, 물을 넣고 백여 번 저어 맑은 물은 제거하고 탁한 부분만 취한 후, 베로 걸러 찌꺼기를 제거하고 진한 즙을 취한다. 이것을 깨끗한 솥에 넣고 졸인다. 마르면 긁어내리고 찧어 체로 거른 후, 다시 솥에 넣고 맑은 물에 달여 녹인다. 이것을 삼태기나 대그릇에 종이를 2겹으로 두껍게 깔고 이것을 부어 여과하여 물은 버린다. 이것을 다시 솥에 넣고 또 달여서 녹인 후 종이를 깔고 물을 붓는데, 빛깔이 깨끗하지 않으면 다시 앞의 방법대로 붓는다. 빛깔이 서리나 눈처럼 깨끗해지면 그만둔다. 이것을 뚜껑이 잘 붙어 있는 사합에 넣고 입구를 봉한 채 불에 달구어 즙을 내어 붓되, 밝고 깨끗한 빛깔이 되면 그만둔다. 이것을 곱게 갈아 사합에 넣고 단단히 붙인 후에 불을 올리고 7일 밤낮으로 불을 피우는데, 오래 데울수록 더욱 좋다. 이것을 양련추석이라고 한다. 여러 가지 냉질이나 오랜 허손을 치료한다. 이것을 먹으면 모두 낫는다. 동의보감. 잡병.

불 등이 함께 서로 원인이 되어 눈병이 된다. 치료는 삿된 것을 없애고 바른 것을 기르면서 음양을 진실로 이끈다. 삿된 것을 없애고 바른 것을 기를 때 느리면 이롭고 빠르면 이롭지 않다. 부드러우면 이롭고 강하면 이롭지 않다. 《목경대성》

전진산은 황기 구기자 당귀 지황 육종용 귀교 산수유 오미자 인삼 산조인 산약 황정 각각 같은 양. 꿀물에 먹는다. 《목경대성》

《증치준승》

○ 구름 눈속티증은 사람이 눈 바깥에서 파리, 뱀, 깃발, 나비, 말린 끈 꼴의 사물을 스스로 본다. 빛깔은 푸르거나 검거나 하얗거나 약간 노랗다. 눈 바깥 빈 곳에 어지럽게 날아다니며 위를 쳐다보면 위에 있고 숙여서 보면 아래에 있다. 신비로운 구멍을 해쳐 낙맥 사이에 알짜 즙이 마르고 맑고 깨끗한 기운이 막혀서 눈속증이 된 병이다. 그 원인은 모두 쓸개와 신장에 있다. 검은 경우는 쓸개와 신장이 스스로 병에 걸렸다. 흰 빛깔인 경우는 가래불 때문에 폐장을 해쳐 맑고 깨끗한 쇠가 부족하다. 노란빛깔이면 비장과 위장의 낙맥에 맑고 깨끗한 기운을 해쳤다. 눈동자는 타고난 양이 주관하는 곳이고 오장에 가장 알짜를 품어 모인 곳인데 그 안을 해쳤기 때문에 이런 증상이 보인다. 비워졌거나 부족한 사람과 월경이나 아이를 낳을 때 피를 많이 흘린 경우, 너무 많이 슬피 울거나 깊이 생각하거나 분노가 쌓인 경우에 이 병이 있다. 어린아이 감병에 뜨거움증이나 학질이나 상한병에 걸린 날이 오래되면서 눈이 아파서 오래 감고 있으면 알짜 즙과 맑고 깨끗한 기운을 뜨겁게 쪄서 또 이 병이 있다. 어려서 알지 못하다가 커서 비로소 알아챘을 때는 기운이 낙맥에 이미 정해져서 치료해도 낫지 않는다. 지금 사람들은 이 증상만을 보고 귀신이 나타난 꼴이라고 하면서 오히려 액막이 기도에 얽매여 안을 치료하려고 하지 않는다. 훗날에 병이 더욱 심해지고 증상이 많아지게 되면 구할 수 없다.

《심시요함》

○ 구름 눈속티증은 타고난 것이 비워져 해치네. 눈 밖을 스스로 보니 사물이 펼쳐 있네. 파리나 뱀이 날아다니거나 깃발이 바람에 나부끼는 듯하네. 흰 나방 같으며 푸르거나 노란빛깔을 띠네. 어두우니 신장과 쓸개에 속하네. 눈속증은 견디기 어렵네. 진짜 기운이 없어지고 기운과 즙을 해쳤네. 스스로 조심하고 생각을 삼가서 병을 막아야 하네.

이 증상은251) (풀이 안함)

저령산을 먹어야 한다. 신장이 약해서 간장 나무를 도울 수 없으면서 비워진 뜨거움이 있다. 쓸개는 간장에 달라붙어서 생긴다. 그러나 간장 나무가 마르고 쓸개기운이 부족해서 움직임이 멈추면 눈동자 안에 눈속물이 출렁인다. 그래서 깃발이나 표범나비, 끈 고리 같은 검은 그림자가 있다. 먼저 이 가루약을 먹어서 그 간장과 신장에 삿됨을 시원하게

---
251) 《증치준승》과 내용이 같아서 풀이하지 않는다. 한문은 뒤에 붙여놓았다.

한 다음에 유인환을 먹으면 검은 속티가 스스로 없어진다. 목저령 목통 편축 창출(쌀뜨물로 만든다) 관중 대황(굽는다) 활석(물에 띄워 거른다) 치자 각1량 차전자(술에 쪄서 거른다) 5돈. 위를 곱게 가루 내어 3돈씩 빈속에 청염물에 타서 삼킨다.

유인환은 눈에 검은 속티나 날파리가 보이고 깔깔하면서 아프며 어둡게 보이다가 점점 장님증으로 변하는 병을 치료한다. 유인(껍질 끝을 없앤다) 지부자 백복령 세신 인삼 석결명(깨끗이 씻어 따로 간다) 지골피 백출(볶는다) 각2량 석담(따로 간다) 5돈 숙지황(말린다) 저실자 각3량 공청(따로 간다) 방풍 각1량 산양쓸개 1개 잉어쓸개 5개. 위를 곱게 가루 내어 고르게 갈아 쓸개즙과 졸인 꿀을 함께 섞어 오동나무 씨 크기로 환을 만든다. 2~3돈씩 밥 먹고 나서 미음으로 삼킨다.

마정고는 눈앞에 속티가 보이는 병을 치료한다. 노랗거나 검거나 붉거나 흰빛깔로 일정하지 않다. 백부자(구워 껍질과 배꼽을 없앤다) 목향 각1량 용뇌 5돈 청염 1량반 주사 2돈반 졸인소젖 2량 거위기름 4량. 위에서 앞의 약 가루와 졸인소젖을 함께 약한 불로 끓여 찐득한 즙을 만든다. 쓸 때는 조금씩 때에 얽매이지 말고 정수리 위를 문지른다.

영양강활탕은 간장과 신장이 모두 비워져 눈에 검은 속티가 보이거나 파리 날개가 생긴 병을 치료한다. 황기 2량 자감초 1량 영양각(갈아 가루 낸다) 강활 황금(검은 심을 뺀다) 산수유 차전자 부자(껍질과 배꼽을 없애 굽는다) 인삼 청상자 결명자(조금 볶는다) 택사 진교(싹을 없앤다) 시호(싹을 없앤다) 각1량반. 위를 가루 내어 5돈씩 물 2잔으로 8푼이 되게 달여 찌꺼기를 없애고 때에 얽매이지 말고 따뜻하게 먹는다. 눈에 속티를 치료하는 사물을 보는 방법이다. 심장에 병이 있으면 사물이 사자 꼴처럼 보인다. 이방천이 이 꼴을 보고 바로 손을 앞으로 향해 잡아서 사물이 없다는 것을 보게 하라고 가르쳐주었다. 오랫동안 병을 의심했는데 드디어 없어져 나았다.

《장씨의통》

○ 구름 눈속티증은 파리가 날고 꽃이 떨어지거나 깃발과 말린 끈을 스스로 본다. 빈 곳에 어지럽게 얽히며 푸르거나 노랗거나 검거나 흰빛깔이다. 위를 쳐다보면 위에 있고 숙여서 보면 아래에 있다. 낙맥 사이에 진액이 말라버리고 맑고 깨끗한 기운이 막혔기 때문이며 그 원인은 모두 쓸개와 신장에 있다. 검으면 쓸개와 신장이 스스로 병에 걸렸으니 보신자석환을 쓴다. 희거나 노란빛깔이면 가래불이 폐장과 비장에 맑고 깨끗한 기운을 해쳤으니 조협환을 쓴다.

《목경대성》

○ 헛것 보기. 한줄기 작은 노을이 눈을 밝게 비추네. 날아다니는 파리와 춤추는 나비가 눈동자에 새로 모여 있네. 어디에서 온 깃발이 펴졌다가 다시 오므리네. 실 꼴로 된 고리가 끝없이 없어졌다 다시 생기네. 술을 쥐니 활 꼴의 뱀이 먼저 잔에 있네. 하늘에는 반딧불이 보

이며 별이 어지럽게 흔들리네. 요사스러운 기운이 이와 같아서 어떤 이유인가 했네. 물이 떨어지고 바람이 오르며 불이 위로 올라갔네.

이 눈은 밖에 증상이 없고 속에도 생긴 것이 없다. 하지만 떠다니는 실이 맺혀 있거나 날아다니는 파리, 춤추는 나비, 뱀 꼴의 깃발, 엮은 끈 같은 고리 생김새가 보인다. 빛깔은 푸르거나 검거나 새하얗거나 약간 누렇다. 눈 밖에 빈 곳에 어지럽게 흩날리게 보이며 갑자기 없어졌다 갑자기 생긴다. 쳐다보면 위에 있고 내려다보면 아래에 있다. 안과에서 구름 눈속티증이라고 부른다.

술과 여자와 돈복이 있는 남자아이는 피를 없앤다. 심하게 슬피 울고 생각하고 화를 내는 부녀자는 감정이 이미 머물러 있어 편안하게 끊고자 하지 않는다. 거기다가 바람을 맞거나 햇빛을 무릅쓰거나 추위와 더위에 삼가지 않거나 배고프거나 심하게 일을 했다. 이래서 결국 진짜 음과 타고난 양을 시들게 하면서 없어지게 하고 오장육부를 비운다. 오장육부가 비워지면 바람이 생기고 삿된 것이 바람을 따라 들어와 알짜가 흩어진다. 또 비워지면 불이 생기고 가래가 불 때문에 맺혀서 이 병을 만든다.

그래서 사물과 빛깔이 앞에처럼 터무니없이 보이면 빨리 기제환, 환정야광환을 만들어서 아침과 저녁에 함께 먹는다. 또는 낮에 전진산을 먹고 밤에 전진일기탕을 달인다. 먹으면서 해와 달을 늘 보지 않으면 점점 작아지고 점점 없어진다.

만약 돈에 인색하고 쓰는 돈을 아까워하며 술을 가까이하고 꽃을 보면서 잘 몸조리하지 않으면 가래가 생기고 바람이 생기며 불이 생긴다. 모두 쓸개와 신장 두 부분으로 돌아가는데 쓸개와 신장을 해치면 진액이 더욱 마른다. 만약 가장 알짜를 위로 돌려서 근원을 돕지 못한다면 가장 알짜가 머무는 집인 타고난 오장육부를 쓰지 못하는 꼴이다. 맑고 순수한 음식물의 기운을 받더라도 그 타고난 성품으로 되돌아오지 못한다. 이렇게 해가 가고 날이 오래되면 눈속물이 뭉쳐 속흠이 되어 은은하게 검은자위를 가리면 눈속증이라고 한다. 비유하면 얼음 연못과 눈 쌓인 골짜기는 맑고 맑다. 그러나 물이 잘 흐르지 않으면 흐려지고 이끼가 생긴다. 병세도 반드시 이런 이치이다.

《용목론》은 골 기름이 아래로 흘러 속흠이 된다고 했지만 아니다. 대개 병이 눈속증이 되면 여덟 가지 방법으로 신비한 침을 잘 놓더라도 열에 넷, 다섯을 치료할 수 있고 여섯, 일곱은 치료할 수 없다. 약은 거짓으로 병을 치료할 수 있지만 침은 병을 남기지 않는다고 하였다. 그것이 반딧불이나 등불이나 노을에 번개가 지나가듯이 보이면 보지 못하게 된다. 흔히 장님증이나 눈바람증에 이 병이 있다. 다행히 눈가림증이 되어서 침을 놓지만 반드시 흡족하지는 않다. 오래 서 있거나 오래 보면 가끔 어두우면서 속티가 보인다. 또 허리를 굽혀 절하거나 사물을 주우려고 쭈그리고 앉았다가 일어날 때 머리가 아찔하고 눈에 속티가 있으며 반딧불이나 별이 번쩍번쩍한다. 심해지면 어둡고 조금 멈추면 비로소 다르다. 또 감정과 욕심으로 알짜와 기운을 녹여 없애기 때문에 물과 불이 만나지 못해 신비로운 빛이 흔들린다. 나이에 견주어 몸이 튼튼해도 그 가장 알짜가 점점 줄어들었기 때문에 위에 약을 먹으라고 말했다. 그렇지 않으면 팔미환, 가감팔미환이 더욱 마땅하다.

《동의학사전》

○ 흑화비승. 승영비월. 눈앞에서 구름과 안개가 움직이는 것처럼 느끼는 병증. 습열담화, 간신의 정혈부족, 기혈부족 등으로 생긴다. 눈앞에서 안개나 구름과 같은 것이 떠다니는 것처럼 느껴진다. 그의 색은 여러 가지이다. 시력은 혼탁 정도에 따라 다른데 경하면 시력장애가 없거나 약간 뿌옇게 보일 정도이고 심하면 시력이 몹시 나빠진다. 눈 속을 검사해보면 신고(유리체) 속에서 먼지모양, 실 모양, 눈송이 모양이 각이한 형태와 크기의 검은 음영이 나타난다. 안저는 신고의 혼탁이 경하면 정상과 차이가 없으나 혼탁이 심해짐에 따라 눈 바닥은 불그스레해지고 희미해진다. 혼탁이 매우 심하면 눈 바닥은 보이지 않는다. 습열담화로 온 것 가운데서 습열이 더 심한 것은 습과 열을 없애고 담을 삭이는 방법으로 저령산에 단삼, 집함박꽃뿌리를 더 넣어서 쓰고 담화가 더 심한 것은 열을 내리우고 담을 삭이는 방법으로 온담탕에 황련, 대무릇을 더 넣어 쓴다. 간신의 정혈부족으로 온 것은 간신을 자양하고 눈을 밝게 하는 방법으로 명목지황탕을 쓴다. 기혈이 부족해서 온 것은 기혈을 보하는 방법으로 팔진탕을 쓴다.

일반적으로 구기자 8g, 여름국화 4g, 파극천 12g, 조피나무열매 2g을 물에 달여 먹거나 현명분, 들맨드라미씨, 멧대추씨 각각 같은 량을 가루 내어 꿀 알약을 만들어 10g씩 먹는다. 유리체 혼탁에 해당한다.

4) 눈속기름 마름증

눈속기름이 말라버려 눈알에 흠이 있는 듯이 보이는 병증이다. 심하면 터지기도 한다.

《증치준승》

○ 눈속기름 마름증은 뜨거움이 그 물을 해쳐 눈속기름이 줄어들었다. 네 둘레가 붉고 심하게 아프다면 낙맥 사이가 막혀서 불이 눈속기름을 마르게 했다. 누런 패인 눈겉흠증이 눈속기름을 부수어 없어지게 했다면 이것은 뜨거움이 눈속기름을 문드러지게 한 것으로 더욱 심한 병이다. 네 둘레가 심하게 붉고 아프지 않다면 누런패인 눈겉흠증으로 해치지 않은 것으로 조금 부드럽게 해친다. 성욕으로 번거롭거나 맵고 뜨거운 음식을 마음대로 먹었기 때문이다. 그래서 뜨겁게 찌면서 불살라 간장과 쓸개의 낙맥을 해쳐 이 병이 되었다.

생김새는 검은자위에 흠이 있거나 눌린 증상이 있으며 길이와 크기는 하나가 아니다. 침으로 찌른 듯 작게 눌리거나 비녀로 찌른 듯 크게 눌리기도 한다. 또는 손톱으로 새긴 듯이 흠이 있거나 검은자위 주위에 아주 기다랗게 흠이 있기도 한다. 이런 것들은 모두 안이 막히면서 뜨거움이 심하게 쪄서 눈속기름을 태워 버렸기 때문이다. 빨리 치료해서 굴처럼 깊이 꺼지거나 검은자위 게눈증으로 튀어나오지 않게 한다. 깊어지고 커지면 검은자위 게눈증처럼 나오지 않더라도 겉흠이 가득차고 흰 겉흠 무리가 있어 깊이얼음흠집 눈겉흠증이 있는 듯하다.

치료는 약에 기운으로 그 눈속기름을 채워야 한다. 오래 먹고 오래 눈에 넣으면 물이 맑아지고 눈속기름이 돌아온다. 만약 치료가 적고 중간에 게으르면 흰 겉흠 무리를 평생 피하기 어렵다. 얕고 작으면 예전처럼 되지만 깊고 크면 작은 흠집이 남는다. 눈속기름은 타고난 음양 오행에 가장 알짜와 기운이 신비롭게 뭉친 것으로 자연히 가장 맑고 가장 순수하다. 지금 타고난 다음에 생긴 약에 기운과 맛으로 그 빠진 것을 북돋아서 흐린 것 속에 머금은 그 맑은 것에 영향을 미치게 해야 한다. 가장 좋은 거울은 세월이 필요하다는 것을 알지 못해서 드물게 처음으로 되돌아간다.

○ 눈속기름 꺼짐증은 눈알이 밑으로 꺼지는 듯 느끼며 드물지 않게 터지는 것을 말한다. 검은자위 게눈증에 무지개막까지 튀어 나온 병증과 모든 새는 병증과는 같지 않다. 눈속기름이 흐르고 눈속물이 없어져 아래로 꺼진 병과 견준다. 이것은 안에서 없어져 눈을 기르지 못하는 것이다. 샘이 마르고 낙맥을 해치며 피가 말라버리면서 눈속기름도 말랐기 때문이다.

원인은 하나가 아니다. 제멋대로 성생활을 해서 신장 물을 마르게 했거나 맵고 마른 음식을 좋아해서 진액을 해친 경우가 있다. 또 바람과 가래와 축축한 뜨거움이 오래 뭉쳐서 눈동자와 눈속기름을 해치거나 마땅하지 않게 피를 내서 경락을 잘못 해친 경우가 있다. 또 피를 너무 많이 내서 눈속기름액을 촉촉하게 기르지 못했거나 슬피 울어 눈물즙을 해친 경우가 있다. 구멍이 생겨서 그 낙맥 속에 진짜 기운이 빠져나가고 타고난 기운이 약해서 즙을 잘 실어서 돌릴 수 없는 경우가 있다. 대개 타고난 기운이 약하면 눈속기름액이 부족하기 때문이다. 사람의 눈이 이유 없이 스스로 밑으로 꺼지면 죽을 날이 다가온 것이다. 눈의 밖에 나쁜 증상이 있는데 안에 눈동자와 눈속기름을 해쳤으면 치료하지 못한다.

《장씨의통》

○ 눈속기름 마름증은 뜨거움이 그 물을 해쳐 눈속기름이 줄어들었다. 생김새는 검은자위에 흠이 있거나 눌린 증상이 있으며 길이와 크기는 하나가 아니다. 침으로 찌른 듯 작게 눌리거나 비녀로 찌른 듯 크게 눌린다. 또는 손톱으로 새긴 듯이 흠이 있거나 검은자위 주위에 아주 기다란 흠이 있기도 한다. 이런 것들은 모두 간장과 쓸개의 낙맥이 막히면서 뜨거움으로 심하게 쪄서 눈속기름을 태워 버렸기 때문이다. 육미환에 당귀, 석결명, 백질려를 더 넣거나 팔진탕, 보중익기탕 같은 약을 먹는다. 빨리 치료해서 굴처럼 깊이 꺼지거나 검은자위 게눈증으로 튀어나오거나 언 새우 같은 겉흠이 가득한 병이 되지 말아야 한다. 반드시 크게 북돋는 약을 오래 먹어야 물이 맑

아지고 눈속기름이 돌아온다. 만약 치료를 중간에 게으르게 하면 흰 테두리를 평생 피하기 어렵다.
○ 눈속기름 꺼짐증은 눈알이 밑으로 꺼지는 듯 느끼며 드물지 않게 터지는 것을 말한다. 검은자위 게눈증에 무지개막까지 튀어 나온 병증이나 모든 새는 병증과는 같지 않다. 원인은 하나가 아니다. 제멋대로 성생활을 해서 신장 물을 마르게 했거나 맵고 마른 음식을 좋아해서 진액을 해쳤다. 또는 바람과 가래와 축축한 뜨거움이 오래 뭉쳐서 눈동자와 눈속기름을 해치거나 마땅하지 않게 피를 내서 경락을 잘못 해쳤다. 또 피를 너무 많이 내서 눈속기름액을 촉촉하게 기르지 못하거나 슬피 울어 즙을 해쳐서 생긴다. 모두 타고난 기운이 비워지고 눈속기름액이 부족하기 때문이다. 치료는 주로 피와 기운을 따뜻하게 길러야 한다. 그리고 뜨거움을 식히는 서늘한 약은 꺼려야 한다. 사람의 눈이 이유 없이 스스로 밑으로 꺼지면 죽을 날이 다 가왔다. 밖에 나쁜 증상이 있고 안에 눈동자와 눈속기름을 해쳤으면 치료하지 못한다.

5) 눈속기름 피들어감증

피가 눈속기름 안으로 들어가 잘 보지 못하게 되는 병증이다.252) 마치 물이 우물에 들어가 맑은 것과 흐린 것이 서로 섞인 것과 같다. 수시로 아프고 껄끄러우며 붉은 빛이 눈에 가득하면서 사물이 흐릿하게 보인다. 또 사물이 눈앞에 비단 천을 막거나 연기나 안개 속에 있는 것처럼 보인다. 눈동자는 은은하게 밝은 붉은빛깔이나 어두운 붉은빛깔을 띤다. 피가 유리체 속으로 들어간 유리체 출혈이다.

원인과 치료는 아래 책을 본다.

서각지황탕은 생지황 3돈 적작약 2돈 서각 목단피 당귀 황금 황련 각1돈 홍화 8푼.

추혈명목음은 세신 인삼 적작약 오미자 천궁(술에 볶는다) 우슬(술에 볶는다) 석결명 생지황 산약 지모(소금물로 볶는다) 백질려 당귀잔뿌리 방풍 홍화 목단피 각7푼반.

지황합제는 생지황 숙지황 백출(볶는다) 각1량반 건강 3돈 천오 1돈반 생감초 세신 각6푼 오공 3마리. 물에 달여 하루 3번 먹는다.

대황당귀산은 눈이 부어오르고 엉긴 피가 흩어지지 않아서 겉흠이 보이는 병을 치료한다. 대황(술로 찐다) 황금(술로 볶는다) 각1량 홍화 3돈 소목(가루 낸다) 당귀 치자(술로 볶는다) 목적 각5돈. 가루 내어 4돈씩 물에 달여 밥 먹고 나서 먹는다. 《장씨의통》

---

252) 초기 책인 《은해정미》에는 피가 눈 속으로 들어간 증상을 유리체 출혈과 전방출혈을 모두 포함하여 설명하였으나 《안과용목론》에서 전방출혈을 눈자위에 피가 들어간 눈겉증이라고 둘을 구별하였다.

이후 《득효방》을 거쳐 《증치준승》에 이르면 유리체 출혈을 눈속기름 피들어감증, 전방출혈을 죽은피 눈병증으로 명확하게 구별한다. 필자는 《증치준승》에 따르는 것이 맞다고 본다.

《은해정미》

○ 눈속기름 피들어감증은 독이 있는 피가 눈동자에 물 안으로 흘러 들어갔기 때문이다. 물이 우물 속으로 흘러 들어간 듯이 맑고 흐림이 서로 섞인 꼴이다. 때때로 아프면서 깔깔하고 붉은 빛이 눈에 가득하다. 사물이 얇은 비단으로 가린 듯 흐릿하게 보이거나 연기나 안개 속에 있는 듯하다. 먼저 한쪽이 걸린 다음에 서로 이끌어 모두 해친다.

이 증상은 세 가지가 있다. 간장 증상에 오랫동안 쌓인 뜨거운 피가 눈동자로 가서 엉긴 피가 물에 들어간 경우이다. 이것은 간장과 신장 두 경락에 관계된 병으로 이런 피는 없애기 어렵다. 맞아서 터진 피로 신선하면서 뜨거운 경우가 있다. 심하게 흘러 들어가지만 쉽게 낫는다. 또는 금침으로 열다가 실수로 흰자위를 밀어내도 엉긴 피가 눈 속으로 들어간 경우가 있다.

이렇게 세 가지 원인이더라도 치료법은 같다. 대황당귀산, 지통몰약산, 추예명목환을 쓴다. 앞에 사물에 찔려 터졌거나 맞아서 속흠이 생겼거나 피가 눈동자에 들어갔을 때 모두 앞에 세 약을 먹으면 효과가 아주 좋다. 또는 생지황, 부용 뿌리를 찧어 세 증상에 붙이는데 두루 쓴다고 한다. 또는 파나 쑥으로 찜질해도 좋다. 또 모가 나거나 둥글게 해도 살리는 방법으로 움직여야 한다. 그 방법에 얽매이지 않아야 효과를 본다.

물었다. 사람이 눈병에 걸렸는데 안에 병이 없다가 갑자기 사물에 찔려 눈꺼풀과 눈알에 피가 쌓여 흩어지지 않았다. 또는 뭉친 피가 눈동자로 흘러 들어갔거나 또는 침으로 잘못해서 붓고 아파 참기 어렵다. 또는 나쁜 주먹으로 맞아 눈알이 1~2푼 빠져나왔다. 어떤 방법으로 치료하느냐? 대답했다. 맞았을 때는 생지황을 찧어 붙여 그 피를 흩어지게 한다. 그리고 먼저 지통몰약산을 먹고 그 다음에 추예명목환을 먹는다. 만약 바람으로 해쳤으면 제풍탕을 먹는다. 맞아서 눈알이 나왔으면 손바닥으로 천천히 밀어 넣고 생지황을 붙인다. 생지황이 없으면 건지황을 술에 담가 축축해진 것을 찧어 붙여도 된다. 그리고 지통몰약산을 먹는다.

지통몰약산은 몰약 혈갈 대황 박초. 위를 가루 내어 2돈씩 술에 타서 삼킨다. 찻물로 삼켜도 된다.

추예명목환은 석결명 천궁 오미자 지모 산약 각1량 인삼 세신. 위를 가루 내어 졸인 꿀로 환을 만들어 찻물로 삼킨다.

제풍탕은 방풍 차전자 고본 오미자 세신 천궁 길경. 위를 3돈씩 맑은 물로 삼키거나 물에 달여 먹는다.

《세의득효방》

○ 눈속기름 피들어감증. 눈동자로 피가 흘러 들어가 송곳으로 찌르는 듯 아프다. 속흠이나 막은 없지만 사물이 흐릿하게 보인다. 해침이 있거나 또는 간장에 기운이 막혔기 때문에 피가 돌아갈 곳이 없어서 생긴다. 피를 이끌어 간장으로 돌아가도록 해야 한다.

통혈환은 생지황(불로 말린다) 적작약 각반량 천궁 1량 감초 5돈 방풍 형개 당귀잔뿌리 각1량. 위를 가루 내어 졸인 꿀로 달걀노른자 만하게 환을 만들어 밥 먹고 나서 형개, 박하, 찻잎 달인 물로 삼키면 피가 곧 흩어지면서 간장으로 돌아간다. 또 눈에 속티가 생길까 두려우면 다시 앞에서 썼던 환정산을 먹는다.

《향약집성방》

○ 눈속기름 피들어감증. 《성혜방》에서 말했다. 눈속기름 피들어감증은 간장과 심장에 오랫동안 쌓인 뜨거운 독 때문이다. 심장은 피를 주관하고 사람이 누우면 피가 간장으로 돌아간다. 뜨거운 바람이 웅크리고 있으면서 가슴 가로막을 막아버리면 피가 위로 올라가 눈으로 흘러 들어간다. 또 침을 잘못 놓아서 나쁜 피가 없어지지 않고 눈에 흘러 들어가면 참을 수 없이 아프다. 빨리 치료해야 해치는 것을 피한다.

《성혜방》에 눈속기름 피들어감증으로 가림증이 생긴 병을 치료한다. 생지황 5량을 찧어 갈고 대황 1량을 찧어 체로 쳐서 가루로 만든다. 오른쪽을 골고루 섞고 솜을 2~3손가락 정도 넓이에 조각으로 자른다. 그런 다음 위에 약을 골고루 발라 구리 그릇 속에 담아둔다. 쓸 때는 똑바로 누워서 눈에 대주며 뜨겁다고 느끼면 찬 것으로 갈아준다.

또 처방으로 생지황즙을 작은 잔으로 1잔씩 따뜻하게 자주 먹는다. 나을 때까지 한다.

《성제총록》에 눈속기름 피들어감증을 치료한다. 석결명 인삼 궁궁 세신 오미자 각1량 적복령 2량. 오른쪽 거칠게 가루 내어 5돈씩 물 1잔반에 1잔이 되게 달여 찌꺼기를 없애고 밥 먹고 나서와 잠자려고 할 때 따뜻하게 먹는다.

《기효양방》

○ 눈속기름 피들어감증으로 어둡고 깔깔하며 아픈 병을 치료한다. 또 눈알 흔들림증이나 눈곁증을 치료한다. 맥문동(심을 빼고 불로 말린다) 대황(볶는다) 황금(검은 심을 뺀다) 길경(잘라 볶는다) 현삼 각1량 세신(싹을 없앤다) 망초(간다) 각반량. 위를 가루 내어 5돈씩 먹는데 물 1잔반으로 7푼이 되게 달여 찌꺼기를 없애고 망초 가루를 조금 넣어 밥 먹고 나서 따뜻하게 먹는다.

간장 경맥에 쌓인 뜨거움이 위로 올라가 눈을 쳐서 생긴 자라들어간 눈곁흠증, 눈속기름 피들어감증, 눈이 부시면서 눈물이 많은 병에 먹는다. 차전자(볶는다) 밀몽화(줄기를 없앤다) 결명자 백질려(볶아 가시를 없앤다) 국화(줄기를 없앤다) 황금 강활 용담초(깨끗이 씻는다) 감초 각각 같은 양. 위를 곱게 가루 내어 2돈씩 밥 먹고 나서 묽은 쌀죽에 타서 먹는다.

《증치준승》

○ 눈속기름 피들어감증은 눈동자를 보면 검은 구슬처럼 보이지 않고 한 점에 붉은빛으로 보인다. 심하면 자줏빛이 섞인 빛깔이다. 병이 여기에 이르면 아주 위험하고 또 빨리 치료해야 한다. 처음 생겨서 1~2일이면 치료할 수 있지만 늦어지면 치료해도 낫지 않는다. 낫지 않을 뿐만 아니라 그 사람도 오래가지 않을까 두려워한다. 대개 신장에 참된 하나를 해치고 쓸개 속에 알짜 즙을 모두 해쳤다. 그래서 한 점에 타고난 양과 신비롭고 신령스러운 빛이 피에 빛깔을 보

이면서 신장 부위인 눈동자에 나타났다. 열 환자 중에 아홉을 치료할 수 없다. 지금 사람들은 죽은피 눈병증만을 보고 눈속기름 피들어감증이라고 부르는 데 잘못이다.

《동의보감》

○ 눈속기름 피들어감증은 눈동자로 피가 흘러 들어가 송곳으로 찌르는 듯 아프다. 속흠이나 막이 없지만 사물이 흐릿하게 보인다. 간장에 기운이 막혔기 때문에 피가 돌아갈 곳이 없어서 생긴다. 피를 이끌어 간장으로 돌아가도록 해야 한다. 통혈원, 차전산을 먹는다.(《득효》) 또 속티가 생길까 두렵다면 다시 환정산을 먹는다.(《입문》) 속흠이 생기면 생지황 즙에 대황 가루를 섞어 찐득한 즙을 만들어 비단에 2촌 정도로 펴서 눈 위에 대준다. 오래되면 바꾼다.(《득효》)

통혈원(통혈환)은 눈속기름 피들어감증으로 찌르듯 아프지만 속흠이 없는 병을 치료한다. 천궁 당귀잔뿌리 방풍 형개 각1량 생건지황 적작약 감초 각5돈. 오른쪽 가루 내어 꿀로 달걀노른자 만하게 환을 만들어 1환씩 박하, 형개 달인 물로 밥 먹고 나서 삼킨다.(《입문》)

차전산은 간장 경맥에 뜨거운 독이 있어서 생긴 자라들어간 눈겉흠증과 눈속기름 피들어감증, 눈이 부시면서 눈물이 많은 병을 치료한다. 밀몽화 감국 백질려 강활 결명자 차전자 황금 용담초 감초 각각 같은 양. 오른쪽을 가루 내어 2돈씩 쌀뜨물에 타서 삼킨다.(《득효》)

환정산은 간장과 폐장에 뜨거운 바람으로 생긴 모든 겉흠과 신장에 뜨거운 바람을 치료한다. 또는 눈동자가 갑자기 침으로 찌르는 듯 아픈 병을 치료한다. 또는 어린아이에 감병 눈병으로 처음에는 깔깔하면서 아프다가 오래되면서 부스럼과 겉흠이 생기고 부으면서 눈물이 나와 눈을 뜨기 어려운 병을 치료한다. 모든 간장바람과 설사한 다음에 비워진 뜨거움이 위로 오르는 병을 치료한다. 눈에 넣지 않는 경우에도 먹어야 한다. 안과에서 두루 쓰는 약이다. 백질려 감초 목적 방풍 생치자 각5돈 결명자 1량 청상자 선태 각2돈반. 가루 내어 2돈씩 맥문동 달인 물로 삼킨다.(《입문》)

《심시요함》

○ 눈속기름 피들어감증은 가장 이상하네. 세상에 환자가 드물다고 말하네. 눈속기름과 쓸개즙이 함께 해쳤네. 빨리 치료해도 이미 늦네.

이 증상은253) (풀이 안함) 다음을 먹어야 한다.

추혈명목음은 세신 인삼 각1돈 적작약 오미자(10알) 천궁(술에 씻어 볶는다) 우슬(술에 씻어 볶는다) 석결명(식초에 달군다) 생지황 산약 지모(소금물에 씻는다) 백질려(갈아 가시를 없앤다) 당귀잔뿌리 방풍 각8푼. 위를 잘게 썰어 맑은 물 2잔으로 8푼이 되게 달여 찌꺼기를 없애고 따뜻하게 먹는다.

마사석산은 마사석(조금) 증청 용뇌 석담 각각 같은 양. 위를 찐득한 분처럼 아주 곱게 갈아 날마다 이른 새벽과 밤

---

253) 《증치준승》과 내용이 같아서 풀이하지 않는다. 한문은 뒤에 붙여놓았다.

다음에 눈에 넣는다.

　낙홍산은 피가 눈속기름으로 들어가 붉게 가린 병을 치료한다. 천산갑(볶는다) 길경(볶는다) 요사(곱게 갈아 따로 넣는다) 남자아이머리카락(불에 굽는다) 각3돈 곡정초(종이로 불에 굽는다) 선태(머리와 다리를 없앤다) 뱀허물(선태와 함께 깨끗이 씻어 감초물을 넣고 불로 말린다) 아불식초(종이로 태워 말려 가루낸다) 각1돈. 위를 곱게 가루 내어 콧속에 불어넣는다. 다음날에 원통으로 눈을 점점 빨아들이면 가림이 스스로 떨어진다. 빨아들이는 원통을 만드는 방법은 좋은 구리를 두드려 물방울 떨어뜨리는 기구 비슷하게 만들어 원통 위에 구멍 1개를 남기고 돼지비계가 붙은 얇은 거죽으로 구멍 위를 묶는다. 쓸 때는 원통 구멍을 눈 위에 대고 의사가 숨을 들이마신다. 다음에 그 속흠이 가볍거나 심한지 보아서 점점 빨아들이면 점점 없어진다.

《장씨의통》

○ 눈속기름 피들어감증은 독이 있는 피가 눈동자에 물 안으로 흘러 들어갔기 때문이다. 맑고 흐림이 서로 섞여 때때로 아프면서 깔깔하고 붉은 빛이 눈에 가득하다. 비단으로 가린 듯 보이거나 연기나 안개 속에 있는 듯하다. 이 증상은 세 가지가 있다. 간장과 신장에 뜨거운 피가 눈동자로 흘러 들어간 경우이다. 흔히 한쪽 눈이 먼저 걸리고 다음에 서로 이끌어 모두 해친다. 가장 치료하기 어렵다. 맞아서 해친 피가 흘러 들어간 경우가 있다. 심하지만 빨리 낫는다. 또는 침으로 눈속증을 치료하다가 실수로 무지개막을 밀어내서 뭉친 피가 흘러 들어간 경우가 있다. 세 증상의 치료법은 같다. 대황당귀산을 쓴다. 속흠이 있거나 속흠이 없더라도 살리는 방법으로 치료한다.

《의종금감》《안과심법요결》

○ 눈속기름 피들어감증 노래. 피가 눈동자로 흘러들어가 눈이 아프네. 피가 흘러들어간 색과 서로 같네. 쓸개즙과 간장에 피가 뜨거움으로 없어졌네. 불이 피를 들볶아 눈동자로 흘러갔네. 빨리 지통몰약산인 몰약, 망초, 대황, 혈갈을 찻물로 먹네. 아픔이 그치면 대황당귀산인 대황, 당귀, 목적, 황금, 치자, 국화, 소목, 홍화를 쓰네.

　지통몰약산 처방은 몰약 2량 망초 1량반 대황 1량반 혈갈 1량. 오른쪽을 찧어 체로 쳐서 곱게 가루 내어 밥 먹고 나서 뜨거운 찻물에 타서 1돈씩 삼킨다.

　대황당귀산 처방은 대황 1량 당귀 2돈 목적 1량 황금 1량 치자 5돈 국화 3돈 소목 5돈 홍화 8돈. 위를 곱게 가루 내어 고르게 해서 2돈씩 밥 먹고 한참 있다가 찻물에 타서 삼킨다.

　쉽게 풀이함. 피가 눈속기름으로 흘러 들어가 눈동자가 아프며 눈동자는 피가 들어간 붉은빛깔 같다. 간장에 피가 뜨거움으로 마르기 때문에 쓸개즙이 없어지면서 불이 피를 들볶아 눈속기름 속으로 흘러 들어갔다. 지통몰약산을 써야 하고 아픔이 멈춘 다음에는 대황당귀산을 먹는다.

《동의학사전》
○ 혈관동신. 피가 눈동자 안으로 들어가 잘 보지 못하게 되는 병증. 간담의 열이나 음허로 허화가 위로 올라갈 때, 외상이나 수술 때 핏줄이 터져서 생긴다. 피가 눈동자의 어느 부위에 들어갔는가에 따라서 다르다. 피가 신고(유리체) 속으로 들어가면(혈관동인 내장) 갑자기 잘 보지 못하게 된다. 만일 출혈량이 적고 시의(망막)에 변화가 없으면 눈 앞에서 안화 같은 것을 느끼는 정도이지만 출혈량이 많으면 붉은 구름 모양의 혼탁물을 느끼면서 갑자기 보지 못하게 된다. 녹풍내장이 합병되면 눈이 몹시 아프다. 출혈은 천천히 흡수되어 없어지며 시력도 점차 좋아진다. 그러나 출혈량이 많을 때에는 여러 가지 합병증이 생기면서 시력이 나빠진다. 피가 흑정과 황인 사이(전방)에 있으면(혈관동인 외장) 맨 눈으로도 전방출혈을 볼 수 있다. 간담열로 온 것은 간담의 열을 내리우고 혈분의 열을 없애며 피를 멈추는 방법으로 서각지황탕이나 추혈명목음에 잇꽃, 모란뿌리껍질을 더 넣어 쓰며 음허로 생긴 것은 음을 불구어 화를 내리우는 방법으로 지황합제에 황경피, 지모를 더 넣어 쓴다. 외상으로 온 것을 열을 내리우고 혈을 잘 돌게 하는 방법으로 대황당귀산에 지통몰약산을 가감하여 쓴다. 유리체출혈과 전방출혈에 해당한다고 본다.

6) 눈동자속 아지랑이증

눈동자 속 깊은 곳에 아지랑이가 피어오르듯 보인다. 정확한 병은 모르겠지만 유리체 이상으로 보인다.

《증치준승》
○ 눈동자속 아지랑이증. 눈동자 깊은 곳을 보면 한 가닥의 기운이 있는데 은은하게 연기가 모락모락 피어오르듯이 움직인다. 거울이 멀리 한 줄기 맑은 연기를 비추는 듯 꼴이다. 머리바람증을 앓거나 가래 불이 있는 사람이 오랫동안 막히면 불이 이긴다. 그러면 그 낙맥 속에 기운을 때려서 흔들리면서 흩날린다. 빨리 치료해야 한다. 움직이다가 멈춘 다음에 빛이 깜깜해지면서 눈속증이 된다.

6. 보는막 눈속증

1) 눈 어둠증

눈이 어둡고 침침하며 흐리게 보이는 병증이다. 가까운 거리에서 사물을 구별할 수 있지만 발을 치거나 매미날개를 통해 보듯이 어둡고 흐리다. 검은 속티가 보이기도 한다. 늙어서 피와 기운이 비워지면 간장이 엷어지고 쓸개즙이 적어진다. 그리고 수정체가 딱딱해지고 망막의 시세포 기능이 떨어져 대비감도, 조절력에 이상이 생긴다.

원인과 치료는 아래 책을 본다.

《제병원후론》

○ 눈이 어둡고 또렷하지 않은 증상. 눈은 오장육부와 음양에 알짜와 기운은 모두 위에 눈으로 가서 피와 기운이 가득하게 되면 또렷하게 본다. 그러나 피와 기운이 비워지면 삿된 바람이 들어와서 눈이 어둡고 또렷하지 않게 본다. 그 달인약이나 찜질, 침이나 돌침은 각각 올바른 방법이 있다. 북돋아 기르는 방법을 지금 인용해서 뒤에 붙인다.

《양생방》에서 '멋대로 즐기면 넋을 해친다. 넋은 눈에 통하며 간장을 해치게 되면 눈이 어둡다.'고 하였다. 《양생방·도인법》에서 '쭈그리고 앉아 두 손으로 다섯 발가락을 들어 올리고 머리를 스스로 할 수 있는 끝까지 밑으로 하면 오장에 기운이 두루 이른다. 귀가 사람이 말하는 소리를 듣지 못하거나 눈이 밝지 못한 병을 치료한다. 오랫동안 하면 흰 머리가 검게 된다.'고 하였다. 또 '두 발가락을 위로 젖히고 다섯 번 숨 쉬고 그친다. 이것은 허리와 등이 당겨 저리거나 한쪽이 마르는 병을 없애고 사람의 귀가 소리를 듣게 한다. 오래 하면 눈과 귀에 모든 뿌리가 거치적거리지 않는다.'고 하였다. 또 '왼쪽 정강이를 펴서 굽힌 오른쪽 무릎 안을 누르면서 다섯 번 숨 쉬고 그친다. 폐장기운을 당겨 바람과 비워짐을 없애고 사람에 눈을 밝게 한다. 경맥에 따라서 하면 폐장과 가운데 기운을 당겨 바람과 비워진 병을 없애고 사람에 눈을 밝게 하며 밤중에 빛깔을 보아도 낮과 다르지 않다.'고 하였다.

또 '닭이 우는 시간에 두 손을 서로 비

벼서 뜨겁게 한 다음 눈을 찜질하는데 3번 하고 손으로 눈을 누른다. 이러면 왼쪽과 오른쪽에 신비로운 빛이 있고 눈을 밝게 하며 아픈 병이 없다.'고 하였다. 또 '동쪽으로 앉아서 숨 쉬지 않고 두 번 통한다. 두 손에 가운데 손가락에 침을 뱉어 14번 서로 문질러 눈을 닦아내면 눈이 밝아진다. 맛좋은 샘물로 입을 헹구고 눈을 씻으면 그 가려진 때를 없애 눈이 밝으면서 또렷해진다. 들숨으로 기운을 받아들여 몸속을 씻으면 안에 눈자위를 깨끗하게 한다. 이것은 밖을 씻어 그 가려진 티끌을 없애는 방법이다.'고 하였다. 또 '누워서 당기기를 3번 하고 손톱으로 뒷목 근처 맥을 5번 통하게 하면 눈이 밝아진다. 똑바로 누워서 머리 아래를 힘차게 3번 통하게 하고 두 손톱으로 뒷목 근처 큰 경맥을 5번 통하게 하면 어두운 눈병을 없앤다. 오랫동안 하면 밤에도 빛깔을 볼 수 있다. 오랫동안 멈추지 않고 하면 모든 세계를 두루 보면서 막힘이 없다.'고 하였다.

《비급천금요방》

○ 신곡환은 눈을 밝게 하여 100살에도 책을 읽을 수 있는 처방이다. 신곡 4량 자석(간다) 2량 광명사(간다) 1량. 세 약재를 가루 내어 졸인 꿀로 오동나무 씨 크기로 환을 만들어 3환씩 하루 3번 먹는다. 항상 먹으면 눈에 힘을 늘리는데 어떤 처방도 미치지 못한다. 배우는 사람은 이 처방이 알아야 한다. 말할 수 없이 신비로워 숨겨야 한다. 자주환이라고 부른다.

과자산은 간장을 북돋아 눈이 흐릿해서 또렷하지 않은 병을 치료한다. 십자산이라고도 부른다. 동과자 청상자 충울자 구기자 황형자[254] 백질려 토사자 무청자 결명자 지부자 백자인 각2홉 계지 2량 유인 1홉(한 책은 2량이라고 했다) 세신 반량(한 책은 1량반이라고 했다) 머루뿌리 2량 차전자 1량. 여섯 약재를 가루 내어 체로 쳐서 밥 먹고 나서 1촌 숟갈만큼씩 술로 하루 2번 먹는다. 신기한 효과가 있다.

보간환은 눈이 어두운 병을 치료하는 처방이다. 청상자 계심 정력자 행인 세신 충울자 구기자 오미자 각1량 복령 황금 방풍 지부자 택사 결명자 맥문동 유인 각1량6수 차전자 토사자 각2홉 건지황 2량 토끼간 1개. 위에 이십 가지 약재를 가루 내어 꿀로 오동나무 씨 크기로 환을 만들어 20환씩 하루 2번 물로 삼킨다. 30환까지 늘린다.

보간환은 눈이 어둡고 흐릿하면서 또렷하지 않고 추우면 눈물이 나오며 간장저림으로 해친 병을 치료하는 처방이다. 토끼간 2개 백자인 건지황 복령 세신 유인 구기자 각1량6수 방풍 궁궁. 위 열네 약재를 가루 내어 오동나무 씨 크기로 꿀로 환을 만들어 20환씩 하루 2번 술로 먹는다. 40환까지 늘린다.

보간산은 눈이 빛을 잃어 아득한 병을 치료하는 처방이다. 산양간(위에 막을 없애고 얇게 썰어 새 질그릇 병으로 쓰지 않는 것을 깨끗이 닦아내고 간 속에 넣어 숯불 위에서 즙이 다 마를 때까지 구워 가루 낸다) 1개 결명자 반되 개여

---

[254] 좀목형 Vitex negundo L.의 씨.

꿔(향이 나게 삶는다) 1홉. 위 세 약재를 합쳐 가루 내어 체로 쳐서 미음으로 밥 먹고 나서 1촌 숟갈만큼씩 하루 2번 먹는다. 3촌 숟갈만큼까지 늘리며 두 제를 넘지 않는다. 1년 동안 먹으면 밤에도 작은 글씨로 된 책을 읽을 수 있다.

보간산은 30년 된 빛을 잃은 병을 치료하는 처방이다. 세신 종유석가루(담금질해서 만든다) 복령 운모가루(담금질해서 만든다) 원지 오미자 각각 같은 양. 위 여섯 약재를 가루 내어 체로 쳐서 5푼 숟갈만큼씩 하루 3번 술로 먹는다. 1돈 숟갈만큼까지 늘린다.

보간무청자산은 항상 먹으면 눈이 밝아지는 처방이다. 무청자(깨끗이 일어 맑은 술 3되로 삶아 익혀서 햇볕에 말린다) 3되. 가루 내어 체로 쳐서 우물물에 1촌 숟갈만큼씩 타서 먹는데 3숟갈까지 늘린다. 꺼리는 것 없이 조금씩 만들어 먹으면 사람을 살찌게 하고 눈을 밝게 하여 꿰뚫어 본다. 물에 삶아 술로 먹어도 좋다. 《천금익》과 같은데 물로 삶을 때 3번 물을 바꾼다.

또 처방으로 참깨 1말을 30번을 쪄서 가루 내어 체로 쳐서 날마다 술로 1되씩 먹는다.

또 처방으로 작은 검은 콩을 날마다 빈속에 20알씩 삼킨다.

또 처방으로 3월 3일에 만청화를 따서 그늘에 말려 가루 내어 체로 쳐서 빈속에 우물물로 1촌 숟갈만큼씩 먹는다. 오래 먹으면 오래 살고 눈이 밝아지며 밤에도 작은 글씨에 책을 읽는다.

보간산은 남자에 오로칠상을 치료하고 눈을 밝게 하는 처방이다. 지부자 1되를 그늘에 말려 가루 내고 생지황 10근을 찧어 즙만 갖는다. 지황즙에 위 두 약재 가루를 섞고 햇볕에 말려 함께 가루 낸다. 술로 1촌 숟갈만큼씩 하루 2번 먹는다.

또 처방으로 흰동과자 7되를 비단 주머니에 넣고 잘 저어서 3번 끓어오르게 끓여 햇볕에 말린다. 다음에 식초 5되로 하룻밤 담가 햇볕에 달려 가루 내어 체로 친다. 술로 1촌 숟갈만큼씩 하루 3번 먹는다. 100일을 먹으면 밤에도 작은 글씨에 책을 베낀다.

치자전은 간장에 채워진 뜨거움으로 눈초리가 찌르듯이 아픈 병을 치료한다. 치자 유인 결명자 각1량 차전자잎 물푸레껍질 각1량6수 석고(팥 크기로 부순다) 2량. 위 아홉 약재를 썰어 우물물 3되로 7홉이 되게 달여 찌꺼기를 없애고 꿀을 넣고 다시 달여 4홉을 만든다. 수건으로 걸러 말려서 그릇에 담아 꼭 막아 지푸라기가 떨어지지 않게 한다. 약즙을 가늘게 해서 똑바로 누워서 눈 속에 떨어뜨린다.

사간탕은 눈이 붉고 아득하면서 사물을 보지 못하며 군살이 생기는 병을 치료한다. 시호 작약 대황 각4량 결명자 택사 황금 행인 각3량 승마 지실 치자 대나무잎 각2량. 위 열 하나 약재를 물 9되로 2되7합이 되게 달여 하루 3번 나눠 먹는다. 뜨거움이 많고 몸이 튼튼하면 대황 1량을 더 넣고 몸이 약하고 늙었으면 대황을 빼고 치자 5량을 더 넣는다.

또 눈이 바람으로 붉고 어둡게 보이는 병을 치료하는 처방이다. 전호 작약 각4

량 생지황 10량 망초 황금 복령 백지 지실 각3량 인삼. 위 열 다섯 약재를 썬다. 먼저 물 1말2되로 대나무 잎을 달여 9되를 만들어 찌꺼기를 없앤다. 나머지 약을 넣고 3되반이 되게 달여 3번 나눠 먹는다.

《향약집성방》
○ 눈이 침침하다.

《성혜방》에서 말했다. 오장육부가 비워지면 삿된 바람과 가래 뜨거움이 타고 들어온다. 이때 간장으로 가게 되면 위에 눈으로 치솟기 때문에 또렷하지 않게 보인다. 모두 간장기운이 부족하고 심장기운이 비워졌을 때 가슴 가로막에 있던 바람과 가래, 뜨거움이 치기 때문이다. 그래서 멀리 볼 수 없고 사물이 어둡게 보인다. 이것을 눈이 침침하다고 한다.

《성혜방》에 눈이 침침하면서 또렷하지 않은 병을 치료한다. 눈에 넣는다. 오골계의 쓸개즙을 자려고 누웠을 때 눈에 넣는다. 또 처방으로 날 토끼간을 갈아 즙을 내서 솜에 싼 다음 사람 젖 속에 담가서 눈 속에 떨어뜨린다. 또 처방으로 쥐 쓸개즙을 눈에 넣는다.

《성제총록》에 가로막 위에 뜨거운 바람이 위에 눈으로 치밀어서 침침하면서 또렷하지 않은 병을 치료한다. 차전자 맥문동(심을 빼고 불에 말린다) 방풍(잔뿌리를 없앤다) 지각(속껍질을 없애고 밀기울에 볶는다) 생지황(불에 말린다) 백복령 각1량 인삼 고삼 각3푼. 오른쪽을 곱게 갈아 졸인 꿀로 오동나무 씨 크기로 환을 만들어 30환씩 밥 먹고 나서와 자려고 할 때 미음으로 삼킨다.

주경환은 눈이 침침하게 보이는 병을 치료한다. 차전자 토사자(술에 담갔다가 따로 찧는다) 결명자(조금 볶는다) 영양각(가루 낸다) 방풍(잔뿌리를 없앤다) 각각 같은 양. 오른쪽을 곱게 가루 내어 졸인 꿀로 오동나무 씨 크기로 환을 만들어 밥 먹고 나서와 자려고 할 때 따뜻하게 끓인 물로 삼킨다.

○ 눈이 어둡다.

《성혜방》에서 말했다. 눈은 오장 육부와 음양 기운이 모두 위에 눈으로 가서 피와 기운이 가득하면 또렷하게 보인다. 피와 기운이 비워져 마르게 되면 삿된 바람이 타고 들어오기 때문에 눈이 어둡고 또렷하지 않다.

《성혜방》에 결명자환은 간장을 치료하여 눈을 밝게 한다. 바람을 없애서 어두운 것을 없앤다. 결명자 괴실 복분자 청상자 지부자 차전자 각1량. 오른쪽을 찧어 체로 쳐서 가루 내어 졸인 꿀에 섞어 200~300번을 절구로 빻아 오동나무 씨 크기로 환을 만들어 빈속에 따뜻한 술로 20환씩 먹는다. 저녁 먹기 전에 다시 먹는다.

만청자환은 눈이 어둡고 멀리 볼 수 없는 병을 치료한다. 만청자 오미자 구기자 지부자 청상자 결명자 저실자(물에 일어 뜬 것을 없애고 조금 볶는다) 충울자 토사자(술에 3일 담갔다가 햇볕에 말려 따로 찧어 가루 낸다) 각1량. 오른쪽을 찧어 체로 쳐서 가루 내어 졸인 꿀에 섞어 200~300번을 짓찧어 오동나무 씨 크기로 환을 만들어 빈속에 따뜻한 술로 20환씩 삼킨다. 저녁 먹기 전에 다시 먹는다.

차전자환은 눈이 어두운 병을 치료한다. 차전자 영양각(가루) 방풍(뿌리머리를 없앤다) 토사자(술에 3일 담가 햇볕에 말려 따로 찧어 가루 낸다) 각2량 결명자 1량반. 오른쪽을 찧어 체로 쳐서 가루 내어 졸인 꿀에 섞어 200~300번을 짓찧어 오동나무 씨 크기로 환을 만들어 밥 먹기 전에 따뜻한 물로 30환씩 삼킨다. 밤에 자려고할 때 다시 먹는다.

지부자산은 간장이 비워져 눈이 어두운 병을 치료한다. 지부자(그늘에 말려 찧어 체로 쳐서 가루 낸다) 2근 생지황(깨끗이 씻어 찧어 짓찧어 즙을 낸다) 5근. 오른쪽을 버무려 햇볕 속에서 말려 찧어 곱게 체를 쳐서 가루로 만든다. 빈속에 따뜻한 술로 2돈씩 삼킨다. 자려고 할 때 따뜻한 물에 타서 다시 먹는다.

결명자산은 눈병을 치료하는데 간장을 북돋아 어두운 눈을 없애고 밝게 한다. 결명자 1되 만청자(좋은 5되로 술이 다 되도록 달여 햇볕에 말린다) 2되. 오른쪽을 찧어 곱게 체로 쳐서 가루로 만든다. 따뜻한 물에 2돈씩 타서 밥 먹고 나서와 자려고할 때 먹는다.

만청자산은 눈병을 치료하는데 간장기운을 북돋아 눈을 밝게 하고 목숨을 늘린다. 만청자 1근을 물에 일어 깨끗하게 하고 황정 2근을 만청자와 함께 아홉 번 찌고 아홉 번 햇볕에 말린다. 오른쪽을 찧어 곱게 체로 쳐서 가루로 만든다. 빈속에 미음에 타서 2돈씩 삼킨다. 낮과 저녁에 밥 먹고 나서는 따뜻한 물로 다시 삼킨다.

심하게 일해서 간장기운을 해친 병을 치료한다. 어두운 눈을 밝게 한다. 반딧불이 14마리, 흰 개 쓸개 1개. 오른쪽을 그늘에서 말려 절구에 찧어 곱게 가루 내어 기장쌀만큼씩 눈에 넣는다.

또 처방으로 반딧불이 14마리, 잉어 쓸개 2개. 오른쪽 반딧불이를 잉어 쓸개 속에 넣고 그늘에서 100일 동안 말려 찧어 체로 쳐서 가루 내어 조금씩 눈에 넣으면 매우 좋다.

또 처방으로 흰동과자 1되를 비단주머니에 넣어 끓는 물에 3번 적셨다가 햇볕에 말린다. 식초 5되에 3일 동안 담갔다가 또 햇볕에 말려 찧어 곱게 체로 쳐서 가루를 만든다. 때를 헤아리지 말고 따뜻한 술에 타서 1돈씩 삼킨다.

또 처방으로 만청자 2되를 일어 깨끗하게 해서 쪄서 햇볕에 말린다. 3~4번 한 다음 찧어 체로 쳐서 가루 내어 묽은 미음에 타서 1돈씩 하루 3~4번 삼킨다.

또 처방으로 검은 콩은 단단하고 작은 것으로 베에 문질러 깨끗한 것을 골라 소 쓸개 속에 넣고 실로 잘 묶어 깨끗한 방에 그늘에 매달아 말린다. 날마다 밥 먹고 나서 따뜻한 물로 21알씩 삼킨다.

또 처방으로 차전자 10량을 찧어 곱게 체로 쳐서 가루 내어 꿀에 섞어 향기롭게 익을 정도로 삶는다. 밥 먹고 나서 묽은 미음에 작은 달걀 크기로 타서 삼킨다.

또 처방으로 토사자 3량을 술에 3일 담갔다가 햇볕에 말려 찧어 체로 쳐서 가루 낸 다음 달걀흰자에 섞어 오동나무 씨 크기로 환을 만들어 빈속에 따뜻한 술로 30환씩 삼킨다.

또 처방으로 매의 눈자위 한 쌍을 구워 말려 찧어 아주 곱게 가루 낸다. 사람

젖으로 다시 갈아 구리 젓가락으로 조금씩 찍어 눈동자 위에 하루 3번 넣는다. 밤에도 사물을 볼 수 있다.

또 처방으로 괴실을 소 쓸개 속에 가득 넣어 그늘에서 100일 동안 말려 밥 먹고 나서 1개씩 삼킨다. 20일이면 몸이 가볍다고 느끼고 30일이면 흰 머리털이 까매지며 밤에도 작은 글자에 책을 본다.

또 처방으로 결명자를 날마다 빈속에 미음으로 30알씩 먹으면서 점점 40알까지 늘린다. 오랫동안 먹어도 되고 분량에 제한도 없다.

토끼간환은 심하게 일해서 비워졌거나 간장과 신장이 비워졌는데 바람이 들어온 병을 치료한다. 눈이 아득하고 어두우며 힘이 없어서 오래 볼 수 없다. 토끼간(조금 누렇게 굽는다) 2량 방풍(뿌리머리를 없앤다) 영양각(가루) 인삼(뿌리머리를 없앤다) 결명자 지골피 감다화255) 각3돈 현삼 백복령 차전자 황기(썬다) 숙건지황 각1량 지각(밀기울에 조금 누렇게 볶아 속껍질을 없앤다) 반량 맥문동(심을 빼고 불로 말린다) 1량반. 오른쪽을 찧어 체로 쳐서 가루 내어 졸인 꿀에 섞어 300~500번을 찧어 오동나무 씨 크기로 환을 만들어 밥 먹기 전에 따뜻한 미음으로 30환씩 삼킨다.

황기산은 심하게 일해서 비워진 병을 치료한다. 간장을 이롭게 하고 눈을 밝게 한다. 황기 백복령 원지(심을 뺀다) 세신 각1량 종유석가루 운모가루 각1량

---

255) 범의귀과의 감다나무(산수국) Hydrangea opuloibes 의 꽃. 토상산(土常山)이라고도 한다.

반. 오른쪽을 찧어 체로 쳐서 가루 내어 종유석가루 등을 다시 함께 갈아 고르게 한다. 따뜻한 술에 타서 2돈씩 하루 2~3번씩 삼킨다.

심하게 일해서 비워지고 눈이 어두운 병을 치료한다. 만청화를 3월에 따서 그늘에 말려 가루 내어 빈속에 우물물에 타서 2돈씩 삼킨다. 오래 먹으면 오래 살고 눈이 밝아지며 밤에도 작은 글자에 책을 읽는다. 창출(쌀뜨물에 가을과 겨울에는 7일, 봄과 여름에는 3일 동안 담갔다가 껍질을 벗기고 조각으로 잘라 불에 말려 가루 낸다) 3근 백복령(가루 낸다) 2근 천초(속씨와 벌어지지 않은 것을 빼내고 진이 나게 볶아서 가루 낸다) 1근. 오른쪽을 골고루 섞어 꿀로 삶아 밀가루 풀로 오동나무 씨 크기로 환을 만들어 30환에서 50환까지 따뜻한 물로 때에 얽매이지 말고 하루 3번 삼킨다.

눈이 어두울 때 가운데 손가락으로 찜질해서 치료하는 방법은 동쪽으로 앉아서 숨 쉬지 않고 두 번 통한다. 두 손에 가운데 손가락에 침을 뱉어 14번 서로 문질러 눈초리를 닦아내면서 찜질하면 좋다.

눈이 어두울 때 손바닥으로 찜질해서 치료하는 방법은 새벽닭이 울 때 두 손바닥을 마주 비벼서 몹시 뜨거워지면 그 손바닥으로 눈을 2번 찜질한다. 손톱으로 두 눈초리를 끝을 꼬집으면 신비로운 빛이 있다.

고삼환은 간장에 채워진 뜨거움이 있는데 막히는 음식이나 독이 있는 음식을 많이 먹어서 눈이 어두워진 병을 치료한다. 고삼(씻는다) 차전자(씻는다) 지각(속

껍질을 없애고 밀기울에 볶는다) 각2량. 오른쪽을 찧어 체로 쳐서 가루 내어 졸인 꿀로 오동나무 씨 크기로 환을 만들어 30환씩 빈속에 미음으로 삼킨다.

《천금방》에 눈이 어두운 병을 치료한다. 조롱박을 7월 7일에 따서 흰 속을 파내어 즙을 내 1홉을 만든다. 식초 1되와 옛날 동전 7개. 오른쪽을 걸러 약한 불로 절반이 되게 달여 쌀알 정도로 안쪽 눈초리에 넣는다.

또 처방으로 구리 그릇에 진한 식초를 3~4되 담아 끓인 다음 7~8일 동안 축축한 땅에 그릇을 엎어 놓아서 생긴 동청 1홉을 모은다. 3월에 은행 씨 1되에서 즙을 내 동청과 섞어 발라둔다. 하루에 3~4번을 넘지 않게 눈에 넣어주면 아주 좋다.

또 처방으로 황백을 아침마다 손톱 하나 만큼씩 머금어 나온 침을 손바닥에 뱉어 눈을 닦고 나서 물로 씻는다. 100일 동안 하면 눈이 밝아지고 이 방법을 평생 하면 영원히 눈병이 없다. 매우 효과가 좋다.

또 처방으로 시호 6수 결명자 18수. 오른쪽을 체로 쳐서 사람 젖에 타서 눈에 붙이면 밤에도 책에서 다섯 빛깔을 본다.

30년된 보지 못하는 병을 치료한다. 종유석가루 운모가루(각각을 달구어 만든다) 세신 복령 원지 오미자 각각 같은 양. 오른쪽을 체로 쳐서 술로 5푼씩 하루 3번 먹는다. 1돈까지 늘린다.

항상 먹으면 눈을 밝게 하는 처방은 참깨 1말을 30여 번 찐 다음 체에 쳐서 날마다 술로 1되씩 먹는다.

또 처방으로 작은 검은 콩을 날마다 빈속에 14알씩 삼킨다.

《신효명방》에 모든 눈이 어두운 병을 치료한다. 천초 1근을 조금 볶아 찧어 붉은 천초를 4량 정도 얻는다. 감국 4량을 가루 내고 생지황 1근을 새것으로 아주 문드러지게 짓이겨 진흙을 만든다. 오른쪽에 지황 덩어리와 앞에 약 가루를 함께 섞어 떡을 만들어 바람이 통하는 그늘에서 말린다. 다시 가루 내어 꿀로 오동나무 씨 크기로 환을 만들어 30환씩 밥 먹고 나서 찻물로 삼킨다.

눈이 어두운 병을 치료한다. 형개(꽃이삭) 지골피 저실자 각각 같은 양. 오른쪽을 곱게 가루 내어 졸인 꿀로 오동나무 씨 크기로 환을 만들어 20환씩 미음으로 삼킨다.

《연하성효방》에 눈을 씻는 약은 동록에 적당한 양을 어린 남자아이의 젖에 타서 얇은 잔에 놓고 쑥을 태워 연기를 쏘여 말려서 곱게 간다. 쓸 때는 1자를 따뜻한 물에 타서 씻는다. 이미 여러 번 해봤으니 쓰는 사람은 의심하지 말라.

《동원시효방》에 지지환은 눈이 멀리 볼 수 없지만 가까이 볼 수 있는 병을 치료한다. 또는 큰 사나운 바람으로 문둥병이 되었을 때도 치료한다. 생지황(불에 말린다) 4량 천문동(심을 뺀다) 4량 지각(밀기울에 볶아 속껍질을 없앤다) 2량 감국(가지는 없앤다) 2량. 오른쪽을 함께 곱게 가루 내어 졸인 꿀로 오동나무 씨 크기로 환을 만들어 찻물로 100환씩 삼킨다. 따뜻한 술도 좋은데 밥 먹고 난 다음에 먹는다.

《선명론》에 '양 기운이 애써서 여름에

쌓이면 사람에게 뜨거운 치솟음이 된다. 눈이 멀어 볼 수 없고 귀가 막혀 들을 수 없다.'고 하였다. 인삼산으로 주로 치료한다. 끓여 치솟는 증상으로 기운이 거슬러 머리와 눈이 어둡고 아득하며 귀가 들리지 않고 눈이 또렷하지 않거나 일곱 기운으로 잘 화내는 병을 치료한다. 인삼 원지(심을 뺀다) 적복령(껍질을 벗긴다) 방풍(뿌리머리를 없앤다) 각2량 작약 맥문동(심을 뺀다) 진피(흰 속을 없앤다) 백출 각1량. 오른쪽을 가루 내어 3돈씩 물 1잔반에 8푼이 되게 달여 찌꺼기를 없애고 따뜻하게 때를 헤아리지 말고 먹는다.

《직지방》에 간장과 신장이 비워졌는데 바람이 들어와 눈동자가 푸른빛깔을 띠는 병을 치료한다. 오장육부를 기름지게 하고 더러운 때를 씻어서 빛을 열리게 하며 바람을 몰아내고 눈을 밝게 한다. 행인 5개를 물에 담가 껍질 끝을 없앤다. 새벽 3시쯤에 침상에 다소곳이 앉아 말을 하지 말고 침을 뱉지도 않으면서 생각을 멈추고 생각을 맑게 한다. 행인 1개를 바로 씹어 삼키지 말고 1개씩 잘게 씹는데 5개까지 씹어 침이 입안에 가득 차면 3번에 나누어 삼킨다. 이러면 바로 간장과 신장으로 들어가는데 오래 머금어야 효과가 있다.

《간이방》에 가감주경원은 간장과 신장에 기운이 비워져 두 눈이 어둡고 사물이 또렷하지 않게 보이는 병을 치료한다. 차전자(볶는다) 오미자 구기자 각2량 숙지황 당귀(잔뿌리를 없앤다) 각5량 저실자(속흠과 막이 없으면 쓰지 않는다) 천초(볶아 불에 독을 뺀다) 각1량 토사자(술로 만든다) 반근. 오른쪽을 가루 내어 꿀과 밀가루 풀로 오동나무 씨 크기로 환을 만들어 밥 먹기 전에 따뜻한 술이나 소금물로 삼킨다.

《외대비요》에 보간산은 30년 동안 보지 못한 병을 치료한다. 백질려를 7월 7일에 따서 그늘에 말려 찧어 가루 내어 밥 먹고 나서 물에 1촌 숟갈만큼씩 먹는다.

여러 해 동안 보지 못해 사람을 알아보지 못하는 병을 치료한다. 결명자 2홉을 찧어 가루 내어 밥 먹고 나서 미음으로 1촌 숟갈만큼씩 먹는다.

《최원량 해상방》은 눈이 어두워 사물을 보지 못하고 찬 눈물이 그치지 않는 병을 치료한다. 또 장님증이나 모두가 앓는 눈병으로 눈이 어두운 병 등을 치료한다. 서국초는 복분자인데 햇볕에 빨리 말려 찧어 잘 짓이겨 얇은 솜에 싼다. 남자아이가 먹는 젖 속에 사람이 8~9리 정도 갈 동안 담가두었다가 눈 속에 넣는데 똑바로 누워서 한다. 3~4일이 지나지 않아 사물을 어린아이처럼 본다. 술, 기름, 밀가루 음식을 꺼려야 한다.

《포박자》에서 '밤에 보면 보인다.'고 하였다. 무청자를 큰 식초에 담가 익도록 삶아 햇볕에 말려 가루 낸 다음 1촌 숟갈만큼씩 하루 3번 1말을 모두 먹는다.

《약성론》에 빈속에 소금으로 이빨을 문지르고 조금 있다가 물을 손바닥에 뱉어 눈을 씻으면 밤에도 작은 글자를 보는데 좋다.

《식의심경》에 폐장기운을 잘 통하게 하고 속을 조화롭게 한다. 눈을 밝게 하고 아프지 않게 한다. 모시대(또는 잔대) 뿌리를 쪄서 잘라 국이나 즙으로 만들어 먹거나 나물로 무쳐 먹어도 된다.

눈이 어두운 병을 치료하고 넉넉하지 않은 것을 북돋는다. 크게 반 되에 파씨를 가루 내어 쓸 때는 한 숟갈을 물 2되로 1되 반이 되게 달여 걸려 찌꺼기를 없앤다. 쌀을 넣고 끓여 미음을 먹는다. 오래 먹으면 좋다. 꿀로 오동나무씨 크기로 환을 만들어 밥 먹고 나서 미음으로 10~20환씩 하루 두세 번 먹어도 눈을 아주 밝게 한다.

《성혜방》에 무씨 죽은 속을 북돋고 눈을 밝게 하며 오줌을 잘 나오게 한다. 무씨 2홉 멥쌀 3홉. 오른쪽을 찧어 부수어 물 큰 2잔을 넣고 주물러 짜서 나온 즙에 쌀을 넣고 끓여 미음을 만들어 빈속에 먹는다.

《거가필용》에 보간저간국은 늙은이가 간장이 비워져서 멀리 볼 때 힘이 없는 병을 치료한다. 돼지간(잘게 잘라 힘줄과 막을 없앤다) 1개 파에 흰 뿌리(실뿌리를 없애고 자른다) 1움큼 달걀 3개. 오른쪽을 순두부를 푼 즙 속에서 삶아 국을 만들어 익었을 때 달걀을 깨서 안에 넣고 먹는다.

오골계 간죽은 늙은이에 간장이 비워져 바람이 들어와 눈이 어두운 병을 치료한다. 오골계 간 1개를 잘게 잘라 순두부 푼 즙에 쌀을 섞어 끓여 죽이나 국을 만들어 먹는다.

도꼬마리 열매죽은 늙은이가 눈이 어두워 밝지 않은 병을 치료한다. 도꼬마리 열매 반량과 멥쌀 반 되. 오른쪽에 도꼬마리 열매를 찧이겨 물 2되를 넣고 주물러 걸러 낸 즙을 쌀과 섞어 끓여 죽을 만들어 먹는다. 또는 가루로 만들어 달여 먹는다.

《삼화자방》에 눈이 어두운 병을 치료한다. 생지황 1되를 자르고 멥쌀 3되를 찧이겨 쪄서 신맛 나는 술에 담갔다가 먹는다.

《본조경험》에 눈이 어두운 병을 치료한다. 뽕나무 재를 물에 풀어 만든 즙으로 씻으면 밝아진다.

《증치준승》

○ 눈 어둠증. 운기로 눈어둠증은 4가지가 있다. 하나는 뜨거운 바람이다. 《내경》에서 '소양이 사천에 있으면 뜨거운 바람이 퍼지고 구름이 끓어오르며 태음이 옆으로 흐른다. 추위가 이르는 때에 다시 와서 생기면 백성들은 귀가 멀고 눈이 어두운 병에 걸린다.'고 하였다. 이것은 뜨거운 바람이 퍼져 눈이 어둡다. 두 번째는 뜨거움이다. 《내경》에서 '소음이 재천에 있으면 삿된 뜨거움이 힘세서 눈이 어두워진다. 짜고 차가운 약으로 치료한다.'고 하였다. 이것은 뜨거움이 힘세서 눈이 어둡다. 세 번째는 바람이다. 《내경》에서 '물이 미치지 않는 해는 축축함이 크게 돌고 거듭해서 큰 바람이 세차게 일어나면서 눈이 흐릿하게 보인다.'고 하였다. 이것은 바람이 힘세서 눈이 어두워졌다. 네 번째는 마름이다. 《내경》에서 '양명이 사천에 있으면 삿된 마름이 힘세서 눈이 어둡고 눈초리가 짓무른다. 쓰고 뜨거운 약으로 치료한다.'고 하였다.

《내경》에서 '간장이 비워지면 눈이 흐릿해서 보이는 것이 없고 귀가 먹먹해서 들리는 것이 없으며 잘 두려워해서 사람이 잡으러 오는 듯하다.'고 하였다. 왕해장은 '눈이 어두우면 간장 기운을 다스리지 않았다. 간장을 억눌러 눈을 밝게 하는데 양간환, 보간산, 양간환이다.'고 하였다. 허학사가 《소문》에서 오래 보면 피를 해치고 피를 간장이 주관한다고 하였다. 그래서 부지런히 책을 보면 간장을 해치고 주로 눈이 어두워진다. 간장을 해치면 스스로 바람이 생기고 뜨거운 기운이 위로 날아올라 눈이 어두워진다. 또 오로지 북돋는 약을 먹지 말아야 한다. 피를 늘리고 간장을 억누르면서 눈을 밝게 약을 먹으면 스스로 낫는다.'고 하였다. 《내경》에서 '쓸개가 뜨거움을 골로 옮겨서 콧대가 맵고 콧물이 나오며 전해서 코피가 나오고 눈이 어두워진다.'고 하였다. 《천금방》에 '소 쓸개를 괴실에 오래 담갔다가 100일 동안 그늘에 말려 밥 먹고 나서 날마다 1개씩 삼키면 치료할 수 있다.'고 하였다.

《내경》에서 '신장은 족소음경맥인데 움직이면 눈이 침침해서 보지 못하는 병이 생긴다.'고 하였다. 또 '소음경병에 눈이 침침해서 보지 못하는 것은 음이 안에서 빼앗겼기 때문에 눈이 침침해서 보지 못한다. 이것은 심하게 성교를 해서 눈이 어두워졌다. 왼쪽 신장에 음이 비워졌고 오른쪽 신장에 양이 비워졌다.'고 하였다. 왼쪽 신장에 음이 비워지면 익본자신환, 육미지황환이고 오른쪽 신장에 양이 비워지면 보신환, 팔미지황환이다.

유하간이 말했다. '눈이 침침해서 또렷하지 않으면 뜨거움이다. 그리고 신비로운 구멍이 없는 사물은 없다. 사람에 오장육부와 거죽과 털, 살, 힘살, 막, 뼈, 골, 손톱, 이빨과 세상 사람과 모든 사물에까지 모두 있다. 기운이 드나들고 오르내리는 길이고 집이다. 사람에 눈, 귀, 코, 혀, 몸, 뜻을 써서 알 수 있으려면 모두 오르내리고 드나드는 것이 잘 통해야 한다. 막혀버리면 쓸 수 없다. 눈은 볼 수 없고 귀는 들을 수 없으며 코는 냄새 맡을 수 없고 혀는 맛을 알 수 없다. 힘살은 약해지고 뼈는 저리며 손톱은 물러나고 이빨은 썩는다. 털과 머리털은 빠지고 살갗은 느낄 수 없으며 창자와 위는 빠져나가게 할 수 없다. 다 뜨거운 기운이 뭉쳐 신비로운 구멍을 막아서 기운과 즙과 핏줄, 속 기름과 겉지킴, 알짜와 생각이 오르내리거나 드나들지 못하기 때문이다. 각각 뭉친 것이 작거나 심하냐에 따라 병이 심하거나 가볍다. 그러므로 눈에 뜨거움이 뭉치면 보지 못한다. 눈이 조금 어두운 경우는 가까이 가면 오히려 사물을 구별하기 어렵다. 눈에 신비로운 구멍이 조금 막히면 발을 치고 사물을 보는 꼴과 같다. 그러나 파리 날개처럼 보이는 경우는 신비로운 구멍이 완전히 닫혔다. 또는 눈이 어두우면서 검은 속티가 보이면 뜨거운 기운이 심해서 눈에 나타났다. 아주 세차면 해치고 이어서 억누르는데 오히려 그것이 눈물과 기운과 즙을 나오게 해서 실눈을 뜨고 가까이 가게 한다. 그래서 조금 막히면 검은 속티처럼 보인다.'고 하였다.

루전선은 '진실하구나! 유하간에 이런 말이여. 눈이 멀고 귀가 멀며 코가 향기를 맡지 못하고 입이 맛을 알지 못하며 손발을 움직여 쓸 수 없으면 모두 신비로운 구멍이 막혔기 때문이다. 생각과 기운이 드나들거나 오르내리는 길이 통하지 못한다. 그러므로 옛 어진 이들은 눈이 어둡고 속티가 보일 때 양간환 등으로 치료했다. 양에 간이 황련 등의 약을 당겨 간장으로 들어가게 해서 간장 속에 모든 뭉친 것을 풀었다. 간장은 눈을 주관해서 간장 속에 뭉친 것이 풀어지면 눈에 신비로운 구멍이 잘 통하면서 밝아진다. 황련 같은 약은 뭉친 뜨거움을 풀고 산초 같은 약은 축축한 뜨거움을 푼다. 충울자 같은 약은 뭉친 기운을 풀고 천궁, 당귀 같은 약은 뭉친 피를 푼다. 목적 같은 약은 뭉친 응어리를 풀고 강활 같은 약은 뭉친 경맥을 푼다. 자석 같은 약은 뭉친 머리와 눈을 풀면서 샛된 기운을 아래로 내려가게 한다. 만청자도 기운을 아래로 내리고 중초를 통하게 하는 이치가 같다. 이러한 모든 약은 모두 기운과 피가 뭉쳐 눈이 어두운 병을 치료하는 방법이다. 유하간에 말은 거짓이 아니라고 믿는다.

이동원과 주단계처럼 눈이 어두운 병을 치료할 때 인삼, 황기로 피와 기운을 북돋아도 밝아질 수 있다. 또 반드시 통하는 말이다. 눈은 기운과 피를 주관한다. 세차면 신비로운 구멍이 잘 통하게 되고 드나들고 오르내리면서 밝다. 비워지면 신비로운 구멍이 드나들고 오르내리지 못하면서 어둡다. 이럴 때는 반드시 인삼, 황기와 사물탕 등의 약을 써서 기운과 피를 도와 잘 돌아가도록 해야 밝아진다.'고 하였다.

예중현은 화내서 기운이 흩어져 모이지 않는 병에서 '기운은 양에 사물로 하늘의 구름이나 안개 같은 종류이며 타고난 바탕은 본래 움직이거나 모이는 것이 그 몸이다. 모이면 음이 되어 양 속에 음이 있게 된다. 그러나 불 속에 물이 있는 형상은 양이 밖에 있고 음이 안에 있기 때문에 모이지 않는다. 모이지 않으면 흩어지고 흩어지면 경락이 거두지 못한다. 《경》에서 족양명위경맥은 항상 기운을 만들고 피를 만든다. 일곱 감정으로 안에서 해침이 되면 비장과 위장이 먼저 병이 든다고 하였다. 성냄은 일곱 감정 중에 하나이다. 위장과 비장에 병은 또한 기운에 병이다. 《음양응상대론》에서는 족궐음간경은 눈을 주관하고 뜻은 성냄이 된다고 하였다. 심하게 화를 내면 간장을 해치고 비장과 위장을 해친다. 비장과 위장을 해치면 기운이 모이지 않고 간장을 해치면 눈동자가 흩어진다.'라고 말했다.

어쨌든 눈동자도 기운이 모여 만들어진다. 이 병증에는 눈곱이나 눈물, 아픔이나 가려움, 눈부심이나 심한 깔깔함 같은 증상이 없다. 처음에는 단지 흐릿해서 안개 속을 걷는 듯이 하다가 점차 빈 곳에 검은 속티가 보인다. 또 점점 사물이 둘로 보이고 오래되면 빛을 받아들이지 못해 볼 수 없게 된다. 대개 그 눈동자가 점점 흩어지고 또 흩어져서 모두 흩어지게 된다. 처음에 점점 병이 될 때는 천금자주환 같은 억누르는 약이나 석곡야광환 같은 북돋는 약이나 익음신기환 같은 물을 튼튼히 하는 약으로 치료한다. 뜨거움이 있으면 자음지황환으로 치료한다. 이 병은 치료하기 매우 어렵기 때문에 이 약을 매우 오랫동안 먹어야 한다. 반드시 배고프거나 배부르게 먹지 말고 심하게 일하지 말며 일곱 감정과 다섯 도적을 물리치면서 덕성을 순수하게 해야 거의 효과가 있고 빛에 힘을 잃지 않는다. 빛에 힘을 잃으면 다시는 치료하지 못한다. 그러나 오랜 병으로 빛을 받아들이지 못한다면 다시 치료할 수 있다. 갑자기 화를 내서 눈동자가 따라 흩어져 빛을 받아들이지 못하면서 처음도 없이 점점 병이 되는 경우가 있다. 이렇게 한번 가면 영원히 다시 치료할 수 없는 증상이 된다. 또 한 증상은 사물에 맞아서 눈동자가 흩어진 경우는 갑자기 화를 내는 증상과 같이 다시 치료할 수 없다. 흔히 장님증이라고 부른다.

세상에 이런 병이 많은데 잘 살펴보지 않고 대개 눈이 어둡거나 빛을 잃지 않는다고 말한다. 처음에 마음에 두지 않다가 속흠가림이 되었는데도 알지 못한다. 그리고 뜨거움 때문이라고 서늘한 약을 주는데 이 서늘한 약이 위장을 해친다는 것을 알지 못한다. 또 이런 서늘함은 가을과 쇠가 되고 간장은 봄과 나무가 됨을 알지 못한다. 그래서 결국 서늘한 약이 또 간장을 해쳐 종종 빛을 잃게 된다. 환자는 약이 아닐 리가 없다고 점점 시드는데도 운명이라고 말한다. 의사도 스스로 깨닫지 못하고 병이 이상하다고 말한다. 슬프구나.

《심시요함》

○ 눈이 어둡게 보인다[256] (풀이 안함)

256) 《증치준승》과 내용이 같아서 풀이하지

《동의보감》

○ 눈이 어둡다.

오장에 알짜가 눈에 모이므로 눈자위가 완전하면 눈이 밝다.(《득효》) 알짜가 밝기 때문에 모든 사물을 보면서 희거나 검음을 나누고 길거나 짧음을 살핀다. 긴 데 짧다고 하고 흰 데 검다고 하면 알짜가 약해졌다.(《내경》) 족소음맥에 병이 들면 눈이 흐릿하면서 잘 보이지 않는다.(《영추》) 간장이 비워지면 눈이 흐릿하면서 잘 보이지 않는다.(《내경》) 《영추》에서 '기운이 다 빠지면 눈이 또렷하지 않다.'고 하였다. 《난경》에서 '음이 다 빠지면 장님이 된다.'고 하였다. 음양이 합쳐서 전해야 알짜가 밝게 되며 기운과 피가 부족하면 눈이 어두워진다. 사물이 또렷하게 보이지 않고 검은 속티가 보이면 신장의 기운이 약하다.(《보명》)

눈이 어둡고 또렷하지 않으면 뜨거움이다. 신비로운 구멍이 없는 사물은 없다. 사람의 오장육부, 가죽과 털, 살, 힘살과 막, 뼈와 골, 손톱과 이빨까지 모두 있다. 기운이 드나들고 오르내리는 길이며 문이다. 막힌 곳이 있으면 쓸 수 없다. 뜨거운 기운 때문에 뭉치게 되면 신비로운 구멍이 꽉 막혀서 기운과 진액, 핏줄, 속 기름과 겉 지킴, 알짜와 생각이 오르내리고 드나들 수 없다. 뭉친 것이 조금인지 심한지에 따라 병이 가볍거나 심하게 된다. 그러므로 뜨거움이 눈에 뭉쳐있으면 보지 못한다고 알 수 있다. 또 눈이 어두우면서 검은 속티가 보이면 뜨거운 기운이 심하기 때문에 그것이 눈

않는다. 한문은 뒤에 붙여놓았다.

에 나타났다.(《하간》) 눈이 어두우면 뜨거움이 심하다. 상한병으로 뜨거움이 아주 심하면 눈이 보이지 않고 사람을 알지 못한다. 눈이 조금 어두우면 가까이 갔을 때 오히려 사물을 구별하기 어렵다. 발로 막아놓은 듯 보이거나 파리 날개 같이 보이거나 검은 꽃이 보인다. 모두 눈에 신비로운 구멍이 꽉 막혀서 속 기름과 겉 지킴, 알짜와 생각이 오르내릴 수 없기 때문이다.(《입문》)

사람에 눈이 갑자기 사물을 보지 못한다면 기운이 모두 빠져나갔다. 인삼고(처방은 기문을 본다)를 써서 북돋고 피에 약으로 돌아다니게 한다.(《단심》) 오랜 병으로 눈이 어두워지면 신장에 진짜 음이 비워졌다.(《회춘》) 눈이 어두우면 주경원, 가감주경원(처방은 위와 함께 본다), 자음지황원(처방은 위를 본다), 가미자주환, 사물오자원, 만청자환, 환정환(처방은 아래를 본다)이 마땅하다. 상한병에 뜨거움병이 있은 다음에 눈이 어두워지고 가끔 겉흠과 막이 생기면 석결명산(처방은 위를 본다)을 먹고 춘설고(처방은 아래를 본다)를 눈에 넣는다. 부인이 눈이 어두우면 억청명목탕을 먹는다.

인삼고는 타고난 기운이 크게 비워져서 알짜와 생각이 짧아지고 말이 이어지지 않는 병을 치료한다. 없는 곳에서 타고난 기운을 돌아오게 하는 가장 좋은 길이다. 인삼 1근을 얇게 썰어 사기그릇 안에 넣고 물을 약에서 손가락 1마디 길이만큼 붓는다. 세지도 약하지도 않은 불로 달여 반쯤 마르면 기울여 따라서 다른 곳에 놓아둔다. 또 찌꺼기를 먼저와 같이 3번 달여서 인삼을 씹어 아무 맛이 없으면 그친다. 그런 다음 앞에 달인 물을 그릇 안에 넣고 찐득한 즙을 만든다. 때에 맞춰서 하루에 5~6순가락씩 먹는다. 폐장에 불이 있으면 천문동과 함께 똑같이 해서 쓰면 아주 좋다.(《입문》). 인삼은 비장과 폐장에 양 기운이 부족한 것을 치료한다. 숨이 가쁘거나 숨이 짧게 쉬거나 숨을 조금씩 쉬는 병을 북돋을 수 있다. 경맥에 끄는 약으로 승마를 쓰지 않으면 위로 올라가는 기운을 북돋을 수 없다. 승마가 1푼이면 인삼은 3푼으로 한다. 만약 하초에 타고난 기운을 북돋고 신장 속에 삿된 불을 빼내려면 복령을 심부름꾼 약으로 쓴다.(《동원》)

주경원, 가감주경원, 자음지황환 세 처방은 모두 위에 눈속증을 본다.

가미자주환은 눈이 어두운 병을 치료한다. 오래 먹으면 눈이 밝아져 100살까지 작은 글씨에 책을 읽을 수 있다. 자석(불에 달궈 식초를 7번 뿌리고 곱게 갈은 가루를 물에 띄운 것) 1량 주사(갈아서 물에 띄운 것) 1량 침향 5돈. 오른쪽을 가루 내어 신곡 가루 2량과 밀가루 풀로 오동나무 씨 크기로 환을 만들어 소금물이나 미음으로 30~50환씩 빈속에 삼킨다. 자석은 물을 닮아 신장으로 들어가고 주사는 불을 닮아 심장으로 들어간다. 침향은 물과 불을 올리고 내린다.(《직지》) 신곡환이라고도 부르며 어떤 처방에는 야명사 1량을 더 넣는다.

사물오자원은 눈이 어두운 병을 치료한다. 당귀 천궁 숙지황 백작약 구기자 복분자 지부자 토사자 차전자 각각 같은 양. 오른쪽을 썰어 가루 내어 꿀로 오동나무 씨 크기로 환을 만들어 빈속에 소금물로 50~70환씩 삼킨다.

만청자환은 눈이 어두운 병을 치료한다. 만청자 오미자 구기자 지부자 청상자 결명자 저실자 충울자 토사자 각1량. 오른쪽은 가루 내어 꿀로 오동나무 씨 크기로 환을 만들어 빈속에 술로 50~70환씩 삼킨다.(《집성》)

환정환은 위에 타고난 밤눈증을 보거나 아래에 두루 치료하는 눈병 약을 본다.

석결명산은 위에 뜨거움 쌓인눈병증을 본다.

춘설고는 아래 눈에 넣는 약을 본다.

억청명목탕은 부인이 화내서 간장을 해쳐 눈이 어두워져 구름과 안개 속에 있는 듯 하는 병을 치료한다. 당귀 백작약 생건지황 백출 적복령 진피 반하 용담초 시호 황련 치자 목단피 백두구 감초 각 7푼. 오른쪽을 잘라 1첩으로 만들어 생강 3쪽 대추 2개를 넣고 물에 달여 먹는다.(《의감》)

○ 늙은이가 눈이 어둡다.

사람이 늙으면서 눈이 어두워지는 것은 피와 기운이 약해지고 간장에 잎이 얇아지며 쓸개즙이 줄어들었기 때문에 눈이 어두워진다.(《맥결》) 어린아이는 물이 위에 있어서 밝고 또렷하게 보고 늙은이는 불이 위에 있어서 어둡고 졸린 듯이 본다.(《입문》) 늙은이가 눈이 어두우면 환정환(처방은 두루 쓰는 치료를 본다), 야광육신환, 명안지황환, 자음지황환(처방은 위를 본다), 여선옹 처방이 마땅하다. 일을 많이 해서 눈이 어두우면 익기총명탕이 마땅하다.

환정환은 오래되었거나 새로 생긴 모든 눈병을 치료한다. 안과 밖의 겉흠과 막, 흰자위 군살증, 눈꺼풀 짓무름증을 치료한다. 늙은이가 비워져서 눈이 어둡고 눈곱이 많으며 바람을 맞으면 찬 눈물을 흐르고 사물이 어두우면서 속티가 보이다가 오래되면서 눈속증이 된 병을 치료한다. 이 약은 불을 내리고 물을 올리는 가장 좋은 약으로 오래 먹으면 밤에도 작은 글자를 읽을 수 있다. 천문동 맥문동 생건지황 숙지황 각3량 지모(술에 볶는다) 2량 인삼 지골피 육종용(술에 담근다) 우슬 두충(술에 볶는다) 석곡 행인 각1량반 당귀(술에 씻는다) 백복령 산약(찐다) 토사자(술로 만든다) 황백(술에 볶는다) 지각 감국(술에 씻는다) 청상자 결명자 백질려 영양각(가루 낸다) 각1량 방풍 서각 각8돈 천궁 오미자 황련 감초(굽는다) 각7돈. 오른쪽은 가루 내어 꿀로 오동나무 씨 크기로 환을 만들어 빈속에 소금물로 100환씩 삼킨다.(《의감》)

야광육신환은 늙은이가 눈이 어두운 병을 치료한다. 숙지황 생건지황 원지 우슬 토사자 구기자 감국 지각 지골피 당귀 각각 같은 양. 오른쪽은 가루 내어 꿀로 오동나무 씨 크기로 환을 만들어 빈속에 술로 50~70환씩 삼킨다.(《양노》)

명안지황환은 늙은이가 찬 눈물을 흘리고 어두우면서 속티가 있는 병을 치료한다. 숙지황 생건지황 각4량 석곡 감국 방풍 지각 각1량 우슬 7돈반 행인 5돈. 오른쪽은 가루 내어 꿀로 오동나무 씨 크기로 환을 만들어 빈속에 따뜻한 술이나 소금물로 50~70환씩 삼킨다.(《득효》)

여선옹 처방은 늙은이가 눈속증으로 눈이 어두운 병을 치료한다. 숙지황 천초(조금 볶는다) 감국 각각 같은 양. 가루 내어 꿀로 오동나무 씨 크기로 환을 만들어 빈속에 소금물로 50~70환씩 삼킨다. 예전에 한 늙은이가 항상 탁발승을 잘 모셨는데 한 도인을 만나 여러 날 정성들여 맞이하였다. 떠날 때 늙은이가 눈이 어둡고 눈물이 많은 병을 보고 이 처방을 맡겼다. 먹어보니 빼어난 효과였다.(《의설》)

익기총명탕은 늙은이가 일을 많이 해서 허약해져 귀가 울고 눈이 어두운 병을 치료한다. 오래 먹으면 눈속증으로 눈이 어둡거나 귀가 울거나 귀가 들리지 않는 증상이 없어진다. 또 생각이 맑아지고 음식을 두 배로 먹으며 귀와 눈을 밝게 한다. 감초(굽는다) 1돈2푼 인삼 황기 각1돈 승마 갈근 각6푼 만형자 3푼 백작약 황백(술에 볶는다) 각2푼. 오른쪽을 썰어서 1첩으로 만들어 물에 달여 아침저녁으로 먹는다. 잠들 때 먹어도 더욱 좋다.(《단심》)

《동의학사전》

○ 목혼(目昏). 눈이 어두워져 잘 보이지 않는 병증. 오랫동안 앓는 과정에 기혈이 다 허약해졌을 때, 간신의 부족으로 정혈이 소모되었을 때, 심음의 소모로 신기가 허약해졌을 때, 비위허약으로 운화기능이 장애되었을 때, 기체혈어로 현부(玄府)가 막혔을 때, 풍, 화, 담, 습이 눈에 작용할 때, 이밖에 눈이나 머리에 외상을 받았을 때 생긴다. 물체가 똑똑히 보이지 않고 뿌옇게 보이며 간혹 눈앞에 안개나 별 또는 모기 같은 것이 어른거린다. 목혼은 시첨혼묘, 시첨유색, 정황시묘, 건삽혼화, 좌기생화, 운무이정 등일 때 나타난다. 눈과 전신 증상을 보고 증을 갈라 치료한다.

2) 비워진 눈어둠증

처음에 눈이 흐릿하고 어둡게 보이지만 붉거나 아프지 않고 안에 속흠도 없다. 시간이 지나면서 갑자기 눈알이 빠지듯이 아프고 눈앞에 검거나 누런 속티가 보인다. 하나의 사물이 둘로 보일 때도 있다. 나중에는 장님증이 된다. 비타민A 결핍뿐만 아니라 오장이 비워지면서 생긴 병이라고 본다.

원인과 치료는 아래 책을 본다.

환정보간탕은 백출 세신 천궁 결명자 인삼 강활 당귀 백복령 고삼 방풍 육계 지골피 오미자 현삼 황금 차전자 청상자 감국 감초 각1돈. 물에 달여 밥 먹고 나서 따뜻하게 먹는다.

백질려산은 간장과 신장에 비워진 뜨거움으로 바람이 생겨 붉고 깔깔하며 눈물이 많은 병을 치료한다. 백질려(볶아 가시를 없앤다) 국화 만형자 결명자 감초(굽는다) 연교 같은 양 청상자 반으로. 가루 내어 3~4돈씩 물에 달여 찌꺼기를 없애고 뜨겁게 먹는다. 《장씨의통》

환정환(《국방》)은 남자와 여자가 바람독이 위로 올라가 친 병을 치료한다. 눈이 붉게 붓고 햇빛을 싫어하면서 눈이 부시다. 눈곱과 눈물이 많고 은근히 깔깔해서 눈을 뜨기 어렵다. 눈두덩이 가렵고 붉으면서 아프며 눈꺼풀과 눈초리가 붉게 짓무른다. 또 군살이 흰자위에 붙어있다. 또는 갑자기 눈이 붉은데 눈자위가 참을 수 없이 아픈 병에도 함께 먹으면 효과가 있다. 백출(날 것) 토사자(술에 담가 따로 간다) 백질려(볶아 가시를 없앤다) 목적(마디를 없앤다) 강활(싹을 없앤다) 청상자(흙을 없앤다) 밀몽화 방풍(뿌리머리를 없앤다) 감초(굽는다) 각각 같은 양. 위를 가루 내어 졸인 꿀로 달걀노른자 크기로 환을 만들어 1환씩 잘게 씹어 맑은 물로 하루 3번 삼킨다. 또 한쪽이나 가운데에 있는 머리바람증으로 머리와 눈이 어지러운 병을 치료한다. 《장씨의통》

《비전안과용목론》

○ 비워진 눈어둠증은 이 눈이 처음 병에 걸릴 때는 눈이 흐릿하고 어둡게 보이지만 붉거나 아프지 않고 안에도 속흠과 막이 없다. 이것은 신장이 비워졌거나 간장기운이 부족하다. 흔히 눈앞에 속티가 보이는데 생김새가 여러 가지여서 검거나 희거나 누렇거나 푸르다. 이런 환자는 절대로 성생활을 꺼려야 하며 밤에 작은 글씨에 책을 보면 눈이 멀까 두렵다. 사물을 보았는데 생김새를 따지기 어려우면 다음에 장님증으로 변한다. 빨리 오장을 북돋는 치료를 해야 병을 물리칠 수 있다. 보간산, 산약환을 먹으면 효과가 있다.

시로 말한다. 흐릿하여 멀리 보면 또렷하지 않네. 붉거나 아프지 않고 검은자위는 깨끗하네. 아래가 차갑거나 간장이 비워졌거나 타고난 기운이 약해졌네. 눈앞에 속티가 여러 꼴로 보이네. 이때는 음양의 일이라고 말하네. 책과 그림, 재봉질하고 또 게으르게 머무네. 그렇지 않고 의사는 억지 부려서 말하네. 예로부터 성인이 이런 문장을 말했네. 때때로 한 사물을 둘로 보네. 마음이 많이 더욱 터무니없고 놀라네. 빨리 차전환이나 차전산을 먹어야 하네. 가르침을 하지 않으면 오랜 다음에 장님증으로 변하네.

보간산은 영양각 방풍 각2량 강활 차전자 인삼 복령 세신 현삼 황금 각3량 반. 위를 가루 내어 밥 먹고 나서 미음 끓인 물에 타서 1돈씩 삼킨다.

산약환은 산약 건지황 인삼 복령 방풍 택사 각1량. 위를 가루 내어 꿀로 오동나무 씨 크기로 환을 만들어 빈속에 찻물로 10환씩 삼킨다.

《은해정미》

○ 비워진 눈어둠증이 있으면서 아프다. 이 증상은 비워진 눈어둠증이며 간장과 신장이 비워졌거나 간장기운이 부족하거나 피가 비워졌기 때문이다. 갑자기 아프고 나타나는 때도 없다. 아프면 눈알만이 떨어지듯 아프며 흔히 붉고 깔깔하면서 눈물이 흐르는 증상이 있다. 사물이 어렴풋이 보이고 눈앞에 속티가 여러 가지로 생기는데 누렇거나 희거나 검다. 하나의 사물이 둘로 보이고 생김새도 또렷하지 않다. 치료해도 눈을 해칠까 두렵다.

이 증상은 안과 밖이 서로 합쳐져 생긴 병으로 헛되이 밖을 치료해서는 안 된다. 안을 치료하지 않고서 어떻게 치료하겠는가! 안에는 백질려산이 마땅하고 밖을 북돋는 데는 음 둘에 양 여덟로 만든 단약을 젖에 타서 2, 3방울 눈에 넣는다. 한번 눈에 넣고 용뇌를 조금 더 늘린다. 그리고 노란국화, 적작약, 측백잎, 물푸레껍질, 백지, 천궁으로 눈을 씻는다. 더욱 음식을 꺼려야 하는 데 다섯가지 매운맛이나 모든 뜨거운 음식을 먹지 말아야 한다.

보간활혈산은 비워졌으면 먹어야 한다. 고본 백지 석결명 천마 방풍 세신 강활 황기 국화 당귀 생지황 황련. 위를 같은 분량으로 해서 물에 달여 먹는다.

보신환은 눈이 어두우면서 아픈 병을 치료한다. 검은 눈바람증으로 변할까 두려우니 먼저 먹어야 한다. 택사(흙을 없앤다) 세신(싹을 없앤다) 토사자(술에 담가 불로 말린다) 오미자(볶는다) 각1량 충울자(불로 말린다) 2량 산약 1량5돈 숙지황(불로 말린다) 2량. 위를 가루 내어 골고루 섞어 꿀로 오동나무 씨 크기로 환을 만들어 20환씩 빈속에 소금물로 삼킨다.

백질려산은 백질려 국화 만형자 결명자 감초 연교 청상자. 위를 같은 분량으로 해서 물에 달여 밥 먹고 나서 따뜻하게 먹는다.

《동의보감》

○ 비워진 눈어둠증. 멀리 보면 또렷하지 않고 눈앞에 속티가 자주 생긴다. 눈초리와 눈이 붉고 아프며 때때로 하나가 둘로 보인다. 보간산이 마땅하다.(《득효》) 눈어둠증을 참조해서 본다.

보간산은 동그란 눈속흠증이 눈동자 위에 있어서 어둡고 속티가 있는 병을 치료한다. 시호 1돈반 백작약 1돈 숙지황 백복령 감국 세신 감초 각7푼 백자인 방풍 각5푼. 오른쪽을 썰어 1첩으로 만들어 물에 달여 먹는다.(《득효》)

《장씨의통》

○ 비워진 눈어둠증은 간장과 신장이 비워지고 뜨거움으로 바람이 생겼다. 아픔이 때도 없이 나타나며 눈알이 떨어지듯 아프다. 흔히 붉고 깔깔하며 눈물이 흐른다. 눈앞에 많은 속티가 나타나고 한 개의 사물이 두 개처럼 보인다. 백질려산과 환정환을 골라 쓴다.

《동의학사전》

○ 간허목암. 내장눈병의 하나. 간이 허하여 눈이 잘 보이지 않는 병증을 말한다. 동의보감에는 간이 허하면 먼 곳을 똑똑히 보지 못하고 눈앞에 안화 같은 것이 나타나며 눈귀와 눈구석이 벌겋게 되고 아프며 때로 물체가 둘로 보인다고 하였다. 이런 때는 간을 보하는 방법으로 보간산이나 사물오자원을 쓴다. 비타민A 결핍으로 오는 눈병과 노인성 백내장 등 때 볼 수 있다.

3) 비워진 밤눈증

어두운 곳에서 시력이 낮아지는 야맹증이다. 후천적으로 오는 것은 비워진 밤눈증이라고 하고 선천적으로 오는 것은 타고난 밤눈증이라고 한다. 처음에 눈이 가렵고 뻑뻑하다가 수시로 어둡게 보인다. 눈 속에 티가 보이고 때때로 머리가 아프다가 오래되면 자신도 모르게 두 눈이 모두 어둡게 된다. 점점 심해지면 해가 졌을 때 눈 바로 아래 물체만 보고 위에 있으면 보지 못한다. 비타민A 부족 등으로 오는 야맹증이다.

원인과 치료는 아래 책을 본다.

환정보신환은 인삼 백출 복령 백질려 강활 목적 국화 방풍 감초 천궁 산약 육종용 밀몽화 청상자 우슬 각1량 토사자. 위를 곱게 가루 내어 꿀로 환을 만들거나 달여서 먹어도 효과가 좋다. 《은해정미》

석곡야광환은 천문동 맥문동 인삼 백복령 각2량 숙지황 생지황 각1량 토사자 감국 결명자 행인 산약 구기자 우슬 각 7돈 오미자 백질려 석곡 육종용 천궁 자감초 지실 청상자 방풍 황련 서각 영양각 각5돈. 꿀로 오동나무 씨 크기로 환을 만들어 35환씩 따뜻한 술이나 소금물로 먹는다.

《제병원후론》

○ 밤눈증은 사람이 낮에는 밝게 보이다가 어두워지면 사물을 볼 수 없다. 흔히 참새 눈이라고 부른다. 그것은 참새처럼 어두우면 보지 못한다는 말이다.

《비전안과용목론》

○ 비워진 밤눈증은 이 눈이 처음 병에 걸릴 때는 많이 가렵고 뻑뻑한 것이 나타났다 없어졌다 하며 때로 어둡다. 다음에 아주 심해지면 해가 지면서 보지 못하고 오직 바로 아래의 사물만 본다. 세간탕, 사간탕을 먹어야 낫는다.

시로 말한다. 밤눈증은 가볍지만 속일 수 없네. 어린아이는 감병으로 겉흠이 있네. 어른은 간장이 비워졌네. 다시 바람이 와서 그 바탕을 돕네. 속티가 눈앞에 나타나 스스로 보네. 다음 병을 알지 못하니 걱정하지 않네. 해가 지나면 반드시 두 눈을 잃네. 세 빛을 보려고 하지만 다음 세상에도 드무네.

세간탕은 대황 차전자 현삼 황금 세신 충울자 각2량. 위를 찧어 크게 가루 내어 물 한잔에 가루 5푼을 검은콩 21알을 넣고 5푼이 되게 달인다. 검은콩을 없애고 빈속에 한번 먹고 자기 전에 한번 먹는다.

사간탕은 황금 방풍 각2량 작약 길경 망초 대황 각2량. 위를 찧어 크게 가루 내어 물 한잔에 가루 반돈을 5푼이 되게 달여 밥 먹기 전에 찌꺼기를 없애고 따뜻하게 먹는다.

《은해정미》

○ 비워진 밤눈증은 사람의 두 눈이 해가 서쪽으로 떨어질 때 점점 보지 못한다. 눈속증으로 이어지며 흔히 '닭처럼 흐릿한 눈'이라고 부른다. 이것은 신장이 비워졌다. 눈은 구멍 병에 속하며 신장이 주로 한다. 신장이 비워지면 눈이 어둡다. 음란한 즐거움을 가지려고 하거나 술과 성생활을 심하게 하려고 하면 신장이 약해지고 고달파진다. 타고난 하늘에 진짜 기운이 완전하지 않으면 알짜와 생각이 작아진다. 그래서 눈동자와 신장 물이 맑지 않게 되어 눈에 빛이 없어진다. 치료는 눈동자를 되돌리고 신장을 북돋는다. 사람이 늙거나 어린 지,

비워졌거나 튼튼한 지를 헤아려서 약으로 고르게 하고 음식으로 북돋는다. 성욕을 조심하고 성냄을 끊으면 음에 물이 모여서 자연스럽게 밝아진다.

환정보신환은 모든 눈속증을 치료한다.(처방은 눈속티증 안에 있다)

보신명목환은 모든 눈속증을 치료한다. 눈바람증으로 변하려고 하거나 변해서 사물을 또렷하게 보지 못하는 병을 치료한다. 천궁 당귀 숙지황 국화 산약 지모 석창포 황백 청염 원지 백질려 천파극 오미자 백작약 상표초 충울자 토사자 청상자 밀몽화 구기자 육종용 석결명. 위를 가루 내어 꿀로 오동나무 씨 크기로 환을 만들어 40환씩 빈속에 소금물로 삼킨다.

십미환정환은 아래에 타고난 기운이 비워져서 고달픈 모든 눈속증을 치료한다. 방풍 강활 밀몽화 청상자 천궁 백질려 감초 백출 목적 토사자(술에 3일 담그거나 날 것을 쓰는데 불로 말린다). 위를 가루 내어 꿀로 오동나무 씨 크기로 환을 만들어 20환씩 빈속에 소금물로 삼킨다.

《세의득효방》

○ 비워진 밤눈증. 밤눈증은 간장이 비워졌기 때문이다. 때때로 속티가 생기고 머리가 아프기도 한다. 해가 지나면 두 눈이 먼다. 어린아이는 감병 때문에 얻는다.

《향약집성방》

○ 밤눈증. 《성혜방》에서 말했다. 사람이 낮에는 잘 보지만 어두워지면 사물을 보지 못한다. 이것을 세상 사람들은 '참새눈'이라고 부르는데 참새가 어두워지면 보지 못하기 때문이다.

《성혜방》에 어른과 어린아이를 헤아리지 않고 밤눈증을 오래 앓으면서 낫지 않는 병을 치료한다. 황금 곡정초 합분 영양각(가루) 각반량. 오른쪽을 찧어 곱게 체로 쳐서 가루 내어 밥 먹고 나서 따뜻한 물로 1돈씩 삼킨다.

또 처방으로 세신 지부자 결명자 송진 각2량. 오른쪽을 찧어 곱게 체로 쳐서 가루 내어 밥 먹고 나서 대나무 잎 끓인 물로 1돈씩 삼킨다.

또 처방으로 결명자 2량 지부자 1량. 오른쪽을 찧어 곱게 체로 쳐서 가루 내어 밥 먹고 나서 묽은 미음으로 1돈씩 삼킨다.

노백피산은 밤눈증으로 저물 때 보지 못하는 병을 치료한다. 늙은측백나무속껍질(자른다) 지부자 각2량 매실살(조금 볶는다) 세신 각1량. 오른쪽을 찧어 곱게 체로 쳐서 가루 내어 밥 먹고 나서 따뜻한 물로 2돈씩 삼킨다.

또 처방으로 돼지간 1개를 잘게 썰어 쌀뜨물 1되로 삶아 잘 익혀 입구가 작은 그릇 속에 놓아둔다. 뜨거울 때 눈을 뜨고 그 위에서 김을 쏘이면 아주 효과가 좋다.

저성산은 밤눈증을 치료하는데 세월을 헤아리지 않는다. 창출 2량을 찧어 곱게 체로 쳐서 가루 내어 1돈씩을 돼지나 양간 1개를 대나무 칼로 쪼개 약을 안에 넣고 삼실로 동여맨다. 좁쌀 씻은 물 큰 1대접으로 익을 정도로 삶는다. 앓은 사람은 먼저 눈에 뜨거운 김을 쏘이고 다음에 약의 김이 없어지면 먹는다. 날마다 해뜨기 전에 먹는다.

《천금방》에 밤눈증을 치료하는 기술은 밤눈증이 있는 사람이 해가 질 무렵에 참새가 자는 곳을 보고 두드려 참새가 놀라 날아가면 주문을 외운다. '참새야 참새야 내가 너에게 밤눈을 줄 테니 너는 나에게 밝음을 주어라.' 이렇게 날마다 어두울 때 3번 이상 하면 눈이 밝아진다. 해보니 효과가 있었다.

《연하성효방》에 밤눈증으로 밤에 빛을 보지 못하는 병을 치료한다. 황금을 양과 관계없이 가루 내어 3돈씩을 수컷 돼지간 5~6량을 대나무 칼로 쪼개 약을 안에 넣고 삼실로 동여맨다. 사기그릇 안에서 쌀뜨물에 삶아 끓게 해서 눈에 김을 쏘인다. 3량이 퍼지고 간이 익으면 꺼내서 끓인 물과 함께 한 번에 먹고 얼굴을 위로 젖혀 드러나게 한다. 그러면 그 눈이 다음날 밝아지는데 여러 번 해보니 신기한 경험이었다.

《주후방》에 밤눈증을 치료한다. 잉어 쓸개와 골을 바르면 마르면서 아프고 나서 밝아진다.

《집험방》에 밤눈증을 기가 막히게 치료한다. 누런 밀랍을 양에 거리끼지 말고 그릇 안에 녹여 즙을 만든다. 꺼내서 조개껍질 가루를 넣고 잘 섞어 둥글게 만든다. 쓸 때는 칼로 2돈씩 잘라서 돼지간 2량을 쪼개 안에 약을 넣고 삼실로 동여맨 다음 물 1잔을 솥 안에 같이 넣고 삶아 익으면 꺼낸다. 뜨거울 때 눈에 김을 쏘이고 서늘해지면 간과 함께 먹는다. 하루 2번씩 편안해질 때까지 한다.

《본조경험》에 밤눈증을 치료한다. 측백나무 씨 기름을 눈 속에 넣는데 나을 때까지 한다.

때에 맞춰 돌아다니는 눈병과 밤에 보지 못하는 병을 치료한다. 두루 쓴다. 청어를 찌면서 뜨거운 김을 쏘이고 찐 살을 먹으면 좋다.

《동의보감》

○ 비워진 밤눈증. 밤눈증은 해가 떨어지면 사물을 보지 못한다.(《강목》) 간장이 비워지고 피가 적어졌기 때문이다. 때때로 속티가 생기고 머리가 아프기도 한다. 해가 지나면 두 눈이 먼다. 어린 아이는 감병 때문에 얻는다. 합분환이 마땅하다.(《득효》) 어린아이가 간장 감병으로 밤눈증이면 풍감병환이 마땅하다.(《입문》) 낮에 밝고 저녁에 어두우면 밤눈증이라고 부른다. 참새가 어두워지면 보지 못한다는 뜻이다.(《유취》) 밤눈증은 작목산이 마땅하다.(《직지》) 참새의 머리에서 피를 내어 눈 속에 넣으면 효과가 있다. 양간을 묽게 달여 먹어도 좋다.(《본초》) 닭 장님과 밤눈증을 치료하려면 신선한 지황에 돼지간을 볶아서 먹는다.(《종행》) 소간을 육회로 먹어도 효과가 좋다.(《속방》)

합분환은 밤눈증을 치료한다. 합분 밀랍 같은 양. 노란 밀랍을 녹여 합분을 섞어 대추씨 크기로 환을 만든다. 돼지간 1개 2량 정도를 쪼개어 열고 속에 환약 1개를 넣고 삼실로 동여맨다. 물 1대접을 붓고 잘 삶아 밖으로 나오는 뜨거운 김을 따뜻할 때까지 눈에 쏘이고 간을 먹는다. 나을 때까지 한다.(《강목》)

풍감병환은 간장 감병으로 온 어린아이

에 밤눈증을 치료한다. 청대 황련 천마 오령지 야명사 천궁 노회 각2돈 용담초 방풍 선태 각1돈반 전갈 2마리 말린두꺼비머리 3돈. 오른쪽을 가루 내어 돼지쓸개즙에 담가 떡처럼 만들어서 삼씨 크기로 환을 만들어 박하 달인 물로 10환씩 삼킨다.(《입문》)

작목산은 밤눈증으로 밤에 사물을 보지 못하는 병을 치료한다. 수퇘지 간을 대나무 칼로 조금 쪼개 벌리고 그 속에 야명사를 넣어 묶는다. 쌀뜨물 속에서 7푼이 될 때까지 끓여 익으면 간을 잘게 씹어서 즙으로 삼킨다.(《입문》)

《의종금감》《안과심법요결》

○ 밤눈증 노래. 밤눈증은 많이 가렵고 깔깔하네. 저녁에 어둡고 아침에 밝아 참새와 같네. 해가 질 무렵 아래를 보고 위를 보기 어렵네. 간장바람과 삿된 불이 두 눈동자를 가렸네. 세간산인 차전자, 시호, 황금, 세신, 현삼, 충울자를 쓰네. 사간탕인 망초, 대황, 백작약, 길경, 황금, 방풍을 쓰네.

세간산 처방은 차전자 1돈 시호 1돈5푼 황금 1돈 세신 5푼 현삼 2돈 충울자 2돈. 위를 거칠게 가루 내어 물 2잔으로 검은콩 30개를 넣고 1잔이 되게 달여 검은콩을 없애고 빈속에 따뜻하게 먹는다.

작목사간탕 처방은 망초 대황 백작약 길경 각1돈 황금 방풍 각2돈. 위를 거칠게 가루 내어 물 2잔으로 1잔이 되게 달여 밥 먹기 전에 찌꺼기를 없애고 따뜻하게 먹는다.

쉽게 풀이함. 밤눈증은 병에 걸렸을 때 저녁에 어둡고 아침에 밝다. 많이 가렵고 많이 깔깔하다. 나타나는 것이 일정하지 않아 밝거나 어둡다. 밤중에 바로 아래에 있는 사물은 볼 수 있지만 위는 볼 수 없다. 간장바람과 삿된 불이 위로 올라가 눈을 쳐서 눈속증이 되었다. 세간산을 먹어서 먼저 비워진 뜨거움을 시원하게 한 다음 사간탕을 먹어 채워진 삿됨을 빼낸다.

《고송원의경》

○ 결명야령산은 눈이 밤에 이르면 어두운 병을 치료한다. 등불과 달이 있지만 볼 수 없으며 흔히 '참새 장님'이라고 부른다. 석결명(맛이 짜고 바탕은 차갑다. 피로 들어가 뜨거움을 없애며 신장으로 들어가 음을 북돋는다) 야명사(맛이 맵고 바탕은 차갑다. 모기의 눈은 밤에도 밝게 보기 때문에 눈을 밝게 한다. 그 기운을 가지면 비슷하게 서로 따른다. 따로 간다) 각2돈 돼지간(또는 양간이고 간장으로 이끈다) 1량. 간을 대나무 칼로 두 조각으로 잘라 두 약 가루를 한 조각에 깔고 위에 한 조각을 합친다. 삼 껍질로 움직이지 않게 묶어 약이 새어나오지 않게 한다. 쌀뜨물을 한 큰 대접으로 솥 안에 넣고 반대접이 되게 끓여 자기 전에 간과 약즙을 모두 먹는다. 쇠그릇은 안 된다.

《동의학사전》

○ 작목내장의 하나. 간이 허해서 오는 밤눈증을 말한다. 간혈이 부족하거나 감병으로 간이 허해져서 생긴다. 낮에는 물체가 잘 보이지만 어두워지면 잘 보이

지 않는다. 백정은 말라 있고(구결막 건조) 오랫동안 앓으면 눈이 멀 수 있다. 간혈을 보하는 방법으로 결명야령산을 쓰고 감질로 온 것은 합분환을 쓴다. 특발성 야맹증과 증후성 야맹증에 해당한다고 본다.

4) 타고난 밤눈증

비워진 밤눈증과 같이 해가 저불면 사물을 볼 수 없고 새벽이 되면 다시 밝아지는 병증이다. 비워진 밤눈증과 다르게 위의 물체만 볼 수 있으며 시야가 점점 관을 통해 보는 것처럼 좁아진다. 오래되면 눈동자가 황금빛깔로 되면서 장님이 된다. 시신경위축증과 망막색소변성증에 해당한다.

원인과 치료는 아래 책을 본다.

춘양회령환은 구기자 1근 파고지 8량 백출 4량 후추 2량.

사신환은 파고지 4량 오미자 3량 육두구 2량 오수유 1량. 오른쪽 약을 가루 내어 생강 8량과 대추 100개를 함께 삶아 생강을 없앤 다음 오동나무 씨 크기로 환을 만들어 빈속에 30~50환씩 소금물로 먹는다.

《비전안과용목론》

○ 타고난 밤눈증은 이 눈이 처음 병에 걸릴 때는 간장에 쌓인 뜨거움이 치솟고 신장이 비워졌다. 또한 거기다 병에 걸린 다음에 바람이 치솟고 간장에 기운이 부족해서 이 병에 이른다. 앞에 증상과 같지 않은데 사물을 볼 때 차이가 있다. 오직 머리 꼭대기 위에 사물만 보며 그런 다음에 장님증이 된다. 보간산, 환정환을 먹으면 낫는다.

시로 말한다. 타고난 밤눈증은 앞에서 이미 뿌리를 따졌네. 여기에서 다른 세 이야기를 다시 해야 하네. 바로 원인과 병의 증상이 같은 것 속에 다르네. 타고난 밤눈증은 따로 놓아야 하네. 한 종류는 해질녘에 보이지 않네. 원래의 모습을 본다면 모두 나눌 수 없네. 여러 해가 지나면서 눈동자가 금색과 같네. 진짜 타고난 밤눈증임을 아네. 처음에 어떤 약으로 두 눈을 치료해야 좋은가. 뛰어난 간이 입으로 들어가니 불이 땔나무를 태우네. 바람이 다시 애쓰면 다시 근본을 없애네. 긴 세월을 지켜야 온통 봄날이 되네.

보간산은 인삼 복령 차전자 천대황 황금 각1량 오미자 방풍 각2량 현삼 2량 반. 위를 가루 내어 물 1잔으로 가루 1돈을 넣고 5푼이 되게 달여 찌꺼기를 없애고 따뜻하게 먹는다.

환정환은 인삼 세신 복령 목향 지모 궁궁 각1량 석결명 충울자 각2량. 위를 가루 내어 꿀로 오동나무 씨 크기로 환을 만들어 빈속에 10환씩 찻물로 삼킨다.

《세의득효방》

○ 타고난 밤눈증. 밤눈증 두 증상은 병에 증상은 같지만 그 속에 다른 것이 있다. 타고난 밤눈증은 해질녘에 보지 못하다가 해가 지나면서 눈동자가 금 같이 된다. 앞에 두 증상은 모두 치료할 수 없다.

《증치준승》
○ 밤눈증. 이 증상은 흔히 '닭 같은 장님'이라고도 부른다. 안과에서 타고난 밤눈증이라고 부르며 저녁 때 보지 못하다가 새벽에 다시 밝아진다. 대개 타고난 양이 부족한 병인데 양이 부족하다고 말한다. 11시~13시 다음은 음에 속하는데 어떻게 13시~15시와 15시~17시에 항상 보이고 23시~1시 다음은 양에 속하는데 어떻게 1시~3시와 3시~5시에 밝지 않는가. 말했다. 11시~13시 다음이 음에 속하지만 해는 양이면서 때는 음이어서 양 부분에 음이다. 또 커다란 양이 하늘에서 밝고 아름다우면 해도 함께 어울리기 때문에 밝다. 17시~19시에 해가 지면 음이 점점 커지면서 어둡다. 23시~1시 다음이 양에 속하지만 밤은 음이지만 때는 양이어서 음 부분에 양이다. 온 세상이 그믐처럼 어둡기 때문에 당연히 어둡다. 또 등불과 달이 있어도 밝지 않게 보이면 병은 아주 심하다. 달은 태음경이고 등불도 음에 속해서 안에 양을 돕지 못한다. 병이 가벼운 경우 보아도 조금 보인다. 3시~5시에 양이 세차서 해의 양이 올라가기 때문에 조금 밝다. 5시~7시에 해가 떠야 예전처럼 밝다.

사람이 마땅하게 몸조리하고 생각과 기운이 조화롭게 합치며 알짜 피가 충분히 넉넉하면서 양에 빛이 세차면 치료하지 않아도 스스로 낫는다. 지키고 기르지 않고 오히려 진짜 기운을 해치게 되면 장님증으로 변한다. 심하면 음양이 어그러져서 위아래가 꽉 막혀 속이 가득 차면서 죽는다. 소나 돼지에 간을 먹이고 기운을 북돋는 약으로 치료하면 낫는다. 그리고 그 타고난 기운이 약하면서 양이 부족한 것을 늘린다.

예중현이 양이 약해서 음을 막을 수 없는 병에서 말했다.

물었다. 어떤 사람이 낮에는 잘 볼 수 있는데 밤에는 보지 못했다. 불과 빛, 달빛이 있어도 사물을 알 수 없는데 왜 그런가? 대답했다. 이것은 양이 약해서 음을 막을 수 없는 병으로 밤눈증이라고 한다.

물었다. 그것을 어떻게 아는가? 대답했다. 《내경 생기통천론》에 '예로부터 하늘에 통하는 것이 삶의 근본이며 음양을 본받는 것이다. 하늘과 땅 사이 온 사방에 그 기운인 아홉 지역, 아홉 구멍과 오장, 12마디가 모두 하늘 기운으로 통한다.'고 하였다. 또 '음양은 하루 동안 밖을 주관한다. 사람 기운은 아침에 생겨서 낮에 세찼다가 해가 지면 이미 허약지면서 기운에 문이 닫힌다.'고 하였다. 또 '양이 음을 이기지 못하면 오장의 기운이 싸워서 아홉 구멍이 통하지 않는다.'고 하였다.

물었다. 양이란 어떤 사물인가? 대답했다. 사람의 기운은 사계절로는 봄과 여름이 양이다. 하루 중에는 아침부터 어두울 때까지이다. 오장육부에서는 육부가 양이다.

물었다. 양이 어째서 음을 막을 수 없느냐? 대답했다. 사람이 태어나면 비장과 위장이 가운데에 있 으면서 주인이 된다. 《영란비전》에 '비장과 위장은 창고의 관리와 같고 오행으로는 흙이다. 흙은 모든 사물을 생기게 하므로 기운의 근원이다. 타고난 바탕은 생김을 좋아하고 죽임을 싫어한다. 봄, 여름은 생기고 자라며 가을, 겨울은 거두고 간직한다. 근심과 생각함, 두려움과 성냄, 심하게 일함, 배고픔과 배부름이 지나쳐서 절제하지 못하면 모두 비장과 위장을 해친다. 비장과 위장을 해치면 양 기운이 아래로 내려가고 양 기운이 아래로 꺼지면 사계절, 하루, 오장육부 속에서 양 기운이 모두 약해진다. 양 기운이 약해지면 사계절, 하루, 오장육부 속에서 음 기운이 홀로 세차다. 음 기운이 세차기 때문에 양이 음을 막을 수 없다.

물었다. 어째서 밤에 볼 수 없느냐? 대답했다. 눈은 간장이고 간장은 족궐음경이며 눈동자는 신장이고 족소음경이다. 간장은 나무에 속하고 신장은 물에 속하며 물은 나무를 생기게 하므로 서로 생기게 하면서 만든다. 성냄은 간장을 해치고 싫어함은 신장을 해치기 때문에 간장과 신장을 해치면 생겨날 수 없다. 낮은 양이 되면서 하늘에 양인데 낮이 양이 되면서 사람도 또한 따른다. 근심과 생각함, 두려움과 성냄, 심하게 일함, 배고픔과 배부름으로 해쳐서 양 기운이 아래로 꺼졌지만 하늘에서 양이 세차고 음이 약할 때는 나의 양 기운이 비록 약하더라도 어쩔 수 없이 따라서 위로 올라간다. 이 때문에 낮에는 밝게 볼 수 있다. 밤은 음이 되면서 하늘에 음인데 밤이 음이 되면서 사람도 또한 따른다. 근심과 생각함, 두려움과 성냄, 심하게 일함, 배고픔과 배부름으로 해쳐서 양 기운이 아래로 꺼졌지만 하늘에 음이 세차고 양이 약할 때는 나의 양 기운이 이미 약해서 어쩔 수 없이 따라서 그냥 엎드려 있다. 그래서 밤에 볼 수 없다.

물었다. 어떻게 치료하느냐? 대답했다. 음을 누르고 양을 끌어올리는 약인 결명야령산, 《삼인》합분환으로 치료한다.

《천금방》에 지부자 5돈, 결명자 1되를 가루 내어 미음으로 환을 만들어 밥 먹고 나서 20~30환씩 날마다 먹으면 낫는다. 또 창출 4량을 쌀뜨물에 하룻밤 담갔다가 잘라 불에 말려 가루 낸다. 먹을 때마다 3돈씩을 돼지간 2량을 쪼개 안에 넣고 삼실로 움직이지 않게 묶어 좁쌀 1홉에 물 1그릇을 넣고 사기 솥에 삶아 익히면서 뜨거운 김을 눈에 쏘인다. 따뜻하게 해서 잠자려고 할 때 먹으면 효과가 크다. 또 처방으로 창출 1량을 찧어 체로 쳐서 가루 내어 1돈씩 때에 얽매이지 말고 먹는다.

《동의보감》

○ 타고난 밤눈증은 앞의 증상과 같이 해질녘에 사물을 볼 수 없지만 해가 지나면서 눈동자가 금색 같이 된다. 이것을 누런 눈바람증이라고 부르며 치료하지 못한다.(《득효》) 밤눈증의 증상이 저녁에 사물을 보지 못하다가 새벽에 이르러 다시 밝아지는데 왜 그런가? 간장이 비워졌다. 《내경》에서 '눈이 피를 얻으면 볼 수 있다.'고 하였다. 간장에 피가 없으면 눈이 가물거리고 밝지 않다. 저녁에 어둡고 새벽에 다시 밝아지는데 왜 그런가? 나무는 21시~23시에서 생기고 5시~7시에서 가장 세차며 15시~17시에서 끊어진다. 17시~21시에 이르렀을 때 나무기운이 가장 약하기 때문에 어둡고

5시~7시에 이르렀을 때 나무기운이 세차기 때문에 눈이 다시 밝아진다. 밤눈증은 마지막에는 누렇게 부풀어서 죽는다고 하는데 왜 그런가? 나무는 15시~17시에서 끊어지는데 곧 물과 흙이 자라고 생기게 하는 바탕이다. 나무가 약해지면 흙이 세차기 때문에 누렇게 부풀어 변한다. 평위산(처방은 내상을 본다)으로 흙기운을 고르게 하고 사물탕(처방은 혈분에 있다)으로 비워진 간장을 북돋는다.《정전》 타고난 밤눈증은 환정환이 마땅하다.《유취》

환정환은 타고난 밤눈증으로 점점 눈속증이 되는 병을 치료한다. 석결명(달궈 갈아 물에 띄워 거른다) 복분자 충울자 각2량 괴실(볶는다) 인삼 세신 방풍 백복령 감국 백자인 천궁 각1량. 오른쪽을 가루 내어 꿀로 오동나무 씨 크기로 환을 만들어 따뜻한 물로 30환씩 삼킨다.《유취》

《심시요함》

○ 타고난 밤눈증은 닭 장님이라고 부르네. 붉은 닭 종류는 밤에 밝지 않네. 타고난 양을 해쳐 진짜 기운이 약하네. 해치게 되었어도 가볍게 말하지 말아야 하네. 변하는 이치를 알면 치료하지 않아도 스스로 편안하네. 삼가고 꺼리는 것을 알지 못하는데 어떻게 두 눈 장님이 멈추겠느냐. 음양이 막혀 속에 그득하네. 오래지 않아 넋이 날아가 북쪽 큰 바다로 들어가네.

이 증상은[257] (풀이 안함)

---

257) 위 《증치준승》에 앞부분과 내용이 같아서 풀이하지 않는다. 한문은 뒤에 붙여놓

인삼보위탕을 먹어야 한다. 힘들게 일하거나 음식을 절제하지 못해서 어둡게 보이는 눈속증을 치료한다. 만형자 1돈2푼 황기(꿀로 만든다) 인삼 각1돈 감초(굽는다) 8푼 백작약(볶는다) 황백(술에 볶는다) 각7푼. 위를 썰어 맑은 물 2잔에 8푼이 되게 달여 밥 먹고 나서 멀리 따뜻하게 먹는다. 자려고 할 때 다시 먹는다. 그리고 두 눈이 넓어지고 사물이 아이처럼 보이며 때때로 두 다리가 땅을 밟고 있는 듯이 느껴서 높낮이를 모를 때는 대개 겨울철에 양을 올리는 약을 많이 먹었기 때문이다. 병이 덜해지면 먹지 않는다. 그리고 5~7일을 기다렸다가 다시 먹는다. 이 약은 봄 사이에 먹는 약으로 때를 따르는 약이다.

보중익기탕은 두 눈이 해가 질 때쯤 뻑뻑하고 쳐다볼 수 없는 타고난 기운이 밑으로 꺼진 병을 치료한다. 더불어 맡은 일을 애써서 했거나 책을 읽거나 심하게 새겼거나 부지런히 일했거나 생각을 해쳤거나 배고픔과 배부름이 맞지 않아서 생긴 병을 치료한다. 이런 것들은 모두 눈이 붉거나 머리가 아프며 한열이 엇갈려 생기고 몸이 뻣뻣하면서 아프다. 심하게 일했는데 다시 차가운 바람이 들어오면 머리가 깨질 듯이 아프다. 전부 밖에서 들어오는 상한병 같기 때문에 잘못해서 겉으로 내보내는 약을 쓰면 사람을 해치지 않는 경우가 드물다. 그러므로 이동원 선생이 안이나 밖을 해쳐 나타나는 병을 말할 때 제일 먼저 이 처방을 써서 여러 중생들을 구하려고 했다. 당귀신(술로 씻는다) 백출(흙에 볶는다)

았다.

진피 각1돈반 인삼 2돈 자감초 승마 시호 각1돈 황기(꿀로 만든다) 3돈. 위를 썰어 맑은 물 2잔에 생강 1쪽과 대추 3개를 넣고 달여 밥 먹고 나서 뜨겁게 먹는다.

　살펴보니, 가운데 기운은 비장과 위장에 기운이다. 오장육부와 모든 뼈, 아홉 구멍은 모두 비장과 위장에서 기운을 받아야 치료된다. 그러므로 흙은 모든 사물의 어머니라고 말했다. 크게 굶주리거나 심하게 일해서 그 비장과 위장을 해치면 몸에 여러 부분의 기운이 늘어나거나 생기지 않는다. 그래서 이동원이 거듭 비장과 위장을 말했다. 이 처방에서 인삼, 황기, 감초는 달면서 따뜻한 약이다. 단맛은 가운데의 맛이고 따뜻함은 가운데의 기운이다. 기운과 맛이 모두 가운데이기 때문에 가운데의 기운을 넉넉히 북돋는다. 백출은 달면서 약간 마르게 하기 때문에 비장을 튼튼하게 한다. 당귀는 촉촉하면서 맵고 따뜻하기 때문에 흙을 촉촉하게 한다. 백출은 말리고 당귀는 촉촉하게 해서 굳세지 않고 부드럽지도 않아 흙에 기운이 조화롭게 된다. 다시 승마, 시호를 써서 맑은 양기운을 땅의 길에서 올린다. 하늘과 땅의 기운이 한 번 올라가면 모든 사물이 모두 생기지만 하늘과 땅의 기운이 한 번 내려가면 모든 사물이 죽는다. 하늘과 땅에 오르내림을 살펴보면 승마와 시호를 쓰는 뜻을 알 수 있다. 또 이동원이 '비장과 위장이 한번 비워지면 폐장 기운이 먼저 끊어지기 때문에 인삼과 황기를 써서 거죽과 털을 더 늘려 폐장기운이 땀으로 빠져나가지 않게 한다.'고 했는데 그 말이 딱 들어맞는다.

　그러나 내가 옛 사람의 처방을 살펴보면서 이 이야기를 고쳤는데 왜 그런가? 나는 이동원은 비장과 위장은 폐장의 어미가 되기 때문일 뿐이라고 생각한다. 여기에 덧붙이면 비장과 위장은 모든 몸에 어미가 된다. 오장육부와 모든 뼈, 아홉 구멍은 그 기운을 받아 기대지 않으면 안 된다. 이동원이 나타내지 않은 것을 나타내서 그 뜻을 넓혔을 뿐이다. 어떻게 이야기를 고칠 수 있겠느냐.

　전광환은 비워진 밤눈증과 장님증을 치료한다. 생지황 백복령 천궁 산약 만형자 흰국화 방풍 세신 숙지황 각각 같은 양. 위를 곱게 가루 내어 졸인 꿀로 오동나무 씨 크기로 환을 만들어 20환씩 빈속에 뽕나무 뿌리껍질 달인 물로 삼킨다.

　환명산은 어린아이가 밤에 사물을 볼 수 없는 밤눈증을 치료한다. 야명사 정천석 곡정초 합분 각각 같은 양. 가루 내어 달여 누런 밀랍으로 달걀노른자 크기로 환을 만든다. 3살이면 1환을 돼지 간 한 조각을 쪼개 약을 안에 넣고 삼실로 동여매 솥 안에서 삶아 익힌다. 먼저 눈에 뜨거운 김을 쏘이고 그 다음에 먹는다.

《장씨의통》

○ 밤눈증은 흔히 '닭 같은 장님'이라고도 부른다. 안과에서는 타고난 밤눈증이라고 부르며 저녁 때 보지 못하다가 새벽에 다시 밝아진다. 의학책에서 나무는 21시~23시에서 생기고 5시~7시에서 아주 세차며 15시~17시에서 끊어진다.

17시~21시에 이르렀을 때 나무기운이 가장 약하기 때문에 볼 수 없다. 그리고 해가 뜨는 5시~7시에 이르렀을 때 나무기운이 세차면서 다시 밝아진다. 합분환, 저간산, 결명야령산을 쓴다. 효과가 있은 다음에는 항상 육미환에 당귀, 사삼을 더 넣어 먹어야 한다. 그래야 계속 지키면서 마지막까지 좋다.

《내경》에서 '눈은 피를 얻어야 볼 수 있다.'고 하였다. 피가 비워져 간장을 기르지 못하면 볼 수 없다. 밤은 음에 속하고 사람의 피도 음에 속한다. 음은 주로 가만히 있고 안절부절 못하는 것을 싫어한다. 음이 비워지면 불이 반드시 세차고 약한 음은 강한 불을 이길 수 없다. 그래서 밤에 오히려 심해져 어두우면서 볼 수 없다. 하늘이 밝은 것은 양이 하는 일이다. 양은 주로 움직여서 삿된 불이 잠깐 열리기 때문에 조금 밝아진다. 주로 기운을 북돋고 피를 기르는 치료를 한다. 소나 돼지의 간을 먹으면 더욱 좋다. 이것은 타고난 기운이 약하면서 음이 부족할 때 볼 수 있게 한다.

《의종금감》《안과심법요결》

○ 타고난 밤눈증 노래. 타고난 밤눈증은 닭 같은 장님이라고 부르네. 하늘이 저물면 밝지 않고 새벽이 되면 빛나네. 밤에 위는 볼 수 있으나 아래는 보기 어렵네. 간장에 피를 해치고 신장에 알짜를 해쳤네. 보간산인 영양각, 세신, 강활, 복령, 저실자, 인삼, 현삼, 차전자, 석곡, 하고초, 방풍을 쓰네. 환정환인 석결명, 인삼, 세신, 충울자, 지모, 복령, 궁궁, 목향을 쓰네.

고풍보간산 처방은 영양각 세신 강활 복령 저실자 인삼 현삼 차전자 석곡 하고초 방풍 각1돈. 위를 거칠게 가루 내어 물 2잔으로 1잔이 되게 달여 찌꺼기를 없애고 따뜻하게 먹는다.

고풍환정환 처방은 석결명 2량 인삼 1량 세신 5돈 충울자 2량 지모 1량 복령 1량 궁궁 1량 목향 5돈. 위를 곱게 가루 내어 꿀로 오동나무 씨 크기로 환을 만들어 빈속에 찻물로 3돈씩 삼킨다.

쉽게 풀이함. 타고난 밤눈증의 증상은 두 눈이 하늘이 저물 때 밝지 않다가 새벽에 다시 밝아진다. 간장에 뜨거움이 쌓였거나 신장 경맥이 비워졌기 때문이며 양이 작고 음이 세차다. 하늘이 저물면 음이 자라나며 하늘에 음은 사람 몸의 음을 돕는다. 그래서 머리꼭대기 위에 사물은 볼 수 있고 아래에 사물은 볼 수 없다. 하늘이 새벽에 이르면 양이 자라나며 하늘에 양은 사람 몸의 양을 돕는다. 그래서 눈이 다시 밝아진다. 보간산, 환정환이 마땅하다.

《목경대성》

○ 타고난 밤눈증. (《요함》에서 이 증상을 '타고난 밤눈증'이라고 하였지만 뜻을 이해할 수 없다) 큰 길로 가지 못해서 세계가 좁아졌다고 아네. 저녁이 되지 않았는데 초가집이 어두워 하늘과 땅이 검다고 의심하네. 마음에 흔적이 평소와 다르지 않지만 두 눈동자는 끊어져 먼지 쌓인 먹물이네. 도대체 빛을 가렸는데도 똑똑한 사람이 더욱더 어긋나네. 옛날에는 쑤이허258)에서 병든 백성이 타

---
258) 화이수이(淮水).

고난 기운을 기를 수 있었네. 반쯤 눈먼 사람은 서로 알아서 아들과 함께 새벽까지 오랫동안 헤아리네. 가을바람이 슬피 울지 않고 큰 노랫소리가 바위에 메아리치네.

이 증상은 세상에서 흔히 '닭 같은 장님'이라고 부르고 밤눈증이라고도 하는데 이 책에서는 '음에 바람이 가렸다'라고 한다. 저녁때에 보지 못하다가 새벽에 다시 밝아진다. 타고난 양이 부족한 병이다. 어떤 사람이 말했다. '양이 이미 부족하다고 했지만 11시~13시는 음에 속하는데 왜 13시~17시에 아직도 보느냐? 23시~1시 다음은 양에 속하는데 왜 1시~5시에 밝지 않느냐?' 날에서 11시~13시 다음은 음이지만 태양이 이괘에 걸려 있기 때문에 낮은 양이지만 때는 음으로 양 부분에 음이다. 23시~1시 다음은 양이지만 태음이 어둡기 때문에 밤은 음이지만 때는 양으로 음 부분에 양이다. 눈도 이 종류이기 때문에 어둡고 밝음을 같이 한다. 등불과 달도 이렇다. 달은 태음이고 등불도 음인데 어떻게 양이 안에서 도와줘 반드시 빛을 비추게 하느냐. 오와 육은 하늘과 땅 속에서 합치고 사람 몸의 오장육부는 십이라는 숫자로 이미 하늘과 땅에 서로 참가하고 있다. 그래서 음양 기운은 때가 아니면 맞지 않으며 또 때가 아니면 합치지도 않는다. 이른 아침에 양 기운이 생겨서 한낮이 되면 양 기운이 가장 세차다가 해가 서쪽으로 가면 양 기운이 쉬면서 기운에 문이 닫힌다. 사람도 양이 음을 이기지 못하면 반드시 기운이 아래로 꺼지며 양 기운이 아래로 꺼지면 음

기운은 위로 날아오른다. 그래서 빛나지 않는 달빛이 있더라도 마침내 볼 수 없다.

빨리 춘양회령환, 사신환을 각각 만들어서 아침과 저녁에 먹는다. 다시 양을 올리고 음을 더하는 아주 좋은 약을 모아서 낮에 한 제를 달여 먹으면 알짜와 기운이 조화롭게 되어 자연히 낫는다. 그렇지 않으면 눈속증으로 변하거나 장님증으로 변한다. 만약 건방져서 마음대로 삼가지 않거나 옷과 음식이 입과 몸에 마땅하지 않는다면 음양이 꽉 막혀서 중만(가운데가 그득한 병)이나 중소(소갈병)로 죽는다. 환자는 이것을 가볍게 여기지 않아야 한다.

《외과증치전서》

○ 두 눈이 저녁에 보지 못하다가 새벽에 다시 보는데 이것은 타고난 양이 부족한 병이다. 창출산을 오래 먹으면 낫는다. 창출산은 모산창출을 쌀뜨물에 하룻밤 담갔다가 썰어 불에 쬐어 말린다. 위를 곱게 가루 내어 3돈씩 쓰는데 양간(양간이 없으면 돼지간으로 바꾼다) 2량을 잘라 열고 약을 안에 넣는다. 삼실로 움직이지 않게 묶고 물 1사발에 술 1홉을 넣고 뚝배기 안에서 푹 끓여 잠자기 전에 먹는다.

《동의학사전》

○ 고풍내장. 고풍장증. 작목내장의 하나. 어두운 곳에서 시력이 낮아지는 눈병을 말한다. 신양부족, 간신의 정혈부족 및 비위가 허해서 생긴다. 처음에는 어두운 곳에서 잘 보지 못하나 더 진행

되면 낮에도 잘 보지 못하고 시야가 좁아져 자유롭게 행동할 수 없게 된다. 나중에는 청맹(시신경 위축)이 생겨 눈이 멀게 된다. 신양부족으로 온 것은 신양을 보하는 방법으로 팔미환, 우귀환 등을 쓰고 간신의 정혈부족으로 온 것은 간신을 보하는 방법으로 좌귀음을 쓴다. 비위가 허해서 온 것은 비위를 보하는 방법으로 보중익기탕을 쓴다. 이밖에 결명씨 100g, 댑싸리씨 50g을 가루 내어 한번에 4g씩 쓰거나 또는 고위까람 12g, 들맨드라미씨 12g을 물에 달여 먹는다. 정명, 구후, 승읍, 간유, 풍지, 신유, 족삼리, 광명, 합곡혈에 침을 놓는다. 망막색소변성증에 해당한다고 본다.

5) 눈 흐림증

별 증상이 없다가 점차 사물이 어둡고 흐릿하게 보이는 병증이다. 여러 가지 눈속증에서 흔히 볼 수 있다. 갑자기 눈앞이 흐려지거나 눈앞에 크고 검은 그림자가 나타나는 느낌을 갖는다. 보통 망막맥락막의 만성염증이 가장 많으며 만성 구후성 시신경염(서서히 발병), 삼출성 황반변성(갑자기 발병), 중심장액성 망막병증 등에서도 볼 수 있다. 안저 소견은 병이 생긴 부위(망막, 맥락막, 시신경)에 따라 각각 다르게 나타난다. 망막은 정맥은 가늘어져 빈혈 꼴을 띠며 불투명한 흰빛의 부종이 생긴다. 이러한 망막질환은 한의학적으로 눈흐림증(초기)에서 시작하여 비뚤게 보임증이나 작게 보임증이 있기도 하다가 점차 빛깔있는 눈흐림증(중기)을 거쳐 장님증(말기)의 순서로 진행된다. 이들에 치료와 처방원칙은 비슷하다.

중심성 망막염은 갑자기 눈앞에 동그란 동전 꼴의 그림자가 가리면서 보려고 하는 중심부분이 보이지 않게 되고 물체가 직선으로 보이지 않고 휘어져 보인다. 이중으로 겹쳐 보이거나 찌그러지거나 비뚤어져 보일 수도 있다. 30~40살 전후의 남자들에게 가장 흔하며 야간작업, 야간 운전 등 수면이 부족한 경우나 술을 많이 마신 다음날 갑자기 발생하는 수가 많다. 안저 검사상 눈 속 망막 중심부의 반사가 줄어들고 망막이 부어 있다. 형광 안저검사를 하면 색소상피를 통해 형광물질이 새는 것을 확인할 수 있다. 중심성 망막염은 보통 1~6개월 정도 지나면서 회복되는 수가 많다. 효과적인 치료방법은 형광 안저 사진에서 나타난 새는 곳을 레이저 광선으로 응고시키는 방법이다. 비교적 예후가 좋은 편이다. 자연 치유가 안 될 경우에 이 레이저 치료를 받는다. 또한 이 질병은 스트레스를 많이 받으면 혈관의 수축이 심해져서 더욱 악화된다. 나을 수 있다는 낙관적인 마음자세가 무엇보다도 필요하다. 흡연, 음주는 반드시 피해야 한다.

원인과 치료는 아래 책을 본다.

소간해울양간탕은 시신경염, 망막염, 습성 황반변성의 눈흐림증을 치료한다. 자석 7돈 생지황 3돈 당귀 적작약 시호 백출 목단피 산약 택사 백복령 구기자 신곡 각2돈 주사 5푼. 물에 달여 밥 먹고 나서 먹는다.

단치소요산은 간장을 잘 통하게 하고 뭉친 것을 푼다. 급성에 쓴다. 당귀신(술에 볶는다) 백작약(술에 볶는다) 백복령 백출(흙에 볶는다) 시호 감초 울금 단삼 홍화 각1돈 목단피 치자 각7푼. 물에 달여 밥 먹고 나서 먹는다.

삼인탕은 의이인 활석 각4돈반 행인 반하 각2돈반 통초 백두구 대나무잎 후박 각1돈반. 물에 달여 밥 먹고 나서 먹는다. 《온병조변》

자음지황탕은 숙지황 1돈반 산약 산수유 (구기자) 당귀 백작약 목단피 택사 백복령 석창포 원지 지모(소금물로 볶는다) 황백(소금물로 볶는다) 각8푼. 물에 달여 밥 먹고 나서 먹는다.

지황원은 오래 보아서 피를 해친 눈어둠증에 쓴다. 숙지황 1량반 황련 결명자 각1량 방풍 감국 강활 계심 주사 몰약 각5돈. 꿀로 오동나무 씨 크기로 환을 만들어 1일 3회 50~70환씩 찻물로 밥 먹기 전에 먹는다.

명목지황환은 비워진 불에 쓴다. 생건지황(술에 씻는다) 숙지황 각4량 우슬(술에 씻는다) 백질려(볶는다) 각3량 지모(소금물로 볶는다) 황백(술에 볶는다) 토사자(술로 만든다) 독활 구기자 각2량. 꿀로 오동나무 씨 크기로 환을 만들어 20~30환씩 하루 3번 연한 소금물로 빈속에 먹는다.

가감주경원은 간장과 신장이 비워졌을 때 쓴다. 토사자 8량 구기자 오미자 차전자 저실자 천초 각1량 숙지황 당귀 각5돈. 꿀로 오동나무 씨 크기로 환을 만들어 30~50환씩 하루 3번 데운 술이나 연한 소금물로 먹는다.

귀록이선고는 비워져서 잠자면서 정액이 저절로 나오거나 설사하면서 숨이 찬 병을 치료한다. 눈이 또렷하게 보이지 않거나 눈흐림증을 치료한다. 생녹각 2근 귀판 1근 구기자 4량 인삼 3량. 한번에 1돈반~2돈씩 빈속에 따뜻한 술로 먹는다. 녹각과 귀판을 고아 묵처럼 만든 다음 구기자와 인삼을 넣어 약한 불에 달여 엿을 만든다.

삼인오자환은 눈흐림증인데 간장과 신장이 비워진 병을 치료한다. 몸이 약하면서 눈어둠증이 있거나 눈속증으로 눈속티가 보이면서 멀고 가까움을 구별할 수 없을 때 쓴다. 만성 망막염과 삼출성 황반부종에서 삼출물과 출혈이 어느 정도 흡수되고 난 다음에 쓴다. 1. 백자인(볶는다) 의이인 산조인 토사자(술에 볶는다) 오미자 복분자(술에 씻는다) 구기자(술로 찐다) 차전자 육종용 숙지황 백복령 당귀 침향 각1돈. 2. 숙지황 3량 백복령 2량 오미자 1량 백자인(볶는다) 육종용(술에 담근다) 차전자(술에 볶는다) 의이인 산조인 토사자 당귀 복분자 침향 각5돈. 꿀로 오동나무 씨 크기로 환을 만들어 30~50환씩 연한 소금물로 하루 3번 빈속에 먹는다.

억청명목탕은 당귀 백작약 생건지황 백출 백복령 진피 반하 용담초 시호 황련 치자 목단피 백두구 감초 각1돈 생강3 대추2. 물에 달여 밥 먹고 나서 먹는다.

《제병원후론》

○ 눈이 흐릿하면서 아득하다. 눈은 오장육부의 가장 알짜이고 가장 높은 경맥이 모이는 곳이며 간장에 밖 조짐이다.

오장육부가 비워지면 삿된 바람이나 가래, 뜨거움이 타고 들어와 기운을 간장이 받았다가 위로 치솟아 눈이 받는다. 이 때문에 또렷하지 않게 보이는데 흐릿하면서 아득하다고 말한다. 눈병은 간장에 기운이 부족하면서 가슴이 바람, 가래, 뜨거움으로 막혀서 눈이 멀리 볼 수 없고 사물이 흐릿하면서 아득하게 보인다. 심장기운이 비워져도 눈이 아득하게 된다. 또는 불빛을 보기 싫어하거나 바퀴벌레나 파리가 누렇거나 검게 보인다. 왼손 척맥이 가라앉으면 음이 되고 음이 채워지면 눈이 아득하게 보인다. 그 맥이 뜨고 크면서 부드러우면 이것은 거스르는 것으로 반드시 죽는다. 달인약이나 찜질, 침이나 돌침은 따로 올바른 방법이 있다. 북돋아 기르기 위해 끌어당기는 방법을 지금 뒤에 붙인다.

《양생방·도인법》에서 말했다. 닭이 울어 일어나려고 할 때 먼저 왼손 둘째손가락을 구부려 손가락을 서로 비비면서 주문을 외운다. '서왕모 여자여 그 이름이 더욱 낫게 하네. 나에게 눈을 주렴. 입으로 받겠네.' 진심으로 비비는 꼴로 항상 닭이 울 때 14번 침을 묻히면 눈이 흐릿한 병을 없앤다. 그리고 가장 좋은 빛으로 만 리를 꿰뚫어 보고 온 세상을 두루 본다. 삼키고 14번 침을 묻히면서 뜨거운 손가락으로 눈을 14번 비비면 사람에 눈을 어둡지 않게 한다.

《은해정미》

○ 사물이 또렷하지 않게 보인다. 물었다. 사람이 눈병을 앓는 데 사물이 또렷하지 않고 얇은 천으로 눈을 가린 듯이 하면 어째서인가? 대답했다. 이것은 피가 약하고 기운이 아주 세차다. 피는 속 기름이고 기운은 겉 지킴이다. 겉 지킴은 양이 되어서 기운이 맑고 속 기름은 음이 되어서 기운이 흐리다. 《소문》에서 '맑은 기운은 하늘이 되고 흐린 기운은 땅이 된다. 맑은 양은 살결로 나오고 흐린 음은 오장으로 달려가는데 심장, 간장, 비장, 폐장, 신장이다.'라고 하였다. 눈에 있는 다섯 수레바퀴는 안으로 오장에 속한다. 신장은 물 수레바퀴에 속하면서 눈동자가 된다. 신장 물이 약해져 간장나무를 돕지 못하면 간장 나무의 피를 약하게 해서 눈이 잘 자라지 못한다. 그래서 눈자위가 적어지고 오랫동안 볼 수 없다. 신장이 약해지면 심장 불과 서로서로 돕지 못하기 때문에 심장 불이 위로 타올라 눈이 반드시 뜨거워져 사물이 또렷하지 않게 보인다. 지금 신장 물이 약해지면 비워진 양이 위를 쳐서 간장에 피가 약해지기 때문에 눈이 피를 얻지 못한다. 피가 약하지 않다면 기운이 어떻게 크게 세차지겠느냐. 주경환으로 신장을 북돋고 사순양간산을 먹는다.

주경환은 천초(씨를 뺀다) 1량 저실자 오미자 구기자 유향 인삼 각1량 토사자 육종용 각5돈. 위를 졸인 꿀로 환을 만들어 소금물로 삼킨다.

사순양간산은 형개 천궁 당귀 방풍 적작약 감초 한방기. 위를 각각 같은 양으로 물에 달여 따뜻하게 먹는다.

《증치준승》

○ 눈흐림증. 눈 안팎에 따로 증상은 없지만 어둡고 흐리며 가린 듯 어두우면서

맑지 않게 보인다. 생각을 너무 애쓴 경우와 피가 적은 경우, 타고난 기운이 약한 경우, 타고난 알짜가 없어진 경우에 어둡고 흐릿하다.

사람이 50살이 넘어서 어두워지면 치료해도 다시 밝게 보지 못한다. 달이 보름을 지나가듯이 타고난 진짜 기운이 날로 약해지면 눈에 빛이 자연스럽게 점점 시든다. 타고난 하나를 되돌릴 길을 알지 못한다. 아무리 좋은 약이 있어도 돌이킬 수 없기 때문에 다시 나을 수 없다고 한다. 이것은 일반 사람들이 눈이 어둡게 보이는 것을 말할 뿐으로 눈병으로 어둡게 보이는 것과 견줄 수 없다.

각각 그 원인이 있어서 따로 나누어야 한다. 눈병에서 눈겉증이면서 어두운 경우는 가림으로 가렸기 때문이다. 눈속증으로 어두운 경우는 눈동자 안을 자세히 보면 반드시 기운과 빛깔이 있다. 가림을 치료한 다음에도 어두운 경우는 가림이 오래 가려서 그 기운을 막히게 했기 때문에 빛이 줄어들었다. 그 근본을 북돋아야 빛이 스스로 나타난다. 눈병이 점점 나타나면서 점점 생기는 경우가 있다. 이것은 아파서 경락을 해치고 핏물이 마르기 때문에 빛이 없어지면서 어둡다. 눈병을 딱 맞지 않게 치료한 것이 원인인 경우도 있다. 차가움과 뜨거움이 지나쳐 해쳤거나 찔러 피를 내거나 지지는 치료가 마땅하지 않은 경우이다. 딱 맞지 않아서 그 피와 기운을 해쳤기 때문에 그 빛이 없어져 어둡다. 위에 모두는 근본을 북돋고 길러야 한다. 처음 걸렸을 때 치료해야 하며 오래되면 기운과 맥이 정해져서 치료해도 낫지 않는다.

또 눈이 아프면서 어두운 경우가 있다. 이것은 기운이 막히고 불이 막혔기 때문이다. 낙맥이 고르게 퍼지지 않으면서 빛이 줄어들었다. 비유하면 연기가 뚫고 나가지 못하기 때문에 불이 밝지 않은 것과 같다. 눈이 갑자기 아프다가 나은 다음에도 여전히 어두우면 피가 충분하지 않고 기운도 고르게 퍼지지 않았기 때문이다. 삼가면서 보살피고 길러서 뒤에 병을 피해야 한다. 오래된 눈병이 나았지만 여전히 어두우면 여섯 욕심이나 일곱 감정, 다섯 맛이나 네 기운, 오래 보거나 슬프게 우는 것 등이 원인이다. 눈 속에 기운과 피와 알짜 즙, 낙맥을 해쳤다. 일찍 몸조리해야 하며 오래되면 치료해도 낫지 않는다. 사람이 50살이 안 되었는데 눈이 아프거나 붉지도 않으면서 눈속증이 있거나 타고난 알짜를 지나치게 해쳐서 흐릿하게 보면서 눈에 빛이 없으면 그 사람은 오래 살지 못한다. 흔히 부자거나 강하지만 진짜 타고난 기운을 해친 경우, 괴롭게 생각하거나 몸을 애쓰거나 음식을 제멋대로 먹거나 오랫동안 머리바람증을 앓는 경우, 또는 평소 자주 슬피 울거나 부녀자가 월경과 출산으로 피를 해친 경우가 있다. 이런 경우에 눈 안팎에 다른 증상이 없으면서 눈만 어둡다면 달이 가고 해가 가면서 장님증이 아니더라도 눈속증이 온다.

《심시요함》

○ 눈흐림증은[259] (풀이 안함)

명목지황환을 먹는다. 신장이 비워져

---

[259] 《증치준승》과 같은 내용은 풀이하지 않는다. 한문은 뒤에 있다.

눈이 어둡고 밝지 않은 병을 치료한다. 숙지황(불로 말린다) 4량 생지황(술에 씻는다) 산약 택사 산수유(씨를 빼고 술에 씻는다) 목단피(술에 씻어 쪄서 햇볕에 말린다) 당귀신(술에 씻는다) 오미자(불에 쬐어 말린다) 각2량. 위를 곱게 가루내어 졸인 꿀로 오동나무 씨 크기로 환을 만들어 빈속에 묽은 소금물로 삼킨다. 무를 꺼린다. 알짜는 기운을 생기게 하고 기운은 생각을 생기게 하기 때문에 신장 알짜가 한번 비워지면 양에 빛이 홀로 치료한다. 양에 빛이 홀로 치료하면 튼튼한 불이 기운을 좀먹어 생각을 생기지 않게 한다. 생지황, 숙지황, 산수유, 오미자, 당귀, 목단피, 택사, 산약을 써서 양에 빛을 억누르고 비장을 이롭게 해서 모든 사물에 어머니를 기른다.

손사막에 귀록이선고는 비워진 병을 가장 잘 치료한다. 꿈에 오줌이나 정액이 흘러나오고 몸이 마르면서 숨을 몰아쉬며 눈이 또렷하지 않게 보이는 등의 증상이다. 오래 먹어서 알짜와 뼈, 골을 크게 북돋는다. 녹각 2근 귀판 1근 구기자 6량 인삼 3량. 위에 녹각은 잘라 부수고 귀판은 두드려 부순다. 길게 흐른 물에 3일 동안 담갔다가 깎아 때를 벗기고 사기 솥에 넣는다. 강물을 넣고 약한 불에 끓이는데 물고기 눈 거품처럼 끓을 때 펄펄 끓는 물을 더 넣고 찬물을 넣지 않는다. 3일이 되면 꺼내서 햇볕에 말려 갈아 가루 낸다. 따로 강물로 처음 1돈5푼을 먹고 점점 3돈까지 늘린다. 빈속에도 괜찮다. 알짜, 기운, 생각은 사람 몸에 세 보물이다. 《내경》에서 '알짜는 기운을 생기게 하고 기운은 생각을 생기게 한다.'고 하였다. 알짜를 심하게 해치면 기운을 생기게 할 수 없어 몸이 마르고 눈이 어두우면서 밝지 않다. 사슴은 하늘과 땅에 양 기운을 가장 완전히 얻었기 때문에 독맥을 잘 통하게 하고 알짜를 넉넉하게 한다. 그래서 숨을 숨기면서 오래살 수 있다. 그 뿔과 등껍질은 또 두 사물에 견줄 수 있다. 음을 북돋우면서 양을 북돋아 치우쳐 치료하는 실수가 없다. 또 기운으로 들어가고 피로 들어가 조화로운 아름다움이 있다. 이러면 알짜가 날로 생겨서 두 신선이라고 한다.

삼인오자환은 간장과 신장이 넉넉하지 않아 몸이 약하고 눈이 어두우며 눈속증으로 속티가 생기고 멀고 가까움을 헤아리지 못하는 병을 치료한다. 백자인 육종용(술에 담가 만든다) 차전자(술에 담가 볶는다) 의이인 산조인(껍질을 없애고 볶는다) 구기자(술에 쪄서 말린다) 당귀(술에 씻어 볶는다) 복분자(술에 쪄서 불로 말린다) 백복령(젖과 섞어 쪄서 햇볕에 말린다) 각2량 침향(줄로 썰어 가루 낸다) 5돈 오미자(불에 말린다) 1량 숙지황(술과 물을 부어 삶아 진하게 문드러지면 찧어 고를 만든다) 3량. 위에서 침향 가루와 숙지황으로 만든 찐득한 즙은 따로 넣는다. 나머지는 곱게 가루내어 앞과 섞어 졸인 꿀로 오동나무 씨 크기로 환을 만들어 50환씩 빈속에 소금물로 먹는다.

지황환은 국화환이라고 부른다. 힘을 쓰거나 마음을 애써서 간장이 비워졌는데 뜨거운 바람이 눈을 친 병을 치료한다. 붉게 붓고 눈이 부시다가 점점 겉흠과 막이 생긴다. 더불어 간장과 신장에 바람독으로 피를 해친 병을 치료한다. 피는 간장이 주관하기 때문에 부지런히 책을 읽으면 간장을 해치면서 눈이 어둡다. 간장을 해치면 나무가 바람을 생기게 해서 뜨거운 기운이 위에 눈으로 흘러든다. 숙지황 1량반 방풍 천강활 계심 흰 국화 몰약 명주사 각5돈 황련 결명자. 위를 곱게 가루 내어 졸인 꿀로 오동나무 씨 크기로 환을 만들어 3돈씩 밥 먹고 나서 끓인 물로 하루 3번 삼킨다.

푸른 하늘을 꿰뚫어 본다. 이것은 매, 가마우지, 쥐의 눈자위를 눈에 넣는 세 방법에 대한 이야기이다. 이치에 맞지 않는 듯하지만 《의통》에 실렸기 때문에 기록한다. 빼어난 사람이 잘 쓰기를 기대한다. 매의 눈 한 쌍을 구워 말려 가루 내어 아주 곱게 간다. 사람 젖으로 다시 갈아 비녀다리로 조금씩 묻혀 눈동자 위에 넣는다. 구관조 눈을 위 방법에 따라 써도 효과가 있다. 3일이면 하늘 속에 사물을 볼 수 있다.

또 처방으로 눈에 넣으면 터럭 끝을 볼 수 있는데 가늘고 작아도 반드시 나타난다. 가마우지 눈을 즙을 내서 눈 속에 흘러 넣으면 효과가 있다.

《동의학사전》

○ 시첨혼묘. 점차 물체가 뿌옇게 보이는 병증. 원인은 간기울결로 눈의 낙맥이 막힐 때, 외습이나 습이 안에 몰려 화열이 생겨 눈에 작용할 때, 간신음의 부족으로 허화가 치밀 때, 간신의 부족으로 정혈이 눈을 잘 영양하지 못할 때 생긴다. 눈 겉에는 변화가 없고 다만 물체가 점차 뿌옇게 보이며 눈앞에 안개나 구름이 떠다니는 것처럼 느껴지고 물체가 작게 또는 크게 보이며 구부려져 보인다. 안저소견은 병이 생긴 부위(망막, 맥락막, 시신경)에 따라 각이하게 나타난다. 시첨혼묘는 여러 가지 내장 눈병들에서 흔히 볼 수 있는 증상이다. 간기울결로 온 것은 소간이기, 행혈소체하는 방법으로 단치소요산에 단삼, 울금, 잇꽃을 더 넣어서 쓰고 습열로 온 것은 청열제습하는 방법으로 삼인탕을 쓰며 음이 허하여 화가 치밀어서 생긴 것은 자음강화하는 방법으로 자음지황탕을 쓰고 간신음의 부족으로 온 것은 간신을 보하는 방법으로 가감주경환을 쓴다. 임읍, 태양, 정명, 풍지, 합곡, 광명혈에 침을 놓는다. 망막, 맥락막의 만성염증, 만성구후시신경염 때 볼 수 있다.

6) 빛깔있는 눈흐림증

작은 점이나 긴 나뭇가지 같은 꼴이 아니고 큰 조각의 사물이 가린 듯이 보이는 병증이다. 점차 물체가 뿌옇게 보이면서 눈앞에 빛깔이 있는 어두운 큰 조각이 나타난다. 빛깔은 누른 빛깔, 푸른 빛깔, 검은 빛깔, 초록 빛깔, 붉은 빛깔로 다양하다. 어떤 빛깔이 보이느냐에 따라 증을 구별하여 치료한다. 이 병증에는 중심성 장액성 맥락망막병증 이외에 망막출혈, 삼출성 황반변성, 시신경염도 포함될 수 있다.

원인과 치료는 아래 책을 본다.

삼령백출산은 인삼 백출 백복령 자감초 각3돈 의이인 연자육 길경 백편두 각1돈반 진피 백두구 각1돈 생강3 대추2. 물에 달여 밥 먹고 나서 먹는다.

온담탕은 반하 진피 백복령 지실 각2돈 죽여 1돈 감초 5푼 생강3. 물에 달여 밥 먹고 나서 먹는다.

지백지황환(자음팔미환)은 숙지황 8량 산약 산수유 각4량 백복령 목단피 택사 각3량 지모(소금물로 볶는다) 황백(소금물로 볶는다) 각2량.

단치소요산은 1. 당귀 4돈 시호 백작약 백출 백복령 건강(굽는다) 목단피 각3돈 치자 2돈 감초 1돈반 반하 1돈 생강3 대추2. 2. 당귀 백작약 백복령 백출 자감초 시호 맥문동 각1돈 목단피 치자 각7푼 박하 5푼 생강3. 물에 달여 밥 먹고 나서 먹는다.

시호소간탕은 시호 진피 각2돈 천궁 적작약 지실 향부자 각1돈반 감초 5푼 생강3. 물에 달여 밥 먹고 나서 먹는다.

시호탕은 간장에 불이 세차서 눈이 붉으면서 아플 때 쓴다. 시호 적작약 천궁 당귀 청피 용담초 치자 연교 각1돈 감초 5푼 생강3. 물에 달여 밥 먹고 나서 먹는다.

시호억간탕은 여자가 마음이 우울하고 바람을 싫어하며 온 몸이 노곤하다. 한열이 오가고 얼굴이 붉어지며 가슴이 답답하고 어둡게 보이는 증상을 치료한다. 시호 2돈 청피 1돈반 적작약 목단피 (산조인 용안육 황금 황련) 각1돈 향부자 지골피 치자 창출 각7푼 천궁 신곡 각5푼 생지황 연교 각4푼 감초 3푼. 물에 달여 밥 먹고 나서 먹는다.

《증치준승》
○ 빛깔있는 눈흐림증은 별가득 눈속티증이나 구름 눈속티증에 두 증상처럼 가느다란 점이나 긴 가지 꼴이 아니다. 눈이 사물을 볼 때 커다란 조각이 있고 심하면 여기저기 움직인다. 그 빛깔로 병증을 알아내서 치료한다. 푸르거나 초록 빛깔이거나 쪽빛이면 간장과 신장이 부족한 병이다. 음이 비워지고 피가 적으면 알짜 즙이 말라버리고 쓸개즙이 부족해진다. 기운이 약하면서 흩어지기 때문에 볼 때 그 빛깔을 본다. 몸에 여린 증상이 있는 사람은 눈앞에 항상 푸르거나 초록 빛깔을 보는데 음이 비워졌거나 피가 적기 때문이다. 그 원인을 보고 북돋는다. 노랗거나 붉은빛깔을 보면 불과 흙에 낙맥을 해쳤다. 가래불과 축축한 뜨거움이 있는 사람에게 항상 이 병이 있다. 음이 비워졌고 물이 적으면 타고난 기운을 해치는 불이 타올라 맑고 순수하면서 가장 조화로운 기운을 어긋나게 한다. 그래서 신비로운 빛을 도와 움직이게 하는 근원이 부족해진다. 그리고 그 근본이 일으킨 그 빛깔을 보기 때문에 원인에 따라 돕지 못하면서 오히려 어기면 눈속증이 생긴다. 흰빛깔을 보면 병은 쇠 부분에 타고난 기운을 해쳤기 때문이다. 또 가래가 길을 막은 경우에도 모두 이 병이 있다. 큰 검은 조각을 보면 신장에 타고난 기운을 크게 해쳤다. 쓸개를 기르지 못해서 오래지 않아 눈이 먼다.

《동의학사전》
○ 점차 물체가 뿌옇게 보이면서 눈앞에

색이 있는 암점이 나타나는 병증. 비의 운화기능이 장애되어 수습이 머물러 담이 생기고 담이 열로 변화될 때, 칠정내상으로 간기가 울체되고 현부가 막혀 눈의 낙맥을 장애할 때, 간신의 부족으로 정혈이 눈을 잘 영양하지 못하거나 신정의 소모로 허화가 위로 올라갈 때 생긴다. 눈 겉에는 변화가 없고 다만 눈앞에 누런색, 푸른색, 검은색, 풀색, 붉은색의 음영이 나타나며 물체가 점차 잘 보이지 않는다. 특히 중심성 망맥락막증 때에는 시력이 점차 떨어지면서 누런색과 검은색의 암점이 나타나고 물체가 작게 보이거나 찌그러져 보인다. 안저검사에서는 황반부에 변화가 생긴다. 히스테리아성 약시나 흑내장은 여자들에게서 자주 보는 데 눈앞에 여러 가지 색의 음영이 나타나고 시력은 점차적으로 또는 갑자기 떨어지며 심할 때에는 전혀 보지 못할 수 있다. 그러나 눈에서는 특별한 변화가 없는 때가 많다. 시첨유색(중심성 망맥락막증)이 비허로 습이 몰려서 온 것은 비를 든든하게 하고 습을 없애는 방법으로 삼령백출산을 가감하여 쓰고 습담이 열로 변하여 온 것은 청열제습화담하는 방법으로 온담탕을 가감하여 쓰며 정혈의 부족으로 온 것은 자음강하는 방법으로 지백지황환을 쓴다. 시첨유색(히스테리아성 약시)이 간기울결로 올 때에는 소간해울하는 방법으로 단치소요산이나 시호소간산을 쓴다. 중심성 망맥락막증, 히스테리아성 약시, 수정체 혼탁, 유리체 혼탁에 해당한다고 본다.

참 고
1) 고혈압성 안저출혈

생지황 3돈 석결명 산약 여정자 상심자 용골 한련초 각2돈 지렁이 택사 목단피 산조인 백작약 치자 지모 황백 각 1돈.

2) 당뇨병성 망막출혈증

당대사에 이상으로 망막 혈관에 이상이 생겨 모세혈관이 터지거나 지저분하게 되는 병증이다. 당뇨병이란 혈액 중에 당이 많아지는 병이다. 혈액 중에 당이 많으면 혈액이 끈적끈적하게 되어 잘 흘러가지 않게 되는 데 망막의 혈관은 매우 가늘기 때문에 혈액이 흐르지 못하고 막혀 산소와 영양공급이 잘 안 된다. 그리고 이렇게 한쪽 혈관이 막히면 다른 한쪽 혈관이 확장되어 부어오르고 이 부어오른 혈관에서 혈액이 새어 나온다. 또 혈관이 막히면 옆자리에 새로운 신생혈관이 생기는데 이 신생혈관은 매우 연약해서 쉽게 부서지면서 출혈을 일으켜 망막을 망가뜨리게 된다. 결국 망막 곳곳이 붓고 출혈이 생기면 망막에 상이 맺지 못해서 시력이 점점 떨어지게 된다. 이를 당뇨병성 망막출혈이라고 한다. 당뇨병성 망막출혈은 당뇨병이 오래될수록 악화되지만 아무리 악화되어도 시력이 서서히 나빠질 뿐 다른 증상이 없다. 그래서 대부분의 당뇨환자들은 노안이라고 생각하여 지나치기 쉽다. 5년 이상 당뇨병을 앓은 사람은 평소 별다른 증상이 없어도 형광안저촬영을 하여 망막의 상태를 검사해야 한다. 망막검사를 통해 신생혈관이 발견되면 바로 레이저 광선으로 지진다. 그러면 신생혈관이 부서지지 않아 평생 실명하지 않는다. 초기에 치료하지 않으면 대수술을 해야 하고 실명할 수도 있다. 기국지황탕과 가미소요산을 먹으면 망막 혈관의 출혈이 멈추고 이미 출혈된 어혈이 없어진다.

가미기국지황탕은 소양인에게 사용한다. 천초근은 지혈작용을 한다. 생건지황 4돈 곡정초 2돈 산약 당귀 백작약 백복령 산수유 현삼 백자인(볶는다) 토사자 차전자 복분자 목단피 택사 구기자 맥문동 천문동 사삼 천화분 오미자 각1돈 청상자 감국 천초근 각5푼.

가미소요산은 소음인에게 사용한다. 간장과 비장에 피가 비워지고 화내서 간장을 해친 병을 치료한다. 피가 작아 눈이 어둡고 열이 나면서 눈이 아프다. 피를 북돋고 간장을 시원하게 하며 물을 잘 통하게 하는 처방이다. 생지황 용안육 2돈 산조인 구기자 복분자 밀몽화 향부자 당귀 백작약 백출 백복령 시호 감초 천문동 맥문동 천화분 각1돈 목단피 치자 각7푼 청상자 감국 천초근 황련 황금 각5푼.

3) 당뇨병성 중심성 망막염

당뇨황반부종이다. 당뇨망막병증에서 오며 혈관을 통한 누출로 황반부의 망막이 비후된다. 시력상실의 주요한 원인이다. 황반부종이 망막중심오목에 가깝거나 크기가 큰 경우를 황반부종이라고 한다. 치료는 망막중심오목과 그 주변부를 제외한 황반부 전체에 격자 꼴로 레이저광 응고술을 시행한다.

가감육미지황탕은 석결명 5돈 건지황 생지황 각4돈 산약 산수유 구기자 하고초 금은화 연교 맥문동 각2돈 백복령 목단피 택사 각1돈반 오미자 1돈 청상자 감국 천초근 각5푼.

4) 황반변성증

황반에 원판상으로 누르스름한 붉은빛깔이 나타나는 망막질환이다. 시력장애가 있고 중심 암점, 변시증이 있으며 주위에 작은 점상의 색소가 많이 생긴다. 물체가 흐리거나 휘어져 보인다. 건성과 삼출성으로 나뉘며 난치에 속한다.

단삼탕을 쓰는데 변증에 따라 넣거나 빼면서 쓴다. 단삼 황기 건지황 생지황 각3돈 당귀 천궁 백작약 용안육 각2돈 백복령 목단피 택사 백지 결명자 산사 각1돈반 감국 도인 밀몽화 복분자 구기자 산약 충울자 산조인 녹용 각1돈 홍화 5푼.

7. 보는이음새 눈속증

보는이음새 눈속증은 일반적으로 시신경 이상을 말한다. 그러나 한의학 옛이야기에서는 망막에서 뇌로 이어지는 시각전달 과정에서의 질환도 포함된다. 순수한 망막 질환은 보는막 눈속증에 속한다. 하지만 망막이나 다른 질환이 있더라도 시각신호를 뇌에 전달해서 그것을 해석하는데 이상이 생겼을 경우는 보는이음새 눈속증에 포함시켰다. 치료도 당연히 머리바람증을 참고해야 한다.

1) 빠른 장님증

시력이 갑자기 없어지거나 심하게 떨어지는 눈병이다. 특별한 병적 증상이 나타나지 않으면서 갑자기 눈앞이 흐려지거나 눈앞에 크고 검은 그림자가 나타난다. 갑자기 나타나지만 전조증이 있는데 눈알이 부어오르는 듯하며 머리가 아프다. 눈알을 움직일 때 눈이 더 심하게 아프고 눈앞에는 파리나 모기가 날아다니는 듯이 느끼며 때로는 물체가 불그스름하게 보인다.

안저 검사에서는 망막동맥이나 정맥이 가늘어져 망막이 빈혈 꼴을 띠며 젖빛색의 부종이 보인다. 빠른 장님증에는 급성 시신경염, 구후성 시신경염, 결핵성 망막정맥 주위염, 중심성 망막맥락막증, 망막중심정맥 혈전증, 망막 중심동맥 색전증, 삼출성 망막염, 망막박리, 망막색소변성증, 망막출혈 등이 포함된다. 이 중에서 가장 흔한 원인은 시신경염과나 망막 동맥이나 정맥의 폐쇄로 인한 망막 출혈이다. 망막출혈은 3가지 경우가 있다. 망막의 신경섬유층에 출혈이 있는 경우는 안저 검사상 선홍색의 햇살 꼴(방사상 모양)이고 깊은 층이면 점 꼴이다. 내경계막과 신경섬유층 사이에 출혈이 있는 경우는 안저검사상 판 모양이고 위의 경계는 수평선을 띤다. 색소상피 아래의 맥락막에 출혈이 있는 경우는 판 꼴이면서 어두운 붉은빛깔을 띤다. 출혈이 어디에 있느냐에 따라 치료의 경과와 예후에 큰 영향을 미친다.

원인과 치료는 아래 책을 본다. 그 외에 아래 처방도 쓴다.

명목지황환은 알짜를 생기게 하고 피를 북돋으며 신장을 북돋고 간장을 더한다.

겉흠이 눈동자를 가리거나 눈이 깔깔하여 눈물이 많거나 갑자기 붉으면서 뜨거운 눈병 등을 치료한다. 또 빠른 장님증에도 쓴다. 생건지황(술에 씻는다) 숙지황 각4량 우슬(술에 씻는다) 백질려(볶는다) 각3량 지모(소금물로 볶는다) 황백(술에 볶는다) 토사자(술로 만든다) 독활 구기자 각2량. 꿀로 오동나무 씨 크기로 환을 만들어 1일 3회 100환씩 끓인 소금물로 빈속에 먹는다.

가미육미지황탕은 중심성 망막염을 치료한다. 석결명 8돈 생건지황 5돈 당귀 산약 하고초 금은화 연교 맥문동 각3돈 오미자 1돈. 거칠게 가루 내어 물에 달여 밥 먹고 나서 먹는다.

귀작기국지황탕은 망막염, 구후성 시신경염을 치료한다. 만삼 생지황 백복령 산약 여정자 감국 각3돈 당귀 숙지황 적작약 택사 목단피 구기자 선태 야명사 각2돈반. 거칠게 가루 내어 물에 달여 밥 먹고 나서 먹는다.

기국지황탕 합 생맥산은 소양인 처방으로 시신경염, 망막혈전, 망막출혈에 쓴다. 숙지황(생지황 또는 생건지황) 4돈 맥문동 곡정초 2돈 산약 당귀 백작약 천궁 산수유 현삼 백자인(볶는다) 토사자 구기자 차전자 백복령 목단피 택사 복분자 사삼 오미자 산조인 각1돈 청상자 감국 천초근 각5푼. 거칠게 가루 내어 물에 달여 밥 먹고 나서 먹는다.

대정풍주 합 통규활혈탕은 결핵성 망막 주위 정맥염에 쓴다. 홍화 생강 각3돈 도인 2돈 백작약 아교 귀판(볶는다) 건지황 마자인 오미자 모려 맥문동 감초 별갑 적작약 천궁 각1돈 달걀노른자 1개 파흰뿌리 3뿌리 대추 7개 사향 1푼. 거칠게 가루 내어 물에 달여 밥 먹고 나서 먹는다.

시신경염방은 상심자 여정자 각4돈 시호 당귀 백작약 백출 상기생 백복령 결명자 아교 각2돈 감초 1돈. 거칠게 가루 내어 물에 달여 밥 먹고 나서 먹는다.

진무탕 합 오령산은 백작약 백복령 부자(굽는다) 각3돈 택사 2돈반 백출 2돈 적복령 저령 각1돈반 육계 5푼 생강5. 거칠게 가루 내어 물에 달여 밥 먹고 나서 먹는다.

단치소요산은 당귀신(술에 볶는다) 백작약(술에 볶는다) 백복령 백출(흙에 볶는다) 감초(굽는다) 시호 (맥문동) 각1돈 목단피 치자 각7푼 (박하 감초 각5푼) 생강3 대추2. 거칠게 가루 내어 물에 달여 밥 먹고 나서 먹는다.

가미소요산은 소음인 처방으로 간장과 비장에 피가 비워졌거나 우울과 성냄으로 간장을 해친 병을 치료한다. 또 피가 적어 눈이 어둡고 열이 나며 눈이 아픈 병을 치료한다. 피를 북돋고 간장을 맑게 하며 물을 잘 통하게 한다. 생지황 2돈 당귀 백작약 백출 백복령 시호 감초 산조인 구기자 향부자 용안육 충울자 밀몽화 각1돈 목단피 치자 각7푼 황련 황금 각5푼. 거칠게 가루 내어 물에 달여 밥 먹고 나서 먹는다.

소간해울양간탕은 시신경염, 망막염을 치료한다. 자석 7돈 생지황 3돈 당귀 적작약 시호 백출 목단피 산약 택사 백복령 구기자 신곡 각2돈 주사 5푼. 거칠게 가루 내어 물에 달여 밥 먹고 나서 먹는다.

청영탕은 열이 나면서 심한 갈증이 있거나 갈증은 없지만 가슴이 답답하고 헛소리를 하는 검은자위 노란즙차오름증, 눈동자구멍 좁아짐증, 눈속기름 피들어감증, 빠른 장님증을 치료한다. 생지황 5돈 서각 현삼 맥문동 금은화 각3돈 단삼 연교 각2돈 황련 1돈반 대나무잎 1돈. 거칠게 가루 내어 물에 달여 밥 먹고 나서 먹는다.

도홍사물탕은 생지황 도인 각1돈반 홍화 당귀 천궁 적작약 차전자 택사 의이인 백복령 각1돈. 거칠게 가루 내어 물에 달여 밥 먹고 나서 먹는다.

《증치준승》

○ 빠른 장님증. 평소에 따로 다른 증상이 없다. 밖으로 수레바퀴와 성곽을 해치지 않았고 안으로도 눈동자를 해치지 않았다. 그런데 갑자기 눈이 멀어 보지 못하는 병을 말한다. 이 병의 원인은 세 가지가 있다. 양이 홀로 있거나 음이 외로이 있거나 생각이 떠났기 때문이다. 즉, 막혀서 위아래로 꽉 막힌 병이다. 양을 해친 병은 갑자기 화냈거나 술이나 매운 음식을 마음대로 즐겼기 때문이다. 또 오랫동안 뜨거움병을 앓거나 가래불이 있는 사람이 얻는다. 이 때는 가슴이 답답하고 똥이 막히면서 목이 마르다. 음을 해친 병은 성생활을 많이 하거나 생각을 너무 많이 하거나 너무 자주 슬프게 울었기 때문이다. 또는 바람이나 차가움에 맞았기 때문에 일어난다. 생각을 해친 것은 생각이 너무 많거나 마음을 끝없이 쓰거나 근심으로 너무 심하게 해쳤거나 놀람과 두려움으로 어찌할 수 없을 때 이 병을 얻는다. 그 사람은 어리석고 멍청한 것 같다.

병이 나타날 때는 자주 머리바람증과 가래불이 원인이다. 타고난 기운이 비워졌고 물이 적은 사람은 어지럼증이 나타나면서 장님이 되어 보지 못한다. 지키고 기를 수 있으면 치료하지 않아도 스스로 낫는다. 그러나 병에 걸린 다음에도 기르지 않으면 고질병이 된다. 이 증상은 가장 빠르고 이상하기 때문에 사람들이 저주나 귀신이 한 이상한 것으로 생각해서 기도에 매달리고 빨리 치료해야 돌아올 수 있다는 것을 전혀 알지 못한다. 느리게 해서 기운이 움직이지 않게 되면 약도 쓸모가 없다.

주단계가 한 노인을 치료했다. 갑자기 눈이 보이지 않았는데 다른 병은 없고 서고 앉는 것이나 음식도 예전과 같았다. 이것은 크게 비워진 증상이다. 빨리 인삼고 2근을 달여 2일 동안 먹게 했더니 눈이 보였다. 한 의사가 청몽석을 줬는데 주단계가 '오늘밤에 죽는다. 이 병이 기운이 크게 비워져 얻은 것을 깨닫지 못해 허약함을 치료하지 않고 오히려 청몽석을 쓰면 이 밤이 지나지 않아 반드시 죽는다.' 말했다. 과연 한밤중에 죽었다.

40여살 먹은 한 남자가 몸은 튼튼한데 뜨거운 술을 좋아하다가 갑자기 눈이 멀었다. 맥이 깔깔하기 때문에 이것은 뜨거운 술이 위장 기운을 해쳐 더러운 죽은피가 원인이다. 소목을 달여 인삼 가루를 타서 하루 2번 먹었더니 코와 두 손바닥이 모두 검붉은 빛깔로 되어서 내가 뻑뻑한 피가 움직였다고 말했다. 사물탕에 소목, 도인, 홍화, 진피를 더 넣고 달인 약에 인삼을 타서 잇달아 며칠을 먹었더니 나았다.

55살 먹은 한 남자가 9월에 아침에 일어났는데 갑자기 눈을 떠도 빛이 없고 사물이 보이지 않았다. 빨리 잠깐 잤더니 사람과 사물을 볼 수 있지만 결국 어떤 사람과 사물인지 알 수 없었다. 음식을 평소보다 절반이나 덜 먹고 심하게 나른했다. 맥은 부드럽고 크지만 누르면 흩어지면서 힘이 없다. 주단계가 이것은 축축함을 받았기 때문이라고 생각해서 물었더니 과연 축축한 땅에서 보름 정도 누웠다가 이 병을 얻었다. 백출을 임금으로 삼고 황기, 복령, 진피를 신하로 삼으며 부자를 심부름꾼으로 삼아서 10여첩을 먹었더니 나았다.

위 세 처방은 빠른 장님증을 치료하는데 모두 기운이 빠져나갔기 때문에 인삼과 백출로 되돌려놓았다. 《내경》에서 '상초가 열리고 온갖 곡식에 맛이 퍼지면 살갗을 뜨겁게 찌고 몸이 가득 차며 털이 반질거린다. 이렇게 안개와 이슬이 흘러들어온 듯이 하면 기운이라고 부른다. 이런 기운이 빠져나가면 눈이 밝지 않다.'고 하였다. 이것이 이 증상이다.

《심시요함》

○ 빠른 장님증은 이상하면서 가장 수상쩍네. 갑자기 땅에 빛이 없는데 모두가 알지 못하네. 귀신이 와서 요물을 만들었다고 말하지 말라. 음양이 꽉 막히고 생각이 떠났네.

이 증상은260) (풀이 안함)

---

260) 위에 《증치준승》에 앞 부분과 내용이

가미소요음을 먹어야 한다. 화내서 간장을 해치고 더불어 비장이 비워지면서 피가 적어진 병을 치료한다. 눈이 어두워 밝지 않거나 머리와 눈이 깔깔하면서 아프거나 부인과 여자에 월경이 고르지 않은 등의 증상이다. 당귀신(술에 볶는다) 백출(흙에 볶는다) 백복신 감초(잔뿌리로 날 것을 쓴다) 백작약(술에 볶는다) 시호 각1돈 치자(볶는다) 목단피 각7푼. 위를 썰어 맑은 물 2잔으로 8푼이 되게 달여 찌꺼기를 없애고 밥 먹고 나서 먹는다.

살펴보니 《내경》에서 간장은 장군 관직이라고 말했기 때문에 주로 화낸다. 화내면 간장을 해쳐 기운이 거스르고 기운이 거스르면 피도 거스르기 때문에 피가 적어진다. 눈은 간장에 구멍이다. 또 눈은 피를 얻어서 볼 수 있다고 했다. 이렇게 지금 간장을 해치고 피가 적어졌기 때문에 눈이 어두워졌다. 편작이 동쪽은 항상 채워져 있다고 했기 때문에 간장은 빼냄은 있어도 북돋음은 없다. 스스로 해치게 한 거스른 기운을 잘 통하게 해야 북돋게 된다. 이 처방에 이름은 마음 내키는 대로 돌아다님(소요)인데 역시 잘 흩어지게 한다는 뜻이다. 시호는 올라갈 수 있으므로 그 거스름에 미친다. 작약은 거둘 수 있으므로 그 지나침을 덜어준다. 목단피와 치자는 빼낼 수 있으므로 그 채워짐을 친다. 나무가 세차면 흙이 약해지므로 백출과 감초로 그 이기지 못함을 돕는다. 간장을 해치면 피에 병이 걸리므로 당귀로 그 피를 기

같아서 풀이하지 않는다. 한문은 뒤에 붙여놓았다.

른다. 나무가 채워지면 불이 움직이므로 백복신으로 그 심장을 편안하게 한다.

　시호삼출탕은 화내서 타고난 음과 양을 해칠 때 이 처방이 주로 치료한다. 인삼(뿌리머리를 없앤다) 백출(흙에 볶는다) 숙지황 백작약 각1돈5푼 감초(꿀로 만든다) 8푼 천궁 7푼 당귀신 2돈 청피 4푼 시호 3푼. 위를 썰어 맑은 물 2잔으로 8푼이 되게 달여 찌꺼기를 없애고 밥 먹고 나서 멀리 먹는다. 간장은 성냄을 주관하는데 화내면 간장을 해친다. 간장을 해치기 때문에 눈이 어둡고 속티가 보이며 사물을 또렷하지 않게 본다. 화내서 타고난 음을 해치면 피가 반드시 비워진다. 그러므로 천궁, 당귀, 백작약, 숙지황을 써서 속 기름을 기른다. 화내서 타고난 양을 해치면 기운이 반드시 비워진다. 그러므로 인삼, 백출, 감초를 써서 겉 지킴을 더한다. 청피는 간장을 고르게 하고 시호는 간장을 빼낸다.261)

　웅담환은 눈이 갑자기 빛을 잃으면서 속흠과 막이 덮어서 가린 병을 치료한다. 웅담 천황련 밀몽화 강활 각1량반 뱀허물 지골피 음양곽 목적 용담초 각1량 선복화 감국 구맥 각5돈 위유 3돈 혈갈 만청자 각2돈. 위 열다섯 약재에서 곰쓸개가 주로 치료한다. 나머지는 함께 곱게 간다. 불깐양간 1개를 삶아 그 절반은 불에 말려 약 속에 섞는다. 나머지 절반은 날 것을 막을 없애고 짓찧어 위에 약 속에 넣어 절구로 찧어 오동나무씨 크기로 환을 만든다. 밥 먹고 나서 미음으로 30환씩 삼킨다. 모든 약은 다

---

261) 생지황 2돈 용안육 산조인 각1돈을 더 넣어도 된다.

른 방법으로 만들지 않지만 목적은 마디를 없애고 위유는 껍질을 없앤 다음 고운 가루로 만든다. 만청자는 우물물에 일고 뱀허물은 굽는다.

　요주에 곽단 친구가 옮기는 병을 만났을 때 갑자기 두 눈이 빛을 잃고 속흠과 막이 덮어서 가렸다. 어느 날 꿈에 검은 옷을 입은 사람이 네가 눈이 밝아지려면 웅담환을 먹으라고 알려주고 나서 깨어났다. 외종질이 '어제 눈을 치료하려고 웅담환을 얻었다.'고 했는데 우연히 꿈과 서로 맞는다. 처방에 따라 파는 약은 열흘이 지나야 만든다. 20여일을 동안 약을 다 먹었더니 다시 밝아졌다. 다른 사람이 눈병에 걸려서 또 이 약을 먹었더니 많이 나았다. 곽단이 스스로 그 책 끝에 적었다고 한다.

　독삼탕은 타고난 기운이 떨어져 나가서 눈이 보이는 것이 없는 병을 치료한다. 인삼(지린성 지안에 칭허가 좋다) 여러 량을 구리칼로 잘라 은 솥이나 사기 솥에서 달여 자주 먹는다. 피는 기운이 지키고 기운은 피가 지키면서 서로 짝지어 떨어지지 않는다. 어느 때 피를 지나치게 많이 잃으면 기운이 외로운 양이 되면서 또 거의 날아오른다. 이때에 맥은 작아서 끊어지려고 한다. 피는 생김새가 있기 때문에 빨리 생길 수 없으며 어떤 작은 기운이 마땅해야 빨리 굳어진다. 그러므로 달고 따뜻한 인삼으로 타고난 기운을 굳힌다. 가볍거나 무겁게 무게를 달아 느리거나 빠름을 맞춘다. 이 때문에 피가 빠져나가면 기운을 더한다고 하였다. 이것이 양이 생겨야 음이 자라는 이치이다.

어떤 사람이 몸은 튼튼한데 뜨거운 술을 좋아하다가 갑자기 눈이 멀었다. 맥이 깔깔한 것을 보니 이것은 뜨거운 술이 위장 기운을 해쳐 생긴 더러운 죽은 피 때문이다. 소목을 달인 약에 인삼 가루를 타서 하루 2번 먹었더니 코와 두 손바닥이 모두 검붉은 빛깔로 되어 내가 뻑뻑한 피가 움직였다고 말했다. 사물탕에 소목, 도인, 홍화, 진피를 더 넣고 달인 약에 인삼을 타서 잇달아 며칠을 먹었더니 나았다.

《장씨의통》

○ 빠른 장님증은 갑자기 눈이 멀어 보지 못한다. 그 병의 원인은 세 가지가 있다.262) (풀이 안함)

기운이 크게 비워졌으면 빨리 많은 분량에 인삼고를 먹고 피가 비워졌으면 많은 분량에 황기, 당귀를 달인 약에 인삼고를 타서 먹는다. 축축함이 있는 환자는 백출을 임금으로 하고 황기, 복령, 진피를 신하로 하며 부자를 도우미로 한 약을 먹는다. 위에 세 가지는 눈이 갑자기 먼 병을 치료하는데 모두 기운에 병이기 때문에 인삼, 백출을 쓴다. 피가 비워졌어도 인삼을 쓴다. 처방은 양을 생기게 하고 음을 기르는 효과가 있다. 《내경》에서 '기운이 빠져나가면 눈이 밝지 않다.'고 했는데 이 증상이다. 쇠나 돌처럼 아래로 누르는 약을 꺼려야 한다. 그 생각과 기운이 위로 떠서 흩어질 때 이렇게 하면 반드시 죽는다.

---

262) 위 《증치준승》에 있는 내용과 같아서 풀이하지 않는다. 한문은 뒤에 붙여놓았다.

《목경대성》

○ 빠른 장님증. 은하수 둘이 잠겨 밤구슬을 비추네. 소홀하다 해치고 놀람과 의심이 넘치네. 귀신이 한 요사한 병이라고 하네. 튼튼한 기운이 몰래 미니 피가 잠깐 벗어나네. 환자는 많지만 아주 적게만 없애네. 시름이 많고 병에 잘 걸려도 치료하지 않네. 한단의 꿈은 깨지고 기장은 익네.263) 순수한 양을 주라고 말하니 눈살을 찌푸리네.

이 증상은 평소에 다른 병이 없으며 밖으로 눈에 어떤 부위를 해치지 않았고 안으로도 눈동자를 해치지 않았다. 그런데 갑자기 눈이 멀면서 보지 못한다. 그 원인은 세 가지이다. 음이 외로이 있거나 양이 홀로 있거나 생각이 떨어져 있어서이다. 양을 해치는 것은 흔히 여섯 가지 욕심이고 음을 해치는 것은 흔히 일곱 가지 감정이며 생각을 해치는 것은 감정과 욕심이 함께 있다. 소년은 앎이 아직 열리지 않았고 늙은이는 세상일에서 이미 쉬고 있는데 문득 이 병을 얻었다면 늘어놓은 세 가지에 있지 않다. 대개 관격이라는 병이다. 관격은 어떤 것인가? 양의 맥이 고르지 못하고 기운이 육부에 머물면 양 기운이 아주 세차서 위에서 음 기운이 자라지 못하는 경우를 관이라고 한다. 외감(밖에서 들어옴)은 기운이 움직인다. 삿된 것이 기운을 따라 들어와 위의 구멍이 통하지 않는 것이 관의 종류이다. 음의 맥이 고르지 못하고 피가 오장에 머물면 음 기운이 아주 세차서 위에서 양 기운이 지키지 못하는 경우를 격이라고 한다. 잡병은 피

---

263) 부귀영화가 덧없다는 뜻.

때문에 생긴다. 삿된 것이 피를 따라 나와 아래의 구멍이 통하지 않는 것이 격의 종류이다. 음양이 모두 세차면 음 속에 양이 없거나 양 속에 음이 없다. 음양이 서로 떨어지면 속 기름과 겉 지킴이 막히고 기운과 피가 함께 일하지 못한다. 이렇게 오장육부가 함께 삿됨을 받은 경우를 관격이라고 한다. 모아서 말하면 머리바람증이나 가래불이 있거나 타고난 기운이 비워졌거나 물이 적은 사람이 아니면 이 병에 걸리지 않는다.

지키고 기르면서 약으로 치료하면 며칠도 안 되어 스스로 낫지만 그렇지 않으면 고질병이 된다. 이 증상은 가장 빠르고 이상해서 사람들은 모두 귀신이 해쳤다고 의심하면서 먼저 무당을 찾은 다음에 의사를 찾는다. 빨리 치료해야 돌아온다는 것을 모르고 느리게 치료한다면 타고난 바탕이 움직이지 않게 되어 약도 쓸모가 없다. 귀신이 그것을 어떻게 하겠는가. 스님과 도사가 그것을 어떻게 하겠는가.

갑자기 이 증상을 만나면 음이니 양이니 생각이니 말하지 말고 관격이므로 빨리 독삼탕 여러 돈을 달여 뜨겁게 자주 먹는다. 그 다음에 쓸 약을 결정한다. 뜨거움으로 북돋으면서 하나라도 빼내지 않아야 아무 일이 없다. 어떤 사람이 그 이치를 물어서 말했다. 피는 기운이 지키고 기운은 피가 지키므로 서로 짝이 되어 떨어지지 않는다. 그래서 생각이 그 집에서 편안해야 눈이 밝다. 지금 빠른 장님증일 때 기운이 먼저 삿됨에 맞거나 기운이 이미 삿됨을 받으면 반드시 피로 전해진다. 기운이 병들면 피도 병든다고 한다. 더욱이 한 번이라도 빠져나가면 기운은 외로운 양이 되어 사나운 불길 같으며 피는 외로운 음이 되어 매우 차가운 물 같다. 이 때 생김새가 있는 피는 빨리 생길 수 없기 때문에 아주 작은 기운을 빨리 보살펴야 한다. 그래서 달고 따뜻한 인삼으로 타고난 기운을 튼튼히 한다. 느리거나 빠름보다 가볍거나 심함이 더 중요하기 때문이다. 《내경》에서 '피가 빠져나가면 기운을 더하고 양이 생기면 음이 자란다.'고 했는데 이 뜻이다. 그리고 그 다음이 뭐냐고 물으면 감히 귀기육일탕이라고 말하겠다. 집안이 가난해서 마련하지 못할 때 대충 쓸 수 있는 약이다. 화살이 과녁을 맞듯이 작은 인삼의 효과를 줄 수 있다.

피와 기운이 속한 것은 아주 날뛰고 거칠어 멧돼지 못지않다. 스님과 도사는 사람에게 몸과 생산물을 바치게 할 수 있어도 멧돼지에게 무릎을 구부리고 계를 받게 할 수 없다. 멧돼지가 어떻게 다른 실마리를 열 수 있겠느냐. 특히 다른 실마리를 공경해서 받드는 사람이라면 멧돼지보다 더 날뛰고 거칠다. 무당을 믿고 의사를 믿지 않는다. 위급한 빠른 장님증 같은 병에 먼저 부적을 쓴 다음에 약을 먹는다면 치료를 더디게 해서 구하지 못한다. 사람이 집에서 이 두어 마디 말을 쓴 책을 얻어서 이 속에 가르침을 밝힌다면 영원히 이 병을 막을 수 있다. 부처님에게 예를 드리는 것이나 천만번 경전을 외우는 것보다 공덕이 더 크다.

《동의학사전》
○ 폭맹. 갑자기 각이한 정도로 시력장애를 일으키는 병증. 간신음의 부족, 폐신의 허손, 비신양허, 간양상승, 간기울결, 습열의 정체 및 눈외상 등으로 생긴다. 눈 겉에는 아무러한 변화가 없고 때로 눈알이 불어나는 듯하며 머리가 아프고 눈알을 움직일 때 눈아픔이 더 심해진다. 눈앞에는 파리나 모기가 날아다니는 듯한 감을 느끼며 때로는 물체가 붉으스름하게 보인다. 또한 광시증, 변시증, 시대위소 등이 나타난다. 시력은 갑자기 떨어진다. 안저검사에서는 폭맹에 여러 가지 내장눈병(급성시신경염, 망막정맥주위염, 망막중심정맥혈전증, 망막중심동맥전색증, 망막박리, 피질맹, 히스테리아성 흑내장 등)들이 포함되므로 각이한 소견들을 나타낸다. 간신부족으로 폭맹(급성 시신경염, 망막중심동맥전색, 안저출혈)이 온 것은 간신을 보하는 방법으로 명목지황환을 가감하여 쓰며 음허화왕 증상이 있으면 지백지황환을, 간양상승 증상이 있으면 대정풍주(집함박꽃뿌리, 갖풀, 남생이배딱지, 마른지황, 역삼씨, 오미자, 굴조개껍질, 맥문동, 감초, 닭알노란자위, 자라등딱지)에 통규활혈탕을 가감하여 쓴다. 폐신의 허손으로 폭맹(망막박리)이 온 것은 기국지황환에 생맥산을 가감하여 쓰고 비신의 양허로 온 것은 진무탕에 오령산을 가감하여 쓴다. 간기울결로 폭맹(급성시신경염, 망막중심동맥전색, 히스테리아성 흑내장)이 온 것은 뭉친 간기를 푸는 방법으로 단치소요산을 쓴다. 습열의 정체로 피질맹이 생긴 것은 혈분의 열을 내리우고 독을 푸는 방법으로 청영탕을 가감하여 쓴다. 눈외상으로 망막진탕이 생긴 것은 혈을 잘 돌게 하고 어혈을 삭이며 수습을 없애는 방법으로 도홍사물탕에 길짱구씨, 택사, 율무쌀, 흰솔풍령을 더 넣어 쓴다. 망막중심동맥색전, 급성구후성 시신경염일 때에는 정명, 구후, 동자료, 승읍, 찬죽, 태양, 풍지, 합곡, 내관, 태충, 명문, 신유혈에 침을 놓는다. 망막박리 때 열공이 있으면 수술을 한다.

2) 장님증

점차 눈이 잘 보이지 않다가 나중에는 밝고 어두운 것도 가려 볼 수 없게 되는 병증이다. 빠른 장님증은 갑자기 보지 못하는 병이고 장님증은 서서히 보지 못하는 병이다. 장님증은 평소에는 눈에 아무런 증상이 없어 전혀 알지 못한다. 처음에 물체가 뿌옇게 보이는 눈흐림증이나 때로 눈앞에 빛깔이 있는 암점이 나타나는 빛깔있는 눈흐림증이 있다. 점점 잘 보이지 않고 보는 범위가 좁아지면서 마음대로 행동할 수 없게 된다. 보통 눈흐림증이나 타고난 밤눈증, 푸른 눈바람증, 빠른 장님증 같은 눈병 때 온다. 망막색소변성증, 시신경위축, 황반변성, 녹내장, 시신경염, 망막동맥폐쇄의 진행단계에서 온다.
원인과 치료는 아래 책을 본다.
독삼탕은 기운이 비워져 피를 다스릴 수 없는 병을 치료한다. 인삼 3돈~1량이고 크게 비워졌으면 1량~3량을 쓴다. 위장이 비워져 음식을 적게 먹으면 귤피를 더 넣고 폐장이 비워져 기침을 하고 숨이 차면 귤홍을 더 넣는다. 어떤 처방은 흔히 대추 3개를 넣는다. 《장씨의통》

보원탕은 속 기름과 겉 지킴, 기운과 피가 부족한 병을 치료한다. 황기(꿀술에 굽는다) 3돈~6돈 인삼 3돈~1량 감초(굽는다) 1돈. 물에 달여 빈속에 먹는다. 《장씨의통》

좌귀환은 신장에 음이 부족한 병을 치료한다. 숙지황 8량 산수유 구기자 토사자 녹각교 귀판교 산약 각4량 우슬 3량. 꿀로 오동나무 씨 크기로 환을 만들어 100환씩 더운 물이나 연한 소금물로 빈속에 먹는다.

명목지황환은 간장과 신장에 음이 비워진 병을 치료한다. 생건지황(술에 씻는다) 숙지황 각4량 우슬(술에 씻는다) 백질려(볶는다) 각3량 지모(소금물로 볶는다) 황백(술에 볶는다) 토사자(술로 만든다) 독활 구기자 각2량. 꿀로 오동나무 씨 크기로 환을 만들어 20~30환씩 더운 물이나 연한 소금물로 빈속에 먹는다.

인삼양영탕은 기운과 피가 비워진 병을 치료한다. 백작약(술에 볶는다) 2돈 당귀 인삼 백출 황기(꿀로 굽는다) 육계 진피 감초 각1돈 숙지황 오미자 방풍 각7푼 원지 5푼반 생강3 대추2. 물에 달여 밥 먹고 나서 먹는다.

삼령백출산은 인삼 백출 백복령 산약 감초 각3돈 의이인 연자육 길경 사인 백편두 각1돈반. 물에 달여 밥 먹고 나서 먹는다.

소요산은 당귀신(술에 볶는다) 백작약(술에 볶는다) 백복령 백출(흙에 볶는다) 감초(굽는다) 시호 맥문동 각1돈 박하 감초 각5푼 생강3 대추2. 물에 달여 밥 먹고 나서 먹는다.

복명환은 장님증을 치료한다. 시세포와 시신경을 활성화한다. 여정자(술에 7번 찐 다음 거칠게 가루 낸다) 1근 동충하초 10개 숙지황 황련 백출 각3돈 야명사 구기자 녹두껍질(볶는다) 각1돈 진사 1돈반. 꿀로 오동나무 씨 크기로 환을 만들어 50환씩 밥 먹고 나서 따뜻한 술로 먹는다.

《제병원후론》

○ 장님증. 장님증은 눈에 차이가 없고 눈동자도 검고 흰 것이 또렷한데 바로 사물을 보지 못할 뿐이다. 오장육부의 알짜와 기운은 모두 위에 눈으로 간다. 만약 오장이 비워지면 삿된 바람이나 가래와 묽은 가래가 타고 들어온다. 뜨거움이 있으면 붉고 아프지만 뜨거움이 없기 때문에 안에 막은 것이 생겼다. 오장육부에 피와 기운이 눈자위로 가지 못하기 때문에 밖에서는 다른 점이 없고 다만 사물이 보이지 않을 뿐이다. 이것을 장님증이라고 부른다.

《양생방》에서 '우물과 물길을 막히게 하지 마라. 사람에 귀와 눈을 멀게 한다.'고 하였고 또 '정월 8일에 목욕해서 장님증을 없앤다.'고 하였다.

○ 장님증에 겹흠이 있는 증. 흰자위와 검은자위에 해친 것이 없고 눈동자도 또렷하지만 사물을 보지 못하면 장님증이라고 부른다. 다시 뜨거운 바람이 타고 들어와 기운이 밖으로 빠져나가지 못하면서 눈자위 사이에 쌓이면 파리 날개

같은 겉흠이 생긴다. 눈동자 위를 덮기 때문에 장님증에 겉흠이 있게 된다.

《향약집성방》

○ 장님증. 《성혜방》에서 말했다. 눈은 가벼운 막이 물을 감싸고 있다. 타고난 바탕은 가만히 있고 그 거울은 밝아서 또렷하기 때문에 사물을 보지 않는 것이 없다. 기운이 맑고 생각이 또렷하면 오장도 편안하다. 오장 중 하나에 기운을 조금이라도 해치면 샷된 바람이 다투어서 눈이 아프거나 가렵지 않더라도 갑자기 보지 못한다. 샷된 바람이라는 독기가 간장과 쓸개를 해쳤는데 이 독기가 흩어지지 않고 위에 눈으로 가면 장님증이 된다.

《성혜방》에 지부자산은 장님을 치료해서 눈을 밝게 한다. 지부자 궁궁 차전자 산조인(조금 볶는다) 각1량 석결명(찧어 곱게 갈아 물에 띄워 거른다) 영양각(줄로 간다) 각1량반. 오른쪽을 찧어 체로 쳐서 곱게 가루 내어 1돈씩 검은콩 달인 물에 타서 때를 헤아리지 말고 삼킨다.

백엽환은 장님증으로 치료해서 눈을 밝게 한다. 측백나무잎(조금 굽는다) 야명사 찹쌀(누렇게 볶는다) 각1량. 오른쪽을 찧어 체로 쳐서 가루 내어 소 쓸개즙에 섞어 오동나무 씨 크기로 환을 만들어 자려고 할 때 대나무잎 달인 물로 20환씩 삼킨다. 새벽 4시쯤에 미음으로 20환을 삼킨다.

장님증을 치료하는데 물고기 골을 눈에 넣는 처방이다. 잉어 골과 잉어 쓸개 각각 1개. 오른쪽을 골고루 잘 섞어 하루에 3~4번 눈에 넣는다.

결명산은 여러 해 동안 또렷하지 않다가 장님증이 된 병을 치료하는데 효과가 아주 좋다. 결명자 만청자(3번 밥 지을 시간 동안 찌고 매번 햇볕에 말린다) 각 3량. 오른쪽을 찧어 곱게 체로 쳐서 가루로 만든다. 밥 먹고 날 때마다 따뜻한 물에 타서 2돈씩 삼킨다.

장님증인데 눈동자가 망가지지 않은 병을 치료한다. 무씨 3근을 찌는데 김이 올라오면 솥 안에 끓는 물을 끼얹는다. 햇볕에 말리고 다시 찌면서 물을 끼얹는다. 이렇게 3번을 하고 햇볕에 말린 다음 찧어 곱게 체로 쳐서 가루로 만든다. 먹을 때는 따뜻한 술에 타서 삼키며 2돈에서 점점 3돈까지 늘린다. 빈속과 저녁 먹은 다음에 먹는다.

장님증을 치료한다. 돼지쓸개 5개에 즙을 구리 그릇 속에 넣고 약한 불로 환이 될 수 있게 달여 기장쌀알 크기로 환을 만든다. 눈 속에 넣어주면 효과가 있다.

토끼간죽은 눈이 어두운 장님증을 치료해서 눈을 밝게 한다. 토끼간 1개를 잘게 썰어 두부즙 속에 넣고 죽을 만들어 빈속에 먹는데 효과가 있을 때까지 한다.

《백요방》에 장님증을 치료한다. 누에똥을 깨끗한 것으로 가려 1되를 불에 태워 재를 남긴다. 쓸 때는 1홉을 물 3홉과 함께 달여 찌꺼기를 버리고 맑은 물을 거른다. 2~3번 거위 깃털로 눈을 씻으면 겉흠과 막이 없어진다. 신기한 효과가 있다.

또 처방으로 눈을 뜨지 않은 흰 강아지가 먹는 젖을 눈 속에 넣는다. 10년된 장님증도 치료한다.

《백일선방》에 상한병을 앓은 다음에 생긴 얼마 되지 않은 장님증을 치료할 수 있다. 음양곽 1량 담두시 49알. 오른쪽을 물 1잔반으로 1잔이 되게 달여 차갑게 놔두고 환자에게 자주 마시게 하면 낫는다.

《삼화자방》에 장님증을 치료한다. 장님이 되려고 할 때 길게 흐르는 냇물 속에 작은 돌을 불에 달구어 어린아이 오줌에 넣고 뜨거운 김을 눈에 쏘인다.

《식의심경》에 장님증에 흰 겉흠을 치료한다. 삿된 기운을 없애고 대장과 소장을 잘 통하게 하며 춥다가 더운 병을 없앤다. 쇠비름 씨 큰 1되를 찧어 가루 내어 1숟갈씩 파와 두부를 삶아 만든 죽에 잘 섞어 먹는다. 쇠비름으로 죽이나 국을 만들어 먹어도 눈을 밝게 하는데 매우 좋다.

《경험방》에 장님증을 치료한다. 이 한 방법을 따라서 쓰면 송골매 같이 사물을 본다. 1월 8일, 2월 8일, 3월 6일 4월 4일, 5월 5일, 6월 2일, 7월7일, 8월20일, 9월12일, 11월2일, 12월 그믐. 위에 신비로운 날짜가 되면 뽕나무 태운 재 1홉에 끓는 물을 부어 만든 잿물을 사기그릇 속에서 아주 맑게 거른다. 이 약즙을 조금 뜨겁게 해서 눈을 씻는다. 차갑다고 느끼면 다시 중탕으로 끓여 쉬지 않고 손으로 눈을 씻는다. 이런 날이 되면 반드시 씻는다.

《증치준승》

○ 장님증. 눈의 안팎에 겉흠이나 속흠 가림 같은 병이 없는데 다만 스스로 보지 못하는 병을 말한다. 신비로운 구멍에 아주 깊은 원천이 막혀서 이 신령스러운 밝음이 나타나지 못할 뿐이다. 그 원인은 둘이 있다. 하나는 생각을 잃었거나 또 하나는 쓸개가 뻑뻑하다. 병이 처음에 어떻게 되었는지 물어봐야 한다. 온갖 감정으로 해치면 생각을 해치고 알짜 피를 해치면 쓸개를 해친다. 모두 쉽게 치료하지 못하며 생각을 잃었으면 더욱 어렵다. 참된 것을 지켰는데 비워졌을 경우에는 으뜸을 안고 하나를 지키면 자주 치료하지 않아도 낫는다. 나이가 많거나 피로에 지친 병이 있거나 심장과 신장이 맑고 넉넉하지 않은 경우에는 치료해도 낫지 않는다. 세상 사람들은 눈이 먼 것만을 보고 장님증이라고 편하게 부르는데 아주 잘못이다. 장님증은 눈동자구멍이 벌어지거나 오므리지 않고 눈동자가 부서지거나 해치지도 않는다. 자세히 보아도 눈동자 안에 드러나는 빛에서는 아주 작은 차이도 없다. 확실히 튼튼한 사람과 마찬가지이지만 다만 스스로 보지 못해서 이 증상이 된다. 작게라도 드러나는 빛이 있다면 눈속증이고 장님증이 아니다.

《심시요함》

○ 장님증은 두 꼴이 있고 모두 치료가 어렵네. 참고 다투지만 어리석은 사람은 다 모르네. 늙은 나이가 가장 두려우니 생각과 기운이 약하네. 또 피로에 지친 병을 싫어하니 피와 알짜가 없어졌네. 원래 생각을 잃고 또 쓸개가 뻑뻑하네. 안에 막과 밖에 가림은 따로 없네. 그렇지만 약을 먹어 근본을 도와야 하네. 주

로 맑게 닦는 것만 못하네. 생각이 둥글고 알짜와 기운이 넉넉해지네. 자연히 병이 없고 예전처럼 빛이 돌아오네.

이 증상은[264] (풀이 안함) 다음을 먹어야 한다.

진간명목양간환은 불깐양간(새 질항아리에서 불로 말려 절반 크기로 해서 대나무 칼로 썬 조각) 1개 육계 백자인 강활 국화 백출(흙에 볶는다) 오미자 세신 각5돈 천황련(볶는다) 7돈. 위를 곱게 가루 내어 졸인 꿀로 오동나무 씨 크기로 환을 만들어 40환씩 빈속이나 밥 먹고 멀리 끓인 물로 삼킨다.

복명환은 동청자[265](날 것 1근을 오래된 술과 꿀을 함께 섞어 7번 찌는데 7일 동안 햇볕에 말리고 7일 밤 밖에 놔둔 다음 불에 말린다) 박쥐(살아있는 것) 1개 야명사(술에 씻어 삶아 볶는다) 구기자(찧어 불에 말린다) 숙지황(술에 담가서 말린다) 녹두껍질(볶는다) 각1량 천황련(조금 볶는다) 백출(법제한다) 각3돈 진사(반은 박쥐와 함께 짓찧고 나머지는 옷을 입힌다) 1량반. 위를 곱게 가루 내어 졸인 꿀로 오동나무 씨 크기로 환을 만들어 진사를 입힌다. 50환씩 밥 먹고 나서 뜨거운 술로 삼킨다.

또 다른 처방은 간장과 신장 둘이 비워졌거나 다른 병 때문에 약해진 병을 치료한다. 장님증이 처음 생겼을 때 먹으면 아주 효과가 좋다. 토사자(씻어 술로 삶아 볶는다) 파고지 파극 구기자 천우슬(술로 씻어 볶는다) 육종용(대나무 칼로 조각으로 잘라 술에 담가서 불에 말린다) 각1량 청염 2돈(따로 간다). 위를 곱게 가루 낸다. 돼지 콩팥 1개를 대나무 칼로 반쪽으로 쪼개 안에 힘줄 막을 없애고 약 가루를 넣어 실로 단단히 묶는다. 가장 좋은 수년 정도 오래된 술로 축축하게 묻혀 구워 익힌다. 불이 움직이지 않도록 차갑게 먹으면 낫는다.

《본사방》에 장님증을 치료한다. 흰불깐양간(딸린작은간 1조각을 얇게 썰어 새기와 위에서 불로 말린다) 유인(껍질을 없앤다) 택사 토사자 차전자 방풍 황금 맥문동 지부자(껍질을 없앤다) 행인(볶는다) 계심(볶는다) 고정력자 충울자 세신 백복령 청상자 오미자 구기자 각1량 숙지황 1량반. 위를 곱게 가루 내어 졸인 꿀로 오동나무 씨 크기로 환을 만들어 30~40환씩 따뜻한 물로 하루 3번 때에 얽매이지 말고 삼킨다. 장태경이 눈이 어두워서 괴로워했다. 경사의가 간수혈에 뜸을 뜨라고 해서 떴더니 오히려 사물을 볼 수 없었다. 이 처방을 얻어서 먹었더니 눈이 밝아졌다. 한 남자에 눈속증을 의사가 치료해도 효과가 없어서 먹고 남은 나머지 약을 주었다. 어느 날 저녁 등불 아래에 있는데 우연히 가로막은 문틈으로 불이 보이는 듯이 하다고 그 가족들에게 알렸다. 그리고 아침이 되자 눈 속에 속흠과 막이 실처럼 모두 찢어지게 보였다. 장태경은 이 약이 신령스러우니 함부로 주지 말며 소홀히 하면 효과가 없다고 하였다. 내가 더욱 믿어서 이것을 널리 전하려고 한다.

---

264) 위에 《증치준승》과 내용이 같아서 풀이 하지 않는다. 한문은 뒤에 붙여놓았다.

265) 감탕나무 씨.

《장씨의통》

○ 장님증은 둘이 있다. 병의 원인에 대해 물어서 일곱 감정으로 해쳤으면 생각을 해쳤다. 독삼탕이나 보원탕에 신곡, 사인, 사향, 맥문동, 당귀신을 더 넣어 쓴다. 알짜와 피를 해쳤으면 쓸개를 해쳤다. 육미환에 산조인, 시호를 더 넣어 쓴다. 모두 쉽게 치료할 수 없으며 생각을 잃으면 더욱 효과를 내기 어렵다. 그 진짜 기운을 지킬 수 있으면 자주 치료하지 않아도 낫는다. 나이가 많거나 병에 걸린 다음이거나 심장과 신장이 가득하지 않으면 치료해도 낫지 않는다. 세상 사람들은 눈이 먼 것만 보고 편하게 장님증이라고 부르는데 큰 잘못이다. 장님증은 눈동자구멍이 벌어지거나 오므리지 않고 흠집이나 해친 것도 없다. 자세히 보아도 좋은 눈과 한가지지만 스스로 볼 수 없는 것이 이 증상이다. 만약 눈동자에 어떤 기운이나 빛깔이 있다면 눈속증이지 장님증이 아니다.

《목경대성》

○ 장님증은 빠른 장님증과 비슷하지 않고 이상하네. 빠른 장님증은 빨리 오고 장님증은 느리네. 늙어 손발을 놀리지 못하고 생각과 기운을 잃는 것이 가장 두렵네. 또 빼빼 마르거나 알짜 피가 빠져나가도 두렵네. 비장이 약해지고 쓸개가 가득하지 않네. 화타의 신기한 의술로 치료해도 효과가 없네. 아아! 장님증이구나. 사람에게 병이 있어도 누가 알까. 공자가 보아도 반드시 이루지 못하네.

이 증상은 눈 안팎에 겉흠이나 속흠이 모두 없고 눈동자구멍이 벌어지거나 오므리지 않는다. 평소 사람과 한 가지이지만 다만 스스로 보지 못한다. 처음 생길 때는 기울어지거나 짧게 보이며 가끔 눈속기름이 초록 빛깔이고 눈동자가 노란빛깔인 경우도 있다.

그 원인은 두 가지가 있다. 하나는 심장과 신장이 서로 만나지 못하기 때문이다. 심장은 생각이 머무는 집으로 가만히 있으면서 편안해야 한다. 신장은 알짜를 간직하는 곳으로 튼튼하면서 숨겨져 있어야 한다. 편안하지 않고 숨겨져 있지 않게 되면 서로 만나지 못하고 만나지 못하면 알짜와 생각이 어느새 흐트러진다. 알짜가 흩어지면 음을 없애서 기울게 보인다. 기울게 보인다는 것은 어둔 밤에 하현달이 있는 듯하다. 생각이 흩어지면 양을 없애서 짧게 보인다. 짧게 보인다는 것은 등불에 심지를 돋우지 않은 것과 같다. 알짜와 생각이 모두 흩어지고 음과 양 둘이 사라지면 속 기름과 겉 지킴이 관격이 되어 눈이 오랜 길고긴 밤처럼 된다.

또 하나는 갑기가 합치지 않았다고 말한다. 갑은 쓸개이고 쓸개는 쇠 꿀에 물바탕이다. 맑게 해도 맑아지지 않고 가볍게 흔들어도 흐려지지 않는다. 기는 비장이고 비장은 후천에 노란 뜰이다. 모든 음의 우두머리이고 만물에 어머니이다. 흙과 나무의 덕이 합치면 생겨나는 것이 끊이지 않는다. 갑과 기가 합치지 않으면 을무를 먼저 해친다. 간장을 해치면 피가 고르지 못해 눈이 다섯 가지 빛깔을 구별할 수 없다. 위장을 해치면 오장을 돕지 못해 알짜를 돌려서 눈을 다시 밝게 할 수 없다. 또 쓸개는 간장에 기대야 아주 힘찬데 간장에 삿된 도적이 있으면 쓸개즙이 스스로 무너진다. 이 때문에 마르면서 위로 타오르면 눈자위가 초록 빛깔이 된다. 비장은 위장에서 기운을 먹는데 위장에 튼튼한 우두머리가 있으면 비장에 기운이 흩어진다. 이 때문에 가운데가 차가우면서 축축한 뜨거움이 위로 올라가면 뜨겁게 쪄서 눈자위가 노랗게 된다. 노란빛깔에 눈자위나 초록 빛깔에 눈자위는 갑과 기에 진짜 빛깔이다. 진짜 빛깔이 나타나서 진짜 타고난 기운을 찾았다면 타고난 오장육부에 들고나는 길이 삿됨으로 막힌 것이다. 이런 신비로운 밝음이 나타나지 않아야 한다. 눈에 비록 있지만 없는 듯이 해야 한다.

이런 두 가지 원인을 깊게 연구해보니 모두 일곱 감정과 여섯 욕심에서 얻었다. 그래서 가장 치료할 수 없다. 타고난 기운을 감싸고 진짜 기운을 지키면서 약과 음식을 때 없이 가리지 않고 먹어야 가끔 나을 수 있다. 나이 들어 몸이 약해지거나 마음이 조급하면 치료해도 도움이 되지 않는다. 관격이 모든 병에 가장 중요한 부분이라는 것은 빠른 장님증을 보면 알 수 있다. 유하간은 타고난 오장육부가 열두 경락에 모두 있다고 하였는데 타고난 오장육부는 생각과 기운이 들고나며 오르내리는 길이면서 문이다. 타고난 오장육부에 뜨거움이 뭉치면 막혀서 통하지 않아 오관과 팔다리를 때때로 쓰지 못한다. 이 때문에 장님증은 곧 빠른 장님증이라고 말한다. 경맥이 곧 타고난 오장육부이고 관격은 곧 막힘

이다. 멀지만 가까운 듯하고 다르지만 실제로는 같다. 나는 경맥은 곧 타고난 오장육부라는 말을 더욱 뛰어나게 깨달았다. 경맥은 손과 발에 세 음과 세 양의 맥에서 이어지고 이 맥은 오관과 팔다리의 맥에 통한다. 타고난 오장육부는 경맥 속에 흘러 다니면서 밤낮으로 멈추지 않는 기운과 피다. 꽃과 나무에 비유하면 뿌리와 줄기가 경맥이고 가지와 잎이 맥이다. 비와 이슬은 자라고 우거지게 하는데 타고난 오장육부와 같다. 뿌리와 줄기를 해치면 가지와 잎이 시들고 가지와 잎을 해치면 꽃과 열매가 떨어진다. 이것이 정해진 이치이다. 또 사람이 종이 연을 풀어 회오리바람으로 위로 올려 직접 하늘로 가듯이 목숨의 맥은 이 하나의 선에 있다. 갑자기 바람에 날개를 쓰지 못하면 선이 끊어진다. 사람과 종이 연 둘은 서로 헤살을 놓지 않아야 한다. 이 증상은 이것에 가깝다.

《동의학사전》

○ 점차 눈이 잘 보이지 않아 나중에는 밝고 어두운 것도 가려볼 수 없게 되는 병증. 간신의 부족으로 정혈이 눈에 올라가지 못할 때, 심음의 소모로 신기(神氣)가 작용하지 못할 때, 비위의 기능장애로 정미로운 물질이 눈에 올라가지 못할 때, 칠정울결로 기혈이 막힐 때, 눈외상으로 목계가 손상될 때 생긴다. 보통 시첨혼묘, 고풍작목, 청풍내장, 폭맹과 같은 눈병 때 온다. 처음에 물체가 뿌옇게 보이며(시첨혼묘) 때로 눈앞에 색이 있는 암점이 나타난다.(시첨유색) 시력은 점차 더 나빠져 나중에는 밝고

어두운 것도 가릴 수 없게 된다. 또 점차 보는 범위가 좁아지면서 마음대로 행동할 수 없게 된다. 시신경유두는 하얗고 경계는 뚜렷하다. 망막중심동맥과 정맥은 가늘어진다. 때로는 황반부에 변성 변화가 있다. 간신의 부족으로 온 것은 간신을 자양하는 방법으로 좌귀환, 명목지황환을, 심음의 소모로 온 것은 심신(心神)을 보하고 안정시키는 방법으로 인삼양영탕을, 비위의 장애로 온 것은 비를 든든하게 하고 기를 보하는 방법으로 삼령백출산을, 간기울결로 온 것은 뭉친 간기를 푸는 방법으로 소요산을, 외상으로 온 것을 혈을 잘 돌게 하고 어혈을 없애는 방법으로 도홍사물탕을 쓴다. 구후, 정명, 계백, 건명, 신유, 합곡, 예명, 양백, 비노, 풍지혈에 침을 놓는다. 시신경위축의 말기나 황반부 변성 등 때 볼 수 있다.

○ 청광할안. 눈의 겉에는 아무런 변화가 없고 다만 물체를 보지 못하는 병증이다. 청맹과 같은 뜻으로 쓰인다. 청량산을 쓴다. 청량산은 눈에 푸른 예막이 덮이면서 눈이 아프고 잘 보지 못할 때 쓴다. 만형자 형개 청죽엽 감초 각1돈반 치자 충울자 밀몽화 각1돈 박하잎 7잎. 물에 달여 밥 먹고 나서 먹는다.

3) 엉뚱보기증

눈 겉은 정상인데 사물이 원래의 꼴대로 보이지 않고 변하게 보이는 병증이다. 구부려 보임증, 거꾸로 보임증, 비뚤게 보임증, 움직여 보임증, 작게 보임증, 크게 보임증과 같은 병증을 포함한다. 이 병증은 '병명'이라기보다는 여러 병명을 포괄하는 '증후군'이라고 본다. 시신경과 시각 경로에 생긴 병이라고 생각한다.

십미익영전은 인삼 황기 오미자 산조인 당귀 건지황 감초 산수유 산약 육계 각 1돈.

서죽사신환은 구기자 1근(4등분하여 천초 1량에 볶고 청염 1량에 볶으며 소회향 1량에 볶고 참깨 1홉에 볶는다) 숙지황 4량 백복령 3량 감국 2량. 꿀로 오동나무 씨 크기로 환을 만들어 50~70환씩 빈속에 따뜻한 술로 먹는다.

도기환은 숙지황 8돈 산수유 산약(조금 불로 말린다) 각4돈 목단피 백복령 택사 각3돈 오미자 2돈. 꿀로 오동나무 씨 크기로 환을 만들어 50~70환씩 빈속에 연한 소금물로 잠자기 전에 따뜻한 술로 먹는다.

익음신기환은 숙지황 2량 건지황(술에 볶는다) 산수유 각1량 오미자 산약 목단피 시호 당귀잔뿌리 각5돈 백복신 택사 각2돈반. 꿀로 오동나무 씨 크기로 환을 만들어 50~70환씩 빈속에 연한 소금물로 먹는다.

《제병원후론》
○ 눈이 아찔한 증상. 눈은 오장육부의 가장 알짜이고 가장 높은 경맥이 모이는 곳이다. 힘살과 뼈, 피와 기운의 알짜는 경맥과 함께 보는이음새가 되고 보는이음새는 위로 올라가 골에 속한다. 오장육부가 비워지면 삿된 바람이 비워진 틈을 타고 들어와 보는이음새를 따라 골로

들어간다. 그래서 골이 빙글 돌면서 보는이음새가 당기고 눈알이 움직이면서 아찔하다.

《증치준승》

○ 엉뚱보기증. 《영추·대혹론》에서 말했다. 황제가 물었다. '내가 차가운 누대에 올라서 중간 계단에서 뒤돌아보았다가 기어서 앞으로 나갔다. 그 때 내가 이상하게 혼자 어둡게 보고 마음과 기운이 편안하지 않고 또렷하지 않았다. 그래서 옷자락을 헤치고 무릎을 꿇고 숙인 상태로 다시 오래도록 있었다. 또 이렇게 해도 그치지 않다가 갑자기 스스로 멈추었다. 어떤 기운으로 생긴 것이냐?' 기백이 대답해서 말했다. '오장육부의 알짜와 기운은 모두 위에 눈으로 스며들어 눈자위가 된다. 알짜의 집은 눈이 되는데 뼈의 알짜는 눈동자이고 힘살의 알짜는 검은자위이다. 피의 알짜는 낙맥이 있는 집이고 기운의 알짜는 흰자위이며 살의 알짜는 묶어놓은 집이다. 힘살과 뼈, 피와 기운의 알짜가 맥과 얽혀서 보는이음새가 되고 이 보는이음새는 위로 골에 속했다가 뒷목 가운데로 나온다. 그러므로 삿된 것이 뒷목에 있다가 몸이 허약해졌을 때 깊이 들어가서 보는이음새를 따라 골로 들어간다. 골로 들어가면 빙글 돌아서 보는이음새를 당겨 눈이 어지럽고 빙빙 돈다. 알짜가 삿된 것을 맞으면 맞은 곳은 서로 돕지 못해 알짜가 흩어진다. 흩어지면 갈라져 사물이 둘로 보인다. 눈은 오장육부의 알짜이고 속 기름과 겉 지킴이며 넋이 영위하는 곳이고 생각과 기운이 생기는 곳이다. 그러므로 생각이 너무 일하면 넋이 흩어지고 뜻이 어지러워진다. 눈동자와 검은자위는 음을 닮았고 흰자위와 핏줄은 양을 닮았다. 이 음양이 합쳐져야 눈자위가 밝아진다. 눈은 심장이 부리고 심장은 생각이 머무는 곳이므로 생각이 나뉘면 알짜가 어지럽고 굴리지 못해서 갑자기 이상한 곳을 본다. 알짜, 생각과 넋이 흩어져 서로 얻지 못하므로 홀린다고 부른다.' 황제가 말했다. '내가 왜 그러한 지 물었잖느냐? 나는 매일 동쪽 정원에 가는데 지금까지 헷갈리지 않은 적이 없어 가고 또 간다. 내가 홀로 동쪽 정원에 가는 것이 생각을 너무 쓰는 것이냐? 왜 그것이 이상하냐?' 기백이 말했다. '그렇지 않다. 심장은 좋아하는 곳이 있고 생각은 싫어하는 곳이 있는데 갑자기 둘이 만나면 알짜가 어지러워 잘못 본다. 그러므로 생각이 헷갈리고 생각이 옮기기를 반복하면 그 사이를 헤맨다고 하고 심하면 홀린다고 한다.'고 말했다.

《소문》에서 '알짜가 밝으면 사물을 보아서 희고 검은 것을 나누고 길고 짧은 것을 살핀다. 긴 것을 짧다고 하고 흰 것을 검다고 하면 알짜가 약해졌다.'고 하였다. 《동원》익기총명탕 같은 약으로 주로 치료한다.

《심시요함》

○ 터무니없이 본다266) (풀이 안함)

---

266) 바로 위에 《증치준승》과 내용이 같아서 풀이하지 않는다. 한문은 뒤에 붙여놓았다. 《영추 대혹론》을 그대로 인용한 글이다.

《장씨의통》

○ 엉뚱보기증은 《소문》에서 '알짜가 밝으면 사물을 보아서 검고 흰 것을 나누고 길고 짧은 것을 살핀다. 긴 것을 짧다고 하고 흰 것을 검다고 하면 알짜가 약해졌다. 사람의 눈은 심장이 시킨다. 심장은 생각이 머무는 집이기 때문에 알짜, 생각이 어지럽고 돌지 못하면 갑자기 이상한 곳을 본다. 알짜, 생각과 넋이 흩어져 서로 얻지 못하기 때문에 홀린다고 부른다.'고 하였다.

번개보임증은 항상 번개가 번쩍이는 듯하고 어둔밤 보임증은 어두컴컴한 속에서 갑자기 사물을 본다. 비뚤게 보임증은 사물이 원래 똑바른데 눈은 바르지 않게 본다. 움직여 보임증은 사물이 원래 움직이지 않는데 움직이듯이 보인다. 거꾸로 보임증은 사물이 모두 떨리면서 움직이고 거꾸로 있는 듯이 보인다. 한 눈 둘보임증은 한 개의 사물이 눈에 둘로 보인다. 빛깔있는 눈흐림증은 항상 반딧불이나 별, 구름, 안개가 큰 조각으로 보이는데 푸르거나 초록 빛깔이나 쪽빛이다. 다르게 색보임증은 사물을 원래 빛깔로 보지 않는다. 흰 벽을 붉거나 푸르게 보고 노란 종이를 초록이나 쪽빛처럼 본다. 빛번져 보임증은 해나 등불을 보면 모두 붉은 테두리가 생겨 크게 보인다. 음에 알짜를 크게 해쳐서 양에 빛이 날뛰는 증상이다. 모두 북돋고 기르기 위해 가감주경환, 익기총명탕 같은 약을 쓴다. 오랫동안 치료하지 않는다면 눈속증을 걱정해야 한다.

보국징 스님이 2년 동안 눈병을 앓으면서 바람을 없애고 뜨거움을 내리는 약을 지나치게 많이 먹었다. 그래서 귀가 울면서 잡담하는 소리가 그치지 않았고 똥은 항상 딱딱해서 괴로웠다. 요즘에는 왼쪽 눈 위에 작은 겉흠이 있는데 등불을 보면 콩 같이 크고 달빛을 보면 반딧불처럼 작았다. 모든 의사들한테 물었지만 이해할 수 없다가 석완에게 물었다. 석완이 말했다. 이것은 물이 없어지면서 음에 불이 한 일이다. 사물을 빗대는 이치로 시험 삼아 말하면 서양의 유리 안경과 같다. 사람들은 늙은이에게만 마땅하다고 알지만 원래는 기운을 바라보는 것이며 이것이 진짜임을 알지 못한다. 모두 12개의 거울을 12가지로 엮어 한 묶음이 된다. 늙거나 어린이라도 반드시 그 사이에 1개가 있으면 가을철의 털을 볼 수 있다. 사람의 눈은 12개로 치우쳐 힘세다고 알기 때문에 안경을 만드는 사람은 똑같은 납과 재료로 12개를 끼워 맞춘다. 납은 음에 알짜를 돕고 재료는 양 기운을 돕는다. 어린아이는 기운과 피가 원래 많이 세차기 때문에 이것을 쓰지 않는다. 납과 재료에 가볍거나 무거움이 눈이 치우친 것과 서로 맞지 않으면 오히려 더 거치적거린다. 늙은이는 기운과 피가 모두 약해졌기 때문에 이것을 빌려서 대롱으로 그 빛을 흩어지지 않게 한다. 그리고 그 납과 재료 중 어느 것이 무겁거나 가벼운 지를 이야기할 필요가 없다. 달을 보고 아주 작다고 말하는 경우가 있다. 그것은 달이 음에 가장 알짜인데 안에서 눈동자가 마르면 그 빛을 넘치게 하지 못해서 아주 작게 보인다. 더 넣어서 납이 무거우면 달이 반드시 크게 보인다. 등불을 아주 크게 보는 경우도 있다. 그것은 등불은 원래 기름을 태운 불꽃인데 음에만 의지하면 그 빛이 밝지 않아서 아주 크게 보인다. 더 넣어서 재료가 무거우면 등불은 오히려 반드시 더욱 크게 보인다.

맥과 증상을 합치면서 잘 살펴야한다. 평소 애써서 심장과 비장을 해쳐 불과 흙 두 오장이 지나치게 마르면 신장 물과 진짜 음도 같이 해친다. 천왕보심단을 먹어 잘 통하게 한다.

한서연이 햇빛을 보면 가린 듯 어둡게 보이고 등불을 보면 평소보다 두 배는 또렷하게 보였다. 이것은 평소에 항상 심장과 신장을 애써서 위는 세차고 아래는 비워졌기 때문이다. 위가 세차면 다섯 뜻은 심포로 모여서 그 임금을 몰래 업신여긴다. 그리고 권력을 가진 모임에 있듯이 궁궐의 일을 가린다. 아래가 비워졌으면 신하불이 관직을 잃어 밝게 살피라는 명령을 내릴 수 없다. 등불과 촛불이 서로 그 힘을 도와야 평소보다 더 또렷해진다. 이것은 어린 애기가 어미 뱃속에서 차가움을 받아 밤에 울 때 불을 보면 그친다는 뜻과 다르지 않다. 눈병을 전문하는 의사가 깨닫지 못한다면 이것이 옳은지를 어떻게 알겠느냐.

《목경대성》
○ 엉뚱보기증. 오늘인데 내일을 미리 걱정하네. 일 년인데 백년을 계획하네. 머리 가죽이 끊어져 보내니 누구는 불쌍하네. 눈이 어둡고 속티가 보이거나 엉뚱하게 보이네. 경치와 기생집은 좋은 재미이네. 기름지고 연기와 불로 익힌 음식은 신선이네. 노래 부르고 춤추면서 사나이다운 체하네. 오래지 않아 눈동자가 이상하게 변하네.

이 눈은 다른 사람이 볼 때 병이 없지만 스스로 사물에 빛깔이 있거나 뒤집어 졌거나 어지럽게 보이면서 원래의 생김새를 잃는다. 똑바른데 똑바르지 않거나 움직이지 않는데 움직이거나 붉은데 흰 빛깔이거나 작은데 크거나 하나인데 둘로 보이는 등의 종류이다. 그 이유를 헤아리면 사람은 하나의 오장과 하나의 육부 속에 진짜 음과 진짜 양이 있다. 하나라는 것은 진짜 알짜와 진짜 기운을 말하며 모든 뼈마디는 이것이 북돋아주고 두 눈자위는 이것에 기대어 밝다. 어쩔 수 없는 일로 귀찮은 것이 있거나 운기에 이르러서 다스릴 수 없는 경우를 빼고는 항상 스스로 소중하게 여기고 조금도 해치지 않도록 해야 한다. 만약 마음 내키는 대로 한다면 즐겁지 않게 된다. 알짜와 생각으로 슬기로움을 쫓고 근심하고 생각하면서 얻고 잃음을 쫓으며 애써서 재물과 이익을 쫓고 몸으로 감정과 욕심을 쫓는다. 이런 여러 행동들은 모두 진짜 타고난 기운을 해치게 할 수 있다. 진짜 타고난 기운이 약해지면 오장육부가 조화롭지 못해 밝음을 잃는다. 이 원인은 사람의 몸과 기운에 병으로 나타난다. 그래서 화낸 기운이 가슴에 채워져 바른 기운이 제 자리를 벗어나면 삿된 것이 치우쳐 이긴다. 또 음식이 위에 가득해서 그 지나가는 길을 막아 오장기운이 뛰어넘지 못하면 바른 것을 삿되게 본다. 평소 머리에 가래가 있다가 바람기운이 들어가면 바람과 가래가 서로 치고받아 위에 빈 구멍을 마르게 한다. 또 음이 비워지고 추위에 떨면 보는이음새가 당기고 양에 빛이 흩어진다. 뼈와 골이 편안하지 않으면 움직이지 않는 것을 움직이게 본다. 왼쪽과 오른쪽은 음양이 다니는 길인데 다니면서도 서로 어긋나지 않는다. 그러나 한번 차이가 생겨나 갈림길이 많아지면 작은 것이 크게 보이거나 하나가 둘로 보인다. 오장기운은 알짜에 밝은 부분을 품으며 다섯 가지 빛깔은 그 조짐일 뿐이다. 불과 물이 돕지 않고 음양이 지키는 것을 잃으면 기운이 어긋나면서 섞여서 붉은빛깔을 흰빛깔로 보거나 검은빛깔을 붉은빛깔로 본다. 이 모두가 큰 병은 아니다. 하지만 맑고 밝음이 몸에 있다면 눈동자에 이것이 어떻게 있겠느냐. 만일 잠깐 평소처럼 되었더라도 어느새 엉뚱보기증이라는 눈속증이 올 뿐이다.

치료법은 십미익영전, 서죽사신환, 자음지황환을 쓴다. 피가 없어져서 어둡고 엉뚱하게 보이면 낮에 귀비탕을 먹고 밤에 도기익음환을 삼킨다. 이것으로 치료되지 않으면 생각을 모으고 넓게 생각해야 한다. 그 사람이 즐겁거나 괴로운 것과 좋아하거나 싫어하는 것을 맥이나 몸에 합쳐 앞의 처방을 덧붙이거나 뺀다. 또는 북돋는 약에서 따로 고른다. 스스로 화로와 망치를 갖추고 옛날과 지금을 거푸집에 부어 만든다면 병의 상태와 맞지 않는 것이 없다. 병과 약이 서로 잘 맞는데 뜻대로 되지 않는다면 반드시 잘 맞지 않는 곳이 있다. 헤아려서 미치지 않는다면 증상을 넓게 벌려 놓고 다시 생각한다. 좁게 모으면 똑바로 가리킬 수 없다. 오직 이런 방식으로 배우는 사람이 커나가기를 바란다.

《동의학사전》
○ 시혹(視惑). 눈 겉은 정상인 데 환자 자신은 여러 가지 물체가 변화되어 보이거나 이상적인 변화를 보는 것. 주로 여러 가지 내장 눈병 때 본다. 또한 시직여곡, 시물도치, 시정반사, 시사반정, 시정반동, 시대위소, 시소위대와 같은 병증 때 나타난다. 이밖에 목망견은 광증(狂症) 때 나타나는 증상의 하나이다.

4) 작게 보임증

겉보기에는 문제가 없으면서 사물이 작게 보이는 병증이다. 망막염, 낭포황반부종, 삼출성 황반변성에서 볼 수 있다.
원인과 치료는 아래 책을 본다.
사군자탕 합 오령산은 택사 2돈 적복령 백출 저령 각1돈반 인삼 감초 각1돈2푼 육계 5푼.
정용탕은 바람과 가래, 축축함이 막혀서 오는 병을 치료한다. 눈꺼풀이 뻣뻣해지거나 위 눈꺼풀이 아래로 쳐지거나 입과 눈이 비뚤어지거나 눈이 한쪽으로 치우치거나 비뚤게 보이거나 움직여 보이거나 작게 보이는 모든 병을 치료한다. 강활 백부자 방풍 진교 남성 백강잠 반하 목과 황송절 감초 의이인 조구등 백복령 천마 각1돈 생강3. 위의 약을 1첩으로 해서 물에 달여 먹는다.

《동의학사전》
○ 시물역형이 하나. 겉보기에는 아무런 소견이 없이 물체가 크게 또는 작게 보

이는 병증을 말한다. 비의 운화기능이 장애되어 수습이 눈에 머물 때, 풍담으로 눈의 락맥이 손상될 때 생긴다. 물체가 작게 보이거나 크게 보이면서 시력장애가 있다. 비의 장애로 온 것은 비기를 보하고 수습을 내보내는 방법으로 사군자탕과 오령산을 가감하여 쓰고 풍담으로 온 것은 거풍통락화담하는 방법으로 정용탕에 율무쌀, 흰솔풍령, 구등, 천마 등을 더 넣어서 쓴다. 크게 보임증, 작게 보임증에 해당한다고 본다.

5) 비뚤게 보임증

눈앞에 있는 사물이 찌그러져 보이는 병증이다. 원인과 치료는 아래 책을 본다.

좌귀환은 신장에 음이 비워진 병을 치료한다. 숙지황 8량 산약 산수유 구기자 토사자 녹각교 귀판교 각4량 우슬(술에 찐다) 3량. 꿀로 오동나무 씨 크기로 환을 만들어 100환씩 더운 물이나 연한 소금물로 먹는다. 진짜 음이 부족해서 비워진 불이 있으면 여정자 맥문동 각3량을 더 넣는다.

《증치준승》

○ 비뚤게 보임증은 사물이 원래 똑바른데 눈이 똑바르지 않게 본다. 음과 양 중 한쪽이 이겨서 눈빛이 흐트러진 증상이다. 양이 음을 이긴 것은 마음대로 매운 음식과 술을 즐기고 화내서 어긋났거나 머리바람증과 가래불 때문에 기운을 해친 병이다. 음이 양을 이긴 것은 성욕을 채웠거나 슬피 울었거나 마음대로 음식을 먹었거나 월경과 출산 때문에 피를 해친 병이다. 이들은 안의 신비로운 구멍을 치우쳐 막히게 해서 기운에 반쪽을 무겁게 한다. 그래서 빛을 볼 때 치우쳐서 똑바르지 않게 된다. 치료는 그 바탕을 기르면서 나타난 겉을 친다. 오랫동안 치료하지 않으면 눈속증이 된다.

《운록만초》에서 말했다. 회남진에 길로는 의학을 배운 유학자다. 부자인 늙은이의 아들이 갑자기 똑바른 사물을 모두 비껴서 보는 병에 걸렸다. 그래서 책을 책상에 가지런히 정리해도 다시 비스듬하게 옮겨 놓고 스스로 똑바르다고 하였다. 책이나 편지를 쓸 때도 마찬가지였다. 어버이가 걱정이 아주 커서 여러 차례 의사가 다녀갔지만 모두 그 병을 알 수 없다고 했다. 길로한테 알려서 아들이 치료하러 왔고 길로가 맥을 짚은 다음에 아버지는 먼저 돌아가고 아들은 남도록 했다. 잔치를 열어 셀 수 없는 만큼 술을 권해서 취하게 했다. 잔치가 끝나고 가마 속에 앉아서 여러 사람이 맞들면서 오랫동안 되풀이해서 손을 위 아래로 하거나 옆으로 기울였다. 그런 다음에 평상에 누웠다가 다음날 아침에 술을 깼다. 이렇게 집에 돌아왔더니 전날에 비껴 보이는 사물이 모두 똑바로 되었다. 어버이가 뛸 듯이 기뻐하면서 치료한 방법을 물었다. 길로가 '평소에 다른 병은 없다가 술에 취해서 갑자기 간장에 한 개의 잎이 뒤집어져 폐장의 위에 걸쳐져 밑으로 내려오지 못하기 때문에 똑바른 사물이 비스듬하게 보인다. 다시 술을 먹여 취해서 폐장이 부풀어

오르고 뒤척이는 사이에 간장이 다시 밑으로 내려왔다. 어떻게 약으로 치료할 수 있겠느냐?'고 하였다. 부자 노인이 크게 보답하였다.

《심시요함》

○ 비뚤게 보임증. 똑바로 보는데 어째서 비뚤어져 보이는가. 음과 양 중 한쪽이 힘세면서 눈에 속티가 생겼네. 타고난 알짜가 약해졌고 타고난 양을 해쳤네. 오래지 않아 장님이 되어도 원망할 수 없구나.

　이 증상은267) (풀이 안함)

　보양탕을 먹어야 한다.268) (풀이 안함) 자감초 강활 독활 인삼 숙지황 백출(흙에 볶는다) 황기(만든다) 각1량 백복령 생지황 지모(볶는다) 각3돈 시호(싹을 없앤다) 2량 육계 1돈 백작약 진피 택사 방풍 당귀신(술로 만든다) 각5돈. 위를 거칠게 가루 내어 5돈씩 물 2잔으로 8푼이 되게 달여 찌꺼기를 없애고 빈속에 따뜻하게 먹는다. 약의 힘이 다했을 때 음식을 먹도록 한다. 썰어서 약을 만들어도 좋다.

　연백익음환은 양이 음을 이기는 병을 치료할 때 먹는다. 감초 강활 독활 당귀신(술로 만든다) 오미자 방풍 황금 결명자 천황백 지모 황련(술에 씻거나 뒤섞어 썰어 노릇하게 나게 볶는다) 각1량

---

267) 위에《증치준승》앞 부분과 내용이 같아서 풀이하지 않는다. 한문은 뒤에 붙여놓았다.

268) 책 뒷부분 '눈병 대표처방'에서《동원십서》《난실비장》와 같은 내용이라서 풀이하지 않는다.

석결명(불에 태워 재를 남긴다) 6돈. 위를 곱게 가루 내어 졸인 꿀로 녹두 크기로 환을 만들어 자려고 할 때 찻물로 50환씩 삼킨다. 100환까지 점점 늘리다가 그친다. 항상 양을 돕는 약을 많이 먹고 이 약은 조금 먹는다. 첫째 음식이 헤살 놓거나 둘째 힘이 클 때는 양을 올리는 약을 많이 먹지 않는다.

　승양설음탕은 승양시호탕이라고 부르며 음이 양을 이기는 병을 치료할 때 먹는다. 강활 당귀신 독활 감초 백작약 숙지황 각1돈 인삼 생지황(술에 씻어 볶는다) 노란저실자(술에 쪄서 불로 말린다) 백출(만든다) 각1량반 백복령 방풍 광진피 지모(술에 볶는다) 각3돈(크게 더울 때는 다시 1돈을 늘린다) 시호(싹을 없앤다) 진한육계(껍질을 벗긴다) 각1돈반. 위를 썰거나 거칠게 가루 내도 좋다. 5돈씩 맑은 물로 달여 먹는다. 따로 약을 합쳐 졸인 꿀로 오동나무 씨 크기로 환을 만들어 밥 먹고 나서 멀리 찻물로 삼킨다. 날마다 50환씩 달인 약과 함께 한 번에 먹는데 배부를 때는 먹지 않는다. 날씨가 너무 뜨거우면 오미자 3돈이나 반량 천문동 5돈 저실자 5돈을 더 넣는다.

《동의학사전》

○ 시사반정, 시정위횡, 시정위사. 시물역형의 하나. 눈앞에 있는 물체가 찌그러져 보이는 병증을 말한다. 두풍담화가 있는 사람이 풍사의 침습을 받았을 때, 정혈의 부족으로 눈을 영양하지 못할 때 생긴다. 풍담으로 온 것은 풍담을 없애고 경맥을 통하게 하는 방법으로 정용탕

을, 정혈이 부족해서 온 것은 정혈을 보하는 방법으로 좌귀환을 가감하여 쓴다.

6) 구부려 보임증

눈 겉에는 변화가 없으면서 눈앞에 있는 사물이 구부려져 보이는 병증을 말한다. 시력이 떨어지면서 곧바른 사물이 구부려져 보인다. 안저 검사에서 황반부가 붓는 이유는 맥락막에서 장액이 새기 때문이고 흰빛깔 또는 누런 잿빛의 작은 점들은 드루젠이라고 한다.

원인과 치료는 아래 책을 본다.

삼인탕은 뜨거운 축축함으로 오는 빛깔 있는 눈흐림증과 구부려 보임증을 치료한다. 의이인 활석 각4돈 행인 반하 각3돈 통초 백두구 대나무잎 후박 각1돈반. 물에 달여 밥 먹고 나서 먹는다. 《온병조변》

온담탕은 반하 지실 진피 백복령 각2돈 죽여 1돈 감초 5푼 생강3 대추2. 물에 달여 밥 먹고 나서 먹는다.

소요산은 백출 백작약 백복령 시호 당귀 맥문동 도인 홍화 울금 단삼 각1돈 감초 박하 각5푼. 물에 달여 밥 먹고 나서 먹는다.

가감주경환은 간장과 신장이 비워진 빛깔있는 눈흐림증, 구부려 보임증, 눈흐림증, 구름 눈속티증, 동그란 눈속흠증, 빠른 장님증, 장님증, 타고난 밤눈증 그리고 임신 후반기 눈병을 치료한다. 토사자 저실자 각6량 충울자 4량반 한수석 숙지황 각2량2돈반 구기자 차전자 목과 오미자 각1량반 삼칠근 3돈반. 꿀로 오동나무 씨 크기로 환을 만들어 30~50환씩 빈속에 먹는다.

《증치준승》
○ 구부려 보임증. 《몽계필담》에서 '한 사람의 집과 외가에서 곧은 사물을 구부러지게 본다. 활시위와 직선을 긋는 자 같은 종류를 모두 화로처럼 움푹 들어간 듯 본다. 의술을 하는 스님인 봉진이 직접 보았다.'고 하였다.

《동의학사전》
○ 시물역형의 하나. 눈앞에 있는 물체가 구부려져 보이는 병증을 말한다. 비의 운화기능이 장애되어 습담이 눈에 침범할 때, 간기울결로 기혈이 막히고 어혈이 눈에 작용할 때, 간신음의 부족으로 정기가 눈에 올라가지 못할 때 생긴다. 시력이 떨어지고 곧바른 물체가 구부려져 보인다. 때로는 시력이 갑자기 나빠지기도 한다. 눈 겉에는 변화가 없다. 안저 검사에서는 황반부가 붓고 중심반사와 륜 반사가 없어지며 흰색 또는 누런 잿빛의 작은 점들이 나타난다. 비의 장애로 온 것은 건비제습, 화담이수하는 방법으로 삼인탕과 온담탕을 가감하여 쓰며 간기울결로 온 것은 소간해울, 활혈화어하는 방법으로 소요산에 복숭아씨, 잇꽃, 울금, 단삼을 더 넣어 쓰며 간신음이 부족해서 온 것은 간신을 자양하고 눈을 밝게 하는 방법으로 가감주경환을 쓴다. 구후, 정명, 동자료, 예명, 풍지, 합곡, 족삼리, 삼음교혈에 침을 놓는다. 변시증에 해당하며 주로 망막박리나 황반부 질병 때 본다.

7) 움직여 보임증

 눈앞에 있는 사물이 흔들리면서 움직이듯이 보이는 병증이다. 눈 겉에는 아무런 변화가 없고 다만 정지되어 있는 사물이 움직이듯이 느껴진다. 시신경에 이상이 생겼거나 망막에 고도 진탕 때문이라고 본다.
 원인과 치료는 아래 책을 본다.
 노남탕은 반하 2돈 남성 귤피 지각 적복령 감초 각1돈 생강5. 물에 달여 밥 먹고 나서 먹는다.
 십전대보탕은 인삼 백출 백복령 감초 숙지황 당귀 천궁 백작약 황기 육계 각1돈 생강3 대추2. 물에 달여 밥 먹고 나서 먹는다.
 지백지황환은 숙지황 8량 산약 산수유 각4량 백복령 목단피 택사 각3량 지모(소금물로 볶는다) 황백(소금물로 볶는다) 각3량
 조구등음은 신장에 음이 부족해서 생기는 움직여 보임증을 치료한다. 조구등 진피 맥문동 석고 감국 인삼 천마 방풍 백복령 녹용 반하 감초 각1돈.

《증치준승》
○ 움직여 보임증은 사물이 움직이지 않는데 오히려 흔들리면서 움직이게 느낀다. 삿된 불이 기운 부분을 해쳤는데 물이 구할 수 없다. 이 때문에 삿된 양과 약해진 불이 위에서 빙빙 돌면서 흔들리고 안정하지 못하며 빛이 떨어진다. 오래되면 땅도 움직이듯이 느끼며 눈속증이 된다. 제멋대로 술과 마른 음식을 즐겨 먹거나 머리바람증과 가래불을 가진 사람이나 음이 비워졌고 피가 적은 사람에게 자주 이 병이 있다.

《심시요함》
○ 움직여 보임증은 물이 부족하네. 삿된 불이 위를 돌렸기 때문이네. 심하게 움직이지 말아야 하며 눈빛이 떨어지네. 소식이 시작되는 그 해에는 의사를 받아들이지 않네.
 이 증상은[269] (풀이 안함)
 조구등산을 먹어야 한다. 조구등 진피 맥문동 석고 국화 인삼 명천마 방풍 백복령 녹용 반하(만든다) 감초 각각 같은 양. 위를 거칠게 가루 내어 4돈씩 맑은 물에 달여 먹는다.

《동의학사전》
○ 시정약동, 시정위동, 시정유동. 시물역형의 하나. 눈앞에 있는 물체가 흔들거리고 움직이는 것처럼 보이는 병증을 말한다. 술이나 자극성 음식물을 지나치게 먹거나 두풍담화가 있는 사람이 다시 풍사를 받았을 때, 기혈이 허할 때, 신음이 부족하여 허화가 위로 치밀 때 생긴다. 주로 내장눈병이나 온몸 질병 때 볼 수 있다. 눈 겉에는 아무러한 변화가 없고 다만 정지되어 있는 물체가 움직이는 것처럼 느껴진다. 풍담으로 온 것은 화담개규, 거풍통락하는 방법으로 도담탕을, 기혈이 허해서 온 것은 기혈을 보하는 방법으로 십전대보탕을, 신음부족으로 온 것은 음을 불구어 화를 내리우는 방법으로 지백지황환을 쓴다.

---

[269] 위에 《증치준승》과 내용이 같아서 풀이하지 않는다. 한문은 뒤에 붙여놓았다.

8) 거꾸로 보임증

사물이 빙빙 돌면서 거꾸로 보이는 병증이다. 항상 메스껍고 토하며 어지럽고 이명이 있다. 병이 가벼울 때에는 눈을 감으면 없어진다. 심할 때에는 어지러워서 서 있을 수 없고 넘어진다. 만약 병이 생기고 눈이 어두운 것이 나아지지 않는다면 시력이 급격히 떨어진다.

원인과 치료는 아래 책을 본다.

십전대보탕 가감은 인삼 백출 백복령 감초 생지황 당귀 천궁 백작약 황기 육계 조구등 백강잠 각1돈.

영양각산 가감은 영양각 승마 방풍 산조인 상백피 강활 (용골 모려 진주) 각1돈 자감초 치자 각5푼. 가루 내어 4돈씩 생강 5쪽을 넣고 달여 먹는다. 《태평성혜방》

좌귀음은 숙지황 산약 구기자 산수유 각3량 백복령 1량5돈 자감초 1돈.

반하백출천마탕 가감은 반하 진피 맥아 각1돈반 백출 신곡 대자석 선복화 각1돈 창출 인삼 황기 천마 백복령 택사 각5푼 건강 3푼 황백 2푼.

《증치준승》

○ 거꾸로 보임증은 눈이 사물을 보면 모두 흔들리면서 거꾸로 된 것을 말한다. 비유하면 빙빙 돌면서 춤을 추고 나서 가만히 보면 사물이 모두 이리저리 움직이면서 거꾸로 된다. 피와 기운이 똑바르지 못하고 음양이 되풀이되면 진짜 타고난 기운을 해친다. 이때 음에 알짜가 약해지면서 삿된 양이 위에 들어가면 비워진 듯 어지럽고 빙빙 돈다. 1년에 여러 번 일어나거나 1달에 여러 번 일어난다. 한번 거꾸로 보이면서 어둡게 보였다가 깨어나지 않으면 눈에 빛이 떨어진다. 이것은 절기 때문에 나타나거나 따로 이것은 비워짐, 바람, 가래, 불 때문이라서 이것으로 치료한다. 만약 바람 어지러움으로 생각하지 않고 오히려 해치면서 불러일으키면 눈속증이라는 병에서 결국 도망칠 수 없다.

《구령산방집》에서 말했다. 원나라 말기에 사명지방에 여복이라는 사람이 있었는데 따로 창주옹이라고 부르며 의술이 깊었다. 임천지방에 도사인 소운천이 사물을 모두 거꾸로 보게 되어 여복에게 치료를 부탁했다. 여복이 그 원인을 묻자 소운천이 '어느 날 술에 크게 취해 마신 술을 모두 토하고 깊이 잤는데 다음날 이 병을 얻었다.'고 말했다. 여복이 맥을 짚어보니 왼쪽 관맥이 뜨면서 한번 쉰다고 알리고서 '술에 해쳐서 크게 토할 때 상초가 뒤집어지면서 쓸개도 뒤집어졌기 때문에 사물이 거꾸로 보인다. 이것은 안팎이 아닌 원인으로 안을 해침이 되었다. 치료법은 다시 토해서 쓸개를 바르게 하는 것이다.'라고 말했다. 여로와 과체를 거칠게 가루 내어 물에 달여 새벽녘에 토할 정도로 먹었다. 토하고 나니 사물이 정상으로 보였다.

《심시요함》

○ 거꾸로 보임증은 가장 이상하네. 머리바람증에 가래, 기운과 불이 했네. 음양이 되풀이되면서 빛을 해쳤네. 어지럽다고 말하지 않고 다른 병도 없네. 바로 장님이 되었을 때에서야 뉘우치고 치료

할 수 없네.
　이 증상은 270) (풀이 안함)
　영양각산을 먹어야 한다. 반하(7번 만 든다) 당귀신 천궁 백지 방풍 명천마 지각 감초 각2돈반 백복신 영양각(줄로 갈아 곱게 가루 낸다) 각1량. 위를 거칠게 가루 내어 4돈씩 생강 3쪽을 넣고 달여 찌꺼기를 없애고 먹는다.

《동의학사전》

○ 시물도치. 눈 겉에는 아무러한 소견이 없이 보는 물체가 빙빙 돌고 거꾸로 보이는 병증. 기혈이 부족할 때, 간양상승으로 간풍이 안에서 동할 때, 신정이 부족할 때, 비위의 운화기능 장애로 습담이 몰리고 막혔을 때 생긴다. 모든 물체가 움직이는 것 같으면서 거꾸로 보인다. 항상 메스껍고 게우며 어지럽고 귀울이가 있다. 경할 때에는 눈을 감으면 없어진다. 심할 때에는 어지러워서 서 있을 수 없고 넘어진다. 기혈이 부족해서 온 것은 기혈을 보하고 풍을 없애는 방법으로 십전대보탕에 구등, 백강잠 등을 더 넣어 쓰고 간풍으로 온 것은 평간식풍의 방법으로 영양각산에 용골, 굴조개껍질, 진주를 더 넣어 쓰며 신정이 부족해서 온 것은 자음보신하는 방법으로 좌귀음을 쓰고 습담으로 온 것은 습담을 없애고 비위를 조화시키는 방법으로 반하백출천마탕에 대자석, 여름국화를 더 넣어 쓴다.

---

270) 위에 《증치준승》 앞 부분과 내용이 같아서 풀이하지 않는다. 한문은 뒤에 붙여 놓았다.

9) 어둔밤 보임증

　어두운 곳이나 밤에 사물이 갑자기 잘 보이는 병증이다. 보였다가 며칠 후부터 점점 빛을 잃게 된다.

《증치준승》

○ 어둔밤 보임증. 사람의 몸과 하늘과 땅의 음양은 항상 낮에 밝고 밤에는 어두운 이치가 있다. 지금 어둠 속에서 갑자기 사물을 보았다면 음과 양이 등지고 물과 불이 만나지 않으며 가장 알짜가 꽉 막혀서 어긋나 조화롭지 않게 되었기 때문이다. 이러면 양에 빛은 날아가 버리고 음에 알짜는 기를 수 없다. 양에 빛이 머물러야 가장 알짜가 스스로 세차게 된다. 빛이 떨어지고 장님이 되어서야 뉘우치면 이미 늦지 않겠느냐.

《심시요함》

○ 캄캄하게 어두운 사이에 갑자기 사물을 보네. 가장 알짜가 길을 잃어서 병이 나왔네. 이것은 양에 빛이 떨어지려는 조짐이네. 물과 불이 어그러진 병이네. 마음을 기울이지 않으면 잃어버리네.
　살펴보니 이 증상은271) (풀이 안함)
　가감팔미환을 먹어야 한다. 신장 물이 부족해서 비워진 불이 위로 타올라 눈에 빛이 질서를 잃은 병을 치료한다. 음에 알짜가 없어지면 양을 억누를 수 없다. 거기다 열이 나면서 목이 마르고 입과 혀에 부스럼이 생기거나 이빨과 잇몸이 문드러지고 목구멍이 아프다. 또는 몸이

---

271) 위에 《증치준승》과 같은 내용이므로 풀이하지 않는다.

마르고 잘 때 땀이 나고 열이 난다. 이것은 다섯 오장이 함께 해치면서 불이 상초를 막은 증상이다. 숙지황(쇠를 꺼리며 술에 문드러지게 삶아 찧어 찐득한 즙을 만든다) 8량 산약(불에 말린다) 산수유(술에 씻어 불에 말린다) 각4량 백복령(젖에 섞어 찐 다음 햇볕에 말린다) 택사(술에 씻어 불로 말린다) 목단피(술에 씻어 불로 말린다) 각3량 료오미자(불로 말린다) 1량반 육계(껍질을 벗기며 불을 꺼린다) 1량. 위에서 지황에 찐득한 즙은 빼고 따로 넣는다. 나머지는 함께 곱게 가루 내어 졸인 꿀로 오동나무씨 크기로 환을 만들어 3돈씩 빈속에 묽은 소금물로 삼킨다. 무를 꺼린다.

신장 물이 부족하면 비워진 양은 지나치게 위쪽으로 움직일 뿐이다. 신장 물을 늘려서 진짜 음을 더하지 않는다면 물은 올라가지 않고 불이 내려가지 않는다. 이때 빛이 질서를 잃어 거두어들이지 못하기 때문에 검게 어두운 가운데 눈이 밝다. 칠미환에 오미자를 더 넣어 쓴다. 오미자는 신장 물을 늘리는 중요한 약이다. 진액이 생기고 신장 물이 스스로 튼튼하면 물이 넉넉하면서 빛이 안으로 갈무리되는데 어떻게 질서를 잃을까 걱정하겠느냐. 육계는 맵고 뜨거워 불을 이끌어 근원으로 돌아가게 하기 때문에 이 병이 반드시 낫는다. 임금불이 있으면 축축함을 엎드리게 하고 바로 꺾을 수 있다. 신하불이 있으면 그 타고난 바탕에 따라서만 엎드리게 한다. 육계의 타고난 바탕은 뜨거워서 불과 같다. 하초에 물을 튼튼하게 하는 약 속에 섞여 있으면 뿌리가 없이 비워진 불을 이끌어 경맥으로 돌아가게 한다. 이 처방은 이런 것을 모은 뜻이 있다. 또 육계의 타고난 바탕은 가운데 반에서 아래에 있기 때문에 오로지 신장 경맥과 아래쪽으로 간다. 이것은 땅에 근본을 두고 있으면서 아래와 친하다는 뜻이다. 또 신하불은 갑을의 사이에 붙어있다. 간장과 쓸개에 나무가 세차면 다른 바람이 움직여 뜨거운 불이 밝게 빛난다. 옛 사람이 북쪽은 빼낼 수 없기 때문에 간장을 빼내서 신장을 빼낸다고 했던 뜻이다. 《본초》에서 '나무가 육계를 얻으면 마르게 되므로 간장을 치는 중요한 약이다.'라고 하였다. 《내경》에서 뜨거울 때 뜨거운 약을 따라 써서 치료하는 훌륭한 방법을 말했다. 바로 그 타고난 바탕에 따라서 엎드리게 하는 뜻과 서로 합쳐진다. 어떤 사람은 그 뜨거움을 두려워해서 빠뜨리는데 그러면 어떻게 오르내리는 미묘함을 만들 수 있겠느냐. 황백과 지모는 신하불을 치료하며 튼튼한 사람에게만 잠깐 쓸 수 있다. 비워진 불인데 잘못 쓰면 신장을 빼내게 되어 더욱 비워진다. 더욱 비워지면 비워진 불이 점점 타오른다. 《소문》에 '기운이 늘어나 이길 때 차고 서늘한 약을 오래 쓰면 오히려 따라서 불로 변한다.'는 이야기를 혼자만 듣지 못했느냐.

《동의학사전》

○ 백주청맹증. 눈 겉에는 아무러한 소견이 없이 컴컴한 곳에서 물체가 더 잘 보이는 증. 흔히 신음부족으로 허화가 위로 올라가서 생긴다. 신음을 보하는 방법으로 가감팔미환을 쓴다. 이밖에 광

명, 족삼리, 간수, 담수혈에 침을 놓는다. 주맹증에 해당한다고 본다.

10) 번개 보임증

눈앞에 불꽃같은 것이 반짝이면서 사방으로 흩어지게 느끼는 병증이다. 번개가 번쩍이는 것 같고 심하면 불꽃이 밝은 노을처럼 피어오른다. 수시로 생겼다가 없어진다. 병이 진행되면 눈속증이 되어 보지 못한다. 고도근시나 망막박리 초기의 시망막 자극, 망막열공의 초기, 반짝거리는 암점(teichopsia)일 때 볼 수 있다.
　원인과 치료는 아래 책을 본다. 보수영신탕과 대보원전을 합쳐서 충울자, 녹용을 더 넣어 쓴다.
　대보원전은 기운과 피가 부족하거나 신장이 비워져 어지럽고 눈알이 아찔한 번개보임증을 치료한다. 숙지황 3돈 인삼 산약 두충 구기자 당귀 각2돈 산수유 감초(굽는다) 원지 산조인 용안육 각1돈(시호 5푼). 물에 달여 밥 먹고 나서 먹는다.
　주경환은 토사자 8량 구기자 오미자 차전자 저실자 천초 각1량 숙지황 당귀 각5돈.
　양심단은 산조인(볶는다) 백복신 인삼 황기(꿀로 굽는다) 백자인 각1량 당귀(술에 담근다) 숙건지황 원지 오미자 각5돈 주사 1푼. 꿀로 오동나무 씨 크기로 환을 만들어 20환씩 밥 먹고 나서나 자기 전에 인삼 달인 물로 먹는다.

《증치준승》

○ 번개 보임증은 눈 밖에 나타난 이상한 빛을 스스로 본다. 번개가 번쩍이는 듯이 하고 심하면 불꽃이 타오르거나 노을이 밝아지는 듯하다. 때때로 생겼다가 없어진다. 빛깔있는 눈흐림증과 같지 않다. 음에 알짜가 없어지고 맑은 기운이 막히면서 신비로운 구멍을 크게 해쳤다. 이때 외로운 양이 날아올라 눈에 빛이 흩어지려고 하는 꼴이다. 눈속증이 심한 병으로 별가득 눈속티증이나 가래불이 있는 가벼운 병과 같지 않다.

《심시요함》

○ 신비로운 빛이 사람에게 스스로 보이네. 처음에 일어나면 번개 같네. 음에 알짜가 순수한 양을 뒤섞네. 양에 빛이 날라 변하려고 하네. 오직 한 조각 아득하네. 헛된 슬픔과 원망을 어떻게 쓸까.
　이 증상은272) (풀이 안함)
　보수영신탕을 먹어야 한다. 신장 물을 북돋아 불이 함부로 움직이지 않게 한다. 심장에 생각을 편안하게 하면 빛이 스스로 없어진다. 숙지황 생지황 각2돈 백작약 당귀 맥문동(심을 뺀다) 백복신 각1돈반 오미자 30알 감초(날 것) 6푼. 위를 썰어 맑은 물 2잔으로 8푼이 되게 달여 찌꺼기를 없애고 빈속에 따뜻하게 먹는다. 신장 물이 없어지고 진짜 음이 부족하기 때문에 숙지황을 쓴다. 하늘에 '하나'로 물을 생기게 하는 처방으로 진짜 음을 크게 북돋는다. 생지황은 음을 늘려 뜨거움을 없애는 효과가 있고 맥문

---
272) 위에 《증치준승》과 같은 내용이므로 풀이하지 않는다.

동은 심장을 시원하게 하고 불을 내리는 효과가 있다. 피를 북돋고 음을 늘리려면 당귀, 백작약에 기대야 한다. 빛이 넘실거려 밤낮으로 편하지 않다면 이것은 마음 사이에 생김새가 없는 불이 함부로 움직이기 때문이다. 반드시 백복신과 오미자를 함께 써서 알짜를 기르고 마음과 뜻을 편안하게 하면 타고난 알짜와 기운을 거두어들이면서 달아나지 않는다. 감초(가늘고 날 것)는 생각 속에 불을 내리는데 이것이 아니면 치료할 수 없다. 그러면 신장 물이 위로 올라가고 심장 불이 아래로 내려가 생각이 스스로 편안해지면서 빛도 고르게 된다.

《목경대성》
○ 번개보임증. 검은 밤에 바람과 비가 없네. 어떻게 번개 빛을 스스로 얻었나. 날뛰는 양이 명문에 넘치네. 눈동자에 신령스러운 넋이 나타나네. 책을 벌려놓고 글귀들을 나누네. 떨어져 앉은 사람에 얼굴은 아네. 또렷하지 않고 눈은 거듭 떠나네. 장님증이 바로 생겨버리네.
 이 눈은 밤중에 등불이나 달이 없어도 번개 빛이 번쩍하면서 갑자기 사물을 본다. 눈을 찡그리면 한 조각 흰빛이 눈 밖에서 가로로 번쩍인다. 온밤 동안 늘 그렇지는 않다. 심하면 흰빛 속에 어렴풋이 손가락이 움직이는 것을 볼 수 있다. 선배들은 번개보임증이라고 불렀다. 사람이 평소 타고난 몸이 약한데 많이 움직이면서 안에 고질병이 있거나 심하게 일하면서 욕심껏 배부르게 먹으면 알짜 피를 크게 해친다. 그러면 한 가닥 끊어지지 않는 진짜 양이 음에 물을 기르지 못하고 오히려 샛됨을 따라 위로 가기 때문에 이 병을 얻는다. 빨리 대보원전에 가감팔미환이나 주경환을 먹는다. 가슴이 두근거려서 편하지 않으면 잠시 양심단을 한두 번 먹는다. 뿌리가 없는 불을 내려 경맥으로 돌아가게 하면 자연히 눈에 빛이 안에 쌓이고 훌륭한 빛이 날아오르지 않는다. 그래야 거의 장님증이나 눈바람증에 걸리지 않는다.

《동의학사전》
○ 시광자현. 전광야조. 눈 겉에는 아무러한 소견 없이 눈앞에서 불꽃과 같은 것이 반짝거리며 사방으로 흩어지는 것을 느끼는 병증. 신음의 소모로 허화가 눈에 올라가서 생긴다. 환자는 때때로 광시증을 느끼며 심하면 내장이 생겨 보지 못하게 된다. 음을 불구어 화를 내리우는 방법으로 보수영신탕이나 대보원전에 원지, 멧대추씨, 용안육을 넣어 쓴다. 고도근시, 망막박리, 섬휘성 암점 때 볼 수 있다.

11) 빛번져 보임증

해나 전등, 촛불을 볼 때 무지개처럼 불그스름한 빛의 둥근 테가 생기는 병증이다. 생김새는 햇무리나 달무리 같다. 심하면 아주 붉으며 사람이나 사물이 불빛 아래에 크게 있는 것 같다. 가벼우면 빛 무리가 작고 옅지만 심하면 빛 무리가 크고 진하다. 이 빛 번짐은 망막 주변부(황반부가 아님)에 망막출혈로 앞이 뿌옇게 잘 보이지 않고 암점이 있어 끊어져 보이는 증상을 나타낸 것이라고 생각한다. 원인과 치료는 아래 책을 본다.

사군자탕 합 보수영신탕은 백복령 숙지황 생지황 백출 인삼 각2돈 백작약 당귀 맥문동 백복신 각1돈반 감초 대추 생강 각1돈 오미자 30알.

평기화충탕은 인삼 지골피 구기자 맥문동 천문동 오미자 부자 육계 당귀 지황 감초 지모(꿀로 볶는다) 각1돈.

《증치준승》

○ 빛번져 보임증은 해나 등불을 보면 모두 붉은 빛 무리가 생긴다. 심하면 아주 붉으며 사람이나 사물이 불빛 아래에 있으면 크게 보인다. 모두 채워진 불과 삿된 양이 위로 넘치면서 모든 낙맥이 막히고 뻑뻑해졌기 때문이다. 가벼우면 빛 무리가 작고 옅지만 심하면 빛 무리가 크고 진하다. 치료해서 밖에 증상이 없어졌어도 여전히 빛 무리가 남아 있다면 삿된 양이 아직 고르지 않고 음에 알짜도 가득하지 않기 때문이다. 변하는 근원을 도와주고 길러서 그 불을 눌러야 한다.

《도산청화》에서 말했다. 장자안 소경이 만년에 눈에 항상 빛이 번쩍번쩍하고 가운데에 흰 옷을 입은 불상 같은 사람이 있었다. 장자안이 믿고서 고기를 먹지 않고 술도 먹지 않아 몸이 수척해져서 흔히 병이 되었다고 하였다. 하루는 왕수경에게 맥을 짚게 하였는데 보더니 크게 놀라 다시 말을 하지 못하고 큰 환약 수십 개와 작은 환약 천여 개를 주면서 10일 동안 다 먹고 보답이 있기를 빌었다. 10일이 지나면서 흰 옷을 입은 사람이 누렇게 변하고 빛이 보이지 않았다. 그리고 고기도 먹고 싶고 술 생각도 났다. 다음날 누런빛깔이 보이지 않고 기력와 체력이 예전과 달라졌음을 느꼈다. 왕수경한테 말하니 왕수경이 '내가 정말 잘 알았구나. 장자안은 처음 비장에 병이 걸렸다가 폐장까지 타고 들어갔다. 심장은 비장의 어머니이다. 장자안이 의심이 많아 심장기운이 튼튼하지 못해서 그렇게 보였다. 내가 큰 환약으로 비장을 튼튼하게 하고 작은 환약으로 심장을 북돋았다. 폐장은 비장의 아들이므로 그 어머니를 이기지 못해 병이 낫게 된다.'고 말했다.

《북몽쇄언》에서 말했다. 소년이 어지럽고 눈에 속티가 있으며 항상 하나의 거울을 보았다. 조경이 진찰하고 나서 새벽에 와서 날 회로 제후를 대접하라고 말하고 안에서 시간을 끌면서 오래 배를 고프게 하였다. 제후에 손님이 물러가고 나서 갑자기 책상 위에 다른 음식은 없이 작은 사발에 겨자 식초를 놓았다. 소년이 너무 배가 고파 겨자 식초에 냄새를 맡으면서 곧바로 먹고 우물쭈물 다시 먹었다. 그러다가 가슴 속이 활짝 열리듯이 느끼면서 거울 그림자가 사라져 없어졌다. 조경이 '자네는 눈앞에 물고기 회를 너무 많이 먹어서 겨자 식초가 아니면 뚫리지 않는다. 또 물고기 비늘이 가슴에 있어 눈속티가 생겼기 때문에 권력을 빌어서 그 증상을 낫게 했다.'고 말했다.

《목경대성》

○ 빛번져 보임증. 어긋난 기운이 자욱

하게 눈 속 위에 있네. 머리를 들어 달을 보니 무지개 같이 무리가 지네. 달빛이라고 말하지 못하니 하늘에 일이네. 등불도 어떤 이유로 같이 무리가 지네.
 이것은 별다른 심한 병은 없지만 등불이나 달이나 새는 틈을 보면 사발 크기에 한 바퀴 고리가 있어서 눈동자 밖으로 비춘다. 빛깔은 안에는 푸르거나 붉고 밖에는 자줏빛이거나 초록 빛깔이다. 해 무리나 달무리와 아주 비슷해서 빛번져 보임증이라고 부른다. 큰 뜻은 이렇다. 물이 약해져 불을 다스릴 수 없으면 물과 불이 서로 찌른다. 그러면 어그러진 기운이 솟구쳐 위로 뜨기 때문에 없음 속에서 있음이 생겼다. 해와 비가 만나 갑자기 무지개가 생기는 것에 비유할 수 있다. 생김새도 붉은 빛깔과 초록 빛깔이 서로 뒤섞였다. 주회옹은 무지개는 하늘과 땅에 삿된 기운이라고 하였다. 또 해와 무지개가 보이면 비가 그친다. 이 때문에 이것은 물이 약해지고 불이 세차며 음양이 어그러지는 징조가 아닌가? 사람이 심하게 오래보거나 잠을 안 자고 억지로 일어나면 이 병이 있다. 잠깐은 괜찮지만 항상은 안 된다.
 사군자탕에 보수영신탕을 합쳐 쓰면 낫는다. 평기화충탕을 한두 제 더 먹어도 좋다. 병이 작다고 소홀하면서 더 기르지 않으면 눈을 멀게 하는 앞잡이가 된다. 《공자가어》에서 '터럭일 때 뽑지 않으면 도끼 자루를 찾아야한다.273)'고 하였다. 삼가야한다.

---

273) 처음에 처리해야지 나중에는 곤란하다는 뜻이다.

《동의학사전》
○ 전등불이나 촛불을 바라볼 때 그 둘레에 무지개색 고리가 나타나는 것. 녹풍내장, 원예내장의 초기, 천행적안 때 나타난다.

12) 다르게 색보임증

 빛깔을 가려 보지 못하거나 약하게 가려 보는 병증이다. 태양이 얼음 바퀴처럼 보이거나, 빨간 등불이 분홍빛깔로 보이거나, 분홍빛깔 담장이 빨갛거나 푸른빛깔로 보이거나, 노란빛깔 종이가 초록 빛깔이나 푸른빛깔로 보인다. 유전자 이상으로 인한 선천성 색각이상을 말한다. 또한 시기능의 미성숙, 시신경염, 황반변성, 혈관장애, 망막염, 유두부종 또는 유기용제 노출로 인한 후천성 색각이상을 말한다.
 빛깔을 완전히 보지 못하는 것이 아니라 빛깔을 구별하는 범위가 축소된 병증이다. 빛깔은 고유의 파장을 갖는데 여러 빛깔이 섞이면서 파장은 다양하게 변한다. 예를 들어 붉은빛깔도 가만히 들여다보면 안에 검은빛깔과 흰빛깔, 푸른빛깔과 초록 빛깔, 누런빛깔을 찾아낼 수 있다. 적녹 색각이상은 붉은빛깔과 초록 빛깔을 완전히 구분하지 못하지 않는다. 일정 정도의 빛깔은 구분할 수 있다. 다만 붉은빛깔과 초록 빛깔의 파장 중에서 명도와 휘도가 변할 때 일정 범위를 벗어난 파장을 인식하지 못하는 병증이다. 대부분의 환자는 이 경우에 속하고 범위가 아주 축소되면 붉은빛깔이나 초록 빛깔을 전혀 인식하지 못할 수도 있으나 극히 드물다. 그래서 색맹이나 색약, 색각이상이 아니라 '색각저하증'이라고 해야 병의 상태를 정확히 표현한다고 생각한다. 색각이상에서 적색 색각이상과 녹색 색각이상은 완전히 구별되는 서로 다른 병으로 둘이 같이 있는 병이 아니다. 또 임상 경험상 실제로 적색 색각이상이 녹색 색각이상보다 더 심한 병이다. 그래서 치료기간도 2배 이상 걸린다.

원인과 치료는 아래 책을 본다.

치료는 색에 대한 명도(명암)를 인식하는 색각증강훈련을 진행한 다음 점차 휘도와 색상을 인식하는 훈련을 하면서 치료한다. 치료해보면 녹색 색각이상은 치료하면서 정상으로 되지만 적색 색각이상은 녹색 색각이상으로 되었다가 정상으로 되는 과정을 거친다. 치료기간은 적색 색각이상은 150~200회 정도, 녹색 색각이상은 100회 내외로 치료하면 정상인의 99% 정도까지 색각기능이 회복된다. 청황 색각이상은 후천적이라서 원인 질환을 치료하면서 훈련을 병행하면 쉽게 치료된다.

자감초탕은 자감초 2돈 건지황 계지 마자인 맥문동 각1돈반 인삼 아교 (시호) 각1돈 생강3 대추2. 물에 달여 밥 먹고 나서 먹는다.

소요산은 간장과 비장이 조화롭지 못한 병을 치료한다. 백출 백복령 백작약 시호 당귀 맥문동 각1돈 감초 박하 각5푼 생강3. 물에 달여 밥 먹고 나서 먹는다.

가미소요산은 간장과 비장의 피가 비워졌거나 화내서 간장을 해쳐 피가 적어진 병을 치료한다. 눈이 어둡고 열이 나면서 옆구리가 아프다. 당귀 백작약 백출 백복령 시호 용안육 산조인 감초 각1돈 목단피 치자 각7푼 향부자 황련 각5푼 생강3. 물에 달여 밥 먹고 나서 먹는다.

익기총명탕은 눈속증 초기에 눈이 어두우면서 빛깔을 다르게 보는 후천적 색각이상을 치료한다. 자감초 1돈2푼 인삼 황기 각1돈 승마 갈근 각6푼 만형자 백작약 황백(술에 볶는다) 각2푼 생강3 대추2. 물에 달여 밥 먹고 나서 먹는다. 《동의보감》

복명산은 당귀 2돈 황기 1돈반 생지황 시호 연교감초 각1돈 창출 천궁 진피 각5푼 황백(술에 볶는다) 3푼. 물에 달여 밥 먹고 나서 먹는다. 《증치준승》

《증치준승》

○ 다르게 색보임증은 사물을 원래 빛깔이 아니게 본다. 사물의 생김새가 드러나기 때문에 빛깔있는 눈흐림증이나 빈 곳에 빛깔이 있는 증상과 같지 않다. 태양이 얼음 바퀴처럼 보이거나 또는 빨간 등불이 분홍빛깔로 보인다. 또는 분홍빛깔 담장이 빨간빛깔이나 푸른빛깔로 보이거나 또는 노란빛깔 종이가 초록 빛깔이나 푸른빛깔로 보인다. 이것은 안에 낙맥의 기운이 막혀서 신비로운 구멍이 고르지 않기 때문이다. 그 색에 따라 나누어서 어떤 오장육부에 들어가 업신여겨 병이 되었는지 알아서 치료한다.

《심시요함》

○ 사물에 빛깔을 바꾸게 보네. 병의 원인이 하나가 아니네. 뿌리에 마땅해야

하네. 빛깔을 또렷하게 나누어 아네. 방법이 가볍거나 심하고 느리거나 빠른 것을 아네.

이 증상은[274] (풀이 안함)

복명탕을 먹어야 한다. 황기(꿀로 만든다) 당귀신 시호 연교 감초(굽는다) 생지황 각1돈반 황백 3푼반 천궁 창출(쌀뜨물에 담가 볶는다) 광진피 각5푼. 위를 썰어 맑은 물 2잔으로 8푼이 되게 달여 찌꺼기를 없애고 뜨겁게 먹는다. 술, 밀가루 국수, 맵고 뜨거운 음식을 꺼린다.

익기총명탕은 음식을 맞춰 먹지 않았거나 몸으로 힘든 일을 해서 비장과 위장이 부족해져 얻은 눈속증과 귀울이를 치료한다. 또는 몇 년 동안 눈이 어두워 사물을 볼 수 없는 병을 치료한다. 이 약은 눈을 넓고 크게 할 수 있고 오래 먹으면 눈겉증과 눈속증, 귀울이와 귀머거리 같은 병이 없다. 또 사람에 알짜와 생각을 갑절로 하고 타고난 기운을 스스로 늘려서 몸이 가벼우면서 튼튼해지고 귀와 눈이 밝아진다. 이 약은 늙은이가 허리 아래로 무겁고 아픈 병을 신기하게 치료한다. 오래 먹으면 사람에 위쪽이 무거워진다. 그러면 알짜와 생각이 있고 두 발이 가볍게 떠서 높낮이를 모른다. 만약 빈속에 먹거나 황백을 조금 넣으면 가볍게 뜨는 것이 스스로 없어진다. 속눈썹 말림증을 치료하려면 황백, 작약은 뺀다. 연기나 불, 신맛 음식을 꺼린다.

《동의학사전》

○ 시물역색, 시홍위자, 시흑위적, 시백위황. 눈 겉에는 아무러한 소견이 없이 색을 가려보지 못하거나 약하게 가려보는 병증. 타고난 체질이 비워졌거나 또는 낙맥의 기가 조화되지 못하여 청기(淸氣)가 올라가지 못할 때, 시첨혼묘나 청맹과 같은 내장눈병을 앓을 때 생긴다. 타고난 체질이 비워져 온 것은 자음강화하는 방법으로 자감초탕에 시호를 더 넣어 쓰고 간기가 조화되지 못하여 온 것은 간기를 순조롭게 하고 비위를 든든하게 하는 방법으로 소요산을 가감하여 쓰거나 복명탕, 익기총명탕 등을 쓴다. 시첨혼묘, 청맹으로 온 것은 해당 질병을 치료한다. 천유, 상관, 동자료, 사백, 강간, 신정, 찬죽, 정명, 청궁, 사죽공, 합곡, 족삼리 혈에 침을 놓는다.

13) 한눈 둘보임증

물체는 하나인 데 보이기는 둘로 보이는 병증이다. 눈 겉에는 아무런 소견이 없고 눈알 운동도 정상인 데 물체가 뿌옇게 보이고 눈앞에서 별이나 모기 같은 것이 어른거리며 물체가 여러 개로 보인다. 복시는 여러 책에서 하나로 보았지만 한눈복시와 두눈복시를 구별할 필요가 있다. 그래서 필자는 책에 제시된 처방을 근거로 원인을 유추하여 한눈복시를 한눈 둘보임증, 두눈복시를 두눈 둘보임증으로 구별하였다. 한눈 둘보임증은 난시, 수정체가 부분적으로 흐려진 백내장, 외상, 염증거짓종양, 각막의 혼탁 또는 불규칙으로 생긴다.

원인과 치료는 아래 책을 본다.

---

[274] 위에 《증치준승》과 같은 내용이므로 풀이하지 않는다.

가감주경환은 1. 토사자 8량 구기자 오미자 차전자 저실자 천초 각1량 숙지황 당귀 각5돈. 2. 토사자 저실자 각6량 충울자 4량 한수석 숙지황 2량3돈반 구기자 차전자 목과 오미자 각1량반 삼칠근 3돈7푼.

《천금》자주환은 눈동자구멍이 벌어져 구름과 안개 속을 걷듯이 어둡고 빈 곳에 검은 속티가 있으며 사물이 두 개로 보이는 병을 치료한다. 신곡 6량 자석 2량 진사 1량. 자석을 큰불로 식초를 뿌려가면서 달군 다음 갈아서 햇볕에 말려 아주 곱게 간다. 진사를 따로 아주 곱게 갈아 생신곡 3량과 골고루 섞는다. 또 신곡 3량을 떡으로 만들어 증기로 찐 다음 앞서 만들었던 자석, 진사, 신곡 가루를 넣고 꿀로 환을 만들어 빈속에 먹는다.

신기환은 숙지황 2량 산약 산수유 오미자 각1량 목단피 백복령 택사 각5돈 육계 부자(굽는다) 각2돈반. 꿀로 오동나무 씨 크기로 환을 만들어 50~70환씩 빈속에 따뜻한 술로 먹는다.

충화양위탕은 눈속증 초기에 어둡게 보이지 않지만 빈속에 검은 속티가 있고 눈속물이 옅은 초록 빛깔로 변하는 병을 치료한다. 오래되면 사물이 둘로 보이고 눈속물이 옅은 피 빛깔로 변한다. 더 오래되면 눈속물이 아주 흰빛깔로 변한다. 황기 강활 각1돈 인삼 감초(굽는다) 당귀신 백출 승마 갈근 각7푼 황련 황금 시호 백작약 각5푼 백복령 방풍 각3푼 오미자 2푼 건강 1푼. 거칠게 가루 내어 물에 달이거나 황련 황금 각5푼을 넣고 다시 달여 밥 먹고 나서 먹는다. 《동의보감》

내소황련탕은 대황 2돈 연교 적작약 각1돈반 황련 황금 당귀 치자 빈랑 각1돈 목향 박하 길경 감초 각5푼 포공영 감국 자화지정 각1돈. 빈랑과 목향을 금은화와 목단피로 바꿔 써도 된다.

도홍사물탕은 모든 어혈 증상(뇌혈전, 뇌진탕 후유증 등)에 사용한다. 도인 생지황 각1돈반 홍화 당귀 천궁 적작약 각1돈 목과 사과자 소목 각1돈 유향 몰약 각5푼.

《증치준승》

○ 한눈 둘보임증은 눈에 하나의 사물이 둘로 보이는데 《내경》에서 '갈라져 보임'이라고 하였다. 가장 알짜가 약해지면서 한쪽이 막히고 무너졌다. 병은 신장과 쓸개에 있다. 신장과 쓸개에 참된 하나인 알짜가 부족해서 양에 빛이 기댈 곳을 잃어버렸기 때문에 하나가 둘로 보인다. 눈이 붉고 아프면 불이 낙맥을 막기 때문에 음에 알짜가 올라가 눈빛을 늘릴 수 없다. 그러면 오히려 삿된 양이 눈빛을 어지럽게 해서 갈라지게 보인다. 눈이 아플 때 하나의 등불이 둘이나 셋의 등불로 보이는 것에 비유할 수 있다. 허학사가 '순목중이 나에게 말하는데 어떤 사람이 한 개가 둘로 보였다. 의사가 간장기운이 세차기 때문에 하나가 둘로 보인다고 해서 간장을 빼는 약을 먹었는데 전혀 효과가 없었다. 이것은 어떤 병이냐.'고 하였다.

《심시요함》

○ 하나가 둘로 보이니 음양이 까마득하

네. 신장과 간장이 부족하고 가장 알짜가 작네. 눈빛이 눈동자에서 없어지려고 하네. 빨리 의사를 찾고 쉬면서 빌면 안 되네. 뛰어난 치료로 진짜 타고난 기운을 다스리지 않네. 눈속증으로 어두워지는데 며칠 만에 끝나네. 만약 붉으면서 아프다면 가볍고 작네. 불이 물러나면 자연히 쉽게 좋아지네. 항상 둘로 보이면 더욱 치료하기 어렵네. 쉬면서 알짜빛을 길러야 빨리 돌아오네.

　이 증상은275) (풀이 안함)

　보간산을 먹어야 한다. 간장바람으로 생긴 눈속증을 치료한다. 아프지 않고 가렵지도 않은데 눈에 노랗거나 희거나 검거나 붉은 속티가 보인다. 또는 사물이 하나인데 둘로 보여서 구별하기 어렵다. 차전자 황금 천강활 세신 현삼 각1량 인삼 백복령 각2량 방풍 영양각(갈아 가루 낸다) 각3량. 위를 곱게 갈아 1돈5푼씩 밥 먹고 나서 미음에 타서 먹는다. 《천금》자주환은 2권을 본다. 주로 눈을 밝게 해서 100살에도 작은 글자에 책을 볼 수 있다. 항상 먹는다면 눈에 크게 이롭다. 살펴보니, 이 처방에서 자석은 물을 닮아서 신장으로 들어간다. 주사는 불을 닮아서 심장으로 들어간다. 신곡은 오로지 비장과 위장으로 들어간다. 도가에서 노란 할머니와 어린 여자아이가 만나 합치는 이치이다. (이렇게 예생이 늘어놓았는데 쓸데없는 말이다.) 침향 5돈을 더 넣으면 물과 불이 더욱 잘 오르내린다. 옛날 사람은 신장이 비워진 병과 아이를 낳는 처방에 항상 자석을 썼다.

275) 위에 《증치준승》과 내용이 같아서 풀이하지 않는다. 한문은 뒤에 붙여놓았다.

지금은 쇠와 돌의 이야기에 얽매여 많이 쓰지 않는다. 그러나 자석은 쇠를 끌어당기는 타고난 바탕이 있기 때문에 이것을 빌려 폐장 쇠 기운을 당겨 신장으로 들어가게 한다. 그러면 그 자식과 어미가 서로 생긴다. 이렇게 물이 쇠를 얻어 맑아지면 신하불이 치지 못하고 스스로 가버린다. 아아! 의학은 신비하고 그윽하구나. 이 말을 함께 알아야 참된 길이다.

《동의학사전》

○ 시일위양(視一爲兩). 한 개의 물체가 둘로 보이는 증. 간신의 정혈이 부족할 때, 화사가 맥락에 뭉쳤을 때, 눈이나 머리에 외상을 받았을 때 생긴다. 눈 겉에는 아무러한 소견이 없고 눈알운동도 정상인 데 물체가 뿌옇게 보이고 눈앞에서 별이나 모기 같은 것이 얼른거리며 물체가 여러 개로 보일 때에는 정주(수정체)가 부분적으로 흐려졌거나 정주가 탈구된 상태이다. 또한 머리와 눈이 아프면서 물체가 여러 개로 보이며 백정(구결막)이 벌겋게 붓고 눈알이 앞으로 도드라지며 눈알운동장애가 있을 때도 있다. 주로 외장이나 내장 눈병 때 나타나는 증상의 하나이다. 치료는 간신의 정혈부족으로 온 것은 간신을 보하는 방법으로 가감주경환을, 화사가 맥락에 뭉쳐서 온 것은 화열을 없애고 독을 푸는 방법으로 내소황련탕에 민들레, 단국화, 제비꽃을 더 넣어서 쓴다. 외상으로 온 것은 혈을 잘 돌게 하고 어혈을 없애며 경맥을 통하게 하는 방법으로 도홍사물탕에 모과, 수세미오이, 소목, 유향, 몰

약 등을 더 넣어서 쓴다. 정주가 탈구되어 온 것은 수술을 한다.

14) 두눈 둘보임증

두 눈으로 볼 때 사물이 둘로 보이는 병증이다. 한눈으로 보면 복시가 없다. 두눈 복시이며 한눈 복시와 감별해야 한다. 주로 사시와 사위 또는 3, 4, 6번 뇌신경 마비, 중추신경계 이상으로 온다. 근무력증과 사위인 경우는 증상이 지속되지 않지만 뇌신경과 중추신경계 이상일 경우는 증상이 지속된다. 흔히 6번 뇌신경마비가 많으며 수평복시가 나타난다. 마비된 바깥쪽 곧은근 때문에 근거리보다 원거리를 주시할 때 더 심해진다. 성인은 허혈성 질환(고혈압과 당뇨), 외상, 종양이, 소아는 외상과 두개내 압력 등이 원인이다. 뇌신경과 임상 증상을 잘 알아서 치료하며 아래 눈알 치우침증을 참조한다.

안근의 신경지배와 안구운동을 보면, 안쪽 곧은근은 눈돌림 신경(제3뇌신경)이 지배하고 안구를 안쪽으로 움직인다. 바깥쪽 곧은근은 갓돌림 신경(제6뇌신경)이 지배하고 안구를 바깥쪽으로 움직인다. 아래쪽 곧은근은 눈돌림 신경이 지배하고 안구를 아래쪽과 안쪽으로 움직이고 바깥쪽으로 돌린다. 위쪽 곧은근은 눈돌림 신경이 지배하고 안구를 위쪽과 안쪽으로 움직이고 안쪽으로 돌린다. 아래쪽 빗근은 눈돌림 신경이 지배하고 안구를 바깥쪽으로 돌리고 위쪽과 바깥쪽으로 움직인다. 위쪽 빗근은 도르래신경(제4뇌신경)이 지배하고 안구를 안쪽으로 돌리고 아래쪽과 바깥쪽으로 움직인다.

뇌신경마비와 안구의 임상 증상을 보면 제3뇌신경이 마비되면 안쪽 곧은근, 아래쪽 곧은근, 위쪽 곧은근, 아래 빗근이 마비된다. 증상은 마비가 있는 눈에서 외사시가 있고 눈꺼풀이 아래로 쳐지며 눈동자구멍이 벌어진다. 뇌동맥류가 흔한 원인이고 종양, 외상, 안와질환도 의심한다. 제4뇌신경이 마비되면 위쪽 빗근이 마비되어 안쪽으로 돌리고 아래로 움직이며 바깥쪽으로 움직이지 못한다. 그래서 증상은 마비가 있는 눈에서 안쪽으로 움직이면 상사시가 심해지고 바깥쪽으로 돌아가는 증상이 나타난다. 아래를 볼 때 안경의 아래 부분을 반투명 테이프로 가리면 복시가 생기지 않는다. 기울어진 머리를 똑바로 했을 때 복시가 생긴다. 제6뇌신경이 마비되면 바깥쪽 곧은근이 마비되어 바깥쪽으로 움직이지 못한다. 그래서 증상은 마비가 있는 눈에서 바깥쪽으로 움직임이 줄어들어 내사시가 있다. 마비가 있는 눈을 귀 쪽(바깥쪽)으로 움직일 때 복시가 수평방향으로 나타난다.

구풍일자산은 눈이 아주 심하게 가려운 병을 치료한다. 천궁 형개 천오(굽는다) 각5돈 강활 방풍 각2돈반. 가루 내어 2돈씩 박하 달인 물에 타서 밥 먹고 나서 먹는다.(《득효》)

신기환은 신장이 없어진 소갈증을 치료한다. 팔미환인 숙지황 2량 산약 산수유 각1량 목단피 백복령 택사 각5돈 육계 부자(굽는다) 각2돈반에 오미자를 더한다. 가루 내어 꿀로 오동나무 씨 크기로 환을 만들어 빈속에 따뜻한 술이나 소금물로 50~70환씩 삼킨다.

《제병원후론》

○ 눈이 하나에 사물을 둘로 보는 증상. 눈은 오장육부에 가장 알짜이다. 사람에 오장육부가 부족하고 알짜가 비워지면 삿된 기운이 타고 들어와 알짜가 흩어진다. 그래서 하나의 사물이 둘로 보인다.

《동의보감》

○ 두눈 둘보임증. 어떤 사람이 한 개가 둘로 보였다. 의사가 간장기운이 세차서 되었다고 해서 간장을 빼내는 약을 먹었는데 효과가 없었다. 내가 《영추》를 적어 말하는데 보는이음새는 위로 올라가 골에 속한 다음에 뒷목 속으로 나온다. 삿된 것이 알짜에 들어가면 알짜가 흩어지면서 갈라지게 보인다. 그래서 사물이 둘로 보인다. 바람을 몰아내면서 골로 들어가는 약을 먹어야 낫는다. 구풍일자산(처방은 위를 본다)과 보간산이 마땅하다.(《본사》) 눈이 어두우면서 멀리 볼 수 없고 하나를 볼 때 둘이나 셋이 되면 간장과 신장이 비워졌다. 신기환(처방은 힘들어서 비워짐을 본다)과 지지환(처방은 위를 본다)이 마땅하다.(《입문》)

보간산은 삿된 바람이 골로 들어가 하나가 둘로 보이면서 눈속증이 되려는 병을 치료한다. 천궁 당귀 지골피 창출 백출 밀몽화 강활 천마 박하 시호 고본 석고 목적 연교 세신 길경 형개 방풍 감초 각5푼 치자 백지 각2푼. 잘라 물에 달여 밥 먹고 나서 먹는다.(《회춘》)

참 고
시신경 위축증

시신경유두가 하얗게 되고 시력이 나빠지며 시야도 변하게 되는 병증이다. 유두는 하얗고 경계는 뚜렷하고 공막 채판의 그물눈이 또렷하게 보이며 망막 중심 동맥과 정맥은 가늘어져 있다. 그 외의 망막에는 특별한 변화가 없다. 시력은 완전히 보지 못할 정도까지 내려가며 시야는 보통 중심시력보다 빨리 장애가 생긴다. 척추결핵, 안와 내 혹은 두 개내 종양의 압박, 시신경 외상, 중독 등으로 생긴다.

원인은 간장과 신장에 음이 비워졌거나 간장기운이 뭉쳐 있거나 심장과 비장이 다 비워졌을 때 생긴다.

치료는 가감복명지황탕은 간장과 신장에 음이 비워져 눈에 영양을 공급하지 못하여 생긴 장님증과 시신경 위축을 치료한다. 진주 1량 구기자 6돈 감국 5돈 숙지황 황기 수세미씨 소목 각3돈반 당귀 청상자 단삼 각3돈 맥문동 2돈반 적작약 2돈. 거칠게 가루 내어 물에 달여 밥 먹고 나서 먹는다.

지백지황탕 가감은 간장과 신장이 비워진 빠른 장님증, 시신경 위축을 치료한다. 생지황 숙지황 각3돈 황백(소금물로 볶는다) 지모(소금물로 볶는다) 산약 목단피 백복령 택사 계혈등 각2돈 홍화 1돈반.

가감 사물오자탕은 시신경 위축을 치료한다. 강력하게 피를 북돋고 피를 돌아다니게 한다. 숙지황 하수오 황정 토사자 구기자 복분자 상심자 단삼 각3돈 차전자 2돈 천궁 1돈반.

　가감육미고는 찐득한 즙을 만들어 먹는다. 숙지황 구기자 토사자 백복령 택사 당귀 복분자 각2돈 부자 7푼.

8. 눈알 눈속증

 눈알 눈속증은 굴절이상인 경우, 안구 운동이상인 경우, 안구 전체의 이상인 경우, 눈겉증과 눈속증이 같이 있는 경우를 포함한다. 이것은 눈겉증이 아니라 눈속증이다.

1) 가까이 보임증

 가까운 곳은 잘 보고 먼 곳은 잘 보지 못하는 병증이다. 경도 근시(-3D 이하), 중등도 근시(-3D~-6D), 고도근시 (-6D~-10D), 심한 고도근시(-10D 이상)로 나눈다. 갑자기 먼 곳이 안 보이는 가성근시(조절경련), 환경에 따라서 먼 곳이 안 보이는 환경성 근시, 각막에서 망막까지의 거리인 안축에 이상이 생기는 축성 근시, 급격히 진행되는 진행성 근시, 각막과 수정체의 굴절력에 이상이 있는 굴절성 근시, 단순히 근시만 있는 단순성 근시, 다른 눈병을 합병한 합병성 근시 등으로도 나눌 수 있다. 선천성 근시는 아이 때부터 눈의 발육에 이상이 있기 때문에 처음에는 원시였다가 근시로 이환되며 유전적 원인이 많다. 보통 -10D 이상이면 축성 근시가 많고 유리체 혼탁이나 망막출혈, 망막박리를 합병하는 경우도 있다. 후천성 근시는 7~8세 때부터 어느 순간 급격히 심해진다. 유전요인과 함께 식생활, 환경요인 등이 복합적으로 작용하여 생긴다.

 원인과 치료는 아래 책을 본다.

 가미정지환은 가까이 볼 수 있지만 멀리 볼 수 없는 병을 치료한다. 큰원지(감초에 끓여 뼈를 없앤다) 석창포 각2량 인삼 4량 복령 3량 황기(꿀과 술로 굽는다) 4량 육계 1량. 꿀로 오동나무씨 크기로 환을 만들어 100환씩 빈속에 쌀 끓인 물이나 따뜻한 술로 삼킨다. 《장씨의통》

《제병원후론》

○ 멀리 볼 수 없는 증상. 눈이 멀리 볼 수 없는 것은 눈은 간장에 바깥 조짐이고 오장육부에 가장 알짜이기 때문이다. 애써서 오장육부를 해치면 간장기운이 부족해지고 더구나 샷된 바람까지 받으면 가장 알짜와 기운이 약해지기 때문에 멀리 볼 수 없다.

《은해정미》

○ 가까이 보임증. 물었다. 가까이 볼 수 있지만 멀리 볼 수 없는데 왜 그런가? 대답했다. 피가 비워지고 기운이 부족하기 때문이다. 《내경》에서 '멀리 볼 때 뚜렷하지 않으면 불이 없다.'고 하였다. 치료는 처음 생겼을 때 지지환, 천리광산, 국화산을 먹으며 사람의 기운과 피, 비워짐과 채워짐에 따라 넣거나 뺀다. 모든 북돋는 약을 쓸 수 있다.

지지환은 감국 지각 각1량 생지황 4량 천문동 4량. 또 맥문동을 더 넣어 쓸 수 있다. 위를 가루 내어 졸인 꿀로 환을 만들어 30환씩 빈속에 소금물로 삼킨다.

천리광산은 국화 천리광276) 감초 각각 같은 양. 위를 가루 내어 3돈씩 밤사이에 자려고할 때 찻물로 삼킨다.

국화산은 국화 4량 감초 5돈 생지황 4량 백질려(가시를 없애고 볶는다) 2량. 위를 가루 내어 2돈씩 밥 먹고 나서 쌀뜨물로 삼킨다.

《동원십서》

○ 가까이 볼 수 있지만 멀리 볼 수 없으면 양 기운이 부족하면서 음 기운이 넘친다. 그리고 기운이 비워지면서 피가 가득하다. 피가 가득하면 음에 불이 넘치고 기운이 비워지면 타고난 기운이 허약해진다. 이것은 늙은이가 늙어가는 꼴이다.

《원기계미》

○ 눈이 멀리 볼 수 없으면 음 기운이 부족하다는 것에 대해 이야기함.

276) 석결명이다.

이동원이 '멀리 볼 수 있지만 가까이 보지 못하면 양 기운이 부족하면서 음 기운이 넘친다. 그리고 기운이 비워졌으면서 피가 가득하다. 피가 가득하면 음에 불이 넘친다. 기운이 비워졌으면 기운이 약하다. 이것은 늙은이가 늙어가는 꼴이다.277)'고 하였다. 가까이 볼 수 있지만 멀리 볼 수 없으면 양 기운이 넘치고 음 기운이 부족하다. 그리고 피가 비워졌고 기운이 그득하다. 피가 비워지고 기운이 그득하면 모두 불이 넘치고 타고난 기운이 부족하다. 불은 타고난 기운과 음식 기운, 진짜 기운의 적이다. 타고난 기운이 오는 것은 느리면서 고르며 선처럼 가늘고 가늘다. 삿된 기운이 오는 것은 단단하면서 세차며 큰 냇물처럼 막을 수 없다.

살펴보니, 양 기운은 해나 불과 같다. 음 기운은 쇠나 물이다. 옛 선비들은 쇠나 물은 안은 밝고 밖은 어둡다고 하였고 해나 불은 안은 어둡고 밖은 밝다고 하였다. 그리고 사람의 눈은 오장육부와 오행의 가장 알짜를 갖추어야 서로 도와서 밝아져 볼 수 있다. 이런 이치는 항상 있다. 《내경》에서 '눈은 피를 얻어야 볼 수 있다.'고 했지만 기운에 대해서는 특별히 말하지 않았다. 대개 피는 기운을 얻어야 하고 물은 불과 만나야 밝아질 수 있다. 그렇지 않고 음이 비워지면 멀리 볼 수 없고 양이 부족하면 가까이 볼 수 없다. 이것이 늙은이가 점점 늙어

277) 《원기계미》는 이동원의 글을 반대로 인용했다. 이 기술은 틀렸다. 틀리게 인용하면서 뒤에 기술도 정반대의 내용이 되었다.

가는 꼴이다. 배우는 사람이 눈병에서 이 모든 것을 찾을 수 있다면 깨달음이 이미 많다고 하겠다.

《증치준승》

○ 가까이 보임증. 이동원이 '가까이 볼 수 있지만 멀리 볼 수 없으면 양 기운이 부족하면서 음 기운이 넘친다. 그리고 기운이 비워졌으면서 피가 가득하다. 피가 가득하면 음에 불이 넘친다. 기운이 비워지면 타고난 기운이 허약하다. 이것은 늙은이가 늙어가는 꼴이다.'라고 말했다. 왕해장이 '눈이 가까이 볼 수 있으면 물이 있기 때문이고 멀리 볼 수 없으면 불이 없기 때문이다. 치료법은 심장을 북돋아야 하며 《국방》정지환으로 주로 치료한다.'고 하였다. 《비요》는 '이 증상은 타고나면서 가까이만 보는 병을 말하지 않는다. 원래 병이 없고 평소 멀리 볼 수 있다가 갑자기 볼 수 없다. 대개 양이 부족하고 음이 넘치기 때문이다. 병이 불에 있기 때문에 빛이 밖으로 넘치지 못하고 거둬들여서 가까이만 볼 뿐이다. 치료는 쓸개와 신장에 있다. 쓸개와 신장이 넉넉하면 나무와 불이 통해서 밝게 보이고 생각과 기운이 펼쳐져 빛이 멀리까지 미친다. 불은 쓰는 것이 기운이고 몸에서 격식 있는 차림새가 되며 눈에서는 눈빛이 된다.'고 하였다. 술을 많이 먹고 마른 음식을 즐기거나 머리바람증과 가래불이 있거나 화내면서 갑자기 어그러지면 반드시 생각을 해치고 기운을 해친다. 생각과 기운이 약하면 반드시 쓰는 것이 약해진다. 쓰는 것이 약해지면 경락이 막히고 경락이 막히면 음양 중 한쪽이 힘세서 빛이 멀리까지 미칠 수 없다.

《동의보감》

○ 가까이 보임증. 가까이 볼 수 있지만 멀리 볼 수 없으면 양 기운이 부족하고 음 기운이 넘친다. 그리고 기운이 비워지고 피가 그득하다. 피가 그득하면 음에 불이 넘치고 기운이 비워지면 타고난 기운이 허약하다. 이것이 늙은이가 늙어가는 꼴이다.(《동원》) 눈이 가까이 볼 수 있으면 물이 있기 때문이고 멀리 볼 수 없으면 불이 없기 때문이다. 치료법은 심장을 북돋는 정지환(처방은 신문을 본다)에 복령을 더 넣는다.(왕해장) 멀리 볼 수 없으면 잠자려고 할 때 정지환을 먹는다.(《동원》)

정지환은 심장기운이 부족해서 잘 잊어버리고 생각과 넋이 불안하며 잘 놀라면서 두려워하고 꿈이 싱숭생숭한 병을 치료한다. 인삼 백복령 백복신 각3량 석창포 원지(만든다) 각2량 주사 1량(반은 옷을 입히고 반은 가루를 낸다). 가루 내어 꿀로 오동나무 씨 크기로 환을 만들어 쌀미음으로 50~70환씩 삼킨다. 복령을 더 넣으면 멀리 볼 수 없는 병을 치료한다(《득효》).

《심시요함》

○ 멀리 보지 못하고 가까이 볼 수 있네. 간장 경맥이 부족하고 신장 경맥에 병이 들었네. 빛이 아주 가까운 거리만 닿아서 흐릿하게 보이네. 알짜가 약해진 뒤에는 장님이 되어 버리네.

이 증상은[278] (풀이 안함)

정지환을 먹어야 한다. 눈이 가까이 볼 수 있으면 물이 있기 때문이고 멀리 볼 수 없으면 불이 없기 때문이다. 당연히 심장 불을 북돋아야 한다. 아울러 심장 기운이 안정되지 않고 오장이 부족한 병을 치료한다. 흐리멍덩하면서 가슴이 두근거리고 근심하면서 슬퍼한다. 앞뒤가 맞지 않으면서 잘 잊어버리고 잠자리에 누워서 잘 놀란다. 두려워서 편안하지 않고 기쁨과 성냄이 때가 없다. 아침에 나았다가 저녁에 심해지고 가끔 미친병이 나타나는 병에도 먹어야 한다. 항상 심장을 이롭게 하고 뜻을 강하게 하는 약을 먹어야 잊어버리지 않는다. 원지(심을 뺀다) 석창포 각2량 인삼 백복신 각1량. 위를 곱게 가루 내어 졸인 꿀로 오동나무 씨 크기로 환을 만들어 주사로 옷을 입힌다. 30환씩 미음으로 밥 먹고 나서와 잠자려고 할 때 하루 3번씩 먹는다.

보신자석환은 간장과 신장 기운이 비워져 위로 친 병을 치료한다. 눈이 어둡고 멀리 보면 또렷하지 않으며 때때로 검은 속티가 보이다가 점점 눈속증이 된다. 석결명(식초로 담금질한다) 감국(줄기와 잎을 없앤다) 자석(찧어 부수어 붉게 달구어 식초로 담금질한다) 육종용 토사자(물에 일어 깨끗이 하고 술에 하룻밤 담갔다가 약한 불로 말린다) 각1량. 위를 곱게 가루 내어 수컷 참새 15쌍을 털과 부리와 다리를 없애고 내장은 남겨 놓는다. 깨끗한 소금 2량에 물 3되로 수컷 참새를 짓찧어 함께 물이 다 없어지도록

달인다. 꺼내서 찐득한 즙처럼 먼저 짓찧어 약 가루와 섞어 오동나무 씨 크기로 환을 만든다. 3돈씩 빈속에 따뜻한 술로 삼킨다.

살펴보니, 양 기운은 해나 불과 같다.279) (풀이 안함)

《장씨의통》

○ 가까이 보임증.280) (풀이 안함) 치료법은 심장을 북돋아야 하며 가미정지환, 팔미환을 아침과 저녁 사이에 먹는다.'라고 하였다. (풀이 안함)

《의종금감》(《안과심법요결》)

○ 가까이 보임증 노래. 가까이는 또렷하게 보이지만 멀리는 어둡게 보이네. 양에 빛이 부족해서 음이 들어왔네. 정지환인 석창포, 원지, 주사, 인삼, 백복신을 쓰네.

정지환 처방은 석창포 2량 원지(심을 뺀다) 2량 주사(따로 곱게 갈아 쓴다) 3돈 인삼 1량 백복신 1량. 위를 곱게 가루 내어 졸인 꿀로 오동나무 씨 크기로 환을 만들어 주사로 옷을 입혀 50환씩 밥 먹고 나서 묽은 쌀죽으로 삼킨다.

쉽게 풀이함. 가까이 보임증은 태어나면서 가까이 보는 것이 아니다. 평소 이런 증상이 없다가 갑자기 사물을 보면 가까이는 또렷하게 보이고 멀리는 어둡게 보인다. 그 사람이 음이 치우치게 그

---

278) 위에 《증치준승》과 내용이 같아서 풀이하지 않는다. 한문은 뒤에 붙여놓았다.

279) 위에 《원기계미》에 있는 '살펴보니...' 아래와 같은 내용이므로 풀이하지 않는다.

280) 위에 《증치준승》과 내용이 같아서 풀이하지 않는다. 한문은 뒤에 붙여놓았다.

득하고 양 기운이 부족하기 때문이다. 양으로 음이 들어와서 빛을 멀리까지 보낼 수 없다. 정지환으로 심장을 북돋고 생각을 튼튼하게 한다. 생각이 넉넉하면 스스로 멀리 볼 수 있다.

《목경대성》

○ 가까이 보임증. 두 눈이 가까이만 보네. 태어나면서 뱃속에서 해친 것이 아니네. 진짜 불이 밝지 않고 진짜 기운이 약하네. 진짜 음에 한 점도 약하네. 눈동자가 멀리 보면 타고난 양이 넉넉하네. 짧게 보면 외로운 음이 스스로 빛을 감추네. 봄 강에는 절대로 달밤이 밝지 않네. 또 사람이 잠자는 곳을 꽃배에 실었네.

이 증상은 눈에 타고난 병이 없다가 갑자기 가까이만 보고 멀리 보지 못한다. 심하면 자기 주변에 누가 서 있는지 묻는다. 안경 없이 다니면 한낮이 해질 무렵 같다. 대개 양이 약하면서 음이 지나치면 불이 병든다. 불이 병들면 빛이 오그라드는데 어떻게 계속해서 햇빛과 섞을 바라보겠느냐. 또 불이 쓰이는 곳은 기운이고 몸에서는 차림새가 되며 눈에서는 빛이 된다. 마음 내키는 대로 욕심을 부리면 그 타고난 양을 해쳐 구름에 파묻히고 안개에 가린다. 신장 속에 진짜 물을 넉넉하게 하면 다시 빛이 스스로 비춘다. 항상 맑은 즙을 잘 돌려야 쓸개즙을 늘려서 나무속에 불이 허공으로 멀리 퍼지도록 한다. 치료는 어떻게 하는가? 불을 더해서 그늘지고 가린 것을 없앤다.

《동의학사전》

○ 불능원시. 능근겁원증. 가까운 곳을 잘 보고 먼 곳을 잘 못 보는 눈병. 심양의 쇠약으로 양기가 부족하고 음이 성하거나 간신이 허할 때 생긴다. 눈을 가늘게 뜨면 물체가 좀 더 똑똑하게 보인다. 심할 때에는 눈알에서 모기가 날아다니는 것처럼 느껴지며 눈알은 앞으로 두드러져 나오고 눈꺼풀짬이 넓어 보인다. 또한 간로(근성 안정피로), 신주장반(공동성 외사시)이 올 수 있다. 심양이 쇠약해서 온 것은 보심익기, 안신정지하는 방법으로 정지환에 솔풍령을 더 넣어서 쓰고 간신이 허해서 온 것은 간신을 보하는 방법으로 기국지황환, 보신자석환 등을 가감하여 쓴다. 경도 근시나 가짜 근시 때에는 정명, 승읍, 사죽공, 찬죽, 족삼리, 광명, 백회, 풍지, 태양, 계백혈에 침을 놓는다. 진성 근시 때에는 알맞은 오목렌즈의 안경을 쓴다.

2) 멀리 보임증

먼 곳은 비교적 잘 보고 가까운 곳은 잘 보지 못하는 병증이다. 심할 때에는 먼 곳도 잘 보지 못한다. 보통 노안은 45세부터 생긴다. 그 이유는 나이가 많아지면서 생리적으로 수정체의 탄성이 적어지고 조절력이 약해지기 때문이다. 그래서 근거리 작업이 힘들고 가까운 곳을 잘 보지 못한다. 특히 조명이 나쁠 때는 더 심하며 눈피로, 머리아픔 등이 있다. 돋보기안경으로 교정한다. 어린아이는 날 때부터 체질이 허약하여 안구의 성장이 미숙할 때 생긴다. 원시가 있으면 쉽게 사시를 일으킬 수 있다.

원인과 치료는 아래 책을 본다. 노안일 경우 명시탕을 쓴다.

가감지지환은 멀리 볼 수 있지만 가까이 볼 수 없는 병을 치료한다. 생지황 4량 천문동(불에 쬐어 심을 빼고 따로 말린다) 구기자 각3량 감국 2량 숙지황 4량 맥문동(심을 뺀다) 산수유 각3량 당귀신 2량 오미자 1량. 꿀로 오동나무 씨 크기로 환을 만들어 100환씩 끓인 물이나 따뜻한 술로 삼킨다.《장씨의통》

기국지황환은 숙지황 8량 산약 산수유 구기자 각4량 백복령 목단피 택사 각3량 감국 2량. 꿀로 오동나무 씨 크기로 환을 만들어 30~40환씩 따뜻한 물로 빈속에 먹는다.

가미 육미지황환은 숙지황 8량 산약 산수유 각4량 백복령 목단피 택사 각3량 모려 2량. 꿀로 오동나무 씨 크기로 환을 만들어 30환씩 빈속에 먹는다.

보신자석환은 석결명 감국 자석 육종용 토사자 각1량.

명시탕은 토사자 4돈 구기자 전호 형개 각2돈반 건지황 2돈 음양곽 감국 각1돈반 강활 감초 각5푼.《동의치료경험집성》

《은해정미》

○ 눈이 멀리 볼 수 있고 가까이 볼 수 없다. 물었다. 멀리 볼 수 있고 가까이 볼 수 없는데 왜 그런가? 대답했다. 기운이 세차고 피가 약하기 때문이다.《내경》에서 '가까이가 또렷하지 않게 보이면 물이 없다.'고 하였다. 치료는 육미지황환에 보신환을 더해서 해야 한다. 음을 북돋는 모든 약으로 치료한다.

육미지황환은 신장이 비워져 눈이 보려고 해도 볼 수 없고 빛이 부족한 병을 치료한다. 숙지황 택사 백복령 목단피 산수유 산약. 어떤 처방은 천궁, 당귀, 만형자를 더 넣는다. 위를 가루 내어 졸일 꿀로 오동나무 씨 크기로 환을 만들어 30환씩 빈속에 먹는다. 눈에 넣는 약은 필요가 없다.

《동원십서》

○ 멀리 볼 수 있지만 가까이 볼 수 없으면 양 기운이 넘치고 음 기운이 부족하다. 즉, 피가 비워졌고 기운이 가득하다. 피가 비워지고 기운이 가득하면 불이 넘치고 타고난 기운이 부족하다. 불은 타고난 기운, 곡식 기운, 진짜 기운에 적이다. 타고난 기운은 천천히 조화롭게 오고 실처럼 가느다랗다. 삿된 기운은 팽팽하면서 강하게 오고 큰 냇물처럼 막힘이 없다.

《증치준승》

○ 멀리 보임증. 이동원이 '멀리 볼 수 있지만 가까이 볼 수 없으면 양 기운이 넘치고 음 기운이 부족하다. 즉, 피가 비워졌고 기운이 가득하다. 피가 비워지고 기운이 가득하면 불이 넘치고 타고난 기운이 부족하다. 불은 타고난 기운, 곡식 기운, 진짜 기운에 적이다. 타고난 기운은 천천히 조화롭게 오고 실처럼 가느다랗다. 삿된 기운은 팽팽하면서 강하게 오고 큰 냇물처럼 막힘이 없다.'고 말했다.

왕해장은 '눈이 멀리 볼 수 있으면 불이 있기 때문이고 가까이 볼 수 없으면 물이 없기 때문이다.'라고 말했다.

《비요》는 '대개 음에 알짜가 부족하고 양에 빛이 넘쳤다. 병이 물에 있기 때문에 빛이 어지럽게 흩어지면서 가깝게 거둘 수 없다.'고 하였다.

치료는 심장과 신장에 있다. 심장과 신장이 고르면 물과 불이 고르게 되고 음양이 조화롭다. 그래야 멀거나 가까워도 잘 쓰게 되어 모두 마땅하게 된다. 피는 변해서 물이 되고 또 몸에서는 알짜 즙이 된다. 이런 가볍고 맑은 피가 위에 눈으로 올라가면 눈속 기름즙이 된다. 여색을 탐하거나 마음대로 욕심을 부리거나 배부름과 배고픔을 적당하지 않거나 아주 심하게 일하거나 지나치게 슬퍼하면서 울면 모두 음에 알짜를 없앤다. 음에 알짜가 없어지면 양에 불이 세차다. 불이 타오르면 음에 알짜와 물이 불을 엎드리게 할 수 없다. 그래서 불이 밖으로 넘쳐 멀리 비춘다. 치료할 수 없으면서 건드리면 오히려 눈속증이 된다.

《동의보감》

○ 가까이 볼 수 없다. 멀리 볼 수 있지만 가까이 볼 수 없으면 양 기운이 넘치고 음 기운이 부족하다. 즉, 피가 비워졌고 기운이 가득하다. 기운이 가득하면 불이 넘친다.(《동원》) 눈이 멀리 볼 수 있으면 그것은 불이 있기 때문이고 가까이 볼 수 없으면 물이 없기 때문이다. 치료법은 신장을 북돋아야 하고 지지환이나 육미지황환(처방은 힘들어서 비워 짐를 본다)에 모려를 더 넣어 쓴다.(왕해장) 가까이 볼 수 없으면 새벽에 지황원을 먹는다.(《동원》)

지지환은 멀리 볼 수 있지만 가까이 볼 수 없는 병을 치료한다. 숙지황 천문동 각4량 지각 감국 각2량. 오른쪽을 가루 내어 꿀로 오동나무 씨 크기로 환을 만들어 빈속에 찻물로 100환씩 삼킨다.(《동원》)

지황원은 《내경》에서 '오래 보면 피를 해친다.'고 하였다. 피는 주로 간장에서 하기 때문에 간장을 해치면 눈이 어두워진다. 간장을 해치면 뜨거운 바람이 스스로 생긴다. 피를 늘리고 간장을 억눌러야 눈이 스스로 밝아진다. 숙지황 1량 반 황련 결명자 각1량 방풍 감국 강활 계심 주사(물에 띄워 거른다) 몰약 각5돈. 오른쪽을 가루 내어 꿀로 오동나무 씨 크기로 환을 만들어 빈속에 끓인 물로 50~70환씩 삼킨다.(《득효》)

《심시요함》

○ 멀리 보임증. 가까이는 못보고 멀리 보니 또렷하네. 눈앞에 사물이 오히려 또렷하지 않네. 음에 알짜가 크게 마르고 삿된 양이 보이네. 가래불이 있는 사람은 아주 편안하지 않네. 치료하는 방법은 신장을 북돋고 심장을 맑게 하네.

이 증상은[281] (풀이 안함) 다음을 먹어야한다.

지지환은 눈이 멀리 볼 수 있으면 불이 있기 때문이고 가까이 볼 수 없으면 물이 없기 때문이다. 신장 물을 북돋아 야 한다. 천문동(심을 뺀다) 생지황(불에 말

---

281) 위에 《증치준승》과 내용이 같아서 풀이 하지 않는다. 한문은 뒤에 붙여놓았다.

린다) 각4량 지각(속껍질을 벗긴다) 국화 각3량. 위를 곱게 가루 내어 졸인 꿀로 오동나무 씨 크기로 환을 만들어 밥 먹고 나서 찻물로 삼킨다.

육미지황환은 어린아이가 물이 없고 불이 세차서 음이 비워진 증상을 치료한다. 간장과 신장, 피가 비워졌다. 열이 나면서 목이 마르고 오줌이 뻑뻑하며 가래가 위를 막는다. 또는 바람이 들어오거나 삿된 기운으로 나력병이 생겨 멍울이 잡힌다. 또는 팔다리가 오그라들고 눈이 떨린다. 또는 가래가 있는 기침을 하면서 피를 토하고 머리와 눈이 어지럽다. 또는 목구멍이 마르면서 아프고 입과 혀에 부스럼이 생기거나 갈라진다. 또는 저절로 땀이 나면서 피가 섞인 똥을 누고 타고난 것이 부족하며 몸이 여위고 정수리가 열리면서 말소리가 안 나오며 눈이 부셔 구멍 속으로 들어가려고 한다. 다섯 느림과 다섯 여림이 있거나 신장 감병이나 간장 감병이 있다. 너무 일찍 여자를 가까이 해서 알짜 피가 없어지고 함께 오장을 해쳤다. 모두 신장과 간장이 비워지고 부족한 증상이다. 이 약을 써서 근원을 늘려야 한다. 그 효과는 이루 말할 수 없다. 백복령(젖에 쪄서 햇볕에 말린다) 목단피(볶는다) 각1량반 택사(조금 볶는다) 1량 산약(술에 섞어 쪄서 햇볕에 말린다) 산수유(씨를 빼고 술에 쪄서 불에 말린다) 각2량 숙지황(술과 물을 반씩 해서 문드러지게 삶아 찧어 끈끈한 즙을 만들어 따로 넣는다) 4량. 나머지는 모두 곱게 가루 내어 졸인 꿀로 오동나무 씨 크기로 환을 만들어 3돈씩 빈속에 묽은 소금물로 삼킨다. 정액이 몰래 새나가면 모려(붉게 달궈 물에 담금질하고 가루 내어 불에 말린다) 3량을 더 넣는다. 무를 꺼린다.

신장은 물이다. 물이 약해지면 우레 불이 두려움이 없어져 위에서 맞선다. 그러므로 왕계현이 '물에 주인을 튼튼하게 해서 양에 빛을 억누른다.'고 하였다. 《경》은 '그 속한 것을 찾아 약해지게 한다.'고 하였다. 지황은 맛이 진해서 음 중에 음이다. 오로지 신장을 북돋고 알짜를 채우기 때문에 임금으로 삼는다. 산수유는 맛이 시어서 간장으로 돌아간다. 이것은 을계를 같이 치료한다는 뜻이다. 또 신장은 주로 닫고 감추는데 신맛에 오므리게 하는 타고난 바탕이 바로 그것과 맞는다. 산약은 맛이 달고 비장으로 돌아간다. 물과 편하게 짝짓기 때문에 두 약재를 신하로 삼는다. 목단피도 간장으로 들어가며 주로 잘 통하게 하기 때문에 산수유의 뻑뻑함을 돕는다. 복령도 비장으로 들어가며 주로 잘 통하게 하기 때문에 산약에 막힘을 돕는다. 또 흰빛깔은 쇠에 속하고 폐장을 도와준다. 그래서 비워짐이 있으면 그 어미를 북돋는다는 뜻도 있다. 택사는 세 효과가 있다. 첫째는 오줌을 잘 나오게 해서 신하불을 빼낸다. 둘째는 지황에 막힘을 움직이게 해서 모든 약이 신장 경맥으로 가도록 돕는다. 셋째는 북돋음과 빼냄이 함께 있어서 모든 약이 기운을 해치거나 늘리게 하는 잘못을 저지를까 두려워하지 않는다. 그래서 심부름꾼으로 삼는다. 이 알약은 신장을 이롭게 하는 가장 좋은 약이다. 그렇지만 어두운 사람은 그 효과가 느리다고 깔본다. 약을 쓸 때 잃는 네 가지가 있다. 하나는 지황은 허 난성 화이칭 지방의 것이 아니면 힘이 부족하다. 하나는 지황은 스스로 만들지 않으면 효과가 좋지 않다. 또 쇠에 닿는 경우도 있다. 하나는 지황이 막힌다고 의심해서 줄인다면 임금에 힘이 약하다. 하나는 택사가 빼낸다고 싫어해서 줄인다면 힘이 적어진다. 네 가지를 잃으면 약을 써도 효과가 없다. 억울해하지 말아라.

《의종금감》(《안과심법요결》)

○ 멀리 보고 가까이 못 보는 노래. 가까이는 어둡고 흐리게 보이고 멀리는 또렷이 보이네. 양에 빛이 넘치고 음에 알짜를 해쳤네. 지지환인 지각, 국화, 생지황, 천문동을 쓰네.

지지환 처방은 지각(속껍질을 벗긴다) 국화 각3량 생지황(불로 말린다) 천문동(심을 뺀다) 각4량. 위를 곱게 가루 내어 졸인 꿀로 오동나무 씨 크기로 환을 만들어 100환씩 밥 먹고 나서 찻물로 삼킨다.

쉽게 풀이함. 멀리 보임증은 사물을 볼 때 멀면 볼 수 있고 가까우면 흐릿하다는 뜻이다. 그 사람은 양 기운이 넘치고 음에 알짜가 부족하기 때문이다. 그래서 빛이 어지럽게 흩어지면서 가까운 곳으로 거두어들일 수 없다. 지지환을 써서 음을 길러야 한다. 오래 먹으면 눈이 스스로 낫는다.

《목경대성》

○ 멀리 보임증. 가까이 보니 흐릿하고 멀리 보니 또렷하네. 비워진 양이 밖으로 나타났고 음에 알짜는 해쳤네. 북돋으니 진짜 타고난 기운이 넉넉하네. 속눈썹이 드문드문 있고 숫자도 또렷하네. 두 눈동자가 예전처럼 멀리 통하네. 가까이 늘어놓은 땔나무를 셀 수 없네. 몇 번 누대 위를 바라보네. 일찍이 몸에 깃털이 생기고 넋이 날아오르네.

이 증상은 눈이 점점 어두워지면서 멀리 볼 수 있지만 가까이 볼 수 없다. 심하면 손에 촛불을 밝히고 책을 쓰거나 머리를 멀찍이 들고 글씨를 쓴다. 들고 날 때 지팡이를 짚으면서 익숙한 길이 아니면 감히 성큼성큼 걷지 못한다. 대개 음이 양과 짝짓지 못하는 물에 있는 병이다. 물에 병이 있으면 마음이 뜨거움으로 변해 빈 것을 품고 가만히 비춰 볼 겨를이 없다. 또 물은 변해서 피가 된다. 이 피는 위와 친하면 기운과 꾀하고 아래와 친하면 알짜와 꾀한다. 여색을 즐겨하거나 슬피 울거나 심하게 일하거나 바람의 힘으로 이것이 없어지면 타고난 신령스러움이 들뜨게 된다. 그래서 명문에 작은 불이 독이 있는 용을 몰래 이끌까 두렵다. 멀리 비추게 하는 신령스러움을 1촌 넓이에 감춘다면 어떻게 없어지지 않는 천계와 그 곧고 밝음이 함께 하겠느냐?

어떻게 치료해야 하는가? 주로 물을 튼튼하게 해서 양에 빛을 억누른다. 불에 근원은 명문에 진짜 양이다. 물에 주인은 두 신장에 진짜 음이다. 진짜 양 기운은 바람이나 해와 닮았고 진짜 음의 생김새는 달이나 이슬과 같다. 바람이나 해는 밖이 두 배이고 달이나 이슬은 안이 짙다. 안과 밖이 서로 도와야 음양이 조화롭다. 멀거나 가까움은 각각 마땅한 쓰임이 있다. 《내경》에서 '눈이 피를 얻어야 볼 수 있다.'고 하였는데 비슷하지만 확실한 이야기는 아니다. 또 눈은 기운에 도움을 받으면서 물과 불이 만나야 신령스러움이 밝아진다. 그렇지 않으면 가까이 보지만 멀리 보지 못하거나 멀리 보지만 가까이 보지 못한다. 이것이 점점 나이가 들면서 늙어가는 경우가 아니겠느냐. 가운데에 뿌리를 두면 생각에 기틀이라고 부르고 생각이 없어지면 기틀이 멈춘다. 밖에 뿌리를 두면 기운이 서있다고 부르고 기운이 멈추면 변화가 끊어진다. 이런 이치가 두 증상의 전부다. 《외대비요》에 '멀리만 보면 물이 없으므로 신장을 늘린다. 가까이만 보면 불이 없으므로 심장을 북돋는다.'고 한 것과 비슷하다. 또 조씨의 《의관》에서 '팔미환으로 불을 기른다.'고 한 것과 비슷하다. 만약 육미환으로 물을 튼튼하게 한다면 털끝만큼의 차이가 천리 정도로 잘못된다. 불을 천초, 부자, 육계, 녹용, 파고지, 육두구, 양기석으로 이롭게 하는데 하지만 이롭지 않다. 양이 약해지면서 음을 따라 아래로 꺼진다. 해질녘에 빛의 위엄이 점점 없어지는 것에 비유할 수 있다. 이것저것 생각하지 말고 빨리 맥문동, 석곡, 복령, 결명자, 석결명을 더 넣어야 보는 것이 더욱 짧아진다. 물을 튼튼하게 할 때 당귀, 지황, 산조인, 구기자, 자하거, 육종용, 귀판, 녹각, 아교로 튼튼하게 하지만 튼튼해지지 않는다. 음이 차가우면 적실 수 없다. 강이 얼었을 때는 따뜻한 봄날이 되어야 풀리는 것에 비유할 수 있다. 더하거나 크게 북돋지 않고 목단피, 택사, 황백, 서각, 영양각으로 바꿔 썼다면 목숨이 반드시 무너진다.

《동의학사전》
○ 능원겁근증. 먼 곳은 비교적 잘 보고 가까운 곳은 잘 못 보는 눈병. 신음이 부족하거나 간신이 허해서 생기거나 날 때부터 체질이 비워져 생긴다. 일반적으로 눈 겉에는 뚜렷한 변화가 없다. 심할 때에는 먼 곳도 잘 못 본다. 가까운 거리에서 책을 보거나 정밀한 작업을 계속하면 눈과 머리가 아프고 물체가 더 뿌옇게 보인다. 어린아이에게서 원시가 있으면 쉽게 통정(사시)을 일으킬 수 있다. 신음부족으로 생긴 것은 신음을 보하는 방법으로 지지환을 가감해서 쓰고 체질이 비워졌거나 간신이 허해서 온 것은 간신을 자양하는 방법으로 기국지황환을 가감하여 쓴다. 승읍과 예명혈에 침을 놓거나 정명과 광명혈에 침을 놓는다. 안경교정도 한다.

3) 눈알 치우침증

눈알이 중심에서 한쪽으로 치우치는 병증이다. 겹쳐 보이기(복시)가 생기며 한 눈 또는 두 눈의 눈알이 안쪽으로 치우치는 경우가 많다. 보통 치우친 눈은 시력이 나쁘다. 눈알이 코 쪽으로 치우치면 건강한 눈 쪽으로 머리를 돌리고 사물을 본다. 눈알이 귀 쪽으로 치우치면 눈동자구멍이 벌어지고 안검하수가 생긴다. 아래 눈꺼풀이 바깥쪽으로 뒤집어져서 눈을 감지 못하거나 입이 비뚤어지기도 한다. 마비성 사시를 말한다. 중풍, 뇌종양, 동안신경마비로 인한 중추성의 구안와사이다.

중추성이나 말초성 구안와사로 눈꺼풀에 이상이 생긴 것과 마비성 사시는 원인과 치료가 다르다. 많은 책과 동의보감에서 눈알 치우침증(風牽偏視)과 눈꺼풀 비뚤어짐증(風起喎偏)을 같이 뭉뚱그려 기술하고 있다. 그러면서 또 눈꺼풀 비뚤어짐증(風起喎偏)을 마비성 사시로 잘못 적고 있다. 그래서 필자는 눈꺼풀 마비를 눈꺼풀 비뚤어짐증(風起喎偏)으로, 마비성 사시를 눈알 치우침증(風牽偏視)으로 병증을 구별하였고 관련된 내용을 취사, 선택하여 인용하였다. 그리고 눈꺼풀 비뚤어짐증(風起喎偏)은 눈꺼풀 눈겉증에 넣었다.

원인과 치료는 아래 책을 본다.

야광류홍환은 눈꺼풀이 밖으로 뒤집힌 병을 치료한다. 강활 3량 인삼 천궁 형개 백지 천오 남성 석고 석결명 초오 고본 웅황 세신 당귀 포황 창출(볶는다) 방풍 박하 곽향 전갈 감송 각2량 하수오 1량. 꿀로 오동나무 씨 크기로 환을 만들어 찻물로 30환씩 먹는다.

소풍산 합 형개탕은 형개 황련 당귀 적작약 각1돈반 감초 각1돈 인삼 백복령 백강잠 천궁 방풍 곽향 선태 강활 각5푼 진피 후박 각3푼 찻잎 1움큼. 물에 달여 밥 먹고 나서 먹는다.

천마조구등음은 천마 조구등 (석결명) 모려 치자 황금 우슬 두충 익모초 상기생 아교 백복신 각1돈. 물에 달여 밥 먹고 나서 먹는다.

진간식풍탕은 우슬 대자석 각1량 용골 모려 별갑 백작약 현삼 천문동 각5돈 천련자 맥아 인진 각2돈 감초 1돈반. 물에 달여 밥 먹고 나서 먹는다.

보중익기탕 합 정용탕은 축축함, 바람, 가래로 막혀서 오는 눈꺼풀 거죽 마비를 치료한다. 삼차신경 부위의 대상포진에도 쓴다. 황기 1돈반 인삼 백출 강활 백부자 방풍 진교 남성 백강잠 반하 목과 감초 황송절(죽은소나무뿌리) 각1돈 당귀신 진피 각5푼 시호 승마 각3푼 생강 3. 물에 달여 밥 먹고 나서 먹는다.

보양환오탕은 중풍으로 한쪽을 쓰지 못하고 눈과 입이 비뚤어지며 말을 하지 못하고 입 모서리로 멀건 침을 흘릴 때 쓴다. 황기 1량반 당귀잔뿌리 2돈 적작약 1돈반 지렁이 천궁 도인 홍화 각1돈. 물에 달여 밥 먹고 나서 먹는다.

마풍고는 돼지비계 반근 졸인소젖 거위기름 각4량 오두 백작약 육계 각1량반 목향 당귀 백지 부자(검은 것) 세신 고본 방풍 골쇄보 몰약 각1량. 가루 내어 참기름 반근에 약재를 하루 동안 담갔다가 다시 졸인소젖과 거위기름을 넣고 센 불로 끓여 찐득한 즙을 만든다.

석고산은 머리바람증으로 걸린 눈병을 치료한다. 생석고 3량 고본 백출(날 것) 감초(굽는다) 각1량반 백질려(볶아 가시를 없앤다) 1량. 가루 내어 4~5돈씩 뜨거운 찻물에 타서 빈속이나 잠자려고 할 때 1돈씩 먹는다. 《장씨의통》

통간산은 눈알 흔들림증이나 눈꺼풀 뻣뻣함증, 뜨거운 바람으로 생긴 겉흠을 치료한다. 치자(검게 볶는다) 백질려(볶아 가시를 없앤다) 각1량 강활 2량 형개

(꽃이삭) 당귀 우방자(볶아 간다) 감초(굽는다) 각1량2돈. 가루 내어 3돈씩 밥 먹고 나서 대나무잎 달인 물에 타서 먹는다. 강활, 당귀가 없고 지각, 차전자가 많은 처방도 있다. 《장씨의통》

주전산은 갑자기 눈붉음증에 겉흠이 생긴 병을 치료한다. 한방기(술로 씻는다) 방풍 감초(굽는다) 형개(꽃이삭) 당귀 적작약 우방자 감국(꽃받침을 없앤다) 각각 같은 양. 가루 내어 5~6돈씩 술로 달여서 밥 먹고 나서 따뜻하게 먹는다. 《장씨의통》

정용탕은 강활 백부자(생강즙으로 만든다) 진교 우담남성 백강잠 반하(물에 띄워 독을 깨끗이하고 생강즙으로 만든다) 목과 황련(술로 볶는다) 방풍 감초. 생강즙으로 만든 좋은 술 1잔에 타서 먹는다. 힘살이 당기고 살이 떨리면 병은 나무에 있다. 나무는 힘살을 주관하고 흙은 살을 주관한다. 나무가 덕을 힘쓰지 않으면 바람으로 축축함을 이겨야하는데 흙에 휘둘려 축축함에 먹힌다. 이렇게 축축한 바람이 오래되면 가래불이 생겨 흙과 나무가 함께 괴롭다. 그래서 입과 눈이 비뚤어져 한번 보고 사람을 웃게 만든다. 먼저 남성, 백부자, 백강잠으로 가래를 없애고 계속해서 방풍, 강활로 바람을 없앤다. 황련, 감초로 뜨거움을 없애고 마지막에 진교, 목과로 힘살을 풀고 생강으로 삿된 바람을 헤치고 술로 약 세력을 가게 한다. 여러 제 먹으면 점점 줄어들다가 청주백환으로 1~2량 삼키면 얼굴이 처음처럼 말끔하게 된다. 《목경대성》

지황음자는 지황 파극 산수유 맥문동 오미자 부자 육계 백복령 원지 석곡 석창포. 또는 인삼 당귀 O초를 더 넣기도 한다. 《목경대성》

성풍탕은 전갈 반하 방풍 우담남성 감초 목향 백부자(날 것) 천오(날 것). 입과 눈이 비뚤어졌는데 가래가 위로 솟아오를 때 주로 치료한다. 《목경대성》

사시 통치방은 생지황 신곡 각2돈 조구등 감국 당귀 차전자 백작약 각1돈반 반하 천궁 자석 황기 오미자 청상자 감초 각1돈 지각 5푼 녹용 1돈. 거칠게 가루 내어 물에 달여 밥 먹고 나서 먹는다.

만금탕은 중풍 비워짐증으로 팔과 다리의 마비 후유증, 안면마비, 안면경련, 상지마비, 상지마목감과 저림에 쓴다. 기운이 비워졌으면 인삼을 두 배로 늘리고 부자를 조금 더 넣는다. 속단 두충 방풍 백복령 우슬 인삼 세신 계피 당귀 감초 각8푼 천궁 독활 진교 숙지황 각4푼.

《제병원후론》

○ 눈이 치우치게 보는 증상. 눈은 오장육부의 가장 알짜이다. 사람에 오장육부가 비워지면 삿된 바람이 눈으로 들어온다. 눈동자가 바람을 받으면 눈자위가 바르지 않아서 치우치게 본다. 이 병은 어려서 얻는 경우가 있고 또 어른이 되어 병에 걸리는 경우가 있다. 모두 눈에 알짜와 기운이 비워져서 삿된 바람을 받았기 때문이다.

《은해정미》

○ 눈알 치우침증. 물었다. 눈자위가 치우치게 보거나 눈이 뒤집어지는데 왜 그

런가? 대답했다. 간장 경맥이 삿된 바람을 받아 당기기 때문이다. 삿된 바람 때문에 힘살이 늘어지거나 오그라들지 못한다. 치료법은 뜸을 떠서 삿된 바람을 흩어지게 한다. 전갈, 백부자, 남성, 반하를 더한 야광류홍환을 쓰면서 밖으로 마풍고를 써서 흩어지게 한다. 그러면 눈자위가 반드시 움직인다. 뜸뜨는 혈은 태양혈, 협거혈, 이문혈, 청회혈, 이첨혈, 풍지혈의 각각 1혈이다. 야광류홍환 처방은 앞에 편의 침 증상 안에 있다. 마풍고 처방도 앞에 증상 안에 있다.

《향약집성방》

○ 눈이 치우치게 본다. 《성혜방》에서 말했다. 사람에 간장 기운이 비워지면 삿된 바람이 눈으로 들어와 눈알이 바람을 받는다. 그러면 눈자위가 똑바르지 않게 되어 치우치게 본다. 이 병은 어려서 얻는 경우가 있고 또 어른이 되어 걸리는 경우가 있다. 모두 눈에 알짜와 기운이 비워져서 삿된 바람이 당기기 때문에 치우쳐서 본다.

《성혜방》에 괴실환은 간장이 비워지고 삿된 바람이 눈을 쳐서 치우치게 보는 병을 치료한다. 괴실 2량 복분자 산조인(조금 볶는다) 백자인 차전자 만형자 충울자 우방자(조금 볶는다) 백질려(조금 볶는다) 각1량. 오른쪽을 찧어 체로 쳐서 가루 내어 졸인 꿀로 오동나무 씨 크기로 환을 만들어 매일 빈속에 따뜻한 술로 30환씩 저녁 먹는다. 저녁 먹기 전에 다시 먹는다.

《성제총록》에 눈에 바람이 들어와 당기면서 침으로 찌르듯이 아프고 눈알을 돌려서 사물을 볼 수 없는 병을 치료한다. 황금 대황(잘라 볶는다) 길경(볶는다) 지모(불에 말린다) 각1량 현삼 마두령 각1량반 방풍(잔뿌리를 없앤다) 2량. 오른쪽을 거칠게 가루 내어 3돈씩 물 1잔이 6푼이 되게 달여 찌꺼기를 없애고 밥 먹고 나서와 잠자기 전에 따뜻하게 먹는다.

간장에 바람이 들어와 눈자위가 바르지 않아서 사물을 치우치게 보는 병을 치료한다. 방풍(잔뿌리를 없앤다) 2량 국화 4량 백질려(볶아 가시를 없앤다) 우방자(볶는다) 각1량. 오른쪽을 곱게 가루 내어 3돈씩 밥 먹고 나서 끓인 물에 타서 먹는다.

《기효양방》

○ 바람으로 눈을 당겨 한쪽으로 치우치는 눈겉증을 치료한다. 목향 당귀 백지 부자(검은 것) 방풍 세신 고본 골쇄보 각1량 오두 작약 육계 각1량반 돼지비계 반근 졸인소젖 거위기름 각4량. 위를 곱게 갈아 삼씨기름 반근에 하루 밤낮 동안 담갔다가 세지도 약하지도 않은 불로 찐득한 즙이 될 때까지 달여 바르고 문지른다.

간장이 비워지고 삿된 바람이 쳐서 눈이 치우치게 보는 병을 치료한다. 괴실 2량 산조인(조금 볶는다) 복분자 백자인 차전자 만형자 충울자 우방자(조금 볶는다) 백질려(조금 볶는다) 1량. 위를 곱게 갈아 꿀로 오동나무 씨 크기로 환을 만들어 30환씩 빈속에 따뜻한 맑은 물로 삼키고 저녁 먹기 전에 다시 먹는다.

바람이 눈을 당겨 한쪽으로 기울어지는

눈겉증을 치료한다. 영양각(갈아 가루 낸다) 방풍(잔뿌리를 없앤다) 오미자 적복령(검은 껍질을 없앤다) 인삼 각1량 황기(부순다) 충울자 지모(불로 말린다) 각1량반. 위를 얇게 잘라 3돈씩 먹는 데 물 한잔이 6푼이 될 때까지 달여 찌꺼기를 없애고 밥 먹고 나서와 잠자려고 할 때 먹는다.

바람으로 눈이 기울어지고 당기면서 아픈 병을 치료한다. 형개(꽃이삭) 2량 천궁 강활(뿌리머리를 없앤다) 저실자(밀기울로 볶는다) 목적 각1량 감초(굽는다) 반량. 위를 곱게 가루 내어 2돈씩 밥 먹고 나서 찻물에 타서 먹는다.

《증치준승》

○ 눈알이 뒤집어지는 증상. 눈알이 바르지 않은데 눈알을 굴리려고 해도 굴릴 수 없는 것을 말한다. 뜨거운 바람이 골을 쳤기 때문이다. 힘살과 낙맥을 단단하게 당겨 눈알을 치우치게 걸었기 때문에 굴릴 수 없다. 심하면 스스로 떠들썩한 소리가 그 속에서 울리듯이 들린다. 피 부분이 막혀 있으면 눈이 붉으면서 붓고 아프다. 치료하지 못하면 눈알 뒤집어지는 병이 된다. 처음 일어났을 때는 두 눈에 눈동자구멍 열림증과 서로 비슷하지만 같지 않다.

《동의보감》

○ 눈알 치우침증. 눈이 치우치게 보면 삿된 바람이 간장을 쳐서 눈알을 당기기 때문이다. 괴실환을 먹는다.(《유취》)

괴실환은 삿된 바람이 눈알을 당겨 눈이 치우치게 보는 병을 치료한다. 괴실 2량 복분자 산조인(볶는다) 백자인 차전자 만형자 충울자 우방자(볶는다) 백질려(볶는다) 각1량. 오른쪽을 꿀로 오동나무 씨 크기로 환을 만들어 술로 30환씩 삼킨다.(《유취》)

《장씨의통》

○ 눈알이 뒤집어지는 증상은[282] (풀이 안함) 석고산이나 통간산을 가려 쓴다. 피 부분이 막혀 있어 눈이 붉으면서 붓고 아프면 주전산에 오령지를 넣는다. 치료하지 못하면 눈알 숨겨짐증이 된다.

《목경대성》

○ 바람이 당겨 비뚤어진 증상. 여섯 기운이 사람에게 들어오지만 바람이 홀로 매섭네. 가장 가벼워도 스스로 입과 눈을 해치네. 비뚤어져 손님을 마주할 때 정말 부끄럽네. 편한 얼굴이 좋아서 비단 부채로 가리네.

이 증상은 눈알이 스스로 기울어지면서 뺨과 입술도 한쪽으로 비뚤어진다. 의사는 모두 '입과 눈이 돌아간 증상'이라고 부르며 어떤 사람은 '입술과 눈꺼풀이 서로 부르는 증상'이라고 한다. 바람은 원래 축축한 땅과 만나 두 기운이 사납게 된다. 그리고 평소 오장이 허약하기 때문에 그것에 이끌려 갑자기 맞는데 맞으면 핏줄이 흩어진다. 그러면 비뚤어지면서 마음대로 하지 못한다. 비뚤어져서 바르게 하지만 다시 비뚤어진다. 비뚤어져서 합치지만 다시 비뚤어진다. 정용탕, 가미지황음자, 성풍탕으로 치료할

---

282) 위에 《증치준승》과 내용이 같아서 풀이 하지 않는다. 한문은 뒤에 붙여놓았다.

수 있다. 만약 굳어진다면 평생 지저분하고 창피하게 된다. 《영추》에서 '족양명 경맥에 병은 뺨의 힘살이다. 차가우면 당겨 뺨이 입으로 옮겨지고 뜨거우면 힘살이 늘어져 오므릴 수 없다. 그래서 돌아간다는 것은 치우친다는 것이다.'라고 하였다. 또 진짜 기운이 샛됨으로 꺼지게 되어 위로 나오거나 아래로 빠져나갈 수 없으면 한쪽으로 치우쳐 당긴다. 왼쪽이 차갑고 오른쪽이 뜨거우면 오른쪽으로 비뚤어지고 오른쪽이 차갑고 왼쪽이 뜨거우면 왼쪽으로 비뚤어진다. 치료는 지창혈, 승광혈에 뜸을 뜨고 효과가 없으면 인영혈에 뜸을 뜬다. 《내경》에서 '아래로 꺼지면 뜸을 뜬다.'라는 말이 이것이다. 어떤 이야기에서 '축축함이 넘쳐서 이기면 왼쪽으로 치우치고 바람이 넘쳐서 이기면 오른쪽으로 치우친다.'고 했다. 모두 작은 이치가 있으니 힘써서 자세히 참조해야 한다. 만약 마음대로 해버리면 그 사람한테 이롭지 않다.

《동의학사전》

○ 풍견편시. 풍기와편, 풍인와사, 풍와사, 풍견와벽. 눈알이 주시점으로부터 한쪽으로 기울어지면서 겹보이기가 생기는 병증. 풍열사가 눈의 낙맥에 침습할 때, 비기가 허할 때, 기혈이 허해서 근맥을 영양하지 못할 때, 풍담이 경맥을 막을 때 생긴다. 갑자기 한눈 또는 두 눈이 안쪽 또는 바깥쪽으로 기울어지면서 눈알운동에 제한이 생긴다. 물체는 둘로 보인다. 눈알이 코 쪽으로 기울어진 경우에는 건강한 눈 쪽으로 머리를 돌리고 물체를 본다. 눈알이 귀 쪽으로 기울어진 경우에는 눈동자가 커지고 눈꺼풀이 내려드리운다. 때로는 눈알이 한쪽으로 기울어지면서 아래눈꺼풀이 바깥쪽으로 뒤집어져 눈을 감지 못하며 입이 비뚤어지기도 한다. 풍열사의 침습으로 온 것은 거풍청열통락하는 방법으로 소속명탕을, 비기허로 온 것은 건비익기, 거풍제습하는 방법으로 보중익기탕에 정용탕을 같이 쓴다. 기혈이 허해서 온 것은 기혈을 보하고 어혈을 없애는 방법으로 보양환오탕을, 풍담으로 온 것은 간양을 내리우고 담을 삭이며 경맥을 통하게 하는 방법으로 천마구등음이나 진간식풍탕을 쓴다. 협거, 지창, 합곡, 태양, 양백, 사백, 승읍, 정명, 풍지, 동자료, 행간혈들에 침을 놓는다. 마비성 사시에 해당한다고 본다.

4) 눈알 숨겨짐증

눈알이 몹시 기울어지면서 검은자위가 눈 속에 숨겨지는 병증이다. 눈알이 뒤로 돌아가서 똑바로 돌아오지 않는다. 심하면 검은자위가 보이지 않고 흰자위만 보인다. 눈알 치우침증이 크게 심해진 상태이다. 주로 제3뇌신경 마비로 인한 중증 마비성 사시에 해당한다. 제3뇌신경이 마비되면 아래빗근이나 아래곧은근이 마비되어 안구가 아래로 끌려 내려가 눈꺼풀에 숨어 가운데로 오지 못한다. 제4뇌신경이 마비되면 위빗근이 마비되어 눈알이 약간 모음 또는 올라간 상태가 되고 모음 시 내림장애가 있다. 제6뇌신경이 마비되면 눈알의 벌림이 안 되는 마비성 내사시가 있다. 고혈압, 당뇨, 머리외상, 뇌혈관 질환에 올 수 있다. 수술해야 한다.

《향약집성방》

○ 눈알이 아래로 쳐졌다. 《성혜방》에서 말했다. 눈알이 아래로 쳐지는 증상은 눈 속으로 도적 바람이 불었기 때문이다. 차가운 바람이 눈동자를 뚫고 들어가 눈에 띠를 치면 눈동자가 아래쪽으로 당겨진다. '눈알이 아래로 쳐짐'이라고 부른다. 눈은 오장에 조짐이고 머리는 모든 양에 집이다. 음양이 고르지 않은데 삿된 바람이 치게 되면 눈에 이 병이 걸린다. 날이 점점 오래되면 눈동자가 터지고 두 눈이 함께 꺼지면서 진액과 가장 알짜가 없어져 사물을 보지 못한다.

《성혜방》에 감국산은 쳐진 눈알을 치료한다. 바람 독이 눈동자를 아래로 당겨서 눈에 띠가 팽팽하고 사물이 또렷하지 않게 보인다. 감국, 영양각(가루) 각1량 생건지황 해동피 진교(싹을 없앤다) 백부자(싸서 굽는다) 결명자 궁궁 각반량 선복화 방풍(뿌리머리를 없앤다) 만형자 각3돈. 오른쪽을 찧어 거친 체로 쳐서 가루 내어 3돈씩 물 1중간잔으로 6푼이 되게 달여 찌꺼기를 없애고 밥 먹고 나서 따뜻하게 먹는다. 잠자려고 할 때 다시 먹는다.

괴실환은 삿된 바람이 눈을 쳐서 눈알이 아래로 쳐지고 점점 장님이 되는 병을 치료한다. 괴실 천마 독활 지부자 사삼(뿌리머리를 없앤다) 인삼(뿌리머리를 없앤다) 영양각(가루) 각1량반 결명자 2량 방풍(뿌리머리를 없앤다) 감국 지각(밀기울에 약간 누렇게 볶아 속껍질을 없앤다) 각1량. 오른쪽을 찧어 가루 내어 졸인 꿀과 섞어 300~500번을 찧어 오동나무 씨 크기로 환을 만들어 날마다 빈속에 묽은 미음으로 30환씩 삼킨다. 잠자려고 할 때 다시 먹는다.

뜨거운 바람이 쳐서 눈알이 아래로 쳐진 병을 치료한다. 이 약을 눈에 넣어야 한다. 돼지간 1개 검은콩꽃(햇볕에 말린다) 괴화(햇볕에 말린다) 지황꽃(햇볕에 말린다) 각1량. 오른쪽은 돼지간은 빼고 나머지를 찧어 고운체로 쳐서 가루 낸다. 돼지간과 섞어 솥에 넣고 물 2말로 약한 불로 천천히 달이면 위에 졸인 젖 같은 엉긴 기름이 있다. 이렇게 약을 만들어 사기그릇에 담아두고 구리 젓가락으로 좁쌀 크기만큼 떠서 눈초리 속에 하루 3~4번 넣는다.

《증치준승》

○ 눈알 숨겨짐증. 여섯 기운 중 한쪽이 힘세서 뜨거움과 바람이 치고받았기 때문이다. 그 눈알이 비뚤어지면서 뒤집어져 흰자위는 밖을 향하고 검은자위는 안을 향한다. 약으로 치료할 수 없고 오직 침으로 밀어내서 치료한다. 오래도록 솜씨가 익은 사람은 그 사람이 어떻게 등졌는지 또는 위에 붙어있거나 아래에 붙어있는지 안다. 그런 다음에 침으로 밀어내면 아주 쉽게 낫는다. 그렇지 않으면 환자만 쓸데없이 아프게 하고 의사는 마음만 헛되어 써버린다. 지금 사람들은 다만 눈이 먼 눈속증이나 검은자위와 눈동자를 해쳐 눈속기름과 섞여 흰자위가

검은자위를 덮은 증상은 눈알 숨겨짐증이라고 부른다. 잘못이 아주 심하다. 눈알 숨겨짐증은 정말 비뚤어져 검은 눈알이 안쪽으로 뒤집어진 증상이다. 눈알이 단정하면서 밖을 향해 있는데 어떻게 눈알 숨겨짐증이라고 말하는가.

《심시요함》
○ 눈동자가 뒤로 돌아간 환자는 적네. 아는 사람은 마음을 잘 써야하네. 밀어내지 않아도 돌아올 것이네. 붙박으면 어두우며 늙을 때까지 굳어있네.
　이 증상은[283] (풀이 안함)

《장씨의통》
○ 눈알 숨겨짐증은 뜨거움과 바람이 그 눈알을 쳤기 때문에 비뚤어지고 옆으로 움직였다. 통간산에 전갈, 조구등을 더 넣거나 황기건중탕에 강활, 당귀신, 전갈(잔뿌리)을 더 넣는다. 비워졌으면 신효황기탕, 보중익기탕을 모두 쓸 수 있다. 구름은 눈동자가 흰빛깔이라는 뜻으로 북쪽 사람은 발음이 서로 비슷하다. 흰빛깔로 나타나면 눈속증이기 때문에 금침으로 밀어낸다. 앞에서 눈알 치우침증이 심한 것이 진짜 눈알 숨겨짐증이라고 말했는데 아니다. 보는이음새 안에 이음새가 있어서 눈알이 등진다는 이치가 어떻게 있겠느냐. 의사는 살펴야 한다.

《목경대성》
○ 눈알 숨겨짐증. 눈 모두가 기울어 뒤집히는데 증상은 아주 적네. 병도 어려워 치료하는 의사가 적네. 그러나 가문의 비법이 《침경》에 있네. 마음은 기울이지 않고 치료하는 법도 어렵지 않네. 많이 두려워해서 눈이 먼 채로 늙네.
　이 증상은 여섯 기운 중 한쪽이 힘세서 뜨거움과 바람이 치고받았기 때문이다. 그래서 그 눈알이 비뚤어지면서 뒤집어졌다. 흰자위가 밖을 향하면서 검은자위는 안을 향한다. 약으로 치료할 수 없고 오직 손으로 하는 방법으로 치료한다. 손으로 하는 방법은 무엇인가. 어떻게 들어오고 어떻게 등지고 있는 지, 거기다 위나 아래에 붙어있는지를 자세히 본다. 그런 다음에 침으로 밀어내면 아주 쉽게 낫는다. 침을 놓고 나서 정용탕을 먹고 베개를 높게 해서 편안하게 잠을 잔다. 다시 인삼양영탕 2, 3제를 달여 먹으면 낫는다. 그 침은 증상에 맞도록 새롭게 전해져야 한다. 붓과 먹이 목과 혁를 떠맡기는 어렵다. 저잣거리 의사가 이것을 마주하면 멍해져서 장님증을 보면서 또 눈알 숨겨짐증이라고 한다. 아! 진짜 눈알 숨겨짐증인가.

《동의학사전》
○ 눈알이 한쪽으로 몹시 기울어져 흑정(각막)은 거의 보이지 않고 백정(공막)만 보이는 것. 신주장반이 몹시 심해진 상태이다. 중증 마비성 사시에 해당한다고 본다.

---

[283] 위에 《증치준승》과 내용이 같아서 풀이하지 않는다. 한문은 뒤에 붙여놓았다.

5) 눈알 흔들림증

 눈알을 굴리지 못하고 제 자리에서 자기도 모르게 저절로 흔들리는 병증이다. 심하면 제멋대로 아래나 위, 왼쪽과 오른쪽으로 움직이면서 흔들린다. 눈동자가 붙박아 있으면서 흔들리는 꼴이 도르래 축과 같아서 이 병명이 붙었다. 오래되면 장님증이 된다. 눈알 굳음증은 눈알의 움직임이 없는 반면에 눈알 흔들림증은 움직임이 크다. 안구진탕에 해당한다. 뇌성마비나 심한 영양실조로 생긴다. 눈알 흔들림증인 안구진탕은 심하면 눈알이 눈꺼풀 속으로 숨는 증상이 있기 때문에 '아래로 떨어진 눈'을 눈알 흔들림증에 한 종류라고 했다. 또 눈알 흔들림증은 제3뇌신경, 제4뇌신경, 제5뇌신경의 문제이다. 하지만 마비성 사시와 다른 병을 표현했다고 봐야 한다.
 원인과 치료는 아래 책을 본다.
 환정환은 천궁 백질려 백출 목적 강활 토사자 숙지황 감초 각각 같은양. 곱게 가루 내어 졸인 꿀로 달걀노른자 크기로 환을 만들어 빈속에 끓인 물로 씹서 삼킨다.《증치준승》
 퇴혈산은 당귀 적작약 목적 방풍 세신 용담초 각각 같은 양. 썰어 맹물로 달여 먼저 뜨거운 김을 쏘이고 그 다음에 따뜻하게 먹는다.《증치준승》
 우방자환은 목구멍 안에 뜨거운 독이 쳐서 부스럼이 생겨 붓고 아픈 병을 치료한다. 우방자(조금 볶는다) 1량 천승마 황약자 말린부평초 현삼 감초(날 것) 각 반량. 곱게 가루 내어 졸인 꿀로 작은 달걀노른자 크기로 환을 만들어 항상 1환씩 입에 물고 즙을 만들어서 삼킨다.《증치준승》
 통간산은 눈알 흔들림증, 눈꺼풀 뻣뻣함증, 뜨거운 바람으로 생긴 겉흠을 치료한다. 치자(검게 볶는다) 백질려(볶아 가시 없앤다) 각1량 강활 2량 형개(꽃이삭) 당귀 우방자(볶아 간다) 감초(굽는다) 각1량2돈. 가루 내어 3돈씩 밥 먹고 나서 대나무잎 달인 물로 먹는다. 어떤 책에는 강활 당귀가 없고 지각 차전자가 많다.《장씨의통》
 가감 용담사간탕은 용담초 시호 금은화 하고초 형개 방풍 각1돈 목통 적작약 생지황 당귀 치자 황금 감초 각5푼. 물에 달여 밥 먹고 나서 먹는다.

《비전안과용목론》

○ 눈알 흔들림증. 이 눈이 처음 병에 걸릴 때는 독이 가로막 속에 막히고 간장에 뜨거움이 아주 심해서 바람독이 골로 들어갔기 때문이다. 눈을 매달아 눈알을 빙글 돌리기 어려우며 사람과 사물을 구별하지 못한다. 어미 뱃속에 있을 때에 이 병에 걸리면 치료할 수 없다. 처음 병에 걸릴 때 빨리 치료해야 하며 천문동음자, 사간산을 먹어야 한다.
 시로 말한다. 위 눈꺼풀이 감추고 아래 눈꺼풀이 감추네. 오히려 가운데에 붙박으려고 하지 않네. 잠겨서 도는 꼴이 도르래 축이 구르는 듯하네. 훌륭한 사람도 고치기 어렵다는 말을 남기네. 비록 병을 치료한다고 말하지 하지 못하네. 헛되이 배우는 사람에게 가르쳐 생김새가 드러났네. 아! 영원히 어두운 곳에 머무네. 푸르거나 노란빛깔을 알지 못하고 오래도록 앉아있구나.

　천문동음자는 천문동 충울자 지모 각1량 방풍 오미자 각1량 인삼 강활 복령 각2량. 위를 가루 내어 물 1잔에 가루 1돈을 넣고 5푼이 되게 달여 밥 먹고 나서 찌꺼기를 없애고 따뜻하게 먹는다.

　사간산은 천문동 1량 대황 황금 세신 망초 각1량 현삼 길경 각1량반. 위를 가루 내어 물 1잔에 가루 1돈을 넣고 5푼이 되게 달여 밥 먹고 나서 찌꺼기를 없애고 따뜻하게 먹는다.

《은해정미》

○ 눈동자구멍이 벌어진 증상은 눈알 굳음증과 같지만 눈알 굳음증은 눈자위가 엉겨 붙어 움직이지 않는 꼴이고 눈동자가 펼쳐져 열린 증상은 커져 있는 꼴이다. 이것은 쓸개와 신장 물이 흩어졌다. 눈동자구멍의 크기는 눈동자구멍이 벌어지거나 오므라드는 것에 따른다. 무지개막이 벌어지면 눈동자구멍이 좁아지고 무지개막이 오므라들면 눈동자구멍은 벌어진다. 눈동자구멍이 스스로 벌어지거나 좁아지는 것이 아님을 사람들은 모른다. 이것은 간장이 바람을 받았기 때문에 도르래 축이 벌어지지 않으면서 눈동자구멍을 둥글게 에워싸고 있다. 무지개막에 따라서 눈동자구멍이 벌어지거나 오므리지 못한다고 느끼면 '눈동자구멍이 벌어져 열린 증상'이라고 부른다. 바람이 가득 차 골로 들어가 눈에 띠를 매달았기 때문이다. 이 증상은 어린아이에 급경풍, 만경풍에서 걸리며 치료법은 앞과 같다. 생강즙에 참기름을 타거나 마풍고로 문지른다. 약은 말조개 껍데기를 자주 흘러 넣어주며 젖어미는 음식을 꺼린다.

　물었다. 눈동자구멍이 벌어지고 눈이 뜻대로 벌어지거나 오므라들지 않는데 왜 그런가? 대답했다. 간장이 바람을 받고 가래가 그득하다. 치료법은 벽손정자, 우황환, 석남산을 쓴다. 처음 생겼을 때는 땀을 내야한다. 어린아이가 이 병에 걸려도 치료법은 같다.

　벽손정자는 간장과 쓸개가 바람을 받아 앞의 증상으로 변한 병을 치료한다. 아이 눈동자구멍 열림증과 눈동자구멍 벌어짐증도 함께 치료한다. 남성(소쓸개로 만든다) 7돈 방풍 건강 각3돈 백부자 5돈 우황 3푼 천오 백지 박하 목향 백출 백복령 인삼 각5돈 주사 1돈 사향 5푼 백강잠(날것) 24개 용뇌 5푼. 먼저 앞의 약을 함께 갈아 고운 가루로 만든다. 겨울에는 꿀 2근과 감초 반근을 달여 찐득한 즙을 만드는데 적당히 묽거나 되게 한다. 다음에 가루 낸 약들과 섞어 알약처럼 만들어 금박을 입힌다. 어린아이가 급경풍이나 만경풍에 걸려 손발을 실룩거리면 금박과 은박을 갈아 넣은 물에 타서 1알을 먹는다. 어른의 파상풍에는 술로 3~4알을 삼킨다. 대략 1돈이 1알이거나 7푼이 1알이다. 여름에는 마황 1근과 감초 반근을 물 3~4사발로 사기그릇 안에서 1작은잔이 될 때까지 달인다. 여기에 꿀 1근을 넣고 천천히 졸이다가 물속에 떨어뜨려 구슬 꼴이 되면 앞의 약들과 섞어 알약을 만든다.

　우황환은 바람가래를 없앨 수 있다. 우황 2푼 백부자 전갈 육계 천궁 석고 각

1량 백지 3푼 곽향 5돈 사향 조금 주사 2돈. 위를 곱게 가루 내어 졸인 꿀로 오동나무 씨 크기로 환을 만들어 2~3환씩 잠자려고 할 때 박하 달인 물로 삼킨다.
 통정석남산은 가로막을 풀어서 바람가래를 열 수 있다. 석남 여로 각1량 과체 7푼. 위를 가루 내어 숭늉에 한 숟갈을 타서 하루에 한두 번 입 안으로 흘려 넣어주면 바람가래가 없어진다.

《세의득효방》

○ 눈알 흔들림증. 이것은 눈자위가 위나 아래 눈꺼풀에 감춰서 가운데로 돌아올 수 없다. 그래서 도르래 축이 된다고 말한다. 이 증상도 치료하기 어렵다. 그리고 다음 약을 먹어야 한다.
 천문동음자는 천문동 충울자 지모 각2량 오미자 방풍 각1량 인삼 복령 강활 각1량반. 위를 썰어 가루로 해서 3돈씩 물 1잔에 달여 밥 먹고 나서 먹는다.
 사간산은 맥문동(심을 뺀다) 2량 대황 황금 세신 망초 각1량 현삼 길경 각1량반. 위를 썰어 가루로 해서 3돈씩 물 1잔에 달여 밥 먹고 나서 먹는다.

《증치준승》

○ 눈알 흔들림증. 이 눈병은 여섯 기운이 고르지 않거나 삿된 바람이 골을 쳤기 때문이다. 그래서 힘살이 눈알을 잡아당기는 듯하다. 돌리려고 하지 않는데 스스로 갑자기 위를 살피거나 아래를 살핀다. 아래로 하면 위로 할 수 없고 위로 하면 아래로 할 수 없으며 왼쪽이나 오른쪽으로 하면 갑자기 아무 때나 바꾼다. 가벼우면 기운이 맥락을 붙박여 치우치면서 눈알이 비뚤어진다. 눈알 치우침증과 같은 꼴이다. 심하면 뒤집어 돌아서 눈알 숨겨짐증이 된다. 천문동음자, 사간산, 취보단, 웅저산, 우방자환, 환정환, 퇴혈산이다.

《동의보감》

○ 눈알 흔들림증. 눈자위가 위나 아래 눈꺼풀에 감춰서 가운데로 돌아올 수 없다. 그래서 도르래 축이 된다고 말한다. 또한 치료하기 어렵고 천문동음자와 사간산을 먹는다.(《득효》) 차가운 바람이 눈알을 뚫고 들어와 눈에 띠를 쳐서 눈알을 아래로 잡아당겼다. '아래로 쳐진 눈'라고 부르며 또한 눈알 흔들림증의 한 종류이다. 만약 여러 날이 지나면서 점점 많아지면 눈알을 당겨 두 눈이 함께 꺼져 들어가 사물을 보지 못한다. 서각산을 먹어야 한다.(《유취》)
 천문동음자는 눈알이 가운데로 돌아올 수 없는 병을 치료한다. 눈알 흔들림증이라고 부른다. 천문동 충울자 지모 각1돈 인삼 적복령 강활 각7푼 오미자 방풍 각5푼. 오른쪽을 1첩으로 해서 물에 달여 밥 먹고 나서 먹는다.(《입문》)
 사간산은 어두운 눈바람증으로 눈이 어두운 병을 치료한다. 대황 감초 각5돈 욱리인 형개(꽃이삭) 각2돈반. 오른쪽을 잘라 2첩으로 나눠서 물에 달여 빈속에 먹는다.(《득효》)
 서각산은 눈자위가 아래로 쳐지고 눈이 먼 병을 치료한다. 차전자 구기자 각1량 괴실 오미자 청상자 우방자 충울자 호황련 각7돈 물소뿔(가루) 영양각(가루) 각5돈 토끼 간(조금 굽는다) 1개. 가루 내

어 2돈씩 밥 먹고 나서 괴실 달인 물에 타서 먹는다.(《유취》)

《심시요함》

○ 눈알 흔들림증이네. 사람이 좀처럼 드물게 듣네. 눈알이 바르지 않네. 가운데 있으려고 하네. 위에 있거나 아래에 있네. 기울어지거나 자주 하네. 기운이 움직이게 하네. 사람이 하는 것이 아니네. 힘살과 맥이 빠르게 떨리네. 당겨서 펴기 어렵네. 빨리 치료해야 하네. 깊이 해치지 않네.

이 증상은[284] (풀이 안함) 다음을 먹어야 한다.

조구등음자는 갑자기 놀라서 가슴이 두근거리거나 눈이 뒤집어지는 병을 치료한다. 조구등(굽는다) 5푼 마황(마디 없앤다) 감초(굽는다) 각3푼 천마 천궁 방풍 인삼 각7푼 전갈(볶아 독을 없앤다) 1돈 백강잠(볶는다) 1돈5푼. 위를 잘게 썰어 맑은 물 2잔에 생강 3쪽을 넣고 8푼이 되게 달여 때에 얽매이지 말고 먹는다.

《장씨의통》

○ 눈알 흔들림증.[285] (풀이 안함) 치료는 생강즙에 참기름을 타서 눈꺼풀과 영향혈, 상성혈, 풍지혈, 풍부혈, 태양혈 등의 경혈을 문지른다. 갑자기 생기면 속을 다스리는 약을 쓰면서 함께 올리고 북돋는 약을 쓰면 낫는다. 신효황기탕, 보중익기탕이며 모두 강활을 더 넣는다. 뜨거운 바람이 세차면 통간산이다.

《의종금감》《안과심법요결》

○ 눈알 흔들림증 노래. 눈알 흔들림증은 간장에 바람이 세차네. 눈알을 빙글빙글 돌려서 도르래 축과 같네. 가벼우면 눈알이 비뚤어지고 심하면 뒤로 뒤집어지네. 처음에 생기면 구등음인 조구등, 전갈, 천궁, 인삼, 방풍, 마황, 천마, 백강잠, 감초를 쓰네. 다음에 천문동음인 적복령, 강활, 천문동, 오미자, 인삼, 지모, 충울자, 방풍을 먹네.

구등음은 조구등 5푼 전갈(볶아서 독을 뺀다) 1돈 천궁 인삼 방풍 각7푼 마황 3푼 천마 7푼 백강잠(볶는다) 1돈2푼 감초(굽는다) 3푼. 위를 거칠게 가루 내어 물 2잔으로 1잔이 되게 달여 찌꺼기를 없애고 아무 때나 먹는다.

천문동음은 적복령 7푼 강활 7푼 천문동 1돈 오미자 5푼 인삼 7푼 지모 1돈 충울자 1돈 방풍 5푼. 위를 거칠게 가루 내어 물 2잔으로 1잔이 되게 달여 밥 먹고 나서 찌꺼기를 없애고 따뜻하게 먹는다.

쉽게 풀이함. 눈알 흔들림증은 간장 경맥에 삿된 바람이 막혀 세차기 때문이다. 두 눈에 눈알이 빙글빙글 돌면서 붙박지 않는다. 도르래 축과 같다. 가벼우면 눈알이 치우쳐서 비뚤어져 있으며 심하면 눈알이 뒤로 뒤집어진다. 처음 생겼을 때 조구등음을 써서 삿된 바람을 흩어지게 한다. 안정된 다음에는 천문동음을 써서 몸조리하면 낫는다.

---

[284] 위에 《증치준승》과 내용이 같아서 풀이하지 않는다. 한문은 뒤에 붙여놓았다.

[285] 위에 《증치준승》과 내용이 같아서 풀이하지 않는다. 한문은 뒤에 붙여놓았다.

《목경대성》

○ 눈알 흔들림증. 도르래 축이 구르는데 눈알이 가운데에 있네. 이방 사람에 눈이 보면 같이 따르네. 왜 같이 따르느냐. 큰 바람이 스스로 쳤네. 도르래 축이 구르는데 눈알이 위에 있네. 이방 사람에 눈이 치켜뜨고 보네. 왜 치켜뜨느냐. 바람이 돌리는 꼴이네. 덜컹거리는 도르래 축은 가만히 있지 못함을 아네. 저 눈동자구멍도 열고 닫음이 일정하지 않네. 회오리바람이 땅을 어지럽히니 눈으로 불면 자주 깜박이네. 큰 바람이 나무를 부러뜨리니 눈에 목숨이 끊어지네.

 눈알 흔들림증은 오장 기운이 어긋나고 음양이 고르지 못하다가 바람가래에 맞았는데 또 거기다 피와 기운이 빠져서 생긴다. 눈이 똑바로 보거나 위를 보거나 꼭 감거나 자주 깜박이거나 뒤집혀 올라가거나 흔들리면서 움직인다. 뒤집혀 올라가거나 흔들리면서 움직이는 눈은 마음이 시켜서 하는 것이 아니다. 갑자기 위나 아래를 살피고 갑자기 오른쪽이나 왼쪽으로 움직인다. 또는 떨리거나 또는 흔들린다. 이것은 간장기운이 고르지 못하면서 삿된 바람이 쳤기 때문이다. 그래서 힘살이 빠르게 떨리고 두 눈알이 움직이면서 붙박지 않는다. 만약 끌어당기게 되면 반대로 돌아보지 못해서 뒤로 뒤집힌다. 만약 경풍으로 그치지 않으면 빠른 장님증이 되지 않아도 장님증이 된다.

 대개 눈을 꼭 감거나 자주 깜박인다. 눈에 위쪽 얼개는 족태양경에 속하고 아래쪽 얼개는 족양명경에 속한다. 두 경락이 뜨거우면 힘살이 늘어져 뜨지 못한다. 간장은 주로 바람이고 쓸개는 주로 놀람이다. 양에 불이 이미 밝은데 놀람과 바람이 더욱 불면 눈에 힘으로 둘에 맞서기 어렵다. 만약 붉고 열이 나는 병에 이 병증이 있다면 이 이야기에 속하지 않는다.

 왜 위로 보게 되느냐? 생각이 흐리멍덩하고 이빨을 꽉 다물며 손발이 떨리고 가슴과 목구멍에 가래가 몰려 그득하면 천조경풍이라고 부르는데 실제로 바람과 비워짐이다. 그리고 또 잠깐 사이에 일이 일어난다. 만약 병이 오래되거나 병이 심해서 위로 쳐다볼 때는 천천히 위로 가거나 천천히 아래로 간다. 또 아래로 가면 다시 위로 가지만 위로 가면 다시 아래로 옮길 수 없다. 이것은 간장과 비장이 끊어지려고 하는 병증이다. 의학을 모르는 사람도 한번 보면 치료할 수 없는 병이라고 안다.

 왜 곧게 보느냐? 사물을 보아도 눈알이 움직이지 않는다. 그래서 촛불을 비추어도 두려워하지 않고 사물에 닿아도 깜박이지 않는다. 병이 여기에 이르면 증상이 이미 거슬러서 흔히 치료하지 못한다. 《경》에서 '태양경의 맥이 끝나면 눈이 위에 있고 몸을 뒤로 뒤집으며 오그리면서 떤다.'고 말했다. 또 '소양경이 끝나면 모든 뼈마디가 늘어지고 눈이 떠 있고 이어진 것이 끊어진다.'고 말했다. 어리석은 나는 '곧게 보면서 생각을 차리지 못하면 심장이 끊어졌고 사람을 알아보지 않으면 신장이 끊어졌으며 뒤로 뒤집고 오그리면서 떨리면 간장이 끊어졌다.'고 말하겠다. 삿된 바람이 몰려 세차면 바른 기운을 막고 삿된 것이 세차면 바른 기운이 빠져나간다. 바른 기운이 빠져나가면 임금의 지혜가 모자라고 재상이 도와서 다스리지 못해 세 오장이 합쳐진 병이 된다. 그러면 술에 취한 듯이 하거나 멍청한 듯하고 빨리 눈이 멀면서 짧은 시간에 죽는다. 그러므로 곧게 보면서 헛소리를 하고 가쁘게 숨을 쉬면 죽는다. 옷 둘레를 더듬거나 책상을 만지작거리고 두려워하면서 미쳐 날뛰며 숨이 약간 차면서 맥이 깔깔하면 죽는다. 그 도르래 축이 돌아가는 소리가 들리면 눈이 아주 나쁜 증상으로 변해서 다시 돌아올 수 없다.

치료법은 위의 '음양 머리바람증'에 이어져 있다. 모두 흩어지게 하는 약에서 처방을 고른다. 이어서 차갑게 하거나 뜨겁게 하거나 치거나 북돋는 약으로도 가끔 효과가 있다. 그리고 머리바람증을 열심히 읽어야 한다. 아울러 각각 치료 약들에 있는 처방을 잘 이해해서 상황에 따라 늘리거나 줄인다. 그러면 자석이 쇠를 끌듯이 자연스럽게 맞춰진다. 정해진 치료 원리가 없기 때문에 처방은 말하지 않겠다. 도르래 축은 깊은 우물에 물을 긷는 수레로 이어져 위아래와 왼쪽, 오른쪽으로 아무 때나 돈다.

시로 읊으면서 증상으로 이름 붙였다. 시로 만들어 말하네. 모아보니 흔히 이런 종류 같네. 정말로 호랑이를 그리려다 개 종류임을 아네. 편하게 기억해서 외우려고 하네. 또 병의 상태에 얽매이네. 약 처방을 하나의 계획으로 할 수 없네. 시인이나 문장가는 글자로 해를 끼쳐서는 안 되네. 또 글귀로 뜻에 해를 끼쳐서도 안 되네. 그러면 매우 다행이고 매우 좋네.

《동의학사전》
○ 외장눈병의 하나. 눈알이 불수의적으로 운동하는 병증을 말한다. 간경에 열이 몰려있는 데다 다시 풍사의 침습을 받았을 때 생긴다. 이밖에 선천성으로 오거나 일부 귓병 또는 뇌질병 때 생긴다. 눈알은 불수의적으로 왼쪽이나 오른쪽으로 또는 위, 아래로 움직이고 다른 증상은 없다. 때로 열이 나고 머리가 아프며 귀울이가 있고 어지러우며 메스껍고 게우기도 한다. 풍열사독으로 온 것은 청열사간, 소풍산사하는 방법으로 용담사간탕에서 택사, 길짱구씨를 빼고 금은화, 꿀풀, 형개, 방풍을 더 넣어 쓴다. 만일 풍이 열보다 우세한 증상이 있으면 소풍산사를 기본으로 하는 방법으로 구등음자를 가감하여 쓴다. 일부 귓병이나 뇌질병으로 온 것은 해당한 원인치료를 한다. 안구진탕에 해당한다고 본다.

6) 눈알 굳음증

오랫동안 앓아서 생긴 병이 아니고 눈 모두가 딱딱하게 굳어 움직이지 않는 병증이다. 송골매 눈처럼 보인다. 처음에 갑자기 눈이 가렵고 아프며 눈물이 나오면서 눈이 딱딱해지고 움직이지 못한다. 이 병은 주로 어린아이의 급경풍이나 만경풍에 오지만 어른이나 젊은이에게도 올 수 있다. 급경풍이나 만경풍 또는 다른 원인으로 오는 동안신경 마비이다.

갑상선 눈병증인 grave's disease가

아니다. 많은 책에서 눈알 굳음증과 갑상선 눈병증을 증상이 비슷하다는 이유로 구별하지 않고 기술하였다. 전안구염과 눈속염에서도 이 증상이 올 수 있다. 그러나 전안구염과 눈속염은 병의 원인과 진행으로 볼 때 눈알굳음증보다는 염증성 안구돌출인 눈알 솟아오름증에 가깝다. 필자의 의견으로는 눈알 굳음증은 처음에 동안신경 마비만을 기술하였으나 후대로 오면서 증상이 비슷하다고 착각해서 염증성 안구돌출까지 병증에 포함시키지 않았나 생각한다.

원인과 치료는 아래 책을 본다.

상표초주조산은 당귀 감초 대황 적작약 감국 창출 상표초 강활 마황 충울자 각각 같은 양. 물에 달여 밥 먹고 나서 술을 넣고 따뜻하게 먹는다. 뜨거움이 심하면 대황 박초를 더 넣는다. 또는 가루 내어 술로 3돈씩 먹는다.

삼우환은 석고 8량 마황 4량 행인 2량. 수수로 환을 만들어 먹는다.

사뇌탕은 방풍 충울자 각2돈 황련 백작약 당귀 천궁 (생지황) 길경 적작약 천문동 각1돈 세신 오미자 각5푼. 주로 쓰는 처방이다. 물에 달여 밥 먹고 나서 먹는다. 《의종금감》

통유탕은 생건지황 숙지황 당귀 홍화 도인 승마 감초 각1돈.

마풍고는 황기 세신 당귀 행인 방풍 송진 각5돈 백지 황랍 각1돈 참기름 4량. 밀랍을 먼저 녹이고 참기름을 붓고 나머지 약을 곱게 갈아 함께 섞은 다음 큰 불로 끓여 찐득한 즙을 만들어 태양혈에 붙인다.

《비전안과용목론》

○ 눈알 굳음증. 이 눈이 처음 병에 걸릴 때는 갑자기 가렵고 아프면서 눈물이 난다. 오장에 눈이 일어나 모두 딱딱해지고 굴리기 어려우며 사람과 사물을 구별하지 못한다. 침으로 핏줄을 터뜨리고 마풍고로 문지른다. 이 병은 모두 오장에 막힌 뜨거움이 위로 치솟고 골속에 뜨거운 바람이 눈으로 들어갔기 때문에 생긴다. 사간탕, 추풍산을 먹으면 효과가 있다.

시로 말한다. 다섯 수레바퀴에 눈이 딱딱해 돌리기 어렵네. 눈알 굳음증이 본래 모습이네. 뿌리가 깊어 어느 곳에 생겼는지 알아야 하네. 골속에 뜨거운 바람이고 오장이 속에서 뜨겁게 찌네. 먼저 침으로 막힌 바람을 끌어내네. 약으로 바르고 문질러 핏줄을 움직이게 하네. 타고난 기운을 해쳐도 빼내야 하네. 화내지 말고 움직임을 조심해야 편안해지네.

사간탕은 방풍 대황 충울자 황금 현삼 길경 망초 각1량. 위를 가루 내어 물 1잔에 가루 1돈을 넣고 5푼이 되게 달여 밥 먹고 나서 찌꺼기를 없애고 아주 따뜻하게 먹는다.

추풍산은 석결명 복령 차전자 오미자 인삼 세신 지모 각1량반. 위를 곱게 가루 내어 밥 먹고 나서 쌀뜨물에 타서 1돈7푼씩 삼킨다.

《은해정미》

○ 눈알 굳음증은 아주 갑자기 걸리며 오랜 병으로 된 증상이 아니다. 오장이 모두 뜨거운 독을 받았기 때문에 다섯

수레바퀴가 단단해져서 돌릴 수 없게 되었다. 기운과 피가 막혀 송골매의 눈처럼 부릅뜨면서 한 곳만을 바라보고 움직이지 않는 꼴이다. 사람과 사물을 구별하기 어렵고 이런 생김새 때문에 '송골매처럼 굳은 눈'이라고 이름 지었다. 치료법은 참기름에 생강가루 즙을 타서 이마와 눈꺼풀에서 얼굴 위에까지 문지른다. 또는 마풍고로 문지르면 더욱 좋다. 상표초주조산을 먹고 이불을 덮고 땀을 내게 하면 눈이 움직인다. 얼굴 모두를 등불로 태워서 바람이 들어오는 길을 끊는다. 이 병증은 어린아이의 급경풍과 만경풍에 많고 어른에게는 적다.

상표초주조산은(처방은 앞에 갑자기 눈 붉음증 안에 있다) 눈에 걸흠이 생겼을 때 처음에 먹는다.

도담소풍산은 진피 반하 감초 백지 전갈 강활 방풍 형개 승마 세신 노회 각각 같은 양. 위를 썰어 물에 생강 3쪽을 넣고 달여 따뜻하게 먹는다.

《세의득효방》

○ 눈알 굳음증. 눈 전체가 딱딱해서 굴릴 수 없다. 이것이 눈알 굳음증이며 치료할 수 없다.

《증치준승》

○ 눈알 굳음증. 목이 뻣뻣하고 머리가 아프며 얼굴과 눈꺼풀이 붉으면서 마르는 병이다. 이 병증은 눈이 화끈거리면서 붉고 눈 사이가 크게 터질 듯이 부으며 돌리면서 움직일 수 없다. 사당에 흙인형이나 나쁜 귀신의 눈 같다. 송골매의 눈알처럼 붉으면서 터질 듯이 엉겨 붙어 있다. 엉겨있음은 움직이지 않는다는 뜻이다. 삼초가 위아래로 꽉 막히고 삿된 양이 세차서 아주 심하게 해쳤다. 뜨거운 바람이 모든 경락을 꽉 막아서 눈이 터져 나오려고 한다. 내영향혈, 태양혈, 두 눈꺼풀, 상성혈 등의 곳이 중요한 곳이다. 아울러 빼앗는 치료를 해야 한다.

《동의보감》

○ 눈알 굳음증. 눈 전체가 딱딱해서 굴릴 수 없다. 이것이 눈알 굳음증이며 치료할 수 없다.(《득효》)

《심시요함》

○ 눈동자에 재앙이 생겼네. 굴려 움직일 수 없네. 막혀서 통하지 않네. 삼초가 꽉 막혔네. 눈알 굳음증이라고 부르네. 변하는 병을 막아야 하네.

이 증상은[286] (풀이 안함) 다음을 먹고 밖에 붙여야 한다.

사뇌탕은 방풍 차전자 목통 충울자 복령 대황(술에 쪄서 말린다) 현삼 현명분 길경 황금(술에 볶는다) 각각 같은 양. 위를 잘게 썰어 맑은 물 2잔으로 8푼이 되게 달여 찌꺼기를 없애고 밥 먹고 멀리 뜨겁게 먹는다.

마풍고는 황기 세신 당귀 행인(껍질과 끝을 없애고 곱게 가루 낸다) 방풍 송진 각5돈 백지(위를 가루 낸다) 황랍 각1량 참기름 4량. 먼저 밀랍을 기름에 녹이고 앞에 약을 함께 갈아 곱게 가루 내어 약한 불로 끓여 찐득한 즙일 때 넣는다.

---

286) 위에 《증치준승》과 내용이 같아서 풀이 하지 않는다. 한문은 뒤에 붙여놓았다.

불기운이 없어지면 태양혈에 붙인다.

《의종금감》(《안과심법요결》)
○ 눈알 굳음증 노래. 눈알 굳음증은 눈알이 빠져나오네. 눈알이 불어나는 듯 딱딱하고 아파서 견디기 어렵네. 쌓인 뜨거움이 위로 치솟아 골로 뜨거움이 흘러 들어갔네. 밖에 마풍고를 쓰고 침으로 피를 내면 좋네. 안으로 사간탕인 길경, 충울자, 시호, 방풍, 황금, 현삼, 망초, 대황을 먹네.

마풍고 처방은 책 끝을 본다.

사간탕 처방은 길경 충울자 시호 방풍 황금 현삼 망초 대황 각각 같은 양. 위를 거칠게 가루 내어 물 2잔으로 1잔이 되게 달여 밥 먹고 나서 찌꺼기를 없애고 따뜻하게 먹는다.

쉽게 풀이함. 눈알 굳음증은 눈자위가 밖으로 빠져나오고 돌릴 수 없다. 딱딱하고 높이 빠져나와 송골매 눈 같으며 가득히 붓고 참을 수 없이 아프다. 이것은 쌓인 뜨거움이 위로 치솟아 골속에 뜨거운 바람이 눈으로 흘렀기 때문이다. 먼저 금침으로 피를 내서 독을 빼내고 밖에 마풍고를 바르고 안으로 사간탕을 먹는다.

《목경대성》
○ 눈알 굳음증. 근심스럽게 눈을 부릅뜨고 고개를 돌리지 못하네. 삿된 양이 세차고 뜨거운 바람도 함께 들어갔네.

이 증상은 목이 뻣뻣하고 얼굴이 붉고 마르며 눈이 불처럼 화끈거린다. 눈꺼풀 사이가 부어서 뜨거나 감을 수 없다. 들판의 사당에 나쁜 귀신과 꽃무늬 물고기에 눈처럼 도드라져 움직이지 않기 때문에 눈알 굳음증이라고 한다. 삿된 양이 크게 해를 끼치면서 뜨거운 바람으로 막혔기 때문에 아래 구멍이 통하지 않고 위 구멍도 막혔다. 그래서 눈이 나와서 들어가지 않는다. 빨리 돌침으로 백회혈, 태양혈, 두 눈꺼풀, 상성혈 같은 아주 중요한 경혈에 피를 낸다. 이어서 황련해독탕, 일미대황환, 삼우환으로 차게 하면서 치는 치료를 한다. 거의 구할 수 있지만 그래도 아주 위험하다.

《동의학사전》
○ 외장눈병의 하나. 눈알이 점차 두드러져 올라오고 잘 돌아가지 않는 병증을 말한다. 풍열독이 눈의 낙맥에 침습하거나 열사가 성하여 음이 손상되거나 기혈이 몰려서 생긴다. 초기에는 눈알이 아프거나 시력의 변화가 뚜렷하지 않고 다만 물체가 겹보이다가 점차 한눈 또는 두 눈의 눈알이 두드러져 나오는 데 심하면 토안이 생겨 눈을 감을 수 없게 된다. 백정(구결막)은 벌겋게 붓고 눈알은 움직이지 않으며 눈을 부릅뜨게 된다. 어떤 때는 눈확 기슭을 통하여 종물이 만져진다. 잘 때 눈을 감지 못하므로 흑정(각막)은 마르고 흐려진다. 또한 여러 가지 눈동자 질병들을 합병하면서 시력장애를 일으킬 수 있다. 풍열독이 성해서 온 것은 풍열을 없애고 독을 풀며 혈을 잘 돌아가게 하고 경맥을 통하게 하는 방법으로 사뇌탕에 황련, 함박꽃뿌리, 당귀, 궁궁이를 더 넣어서 쓰고 열사가 성하여 온 것은 음을 불구어 열을 내리우며 어혈을 없애는 방법으로 통유

탕(생지황, 찐지황, 당귀, 잇꽃, 복숭아씨, 승마, 자감초)을 가감하여 쓴다. 태양혈에 마풍고(단너삼, 족두리풀뿌리, 당귀, 살구씨, 방풍, 송진, 누른밀, 구릿대, 삼씨기름)을 붙인다. 영향, 태양, 상성혈과 위 눈꺼풀에 삼릉침으로 찔러 피를 낸다. 눈확의 가성종양, 눈확종양 및 갑상선중독성 눈알 두드러지기 때 본다.

7) 눈알 솟아오름증

갑자기 눈알이 벌겋게 붓고 아프면서 눈알이 솟아오르는 병증이다. 병세가 갑자기 심해지고 손쓸 틈이 없어서 아주 위급하다. 처음에는 마비감과 통증이 있다가 시력이 갑자기 떨어지며 눈물을 흘린다. 눈꺼풀과 흰자위가 벌겋게 붓고 검은자위가 흐려지면서 눈 속에 고름이 차고 눈알이 솟아오른다. 심할 때에는 눈알이 눈두덩 밖으로 나오며 움직이지 않는다. 염증성 안구돌출, 모든 눈알 염증, 눈속염(세균성, 진균성, 외상성), 테논낭염에 해당한다. 급성일 경우 응급질환으로 상급병원으로 보내야 한다.

원인과 치료는 아래 책을 본다. 눈에 생지황 찜질을 해준다.

내소황련탕은 대황 2돈 연교 적작약 각1돈반 황련 황금 당귀 치자 빈랑 각1돈 목향 박하 길경 감초 각5푼. 목향 빈랑을 목단피 금은화로 바꿔 넣을 수도 있다. 물에 달여 밥 먹고 나서 먹는다.

퇴열산은 적작약 황련 목통 생지황 치자(볶는다) 황백(소금물로 볶는다) 황금(술에 볶는다) 당귀잔뿌리 목단피 감초 각1돈. 물에 달여 밥 먹고 나서 따뜻하게 먹는다.

대황당귀산은 눈이 막혀 붓거나 엉긴 피가 뭉쳐 흩어지지 않아 핏줄을 쳐서 겉흠이 보이는 병을 치료한다. 대황(술로 찐다) 황금(술로 볶는다) 각1량 홍화 3돈 소목(가루) 당귀 치자(술로 볶는다) 목적 각5돈. 가루 내어 4돈씩 물에 달여 밥 먹고 나서 먹는다. 《장씨의통》

사간산은 현삼 대황 황금 지모 길경 차전자 강활 당귀 망초 각1돈 용담초 5푼. 비워짐증일 때는 황기 승마 방풍 각1돈을 더 넣는다. 《의종금감》

생지황 찜질은 눈에 불에 기운을 빼낸다. 눈에 명주 수건을 대고 갈은 생지황을 넓게 바르고 찜질해 준다. 뜨거운 기운이 심해서 생지황이 마르면 다시 갈아 준다. 눈에 불기운이 다 빠질 때까지 해 준다.

《비전안과용목론》

○ 눈알 솟아오름증. 이 눈이 처음 병에 걸릴 때는 모두 때에 맞춰 아픔이 나타나고 또 없어진다. 대개 오장에 독바람 때문에 눈자위가 솟아나온다. 이 병은 침을 놓거나 뜸을 뜨거나 갈고리로 걸어 잘라서는 안 된다. 퇴열길경음자, 환정환을 먹어야한다. 고르게 하려면 삼릉침으로 터뜨려 푸른 즙이 흘러나오면 다시 고르게 된다.

시로 말한다. 갑자기 아프다가 눈알이 높아지네. 독바람과 오장에 뜨거움이 서로 만났네. 차갑고 언 마실 거리는 간장을 빼내고 설사하게 하네. 또 환약과 가루를 삼키면 점점 밝아지네. 고른 곳으로 돌아가지 않네. 침으로 푸른 즙이 나오게 찌르지 않았네. 솟아오르면 다시 침으로 3~5번 하네. 눈알이 다시 고르게 되면서 원래처럼 되네.

퇴열길경음자는 길경 충울자 대황 현삼 작약 방풍 황금 망초 각1량. 위를 가루 내어 물 1잔으로 가루 1돈을 넣고 5푼이 되게 달여 밥 먹고 나서 찌꺼기를 없애고 따뜻하게 먹는다.

환정환은 원지 충울자 방풍 인삼 산약 오미자 복령 세신 각1량 차전자 1량반. 위를 가루 내어 졸인 꿀로 오동나무 씨 크기로 환을 만들어 빈속에 찻물로 10환씩 삼킨다.

《은해정미》
○ 눈알 솟아오름증은 아주 위험하고 무서운 병증으로 앞의 검은자위 소라돌기증과 함께 불길하다. 모두 독과 바람이 오장에 쌓이면서 뜨거움이 눈에 가득 찼기 때문이다. 눈은 안으로는 오장에 속하고 밖으로는 다섯 수레바퀴에 속한다. 오장의 독 기운이 다섯 수레바퀴의 눈을 치면 처음에는 뻣뻣해지면서 아프고 눈물이 줄줄 흐른다. 그러다가 병세가 세차게 치솟으면 갑자기 변해서 헤아리지 못한다. 《용목》의 깊은 뜻을 세밀히 알지 못하면 손을 댈 수 없다. 속담에 '눈은 의사가 아니면 눈이 멀지 않는다.'고 하였는데 바로 이것이다. 정말로 그 사람이 아니면 아주 위험하다. 도움이 안 될 뿐만 아니라 오히려 해를 끼친다. 치료법은 끓는 물을 끓지 않게 하려면 땔나무를 없애 불을 꺼야 한다. 빨리 주조산이나 주전산을 주어서 오장의 뜨거운

독을 없애고 파와 쑥을 찧어서 다섯 수레바퀴가 튀어나온 곳에 찜질하여 아프지 않게 한다. 그리고 백지, 세신, 당귀, 창출, 마황, 방풍, 강활로 눈을 씻는데 눈에 약을 넣어서는 안 된다. 맵고 비린 음식을 꺼려야 하며 쉬면서 바람을 피해야 한다. 치료가 조금만 늦어도 고름이 차거나 1촌 높이로 솟아나온다. 이때가 되면 삼릉침으로 찔러서 나쁜 물을 빼내야 아프지 않게 되면서 솟아나온 눈동자가 고르게 된다. 효과가 더할 나위가 없다.

주조산은 당귀 감초 적작약 국화 강활 상표초 충울자 방풍 형개 목적 각각 같은 양. 위의 약을 물에 달여 술 3잔을 더 넣어 밥 먹고 나서 따뜻하게 먹는다.

《세의득효방》
○ 눈알 솟아오름증. 바람독이 오장으로 흘러들어가 흩어져 없어지지 않으면 갑자기 솟아오르면서 가렵고 아프다. 뜨거움이 아주 심하기 때문이며 앞에 사간산을 먹어야한다.

《향약집성방》
○ 눈알이 솟아나온다. 《성혜방》에서 말했다. 사람이 뜨거운 바람, 가래와 묽은 가래가 오장육부에 흘러 들어가면 음양이 고르지 않으면서 간장기운이 쌓여 뜨거움을 생기게 한다. 그 뜨거움이 눈으로 치솟으면 눈자위를 아프게 하고 또 그 뜨거운 기운이 눈알을 치기 때문에 눈알이 솟아나온다. 먼저 찬약을 먹어서 간장을 빼내고 그 장과 위를 잘 통하게 한다. 그런 다음에 몸조리를 하면 점점

없어진다. 눈알이 솟아오른다는 것은 눈알이 부푼다는 말이다. 혹시 구슬이 매달린 듯이 하면 빨리 치료하기 어렵다. 병증에 따라서 치료하면 조금씩 점점 낫지만 마침내 완전히 나을 수는 없다. 침으로 기운을 이끌고 흐린 즙을 빼내서 독 기운을 없애야 한다. 다시 나타나면 다시 침을 놓아야 한다.

《성혜방》에 이유 없이 눈자위가 1~2촌 솟아나오는 병을 치료한다. 찬물을 빨리 눈 위에 흘려주는데 여러 번 물을 바꾼다. 잠깐 하면 눈자위가 스스로 들어가 평소처럼 돌아온다.

《성제총록》에 뜨거운 바람이 눈을 쳐서 붉게 아프고 눈자위가 솟아나오려는 병을 치료한다. 맥문동(심을 빼고 불에 말린다) 충울자 각2량 길경(썰어 볶는다) 방풍(잔뿌리를 없앤다) 현삼 지모(불에 말린다) 각1량 황금 천문동(심을 빼고 불에 말린다) 각1량반. 오른쪽을 거칠게 가루 내어 5돈씩 물 1잔반에 1잔이 되게 달여 찌꺼기를 없애고 밥 먹고 나서와 잠자려고 할 때 따뜻하게 먹는다.

《증치준승》

○ 눈알 솟아오름증은 눈알이 붓는데 안과 밖, 가벼움과 심함이 같지 않다. 가벼우면 스스로 눈 안이 부어서 편하지 않다고 느끼며 치료하면 쉽게 낫는다. 심하면 스스로 부으면서 심하게 아프다고 느낀다. 더 심해지면 다른 사람도 그 눈알을 보고 점점 부어오른다고 느낀다. 밖에서 병을 볼 수 있으면 이미 아주 심하다. 대개 눈알이 붓는다고 느끼지만 붉지 않으면 불이 아직 작고 기운 부분의 사이에 있다. 아프면 병이 심하고 심하면 붉게 변한다. 아프면서 붓고 빠르게 심해지면 뭉치고 막힌 병이 있다. 아프고 막힌 것이 더욱 심해져 눈알이 부어올라 일어난다고 느낀다면 눈알 굳음증을 막아야 한다. 눈이 붉지 않고 다만 눈 속이 붓거나 붓지 않는다고 느끼며 때때로 생겼다 없어져 한결같지 않으면 불이 자리를 잡지 못하고 떠돌아 일정하지 않기 때문이다. 샛된 바람과 축축한 뜨거운 기운이 힘세서 막히면 모두 스스로 부어오르는 병이 있다. 그러나 피가 지나는 부위까지 아프게 되면 모두 심해지면서 변한다.

《동의보감》

○ 눈알 솟아오름증. 바람 독이 오장으로 흘러들어가 흩어져 없어지지 않으면 갑자기 솟아오르면서 가렵고 아프다. 뜨거움이 아주 심하기 때문이며 앞에 사간산을 먹어야한다. 처방은 위를 본다.(《득효》) 뜨거운 바람, 가래와 묽은 가래가 오장육부에 흘러들어가 쌓이면 뜨거움을 생기게 하고 그 뜨거움이 눈을 치기 때문에 눈알이 솟아나온다. '눈자위 부어오름'이라고 부르고 찬약을 먹어서 간장을 빼낸다. 눈알이 부어오르면 '눈알 부어오름'이다.(《유취》) 검은자위가 솟아오르면서 속에 뜨거움이 있고 찌르듯 아프면 '뜨거운 눈'이라고 한다.(《직지》) 우물물을 눈 속에 흘려 넣는다. 자세한 것은 아래를 본다. 검은자위가 부어오르면 용담산을 쓰고 흰자위가 부어오르면 청폐산을 쓴다.

사간산은 어두운 눈바람증으로 눈이 어

두운 병을 치료한다. 대황 감초 각5돈 욱리인 형개(꽃이삭) 각2돈반. 오른쪽을 잘라 2첩으로 나눠 빈속에 물에 달여 먹는다.(《득효》)

용담산은 간장에 뜨거움으로 검은자위가 부어오르고 붉은 테두리가 있으며 어두우면서 아픈 병을 치료한다. 용담초 치자 각2돈 방풍 천궁 현삼 형개 인진 감국 저실자 감초 각1돈. 오른쪽을 가루 내어 2돈씩 밥 먹고 나서 찻물에 타서 삼킨다.(《직지》)

청폐산은 폐장에 뜨거움이 위를 쳐서 흰자위가 부어오르고 밤낮으로 아픈 병을 치료한다. 상백피 오래된황금 감국 지각 방풍 형개 시호 승마 적작약 당귀(잔뿌리) 현삼 고삼 백질려 목적 선복화 정력자 감초 각5푼. 오른쪽을 잘라 1첩으로 해서 물에 달여 밥 먹고 나서 먹는다.(《의감》)

《장씨의통》

○ 눈알 솟아오름증은 오장에 독바람이 쌓이고 뜨거움이 심해져 가득하기 때문이다. 검은자위 소라돌기증과 같지 않다. 처음 생길 때 둔하고 저리며 아프면서 눈물이 나오는데 그 기세는 헤아릴 수 없다. 빨리 대황당귀산을 주어 오장에 뜨거운 독을 물러나게 한다. 파를 찧어 다섯 수레바퀴가 솟아오른 곳에 뜸을 뜨거나 찜질을 한다. 백지, 세신, 마황, 방풍, 강활로 눈을 씻는다. 눈에는 약을 넣지 않는다. 1촌 높이로 빠져나온 경우는 삼릉침으로 찔러 나쁜 물을 빼내면 아픔이 멈춘다.

《의종금감》《안과심법요결》

○ 눈알 솟아오름증 노래. 눈알 솟아오름증은 눈알이 붓고 아프네. 뜨거운 바람과 불에 독이 위로 올라가 눈자위를 쳤네. 침을 놓고 나서 퇴열길경음자인 길경, 망초, 대황, 충울자, 백작약, 현삼, 황금, 방풍을 쓰네. 환정환인 오미자, 인삼, 복령, 세신, 산약, 차전자, 방풍, 원지, 충울자를 쓰네.

퇴열길경음자는 길경 망초 대황 충울자 백작약(볶는다) 현삼 황금 방풍 각1돈. 위를 거칠게 가루 내어 물 2잔으로 1잔이 되게 달여 밥 먹고 나서 찌꺼기를 없애고 따뜻하게 먹는다.

환정환 처방은 오미자 반량 인삼 2량 복령 1량 세신 반량 산약 1량 차전자 방풍 원지 충울자 각1량. 위를 곱게 가루 내어 졸인 꿀로 오동나무 씨 크기로 환을 만들어 빈속에 찻물로 3돈씩 삼킨다.

쉽게 풀이함. 눈알 솟아오름증은 뜨거운 바람과 불에 독이 위로 올라가 눈을 쳤다. 참을 수 없이 아프고 눈알이 솟아오르면서 부어오른다. 먼저 침으로 푸른 진물과 독물을 나오게 한 다음 퇴열길경음자를 먹고 환정환으로 몸조리하면 낫는다.

《동의학사전》

○ 외장눈병의 하나. 눈알이 벌겋게 붓고 아프면서 두드러져 나오는 병증을 말한다. 풍열화독이 눈에 작용해서 생긴다. 눈 아픔이 몹시 심하고 시력이 갑자기 떨어지며 눈물이 나온다. 눈꺼풀과 백정(구결막)은 벌겋게 붓고 흑정(각막)

은 흐려지며 눈 속에 고름이 차고 눈알은 두드러져 나온다. 심할 때에는 눈알이 눈확 밖으로 나오며 움직이지 않는다. 나중에는 눈알이 뚫어져 고름이 흘러나오고 작아져 보지 못하게 된다. 열이 나고 머리가 아프다. 때로 메스껍고 게우기도 하며 의식을 잃는다. 거풍청열, 사화해독하는 방법으로 내소황련탕이나 퇴열산을 가감하여 쓴다. 눈 속에 고름이 차고 보지 못할 때에는 눈알내용제거술을 한다. 염증성 안구돌출, 전안구염에 해당된다고 본다.

8) 눈알 빠져나옴증

눈알이 갑자기 눈언저리 밖으로 빠져나오는 병증이다. 천천히 부어오르는 눈알굳음증과 다르다. 급성 안구돌출이다.

원인과 치료는 아래 책을 본다. 소반청대음이나 위비탕도 쓴다.

청량고는 대황 깨끗한황련 황백 붉은갈근 세신(잎을 섞는다) 박하잎 풍화박초 각1량. 위에 박초를 빼고 여섯 가지 약재를 햇볕이나 불에 말려 가루를 낸 다음 박초를 약사발 안에서 공이로 고르게 한다. 1~2돈씩 찬물에 생강즙을 더 넣고 섞어 태양경에 바른다. 깨끗한 우물물에 섞어도 아주 좋다. 《장씨의통》

온경익원산은 인삼 황기 백출 구기자 당귀 녹용 산조인 육계 각1돈 부자 정향 각5푼. 생강과 술을 넣고 달여 먹는다.

소반청대음은 황련 석고 지모 시호 현삼 생지황 치자 서각 청대 각1돈 인삼 감초 각5푼 생강1 대추2. 물에 달여 식초 한 숟가락을 타서 먹는다. 《동의보감》

위비탕은 백출(흙에 볶는다) 백복신 진피 원지 맥문동 사삼 각1돈 오미자 감초 각5푼. 물에 달여 먹는다. 《의종금감》

《제병원후론》

○ 눈에 눈알이 빠져 나오는 증상. 눈은 오장육부와 음양의 가장 알짜이고 가장 높은 경맥이 모이는 곳이며 위에 즙의 길이고 간장에 바깥 조짐이다. 사람이 뜨거운 바람이나 가래와 묽은 가래가 오장육부에 흘러들고 음양이 고르지 않으면 간장에 기운이 쌓여서 뜨거움이 생긴다. 그 뜨거움이 치솟아 눈으로 들어가면 눈자위를 아프게 하고 뜨거운 기운이 그 눈알을 치기 때문에 빠져 나오게 한다.

《증치준승》

○ 눈알 빠져나옴증. 검은 눈알이 갑자기 눈언저리로 빠져나온다. 눈알 곧음증은 막혀서 천천히 부어오르기 때문에 서로 다르다. 그 원인은 하나가 아니다. 진짜 타고난 기운이 흩어지고 가장 알짜가 너무 약해졌는데 낙맥을 함께 해치면 가려워 심하게 긁으면서 나오는 경우가 있다. 그 사람은 오래지 않아 반드시 죽는다. 술에 취해서 심하게 화를 내거나 심하게 토하면서 나오는 경우가 있다. 불에 증상을 앓아서 뜨거움이 세차면서 관격이 있다가 아주 심해지면서 부어오르면서 나오는 경우가 있다. 심하게 화

를 내고 고래고래 소리치면서 나오는 경우가 있다. 이것은 모두 물과 즙이 작아지고 알짜와 피가 없어졌기 때문이다. 맥락이 뻑뻑한데 기운이 아주 세차면 불이 나올 곳이 없다. 그리고 나오더라도 구멍이 뻑뻑해서 잘 빠져나가지 못해 용솟음치듯 나온다. 또 때리거나 부딪쳐서 나오는 경우가 있다. 나와서 두 눈꺼풀에서 떨어졌지만 맥과 거죽이 끊어지지 않았으면 뜨거울 때 손으로 눌러 넣는다. 들어가더라도 맥락이 움직여 해쳤기 때문에 결국 빛을 해친다. 빠져나온 집이 눈꺼풀 속에 머물러 있으면 쉽게 들어가고 빛도 해치지 않는다. 눈꺼풀에서 떨어져서 맥락과 거죽이 모두 끊어져 나왔으면 화타가 다시 태어나도 치료할 수 없다.

《심시요함》

○ 눈알이 빠져나오네. 아파서 참을 수 없네. 두 눈꺼풀에서 떨어져 있네. 신선에 처방을 찾아 떠나네. 비워짐증은 기운과 피가 부족하네. 채워짐증은 갑자기 불로 해쳤네. 반쯤 나오면 다시 건강해질 수 있네. 경맥과 낙맥이 이미 움직였으니 결국 빛이 없네.

이 증상은[287] (풀이 안함) 다음을 먹어야 한다.

구정환은 구기자 창출 생치자(검게 볶는다) 적작약 소박하 각각 같은 양. 위를 곱게 가루 내어 술과 밀가루 풀로 오동나무 씨 크기로 환을 만들어 3돈씩 찬 우물물로 삼킨다. 찬 찻물도 괜찮다.

어린이만 먹을 수 있다. 늙은이는 뒤에 처방을 먹는다.

입퇴환은 정지환이라고 한다. 주사(따로 갈아 옷을 입힌다) 인삼 각2돈 천문동(심을 빼고 불에 말린다) 석창포(볶는다) 원지(심을 뺀다) 맥문동(심을 뺀다) 으름 각1량 백복령 2량. 위를 곱게 가루 내어 졸인 꿀로 오동나무 씨 크기로 환을 만들어 1돈5푼씩 찻물로 삼킨다. 끓인 물도 좋다.

물을 떨어뜨리는 방법은 눈자위가 부풀어 솟아나오는 병을 치료한다. 새로 길은 찬 우물물을 눈 속에 흘러 넣는다. 자주 여러 번 물을 바꾸면서 하면 눈자위가 스스로 들어간다. 다시 맥문동, 상백피, 치자 달인 물을 입에 넣어서 먹여준다.

《장씨의통》

○ 눈알 빠져나옴증.[288] (풀이 안함) 청량고를 써야만 한다.

《목경대성》

○ 눈알 빠져나옴증. 화내니 샛된 것이 함께 가로로 간장에 들어가네. 간장에 들어가니 힘살을 일찍 해치네. 눈알이 모두 빠져나와 차마 볼 수 없네. 평소 여색을 즐겨서 알짜 피가 말랐네. 술잔을 여러 번 들어 술을 마시니 위장에 거죽이 차가워졌네. 엇비슷하게 해치니 느슨해지라고 하네. 눈에 꼴은 구슬 같거나 귤 같네. 아래로 조금 꼭지가 나타나는데 둥글면서 움직이네. 타고난 기운이

---

[287] 위에 《증치준승》과 내용이 같아서 풀이 하지 않는다. 한문은 뒤에 붙여놓았다.

[288] 위에 《증치준승》과 내용이 같아서 풀이 하지 않는다. 한문은 뒤에 붙여놓았다.

비워져 힘살이 늘어졌다가 갑자기 샷됨을 만났네. 귤 꼭지가 길게 늘어져 이상한 병이 되네.

이 증상은 눈알이 갑자기 눈언저리로 빠져나온다. 눈알 곪음증은 천천히 부어오르기 때문에 견주지 못한다. 그 이유는 아주 많다. 비워짐증이 있다가 바람을 맞아 심하게 가려워 긁으면서 나온다. 술에 몹시 취해 미친 듯이 구토하면서 나온다. 뜨거움병이 있다가 관격으로 부어오르면서 나온다. 갑자기 화내서 고래고래 소리치면서 나온다. 결국 모두 물이 약하고 알짜가 무너져 맥락이 마르면서 샷된 불이 크게 해쳤기 때문이다. 그러면 안에서 빠져나가지 못해 위에 빈 구멍으로 달려가고 또 빠져나가지 못하기 때문에 용솟음치듯 나온다. 때리거나 부딪쳐서도 나오는데 여기에서는 말하지 않는다.

나왔지만 눈꺼풀에서 모두 떨어지지 않고 얼굴빛이 변하지 않았으면 뜨거울 때 손으로 집어넣는다. 힘살과 맥을 해치고 움직였으면 결국 빛을 보지 못한다. 빠져나왔어도 머금고 있으면 쉽게 들어가고 빛도 잃지 않는다. 빈곳에 방울처럼 매달리듯 하고 눈속기름즙이 피와 살로 변했으면 구할 수 없다.

자기도 모르는 사이에 눈알 모두가 몽땅 빠져나와 길게 코까지 늘어져 거둬들일 수 없으면 흔히 '간장이 부어오름'이라고 부른다. 이렇게 생각과 넋이 끊어지려는 것을 알지 못한다면 잘못해서 '간장이 부어오름'을 만든다. 이 이야기를 가지고서 반드시 바람을 잘 통하게 하는 약과 떨어진 우물 아래 돌을 쓸 뿐이다. 무슨 말인가? 간장은 넋을 감춘 곳이고 심장은 생각이 뭉친 곳이다. 사람에 견주면 타고난 기운이 크게 비워지면 생각과 넋이 뒤섞이고 뒤집어져 이상한 증상을 얻는다. 또 간장은 힘살을 주로 하고 심장은 맥을 주로 한다. 생각이 없어지고 넋을 잃으면 힘살과 맥이 느슨해진다. 느슨해질 때 샷된 것이 구멍에 이르면 나와서 마음대로 바로 아래로 늘어진다. 환자는 놀란 마음이고 본 사람은 눈이 동그랗게 되며 의사는 난처하다. 그래도 이런 상황이 익숙하지 않지만 두려워할 필요가 없다. 빨리 부드러운 수건을 가지고 와서 편안하게 눈언저리 안에 대고 눈꺼풀을 닫고 가만히 앉게 한다. 그리고 대보원탕이나 온경익원산을 달여 뜨거울 때 마시고 한편으로는 달군 자석에 식초를 뿌려 그 김을 코에 쏘인다. 진하고 진한 신맛에 간장이 기운을 얻어 느슨한 것을 거둬들인다. 다음에 조금 땀이 나기를 기다렸다가 옷깃을 헤치고 가슴 앞과 등 가운데에 찬 우물물을 계속해서 뿜어준다. 살과 거죽이 한번 오그라들고 맥락이 한번 움츠러들면서 하루가 다 지나면 안정된다. 그런 다음에 상황에 맞게 몸조리하면 뜻밖에 운이 좋을 수 있다.

동쪽 이웃에 오씨 여자가 꽃신을 수놓다가 갑자기 눈이 보이지 않았다. 처음에 등불이 꺼져서 고개를 들어보니 사물이 광대뼈 사이에 있다고 느껴졌고 만져보니 눈알이었다. 가슴을 치면서 크게 슬퍼하고 놀라서 가족들을 불렀다. 나도 가서 보았더니 날씨가 아주 추워 보는이 음새가 이미 딱딱하다. 작은 접시를 씻어 온천에 두었다가 접시에 눈자위를 잠깐 담근 다음에 눈자위를 눈꺼풀 안으로 집어넣었다. 그리고 앞의 방법으로 치료했더니 한 달이 지나서 나았다. 그러나 눈빛이 희미하고 작아서 어떤 말로도 나타낼 수 없었다.

평생 '눈알 빠져나옴'을 겪게 되는 경우가 많았다. 이상하고 나쁜 종류가 두 가지 있는데 의학책에 쓰여 있지 않았다. 감히 병증 끝에 이 글을 붙여 앞으로 배우는 이들을 일깨우려고 한다. 한 어린아이가 오른쪽에 눈병이 걸렸는데 눈동자구멍이 벌어지고 검은자위가 점점 커지면서 점점 높아져 죽은 장휴양[289]을 닮아 억울한 귀신이 도둑을 죽이는 모양이었다. 하루 저녁이 지나면서 술잔처럼 높게 커지고 2촌정도 꼿꼿하게 솟아서 밤낮으로 소리쳐 울었다. 눈자위가 깨졌는지 살펴보니 고름은 아니고 피와 비슷했다. 다시 알고 있는 이름난 외과 의사를 불렀는데 손쓸 틈도 없이 갑자기 죽었다.

한 서생이 나면서 아무 이유 없이 왼쪽 눈에 눈동자구멍이 열리면서 부어올랐다. 크기는 1촌반이고 위는 둥글면서 딱딱하며 아래는 조금 뾰족하고 모났다. 늘어져 있는 길이가 거의 코와 가지런한데 볼 수 있지만 아프지는 않다. 이어서 따로 안쪽 눈초리 옆과 흰자위 안에 돌처럼 딱딱한 독물이 생겨서 껍질이 마치 올리브 열매를 감싼 것 같고 검은자위에 한쪽을 가렸다. 이때에 비로소 어둡게 보이고 아프면서 빛을 견디기 어려울 정도로 싫어하였다. 그러다가 마침내 모든 눈이 썩어 문드러지고 머리까지 아프며 먹을 수 없고 앉거나 일어설 수 없었다. 그 세력도 사람이 죽은 다음에야 끝났다.

두 증상 모두 알 수 없게 변해서 이치가 없고 오장육부에 속하는 것도 아니다. 왜 그런가? 병이 갑작스럽게 심할 때는 바람이 불을 생기게 하고 불이 바람을 생기게 해서 바람과 불이 몹시 세차면 눈자위가 무너지기 시작한다. 한 환자는 갑자기 솟아오르지 않았다. 또 바람과 불이 심장과 간장 부분에 합쳐졌는데 어떻게 비장과 폐장을 해쳤느냐? 흰자위가 이유 없이 아래로 늘어지면 주로 기운이 빠져나갔다. 문득 부어오르면 거기다 독이 맺혔다. 이것은 비장과 폐장의 불이 커진 다음에 먼저 쌓인 것이 삭혀짐에 따라 오른쪽 눈을 해치고 왼쪽 눈을 못 쓰게 했다. 그래서 진짜 눈자위를 해쳤다고 하지만 어린아이는 원래 아는 것이 없다. 죄가 나쁜 소식을 부른다고 하지만 서생은 심하게 어지럽혔다. 모든 약을 돌아보았는데 맞지 않아 앉아서 죽음을 기다렸다. 아! 하늘의 길은 아득해서 사람의 일을 물을 수 없구나. 의학책이 부족하니까 모두 믿었어도 이와 같구나.

《동의학사전》
○ 흑정(각막)이 검열 밖으로 도드라져 나온 것. 각막 포도종에 해당한다고 본다.

---

[289] 당나라 장수. 눈을 부릅뜬 사나운 얼굴 꼴을 나타냈다.

9) 죽은피 눈병증

 죽은피가 흰자위, 검은자위, 무지개막이나 눈속물에 들어간 병증이다. 눈에 피가 엉겨 있고 송곳으로 찌르듯이 아프며 눈물이 흐르면서 머리가 아프다. 외상 때문에 생긴 여러 증상이며 전방출혈을 포함한다.
 원인과 치료는 아래 책을 본다.
 청독축어탕은 천문동 맥문동 황련 황금 목통 차전자 우슬 홍화 소목 자초 포황 목단피 괴화 생지황 감초.
 저당탕은 대황 2량 도인(볶는다) 1량 거머리(볶는다) 등애(볶는다) 각30개.
 통유환은 생지황 대황 당귀 홍화 마자인 울리인 도인 각5돈 형개 적작약 각3돈.
 혈부축어탕은 죽은피 눈병증, 흰자위 새우부음증, 눈속기름 피들어감증, 죽은피로 오는 구름 눈속티증을 치료한다. 도인 4돈 당귀 생지황 홍화 우슬 각3돈 지각 적작약 각2돈 길경 천궁 각1돈반 시호 감초 각1돈. 물에 달여 밥 먹고 나서 먹는다.
 대황당귀산 합 지통몰약산은 외상성 유리체 출혈에 쓴다. 몰약 2량 망초 대황 1량반 혈갈 목적 황금 각1량 홍화 8돈반 당귀 치자 소목 각5돈 감국 2돈. 가루 내어 찻물로 밥 먹고 나서 3돈씩 먹는다.
 칠리산은 타박상에 쓴다. 유향 몰약 혈갈 당귀 각1돈 사향 용골 주사 홍화 각5푼. 술에 개어 붙이거나 1돈씩 밥 먹고 나서 먹는다.
 십보환은 신장에 양을 북돋고 진액과 피를 늘린다. 부자 오미자 각1량 산수유 산약 목단피 복령 녹용 숙지황 육계 택사 각1량. 곱게 가루 내어 졸인 꿀로 오동나무 씨 크기로 환을 만들어 70환씩 빈속에 소금물로 먹는다. 《제생방》
 귀록이선고는 몸이 마르고 허약하면서 숨이 차며 밤에 몽정을 하고 눈이 또렷하게 보이지 않는 병을 치료한다. 알짜가 없어진 증상이다. 귀판 녹각 인삼 구기자. 먼저 녹각과 귀판을 톱질해서 깨끗이 썰어 물에 담가 약한 불로 엉길 때까지 달인다. 다시 인삼과 구기자를 섞고 달여서 찐득한 즙으로 만들어 새벽에 술로 3돈씩 먹는다.

《비전안과용목론》

○ 죽은피 눈병증. 이 눈은 처음 병에 걸릴 때는 갑자기 사물에 잘못 찔리거나 침이나 뜸을 적당히 하지 못했다. 한 눈을 먼저 앓은 다음에 서로 이끌어 모두 해친다. 대개 참을 수 없이 아파서 누울 때 좋은 눈을 베개 위에 편안하게 붙이는데 이때 독 있는 피가 좋은 눈 속으로 흘러가 해치게 된다. 먼저 지통몰약산을 먹은 다음에 추예명목환을 먹는다. 마사석산을 눈에 넣으면 효과가 있다.
 시로 말한다. 눈이 화살에 찔려 다섯 수레바퀴가 없어졌네. 눈두덩 속이 아픈데 송곳으로 찌르는 듯하네. 누워서 좋은 눈을 베개에 편안하게 붙이네. 나쁜 피가 흘러 빛을 가리네. 불쌍하게도 맑은 빛에 티나 흠은 없네. 가라앉아서 밝은 구슬이 아주 위험하네. 마사석산을 눈에 넣어야 하네. 나쁜 피가 원래 고향으로 돌아가네.

지통몰약산은 몰약 2량 혈갈 1량 대황 1량반 망초 1량반. 위를 곱게 찧어 아주 곱게 가루 내어 밥 먹고 나서 뜨거운 찻물에 타서 1돈씩 삼킨다.

추예명목환은 석결명 궁궁 지모 산약 오미자 각1량 세신 인삼 각1량반. 위를 곱게 찧어 가루 내어 졸인 꿀로 오동나무 씨 크기로 환을 만들어 빈속에 찻물로 10환씩 삼킨다.

마사석산은 마사석 조금 증청 용뇌 석담 각1푼. 위를 곱게 찧어 아주 곱게 가루 내어 이른 새벽 밤 다음에 눈에 넣으면 효과가 있다.

《증치준승》

○ 죽은피 눈병증. 가장 독이 있는 병이다. 사람이 스스로 치우친 생각으로 긁어서 피를 내지 않는다면 반드시 눈이 무너진다. 처음에 생길 때 붉기만 하다가 다음에 자줏빛으로 붓고 그런 다음에 흰자위가 모두 부어오른다. 심하면 새우가 앉아있는 꼴로 붓는다. 대개 이 병은 피가 눈자위 속으로 흘러들어가서 뭉쳐 통하지 않기 때문이다. 눈꺼풀에 있으면 눈꺼풀 복숭아증이나 초창 다래끼란 병이고 눈자위에 있으면 흰자위 새우부음증, 누런패인 눈겉흠증, 검은자위 노란즙차오름증, 눌린 겉흠이 굳이 된 병, 흰패인 눈겉흠증, 눈알 굳음증 등의 나쁜 증상이 온다. 치료하지 못하면 반드시 무지개막이 같이 빠져나오는 해를 입는다. 흰자위가 붉은 자줏빛이고 눈꺼풀이 부으면서 구불구불한 자줏빛 살이 부풀었으면 눈에 약을 넣어도 치료되지 않는다. 반드시 안에 뭉친 것이 있고 눈꺼풀을 뒤집으면 볼 수 있다. 눈꺼풀 속에 색무리가 넓게 떠있는 초창 다래끼나 다래끼는 피를 내는 방법이 아주 좋다. 그렇지 않으면 다른 병증으로 변한다. 선명환, 분주산, 맥문동탕, 통혈환과 담귀당전산 등을 먹어야한다.

선명환은 눈 안에 눈속기름 피들어감증을 치료한다. 붉게 부어오르고 깔깔하면서 아프다. 큰 뜨거움이 위를 막았다. 적작약 당귀 황련 생지황 대황 천궁 박하 황금 각각 같은 양. 위를 가루 내어 졸인 꿀로 오동나무 씨 크기로 30환씩 밥 먹고 나서 묽은 쌀죽으로 삼킨다.

분주산은 눈속기름 피들어감증에 걸려 나쁜 피가 흩어지지 않는 병을 치료한다. 괴화 백지 지황 치자 형개 감초 황금 용담초 적작약 당귀 각1량. 위를 물에 달여 먹는다. 봄에는 대황을 더 넣어 간장을 빼내고 여름에는 황련을 더 넣어 심장을 빼내며 가을에는 상백피를 더 넣어 폐장을 빼낸다.

맥문동탕은 눈속기름 피들어감증으로 눈이 어둡고 깔깔하면서 아프거나 눈알 흔들림증을 치료한다. 맥문동(심을 빼고 불에 말린다) 대황(볶는다) 황금(검은 심을 뺀다) 길경(썰어 볶는다) 현삼 각1량 세신(싹을 없앤다) 망초(간다) 각반량. 위를 썰어 갈아서 5돈씩 먹는데 물 1잔 반을 7푼이 되게 달여 찌꺼기를 없애고 망초를 조금 넣는다. 밥 먹고 나서 따뜻하게 먹는다.

통혈환은 눈속기름 피들어감증을 치료한다. 생지황 적작약 감초 각5돈 천궁 방풍 형개 당귀 각1량. 위를 가루 내어 졸인 꿀로 달걀노른자 크기로 환을 만든다. 밥 먹고 나서 형개, 박하 달인 물에 씹어 삼키면 피가 흩어져 간장으로 돌아간다. 또 눈에 속티가 생길까 두렵다면 다시 앞에 환정산을 먹는다.

담귀당전산은 눈속기름 피들어감증이나 갑자기 눈이 붉고 아프면서 겉흠과 막이 생기는 병을 치료한다. 용담초 세신 당귀 방풍 각2량. 위를 사탕 작은 한 덩어리와 같이 달여 먹는다.

차전산은 간장 경맥에 쌓인 뜨거움이 위로 올라가 눈을 쳐서 생긴 자라들어간 눈겉흠증, 눈속기름 피들어감증, 빛을 싫어하면서 눈물이 많은 병을 치료한다. 차전자(볶는다) 밀몽화(줄기를 없앤다) 결명자 백질려(볶아서 가시를 없앤다) 용담초(깨끗이 씻는다) 황금 강활 국화(줄기를 없앤다) 감초 각각 같은 양. 위를 곱게 가루 내어 2돈씩 밥 먹고 나서 묽은 쌀죽에 타서 먹는다.

진주산은 눈에 눈속기름 피들어감증이나 막이 생긴 병을 치료한다. 진주 수정 호박 마아초 각반량 주사 1량 용뇌 1푼. 위를 같이 아주 곱게 갈아 구리 젓가락으로 팥 반알 정도 크기를 눈에 넣는다.

《심시요함》

○ 까닭없이 죽은피가 눈자위로 들어가네. 눈을 해쳐 빛을 잃어버리네. 증상이 변해 바람이 생기네. 쉬면 조금 보이네. 빨리 돌침으로 찔러 피를 내야하네.

이 증상은[290] (풀이 안함) 다음을 먹어야 한다.

분주산은 죽은피 눈병증으로 나쁜 피가 흩어지지 않은 병을 치료한다. 괴화 생지황 백지 치자(볶는다) 형개 용담초 황금(술로 볶는다) 적작약 감초 당귀잔뿌리 각각 같은 양. 위를 가루 내어 3돈씩 맑은 물 2잔으로 8푼이 되게 달여 찌꺼기를 없애고 뜨겁게 먹는다. 봄에는 대황을 더 넣어 간장을 빼내고 여름에는 황련을 더 넣어 심장을 빼낸다. 가을에는 상백피를 더 넣어 폐장을 빼낸다.

선명환은 눈 속에 죽은피 눈병증으로 붉게 붓고 깔깔하면서 아픈 병을 치료한다. 커다란 뜨거움이 위에 막혔다. 적작약 당귀잔뿌리 황련 대황 생지황 박하잎 황금 천궁 각각 같은 양. 위를 가루 내어 졸인 꿀로 오동나무 씨 크기로 환을 만들어 3돈씩 밥 먹고 나서 미음으로 삼킨다.

《목경대성》

○ 죽은피 눈병증. 기운이 막히고 피가 뭉치니 어느 곳으로 돌아갈까. 흰자위로 스며들어가거나 검은자위와 흰자위가 갑자기 붉어지네. 눈동자 속에 바람을 막고 삿됨을 쫓네. 눈동자 속이 다른 빛깔을 얻네. 지는 해나 달과 완전히 같네. 밥먹고 또 고개를 돌리니 빛을 거두네. 그만두고 쉬어도 시름하는 해가 이어지네.

이 증상은 처음 얻을 때 눈꺼풀이 반쯤 둥글면서 은은한 푸른빛깔을 띠다가 그 다음에 자줏빛 검은빛깔이 된다. 또 빈 곳이 조금 붓기도 하고 흰자위도 붉으면서 부어오른다. 만약 주먹으로 맞아서 왼쪽과 오른쪽이 서로 전하면 멀거나 가까운 곳을 보려고 하지 않는다. 다행히

---

[290] 위에 《증치준승》과 내용이 같아서 풀이 하지 않는다. 한문은 뒤에 붙여놓았다.

볼 수 있고 아프지 않다면 심하게 괴롭지 않다.

　대개 뜨거운 음식을 많이 먹어서 삿된 것이 가슴 가로막과 기운 바다를 덮게 되면 피가 세차게 되고 막혀서 통하지 않는다. 이것이 위로 가기 때문에 이 증상이 생긴다. 심해지면 기침하고 입과 코에서 피가 나온다. 빨리 청독축어탕을 큰 분량으로 해서 여러 번 먹는다. 낫지 않으면 눈꺼풀에 피를 내고 저당탕이나 통유환으로 친다. 그렇지 않고 불과 쇠가 나무를 타고 들어가면 반드시 누런패인 눈곁흠증, 검은자위 노란즙차오름증, 눈알 굳음증 등의 증상으로 변한다.

　그리고 눈동자에 검은 눈동자가 보이지 않고 갓 흘린 피가 가득히 들어오는 경우가 있다. 이것은 먼저 뜨거운 바람으로 병에 걸렸을 때 이미 흩어졌는데도 몸을 기르지 않고 끝까지 쓰면서 차가운 약을 썼기 때문이다. 그래서 신장에 알짜와 쓸개즙이 모두 닳아 없어지고 한 점의 타고난 양이 직접 물에 덕을 건드리게 되었다. 불이 피 부분에 들어간 생김새가 있는 급한 병과 어떻게 견주겠느냐. 사람이 이런 병에 걸리면 아주 위험하고 나쁘다. 생맥산, 십보환, 귀록이선고를 번갈아 3량을 먹으면 하루 사이에는 아직 치료할 수 있다. 만약 다시 소중히 하지 않고 약과 음식을 잘못한다면 눈병을 치료하기 어려울 뿐만 아니라 목숨이 오래지 않을까 두렵다. 의사는 반드시 먼저 병의 대책을 세우고 이 책을 집안사람에게 보여서 이렇게 하면 돕지 못한다고 해야 뉘우치지 않고 뒷말도 피할 수 있다.

　또 위나 아래, 왼쪽이나 오른쪽을 거리끼지 않고 흰자위에 한 조각이나 몇 개의 점이 붉은 숯이나 붉은 노을 같이 보이는 경우가 있다. 이것이 하루 저녁을 지나면서 빛깔이 흐려지고 푸른 자줏빛으로 변하며 조각과 점이 더 커진다. 이것은 피가 뜨거워 제멋대로 다니다가 폐장과 막 사이에 들어와 달라붙었기 때문이다. 기침을 하는 이유는 모두 기운이 편안하지 않기 때문이다. 치료는 치금전, 도적산으로 해야 한다. 불이 물러나서 피가 통하면 어렵지 않게 병이 치료된다. 만약 겉을 풀면서 폐장을 빼내는 치료에만 얽매여 흩어지게 하는 처방을 먹게 한다면 타고난 기운이 말라버릴까 두렵다. 바람 나무가 이기지 못하면서 약해져 뜻밖에 안팎으로 심한 증상을 얻을 수 있다.

《동의학사전》

○ 어혈로 생기는 눈병. 화독으로 낙맥이 막히거나 혹은 눈, 코, 얼굴 등에 외상을 받아 어혈이 눈 부위에 머물러서 생긴다. 머리가 아프고 눈알은 불어나는 듯하면서 아프며 눈이 시굴고 눈물이 나오며 물체가 뿌옇게 보인다. 눈꺼풀은 벌겋고 딴딴하며 부어서 눈을 뜰 수 없다. 백정(구결막)은 벌겋게 부으며 핏줄은 불어나 구불구불하며 검붉은 색을 띤다. 심할 때에는 흑정(각막)이 흰 잿빛으로 되거나 헐며 황액상충(전방축농)이 오면서 눈이 멀게 된다. 어혈이 눈알 주위에 있으면 눈알이 도드라져 나오고 잘 움직이지 않는다. 적사규맥, 색사연지, 형여하좌와 감별해야 한다. 화독으로 온

것은 사화해독, 양혈활혈하는 방법으로 분주산, 선명환 등을 쓰고 어혈로 온 것은 기혈을 잘 돌게 하고 어혈을 없애며 경맥을 통하게 하는 방법으로 통혈환, 혈부축어탕을 가감하여 쓴다. 외상으로 온 것은 초기에 찬찜질을 하고 3일 지나서는 더운찜질을 한다. 눈꺼풀에 어혈이 있고 부은 때에는 칠리산을 술에 개여 붙인다. 눈에는 삼황안액을 넣는다.

10) 독들어간 눈병증

삿된 기운이 독으로 변해 눈꺼풀이 부어올랐다가 흰자위와 검은자위가 문드러지고 아래위 눈꺼풀과 뇌, 광대뼈 위까지 퍼져 결국 죽는 병증이다. 처음에 머리바람증, 죽은피 눈병증으로 눈꺼풀이 딴딴하면서 눈알이 심하게 아프다. 병이 진행되기 전에 온 마음을 써서 치료하면서 몸조리하면 살아날 수도 있다. 안와연조직염이다. 안와 내 세포조직의 급성 화농성 염증으로 축농증이나 외상, 수막염, 외부로부터의 감염, 얼굴의 단독에 의해 생긴다. 소아가 축농증이 있다가 눈알이 돌출되면 거의 이 병이다. 눈꺼풀의 충혈, 종창, 결막 부종, 눈알 돌출, 눈알운동의 제한과 심한 통증, 고열이 동반된다. 눈알 전체에 염증이 퍼지면 때때로 머릿속까지 퍼져 수막염, 뇌종양이 온다. 안과 응급질환으로 강력한 항생제를 투여하고 농양이 생기면 배농시킨다. 죽은피 눈병증과 비슷하지만 두 병증을 구분해서 기술한 《증치준승》에 따라 다른 병증으로 했다.

석고산은 생석고 3량 고본 백출 감초(굽는다) 1량반 백질려(볶는다) 1량 강활 세신 천궁 박하 적작약 1량. 가루 내어 4~5돈씩 뜨거운 차로 빈속이나 자기 전에 먹는다. 《장씨의통》

《증치준승》

○ 독들어간 눈병증은 처음 생길 때 머리바람증에 축축한 뜨거움이나 죽은피 눈병증, 눈꺼풀 뻣뻣함증 등의 병을 일찍 치료하지 못했거나 치료해도 그 방법을 얻지 못해서 결국 삿된 것이 세차면서 독이 되었기 때문이다. 눈꺼풀과 눈동자가 모두 주먹이나 사발 같이 부어오르고 머리까지 구슬이 이어져서 견딜 수 없이 아프다. 그러다가 먼저 검은자위부터 짓무르고 그 다음에 흰자위가 짓무른다. 위아래 눈꺼풀테가 짓무르면서 골과 광대뼈 위에 살까지 함께 짓무르는 경우에는 죽는다. 음식을 적게 먹고 비장 때문에 설사하거나 배꼽 주위에서 아랫배까지 당기면서 아프면 더욱 빨리 죽는다. 음식을 먹을 수 있으면서 오장이 고르다면 늦게 죽는다. 사람이 중년에 이 병에 걸리면 백에 하나둘도 살 수 없다.

머리가 쑤시면서 부어오르고 눈알이 솟아오르는 등의 증상이 치료해도 물러났다 다시 생기고 다시 치료해도 다시 생겨서 앞에처럼 아프면서 붓는다면 결국 이 병이 된다. 이미 병이 되었다면 치료해서 조금 붓기가 빠지고 적게 아프더라도 반드시 또 생긴다. 생긴 것을 다시 네 번까지 치료했는데도 결국 또 생기면 다시 치료할 수 없다. 이미 이 증상이 되었다면 살릴 방법이 없다. 아직 병이 되지 않았으면 매우 마음을 써서 몸조리를 하면서 맞는 치료를 하면 살 수 있다. 눈병에 머리와 골이 심하게 아프고 눈알과 눈꺼풀이 부으면서 엉겨 내밀고 딱딱하게 보인다. 약을 바르거나 피를 빼도 부드러워지지 않지만 눈을 뜰 때 조금 부드럽다가 조금 지나 원래로 돌아가는 경우가 있다. 이때에도 모두 이 병이 온다. 안에 있는 바탕을 찾아서 치료한다면 이미 늦었다고 뉘우칠 일이 거의 없다.

《장씨의통》

○ 독들어간 눈병증.[291] (풀이 안함) 처음 생겼을 때 빨리 석고산에 강활, 세신, 천궁, 박하, 적작약을 더해 쓴다. 눈동자가 짓무르면 치료해도 미치지 않는다.

11) 피나오는 눈병증

눈에서 피눈물이 나오는 병증이다. 칼이나 침에 찔린 것처럼 피가 흐르는데 멈추지 않는다. 피가 눈꺼풀 안쪽이나 흰자위에서 나온다. 눈물구멍에서 피가 뿜어 나오거나 눈물에 섞여 나오기도 한다. 피가 두 번, 세 번 나오면 눈알이 천천히 푹 꺼지면서 점차 실명한다. 일본뇌염, 뇌척수염, 패혈증, 혈소판 감소증에서 볼 수 있다. 이것은 눈겉증이 아니라 눈속증이다.

원인과 치료는 아래 책을 본다.

대보원전은 숙지황 3돈 인삼 산약(볶는다) 두충 당귀 구기자 각2돈 산수유 자

---

[291] 《증치준승》과 같은 내용은 풀이하지 않는다. 한문은 뒤에 붙여놓았다.

감초 각1돈. 물에 달여 먹는다.

인삼양영탕은 기운과 피가 비워진 병을 치료한다. 백작약(술에 볶는다) 2돈 당귀 인삼 백출 황기(꿀로 굽는다) 육계 진피 감초 각1돈 숙지황 오미자 방풍 각7푼 원지 5푼반 생강3 대추2. 물에 달여 밥 먹고 나서 먹는다.

자음지황탕은 숙지황 1돈반 산약 산수유 당귀 천궁 백작약 각1돈 목단피 택사 백복령 석창포 원지 지모(소금물로 볶는다) 황백(소금물로 볶는다) 각6푼.

청영탕은 1. 생지황 5돈 서각 현삼 맥문동 금은화 각3돈 단삼 연교 각2돈 대나무잎 (포공영 황련) 각1돈. 삿된 뜨거움이 속 기름 부분에 들어가 높은 열이 나면서 심한 갈증이 있거나 갈증은 없으면서 가슴이 답답하고 딸꾹질을 하며 잠을 자지 못하고 헛소리를 하는 병을 치료한다. 검은자위 노란즙차오름증, 눈동자구멍 좁아짐증, 눈속기름 피들어감증을 치료한다. 일본뇌염, 유행성 뇌척수막염, 패혈증일 때도 쓴다. 2. 건지황 당귀 각3돈 백작약 서각 황기 띠뿌리 각2돈 백출 목단피 황금 각1돈반 자감초 1돈. 삘기꽃 4돈을 넣어도 된다. 혈소판 감소성 자반증으로 열이 나고 피가 나오며 혈소판 수가 적어지고 피오줌을 누는 등의 증상에 쓴다.

생포황탕은 포황 한련초 단삼 형개 울금 생지황 천궁 목단피 각1돈.

《목경대성》

○ 피나오는 눈병증. 끊어 보냈지만 마음 쏨이 생기네. 며칠 없었는데 바빠졌네. 꿈속에 넋이 밤이고 또 바람이네.

애써서 움직이니 물이 진짜 불과 떨어지네. 때때로 눈 아래로 피눈물이 흐르네. 얼굴 앞에 사람이 연기 덩굴로 가렸네. 깊이 헤아리지 않아도 없앨 수 있네. 거문고가 끝나고 차를 끓이면서 홀로 앉아 있네.

이 증상은 눈이 아프지 않은데 빨간 피가 스스로 내뿜듯 흐른다. 칼이나 침으로 찔러 해친 듯하고 잠깐 동안에 멈추게 할 수 없다. 어린아이는 불이 간장의 바깥에 뭉쳐 있기 때문이고 늙은이와 생각을 많이 하는 사람은 타고난 생각이 비워졌는데 갑자기 뜨거운 바람이 들어왔기 때문이다. 그러면 경맥이 위에서 떠돌고 피가 원래의 오장육부로 돌아가지 못해서 엉뚱하게 나오게 된다. 두 번이나 세 번까지 나오면 눈자위가 천천히 움푹 꺼지고 보지 못한다.

그리고 치료는 쉽지만 병의 상태와 절기에 따라 셋으로 나누어 살펴야 한다. 맥과 몸이 증상과 맞는 지 알맞게 살핀다. 또는 그렇지 않고 얽매일 필요 없이 모두 대보원탕, 인삼양영탕, 귀비탕, 자음지황탕 등을 써서 치료하면 효과가 있다. 배움터가 나빠도 좋은 칼과 붓이다.

돈이 많거나 적다고 소송을 당하는 것을 항상 보면서 그 저잣거리 같은 배움터에서 이십년을 지냈다. 하루는 해질녘에 동쪽 다리를 지나는데 강바람이 얼굴을 때리듯 불어왔다. 이때 왼쪽 눈에 눈물이 쉴 새 없이 흘러서 닦았는데 두 손에 붉은 피가 가득하다. 집에 가서 대야에 비춰보니 흐릿하게 보인다. 대장에 걸쭉한 피가 나오는 독이 생겼구나. 슬프다! 대개 대장과 오장이 글자는 다르지만 소리는 같다. 훌륭한 익살이지만 병에 걸린 근원이 아니라고 할 수 없다. 특히 여기에 쓰는데 깊이 연구해서 항상 이것을 거울로 삼기를 바란다.

《변증록》
○ 사람의 귓속에서 피가 나올 때 줄줄 흘러 끊어지지 않고 3일 동안 그치지 않으면 사람이 죽는다. 이 병이 세상에 없다고 하지만 실제로 증상이 있다. 귀는 신장에 구멍으로 귓속에서 피가 흐르면 신장이 스스로 비워진 병이다. 그리고 신장이 비워지면서 피가 위장으로 가지 못하면 입으로 나오지 못하면서 한쪽 귀로 나온다. 바로 그 이유이다. 대개 심포의 불이 이끈다. 원래 심포의 불은 명문의 불과 서로 통한다. 두 불이 끓어오르면 피가 위장으로 가지 못하고 귀로 간다. 위장은 심포의 아들이다. 위장은 신장불이 심장을 해치면서 함께 위장을 해칠까 두려워한다. 그래서 그 불을 이끌어 위에 귀로 간다. 모든 지나다니는 땅은 흙을 말아 올리고 다니기 때문에 피가 따라서 나온다. 귓구멍이 아주 가늘지만 위장의 입구의 크기와 견주지 못한다. 무너뜨리지 못한다고 생각하는데 그러면 어떻게 오랫동안 줄줄 흘러 끊어지지 않느냐? 그러므로 반드시 빨리 그치게 해야 한다.

처방은 전규지분탕을 쓴다. 맥문동 1량 숙지황 2량 석창포 1돈을 물에 달여 먹는다. 1제를 먹으면 효과가 있다. 숙지황은 신장 경맥의 물을 채우고 북돋우며 맥문동은 심포의 불꽃을 그치게 한다. 두 경맥의 불이 그치면서 귓구멍이 막히지 않으면 구멍이 뚫릴 수 있다. 피가 잠깐 멈추지만 반드시 넘쳐 나오지 않는다고 말하지 못한다. 그러므로 석창포로 두 약재를 이끌어 직접 귓속으로 뚫고 들어가도록 한다. 또 귓속의 불을 이끌어 심포로 되돌아가도록 해야 불이 돌아가 귓구멍이 막힌다. 이처럼 약을 쓰면 신기하고 진짜로 생각지도 못한 오묘함이 있다. 이 증상은 절류탕도 신기한 효과가 있다. 숙지황 2량 생지황 맥문동 각1량 삼칠근(가루 낸다) 3돈 석창포 1돈을 물에 달여 먹는 데 1제를 먹으면 피가 그친다.

○ 사람의 두 눈에 피가 흐르는데 아주 심하면 바로 쏘듯이 나온다. 부인은 월경이 막히고 남자는 입과 입술이 마른다. 사람에게 간장에 피가 제멋대로 돌아다닐 때 신장 속에 불이 움직였다고 누가 알겠느냐. 신장 속의 불은 신하불이다. 임금불이 편안하고 가만히 있으면 신하불이 구태여 위로 넘치지 않는다. 오직 임금불이 이미 약해진 다음에 심장 속에 바램이 지나치면 신하불이 임금의 명령을 끼고 아홉 구멍에게 시킨다. 아홉 구멍은 임금의 명령을 받들어 감히 따르지 않겠다고 못하고 그 시킨 것을 듣는다. 심장에 이음새는 눈으로 통하고 간장의 구멍은 눈으로 열려있다. 간장 속에 불이 있는데 또 신하불이다. 신장 속에 명문도 신하불이고 심장 속에 심포 낙맥도 신하불로 같은 종류이다. 같은 기운이 서로 도와 끓어오르면 적은 사람이 맺은 무리일 뿐만 아니라 견줄 수 있지만 풀 수 없다. 그래서 바로 심장과 간장의 구멍과 이음새로 달려가 피가 아래로 가지 못하고 위로 가게 된다.

치료법은 약한 심장에 임금을 북돋아 신장 불의 움직임을 억누른다. 그리고 심장 불이 이미 비워졌으면 심장을 북돋는데 심장은 힘차기 쉽지 않다. 반드시 신장을 북돋아서 심장을 생기게 해야 심장 불이 움직이지 않으면서 신장 불도 움직이지 않는다. 처방은 조심단을 쓴다. 맥문동 1량 원지 2돈 백복신 3돈 숙지황 1량 산수유 5돈 현삼 5돈 목단피 3돈 감실 3돈 연자육 1돈 당귀 3돈 시호 3푼을 물에 달여 먹는다. 1제면 피가 멈추고 2제면 다시 생기지 않는다. 이 처방은 심장, 간장, 신장 세 경맥을 같이 치료하는 약이다. 신장을 북돋아 간장을 만들고 신장을 북돋아 심장을 만들 따름이다. 신장 속에 불이 움직인다고 의심해서 더욱 그 신장을 북돋는 경우가 있는데 마땅하지 않다. 신장 불이 움직이면 곧 신장 물이 약하다는 것을 알지 못한다. 물이 약하기 때문에 불이 움직인다. 물이 세차면 불이 가만히 있지 않겠느냐. 심장 불은 반드시 신장 물의 도움을 받아야 불이 세차게 된다. 심장 불이 세차고 신장에 불이 스스로 평화로워야 제멋대로 쓰지 않는다. 이 증상은 달인 약도 신기한 효과가 있다. 숙지황 백작약 각1량 산수유 5돈 시호 5푼 형개(검게 볶는다) 3돈 북오미자 10알 죽력 1홉에 같은 양의 물에 달여 먹는데 2제면 낫는다.

《잡병광요》

○ 피나오는 눈병증은 피가 눈에서 나온다. 쌓인 뜨거움이 간장을 해쳤거나 잘

못된 약이 음에 피를 흔들었기 때문이다. 갑자기 병에 걸려 열이 날 때도 이것을 본다. 치자시탕에 서각, 물푸레껍질, 목단피, 적작약을 더 넣어 쓴다. 약을 잘못 써서 이 병이 보일 때는 독삼탕, 보원탕, 생료육미탕으로 모두 치료할 수 없다. 《변증록》에서 귓속에서 피가 나는 병과 두 눈에 피가 흐르는 병을 증후에 따라 치료하였다. 글이 뒤섞여 기록하지 않지만 참고해야 한다. 또 정성해가 한 여자를 치료했는데 어머니의 돌아가신 괴로움으로 밤낮으로 울부짖다가 눈물이 모두 피가 되었다. 국화, 백작약, 목단피, 천궁, 당귀 잔뿌리, 생치자, 진피, 백복령, 생감초를 썼으니 참고하면 된다.

《동의학사전》

○ 목중유혈(目中流血), 목뉵(目衄), 안뉵(眼衄). 눈물구멍으로부터 피가 나오거나 백정(구결막)의 핏줄이 손상되어 피가 나오는 병증. 풍열사독의 침습, 눈 부위 외상, 온몸 질병 및 코 부위 외상 때 생긴다. 피가 눈꺼풀 안쪽 면이나 백정에서 나온다. 또한 눈물구멍으로부터 피가 뿜어 나오거나 눈물이 섞여 나온다. 풍열로 온 것은 풍열을 없애고 혈분의 열을 내리우며 피나기를 멈추는 방법으로 청영탕에 민들레를 더 넣어서 쓰고 눈 외상으로 온 것은 혈분의 열을 내리우고 피나기를 멈추는 방법으로 생포황탕(생부들꽃가루, 한련초, 단삼, 형개, 울금, 생지황, 궁궁이, 모란뿌리껍질)을 가감하여 쓰며 코피가 위로 거슬러 눈물구멍으로 나올 때에는 비뉵을 치료해야 한다. 결막 손상, 급성 염증, 코피, 눈물길 외상 때 본다.

9. 기타 눈 증상

1) 방광에 맺힌 뜨거움

《증치준승》

○ 뜨거움이 방광에 맺힌 증상. 눈이 병에 걸렸는데 오줌이 안 나오고 머리가 아프며 한열왕래가 있는 병증이다. 오줌이 맑게 잘 나오면 이 병이 아니다. 뜨거움이 방광을 뜨겁게 쪘기 때문이다. 먼저 그 물을 맑게 잘 나오게 한 다음에 눈병을 치료하면 낫는다. 태양경맥이 눈에 맥락을 돌아 위에 머리 꼭대기로 가기 때문에 머리가 아프다. 불이 아주 심하면 물과 함께 변하고 또 피가 비워지면 겉이 약해지기 때문에 한열왕래가 된다. 뜨거움이 심하면 물의 기운이 막혀 눈속물을 뜨겁게 쪄서 물기가 모자란다. 어떻게 말라 없어지지 않을 수 있겠는가.

《장씨의통》

○ 뜨거움이 방광에 맺힌 증상은 눈병이 있으면서 오줌이 안 나오고 머리가 아프며 한열왕래가 있다. 오줌이 맑게 잘 나오면 이 병이 아니다. 먼저 그 물을 잘 나오게 한 다음에 그 눈을 치료한다. 오령산에 차전자, 활석 같은 약을 더 넣는다. 피가 뜨거우면 도적산과 익원산을 합친다.

2) 새벽에 어둡게 보임

새벽에 눈이 어두워지는 병증이다. 원인은 삿된 바람이 머리와 눈에 들어갔기 때문이다. 치료는 삿된 바람을 없애기 위해 궁국산, 천궁산, 백질려산을 쓴다.

궁국산은 눈이 갑자기 붉은 병을 치료한다. 박하 2돈 감국 감초 천궁 1돈 방풍 7푼 백지 5푼. 2돈씩 밥 먹고 나서 술로 먹는다.

천궁산은 천궁 1돈 당귀 8푼 강활 감국 만형자 세신 석고 고본 형개 반하 생지황 방풍 감초 각5푼 생강3.

백질려산은 새벽에 눈이 잘 안 보이고 눈이 붉으면서 눈물이 나오는 병을 치료한다. 백질려 백선피 방풍 대황 적작약 치자 황금 맥문동 현삼 길경 전호 자감초 각1량. 1일 3회 2돈씩 박하 달인 물로 밥 먹고 나서 먹는다.《의림촬요》

3) 저녁에 어둡게 보임

해질 무렵이면 시력이 낮아지는 병증이다. 눈이 어두워지는 밤눈증과는 다른 병이다. 골과 등뼈골이 부족해서 생긴다. 치료는 골과 등뼈골을 북돋기 위해 명목지황환을 쓴다.

명목지황환은 눈자위에 작은 침윤들이 생겨 눈이 부시고 깔깔하면서 눈물이 흐르고 잘 보이지 않는 병을 치료한다. 점상 각막염, 유행성 결막염, 단순포진 각막염, 각막혼탁에 쓴다. 건지황(술에 씻는다) 숙지황 각4량 우슬(술에 씻는다) 백질려 각3량 지모(소금물로 볶는다) 황백(소금물로 볶는다) 토사자(술에 볶는다) 독활 구기자 각2량. 꿀로 오동나무 씨 크기로 환을 만들어 1일 3회 50~70환씩 연한 소금물로 빈속에 먹는다.

4) 눈이 어두우면서 눈물이 많음

눈물이 많이 흐르면서 눈이 어두워지는 병증이다. 간장과 신장이 비워져 생긴다. 국정원을 쓴다.

국정원은 간장과 신장이 비워져 눈에 검은 속티가 보이고 눈이 잘 보이지 않는 병을 치료한다. 각막혼탁에도 쓴다. 감국 4량 구기자 3량 숙지황 육종용 각2량 파극 1량. 거칠게 가루 내어 꿀로 오동나무 씨 크기로 환을 만들어 50~70환씩 따뜻한 술이나 소금물로 빈속에 먹는다. 《동의보감》

5) 피를 많이 흘린 눈

피를 많이 흘린 다음에 갑자기 눈이 잘 보이지 않고 아프면서 어지러운 병증이다. 급성 실혈로 생기는 시력감퇴, 일시적 흑내장, 복시, 허혈성 망막 및 유두의 변화가 포함된다. 원인은 외상성 실혈, 각혈 및 토혈로 생긴다. 치료는 빨리 기운을 북돋우면서 피를 멈추기 위해 독삼탕을 쓴다. 피가 멈춘 다음에는 기운과 피를 북돋기 위해 궁귀보혈탕을 쓴다.

궁귀보혈탕은 황기 당귀 백출 두충 백작약 각1돈 건강 아교 천궁 오미자 목향 인삼 감초 각5푼. 《방약합편》

6) 간장에 음이 비워진 눈

간장에 음이 비워졌을 때 생기는 눈병이다. 간장에 피나 신장에 음이 비워져 간장을 기르지 못해 생긴다. 머리가 어지럽고 아프며 귀가 울고 성격이 조급해지며 화를 잘 낸다. 또한 가슴이 답답하고 잠을 못 잔다. 그러다가 점점 머리와 얼굴이 달아오르고 입과 목이 마르며 눈이 잘 보이지 않는다. 월경불순도 있다. 간장을 북돋기 위해 보간탕을 쓰면서 신장에 음을 북돋기 위해 기국지황환을 쓴다. 비워진 불이 심하여 어지럽고 머리가 아프며 손발이 저리고 마비감이 있으면 양혈거풍탕을 쓴다. 간장에 음이 비워져 옆구리가 뻐근하고 아프며 숨이 차고 눈이 잘 보이지 않을 때는 보간산을 쓴다.

보간탕은 간장에 피가 부족해서 다리가 붓고 떨리며 힘이 없다. 때때로 가슴이 두근거리면서 시력이 낮아지는 병을 치료한다. 숙지황 당귀 백작약 각2돈 천궁 산조인 목과 감초 각1돈. 거칠게 가루 내어 물에 달여 밥 먹고 나서 먹는다.

양혈거풍탕은 머리바람증으로 어지럽고 심하게 머리가 아프며 가슴이 답답하면서 두근거리고 때때로 귀가 울고 잠을 자지 못하는 병을 치료한다. 당귀 천궁 건지황 방풍 형개 강활 세신 고본 석고 만형자 반하 선복화 감초 각1돈 생강3 대추2. 물에 달여 밥 먹고 나서 먹는다.
《동의보감》

보간산은 산수유 당귀 오미자 산약 황기 천궁 목과 생지황 백출 독활 산조인 각1돈.

7) 간장에 불로 어지러운 눈병

어지러우면서 머리가 심하게 아픈데 얼굴이 벌겋고 입이 쓰며 눈에 핏발이 생기는 병증이다. 신장 물이 부족하여 간장과 쓸개의 불이 치밀기 때문이다.

치료는 간장에 불이 몹시 세찰 때는 간장에 불을 내리기 위해 용담사간탕을 쓰고 신장 물이 몹시 부족하면 신장에 음을 북돋기 위해 지백지황환을 쓴다.

용담사간탕은 1. 시호 1돈 황금 7푼 인삼 천문동 황련 용담초 치자 맥문동 지모 각5푼 오미자 7알 2. 용담초 시호 택사 각1돈 목통 차전자 적작약 생지황 적복령 당귀 치자 황금 감초 각5푼.

지백지황환은 숙지황 생건지황 각4량 산약 산수유 구기자 각2량 백복령 목단피 택사 각1량반 지모(소금물로 볶는다) 황백(소금물로 볶는다) 각1량.

8) 간장이 뜨거워 눈이 아픔

간장이 뜨거워서 눈알이 몹시 아픈 병증이다. 간장에 뜨거움을 내리기 위해 하고초산을 쓴다.

하고초산은 간장이 비워져 눈이 아프고 눈물이 많이 나오며 눈이 부실 때 쓴다. 하고초 2량 향부자 1량 감초 5돈. 거칠게 가루 내어 2돈씩 찻물에 타서 밥 먹고 나서 먹는다.

9) 간장이 뜨거워 정액이 흘러나옴

간장이 세차게 뜨거울 때 생긴다. 정액이 자기도 모르게 흘러나오면서 가슴이 답답하고 노여움을 잘 탄다. 눈에 핏발이 서고 입 안이 쓰며 목안이 마르고 오줌이 잦으면서 양이 적다. 간장에 불을 내리기 위해 용담사간탕을 쓴다. 처방은 바로 위를 본다.

10) 간장이 비워져 힘듦

간장이 비워져 몸이 아주 나른하고 얼굴빛깔이 컴컴하고 윤기가 없으며 두 옆구리가 켕기고 가슴이 아픈 병증이다. 힘줄이 당겨서 움직이기 힘들고 때로는 정신이 불안해서 혼자 누워있지 못한다. 눈이 잘 보이지 않고 자주 눈물을 흘린다. 간장을 북돋기 위해 보간환이나 자보양영환을 쓴다.

보간환은 간장에 피가 부족해서 머리가 아프고 어지러우며 눈이 잘 보이지 않고 온 몸이 나른하고 아픈 병을 치료한다. 숙지황 당귀 백작약 천궁 각1돈2푼 강활 방풍 충울자 밀몽화 각1돈. 거칠게 가루 내어 물에 달여 밥 먹고 나서 먹는다.

자보양영환은 기운과 피가 부족해서 온 몸이 나른하고 맥이 없으며 소화가 안 되면서 눈이 어둡고 밤눈증이 있을 때 쓴다. 원지 백작약 황기 백출 각1량반 생지황 인삼 오미자 당귀 천궁 산약 각1량 진피 8돈 백복령 7돈 건지황 5돈 산수유 4돈. 감초 3돈 충울자 밀몽화 각1돈을 넣기도 한다. 가루 내어 꿀로 오동나무 씨 크기로 환을 만들어 1일 3회 50~70환씩 멀건 미음으로 먹는다. 물에 달여 먹어도 괜찮다. 《동의보감》

11) 간장과 쓸개가 편하지 않음

온갖 감정으로 간장과 쓸개를 해쳐 불안해하는 병증이다. 가슴이 답답하고 안타까워하며 잠들지 못하고 무서운 꿈을 꾸면서 잘 놀란다. 숨이 가쁘고 힘이 없으며 눈이 잘 보이지 않고 입이 쓰다. 간장에 피를 북돋고 정신을 안정시키기 위해 산조인탕을 늘리거나 줄여서 쓴다.

가감산조인탕은 산조인(볶는다) 3량 맥문동 2량 지골피 1량 방풍 천궁 각5돈 당귀 백복령 영양각 인삼 황기 각3돈 용안육 2돈 충울자 밀몽화 감초 각1돈. 가루 내어 3돈씩 생강 3쪽과 함께 달여 아무 때나 먹는다. 《향약집성방》

12) 눈썹 뼈가 아픔

눈꺼풀 위쪽 눈썹 있는 부위가 아프다. 주로 눈썹 뼈 부위와 눈알이 아프고 눈이 잘 보이지 않는다. 눈이 붉고 눈동자가 커진다. 흔히 양명머리아픔이나 소양머리아픔 때 같이 보인다.

원인은 뜨거운 바람이 들어왔거나 축축한 가래가 막혔거나 간장이 비워졌거나 간장에 불이 위로 타올랐기 때문이다.

치료는 간장이 비워졌으면 생지황산, 생숙지황환을 쓰고, 뜨거운 바람이면 구풍상청산을 쓰며 축축한 가래면 도담탕을 쓰고, 간장에 불이 위로 타올랐으면 용담사간탕을 쓴다.

생지황산은 생지황 2돈 천궁 영양각 대황 적작약 지각 목향 각1돈.

생숙지황환은 생지황 숙지황 현삼 석고 각1량. 꿀로 오동나무 씨 크기로 환을 만들어 30~50환씩 찻물로 먹는다. 《동의보감》

구풍상청산은 황금 백지 천궁 강활 방풍 시호 감초 형개 각1돈. 충울자 밀몽화 용안육 산조인 각1돈을 더 넣기도 한다.

용담사간탕은 시호 1돈 황금 7푼 감초 인삼 천문동 황련 용담초 치자 맥문동 지모 각5푼 오미자 7알.

13) 눈에 종기

눈에 생기는 종기를 나무 종기, 불 종기, 흙 종기, 쇠 종기, 물 종기의 5가지 종기로 분류하였다. 병증 이름은 아니고 서로 다른 병증을 오행의 분류에 따라 구분하여 설명한 것일 뿐이다. 나무 종기는 검은자위 푸른콩증이고 불 종기는 눈꺼풀 닭벼슬증을 말한다. 흙 종기는 눈꺼풀 뾰루지증이고 쇠 종기는 흰자위 흰콩증이며 물 종기는 검은자위 게눈증이다.

《목경대성》

○ 다섯 가지 눈에 부스럼.

나무 종기는 콩 같은 것이 검은자위에 있네. 짙은 쪽빛이나 푸르거나 노란 빛깔이 낮에는 만들지 않네. 만약 깊게 들어가면 눈동자로 가네. 물결이 출렁거리고 초록색 이끼가 생기네. 이 증상은 검은자위에 왼쪽과 오른쪽에서 생기고 푸른빛깔이며 썩은 콩 같은 꼴이다. 크게 중요한 점은 아래 정기와 피를 녹인 것이 아니라 마른 불이 위를 쳤다. 산과 바다에 음식을 많이 먹어 독 기운이 생겼기 때문이다. 한번 일어나면 안에 뜨거움으로 음식을 적게 먹고 머리와 눈이 미치듯 아프며 구태여 눈을 떠서 보지 않는다. 병의 세력을 잡아 조금 약해지면 지금 증상이 된다. 노란 즙이 스스로 안에서 나오는 것과 같지 않지만 위험하고 나쁘며 지나쳐 치료하지 못하면 눈동자가 반드시 벌어진다. 나은 다음에 이끼가 파먹은 이끼 반점이 있다. 겉흠과 비슷하지만 가림은 아니다. 귀신같은 의사도 팔꿈치를 잡아당긴다.

불 종기에 꼴은 붉은 육두구 같아서 그 이유로 삿된 독이 아닌지를 아네. 두 눈초리 사이가 이미 몹시 나빠져 흰자위에 들어와 나누기 어렵네. 이 증상은 처음에는 산초 열매처럼 일어나서 붉은 육두구같다. 안쪽 눈꺼풀과 눈초리 사이에 생기며 흰자위에 붙어있으면 급하다. 불에 채워진 삿된 것이 지금 쇠 부분에 있어서 귀신과 도적이 서로 침범한다고 말한다. 치료하지 못하거나 잘못하면 구멍이 생겨 새는 병이 된다. 황련해독탕을 쓰고 마땅하지 않으면 팔정산, 서각지황탕이 마땅하다. 다시 물을 도와 불을 다스리거나 음을 북돋아 양과 맞추기도 한다. 둥글게 상황에 맞게 쓰며 치료법은 아주 많다. 어떻게 한 가지 뜻으로만 독을 물러나게 하겠는가.

흙 종기는 흔히 보배로운 구슬이라고 부르네. 피가 뭉치고 가래불을 생기게 하여 거죽을 벗기네. 병이라고 할 수 없고 작아서 치료하지 않네. 구멍이 생겨 새는 병이 되어 신이 준 기회를 써버리네. 이 증상은 세상에서 눈꺼풀 뾰루지증이라고도 부르고 밖에 눈꺼풀테 위에 생긴다. 처음에는 가렵기만 하면서 붓다가 그 다음에 하나에 작은 씨앗이 맺히고 아프다. 자주 약을 쓰지 않고도 스스로 없어진다. 병과 몸이 모두 채워져 있으면 씨앗에 크게 구멍이 생겼다가 고름이 나오면서 낫는다. 한 씨앗이 터지면 한 씨앗이 또 맺히고 어떤 날 없어지면 어떤 날에 또 생긴다. 구멍이 비워졌는데 밖에 바람이 치고 들어오면 머리와 얼굴이 모두 붓고 눈도 붉으면서 아프다. 다시 아주 심해지면 결국 썩어 새게 되고 얼굴 꼴이 바뀐다. 작은 병이라고 하다가 이렇게 해치게 되어서야 환자가 소홀히 하지 않는다. 시작할 때 사황산, 죽엽석고탕을 먹고 다음에 귀작육군전,

금수육군전을 먹는다. 눈이 붉고 아프며 얼굴이 약간 부었으면 빨리 청위산, 이출승습탕을 먹어야 한다. 종기의 위쪽을 거듭 침으로 찔러서 피가 나오고 기운이 빠지면 절대로 짓무르지 않는다.

쇠 종기는 옥구슬이 눈동자 위에 생기네. 깊고 맑은 눈동자에 더부룩한 풀처럼 가리네. 때때로 음 기운을 만나면 쇠와 물이 맑네. 흐르는 불이 서쪽에 있으면 눈동자가 조금 맑네. 이 증상은 흰자위에서 생기고 쇠로 만든 좁쌀 같은 꼴이다. 알갱이 숫자는 정해져 있지 않으며 눈곱과 눈물이 나고 눈이 깔깔하며 아픔이 가시지 않는다. 위 눈꺼풀 안쪽까지 이어져 맺히면 더욱 검은자위를 막고 또 쳐서 겉흠이 생긴다. 초창 다래끼와 아주 비슷하지만 불과 쇠가 맞서 싸웠고 축축한 바람이 흙과 나무에 있지 않다. 23~1시 다음에서 11~13시 앞까지는 양 기운이 크게 오르는 때로 병이 반드시 빠르다. 대제사백산, 치금전을 쓰고 조금도 낫지 않으면 소독축어탕을 쓰면 낫지 않는 것이 없다. 만약 하지 말아야할 것을 어기고 오히려 하게 되면 변해서 해침을 피하지 못할까 두렵다.

물 종기는 검은자위와 눈동자 사이에 나타나네. 검은 기운이 허공을 막고 푸른 기운이 엷어지네. 커다란 양이 아름다움을 떠나 머리바람증으로 괴롭네. 눈동자는 미움이 생기고 눈동자가 떨어지네. 이 증상은 검은자위에서 생기고 병의 생김새는 나무 종기와 아주 같다. 하지만 검은자위 둘레에서 먼저 생긴다. 빛깔은 노란빛깔이며 그 사이에 푸르거나 쪽빛으로 변한다. 안에서 검은자위가 나오게 하기 때문에 이상하고 나쁜 눈병이다. 눈동자가 움푹 꺼지지 않으면 눈이 멀게 되고 진짜 겹친 눈동자가 있다. 종기는 원래 불이 막혀 뭉쳤다고 말한다. 머리가 바람으로 아픈데 병이 오히려 왜 물에 속하느냐? 대개 간장 나무에 바람이 들어가면 불이 생기고 불이 힘세면 반드시 물을 업신여긴다. 눈동자는 신장 경맥이다. 바람이 그 위를 치고 불이 그 가운데를 불사르면서 아래의 근원이 돕지 못한다. 이러면 작은 기름즙이 할 수 없이 더러운 것과 합쳐 같이 흐르고 바람을 따라 나무로 들어와 종기가 맺힌다. 또 바람이 불면 물이 움직이는 것이 자연스러운 사물에 이치다. 머리바람증이나 머리아픔은 반드시 눈동자를 해치는데 어떻게 물 종기만 못하게 막겠는가. 종기는 삿된 뜨거움 때문에 불이 물과 함께 변한다. 물이 부족해지면서 신장이 시달려 병이 된다. 이렇게 뚜렷하니 어떻게 다시 의심하겠는가.

물 종기와 나무 종기는 원래 치료법이 없어 처방도 하지 못한다. 이런 환자를 만나면 인술로 치료하고 정성스럽게 치료한다. 어떻게 참고 앉아서 보겠는가. 나무 종기는 삼황환, 억양주조산을 쓰고 물 종기는 지백지황탕, 통유환을 쓴다. 이러면 아프지 않고 올록볼록한 것을 지킨다. 착한 사람은 하늘이 돕기 때문에 효과 있다. 다시 맥에 맞게 약을 고르면 백중에 한둘이 일어난다. 그러나 반드시 미리 병의 원인을 말해야 뒷말이 없고 좋은 사람도 헐뜯지 못한다.

II. 눈 겉 증

눈겉증

눈겉증은 눈꺼풀, 안쪽과 바깥쪽 눈초리, 흰자위(결막), 검은자위(각막), 눈물점 등에 생긴 눈병을 말한다. 눈겉증은 겉으로 보기에 증상이 명확하다. 눈이 붉게 붓고 눈물이 나면서 눈곱이 낀다. 또 눈이 부시고 화끈거리며 깔깔하며 아프다. 밖으로 겉흠과 막, 군살, 물집, 붓기도 볼 수 있다. 온몸에 열이 나거나 춥고 머리가 아프거나 오줌과 똥이 잘 안 나오기도 한다. 한쪽 눈이 먼저 생기기도 하고 두 눈이 함께 생기기도 한다. 병의 진행은 매우 빠르고 증상도 심하다. 삿된 기운이 넘쳐서 주로 채워짐증, 뜨거움증에 속한 경우가 많다.

원인은 주로 여섯 가지 기운이며 그 중에서 바람, 뜨거움, 축축함, 불이 많다. 또는 안에서 음식에 체하거나 축축한 뜨거움, 가래불에 의해서 생긴다. 외상으로 생기기도 한다.

치료는 눈겉증은 일반적으로 채워짐증과 뜨거움증에 속한다. 밖에서의 바람, 뜨거움, 축축함, 불이 안에서의 축축함, 뜨거움, 가래, 불과 서로 만나서 병이 온다고 봐야 한다. 밖의 원인과 안의 원인을 정확히 진단하여 증상을 가르고 약이나 침뜸으로 치료하면 된다. 병의 진행이 빠른 만큼 호전도 빠르다. 약은 주로 달인 약보다는 가루약이나 찐득한 즙을 쓴다. 그래야 효과가 빠르다.

1. 눈꺼풀 눈겉증

1) 눈꺼풀 뾰루지증

눈꺼풀이나 눈초리에 생긴 작은 뾰루지이다. 작은 물집이나 붉은 점이 생기는데 흰자위가 붉거나 붓기도 한다. 침으로 찔러 터뜨리면 낫게 되므로 '침으로 살짝 찌름'이라고 했다. 심하지 않으면 피고름을 빼내지 않고 스스로 고름이 터지면서 바로 낫는다. 겉다래끼를 말한다. 겉다래끼는 속눈썹주머니와 기름샘의 급성 화농성 염증이다. 처음에는 눈꺼풀 기슭(짜이스샘)에 아픈 점이 생기고 국한성으로 벌겋게 붓는다. 2~3일이 지나면 부은 꼭대기에 누런 고름집이 생기고 4~7일이 지나면 곪아서 말랑말랑해지면서 저절로 터져 고름이 나오고 낫는다.

원인과 치료는 아래 책을 본다. 어린아이가 계속 발병할 때에는 대황산을 쓴다.

퇴적산은 뜨거운 바람을 없애고 피에 뜨거움을 내리며 독을 푼다. 눈꺼풀이 벌겋고 아프면서 단단한 다래끼에 쓴다. 가장 많이 쓰고 효과가 있다. 처방은 아래《은해정미》를 본다.

여의금황산은 축축한 뜨거운 독이나 바람 독을 받아서 생긴 다래끼를 치료한다. 바람 가래를 삭이며 맺힌 것을 헤치고 붓기를 내린다. 천화분 2량반 황백 강황 백지 대황 포황 각1량반 천남성 진피 창출 후박 감초 각5돈. 가루로 내어 꿀이나 술, 식초에 개어 바른다.《외과정종》

선방활명음은 다래끼가 아직 곪지 않았거나 곪았어도 터지지 않았을 때 쓴다. 대황 5돈 금은화 3돈 당귀잔뿌리 조각자 진피 각1돈반 유향 패모 천화분 백지 적작약 감초 각1돈 방풍 7푼 몰약 5푼 천산갑(볶는다) 3조각. 물에 달여 밥 먹고 나서 먹는다.

시룡탕은 간장에 불을 끄면서 뜨거움을 식히고 독을 푼다. 다래끼를 치료한다. 시호 용담초 각3돈 석결명 현삼 각1돈반 황금 금은화 차전자 각1돈.

내소황련탕은 주로 쓰며 효과가 있다. 대황 2돈 연교 적작약 1돈반 황련 황금 당귀 치자 빈랑 각1돈 목향 박하 길경 감초 각5푼. 또는 목향 빈랑을 금은화 목단피 각1돈으로 바꿔 넣기도 한다. 물에 달여 밥 먹고 나서 먹는다.

청비산은 다래끼가 붉게 붓고 화끈거리며 단단하면서 아플 때 쓴다. 눈꺼풀이 무겁게 내리누르는 느낌이 있다. 치자(볶는다) 적작약 지각 황금 진피 곽향 방풍 석고 각2돈반 박하 승마 감초 각1돈2푼. 물에 달여 밥 먹고 나서 먹는다.

대황산은 어린아이가 계속 병이 생길 때 쓴다. 변비가 있으면서 계속 재발될 때도 쓴다. 3~5일이면 모두 낫는다. 1. 대황 천궁 각2돈 시호 황금 현삼 연교 형개 방풍 승마 감초 각1돈 2. 승마 황금 치자 각3돈 감국 1돈반 대황 황련 쪽잎 박초 각1돈 감초 5푼.

서 눈꺼풀과 눈초리 사이에 가끔씩 부스럼 독이 나타난 병을 흔히 눈꺼풀 뾰루지증이라고 부른다. 이 증상은 눈꺼풀을 뒤집어 뭉친 피를 씻어내고 청량산을 눈에 넣는다. 그리고 먼저 퇴적산을 먹고 다음에 통정산, 사비음을 쓴다.

퇴적산은 황금 황련 백지 당귀 적작약 치자 상백피 목통 길경 연교. 물에 달여 밥 먹고 나서 먹는다.

통정산은 방풍 천궁 당귀 적작약 대황 망초 백질려 석고 황금 감초 길경 마아초 황련 강활 활석 형개. 생강 3쪽을 넣고 밥 먹고 나서 먹는다.

사비음은 충울자 방풍 황금 현삼 치자 석고 대황(굽는다) 지모 황백.

《제병원후론》

○ 작은 뾰루지가 있는 증상. 눈 안쪽 눈초리 끝에 갑자기 뾰루지가 맺혀 3~5일 사이에 고름이 생긴다. 흔히 '침으로 살짝 찌름'이라고 부른다. 이것은 뜨거운 기운이 눈초리 사이로 들어왔기 때문이다. 뜨거움이 진액을 붙잡아서 생겼다. 뜨거움이 가볍기 때문에 아주 작게만 맺혔다. 진물이 터져 뜨거움이 없어지면 낫는다.

《은해정미》

○ 눈꺼풀 뾰루지증. 물었다. 사람의 눈꺼풀에 작은 뾰루지가 생겨서 흔히 '침으로 살짝 찌름'이라고 부르는데 어떤 것이냐? 대답했다. 족양명위경맥에 뜨거운 독 때문이다. 뜨거움이 쌓이는 음식을 먹거나 또는 지나치게 많이 먹어서 위장경맥이 위에 눈에 가득 찼다. 그래

《원기계미》

○ 눈꺼풀 뾰루지증을 말함. 소씨가 '눈 안쪽 눈초리 끝에 갑자기 뾰루지가 맺혀 3~5일 사이에 고름이 생긴다. 흔히 침으로 살짝 찌름이라고 부른다. 이것은 뜨거운 기운이 눈초리 사이로 들어왔기 때문이다. 뜨거움이 진액을 붙잡아서 생겼다. 뜨거움이 가볍기 때문에 아주 작게만 맺혔다. 진물이 터져 뜨거움이 없어지면 낫는다.'고 말했다.

세상이 전한 것을 삼가 살펴본다. 눈초리에 작은 뾰루지가 처음 생겼는데 그 뒤쪽 위를 보면 부스럼 같은 가느다란 붉은 점이 있다. 침으로 찔러 터뜨리면 눈이 나아서 '침으로 살짝 찌름'이라고 부른다. 실제로 태양경에 맺힌 뜨거움을 풀 때마다 효과가 있다. 그러나 소씨는 원인을 말했지만 다시 경락을 나누지는 않았다. 이 모든 이름과 실제가 지나친

경우가 많다.

《증치준승》

○ 눈꺼풀 뾰루지증.292) (풀이 안함) 치료하는 처방은 남성(날 것을 가루 낸다) 3돈과 생지황(양에 얽매이지 않는다)을 한 곳에서 갈아 찐득한 즙을 만들어 태양혈 양쪽에 붙이면 붓기가 빠진다. 또 처방은 생강을 곱게 찧는데 눈물이 나오고 낫는다.

《심시요함》

○ 눈꺼풀 뾰루지증이네. 흔히 뾰루지라고 부르네. 비장에 마른 뜨거움이네. 엉기고 막혀 움직이기 어렵네. 작으면 스스로 없어지네. 심하면 피가 나오고 고름이 흐르네. 뜨거운 바람이 비워짐을 틈타 들어왔네. 골이 부풀어 아프고 눈자위가 함께 붉네. 새는 병이 되거나 무너져 나쁜 병이 되네.

 이 증상은 눈꺼풀 위에 독이 생겼는데 흔히 뾰루지라고 부른다. 한 눈에 생겼다가 두 눈에 전하는 경우가 있고 한 눈에만 생기는 경우가 있다. 삿된 작은 것이면 고름이나 피가 나오지 않고도 낫는다. 맵고 뜨거우며 마르고 기름진 음식을 먹거나 바람과 모래, 연기, 불에 무릅쓰면 새는 구멍이 되거나 무너진다. 구멍이 튼튼하지 않으면 바람이 비워진 틈을 타고 들어와 머리와 골이 함께 붓고 눈도 붉으면서 아프다. 병은 하나가 아니기 때문에 그 원인에 따라 치료한다. 다음을 먹고 발라야 한다.

청비산은 박하잎 승마 감초(반으로 줄인다) 생치자(볶는다) 적작약 지각 황금 광진피 곽향잎 석고 방풍 각각 같은 양. 위를 곱게 가루 내어 2돈5푼씩 맑은 물에 달여 먹는다.

 바르는 약 처방은 생남성(갈아 가루 낸다) 3돈 생지황 5돈. 함께 문드러지게 찧어 찐득하게 만들어 태양혈에 붙인다. 붓기가 바로 없어진다.

《장씨의통》

○ 눈꺼풀 뾰루지증은293) (풀이 안함) 사황산이다. 처음 일어날 때 안쪽 눈초리 안쪽 눈물 구멍 속에 억센 털로 넣어 비빈다. 눈물이 나면서 없어지며 낫지 않는 것이 없다.

《동의보감》

○ 눈꺼풀 뾰루지증. 눈초리가 헐은 것을 흔히 눈꺼풀 뾰루지라고 한다.(《강목》) 눈초리에 작은 뾰루지가 생기는데 부스럼처럼 작고 붉은 점이다. 침으로 찔러 터뜨리면 낫기 때문에 '침으로 살짝 찌름'이라고 한다. 이러면 실제로 태양경에 맺힌 뜨거움을 푼다.(《의림》) 비장 사이에 뜨거움이 쌓이고 묵힌 음식이 소화되지 않으면 뾰루지가 생긴다. 물푸레껍질을 썰어 사탕과 달여 대황 가루 1돈을 타서 먹으면 없어진다.(《직지》) 눈꺼풀 뾰루지증을 치료하려면 생남성과 생지황을 같이 갈아 찐득한 즙을 만들어 양쪽 태양혈에 붙이면 붓기가 없어진다.(《강목》) 눈썹을 뽑아내면 스스로 없

---

292) 《원기계미》와 같은 내용은 풀이하지 않는다. 한문은 뒤에 붙여놓았다.

293) 위에 《심시요함》과 내용이 같아서 풀이하지 않는다. 한문은 뒤에 붙여놓았다.

어진다.(《속방》)

《외과대성》

○ 눈꺼풀 뾰루지증은 작은 부스럼이 속눈썹 사이에 생긴다. 작으면 곪지 않고 낫지만 심하면 구멍이 생겨 샌다. 바람이 들어오면 머리와 얼굴이 붓고 눈도 붉으면서 아프다. 처음에 침으로 찔러 터뜨리면 낫는다.

궁피산은 눈꺼풀 뾰루지증을 치료한다. 천궁(군약으로 한다) 청피(반으로 줄인다). 가루 내어 2돈씩 찻잎과 국화 달인 물에 타서 먹는다. 밖으로 고백반 가루를 달걀흰자에 타서 바른다. 부었으면 남성 가루와 생지황을 찧어 찐득한 즙을 만들어 태양혈에 붙이면 붓기가 스스로 없어진다.

《의종금감》《외과심법요결》

○ 눈꺼풀 뾰루지증. 눈꺼풀에 콩알 꼴이네. 가벼울 때는 피를 내면 없어지고 고름도 생기지 않네. 심할 때는 붉고 아픈데 고름을 침으로 빼내야 낫네. 터뜨린 다음에 바람이 들어오면 붓네.

쉽게 풀이함. 이 증상은 눈 거죽과 속눈썹 사이에 생긴다. 비장경맥에 뜨거운 바람 때문에 생기며 뾰족한 콩알 꼴이다. 처음 가벼울 때는 여의금황산을 쓰고 소금물로 충분히 씻으면 고름이 생기지 않고 없어진다. 뜨거운 바람이 심하면 붉고 많이 아프면서 씻어도 없어지지 않고 고름이 생긴다. 다 익으면 침으로 찌르고 황련고를 붙인다. 터뜨린 다음에 삿된 바람이 부스럼 구멍으로 들어오면 사람에 머리와 얼굴이 붓고 눈이 붉으면서 깔깔하고 아프다. 이때 밖으로 씻어 내면서 안으로 궁피산을 먹으면 낫는다.

궁피산은[294] (풀이 안함)

여의금황산은 종기와 모든 깊이 박힌 종기, 맞거나 부딪쳐서 생긴 손상, 축축한 가래가 흐른 독, 대두온 부종, 옻부스럼, 열풍천포, 살갗에 붉게 부음, 건각기나 습각기, 여자들에 젖 종기, 어린아이 단독을 치료한다. 모든 오래되고 나쁜 뜨거운 부스럼에 반드시 효과가 있다. 부스럼병에서 정말로 중요한 약이다. 남성 진피 창출 각2근 황백 5근 강황 5근 감초 2근 백지 5근 천화분(가장 흰 것) 10근 농박(좋은후박) 2근 대황 5근. 위 10가지 약을 함께 잘라 햇볕에 말려 3번 갈아 고운 비단으로 체를 쳐서 항아리 속에 넣어두고 기가 빠지지 않게 한다. 붉게 붓고 아프면서 열이 나는데 고름이 되지 않았거나 여름철에는 모두 찻물에 꿀을 넣고 이 약을 타서 바른다. 고름이 되려고 하면 파 달인 물에 꿀을 넣고 이 약을 타서 바른다. 가득 부어서 끝이 없는데 살갗빛깔이 변하지 않은 병, 축축한 가래가 흐른 독, 뼈에 붙은 종기, 학슬풍 등의 증상에는 파에 술을 넣고 달인 다음 이 약을 타서 바른다. 뜨거운 바람으로 살갗에 열이 심하게 나고 빛깔이 밝거나 여기저기 흘러 다닐 때는 모두 꿀물에 타서 바른다. 열풍천포, 화단, 여기저기 붉은 부스럼, 누런 물이 흐르는 옻 부스럼과 나쁜 피가 쳐서 들어오는 증상에는 모두 큰쪽뿌리와 잎을 찧어 낸 즙에 타서 바르는데 꿀

---

[294] 위에 《외과대성》과 내용이 같아서 풀이 하지 않는다. 한문은 뒤에 붙여놓았다.

을 더 넣어도 좋다. 뜨거운 물이나 불에 데여 살갗이 문드러질 때는 참기름에 타서 바른다. 이상은 모두 타서 바르는 방법이고 따로 차가움, 뜨거움, 따뜻함, 서늘함에 치료법이 있다.

 황련고는 황련 3돈 당귀잔뿌리 5돈 생지황 1량 황백 3돈 강황 3돈 참기름 12량. 약을 기름에 튀겨 말려서 건지고 찌꺼기를 없앤다. 황랍 4량을 넣고 다 녹인다. 여름철 베로 기름을 깨끗이 걸러서 조금 지나면 항아리 안에 넣는다. 버드나무 가지로 때때로 엉길 때까지 젓는다.

《동의학사전》

○ 침안, 토감, 토양. 외장눈병의 하나. 눈꺼풀 기슭과 눈꺼풀 속(검판선)이 벌겋게 붓고 곪는 병증을 말한다. 눈에 풍열이 들어가거나 비위열독으로 생긴다. 겉다래끼는 처음에 눈꺼풀 기슭에 아픈 점이 생기고 국한성으로 벌겋게 붓는다. 2~3일 지나면 부은 꼭대기에 누런 고름집이 생기고 4~7일 지나면 곪아서 말랑말랑해지고 저절로 터져 고름이 나오고 낫는다. 백정(구결막)에도 충혈, 부종이 있다. 속다래끼는 눈꺼풀 속에 염증을 일으켜 작은 진고름집을 만들고 눈꺼풀 안쪽면으로 터진다. 안단, 안옹, 누정창과 감별해야 한다. 풍열로 온 것은 풍열을 없애고 부은 것을 삭이며 아픔을 멈추는 방법으로 선방활명음을, 비위열독으로 온 것은 열을 내리우고 독을 푸는 방법으로 내소황련탕을 쓴다. 거듭 도질 때에는 비위에 열이 잠복된 상태로 보고 비위열을 없애는 방법으로 청비산을 쓴다. 눈겉에는 초기에 여의금황산 연고를 바르고 불돌 찜질을 한다. 곪아서 말랑말랑해지면 수술을 한다. 이밖에 윗 눈꺼풀 구석 쪽에 생겼을 때는 찬죽, 정명혈에, 위 눈꺼풀 귀 쪽에 생겼을 때에는 양백, 어요혈에, 아래눈꺼풀에 생겼을 때에는 사백, 승읍혈에 침을 놓는다. 눈다래끼에 해당한다.

2) 속다래끼

 눈꺼풀 안쪽 면에 작은 누런빛깔의 알갱이가 생기는 병증이다. 처음에는 뚜렷하지 않고 가끔 가렵거나 불쾌감을 느끼는 정도이다. 그러다가 눈꺼풀 안쪽 면에 알갱이가 생기는데 생김새는 둥글고 빛깔은 누렇고 연하다. 알갱이가 많아지면 눈부심, 깔깔한 느낌, 눈물과 함께 눈아픔이 생기고 심해지면 눈꺼풀이 붓고 벌겋게 된다. 그냥 놔두면 각막을 자극하여 겉흠이 생긴다. 속다래끼이다. 속다래끼는 눈꺼풀 속(마이봄샘)에 염증을 일으켜 작은 고름집을 만들어 눈꺼풀 안쪽 면에서 곪는다.

 원인은 아래 책을 본다. 치료는 먼저 눈꺼풀을 뒤집어서 삼릉침으로 3~5번 찔러 어혈을 제거하고 고주파 치료기나 핫백을 이용하여 눈에 찜질을 한다. 약을 쓰는 방법은 아래 책을 본다.

 청량산은 양단 10숟갈 붕사(날 것) 6리 용뇌 3~4리 사향 3리. 용뇌, 사향, 붕사는 눈에 넣을 때에 양단의 분량에 맞게 합친다. 《은해정미》

 제풍청비음이 가장 잘 듣는다. 위나 아

래 눈꺼풀 안쪽에 염주처럼 생겼을 때 쓴다. 형개 방풍 각2돈 진피 연교 지모 망초 황금 현삼 황련 대황 길경 생지황 각1돈. 물에 달여 밥 먹고 나서 먹는다.

세간명목탕은 결막염, 각막염의 일반적인 처방이다. 천궁 당귀잔뿌리 적작약 생지황 황련 황금 치자 석고 연교 방풍 형개 박하 강활 만형자 감국 백질려 결명자 길경 감초 각7푼. 물에 달여 밥 먹고 나서 먹는다.

강활승풍탕은 뜨거운 바람으로 눈이 붉고 아픈 병을 치료한다. 급성 결막염으로 열감이 있고 눈곱이 끼며 깔깔한 감이 있을 때도 쓴다. 백출 황금 지실 강활 백지 독활 방풍 길경 (생지황) 각1돈 시호 천궁 전호 박하 형개 감초 각5푼. 물에 달여 밥 먹고 나서 먹는다.

청폐산은 폐장에 뜨거움을 없애고 어혈을 헤치며 눈이 붓고 아픈 병을 치료한다. 급성 결막염으로 열이 나고 눈이 깔깔하면서 아플 때도 쓴다. 상백피 황금 감국 지실 방풍 형개 시호 승마 적작약 당귀잔뿌리 현삼 고삼 백질려 목적 선복화 정력자 감초 각5푼. 거칠게 가루 내어 물에 달여 밥 먹고 나서 먹는다.

국화통성산은 두 눈꺼풀이 문드러진 병이나 속다래끼를 치료한다. 활석 3량 감국 1량반 석고 황금 감초 길경 마아초 황련 강활 각1량 적작약 방풍 천궁 당귀 대황(술로 찐다) 박하 백질려 연교 마황 망초 각5돈 형개 치자 백출 각2돈반. 가루 내어 3돈을 물 1잔에 생강 3쪽을 넣고 달여 먹는다. 《증치준승》

귀작홍화산은 속다래끼이면서 충혈이 있을 때 쓴다. 당귀 적작약 홍화 대황 치자 황금 감초 백지 방풍 생지황 연교 각1돈. 물에 달여 밥 먹고 나서 먹는다. 《심시요함》

선방활명음은 뜨거운 독을 친다. 대황(술로 찐다) 5돈 금은화 3돈 당귀잔뿌리 조각자 진피 각1돈반 유향 패모 천화분 백지 적작약 감초 각1돈 방풍 7푼 몰약 각5푼 천산갑(볶는다) 3푼. 물에 달여 밥 먹고 나서 먹는다.

탁리소독음은 기운과 피가 비워졌을 때 쓴다. 금은화 진피 각3돈 황기 천화분 각2돈 방풍 당귀 천궁 백지 길경 후박 천산갑 조각자 각1돈. 물에 달여 밥 먹고 나서 먹는다.

《비전안과용목론》

○ 속다래끼. 이 눈이 처음 병에 걸릴 때는 모두 폐장에 독이 막히거나 대장에 뜨거움이 쌓이거나 간장에 바람이 있다. 눈꺼풀 거죽과 살의 위나 아래에 좁쌀과 비슷한 살이 있는데 오직 눈물이 흐르고 깔깔하면서 아프다. 쌀알과 엇비슷하다가 쌓여서 해가 오래되면 겉흠이나 막이 있다. 그리고 눈이 어두워지면서 점점 더 심해진다. 이 눈은 3~5번 피를 내서 씻어내야 하며 뿌리를 없애면 낫는다. 그런 다음에 제풍탕, 퇴열음자를 먹는다.

시로 말한다. 깔깔하고 아프면서 눈물이 많이 흐르네. 쌀알 같은 것이 눈에 숨어있네. 위와 아래 눈꺼풀을 뒤집어 보네. 좁쌀이 자주 생기네. 붉거나 희다고 정하지 않네. 침으로 찌르니 더욱 얼음 같네. 바로 뭉친 피가 다하네. 찬 약으로 반드시 치네.

제풍탕은 방풍 2량 서각 대황 지모 황금 현삼 각1량 길경 영양각 각1량반. 위를 가루 내어 물 1잔에 가루 1돈을 5푼이 되게 달여 빈속에 찌꺼기를 없애고 따뜻하게 먹는다.

퇴열음자는 충울자 지모 대황 복령 오미자 인삼 망초 각1량 차전자 1량반. 위를 가루 내어 물 1잔에 가루 1돈을 넣고 5푼이 되게 달여 밥 먹고 나서 찌꺼기를 없애고 따뜻하게 먹는다.

《은해정미》

○ 속다래끼는 눈꺼풀 사이에 피가 여러 해 동안 쌓여서 생긴다. 콩국 눈곱눈물증과 같지만 콩국 눈곱눈물증은 다래끼가 없다. 그래서 또 한 증상이 된다. 비장과 위장에 뜨거움이 막혔기 때문에 위 눈꺼풀과 아래 눈꺼풀에 점점 쌀알 같은 속다래끼가 생긴다. 심하면 소귀나무 열매295) 꼴이다. 눈을 비비면 검은자위에 겉홈이 생긴다. 치료법은 눈꺼풀을 뒤집어 삼릉침으로 다래끼 하나하나를 3~5번 정도 빽빽하게 찌른다. 그리고 찜질을 하면 더욱 좋다. 검은자위에 겉홈이 있으면 음단 셋에 양단 다섯을 섞은 약을 눈에 불어 넣는데 2~3일 동안 밤에 한 번씩 불어 넣는다. 음식을 꺼려야 하며 바람이나 피를 움직이게 하는 음식도 먹지 말아야 한다.

물었다. 아래 눈꺼풀에 소귀나무 열매 같은 다래끼가 생겼는데 왜 그런가? 대답했다. 비장이 삿된 뜨거움을 얻어서 피가 막혀 흐르지 못하면 다래끼가 생긴다. 붉게 좀먹어 고르지 않으면 피를 내

---
295) 딸기 비슷한 꼴이다.

서 씻어내야 한다. 비장에 뜨거움에는 사비탕을 쓴다. 오랫동안 앓았으면 찜질을 하고 청량산을 눈에 넣어야 한다.

사비탕은 인삼 황금 대황 길경 백복령 망초 충울자 2량 백작약 1량 현삼 1량반 세신 백지 각1량. 위를 각각 같은 분량으로 더하거나 뺀다. 4~5돈씩 물에 달여 먹는다.

《세의득효방》

○ 속다래끼. 두 눈꺼풀 위나 아래에 처음 좁쌀 크기로 생겼다가 점점 쌀알처럼 커진다. 붉거나 희며 심하게 아프지 않고 딴딴하다. 간장에 엉긴 피가 막혀서 생긴다. 소독음을 먹어야 한다.

소독음은 대황(굽는다) 반량 우방자(볶는다) 1푼 감초 1푼 형개 반량. 위를 썰어 가루 내어 3돈씩 물 1잔반으로 밥 먹고 나서 따뜻하게 먹는다.

《동의보감》

○ 속다래끼. 두 눈꺼풀 위나 아래에 처음 좁쌀 크기로 생겼다가 점점 쌀알처럼 커진다. 붉거나 희며 심하게 아프지 않다. 간장에 엉긴 피가 막혀서 생긴다. 소독음을 먹어야 한다.(《득효》) 속다래끼는 티가 들어간 꼴처럼 눈이 아프기 때문에 '좁쌀눈'이라고 부른다. 눈꺼풀 거죽과 살 위나 아래에 좁쌀 같은 살이 있다. 눈물이 나오고 모래가 들어간 듯 아프다. 눈꺼풀 거죽을 들어 뒤집은 다음에 침으로 밀어낸다. 그리고 달인 약이나 가루약을 함께 먹어서 그 뜨거운 바람을 흩어지게 한다.(《유취》) 위나 아래 눈꺼풀이나 눈꺼풀테 사이에 한 점에 부

스럼이 있다. 뜨거움이 비장에 있어서 가미형황탕을 먹어야한다.(《입문》)

소독음은 속다래끼를 치료한다. 대황(굽는다) 형개(꽃이삭) 각2돈 우방자 감초 각1돈. 오른쪽을 잘라 물에 달여 먹는다.(《득효》) 가미형황탕이라고도 부른다.(《입문》)

《증치준승》

○ 속다래끼. 두 눈꺼풀에 생기며 작은 알갱이가 노랗고 부드럽다. 지금 사람들은 초창 다래끼를 속다래끼라고 부르는데 아니다. 초창 다래끼는 붉으면서 딴딴하다. 있으면 눈에 거슬려 모래처럼 깔깔하지만 빠르게 이르지는 않는다. 속다래끼인데 만약 눈이 아프고 머리가 아프다면 반드시 안에 변하는 증상이 있다. 크게 보면 축축한 뜨거움이 흙 부분에 답답하게 막혀서 심해졌다. 초창 다래끼는 뜨거운 바람으로 심해졌다. 두 증상은 모두 피 부분에 속하지만 하나는 쉽게 흩어지고 하나는 쉽게 흩어지지 않는다. 그래서 치료도 같지 않다. 평소 축축하거나 뜨겁거나 말리거나 기름진 음식을 좋아하면 속다래끼가 있다. 눈자위가 만약 붉지만 심하게 아프지 않은 병과 반드시 물러가지만 심한 병과 같지 않다. 또 흰자위 알갱이증으로 잘못 알 수 있다. 흰자위 알갱이증은 옅은 노란빛깔이면서 딴딴하고 느리게 없어지며 다른 증상으로 느리게 변한다.

《심시요함》

○ 비장 경맥에 축축한 뜨거움이 많네. 기운이 막히고 피가 느리게 움직이네. 속다래끼가 눈꺼풀 안에 생기네. 알알이 맺혀 금 구슬 같네. 고름 비슷하지만 나오지 않네. 깔깔하고 비비며 때가 없이 아프네. 눈꺼풀이 당기거나 벌려도 깔깔하네. 변하는 병을 막아야 하네. 병이 오면 느리거나 빠르네. 흩어져도 잠깐만이네.

이 증상은296) (풀이 안함) 다음을 먹어야 한다.

제풍청비음은 광진피 연교 방풍 지모 현명분 황금 현삼 황련 형개(꽃이삭) 대황 길경 생지황 각각 같은 양. 위를 잘게 썰어 맑은 물 2잔으로 8푼이 되게 달여 찌꺼기를 없애고 밥 먹고 멀리 먹는다.

《장씨의통》

○ 속다래끼는 두 눈꺼풀에서 생기는데 작은 알갱이로 노란빛깔이면서 부드럽다. 만약 눈병에 머리가 아프면 반드시 다른 증상으로 변한다. 이것은 축축한 뜨거움이 흙 부분에 막혔기 때문이다. 반드시 축축한 뜨거움을 없애는 약을 먹어야 한다. 콩다래끼는 가래가 불 때문에 막혀서 맺혔기 때문이다. 위 눈꺼풀에 많이 생기며 종종 치료하지 않아도 스스로 낫는다. 맵거나 뜨거운 독이 있는 음식을 마음대로 즐겼거나 술과 여자에 빠져 몸을 해친 사람은 오래되면서 종기가 새는 심한 병으로 변하는 경우가 있다.

---

296) 위에 《증치준승》과 내용이 같아서 풀이 하지 않는다. 한문은 뒤에 붙여놓았다.

《의종금감》《안과심법요결》
○ 속다래끼와 초창 다래끼 노래. 초창 다래끼와 속다래끼는 눈꺼풀에 생기네. 눈물이 많고 눈을 뜨기 어려우며 깔깔하면서 아프네. 비장경맥에 뜨거운 바람은 속다래끼로 노랗고 부드럽네. 비장경맥에 축축한 뜨거움은 초창 다래끼로 딴딴하고 붉네. 씻은 다음에 청비음을 쓰네. 지모, 연교, 대황, 생지황, 방풍, 황금, 현명분, 황련, 길경, 진피, 형개(꽃이삭), 현삼이네.

제풍청비음은 지모 연교 대황 생지황 방풍 황금 현명분 황련 길경 진피 형개(꽃이삭) 현삼 각각 같은 양. 위를 거칠게 가루 내어 물 2잔으로 1잔이 되게 달여 찌꺼기를 없애고 밥 먹고 나서 멀리 따뜻하게 먹는다.

쉽게 풀이함. 초창 다래끼와 속다래끼는 눈꺼풀 주위에 생기거나 눈꺼풀 안에 생긴다. 눈초리에 눈물이 많아서 흔히 눈을 뜨기 어렵고 모래 같이 깔깔하며 눈자위를 비벼서 아프다. 속다래끼는 좁쌀 같고 노란빛깔이면서 부드럽다. 비장경맥에 뜨거운 바람으로 만들어진다. 초창 다래끼는 산초나무 열매 같고 붉은빛깔이면서 딴딴하다. 비장경맥에 뜨거운 축축함으로 만들어진다. 모두 찔러서 피를 내고 제풍청비음을 먹는다. 초창 다래끼는 황금, 황련, 생지황을 두 배로 하고 다래끼는 형개, 방풍을 두 배로 한다.

《의종금감》《외과심법요결》
○ 초창 다래끼와 속다래끼. 초창 다래끼와 속다래끼는 눈꺼풀 안에 생기네. 비장과 위장의 피에 뜨거움이 뿌리싹이네. 속다래끼는 노랗고 부드러우며 축축해서 쉽게 흩어지네. 초창 다래끼는 붉고 딴딴하며 뜨거워서 없애기 어렵네.

쉽게 풀이함. 이 두 증상은 눈꺼풀의 안쪽에서 생기며 모두 비장과 위장의 뜨거운 피 때문이다. 그리고 속다래끼는 축축함에 치우쳐 세차기 때문에 노랗고 부드러우며 쉽게 낫는다. 초창 다래끼는 뜨거움에 치우쳐 세차기 때문에 붉은빛깔이고 딴딴하며 부스럼을 없애기 어렵다. 모두 청비량혈탕을 먹고 밖으로 청량환으로 씻는다. 눈의 거죽 속에 붉은 핏줄이 켜켜이 쌓여 있다면 피에 뜨거움이 뭉쳐 있다. 치료법은 등심초로 부스럼 있는 곳을 긁어서 피를 나오게 하면 낫는다.

청비량혈탕은 형개 방풍 적작약 현삼 진피 선태 창출(볶는다) 백선피 각1돈 연교(심을 뺀다) 생대황(술에 씻는다) 각 1돈5푼 후박(생강즙으로 볶는다) 감초(날 것) 각5푼 대나무잎 30조각. 물에 달여 밥 먹고 나서 멀리 먹는다.

청량환은 당귀잔뿌리 석창포 적작약 각 2돈 천황련(날 것) 지부자 행인(날 것) 각1돈 강활 5푼 담반 2푼. 함께 갈아 거칠게 가루 내어 큰 붉은 비단으로 앵두 씨 크기로 싸서 펄펄 끓는 물에 담가서 뜨거울 때 얼굴을 담가 씻는다. 흙먼지를 보지 말아야 한다.

《목경대성》
○ 초창 다래끼와 속다래끼. 축축한 바람이 간장과 비장에 막혔네. 속 기름이 뭉치고 겉 지킴이 펴지 못하네. 속다래

끼는 눈꺼풀 안에서 일어나네. 알알이 금 구슬 같네. 눈꺼풀이 당기고 눈 뜨고 있으면 깔깔하네. 머리가 아프고 앉으나 누우나 나른하네. 초창 다래끼는 붉고 단단하네. 양에 독은 쉽게 물러나네.

이 증상은 부스럼과 비슷하며 홍역 발진이 아니다. 왼쪽과 오른쪽의 위 눈꺼풀 안에 작은 알갱이들이 모여서 생긴다. 노란빛깔이면서 부드러우면 속다래끼라고 부르고 잇달아 붉으면서 딴딴하면 초창 다래끼라고 부른다. 생김새가 튼튼하고 삿된 것이 세차면 응어리가 높거나 낮으면서 아래 눈꺼풀까지 이어져 퍼진다. 눈자위가 모래처럼 깔깔하고 눈을 뜨고 감을 때 눈물이 많다. 대개 뜨거운 바람이 쌓이고 맺혀서 생긴다. 병이 꽤 심해서 열흘이 넘도록 터지지 않으면 반드시 눈꺼풀 안에 세력이 있는 곳에 날카로운 칼로 찔러서 피를 내야한다. 이 증상은 끊지 말고 약을 눈에 넣고 먹어야 점점 적어지고 삭게 된다. 두셋에 좁쌀이나 산초나무 열매 같은 알갱이가 있는데 뿌리는 붉고 꼭대기는 노란빛깔이며 높은 곳이 고르다면 칼로 피를 낼 필요가 없다. 피를 내도 반드시 모두 깨끗해지지 않는다. 또 머리와 눈이 붓고 아프며 눈곱과 눈물이 닦아도 나오는 경우가 있다. 이것은 흙과 나무에 축축한 뜨거움이 막혀있지만 흙과 나무가 싸워 이겼기 때문이다. 《요함》에서 '속다래끼가 다른 병으로 변하기를 막는다.'고 하였는데 이것을 가리킨다. 빨리 죽엽사경탕, 사황산이나 기국음, 방풍산결탕을 서로서로 번갈아 써서 심장이 맑고 위장이 조화로우면 병이 천천히 일어나게 된다. 《경》에서 '오래되면 기운이 늘어나면서 사물이 변한다.'고 말했는데 이것이다.

부씨에 《요함》은 안과에 모든 일을 끝낼 수 있다. 그러나 그 사람이 의학에는 밝지만 유학에 어두운 것은 안타까운 일이다. 감히 써놓은 증상과 치료를 보았더니 옛것에 기대서 추리고 알맞지 않은 것은 뺐다. 그러나 이치는 가깝지만 글을 되풀이하면서 억지로 꿰어 맞추었기 때문에 병의 상태에 미치지 못했다. 글귀는 맞지만 병과 약이 서로 맞지 않는다. 구멍은 둥근데 자루는 모나 있어 톱니가 서로 맞지 않아서 들어가지 못한다. 반드시 칼침이 있어야 하지만 전혀 길에 미치지 않고 또 달인 약과 가루약이 흩어져 있어서 말하고 나서 또 말한다. 그리고 알아도 치료하지 못하면서 이미 스스로 그 이름을 말한다. 하나의 증상에 하나의 처방을 잔뜩 늘어놓고 나누어놓는다. 스스로 서로 모순에 빠지고 서로 딱 맞지 않는다. 해야 할 말은 더듬더듬 말하고 자세해야 할 말은 치우치면서 줄인다. 갖가지 흠과 나쁨은 이루 다 헤아릴 수 없다.

이 조문에서는 초창 다래끼와 속다래끼 두 증상으로 나누었는데 이미 필요하지 않다. 하나는 초창 다래끼가 붉고 단단하면서 쉽게 흩어지며 속다래끼가 노랗고 부드러우면서 흩어지기 어렵다고 했는데 같지 않다. 하나는 속다래끼가 노랗고 부드러우면서 쉽게 흩어지며 초창 다래끼가 붉고 단단하면서 흩어지기 어렵다고 했는데 같지 않다. 이렇게 서로 어긋난 잘못을 베껴서 서툰 손으로 배나무와 대추나무에 새겼다. 눈병에 걸린 사람이 아니면 이 책을 왜 읽겠는가. 흐릿하다가 장님이 될 수도 있는데 정말로 두려움이 없이 빙그레 웃으면서 하루를 마치는구나. 그렇지만 또 귀중한 일을 먼저 도와주는 《요함》을 헐뜯을 수 있겠는가.

《동의학사전》

○ 속창. 눈꺼풀 안쪽 면에 작은 누런색의 과립이 생기는 병증. 속양, 풍속이라고도 한다. 비위에 습열이 있을 때 풍독의 사기가 눈에 침습해서 생긴다. 초기에 뚜렷하지 않으며 간혹 가려운 감, 불쾌한 감을 느낄 정도이다. 눈꺼풀 안쪽 면에는 과립이 생기는데 그 형태는 둥글며 색은 누렇고 연하며 염주처럼 쫌쫌히 배열되어 있다. 과립의 경계는 뚜렷하며 특히 아래 눈꺼풀 안쪽 면이 백정에로 넘어가는 부위에 더 많이 생긴다. 과립이 많아지면 깔깔한 감, 눈부심, 눈아픔, 눈물흐르기가 더 심해지며 눈꺼풀은 붓고 벌겋게 된다. 비위습열로 온 것은 습열을 없애고 풍을 없애는 방법으로 제풍청비음을 쓴다. 만일 눈꺼풀이 부으며 눈이 피지고 과립이 많이 생겨 눈알을 자극할 때에는 혈분의 열을 내리우고 어혈을 없애는 방법으로 귀작홍화산을 쓴다. 과립이 많을 때는 오징어뼈 마찰법도 한다. 여포성 결막염, 결막여포증 등이 포함된다고 본다.

○ 검생풍속. 외장눈병의 하나. 눈꺼풀 안쪽면(궁륭부 결막)에 충혈, 혼탁, 침윤, 과립 및 반흔이 있으며 눈물, 눈부심, 깔깔한 감이 주로 나타난다. 초창과 같은 뜻으로 쓰인다.

○ 검발. 아래 눈꺼풀에 생긴 창양. 비위에 습열이 몰려 있고 다시 화독의 침습을 받았거나 기혈이 허한 사람에게서 풍독의 사기를 받았을 때 생긴다. 아래 눈꺼풀의 사백혈 부위에 좁쌀알 크기의 작은 뾰두라지가 생긴다. 이 뾰두라지가 생긴 부위는 벌겋게 붓고 아프다. 점차 뾰두라지는 커져 아래 눈꺼풀에 거의 다 퍼진다. 뾰두라지의 부은 꼭대기에는 누런 고름집이 생기고 며칠 지나면 곪아 터진다. 습열화독으로 온 것은 청열해독하는 방법으로 활명음에 민들레, 금은화, 연교를 더 넣어 쓰고 기혈이 허할 때 풍독사기의 침습을 받아 온 것은 정기를 돕고 탁독하는 방법으로 탁리소독음을 가감하여 쓴다. 눈꺼풀에는 여의금황산을 개어 붙인다.

3) 초창 다래끼

눈꺼풀 안쪽 면에 생긴 여러 개의 빨갛고 단단한 부스럼을 말한다. 작은 과립들이 총총히 모여 있고 모래가 들어간 듯이 깔깔해서 눈을 뜨거나 감기 힘들며 눈물이 많이 나면서 아프다. 만성으로 경과하면 이런 증상은 없다. 심할 때는 검은자위 붉은막 내려옴증, 별모인 눈겹흠증, 속눈썹 말림증, 눈꺼풀테 붙음증, 눈물 흘림증, 위눈꺼풀 쳐짐증, 눈 뻑뻑함증을 합병한다. 이 병은 트라코마 눈병이다. 트라코마는 눈꺼풀 안쪽 면에 부스럼이 있다가 퇴행기에는 결막에 침윤과 여포가 생기고 그 다음 유두가 증식하며 반흔이 남는다. 오랫동안 경과하면 각막 표층에 혈관이 생기고 이 과정에서 각막궤양이 생겨 시력장애를 일으킨다. 현재 우리나라에서는 발병하지 않는다고 알려져 있다. 근대에 위생상태가 개선되면서 없어진 질병이며 예전에는 흔한 질병이었기 때문에 많은 책에서 이 병 뿐만 아니라 그 후유증까지도 자세히 기술하고 있다. 다른 개발도상국에서는 아직 많이 발병한다. 비록 현재는 이 병이 없어졌지만 옛 부터 지금까지의 질병치료 경험을 현대에도 유사한 증상의 질병에 활용할 수 있다고 생각한다.

원인과 치료는 위에 속다래끼와 아래 책을 참조한다.

죽엽사경탕은 시호 치자 강활 승마 감초 황련 택사 적복령 적작약 결명자 차전자 황금 대나무잎.

사황산은 방풍 4량 감초 2량 곽향 치자 각1량 석고 5돈.

기국음은 박하 감초 천마 형개 방풍 감국 당귀 연교 구기자 청상자 백지 밀몽화.

방풍산결탕은 방풍 형개 독활 홍화 소목 당귀 포황 활석 상백피 누에똥 석곡 토복령 백작약.

은교산은 연교 금은화 각1량 우방자 박하 길경 각6돈 대두황권 감초 각5돈 대나무잎 형개 각4돈. 가루 내어 하루 2~3돈씩 갈대뿌리 3돈을 달인 물로 먹는다.

청비양혈탕은 뜨거운 바람을 없애고 독을 풀며 붉게 붓고 아픈 병을 치료한다. 대황 연교 각1돈반 형개 방풍 적작약 현삼 진피 선태 창출 백선피 각1돈 후박 감초 각5푼 푸른대나무잎 30조각. 물에 달여 빈속에 먹는다.

《제병원후론》

○ 눈 안에 단단한 부스럼이 있는 증상. 눈은 간장에 조짐이다. 오장육부에 뜨거움이 세차면 기운이 눈으로 치솟는다. 이 뜨거운 기운이 맺히면 눈 안에 단단한 부스럼이 생긴다.

《증치준승》

○ 초창 다래끼. 눈꺼풀 안에 생기고 겹겹이 쌓인 부스럼 같으며 붉으면서 딴딴하다. 모래가 문지르는 듯해서 뜨고 있기가 불편하며 눈물이 많고 아프다. 지금 사람은 속다래끼라고 부르는데 잘못이다. 속다래끼도 눈꺼풀에 생기지만 노랗고 부드러우며 쉽게 흩어진다. 이것은 딴딴하면서 흩어지기 어렵다. 의사가 선밀나물의 뾰족한 잎이나 등심초로 피를 내면 효과가 있다. 이것이 효과는 빠르지만 피가 눈을 기르는 것을 알지 못해서 피를 해친다면 빛이 약해지는 병이 된다. 가벼워야만 잘 치료된다. 심해서 알알이 이어진 조각이 있고 높낮이가 고르지 않은 경우는 피가 뭉쳐 막혀있다. 이때 어쩔 수 없이 피를 내지만 적당히 하고 그쳐야지 지나치게 해서는 안 된다. 지나치면 피를 해치고 눈속물을 해쳐 눈속기름을 기르지 못할까 두렵다. 찜질하는 방법으로 물러갔지만 다시 온다면 대개 안에 뭉쳐 막힌 것이 있기 때문이다. 병을 헤아리면서 점점 더 피를 내야한다. 처음 치료할 때 피를 내면 효과가 빠르지만 절대 지나치게 치료해서

는 안 된다.

《심시요함》

○ 피가 막히고 비장에 불이네. 눈꺼풀 위에 뜨거운 부스럼이 생겼네. 눈물이 많고 또 붉게 붓네. 모래가 비벼서 가장 참기 어렵네. 쑤시거나 또 가렵기도 하네. 심하면 편안하지 않아 눈을 벌리고 있네. 나쁘고 어리석고 우기는 사람이네. 모두 피를 내는 것이 좋다고 믿네. 눈자위는 오직 피에 기대네. 피를 해치면 눈에 빛이 없네. 가벼울 때는 잘 몰아내네. 심하게 피를 내면 해치네. 눈꺼풀 사이에 붉은 알갱이가 있네. 뜨거운 바람이 초창 다래끼이네.

이 증상은297) (풀이 안함) 다음을 먹어야 한다.

귀작홍화산은 눈꺼풀이 붓고 단단하면서 안에 응어리가 생긴 병을 치료한다. 당귀 대황 치자 황금 홍화(이상은 함께 술에 씻어 조금 볶는다) 적작약 감초 백지 방풍 생지황 연교 각각 같은 양. 위를 가루 내어 3돈씩 밥 먹고 멀리 맑은 물로 달여 먹는다.

《장씨의통》

○ 초창 다래끼는 눈꺼풀 안에서 생기는데 산초 열매처럼 주렁주렁하고 붉으면서 딴딴하다. 모래가 비벼서 눈을 뜨기 어렵고 눈물이 많으면서 아프다. 지금 사람은 모두 속다래끼라고 하는데 잘못이다. 속다래끼도 눈꺼풀에서 생기지만 노란빛깔이고 부드러우며 쉽게 흩어진

---

297) 위에 《증치준승》과 내용이 같아서 풀이 하지 않는다. 한문은 뒤에 붙여놓았다.

다. 이것은 딴딴하면서 흩어지기 어렵다. 의사가 갑자기 선밀나물의 뾰족한 잎으로 피를 내면 효과가 있다. 심하면 주렁주렁 이어진 조각으로 된 응어리가 고르지 않다. 어쩔 수 없이 피를 내면 병이 그친다. 물러났다가 다시 오면 안에 뭉친 것이 있으니 반드시 다시 피를 내야 한다. 그리고 다시 뜨거운 바람을 없애는 약을 먹어 그 안을 치료한다.

《동의학사전》

○ 초창. 단목, 초양. 눈꺼풀 안쪽 면에 심재성인 작은 과립이 생기는 병증. 비위에 열이 몰려 있을 때 풍열독의 사기를 받아서 생긴다. 눈이 깔깔한 감, 가려운 감, 눈부심, 눈물흐르기가 있다. 만성으로 경과하면 이런 증상은 없다. 눈꺼풀 안쪽 면에서는 충혈, 과립, 유취, 반흔 등을 본다. 오래되면 흑정(각막)에 수렴장이 생긴다. 심할 때에는 적막하수(혈관 판누스), 흑정성예, 도첩권모, 비육점륜(검구유착), 유루증, 상포하수, 눈알건조증 등을 합병할 수 있다. 풍열 증상이 더 심하면 소풍청열하는 방법으로 은교산을, 비위습열 증상이 더 심하면 소풍청비(疎風淸脾)하는 방법으로 제풍청비음을, 기체혈어로 수렴장이 생기면 혈을 잘 돌게 하고 어혈을 없애는 방법으로 귀작홍화산을 쓴다. 눈에는 황련수, 담반수, 노회수 등을 넣는다. 과립이 많을 때에는 오징어뼈 마찰술을 한다. 초창 때에는 개인 위생과 공중 위생을 잘 지켜야 한다. 트라코마에 해당한다고 본다.

4) 눈꺼풀 뻣뻣함증

처음에는 눈꺼풀이 가끔씩 붓고 아프다가 오래되면서 눈꺼풀이 부으면서 뻣뻣해지는 병증이다. 눈자위가 아프고 깔깔해서 움직이기 어렵고 눈물이 계속 나오며 눈이 부시다. 조금 낫다가도 다시 재발하기 쉽다. 눈꺼풀에 검판선염이다. 포도상 구균 때문에 눈꺼풀 안쪽에 있는 마이봄샘, 짜이스샘, 몰샘 등에 염증이 생겼다. 결막의 비대, 표층 점모양 각막염을 합병한다.

원인과 치료는 아래 책을 본다. 그 외에 처음에 백호탕, 죽엽석고탕, 퇴적산, 내소황련탕을 쓰고 그래도 낫지 않으면 삼우환, 일미대황환을 쓰면서 다시 피를 낸다.

당귀활혈전은 차가운 바람이 오래 쌓여 두 눈꺼풀이 찐득하게 붙은 눈병을 치료한다. 당귀 황기 몰약 천궁(피와 기운이 그득하면 쓰지 않는다) 창출 형개 박하 숙지황 강활 국화 마황 각각 같은 양. 위를 가루 내어 졸인 꿀로 달걀노른자 크기로 환을 만들어 밥 먹고 나서 1환씩 잘게 씹어서 찻물로 삼킨다. 하루 3번 먹는다.《은해정미》

조양화혈탕은 피와 기운이 고르지 않은 이상한 눈아픔증과 찌르는 눈아픔증을 치료한다. 만형자 3푼 백지 3푼 시호 황기 승마 각4푼 자감초 당귀신(술에 담근다) 방풍 각5푼. 위를 1첩으로 해서 물 1잔반을 8푼이 되게 달여 따뜻하게 먹고 바람을 피할 수 있는 곳에서 잠을 자면 좋다. 또는 찌꺼기와 함께 먹는다.《은해정미》

석고산은 머리바람증에 걸린 눈을 치료한다. 생석고 3량 고본 백출(날 것) 감초(굽는다) 각1량반 백질려(볶아 가시 없앤다) 1량. 가루 내어 4~5돈씩 뜨거운 찻물에 타서 빈속과 잠자려고할 때 각각 1돈씩 먹는다.《장씨의통》

백호탕은 석고 5돈 지모 2돈 감초 멥쌀 각7푼.

죽엽석고탕은 석고 5돈 멥쌀 맥문동 각3돈 반하 2돈 인삼 1돈반 대나무잎 감초 각1돈.

퇴적산은 뜨거운 바람을 없애고 피에 뜨거움을 내리며 독을 푼다. 충혈을 위주로 했을 때 쓰고 가장 많이 쓰는 처방이다. 황금 황련 백지 당귀 적작약 치자 목통 길경 연교 (상백피 생지황) 각1돈.

내소황련탕은 설사를 시켜서 뜨거움을 식히고 독을 풀며 설사가 날 때까지 쓴다. 다래끼로 눈꺼풀이 붓고 달아오르면서 아프거나 눈꺼풀 뻣뻣함증을 치료한다. 대황(술로 찐다) 2돈 연교 적작약 각1돈반 황련 황금 당귀 치자 빈랑 각1돈 목향 박하 길경 감초 각5푼. 빈랑 목향을 금은화 목단피 1돈으로 바꿔 써도 된다.

삼우환은 석고 8량 마황 4량 행인 2량. 수수로 환을 만들어 먹는다.

《비전안과용목론》

○ 눈꺼풀 뻣뻣함증. 이 눈이 처음 병에 걸릴 때는 눈꺼풀이 붉게 붓는다. 그리고 부으면서 뻣뻣해서 눈을 뜨기 어렵고 눈물이 나오면서 아프다. 한 눈이 먼저 병에 걸린 다음에 서로 당겨서 함께 해친다. 그리고 점점 겉흠과 막이 생기면

서 어두워진다. 모두 가로막 속에 쌓인 간장의 바람 독이 위에 눈으로 치솟았다. 찔러 피를 내어 뭉친 피를 없앤 다음에 사간산을 먹고 흔종고를 바른다. 모든 일을 조심해야 한다.

시로 말한다. 눈꺼풀 속이 붉게 붓고 눈자위가 시고 아프네. 간장과 가로막에 바람이 와서 생긴 뜨거움이 치솟았네. 부은 뺨에 찐득한 약을 바르고 함께 약을 먹네. 가볍고 가볍게 찔러 피를 내어 그 자취를 끊네. 나타나 없어지지 않으면 뜬 겉흠이 생기네. 이런 다음에야 의사를 찾으니 쓸데없이 돈을 쓰네. 3~5일을 살피고 삼가고 살피네. 사람 사이에 모든 일이 잘 돌아가네.

사간산은 대황 지모 망초 차전자 충울자 황금 천문동 각1량 현삼 1량반. 위를 가루 내어 물 1잔으로 가루 1돈을 넣고 5푼이 되게 달여 밥 먹고 나서 찌꺼기를 없애고 따뜻하게 먹는다.

흔종고는 대자석 황랍 각반량 자석(고운 가루) 참기름 1량 경분 조금 황백 1량. 위를 가루 내어 작은 냄비 안에 참기름과 황랍을 넣고 같이 달여 찐득한 즙을 만들어 눈꺼풀 위에 바른다.

《은해정미》

○ 눈꺼풀 뻣뻣함증은 눈꺼풀과 눈자위가 함께 나무처럼 뻣뻣하고 아프며 깔깔해서 움직이기 어렵다. 가로막 사이에 쌓인 뜨거움과 간장에 바람이 위를 막으면 기운과 피가 뭉쳐서 눈자위와 눈꺼풀이 뻣뻣해진다. 피가 아주 세차면서 기운이 비워진 사람이나 술을 많이 먹어서 대장이 굳고 단단할 때 이 병에 많이 걸린다. 먼저 한 눈에 걸린 다음에 서로 이끌어 함께 해치며 점점 겉흠과 막이 생긴다. 치료법은 처음 생겼을 때 마풍고로 비벼서 삿된 바람을 없애 피와 기운이 흩어지게 한다. 또는 생지황, 당귀, 천궁, 적작약, 백지, 강활을 달여 김을 쏘이는데 하루 3번해서 간장과 가로막의 뜨거움을 빼내야 한다. 때때로 눈에 약을 넣는다. 쌓인 해가 오래되어 눈꺼풀에 엉긴 피가 있으면 찔러 피를 내야 한다. 검은자위에 겉흠이나 막이 있으면 눈에 약을 불어 넣는다.

물었다. 눈병이 오래되어 눈꺼풀과 눈자위가 함께 뻣뻣하고 움직이지 못하는데 왜 그런가? 대답했다. 피와 기운이 삿됨을 받아 막혀서 움직이지 못하기 때문이다. 치료법은 찔러 피를 내야 한다. 당귀활혈전, 조양화혈탕을 먹고 중약에 맵고 뜨거운 생강가루 같은 약을 더 넣어 눈에 넣는다.

당귀활혈탕은 처방은 앞에 눈꺼풀테 붙음증 안에 있다. 조양화혈탕은 처방은 앞에 상한병에 뜨거움병 안에 있다.

《세의득효방》

○ 눈꺼풀 뻣뻣함증. 눈꺼풀 속이 붉으면서 뻣뻣하고 눈자위가 아프다. 때 없이 눈물이 나오고 햇빛을 두려워하며 밝은 것을 싫어한다. 통간산을 먹어야한다. 가린 막이 있으면 다음에 춘설고를 눈에 넣는다.

《증치준승》

○ 눈꺼풀 뻣뻣함증. 가린 것이 있거나 없는지를 거리끼지 않고 두 눈꺼풀이 뻣

뻣하면서 눈자위가 아프다. 가끔 머리까지 아프면 더욱 급하다. 뜨거운 바람이 간장에 있어서 간장이 비워지고 피가 적어져 눈에 낙맥을 도와주러 갈 수 없기 때문이다. 물을 기르지 못하면 불이 오히려 비워진 틈을 타고 들어와 가래, 마름, 축축함, 뜨거움을 모이게 하거나 머리바람증을 끼고서 친다. 이 때문에 피가 눈꺼풀 살에 막히고 불이 눈자위를 쳐서 아프게 된다. 가벼우면 안에 초창 다래끼가 생기고 심하면 눈꺼풀 복숭아증과 죽은피 눈병증 같은 증상이 된다. 물러나도록 도와서 조금 부드럽게 되면 눈꺼풀을 뒤집어 찔러 피를 내면 아주 좋다. 심하게 뻣뻣하면서 또 점점 부어올라 머리까지 아프면 낫더라도 다시 온다. 나날이 점점 더 붓고 바르는 치료를 해도 물러나거나 부드러워지지 않으면 머리바람증이 독이 되려고 하는 것이다. 통간산, 이출산을 먹어야 한다. 가린 막이 있으면 춘설고를 눈에 넣는다.

통간산은 얼음 눈속흠증을 치료한다. 치자 백질려(볶는다) 지각 형개 각4량 차전자 우방자(볶는다) 각2돈 감초 4돈. 위를 가루 내어 2돈씩 밥 먹고 나서 고죽엽 달인 물에 타서 먹는다.

이출산은 눈꺼풀 뻣뻣함증을 치료하며 겉흠과 막을 없앤다. 선태 백출 황련 구기자 창출(쌀뜨물에 담갔다 볶는다) 용담초 지골피 목단피 각각 같은 양. 위를 가루 내어 1돈씩 밥 먹고 나서 형개 달인 물로 삼킨다.

《보감》춘설고는 뜨거운 바람이 위에 눈을 친 병을 치료한다. 어둡게 보이고 가렵고 아프며 은근히 깔깔해서 뜨기 어렵다. 눈곱과 눈물이 많고 밝은 곳을 싫어하며 아프다. 겉흠과 막이 생기기도 한다. 황련(썰어 애기오줌 2되에 하룻밤 담갔다가 황련을 없애고 즙으로 노감석을 담금질한다) 4량 노감석(달궈 황련즙으로 담금질한다) 12량 붕사(곱게 갈아 물에 타서 그릇 안에서 마를 때까지 졸인다) 1돈 좋은황단(물에 띄운다) 6량 유향 오적골(태워서 타고난 바탕만 남긴다) 당귀 각3돈 백정향 반돈 사향 경분 각각 조금. 위 각각을 갈아서 따로 담아둔다. 먼저 좋은 꿀 1근4량을 달여 밀랍을 없애고 노감석 가루를 넣고 손으로 쉬지 않고 젓고 나서 다시 황단을 넣는다. 그런 다음에 다른 모든 약 가루를 넣고 자줏빛 금빛깔로 끈적이지 않을 때까지 멈추지 말고 손으로 젓는다. 이것을 비벼서 작은 환을 만들어 하나씩 새 물에 갈아 때때로 눈에 넣는다. 술과 밀, 메밀, 보리를 먹지 말아야 한다.

《동의보감》

○ 눈꺼풀 뻣뻣함증. 눈꺼풀 속이 붉으면서 굳고 뻣뻣하며 눈자위가 아프다. 때 없이 눈물이 나오고 햇빛을 두려워하며 밝은 것을 싫어한다. 통간산을 먹어야한다. 겉흠과 막이 있으면 춘설고를 눈에 넣는다.(《득효》)

통간산은 얼음 눈속흠증을 치료한다. 생치자 백질려 지각 형개 감초 각5돈 차전자 우방자(볶는다) 각2돈반. 오른쪽을 가루 내어 2돈씩 고죽엽 달인 물에 타서 삼킨다.(《득효》)

춘설고는 눈이 붉게 붓고 겉흠과 막이 생긴 병을 치료한다. 붕사 3돈 용뇌 1돈 박초 5돈. 오른쪽을 아주 곱게 갈아 조금씩 눈에 넣으면 입 속에 진액이 눈 속에 들어가 적신다. 이때 눈을 잠깐 감고 있다가 뜨면 눈물이 나오면서 효과가 있다.(《득효》)

《심시요함》

○ 눈꺼풀이 뜨겁고 눈자위는 모래가 비비듯 아프네. 피가 엉기고 비장에 뜨거움이 간장에 숨었네. 눈자위가 쑤시고 머리가 아프며 눈꺼풀이 단단하네. 눈물이 나고 깔깔하며 어둡게 보이다가 다른 증상으로 변하네.

이 증상은[298] (풀이 안함) 다음을 먹어야한다.

이출산은 눈꺼풀이 단단하고 눈자위가 쑤신 병을 치료하고 겉흠과 가림을 없앤다. 선태(머리와 다리를 뗀다) 용담초(술에 씻어 볶는다) 황련(술에 씻어 볶는다) 구기자(불에 말린다) 창출(쌀뜨물에 담갔다 볶는다) 지골피 백출(흙에 볶는다) 목단피 각각 같은 양. 위를 곱게 가루 내어 1돈씩 밥 먹고 나서 형개 달인 물에 타서 삼킨다.

흔종고는 경분(조금) 황랍 대자석(간다) 각5돈 도자기(곱게 간다) 황백(곱게 간다) 참기름 각2량. 위를 아주 곱게 가루 내어 구리 그릇 안에 넣고 기름과 밀랍과 함께 달여 찐득한 즙을 만들어 뻣뻣한 눈꺼풀에 바른다.

《장씨의통》

○ 눈꺼풀 뻣뻣함증은 가린 것이 있거나

---

[298] 위에 《증치준승》과 내용이 같아서 풀이 하지 않는다. 한문은 뒤에 붙여놓았다.

없는지를 거리끼지 않고 머리도 가끔 아프면 더욱 급하다. 뜨거운 바람이나 가래불이 있거나 머리바람증을 끼고 있기 때문에 피가 눈꺼풀 안에 막혀있다. 먼저 참기름에 생강가루를 타서 문지른다. 조금 부드러워지면 눈꺼풀을 뒤집어 찔러 피를 낸다. 심하게 뻣뻣하고 나날이 부어오르면서 치료를 해도 물러나거나 부드러워지지 않으면 머리바람증이 독을 만들려고 한다. 석고산에 강활, 전갈을 더 넣는다. 치료되지 않으면 통간산을 쓴다. 가린 막이 있으면 강설고, 석연단을 가려 쓴다.

《의종금감》《안과심법요결》

○ 눈꺼풀 뻣뻣함증 노래. 눈꺼풀 뻣뻣함증은 눈꺼풀이 붓고 뻣뻣하네. 뭉친 피로 겉흠과 막이 있고 눈자위가 아프네. 가로막 속에 뜨거움이 쌓였거나 간장에 바람이 그득하네. 밖에 흔종고를 바르고 뭉친 피를 찔러 피를 내네. 양격산인 망초, 대황, 차전자, 현삼, 황금, 지모, 치자, 충울자를 쓰네.

흔종고는 처방은 책 끝을 본다.

양격산 처방은 망초 대황 차전자 각1돈 현삼 1돈반 황금 지모 치자(볶는다) 충울자 각1돈. 위를 거칠게 가루 내어 물 2잔으로 1잔이 되게 달여 밥 먹고 나서 따뜻하게 먹는다.

쉽게 풀이함. 눈꺼풀 뻣뻣함증은 처음 병에 걸릴 때는 때때로 아프고 붓게 느낀다. 오래되면 눈꺼풀이 붓고 뻣뻣하면서 눈자위와 눈알이 아프다. 이것은 가로막 속에 쌓인 뜨거움이나 간장 경맥에 바람 독이 위로 올라가 눈을 쳤기 때문이다. 찔러 피를 내서 뭉친 피를 없애고 밖으로 흔종고를 바르며 안으로 양격산을 먹는다.

《동의학사전》
○ 외장눈병의 하나. 눈꺼풀 안(검판선)에 국한하여 벌겋게 붓고 뜬뜬하며 눈이 아프고 눈물이 나오며 눈부심을 주증으로 하는 병증을 말한다. 속다래끼에 각막침윤을 겸한 것을 말한 것으로 본다.

5) 콩다래끼

눈꺼풀 속에 굳은 알갱이가 생긴 병증이다. 눈꺼풀 안에 살갗과 붙지 않으며 딴딴하지만 아프지 않다. 눈꺼풀을 뒤집어 보면 붉은 잿빛 꼴이 보인다. 때로는 터지면서 낫지만 오래 치료하지 않으면 점점 커져 혹이 된다. 콩다래끼이다. 콩다래끼는 검판선(마이봄샘)의 무균성 만성 육아종성 염증이다. 눈꺼풀테 피부 밑에 팥알 크기의 단단한 결절이 만져지는데 발적, 통증 같은 염증 증상은 없다. 외상을 입거나 세균에 감염되면 다래끼와 비슷한 양상을 띠게 된다. 작은 결절은 자연 흡수되지만 대부분은 눈꺼풀 결막을 직각으로 절개해서 내용물을 긁어낸다.

원인과 치료는 아래 책을 본다. 삼릉침으로 제거한 후 재발을 방지하기 위하여 약을 처방한다. 치료하지 않아도 잘 낫고 시간이 지나면 스스로 터져 낫기도 한다.

청위산은 콩다래끼를 치료한다. 머리와 골까지 당기면서 아프기도 한다. 승마 당귀 황련 목단피 생지황 (석고) 각각 같은 양.

청기화담환은 남성 반하 각1량반 귤피 행인(볶는다) 지실(볶는다) 황금 천화분(술에 볶는다) 백복령 각1량. 술과 생강즙으로 환을 만들어 먹는다.

청위탕은 치자 지실 소자 석고 황련 진피 연교 당귀 형개 황금 방풍 각1돈 생감초 5푼. 물에 달여 밥 먹고 나서 먹는다.

패엽고는 부스럼이 등에 생긴 병과 터져 짓무른 모든 부스럼을 치료한다. 참기름 1근에 달걀 크기에 사람머리털을 1묶음 넣고 약한 불로 달여 찌꺼기를 없애고 불을 끈다. 흰 밀랍 2량을 넣고 녹여 따뜻하게 해서 천종이로 덩어리를 자른다. 3장씩 9장인 기름과 밀랍을 도자기 안에 묻혀놓고 가장자리 위를 붙인다. 쓸 때는 1장을 떼어 병든 곳에 붙이며 하루에 8,9번 갈아준다. 아프지 않고 썩은 곳을 없애 새살이 나는 효과가 아주 빠르다. 절대 소홀히 하지 말라.《외과대성》

인삼양영탕은 맥이 아주 약해져 살이 떨리며 가슴이 놀란 듯 두근거린다. 잘 잊고 잠이 들 때 땀이 나면서 열이 난다. 음식을 적게 먹고 숨이 차며 살이 마르고 눈이 마르며 털과 머리털이 떨어지는 병을 치료한다. 인삼 백출 복령 감초 황기(썰어 꿀과 섞어 볶는다) 귤피 육계 당귀 작약 지황 원지(약한 불로 구워 줄기를 없앤다) 오미자.《내경》에서 '비장기운은 알짜를 흩어서 위에 폐장으로 전한다. 이렇게 땅기운이 위로 올라간다. 폐장은 주로 다스려서 절도가 있게 하고 물길을 잘 통하게 해서 아래에 방광으로 전한다. 이렇게 하늘 기운이 아래로 내려간다. 폐장과 비장이 비워지면 위와 아래가 서로 만나지 못해서 속을 기르는 피가 생길 수 없다. 이 때문에 폐장이 비워지면 숨을 짧게 쉬고 털과 머리털이 떨어진다. 또 비장이 비워지면 음식을 적게 먹어 살이 마르고 눈도 마르게 된다. 비장과 폐장이 둘 다 비워지면 스스로 피로 심장을 기를 수 없어 모든 맥이 크게 없어진다. 그래서 잘잘 때 땀이 나고 열이 나며 가슴이 놀란 듯 두근거리고 잘 잊으며 힘살과 살이 때때로 떨린다.'고 하였다. 이 처방에서 황기, 백출, 복령, 감초, 귤피, 원지는 기운을 기른다. 당귀, 작약, 지황, 오미자, 계심은 피를 기른다. 처방 이름을 인삼이라고 해서 그 우두머리로 뽑았다. 설립재가 '기운과 피에 둘이 비워지면 이름 붙이거나 그 병이나 맥을 이야기하지 말고 이 약을 쓰면 치료를 마쳤다고 말할 수 있다.'고 하였다.《목경대성》

칠복음은 인삼 백출 당귀 지황 산조인 원지 감초. 피가 움직여 눈이 어둡고 가슴이 두근두근한 병을 치료한다. 몸이 차고 땀이 많으면 원지를 없애고 황기를 쓴다.《목경대성》

《증치준승》

○ 콩다래끼. 눈꺼풀 밖의 거죽과 살 사이에 콩 같은 혹이 있는데 단단하지만 아프지 않다. 불이 가래보다 심하면 거죽은 붉은빛깔이다. 가래가 불 때문에 막혀서 맺혔기 때문이다. 위 눈꺼풀에 많이 생기고 흔히 치료하지 않아도 스스로 낫는다. 맵고 뜨거운 독이 있는 음식을 마음대로 즐기거나 술과 여색이 지나쳐서 몸을 해친 사람은 오래되면 혹이나 새는 병 같은 심한 병으로 변한다. 치료도 같지 않다. 처음 생길 때 빼내는 치료를 하면 잠깐 만에 고르게 돌아온다.

《심시요함》

○ 눈에 생긴 알갱이. 이 증상은 눈 거죽 위나 아래에 하나에 작은 알갱이가 나오는 것이다. 비장과 비장에 가래 기운 때문이다. 위 눈꺼풀은 비장 경맥에 속하고 아래 눈꺼풀은 위장 경맥에 속한다. 작은 알갱이가 붉으면서 스스로 터지면 약을 먹지 않아도 낫는다. 단단하면서 터지지 않는다면 오래되면서 술잔이나 주먹처럼 되었다가 응어리가 된다. 처음 알갱이가 작았을 때 먼저 좁쌀 크기로 작은 뜸을 병든 곳 위에 놓고 평상에 누워 눈을 꼭 감고 있게 한다. 마늘 조각을 사이에 두고 3~4장을 뜸을 뜨고 나서 밖에 찐득한 약을 붙인다. 또 등이 자줏빛인 개구리발톱과 연잎 2량을 술 1항아리 반에 삶는다. 조각자 2~3알을 뜨거운 물에 담갔다가 곱게 갈아 술을 먹을 때 혹 위에 문지르면 스스로 삭는다.

○ 눈꺼풀에 콩다래끼이네. 가래불이 맺혀 생겼네. 거죽 밖에 콩처럼 부어있다고 느끼네. 단단한 열매 같은 꼴이 눈꺼풀 안에 있네. 가끔 치료하지 않아도 스스로 낫네. 가끔 맺혀서 혹이 되네. 심하면 고름이 흐르고 피가 나오네. 치료하는데 각각 다른 이름이네. 이것은 불

로 흙이 말랐네. 밖에서 구하지 말라고 하네. 만약 빼앗는 치료를 아네. 잠깐 동안에 고르게 되네.

 이 증상은299) (풀이 안함) 다음을 먹어야한다.

 방풍산결탕은 현삼 1돈 전호 적작약 황금 길경 방풍 토패모 창출 백지 진피 천화분 각8푼. 위를 잘게 썰어 맑은 물 2잔으로 8푼이 되게 달여 찌꺼기를 없애고 밥 먹은 다음에 뜨겁게 먹는다.

 청위탕은 눈꺼풀이 붉고 딴딴한 병을 치료한다. 이것은 양명경에 뜨거움이 쌓였다. 평소 술을 많이 먹으면서 맵고 굽거나 튀긴 음식을 좋아했기 때문이다. 생치자(검게 볶는다) 지각 소자 각6푼 석고(달군다) 천황련(볶는다) 진피 연교 당귀 잔뿌리 형개(꽃이삭) 황금 방풍 각 8푼 감초(날 것) 3푼. 위를 잘게 썰어 맑은 물 2잔으로 1잔이 되게 달여 찌꺼기를 없애고 뜨겁게 먹는다.

《외과대성》

○ 알갱이가 눈꺼풀에 생기는데 거죽 속과 막 밖에 있다. 콩 같은 꼴이고 단단하지만 아프지 않다. 가래가 불 때문에 막혔기 때문이다. 가벼우면 저절로 낫지만 심하면 혹이나 새는 병 등으로 변한다. 처음 생길 때 생남성에 식초를 타서 진하게 갈아 아픈 곳에 자주 붙인다. 거죽이 얇으면 조금씩 밀어내 손톱으로 짜서 흰 가루가 나오면 낫는다. 그리고 패엽고를 붙여 입구를 오므린다.(고약문을 본다)

---

299) 위에 《증치준승》과 내용이 같아서 풀이 하지 않는다. 한문은 뒤에 붙여놓았다.

《의종금감》(《안과심법요결》)

○ 콩다래끼 노래. 눈꺼풀에 알갱이가 생겼네. 가래불로 맺혔네. 알갱이는 콩 같은 꼴이네. 단단하지만 아프지 않네. 치료를 놓치면 혹이 되고 피고름이 흐르네. 방풍산결탕인 백지, 황금, 방풍, 현삼, 길경, 전호, 진피, 적작약, 절패모, 창출, 천화분을 쓰네.

 방풍산결탕 처방은 백지 황금 방풍 현삼 길경 전호 진피 적작약 절패모300) 창출 천화분 각8푼. 위를 거칠게 가루 내어 물 2잔으로 1잔이 되게 달여 밥 먹고 나서 찌꺼기를 없애고 따뜻하게 먹는다.

 쉽게 풀이함. 콩다래끼는 가래불이 맺히고 모여서 생긴다. 눈꺼풀 밖에 생기며 거죽 안에 그 알갱이는 콩 같은 꼴이다. 단단하지만 아프지 않다. 방풍산결탕을 써서 가래와 뜨거움을 흩어지게 한다. 오랫동안 치료하지 않으면 점점 자라 혹이 되며 터뜨리면 새는 병이 되어 치료하기 어렵다.

《의종금감》(《외과심법요결》)

○ 콩다래끼는 축축한 기운이 가득하네. 대추나 콩 꼴로 알갱이가 맺혔네. 거죽 속과 살 밖에 있고 밀면 움직이네. 거죽 빛깔은 평상시와 같고 단단하지만 아프지 않네.

 쉽게 풀이함. 이 증상은 위와 아래 눈꺼풀에 맺히는데 거죽 안과 살 밖에 있

---

300) 천패모는 맛이 쓰고 달며 끈적여서 마른 기침에 쓴다. 절패모는 쓰고 차가워서 뜨거운 가래로 생긴 기침에 쓰고 종기에도 쓴다.

다. 생김새가 크면 대추 같고 작으면 콩 같으며 밀면 움직인다. 거죽 빛깔은 평상시와 같고 단단하게 부풀었지만 아프지 않다. 축축한 가래의 기운이 가득해서 생긴다. 화견이진환을 먹어야 하고 밖에 생남성에 식초를 넣고 진하게 갈아 눈꺼풀 거죽에 자주 바른다. 얕으면 며칠 지나서 없어진다. 깊으면 며칠이 지나도 없어지지 않는다. 하지만 항상 바르면 바른 거죽이 얇아지고 조금씩 벗겨지면서 해친다. 이때 손톱으로 짜서 흰 가루즙처럼 나오면 낫는다. 그리고 패엽고를 붙여 입구를 오므린다. 눈 거죽 속이 짓물러 터졌으면 오므리기 어렵다.

화견이진환은 진피 반하(만든다) 각1량 백복령 1량5돈 감초(날 것) 3돈 백강잠(볶는다) 2량 천황련 3돈. 함께 곱게 갈아 가루 내어 연잎을 오랫동안 달인 물로 오동나무 씨 크기로 환을 만들어 2돈씩 샘물로 삼킨다.

패엽고는 궤양문을 본다.

《목경대성》

○ 콩다래끼. 알갱이네. 축축함과 뜨거움 둘이 쪄서 맺혔네. 따뜻하게 해서 새로 닭 머리를 벗기네. 바람으로 붓는 병이 깨져서 피가 흐르네. 피가 흐르고 흐르네. 오랑캐 난으로 평화롭지 않네.

이 증상은 위 눈꺼풀 안에 하나의 알갱이가 생긴다. 크기는 가시연밥만하고 누르면 딱딱하지만 아프지 않다. 밖에서 볼 때 아름답지 않다. 아래 눈꺼풀에 생기기도 한다. 대개 불과 가래와 묽은 가래가 삭혀서 만들어진다. 치료는 눈꺼풀을 뒤집으면 반드시 자줏빛이나 노란빛 깔로 하나의 둥근 점 같은 흔적이 있다. 여기를 삼릉침으로 고름즙이 다 빠질 때까지 찔러 모두 짜낸다. 그리고 청기화담환을 찧어 1량을 묽은 생강즙으로 만든 옅은 술에 타서 조금씩 마시면 하루 만에 처음으로 돌아온다. 괴롭지 않으면 따로 치료하지 않아도 거리끼지 않는다. 뜨거운 음식을 마음대로 먹으면 불이 더욱 마르게 해서 혹이 붙고 군살이 늘어지는 심한 병으로 변한다. 이렇게 해가 지나면 터지고 짓무르면서 낫지 않는다. 《어》에서 '졸졸 흘러서 끊어지지 않으면 강이 된다.'고 했는데 이것이다.

경험한 내용이다. 읍에 양모는 60살인데 체격이 뚱뚱하고 잘 마셨다. 가을 어느 날에 위 눈꺼풀에 한 알갱이가 생겼지만 전혀 마음에 두지 않았다. 다음해 봄에 그 알갱이가 스스로 터졌는데 붉은 자줏빛이면서 약간 아팠다. 그래서 《요함》에 청위탕이나 방풍산결탕 같은 약을 썼다. 그런데 십여 제를 먹어도 조금 낫다가 다음 달에 다시 생겨 다시 약을 쓰게 되었다. 그래도 알갱이는 점점 커져 열매 같게 되어서 눈꺼풀 밖으로 터져 나오고 밤낮으로 피가 흘러 그치지 않았다. 이렇게 손쓸 수가 없다가 갑자기 죽었다. 어리석은 뜻으로는 배우는 사람이 마음을 애쓰고 지나치게 술을 즐겨하며 어느 정도 여색도 있었다. 마음을 애쓰면 생각이 느리고 지나치게 술을 마시면 비장과 위장을 해친다. 흐린 기운이 위를 찌기 때문에 알갱이가 커지면서 터졌다. 게다가 여색이 아주 심해 물과 나무가 함께 몹시 지쳤다. 물이 마르면 불이 세차기 때문에 피가 제멋대로 다니면서 경맥으로 돌아오지 않고 길게 흐른다. 이때에 빨리 찜질을 해서 드러난 증상을 치료하고 찜질이 끝나면 귀비탕, 인삼양영탕, 칠복음, 십보대보탕으로 바탕을 길러 안팎으로 둘을 얻어야 한다. 이 사람이 생각하기에 이것으로 하지 않고 자주 바람을 잘 흐르게 하면서 불을 내렸다. 이것이 그 비워진 것을 비워지게 하고 해친 것을 더욱 해쳤다. 그러니 기운이 약해져 있고 가래가 그득한 사람이 그 목숨을 빨리 마치지 않았겠느냐. 이 기록을 책에 쓰니 옛것을 먹어도 소화하지 못함을 조심해야 한다.

《동의학사전》

○ 비생담핵, 포검종핵, 목우, 안포담핵. 눈꺼풀 속(검판선)에 굳은 알갱이가 생기는 병증. 비위의 열과 습담이 서로 엉겨 생긴 담화가 맥락에 작용하여 생긴다. 눈꺼풀 속에는 살갗과 붙지 않고 아프지 않은 작고 굳은 알갱이가 만져진다. 알갱이가 점차 일정한 정도로 커지면 눈꺼풀 살갗의 해당부위가 약간 두드러지고 이물감을 느낀다. 눈꺼풀 안쪽면은 붉은 잿빛으로 보이며 때로 터지고 낫는다. 습담으로 온 것은 습을 없애고 담을 삭이는 방법으로 화견이진환을, 담화로 온 것은 열을 내리우고 담을 삭이는 방법으로 청위탕, 방풍산결탕 등을 쓴다. 눈꺼풀에는 생남성 8g, 용치 2g을 보드랍게 가루 내어 식초에 개어 7~10일 동안 자주 발라주고 불돌찜질을 한다. 포생담핵이 클 때는 수술을 한다. 눈싸라기에 해당한다.

6) 눈꺼풀테 짓무름증

눈꺼풀이 붉게 헐고 가려움이 있는 병증이다. 처음에는 눈이 가렵고 눈꺼풀테가 붉어지다가 더 심해지면 눈꺼풀테에 비듬이 생기고 두터워지면서 헐게 된다. 낫더라도 흠집이 생겨 속눈썹이 안으로 말려 들어가고 무질서하게 자란다. 아주 심하면 붉게 짓무르면서 속눈썹이 모두 빠진다. 눈꺼풀테염이다. 눈꺼풀테염은 눈꺼풀테 피부와 속눈썹뿌리에 발생하는 만성염증이다. 대부분 결막염, 표층 각막염, 눈꺼풀판샘 염증이 합병되며 양쪽에 나타난다. 소년기 이후 모든 연령층에서 흔히 볼 수 있다. 눈 주위에 붉은 테를 두른 듯 눈꺼풀테가 충혈되어 있고 속눈썹에 비듬이 붙어있으며 눈썹이 탈락한다. 가려움, 이물감, 자극증상, 결막충혈을 호소한다. 원인은 기생충이나 세균이며 포도상구균 감염과 지루피부염이 주요 원인이다. 진균이나 진드기가 병소에서 관찰될 수도 있다. 비듬눈꺼풀염은 눈 주위에 붉은 테를 두른 듯 눈꺼풀테가 충혈되어 있고 속눈썹에 비듬이 붙어 있으며 가려움, 이물감, 자극증상, 결막충혈을 호소하고 눈썹이 탈락하거나 속눈썹이 찌르는 병이 생긴다. 지루눈꺼풀염은 눈꺼풀테에 국한되거나 또는 머리, 눈썹, 바깥귀에 지루피부염이 있다. 표층각막염, 눈꺼풀판샘 염증을 동반한다. 치료는 면봉에 어린이용 샴푸를 적셔서 눈꺼풀테를 깨끗이 닦아 비듬을 제거하고 항균제를 국소 투여한다. 예전에 위생 상태가 좋지 않았을 때 자주 생겼던 질환이다.

원인과 치료는 아래 책을 본다. 안을 잘못 치료하면 근본치료가 안 된다.
　삼황탕은 황련 황금 대황 각1량. 물에 달여 밥 먹고 나서 따뜻하게 먹는다.
　벽천단은 동청 5돈 백반 4돈 오배자 고령토(탄산칼슘) 해표초 1돈 박하 5푼. 가루로 내어 생강즙에 섞어 환을 눈동자 크기로 만들어 묽은 생강즙에 풀어 하루 1번 눈을 씻는데 3,4일 하면 낫는다.
　면과산은 당귀 황련 각1돈 동청 7푼 고백반 4푼 박초. 가루로 내어 솜에 잘 싸 놓았다가 눈알 크기만큼 떼어 따뜻한 물에 풀어 하루에 2번 눈을 씻는다.
　다조산(천궁다조산)은 천궁 방풍 강활 감초 석결명 목적 석고(볶는다) 형개 감국 박하 각1량. 2,3돈씩 밥 먹고 나서 찻물로 먹는다.
　제습탕은 가장 많이 쓴다. 창출 후박 반하 각1돈반 곽향 진피 각1돈 감초 5푼 생강3 대추2. 물에 달여 밥 먹고 나서 먹는다. 《동의보감》
　삼출건비탕은 인삼 백출 백복령 후박 진피 산사 각1돈 지실 백작약 각8푼 사인 신곡 맥아 감초 각5푼 생강3 대추2.
　오미소독음은 급성 화농성 염증 및 눈꺼풀테염에 쓴다. 금은화 3돈 감국 포공영 자화지정 계지 각1돈2푼. 물에 달여 밥 먹고 나서 먹는다. 《의종금감》
　달걀노른자 연고는 달걀노른자 3개(그릇에 넣고 천천히 졸여서 기름을 낸 것)에 노감석(부드럽게 가루를 낸 것) 7푼, 용골 2푼을 가루로 만들어 잘 섞어서 눈꺼풀 주위에 바른다.
　시호음자는 뜨거운 바람으로 눈꺼풀테가 붉게 짓무르는 병을 치료한다. 시호 강활 방풍 적작약 길경 형개 생지황 각1돈 감초(굽는다) 5푼. 물에 달여 뜨겁게 먹는다.
　유인고는 뜨거운 바람으로 눈에 붉은 핏줄이 생겨 일정하지 않게 가렵고 아픈 병을 치료한다. 유인은 껍질을 벗기고 아주 곱게 갈아 눌러 기름을 뺀다. 위에서 얻은 깨끗한 유인 가루 5돈을 진하게 달인 물푸레껍질 즙에 고르게 섞는다. 기와 위에 종이를 깔고 충분히 말리면서 탄 것은 없앤 다음 이것을 깨끗한 그릇 안에 바른다. 다시 쑥 1돈을 세 묶음으로 나눠 묶음마다 속에 천초 한 알을 둔다. 태워 연기가 날 때 그릇을 연기 위에 엎어놓고 삼발이로 받치고서 그 김을 쏘이게 한다. 연기가 다 나왔으면 햇볕에 말린 다음에 다시 갈아서 주사와 사향 각반돈을 넣고 도자기 그릇 안에 담아둔다. 쓸 때는 삼씨 크기로 안쪽 눈구석에 넣으며 하루 2번 한다. 오래된 겉흠에 넣을 때는 붕사를 조금 더 넣는다. 어떤 처방에는 유인만을 갈아서 눌러 기름을 뺀 깨끗한 유인 5돈에 사향, 주사(물에 띄워 거른다) 각5푼을 넣는다. 쓸 때는 안쪽 눈구석에 조금씩 넣는데 효과가 있다.
　자금고는 뒤에 '눈병대표처방'에 《비전안과용목론》에 나와 있는 《국방》자금고를 본다.

《제병원후론》
○ 곁눈질하는 증상. 곁눈질하는 눈은 바람기운이 눈꺼풀과 눈초리 사이에 들어와 피와 기운과 진액이 서로 뭉쳤다. 눈초리가 가려우면서 눈물이 나고 눈초

리가 항상 축축하다. 그래서 곁눈질하는 눈이라고 한다.

《은해정미》

○ 눈꺼풀테 짓무름증. 물었다. 사람이 눈병에 걸려 두 눈꺼풀이 항상 붉게 짓무르는데 왜 그런가? 대답했다. 어른이 병에 걸렸다면 비장 흙에 축축한 뜨거움이 쌓였기 때문이다. 비장 흙이 약하면 축축함이 변할 수 없기 때문에 축축함과 뜨거움 두 기운이 함께 친다. 이것이 눈꺼풀 사이로 전해지면 눈이 부시고 눈물이 나오면서 눈꺼풀 속에 고인다. 이 눈물의 뜨거운 독 때문에 눈꺼풀테가 붉게 짓무른다.

치료법은 봄과 여름에 짓무르면 뜨거운 짓무름이다. 삼황탕을 먹고 면과산, 금전탕으로 눈을 씻는다. 엉긴 피가 있으면 찔러 피를 내고 사비탕을 먹는다. 가을과 겨울에 짓무르면 차가운 짓무름이며 바람을 맞아 눈물이 흐림이라고도 부른다. 벽천단으로 눈을 씻고 중약을 눈에 넣는다. 눈꺼풀에 고름이 있으면 찔러 씻어낸 다음 불로 찜질을 한다. 어린아이가 병에 걸리면 어미의 뱃속에서 뜨거움을 받았기 때문이다. 또는 태어날 때 나쁜 피가 눈에 들어갔는데 깨끗이 목욕시키지 않고 닦고 나서 말리지 않았기 때문이다. 밖에서 삿된 바람을 받아 삿된 기운이 눈으로 들어가도 이 병이 생긴다. 치료는 어린아이는 황기탕을 먹고 어른은 다조산을 먹는다. 뜨거움이 심하면 금전탕으로 눈을 씻고 바람이 심하면 벽천단으로 씻는다. 먼저 찔러 피를 낸 다음에 약을 먹는다.

황기탕은 황기 차전자 세신 황금 오미자 창출 황련 각1량. 위 각각을 같은 분량으로 물에 달여 먹는다.

다조산은 천궁다조산이다. 처방은 앞에 바람눈물증 안에 있다. 삼황탕 처방은 흰자위 군살증 안에 있다. 면과산 처방은 심한 눈가려움증 안에 있다. 벽천단이다.

금전탕은 해가 오래된 눈꺼풀 짓무름증을 치료한다. 오래된 동전(녹이 생긴 것) 7개 황련(갈아 가루 낸다) 2돈 백매(매실이 저절로 떨어지면 백매가 된다) 5개. 위에 세 가지 약을 오래된 술을 2작은술잔으로 항아리 안에서 반잔이 될 때까지 달인다. 밤이 되었을 때 차게 해서 씻는데 서너 번 정도에 낫는다. 하루 2번 한다.

눈꺼풀테 짓무름증에 불침을 놓는 경혈은 어미혈 2혈 정명혈 2혈 위 영향혈 2혈 찬죽혈 1혈 태양혈 2혈이다.

눈꺼풀 짓무름증은 비장과 위장에 뜨거움이 막혀있는데 오래되면서 축축한 바람을 받고 또 독이 있는 음식을 먹은 것이 날로 달로 쌓여서 생긴다. 이것이 눈꺼풀 안에서 변하면 물집이 생기고 움직이면 가려워서 어느새 손으로 뜯어내려고 한다. 심하면 눈언저리까지 이어서 모두 짓무른다. 봄, 여름, 가을, 겨울의 계절을 나누지 않고 이런 증상이 있으며 눈곱과 눈물이 뺨까지 그득해 손을 갖다 대기가 두렵다. 치료는 눈꺼풀을 뒤집어 2, 3번 엉긴 피를 씻어 내거나 삼릉침으로 엉긴 피를 나오게 해도 좋다. 손으로 비벼서 붉은 살이 있으면 오래된 식초에 태우는 것을 7번 한 노감석에 병이 가볍거나 심한 정도를 헤아려 음단을 더 넣어 눈꺼풀테에 바른다. 또는 눈 안에 불어 넣어도 괜찮다. 바람과 피를 움직이게 하는 음식을 꺼리고 먹어서는 안 된다.

《향약집성방》

○ 눈이 벌겋게 짓무른다. 《성혜방》에서 말했다. 눈이 벌겋게 짓무르면 모두 뜨거운 바람 때문이다. 처음에 눈이 붉은 병에 걸려 오래 지나도 낫지 않다가 밖에서 차가운 바람에 해치고 안에서 폐장과 비장에 뜨거움이 쌓였기 때문이다. 안팎으로 된 병이 점점 늘어나다가 부스럼이 된다. 그래서 눈이 벌겋게 짓무른다.

《성혜방》에 음양곽환은 뜨거움이 갑자기 눈으로 치솟아 아프고 붉게 부으면서 겉홈이 생긴 병을 치료한다. 음양곽 2량 감국 황금 차전자 석고(곱게 갈아 물에 띄워 거른다) 현삼 결명자 각1량 뱀허물(1돈을 태워 재를 남긴다) 영양각(가루) 1량. 오른쪽을 찧어 체로 쳐서 가루 내어 졸인 꿀과 섞어 200~300번 절구로 찧는다. 오동나무 씨 크기로 환을 만들어 밥 먹고 나서 따뜻한 물로 20환씩 삼킨다.

경분고는 눈이 벌겋게 짓물러 눈을 뜨지 못하는 병을 치료한다. 경분 1량을 침에 개어 찐득한 즙처럼 해서 날마다 안쪽 눈초리에 3~5번 넣는다.

또 처방으로 닭 벼슬에 피를 하루에 3~5번 눈 속에 넣는다.

《천금방》에 눈이 벌겋게 짓무른 병을 치료한다. 세 손가락으로 소금을 집어 옛날 동전 위에 놓고 조금씩 불에 붉게 달군 다음 작은 식초 속에 던져서 발로 동전을 담기게 한다. 이 식초즙을 솜에 적셔 눈초리 속에 흘려 넣어준다.

《득효방》에 눈이 가려운 병을 치료한다. 베수건으로 상처가 나게 문질렀기 때문에 눈꺼풀테가 짓무르고 잘 마르지 않았다. 백반(불에 달군다) 1량 동청 3돈. 오른쪽을 함께 곱게 가루 내어 잘 섞는다. 흰빛깔이면 다시 동청을 더 넣는다. 쓸 때는 반돈을 뜨거운 물 1홉에 담가 맑은 부분을 걸러 손으로 눈을 벌리고 적셔준다. 방법대로 씻고서 반드시 깔깔하더라도 비비지 말고 다만 눈을 감는다. 앉아서 기다리면 깔깔함이 없어지고 자연히 눈이 떠진다. 약이 차가워지면 종이로 잔을 덮고 끓는 물 항아리 위에 올려놓았다가 따뜻해지면 다시 씻는다. 하루 4~5번 씻으면 효과가 있다.

《본조경험》에 눈이 아프고 붉게 짓무르는 병을 치료한다. 상지 담죽엽 황백 단풍잎 각3움큼. 물로 진하게 달여 뜨겁게 씻는다.

또 처방으로 아주까리 잎을 발바닥 가운데에 싸매주면 낫는다. 나으면 잎을 없앤다.

《기효양방》

○ 눈에 눈꺼풀 짓무름증을 치료한다. 씻을 때는 경분을 조금 넣는다. 옮는 눈 붉음증은 밖에서 들어온 병으로 오장육부에 병이 아니다. 약을 먹지 않고 뜨거운 김으로 씻어도 충분하다. 황련(털을 없앤다) 천궁(뿌리꼭지를 없앤다) 형개(꽃이삭) 각1돈반 만형자(꼭지 막을 없앤

다) 1돈 오배자(잘라 깨뜨려 때를 없애고 약 탕관 안에서 불로 볶는다. 붉은빛깔이 되면 땅 위에 종이를 깔고 덮어서 잠깐 불기운을 뺀다) 3돈. 위를 잘게 부수어 셋으로 나누어 눈에 쏘인다. 쏘일 때마다 작고 네모난 생사로 짠 비단을 깨끗이 씻어 약을 비단 속에 넣고 실로 묶어 얽어맨 다음 물에 달인다. 종이로 병 입구를 붙여서 김이 나가지 못하도록 한다. 바람이 없는 곳에서 병 입구와 종이 위에 다가가서 작은 구멍을 뚫어 김을 쏘인다. 나오는 김이 조금 고르게 되면 병에 종이를 떼어 없애고서 병 입구에서 김을 쏘인다. 김이 따뜻해지면 기울여 나오게 해서 깨끗한 비단에 묻혀 씻는다. 이렇게 세 번하면 효과가 있다. 바람 독을 피한다.

《증치준승》

○ 바람으로 눈꺼풀테가 짓무르는 눈. 주단계가 말했다. 바람이 눈 주위를 두르고 있고 가로막에 쌓인 뜨거움이 있는데 스스로 음식을 먹으면서 화내면 붙박은 센 가래가 막힌다. 그러면 흐린 기운이 내려가지 않고 맑은 기운이 올라가지 않는다. 이 때문에 불은 더욱 타오르고 물은 점점 내려가 쌓인다. 이것이 오래되면 눈꺼풀테가 고름으로 붓고 속에 작은 벌레와 실이 생기며 오래도록 낫지 않으면서 많이 가려운 병이 이것이다. 자금고를 은비녀 다리로 문질러 기름기를 없애고 눈에 넣는다. 물어봐서 가렵다면 또 벌레를 없애서 뿌리를 끊어야 한다. 자금고는 축축함과 바람을 없애고 피를 서늘하게 할 뿐이다. 만약 앞에처럼 음식을 먹으면서 화내서 가래가 생겼다면 다시 방풍통성산에서 망초, 대황을 빼고 곱게 가루 내어 술과 고르게 섞어서 햇볕에 말린 다음 방법에 따라 먹는다. 진한 음식과 커다란 요리를 먹지 말아야 한다. 모든 방법이 다 필요하다.

○ 눈꺼풀테 짓무름증. 눈꺼풀테가 붉게 짓무르고 때가 끼며 끈적끈적하다. 대개 피가 비워지고 즙이 적어서 눈꺼풀 살을 기를 수 없기 때문이다. 이때 눈꺼풀 낙맥이 축축한 뜨거움으로 막히면 항상 이처럼 붉게 짓무른다. 바람 맞은 눈꺼풀 짓무름증은 삿된 것이 비워진 틈을 타고 들어오기 때문에 견줄 수 없다. 오랫동안 치료하지 않으면 속눈썹 말림증이 된다. 심하게 해치면 붉게 짓무르고 축축하면서 때가 끼며 구부러진 눈썹이 모두 무너진다. 먼저 가린 흠이 있은 다음에 붉게 짓무르는 경우는 경락이 뻑뻑하고 눈에 겉물이 깨끗하지 않아서 짓무른다. 그 가린 흠을 치료하면 그 맥락이 통하면서 스스로 낫는다. 속눈썹이 구부러져 있으면 뽑거나 자른다. 알짜 즙을 해쳐 삿된 바람을 끌어당겨서 무너지고 짓무르다면 각각 그 원인에 따라 친다. 하나의 치료법은 빼내는 치료이다. 작은 찜질 쇠나 말은 종이에 오동나무 기름을 묻혀 붉게 태워 찜질한다. 짓무르고 축축하면서 가려우면 꽤 효과가 있다. 안을 치료하지 못하면 결국 뿌리를 없애기 어렵다.

《동의보감》301)

---

301) 눈꺼풀테 붙음증이라고 했지만 실제 내용은 눈꺼풀 짓무름증이다. 내용에 충실

○ 눈꺼풀테 붉음증. 이것은 눈꺼풀 짓무름증이다. 두 눈이 붉게 짓무르고 가렵거나 아프다. 해가 지나도 낫지 않는다.(《득효》) 눈꺼풀테가 붉게 짓무르면서 해가 오래된다. 흔히 '붉은 애꾸눈'이라고 부른다. 눈가가 붉게 짓물러서 오래된 병을 '붉은 애꾸눈'이라고 하는데 삼릉침으로 눈시울 밖을 찔러서 축축한 뜨거움을 빼내면 낫는다.(《동원》) 눈꺼풀 짓무름증은 바람이 눈꺼풀테 위에 있고 가로막에 뜨거움이 쌓여 있는데 스스로 음식을 먹으면서 화내서 된다. 쌓이면서 오래되면 눈 주위에 고름이 터지거나 붓고 그 속에 가느다랗고 작은 벌레 뭉치가 생기며 해가 오래되어도 낫지 않으면서 많이 가려운 병이 이것이다. 환정자금단을 은비녀 다리로 눈에 넣는다. 가려우면 또 벌레를 없애야 뿌리를 끊는다. 또 방풍통성산에서 망초와 대황을 빼고(처방은 풍문혈을 본다) 곱게 가루내어 술과 섞어 그늘에 말려 방법에 따라 먹는다. 모든 진한 맛에 음식을 먹지 않아야한다.(《강목》) 노감석산을 눈에 넣거나 구풍산, 광대중명탕으로 눈을 씻는다. 벌레를 없애려면 성초산이 마땅하다. 어린아이가 처음 태어나서 두 눈이 붉고 눈꺼풀테가 붉게 짓무르다가 3,4살이 되어 낫지 않으면 소풍산(처방은 머리 부분을 본다)을 상백피 달인 물에 타서 삼킨다.(《입문》)

환정자금단은 눈꺼풀 짓무름증을 치료한다. 흰꿀 2량 노감석(불에 10번을 구워 담금질해서 물속에 반나절 담가둔다) 1량 황단(물로 날린다) 8돈 오적골 1돈 하고자 이 병증에 넣는다. 요사(곱게 갈아 물로 날려 도자기에 속에서 그릇에 담은 채로 끓여 스스로 마르게 한다) 사향 5푼 백정향 2푼 경분 1푼. 꿀을 사기그릇 안에서 약한 불로 끓이면서 거품을 없앤다. 노감석 가루를 넣은 다음 황단을 넣고 버드나무 가지로 젓는다. 다음에 나머지 약을 넣고 손에 달라붙지 않을 때까지 젓는다. 가시연밥 크기로 환을 만들어 1환씩 따뜻한 물에 개어 항상 눈에 넣는다.(《동원》)

방풍통성산은 모든 뜨거운 바람을 치료하고 또 바람맞음으로 말을 못하거나 갑자기 목이 쉬어 말이 안 나오고 목소리가 안 나오는 병을 치료한다. 또는 머리 바람증과 파상풍, 모든 바람으로 몸이 오그라들거나 어린아이에 열경풍을 치료한다. 부스럼 반진이나 검게 눌린 병으로 죽을 듯이 하거나 추위에 해친 옮는 병인데 뚜렷하게 따질 수 없거나 뜨거운 바람 때문에 생긴 창개와 머리에 흰 비듬이 생겼거나 얼굴과 코에 자줏빛에 풍자나 은진, 폐풍창을 치료한다. 또 대풍라와 바람불로 심하게 막혀 배가 그득하고 오줌이 뻑뻑하면서 아프며 심하게 목이 마르고 숨이 차면서 답답한 병을 치료한다. 뜨거움이 아주 심해 바람이 생겨서 혀가 뻣뻣하고 입을 꼭 다물고 살이 빠르게 떨리는 병을 치료한다. 크고 작은 부스럼으로 부으면서 나쁜 독이 있거나 뜨거움이 맺혀 똥과 오줌이 나오지 않는 병을 치료한다. 술로 해쳐서 생긴 뜨거운 독을 푼다.(《선명》) 활석 1돈7푼 감초 1돈2푼 석고 황금 길경 각7푼 방풍 천궁 당귀 적작약 대황 마황 박하 연교 망초 각4푼반 형개 백출 치자 각3푼반. 오른쪽을 썰어 1첩으로 해서 생강 5쪽을 넣고 물에 달여 먹는다.(《입문》) 이 처방은 뜨거움과 바람과 마름을 치료하며 세 가지를 모두 치료하는 처방이다. (《단심》)

노감석산은 눈꺼풀 짓무름증을 치료한다. 노감석이 많고 적은지를 거리끼지 말고 먼저 어린아이 오줌으로 달궈 담금질을 7번 한다. 다음에 황련 달인 물로 달궈 담금질을 7번 하고 또 어린 찻잎 우린 물로 달궈 담금질을 7번 한다. 남은 세 즙을 한 곳에 함께 합쳐 다시 담금질을 3번 한 다음 찬 곳에 놓아둔다. 곱게 갈아 용골, 사향을 각각 조금 넣고 눈에 넣으면 이 병에 아주 효과가 좋다.(《강목》) 또 다른 처방은 초록 빛깔의 노감석을 어린아이 오줌으로 달궈 담금질을 3번 하고 하룻밤 동안 불기운을 뺀다. 곱게 갈아 황련 가루와 함께 어린아이 오줌에 담갔다가 맑은 즙만 얻어서 눈꺼풀에 넣는다.(《직지》)

구풍산은 눈꺼풀 짓무름증과 뜬 겉흠, 흰자위 군살증을 치료한다. 깔깔하면서 가렵고 눈곱과 눈물이 있는 병을 치료한다. 용담초 방풍 각5돈 동록 3돈 오배자 2돈 대나무잎 1움큼. 오른쪽을 가루 내어 1돈씩 뜨거운 물 2홉으로 거품이 나오게 해서 맑은 부분으로 눈을 씻으면 효과가 있다.(《득효》)

광대중명탕은 두 눈꺼풀이 붉게 짓무르면서 붓고 아픈 병이나 가렵고 부스럼이 생기면서 은근히 깔깔해서 눈을 뜨기 어려운 병을 치료한다. 용담초 감초(날것으로 꺾지 않는다) 방풍 세신 각1돈. 오른쪽을 물 큰 대접 하나 반으로 먼저 용담초를 반 대접이 될 때까지 달인다. 세 가지 약재를 넣고 작은 대접으로 반이 될 때까지 달여 찌꺼기를 없애고 뜨거운 상태로 하루에 5~7번 눈을 씻는다.(《동원》)

성초산은 눈꺼풀 짓무름증인데 벌레로 가려운 병을 치료한다. 복분자 잎을 찧어 즙을 내고 검은빛깔 천으로 눈 위를 가린다. 붓으로 약즙을 적셔 천위에 두 눈을 그린 다음에 즙을 떨어뜨리면 벌레가 나온다.(《득효》) 또 다른 방법은 복분자의 부드러운 잎에 갓 태어난 남자아이의 젖을 넣고 고르게 갈아 환을 만들어 안쪽 눈초리 위에 놓아두면 벌레가 이끌려 스스로 나온다.(《직지》)

소풍산은 바람이 위를 쳐서 머리와 눈이 어둡고 어지러우며 코가 막히고 귀가 울며 살갗이 얼얼하고 가려운 병을 치료한다. 부인이 피바람으로 머리 가죽이 붓고 가려운 병을 치료한다. 형개 감초 각1돈 인삼 복령 백강잠 천궁 방풍 곽향 선태 강활 각5푼 진피 후박 각2푼. 썰어 1첩으로 만들어 어린 찻잎 1움큼을 넣고 같이 달여 먹는다. 또는 가루 내어 2돈씩 찻물이나 따뜻한 술에 타서 삼킨다.(《입문》)

《장씨의통》

○ 눈꺼풀테 짓무름증은 바람이 눈꺼풀테 위에 있고 가로막에 뜨거움이 쌓여 있는데 스스로 음식을 먹으면서 화내서 된다. 붙박은 센 가래가 막으면 흐린 기운이 내려가지 않고 맑은 기운이 올라가지 못한다. 이 때문에 불은 점점 타오르고 물은 점점 내려가면서 오랫동안 쌓인

다. 이렇게 되면 눈꺼풀테에 고름이 쌓이기 때문에 붓고 가운데에 작은 실 같은 벌레가 생기며 해가 오래되어도 낫지 않으면서 많이 가려운 병이 이것이다. 시호음자를 먹고 유인고를 눈에 넣는다.

《동의학사전》
○ 난현풍, 풍현적란, 영광적란, 풍적란, 안현적란. 눈꺼풀 기슭이 붉어지면서 헐고 가려움이 있는 병증. 비위에 습열이 있을 때 풍사를 받아 풍습열이 서로 겹치거나, 비허 때 습이 침습하여 수습이 머물러서 생긴다. 초기에 눈이 가렵고 눈꺼풀 기슭이 붉어지다가 점차 더 심해지고 눈꺼풀 기슭에 비듬이 생기면서 두터워지고 헐게 된다. 나으면 흠집이 생겨 눈꺼풀은 안으로 말려 들어가고 속눈썹은 무질서하게 자란다. 풍습으로 온 것은 풍습을 없애는 방법으로 제습탕을, 비허 때에는 비를 보하고 습을 없애는 방법으로 건비삼습탕을, 습열독으로 온 것은 습열을 없애고 독을 푸는 방법으로 오미소독음을 가감하여 쓴다. 눈꺼풀 기슭에는 닭알노란자위 연고를 바른다. 안검연염에 해당한다고 본다.

7) 바람맞은 눈꺼풀 짓무름증

바람을 맞으면 눈꺼풀과 눈꺼풀테가 벌겋게 짓무르는 병증이다. 눈꺼풀테 짓무름증과 원인이 다르다. 증상은 비슷하다.
원인과 치료는 아래 책을 본다.
천궁다조산은 천궁 방풍 강활 감초 석결명 목적 석고(볶는다) 형개 감국 박하 각1량. 2~3돈씩 밥 먹고 나서 찻물로 먹는다.

《제병원후론》
○ 눈이 붉고 눈초리가 짓무른 증상. 이것은 바람 부는 날에 무릅쓰고 돌아다녀 뜨거운 바람에 기운이 눈을 해쳤기 때문이다. 눈초리와 눈꺼풀이 붉게 짓무르고 바람을 보면 심해진다. 세상에서 '바람맞은 눈'이라고 부른다.

《증치준승》
○ 바람맞은 눈꺼풀 짓무름증은 어떤 바람이든지 따지지 않고 눈이 바람을 보면 붉게 짓무르는 병을 말한다. 바람이 없으면 짓무르지 않는다. 눈꺼풀 경락에 깊이 들어가는 눈꺼풀테 짓무름증과 같지 않다. 바람은 나무에 속하는데 나무가 강하면 흙이 약하고 흙이 약하면 쉽게 들어온다. 이렇게 삿된 것으로 삿됨을 끌어당겨 결국 안팎이 함께 친다. 나무가 흙을 이겼기 때문에 바람이 있으면 병이 들고 바람이 없으면 낫는다. 붉게 짓무르면 나무와 흙에 병일뿐이다. 붉으면 나무속에 불이 있는 증상이고 짓무르면 흙으로 축축한 증상이다. 만약 축축함과 가래가 세차면 붉기보다는 더 짓무른다. 불과 마름이 세차면 짓무르기보다는 더 붉다. 또 심장과 폐장으로 이어지면 눈알도 아프면서 붉다. 이것은 오로지 바람을 보면 붉게 짓무르는 증상을 말한다. 뒤에서 말하는 동쪽이나 서쪽을 마주하면 차갑거나 뜨거운 눈물을 흘리는 안으로 깊이 들어간 증상과도 다르

《심시요함》

○ 바람맞은 눈꺼풀 짓무름증은 삿된 것이 간장에 있네. 비워졌기 때문에 나무가 이김을 당해 서로 전했네. 오래 낫지 않다가 붉게 짓무르네. 눈꺼풀 짓무름증도 치료가 또한 어렵네.

이 증상은302) (풀이 안함) 약을 먹고 눈을 씻어야 한다.

시호산은 눈꺼풀테가 깔깔하면서 짓무른 병을 치료한다. 바람으로 생겼기 때문에 기운 약으로 말린다. 시호 방풍 적작약 형개 강활 길경 생지황 감초. 위를 같은 분량으로 해서 곱게 갈아 3돈씩 맑은 물로 달여 따뜻하게 먹는다.

소풍산습탕은 적작약 황련 방풍 각5푼 동록(따로 넣는다) 후추 당귀 잔뿌리 각1돈 경분(따로 넣는다) 1푼 강활 오배자 각3푼 형개 6푼 담반 백반 각3리. 위를 한 곳에 모아 물 3잔으로 1잔반이 되게 달여 찌꺼기를 없애고 밖에 동록을 더 넣어 거품을 생기게 한 다음 경분을 넣고 골고루 휘젓는다. 약 달이는 막대로면 보자기를 써서 깨끗하게 거른다. 손에 묻혀서 눈에 짓무른 곳을 씻는다.

한 처방은 눈꺼풀이 짓무르거나 피가 나오는 '바람 맞은 눈'을 치료한다. 복분자의 잎을 많고 적음에 얽매이지 말고 줄기를 없앤 다음 햇볕에 말린다. 아주 곱게 갈아 얇은 베에 싸서 남자 어린아이가 먹는 젖에 담가 놓는다. 사람이 8,9리를 다닐 때처럼 눈 속에 넣고 똑바

---

302) 위에 《증치준승》과 같은 내용은 풀이하지 않는다. 한문은 뒤에 붙여놓았다.

로 눕는다. 3,4일이 지나지 않아 사물이 어린이처럼 보인다. 술과 밀가루, 기름진 음식을 피해야한다.

송나라 종실에 조태위에 젖어미가 눈꺼풀 짓무름증으로 괴로운 지 20년 가까이 되었다. 약을 파는 늙은 부인이 문을 지나가다가 '이 눈은 벌레가 있는데 실처럼 가느다랗고 붉은 빛깔이면서 길며 오랫동안 살아 있다. 산에 들어가 이 약을 씹어서 즙과 찌꺼기를 대나무 통 안에 넣는다. 그리고 검은 천으로 젖어미에 눈을 가리고 붓으로 천위에 두 눈을 그린 다음에 약즙을 떨어뜨려 눈 아래 눈꺼풀을 스며서 잠기게 하라.'고 하였다. 그랬더니 눈을 굴려 보는 사이에 모두 수십 마리의 벌레가 천속으로 나오고 나서 눈꺼풀 살이 처음처럼 마르게 되었다. 태의이면서 상관인 언성이 듣고 이웃에 부인도 이 병을 앓고 있어서 시험해보니 낫지 않는 경우가 없었다. 《본초》를 살펴보니 진장기가 이 약은 눈이 어두워 또렷하지 않거나 차가운 눈물이 그치지 않거나 장님증 등의 병을 치료하며 눈을 치료하는 아주 좋은 약이라고 하였다.

눈꺼풀 짓무름증에 생긴 벌레를 치료하는 처방은 복분자 잎(가루 낸다) 1돈 건강(태워 재로 만든다) 생백반 각반푼 고백반 1푼. 모두 한 곳에서 갈아 꿀에 섞어 비단 조각으로 고약을 만든다. 눈 위에 하룻밤을 붙이고 다음 정오에 벗기면 그 벌레가 스스로 나온다. 끈적이는 것이 얇은 비단 위에 있으면 다음에 늦게 벗긴다. 또 돼지고기 비계를 조각으로 썰어 눈 위에 하룻밤 붙이면 낫는다.

눈꺼풀 짓무름증에 바르는 처방은 노감석(물에 띄워 거른다) 1량 비단 5돈 고백반 2돈5푼 주사(밝은 것으로 곱게 간다) 1돈 동록 2돈. 한 곳에 함께 모아 아주 곱게 간다. 먼저 형개, 묵은찻잎을 넣고 물로 달여 아픈 곳을 씻는다. 그런 다음에 축축한 진물이 있는 곳 위에 약을 바르는데 2~3번 하면 낫는다.

《장씨의통》

○ 바람맞은 눈꺼풀 짓무름증은 어떤 바람이든지 따지지 않고 눈이 바람을 보면 붉게 짓무르는 병을 말한다. 바람이 없으면 아니다. 붉으면 나무속에 불이 있는 증상이고 짓무르면 흙으로 축축한 증상이다. 이것은 오로지 바람을 보면 붉게 짓무르는 증상을 말한다. 뒤에 바람을 보면 눈물이 나오는 모든 증상과 같지 않다. 천궁다조산을 쓴다.

《동의학사전》

○ 풍사로 눈꺼풀 기슭이 벌겋게 되며 습진이 생긴 것. 검현적란과 같은 뜻으로 쓰인다.

8) 눈초리 짓무름증

오직 안쪽이나 바깥 눈초리에 살갗이 벌겋게 짓무르는 병증이다. 처음에는 약간 가려우면서 붉고 비듬이 있다가 심해지면서 열, 먼지, 바람에 민감해지고 눈초리에 물집과 습진이 있다. 가려워서 터뜨리면 헐게 된다. 더 경과하면 속눈썹에도 딱지가 생겨 속눈썹이 어지럽게 난다. 아주 심하면 콧구멍이나 입, 귀 주위의 살갗도 벌겋게 헐게 되며 몹시 가렵다. 어린아이에게 많이 생기며 만성으로 잘 낫지 않는다. 눈초리뿐만 아니라 다른 곳도 헐면 눈꺼풀테 짓무름증이다. 구석눈꺼풀염이다. 눈구석의 피부가 충혈이 있으면서 짓무르고 가렵다. 특히 바깥 눈초리 쪽이 더 심하다. 모락셀라균과 포도상구균이 원인이다.

원인과 치료는 아래 책을 본다. 먹는 약과 눈에 넣는 약, 씻는 약을 모두 사용해야 한다.

세도산은 뜨거운 바람으로 눈꺼풀이 짓무르는 병을 치료한다. 눈이 붉게 붓고 안팎에 겉흠이 있으며 눈이 부셔 햇빛을 두려워한다. 속눈썹이 말려서 눈물을 흘리고 두 눈꺼풀이 붉게 짓무른다. 붉은 살과 엉긴 피가 있는 병에 이 약을 쓴다. 방풍 연교 강활 독활 결명자 만형자 목적 현삼 각1량 당귀 형개 활석박하 마황 백출 적작약 대황 각5돈 황금 천궁 치자 길경 석고 망초 선태 흰 국화 백질려 각4돈 감초 세신 각3돈. 위를 생강과 같이 달여 밥 먹고 나서 먹는다. 다시 청량산, 세안산 같은 약을 쓴다. 《증치준승》

국화통성산은 두 눈꺼풀이 터져 짓무르거나 또는 속다래끼를 치료한다. 흰국화 1량반 활석 3량 석고 황금 감초 길경 마초 황련 강활 각1량 방풍 천궁 당귀 적작약 대황 박하 연교 마황 백질려 망초 각반량 형개 백출 생치자 각2돈반. 위를 잘게 썰어 3돈씩 물 1잔반에 생강 3쪽을 넣고 함께 7푼이 되게 달여 밥 먹고 나서 먹는다. 《증치준승》

황련산은 눈에 눈꺼풀 짓무름증을 치료한다. 황련 방풍 형개 적작약 오배자 만형자 복분자뿌리. 위를 달여 끓어오르면 소금을 조금 넣고 맑게 걸러 눈을 씻는다. 경분 가루를 조금 넣고 고르게 섞어서 씻어도 효과가 있다. 《증치준승》

노감석산은 눈꺼풀테 짓무름증에 《동의보감》에 있는 처방과 같다.

세간산은 바람 독이 위로 올라가 쳐서 갑자기 붉게 붓고 아픈 병을 치료한다. 박하 당귀 강활 방풍 생치자(술에 검게 볶는다) 감초(굽는다) 각1량 대황(술로 찐다) 2량 천궁 8돈. 가루 내어 3돈씩 끓는 물에 타서 하루 2~3번 먹는다. 《화제국방》

시호산은 시호 형개 방풍 강활 적작약 길경 생지황 감초 각1돈. 거칠게 가루 내어 한번에 3돈씩 물에 달여 아픈 곳을 씻고 따뜻할 때 먹는다.

삼출건비탕은 인삼 백출 백복령 후박 진피 산사 각1돈 지실 백작약 각8푼 사인 신곡 맥아 감초 각5푼 생강3 대추2.

만금고는 여러 가지 종기와 나쁜 부스럼, 새는 부스럼에 쓴다. 황단 6량 백급 백렴 각1량 괴실 5돈 조협 파두 28알 참기름 12량. 황단은 빼고 나머지 약을 참기름과 함께 달여 찌꺼기를 짜버린 다음 황단을 넣고 약한 불에 다시 졸여 약의 농도가 알맞게 되었을 때 꺼내어 깨끗한 천에 조금씩 발라 헌데에 붙인다.

춘설고는 눈이 붉게 붓고 아프며 눈초리가 짓무르는 병을 치료한다. 유인(껍질을 없애고 눌러 기름을 빼며 없으면 백질려로 바꾼다) 2량 용골 2돈반 생꿀 6돈. 곱게 가루 내어 꿀로 반죽한 후 조금씩 눈에 넣는다.

소용고는 녹반(석담이라고 한다) 5돈 동록 2돈 문합 3돈 오매 검은대추살 각1량. 함께 흰 꿀에 섞어 흐물흐물할 때까지 쪄서 절구로 찧어 가시연밥 크기로 환을 만들어 항아리 속에 담아둔다. 쓸 때는 우물물 큰 사발 반잔으로 밥 위에 찌는데 김이 나오면 때 없이 눈꺼풀테 위를 씻는다. 씻고 나서 문지르지 말고 스스로 마를 때까지 기다린다. 다시 불을 붙여서 앞과 같이 뜨겁게 씻는다. 1환을 다 쓰면 또 1환을 쪄서 쓰며 병이 없어질 때까지 한다. 또는 후추껍질, 운황련 가루, 장뇌, 박하잎 각1돈을 더 넣어도 효과가 좋다. 이것은 여러 가지 증상으로 변하는 눈병을 모두 끊을 수 있다. 눈초리 짓무름증은 특히 살갖 주위에 병으로만 그 치료법을 얻을 수 없다. 왜 그런가? 병을 질질 끌어 이미 오래되고 무성히 자라서 꾀하기 어렵기 때문이다. 또 치료하면 효과가 빠르겠지만 누가 기꺼이 정성을 다해 치거나 북돋겠는가. 되돌아가거나 되돌아오면서 해가 깊어지고 오직 늘어나기만 하고 줄어들지 않는다. 그러므로 세상에서는 사람 마음에 항상함과 견주면서 '눈꺼풀 짓무름증은 항상 눈자위에 있다.'고 말한다. 이 처방에서 석담, 동록, 오매, 문합은 아주 신맛이면서 아주 뻑뻑해서 축축함을 없애고 바람을 거두어들인다. 대추, 꿀, 황련, 산초, 박하, 장뇌는 단맛이면서 쓴맛이어서 뜨거움을 내리고 마른 것을 축축하게 한다. 다시 원상을 합쳐 서로 조화롭게 해서 저절로 병에 뿌리가 모두 깨끗하고 잘 통하게 된다. 그래서 얼굴을 환하게 한다고 이름 붙였다. 부스럼이 붉게 짓무르고 가려우면서 아픈데 오랫동안 낫지 않으면 반드시 벌레가 있다. 흔히 바람, 축축함, 뜨거움 때문에 생긴다. 더욱 몸조리를 하지 않거나 약의 힘이 충분하지 않으면 고질병이 된다. 이 처방에 치료법을 이미 갖췄다면 '남은 바람은 준비하고 있다가 바로잡는다.'라는 속담이 있다. 《목경대성》

원상은 소박하잎, 새연잎, 어린 부인에 떨어진 머리카락, 어린아이 뱃속에 머리카락, 후추잎(다섯 가지 약재는 모두 태워 재만 남긴다) 각2돈 붕사 3돈 풍화박초 2돈 탯줄(졸인 젖으로 굽는다) 3개 용뇌 1돈5푼 사향(가장 좋은 딱딱한 알갱이로 된 것) 5푼. 이 처방은 두 눈꺼풀이 붉게 짓물러 눈곱과 눈물이 있고 가려우면서 아픈 병을 치료한다. 소용고로 낫지 않을 때 이 약을 쓴다. 눈을 감고 문지르면 말도 안 되게 효과가 좋다. 재는 피를 잘 돌게 하고 붕사, 풍화박초는 뜨거움을 없앤다. 피가 잘 돌면 축축함이 돌아다니고 뜨거움이 없어지면 눈물이 마른다. 용뇌와 사향은 그 바람을 뺏어서 가려움과 아픔이 빨리 그친다. 탯줄은 생김새를 북돋고 살을 생기게 한다. 원상이라는 이름은 땅에 다니는 신선이 돌솥 속에서 알약을 그을렸다는 뜻이다. 《목경대성》

연지설은 풍화박초 1량 홍분 5돈 용뇌 8푼. 가을에 새 큰 여주를 쪼개 속을 파내고 현명분을 속에 넣는다. 서북풍이 부는 곳에 매달아 놓고 겨울철에는 서리를 맞게 한다. 이것이 풍화박초다. 홍분은 올방개(검은 토란)를 잘 골라 거친 껍질을 벗겨내고 깨끗이 씻는다. 갈아 아주 잘게 부수어 새 천 수건에 걸러 찌꺼기를 없앤다. 이렇게 맑게 한 가루를 그늘에 말린 다음에 연지 꽃을 우려낸 즙에 담갔다가 다시 말린다. 불을 보지 않는다. 또는 붉은 팥이나 은행을 가루 내어 금꽃 연지 알약을 풀은 물에 담가도 아주 좋다. 이 처방은 병이 되지 않았거나 병이 된 다음에 눈이 어둡고 약간 붉으며 때때로 가려우면서 아픈 병을 치료한다. 연지에 타고난 바탕은 피를 돌린다. 홍분과 용뇌는 독을 빼내고 더러움을 없앤다. 반드시 풍화박초는 배로 하며 짠맛이고 차가우면서 약간 쓴맛이다. 앞에 증상을 치료할 때 쓴다. 마치 서리와 이슬이 내리면 온 세상이 맑고 깨끗하지 않은가. 그 덕을 기려서 이름 지은 처방이다. 《목경대성》

기국음은 박하 감초 천마 형개 방풍 감국 당귀 연교 구기자 청상자 백지 밀몽화. 나무가 흙을 이기지 못하기 때문에 비워진 바람이 안에서 생기면서 가렵고 눈물이 난다. 흙이 오히려 나무를 이기기 때문에 축축한 뜨거움이 위로 넘쳐서 붉게 짓무른다. 형개, 백지, 방풍, 박하, 감국으로 도와서 겉에 샷됨을 잘 통하게 한다. 당귀와 구기자는 간장을 고르게 한다. 간장이 고르면 비워진 바람이 없어지면서 가려움과 눈물이 멈춘다. 천마, 청상자, 연교는 축축한 뜨거움을 다스리고 감초, 밀몽화는 도우면서 또 비장을 다스린다. 비장을 다스리면 살갗이 튼튼해져서 붉게 짓무름이 낫는다. 눈꺼풀에 종기가 터져 새는 병이 오래도록 낫지 않을 때는 주로 이 처방으로 치료

한다.《목경대성》
 육군자탕은 인삼 백출 백복령 반하 각 2돈 감초 귤피 각1돈.

《제병원후론》
○ 눈이 수십 년 동안 붉은 증상. 뜨거운 바람이 눈초리를 해쳐서 눈초리가 붉게 짓무른다. 그 뜨거운 바람이 없어지지 않았기 때문에 눈초리가 항상 붉게 짓무르고 몇 년 동안 낫지 않는다.

《증치준승》
○ 눈초리 짓무름증은 오직 눈초리만이 붉게 짓무르고 눈에 다른 병은 없다. 눈에 다른 병이 있으면서 붉게 짓무르면 다른 불이 그 눈초리를 해쳤다. 그래서 이 병과 견줄 수 없다. 붉은 것이 짓무른 것보다 심하면 불이 많다. 마음을 애쓰거나 우울하거나 성냈기 때문에 생김새가 없는 불로 해쳤다. 짓무른 것이 붉은 것보다 심하면 축축함이 많다. 기름진 음식과 술을 좋아하거나 눈물을 흘리면서 많이 울었거나 불이나 연기에 개의치 않았거나 뜨거운 바람으로 뜨겁게 쪘기 때문에 생김새가 있는 불로 해쳤다. 병은 심장낙맥에 속한다. 심하면 불이 세차고 물이 맑지 않아서 눈초리 주위에 부스럼이 생긴다. 안쪽과 바깥 눈초리는 신하불과 임금불, 비워짐과 채워짐으로 나누어야 한다.
 안으로 세도산, 국화통성산을 먹고 밖으로 황련산으로 씻으면서 노감석산을 눈에 넣는다. 누에똥을 참기름에 한 달 남짓 담갔다가 겹친 천으로 걸려 눈에 넣는다. 자금고를 물에 띄워 걸러 황단을 넣고 꿀은 많게 물을 적게 해서 적당한 불로 끓여 그릇에 담았다가 눈에 넣는다.
 눈에 붉은 애꾸눈을 치료한다. 푸른 진흙 속에 구더기를 물에 일어 햇볕에 말려 가루 낸다. 똑바로 누워 눈을 감고 약 1돈을 눈 위에 놓고 잠깐 동안 약이 들어가기를 기다렸다가 약을 없애면 붉은 애꾸눈이 없다.
 이동원이 '눈두덩이 붉게 짓물러 오래 되면 흔히 붉은 애꾸눈이라고 부른다. 삼릉침으로 눈 밖을 찔러 축축한 뜨거움을 빼내면 낫는다.'고 하였다. 눈꺼풀 짓무름증을 치료하는 경혈은 대골공혈(엄지손가락 두 번째 마디 끝)에 뜸을 9장 뜨고 입으로 불어 불을 끈다. 소골공혈(새끼손가락 두 번째 마디 끝)에 뜸을 7장 뜨고 또 입으로 불어 불을 끈다.

《심시요함》
○ 바람이 둘러싸 눈초리가 붉게 짓무르네. 불과 흙, 마름과 축축함이 모두 있네. 병은 심함과 가벼움이 있네. 심하면 눈초리가 갈라지고 피가 나오네. 가벼우면 눈초리가 붉게 짓무르고 펴기 어렵네. 시원하거나 촉촉하게 해서 치료하네. 왜 병이 없어지지 않겠느냐.
 이 증상은303) (풀이 안함) 다음을 먹고 눈에 넣으면서 씻어야 한다.
 방풍통성산은 바람맞음을 같이 치료한다. 모든 뜨거운 바람으로 똥이 잘 안 나오고 오줌이 뻑뻑하면서 눈이 붉고 아픈 병을 치료한다. 또는 뜨거움으로 갑

---
303) 《증치준승》과 같은 내용은 풀이하지 않는다. 한문은 뒤에 붙여놓았다.

자기 바람이 생겨 혀가 뻣뻣하고 입을 꽉 다물고 있거나 또는 코에 자줏빛 딸기코와 가려운 부스럼이 생겨 딸기코가 되었거나 또는 풍려가 되어 흔히 대마풍으로 부르는 병과 또는 장풍으로 치질이 되었거나 또는 대장이 막힌 모든 뜨거움으로 헛소리를 하고 놀라 미친 듯이 한 병도 모두 함께 치료한다. 방풍 천궁 대황 적작약 연교 마황(마디를 없앤다) 망초 소박하 당귀 활석(물에 띄워 거른다) 감초 치자(볶는다) 백출 길경 석고 형개(꽃이삭) 황금 각각 같은 양. 위를 거칠게 가루 내어 4돈씩 생강 3쪽을 넣고 물 2잔으로 달여 밥 먹기 전에 따뜻하게 먹는다. 두 눈꺼풀이 터져 짓무르거나 또는 속다래끼가 생겨 흰자위가 붉고 검은자위에 겉흠이 생기면 국화, 황련, 강활, 백질려를 더 넣는다. 국화통성산이라고 부른다. 사람이 비워졌거나 똥이 딱딱하지 않으면 망초와 대황을 줄이거나 뺀다.

《동원》벽천환은 차가운 약을 자주 먹어도 낫지 않고 두 눈이 불을 쬐듯이 뜨겁게 찌는 눈병을 치료한다. 붉으면서 아프지는 않고 붉은 가느다란 실핏줄이 눈에 가득하면서 검은자위를 뚫는다. 눈이 가물거리고 어둡게 보이며 눈이 부셔 햇빛을 싫어한다. 또는 위와 아래 눈꺼풀이 붉게 짓무른 병을 치료한다. 또는 지역에 나는 음식이 맞지 않아 안과 밖의 눈초리가 모두 터졌다면 이것으로 씻는다. 연분(납 가루로 볶는다) 1량과 동록(가루 낸다) 7푼 백반 2푼. 위에 동록과 백반을 아주 곱게 가루 내어 납가루 속에 넣고 빙빙 돌리면서 고르게 간다. 뜨거운 물에 타서 함께 노란 콩 크기로 환을 만든다. 쓸 때는 1환씩 뜨거운 물 반 잔에 2~4시간동안 잠갔다가 약간 깔깔하다고 느낄 때까지 씻고 1시간 정도 눈을 감는다. 잠자려고 할 때 다시 씻으며 눈을 감고 잠을 자면 더욱 효과가 좋다. 1환으로 2~3일을 씻을 수 있으며 뜨거운 물 안에서 뜨겁게 데워야 한다. 이 약은 드러난 증상을 치료하기 때문에 속에 뜨거움이 이미 없어야 한다. 속이 채워짐일 때는 이 약을 쓰지 말고 그 채워진 뜨거움을 빼내야 한다.

자금고는 물로 띄워 걸러서 알약을 만들어 꿀은 많고 물은 적게 해서 세지도 약하지도 않은 불로 고아 그릇에 담았다가 눈에 넣는다.

《장씨의통》

○ 눈초리 짓무름증.[304] (풀이 안함) 세간산에 마황, 백질려, 천황련을 더 넣어 쓴다. 그리고 적작약, 방풍, 오배자, 천황련을 달인 물에 소금과 경분을 조금 넣고서 씻는다. 노감석산을 눈에 넣고 누에똥을 참기름에 한 달 이상 담가 겹친 수건으로 걸러서 눈에 넣는다.

《목경대성》

○ 눈초리 짓무름증. 황자가 갈대가 우거진 물가를 산책하고 수풀 언덕에 조금 서 있었는데 무엇이 눈에 들어갔다. 그래서 두 눈을 자주 깜박이고 거죽과 털에 알갱이가 있어 안을 해치지 않았지만 눈썹을 잡아당겨 견딜 수 없었다. 말했

---

[304] 《증치준승》과 같은 내용은 풀이하지 않는다. 한문은 뒤에 붙여놓았다.

다. 아, 슬프구나! 이 사람에 이 병은 원인이 열 가지가 있다. 태양경이 자기 일을 잃었거나 태음경이 등급을 낮추었거나 임금불이 위로 타올랐거나 양명경이 마르면서 당겼다. 또는 부엌에서 술에 매달렸거나 소의 멍석을 마주보고 울었거나 찻잎 연기를 많이 쏘였거나 콩에 물을 주지 않았다. 달이 새하얗고 밝게 나왔는데 사람이 홀로 그윽한 곳에 가서 찬 이슬에 흠뻑 적셨다. 말이 히힝 우는데 튼튼한 사람이 일찍 돌아다니다가 새벽바람이 몰래 들어왔다. 새로운 가을에 이르면 병이 더 심해지는데 이것은 흐르는 불이 쇠를 해쳤기 때문이다. 대한에 물러나지 않았다가 또 나무 운이 번갈아 왔기 때문에 이 증상이 되었다.

눈꺼풀테가 기름지면서 붉고 눈초리 끝에는 진물이 흐른다. 또 짓무르면서 약간 비린내가 나고 가려우면서 깔깔하다. 끊임없이 문질러서 옷자락이 항상 축축하다. 북돋았더니 찢어져 빨간 피가 보이고 쳤더니 부으면서 아프다. 뜨거움을 식혀서 따뜻하게 하고 고르게 하면서 흩어지게 해야 한다. 이러면 어떤 삿된 도적이 그치기 어렵겠느냐. 쉽게 고르지 않아서 물불이 서로 돕지 못할까 두렵다.

반드시 생각에 따라서 하고 책에 얽매이지 말아야 한다. 손님이 매우 기쁘게 고개를 숙이면 나를 되돌아보고 길게 공손히 인사를 한다. 찾고자 하지만 힘이 미칠 수 없으면 돌아가서 스스로 혼자 생각한다. 마음속에 근심과 불안으로 다음에 여러 편에 글을 인용해서 붙인다.

이 증상은 눈초리와 눈꺼풀이 붉게 짓무른다. 가렵거나 아프기도 하며 눈곱이 많고 눈물이 나온다. 병도 꽤 많고 병에 대한 경험도 여러 가지이다. 대략 붉으면 불에 속하고 짓무르면 축축함에 속하며 가려우면 바람에 속하고 아프면 뜨거움에 속한다. 눈곱이 많으면 기운이 비워졌고 눈물이 나오면 피가 약해졌다. 붉은 것이 짓무른 것보다 심하면 마음을 애쓰거나 우울하거나 성냈기 때문에 생김새가 없는 불로 얻었다. 짓무른 것이 붉은 것보다 심하면 술을 지나치게 먹거나 슬피 울거나 불이나 연기에 개의치 않았기 때문에 생김새가 있는 불로 해쳤다. 뜨거운 바람이 덥히면 가려우면서 눈물이 나오고 축축한 뜨거움이 들어와 있으면 아프면서 눈곱이 많다. 짓무르면서 약간 부으면 차가운 축축함 때문이고 붉으면서 마르고 깔깔하면 피가 말랐기 때문이다. 불이 그득해서 바람이 일어났으면 눈꺼풀에 부스럼이 생기고 눈자위도 병들어 겉흠이 있다. 주로 심장과 비장에 있지만 왼쪽과 오른쪽, 눈 전체, 음과 양, 겉과 속, 비워짐과 채워짐을 열심히 찾아야 병의 상황을 얻을 수 있다. 물불이 이어지지 않는데 늦게 자고 일찍 일어나면서 추운 기운이 살갗으로 파고들면 고질병이 된다.

더욱 입장을 바꾸어 생각해야 치료법이 있다. 절대로 집이 가난하다고 오래 놔두지 말아야한다. 들어도 모른 채 일을 하는데 먼저 날카롭고 얇은 칼로 위와 아래 눈꺼풀에 있는 안과 밖에 좁쌀 알갱이를 발라내어 없앤다. 소용고로 김을 쏘이면서 때때로 씻고 문지른다. 마르게 되면 눈꺼풀 위에 원상을 바르고 연지설을 눈에 넣는다. 일어날 때 기국음을 먹는데 붉으면 황련, 적작약을 더 넣고 짓무르면 창출을 더 넣는다. 큰 분량으로 처방을 해서 뜨겁게 먹어야 효과가 있다. 낫지 않으면 다시 발라내고 다시 씻어내면서 증상에 맞게 처방을 쓴다. 또는 육군자탕을 위주로 하는데 붉으면 목단피, 단삼을 더 넣고 아프면 황련을 더 넣는다. 가려우면 방풍, 박하를 더 넣고 짓무르면 창출, 석곡을 더 넣으며 차가운 축축함이면 부자, 건강을 더 넣는다. 1년에 반 정도 계속 있다고 해도 낫지 않을까 두려워할 필요가 없다. 벗인 공영방이 항상 이 병을 앓아서 붉게 짓무르면서 눈꺼풀 젖혀짐증과 다르지 않았다. 방법을 참고해서 치료했더니 나았다. 숙지황 1근과 백합(고운 가루) 8량, 후추(가루) 4량을 절구로 찧어 뜨겁게 녹을 듯이 쪄서 환을 만들어 같이 먹었다. 지금까지 10년이 되었어도 생기지 않았다. 약에 아주 신기한 이런 효과가 있다. 그래서 준비해서 쓰도록 덧붙여 기록한다.

《동의학사전》

○ 자유적란, 목자적란. 눈구석과 눈귀의 살갗이 벌겋게 되고 습진이 생기는 병증. 비위에 습열이 있고 풍사가 침습하였을 때, 비허로 수습이 정체되었을 때 생긴다. 눈구석과 눈귀 특히 눈귀의 살갗이 벌겋게 되고 헐며 습윤해진다. 이 밖에도 코 구멍이나 입귀 주위 살갗이 벌겋게 되고 헐게 된다. 몹시 가려운 것이 특징적이다. 풍습열로 온 것은 풍습열을 없애는 방법으로 시호산을, 비허로

온 것은 건비삼습하는 방법으로 건비삼습탕을 쓴다. 또 만금고로 눈구석과 눈귀의 살갗을 씻고 닭알노란자위 연고를 바른다. 자부성 안검연염에 해당한다.

9) 눈꺼풀테 붙음증

눈꺼풀 짓무름증이 점차 심해져 부스럼이 생기면서 아래와 위 두 눈꺼풀테가 서로 붙는 병증이다. 처음에는 가렵거나 아프다가 점점 눈꺼풀이 벌겋고 눈 주위가 짓무르면서 붓는다. 그러다가 눈꺼풀 안에 부스럼이 생기고 눈곱과 눈물이 있으면서 두 눈꺼풀이 서로 붙어서 눈을 뜨기 어렵게 된다.

원인과 치료는 아래 책을 본다.

감로음은 생지황 숙지황 천문동 맥문동 황금 석곡 인진 각3돈 지각 감초 각1돈 비파엽 3푼. 물에 달여 밥 먹고 나서 먹는다.

《비전안과용목론》

○ 눈꺼풀테 붙음증. 이 눈은 처음 병에 걸릴 때는 가렵거나 아프다가 해가 많이 되면서 눈꺼풀 속에 부스럼이 생긴다. 뜨거움이 폐장과 가로막에 있거나 바람이 비장과 위장에 막혀 있기 때문에 두 눈꺼풀이 서로 달라붙는다. 갈고리로 걸어 자르고 인두로 지지고 나서 배풍산, 오서환을 먹으면 효과가 있다.

시로 말한다. 두 눈꺼풀이 눈자위에 달라붙는데 어떤가. 여러 해 바람으로 붉게 되었기 때문이네. 눈자위가 아프고 눈꺼풀이 깔깔하면서 눈 거죽이 짓무르

네. 부스럼이 서로 달라붙어 살덩이 비슷하네. 자르거나 지지니 피가 많이 나와야 하네. 구리 빗으로 붉은 것을 태우고 눈꺼풀테를 지지네. 바람을 치료하는 환이나 가루약을 자주 먹어야 하네. 해가 지나는 사이에 뿌리가 없어지네.

배풍산은 천마 길경 방풍 각3량 먹구렁이 오미자 세신 작약 전갈 각2량. 위를 가루 내어 빈속이나 밥 먹고 나서 1돈씩 묽은 쌀죽에 타서 삼킨다.

오서환은 서각 복령 작약 세신 현삼 인삼 각1량 산약 강활 각2량. 위를 가루 내어 졸인 꿀로 오동나무 씨 크기로 환을 만들어 빈속에 찻물로 10환씩 삼킨다.

《은해정미》

○ 눈꺼풀테 붙음증은 비장과 위장에 바람이 있으면서 비워졌거나 차가움이 있으면서 약해져서 삿된 기운이 눈꺼풀에 모였기 때문이다. 눈꺼풀이 바람 때문에 붉고 진물이 나면서 짓무른다. 여기에 간장과 가로막에 비워진 뜨거움까지 있다면 눈곱이 여기저기 달라붙었다가 밤에 잘 때 아교가 엉긴 듯이 위아래 눈꺼풀이 달라붙고 팽팽해진다. 이러면 피가 막혀 흩어지지 않고 오래되면서 점점 겉홈과 막이 생긴다.

치료법은 음단 하나에 양단 셋으로 해서 눈에 불어 넣는다. 생긴 지 해가 오래되면 눈꺼풀 거죽이 점점 자란다. 속눈썹 말림증은 아니지만 눈꺼풀 거죽을 집게로 들어 검은자위를 드러내게 해야 피와 기운이 흩어지면서 없어진다. 눈꺼풀에 엉긴 피가 쌓여 있기 때문에 피를 내고 나서야 씻는 약을 쓸 수 있다. 짓무르고 가려우면 벽천단으로 눈을 씻고 날마다 동틀 무렵에는 상백피에 소금을 넣고 뜨거운 김을 쏘여 씻어낸다. 또는 대한 다음에도 떨어지지 않은 뽕잎을 철선자라고 부르는데 이것을 달여서 씻으면 아주 효과가 좋다. 또는 국화의 꽃과 잎을 달여서 씻어도 좋다. 이것은 생긴 해가 오래되어야 있는 증상이며 처음 생긴 병에는 이런 증상이 없다.

물었다. 눈병이 해가 오래되면서 두 눈꺼풀이 달라붙어 뜰 수 없는데 왜 그런가? 대답했다. 비장과 위장을 차가운 바람이 해쳤는데 그 삿된 기운이 오랫동안 쌓여 흩어지지 않으면서 피와 기운을 막았기 때문이다. 이것이 오랫동안 흘러드는데 눈을 뜨지 않으면 눈곱과 눈물이 스스로 끈적이게 달라붙는다. 치료법은 해가 오래되면 당귀활혈전이나 신청산으로 치료한다. 가까이에 생긴 병은 선화산이나 밀몽화산으로 치료한다. 오래 지나도 낫지 않거나 오랫동안 흘러드는데 눈을 뜨지 않으면 거죽이 길어진다. 속눈썹 말림증은 아니지만 눈꺼풀 거죽을 집게로 들어 올리고 중약을 눈에 넣는다. 용뇌는 쓰지 않는다.

오랫동안 병에 걸려 비워지고 차가울 때. 당귀활혈전은 차가운 바람이 오랫동안 쌓여 두 눈꺼풀이 달라붙었을 먹는다. 당귀 황기 몰약 천궁(피와 기운이 아주 세차면 쓰지 않는다) 창출 형개 박하 숙지황 강활 국화 마황. 위를 같은 분량으로 해서 가루 내어 졸인 꿀로 달걀노른자위 크기로 환을 만들어 밥 먹고 나서 1환씩 잘게 씹어 찻물로 삼킨다.

하루 3번 한다.

오랫동안 삿된 바람을 받았을 때. 신청산은 바람독이 눈꺼풀을 해쳐서 눈에 겉흠과 막이 생기고 눈이 나날이 점점 작아질 때 먹는다. 천궁 박하 강활 부자 고본 방풍 형개 천오 지각 석고 백지 감초 세신 마황 각각 같은 양. 위를 가루 내어 3~4돈씩 밥 먹고 나서 찻물이나 파흰뿌리 달인 물로 삼킨다.

아프지 않을 때. 선화산은 간장 경맥에 쌓이고 쌓인 뜨거운 독이 간장을 해치고 위로 올라가 눈을 친 병을 치료한다. 붉게 붓고 눈물이 많으며 눈이 부시다. 모든 바람독이 간장을 해친 병을 함께 치료한다. 곡정초(흙을 없앤다) 국화 선태 강활 감초 만형자 백질려 결명자 방풍 천궁 치자 밀몽화 황금 형개(꽃이삭) 목적. 위를 같은 분량으로 해서 가루 내어 2돈씩 밥 먹고 나서 찻물에 타서 먹거나 형개 달인 물에 타서 먹는다.

아프지 않고 눈이 부실 때. 밀몽화산은 눈이 부시고 햇빛을 싫어하는 병을 치료한다. 간장과 쓸개가 비워져서 눈자위가 맑지 않을 때 먹는다. 밀몽화 강활 국화 만형자 청상자 목적 석결명 백질려 구기자. 위를 같은 분량으로 해서 가루 내어 3돈씩 밥 먹고 나서 찻물로 삼킨다. 비장과 위장이 비워졌으면 백출 5푼을 더 넣는다.

《세의득효방》

○ 눈꺼풀테 붙음증. 이것은 눈꺼풀 짓무름증이다. 두 눈이 붉게 짓무르고 달라붙으면서 막힌다. 해가 지나도 편안하지 않으며 가렵거나 아프다. 소풍산을 상백피 달인 물에 타서 삼킨다. 처방은 풍과에 뜨거움증을 본다. 구풍산으로 눈을 씻는다.

《증치준승》

○ 눈꺼풀테 붙음증. 두 눈꺼풀에 찐득한 거품이 달라붙어 눈을 뜨기 어렵다. 밤에 누우면 더욱 심하다. 가벼우면 아교 같이 붙어서 닦아낸다. 심하면 단단하게 맺혀서 축축하게 해준 다음에야 눈을 뜰 수 있다. 이 병은 비장과 폐장에 축축한 뜨거움이 심하기 때문이다. 폐장은 기운을 주관하고 기운이 변한 물은 눈물이 된다. 뜨거움이 치게 되면 눈물이 나오는데 삿된 뜨거움으로 찌면 눈물이 흐려지면서 맑지 않게 나온다. 그리고 비장이 마름이나 축축함으로 막히게 되면 찐득하게 엉겨서 흐르지 않는다. 마름이 심하면 맺힌 것이 딱딱하면서 아프다. 그래서 서늘하게 하고 촉촉하게 해야 한다. 가림이 눈알에 있지만 또 물이 맑지 않고 안에서 막혔기 때문에 가림에 잘못이 아니다. 오랫동안 치료하지 않으면 부스럼이 짓무르는 병으로 변한다. 또 안에는 초창 다래끼와 다래끼, 눈이 부시면서 엉기는 등의 증상이 생긴다.

《장씨의통》

○ 눈꺼풀테 붙음증은 두 눈꺼풀이 달라붙어 눈을 감고 있다. 밤에 누우면 더욱 심해서 축축하게 해준 다음에야 뜰 수 있다. 이 병은 비장과 폐장에 축축한 뜨거움이 심하기 때문이다. 시원하고 서늘하게 하면서 촉촉하게 해야 한다. 가린

것이 눈알에 있지만 축축한 뜨거움이 안에서 막혔기 때문이지 가린 것의 잘못이 아니다. 오랫동안 치료하지 않으면 부스럼이 문드러지는 병으로 변한다.

《의종금감》《안과심법요결》

○ 눈꺼풀테 붙음증 노래. 눈꺼풀테 붙음증은 눈곱이 있고 가려우면서 아프네. 비장과 위장에 바람, 축축함, 뜨거움이 심해서 생겼네. 국화통성산인 망초, 대황, 길경, 백작약, 감초, 형개, 당귀, 석고, 박하, 천궁, 마황, 황금, 치자, 활석, 연교, 방풍, 백출에 강활, 세신, 국화, 만형자를 더 넣네.

국화통성산 처방은 망초 5푼 대황(술로 찐다) 5푼 길경 1돈 백작약(볶는다) 5푼 감초(날 것) 1돈5푼 형개(꽃이삭) 5푼 당귀 5푼 석고 1돈 박하 5푼 천궁 5푼 마황 5푼 황금 1돈 치자(검게 볶는다) 1돈 활석 2돈 연교 5푼 방풍 5푼 백출(볶는다) 5푼. 강활, 세신, 국화, 만형자 각5푼을 더 넣는다. 위를 거칠게 가루내어 물 2잔으로 1잔이 되게 달여 밥먹고 나서 찌꺼기를 없애고 따뜻하게 먹는다.

쉽게 풀이함. 눈꺼풀테 붙음증은 눈꺼풀 안에 부스럼이 생기고 눈곱과 눈물이 있으며 가렵거나 아프다. 그리고 눈꺼풀이 달라붙어서 뜨기 어렵다. 이것은 비장과 위장 속에 바람, 축축함, 뜨거움이 세차다가 삿된 것이 합쳐서 위를 쳤기 때문이다. 방풍통성산에 강활, 국화, 세신, 만형자를 더 넣어 써서 밖에 삿된 바람을 흩어지게 하고 안에 삿된 뜨거움을 내려야한다.

《동의학사전》

○ 외장 눈병의 하나. 눈꺼풀이 붓고 눈곱과 눈물이 몹시 나오면서 습진상태를 주증으로 하는 병증을 말한다. 풍열독이 눈에 침습하거나 비위에 몰린 열이 눈에 올라가 기혈을 응체시켜서 생긴다. 물체가 뿌옇게 보이고 눈이 부시며 눈물이 나오고 걸쭉한 눈곱이 많이 나와 눈꺼풀에 붙어 눈을 뜨기 힘들다. 심하면 눈이 화끈화끈 달면서 아프고 눈꺼풀이 벌겋게 되고 습진상태를 나타낸다. 눈꺼풀 안쪽 면에는 노육이 있는데 점차 커지면서 흑정(각막)을 자극하여 흐리게 만든다. 풍독으로 온 것은 풍열을 없애고 독을 푸는 방법으로 선방활명음과 오미소독음을 가감하여 쓰며 비위의 열로 온 것은 비위의 열을 없애는 방법으로 통비사위탕을 가감하여 쓴다. 눈꺼풀 안쪽 면에 노육이 크게 자랐을 때에는 겸세법을 하며 오래되었을 때에는 소작한다. 눈에는 무른 고약을 넣는다.

10) 눈꺼풀 부스럼증

눈꺼풀에 헌 데가 생기는 부스럼이다. 오래되면 고름이 생기고 진물이 나면서 짓무른다. 눈꺼풀 부스럼증, 눈꺼풀테 붙음증, 눈꺼풀 엉겨붙음증, 속다래끼는 모두 비슷비슷한 병증이다. 이것은 궤양눈꺼풀염으로 포도상구균에 의한 속눈썹 뿌리와 부속샘의 화농성 염증이다. 눈꺼풀테가 충혈되고 딱지가 덮인 농포와 궤양이 많이 생기며 속눈썹에도 딱지가 붙여있다. 다래끼, 콩다래끼에 자주 발생하고 눈꺼풀 젖혀짐증, 속눈썹 말림증이 합병된다. 결막의 비대, 표층 점모양 각막염, 플릭텐 각막염, 가장자리 각막궤양이 같이 온다.

팔정산은 대황 구맥 목통 치자 활석 감초 편축 차전자 각각 같은 양. 가루 내어 5돈씩 물에 달이거나 또는 대나무잎 등심 파뿌리를 더 넣어 밥 먹고 나서 먹는다.

삼황탕은 황련 황금 대황 각1량. 물에 달여 밥 먹고 나서 따뜻하게 먹는다.

청량소독고는 박하 망초 대황 세신 웅황 황백 각각 같은 양. 가루 내어 물에 풀어 바른다.

경운근은 수은 마아초 백반 각1량. 마아초와 백반을 곱게 갈아 솥에 넣고 수은을 가볍게 가운데에 떨어뜨린 다음에 푸른 도자기 그릇 덮개로 무겁게 눌러놓는다. 달군 석고 8량을 갈아 체로 쳐서 식초와 조금 축축하게 섞어 그릇 입구 옆을 채워 김이 빠져나가지 않게 한다. 그런 다음에 숯불 위에 화로를 놓고 불이 발갛게 타고 조금 타버리면 다시 숯을 빨리 넣어서 솥과 그릇이 아주 뜨겁게 한다. 그리고 위에서 누른 그릇을 없애고 그릇에서 불을 빼내서 2~3번 불이 있도록 하면 약이 위로 올라가 단약이 된다. 위 단약을 흔히 삼선이라고 부른다. 《목경대성》

팔보단은 붕사 해표초 노감석 영사 각1량 용뇌 3돈 유향 몰약 각2돈 사향 1돈반. 《목경대성》

탁리소독음은 인삼 백출 백복령 감초 당귀 천궁 백작약 황기 연교 백지 인동.

인삼패독산은 인삼 강활 독활 시호 전호 천궁 지각 길경 백복령 각1량 감초 5돈. 약하면 인삼을 두 배로 하고 강활, 전호를 뺀다. 축축한 바람이 심하면 금은화, 연교, 형개, 방풍을 더 넣는다.

선방활명음은 대황(술에 찐다) 5돈 금은화 3돈 (생지황 2돈) 당귀잔뿌리 조각자 진피 각1돈반 유향 패모 천화분 백지 적작약 감초 각1돈 방풍 7푼 몰약 5푼 천산갑(볶는다) 3조각. 물에 달여 밥 먹고 나서 먹는다.

오미소독음 합 황련해독탕은 금은화 3돈 감국 포공영 자화지정 계지 황련 황금 황백 치자 각1돈2푼반.

외용약은 청대 1돈2푼반 쪽씨 황백 용골 경분 송진 각1돈. 약을 보드랍게 가루 내어 천에 싸서 대마기름에 담갔다가 태운 재를 가루 내어 상처에 뿌려준다.

《제병원후론》

○ 눈에 밀랍이 있는 증상. 파리나 구더기로 눈초리에 부스럼이 생겼기 때문에 밀랍이 있는 눈이라고 부른다.

《은해정미》

○ 눈꺼풀 부스럼증. 눈꺼풀 부스럼증과 눈꺼풀 엉겨붙음증, 속다래끼, 눈꺼풀테 붙음증의 네 가지 증상은 많이 같으면서도 조금 다르다. 모두 위와 아래 눈꺼풀에 병이지만 이들 사이에 치료법은 나눠야 한다. 각각은 가볍거나 심하고 깊거나 얕으며 피를 내거나 씻거나 침을 놓거나 지지는 것이 같지 않다. 눈꺼풀 부스럼증은 비장과 위장에 뜨거운 독이다. 눈꺼풀 살에 종기나 다래끼가 있다가 변해서 부스럼이 된다. 피가 뜨거우면 고

름으로 변하고 썩어 짓무르며 또 비리고 구린 냄새가 나고 진물과 고름이 흐른다. 이것이 검은자위를 적셔서 겉흠이 생기고 눈이 주사처럼 붉게 된다. 이 병증은 비록 적지만 모르면 안 된다.

치료는 음단 둘에 양단 열로 해서 눈에 넣는다. 상백피 달인 물에 고백반과 소금을 넣어서 눈꺼풀을 뒤집어 비둘기 깃으로 헌 부분을 닦고 이것으로 씻는다. 혈갈, 유향, 몰약, 경분, 밀타승을 넣어서도 한다. 또는 부스럼 있는 곳을 두세 번 지져도 괜찮다.

물었다. 눈꺼풀 살에 부스럼이 생겨 눈알까지 깔깔한데 왜 그런가? 대답했다. 위장이 심장에 뜨거움을 만났다. 치료는 심장 불을 빼내고 위장에 뜨거움을 풀어야 한다. 팔정산, 삼황탕 같은 약을 쓴다. 아프면 몰약산을 쓴다. 부스럼 있는 곳을 찔러 씻어내고 청량산이나 중약을 눈에 넣는다. 살이 여리면 지져야 하고 밖에 청량소독고를 붙인다.

팔정산은 앞에 눈초리 핏줄증 아래를 본다. 삼황탕은 앞에 흰자위 군살증 아래를 본다.

피가 막혀 심하게 아프면 몰약산을 먹는다. 몰약산은 심장, 비장, 위장이 뜨거움을 얻어서 눈꺼풀 살에 부스럼이 생겼을 때 먹는다. 대황(많이 쓴다) 혈갈(뭉친 피를 깨뜨리고 아프지 않게 하며 붉은 것을 없앤다) 몰약(조금) 박초(많이). 위를 많고 적음을 보아가며 넣고 빼면서 가루로 만든다. 2~3돈씩 밥 먹고 나서 찻물에 타서 먹는다.

《증치준승》
○ 눈에 부스럼과 혹에 대해 이야기한다. 《내경》운기에서 눈초리 종기는 둘이 있다고 했다. 첫째는 뜨거움이다. 《내경》에서 '소음이 사천에 있으면 세 번째 기운인 불이 크게 돌아다닌다. 차가운 기운일 때에 백성들은 눈이 붓고 종기가 있는 병에 걸린다. 차가운 약으로 치료한다.'고 하였다. 둘째는 마름이다. 《내경》에서 '쇠가 지나치면 백성들은 눈이 붉게 붓고 눈초리에 종기가 생기는 병에 걸린다.'고 하였다. 또 '양명이 사천이면 삿된 마름이 힘세서 백성들은 눈이 깔깔하거나 눈초리에 종기가 있는 병에 걸린다. 따뜻한 약으로 치료한다.'고 하였다.
○ 눈꺼풀 부스럼증은 가볍거나 심한 것이 같지 않고 아프거나 가려운 것도 같지 않다. 심하면 높이 쌓이면서 진한 자줏빛 핏줄에 고름이 있고 짓무르면서 비린내가 난다. 기운과 피가 조화롭지 못하면 채워진 삿된 불과 피 부분에 뜨거움이 더욱 심해지면서 막히게 된다. 그러면 눈겉기름이 더럽고 눈물이 흐리게 되고 이것이 항상 눈꺼풀과 눈초리로 흘러가서 부스럼이 된다. 그러므로 피가 흩어지면 부스럼도 스스로 없어진다. 부지런히 일하거나 축축한 뜨거움이 있는 사람은 항상 눈꺼풀과 눈초리에 부스럼이 있다. 따로 아프거나 붓지 않으면 가벼운 병이기 때문에 괜찮다. 하지만 불이 세차서 부스럼이 겹쳐 쌓듯이 붓고 아프다면 빨리 치료해야 한다. 흐린 기운이 눈 안으로 따라가서 병이 눈알로 갈까 두렵다. 먼저 눈병이 있다가 다음에 부스럼이 생기면 반드시 뜨거움이 다

른 경락으로 따라갔다. 부스럼이 생겼으면 그 부분을 조사해서 어떤 안쪽 원인으로 왔는지를 나누고 그 가볍거나 심한 것에 따라 치료한다.

《심시요함》

○ 운기에 원래 증상을 살펴보니305) (풀이 안함)
○ 눈꺼풀 부스럼증이네. 부스럼이 각 경맥에 생기네. 끓는 물 같은 눈물이 흐르네. 깔깔하고 당기며 또 눈이 부시네. 눈꺼풀과 눈꺼풀테가 많이 터지네. 눈꺼풀 속에서 초창다래끼나 다래끼가 되네. 부스럼이 눈초리 위에 생기네. 심장 불이 타올라 가득 찼네. 눈꺼풀 밖이니 비장이 말랐네. 입술 변두리도 흙에 꼴이네. 폐장과 골은 코에 꼴이네. 온 몸에 여섯 경맥이 아주 세차네. 귀가 뜨거우면 더욱 신장이 말랐네. 얼굴 가득히 여섯 양이 찌네. 삼초가 머리 꼭대기로 타오르네. 여섯 음이 아래 부분에 타고 들어오네. 치료하지 않으면 변하네. 눈자위가 받아 빛을 잃어버리네.

이 증상은306) (풀이 안함) 다음을 먹어야한다.

가감사물탕은 생지황 고삼 소박하 천궁 우방자 연교 천화분 방풍 적작약 당귀 형개(꽃이삭) 각각 같은 양. 위를 잘게 썰어 맑은 물 2잔으로 8푼이 되게 달여 밥 먹고 나서 먹는다.

궁귀탕은 천궁 당귀 적작약 방풍 강활

---

305) 위에 《증치준승》과 내용이 같아서 풀이하지 않는다. 한문은 뒤에 붙여놓았다.
306) 위에 《증치준승》과 내용이 같아서 풀이하지 않는다. 한문은 뒤에 붙여놓았다.

각각 같은 양. 위를 잘게 썰어 맑은 물 2잔으로 8푼이 되게 달여 찌꺼기를 없애고 자주 씻는다. 피가 돌면 바람도 없어진다.

문지르는 약 처방은 눈 거죽 밖 눈꺼풀에 부스럼이 가득 생겨 터지고 짓무르면서 아픈 병을 치료한다. 혈갈 유향 몰약 경분 밀타승 각각 같은 양. 위를 갈아 곱게 가루 내어 부스럼 있는 곳에 채워 넣는다.

또 처방으로 눈꺼풀 위나 아래에 생긴 부스럼으로 터지고 노란 진물이 축축하게 흐르는 병을 치료한다. 청대 1돈2푼 황백(가루) 장뇌 경분 각1돈 송진 1돈반. 위를 곱게 가루 내어 오래된 푸른 수건으로 약을 안에 넣고 싸서 삼씨기름이 축축하게 들어가도록 한 다음에 불에 태워 재를 만든다. 이 기름과 재를 찻잔 안에 넣고 눈에 떨어뜨려서 적시고 문지른다.

○ 눈에 종기. 《내경》에서 '모든 아픔, 가려움, 부스럼, 종기는 모두 심장의 불에 속한다. 불이 안에서 뭉치면 이 병이 된다.'고 하였다. 대개 심장은 피를 주관하고 피가 뜨거우면 바람이 생긴다. 그런데 심하게 뭉치면 뜨거움과 바람이 서로 번갈아가면서 들어온다. 그러므로 불은 흙을 생기게 한다. 피가 흘러 들어간 양명경은 살을 주관한다. 이렇게 뜨거운 바람과 뜨거운 피가 서로 부딪치면서 살갗에 나타났다. 그 이름은 하나가 아니다. 진한 노란빛깔이면서 흰빛깔이 있는 경우는 흙이 쇠를 만들었고 어미가 자식에게 돌아갔다. 처음에 조금 가려우면 조금 뜨겁다. 그러나 붓고 아프면서 짓

무르게 되면 심하게 뜨겁다. 이때 피가 엉겨 물로 변하고 기운이 막혀 고름으로 된다. 심해져서 춥다가 열이 나고 음식이 줄어들었다면 더욱 걱정이 된다. 바람 독을 빼내고 심장 경맥을 서늘하게 하며 위장에 뜨거움을 풀어야 한다. 살펴보니, 눈에 부스럼과 혹은 모두 임금불이 시키고 마른 불과 삿된 뜨거움 때문에 생겼다. 따뜻하게 하거나 서늘하게 해야 한디. 증상에 따라 치료헤야 옳다.

《장씨의통》

○ 눈꺼풀 부스럼증은307) (풀이 안함) 치료는 심장 불을 끄고 뜨거운 독을 풀어야한다. 부스럼이 있는 곳에 피를 내서 씻어내고 눈에 약을 넣는다.

《목경대성》

○ 눈꺼풀 부스럼증. 눈에 부스럼이 생겼네. 실제 삿된 것이 그 이름에 나타나네. 간장이 강해서 흔히 눈물이 떨어지네. 피가 아주 세차서 스스로 등불에 눈이 부시네. 뜨거운 축축함으로 눈꺼풀과 눈언저리가 문드러지네. 마른 바람으로 초창 다래끼가 생기네. 눈초리 끝은 심장에 까닭이 있네. 입술과 입은 흙에 사정이 없네. 허리 아래 세 음이 쌓이네. 여섯 양이 정수리 위로 오르네. 귀 뿌리는 신장이 마르다고 말하네. 코 구멍은 쇠가 맑다고 나타내네. 다음에 온 몸에 나타나네. 모두 12경락에서 왔네. 정말로 흐리게 섞이는 것을 막아야 하네. 주로 하는 치료가 또렷이 나뉘네.

---

307) 《증치준승》과 같은 내용은 풀이하지 않는다. 한문은 뒤에 붙여놓았다.

이 증상은 오로지 눈병이고 눈병 다음에 생긴 부스럼이 오히려 이상하게 변한 것을 말한다. 자리는 같지 않으며 대략 눈동자에 위나 아래, 왼쪽이나 오른쪽이다. 임금불이 삿됨으로 막히면 피가 모이고 피가 모이면 살이 뜨겁다. 그래서 살 거죽에서 나타났다. 오래되면 모인 피가 물로 변하고 삿된 뭉친 것이 다시 그 물을 막으면서 고름이 되기 때문에 축축하면서 넓게 짓무른다. 처음 생길 때 조금 가려우면 비워진 삿됨이고 부으면서 아프고 붉으면서 열이 나면 채워진 삿됨이다. 심해지면 추웠다 더웠다 하면서 입맛이 떨어진다. 빨리 치료하지 않으면 흐려진 기운이 눈 안으로 스며들어가 눈알까지 미칠까 두렵다. 눈꺼풀과 눈초리에만 원인이 있으면 따로 가렵거나 아프지 않다. 이것은 눈곱과 눈물이 흘러넘치는 것으로 눈이 나오면 스스로 흩어진다.

생긴 부스럼을 보고 부위와 생김새와 빛깔을 조사하지 않는다면 어디에서 와서 어디로 가는지를 스스로 얻을 수 있겠느냐. 대개 뜨거움이 들어왔거나 축축함이 들어왔거나 피가 이겼거나 바람이 이겼기 때문이다. 그래서 주로 삼선단이나 오호단 등으로 치료하는데 드러난 증상만을 치료하고 바탕을 치료하지 않는다면 의학을 안다고 할 수 있겠느냐. 치료법은 어린 뽕잎과 인동 꽃, 부용 뿌리를 진하게 달인 약물로 아주 오랫동안 씻고 문질러야한다. 채소 씨앗을 짠 기름에 팔보단을 섞어 위에 바르고 안으로 탁리소독음이나 인삼패독산을 먹는다. 15일이나 30일이면 아주 깨끗해진다.

또는 부스럼과 종기는 이미 보이는 독 때문에 거듭 나온다고 말한다. 독 때문인 것과 스스로 독인 것은 아득히 나누어진다. 이것을 완전히 이해해서 비슷하지 않게 해야 다시는 거리끼지 않는다. 나머지는 이와 닮았다.

《동의학사전》
○ 눈꺼풀에 헌 데가 생긴 병증. 화독이 울결되고 사열(邪熱)이 눈에 침습하여 생긴다. 눈꺼풀에 헌 데가 생기는데 초기에는 약간 가렵고 부어나며 점차 벌겋게 되면서 헐게 된다. 심하면 고름이 생긴다. 때로는 열이 나고 오싹오싹 춥다. 열독을 없애고 부은 것을 삭이는 방법으로 선방활명음을 가감하여 쓴다. 눈에는 금황산 연고를 바른다.
○ 안포정. 눈꺼풀에 생긴 정창. 장부의 열독이 눈꺼풀에 맺혀 생긴다. 초기에 좁쌀이나 흰 쌀알 크기의 정창이 눈꺼풀 살갗에 생기며 그 주위는 벌겋게 붓는다. 일정한 기간이 지나면 정창이 생긴 부위가 곪아서 파종이 인정되며 나중에는 터져서 고름이 나오고 낫는다. 이 밖에 가려운 감, 다는 감, 아픈 감이 있고 심할 때에는 오싹오싹 춥고 열이 난다. 열을 내리우고 독을 푸는 방법으로 오미소독음에 황련해독탕을 같이 쓴다. 눈에는 금은화, 황경피, 속썩은풀 등을 찧어서 찬물에 개어 찜질을 하거나 여의금황산 연고를 바른다. 눈꺼풀이 곪았을 때에는 수술한다.

11) 눈꺼풀 엉겨붙음증

눈꺼풀이 짓무르고 진물이 나면서 아교처럼 끈적여 눈꺼풀이 엉겨 붙는 병증이다. 처음에는 눈곱이 끼고 눈물이 나오지만 약간 심해지면 눈이 부시고 걸쭉한 눈곱이 많이 나와 눈꺼풀이 엉겨 붙으며 눈꺼풀 거죽에 좀 같은 살덩이가 일어난다. 이 살덩이는 처음에 참깨처럼 작지만 점점 커져서 앵두 만하게 된다. 눈꺼풀테 붙음증보다 더 깊고 심한 병증이다. 초창의 중후기에 볼 수 있다. 검결막과 구결막이 서로 붙어있는 결막붙음증(검구유착)이라고 볼 수 있다. 결막 붙음증은 트라코마, 막결막염, 유행성 각결막염의 후유증으로 생긴다. 예전에는 주로 트라코마의 후유증으로 생겼지만 지금은 유행성 각결막염의 합병증과 후유증으로 가끔 생긴다. 눈꺼풀테와 구결막 또는 눈꺼풀테와 각막 사이에 유착이 생기면 앞 검구유착이라고 한다. 눈꺼풀과 눈알이 만나는 곳에 흉터로 결막이 수축해서 생기면 뒤 검구유착이라고 한다. 검결막과 구결막이 거의 모두 유착되면 모든 검구유착이라고 한다. 또 모든 검구유착과 함께 위와 아래 눈꺼풀테의 유착까지 합병하는 경우가 있다. 이렇게 4가지 생김새가 있다. 치료는 유착을 절개 박리하고 결막을 이동해서 피복한다.

원인과 치료는 아래 책을 본다. 진물이 많을 때는 시호산을 쓰고 만성으로 비위 짐증일 때는 신효황기탕을 쓴다.

청량소독고는 박하 망초 대황 세신 웅황 황백 각각 같은 양. 가루 내어 물에 개서 바른다.

소풍산은 1. 형개 감초 천궁 강활 인삼 백복령 백강잠(볶는다) 선태 각2량 후박(생강즙으로 볶는다) 진피 각반량. 2돈씩 하루 3번 맑은 차로 먹는다. 《세의득효방》 2. 형개 감초 각1돈 인삼 백복령 백강잠 천궁 방풍 곽향 선태 강활 각5푼 진피 후박 각3푼 찻잎 한줌. 물에 달여 밥 먹고 나서 먹거나 가루 내어 2돈씩 찻물이나 따뜻한 술로 먹는다. 《동의보감》

선방활명음은 대황 5돈 금은화 3돈 당귀잔뿌리 조각자 진피 각1돈반 유향 패모 천화분 백지 적작약 감초 각1돈 방풍 7푼 몰약 5푼 천산갑(볶는다) 3조각. 물에 달여 밥 먹고 나서 먹는다.

오미소독음은 금은화 3돈 감국 포공영 자화지정 계지 각1돈2푼. 물에 달여 밥 먹고 나서 먹는다. 《의종금감》

통비사위탕은 석고 충울자 각2돈 황금 1돈반 현삼 방풍 지모 치자 대황 각1돈. 물에 달여 밥 먹고 나서 먹는다. 《의종금감》

시호산은 눈 주위가 짓무르는 병을 치료한다. 기운 약을 써서 바람을 말린다. 시호 강활 방풍 적작약 길경 형개 생지황 감초 각1돈. 물에 달여 밥 먹고 나서 먹는다.

신효황기탕은 황기 적작약 자감초 각1돈반 인삼 (생지황) 1돈 진피 7푼 만형자 5푼. 물에 달여 밥 먹고 나서 먹는다.

《제병원후론》

○ 눈이 달라붙어 막힌 증상. 눈은 간장에 밖 조짐이고 간장에 기운은 눈으로 통한다. 삿된 바람과 독이 눈꺼풀 살 사이에 들어가면 맺혀서 붓는다. 이때 부으면서 눈꺼풀이 합쳐져 뜨지 못하면 달라붙어 막혔다고 부른다. 그리고 밖은 바람 독으로 붓고 안은 쌓여서 뜨거움이 생긴다. 붓기가 없어지지 않고 뜨거움이 아직 남아 있게 되면 얇은 겉흠이나 군살, 흰 가림증으로 변한다.

《비전안과용목론》

○ 눈꺼풀 엉겨붙음증. 이 눈이 처음 병에 걸릴 때는 모두 비장과 위장에 뜨거움이 쌓이고 골속에 바람이 눈꺼풀 안으로 치고 들어갔기 때문이다. 눈꺼풀에 살이 처음에는 작은 깨알 같다가 해가 오래되면서 점점 길어지고 커져 복숭아나 자두 같은 꼴이 된다. 비비면 자기도 모르게 눈동자에 겉흠이 생긴다. 속 주변을 침으로 피를 낸 다음에 뭉친 피를 씻어낸다. 그리고 세신탕, 마예산을 먹으면 낫는다.

시로 말한다. 눈꺼풀 거죽 살에 아교가 끼어있는 꼴이네. 점점 자라니 매실이나 자두 같은 꼴이네. 침으로 터뜨려 속 주변에서 고름이 나오게 한 다음이네. 반드시 약을 먹으니 다시 빛이 또렷해지네. 또는 이 병에 뜨거운 바람이 더하네. 눈물이 나오면서 따라서 겉흠이 생기네. 칼침으로 자르는 이치가 바람 독이 있는 눈과 같네. 모두 갈아 흩어지면 서로 스스로 따르네.

세신탕은 세신 인삼 복령 차전자 오미자 현삼 방풍 지골피 각1량반. 위를 가루 내어 물 1잔에 가루 1돈을 넣고 5푼이 되게 달여 밥 먹고 나서 찌꺼기를 없애고 따뜻하게 먹는다.

　마예산은 용뇌 증청 수정 각1량 진주(가루) 호박 각1푼. 위를 찧어 아주 곱게 가루 내어 밤새도록 가루를 눈에 넣으면 효과가 있다.

《은해정미》

○ 눈꺼풀 엉겨붙음증. 눈꺼풀 엉겨붙음증과 눈꺼풀테 붙음증은 매우 같다. 눈꺼풀테 붙음증은 위 눈꺼풀의 병이고 이 증상은 아래 눈꺼풀의 병이다. 위 눈꺼풀이 뜨거우면 눈곱이 끈적이는 얕은 병이 되고 아래 눈꺼풀이 뜨거우면 아교처럼 엉겨 끈적이는 깊은 병이 된다. 둘은 나눠서 치료해야 한다. 비장과 위장에 막힌 뜨거움과 간장과 가로막에 있는 바람이 눈꺼풀 안에 가득 찼다. 그래서 군살이 차오르면서 짓무르고 눈곱이 끈끈하게 아교처럼 엉긴다. 이렇게 기운과 피가 막혀서 잘 통할 수 없다가 해가 오래되면 검은자위에 겉흠이 생겨 흐릿하면서 또렷하지 않고 눈이 부시면서 햇빛을 두려워한다. 치료법은 음단 둘에 양단 넷으로 해서 눈에 불어 넣는다. 엉긴 피가 있으면 살짝 찌르고 상백피, 철선자(동지 지난 뽕잎), 국화, 당귀, 방풍, 형개, 목적, 박하, 소금 같은 약으로 씻어낸다. 오래 쌓여서 눈꺼풀 살이 딴딴하고 두꺼워졌으면 눈꺼풀을 뒤집어서 두세 번 지지고 그 살이 차오르게 한다.
　물었다. 눈에 오랫동안 흘러 들어가고 눈을 뜨지 않아서 속에 군살이 생기고 눈곱과 눈물이 아교처럼 엉기는데 왜 그런가? 대답했다. 위장 속에 뜨거움이 숨어 있다가 속에서 답답하게 막혔기 때문이다. 치료는 통비사위탕에 찬 약을 더 넣어서 불을 내리고 피를 차게 하며 바람을 없애면서 단단한 약을 눈에 넣어야 한다. 속에 살이 뭉쳐서 단단하면 살짝 찌르고 씻어내며 살이 평평하면서 깨끗해지면 그친다. 단단하고 두꺼우면 지져도 괜찮다. 지진 다음에 청량소독고를 바른다.

　통비사위탕은 맥문동 충울자 방풍 대황 지모 천문동 황금. 뜨거움이 심하면 황백, 석고, 박초, 치자를 더 넣는다. 다른 처방에는 현삼을 더한다. 위를 같은 양으로 해서 가루 내어 5돈씩 물에 달여 밥 먹기 전에 먹는다.

《세의득효방》

○ 눈꺼풀 엉겨붙음증. 눈꺼풀 거죽 살에 아교처럼 엉긴 것이 있고 복숭아나 자두처럼 높이 부어오르며 때때로 뜨거운 눈물을 흘린다. 바람 독이 들어갔기 때문이다. 소풍산을 먹으면서 화초고를 눈에 넣는다. 처방은 풍과에 뜨거움증과 뒤를 본다.

《증치준승》

○ 눈꺼풀 엉겨붙음증. 눈 안쪽에 눈꺼풀 살과 흰자위가 서로 달라붙어 뜨지 못하고 눈을 굴리기 어렵다. 뜨거움과 마름이 있으면 피가 솟아나면서 눈이 반드시 붉고 아프다. 만약 뜨거움이 물러가고 피가 흩어졌다고 치료하지 않는다면 달라붙은 꼴이 되고 반드시 흰자위도 아프다. 찌르고 자르는 치료를 해야 한다. 붉고 아플 때 달라붙었다면 반드시

엉겨 막힌 것이 있다. 점점 피를 내고 점점 잘라야 한다. 다른 병이 물러났는데도 달라붙어 끊어지지 않는다면 역시 자르고 피를 내야 한다. 그래야 뜨거운 피 때문에 다시 붙어 합쳐지는 것을 막는다. 약을 쓸 때도 나누어야 한다. 배풍산이다.

《동의보감》
○ 눈꺼풀 엉겨붙음증. 눈꺼풀 거죽 살에 아교처럼 엉긴 것이 있고 복숭아나 자두처럼 높이 부어오르며 때때로 뜨거운 눈물을 흘린다. 바람 독이 들어갔다. 소풍산을 먹으면서(처방은 두부를 본다) 화초고를 눈에 넣는다.(《득효》) 위와 아래 눈꺼풀이 복숭아처럼 붓는다. 비장에 뜨거움이다.(《회춘》) 뜨거운 기운이 쌓이고 모이면서 눈꺼풀을 해쳤기 때문에 눈꺼풀이 합쳐졌다.(《직지》) 영양각산, 세안탕이 마땅하다.

이백미화초고는 불이 들어온 눈이나 눈꺼풀 짓무름증으로 가렵고 아프면서 눈물이 흐르는 병을 치료한다. 불깐양쓸개 1개에 꿀을 가득 붓고 주사 가루를 조금 넣은 다음에 그늘에 걸어 두고 말린다. 한 알갱이를 떼어 물에 타서 눈에 넣는다. 꿀은 모든 꽃을 모으고 양은 모든 풀을 먹는다고 해서 이렇게 이름 붙였다.(《입문》)

영양각산은 두 눈꺼풀이 붓고 딱딱하며 복숭아나 자두 같아서 눈을 뜰 수 없는 병을 치료한다. 영양각(가루) 방풍 강활 인삼 적복령 승마 대황 차전자 현삼 황금 각7푼 치자 세신 각3푼. 오른쪽을 잘라 1첩으로 해서 물에 달여 먹는다.(《유취》)

세안탕은 갑자기 붉어진 눈을 치료한다. 적작약 방풍 각5푼 당귀 황련 각1돈 행인 4개. 오른쪽을 잘라 물 1종지기에 사람 젖을 조금 넣고 끓여 맑은 부분을 따뜻하게 눈에 넣고 또 눈을 씻는다. 하루에 4~5번 한다.(《단심》)

《장씨의통》
○ 눈꺼풀 엉겨붙음증은 눈 안쪽에 눈꺼풀 살과 흰자위가 서로 달라붙어 뜨지 못한다. 방풍, 세신, 용담초, 고삼, 전갈꼬리, 우방자 같은 축축한 뜨거움을 빼는 약을 먹는다. 바람을 다스리는 약으로 흙 속에 물을 뺄 수 있기 때문이다.

《의종금감》《안과심법요결》
○ 눈꺼풀 엉겨붙음증 노래. 눈꺼풀 살이 아교처럼 엉기고 눈꺼풀 살이 붓네. 처음에는 작다가 점점 커져 눈자위를 조금씩 비비네. 위장과 비장에 뜨거운 바람이 위로 올라가 눈을 쳤네. 통비사위탕으로 뜨거운 바람을 내려야하네.

통비사위탕 처방은 검은자위 노란즙차오름증 아래를 본다.

쉽게 풀이함. 눈꺼풀 엉겨붙음증은 눈꺼풀 속에 좀 먹은듯한 살이 뭉쳐 일어난다. 처음에 작았다가 점점 커져 눈자위를 조금씩 비빈다. 눈꺼풀에 진물이 있으면서 문드러지고 눈곱과 눈물이 흘러 아교처럼 달라붙는다. 이것은 비장과 위장 속에 있던 삿된 바람과 쌓인 뜨거움이 위로 올라가 눈을 막았기 때문이다. 통비사위탕을 써서 바람을 흩어지게 하고 뜨거움을 내려야 한다. 둘을 모두 해야 그 삿된 것이 풀린다.

《목경대성》

○ 눈꺼풀 엉겨붙음증. 위아래 눈꺼풀 둘이 닫으니 낮이면서 밤이네. 홀로 이 불을 감싸고 가만히 있음을 견디네. 뒤척이면서 사람이 없는데 잠들어야 하네. 하나의 빈곳에서 뜨거운 눈물이 흘러 얇은 비단이 축축해지네.

이 증상이 처음 일어나면 눈이 붉고 뜨거운 것을 싫어한다. 그러다가 하루 이틀 사이에 두 눈꺼풀이 점점 단단하게 부어서 진주조개가 입을 닫은듯하다. 가래와 마름으로 피가 막히고 비장에 불이 위에 올라갔기 때문이다. 그래서 눈꺼풀이 단단하고 눈자위가 불로 지지듯이 하면서 아프고 눈물이 나온다. 《내경》에서 '흙이 너무 세차면 나무와 비슷하다.'고 말한 것으로 간장병이 아니다. 반드시 초창 다래끼나 속다래끼가 그 안에 생겼다. 치료는 부드럽게 문지르고 눈꺼풀을 뒤집어 찔러 피를 낸다.

단단해서 뒤집을 수 없거나 또는 골이 다시 부어오르면서 쪼개거나 뚫듯이 아프면 흙이 오히려 나무를 이겼다. 바람이 움직여서 맺힌 독에 해친 것으로 바로 집안 내부에서 일어난 일이다. 병이 이럴 때 찔러 피를 내지 않으면 부은 눈꺼풀이 나아도 상처가 안에 남아서 조갯살이 된다. 그리고 날이 오래되면서 굳고 단단해지면 좁쌀 껍데기나 조개껍데기 같은 꼴이 된다. 달 꼴에 작은 도끼로 점점 벗겨내서 없애면 얇아지면서 자연스럽게 눈을 뜨고 감게 된다. 별처럼 가린 것도 깨끗이 해야 반드시 모두 맑아진다. 그러나 좋은 음식을 먹는 귀한 집 자제만이 이 치료법을 시작할 수 있다. 《언》에서 '눈이 편안하고 음식이 좋아야 피를 낸다.'고 하였기 때문이다. 또 8푼까지 치료하고 멈춰야 한다. 지나치게 찔러서 피를 없애버리고 또 다른 병이 생길까 두렵다.

이 증상은 위에 부어오르는 병과 같고 치료법도 따로 있지 않다. 하지만 평생을 품고 지내도 항상 같지 않은 곳이 많다. 어떻게 보아야하나? 위에 증상은 나무와 흙이 싸웠기 때문에 위 눈꺼풀이 심하게 붓고 치료는 간장과 비장에 있다. 그리고 이 증상은 가래가 위로 뜨겁게 쪘기 때문에 두 눈꺼풀이 평평하게 합쳐지고 치료는 비장과 위장에 있다. 또 위에 증상은 흔히 왼쪽 눈에 병이 걸린다. 오른쪽에 전하기도 하지만 왼쪽만큼 심하지 않다. 이 증상은 먼저 오른쪽 눈에 생기고 왼쪽에 전하면 가볍게 된다. 손을 써서 치료하고 백호탕, 죽엽석고탕을 먹어야 한다. 낫지 않으면 삼우환, 일미대황환을 먹고 다시 찔러 피를 낸다. 붓기가 사라지면 검은자위가 어떤지 드러난다. 이때 다시 증상에 맞게 처방을 골라 눈에 넣거나 먹으면 쉽게 효과를 본다. 이처럼 넓게 의논하고 오로지 일을 붙잡고 한다면 살펴서 알게 된다. 그리고 손을 쓰는 치료로 그 병을 덜하거나 없앤다.

《동의학사전》

○ 비육점륜. 양검점정, 검도점정, 검점정주. 외장 눈병의 하나. 눈꺼풀이 눈알과 서로 붙어서 결막낭이 얕아진 병증을

말한다. 비위풍열이 위로 올라가 기혈을 막아서 생긴다. 이밖에 중증으로 경과하는 초창, 화상, 부식성 물질이 눈에 들어갈 때도 흔히 생긴다. 눈꺼풀 안쪽면은 백정(구결막)과 붙는데 이때 눈꺼풀 기슭 가까이나(전 검구유착) 궁륭부에서 붙을 수 있다.(후 검구유착) 비육점륜일 때에는 흑정이 흐려지거나 눈알 운동이 제한될 수 있다. 풍열로 온 것은 거풍청열, 활혈통락하는 방법으로 배풍산이나 국화통성산을 쓴다. 화상으로 생긴 초기에 충혈이 있을 때에는 음을 돕고 열을 내리우는 방법으로 감로음을 가감하여 쓴다. 심할 때에는 수술을 한다. 검구유착에 해당한다.

12) 눈꺼풀 붉은부스럼증

눈꺼풀이 주사를 바른 것처럼 붉은 부스럼이 생긴 병증이다. 눈물이 많이 나오다가 두 눈초리에서 눈꺼풀 주위에 물집과 고름집이 생기고 눈 주위 전체가 주사처럼 빨갛게 된다. 눈 주위의 대상포진이다. 눈꺼풀피부염의 일종인 눈 대상포진은 항상 한쪽에서만 발생하고 삼차신경의 제1가지가 분포하는 부위에 주로 발생한다. 홍반과 물집이 생기고 결막염, 각막염, 포도막염을 유발하기도 한다.

원인과 치료는 아래 책을 본다.

제풍청비음은 많이 쓰고 효과가 좋다. 진피 연교 방풍 지모 망초 황금 현삼(술로 찐다) 형개 대황 길경 황련 생지황 각1돈. 물에 달여 밥 먹고 나서 먹는다.

사비제열음은 황기 방풍 충울자 길경 대황 황련 황금 차전자 망초 각1돈반. 물에 달여 밥 먹고 나서 먹는다.

제습탕은 누런 진물과 물집이 있는 축축하고 뜨거운 독을 치료한다. 활석 4돈 연교 백복령 각3돈 지실 황금 목통 감초 방풍 차전자 각2돈 황련 진피 형개 각1돈. 물에 달여 밥 먹고 나서 먹는다.

《제병원후론》

○ 눈이 바람으로 붉은 증상. 눈은 간장에 구멍이다. 뜨거운 바람이 안에 있다가 간장으로 들어가면 그 기운이 밖에 눈으로 치솟는다. 그래서 바람을 보면 눈물이 나고 눈꺼풀과 눈초리가 붉다.

《비전안과용목론》

○ 눈꺼풀 붉은부스럼증. 이 눈이 처음 병에 걸릴 때는 가렵거나 아프고 증상이 있거나 없어서 일정하지 않으며 또 눈물이 많이 나오기도 한다. 그러다가 마침내 합쳐진 눈꺼풀 살에서 부스럼이 생기면서 네 눈초리가 주사처럼 빨갛게 된다. 그리고 점점 겉흠과 막이 생겨 눈자위를 가리게 된다. 대개 비장에 바람독이 있으면서 가로막 속에 뜨거움이 있기 때문에 이 눈병에 걸렸다. 눈에 약을 넣거나 머리와 얼굴을 뜨겁게 해서는 안된다. 눈을 해칠까 두렵다. 사간탕, 추격환을 먹어야 낫는다.

시로 말한다. 눈꺼풀 붉은부스럼증은 비장에서 생기네. 부스럼이 눈꺼풀에 생기는데 주사처럼 붉네. 검은자위가 깨끗하면 아무 일이 아니네. 두 해가 지나니 겉흠이 와서 가리네. 가벼운 겉흠은 눈에 약을 넣으면 없어지면서 낫네. 약을 먹고 갈고리로 걸어 자른다고 하면 허풍임을 아네. 뜸으로 태운다고 하면 물리쳐야 하네. 뿌리를 없애려면 길이 아주 더디네.

사간탕은 인삼 황금 복령 대황 길경 망초 각1량 충울자 2량 현삼 1량반. 위를 가루 내어 물 1잔에 가루 1돈을 넣고 5푼이 되게 달여 밥 먹고 나서 찌꺼기를 없애고 따뜻하게 먹는다.

추격환은 오미자 산약 지모 택사 차전자 석결명 각1량 방풍 1량반. 위를 가루 내어 졸인 꿀로 오동나무 씨 크기로 환을 만들어 빈속에 찻물로 10환씩 삼킨다.

《세의득효방》

○ 눈꺼풀 붉은부스럼증. 눈에 두 눈꺼풀이 주사를 바른 듯하고 부스럼이 생긴다. 검은자위는 바르고 물들지 않는다. 이것은 뜨거운 바람이 비장에 생겼기 때문이다. 오랫동안 치료하지 않으면 겉흠과 막이 생긴다. 앞에 오퇴산을 먹은 다음에 탕포산으로 씻는다.

《동의보감》

○ 눈꺼풀 붉은부스럼증. 눈에 두 눈꺼풀이 주사를 바른 듯하고 부스럼이 생긴다. 검은자위는 바르고 물들지 않는다. 이것은 비장에 뜨거운 바람이 생겼기 때문이다. 오랫동안 치료하지 않으면 겉흠과 막이 생긴다. 오퇴산을 먹고 탕포산으로 씻는다.(《득효》)

오퇴산은 비장이 바람독을 받아 속눈썹 말림증이 생겨서 찌르듯이 아픈 병을 치료한다. 천산갑(볶는다) 천오(굽는다) 감초(굽는다) 각5돈 선태 누에알깐껍질 사퇴(식초에 삶는다) 돼지발톱(볶는다) 형개(꽃이삭) 각2돈반. 오른쪽을 가루 내어 2돈씩 소금물에 타서 밥 먹은 다음에 삼킨다.(《입문》)

탕포산은 바람독으로 붉은 눈을 치료한다. 붓고 아프며 꽃 같은 겉흠이 생기고 눈물이 많다. 황련 적작약 당귀 각1돈. 오른쪽을 물에 달여 뜨거울 때 김을 쏘여 씻는다. 차가워지면 다시 따뜻하게 해서 씻는다. 자주 씻으면 아주 좋다. 눈 녹은 물로 달이면 더욱 좋다. 일반적으로 눈병은 모두 핏줄이 엉겨 막혔기 때문이다. 그래서 피를 움직이게 약에 황련을 합쳐 치료한다. 피가 뜨거워지면 움직이므로 뜨겁게 해서 씻으면 효과가 좋다.(《국방》)

한 처방은 당귀 적작약 황련 방풍 행인 각5돈 박하 3돈 동록2돈. 오른쪽을 잘게 썰어 3돈을 물에 달여 끓을 때 뜨겁게 해서 먼저 김을 쏘이고 다음에 씻는다. 차가워지면 다시 따뜻하게 씻는다. 또한 탕포산이라고 부른다.(《득효》)

《의종금감》《안과심법요결》

○ 눈꺼풀 붉은부스럼증 노래. 눈꺼풀 붉은부스럼증은 눈초리와 눈꺼풀에 생기네. 검은자위는 바르지만 눈꺼풀은 짓무르면서 붉네. 비장경맥에 뜨거운 바람 때문이니 빨리 치료해야 하네. 오래되면 겉흠과 막이 생겨 눈동자를 가리네. 가감사물탕인 생지황, 고삼, 우방자, 박하, 방풍, 당귀, 적작약, 천화분, 연교, 형개, 천궁을 쓰네.

가감사물탕 처방은 생지황 고삼 우방자 박하 방풍 당귀 적작약 천화분 연교 형개(꽃이삭) 천궁 각1돈. 위를 거칠게 가루 내어 물 2잔으로 1잔이 되게 달여 밥 먹고 나서 찌꺼기를 없애고 따뜻하게 먹는다.

쉽게 풀이함. 눈꺼풀 붉은부스럼증은 두 눈초리에서 생기며 그 검은자위는 바르고 병이 없다. 오직 눈꺼풀 주변이 짓무르면서 붉다. 비장경맥에 있던 뜨거운 바람이 위로 올라가 쳤기 때문이다. 빨리 치료해야 하며 오래되면 겉흠과 막이 생겨 눈동자를 가릴까 두렵다. 가감사물탕을 쓴다.

《동의학사전》

○ 풍적창질, 실열생창, 풍적창담. 외장눈병의 하나. 눈꺼풀이 벌겋고 습진상태를 주증으로 하는 병증을 말한다. 비위에 풍습열이 몰리거나 풍습열사가 눈에 침범하여 생긴다. 초기에는 눈꺼풀이 벌겋게 붓고 가렵다. 더 진행되면 물집과 진고름집이 생기고 점액성 삼출물이 나온다. 심할 때에는 이마, 옆머리 및 뺨 부위에로 퍼지면서 몹시 아프다. 물집과 진고름집이 터지면 헐고 그 자리에는 딱지가 생긴다. 잘 치료하지 않으면 흑정(각막)에 성점예막이 생긴다. 비위에 풍습열이 몰려서 온 것은 풍습열을 없애는 방법으로 제풍청비음이나 가감사물탕 등을 쓰고 풍습열독으로 온 것은 풍습열을 없애고 독을 푸는 방법으로 제습탕이나 사비탕을 쓴다. 안검습진, 안부 대상포진에 해당한다고 본다.

13) 눈꺼풀 복숭아증

위아래 눈꺼풀이 복숭아 열매처럼 벌겋게 붓는 병증이다. 처음에는 눈이 붉고 아프면서 깔깔하며 눈물이 계속해서 흐른다. 눈이 점점 더 아프고 눈꺼풀이 벌겋게 붓고 딱딱해지다가 결국 눈 주위가 술잔을 엎어놓은 것처럼 붓는다. 붓기가 심하면 반드시 엉긴 피가 생겼다가 눈 속으로 들어가 새로운 병증이 생긴다. 염증성 안검부종에 해당한다. 주로 전안구염, 안와에 봉와직염(cellulitis)일 때 볼 수 있다. 급성질환인 응급질환으로서 치료에 주의를 기울어야 한다.

원인과 치료는 아래 책을 본다.

통기이중환은 대황 2량5돈 활석 견우자 각1량5돈 백출 1량 황금 백지 각8돈 강활 5돈.

조위승기탕은 대황 망초 감초.

소승기탕은 대황 후박 지실.

대승기탕은 대황 후박 지실 망초.

삼화신우환은 견우자 2량 감수 대극 원화 각1량반 대황 1량 경분 1돈. 술로 환을 만들어 조금씩 먹이고 똥이 나오면 멈춘다.

청위산은 승마 당귀 황련 목단피 생지황 각각 같은 양. 한 처방은 석고를 더 넣는다.

양격산은 연교 4량 대황 망초 생감초 각2량 치자 황금 박하 각1량. 대나무잎 달인 물에 꿀을 넣고 타서 먹는다.

보제소독음은 인삼 황금 황련 백강잠 우방자 시호 연교 승마 귤홍 판람근 현삼 길경 감초 마발 박하. 가루로 내어 생강 달인 물로 먹는다.

상백피탕은 상백피 1돈반 맥문동 황금 선복화 (포공영 연교 석고) 각1돈 현삼 택사 각8푼 지골피 길경 백복령 각7푼 감국 5푼 감초 2푼반. 물에 달여 밥 먹고 나서 먹는다. 《심시요함》

산열소독음은 뜨거운 바람으로 갑자기 눈에 핏발이 서고 붓고 아프다. 그러면서 눈이 시고 껄끄러우며 눈물이 나서 눈을 뜰 수 없는 병을 치료한다. 방풍 강활 황금 황련 박하 우방자 연교 각2돈. 물에 달여 밥 먹고 나서 먹는다.

선방활명음은 대황 5돈 금은화 2돈 당귀 조각자 진피 각1돈반 유향 패모 천화분 백지 적작약 감초 각1돈 방풍 7푼 몰약 5푼 천산갑(굽는다) 3조각. 물에 달여 밥 먹고 나서 먹는다.

용담사간탕은 1. 시호 1돈 황금 7푼 감초 사삼 천문동 황련 용담초 치자 맥문동 지모 각5푼 오미자 4푼. 2. 용담초 시호 택사 각1돈 목통 차전자 적작약 생지황 당귀잔뿌리 치자 황금 황련 감초 각5푼. 물에 달여 밥 먹고 나서 먹는다.

사생산은 생지황 생박하 생애엽 생당귀 망초 각1돈. 약을 찧어서 술 또는 달걀 흰자로 개어 붙인다.

《은해정미》

○ 눈꺼풀 복숭아증. 물었다. 사람이 눈병을 앓을 때 눈꺼풀이 부어올라 복숭아 같은데 왜 그런가? 대답했다. 이것은 비장과 폐장에 막혔던 뜨거움이 삿된 것으로 되어 살결에 들어왔기 때문이다. 그래서 위아래 눈꺼풀이 복숭아처럼 붓고 아프면서 깔깔하며 끊임없이 눈물이 흐른다. 복숭아처럼 부은 눈을 치료하려면 복숭아 잎을 불에 쬐어 뜨겁게 해서 부은 곳을 찜질한다. 차산청량산, 강활제풍탕, 선화산을 먹어야 한다.

차산청량산은 승마 적작약 천궁 시호 각3량 현삼 황금 형개 감초 백출 치자 적복령 갈근 결명자. 위를 함께 가루 내어 6돈씩 물에 달여 먹는다.

강활제풍탕은 강활 독활 천궁 길경 대황 지골피 황금 각1량 마황 창출 감초 국화 목적. 위를 물에 달여 먹는다.

선화산은 곡정초(흙을 없앤다) 국화 선태 강활 감초 만형자 백질려 결명자 방풍 천궁 치자 밀몽화 황금 형개(꽃이삭) 목적. 위를 같은 분량으로 해서 가루 내어 2돈씩 밥 먹고 나서 찻물에 타거나 형개 달인 물에 타서 먹는다.

《증치준승》

○ 눈꺼풀 복숭아증. 눈이 붉고 아프면서 눈꺼풀이 술잔을 엎어놓은 듯 부어오른다. 삿된 것이 나무에 있으면서 불이 넘치기 때문이다. 나무는 흙을 이기고 불은 흙을 생기게 한다. 지금 간장에 삿된 것이 가득해서 비장 흙으로 전하면 나무가 흙을 이겨서 불이 생길 수 없다. 이때 오히려 삿된 불이 비워진 틈을 타고 들어오면 타오르면서 마르는 병이 된다. 그러면 그 눈알은 반드시 더욱 심하게 아프고 눈꺼풀도 빠르게 단단해진다. 갑자기 눈붉음증으로 부어오른 경우는 반드시 뜨거운 눈물이 나지만 눈알이 조금 부드럽다. 뜨거운 바람이 밖에서 들어오면 쉽게 물러나고 치료해도 쉽게 낫는다. 그러나 나무와 불이 안에서 눈을

치면 병도 느리게 물러난다. 심하면 아프고 막혀서 피가 눈동자 속으로 들어가 어떤 증상으로 변할지 헤아릴 수 없다.

찔러 피를 내는 치료를 해야 한다. 가벼우면 약을 발라도 물러나지만 심하면 반드시 째서 피를 내야 한다. 이것이 큰 뜻이다. 약을 발라도 물러나지 않거나 물러나도 다시 오거나 또는 째서 피를 냈는데도 없어지지 않거나 없어져도 다시 오는 경우가 있다. 또 머리까지 이어서 아프고 더욱 부어오르면서 눈꺼풀이 더욱 단단해지는 경우가 있다. 이것은 뜨거운 바람이 독으로 되려는 조짐이다.

《심시요함》

○ 눈이 붓는다. 살펴보니, 붓는 것은 뜨거운 바람이 위로 올라가 치거나 삿된 마른 불이 들어왔기 때문이다. 검은자위가 심하게 아프거나 흰자위가 부으면서 아픈 경우는 모두 간장 경맥에 채워진 뜨거움 때문이며 뜨거움이 폐장으로 옮겨가기도 한다. 치료는 불을 내리고 바람을 흩어지게 한다.

○ 눈꺼풀 복숭아증은 눈이 가장 아프네. 눈물이 많고 뜨거움을 싫어하며 눈이 부시네. 머리로 들어가고 눈두덩까지 이어져 아프네. 나무와 불이 해쳐서 가볍지 않네. 갑자기 눈 속으로 죽은피가 흘러들어오네. 변하는 증상이 바람 같이 생긴다고 알려주어야 하네.

이 증상은308) (풀이 안함) 다음을 먹고 눈에 넣어야 한다.

산열소독음자는 우방자(갈아 볶는다) 강활 황련 황금 소박하 방풍 연교 각각 같은 양. 위를 잘게 썰어 맑은 물 2잔으로 8푼이 되게 달여 찌꺼기를 없애고 밥 먹고 나서 먹는다.

금사고는 뜨거운 바람이 위로 올라가 쳐서 눈이 붉게 붓고 아픈 병을 치료한다. 황련 2량 용담초 대황 황백(껍질 벗긴다) 당귀 생치자 각1량 유향(기름을 없애고 간다) 붕사(밝은 것) 등심 각2돈반 푸른대나무잎 100잎 대추(씨를 뺀다) 20알. 위를 물 5되에 겨울이나 여름을 거리끼지 말고 2시간 동안 담갔다가 꺼내서 은이나 돌그릇에서 약한 불로 끓인다. 크게 끓어오르게 하지 말고 찌꺼기가 다 즙으로 나왔을 때 불을 끄고 식힌다. 이것을 비단으로 비틀어 짜서 만든 즙을 바람과 먼지가 없는 곳에서 2시간 동안 놓았다가 다시 걸러 찌꺼기를 없애고 그릇 안에서 약한 불로 절반이 되게 끓인다. 여기에 흰 꿀 반근을 넣고 같이 저어 꿀이 손으로 쳐들어서 실처럼 일어나면 그친다. 이것을 차게 놓아두었다가 다시 비단 주머니에 넣고 걸러 도자기 항아리에 담아둔다. 차 1숟갈 정도에 갈은 용뇌 1자를 아주 곱게 갈아 찐득한 즙 속에 넣고 함께 천 번에서 이천 번을 갈아 고르게 한다. 이것은 조금 눈에 넣는다.

《장씨의통》

○ 눈꺼풀 복숭아증은309) (풀이 안함)

세간산, 용담음을 골라 쓴다. 부어오를 때 눈꺼풀이 붓는 것과 눈알이 붓는 것

---

308) 위에 《증치준승》과 내용이 같아서 풀이하지 않는다. 한문은 뒤에 붙여놓았다.

309) 《증치준승》과 같은 내용은 풀이하지 않는다. 한문은 뒤에 붙여놓았다.

은 다르다. 눈꺼풀이 부으면 흔히 축축함이 이긴 것에 속해서 주로 그 축축한 뜨거움을 치료한다. 눈알이 부으면 흔히 불이 이긴 것에 속한다. 먼저 불을 없애야 부은 눈알을 치료할 수 있다. 삿된 바람을 끼고 있더라도 함부로 마황, 목적 같은 약을 써서는 안 된다. 눈알이 부으면서 찢어지는 병이 될까 두렵다. 삼가지 않으면 안 된다.

《목경대성》

○ 눈꺼풀 복숭아증. 흙에 해침은 바람과 나무 때문에 왔네. 켜켜이 쌓인 눈꺼풀이 술잔을 엎어놓은 듯 붓네. 아프고 빛을 싫어하네. 침을 맞고 약을 먹어야 하는데 앞뒤를 계획하지 못하겠네. 헤아려 생각하니 검은자위는 티끌을 받지 않네. 빗속을 달리거나 구름 속을 달려서는 안 되네. 봉황새를 그려 넣은 촛불이 타오르네. 마름꽃이 비추는 곳이네. 빛나는 풍경이 전혀 옛날이 아니네.

이 증상은 먼저 눈이 붉고 아프며 눈물이 많다가 다음에 눈꺼풀이 점점 붓고 단단해져 눈언저리 위에 술잔을 엎어놓은 듯하다. 대개 나무가 덕을 힘쓰지 않아서 바람이 축축함을 이겼다. 바람이 이기면 반드시 불이 생기고 불은 다시 삿된 바람을 받는다. 또 삿된 것이 흙에 들어오면 축축함이 달라져서 바삭해지고 마르게 되기 때문에 단단하면서 빛깔이 붉게 된다. 밖에서 뜨거운 바람이 들어와서 해쳤다면 조금 부드럽다.

그리고 심하게 부어 뭉친 피가 눈동자 속으로 들어갈까 두려운데 어떻게 해야 하느냐? 째서 피를 내고 약을 발라야 한다. 약을 발라 치료했는데 물러났다가 다시 오거나 째서 피를 내는 치료로 없어졌다가 다시 생기는 경우가 있다. 또 점점 부어오르면서 더욱 높아지는 경우가 있다. 이것은 바람 가래가 같이 친 것으로 증상 변화를 헤아리지 못한다. 의사가 네 가지 진단을 정확히 하지 않으면 손을 쓰지 못한다.

장종정이 '눈은 불이 원인이 아니면 병들지 않는다. 흰자위가 붉게 변하면 불이 폐장에 틈을 타고 들어왔고 눈꺼풀이 붉게 짓무르면 불이 비장에 틈을 타고 들어왔다. 검은자위와 눈동자에 겉흠과 속흠이 생겨나면 불이 간장과 신장에 틈을 타고 들어왔다. 붉은 핏줄이 눈동자를 꿰뚫으면 불이 스스로 심하다.'고 말했다. 《내경》에서 '뜨거움이 이기면 붓는다.'고 말했다. 눈이 갑자기 붉게 붓고 눈이 부시며 깔깔하면서 아프다. 또 눈물이 그치지 않으며 뜨거운 기운이 사람을 굽듯이 한다. 이것은 모두 불이 해쳤기 때문이다. 그리고 치료하는 방법은 차갑고 서늘한 약으로 불을 내리는 것, 물을 북돋아 불과 어울리게 하는 것, 기름을 더 부어서 불을 돕는 것, 숯을 더 채워서 불을 기르는 것, 음을 도와 불을 다스리는 것, 나무를 길러서 불을 생기게 하는 것, 땔나무를 빼서 불을 꺼지게 하는 것, 물을 부어서 불을 없어지게 하는 것, 양을 위로 올려서 불을 흩어지게 하는 것, 돌침으로 피를 내서 불을 빼앗는 것, 뜸을 뜨고 아픔을 나눠서 불을 옮기는 것이 있다. 그래서 장종정은 또 '불을 치료할 수 있다는 한마디는 또렷하다. 차라리 반드시 크게 쓰면서 차가운 약으로 위로 흩어지게 하고 아래로 설사시킨다. 그 다음에 비로소 증상에 맞춘다.'라고 하였다.

이 증상은 아래 문장과 합쳐서 돌침으로 빼앗거나 땔나무를 빼내는 방법을 쓴다. 돌침으로 빼앗는 것은 째서 피를 내는 방법이고 땔나무를 빼내는 것은 아래에서 빼앗는 방법이다. 《본경》에서 친다는 것은 통기이중환, 세가지 승기탕과 삼화신우환을 모두 쓸 수 있다는 뜻이다. 그렇지 않으면 청위산, 양격산, 보제소독음을 쓴다. 붓기가 없어지면 바로 눈자위를 해쳤는지 다시 병든 곳이 있는지를 살펴본다. 위에 약이 지나치게 세차다고 말하지만 그 드러난 증을 빨리 치료해야 좋다. 만약 늙거나 새로 아이를 낳은 부인이나 평소에 타고난 기운이 약한 사람은 망초, 대황을 빼고 인삼, 회산약310), 건강, 대추를 더 넣어 돕는 약으로 삼아 달인다.

이것은 정말 중요한 말이다. 병이 약을 받을 때 '세차지만 해치지 않는다.'는 것을 모른다. 담력은 크게 가지고 마음은 소심해야 한다는 것이 여기에 있다. 내가 치료할 때 급성병에는 땀냄, 토함, 설사함의 세 가지 방법을 써서 큰 분량에 약을 지어 자주 먹였더니 걸린 병이 멈추었다. 또 먹인 처방을 사람에게 주어서 더 분발하도록 여러 번 부탁했다. 후학들이 세심하지 못하면서 담력만 클까 두렵다. 대나무로 짠 누대와 질항아리 속으로 사람을 죽여도 깨닫지 못한

---

310) 허난 화이칭(懷慶)에서 주로 나는 산약을 말한다. 품질이 좋아 끓여도 물러지지 않고 맛이 달다.

다. 성 안에 어떤 선비가 스스로를 이름난 의사라고 부르면서 아주 부자이거나 많은 돈이 아니면 가지 않았다. 쓰는 약을 보니 모든 병에 육미지황환이나 보중익기탕이었다. 약도 손으로 무게를 달아 눈금 무게가 3돈이 되지 않았다. 그런데도 모두 참으로 삼가면서 그것을 먹었다. 아! 이러면서 참으로 삼간다고 말하고 있으니 황정경은 말할 가치도 없구나. 장중경 선생이 곧바로 술독을 엎고 책을 불태워버릴 뿐이구나.

《동의학사전》

○ 종창여배, 복배, 방합. 포종의 하나. 눈꺼풀이 몹시 벌겋게 붓는 병증을 말한다. 비폐에 몰린 열과 풍열사독이 눈꺼풀에 몰리거나 간경 실열이 비에 영향을 주면서 화독이 위로 올라가서 생긴다. 초기에 백정(구결막)이 벌겋게 붓고 아프며 눈물이 나오고 눈이 시그럽다. 더 진행되면 눈꺼풀이 벌겋게 부어서 마치 익은 복숭아처럼 커진다. 어열이 심하면 눈아픔과 함께 이마로 뻗치는 아픔이 생기며 눈꺼풀을 만지면 몹시 아파한다. 눈알은 점차 앞으로 나오고 잘 움직이지 않는다. 때로 열이 나고 오싹오싹 춥다. 비폐의 열로 온 것은 비폐의 열을 내리우고 독을 푸는 방법으로 상백피탕에 민들레, 연교, 생석고를 더 넣어서 쓰고 풍열사독으로 온 것은 풍열을 없애는 방법으로 산열소독음자나 선방활명음을 가감하여 쓰며 간경실열이 비에 영향을 주어 생긴 것은 청열사화하는 방법으로 용담사간탕을 가감하여 쓴다. 눈꺼풀에는 사생산을 붙이거나 또는 신선한 민들레

를 짓찧어서 붙인다. 염증성 안검부종에 해당하며 주로 전안구염, 눈확 봉와직염, 해면정맥동 혈전 때 볼 수 있다.

14) 눈얼굴 부음증

눈이 벌겋게 붓고 아프면서 얼굴까지 몹시 붓는 병증이다. 열이 나고 추우며 머리와 얼굴이 가득 부으면서 아프다. 유행성 이하선염 또는 눈꺼풀 대상포진에 해당한다. 유행성 이하선염은 머리아픔과 열이 심하고 얼굴과 귀의 앞뒤가 부어오르고 때때로 목구멍 속이 벌겋게 된다. 바이러스, 폐렴, 간염, 홍역, 중이염에서 온다.

원인과 치료는 아래 책을 본다.

구미강활탕은 강활 방풍 창출 세신 궁궁 백지 생지황 황금 감초. 겉을 풀어 통하게 하는 약이다. 안과에서는 머리와 눈이 부어오를 때 쓴다. 심하게 부으면 축축함 때문이고 머리와 눈에 있으면 바람이 함께 있다. 《목경대성》

청공산은 구미강활탕에서 창출 생지황을 빼고 박하 국화 백강잠 황련을 더 넣는다. 뜨거운 바람이 위로 쳐서 머리가 아프고 눈이 무너졌을 때 쓴다. 《목경대성》

마계음은 육계 당귀 감초 마황 생강. 계지탕이 변한 처방이다. 경맥과 계절을 거리끼지 말고 음에 차가운 삿됨이 세찬데 뜨겁게 뿜어내기는 빠르고 차갑게 흘어내기는 지나치다면 이 약을 준다. 《목경대성》

대온중음은 인삼 황기 백출 당귀 지황 육계 건강 시호 마황 궁궁 감초. 타고난 기운이 크게 비워져 삿된 음이 풀리지 어렵거나 타고난 기운이 원래 약한데 갑자기 차가운 바람이 들어와서 춥고 머리가 아플 때 쓴다. 《목경대성》

십신탕은 마황 갈근 궁궁 승마 백지 자소엽 귤피 향부자 작약 감초. 양 경맥에 밖에서 들어온 병을 치료한다. 갑자기 눈병이 생기고 열이 나면서 머리가 아픈데 여섯 경맥이 뚜렷하지 않으면 바람기운을 잘 통하게 하는 약을 쓴다. 《목경대성》

달원음은 빈랑 지모 작약 황금 진한후박 초과 감초. 뜨거운 옮는 병이 눈속기름을 불살라 참기 어려울 정도로 아플 때 쓴다. 옮는 병을 치료하면 눈이 저절로 편안해진다. 《목경대성》

청평환은 빈랑 4량 창출 진한후박 반하(밀기울로 만든다) 각3량 초과 광귤피 산사 향부자 백작약 황금 지모 각2량 시호 갈근 곽향줄기 자소엽 각1량반 청피 지실 감초 각1량. 생강즙에 신곡을 섞어 두드려 밀가루 풀로 달걀노른자 크기로 환을 만들어 1환씩 녹여서 천천히 삼킨다. 심하게 설사하면서 입을 벌리지 못해서 음식이 들어가지 못하고 들어가면 토하는 병을 치료한다. 또 모든 옮는 병으로 안팎에 크게 열이 나는데 땀이 없으면서 입이 마른 병을 치료한다. 《목경대성》

소속명탕은 마황 행인 인삼 황금 궁궁 작약 감초 방풍 계지 부자 당귀 방기. 옛 사람들이 이 처방으로 중풍을 치료했는데 정말로 깊은 뜻이 있다. 《목경대성》

《증치준승》

○ 눈얼굴 부음증은 눈이 붉고 아프면서 머리와 얼굴이 부으며 거죽과 살이 마르면서 붉다. 상한병으로 얼굴이 붓는 증상과 같은 생김새이고 여름철에 이 병이 많다. 뜨거운 축축함과 뜨거운 바람이 있기 때문이다. 축축한 뜨거움은 눈물이 많고 눈꺼풀이 짓무르며 뜨거운 바람은 많이 붓고 아프면서 추위를 싫어한다. 치료하지 못하면 피가 안에 막혀서 붓기가 없어져도 다른 눈병으로 변한다.

《심시요함》

○ 바람과 불이 타올라 여섯 양을 태우네. 얼굴이 붓고 골이 부어 끓는 물 같은 눈물이 있네. 눈이 부시고 붉으면서 깔깔하고 머리가 아프네. 새벽과 밤에 편안하지 않아 견디기 어렵네.

이 증상은311) (풀이 안함) 다음을 먹어야 한다.

보제소독음은 나겸보가 말했다. 스승이 제원에서 세금을 감독할 때 4월에 백성들에게 옮는병이 많았다. 처음에 춥고 몸이 무겁다가 다음에 전해서 머리와 얼굴이 붓고 눈을 뜰 수 없으며 숨이 찼다. 목구멍이 답답하고 혀와 입도 말랐다. 흔히 대두온병이라고 했다. 친척끼리 서로 만나지 않아도 물들어서 많이 구하지 못했다. 스승이 '몸에 반 이상은 하늘에 기운이고 몸에 반 이하는 땅에 기운이다. 이것은 삿된 뜨거움이 심장과 폐장 사이로 들어왔다가 위로 올라가 머리를 쳐서 붓게 되었다.'고 하였다. 황련

311) 위에 《증치준승》과 내용이 같아서 풀이하지 않는다. 한문은 뒤에 붙여놓았다.

황금 각5돈 백강잠(볶는다) 1돈 우방자 연교 귤홍 판람근 현삼 시호 길경 감초(잔뿌리로 날 것) 말불버섯 승마 각2돈 인삼 3돈. 위를 가루 내어 반은 끓는 물에 타서 때때로 먹고 반은 졸인 꿀로 환을 만들어 씹어 삼켰다. 이 처방에서 황금, 황련은 쓰면서 차가워서 심장과 폐장 사이에 뜨거움을 빼내므로 임금으로 삼는다. 귤홍은 쓰면서 고르고 현삼, 시호는 쓰면서 차가워서 모든 독을 푼다. 감초는 달면서 차가워서 불을 빼내고 인삼은 달면서 따뜻해서 기운을 북돋는다. 이것으로 신하를 삼는다. 연교, 우방자는 매우면서 고르고 판람근은 쓰면서 차갑다. 말불버섯, 백강잠, 승마는 쓰면서 고르거나 약간 차갑다. 소양경과 양명경으로 간다. 두 경맥에 기운이 펼치지 못할 때 길경에 쓰면서 맵고 따뜻함으로 배와 노를 삼는다. 아래로 가지 않도록 방풍, 박하, 천궁, 당귀를 더 넣기도 한다. 콩알 크기로 잘게 썰어 5돈씩 물 2잔으로 1잔이 되게 달여 찌꺼기를 없애고 따뜻하게 밥 먹고 나서 때때로 먹는다. 똥이 단단하면 술로 만든 대황 1돈이나 2돈을 더 넣어 설사시킨다. 붓기가 심하면 돌침으로 찌른다. 내가 살펴보니, 옮는병이 돌 아서 뜨거운 독에 물들었을 때 기운이 튼튼한 사람은 설사시키면 낫는다. 그러나 기운이 비워진 사람은 설사시키면 거의 위험하다. 이동원 선생이 이 처방을 만들어 기운이 비워진 사람을 구했다. 그 은혜가 넓다.

주통해독환은 붕사 5돈 몰약 5푼 천궁 형개(꽃이삭) 박초 백지 석고 국화 각1돈 사향. 위를 곱게 가루 내어 쌀풀로

오동나무 씨 크기로 환을 만들어 1돈반씩 때에 얽매지 말고 따뜻한 물로 삼킨다.

《장씨의통》
○ 눈얼굴 부음증은312) (풀이 안함) 보제소독음을 증상에 따라 더하거나 줄인다.

《목경대성》
○ 눈얼굴 부음증. 심심한 음식과 맑은 차를 지키면 백 년 동안 길게 사네. 많이 걱정하면 어쩔 수 없이 병이 잘 나오네. 힘을 쓰고 술잔과 친하며 관직 일을 하네. 마음을 갈고리로 걸어 함께 생각할 수 없네. 세 양을 죄어 큰 불이 위로 타올라 쪄서 얼굴 꼴을 고치네. 눈과 귀가 함께 거리끼네. 머리와 뒷목이 작지 않고 크네. 다시 불로 지지는 형벌을 받듯이 아파서 잠시도 참기 어렵네. 두 글자가 떠오르고 헛된 꿈이 생기네. 가슴 속에 뜨거운 피는 차갑게 되었네. 심할 때를 묻네. 혼을 되돌리는 향과 그을린 옷과 띠를 얻을 수 있네.

이 증상은 열이 나고 추위를 싫어하며 머리와 얼굴이 온통 부으면서 아프다. 눈이 붉고 눈곱과 눈물이 많으며 빛을 향해 앉거나 누우려고 하지 않는다. 대개 바람, 가래, 축축함, 뜨거움이 태음경에 마른 기운과 합쳤다가 넘쳐서 생긴다. 장마철과 하늘이 높아지는 가을철 사이에 몸이 약하면서 살찐 사람에게 많이 걸린다. 치료하지 못하면 뜨거움이 삿됨을 막아 눈속기름이 흐려질까 두렵다. 붓기가 없어지길 기다린다면 병이 변한다.

구미강활탕, 청공산을 쓰고 효과가 없으면 마계음이나 대온중음을 쓴다. 처음 일어날 때는 추위를 싫어하고 그 다음에 열이 난다. 하루 이틀이 지나면 열은 심하지만 추위는 없다. 맥은 뜨고 크면서 빠르거나 또는 팽팽하면서 깔깔하다. 머리가 아프고 몸도 아프며 귀가 멀고 입이 마른다. 두 눈을 보면 불같다. 이런 증상들은 때가 되면 물드는 병으로 눈병도 아니고 상한병도 아니다. 달원음, 보제소독음, 청평환을 먹는다. 병이 끝나야 하는데 끝나지 않고 머리와 얼굴이 계속 부으면서 스님에 빈 조롱박 같으면 삿된 독이 위장에 도사리고 있다가 타고난 오장육부를 가로막아 끊었다. 그래서 겉의 기운이 안으로 통하지 못하고 속에 기운이 밖으로 나가지 못해 위로 넘치면서 이상하게 부었다. 흔히 머리가 커지는 온병이라고 부른다. 대시호탕으로 빨리 설사시켜 그 기운을 이어지게 한 다음 계속해서 십신탕, 소속명탕을 쓴다. 굉장히 많은 땀이 나거나 반점이 돋으면 풀린다. 그리고 이 병증은 가장 물들기 쉽기 때문에 복이 없으면 목숨을 잃는다. 의사는 스스로 신중해야 두루두루 사람을 치료할 수 있다.

《동의학사전》
○ 눈이 벌겋게 붓고 아프면서 얼굴까지 몹시 붓는 것.

---
312) 위에 《증치준승》과 내용이 같아서 풀이하지 않는다. 한문은 뒤에 붙여놓았다.

15) 눈꺼풀 둥근공증

눈이 붉거나 아프지 않고 단지 위 눈꺼풀이 둥근 공처럼 부어오르는 병증이다. 눈꺼풀은 단단하지 않고 말랑말랑하며 만지는 것을 좋아한다. 오래되면 눈꺼풀이 붉거나 안으로 핏줄이 생긴다. 비염증성 안검부종으로 임파액의 정체로 생기는 부종이다.

원인과 치료는 아래 책을 본다.

이공산은 인삼 백출 백복령 각2돈 감초 귤피 각1돈. 가운데 기운이 비워져 가래가 잘 통하지 않을 때 치료한다. 청피 오약 백지를 더 넣으면 팔물순기산이 된다. 가래가 낀 머리아픔을 치료한다.
《목경대성》

신효황기탕은 황기 적작약 자감초 각1돈반 인삼 진피 만형자 생지황 각1돈. 물에 달여 밥 먹고 나서 먹는다.

조양활혈탕은 인삼 당귀 황기 감초 시호 백지 방풍 만형자. 눈병을 치료할 때는 쓰면서 차가운 약을 반으로 줄이는데 많이 먹으면 타고난 기운이 아홉 구멍에 통하지 않기 때문이다. 속눈썹이 힘이 없어서 항상 감으려고 하거나 은근히 깔깔해서 눈을 뜨기 어려운 병을 치료한다. 병이 오랫동안 낫지 않으면서 눈곱과 눈물이 길게 흐르면 인삼 황기를 2배로 하거나 오미자 백출을 더 넣는다.
《목경대성》

청비량혈탕은 눈꺼풀 둥근공증에 쓴다. 또 뜨거운 바람으로 초창 다래끼나 속다래끼가 생겨 눈이 아프고 가려우며 눈부시면서 눈물이 흐를 때 쓴다. 대황 연교 각1돈반 형개 방풍 적작약 현삼 진피 선태 백출 백선피 각1돈 후박 감초 각5푼 푸른대나무잎 30조각. 가루 내어 물에 달여 밥 먹고 나서 먹는다.

청비산은 눈꺼풀 둥근공증에 가장 효과가 좋다. 또한 눈꺼풀이 붉고 화끈화끈하다는 다래끼에 쓴다. 치자(볶는다) 백작약 지실 황금 진피 곽향 방풍 석고 각2돈반 박하 승마 감초 각1돈2푼. 거칠게 가루 내어 3돈씩 물에 달여 밥 먹고 나서 먹는다.

《제병원후론》
○ 눈이 바람으로 붓는 증상. 눈은 간장에 바깥 조짐이다. 간장이 비워져 부족하면 차거나 뜨거운 기운이 들어온다. 이 기운이 위에 눈으로 치솟고 다시 밖에서 바람이 치면 차고 뜨거운 기운이 서로 싸운다. 그래서 붓기가 눈꺼풀 안에 맺히는데 살구 씨나 멧대추 씨 같은 꼴이다. 부으면서 바람으로 나타나기 때문에 바람으로 붓는다고 하였다.

《증치준승》
○ 눈꺼풀 둥근공증. 눈꺼풀이 둥근 공처럼 들뜨면서 붓는다. 눈에 다른 병은 없다가 오래되면 비로소 실핏줄이 어지럽게 얽히는 병이 생긴다. 불이 더욱 심하면 거죽이 가끔 붉지만 눈은 아프지 않다. 축축한 가래와 불이 함께 치면 눈물이 흐르거나 눈초리가 짓무르는 증상이 있다. 불에 기운 부분이 비워진 증상이다. 피 부분이 채워진 병인 눈꺼풀 복숭아증으로 잘못 알아서는 안 된다. 손바닥을 문질러 뜨겁게 해서 닦아내면 조

금 평평해지고 잠깐 예전처럼 돌아온다. 피가 부족하면서 비워진 불이 기운을 막았다고 볼 수 있다.

《심시요함》

○ 두 눈꺼풀이 부어오르네. 둥근 공과 같네. 축축한 뜨거움이 조금 있네. 심하면 눈물이 흐르네. 마르지 않아서 붉게 붓네. 뜨거움을 내리면 구하네.

　이 증상은313) (풀이 안함) 다음을 먹고 씻어야한다.

　조비청독음은 천화분 연교 형개(꽃이삭) 감초 우방자 길경 백복령 백출 소박하 방풍 광진피 각각 같은 양. 위를 잘게 썰어 맑은 물 2잔으로 8푼이 되게 달여 찌꺼기를 없애고 밥 먹기 전에 따뜻하게 먹는다.

　광대중명탕은 3권을 본다.

《장씨의통》

○ 눈꺼풀 둥근공증은 눈꺼풀이 둥근 공처럼 들뜨면서 붓는다. 두 손바닥을 문질러 뜨겁게 해서 닦아내면 조금 평평해지고 잠깐 예전처럼 돌아온다. 피가 부족하면서 비워진 불이 기운을 막았다고 볼 수 있다. 보중익기탕에서 승마를 빼고 갈근, 목통, 택사를 더 넣어 쓴다.

《목경대성》

○ 눈꺼풀 둥근공증. 위 눈꺼풀이 왜 붓느냐? 양이 약해져 축축함이 흘러 다니네. 각각 속에서 기운이 뒤섞이네. 밖으로 둥근 공 같네. 얼굴빛깔은 전혀 바뀌지 않네. 경치도 오래 머무를 수 있네. 맵고 따뜻한 약이 좋네. 효과가 없어도 마음이 너그럽네.

　이 증상은 눈이 붉거나 아프지 않고 위 눈꺼풀만 둥근 공처럼 들뜨면서 일어난다. 오래되면 불이 있기 시작해서 눈꺼풀이 붉거나 안에 핏줄이 생긴다. 축축한 가래가 불을 끼고 나타나면 눈물이 흐르면서 눈초리가 짓무른다. 비장과 폐장에 양이 변해 스스로 된 병이다. 채워진 삿됨으로 생기는 눈꺼풀 복숭아증이나 눈꺼풀테 붙음증으로 잘못 알아서는 안 된다. 손바닥을 뜨겁게 문질러 닦아내면 조금 평평해지고 처음처럼 돌아간다. 이것은 진짜 타고난 기운이 부족한데 넘치는 불이 살결을 막았다고 볼 수 있다. 이공산, 보중익기탕, 신효황기탕, 조양활혈탕을 써서 치료하면 낫는다.

《동의학사전》

○ 현구, 포허여구. 포종의 하나. 눈꺼풀이 비염증성으로 붓는 병증을 말한다. 비가 허할 때 습이 침습하거나 음혈이 부족하여 허화가 기분에 몰켜서 생긴다. 또한 늙은이들에게서 기혈이 부족해서도 온다. 눈꺼풀이 벌겋거나 아프지도 않고 다만 몹시 부어 눈꺼풀짬이 좁아진다. 눈꺼풀은 튼튼하지 않고 말랑말랑하며 만지는 것을 좋아한다. 비허에 습이 겸해서 온 것은 습을 없애고 담을 삭이는 방법으로 이진탕을 가감하여 쓰고 음혈 부족으로 온 것은 비를 든든하게 하고 혈을 보하며 사기를 없애는 방법으로 조비청독음에 사물탕을 합해서 쓴다. 늙은 이들에게서 기혈이 부족해서 온 것은 기

---

313) 위에 《증치준승》과 내용이 같아서 풀이 하지 않는다. 한문은 뒤에 붙여놓았다.

혈을 보하는 방법으로 신효황기탕이나 보중익기탕을 쓴다. 비염증성 안검부종에 해당한다.

16) 눈꺼풀 깜박임증

눈을 자주 깜박거리는 병증이다. 가벼운 눈 깜박임으로 주로 눈 주위 근육이 나른해서 생긴다.

가감사물탕은 생지황 당귀 천궁 적작약 각2돈반 조구등 석결명 백질려 감국 각1돈. 물에 달여 밥 먹고 나서 먹는다.

십진탕은 생지황(술에 씻는다) 당귀 백작약 지골피 천화분 지모 목단피 맥문동 각1돈반 사삼 감초 각5푼. 물에 달여 밥 먹고 나서 먹는다.

삼령백출산은 인삼 백출 백복령 감초(굽는다) 각3돈 의이인 연자육 길경 사인 백편두 각1돈반. 물에 달여 밥 먹고 나서 먹는다.

시호청간산은 간장과 쓸개, 삼초에 뜨거운 바람이 있거나 불이 있어 춥고 열이 나면서 눈을 깜박일 때 쓴다. 시호 2돈 치자 1돈반 사삼 당귀 천궁 청피 각1돈 연교 길경 생지황 각8푼. 물에 달여 밥 먹고 나서 먹는다.

《동의학사전》
○ 목련차, 안첩련차. 자주 눈을 깜박거리는 병증. 간혈부족, 폐음부족, 비위허약으로 생기거나 간담풍열이 눈에 작용해서 생긴다. 또한 초창(트라코마), 백삽증(만성 결막염), 굴절이상 때도 온다. 증상은 자주 눈을 깜박거리는데 눈에는 병적 소견이 거의 없으나 때로 백정(구결막)이 벌겋고 흑정(각막)에 예가 생길 때도 있다. 때로 밤눈을 호소하기도 한다. 간혈부족으로 온 것은 혈을 보하고 풍을 없애는 방법으로 사물탕에 구등, 전복껍질, 남가새열매, 단국화를 더 넣어 쓰고 폐음부족으로 온 것은 음을 보하여 폐열을 내리우는 방법으로 십진탕을 쓰며 비위허약으로 온 것은 비위를 보하는 방법으로 삼령백출산을 쓰고 간담풍열로 온 것은 풍열을 없애는 방법으로 시호청간산을 쓴다. 초창, 백삽증 및 굴절이상으로 온 것은 해당 질병치료를 한다. 눈꺼풀의 간대성 경련에 해당한다고 본다.

17) 눈꺼풀 흔들림증

눈꺼풀이 자기도 모르게 떨리면서 흔들리는 병증이다. 눈꺼풀 근육이 빠르게 수축과 이완을 반복한다. 심하면 입술과 눈이 서로 당기면서 계속해서 흔들린다. 만일 눈꺼풀 흔들림증이 심하게 일어나면서 물체가 뿌옇게 보이면 눈속증으로 넘어갈 수 있다. 제 때에 치료해야 한다. 이 질환은 근육이나 말초신경 질환이 아니고 뇌, 뇌간, 척수 등에 이상이 있을 가능성이 크다. 주로 스트레스 때문에 생긴 뇌 혈액순환의 문제이다. 병이 가벼울 때는 특정한 운동에서만 불수의적으로 움직이지만 심해지면 가만히 있을 때도 생긴다. 우선 수은을 차단하기 위해 모든 생선과 조개류를 먹지 말고 치과 치료의 아말감을 다른 것으로 바꿔야 한다. 인스턴트 식품, 조미료, 우유, 탄산음료도 먹지 않도록 하고 들기름을 많이 먹고 중금속을 잘 배출하기 위해 토복령을 달여 먹도록 한다. 잘 치료되지 않는 난치병이다.

원인과 치료는 아래 책을 본다.

구풍산열음자는 뜨거운 바람으로 오는 옮는 눈붉음증에 쓴다. 연교 우방자(볶는다) 강활 박하 대황(술에 볶는다) 적작약 방풍 당귀잔뿌리 감초 치자 천궁 (생지황) 각1돈 생강3쪽. 물에 달여 밥 먹고 나서 먹는다.

은교산은 연교 금은화 각1량 우방자 박하 길경 각6돈 대나무잎 형개 각4돈 대두황권 감초 각5돈. 거칠게 가루 내어 하루 2~3돈씩 갈대뿌리 3돈을 달인 물로 먹는다.

가감 당귀활혈음은 1. 당귀 적작약 천궁 도인 천마 조구등 석결명 각1돈 목단피 향부자 오약 지각 청피 각8푼 홍화 5푼 계피 건강(굽는다) 감초 각3푼 생강3쪽. 2. 당귀 3돈 적작약 생지황 계지 1돈반 천마 조구등 석결명 각1돈 지각 시호 인삼 각8푼 감초 5푼 홍화 2푼 도인 20알. 3. 당귀 적작약 천궁 생지황 방풍 강활 박하 창출 감초 각1돈. 물에 달여 밥 먹고 나서 먹는다.《심시요함》

가감 십전대보탕은 인삼 백출 백복령 감초 생지황 당귀 천궁 백작약 황기 육계 천마 조구등 석결명 모려(가루) 각1돈 생강3 대추2. 물에 달여 밥 먹고 나서 먹는다.

가감 보중익기탕은 반하 2돈 황기 1돈반 귤피 적복령 사삼 백출 감초 각1돈 당귀신 진피 각5푼 승마 시호 각3푼 생강3. 물에 달여 밥 먹고 나서 먹는다.

영계출감탕은 1. 백복령 4돈 차전자 3돈 백출 계피 각2돈 감초 황기 방기 각1돈 황금 황련 각5푼 대황 3푼. 2. 백복령 4돈 계피 3돈 백출 감초 각2돈 차전자 1돈반 천궁 1돈 세신 황련 대황 각5푼. 3. 적복령 2돈 계피 백출 각1돈반 감초 5푼. 물에 달여 밥 먹고 나서 먹는다. 1, 2번을 많이 쓴다.

전진일기탕은 모든 힘들게 일해서 비워진 병을 치료한다. 열이 나면서 숨이 차고 기침하면서 토하며 코피가 난다. 지황 부자(쪄서 익힌다) 백출(꿀로 볶는다) 오미자 인삼 맥문동 우슬.

십미익영전은 피를 너무 많이 흘려 눈이 침침하고 헛것이 보이며 머리가 어지럽고 밤에 땀을 흘리는 병을 치료한다. 인삼 황기 오미자 산조인 당귀 지황 감초 산수유 산약 육계.

애인이혈탕은 인삼 백출 황기 감초 당귀 작약 산수유 지황 아교 애엽 방풍.

《증치준승》

○ 눈꺼풀 흔들림증. 눈꺼풀이 사람이 뜨거나 감고 싶지 않은데 스스로 당기면서 떨린다. 기운 부분에 병이고 간장과 비장 두 경락에 속하기 때문에 당기면서 떨리는 병이다. 사람들이 바람이라고 부르는데 피가 비워지고 기운이 고르지 않음을 모른다. 순수한 바람이 아니다. 축축하게 짓무르면서 머리바람증이 있다면 삿된 바람 때문이다. 오랫동안 치료하지 않으면 당겨서 무너지는 병이 된다.

《심시요함》

○ 눈꺼풀이 흔들리네. 어떻게 순수한 바람인가. 기운이 조화롭지 않네. 피도 비워졌네. 당기고 떨리지만 마음이 느끼지 않네. 평소 병임을 알고 좋은 의사를 찾아야하네.

　이 증상은314) (풀이 안함) 다음을 먹어야한다.

　당귀활혈음은 창출(만든다) 당귀신 천궁 소박하 황기 숙지황 방풍 천강활 감초(반으로 한다) 백작약 각각 같은 양. 위를 잘게 썰어 맑은 물 2잔으로 8푼이 되게 달여 찌꺼기를 없애고 밥 먹고 나서 먹는다.

　구풍산열음자는 3권을 본다.

《목경대성》

○ 눈꺼풀 흔들림증. 살갗 속에 맥이 이리저리 굴러다니네. 기운이 조화롭지 못하고 피가 가득하지 않네. 삿된 바람은 아니네. 심하면 입 꼬리와 눈초리 끝이 당기네. 흔들리면서 그치지 않네. 어린 아이를 죽인다고 속이고 웃으면서 노인을 죽이네. 얼굴이 뒤집어지지 않네.

　이 증상은 자기가 뜨거나 감고 싶지 않은데 눈꺼풀이 스스로 잡아당기면서 떨린다. 대개 족태음경과 족궐음경의 속 기름과 겉 지킴이 고르지 않기 때문이다. 이것이 고르지 못하면 막히고 또 오래 막히면 바람이 생기는데 이 오랜 바람이 뜨거움으로 변해서 생긴다. 흔들리지 않을 때 주로 전진일기탕, 십미익영전, 애인이혈탕을 써서 멈추게 한다. 만약 떠도는 바람이나 삿된 뜨거움이라고 생각하고 서늘하거나 흩어지게 한다면 살이 늘어지고 힘살이 당겨 비뚤어질까 두렵다. 그러면 왼쪽이나 오른쪽 입까지 때도 없이 위로 들어 올리고 흔들렸다 접었다 한다. 목수라면 쓰는 먹줄이고 사냥꾼이라면 쏘는 총이다. 스스로 멍청하게 생각한다면 평생 웃음을 파는 꼴이 된다.

《동의학사전》

○ 목순, 안미도, 안피도, 목도. 눈꺼풀이 불수의적으로 움직이는 병증. 외감 풍열이 눈꺼풀의 낙맥에 침범할 때, 기혈의 부족으로 풍이 작용할 때, 비의 운화기능 장애로 습담이 눈의 낙맥을 막을 때 생긴다. 외인성 포륜진도(안검경련)가 계속되면 정맥 울혈로 눈꺼풀이 부으며 원래 가지고 있던 눈병이 더 심해지면서 눈물과 분비물 때문에 눈꺼풀 기슭과 그 주위에 습진이 생긴다. 내인성 포륜진도는 때때로 눈 곁에는 변화가 없으며 간혹 있다면 백정(구결막) 부위가 약간 푸른색을 띨 정도이다. 만일 안검경련이 몹시 심하게 일어나면서 물체가 뿌옇게 보이면 내장 눈병으로 넘어갈 수 있으므로 제 때에 치료해야 한다. 풍열로 온 것은 풍열을 없애는 방법으로 구풍산열음자나 은교산을 가감하여 쓰며 기혈의 부족으로 풍이 생겨서 온 것은 기혈을 보하고 풍을 없애며 경련을 푸는 방법으로 당귀활혈음이나 십전대보탕에 천마, 구등, 전복껍질, 굴조개껍질을 더 넣어서 쓰고 습담으로 온 것은 비기를 보하고 습을 없애며 담을 삭이는 방법으로

---

314) 위에 《증치준승》과 내용이 같아서 풀이하지 않는다. 한문은 뒤에 붙여놓았다.

보중익기탕에 이진탕을 합해서 쓴다. 찬죽, 승읍, 사백, 풍지, 지창, 협거, 족삼리, 곤륜, 경골혈에는 침을 놓는다.

18) 눈꺼풀 비뚤어짐증

갑자기 두 눈이 비뚤어지면서 자꾸 눈물이 흐르는 병증이다. 눈꺼풀이 가렵고 때때로 떨리기도 한다. 눈 주위에 생긴 중추성 또는 말초성 삼차신경마비이다. 사시가 아니다.

원인과 치료는 아래 책을 본다. 중추성일 경우는 위에 눈알 치우침증을 본다.

야광류홍환은 삿된 바람이 눈꺼풀을 해쳐서 눈꺼풀이 당겨 오므리지 못할 때 먹는다. 인삼 천궁 형개 백지 천오(불에 굽는다) 남성 석고 각2량 석결명 초오(불에서 떨어뜨려 따뜻하게 굽는데 조금 쓴다) 고본 웅황 세신 당귀 포황 창출(쌀뜨물에 담갔다가 볶는다) 방풍 박하 곽향 전갈 각2량 하수오 1량 강활 3량 감송 2량. 위를 가루 내어 졸인 꿀로 환을 만들어 30환씩 찻물로 삼킨다.

선화무비산은 창출 12량 적작약 9량반 백질려 8량 백복령 감초 방풍 각4량 석결명 천궁 강활 당귀 각3량 선태 사퇴 각2량. 효과 있다. 가루 내어 2돈씩 찻물이나 쌀뜨물에 타서 밥 먹고 나서 먹는다. 《의림촬요》

견정산은 백부자 백강잠 전갈 각각 같은 양. 가루 내어 1돈씩 따뜻한 술이나 물에 타서 먹는다.

《비전안과용목론》

○ 눈꺼풀 비뚤어짐증. 이 눈이 처음 병에 걸릴 때는 모두 신장이 비워졌는데 성교를 절제하지 못했기 때문이다. 또는 비장과 위장에 독이 막혔는데 밤에 누웠을 때 가래가 많거나 간장기운이 부족하기 때문이다. 그래서 바람에 맞은 지 느끼지 못하다가 입과 눈이 비뚤어진다. 눈 속이 붉고 가려우며 때때로 관자놀이가 당기면서 움직인다. 불침으로 눈물을 나오게 하고 또 정명혈에 침을 놓는다. 만약 튀어나온 살이 있다면 치료법에 따라서 갈고리로 걸어 자르고 불로 지진다. 튀어나온 살이 없으면 갈고리로 걸어 자르면 안 된다. 그리고 영양각음자를 먹고 마풍고로 문지른다.

시로 말한다. 바람이 한쪽을 잡아당겨 입이 비뚤어졌네. 눈물이 나오고 어찌할 수가 없네. 약을 먹어서 바람 독을 없애네. 마풍고로 또 문지르네. 만약 군살을 없애려면 걸어 자르네. 때에 따라 당연히 써도 좋네. 승광혈, 정명혈이 경혈이네. 눈꺼풀 비뚤어짐증이라고 다르게 침을 놓지 않네.

영양각음자는 영양각 지모 인삼 오미자 복령 각1량 황금 방풍 충울자 각1량반. 위를 가루 내어 물 1잔에 가루 1돈으로 5푼이 되게 달여 밥 먹고 나서 찌꺼기를 없애고 따뜻하게 먹는다.

마풍고는 목향 당귀 백지 부자(검은 것) 세신 고본 방풍 골쇄보 각1량 오두 작약 육계 각1량반 돼지비계 반근 졸인 소젖 거위기름 각4량. 위를 가루 내어 삼씨기름 반근에 약 가루를 하루 밤과 낮 동안 담갔다가 세지도 약하지도 않은 불로 찐득한 즙이 될 정도로 달인다.

《은해정미》

○ 눈꺼풀 비뚤어짐증은 눈꺼풀 젖혀짐증과 같다. 눈꺼풀 비뚤어짐증은 비장과 위장이 비워졌는데 성교를 절제하지 않아서 생긴다. 또 비장과 위장에 독이 있는데 밤에 가래가 많을 때 생긴다. 또는 술에 취하거나 배부른 채 앉거나 누워있다가 바람을 쏘이고 차갑게 해서 생긴다. 왼쪽이나 오른쪽이 갑자기 바람을 받아 당겨지면서 비뚤어진다. 눈 속이 붉고 가려우며 때때로 떨린다. 그리고 핏줄이 사방에서 일어나고 눈동자구멍이 벌어지지 못해 사물이 흐릿하게 보인다. 심하면 몸 한쪽을 제대로 쓰지 못한다.

치료법은 급히 마풍고로 얼굴을 문지르고 다시 활 꼴 긁개로 바람을 앓는 한쪽을 긁는다. 팔뚝을 다 긁거나 온몸을 다 긁을 수도 있으며 하루에 한 차례 한다. 큰 도자기 그릇에 자석을 적당히 넣고 잘게 부순 다음 밀가루 풀에 섞어 떡처럼 만든다. 뜨겁게 데워 코 한쪽 편에 얼굴에 붙이는데 오른쪽으로 비뚤어졌으면 왼쪽에 왼쪽으로 비뚤어졌으면 오른쪽에 붙인다. 입과 눈이 당겨 펴질 때까지 붙이고 바르게 되면 약을 떼어낸다. 또 협거혈, 이문혈, 태양혈, 인중혈, 승장혈에 뜸을 뜨는데 왼쪽으로 비뚤어졌으면 오른쪽에 뜨고 오른쪽으로 비뚤어졌으면 왼쪽에 뜬다. 가깝게 병에 걸렸으면 쉽게 치료하지만 해가 오래되면 치료하기 어렵다.

물었다. 눈자위가 비뚤어졌거나 거꾸로 되게 보이는데 왜 그런가. 대답했다. 간장 경맥이 삿된 바람을 받았기 때문에 당겼다. 그래서 그 힘살이 잘 늘어지면서 오그리지 못한다. 치료법은 뜸을 뜨거나 불침으로 삿된 바람을 흩어지게 한다. 전갈, 백부자, 남성, 반하를 더 넣은 야광류홍환을 쓰고 밖에는 마풍고를 써서 흩어지게 하면 눈자위가 반드시 돌아온다. 뜸을 뜨거나 불침을 놓는 경혈은 태양혈, 협거혈, 이문혈, 청회혈, 이첨혈, 풍지혈에 각각 하나의 혈이다.

야광류홍환 처방은 앞에 증상 안에 있다. 마풍고 처방도 앞 증상 안에 있다.

《세의득효방》

○ 눈꺼풀 비뚤어짐증. 바람이 한쪽을 당겨서 두 눈이 비뚤어진다. 눈물이 자주 나오지만 겉흠과 막은 없고 가렵거나 아프지도 않다. 소풍산을 형개 달인 물로 삼킨다.(풍과에 뜨거움증을 본다)

《동의보감》

○ 눈꺼풀 비뚤어짐증. 바람이 한쪽을 당겨서 두 눈이 비뚤어진다. 눈물이 자주 나오지만 겉흠과 막은 없고 가렵거나 아프지도 않다. 소풍산(처방은 두부를 본다)을 형개 달인 물로 삼키거나 선화무비산을 먹는다.(《득효》)

소풍산은 바람이 위를 쳐서 머리와 눈을 친 모든 병을 치료한다. 어둡고 어지러우며 코가 막히고 귀가 울며 살갗이 얼얼하다. 또 가렵거나 부인이 피바람으로 머리 거죽이 붓고 가려운 병을 치료한다. 형개 감초 각1돈 인삼 복령 백강잠 천궁 방풍 곽향 선태 강활 각5푼 진피 후박 각2푼. 썰어 1첩으로 해서 어린

찻잎 1움큼을 넣고 함께 달여 먹는다. 또는 가루 내어 2돈씩 찻물이나 따뜻한 술에 타서 삼킨다.(《입문》)

선화무비산은 바람이 들어온 눈이나 기운이 들어온 눈을 치료한다. 눈이 어둡고 눈물이 나면서 가렵다. 또는 머리바람증으로 눈이 당겨 눈이 작고 눈꺼풀이 짓무르는 병을 치료한다. 창출(어린아이 오줌에 이틀 밤 담갔다가 썰어 그늘에 말린다) 백작약 각1량 백질려(볶는다) 8돈 백복령 4돈 석결명(만든다) 당귀 방풍 강활 각3돈 선태 감초 각2돈 뱀허물 조각자(물에 씻어 굽는다) 형개 세신 각1돈. 오른쪽을 가루 내어 2돈씩 찻물이나 쌀뜨물에 타서 밥 먹고 나서 삼킨다.(《득효》)

《의종금감》《안과심법요결》

○ 눈꺼풀 비뚤어짐증 노래. 눈꺼풀 비뚤어짐증은 눈꺼풀이 가렵고 붉네. 양명경에 뜨거운 바람이며 정명혈에 침을 놓네. 안으로 배풍산인 전갈, 오미자, 먹구렁이, 천마, 세신, 백작약, 길경, 방풍을 먹네.

배풍산 처방은 전갈 오미자 먹구렁이 각1돈 천마 2돈 세신 백작약(볶는다) 길경 각1돈 방풍 2돈. 위를 곱게 가루 내어 골고루 섞어 밥 먹고 나서 쌀뜨물에 타서 3돈을 삼킨다.

쉽게 풀이함. 눈꺼풀 비뚤어짐증은 눈꺼풀 거죽이 가렵고 붉으며 때때로 입과 눈이 서로 당기면서 움직인다. 이것은 양명경에 뜨거운 바람이 위를 막았기 때문이다. 먼저 정명혈에 침을 놓아 그 삿됨을 밖으로 빼낸다. 다음에 배풍산을 먹어 안에서 그 바람을 통하게 한다.

《동의학사전》

○ 구안와사. 구안편사, 구안와벽. 입과 눈이 한쪽으로 비뚤어진 병증. 풍담이 경맥에 침습해서 생긴다. 풍담이 한쪽 경맥에 침범하면 기혈이 잘 통하지 못하게 되고 사기를 받지 않은 쪽으로 당기여 비뚤어진다. 풍담을 없애고 경맥을 잘 통하게 하는 방법으로 견정산, 남성고 등을 쓰며 비뚤어진 반대쪽의 협거, 지창, 청궁, 영향, 찬죽, 권료, 동자료, 합곡혈에 침을 놓는다. 부항, 약침 요법도 한다. 장선문기 치료도 한다. 안면신경마비, 뇌출혈 후유증 때 볼 수 있다.

19) 눈꺼풀 젖혀짐증

눈꺼풀이 바깥쪽으로 젖혀져 다시 되돌아오지 않는 병증이다. 보통 눈꺼풀 비뚤어짐증으로 생기거나 나이 들어 눈꺼풀이 쳐져서 생긴다. 안검외반(눈꺼풀 젖혀짐증)이다. 눈꺼풀테가 바깥쪽으로 젖혀져 결막이 많이 노출된 상태이며 아래 눈꺼풀말림이 있으면 눈물점이 눈물층과 잘 접촉하지 못하기 때문에 눈물을 흘린다. 심하면 토끼눈이 되어 각막궤양으로 실명하는 경우가 많다. 눈이 마르지 않도록 연고를 넣어주며 수술로 교정한다.

원인과 치료는 아래 책을 본다.

청위산은 승마 당귀 황련 목단피 생지황 (석고) 각각 같은 양.

감로음은 영출토사자환과 고음전을 합

친 처방으로 이것을 더하거나 줄여 쓴다. 영출토사자환은 토사자(술에 하루 담가 센 불로 문드러지게 삶아 찧어 떡을 만들고 불에 쬐어 말려 가루 낸다) 10량 두충(술에 볶는다) 3량 백복령 백출(쌀뜨물에 볶는다) 연자육 각4량 오미자(술로 찐다) 산약(볶는다) 각2량 자감초 5돈. 고음전은 인삼 적당량 숙지황 3~5돈 토사자(향기 나게 볶는다) 2~3돈 산약(볶는다) 2돈 산수유 1돈반 자감초 1~2돈 원지(볶는다) 7푼 오미자 14알.

제습탕은 창출 후박 반하 각1돈반 곽향 진피 백출 백복령 각8푼 감초 5푼 생강3 대추2. 물에 달여 아무 때나 먹는다. 《의림촬요》

배풍산은 길경 천마 방풍 각4돈 오미자 전충 먹구렁이 세신 적작약 각8돈. 2돈씩 밥 먹고 나서 미음에 타서 먹는다.

《비전안과용목론》

○ 눈꺼풀 젖혀짐증. 이 눈은 처음 병에 걸릴 때는 잠깐씩 좋다가 나빴다 하고 때도 없이 생겼다 없어졌다 한다. 흔히 이 때문에 눈물이 그치지 않고 흐른다. 위장 기운이 받은 바람과 간장 가로막에 쌓인 뜨거움과 막힌 독이 눈꺼풀에 있기 때문이다. 그래서 눈 거죽이 젖혀져 나온다. 찔러 피를 내서 뭉친 피를 없애고 3~5번 정도 지진다. 그런 다음에 황기탕을 먹고 마풍고를 달여서 문지른다. 눈꺼풀 안에 백렴고를 바르면 낫는다.

시로 말한다. 평소 뜨거운 바람이 두 눈에 들어오네. 이 눈이 어떤 이유로 다른 병이 되네. 비장에 독과 바람으로 눈꺼풀이 젖혀져 나오네. 신장으로 전해져 눈알로 들어가네. 눈꺼풀이 뒤집혔으면 오히려 치료하기 쉽네. 독바람이 검은자위에 들어갔으면 없애기 어렵네. 구리 참빗으로 가볍게 지지고 바람을 다스리는 약으로 문지르네. 백렴을 고약으로 만들어 안에 바르네.

황기탕은 황기 충울자 각2량 방풍 1량반 지골피 복령 천대황 인삼 황금 각1량 감초 5돈. 위를 가루 내어 물 1잔에 가루 1돈으로 5푼이 되게 달여 밥 먹고 나서 찌꺼기를 없애고 따뜻하게 먹는다.

마풍고는 황기 세신 당귀 행인 각1량 백지 1량반 방풍 송진 황랍 각1량 참기름 4량. 위를 찧어 체로 쳐서 가루 내어 달여 고약을 만들어 바른다.

백렴고는 백렴 백급 백지 각1량 돌궐자 1량반. 위를 곱게 가루 내어 졸인소젖 5량에 달여 고약을 만든다. 이른 새벽에 눈자위 안쪽에 바르고 한밤중에도 바른다.

《은해정미》

○ 눈꺼풀 젖혀짐증은 비장과 위장이 바람을 받아서 생긴 막힌 독이 눈꺼풀 사이로 나왔기 때문이다. 아래 눈꺼풀이 바람을 받으면 거죽이 오그라들고 위 눈꺼풀이 바람을 받으면 살이 막힌다. 이렇게 거죽이 오그라들고 살은 막히면 눈꺼풀 젖혀짐증이 되어 네 계절을 나누지 않고 눈물이 줄줄 흐른다. 이것은 흙이 무너지면서 물을 막을 수 없기 때문에 물이 눈꺼풀을 적셔서 짓무른 꼴이다. 치료법은 먼저 마풍고로 문질러 눈꺼풀 바깥에 삿된 바람을 흩어지게 하고 백렴고를 발라 바람 독을 없앤다. 눈꺼풀 거

죽을 뒤집어서 3~5번 지져도 괜찮다. 이 증상이 1년이나 반년이 되었으면 치료하기 쉽지만 해가 오래되어 살이 단단하면 치료하기 어렵다. 눈에 있는 붉은 힘살이 검은자위 위를 뚫어 걸흠이나 막이 있으면 단약을 불어넣는다. 가렵고 문드러졌으면 벽천단으로 씻는다. 이 증상은 대개 눈꺼풀테의 병이다. 이 증상은 크게 바람을 맞아서 손발을 쓰지 못하는 사람이 얼굴이 당겨지면서 이렇게 되는 경우가 많다. 치료하기 어렵기 때문에 바람이라고 이름 붙였다.

물었다. 아래 눈꺼풀이 밖으로 뒤집혀서 오래도록 오그라들지 않고 눈물이 줄줄 흐르는데 왜 그런가? 대답했다. 비장 경맥이 삿된 바람을 받아 해쳤다. 흙이 무너져서 물을 막을 수 없다. 치료법은 살이 단단하고 두터우면 불로 3~5번 지지는데 거죽이 되돌아올 때까지 한다. 야광류홍환을 먹고 마풍고로 밖을 문지른다. 중약에 찬약을 조금 더해서 눈에 넣는다.

야광류홍환은 삿된 바람이 눈꺼풀을 해쳐서 눈꺼풀 젖혀짐증으로 오그리지 못할 때 먹는다. 인삼 천궁 형개 백지 천오(불에 굽는다) 남성 석고 각2량 석결명 초오(불에서 떨어져 따뜻하게 굽는데 조금 쓴다) 고본 웅황 세신 당귀 포황 창출(쌀뜨물에 담가 볶는다) 방풍 박하 곽향 전갈 각2량 하수오 1량 강활 3량 감송 2량. 위를 가루 내어 졸인 꿀로 환을 만들어 30환씩 찻물로 삼킨다.

마풍고는 눈꺼풀이 바람을 받거나 아픈 병을 치료한다. 모든 아픈 곳에 문지르거나 붙인다. 목향 당귀 백지 방풍 세신 고본 부자(검은 것) 몰약 골쇄보 각1량 천오 적작약 육계 각1량 돼지비계 졸인 소젖 거위기름 각4량. 위를 가루 내어 참기름 8량에 하루 동안 담가놓는다. 다음에 하루 동안 사기 그릇 안에서 졸이다가 졸인소젖과 거위기름을 넣고 같이 졸여 만든다. 손으로 부스럼이 있는 곳을 문지르고 비비면서 누른다. 몸 한쪽을 쓰지 못하면 활 꼴 긁개로 긁어 바람기운을 흩어 없앤다.

《세의득효방》

○ 눈꺼풀 젖혀짐증. 위아래 눈꺼풀이 함께 붉으며 한 눈꺼풀이 젖혀져 밖으로 나오기도 한다. 이것은 비장이 바람 독을 받았다. 앞에 오퇴산을 먹어야 한다. 오랜 세월 앓아서 눈꺼풀 안이 모두 붉으면 치료할 수 없다.

《증치준승》

○ 눈꺼풀 젖혀짐증. 눈꺼풀이 젖혀져 눈꺼풀에 위가 밖에 있으며 입술 밖으로 내밀고 있는 혀 꼴 같다. 기운이 막히고 피가 안에서 솟아나왔기 때문에 거죽이 당겨져 밖에 걸쳐 있다. 그래서 다시 돌아갈 수 없다. 스스로 병을 막혀서 젖혀져 돌아간 경우가 있고 눈꺼풀이 젖혀졌기 때문에 병으로 보이는 경우가 있다. 뜨거운 바람이 막아서 다시 되돌아갈 수 없다. 대개는 축축한 바람이 막아서 생긴다. 그래서 바람병에 걸린 사람에게 많고 치료해도 낫기 어렵다. 바람이 아니면 쉽게 치료한다. 찔러 피를 내는 방법을 써야 한다.

《동의보감》

○ 눈꺼풀 젖혀짐증. 위아래 눈꺼풀이 함께 붉으며 한 눈꺼풀이 젖혀져 밖으로 나오기도 한다. 이것은 비장이 바람 독을 받았다. 오퇴산을 먹어야 한다. 오랜 세월 앓아서 눈꺼풀 안이 모두 붉으면 치료할 수 없다.(《득효》)

오퇴산은 비장이 바람 독을 받아 속눈썹 말림증으로 찌르듯 아픈 병을 치료한다. 천산갑(볶는다) 천오(굽는다) 감초(굽는다) 각5돈 선태 누에알깐껍질 뱀허물(식초에 삶는다) 돼지발톱(볶는다) 형개(꽃이삭) 각2돈반. 오른쪽을 가루 내어 2돈씩 소금물에 타서 밥 먹고 나서 삼킨다.(《입문》)

《심시요함》

○ 눈꺼풀이 젖혀져 눈꺼풀에 붙었네. 피가 비장 경맥에 엉겼네. 눈꺼풀이 젖혀지고 거죽이 오그라드네. 뜨거운 바람이 들어왔네. 스스로 병에 걸려 젖혀지네. 뒤집어져서 되네. 치료하지 않으면 증상이 변하네.

이 증상은315) (풀이 안함) 다음을 먹어야 한다.

배풍산은 길경 천마 방풍 각5돈 오미자(불에 말린다) 전갈(꼬리를 떼고 불에 말린다) 오풍사(불에 말린다) 세신 적작약 각1량. 위를 곱게 가루 내어 1돈반씩 밥 먹고 멀리 미음에 타서 삼킨다.

용담환은 눈꺼풀테 붙음증과 눈 거죽이 붉게 짓무르면서 부스럼이 생긴 병을 치료한다. 고삼 용담초 우방자(볶는다) 각 같은 양. 위를 곱게 가루 내어 졸인 꿀로 오동나무 씨 크기로 환을 만들어 20환씩 밥 먹고 나서 미음으로 삼킨다.

《장씨의통》

○ 눈꺼풀 젖혀짐증은 비장과 위장이 바람 독을 받은 증상이다. 아래 눈꺼풀이 바람을 받아서 거죽이 팽팽하고 위 눈꺼풀이 바람을 받아서 살이 막혔다. 눈물이 나와 물이 눈꺼풀을 적셔서 축축하게 짓무른다. 이것은 흙이 무너져 물을 막을 수 없는 것이다. 치료법은 먼저 생강즙 가루를 참기름에 타서 문질러 삿된 바람을 흩어지게 한다. 눈꺼풀 거죽을 뒤집어서 3~5번 정도 지진다. 눈에 있는 붉은 힘살이 검은자위 위를 뚫고 겉흠이나 막이 있으면 단약을 불어넣는다. 비뚤어졌으면 협거혈, 이문혈, 태양혈, 인중혈, 승장혈에 뜸을 뜨는데 오른쪽이면 왼쪽에 왼쪽이면 오른쪽에 한다. 가깝게 병에 걸렸으면 쉽게 물러나지면 해가 오래되면 치료하기 어렵다. 또 크게 바람을 맞은 사람이 얼굴이 당겨지면서 이 병에 많이 걸린다. 치료하기 어렵다.

○ 위 눈꺼풀이 젖혀져 아래 눈꺼풀에 붙어있는 병증.316) (풀이 안함)

《의종금감》《안과심법요결》

○ 눈꺼풀 젖혀짐증 노래. 눈꺼풀 젖혀짐증은 눈꺼풀 거죽이 뒤집어지네. 눈꺼풀이 모두 붉고 눈곱과 눈물이 이어지네. 위장경맥에 뜨거움이 쌓이고 간장에 바람이 세차네. 씻어 뭉친 것을 없애면

---

315) 위에 《증치준승》과 내용이 같아서 풀이 하지 않는다. 한문은 뒤에 붙여놓았다.

316) 위에 《증치준승》과 내용이 같아서 풀이 하지 않는다. 한문은 뒤에 붙여놓았다.

병이 낫네. 그런 다음에 황기탕인 황기, 충울자, 지골피, 방풍, 황금, 복령, 감초, 대황을 먹네.

 황기탕 처방은 황기 1돈 충울자 2돈 지골피 1돈 방풍 1돈5푼 황금 1돈 복령 1돈 감초 5푼 대황 1돈. 위를 거칠게 가루 내어 물 2잔으로 1잔이 되게 달여 밥 먹고 나서 찌꺼기를 없애고 따뜻하게 먹는다.

 쉽게 풀이함. 눈꺼풀 젖혀짐증은 눈꺼풀 거죽이 뒤집혀 밖을 향해 나와 있다. 위아래 눈꺼풀이 모두 붉고 눈곱이 있으면서 눈물이 줄줄 흐른다. 모두 위장경맥에 뜨거움이 쌓였거나 간장에 삿된 바람이 있기 때문이다. 먼저 찔러 피를 내서 뭉친 것을 씻어낸 다음에 황기탕을 먹어서 뜨거움을 내리고 삿됨을 흩어지게 한다.

《의종금감》《외과심법요결》

○ 눈꺼풀 젖혀짐증. 눈에 눈꺼풀이 젖혀졌네. 혀로 입술을 핥는 꼴이네. 뒤집힌 이유는 눈꺼풀이 붓고 속눈썹이 팽팽하기 때문이네. 피가 막히고 기운이 막힌 위장경맥이 원인이네.

 쉽게 풀이함. 이 증상은 위장경맥에 피가 막히고 기운이 막혀서 된다. 어린아이에게 많다. 눈꺼풀 거죽이 밖으로 젖혀져 혀로 입술을 핥는 꼴이다. 또 두진병으로 눈이 짓무르고 눈꺼풀이 부으며 눈꺼풀테가 팽팽한 경우에도 눈 거죽이 젖혀진다. 치료는 비장과 위장에 쌓인 뜨거움을 빼내는 사황산을 먹으면 낫는다. 또 안으로 말리면 안과에 속눈썹 말림증이다. 눈꺼풀테가 느슨하면서 안이나 밖으로 뒤집어지지 않으면 안과에 위 눈꺼풀 쳐짐증이다.

 사황산은 석고(달군다) 5돈 치자(날 것) 1량 감초(날 것) 3량 방풍(술에 섞어 향기 나게 조금 볶는다) 2량 희첨(술로 쪄서 햇볕에 말린다) 4량. 함께 갈아 고운 가루로 내어 튼튼한 사람은 2돈을, 약한 사람은 1돈을, 어린아이는 6~7푼을 흐르는 물에 타서 먹는다.

《목경대성》

○ 눈꺼풀 젖혀짐증. 눈꺼풀이 무너져 뒤집힌 꼴로 가장 나쁘네. 피와 눈물이 줄줄 흐르고 눈꺼풀이 위에 있네. 아는 사람을 오게 하고 어린아이를 놀라게 하네. 두 손으로 아래를 끌어올릴 수 없네. 앞에 눈꺼풀테와 눈꺼풀이 함께 짓물러 견디기 어렵네. 모두 눈꺼풀 젖혀짐증이라고 하는데 치료할 약이 없네.

 이 증상은 눈이 아래쪽으로 끌려 오그라들고 안쪽 눈꺼풀이 밖으로 나와 붉게 짓무른다. 사람이 뒤집어서 생긴 경우도 있다. 대개 기운과 피가 옥죄고 에워쌌는데 또 축축한 바람이 타고 들어왔기 때문이다. 그래서 힘살을 잡아당기고 거죽을 당겨 아래로 가면서 되돌릴 수 없다. 심하면 붉게 짓무르고 눈곱과 눈물이 많다. 안과에서는 '눈꺼풀 젖혀짐증'이라고 부르며 바람 가래가 있거나 술을 좋아하는 사람에게 이 병이 온다. 치료해도 낫기 어렵다. 바람이 아니면서 갑자기 붓고 아프면 청위산, 사황산, 감로음으로 그 안을 치료하고 돌침으로 찔러 피를 내서 그 밖을 치료한다. 안과 밖을 같이 치료해야 하고 그러면 또 어렵지 않다. 모든 눈이 무너졌다면 병의 고통도 모두 없다. 그러나 거울을 비추어 스스로 부끄럽다고 느낀다. 겨우 관상을 보는 일만 있을 뿐 치료하려고 하찮은 의논도 하지 않는다.

《동의학사전》

○ 비번점검, 풍견출검, 잔풍, 지경, 피번증. 외장 눈병의 하나. 눈꺼풀이 바깥쪽으로 뒤집혀지는 병증을 말한다. 비위 습열이나 간풍이 성하여 풍담이 눈꺼풀에 몰릴 때 생긴다. 이밖에 외상, 화상, 궤양 등으로 눈꺼풀의 결손 및 반흔성 수축으로 생긴다. 경할 때에는 눈꺼풀 기슭이 눈알에서 약간 떨어지고 누점이 누호에 잠겨져있지 않으므로 눈물이 나온다. 심할 때에는 눈을 감지 못하며 눈꺼풀 안쪽 면이 계속 노출되어 외부의 자극을 받게 되므로 충혈, 비후된다. 이밖에 눈물, 눈곱이 나오지만 흑정(각막)이 손상되면 눈부심, 깔깔한 감, 눈아픔. 시력장애 등을 일으킨다. 치료에서 기본은 수술적 방법이며 약물은 보조적 방법으로 쓴다. 습열이 눈꺼풀에 몰려서 온 것은 습열을 없애고 비를 든든하게 하는 방법으로 제습탕이나 황기탕을 가감하여 쓰고 간풍이 동해서 온 것은 풍을 없애고 경맥을 통하게 하는 방법으로 배풍산을 가감하여 쓴다. 안검외번에 해당한다.

20) 눈꺼풀 쪼그라짐증

눈꺼풀이 쪼그라들어 눈꺼풀 틈이 작아지는 병증이다. 눈이 약간 붉고 깔깔하며 눈이 부시면서 사물이 뿌옇게 보인다. 눈꺼풀 안쪽면의 흠집으로 눈을 뜨기 힘들다. 심하면 검은자위에 피가 맺힌 겉흠이 생긴다.

원인과 치료는 아래 책을 본다.

《증치준승》

○ 눈꺼풀 쪼그라짐증. 눈꺼풀테가 당기고 오그라들어 점점 속눈썹 말림증이 되는 병을 말한다. 일찍 치료하지 않으면 점점 쪼그라드는데 기름과 피와 진액이 뻑뻑해지면서 힘살과 맥을 죄어 당기기 때문이다. 만약 치료하면서 당겨진다면 그 이유는 흔히 다음과 같다. 눈꺼풀이 늘어지면서 속눈썹이 거꾸로 되었을 때 칼로 위 눈꺼풀을 없애지만 안을 치료하지 않는다. 그러면 나은 다음에 다시 거꾸로 되고 또 다시 자르다가 결국 알짜즙을 해치고 경맥이 펴지지 않는다. 결국 눈꺼풀 살이 무너지면서 피가 부족해져 눈이 당겨 작아진다. 마땅하지 않게 자르고 자주 피를 내고 또 안을 기르지 않으면 결국 피가 없어져 쪼그라들었다. 이것은 치료해서 나았어도 기르지 않는다면 낙맥이 붙박고 기운이 막혀서 치료해도 다시는 낫지 않는다.

신효황기탕이다. 겉흠이 있으면 발운탕이다. 작은 모서리 한쪽이 당기면 연교음자이다.

루전선이 '양이 비워지면 눈꺼풀테가 당기고 음이 비워지면 눈동자구멍이 벌어진다. 그래서 이동원이 눈꺼풀 쪼그라짐증을 치료할 때는 인삼, 황기로 기운을 북돋아 임금으로 삼고 매운 맛으로 흩어지게 돕는다. 작약과 오미자 같이 신맛으로 오그리는 약은 꺼린다. 또 눈동자구멍 벌어짐증을 치료할 때는 지황으로 피를 북돋아 임금으로 삼고 신맛으로 오그리게 돕는다. 충울자, 청상자 같은 약은 꺼린다.'고 하였다.

《심시요함》
○ 눈꺼풀이 쪼그라드네. 눈겉기름과 피를 해쳤네. 힘살을 펴지 못하네. 보는 것도 흐릿하네.
 이 증상은317) (풀이 안함) 다음을 먹어야한다.
 신효황기탕은 두 눈이 쪼그라드는 병을 치료한다. 눈이 부시면서 해를 싫어하고 은근히 깔깔해서 뜨기 어려우며 사물을 볼 때 힘이 없다. 눈자위가 아프고 어두운 속티가 있어 손을 가까이하지 못한다. 또는 눈에 빛이 적거나 눈 속이 불같이 뜨겁다. 5~6번 먹으면 신기하게 낫는다. 만형자 8푼 황기 1돈 인삼 감초(굽는다) 백작약 각1돈 진피 5푼. 위를 잘게 썰어 맑은 물 2잔으로 8푼이 되게 달여 찌꺼기를 없애고 다시 달여 잠자려고 할 때 따뜻하게 먹는다. 오줌이 방울져 나오면 택사 5푼을 더 넣고 큰 뜨거움이 있으면 황백 7푼을 4번 술로 볶아서 더 넣는다. 뻣뻣하고 느낌이 없으면 뜨거움이 있더라도 황백을 쓰지 않고 다시 황기 5푼을 더 넣는다. 눈꺼풀이 쪼그라들면 작약을 뺀다. 술과 식초, 국수, 커다란 요리, 파, 마늘, 부추와 차갑고 딱딱한 음식을 꺼려야 한다.

---

317) 위에 《증치준승》과 내용이 같아서 풀이 하지 않는다. 한문은 뒤에 붙여놓았다.

《동원》발운탕은318) (풀이 안함) 황기(꿀로 굽는다) 시호 각7푼 세신잎 갈근 천궁 각5푼 고본 당귀신 형개(꽃이삭) 지모 승마 각1돈 감초(잔뿌리) 3푼 천강활 황백(소금물로 볶는다) 방풍 각1돈5푼. 위를 잘게 썰어 맑은 물 2잔으로 생강 3쪽을 넣고 8푼이 되게 달여 찌꺼기를 없애고 다시 달여 밥 먹고 나서 따뜻하게 먹는다.

《장씨의통》
○ 눈꺼풀 쪼그라짐증은319) (풀이 안함) 작은 모서리 한쪽이 당기면 진피를 빼고 연교, 생지황, 당귀를 더 넣는다. (풀이 안함)

《목경대성》
○ 눈꺼풀 쪼그라짐증. 거죽이 당기고 작아지는구나. 기름과 피가 끝났구나. 힘살과 맥을 비트는구나. 쳐다보니 외눈이구나. 걱정하는 마음이 근심스럽구나.
 이 증상은 위와 아래 눈꺼풀이 점점 스스로 쪼그라든다. 심하면 대추씨처럼 작아지고 눈이 합쳐지려고 한다. 기름과 즙이 모두 없어져 힘살과 맥을 당겨 쪼그라들기 때문이다. 치료하면서 작아진 경우에는 치료하는 과정에서 생긴다. 거죽이 늘어지고 속눈썹이 거꾸로 되었을 때 집게로만 밖을 치료하고 안을 치료하지 않으면 다음에 다시 거꾸로 되거나

---

318) 책 뒷부분 '눈병 대표처방'에서 《동원십서》《난실비장》와 같은 내용이라 풀이 하지 않는다.

319) 위에 《증치준승》과 내용이 같아서 풀이 하지 않는다. 한문은 뒤에 붙여놓았다.

다시 집게로 집는다. 결국 이 살이 바삭해지고 피를 해치면 눈에 낙맥이 펴지지 않으면서 눈꺼풀이 날로 당기고 작아진다.

 이미 작아져서 해가 오래되었지만 평소처럼 눈을 뜨고 보게 하려면 어떻게 해야 하느냐? 이 증상은 보는데 해가 없고 치료도 어렵지 않다고 말하겠다. 증상이 눈에 익숙하다고 서투른 의사는 증상만을 보고 증상을 치료한다. 고리타분한 사람은 또 약으로 치료해서 먼저 눈알을 해치고 그 다음에 바깥 눈꺼풀까지 미친다. 눈꺼풀이 당기고 털이 말리면 집게로도 늦다. 서투른 의사는 아무렇게나 치료해서 건드려만 놓고 집게로 위의 살을 잘못 집으며 등불로 태울 때 모두 깨끗하지 않다. 그러면 반드시 부으면서 헐고 짓무른다. 다시 집게로 집지도 못하고 눈꺼풀을 심하게 해쳐서 견딜 수 없다. 내가 지금 도움을 주더라도 오직 하늘만 쳐다보면서 '어떻게, 어떻게 해야, 내가 어떻게'를 외칠 뿐이다.

 속눈썹을 일으킬 때 서투른 솜씨로 밖을 치료하는데 눈은 사람 몸에서 빛이 드러나는 곳이므로 반드시 방법에 따라서 치료해야 한다. 없애려는 털은 집게 바로 밖에 나오게 한다. 왼쪽이 높고 오른쪽이 낮으면 안 되고 다시 오른쪽이 크거나 왼쪽이 작아도 안 된다. 부녀자와 덕이 있는 이름난 선비는 더욱 조심하면서 신중히 한다. 7일이 지나면 집게를 풀고 다시 7일이 지나면 딱지가 떨어지고 흉터가 없어진다. 치료하지 않은 치료 같지만 대개는 더 치료하지 않는다. 도시 사람을 보면 항상 눈이 세모각이 져 있거나 흉터가 있으면서 당겨진 경우가 있다. 또 눈꺼풀 살이 전혀 없고 눈알이 드러나 사람을 놀라게 하는 경우가 있다. 나쁜 사람이 알지 못하고 함부로 치료했기 때문이다. 또 귀와 눈이 어둡고 둔해서 스스로 돌아보지 않았기 때문이다. '사람의 자식이라면 의술을 알지 않으면 안 된다.'는 말이 이것이다.

《동의학사전》

○ 피급긴소, 피급, 안포긴소, 안피긴소. 눈꺼풀이 수축되어 눈꺼풀 짬이 작아지는 병증. 기혈의 부족으로 눈꺼풀 힘살의 영양 장애로 생긴다. 또한 초창의 반흔기에 눈꺼풀 내번, 첩모난생, 검구유착과 함께 반흔성 수축으로 생긴다. 눈꺼풀 수축으로 눈꺼풀 짬이 작아지고 눈꺼풀 안쪽 면의 흠집으로 눈을 뜨기 힘들다. 백정은 약간 피지고 심하면 흑정에 혈예가 생긴다. 눈은 깔깔하고 눈이 부시며 물체가 뿌옇게 보인다. 기혈부족으로 오는 것은 기혈을 보하는 방법으로 신효황기탕을 쓰고 흠집으로 온 것은 수술을 한다.

21) 속눈썹 말림증

 속눈썹이 말리면서 검은자위를 찌르는 병증이다. 그래서 눈이 깔깔하고 아프며 눈물이 나오고 눈부심이 있다. 시간이 지나면 검은자위에 겉흠이 생기고 흐려져 잘 보지 못한다. 눈꺼풀이 당기고 쪼그라드는 느낌이 있으면 속눈썹 말림증에 전조 증상이다. 늙은이는 눈꺼풀의 살갗이 늘어지고 눈꺼풀테가 쪼그라들면서 속눈썹이 검은자위 쪽으로 향하기 때문에 생긴다.

속눈썹 전체가 안구를 찌르는 것을 안검내반(속눈썹 말림증)이라 하고 몇 가닥만 찌르는 경우를 첩모난생이라고 한다. 일반적으로 눈꺼풀이 안으로 말릴 때 속눈썹이 같이 안으로 말려서 생긴다. 위 눈꺼풀에 더 흔하게 발생하고 아래 눈꺼풀에 단독으로 발생하는 경우는 드물다. 주증상은 눈물을 흘리고 자주 깜박거리면서 눈을 자주 비비거나 햇빛을 보면 눈이 너무 부셔서 바로 쳐다보지 못하고 찡그린다. 어린이들의 안검내반은 바로 수술하는 것이 아니라 눈에 발생한 이상의 정도를 보고 따져본다. 속눈썹이 검은자위를 찔러서 각막염이 생겼거나 햇빛에 눈을 뜨지 못하는 심한 증상이 있는 경우에만 수술한다. 나이가 들면서 얼굴의 뼈 구조가 함께 발달하면 눈꺼풀이 밖으로 밀릴 수도 있다. 그래서 일반적으로 학교 들어가지 전까지는 심각한 합병증이 없는 한 기다려 본다. 그러나 초등학교 들어갈 나이가 되었는데도 안검내반이 좋아지지 않으면 수술해야 한다. 심하지 않은 경우에는 자극을 완화할 수 있는 연고와 안약을 주고 한약으로 치료한다. 속눈썹이 모두 안으로 말려 들어가지 않고 몇 개만 찌르는 경우에는 속눈썹을 뽑아준다. 이때는 반드시 속눈썹을 완전히 뽑아 주어야 한다. 그냥 잘라 버리면 오히려 잘려진 속눈썹 끝이 날카로워져 검은자위를 더 심하게 자극한다. 뽑힌 속눈썹은 다시 자라기 때문에 한 달에서 한 달 반이 지나면 다시 뽑아 주어야 한다. 이런 번거로움을 없애기 위해 속눈썹이 나는 모공을 태워서 다시는 눈썹이 자라지 못하게 하기도 한다. 늙은이보다 어린이들의 안검내반이 훨씬 많다. 수술적 방법은 눈꺼풀 아래쪽의 피부를 반달꼴로 잘라서 다시 봉합하는 간단한 수술이다.

원인과 치료는 아래 책을 본다. 그 외에 눈꺼풀이 무거우면서 깔깔한 비워짐증일 때는 기운과 피를 북돋고 바람을 없애기 위해 양간활혈탕에 황기 백출을 더 넣어 쓴다. 또 늙은이가 간장에 피가 부족해서 눈을 영양하지 못할 때는 가감사물탕, 보음사화탕, 제풍익손탕을 쓴다.

황기방풍음자는 눈꺼풀테가 쪼그라들어 생긴 속눈썹 말림증을 치료한다. 눈자위를 해쳐 겉흠이 생기고 위아래 눈꺼풀과 눈초리가 붉게 짓무른다. 눈이 부시고 깔깔해서 눈을 뜨기 어렵고 눈곱과 눈물이 끈적끈적하다. 만형자 황금 각반돈 자감초 황기 방풍 각1돈 갈근 1돈반 세신 2푼. 한 처방은 인삼 1돈 당귀 7푼반이 있다. 물 2잔으로 1잔이 되게 달여 찌꺼기를 없애고 아주 뜨겁게 해서 먹는다. 한 처방은 갈근, 방풍, 만형자, 세신, 감초만 있고 나머지 약은 쓰지 않는데 신효명목탕이라고 부른다. 위의 처방은 만형자, 세신을 임금으로 삼아 수태양경과 수소음경의 삿됨을 없앤다. 간장은 두 경맥의 어미로 자식이 평온해야 어미가 편안하다. 이처럼 세차면 그 자식을 빼낸다. 감초, 갈근을 신하로 삼아 족태음경과 족양명경이 약한 것을 치료한다. 폐장은 두 경맥에 자식으로 어미가 보잘 것 없으면 자식이 혼자이다. 이처럼 비워졌으면 그 어미를 북돋는다. 황기는 거죽과 털을 튼튼하게 하고 방풍은 막힌 기운을 흩어지게 해서 도우미로 삼는다. 황금은 축축한 뜨거움을 치료하고 눈 속이 붉게 부은 것을 없애서 심부름꾼으로 삼는다. 《증치준승》

 무비만형자탕은 위와 같은 증상을 치료한다. 황기 인삼 생감초 각1돈 황련 시호 각7푼 만형자 당귀 갈근 방풍 각5푼 세신잎 3푼. 물 2잔으로 1잔이 되게 달여 찌꺼기를 없애고 조금 뜨겁게 해서 먹는다. 위에 처방에서 폐장기운이 비워져 튼튼하도록 황기, 인삼을 임금으로 삼는다. 심장이 삿됨을 받았으면 황련이 없애고 간장이 삿됨을 받았으면 시호가 없앤다. 소장이 삿됨을 받으면 만형자가 없애서 신하로 삼는다. 당귀는 피를 조화롭게 하고 갈근은 풀어 없애서 도우미로 삼는다. 방풍은 바람을 치료하고 막힌 것을 흩어지게 하며 생감초는 뜨거운 불을 크게 빼내고 세신은 아홉 가지 구멍을 잘 뚫리게 한다. 잎을 쓰면 위로 올라가게 한다는 뜻이므로 심부름꾼으로 삼는다. 《증치준승》

 결명익음환은 해를 두려워하고 불을 싫어하며 모래가 들어간 듯 깔깔해서 뜨기 어렵다. 그리고 눈곱과 눈물이 같이 많은 병을 치료한다. 오랜 병으로 낫지 않아도 모두 치료한다. 다른 치료는 위와 같다. 강활 독활 당귀 잔뿌리(술로 만든다) 오미자 감초(굽는다) 방풍 각5돈 석결명 3돈 결명자 황금 황련(술로 만든다) 황백 지모 각1량. 위를 가루 내어 졸인 꿀로 오동나무 씨 크기로 환을 만들어 50환에서 100환까지 찻물로 삼킨다. 위에 처방에서 강활, 독활은 맑은 양을 위로 올려서 임금으로 삼는다. 황련은 뜨거운 독을 없애고 당귀잔뿌리는 피를 돌리며 오미자는 거두어들여서 신하로 삼는다. 석결명은 눈을 밝게 하고 가린 것을 없애며 결명자는 신장을 늘리고 눈이 먼 것을 치료한다. 방풍은 막힌 흩어지게 하고 바람을 없애며 황금은 눈 속에 붉게 부은 것을 없애서 도우미로 삼는다. 감초는 모든 약을 도와 조화롭게 하고 황백은 신장 물을 도우며 지모는 신하불을 빼내서 심부름꾼으로 삼는다. 이것은 물을 늘리고 불을 억누르는 약이다. 안쪽이 당기고 바깥쪽이 늘어지는 병도 함께 치료한다. 《증치준승》

 국화결명산은 위와 같은 증상을 치료한다. 결명자 석결명(동쪽으로 흐르는 물로 새벽부터 밤까지 만 하루 동안 끓인 다음 따로 아주 곱게 갈아 약에 넣는다) 목적 방풍 강활 만형자 감국 감초(굽는다) 천궁 석고(따로 아주 곱게 갈아 약에 넣는다) 황금 각반량. 위를 곱게 가루 내어 2돈씩 물 1잔반이 8푼이 되게 달여 가루와 같이 밥 먹고 나서 먹는다. 이 처방에서 결명자, 석결명, 목적은 눈을 밝게 하고 겉흠을 없애 임금으로 삼는다. 방풍, 강활, 만형자, 감국은 바람을 흩어지게 하고 양을 올려 신하로 삼는다. 감초, 천궁은 기운을 조화롭게 하고 피를 고르게 하여 도우미로 삼는다. 황금, 석고는 삿된 뜨거움을 없애 치료하여 심부름꾼으로 삼는다. 안쪽이 당기고 바깥쪽이 늘어지는 병도 당연히 치료한다. 《증치준승》

 구정산은 맞아서 눈동자를 해친 병을

치료한다. 자석 2량 당귀 지황 혈갈 각1량 주사 천궁 몰약 유향 단삼 각5돈 목향 독활 방풍 각3돈.

흑신산은 목화씨 부들부채(포황) 새연잎 어린부인머리카락(함께 볶아 태워 재를 남긴다) 각1량 위령선 골쇄보 속단 방기 현호색 혈갈 각7돈 자금피(미역줄나무 껍질) 유향 몰약 독활 각5돈 해동피 목향 대회향 옻 각3돈.

사간산은 대황 감초 각5돈 욱리인 형개 각2돈반. 물에 달여서 빈속에 먹는다.

석고강활산은 눈 찌름으로 인한 각막자극 통증에 쓴다. 창출 강활 밀몽화 백지 석고 (마자인 나복자) 우방자 목적 고본 황금 세신 감국 형개 천궁 감초 각1돈. 가루 내어 2돈씩 꿀물에 먹는다.

제풍청비음은 지모 연교 대황 생지황 방풍 황금 망초 황련 길경 진피 형개 현삼 각1돈. 물에 달여 밥 먹고 나서 먹는다.

양간활혈탕은 생지황 당귀 적작약 천궁 방풍 백지 길경 감국 황금 연교 감초 각1돈. 물에 달여 밥 먹고 나서 먹는다.

가감사물탕은 애기를 낳고 나서 뜨거운 바람으로 눈이 아플 때 쓴다. 또는 눈꺼풀 뾰루지증, 눈 종기, 눈꺼풀테 짓무름증, 눈꺼풀 붉은부스럼증, 눈 가려움증에 쓴다. 생지황 고삼 박하 우방자 연교 천궁 천화분 방풍 적작약 당귀 형개 각2돈. 물에 달여 밥 먹고 나서 먹는다.

보음사화탕은 음이 비워지고 불이 움직인 병을 치료한다. 열이 나면서 기침하고 헛땀이 난다. 백작약 당귀 백출 각1돈2푼 천궁 숙지황 지모(꿀로 볶는다) 천문동 각1돈 황백(꿀로 볶는다) 진피 각7푼 생지황(술에 씻는다) 감초 각5푼 건강 3푼 생강3. 물에 달여 빈속에 먹는다.

제풍익손탕은 당귀 백작약 생지황 천궁 (황련 황금 감초) 각1돈 고본 전호 방풍 각7푼. 물에 달여 밥 먹고 나서 먹는다.

《비전안과용목론》

○ 속눈썹 말림증. 이 눈이 처음 병에 걸릴 때는 모두 간장이 뜨거움을 받고 가로막 안이 바람으로 비워졌기 때문이다. 눈물이 많이 나오고 가렵거나 아프며 잠깐씩 좋거나 나빠지면서 손으로 비빈다. 이렇게 속눈썹 말림증이 되면 눈알을 은근히 찔러 눈자위 위가 껄끄럽다가 흰 막이 가득히 가리게 된다. 찔러 피를 내거나 지지는 치료는 마땅하지 않다. 눈꺼풀 거죽이 점점 쪼그라들어 눈을 뜨고 감기 어려워질까 두렵다. 그런 다음에 세신산, 보신환을 먹으면 효과가 있다.

시로 말한다. 바람 때문에 붉으면서 눈물이 줄줄 흐르네. 겉흠과 막이 은근히 생겨 검은자위에 점점 가득하네. 잠깐씩 좋다가 나빠지면서 여러 해가 지나네. 눈꺼풀 거죽이 쪼그라들어 눈을 뜨기 어렵네. 속눈썹이 거꾸로 구부러져 찌르듯이 깔깔하네. 눈알을 비비는데 사람이 어떻게 편안할까. 의사는 눈썹을 없애 영원히 뿌리를 끊네. 태양혈에 침을 놓아 피를 내는 것이 가장 먼저이네. 약을 달여 먹어 바람과 뜨거움을 없애네. 여러 번 찌르거나 베고 주전을 눈에 넣네.

세신산은 세신 방풍 지모 충울자 각2

량 현삼 길경 대황 영양각 각1량. 위를 가루 내어 물 1잔에 가루 1돈으로 5푼이 되게 달여 밥 먹고 나서 찌꺼기를 없애고 따뜻하게 먹는다.

보신환은 오미자 인삼 택사 산약 차전자 복령 세신 황금 각1량 건지황 3푼. 위를 가루 내어 졸인 꿀로 오동나무 씨 크기로 환을 만들어 10환씩 빈속에 찻물로 삼킨다.

《은해정미》

○ 속눈썹 말림증은 비장과 폐장 두 경락이 뜨거운 바람을 받았다. 폐장은 오장의 찬란한 덮개가 되고 온몸의 거죽과 털을 주관한다. 폐장이 비워지면 거죽이 쭈글쭈글해지고 털이 빠진다. 비장에 축축한 뜨거움이 많이 쌓이게 되면 위 눈꺼풀이 항상 붓는다. 대체로 간장이 뜨거움을 받으면 때도 없이 눈물이 나면서 아프고 가려우며 눈이 부셔 햇빛을 두려워한다. 또 붉고 껄끄러우며 눈을 뜨기 어려워 항상 손으로 비비고 잡아당긴다. 이렇게 해서 위와 아래의 눈꺼풀 거죽이 점점 길어지고 눈은 점점 오그라들기 때문에 속눈썹이 거꾸로 안쪽으로 말린다. 그러면 눈을 찔러 껄끄럽고 깔깔하며 눈자위에 점점 겉흠과 막이 생기고 머리를 기울여야 보여서 똑바로 볼 수 없다.

치료는 먼저 살짝 찔러 뭉친 피를 씻어낸다. 다음에 대나무 집게로 눈의 거죽을 집어 올려 4~5장 뜸을 뜨면 효과가 좋다. 밖을 향해 속눈썹이 생겨야 그 병이 낫는다. 눈자위에 겉흠이 있을 때는 음단 둘에 양단 다섯으로 해서 눈에 불어 넣으면 겉흠이 없어진다. 집어 올리는 것은 입으로 전한 방법에 따라야만 한다. 억지로 집어 올리면 물이 생길 수 없어서 짓물러 흉터가 될까 두렵다. 없앤 다음에 자국이 있는 곳에는 빨리 연분을 참기름에 개어 바르고 문지른다. 오래하면 원래에 살이 생기고 예전처럼 눈이 밝아진다.

세신탕은 비장에 경락이 붓는 병을 치료한다. 뜨거운 바람을 얻었으면 먹어야 한다. 세신 방풍 충울자 지모 대황 길경 영양각 현삼. 위를 썰어 4돈씩 물에 달여 밥 먹고 나서 따뜻하게 먹는다.

방풍음자는 황련 1량 세신 만형자 각3돈 갈근 방풍 각5돈 당귀신 7돈 감초(굽는다) 인삼. 위를 물에 달여 밥 먹고 나서 멀리 먹는다. 바람을 피하고 음식을 주의한다.

제습압열음은 세신 창출 각1량 방풍 지모 충울자 각1량반 길경 2량 대황 황금 치자 박초. 위를 물에 달여 먹는다.

아교환은 아교(합분과 볶는다) 우방자(볶는다) 감초 찹쌀(볶는다) 각1량 마두령 관동화 자완 길경. 위를 가루 내어 졸인 꿀로 달걀노른자위 만하게 환을 만들어 1환씩 밥 먹고 나서 잘게 씹어 박하 달인 물로 삼킨다.

밀몽화산은 밀몽화 강활 국화 석결명 목적 황백 백질려 황금 만형자 청상자 구기자. 위를 3돈씩 찻물로 삼킨다. 물에 달여도 좋다.

축비벽운산은 부어오르고 붉으며 어둡고 눈이 부시다. 은근히 깔깔하면서 아프고 가려우며 코가 막히고 머리가 아프고 골이 시다. 밖에 겉흠이 눈자위에 달라붙고 눈곱과 눈물이 끈적여 달라붙는 병을 치료한다. 아불식초 2돈 청대 천궁 각1돈. 곱게 가루 내어 먼저 물을 입에 가득 머금고 쌀알만큼을 코 안에 불어 넣어 눈물이 나올 정도로 하는데 때가 없다. 모든 눈병에 함께 쓸 수 있다.

《세의득효방》

○ 속눈썹 말림증. 이 병은 눈물이 줄줄 흐르면서 점점 겉흠과 막이 생긴다. 잠깐씩 나왔다 나타났다 하고 여러 해 동안 편안하지 않다가 눈꺼풀 거죽이 점점 당기고 속눈썹이 거꾸로 된다. 이러면 눈을 뜨기 어렵고 찌르는 듯 아프며 눈알이 편안하지 않다. 이것은 비장이 뜨거운 바람을 받았기 때문이다. 먼저 사간산을 먹고 다음에 오퇴산을 먹는다.

오퇴산은 선태(씻는다) 뱀허물(식초에 삶는다) 형개 돼지발톱(조금 볶는다) 1푼 천산갑(태워 재를 남긴다) 천오(구워 껍질을 벗긴다) 감초 각반량 누에알깐껍질 2돈반. 위를 가루 내어 소금물에 타서 2돈씩 삼킨다.

《동원십서》

○ 속눈썹 말림증. 눈물이 줄줄 흐르고 겉흠과 막이 점점 생긴다. 눈꺼풀 거죽이 점점 당기면서 속눈썹이 거꾸로 된다. 눈을 뜨기 어렵고 눈알이 찌르듯이 아프다. 이것은 비장이 뜨거운 바람을 받았기 때문이다. 먼저 사간산을 먹고 다음에 오퇴산, 신효명목탕, 명목세신탕을 먹는다.

《원기계미》

○ 속눈썹이 말려 붉게 짓무르는 병에 대해 말한다.

이동원이 '눈에 속눈썹 말림증은 두 눈이 당겨져 거죽이 오그라들기 때문이다. 안이 더욱 뜨거우면 음 기운이 밖으로 간다. 그래서 그 안에 뜨거움과 삿된 불을 없애면 눈 거죽이 부드러워지면서 속눈썹이 바로 나오고 겉흠도 물러간다. 손으로 하는 방법은 눈꺼풀 안쪽이 밖으로 향하게 뒤집어서 빨리 삼릉침으로 피를 내고 왼손 손톱을 그 침 끝 쪽으로 향하면 낫는다. 눈두덩이 오랫동안 붉게 짓무르면 흔히 붉은 애꾸눈이라고 부른다. 삼릉침으로 눈두덩 밖을 찔러서 축축한 뜨거움을 빼내면 낫는다.'고 하였다.

살펴보니, 위에 이야기는 병에 상태를 깊이 알았다. 이 증상도 흔히 피가 뜨거운데 음이 비워지면서 불이 움직였기 때문이다. 대개 피는 경맥을 기르고 털을 기른다. 그래서 밖에서는 그 뭉친 뜨거움을 빼내 치료하고 안에서는 그 근원을 끊어야 한다.

《증치준승》

○ 속눈썹 말림증. 눈에 속눈썹이 거꾸로 되어 눈 속 가운데로 말려 들어간다. 오래되면 붉게 짓무르고 털이 안으로 찌르며 눈속물이 맑지 않게 되어 눈을 가리는 병이 된다. 또 흔히 껄끄럽고 깔깔하면서 눈물이 나오는 괴로움이 있다.

다른 사람이 뽑거나 가위로 잘라 없애거나 의사가 넓은 집게로 집어 위 눈꺼풀에 썩은 부위를 없애면 효과가 빠르다. 하지만 안에 병을 몰라서 없애지 않았다면 어떻게 되돌아오지 않겠느냐. 풀과 나무에 비유하면 흙이 썩거나 바싹 마르면 가지와 잎이 시들어 아침에 노란 잎을 따고 저녁에 마른 가지를 없앤다. 이때 쓸데없이 그 근본을 해치고 헛되이 그 원하는 것을 빠르게 한다. 썩은 흙을 더 넣을게 아니라 물과 흙을 고르게 주어야 한다. 근본을 길러야 노란빛깔이 푸른빛이 되고 늘어진 것이 솟는다. 집게로 들어 올리는 방법은 한번 빼앗는 방법일 뿐이다. 오래 지나면 눈꺼풀이 무너지면서 심하게 느슨해진다. 약의 효과가 아주 느릴 때는 어쩔 수 없이 집게로 들어 올려 없애지만 함께 안으로 약을 먹어서 그 근본을 치료해야 한다. 그렇지 않으면 머지않아 다시 속눈썹이 느슨해진다. 뽑거나 자르는 치료법이 아주 좋다고는 듣지 못했다. 안에 축축한 뜨거움이 많고 밖에서 삿된 바람으로 해치면 눈꺼풀테가 문드러지면서 심하게 못생겨진다. 아쉽게도 털이 모두 바람에 맞았거나 털을 반만 자른 경우에는 집게로 들어 올려도 속눈썹이 항상 다시 느슨해진다고 한다. 이때 다시 집게로 서너 번 들어 올린다고 해도 눈은 빨리 쪼그라들어 쓸데없이 해치기만 하고 이롭지 않다. 결국 이것을 깨닫지 못하면 정말로 어리석게 된다.

예중현이 '안으로 당기고 밖으로 느슨해지는 병을 말함'에서 말했다. 음과 양은 조화로움을 근본으로 하고 지나치거나 미치지 못하면 모두 병이 생긴다. 당기면 쪼그라들어 풀어지지 않는다. 늘어지면 느슨해져 오므리지 못한다. 쪼그라드는 것은 양에 속하고 느슨해지는 것은 음에 속한다. 풀어지지 않거나 오므리지 못하면 모두 병이 된다. 수태음폐경은 매운 맛이고 쇠이며 온 몸에 거죽과 털을 주관한다. 위아래 속눈썹에 바깥쪽이 여기에 속한다. 수소음심경은 정이고 수태양경과 소장은 병이다. 병정은 불이 되는데 겉과 속이 되면서 위아래로 나뉜다. 위아래 속눈썹에 안쪽이 여기에 속한다. 족궐음간경은 을이고 을은 나무이며 그 맥은 위 속눈썹의 안을 끼고 돈다. 불은 그 아들이기 때문에 심장과 합친다. 심장, 간장, 소장의 세 경맥이 삿됨을 받으면 양에 불이 안에서 세차기 때문에 위아래 속눈썹의 안쪽이 쪼그라들어 풀어지지 않는다. 폐장 쇠는 불이 이기는데 불이 이김을 당하면 반드시 약해진다. 약해지면 음 기운이 밖으로 다니기 때문에 눈에 위아래 속눈썹의 바깥쪽이 느슨해져 오므리지 못한다. 그러면 위아래 속눈썹에 안쪽은 당기고 바깥쪽은 늘어지면서 속눈썹이 모두 거꾸로 되어 속을 찌른다. 눈자위를 찌르면 아주 붉은 겉흠이 생기고 이 겉흠이 또 눈자위를 해친다. 그러므로 눈이 병들면 다음 증상을 모두 갖춘다. 눈이 부시면서 모래가 들어간 듯 깔깔하다. 그리고 바람을 싫어하고 햇빛을 두려워하며 눈물이 적셔 짓무른다. 또는 아프거나 가렵고 눈곱과 눈물이 흐르는 증상이 모두 보인다. 약과 집게로 위 속눈썹에 바깥쪽을 치료해서 늘어지려는 것은 당긴다. 당기는 것이 늘어져서 속눈썹이 거꾸로 찌르는 병이 아니면 이것으로 치료하지 않는다. 또 이것은 눈앞에 나쁜 일을 풀 수 있지만 결국 이 병은 되돌아온다. 왜 그런가? 지나치거나 미치지 못함을 살피지 않았고 그 병의 근원을 없애지 않았기 때문이다.

　치료법은 안쪽 눈꺼풀을 밖으로 뒤집어 나오게 한다. 빨리 삼릉침으로 여러 곳을 찔러 피를 내고 왼쪽 손 엄지손톱을 그 침에 끝으로 향한다. 다음에 황기방풍음자, 무비만형자탕, 결명익음환, 국화결명산으로 주로 치료하고 축비벽운산을 같이 써도 된다. 이처럼 하면 쪼그라든 것이 스스로 늘어지고 늘어진 것은 점점 당겨져서 지나치거나 미치지 못한 것이 모두 다시 고르게 된다. 약 집게로 하는 치료는 반드시 할 필요는 없다. 쓸데없이 괴로울 뿐이기 때문에 슬기로운 사람은 살펴야한다. 사간산, 세도산, 석고강활산, 오태환광환, 조각환, 오태산, 청대산이다. 무명이320) 가루를 종이를 둘둘 말아 속에 넣고 불을 붙여 약이 있는 곳까지 갔을 때 불어 끄고서 연기를 쏘이면 스스로 일어난다. 또는 누에똥 1량과 황단 5돈을 약한 불로 졸여 찐득한 즙을 만든 다음 경분 5푼을 넣고 검은빛깔이 될 때까지 졸여 다 되면 끓는 물에 잠깐 담갔다가 씻는다. 또는 구부러진 털을 뽑고 이의 피를 눈 안에 넣는다. 여러 번 하면 낫는다.

《동의보감》

○ 속눈썹 말림증. 눈물이 줄줄 흐르다가 점점 겉흠과 막이 생긴다. 눈꺼풀 거죽이 점점 당기면서 속눈썹이 거꾸로 된다. 눈을 뜨기 어렵고 눈동자가 찌르듯

---

320) 연망간석(pyrolusite). 망간의 중요한 광석으로서 이산화망간(MnO_2)으로 구성된 흔한 망간광물.

이 아프다. 이것은 비장이 뜨거운 바람을 받았기 때문이다. 먼저 사간산(처방은 위를 본다)을 먹고 다음에 오퇴산을 먹는다.(《득효》) 신효명목탕, 명목세신탕이다.(《동원》) 속눈썹 말림증은 속눈썹에 털이 거꾸로 되어 눈 가운데로 들어갔다.(《강목》) 눈 모서리가 당기면서 쪼그라들면 점점 속눈썹 말림증이 된다. 대개 양이 비워지면 눈 모서리가 당기고 음이 비워지면 눈동자구멍이 벌어진다.(《강목》) 속눈썹 말림증은 눈이 당기기 때문에 거죽이 오그라들어 생긴다. 대개 안에 웅크린 뜨거움이 음 기운을 치면 음 기운은 밖으로 돌아다닌다. 그래서 그 안에 뜨거움과 삿된 불을 없애야 한다. 그러면 눈에 거죽이 부드럽게 되면서 털이 곤추 서서 나오고 겉흠이 스스로 물러간다. 손으로 하는 치료법은 안쪽 눈꺼풀을 밖으로 뒤집어 삼릉침으로 찔러 뜨거운 피를 낸 다음 왼쪽 손톱을 침 끝으로 향하도록 머물면 낫는다.(《강목》) 치료법은 무명이(돌약이다)를 가루 내어 종이에 놓고 둘둘 말아 태우는 구멍을 만든다. 불을 붙이고 입으로 불어 불을 끈 다음 연기를 쏘이면 그 털이 스스로 일어난다. 또 구부러진 털을 뽑아 없애고 이의 피를 눈 안에 넣는데 여러 번 하면 낫는다.(《강목》) 또 다른 방법은 목별자 1개를 껍질을 없애고 찧어 면보자기에 싸서 코 속을 막는다. 왼쪽 눈이면 오른쪽을 막고 오른쪽 눈이면 왼쪽을 막는다. 한두 밤이 지나면 속눈썹이 스스로 똑바르게 된다.(《정전》)

　신효명목탕은 눈 모서리가 당겨서 된 속눈썹 말림증을 치료한다. 위아래 눈꺼

풀이 모두 붉게 짓무르고 눈알이 아프며 눈물이 흐르고 은근히 깔깔해서 눈을 뜨기 어렵다. 감초 2돈 갈근 1돈반 방풍 1돈 만형자 5푼 세신2푼. 오른쪽을 잘라 1첩으로 해서 물에 달여 밥 먹고 나서 먹는다.(《동원》)

명목세신탕은 위와 같은 병을 치료한다. 강활 마황근 각1돈반 방풍 1돈 형개 7푼 고본 백복령 당귀(잔뿌리) 각5푼 생지황 만형자 천궁 각3푼 도인 5개 천초 4개 세신 홍화 각2푼. 오른쪽을 잘라 1첩으로 해서 물에 달여 먹는다.(《동원》)

《심시요함》

○ 비장에 병. 살펴보니, 비장은 마름을 좋아하고 축축함을 싫어한다. 안에 축축한 뜨거움이 많을 때 밖에 삿된 바람이 해치면 진액이 없어지고 눈겉기름과 피가 마른다. 또는 안은 당기고 밖은 늘어져 여러 병이 생긴다. 양이 비워지면 속눈썹 말림증 등에 증상이 되고 음이 비워지면 눈동자구멍 벌어짐증 등의 증상이 된다. 축축한 뜨거움이 들어왔으면 조화롭게 풀어야 하고 음양이 치우쳐서 힘세면 먼저 속 기름을 기르고 겉 지킴을 고르게 한다.

○ 속눈썹 말림증이네. 모두 술과 성생활 때문이네. 바람과 서리를 모두 피하지 않았네. 눈꺼풀테가 당기고 밖에 거죽이 늘어지네. 그래서 털이 거꾸로 들어가네. 찔러 생긴 겉흠이 점점 눈자위에 들어가네. 병이 되었으면 약을 쓰기 어렵네. 집게로 집고 약을 바르면 조금 편안해지네. 몸조리가 조금 모자란 듯하네. 반드시 빛을 잃어버리네.

이 증상은[321] (풀이 안함) 다음을 먹고 바른다.

석고강활산은 오랫동안 눈이 아프다가 빛을 볼 수 없거나 멀거나 가까운 날에 안팎에 가림이 있거나 뜨거운 바람이 위로 올라가 쳐서 어둡거나 속눈썹 말림증 등의 병을 치료한다. 창출(쌀뜨물에 담가 볶는다) 강활 밀몽화 백지 석고(달군다) 마자인 목적 고본 황련(술로 만든다) 세신 국화 형개 천궁 감초 각각 같은 양. 위를 곱게 가루 내어 2돈씩 밥 먹고 나서와 잠자려고 할 때 꿀물이나 찻물에 타서 먹는다.

유기음은 두 눈이 해를 싫어하면서 눈이 부시고 눈곱과 눈물이 많으며 은근히 깔깔해서 눈을 뜨기 어렵고 눈이 붉으면서 아프며 겉흠이 생기기도 하는 병을 치료한다. 눈꺼풀테가 당겨서 속눈썹 말림증이 되거나 눈꺼풀테 짓무름증 등도 치료한다. 형개 생치자 우방자 만형자 세신 방풍 백질려 목적 현삼 인삼 천궁 각각 같은 양. 위를 잘게 썰어 맑은 물 2잔으로 8푼이 되게 달여 찌꺼기를 없애고 밥 먹고 나서 먹는다.

긴피고는 석연(달궈 가루 낸다) 1쌍 석류피 오배자 각3돈 황련 백반 각1돈 동록(긁는다) 5푼 아교 부레풀 짐승가죽풀 각3돈. 위에서 세 풀을 빼고 여섯 약재를 함께 가루 낸다. 물 3~5잔을 큰 구리잔 안에 넣고 센 불로 끓이면서 회화나무나 버드나무 가지로 쉬지 않고 저어 찐득한 풀이 되게 한다. 찐득한 즙이 되면 용뇌와 사향 각3푼을 넣고 곱게 갈

---

[321] 위에 《증치준승》과 내용이 같아서 풀이하지 않는다. 한문은 뒤에 붙여놓았다.

아 고르게 젓는다. 도자기 그릇 속에 담아두고 새 붓으로 위아래 눈 거죽에 바른다. 날마다 3~5번 바르는데 마르면 다시 바른다. 그러면 털이 스스로 나온다. 서늘한 날씨에 이 방법을 하면 3일만에 효과를 본다. 가벼우면 30일에 모두 나오고 심하면 50일 이상 걸린다.

오회고는 메밀(태운 재) 1되(물을 떨어뜨린다) 석회(바람으로 변한 것이 좋다) 2량 푸른뽕나무가지(태운 재) 1되(각각 물 1잔을 떨어뜨려 석회와 함께 끓여 말려서 가루 낸다) 신석322)(달궈 갈아 가루 낸다) 3돈 백반(연기가 다할 정도로 달궈 갈아 가루 낸다) 1량. 함께 한 곳에서 갈아 가루를 물 10잔을 넣고 가루를 1잔이 되게 끓인다. 석회를 넣고 골고루 저어 새 붓으로 눈꺼풀테와 속눈썹 위를 빗질한다. 여러 번 하면 털이 떨어지는데 눈 안에 들어가게 하지 않는다.

기첩고는 목별자(껍질을 없앤다) 1돈 자연동(만든다) 5푼. 위를 짓찧어 나뭇가지처럼 해서 콧속에 넣는다. 또 석연을 가루 내어 용뇌를 조금 넣고 갈아 물에 타서 눈꺼풀테 위에 바른다. 이동원이 말했다.323) (풀이 안함) 《산거방》에서 말했다. 속눈썹 말림증에는 말린 속눈썹을 뽑고 이의 피를 여러 번 눈에 넣으면 낫는다.

살펴보니, 속눈썹 말림증은 비장과 폐장, 간장에 낙맥이 막혀서 서로 생기게 할 수 없기 때문이다. 눈 거죽이 늘어지

---

322) 삼산화비소.
323) 위에 《원기계미》와 내용이 같아서 풀이하지 않는다. 한문은 뒤에 붙여놓았다.

면 털이 안으로 찔러서 눈이 시원하지 않으니 병든 눈을 자주 비비지 않을 수 없다. 속을 치료해서 뿌리를 없애지 못하면 어쩔 수 없이 집게로 치료해서 털을 밖으로 향하게 해야 편안해진다. 그리고 지금 사람들이 어떻게 성욕이나 바쁘게 애쓰는 것이 없겠는가. 고르게 하지 못하면 반드시 눈 안에 겉흠과 붉은 군살이 생기고 위아래 눈꺼풀테가 붉게 짓무르며 눈이 부시면서 깔깔하고 눈곱과 눈물이 있는 등에 병이 생긴다. 약을 넣고 약을 먹으면서 치료하면 낫지 않는 것이 없다.

집게를 만드는 방법은 오래되고 여리며 얇은 붓 자루 대나무를 1촌 정도로 쪼개 집게를 만드는데 당귀 즙에 1년 정도 담가놓는다. 다시 귀판 1개를 쪼개 그 거죽 속에 집게를 끼고 삶아 거죽이 문드러지면 꺼내 그늘에 말리고 사향으로 버무린다. 눈을 집는 방법은 쉽게 좋아진다. 집게로 집을 때 먼저 위 눈꺼풀을 뒤집어 보고 뭉친 것이 있으면 피를 내서 평평하게 한다. 피가 다 나오면 집게로 집는다. 그리고 집게를 높이 하지 말고 심한 눈꺼풀테만 자세히 살펴서 붙잡아맨다. 속눈썹이 거꾸로 들어가지 않았으면 힘으로 팽팽하게 당겨서 그 집게 밖의 살에 작은 뜸을 3장 뜬다. 많이 뜨지 말아야 하고 문드러질까 두렵다. 마르면 집게를 떼어내고 빨리 연분을 참기름에 개어 흠집 있는 곳을 문지른다. 오래하면 원래 살갗 빛깔로 돌아온다.

《장씨의통》

○ 속눈썹 말림증은324) (풀이 안함) 또

눈언저리가 붉게 짓무르면 삼릉침으로 눈언저리를 찔러 축축한 뜨거움을 빼낸다. 그 다음에 방풍음자를 먹고 축비벽운산을 같이 써도 된다. 거꾸로 된 속눈썹을 일으키는 방법은 목별자 1개를 가루 내어 보자기에 싸서 코 속을 막는다. 왼쪽이면 오른쪽을 막고 오른쪽이면 왼쪽을 막는다. 한 밤이 지나면 그 털이 스스로 똑바르게 된다. 만약 안쪽에 한 층에 짧은 털이 따로 나와서 눈알 위에 거치적적거리면 족집게로 뽑아 없애고 이의 피를 바르면 다시 생기지 않는다.

《의종금감》《안과심법요결》
○ 속눈썹 말림증 노래. 속눈썹 말림증은 안으로 눈알을 찌르네. 거죽이 늘어지고 눈꺼풀테가 당기는데 가렵고 아프네. 깔끄럽고 껄끄러워 눈을 뜨기 어렵고 눈꺼풀이 짓무르네. 간장에 바람과 비장에 뜨거움 둘이 서로 막혔네. 세신탕인 지모, 충울자, 현삼, 대황, 세신, 방풍, 길경, 영양각을 쓰네.

세신탕 처방은 지모 2돈 충울자 2돈 현삼 1돈 대황 1돈 세신 1돈 방풍 2돈 길경 1돈 영양각(갈아 가루 낸다) 1돈. 위를 거칠게 가루 내어 물 2잔으로 1잔이 되게 달여 밥 먹고 나서 찌꺼기를 없애고 따뜻하게 먹는다.

쉽게 풀이함. 속눈썹 말림증은 거죽이 늘어지고 눈꺼풀테가 당기기 때문에 털이 구부러져 거꾸로 들어간다. 안으로 눈알을 찔러 껄끄러워 눈을 뜨기 어렵다. 눈꺼풀이 짓무르고 가려우면서 아프

---
324) 《증치준승》과 같은 내용은 풀이하지 않는다. 한문은 뒤에 붙여놓았다.

다. 이것은 비장에 뜨거움과 간장에 바람이 합친 삿된 것이 위를 막았기 때문이다. 세신탕을 써서 안으로 삿된 뜨거움을 내리고 밖으로 삿된 바람을 흩어지게 한다.

《유유집성》
○ 눈에 털이 거꾸로 되어 속눈썹이 일어나지 않으면 오배자를 곱게 가루 내어 꿀과 섞어 눈꺼풀 위에 바르면 속눈썹이 스스로 일어난다.

《목경대성》
○ 속눈썹 말림증. 속눈썹 말림증이 올 때는 아주 이상하네. 병에는 뿌리와 싹이 있고 증상에는 규칙이 있네. 태음경이 약해지고 늙은 소양경이 달렸네. 기름이 무너져 거죽과 털을 해치네. 겉흠이 구름이나 안개 같고 눈물이 밀물처럼 흐르네. 알약을 헛되이 태우고 약으로 쓸데없이 고르게 하네. 손으로 치료하는 방법이 아니면 치료할 수 없다고 아네. 집게는 심하게 곪는 것을 막아야 하고 지지는 것은 바삭할까 걱정하네.

이 증상은 모두 병을 앓기 때문에 때때로 눈에 신경 쓰지 않는다고 함부로 말한다. 술과 욕심과 바람과 서리를 전혀 꺼리지 않아서 삿된 바람이 깊이 들어와 오랫동안 낫지 않으면 다음에 안으로 당기고 밖으로 늘어져 거죽이 늘어지고 눈꺼풀테가 조인다. 그러면 속눈썹이 점점 거꾸로 구부러져서 나오는 눈물을 피할 수 없다. 이때 끊임없이 자주 문지르면 털이 더욱 찔러 들어가서 결국 구름 같은 겉흠이 된다. 이런 눈병이 모두 날로

달로 쌓이고 쌓이면 반드시 눈을 멀게 되고 치료해도 효과를 보기가 어렵다. 훌륭한 약이라도 속눈썹을 일으킬 수 없는데 속눈썹이 일어나지 않으면 결국 겉흠이 깨끗하지 않고 눈물도 그치지 않는다. 어쩔 수 없이 집게로 올리는 방법을 써서 털을 밖으로 향하게 해야 한다. 집게로 떨어지게 되면 더욱 잘 몸조리해야 걱정 없이 지킬 수 있다. 만약 앞에처럼 마음대로 하거나 몸을 아주 지치게 하거나 한번 감기에 걸리게 한다면 두 눈이 바뀌가면서 병이 된다. 그 병은 반드시 붓는데 한번 부으면 한번 거죽이 늘어진다. 원래대로 되돌아오려면 많이 치료해야 한다.

이동원은 '안쪽 눈꺼풀을 밖으로 뒤집어 나오게 한 다음 빨리 삼릉침으로 찔러 뜨거운 피를 내고 왼쪽 손 엄지손톱을 오른쪽 침에 끝으로 향하게 하면 빠르게 세워진다.'고 하였다. 예중현도 이 치료법을 따랐다. 또 '집게로 치료하는 방법은 헛되이 괴로울 뿐이니 절대로 하지 말라. 방풍만형음, 결명익음환, 축비벽운산으로 주로 치료하면 쪼그라든 것이 점점 늘어지고 느슨해지면서 스스로 낫는다.'고 말했다. 이시진은 '석연을 갈아 물에 섞어 바르면 속눈썹에 털이 스스로 솟아나온다.'고 말했다. 세 사람의 방법은 원래 오유 선생325)의 배움에서 왔는데 지금은 전해지지 않는다. 다시 알려주는데 구부러진 털을 뽑아 없애고 이에 피를 눈에 넣는 방법이 있다. 목별자와 자연동을 씻어 코 속에 넣는 방법도 있다. 또 석회로 털을 없애 떨어뜨리는 방법이 있다. 또 거죽이 팽팽하도록 부레풀을 붙이는 방법도 있다. 치료하는 의사는 나쁜 것을 곧고 굳세게 할 수 있다. 무시공326)이 지옥에 들어가 귀신을 치료한다고 해도 절대로 거꾸로 되지 않는다.

집게로 집는 방법이다. 늙은 대나무를 가지고 길이는 1촌쯤하고 넓이는 1푼으로 해서 한 조각을 만든다. 가운데로 평평하게 쪼개고 나서 끝은 뾰족하게 깎지 않는다. 먼저 머리 한쪽은 묶어 붙잡아매고 머리 한쪽은 비스듬히 옆으로 해서 열어 놓는다. 이것을 병에 걸린 눈 위 거죽에 가운데에 놓고 실로 움직이지 않도록 묶는다. 그리고 눈을 뜨고 감게 하면서 자세히 보는데 속눈썹 털이 거꾸로 들어가지 않게 힘을 줘서 팽팽하게 당긴다. 그런 다음 그 집게 밖의 살에 생반하와 생원지를 갈아 기름과 섞어 두텁게 바른다. 그러면 쉽게 낫고 아픔도 없다. 피와 기운이 비워진 사람은 하지 않는다. 그리고 두 머리에 묶은 실을 살펴봐야 한다. 조금 느슨하게 해서 일단 벌어졌으면 피가 지나가기 때문에 더욱 힘써서 묶어야한다. 그렇지 않으면 반드시 붓고 썩으면서 구멍이 난다. 7일이 지나 살이 마르고 가렵게 되면 집게를 뜯어 없애고 잘 드는 가위로 잘라 떨어뜨린다. 눈꺼풀에 붙은 딱지는 절대로 떼서는 안 된다. 기다리면 스스로 떨어진다. 떨어지면 향고를 흉터에 자주 바른다. 오래하면 살에 빛깔이 예전처럼 된다.

---

325) 한나라 사마상여가 지은 《극진미신》에 나오는 가공 인물.

326) 한나라 사마상여가 지은 《극진미신》에 나오는 가공 인물.

대나무잎, 석고, 맥문동, 사삼을 달여 오전과 오후에 구정산 3돈에 타서 먹고 다시 흑신산을 하루 4돈 먹는다. 집게로 집은 딱지가 떨어진 다음에 눈 안에 어떤 일이 생겼다면 이 책처럼 다스린다.

《동의학사전》

○ 권곡, 첩모도입, 권모도첩, 권모도삽. 외장눈병의 하나. 속눈썹의 배열이 불규치하며 그의 일부가 흑정(각막)에 닿는 것을 말한다. 풍열사가 눈에 침습하거나 몸 안의 습열이 눈에 작용하여 생긴다. 이밖에 초창(트라코마), 검현적란(안검연염) 및 외상 등으로 흠집이 생겼을 때 온다. 속눈썹이 흑정을 자극하므로 눈이 깔깔하고 아프며 눈물이 나오고 눈부심이 있다. 흑정에는 점차 성점예막(각막침윤), 화예백함(각막궤양) 등이 생겨 흐려져 잘 보지 못하게 된다. 심할 때에는 수렴장(각막 판누스)이 생긴다. 치료는 풍열로 온 것은 풍열을 없애는 방법으로 석고강활산을 쓰고 습열로 온 것은 습열을 없애는 방법으로 제풍청비음을 쓴다. 만일 흑정을 자극하는 속눈썹이 적을 때에는 뽑아주거나 속눈썹 부위를 지져준다. 자극하는 속눈썹이 많거나 눈꺼풀이 눈알 쪽으로 말려 들어가 있으면 수술을 한다.

22) 위눈꺼풀 쳐짐증

위 눈꺼풀이 아래로 쳐지면서 위로 뜨지 못하는 병증이다. 힘이 없어서 스스로 감거나 뜨지 못해서 손으로 눈꺼풀을 올려야 뜰 수 있고 떴으면 감지 못한다. 손으로 눈꺼풀을 잡고서야 볼 수 있다. 눈에 다른 이상은 없다. 안검하수로 위눈꺼풀 올림근 이상이다. 선천성으로 와서 심하지 않으면 심각한 증상을 일으키지 않는다. 하지만 눈꺼풀이 가려지면 시력 발달에 이상이 생겨 약시가 될 수 있다. 또 고개를 쳐들거나 이마 근육을 과도하게 사용하여 눈썹이 위로 올라가는 경향이 있다. 수술은 대개 만 3세 이후에 시행하기를 권고한다.

안검하수의 원인은 첫째, 중추신경 이상에 의한 동안신경마비이다. 뇌출혈, 뇌막염, 다발성 경화증, 진행성 마비, 루게릭병, 파킨슨병에서 나타난다. 위눈꺼풀 올림근의 마비 정도가 심하다. 둘째로, 교감신경 마비이다. 뮐러근(상검판근) 마비로서 목을 다쳤거나 갑상선종, 커진 임파절에 의해 생기는데 마비 정도는 심하지 않다. 셋째로, 근무력형으로 주로 어린아이에게 보이고 나른하면 생긴다. 내안근의 장애는 없으며 노인과 여자는 뚜렷한 이유 없이 생긴다. 넷째로, 히스테리성 스트레스이다. 정신피로나 식욕부진으로 기운이 약할 때 풍사가 눈꺼풀에 들어와 생긴다.

원인과 치료는 아래 책을 본다. 그 외에 해결서기탕을 쓰거나 뜨거운 바람을 없애고 독을 풀기 위해 선방활명음을 쓴다. 태음인은 인삼양영탕에 정용탕을 합방해서 사용하고 소음인은 보중익기탕에 정용탕을 합방한다. 소양인은 육미지황탕에 정용탕을 합방해서 사용한다.

해결서기탕은 사람이 놀라 눈꺼풀이 뻣뻣해져 눈을 감을 수 없을 때 쓴다. 심장기운을 북돋고 뭉친 간장과 쓸개의 기운을 푼다. 당귀 백작약 산조인(볶는다) 5돈 욱리인 1돈반. 물에 달여 밥 먹고 나서 먹는다. 《변증기문》

청공고는 황금(반은 날 것으로 반은 술에 볶는다) 3량 자감초 1량반 방풍 강활 황련(술에 볶는다) 각1량 시호 7돈 천궁 5돈. 가루 내어 2돈씩 찻물로 먹거나 찐득한 즙을 만들어 자기 전에 먹는다.

보중익기탕은 황기 1돈반 인삼 백출 감초 백강잠 목과 전충 각1돈 당귀 진피 각5푼 승마(술에 볶는다) 시호(술에 볶는다) 각3푼. 또는 백질려 3돈 강활 2돈을 더 넣기도 한다. 물에 달여 밥 먹고 나서 먹는다.

신기환은 1. 숙지황 8량 산약 산수유 오미자 각4량 백복령 목단피 택사 각3량. 2. 백복령 택사 산수유 산약 소자 목단피 각1량 육계 우슬 숙지황 각5돈 부자(굽는다) 2개.

조양화혈탕은 1. 황기 자감초 방풍 당귀 백지 만형자 승마 시호 각1돈. 물에 달여 밥 먹고 나서 먹는다. 2. 기운과 피가 고르지 못하면서 침으로 찌르듯이 아픈 병을 치료한다. 황기(날 것) 3돈 당귀 감초(굽는다) 방풍 각1돈 백지 만형자 승마 각6돈 시호 8푼. 물에 달여 밥 먹고 나서 먹는다. 조이덕은 적작약 7푼을 더 넣었다. 《장씨의통》

승양제습방풍탕은 승양방풍탕이다. 축축한 바람으로 설사를 하거나 장풍증으로 피똥을 싸는 병을 치료한다. 방풍 2돈 창출(쌀뜨물에 담갔다가 껍질을 벗기고 밥 위에 올려서 찐다) 백출(흙에 볶는다) 복령 백작약 각1돈 생강 1조각. 물에 달여 뜨겁게 먹으면서 땀을 조금 낸다. 양이 밑으로 꺼지면 설사를 하고 축축함이 위에 들어가면 머리가 아프다. 맑거나 흐린 것이 거꾸로 있기 때문이다. 그래서 바람을 다스리는 약으로 축축함을 이기게 한다. 그리고 바람 나무의 병에 계지와 감초(소금으로 만든다)를 조금 더 넣으면 효과가 아주 좋다.

선방활명음은 대황(술로 찐다) 5돈 금은화 3돈 당귀 조각자 진피 각1돈반 유향 패모 천화분 백지 적작약 감초 각1돈 방풍 7푼 몰약 5푼 천산갑(굽는다) 3조각 생강3. 물에 달여 밥 먹고 나서 먹는다.

제습탕은 창출 후박 반하 각1돈반 곽향 진피 각1돈 감초 5푼 생강3 대추2. 물에 달여 밥 먹고 나서 먹는다.

인삼양영탕은 백작약(술에 볶는다) 2돈 단삼 천궁 목과 백강잠 당귀 인삼 백출 황기 육계 진피 감초(굽는다) 각1돈 숙지황 오미자 방풍 각7푼 원지 5푼 생강3 대추2. 물에 달여 밥 먹고 나서 먹는다.

정용탕은 강활 백부자 방풍 진교 우담남성 백강잠 반하 목과 감초 황송절(복신에 박힌 솔뿌리 또는 죽은 솔뿌리) 각1돈 생강3. 물에 달여 밥 먹고 나서 먹는다.

복원활혈탕은 천화분 1돈반 시호 당귀 천산갑(볶는다) 대황 도인 각1돈 홍화 감초 각5푼. 물에 달여 밥 먹고 나서 먹는다.

사군자탕 합 우귀음은 숙지황 3돈~1량 산약 구기자 두충 각2돈 인삼 백출 백복령 감초 각1돈2푼 산수유 부자 육계 감초 각1돈. 물에 달여 밥 먹고 나서 먹는다.

《제병원후론》

○ 눈을 부릅뜨고 보는 증상. 눈은 오장육부, 피와 기운에 가장 알짜이고 간장에 밖에 조짐이다. 그래서 오장육부에 피와 기운이 모두 위로 가서 눈을 기른다. 피와 기운이 비워지면 살갗이 열리면서 바람을 받는다. 바람이 살갗 사이로 들어오면 그 거죽이 늘어져 눈을 덮어서 눈을 뜰 수 없다. 흔히 '부릅뜨고 봄'이라고 부르고 또 '들어온 바람'이라고도 부른다.

《증치준승》

○ 눈을 닫고 벌리지 못한다. 족태양경에 힘살은 눈의 위쪽 얼개이고 족양명경에 힘살은 눈의 아래쪽 얼개이다. 뜨거우면 힘살이 늘어져 눈을 벌리지 못한다.

《동의보감》

○ 위눈꺼풀 쳐짐증. 족태양경에 힘살은 눈에 위쪽 얼개이고 족양명경에 힘살은 눈에 아래쪽 얼개이다. 뜨거우면 힘살이 늘어져 눈을 벌리지 못한다.(《강목》) 눈을 뜰 수 없고 눈이 부시면서 햇빛을 싫어하면 뜨거운 바람으로 눈이 당기면서 감기기 때문이다. 궁지향소산(처방은 한문을 본다)에 전호, 황련(수염뿌리), 파 흰뿌리 3줄기를 더 넣고 달여 먹는다.(《득효》) 한 젖어미가 커다란 두려움 때문에 눈을 뜨고 감지 못했다. 공이 욱리인으로 만든 술을 끓여 마시고 취하게 했더니 나았다. 그 이유는 보는이음새는 간장과 쓸개이다. 두려우면 기운은 맺히고 쓸개는 옆으로 가면서 아래로 가지 못한다. 욱리인만이 맺힌 것을 없애면서 술을 따라서 쓸개로 들어간다. 맺힌 것을 없애고 쓸개가 아래로 가면 눈을 감을 수 있다.(《입문》) 위로 올라가는 기운이 부족하면 눈을 감게 된다.(《영추》)

궁지향소산은 차가운 바람에 해쳐서 머리와 뒷목이 뻣뻣하고 모든 뼈마디가 아픈 병을 치료한다. 음양을 나누지 않고 모두 먹을 수 있다. 향부자 자소엽 각2돈 창출 1돈반 진피 천궁 백지 각1돈 감초 5푼. 오른쪽을 잘라 1첩으로 해서 생강 3쪽과 대추 2개를 넣고 물에 달여 먹는다.(《득효》)

《장씨의통》

○ 위눈꺼풀 쳐짐증. 족태양경에 힘살은 눈에 위쪽 얼개이고 족양명경에 힘살은 눈에 아래쪽 얼개이다. 뜨거우면 힘살이 늘어져 눈을 벌리지 못한다. 조양화혈탕이다. 또 축축한 뜨거움이 막아서 눈꺼풀이 약간 부으면 승양제습방풍탕이다. 진짜 양이 위로 오르지 못해서 따뜻함을 좋아하고 밝음을 싫어하면 보중익기탕이다. 간장이 비워져서 눈을 감고 사람을 보려고 하지 않으면 《금궤》신기환이다. 각각 그 근본을 찾아서 치료한다.

《목경대성》

○ 위눈꺼풀 쳐짐증. 모든 사람이 술에서 깼는데 나만 취해있네. 모든 사람이 잠에서 깼는데 나만 잠자고 있네. 잠자지 않고 또 깨지도 않음을 어떻게 알까.

밤에 눈을 한번 붙였더니 영원히 닫혀있네. 갑자기 손님이 멀리서 온다고 들었네. 손으로 위 눈꺼풀을 올려 밝은 곳을 향해 여네. 차라리 뜰 수 있고 감지 않기를 원하네. 움직이지 않는 눈알이 죽일 듯이 노려보니 미워할만한 재주네.

이 증상은 눈 안은 평소처럼 보이고 스스로도 병이 없다고 느낀다. 그러나 위아래와 왼쪽과 오른쪽 두 눈꺼풀을 밤낮으로 오래 감고 있으면서 뜰 수 없으며 올려서 뜨면 깜박일 수 없다. 이런 병을 보았는데 이해할 수 없다. 한번 움직여서 손으로 눈에 거죽을 잡아 올리면 볼 수 있다. 침이나 약에 기대지 않으면서 이렇게 늙었다고 한다. 어리석은 뜻으로는 두 눈꺼풀의 실 같은 경맥 사이에 삿된 것이 들어와서 피와 기운이 서로 돕고 지켜주지 못했기 때문이다. 그래서 뻣뻣하고 마음대로 하지 못해서 이 증상이 되었다. 손발에 바람을 맞은 병과 궤를 같이 한다. 사람들이 집게로 없애는 것 밖에는 치료법이 없다고 하는데 이것도 하나의 길이다. 갓 태어난 어린아이가 수십 일이 지나도 눈을 뜨지 않는 경우가 있다. 이것은 어미가 맵고 뜨거운 음식이 많이 먹어서 그 뱃속에 기운이 흩어졌기 때문이다. 또는 원래 아이에 비장이 약하기 때문이다. 젖을 충분히 먹이면 약이 아니라도 낫는다. 그러나 처음부터 끝까지 여리기 때문에 어른이 되어도 바뀌지 않는다. 눈꺼풀 바깥 눈초리 끝에 눈곱과 눈물이 조금 나타난다면 비장과 폐장이 비워졌으면서 축축한 가래가 있기 때문이다. 청공고를 눈 안에 흘러 넣고 다시 인삼, 패모, 맥문동, 홍화, 하고초를 달인다. 하나의 작은 잔이 다 없어지면 눈을 뜨게 된다.

《동의학사전》

○ 목폐불개. 눈을 뜨지 못하는 병증. 외감 풍열이나 습열이 눈꺼풀에 작용할 때, 비위기가 허하고 양기가 부족할 때, 간신이 부족하고 정기가 쇠약할 때 생긴다. 일부 동의 고전에서는 열사의 침습으로 목상망(目上綱)에 분포된 족태양 경근과 목하망(目下綱)에 분포된 족양명 경근이 늘어지면서 생긴다고 하였다. 눈을 감고 뜰 수 없으며 때로 눈꺼풀이 약간 벌겋게 붓는다. 풍열로 온 것은 소풍청열, 익기활혈하는 방법으로 조양화혈탕(단너삼, 자감초, 방풍, 당귀, 구릿대, 순비기나무열매, 승마, 시호)을, 습열로 온 것은 열을 내리우고 습을 없애는 방법으로 제습탕을, 양기부족으로 온 것은 중기를 보하고 양기를 끌어올리는 방법으로 보중익기탕을, 간신부족으로 온 것은 간신을 보하는 방법으로 신기환을 쓴다.

○ 휴목(眭目), 침풍(侵風), 검폐(瞼癈), 검피수완(瞼皮垂緩). 위 눈꺼풀이 아래로 드리워지고 올라가지 못하는 병증. 선천성과 후천성으로 나누며 선천성은 흔히 눈꺼풀 힘살의 발육부전으로 오는 데 소안구, 목정순동, 소안검 등을 합병하는 경우가 적지 않다. 후천성은 기혈이 부족하여 눈꺼풀 힘살을 잘 영양하지 못하여 생기거나 비허로 기가 허할 때 풍사가 눈꺼풀에 침습하여 생긴다. 또한 풍담이 위로 올라가 눈꺼풀 낙맥을 막거나 외상으로도 생긴다. 겨우 눈에 알릴 정도로부터 아주 심하여 눈꺼풀에 주름이

없어지고 힘없이 아래로 쳐져 눈알을 덮게 될 정도에 이르기까지 여러 가지이다. 두 눈에 다 상포하수가 심할 때에는 환자는 마치 조는 얼굴과 같고 이마에 주름살이 생기며 머리를 뒤로 젖히고 물체를 본다. 또한 눈알 운동장애가 있고 물체가 둘로 보이는 때도 있다. 기혈부족으로 온 것은 익기양혈, 활혈통락하는 방법으로 인삼양영탕에 단삼, 궁궁이, 모과, 백강잠 등을 더 넣어서 쓰며 비기허약으로 온 것은 비기를 보하고 승양활락(升陽活絡)하는 방법으로 보중익기탕에 백강잠, 모과, 전갈 등을 더 넣어 쓴다. 풍담(風痰)으로 상포하수와 함께 눈꺼풀에 지각이 둔하고 눈알 운동이 제한될 때에는 풍을 없애고 담을 삭히며 경락을 통하게 하는 방법으로 정용탕을 가감하여 쓰며 외상(外傷)으로 온 것은 기혈을 잘 돌게 하는 방법으로 복원활혈탕(시호, 하늘타리뿌리, 당귀, 잇꽃, 감초, 천산갑, 대황, 복숭아씨)을 쓴다. 선천성으로 온 것은 기본이 수술이지만 초기에는 비신을 든든하게 하는 방법으로 사군자탕에 우귀음을 같이 쓸 수 있다. 이밖에 찬죽, 정명, 동자료, 양백, 임읍, 풍지, 합곡, 족삼리, 삼음교, 광명, 양노혈에 침을 놓는다. 안검하수에 해당한다.

23) 눈꺼풀 느낌없음증

눈꺼풀에 느낌이 없는 병증이다.
원인과 치료는 아래 책을 본다. 그 외에 축축한 가래일 때는 가미익기탕을 쓰고 눈꺼풀에 벌레가 기어 다니는 것처럼 가려울 때는 당귀활혈탕을 쓴다.

은교산은 대상포진에 쓴다. 연교 금은화 각1량 우방자 박하 길경 각6돈 대두황권 감초 각5돈 대나무잎 형개 각4돈 목과 백강잠 감국 각1돈. 거칠게 가루내어 하루 2돈~3돈씩 갈대뿌리 3돈을 달인 물로 먹는다.

정용탕 합 인삼양영탕은 구안와사에 걸려 눈 주위에 느낌이 떨어졌을 때 쓴다. 백작약 2돈 당귀 인삼 백출 황기 육계 진피 강활 백부자 방풍 진교 남성 백강잠 반하 감초 황송절 각1돈 숙지황 오미자 방풍 각7푼반 생강3. 물에 달여 밥 먹고 나서 먹는다.

정용탕 합 보중익기탕은 위와 같은 병에 쓴다. 황기 1돈반 강활 백부자 방풍 진교 남성 백강잠 반하 감초 황송절 인삼 백출 각1돈 당귀 진피 각5푼 시호 승마 각3푼 생강3. 물에 달여 밥 먹고 나서 먹는다.

가미익기탕은 황기(꿀로 굽는다) 숙지황 당귀신 백작약(술에 볶는다) 백출 인삼 백복령 석창포 진교 강활 방풍 반하(생강으로 만든다) 남성(굽는다) 천마 백부자 맥문동 각1돈 계지 승마 형개 각7푼 시호 각5푼 오미자 20개 홍화 3푼. 물에 달여 밥 먹고 나서 먹는다.

당귀활혈탕은 눈꺼풀이 가려워 벌레가 기어 다니는 듯이 한 병을 치료한다. 붉거나 아프지 않은데 때를 가리지 않고 가렵다. 또 두 눈에 눈꺼풀이 검고 어두운 빛깔을 띠면서 눈이 흐릿하다. 당귀 4돈 백작약 금은화 백질려 지부자 패모 백지 각3돈 천궁 백선피 방풍 형개 청피 각2돈 감초 1돈. 《안과임징필기》

《동의학사전》

○ 눈꺼풀 살갗의 지각이 장애된 증. 풍사가 침습하거나 간풍이 안에서 동하여 얼굴의 경맥에로 올라갈 때, 기혈이 허하거나 중병을 앓은 다음 눈꺼풀 살갗을 영양하지 못할 때, 비의 운화기능이 장애되어 습담이 눈의 경맥을 막을 때 생긴다. 눈꺼풀 살갗의 지각이 장애되는데 심할 때에는 전혀 없어진다. 외감 풍사로 온 것은 풍열을 없애고 경맥을 통하게 하는 방법으로 은교산에 모과, 백강잠, 단국화를 더 넣어 쓰고 간풍으로 온 것은 평간식풍하는 방법으로 정용탕에 용골, 굴조개껍질, 천마, 구등을 더 넣어 쓴다. 기혈이 허해서 온 것은 기혈을 보하고 풍을 없애며 경맥을 통하게 하는 방법으로 정용탕에 인삼양영탕을 같이 쓴다. 습담으로 온 것은 건비제습, 거담통락하는 방법으로 정용탕에 보중익기탕을 같이 쓴다. 삼차신경 안부 대상포진이나 일부 전신 질병들에서 볼 수 있다.

24) 눈꺼풀속 흰거품증

눈꺼풀 안에 가래 같이 끈적끈적한 흰거품이 많은 병증이다. 마이봄샘염이다. 대부분 눈꺼풀염이나 결막염을 합병한다. 분비물의 자극으로 항상 결막이 충혈되어 있다. 자주 더운찜질을 하면서 분비물을 제거한다. 그리고 눈꺼풀염증을 치료한다.

《증치준승》

○ 눈꺼풀속 흰거품증은 눈꺼풀 안에 가래 같이 걸쭉하고 끈적끈적한 흰 거품이 아주 많다. 닦으면 바로 있다. 이것은 가래불이 위를 막았거나 비장과 폐장에 축축한 뜨거움 때문이다. 술을 좋아하거나 비린 음식을 즐겨 먹거나 자주 화내면 항상 이 병에 걸린다. 눈꺼풀이 붓고 실핏줄이 구불구불하면서 붉으면 반드시 막혀서 피 부분으로 들어갔다. 죽은피 눈병증이 되지 않도록 해야 한다.

《장씨의통》

○ 눈꺼풀속 흰거품증은[327] (풀이 안함)

25) 눈꺼풀 엉긴피증

위와 아래 눈꺼풀 안에 엉긴 피가 있는 병증이다.
원인과 치료는 아래 책을 본다.

《은해정미》

○ 눈꺼풀 엉긴피증. 물었다. 사람이 눈병을 앓을 때 눈꺼풀에 엉긴 피가 머물러 있는데 왜 그런가? 대답했다. 이것은 간장기운이 막히고 비장과 위장에 축축한 바람이 머물고 있기 때문이다. 또는 옮는 눈붉음증을 앓은 다음에 너무 빨리 일어나 몸조리를 하지 못했기 때문이다. 그래서 피가 눈꺼풀 사이에 엉기게 되어 엉긴 피라고 부른다. 치료는 위아래 눈꺼풀을 뒤집어 살짝 찔러서 뭉친 피를 모두 씻어내고 퇴적산, 당귀산을 먹어야 한다.

---

327) 위에 《증치준승》과 같은 내용이라서 풀이하지 않는다. 한문은 뒤에 붙여놓았다.

퇴적산은 대황 황금 황련 백지 당귀 적작약 치자 상백피. 위를 같은 분량으로 해서 물에 달여 먹는다.
　당귀산은 당귀 생지황 적작약 천궁 감초 국화 목적 황금 대황 백질려 목통 치자. 위를 같은 분량으로 해서 물에 달여 먹는다.

《증치준승》

○ 눈꺼풀 엉긴피증. 눈꺼풀 안에 살이 자줏빛으로 뭉쳐 떠오른다. 냄새나는 피가 무너져 뜨는 꼴로 자줏빛 고리로 떠오른다. 심하면 작은 거품 같다가 수없이 서로 이어져 조각을 만든다. 눈꺼풀 낙맥에 피가 막혔기 때문이다. 또 불에 독이나 말리거나 기름기가 많은 음식을 꺼리지 않아서 쌓이고 흩어지지 않았기 때문이다. 그러면 그 피가 모두 촉촉하지 않으면서 엉겨 떠올라 눈꺼풀 안에 살이 무너지게 되었다. 또는 눈꺼풀이 깨져 피가 나는데 바람을 무릅써서 바람이 그 피를 해쳤기 때문이다. 그러면 피가 막혀서 눈꺼풀 살을 촉촉하게 하지 못한다. 이것은 오래 쌓여서 된 병이고 갑자기 생긴 병이 아니다. 피를 돌리는 치료가 가장 좋고 심하면 빼내는 치료를 한다. 가벼우면 치는 치료만 해도 넉넉하다.

《장씨의통》

○ 눈꺼풀 엉긴피증은328) (풀이 안함)

---

328) 위에 《증치준승》과 같은 내용이라서 풀이하지 않는다. 한문은 뒤에 붙여놓았다.

26) 눈꺼풀 돌맺힘증

눈꺼풀 안쪽에 흰빛깔의 딱딱한 작은 알갱이가 돌처럼 맺혀있는 병증이다. 검결막 결석이다. 눈꺼풀 속을 뒤집어 보면 자주 보인다. 아래 책을 본다.
　광명안고는 노감석 2량 용골 붕사 황련 백지 각1돈.

《동의학사전》

○ 눈꺼풀 안쪽면(검결막)에 황백색의 단단한 결석이 생기는 병증. 비위 허약으로 습담이 눈꺼풀에 맺혀서 생긴다. 흔히 초창(트라코마), 속창(여포성 결막염) 환자들에게서 본다. 눈꺼풀 안쪽 면에 황백색 점상 과립이 생긴다. 결석은 몹시 굳으며 검결막에 흩어져 있거나 모여 있다. 초기에는 자각증상이 없으나 오래 경과하면 도드라져 나오면서 눈을 깜빡일 때마다 깔깔한 감, 아픈 감을 느낀다. 삼릉침으로 하나하나 빼내고 광명안고(노감석, 용뇌, 붕사, 황련, 구릿대)를 눈에 넣는다. 검결막 결석에 해당한다고 본다.

27) 눈꺼풀 닭벼슬증

눈꺼풀 안쪽 면에 자줏빛의 살덩이가 생겨 자라나는 병증이다. 마치 닭의 벼슬이나 가막조개의 혀와 비슷한 붉은 살덩이가 생긴다. 모래가 들어간 것처럼 깔깔하고 눈물이 나오며 눈이 부시다. 점점 흰자위나 검은자위로 자라 들어가면서 시력장애를 일으킨다. 바닥세포암

종이다. 중심부는 궤양을 형성하기도 한다. 조직소견은 악성 종양이지만 쉽게 발견되고 전이가 거의 없으므로 임상적으로 양성 종양과 같다.

원인과 치료는 아래 책을 본다. 그 외 양격청비음을 쓰기도 한다. 갈고리로 걸어 잘라내는 방법으로 7~8할을 치료하고 나머지는 약을 써서 다스린다.

결명환은 석결명 방풍 인삼 차전자 세신 백복령 충울자 산약 길경 각2량. 꿀로 오동나무 씨 크기로 환을 만들어 10환씩 밥 먹기 전에 먹는다.

삼황환은 대황(술에 담갔다가 볶는다) 3량 황련 황금 각1량. 꿀로 오동나무 씨 크기로 환을 만들어 30환씩 뜨거운 물로 먹는다.

강설고는 춘설고라고도 한다. 노감석(은 항아리 안에서 꽉 막고 물에 띄워 거른다. 미리 황련 1량과 당귀 5돈을 강물로 달여 찌꺼기를 없애고 어린아이 오줌을 반잔 넣는다. 노감석을 달걀노른자만하게 해서 찔러 구멍을 내고 붉게 달궈 약즙 안에서 넣고 약즙이 없어질 때까지 한다. 땅 위에 하룻밤 두어 불기를 없애서 감추어 두었다가 쓴다.) 4량 붕사(곱게 갈아 물에 타 잔 속에서 숯불로 천천히 오래 끓어 말린 다음 깨끗한 것을 쓴다) 1돈반 황단 유향 오적골(태워 간다) 백정향 각1돈반 사향 경분 각5푼 졸인 꿀 4량. 먼저 만든 깨끗한 노감석 가루 1량을 넣고 쉬지 않고 저은 다음 뒤에 일곱 가지 약재를 넣는다. 자줏빛 금빛깔이 되면서 손에 달라붙지 않을 때까지 저어서 빳빳하게 만든다. 조금씩 먹고 또 새 물로 갈아서 눈에 넣는다.

팔정산은 대황 구맥 목통 치자 활석 감초 편축 차전자 각각 같은 양. 5돈씩 물에 달여 밥 먹고 나서 먹는다. 대나무잎 등심 파뿌리를 더 넣기도 한다.

청량산은 양단 10순갈 붕사(날 것) 6리 용뇌 3~4리 사향 3리. 용뇌, 사향, 붕사는 눈에 넣을 때에 양단의 분량에 맞게 합친다.

권운단은 붕사 1돈반 백반 1돈 웅황 경분 해표초 생강가루(생강즙을 곱게 걸러 햇볕에 말린다) 각7푼 황단 주사 마아초 백정향(작은 참새똥에 서 있는 부드러운 것) 혈갈 각5푼 담반 3푼 용뇌 사향 조금.

양격청비음은 생지황 연교 치자 박하 형개 방풍 석고 황금 적작약 각1돈 감초 5푼 등심 20줄기. 물에 달여 밥 먹고 나서 먹는다. 《심시요함》

방풍산결탕은 방풍 형개 독활 홍화 소목 당귀 포황 활석 상백피 누에똥 석곡 토복령 백작약.

황련해독탕은 황련 황금 치자 황백. 또는 대황을 더 넣는다.

《비전안과용목론》

○ 눈꺼풀 닭벼슬증. 이 눈은 처음 병에 걸릴 때는 모두 비장과 위장에 뜨거움이 쌓였거나 간장이 바람을 받았기 때문이다. 이것이 점점 눈으로 들어가 닭 벼슬이나 조갯살 같은 가린 것이 생기는데 그 살은 푸르거나 붉다. 이 병은 갈고리로 걸어 자르고 찔러 피를 내며 또 인두로 지져야 한다. 그럼 다음 추풍탕이나 뜨거움을 없애는 충울자환을 먹으면 낫는다.

시로 말한다. 눈 속에 가린 것이 생기니 닭 벼슬 같네. 치료하는 사람이 뒤집어 나오게 해서 보았네. 조갯살이 푸른 빛깔이거나 검붉은 빛깔이네. 자르고 지지기를 싫어하지 않아야 나을 수 있네. 뜨거운 바람을 없애는 달인약이나 가루약에 기대야 하네. 증청이 필요한데 병에 원인에 넣네. 근본은 완전히 치료되지 않았다고 말하네. 뜻을 담은 마음으로 결명환을 많이 먹어야하네.

추풍탕은 방풍 2량 대황 세신 길경 각 1량 현삼 황금 망초 차전자 각1량반. 위를 가루 내어 물 1잔으로 가루 1돈을 넣고 5푼이 되게 달여 밥 먹고 나서 찌꺼기를 없애고 따뜻하게 먹는다.

충울자환은 충울자 인삼 산약 각2량 복령 석결명 대황 현삼 황금 각1량 건지황 1량반. 위를 가루 내어 졸인 꿀로 오동나무 씨 크기로 환을 만들어 빈속에 10환씩 찻물로 삼킨다.

《은해정미》

○ 눈꺼풀 닭벼슬증은 심장의 뜨거움이나 술의 독이다. 비장과 위장이 막히고 간장에 뜨거움이 쌓였기 때문에 살로 된 가린 것이 점점 자라나 검은자위까지 들어갔다. 크고 높게 돋아난 닭 벼슬이나 조갯살 같은 꼴이 크게 가린다. 모두 신하불과 위장에 불이 뭉쳐 맺혔기 때문이다. 그래서 붉은 살이 생기고 모래처럼 깔깔하며 눈물이 나온다.

치료법은 처음 생겼을 때 작은 삼릉침으로 째어 나쁜 피가 흘러나오도록 해서 그 살을 내보낸다. 2~3일 후에도 한 번 더 침을 놓는다. 또 다른 방법은 대나무 잎을 잘라 말아서 작은 대롱으로 만들어 콧구멍 속을 찔러서 피를 낸다. 작은 삼릉침도 좋다. 오른쪽 눈이면 오른쪽 콧구멍에 왼쪽 눈이면 왼쪽 콧구멍에 한다. 또 황금, 황련, 황백에 박초를 더 넣어 달걀노른자 만하게 환을 만들어 밤에 잘 때 입에 머금고 녹인다. 상초의 불에 물을 뿌리는 방법이다. 끓는 물을 부어 끓지 않게 하는 것은 땔나무를 빼내 불을 끄는 것보다 못하다. 살로 된 가린 것은 3~5번 정도 지지는데 효과가 매우 빠르다. 인두질할 때는 부드러운 가죽을 적셔서 오려 구멍을 낸 다음에 눈언저리에 대고 지진다. 그러면 눈꺼풀테 주위에 살을 해치지 않는다. 비워짐증과 채워짐증이 있는데 비워져 있으면 절대로 잘라서는 안 된다. 자르면 피가 줄줄 흘러 이로움이 해침으로 변한다. 그리고 복숭아나 자두 꼴처럼 막혔으면 치료하기 어렵다.

물었다. 눈 속에 무른 살이 닭 벼슬이나 조갯살 꼴처럼 생겼는데 왜 그런가? 비장과 위장이 뜨거운 바람을 받았거나 불이 아주 세차서 비장 흙이 마르고 뜨겁기 때문이다. 치료법은 젊은 사람이면 비장과 위장을 빼내기만 하면 된다. 비장과 위장이 약해서 차고 서늘한 약을 받아들이지 못한다면 그 자식을 빼내거나 그 어미를 빼내는 방법을 쓴다. 비장과 위장을 빼내려면 삼황탕에 차고 서늘한 약을 더 넣어 쓴다. 자식을 빼내려면 사폐탕을 쓰고 어미를 빼내려면 팔정산이나 사심탕을 주로 쓴다. 청량산에 서늘한 약을 더 넣어 눈에 넣고 삼황환을 먹으면 효과가 있다. 만약 오래 쌓여서 커졌다면 마찬가지로 잘라야 하고 자른 다음에는 인두질해야 한다. 새로 생긴 작은 것은 도려내지만 지지지는 않는다. 퇴예권운산을 한두 번 눈에 넣는다.

 삼황환과 팔정산 두 처방은 앞에 증상 조문 아래에 있다.

 사폐탕은 폐장 경맥이 비장에 뜨거움을 받은 병을 치료한다. 흰자위가 변해 눈꺼풀 닭벼슬증이 생겼을 때 먹는다. 상백피(껍질을 벗긴다) 1량 지골피(가운데 심을 없앤다) 1량 감초 7돈 황금 1량 길경 1량. 위를 가루 내어 3~4돈씩 물에 달여 밥 먹고 나서 먹는다.

 사심탕은 심장에 뜨거움이 비장 흙을 해쳐 마르고 뜨거울 때 먹는다. 대황 황금 길경 지모 현삼 마두령 방풍. 같은 분량으로 해서 물에 달여 밥 먹고 나서 먹는다.

《세의득효방》

○ 눈꺼풀 닭벼슬증. 가린 것이 눈꺼풀 안에 생겼는데 닭의 벼슬이나 조갯살 같다. 푸르거나 검고 뒤집어 나오게 하면 보인다. 깔깔하고 아프며 햇빛을 싫어하면서 눈이 부시다. 대개 비장경맥이 먼저 뜨거움을 받은 다음에 전해졌기 때문이다. 결명산(처방은 앞을 본다)을 먹어야 한다.

《증치준승》

○ 눈꺼풀 닭벼슬증. 닭 벼슬과 조갯살 두 증상은 생김새와 빛깔이 비슷한 종류이다. 경락이 서로 같고 치료법도 한가지다. 그래서 모아서 말하며 두 가지 병이 아니고 같이 생겼다고 한다. 이것은 자줏빛 살 같고 생김새는 닭 벼슬이나 조갯살이다. 흔히 눈꺼풀과 눈초리 사이에 생긴 다음에 흰자위까지 해쳐서 눈을 가리게 된다. 치료는 잘라서 7~8할을 치료하고 그 다음에 쳐서 죽이는 약을 쓴다. 그렇지 않고 약만 쓰면 쓸데없이 힘만 쓴다. 자르고 또 인두질하면 좋다. 안쪽 눈초리 안에 붉은 살덩어리가 닭 벼슬이나 조갯살처럼 있는 경우가 있다. 이곳은 심장 경맥과 피 부분에 가장 뛰어난 곳이다. 잘못 자르면 가벼울 때는 눈을 해치지만 심할 때는 눈을 멀게 한다. 조심해야 한다. 추풍탕, 결명산을 쓴다.

《동의보감》

○ 눈꺼풀 닭벼슬증. 가린 것이 눈꺼풀 안에 생겼는데 닭 벼슬이나 조갯살 같다. 푸르거나 검고 뒤집어 나오게 하면 보인다. 깔깔하고 아프며 햇빛을 싫어하고 눈이 부시다. 대개 비장경맥이 먼저 뜨거움을 받은 다음에 전해졌다. 석결명산을 먹어야 한다.(《득효》) 눈꺼풀 안에 닭 벼슬이나 조갯살처럼 생기면 비장에 뜨거운 바람이다. 뒤집어 나오게 하면 보인다. 용담초를 쓴다. 매일 가볍게 긁어서 없애는데 아주 조금씩 피를 나오게 한다. 은 숟가락으로 비벼서 바람 독을 씻어내고 약으로 눌러 그치게 한다. 문지른 다음에 때 없이 약을 눈에 넣으면 다시 붓지 않는다.(《입문》)

 석결명산은 간장에 뜨거움으로 눈이 붉게 붓고 아프며 갑자기 겉흠과 막이 생긴 병을 치료한다. 비장에 뜨거움으로 눈꺼풀 안에 생긴 눈꺼풀 닭벼슬증이나 검은자위 게눈증 아픔, 검은자위 소라돌 기증을 치료한다. 석결명 결명자 각1량 강활 치자 목적 청상자 적작약 각5돈 대황 형개 각2돈반. 오른쪽을 가루 내어 2돈씩 맥문동 달인 물에 타서 삼킨다. 《입문》 대결명산이라고 부른다.

《심시요함》

○ 조갯살과 닭벼슬이네. 생김새는 모두 한가지네. 흔히 눈꺼풀과 눈초리에 생기네. 다음에 흰자위까지 미치네. 불 때문에 위가 말라서 해쳤네. 엉기고 막혀 피가 흐르기 어렵네. 오래되면 눈알에 가득 맺히네. 점점 빛이 없어지네.
 이 두 증상은329) (풀이 안함) 다음을 먹어야한다.
 양격청비음은 비장 경맥에 뜨거움이 쌓이고 뭉쳐서 버섯 머리나 조갯살 같은 것이 눈꺼풀 안에 생기는 병을 치료한다. 뿌리는 작지만 머리는 점점 길어져서 늘어지면서 나온다. 심하면 눈이 뒤집어지고 눈물이 흘러 또 어둡게 된다. 형개(꽃이삭) 석고 방풍 적작약 생지황 황금 연교 생치자 소박하 감초(반으로 한다) 각각 같은 양. 위를 잘게 썰어 맑은 물 2잔으로 등심 30묶음을 넣고 8푼이 되게 달여 찌꺼기를 없애고 밥 먹고 멀리 뜨겁게 먹는다.
 취운정은 눈꺼풀 안에 생긴 버섯독을 치료한다. 왼손 엄지손톱으로 병든 뿌리를 드러나게 해서 오른손으로 칼침 끝으로 뿌리와 가지런하게 그 아래를 자른다. 피가 나도 괜찮다. 그리고 이 취운

---

329) 위에《증치준승》과 내용이 같아서 풀이 하지 않는다. 한문은 뒤에 붙여놓았다.

정을 진하게 갈아서 바르면 피가 스스로 멈춘다. 동록(갈아 가루 낸다) 1돈 연뿌리가루 5돈 경분 1푼. 위를 아주 곱게 가루 낸다. 황련 1돈과 쌀 100알을 물 1잔으로 절반이 되게 끓이고 다시 끓여 2푼을 따라 버린다. 여기에 위에 약을 섞어 알약을 만들어 그늘에 말린다. 쓸 때는 맑은 물에 갈아서 바른다. 눈꺼풀 테 짓무름증도 치료한다. 또는 갑자기 붉게 붓고 아플 때 테두리 꼴로 바르면 더욱 좋다.

《장씨의통》

○ 눈꺼풀 닭벼슬증. 닭 벼슬과 조갯살 두 증상은 생김새와 빛깔이 비슷한 종류이다. 경락이 서로 같고 치료법도 한가지다. 흔히 눈꺼풀과 눈초리 사이에 생긴 다음에 흰자위까지 해쳐서 눈을 가리게 된다. 치료는 잘라야 하고 또 인두질하면 좋다. 삼황환에 망초를 더해서 입에 넣고 녹여 삼킨다. 밖에는 강설고에서 사향을 빼고 아위를 더해서 눈에 넣는다. 안쪽 눈초리 안에 붉은 살덩어리가 닭 벼슬이나 조갯살처럼 있는 경우가 있다. 이 곳은 심장 경맥과 피 부분에 가장 뛰어난 곳이다. 잘못 자른 경우에 가벼우면 눈을 해치지만 심하면 목숨을 잃는다. 조심해야 한다.

《의종금감》《안과심법요결》

○ 눈꺼풀 닭벼슬증 노래. 닭 벼슬이나 조갯살이 안쪽 눈초리에 생겼네. 위장과 심장에 뜨거움이 쌓이고 또 간장에 바람이 들었네. 푸르거나 붉어서 닭 벼슬이나 조갯살 같네. 가벼우면 검은자위에

들어가고 심하면 눈동자를 가리네. 갈고리로 걸어 자른 다음에 추풍탕인 길경, 망초, 대황, 차전자, 현삼, 세신, 황금, 방풍이네. 충울자환은 황금, 석결명, 현삼, 대황, 복령, 산약, 생지황, 충울자네.

추풍탕 처방은 길경 1돈 망초 1돈5푼 대황 1돈 차전자 1돈 현삼 1돈5푼 세신 1돈 황금 1돈5푼 방풍 2돈. 위를 거칠게 가루 내어 물 2잔으로 1잔이 되게 달여 밥 먹고 나서 찌꺼기를 없애고 따뜻하게 먹는다.

충울자환 처방은 황금 1량 석결명(달군다) 1량 현삼 1량 대황 1량 복령 1량 산약(볶는다) 3량 생지황 1량5돈 충울자 2량. 위를 곱게 가루 내어 졸인 꿀로 오동나무 씨 크기로 환을 만들어 빈속에 찻물로 3돈씩 삼킨다.

쉽게 풀이함. 눈꺼풀 닭벼슬증은 눈꺼풀과 눈초리의 안에 생긴다. 푸르거나 붉으며 닭 벼슬이나 조갯살 꼴 같다. 점점 자라면 안쪽 눈초리에서 검은자위까지 들어가고 오래되면 눈 모두를 가린다. 이것은 비장과 위장에 쌓인 뜨거움과 간장에 바람이 위로 올라갔기 때문이다. 먼저 손으로 갈고리로 걸어 자른 다음에 추풍탕이나 충울자환을 먹는다.

《목경대성》

○ 눈꺼풀 닭벼슬증. 조갯살과 닭 벼슬은 생김새가 모두 한가지네. 눈꺼풀과 눈초리 주위에서 많이 생기고 다음에 검은자위까지 미치네. 불과 흙이 만나 해치고 음양이 함께 바르지 않네. 칼로 자르거나 불로 지지는 방법에 뛰어나지 않네. 환자의 가족에게 보여주지 않네.

이 증상은 처음 생길 때 크게 열이 나고 눈이 붉으면서 아프다. 하루 밤낮이 지나면 안쪽 눈초리와 안쪽 눈꺼풀 사이에 자줏빛의 뭉친 살이 생겨서 눈꺼풀 밖으로 잎처럼 늘어져 눈을 감아도 오그라들지 않는다. 생김새는 싸움닭의 벼슬이나 조갯살과 다르지 않기 때문에 눈꺼풀 닭벼슬증이라고 부른다.

옛날 사람들은 두 증상을 나눴지만 결국 모두 진짜 타고난 기운이 평소 비워졌다가 굽거나 튀긴 진한 음식을 많이 먹고 소화되지 않아서 피가 뜨겁게 되고 불로 말라버렸기 때문이다. 음양과 비뚤어진 기운이 서로 만나면 커다란 뜨거움이 되고 이 뜨거움이 세차면 바람이 생긴다. 이렇게 바람이 움직이고 피가 돌아다니면서 위에 빈 구멍을 오랫동안 죄면 이 증상이 만들어진다. 이 증상은 눈병에 항상 있지만 두려워하는 의사도 또한 많다. 왜 이 증상은 아침에는 생겼다가 저녁에는 길어지고 처음에는 부드럽다가 나중에는 딱딱한가?

손을 쓰려면 백호탕에 황련 목통 맥문동 대나무잎을 더 넣어서 크게 1제를 먹는다. 그 다음에 뿌리를 따라 깨끗이 자르는데 조금도 남기지 말아야 한다. 다시 방풍산결탕을 몇 번 먹으면서 칼로 자른 입구가 평평한 지 아닌지를 살핀다. 평평하지 않고 피도 그치지 않으면서 그 살이 부추나 명아주 같으면 잘라 없앤 곳이 위로 올라오려는 것이다. 빨리 지져서 그 세력을 죽여야 한다. 지지고 나서 황련해독탕을 달여 앉아서 반나절 동안 씻고 편안하게 해야 한다. 만약 환자가 치료를 두려워하거나 가족들이

의심하려고 한다면 닭 벼슬이나 조갯살 같은 나쁜 사물을 예로 들어서 말한다. 점점 자라고 커지면 흰자위를 해치면서 검은자위를 모두 가린다. 심해지면 단단하게 되어 사람을 놀라게 한다. 이때는 자르고 싶어도 자를 수 없고 잘라도 이익이 없다고 한다.

같은 마을에 주씨 여자는 겨우 6살이다. 상한병에 걸린 다음에 왼쪽 눈꺼풀에서 붉은 살이 인삼 한 조각 만하게 생겨 눈 밖으로 튀어나왔다. 내가 '이 증상은 눈꺼풀 닭벼슬증으로 잘라 없애야 한다. 그렇지 않으면 자라고 커져 눈동자를 가득 채워 눈이 먼다.'고 말했다. 주씨가 의심하고 두려워하면서 정하지 않다가 다음날 그 눈알이 독버섯처럼 변했다. 높이는 1촌 정도이고 크기는 술잔 만하며 빛깔이 붉으면서 약간 부드러웠다. 다음에는 점점 3촌까지 위로 올라갔는데 생김새는 소나 말에 뿔처럼 뚜렷했다. 얼마 안 가서 또 귓가에 혹이 하나 생기고 며칠 지나지 않아 사발처럼 커지고 돌처럼 딱딱해졌다. 피가 넘쳐서 생겼다고 치료하거나 불이 막혀서 생겼다고 치료했다. 그러나 오히려 밤낮으로 아프고 병에 지쳐서 숨이 끊어지려다가 다시 늦추어진다. 내가 속을 밀어올리고 독을 없애는 치료로 황금, 황련, 황백과 신장을 돕는 약을 쓰니까 조금 아프지 않게 되었다. 그러다가 드디어 혹이 터지고 눈에 살도 시들시들해졌지만 몸과 생각은 예전처럼 살찌고 기름지지 않았다. 이 사람이 하루는 한낮에 저녁때까지 잠을 자서 집안사람들이 모두 생각이 안정되었다고 하면서 구태여 깨우지 않

았다. 그리고 장등이 가서 보니 이미 죽은 지 오래였다. 아주 이상한 증상이고 이상한 일이었다. 또 증상과 일이 아주 이상해서 나에게 신고하라고 말했는데 아주 좋지 않았다. 대개 금석문의 말에 이런 사례가 있기 때문에 나의 허물을 여기에 적는다. 보고 듣는 지식을 넓히기 바란다.

《동의학사전》

○ 계관현육. 외장 눈병의 하나. 눈꺼풀 안쪽 면(검결막)에 종물이 자라나는 병증을 말한다. 비위에 열이 몰렸을 때 다시 풍사의 침습을 받아 생긴다. 눈이 깔깔한 감, 눈부심, 눈물 흐르기가 있다. 종물은 초기에 눈구석 안쪽 면에 생기며 점차 기륜(구결막)이나 풍륜(각막)에로 자라 들어가 시력장애를 일으킨다. 종물은 약간 푸른색을 띠고 마치 닭의 볏이나 가막조개 혀와 비슷하며 눈꺼풀 짬 밖으로 나와 눈을 감는데 장애를 일으킨다. 초기에 풍열을 없애고 몰려 있는 것을 헤치는 방법으로 추풍환이나 충위환(익모초씨, 전복껍질, 현삼, 대황, 솔풍령, 마, 생지황, 속썩은풀)을 가감하여 쓴다. 종물이 유연하고 색이 붉을 때에는 구할법을 쓰지만 종물이 딴딴하고 색이 푸르거나 컴컴할 때에는 해당 전문과와 협의하고 치료대책을 세워야 한다. 자부 피부암, 결막 기저세포암, 검판선암과 비슷하다고 본다.

28) 눈꺼풀 독버섯증

눈꺼풀테에 버섯 같은 군살이 생기는 병증을 말한다. 위 눈꺼풀이나 아래 눈꺼풀테에 생기는데 윗부분은 크고 꼭지는 작다. 이것이 점차 커지면서 눈꺼풀테에서 아래로 처진다. 군살은 딴딴하고 아프지 않으며 오래 경과해도 낫지 않는다. 심하면 눈꺼풀이 뒤집어지고 눈물이 나온다. 안검 피부의 양성 종양이라고 본다.

원인과 치료는 아래 책을 본다. 그 외 초기에는 축축함을 없애고 가래를 삭히며 엉긴 삿된 기운을 흩어지게 하고 엉긴 피를 없애기 위해 온담탕에 다시마, 천패모, 삼릉, 적작약, 해조 등을 넣어서 쓴다.

가미온담탕은 반하 진피 백복령 지실 다시마 패모 삼릉 적작약 해조 각2돈 죽여 1돈 감초 5푼.

양격청비음은 형개 석고 방풍 적작약 생지황 황금 연교 치자 박하 감초 백복령 차전자 패모 포공영 각1돈. 물에 달여 빈속에 뜨겁게 해서 먹는다. 《심시요함》

해조옥호탕은 1. 신곡 4돈 해조 다시마 용담초 합분 통초 패모 백반 송나[330) 각3돈 반하 2돈. 2. 해조 다시마 반하 진피 청피 연교 당귀 천궁 독활 감초 패모 각1돈 다시마 5푼. 《외과정종》 1번을 많이 쓴다.

청양탕은 뇌출혈 후유증, 뇌혈전, 안면 신경마비, 눈꺼풀 독버섯증을 치료한다. 승마 황기 당귀 각2돈 갈근 1돈반 감초 1돈 소목 5푼 황백(술에 씻는다) 홍화 계지 각3푼. 거칠게 가루 내어 술이나 물에 달여 병든 곳을 씻거나 3번에 나누어 먹는다. 《동의보감》

《증치준승》

○ 예중현이 '피와 기운이 나눠지지 않고 섞여 결국 엉긴 병'에서 말했다. 가볍고 맑고 둥글고 튼튼하면 하늘이 되기 때문에 머리는 하늘을 닮았다. 무겁고 흐리고 네모나고 두터우면 땅이 되기 때문에 발은 땅을 닮았다. 빠르게 오르내리거나 오고 가면 구름이 되기 때문에 기운은 구름을 닮았다. 흐르거나 빙빙 돌면 물이 되기 때문에 피는 물을 닮았다. 하늘은 내려오고 땅은 오르며 구름은 올라가고 물은 흐른다. 각자 그 타고난 바탕이 마땅하기 때문에 만물이 생기고 끝이 없다. 양이 평온하면 음이 숨고 기운이 움직이면 피가 따라간다. 각자 조화를 이루기 때문에 온 몸이 고르고 남음이 있다. 이와 반대로 하늘과 땅이 오르내리지 않고 구름과 물이 오르거나 흐르지 않으면 각자 그 타고난 바탕이 마땅하지 않다. 또 음양이 평온하면서 숨겨져 있지 않거나 기운과 피가 움직이면서 따라가지 않으면 각자 조화를 이루지 못한다. 그래서 사람 몸을 작은 우주라고 한다.[331)

《난경》에 '피는 속 기름이고, 기운은

---

330) 소나무에 기생하는 이끼. 실처럼 늘어진다.

331) 앞에 '눈병의 원인'에 내용이 있지만 이해를 돕기 위해 그대로 다시 해석하였다.

겉 지킴이 된다. 피는 경맥 속에서 움직이고 기운은 경맥 밖에서 움직인다.'고 하였다. 이것을 보면 피와 기운이 나뉘어 섞이지 않고 움직인다는 것이 뚜렷하다. 구름은 올라가고 물은 흐르면서 서로 섞이지 않듯이 피와 기운도 이처럼 서로 섞이지 않으려고 한다. 그러나 섞이면 막히고 막히면 맺히며 맺히면 가서 돌아오지 못한다. 이것이 살갗 사이에서 몰래 일어나기 때문에 혹이 생긴다. 그리고 이것은 경락에 따라 보인다. 혹이 눈썹 위에 있다면 수소음심경맥과 족궐음간경맥의 피와 기운이 섞여서 생겼다. 처음에는 콩알만 하다가 피와 기운이 약하면 멈추면서 다시 길어지지 않는다. 또 오랫동안 멈추었다가 다시 길어지는 경우도 있다. 피와 기운이 세차면 점차 길어지고 길어지는데 끝이 없어 술잔만 하거나 밥사발만 하게 된다. 이것은 모두 콩알만 하다가 커진다.

치료는 처음에 귀신이 범하지 않은 날을 가려 환자가 음식을 배불리 먹고 굶지 않은 상태에서 먼저 찬 우물물로 눈을 얼음처럼 차갑게 씻어서 기운과 피가 움직이지 못하게 한다. 그리고 왼손으로 구리 막대기를 잡고 눈썹 위를 누르면서 오른손으로 눈꺼풀을 뒤집는다. 뒤집으면 혹 같은 군살이 튀어나오는데 왼손 엄지손가락으로 눌러 움직이지 않게 한다. 다시 오른손으로 작고 끝이 뾰족한 칼을 잡고 혹을 터뜨린 다음 두 손에 엄지손가락 손톱으로 짜서 나오게 한다. 나오면 콩알 같은 작은 누런 기름 같다. 나왔는데 뿌리가 끊어지지 않을까 두렵다면 다시 뾰족한 칼끝으로 끊고 우물물로 다시 씻으면 다음에도 병이 없다. 그리고 손에 병이 있는 지 주의해야 한다. 모두 마치고나서 방풍산결탕을 여러 번 먹으면 낫는다. 이 병은 이런 방법이 아니면 낫지 않는다. 어째서인가. 피와 기운이 처음 섞였을 때는 약으로 치료할 수 있지만 환자는 그것이 피와 기운이 섞인 줄 모른다. 이처럼 맺혀 있으면 약이 미칠 수 없기 때문에 반드시 이 손을 쓰는 방법으로 없애야한다. 없애고 나서 뿜어내는 약으로 흩어지게 한다. 약과 손쓰는 방법이 모두 이르러야 일이 끝난다.

《외과정종》
○ 눈꺼풀 독버섯증은 비장경맥에 쌓인 뜨거움이 엉기고 맺혀서 생긴다. 이 병은 눈꺼풀 안에서 버섯 같이 생겨 나온다. 머리는 크면서 꼭지는 작으며 점점 자라면서 늘어져 나온다. 심하면 눈꺼풀이 뒤집어지고 눈물이 흐르며 눈이 어둡게 된다. 치료는 부드러운 솜 종이를 물에 적셔 눈꺼풀 위에 놓는다. 조금 있다가 왼손 엄지손가락 손톱으로 병든 뿌리를 받치고 오른손으로 칼침을 잡고 끝으로 머리와 뿌리가 가지런하게 아래를 자른다. 피가 나도 괜찮으며 바로 취운정을 갈아 진하게 바르면 피가 멈춘다. 안으로 양격청비음을 2번 먹는다. 해산물이나 비린 음식, 끓이거나 볶은 음식, 산초, 생강, 불로 증류한 술 등을 꺼려야 일이 생기지 않는다.

양격청비음은 방풍 형개 황금 석고 생치자 박하 적작약 연교 생지황 각1돈 감초 5푼. 물 2잔에 등심 20뿌리를 넣고 8푼이 되게 달여 밥 먹고 나서 먹는다.

취운정은 눈꺼풀 독버섯증을 치료하는데 침으로 자른 다음에 바른다. 연뿌리 가루 5량 동록(가루) 1량 경분 1돈을 함께 아주 곱게 간다. 황련 1량을 쌀 100알과 함께 물 한 그릇으로 반이 되게 끓이고 다시 오래 달여서 없애 2푼이 되었을 때 약과 섞어 알약을 만들어 그늘에서 말린다. 쓸 때는 맑은 물을 넣고 깨끗한 벼루 위에서 진하게 갈아 닭의 깃털에 적셔서 병든 곳 위에 바른다. 또 눈꺼풀 짓무름증이나 갑자기 붉게 붓고 아픈 병을 치료할 때는 둘둘 감아 씌우듯이 바르면 효과가 있다.

《외과대성》

○ 눈꺼풀 독버섯증은[332] (풀이 안함) 취운정은 (풀이 안함) 눈에 진한 겉흠을 치료하려면 앞에 약에서 황련 8량을 고약처럼 달이고 우피교(소거죽풀) 2돈을 넣고 녹인 다음 약과 섞어 알약을 만든다. 처음 길은 우물물로 진하게 갈아 눈 안에 바른다. 잠깐 있다가 물로 깨끗이 씻어내면 그 겉흠이 스스로 일어나는데 이때 칼로 잘라 없앤다.

《의종금감》《외과심법요결》

○ 눈꺼풀 독버섯증. 눈꺼풀과 속눈썹 주위에 생기네. 버섯 같이 노랗게 밝고 물집이 둥그네. 머리는 크고 꼭지는 작은데 점점 나와서 늘어지네. 비장에 축축함이 있고 뜨거움으로 막히면서 맺히

---
332) 《외과정종》와 같은 내용은 풀이하지 않는다. 한문은 뒤에 붙여놓았다.

고 엉겨 붙었네.

쉽게 풀이함. 이 증상은 위아래 눈꺼풀과 속눈썹 주위에 생긴다. 처음에는 버섯 같은 꼴로 머리는 크고 꼭지는 작으며 노랗게 밝은 물집이 있다. 또는 머리는 작고 꼭지가 큰 경우도 있다. 점점 자라 나와서 늘어지며 딱딱하지만 아프지는 않다. 벗어나지 못하고 해가 지나도 낫지 않으면 눈병이 된다. 대개 눈꺼풀은 비장에 속한다. 그 경맥에 평소 축축한 뜨거움이 있다가 생각과 우울함으로 기운이 맺히면 이 증상이 생긴다. 처음 생겼을 때 청량환으로 씻으면 없어진다. 해가 오래되어 거죽이 두꺼워져 치료해도 없어지지 않으면 부드러운 솜 종이를 물에 적셔 눈꺼풀 거죽에 눈꺼풀 독버섯증이 있는 곳을 축축하게 한다. 조금 있다가 왼손 엄지손가락 손톱으로 병든 뿌리를 받치고 오른손으로 칼침을 잡고 끝으로 머리와 뿌리가 가지런하게 아래를 자른다. 피가 나도 괜찮으며 바로 취운정을 갈아 진하게 바르면 피가 멈춘다. 안으로 양격청비음을 먹고 해산물이나 비린 음식, 끓이거나 볶은 음식을 꺼린다.

청량환은 당귀잔뿌리 석창포 적작약 각 2돈 천황련(날 것) 지부자 행인(날 것) 각1돈 강활 5푼 담반 2푼. 함께 갈아 거칠게 가루를 낸다. 큰 붉은 비단으로 앵두 씨 만하게 싸서 맑은 물에 담가놓고 뜨겁게 해서 적시면서 씻어낸다. 먼지와 흙을 보아서는 안 된다.

《동의학사전》

○ 눈꺼풀 기슭에 버섯 같은 군살이 생

기는 종물의 하나. 비위습열로 생기거나 또는 습담이 안에 몰려있고 간기울결로 기혈이 막혀 생긴다. 위 눈꺼풀이나 아래눈꺼풀 기슭에 군살이 생기는데 그 윗부분은 크고 꼭지는 작다. 점차 커지면 눈꺼풀 기슭에서 내리 드리운다. 종물은 뜬뜬하고 아프지 않으며 오래 경과해도 낫지 않는다. 심하면 눈꺼풀이 뒤집어지고 눈물이 나오며 물체를 보는데 장애를 일으킨다. 비위습열로 온 것은 습열을 없애고 독을 풀며 맺힌 것을 헤치는 방법으로 양격청비음에 솔풍령, 길짱구씨, 패모, 민들레 등을 더 넣어서 쓰고 담습이 안에 몰리고 간기울결로 온 것은 뭉친 간기를 풀고 담을 없애며 맺힌 것을 헤치는 방법으로 해조옥호탕을 가감하여 쓴다. 청량환으로 눈을 씻는다. 종물이 비교적 크고 오랫동안 없어지지 않으면 수술을 한다. 노인성 안검 피부 사마귀, 전염성 연속종, 한선 낭종, 첩모낭종, 포피양 낭종 등과 같은 안검피부의 양성 종물에 해당한다고 본다.

29) 눈썹 사이 종기증

두 눈썹이나 그 사이에 난 종기이다. 각각의 증상에 대한 원인과 치료는 아래 책을 본다.

선방활명음은 모든 종기를 치료한다. 아직 곪지 않은 것은 안에서 삭게 하고 이미 곪은 것은 터뜨린다. 고름을 밀어내고 아프지 않게 하며 독을 없애는 가장 좋은 약이다. 대황 5돈 금은화 3돈 당귀잔뿌리 조각자 진피 각1돈반 유향 패모 천화분 백지 적작약 감초(마디) 각1돈 방풍 7푼 몰약 5푼 천산갑(술에 태워 따로 간다) 3조각. 오른쪽을 썰어 1첩으로 만들어 좋은 술과 함께 질항아리에 넣고 입구를 막고 오래도록 달인다. 종기가 위나 아래인지에 따라 마신다. 약을 먹은 다음에 다시 술을 2~3잔 마시고 옆으로 누워 잔다. 신 것이나 쇠그릇을 피한다.

충화고는 자위피(닦은 것) 150g 따두릅 90g 메함박꽃뿌리 60g 구릿대 30g 석창포 45g. 옹저, 정창 등 창양의 초기에 쓴다. 위의 약을 가루 내어 와세린에 1:4 비율로 섞어 고약을 만들어 아픈 곳에 붙인다. 《동의학사전》

황단고는 황단(광명단) 240~270g 콩기름(옥쌀기름, 간유 등) 1000g. 옹저, 정창 등 창양의 초기에 삭게 하거나 새살이 나올 때 또는 나력 치료에 칠보환과 같이 쓴다. 기름을 그릇에 넣고 끓이면서 황단을 조금씩 넣어 점착성이 있고 흐르지 않으며 검은빛깔이 나게 만든다. 기름종이에 일정한 두께로 발라 국소에 붙인다. 《동의학사전》

금황고는 하늘타리뿌리 160g 천남성 후박 귤껍질 삽주 감초 각32g 대황 황경피 강황 구릿대 각2g. 표저와 정창, 칠창, 단독, 창양 등에 쓴다. 위의 약을 가루 내어 기름 또는 수세미오이 속즙에 개어 국소에 붙인다. 《동의학사전》

《양과심득집》
○ '눈썹 사이 종기'는 두 눈썹 가운데에 생기며 인당혈에 종기라고도 한다. 족태양방광경에 속한다. 뜨거운 바람이

맺히고 음양이 서로 막아서 생긴다. 처음에 생길 때는 검은빛깔이고 뿌리는 평평하면서 딱딱하게 붓고 아프다. 처음 생길 때 붉게 붓고 불에 타듯이 아프면 '눈썹 사이 독'이라고 부른다. 검은빛깔이면서 아프지 않지만 느낌이 심하게 둔하면서 가렵고 뿌리가 철로 만든 못처럼 딱딱하며 추우면서 함께 열이 나면 '눈썹 사이 딱딱한 종기'이다. 치료법은 처음에 만령단을 써서 땀을 내고 안으로 형방패독산을 먹는다. 흩어져 없어지지 않으면 탈명단을 쓰고 활명음으로 친다. 고름이 있으면 찐득한 약으로 독을 끌어올리고 생기산으로 입구를 오므리게 한다.

'눈썹 종기'는 눈썹 뼈에서 생기고 왼쪽이나 오른쪽을 거리끼지 않고 모두 방광, 소장, 간장, 쓸개의 네 경맥에 뜨거움이 쌓였기 때문이다. 생김새는 오이처럼 길고 아프면서 골까지 당긴다. 두 눈이 합쳐지듯이 부으며 딱딱하면서 붉은 빛깔이고 누르면 뿌리가 있다. 쉽게 고름이 되면 순조롭지만 고름이 없으면 거슬린다. 14일까지 터지지 않고 가슴이 답답하면서 구토를 하고 먹지 않으면 아주 나쁘다. 치료법은 앞의 증상과 같다. 이동원은 처음에 생겼을 때 해마봉독법으로 치료하라고 했다. 해마봉독법은 등 종기, 뒷목 종기, 눈썹 종기 등의 증상이 처음 생길 때 뜨거운 물로 팔꿈치 뒤에서 손에 여섯 경맥 일어나거나 멈추는 곳까지 씻는 방법이다. 하루에 수십 번 씻어 뜨거운 독을 빼내는데 손톱 거죽 속까지 애써서 씻어낸 다음에 멈춘다. 대개 세 양의 경맥은 모두 독맥이 다스리는 곳에 속한다. 손톱에 거죽 속까지 씻어야 뜨거움이 뿌리에서 나와 풀린다. 이것은 비밀리에 전해지므로 가볍게 여기지 말아야 한다.

진씨 만령단은 각종 종기, 딱딱한 종기, 뒷목 종기, 뼈에 붙은 종기, 축축한 가래가 흘러 다닌 종기, 삐쩍 마른 무릎 아픔 등의 증상을 치료한다. 모창출 8량 전갈 석곡 좋은천마333) 당귀 자감초 천궁 강활 형개 방풍 마황 북세신334) 천오(뜨거운 물에 담갔다가 껍질을 벗긴다) 초오(뜨거운 물에 담갔다가 껍질을 벗긴다) 하수오 각1량 밝은웅황 6돈. 꿀로 달걀노른자 만하게 환을 만드는데 약가루 1량을 4개나 6개, 9개의 환으로 나눈다. 늙었는지 약한 지 튼튼한 지를 보고 쓴다. 밖에는 주사 6돈을 곱게 갈아 옷을 입힌다.

《활인》형방패독산은 소풍패독산이라고도 부른다. 때에 옮기는 병과 바람으로 생긴 독, 삿된 뜨거움을 흩어지게 한다. 또 장풍증으로 피가 나오거나 축축한 바람으로 생긴 종기와 부스럼을 치료한다. 시호 형개 방풍 강활 독활 전호 천궁 지각 인삼 감초 길경 복령. 안에 뜨거움이 있으면 황금(술에 볶는다)을 더 넣고 뜨거움이 심하면 천황련(술에 볶는다)을

---

333) 겨울에 줄기가 말랐을 때 캐는 천마를 겨울천마라고 하고 봄에 싹이 날 캐는 봄천마라고 한다. 겨울천마가 더 좋다.

334) 세신은 북세신 Asiasarum heterotropoides F. Maekawa var. mandshuricum F. Maekawa 또는 서울족도리풀 Asiasarum sieboldii Miquel var. seoulense Nakai을 약으로 쓴다. 북세신은 랴오닝, 지린, 헤이룽장에서 주로 난다.

더 넣는다. 입이 마르면 천화분을 더 넣는다.
《경악》탈명단은 딱딱한 종기와 등 종기 등의 증상을 치료한다. 느낌이 없고 뻣뻣하거나 토하며 심하면 생각이 흐려진다. 이 약을 먹으면 일어나지 못하는 사람도 일어난다. 아프지 않은 사람은 아프고 심하게 아픈 사람은 멈춘다. 생각이 흐려졌다면 깨어나고 구토도 멈춘다. 부스럼이 되지 않았으면 없어지고 이미 되었으면 터진다. 목숨을 뺏는 효과가 있지만 가장 나쁜 증상에 가장 가치가 있다. 섬수(술로 변화시킨다) 경분 사향 고백반 동록 유향 몰약 한수석(달군다) 주사 달팽이. 위를 가루 내어 달팽이나 술을 넣고 쑨 풀로 찧어 녹두 크기로 환을 만들어 2~3환씩 파 우린 술로 삼킨다. 밖으로 환 1개를 부스럼 구멍에 넣고 찐득한 즙으로 덮는다.

《동의학사전》

○ 미심저. 저의 하나. 두 눈썹 사이 즉 양 미간에 생긴 저를 말한다. 독맥에 풍열이 옹체되어 생긴다. 처음에는 빛이 거무스름하고 편평하게 부으며 딴딴하고 아프다. 점차 곪아 터지는데 진한 고름이 나오면 좋고 고름이 안 나오고 검어지면서 우묵해지면 잘 낫지 않는다. 청열해독하는 방법으로 황련소독음을 쓰고 충화고나 황단고를 붙인다. 인중, 백로혈에 침을 놓는다.
○ 미심정. 정창의 하나. 두 눈썹 사이에 생긴 정창을 말한다. 심경과 폐경에 화독이 성하여 생긴다. 빛깔은 검고 저리고 아프며 때로 가렵고 뿌리는 뜬뜬하다. 일반 정창치료와 함께 인중, 백로혈에 침을 놓는다.
○ 봉미저. 발미저, 미발, 봉미독. 미릉골 부위에 난 옹저. 족태양방광경, 수태양소장경, 족궐음간경, 족소양담경에 열독이 뭉쳐 생긴다. 봉미저는 길죽하게 생기고 뜬뜬하게 부으면서 아프며 색은 벌겋다. 청열해독하는 방법으로 선방활명음을 쓰고 곪기 전에는 황단고나 금황고를 붙이며 곪으면 째고 고름을 뺀다.

30) 눈꺼풀 붉은얼룩증

눈꺼풀 거죽이 벌겋게 붓고 아픈 병증이다. 눈꺼풀 단독이다. 단독은 환부가 아주 붉기 때문에 붙여진 병명이며 단독 연쇄구균의 감염으로 생긴다. 피부 경계가 뚜렷하게 빨갛게 부어오르며 오한, 발열, 권태감을 느낀다. 홍반은 느리게 또는 빠르게 주위로 퍼지며 발적된 곳에는 물집이 생기고 딱지, 괴사가 생기기도 한다. 이 세균은 작은 상처나 습진, 궤양 등을 통해 감염되므로 눈 주변, 볼, 귀 같은 얼굴 부위나 팔, 다리처럼 외상을 입기 쉬운 부위에 잘 생긴다. 페니실린을 주사하고 항생제를 먹는다.
원인과 치료는 아래 책을 본다.
청위산은 황금 황련 목단피 생지황 승마 석고 각1돈. 위장 경맥에 뜨거움이 있어서 이빨과 잇몸이 부는 병을 치료한다. 물 2잔으로 8푼이 되게 달여 밥 먹고 나서 먹는다. 《외과정종》
구궁정자는 붉고 뜨거우며 부으면서 아픈 모든 독을 치료한다. 치질도 치료한다. 좋은먹 1량 웅담 3돈 호황련 여린찻잎 각2돈 용뇌 1돈 사향 5푼 우황 3푼. 위를 가루 낸다. 주로 돼지쓸개즙으로 하지만 생강즙과 대황을 물에 담가 얻은 즙으로 바꾸기도 하며 각각 진한 식초를 조금 넣는다. 약과 섞어 알약을 만들어 찬물에 먹물처럼 갈아서 약을 붓에 적셔 바른다.

패엽고는 위에 '콩다래끼'를 본다.

쌍해귀금환은 등 종기와 모든 독을 치료한다. 크게 답답하면서 똥이 딱딱하게 막히고 맥이 가라앉고 단단하다. 대황 1근 백지 10량. 가루 내어 물로 환을 만들어 3~5돈씩 먹는다. 오전 3~5시에 황련(수염뿌리)와 파 큰 것 10여 뿌리를 약술 한 대접으로 파가 문드러질 때까지 달여서 그 술로 삼킨다. 그리고 4~6시간 동안 누워서 땀을 낸다. 한두 번을 하면 효과가 있다. 잘 통하게 하고 설사시키는 약이다. 파와 술에 힘으로 땀을 내서 '둘로 푼다'라고 이름 붙였다. 약하면 생료사군자탕으로 북돋는다. 늙은이나 비워진 사람은 1돈씩 인삼에 생강을 더 넣고 달인 물로 삼킨다. 잠잘 때 몸의 위쪽에 땀이 난다고 느끼면 낫는다.

형방패독산은 생지황 2돈 강활 독활 시호 전호 지각 길경 천궁 적복령 형개 방풍 사삼 각1돈 감초 5푼. 물에 달여 먹는다. 《동의보감》

내소황련탕은 대황 2돈 연교 적작약 각1돈반 황련 황금 당귀 치자 금은화 목단피 각1돈 박하 감초 길경 각5푼. 물에 달여 먹는다. 《동의보감》

청위탕은 석고 2돈 치자(볶는다) 연교 목단피 황금 각1돈 생지황(술에 씻는다) 황련(볶는다) 8푼 승마 백작약(볶는다) 길경 각7푼 곽향 5푼 감초 3푼. 물에 달여 밥 먹는 사이에 먹는다. 《동의보감》

보제소독음은 길경 감초 황금(술에 볶는다) 황련(술에 볶는다) 현삼 영지 진피 시호 각1돈반 연교 우방자 각8푼 박하 6푼 승마 2푼. 물에 달여 밥 먹고 나서 먹는다. 《방약합편》

여의금황산은 축축한 뜨거움 독이나 바람 독을 받아 생긴 눈꺼풀 붉은얼룩증과 다래끼를 치료한다. 천화분 2량반 생지황 2량 황백 강황 백지 대황 각1량반 남성 진피 창출 감초 각5돈. 약을 부드럽게 가루 내어 꿀에 반죽하여 병든 곳에 바른다. 《외과정종》

《외과정종》

○ 눈꺼풀 붉은얼룩증은 비장경맥에 바람이 있고 위장경맥에 뜨거움이 있다가 함께 맺혀서 붓는다. 바람이 많으면 뜨듯이 부어 쉽게 없어지지만 뜨거움이 심하면 딱딱하게 부어 거두기 어렵다. 처음 생길 때 금황산을 바른다. 겉증이 있으면 형방패독산을 쓰고 속증이면 청위산에 대황을 더해서 잘 통하게 한다. 다음에 흩어지지 않고 곪으려고 하면 고약으로 바꿔 붙이고 곪으면 침으로 찌른다. 느리게 치료하면 눈과 머리가 스스로 터진다. 만약 이것이 정명혈 안에 빈 곳에 있다면 아물기 어려워 새는 병이 되는 경우가 많다.

《외과대성》

○ 눈꺼풀 붉은얼룩증은 눈꺼풀에서 생

기는데 붉고 뜨거우며 붓고 아프다. 비장과 위장 두 경맥에 뜨거운 바람 때문이다. 바람이 세차면 뜨듯이 부어 쉽게 흩어지지만 뜨거움이 심하면 딱딱하게 부어 없애기 어렵다. 처음 생길 때 패독황련환으로 시원하게 하고 심하면 귀금환으로 설사시킨다. 밖에 잘 손질된 돼지고기 조각을 붙이거나 구궁정자를 바른다. 곪았으면 침으로 찌르고 패엽고를 붙여 입구를 아물게 한다.

패독황련환은 위아래 눈꺼풀의 붉은얼룩증을 치료한다. 황련 연교 강활 각2량 국화 2량 방풍 1량5돈 세신 감초 각1량. 위를 가루 내어 졸인 꿀로 오동나무씨 크기로 환을 만들어 50환씩 찻물로 삼킨다.

초반고는 감초 2량 반석(황화철) 5돈. 물로 진한 즙이 되게 달여 찌꺼기를 거르고 다시 진하게 달인다. 용뇌를 더 넣어서 찐득한 즙을 닭의 깃털에 적셔 부어오른 곳을 자주 쓸어준다. 하나는 잘 손질된 돼지고기 조각을 물에 띄워 피를 없앤 다음 눈꺼풀 붉은얼룩증 위에 붙인다. 때도 없이 바꿔준다.

《양과심득집》
○ 눈꺼풀 붉은얼룩증은 눈꺼풀에서 생기는데 위나 아래에 있다. 눈꺼풀은 비장과 위장에 속하고 증상도 비장과 위장의 부분에서 보인다. 그러나 실제 원인은 심장 경맥이 독을 받았다가 뜨거움을 비장과 위장에 전했기 때문이다. 이 뜨거운 독이 위로 올라가 기운과 피가 엉겨 모이면서 붉은얼룩증이 된다. 바람이 많으면 뜨듯이 부어 없애기 쉽지만 뜨거움이 심하면 딱딱하게 부어 흩어지기 어렵다. 여의금황산을 바르고 영양각, 감국, 석결명, 하고초, 금은화, 목단피, 생치자 등을 달여 먹는다. 곪았으면 빨리 침으로 찌른다. 느리게 치료하면 눈과 머리가 스스로 터진다. 만약 이것이 정명혈 안에 빈 곳에 있다면 아물기 어려워 새는 병이 되는 경우가 많다.

진씨 여의금황산은 모든 종기와 등 종기를 치료한다. 그리고 모든 딱딱한 독과 옻독, 붉은얼룩증, 축축한 가래가 흐르는 독, 천연두 종기, 살갗에 붉은 종기를 치료한다. 또 부인에 젖 종기와 어린아이에 붉은얼룩증을 치료한다. 천화분 황백 대황 백지 후박 진피 감초 창출 남성. 가루 내어 꿀물이나 파 달인 물이나 또는 큰 쪽의 뿌리와 잎을 진하게 달인 물에 타서 바른다. 증상에 따라서 살펴서 써야 한다.

《동의학사전》
○ 상하안단. 눈꺼풀 살갗이 벌겋게 붓고 아픈 병증. 눈꺼풀에 풍열사독이 침습하거나 비위에 몰린 열독이 눈에 올라가서 생긴다. 갑자기 눈꺼풀 살갗에 경계가 뚜렷한 둥근 홍반이 생기고 미만성으로 부으며 다는 감, 아픈 감이 있다. 홍반 위에는 작은 수포나 딱지가 생길 수 있다. 흔히 머리아픔, 입맛 없기, 오싹오싹 추운 감, 열나기 등 온몸 증상이 함께 나타난다. 눈 다래끼와 감별해야 한다. 풍열로 온 것은 풍열을 없애는 방법으로 형방패독산을 비위열독으로 온 것은 열을 내리우고 독을 푸는 방법으로 내소황련탕이나 청위탕을 쓴다. 일반적

으로 보제소독음을 쓸 수 있다. 눈에는 여의금황산 연고를 바른다. 안검 단독에 해당한다고 본다.

31) 눈꺼풀 검은반점증

눈꺼풀에 까만색의 반점이 생기는 병증이다. 꼭 오래된 솜 종이에 먹물이 스민 것 같다. 기미, 사마귀, 유두종, 모반세포가 모여서 생긴다. 흑색종이고 양성종양이다.

원인과 치료는 아래 책을 본다.

빙사산은 목에 있는 멍울이 오래되어 알갱이가 딱딱하면서 없어지지 않는 병을 치료한다. 쓸 때는 먼저 알갱이 위에 뜸을 7장 뜨고 뜸자리에 물집이 생기기를 기다린다. 침으로 터뜨리고 위에 약 1~2리를 침에 섞어 바른다. 큰우렁이(껍질을 없애고 실에 꿰어 햇볕에 말린다) 5개 비석335)(굽는다) 1돈2푼 용뇌1푼 요사 2푼. 우렁이 살을 조각으로 썰어 비석과 함께 빻아 곱게 가루 낸다. 요사와 용뇌를 넣고 다시 빻아서 작은 항아리에 꼭 막아 넣어둔다.

진무탕은 부자 백복령 백작약 백출 생강.

소건중탕은 육계 감초 생강 백작약 대추 엿.

대건중탕은 천초 건강 인삼 엿.

십사미건중탕은 십전대보탕에 맥문동 육종용 반하 부자를 더 넣는다.

이음전은 숙지황 당귀 감초 건강 육계.

---

335) 삼산화비소

《외과정종》

○ 눈꺼풀 검은반점증. 신장 속에 흐려진 기운이 양에 섞여 막히면 양 기운을 오그려 묶어서 검은 반점이 되는데 딱딱하면서 흩어지지 않는다. 사람에게 이것이 생기면 결국 좋지 않고 얼굴에 나쁘므로 없애는 것이 좋다. 반점을 가느다란 구리관의 구멍 안에 덮어씌워 들어오게 한다. 6번 비틀고 7번 돌려서 반점이 관으로 들어오게 한 다음 한 번에 뽑으면 없어진다. 반점이 뜨고 얕게 있어서 뽑을 수 없으면 침으로 반점 위를 후빈다. 그런 다음에 빙사산을 조금 바르고 풀 먹인 종이로 덮어두면 3일이 지나서 스스로 떨어진다. 또는 회미고를 조금 넣어도 좋다. 떨어진 다음에 진주산을 마른 채로 뿌리면 거죽이 생기면서 낫는다. 된장 등 장류와 식초를 꺼려야 반점이 없다.

회미고는 덩어리로 된 숯에 잿물을 타서 걸쭉하게 하고 흰 쌀을 숯 안에 끼워 넣는다. 반쯤은 쌀이 밖에 남도록 해서 짧은 시간 동안 쌀을 익힌다. 이 쌀을 반점 위에 붙이면 떨어진다.

《목경대성》

○ 눈꺼풀 검은반점증. 때때로 푸른 구리거울을 마주하네. 귀밑머리를 정리하는데 스산한 생각이 드네. 침대 곁에 금빛 휘장이 따뜻하네. 술에 크게 취했는데 꿈속에 넋이 애쓰네. 갑자기 눈꺼풀을 따라 끝이 검고 잿빛 같네. 매화를 아내로 삼고 학을 아들로 삼네. 세상일을 벗어났는데 목숨 뿌리가 단단하구나.

이 증상은 두 눈이 따로 해친다. 다만

위아래 눈꺼풀 바깥이 숯 검댕처럼 몹시 검어서 옅은 먹물이 오래된 솜 종이에 있는 듯하다. 보면 동양화 산수화처럼 안개비가 허공에 부슬부슬 내린다. 대개 비워지면서 뚱뚱한 사람이 폐장과 비장이 없어졌는데도 음식을 지나치게 먹어서 음식을 모두 소화시키지 못하기 때문이다. 비유하면 오랫동안 도랑에 쌓이면 스스로 흙탕처럼 흐려지는 것과 같다. 또 흙과 쇠가 없어지면 물괴 나무의 삿된 것이 가운데에서 위를 깔보기 때문에 앞에 생김새가 보인다.

치료는 맵고 따뜻한 약으로 북돋아야 한다. 처음에 진무탕을 먹고 다음에 세건중탕을 먹으며 다음에 이음전을 먹어서 가래와 묽은 가래가 위로 넘치지 않게 한다. 그러면 커다란 옥돌로 반듯하게 돌아온다. 오이가 익기를 기다릴 필요가 없다. 만약 약의 힘이 가득하지 않거나 다시 술을 먹고 성교를 하거나 재물을 쫓으면 병이 원래대로 변해서 광대뼈와 뺨에 반점이 더욱 늘어난다. 그러면 그럴듯하게 옷을 입고 쓸데없이 얼굴에 꽃단장을 한다. 두려워서 남몰래 웃지만 웃음이 아니고 울어도 울음이 아니다.

이 증상을 앓는 부인은 항상 본다. 모두 비장 흙이 약해져서 돌아다니고 싶어 보내기 힘들기 때문에 생긴다. 이것이 차가운 묽은 가래나 뜨거운 가래가 되었다가 아래로 가지 않고 위로 달려가서 이런 지저분한 흔적이 나타난다. 사람에 일이 어긋버긋하면 중간에 답답한 마음이 들고 때도 없이 슬프고 눈물이 난다. 그 원인으로 나무가 이기고 물이 업신여겨서 꽃다운 얼굴을 푸른 반점이나 검은 점이 더럽힌다. 금단용분으로 꾸미고 가볍고 얇은 것으로 아무리 꾸며도 미인과 비교할 수 없다. 이렇게 약해졌구나. 이렇게 불쌍하구나.

《동의학사전》

○ 흑자. 검은색의 사마귀 모양의 기미를 말한다. 족소음신경의 탁기가 기부에 몰려 생긴다. 대개 모반과 같이 날 때부터 있으나 뒤늦게 사춘기나 노년기에 나타나는 것도 있다. 흔히 얼굴에 흑갈색의 편평한 융기 상태를 정한다. 다발성인 것도 있고 드물게는 범발성인 것도 있다. 흩어져 분포되며 작은 것은 기장쌀만하고 큰 것은 콩알만 한데 간혹 굵은 털이 난 것도 있다. 중년이나 늙은이에게서는 갑자기 크면서 악성화될 수도 있다. 일반적으로 치료를 필요로 하지 않으나 마찰되기 쉬운데 위치하면서 커지거나 점차 퍼지며 색이 진해지는 것은 제때에 수정고를 붙인 종이로 뜸을 뜬다.

32) 눈꺼풀 가려움증

눈꺼풀이나 그 주위의 살갗이 가려우면서 벌겋게 되는 병증이다. 처음에 눈꺼풀이 가렵고 아프다가 점차 크기와 생김새가 다른 살비듬이 생긴다. 안검 피부의 사상균성(곰팡이균) 감염병이다.

원인과 치료는 아래 책을 본다.

소풍산은 1. 결막염, 두드러기 등을 치료한다. 형개 방풍 당귀 생지황 고삼 창출 선태 참깨 우방자 지모 석고 각7푼 목통 감초 각5푼.《동의보감》 2. 삿된 바람이나 삿된 축축한 뜨거움으로 생기는 눈꺼풀 가려움증을 치료한다. 형개 감초 각1돈 인삼 백출 백복령 백강잠 천궁 방풍 곽향 선태 강활 각5푼 진피 후박 각3푼. 물에 달여 빈속에 먹는다.《외과정종》

제습탕은 1. 창출 후박 반하 각1돈반 곽향 진피 7푼반 감초 5푼 생강7 대추2.《동의보감》 2. 반하 후박 창출 각2돈 곽향 진피 백출 백복령 각1돈 감초 7푼 생강7 대추2.《의림촬요》

가감사물탕은 아이를 낳은 다음에 뜨거운 바람으로 오는 눈꺼풀 가려움증 등을 치료한다. 생지황 고삼 우방자 박하 방풍 당귀 적작약 천화분 연교 천궁 각1돈. 물에 달여 먹는다.

《은해지남》

○ 눈꺼풀 가려움증 처방. 봉황 기름은 모든 불로 생긴 독을 치료한다. 달걀노른자를 많고 적음에 얽매지 말고 오래된 유채 기름으로 오래 달여 마르게 한다. 달걀노른자를 없애고 잘 두었다가 쓴다.

물 눈약은 눈꺼풀테가 짓무른 병을 치료한다. 붕사와 고백반 같은 분량을 곱게 갈아 흰 꿀을 임금으로 해서 고르게 저으면서 오래도록 고아 때도 없이 바른다.

홍정약은 마르고 뜨거운 눈꺼풀 가려움증을 치료한다. 붉은대추 녹반 행인 담반(조금 줄인다) 은행살. 붉은대추에 씨를 빼고 녹반을 가득 채워 넣는다. 축축하고 거친 종이로 싸서 불 속에서 빨갛게 될 때까지 태우는데 바삭하게 마르면 안 된다. 꺼내서 행인 등의 약재와 함께 두드려 곱게 갈아 그늘에 말린다. 쓸 때는 황백, 백지, 국화잎을 더 넣고 끓는 물에 오래 달여 그 물로 깨끗이 씻는다.

청정약은 뜨거운 바람으로 생긴 눈꺼풀 가려움증을 치료한다. 푸른파(임금으로 한다) 행인(신하로 한다) 동청(도우미로 한다) 담반(심부름꾼으로 한다). 먼저 푸른파는 즙을 내고 행인은 기름을 없애서 곱게 간다. 이것을 함께 오래 달이다가 동청과 담반을 넣고 말린다. 쓸 때는 흐른 물에 풀어서 눈을 뜨고 깨끗이 씻는다.

흑선약은 축축한 독으로 생긴 눈꺼풀 가려움증을 치료한다. 얼굴 가득히 고름집이 있다. 푸른파 행인 송진. 송진과 행인 등은 나누어 갈아서 큰 파 줄기를 가진 푸른파에 두 약재를 가득 담는다. 이것을 오래된 유채 기름 안에 넣어 담가서 스며들면 꺼내 태운 다음 곱게 간다. 쓸 때는 삼씨기름이나 봉황 기름에 섞는다.

눈 거죽에 굴리는 방법은 심장과 비장에 불이 떠서 바람을 불러 가장자리가 짓무른 병을 치료한다. 호두살(겉껍질을 벗긴다) 대추살(껍질을 벗긴다) 행인(껍질을 벗긴다) 담반 용뇌(조금). 함께 곱고 고르게 갈아 환을 만들어 때에 맞춰 눈 거죽에 굴린다.

《동의학사전》

○ 눈꺼풀이나 눈확 주위의 살갗이 벌겋게 되고 살비듬이 생기는 병증. 비경에 습열이 몰려 있고 다시 풍사의 침습을

받아서 생긴다. 이밖에 사독의 침습으로 열독이 몰려서도 온다. 초기에 눈꺼풀이 가렵고 아프며 눈꺼풀에는 점차 크기와 형태가 다른 인설반들이 생긴다. 이 인설반의 밑바닥은 붉고 거칠다. 이 부위를 긁으면 흰색의 살비듬이 떨어지고 진물이 나오고 나중에는 딱지가 생긴다. 풍이 성해서 온 것은 풍을 없애고 가려움을 멈추는 방법으로 소풍산을 가감하고 습이 성해서 온 것은 습을 없애고 가려움을 멈추는 방법으로 제습탕을 쓰며 열독이 성해서 온 것은 열을 내리우고 독을 풀며 가려움을 멈추는 방법으로 가감사물탕에 금은화, 단국화를 더 넣어서 쓴다. 눈에는 들국화 20g, 백반 2g을 500㎖의 물에 달인 위층의 맑은 물로 하루 3번씩 씻어 주고 닭알 노란자위 연고, 황련고 등을 바른다. 또한 정명, 찬죽, 승읍, 사백, 사죽공, 비유, 간유, 족삼리, 삼음교혈에 침을 놓는다. 안검 피부의 사상균성 감염 질병에 해당한다고 본다.

33) 눈꺼풀 구멍증

두 눈꺼풀의 바깥쪽에 구멍이 생기는 병증이다. 고름이나 냄새나는 진물이 흐른다.

인삼누로산은 눈에 새는 병이 있어서 고름이 그치지 않을 때 치료한다. 황기 3량 방풍 1량반 대황(술에 담근다) 인삼 원지 감초(끓는 물에 담가 뼈를 뺀다) 당귀잔뿌리(한번은 지골피로 만든다) 적복령 각2량 황금 누로 각1량. 가루 내어 4~5돈씩 물에 달여 밥 먹고 나서 먹는다.《장씨의통》

보원탕은 속 기름과 겉 지킴, 기운과 피가 부족한 병을 치료한다. 황기(꿀과 술로 굽는다) 3돈~6돈 인삼 3돈~1량 감초(굽는다) 1돈. 물에 달여 빈속에 먹는다.《장씨의통》

《천금》탁리산은 기운과 피가 비워지고 차가워져서 종기를 오므리지 못하는 병을 치료한다. 보원탕에 천궁 당귀 육계 백지 방풍 길경 백작약 천문동 연교 인동 생강을 더 넣는다.《장씨의통》

참기내탁산은 터진 종기에 삿된 바람이 들어오거나 두진병에 더러운 것이 웅크리고 있거나 종기가 오랫동안 터지지 않을 때 쓴다. 보원탕에 천궁 당귀 육계 백지 방풍 길경 목향 진한후박을 더 넣는다. 이 처방에서 목향을 빼면 십선산이라고 부르고 두진병에 종기를 치료한다.《장씨의통》

탁리소독산은 종기와 두진병에 독이 세차서 뿜어내지 못하는 병을 치료한다. 보원탕에 당귀 작약 복령 백출 인동 백지 연교를 더 넣는다.《장씨의통》

내보황기탕은 종기가 터져 고름이 많이 나오는 병을 치료한다. 비워진 뜨거움으로 잠을 못 자고 헛땀을 흘린다. 보원탕에 백출 복령 오미자 산조인을 더 넣는다. 가루 내어 4~5돈씩 물에 달여 밥 먹고 나서 먹는다.《장씨의통》

《증치준승》

○ 눈꺼풀 구멍증. 두 위 눈꺼풀의 밖에 생기고 고름이나 끈끈한 냄새나는 진물이 흐른다. 붓고 아프면 흘러나오고 붓

지 않으면 조금 그친다. 그것은 다른 각각에 구멍증보다 느리게 눈을 해친다. 그러나 오랫동안 치료하지 않으면 위 눈꺼풀이 무너지고 기운이 빠져나가면서 눈속물이 말라버린다. 눈도 무너진다.

《장씨의통》
○ 눈꺼풀 구멍증은 두 위 눈꺼풀의 밖에 생기고 고름이나 끈끈한 냄새나는 진물이 흐른다. 붓고 아프면 흘러나오고 붓지 않으면 조금 그친다. 먼저 인삼누로산을 준 다음에 《천금》탁리산에 파흰 뿌리을 더해서 쓴다.

《동의학사전》
○ 외루증. 누정(漏睛)을 달리 부른 이름.

34) 눈두덩 구멍증

눈 주위 눈두덩에 구멍이 생기고 그 구멍에서 묽거나 진득한 물이 흐르는 병증이다. 고름 같으면서 비린내가 나고 씻어내도 다시 생긴다. 눈꺼풀속 흰거품증(마이봄샘염)과 비슷하지만 이 병증이 더 심하다.
 원인과 치료는 아래 책을 본다.
 죽엽사경탕은 눈초리 안에 침구멍 같은 구멍에서 배어나오듯이 고름이 나오는 병을 치료한다. 시호 치자 강활 승마 감초(굽는다) 황금 황련 대황 각8푼 적작약 결명자 복령 차전자 택사 각6푼 대나무잎 10조각. 물에 달여서 밥 먹고 나서 뜨겁게 먹는다.

《증치준승》
○ 눈두덩 구멍증은 눈 곁에 구멍 속에서 묽거나 끈끈한 진물이 흘러나온다. 고름처럼 비린내가 있고 닦아내도 있으며 오래되면 눈도 흐릿해진다. 마른 음식을 즐겨 먹거나 술을 좋아하거나 또는 가래불과 축축한 뜨거움이 있는 사람에게 이 병이 잘 걸린다. 오랫동안 치료하지 않으면 눈속물을 해쳐 어둡게 되고 눈속기름을 해쳐 뻑뻑해진다. 눈꺼풀속 흰거품증과 서로 비슷하지만 저 병은 가볍고 이 병은 심하다. 눈꺼풀속 흰거품증은 밖에 있는 눈물이 맑지 않고 눈꺼풀 안에서 나오려고 하지만 나오지 못한다. 이것은 안에서 삿된 기운이 뜨겁게 쪄서 나오고 터지려고 하지만 터지지 못한다. 치료도 깊거나 얕고 느리거나 빨라서 서로 같지 않다.

《장씨의통》
○ 눈두덩 구멍증은 눈 곁에 구멍 속에서 묽거나 끈끈한 진물이 흘러나온다. 고름처럼 비린내가 있고 닦아내도 있으며 오래되면 눈도 흐릿해진다. 마른 음식을 즐겨 먹거나 술을 좋아하거나 가래불과 축축한 뜨거움이 있는 사람에게 이 병이 잘 걸린다. 죽엽사경탕, 《천금》탁리산을 먼저와 다음으로 해서 치료를 마친다. 오랫동안 치료하지 않으면 눈속물을 해쳐 어두워지고 눈속기름이 없어진다.

2. 눈물샘 눈겉증

눈물샘과 눈물점에 생기는 병증이다.

1) 바람 눈물증

바람을 맞으면 눈물이 더 나오는 병증이다. 겨울에 많고 여름에 적다가 3~5년이 지나면 계절에 관계없이 눈물이 나온다. 오래되면 눈이 어두워져 사물과 빛깔을 알아보기 어렵다. 채워짐증은 눈꺼풀이 붉으면서 눈물이 흐르며 결막염이나 눈물주머니 염증이다. 비워짐증은 날씨가 추워지면서 피부가 수축되어 일시적으로 눈물의 통로가 좁아져서 생긴다. 또 만성적으로 코 눈물관이 막힌 경우에도 눈물이 계속 흐를 수 있다. 이때 하얀 분비물도 같이 나온다.

원인과 치료는 아래 책을 본다. 그 외에 눈에 바람이 들어와서 눈이 가렵고 눈물이 날 때는 마광탕을 쓴다.

좌귀음은 숙지황 산약 구기자 산수유 각2돈 백복령 1돈반 자감초 1돈.

가감팔진탕은 백복령 백질려 각3돈 인삼 창출 당귀 목적 각2돈 천궁 1돈. 물에 달여 밥 먹고 나서 먹는다.

지루보간산은 당귀 숙지황 각2돈 백작약(볶는다) 백질려 목적 방풍 각1돈 천궁 5푼. 가루 내어 2,3돈씩 맑은 차로 먹는다.

백강잠산은 누런뽕나무잎 1량 세신 5돈 목적 선복화 백강잠 형개 감초 각3돈. 거칠게 가루 내어 7돈씩 물에 달여 밥 먹고 나서 먹거나 2돈씩 형개 달인 물로 먹는다. 《의학입문》

마광탕은 눈꺼풀테염, 비루관 협착, 백내장에도 쓴다. 백질려 강활 방풍 석결명 감국 결명자 선태 사퇴 천궁 감초 각1돈. 곱게 가루 내어 한번에 2돈씩 맥문동 달인 물로 먹는다.

당귀음자는 1. 당귀 인삼 시호 황금 백작약 감초 대황 각1돈 활석 5푼 생강3. 《증치준승》 2. 적작약 당귀 천궁 생지황 백질려 방풍 형개 각1돈2푼 하고초 향부자 하수오 황기 감초 구기자 백지 감국 각1돈 패모 3푼. 《동의보감》 물에 달여 밥 먹고 나서 먹는다.

장용환은 대황 황금 각2량 활석 흑견우자 각4량. 오른쪽을 가루 내어 오동나무 씨 크기로 환을 만들어 50~70환씩

따뜻한 물로 삼킨다. 《유문사친》

　신궁환은 장용환 안에 황련 박하 천궁 각반량을 더 넣는다. 물로 오동나무 씨 크기로 환을 만들어 물로 삼킨다. 《유문사친》

　방풍당귀음자는 시호 인삼 황금 방풍 감초 작약 대황 당귀 활석 각1량. 오른쪽을 거칠게 가루 내어 3~5돈에 생강 3쪽을 넣고 물 1잔으로 7푼이 되게 달여 찌꺼기를 없애고 때에 얽매이지 말고 따뜻하게 먹는다. 《유문사친》

《제병원후론》

○ 눈이 바람을 맞으면 눈물이 나오는 증상. 눈은 간장의 밖에 조짐이다. 삿된 바람을 받아 간장을 해치면 간장에 기운이 부족해진다. 그래서 눈물이 나온다. 달인약이나 찜질, 침, 돌침에 각각 올바른 방법이 있다.

　《양생방·도인법》에서 북돋는 방법을 이야기하였다. 의자에 걸터앉아 오른쪽 다리를 펴고 두 손은 왼쪽 무릎 머리를 감싸고 허리를 편다. 코로 숨을 마시는데 끝까지 7번 쉬면서 오른쪽 발을 바깥쪽으로 벌린다. 이렇게 하면 굽히고 펴기 어려운 것을 없애고 아래다리 속이 아프면서 저린 병과 바람 맞은 눈과 귀가 안 들리는 병을 없앤다.

　또 말했다. 걸터앉아 왼쪽 다리를 펴고 두 손으로 오른쪽 무릎 머리를 감싼다. 코로 숨을 마시는데 끝까지 7번 쉬면서 왼쪽 발을 바깥쪽으로 벌린다. 굽히고 펴기 어려운 것을 없애고 아래다리 속이 아픈 병을 없앤다. 어떤 책에는 바람을 맞아 눈이 어둡거나 귀가 안 들리는 병을 없앤다고 하였다.

　또 말했다. 코로 숨을 마시면서 왼손으로 코를 잡는다. 눈이 어둡고 눈물이 나오는 병을 없앤다. 코로 숨을 마시고 입을 닫고 끝까지 7번 숨 쉰다. 두 옆구리 아래 쌓인 피와 기운을 없앤다.

　또 말했다. 똑바로 앉아 허리를 펴고 천천히 코로 숨을 마시면서 오른손으로 코를 잡고 천천히 눈을 감고 숨을 내뱉는다. 눈이 어둡거나 눈물이 나와 괴롭거나 콧속에 군살이 있거나 귀가 안 들리는 병을 치료한다. 또 상한병으로 머리가 아프고 몸이 오싹한 병을 없앤다. 모두 땀이 날 정도로 한다.

《비전안과용목론》

○ 바람 눈물증. 이 눈이 처음 병에 걸릴 때는 대개 독 있는 바람이 눈으로 들어갔기 때문이다. 눈물이 나면서 닦아도 다시 생기며 겨울철에 많고 여름철에 적다. 다음에 3~5년이 되면 겨울과 여름을 나누지 않고 모두 눈물이 나온다. 대개 눈물점은 폐장 속으로 통한다고 한다. 오래된 다음에는 눈이 더욱 어두침침해져 사물과 빛깔을 알기 어렵다. 이런 병에는 세신환, 난폐탕을 먹고 구리 젓가락을 뜨겁게 해서 정명혈을 다림질하며 그리고 지루산을 눈에 넣으면 병이 낫는다.

　시로 말한다. 바람 눈물증은 피가 거꾸로 흐르네. 세 번째 겨울이 될 때마다 그런 법칙이 쉬지 않네. 옆으로 기울어진 눈물점은 폐장과 통하네. 세신환이나 가루약으로 뿌리를 끊어 없애네. 웅황과 오미자를 바람 맞은 눈에 넣네. 구리젓가락을 뜨겁게 해서 눈초리 구석을 다림질하네. 빠르고 빠르게 해야 의사가 치료할 수 있네. 다른 때로 피하면 일생에 걱정거리를 얻네.

세신환은 세신 2량 오미자 숙건지황 각1량반 인삼 복령 지골피 산약 방풍 각1량. 위를 가루 내어 졸인 꿀로 오동나무 씨 크기로 환을 만들어 빈속에 소금물로 10환씩 하루 2번 삼킨다.

난폐탕은 충울자 세신 오미자 건지황 각1량반 고본 1량반 지모 황금 궁궁 각 1량. 위를 가루 내어 물 1잔으로 가루 1돈을 넣고 5푼이 되게 달여 밥 먹고 나서 찌꺼기를 없애고 따뜻하게 먹거나 눈에 넣는다.

지루산은 웅황 5돈 증청 1량 용뇌 백반(재로 만든다) 세신 건강(재로 만든다) 각각 같은 양. 위를 찧어 체로 쳐서 가루 내어 밀가루처럼 매우 곱게 해서 밤새 내내 눈 속에 넣으면 효과가 있다.

《은해정미》

○ 바람 눈물증은 증상이 하나가 아니다. 신장이 비워져 간장나무를 만들 수 없으면 간장 경맥이 바람을 받아 비워지기 때문에 나무가 움직인다. 그래서 바람을 맞으면 눈물이 난다. 간장 경맥이 비워졌으면 지루보간산을 먹어 그치게 한다. 눈물을 멈추게 하는 방법으로 대개는 중약을 눈에 넣는다. '뜨거운 눈물'은 천궁다조산을 먹고 청량산을 눈에 넣는다. 간장에 바람이 들어왔으면 창출로 그치게 한다. 붉거나 아프지 않으면서 눈물이 나면 '바람 눈물'이라고 한다. 붓고 아프면서 붉으며 껄끄러우면서 눈물이 나면 '뜨거운 눈물'이다. 바람을 맞아 눈물이 줄줄 흐르는데 겨울철에 많고 여름철에는 적으며 닦아도 다시 나온다. 또는 계절을 가리지 않고 모두 나온다면 이것은 '차가운 눈물'이다. '차가운 눈물'은 유향천오환을 쓴다. 천오 1개와 초오 2개를 껍질을 벗기고 명반 1돈과 백반 덩어리 1개를 가루로 만든다. 돼지쓸개즙으로 기장쌀 크기로 환을 만들어 하나씩 잠자리에 들 때 안쪽 눈초리 구석 끝에 놓으면 눈물이 그친다. 또는 뜸을 뜨면 그친다. 또 폐장이 오랫동안 차게 되면 안쪽 눈초리에 있는 구멍을 눈물점이라고 하는데 이 눈물점이 폐장과 통한다. 이런 눈물은 치료하기 어렵다. 오랫동안 눈물을 흘리면 눈을 어둡게 한다. 피와 기운이 약한 사람인데 붓거나 붉지 않고 단지 옅은 자줏빛만 있으면서 껄끄럽고 아프면서 눈물이 나오면 '비워진 눈물'이다. 뜸뜨는 법은 '차가운 눈물'이 오랫동안 흐르면 위 영향혈 2혈, 천부혈 2혈, 간수혈 2혈(9번째 뼈 양쪽 1촌이다)에 뜸을 뜬다.

지루보간산은 간장이 비워져 바람을 맞아 눈물이 그치지 않고 나오는 병을 치료한다. 정명혈 2혈(안쪽 눈초리 끝에 이어진다), 풍지혈 2혈, 임읍혈 2혈에 뜸을 뜬다. 백질려 당귀 숙지황 백작약 천궁 목적 방풍 하고초(피가 비워지면 쓰지 않는다). 위를 각각 같은 분량으로 가루 내어 2~3돈씩 찻물로 삼킨다.

창출산은 축축한 바람이 간장을 해쳐 축축하면서 눈물이 흐르고 어두우면서 속티가 보이는 병을 치료한다. 창출 목적 향부자 하고초 선태 감초 백질려 백지 방풍 만형자 천궁 백강잠. 위를 각각 같은 분량으로 가루 내어 2~3돈씩 찻물로 삼킨다. 술도 괜찮다.

천궁다조산은 뜨거운 눈물로 눈시울이 축축하고 짓무르는 모든 병을 치료한다. 천궁 방풍 강활 감초 석결명 목적 석고(볶는다) 형개 국화 박하잎. 위를 각각 1량씩으로 해서 가루 내어 2~3돈씩 밥 먹고 나서 찻물로 삼킨다.

《유문사친》

○ 바람에 대한 이야기. 바람을 맞아 눈물이 흐른다. 눈에 눈물이 나오면 흔히 '차가운 눈물'이 됐다고 말하는데 아니다. 《내경》에서 '간장의 즙이 흘러나온다면 큰 뜨거움이 간장을 뜨겁게 쪘기 때문이다.'라고 말했다. 뜨거움이 아주 심하면 바람이 생긴다. 밖에서 바람이 치솟고 안에서 불이 생기면 바람과 뜨거움이 서로 뭉쳐 눈물이 나온다. 그래서 안과 밖을 모두 치료해야 낫는다. 밖을 치료하려면 희고 찐득한 패모 1개에 후추 7개를 더해서 구리와 쇠에 닿지 않도록 곱게 갈아 잠자려고 할 때 눈에 넣는다. 안을 치료하려면 바람을 없애고 뜨거움을 흩어지게 하는 약을 써야하는데 당귀음자를 먹는다. 양에 뜨거움이 아주 심해서 눈자위가 참을 수 없이 아프면 사물탕에 한방기와 용담초를 더해서 신궁환 50~70환을 삼킨다. 3~5번 설사를 하면 낫는다.

《세의득효방》

○ 바람 눈물증은 겨울철이 되면 아주 심해져 쉬지 않고 나타난다. 이것은 폐장이 비워지고 바람을 받았다가 차가운 바람을 만나면서 나타난다. 백강잠산을 먹어야 한다.

백강잠산은 백강잠(곧은 것으로 실과 주둥이를 없애고 볶는다) 감초 세신 각 반량 선복화(푹 쪄서 불로 말린다) 반량 형개 1푼 목적 반량 누런뽕나무잎 1량. 위를 썰어 가루 내어 3돈씩 물 1잔이 반이 되게 달여 밥 먹고 나서 따뜻하게 먹는다.

《향약집성방》

○ 바람 눈물증. 《성혜방》에서 말했다. 오장육부는 모두 진액이 있는데 눈으로 통하면 눈물이 된다. 간장에 기운이 부족할 때 뜨거운 바람이 타고 들어오면 그 진액을 억누를 수 없다. 그래서 눈물이 나온다.

《성혜방》에 눈 속이 연기에 쏘인 듯이 눈물이 나오고 붉고 어두우면서 눈을 뜨지 못하는 병을 치료한다. 오골계 쓸개즙을 하루 3~5번 눈에 넣는다.

《성제총록》에 바람 눈물증을 치료한다. 세신(싹을 없앤다) 2량 오미자 숙건지황(불로 말린다) 각1량반 인삼 백복령 지골피 산약 방풍(잔뿌리를 없앤다) 각1량. 오른쪽을 곱게 가루 내어 졸인 꿀로 오동나무 씨 크기로 환을 만들어 20환씩 빈속에 소금물로 하루 2번 삼킨다.

바람이 들어온 눈이나 차가움이 들어온 눈으로 어둡고 부으면서 눈물이 많은 병을 치료한다. 세신(싹을 없앤다) 반량 오미자 방풍(잔뿌리를 없앤다) 길경(볶는다) 충울자 현삼 각1량. 오른쪽을 거칠게 가루 내어 3돈씩 물 1잔에 7푼이 되게 달여 찌꺼기를 없애고 빈속에 따뜻하게 먹는다.

《천금방》에 간장이 비워지거나 바람을 맞아서 눈물이 흐르는 등의 여러 병을 치료한다. 구기자를 가장 통통한 것으로 2되를 찧어 비단 주머니에 싸서 항아리 속에 넣어둔다. 술 1말을 부어 담가서 꼭 막아 21일 동안 새지 않게 한다. 사정에 따라 취하지 않게 아침마다 마신다.

《경험양방》에 눈꺼풀이 짓무르거나 눈에 찬 눈물이 흐르거나 눈이 어두워 장님증이 되는 병을 치료한다. 복분자 잎을 분량에 얽매이지 말고 햇볕에 말려 분가루처럼 아주 곱게 빻는다. 얇은 천으로 싸서 남자 아이가 먹는 젖에 2시간 넘게 담가놓는다. 환자를 반듯이 눕히고 구리 젓가락으로 눈 속에 넣는다. 술, 밀가루, 기름, 기름기 음식 등을 꺼려야 한다.

또 처방으로 복분자 잎을 찧어 즙을 낸다. 환자를 반듯이 눕히고 푸른 비단 조각으로 눈을 가린다. 새 붓으로 즙을 찍어 비단 조각 위에 바른다. 오래 지나면 그 벌레가 죽는다. 비단 조각에 이렇게 하면 3~5번이 지나지 않아 낫는다.

《직지방》에 생강즙을 졸인 찐득한 즙은 눈이 가렵고 찬 눈물이 나오거나 눈꺼풀이 짓무르면서 벌레가 있는 병을 치료한다. 묵은 생강 1덩이에 은 젓가락을 꽂았다가 바로 빼낸 다음 눈초리 안쪽과 바깥쪽에 넣어주면 효과가 있다.

《신효명방》에 찬 눈물이 나오고 눈이 어두운 병을 치료한다. 말린 생강을 통통한 것으로 가루 내어 1자(1/4돈)씩 끓는 물에 타서 눈을 씻는다.

《연하성효방》에 찬 눈물에 눈에 넣는다. 고백반을 불에 구워 아주 고운 가루가 되게 한 다음 잠자려고 할 때 눈초리 속에 2~3번 넣는다. 찬 눈물이 다시 나오지 않는다.

또 처방으로 초오를 뾰족한 끝을 매끄럽고 깨끗하게 한 다음 불에 구워 안쪽 눈초리를 찜질한다. 5~7번 하면 좋다.

《수월로반경》에 눈물을 치료한다. 창출(쌀뜨물에 삶는다) 1량 목적(마디를 없앤다) 2량 향부자 하고초 용담초 각1량. 오른쪽을 가루 내어 밀가루 풀로 오동나무 씨 크기로 환을 만들어 30~40환씩 밥 먹고 나서 소금물로 삼킨다.

《간요제중방》에 독활산은 간장에 채워짐증을 치료한다. 눈이 붉고 어두우면서 깔깔하며 뜨거운 눈물이 멈추지 않고 나온다. 힘살이 당기고 등과 팔뚝이 나른하다. 머리가 어둡고 앞뒤 목이 뻣뻣하면서 아프다. 독활 감국 만형자 궁궁 각1량. 오른쪽을 찧어 체로 쳐서 가루 내어 2돈씩 물 1잔에 산조인 우방자 각50알씩을 갈아 넣고 7푼이 되게 함께 달인다. 찌꺼기와 함께 때에 맞추지 말고 먹는다.

《최원량 해상방》에 눈이 뜨거우면서 아프고 눈물이 멈추지 않는 병을 치료한다. 말냉이 씨를 찧어 체로 쳐서 가루 내어 자려고 할 때 구리젓가락으로 눈 속에 넣는다. 뜨거운 눈물과 나쁜 물질이 나온다. 군살이 있을 때도 30~40일 동안 밤에 넣으면 아주 좋다.

《범왕방》에 눈 속이 찌르듯이 아파서 눈물이 나고 눈을 뜨지 못하는 병을 치료한다. 소금을 콩알만큼 눈 속에 넣고 눈을 뜨고 감았다가 소금을 없애고 찬물로 여러 번 씻으면 낫는다.

《향약구급방》에 바람이 눈에 들어가 눈물이 나오는 병을 치료한다. 옛날 동전 150개를 식초 1말에 담가서 약한 불로 달여 3되가 되게 한다. 동전을 빼내고 걸러 얻은 즙을 다시 달여 7홉을 만든다. 조금씩 눈초리 속에 흘러 넣어주면 아주 좋다.

《본조경험》에 바람을 맞아 눈물이 나오는 병을 치료한다. 행인 1개를 껍질을 벗기고 두 쪽으로 나눈다. 끌로 얇게 떠서 눈초리 속에 붙여 놓고 뜸을 뜬다.

《기효양방》

○ 눈이 바람을 맞아 눈물이 나오는 병을 치료한다. 창출(4량을 살찐 것으로 은이나 돌그릇에 강물을 넣고 조협 1촌과 함께 하루 동안 끓여 조협을 건져내고 창출만 남겨서 구리칼로 검은 껍질을 벗기고 햇볕에 말려 3량을 얻는다) 국화 목적(신선한 것) 결명자(씻어 햇볕에 말린다) 형개(꽃이삭) 선복화 감초(굽는다) 각1량 선태(씻어 불에 말린다) 3푼 뱀허물(씻어 굽는다) 1푼. 위를 곱게 가루 내어 빠져나가지 않도록 꼭 막은 그릇에 담아 1돈씩 먹는다. 어린찻잎 반돈과 함께 점심과 빈속, 자려고할 때 먹는다.

《증치준승》

○ 《영추》에서 '황제가 말했다. 사람이 슬퍼서 눈물과 콧물을 흘리면 어떤 기운이 시켜서 그러느냐. 기백이 말했다. 심장은 오장육부에 주인이다. 눈은 우두머리 경맥이 모이는 곳이고 위로 즙이 가는 길이다. 입과 코는 기운에 문이다. 그래서 슬퍼하거나 근심하면 심장이 움직인다. 심장이 움직이면 오장육부가 모두 흔들리고 흔들리면 우두머리 경맥이 느낀다. 우두머리 경맥이 느끼면 즙이 가는 길이 열리고 즙이 가는 길이 열리기 때문에 눈물과 콧물이 나온다. 즙이 흘러들어가야 알짜가 빈 구멍을 적실 수 있다. 그래서 위로 즙이 가는 길이 열리면 눈물이 나온다. 눈물이 그치지 않으면 즙이 말라버리고 즙이 말라버리면 알짜가 흘러들어오지 않는다. 알짜가 흘러들어오지 않으면 눈이 보지 못한다. 그래서 알짜를 빼앗겼다고 부른다.'

또 말했다. '오장육부는 심장이 주인이다. 귀는 듣고 눈은 본다. 폐장은 재상이고 간장은 속 기름이며 비장은 겉 지킴이다. 신장은 밖을 주관한다. 그래서 오장육부에 진액은 모두 위에 눈으로 스며들어간다. 심장이 슬픈 기운과 어울리면 심장 이음새가 당겨지고 심장 이음새가 당겨지면 폐장이 들린다. 폐장이 들리면 즙이 위로 넘친다. 심장 이음새와 폐장은 항상 들릴 수 없다. 그래서 위에 있다가 아래에 있다가 하면서 기침하거나 눈물이 나온다.'

《소문 해정미론》에서 말했다. '치솟으면 보지 못한다. 사람이 치솟으면 양 기운이 위를 아우르고 음 기운이 아래를 아우른다. 양이 위를 아우르면 불이 홀로 빛난다. 음이 아래를 아우르면 발이 차고 또 발이 차면서 붓는다. 하나에 물은 다섯 불을 이길 수 없기 때문에 눈이 먼다. 기운이 치솟으면 바람을 맞아 눈물이 흐르면서 그치지 않는다. 눈이 바람을 맞을 때는 안에서 양 기운이 알짜를 지킨다. 그런데 불기운이 눈을 불사르기 때문에 바람을 보면 눈물이 흐르게 된다. 불이 세차면 바람이 생기고 곧 비가 오는 것에 견줄 수 있다.'

이런 종류처럼 간장은 눈물이 된다.

○ 눈물에 대해 이야기한다. 운기에서 눈물흘림은 모두 뜨거운 바람에 따른다. 《내경》에서 '궐음이 사천에 있을 때 세 번째 기운이 하늘에 퍼지면 바람이 때때로 일어난다. 이때 백성들은 눈물이 나오는 병에 걸린다.'고 하였다.

장종정이 '바람을 맞아 눈물이 나오면 흔히 찬 눈물이라고 말하는데 아니다. 안에 바람을 맞고 밖에 불이 나타나서 바람과 뜨거움이 서로 쳐야 눈물이 나오기 때문에 안팎을 함께 치료해야 낫는다.'고 하였다. 밖을 치료하려면 패모(희고 기름진 것) 1개에 호초 7알을 더 넣어 구리나 쇠에 닿지 않게 곱게 갈아 잠자려고 할 때 눈에 넣는다. 안을 치료하려면 당귀음자를 먹는다.

《내경》에서 '바람 기운이 양명경과 함께 위장으로 들어가면 경맥을 돌아 위에 안쪽 눈초리까지 이른다. 그러면 차가울 때 눈물이 나온다.'고 하였다. 이것은 차가운 바람을 맞아 눈물이 나오는 것이다. 《하간》당귀탕으로 치료한다.

이동원은 '물이 나무의 세력을 틈타 들어오면 위에서 눈이 깔깔하고 눈곱이 있으면서 찬 눈물을 흘리게 된다.'라고 하였다. 이것은 모두 폐장 쇠가 비워졌기 때문에 간장 나무가 적게 두려워하기 때문이다.

○ 동쪽을 맞이하는 증상. 동쪽과 남쪽에서 부는 두 바람을 볼 때 깔깔하면서 아프고 눈물이 나온다. 서쪽과 북쪽 바람은 아니다. 바람을 맞아 붉게 짓무르는 병과 바람을 맞아 눈물이 나오는 병은 끝은 같지만 바탕은 다르다. 각각 증상이 어떤 바람으로 생기는지 따지지 말고 이 두 증상을 동쪽과 서쪽으로 나눠서 병의 생김이나 이김, 비워짐이나 채워짐을 본다. 바람을 맞아 나오는 눈물은 또 오로지 그 눈물만을 말한다. 다른 병을 띠지 않고 이 병이 깊은 경우이다. 또 동쪽이나 서쪽을 맞이한다고 병을 나누지 않기 때문에 치료도 다르다. 동쪽을 맞거나 서쪽을 맞는 것도 다르다. 동쪽을 맞이하면 간장이 스스로 걸린 병이다. 기운이 피보다 세차고 봄과 여름에 많이 나타난다. 서쪽을 맞이하는 병은 비워져 이김을 당해서 나타난 병이기 때문에 서로 같지 않다.

○ 서쪽을 맞이하는 증상. 눈이 서쪽과 북쪽에서 부는 두 바람을 볼 때 깔깔하면서 아프고 눈물이 나온다. 동쪽과 남쪽 바람을 보면 아니다. 간장이 비워져 이김을 당한 병으로 가을과 겨울에 많이 생긴다. 부족한 간장을 북돋고 채워진 폐장을 억눌러야 한다.

《동의보감》

○ 바람 눈물증. 겨울철이 되면 더욱 심하다. 이것은 폐장이 비워졌을 때 차가운 바람을 만났기 때문에 나타난다. 백강잠산을 쓴다.(《득효》) 바람 눈물증은 흔히 찬 눈물이 된다고 하는데 아니다. 바람이 안에서 치고 불이 밖에서 나타나

면 바람과 뜨거움이 서로 뭉쳐 눈물이 나오게 된다. 당귀음자(처방이 자세하지 않다)를 쓴다. 밖에 크고 살찐 패모 1개에 후추 7알을 더해서 구리와 쇠에 닿지 않도록 곱게 갈아 자려고 할 때 눈에 넣으면 효과가 좋다.(자화) 눈곱과 눈물이 같이 뜨겁게 흐르고 두 눈꺼풀이 붉으면 간장에 뜨거움이 심한 것에 속한다. 밥 먹고 나서 당귀용회환(처방은 오장을 본다)을 삼킨다. 간장이 비워지고 뜨거움이 들어와서 바람을 맞아 찬 눈물이 흐르면 귀규탕, 목적산을 쓴다.(《입문》) 눈에 찬 눈물이 나올 때에 비워짐이면 사물탕에 목적, 방풍, 감국, 백지를 더 넣고 채워짐이면 창출산을 쓴다.(《유취》)

백강잠산은 폐장이 비워졌기 때문에 차가운 바람을 만나면 눈물이 흐르는 병을 치료한다. 겨울철에 더욱 심하다. 누런 뽕나무잎 1량 목적 선복화 백강잠 형개(꽃이삭) 감초 각3돈 세신 5돈. 오른쪽을 잘라 7돈을 물에 달여 밥 먹고 나서 먹거나 가루 2돈을 형개 달인 물에 타서 삼킨다.(《입문》)

당귀음자는 눈에 눈물이 그치지 않는 병을 치료한다. 당귀신 대황 시호 인삼 황금 백작약 각1량 활석 5돈. 곱게 썰어 4~5돈씩 맑은 물 1잔에 생강 3쪽을 넣고 7푼이 되게 달여 찌꺼기를 없애고 따뜻하게 먹는다.(《증치준승》)

당귀용회환은 간장에 채워진 뜨거움으로 생긴 옆구리 아픔을 치료한다.(《강목》) 당귀 용담초 치자 황련 황백 황금 각1량 대황 노회 청대 각5돈 목향 2돈반 사향 5푼. 가루 내어 꿀로 팥 크기로 환을 만들어 생강 달인 물로 20~30환씩 삼킨다.(《입문》)

귀규탕은 사물이 어두우면서 속터가 보이고 눈물이 흐르면서 은근히 깔깔하며 눈 속에 불이 있어 햇빛과 불빛을 싫어하는 병을 치료한다. 승마 1돈 황기 황금(술로 만든다) 방풍 강활 각7푼 만형자 연교 생지황 당귀 인삼 홍규화 생감초 각5푼 시호 3푼. 오른쪽을 썰어 1첩으로 해서 물에 달여 밥 먹고 나서 따뜻하게 먹는다.(《입문》)

목적산은 눈에 찬 눈물이 많은 병을 치료한다. 목적 목이(태워 재를 남긴다). 같은 분량을 가루 내어 2돈씩 뜨거운 쌀뜨물에 타서 삼킨다.(《입문》)

창출산은 간장에 뜨거운 바람이 그득해서 눈에 찬 눈물이 그치지 않고 흐르는 병을 치료한다. 창출 목적 백질려 방풍 강활 천궁 감초 각각 같은 양. 오른쪽은 가루 내어 2돈씩 따뜻한 쌀뜨물에 타서 밥 먹고 나서 삼킨다.(《의감》)

《심시요함》

○ 눈물이 나온다. 《영추》에서 황제가 말했다.336) (풀이 안함)

《장씨의통》

○ 눈물이 그치지 않는다. 《내경》에서 '바람기운이 양명경인 위장으로 들어가면 경맥을 돌아 위에 안쪽 눈초리까지 이른다. 그 사람이 뚱뚱하면 바람기운이 밖으로 빠져나가지 못하면서 뜨거움에 맞아서 눈이 노랗게 된다. 사람이 말랐

---

336) 위에 《증치준승》과 내용이 같아서 풀이하지 않는다. 한문은 뒤에 붙여놓았다.

으면 밖으로 빠져나가면서 차가움에 맞아서 눈물이 나온다.'고 하였다. 눈이 노란빛깔이면 뜨거움에 속하고 눈물이 나오면 차가움에 속함이 뚜렷하다. 이동원은 '물이 나무의 세력을 틈타 들어오면 위에서 눈이 깔깔하고 눈곱이 있으며 찬 눈물을 흘린다. 이것은 모두 폐장 쇠가 비워져서 간장 나무가 조금 두려워하기 때문이다.'라고 하였다.

눈이 서쪽과 북쪽의 두 바람을 볼 때 깔깔하면서 아프고 눈물이 나오면 간장이 비워져 이김을 당한 병이다. 지루보간산을 쓰고 정명혈 두 혈에 뜸을 뜬다. 동쪽과 남쪽에 두 바람을 볼 때 깔깔하면서 아프고 눈물이 나오면 간장이 스스로 걸린 병이다. 국화산을 쓴다. 어떤 바람인지 거리끼지 말고 볼 때 찬 눈물이 흐르면 간장과 신장 경맥 속에 웅크린 묽은 가래가 있는데 피와 즙이 부족해서 구멍이 비워지면서 바람이 들어왔다. 삿됨이 삿됨을 끌어당긴 병으로 야광초홍환이나 사물탕에서 적작약과 생지황으로 바꾸고 방풍, 육계, 강활, 목적을 더 넣어 쓴다. 또 어떤 바람인지 거리끼지 말고 볼 때 뜨거운 눈물이 흐르면 간장과 신장 경맥 속에 웅크린 불이 있는데 비워진 구멍이 튼튼하지 못해서 바람이 그 눈물을 이끌어 나오게 한 병으로 천궁다조산이나 국화산을 골라 쓴다.

방안상은 '머리바람증으로 온 찬 눈물은 국화, 결명자, 백출, 백지, 세신, 강활, 형개를 달여 먹고 눈을 씻는다. 눈이 붉거나 아프지도 않고 따로 병이 없는데 바람을 보지 않아도 때때로 항상 찬 눈물이 흐르며 심하면 어둡고 흐릿하게 보이는 경우가 있다. 이것은 간장과 쓸개에 기운이 약하고 신장 물이 부족하기 때문이다. 팔미환에 천초, 지황(만든다)을 쓰고 천궁, 당귀를 더 넣는다. 아기를 낳은 다음에 지나치게 슬피 울었다면 십전대보탕에 천초, 세신을 더 넣는다. 뜨거운 눈물이 때도 없이 항상 흐르면 안에 불이 그 물을 불러일으켰기 때문이다. 그러면서 간장과 신장에 알짜와 피가 마르고 양에 불이 쉽게 움직여 그 즙을 해쳤다. 육미환에 천초, 숙지황(만든다)을 더 넣고 목단피를 두 배로 해서 쓴다. 슬피 울어서 많이 해쳤다면 팔진탕에 천초, 오미자를 더 넣는다. 또 폐장이 오랫동안 차서 때도 없이 찬 눈물이 눈물 구멍에 맺혀 있는 경우가 있다. 이것은 눈물점이 폐장으로 통했기 때문에 치료하기 어렵다. 눈물이 오랫동안 흐르면 사람에 눈을 어둡게 한다. 또 눈꺼풀 안에 심하게 걸쭉하고 끈적끈적한 흰 가래 같은 것이 있고 닦아낼 때마다 있으면 위에서 가래불이 막히면서 비장과 폐장에 축축한 뜨거움이 있기 때문이다. 술을 좋아하거나 메마른 음식을 즐겨 먹거나 화내거나 우울한 사람이 이 병에 걸린다. 소요산에서 시호, 진피를 빼고 강활, 방풍, 국화를 더 넣는다. 눈꺼풀이 부으면서 핏줄이 구불구불하게 있으면 막혀서 피 부분으로 들어갔다. 죽은피 눈병증 등으로 변하는 것을 막아야 한다.'고 하였다.

《의종금감》《안과심법요결》
○ 바람 눈물증 노래. 바람 눈물증이 처음 일어나면 겨울철에 심하네. 오래되면

겨울과 여름에 눈물이 가늘게 흐르네. 간장이 비워지면 찬 눈물이 흐르고 아프거나 붉지 않네. 채워지면 뜨거운 눈물이 흐르고 붓고 붉으면서 아프네. 비워짐이면 보간산인 당귀, 백작약, 백질려, 천궁, 숙지황, 목적, 방풍을 쓰네. 채워짐이면 천궁다조산인 형개, 박하, 감초, 목적, 방풍, 강활, 석결명, 국화, 석고, 천궁을 쓰네.

지루보간산 처방은 당귀 2돈 백작약(볶는다) 1돈 백질려 1돈 천궁 5푼 숙지황 2돈 목적 1돈 방풍 1돈. 위를 거칠게 가루 내어 물 2잔으로 1잔이 되게 달여 밥 먹고 멀리 찌꺼기를 없애고 따뜻하게 먹는다.

천궁다조산 처방은 형개 박하 감초(굽는다) 목적 방풍 강활 석결명(달군다) 국화 석고 천궁 각1량. 위를 곱게 가루 내어 고르게 해서 3돈씩 밥 먹고 나서 찻물에 타서 삼킨다.

쉽게 풀이함. 바람 눈물증은 바람을 보면 눈물이 나온다. 처음 생길 때는 겨울철에 심하고 여름철에 가볍다가 오래되면 겨울과 여름에 모두 그렇다. 이것은 간장이 비워졌거나 삿된 바람과 뜨거움 때문이다. 찬 눈물이 흐르고 붉거나 아프지 않으면 비워짐증이므로 보간탕을 쓴다. 뜨거운 눈물이 흐르고 부으면서 붉고 아프면 채워짐증이므로 천궁다조산을 쓴다.

《목경대성》

○ 바람 눈물증. 굉장하고 뛰어난 방울소리구나. 높은 곳에서 아래로 꽃이 날리네. 산들산들 하거나 몹시 세차게 머리 가죽을 깎아내네. 조용히 끊임없이 눈물이 떨어지네. 갑작스럽게 따뜻하거나 차갑네. 다니는 것이 빠르거나 느리네. 또렷하게 불이 떠났네. 채워짐과 비워짐으로 치료하네.

이 증상은 어떤 때나 어떤 바람인지 거리끼지 말고 만나면 차거나 뜨거운 눈물이 흐른다. 붉게 짓무르면서 겉흠과 막이 있으면 이 병이 아니다. 물과 나무 두 경맥에 피와 즙이 부족하기 때문이다. 부족하면 구멍과 둑이 튼튼하지 않아서 삿된 바람이 그 눈물을 이끌어 나오게 한다. 또 간장과 신장이 없어지면 바람을 견디지 못해 불을 불러일으킨다. 눈물이 약간 따뜻하게 나오면 신하불이 갑자기 들어왔기 때문이다. 모두 주로 좌귀음, 팔미환, 십보환에 구기자와 맥문동을 더 넣어 치료한다. 만약 소홀히 해서 치료하지 않으면 즙이 말라버린다. 바람을 맞아 재채기를 하면서 눈물이 흐르면 기운이 비워졌다. 빛을 보고서 재채기를 하면서 눈물이 흐르면 피가 비워졌다. 또한 몸조심해야 한다.

집안사람이 슬퍼할 때 콧물과 눈물이 함께 흐르는데 어떤 기운이 그렇게 한 것이냐? 대답했다. 심장 채워짐이 시켰고 폐장 채워짐이 했다. 간장과 신장은 참여하지 않았다. 사람의 오장육부에 있는 진액은 위로 올라가 눈을 촉촉하게 한다. 만약 마음이 슬퍼서 기운과 합치면 우두머리 경맥이 모두 흔들린다. 흔들리면 즙이 흐르는 길이 통하게 되고 즙이 흐르는 길이 통하면 폐장이 그 진액을 위로 넘치게 올려서 콧물과 눈물이 나온다. 그러므로 눈물이 그치지 않고 콧물도 멈추지 않는다. 바람을 맞아 흐르는 눈물은 차가움이나 뜨거움을 거리끼지 않고 모두 눈물이 흐르지만 콧물은 없다. 《내경》에서 '궐음이 사천이면 세번째 기운에 하늘의 다스림이 퍼져 바람이 때에 맞춰 일어난다. 그 백성들은 눈물을 흘리는 병이 있다.'고 하였다. 이렇게 말하는 것이 옳은가? 그른가?

《동의학사전》

○ 류루증. 눈물 흐르기를 말한다. 동의고전에서는 류루증의 원인과 증상에 따라 영풍류루, 영풍냉루, 영풍열루, 충풍누출, 무시루하, 무시냉루, 무시열루 등으로 나뉘었는데 이것을 크게 묶어보면 냉루와 열루로 나눌 수 있다고 하였다.
○ 충풍누출. 류루증의 하나. 바람을 맞으면 눈물이 더 나오는 것을 말한다.

2) 바람 찬눈물증

바람을 맞으면 찬 눈물이 시도 때도 없이 흐르는 병증이다. 오랫동안 치료하지 못하면 눈속증이 되어 흐릿하게 보인다.
원인과 치료는 아래 책을 본다. 그 외 환정보간환, 강활산을 쓴다.
환정보간환은 간장이 비워져 눈이 침침하고 바람을 맞으면 눈물이 나오는 병을 치료한다. 백출 세신 천궁 결명자 인삼 강활 당귀 백복령 고삼 방풍 육계 지골피 오미자 현삼 황금 차전자 청상자 감국 감초 각1돈. 꿀로 오동나무 씨 크기로 환을 만들어 30~40환씩 밥 먹고 나서 먹는다.

강활산은 1. 찬 눈물이 오랫동안 낫지 않을 때 쓴다. 강활 2량 목향 육계 황련 산약 승마 애엽 각1량 우슬(술에 찐다) 산수유 백부자(굽는다) 각7돈반. 물에 달여 밥 먹고 나서 먹는다. 《증치준승》 2. 바람 때문에 눈이 침침하고 뻑뻑하며 눈물이 많이 날 때 쓴다. 강활 천궁 천마 선복화 고본 방풍 선태 감국 세신 행인 각1량 자감초 5돈. 가루 내어 2돈씩 물에 달여서 밥 먹고 나서 먹는다. 《증치준승》

《본사방》에 머리바람증으로 온 찬 눈물을 치료한다. 감국 결명자 각2돈 백출 강활 천궁 세신 백지 형개(꽃이삭) 각반량. 위를 곱게 가루 내어 1돈씩 밥 먹고 나서 따뜻한 물에 타서 하루 3번 삼킨다. 《증치준승》

《은해정미》

○ 바람 찬눈물증. 물었다. 바람을 맞으면 시리고 눈물이 나는데 왜 그런가? 대답했다. 간장이 비워지고 또 골도 차가워지면 바람을 맞아 눈물이 나는데 닦아도 다시 난다. 여름에는 적고 겨울에 많다가 다음에 2~3년이 지나면서 겨울철과 여름철이 아니더라도 모두 있다. 이 병에서 눈물은 간장으로 통한다. 간장은 나무에 속하고 눈은 간장에 바깥 조짐이다. 간장이 비워지고 바람이 움직여야 눈물이 나기 때문에 바람을 맞아 눈물이 난다. 보간산을 먹어 차가운 눈물을 치료한다.
보간산은 찬 눈물증을 치료한다. 당귀 숙지황 천궁 적작약 방풍 목적. 위를 같은 분량으로 해서 물에 달여 먹는다.

국화산은 뜨거운 눈물증을 치료한다. 국화 천궁 목적 향부자 하고초 강활 각 1량 초오 1돈 방풍 감초 형개 백지 각5돈. 위를 가루 내어 3돈씩 찻물로 삼키거나 물에 달여 먹어도 된다.

또 한 처방은 채워짐증에 눈물흘림을 치료한다. 국화 백질려 방풍 강활 천궁 하고초 목적 감초 각3량. 위를 3돈씩 끓는 물에 타서 먹거나 물에 달여도 된다.

천궁다조산은 뜨거운 눈물을 치료한다. 처방은 앞에 바람 눈물증 안에 있다.

창출지루산은 목적 향부자 백지 석고 국화 형개 백질려 박하 당귀 백작약 천궁 선태 하고초. 위를 가루 내어 3돈씩 밥 먹고 나서 찻물로 삼킨다. 겨울에 눈물이 흐르면 술로 삼킨다.

《기효양방》

○ 눈이 바람을 맞으면 찬 눈물이 나와 오랫동안 낫지 않는 병을 치료한다. 강활(뿌리머리를 없앤다) 2량 목향 육계(거친 껍질을 없앤다) 호황련 산약 승마 작약(불로 말린다) 각1량 우슬(술에 담가 구워 말린다) 산수유 백부자(굽는다) 각3푼. 위를 썰어 가루 내어 3돈씩 물 1잔으로 8푼이 되게 달여 찌꺼기를 없애고 밥 먹고 나서 따뜻하게 하루 3번 먹는다.

눈에 차가운 바람에 눈물이 흐르는 병을 치료하거나 주위가 붉게 된 겉흠을 없앤다. 선태(씻어 불로 말린다) 목적(새 것) 감국 각1량 형개(꽃이삭) 천궁 각2량 창출(쌀뜨물에 담가 불로 말린다) 3량 감초(굽는다) 반량. 위를 곱게 가루 내어 졸인 꿀로 환을 만드는데 동전 크기로 떡처럼 빚어 떡 1개씩 밥 먹고 나서 잘게 씹어서 찻물로 하루 3번 삼킨다.

머리바람증으로 생긴 찬 눈물을 치료한다. 천궁 세신 백출 감국 백지 각1푼. 위를 곱게 가루 내어 기장쌀 크기로 밀랍으로 환을 만들어 밤에 잘 때 눈 속에 1환을 넣고 한번 아침 7시~9시에 1환을 갈아준다.

《증치준승》

○ 바람 찬눈물증. 어떤 때나 어떤 바람인지 거리끼지 않고 만나면 차가운 눈물이 바로 흐른다. 붉게 짓무르면서 겉흠과 막이 있다면 이 병이 아니다. 물과 나무 두 집안에 피와 즙이 부족하면서 삿된 음이 들어온 병이다. 뜨거운 눈물이 흐르면서 불을 갖고 있는 병과는 같지 않다. 오랫동안 치료하지 않으면 눈 속증이 되어 흐릿하게 보이는 등의 음증이 생긴다. 때없는 찬눈물증과도 같지 않다. 이것은 구멍이 비워져 삿됨이 삿됨을 끌어당긴 병이고 때없는 찬눈물증은 안이 비워져 스스로 쓸개와 신장을 해친 병이다.

《심시요함》

○ 바람 찬눈물증. 바람을 맞아 차가운 눈물이네. 물과 나무가 함께 비워졌네. 피와 즙이 부족하니. 차가운 약을 먹어서는 안 되네. 치료를 놓치면 심해지네. 빨리 북돋아야 하네.

이 증상은[337] (풀이 안함) 다음을 먹어

---

[337] 위에 《증치준승》과 내용이 같아서 풀이 하지 않는다. 한문은 뒤에 붙여놓았다.

야한다.

《하간》당귀탕은 삿된 바람이 해치고 눈이 차가움을 맞아 눈물이 스스로 나오는 병을 치료한다. 또는 살이 여위고 땀이 그치지 않는 병을 치료한다. 백출(볶는다) 백복령 건강(굽는다) 세신 천궁 백작약 감초(굽는다) 각5푼 육계 진피 각1돈 당귀신(술로 만든다) 인삼 각2돈. 위를 첩으로 해서 물 2잔으로 생강 1쪽과 대추 3개를 넣고 8푼이 되게 달여 찌꺼기를 없애고 뜨겁게 먹는다. 때를 헤아리지 말고 3번 먹는다.

아교산은 눈에 찬 눈물이 있는데 흐르면서 맺히지 않는 병을 치료한다. 간장 경맥이 차가운 바람을 받았기 때문이다. 아교 마두령 각1량반 자완 관동화 찹쌀 각1량 백질려(볶는다) 2돈반 감초 5돈. 위를 곱게 가루 내어 2돈씩 물 1잔으로 달여 때에 얽매이지 말고 먹는다.

구기자술은 눈이 또렷하지 않게 보이고 바람을 맞아 찬 눈물이 나오는 병을 치료한다. 통통한 구기자 1근을 문드러지게 찧어 비단 주머니에 넣고 술에 담가서 기운이 빠지지 않게 꼭 막았다가 21일이 지나면 마신다. 오래된 맑은 술 10근으로 돼지간을 푹 삶아 잘라서 산초 소금에 찍어 같이 먹는다. 술은 1~2잔을 마시고 많이 마시지 않는다. 많이 마시면 오히려 축축한 뜨거움을 도와 깊이 해친다. 살펴보니, 간장 기운은 눈으로 통하기 때문에 간장이 조화로워야 다섯 빛깔을 알 수 있다. 간장을 애써서 해친다면 눈이 또렷하지 않게 보이고 찬 눈물이 많이 나온다. 《내경》에서 '맛은 음인데 맛이 진하면 음 중에 음이다.'라고 하였다. 구기자는 맛이 진하기 때문에 궐음경에 음을 넉넉하게 기른다. 좋은 술로 삶으면 그 골고루 스며든 기운과 피를 얻게 된다.

《동의학사전》

○ 류루증의 하나. 눈 곁에는 아무러한 소견이 없이 눈물이 나오는 병증을 말한다. 주로 간신의 정혈이 부족하거나 기혈이 허하여 생긴다. 또한 초창, 비연, 비치(鼻痔), 비류(鼻瘤) 등으로 눈물길이 좁아지거나 막혀서 올 수 있다. 다만 때 없이 눈물이 나오는데 바람을 맞으면 더 심해진다. 눈물은 맑고 눈에서 열감은 없다. 겨울철에 더 심하다. 간신의 정혈 부족으로 온 것은 간신을 보하는 방법으로 국정원, 기국지황환 등을, 기혈이 허해서 온 것은 기혈을 보하는 방법으로 가감팔진탕을 쓴다. 눈물길이 막혀서 온 것은 소식자로 뚫거나 수술을 한다.

3) 바람 더운눈물증

바람을 맞으면 더운 눈물이 시도 때도 없이 흐르는 병증이다. 물속에 불이 숨어있기 때문에 뜨거운 눈물이 흐른다.

원인과 치료는 아래 책을 본다. 그 외 진주산을 눈에 넣는다.

영양각산은 간장에 채워진 뜨거움이 있어서 눈이 어둡고 때때로 뜨거운 눈물이 많이 나는 병을 치료한다. 영양각 강활 현삼 차전자 황금 치자 과루인 각5돈 황련 감국 각3푼 세신 1푼. 2돈씩 밥 먹고 나서 죽엽 달인 물로 먹는다. 《성

제총록》

진주산은 진주 주사 각3푼 건강 2푼 작은조개껍질 5개. 아주 곱게 갈아 눈에 넣고서 잠시 눈을 감는다. 효과가 아주 좋다. 《성제총록》

《증치준승》

○ 바람 더운눈물증은 어떤 때나 어떤 바람인지 거리끼지 않고 바람을 보면 뜨거운 눈물이 흐른다. 만약 다른 증상이 있고 바람과 기운을 나눈다면 아니다. 간장과 쓸개, 신장 물과 나무의 알짜 즙이 부족하기 때문이다. 그러면 비워진 구멍이 튼튼하지 못해서 삿된 바람이 눈물을 이끌어 나오게 한다. 이때 물속에 웅크리고 있던 불이 나타나기 때문에 눈물이 흐르면서 뜨겁다. 오래도록 치료하지 않고 오히려 어긋나게 하면 별가득 눈속티증 등과 같은 눈속증으로 변한다.

《심시요함》

○ 바람을 맞아 뜨거운 눈물이 나오네. 간장이 비워지고 불이 껴서 오네. 물속에서 웅크리다 일어나네. 오래되면 안을 해치게 되네.

이 증상은338) (풀이 안함) 다음을 먹어야한다.

영양각산은 간장이 뜨거움을 받아 눈이 어둡고 속티가 있으며 뜨거운 눈물이 때때로 많은 병을 치료한다. 영양각(줄로 갈아 곱게 가루 낸다) 강활 현삼 차전자 생치자(볶는다) 황금 과루인 각5돈 호황련 국화 각3돈 세신 1돈. 위를 곱게 가루 내어 2돈씩 밥 먹고 나서 대나무잎 달인 물에 타서 삼킨다.

백강잠산은 바람을 맞아 눈물이 나오는 병을 치료한다. 백강잠(볶는다) 감초 선복화 세신 목적 형개 각2돈반 어린 뽕잎 1량. 위를 곱게 가루 내어 2돈씩 맑은 물로 달여 밥 먹고 나서 따뜻하게 먹는다.

진주산은 간장이 비워져 바람을 보면 눈물이 나오는 병을 치료한다. 진주(따로 간다) 단사(간다) 각3푼 건강(간다) 2푼 작은조개껍질(불에 달궈 물에 담갔다가 말려 가루 낸다) 1량. 함께 아주 곱게 가루 내어 고르게 섞어 고운 비단 수건으로 3번 체를 친다. 똑바로 누워 조금씩 눈 속에 넣고 조금 감고 있으면 신기하다.

《동의학사전》

○ 류루증의 하나. 외장 눈병 때 눈물이 나오는 병증을 말한다. 간폐의 화가 성하거나 풍열을 받아서 생긴다. 눈이 벌겋게 붓고 아프며 다는 감이 있고 눈부심이 있다. 눈물은 걸죽하고 눈물이 흐를 때 열감이 있다. 간폐의 화가 성하여 온 것은 평간양혈하는 방법으로 영양각산이나 용담사간탕에 꿀풀, 들맨드라미씨를 더 넣어서 쓰고 풍열로 온 것은 풍열을 없애는 방법으로 은교산을 쓴다. 또한 합곡, 정명, 찬죽, 승읍혈에는 침을 놓는다.

---

338) 위에 《증치준승》과 내용이 같아서 풀이하지 않는다. 한문은 뒤에 붙여놓았다.

4) 때없는 찬눈물증

 눈이 붉거나 아프지도 않으면서 항상 차가운 눈물이 흐른다. 심하면 흐릿하고 어둡게 보인다. 바람 찬눈물증보다 심한 병이다. 오랫동안 치료하지 않으면 장님증이나 눈흐림증이 된다.
 원인과 치료는 아래 책을 본다. 그 외에 국정원, 국화환, 기국지황환, 가감팔물탕을 쓴다. 노감석을 눈에 넣는다.
 국정원은 눈물이 많이 나오면서 눈이 어두워지고 눈에 검은 속티가 보이는 병을 치료한다. 각막혼탁 때도 쓴다. 감국 4량 구기자 3량 숙지황 육종용 각2량 파극 1량. 꿀로 오동나무 씨 크기로 환을 만들어 50~70환씩 따뜻한 술이나 소금물로 빈속에 먹는다.
 국화환은 때없는 찬눈물증과 함께 눈이 어둡고 항상 검은 속티가 보이는 병을 치료한다. 감국 4량 파극 구기자 각3량 육종용 2량. 1일 3회 3돈씩 빈속에 술이나 연한 소금물로 먹는다.
 가감팔물탕은 당귀 천궁 백작약 향부자 생지황 인삼 백출 백복령 산약 두충 각 1돈 감초 5푼 오매 2개 생강3 대추2.
 이기좌귀환은 지황 당귀 구기자 육종용 위유 산약 각3량 백당삼 황기 사원질려 녹각교 귀교 오미자 산수유 각2량 하고초 육계 저실자 각1량 방풍 감국 충울자 각5돈.
 대보황기탕은 황기 인삼 육종용 산수유 백출 당귀 육계 오미자 감초 천궁 방풍 백복령 지황.

《제병원후론》
○ 눈물이 그치지 않고 나오는 증상. 오장육부는 모두 진액이 있는데 눈이 받아서 눈물이 된다. 오장의 기운이 부족하면 그 진액을 거두어들일 수 없기 때문에 자연스럽게 눈물이 나온다. 또 바람이 아니기 때문에 원래 그치지 않고 나오면서도 붉거나 아프지 않다.

《증치준승》
○ 때없는 찬눈물증. 눈이 붉거나 아프지 않고 다른 병으로 괴롭지도 않으면서 다만 항상 찬 눈물이 흘러나온다. 심하면 어둡고 흐릿하게 보인다. 바람 찬눈물증은 비워져서 삿됨을 끌어당긴 가벼운 경우로 이 증상과 견줄 수 없다. 알짜 즙이 없어지고 간장과 쓸개의 기운이 약해져 눈속기름이 뻑뻑하고 신장 물이 부족한 이미 깊이 숨겨진 심한 병이다. 오래도록 치료하지 않으면 장님증이나 눈흐림증 같은 눈속증이 된다. 알짜와 피가 크게 없어진 사람이 마음이 음험하고 악독하거나 슬픔으로 오래도록 슬피 울어서 막혔을 때 생긴다. 또 아기를 낳은 다음에 지나치게 너무 슬피 울었을 때도 이 병이 많다. 느리게 앓기 때문에 사람들이 걱정하지 않다가 종종 병에 걸리고 나서야 재앙이 된다. 뉘우쳐도 이미 늦다.

《심시요함》
○ 때가 없이 찬 눈물이네. 물과 나무가 함께 해쳤네. 이것은 그윽한 음으로 깊이 앓네. 병이 되는데 이상하네. 이 병은 나올 때마다 생각지도 못하네. 장님

증은 아니지만 눈속증이 되네.
 이 증상은339) (풀이 안함) 다음을 먹어야한다.
 국정환은 간장과 신장이 부족한 병을 치료한다. 또렷하지 않게 보여 아득하고 아득하다. 항상 검은 속티가 보이고 찬 눈물이 많다. 오래 먹으면 부족한 것을 북돋고 간장과 신장을 강하게 한다. 감국(줄기와 잎을 없애고 볶는다) 4량 파극(심을 뺀다) 1량 육종용(술에 씻어 껍질을 벗기고 볶아 잘라 불에 말린다) 2량 구기자(찧어 불에 말린다) 3량. 위를 곱게 가루 내어 졸인 꿀로 오동나무 씨 크기로 환을 만들어 3돈씩 따뜻한 술이나 소금물로 빈속에 밥 먹기 전에 삼킨다.
 사향산은 찬 눈물이 그치지 않는 병을 치료한다. 콧속에 불어넣는다. 향부자 천초 각각같은양 창출 사향 각각조금. 위를 곱게 가루 내어 환자가 물을 입에 머금게 하고 약을 콧속에 불어넣는다.

《목경대성》

○ 때없는 찬눈물증. 산에 잎은 가지를 떠나고 풀에 벌레는 이슬을 쌓아올리네. 아침으로 조금 오싹한 날씨네. 홀로 이불 속에서 밤에도 잠을 못 이루네. 베개 위가 축축하고 맑은 눈물이 드물게 흐르네. 또 슬프지 않은 가을인데 왜 일찍부터 술에 시달리나. 물과 나무가 까닭 없이 시들시들하네. 연지와 하얀 분을 빌려 시든 얼굴을 꾸미네. 긴 흔적이 경계 지으니 마름꽃이 수줍게 살펴보네.

---

339) 위에 《증치준승》과 내용이 같아서 풀이 하지 않는다. 한문은 뒤에 붙여놓았다.

 이 증상은 눈에 병이 없으면서 때때로 항상 슬프고 슬프듯이 눈물이 흘러 옷깃을 적신다. 앞에 바람 눈물증과는 견줄 수 없다. 대개 신장 물이 부족하고 간장 기운이 점점 약해지면서 즙에 길이 튼튼하지 않은 것이 첫째 이유다. 속 기름과 피를 해쳐 진액이 잘 어울리지 못하는데 비워진 불이 안에서 조이는 것이 둘째이유다. 맑은 눈물이 항상 있다가 가끔씩 뜨거움이 있으면서 뒤섞인다. 그래서 바름이 삿됨으로 되고 맑음이 흐림으로 되는 것을 피하기 어렵다. 물은 불을 얻어야 끓고 음은 반드시 양을 따른다.
 치료하지 않으면 결국 눈이 온전하지 않게 되는데 왜 그런가? 진액은 눈으로 들어가 빈 구멍을 적셔준다. 그러나 다 흐르게 되면 진액이 통하지 않는다. 간장에 기운은 생각을 거느리고 빈 구멍에 모인다. 그러나 다 빠져나가면 생각이 가지 못한다. 이렇게 통하지 못하고 가지도 못하면 구멍에 문이 막히면서 눈은 타고난 모습을 잃는다. 왜 마르면서 깔깔하거나 눈흐림증이나 장님증으로 변하지 않겠느냐. 그러나 느리게 해치기 때문에 사람이 생각하지 않아서 병에 걸리는 경우가 많다. 슬프다. 화장하는 상자에 푹 빠졌거나 지나치게 울거나 많이 우울한 부녀자가 항상 이 병에 걸린다.
 치료법은 이기좌귀환이다. 맥이 느리면서 힘이 없으면 대보황기탕에 구기자, 파고지, 녹각교를 두 배로 해서 쓴다. '병과 맥은 함께 하고 약과 병도 같은 값어치를 한다.'고 말한다. 그래서 그 사물을 많게 해야 그 효과를 바랄 수 있다. 허윤종은 '하나의 증상에는 오직 하나의 약을 써서 채 싹이 돋지 않은 조짐을 치료한다. 기운이 깨끗하면서 빨리 낫는다.'라고 말했다. 세상 사람을 속여 헛된 이름을 얻고 쓸데없이 얕고 좁은 소견에 기대고 있는 사람이 가득하구나.

《동의학사전》

○ 무시루하. 류루증의 하나. 눈물이 때없이 흐르는 증을 말한다.
○ 무시냉루. 류루증의 하나. 눈 겉에는 아무러한 소견이 없이 눈물이 때없이 나오는 증을 말한다. 냉루와 같은 뜻으로 쓰인다.

5) 때없는 더운눈물증

눈에 별다른 병증도 없으면서 뜨거운 눈물이 시도 때도 없이 나오는 병증이다. 만약 다른 병이 있으면서 뜨거운 눈물이 나오면 이 병증이 아니다. 사람이 많이 울면 이 병에 걸린다. 오래도록 치료하지 않으면 눈속증이 된다.
원인과 치료는 아래 책을 본다.
국화산은 뜨거운 눈물을 치료한다. 감국 백질려 방풍 강활 천궁 하고초 목적 감초 각3량.
당귀음자는 적작약 당귀 천궁 생지황 방풍 형개 백질려 각1돈반 하고초 향부자 하수오 황기 감초 구기자 백지 감국 각1돈 패모 3푼.
천궁환은 바람이 세차서 코가 막히고 맑은 콧물이 난다. 뜨거움이 눈으로 올라가 눈물이 많이 나고 눈곱이 끼며 이빨은 꽉 물고 머리가 아픈 증을 치료한다. 천궁 시호 각1량 반하 감초 감국 인삼 전호 방풍 각5돈. 4돈씩 생강 4쪽과 박하 5잎을 넣어 달여 먹는다. 《증치준승》

《증치준승》

○ 때없는 더운눈물증. 눈에 다른 병이 없는데 때도 없이 뜨거운 눈물만이 항상 흐른다. 다른 병이 있으면서 뜨거운 눈물이 흘러나오면 불이 그 물을 끓어오르게 한 것이다. 이 병과 견주지 못한다. 대개 간장과 쓸개, 신장 물이 닳으면서 음에 알짜가 없어지고 뻑뻑해졌기 때문이다. 또 마음을 애쓰면서 끝없이 생각하거나 지나치게 깊이 생각해서 그 불을 움직여 그 즙을 해쳤기 때문이다. 그래서 피가 비워지고 기름과 즙이 부족해졌다. 사람이 슬피 울어서 심하게 해치면 항상 이 병에 걸린다. 오래도록 치료하지 않고 어기고 거스르면 눈속증으로 변한다. 조금 느리게 병에 걸리기 때문에 병으로 해치는 경우가 많다.
간장이 비워졌으면 환정보간환, 구기자술, 이묘산이고 간장이 채워졌으면 세간탕, 영양각산이다. 간장이 뜨거우면 결명자방, 양담환이다. 뜨거운 바람이면 강활산, 청상자환이고 차가운 바람이면 강활산이다. 축축한 바람이면 국화산, 선태병자, 천궁환이다. 밖에 진주산, 유즙전을 눈에 넣는다. 소금을 팥 크기만큼 해서 안에 넣어 눈 속이 부드럽고 시원할 때 소금을 없애고 찬물로 씻어내면 눈이 낫는다.
당나라동전(뒷면 위에 달이 있으면 더욱 좋다)340) 100개 감초(껍질을 벗긴다)

3돈 청염 1량반을 흰 도자기 그릇 안에서 처음 길은 우물물 큰 1대접에 7일 동안 담근다. 쓸 때는 1잔으로 씻는데 힘이 다하면 바꿔서 씻는다. 10일이 되면 조금 감초, 청염을 더 넣어 날마다 3번을 씻는다. 다섯 가지 매운 음식과 낙타나 말, 닭, 물고기로 만든 음식과 술을 꺼린다.

찬 눈물이 오래되어 눈이 어두워진 병을 치료하려면 오골계의 쓸개즙을 자려고 할 때 눈 속에 넣는다. 바람을 맞으면 찬 눈물이 그치지 않는 병을 치료하려면 갑오징어의 뼈를 아주 곱게 갈아 눈 속에 넣는다. 때도 없이 뜨거운 눈물이 흐르고 눈 속에 불이 머물고 있는 병이다. 햇빛과 불을 싫어하고 은은히 깔깔하며 작은 모서리가 당기고 오래 보면 어두우면서 속티가 있으며 바람을 맞아 눈물이 흐른다. 이것은 연교음자로 주로 치료한다.

환정보간환은 간장이 비워져 두 눈이 어두워지고 바람을 맞으면 눈물이 흐르는 병을 치료한다. 백출 세신(싹을 없앤다) 궁궁 결명자(조금 볶는다) 인삼 강활(뿌리머리를 없앤다) 당귀(잘라 불에 말린다) 백복령(껍질을 벗긴다) 고삼 방풍(잔뿌리를 없앤다) 육계(거친 껍질을 벗긴다) 지골피 현삼 황금(검은 심을 없앤다) 오미자 차전자(조금 볶는다) 국화 청상자 감초(굽는다) 각각 같은 양. 위를 곱게 가루 내어 졸인 꿀로 오동나무 씨 크기로 환을 만들어 30환씩 먹는데 40환까지 늘린다. 때에 얽매이지 말고 묽은 쌀죽으로 삼킨다.

이묘산은 간장기운을 기른다. 눈이 어두워 사물이 또렷하게 보이지 않고 눈물이 흐르는 병을 치료한다. 당귀 숙지황 각각 같은 양. 위를 곱게 가루 내어 2돈씩 때에 얽매이지 말고 좋은 청주에 타서 삼킨다. 간장이 비워져 바람을 맞아 눈물이 흐르는 병을 치료하려면 간장을 채워 눈을 밝게 해야 한다. 위에 음력 섣달에 황소 쓸개에 검은 콩을 분량에 헤아리지 않고 가득 채워 담가 놓는다. 100일이 지난 다음에 열어서 밥 먹고 난 다음이나 밤중에 30알씩 삼키면 아주 효과가 좋다.

세간탕은 간장이 채워진 눈을 치료한다. 인삼 황금(검은 심을 없앤다) 적복령(검은 껍질을 벗긴다) 생치자 궁궁 시호(싹을 없앤다) 지골피 감국 길경(볶는다) 각1량 황련(수염뿌리를 없앤다) 감초(굽는다) 각반량. 위를 썰어 3돈씩 물 1잔에 고죽엽 7조각을 넣고 7푼이 되게 달여 찌꺼기를 없애고 밥 먹고 나서 먹는다.

결명자 처방은 간장 경맥의 뜨거움을 치료한다. 눈물을 멈추고 눈을 밝게 한다. 바람 때문에 생긴 붉은 눈을 치료한다. 위에 결명자를 아침마다 한 숟갈씩 깨끗하게 해서 빈속에 물로 삼킨다. 100일이 지나면 밤에 빛을 본다. 또 하나 처방은 결명자 풀을 반찬으로 만들어 먹는다.

양담환은 눈이 푸른 빛깔 꼴이고 안쪽과 바깥쪽 눈초리가 깔깔하면서 아프다. 자주 눈물이 흐르고 입이 쓰며 음식을 적게 먹는 병을 치료한다. 또 검은별 눈

---

340) 개원통보. 당나라 때인 621년에 만들어졌다. 오래된 동전이라는 뜻.

속흠증을 치료한다. 황련(씻고 불을 보지 않는다) 황금 형개 용담초 각반량 노회 방풍 각1량 황백(껍질을 벗긴다) 지부자 각2돈반. 위를 곱게 가루 내어 졸인 꿀로 오동나무 씨 크기로 환을 만들어 20환씩 밥 먹고 나서 박하 달인 물로 삼킨다.

청상자환은 간장과 심장에 뜨거운 독으로 깊은 겉흠이 검은자위에 들어간 병을 치료한다. 청상자 쪽씨 지각(속껍질을 벗기고 밀기울로 볶는다) 대황(썰어 볶는다) 국화 감초(굽는다) 각2량 결명자 황련(수염뿌리를 없앤다) 충울자 세신(싹을 없앤다) 마황(뿌리와 마디를 없앤다) 차전자 각1량반 잉어쓸개 닭쓸개(그늘에 말린다) 각1개 영양각(줄로 가루 낸다) 3량. 위를 곱게 가루 내어 졸인 꿀로 오동나무 씨 크기로 환을 만들어 20환씩 밥 먹고 나서 찻물로 하루 3번 삼킨다. 안과 밖에 모든 눈병을 함께 치료한다.

강활산은 눈에 바람 찬눈물증이 오랫동안 낫지 않는 병을 치료한다. 강활(뿌리머리를 없앤다) 2량 목향 육계(거친 껍질을 벗긴다) 호황련 산약 승마 애엽(불로 말린다) 각1량 우슬(술에 담갔다가 썰어 불로 말린다) 산수유(씨를 뺀다) 백부자(굽는다) 각7돈반. 위를 썰어 3돈씩 물 1잔으로 8푼이 되게 달여 찌꺼기를 없애고 밥 먹고 나서 따뜻하게 하루 3번 먹는다.

강활산은 바람기운이 눈을 쳐서 어둡고 깔깔하며 눈물이 많은 병을 치료한다. 강활 천궁 천마 선복화 고본 방풍 선태(씻는다) 감국 세신 행인(껍질을 벗긴다) 각1량 자감초 반량. 위를 곱게 가루 내어 2돈씩 새로운 물 1잔반에 달여 밥 먹고 나서 먹는다.

국화산은 눈에 바람 눈물증을 치료한다. 창출(4량을 통통한 것으로 은이나 돌그릇에 강물을 넣고 조협 1촌과 함께 하루 동안 오래 끓인다. 조협을 빼고 창출을 가지고 구리칼로 검은 껍질을 벗기고 햇볕에 말려 3량을 얻는다) 국화 목적(새 것) 결명자(씻어 햇볕에 말린다) 형개(꽃이삭) 선복화 감초(굽는다) 각1량 선태(씻어 불로 말린다) 7돈반 뱀허물(씻어 굽는다) 2돈반. 위를 곱게 가루 내어 김이 새지 않는 그릇에 담아놓는다. 1돈씩 먹는데 찻물 반돈과 함께 눈에 넣거나 빈속과 자려고할 때 먹는다.

선태병자는 눈에 바람 찬눈물증을 치료하고 겉흠과 그 주위에 붉은 것을 없앤다. 선태(씻어 불로 말린다) 목적(새 것) 감국 각1량 형개(꽃이삭) 궁궁 각2량 창출(쌀뜨물에 담갔다가 불로 말린다) 3량 감초(굽는다) 반량. 위를 곱게 가루 내어 졸인 꿀에 섞어 동전 크기로 떡을 빚는다. 떡 1개씩 밥 먹고 나서 잘게 씹어 찻물로 하루 3번 삼킨다.

유즙전은 바람에 눈물이 나고 깔깔하면서 가려운 병을 치료한다. 사람젖 1되 황련(수염뿌리를 없애고 갈아 가루 낸다) 7돈반 유인(문드러지게 간다) 1량 건강(끓는 물에 담갔다가 가루 낸다) 2돈반. 위에서 사람 젖을 빼고 나머지를 다시 합쳐 아주 곱게 갈아 사람 젖에 하룻밤 담가놓는다. 다음날 아침에 구리 그릇 속에 집어넣고 약한 불로 3홉이 되게 달인 다음 보자기로 걸려 찌꺼기를 없앤다. 기장쌀 크기로 눈초리 속에 넣는다. 바람을 맞으면 안 된다.
  연교음자는 눈 속에 불이 들어와 햇빛과 불을 싫어하고 은은히 깔깔하다. 작은 모서리가 당기고 오래 보면 어두우면서 속티가 있으며 바람을 맞아 눈물이 흐르는 병을 치료한다. 연교 당귀 홍규화 만형자 인삼 감초(날 것) 생지황 각3푼 시호 2푼 황금(술로 만든다) 황기 방풍 강활 각반돈 승마 1돈. 위를 썰어 5돈씩 물 2잔이 1잔이 되게 달여 찌꺼기를 없애고 밥 먹고 나서 조금 뜨겁게 마신다.

《심시요함》
○ 때가 없이 뜨거운 눈물이네. 그 해침은 그윽하네. 이것은 없어진 가운데 몰래 웅크리고 있네. 부족한 가운데 넘침이 있네. 차가운 약을 먹으면 즙과 피를 해치네. 뜨거운 약을 먹으면 피가 막히고 펼치기 어렵네. 생각 속에서 잘 찾아야하네. 북돋으면서 없애야하네.
  이 증상은341) (풀이 안함) 다음을 먹어야한다.
  당귀음자는 당귀신 인삼 시호 황금 백작약 감초 대황 각1돈 활석 5푼. 위를 잘게 썰어 물 2잔으로 생강 3쪽을 넣고 8푼이 되게 달여 찌꺼기를 없애고 따뜻하게 먹는다.
  초변환은 눈이 어둡고 눈물이 많은 병을 치료한다. 숙지황(잘라 불에 말린다) 천초(눈을 빼고 입을 닫은 것을 조금 볶는다) 생지황(잘라 불에 말린다) 각각 같은 양. 위를 곱게 가루 내어 오동나무

---
341) 위에 《증치준승》과 내용이 같아서 풀이 하지 않는다. 한문은 뒤에 붙여놓았다.

씨 크기로 졸인 꿀로 환을 만들어 50환씩 소금 넣은 미음으로 빈속에 삼킨다. 강릉에 부씨는 집이 가난해서 종이 파는 일을 했지만 떠도는 선비를 대접하기 좋아했다. 하루는 두건을 쓰고 도포를 입은 손님이 부씨와 술을 마시다가 부씨가 눈이 어둡고 눈물이 많다고 하니까 이 처방을 알려주었다. 먹은 지 1달도 안돼서 밤에 사물을 볼 수 있었다. 지금 80~90살인데 아직도 밝게 보인다.

6) 깔깔한 눈물증

  눈에 모래가 들어간 것처럼 깔깔하고 눈물이 흐르는 병증이다. 갑자기 눈이 붓고 아파서 참기 어려우며 눈을 뜨지 못한다. 눈물분비가 감소하고 결막이 충혈되는 병이다. 콜레라, 뇌수막염, 다형홍반에서 주로 본다. 콜레라에서는 설사, 구토로 수분이 부족해져 타액, 눈물샘, 땀샘의 분비가 중지되어 나타난다. 어린아이에 뇌수막염으로도 나타나는데 눈이 깔깔해서 늘 눈을 감고 뜨지 않는다.
  원인과 치료는 아래 책을 본다.
  명목음은 어린아이가 뜨거운 바람으로 눈이 벌겋고 아파하며 빛을 싫어하는데 잘 낫지 않을 때 쓴다. 치자(볶는다) 향부자 각1량 하고초 5돈. 거칠게 가루 내어 한번에 3돈씩 꿀을 조금 넣은 물에 달여 먹는다. 《급유방》

《은해정미》
○ 깔깔한 눈물증. 눈에 뜨거움이 아주

심해서 눈알이 모래가 낀 듯 깔깔하면서 눈물이 나온다. 이것은 음양이 고르지 못하고 오장에 막힌 뜨거움과 간장과 가로막의 독바람이 위로 차올랐기 때문이다. 갑자기 붓고 아파서 견딜 수 없으며 눈에 모든 부분이 떨쳐 일어난다. 오장의 뜨거움이 아주 심하기 때문이다. 구정산을 먹은 다음에 양격연교산을 쓴다. 먼저 청량산을 눈에 넣은 다음에 구일단을 쓴다.

구정산은 천궁 방풍 강활 감초 목적 석고 박하 국화 석결명. 위를 가루 내어 3돈씩 찻물로 삼킨다.

양격연교산은 연교 대황 황련 각2량 박하 치자 감초 황금 박초 각1량. 위를 물에 달여 먹는다.

《동의학사전》

○ 뇌열주목. 눈꺼풀이 깔깔해서 눈을 뜨지 못하는 병증. 풍열이 눈에 영향을 주어 생긴다. 어린이들에게서 흔히 보는데 눈꺼풀이 깔깔하여 늘 눈을 감고 뜨지 못한다. 풍열을 없애고 눈을 밝게 하는 방법으로 명목음(치자, 향부자, 꿀풀)을 쓴다.

7) 눈 뻑뻑함증

눈이 깔깔하고 뻑뻑하다. 눈꺼풀이 무겁고 눈이 텁텁하며 모래가 들어간 것처럼 깔깔하고 아프며 눈이 마른다. 검은 자위에 겉흠이 생기기도 한다. 마른눈증후군이며 만성 결막염, 결막건조증, 누선위축증, 표층 점상각막염 등을 포함한다.

원인과 치료는 아래 책을 본다. 그 외 간장과 쓸개가 뜨거워서 생겼으면 시원하기 위해 용담사간탕을 쓴다.

양음청폐탕은 생지황 2돈 현삼 1돈반 맥문동 1돈2푼 패모 목단피 백작약 각7푼 감국 박하 감초 각5푼. 물에 달여 빈속에 먹는다. 많이 쓴다. 《중루옥약》

기국지황탕은 숙지황(생지황 또는 생건지황) 2돈 산약 산수유 구기자 각1돈 백복령 목단피 택사 각7푼 감국 5푼. 물에 달여 빈속에 먹는다.

십진탕은 생지황 3돈 당귀 백작약 지골피 맥문동 지모 목단피 천문동 각1돈반 사삼 감초 각5푼. 물에 달여 밥 먹고 나서 먹는다. 많이 쓴다.

상백피탕은 상백피 각1돈반 택사 현삼 감초 맥문동 황금 선복화 감국 지골피 길경 백복령 각1돈. 물에 달여 밥 먹고 나서 먹는다. 심하지 않지만 가을에 더 심해질 때 쓴다. 《심시요함》

용담사간탕은 시호 1돈 황금 7푼 사삼 천문동 황련 용담초 치자 맥문동 지모 각5푼 오미자 7알. 물에 달여 밥 먹고 나서 먹는다.

노근탕은 노근 1량 목통 4돈 치자 길경 황금 각3돈 감초 1돈. 위를 달인 물에 생지황즙 1홉, 망초 3돈을 넣어 밥 먹고 나서 따뜻하게 먹는다. 깔깔한 것이 심할 때 쓴다.

점안약은 대추를 속에 씨를 빼내고 그 자리에 백반을 넣은 다음 숯불에 넣고 태운 것을 증류수에 하룻밤 담가서 우려낸다. 이 물을 여과하여 눈에 넣는다.

《제병원후론》

○ 눈이 뻑뻑한 증상. 눈은 간장에 바깥 조짐이다. 오장육부에 가장 알짜이고 가장 높은 경맥이 모이는 곳이며 즙이 위로 가는 길이다. 슬퍼해서 안에 오장육부가 움직이면 즙이 가는 길을 닫아 눈물이 아래로 흐른다. 그래서 그 즙이 마르면 눈이 뻑뻑하다. 또 삿된 바람이 안에 그 오장육부로 타고 들어와서 밖에 즙이 가는 길로 전하면 또 눈물이 아래로 흐른다. 이렇게 여러 번 없어지면 눈물이 마르면서 눈이 뻑뻑해진다. 오장육부가 뜨거워서 그 뜨거운 기운을 간장이 받아 눈으로 치솟으면 눈이 뜨거우면서 깔깔하다. 심하면 붉고 아프다.

《향약집성방》

○ 눈이 뻑뻑하면서 아프다. 《성혜방》에서 말했다. 오장육부의 가장 알짜는 위에 눈으로 들어가고 그 알짜와 기운이 변해 눈물이 된다. 슬퍼해서 안에서 움직이면 즙이 가는 길이 열려 눈물이 흐른다. 그 즙이 말라버리면 눈이 뻑뻑하면서 아프다.

《성혜방》에 현삼산은 눈이 뻑뻑하고 아프면서 머리에 이마 한 쪽까지 이어져 쑤시는 병을 치료한다. 심장과 간장에 뜨거운 바람이 막혔기 때문이다. 현삼 반량 방풍(뿌리머리를 없앤다) 1량반 영양각(가루) 황금(새뿌리) 각1량 감국 만형자 적작약 마아초 각3돈. 오른쪽을 찧어 체로 쳐서 가루 내어 3돈씩 물 1중간잔에 6푼이 되게 달여 찌꺼기를 없앤다. 밥 먹고 나서 항상 따뜻하게 먹고 밤에 자려고 할 때 다시 먹는다.

눈이 뻑뻑하면서 아프고 겉흠이 있는 병을 치료한다. 구기자 즙을 눈에 넣어야 한다. 구기자잎 차전자잎 각2량. 오른쪽 즙이 나오도록 잘 주무른다. 또 따로 큰 뽕나무 잎 3량을 싸서 그늘에 매달아 놓았다가 하룻밤이 지나면 가볍게 눌러 즙을 짠다. 눈 속에 넣으면 3~5번이 지나지 않아 낫는다.

오장에 쌓인 뜨거움이 눈으로 치솟아 마르고 뻑뻑하면서 눈을 뜨기 어려운 병을 치료한다. 개똥쑥 꽃을 5월 5일에 따서 그늘에 말려 찧어 고운체로 쳐서 가루 낸다. 빈속에 우물물에 2돈씩 타서 삼킨다. 오래 먹으면 눈이 밝아서 밤에도 책을 읽을 수 있다.

《성혜방》에 치자죽은 뜨거움 때문에 눈이 붉고 뻑뻑하면서 아픈 병을 치료한다. 치자 1량을 찧어 체로 쳐서 가루 내어 4등분한다. 쓸 때는 쌀 3홉과 같이 삶아 죽을 만들어 익었을 때 치자 가루 1등분을 넣어 골고루 저어서 먹는다.

《백일선방》에 공독산은 바람독이 위로 올라가 두 눈을 쳐서 갑자기 붉게 붓고 은근히 깔깔해서 눈을 뜨기 어려운 병을 치료한다. 처음 생겼을 때 씻는다. 마른 생강을 분량에 거리끼지 말고 깨끗이 씻어 잘게 자른다. 쓸 때는 2돈씩 얇은 천으로 단단히 묶어 끓는 물에 담가서 뜨거운 김을 눈에 쏘인다. 차가워지면 다시 끓이고 다시 1번 씻는다.

《어약원방》에 생지황탕은 눈이 갑자기 붉어졌거나 또는 1~2일 지나서 붉고 아프면서 은근히 깔깔해서 뜨지 못하는 병을 치료한다. 담죽엽 결명자 황금 각1량 생건지황 2량 적작약 반량. 오른쪽을 거칠게 가루 내어 5돈씩 물 3잔에 5~7번 끓어오르게 달여 비단으로 찌꺼기를 거르고 뜨거울 때 눈에 김을 쏘여 씻는다. 차가워지면 그치며 하루 2번 한다.

《심시요함》

○ 붓지도 붉지도 않네. 시원하지 않네. 모래가 들어간 듯 깔깔하네. 어두우면서 흐릿하네. 흰자위 깔깔함이라고 부르네. 기운 쪽에 웅크리고 있네. 비장과 폐장에 축축한 뜨거움이네.

 이 증상은 남쪽 사람들이 흔히 '흰 눈'이라고 부른다. 그 병은 붓지 않고 붉지도 않으면서 단지 깔깔하면서 아프다. 기운 쪽에 웅크리고 있는 불이거나 비장과 폐장에 축축한 뜨거움이다. 가을철에 이 병이 많아서 '까끄라기 붉은 눈'이라고 부르려고 하는데 아니다.

 상백피탕은 상백피 1돈반 택사 현삼 각8푼 감초 2푼반 맥문동(심을 뺀다) 황금 선복화 각1돈 국화 5푼 지골피 길경 백복령 각7푼. 위를 잘게 썰어 맑은 물 2잔으로 8푼이 되게 달여 찌꺼기를 없애고 따뜻하게 먹는다.

《동의학사전》

○ 백정삽통. 해백안, 백안통, 백삽증. 눈이 마르고 깔깔하며 아픈 감을 주로 느끼는 병증. 폐음이 부족하거나 간신음이 허하여 허화가 위로 올라가거나 비폐에 습열이 몰려서 생긴다. 눈꺼풀이 무겁고 눈이 텁텁하며 모래가 들어간 것처럼 깔깔하고 아프며 눈이 마르고 열감이 있다. 눈에 병적 소견은 뚜렷하지 않으나 눈꺼풀을 뒤집어보면 구결막이 약간 충혈되어 있다. 때로는 흑정(각막)에 예가 생긴다. 폐음부족으로 온 것은 음을 보하고 폐열을 내리는 방법으로 양음청폐탕을, 간신음의 부족으로 온 것은 자음강화하는 방법으로 기국지황환, 십진탕을 쓰고 비폐습열로 온 것은 청폐제습하는 방법으로 상백피탕을 쓴다. 눈에는 뽕나무잎 12g을 물에 달여 걸러서 눈을 씻어준다. 정명, 태양, 찬죽, 사죽공, 합곡, 풍지혈에 침을 놓는다. 만성 결막염, 결막건조증, 누선위축, 표층 점상 각막염에 해당된다고 본다.

8) 눈곱 눈물증

 눈곱과 눈물이 끊임없이 나오는 병증이다. 원인과 치료는 아래 책을 본다.

《제병원후론》

○ 눈에 눈곱이 끼고 붉은 증상. 눈은 오장육부의 가장 알짜이고 간장에 바깥 조짐이다. 눈은 즙이 흐르는 위에 있는 길이다. 오장육부에 있는 뜨거운 기운이 간장을 뜨겁게 쪄서 눈초리와 눈꺼풀로 치솟으면 즙이 흐르는 길을 뜨겁고 뻑뻑하게 해서 눈곱이 끼고 붉게 된다.

《은해정미》

○ 눈곱 눈물증. 물었다. 사람이 눈병을 앓을 때 흰자위에 항상 눈물이 어리고 붉으면서 화끈거리며 눈곱과 눈물이 끊어지지 않고 나오는데 왜 그런가? 대답했다. 이것은 폐장에 채워진 뜨거움이다. 폐장은 쇠에 속하고 쇠는 물을 생기

게 하므로 쇠가 아주 가득하면 물이 넘친다. 눈물은 원래 간장과 통하지만 또 폐장의 가장 알짜이다. 폐장 경맥에 채워진 뜨거움 때문에 눈곱과 눈물이 나오면서 끊어지지 않는다. 치료는 사폐탕을 써서 폐장 경맥에 가득한 뜨거움을 빼낸다. 그 다음에 성미금화환을 써서 그 폐장에 불을 다스린다. 이렇게 하면 대장과 함께 잘 전하고 이끌며 흰자위에도 위로 타오르는 불이 없어서 눈곱과 눈물이 깨끗해진다.

사폐탕은 지골피 대황 망초 길경 감초 각1량. 위를 5돈씩 물에 달인다.

성미금화환은 천황백 2량 황금 지모 길경 연교 각1량 지골피 박하 5돈. 위를 졸인 꿀로 환을 만들어 50환씩 상백피 달인 물이나 박하 달인 물로 삼킨다.

《향약집성방》

○ 눈에 눈곱이 끼고 붉다. 《성제총록》에서 말했다. 눈은 오장육부의 가장 알짜이고 간장에 바깥 조짐이다. 눈은 즙이 흐르는 위에 있는 길이다. 오장육부에 있는 뜨거운 기운이 간장을 뜨겁게 쪄서 눈으로 치솟는다. 그러면 즙이 흐르는 길을 뜨겁고 뻑뻑하게 해서 눈초리와 눈꺼풀에 엉긴다. 그래서 눈곱이 끼고 붉게 된다.

《성제총록》에 택사환은 오장육부에 뜨거움이 끼었다가 눈으로 치솟아 진액이 엉기면서 눈곱이 끼고 붉은 병을 치료한다. 택사 충울자 토사자(술에 담갔다가 따로 찧는다) 석곡(뿌리를 없앤다) 지부자 오미자 생건지황(불에 말린다) 각1량 산약 1량반 세신(싹과 잎을 없앤다) 반

량. 오른쪽을 빻아 체로 쳐서 가루 내어 졸인 꿀로 오동나무 씨 크기로 환을 만들어 20환씩 빈속에 따뜻한 물로 삼키고 잠자려고 할 때 다시 먹는다.

9) 콩국 눈곱 눈물증

눈에 아무런 병증이 없으면서 막걸리나 콩국 같은 눈물이 끈끈하게 끊임없이 흘러나오는 병증이다. 가끔 눈꺼풀이 붓고 당겨서 감기는데 억지로 잡아당기면 눈물이 왈칵 쏟아진다.

원인과 치료는 아래 책을 본다.

백국청금산은 인삼 산약 당귀 오미자 지황 감초 천문동 감국 자완 황기 백합.

구선환은 인삼 관동화 상백피 길경 오미자 패모 오매 아교 앵속각.

《은해정미》

○ 콩국 눈곱 눈물증. 물었다. 눈곱과 눈물이 끈끈하고 진하면서 끊어지지 않는데 왜 그런가? 대답했다. 폐장이 비워졌기 때문이다. 심장 불에 삿된 뜨거움이 폐장을 이기면 쇠가 심장 불을 얻어서 약해진다. 그래서 눈곱과 눈물이 끊어지지 않는다. 먼저 애전환을 먹어서 폐장 경맥과 대장경맥인 흰자위의 삿된 뜨거움을 없앤다. 다음에 아교산을 써서 북돋는다.

애전환은 좋은애엽(식초에 쪄서 불로 말린다) 박하 당귀 지골피 누에똥 찹쌀 진교 황백 길경 면황기342). 위를 가루

---
342) 산시 친위안(沁源) 근처에서 난다는 황기. 가장 질이 좋다고 알려졌다.

내어 졸인 꿀로 환을 만들어 15환씩 밥 먹고 나서 상백피 달인 물이나 박하 달인 물로 삼킨다.

　아교산은 아교(조가비 가루로 볶는다) 1량 우방자(볶는다) 1량 감초 5돈 찹쌀 1량 마두령 관동화 자완 각1량. 위를 가루 내어 6돈씩 물에 달여 먹는다.

《목경대성》

○ 눈곱과 눈물이 그치지 않는 증상. 양자는 갈림길에서 우네. 남쪽이나 북쪽으로 갈 수 있네. 묵자는 흰 실을 보고 우네. 모두 노랗거나 검게 물들 수 있네343). 어린아이가 어떤 곳을 해쳤네. 옷깃을 열고 눈물이 가슴을 적시네. 울면서 그리워하네. 푸른빛깔이 짙푸르게 변하네. 또 이별을 아쉬워하네. 가득한 물이 갑자기 떨어지지 않네. 나에게 나타나 진심을 표시하네. 인삼, 복령으로 약을 달이네. 이슬이 적어지고 쇠에 바람이 잦아드네. 쓸쓸한 기쁨이 아득하여 가까이하기 어렵네.

　이 증상은 눈의 안팎에 눈병이 없지만 막걸리나 콩국처럼 걸쭉한 눈물이 길게 흐르면서 그치지 않는다. 가끔 눈꺼풀이 부어 팽팽하게 합쳐져 있는데 이것을 억지로 들어 올리면 눈물이 세차게 튀어 나온다. 때때로 의사가 고름이라고 하지만 이런 이유를 알지 못한다. 또 어린아이에게 이 병이 많은데 잘 치료되지 않는다. 그러나 폐장을 맑게 하고 비장을 다스린다는 것을 알면 치료하기 아주 쉽

다. 어떤 사람이 그 이유를 물어서 '폐장은 일을 하지 않는 것이 아니다. 주로 아래로 내려가게 한다. 사람이 음식을 먹으면 위장으로 들어가고 비장기운이 그 알짜를 흩어지게 하면서 위에 폐장으로 되돌아간다. 그런데 폐장이 고르지 않으면 물길이 온 몸 구석구석 흘러들어가 고르게 통하게 하지 못한다. 그러다가 마침내 높은 곳에 샘이 넘치게 되면 삿된 것이 살갗으로 들어가 부으면서 축축하게 된다. 여기에 더해서 나무와 불이 위로 올라가 구부러짐과 곧음이 신맛을 만들면344) 물이 엉기고 흐려진다. 그러면 더욱 따르지 않고 빠져나가는데 그 속한 곳으로 나간다. 흰자위로 나가면 눈곱과 눈물이라고 한다.'라고 말했다. 이런 이유로 병은 정말로 간장에 있지 않고 비장에 있으며 비장에 있지 않고 폐장에 있다고 한다. 오랫동안 낫지 않으면 비장과 폐장이 함께 시달릴까 걱정이다. 알짜를 돌려 기운으로 만들기를 게을리 하면 눈속물이 안에서 말라 긴 해 동안 눈을 지켜도 마지막에는 밝지 않게 된다.

　치료법은 어린아이는 육군자탕에 시호, 백작약을 더 넣으면 된다. 그리고 다시 시호, 백작약을 빼고 맥문동, 오미자를 더해서 여러 제 먹으면 그친다. 남자와 부인은 백국청금산, 구선환을 쓰고 맥과 증상이 함께 비워졌으면 귀기육군자탕이나 보중익기탕에 부자, 방풍, 오미자, 백작약을 더해도 아주 효과가 좋다. 이 증상은 안과에서 항상 보는데 모든 책에

---

343) 《회남자》설림훈에 나오는 내용. 처지에 따라 각각 정반대로 갈라짐을 슬퍼하는 말.

344) '나무는 구부러지고 곧게 하며 이것은 신맛을 만든다.'고 하였다

한 마디 말도 없다. 왜 그런가?

10) 눈물점 고름증

안쪽 눈초리 끝에 부스럼이 생기고 작은 구멍에서 고름이나 침 같은 끈끈한 물이 흐르는 병증이다. 처음에는 눈구석 살갗이 벌겋게 붓고 아프다. 심하면 입구가 막히지 않고 고름이 계속 줄줄 흐른다.

급만성 누낭염이다. 위 눈꺼풀에는 눈물샘과 분비관이 있고 눈 안쪽에는 눈물주머니와 눈물소관이 연결되어 있기 때문에 발적이 위아래에 모두 생길 수 있다. 40살 이후의 여성에게 많다. 급성은 눈물주머니나 주위 조직의 급성 염증으로 농양이 생긴다. 주위의 피부는 발적과 종창을 보이고 환자는 심한 통증과 발열감을 호소한다. 만성은 코눈물관의 폐쇄로 온다. 주요 증상은 눈물흘림이며 눈물주머니를 누르면 점액과 고름의 혼합물이 눈물점을 통해 역류한다. 항생제를 사용하고 효과가 없으면 눈물주머니 코안 연결술을 한다.

원인과 치료는 아래 책을 본다. 그 외 금은화, 포공영을 묽게 달여 눈에 넣는다.

누정오화환은 뜨거운 바람이 눈꺼풀 속에 맺혀서 고름과 눈물이 서로 섞여 항상 흐르면서 오랫동안 낫지 않는 눈물점 고름증을 치료한다. 금불초 4량 파극 3량 천초피 구기자 백국화 각2량. 오른쪽을 졸인 꿀로 오동나무 씨 크기로 환을 만들어 20환씩 빈속에 소금물이나 술로 삼킨다. 《증치준승》

백미환은 눈물점 고름증을 치료한다. 백미 5돈 방풍 백질려 석류피 강활 각3돈. 오른쪽을 쌀가루로 오동나무 씨 크기로 환을 만들어 20환씩 맹물로 삼킨다. 《증치준승》

당전산은 눈이 갑자기 붉고 아프면서 겉흠이 생기기도 하는 병을 치료한다. 용담초 세신 당귀 방풍 각2량. 사탕 1작은덩이를 넣고 함께 달여 먹는다. 《증치준승》

밀몽화산은 차가운 눈물이 흐리고 눈이 어두운 병을 치료한다. 밀몽화 감국 두 백질려 석결명 목적(마디를 없앤다) 백작약 감초(굽는다) 각각 같은 양. 오른쪽을 곱게 가루 내어 1돈씩 찻물에 타서 삼킨다. 보름 정도 다음에 2돈까지 늘린다. 《증치준승》

죽엽사경탕은 눈이 은근히 깔깔하고 조금 흐릿하다고 느끼며 사물이 어둡게 보인다. 그리고 안쪽 눈초리에 침 같은 구멍이 생겨 눈이 아프면서 누르면 고름이 나오는 병을 치료한다. 시호 치자 강활 승마 자감초 황련 대황 각5푼 적작약 결명자 백복령 차전자 택사 각4푼 황금 6푼 청죽엽 10편. 한 번 먹을 때 물 2잔으로 1잔이 되게 달여 밥 먹고 나서 조금 뜨겁게 먹는다. 《증치준승》

밀제해독환은 위와 같은 병을 치료한다. 석밀(졸인 것) 1근 산치자(가루) 10량 대황(가루) 5량 산사(껍질끝을 없애 따로 간다) 2량. 꿀로 오동나무 씨 크기로 환을 만들어 30환에서 100환씩 찻물로 삼킨다. 《증치준승》

오색령약은 다섯 빛깔인 신비한 약이

다. 종기와 모든 부스럼이 이미 터졌는데 썩은 부분이 없어지지 않고 새 살이 생기지 않는 병을 치료한다. 뿌리면 아주 효과가 좋다. 식염 5돈 흑연 6돈 백반 반석(황화철) 수은 초석(질산칼륨) 각 2량. 먼저 식염과 흑연을 녹인 다음에 수은을 넣어 모래 알갱이로 만든다. 다시 백반, 박석, 초석을 넣고 함께 볶아 말려서 곱게 간다. 여기에 흑연, 수은을 넣고 알갱이가 보이지 않을 정도로 다시 간다. 항아리에 넣고 진흙을 붙여 꼭 막고 향이 3개 탈 동안 두드리는데 지나치거나 모자라지 않게 한다. 하룻밤이 지나 꺼내서 보면 눈처럼 흰빛깔로 약 2량이 있다. 불에 세기를 잘 맞춰야 신비로운 약이 된다. 자줏빛을 얻으려면 유황 5돈을 더 넣는다. 노란빛깔을 얻으려면 웅황 5돈을 더 넣는다. 붉은빛깔을 얻으려면 흑연 9돈 수은 1량 백반 2량 초석 3량 진사 4돈 밝은웅황 3돈을 더 넣는다. 단약을 만드는 모두 불에 세기는 앞의 방법과 같다. 《외과심법요결》

만응고는 모든 종기가 등이나 머리 뒤에 생긴 병과 모든 부스럼이나 독이 있는 병을 치료한다. 붙이면 매우 효과가 좋다. 천오 초오 생지황 백렴 백급 상백피 육계 백지 당귀 적작약 강활 고삼 목별자(새삼씨) 천산갑 오약 감초 독활 현삼 연분 대황 각5돈. 오른쪽 19가지 약재에서 연분은 빼고 깨끗한 참기름 5근 안에 약재들을 담근다. 봄에는 5일이고 여름에는 3일, 가을에는 7일이고 겨울에는 10일이다. 날짜가 차기를 기다려서 깨끗이 씻은 큰 솥 안에 넣고 은근한 불로 약이 말라서 떠오를 때까지 졸인다. 불을 끄고 조금 있다가 베주머니에 넣고 걸려 찌꺼기를 없앤다. 기름이 대략 1근 정도에 연분은 반근으로 맞춰 복숭아나 버드나무 가지로 자주 저어서 옻 같이 검고 거울 같이 밝을 정도로 한다. 물속에 떨어뜨려 구슬이 되면 얇은 종이에 펴서 붙인다. 《외과심법요결》

경소산은 모든 종기 독과 부스럼을 치료한다. 먹고서 열면 침이 아프지 않다. 섬수 1돈 반하 6푼 양척촉화 6푼 후추 1돈8푼 천초 1돈8푼 필발 1돈 천오 1돈8푼. 오른쪽 7개 약재를 함께 곱게 가루 내어 반 푼씩 맑은 술에 타서 먹는다. 크게 열려고 하면 흰 술(거른 도수 높은 술)과 약 1환을 더 넣는다. 《외과심법요결》

이 약은 독이 있는 위에 바르면 느낌이 없어져 마음대로 째도 아프지 않다. 천오(꼭지) 5돈 초오(꼭지) 5돈 섬수 4돈 후추 1량 생남성 5돈 생반하 5돈. 어떤 처방은 필발 5돈을 넣고 어떤 처방은 세신 1량을 넣었다. 오른쪽을 가루 내어 소주에 타서 바른다. 《외과심법요결》

청공산은 강활 방풍 세신 천궁 백지 황금 감초 박하 감국 백강잠 황련.

위풍탕은 승마 백지 갈근 시호 고본 만형자 황련 당귀 감초 창출 초두구 생강 3 대추2.

방풍산결탕은 방풍 형개 독활 홍화 소목 당귀 포황 활석 상백피 누에똥 석곡 토복령 백작약.

백합고금탕은 생지황 맥문동 백합 당귀 숙지황 백작약 패모 감초 현삼 길경.

백국청금산은 인삼 산약 당귀 오미자 지황 감초 천문동 감국 자완 황기 백합.

옥병풍산은 백출 4돈 황기 방풍 각2돈.
대보황기탕은 황기 인삼 육종용 산수유 백출 당귀 육계 오미자 감초 천궁 방풍 백복령 지황.
양음청조탕은 눈물점 고름증이 오래된 병을 치료한다. 생지황 옥죽 백합 백부근 석곡 맥문동 산수유 담죽엽 당귀 인삼 오미자 감초 산약.
선방활명음은 대황(술로 만든다) 5돈 생지황 2돈 금은화 당귀잔뿌리 조각자 진피 각1돈반 유향 패모 천화분 백지 적작약 감초 각1돈 방풍 7푼 몰약 5푼 천산갑 3편. 물에 달여 밥 먹고 나서 먹는다. 주로 쓴다.
황련해독탕은 황련 황금 황백 치자 각 1돈반. 물에 달여 밥 먹고 나서 먹는다.
보제소독음은 주로 쓰는 처방이다. 길경 감초 황금(술에 볶는다) 황련 현삼 마발345) 귤홍 시호 각1돈반 연교 우방자 각8푼 박하 6푼 승마 2푼. 물에 달여 밥 먹고 나서 먹는다.《방약합편》
탁리십보산은 다래끼에도 쓴다. 황기 인삼 당귀 각2량 후박 길경 육계 천궁 방풍 백지 감초 각1량.《의림촬요》

《제병원후론》

○ 눈물점에 고름이 나오는 증상. 눈은 간장에 바깥 조짐이고 위에 즙이 통하는 길이다. 뜨거운 바람이 눈꺼풀과 눈초리 사이에 들어오면 뜨거움이 피와 즙을 뭉치게 한다. 그래서 눈초리 안에 모이는데 진액이 끊임없이 타고 들어오기 때문에 고름 즙이 계속해서 만들어진다. 눈물점 고름증이라고 한다.

---

345) 야산에 가을에 나는 먼지버섯

《비전안과용목론》

○ 눈물점 고름증. 이 눈이 처음 병에 걸릴 때는 머리가 조금 어지러우면서 아득하고 팔다리가 지친 듯하다. 오장에 많이 쌓인 바람기운과 막힌 독이 눈 속에서 부스럼을 나오게 하고 맑은 진물이 흐르기도 한다. 이것은 모두 골이 만들지 않았다. 아프지 않지만 그래도 점점 더 어두워진다. 반드시 북돋는 치료를 해야 하며 치풍황기탕을 먹으면 낫는다.
시로 말한다. 어떤 이유로 병이 눈자위에 가득하네. 뜨거움과 바람이 눈꺼풀 속에 머물고 있네. 눈초리 끝에 맺히고 모여 고름이 되네. 진물이 흐르고 빛깔은 끈적한 푸른빛깔이네. 아프지 않고 또 겉흠도 없네. 점점 쳐서 부스럼이 커지니 어떻게 마음이 편할까. 황기와 쓸개로 환과 가루를 만드네. 노회로 찐득한 즙을 만들어 눈을 찜질하니 편해지네. 만약 어떤 이유로 세월이 지나네. 눈동자가 점점 떨어지면서 마음이 놀래네.
치풍황기탕은 황기 1량반 방풍 원지 지골피 인삼 복령 대황 각1량 지모 2량. 위를 가루 내어 물 1잔에 가루 1돈으로 5푼이 되게 달여 찌꺼기를 없애고 따뜻하게 먹는다.

《은해정미》

○ 눈물점 고름증은 못겉흠 깊이들어감증이나 겉흠 눈동자들어감증에 두 병증보다 더 심하게 해친다. 이 증상이 나타나지 않았을 때는 그 머리가 먼저 아득하다고 느끼면서 팔다리가 지친 듯하다. 그러다가 오장에 많이 쌓인 뜨거운 바람

과 막힌 독이 검은자위와 무지개막을 치면서 독이 있는 부스럼이 생긴다. 그리고 눈동자로 흘러 들어가면서 피를 끌어당겨 문드러지고 고름이 흐른다.

치료법은 대파와 쑥에 백지를 넣고 솥에서 뜨겁게 볶아 솜으로 싸서 눈꺼풀 위를 찜질한다. 뜨거운 것으로 여러 번 바꿔 주면 나쁜 피가 흩어지고 썩은 고름이 없어지며 나쁜 아픔도 그친다. 생지황을 뭉그러지도록 찧어 불에 구워서 부스럼 있는 곳에 찜질하면 더욱 좋다. 음단 둘에 양단 넷인 약을 부스럼 있는 곳에 대고 불어 준다. 또는 고백반, 경분, 혈갈, 유향을 곱게 갈아 부스럼이 있는 곳에 불어 넣는다. 또 상백피에 소금와 백반을 넣어 뜨겁게 김을 쐬면서 씻어낸다. 추예명목환, 몰약산을 먹는다. 바람과 피를 움직이게 하는 음식을 꺼린다.

추예명목환은 앞에 눈속기름 피들어감증 안에 있다.

몰약산은 몰약 대황(쪄서 조금 쓴다) 박초. 위를 가루 내어 3돈씩 술에 타서 삼킨다. 찻물도 괜찮다.

《세의득효방》

○ 눈물점 고름증. 눈초리 구석에 부스럼이 생겨 고름이 흘러나오는데 침 같기도 하다. 눈자위의 위아래가 달라붙지만 아프지 않고 겉흠이나 막도 없다. 이것은 심장기운이 편안하지 않은데 더해서 뜨거운 바람이 눈꺼풀 속에 머무르기 때문이다. 백미환을 먹어야 한다.

백미환은 백미 반량 방풍 백질려(뿔을 없애고 볶는다) 석류피 강활 각3돈. 위를 가루 내어 쌀가루로 오동나무 씨 크기로 환을 만들어 20환씩 끓인 물로 먹는다.

《향약집성방》

○ 눈물점에서 고름이 나온다. 《성혜방》에서 말했다. 눈은 간장에 바깥 조짐이고 위에서 즙이 통하는 길이다. 뜨거운 바람이 눈꺼풀과 눈초리 사이에 들어오면 뜨거움이 피와 즙을 뭉치게 한다. 그래서 눈초리 안에 모이는데 진액이 위아래로 끊임없이 타고 들어오기 때문에 고름과 피, 즙이 계속해서 만들어진다. 눈물점 고름증이라고 한다. 또 눈에 생긴 부스럼 때문에 고름과 피가 나오고 그 다음에 항상 안쪽 눈초리에 고름과 진물이 나와도 눈물점 고름증이라고 한다. 일찍 치료하지 않고 날짜가 오래되면 눈에 검은 점이 생긴다. 약간 어두운 검은 빛깔이 눈까지 들어가면 치료하기 어렵다.

《성혜방》에 황기산은 눈물점 고름증이 그치지 않는 병을 치료한다. 황기(썬다) 방풍(뿌리머리를 없앤다) 황금(새뿌리) 대황(잘라 부수어 약간 볶는다) 각2량 지골피 원지(심을 뺀다) 인삼(뿌리머리를 없앤다) 적복령 누로 각1량. 오른쪽을 찧어 체로 쳐서 거칠게 가루 내어 3돈씩 물 가운데 잔 1잔으로 6푼이 되게 달여 찌꺼기를 없애고 밥 먹고 나서 따뜻하게 먹는다. 잠자려고 할 때 다시 먹는다. 굽거나 지지거나 기름지거나 독이 있거나 매끄럽거나 물고기나 고기를 꺼려야 한다.

눈물점 고름증으로 고름과 진물이 나오

고 해가 지나도 없어지지 않는 병을 치료한다. 눈에 찜질한다. 쇠비름씨 반량 비름씨 반홉. 오른쪽 찧어 체로 쳐서 가루 내어 구리 그릇에 넣고 밥하는 시루 위에서 찐다. 천에 싸서 안쪽 눈초리 끝 눈물점에 고름과 진물이 나오는 곳에 찜질한다. 눈을 찜질할 때는 반드시 약을 뜨겁게 해서 찜질해야 눈자위에 뚫고 들어간다. 30~50번 정도 하면 고름과 진물이 스스로 멎는다.

《성제총록》에 작약탕은 뜨거운 독이 눈초리를 쳐서 부어오르면서 고름과 진물이 나오는 병을 치료한다. 적작약 1량반 영양각(갈아 가루 낸다) 현삼 방풍(잔뿌리를 없앤다) 황금(검은 심을 뺀다) 각1량 만형자 감국 각3돈. 오른쪽을 거칠게 찧어 체로 쳐서 5돈씩 물 1잔반으로 7푼이 되게 달여 찌꺼기를 없애고 마아초 1돈을 넣어 밥 먹고 나서와 잠자려고 할 때 따뜻하게 먹는다.

《증치준승》

○ 눈물점에 새는 구멍이 생긴 이야기.

눈초리 구석에 부스럼이 생겨 고름이 흘러나오는데 침 같기도 하다. 눈자위의 위아래가 달라붙지만 아프지 않고 겉흠이나 막은 없다. 이것은 심장기운이 편하지 않으면서 또 뜨거운 바람이 눈꺼풀 속에 머무르기 때문이다. 오화환, 백미환을 먹어야 한다.

노래로 만들었다. 뜨거운 바람이 눈꺼풀 속에 머무네. 고름 같이 엉기고 눈물과 비슷하네. 독을 몰아내고 바람을 없애면 다른 병은 없네. 황련에 찐득한 즙을 두 눈에 넣네.

당전산, 삼화산, 밀몽화산을 합쳐 쓴다. 예중현이 '뜨거움이 쌓여 반드시 터지는 병'에서 말했다. 쌓인다는 것은 거듭 겹쳐서 풀어지지 않는 꼴이다. 뜨거움은 양이고 양은 항상 평온하면 된다. 양이 지나치면 삿된 것이 되고 삿된 것은 항상 움직이며 움직이면 병이 쉽게 보인다. 쉽게 보이기 때문에 쉽게 치료한다. 이것은 앞에서 말한 '삿된 뜨거움으로 되는 병'이다. 깊은 삿된 것이 돌아다니지 않으면서 쌓여 웅크리고 있다. 웅크리기 때문에 또 웅크려서 점점 세월이 흘러 모이면 형세가 어쩔 수 없이 쌓이게 된다. 오래 쌓여서 오래되면 반드시 물러터지고 물러터지기 시작해야 병이 보인다. 병이 보이면 치료하기 어렵지만 치료하기 어렵더라도 치료하지 못하지는 않는다. 오래 쌓일수록 짓물러터지는 것도 깊어진다. 어째서인가. 짓물러터지면 무너졌다는 뜻이기 때문에 터졌다고 알면 거의 구할 수 있다. 이 병은 은근히 깔깔하면서 불편하다가 조금씩 눈이 침침해지고 사물이 흐리게 보인다. 안쪽 눈초리에 침 같은 구멍이 열려 누르면 맑은 고름이 나온다. 두 눈에 모두 병이 있거나 한쪽 눈에만 병이 있다. 눈은 간장에 속하고 안쪽 눈초리는 방광에 속한다. 대개 이 두 경맥에 삿된 것이 쌓여서 병이 되기 때문에 '뜨거움이 쌓이면서 짓물러터지는 병'이라고 한다. 또 '새는 구멍이 있는 눈'이라고 한다.

죽엽사경탕으로 치료하고 똥이 딱딱하지 않으면 대황을 줄여 쓴다. 밀제해독환도 치료한다. 그렇지 않고 약을 잘못 써서 병이 오래되면 마지막에는 마르는 병이 된다.

《동의보감》

○ 눈물점 고름증. 눈초리 구석에 부스럼이 생겨 고름이 흘러나오는데 겉홈이나 막은 없고 아프지도 않다. 이것은 심장기운이 편하지 않으면서 또 뜨거운 바람이 눈꺼풀 속에 머무르기 때문이다. 백미환을 먹어야 한다.(《득효》) 뜨거운 바람이 눈꺼풀과 눈초리 사이에 들어와서 눈초리 안에 모이면 진액이 타고 들어오기 때문에 고름이 계속해서 만들어진다. 눈물점 고름증이라고 한다. 또 눈에 생긴 부스럼 때문에 고름과 피가 나오고 그 다음에 항상 안쪽 눈초리에 고름과 진물이 나와도 눈물점 고름증이라고 한다. 일찍 치료하지 않고 날짜가 오래되면 눈에 검은 점이 생기고 눈까지 들어가면 치료하기 어렵다. 황기산이나 눈에 넣는 약을 쓴다.(《유취》)

황기산은 눈물점 고름증을 치료한다. 황기 방풍 황금(새뿌리) 대황(굽는다) 각 1돈 지골피 원지 인삼 적복령 누로 각 5푼. 오른쪽을 썰어 1첩으로 해서 물에 달여 밥 먹고 나서 아침과 저녁에 먹는다.(《유취》)

《심시요함》

○ 눈물점에 새는 구멍. 살펴보니 이 증상은 눈초리 구석에 부스럼이 생겨 고름이 흘러나오는데 침 같기도 하다. 눈자위의 위아래가 달라붙지만 아프지 않고 겉홈이나 막도 없다. 이것은 심장기운이 편안하지 않아서 소장에 삿된 뜨거움이 거슬렀기 때문이다. 거기다 뜨거운 바람이 눈꺼풀 속에 머물렀다. 고름과 진물이 부스럼 구멍에서 나오거나 바깥쪽이나 안쪽 눈초리에 있는 구멍에서 나온다. 많이 흘러나와서 그치지 않는 병이 이것이다.

노래로 만들었다. 뜨거운 바람이 눈꺼풀 속에 머무네. 고름 같이 엉기고 눈물과 비슷하네. 독을 몰아내고 바람을 없애면 다른 병이 없네. 황련에 찐득한 즙을 두 눈에 넣네.

《장씨의통》

○ 눈물점 고름증은 눈초리 끝에 모여서 부스럼이 생기고 고름이 흘러나온다. 묽은 진물 같으면서 눈자위에 달라붙는다. 위와 아래는 아프지 않고 겉홈과 막도 없다. 축축한 바람이 눈꺼풀 속에 머물기 때문이다. 오랫동안 치료하지 않으면 눈동자가 아래로 떨어지는 병이 된다.

《외과대성》

○ '눈에서 새는 증상'은 눈 안에 구멍이 있으면서 때때로 고름과 진물이 흐른다. 그런데 그 이름은 하나가 아니다.

'바로 앞에서 새는 증상'은 검은자위에 생긴다. 처음에 가래 같은 흰 눈속기름이 나올 때는 아직 치료할 수 있다. 오래되어 푸르면서 검은 눈속기름이 나오고 눈동자까지 해치면 치료하지 못한다.

'옆에서 새는 증상'은 흰자위에 생긴다. 가벼우면 흰 물이 흐르고 심하면 고름이 된다. 오래되어 눈속기름이 마르면 치료하지 못한다.

'안에서 새는 증상'은 눈물 구멍의 옆에 생긴다. '밖에서 새는 증상'은 눈꺼풀의 밖에 생긴다. 이것은 쌓인 뜨거움과 가래불이 뜨겁게 찌기 때문이다.

'음증으로 새는 증상'은 낮에 가볍고 밤에 심한데 피를 기르고 간장을 맑게 한다. '양증으로 새는 증상'은 밤에 가볍고 낮에 심한데 쇠를 맑게 하고 기운을 북돋는다. 또 안쪽 눈초리는 심장 경맥에 임금불에 속한다. 북쪽을 북돋고 남쪽을 빼내야 한다. 바깥 눈초리는 심포에 신하불에 속한다. 북쪽 속에서 북돋우면서 눌러야 한다. 합쳐서 말하면 눈은 간장의 구멍이고 신장은 간장에 주인이다. 치료는 신장을 북돋고 간장을 잘 통하게 하는 것이 중요하다.

백미환은 눈물점 고름증을 치료한다. 백미 1량 방풍 백질려 강활 각3돈 석류피 3돈. 함께 가루 내어 쌀로 오동나무 씨 크기로 환을 만들어 1돈씩 끓인 물로 삼킨다.

해독환은 눈물점 고름증을 치료한다. 행인(껍질 끝을 없애고 따로 간다) 2량 치자 10량 대황 5량. 가루 내어 졸인 꿀 1근으로 오동나무 씨 크기로 환을 만들어 2~3돈씩 찻물로 삼킨다.

눈초리에 고름이 나오면 대장에 뜨거움이 있다. 길경, 황금, 황련, 목통, 빈랑, 산수유 같은 약을 쓴다. 눈초리에 피가 나오면 소장에 뜨거움이 있다. 당귀잔뿌리, 적작약, 황련, 도인, 감초 같은 약을 쓴다.

《의종금감》(《안과심법요결》)

○ 눈물점 고름증 노래. 눈물점 고름증은 눈꺼풀과 눈초리 사이이네. 고름이나 맑은 진물이 흐르네. 눈에 걸흠이나 막은 없고 아프지도 않네. 뜨거운 바람이 치면서 심장 불이 타올랐네. 죽엽사경탕인 시호, 택사, 승마, 푸른대나무잎, 감초, 차전자, 황금, 결명자, 강활, 백복령, 적작약, 대황, 치자, 황련을 쓰네.

죽엽사경탕 처방은 시호 5푼 택사 4푼 승마 5푼 푸른대나무잎 10조각 감초(굽는다) 5푼 차전자 4푼 황금 6푼 결명자 4푼 천강활 5푼 백복령 4푼 적작약 4푼 대황 6푼 치자(볶는다) 5푼 천황련 5푼. 위를 거칠게 가루 내어 물 2잔으로 1잔이 되게 달여 밥 먹고 나서 따뜻하게 먹는다.

쉽게 풀이함. 눈물점 고름증은 눈꺼풀과 눈초리에서 생기며 고름이나 맑은 진물이 흐른다. 눈에 걸흠이나 막은 없고 쑤시거나 아프지 않다. 뜨거운 바람이 치면서 심장 불이 위로 타올랐다. 죽엽사경탕으로 주로 치료한다.

《의종금감》(《외과심법요결》)

○ 눈물점 고름증은 안쪽 눈초리에서 생기네. 간장에 뜨거움과 축축한 바람으로 정명혈에 병이 걸렸네. 붉게 붓고 아프면서 짓무르고 고름이 걸쭉하네. 푸르거나 검은 고름이면 고르기 아주 어렵네.

쉽게 풀이함. 이 증상은 안쪽 눈초리에서 생긴다. 간장에 뜨거움이나 축축한 바람 때문이며 병은 족태양방광경인 정명혈에 나타난다. 이 경혈에 장소는 눈물을 감추는 곳으로 이어진다. 처음에는 콩이나 대추만하게 일어나면서 붉게 붓고 아프다. 부스럼 세력은 비록 작지만 뿌리는 아주 깊다. 부스럼이 터지면서 끈끈하고 흰 고름이 나오면 순조롭고 푸르고 검은 고름이 나오거나 기름 같으면 위험하다. 처음에 소풍청간탕을 먹는다. 터진 다음에는 황령약을 부스럼 입구에 비비 꼬아 넣고 만응고를 붙이면 입구가 점점 오그라든다. 고름이 안쪽 눈초리 안에서 나오면 새는 구멍이 되어 오그라들기 어렵다. 부스럼 입구에서 눈물이 지나치게 나와서 눈 안이 마르고 깔깔해지면 더욱 늦게 오그라든다. 터져서 눈주위 눈꺼풀테와 끊어졌으면 치료할 수 없다.

소풍청간탕은 당귀잔뿌리 적작약 형개(꽃이삭) 방풍 천궁 국화 생치자 박하 각1돈 시호 연교(심을 뺀다) 각1돈5푼 금은화 2돈 감초(날 것) 5푼 등심 50촌. 물에 달여 밥 먹고 나서 멀리 먹는다.

황령약와 만응고는 모두 궤양문을 본다.

《목경대성》

○ 눈물점 고름증. 어느 곳에서 바람 독이 와서 흙과 쇠에 머무네. 축축함이 변해 눈곱이 되고 눈물을 만드네. 차례로 옮겨 다녀도 생김새가 고쳐지지 않네. 의사는 이 때문에 새는 눈자위라고 부르네. 새는 안쪽 눈초리는 불이 아주 그득한 사람에게 많네. 때로 핏물이 흐르고 아프면서 붓네. 신장을 길러서 다시 올라가야 하네. 심장이 이미 없어져서 도리어 내려오려고 하네. 하늘에 불이 위로 돌아다니면 바깥 눈초리를 해치네. 새는 곳을 침으로 자를 때 자세히 보지 않네. 피를 겁주어서 눈속기름을 해치네. 해를 누르고 그늘져 있어 보는 빛이 줄어드네.

이 증상은 이처럼 한 때에 얻어서 생기지 않는다. 돌아다니는 바람이나 들어온 뜨거움이 오장육부에 머물러 있다가 눈주위에 전하면서 이것이 빠져나가지 못해서 된다. 또 뜨거움은 기운이고 바람도 기운이다. 기운이 생김새를 만들어서 가래나 즙이나 고름으로 변하면 이것이 안쪽 눈초리와 위아래 눈꺼풀 구석에 작은 구멍 속에서 나오게 된다. 심하면 코와 가까운 눈꺼풀 안에 한 알갱이가 맺힌다. 침으로 알갱이를 터뜨리면 없어지지만 입구가 합쳐지지 않고 오랫동안 고름과 진물이 흐른다. 저녁부터 많이 흐르면 음증 구멍증이라고 부르고 용의 불이라고 부른다. 낮 동안에 병이 아주 심하면 양증 구멍증이라고 부르고 살찐 것이라고 부른다. 이 병증은 가래와 묽은 가래가 깊이 뭉치거나 약하게 타고난 사람에게 많다. 또 눈꺼풀 닭벼슬증으로 살을 자르면서 알짜와 피를 해쳤기 때문이다. 이것을 해치면 기운이 흐르지 않아 부스럼 입구가 점점 차가워진다. 차가워지면 엉기고 엉기면 삭히지 못하다가 결국 썩어서 고름이 되고 진물이 된다. 세월이 지나도 어쩔 수 없다. 독이 있는 음식을 먹거나 축축한 바람을 받을 때마다 다시 아프면서 부어오르고 비린내가 더러워서 맡을 수가 없다.

치료는 먼저 나무와 불을 다스리는 청공산, 위풍탕, 방풍산결탕이 마땅하다. 다음에 쇠와 흙까지 미치는 백합고금탕, 백국청금산, 옥병풍산이다. 불은 독에 근원이 된다. 그 근원을 깨끗이 하면 맑게 흐르기를 기다리지 않아도 스스로 맑아진다. 바람은 삿됨에 우두머리가 된다. 그 우두머리를 내리면 빌미가 되지 않아서 많은 사람들이 숨고 흩어진다. 그런 다음에 죽엽사경탕, 대보황기탕, 양음청조탕 등의 약을 쓴다. 또는 양을 올리면서 음을 더하거나 양을 올리면서 불을 흩어지게 한다. 각각 타고난 기운이 진하거나 옅은지 또는 병 증상이 얕거나 깊은지에 따라 약을 준다. 대개 심해진다고 그러는데 나는 이것을 믿을 수 없다.

《양과심득집》

○ 눈물점 고름증.346) (풀이 안함) 안으로 신효황기탕을 먹으며 환으로 해도 괜찮다. 장경악에 신효황기탕은 안이 비워져 종기에 독이 풀어지지 않는 병을 치료한다. 또 터진 다음에 비워짐증으로 입구가 오그라들지 않는 병을 치료한다. 황기 맥문동 인삼 숙지황 복령 감초 백작약 당귀 천궁 원지 육계 생강 대추.

《동의학사전》

○ 눈구석 정명혈 부위가 벌겋게 붓고 곪아 터지는 병증. 심경에 몰린 열이 눈구석에 침습하거나 간담에 열이 몰려 있을 때 다시 풍열사독의 침습을 받아 생긴다. 그밖에 기혈이 허해서도 온다. 눈구석 살갗이 벌겋게 붓고 아프다. 심할 때에는 눈꺼풀과 얼굴이 붓고 열이 나며 머리가 아프다. 며칠 지나면 뜬뜬해졌던 것이 저절로 곪아 터지고 낫는다. 그러나 터진 다음에 누관을 남기는 때도 있다. 누정창은 누정, 양루와 감별해야 한다. 심열로 온 것은 청열해독하는 방법으로 선방활명음, 황련해독탕 등을, 풍열사독으로 온 것은 풍열을 없애고 독을 푸는 방법으로 보제소독음을, 기혈이 허해서 온 것은 보기탁독하는 방법으로 탁리십보산을 쓴다. 눈에는 여의금황산 연고를 붙인다. 고름이 생기면 수술한다. 급성 누낭염에 해당한다고 본다.

○ 목농루, 누정농출. 누정의 하나. 누점으로부터 고름이 나오는 병증을 말한다. 간경의 열이나 심경의 열이 눈구석에 작용할 때, 비위에 습이 몰려있고 다시 풍사의 침습을 받았을 때, 간신음이 허하여 허화가 위로 올라가고 다시 풍사의 침습을 받았을 때 생긴다. 눈이 벌겋거나 붓지 않고 다만 눈구석이 가렵고 깔깔하다. 누점으로부터는 고름이 눈물과 섞여 나오는데 정명혈 부위를 누르면 더 심하게 나온다. 간경의 열로 온 것은 청간사화하는 방법으로 용담사간탕을, 심경의 열로 온 것은 심열을 내리우고 독을 푸는 방법으로 금화산을, 비위의 습으로 온 것은 건비제습하는 방법으로 삼인탕을, 허화로 온 것은 허화를 내리우고 풍을 없애는 방법으로 백미탕을 쓴다. 이밖에 수술도 한다. 만성 누낭염에 해당한다고 본다.

11) 안쪽눈초리 구멍증

안쪽 눈초리에 새는 구멍이 생기면서 때때로 핏물이 흐르는 병증이다. 붓고 아프며 보통 눈물점에 부스럼을 잘못 치료하여 입구가 아물지 않아서 생긴다. 만성 누낭염이다.

---

346) 《외과심법요결》과 같은 내용은 풀이하지 않는다. 한문은 뒤에 붙여놓았다.

원인과 치료는 아래 책을 본다.
　금화환은 황련 황백 각4량 황금 인삼 각3량 길경 3량반 반하 2량 치자 2량. 위를 가루 내어 졸인 꿀로 오동나무 씨 크기로 환을 만들어 50환씩 찻물로 삼킨다. 《장씨의통》

《증치준승》
○ 안쪽눈초리 구멍증은 안쪽 눈초리 사이에 하나의 구멍이 생겨서 때때로 핏물이 흐른다. 주위는 자줏빛이면서 벌겋게 붓고 아프다. 병은 심장에 있고 불이 채워진 독이다. 치료법은 북쪽을 북돋고 남쪽을 빼내야한다.

《심시요함》
○ 안쪽눈초리 구멍증은 진짜 불에 독이네. 때로 핏물이 흐르고 부으면서 아프네. 처음 생길 때 해치지 않아도 마지막에는 해치네. 신장이 가득차고 심장이 시원해야 하네.
　이 증상은[347] (풀이 안함) 다음을 먹어야한다.
　조습탕은 천황련(볶는다) 1돈 창출(쌀뜨물로 만든다) 백출(흙에 볶는다) 진피 각 8푼 백복령 반하 지각 치자(검게 볶는다) 각7푼 가는감초 3푼. 위를 잘게 썰어 맑은 물 2잔으로 8푼이 되게 달여 찌꺼기를 없애고 뜨겁게 먹는다.
　오화환은 눈물점 고름증을 치료한다. 뜨거운 바람이 눈꺼풀 속에 머물러 고름이 맺히고 눈물과 서로 섞여서 항상 진물이 흐른다. 오래도록 낫지 않으면 눈

알이 떨어진다. 금불초 2량 사인(볶는다) 천초껍질 각7돈 감초(굽는다) 4돈 흰국화 황백(술로 만든다) 구기자 각1량반 파극 8돈. 위를 곱게 가루 내어 졸인 꿀로 오동나무 씨 크기로 환을 만들어 20환씩 빈속에 소금물이나 따뜻한 술로 삼킨다.

《장씨의통》
○ 안쪽눈초리 구멍증은 안쪽 눈초리 사이에 하나의 구멍이 생겨서 때때로 핏물이 흐른다. 주위는 자줏빛이면서 벌겋게 붓고 아프다. 병은 심장에 있고 불이 채워진 독이다. 금화환에 강활, 전갈꼬리를 더 넣는다.

《동의학사전》
○ 누정의 하나. 눈구석 살갗이 벌겋게 부으며 아프다가 고름이 나오는 것을 말한다. 보통 누정창을 잘못 치료하여 창구가 아물지 않아서 생긴다. 양루증의 범주에 속한다. 만성 누낭염에 해당한다고 본다.

12) 바깥눈초리 구멍증

　바깥 눈초리에 하나의 구멍이 생기면서 때때로 피가 흐르는 병증이다. 피에 빛깔은 또렷한 붉은빛깔이다. 급성이나 만성 누선염(눈물샘염)일 수 있다.
　원인과 치료는 아래 책을 본다. 그 외에 사습탕이나 익음신기환을 쓴다.
　사습탕은 백출(볶는다) 3돈 백작약(볶는다) 2돈 진피(볶는다) 1돈반 방풍 1돈

---
[347] 위에 《증치준승》과 내용이 같아서 풀이하지 않는다. 한문은 뒤에 붙여놓았다.

승마 5푼. 물에 달여 밥 먹고 나서 먹는다. 《동의보감》

익음신기환은 신장에 음이 부족해서 눈속증이 생겨 눈동자가 흐려지면서 보지 못할 때 쓴다. 숙지황 2량 생지황 산수유 각1량 오미자 산약 목단피 당귀잔뿌리 시호 각5돈 백복령 택사 각2돈반. 꿀로 오동나무 씨 크기로 환을 만들어 주사를 입혀 50~70환씩 빈속에 연한 소금물로 먹는다.

《증치준승》

○ 바깥눈초리 구멍증은 바깥 눈초리에 하나의 구멍이 생겨 때때로 피가 흐른다. 피에 빛깔은 또렷한 붉은빛깔이다. 병은 심포낙맥 때문에 오며 신하불이 옆으로 간 증상이다. 치료하지 않으면 눈속기름을 해쳐 빛을 잃어버린다. 북쪽속에서 북돋우면서 억눌러야 한다.

《심시요함》

○ 신하불이 지나쳐 바깥 눈초리를 해쳤네. 때 없이 피가 흐르고 부어서 견디기 어렵네. 피가 적어져서 눈속기름을 해치면 안 되네. 평생 빛을 보지 못하네.

이 증상은348) (풀이 안함) 다음을 먹어야한다.

사습탕은 차전자 황금 목통 진피 각1돈 담죽엽 20잎 복령 지각 치자(검게 볶는다) 형개(꽃이삭) 창출 각8푼 감초 3푼. 위를 잘게 썰어 맑은 물 2잔으로 8푼이 되게 달여 찌꺼기를 없애고 뜨겁게 먹는다.

---

348) 위에 《증치준승》과 내용이 같아서 풀이하지 않는다. 한문은 뒤에 붙여놓았다.

백미환은 백미 5돈 석류피 방풍 백질려(찧어 가시를 없앤다) 강활 각3돈. 위를 곱게 가루 내어 쌀가루 풀로 오동나무 씨 크기로 환을 만들어 20환씩 끓인 물로 삼킨다.

익음신기환(2권을 본다)에 강활 방풍을 더 넣어 부족한 간장과 신장을 북돋는다.

탁리소독산은 황기(꿀과 술로 굽는다) 3돈~6돈 인삼 3돈~1량 감초(굽는다) 1돈에 당귀 작약 복령 백출 인동 백지 연교를 더 넣는다. 《장씨의통》

《장씨의통》

○ 바깥눈초리 구멍증은 바깥 눈초리에 하나의 구멍이 생겨 때때로 피가 흐른다. 피에 빛깔은 또렷한 붉은빛깔이다. 병은 심포낙맥 때문에 오며 신하불이 옆으로 간 증상이다. 도적산에 바람을 빼내고 뜨거움을 내리는 약을 더 넣는다.

《동의학사전》

○ 누정의 하나. 눈귀 부위에서 고름이 나오는 병증을 말한다. 몸이 비워진 때 사독의 침습을 받아 생긴다. 눈귀 부위 눈확 뼈의 누공에서 푸르스름하고 희멀건 고름이 나오는데 그 주위 살갗은 벌겋거나 붓지 않는다. 음루 범주에 속한다. 기혈을 보하고 독을 없애는 방법으로 탁리소독산을 가감하여 쓴다. 누공 안에는 생기산을 뿌린다. 눈확부 뼈의 골수염으로 생긴 누공에 해당한다고 본다.

13) 음증 구멍증

어떤 부위에 구멍이 생겼는지 거리끼지 않고 해가 질 무렵부터 해 뜰 때까지 아프고 부으면서 진물이 흐르는 병증이다. 고름이 희멀겋고 냄새가 나며 심할 때에는 컴컴한 푸른빛깔을 띤다.

원인과 치료는 아래 책을 본다. 그 외에 황기탕을 쓴다.

탁리소독음은 1. 금은화 진피 각3돈 황기 천화분 각2돈 방풍 당귀 천궁 백지 길경 후박 천산갑(볶는다) 조각자(볶는다) 각1돈. 이 약을 물과 술을 반반씩 섞어 달여서 밥 먹고 나서 먹는다. 《방약합편》 2. 인삼 백작약 황기 백출 백복령 당귀 금은화 각1돈 백지 감초 길경 조각자 각5푼. 물에 달여 밥 먹기 전이나 밥 먹고 나서 먹는다. 《의종금감》

황기탕은 축축한 뜨거움, 축축한 가래로 오는 눈꺼풀테 붙음증, 음증 구멍증에 쓴다. 황기 충울자 각1량반 방풍 1량 지골피 백복령 대황 인삼 황금 각7돈반 감초 4돈. 물에 달여 밥 먹고 나서 먹는다.

생기산은 여러 가지 나쁜 부스럼으로 피고름이 나오면서 가렵고 아픈 데 쓴다. 한수석 활석 각1량 해표초 용골 각5돈 밀타승 백반 연지 녹말가루 각2돈반. 가루 내어 헌데에 뿌리거나 들기름에 개어 바른다.

《증치준승》

○ 음증 구멍증은 어떤 부위에 구멍이 생겼는지 거리끼지 않고 해가 질 무렵부터 해 뜰 때까지 아프고 부으면서 진물이 흐른다. 푸르른 검은빛깔이고 비린내가 나서 맡을 수가 없다. 낮 동안에는 조금 덜하다. 길게 흐르는 다른 증상과 같지 않다. 깊은 음 속에 웅크린 불이 있다가 기운을 따라 위로 올라가서 온다. 그래서 음 부분을 만났을 때 병이 더 심해진다. 치료는 따뜻하게 하면서 시원하게 해야 한다.

《심시요함》

○ 음증 구멍증은 해가 질 무렵에 검푸른 물이네. 비린내가 나서 견디기 어렵네. 그윽한 음이 숨은 곳에서 양에 불이 오르네. 시원하거나 따뜻하게 치료하고 귀신에게 빌지 말아야 하네.

이 증상은[349] (풀이 안함) 다음을 먹어야 한다.

황기탕은 눈에 고름이 멈추지 않고 새어나오는 병을 치료한다. 황기 맥문동(심을 뺀다) 백복령 방풍 인삼 지골피 누로 지모 원지(심을 뺀다) 숙지황 각각 같은 양. 위를 잘게 썰어 맑은 물 2잔으로 8푼이 되게 달여 찌꺼기를 없애고 뜨겁게 먹는다.

《장씨의통》

○ 음증 구멍증은[350] (풀이 안함) 사물탕에 세신, 향부자, 연교 같은 약을 더 넣는다.

---

349) 위에 《증치준승》과 내용이 같아서 풀이하지 않는다. 한문은 뒤에 붙여놓았다.

350) 위에 《증치준승》과 내용이 같아서 풀이하지 않는다. 한문은 뒤에 붙여놓았다.

《동의학사전》

○ 누정의 하나. 누정 때 희멀젛거나 컴컴한 푸른색의 고름이 밤에 더 나오는 병증을 말한다. 몸이 허약할 때 사독이 눈에 들어가서 생긴다. 눈구석으로부터 고름이 나오는 부위가 은은하게 아픈데 낮에는 덜 아프다가 밤에 더 아프다. 고름이 나오는 창구 주위 조직은 벌겋지 않다. 고름은 희멀겋고 냄새가 나며 심할 때에는 컴컴한 푸른색을 띤다. 기혈을 보하고 병독을 없애는 방법으로 탁리소독산을 가감하여 쓴다. 고름이 나오는 상처 구멍에는 생리적 식염수로 씻고 생기산을 뿌린다. 수술도 한다.

14) 양증 구멍증

어떤 부위에 구멍이 생겼는지 거리끼지 말고 고름이 나오는 부위가 낮에 더 붓고 아프면서 밤에는 덜한 병증이다. 고름이 나오는 주위 조직은 벌겋고 고름은 걸쭉하면서 누르스름하다.

원인과 치료는 아래 책을 본다.

인삼누로산은 눈에 구멍이 생겨 고름과 진물이 그치지 않는 병을 치료한다. 황기 3량 방풍 1량반 대황(술에 담근다) 인삼 원지(끓는 감초 물에 담갔다가 뼈를 없앤다) 당귀잔뿌리(하나로 만든다) 지골피 적복령 각2량 황금 누로 각1량. 가루 내어 4~5돈씩 물에 달여 밥 먹고 나서 먹는다.

보광산은 양증 구멍증을 치료한다. 용담초(술에 볶는다) 백지 백작약 방풍 우방자 황금 치자(볶는다) 천궁 생지황 당귀 강활 형개 포공영 감국 각1돈. 물에 달여 밥 먹고 나서 먹는다. 《심시요함》

조습탕은 안쪽눈초리 구멍증과 양증 구멍증을 치료한다. 황련(볶는다) 금은화 연교 1돈 백복령 반하 지각 치자(검게 볶는다) 각7푼 창출 백출 진피 각6푼 감초 3푼. 물에 달여 밥 먹고 나서 먹는다.

생기팔보산은 석고 노감석 용골 용골 적석지 경분 혈갈 용뇌 황랍 각1돈. 아주 곱게 갈아 새는 구멍이 있는 곳에 불어서 붙인다.

《증치준승》

○ 양증 구멍증은 어떤 부위에 구멍이 생겼는지 거리끼지 않고 낮 동안에 붓고 아프면서 진물이 흐른다. 그 빛깔은 누렇거나 빨간빛깔이고 밤에는 조금 덜하다. 길게 흐르는 다른 구멍증과 같지 않다. 바른 기운을 북돋고 쇠와 불을 시원하게 한다.

《심시요함》

○ 양증 구멍증은 양이 올라 누렇거나 빨갛게 흐르네. 물비린내가 나고 눈이 붓고 아파서 걱정스럽네. 쇠와 불이 해쳤다고 아네. 따뜻하게 북돋거나 서늘하게 하고 밖에서 찾지 말아야하네.

이 증상은351) (풀이 안함) 다음을 먹어야한다.

보광산은 용담초(술에 볶는다) 백지 백작약 방풍 우방자(볶아 간다) 황금 생치자(볶는다) 천궁 생지황 대황(볶아 절반

---

351) 위에 《증치준승》과 내용이 같아서 풀이 하지 않는다. 한문은 뒤에 붙여놓았다.

으로 줄인다) 당귀신 강활 형개(꽃이삭) 감초(절반으로 한다) 각각 같은 양. 위를 곱게 가루 내어 4돈씩 맑은 물로 달여 밥 먹고 나서 먹는다. 잘게 썰어 달여 먹어도 좋다.

보루생기산은 이상에 모든 증상을 치료할 수 있다. 고백반 경분 혈갈 유향 각각 같은 양. 위를 함께 아주 곱게 찐득하게 가루 내어 구멍 있는 곳에 불어넣는다. 밖에는 소금과 명반 조금을 달인 물로 씻는다.

소우황환은 눈에 새는 구멍을 모두 치료한다. 나쁜 부스럼으로 생긴 구멍도 모두 치료한다. 아주 신기한 효과가 있다. 우황 진주 주사(속까지 밝은 것) 큰 정향 유향(기름을 뺀다) 몰약(기름을 뺀다) 침향(가루 낸다) 명웅황(속까지 밝은 것) 인삼 각1돈 호박(진짜인 것) 8푼 사향 3푼 종유석(진짜인 것) 1돈반 백지 당귀 잔뿌리 각2돈반. 위를 각각 만들어 곱게 가루 내어 묵은쌀로 만든 밥으로 좁쌀 크기로 환을 만들어 1푼씩 빈속과 잠자려고 할 때 각각 1번 먹는다. 아주 묽은 토복령 달인 물로 삼킨다. 이 환은 우황, 주사, 웅황으로 그 독을 풀고 진주, 호박, 종유석으로 살을 생기게 한다. 유향, 몰약으로 독을 풀면서 살을 생기게 하고 더불어 아프지 않게 한다. 사향, 침향, 정향으로 구멍을 통하게 하고 모든 약을 독이 있는 곳으로 이끈다. 피가 엉기고 기운이 막히면 독이 맺히기 시작한다. 그래서 당귀잔뿌리로 그 엉긴 피를 삭히고 백지로 그 막힌 기운을 흩어지게 한다. 또 인삼으로 바른 기운을 돕는다. 바른 사람이 나아가면 삿된 사람은 물러난다고 말한다. 이렇게 치료하는데 이 병이 어떻게 낫지 않겠느냐.

《장씨의통》
○ 양증 구멍증은 어떤 부위에 구멍이 생겼는지 거리끼지 않고 낮 동안에 붓고 아프면서 진물이 흐른다. 그 빛깔은 누렇거나 빨간빛깔이고 밤에는 조금 덜하다. 양의 낙맥 속에 축축한 뜨거움이 머물러 있다가 나타나기 때문이다. 인삼누로산에서 당귀를 빼고 강활, 방풍, 생감초를 더 넣는다.

《동의학사전》
○ 누정의 하나. 누정 때 누르스름하고 붉은색을 띠는 고름이 낮에 더 나오는 병증. 폐경에 열이 몰리고 심화가 성하거나 습담이 위로 올라가 생긴다. 눈구석으로부터 고름이 나오는 부위가 아픈데 낮에 더 아프고 밤에 덜 아프다. 고름이 나오는 주위 조직은 벌겋고 고름은 걸쭉하며 누르스름하면서도 붉은색을 띤다. 양루증은 누정창, 규루와 감별해야 한다. 심폐화열로 온 것은 화를 내리우고 독을 푸는 방법으로 보광산에 민들레, 단국화 등을 더 넣어서 쓰고 습담으로 온 것은 열을 내리우고 습을 없애며 담을 삭이는 방법으로 조습탕에 금은화, 연교를 더 넣어서 쓴다. 고름이 나오는 부위에는 생리적 식염수로 씻고 생기팔보산(석고, 노감석, 용골, 적석지, 경분, 혈갈, 용뇌, 누른밀)을 창구에 뿌린다.

3. 흰자위 눈겉증

1) 눈 붉음증

눈이 붉지만 아프지 않은 병증이다. 피가 거슬러 제멋대로 흘러 다니다가 눈으로 들어가 붉게 된다.

원인과 치료는 아래 책을 본다. 이밖에 겉증과 뜨거움증이 없으면서 피가 비워져 눈이 항상 붉고 피로하면 소풍양혈탕을 쓴다.

환음구고탕은 상초에 삿된 뜨거움을 치료한다. 천궁 맥문동 천화분 각1돈 당귀 잔뿌리 7푼반 황금 황련 황백 생지황 지모 연교 각6푼반 승마 창출 감초 길경 시호 방풍 강활 각5푼 고본4푼 용담초 3푼 세신 2푼 홍화1푼.

황련양간환은 눈 속에 붉은 핏줄이 가득하고 눈곱이 많은 병을 치료한다. 황련을 분량에 거리끼지 말고 가루 낸다. 흰양간 1개를 먼저 대나무 칼로 밀가루풀처럼 잘게 저며서 힘살 막을 없애고 다시 곱게 간다. 황련 가루를 넣고 오동나무 씨 크기로 환을 만들어 10환씩 맑은 차로 삼킨다.

조양활혈탕은 눈병을 앓은 다음에 뜨거움이 심하게 막힌 병을 치료한다. 흰자위가 붉고 눈곱과 눈물이 많다. 아프지는 않지만 은근히 깔깔해서 뜨기 어렵다. 이것은 쓰면서 찬 약을 지나치게 많이 먹었기 때문에 진짜 기운이 아홉 구멍에 통할 수 없을 때 쓴다. 시호 백지 승마 당귀 황기 방풍 만형자 감초. 위를 물에 달여 잠자려고 할 때 뜨겁게 먹는다. 바람과 추위를 피하고 찬 음식을 꺼려야 한다.

만응선화산은 창출 4돈 적작약 3돈 결명자 당귀 감초 천궁 방풍 백질려 백복령 강활 선태 뱀허물 각1돈.

팔정산은 대황 구맥 목통 치자 활석 감초 편축 차전자 각각 같은 양. 가루 내어 5돈씩 물에 달여 먹거나 대나무잎 등심 파뿌리를 넣어 밥 먹고 나서 먹는다.

도적산은 목통 감초 치자 황백 생지황 지모 각각 같은 양. 4~5돈을 가루 내어 대나무잎 등심을 넣고 물에 달여 밥 먹고 나서 먹는다.

삼황환은 대황(술에 담갔다가 볶는다) 3량 황련 황금 각1량. 꿀로 오동나무 씨 크기로 환을 만들어 30환씩 뜨거운 물로 먹는다.

소풍양혈탕은 형개 만형자 백지 방풍 천궁 도인 당귀 적작약 결명자 석결명 각1돈 감국 마황 홍화 감초 각5푼. 물에 달여 밥 먹고 나서 따뜻하게 먹는다.

강활승풍탕은 바람증이 주로 있을 때 쓴다. 시호 7푼 창출 백출 6푼 형개 지각 천궁 백지 강활 독활 방풍 전호 박하 각5푼 길경 감초 각3푼. 물에 달여 밥 먹고 나서 먹는다. 《심시요함》

사간산은 간장에 뜨거움으로 눈이 붉게 붓고 아픈 병과 모든 속증을 치료한다. 치자 형개 대황 감초 각각 같은 양. 가루 내어 4~5돈씩 물에 달여 뜨겁게 먹는다. 간장에 뜨거움을 치료하면서 적작약, 용담초, 당귀를 쓰지 않고 오히려 치자로 간장의 뜨거움을 내렸다. 피에 뜨거움으로 아픈 증상이 왜 물러나는지 이 네 가지 약재가 설명하고 있다. 이 처방은 흰자위가 붉고 아픈 병에 마땅하지만 검은자위가 붉고 아픈 병에는 마땅하지 않다.

춘설고는 뜨거운 바람으로 겉흠이 생긴 병을 치료한다. 유인은 껍질을 벗겨 곱게 갈아 종이에 싸 눌러서 기름을 뺀다. 다시 갈고 다시 누르면서 수십 번 한다. 이렇게 깨끗한 유인 5돈에 용뇌 5푼과 졸인 꿀 1돈5푼을 넣고 다시 고르게 갈아 도자기 그릇에 담아둔다. 쓸 때는 조금씩 젓가락 끝으로 안쪽 눈초리에 넣는다.

유인고는 뜨거운 바람으로 눈에 핏줄이 생기고 때때로 가려우면서 아픈 병을 치료한다. 유인은 껍질을 벗겨 곱게 갈아 눌러서 기름을 뺀다. 이렇게 깨끗한 유인 가루 5돈을 진하게 달인 물푸레껍질 즙에 고르게 섞는다. 종이로 막고 기와 위에서 충분히 굽는데 탄 것을 빼내 깨끗한 그릇 안에 바른다. 마른 쑥 1돈을 세 뭉치로 나눠 각 뭉치 속에 천초 한 알갱이를 놓는다. 태워서 연기가 올라올 때 그릇으로 연기 위를 덮는다. 삼발이로 일으켜 쑥을 태운 연기를 쏘이게 하고 연기가 다하면 햇볕에 말린다. 다시 갈아서 주사 사향 각반돈을 넣고 도자기 그릇 안에 담아둔다. 쓸 때는 삼씨 크기로 안쪽 눈초리에 하루 2번 넣는다. 오래된 겉흠에 넣으려면 붕사를 조금 넣는다. 어떤 처방은 유인만을 갈아 눌러 기름을 뺀 깨끗한 5돈에 사향과 주사(물에 띄워 거름) 각5푼을 넣는다. 조금씩 안쪽 눈초리에 넣으면 효과가 있다.

벽운산은 흰자위 군살증과 눈곱과 눈물이 끈적끈적한 병을 치료한다. 아불식초[352](냄새를 맡았을 때 재채기가 나와야 진짜다) 1량 청대 천궁 각반량. 가루 내어 먼저 물을 입에 가득 머금고 녹두알 크기로 코 안에 불어 넣는다. 재채기와 눈물이 나오면 효과가 있다. 때 없이 코에 불어 넣는다. 어떤 처방은 북세신과 조협 가루 각1돈을 더 넣는다. 《장씨의통》

《제병원후론》

○ 눈이 붉고 아픈 증상. 사람에 간장의 기운은 눈으로 통한다. 간장의 기운에 뜨거움이 있으면 뜨거움이 눈으로 치받기 때문에 붉고 아프게 된다.

---

352) 국화과 중대가리풀.

《은해정미》

○ 붉지만 아프지 않다. 물었다. 사람이 눈병에 걸렸을 때 붉으면서 아프지 않은데 왜 그런가? 대답했다. 간장에 뜨거움이다. 방광이 뻑뻑하고 잘 통하지 않으면서 심장 불이 타오른다. 사람 몸의 피는 강과 연못의 흐름과 같아서 이 강과 연못이 잘 흐르면 반드시 바다로 돌아간다. 만약 방광이 막히면 홍수가 되어 제멋대로 흐른다. 사람의 피가 순조로워야 경락도 잘 흘러 위아래가 서로 만나고 두루두루 끊어지지 않는다. 피가 거스르면 흩어지면서 제멋대로 흐른다. 이것이 흘러 눈으로 들어가기 때문에 붉게 되지만 아프지 않다. 지금 방광이 잘 통하지 않거나 심장 불이 위로 타오르거나 간장 경맥에 뜨거움이 가득하다면 강과 연못이 막힌 것과 같지 않겠느냐. 치료는 팔정산, 도적산, 순간환을 먹어야 한다.

순간환은 황련 황금 당귀 유인 30알. 위를 함께 가루 내어 졸인 꿀로 환을 만든다.

○ 왼쪽이 붉다가 오른쪽으로 전했다. 물었다. 왼쪽이 붉다가 오른쪽으로 전하는데 왜 그런가? 대답했다. 음 경맥에 불과 뜨거움이다. 양 속에서 움직이는 음이 간장이고 음 속에서 움직이는 양이 심장이다. 삿된 뜨거움이 간장에 쌓였다가 간장에 삿된 것이 심장과 만나면 눈으로 전한다. 왼쪽 눈은 태양경에 속하고 오른쪽 눈은 태음경에 속하기 때문에 왼쪽이 붉다가 오른쪽으로 전했다. 태양경이 아주 세차기 때문에 삼황환, 세심산을 먹어야 한다.

삼황환은 뜨거움이 심하면 황백을 더 넣는다.

세심산은 대황 적작약 당귀 감초 형개 마황 치자 각1량. 위를 각각 같은 분량으로 해서 물에 달여 먹는다.

○ 오른쪽이 붉다가 왼쪽으로 전했다. 물었다. 오른쪽이 붉다가 왼쪽으로 전하는데 왜 그런가? 대답했다. 이것은 음 경맥의 불이 아주 세차다. 경맥에는 음의 경맥과 양의 낙맥이 있는데 모두 폐장에 속한다. 기운은 폐장의 알짜이다. 그래서 오른쪽이 붉다가 왼쪽으로 전하면 폐장 경맥에 삿된 뜨거움이 있고 음의 낙맥에 불이 아주 세차기 때문이다. 사폐산을 먹어야한다. 어떤 사람은 음이 비워지고 명문 불이 아주 세차다고 말한다.

사폐산은 폐장기운이 막히면서 삿된 뜨거움이 위로 올라가 눈을 쳐서 흰자위가 부어오르고 밤낮으로 아프며 가슴이 답답한 병을 치료한다. 상백피 현삼 승마 행인 선복화 적작약 국화 정력자 방풍 황금 지각 감초(굽는다) 각1량. 위를 물 1잔반에 생강 3쪽을 넣고 8푼이 되게 달여 밥 먹고 나서 멀리 따뜻하게 먹는다.

《동원십서》

○ 눈이 붉다. 열이 나고 뜨거움을 싫어하면서 목이 마른데 오직 눈만 붉으면 오장에 병이다. 수태음폐경이 부족해서 양 기운을 다스릴 수 없기 때문이다. 주로 구기자, 생지황, 숙지황 같은 약으로 치료한다. 맥이 넘치면서 크고 심하면 피를 토하고 나서 먼저 이 증상이 있다.

《유문사친》
○ 붉은 눈이 해가 지나도록 낫지 않으면 머리바람증이 더해서 그렇다. 이 사람은 머리가 아프다. 독성산, 팔정산 같은 약을 쓴다. 붉은 눈이 부으면 족궐음 간경맥에 뜨거움이 있다. 오줌을 잘 나오게 해서 간장 경맥의 뜨거운 바람을 없앤다.

《향약집성방》
○ 눈 붉음증. 《성혜방》에서 말했다. 눈은 몸에 알짜가 밝은 것으로 오장에 해와 달이다. 간장의 기운이 조화롭게 통하면 모든 병이 생기지 않는다. 오장육부가 막혀서 잘 통하지 않고 삿된 바람과 쌓인 뜨거움이 간장과 쓸개에 있다가 위에 눈으로 치솟기 때문에 눈이 붉으면서 아프다.

《성혜방》에 유즙전은 간장이 뜨거워 눈이 붉고 아픈 병을 치료한다. 사람 젖 반 홉과 옛날 동전 10개. 오른쪽에 젖으로 구리그릇 속에서 빛깔이 변하게 동전을 간다. 끓여 아주 끈끈해지면 도자기 병 속에 넣어놓는다. 구리젓가락으로 조금씩 눈초리 끝에 하루 3~5번 넣는다.

지룡분병자는 눈이 붉고 아픈 병을 치료한다. 지렁이똥(간다) 치자(가루) 각반량 우방자뿌리(날 것) 3량. 오른쪽 찧어 적당히 부드럽게 익혀 주물러 떡을 만든다. 눈을 감고 누워 눈 위에 놓고 때때로 바꾼다.

《성제총록》에 여러 해 동안 바람독으로 눈이 붉고 아프면서 오랜 세월 동안 뜨거운 눈물이 많이 나오는 병을 치료한다. 고본(싹을 없앤다) 석결명(빻아 분같이 곱게 가루 낸다) 작약 천마 방풍(잔뿌리를 없앤다) 세신 각1량 백지 차전자 각반량. 오른쪽을 거칠게 가루 내어 1돈씩 물 1잔반으로 1잔이 되게 달여 찌꺼기를 없애고 밥 먹고 나서 따뜻하게 먹는다. 잠자려고 할 때 다시 먹는다.

붉은 눈이 가렵고 깔깔한 병과 모든 눈병을 치료한다. 끓인 물을 그릇에 담아 찜질한다. 뜨거운 끓인 물을 구리그릇에 가득하면 더욱 좋다. 물을 떠서 눈을 찜질한다. 눈을 꼭 감고 뜨지 말고 손으로 눈을 비비지도 않는다. 끓인 물을 떠서 촉촉하게 하는데 차가워지면 그만 둔다. 병이 있으면 하루에 3~4번 하고 병이 없으면 하루에 1~2번 하면 눈이 밝아진다. 이 방법은 눈이 붉고 눈꺼풀, 눈초리가 가려운 병을 가장 잘 치료한다. 옛날에 어떤 사람이 젊었을 때 밤에 작은 글씨에 책을 읽어서 눈이 아프고 괴로웠다. 20년이 되었는데 이 방법을 썼더니 완전히 나았다. 또 어떤 사람이 눈이 어두워서 괴로웠는데 이 방법을 썼다. 1년이 지난 다음에 등불 아래에서 작은 글씨에 책을 볼 수 있었다. 대개 피가 따뜻해지면 잘 기르기 때문에 눈은 전부 피로 길러야 한다. 바람이나 추위를 무릅쓰고 돌아왔을 때 이것으로 촉촉하게 하면 눈에 아주 이롭다.

가슴에 가래가 있어 가슴이 답답하고 열이 오르내리면서 머리가 아프며 눈이 붉고 아프면서 어둡게 보이는 병을 치료한다. 진교(싹과 흙을 없앤다) 지실(속껍질을 벗기고 밀기울로 볶는다) 승마 시호(싹을 없앤다) 지모(불에 말린다) 당귀(잘라 불에 말린다) 작약 각1량 궁궁 반량. 오른쪽을 거칠게 가루 내어 5돈씩 물 1잔반으로 1잔이 되게 달여 찌꺼기를 없애고 밥 먹고 나서와 잠자려고 할 때 따뜻하게 먹는다.

심장과 폐장에 뜨거운 바람이 있어서 눈이 마르면서 깔깔하고 붉고 아픈 병을 치료한다. 인삼 충울자 세신(싹을 없앤다) 길경(볶는다) 방풍(잔뿌리를 없앤다) 황금 대황(썰어 볶는다) 각1량 적복령 반량. 오른쪽을 거칠게 가루 내어 5돈씩 물 1잔반으로 1잔이 되게 달여 찌꺼기를 없애고 밥 먹고 나서와 잠자려고 할 때 따뜻하게 먹는다.

《직지방》에 맥황탕은 뜨거움으로 눈이 붉고 아픈 병을 치료한다. 차전자 맥문동(심을 뺀다) 생지황(씻어 햇볕에 말린다) 각각 같은 양. 오른쪽을 썰어서 3돈씩 새 물에 꿀을 넣고 함께 달여 밥 먹고 나서 먹는다. 궁궁을 더 넣으면 더욱 좋다.

소독마자인원은 간장에 뜨거움과 바람독이 눈을 쳐서 붉고 아픈 병을 치료한다. 대황(날 것) 5량 생치자 10량 행인(껍질을 벗겨 햇볕에 말린다) 2량. 오른쪽을 가루 내어 졸인 꿀로 오동나무 씨 크기로 환을 만들어 30~40환씩 잠자려고 할 때 따뜻한 물로 삼킨다.

《천금방》에 세안탕은 눈이 붉고 아픈 병을 치료한다. 대나무잎 7개 오매 옛날 동전 각3개. 오른쪽을 물 2되에 반나절 담근다. 부엌에서 동쪽을 향해 동전이 3번 위로 3번 아래로 끓어오르게 달여서 2홉을 만든다. 잠자려고 할 때 눈초리에 흘러 넣는다.

《득효방》에 지황고는 붉은 눈을 치료한다. 통통한 생지황을 깨끗이 씻어 곱게 간다. 비단 수건에 싸서 반듯이 누운 다음 눈 위에 올려놓는다. 처음에는 거리끼고 아프지만 조금 있으면 시원하다.

《발수방》에 눈이 조금 붉은 병을 치료한다. 황단 백반 같은 양. 오른쪽을 가루 내어 조금씩 붙인다.

《경험양방》에 눈이 붉고 코를 벌리는 병을 치료한다. 크게 숨이 차고 온 몸에 반점이 돋으며 머리털이 구리나 쇠처럼 일어난다. 눈 속이 뜨겁고 독이 있는 기운이 하초에 맺혔다. 백반 활석 각1량. 오른쪽을 가루 내어 모두 1번 먹을 만큼 해서 물 3잔으로 반이 되게 달여 쉬지 않고 마신다. 다 마시면 편안하다.

《연하성효방》에 배당산은 바람으로 붉은 눈을 치료한다. 오배자를 곱게 가루 내어 말려서 붉은 곳에 붙이면 좋아진다.

《백일선방》에 바람으로 아찔하면서 붉은 눈을 치료한다. 방풍(1촌정도) 동청(검은콩 크기로 1덩이) 행인(2개를 끝을 없애고 껍질은 벗기지 않는다). 오른쪽을 각각 곱게 잘라서 잔속에서 새로 길은 물에 담근다. 병위에서 끓여 아주 뜨겁게 되면 뜨거울 때 눈을 씻는다. 아프다면 당귀 여러 조각을 더 넣는데 아주 좋다.

《병부수집》에 눈이 갑자기 붉고 아픈 병을 치료한다. 아주 효과가 좋다. 구기자 즙을 눈에 넣으면 바로 효과가 있다.

《두문방》에 불이 들어온 눈을 치료한다. 쑥을 태워 연기가 나면 사발을 덮어놓고 사발 위에 연기가 그을음이 되기를 기다린다. 그것을 모아 따뜻한 물에 타서 씻으면 불이 들어온 눈이 바로 낫는다.

《외대비요》에 눈이 붉으면서 눈자위 위에 부스럼이 생긴 병을 치료한다. 물푸레껍질 1량을 맑은 물 1되로 흰 그릇 속에서 봄과 여름에 1번 밥 먹을 시간보다 많이 담근다. 푸른빛깔이 보이면 젓가락 끝에 감은 솜에 묻혀 똑바로 누워서 눈에 넣는다. 먼저 안쪽 눈초리 속부터 눈에 가득히 넣는다. 조금 아프다면 옆으로 누워서 3~5번 밥 먹을 시간 동안 즙을 떨어뜨린다. 날마다 10번 정도 눈에 넣으면 2일이 지나지 않아 낫는다.

《본초집방》에 붉은 눈이 가렵고 아픈 병을 치료한다. 구기자를 입에 가득 머금고 있다가 조금 뜨거워지면 삼킨다.

《식의심경》에 간장에 막힌 뜨거움을 다스린다. 눈이 붉고 모래가 들어간 듯 아프다. 또 눈을 밝게 하고 간장에 기운을 북돋는다. 돼지간 1개를 작게 해서 가늘게 썰어 물에 일어 거른 다음 꺼내서 햇볕에 말린다. 오미자에 양념과 식초를 쳐서 먹는다.

《향약구급방》에 바람이 들어와 생긴 붉은 눈을 치료한다. 황백 대나무잎 각5돈 옛날동전 5개. 오른쪽을 물 반잔에 소금을 조금 넣고 진하게 달여 천으로 찌꺼기를 걸러 눈을 씻는다.

눈이 갑자기 붉고 깔깔하며 아픈 병을 치료한다. 황백 1량 상백피 1움큼. 오른쪽을 물 3되로 2되가 되게 달여 찌꺼기를 없애고 맑은 부분을 거른 다음 차가워지면 씻는다.

《향약혜민방》에 눈이 붉으면서 사물을 전혀 보지 못하는 병을 치료한다. 제비둥지 안에 작은 조개껍질을 곱게 갈아 눈 속에 넣어두면 낫는다.

《본조경험》에 눈에 바람이 들어와 붉고 깔깔하면서 가려운 병을 치료한다. 단풍나무 잎 적당한 양을 물에 푹 고아서 찌꺼기를 없앤 다음에 차가워지면 씻는다. 3번을 넘지 않고 낫는다.

《본초연의》에 갑자기 눈이 붉지만 부스럼이 없는 병을 치료한다. 생강을 옛날동전으로 긁어 즙을 내고 동전 모서리로 눈에 넣으면 뜨거운 눈물이 나온다. 오늘 넣으면 내일 낫는다. 어린아이는 매우 두려워하지만 의심하지 말라. 이미 시험해서 좋은 효과가 있었다.

《의림방》에 눈이 붉으면서 아픈 병을 치료한다. 지렁이 적당한 양을 흙을 없애고 곱게 가루 내어 3돈씩 따뜻한 술이나 끓인 물로 삼킨다.

《증치준승》[353]

○ 《내경》에서 눈 붉음증은 세 가지가 있다. 첫 번째는 바람이 위에서 불이 뭉치도록 도왔다. 《내경》에서 '소음이 사천에 있으면 두 번째 기운일 때 양 기운이 퍼지고 바람이 돌아다닌다. 차가운 기운이 이르렀을 때 백성들은 눈이 어둡고 눈이 붉은 병에 걸린다. 이때는 기운이 위에서 뭉치면서 뜨겁다.'고 하였다. 또 '소양이 사천이면 첫 번째 기운일 때 바람이 세차서 흔들리고 날씨가 크게 따뜻하다. 위에서 기운이 막히면서 눈이 붉

---

[353] 이 내용에서 나오는 처방은 책 뒷부분에 '눈병 대표처방'에서 《원기계미》를 본다.

은 병이 있다.'고 하였다. 두 번째는 불이 세차다. 《내경》에서 '불이 지나치게 세차면 빛나는 햇빛이라고 말한다. 빛나는 햇빛인 기간 동안에는 눈이 붉은 병이 있다.'고 하였다. 또 '불이 막혀서 나타나면 백성들은 눈이 붉고 심장이 뜨거운 병에 걸린다.'고 하였다. 또 '소양이 사천이면 세 번째 기운일 때 찌는 여름이 되면서 눈이 붉다.'고 하였다. 또 '소양이 세차면 눈이 붉다.'고 하였다. 세 번째는 삿된 마름이 간장을 해쳤다. 《내경》에서 '어떤 해에 쇠가 지나치면 마른 기운이 흘러 다니는데 이때 백성들은 눈이 붉은 병에 걸린다.'고 하였다. 또 '양명이 사천이면 마른 기운은 아래로 내려오고 간장 기운은 위로 가서 옆구리가 아프고 눈이 붉다.'고 하였다.

예중현이 '심장 불이 쇠를 타고 들어가면서 물이 약해져 반대로 억눌린 병'에서 말했다. 하늘에는 바람, 추위, 더위, 축축함, 마름, 불이라는 여섯 삿된 것이 있고 사람에게는 기쁜, 성냄, 근심, 생각, 슬픔, 두려움, 놀람이라는 일곱 감정이 있다. 일곱 감정이 안에서 부르고 여섯 삿된 것이 밖에서 따르면 따르는 것이 쉬지 않다가 따라 불러서 병을 보게 된다. 이것은 심장 불이 쇠를 타고 들어가면서 물이 약해져 반대로 억눌린 병이다. 세상 사람들은 모두 눈이 붉으면 뜨거움이라고 안다. 그러나 그 붉은 상황 등을 살피지 않는데 각각에 치료가 같지 않다. 흰자위가 아주 붉으면서 뜨거운 기운이 사람을 구우면 삿된 뜨거움이 반대로 이긴 병이기 때문에 삿된 뜨거움이 반대로 이긴 병처럼 치료한다. 흰자위가 붉게 부어오르고 바깥 속눈썹이 떠있으면 뜨거운 바람을 누르지 못한 병이기 때문에 뜨거운 바람을 누르지 못한 병처럼 치료한다. 흰자위가 엷게 붉지만 가느다란 핏줄이 아주 붉게 가로세로로 서로 얽혀있으면 온갖 감정, 다섯 도적, 힘들게 일함, 배고픔과 배부름으로 생긴 병이다. 흰자위가 붓지 않고 부풀지도 않다가 갑자기 피로 뚫린 듯이 하면 삿된 것이 피를 이겨서 엉긴 병이기 때문에 삿된 것이 피를 이겨서 엉긴 병으로 치료한다. 흰자위가 조금 푸른빛깔로 변하고 검은자위가 약간 흰빛깔을 띠며 흰자위와 검은자위 사이에 붉고 둥근 띠가 있으면 검은자위를 감싼 붉은빛깔이라고 부른다. 이것은 삿된 불이 쇠를 타고 들어가면서 물이 약해져 반대로 억눌린 병이다. 이런 병이나 이 병 때문에 눈병이 오래되면 막힌 것 때문에 펼치지 못한다. 눈병에 차가운 약을 지나치게 많이 먹었거나 눈병에 걸렸을 때 성생활을 많이 하면 모두 안에 타고난 기운을 해친다. 타고난 기운이 한번 비워지면 심장 불이 크게 세차기 때문에 불이 쇠를 이긴다. 쇠는 수태음폐경이고 흰자위는 폐장에 속하며 물은 족소음신경이고 눈동자는 신장에 속한다. 물은 원래 불을 이길 수 있지만 물이 약해지면서 이길 수 없으면 반대로 불에게 눌린다. 그래서 사물을 밝게 보지 못하고 안개 속을 걷는 듯이 어둡다. 또는 눈알의 높낮이가 고르지 않고 빛깔이 죽은 것 같아서 심하게는 광택이 없고 검은자위 주위로 붉은 띠가 있다. 또 입이 마르면서 혀가 쓰고 눈곱이 많으면서 눈이 부시고 깔깔하다. 뜨거움이 조금 있으면 환음구고탕이나 황련양간환, 천궁결명산으로 치료한다. 입이 마르지 않고 혀가 쓰지 않지만 눈곱이 많고 눈이 부시면서 깔깔하면 조양활혈탕이나 신험금식환, 만응선화산으로 치료한다. 뜨거움이 있거나 뜨거움이 없어도 천금자주환을 함께 쓰면 심장 불을 내리고 신장 물을 늘린다. 그러면 타고난 기운을 잘 기르게 되어 자연히 병이 낫는다. 슬프다! 하늘의 여섯 삿된 것이 반드시 사람을 해치는 것이 아니라 사람의 일곱 감정이 여섯 삿된 것을 불러서 병이 되는구나. 일곱 감정을 숨기면 여섯 삿된 것이 어떻게 따르겠느냐. 이와 반대로 하면서 어떻게 피하려고만 하느냐. 당연히 힘을 써야 그칠 수 있다.

'넘치는 뜨거움이 오히려 이기는 병'에서 말했다. 기름지고 좋은 음식이 변해서 지나치게 도와주었거나, 기운과 피가 모두 세차게 타고났거나, 거센 양이 위로 불타올라서 음이 도와주지 못하거나, 삿된 것이 경락으로 들어가서 안이 다스리지 못하면 이 때문에 변하고 변해서 뜨거움이 된다. 뜨거움은 불이 되고 불에 타고난 바탕은 위로 불타오른다. 족궐음간경은 나무가 되고 나무는 불을 생기게 한다. 어미가 자식을 품지만 자식이 삿되게 힘세면 오히려 이겨서 해치게 된다. 간장은 눈으로 구멍이 열려 있기 때문에 간장이 이김을 당하면 눈도 병이 든다. 이때 그 병은 눈곱이 많고 흐릿하면서 당기며 깔깔하면서 붉은 핏줄이 검은자위로 들어간다. 오장육부가 꽉 맺혀 있으면 심한데 심하면 작약청간산이나 통기이중환으로 치료한다. 눈곱이 많고 당기며 깔깔하면서 붉은 핏줄이 검은자위로 들어가지만 오장육부가 꽉 맺혀있지 않으면 가벼운 병이다. 대황과 망초를 줄인 작약청간산이나 황련천화분환으로 치료한다. 불이 세차면 통기이중환을 먹는다. 눈 주위로 짓무르면 안으로 위의 약을 먹고 밖으로 황련노감석산을 발라 짓무른 곳을 아물게 한다. 더불어 춘설고, 용뇌황련고, 축비벽운산을 써서 그 삿된 뜨거움을 친다. 이것이 넘치는 뜨거움이 오히려 이기는 병을 치료하는 방법이다. 기름지고 좋은 곡식이 변하지 않았거나 기운과 피가 함께 세차지 않거나 거센 양이 위로 불타오르지 않았거나 삿된 것이 경락에 들어가지 않았으면 이것을 써서는 안 된다. 이 방법을 쓰면 차가운 약이 위장을 해쳐서 위장 기운이 뜻대로 오르지 못해 오히려 해친다.

'뜨거운 바람을 억누르지 못한 병'에서 말했다. 바람이 사물을 움직이면 뜨거움이 생기는데 불꽃을 일으키려면 바람이 부는 것과 같다. 이렇게 사물은 끼리끼리 불러서 사이를 거스르지 않는다. 뜨거움이 불러서 밖에서 오고 또 흩어지지 않은 오랜 뜨거움과 서로 만난다. 이러면서 스스로 생기면 안에서 나타난다. 이렇게 안팎으로 삿됨이 되지만 병은 오직 하나이다. 넘치는 뜨거움이 해친 병은 이미 앞에처럼 적어놓았다. 여기에 삿된 바람이 더해졌는데 해침이 어떻게 멈추겠는가? 바람이 더해지면 머리가 아프고 바람이 더해지면 코가 막히며 바람이 더해지면 부어오른다. 바람이 더해지면 콧물과 눈물이 나고 바람이 더해지면 머리꼭대기가 무거우며 바람이 더해지면 눈썹 뼈가 시고 아프다. 이런 것이 하나라도 있으면 강활승풍탕으로 치료한다. 바람이 더해져서 가려우면 행인과 용담초를 가루 내어 달인 물로 눈을 씻는다. 환자가 이런 여러 증상이 있는데 약을 먹지 않거나 잘못된 약을 먹으면 반드시 겉흠이 생긴다. 나머지는 눈겉증을 자세히 보거나 '일곱 감정, 다섯 도적, 심하게 일함, 배고픔이나 배부름으로 생긴 병'에서 눈아픔을 본다.

'삿됨이 피를 이겨서 피가 뭉쳐 돌지 않는 병'에서 이야기했다. 피는 음에 사물로 땅의 샘물과 같기 때문에 원래 타고난 바탕은 가만히 있지만 돌아다니면 기세가 있다. 돌아다님은 양이므로 음 속에 양이 있다. 또 물속에 불이 있는 모습처럼 음이 밖에 있고 양이 안에 있기 때문에 돌아다닌다. 그리고 순수한 음이기 때문에 돌아다니지 않으면 뭉치고 뭉치면 경락이 통하지 않는다. 《내경》에서 '족양명위경의 경맥은 항상 기운이 많고 피가 많다.'고 했고 또 '족양명위경의 경맥은 항상 기운을 만들고 피를 만든다.'고도 했다. 수태양소장경의 경맥은 낙맥이 눈초리에 비껴있고 족태양방광경의 경맥은 안쪽 눈초리에서 일어난다. 두 경맥은 모두 피가 많고 기운이 적기 때문에 피에 병이 들면 돌지 않아 피가 많아지고 쉽게 뭉친다. 《영란비전론》에서 '비장과 위장은 곳간의 관리와 같아서 다섯 맛이 나온다. 다섯 맛이 삿되면 위장을 해치고 위장을 해치면 피에 병이다. 곧 삿된 다섯 맛을 바탕으로 해서 생긴다.'고 하였다. 또 '소장은 받아들여 간직하는 관리와 같아서 사물을 변하게 하는 것이 나오는데 차가움을 만나면 그 변화가 막힌다.'고 하였다. 또 '방광은 물길을 내는 관리와 같아서 진액을 간직하는데 바람을 만나면 간직한 것이 흩여진다.'고 하였다. 한번 막히면서 한번 흩어지면 피도 병이 든다. 삿된 차가운 바람이 끝에서 생겨서 삿됨이 이기면 피가 움직이지 않는 병이 되고 피가 움직이지 않으면서 점점 막힌다. 피가 막히면 쉽게 뭉치고 피가 뭉치면 비로소 병이 밖에서 보인다. 그것은 눈초리에 비스듬히 있거나 안쪽 눈초리에서 일어나기 때문에 눈 둘레가 사물에 맞은 것처럼 검푸르다. 심하면 흰자위도 검푸르고 가벼우면 반점이 생긴다. 하지만 아프지 않고 가렵지도 않으며 눈물과 눈곱이나 눈이 부시거나 껄끄러운 증상은 없다. 이것을 삿됨이 피를 이겨서 피가 뭉쳐 돌지 않는 병이라고 한다. 처음 생길 때는 바람에 해친 증상과 비슷하지만 1~2일이 지나면서 이 병이 나타난다. 천궁행경산과 소응대환자로 치료한다. 눈자위가 아프면 다시 당귀양영탕으로 치료한다. 이처럼 치료하면 뭉친 것이 다시 막히지 않고 막힌 것이 다시 돌아다니며 돌아다니지 않는 것이 다시 돌아다닌다. 그래서 삿된 것이 없어지고 병이 나아서 피가 예전처럼 돌아온다.

대복암이 말했다. 붉은 눈은 여러 종류가 있다. 기운에 독으로 붉은 것, 뜨거움이 막혀서 붉은 것, 때때로 붉은 것이다. 이 모두는 피가 간장 경맥을 막지 않은 것이 없다. 간장은 피를 주관하고 구멍은 눈으로 통한다. 눈이 붉은 병은 모두 간장 때문이다. 흑신산과 소풍산을 같은 분량으로 해서 끓인 물에 타서 밥 먹고 나서와 잠자려고 할 때 먹는다. 그리고 두부를 자른 조각을 그 위에 붙인다. 소금도 쓸 수 있지만 신 간장은 쓰지 않는데 검은콩을 덮개에 바른다는 뜻이다. 뜨거운 바람으로 심하게 붉으면 흑신산, 소풍산 두 약을 먹으면서 바람을 없애려고 머리를 높게 한다. 그 사이에 잠자려고 할 때 두 번째 일은 쌀뜨물에 세간산이나 국화산을 타서 차갑게 먹는다. 그리고 사물탕을 먹는데 안에 생지황, 적작약을 쓴다. 다만 반첩을 써야 하는데 밥 먹고 나서 적작약 반돈과 부순 대황(술로 찐 대황이다) 1돈을 더 넣어 한 번 먹고 이른 아침에 소금물로 양정단 20~30알을 삼킨다. 지나치게 차가운 약이 불편하다면 반드시 세간산을 쓰지 말고 흑신산 2돈과 소풍산 1돈을 써야 한다. 눈이 항상 붉으면 황련 가루를 쓴다. 먼저 큰 무 1개를 잘라 가운데를 파내서 덮개에 구멍 1개를 만든다. 황련 가루를 그 안에 넣고 다시 덮개로 덮고서 대나무 바구니에 놓고 약한 불로 삶아 익힌다. 이것을 꺼내 식힌 다음 무속에 그 물을 눈 속에 떨어뜨린다. 오래도록 붉은 눈이 낫지 않고 모든 약을 써도 효과가 없으면 아침에 일어나서 소자강기탕에 흑석단을 삼키고 낮에는 술에 흑신산을 타서 먹은 다음에 잠자려고 할 때는 소풍산으로 삼황환을 삼킨다. 이런 여러 약들은 오래된 붉은 눈을 치료할 뿐만 아니라 눈병도 모두 치료한다.

왕해장이 말했다. 눈이 붉다가 갑자기 구름 걸음이 생기고 참을 수 없이 아프면 사물용담탕이 마땅하다. 눈이 붉다가 갑자기 부으면 산열음자, 사청환이 마땅하다. 간장에 채워진 뜨거움으로 눈이 붉고 아프면 죽엽탕, 용담음, 결명자탕, 맥문동탕, 사간산, 양간환이다. 차가운 약을 많이 먹어서 눈이 붉지만 아프지 않으면 안으로 조양화혈보기탕을 먹고 밖으로 벽천환으로 눈을 씻는다. 눈이 붉게 부으면서 다리가 차가우면 반드시 자주 그 다리를 따뜻하게 씻으면서 핏줄이 어떤 경맥인 지 잘 살펴서 족삼리혈, 족임읍혈, 곤륜혈 등에 뜸을 뜨면 바로 낫는다. 붉은 눈이 가렵고 아프면 구기자를 달여 즙을 먹는다. 눈이 갑자기 붉으면 옛날 동전으로 깨끗한 생강을 잘라 동전에 즙을 발라 눈에 넣는다. 뜨거운 눈물이 나오는데 눈에 넣을수록 낫게 된다. 부스럼이 있으면 쓰지 않는다. 또는 부자를 깎아 붉은 껍질 가루에 누에똥을 더 넣어 눈초리 속에 붙인다. 또는 《본사》침두환은 모든 음에 병으로 눈이 붉은 병을 치료한다. 선주황련, 물푸레껍질을 거칠게 가루 내어 활석을 더 넣고 달인 물로 씻는다. 또는 쑥을 태워 연기가 나면 그릇으로 덮어 생긴 그을음을 모아서 여기에 황련을 넣고 따뜻한 물에 타서 씻는다. 앞에 무를 삶아 즙을 만든 처방은 양에 병으로 눈이 붉은 모든 병을 치료한다.

《심시요함》

○ 운기에 원래 증상. 《내경》을 살펴보니354) (풀이 안함)

---

354) 위에 《증치준승》에 앞 부분과 내용이 같아서 풀이하지 않는다. 한문은 뒤에 붙

《장씨의통》

○ 눈 붉음증은 세 가지가 있다. 첫 번째는 바람이 위에서 불을 뭉치도록 돕거나 두 번째는 불이 세차거나 세 번째는 삿된 마름이 간장을 해쳤다. 대복암은 '눈 붉음증은 세 가지가 있는데 독 기운이 있거나 뜨거움이 막혔거나 때에 맞춰 오는 눈병이다. 그렇지만 피가 간장 경맥을 막지 않으면 이 병은 없다. 겉증에 속하면 강활승풍탕이고 속증에 속하면 사간산 등의 약이다. 오래 붉게 되어 겉 흠과 막이 생겼다면 춘설고와 유인고를 골라서 쓴다. 같이 벽운산을 코에 불어 넣어도 된다. 눈이 붉게 붓고 발이 차면 그 발을 때때로 따뜻하게 씻어야 한다. 아울러 핏줄을 자세히 살펴서 어느 경맥에 속하는 지에 따라 치료한다.'고 하였다.

왕절재가 '눈이 붉게 붓고 아플 때 옛날 처방으로 약을 쓰는데 안과 밖이 같지 않다. 안에는 달인약이나 가루약을 써서 쓰면서 차갑거나 매우면서 서늘한 약으로 불을 빼낸다. 밖에는 눈에 넣거나 씻어서 매우면서 뜨겁거나 매우면서 서늘한 약으로 삿됨을 흩어지게 한다. 그리고 눈에 넣는 약으로써 용뇌보다 중요한 것은 없다. 하지만 용뇌는 크게 매우면서 뜨겁다. 그 타고난 바탕이 심하게 맵기 때문에 그것을 빌어서 삿된 불을 뽑아내고 그 뜨거운 기운을 흩어지게 한다. 세상 사람들은 용뇌가 접주는 약이라고 알지 않고 차갑다고 잘못 알고 있다. 항상 눈에 약을 넣으면 결국 쌓인 뜨거움이 눈으로 들어가 어둡게 되고 겉 흠이 된다. 또 차갑거나 서늘한 약을 꺼려야 하는지를 알지 못하고 함부로 차갑거나 서늘한 약으로 씻으라고 부추긴다. 그래서 결국 항상 어둡게 된다. 곳곳에서 모두 이렇다.'라고 말했다.

붉은 눈이 붓고 아플 때 비장이 비워졌다면 음식을 먹지 못하면서 간장맥이 세차고 비장맥이 약하다. 이 때 찬 약으로 간장을 치료하면 비장은 더욱 비워진다. 또 따뜻한 약으로 비장을 따뜻하게 하면 간장이 한층 더 심해진다. 그래서 오직 고르게 하기 위해 약 속에 육계를 두 배로 더 넣어 간장을 죽이고 비장을 늘려야 한다. 이것이 한 번에 둘을 얻는 방법이다. 《내경》에서 나무가 육계를 얻어 말라버리면 다시 작약으로 다스린다고 하였다. 뜨거움을 흩어지게 하고 음을 지키는 가장 좋은 방법이다.

사람의 젖을 눈에 넣으면 오랫동안 어둡게 보이는 병에 아주 효과가 좋다. 젖과 피, 즙은 같은 근원이다. 눈은 피를 얻어야 볼 수 있다. 붉으면서 붓고 아프면 축축한 뜨거움을 흩어지게 해야 한다. 붉으면서 마르고 아프면 불독을 흩어지게 해야 한다. 붉으면서 눈물이 많으면 삿된 바람을 흩어지게 해야 한다. 붉으면서 아프지 않으면 오줌을 잘 나가게 해야 한다. 먼저 왼쪽이 붉다가 오른쪽으로 전하면 뜨거운 바람이 불을 끼고 있다. 주로 바람을 흩어지게 한다. 특히 찬 약을 함께 쓰지 말아야 하는데 찬 약이 불을 막히게 한다. 먼저 오른쪽이 붉다가 왼쪽으로 전하면 축축한 가래가 뜨거움을 끼고 있다. 불을 내리는 약 속에 반드시 바람을 다스리는 약을 함께 써야

여놓았다.

한다. 바람은 축축함을 이길 수 있다. 붉은데 심하게 붓고 아프면 위 눈꺼풀을 열고 나쁜 피를 빼내야 눈알을 해치지 않는다.

2) 눈 아픔증

보통 눈이 아프면 결막염, 각막염과 포도막염(홍채염), 공막염을 의심해야 한다. 이 중 통증이 가장 심한 것은 각막염이고 결막염은 통증보다 충혈이 위주이다. 포도막염은 통증과 함께 시야가 흐려지는 특징이 있다. 공막염은 국소 충혈이 있으면서 통증도 심하다. 그러나 결막이나 각막에 특별한 원인이 없으면서 발생하는 통증도 있다.

선기탕은 바람과 불이 서로 부추겨 눈썹 뼈가 아픈 병을 치료한다. 강활 1돈반 방풍 1돈 황금(술로 볶는다) 1돈반 감초(굽는다) 1돈 생강 1쪽. 물에 달여 찌꺼기를 없애고 밥 먹고 나서 조금 뜨겁게 천천히 먹는다.

조양화혈탕은 자감초 당귀신(술에 담근다) 방풍 각5푼 시호 황기 승마 각4푼 만형자 백지 3푼. 물에 달여 따뜻하게 먹는다.

양심탕은 황기 백복령 반하 당귀 천궁 백자인 산조인 인삼 원지 오미자 감초 육계.

전진산은 황기 구기자 당귀 지황 육종용 귀교 산수유 오미자 인삼 산조인 산약 황정 각각 같은 양. 꿀물에 먹는다.

인삼보위탕은 강활 독활 백복령 택사 인삼 백출 감초 황기 방풍 당귀 지황 시호 백작약.

귤피죽여탕은 인삼 맥문동 비파엽(꿀을 발라 굽는다) 감초 적복령 사인 귤피 죽여 대추.

《금궤》신기탕은 지황 4량 산수유 산약 각3량 백복령 우슬 각2량 육계 부자 각1량5돈 차전자(소금과 술에 볶는다) 택사 목단피 각1량.

《은해정미》

○ 이른 새벽에 아프다. 물었다. 새벽부터 오전12시까지 아픈데 왜 그런가? 대답했다. 새벽부터 오전12시까지는 모두 양이 아주 그득하다. 비워진 양이 위를 치면 머리에 바람이 치고 들어온다. 머리는 모든 양에 우두머리이다. 이른 새벽에 사람이 움직이면 피가 돌면서 양이 머리로 돌아간다. 이때 바람과 기운이 서로 치면 이른 새벽에 두 눈초리가 쑤시면서 아프다. 천궁산, 백질려산을 먹어야 한다.

천궁산은 석고 2량 천궁 5돈 백부자 1량 감초 강활 국화 지골피. 위를 같은 분량으로 해서 물에 달여 먹는다.

백질려산 처방은 비워진 눈어둠증 안에 있다.

○ 오후에 아프다. 물었다. 사람이 눈병을 앓으면서 오후부터 밤까지 점점 더 아픈데 왜 그런가? 대답했다. 골이 비워지고 양에 독이 힘세기 때문이다. 사람 몸의 피는 오후에는 음에 길에서 다니다가 밤이 되면 간장이 맡은 곳으로 돌아간다. 골이 비워지고 양에 독이 힘세기 때문에 오후에 점점 아프고 눈이 어두우면서 속티가 보인다. 치료는 회양탕을 써야하고 다음에 야광류홍환을 먹어야

한다.

회양탕은 눈알이 옅게 붉고 눈이 부시면서 깔깔해서 눈을 뜨기 어려울 때 먹는다. 부자 인삼 당귀 천궁 적작약 복령 오미자 세신 차전자 감초. 위를 먹을 때마다 대추 1개와 생강 3쪽을 넣고 물에 달여 배고플 때 먹는다.

야광류홍환 처방은 눈꺼풀 젖혀짐증 안에 있다. 축축한 바람이 간장을 해쳤을 때 치료한다.

○ 심하게 아프면서 추위를 싫어한다. 물었다. 사람이 눈병을 앓을 때 눈이 아프고 추위를 싫어하는데 왜 그런가? 대답했다. 이것은 기운이 약하고 피가 세차기 때문이다. 《내경》에서 피는 안에서 기르고 기운은 밖에서 지킨다고 하였다. 족궐음경이 피를 주관하는데 기르는 것은 음이 되고 지키는 것은 양이 된다. 지금 기운이 약하고 피가 세차다면 양이 음을 이기지 못하기 때문에 심하게 아프면서 추위를 싫어한다. 주로 부자저령탕과 백출탕을 먹어야 한다.

부자저령탕은 백작약 감초 강활 각1량 부자 저령에 황금 시호를 더 넣는다. 위를 5돈씩 물에 달여 먹는다.

백출탕은 백출 천궁 만형자 몰약 백질려(가시를 없앤다) 황금 방풍 오미자 국화 감초. 위를 같은 분량으로 해서 물에 달여 먹는다.

○ 아프면서 몸이 뜨겁다. 물었다. 사람이 눈병을 앓을 때 눈이 아프면서 몸이 뜨거운데 왜 그런가? 대답했다. 지키는 것은 양에 속하며 뜨거움으로 나타난다. 기르는 것은 음에 속하며 차가움으로 나타난다. 기르고 지키는 것이 음양의 길이다. 이것이 위에 있으면 심장과 폐장에 속하고 아래에 있으면 간장과 신장에 속한다. 기운이 아주 세차고 피가 약하다면 양이 많고 음이 적기 때문에 아프면서 몸이 뜨겁다. 이것은 삿된 뜨거움이 심장으로 되돌아갔다. 세심산, 해명산을 먹어야 한다.

세심산은 대황 적작약 형개 황련 당귀 연교 박하 감초.

해명산은 당귀 적작약 황금 국화 시호 지골피 차전자 길경 생지황 치자 연교 각1량. 위를 같은 분량으로 해서 물에 달여 먹는다.

○ 붉지 않으면서 아프다. 물었다. 사람이 눈병을 앓을 때 눈이 가렵지 않고 붉지도 않으면서 아픈데 왜 그런가? 대답했다. 기운과 골이 비워졌다. 기름과 지킴이 조화롭지 않으면 기운과 피도 뭉치고 막힌다. 이때 온갖 감정으로 답답하게 맺히면서 간장에 바람이 치고 올라가면 바람과 기운이 골속에서 서로 부딪친다. 이 때문에 가렵거나 붉지도 않으면서 아프다. 병에 처음 걸렸을 때 빨리 약을 먹는다. 그렇지 않으면 다섯 눈바람증으로 변해서 치료하기 어려울까 두렵다. 투홍균기산, 천궁산, 조양화혈탕을 먹어야 한다.

투홍균기산은 당귀 세신 백지 몰약 택란 감초 소회향 마두령 후박 유향 육계 흑견우자 생지황 강활 각1량. 위를 가루 내어 3돈씩 뜨거운 술에 타서 삼킨다.

천궁산은 천궁 국화 세신 우방자 석고 백강잠 백질려 각1량. 위를 가루 내어 2돈씩 쌀 끓인 물로 삼킨다.

조양화혈탕 처방은 상한병후 눈병증 안

에 있다.

《기효양방》

○ 눈자위가 아파서 참기 어려운 병을 치료한다. 천궁 당귀 방풍 방기 각반량. 위를 곱게 가루 내어 3돈씩 뜨거운 술에 타서 먹는다.

《향약집성방》

○ 눈자위가 아프다. 《성혜방》에서 말했다. 간장 기운은 눈으로 통하고 눈은 간장이 맡고 있다. 눈에 다섯 수레바퀴는 안에 오장을 따른다. 간장과 쓸개의 기운이 채워지고 가슴 가로막이 막혔을 때 삿된 바람 독기가 위로 올라가면 눈을 치면서 눈자위가 아프다.

《간요제중방》에 보간산은 간장이 비워져 눈자위가 아프고 찬 눈물이 그치지 않는 병을 치료한다. 힘살이 아프고 눈이 부시면서 햇빛을 싫어한다. 하고초 반량 향부자 1량. 오른쪽을 함께 가루 내어 1돈씩 어린 찻잎 물에 타서 때가 없이 삼킨다.

《주후방》에 눈이 갑자기 아픈 병을 치료한다. 형목355)을 태워 노란즙이 나오면 눈에 바른다.

《천금방》에 눈이 아파서 잠을 잘 수 없는 병을 치료한다. 저녁에 새 푸른 수건으로 뜨겁게 찜질한다. 아울러 콩을 쪄서 자루에 넣고 베개 삼아 벤다. 밤에는 항상 뜨겁게 한다.

《증치준승》356)

○ 눈 아픔은 두 가지가 있다. 하나는 눈초리나 흰자위가 아픈 것이고 하나는 눈알이나 검은자위가 아픈 것을 말한다. 눈초리나 흰자위가 아프면 양에 속하기 때문에 낮에 심하게 아프다. 쓰면서 찬 약을 눈에 넣으면 효과가 있다. 《내경》에서 '흰자위에 핏줄은 양에 법칙을 따른다.'고 하였다. 눈알과 검은자위가 아프면 음에 속하기 때문에 밤에 심하게 아프다. 쓰면서 찬 약을 눈에 넣으면 오히려 더 심해진다. 《내경》에서 '눈동자와 검은자위는 음에 법칙을 따른다.'고 했기 때문이다.

루전선이 '하고초는 눈알이 아픈 병을 치료한다. 밤에 더욱 심하게 아플 때 효과가 아주 좋다. 쓰면서 차가운 약을 넣었는데 오히려 눈 위가 심하게 아플 때도 효과가 아주 좋다. 대개 눈알은 눈의 바탕에 이어져 있고 눈에 바탕은 또 보는이음새라고 부르는데 궐음경에 속한다. 밤에 심하거나 쓰면서 차가운 약을 넣을 때 오히려 심한 이유는 밤과 차가움이 모두 음이기 때문이다.'고 말했다.

주단계가 '하고초는 궐음경에 핏줄을 북돋고 기르는 효과가 있다. 이 풀은 삼사월에 꽃이 피고 여름이 되어 큰 음이 생기려고 할 때 말라버린다. 그래서 순수한 양 기운을 품고 있기 때문에 궐음경의 눈아픔에 신기한 효과가 있다. 양으로 음을 치료한다. 나의 스승이 눈알이 아팠는데 눈썹 뼈까지 이어져 아프고 머리 반쪽까지 부풀어 아팠으며 밤이 되면 나타났다. 황련 진한 즙을 눈에 넣었더니 오히려 더 아프고 모든 약이 효과

---

355) 박태기나무.

356) 이 내용에서 나오는 처방은 책 뒷부분 '눈병 대표처방'에서 《원기계미》를 본다.

가 없었다. 또 궐음경과 소양경에 뜸을 뜨면 아픔이 그쳤다가 보름 만에 다시 생겼다. 이렇게 또 뜸을 뜨고 또 그치면서 한 달 남짓 되었다. 하고초 2량과 향부자 가루 2량, 감초 4돈을 함께 곱게 가루 내어 1돈반씩 찻물에 타서 먹었더니 바로 아픔이 절반이나 줄어들고 4~5일이 지나 완전히 나았다.

또 한 남자가 60여 살인데 눈알이 아프면서 눈썹 뼈까지 이어져 아프고 밤에 더 심했다. 그리고 찬 약을 눈에 넣으면 더 심해졌다. 앞에 증상과 같은 병이지만 다만 검은자위 밖에 2개의 점 같은 흰 겉흠이 있었다. 그런데 모든 약이 겉흠에 효과가 없었다. 그래서 이 약 사이에 《동원》선기탕에 사물탕과 황련을 더 넣어서 달여 먹였다. 더불어 궐음경과 소음경에 뜸을 떴더니 편안해졌다.

예중현이 '일곱 감정, 다섯 도적, 심하게 일함, 배고픔이나 배부름으로 생긴 병'에서 말했다. 《음양응상대론》에 '하늘에는 네 가지 계절이 있어 생기거나 자라고 거두거나 감추며 춥거나 덥고 마르거나 축축하고 바람이 있다.'고 하였다. 추위와 더위, 마름과 축축함, 바람이 나타날 때 계절에 마땅해야 모두 그 사이에서 함께 생긴다. 추위와 더위, 마름과 축축함, 바람이 나타날 때 계절에 마땅하지 않으면 모든 사물이 함께 죽는다. 그래서 '네 계절에 생기고 네 계절에 죽는다.'고 하였다. 또 《음양응상대론》에서 '사람에게는 오장이 있는데 변해서 다섯 기운이 되어 기쁨과 성냄, 우울함, 슬픔, 두려움이 생긴다.'고 하였다. 기쁨과 성냄, 우울함, 슬픔, 두려움이 나타날 때 잘 조절하면 모든 구멍이 함께 생긴다. 기쁨과 성냄, 우울함, 슬픔, 두려움이 나타날 때 잘 조절하지 못하면 모든 구멍이 죽는다. 그래서 '오장에서 생기고 오장에서 죽는다.'고 하였다. 눈은 구멍 중에 하나이다. 빛이 밝으면 커다란 산과 내부터 가느다란 털과 가시까지, 그리고 높은 구름과 깊은 샘에 모래까지 모두 볼 수 있다. 비출 때는 끝이 없는 것이 끝이 있게 되고 또 끝이 있는 것이 끝이 되지 않는다. 오히려 벌어졌다가 오그리고 움직였다가 움직이지 않으면서 한 줄기와 한 점이 된다. 힘이 얼마나 강해야 이것을 할 수 있느냐! 모두 생기고 생기게 하는 자연의 길이다. 또는 일곱 감정으로 안을 해치거나 다섯 도적으로 밖을 빼앗거나 배고픔과 배부름이 지나치거나 평소와 다르게 일하는 경우가 있다. 족양명위경과 족태음비경은 두 흙이 되면서 생기고 생기게 하는 샘이다. 일곱 감정과 다섯 도적은 두 경맥을 모두 해치고 배고픔이나 배부름은 위장을 해치며 심하게 일함은 비장을 해치기 때문에 흙에 병이 걸린다. 그러면 생기고 생기는 자연스러운 몸이 생기고 생기는 자연스러운 쓰임이 될 수 없다. 그래서 이 병이 되며 일곱 감정과 다섯 도적, 심하게 일함, 배고픔이나 배부름으로 생긴 병이라고 부른다. 이 병은 눈이 붉고 눈자위나 눈알이 아프며 침으로 찌르듯이 아파서 태양혈까지 미친다. 눈꺼풀에 힘이 없어서 졸린 듯이 감기며 감히 오래 보지 못하고 오래 보면 눈이 시고 아프다. 생긴 겉흠은 모두 아래로 눌리는데 눌린 것은 둥글거나 네모나고 길거나 짧으며 점 같거나 실마리 같고 침처럼 뾰족하거나 홈처럼 깎인다.

　이런 증상이 있으면 시호복생탕과 황련양간환으로 치료한다. 눈자위가 몹시 아프면 당귀양영탕과 조양활혈탕, 가감지황환, 결명익음환으로 치료하거나 당귀를 더 넣은 황련양간환이나 용뇌황련고로 치료한다. 위에 여러 처방들은 모두 양 기운을 올리는 약이다. 그 중에 황련, 황금 같은 약들은 다섯 도적을 없앤다. 축비벽운산도 그 사이에 쓰면 좋다. 대황, 망초, 견우자, 석고, 치자 같은 약들은 가장 꺼려야 하는데 쓰게 되면 병이 더 심해진다.

　또 '피가 너무 많이 없어져서 온 병'에서 이야기했다. 《육절장상론》에 '간장이 피를 받아야 볼 수 있다.'고 하였고 《선명오기편》에 '오래 보면 피를 해친다.'고 하였다. 《기궐론》에 '쓸개가 뜨거움을 골로 옮기면 콧대가 맵고 누런 콧물이 나오며 전해서 코피가 나오고 눈이 어두워진다.'고 하였다. 《무자론》에 '겨울에 경맥을 찌르면 피와 기운이 모두 빠져나가서 사람에 눈을 흐릿하게 한다.'고 하였다. 이렇게 보면 눈은 피가 길러야 밝고 또렷하다. 수소음심경은 피를 주관하고 피는 눈을 튼튼하게 한다. 족궐음간경은 눈으로 구멍이 열려 있고 간장도 피를 주관하기 때문에 피가 없어지면 눈병이 있다. 남자가 코피가 나거나 똥에서 피가 나오거나 부인이 아이를 낳은 다음이거나 월경을 지나치게 많이 쏟았으면 모두 이 병이 생길 수 있다. 이 병증은 눈자위와 눈알이 아프다. 눈알이 아파서 볼 수 없고 눈이 부시며 은근히 깔깔하다. 또 속눈썹이 힘이 없고 눈썹 뼈와 태양혈이 이 때문에 시고 아프다. 궁귀보혈탕과 당귀양영탕, 제풍익손탕, 자음지황환으로 주로 치료한다. 뜨거움이 있으면 모두 황금을 더 넣는다. 부인이 아이를 낳거나 월경이 끊임없이 새면 아교를 더 넣는다. 비장과 위장이 좋지 않아 메스껍고 음식을 먹으려고 하지 않으면 생강을 더 넣는다. 이렇게 그 피를 원래대로 기르면 낫는다. 짠 음식을 꺼려야 한다. 《선명오기편》에서 또 '짠맛은 피로 달려가기 때문에 피에 병은 짠 음식을 많이 먹지 않는다.'고 하였다.

○ 흰자위가 아프다. 흔히 핏줄이 있을 때 그것이 위에서 아래로 향하면 태양병으로 강활을 쓴다. 아래에서 위로 향하면 양명병으로 승마를 쓴다. 밖에서 안으로 향하면 소양병으로 시호를 쓴다. 태양병은 따뜻하게 하고 흩어지게 하며 양명병은 설사시키고 소양병은 조화롭게 한다. 또 추위를 싫어하면서 맥이 떠있으면 겉에 있기 때문에 선기탕, 방풍음자 등으로 흩어지게 한다. 맥이 단단하면서 힘이 있고 똥이 막히면 속에 있기 때문에 사청환, 세간산 등으로 조금 설사시킨다. 또 붓거나 붉지 않으면서 다만 모래가 있는 듯 깔깔하고 어둡게 보이면서 아프면 기운 부분에 웅크린 불이 있거나 비장과 폐장낙맥에 축축한 뜨거움이 있기 때문이다. 가을철에 이 병이 많아서 흔히 '벼까라기로 붉다'라고 부르며 '흰자위가 붉은 눈'이라고도 한다. 상백피산, 현삼환, 사폐탕, 대황환을 두루 쓰고 청피탕, 주사전으로 눈을 씻는다.

세간산(《화제》)은 바람독이 위로 올라가 쳐서 갑자기 눈이 붉게 붓고 아파서 뜨기 어려우며 깔깔하면서 눈곱과 눈물이 있는 병을 치료한다. 박하잎 당귀 강활 방풍 생치자 감초(굽는다) 대황 천궁 각2량. 위를 곱게 가루 내어 2돈씩 밥 먹고 나서 끓인 물에 타서 삼킨다.

상백피산은 폐장기운이 막혀서 뜨거운 독이 위로 올라가 친 병을 치료한다. 눈에 흰자위가 부어오르고 밤낮으로 아프며 가슴이 답답하다. 상백피 현삼 천승마 선복화(줄기를 없앤다) 적작약 행인 감국(줄기를 없앤다) 정력자(볶는다) 방풍(뿌리머리를 없앤다) 황금 지각(속껍질을 벗겨 밀기울에 볶는다) 감초(굽는다) 각1량. 위를 썰어 4돈씩 물 1잔반에 생강 3쪽을 넣고 8푼이 되게 달여 찌꺼기를 없애고 밥 먹고 나서 따뜻하게 먹는다.

대황환은 흰자위가 부어오르고 참을 수 없이 아픈 병을 치료한다. 대황(썰어 볶는다) 만형자(껍질을 없앤다) 감국 쥐참외뿌리 방풍(잔뿌리를 없앤다) 진피(흰 것을 벗긴다) 청피(속껍질을 벗긴다) 황련(수염뿌리를 없앤다) 전호 단삼 홍화 위유 각1량 결명자(조금 볶는다) 동과자 청상자 지부자 차전자 각1량반. 위를 곱게 갈아 졸인 꿀로 오동나무 씨 크기로 환을 만들어 30환씩 밥 먹기 전에 따뜻한 술로 삼킨다.

현삼환은 폐장에 쌓인 뜨거움 때문에 흰자위가 부어올라 검은자위를 덮어 가리고 눈을 열어 뜨지 못하며 붉고 깔깔하면서 아픈 병을 치료한다. 현삼 천승마 한방기 영양각(가루) 사삼 차전자 치자 상백피 행인(뜨거운 물에 담가 껍질과 끝을 없애고 두 쪽에 씨를 밀기울로 누렇게 볶는다) 각1량 큰마자인 천대황(조금 볶는다) 각1량반. 위를 곱게 가루 내어 졸인 꿀로 오동나무 씨 크기로 환을 만들어 20환씩 밥 먹고 나서 따뜻한 물로 삼킨다. 잠자려고 누울 때 다시 먹는다.

사폐탕은 갑자기 눈붉음증이면서 흰자위가 부어오른 병을 치료한다. 강활 현삼 황금 각1량반 지골피 길경 대황 망초 각1량. 위를 잘게 썰어 5돈씩 물 1잔으로 5푼이 되게 달여 찌꺼기를 없애고 밥 먹고 나서 따뜻하게 먹는다.

주사전은 흰자위가 부어오르고 붉으면서 눈이 깔깔하고 아픈 병을 치료한다. 주사(곱게 간다) 행인(끓는 물에 담가 껍질과 끝을 없앤다) 청염 각2돈반 마아초(곱게 간다) 황련(곱게 간다) 각반량. 위를 고르게 갈아 천에 싸서 눈 녹은 물 3홉에 하룻밤 담갔다가 찌꺼기를 거르고 도자기 속에 넣어둔다. 쓸 때는 구리 젓가락으로 눈에 넣는다.

세안청피탕은 흰자위가 부어오르고 붉으며 눈이 깔깔하면서 아프고 가려운 병을 치료한다. 청피(거친 껍질을 없앤다) 상백피 위유 각1량 천대황 현삼 치자 청염(끓는 물에 넣고 아래로 가라앉힌다) 각반량 대나무잎 1움큼. 물 큰 잔으로 2잔을 1잔반이 되게 달여 소금을 넣고 걸러 찌꺼기를 없앤다. 약간 뜨겁게 흘러 넣어 씻는다. 차가워지면 다시 따뜻하게 한다.

덧붙인 처방은 눈알이 참을 수 없이 아픈 병을 치료한다. 백지 세신 방풍 적작약 각각 같은 양. 위를 가루 내어 3돈씩 물 1잔에 사탕 2돈을 넣고 함께 7푼이 되게 달여 찌꺼기를 없애고 때에 얽매이지 말고 따뜻하게 먹는다.

《동의보감》

○ 눈 아픔증. 눈 아픔증은 둘이 있는데 하나는 눈초리나 흰자위가 아프고 또 하나는 눈알이나 검은자위가 아프다. 눈초리나 흰자위가 아프면 양에 속하기 때문에 낮에 심하게 아프다. 쓰고 찬 약을 눈에 넣으면 효과가 있다. 《내경》에서 '흰자위와 눈초리에 핏줄은 양에 법칙을 따른다.'고 했기 때문이다. 눈알이나 검은자위가 아프면 음에 속하기 때문에 밤에 심하게 아프다. 쓰고 찬 약을 눈에 넣으면 오히려 더 심해진다. 《내경》에서 '눈동자와 검은자위는 음에 법칙을 따른다.'고 했기 때문이다.(《강목》) 어떤 사람이 눈알이 아팠는데 눈썹과 이마까지 모두 아프고 밤이 되면 더욱 심해졌다. 쓰고 찬 약을 눈에 넣었더니 오히려 더 심해졌고 모든 약이 효과가 없었다. 궐음경과 소양경에 뜸을 뜨면 아픔이 멈췄다가 보름만에 다시 아팠다. 하고초산을 맑은 찻물에 타서 먹었더니 처음 먹었을 때 반절이나 덜 아프고 4~5일 지나자 모두 나았다. 뒤에 시험하고 또 경험했다.(《강목》) 눈이 붉고 아프면 간장에 채워진 뜨거움이다.(《회춘》) 눈알이 참을 수 없이 아프면 당귀, 방풍, 세신, 박하를 같은 분량으로 해서 가루 내어 2돈씩 맥문동 달인 물에 타서 하루 3번 삼킨다.(《본사》) 검은자위가 아프면 지모, 황백으로 신장에 불을 빼내고 당귀로 음에 물을 기른다.(《단심》) 눈이 붉으면서 아프고 맥이 채워졌으며 똥이 안 나오면 사청환이나 세간산으로 조금 설사시키면 낫는다. 또는 구고탕이다.(《입문》) 끓는 물이나 불에 눈을 해쳐 붓고 아프면 찬 약을 쓰지 말고 오행탕으로 눈을 따뜻하게 씻고 지황고를 붙인다.(《입문》) 지나치게 책을 읽거나 침으로 찔려서 눈이 아프면 '간장이 애씀'이라고 부르는데 단지 눈을 감고 몸조리해야 한다.(《입문》)

사청환은 간장 채워짐을 치료한다. 당귀 용담초 천궁 치자 대황(싸서 불에 굽는다) 강활 방풍 각각 같은 양. 가루 내어 꿀로 가시연밥 크기로 환을 만들어 1환씩 대나무잎 달인 물에 사탕과 함께 따뜻한 물에 녹여서 삼킨다.(《강목》) 양간환이라고도 부른다.

세간산은 간장 채워짐을 치료한다. 강활 당귀 박하 방풍 대황 천궁 치자(볶는다) 감초(굽는다) 각1돈. 썰어 물에 달여 먹는다. 용담초 1돈을 더 넣으면 더욱 효과가 좋다.(왕해장)

구고탕은 눈이 갑자기 붉게 부으며 쑤시고 아파서 참을 수 없는 병을 치료한다. 창출 용담초 각1돈4푼 당귀 감초 각1돈 천궁 6푼 생지황 황백 황금 지모 각5푼 강활 승마 시호 방풍 고본 황련 각3푼 길경 연교 세신 홍화 각2푼. 오른쪽을 썰어 1첩으로 해서 물에 달여 밥 먹고 나서 먹는다.(《정전》)

오행탕은 갑자기 눈붉음증이나 옮는 눈붉음증으로 붓고 아플 때 눈을 씻는다. 황백 한 약재를 가루 내어 물에 적신 종이에 싼 다음 황토 진흙을 골고루 발라 잿불 속에 넣어 구운 다음 황토가 마르면 꺼낸다. 쓸 때마다 달걀노른자 크기 1개만큼을 비단에 싸서 물 1잔에 담가 밥을 지를 때 쌀 위에 올려 쪄서 익힌다. 뜨거울 때 김을 쏘인 후 씻는데 효과가 매우 좋다. 이 처방은 모든 쇠, 나무, 물, 불, 흙으로 만들기 때문에 오행탕이라고 부른다.(《입문》)

지황고는 눈이 사물에 부딪치거나 맞아서 붓고 아프면서 어둡게 보이는 병을 치료한다. 생지황 1홉은 즙을 낸다. 황련 1량 황백 한수석 각5돈을 가루 내어 생지황 즙과 섞어 떡을 만들어 종이에 싸서 눈 위에 붙인다. 부딪치거나 맞았을 뿐만 아니라 뜨거운 바람으로 눈이 붉고 뜨거운 눈물이 흐를 때도 쓸 수 있다.(《득효》)

《심시요함》

○ 눈 아픔증. 《내경》에서 말했다. 두 가지가 있는데 하나는 눈초리나 흰자위가 아픈 것을 말하고 하나는 눈알이나 검은자위가 아픈 것을 말한다. 눈초리나 흰자위가 아프면 양에 속하기 때문에 낮에 심하게 아프다. 쓰고 찬 약을 눈에 넣으면 효과가 있다. 《내경》에서 '흰자위에 핏줄은 양에 법칙을 따른다.'고 하였다. 눈알과 검은자위가 아프면 음에 속하기 때문에 밤에 심하게 아프다. 쓰고 찬 약을 눈에 넣으면 오히려 더 심해진다. 《내경》에서 '눈동자와 검은자위는 음에 법칙을 따른다.'고 했기 때문이다.

눈 아픔은 모두 뜨거움에 속해서 생긴다. 마름은 기운이 불을 따라서 올라갔기 때문이다. 이동원이 '타고난 기운이 비워지면서 뜨거울 때 손으로 살짝 눌렀는데 뜨거우면 뜨거움이 거죽과 털, 핏줄에 있다. 심하게 눌렀는데 힘살과 뼈가 뜨거우면 뜨거움이 힘살과 뼈에 있다. 가볍거나 심하지 않게 눌렀는데 뜨거우면 뜨거움이 살에 있다.'고 하였다. 또 '낮에 뜨겁고 밤에 편안하면 양 기운이 양 부분에서 스스로 뜨겁다. 낮에 편안하고 밤에 뜨거우면서 가슴이 답답하면 양 기운이 아래 음 속으로 꺼져 들어갔다. 이것은 뜨거움이 피에 집으로 들어갔다고 부른다. 밤낮으로 뜨거우면 양이 심하고 음이 없다. 그래서 그 양을 빼내고 그 음을 크게 북돋아야한다.

○ 흰자위가 아플 때는 겉증과 속증이 있다. 심하게 쑤시면서 아픈데 밖에서 안으로 향했다면 따뜻하게 하고 흩어지게 한다. 붉게 붓지 않는데 깔깔하면서 아프다면 불이 기운 쪽에 웅크리고 있다. 사백산으로 주로 치료한다. 흰자위가 푸른빛깔로 변하면 삿된 것이 막혀서 뜨겁게 찌다가 흰자위 속으로 흩어졌다. 기운을 고르게 하면서 기른다.

《장씨의통》

○ 눈아픔증357). (풀이 안함) 루전선이 '하고초산은 눈알이 아픈 병을 치료한다. 밤에 더욱 심하게 아플 때 효과가 아주 좋다.'고 하였다. 피가 뜨거우면 이 처방에 당귀, 작약을 더 넣는다. 몸이 약한 사람은 사물탕에서 생지황으로 바꾸고 강활, 향부자를 더 넣는다. 삼키자

---

357) 위에 《증치준승》에 앞부분과 내용이 같아서 풀이하지 않는다. 한문은 뒤에 붙여 놓았다.

마자 아픔이 줄어든다. 뜨거운 바람으로 눈알이 심하게 아프면 사청환이나 세간산을 골라서 쓴다. 흰자위가 아플 때는 흔히 핏줄이 있다. 추위를 싫어하면서 맥이 떠있으면 겉에 있기 때문에 선기탕이다. 맥이 단단하면서 힘이 있고 똥이 막히면 속에 있기 때문에 사청환에 박하, 감초를 더 넣는다. 또 붓거나 붉지 않으면서 다만 모래가 있는 듯 깔깔하고 어두우면서 아프면 비장과 폐장에 축축한 뜨거움이 웅크리고 있다. 가을철에 이 병이 많아서 흔히 '벼까라기로 붉다'라고 부르며 사청환에 황기, 감초를 더 넣는다.

《의종금감》《안과심법요결》

○ 눈 아픔증 노래. 눈 아픔증은 붉게 붓지 않네. 붉은 실 같은 핏줄이 있고 모래가 들어간 듯이 깔깔하면서 아프네. 폐장과 비장에 축축한 뜨거움이 있으면서 웅크린 불이 있네. 핏줄은 세 양의 경맥을 따져야 하네. 상백피탕인 택사, 현삼, 황금, 길경, 국화, 감초, 선복화, 복령, 상백피, 맥문동을 쓰네.

상백피탕 처방은 택사 8푼 현삼 8푼 황금 1돈 길경 7푼 국화 5푼 감초 2푼 반 선복화 1돈 복령 7푼 상백피 7푼 맥문동(심을 뺀다) 1돈. 위를 거칠게 가루내어 물 2잔으로 1잔이 되게 달여 찌꺼기를 없애고 따뜻하게 먹는다.

쉽게 풀이함. 눈 아픔증은 흔히 '흰자위를 해친 눈'이라고 부른다. 그 증상은 붉거나 붓지 않고 모래가 들어간 듯이 깔깔하면서 아프다. 흔히 붉은 실 같은 핏줄이 생긴다. 축축한 뜨거움이 비장과 폐장낙맥을 해치고 거기다 기운 부분에 머물러 있던 불이 위로 올라가 쳤기 때문이다. 붉은 실 같은 핏줄이 보이면 세 양을 구별한다. 위에서 아래로 가면 태양경으로 강활을 쓴다. 아래로부터 위로 가면 양명경으로 승마를 쓴다. 밖에서 안으로 가면 소양경으로 시호를 쓴다. 상백피탕으로 주로 치료해야 한다.

《동의학사전》

○ 안통. 눈이 아픈 것. 그의 성질, 시간, 방산부위 및 겸증에 따라서 증을 가른다. 눈아픔이 침으로 찌르는 듯 한 것은 열사가 성하거나 열사에 어혈이 겸한 것이며 눈알이 마르면서 깔깔하고 조여드는 것은 진액이 소모되었거나 혈이 허한 상태이며 은은하게 아프면서 멎었다 아팠다 하는 것은 음이 허하여 화가 위로 올라간 것이다. 또한 불어나는 듯 하면서 아픈 것은 간의 실열이거나 기체혈어이며 몹시 아픈 것은 간담화가 성한 것이다. 오후나 밤에 아픈 것은 음증이고 새벽이나 낮에 아픈 것은 양증이다. 눈아픔이 정수리와 목덜미로 뻗치는 것은 족태양방광경이 사기를 받은 것이고 눈아픔이 이마, 눈확, 코, 뺨, 이빨 부위로 뻗치는 것은 족양명위경이 사기를 받은 것이며 눈아픔이 옆머리로 뻗치는 것은 족소양담경이 사기를 받은 것이다. 눈아픔과 함께 속이 번조하고 답답한 것은 기실이고 눈이 아프면서 오싹오싹 추운 것은 기허이다. 눈이 피지고 아프며 분비물이 많이 나오면서 눈곱이 걸쭉한 것은 풍열이 성한 것이고 대소변이 정상이고 눈에 약간 피지면서 아픈 것은 허

화가 위로 떠오른 것이며 대소변 장애가 있으면서 눈이 몹시 피지고 아픈 것은 실화가 안에서 작용한 것이다. 눈이 아플 때 만지는 것을 싫어하고 찬찜질을 좋아하는 것은 실증, 열증이며 만지는 것을 좋아하고 더운찜질로 아픔이 풀리는 것은 허증, 한증이다. 눈알이 움직일 때 아픔이 더 심해지는 것은 사기가 목계에 몰린 것이다.

3) 눈 부심증

두 종류가 있다. 뜨거움을 싫어하면서 눈이 부시는 증상은 눈이 벌겋게 붓고 아프며 눈곱과 눈물이 많이 나온다. 뜨거운 곳에 가면 눈부심이 있고 눈이 아프고 깔깔해서 눈을 뜰 수 없다. 빛을 싫어하면서 눈이 부시는 증상은 눈이 벌겋거나 아프지 않고 다만 눈이 마르면서 깔깔하다. 눈부심이 있으면서 불빛이나 햇빛을 받으면 눈이 깔깔하고 아파서 눈을 뜨지 못한다.

눈부심은 햇빛과 형광등, LED의 빛에 눈이 부셔 눈을 감거나 가늘게 뜨게 되는 병증으로 머리아픔이 동반되기도 한다. 서양인들은 홍채빛깔이 엷기 때문에 밝은 빛에 민감하고 동양인과 아프리카인은 어두운 노란빛깔이나 검은빛깔의 홍채빛깔이 강한 빛을 막아주어 덜 민감하다. 많은 서양인들이 선글라스를 착용하는 이유다. 눈부심은 생리적으로도 올 수 있으나 흔히 안구건조증, 결막염, 각막염, 홍채염, 각막찰과상, 포도막염, 망막박리, 백내장 등에 온다. 또 뇌수막염 같은 중추신경계 질환과 곤택트렌즈에 대한 과민반응, 라식·라섹 수술 후, 산동제나 항생제 같은 약물 복용 중에도 올 수 있다. 특히 중·노년기에 이전보다 눈부심이 심해지고 시야가 흐려 보인다면 백내장일 수 있다.

원인과 치료는 아래 책을 본다.

결명익음환은 속눈썹 말림증을 본다.

《국방》밀몽화산은 눈물이 나오고 어두운 병을 치료한다. 밀몽화(코에 막았을 때 재채기가 나와야 진짜다) 감국(꽃받침을 없앤다) 백질려(볶아 가시를 없앤다) 백작약(《국방》에는 없다) 강활 석결명 목적(마디를 없앤다) 감초(굽는데 《국방》에는 없다) 각반량. 가루 내어 2~3돈씩 찻물에 타서 먹는다. 《증치준승》에는 강활이 없다. 《장씨의통》

《국방》환정환은 남자나 여자가 바람독이 위로 친 병을 치료한다. 눈이 붉게 붓고 해를 싫어하면서 눈이 부시다. 눈곱과 눈물이 많고 은근히 깔깔해서 뜨기 어렵다. 눈두덩이 가렵고 붉으면서 아프고 눈꺼풀과 눈초리가 붉게 짓무른다. 군살이 검은자위로 들어간다. 또는 갑자기 눈이 붉고 눈자위가 아파서 견디기 어려울 때 먹어도 바로 효과가 있다. 백출(날 것) 토사자(술에 담가 따로 간다) 백질려(볶아 가시를 없앤다) 목적(마디를 없앤다) 강활(싹을 없앤다) 청상자(흙을 없앤다) 밀몽화 방풍(뿌리머리를 없앤다) 감초(굽는다) 각각 같은 양. 위를 가루 내어 졸인 꿀로 달걀노른자 크기로 환을 만들어 1환씩 잘게 씹어 맹물로 하루 3번 삼킨다. 《장씨의통》

선기탕은 눈 아픔증을 본다.

억청환은 황련 1량(오수유를 술에 담근 즙으로 볶는다) 산양간(구워 말린다) 1개. 꿀로 환을 만든다. 《목경대성》

명목세신탕은 강활 마황 각1돈3푼 방풍 1돈 형개 7푼 고본 백복령 당귀잔뿌리 각5푼 생지황 만형자 천궁 각3푼반 도인 5개 천초 4개 홍화 2푼반. 물에 달여 밥 먹고 나서 하루 3번 먹는다. 《동의보감》

지음지황환은 눈동자구멍이 벌어져 있고 사물이 흐릿하게 보일 때 쓴다. 숙지황 3량 당귀 구기자 맥문동 인삼 육종용 각1량반 천문동 오미자 백작약 여정자 각1량.

평기화충탕은 인삼 지골피 구기자 맥문동 천문동 오미자 부자 육계 당귀 숙지황 감초 지모(꿀로 볶는다). 몸이 약하고 피가 마르면서 가래가 위로 올라간 병을 치료한다. 얼굴이 붉고 목이 심하게 마르며 눈에 삿된 기운이 들어온 듯 아프다. 《목경대성》

귀규탕은 눈이 잘 보이지 않고 때때로 눈앞에 속티가 나타나며 깔깔하면서 눈물이 나고 빛을 싫어할 때 쓴다. 승마 1돈 황기 황금(술에 씻는다) 강활 방풍 각7푼반 만형자 연교 생지황 당귀 인삼 홍규화(붉은 접시꽃) 감초 각5푼 시호 3푼. 물에 달여 밥 먹고 나서 하루 3번 먹는다. 《동의보감》

보간산은 피가 비워졌을 때 쓴다. 당귀 천궁 백작약 숙지황 강활 방풍 각1돈.

애인이혈탕은 피에 채워진 불이 있으면 먼저 음을 길러야한다. 물이 이기면 불은 당연히 물러난다. 피에 비워진 불이 있으면 먼저 바른 기운을 북돋아야한다. 기운이 튼튼하면 스스로 피를 기를 수 있다. 남자가 코피가 나거나 피를 토하거나 부인이 애기를 낳은 다음에 피가 쏟아지거나 피를 많이 흘린 경우에는 눈알이 아프고 눈꺼풀에 힘이 없으며 눈이 부셔서 쳐다보지 못한다. 심하면 눈썹뼈와 태양혈이 모두 시고 아프다. 이때는 십전대보탕과 귀비탕을 먹어도 효과가 없다. 이 처방이다. 오랜 병으로 피가 뭉치고 먹는 것이 줄어 위장을 해쳐서 비워진 바람이 생겼을 때도 쓴다. 인삼 백출 황기 감초 당귀 백작약 산수유 지황 아교 애엽 방풍 각1돈. 《목경대성》

취설고는 《심시요함》에 취운고와 같다.

신효황기탕은 온몸이 뻣뻣하고 느낌이 없거나 머리와 얼굴, 손발과 팔꿈치, 등이나 다리가 뻣뻣하고 느낌이 없는 병도 모두 치료한다. 두 눈이 죄면서 작아지고 눈이 부셔 해를 두려워하며 깔깔해서 뜨기 어려운 병이나, 사물을 볼 때 힘이 없고 눈알이 아프며 어두우면서 속티가 보이고 손을 가까이할 수 없는 병이나, 눈에 또렷한 빛이 적은 병이나, 눈 속이 불처럼 뜨거운 병을 치료한다. 5~6번 먹으면 효과가 있다. 만형자 1돈 진피(흰 것을 없앤다) 5돈 인삼 8돈 자감초 백작약 각1량 황기 2량. 오른쪽은 썰어 5돈씩 물 2잔으로 1잔이 되게 달여 찌꺼기를 없애고 자기 전에 조금 뜨겁게 해서 먹는다. 오줌이 잘 나오지 않고 뻑뻑하면 택사 5푼을 더해서 한번 먹고 없어지면 그친다. 뜨거움증이 크게 있으면 먹을 때마다 황백(술에 씻는다) 3푼을 더 넣는다. 뻣뻣하고 느낌이 없으면 뜨거움이 있어도 황백을 쓰지 않으며 그치려면 황기 1량을 쓰는데 3량도 쓴다. 눈이 죄면 작약을 뺀다. 술과 식초, 밀가루로 만든 음식, 파와 부추, 마늘 같은 매운 음식을 꺼린다. 심하게 뻣뻣하면 작약 1량을 더하고 2량까지 쓴다.

《증치준승》

○ 눈 부심증은 밝거나 뜨거운 곳에서 눈이 아프고 깔깔해서 두려워 피하게 되고 눈을 뜰 수 없다. 눈병이 있는 환자 열 명 중 여섯, 일곱은 이 병이 있다. 병의 원인은 심장, 간장, 비장의 세 경맥에 있지만 모아서 말하면 불 때문에 마름과 피가 뜨거움에 불과하다. 병이 양 부분에 있기 때문에 밝거나 뜨거운 것을 보면 싫어하고 깔깔하면서 아파서 두려워하고 피한다. 대개 자기의 또렷한 빛이 약하면 다른 빛과 맞설 수 없다. 그늘이나 어두운 곳에 있어야 가뿐하다.

뜨거움을 싫어하는 증상에는 부족한 증상이 없고 빛을 싫어하는 증상에는 부족한 증상만 있다. 눈이 붉거나 아프지 않은데 밝은 것을 두려워하면 부족한 증상이다. 피가 부족하면 쓸개즙이 작아지고 낙맥이 약해진다. 그러면 가장 알짜를 돌릴 수 없어서 양에 빛에 맞설 수 없다. 지금 사람들이 '해를 두려워함'과 '빛을 싫어함'이라고 말하는 데 발음이 가까워서 잘못 전했다. '해'와 '뜨거움'은 두 발음이 서로 가깝기 때문에 습관적으로 잘못 부른 지 오래되었다. 그 이치를 살피지 않다가 결국 올바름을 잃었다. '뜨거움을 싫어함'과 '밝음을 싫어함'으로 이야기해야 그 이치가 뚜렷하다. '밝음'이라는 글자에 이미 넓게 포함하고 있는데 '해'라는 글자를 어떻게 다시 쓰겠느냐. '해'라는 글자는 오로지 '양의 빛'만을 말해서 '뜨거움을 싫어함'이라는 증상이 돌아갈 곳이 없다.

《심시요함》

○ 눈 부심증. 햇빛을 싫어하고 눈이 부시네. 채워짐과 비워짐 둘이 있네. 눈이 아프고 또 붉게 붓네. 낙맥이 막히고 기운이 느리게 움직이네. 불이 타오르고 또 비장이 마르네. 심장과 간장, 비장을 나누네. 그리고 채워진 샷됨을 나눠서 치료하네. 병도 몰아내기 어렵지 않네. 아프지 않고 붉게 붓지 않네. 홀로 피가 비워져서도 되네.

이 증상은358) (풀이 안함) 다음을 먹고 눈에 넣어야한다.

명목세신탕은 두 눈이 붉고 조금 아프며 눈이 부시면서 햇빛을 싫어한다. 차가운 바람을 두려워하고 불도 두려워한다. 속눈썹이 단추가 되고 눈곱이 많이 달라붙는다. 은근히 깔깔해서 눈을 뜨기 어렵고 눈썹 머리가 붓는다. 코가 막히고 콧물과 가래가 끈끈하며 똥이 약간 딱딱한 병을 치료한다. 천궁 4푼 고본 당귀신 백복령 각5푼 홍화 세신 각2푼 생지황(술로 만든다) 만형자 각6푼 방풍 강활 형개(꽃이삭) 각1돈 천후추 10알 마황 8푼 도인(물에 담가 껍질과 끝을 없앤다) 10개. 위를 잘게 썰어 물 2잔으로 8푼이 되게 달여 찌꺼기를 없애고 잠자려고 할 때 따뜻하게 먹는다. 살펴보니 이것은 족태양경, 족궐음경, 수소

---

358) 위에 《증치준승》과 내용이 같아서 풀이하지 않는다. 한문은 뒤에 붙여놓았다.

음경에 약이다.

　귀규탕은 연교음자라고도 부른다. 눈 속에 머문 불을 치료한다. 해와 불을 싫어하고 은근히 깔깔하며 바깥 모서리가 당긴다. 오래보면 어두우면서 속티가 있고 바람을 거스르면 눈물이 있다. 연교 홍규화 당귀 인삼 감초 만형자 생지황 각5푼 승마 8푼 황기 황금(술로 만든다) 방풍 강활 각7푼 시호 2푼. 위를 잘게 썰어 맑은 물 2잔으로 8푼이 되게 달여 밥 먹고 멀리 따뜻하게 먹는다. 살펴보니 이것은 족태양경, 족양명경, 족소양경과 족소음경, 족궐음경에 약이다.

　취운고는 사물을 보면 눈에 힘이 없고 은근히 깔깔해서 눈을 뜨기 어려운 병을 치료한다. 잘 때 눈곱이 많다고 느끼며 눈 속에서 눈물이 흐른다. 또 바람을 맞아 차가운 눈물이 흐르고 눈이 부시면서 햇빛을 싫어한다. 항상 눈을 감으려고 하고 어두운 방에 있기를 좋아하며 그 창문을 막는다. 겉음과 막이 눈자위를 가린다. 이 약을 많이 넣으면 아주 효과가 좋다. 방풍 청피 연교 각4푼 생지황 1돈5푼 세신 1푼 시호 5푼 감초 당귀신 각6푼 황련 3돈 유인(껍질과 끝을 없앤다) 승마 각3푼 형개(꽃이삭)(진한 즙으로 내서 쓴다) 1돈. 위를 잘게 썰어 연교를 빼고 나머지 약을 맑은 물 2대접으로 먼저 달여 반 대접을 없앤 다음 연교를 넣고 큰 1잔이 되게 달여서 찌꺼기를 없앤다. 이것을 은잔에 넣고 적당한 불로 물을 떨어뜨려 구슬이 되게 달여서 여기에 다시 졸인 꿀을 조금 넣고 고르게 끓인 다음에 눈에 넣는다.

　결명익음환은 3권을 본다.

《장씨의통》
○ 눈 부심증은 밝거나 뜨거운 곳에서 눈이 아프고 깔깔하며 두려워하고 피하면서 눈을 뜰 수 없다. 불이 위에서 뭉쳐 있기 때문이다. 병은 심장, 간장, 비장 세 경맥에 있으며 불과 마름, 피에 뜨거움이 양 부분에 치우쳐 있다. 대개 자기의 또렷한 빛이 약해서 다른 빛과 맞설 수 없으면 육미환에서 숙지황을 생지황으로 바꾸고 산수유를 뺀 다음 결명자 강활 황금 황련을 더 넣는다. 바람기운이 치고 들어가 눈곱과 눈물이 흐르고 눈이 부시면 밀몽화산을 쓴다. 바람 때문에 아픔이 오래되면 점점 변해서 불을 만든다. 그래서 눈이 부시면서 뜨거움을 싫어하고 머리와 눈이 터질 듯 아프다. 바람을 다스리는 약을 주면 불이 더욱 타오른다. 이것은 바람과 불이 서로 부추겼기 때문이다. 선기탕에 파흰뿌리를 배로 더해서 쓴다. 뜨거움을 싫어하는 증상은 모두 넘치는 증상이고 빛을 싫어하는 증상은 부족한 증상이다. 병이 오랫동안 낫지 않는다면 바람이 불을 따라 변했기 때문이다. 환정환을 쓴다. 눈이 붉거나 아프지 않고 눈만 부시다면 피가 부족하거나 쓸개즙이 작다. 신효황기탕을 쓴다. 지금 사람들이 '해를 싫어함'이나 '빛을 싫어함'이라고 하는데 발음이 가까워 잘못 전한 것이다.

《목경대성》
○ 눈 부심증. 눈을 뜨면 심하게 눈이 부시고 깔깔하네. 고개를 숙이고 다시 눈썹을 밑으로 하네. 해를 향하니 정말 그러하네. 화로에도 그것이 있네. 심장,

간장, 비장 중에서 따져보네. 바람, 불, 피 중에서 미루어 아네. 병이 물러나고서 이것처럼 되네. 이것은 속 기름과 겉 지킴이 없어졌네.

이것은 눈이 밝은 곳에 있으면 아프고 깔깔해서 피하게 되고 눈을 뜰 수 없다. 처음 병을 얻을 때는 모두 이것처럼 꽤 심하다. 그래서 항상 달밤에는 등불을 켜지 않고 해가 떨어지면 문과 창을 닫아서 조금도 보려고 하지 않는다. 병이 수소음경, 족태음경, 족궐음경의 세 경맥에 있지만 모아서 말하면 기운이 세차고 피가 뜨거운 것에 불과하다. 삿된 것이 양 부분에 있으면 세찬 양이 음을 업신여긴다. 서늘함을 얻어야 풀린다. 비유하면 여름에 해가 중천에 있으면 사람이 바라볼 때 두려워한다. 이때 부뚜막에 더욱 가깝다면 그 심한 뜨거움을 어떻게 견딜 수 있겠는가. 그늘과 어둡고 텅 빈 곳에 있어야 가뿐하다.

또 하나의 이야기가 있다. 갑자기 생기면서 뜨거움을 싫어하면 넘치는 증상이다. 눈이 부시면서 오래 병을 앓았으면 부족한 증상이다. 아프지 않고 눈물이 없으면서 생겼다면 피가 비워졌다. 피가 비워지면 쓸개즙이 반드시 적어지고 신장기운도 약해지며 진짜 타고난 기운을 망친다. 그래서 그 눈을 내리 감으려고 하는데 어떻게 가장 알짜를 돌려서 양에 빛에 맞설 수 있겠느냐. 치료법은 갑자기 온 병은 억청환을 쓰고 오랜 병은 자음지황환을 쓴다. 아프지 않고 눈물도 없으면 평기화충탕을 쓴다. 만약 다른 증상과 함께 있으면 증상과 맥에 맞게 한다. 다시 생각한 다음에 처방을 하면 효과가 없다. 반대로 하는 것이 끊어져야 개인에 의견이 없다.

《동의학사전》

○ 수명(羞明). 파일수명증. 빛에 대한 심한 자극을 받기를 꺼리는 것. 풍열사가 눈에 작용하거나 음이 허하고 혈이 부족할 때 생긴다. 불빛이나 햇빛을 받으면 눈이 깔깔하고 아프면서 눈을 뜨지 못한다. 만일 눈이 벌겋게 붓고 아프며 눈곱과 눈물이 많이 나오면서 눈부심이 있으면 풍열로 온 것이고 눈이 벌겋거나 아프지 않고 다만 눈이 마르면서 깔깔하고 눈부심이 있으면 혈이 허하고 음이 부족하여 온 것이다. 수명은 생리적으로도 올 수 있으나 흔히 백정(구결막), 흑정(각막) 및 일부 눈꺼풀병, 동신 질병 때 본다. 눈과 온몸 소견을 보고 증을 갈라 치료한다.

4) 갑자기 눈붉음증

갑자기 눈이 아프면서 눈물이 많고 가렵고 붉으면서 흰자위가 부어오르는 병증이다. 갑자기 시작하는데 보통 처음에는 한 눈이 아프고 점차 다른 눈에 옮겨간다. 눈곱은 처음에는 끈끈하다가 점차 고름이 섞여서 나오며 심할 때에는 고름만 나온다.(세균성) 잘 치료하지 않으면 검은자위에 별 같은 걸흠이 생긴다. 급성 유행성 결막염이다. 옮는 눈붉음증과 비슷하지만 옮기지는 않는다.

원인과 치료는 아래 책을 본다.

주전산은 갑자기 눈붉음증으로 걸흠이

생긴 병을 치료한다. 한방기(술에 씻는다) 방풍 감초(굽는다) 형개(꽃이삭) 당귀 적작약 우방자 감국(꽃받침을 없앤다). 같은 분량을 가루 내어 5~6돈씩 술에 달여서 밥 먹고 나서 따뜻하게 먹는다.《장씨의통》

대황당귀산은 눈이 막힌 듯 붓고 뭉친 피가 엉겨 흩어지지 않으면서 겉흠이 있는 병을 치료한다. 대황(술로 찐다) 황금(술에 볶는다) 각1량 홍화 3돈 소목(가루 낸다) 당귀 치자(술에 볶는다) 목적 각5돈. 가루 내어 4돈씩 물에 달여 밥 먹고 나서 먹는다.《장씨의통》

강활승풍탕은 1. 바람증이 주로 있을 때 쓴다. 시호 7푼 창출 백출 6푼 형개 지각 천궁 백지 강활 독활 방풍 전호 박하 각5푼 길경 감초 각3푼. 물에 달여 밥 먹고 나서 먹는다.《심시요함》 2. 축축한 바람이 겉에 있을 때 쓴다. 강활 독활 각2돈 고본 방풍 감초 각1돈 천궁 만형자 각5푼. 물에 달여 밥 먹고 나서 먹는다.《비위론》

황련해독탕은 뜨거움증이 주로 있을 때 쓴다. 황련 황금 황백 치자 각1돈. 물에 달여 밥 먹고 나서 먹는다.

국화통성산은 뜨거운 바람으로 생긴 눈꺼풀테 붙음증, 갑자기 눈붉음증을 치료한다. 1. 활석 3량 감국 1량반 석고 황금 마아초 황련 강활 길경 감초 각1량 방풍 천궁 당귀 백작약 대황(술로 찐다) 박하 연교 마황 백질려 망초 세신 만형자 각5돈 형개 백출 치자 각2돈반.《증치준승》 2. 활석 2돈 감초 1돈반 감국 치자(검게 볶는다) 황금 길경 각1돈 망초 대황(술로 찐다) 백작약(볶는다) 형개 당귀 연교 방풍 백질려(볶는다) 강활 세신 만형자 각5푼. 가루 내어 3돈씩 생강 3쪽을 넣고 달여 밥 먹고 나서 먹는다.

강활승습탕은 강활 독활 생지황 각2돈 고본 방풍 감초 연교 황금 각1돈 천궁 만형자 각5푼. 물에 달여 밥 먹고 나서 먹는다.《동의보감》

은교산은 연교 금은화 각1량 우방자 박하 길경 각6돈 대두황권 감초 각5돈 대나무잎 형개 각4돈. 거칠게 가루 내어 하루 2~3돈씩 갈대뿌리 3돈을 달인 물로 먹는다.

강활퇴예탕은 강활 1돈반 방풍 1돈 형개 박하 고본 각7푼 지모(술에 볶는다) 황백(술에 볶는다) 천궁 당귀 마황 생지황 천초 세신 각5푼. 물에 달여 밥 먹고 나서 먹는다.《동의보감》

삼우환은 석고 8량 마황 4량 행인 2량. 수수로 환을 만들어 먹는다.

방풍산결탕은 방풍 형개 독활 홍화 소목 당귀 포황 활석 상백피 누에똥 석곡 토복령 백작약.

소응행경산은 익모초 생지황 현호색 울금 당귀 천궁 백복령 통초 각1량 황련(술에 볶는다) 형개 지각(밀기울로 볶는다) 시호 홍화 감초 각5돈.

영서소요산은 시호 당귀 백출 백복령 백작약 목단피 치자 각1량 감초 5돈.

충화양정탕은 보중익기탕에 소요산을 합치고 황련 갈근 방풍 석곡을 더 넣는다.

신효황기탕은 황기 적작약 자감초 각1돈반 인삼 진피 만형자 생지황 각1돈. 물에 달여 밥 먹고 나서 먹는다.

배원산은 산사 신곡 맥아 반하 사인 각

1량 귤피 창출 감초 백지 곽향 후박 천궁 향부자 자소엽 각5돈.

생숙지황음은 인삼 황기 오미자 천문동 맥문동 생지황 숙지황 비파엽 석곡 당귀 우슬 육종용.

지황고는 대황 황백 황련 황금 적작약 당귀 녹두 부용잎 박하 각1돈. 오른쪽 약들을 가루 내어 생지황 즙에 섞어 달걀노른자 만하게 만든 다음 꿀을 넣고 골고루 저어서 두 태양혈과 눈꺼풀에 붙인다.

사순청량음은 눈이 붉게 붓고 아프면서 똥이 나오지 않을 때 쓴다. 당귀 적작약 감초 대황 각1돈. 물에 달여 먹는다.

《비전안과용목론》

○ 갑자기 눈붉음증. 이 눈이 처음 병에 걸릴 때는 갑자기 흰자위가 부어올라 검은자위와 눈동자를 모두 덮고 가렵거나 아프면서 눈물이 나와 눈을 뜨기 어렵다. 이것은 뜨거운 바람이 갑자기 들어와 폐장에 오래 있다가 위로 올라가 간장과 가로막을 쳤기 때문이다. 그래서 눈 안에 흰자위가 부어오르고 사람과 사물을 알아보지 못한다. 이 병은 사폐탕, 보간산을 먹어야 한다. 침으로 찔러 피를 낸 다음에 추풍산을 눈에 넣으면 낫는다.

시로 말한다. 흰자위가 부어올라 검은자위를 덮네. 눈꺼풀이 부었는데 오히려 가렵고 아프네. 이것은 바람과 함께 뜨거움이 갑자기 들어왔네. 폐장에 들어와서 편안하지 않네. 사폐탕 안에 바람을 다스리는 약을 더 넣네. 환약과 가루약을 쓸 때 묘한 이름을 얻네. 침으로 찔러 뭉친 피를 모두 없애네. 바람을 몰아내는 찐득한 약을 눈 속에 넣네.

사폐탕은 강활 황금 현삼 각1량 길경 대황 망초 지골피 각1량. 위를 가루 내어 물 1잔에 가루 1돈으로 5푼이 되게 달여 밥 먹고 나서 찌꺼기를 없애고 따뜻하게 먹는다.

보간산은 고본 2량 백지 차전자 석결명 각1량반 작약 천마 방풍 세신 각1량. 위를 가루 내어 매일 빈속에 묽은 쌀죽으로 1돈씩 삼킨다.

추풍산은 황백 물푸레껍질 진교 방풍 세신 각1량 황련 목향 각5돈. 위를 가루 내어 물 1잔에 하룻밤 동안 담갔다가 찌꺼기를 없애고 용뇌 조금과 꿀 4량을 넣고 함께 달여 찐득한 즙을 만들어 눈에 넣는다.

《은해정미》

○ 갑자기 눈붉음증. 갑자기 뜨거운 바람이 들어온 증상과 갑자기 눈이 붉은 증상은 같다. 하지만 갑자기 눈이 붉은 증상은 간장과 심장 두 경맥에 병이기 때문에 붉으면서 아프고 검은자위에 겉흠이 생긴다. 갑자기 뜨거움이 들어온 증상은 간장과 폐장 두 경맥에 병이기 때문에 흰자위에 헛된 겉흠이 생긴다. 또 네 둘레가 막혀서 둘러싸이면서 검고 어둡게 있다. 흰자위가 오목하게 들어가고 붉은 가림이 막혀 일어나며 아프고 깔깔해서여 눈을 뜨기 어렵다. 그러므로 갑자기 눈이 붉은 증상과 갑자기 뜨거운 바람이 들어온 증상을 나눠서 구별해야 한다. '갑자기'라는 것은 갑자기 또는 아주 빠르게 뜻밖에 일어난다는 뜻이다.

치료법은 잘 통하게 하고 뜨거움을 물러나게 한다. 양격산, 사간산이나 늘리거나 줄인 주조산 같은 처방으로 뜨거운 바람을 흩어지게 한다. 흔히 뜨거운 눈에는 술을 꺼린다고 하지만 술이 피를 끌어당김을 어떻게 알겠느냐. 약에 술이 없으면 머리와 눈에 미칠 수 없다. 이 증상일 때 눈을 씻어 내거나 찬 약을 눈에 넣으면 안 된다. 갑자기 들어온 삿된 기운은 빠르게 오지만 또 빠르게 간다. 이 증상을 오장육부에 쌓여 있다가 아무 때나 나타났다 없어지는 증상과 서로 견줄 수 없다. 흔히 '차가움에 해친 눈'이라고 한다.

물었다. 흰자위가 막혀 일어나 검은자위를 조금 감싸고 어두우면서 아파서 눈을 뜨기 힘든데 왜 그런가? 이것은 폐장 경맥이 바람독을 받아서 흩어지지 않다가 오래되면서 뜨거움이 나타났기 때문이다. 이것이 눈 속으로 들어가면 흰자위를 붓게 하는데 '갑자기 눈붉음증'이라고 부른다. 주조산, 보간탕을 먹어야 하며 수풍산을 달여서 눈을 씻는다.

사간산은 눈에 때도 없이 나타났다 없어지는 병을 치료한다. 강활 황금 현삼 각1량반 길경 대황 망초 지골피 각1량. 위를 6돈씩 물에 달여 먹는다.

보간탕은 고본 1량 백지 차전자 석결명 천마 적작약 방풍 세신 각1량. 위를 2돈씩 끓인 물에 타서 삼킨다.

수풍산은 눈을 씻는다. 눈 속에 검은 속티를 치료한다. 진피 진교 방풍 세신 각1량 황련 목향 각5돈. 위를 가루 내어 물 1사발에 하룻밤 담가 놓았다가 찌꺼기를 없애고 용뇌 1돈과 꿀 4량을 넣고 불로 고아 찐득한 즙을 만들어 눈에 넣는다. 꿀을 쓰지 않고 달여 끓는 김을 쏘여도 된다.

또 당귀활혈전으로 주로 치료한다.

심하게 붓고 아프면 또 쌍해산, 주조산을 써서 겉을 밖으로 흩어지게 한다. 중약에 생강가루를 더 넣고 눈에 넣어서 매운맛으로 흩어지게 한다.

쌍해산은 방풍 천궁 당귀 잔뿌리 적작약 대황 마황 박하 연교 망초 황금 길경 석고 활석 형개 감초 생치자 백출(채워짐증은 뺀다). 위를 같은 분량으로 해서 물에 달여 밥 먹고 나서 따뜻하게 먹는다. 갑자기 나타나면 파 3뿌리를 더 넣는다.

바람이 심해서 눈이 아플 때는 상표초 주조산이 눈이 붉게 붓는 병을 치료한다. 피가 진 가림이 있고 막히면서 부을 때 먹는다. 당귀 감초 대황 적작약 국화 창출 상표초 강활 황마 충울자. 위를 각각 같은 분량으로 해서 물에 달여 밥 먹고 나서 술을 더 넣고 따뜻하게 먹는다. 뜨거움이 심하면 대황, 박초를 더 넣는다. 또는 가루 내어 따뜻하게 먹거나 술에 타서 3돈씩 먹는다.

《세의득효방》

○ 갑자기 눈붉음증. 뜨거운 바람이 갑자기 눈을 쳤기 때문이다. 흰자위가 부어올라 검은자위를 덮어 가리고 눈꺼풀이 부으면서 가렵고 아프다. 앞의 약을 먹어야 한다.

《향약집성방》

○ 눈이 붉게 부으면서 아프다. 《성혜

방》에서 말했다. 삿된 바람에 독한 기운이 족궐음경의 경락에 들어왔는데 또 심장과 폐장에 막혀 있는 오래된 쌓인 뜨거움이 없어지지 않았으면 바람과 뜨거움이 서로 뭉쳐 위로 올라가서 눈과 두 눈꺼풀 사이를 친다. 그래서 붉게 붓고 아파서 뜰 수 없게 된다.

《성혜방》에 차전병자는 뜨거운 독이 위로 올라가 눈을 쳐서 붉게 붓고 아픈 병을 치료한다. 차전자잎 우방자잎 각 1움큼 지렁이똥 3량 소금 1돈 물푸레껍질(자른다) 1량. 오른쪽 함께 문드러지게 찧어 섞어서 떡을 만든다. 똑바로 누워서 위에 붙이는데 마르면 바꾼다.

눈이 바람으로 붉으면서 뜨거운 눈물이 나오고 부석하게 부으면서 붉으며 깔깔하면서 아프면 이 누에고치 즙을 눈에 넣는다. 누에고치(푸르고 냄새 좋은 것) 1되 청매 27개 옛날 동전 21개. 오른쪽을 새 도자기 병에 담아 꼭 막고 끓는 물속에서 1번 불 땔 정도로 오래 삶는다. 꺼내서 3일이 지난 다음에 구리젓가락 끝으로 조금 묻혀 눈 속에 하루 3~5번 넣는다.

바람으로 붉은 눈이 붓고 아픈 병을 치료한다. 경분 반량 동록(곱게 간다) 1돈. 오른쪽을 졸인 젖에 타서 찐득한 즙을 만든다. 잠자려고 할 때 먼저 소금물로 눈을 씻고 닦아내 말린 다음 눈의 붉은 곳에 바른다.

바람독 때문에 생긴 갑자기 눈붉음증을 치료한다. 붓고 깔깔하면서 아프다. 황백(겉껍질을 벗기고 쳐서 부수어 물에 씻는다) 1량 뽕나무가지(씻어서 잘게 자른다) 3움큼. 오른쪽을 은 냄비 속 한 곳에 모아 물 1큰잔으로 약한 불로 반잔이 되게 달인다. 새 천으로 걸러 찌꺼기를 없애고 깨끗한 그릇 속에서 1량 정도로 나눈다. 물을 빼내 차갑게 해서 눈에 넣는데 많을수록 좋다.

갑자기 눈붉음증으로 눈이 뜨거우면서 붓고 아프면서 깔깔한 병을 치료한다. 잉어쓸개즙 10개 경분 1돈. 오른쪽을 고르게 섞어 도자기 그릇에 담아두고 조금씩 눈에 넣는다.

갑자기 눈붉음증으로 눈이 아프고 모래가 들어간 듯 깔깔한 병을 치료한다. 냉이 뿌리를 찧어 즙을 내서 눈 속에 넣는다.

《성제총록》에 때에 맞춰 오는 눈병으로 갑자기 붓고 가려우면서 아픈 병을 치료한다. 지골피 3근을 잘라 물 3말을 3되가 되게 달여 찌꺼기를 없앤다. 다시 소금 2량을 넣고 1되가 되게 달여 눈을 씻는다. 마른 생강 1량을 더 넣기도 한다.

눈이 뜨거우면서 아픈 병을 치료한다. 대황을 쪄서 콩알만 하게 자른다. 쓸 때는 5돈씩 물 2잔에 하룻밤 담갔다가 다음날 아침에 즙을 짜서 설사가 날 정도로 먹는다.

거풍산은 눈에 바람이 들어와 눈꺼풀이 갑자기 붓고 엉겨서 흩어지지 않으며 심하면 매실이나 오얏 씨 같이 되는 병을 치료한다. 오배자(두드려서 흙을 없앤다) 1량 만형자(흰 껍질을 없앤다) 1량반. 오른쪽을 거칠게 가루 내어 2돈씩 물 2잔으로 은이나 돌 그릇 안에 넣고 1잔이 되게 달여 찌꺼기를 없애고 뜨거울 때 씻는다. 또 《경험방》에는 황백 2돈반을 더 넣으면 더욱 좋다고 하였다. 구풍산이라고도 부른다.

눈초리가 붓고 가려운 병을 치료한다. 검은깨 기름 3홉을 졸여 걸러 찌꺼기를 없애고 꿀 2량을 넣고 1척에 두 손가락 크기에 껍질이 있는 푸른 버드나무 가지로 기름과 꿀을 쉬지 않고 젓는다. 버드나무 가지가 타게 되면 잘라 버리면서 3촌이 남으면 기름 속에 넣어 오래 끓인다. 버드나무 가지를 빼내고서 끈적인 기름이 되면 눈초리에 넣는다.

지황고는 눈이 붉게 붓는 병을 치료한다. 생지황과 좁쌀 미음 찌꺼기 아주 신 것을 같은 양으로 해서 죽처럼 갈아 찐득한 즙을 만든다. 얇은 비단 위에 2촌 정도로 둥글게 고루 펴서 눈 위에 붙여 찜질한다. 마르면 바꾼다.

뜨거움이 눈초리에 들어가서 생긴 부어 있는 뾰루지를 치료한다. 반하(끓는 물에 7번 씻어 미끄러운 것을 없앤다) 세신 각1량 전호(뿌리머리를 없앤다) 지각(속껍질을 없애고 밀기울로 볶는다) 각2량 오매 반량. 오른쪽을 거칠게 가루 내어 5돈씩 물 1잔반에 생강을 대추 크기로 짓찧어 넣고 함께 6푼이 되게 달인다. 찌꺼기를 없애고 밥 먹고 나서와 자기 전에 따뜻하게 먹는다.

눈이 갑자기 뜨거우면서 아프고 눈초리 끝이 부어오르는 병을 치료한다. 대황(잘라 볶는다) 지각(속껍질을 벗기고 밀기울로 볶는다) 작약 각3량 생치자 황금 각2량. 오른쪽을 거칠게 가루 내어 5돈씩 물 2잔반으로 1잔이 되게 달여 찌꺼기를 없애고 밥 먹고 나서와 자기 전에 먹는다.

《천금방》에 바람을 맞아 눈이 붓고 아픈 병을 치료한다. 뜨거움을 없앤다. 백반 3량을 물기가 없도록 태워 대추살과 섞어 달걀노른자 크기로 환을 만든다. 이 환으로 눈 위와 아래를 밥 먹을 시간 동안 문지르는데 하루 3번 하고 그친다.

눈이 갑자기 붓는 병을 치료한다. 신 좁쌀 웃물에 소금을 넣고 끓여서 하루 4~5번 씻는다.

《수진방》에 도적산은 심장에 쌓인 뜨거움이 위로 올라가 눈을 쳐서 두 눈초리가 부어오르고 흰자위에 피가 들어가 눈이 부시면서 눈물이 흐르는 병을 치료한다. 우방자(볶는다) 느릅열매 괴실(볶는다) 생건지황 황금 같은 양. 오른쪽을 가루 내어 밥 먹고 나서 맥문동 달인 물에 2돈씩 타서 먹는다.

소독산은 눈이 붉게 부으면서 일정하지 않게 아픈 병을 치료한다. 또 부스럼이 부어서 없어지지 않는 병도 치료한다. 복령 황백 각1량 대황(날 것) 5돈. 오른쪽을 가루 내어 꿀에 타서 물과 섞어 종이에 발라 왼쪽과 오른쪽 태양혈에 붙인다.

《득효방》에 오행탕은 갑자기 눈붉음증이나 옮는 눈붉음증으로 눈이 부으면서 아픈 병을 치료한다. 황백을 분량에 거리끼지 말고 거친 껍질을 벗기고 축축한 종이에 싸서 황토 진흙을 발라 구워 진흙이 말랐을 때 꺼낸다. 쓸 때는 달걀노른자 만하게 얇은 비단에 싸서 물 1잔에 담가 밥 짓는 위에 넣고 쪄 익히면서 뜨거울 때 김을 쏘이면 아주 효과가 좋다. 이 처방은 쇠, 나무, 물, 불, 흙이 모두 있기 때문에 이렇게 이름 지었고

1알로 2~3번 쓸 수 있다.

눈이 붉게 붓는 병을 치료한다. 또 자고 일어날 때마다 붉게 부었다가 잠시 후에 희게 되는 병을 치료한다. 피가 뜨겁다고 불리며 간장에 병이 아니다. 생지황을 즙을 내서 멥쌀 반근을 넣어 3번 담갔다가 3번 햇볕에 말린다. 도자기 병에 물 1되를 끓여 끓으면 생지황과 쌀을 넣고 다시 끓여 묽은 죽을 만든다. 배가 반쯤 고플 때 1량 분량에 반을 마시고 잔다. 3번 하면 효과가 있다.

붙이는 약으로 눈이 붓고 아픈데 매우 큰 병을 치료한다. 생강을 즙을 내어 물이 없는 백반 가루에 섞어 눈꺼풀 위에 붙인다. 바로 아프지 않다.

《백일선방》에 눈꺼풀 뾰루지를 치료하는 주문이다. 이미 맺혀서 붉게 붓고 고름이 되지 않은 병에 효과가 아주 좋다. 환자의 옷소매 모서리를 손으로 꽉 비틀어 붙잡아놓고 환자의 안쪽 눈초리 위를 누른다. 한번 누를 때마다 한번 소리를 내면서 '가장 아래로 옮기네. 눈을 들어 올려 옮기네.'라고 주문을 외운다. 이처럼 한번 할 때는 7번 외우고 7번 누르고서 마친다. 이때 소리에 따라서 손을 비비면서 세게 손뼉을 치고 손을 모은다. 자연히 없어져서 눈이 바로 편안해지면 그만하고 푼다. 정성을 다해야 하며 환자가 주문을 알지 못하게 해야 한다. 또는 스스로 주문을 외우고 스스로 옮겨도 좋다.

《위생십전방》에 갑자기 눈붉음증으로 붓고 아픈 병을 치료한다. 오래된 생강을 깨끗이 씻어 7조각으로 잘라 물 1잔으로 3~5번 끓어오르게 달여 뜨거울 때 씻는다. 처음에 씻으면 조금 아프지만 조금 지나면 아프지 않고 시원하다.

《약성론》에 간장이 뜨거워 눈이 붉게 붓고 아픈 병을 치료한다. 논에 있는 우렁이 큰 것 7개를 깨끗이 씻어 새 물에 담가 더러운 진흙을 없앤다. 다시 물을 갈아 1되에 담가서 씻은 다음에 먼저 건져서 그릇 속에 말린다. 그리고 소금을 입 위에 조금 뿌리면 바로 이어서 스스로히 나오는데 이것을 받아 눈에 넣는다. 각각을 이처럼 쓰고 나서 우렁이는 놓아준다.

《기효양방》

○ 갑자기 눈붉음증으로 흰자위가 부어오른 병을 치료한다. 강활 황금 현삼 각 1량반 지골피 길경 대황 망초 각1량. 위를 썰어 5돈씩 물 1잔으로 5푼이 되게 달여 찌꺼기를 없애고 밥 먹고 나서 따뜻하게 먹는다.

뜨거운 바람이 위로 올라가 쳐서 눈이 붉게 부으면서 아픈 병을 치료한다. 황련(수염뿌리를 없앤다) 2량 대황 황백(거친 껍질을 벗긴다) 용담초 생치자 당귀 각1량 푸른대나무잎(자른다) 100조각 대추(씨를 뺀다) 20개 등심(자른다) 붕사(밝은 것) 유향(간다) 각1푼. 위를 물 5되에 겨울이나 여름에 얽매이지 말고 2시간 동안 담가놓았다가 꺼낸다. 은이나 돌 그릇 안에서 약한 불로 달이는데 크게 끓지 않도록 끓는 거품을 살핀다. 멀건 즙이 끈끈한 즙을 되면 불을 빼고 차가워지게 놓아둔다. 그리고 비단 수건에 이 즙을 싸서 바람이나 흙이 없는 곳에서 2시간 동안 즙을 깨끗하게 걸러 찌꺼기를 없앤다. 다시 이 즙을 은 그릇 안에서 약한 불로 반으로 줄어들도록 달인 다음에 흰 꿀 반근을 넣고 함께 젓다가 손으로 꿀을 쳐들어보아 실과 같으면 그만 둔다. 차게 해서 다시 비단 보자기에 걸러 도자기 함에 넣어둔다. 차 숟가락 하나에 용뇌 한 마디를 아주 곱게 갈아 찐득한 즙에 넣고 함께 1000~2000번 고르게 갈아 조금씩 눈에 넣는다.

《증치준승》

○ 갑자기 눈붉음증. 옮는 눈붉음증은 아니지만 나는 이것을 옮는 눈붉음증과 견줄 수 있다. 그러나 학질 같이 열과 추위가 오고가는 병은 아니다. 그리고 눈이 아프면 병이 나타나고 병이 나타나면 눈이 아픈 병과 견줄 수 있다. 평소 몸조리가 좋지 않거나 성격이 급하고 초조하거나 지나치게 일을 많이 했을 때 뜨거운 바람이 들어오면서 갑자기 나타난다. 부어오르는 증상이 있어서 뜨거운 바람이 함께 쳤다고 말하지만 실제로는 불이 피 부분에 있기 때문이다. 치료하면 쉽게 물러난다. 눈꺼풀 복숭아증 등은 오래 쌓이고 느리게 물러나는 병이기 때문에 서로 같지 않다.

《동의보감》

○ 갑자기 눈붉음증. 갑자기 뜨거운 바람이 눈을 쳤기 때문이다. 흰자위가 부어올라 검은자위를 덮어 가리고 눈꺼풀이 붓고 가려우면서 아프다. 사간산, 청폐산을 먹어야 한다.(《득효》)

사간산은 어두운 눈바람증으로 눈이 어두울 때 치료한다. 대황 감초 각5돈 욱리인 형개(꽃이삭) 각2돈반. 오른쪽 썰어 2첩으로 나눠 빈속에 물에 달여 먹는다.(《득효》)

청폐산은 폐장에 뜨거움이 위로 올라가쳐서 흰자위가 부어오르고 밤낮으로 아픈 병을 치료한다. 상백피 오래된황금 감국 지각 방풍 형개 시호 승마 적작약 당귀잔뿌리 현삼 고삼 백질려 목적 선복화 정력자 감초 각5푼. 오른쪽을 썰어 1첩으로 해서 물에 달여 밥 먹고 나서 먹는다.(《의감》)

《심시요함》

○ 갑자기 눈붉음증은 갑자기 해치네. 눈꺼풀이 부풀고 머리가 아프며 눈물이 끓는 물 같네. 춥다가 뜨겁고 흔히 코가 막히네. 눈 속이 모래처럼 깔깔하고 아파서 견디기 어렵네.

이 증상은[359] (풀이 안함) 다음을 먹어야한다.

《국방》세심산은 뜨거움이 힘셀 때 먹는다. 바람이 막히고 심하게 뜨거운 병을 치료한다. 머리와 눈이 어두우면서 아프고 어깨와 등이 당기며 팔다리 마디가 쑤신다. 뜨거운 기운이 위로 치솟아 입이 쓰고 혀가 마르며 목구멍이 부으면서 아프다. 가래가 막히고 콧물이 끈적하게 달라붙고 마음이 어수선하다. 눈이 깔깔하고 눈자위가 아프다. 또 차가움이 막혀 고르지 않아서 코가 막히고 목소리가 무거우며 목구멍이 마르고 갈증이 많이 난다. 손과 발바닥, 가슴이 답답하면서 뜨겁고 오줌이 붉으면서 깔깔하며 똥이

---

[359] 위에 《증치준승》과 내용이 같아서 풀이하지 않는다. 한문은 뒤에 붙여놓았다.

뻑뻑한 병에도 함께 먹는다. 형개(꽃이삭) 감초 당귀 대황(종이에 싸서 굽는다) 적작약 마황 각6돈 백출 5돈. 위를 가루 내어 2~3돈씩 생강과 박하 달인 물에 달여 먹는다. 백출과 대황을 합쳐 심장으로 들어가기 때문에 심장을 씻는 약이라고 하였다. 마황, 형개도 따라가서 겉과 속을 같이 치료하는 약이다.

세간산은 뜨거움과 바람이 함께 힘셀 때 먹는다. 바람독이 위로 올라가 쳐서 갑자기 눈이 붉게 붓고 아파서 뜨기 어렵다. 은근히 깔깔하고 눈곱과 눈물이 번갈아 흐른다. 박하잎 당귀 강활 감초(굽는다) 생치자(볶는다) 방풍 대황 천궁 각각 같은 양. 위를 가루 내어 2~3돈씩 밥 먹고 멀리 끓인 물에 타서 삼킨다.

강활승풍탕은 바람이 힘셀 때 먹는다. 2권을 본다.

《장씨의통》

○ '갑자기 바람과 뜨거움이 들어온 증상'은 갑자기 나타난다. 그 증상은 흰자위가 부어올라 검은자위를 작게 감싸고 아파서 눈을 뜨기 어렵다. 이것은 폐장 경맥이 받은 바람독이 흩어지지 않고 또 뜨거움이 눈 속을 쳐서 흰자위가 부어오른다. 부어오르지만 치료하면 쉽게 물러나기 때문에 눈꺼풀 복숭아증과 견주어 보면 서로 같지 않다. 사폐탕360)을 먹어야 한다. 부어오르고 축축함이 심하면 마황 3~4푼을 조금 더 넣는다. 심하게 붉으면서 부었으면 황련 반돈과 생지황 1돈을 더 넣는다.

○ '갑자기 눈이 붉은 증상'은 옮은 눈붉음증과 같다. 그러나 옮는 눈붉음증은 전해서 물들 수 있지만 이것은 한 사람이 앓아도 전해서 물들지 않는다. 옮는 눈붉음증은 아프고 붓지만 겉흠이 없다. 이것은 아프면서 겉흠이 생기기 때문에 서로 같지 않다. 절대로 찔러 피를 내서는 안 되며 또 북돋는 약을 써서도 안 된다. 먼저 주전산으로 흩어지게 한 다음에 대황당귀산을 먹어 피와 기운을 잘 통하게 한다. 황련, 당귀, 적작약을 세차게 거품이 나도록 끓여 뜨겁게 해서 김을 쏘여 씻어낸다. 차가워지면 다시 따뜻하게 하는데 하루 3~5번 한다.

---
360)《은해정미》에 사간산과 처방이 같다.

《의종금감》《안과심법요결》

○ 갑자기 눈붉음증 노래. 갑자기 눈붉음증은 눈꺼풀이 붓고 아프네. 눈물이 많고 가려우며 흰자위가 붉으면서 붓네. 폐장에 뜨거움이 원인이 되어 바람을 불러 막혔네. 국화통성산이 효과가 있네.

국화통성산은 처방은 눈꺼풀테 붙음증 아래를 본다.

쉽게 풀이함. 갑자기 눈붉음증은 눈꺼풀이 부으면서 아프고 눈물이 많으며 가렵고 붉으면서 흰자위가 부어오른다. 이 증상은 폐장에 삿된 뜨거움이 들어와서 밖에 삿된 바람을 불렀다. 먼저 찔러 피를 내어 씻어낸 다음에 국화통성산을 쓴다. 이렇게 안으로 삿된 뜨거움을 내리고 밖으로 삿된 바람을 흩어지게 한다.

《목경대성》

○ 갑자기 눈붉음증. 하늘은 맑고 땅은 편안하네. 어디서 기운이 글 읽는 사람에게 들어오네. 밤에 비는 내리고 푸른

등불이 밝혔네. 새벽에 바람이 불고 희미한 달빛이 비추네. 몸은 쓸쓸한 마당에 있네. 한 때 뜨거움과 차가움이 번갈아 나타나네. 눈꺼풀이 부은 곳에 눈곱과 눈물이 우수수 떨어지네. 눈에 한 점 겉흠이 있네. 검은 단약을 넣어도 빨리 고르게 하기 어렵네.

성격이 매우 급하거나 수고롭게 애써서 평소 몸조리가 좋지 않은데 갑자기 샷된 바람이 밖에서 들어오면 가래와 묽은 가래가 안에 고인다. 그러면 다섯 불이 함께 움직이고 음양 중 하나가 더욱 힘세게 되면서 이 증상이 생긴다. 양이 힘세면 뜨거움으로 찌고 음이 힘세면 차가움으로 떨린다. 음양이 서로 싸우거나 샷됨과 바름이 서로 건드리면 차가움과 뜨거움이 오고간다. 증상은 옮는 눈붉음증과 비슷하지만 전해서 물들게 하지 않고 증상은 더 심하다. 약으로 깨끗이 낫지 않으면 날이 지나서 겉흠이 생긴다.

치료는 궁소산, 삼소음으로 한다. 겉증과 속증이 함께 보이면 쌍해산이다. 겉증이 없어지고 속증이 심하면서 커다란 불이 위로 치받으면 세 승기탕, 삼우환이다. 낮에 덜하고 밤에 아주 심하면 양기운이 음 속으로 들어갔다. '뜨거움이 피에 집으로 들어감'이라고 부르며 사물탕에 목단피, 황련을 더 넣는다. 겉증이 없어지지 않았으면 방풍산결탕이나 삼황청열환이다. 부녀자는 소응행경산이다. 세력이 조금 약해지면 영서소요산이고 다시 일어나면 충화양정탕이다. 또 빼어난 호수와 산을 고르거나 노래하는 기녀를 조심하는데도 지금 이 병에 걸렸다면 처음에는 보중익기탕에 만형자, 방풍을 더 넣어 먹는다. 만약 맥이 가라앉고 느리다면 다시 생강, 부자를 더 넣고 이어서 신효황기탕을 먹는다. 그리고 마지막에 배원산에 생숙지황음을 합쳐 먹으면 낫는다.

세심하지 않고 배짱만 두둑하면 하나같이 앞의 약을 거칠게 준다. 그러면 병이 변해 반 정도는 이기기 어렵다. 《요함》에 이미 '갑작스러운 바람'이라고 해서 문득 가볍게 이 이야기를 따른다. 또 '뜨거움이 들어옴'이라고 해서 빨리 치료하라고 가르치지 않는다. 두 병을 치료하려고 하지만 모두 억지로 눈을 없게 해서 참으라고 한다.

《동의학사전》

○ 폭풍객혈. 열안, 폭질풍열외장, 상한안. 외장 눈병의 하나. 갑자기 백정(구결막)이 벌겋게 붓고 아프며 눈곱이 끼는 병증을 말한다. 풍열의 침습을 받아 생긴다. 갑자기 시작하는데 보통 처음에는 한눈에 오고 인차 다른 눈에 옮겨간다. 아침에 자고 일어나면 눈곱이 눈꺼풀에 붙어서 눈을 뜰 수 없다. 눈곱은 처음에 점액성이고 점차 점액에 고름이 섞여 나오며 심할 때에는 고름이 나온다. 이밖에 눈부심, 눈물, 깔깔한 감이 있다. 눈꺼풀 안쪽면(검결막)과 백정은 몹시 피지고 붓는다. 심할 때에는 눈꺼풀이 몹시 부어 익은 복숭아처럼 커지고 백정이 부어서 눈꺼풀짬 밖으로 나온다. 잘 치료하지 않으면 흑정(각막)에 성점예막이 생긴다. 천행적안(유행성 결막염), 동신축소(홍채모양체염), 녹풍내장과 감별해야 한다. 풍이 열보다 셀 때에는 풍열을

없애는 방법으로 강활승풍탕을 쓰고 열이 풍보다 셀 때에는 열을 내리우고 독을 푸는 방법으로 황련해독탕을 쓰며 풍열이 다 셀 때에는 풍열을 없애고 독을 푸는 방법으로 국화통성산을 쓴다. 눈곱이 몹시 나올 때에는 세안탕으로 씻고 삼황안액, 황련수를 눈에 넣는다. 민간요법으로는 속새를 물에 여러 번 씻고 하룻밤 물에 담가 우린 물을 끓여 식힌 다음 자주 눈을 씻는다. 또한 황경피 20g, 백반 4g을 물 150ml로 달여서 눈을 씻는다. 풍지, 태양, 정명, 합곡혈에 침을 놓는다. 급성 결막염에 해당한다고 본다.

5) 옮는 눈붉음증

돌림눈병으로 갑자기 눈이 빨갛게 붓고 눈물이 나는 병증이다. 한 집에 한 사람이 병에 걸리면 어른 아이가 모두 같은 병에 걸린다. 아침에 자고 일어나면 눈곱이 눈꺼풀에 달라붙어서 눈을 뜰 수 없으며 춥고 열이 난다. 특히 아래 눈꺼풀 속이 심하게 붉으면서 붓는 뚜렷한 특징이 있다.

급성출혈성 결막염(Acute hemorrhagic conjunctivitis, AHC)으로 흔히 아폴로눈병이라고 부른다. '엔테로바이러스'라는 균에 의해 발생하며 전염성이 대단히 강하다. 잠복기는 48시간 이내로 짧다. 증상, 치료 및 예방은 유행성결막염과 비슷하다. 갑자기 눈이 빨개지고 모래가 들어간 것처럼 눈이 껄끄러우며 눈물이 많이 난다. 며칠 지나면 흰자위의 실핏줄이 터져 흰자위가 빨갛게 보인다.(결막하 출혈) 감기 증상이 함께 있을 수 있다. 병의 경과는 3일에서 15일이고 부통 한 쪽 눈에 먼저 생겼다가 반대편 눈도 걸린다. 유행성 각결막염과 달리 합병증은 거의 없고 대개 2주 정도면 좋아진다. 유행성결막염에 견주어 빨리 낫는 편이다.

원인과 치료는 아래 책을 본다.

칠보세심산은 마황 2량 당귀 적작약 대황 황련 치자 각1량 형개 5푼. 가루 내어 3~4돈씩 물에 달여 밥 먹고 나서 먹는다.

청량산은 양단 10숟가락 붕사(날 것) 6리 용뇌 3,4리 사향 3리. 용뇌, 사향, 붕사는 눈에 넣을 때 양단의 양에 맞춰서 합친다.

석결명산은 석결명 결명자 각1량 강활 치자 목적 청상자 적작약 각5돈 대황 형개 각2돈반. 가루 내어 2돈씩 맥문동 달인 물에 먹는다. 《동의보감》

세안탕은 당귀 황련 각1돈 적작약 방풍 각5푼 행인 4개. 물 반잔에 우유를 조금 넣어 김이 올라오도록 한번 끓이고 나서 가라앉힌 다음에 위에 뜬 맑은 물을 떠내어 따뜻할 때 하루에 4~5번 눈을 씻는다.[361]

시갈해기탕은 시호 갈근 강활 백지 황금 백작약 길경 감초 석고 생강3 대추2.

---

[361] 필자 생각에 우유를 넣는 이유는 그 지방층이 약에 가벼운 것과 무거운 것을 잘 분리한다. 또 눈에 넣었을 때 약이 눈에 흡수되지 않고 흘러내리게 한다. 그래서 강한 약성이 눈에 주는 심한 자극을 피한다. 우유는 아주 조금 넣어야하고 많이 먹으면 너무 잘 씻겨 나간다.

십신탕은 마황 갈근 천궁 승마 백지 자소엽 귤피 향부자 백작약 감초.

은교산은 초기에 효과가 아주 좋다. 연교 금은화 갈대뿌리 각1량 우방자 박하 길경 각6돈 대두황권 감초 각5돈 대나무잎 형개 각4돈. 물에 달여 밥 먹고 나서 먹는다. 초등학생은 2첩, 중학생은 3첩, 고등학생은 5첩 정도 먹으면 대부분 낫는다.

구풍산열음자는 4~5일이 지났을 때 쓴다. 생지황 2돈 연교 우방자(볶는다) 강활(술에 볶는다) 박하 대황(술에 볶는다) 적작약(술에 볶는다) 방풍(술에 볶는다) 당귀잔뿌리 감초 치자 천궁 각1돈 황련 황금 황백(술에 볶는다) 각5푼. 물에 달여 밥 먹고 나서 먹는다.

보제소독음은 1주일이 넘어서 오래되었을 때 쓴다. 황련(술에 볶는다) 황금(술에 볶는다) 각5돈 (사삼 3돈) 진피 길경 현삼 시호 감초 각2돈 우방자 (마발 판람근 청대) 연교 각1돈 승마 백강잠 각5푼. 물에 달여 밥 먹고 나서 먹는다.
《동원시효방》

사폐탕은 상백피 황금 지골피 지모 맥문동 길경 각2돈. 물에 달여 밥 먹고 나서 먹는다.

사열황련탕은 눈이 심하게 부으면서 아프고 오줌이 붉으면서 똥이 딱딱할 때 쓴다. 황련(술에 볶는다) 황금(술에 볶는다) 시호(술에 볶는다) 생지황(술에 씻는다) 각1량 승마 5돈. 거칠게 가루 내어 2돈씩 물에 달여 오전에 밥 먹고 나서 뜨겁게 해서 먹는다.

《비전안과용목론》
○ 옮는 눈붉음증. 이 눈은 처음 병에 걸릴 때는 갑자기 붉게 부으면서 눈물이 나온다. 병은 가볍거나 심하며 한 눈이 먼저 병에 걸린 다음에 서로 당겨서 함께 해친다. 반드시 찔러 뭉친 피를 씻어 낸 다음에 사간산을 먹어야 한다. 또 세안탕을 쓰고 용뇌전을 눈에 넣으면 효과가 있다.

시로 말한다. 갑자기 붉고 아프며 붓는 것이 함께 있네. 옮는 눈붉음증이 이 이름이네. 사납게 다니는 뜨거운 기운이 서로 전해져 물들었네. 몸 상태와 사람에 따라 심하거나 가벼움이 있네. 사간탕을 맞춰서 먹어야 하네. 눈꺼풀 속을 찔러 피를 내니 더욱 작은 점이네. 진피탕으로 씻고 환약을 삼키네. 낫지 않고 해가 지나면 구슬 같은 겉흠이 생기네. 독을 꺼리고 쉬면서 치료해야 하네. 갈고리로 걸거나 지지지 말아야 하며 눈자위를 해칠까 두렵네. 아플 때 약을 억지로 눈에 넣네. 눈에 빛을 크게 해쳐서 정말 놀라게 되네. 병을 치료하는 집을 어째서 그대로 두나. 흔히 찬 약을 먹으면 고르게 되네. 겉흠과 막이 없어지고 흩어지네. 잘 흩어지니 스스로 증명하네.

사간산은 지모 황금 길경 각1량반 대황 현삼 강활 세신 충울자 각1량. 위를 가루 내어 물 1잔에 가루 1돈으로 5푼이 되게 달여 밥 먹고 나서 찌꺼기를 없애고 따뜻하게 먹는다.

세안탕은 물푸레껍질 감초 세신 황금 각1량 방풍 1량반. 위를 찧어 곱게 가루 내어 물 2잔에 가루 3돈으로 1잔반이 되게 달여 뜨겁게 씻는다. 하루에 2번 정도 하면 효과가 있다.

용뇌전은 용뇌 1푼 물푸레껍질 방풍 세신 감초 선주황련 각1량반. 위를 찧어 곱게 가루 내어 물 큰 1대접에 약 가루를 3일 밤낮으로 담가놓는다. 은으로 만든 약탕관에 7푼이 되게 달여 천으로 묶어 걸러 찌꺼기를 없애고 꿀 4량을 넣고 5~7번 끓어오르게 달인다. 이것을 도자기 항아리 안에 담아 놓고 기운이 빠져나가지 못하게 했다가 쓸 때는 눈에 넣는다. 효과가 있다.

《은해정미》

○ 옮는 눈붉음증. 옮는 눈붉음증은 세상에 흘러 다니는 독이 다른 사람에게 전해지면서 물들어 이렇게 한다. 한 사람이 눈병을 앓으면 한 집안에 전하는데 어른과 아이를 가리지 않고 모두 한꺼번에 전해서 옮는 눈붉음증이라고 한다. 증상은 붓고 아프면서 모래처럼 깔깔해서 눈을 뜨기 어렵다. 5일 만에 낫는데 한 조짐이 한 바퀴 돌면 병이 편안해지기 때문이다.

치료법은 찔러 피를 내지 않는다. 그리고 어린아이의 오줌에 황련을 달여서 하룻밤 밖에 두었다가 따뜻하게 해서 씻는다. 하루에 5번 해서 나쁜 독기를 푼다. 다시 호황련362)과 선주황련363), 백반,

---

362) 현삼과 서장호황련 Picrorhiza scrophulariiflora Pennell 의 뿌리. 비워진 뜨거움을 물리친다.

363) 황련은 황련 Coptis chinensis Franch.과 삼각엽황련 Coptis deltoidea C. Y. Cheng et Hsiao, 운련Coptis teeta Wall의 뿌리이다. 선주황련은 안후

웅황을 함께 곱게 갈아 생강즙에 타서 안쪽과 바깥쪽 눈초리에 넣는다. 그러면 그 나쁜 눈물이 통해서 아프지 않다. 또는 주조산을 2~3첩 먹어도 괜찮다. 이 증상은 단지 기운에 조짐이고 흘러 다니는 독에 물들었을 뿐이다. 심하게 붓고 아프지만 마지막까지 검은자위나 눈동자를 해치지 않는다.

물었다. 한 사람이 눈을 앓다가 한 집안에 전해지는데 왜 그런가? 대답했다. 하늘의 때에 따라 흘러 다니는 독기에 같이 물들었다. 치료는 독을 풀고 피를 차게 하며 뜨거움을 내려야 한다. 심하게 아프면 세간산, 칠보세심산을 먹고 청량산에 독을 푸는 약을 더해서 눈에 넣는다. 이 병증은 그러나 안을 해치지 않는다. 아무리 심해도 14일 정도면 치료하지 않아도 스스로 낫는다. 절대로 찔러 피를 내서는 안 된다.

세간산은 갑자기 붉게 붓거나 옮는 눈붉음증으로 눈이 항상 아플 때 먹는다. 대황 치자 방풍 박하 천궁 당귀 강활 감초. 위 1량을 가루 내어 밥 먹고 나서 뜨거운 물에 2~3돈을 타서 먹는다.

칠보세심산 처방은 눈초리 핏줄증 아래에 있다.

《세의득효방》

○ 옮는 눈붉음증. 눈이 갑자기 붉게 부으면서 새벽이나 해질 무렵에는 아프고 껄끄럽다. 이것은 하늘에 돌아다니는 때에 맞춰 생기는 병으로 어른과 아이가 함께 물들면서 편하지 않다. 뜨거운 기

이 선성에서 나는 황련으로 이 황련이 가장 좋다고 했다.

운 때문에 서로 전한다. 처방은 가볍거나 심함에 따라 다르다. 앞에 사간산을 먹으면 편해지고 몸이 약한 사람은 뒤에 오행탕으로 씻는다.

《기효양방》

○ 옮는 눈붉음증. 지모 황금 길경 각1량반 충울자 대황 현삼 강활 세신 각1량. 위를 썰어 5돈씩 물 1잔에 5푼이 되게 달여 찌꺼기를 없애고 밥 먹고 나서 따뜻하게 먹는다.

《증치준승》

○ 옮는 눈붉음증. 눈이 붉고 아프면서 가끔 눈꺼풀이 붓거나 머리가 무겁다. 뜨거운 것을 싫어하고 눈이 부시며 콧물과 눈물이 번갈아 흐르는 등의 증상이 있다. 자주 한 집안이나 한 마을 안에서 늙은이와 어린아이가 서로 전한다. 그러나 비워짐과 채워짐, 가벼움과 심함이 각각 다르다. 옮는 기운의 가벼움과 심함은 사람의 비워짐과 채워짐에 달려있다. 각각 그 원인에 따라 경락이 나누어져 병이 나타난다. 또 변하면서 심한 병이 있고 변하면서 가벼운 병이 있으며 치료하지 않아도 낫는 병이 있기 때문에 한가지로 말하지 못한다. 한 문장으로 말하면 오로지 하늘에 때에 맞춰 돌아다니는 삿된 뜨거움에 함께 물든다는 것이다. 그러나 사람이 평소 눈병이 있거나 가래불로 뜨거움병이 있거나 물이 작고 타고난 기운이 비워진 경우가 있기 때문에 서로 서로 전해서 물드는 것이 하나가 아니다. 비록 그 핏줄이 많고 어지럽지만 얽힌 눈핏줄증이 될 수 없는데 항상 이것과 견준다. 가볍게 들어왔거나 바탕이 깨끗해서 삿된 것이 바름을 이기지 못하면 7일이면 낫는다. 불의 숫자가 7이기 때문에 7일이면 불에 기운이 끝나서 낫는다. 7일이 지나도 낫지 않으면 14일까지 다시 전한다. 14일에도 낫지 않으면 반드시 원래 몸이 약할 때 들어왔기 때문이다. 다른 증상으로 변하는 것을 막아야한다.

《동의보감》

○ 옮는 눈붉음증은 눈이 갑자기 붉게 부으면서 새벽이나 해질 무렵에는 아프고 껄끄럽다. 어른과 어린아이가 서로 비슷하다. 이것은 하늘에 돌아다니는 때에 맞춰 생기는 병이다. 사간산을 먹고 오행탕으로 눈을 씻는다.(《득효》) 석결명산, 구고탕을 먹고 세안탕으로 눈을 씻으며 오황고, 지황고를 붙이면 효과가 있다.(《단심》)

사간산은 어두운 눈바람증으로 눈이 어두운 병을 치료한다. 대황 감초 각5돈 욱리인 형개(꽃이삭) 각2돈반. 오른쪽을 잘라 2첩으로 나누어 빈속에 물에 달여 먹는다.(《득효》)

오행탕은 갑자기 눈붉음증이나 옮는 눈붉음증으로 붓고 아픈 병을 치료한다. 황백 한 개 약재를 가루 내어 물에 적신 종이에 싼 다음 황토 진흙을 골고루 발라 잿불 속에 넣어 구운 다음 황토가 마르면 꺼낸다. 쓸 때마다 달걀노른자 1개만큼 비단에 싸서 물 1잔에 담가 밥을 지를 때 쌀 위에 올린 다음에 쪄서 익히면서 뜨거운 김을 쏘인다. 효과가 매우 좋다. 이 처방은 쇠, 나무, 물, 불, 흙을

거쳐 만들기 때문에 오행탕이라고 이름 붙였다.(《입문》)

구고탕은 눈이 갑자기 붉게 부으면서 참을 수 없이 아픈 병을 치료한다. 창출 용담초 각1돈4푼 당귀 감초 각1돈 천궁 6푼 생지황 황백 황금 지모 각5푼 강활 승마 시호 방풍 고본 황련 각3푼 길경 연교 세신 홍화 각2푼. 오른쪽을 잘라 1첩으로 만들어 물에 달여 밥 먹고 나서 먹는다.(《정전》)

오황고는 눈이 붉게 부으면서 아픈 병을 치료한다. 황백 1량 황련 황금 황단 대황 각5돈. 오른쪽을 가루 내어 1돈씩 꿀물에 타서 찐득한 즙을 만든다. 붉은 비단 위에 놓고 왼쪽과 오른쪽 태양혈에 붙인다. 마르면 따뜻한 물로 축축하게 한다.(《어약》)

지황고는 눈이 사물에 맞아 붓고 아프며 어둡게 보이는 병을 치료한다. 생지황(즙을 얻는다) 1홉 황련 1량 황백 한수석 각5돈. 오른쪽 3가지 약재를 가루 내어 지황 즙과 섞어 떡을 만들어 종이에 놓고 눈 위에 붙인다. 맞을 때만이 아니고 모든 뜨거운 바람으로 눈이 붉거나 뜨거운 눈물이 나오는 병에도 쓴다.(《득효》)

《심시요함》

○ 옮는 눈붉음증으로 때에 기운이 흐르네. 삼초가 뜨고 말라 눈물이 뻑뻑하고 눈자위가 아프네. 또는 초창 다래끼로 모래처럼 비비네. 또는 뜨거움을 싫어하고 눈이 부시네. 또는 한 눈에서 두 눈으로 전하네. 또는 7일이 지나 스스로 편안해지네. 종종 나 때문에 서로 걸리네. 비워졌을 때 불이 뜨겁게 쪘네. 얕은 병이라고 말하지만 또 가볍지 않네. 어기면서 조심하지 않아 변한 증상이 생기네. 비워짐과 채워짐을 나누고 여섯 경맥을 구별해야 하네.

이 증상은364) (풀이 안함) 다음을 먹어야 한다.

구풍산열음자는 연교 우방자(볶아 간다) 강활 소박하 대황(술에 담근다) 적작약 방풍 당귀잔뿌리 감초(조금) 생치자 천궁 각각 같은 양. 위를 잘게 썰어 맑은 물 2잔으로 1잔이 되게 달여 찌꺼기를 없애고 밥 먹고 멀리 뜨겁게 먹는다. 소양경이면 시호를 더 넣고 소음경이면 황련을 더 넣는다.

상백피산은 폐장 기운이 막히고 뜨거운 독이 위로 올라가 눈을 친 병을 치료한다. 흰자위가 부풀고 밤낮으로 아프며 가슴이 답답하다. 선복화 지각 행인(껍질과 끝을 없앤다) 상백피 천화분 현삼 감초 정력자 감국 방풍 황금 각각 같은 양. 위를 가루 내어 4돈씩 물 1잔반으로 생강 3쪽을 넣고 8푼이 되게 달여 찌꺼기를 없애고 밥 먹고 나서 따뜻하게 먹는다.

사열황련탕은 2권을 본다. 살펴보니, 이것은 수소음경, 수태음경, 족양명경, 족소양경, 족소음경에 약이다.

《장씨의통》

○ 옮는 눈붉음증은 눈이 붉고 아프면서 가끔 눈꺼풀이 붓고 머리가 무겁다. 또 뜨거운 것을 싫어하고 눈이 부시며 콧물

---

364) 위에 《증치준승》과 내용이 같아서 풀이하지 않는다. 한문은 뒤에 붙여놓았다.

과 눈물이 번갈아 흐른다. 마을 안에서 늙은이와 어린이가 서로 전한다. 치료법은 처음부터 끝까지 찔러 피를 내서는 안 된다. 다만 어린아이 오줌으로 황련을 달여 따뜻하게 하루 3~5번 씻는다. 다시 선주황련, 호황련, 백반, 웅황을 함께 곱게 갈아 생강즙에 타서 안쪽 눈초리에 넣는다. 이러면 나쁜 눈물을 통하게 해서 바로 아프지 않다. 또는 먼저 세심산 한 제를 먹은 다음에 세간산을 한두 번 먹는다. 이 증상은 다만 하늘에 돌아다니는 옮는 독에 물들기 때문에 생긴다. 모두 밖에서 오는 원인에 속한다. 핏줄이 어지럽게 있고 붉게 부으면서 심하게 아프지만 마지막까지 눈동자를 해치지는 않는다. 14일에도 낫지 않으면 반드시 원래 몸이 약할 때 들어왔기 때문이다. 다른 증상으로 변하는 것을 막아야 한다.

《의종금감》《안과심법요결》

○ 옮는 눈붉음증 노래. 옮는 눈붉음증은 네 계절에 생기네. 전해지면서 물들어 뜨거운 눈물이 흐르고 붉게 부으면서 아프네. 받은 삿됨에 얕고 깊음은 사람에 따라 변하네. 구풍산열음인 방풍, 우방자, 대황, 강활, 적작약, 연교, 치자, 박하, 감초, 당귀잔뿌리, 천궁이네.

구풍산열음은 방풍 우방자(볶아 간다) 대황(술에 담근다) 강활 적작약 연교 치자(볶는다) 박하 각1돈 감초 5푼 당귀잔뿌리 천궁 각1돈. 위를 거칠게 가루 내어 물 2잔으로 1잔이 되게 달여 밥 먹고 나서 찌꺼기를 없애고 따뜻하게 먹는다.

쉽게 풀이함. 옮는 눈붉음증은 네 계절에 흘러 다니는 뜨거운 바람독이 전해져 물들어서 생긴다. 늙은이와 어린아이가 서로 전하면서 집집마다 걸린다. 붉게 붓고 깔깔하면서 눈물이 나오며 눈이 부시면서 아프다. 받은 삿됨에 얕음과 깊음은 사람의 강함과 약함에 따라서 안다. 강하면 먼저 낫고 약하면 느리게 낫는다. 구풍산열음을 써야 하는데 바람이 세차면 강활, 방풍을 두 배로 하고 뜨거움이 세차면 대황을 두 배로 한다.

《목경대성》

○ 옮는 눈붉음증. 네 계절에 운기는 모두 하늘이 행하네. 주인기운과 손님기운이 어긋나 눈병을 만드네. 다른 사람이 이미 물들어 오히려 나를 얽히게 하네. 왼쪽이었다가 오른쪽으로 옮겨 전하네. 눈곱과 눈물이 끝없이 흘러내리네. 구불구불한 핏줄이 끝없이 얽혀서 생기네. 뜬 구름까지 이르러서 가려진 해를 찾네. 의사가 약을 쓰지 않고 어떻게 고르게 할까.

이 증상은 눈이 붉고 아프면서 뜨거움을 싫어하고 눈이 부시다. 콧물과 눈물이 함께 흐르고 가끔 눈꺼풀이 붓거나 머리가 아프며 추위를 싫어하고 열이 난다. 때에 따른 기운이 흘러 다니는데 삿된 뜨거움이 틈을 타서 들어왔거나 업신여겼기 때문이다. 큰 요점은 소음이 사천일 때 뜨거운 바람이 들어와 퍼지면 구름과 사물이 끓어오르고 눈이 어두우면서 아프다. 또 태음이 사천일 때 축축한 흙이 옆으로 흐르면 추위가 이를 때에 기운이 위에서 막혀 눈꺼풀이 붓고 붉게 짓무른다. 궐음이 사천일 때 바람, 마름, 불이 들어오면 눈에 흰 막이 낀다. 또는 물이 약해져 쇠가 약하면 나무가 자기를 이기는 것을 업신여겨서 어둡게 가리고 눈물이 나온다. 신하불이 장악해서 명령하면 양 기운이 퍼져 날씨가 크게 따뜻하고 불이 세차기 때문에 눈이 붉어진다. 양명이 크게 지나치면 삿된 마름이 세차서 흰자위가 붓고 눈초리에 종기가 난다. 태양에 차가운 물이 미치지 못하면 축축함이 크게 돌아다니다가 다시 크게 바람이 갑자기 일어나면서 눈이 흐릿해진다.

사람이 평소에 그 병이 있거나 가래불이 이겼거나 물이 적거나 타고난 기운이 비워졌느냐에 따라 서로서로 물드는 것이 하나가 아니다. 바탕이 깨끗하고 삿됨이 바름을 이기지 못하면 7일이면 낫는다. 불의 숫자가 7이기 때문에 7일이면 불에 기운이 끝난다. 7일이 지나도 낫지 않으면 다시 14일까지 전해진다. 14일에도 마찬가지라면 반드시 거스른 것이 있다. 치료는 운기에 따라서 처음에 흩어지게 하는 계지탕, 마황탕, 시갈해기탕을 쓴다. 그래도 물러나지 않으면 대청룡탕, 십신탕을 쓴다. 겉이 없어지고 속이 급하면 대시호탕, 팔정산이다. 덜해져서 고르게 하려면 소시호탕, 소요산, 삼소음이다. 덜해지지 않고 더해지면 증상을 보고 맥을 짚어서 치거나 북돋는 약을 골라 쓴다. 이것을 빼고 바꾸고 합치는 방법으로 더욱 고르게 잘 어울리게 해야 거의 다른 증상으로 변하지 않는다.

《동의학사전》

○ 천행적안, 천행적목, 천행적열, 천행폭적, 폭발화안. 외장 눈병의 하나. 돌림눈병을 말한다. 폐위에 열이 있을 때 시행열독의 침습을 받아서 생긴다. 갑자기 시작하는데 아침에 자고 일어나면 눈곱이 눈꺼풀에 달라붙어서 눈을 뜰 수 없다. 눈꺼풀은 붓고 벌겋게 되며 검결막에 충혈이 아주 심해진다. 이 충혈은 백정(구결막)에까지 퍼지며 작은 출혈반이 나타날 수 있다. 이밖에 눈부심, 눈물, 깔깔한 감이 있고 때로 열이 나고 머리가 아프며 잠을 잘 수 없다. 어른들에게는 흑정 주변부에 성점예막(침윤성 혼탁)이나 궤양이 생길 수 있으나 잘 흡수되어 없어진다. 한눈을 앓기 시작하여 1~2일이 지나서 다른 눈도 앓게 된다. 폭풍객열(급성 결막염), 동신축소(홍채모양체염), 녹풍내장(녹내장) 등과 감별해야 한다. 초기에 풍열이 표에 있으므로 소풍청열하는 방법으로 은교산이나 구풍산열음자를, 사독이 안으로 들어간 때에는 사폐음을, 흑정에 성점예막이 생겼을 때에는 청폐사간하는 방법으로 사열황련탕을 쓴다. 눈곱이 몹시 나올 때에는 진피탕이나 포공영탕으로 눈을 씻고 황련수, 진피수 등을 넣는다. 이 눈병은 전염성이 세므로 개인위생과 공중위생을 잘 지키는 것이 중요하다. 급성 카타르성 결막염, 유행성 출혈성 결막염에 해당한다고 본다.

6) 얽힌 눈핏줄증

흰자위에 핏줄이 실처럼 얽혀있어 오랫동안 없어지지 않는 병증이다. 보통 흰자위에 핏줄은 다양해서 성기거나 빽빽하고 굵거나 가늘다. 옮는 눈붉음증이나 갑자기 눈붉음증처럼 갑자기 생기지 않고 또 눈초리 눈핏줄증 같은 병도 아니다. 단지 핏줄이 오랫동안 얽혀있을 뿐이다. 주로 옮는 눈붉음증이나 갑자기 눈붉음증에 걸린 다음에 생긴다. 충혈을 위주로 한 만성 결막염이며 상공막염을 포함한다.

원인과 치료는 아래 책을 본다. 그 외 뜨거움이 핏줄에 몰려서 왔을 때는 퇴풍산에 단삼 홍화를 넣어 쓰면서 유인고를 눈에 넣는다.

퇴열산은 가벼운 증상일 때 쓴다. 적작약 황련 목통 생지황 치자(볶는다) 황백 황금 당귀잔뿌리 목단피 감초 각1돈. 물에 달여 밥 먹고 나서 먹는다. 《심시요함》

퇴풍산은 핏줄이 굵고 심한 증상일 때 쓴다. 방풍 천마 백지 마황 적작약 당귀 단삼 홍화 각1돈 박하 7푼 형개 백강잠 감초 각5푼 생강7. 물에 달여 밥 먹고 나서 먹는다. 《동의보감》

대황당귀산과 주전산은 갑자기 눈붉음증을 본다.

지백지황환은 숙지황 8량 산약 구기자 각4량 백복령 목단피 택사 각3량 지모(소금물로 볶는다) 황백(소금물로 볶는다) 각2량.

도홍사물탕은 도인 생지황 각1돈반 홍화 당귀 천궁 적작약 각1돈.

유인고는 유인 1량 웅담365) 3돈 붕사 1돈2푼 용골 5푼. 아주 곱게 갈아 꿀 4량을 넣고 끓여 눈에 넣는다. 《동의보감》

《제병원후론》
○ 눈에 핏줄이 있는 증상. 눈은 간장에 바깥 조짐이다. 간장은 피를 품고 있으며 다리에 궐음경이다. 그 경맥은 엄지발가락에 털이 모인 곳에서 일어나 보는이음새로 들어간다. 그 경맥에 피와 기운이 비워졌을 때 뜨거운 바람이 들어오면 흰자위 위에 핏줄이 생긴다. 이것을 눈에 핏줄이 있다고 부른다.

《향약집성방》
○ 눈 핏줄증. 《소씨병원론》에서 말했다. 눈은 간장에 바깥 조짐이다. 간장은 피를 품고 있으며 다리에 궐음경이다. 그 경맥은 엄지발가락에 털이 모인 곳에서 일어나 보는이음새로 들어간다. 그 경맥에 피와 기운이 비워졌을 때 뜨거운 바람이 들어오면 흰자위 위에 핏줄이 생긴다. 이것을 눈에 핏줄이 있다고 부른다. 《성제총록》에 눈이 아프고 핏줄이 있는 병을 치료한다. 차전자풀(자른다) 반되 마른쪽잎(자른다) 2되 담죽엽(깨끗이 씻어 자른다) 3움큼. 오른쪽을 물 4되로 2되가 되게 달여 걸러서 찌꺼기를 없애고 조금 뜨겁게 해서 눈을 씻는다. 차가워지면 다시 데운다.

《증치준승》
○ 얽힌 눈핏줄증. 흰자위에 핏줄이 어

---
365) 멧돼지나 돼지 쓸개로 바꿔도 된다.

지럽게 얽혀 있으면서 오랫동안 같은 상태로 있는 병을 말한다. 하지만 각각 다르게 해친다. 눈이 아프다가 불이 물러났지만 꺼려야할 것을 지키지 못했기 때문에 피가 낙맥에 막혀서 붉게 된다. 그것은 바람이나 모래, 연기, 나쁜 독기 때문이거나 불과 친하거나 뜨거운 것을 향하거나 우울한 기분으로 마음을 쓰거나 멋대로 술을 마시거나 마른 음식을 즐기거나 닳도록 보거나 애쓰면서 보았기 때문에 막혀서 붉게 된다. 또 증상도 아픔이 있거나 아픔이 없고 눈물이 있거나 눈물이 없으며 눈부심이 있거나 눈부심이 없다. 이렇게 병은 같지 않다. 또 대개 병은 흰자위 위에 실핏줄이 가로세로로 생기는데 그 실핏줄은 성기거나 빽빽하고 굵거나 가늘면서 서로 같지 않다. 이 병증은 이런 증상이 항상 있어서 오랫동안 낫지 않는다.

옮는 눈붉음증이나 갑자기 눈붉음증 등은 갑자기 막히고 눈초리 눈핏줄증은 어렵고 나쁘기 때문에 서로 견줄 수 없다. 오직 어지러우면서 붉기만 하고 가끔 어둡거나 깔깔해서 시원하지 않거나 또는 조금씩 눈물이 나면서 축축하다. 가벼운 병이지만 가볍다고 꺼리지 않으면 겹쳐서 더 심해진다. 어지러우면서 붉은 핏줄이 많고 아울러 마르면서 깔깔하고 당기면서 아프며 눈물로 축축하면서 짓무르고 붓는다면 심해진 것이다.

치료하려면 큰 핏줄이 주로 어떤 부분에서 오는 지와 어떤 부위로 뚫고 가는 지를 조사한다. 그래서 그 병이 있는 곳이 어떤 경락인지 구분한다. 전했거나 변한 병인지와 스스로이거나 합쳐진 병인지, 그리고 그 생김이나 이김과 이어짐이나 억누름을 구분한다. 그런 다음에 그 병증에 따라서 그 경맥을 집어넣어 치료한다.

밖을 치료하면 가는 핏줄은 쉽게 물러나지만 자줏빛으로 구불구불하면서 큰 핏줄은 느리게 물러난다. 만약 점이 작고 핏줄이 크다면 반드시 오랫동안 치료해야 하지만 모두 없어지고 나서는 병이 거의 다시 오지 않는다. 그렇지 않고 다시 왔다면 꺼리지 않아서 뒷날에 그 병이 다시 나타난 것이다. 다른 병증이 있다면 불도 이것을 좇아서 온다. 실핏줄이 검은자위 위 가까이까지 미쳤다면 병이 더욱 심해지면서 변할 수 있다. 그 막힘 때문에 오랫동안 쌓이다가 어느 날 자극을 받아 일어나면 핏줄이 자줏빛으로 부풀고 눈꺼풀까지 붓는다. 이때는 찔러 피를 낸다. 실핏줄이 자줏빛으로 구불구불해서 안으로 먹고 밖으로 눈에 넣었는데 눈에 넣을 때는 가늘게 줄어들다가 안 넣으면 다시 부풀었다. 오랫동안 그렇다가 갑자기 막힌 병이 움직이면서 변하는 경우가 있다. 이때는 눈알이 자줏빛이 아니고 눈꺼풀도 붓지 않지만 안에 깊은 곳에서 쌓이고 막혀 있다. 막힌 것이 가볍지만 낙맥 속 깊은 곳에 있기 때문에 붓지 않을 뿐이다. 위 눈꺼풀을 뒤집어 열어서 깊은 곳을 보면 그 안에 반드시 고르지 않은 빛깔이 있다. 그 막힘에 따라 가벼움이나 심함을 헤아려 피를 낸다. 그러나 지나쳐서는 안 되는데 지나치면 진짜 피를 해쳐 눈속물이 마르고 눈속기름이 뻑뻑해져 눈이 어두우면서 약한 병에 걸린다.

《심시요함》

○ 얽힌 눈핏줄증은 흰자위에서 일어나네. 가로세로로 붉은 핏줄이 검은자위를 두르고 있네. 굵거나 가늘게 얽히는데 각각 심함과 가벼움이 있네. 마른 뜨거움이나 축축한 뜨거움이네. 깔깔하고 당기며 눈이 부시네. 가렵거나 아프기도 하네. 눈물이 나올 듯이 하지만 아프거나 가렵지 않네. 다만 어둡고 흐릿하네. 옮는 눈붉음증으로 보지 말아야하네. 눈초리 핏줄증으로 보지 말아야 하네. 오랫동안 치료하지 않으면 변한 증상이 생기네. 그 비워짐과 채워짐을 헤아려 치료하면 편안해지네.

이 증상은366) (풀이 안함) 다음을 먹으면서 함께 눈에 넣어야 한다.

퇴열산은 적작약 황련(볶는다) 목통 생지황 치자(볶는다) 황백(소금물에 볶는다) 황금(술로 볶는다) 당귀잔뿌리 감초(잔뿌리) 목단피 각각 같은 양. 위를 가루 내어 5돈씩 맑은 물 2잔으로 8푼이 되게 달여 찌꺼기를 없애고 뜨겁게 먹는다.

유인고를 눈에 넣는다. 뜨거운 바람이 들어온 눈을 치료한다. 피가 배어나오고 핏줄이 있으며 가렵고 아픈 것이 일정하지 않다. 유인(껍질과 껍질심과 막을 벗기고 기름을 짜서 가루를 만든다) 5돈 좋은졸인젖(밤톨 크기) 1개. 위에 유인과 졸인젖을 고르게 섞어 갈아 그릇 속에 넓게 펼친다. 쑥 작은 한 줌을 태워 연기가 나오면 그릇을 연기 위에 덮어 쏘이게 한다. 쑥 연기가 다하면 그친다. 다시 고르게 갈아 삼씨 크기로 해서 두 눈초리 끝에 하루 2번 넣는다.

《장씨의통》

○ 얽힌 눈핏줄증.367) (풀이 안함) 석연단을 눈에 넣고 대황당귀산, 주전산 같은 약을 먹는다.

《동의학사전》

○ 적사란맥, 백정란맥. 백정(구결막)에 만성적인 충혈을 주증으로 하는 병증. 오랫동안 먼지, 바람, 연기 등이 눈을 자극해서 열이 혈락에 몰렸을 때, 백정에 피지는 눈병을 오래 앓는 과정에 화열이 음을 손상시켜 허화가 치밀 때, 오랫동안 근거리 작업을 하여 혈이 락맥에 몰렸을 때, 눈확 종물의 압박으로 혈락이 막혔을 때 생기거나 주로 외장 눈병을 앓은 뒤에 후유증으로 온다. 깔깔한 감, 가려운 감, 다는 감, 눈물, 눈꺼풀 무거운 감이 있다. 물체를 좀 오랫동안 보면 인차 뿌옇게 보인다. 백정 표면에는 각이한 굵기와 밀도를 가지는 혈맥이 엉켜져 있다. 시력장애는 없다. 적맥전정과 감별해야 한다. 열사가 혈락에 몰려서 온 것은 혈분의 열을 내리우고 어혈을 없애는 방법으로 퇴열산에 단삼, 잇꽃을 더 넣어서 쓰고 허화로 온 것은 음을 불구어 화를 내리우는 방법으로 지백지황환을 가감하여 쓴다. 혈이 맥락에 몰려서 온 것은 혈을 잘 돌게 하고 경맥을 통하게 하는 방법으로 도홍사물탕을 쓰고 눈확 종물로 온 것은 수술을 한다.

---

366) 위에 《증치준승》과 내용이 같아서 풀이하지 않는다. 한문은 뒤에 붙여놓았다.

367) 《증치준승》과 같은 내용은 풀이하지 않는다. 한문은 뒤에 붙여놓았다.

찬죽, 합곡, 임읍, 정명, 태양, 어요, 풍지혈에는 침을 놓는다. 민간요법으로 황경피 20g, 백반 4g에 물 150ml를 넣어 달여서 거른 액이 50ml 되게 하여 하루 3~4번 넣는다. 만성 결막염에 해당한다고 본다.

7) 눈초리 핏줄증

핏줄이 안쪽이나 바깥쪽 눈초리에서 생겼다가 검은자위 쪽으로 자라 들어가는 병증이다. 군살에 생긴 핏줄이 자라 들어가는 경우가 많다.

원인과 치료는 아래 책을 본다.

유인고는 유인 1량. 갈아서 뜸에 섞어 연기를 쐬거나 환을 만들어 눈에 넣는다.

기제환은 신곡 1근 자석 8량 주사 4량 침향 2량.

인삼고본환은 맥문동 생지황 숙지황 각4량 인삼 천문동 각2량. 꿀로 오동나무씨 크기로 환을 만들어 50~70환씩 데운 술이나 소금물로 먹는다.

백합고금탕은 생지황 맥문동 백합 당귀 숙지황 백작약 패모 감초 현삼 길경.

《비전안과용목론》

○ 바깥 눈초리 핏줄증. 이 눈이 처음 병에 걸릴 때는 바깥 눈초리에서 점점 핏줄이 생겨 눈자위 위로 달려온다. 모두 삼초에 모인 뜨거움이 치솟아 간장과 가로막이 뜨거움으로 막혔기 때문이다. 치료가 조금 느리면 다음에 눈을 해칠까 두렵다. 서각음자를 먹은 다음에 마예고를 눈에 넣으면 낫는다.

시로 말한다. 핏줄 뿌리가 바깥 눈초리 속에 깊이 있네. 스스로 점점 달려옴을 느끼네. 삼초에 모인 뜨거움이 해를 끼쳐 병이 되네. 치료하려면 먼저 서각음자를 먹어 통하게 하네. 뜨고 크면 갈고리로 걸어 자르고 지져야 하네. 자주 자주 약을 쓰면 없어지네. 시고 짜면서 많이 뜨거운 음식과 성생활은 스승에게 훈계를 받듯이 삼가야 하네.

서각음자는 서각 영양각 대황 인삼 복령 지모 황금 각1량 길경 방풍 각2량. 위를 가루 내어 물 1잔에 가루 1돈을 5푼이 되게 달여 밥 먹고 나서 찌꺼기를 없애고 따뜻하게 먹는다.

마예고는 석결명 수정 주사 용뇌 진주(가루) 각1푼 호박 2푼. 위를 가루 내어 밀가루처럼 곱게 갈은 다음에 소유368)를 넣으면 찐득한 즙이 된다. 밤중마다 눈에 넣고 먹으면 효과가 있다.

《은해정미》

○ 안쪽 눈초리 핏줄증. 눈초리 핏줄증이 안쪽 눈초리에서 일어나면 심장에 채워짐이다. 이것은 심장에 샷된 것이 간장으로 들어갔기 때문이다. 심장은 불에 속하고 피를 주관하며 간장은 나무에 속하고 힘살을 주관한다. 힘살이 피를 얻으면 점점 검은자위까지 들어갔다가 눈동자에 널리 퍼진다. 심하면 얇은 비단으로 가린 듯이 사물이 보인다. 이렇게 되는 이유는 삼초에 신하불이 위로 타올랐기 때문이다. 마음을 지나치게 쓰거나

---

368) 젖을 끓여 위에 엉긴 기름을 얻어 찌꺼기를 없애고 굳힌 기름.

밤에 책을 보거나 술을 마시거나 다섯 가지 매운 음식이나 삶거나 볶고 뜨거운 음식을 좋아했다.

　치료법은 불을 빼내고 뜨거움을 물러나게 한다. 늙은이와 어린아이는 다르게 치료한다. 날과 달로 쌓여 힘살과 핏줄이 커지면 작은 삼릉침으로 후벼 끊어야 한다. 그러면 독이 있는 피가 흘러나오면서 핏줄이 끊어진다. 핏줄이 잠깐씩 나타나면 침으로 후비지 말고 음단 둘에 양단 넷으로 한 약을 눈에 넣는다. 그리고 사순산, 팔정산, 당귀산 같은 간장을 서늘하게 하는 약을 먹으면 낫지 않는 병이 없다. 또 사납고 난폭한 사람이 핏줄이 눈자위로 들어가는 경우가 있다. 이것은 타고난 꼴이기 때문에 이 증상과 견주지 않으면서 치료한다.

　물었다. 사람이 눈병을 앓을 때 핏줄이 안쪽 눈초리에서 눈동자로 전하고 안쪽 눈초리가 항상 막혀 깔깔하고 사물이 똑바르게 보이지 않는데 왜 그런가? 대답했다. 심장 경맥에 채워진 뜨거움이다. 심장이 생각으로 애썼거나 음식을 지나치게 먹었기 때문에 삼초에 열이 나고 심장 불이 더욱 타올라서 눈이 항상 붉게 되었다. 치료는 소음경맥을 쳐야 하지만 심장은 양을 품고 있는 불 성곽이다. 먼저 삼황환을 먹어 그 심장 불을 빼낸 다음에 세심산으로 그 병을 없앤다. 간련환은 항상 삼황환을 누른다. 청량산을 눈에 넣는다. 심장을 맑게 하고 소장경맥을 잘 통하게 하면서 불을 내리려면 팔정산을 쓴다.

　팔정산은 대황 구맥 목통 치자 활석 감초 편축 차전자. 위를 각각 같은 분량을 가루 내어 5돈씩 물 1잔에 달여 밥 먹고 나서 먹는다. 대나무잎, 등심, 파뿌리를 넣기도 한다.

　도적산은 목통 감초 치자 황백 생지황 지모. 위를 곱게 갈아 4~5돈씩 물 1잔에 대나무잎, 등심을 넣고 함께 달여 밥 먹고 나서 먹는다.

　칠보세심산은 당귀 적작약 대황 각1량 마황 2량 형개 5푼 황련 1량 치자. 위를 가루 내어 3~4돈씩 물에 달여 밥 먹고 나서 먹는다.

　삼황환은 황련 황금 각1량 대황(술에 담갔다가 볶는다) 3량. 위를 가루 내어 졸인 꿀로 오동나무 씨 크기로 환을 만들어 30환씩 뜨거운 물로 삼킨다.

　간련환은 흰 새끼양간 한 덩이를 물에 닿지 않도록 하여 모든 힘살을 실로 묶어서 높은 곳에 매달아 핏물을 거르고 말린다. 밖에 막을 가볍게 벗겨 없애고 평평한 나무판자 위에 간을 놓고 대나무 칼로 퍼석한 살을 잘라낸다. 힘살 막은 쓰지 않고 살을 반죽해서 환을 만들어 50환씩 찻물로 삼킨다.

○ 바깥 눈초리 핏줄증. 바깥 눈초리 핏줄증은 심장에 비워짐이다. 안쪽 눈초리 핏줄증과 같지 않고 치료법도 두 증상을 나눠서 치료한다. 심장은 오장에 주인이고 육부에서 가장 높으며 또 남쪽에 속한다. 그리고 양을 살피고 덕을 상징하는 임금이다. 불은 흙을 만들기 때문에 불은 흙에 어미이다. 이 병은 비장 흙은 채워졌으면서 심장 불은 비워졌다.

　치료는 먼저 채워진 그 비장 흙을 빼낸 다음에 비워진 그 심장을 북돋는다. 흔히 밤에 등불을 가까이하거나 애써서 심장 경맥을 해쳤기 때문이다. 그러면 심장이 비워지고 기운이 약해지면서 피가 돌아다니지 못해 바깥 눈초리 사이에 쌓이게 되었다. 그러므로 이 둘을 인용하면 뒤에 배우는 사람이 알게 된다. 그리고 이 증상은 약을 먹어야 하고 후벼서 잘라낼 필요가 없다.

사간산은 길경 황금 대황 망초 치자 차전자.

구선산은 황금 형개 감초 적작약 국화 천궁 당귀 목통 백지. 위를 같은 분량으로 가루 내어 3돈씩 물에 달여 밥 먹고 나서 먹는다.

주경환은 심장과 신장이 함께 비워지고 피와 기운이 부족하며 아래쪽에 타고난 기운이 아주 약할 때 먹는다. 저실자(살짝 볶는다) 구기자 오미자 인삼 각1량 숙지황(술에 담갔다 약한 불에 말린다) 2량 유향(법제한다) 1량 육종용(술에 담갔다 약한 불에 말린다) 4량 천초(알맹이를 빼고 볶아 말린다) 1량 토사자(물에 일어 모래를 없애고 술에 3일간 담갔다가 찐 다음 불에 말린다) 4량. 한 처방은 당귀를 더 넣는다. 위를 가루 내어 졸인 꿀로 오동나무 씨 크기로 환을 만들어 30환씩 빈속에 소금 끓인 물로 삼킨다.

보로인삼환은 심장과 생각이 아찔하면서 어지러운 병을 치료한다. 인삼 백복령 백부자 속단 원지 국화 감초. 위를 가루 내어 졸인 꿀로 달걀노른자 크기로 환을 만들어 1환씩 잘게 씹어 밥 먹고 나서 길경 달인 물로 하루 3번 삼킨다.

보허인삼환은 복령 인삼 속단 원지 각 1량 백부자 3돈 감초 백강잠 각5돈. 위를 가루 내어 졸인 꿀로 달걀노른자 크기로 환을 만들어 1환씩 잘게 씹어 길경 달인 물로 삼킨다.

《세의득효방》

○ 바깥 눈초리 핏줄증. 바깥 눈초리 속에 핏줄이 생겨 점점 눈으로 향한다. 빠르게 치료해야 한다. 이것은 삼초에 뜨거움이 쌓여서 얻는다. 앞에 서각음을 먹어야 한다. 함께 맵고 시고 뜨거운 독이 있는 음식과 성생활을 꺼리고 삼가야 편안해진다.

《증치준승》

○ 눈초리 핏줄증. 1개 핏줄이나 2~3개 핏줄이 굵고 가늘거나 많고 적은지를 거리끼지 않고 다만 흰자위 위에 옆쪽 어딘가에서 일어나 검은자위까지 뚫고 지나간다. 눈동자 밖을 지나 흰자위에 어느 옆까지 이어지면 가장 치료하지 못하고 또 어렵게 물러나더라도 쉽게 온다. 가늘면 조금 가볍고 굵으면 더욱 심하다. 위에서 아래로 내려오면 심하고 아래에서 위로 올라가면 조금 가볍다. 그리고 뚫고 지나가면 다른 병증으로 변한다. 핏줄이 굵고 옆에 구불구불한 핏줄이 있어도 다른 병증으로 변한다. 이렇게 핏줄이 가리면 각각 가림증이 아니지만 쉽게 물러나는 증상이 있고 느리게 물러나는 증상이 있다. 뚫린 것이 이어지지 않았어도 검은자위에 절반이나 2/3 또는 1/3 정도까지 들어왔다면 모두 쉽게 물러나지 않는다. 대개 기운을 얻어 만들어졌기 때문이다. 이 증상은 오로지 핏줄이 검은자위에 걸쳐 들어온

심한 병만을 말한다. 흰자위에 머물러 있는 가벼운 병인 얽힌 눈핏줄증과 견줄 수 없다. 지금 사람이 핏줄만을 보고 편하게 눈초리 핏줄증이라고 부르는데 아니다. 핏줄이 검은자위와 흰자위에 있으면서 아래나 위에 굵거나 가늘며 이어지거나 끊어지는 병이다. 각각 느리거나 빠르고 그대로 있거나 변하는 것이 서로 같지 않다. 이런 것을 밝힐 수 없다면 어떻게 치료할 수 있겠느냐.

《동의보감》

○ 바깥 눈초리 핏줄증. 바깥 눈초리 속에 핏줄이 생겨 점점 눈동자로 향한다. 빠르게 치료해야 한다. 이것은 삼초에 쌓인 뜨거움이다. 서각음을 먹어야 한다. 뜨거운 독이 있는 음식과 성생활을 꺼려야한다.(《득효》)

서각음은 검은자위 노란즙차오름증으로 눈자위가 아프고 감으면 깔깔한 병을 치료한다. 서각(빻아 가루 낸다) 2돈 강활 황금 차전자 각1돈 백부자 맥문동 각5푼. 오른쪽은 잘라 1첩으로 만들어 물에 달여 밥 먹고 나서 먹는다.(《득효》)

《장씨의통》

○ 눈초리 핏줄증.369) (풀이 안함) 안쪽 눈초리에서 일어나면 심장에 채워진 불이고 세심산이 마땅하다. 힘살과 핏줄이 크면 작은 삼릉침으로 후비고 밀어서 없앤다. 바깥 눈초리에서 일어나면 심장에 비워진 불이고 도적산이 마땅하다. 반드시 후빌 필요는 없다. 또 사납고 난폭하

---
369) 《증치준승》과 같은 내용은 풀이하지 않는다. 한문은 뒤에 붙여놓았다.

거나 술을 좋아하는 사람인데 핏줄이 눈자위에 들어간 경우가 있다. 이것은 타고난 꼴로 이런 병증에 해당하지 않는다.

《의종금감》(《안과심법요결》)

○ 눈초리 핏줄증 노래. 눈초리가 붉은 병은 심장 경맥에 속한 불이네. 안쪽 눈초리는 흔히 채워짐이고 바깥 눈초리는 비워짐이네. 채워짐이면 칠보세심산인 당귀, 적작약, 마황, 황련, 형개, 대황, 치자를 쓰네. 비워짐이면 구선산인 황금, 형개, 적작약, 국화, 천궁, 당귀, 감초, 백지, 목통이 마땅하네.

칠보세심산 처방은 당귀 1돈 적작약 1돈 마황 8푼 황련 1돈 형개 8푼 대황 1돈 치자 1돈. 위를 거칠게 가루 내어 물 2잔으로 1잔이 되게 달여 밥 먹고 나서 찌꺼기를 없애고 따뜻하게 먹는다.

구선산 처방은 황금 형개 적작약 국화 천궁 당귀 감초 백지 목통 각1돈. 위를 거칠게 가루 내어 물 2잔으로 1잔이 되게 달여 밥 먹고 나서 먹는다.

쉽게 풀이함. 눈초리가 붉은 증상이다. 핏줄이 안쪽 눈초리에서 일어나면 심장 경맥에 채워진 불이고 바깥 눈초리에서 일어나면 심장 경맥에 비워진 뜨거움이다. 채워짐이면 세심산을 써서 그 샷된 채워짐을 풀고 비워짐이면 구선산을 써서 그 비워진 뜨거움을 내려야 한다.

《목경대성》

○ 눈초리 핏줄증. 떨어진 붉은 핏줄이 구불구불한 실이네. 은빛 바다에서 나와 연못으로 들어가네. 가로거나 세로이고

굵거나 가느네. 길거나 짧고 짙거나 옅네. 어둡고 침침하면서 구름이 아래로 드리우네. 아프고 당기면서 눈물이 천천히 흐르네. 흰 무지개가 해를 뚫은 듯하네. 붉은 선이 구슬을 뚫은 듯하네. 크게 알아보니 물이 힘들고 쇠가 도와주지 않네. 바람이 미쳐 날뛰고 불이 더욱 으르네.

 이 증상은 붉은 핏줄이 구불구불한 실 같으면서 가로거나 세로이고 굵거나 가늘다. 흰자위 위에서 검은자위까지 얽혀 있으며 가장 쉽게 치료되지 않는다. 대개 물이 쇠에서 빠져나가면 바람 나무가 말라서 만들어지지 못한다. 또 불이 세차면 나무가 불타고 바람이 힘세면 나무가 꺾어진다. 이런 경우에는 소나무나 잣나무의 모습으로도 피하지 못하는데 하물며 간장과 쓸개는 어떻겠느냐. 바람과 불이 합쳐서 만들기 때문에 핏줄이 생긴다. 이 핏줄이 생기면 눈자위 가득히 걷흠이 가리고 뜨거운 눈물이 흐르면서 아프고 당긴다. 세상 사람들이 흰 무지개가 해를 가리는 것을 이상한 일이라고 하듯이 조짐을 밝히고 생김새를 헤아려 이 이름으로 하였다. 이 핏줄이 단지 흰자위에만 있고 깔깔하면서 당기고 편하지 않으며 또 눈물이 조금 나면서 붉게 구불구불하다면 이것은 항상 있는 눈병으로 걱정하지 않아도 된다.

 검은자위에 가림이 있다면 의사는 스스로 연구할 수 있어야 쓸데없는 군더더기가 없다. 《내경》에서 '핏줄이 위에서 아래면 태양경병이고 아래에서 위면 양명경병이다. 밖에서 안이면 소양경병이고 안에서 밖으로 가면 소음경병이다. 태양경병은 따뜻하게 하고 흩어지게 한다. 양명경병은 설사하게 하고 차갑게 한다. 소양경병은 조화롭게 하고 소음경병은 시원하게 한다. 이것을 알면 생기거나 이기고 억누르거나 변하는 이치를 어렵지 않게 몸소 터득해서 사람을 치료할 때 북채로 북을 치면 소리가 나듯이 효과가 빠르다.'고 하였다. 어리석은 내가 살펴보니 눈초리 핏줄증은 '바람과 불이 들어온 눈'일 때 반드시 있다. 크거나 작고 굵거나 가늘며 생긴 위치도 일정하지 않다. 그런데 어떻게 아래위를 나누고 안팎을 따져서 따라야 하느냐. 그냥 핏줄을 보았을 때 크면서 검은자위를 뚫고 지나갔으면 도적산에 황련을 넣어 먹는다. 이 처방으로 치료되지 않거나 가림이 늘어나 눈에 오랫동안 있으면 뜨거운 바람을 억누르지 못해서 고질병이 될까 두렵다. 기제환, 인삼고본환, 백합고금탕으로 치료해야 한다. 두루두루 상황에 맞도록 치료하면 반드시 효과가 있다.

《동의학사전》

○ 적맥관정, 적맥침정. 핏줄구석과 눈귀에서 시작하여 백정(구결막)이나 흑정(각막)에로 자라 들어가는 병증. 심화왕성, 신수부족 및 삼초에 몰린 열에 의하여 생긴다. 나뭇가지 모양의 핏줄이 눈구석과 눈귀에서 시작하여 백정에로 자라 들어가는데 심할 때에는 흑정에까지 들어간다. 핏줄이 눈구석에서 시작되었을 때에는 대자적맥전정, 눈귀에서 시작되었을 때에는 소자적맥전정이라고 한다. 만일 눈구석과 눈귀에서 핏줄이 시작하지

않고 다른 부위에서 시작되었을 때에는 적사규맥이라고 한다. 이밖에 깔깔한 감, 가려운 감, 눈곱, 눈물 흐르기가 있다. 적맥전정은 노육반정(익상취편), 적사규맥(만성 결막염)과 감별해야 한다. 심화로 온 것은 청열사화하는 방법으로 사심탕, 칠보세심산을, 신수부족으로 온 것은 자음강화하는 방법으로 육미지황환을 쓴다.

8) 이상한 눈아픔증

눈이 아픈 증상이 아주 이상하고 야릇한 병증이다. 낮에 아프다가 밤에 괜찮다거나 밤에 아프다가 낮에 괜찮다. 뜸을 뜨거나 침으로 찌르는 것처럼 갑자기 아프다가 흔적도 없이 사라진다. 눈에 다른 변화가 없으면서 눈이 아프기만 하며 눈이 아픈 생김새와 시간이 일정하지 않다.

원인과 치료는 아래 책을 본다.

석고산은 눈아픔이 이른 아침과 오전에 더 심할 때 쓴다. 석고 결명자 형개 백지 천궁 방풍 선복화 각2돈. 하루 3번 2돈씩 찻물로 먹는다. 《비전안과용목론》

천궁산은 오전에 심하게 아플 때 쓴다. 감국 석고 천궁 백강잠 각6돈. 하루 3번 3돈씩 찻물로 먹는다. 《동의보감》

궁귀보혈탕은 숙지황 당귀신 각6푼 천궁 우슬 백작약 자감초 백출 방풍 각5푼 생지황 천문동 각4푼. 물에 달여 밥 먹고 나서 먹는다. 《심시요함》

활혈익기탕은 황기 8돈 만삼 5돈 당귀 4돈 백작약 백출(볶는다) 구기자 형개씨 승마 각3돈 천궁 2돈 형개껍질 1돈반 감초 1돈.

대황당귀산은 눈이 부어오르고 죽은피가 엉겨 흩어지지 않은 병을 치료한다. 대황(술로 찐다) 황금(술로 볶는다) 각1량 홍화 3돈 소목(가루) 당귀 치자(술로 볶는다) 목적 각5돈. 가루 내어 4돈씩 물에 달여 밥 먹고 나서 먹는다. 《장씨의통》

조양화혈탕은 기운과 피가 조화롭지 않은 찌르는 눈아픔증을 치료한다. 황기(날 것) 3돈 당귀 감초(굽는다) 방풍 각1돈 백지 만형자 승마 각6돈 시호 8푼. 물에 달여 밥 먹고 나서 먹는다. 조이덕은 적작약 7푼을 더 넣었다. 《장씨의통》

십진탕은 몸이 약하고 피가 비워졌는데 위에 눈을 쳐서 아픈 병을 치료한다. 음을 도와 불을 내리고 피를 서늘하게 하며 간장을 시원하게 한다. 생지황 3돈 당귀(술에 씻는다) 백작약(볶는다) 지골피(볶는다) 맥문동 지모(소금물로 볶는다) 목단피 천문동 각1돈반 사삼 감초 각5푼.

《비전안과용목론》

○ 이상한 눈아픔증. 이 눈이 처음 병에 걸릴 때는 전에 밑바탕도 없다가 갑자기 나타나서 침으로 찌르듯이 아프고 눈꺼풀도 불로 지지는 듯하다. 이 병은 참을 수가 없어서 또 귀신의 힘을 찾는 풍조가 있다. 북돋는 약을 먹어 오장육부를 치료해야한다. 자르거나 지지거나 침을 놓거나 뜸을 뜨지 않는데 그렇지 않으면 겉흠이 생길까 두렵다. 영양각음자를 먹고 진피전을 눈에 넣으면 효과가 있다.

시로 말한다. 전에 밑바탕도 없다가 갑자기 병이 생기네. 침으로 찌르듯이 아파서 편안하지 않네. 불로 지지는 듯이 한 것과 서로 가깝네. 다른 귀신에 힘을 구하는데 헛된 말이 아니네. 아픔이 그치면 다시 달인약으로 치료해야 하네. 뜨거운 바람이라고 알려주지 않으면 다시 서로 이어지네. 찜질과 뜸은 할 필요가 없네. 물푸레껍질을 가루 내어 달여서 눈에 넣어 없애네.

영양각음자는 영양각 2량 인삼 복령 대황 천문동 현삼 황금 차전자 각1량. 위를 가루 내어 물 1잔에 가루 1돈을 넣고 5푼이 되게 달여 밥 먹고 나서 찌꺼기를 없애고 따뜻하게 먹는다.

진피전은 물푸레껍질 황기 목향 황련 현삼 각1량. 위를 가루 내어 물 1잔에 약을 3일 밤 동안 잠갔다가 찌꺼기를 없애고 꿀 4량을 넣고 달여 찐득한 즙을 만들어 쓴다.

《은해정미》

○ 이상한 눈아픔증. 이상한 눈아픔증은 전에 밑바탕도 없다가 단지 매우 이상하게 아프다. 낮에 아프다가 밤에 낫거나 밤에 아프다가 낮에 낫는다. 쑥으로 뜸을 뜨거나 침으로 찌르는 듯하다. 갑자기 왔다가 갑자기 가는데 오가는 발자취가 없어서 이상한 눈아픔증이라고 부른다. 정말로 귀신이 들어와 눈을 해쳤겠느냐. 음양 중 한쪽이 힘세거나 기운과 피가 움직이면서 쳐서 그런 것을 어떻게 알겠느냐. 무당을 믿는 곳에서 재앙을 피하고 복을 짓는 기도를 해서 낫는 경우도 있다. 하지만 병세가 없어지면서 우연히 나왔다는 것을 어떻게 알겠느냐. 귀신 들린 눈병이 아니다. 치료법은 오직 아플 때 쑥과 대파로 찜질하고 주전산 1~2첩을 먹으면 아프지 않게 된다. 때에 맞게 약을 눈에 넣고 당귀잔뿌리, 백지, 방풍, 작약, 천궁, 생지황으로 씻는다. 그러면 아프지 않으면서 피가 흩어진다.

물었다. 눈 안이 붉거나 붓지도 않으면서 귀신 들린 듯이 아픈데 왜 그런가? 대답했다. 음양의 오르내림이 조화롭지 못하고 기운과 피 중 한쪽이 세차서 서로 치면 그렇게 된다. 피가 비워지면 오후에 아프고 기운이 지나치게 세차면 오전에 아프다. 오후에 아프면 조양화혈탕을 먹고 오전에 아프면 주조세간산, 명목유기음을 먹는다. 그러면서 청량산 등의 약을 눈에 넣는다. 또 어떤 눈병은 때때로 바늘로 찌르는 듯이 아프다. 이것은 새로운 피와 오래된 피가 서로 치고 받기 때문이다. 치료법은 역시 같다.

피와 기운이 비워졌으면 조양화혈탕을 먹는다. 피와 기운이 조화롭지 못해서 귀신 들린 듯이 하거나 바늘로 찌르듯이 아플 때 먹는다. 만형자 3푼 백지 3푼 시호 황기 승마 각4푼 자감초 당귀신(술에 담근다) 방풍 각5푼. 1첩으로 해서 물 1잔반으로 8푼이 되게 달여 따뜻하게 먹고 바람을 피한 곳에서 자면 좋다. 또 찌꺼기도 함께 먹는다.

뜨거운 기운이 쳐서 아프면 주조세간산을 먹는다. 뜨거운 기운이 위로 올라가 눈을 쳐서 때도 없이 검은자위가 아플 때 먹는다. 현삼 대황 길경 지모 박초 치자 황금. 뜨거움이 심하면 생지황, 당귀잔뿌리 같은 약을 더 넣는다. 위를 가루 내어 2~3돈씩 따뜻한 술에 타서 하루 2번 삼킨다.

　뜨거운 기운이 막히고 맺혔으면 명목유기음을 먹는다. 기운이 막혀서 눈이 붉게 부을 때 먹는다. 국화 세신 대황 우방자 천궁 백질려 형개 현삼 감초 만형자 방풍 치자 황금 목적 창출 결명자. 위를 같은 양으로 해서 물에 달여 밥 먹고 나서 먹는다.

《세의득효방》

○ 이상한 눈아픔증. 전에 밑바탕도 없다가 갑자기 아픈데 침으로 찌르듯 하거나 불로 지지는 듯하다. 태양혈까지 당기고 아프며 아침에 덜하고 저녁에 심하다. 먼저 귀신에게 복을 구하고 결명산을 먹는다. 결명산 처방은 앞을 본다.

《증치준승》

○ 이상한 눈아픔증은 눈이 아플 때마다 머리도 아프면서 학질 증상처럼 차가움과 뜨거움이 번갈아 생긴다. 병이 나타나면 눈이 아프고 눈이 아프면 병이 나타난다. 가벼우면 1년에 여러 번이고 심하면 1달에 여러 번 나타난다. 대개 간장과 신장이 함께 비워졌기 때문이다. 뜨거우면 안에 음이 비워져 불이 삿된 뜨거움을 움직였기 때문이다. 차가우면 속 기름과 겉 지킴이 비워져 밖에 살결을 채우지 못하기 때문에 차가움을 느낀다. 차가운 바람으로 학질이 생겼을 때 심하게 깎는 치료를 하면 피가 더욱 비워지면서 병은 점점 깊어진다. 주로 소시호탕에 사물탕을 합쳐서 치료한다. 효과가 없으면 활혈익기탕이다.

《십시요함》

○ 춥다가 열이 나는 병은 삿된 바람이 밖에서 살갗으로 들어왔기 때문이다. 가래와 묽은 가래가 안에 오장육부에 머물면서 피와 기운이 부족하고 음양 중 하나가 더욱 힘세져서 만들어진다. 양이 힘세면 뜨겁고 음이 힘세면 차갑다. 음양이 서로 싸우고 삿됨과 바름이 서로 치기 때문에 차가움과 뜨거움이 오가고 때에 따라 나타났다가 멈춘다. 그리고 이 증상은 학질과 서로 비슷하다. 그러나 추워도 몸을 떨지 않고 열이 나도 생각이 어수선하지 않은 것이 다를 뿐이다.

○ 이상한 눈아픔증이네. 흔히 차가움과 뜨거움이 있으면서 해치네. 차가운 바람으로 생긴 학질로 알지 말아야하네. 타오른다고 차가운 약을 지나치게 쓰지 말아야하네. 아래는 비워졌고 위는 채워졌네. 속은 급하고 밖은 많이 성기네. 모두 뜨거움이 들어와서 흔들었기 때문이네. 가운데를 조화롭게 해서 치료해야 하네.

　이 증상은370) (풀이 안함) 다음을 먹어야한다.

　십진탕은 비워지고 피가 말랐는데 위를 쳐서 눈이 아픈 병을 치료한다. 음을 돕고 불을 내리며 피를 기르고 간장을 시원하게 한다. 생지황(술로 씻는다) 2돈 당귀(술로 씻는다) 1돈반 백작약(볶는다) 지골피(볶는다) 지모(소금과 술을 섞어

---

370) 위에 《증치준승》과 내용이 같아서 풀이 하지 않는다. 한문은 뒤에 붙여놓았다.

볶는다) 목단피(어린애 오줌에 담갔다 볶는다) 천문동(심을 뺀다) 맥문동(심을 뺀다) 각1돈반 인삼(뿌리머리 없앤다) 감초(잔뿌리) 각5푼. 위를 잘게 썰어 맑은 물 2잔으로 8푼이 되게 달여 찌꺼기를 없애고 따뜻하게 먹는다. 음이 비워지면 불이 반드시 움직인다. 쓰면서 차갑고 바로 빼내는 약은 오직 병이 처음 일어나 타고난 기운이 비워지지 않고 세력이 쌓여 맥이 두드리면서 빠를 때 잠깐 겉에 병을 치료할 뿐이다. 조금 오래되어 비워지게 되면 먹지 말아야한다. 왕태부가 '뜨거움이 끝나지 않았는데 차가움을 맞아 다시 일어난 병을 치료한다. 또 족태음경을 해치면서 폐장을 끊은 병을 치료한다.'고 하였다. 여기에서 지황을 임금으로 삼고 지모를 도우미로 삼아 하늘에 물을 튼튼하게 하고 불을 눌러서 바로 싸우지 않게 했다. 여기에 당귀, 백작약으로 궐음경을 잘 길러서 신장과 간장을 함께 치료했다. 물이 약해지면 불이 아주 세차기 때문에 목단피, 지골피로 억눌렀고 불이 세차면 쇠가 약해지기 때문에 천문동, 맥문동으로 막았다. 인삼은 쇠에 어미를 북돋고 감초는 날 것을 써서 심부름꾼으로 바삐 다니게 한다.

주조세간산은 채워진 뜨거운 기운이 눈을 쳐서 때가 없이 심하게 아픈 병을 치료한다. 현삼 대황 황금 생치자(볶는다) 생지황 지모 길경 당귀잔뿌리 현명분 각각 같은 양. 위를 곱게 가루 내어 2~3돈씩 밥 먹고 멀리 따뜻한 술에 타서 하루 2번 삼킨다.

《동의보감》

○ 이상한 눈아픔증. 전에 밑바탕도 없다가 갑자기 아픈데 침으로 찌르듯 하거나 불로 지지는 듯하다. 태양혈까지 당기고 아프며 아침에 덜하고 저녁에 심하다. 먼저 귀신에게 복을 구하고 석결명산을 먹는다.(《득효》) 사는 곳의 땅을 파서 눈이 아프면 삼광고를 눈에 넣는다.(《의감》)

석결명산은 간장에 뜨거움으로 눈이 붉게 붓고 아프며 갑자기 겉흠이나 막이 생긴 병을 치료한다. 또 비장에 뜨거움으로 눈꺼풀 안에 눈꺼풀 닭벼슬증이나 검은자위 게눈증으로 아프거나 검은자위 소라돌기증을 치료한다. 석결명 결명자 각1량 강활 치자 목적 청상자 적작약 각5돈 대황 형개 각2돈반. 오른쪽을 가루 내어 2돈씩 맥문동 달인 물에 타서 삼킨다.(《입문》) 대결명산이라고 부른다.

삼광고는 사는 곳의 땅을 파서 해친 눈을 치료한다. 주사 웅황 붕사 각각 같은 양. 오른쪽을 곱게 가루 내어 젖에 개어 사발 안에 가득 바르고 땅 위에 엎어놓는다. 쑥 잎을 태워 연기를 쏘이는데 노랗게 될 정도로 한다. 그릇에 띠를 두르고 담아두었다가 쓸 때는 참기름을 조금 고르게 타서 눈모서리에 넣는다.(《의감》)

《장씨의통》

○ 이상한 눈아픔증은 눈이 붉거나 아프지도 않으면서 귀신이 부리는 듯 잠깐씩 아프다. 음양의 오르내림이 고르지 않거나 기운과 피 중 한쪽이 세차 서로 치기 때문이다. 피가 비워져서 오후에 아프면 대황당귀산이다. 또는 기운이 비워지고

불이 아주 세차서 오전에 매우 아프면 조양화혈탕이다. 기운으로 눈이 아픈 증상은 화를 내면 눈이 아프다. 간장에 불이 지나치게 세차다. 석결명, 결명자, 저실자, 향부자, 목적, 감초, 천궁, 선태 등을 가루 내어 찻물에 타서 삼킨다.

《의종금감》(《안과심법요결》)

○ 이상한 눈아픔증 노래. 이상한 눈아픔증은 갑자기 나타나네. 눈꺼풀이 뜨겁고 눈자위가 아픈데 폐장과 간장 때문이네. 주조세간산 박초, 대황, 길경, 치자, 황금, 지모, 현삼을 쓰고 뜨거움이 심하면 생지황, 당귀잔뿌리를 더 넣네. 밖으로 다시 석연단을 넣어야 하네.

주조세간산 처방은 박초 대황 길경 치자 황금 지모(볶는다) 현삼 각각 같은 양. 뜨거움이 심하면 생지황당귀잔뿌리를 더 넣는다. 위를 가루 내어 2~3돈씩 따뜻한 술에 타서 하루 2번 삼킨다.

석연단 처방은 책에 끝을 본다.

쉽게 풀이함. 이상한 눈아픔증은 평소에 병이 없다가 갑자기 나타난다. 눈꺼풀 거죽이 불 같이 뜨겁고 눈자위와 눈알이 찌르는 듯이 심하게 아파서 견디기 힘들다. 이것은 폐장과 간장에 뜨거운 바람이 들어와 위로 올라가 눈을 쳤다. 침으로 찔러 피를 내서는 안 되고 주조세간산을 먹고 밖에는 석연단을 넣는다.

《목경대성》

○ 눈 아픔증. 갑자기 검은자위가 아프네. 온통 찌르듯이 드러나네. 아래가 비워지고 위는 채워졌네. 속은 바르고 밖은 많이 트였네. 차가움과 뜨거움이 때로 오고 가네. 바람 가래가 있다가 없네. 진짜 음을 알아 병을 나누네. 치료가 애매하지 않네.

이 증상은 병의 세력이 이미 줄어들었는데 검은자위가 갑자기 침으로 어지럽게 찌르듯이 아프다. 검은빛깔은 물에 속하고 병은 불에 속하는데 이것은 물이 부족하고 불이 넘치기 때문이다. 오장육부가 평안한데 왜 그런 생김새가 다시 보이느냐? 대개 그 사람이 몸조리를 잘하지 않거나 다시 힘을 써서 알짜를 부려먹었기 때문이다. 그러면 물이 아래에 있고 불이 위에 있어 물과 불이 돕지 못해서 삿된 기운이 치게 된다. 만약 부스럼 독이 고름을 일으킨다면 그 증상은 반드시 변한다. 《서》에서 '병은 조금 나음에서 더 심해지고 재앙은 게으름에서 생긴다.'고 말한 것이 이것이다. 의사는 근본을 찾고 원인을 깊이 생각해서 양심탕, 전진산, 인삼보위탕을 쓴다. 덜 아프거나 아프지 않게 하면 앉아서 그르치는 일이 거의 없다.

아직 눈병이 아닌데 갑자기 이쪽이나 저쪽에 있다고 침을 놓거나 뜸을 뜨면 여름철에 질서를 잃고 흘러 다니는 불이 해치게 된다. 그것이 눈에 어떤 부위에 시작해서 어떤 부위에 멈추는 지 기록하면 어떤 경맥에 들어왔는지 알 수 있다. 몸이 약하면서 눈을 애쓰는데 오줌이 시원하지 않고 흐리게 나오는 병이 같이 있을 때 속을 기르는 기운이 위에 눈동자로 갈 수 없기 때문에 이 병을 많이 앓는다. 또 눈이 먼저 앞에 증상을 얻었다가 계속해서 붉고 눈물이 흐르며 머리가 아프고 차가움과 뜨거움이 번갈아 나타나거나 또는 갑자기 갔다가 오면서 차가운 바람 같은 증상이 있다. 이것은 흔히 속 기름과 겉 지킴이 비워져 살결이 꼼꼼하지 못한데 밖에 삿된 것이 바람가래를 움직였기 때문이다. 치료법은 모두 귤피죽여탕, 《금궤》신기탕으로 그 쇠를 맑게 하고 그 불을 내린다. 또 소요산, 오령산으로 그 바람을 잘 트이게 하고 그 물을 잘 나가게 하면 낫는다.

《동의학사전》

○ 신수안통. 신수동통 외장. 통여신수. 눈의 변화는 없고 눈아픔만을 느끼는 병증. 음양이 고르지 못하여 온다고 본다. 양기가 더 성해서 오는 아픔은 새벽이나 오전에 심해지고 음혈이 부족해서 오는 아픔은 오후나 밤에 심해진다. 눈아픔의 성질과 시간은 일정하지 않다. 양기가 성해서 온 것은 기를 잘 통하게 하고 아픔을 멈추는 방법으로 석고산이나 천궁산을 가감하여 쓴다. 음혈이 부족해서 온 것은 음혈을 보하고 아픔을 멈추는 방법으로 궁귀보혈탕을 가감하여 쓴다.
○ 적통여사. 백정(구결막)에 충혈이 있으나 그리 심하지 않고 아픔도 비교적 경하며 자주 도지는 만성적인 눈병. 간신의 허손으로 생긴다. 백정에 경한 충혈이 있을 뿐이다. 아픔은 심하지 않고 1년에도 여러 번 도진다. 허리와 무릎이 시큰거리고 아프며 손발바닥이 다는 감이 있고 가슴에서 번열이 난다. 간신을 보하는 방법으로 십진탕을 쓴다. 빈혈, 비타민A 부족 등으로 오는 만성 결막염에 해당한다고 본다.

9) 찌르는 눈아픔증

눈이 갑자기 바늘로 찌르는 것처럼 아픈 병증이다. 처음에 약간 머리가 아프고 눈이 아찔하지만 눈은 붉지 않다. 이상한 눈아픔증과 침으로 찌르는 아픔은 같지만 눈이 어지럽고 머리가 아프며 눈알이 항상 켕기는 것이 다르다. 주로 특별한 원인이 없이 오지만 상공막염일 때도 볼 수 있다.

원인과 치료는 아래 책을 본다.

팔정산은 대황 구맥 목통 치자 활석 감초 편축 차전자 각각 같은 양. 가루 내어 5돈씩 물에 달여 밥 먹고 나서 먹는다. 또는 대나무잎, 등심, 파뿌리를 더 넣어 달여 밥 먹고 나서 먹는다.

세심산은 잘 낫는다. 마황 당귀 대황 형개 적작약 감초 각1돈 백출 5푼 박하 7잎. 물에 달여 먹는다.

가미팔정산은 상공막염일 때 쓰며 축축한 뜨거운 독을 없앤다. 감초 치자 등심 상백피 차전자 편축 활석 생지황 대나무잎 대황 목통 구맥 각1돈. 물에 달여 밥 먹고 나서 따뜻하게 먹는다.

《비전안과용목론》

○ 찌르는 눈아픔증. 이 눈이 처음 병에 걸릴 때는 머리가 조금 아프고 눈이 아찔하면서 보는이음새가 항상 당긴다. 자려고 하면 깔깔하고 아프며 눈물이 나와 눈을 뜨기 어렵다. 때때로 침으로 찌르는 것과 서로 비슷하다. 심장에 뜨거운 독이 웅크리고 있고 바람이 가로막 사이에 막혀있기 때문이다. 다음에 점점 겉

흠이 생기다가 서로 당겨서 가득히 가린다. 이런 증상에는 사심탕을 먹은 다음에 보간산을 먹는다. 또 찔러 피를 내고 태양혈에 불로 달구는 침을 놓으면 효과가 있다.

시로 말한다. 눈자위 안이 갑자기 찌르듯 아프네. 뜨거운 독이 숨어서 심장에 웅크리고 있네. 마침내 두 눈이 같이 빠르게 이어지네. 날로 눈을 깜박이면서 당기고 아파지네. 태양혈과 양백혈에 침을 놓네. 약을 먹고 씻어 잘 통하게 해야 하네. 눈꺼풀 안이 은근히 깔깔해서 눈을 뜨기 어렵네. 찔러 피를 내는 것은 절대 하지 말아야 하네.

사심탕은 대황 황금 길경 지모 각1량 마두령 현삼 각1량반 방풍 2량. 위를 가루 내어 물 1잔에 가루 1돈으로 5푼이 되게 달여 밥 먹고 나서 찌꺼기를 없애고 따뜻하게 먹는다.

보간산은 인삼 복령 오미자 궁궁 고본 각1량 충울자 세신 각1량반. 위를 가루 내어 매일 빈속에 묽은 쌀죽에 타서 1돈씩 삼킨다.

《은해정미》

○ 찌르는 눈아픔증은 쑥으로 뜸을 뜨는 듯 침으로 찌르는 듯이 아픈 것은 이상한 눈아픔증과 같다. 그러나 이 병증은 모두 심장에 뜨거운 독이 웅크리고 있고 바람이 가로막 사이에 막혀있기 때문이다. 그래서 눈이 아찔하고 머리가 아프며 보는이음새가 항상 당긴다. 자려고 하면 깔깔하면서 아프고 눈물이 나와서 눈을 뜨기 어렵다. 때때로 침으로 찌르는 것은 서로 비슷하다. 빨리 사심탕, 팔정산 등의 약을 먹는다. 또 입에 물을 머금고 코로 웅황산을 들이마셔서 머리의 증상을 바로잡는다. 때에 맞는 약을 눈에 넣어 피와 기운을 흩어지게 없앤다. 측백잎, 방풍, 형개, 박하, 황련, 생지황 같은 약으로 눈을 씻는다. 검은자위에 못이 박힌 듯 겉흠이 있거나 겉흠이 눌리면서 침으로 찌르듯이 아프면 묽게 만든 약을 눈에 넣는다.

사심탕은 처방은 앞에 눈꺼풀 닭벼슬증 안에 있다. 팔정탕은 처방은 앞에 눈꺼풀 부스럼증 안에 있다.

《세의득효방》

○ 찌르는 눈아픔증. 눈자위가 갑자기 침으로 찌르듯이 아프고 두 눈 뿌리가 바짝 당겨서 앉으나 누우나 불안하다. 이것은 뜨거운 독이 심장에 있기 때문이다. 세심산을 먹은 다음에 앞에 환정산을 먹는다.

《기효양방》

○ 찌르는 눈아픔증을 치료한다. 인삼 복령 천궁 오미자 고본 각1량 세신 충울자 각1량반. 위를 곱게 가루 내어 1돈씩 빈속에 묽은 쌀죽에 타서 먹는다.

《증치준승》

○ 찌르는 눈아픔증. 눈알이 침으로 찌르듯이 아프다. 병은 심장 경맥에 채워진 불이 넘치기 때문이다. 갑자기 침으로 찌르듯이 한두 곳이 아프다. 눈이 붉지 않지만 이것도 심장 경맥에 흐르는 불이다. 어느 부분에서 아픈 지를 나눠서 병이 어느 경맥에 들어왔는지를 알아

야한다. 세심산을 먹은 다음에 환정산이나 유향환, 보간산을 먹는다. 이 병증을 살펴보면 흔히 몸과 눈을 지나치게 애써서 속을 기르는 기운이 위에 눈으로 흘러가지 못하기 때문에 침으로 찌르듯이 아프다. 그래서 그 기르는 기운을 길러야 한다. 만약 불을 식히면 위험하다.

《국방》세심산은 바람이 커다란 뜨거움을 막아 머리와 눈이 어둡고 아프다. 뜨거운 기운이 위로 치솟아 입이 쓰고 입술이 마르며 목구멍과 숨구멍이 붓고 가슴이 답답하면서 벌렁거린다. 목이 많이 마르고 손바닥과 발바닥이 뜨거우며 오줌이 붉으면서 깔깔하고 똥이 막힌 병을 치료한다. 대황(굽는다) 감초 당귀 작약 마황 형개(꽃이삭) 각6돈 백출 5돈. 위를 가루 내어 2~3돈씩 생강과 박하 달인 물로 먹는다. 백출과 대황을 합쳐 심장으로 들어가기 때문에 심장을 씻는 처방이라고 이름 붙였다. 마황과 형개를 같이 써서 겉과 속을 함께 치료하였다.

환정산은 눈에 걸흠과 막이 있고 어두우면서 깔깔하며 눈물이 나온다. 또는 뭉친 피나 흰자위 군살증을 치료한다. 천궁 용담초 결명자 석결명 형개 지실 야국화 야마자 백복령(껍질을 벗긴다) 자감초 목적 백질려 천초(볶아 씨를 뺀다) 음양곽 인진 각반량. 위를 곱게 가루 내어 2돈씩 밥 먹고 나서 찻물에 타서 하루 3번 삼킨다. 잡다한 물고기와 고기, 뜨거운 밀가루 음식, 쑥과 보리 등의 음식을 꺼려야 한다. 어떤 처방은 저실자가 있고 음양곽, 인진, 지실 세 약재가 없다.

유향환은 눈이 쑤시고 머리가 아픈 병을 치료한다. 또는 피가 쳐서 힘살을 당겨 온 몸이 아픈 병을 치료한다. 오령지 2돈 유향 몰약 여름누에똥 초오 각반량 목별자 5개. 위를 가루 내어 술로 삶은 밀가루 풀로 오동나무 씨 크기로 환을 만들어 7환씩 박하와 찻잎을 달인 물로 삼킨다. 머리가 쑤시면 잇달아 3번 먹으면 그친다.

보간산은 찌르는 눈아픔증을 치료한다. 인삼 복령 궁궁 오미자 고본 각1량 세신 충울자 각1량반. 위를 곱게 가루 내어 1돈씩 빈속에 묽은 쌀죽에 타서 먹는다.

《동의보감》

○ 찌르는 눈아픔증. 눈자위가 갑자기 침으로 찌르듯이 아프고 두 눈 뿌리가 바짝 당겨서 앉으나 누우나 불안하다. 이것은 심장에 뜨거운 독이 있다. 먼저 세심산을 먹은 다음에 환정산을 먹는다.(《득효》)

세심산은 중초에 뜨거움이 있어서 머리와 눈이 어둡고 무거우며 목구멍과 숨구멍이 붓고 아프다. 입과 혀에 부스럼이 돋고 손바닥과 발바닥이 답답하게 뜨겁다. 똥과 오줌이 막히고 깔깔한 병을 치료한다. 마황 당귀 대황 형개(꽃이삭) 적작약 감초 각1돈 백출 5푼. 1첩으로 만들어 박하 7잎을 넣고 물에 달여 먹는다.(《직지》)

《심시요함》

○ 찌르는 눈아픔증은 심장 경맥에 속하네. 불과 마름으로 눈알이 아프고 불타올라 돌아다니네. 술을 조심하고 매운

음식을 꺼리며 초조하거나 화내지 말아야하네. 증상이 변한다고 알려주지 않으면 점점 생기네. 흘러 다니는 불이 가벼우면 조금 한 점일 뿐이네. 갑자기 침으로 찌르는 듯 아픈 곳이 있네. 작을 때 점점 심해지는 것을 막으려면 임금불을 잘 통하게 하네. 타오르는 불꽃을 빼내야 스스로 채워지네.

이 증상은371) (풀이 안함) 다음을 먹어야한다.

가감팔정산은 심장에 뜨거움이 눈을 친 병을 치료한다. 붉게 붓고 깔깔하면서 아프며 뜨거운 눈물이 나오고 눈이 부시다. 또 크고 작은 심장 경맥에 삿된 뜨거움과 모든 쌓인 독을 치료한다. 목구멍과 입이 마르고 크게 목이 말라 물을 마신다. 마음이 두근거리고 얼굴이 뜨거우며 어수선하여 편안하지 않다. 입술이 마르고 코피가 나며 입과 혀에 부스럼이 생기고 목구멍이 부으면서 아프다. 오줌이 붉으면서 뻑뻑하고 꽉 막혀서 나오지 않기도 하며 뜨거움이나 피로 오줌이 막힌 병도 함께 치료한다. 활석 감초(잔뿌리) 대황(국수에 싸서 굽는다) 목통 구맥 차전자 치자(볶는다) 편축(가루 낸다) 각각 같은 양. 위를 가루 내어 5돈씩 물 2잔으로 등심 30움큼을 넣고 8푼이 되게 달여 찌꺼기를 없애고 따뜻하게 먹는다. 《내경》에서 '방광이 통하지 않으면 오줌 막힘이 되는데 팔정산으로 치료해서 통하게 한다.'고 하였다. 매끄러우면 없앨 수 있는데 활석, 차전자는 모두 매끄럽다. 빼내면 채워진 것을 없앨 수 있

371) 위에 《증치준승》과 내용이 같아서 풀이 하지 않는다. 한문은 뒤에 붙여놓았다.

는데 대황, 감초, 치자는 모두 빼낸다. 통하게 하면 막힌 것을 없앨 수 있는데 구맥, 편축, 목통, 등심은 모두 통하게 한다. 비워지고 약하면 대황을 써서는 안 된다. 생지황, 상백피, 고죽엽을 더 넣어 시원하게 해서 치료한다.

주조세간산은 채워진 뜨거운 기운이 눈을 쳐서 때가 없이 심하게 아픈 병을 치료한다. 현삼 대황 황금 생치자(볶는다) 생지황 지모 길경 당귀잔뿌리 현명분 각각 같은 양. 위를 곱게 가루 내어 2~3돈씩 밥 먹고 멀리 따뜻한 술에 타서 하루 2번 삼킨다.

《의종금감》《안과심법요결》

○ 찌르는 눈아픔증 노래. 찌르는 눈아픔증은 심장 불이 타오르네. 눈자위와 눈알이 함께 찌르듯이 아프네. 머리가 쑤시고 눈이 아찔하며 보는 이음새가 당기네. 침을 놓은 다음에 가미팔정산인 감초, 치자, 등심, 상백피, 차전자, 편축, 활석, 생지황, 고죽엽, 대황, 구맥, 목통을 쓰네.

가미팔정산 처방은 감초 치자 등심 상백피 차전자 편축 활석 생지황 고죽엽 대황 구맥 목통 각각 같은 양. 위를 거칠게 가루 내어 물 2잔으로 1잔이 되게 달여 밥 먹고 나서 찌꺼기를 없애고 따뜻하게 먹는다.

쉽게 풀이함. 찌르는 눈아픔증은 심장 경맥에 뜨거운 독이 위로 타올랐다. 눈자위와 눈알이 갑자기 침으로 찌르는 듯이 심하게 아프다. 머리가 조금 쑤시고 눈이 아찔하며 보는이음새가 팽팽하게 당긴다. 먼저 태양혈에 불에 달군 침을

놓아 그 샃됨을 밖으로 흩어지게 한다. 그 다음에 가미팔정산을 먹어서 안에 그 뜨거움을 빼낸다.

《동의학사전》
○ 눈알이 갑자기 바늘로 찌르는 것처럼 아픈 증. 열독이 심에 있을 때 생긴다. 일반적으로 흑정(각막)에 성점예막이 있을 때 눈알이 몹시 아프다. 심의 열독을 없애는 방법으로 먼저 세심산(마황, 당귀, 대황, 형개수, 집함박꽃뿌리, 감초, 삽주)을 쓰고 다음에 환정산(궁궁이, 용담, 결명씨, 전복껍질, 형개, 선탱자, 단국화, 역삼씨, 흰솔풍령, 감초, 속새, 남가새열매, 꼭두서니, 삼지구엽초, 생당쑥)을 쓴다. 각막침윤이나 궤양 때 볼 수 있다.

10) 심한 눈가려움증

눈이 참기 어려울 정도로 가려운 병증이다. 눈초리와 눈꺼풀, 흰자위, 검은자위가 가렵다. 평소 조금씩 가려운 것이 아니라 벌레가 기어 다니는 것처럼 가려워서 참기 어렵다. 이 병증은 하나가 아니라 여러 병증에서 경험할 수 있다. 봄철 각결막염, 결막과민성 염증이나 만성 결막염, 안검연염 때 볼 수 있다.

알레르기성 결막염은 보통 건초열 증상(알레르기성 비염)과 함께 가벼운 결막염이 나타난다. 원인균 없이도 체질적인 이상에 의해서나 어떤 유발물질에 의해서 결막염이 발생한다. 유발물질은 꽃가루, 풀, 동물 털 등이며 면역체계 이상에 의해 나타나기도 한다. 증상은 눈이 가렵고 눈물이 나면서 붉다. 심하면 흰자위가 붓고 눈꺼풀도 부으며 눈이 안으로 빠지는 느낌이 들기도 한다. 눈꺼풀 결막 안쪽에 조그마한 돌기들이 많이 생기고 이물감이 많다. 만성일 때는 눈이 가렵고 눈곱이 계속 끼는 증상이 나타난다. 치료는 완치하는 것이 아니고 증상에 대한 관리가 목적이다. 화장품, 애완동물 등 가능한 원인을 멀리한다.

1. 계절성 알레르기 결막염 : 건초열 결막염이라고 하며 알레르기 병력을 가진 사람에게 발생한다. 계절에 따라 발생한다.

2. 비계절성 알레르기 결막염 : 알레르기 결막염 중 70% 정도를 차지하며 계절에 관계없이 나타난다. 알레르기 비염, 피부염, 천식을 동반하기 쉽다. 증상은 24시간 지속되며 항원이 없어지면 빠르게 회복된다.

3. 봄철각결막염 : 봄과 여름에 자주 발생한다. 보통 사춘기 전에 발병하고 남자가 더 많다. 심한 가려움을 호소하고 끈끈하고 실 같은 점액성 분비물이 나온다. 위 눈꺼풀에 거대유두가 생기고 거짓막도 생긴다. 병이 진행되면 각막염이나 각막궤양으로 각막흉터를 남길 수 있다. 원추각막의 발생빈도가 높다. 스테로이드로 가려움증을 호전시키지만 단기간 사용해야 한다. 혈관수축제와 냉찜질을 한다. 증상이 심한 사람은 추운지방으로 이주해도 좋다.

4. 거대유두 결막염 : 콘택트렌즈나 의안을 착용하는 경우에 발생한다. 가려움과 점성 분비물, 충혈, 위 눈꺼풀에 중

등도나 거대유두(직경1~2mm)가 생긴다.

  원인과 치료는 아래 책을 본다. 그 외에 간장에 뜨거움으로 눈이 가렵고 깔깔하면서 침침할 때는 인삼강활산을 쓴다.

  사생산은 눈꺼풀 복숭아증을 본다.

  광대중명탕은 방풍 국화 용담초 감초 세신 각각 같은 양. 위를 거칠게 가루내어 물 1잔으로 반잔이 되게 달여 찌꺼기를 없애고 뜨거운 김을 쏘여 씻는다. 《안과심법요결》

  비웅단은 웅황(가장 좋은 약으로 갈아서 물에 뜬 것을 말린다) 4돈 현명분 3돈 붕사 2돈 웅담1돈 용뇌 5푼. 이 처방에서 웅황, 붕사는 서늘하고 고르면서 조금 뻑뻑하여 삿됨을 몰아내고 때를 없앤다. 현명분은 크게 쓰면서 크게 차가워서 뜨거움을 이기고 살을 깨끗하게 한다. 돕는 약으로 용뇌는 바탕은 서늘하지만 타고난 바탕은 뜨겁다. 향기가 있고 매운 맛으로 떠도는 바람을 쫓으면서 음에 불을 누른다. 옮는 눈붉음증 등의 증상을 치료한다. 날아다니는 곰이 앞도 없이 개를 향해 공격하듯이 그 능력을 빌어서 이렇게 처방 이름을 지었다. 《목경대성》

  벽력화는 석담 한 약재를 푸르른 초록 빛깔이면서 밝은 것으로 4량을 골라 빻아서 부순다. 황련, 황백, 황금, 대황, 용담초, 호황련, 강활, 세신, 마황, 박하잎, 형개(꽃이삭), 천후추372), 궁궁, 당귀, 옻, 홍화, 소목, 목단피, 큰지황, 적작약을 모두 20개 약재를 각각 2돈씩 해서 빻아 거친 가루로 만든다. 석회를

---

372) 사천에서 나는 후추.

넣지 않은 술 큰 1병에 이틀 밤낮으로 담갔다가 불로 반쯤 마를 때까지 달인다. 진한 즙을 베로 걸러 찌꺼기를 없애고 따로 작은 구리그릇 안에 넣고 끓이면서 석담을 넣고 쉬지 않고 저어 아주 끈끈하면 빨리 긁어내 햇볕에 말린다. 위의 처방은 오로지 뜨거운 바람이 위로 올라가 막힌 병을 치료한다. 두 눈이 붉게 붓고 아프며 깔깔해서 뜨기 어렵다. 남아있는 바람과 가림이 진하지만 병과 몸 상태가 모두 튼튼해 독을 견딜 수 있다. 그 타고난 바탕을 생각해보니 석담은 신맛으로 아주 심하게 껄끄럽게 해서 축축함을 거두고 더러운 것을 없애 나가지 못하게 한다. 그것을 다시 오른쪽처럼 만들어 바람을 없애고 피를 흩어지게 하며 불을 빼내고 벌레를 죽이는 약술이 되었다. 바탕은 있지만 타고난 바탕을 바꾸어서 위에 증상을 벼락처럼 빠르게 치료한다. 단단하지 않으면 터지지 않고 삿된 것이 없으면 죽지 않기 때문에 이름 붙였다. 《목경대성》

  향소산은 자소엽 향부자 각2량 귤피 1량 감초 5돈.

  궁소음은 지경이진탕에 천궁 자소엽 시호 갈근을 더 넣는다.

  다조소간산은 하고초 4량 향부자 2량 감초 1량 치자 5돈.

  갈화해정탕은 갈화 사인 백두구 목향 인삼 백복령 신곡 백출 건강 택사 저령 귤홍 지각.

  인삼강활산은 강활 독활 인삼 천궁 시호 지골피 길경 지각 적복령 전호 천마 감초 각1돈. 방풍 형개를 더 넣기도 한다. 물에 달여 밥 먹고 나서 먹는다.

치자승기산은 모든 붉은 핏줄이 눈자위에 얽혀있거나 뜨거운 바람으로 아프고 가렵거나 흰자위 군살증이 있거나 눈곱이 많고 눈물이 뻑뻑하거나 눈이 부시고 해를 싫어해서 뜨기 어려운 병을 치료한다. 백질려 선태 곡정초 감초 목적 황금 결명자 감국 치자 천궁 형개 강활 밀몽화 방풍 만형자 각1돈. 2돈씩 빈속이나 자기 전에 찻물로 먹는다. 《심시요함》

제습탕은 창출 후박 반하 각1돈반 곽향 진피 지부자 백선피 각1돈 감초 5푼 생강7 대추2. 물에 달여 밥 먹고 나서 먹는다.

만응선화산은 창출 4돈 적작약 3돈 결명자 당귀 감초 천궁 방풍 백질려 백복령 강활 선태 사퇴 각1돈. 《원기계미》

외용약은 백반 황련 감초 각1돈 대추1개. 위의 약을 밥공기 12그릇 정도의 물을 부어 밥공기 하나 정도까지 달인 다음 여과지에 거른다. 냉장고에 넣어두었다가 필요할 때 가려운 눈에 넣는다.

춘설고는 눈이 붉게 붓고 겉흠가림이 생긴 병을 치료한다. 박초 5돈 붕사 3돈 용뇌 1돈. 오른쪽을 아주 곱게 갈아 조금 떼어 침으로 적셔 눈에 넣고 감는다. 조금 있다가 눈을 떠 눈물이 나오면 효과가 있다.

《비전안과용목론》

○ 심한 눈가려움증. 이 눈은 처음 병에 걸릴 때는 갑자기 심하게 가려워 참기 힘들다. 이것은 간장에 바람이 있고 쓸개에 막혀있던 뜨거움이 위로 치솟았기 때문이다. 찔러 뭉친 피를 나오게 하고 불로 달군 침으로 양백혈과 태양혈 두 경혈에 침을 놓은 다음에 오사탕, 환정산, 마두령환을 먹으면 낫는다.

시로 말한다. 때때로 눈자위가 심하게 가려워 참기 어렵네. 이 병의 뿌리와 원인을 누가 찾을 것인가. 눈알의 기운은 쓸개로 이어져있네. 다른 뜨거운 바람을 만나 위에 들어왔네. 양백혈에 침을 찌르네. 오사탕을 먹으니 병이 스스로 가벼워지네. 이런 날에 환약과 가루약을 잊지 않네. 사람들에게 알려서 병에 깊은 뿌리를 없애네.

오사탕은 먹구렁이 고본 방풍 작약 강활 각1량 궁궁 세신 각반량. 위를 가루 내어 날마다 밥 먹고 나서 묽은 쌀죽에 타서 1돈씩 삼킨다.

환정산은 방풍 차전자 현삼 석결명 오미자 세신 각1량 지모 5돈. 위를 가루 내어 날마다 밥 먹고 나서 묽은 쌀죽에 타서 1돈씩 삼킨다.

마두령환은 마두령 시호 복령 각1량반 현삼 길경 세신 각1량. 위를 가루 내어 졸인 꿀로 오동나무 씨 크기로 환을 만들어 날마다 빈속에 찻물로 10환씩 삼킨다.

《은해정미》

○ 심한 눈가려움증. 심한 눈가려움증은 간장 경맥이 뜨거움을 받았는데 또 쓸개가 비워진 뜨거움으로 삿된 바람이 쳤기 때문이다. 그래서 간장이 뜨거움을 지나치게 머금으면서 간장이 바람을 받았다. 나무가 흔들리고 바람이 움직이면서 그 가려움이 나타났다. 그러므로 모든 가려움은 비워짐에 속하고 비워지면 가렵다. 모든 아픔은 채워짐이고 채워지면 아프

다. 검은자위가 가렵거나 눈꺼풀이 가려우면 단약을 눈에 넣거나 구운 생강으로 문지른다. 그러면 눈물이 나오면서 가려움이 멈춘다. 또 축축하면서 가려우면 벽천단으로 눈을 씻거나 동틀 무렵에 소금물로 씻는다. 또는 상백피, 방풍, 형개, 박하 같은 약을 눈에 넣는다.

물었다. 눈이 바람을 맞으면 가려운데 왜 그런가? 대답했다. 간장과 폐장 두 경맥이 삿된 바람을 받았다. 치료법은 가려울 때 삼상환, 발운산, 면과산을 쓰고 바람을 없애는 약으로 씻는다.

삼상환은 심한 눈가려움증을 치료한다. 이 환약을 먹으면 낫는다. 생강가루 고백반 흰붕사. 위를 가루 내어 입에 침으로 섞어 좁쌀 크기로 해서 쓸 때는 1환씩 안쪽 눈초리에 넣으면 그친다.

면과산은 축축하게 눈물이 나와서 짓무른 눈꺼풀을 치료한다. 당귀 황련 각1돈 동청 7푼 고백반 4푼 박초. 위를 곱게 가루 내어 촘촘한 비단으로 1개씩 용안육 씨 크기로 싸서 단단히 묶는다. 쓸 때는 1개씩 끓인 물 반잔에 타서 하루 2번 씻는다.

○ 바람으로 눈가려움증. 물었다. 사람이 눈병에 걸려 바람을 맞으면 심하게 가려운데 왜 그런가? 대답했다. 이것은 간장이 비워졌으면서 뜨거운 바람이 쌓여 있는데 쓸개경맥에 바람 독이 위를 쳐서 눈으로 들어갔기 때문이다. 그래서 바람을 만나면 가렵다. 찔러 피를 내고 고본오사탕, 보담탕을 먹는다.

고본오사탕은 고본 먹구렁이 방풍 강활 백작약 천궁 세신. 위를 술에 담그거나 달여 먹어도 된다.

보담탕은 전호 마두령 복령 각1량 시호 인삼 길경 세신 현삼. 위를 졸인 꿀로 환을 만들어 3돈씩 먹거나 물에 달여 먹어도 된다.

《세의득효방》

○ 심한 눈가려움증. 눈이 아주 심하게 가려운데 눈알과 눈초리 끝까지 모두 가려워 눈꺼풀을 오므릴 수 없다. 이것은 쓸개가 먼저 뜨거운 바람을 받아서 얻었다. 구풍일자산을 먹어야 한다.

구풍일자산은 천오(볶아 껍질 끝을 없앤다) 반량 강활 방풍 각1푼 천궁 형개. 위를 가루 내어 2돈씩 밥 먹고 나서 박하 달인 물에 타서 삼킨다.

《향약집성방》

○ 눈이 가렵고 당긴다. 《성혜방》에서 말했다. 눈이 가렵고 당기면 바람기운이 눈꺼풀과 눈초리 사이에 들어와 피와 기운, 진액과 서로 뭉쳤기 때문이다. 눈초리가 가려우면서 눈물이 나오고 눈초리가 항상 붉고 축축하다. 그래서 곁눈질하는 눈이라고 한다.373)

《성혜방》에 눈에 바람이 들어와 가렵고 붉으며 당기는 병을 치료한다. 소금 1량 오적골(곱게 간다) 반량. 오른쪽을 맑은 신좁쌀죽 물 2큰잔으로 1작은잔이 되게 달여 무명천에 걸러 맑은 것을 얻는다. 구리젓가락으로 삼씨만큼 떠서 하루에 3~5번 이상 눈에 넣는다. 밤에 잠자려

---

373) 눈꺼풀테 짓무름증에 《제병원후론》내용과 같다. 이 내용만 보면 눈꺼풀테 짓무름증이지만 아래 처방 내용은 눈가려움증에 해당하기 때문에 이 병증에 붙인다.

고 할 때 또 넣고 다음날 아침에 따뜻한 맑은 좁쌀죽 물로 씻는다.

눈이 가렵고 당기며 붉고 깔깔한 병을 치료한다. 개 쓸개즙을 눈에 흘려 넣으면 좋다.

《성제총록》에 눈이 가려워 참을 수 없는 병을 치료한다. 쓸개를 북돋는다. 전호(뿌리머리를 없앤다) 인삼 마두령 적복령 각1량반 길경(볶는다) 세신 시호(싹을 없앤다) 현삼 각1량. 오른쪽을 곱게 가루 내어 졸인 꿀로 오동나무 씨 크기로 환을 만들어 30환씩 미음으로 삼킨다.

눈이 가렵고 눈꺼풀이 당기는 병을 치료한다. 갈근(자른다) 목통(자른다) 상백피 지골피 각1량반 백선피 1량. 오른쪽을 거칠게 가루 내어 5돈씩 물 2잔으로 1잔이 되게 달여 찌꺼기를 없애고 밥 먹고 나서와 잠자려고 할 때 따뜻하게 먹는다.

《기효양방》

○ 눈이 가렵고 당기며 붉게 붓거나 눈 속에 모든 병을 치료한다. 황련에 잔뿌리를 없애고 자른 반량을 사람 젖에 담갔다가 눈초리 속에 넣는다.

또 다른 처방은 바람이 들어온 모든 눈을 치료한다. 거죽 위가 가렵고 붉은빛깔의 부스럼이 생기며 위와 아래 눈꺼풀 거죽이 짓무른다. 때도 없이 나타나며 해가 지나도 낫지 않는다. 먼저 꿀 조금을 도자기 그릇에 담아 약한 불 위에서 따뜻하게 해서 뜨거워지면 경분을 넣고 저어 고르게 한다. 눈에 때 없이 가려운 곳에 넣는다.

바람독이 위로 쳐서 두 눈이 갑자기 붉고 은근히 깔깔하며 뜨기 어려운 병을 치료한다. 건강이 많고 적은지를 거리끼지 말고 깨끗이 씻어 자른다. 쓸 때는 2돈씩 얇은 비단에 단단히 싸서 끓여 거품을 내면서 뜨거울 때 씻는다. 차가워지면 다시 따뜻하게 해서 다시 씻는다.

바람독이 눈을 쳐서 붉게 붓고 가려우면서 아픈 병을 치료한다. 황련(잔뿌리를 없앤다) 만형자 각반량 오배자 3돈. 작게 썰어 3번에 나눠서 신선한 물로 달여 거른 맑은 즙을 손으로 뿌리듯이 씻으면 효과가 있다.

《증치준승》

○ 벌레가 기어 다니듯 가려운 증상. 때때로 이거나 조금 가려운 그런 가벼운 증상을 말하는 것이 아니다. 벌레가 기어 다니듯이 가려워서 참을 수가 없다. 병이 되는 것은 하나가 아니다. 눈 위에 증상이 있거나 없는지를 조사해서 그 병이 나아가거나 물러나는지를 정한다. 가림이 있거나 가림이 없어도 모두 심하게 가려운 병이 있다. 병의 원인은 하나가 아니다. 삿된 바람으로 가려운 경우와 피가 비워지고 기운이 움직여 가려운 경우가 있다. 비워진 불이 낙맥으로 들어가 삿된 기운이 다니면서 가려운 경우와 삿된 것이 물러가고 불이 없어지고 나서 기운과 피가 잘 다니고 맥락이 잘 흘러 가려운 경우가 있다.

병이 있는 눈을 때때로 치료하지 않으면서 가려운 경우가 있다. 이때는 한번 가려우면 병이 한번 심해진다. 의사가 치료한 다음에 가려우면 병이 반드시 빨리 없어진다. 감당하기 어려울 정도로 심하게 가렵고 때때로 자주 생기면서 눈이 밑으로 꺼져 들어가듯이 느끼면 목숨이 오래 남지 않았다. 심하게 가려우면서 눈이 빠지면 죽기를 기다린다. 가려우면서 눈물이 많으면 피가 비워졌으면서 불을 끼고 있다. 대체로 아픔은 채워짐에 속하고 가려움은 비워짐에 속한다. 불이 있거나 삿된 불이 비워진 틈을 타고 들어오지만 그것이 본래 병이 아니다.

《동의보감》

○ 심한 눈가려움증. 눈이 아주 심하게 가려운데 눈알과 눈초리 끝까지 모두 가려워 눈꺼풀을 오그릴 수 없다. 이것은 쓸개가 뜨거운 바람을 받아 얻는다. 구풍일자산을 먹어야 한다.(《득효》)

구풍일자산은 눈이 아주 심하게 가려운 병을 치료한다. 천궁 형개 천오(굽는다) 각5돈 강활 방풍 각2돈반. 오른쪽을 가루 내어 2돈씩 박하 달인 물에 타서 밥 먹고 나서 삼킨다.(《득효》)

《심시요함》

○ 눈 가려움증. 가려움은 바람 때문이거나 불 때문이거나 피가 비워졌기 때문이다. 대체로 불을 내리고 피가 돌아다니면 눈이 가렵고 다시 밝아지려고 한다. 불이 흩어지고 나서 가려우면 간장을 고르게 하고 기르면서 늘리는 치료를 한다.

○ 벌레가 돌아다니듯이 가렵네. 병은 간장과 심장에 속하네. 병이 없으면서 가렵네. 병이 들어오기 시작하네. 병이 있으면서 가렵네. 그 병이 점점 깊어지네. 항상 조금 가렵네. 또 또렷하게 알아야하네. 가볍거나 심함과 나아감이나 물러남이네. 그 원인을 살펴야하네.

이 증상은374) (풀이 안함) 다음을 먹어야한다.

구풍일자산은 눈이 참을 수 없이 가려운 병을 치료한다. 천오(굽는다) 천궁 형개(꽃이삭) 각5돈 강활 방풍 각2량5돈. 위를 곱게 가루 내어 2돈씩 밥 먹고 나서 박하 달인 물에 타서 삼킨다.

인삼강활탕은 간장이 뜨겁기 때문에 깔깔하고 가려우며 어둡고 흐릿한 병을 치료한다. 적복령 인삼 강활 독활 지골피 천궁 시호 길경 가는감초 지각 전호 천마 각각 같은 양. 위를 잘게 썰어 맑은 물 2잔으로 8푼이 되게 달여 찌꺼기를 없애고 뜨겁게 먹는다. 심하게 가려우면 방풍, 형개를 더 넣는다.

광대중명탕은 두 눈꺼풀이 붉게 짓무르고 뜨거우면서 붓고 아픈 병을 치료한다. 아울러 눈초리가 붉으면서 눈꺼풀까지 심하게 가려워 긁으면서 터지고 짓무르며 눈두덩에 부스럼이 생기거나 눈에 눈곱이 많으면서 아프며 은근히 깔깔해서 뜨기 어려운 병을 치료한다. 방풍 천후추 용담초 감초 세신 각각 같은 양. 위를 콩 크기로 썰고 안에 감초는 썰지 않고 1묶음으로 만든다. 먼저 물 큰 1잔 반으로 용담초를 달여 절반으로 말린다. 다시 나머지 세 약을 넣고 작은 반잔이 되게 달여 찌꺼기를 없애고 맑은 즙을 뜨거울 때 씻고 나서 거듭 펄펄 끓여 아

---

374) 위에 《증치준승》과 내용이 같아서 풀이 하지 않는다. 한문은 뒤에 붙여놓았다.

주 뜨겁게 한다. 하루에 5~7번 씻으며 씻고 나서 눈을 감고 잠깐 있으면 가려움이 줄어든다.

《장씨의통》

○ 눈 가려움증이 차가운 바람 때문이면 생강가루에 흰 꿀을 섞어 눈에 넣는다. 뜨거운 바람 때문이면 사생산이나 또는 황기, 방풍, 백질려, 강활, 선태, 황금, 감초 같은 약이다. 불 때문에 붉고 아프면 불을 내리는 약을 구한다. 피가 비워져 가려우면 사물탕에 강활, 방풍, 백질려, 황기이다.

○ 벌레가 기어 다니듯 가려운 증상.375) (풀이 안함) 치료는 생강가루, 고백반, 붕사를 침에 섞어 쌀알 크기로 해서 쓸 때는 1환씩 안쪽 눈초리에 넣는다. 또는 소금물로 끓여 김을 쏘여 씻는다. 치료되지 않으면 안쪽과 바깥 눈초리에서 부추 잎만큼 떨어진 곳에 뜸을 7장 뜨면 가려움이 그친다. 검은자위 게눈증이나 검은자위 검은구슬증 같은 증상에 가려우면 마찬가지로 뜸을 뜬다. 심하게 아프면 모두 채워진 불에 속한다. 함부로 뜸을 뜨지 않는데 오히려 아주 더 심하게 된다.

《의종금감》《안과심법요결》

○ 눈 가려움증 노래. 눈이 가려우면 모두 간장과 쓸개에 바람 때문이네. 눈초리와 눈꺼풀, 검은자위와 흰자위에 가려움이 생기네. 밖으로 광대중명탕으로 씻고 안으로 형개, 방풍, 강활, 천오, 천궁

---
375) 《증치준승》과 같은 내용은 풀이하지 않는다. 한문은 뒤에 붙여놓았다.

을 먹네.

광대중명탕 처방은 책 마지막을 본다.

구풍일자산 처방은 형개(꽃이삭) 5돈 방풍 2량5돈 강활 2량5돈 천오(굽는다) 5돈 천궁 5돈. 위를 곱게 가루 내어 골고루 섞어 2돈씩 밥 먹고 나서 박하 달인 물에 타서 삼킨다.

쉽게 풀이함. 눈이 가려운 증상은 모두 간장과 쓸개 두 경맥이 삿된 바람을 받았기 때문에 나타난다. 눈꺼풀 옆이나 눈초리 안에 있다가 심하면 눈자위와 눈알까지 이어져 가려운데 참을 수 없이 가렵다. 밖으로 광대중명탕으로 김을 쏘여 씻고 안으로 구풍일자산을 먹어 삿된 바람을 흩어지게 한다.

《목경대성》

○ 눈 가려움증. 가려운 병이 오는 이유는 과연 무엇인가. 불이거나 바람이거나 피가 없어졌네. 병이 있으면서 가려우면 가려움이 더욱 심해지네. 가려우면서 병이 없으면 병은 점점 좋아지네. 눈에 넣고 약을 먹고 나면 치료법이 없네. 약 먹기를 끊고 결국 신선 의사를 찾네.

이 눈 가려움증은 독충이 몸 위를 기어 다니듯이 사람을 몸서리치게 해서 정말로 참을 수 없어 평소와 견주지 못할 정도이다. 그 원인은 하나가 아니다. 삿된 바람이 있어 가려운 경우가 있고 삿된 불이 있어 가려운 경우가 있다. 삿된 것이 물러가고 불이 없어지고 나서 기운과 피가 잘 다니고 맥락이 잘 흘러 가려운 경우가 있다. 병이 있는 눈을 오랫동안 치료하지 않아서 가려우면 한번 가려울 때 한번 병이 심해진다. 모아서 말하면

치료한 다음에 가려우면 병이 빨리 없어지고 이유 없이 가려우면 병이 오고 위험하게 된다. 견디기 어렵게 가렵고 때때로 자주 생기며 눈이 밑으로 꺼져 들어가는 듯 느끼거나 또 심하게 가려워 비비는데 눈이 튀어 나오면 목숨을 더 끌지 못한다. 눈물이 많으면 피가 비워지고 불이 생겼다.

눈 위에 증상이 있거나 없는지를 조사해서 그 병이 나아가거나 물러나는지를 정한다. 나타난 증상이 없으면서 단지 참기 어렵게 가렵다면 잠깐 비웅단을 넣는다. 물러나지 않으면 벽력화를 넣는다. 다시 그치지 않으면 자세히 맥을 보고 약을 쓴다. 맥이 팽팽하면서 떠있고 눈물이 나오면 이것은 삿된 바람이므로 향소산, 궁소음으로 치료한다. 맥이 빠르고 작으면서 구명지면 다조소간산이다. 술을 즐겨 먹어서 왔으면 갈화해정탕이다. 맥이 가라앉고 느리며 힘이 없고 작으면 크게 북돋고 크게 뜨거운 약을 써야 한다. 그렇지 않으면 반드시 잘 못된다. 《언》에서 '벌건 대낮에 귀신이 나타나거나 평평한 길에 마을 사람이 넘어진다.'고 하였는데 이런 뜻이다. 증상을 치료할 때는 조심하고 신중해야 하며 소홀하지 않아야 한다.

《동의학사전》

○ 목양. 안내 풍양, 양여충행증, 안양난인외장, 양극난인. 눈이 가려운 감을 주증으로 하는 병증. 간이 풍사의 침습을 받아 눈에 작용할 때, 화사가 없어지고 기혈이 잘 순환하기 시작할 때, 풍습열사가 눈에 작용할 때, 사독이 눈에 침범하고 다시 풍사의 작용을 받았을 때, 허화가 눈의 낙맥에 침습할 때 생긴다. 증상은 참기 어려울 정도로 가려운 것이 특징이다. 이 때 눈에는 특별한 변화가 없는 것도 있고 눈꺼풀이 벌겋게 붓고 수포가 있는 것도 있으며 눈귀와 눈구석, 눈꺼풀 기슭이 벌겋게 허는 것도 있고 백정(구결막)이 약간 피지는 것도 있다. 풍으로 온 것은 다만 가렵기만 하다. 이때에는 풍을 없애고 가려움을 멈추는 방법으로 구풍일자산이나 오사탕에 남가새열매, 단국화, 순비기나무열매 등을 더 넣어서 쓰며 기혈이 잘 순환하기 시작하면서 온 것은 대체로 풍열로 생긴 눈병이 낫기 시작할 때 가렵기만 한 것인데 이때에는 풍열을 없애고 가려움을 멈추는 방법으로 치자승기산을 쓰고 풍습열로 온 것은 눈꺼풀 기슭이나 눈귀가 벌겋게 허는데 이때에는 풍열을 없애고 가려움을 멈추는 방법으로 제습탕에 댑싸리씨, 백선뿌리껍질을 더 넣어서 쓴다. 풍독으로 온 것은 눈꺼풀이 벌겋게 붓고 수포가 생기는데 이때에는 독을 풀고 가려움을 멈추는 방법으로 위유산(황련, 결명씨, 둥글레, 물푸레껍질, 단국화, 방풍, 치자)에 금은화, 연교를 더 넣어 쓰고 허화로 온 것은 양혈식풍하는 방법으로 만응선화산(삽수, 메함박꽃뿌리, 결명씨, 당귀, 감초, 궁궁이, 방풍, 흰솔풍령, 강호리, 매미허물, 뱀허물)을 쓴다. 눈에는 청량고나 춘설고를 넣는다. 춘기 카타르, 눈꺼풀과 결막의 과민성 염증, 만성 결막염, 안검연염 때 볼 수 있다.

11) 상한병후 눈병증

상한병이 낫고 난 다음에 눈이 붉게 붓고 아픈 병증이다. 눈동자구멍이 벌어지고 검은 속티가 어지럽게 날아다니며 멀리 볼 수 없다.

원인과 치료는 아래 책을 본다.

결명산은 황금 감국 목적 결명자 석고 적작약 천궁 강활 감초 만형자 각각 같은 양. 3돈씩 생강 5조각을 넣고 물에 달여 밥 먹고 나서 먹는다.

춘설고는 눈이 붉게 붓고 겉흠가림이 생긴 병을 치료한다. 박초 5돈 붕사 3돈 용뇌 1돈. 곱게 갈아 조금 떼어 침으로 적셔 눈을 감고 넣는다. 조금 있다가 눈을 떠 눈물이 나오면 효과가 있다.

보양탕은 상한병에 남은 삿된 것이 흩어지지 않고 위에 빈 구멍으로 달려간 병을 치료한다. 은근히 깔깔하고 붉게 부으며 겉흠이 생기고 눈이 부시며 머리뼈가 아프다. 강활 독활 각6푼 백작약 생지황 택사 각3푼 인삼 백출 복령 황기 자감초 당귀 숙지황(술에 씻어 불로 말린다) 각4푼 시호 방풍 각5푼. 1첩으로 해서 물 2잔으로 1잔이 되게 달여 찌꺼기를 없애고 뜨겁게 먹는다. 《증치준승》

강활승풍탕(《원기》)은 눈곱이 많고 눈이 흐리며 깔깔하고 눈이 부시다. 핏줄이 눈자위를 뚫고 머리가 아프며 코가 막힌다. 부어오르고 콧물과 눈물이 있으며 골 꼭대기가 가라앉듯이 무겁다. 눈썹뼈가 시고 쑤시다. 밖에 겉흠이 있는데 구름이나 안개, 엉킨 실, 저울에 눈금, 소라껍질 같은 병을 모두 치료한다. 백출 5푼 지각 강활 천궁 백지 독활 방풍 전호 길경 박하 각4푼 형개 감초 각3푼 시호 7푼 황금 5푼. 1첩으로 해서 물 2잔으로 1잔이 되게 달여 찌꺼기를 없애고 뜨겁게 먹는다. 《증치준승》

가감지황환은 사물이 눈을 해쳤을 때 치료한다. 생지황(술로 찐다) 숙지황 각 반근 우슬 당귀 각3량 지각 2량 행인(껍질을 없앤다) 강활 방풍 각1량. 어떤 책에는 각각 같은 분량으로 한다. 곱게 가루 내어 졸인 꿀로 오동나무 씨 크기로 환을 만들어 30환씩 빈속이나 밥 먹기 전에 따뜻한 술로 삼킨다. 묽은 소금물도 괜찮다. 이 처방에서 지황은 신장 물과 진짜 음을 북돋아 임금으로 삼는다. 신장 물이 부족하면 신하불이 반드시 세차기 때문에 생숙지황으로 신하불을 물러나게 한다. 우슬은 죽은피를 쫓아내고 당귀는 새로운 피를 더하기 때문에 신하로 삼는다. 밀기울로 지각을 볶아 위장 기운을 조화롭게 한다. 위장은 피가 많고 피를 만드는 곳이기 때문에 그 근원을 북돋는다. 행인은 마른 것을 축축하게 한다. 피가 적으면 마르게 되기 때문에 도우미로 삼는다. 강활, 방풍은 모두 올라가게 하고 잘 통하게 한다. 크게 삿된 바람을 없애기 때문에 심부름꾼으로 삼는다. 온갖 감정과 다섯 적, 배고픔과 배고픔 그리고 심하게 일해서 눈자위가 아프면 당귀양영탕을 함께 먹는다. 상한병이 나은 다음에 온 병이나 피가 적거나 피가 비워졌거나 피가 없어진 병에도 같이 먹는다. 《증치준승》

축비벽운산은 부어오르면서 붉고 어두

우며 눈이 부시다. 그리고 은근히 깔깔하면서 아프고 가렵다. 코가 막히고 머리가 아프고 골이 시다. 밖에 겉흠이 있고 눈자위에 군살이 있으며 눈곱과 눈물이 끈적여 달라붙는 병을 치료한다. 아불식초 2돈 청대 천궁 각1돈. 곱게 가루 내어 먼저 물을 입에 가득 머금고 쌀알만큼을 코 안에 불어 넣는다. 눈물이 나올 정도로 하며 때가 없다. 이 처방에서 아불식초는 독을 풀기 때문에 임금으로 삼고 청대는 뜨거움을 없애기 때문에 도우미로 삼는다. 천궁은 크게 매워서 삿됨을 없애고 머문 것을 깨뜨리기 때문에 심부름꾼으로 삼는데 올라가 뚫는 약이다. 대개 솥에 뚜껑을 여는 방법처럼 항상 삿된 독을 닫히지 않게 하면 나가는 길이 있다. 그래서 힘이 적으면서도 날카로워서 코에 불어 넣는 만큼 효과가 있다. 항상 코에 불어넣어서 그 힘을 모아야 한다. 모든 눈병에 쓸 수 있다. 《증치준승》

《비전안과용목론》

○ 상한병후 눈병증. 이 눈이 처음 병에 걸릴 때는 상한병에 일찍 일어났기 때문이다. 뜨거움병에 걸린 다음에는 오장에 기운이 완전하지 않고 육부에 뜨거움이 다하지 않기 때문에 몸이 비워져서 쉽게 해친다. 이때 뜨거운 음식을 지나치게 많이 먹게 되면 눈병을 앓는다. 검은 속티를 보고 눈동자구멍이 벌어지며 나타났다 없어졌다 하면서 붉게 붓고 눈물이 나온다. 찔러 뭉친 피를 나오게 하고 웅담환, 생서각음자, 사간탕을 먹는다. 절대로 약을 눈에 넣지 말아야 하는데 눈알을 해칠까 두렵다.

시로 말한다. 뜨거움병과 상한병 다음에 비워졌네. 음식으로 뜨거움이 막혀 두 눈을 앓게 하네. 눈알이 쑤시다가 어느 날 먼저 어둡게 보네. 오래지 않아 왼쪽과 오른쪽이 함께 당기네. 붉게 부어서 반드시 눈꺼풀 안을 찔러 피를 내야 하네. 생서각음자가 가장 잘 몰아내네. 다음에 결명환 반제를 먹네. 벗어났어도 흰 살이 다시 뭉치네. 눈에 약을 넣으면 마땅하지 않으니 어떤 일이 생길 수 있네. 부스럼이 생겨 검은자위를 무너뜨릴까 두렵네. 눈동자구멍이 갑자기 열려 검은자위까지 커지네. 예전에 간장과 신장에 바람이 있고 비워졌었네. 신비로운 처방인 웅담환을 눈에 넣고 먹네. 두 눈이 밝아지고 문득 처음으로 돌아오네. 만약 눈앞에 속티가 나타났네. 3년이나 2년에야 비로소 없앨 수 있네.

웅담환은 웅담 1개 석결명 차전자 택사 세신 각1량 건지황 충울자 각2량 황소쓸개 1개. 위를 가루 내어 졸인 꿀로 오동나무 씨 크기로 환을 만들어 빈속에 찻물로 10환씩 삼킨다.

생서각음자는 생서각 길경 각2량 영양각 인삼 복령 황금 지모 방풍 각1량. 위를 곱게 가루 내어 물 1잔에 가루 1돈으로 5푼이 되게 달여 찌꺼기를 없애고 따뜻하게 먹는다.

사간탕은 석결명 천대황 길경 차전자 망초 각1량 영양각 방풍 각1량반. 위를 아주 곱게 가루 내어 물1잔에 가루 1돈으로 5푼이 되게 달여 찌꺼기를 없애고 따뜻하게 먹는다.

《은해정미》

○ 상한병후 눈병증. 상한병후 눈병증은 큰 병이 갓 나았지만 일찍 나섰기 때문이다. 몸이 야위고 오장육부가 튼튼하지 않으며 기운과 피가 아직 비워져있고 음양이 치우쳐서 돌아오지 못했는데 독이 많거나 다섯 가지 매운 음식이나 기름기가 있거나 삶고 볶은 음식을 입이 가는 대로 먹었기 때문이다. 모든 뜨거움이 있는 음식은 독을 쌓아서 안에 머무르게 한다. 삿된 뜨거움은 반드시 밖에서 들어와 눈을 친다. 눈은 오장육부에 알짜가 가장 빛나는 곳으로 그 증상은 눈에 각각의 다섯 수레바퀴에서 보인다.

이 증상이 나타날 때는 붉게 붓고 눈물이 나오며 아프고 깔깔해서 뜨기 어렵다. 눈동자구멍이 넓게 벌어지고 검은 속티가 어지러우면서 멀리 볼 수 없다. 이것은 피가 비워졌다. 치료법은 때에 맞는 약을 눈에 넣고 바람을 흩어지게 하면서 앞 증상에 있는 피를 잘 움직이게 하는 약으로 눈을 씻는다. 절대로 찔러서 피를 내지 말고 다만 오장육부를 고르게 북돋아야한다. 남는 것을 덜고 부족한 것을 더하는 것이 살리는 방법이다. 두서넛 달은 꺼려야 한다.

물었다. 두 눈이 가끔씩 붓고 아픈데 왜 그런가? 대답했다. 기운과 피가 부족하면서 비워진 양이 위를 쳤기 때문이다. 이 증상은 아프지만 절대로 빼는 약과 찬 약을 먹지 말고 조화롭게 풀어야 한다. 심하게 아프면서 부으면 명목세신탕, 웅담환, 지황탕 같은 약이고 삼칠단, 용뇌, 사향을 눈에 넣는다.

뜨거운 바람으로 아프면 명목세신탕이다. 명목세신탕은 뜨거움병 다음에 붓고 아프면서 똥이 맺히고 눈이 부실 때 먹는다. 생지황 천궁 만형자 당귀 잔뿌리 백복령 고본 형개 마황뿌리 방풍 강활 천초 세신. 위를 각각 같은 분량으로 해서 밥 먹고 나서 따뜻하게 하루 1번 먹는다.

웅담환은 간장과 쓸개가 삿된 뜨거움과 불을 얻어서 된 병을 치료한다. 뜨거움을 내리고 독을 풀 때 쓴다. 웅담 1개 석결명 차전자 택사 세신 각1량 건지황 충울자 소쓸개 1개 용담초. 위를 곱게 가루 내어 졸인 꿀로 오동나무 씨 크기로 환을 만들어 49환씩 밥 먹고 나서 따뜻한 술로 삼킨다.

지황탕은 오랜 병으로 눈이 어둡고 깔깔한 병을 치료한다. 나타나서 오랫동안 낫지 않을 때 먹는다. 방풍 강활 인삼 백복령 당귀 숙지황 황련 황금. 위를 각각 같은 분량으로 해서 물에 달여 따뜻하게 먹는다.

《세의득효방》

○ 상한병후 눈병증. 상한병이 편안해진 다음에 눈이 쑤시고 아프면서 붉게 붓는다. 독이 있는 음식을 지나치게 많이 먹어 막힌 뜨거움이 위로 치솟았다. 뜨거운 눈물이 함께 흐르고 깔깔하면서 아파서 눈을 뜨기 힘들다. 겉흠과 막도 같이 생긴다. 앞에 결명산을 먹은 다음에 춘설고를 눈에 넣는다.

《증치준승》

○ 상한병후 눈병증. 예중현이 '상한병이 나은 다음에 눈에 큰 병이 있다. 이것은

그 맑은 양 기운이 올라가지 못해서 남은 삿된 것이 위에 빈 구멍으로 달려갔기 때문이다. 이 병은 은근히 깔깔하면서 붉게 붓고 겉흠이 생기면서 눈이 부시며 머리뼈가 아프다. 뿜어내는 약을 만들어 여러 번 먹으면 낫는다.'고 하였다. 《상한론》에서 '겨울철에 아주 추울 때 모든 종류들은 깊이 감춘다. 군자는 튼튼하고 촘촘해야 추위에 해치지 않는다. 추위에 걸리면 상한병이라고 부른다. 네 계절의 기운에 해쳐도 모두 병이 된다.'라고 하였다. 또 《생기통천론》에서 '네 계절의 기운은 더욱 오장을 해친다. 오장육부가 한번 병들면 흐린 음 기운이 아래로 가지 못하고 맑은 양 기운이 위로 가지 못한다. 지금 상한병에 걸렸다가 병이 나았더라도 흐린 음과 맑은 양 기운은 아직 돌아오지 않았다. 흐린 음과 맑은 양 기운이 돌아오지 않았기 때문에 남은 삿된 것이 쉬지 않고 타올라 위로 달려가서 눈을 해친다. 1일에 나으면 남은 삿된 것이 태양경에 있고 2일에 나으면 남은 삿된 것이 양명경에 있으며 3일에 나으면 남은 삿된 것이 소양경에 있다. 4일에 나으면 남은 삿된 것이 태음경에 있고 5일에 나으면 남은 삿된 것이 소음경에 있으며 6일에 나으면 남은 삿된 것이 궐음경에 있다. 7일이 되면 다시 돌아온다. 이때는 모두 맑은 양이 위에 구멍으로 나갈 수 없기 때문에 다시 해친다. 당연히 맑은 양이 위로 나오도록 도우면 낫는다.'라고 말했다. 인삼보양탕이나 강활승풍탕, 가감지황환으로 주로 치료하고 축비벽운산도 써야 한다. 대황, 망초 같은 쓰고 차면서 잘 통하게 하는 약은 꺼려야 한다. 어기면 다시 치료하지 못한다.

《장씨의통》

○ 상한병후 눈병증. 상한병이 나은 다음에 눈에 큰 병이 있다. 이것은 맑은 양 기운이 올라가지 못해서 남은 삿된 것이 위에 빈 구멍으로 달려갔기 때문이다. 이 병은 은근히 깔깔하면서 붉게 붓고 겉흠이 생기면서 눈이 부시며 머리뼈가 아프다. 맑은 양이 위로 나가도록 도우면 낫는다. 대황, 망초 같은 쓰면서 차면서 잘 통하게 하는 약은 가장 꺼려야 한다. 어기면 다시 치료하지 못한다.

《의종금감》(《안과심법요결》)

○ 상한병후 눈병증 노래. 상한병에 남은 뜨거움과 매운 음식이 지나쳤네. 눈동자구멍이 벌어지고 검은 속티가 보이네. 깔깔하고 눈물이 자주 흐르네. 붉게 붓고 아파서 생서음을 쓰네. 서각, 영양각, 방풍, 황금, 길경, 지모, 복령, 인삼이네.

 생서음은 생서각 2돈 영양각 1돈 방풍 1돈 황금 1돈 길경 1돈5푼 지모 1돈 복령 1돈 인삼 1돈. 위를 거칠게 가루내어 물 2잔으로 1잔이 되게 달여 찌꺼기를 없애고 따뜻하게 먹는다.

 쉽게 풀이함. 상한병에 뜨거움병 다음에 눈병에 걸렸으면 남은 뜨거움이 시원해지지 않았는데 맵고 뜨거운 음식을 많이 먹였기 때문이다. 두 뜨거움이 합쳐서 눈동자구멍이 벌어지고 때때로 검은 속티가 보인다. 은근히 깔깔하면서 눈물이 많고 붉게 붓고 아프다. 생서음을 써서 그 뜨거움을 시원하게 해야 한다.

12) 때맞춘 눈병증

일정한 기간에 증상이 나타나고 그 기간이 지나면 저절로 사라졌다가 다음해 그 기간에 다시 도지는 병증이다. 눈이 붉게 아프고 가려우면서 눈이 부시며 눈곱이 낀다. 갑자기 눈붉음증과 감별해야 한다. 계절성 알러지성 결막염이다.

원인과 치료는 아래 책을 본다. 그 외에 발병하는 계절에 따라 약을 쓴다. 봄에는 바람을 몰아내고 뜨거움을 내려야 하므로 세간산에 넣거나 줄여서 쓴다. 여름에는 심장을 시원하게 하고 뜨거움을 빼내야 하므로 세심탕에 넣거나 줄여서 쓴다. 가을에는 불을 빼내고 마름을 촉촉하게 해야 하므로 사폐탕에 넣거나 줄여서 쓴다. 겨울에는 음을 늘리고 불을 억눌러야 하므로 육미지황탕에 넣거나 줄여서 쓴다.

세간산은 1. 바람독으로 눈이 붉을 때 쓴다. 강활 당귀 박하 방풍 대황 천궁 감초(굽는다) 치자(볶는다) 창출 목통 각1돈. 가루 내어 밥 먹고 나서 2~3돈씩 먹는다. 2. 혁의 가장자리가 붉은 때와 갑자기 눈이 붉게 붓고 아프면서 눈을 뜨지 못할 때 쓴다. 대황(술로 찐다) 천궁 각2량 치자(술에 볶는다) 방풍 박하 당귀 강활 감초 창출 목통 각1량. 가루 내어 밥 먹고 나서 2~3돈씩 먹는다. 3. 천궁 당귀잔뿌리 적작약 방풍 생지황 백질려 목적 선태 강활 박하 소목 감국 홍화 감초 각1돈.

세심탕은 황련 생지황 각1돈반 당귀잔뿌리 감국 각1돈2푼 목통 치자(볶는다) 각1돈 감초 3푼. 물에 달여 따뜻하게 먹는다.

사폐탕은 상백피 황금 지골피 지모 맥문동 길경 각각 같은 양. 물에 달여 따뜻하게 먹는다.

거풍청열탕은 강활 감국 하고초 고삼 상백피 백복령 박하 목적 용담초 적작약 감초 각1돈.

《증치준승》

○ 때맞춘 눈병증. 눈병을 치료하지 않고 참고 기다려서 스스로 나았거나 또는 마땅하게 치료하지 않았거나 삼가야할 것을 어겨서 그 낙맥을 해쳤기 때문에 깊이 들어가게 된 병증을 말한다. 또 치료하지 않아서 끼어있는 것이 흩어질 수 없었기 때문이다. 해의 달이나 달의 날에 꽃이나 밀물처럼 날짜가 되면 나타났다가 날짜가 되면 낫는다. 오랫동안 치료하지 않으면 심하게 나타났다가 결국 크게 해치게 된다. 나타나지 않았을 때 그것이 나타나는 시간과 계절을 물어 병이 원래 어떤 경맥에 있는 지를 나눈다. 그리고 나타났을 때는 실핏줄의 생김새와 증상을 조사해서 그것이 어떤 부분인지를 나눈 다음에 치료한다.

《목경대성》

○ 때맞춘 눈병증. 때맞춘 눈병증을 모르네. 해마다 기간이 되면 오네. 깊지 않는 병이라고 하네. 마침내 큰 해침에 시작이네. 지나갈 때 손을 쓰면 낫네. 지나간 다음에는 치료하지 않네. 눈이

평소에 잘 낫네. 사람을 보니 늘 변화가 쌓이네. 허물없이 치료해도 남으니 어렵네. 병의 뿌리가 어긋나 없애지 못하네.
　이것은 대개 눈병을 치료하지 않고 참으면서 보내다가 낫는다. 또는 마땅하게 치료하지 않았거나 삼가야할 것을 어겨서 그 낙맥을 해쳤기 때문에 깊이 들어가게 되었다. 또 치료하지 않다가 삿됨과 바름이 치고받아 흩어지지 않았다. 어떤 해에 달이나 어떤 달에 날에 꽃이나 밀물처럼 날짜가 되면 나타났다가 날짜가 지나가면 또 낫는다.
　오래되고 또 오래되면서 불러일으킨 경우는 그 다음에 증상이 시작할 때 치료하지 않으면 안 된다. 나타나지 않았을 때는 그것이 나타나는 곳과 병의 근본이 어떤 것 때문인지 묻는다. 이미 나타났을 때는 생김새나 부분과 어떤 오장육부에 있는지를 조사한다. 그렇게 증상에 맞게 치료하면 마침내 다시 오지 않는 때가 있다. 절대로 운기나 달의 운세에 얽매이지 말고 때에 맞춰서 약을 준다. 병에 맞추지 않고 약에 먼저 맞출까 두렵다. 이 책에 있는 뛰어난 기술로 치료한다면 느리면 2~3년이고 빠르면 8~9개월이다. 다시 지나가면 1달에 여러 번 생겨서 때맞춘 눈병증이라고 불러도 통한다.
　이 병의 뿌리가 없어지지 않았는데 갑자기 의사를 사양하고 약을 멈추거나 또는 오랫동안 삼가는 약속을 지키다가 한때에 갑자기 바람과 서리에 놀고 즐기거나 마음대로 욕심껏 즐기게 된다. 그러면 이것과 저것이 서로 부르고 기운과 피가 쫓아가서 머문다. 병은 익숙한 길로 달려가기 때문에 결국 원래의 경락에 따라서 나타난다. 세상 사람들은 흔히 사람이 술잔에 빠져 있었다고 나무라지만 아니다. 이 증상을 치료할 때는 더욱 기회를 보아 약을 주어야 한다. 절대로 앞의 의사가 한 어떤 처방에 당하지 말고 마음의 눈으로 정해야 한다.
　땔나무가 다 타면 다른 불로 옮겨지듯이 스승의 학문은 대대로 전해진다고 한다. 오면 지금과 같지 않다고 알아야한다. 평소에 눈병이 나아있지만 다른 사람은 병이 늘 있다고 본다. 이것은 그 때에 기운이 변하기 때문이다. 《내경》에서 '모든 병은 기운에서 생긴다. 생각하면 기운이 맺히고 두려우면 기운이 아래로 가며 놀라면 기운이 어지럽다.'고 하였다. 사람의 눈이 때맞춘 눈병증에 익숙해지면 각각 그 속에 단맛과 쓴맛을 모두 맛본다. 다른 사람에 병을 보고 놀라거나 두려워해서 자기한테 미친다고 생각하는데 이때 생각과 기운이 어긋난다. 밖에 삿됨에 물들지 않고 직접 다루지 않더라도 묵은 일을 느끼게 되면 늘 나타난다. 마치 사람이 하품하면 몸이 나른한 것과 같이 서로 마주 보고 흉내낸다. 또 입이 마르고 갈증이 날 때 매실을 말하면 혀 밑에 침이 생기는 것과 같다. 이 증상을 말하다 보니 사물의 이치를 알고도 남겠다. 감히 틀려도 옛 사람이 나를 보지 못하니 한스럽다.

《동의학사전》
○ 계절에 따라 눈의 병적 증상이 좋아지거나 나빠지는 눈병. 폐경에 침습한 풍열사가 백정(구결막)에 작용할 때, 비

폐에 습열이 몰려있고 다시 풍사의 침습을 받았을 때 생긴다. 매년 일정한 계절(특히 봄철이나 여름철)에 참기 어려울 정도의 가려운 감, 다는 감, 경한 눈아픔, 눈부심, 눈물, 깔깔한 감이 있고 눈곱이 낀다. 눈꺼풀은 약간 붓고 흰자위는 피지거나 누르스름한 붉은색을 띤다. 눈꺼풀 안쪽 면에는 평평한 과립이 생긴다. 흑정(각막)과 백정(공막) 사이에는 밤빛을 띠는 동뚝376)과 비슷한 융기물이 있다. 위의 증상은 일정한 기간이 지나면 저절로 나아지고 다음해에 다시 도진다. 초창(트라코마), 폭풍객열(급성 결막염)과 감별해야 한다. 풍열에 습이 겸해서 온 것은 풍습열을 없애고 가려움을 멈추는 방법으로 세간산에 삽주, 으름덩굴줄기를 더 넣어 쓰고 습열로 온 것은 열을 내리우고 습을 없애는 방법으로 소풍제열탕을 쓴다. 눈에 춘설고를 넣는다. 춘기 카타르나 고초열성 결막염에 해당한다고 본다.

13) 흰자위 군살증

눈초리에서 삼각 꼴로 군살이 자라나 검은자위 쪽으로 뻗어나가는 병증이다. 처음에는 눈초리 끝에 붉은 핏줄이 섰다가 그 부근에 군살이 생겨 흰자위로 자라나기 시작한다. 검은자위까지 자라 들어가면 시력장애가 온다. 군살에 핏줄이 많고 두터우면서 검은자위 둘레에 혼탁이 있으면 검은자위로 빨리 자라 들어간다. 그러나 군살에 핏줄이 적고 얇으면

---

376) 동둑의 북한어. 크게 쌓은 둑.

서 삼각형 정점 둘레에 혼탁이 없으면 잘 자라 들어가지 않고 검은자위와 흰자위의 경계선에 머물러 있는 경우가 많다. 익상편 또는 군날개이다.

원인은 아직까지 정확하게 알려져 있지 않지만 유전적 소질과 더불어 환경적 요인이 관련되어 있다. 높은 온도, 햇빛, 바람과 먼지 또는 결막염 등으로 만성적인 자극이 가해질 때 생긴다. 특히 기온이 높고 태양광선이 강하게 쬐이며 바람이 많이 불고 건조한 지방(우리나라 경우에는 제주도를 비롯한 남해의 여러 섬)에서 많이 발생한다. 또한 집안이나 사무실에서 일하는 사람보다 집 바깥에서 작업하는 사람들에게 많이 볼 수 있다. 이러한 사실로 보아 만성적으로 장기적인 자극을 받으면 발생한다고 본다. 수년간에 걸쳐 천천히 자라나는 것이 보통이나 그 속도는 매우 불규칙하며 언제 어느 때 갑자기 커질지도 알 수 없다. 심하게 진행된 후에 제거하면 시력장애가 있을 수 있고 군날개의 변성된 흔적이 남아서 미용상으로도 좋지 않으며 재발율도 더 높다. 주로 눈의 안쪽 결막에서 각막 쪽으로 섬유혈관성 조직이 증식되어 진행한다. 치료는 수술을 통하여 군살을 제거해야 하지만 수술 후 재발률이 40% 정도로 높기 때문에 수술 전에 미리 충분히 치료해야 한다.

원인과 치료는 아래 책을 본다.

치자승기산은 백질려 선태 곡정초 감초 목적 황금 결명자 치자 천궁 강활 밀몽화 방풍 만형자 석고 각1돈. 2돈씩 밥 먹고 나서 또는 자기 전에 뜨거운 차로 먹는다. 《안과전서》

지백지황환은 숙지황 8량 산약 산수유 구기자 각4량 백복령 목단피 택사 각3량 지모(소금물로 볶는다) 황백(소금물로 볶는다) 각2량. 숙지황을 생건지황과 생지황으로 바꿔 쓰기도 한다.

자금고는 노감석(노감석을 큰 은 항아리 안에 넣고 소금을 뭉쳐 꼭 막는다. 숯불로 향 한 대를 다 태울 시간 동안 달궈 항아리가 붉을 정도로 한다. 가루를 가지고 황련 달인 물에 띄워 거르고 다시 황금, 황련, 황백을 달인 물 안에서 달인 물이 마를 때까지 끓여서 노감석이 소나무 꽃가루 색처럼 되게 한다.) 4량 황단(솥 안에 넣고 검은빛깔로 볶는데 풀로 시험해서 풀이 타서 올라와야 한다. 이렇게 3번 하고 아주 곱게 갈아 물에 띄워 거른다.) 4량 붕사(곱게 갈아 물에 띄워 거른다) 3돈 주사(곱게 갈아 물에 띄워 거른다) 3돈 경분 5푼 청염(물에 씻어 진흙을 없앤다) 5푼 진주 3돈 백정향(젖즙에 풀어서 찌꺼기를 없앤다) 5푼 몰약 5푼 유향 5푼 해표초(껍데기를 없애고 곱게 간다) 2돈 고백반 5푼 요사 5푼 당귀(곱게 간다) 5푼 천궁(곱게 간다) 5푼 황련(곱게 간다) 5푼 감초(곱게 간다) 5푼 사향 5푼 용뇌 5푼. 약을 만드는 방법대로 각각 소리가 나지 않도록 아주 곱게 간다. 좋은 흰 꿀 15량을 솥 안에 넣어 거품을 없애면서 오래 끓여 흰 꿀 10량만을 쓴다. 먼저 노감석을 넣고 골고루 저은 다음 황단을 넣고 골고루 젓고 다시 모든 약을 넣는다. 쉬지 않고 저어서 자줏빛 금빛깔이 되고 손에 달라붙지 않을 때까지 한다. 《안과심법요결》

마장령광고는 노감석 6량 황련(하룻밤 어린아이 오줌에 담근다) 1량 황단 3돈 당귀 2돈 경분 요사 해표초 정향 각1돈 사향 유향 용골 각5푼. 흰 꿀 10량을 5~6번 끓여서 위에 뜨는 밀랍을 걷어내고 황련, 당귀, 정향, 용골, 해표초, 노감석 가루(황련 1량을 물에 담가놓고 끓였다 식히기를 7번한다)를 넣고 고루 섞은 다음에 다시 황단을 넣고 고루 섞어 은근한 불에 자줏빛을 띄도록 천천히 끓인다. 다음에 유향 사향 경분을 넣고 요사를 넣어 고루 섞어서 식어서 굳기 전에 조각자 크기로 환을 만든다. 1환씩 맑은 물에 개어서 눈에 넣는다. 《원기계미》

점안약은 유인(둥글레씨)을 가루 내어 사용하거나 달여서 거른 다음 넣는다.

《제병원후론》

○ 눈에 군살이 살갗처럼 붙어있는 증상. 군살이 살갗처럼 붙어있으면 이것은 삿된 뜨거움이 오장에 있다가 기운이 눈을 쳤기 때문이다. 핏줄이 뜨거운 기운을 받아 쌓이면서 흩어지지 않으면 흰자위와 눈꺼풀 사이에 맺혀서 군살이 생긴다. '군살이 살갗처럼 붙어있다'라고 부른다.

○ 눈을 자른 다음에 아픔을 없애고 피를 멈추게 하는 증상. 눈에 군살이 살갗처럼 붙어있는데 그 뿌리는 모두 눈초리부터 물들어서 점점 일어난다. 오장육부에 가장 알짜는 위에 눈으로 흘러간다. 눈은 우두머리 경맥이 모이는 곳이며 간장에 바깥 조짐이다. 간장은 피를 간직하고 12경맥은 안쪽과 바깥 눈초리에서

일어난다. 뜨거운 바람 기운이 그 오장육부에 타고 들어오면 오장육부에 뜨거움이 생긴다. 뜨거운 기운이 간장을 찌면 눈으로 치솟아 뜨거움과 피가 함께 뭉친다. 그래서 살갗 같은 군살이 생긴다. 잘라서 경맥을 해치게 된다면 아픔이 그치지 않고 피도 멈추지 않는다. 반드시 약으로 없애는 치료를 해야 한다.

《비전안과용목론》

○ 흰자위 군살증. 이 눈은 처음 병에 걸릴 때는 가렵거나 아프고 여러 해 동안 붉게 짓무른다가 폐장에 바람이 막히면 일정하지 않게 나타나면서 점점 살덩이가 생긴다. 이것이 눈자위로 들어가고 눈알을 가득히 가린다. 이 증상은 갈고리로 걸어 자르고 인두로 지져야 하며 이런 다음에 제풍탕, 칠보고를 먹으면 효과가 있다.

시로 말한다. 살덩이 뿌리가 두 쪽에 있네. 나눠서 구별해야 뿌리의 근원을 보네. 붉게 짓무른 지 몇 년 다음이네. 폐장이 바람을 맞아서 그러네. 가렵거나 아프고 정해지지 않았네. 한 가닥 뿌리가 폐장에 점점 가득히 들어가네. 처음 생길 때 떠있으면서 작으면 갈고리로 쉽게 없애네. 눈알을 덮으면 조금 어렵네. 뜨거움과 바람을 없애기 위해 먼저 약을 먹네. 마지막에 자르고 지져야 아주 편안하네. 남은 나머지는 약을 먹으면 효과가 있네. 칠보고로 갈아내면 스스로 낫네.

제풍탕은 방풍 황기 충울자 각2량 길경 오미자 세신 대황 각1량. 위를 가루 내어 물 1잔으로 가루 5돈을 5푼이 되게 달여 밥 먹고 나서 찌꺼기를 없애고 따뜻하게 먹는다.

칠보고는 진주(가루) 용뇌 웅담 각1푼 석결명 호박 각3푼 수정 용치 각5돈. 위를 찧고 갈아 가루 내어 아주 곱게 간다. 돌그릇 안에서 물 5되를 1되가 되게 달여 찌꺼기를 없애고 다시 1잔이 되게 달인다. 꿀 반량을 넣고 섞어 찐득한 즙으로 만든다. 매일 밤에 잠든 후에 눈에 넣으며 이른 새벽에는 눈에 넣지 않는다.

《은해정미》

○ 흰자위 군살증. 흰자위 군살증은 안쪽 눈초리 핏줄증과 증상이 같다. 그러나 이 증상은 비장과 위장에 뜨거운 독이거나 비장이 간장에 샷됨을 받았기 때문이다. 온갖 감정이 뭉쳐서 맺힌 사람에게 많다. 또는 밤에 생각에 잠기고 집안에 잔치가 끊이지 않거나 또는 술을 욕심껏 마셔서 삼초에 뜨거움이 막혔기 때문이다. 또는 뚱뚱하고 튼튼한 사람이 안쪽 눈초리에 피가 막혔기 때문이다. 흰자위 군살증이 나타날 때는 많이 가려워서 비비기 때문에 군살이 점점 생기면서 검은자위에 들어간다. 날과 달로 점점 쌓이면 채워짐증이고 잠깐씩 나타나고 잠깐씩 아프면 비워짐증이다.

치료법은 채워짐증이면 작은 갈고리로 걸어서 들어 올려 조금 여유롭게 잘라낸다. 3~5일이 지나 자른 자국이 아물면 음단 둘에 양단 넷을 눈에 넣는다. 불어서 눈에 넣으면 나머지 군살이 점점 없어진다. 바람을 피하고 음식을 꺼려야 하며 제사를 지낼 때처럼 마음을 가다듬어야 한다. 가끔 생기면 잘라내서는 안 되고 약을 먹어야 하며 묽은 단약을 눈에 넣으면 좋다. 삼초와 심장의 불이 함께 타올라도 이 병이 생길 수 있다. 치료는 갈고리로 끊어낸 다음에 사비제열음을 먹어야 한다.

사비제열음은 황기 방풍 충울자 길경 대황 황금 황련 차전자 망초 각1량. 6돈씩 물에 달여 먹는다. 이 증상은 비장과 위장에 뜨거움이 쌓이고 신하불과 위장에 불이 매우 세차다. 만약 오래 지나서 군살이 진하고 검은자위를 채우면 갈고리로 걸어 잘라내야 한다. 자르고 나서 다음날에 퇴예권운산을 침에 섞어 눈에 넣는다. 하루에 한번 삼황탕에 차가운 약을 더 넣어 먹고 항상 대교단에 청량산을 더해서 눈에 넣는다. 만약 살이 부어올라 진하고 크면 잘라내야 한다. 자르고 나면 머리 부분을 불로 지져서 다시 생겨나지 않게 한다. 나은 다음에는 삼황환으로 마무리해서 타오르는 불을 누른다.

이방윤 삼황탕은 비장과 위장에 뜨거움이 쌓여서 이 증상이 생기면 먹어야 한다. 작약과 선주황련을 더 넣는다. 황련 황금 대황 각1량. 뜨거움이 심하거나 맥이 넘치고 세차면 황백, 석고, 생치자 같은 종류를 더 넣는다. 물에 달여 밥 먹고 나서 따뜻하게 먹는다. 《장씨의통》

금화환은 황련 황백 각4량 황금 인삼 각3량 길경 3량반 반하 2량 치자 2량. 위를 가루 내어 졸인 꿀로 오동나무 씨 크기로 환을 만들어 50환씩 찻물로 삼킨다. 《장씨의통》

《세의득효방》

○ 흰자위 군살증. 이 증상은 먼저 여러 해 동안 붉게 짓무르다가 간장 경맥에 뜨거운 바람이 들어와 생긴다. 또는 힘쓰는 일을 하다가 간장기운을 해쳐서 얻는다. 가렵거나 아프다가 두 눈초리 끝이 내민다. 그러다가 마음이 편안하지 않고 생각이 끊이지 않으면 흰자위에 달라붙거나 힘살이 일어난다. 이황산을 먹어야 한다.

이황산은 황금 대황 방풍 박하 각반량. 위를 썰어 가루 내어 3돈씩 물 1잔반에 꿀을 조금 넣고 달여 밥 먹은 다음이나 잠자려고 할 때 따뜻하게 먹는다.

정심환은 석창포 감국 구기자 각반량 진사 2돈 원지(심을 뺀다) 1푼 맥문동(심을 뺀다) 1량. 위를 가루 내어 꿀로 오동나무 씨 크기로 환을 만들어 30환씩 밥 먹고 나서 끓인 물로 삼킨다.

《향약집성방》

○ 눈에 군살이 생긴다. 《성혜방》에서 말했다. 삿된 뜨거운 기운이 오장육부에 있다가 간장을 뜨겁게 찌고 눈으로 치받는다. 그러면 뜨거운 독이 세차게 되어 핏줄과 합쳐지고 이것이 쌓여서 흩어지지 않고 맺히면 군살이 생긴다.

《성혜방》에 눈 속에 군살이 가득히 생기려는 병과 흰자위 빈물집증을 치료한다. 작은조개껍질(태운다) 황단 각1돈. 오른쪽을 함께 아주 곱게 가루 내어 쓸 때는 조금씩 군살 위에 하루 3~4번 넣는다.

눈 속에 군살이 나온 병과 눈초리 핏줄증을 치료한다. 수컷 참새 똥을 곱게 갈아 젖과 섞어 자주 눈에 넣으면 없어진다.

쌓는 일을 하다 눈을 해쳐서 군살이 생긴 병을 치료한다. 행인 14개를 껍질과 끝을 없애고 날 것을 씹어 손바닥 위에 뱉는다. 이어서 따뜻한 솜을 젓가락 끝에 감아 군살 위에 넣어준다. 3~4번이 지나지 않아 낫는다.

《천금방》에 눈 속에 군살을 치료한다. 물소리를 듣지 않은 곳에서 자란 오가피를 흙을 없애고 찧어 1되를 가루 낸다. 좋은 술 2되와 섞어 7일 이상 담가놓았다가 하루에 2번씩 먹는다. 식초는 먹지 말아야 한다. 14일이 되면 온 몸에 부스럼이 생기는데 만약 나오지 않았으면 약에 힘이 부족하다. 끓는 물에 찬물을 타서 목욕하면 독 있는 부스럼이 낫는다.

《오장론》에 승마산은 간장에 있는 병을 치료한다. 눈이 붉고 눈 속에 군살이 생기며 막이 가려서 사물이 또렷하지 않게 보인다. 승마 8푼 생치자 7푼 결명자 10푼 차전자 10푼 황금 8푼 고과377) 7푼 용담 5푼 충울자 5푼 건강 10푼 지부자 10푼. 오른쪽을 찧어 체로 쳐서 가루 내어 날마다 빈속에 미음에 3푼씩 타서 먹는다.

《득효방》에 이황산은 흰자위 군살증을 치료한다. 먼저 여러 해 짓무르다가 뜨거운 바람이 간장 경맥에 치솟아 생긴다. 또는 힘쓰는 일을 하다가 간장기운을 해쳐서 얻는다. 가렵거나 아프다가 두 눈초리 끝이 내민다. 그러다가 마음이 편안하지 않고 생각이 끊이지 않으면 흰자위에 달라붙거나 힘살이 일어난다.

---
377) 호리병박.

황금 대황 방풍 박하 각반량. 오른쪽을 썰어 가루 내어 3돈씩 물 1잔반에 꿀을 조금 넣고 달여 밥 먹고 나서와 잠자려고 할 때 따뜻하게 먹는다.

구풍산은 눈꺼풀 짓무름증이나 붉게 떠 있는 겉흠이나 흰자위 군살증이나 깔깔하고 가려우면서 눈곱과 눈물이 있는 병을 치료한다. 방풍(뿌리머리를 없앤다) 용담초 각5돈 동청 3돈 오배자 2돈 담죽엽(뿌리를 없앤다) 1움큼. 오른쪽을 가루 내어 반 돈씩 뜨거운 물 1홉으로 우린다. 차가워지면 맑게 걸러서 씻으면 아주 효과가 있다.

《증치준승》

○ 흰자위 군살증. 위 눈자위에서 많이 일어나며 가린 것이 살덩이나 누런 기름 같다. 다음에 점점 진해지고 길게 쌓인 붉은 덩어리가 살덩이처럼 내미는데 주사처럼 빨갛다. 갑자기 화내는 성격이거나 맵고 뜨거운 음식을 즐기는 사람에게 이 병이 많다. 오래되면 눈자위에 가득히 살덩이가 쌓여서 보아도 보지 못한다. 쳐서 없애는 치료를 해야 하며 오래도록 하면 낫는다. 쌓였지만 덩어리가 없거나 눈알이 드러나 있다면 갈고리로 잘라서 치료할 필요가 없다. 한 곳에서 '먼저 여러 해 짓무르다가 바람이 간장 경맥에 치솟아 생긴다. 또는 힘쓰는 일을 하다가 간장기운을 해쳐서 얻는다. 가렵거나 아프다가 두 눈초리 끝이 내민다. 그러다가 마음이 편안하지 않고 생각이 끊이지 않으면 흰자위에 달라붙거나 힘살이 일어난다.'고 말했다. 세도산과 이황산, 정심환을 먹어야 한다.

세도산은 뜨거운 바람으로 눈꺼풀이 짓무르고 눈이 빨갛게 붓는 병을 치료한다. 안팎으로 겉흠과 가림이 있고 눈이 부시면서 해를 싫어한다. 그리고 속눈썹이 뒤집어져 눈물이 나오고 두 눈꺼풀이 붉게 짓무르며 붉은 힘살과 뭉친 피가 있을 때도 이 약을 쓴다. 방풍 연교 강활 독활 결명자 만형자 목적 현삼 각1량 당귀 형개 활석 박하 마황 백출 적작약 대황 각5돈 황금 천궁 치자 길경 석고 망초 선태 흰국화 백질려 각4돈 감초 세신 각3돈. 위를 생강과 같이 달여서 밥 먹고 나서 먹고 다시 청량산, 세안산 같은 약을 쓴다.

이황산은 흰자위 군살증을 치료한다. 황금 대황 방풍 박하 각각 같은 양. 위를 물에 달여 꿀을 조금 넣고 밥 먹고 나서 먹는다.

정심환은 흰자위 군살증을 치료한다. 석창포 구기자 흰 국화 각5돈 진사 2돈 원지 2돈반 맥문동(심을 뺀다) 1량. 위를 가루 내어 꿀로 오동나무 씨 크기로 환을 만들어 30환씩 밥 먹고 나서 끓인 물로 삼킨다.

《동의보감》

○ 흰자위 군살증. 먼저 수년간 붉게 짓무르다가 뜨거운 바람이 간장 경맥에 치솟아 생긴다. 또는 힘쓰는 일을 해서 얻는다. 가렵거나 아프다가 두 눈초리 끝에 힘살이 내민다. 그러다가 마음이 편안하지 않고 생각이 끊이지 않으면 흰자위에 달라붙는다. 이황산, 정심원을 먹어야 한다.(《득효》) 두 눈초리에 튀어나온 살이 드러났다면 심장에 뜨거움이 있고 피가 아주 세차다.(《직지》) 흰자위 군살증은 심장에 뜨거움이다. 안쪽 눈초리에 살이 붉게 솟아오르면 심장 경맥에 채워진 뜨거움이고 바깥 눈초리에 실핏줄이 붉게 부풀면 심장 경맥에 비워진 뜨거움이다.(《회춘》) 흰자위 군살증은 속효산이 마땅하다.(《의감》) 흰자위 군살증을 씻는 약은 당귀잔뿌리, 형개(꽃이삭), 황련, 방풍, 박하, 박초, 붕사 같은 양을 썰어 달여서 따뜻하게 씻는다.(《입문》) 배즙에 황련을 담그거나 갓 태어난 남자 아이의 젖에 수컷 참새 똥을 타서 눈에 넣으면 모두 효과가 있다. 자세한 것은 홀 처방을 본다.

이황산은 흰자위 군살증을 치료한다. 대황 황금 방풍 박하 각1돈2푼반. 오른쪽 썰어 꿀을 조금 넣고 같이 달여 먹는다.(《득효》)

정심원은 위와 같은 병을 치료한다. 맥문동 1량 석창포 구기자 감국 각5돈 원지 2돈반. 오른쪽을 가루 내어 꿀로 오동나무 씨 크기로 환을 만들어 끓인 물로 30환씩 삼킨다.(《득효》)

속효산은 군살이 붉은 병과 붉거나 흰 겉흠이 있는 병과 또 흰자위 위에 죽은 피나 붉은 살점이 있는 병을 치료한다. 또는 눈꺼풀 복숭아증으로 밤낮으로 아프고 어두운 병을 치료한다. 황련 황금 황백 치자 연교 박하 형개 시호 당귀 생지황 지골피 천화분 만형자 감국 우방자 백질려 결명자 석결명 지각 감초 각5푼. 오른쪽을 썰어 1첩으로 해서 물에 달여 밥 먹고 나서 먹는다.(《의감》)

《심시요함》
○ 흰자위 군살증이네. 폐장이 채워졌고 간장이 비워졌네. 그 군살은 살과 같고 주사처럼 붉네. 경락이 막혀서 기운과 피가 통하기 어렵네. 마음대로 마른 음식을 즐겨 먹었네. 갑자기 생기는 경우가 많네. 먼저 위 둘레에 생겼다가 다음에 눈알을 가리네. 반드시 크게 쳐야하네. 오래 치료하면 없어지네.
 이 증상은[378] (풀이 안함) 다음을 먹고 눈에 넣어야한다.
 환정산은 눈에 겉흠과 막이 생기거나 눈이 어둡고 깔깔하면서 눈물이 나오거나 엉긴 피가 있거나 흰자위 군살증을 함께 치료한다. 용담초(술에 씻어 볶는다) 천궁 감초 결명자 천후추(눈을 없애고 볶는다) 국화 목적 석결명(달군다) 야마자 형개 복령 저실자 백질려(찧어 가시를 없앤다) 각각 같은 양. 함께 곱게 가루 내어 2돈씩 밥 먹고 나서 찻물에 타서 삼킨다. 모든 닭, 물고기, 진한 맛 음식과 쑥, 보리, 밀가루 등에 음식을 꺼려야한다.
 취하산은 오로지 흰자위 군살증과 별 겉흠에 눈에 넣는다. 백정향 1돈 백급 흰견우자 각3돈. 위를 찐득하면서 소리가 나지 않게 곱게 간다. 혀 위에 놓고 시험해서 찌꺼기가 없을 때 담아두고서 날마다 3번씩 눈에 넣는다. 심하면 1달이 지나지 않아 모두 낫고 가벼우면 아침에 넣어서 저녁에 좋아진다.
 정심환은 석창포 구기자 국화 각5돈 맥문동(심을 빼고 불에 말린다) 1량 원지 2돈5푼 밝은진사(곱게 갈아 따로 넣는다) 2돈. 위를 곱게 가루 내어 졸인 꿀로 오동나무 씨 크기로 환을 만들어 30환씩 밥 먹고 나서 끓인 물로 삼킨다.
○ 흰자위 군살증을 자르는 방법.
 군살증을 살펴보니 안쪽과 바깥 눈초리 사이에 생기는 살아있는 살이다. 눈에 약을 넣거나 약을 먹어서 물러가지 않는다면 반드시 검은자위를 덮게 되며 눈동자도 가릴까 두렵다. 반드시 자르는 방법을 써야 아주 좋다. 검은자위에 들어가지 않았으면 해치지 않는다. 다만 알약이나 가루약을 눈에 넣고 먹으면 느리게 물러난다. 쉽게 잘라서는 안 된다. 삼가고 삼가야한다.
 자를 때는 먼저 명반을 양에 거리끼지 말고 뜨거운 물에 담가 녹인다. 새 양털 붓으로 명반 녹인 물을 찍어 군살에 바르면 그 살이 점점 주름지기 시작한다. 그런 다음에 손을 써야 쉽다. 먼저 날카로운 뾰족한 침을 살 속에 꿰뚫어 넣고 위아래에 침을 드러나게 해서 들어 올린 다음에 위아래 눈꺼풀에 가로로 걸쳐 붙박는다. 그리고 낫 꼴 칼로 가운데 칼을 따라 검은자위 변두리 가까이까지 가서 조금씩 가볍게 띄워 아래쪽을 찾아 밀어서 자르는데 검은자위를 건드리지 않게 바짝 조인다. 다시 침 있는 곳에서 흰자위를 찾아 밀어서 안쪽이나 바깥 눈초리 끝까지 가서 칼로 자르며 작은 가위로 잘라도 좋다. 바깥과 안쪽 눈초리 끝에 붉은 살 한 덩이를 건드리지 말아야 한다. 이것은 눈에 구멍으로 심장에 피가 통하는 곳이다. 한번 피가 나면 반드시 해쳐서 흔히 새는 구멍이 되므로 해침이

---
[378] 위에 《증치준승》과 내용이 같아서 풀이 하지 않는다. 한문은 뒤에 붙여놓았다.

얕지 않다. 군살이 흰빛깔이면 지지지 않아도 괜찮다. 군살을 잘랐는데 피가 나면 솜 종이로 부드럽게 문지르고 물을 찍어 축축하게 닦으면 그친다.

눈을 잘랐는데 군살이 붉으면 지지지 않는다. 눈꺼풀 닭벼슬증으로 변했어도 잘라야 한다. 자른 다음에 성생활을 하거나 화내거나 바람과 해를 무릅쓰거나 매우 힘들게 일하는 것을 삼가야한다. 가만히 21일 동안 몸조리해야 좋다. 비린내 나는 물고기를 삶거나 볶은 음식과 술, 밀가루, 닭이나 오리, 거위, 노새, 말, 돼지머리, 개고기와 파, 마늘, 부추, 호초 같은 매운 음식을 삼가야 한다. 자른 다음에 뜨거움을 내리고 피를 잘 돌게 하며 바람을 잘 통하게 하는 약을 10여첩 달여 먹으면 아주 좋다.

《장씨의통》

○ 흰자위 군살증은 안쪽 눈초리에서 많이 일어나는데 막이나 살 같다. 점점 검은자위에 들어가며 심하면 눈동자를 덮는다. 처음 생겼을 때 눈에 약을 넣으면 없어지지만 오래되어 딱딱하고 질기면 없애기 어렵다. 반드시 갈고리로 자르는데 침으로 위쪽에 튀어나온 살을 꿰뚫어 속의 길을 따라서 들어 올린다. 그리고 먼저 검은자위 주위를 떼어낸 다음에 안쪽 눈초리 쪽까지 떼어내며 갈고리로 움직이지 않게 하고 가장자리를 잘라 없앤다. 남으면 다시 자라고 지나치면 해치므로 적당히 해야 한다. 피가 나면 부드러운 종이에 먹을 묻혀 대고 있으면 멈춘다. 군살에 네 귀퉁이가 달라붙었지만 가운데는 떠있다. 실로 꿰뚫어서 들어 올린 다음에는 잘라 없앨 수 있다. 그러나 늦추면 점점 힘들어진다. 없앤 다음에는 눈에 약을 넣어 뿌리를 삭히고 안으로는 피를 고르게 하며 불을 내리는 약을 먹는다.

《의종금감》(《안과심법요결》)

○ 흰자위 군살증 노래. 흰자위 군살증은 안쪽 눈초리에서 일어나네. 처음에 검은자위에 들어가 오래되면 눈동자를 가리네. 가렵거나 아프면서 점점 쌓여 두터워지네. 붉게 짓무르면서 몇 년이 지나 폐장에 뜨거움이 막혔네. 처음에는 자금고를 눈에 넣으면 효과가 있네. 오래되면 갈고리로 잘라 지져야 하네. 안으로 제풍탕인 충울자, 길경, 세신, 황련, 오미자, 대황, 방풍을 먹네.

제풍탕 처방은 충울자 1돈 길경 1돈 세신 5푼 황련 1돈 오미자 5푼 대황 1돈 방풍 1돈. 위를 가루 내어 물 2잔이 1잔이 되게 달여 밥 먹고 나서 찌꺼기를 없애고 따뜻하게 먹는다.

자금고 처방은 책 마지막을 본다.

쉽게 풀이함. 흰자위 군살증은 안쪽 눈초리에서 일어나는데 처음에는 검은자위로 점점 들어가다가 오래되면 눈동자를 덮는다. 가렵거나 아프며 점점 쌓여 두터워진다. 이 증상은 흔히 오랫동안 붉게 짓무르다가 뜨거운 바람이 폐장 경맥에 막혔기 때문이다. 처음 생겼을 때 자금고를 눈에 넣으면 튀어나온 살덩이가 스스로 없어진다. 오래되면 딱딱하고 질겨 없애기 어렵다. 반드시 갈고리로 자르고 지진 다음에 제풍탕을 먹는다.

《의종금감》《외과심법요결》

○ 눈 속에 군살. 눈 속에 군살은 심장불이 만드네. 안쪽 눈초리에는 채워진 불이고 빛깔이 아주 붉네. 바깥 눈초리에 붉은 핏줄이 옅으면 비워진 불이네. 튀어나온 살을 때때로 느끼고 부어오르듯 아프기도 하네.

쉽게 풀이함. 이 증상은 두 눈초리에서 생기는데 군살이 튀어나와 때때로 아프다고 느낀다. 모두 심장불 때문에 생긴다. 그러나 불에도 비워짐과 채워짐이 있다. 안쪽 눈초리에 붉은 살이 아주 붉은 빛깔이면 심장 경맥에 채워진 불이다. 현삼탕을 먹어야 한다. 바깥 눈초리에 붉은 핏줄이 옅은 붉은빛깔이면 심장 경맥에 비워진 불이다. 결명산을 먹어야 한다. 모두 밖에는 청량환으로 씻어낸다. 오래도록 하면 스스로 낫는다.

현삼탕은 현삼 고삼 치자(간다) 국화 황련 지각(밀기울로 볶는다) 결명자 차전자 방풍 대황(볶는다) 승마 각2돈. 물에 달여 밥 먹고 나서 먹는다.

결명산은 옥죽 황련 지각(밀기울로 볶는다) 천궁 감초(날 것) 영양각(줄로 간다) 각1량 차전자 청상자 결명자 각5돈. 함께 곱게 갈아 3돈씩 먹는 데 밥 먹고 나서 먹고 잘 때 다시 한 번 먹는다.

청량환은 눈꺼풀 독버섯증을 본다.

《목경대성》

○ 흰자위 군살증. 기름이면서 기름이 아니고 막이면서 막이 아니네. 검은자위를 좀 먹고 눈동자를 가리네. 쇠칼로 모두 없애지 못하네. 피와 기운이 굳세게 되면 다시 생기네.

이 증상은 처음에 안쪽 눈초리에서 핏줄이 한두 가닥 생긴다. 그러다가 가닥의 뿌리가 붉거나 노란빛깔에 군살이 되는데 기름막처럼 질기다. 날이 오래되면 점점 짙어지면서 흰자위에 가로로 들어가고 검은자위를 좀먹는다. 바깥 눈초리에 함께 생기는 경우가 있는데 나뭇가지와 덩굴이 전하기만 해서 마지막까지 바로 들어가지 않는 경우가 많다. 성격이 조급하고 잘 화내거나 맵고 뜨거운 음식을 즐기거나 마음과 힘을 많이 애쓰는 사람에게 이 병이 많다. 가끔 눈동자에 가득히 있어서 모두 가리면 보아도 볼 수 없다. 반드시 안과 밖을 함께 치료해서 뿌리가 깨끗해야 낫는다. 하지만 그래도 어렵다.

병의 원인을 《원기》에서는 '기경 경맥에 뜨거움이 들어왔다.'고 말했다. 기경 경맥에 삿된 것이 들어오면 12경맥에 견주지 못한다. 12경맥 밖에 따로 기경 경맥을 치료하는 방법이 있고 쓰는 약도 승기산이라고 부른다. 천궁, 당귀, 황련, 결명자 같은 약이 터무니없다는 이야기인데 어떤 사람이 함께 따르겠느냐.《류자론》에서 '삿된 것이 다리 양교맥에 들어가면 사람의 눈병이 안쪽 눈초리부터 시작한다.'고 하였다. 가깝게는 《요함》같은 책에서 '폐장이 채워지면서 간장이 비워지면 그 살이 튀어 나온다.'고 하였다. 폐장이 채워졌다는 것은 눈의 틀에 바탕을 둔 말이고 눈자위에 튀어나왔다는 것은 간장에 바탕을 둔 말이다. 모두 안쪽 눈초리의 자리에 있지 않다. 또 간장이 비워지고 폐장이 채워졌다면 나무가 쇠에게 이김을 당한 것인데 또 용담초와 목적으로 쳐서 치료한다. 왜 그런 가? 어리석은 의견으로는 증상이 두 눈 초리에 생길 때 태양경과 소음경이 합해서 병이 되었기 때문이다. 살은 비장 흙에 속하면서 붉거나 노랗게 튀어 올랐는데 이것은 불이 타오르면 흙이 반드시 말라 물과 나무를 만들 수 없다가 쇠에 병이 걸리게 된 것이다. 비록 병이 흰자위에 있지만 폐장 경맥에 스스로 걸린 병이 아니다.

방법대로 손으로 갈고리로 걸어 자르고 비웅단을 눈에 넣는다. 안으로 사황산, 사백산, 도적산 등을 먹는다. 칼로 원래대로 고르게 했는데 심장불이 쇠를 타고 들어왔다면 기제환이나 자음지황환을 먹는다. 바탕을 치료하고 드러남을 치료하지 않아야 정말로 현명한 사람에 가깝다.

자르는 방법은 홍반(비소) 1돈을 거품이 나도록 물에 풀어 양털로 만든 가는 붓을 물에 담갔다가 병이 있는 곳을 씻는다. 그러면 그 살이 스스로 일어나는데 일어나지 않으면 다시 씻는다. 그런 다음 날카로운 은침으로 중간을 뚫고 두 머리를 위아래 눈꺼풀에 걸어 붙박은 다음에 갈고리로 건다. 그리고 날카로운 작은칼이나 외날의 칼로 가운데에 가볍게 뜬 부분부터 눈동자구멍 쪽의 뿌리까지와 다시 침 있는 곳부터 눈초리 머리까지 조심스럽게 자르는데 안쪽 눈초리 붉은 부분에서 조금 떨어진 곳까지이다. 반드시 침으로 뚫거나 홍반으로 씻거나 갈고리로 걸지 않아도 된다. 다만 집게만을 써도 되며 칼이 아니라 가위를 써도 된다. 스스로 편한 대로 하며 모두 기구가 편리하고 손에 익으면 된다. 검은자위, 눈동자구멍 쪽, 안쪽 눈초리 붉은 부분까지 가깝게 잘라야 하지만 조금도 건드리지 않아야 사람에게 잘못하지 않는다. 잘라 없앤 곳에 살이 흰빛깔이면 순조롭고 쉽게 효과가 있지만 붉으면 꼬이면서 치료가 늦어진다. 피가 멈추지 않으면 새 솜 끝에 좋은 먹을 적셔 바르면 멈춘다. 여름과 가을에는 샘물도 좋다. 대개 붉은 것이 검게 되면 피가 멈춘다. 음양이 자연스럽게 짝이 되듯이 피가 차게 되면 엉긴다. 물과 불은 서로 억누르기 때문이다. 자른 다음에는 마음을 깨끗이 하고 욕심을 없애며 술을 먹지 말고 매우면서 졸인 음식을 먹지 않는다. 그리고 앞에 처방을 쉬지 않고 눈에 넣으면서 먹으면 자른 부위가 하루하루 매초롬해진다. 그럼 병이 없다고는 볼 수 없지만 병일 때와 견주어 하늘과 땅만큼 차이가 난다.

검은자위 전체를 살과 막이 가득 가려서 그 아래에 검은자위가 비추는 빛깔을 볼 수 없으면 먼저 가운데를 들어 콩알 크기만큼 구멍 내어 잘라낸다. 빛을 볼 수 있는지 물어보고 조금 흐릿하면서 어두운 검은빛깔이면 갈고리로 걸어서 점점 잘라내도 된다. 열에 한둘은 치료할 수 있다. 빛을 볼 수 없다면 이미 눈속 기름이 말라버렸기 때문에 괜히 힘쓸 필요가 없다.

안쪽 눈초리에는 석류씨 꼴처럼 한 덩어리 구슬 같은 살이 있다. 안과에서는 '피 수레바퀴'라고 부른다. 칼로 자르거나 지질 때 잘못해서 해치면 무너져 내려 안쪽 눈초리구멍증이 된다. 책머리에서 이미 말했는데 이것을 더욱 알아야 한다. 귀를 끌어당기고 얼굴을 맞대니 이 말을 잘 알아들어야 한다.

튀어나온 살은 '뾰족한 머리와 가지런한 머리' 두 종류가 있다. 가지런한 머리는 검은자위에 떠 있어 쉽게 잘라지고 잘 매초롬해진다. 그리고 완전히 좋아져 전혀 자취도 없게 된다. 뾰족한 머리는 눈동자까지 깊이깊이 파고 들어가서 손을 쓰기가 아주 어렵다. 또 또렷하게 잘라 없애도 다음날에 여전히 위에 있다. 3~5차례 하지 않으면 모두 깨끗이 없앨 수 없다. 또 나았더라도 흉터가 해가 지나도 오랫동안 없어지지 않는다. 그리고 흐릿하고 붉으면서 깔깔하며 눈곱과 눈물이 흐르는 등의 증상은 군살이 없어지고 나서는 다시 나타나지 않는다. 음식을 주의하거나 욕심을 절제하지 않고 마음을 애쓰거나 힘을 써서 해친다면 늙을 때까지 이 병을 피하기 어렵다.

《동의학사전》

○ 외장눈병의 하나. 눈구석에서 삼각형 모양의 군살이 자라나 흑정(각막)에로 들어가는 병증을 말한다. 심폐풍열, 비위습열로 생기거나 신음의 소모로 허화가 위로 올라가서 생긴다. 검은자위, 코쪽 검열반의 해당한 부위에 군살이 있다. 그 형태는 삼각형의 정점은 흑정 쪽으로 향하고 그 밑변은 부채모양으로 펼쳐져서 백정(구결막) 쪽에 놓이는 벌레의 날개모양을 띤다. 군살에 핏줄이 많고 두터우며 삼각형 정점 둘레의 흑정에 혼탁이 있으면 빨리 자라 들어가 눈동자를 가리어 보지 못하게 된다. 그러나 군살에 핏줄이 적고 엷으며 삼각형 정점 둘레의 흑정에 혼탁이 없으면 잘 자라 들어가지 않고 백정과 흑정 사이 경계선에 머물러 있는 경우가 많다. 당기는 감, 깔깔한 감이 있다. 때로 눈알운동장애도 있고 물체가 둘로 보이기도 한다. 적맥전정, 황유장, 유금릉목과 감별해야 한다. 심폐풍열로 온 것을 풍열을 없애고 혈을 잘 돌아가게 하며 어혈을 없애는 방법으로 치자승기산을, 비위습열로 온 것은 습열을 없애는 방법으로 사비제열음을, 신음의 소모로 온 것은 음을 불구어 화를 내리우는 방법으로 지백팔미환을 쓴다. 눈에는 마장령광고를 넣는다. 노육반정이 진행성이거나 흑정의 눈동자 부분을 덮으면 구할법으로 수술한다. 익상취편에 해당한다.

14) 흰자위 하얀 군살증

두세 곳에 핏줄이 없는 흰 잿빛을 띤 막이 생겨서 흰자위에서 검은자위로 먹어 들어가는 병증이다. 흰자위 군살증과 비슷하지만 빛깔이 희고 더 엷으며 위치도 일정하지 않다. 눈에는 크게 해가 없다. 주로 우울한 부인과 여자한테 많다.

원인과 치료는 아래 책을 본다.

귀궁육군자탕과 생맥산을 합친 처방은 맥문동 2돈 반하 백출 각1돈반 진피 백복령 인삼 당귀 천궁 오미자 각1돈 감초(굽는다) 5푼 생강3 대추2.

환소단은 비장과 신장이 비워지면서 차가운 병을 치료한다. 먹고 싶은 생각이 없고 열이 나며 헛땀이 흐른다. 몰래 정액이 나오거나 쌀뜨물 같은 오줌이 나온다. 진짜 기운이 없어지고 몸이 마른다. 숙지황 2량 산약 우슬 구기자 1량반 산수유 복령(젖과 섞는다) 두충(생강즙에 볶아 실을 끊는다) 원지 오미자(볶는다) 저실자(술로 찐다) 소회향(볶는다) 파극(술에 담근다) 육종용(술에 담근다) 각1량 석창포 5돈 (속단 토사자). 대추 살을 더해서 꿀로 환을 만들어 소금물이나 술로 삼킨다.

주경환은 숙지황 구기자 육종용 당귀 각4량 양기석(식초에 삶는다) 자석 각3량 파극 오미자 위유 우슬 각2량 육계 침향 각1량반 하고초 국화 저실자 각1량. 귀교, 녹각교에 꿀을 넣고 오동나무 씨 크기로 환을 만들어 주사로 옷을 입힌다.

《증치준승》

○ 폐장에 엉긴 것이 있는 증상. 눈초리에서 일어나 흰자위를 뚫고 지나가는데 거죽이나 힘살 같다. 옆으로 된 띠가 검은자위까지 이어진다. 빛을 해치지 않지만 심하면 눈동자까지 가려 바라볼 때 가로막는다. 대개 열에 여덟, 아홉은 안쪽 눈초리에서 생긴다. 붉거나 흰 두 개의 증상이 있다. 붉으면 피 부분이고 희면 기운 부분이다. 그 뿌리는 심장과 폐장 두 경맥에 있다. 처음에 얇고 얇은 누런 기름처럼 또는 핏줄이 여러 줄기로 생겼다가 다음에 점점 커지고 진해진다. 붉은 것은 적고 흰 것이 많다. 붉은 것도 역시 흰 것 때문이다. 대개 먼저 희다가 불독과 맵고 뜨거운 음식을 꺼리지 않았기 때문에 피를 해쳐 붉게 된다. 피 부분이 원래 병이 아니기 때문에 치료해서 붉은 것이 나았어도 그 본바탕은 물러나지 않았다. 반드시 쳐서 없애야 한다. 쳐서 없애는 치료가 병세를 나빠지게 한다고 볼 수 없지만 오래하면 아프면서 효과도 느리다. 한 번에 잘라서 없애지 못했다면 지져서 다시 생기지 않게 한다. 대개 안과에서 하는 갈고리로 걸어 자르는 방법만이 이 병에 가장 효과가 좋다.

《목경대성》

○ 흰자위 하얀 군살증. 근심하거나 생각하거나 우울해서 심장을 해쳤네. 화내거나 수고롭게 힘써서 간장기운이 없어졌네. 굶거나 배부른 것이 고르지 않아 위장이 무너졌네. 성욕이 때가 없어서 물과 불이 비워졌네. 흙 기운이 이미 약해지고 쇠도 스스로 엷어졌네. 삿된 바람과 추위와 더위가 쉽게 서로 업신여기네. 병이 오장과 함께 하면 오직 이 증상이네. 의사는 더하지 않아야 문득 없애네.

이 증상은 눈을 크게 해치지는 않지만 세 곳이나 두 곳에서 막 같으면서 기름이 아닌 것이 흰자위에서 검은자위를 좀 먹는다. 이 때문에 흰자위 하얀 군살증이라고 부른다. 생김새는 흰자위 군살증과 같지만 흰빛깔이면서 얇고 위치도 일정하지 않다. 그늘지고 우울한 부인과 여자에게 많이 본다. 그 이유는 부인은 성격이 부드럽지만 좋게 이기지 못하면 잘 시름겨워하고 시름겨우면 기운이 내려간다. 좋게 이겨야 하는데 이기지 못하면 이 시름이 변해서 원한이 된다. 원한은 나타낼 수 없기 때문에 우울하게 되고 우울하면 불이 생긴다. 이 불이 세차면서 알짜가 마르면 쇠와 나무를 모두 해쳐 이 병을 얻는다.

병은 물리칠 수 있지만 없앨 수는 없다. 함부로 갈고리로 걸어 잘라서는 절대 안 되며 사람에게 헛되이 빛을 잃게 한다. 증상을 물리쳤는데 다시 검은자위를 덮게 되면 반드시 조금 눈곱과 눈물이 있거나 어두침침하면서 편하지 않다. 귀궁육군자탕에 생맥산을 합쳐 푼과 량을 2배로 해서 환을 만들어 오랜 세월 길게 먹으면 다시 자라지 않는다. 환소단이나 주경환도 좋다. 없어지지 않은 흰자위 군살증이 또렷하면서 눈자위에 얇게 있으면 갈고리로 걸어 집게로 붙박은 다음 칼로 잘라내어 없앤다. 이런 흰자위 군살증은 곧 가린 것이고 가린 것은 곧 거죽과 막이다. 가벼워서 해치지 않았다면 침과 약으로 물리치고 손을 대는 곳이 없어야 한다. 의사가 더하지 않아야 없앨 수 있다. 이 말은 잘못이지만 정말로 이치를 밝히는 말이다.

《동의학사전》

○ 백막이 백정(구결막)에 생겨서 흑정(각막)에로 침습해 들어간 병증. 폐경에 몰린 열이 간경에 영향을 주어 생긴다. 이밖에 백정과 흑정이 외상을 받아서 생긴다. 백정에 핏줄이 없는 흰 잿빛을 띤 막이 생기는 데 그 형태는 쐐기모양을 이루며 흑정의 기슭까지 들어간다. 노육반정(익상취편), 황유장(검열반)과 감별해야 한다. 폐경열로 온 것은 폐열을 내리우는 방법으로 사백산에 꽃다지씨, 꿀풀을 더 넣어 쓰고 외상으로 온 것은 평간퇴예(平肝退瞖)하는 방법으로 석결명산에 오징어뼈, 밀몽화를 더 넣어 쓴다. 가성익상취편이나 일부 정지성 익상취편에 해당한다고 본다.
○ 폐어증. 노육반정과 같은 뜻으로 쓰인다.

15) 흰자위 붉은 군살증

군살이 오래 진행되어 붉게 튀어나온 병증이다. 흰자위 군살증과 비슷하고 치료법도 같다. 그러나 흰자위 군살증은 걸어 자르지 않고도 나을 수 있지만 이 병증은 아니다. 치료하기 어렵고 치료되더라도 금방 재발한다. 군날개 중에서 튀어나온 살이 붉은빛깔이면서 주위에 핏줄이 얽혀있는 병이다.

원인과 치료는 아래 책을 본다.

《증치준승》

○ 흰자위 붉은 군살증은 흰자위 군살증과 거의 같고 차이도 거의 없다. 쳐서 없애는 치료와 안팎에서 약으로 하는 치료도 모두 같다. 그렇지만 흰자위 군살증은 자르지 않고 치료해도 낫기 때문에 조금 다르다. 이 증상은 군살이 먼저 일어난 다음에 변해서 심해졌다. 생김새는 두 머리끝이 뾰족하면서 얇고 가운데는 높고 짙으며 군살은 붉은빛깔이다. 그리고 거머리 꼴로 가운데에 옆으로 누워있고 네 주위는 얇디얇으면서 살 같은 기름이 있으며 자줏빛 붉은 힘살과 핏줄이 주위에 얽혀있다. 피 부분의 병으로

오랫동안 이루어졌기 때문에 가장 치료하기 어렵고 또 어렵게 없앴어도 쉽게 다시 온다. 바람을 맞은 사람에게 이 병이 많다. 치료할 때는 반드시 먼저 갈고리로 걸어 열에 다섯, 여섯을 잘라 없앤 다음 쳐서 없애는 약을 쓰면 효과가 있다. 자르지 않는다면 약의 힘이 병의 세력에 맞설 수 없어서 헛되이 힘만 쓴다.

《장씨의통》

○ 흰자위 붉은 군살증은379) (풀이 안 함) 반드시 먼저 갈고리로 걸어 열에 다섯, 여섯을 잘라 없앤 다음 쳐서 없애는 약을 쓰면 효과가 있다. 그리고 잘라도 그 뿌리가 있는 곳을 지져야한다. 그렇지 않으면 아침에 없애도 저녁에 생긴다. 쓸데없이 아프게 하면 삿된 것이 솟구치면서 해치는 경우가 많다. 밖은 빼앗는 치료지만 안은 편안한 치료이어야 한다. 그렇지 않으면 밖은 편안하지만 안은 마음이 일어난다.

16) 흰자위 노란 기름증

흰자위에 노란빛깔 기름이 엷게 떠있는 병증이다. 붓거나 아프지 않고 눈이 어두워지지도 않는다. 또 검은자위에 자라 들어가지도 않는다. 다른 병증으로 진행되지 않지만 늙어서 이 병에 걸리면 다른 눈병이 생길 수 있다. 검열반으로 흰자위 군살증과 감별해야 한다.

원인과 치료는 아래 책을 본다.

379) 위에 《증치준승》과 내용이 같아서 풀이 하지 않는다. 한문은 뒤에 붙여놓았다.

사비제열음은 뜨거운 축축함으로 오는 흰자위 노란기름증과 비장과 위장의 뜨거움으로 오는 흰자위 군살증을 치료한다. 황기 방풍 충울자 길경 대황 황련 황금 차전자 망초 각1돈반 인진 곽향 목통 각1돈. 물에 달여서 밥 먹고 나서 먹는다.

신소산은 눈 안에 검은자위 노란즙차오름증과 검은자위 붉은막 내려옴증을 치료한다. 황금 선태 감초 목적 각1돈 곡정초 창출 각8돈 뱀허물(볶는다) 3개. 위에 약을 가루 내어 1돈반씩 밤에 잘 때 찬물에 타서 삼킨다.

조협환은 안과 밖의 모든 가림증을 치료한다. 속흠이 여려서 침으로 밀어낼 수 없을 때 이 약과 생숙지황환을 같이 먹는다. 처방은 '깊은 눈속흠증'을 본다.

석고산은 머리바람증에 걸린 눈병을 치료한다. 생석고 3량 고본 백출(날 것) 감초(굽는다) 각1량반 백질려(볶아 가시를 없앤다) 1량. 가루를 만들어 4~5돈씩 뜨거운 찻물에 타서 빈속이나 자려고 할 때 각각 한 번씩 먹는다.

《제병원후론》

○ 눈이 두툼해지는 증상. 두툼한 눈은 흰자위 위에 점이 생겼는데 개구리밥이나 느릅나무 꼬투리 같다. 하얀색 같은 것도 있고 푸르른 검은빛깔인 것도 있다. 국물 위에 기름이 떠있는 듯이 하면서 눈이 어두워진다. 흔히 두툼한 눈이라고 부른다. 오장육부에 가장 알짜는 모두 눈으로 간다. 눈은 간장에 바깥 조짐이고 우두머리 경맥이 모이는 곳이며 위에서 즙이 통하는 길이다. 오장육부에

기운이 비워지면서 알짜 즙에 삿된 것이 뭉쳐 변했기 때문이다.

《증치준승》

○ 흰자위 노란기름증은 흰자위에서 생기는데 기름 같으면서 옅은 노란빛깔로 여리게 떠있다. 쇠가 흙의 축축한 뜨거움을 받았기 때문이다. 붓거나 아프지 않고 눈도 어둡지 않기 때문에 사람들이 치료하려고 하지 않는다. 다른 병은 없고 늙을 때까지 이런 증상만 있다. 가끔 이 증상은 눈병이 생길 때 다른 병의 실마리가 된다. 위 눈꺼풀을 뒤집어 열었는데 눈 위쪽으로 흰자위 위에 노란 기름이 있는 경우가 있다. 이것은 축축한 뜨거움이 골에서 아래로 내려온 것으로 반드시 눈에 병이 있고 또 두 옆쪽에 느린 병과 견주지 못한다. 또는 머리바람증이 있는 경우도 있다. 그리고 이 병은 느리게 앓고 치료도 쉽지만 치료하지 못하면 다른 병에 걸릴까 두렵다. 그래서 미리 스스로 조심하기 위해 없앤다. 문둥병인데 눈 위에 이 증상이 있으면 심한 것으로 정상인 사람과 같지 않다.

《장씨의통》

○ 흰자위 노란기름증은380) (풀이 안함) 먼저 위 눈꺼풀 속에서 피를 내고 바로 신소산, 조협환 같은 약을 먹는다. 머리바람증이 있으면 석고산과 조협환을 같이 먹는다. 문둥병으로 눈 위에 이 증상이 있으면 가장 심하다. 당연히 문둥병에 따라서 치료한다.

---

380) 위에 《증치준승》과 내용이 같아서 풀이 하지 않는다. 한문은 뒤에 붙여놓았다.

《동의학사전》

○ 황유장. 눈구석과 흑정(각막) 사이의 백정(구결막)에 누르스름한 색의 편평한 융기물이 생긴 증. 주로 비에 몰린 습열이 경락을 따라 폐에 침범했거나 바람, 먼지, 연기 등의 자극으로 생긴다. 백정에 작은 융기물이 생기고 눈이 아프거나 붓지 않으며 보는데 장애가 없고 흑정에로 자라 들어가지도 않는다. 노육반정과 감별해야 한다. 치료는 보통 하지 않지만 습열로 온몸이 나른하고 정신적 피로가 있으며 가슴이 답답하고 입이 쓴 때에는 열을 내리우고 습을 없애는 방법으로 사비제열음에 생당쑥, 곽향, 으름덩굴줄기를 더 넣어 쓴다. 검열반에 해당한다고 본다.

17) 흰자위 엷은막증

두부껍질 같은 엷은 막이 눈알 겉에 한 꺼풀 덮여있는 병증이다. 눈물샘이 막혀 눈이 마르고 검은자위까지 덮이면 보지 못한다. 주로 초창 다래끼나 묘안창의 후유증이다. 소아의 홍역, 성홍열, 농가진에 동반되는 막결막염도 포함될 듯하다.

원인과 치료는 아래 책을 본다.

양음청폐탕은 목구멍 사이에 두부 같은 흰빛깔이 일어났는데 쉽게 없애지 못하는 병을 치료한다. 목구멍이 붓고 아프다. 생지황 2돈 현삼 1돈반 맥문동 1돈 2푼 패모 목단피 백작약(볶는다) 각8푼 감초 박하 각5푼. 물에 달여서 밥 먹고 나서 먹는다. 《중루옥약》

《동의학사전》
○ 부피차정(腐皮遮睛). 눈알 겉면(구결막)에 희옵스름한 엷은 막이 덮여 보지 못하게 되는 병증. 초창(트라코마)의 후유증으로 눈물이 적어지거나 간신의 음허로 진액이 부족하여 생긴다. 눈알이 마르고 깔깔하며 지각이 둔해지거나 없어지며 물체가 뿌옇게 보인다. 백정(구결막)에는 피모임이 없거나 약간 있으며 그의 겉면은 거칠어지고 비후되어 마치 회옵스름한 엷은 막이 덮인 것처럼 보인다. 심하면 흑정(각막)에까지 덮여 보지 못하게 된다. 초창으로 온 것은 음을 보하고 열을 내리우는 방법으로 양음청폐탕을 가감해서 쓰고, 간신음허로 온 것은 간신을 보하고 진액을 불구는 방법으로 육미지황환이나 좌귀음을 쓴다. 눈에는 삼황안액이나 인공누액을 넣는다.

18) 흰자위 빈물집증

흰자위의 한두 곳에 물고기의 부레처럼 물집이 돋아나는 병증이다. 흰자위가 삐죽 부어오르는데 잿빛 나는 연한 붉은빛깔이거나 흰빛깔이다. 눈은 깔깔하고 눈물이 나오며 눈을 감기 힘들지만 눈이 붉거나 아픈 증상은 없다. 비염증성 구결막 부종으로 임파선 부종이다.
원인과 치료는 아래 책을 본다.
조양활혈탕은 인삼 당귀 황기 감초 시호 백지 방풍 만형자.
상국음은 눈이 갑자기 붉고 겉흠이 생겼을 때 또는 흰자위 빈물집증에 쓴다. 누런뽕나무잎 2돈 행인 길경 갈대뿌리 각1돈반 연교 1돈2푼 감국 7푼 감초 박하 (황금) 각5푼. 물에 달여 밥 먹고 나서 먹는다. 폐장에 뜨거움이 심할 때에는 황금을 더 넣는다. 《온병조변》
은교산은 연교 금은화 3돈 우방자 박하 길경 2돈 대두황권 감초 1돈반 대나무잎 형개 1돈. 곱게 가루 내어 하루 2~3돈씩 갈대뿌리 3돈을 달인 물로 먹는다. 《온병조변》
사백산은 상백피 지골피 각2돈 (길경 치자 지모 패모 맥문동 생지황) 감초 1돈. 물에 달여 밥 먹고 나서 먹는다.
도홍사물탕은 모든 죽은피증에 쓰는데 뇌혈전과 뇌진탕에도 쓴다. 도인 생지황 각1돈반 홍화 당귀 천궁 적작약 1돈. 물에 달여 밥 먹고 나서 먹는다.
온담탕은 백복령 반하 각3돈 진피 1돈반 죽여 지실 박하 황련 단삼 적작약 각1돈 감초 5푼. 물에 달여서 밥 먹고 나서 먹는다.
통초산은 바람을 맞아 눈물을 흘리거나 겉흠가림을 치료한다. 적작약 천궁 강활 감초 당귀 2돈 사향 2푼. 위를 가루 내어 고르게 섞어 조각자 크기(팥알 정도)로 환을 만들어 끓인 물에 오래 담갔다가 먹는다. 《은해정미》

《제병원후론》
○ 눈에 대롱구슬이 있는 증상. 눈은 오장육부에 가장 알짜이고 우두머리 경맥이 모이는 곳이며 간장에 바깥 조짐이다. 간장은 피를 간직한다. 오장육부에 기운과 피가 조화로우면 눈이 반짝이고 밝으면서 깨끗하다. 뜨거운 바람과 가래와 묽은 가래가 오장육부에 흘러들면 간

장에 피와 기운이 쌓이게 된다. 이것이 눈으로 치솟으면 진액이 변해서 대롱구슬 꼴처럼 맺히게 된다.

《증치준승》

○ 흰자위 빈물집증은 흰자위가 삐죽 부어오르는데 자줏빛이나 붉은빛깔은 아니고 분홍빛깔이거나 흰빛깔이며 생김새는 물고기 부레 같다. 기운 부분에 증상으로 쇠와 불이 서로 뭉쳤기 때문이다. 피를 내서 씻어내지 말고 서늘한 약을 쓰면 없어진다. 약간 분홍빛깔이면서 핏줄이 있으면 위 눈꺼풀에 조금 피를 내는데 지나치게 하지 않는다. 이것도 기운을 통하게 하라고 말하지만 통하지 않아도 좋다. 하지만 머리가 아프고 뜨거운 눈물이 나거나 안이 메마르면서 핏줄이 많은 경우에는 변하는 증상을 막기 위해 빨리 피를 내야 뒤에 병이 없다.

《심시요함》

○ 흰자위에 군살이 일어났네. 물고기 부레 꼴로 떠있네. 폐장에 불이 맴돌기 때문이네. 그래서 눈을 해치는 싹이네. 서늘하게 해서 일찍 치료하네. 예전처럼 돌아오고 없어져 고르게 되네.
 이 증상은381) (풀이 안함) 다음을 먹어야한다.
 현삼음은 폐장에 뜨거움이 쌓인 병을 치료한다. 흰자위가 부풀어 올라 눈동자를 덮어 벌릴 수 없으며 붉고 깔깔하면서 아프다. 현삼 한방기 승마 영양각(갈아 가루 낸다) 사삼 차전자 치자(볶는다) 상백피 대황(조금 볶는다) 마자인 행인(두 쪽인 것과 껍질과 끝을 없애고 끓는 물에 담갔다가 밀기울로 노랗게 볶는다) 각각 같은 양. 위를 잘게 썰어 맑은 물 2잔으로 8푼이 되게 달여 찌꺼기를 없애고 뜨겁게 먹는다.
 세안청피탕은 흰자위가 부어오르고 붉으면서 깔깔하며 아프고 가려운 병을 치료한다. 위유(껍질을 없애고 두드려 부순다) 상백피 청피 각1돈 현삼 대황 치자 각5푼 청염(따로 넣는다) 1푼 대나무잎 10잎. 위를 잘게 썰어 물 2잔으로 1잔이 되게 달여 걸러 찌꺼기를 없애고 소금을 넣고 조금 뜨겁게 씻는다. 차가워지면 다시 끓여 뜨겁게 씻는다.

《장씨의통》

○ 흰자위 빈물집증은 흰자위가 삐죽 부어오른다. 자줏빛이나 붉은빛깔은 아니고 분홍빛깔이거나 흰빛깔이며 생김새는 물고기 부레 같다. 기운 부분에 증상으로 쇠와 불이 함께 뭉쳤기 때문이다. 피를 내서 씻어내지 말고 서늘한 약을 쓰면 없어진다. 사폐탕을 쓴다. 약간 분홍빛깔이면서 핏줄이 있으면 위의 눈꺼풀에 약간 피를 낸다. 머리가 아프고 뜨거운 눈물이 나거나 안이 메마르면서 핏줄이 많은 경우에는 변하는 증상을 막기 위해 빨리 피를 내야 뒤에 병이 없다.

《목경대성》

○ 흰자위 빈물집증. 흰자위가 검은자위보다 떠 있네. 텅 비어 있고 점점 높아지네. 둥글거나 길다가 가운데가 갑자기 끊어지네. 삿됨과 바름이 한번 서로 뒤

---

381) 위에 《증치준승》과 내용이 같아서 풀이 하지 않는다. 한문은 뒤에 붙여놓았다.

섞였네. 모여서 맺히면 구슬이네. 물고기 부레라고 해도 괜찮네. 만약 이렇게 나무와 불을 전하네. 더욱 아주 조금씩 다시 시작하네.

 이 증상은 눈자위에 괴로운 곳은 없고 다만 흰자위 한 곳이나 두 곳이 텅 비게 솟아오른다. 붉거나 자줏빛은 아니고 둥글거나 길고 중간이 끊어지기도 한다. 정말로 물고기 뱃속에 흰 부레 같다. 기운이 스스로 약해졌는데 차가움과 축축함이 함께 타고 들어왔기 때문이다. 조양활혈탕으로 그 바른 기운을 돕고 사군자탕에 상백피, 맥문동을 더 넣어 삿된 기운을 억누르면 자연히 없어진다. 그렇지 않으면 한번 분홍빛깔로 변하면서 눈자위가 온통 부어오른다. 그리고 다시 붉은 자줏빛으로 변하면서 핏줄이 생기고 눈물이 나오며 빛을 싫어하고 깔깔하면서 아프게 된다. 이러면 크게 괴로운 일이 된다. 간장을 고르게 하고 폐장을 맑게 해서 그것을 자연스럽게 억누른다. 치료한 다음에는 몇 개의 방울이 진주처럼 맺히는데 평생 없어지지 않는다. 구태여 자르거나 지지지 않아도 괜찮다. 《요함》에서 '폐장에 뜨거움이 쌓였기 때문에 서늘한 약으로 치료한다.'고 하였다. 세찬 뜨거움은 불에 속하고 이것이 눈에 나타나면 반드시 붉고 아프다. 생각해보니 이 병은 스스로 괴롭지 않고 다만 물고기 부레처럼 텅 비어 부풀어오를 뿐이기 때문에 쌓인 뜨거움이고 바람에 병이 아니라고 한다. 따지는 힘을 잃었다고 어떻게 이렇게까지 어두운가.

《동의학사전》
○ 상약어포. 백정(구결막)이 부어서 두드러져 나오는 병증. 풍열이나 여기(癘氣)가 백정에 몰려서 생긴다. 혹은 외상, 전신 질병 등으로도 생길 수 있다. 백정이 부어서 눈꺼풀짬 밖으로 나온다. 색은 희거나 약간 붉다. 눈은 깔깔하고 눈물이 나오며 눈을 감기 힘들다. 어혈관정, 형여하좌와 감별해야 한다. 풍열로 온 것은 소풍청열하는 방법으로 상국음이나 은교산을 쓰며 여기(癘氣)로 온 것은 청폐소종하는 방법으로 사백산을 쓰고 외상으로 낙맥이 막혀 온 것은 도홍사물탕을 가감하여 쓴다. 눈에는 삼황안액을 넣는다. 비염증성 구결막 부종에 해당한다. 주로 혈관신경성 부종, 두개내 종양, 박동성 안구돌출, 눈외상 및 전신질병(심장병 및 콩팥병 등)때 볼 수 있다.
○ 목주관. 백정(구결막) 표면에 투명한 작은 수포가 생긴 병증. 풍열과 담음 및 외상으로 눈의 낙맥(絡脈)이 막혀서 생긴다. 백정에 수포가 관 모양으로 생기는데 수포는 마치 구슬을 끼여 놓은 것 같다. 백정에 충혈이나 시력장애는 없고 다만 눈이 깔깔하다. 치료는 풍열, 담음으로 온 것은 거풍청열소담(祛風淸熱消痰)하는 방법으로 온담탕에 박하, 황련, 단삼, 메함박꽃뿌리를 더 넣어서 쓰며 외상으로 온 것은 행경통락(行經通絡)하는 방법으로 통초산(메함박꽃뿌리, 궁궁이, 강호리, 감초, 당귀, 사향)을 가감하여 쓴다. 눈에는 삼황안액, 패치산을 넣는다. 또한 수술도 한다. 결막 림프관 확장증에 해당한다고 본다.

19) 흰자위 붉은알알이증

 흰자위나 눈꺼풀 안쪽에 한 조각 살이 생기고 그 바깥쪽에 겹겹으로 알알이 모여 있는 알갱이가 있는 병증이다. 꼭 물고기 알이나 벌어진 석류 같은 꼴이다. 물고기알은 엷은 붉은빛깔이거나 노란빛깔 또는 고기의 빛깔이면서 한 곳에서 생긴다. 벌어진 석류는 붉은 고기 덩어리처럼 둥그런 것이 네 귀퉁이에 생긴다. 그러나 둘은 같은 경락이고 치료법도 같다. 결막 유두종, 결막의 원발성 암 및 상피암에 해당한다고 본다.
 원인과 치료는 아래 책을 본다.
 추풍산은 한쪽 머리바람증, 앞 머리바람증이나 얼굴에 한 곳이 붓고 벌레가 기어 다니는 듯이 한 병을 치료한다. 천오(굽는다) 석고 백강잠 천궁 방풍 형개 감초 각1돈반 하고초 황금 포공영 각1돈 남성 백부자 강활 천마 전충 지렁이 백지 각1돈2푼 초오 몰약 유향 웅황 각6푼. 가루로 만들어 5돈씩 데운 술이나 녹차로 잠자기 전에 먹는다.
 사청환은 용담초 당귀 방풍 강활 치자 천궁 대황 각각 같은 양.
 치금전은 현삼 상백피 지각 황련 행인 선복화 방풍 황금 감국 정력자.
 강설고는 눈꺼풀 닭벼슬증을 본다.

《증치준승》

○ 흰자위 붉은알알이증. 물고기알과 벌어진 석류라는 두 증상은 경락이 같고 치료법도 같기 때문에 모아서 말하며 또 두 병이 아니고 같이 생긴다. 흰자위 붉은알알이증은 별모인 눈겉홈증과 견줄 수 없고 또 흰자위 알갱이증과도 견줄 수 없다. 생김새는 한 조각 살이 생겨서 눈의 바깥쪽에 겹겹으로 알알이 모여 있으며 분홍빛깔이거나 옅은 노란빛깔이거나 살갗 빛깔이다. 씨가 열매 밖으로 터져 나온 석류 같은 꼴이다. 이 병은 붉은 살 알갱이가 4개, 6개, 8개 정도 되며 네 귀퉁이에서 생긴다. 눈동자를 가득히 가리면 보아도 보지 못한다. 이 물고기알과 벌어진 석류라는 두 증상은 모두 피 부분이 뭉쳐 채워진 병으로 눈병 중에서도 나쁜 증상이다. 자르는 치료를 한다. 자른 다음에 세 빛을 본다면 치는 치료를 할 수 있다. 세 빛이 캄캄하다면 반드시 안에 눈동자를 해쳤기 때문에 치료할 필요가 없다.

《심시요함》

○ 흰자위 붉은알알이증이네. 세상 사람들은 이 해침을 드물게 보네. 물고기 알이 한데 묶어 일어나네. 석류가 네 귀퉁이에서 오네. 모두 비장과 폐장에 쌓인 독이네. 반드시 긁어내고 잘라야 열리네.
 이 증상은[382] (풀이 안함) 긁어내거나 자르기 두려우면 다음을 가루로 먹고 눈에 넣는다.
 추풍탕은 방풍 현명분 시호 대황 황금 차전자 길경 세신 각각 같은 양. 위를 잘게 썰어 맑은 물 2잔으로 1잔이 되게 달여 찌꺼기를 없애고 밥 먹고 나서 따뜻하게 먹는다.

---

382) 위에 《증치준승》과 내용이 같아서 풀이 하지 않는다. 한문은 뒤에 붙여놓았다.

화적산은 백정향 5알 깨끗한박초 조금 요사 1푼 용뇌 조금. 위를 찐득하고 소리가 나지 않게 아주 곱게 가루 내어 눈에 넣는다.

《장씨의통》

○ 물고기알과 벌어진 석류라는 두 증상은 경락이 같고 치료법도 같다. 생김새는 한 조각 살이 생기는데 석류 씨가 열매 밖으로 터져 나온 듯하며 눈동자를 가득히 가린다. 피 부분이 뭉쳐서 채워진 병으로 눈병 중에서도 나쁜 증상이다. 자르는 치료를 하고 자른 다음에 세 가지 빛을 보면 치료할 수 있다. 조협환을 먹고 강설고를 눈에 넣는다. 세 가지 빛이 캄캄하면 반드시 안에 눈동자를 해쳤기 때문에 치료하지 못한다.

《목경대성》

○ 흰자위 붉은알알이증. 석류와 물고기알 증상은 두 생김새를 의심하지 않네. 물고기알은 하나가 일어나고 석류는 네 귀퉁이에서 오네. 모두 피와 기운이 뭉치고 폐장과 비장을 해쳤네. 피를 내고 자르는 방법을 알면 높은 하늘이 점점 다시 보이네.

이 증상은 흰자위 한두 곳에 한 조각 떠있는 살이 생기는데 옅은 붉은빛깔이다. 그리고 안에 이런 붉은 알갱이가 촘촘히 모여 있는데 만지면 마치 아주 작은 쇠모래 같아서 물고기 알이라고 한다. 또 그 살덩이는 둥글면서 길고 네 귀퉁이에서 넷이나 여섯이 생긴다. 이것은 석류 씨가 열매에서 터져 나온 듯해서 벌어진 석류라고 부른다. 자르지 않으면 더욱 눈동자를 가득히 가려서 보아도 보지 못한다.

경락과 병의 원인이 앞에 눈꺼풀 닭벼슬증처럼 어렴풋하지만 앞과 같은 처방을 써서 치료하면 천천히 낫는다. 또 작디작은 붉은 알갱이가 검은자위의 위와 흰자위 안에 있으면서 변하지 않아도 물고기 알이라고 부른다. 달 도끼로 깎아 깨끗이 하고 검은자위에 있으면 사청환을 쓰고 흰자위에 있으면 치금전을 쓴다. 그러나 효과를 보기가 정말 어렵다. 속눈썹 말림증이나 눈꺼풀 쪼그라짐증 또는 눈초리 핏줄증이 같이 있고 오래되어 눈꺼풀 젖혀짐증이 되면 절대로 나을 수 없다.

《동의학사전》

○ 백정(구결막)이나 눈꺼풀 안쪽 면에 고기알이나 석류씨와 같은 과립과 종물(腫物)이 생기는 병증. 비폐에 열이 몰려 있고 심화가 성하여 화독이 눈에 올라가서 생긴다. 눈부심, 눈물, 눈아픔, 다는감, 깔깔한 감이 있고 눈뜨기가 힘들다. 눈꺼풀 안쪽 면, 눈구석, 눈꺼풀 기슭 및 백정에 작은 과립들이 촘촘히 생기거나 또는 석류 씨와 같은 누런색의 육양과립(肉樣 顆粒)이 생겨 흑정(각막)을 가리어 보는데 장애를 주며 심할 때에는 보지 못하게 된다. 치료는 수술을 기본으로 한다. 초기에는 화석산을 눈에 넣는다. 또한 열을 내리우고 독을 푸는 방법으로 추풍탕에 꿀풀, 속썩은풀, 민들레를 더 넣어서 쓴다. 결막 유두종, 결막의 원발성 암 및 상피암에 해당한다고 본다.

20) 흰자위 알갱이증

눈꺼풀이나 흰자위에 노랗거나 하얀색에 딱딱한 구슬 같은 알갱이가 생기는 병증이다. 생긴 부위를 잘 감별해서 치료해야 한다. 양방의학으로 무슨 병인지 잘 모르겠다.

신소산은 눈 속에 검은자위 노란즙차오름증과 검은자위 붉은막 내려옴증을 치료한다. 황금 선태 감초 목적 각5돈 곡정초 창출 1량 뱀허물(볶는다) 3개. 위를 가루 내어 2돈씩 밤에 누울 때 찬물에 타서 삼킨다.

《증치준승》

○ 흰자위 알갱이증. 이 증상은 눈꺼풀에 생기거나 흰자위에 생긴다. 흰자위에 생겼으면 쇠와 불이 세차면서 이어진 증상으로 마름과 뜨거움이 심해서 된다. 눈꺼풀에 생겼으면 축축한 뜨거움이 심해서 되며 흙이 마르고 막혔기 때문이다. 생김새는 둥글면서 작은 딱딱한 알갱이이고 옅은 노란빛깔이거나 하얀 살갗 빛깔이다. 생긴 부위를 따져서 치료하기 때문에 경락을 나누는 흰자위 알갱이증이라고 부른다. 처음 일어났을 때는 아프지 않고 치료해도 잘 낫는다. 또 가벼우면 스스로 낫기도 한다. 술과 성생활을 제멋대로 했거나 맵고 뜨거우며 불에 독이 있는 음식을 즐겼거나 잘 화내고 성격이 조급하다면 오래도록 낫지 않는다. 이것이 오래 쌓이면 크게 커지면서 딱딱해지고 또 딱딱하면서 아프다. 또는 크게 변하면서 밑이 문드러지고 빛깔은 희거나 옅은 노란빛깔로 되어 짓무른 부스럼과 비슷해지기도 한다. 증상이 아직 가벼울 때 여러 번 지켜야할 것을 알지 못하고 주의하지 않으면 깊이까지 문드러진다. 그리고 깊이 문드러졌어도 더욱 주의하지 않고 치료하지 않는다면 새는 증상으로 변한다. 속다래끼로 잘못 알아서는 안 된다.

《장씨의통》

○ 흰자위 알갱이증.383) (풀이 안함) 신소산에서 선퇴와 뱀허물을 빼고 조협, 석결명을 더해 쓴다. 마른 뜨거움이면 창출을 빼고 당귀, 행인을 더 넣는다. 여러 번 지켜야할 것을 알지 못하고 주의하지 않으면 깊이까지 문드러져 새는 증상으로 변한다. 속다래끼로 잘못 알아서는 안 된다.

21) 흰자위 흰콩증

흰자위에 흰 잿빛의 작은 알갱이가 생기는 병증이다. 처음에는 흰자위 알갱이증과 비슷하지만 더 크게 변한다. 플릭텐 결막염이다. 플릭텐 각결막염에서 삼이 검결막이나 구결막에 있을 때는 '흰자위 흰콩증'이라고 하고 삼이 검은자위 가장자리 둘레에 있을 때는 '검은자위 흰막가림증'이라고 하며 삼이 검은자위에 있으면 '검은자위 붉은콩증'이라고 한다.

원인과 치료는 아래 책을 본다.

---

383) 《증치준승》과 같은 내용은 풀이하지 않는다. 한문은 뒤에 붙여놓았다.

상백피탕은 상백피 1돈반 맥문동 황금 선복화 각1돈 현삼 택사 각8푼 지골피 길경 백복령 각7푼 감국 5푼 감초 2푼 반. 물에 달여 밥 먹고 나서 먹는다. 《심시요함》

사폐탕은 갑자기 눈붉음증으로 흰자위가 부풀어 오르는 병을 치료한다. 강활 현삼 황금 각1돈 지골피 상백피 대황(술에 찐다) 망초 각1돈 감초(굽는다) 8푼. 물에 달여 찌꺼기를 없애고 반쯤 배고플 때 따뜻하게 먹는다. 어떤 책에는 상백피가 없고 길경이 많다. 《장씨의통》

사폐탕은 눈에 핏발이 서면서 국한성으로 피가 몰리고 깔깔하며 눈이 부신 데, 백막침정 초기에 쓴다. 상백피 황금 지골피 지모 맥문동 길경 각1돈반. 물에 달여 밥 먹고 나서 먹는다. 《동의처방집》

양음청폐탕은 생지황 2돈 현삼 1돈반 맥문동 1돈2푼 패모 목단피 백작약 각7푼 박하 감초 각5푼. 물에 달여 밥 먹고 나서 먹는다. 《중루옥약》

《증치준승》
○ 흰자위 흰콩증은 처음에는 흰자위 알갱이증과 비슷하게 일어나지만 커지면서 심한 병으로 변한다. 눈꺼풀 안에서 생기면 반드시 눈알을 거치적거리게 해서 깔깔하면서 아프고 겉흠이 생겨 가린다. 흰자위에 생기면 눈알이 아프고 눈물이 흐르는 괴로움이 있다. 23시~1시부터 11~13시 전까지 양 부분은 기운이 올라가는 때이기 때문에 더욱 심하다. 11~13시 다음에 음 부분으로 들어가면 병이 조금 편안해진다. 오랫동안 치료하지 않고 주의하지 않으면서 오히려 어기면 새는 구멍으로 변한다.

《심시요함》
○ 흰자위 흰콩증은 흰자위 알갱이증처럼 일어나네. 눈꺼풀에 생겨 반드시 눈자위를 건드려 아프네. 모래가 비비듯 깔깔하고 겉흠과 가림이 생기네. 만약 눈병이 흰자위에 있네. 눈알이 아프고 눈물이 흘러 편하지 않네. 양에 부분이 가장 괴로운데 기운이 올라가네. 때때로 음과 만나 내려오면 조금 편안하네. 바깥 눈초리가 깔깔하면서 단단하네.
이 증상은384) (풀이 안함) 다음을 먹어야한다.

사폐탕은 상백피 황금 지골피 지모 맥문동(심을 뺀다) 길경 각각 같은 양. 위를 잘게 썰어 맑은 물 2잔으로 8푼이 되게 달여 찌꺼기를 없애고 밥 먹고 나서 먹는다.

《장씨의통》
○ 흰자위 흰콩증.385) (풀이 안함) 사폐탕이다.

《동의학사전》
○ 외장눈병의 하나. 백정(구결막)에 흰 잿빛의 작은 결절이 생긴 눈병을 말한다. 폐열로 생긴다. 삼 주위에는 국한성 결막충혈, 포륜홍(각막 주위 충혈)이 있다. 삼은 1개 또는 여러 개 생기며 그의

---

384) 위에 《증치준승》과 내용이 같아서 풀이 하지 않는다. 한문은 뒤에 붙여놓았다.
385) 《증치준승》과 같은 내용은 풀이하지 않는다. 한문은 뒤에 붙여놓았다.

크기는 좁쌀알 또는 쌀알만 하다. 삶은 그대로 흡수되는 것도 있고 허는 것도 있으나 곧 상피화되어 흡수된다. 또는 눈부심, 눈물, 눈꺼풀 경련 등이 있다. 폐열을 내리우는 방법으로 상백피탕, 사폐탕 등을, 자주 도지고 잘 낫지 않는 것은 폐가 조하여 음이 손상된 것이므로 양음윤조하는 방법으로 양음청폐탕을 가감하여 쓴다. 이밖에 잇꽃 12g, 금은화 24g, 수세미오이 12g을 물에 달여 그 약물로 눈을 씻어주거나 찜질을 한다. 정명, 찬죽, 임읍, 합곡, 풍지, 태양혈에 침을 놓는다. 삼눈성 결막염에 해당한다고 본다.

22) 흰자위 붉은콩증

눈꺼풀이나 흰자위에 진한 자줏빛에 알갱이가 있는 병증이다. 흰자위에 생기면 더 증상이 심하다. 눈부심, 눈곱, 깔깔한 감, 눈 아픔이 있다. 결절성 상공막염이다. 상공막염은 단순형과 결절형이 있는데 단순형은 국한성의 충혈만 있다가 보통 1주일 이내 소실된다. 결절형은 공막에 삼출성, 증식성 반응으로 과립이 생기게 되는 데 결핵, 류마티스, 쇼그렌증후군, 대상포진, 매독 등의 면역질환이 있을 때 생긴다.

원인과 치료는 아래 책을 본다.

세심탕은 초기에 약간의 통증이 있는 흰자위 붉은콩증에 쓴다. 대황 적작약 길경 현삼 황련 형개 지모 방풍 황금 당귀잔뿌리 각1돈 가루로 만들어 3돈씩 밥 먹고 나서 먹는다.《심시요함》

환음구고탕은 눈이 붉게 붓고 몹시 아플 때 쓴다. 1번을 쓰고 안 들으면 2번을 쓴다. 1. 창출 용담초 각1돈4푼 당귀 감초 각1돈 천궁 6푼 생지황 황백 지모 각5푼 강활 승마 시호 고본 황련 각3푼 길경 연교 세신 홍화 각2푼. 2. 천궁 1돈 당귀잔뿌리 7푼반 황련 황금 황백 생지황 지모 연교 각6푼반 승마 창출 감초 길경 시호 방풍 강활 각5푼 고본 4푼 용담초 3푼 세신 2푼 홍화 1푼.

강활탕은 축축하면서 뜨거운 바람으로 오는 흰자위 붉은콩증을 치료한다. 활석 7푼반 감국 결명자 목적 창출 방풍 강활 천궁 시호 박하 청피 황금 치자 길경 지각 진피 각5푼 감초 3푼. 물에 달여 밥 먹고 나서 먹는다.

강활퇴예탕은 밖에서 들어온 차가운 바람으로 검은자위에 겉흠이 생겨 잘 보이지 않을 때 쓴다. 강활 1돈2푼반 방풍 1돈 형개 박하 고본 각7푼 지모(술에 볶는다) 황백(술에 볶는다) 각4푼 천궁 당귀 각3푼 마황 생지황 각2푼 천초 세신 각1푼. 거칠게 가루 내어 물에 달여 밥 먹고 나서 먹는다.《동의보감》

가미감로음은 결핵성 상공막염에 쓴다. 위장에 뜨거움으로 잇몸이 붓고 아프면서 피가 나오며 입이 마르고 헐 때 쓴다. 또 목이 붓고 아프며 눈이 붉어지고 부으면서 아프다. 몸이 약간 붓고 가슴이 답답하며 똥이 막혔을 때 쓴다. 생지황 숙지황 천문동 맥문동 황금 석곡 인진 각3돈 지각 감초 목단피 현삼 각1돈 비파엽 10잎. 위의 약을 1첩으로 하여 물에 달여서 하루 3번에 나누어 먹는다.

《증치준승》
○ 흰자위 붉은콩증은 눈꺼풀이나 눈초리 또는 흰자위에서 생기는데 흰자위에 생길 때가 가장 빨리 해친다. 채워진 삿된 불이 쇠 부위에 있어서 불이 쇠를 이겼다. 귀신과 도둑의 삿됨이기 때문에 가장 빨리 해친다. 처음 일어날 때는 초창 다래끼 같다. 석류 씨에 한 알갱이처럼 작고 둥글거나 또는 옆으로 길면서 작은 팥처럼 둥글다. 그리고 다음에 점점 커진다. 아픈 경우가 많고 아프지 않은 경우는 적다. 검은자위 위에 붉은 팥 같은 알맹이가 하나 있는 검은자위 붉은콩증으로 잘못 알아서는 안 된다. 검은자위 붉은콩증은 뭉친 것이 밖에 쌓였기 때문에 쉽게 없어진다. 이것은 안에서 생긴다.

《심시요함》
○ 흰자위 붉은콩증은 붉은 콩처럼 생기네. 뜨거운 독이라고 병을 알지만 가볍지 않네. 두 눈초리와 눈은 오히려 부드럽네. 흰자위에 들어와 이기면 빨리 멈추기 어렵네. 심하면 터져서 피가 새는 구멍이 되네. 가벼워도 매우 아프네. 서늘하게 치료하는 것을 의심하지 않네. 피해도 평생 눈이 또렷하지 않네.
  이 증상은 386) (풀이 안함) 다음을 먹어야한다.
  세심산은 대황 적작약 길경 현삼 황련 형개(꽃이삭) 지모 방풍 황금 당귀잔뿌리 각각 같은 양. 위를 곱게 가루 내어 3돈씩 밥 먹고 나서 찻물에 타서 삼킨다.

《장씨의통》
○ 흰자위 붉은콩증.387) (풀이 안함) 삼황탕, 도적산이다. 비워짐과 채워짐으로 나눠서 치료한다.

《동의학사전》
○ 백정(공막)에 붉은 가지색의 과립이 있는 병증. 화독이 폐경에 침범할 때, 풍습열사가 눈의 낙맥을 막히게 할 때, 음허로 허화가 위로 올라갈 때 생긴다. 흑정 주위의 백정에 국한성으로 컴컴한 가지색의 충혈이 생기고 과립 꼴로 두드러진다. 크기는 대체로 콩알만하다. 눈부심, 눈곱, 깔깔한 감, 눈아픔이 있다. 심할 때에는 흑정이나 눈동자에까지 영향을 주어 시력장애를 일으킨다. 화독으로 온 것은 폐열을 내리우고 독을 푸는 방법으로 세심탕이나 환음구고탕을 쓰고 풍습열사로 온 것은 풍습을 없애고 폐열을 내리우는 방법으로 강활탕을 가감하여 쓴다. 음허로 온 것은 음을 불구고 열을 내리우는 방법으로 감로음에 모란뿌리껍질, 현삼을 더 넣어 쓴다. 눈에는 오담고와 산동제, 항생제수 등을 넣는다. 또한 사죽공, 찬죽, 태양, 열결, 척택, 합곡, 곡지혈에는 침을 놓는다. 상공막염에 해당한다고 본다.

---

386) 위에 《증치준승》과 내용이 같아서 풀이하지 않는다. 한문은 뒤에 붙여놓았다.

387) 《증치준승》과 같은 내용은 풀이하지 않는다. 한문은 뒤에 붙여놓았다.

23) 흰자위 검은콩증

갑자기 흰자위와 눈초리 사이에 검은콩 같은 것이 생기는 병증이다. 검은자위에 생기기도 한다. 검은빛깔이면 이 병증이고 초록빛깔이거나 푸른빛깔이면 검은자위 푸른콩증이다.

원인과 치료는 아래 책을 본다.

청공고는 황금(반은 날것으로 반은 술에 볶는다) 3량 감초(굽는다) 1량반 방풍 강활 황련(술에 볶는다) 각1량 시호 7돈 천궁 5돈. 2돈씩 찻물에 고약처럼 되게 개서 잠잘 무렵에 입 안에 문지른 다음 끓인 물로 조금씩 먹는다. 《장씨의통》

이방윤 삼황탕은 창공은 화제탕으로 《금궤》는 사심탕으로 이름 붙였다. 삼초에 채워진 뜨거움으로 가슴이 답답하고 벌렁거리며 똥이 막힌 병을 치료한다. 황련(술에 끓인다) 황금(술로 볶는다) 대황(술에 담근다) 같은 분량. 끓인 물 2되에 담갔다가 잠깐 비틀어 짜고 찌꺼기를 없앤다. 나눠서 따뜻하게 2번 먹는다. 《장씨의통》

신궁환은 몸이 부으면서 안팎이 모두 채워진 병을 치료한다. 삼황탕의 처방에서 대황 황금 각2량 황련 반량으로 하고 활석 견우자(가루) 각4량 천궁 박하 각반량을 더 넣는다. 물을 떨어뜨려 환을 만들어 5~7환에서 15환까지 자기 전에 따뜻한 물로 먹는다. 축축한 뜨거움으로 허리와 옆구리가 붓고 그득하면 감수 1량을 더 넣고 온 몸이 여기저기 아프면 백개자 1량을 더 넣는다. 오랜 뜨거운 독으로 붓고 배가 아프면 망초 1량을 더 넣고 뼈마디가 좋지 않으면 강활 1량을 더 넣는다. 대장과 위장이 막히면 욱리인 1량을 더 넣고 허리와 다리가 무거우면 상륙 1량을 더 넣는다. 이 처방에서 황련, 천궁, 박하를 빼면 도수환이라고 한다. 장종정은 이방윤 삼황환을 바꿔서 신궁환을 만들었다. 환자에게 밤까지 먼저 100여 환을 먹게 하고 이어서 준천산을 준다. 오전 3~5시 사이에 설사하고 여러 병이 나오면 약을 조금 주고 다시 가로막을 고르게 하는 약을 먹어 잘 통하게 된다. 5일에 한번 설사하거나 3일에 한번 설사하는데 가벼운 병이면 한두 번 먹으면 그치고 심하면 대여섯 번이어야 낫는다. 마음대로 부드럽게 펼치는 묘함이 있으니 병에 맞춰 만들어야 한다. 《장씨의통》

《증치준승》

○ 흰자위 검은콩증. 갑자기 눈꺼풀, 눈초리와 흰자위 사이에 하나의 구슬이 생기는 경우가 많다. 검은자위에 생기면 반드시 눈이 터진다. 비워짐이나 채워짐과 크기에 따라 두 가지 증상이 있다. 채워지면 작으면서 심하게 아프고 비워지면 크면서 조금 아프다. 검은콩 같은 꼴로 가로로 길면서 둥글다. 검은자위 푸른콩증과 비슷하지만 생긴 자리가 조금 다르고 색도 역시 같지 않다. 검으면 물에 속하고 푸르른 초록빛깔이거나 푸르면 나무에 속한다. 오랫동안 치료하지 않으면 반드시 새는 구멍이 된다. 머리 바람증을 앓는 사람에게 이 병이 잘 걸린다.

바람은 나무에 속하는데 왜 간장에 병이 오히려 물에 속하느냐? 대개 바람이 지나가면 물이 움직이는 것이 자연스러운 이치이다. 그래서 머리바람증에 눈병이 있으면 항상 눈동자를 해친다. 눈동자에 알짜 기름이 바람을 받으면 뭉치고 뭉친 것이 오래되면 불이 힘세게 된다. 불이 그 맑은 즙을 쳐서 흩어져 달아나게 되면 그 해친 낙맥을 따라 막혀서 감병이 된다. 감병이 불 때문에 막히면 불도 함께 물로 변하고 물도 삿된 것 때문에 힘세게 된다. 그러면 맑게 촉촉하게 하지 못하고 오히려 축축함과 뜨거움이 서로 치고 받아서 새는 구멍이 된다. 그래서 흰자위 검은콩증은 신장과 쓸개에 속한다.

《심시요함》

○ 흰자위 검은콩증. 눈에 갑자기 구슬이 1개 생기네. 눈꺼풀 속에 있거나 눈자위에 있네. 침으로 찌르듯이 아프기도 하네. 눈두덩에서 골까지 붉고 불로 굽듯이 쑤시네. 또는 아프지 않으면서 많이 큰 꼴이네. 눈자위와 눈동자가 흩어지지 않고 문득 새는 눈자위가 되네.
 이 증상은388) (풀이 안함) 견독음을 먹어야 한다.
 견독음은 방풍 1돈 적작약 천궁 연교 감초 우방자(볶아 간다) 각8푼. 위를 잘게 썰어 맑은 물 2잔으로 8푼이 되게 달여 찌꺼기를 없애고 따뜻하게 먹는다. 이것은 채워짐증을 치료하므로 작으면서 심하게 아플 때 먹는다. 비워짐증으로

---

388) 《증치준승》과 같은 내용은 풀이하지 않는다. 한문은 뒤에 붙여놓았다.

크면서 조금 아플 때는 방풍, 연교, 우방자를 줄이거나 빼고 사물탕으로 치료하는데 숙지황, 당귀신 각8푼을 더 넣어서 달여 먹는다.

《장씨의통》

○ 흰자위 검은콩증은 갑자기 눈꺼풀, 눈초리와 흰자위 사이에 하나의 구슬이 생기는 경우가 많다. 검은자위에 생기면 반드시 눈이 터진다. 비워짐이나 채워짐, 크기에 따라 다르다. 채워지면 작으면서 심하게 아프고 비워지면 크면서 조금 아프다. 검은콩 같은 꼴로 가로로 길면서 둥글다. 머리바람증을 앓는 사람에게 이 병이 많으며 청공고, 신궁환을 가려서 쓴다. 이 증상은 검은자위 푸른콩증과 비슷하지만 생긴 자리가 조금 다르고 색도 역시 같지 않다. 검으면 물에 속하고 푸르른 초록빛깔이거나 푸르면 나무에 속한다. 오랫동안 치료하지 않으면 반드시 새는 구멍이 된다. 바람이 오랫동안 뭉쳐 힘세면 알짜 기름이 흩어져 달아난다. 그리고 그 해친 낙맥을 따라 막혀서 감병이 되고 축축함과 뜨거움이 서로 치고 받아서 새는 구멍이 된다.

24) 흰자위 푸른빛깔증

흰자위가 푸른빛깔로 변하는 병증이다. 흰자위가 검붉은 빛깔이다가 푸른빛깔로 빠르게 변한다. 검은자위로 쉽게 퍼져 각막의 만곡도를 변화시키고 눈동자구멍 벌어짐증이나 눈동자구멍 좁아짐증을 일으킨다. 공막염이다. 자가면역질환으로

학질, 결핵, 매독, 류마티즘일 때 함께 생긴다.

원인과 치료는 아래 책을 본다. 그 외 늙은이에게는 입퇴환을 쓴다.

강활제예탕(《동원》)은 태양경 차가운 물에 생긴 겉흠과 막이 눈동자를 가려 사물을 볼 수 없는 병을 치료한다. 마황근 2돈반 박하잎 2돈 생지황(술로 씻는다) 1돈 당귀 천궁 각3돈 황백 4돈 지모(술에 담갔다 볶는다) 5돈 형개(꽃이삭)(달여서 만든 처방에 넣는다) 고본 각7돈 방풍 1량 강활 1량반 천초 5푼 세신 조금. 위를 잘게 썰어 3돈씩 물 큰 잔 3잔으로 1잔반이 되게 달인다. 형개(꽃이삭)를 넣고 다시 1잔이 되게 달여 찌꺼기를 없애고 밥 먹고 나서 조금 뜨겁게 해서 먹는다. 술과 국수를 꺼려야 한다.

화과합환환은 상심자 복분자 구기자 토사자 검은깨(볶는다) 산조인(볶는다) 위유 호두알맹이 각3량 밀몽화 인동 마자인(볶는다) 참깨 백자인(껍질을 벗기고 볶아 빻아 두꺼운 종이로 인두질해서 기름을 깨끗하게 한다) 욱리인 여정자(오래도록 쪄서 햇볕에 말린다) 오미자 저실자 충울자 각2량 감국 관동화 괴화 각1량반. 금앵자를 달여 찐득한 즙으로 만든 다음 꿀과 이 약들을 섞어 환을 만들어 용안육, 산조인 달인 물로 먹는다.

천마탕은 많이 쓰고 효과가 좋다. 하고초 2돈 천마 감국 천궁 당귀 강활 백작약 감초 백질려 연교 각1돈. 물에 달여 밥 먹고 나서 먹는다. 상한에 걸린 다음에 생긴 흰자위 푸른빛깔증은 시호, 맥문동, 황금, 천화분을 더해서 쓴다. 독기가 흰자위에 들어왔으면 황금, 우방자(볶는다), 연교, 황련을 더한다.

환음구고탕은 흰자위가 약간 푸른빛깔로 변하거나 검은자위가 조금 흰빛깔을 띠거나 검은자위와 흰자위 사이에 띠 같은 붉은 테가 있는 병을 치료한다. 사물이 흐릿하게 보이고 구름과 이슬 속에 있는 듯이 어둡다. 눈자위의 높낮이가 고르지 않고 빛깔이 죽은 듯하다. 심하면 광택이 없다. 입과 혀가 마르고 눈곱이 많으며 눈이 부시고 깔깔하다. 상초에 삿된 뜨거움이 있다. 천궁 맥문동 천화분 각1돈 당귀잔뿌리 7푼반 황금 황련 황백 생지황 지모 연교 각6푼반 승마 창출 감초 길경 시호 방풍 강활 각5푼 고본4푼 용담초 3푼 세신 2푼 홍화1푼.

입퇴환은 백복령 2량 인삼 천문동 석창포 원지 맥문동 으름열매 각1량. 주사를 입혀 꿀로 오동나무 씨 크기로 환을 만들어 30환씩 찻물이나 끓인 물로 먹는다. 주로 늙은이가 먹어야 좋다. 《심시요함》

《증치준승》

○ 흰자위 푸른빛깔증은 눈의 흰자위가 푸른빛깔로 변하며 병이 아주 빠르다. 대개 흰자위는 원래 흰빛깔이다. 그런데 막힌 삿된 것이 뜨겁게 쪄서 눈알 속으로 달려가 흩어지면 눈속기름과 즙이 흰자위 안에서 흘러나와 푸른빛깔로 변한다. 눈동자에도 반드시 크고 작은 병이 있어서 치료하지 못하면 눈동자를 해쳐 평생 고질병이 된다. 당연히 각각 그 병의 원인에 따라 그 바탕을 치료한다. 머리바람증이면 삿된 바람이고 상한병이나

학질이면 가래불이나 삿된 뜨거움이다. 독 때문이면 머문 곳을 친다. 나머지도 이와 같다.

《심시요함》

○ 삿됨이 알짜 즙과 눈속기름을 쳤네. 빛깔이 푸른빛깔로 변해 흰자위가 없어졌네. 빨리 똑똑한 의사를 찾아 훌륭한 솜씨를 구해야하네. 느려서 뉘우치는 것이 없어야하네.

이 증상은[389] (풀이 안함) 다음을 먹어야한다.

천마탕은 천마 집국화 천궁 당귀신 강활 백작약 감초 각각 같은 양. 위를 잘게 썰어 맑은 물 2잔으로 8푼이 되게 달여 찌꺼기를 없애고 밥 먹고 나서 뜨겁게 먹는다. 상한병이나 학질에 걸린 다음에 흰자위가 푸르면 시호, 맥문동(심을 뺀다), 황금, 천화분을 더 넣는다. 독이 쳐서 흰자위가 푸르면 황금, 우방자(볶아 간다), 연교, 황련을 더 넣는다.

환음구고탕은 2권을 본다.

《장씨의통》

○ 흰자위 푸른빛깔증은[390] (풀이 안함) 강활제예탕에서 마황, 천초, 박하, 형개를 빼고 승마, 천황련, 감초, 길경을 더 넣어 쓴다. 당연히 각각 그 병의 원인에 따라 그 바탕을 치료한다. 머리바람증이면 삿된 바람이고 독 때문이면 머문 곳을 친다. 나머지도 이와 같다.

---

[389] 위에《증치준승》과 내용이 같아서 풀이하지 않는다. 한문은 뒤에 붙여놓았다.

[390]《증치준승》과 같은 내용은 풀이하지 않는다. 한문은 뒤에 붙여놓았다.

《목경대성》

○ 흰자위 푸른빛깔증. 눈동자와 흰자위가 푸르네. 쇠에 나무가 통하고 서쪽 바람과 싸우네. 또 해가 지면서 밀려옴을 아네. 쓸쓸한 곳에서 불이 빈곳을 태우네. 처음엔 선 같고 이어서 무지개 같네. 바라보니 눈 속에 푸른 집이 얽혀 있네. 꿈을 깨고 나서 넋이 나가 심한 눈동자를 묻네.

이 증상은 왼쪽과 오른쪽에 흰자위가 희끄무레한 푸른빛깔이거나 짙은 푸른빛깔이다. 당장은 해치지 않지만 근원이 길게 흐르면서 끝없이 올 수 있다. 그런 이유는 쇠에 덕은 원래 흰빛깔인데 바람나무를 받아 뜨겁게 찌면 푸른 기운이 흘러나온다. 이것이 흰자위에 죄어 들어가면서 푸른빛깔과 흰빛깔이 섞여 또렷한 푸른빛깔이 된다. 이어서 나무가 쇠를 억누르면서 항상 해치게 된다. 생각해보니 주인이 약하고 도둑이 강해졌기 때문에 마음대로 하지 못하면서 이렇게 갑자기 어긋났다. 또 바람이 생기면 물이 움직이고 을계는 같은 근원이다. 그래서 반드시 눈동자구멍이 벌어지거나 좁아지는 병이 있다.

한편 눈동자구멍이 벌어지거나 좁아지지 않고 조금 푸르면서 깔깔하기만 한 경우도 있다. 위쪽 가로막에 비워진 불이 웅크리고 있으면서 더불어 비장과 폐장의 낙맥에 축축한 뜨거움이 조금 있기 때문이다. 가을철에 사람한테 많이 보여서 흔히 '벼까라기 눈'이라고 부른다. 또 어린아이가 흰자위가 약간 푸른빛깔로 변하거나 검은자위가 조금 흰빛깔을 띠거나 검은자위와 흰자위 사이에 띠 같은 붉은 테가 있는 경우가 있다. 이것은 심장 불이 쇠를 타고 들어가 쇠하고 나무와 서로 싸우기 때문이다.

평소 오랫동안 병에 시달려서 지나치게 약을 먹으면 간장이 삿됨에 억눌려 펼치지 못한다. 구부리거나 곧게 하고 움직이거나 흔들리게 하면서[391] 안으로 타고난 기운을 해치고 타고난 기운이 한번 비워지면 간장에 삿된 것이 더욱 굳어진다. 또 삿된 뜨거움이 맞서서 쇠를 업신여긴다고 말한다. 쇠는 병사의 꼴이기 때문에 이기지 못하면 기회를 잃는다. 눈은 오행에 바른 빛깔이어야 한다. 그런데 쇠와 나무가 서로 맞서면서 바람기운이 섞이면 푸른빛깔이 마땅한데 흰빛깔이고 흰빛깔이 마땅한데 푸른빛깔이 된다.

만약 더욱 배가 그득하면서 설사하면 나무와 불이 또 비장 흙으로 들어와 반드시 감병이 된다. 또 사람이 중년에 비장과 신장이 아주 약해져 돕고 기르지 못하면 나무가 봄의 영광을 잃는다. 그래서 사물이 연기나 구름에 둘러싸인 나무나 수풀처럼 보이거나 또는 눈알에 높낮이가 고르지 않고 빛깔이 진흙탕처럼 흐리며 붉은 띠가 검은자위를 감고 있다. 다시 항상 안을 애쓰고 밖에서 들어오면 이 증상이 변하는데 붓으로 다 말할 수 없다. 모두 화과합환환을 여러 해가 지나도록 오래 먹으면 검은자위와 흰자위가 원래 빛깔로 돌아온다.

어리석은 내가 생각해보면 '넘침'은 지나치거나 넘친다는 뜻이다. '넘치는 뜨거움'은 축축한 뜨거움이 넘치게 스며든다는 말로 당연히 어미를 가리키는 말이다. 어미에게 삿된 뜨거움이 있으면 자식이 기운을 받아 뜨거움이 전해 들어온다. 반대로 이기는 경우는 바름이 원래 삿됨을 억누르는데 삿된 것이 세차면서 바름을 해쳤기 때문이다. 위의 증상을 보았을 때 원래 쇠가 나무를 이기는데 간장에 삿된 것이 어떻게 폐장에 들어오느냐. 이것은 대개 쇠가 약하고 나무가 아주 세차면서 반대로 이기기 때문이다. 작은 칼로 큰 나무를 자르면 나무를 해치지 못하고 칼이 부러지는 것과 같다. 예씨가 말한 '넘치는 뜨거움이 오히려 이기는 병'은 족궐음경의 나무가 자식인 불을 품고 있는 것을 말한다. 자식이 세차면 오히려 이기기 때문에 간장이 이김을 당해서 눈도 병에 걸린다. 이런 이야기 때문에 나무를 만드는 것은 불이고 나무를 이기는 것도 불이라고 한다. 왜 심장은 크거나 작음이 있고 불은 임금과 신하로 나누어지겠느냐. 읽는 사람이 마음을 맑게 하고 깊이 알게 되면 스스로 화내지 않고 오히려 웃게 된다.

《동의학사전》

○ 백정청람. 백주구청, 백안구청, 백안청, 목청. 백정(공막)의 심층이 열의 작용을 받아 컴컴한 가지색을 띠는 병증. 열독이 눈에 작용해서 생긴다. 백정에 검붉은색의 미만성 충혈과 종창이 있고 여러 개의 결절이 생긴다. 이 결절은 좁쌀 크기로부터 땅콩알 크기까지이며 한 곳 또는 두 곳 이상에 생길 때도 있

---

391) 《내경》에서 '구부러지거나 곧게 하고 움직이거나 흔들리게 하는 것이 바람에 쓰임이다.'고 하였다.

다. 이밖에 눈부심, 눈물, 압통이 있다. 흔히 흑정에로 병변이 퍼진다. 초기에 표열을 없애는 방법으로 천마탕에 꿀풀, 남가새열매, 연교를 더 넣어서 쓰고 열독으로 온 것은 열을 내리우고 독을 푸는 방법으로 환음구고탕에 맥문동, 하늘타리뿌리를 더 넣어서 쓴다. 공막염에 해당한다고 본다.

25) 흰자위 누런붉은빛깔증

흰자위가 점점 누러면서 붉게 변해가는 병증이다. 술에 독이다.

원인과 치료는 아래 책을 본다.

청량산은 깊이얼음흠집 눈겉흠증을 치료한다. 마아초 1량반 백반 1량반 증청 1량반 용뇌1푼 청대1푼. 위를 곱게 가루 내어 곱게 고르게 갈아 잠자려고 할 때 가루를 눈 안에 넣는다.《비전안과용목론》

황련해독탕은 황련 치자 각3량 황금 황백 각2량. 위를 잘라 물 6되로 2되가 되게 달여 2번에 나누어 먹는다.

갈화해성탕은 갈화 육두구 사인 각1돈 백출(볶는다) 복령 인삼 진피 청피 각4푼 건강 신곡(볶는다) 저령 택사 각4푼 목향 1푼. 위에 약을 썰어서 물에 끓여 먹는다.

배원산은 산사 신곡 맥아 반하 사인 각1량 귤피 창출 감초 백지 곽향 후박 천궁 향부자 자소엽 각5돈.

기제환은 토사자(술로 만든다) 익지인(볶는다) 복령 부추씨(볶는다) 육종용(술에 씻는다) 당귀 숙지황 각4돈 황백(소금과 술에 볶는다) 지모(소금과 술에 볶는다) 각2돈반 모려(달군다) 산수유(술에 쪄서 씨를 뺀다) 각2돈반 오미자 8푼. 위를 가루 내어 밀가루로 오동나무 씨 크기로 환을 만들어 100환씩 빈속에 소금물로 삼킨다.

《은해정미》

○ 흰자위 누런붉은빛깔증. 물었다. 흰자위가 점점 누러면서 붉게 되는데 왜 그런가? 대답했다. 술에 독이다. 술은 양을 나타내는데 너무 많이 마시면 비장경맥이 축축함을 받고 간장과 쓸개를 해친다. 또 불을 돕는데 이 불이 폐장경맥을 해친다. 흰자위는 폐장에 속하기 때문에 흰자위가 누렇고 붉으면 술이 지나친 것이다. 또 피를 당겨서 간장을 해치고 간장이 받은 그 뜨거운 피는 위에 눈으로 스스로 모여든다. 눈이 그 술의 뜨거운 독을 받아서 눈자위에 흘러 들여가면 누러면서 붉어진다. 황련해독산을 먹어야 한다. 몇 첩 먹은 다음에 청량산을 눈에 넣는다.

황련해독산은 황련 황금 현삼 용담초 형개 치자 천화분 인진 생지황 차전자 길경 연교. 위를 물에 달여 어린아이 오줌 3잔을 더 넣고 따뜻하게 먹는다.

청금양간산은 황련 황금 치자 연교 정력자 상백피 맥문동 천화분 적작약 갈근 형개 행인 청피 감초. 위를 물에 달여 꿀 1잔을 더 넣고 한 번 더 끓여 밥 먹고 나서 따뜻하게 먹는다.

《장씨의통》

○ 흰자위 누런붉은빛깔증은 사람의 흰

자위가 점점 누러면서 붉게 된다. 모두 술에 독이다. 축축함이 비장경맥을 해치고 간장과 쓸개의 삿된 불이 위에 폐장경맥으로 넘쳤기 때문이다. 오령산에 인진을 더 넣어 쓴다. 심하면 황련해독탕에 생치자, 용담초를 더 넣는다.

《목경대성》

○ 흰자위 누런붉은빛깔증. 흰자위가 노란 꽃 같은 빛깔이네. 검은자위가 따라서 더욱 어두워지네. 위장에 축축한 뜨거움이 있어 폐장을 뜨겁게 찌네. 맑은 기운이 흐린 기운과 만나 괴롭네. 원인도 없고 색도 없는데 보아도 흐릿하네. 물이 적고 타고난 기운이 비워지며 또 피를 잃었네. 보통 게을러 의사를 거치지 않네. 두 눈이 멀고서야 헛되이 한숨을 쉬네.

이 증상은 흰자위가 어두운 노란빛깔로 되는데 썩은 해바라기나 떨어진 국화꽃 같은 빛깔이다. 젊은 나이에 꺼드럭거리며 술과 고기를 수없이 먹고 구운 음식을 꺼리지 않았기 때문이다. 그래서 비장이 나른해 소화시키지 못하면서 나쁜 찌꺼기가 항상 위장에 있게 되었다. 위장에 주둥이는 위에 폐장으로 이어지며 폐장은 붙박아 덮고 있으면서 가운데가 비어있다. 이렇게 되어 있으니 오랫동안 뜨겁게 찌면 어떻게 물들지 않겠느냐. 그래서 맑고 하얀 아름다운 바탕이 올바르지 않은 어두운 노란빛깔로 변한다. 연못에 떨어진 버드나무 꽃은 연못이 붉은빛깔에 가까우면 붉고 검은빛깔에 가까우면 검다. 눈동자도 이렇게 된다. 쇠는 물을 만든다. 그런데 흐린 기운이 신장에 들어가면 신장은 더러운 것을 받지 않기 때문에 폐장으로 돌려보낸다. 이것을 두 폐장이 거두지 않으면 막혀서 불을 만들기 때문에 흐릿하고 침침하며 보지 못하는 재앙이 있다. 흰자위 누런붉은빛깔증에서 폐장은 흰자위이고 신장은 물이기 때문에 빛깔의 꼴대로 이 증상을 이렇게 부른다.

치료는 갈화해성탕을 먹고 기제환을 삼켜야 한다. 그리고 술을 마시지 않았는데 눈이 이런 경우가 있다. 이것은 비장과 폐장의 기운이 흐트러졌기 때문이다. 배원산에 인삼, 황기, 당귀, 백출을 더 넣어 1~2근을 먹으면 효과를 본다. 안팎에 어떤 기운과 빛깔이 없고 다만 볼 때 어둡고 흐릿한데 나이가 오십이 지난 경우가 있다. 이것은 타고난 진짜 기운이 날로 약해지면서 자연스럽게 눈속 빛이 점점 줄어들었기 때문이다. 달이 보름을 지나고 별이 새벽을 향하는 것과 같다. 그러나 젊고 튼튼한 사람에게 있으면 마땅하지 않다. 알짜와 생각이 흩어진 것이 아니면 기운과 피가 비워지고 약해졌기 때문이다. 이것이 날과 달로 겹치고 점점 심하게 쌓이는데 치료하지 않으면 눈속증과 장님증이 꾀하지 않아도 되고 기다리지 않아도 이른다. 이 병이 있을 때나 병에 걸린 다음에 돌침으로 피를 빼내면 흐릿하거나 제멋대로 보인다. 어떤 이유가 있다면 이렇게 해도 된다. 그러나 생기고 변화하는 것을 도와야 알짜와 기운이 넉넉하면서 빛이 스스로 돌아온다.

26) 흰자위 새우부음증

 흰자위가 벌겋게 부으면서 눈꺼풀 틈 밖으로 나와 생김새가 새우처럼 보이는 병증이다. 눈꺼풀도 부어서 눈을 뜨기 힘들고 눈알이 아프며 심하면 눈알이 솟아나온다. 더 심하면 눈꺼풀 밖으로 나오고 눈알이 움직이지 않는다. 병의 진행이 느린 흰자위 빈물집증과 다르다. 죽은피 눈병증은 심하게 나빠지지 않지만 이것은 심하게 나빠진다. 응급질환이다. 눈 주위의 봉와직염, 테논낭염, 눈 주위의 외상, 두개내 골절 및 해면동 혈전증일 때에 생기는 구결막 부종이라고 본다.

 원인과 치료는 아래 책을 본다.

 오미소독음은 금은화 3돈 감국 포공영 자화지정 계지 각1돈반.

 혈부축어탕은 도인 4돈 당귀 생지황 홍화 우슬 각3돈 지각 적작약 각2돈 길경 천궁 각1돈반 시호 감초 각1돈.

 선명환은 눈 속에 죽은피 눈병증이 있어 붉게 붓고 깔깔하면서 아픈 병을 치료한다. 적작약 당귀잔뿌리 황련 대황 생지황 박하잎 황금 천궁 각각 같은 양. 오른쪽을 가루 내어 졸인 꿀로 오동나무 씨 크기로 환을 만들어 3돈씩 밥 먹고 나서 묽은 쌀죽으로 삼킨다. 《증치준승·류방》

 금쇄고원환은 인삼 백출 건강 감초 부자 오매 오미자 구기자 육두구 가자 숙지황 산약.

 백합고금탕은 생지황 맥문동 백합 당귀 숙지황 백작약 패모 감초 현삼 길경.

 십미익영전은 인삼 황기 오미자 산조인 당귀 숙지황 감초 산수유 산약 육계.

《기효양방》

○ 흰자위가 부어오르며 참을 수 없을 정도로 아픈 병을 치료한다. 대황(썰어 볶는다) 만형자(껍질 벗긴다) 감국 쥐참외뿌리 방풍(잔뿌리를 없앤다) 진피(속껍질을 벗겨 볶는다) 청피(거친 껍질을 벗긴다) 황련(수염뿌리를 없앤다) 전호(뿌리머리를 없앤다) 단삼 홍화 위유 각1량 결명자(조금 볶는다) 동과자 청상자 지부자 차전자 각반량. 위를 곱게 가루 내어 졸인 꿀로 오동나무 씨 크기로 환을 만들어 30환씩 밥 먹기 전에 따뜻한 술로 삼킨다. 하루에 2번 먹는다.

 폐장기운이 막히고 뜨거운 독이 위로 올라가 눈을 쳐서 흰자위가 부어오르고 밤낮으로 아프며 가슴이 답답하면서 괴로운 병을 치료한다. 상백피 현삼 천승마 선복화(줄기를 없앤다) 적작약 행인 감국(줄기를 없앤다) 정력자(볶는다) 방풍(뿌리머리를 없앤다) 황금 지각(속껍질을 벗기고 밀기울에 볶는다) 감초(굽는다) 각1량. 위를 얇게 잘라 4돈씩 먹는데 물 1잔반에 생강 3쪽을 넣고 8푼이 되도록 달여 찌꺼기를 없애고 밥 먹고 나서 따뜻하게 먹는다.

 눈에 흰자위가 붉게 부어오르고 모래가 들어간 듯 아프면서 가려운 병을 치료한다. 청피(거친 껍질을 벗긴다) 상백피 위유 각1량 천대황 현삼 치자 청염(끓여 깨끗이 거른다) 각반량 대나무잎 1움큼. 위를 얇게 잘라 물 2큰잔으로 1잔반이 되게 달여 소금을 넣고 걸러서 찌꺼기를 없앤다. 조금 뜨겁게 물을 흘러내려 씻는데 차가워지면 다시 따뜻하게 해서 씻는다.

　폐장에 쌓인 뜨거움 때문에 흰자위가 부어올라 눈알을 덮어 가린 병을 치료한다. 눈을 뜨고 있을 수 없고 붉고 깔깔하면서 아프다. 현삼 천승마 한방기 영양각(가루) 사삼 차전자 치자 상백피 행인(끓는 물에 담가 껍질과 끝을 벗기고 두 쪽으로 해서 밀기울로 노랗게 볶는다) 각1량 마자인 천대황(조금 볶는다) 각1량반. 위를 곱게 가루 내어 졸인 꿀로 오동나무 씨 크기로 환을 만들어 20환씩 밥 먹고 나서 따뜻한 물로 삼키고 잠자려고 할 때 다시 먹는다.

《증치준승》

○ 흰자위 새우부음증은 이미 심하게 막혀서 부어올랐는데 피가 나갈 수 없기 때문에 솟아오른다. 그래서 흰자위가 새우가 앉은 꼴이 되고 심하면 눈꺼풀 밖으로 튀어나온다. 병이 빠르기 때문에 기운이 느린 흰자위 빈물집증과 견줄 수 없다. 이 증상이 죽은피 눈병증과 한 종류이지만 죽은피 눈병증은 심하게 나빠지지 않고 이것은 심하게 나빠진다. 반쪽이 부어오르는 경우가 있고 눈알이 온통 모두 부어올라 검은 눈알이 움직이지 않는 경우도 있다.

　또 안쪽 눈초리에 콧대 근처에 한 조각 부어올라서 살갗이나 살덩이 같고 자루와 비슷한 꼴인 경우도 있다. 안쪽 눈초리 끝 붉은 부분부터 이마 앞으로 늘어지는데 부어오르면서 안쪽 눈초리 속에 흰 부분이 거죽을 위로 늘어나게 한다.

잘라서는 안 된다. 피가 모여 있는 곳이기 때문에 잘못 자르면 새는 구멍이 되거나 눈이 먼다. 자세히 따져보아야 한다. 다만 찔러 피를 내면 피가 점점 없어지면서 거죽이 점점 오그라든다. 바깥 눈초리가 부어올라 자루 같아도 마찬가지이다.

　이 병은 크게 보아 피와 기운이 모두 세찬 병이다. 가장 먼저 찔러 피를 내고 그 다음에 증상을 살펴서 치료하면 된다. 폐장에 있을 때가 가장 심하다. 오래되면 간장으로 옮겨가서 검은자위를 해친다.

《장씨의통》

○ 흰자위 새우부음증. 392) (풀이 안함) 선명환을 쓴다.

《목경대성》

○ 흰자위 새우부음증. 둥글게 한 마디 정도로 튀어나오네. 고운 빨간빛인 여지 열매가 벌어진 듯하네. 병을 알고자 하는데 어떤 기운으로 얻었나. 땅과 하늘이 약해지고 늙어서 찬바람이 부수네.

　이 증상은 흰자위가 붉게 부어오르고 길게 늘어진다. 혀를 말아서 아래로 핥는 듯 나쁜 꼴이어서 사람을 놀라게 한다. 가벼우면 눈꺼풀이 붓지 않고 조금 아프지만 눈곱이 지저분하게 엉겨 붙는다. 오래되면 빛을 점점 잃고 몸에도 머물러서 끊으려고 한다. 대개 드물게 보는 병이다.

　병에 이유를 어림짐작하면 이것은 사람

---

392) 《증치준승》과 같은 내용은 풀이하지 않는다. 한문은 뒤에 붙여놓았다.

이 타고날 때부터 비워졌는데 돌아다니는 바람이 들어왔기 때문이다. 의사가 바른 기운을 도와 삿된 기운을 억누르지 않고 잘못해서 끝까지 흩어지는 치료만 하면 타고난 기운을 약하게 해서 더욱 넓게 부어올라온다. 또 불이 세차서 생겼다고 생각해서 쓰면서 찬 약으로 쳐서 빼내면 간곤의 흙이 모두 망가진다. 기울어진 그릇에 이미 가득한데 또 가득히 채운다고 하면 뒤집어지지 않을 수 있겠는가? 게다가 주단계는 '비장은 땅에 가만히 있는 덕을 갖추고 하늘을 튼튼하게 이끌어간다. 그래서 심장과 폐장의 양을 내리고 간장과 신장의 음을 올린다.'고 말했다. 지금 밖에서 아주 사납게 들어오면 풀과 나무가 안을 해친다. 움직임이나 움직이지 않음, 오름이나 내림이 평소에 길을 잃으면 하늘과 땅이 만나지 못하면서 이것이 안 된다. 그리고 심하게 안 되면 맑음과 흐림이 서로 섞여 길이 막힌다. 막히면서 뜨거움이 되고 머물면서 축축함이 되는데 이 축축함과 뜨거움이 서로 싸워서 삭았다가 부풀다가 하다가 결국 말라 떨어진다. 금쇄고원환, 백합고금탕, 생맥산, 십미익영전으로 크게 북돋고 조금 고르게 하면 점점 제자리로 오그라든다.

 앞을 따르지 않고 사람이 의심하기 시작하고 사람이 슬퍼하게 되면 원래의 눈은 결국 아름답지 않게 본다. 옛 현인은 자식을 사랑하는 마음이 이르지 않는 곳이 없다고 했다. 자녀들이 편안하도록 보살피고 도둑처럼 잇속을 채우면서 일을 하지 않는다. 만약 아버지나 어머니라도 마음이 어지럽다고 할 것이다. 잠을 빌어서 영원히 한숨짓는데 절굿공이처럼 마음을 치는구나.

《동의학사전》

○ 백정(구결막)이 벌겋게 부어 눈꺼풀짬 밖으로 나와 그 모양이 새우처럼 보이는 병증. 화독이 성하여 생기거나 눈 외상으로 생긴다. 눈꺼풀이 부어서 눈을 뜨기 힘들고 눈알이 불어나는 듯이 아프며 심하면 눈알이 두드러져 나온다. 백정은 벌겋게 부어 눈꺼풀짬 밖으로 나온다. 심하면 눈알이 움직이지 않는다. 만일 흑정(각막)에까지 영향이 미치면 시력장애가 심하게 나타난다. 어혈관정이나 상약어포와 감별해야 한다. 화독으로 온 것은 사화해독, 양혈산어(凉血散瘀)하는 방법으로 오미소독음을 쓰며 외상으로 온 것은 혈을 잘 돌게 하고 어혈을 없애는 방법으로 도홍사물탕, 혈부축어탕 등을 쓴다. 눈에는 삼황안액을 넣는다. 눈확봉와직염, 테논낭염, 눈확외상, 두개내골절 및 해면동 혈전증 때 보는 구결막 부종에 해당된다고 본다.

27) 흰자위 붉은부음증

 특별한 원인이나 병도 없이 하루 이틀 사이에 흰자위가 붉게 부어오르는 병증이다. 자줏빛 푸른빛깔로 썩은 돼지폐 같다. 심하면 검은자위를 둘러싼다.
 원인과 치료는 아래 책을 본다.
 생숙지황음은 인삼 황기 오미자 천문동 맥문동 생지황 숙지황 비파엽 석곡 당귀 우슬 육종용.

부상환은 축축한 바람을 없앤다. 몸이 여위면서 지친 것을 일어나게 하고 얼굴을 늙지 않게 하면서 머리를 검게 한다. 병을 물리치고 수명을 늘인다. 여린뽕나무잎(꼭지를 없애고 깨끗하게 씻어 빨리 말려 가루를 낸다) 1근 검은참깨(일어서 깨끗이 한다) 4량 흰꿀 1근. 참깨를 갈아 달여서 진한 즙을 만든다. 꿀과 섞어 물을 떨어뜨려 구슬이 될 정도로 졸여 뽕나무잎 가루를 넣고 환을 만든다. 다른 처방에는 뽕나무잎 가루와 참깨를 쪄서 간 것을 같은 양으로 해서 꿀로 환을 만든다. 아침에 소금물로 먹고 저녁에 술로 삼킨다.

《목경대성》

○ 흰자위 붉은부음증. 하늘에서 오기 때문에 흰자위네. 통하지 않고 전해서 땅을 해치네. 불 있는 하늘은 보기 익숙하지만 쓸데없는 일이네. 해를 빼앗는데 사람이 놀라지 않는다고 누가 말하는가.

이 증상은 원인이 없고 병도 없다가 하루 이틀 사이에 흰자위가 모두 부어오른다. 자줏빛 푸른빛깔이고 돼지의 썩은 폐 꼴 같아서 사람을 두렵게 한다. 심하면 검은자위까지 감싸서 눈동자가 보이지 않는다. 그래서 흰자위 붉은부음증이라고 한다. 이것은 실제로 해치지 않는다. 대개 흰자위가 할 일을 잃고 안의 불이 위로 타올랐기 때문이다. 그 원래의 경맥과 오장육부를 깨끗이 하기 위해 삿된 것을 설사시켜 나오게 한다. 다시 생숙지황음과 부상환을 아침저녁으로 번갈아 먹으면 붓기가 가라앉고 빛깔이 점점 하얗게 된다. 만약 상한병으로 붉으면서 뜨겁다고 치료하면 병에 맞지 않기 때문에 헛되이 타고난 기운을 해친다. 만약 그 사람에 커다란 운이 이미 지나갔다면 쇠를 녹이고 나무를 태워 그것이 도끼를 더 날카롭게 하는 경우가 많다. 증세를 살피는 사람은 항상 굳게 지켜 소홀히 하지 않아야한다.

28) 흰자위 피반점증

흰자위에 피가 나온 병증이다. 흰자위에 경계가 뚜렷하고 불규칙한 선홍색의 피가 있다. 얽힌 눈핏줄증, 죽은피 눈병증과 감별해야 한다. 결막하 출혈이다.

원인과 치료는 아래 책을 본다.

퇴적산은 가장 효과가 좋다. 1. 상백피 감초 목단피 황금 천화분 길경 적작약 당귀잔뿌리 과루인 각1돈. 《심시요함》 2. 황금 황련 백지 당귀 백작약 치자 상백피 목통 길경 연교 각1돈.

백질려산은 백질려 백선피 방풍 대황 적작약 치자 황금 맥문동 현삼 길경 전호 감초 각1돈. 가루 내어 한 번에 2돈씩 박하 달인 물에 타서 밥 먹고 나서 먹는다. 《의림촬요》

지백지황환은 숙지황 생지황 각8량 산약 산수유 구기자 각4량 백복령 목단피 택사 각3량 도인 홍화 단삼 각2량.

퇴혈산은 당귀 적작약 목적 방풍 세신 용담초 각각 같은 양. 잘게 썰어 물에 달여 먼저 뜨거운 김을 눈에 쏘인 다음 따뜻하게 먹는다.

《증치준승》

○ 흰자위 피반점증은 위아래, 왼쪽과 오른쪽에 어디든 한 조각이나 한 점으로 붉은 피가 보이는데 연지를 바른 듯하다. 이것은 피가 경락을 돌지 못해서 오는데 우연히 폐장과 막의 안으로 흘러들어와 뭉치면 이 병이 된다. 빨리 나으려면 그 가까운 곳의 눈꺼풀 안에서 피를 내서 치료한다. 또는 뭉쳐 있는 곳에서 피를 내도 좋다. 피를 내기 두려워할 때 안팎을 같이 치료한다면 낫긴 하겠지만 조금 느리다. 그리고 안쪽만을 홀로 치료하면 낫긴 하겠지만 효과는 더욱 느리다. 욕심을 적게 하고 불을 삼간다면 치료하지 않아도 스스로 낫는다. 하지 않아야 할 것을 하면 뭉치면서 막힘이 오히려 심해진다. 이것 때문에 뜨거운 바람을 맞으면 다른 증상이 생긴다.

《심시요함》

○ 눈이 붉음. 흰자위에 불이 막혀 피가 통하기 어렵네. 연지를 바른 듯이 붉네. 폐장을 맑게 하고 쇠를 억누르면서 자주 피를 흩어지게 하네. 눈자위 속에 오래 막히지 않도록 하네.

이 증상은 위아래, 왼쪽과 오른쪽에 어디든 한 조각이나 한 점으로 붉은 피가 보이는데 연지를 바른 듯하다. 이것은 피가 뜨거움 때문에 제멋대로 다니면서 경락을 돌지 못하다가 우연히 뜨거움이 폐장과 막의 안으로 들어와 뭉치면서 이 병이 된다. 항상 기침 때문에 일어나는데 모두 폐장기운이 맑지 않기 때문이다. 폐장을 맑게 하고 피를 흩어지게 하는 약을 쓰고 밖에는 없애는 약을 넣는다. 퇴적산을 먹어야 한다.

퇴적산은 상백피(꿀로 만든다) 감초 목단피(술에 씻는다) 황금(술에 볶는다) 천화분 길경 적작약 당귀 잔뿌리 과루인(껍질에 기름을 없애 가루 낸다) 각각 같은 양. 위를 곱게 가루 내어 2돈씩 맥문동(심을 뺀다) 달인 물로 삼킨다.

《동의학사전》

○ 백정일혈. 색여연지증, 색사연지증. 백정(구결막하)에 피가 나오는 병증. 폐경에 열사가 있거나 음이 허하고 화가 성하여 생긴다. 또한 심한 기침, 게우기, 외상 등으로 생긴다. 백정에 경계가 명료하고 불규칙한 선홍색의 출혈반이 생기는데 적사규맥, 어혈관정과 감별해야 한다. 폐경의 열로 온 것은 폐열을 내리우고 피를 흩어지게 하는 방법으로 퇴적산을 쓰고 음허화왕으로 온 것은 자음강화, 활혈화어(活血化瘀)하는 방법으로 지백지황환에 잇꽃, 복숭아씨, 단삼을 더 넣어서 쓰며 외상으로 온 것은 사물탕에 복숭아씨, 잇꽃을 더 넣어서 쓴다. 다른 원인으로 온 것은 원인치료와 함께 경맥을 통하게 하고 어혈을 없애는 약을 더 넣어서 쓴다. 결막하 출혈에 해당한다.

29) 흰자위 구멍증

흰자위에 새는 구멍이 생겨 눈속기름(유리체액)이 흘러나오는 병증이다.

《증치준승》

○ 흰자위 구멍증은 흰자위에 새는 곳이

생겨서 쇠처럼 단단하고 옆쪽에 있으며 조금 느리게 해치기 때문에 흰자위 구멍증이라고 부른다. 여기에서 끈적끈적하면서 흐리고 하얀 물 같은 것이 흐르며 심하면 고름이 나온다. 오랫동안 치료하지 않으면 물이 빠지고 눈속기름이 말라서 눈도 해친다.

《장씨의통》

○ 흰자위 구멍증은 흰자위에서 생긴다. 축축한 가래가 폐장 경맥에 흘러가 만들어진다. 검은자위 구멍증과 비교해서 조금 느리게 해친다. 여기에서 끈적끈적하면서 흐리고 하얀 물 같은 것이 흐르며 심하면 고름이 나온다. 빨리 폐장을 빼내는 약을 쓰는데 패모, 길경, 상백피, 생감초, 황금, 생치자 같은 약으로 서늘하게 하고 풀어야 한다. 오랫동안 치료하지 않으면 물이 빠지고 눈속기름이 말라서 눈도 해친다.

30) 묘안창

전신에 나는 고양이 눈 꼴에 부스럼이다. 손등, 발등, 윗팔, 아래다리에서 대칭적으로 생겨 구강, 비강, 음부로 파급된다. 피부와 점막을 동시에 침범한다. 또 눈에는 거짓막을 형성하는 결막염이 양쪽에 나타난다. 작열감, 아픔, 가려움, 눈부심, 눈꼽이 있고 결막붙음증, 눈물샘 폐쇄, 눈 건조증이 동반된다. 이차적으로 각막혈관신생과 눈꺼풀 속말림, 결막흉터, 시력감퇴가 생긴다. 입안 점막, 음부, 비강 안에 물집이 생기고 가벼운 발열, 머리아픔, 골통 등 전신질환이 있을 수 있다. 다형홍반증후군이다. 보통 6주 정도 증상이 지속되는데 나았다가도 2~3주 지나서 재발할 수 있다. 흔히 겨울철과 봄철에 주로 소아에게서 보이고 35세 이후는 드물다. 치료는 스테로이드 처방에 효과가 없다. 급성기일 때 결막붙음증이 생기지 않도록 매일 떼어내고 잘 씻어준다.

원인과 치료는 아래 책을 본다.

방풍통성산은 활석 1돈7푼 감초 1돈2푼 석고 황금 길경 7푼 방풍 천궁 당귀 적작약 대황 마황 박하 연교 망초 각4푼반 형개 백출 치자 각3푼 생강5. 물에 달여 밥 먹고 나서 먹는다. 《동의보감》

도적산은 생지황 목통 감초 각1돈 대나무잎 7잎. 물에 달여 빈속에 먹는다. 《동의보감》

계지탕은 계지 백작약 각3돈 감초 1돈 생강3 대추2.

양혈사물탕은 생지황 당귀 적작약 천궁 각1돈2푼 반하 향부자 패모 적복령 황련 치자 각7푼 감초 5푼 생강3. 물에 달여 밥 먹고 나서 먹는다. 《동의보감》

당귀사역탕은 당귀 1돈2푼 부자 육계 소회향 각1돈 백작약 시호 각9푼 천련자 현호색 백복령 각7푼 택사 5푼. 물에 달여 밥 먹고 나서 먹는다. 《동의보감》

형방패독산은 시호 전호 강활 독활 인삼 지각 길경 천궁 적복령 형개 방풍 각1돈 감초 5푼. 물에 달여 밥 먹고 나서 먹는다.

도홍사물탕은 생지황 도인 각1돈반 홍화 당귀 천궁 적작약 각1돈. 물에 달여 밥 먹고 나서 먹는다. 《의종금감》

청대산은 황련 황백 각3돈 청대 마아초 주사 각6푼 석웅황 우황 붕사 각3푼 용골 1푼. 아주 곱게 가루 내어 먼저 박하즙으로 씻어낸 다음 아픈 곳에 뿌린다. 《동의보감》

《동의학사전》

○ 안창. 창양의 하나. 속에 혈열이 있는데다 풍열이나 풍한사를 받아서 생긴다. 흔히 겨울과 봄철에 청장년에게서 본다. 손발 등과 바닥, 손가락에 대칭성으로 홍반성 구진, 두드러기, 물집 등 2가지 이상의 피진이 나타나면서 고리 모양, 동심원형 또는 눈알의 무지개막 모양을 정한다. 작열감, 아픔, 가려움이 동반되고 가벼운 열나기, 머리아픔. 뼈마디아픔 등 전신증상이 있을 수 있다. 병은 보통 2~3주 경과하며 재발할 수 있다. 풍습열증에는 방풍통성산에 도적산이나 양혈사물탕을 합하여 가감하여 쓰고 풍한증에는 계지탕, 당귀사역탕이나 형방패독산을 가감하여 쓴다. 재발하여 빛깔이 푸른 데는 도홍사물탕을 가감하여 쓴다. 미란, 진물이 있을 때는 청대산유나 감초유 같은 것을 바른다. 다형(삼출성) 홍반에 해당된다고 본다.

31) 알러지성 결막염

유두결막염(알러지성 결막염 포함), 봄철각결막염이다. 검결막에 유두증식과 가려움을 주 증상으로 하는 알레르기성 병증이다. 안검형, 안구형, 혼합형이 있다. 눈이 가렵고 이물감, 눈부심, 눈물흘림 등의 증상이 있고 날씨가 더워지면 더욱 심해진다. 안검형은 위 눈꺼풀이 두꺼워지고 연한 젖빛의 유두가 생기는데 심하면 기와를 이은 것처럼 보인다. 안구형은 각막 윤부 특히 안쪽과 바깥쪽에 원형 혹은 타원형 유두들이 서로 합쳐서 희끄무레한 흰빛깔이나 희끄무레한 짙은 쪽빛으로 두드러져 있는 것을 볼 수 있다.

증상에 따라 변증하는데 가미용담사물탕, 소풍지양탕, 가미소청룡탕, 가미지백지황탕, 가미도홍사물탕을 쓴다.

가미용담사물탕은 봄철에 꽃가루, 먼지, 햇빛 등의 자극으로 눈부심, 가려움, 충혈이 생긴 병을 치료한다. 또 여름철과 가을철에 이 증상이 없어지면서 후유증이 남아 있는 병을 치료한다. 또 다음해 증상을 예방하기 위해 사용한다. 용담초 천궁 당귀 적작약 청상자 감국 황련 생지황 각6돈. 가루로 낸 다음 달여서 밥 먹고 나서 먹는다.

소풍지양탕은 형개 방풍 감국 선태 고삼 지부자 금은화 목적 생지황 각1돈. 물에 달여 밥 먹고 나서 먹는다.

가미소청룡탕은 마황 계지 반하 진피 백복령 적작약 누런뽕나무잎 박하 세신 생지황 각1돈. 물에 달여 밥 먹고 나서 먹는다.

가미지백지황탕은 지모(소금물로 볶는다) 황백(소금물로 볶는다) 생지황 목단피 산약 백복령 당귀 계혈등 각2돈. 물에 달여 밥 먹고 나서 먹는다.

가미도홍사물탕은 눈이 참을 수 없이 가렵고 사물이 흔들리는 것처럼 보이며 눈이 붉으면서 이물감이 있고 눈꺼풀이 부어 있으며 검은자위 테두리에 아교 같은 증식물이 있을 때 쓴다. 당귀 천궁 생지황 백작약 홍화 단삼 울금 누런뽕나무잎 만형자 감국 각1돈. 가루 내어 달인 다음 밥 먹고 나서 먹는다.

4. 검은자위 눈겉증

《제병원후론》

○ 애꾸눈이 된 증상. 눈은 오장육부에 가장 알짜이고 가장 높은 경맥이 모이는 곳이며 간장에 바깥 조짐이다. 삿된 바람과 멈춘 물이 오장육부에 있다가 간장으로 들어와 위에 눈으로 치솟는다. 그러면 겉흠이나 가림, 빈 물집, 군살이 생긴다. 그 경락이 한쪽만 비워졌으면 겉흠이나 가림이 한 눈동자구멍 쪽만 덮는다. 그래서 한쪽만 사물을 보지 못해서 애꾸눈이라고 부른다.

《증치준승》393)

○ 눈겉증은 눈자위 밖에서 가리면서 어둡다. 《내경》에서 눈아픔을 진찰할 때 핏줄이 위에서 아래로 가면 태양경병이고 아래에서 위로 가면 양명경병이며 밖에서 안으로 가면 소양경병이라고 하였다. 살펴보니 이것은 겉증과 속증에 겉흠을 밝힌 이야기이다. 이것을 써서 병을 치료하면 북채로 북을 울리듯이 바로 나타난다.

---

393) 아래 내용에 나오는 처방은 책 뒤에 '눈병 대표처방'에서 《원기계미》를 본다.

핏줄이나 겉흠이 처음에 위에서 아래로 가면 태양경병에 속한다. 태양경은 겉을 주관하는데 이 병은 반드시 눈썹 뼈로 이어져 아프고 골 꼭대기가 아프거나 머리 반쪽이 부풀면서 아프다. 치료법은 따뜻하게 하고 흩어지게 한다. 따뜻하게 하려면 찻잎과 소금에 절인 부자를 같은 양으로 해서 달여 먹으면 바로 낫는다. 설립재가 이 증상에 부자를 1돈으로 해서 먹었더니 나았다. 어떤 처방은 부자 반량 어린 찻잎 큰 1움큼 백지 1돈 세신 천궁 방풍 강활 형개 각반돈을 달여 먹었더니 신기하게 나았다. 흩어지게 하려면 《간요》에 하고초산(반드시 퇴운환과 함께 먹어야한다), 《동원》선기탕, 강활제예탕 같은 약이다.

핏줄이나 겉흠이 처음에 아래에서 위로 가거나 안쪽 눈초리에서 밖으로 가면 양명경병에 속한다. 양명경은 속을 주관하는데 이 병은 뜨거움이 많고 똥이 단단하다. 치료법은 설사시키고 차갑게 한다. 설사시키려면 《국방》유기음, 《전씨》사청환, 《국방》온백환에 황련, 황백 같은 약을 더 넣는다. 여러 번 써서 여러 번 경험했다. 차갑게 하려면 황련양간환 같은 약이다.

루전선이 말했다. 처조카 여자가 몸이 뚱뚱한데 시집갈 나이인 15살쯤에 눈병이 생겼다. 1달이나 2달에 한 번씩 생겨서 나타날 때는 붉게 붓고 깔깔하면서 아파서 뜨기 어렵다. 이런 지 3년이 되었다. 바람을 없애고 뜨거움을 흩어지게 하는 약과 흔히 찾을 수 있는 눈에 약을 먹었다. 그랬더니 오히려 왼쪽 눈에 붙박은 센 겉흠이 바깥 눈초리부터 와서 눈동자를 가렸다. 오른쪽 눈도 겉흠이 있어서 아래에서 위로 갔다. 《내경》에서 밖에서 안으로 가면 소양경병이고 아래에서 위로 가면 양명경병이라고 했다. 내가 이것을 소양경, 양명경 두 경맥에 막힌 것이 있다고 말했다. 맥을 보니 짧으면서 매끄럽고 단단하며 새벽에는 짧은 듯하다. 장결고가 맥이 짧으면 막힌 것이 있어서 오장육부를 막기 때문에 설사시켜야 한다고 하였다. 그래서 온백환에서 천궁, 부자를 2/3로 줄이고 용담초, 황련을 더 넣어 썼다. 이동원에 다섯 쌓임을 치료하는 방법에 따라 2환부터 날마다 1환씩 늘리다가 크게 설사하면 그 다음에 1환씩 줄이고 또 2환부터 다시 늘렸다. 어느 날 갑자기 설사하다가 검은 핏덩어리가 나왔는데 먹 같이 마르고 크면서 단단했다. 이때부터 점점 낫는다고 느끼다가 겉흠이 모두 없어졌다.

핏줄이나 겉흠이 처음에 밖에서 안으로 들어가면 소양경병이다. 소양경은 반은 겉이고 반은 속을 주관한다. 치료법은 조화롭게 풀어야 하며 신선태운환, 강활퇴예탕, 소예산 같은 약이다.

겉흠과 막이 뜨거운 바람이 심할 때 있거나 또는 반진이 눈에 들어갔다면 이것은 간장 기운이 세차면서 겉에 있다. 겉흠과 막이 이미 생겨서 겉이 있는 것이 또렷하다면 흩어지게 하면서 없애야한다. 반대로 설사시킨다면 삿된 기운이 안에 쌓여 겉흠이 점점 깊어진다. 삿된 기운이 정해지지 않았으면 뜨거운 겉흠이 되고 떠 있다. 삿된 기운이 이미 정해졌으면 얼음 겉흠이 되고 깊이 있다. 삿된 기운이 단단하면서 깊게 있으면 눌린 겉흠이라고 부른다. 뜨겁게 하는 약으로 그 삿된 기운을 다시 움직이게 해서 겉흠과 막을 띄운 다음에 겉흠을 물러나게 하는 약으로 도우면 스스로 없어진다. 병이 오래되면 효과가 빠르지 않기 때문에 몇 해나 달이 지나야 없어진다. 새로운 겉흠이 겉에 생겼을 때 흩어지게 하는 처방은 《동원》강활제예탕이다. 뜨거움이 있으면 퇴운환 같은 약이다. 눌린 겉흠은 《보명집》에 영양각산 같은 약이다. 사람에게 소식이 있을 때 쓰는데 음이 비워지면서 뜨거움이 있으면 신선태운환을 같이 먹는다.

이동원이 '양은 그 음을 이기지 못해 음이 세차고 양이 비워지면 아홉 구멍이 통하지 못해서 푸르고 흰 겉흠이 안쪽 눈초리에서 보인다. 이것은 족태양경, 족소음경 속이 막혀 족궐음간경의 기운이 위에 눈으로 통하지 못하기 때문에 푸르고 흰 겉흠이 안에서 막았다. 족태양경, 족소음경 속 아홉 근원의 아래에서 간장 속에 양 기운을 늘려야 하늘로 치솟아 위로 간다. 이렇게 먼저 그 양을 북돋고 그 다음에 족태양경, 족소음경에 드러남 속에서 족궐음간경에 음에 불을 빼내야한다. 《내경》에서 음이 세차고 양이 비워지면 먼저 그 양을 북돋은 다음에 그 음을 빼낸다고 하였는데 이 치료법이다. 날마다 이른 새벽에 뱃속에 묵은 음식이 없을 때 보양탕을 먹고 밥 먹고 멀리 승양설음환을 먹으며 잠자려고 할 때 연백익음환을 먹는다. 날씨가 변덕스러워 크게 춥고 크게 바람이 불거나 힘들게 일했거나 전날에 음식이 고르지 않았거나 생각이 부족하거나 기운이 약하면 모두 먹지 않는다. 몸에 기운이 고르게 되고 날씨가 평소와 같으면 먹는다. 먼저 그 양을 북돋아 양 기운을 위로 가게 해서 간장 경맥에 끝으로 통하면 눈에 빈 구멍이 잘 통한다.'라고 하였다.

위방언에 부인이 눈에 갑자기 겉흠이 생겼는데 아래에서 일어나고 초록빛깔이며 부으면서 아파서 참을 수 없었다. 스승이 겉흠이 아래에서 위로 가면 병은 양명경에 따른다고 하였는데 이것이라고 하였다. 초록빛깔은 다섯에 바른 빛깔이 아니다. 이 초록빛깔은 폐장과 신장이 합쳐 병이 되었다. 화가가 먹을 경분에 합쳐서 만든 빛깔을 보았더니 이 겉흠과 같은 빛깔이기 때문에 폐장과 신장이 합쳐 병이 되었다고 말해도 의심하지 못한다. 폐장과 신장에 샃됨을 빼내고 양명경으로 약이 들어가게 하였다. 효과가 있다가 다른 날에 다시 생기는데 이렇게 세 번이다. 그런데 이 병이 오는 경맥이 겉흠의 색과 각각 다르다는 것을 알아차렸다. 그래서 '모든 경맥은 눈에 속하고 경맥에 병은 이것에 따른다. 이것은 반드시 경락이 고르지 않아서 눈병이 끝나지 않았다.'고 말하고 물었더니 과연 그랬다. 보고서 고르지 않을 곳을 치료했더니 병이 결국 생기지 않았다. 겉흠이 모두 없어지고 나서 그 해에 그 달, 그 날이 되면 다시 나타나거나 1달 사이에 나타나거나 2달에 1번 나타나면 모두 쌓임증으로 치료한다. 맥이 매끄러우면 온백환에 황련, 용담초를 더 넣어서 이동원에 다섯 쌓임을 치료하는 방법에 따라 먹어야한다.

예중현이 겉흠은 구름이나 안개 같거나 실마리 같거나 저울눈 같다. 저울눈 같은 겉흠은 점이 하나이거나 3~4개 또는 수십 개에 이르기도 한다. 소라껍질 같은 겉흠은 병이 오래되어 없어지지 않거나 치료를 잘못해서 마지막에 이르렀다. 차가운 약을 많이 먹으면 비장과 위장을 해쳐 뜻대로 위에 올라가지 못하기 때문에 점점 이 병이 된다.

치료는 반드시 경락을 밝혀야 잘 다룰 수 있다. 가림이 안쪽 눈초리부터 생기면 수태양경과 족태양경이 샃됨을 받았다. 소장경과 방광경을 치료하는데 강활승풍탕에 만형자와 창출을 더 넣는다. 가림이 바깥눈초리에서 들어오면 족소양경과 수소양경, 수태양경이 샃됨을 받았다. 담경과 삼초경, 소장경을 치료하는데 강활승풍탕에 용담초와 고본을 더 넣고 인삼을 조금 넣는다. 눈에서 아래쪽에 있으면 족궐음경과 수소음경이 샃됨을 받았다. 간경과 심경을 치료하는데 강활승풍탕에 황련을 더 넣고 시호를 2배로 한다. 밑 부분에서 위쪽으로 있으면 수태양경이 샷됨을 받았다. 소장경을 치료하는데 강활승풍탕에 목통과 오미자를 더 넣는다. 뜨거움이 심하면 샷된 뜨거움을 치료하는 약을 같이 먹는다. 축비벽운산도 위의 증상을 같이 치료하는데 냄비뚜껑을 여는 방법이다. 콧속에 불어넣으면 효과가 있다. 그러나 힘이 적고 날카롭기 때문에 시도 때도 없이 써서 항상 힘을 모아야 한다. 시작할 때는 쉽지만 오래될수록 어렵다. 그래서 점점 다시 하면서 다시 하고 점점 다시 하고 또 다시 한다. 다시 한다고 해도 빠르게 치료하지 못한다. 지금 세상 의사가 겉흠을 벗기는 약을 쓰거나 손으로 겉흠을 벗기는 방법을 쓰는 경우가 있다. 슬프다! 겉흠은 부스럼과 같은 데 이렇게 해서 낫겠느냐? 서투른 사람이 이 방법을 쓰면 이롭지 않을 뿐만 아니라 오히려 더 심하게 해친다.

또 '기경 경맥에 샷됨이 들어온 병'에서 말했다. 사람에 오장은 온 세상에 다섯 큰 산과 같고 육부는 온 세상에 넷 큰 강과 같다. 기경 경맥은 넷 큰 강의 밖에 따로 있는 강이다. 기경 경맥에 샷됨이 들어오면 12경맥으로 치료하지 않는다. 12경맥의 밖에 기경 경맥을 치료하는 방법이 따로 있다. 《무자론》에서 '샷됨이 족양교맥에 들어오면 사람에 눈을 아프게 하는데 안쪽 눈초리부터 시작한다.'고 하였다. 《계현자·왕빙주》에서 '그 경맥은 발에서 일어나 위에 머리까지 가서 눈에 안쪽 눈초리에 속하기 때문에 사람에 눈을 안쪽 눈초리부터 아프게 한다.'고 하였다. 《침경》에서 '음교맥은 코로 들어가 눈 안쪽 눈초리에 속했

다가 태양경과 양교맥과 합쳐서 위로 간다.'고 하였다. 그러므로 양교맥이 샷됨을 받으면 안쪽 눈초리가 붉고 실핏줄이 생긴다. 실핏줄에 뿌리는 군살을 생기게 하고 군살은 노랗거나 붉은 기름을 생기게 한다. 기름이 검은자위에 가로로 들어가면 점점 눈동자구멍 쪽을 좁먹는다. 이것이 양교맥이 병이 되는 순서이다. 바깥 눈초리도 함께 병이 있으면 그것은 태양경과 합쳤기 때문이다. 바깥 눈초리는 수태양소장경의 경맥이다. 바깥 눈초리에 병은 반드시 안쪽 눈초리보다 가볍다. 대개 가지와 덩굴로 전하는 경우는 적고 반드시 바로 받는 경우가 많다. 흔히 흰자위 군살증이라고 부르는 병이다. 환음구고탕이나 발운퇴예환, 치자승기산, 만응선화산, 마장령광고, 소예복명고, 박초황련노감석포산으로 주로 치료한다. 병이 많아서 약이 미칠 수 없으면 손으로 하는 방법을 써야 한다. 먼저 찬물로 씻고 눈속증에 침을 놓는 방법처럼 왼손으로 편안하게 붙박아서 움직이지 못하게 한다. 작은 날카로운 눈썹칼에 끝으로 기름 살덩이를 대략 잘라 내고 다시 찬물로 씻고 나서 앞의 약을 먹는다. 이것이 기경 경맥에 들어온 샷됨을 치료하는 방법이다. 그래서 이렇게 경락의 병에 함께 놓기 시작했다. 일곱 감정, 다섯 도적, 심하게 일함, 배고픔이나 배부름으로 생긴 병은 눈아픔을 본다. 안이 당기고 밖이 늘어지는 병은 속눈썹 말림증을 본다.

1) 갑자기 눈겉흠증

 갑자기 눈이 붉게 부으면서 검은자위에 겉흠이 생기는 병증이다. 가렵고 아프면서 수시로 뜨거운 눈물을 흘리고 눈이 부시다가 겉흠이 생긴다. 유행성각결막염(Epidemic Kerato Conjunctivitis, EKC)이다. 이 병은 여름철에 유행하는 질환으로 '아데노바이러스'라는 균에 의해 발병한다. 일단 발병하면 증상이 심할 뿐 아니라 전염성이 아주 강하기 때문에 조심해야 한다. 예방이 어렵고 원인균이 바이러스라 효과적인 치료 방법도 없으며 잠복기는 5~7일이다. 보통 한쪽 눈에 발병하면 며칠 후 반대 쪽 눈에도 쉽게 옮긴다. 처음 10일 정도는 치료해도 증상이 점점 심해지다가 2~3주 지나면 대개 회복된다. 이 기간 동안은 전염성이 강하므로 주의해야 한다. 병에 걸리면 갑자기 눈이 붉고 모래가 들어간 듯 껄끄러우며 눈물이 많이 나고 눈이 부시면서 침침해진다. 어린 아이들은 귀와 턱 밑에 있는 임파선이 부으면서 아프고 감기 증상이 같이 있을 수 있다. 합병증으로 각막상피하 침윤, 진성막이나 가성막, 실모양 각막염, 각막 미란 등이 올 수 있다. 양방의학에서 이 눈병의 특효약은 없기 때문에 광범위 항생제를 투여하고 표층각막염이 있으면 스테로이드계 안약을 눈에 넣는다. 안약을 사용하는 목적은 불편한 증상을 줄이고 이차적인 감염, 가성막 또는 각막상피하 침윤을 완화시키기 위해서이다.

 원인과 치료는 아래 책을 본다. 그 외에 검은자위 위부터뿌예짐증에는 관음몽수환을 쓰고 겉흠이 있으면 선출산, 마예환, 선화산을 쓴다.

 지황산은 생지황 1량 백작약 감초 각5돈 당귀 5푼. 3돈씩 달여 밥 먹고 나서 따뜻하게 먹는다.

 선출산은 눈의 겉흠을 치료한다. 창출 1량2돈반 뱀허물(조각자 달인 물로 씻는다) 목적 선태 ˙방풍 강활 백질려(볶는다) 곡정초 천궁 행인 감초 각2돈5푼. 가루를 내서 밥 먹고 나서 1돈씩 꿀물로 먹는다.

 마예환은 눈겉흠에 아주 효과가 좋다. 목적 황련 천궁 곡정초 당귀 백지 적작약 선태 형개 방풍 강활 대황 독활 황금 감국 생지황 석고 뱀허물 치자 청상자 누에알깐껍질 석결명 결명자 감초 만형자 각1돈. 환으로 만들어 30환씩 찻물로 먹는다. 《증치준승》

 선화산은 간장에 뜨거움으로 인해 눈에 겉흠이 생겨 눈동자를 가리고 눈이 붓고 붉으며 아프다. 사물이 잘 보이지 않고 깔깔해서 잘 뜰 수 없다. 눈곱이 끼고 눈물이 흐를 때 쓴다. 선태 감국 곡정초 백질려(볶는다) 방풍 강활 밀몽화 결명자(볶는다) 황금 천궁 만형자 치자 형개 목적 감초 각1돈. 2돈씩 찻물이나 형개 달인 물에 타서 밥 먹고 나거나 자기 전에 먹는다. 《의림촬요》

《비전안과용목론》
○ 갑자기 눈겉흠증. 이 눈이 처음 병에 걸릴 때는 갑자기 흰자위가 붉게 붓고 눈물이 나오며 가렵거나 아프기도 하다. 모두 간장과 심장에 막힌 독이 가슴 가

로막 사이에 있다가 다시 서로 치고받으면서 가지고 있던 기운이 위로 치솟아 이처럼 된다. 반드시 찔러 피를 낸 다음에 노근음자, 진간환을 먹으면 효과가 있다.

 시로 말한다. 갑자기 급하게 흰자위가 붉게 되네. 가벼우면 괜찮지만 심하면 쑤시네. 간장과 심장 두 오장에 뜨거움이 있네. 다시 치고받아 나타나며 서로 치지 않네. 노근음자로 설사해서 통하게 하네. 쫓아버리지 못하면 다른 때에 다시 멋대로 나타나네. 진간환을 환이나 가루로 반제 삼키네. 이처럼 치료가 되니 신기한 치료법이네.

 노근음자는 갈대뿌리 대황 방풍 황련 망초 각1량 황금 현삼 각1량반. 위를 찧어 체로 쳐서 가루 내어 물 1잔에 가루 1돈으로 5푼이 되게 달여 밥 먹고 나서 찌꺼기를 없애고 따뜻하게 먹는다.

 진간환은 강활 석결명 각2량 고본 1량반 산약 세신 오미자 복령 차전자 인삼 각1량. 위를 찧어 체로 쳐서 가루 내어 졸인 꿀로 오동나무 씨 크기로 환을 만들어 빈속에 찻물로 10환씩 삼킨다.

《은해정미》

○ 갑자기 눈겉흠증은 갑자기 붉은 눈이었다가 겉흠이 생기는데 옮는 눈붉음증과 같은 이치이다. 옮는 눈붉음증은 다른 사람에게 전할 수 있지만 갑자기 눈붉음증은 한 사람이 병에 걸려도 전하지 않는다. 옮는 눈붉음증은 아프면서 붓고 겉흠이 없지만 갑자기 눈붉음증은 아프면서 겉흠이 생긴다. 그래서 치료법이 서로 다르다. 그 원인에 따라 그 늙은이나 어린아이, 비워짐이나 채워짐을 헤아려 뜨거우면 서늘하게 하고 기운이 맺히면 고르게 한다. 엉긴 피가 있다고 절대로 함부로 찔러 피를 내서는 안 되며 크게 북돋아도 안 된다. 약은 주전산으로 흩어지게 하는데 안에 마황, 창출이 있다. 또는 대황당귀산으로 피와 기운을 잘 통하게 한다. 엷은 눈약과 구일단을 눈에 넣는다. 겉흠이 진하면 진주산을 눈에 넣고 황련, 당귀, 방풍, 국화, 측백, 적작약, 박하, 형개 같은 약으로 눈을 씻는다.

 주전산은 한방기 방풍 감초 형개 당귀 적작약 우방자 국화. 위를 각각 같은 분량으로 술에 달여 밥 먹고 나서 따뜻하게 먹는다.

 대황당귀산은 눈이 붓고 엉긴 피가 뭉쳐 흩어지지 않는 병을 치료한다. 겉흠이 생겼을 때 먹는다. 당귀(술에 담근다) 2돈 국화 3돈 대황(술로 찐다) 황금 각1량 홍화(볶는다) 소목 치자(술에 적셔 볶는다) 목적. 위를 물에 달여 밥 먹고 나서 먹는다.

《세의득효방》

○ 갑자기 눈겉흠증. 이 증상은 가벼우면 괜찮다. 심하면 아프면서 흰자위에 붉은 꽃이 있고 겉흠이 생긴다. 오장에 쌓인 뜨거움이다. 먼저 앞에 지황산을 쓴 다음에 앞에 사간산을 먹는다.

《향약집성방》

○ 눈에 갑자기 생긴 눈겉흠증. 《성혜방》에서 말했다. 눈에 갑자기 겉흠이 생기면 그 원인은 모두 오장육부가 막혀

잘 통하지 않기 때문이다. 삿된 바람과 뜨거운 독이 간장과 폐장으로 전해서 눈을 치면 겉흠이 생겼다가 점점 눈자위로 들어간다.

《성혜방》에 영양각산은 눈에 갑자기 생긴 흰 겉흠을 치료한다. 영양각(가루) 택사 위유 토사자(술에 3일 담갔다가 햇볕에 말려 따로 찧어 가루 낸다) 각반량 감국 1량. 오른쪽을 거칠게 가루 내어 3돈씩 물 1중간 잔에 6푼이 되게 달여 찌꺼기를 없애고 아무 때나 따뜻하게 먹는다.

계자각산은 눈에 갑자기 생긴 겉흠을 치료한다. 달걀껍질(품고 있는 것을 막을 없애고 흰 껍질을 간다) 1돈 작은조개껍질(태워 재를 남긴다) 3개. 오른쪽을 함께 곱게 갈아 도자기 그릇에 넣어둔다. 조금씩 하루 3~5번 눈에 넣는다.

또 처방으로 오적골 황단 백반(태워 재를 남긴다) 각1돈. 오른쪽 함께 분처럼 곱게 갈아 졸인 흰 꿀 2량을 넣고 대나무 통에 담아서 밥 시루 위에서 찐다. 밥이 익을 정도가 되면 도자기 그릇에 넣어두고 하루 2~4번 조금씩 눈에 넣는다.

뜨거운 독으로 눈에 갑자기 생긴 겉흠이나 붉거나 흰 막을 치료한다. 수컷 참새 똥을 곱게 갈아 사람 젖과 섞어 눈에 넣으면 저절로 없어진다.

패치전은 눈에 생긴 얇은 겉흠을 치료한다. 작은조개껍질(태워 재를 남긴다) 5개 두시(조금 볶아 가루 낸다) 30알 식초(30년 묵은 것) 3홉. 오른쪽에 앞에 두 약재를 함께 분처럼 곱게 가루 내어 식초와 골고루 섞는다. 약한 불로 묽지도 되지도 않게 달여서 도자기 병에 넣어둔다. 밤에 잠자려고 할 때 구리 젓가락으로 밀알만큼 찍어서 눈초리 끝에 넣는다. 다음날 소금물로 씻는다. 10일이면 낫는다.

원지환은 눈에 생긴 깊이 박혀 해와 달이 아주 오래된 겉흠을 치료한다. 원지(심을 뺀다) 인삼(뿌리머리를 없앤다) 백복령 백자인 각1량 차전자 1량반 결명자 충울자 각2량 세신 반량. 오른쪽을 빻아 가루 내어 졸인 꿀에 섞어 200~300번 절굿공이로 찧어 오동나무 씨 크기로 환을 만든다. 빈속과 잠자려고 할 때 미음으로 20환씩 삼킨다.

눈에 꽃 같은 겉흠이 생겨 깔깔하고 아픈 병을 치료한다. 작은조개껍질 1량을 태운 재를 분처럼 갈아서 조금씩 겉흠 위에 넣는다.

또 처방으로 책 속에 생긴 벌레 7개를 곱게 갈아서 조금씩 겉흠 위에 넣는다.

또 처방으로 닥나무속껍질을 분량에 거리끼지 말고 햇볕에 말려 비녀다리처럼 한 묶음으로 만들어 태워 재를 만든다. 차가워지면 곱게 갈아 조금씩 겉흠 위에 하루 3~5번 넣으면 점점 삭아 없어진다.

또 처방으로 나륵씨394) 1량을 찧어 체로 쳐서 가루 내어 다시 고울 때까지 간다. 쌀알만큼씩 눈초리 끝에 넣는다.

또 처방으로 스스로 빠진 사람 이빨을 태워 재로 만들어 분처럼 곱게 갈아 조금씩 눈초리 끝에 넣는다.

또 처방으로 오징어 뼈를 곱게 가루 내어 조금씩 하루 3~5번씩 눈에 넣으면

---

394) 바질 씨.

효과가 있다. 《천금방》에는 꿀에 섞어 넣는다.

눈에 생긴 엷은 겉흠과 드리운 빈물집증을 치료한다. 동청 1량 고운먹 반량. 오른쪽을 찧어 체로 쳐서 가루 내어 만물 식초에 섞어 흰 콩알 크기로 환을 만든다. 쓸 때는 1환씩 애기 젖과 신선한 물을 조금 넣고 가라앉힌 다음에 구리젓가락으로 찍어 눈에 넣는다.

눈에 갑자기 생긴 빈물집증을 치료한다. 황단 반량 잉어쓸개(즙을 뺀다) 5개. 오른쪽을 서로 섞어 찐득한 즙을 만들어 하루 3~5번씩 구리젓가락으로 조금씩 눈초리에 넣는다.

또 처방으로 쇠무릎 뿌리와 잎을 분량에 거리끼지 말고 찧어 짜서 즙을 만들어 하루 3~5번씩 눈에 넣는다.

《성제총록》에 간장이 바람을 받고 가슴가로막에 가래와 묽은 가래가 있어서 머리와 눈이 함께 아프고 눈에 점점 겉흠이 생기는 병을 치료한다. 독활(뿌리머리를 없앤다) 천마 궁궁 각2량 국화 1량 선복화(흙을 없앤다) 견우자(조금 볶는다) 천남성(싸서 굽는다) 고본 세신 각반량. 오른쪽을 곱게 가루 내어 생강즙에 밀가루 풀을 삶아 오동나무 씨 크기로 환을 만들어 형개 달인 물로 20환씩 밥 먹고 나서 삼킨다.

《화제방》에 명안지황원은 남자와 부인이 비워져 쌓인 눈병증으로 뜨거움이 위에 눈을 친 병을 치료한다. 겉흠과 막이 눈자위를 가리고 눈이 부시고 깔깔하면서 눈물이 많이 나온다. 이 약은 흔히 간장과 신장 두 경락이 함께 비워졌을 때 삿된 바람이 타고 들어온 병을 치료한다. 또 갑자기 눈붉음증도 치료한다. 우슬(뿌리머리를 없애고 술에 담근다) 3량 석곡(싹을 없앤다) 지각(속을 없애고 밀기울로 볶는다) 행인(껍질과 끝을 없애고 볶아 기름을 빼고 곱게 간다) 방풍(뿌리머리를 없앤다) 각4량 생지황 숙건지황 각1근. 오른쪽을 가루 내어 졸인 꿀로 오동나무 씨 크기로 환을 만들어 30환씩 밥 먹기 전에 소금물이나 따뜻한 술로 삼킨다.

《직지방》에 간장 뜨거움으로 생긴 눈에 겉흠을 치료하고 또 작은 점이 생겨 겉흠이 생기려는 병을 치료한다. 저실자를 곱게 갈아 꿀물에 타서 밥 먹고 나서 삼킨다. 또 어린아이 눈에 겉흠을 치료한다.

입소고는 떠있는 겉흠이나 좁쌀 같은 겉흠, 안개 같은 막이 눈자위를 가린 병을 치료한다. 눈같이 흰 소금을 깨끗한 그릇 속에서 갈아 큰 골풀로 조금씩 소금을 찍어 가볍게 손가락으로 떠있는 겉흠에 넣는다. 3번 하면 아프지 않은데 놀라거나 두려워하지 않는다. 여러 번 효과를 보았다.

《천금방》에 뜨거움으로 생긴 겉흠이 눈자위에 들어간 병을 치료한다. 양에 힘살을 입에 머금어 잘 씹어서 잠자려고 할 때 눈을 열고 안에 넣고 나서 바로 눈을 감고 잠을 잔다. 막을 없애서 눈을 밝게 하면서 곧 낫는다.

바람으로 생긴 눈에 겉흠을 치료한다. 죽은 돼지에 코를 태운 재를 체로 쳐서 해를 보면서 1촌 숟가락으로 하루 1번 물로 먹는다.

눈에 뜨거움으로 생긴 얇은 겉흠과 붉

거나 흰 막을 치료한다. 회충을 태워 가루 내어 뿌린다.《주후방》에는 구기자를 찧어 즙을 내서 5~7번 눈을 씻는다.

《득효방》에 눈에 생긴 겉흠과 막을 치료한다. 눈속증과 눈겉증을 치료한다. 해표초(날 것) 용담초 조금. 오른쪽을 아주 곱게 가루 내어 끓는 물에 담가두고 구리젓가락으로 5~7번 눈에 넣어 씻는다.

퇴예산은 눈 속에 겉흠을 치료한다. 또 홍역을 앓은 다음에 남은 독이 흩어지지 않아서 생긴 눈에 겉흠과 막을 치료한다. 진주조개가루(따로 간다) 곡정초(가루 낸다) 각1량. 오른쪽 골고루 섞어 2돈씩 돼지간 날 것을 세 손가락 크기로 조각내고 쪼개서 약을 뿌려 넣고 위를 말아 붙박인다. 다시 삼실로 밖을 묶어 진한 쌀뜨물 1그릇으로 간이 익을 정도로 삶는다. 꺼내서 식힌 다음 밥 먹고 나서와 잠자려고 할 때 잘게 씹어 삶은 간을 쌀뜨물로 삼킨다. 모든 굽거나 지지거나 독이 있는 음식을 꺼려야 한다.

《연하성효방》에 결명산은 겉흠과 속흠을 없애 어둡게 보이지 않게 한다. 형개(꽃이삭) 감국 각각같은양 지골피(흙을 없앤다) 양에거리끼지않음. 오른쪽을 곱게 갈아 3돈씩 소금물로 밥 먹고 나서 삼킨다. 100일이면 효과가 있다.

궁궁석고산은 머리바람증이 눈을 친 모든 병을 치료한다. 모두 한쪽이나 가운데 머리바람증이 눈을 쳐서 점점 겉흠이 생기고 어두워지면서 빛을 잃는다. 박하 방풍 석고 궁궁 백복령 백지 각각 같은 양. 오른쪽에서 궁궁을 터지도록 구워서 반으로 줄인다. 함께 곱게 갈아 3돈씩 밥 먹고 나서 찻물에 타서 삼킨다. 찻물이 없으면 지골피 달인 물로 먹는다.

《위생보감》에 오수중명환은 눈에 겉흠과 막이 눈자위를 가려 은은히 깔깔하면서 어두운 병을 치료한다. 항상 먹으면 머리와 눈이 맑아진다. 감국(머리를 연 것) 500개 형개(꽃이삭) 500개 목적(마디를 없앤다) 500줄기 저실자 500개 천초(볶아 씨를 뺀다) 500알. 오른쪽을 가루 내어 졸인 꿀로 달걀노른자 크기로 환을 만들어 1환씩 때때로 잘게 씹어서 삼키고 밥 먹고 나서 머금어 녹여 삼킨다. 술과 밀가루, 뜨거운 음식을 꺼린다.

《경험비방》에 복령정기산은 눈을 밝게 하고 신장을 따뜻하게 하며 구름 같은 겉흠을 없앤다. 또 머리바람증을 치료한다. 백복령 3량 창출(쌀뜨물에 3일 담갔다가 껍질을 벗긴다) 5량 구기자(소금으로 볶는다) 천초(씨를 뺀다) 건숙지황 각 2량. 오른쪽을 곱게 가루 내어 졸인 꿀로 달걀노른자 크기로 환을 만들어 1환씩 때에 얽매이지 말고 소금물로 삼킨다.

《경험양방》에 속에 응어리가 있고 피가 비워지면서 기운이 비워진 병을 치료한다. 눈이 붉고 밤낮으로 닭이 쪼듯 하며 떠있는 겉흠이 생겨서 달이 지나도 낫지 않을 때 먹으면 낫는다. 오래묵은조가비껍질(태워 재로 만든다) 목적(불에 말려 잘라 가루 낸다) 각각 같은 양. 오른쪽을 고르게 섞어 2돈씩 생강과 대추와 함께 달여 찌꺼기 째로 같이 먹는다. 바로 효과가 있다. 여러 가지 눈병에 모두 먹을 수 있다.

《창과정의》에 눈이 어둡고 깔깔한 병을

치료한다. 눈에 겉흠과 막을 없앤다. 천초(씨를 빼고 벌어지지 않은 것을 없앤다) 4량 숙건지황 2량 감국 2량반. 오른쪽을 곱게 가루 내어 졸인 꿀로 오동나무 씨 크기로 환을 만들어 30환씩 밥 먹고 나서 새 멥쌀 10알과 함께 잘게 씹어 삼킨다.

《문험방》에 눈이 아프고 겉흠이 생긴 병을 치료한다. 상백피 마른 것을 꼬아 태워 재를 만들어 조금씩 눈 속에 불어 넣으면 효과가 있다.

《식료》에 눈 속에 뜨거움으로 생긴 막을 치료한다. 석청을 눈에 넣는다.

《외대비요》에 심한 겉흠을 치료한다. 돼지 쓸개 흰 거죽을 굵은 비녀다리 크기로 빨리 말려서 태워 재를 만들어 식힌다. 재를 겉흠 위에 넣는데 3~5번에 낫는다. 아주 효과가 좋다.

《본초》에 눈 속에 겉흠을 치료한다. 아이를 밴 부인에 손톱을 곱게 갈아 넣는다.

《주후방》에 눈에 겉흠과 군살을 치료한다. 백반 가장 흰 것을 기장쌀 크기로 해서 겉흠이나 군살 위에 넣는다. 곧 찬 눈물이 나오면 솜으로 나쁜 즙이 다 나올 때까지 닦아낸다. 그러면 병이 날마다 줄어들고 겉흠도 점점 얇아지면서 낫게 된다.

《삼화자방》에 검은자위에 빛나면서 얇은 겉흠이 있거나 눈초리에 부스럼이 있는 병을 치료한다. 물푸레껍질 1량 치자 14개 담죽엽 1움큼. 오른쪽을 각각 잘라 천에 싸서 물 1되로 구리 그릇 속에 넣고 3~5번 끓어오르게 달여 찌꺼기를 없애고 씻는다.

눈에 겉흠과 막을 치료한다. 석결명 안쪽에 밝게 빛나는 곳을 숫돌에 곱게 갈아 눈에 넣는다.

《본조경험》에 눈병을 앓은 다음에 흰 점이 있는 병을 치료한다. 제비 똥을 물에 씻어서 찌꺼기를 곱게 갈아 흰 점 위에 붙이면 효과가 있다.

《동의보감》

○ 갑자기 눈겉흠증. 이 증상은 가벼우면 괜찮지만 심하면 아프고 흰자위에 붉은 꽃이 있으면서 겉흠이 생긴다. 오장에 쌓인 뜨거움 때문이다. 먼저 지황고를 붙인 다음에 사간산을 먹는다.(《득효》) 갑자기 붉은 다음에 뜨거운 눈물이 흐르는 경우에는 폐장 경맥이 가벼우면 흐릿할 뿐이지만 심하면 구름 같은 막이 생긴다. 누런 막이 아래에서 생겨 위에 검은자위로 치솟으면 치료할 수 있다. 하지만 붉은 막이 위에서 아래로 생겨 검은자위를 덮으면 검은자위 위부터뿌예짐증이라고 부르며 치료하기 어렵다.(《입문》) 관음몽수환을 먹어야 한다.

지황고는 눈이 사물에 부딪치거나 맞아서 붓고 아프면서 눈이 어두운 병을 치료한다. 생지황 1홉을 즙을 낸다. 황련 1량 황백 한수석 각5돈. 오른쪽 세 약재를 가루 내어 지황 즙과 섞어 떡을 만들어 종이로 놓고 눈 위에 붙인다. 부딪치거나 맞을 뿐만 아니라 뜨거운 바람으로 눈이 붉고 뜨거운 눈물이 나오는 증상에 모두 쓴다.(《득효》)

사간산은 어두운 눈바람증으로 눈이 어두운 병을 치료한다. 대황 감초 각5돈 욱리인 형개(꽃이삭) 각2돈반. 오른쪽 2

첩으로 나누어 빈속에 물에 달여 먹는다.(《득효》)

관음몽수환은 눈속증을 치료한다. 붉거나 짠 음식을 먹어서 눈에 생겼다. 야명사 당귀 선태 목적 각3량. 오른쪽 가루 내어 흰불간양에 간 4량을 삶아 문드러지게 찐득한 즙처럼 찧어 서로 섞어 오동나무 씨 크기로 환을 만든다. 빈속에 끓인 물로 50환씩 삼키는데 100일이 지나면 예전과 같다.(《득효》)

《의종금감》《안과심법요결》

○ 갑자기 눈겉흠증 노래. 갑자기 눈겉흠증은 심장과 간장에 병이네. 뜨거운 바람이 위에 막아서 아픔을 견디기 어렵네. 붉게 붓고 뜨거운 눈물이 흐르며 눈이 부시고 가렵네. 찔러 피를 내어 씻어야 가장 좋네. 처음에 생길 때 먼저 노근음자인 갈대뿌리, 현삼, 황련, 망초, 대황, 황금, 방풍을 먹네. 겉흠이 없어지고 진간환인 고본, 석결명, 세신, 산약, 인삼, 복령, 차전자, 오미자, 강활을 먹네.

노근음자는 갈대뿌리 1돈 현삼 1돈5푼 황련 1돈 망초 1돈 대황 1돈 황금 1돈5푼 방풍 1돈. 위를 거칠게 가루 내어 물 2잔으로 1잔이 되게 달여 밥 먹고 나서 찌꺼기를 없애고 따뜻하게 먹는다.

진간환 처방은 고본 1량5돈 석결명(불에 달군다) 2량 세신 3돈 산약(볶는다) 인삼 복령 차전자 각1량 오미자 3돈 강활 1량. 위를 체로 쳐서 곱게 가루 내어 졸인 꿀로 오동나무 씨 크기로 환을 만들어 빈속에 찻물로 3돈씩 삼킨다.

쉽게 풀이함. 갑자기 눈겉흠증은 붉게 부으면서 겉흠이 생긴다. 견디기 어렵게 가렵고 아프며 때때로 뜨거운 눈물이 흐르면서 눈이 부시다. 심장과 간장 두 경맥에 있는 뜨거운 바람이 위로 가서 눈을 쳤기 때문이다. 찔러 피를 내야하고 노근음자를 먹어 그 안에 뜨거움을 내린 다음에 진간환을 먹는다. 찔러 피를 내는 방법은 침 끝으로 조금씩 찌르거나 등심으로 조금씩 긁는다.

《동의학사전》

○ 폭적생예. 폭적안생예. 갑자기 눈에 피지면서 흑정에 예막이 생기는 증을 말한다. 삼눈성 각막염에 해당한다고 본다.

2) 병든후 눈겉흠증

다른 병에 걸린 다음에 눈이 붉게 짓무르고 점점 겉흠과 막이 생기는 병증이다. 눈에 겉흠이나 막의 가운데가 붉거나 노랗지 않고 볼 수 있으면 치료할 수 있다.

원인과 치료는 아래 책을 본다.

팔정산은 대황 구맥 목통 치자 활석 감초 편축 차전자 각각 같은 양. 가루 내어 5돈씩 물에 달여 먹거나 대나무잎 등심 파뿌리를 더 넣어 밥 먹고 나서 먹는다.

도적산은 목통 감초 치자 황백 생지황 지모 각각 같은 양. 가루 내어 4~5돈씩 대나무잎 등심을 넣고 물에 달여 밥 먹고 나서 먹는다.

웅담고는 황련(가루) 2량 웅담 우황 유

인 붕사 각1돈 용담 5푼

구일단은 양단 아홉 숟가락에 음단 한 숟가락.

《비전안과용목론》

○ 병든후 눈겉흠증. 이 눈이 처음 병에 걸릴 때는 붉게 짓무르다가 점점 겉흠과 막이 생겨 검은자위로 들어간다. 이러다가 눈동자구멍 쪽을 덮게 되면 보지 못한다. 의사가 자세히 보았을 때 겉흠 가운데가 붉거나 노랗지 않으면 빛을 볼 수 있다. 갈고리로 걸어 자르거나 인두로 지진 다음에 난예산을 눈에 넣고 세신산을 먹는다.

시로 말한다. 눈이 다른 병에 걸린 다음이네. 점점 빛을 보지 못하네. 처음에 막이 조금 생긴 듯 느끼네. 해가 지나가면서 겉흠이 진하게 되네. 검은자위 위에 두루 있네. 날이 오래되면 붉거나 노란빛깔이네. 불로 구리 젓가락을 달궈 지지네. 손으로 가볍게 해야 하네.

난예산은 주사 석결명 진주(가루) 각반량 증청 요사 용뇌 각1푼. 위를 찧어 곱게 갈아 마를 때까지 눈 안에 넣으면 효과가 있다.

세신산은 세신 충울자 각2량 현삼 황금 길경 대황 각1량 차전자 1량반. 위를 가루 내어 물 1잔에 가루 1돈으로 5푼이 되게 달여 밥 먹고 나서 찌꺼기를 없애고 따뜻하게 먹는다.

《은해정미》

○ 병든후 눈겉흠증. 병든후 눈겉흠증은 옮는 눈붉음증과 같은 증상인데 어떻게 두 증상을 나누어 치료하느냐? 한번 걸리면 5일이나 7일에 낫는 것은 옮는 눈붉음증과 같지만 옮는 눈붉음증은 눈겉흠이 생기지 않는다. 병든후 눈겉흠증은 처음에 갑자기 일어나는데 부으면서 아픈 것이 더 심하게 나타나고 모래가 들어간 듯 깔깔해서 참기 어렵다. 점점 추우면서 열이 나고 앉거나 누워도 편하지 않아서 밤을 꼬박 새워 아침까지 돌아다닌다. 눈이 부시고 해를 싫어하며 눈물이 뜨거운 물처럼 나오고 콧물이 줄줄 흐른다. 두 눈이 복숭아처럼 부어올라 밤낮으로 앓는 소리를 하고 음식에 맛이 없다. 14일이 지나도 낫지 않으면 결국 검은자위에 누런 고름이 있는 종기 같은 겉흠이 생기며 골이 당기면서 아프다.

호황련과 선주황련을 써서 치료해야 한다. 앞을 참조해서 곱게 갈아 생강즙에 타서 눈에 넣는다. 또는 개복숭아잎, 측백잎, 국화잎, 버드나무잎을 달여 뜨거운 김을 쏘여 씻어낸다. 사순탕, 팔정산, 도적산을 먹어야 한다. 치료해서 완전히 낫더라도 3개월이 지나면 붉고 어두운 것이 다시 예전으로 돌아온다. 몸조리하지 못하면 반드시 장님이 된다.

물었다. 옮는 눈붉음증 다음에 흰 겉흠이 생겼는데 왜 그런가? 대답했다. 삿된 기운이 경락을 심하게 해쳤다. 밖에 삿된 기운이 심하면 간장을 해치고 간장을 해치면 겉흠이 생긴다. 사순산, 세신탕으로 치료해야 하고 웅담고를 눈에 넣는다. 겉흠이 진하면 구일단을 눈에 넣는다.

사순탕은 경락이 뜨거움을 받아 큰 병을 앓고 난 다음에 겉흠이 생길 때 먹는다. 대황 당귀 감초 적작약. 위를 같은 분량으로 해서 4~5돈씩 물에 달여 밥 먹고 나서 먹는다.

세신탕은 삿된 바람이 간장을 해쳐 눈에 겉흠이 생겼을 때 치료한다. 충울자 현삼 황금 길경 대황 차전자 목통 생지황 감초. 위를 같은 분량으로 해서 물에 달여 밥 먹고 나서 먹는다.

《의종금감》《안과심법요결》

○ 병든후 눈겉흠증 노래. 병을 앓은 다음에 구름 같은 겉흠이 생기네. 붉게 짓무르다가 날이 오래되면 겉흠이 눈동자구멍 쪽을 가리네. 가운데가 노랗거나 붉지 않으면 볼 수 있네. 양간환인 양간, 백질려, 국화, 천궁, 석결명, 생지황, 저실자, 괴실, 황련, 오미자, 형개, 당귀, 감초, 유인, 방풍을 쓰네.

양간환 처방은 수컷양간 1개 백질려(볶아 가시를 없앤다) 1량 국화(줄기와 잎을 없앤다) 1량 천궁 3돈 석결명 1량 생지황 1량 저실자 5돈 괴실(볶는다) 5돈 황련 5돈 오미자 5돈 형개(꽃이삭) 2돈5푼 당귀잔뿌리 5돈 감초 5돈 유인(껍데기에 기름을 뺀다) 7돈 방풍 2돈. 위를 곱게 가루 낸다. 수컷양간 1개를 펄펄 끓는 물에 잠깐 삶아 앞에 약과 섞어 찧어 오동나무 씨 크기로 환을 만든다. 50~60환씩 빈속에 박하 달인 물로 삼킨다.

쉽게 풀이함. 병든후 눈겉흠증은 병에 걸린 다음에 겉흠이 생긴다. 처음에는 붉게 짓무르다가 날이 오래되면서 점차 구름 같은 겉흠이 생겨 눈동자구멍 쪽을 가리고 보지 못하게 된다. 의사는 겉흠의 가운데를 자세히 살펴야 한다. 만약 노랗거나 붉지 않고 세 가지 빛을 볼 수 있으면 치료할 수 있다. 양간환을 먹으면 낫는다.

《동의학사전》

○ 외장눈병의 하나. 중병을 앓고 있거나 앓고 난 다음 흑정(각막)에 예가 생기는 눈병을 말한다. 간이 풍사를 받아서 생긴다. 갑자기 눈부심, 눈물, 깔깔한 감, 아픈 감이 나타난다. 흑정에는 흰 잿빛의 결정성 침윤이 생기고 백정에는 포륜홍(모양체 충혈)이 생긴다. 풍사를 없애고 간을 보하는 방법으로 사순산(대황, 당귀, 감초, 메함박꽃뿌리), 세신탕(익모초씨, 현삼, 속썩은풀, 도라지, 대황, 길짱구씨, 으름덩굴줄기, 생지황, 감초) 등을 쓴다. 삼눈성 각막염이 포함될 수 있다고 본다.

3) 뜨거움 쌓인눈병증

간장에 오랫동안 뜨거움이 쌓였기 때문에 눈이 먼저 붉게 붓고 아프다가 갑자기 겉흠이 생기는 병증이다. 흔히 밤늦도록 불빛 아래서 책을 보거나 조각이나 그림, 정교한 은세공을 하는 사람한테 잘 걸린다. 여러 원인의 각결막염이다.

원인과 치료는 아래 책을 본다. 보통 눈이 붉게 붓고 아프면 뜨거운 바람과 쌓인 뜨거움으로 나누어 치료한다. 뜨거운 바람은 가려움과 눈물이 있고 눈꺼풀이 딴딴하지 않다. 가려움이 심하면 발운산, 눈물이 심하면 밀몽화산을 쓴다. 병이 진행되어 겉흠이 생겼으면 선화산을 쓴다. 쌓인 뜨거움은 눈이 붉고 아프면서 눈꺼풀이 딴딴하다. 병이 가벼우면 세간산, 시호탕을 차례로 쓰고 겉흠이 생기면 세간명목탕, 석결명산을 차례로 쓴다.

가려움이 있으면 바람이 더 심하기 때문에 뜨거운 바람을 없애는 발운산(알레르기성 결막염)을 쓴다. 눈물이 많이 나오고 갑자기 붉으면서 겉흠이 생기려고 하면 바람이지만 간장에 비워진 뜨거움이 같이 있기 때문에 밀몽화산(바이러스성 결막염)을 쓴다. 눈물이 많이 나오고 눈이 붉으면서 이미 겉흠이 생겼으면 선화산(세균성 결막염)을 쓴다. 일반적으로 눈이 붓게 붉고 아프면 세간명목탕을 쓴다. 눈이 붉게 부었지만 뜨거움이 심하지 않은 초기에는 세간산을 쓴다. 눈이 붉게 붓고 아프면서 뜨거움이 심하면 시호탕(세균성 결막염 등을 두루 치료한다)을 쓴다. 눈이 붉게 붓고 아프다가 점점 진행되어 겉흠이 있거나 눈꺼풀 닭벼슬증, 검은자위 게눈증으로 심하게 아프면 석결명산, 사물용담탕(유행성 결막염)을 써야 한다.

석결명산은 간장에 뜨거움으로 눈이 붉게 붓고 아프다가 갑자기 겉흠이 생기는 병을 치료한다. 또는 비장에 뜨거움으로 눈꺼풀 안에 눈꺼풀 닭벼슬증이 있거나 또는 검은자위 게눈증 아픔이나 검은자위 소라돌기증을 치료한다. 석결명 결명자 각1량 강활 치자 목적 청상자 적작약 각5돈 대황 형개 각2돈반. 오른쪽 가루 내어 2돈씩 맥문동 달인 물에 타서 삼킨다.(《입문》) 대결명산이라고도 부른다.

발운산은 바람 독이 위로 가서 눈을 친 병을 치료한다. 눈이 어둡고 겉흠이 눈동자구멍 쪽을 가리며 가렵고 아프면서 눈물이 많다. 시호 2량 강활 방풍 감초 각1량. 오른쪽을 가루 내어 2돈씩 박하 달인 물이나 찻물에 타서 삼킨다. 또는 썰어서 5돈을 물에 달여 먹어도 효과가 있다.(《입문》)

《국방》밀몽화산은 바람으로 눈이 어둡고 눈물이 많으면서 갑자기 붉게 붓는 병을 치료한다. 밀몽화 백질려(볶는다) 강활 목적 감국 석결명 각각 같은 양. 오른쪽을 가루 내어 1돈씩 찻물에 타서 삼킨다.(《국방》)

선화산은 간장 경맥에 쌓여있던 뜨거움이 독기가 되어 위로 가서 눈을 친 병을 치료한다. 눈이 붉게 붓고 겉흠이 생기며 눈물이 많다. 용담초 감국 밀몽화 만형자 형개(꽃이삭) 천궁 선태 청상자 결명자 치자 방풍 목적 백질려 감초 각각 같은 양. 오른쪽을 가루 내어 2돈씩 찻물이나 형개 달인 물에 타서 삼킨다.(《입문》)

세간명목탕은 모든 뜨거운 바람을 치료한다. 눈이 붉게 붓고 아프다. 당귀잔뿌리 천궁 적작약 생지황 황련 황금 치자 석고 연교 방풍 형개 박하 강활 만형자 감국 백질려 결명자 길경 감초 각5푼. 오른쪽을 썰어 물에 달여 밥 먹고 나서 먹는다.(《회춘》)

산열음자는 눈이 갑자기 붉게 붓고 아픈 병을 치료한다. 방풍 강활 황금 황련 각각 같은 양. 오른쪽을 썰어 5돈씩 물에 달여 먹는다.(《역노》)

세간산은 간장에 채워짐을 치료한다.

강활 당귀 박하 방풍 대황 천궁 치자(볶는다) 감초(굽는다) 각1돈. 썰어서 물에 달여 먹는다. 용담초 1돈을 더 넣으면 아주 좋다.(왕해장)

사간산은(비워진 눈어둠증에도 실려 있다) 어두운 눈바람증으로 눈이 어두운 병을 치료한다. 대황 감초 각5돈 욱리인 형개(꽃이삭) 각2돈반. 오른쪽 썰어 2첩으로 나눠 빈속에 물에 달여 먹는다.(《득효》)

사청환은 간장에 채워짐을 치료한다. 당귀 용담초 천궁 치자 대황(싸서 굽는다) 강활 방풍 각각 같은 양. 가루 내어 꿀로 가시연꽃 씨 크기로 환을 만들어 1환씩 대나무잎 달인 물에 설탕을 함께 따뜻한 물로 녹여서 삼킨다.(《강목》) 양간환이라고도 부른다.

시호탕은 간장에 불이 세차서 눈이 붉게 붓고 아픈 병을 치료한다. 시호 적작약 천궁 당귀 청피 용담초 치자 연교 각1돈 감초 5푼. 오른쪽을 썰어 1첩으로 해서 물에 달여 밥 먹고 나서 먹는다.(《회춘》)

사물용담탕은 눈이 붉게 붓고 아프다가 갑자기 구름 같은 겉흠이 생긴 병을 치료한다. 천궁 당귀 적작약 생건지황 각1돈3푼 강활 방풍 각8푼 용담초 방기 각6푼. 오른쪽을 썰어 1첩으로 해서 물에 달여 먹는다.(왕해장)

탕포산은 바람독으로 붉은 눈을 치료한다. 붓고 아프며 꽃 같은 겉흠이 생기면서 눈물이 많다. 황련 적작약 당귀 각1돈. 오른쪽을 물에 달여 뜨거울 때 김을 쏘여 씻는다. 차가워지면 다시 따뜻하게 해서 씻는다. 자주 씻으면 아주 좋다.

눈 녹은 물로 달이면 더욱 좋다. 대개 눈병은 핏줄이 엉겨 막혔기 때문이다. 그래서 피를 움직이게 약에 황련을 합쳐 치료한다. 피가 뜨거워지면 움직이므로 뜨겁게 해서 씻으면 효과가 좋다.(《국방》) 한 처방은 당귀 적작약 황련 방풍 행인 각5돈 박하 3돈 동록 2돈이다. 오른쪽을 잘게 썰어 3돈을 물에 달여 끓을 때 뜨겁게 해서 먼저 김을 쏘이고 다음에 씻는다. 차가워지면 다시 따뜻하게 해서 씻는다. 또한 탕포산이라고 부른다.(《득효》)

《비전안과용목론》

○ 비워져 쌓인눈병증. 이 눈이 처음 병에 걸릴 때는 갑자기 붉은빛깔이 나타나면서 눈물이 나오고 겉흠이 생겨 물러났다가 모였다가 흩어졌다 한다. 처음에는 가볍다가 1~2년 지나면서 점점 심해진다. 엉긴 눈이 밝지 못하면 귀신을 원망하면서 빌게 된다. 이 병은 모두 간장이 힘들어서 생긴 뜨거움이 독 있는 바람을 만들어 이것이 골과 눈 속으로 들어갔기 때문이다. 병을 느끼면 눈에 대한 약을 먹고 쉬어야 한다. 머리와 얼굴에 뜸을 뜨지 말고 사간탕, 청상자환을 먹으면서 주사전을 눈에 넣으면 효과가 있다.

시로 말한다. 힘을 쓰고 생각을 애써서 붉고 아파오네. 눈자위는 해를 싫어하고 눈물로 뜨기 어렵네. 나타날 때가 있고 물러날 때가 있네. 귀신을 원망하면서 귀신을 원하니 해치게 되네. 갑자기 이런 겉흠이 생겼다가 다시 스스로 좋아지네. 간장과 가로막에 뜨거움이 더욱 세차다고 아네. 빨리 약을 구해서 먼저 없애네. 뿌리와 줄기로 보내지 말아야 오장 속에 이치네. 한 눈이 처음 생겨 앓네. 서로 당긴 다음에 눈이 서로 어긋나지 않네. 올해 나타나 가볍게 지나가네. 다음해에 많이 위험해지네. 청상자환을 먹어야 하네. 삼릉침으로 두 눈꺼풀을 찔러 피를 내네. 눈 속에 주사를 넣어야 하네. 그러나 머릿속에 뜸을 뜨면 쉽네.

사간탕은 황기 대황 황금 지모 망초 각 1량 길경 1량. 위를 가루 내어 물 1잔에 가루 1돈으로 5푼이 되게 달여 밥 먹고 나서 찌꺼기를 없애고 따뜻하게 먹는다.

청상자환은 만성 각막염으로 눈이 붉고 깔깔하며 눈물이 나오는 병을 치료한다. 1. 청상자 차전자 토사자 숙지황 충울자 오미자 세신 방풍 인삼 백복령 택사 각 1량. 2. 청상자 2량 차전자 토사자 숙지황 충울자 오미자 세신 방풍 인삼 백복령 택사 각1량. 위를 가루 내어 졸인 꿀로 오동나무 씨 크기로 환을 만들어 빈속에 찻물로 10환씩 삼킨다. 3. 청상자 생지황 각2량 차전자 토사자 충울자 시호 방풍 현삼 백복령 택사 각1량 오미자 세신 각3돈. 가루로 내어 3돈씩 빈속에 먹는다. 물에 달여 먹어도 된다.

주사전은 용뇌 1푼 유향 2푼 주사 반량 세신 백지 황련 물푸레껍질 각1량. 위를 가루 내어 물에 2~4시간 동안 담가 놓았다가 찌꺼기를 없앤 즙을 꿀 5량으로 달여 눈에 넣는다.

《은해정미》

○ 뜨거움 쌓인눈병증. 뜨거움 쌓인눈병증은 간장이 애쓰고 온갖 감정으로 뭉쳤기 때문이다. 2~3년간 오고가면서 한번씩 나타났다 없어지다가 결국 겉흠이 생겨 모이거나 흩어져있고 붉고 깔깔하면서 눈물이 흐른다. 이 증상은 밤에 부지런히 등불로 책을 보거나 그림을 새기거나 은을 두드리는 섬세한 일을 하는 사람에게 많이 걸린다. 간장에 오랫동안 뜨거움이 쌓이면 바람이 되는데 간장이 이 바람을 받았기 때문에 반드시 머리가 쑤시고 자기도 모르게 점점 눈이 어두우면서 흐릿해진다. 치료법은 겉흠이 있으면 단약을 불어 넣고 안으로 사간산, 성풍탕을 먹어 간장의 뜨거운 바람을 없앤다. 음식을 꺼리고 쉬면서 1년 반이 지나면 병에 뿌리가 없어진다. 눈을 씻으려면 아프고 부으며 깔깔할 때 눈을 씻는 처방을 참조한다. 아래 증상 아래에 실려 있다.

물었다. 눈병이 여러 해 동안 없어졌다 나타났다 하면서 때도 없는데 왜 그런가? 대답했다. 간장 경맥에 쌓인 뜨거움 때문이다. 《내경》에서 '간장이 애쓰면 기운이 거스르고 간장이 편하면 기운이 고르다. 기운이 빠르면 나타나고 기운이 고르면 없어진다.'고 하였다. 치료는 나타날 때 심하게 아프면 세간산, 성풍탕 같은 약을 쓴다. 이 처방을 항상 여러 번 먹으면 이 병을 없앨 수 있다. 청량산을 눈에 넣는다.

세간산 처방은 옮는 눈붉음증 안에 있다.

사간산은 뜨거움 쌓인눈병증을 치료한다. 현삼 대황 황금 지모 길경 망초. 위를 같은 분량으로 해서 가루 내어 2~3돈씩 밥 먹고 나서 뜨거운 물에 타서 하루 2번 삼킨다.

성풍탕은 간장에 뜨거움이 있고 불이 아주 세차서 눈동자구멍이 맑지 않거나 작아진 병에 먹는다. 방풍 서각 대황 지모 현삼 황금 영양각(간장이 비워졌을 때는 쓰지 않는다) 길경. 위를 가루 내어 2돈씩 등심, 대나무잎을 넣고 물에 달여 밥 먹고 나서 먹는다.

《세의득효방》

○ 뜨거움 쌓인눈병증. 눈이 먼저 붉으면서 아프고 부으면서 쑤시며 햇빛을 싫어하고 눈물이 나오면서 깔깔해서 눈을 뜨기 어렵다. 그러다가 갑자기 겉흠과 막이 생기고 붓는다. 처음 앓을 때는 한 눈만 보이지 않다가 두 눈까지 함께 앓는다. 심하게 힘을 쓰면서 일해서 간장과 가로막이 뜨거움으로 힘들기 때문이다. 대결명산을 먹어야 한다.

대결명산은 석결명(볶는다) 1량 결명자(볶는다) 강활 생치자 각반량 목적 5돈 대황(싸서 굽는다) 형개 각1푼 청상자(볶는다) 작약 각5돈. 위를 가루 내어 2돈씩 맥문동에 심을 빼고 달인 물에 타서 밥 먹고 나서 먹는다.

《동의보감》

○ 뜨거움 쌓인눈병증. 눈이 먼저 붉으면서 아프고 부으면서 쑤시며 햇빛을 싫어하고 눈물이 나오면서 깔깔해서 눈을 뜨기 어렵다. 그러다가 갑자기 겉흠과 막이 생기고 붓는다. 처음 앓을 때는 한 눈만 보이지 않다가 두 눈까지 함께 앓는다. 이것은 간장에 쌓인 뜨거움으로 석결명산이 마땅하다.(《득효》) 바람으로 눈이 부으면 부드럽고 뜨거움으로 눈이 부으면 단단하다.(《직지》) 눈이 붉으면서 아프면 간장에 채워진 뜨거움이다.(《회춘》) 눈이 붉게 붓지만 발이 차가우면 반드시 따뜻한 물로 그 발을 자주 씻는다. 아주 효과가 좋다.(《강목》) 간장에 뜨거운 바람이 있으면 발운산,《국방》밀몽화산, 선화산, 세간명목탕, 산열음자가 마땅하다. 뜨거움 쌓인눈병증은 세간산(처방은 오장을 본다), 사간산(처방은 위를 본다), 사청환(처방은 오장을 본다), 시호탕, 사물용담탕을 먹고 탕포산(처방은 아래를 본다)으로 눈을 씻는다.

《의종금감》《안과심법요결》

○ 비워져 쌓인눈병증 노래. 비워져 쌓인눈병증은 자주 생겼다 없어졌다 하네. 처음 생길 때 붉게 붓고 아프면서 눈이 부시네. 해가 오래되면 겉흠이 생기고 점점 어두워지네. 청상환인 토사자, 충울자, 생지황, 청상자, 방풍, 오미자, 현삼, 시호, 택사, 세신, 차전자, 복령을 쓰네.

청상환 처방은 토사자 1량 충울자 1량 생지황 2량 청상자 2량 방풍 1량 오미자 3돈 현삼 1량 시호 1량 택사 1량 세신 3돈 차전자 1량 복령 1량. 위를 곱게 가루 내어 졸인 꿀로 오동나무 씨 크기로 환을 만들어 빈속에 찻물로 3돈씩 삼킨다.

쉽게 풀이함. 비워져 쌓인눈병증은 나타났다 없어졌다 한다. 처음에는 붉게 붓고 아프며 깔깔하고 눈물이 나와 눈을 뜨기 어렵다. 오래되면 점점 심해져 드디어 겉흠과 막이 생기고 사물이 어둡게 보인다. 청상자환으로 치료해야 한다.

《동의학사전》

○ 간장적열. 외장 눈병의 하나. 간에 열이 몰려서 생긴다. 초기에는 눈에 피가 지고 부으며 아프고 눈이 부시며 눈물이 나오고 깔깔하다. 경과 중에 갑자기 흑정에 예막이 생기고 눈을 뜰 수 없게 된다. 보통 처음에는 한눈만 앓지만 나중에는 두 눈을 다 앓는다. 간열을 내리우는 방법으로 석결명산을 쓴다. 또한 세간산이나 탕포산으로 눈을 씻어주고 더운 물로 발을 자주 씻는다.

○ 간허적열. 외장 눈병의 하나. 간이 허하고 열이 몰려서 생긴다. 초기에는 눈꺼풀이 벌겋게 붓고 아프며 눈이 깔깔하고 눈물이 나오며 눈을 뜰 수 없다. 오래면 흑정(각막)에 예막이 생겨 물체가 뿌옇게 보인다. 간열을 내리우는 방법으로 청상자환을 쓴다. 눈에는 주사전액을 넣는다.

4) 별하나 눈겉흠증

검은자위에 한 개의 별 같은 흰 잿빛 겉흠이 생기는 병증이다. 겉흠은 커지지 않지만 나은 다음에 엷은 겉흠을 남긴다. 결막염으로 인한 표재성 각막점상 혼탁이다. 같은 표층 각막염이지만 여러 개의 혼탁이 생기는 별모인 눈겉흠증(유행성 각결막염)과 구별한다.

원인과 치료는 아래 책을 본다.

만응선화산은 《국방》에 선화무비산이다. 기경 경맥에 삿된 들어온 눈병을 치료한다. 선태 반량 뱀허물(졸인 젖으로 굽는다) 3돈 천궁 방풍 강활 감초(굽는다) 당귀 백복령 각1량 적작약 석결명(삶아 담가놓았다가 곱게 간다) 창출(어린아이 오줌에 담갔다가 썩은 부분을 없애고 거친 껍질을 벗겨 잘라 참기름에 섞어 볶는다) 각1량반. 가루 내어 2~3돈씩 밥 먹고 나서와 잠자려고 할 때 찻물로 삼킨다. 《비지》에는 창출이 없고 백질려가 많다. 《장씨의통》

벽운산은 눈 붉음증을 본다.

상국음은 누런뽕나무잎 2돈반 행인 길경 갈대뿌리 각2돈 연교 1돈반 감국 1돈 감초 박하 각8푼 선태 결명자 각1돈. 물에 달여 밥 먹고 나서 먹는다. 《온병조변》

지백지황환(자음팔미원)은 숙지황 생지황 각4량 산약 산수유 구기자 각2량 목단피 백복령 택사 각1량반 지모(소금물로 볶는다) 황백(소금물로 볶는다) 각1량.

《제병원후론》

○ 눈에 엷은 겉흠이 있는 증상. 음양 기운은 모두 위에 눈으로 간다. 삿된 바람과 가래기운이 오장육부에 타고 들어오면 오장육부에 기운이 비워지거나 채워져 고르지 않게 된다. 이 기운이 눈으로 치솟아 오랫동안 흩어지지 않으면 엷은 겉흠으로 변한다. 엷은 겉흠은 눈자위 위에 파리 날개 같은 사물이다.

《증치준승》

○ 별하나 눈겉흠증. 검은자위 위에 별 같은 겉흠이 있는데 홀로 스스로 생긴

다. 잇달아 함께 생기거나 함께 모여 있으면 이 병이 아니다. 별 같은 겉흠은 커지지 않기 때문에 크게 변해도 이 병이 아니다.

비워짐과 채워짐, 스스로 물러남과 물러나지 않음이 있다. 비워짐과 채워짐은 사람의 기운이 아니라 낙맥 사이에 불을 가리킨다. 낙맥 사이에 비워진 불이 들어와서 돌아다니다가 검은자위에 맺혀서 별 같은 겉흠이 되다. 그 불은 뿌리가 없고 오래 막히지 않았기 때문에 불이 물러나면 기운이 흩어지고 눈겉기름이 맑아지면서 별 같은 겉흠이 스스로 없어진다. 만약 뿌리가 있는 불이 와서 기운이 낙맥에 막히면 물이 맑지 않기 때문에 별 같은 겉흠이 맺혀 흩어지지 않는다.

겉흠이 희고 둥글면서 알갱이가 작고 여리게 떠 있으면 쉽게 물러나고 쉽게 치료된다. 가라앉아 있거나 깔깔하거나 단단하거나 매끄러우면 빨리 치료해야 한다. 막힌 것이 오래되어 기운이 움직이지 않을까 두렵다. 치료해서 물러나지만 흔적이 있으면 깊이얼음흠집 눈겉흠증이 된다.

별 같은 겉흠은 하늘에 있는 별과 같다. 두 개의 기운이 맺히기 때문에 크거나 작고 또 쌓이기 때문에 세차거나 약하게 된다. 그러나 자라거나 커지는 이치는 없다. 사람이 별 같은 겉흠을 앓을 때는 불이 음 부분에 있기 때문에 별이 되는데 별은 커질 수 없다. 만약 커진다면 반드시 각각에 가림이 처음 일어난 것이다. 가림은 구름과 같다. 구름은 온 세상의 기운에 따라서 모이거나 흩어진

다. 가림은 사람이 일으키거나 삼가는 것에 따라서 없어지거나 자란다.

누런패인 눈겉흠증은 처음에 일어날 때 흰 알갱이가 작고 둥글면서 여리다. 또렷이 하나의 별 같은 겉흠이었다가 1~2일이 지나지 않아 점점 자라고 커진다. 이 때 거스르면 결국 눈을 해친다. 별 같은 겉흠으로 잘못 알면 천리보다 더 어긋난다. 또 누런패인 눈겉흠증이 되었지만 뿌리가 없이 들어온 불이 눈겉기름을 막아서 이런 한 점이 생기는 경우가 있다. 이때는 거스르지 않고 몸조리를 잘 하면 물이 맑아지면서 물러난다. 이것을 별 같은 겉흠이 물러난다고 말하고 의사도 별 같은 겉흠이 물러난다고 말한다. 별 같은 겉흠이라고 잘못 알고서 평생 얽매여 고치지 않는 사람이 많다. 또 세상 사람들 중에서 어리석은 아비나 어미가 풀을 잡고 실을 휘두르며 등불에 절하고 해를 마주하면서 주문을 외우거나 가위에 눌린다고 속이는 경우를 많이 본다. '맺힌 눈'이라고 부르는 그 사이에는 누런패인 눈겉흠증, 검은자위 얼음뿌예짐증, 별하나 눈겉흠증, 도지는 눈겉흠증 등의 증상이 있다. 우연히 치료되어 효과가 있게 되면 놀라서 서로 전하고 또 외눈박이 의사는 약을 버린다. 지혜로워도 더욱 해치게 되는데 어리석은 사람은 어떻겠는가.

사람에 눈은 기운과 피가 깨끗하거나 고르지 않기 때문에 막혀서 병이 생긴다. 몸조리를 하고 잘 지키면 항상 두렵지 않다. 반대로 애를 쓰고 억지로 보면 이것이 빛을 친다. 눈에 병이 없고 알짜가 강하며 힘이 세차서 적과 함께 할 수

없더라도 결국 병에 걸린 눈을 해치지 않겠느냐. 다행히 병이 스스로 물러나더라도 여전히 빛은 희미하고 또렷하지 않다.

대개 눈알 위에 한두 알갱이에 별 같은 겉흠은 있다가 흩어지면서 각각 스스로 생기고 1~2일이 지나도 커지지 않게 보이면 이 병증이다. 7일이 지나면 물러나는데 불의 숫자가 다했기 때문이다. 잇달아 모여 있거나 줄곧 함께 생기거나 커지면 모두 별 같은 겉흠이 아니다. 또 가장 어리석은 사람이 각각 가림과 겉흠에 빛깔을 보고 별 같은 겉흠이라고 부르는데 그것은 아주 심한 잘못이다.

《장씨의통》

○ 별하나 눈겉흠증은395) (풀이 안함) 별 같이 겉흠이 푸르게 보이면 그 사람은 바람으로 반드시 머리가 아프다. 선화산에서 창출을 빼고 백질려, 곡정초를 더 넣고 벽운산을 함께 쓴다. 주로 바람을 없앤다. 별이 오래되어 물러나지 않아서 겉흠이 될까 두렵다면 아위를 코에 불어넣는 방법을 쓰는데 밤마다 불어넣는다. 별이 아래로 눌리거나 작은 점이 어지럽게 생기면 신장이 비워졌다. 그 사람은 반드시 꿈꾸면서 사정을 했거나 애써서 성교했기 때문이다. 생료육미환에 곡정초, 백질려, 차전자를 더 넣는다. 대개 별 같은 겉흠을 없애는 약은 곡정초가 아니면 치료되지 않는다.

《동의학사전》

---

395) 《증치준승》과 같은 내용은 풀이하지 않는다. 한문은 뒤에 붙여놓았다.

○ 흑정(각막)에 1개의 흰 잿빛 예가 생기는 병. 원인은 간경풍열이나 간신음허로 허화가 치밀어서 생긴다. 눈이 깔깔하고 눈물이 나오며 눈부심과 포륜홍이 있다. 흑정에는 별과 같은 예가 1개 생기는데 흰 잿빛을 띤다. 예는 커지지 않고 나은 다음에는 엷은 예를 남기나 시력장애는 그리 없다. 취성장, 화예백함과 감별해야 한다. 간경풍열로 온 것은 풍열을 없애는 방법으로 상국음에 매미허물, 결명씨를 더 넣어서 쓰고 허화로 온 것은 음을 보하고 화를 내리우는 방법으로 지백지황환을 쓴다. 눈에는 삼황안액을 넣는다.

5) 별모인 눈겉흠증

검은자위에 희거나 약간 노란빛깔의 작은 별 같은 겉흠이 여러 개 모여 있는 병증이다. 점 같은 겉흠이 서로 연결되거나 촘촘히 모여 있고 넓게 퍼져 있거나 한 곳에 생긴다. 때로는 나뭇가지 꼴로 늘어서기도 한다. 함께 모여 커져서 하나의 덩어리를 이루면 누런패인 눈겉흠증(화농성 각막궤양)이 된다. 또는 검은자위 둘레에 흰자위와 만나는 곳에 생겨서 서로 이어져 있으면 흰패인 눈겉흠증(각막궤양)이 된다. 표층 점상 각막염, 수지상 각막염에 해당한다.

원인과 치료는 아래 책을 본다.

《보명》영양각산은 눌린 겉흠이 오랫동안 없어지지 않는 병을 치료한다. 이것은 뽑아 나오게 한다. 영양각(빻는다) 2량 승마 1량반 세신 1량 감초 5돈. 반은 꿀로 환을 만들고 반은 가루 내어 쌀 뜨물로 달여 이 환을 50~70환씩 삼키는데 밥 먹고 나서 뜨겁게 먹는다. 가루로 먼저 이끈 다음에 환을 뒤에 합친다. 《장씨의통》

영양각산(《국방》과 같지 않다) 겉흠과 속흠, 가림이 있는데 시고 쑤시면서 깔깔하고 아프지만 뜨겁거나 붓지 않는 병을 치료한다. 영양각(빻는다) 1량 흰국화 천오(굽는다) 천궁 차전자 방풍 강활 반하 박하 각반량 세신 2돈. 가루 내어 2돈씩 생강 달인 물에 타거나 박하 달인 물로 삼킨다. 눌린 겉흠일 때는 승마 5돈 육계 2돈을 더 넣는다. 《장씨의통》

보신환은 신장이 비워져 눈에 빛이 없는 병을 치료한다. 파극 산약 보골지(소금과 술로 볶는다) 목단피 각2량 소회향(소금물로 볶는다) 1량 육종용(술에 담가 썰어 말린다) 구기자 각4량 청염 반량. 꿀로 오동나무 씨 크기로 환을 만들어 50~70환씩 빈속에 소금물이나 따뜻한 술로 삼킨다. 《장씨의통》

은교산은 연교 금은화 3돈 우방자 박하 길경 2돈 대두황권 감초 1돈반 대나무잎 형개 1돈. 가루 내어 하루 2돈~3돈씩 갈대뿌리 3돈을 달인 물로 먹는다.

용담사간탕은 1. 시호 1돈 황금 7푼 감초 인삼 천문동 황련 용담초 치자 맥문동 지모 각5푼. 2. 용담초 시호 택사 각1돈 목통 차전자 적복령 생지황 당귀 치자 황금 감초 각5푼. 물에 달여 밥 먹고 나서 먹는다.

《증치준승》

○ 별모인 눈겉흠증. 검은자위 위에 흰빛깔이나 엷은 노란빛깔에 작은 알갱이가 있다. 엷은 노란빛깔이면 빠르게 심한 병으로 변한다. 잇달아 있거나 한데 모여 있거나 제멋대로 있다. 또는 함께 생기거나 앞뒤로 생긴다. 점점 하나에서 둘이거나 둘에서 셋이거나 셋에서 넷이거나 넷에서 여섯, 일곱, 여덟, 열 여럿으로 생긴다. 처음에 일어나면 치료하기 쉽지만 생겨서 붙박으면 느리게 물러난다. 커지면 다른 병으로 변한다. 한데 모여 커져서 한 덩어리로 되면 누런패인 눈겉흠증으로 변한다. 잇달아 있다가 네 군데로 흩어져 검은자위 옆에 흰 부분 끝에서 일어나고 크게 변하면서 이어져 있으면 흰패인 눈겉흠증이다. 붉은 핏줄이 줄처럼 기어가면 느리게 물러나고 별 같은 겉흠이 실핏줄 끝에 생겨도 느리게 물러난다. 빨리 진행되고 또 변하는 경우는 대개 경맥과 낙맥이 기운이 생기도록 맞닿았기 때문이다. 이 증상은 흔히 가래불 때문에 걸린다. 몸조리를 잘 하면 괜찮지만 몸을 해치고 조심해야할 것을 어기면 변한 증상이 생긴다. 《보명》영양각산이다.

《심시요함》

○ 이 증상은 다른 겉흠과 다르네. 둥근 덩어리로 펼치지 않네. 별이 여러 점으로 또렷이 나뉘네. 뜨거움을 싫어하고 눈을 많이 해치네. 네 둘레에 막힌 것이 있네. 변해서 별모인 눈겉흠증이 나오네.

이 증상은[396] (풀이 안함) 다음을 먹어

---

[396] 위에 《증치준승》과 내용이 같아서 풀이하지 않는다. 한문은 뒤에 붙여놓았다.

야한다.

왕해장 지황산은 어른이나 어린아이, 남자나 부인이 심장과 간장에 뜨거움이 막힌 병을 치료한다. 눈이 붉게 붓고 아프며 붉은 겉흠이 생기거나 흰 막이 눈자위를 가린다. 네 변두리에 넓게 퍼져 있으면 치료하기 쉽지만 검은자위를 갑자기 가리면 흔히 빛을 잃는다. 빨리 이 처방을 먹어야한다. 두진 부스럼이 눈에 들어간 병도 치료한다. 대황(굽는다) 숙지황 현삼 사원질려 방풍 곡정초 황련(술에 씻어 볶는다) 백질려(찧어 가시를 없앤다) 서각(갈아 가루 낸다) 생지황 선태(머리와 다리를 없앤다) 목적 감초(반으로 줄인다) 천강활 목통 당귀신 각각 같은 양. 위를 곱게 가루 내어 2돈씩 양간 달인 물에 타서 삼킨다.

《장씨의통》
○ 별모인 눈겉흠증.397) (풀이 안함) 먼저 영양각산을 먹은 다음에 보신환을 먹는다.

《목경대성》
○ 별모인 눈겉흠증. 검은자위에 한 조각에 몇몇 별들로 겉흠이 있네. 이 때문에 눈물이 떨어지고 실핏줄과 함께 있네. 밤에서 아침이고 오른쪽에서 다시 왼쪽인데 주로 어떤 경맥인가. 나무가 뭉치고 불이 날아올라 둘이 서로 싸우네. 빨리 변하니 또렷하지 않네. 안개가 꽃을 덮어씌우고 구름이 달빛을 새게 하면서 평생을 지내네.

397) 위에 《증치준승》과 내용이 같아서 풀이하지 않는다. 한문은 뒤에 붙여놓았다.

이 증상은 검은자위에 희거나 엷은 노란빛깔에 작은 알갱이가 있는데 잇달아 있거나 한데 모여 있거나 제멋대로 있다. 또는 함께 일어나거나 앞뒤로 생긴다. 대개 나무와 불이 어지럽게 흔들릴 때면 항상 이 눈병이 보인다. 주로 별하나 눈겉흠증에 따라서 치료하면 모여 있는 것이 느리게 흩어지고 흩어지면 어느덧 없어진다. 날로 자라나서 어느 날 한덩어리나 여러 조각으로 합치면서 붉은 핏줄이 얽히기도 한다. 흰패인 눈겉흠증이나 누런패인 눈겉흠증 같은 병으로 잘 변하지 않더라도 반드시 의사를 곤란하게 한다. 담담하고 편안해야 하며 가래불을 쓰지 못하게 해야 한다.

《동의학사전》
○ 흑정(각막)에 작은 별과 같은 예가 모여 있는 병증. 간열이 몰리거나 풍열독이 눈에 침범할 때, 간신음허로 허화가 눈에 작용할 때 생긴다. 급성 열병을 앓은 다음 갑자기 흑정에 몇 개 또는 수십 개의 흰 잿빛 또는 누르스름한 점상 혼탁이 생긴다. 이 점상 혼탁은 흑정에 촘촘히 모여 있거나 흩어져 있으며 때로는 나뭇가지 모양으로 배열된다. 늘 포륜홍이 있다. 또한 눈부심, 깔깔한 감, 아픈 감, 눈물, 시력장애가 있다. 심할 때에는 화예백함(각막궤양), 응지예(화농성 각막궤양) 등을 합병할 수 있다. 풍열로 온 것은 거풍청열하는 방법으로 은교산을, 간열로 온 것은 청간사화하는 방법으로 용담사간탕을, 간신음허로 온 것은 자음강화하는 방법으로 해장지황산을 쓴다. 눈에는 들국화, 판람근, 금은화

각각 같은 양을 물에 달여 김을 쏘이고 그 물로 찜질한다. 또한 신선한 돼지 쓸개 한 개를 구리그릇에 넣고 약한 불에 끓여서 말려 깨알 크기로 알약을 만들어 아침, 저녁으로 한 알씩 눈구석에 넣는다. 정명, 양백, 어요, 동자료, 풍지, 합곡, 곡지, 족삼리, 태충혈에 침을 놓는다. 표층 점상 각막염, 수지상 각막염에 해당한다고 본다.

6) 눌린 눈겉흠증

겉흠이 생겼는데 가운데 눌린 듯이 움푹 꺼진 병증이다. 겉흠이 나타났다 없어지며 붉게 붓고 아프면서 눈물이 난다. 표재성 각막혼탁이 더 심해져 각막침윤이 생긴 병을 말한다. 보통 7~10일 후에 흡수된다.

원인과 치료는 아래 책을 본다.

소풍양영탕은 사물탕에 강활 방풍 백지 형개를 더 넣는다.

사청환은 용담초 당귀 방풍 강활 치자 천궁 대황 각각 같은 양.

도적산은 생지황 목통 담죽엽 감초 각각 같은 양.

《은해정미》

○ 물고기 비늘처럼 눌린 겉흠. 이 겉흠은 간장과 폐장 두 경맥에 뜨거움이 가득히 쌓였다가 위로 검은자위를 쳤기 때문이다. 흰 겉흠이 생기는데 물고기 비늘이 평평하게 깔려있거나 대추 꽃 같이 희면서 가운데가 움푹 꺼져 들어간 꼴이다. 때가 없이 생겼다 없어지고 나타났다 모이며 아프면서 눈물이 나온다.

그리고 부인에게 이 병이 많이 생기는데 왜 그런가? 괴로움과 즐거움이 까닭 없이 나오고 온갖 감정이 맺혀서 펼치지 못하면 독이 간장에 쌓인다. 간장은 피에 집이고 부인은 피를 주로 한다. 독이 피를 해치면 간장에 바람이 생기는데 이때 검은자위에 많이 생기는 것이 겉흠이다. 심하면 희게 파여 무지개막까지 뚫고 들어가고 피를 끌어당기면서 점점 큰 병으로 변한다. 이마와 머리가 같이 아프면 마정고로 문지르면서 이마와 머리 쪽에 붙인다. 또 음 둘 양 넷으로 만든 약을 눈에 불어 넣는다. 또는 청염을 노란 진흙으로 단단히 싸서 불에 완전히 구운 다음에 갈아서 가루 내어 오리털로 물고기 비늘 속에 넣는다. 하루에 1번해도 이 겉흠을 없앨 수 있다.

물었다. 검은자위에 흰 겉흠이 파여 들어가서 평평하지 않고 오목하게 생겼는데 왜 그런가? 대답했다. 간장이 비워졌고 피가 약해졌다. 간장이 비워지면 바람을 받고 바람이 심하면 아프게 된다. 피가 약해지면 오목하게 된다. 치료법은 진주이팔단 같은 약을 눈에 넣고 심하게 아프면 주조산을 먹어야 한다. 주조산 처방은 앞에 눈알 솟아오름증 안에 있다. 몰약산 처방은 눈속기름 피들어감증 안에 있다. 눈이 부시면서 아프지 않으면 선화산, 밀몽화산을 먹어야 한다. 선화산과 밀몽화산 두 처방은 눈꺼풀테 붙음증 안에 있다. 상표초주조산 처방은 갑자기 눈붉음증 안에 있다.

《목경대성》
○ 눌린 눈겉흠증. 누가 손톱으로 진하게 했네. 얼음 거울이 깊이 눌린 흔적이네. 그래서 별과 구름이 일어나네. 해와 달이 어둡다고 하네. 삿된 축축함이 불솥을 넘어서네. 쇠 기운이 불에 문으로 들어가네. 감추지 말고 오로지 쳐서 흩어지게 하네. 조화로움 속에 묘한 이치가 있네.

이 증상은 처음 병에 걸렸을 때 눈은 이미 붉게 붓고 아프며 눈물이 나오면서 불을 가까이 하거나 해를 마주할 수 없다. 그러다가 검은자위에 큰 별 같은 흰 겉흠이 생기는데 별 속에 하나의 구멍이 송곳으로 뚫은 듯이 있다. 심하면 초생달 같고 달 위에 있는 흔적도 손톱으로 깊이 누른 듯하다. 그래서 별이나 달처럼 눌린 겉흠이라고 부른다. 누런패인 눈겉흠증이 작은 것이다.

대개 사람이 화를 내거나 흙이 뭉쳐 간장을 해치면 간장이 비워져 병의 세력을 이기지 못한다. 이 때 한번 죄어 빈 구멍으로 가면 두 눈자위에 이런 증상이 나타난다. 남자와 부인에게 아주 많다. 맥이 뜨거나 빠르거나 팽팽하거나 큰 것을 말하지 말고 모두 서령소요산이나 사물탕에 시호와 산수유, 술에 볶은 황련을 더 넣어 쓴다. 그렇지 않으면 소풍양영탕, 사청환, 도적산 등의 처방을 늘리거나 줄여서 함께 함께 먹는다. 그러면 그 겉흠이 비록 심하더라도 천천히 스스로 말라 떨어진다. 그러나 아래로 눌린 흔적은 맥에 맞춰서 오랫동안 북돋고 조화롭게 해야 비로소 올라와서 고르게 된다. 한 때에 갑자기 없어지지 않는다.

7) 누런패인 눈겉흠증

검은자위에 누런빛깔을 띤 겉흠이 생겼다가 점차 패이면서 그 위에 고름이 덮이는 병증이다. 가장 급박한 병으로 열에 일곱 여덟은 눈이 먼다. 처음에 눈이 아프면서 핏줄이 얽혀 있고 눈이 부셔 감고 있으며 억지로 뜨게 하면 눈물이 줄줄 흐른다. 그리고 검은자위에 침으로 찌른 상처처럼 안으로 눌리면서 노란 기름이 뭉쳐있는 듯이 보인다. 화농성(포도상 구균성) 각막궤양이다.

원인과 치료는 아래 책을 본다.

통기이중환은 대황 2량5돈 활석 견우자 각1량5돈 황금 백지 각8돈 백출 1량 강활 5돈.

소풍활혈탕은 형개 만형자 단삼 백지 포황 도인 방풍 천궁 홍화 백작약 석곡 당귀 산자고 토복령.

방풍산결탕은 방풍 형개 독활 홍화 소목 당귀 포황 활석 상백피 누에똥 석곡 토복령 백작약.

서각지황탕은 서각 생지황 목단피 백작약.

발운단(퇴운환)은 선태 뱀허물(굽는다) 목적 백질려 당귀 각2량 천궁 흰 국화 지골피 형개 후추 각1량 감초 밀몽화 만형자 저실자 도인 황련 박하 천화분 각5돈.

기제환은 신곡 1근 자석 8량 주사 4량 침향 2량.

사순청량음자는 눈에 핏발이 서고 목안이 아프면서 막힐 때 쓴다. 1. 생지황 3돈 당귀신 황금 상백피 차전자 적작약 대황 강활 시호 각2돈 용담초(술에 씻는다) 지각 자감초 방풍 천궁 황련(볶는다) 목적 각1돈.《심시요함》 2. 대황 당귀 적작약 자감초 각1돈 박하 10잎.

신제시연탕은 점상 각막염, 궤양성 각막염을 치료한다. 각막에 여러 개의 침윤이 생기고 눈꺼풀이 부으며 눈이 벌겋고 눈물이 나오며 이물감이 있다. 시호 황금 적작약 만형자 치자 각1돈 황련 용담초 형개 방풍 목통 감초 각5푼. 물에 달여 먹는다.《비전안과찬요》

용담사간탕은 1. 시호 1돈 황금 8푼 감초 인삼 천문동 황련 용담초 치자 맥문동 지모 각5푼 오미자 3푼 생강 3쪽 포공영 패장 연교 각1돈. 2. 용담초 시호 택사 각1돈 목통 차전자 적작약 생지황 당귀 치자 황금 감초 각5푼. 물에 달여 밥 먹고 나서 먹는다.

지황산은 1. 검은자위 뿌예짐증으로 눈이 붉고 가려우면서 아프며 눈이 부시는 병을 치료한다. 각막실질염, 각막결핵 등일 때 쓴다. 생지황 1돈 적작약 당귀 감초 각5푼 충울자 밀몽화 1돈. 가루 내어 5돈씩 물에 타서 먹는다.《동의보감》 2. 심장과 간장에 뜨거움으로 눈이 붓고 핏발이 서면서 아프며 흰 겉흠이 생길 때 쓴다. 생지황 당귀 각1돈 건지황 목통 각5푼 황련 대황 방풍 강활 서각 선태 목적 곡정초 현삼 백질려 각3푼. 가루 내어 1돈반씩 양간 달인 물에 밥 먹고 나서 먹는다.《동의보감》

감로음은 위장에 뜨거움으로 목이 붓고 아프며 눈이 붉게 붓고 아플 때 쓴다. 생지황 숙지황 천문동 맥문동 황금 석곡 인진 각3돈 지각 감초 각1돈 비파엽 5푼 결명자 석결명 각1돈. 물에 달여 하루 3번 나누어 먹는다.

《증치준승》
○ 누런패인 눈겉흠증. 이 증상은 가장 빠르게 병이 되고 복잡하게 일어나서 열에 일곱 여덟은 장님이 된다. 처음에 일어날 때 검은자위 위에 별 같은 흰빛깔의 점이 있으며 가운데 눌러진 자국이 있어 침으로 찌른 상처 같다. 다음에 이 점이 점점 커지고 노란빛깔로 변하며 눌린 자국도 점점 커져 굴이 되기도 한다. 또는 처음에 일어날 때 별 같은 흰빛깔이지만 눌린 자국이 없다가 다음에 점점 커지고 누런빛깔로 변하기 시작할 때 눌린 자국이 나오기도 한다. 또는 처음에 일어날 때 밝은 노란빛깔을 띠고 눌린 자국이 있거나 없다가 다음에 점점 크게 변하기도 한다. 또는 처음에 일어날 때 한 조각이 생겨서 그 가림이 크면서 진하고 빛깔은 희면서 여리거나 옅은 노란빛깔이며 눌린 자국이 있거나 없으면서 변하기도 한다. 또는 가림이 있는데 또 가림 안에서 하나의 덩어리가 노란 기름같이 변하기도 한다. 또는 먼저 눌린 자국이 있다가 다음에 한 조각에 엉긴 기름으로 변하기도 한다. 변하는 것은 하나가 아니지만 해치는 것은 똑같다.

대개 치료법은 별이나 가림을 묻지 말고 오직 일어날 때 두툼한지 떠있는지 약한지 여린 지를 본다. 커지면서 노란빛깔이고 잘 변하면서 빨리 자라면 이 증상이다. 처음 일어날 때 아주 작지만 다음에 점점 커진다. 심하면 굴이 되거나 구멍이 되고 검은자위 게눈증이 된다. 그러면 안으로 눈속기름이 무너지고 밖으로 말라 튀어나온다. 또는 기운이 아주 세차면 소리가 나면서 끈적끈적한 물이 터져 나오기도 한다. 이것은 모두 아주 심하게 막히고 간장과 쓸개 두 낙맥을 뜨겁게 쪄서 맑은 기운을 해쳤기 때문이다. 퍼져서 눈속기름까지 무너지면 열흘이 지나지 않아 눈동자까지 해친다. 만약 네 주위에 엉겨 뭉친 것이 보인다면 피가 지나다니는 길이 막혀서 맑은 즙이 돌아다니지 못하기 때문이다. 네 주위에 붉게 엉긴 것이 보이지 않는다면 반드시 그 안의 낙맥에 깊은 곳이 막혔기 때문이다. 이런 증상을 보면 새벽이나 밤에도 빨리 의사에 치료를 받아야 한다. 늦게 받아서 길어지고 커지면 검은자위를 가득히 덮는다. 이때는 검은자위를 완전히 치료하더라도 병이 남는다. 없앤 다음에도 반드시 검은자위 위에 물고기 비늘 같은 흰 가림이나 둥근 겉흠 등이 있어서 평생 벗어나지 못한다. 맺힌 것이 한 가운데에 있으면 어둡고 흐릿하게 보인다. 대개 이런 눈병이 일어났으면 머리가 아프고 검은자위도 아프다. 이때 오줌과 똥이 마르면서 뻑뻑하면 가장 빠르면서 심하고 오줌과 똥이 잘 통하면 느리게 해친다. 이런 것이 하나라도 보이면 두려워해야 한다.

《심시요함》

○ 누런패인 눈겉흠증을 묻네. 세상 사람들이 모두 알지 못하네. 이것은 해침에 끝이네. 변하는 증상을 헤아릴 수 없네. 피가 막혀 눈속기름을 해치네. 기운이 막히고 경락이 뻑뻑하네. 뜨거움이 골속으로 향하네. 고름이 바람 같이 빠르게 치네. 눌림이 있고 또 돋아남이 없네. 여리면서 노란빛깔을 띠네. 길게 커지는데 많은 때가 아니네. 반드시 장님이 되네. 부드러우면 눈속기름을 함께 해치네. 마르지 않으면 돋아나네. 만약 빨리 치료하지 않네. 당연히 평생 병을 앓네.

이 증상은[398] (풀이 안함) 다음을 먹어야한다.

사순청량음자는 당귀신 용담초(술에 씻어 볶는다) 황금 상백피(꿀로 만든다) 차전자 생지황 적작약 지각 각8푼 자감초 3푼 찐대황 방풍 천궁 천황련(볶는다) 목적 강활 시호 각6푼. 위를 잘게 썰어 맑은 물 2잔으로 8푼이 되게 달여 찌꺼기를 없애고 밥 먹고 멀리 먹는다.

《목경대성》

○ 누런패인 눈겉흠증. 누런패인 눈겉흠증은 어떤가. 두툼하면서 노란빛깔이네. 피가 멈추고 눈속기름을 해치네. 기운이 막히고 경락이 막히네. 뜨거움이 골속을 부수네. 굴이 검은자위 위에 있네. 잠깐 사이에 눈이 머네. 누가 쉽게 목숨을 주겠는가.

이 증상은 처음 생길 때 눈이 아프고 구불구불한 핏줄이 많다. 눈이 부셔 눈을 꼭 감고 있으며 억지로 뜨게 하면 눈물이 뿜어져 나온다. 검은자위 위에 별 같은 점이 있는데 흰빛깔이고 가운데는 침으로 해친 듯 구멍이 있다. 다음에 점점 커져 노란빛깔로 변하고 구멍도 점점

---

[398] 위에 《증치준승》과 내용이 같아서 풀이 하지 않는다. 한문은 뒤에 붙여놓았다.

커져 굴처럼 변한다.

처음 겉흠이 일어나서 노란빛깔로 크고 진하면 치료는 아래 방법으로 한다. 네 주위에 벌어진 것을 하나로 꿰매는데 만약 집게로 집어서 마침내 없애면 아래에 하나에 오목한 곳이 생긴다. 오목한 곳 밑바닥은 갈대나 대나무로 만든 종이 같은 막이다. 바람이 불면 터지려고 해서 잠깐 보고서 사람을 깜짝 놀라게 한다.

또 처음 일어날 때 진하고 큰 흰 가림이 보이고 계속해서 가림 안에 노란 겉흠이 모여 있어 거위 기름 같은 꼴이면 아주 빠른 병이다. 더욱더 머리가 아프고 변비가 있으면 굴이 되고 새는 구멍이 되며 검은자위 게눈증이 된다. 또 올록볼록하게 되고 또 흐릿하게 보이며 머지않아 장님이 된다.

치료는 구멍과 굴이 깊거나 얕은 것을 묻지 않는다. 겉흠이 두툼하게 노란빛깔로 여리게 떠 있으면 잘 변하고 빨리 커진다. 소승기탕으로 설사시키고 통기이중환으로 그 안을 깨끗이 한다. 그리고 영양각을 갈아 청간산에 섞어서 그 밖을 부순다. 그러면 겉과 속에 샀된 것이 움직여서 머리바람증이 아니라면 멈추면서 반드시 똥이 잘 나온다. 똥이 나오면 눈이 붉고 아프면서 눈물이 나오는 것도 같이 덜해진다. 덜해지면 소풍활혈탕이나 방풍산결탕, 서각지황탕을 쓴다. 약을 먹고 나서 뜨거움이 조금 식으면 위에 눌린 눈겉흠증을 참조해서 처방을 정한다. 그 눈약을 증상에 맞게 눈에 넣거나 씻는데 적당해야 좋고 자질구레한 군더더기가 없어야 한다. 나은 다음에도 물고기 비늘이나 마노 같은 흰 가림이 있으면서 평생 없어지지 않는다. 그래도 불행 중 다행이다.

원인을 짐작하면 대개 나무와 불이 스스로 불타서 쇠와 흙에 해를 끼쳤다. 그리고 하나에 물이 네 불을 이기지 못해서 눈속기름이 마르게 되었다. 좋은 의사를 만나서 밤낮으로 지켜야 한다. 쓸데없이 차를 마시고 한번 가볍게 인사하며 인사한 다음에 마음을 놓고 다른 곳으로 간다면 증상이 어느 때에 위와 같이 변한다. 그러면 눈자위를 완전히 치료해도 병이 계속 남을 뿐이다. 배우는 사람은 마음을 비우고 공경해서 들어야 덕으로 나아가는 경우가 많다.

임상 경험으로 친구 애수첨이 있다. 초여름에 갑자기 이 병증에 걸려 바람을 쫓고 뜨거움을 흩어지게 하는 약을 썼더니 오히려 더 심해졌다. 이름난 의사라고 해서 성 안에 임계원에게 치료를 부탁하였다. 임계원이 도착해보니 그 몸이 약하고 그 빛깔은 시들은 흰빛깔이며 그 맥은 가늘고 빨랐다. 집에 가두어놓아 상실감이 커서 알짜와 피를 움직일 수 없다가 밖에서 사기가 들어와서 병에 걸렸다. 그래서 맵고 서늘한 약을 주지 않고 보중익기탕, 사물탕, 육미지황탕 등으로 주로 치료하였다. 그런데 며칠 지나지 않아 겉흠이 가득차서 빛을 볼 수 없고 더욱 가슴이 답답하고 편하지 않았다. 결국 임계원이 인사를 하고 떠나고 나자 애수첨이 글을 보내 나를 불렀다. 내가 애수첨과 함께 배웠기 때문에 나를 믿고 맡겼다. 드디어 대승기탕에 삼황환 5돈을 삼키게 하였다. 한번 먹었을 때는 반응이 없다가 두 번 먹으니 조금 설사를 하고 조금 덜 아팠다. 그리고 다음날 아침에 조금 눈을 떠보니 오른쪽 눈이 흑백을 구별할 수 있게 되었다. 다시 이 약을 하루에 2제를 주었더니 크게 설사하고 나서 그쳤고 설사가 그치면서 머리와 눈이 아프지 않았다. 그런 다음에 팔정산, 소요산과 퇴운환, 기제환을 주었더니 한 달이 지나 시냇가 다리에 나가 찬바람을 쏘일 수 있었다. 가을이 되면서 완전히 나았다. 임계원이 이유를 물어서 '눈이 아래에서 위로 아프고 머리에 두 태양혈이 아프면 양명경이 궐음경을 이겼다. 그래서 승기탕으로 통하게 하였다. 똥과 오줌이 나오지 않으면 뜨거움이 오장에서 육부로 옮겨갔다. 그래서 삼황환으로 설사시켰다. 흰자위에 모인 불은 팔정산으로 그 아들을 빼냈고 검은자위에 엉긴 기름은 소요산으로 직접 그 맺힌 것을 풀었으며 기제환으로 구름을 물러나게 했다. 나는 그 재앙을 다스렸을 뿐이다.'라고 말했다. 임계원이 감탄하면서 '치료법이 오묘하니 이처럼 신기한 효과가 있구나.'라고 하였다.

치료법은 사람을 멀리 하지 않고 사람이 스스로 치료법을 멀리한다. 지혜를 둥글게 하고 담을 크게 하며 묶어서 생각하고 그것을 늘여 생각하면 나에게 기술이 있게 된다. 나는 몸의 생김새와 맥이 약하다는 것을 보았지만 거듭 통하게 하는 처방을 썼다. 다행히 이 사람의 삿됨을 빠르게 쳐서 빼앗는 효과가 있었다. 그러나 설사를 꺼리는 장중경의 가르침에 왜 어긋나지 않겠는가. 이 경험은 쓸데없이 쳐서 얻은 효과일 뿐이라서 교훈으로 삼을 수 없다.

《동의학사전》
○ 흑정(각막)에 누런색을 띤 예가 생기고 점차 패이면서 그 위에 고름이 덮이는 병증. 흑정에 경한 손상을 받은 다음 풍열독이 침습할 때, 간담화가 왕성할 때, 누정을 오랫동안 앓는 과정에 사독이 허한 틈을 타서 흑정에 침습할 때 생긴다. 머리와 눈이 아프고 눈이 부시며 고름과 같은 눈곱이 나온다. 눈꺼풀은 붓고 포륜홍이 있으며 흑정에는 흰 잿빛 또는 누르스름한 예가 생긴다. 이 예는 점 모양 또는 편상을 이루며 그 가운데는 파인다. 독기가 황인과 신수(방수)에 미치면 동신축소, 동신건결이 오고 신수는 흐려지며 나중에는 황액상충이 생긴다. 궤양이 더 진행되어 흑정이 뚫어지면 신수와 함께 황인이 빠져나와 해정(홍채탈출)을 형성한다. 풍열독으로 온 것은 풍열을 없애고 독을 푸는 방법으로 사순청량음자, 신제시련탕을, 간담화로 온 것은 간화를 내리우고 독을 푸는 방법으로 용담사간탕에 민들레, 마타리, 연교를 더 넣어서 쓴다. 열사가 음을 상한 증상(증상 완화기)이 나타나면 음을 불구고 열을 내리우며 예를 없애는 방법으로 지황산이나 감로음에 결명씨, 전복껍질을 더 넣어서 쓴다. 눈에는 금은화, 판람근, 단국화 각각 같은 양을 물에 달여 찌끼는 버리고 거른 액으로 찜질을 하고 항생제수, 산동제 등을 넣는다. 포행성 각막궤양에 해당한다고 본다.

8) 흰패인 눈겉흠증

검은자위에 생긴 흰 겉흠이 벌어진 꽃처럼 가운데가 패인 병증을 말한다. 수시로 생겼다가 없어지고 모였다가 흩어진다. 주로 별모인 눈겉흠증이 생겼다가 이 별들이 서로 합쳐진 다음에 패인 겉흠이 생긴다. 심하면 희게 오목한 곳이 무지개막까지 뚫고 들어가 큰 병이 된다. 주로 대상포진성 각막궤양이거나 염증성 각막궤양이다. 또는 가장자리 각막염에 해당하기도 한다.

염증성 각막염은 세균에 의해 염증이 심해져 각막실질에까지 혼탁과 통증이 생긴다. 가장자리 각막염은 포도상 구균으로 인한 결막염일 때 발생하는 일종의 알레르기 각막궤양이다. 만성병으로 통증이 심하고 달걀이나 선 꼴의 침윤이 나타나고 침윤 부위는 점차 궤양으로 변한다. 7~10일 정도 지나면 저절로 회복되지만 눈꺼풀판 결막염을 동반한 경우 자주 재발한다.

원인과 치료는 아래 책을 본다.

지모음자는 지모 충울자 각2량 방풍 세신 각1량반 길경 대황 복령 망초 각1량. 5돈씩 물 1잔으로 5푼이 되게 달여 찌꺼기를 없애고 밥 먹고 나서 따뜻하게 먹는다.

유인산은 눈에 흰패인 눈겉흠증이 생겨 여러 해 동안 물러나지 않는 병을 치료한다. 유인(끓는 물에 담갔다가 붉은 껍질을 없앤다) 진교(싹을 없앤다) 각1량 지각(누렇게 볶는다) 적복령 각1량반 천대황(볶는다) 반량 차전자 청상자 적작약 각7돈반 시호(싹을 없앤다) 1량. 위를 곱게 가루 내어 3돈씩 물 1잔을 6푼이 되게 달여 찌꺼기와 함께 뜨겁게 먹는다.

세간산은 흰패인 눈겉흠증을 치료한다. 천궁 당귀잔뿌리 적작약 방풍 생지황 백질려 목적 선태 강활 박하 소목 국화 홍화 각5돈 감초 3돈. 잘게 썰어 3돈씩 물 1잔반에 송사 10여 뿌리를 넣고 달여 먹는다. 밖에는 통명산, 칠보고, 노감산을 눈에 넣는다.

상백피탕은 눈에 생긴 흰패인 눈겉흠증을 치료하는데 생김새가 대추 꽃 같다. 상백피 목통 각1량반 택사 서각(가루) 황금 백복신 현삼 선복화 천대황(볶는다) 각1량 감국 반량 감초(굽는다) 2돈반. 위를 곱게 가루 내어 1돈 정도를 물 1잔에 6푼이 되게 달여 찌꺼기와 함께 따뜻하게 먹는다.

호박산은 눈에 여러 해 동안 생긴 흰패인 눈겉흠증을 치료한다. 호박 산호 주사 요사(흰 것) 마아초 각반량 오적골(반량을 먼저 거친 돌에 갈아 깔깔함을 없애고 좋은 것으로 1돈을 쓴다) 진주(가루) 1량. 위를 아주 곱게 갈아 골고루 섞어 먹을 때마다 3~5번 눈에 넣는다.

계거환은 흰패인 눈겉흠증으로 눈물이 나오는 병을 치료한다. 건강(싸서 태운다) 7돈반 유인(곱게 간다) 정향 조개껍질가루 각반량 황련(갈아 가루로 만든다) 1량 백반(오래 삶다가 간다) 1돈2푼반. 곱게 갈아 대추 살로 닭의 뒤 발톱 크기로 환을 만들어 안쪽 눈초리에 하루 2번 넣는다.

주조산은 당귀 감초 적작약 국화 강활 상표초 충울자 방풍 형개 목적 각각 같은 양. 물에 달여 밥 먹고 나서 술 3잔을 따뜻하게 해서 먹는다.

몰약산은 몰약 대황(쪄서 조금 쓴다) 박초. 가루 내어 3돈씩 술로 먹는다. 차로 먹어도 된다.

선화산은 곡정초 국화 선태 강활 감초 만형자 백질려 결명자 방풍 천궁 치자 밀몽화 황금 형개 목적 각각 같은 양. 가루 내어 2돈씩 밥 먹고 나서 차로 먹거나 형개 달인 물로 먹는다.

밀몽화산은 밀몽화 강활 국화 만형자 청상자 목적 석결명 백질려 구기자 각각 같은 양. 가루 내어 3돈씩 밥 먹고 나서 차로 먹는다. 비장과 위장이 비워지면 백출 5푼을 더 넣는다.

상표초주조산은 당귀 감초 대황 적작약 국화 창출 상표초 강활 황마 충울자 각각 같은 양. 물에 달여 밥 먹고 나서 술을 넣고 따뜻하게 먹거나 가루 내어 3돈씩 따뜻한 술로 먹는다. 뜨거움이 심하면 대황 박초를 더 넣는다.

보신환은 석창포 구기자 백복령 인삼 산약 택사 토사자 육종용 각1량. 꿀로 오동나무 씨 크기로 환을 만들어 50환씩 소금물로 먹는다.

국화통성산은 활석 3량 감국 1량반 석고 황금 감초 길경 마아초 황련 강활 각1량 방풍 천궁 당귀 적작약 대황 박하 연교 마황 백질려 망초 각반량 형개 백출 생치자 각2돈반. 《증치준승》

치금전은 현삼 상백피 지각 황련 행인 선복화 방풍 황금 감국 정력자.

삼황거열전은 황금 황련 황백 천궁 연교 천화분 치자 감국 박하 금은화 포공영 조구등 각1돈. 물에 달여 밥 먹고 나서 먹는다.

용담사간탕은 1번 처방을 더 많이 쓰고 안 들을 때 2번 처방을 쓴다. 1. 시호 1돈 황금 7푼 감초 인삼 천문동 황련 용담초 치자 맥문동 지모 각5푼 오미자 3푼 생강3. 2. 용담초 시호 택사 각1돈 목통 차전자 적작약 생지황 당귀 치자 황금 감초 각5푼 생강3. 물에 달여 밥 먹고 나서 먹는다.

영양각산은 1. 영양각399) 1량 승마 방풍 산조인 상백피 강활 각7돈 감초 치자 각5돈 생강5. 가루 내어 4돈씩 생강 5쪽을 넣고 달여 먹는다. 효과 좋다. 《태평성혜방》 2. 영양각 황련 백작약 갈대뿌리 목통 선복화 상백피 각1돈 대황 7푼 감초 5푼 푸른대나무잎 10편. 물에 달여 밥 먹고 나서와 자기 전에 먹는다. 《태평성혜방》

상국음은 누런뽕나무잎 3돈 행인 길경 갈대뿌리 각2돈 연교 1돈반 감국 (황금) 1돈 감초 박하 각8푼. 밥 먹고 나서 따뜻하게 먹는다.

은교산은 연교 금은화 각2돈반 우방자 박하 길경 각1돈반 대두황권 감초 각1돈2푼 대나무잎 형개 시호 목통 제비꽃 각1돈. 가루 내어 하루 2~3돈씩 갈대뿌리 3돈을 달인 물로 먹는다.

가감은교산은 갈대뿌리 금은화 연교 포공영 누런뽕나무잎 각3돈 길경 대나무잎 감국 황금 각2돈 박하 목통 형개 용담초 감초 각1돈. 뜨거운 바람이 심하면 우방자 선태를 넣고 뜨거움이 심하면 대황을 넣는다. 눈이 심하게 아프면 황련을 넣고 검은자위 속에 고름이 있으면

---

399) 영양각을 염소 뿔로 바꿔 써도 된다.

과루인 5돈을 넣는다. 홍채모양체염이 같이 있으면 서각지황탕을 합방하고 회복기에는 지모 과루인 생지황을 더 넣어 쓴다. 물에 달여 밥 먹고 나서 먹는다.

사간산은 1번 처방을 더 많이 쓰고 안 들을 때 2번 처방을 쓴다. 1. 대황 감초 각5돈 욱리인 형개 2돈반 결명자 석결명 금은화 각1돈.《동의보감》 2. 현삼 대황 황금 지모 길경 차전자 강활 당귀 망초 결명자 석결명 금은화 각1돈 용담초 5푼. 물에 달여 빈속에 먹는다.《의종금감》

지백지황환(자음팔미원)은 숙지황 4량 산약 구기자 산수유 결명자 각2량 백복령 목단피 택사 각1량반 지모(소금물로 볶는다) 황백(소금물로 볶는다) 각1량. 3돈씩 하루에 2번 먹는다.

거풍청열탕은 흰패인 눈겉흠증에 샛된 바람을 몰아내고 뜨거움을 없앤다. 하고초 4돈 금은화 연교 각3돈 형개 방풍 강활 각2돈 박하 1돈반 황금 감국 치자 각1돈. 물에 달여 밥 먹고 나서 먹는다.

청열해독탕은 석결명 하고초 결명자 황금 치자 포공영 생지황 자초 당귀 연교 차전자 대황 각2돈. 만약 심하게 아프고 어두운 자줏빛이면 도인 홍화 유향 몰약 2돈을 더 넣는다.

평간사화탕은 하고초 의이인 4돈 금은화 3돈 황금 치자 당귀 목단피 각2돈 백복령 후박 차전자 1돈. 물에 달여 밥 먹고 나서 먹는다. 똥이 막혔으면 대황 2돈을 더 넣는다.

자음청열탕은 석곡 사삼 맥문동 황금 생지황 백질려 청상자 곡정초 당귀 토사자 각1돈. 물에 달여 밥 먹고 나서 먹는다.

청지사물탕은 대청잎 5돈 백지 당귀 생지황 천궁 적작약 백작약 각2돈. 물에 달여 하루에 2번 밥 먹고 나서 먹는다. 간장에 뜨거움이 심하면 황금, 금은화를 넣고 몸이 약하면 만삼, 황기를 넣는다.《소유림방》

세간산은 당귀잔뿌리 천궁 방풍 박하 생지황 홍화 (소목) 감국 백질려 목적 선태 강활 적작약 각1돈 감초 7푼. 물에 달여 밥 먹고 나서 먹는다.《증치준승》

《비전안과용목론》

○ 흰패인 눈겉흠증. 이 눈이 처음 병에 걸릴 때는 나타났다 없어졌다 하다가 갑자기 아프고 눈물이 나온다. 곧바로 흰 겉흠이 생기는데 눈알이 대추 꽃처럼 패이고 물고기 비늘을 깔은 듯하다. 이것은 간장과 폐장에 막혀있던 쌓인 뜨거움이 위로 치솟아 골로 들어가서 생긴다. 약을 먹어서 절대로 치료하는 때를 놓치지 않아야 하며 눈을 해칠까 두렵다. 마정고로 정수리 속을 문지른 다음에 지모음자와 산약환을 같이 먹으면 낫는다.

시로 말한다. 갑자기 흰 겉흠이 생겨 눈알에 무리를 이루네. 점점이 생겨 꽃이 패이거나 비늘을 깔은 듯하네. 간장과 폐장에 웅크리고 있어 많이 막혀있네. 위로 치솟아 골을 쳐서 병이 되었네. 마정고로 정수리 위를 문질러 뜨거운 바람을 없애네. 약을 먹어 간장을 없애는데 자주 먹어야 하네. 밀가루와 술, 모든 독약을 먹지 말아야 하네. 작은 일 때문에 탐내고 화내지 말아야 하네.

마정고는 거위기름 졸인소젖 목향 각1

량 소금 1량반 주사 용뇌 각1푼. 위를 빻아 체로 쳐서 가루 내어 섞어 찐득한 즙을 만든다. 날마다 2번 정도 정수리 위를 문지르면 효과가 있다.

지모음자는 지모 충울자 각1량 방풍 세신 각1량반 길경 대황 복령 망초 각1량반. 위를 가루 내어 물 1잔으로 가루 1돈을 5푼이 되게 달여 밥 먹고 나서 찌꺼기를 없애고 따뜻하게 먹는다.

산약환은 산약 2량 인삼 복령 오미자 세신 각1량 건지황 방풍 각1량반. 위를 가루 내어 졸인 꿀로 오동나무 씨 크기 로 환을 만들어 빈속에 찻물로 10환씩 삼킨다.

《은해정미》

○ 흰패인 눈겉흠증. 대추 꽃처럼 흰빛 깔이면서 눌린 꼴이다. 사람의 눈병에 생긴 겉흠이 무꽃이나 물고기 비늘 같다 가 부서진 쌀알처럼 파여 들어간다. 이 것은 간장 경맥에 뜨거운 독이 골로 들 어갔기 때문이다. 눈 속이 갑자기 부으 면서 아프고 붉으면서 깔깔하다. 그리고 눈물이 나오면서 밝지 않고 머리가 아프 면서 코가 막힌다면 이것은 간장에 뜨거 운 바람이 아주 심하고 골속에 뜨거운 바람이 아주 심하기 때문이다. 사간산, 가미수간산을 주로 먹어야 한다.

사간산은 현삼 대황 황금 지모 길경 차 전자 각1량 강활 용담초 당귀 망초. 위 를 가루 내어 같은 분량을 물에 달여 먹 는다.

가미수간산은 강활 방풍 상표초 치자 박하 당귀 적작약 감초 마황 연교 국화 목적 백질려 천궁 대황 황금 형개 각1 량. 를 가루 내어 같은 분량을 물에 달 여 술을 넣어 따뜻하게 먹는다.

선화산은 선태 국화 백질려 만형자 결 명자 차전자 방풍 황금 감초. 위를 같은 분량으로 해서 물에 달여 먹는다.

보신환 처방은 앞에 눈 속티증 안에 있 다. 밀몽화산 처방은 앞에 눈꺼풀테 붙 음증 안에 있다.

《세의득효방》

○ 흰패인 눈겉흠증. 이것은 흰 겉흠이 검은자위를 둘러서 꽃이나 물고기 흰 비 늘이 깔려있듯이 점점이 박혀 있다. 간 장과 폐장에 쌓인 뜨거움이 웅크리고 있 는데 또 뜨거운 음식을 먹어서 결국 병 을 얻었다. 고약을 눈에 넣은 다음에 앞 에 영양각산을 먹는다.

《증치준승》

○ 흰패인 눈겉흠증. 불이 낙맥 속을 태 워 기름과 즙을 쪄서 해치기 때문에 뭉 친 기름이 네 둘레에서 따라 일어나 눈 알에 가득해진다. 그래서 검은자위가 모 두 희거나 옅은 노란빛깔이고 볼 때는 검은자위 뿌예짐증과 비슷하지만 이것은 여리다.

이 병이 흰자위의 끝 네 둘레에 가득히 생겼다가 점점 진해지고 넓어지는데 중 간이 아직 검고 가득하지 않은 경우가 있다. 아직 눈동자가 보이지만 네 둘레 가 높고 가운데는 낮다. 이것은 쇠가 나 무를 이겨서 해쳤기 때문이다. 또는 기 름 안에 아래쪽에서 한 조각 누런 막이 일어나는데 이 두 증상이 껴서 치면 매 우 위급하다. 또 위나 아래에서 생기면 자라들어간 눈겉흠증이라고 부르는데 안에서 이 증상으로 변한 경우가 있다. 이것은 불과 흙이 막혀서 해쳤다. 또 끝을 끼고 일어나지 않고 다만 스스로 누런패인 눈겉흠증이 노랗거나 노랗지 않으며 처음에 작다가 다음에 커지는 경우가 있다. 이것은 겉흠이 작은 나뭇가지 같거나 작은 별이 작은 알갱이 같다. 이쪽에서 한 개가 일어나고 저쪽에서 한 개가 일어나면서 네 군데로 퍼져 생기게 된다. 그런 다음에 커지고 당겨서 합쳐지면 눈을 해친다. 이것은 나무와 불이 해쳤다.

위에 세 가지는 반드시 막힘이 있으며 치료는 그 근원과 흐름을 찾아야 한다. 가벼우면 서늘하게 하고 심하면 찔러 피를 낸다. 병이 눈동자구멍 쪽까지 가득하지만 심하게 진하지 않다면 빨리 치료해서 돌이킬 수 있다. 그러나 결국 예전처럼 좋지는 않다. 병이 이미 심하면 눈동자가 은은하게 안에 있어도 구할 수 없다. 병이 없어져서 구할 수 있지만 그 올록볼록한 것은 남는다. 지모음자, 상백피탕이다.

《동의보감》
○ 흰패인 눈겉흠증. 흰 겉흠이 검은자위를 둘러서 꽃이나 물고기 흰 비늘이 깔려있듯이 점점이 박혀 있다. 이것은 간장과 폐장에 쌓인 뜨거움이 웅크리고 있기 때문이다. 마예고를 눈에 넣은 다음에 영양각산을 먹는다.(《득효》) 흰패인 눈겉흠증은 눈자위 위에 갑자기 흰 겉흠이 생기는데 대추 꽃 같거나 물고기 비늘을 깔은 듯하다. 용골산을 눈에 넣는다.(《유취》)

마예고는 겉흠과 막을 없앤다. 유인(입에 머금어 껍질을 없앤다) 1량 용뇌 3돈 공청 2돈. 오른쪽을 젖에 합쳐 그릇 안에서 아주 곱게 갈아 항아리 안에 넣어두었다가 조금씩 눈 속에 넣는다.(《득효》)

영양각산은 초록 눈바람증으로 눈이 어둡고 속티가 보이는 병을 치료한다. 감국 방풍 천궁 강활 차전자 천오 세신 각 5돈 반하국 영양각 박하 각2돈반. 오른쪽을 갈아 2돈씩 생강과 형개 달인 물에 타서 삼킨다. 또는 썰어 7돈을 생강 3쪽을 넣고 달여 먹는다.(《득효》)

용골산은 흰패인 눈겉흠증을 치료한다. 용골 1돈 박초 5돈. 밀가루처럼 갈아 구리젓가락으로 눈 속에 넣는다.(《유취》)

《심시요함》
○ 흰패인 눈겉흠증. 엉긴 기름이 네 변두리에 일어나네. 기름을 해치고 눈이 무너지네. 검은자위가 흰 기름으로 변하네. 밑으로 꺼져 쭉정이 반쪽 같네. 모두 눈동자를 보네. 다스리기 어렵다고 아네.

이 증상은[400] (풀이 안함) 다음을 먹고 눈에 넣어야한다.

세간산은 당귀잔뿌리 천궁 방풍 소박하 생지황 홍화 소목 국화 백질려(찧어 가시를 없앤다) 선태(머리와 날개와 꼬리를 없앤다) 강활 목적 적작약 각5돈 감초 2돈. 위를 가루 내어 3돈씩 맑은 물 2잔으로 송사[401] 10여 뿌리를 넣고 8푼

---
[400] 위에《증치준승》과 내용이 같아서 풀이하지 않는다. 한문은 뒤에 붙여놓았다.

이 되게 달여 찌꺼기를 없애고 먹는다.

호박산은 눈에 여러 해 쌓여서 생긴 흰패인 눈겉흠증을 치료한다. 오적골(5돈을 먼저 거친 돌에 갈아 그 깔깔함을 없애고서 좋은 것 1돈을 쓴다) 요사(흰것) 호박 마아초 산호 주사 각5돈 진주(가루 낸다) 1량. 위를 끈적이도록 아주 곱게 가루 내어 고르게 섞는다. 날마다 3~5번씩 눈에 걸흠 있는 곳에 넣고 오래 눈을 감는다.

《의종금감》《안과심법요결》

○ 흰패인 눈겉흠증 노래. 흰패인 눈겉흠증은 검은자위에 있네. 네 둘레에서 점점 일어나 눈자위에 가득하네. 생김새는 대추 꽃이나 물고기 비늘 같네. 폐장과 간장에 뜨거운 바람이 골속을 쳤네. 지모음자인 방풍, 길경, 지모, 망초, 대황, 복령, 세신, 충울자를 쓰네.

지모음자는 방풍 1돈5푼 길경 1돈5푼 지모 1돈 망초 1돈 대황 1돈5푼 복령 1돈 세신 1돈 충울자 1돈. 위를 거칠게 가루 내어 물 2잔으로 1잔이 되게 달여 밥 먹고 나서 찌꺼기를 없애고 따뜻하게 먹는다.

쉽게 풀이함. 흰패인 눈겉흠증은 검은자위에 걸흠이 생기는데 검은자위 네 둘레에서 점점 일어나고 가운데는 밑으로 움푹 들어간다. 겉흠에 생김새는 대추 꽃이나 물고기 비늘 꼴 같으며 검은자위는 희거나 조금 노란빛깔을 띤다. 이것은 폐장과 간장에 쌓인 뜨거움과 삿된 바람이 위로 가서 골을 쳤기 때문이다. 지모음자를 써야 한다.

○ 밖을 치료하는 처방을 덧붙인다.

흔종고 처방은 경분 조금 황랍 대자석(간다) 각5돈 고운 자석(가루) 황백(곱게 가루 낸다) 참기름 각1량. 위를 아주 곱게 가루 내어 구리 국자 안에 넣고 참기름과 황랍을 같이 찐득한 즙이 되도록 끓여 아픈 곳에 바른다.

석연단 처방은 노감석(노감석은 큰 은 항아리 안에 넣어 소금을 넣은 진흙으로 단단히 막고 숯불로 향 한 대를 피울 시간동안 항아리가 붉은빛깔이 되도록 한 다음 가루로 만들어 황련 달인 물에 풀어 뜬 것을 다시 황련, 황금, 황백 달인 물 안에 넣어 끓여 말리면 노감석이 소나무 꽃에 색 같다) 4량 붕사(구리 국자 안에 함께 물에 달여 말린다) 석연 호박 주사(물에 풀어 뜬 것) 각각 깨끗한 가루를 써서 각1돈5푼 매똥흰것(백정향이 없으면 바꾼다) 1돈 용뇌 사향 각1푼반. 위를 아주 곱게 가루 내어 소리가 나지 않을 때까지 간다. 쓸 때는 조금씩 물을 묻혀 찍어서 안쪽 눈초리에 넣는다. 마르고 깔깔하며 눈물이 없으면 웅담, 달걀흰자위를 더 넣는다. 붉은 겉흠이면 아위를 더 넣고 노란 겉흠이면 계내금을 더 넣는다. 뜨거운 바람으로 생긴 겉흠이면 유인을 더 넣는다. 뜨거움으로 생긴 겉흠이면 진주, 우황을 더 넣고 차가움으로 생긴 겉흠이면 부자, 웅황을 더 넣는다. 오래된 겉흠이면 붕사를 2배로 하고 돼지췌장을 더 넣는다.

자금고 처방은 노감석(노감석은 큰 은 항아리 안에 넣어 소금을 넣은 진흙으로

---
401) 松絲. 어떤 약재인지 모르겠지만 소나무에 기생하는 이끼를 송나라고 하는데 이것인 듯싶다. 실처럼 늘어진다.

단단히 막고 숯불로 향 한 대를 피울 시간동안 항아리가 붉은빛깔이 되도록 한 다음 가루로 만들어 황련 달인 물에 풀어 뜬 것을 다시 황련, 황금, 황백 달인 물 안에 넣어 끓여 말리면 노감석이 소나무 꽃에 색 같다) 4량 황단(솥 안에 넣고 검은빛깔로 볶아 풀로 시험해서 풀이 타오르면 꺼내기를 이처럼 3번 한 다음에 갈아 아주 고운 가루를 물에 풀어 뜬 것을 말린다) 4량 붕사(곱게 갈아 날려 지나간 것) 3돈 주사(곱게 갈아 날려 지나간 것) 3돈 경분 5푼 청염(물에 진흙을 씻는다) 5푼 진주 3돈 백정향(젖에 풀어서 찌꺼기를 없앤다) 5푼 몰약 5푼 유향 5푼 해표초(껍질을 벗기고 곱게 간다) 2돈 고백반 5푼 요사 5푼 당귀(곱게 간다) 5푼 천궁(곱게 간다) 5푼 황련(곱게 간다) 5푼 감초(곱게 간다) 5푼 사향 5푼 용뇌 5푼. 약을 만드는 방법처럼 각각을 소리가 나지 않도록 아주 곱게 간다. 좋은 흰 꿀 15량을 솥 안에 넣고 끓이면서 거품을 없애서 흰 꿀 10량만을 쓴다. 먼저 노감석을 넣고 고르게 저은 다음에 황단을 넣고 고르게 넣고 나서 다시 모든 약을 넣는다. 쉬지 않고 고르게 젓는데 자줏빛 금색처럼 손에 들러붙지 않을 정도로 한다.

마풍고 처방은 황련 세신 당귀 행인(껍질 끝에 씨눈을 없애고 가루로 만든다) 방풍 송진 각5돈 백지 황랍 각1량 참기름 4량. 먼저 황랍과 참기름을 녹인다. 앞에 약을 함께 갈아 고운 가루를 만들어 약한 불로 달여 찐득한 즙을 만들어 태양혈에 붙인다.

마장령광고 처방은 황련(콩 크기로 썰어 애기 오줌에 하룻밤 담갔다가 그늘에 말려 가루로 낸다) 1량 황단(물에 띄워 거른다) 3량 당귀(술로 씻는다) 2돈 사향 5푼 유향 5푼 경분 1돈 요사 1돈 백정향 1돈 용뇌 1돈 해표초(함께 따로 갈아 고운 가루로 만든다) 1돈 노감석(황련 1량으로 달여 7번 담금질하고 곱게 간다) 6량. 먼저 좋은 흰 꿀 10량을 달이는데 5~7번 끓을 때 깨끗한 종이로 밀랍 면에 걸쳐 없앤다. 황단을 빼고 나머지 약을 넣고 버드나무 가지로 골고루 젓는다. 다음에 황단을 넣고 다시 젓는데 약한 불로 천천히 자줏빛이 될 때까지 젓는다. 유향, 사향, 경분, 요사를 골고루 섞는데 위 약 안에 넣고 손에 달라붙지 않을 정도로 한다.

광대중명탕 처방은 방풍 국화 용담초 감초 세신 각각 같은 양. 위를 거칠게 가루 내어 물 1잔으로 반잔이 되게 달여 찌꺼기를 없애고 뜨겁게 김을 쏘여 씻는다.

오담고 처방은 돼지쓸개즙 황소쓸개즙 양쓸개즙 잉어쓸개즙 각2돈5푼 흰꿀 2량 호황련(갈아 가루 낸다) 청피(갈아 가루 낸다) 천황련(갈아 가루 낸다) 웅담 각2돈5푼. 오른쪽에 모든 약을 가루 내어 꿀과 담즙을 골고루 섞는다. 도자기 병 안에 넣고 고운 종이로 머리를 꼭 매어 막고 앉아서 뜨거운 김을 쏘이는데 밥이 익기를 기다릴 정도로 한다.

《목경대성》

○ 흰패인 눈겉흠증. 노랗거나 흰 여린 꽃슬이네. 눈자위를 따라 지나가면서 어지럽게 피어있네. 이때에 방금 어떤 꽃

잎이네. 잠깐 동안에 둘로 되네. 밝은 달이 서로 비추지 않네. 요사스러운 구름이 어떤 곳에서 올까. 내가 보아도 넉넉하지 않네. 쓸쓸하게 바람이 스치네.

이 증상이 처음 일어날 때 두 눈이 붉게 붓고 미친 듯이 아프며 빛을 싫어하면서 눈곱이 많다. 눈을 벌리고 보면 검은자위에 끝을 따라서 흰 점이 아주 많아서 비틀어 부순 매화나 자두의 꽃잎과 비슷하다. 꽃잎이 노란빛깔이면서 크게 떠 있으면 아주 위험하다. 하루 밤낮 사이에 이어지고 합쳐져 눈알을 덮어서 가리면 검은자위 뿌예짐증과 서로 비슷하게 보인다. 잘 자라고 빨리 변한다. 또 네 둘레에 겉흠이 일어나고 가운데가 밑으로 패이는데 심하면 겉흠이 안으로 먹어 들어가기 때문에 흰패인 눈겉흠증이라고 이름 붙였다.

치료는 생각과 뜻을 크게 써야 한다. 흙이 세차면 나무를 답답하게 하고 나무가 답답하면 불이 생긴다. 불이 세차면 가래가 생기고 가래와 불이 함께 타오르면 기름과 즙을 해쳐서 변화가 끝이 없다. 《요함》은 '쇠가 나무를 이겨서 해쳤다.'고 했는데 진짜 잠꼬대 하는 소리일 뿐이다. 빨리 치료해야 돌이킬 수 있으며 누런패인 눈겉흠증이 함께 있는 지 더욱 지켜보아야 한다. 국화통성산 1량을 3번에 나눠 먹고 병세를 살펴서 약해지지 않으면 다음날 다시 1량을 먹는다. 그러면 붓기가 반드시 없어지고 겉흠도 함께 줄어드는데 이때에 치금전으로 바꿔서 하루 2제를 먹고 한밤중에 삼황청열환 4돈을 삼키면 증상이 다시 심해지지 않으면서 점점 낫는다. 그런

다음 기운을 고르게 하고 간장을 잘 통하게 하며 뜨거움을 내리고 가래를 변하게 하면 대략 한 계절이 가기 전에 모두 낫는다. 그러나 결국 예전과 같을 수는 없다. 그것을 사람들이 모두 의사에 책임이라고 해서는 안 된다.

경험한 사례가 있다. 임신년 음력 11월 어느 날에 왼쪽 눈이 갑자기 이상하게 아프고 부으면서 눈물이 많아 눈을 뜰 수 없었다. 밤이 되자 오른쪽 눈도 그렇게 되어 뜨겁게 끓이거나 바늘로 찌르는 듯해서 잠도 못자고 먹지도 못했다. 억지로 일어나 거울을 보았더니 염주 같은 것이 왼쪽과 오른쪽 검은자위 끝을 따라서 둥글게 에워싸고 있었다. 그래서 흰 패인 눈겉흠증이라는 나쁜 증상임을 알았다. 앞에 처방을 병에 맞게 늘리거나 빼면서 3일 동안 먹었다. 그랬더니 조금씩 덜 아프고 붓기도 가라앉았지만 사람과 사물은 보지 못했다. 아내와 아이에게 물어보았더니 모두가 네 둘레에 있는 겉흠이 크면서 흰빛깔이지만 다행히 눈동자가 조금 검게 비친다고 하였다. 공청석, 부용경을 젖에 개어 함께 눈에 넣었더니 점점 볼 수 있었다. 다섯 달이 지나고 나서야 비로소 모두 나았다.

《동의학사전》

○ 백함어린, 조화백함. 외장 눈병의 하나. 흑정에 생긴 예가 벌어진 꽃과 같이 그 중심부가 패인 병증을 말한다. 간폐에 화가 몰리거나 풍열사독이 눈에 작용할 때, 간경화독이나 음이 허한 체질에서 사독이 눈에 침범했을 때, 외상을 받았을 때 생긴다. 흑정 주위에 흰 예가

생기고 점차 커지면서 패우게 되는데 그 형태는 벌어진 꽃잎이나 고기비늘, 무씨 모양을 띤다. 심하면 흑정의 깊은 층까지 패우고 뚫어져 황인이 끼우고 게눈처럼 불룩하게 나온다. 늘 포륜홍이 나타난다. 먼저 흑정 중심에 취성장이 생기고 그 매개 성예들이 서로 모여서 합쳐지고 나중에 궤양이 생기는 것도 있다. 일반적으로 궤양이 크고 깊으며 누런색을 띠는 것은 몹시 중한 상태이다. 흔히 황액상충(전방축농)을 일으킨다. 흑정에 생긴 궤양은 나은 다음에도 흰색의 흠집을 남기고 시력장애를 일으킨다. 이밖에 눈부심, 눈물, 깔깔한 감, 눈아픔이 있다. 간폐의 화로 온 것은 간폐의 열을 내리우는 방법으로 용담사간탕을 쓰고 풍열사독으로 온 것은 풍열을 없애고 독을 푸는 방법으로 상국음이나 은교산에 시호, 으름덩굴, 자화지정을 더 넣어서 쓰며 간경화독으로 온 것은 간화를 내리우고 독을 푸는 방법으로 사간산에 전복껍질, 결명씨, 금은화를 더 넣어서 쓰고 음이 허한 체질에 사독의 침습을 받아 온 것은 음을 불구어 화를 내리우는 방법으로 지백지황환에 결명씨를 더 넣어서 쓴다. 보통 민들레 40g, 백질려 12g을 물에 달여 먹기도 한다. 눈에는 금은화, 판람근, 들국화 각각 같은 양을 물에 달여 찌끼는 버리고 그 물로 찜질을 한다. 눈에는 삼황안액, 항생제수, 산동제 등을 넣는다. 카타르성 각막궤양, 변연궤양성 각막염 등에 해당된다고 본다.

9) 도지는 눈겉흠증

검은자위에 생긴 겉흠이 자주 도지면서 나타났다 사라졌다 하는 병증이다. 아프면 겉흠이 나타났다가 아프지 않으면 없어진다. 생기고 흩어지는 것이 일정하지 않으며 1달에 여러 번 또는 1년에 여러 번 생기기도 한다.

원인과 치료는 아래 책을 본다.

진심환은 간장과 심장에 뜨거운 독이 위에 눈을 쳐서 생긴 겉흠을 치료한다. 원지 인삼 백복령 백자인 세신 각1량 산약 충울자 차전자 각5돈. 꿀로 오동나무 씨 크기로 환을 만들어 빈속에 10환씩 먹는다. 《비전안과용목론》

미옥산은 연교 황련. 위를 각각 같은 분량으로 가루 내어 끓는 물에 잠깐 담갔다 건져낸 다음에 눈을 씻는다. 《증치준승》

월국환은 향부자 천궁 신곡 치자 귤피 창출 밀가루(볶는다) 각각 같은 양. 《목경대성》

소요산은 시호 당귀 백출 백복령 백작약 각2돈 감초 1돈. 맑은 생강 달인 물에 박하 즙을 조금 넣어서 먹는다. 《목경대성》

다조소간산은 밤에 흰자위가 아프고 눈물이 멈추지 않으며 쓰면서 찬 약을 넣으면 더 심할 때 아주 효과가 좋다. 하고초 4량 향부자 2량 감초 1량 치자 5돈. 《목경대성》

국화다조산은 머리바람증으로 아팠다 없어졌다 하는 병을 치료한다. 겉으로 흩어지게 하는 약을 써도 땀이 안 나면서 더 심해지면 이 처방을 쓴다. 인삼 황기 당귀 백강잠 육계 감초 각1량 부자 건강 천궁 오미자 천마 백부자 각7돈 세신 방풍 박하 각5돈.《목경대성》

발운단은 선태 뱀허물(굽는다) 목적 백질려 당귀 각2량 천궁 흰국화 지골피 형개 후추 각1량 감초 밀몽화 만형자 저실자 도인 황련 박하 천화분 각5돈. 《목경대성》

보심단은 천문동 맥문동 당귀 백자인 산조인 생지황 주사 단삼 현삼 인삼 백복신 원지 오미자 길경.《목경대성》

환소단은 숙지황 산약 산수유 두충 우슬 구기자 원지 오미자 육종용 소회향 속단 저실자 토사자 파극.《목경대성》

인삼고본환은 인삼 천문동 각2량 맥문동 생지황 숙지황 각4량. 근본은 뿌리와 같다. 폐장기운은 단전에 뿌리를 두기 때문에 폐장과 신장이 자식과 어미가 된다. 인삼으로 폐장을 이롭게 하고 천문동, 맥문동으로 폐장을 맑게 한다. 숙지황으로 신장을 북돋고 생지황으로 신장을 서늘하게 한다. 폐장이 넉넉하면 스스로 물을 생기게 하고 신장이 기운을 거두어들이도록 한다. 물이 넉넉하면 불을 이길 수 있어 뒤에 불이 쇠를 벌주지 않는다. 두 개의 근본이 튼튼하면 폐로 병에 비워진 뜨거움 등의 증상이 며칠 안에 나을 수 있다.《목경대성》

삼인탕은 축축한 뜨거움 때문에 생긴 흰자위 붉은콩증, 별모인 눈겉흠증, 도지는 눈겉흠증, 검은자위 흰막가림증, 눈동자구멍 좁아짐증, 구름 눈속티증, 빛깔있는 눈흐림증, 구부려 보임증 등에 쓴다. 의이인 활석 각4돈반 행인 반하 각3돈반 통초 백두구 대나무잎 후박 각1돈반 하고초 황금 금은화 각1돈. 거칠게 가루 내어 물에 달여 밥 먹고 나서 먹는다.《온병조변》

퇴운산은 뜨거운 바람 때문에 생긴 눈겉증으로 겉흠이 검은자위를 가릴 때 쓴다. 당귀 건지황 곡정초 감국 목적 강활 석결명 대황(술에 볶는다) 만형자 백지 황백 연교 용담초 각1돈 선태 7개. 물에 달여 빈속에 따뜻하게 먹는다.《동의보감》

기국지황환은 간장과 신장에 음이 부족한 병을 치료한다. 어지러우면서 눈이 잘 보이지 않고 눈알이 깔깔하면서 아프며 바람을 맞으면 눈물이 난다. 숙지황 8량 산약 산수유 구기자 각4량 백복령 목단피 택사 각3량 감국 2량. 꿀로 오동나무 씨 크기로 환을 만들어 30~40환씩 따뜻한 물로 빈속에 먹는다.

자음강화탕은 신장에 음이 부족하면서 불이 세찬 병을 치료한다. 오후에 조금씩 열이 나고 잘 때 식은땀을 흘린다. 기침을 하고 때로 피가 섞인 가래가 나오며 입맛이 없으면서 몸이 점차 야윈다. 백작약 1돈3푼 당귀 1돈2푼 숙지황 천문동 맥문동 백출 각1돈 생지황 8푼 진피 7푼 지모(꿀물로 볶는다) 황백(꿀물로 볶는다) 감초 각5푼 생강3 대추2. 물에 달여서 먹는다.《동의보감》

《증치준승》

○ 도지는 눈겉흠증. 가림은 둥글거나 찌그러지고 진하거나 옅으며 구름 같거나 달과 비슷하며 여러 점들이 별 같다. 아프면 보이고 아프지 않으면 숨으며 모

이고 흩어지는 것이 하나가 아니다. 오고 감도 때가 없어서 한 달에 여러 번 나타나거나 1년에 여러 번 나타난다. 골에 축축한 뜨거움이 있기 때문이며 가래불이 있는 사람에게 많다. 오랫동안 치료하지 않으면 결국 붙박는다. 이때 안 할 짓을 저지르면 증상이 변하고 만들어진 것이 물러나지 않는다. 치료는 각각 나타나는 생김새와 증상에 따라서 한다. 진심환, 퇴혈산, 연교산, 마정고, 미옥산을 쓴다.

퇴혈산은 당귀 적작약 목적 방풍 세신 용담초 각각 같은 양. 잘게 썰어 맑은 물로 달여 먼저 뜨거울 때 눈에 김을 쏘이고 그 다음에 따뜻하게 먹는다.

《심시요함》

○ 도지는 눈겉흠증. 가림이 생겨 모였다 떨어지네. 축축한 뜨거움이 골에 뭉쳤기 때문이네. 구름이 달을 가린 듯 흐려지네. 그 사이에 별을 보니 아득히 작네. 아프고 가려워 모두 평상시가 아니네. 모였다 떨어질 때 항상 뒤얽히네. 올 때는 흔히 어둡고 깔깔하네. 의사는 빨리 치료해야 하네.

이 증상은[402] (풀이 안함) 다음을 먹어야 한다.

생숙지황환은 비워진 눈어둡증, 겉흠 눈동자들어감증이나 눈에 콩 같은 검은 속티가 수십 개 주렁주렁하게 보이는 병을 치료한다. 파리나 벌레가 날아다니듯이 보이면 치료해도 낫지 않는다. 사물이 또렷하게 보이지 않거나 검은자위 뿌예짐증에 차가운 눈물이 있거나 겉흠과 막이 눈동자를 가리는 눈속증과 눈겉증을 함께 모두 치료한다. 천우슬(술로 만든다) 석곡 지각 방풍 각6량 생지황 숙지황 각1근반 행인(물에 담가 껍질과 끝을 없앤다) 강활 각4량 흰 국화 1근. 위를 곱게 가루 내어 졸인 꿀로 오동나무 씨 크기로 환을 만들어 30환씩 먹는다. 검은콩 3되를 연기가 나도록 볶아 좋은 술 6되를 젖도록 해서 반잔씩 밥 먹기 전에 삼킨다. 또는 백질려 달인 물도 괜찮다.

《장씨의통》

○ 도지는 눈겉흠증은[403] (풀이 안함) 대개 치료법은 나타나지 않았을 때 심장 불을 억누르고 뭉친 피를 흩어지게 하며 가래와 묽은 가래를 없애고 축축한 뜨거움을 쫓아내면 된다.

《목경대성》

○ 도지는 눈겉흠증. 가림이 생겨 모이거나 떨어지네. 축축한 뜨거움이 골에 막혀 있네. 온통 구름과 달이 가리네. 떨어지면 별들이 조금 보이네. 올 때는 많이 아프고 깔깔하네. 지나간 다음에도 좋아지지 않네. 오고 가는 것이 떠돌아다니는 흔적과 같네. 얼렁뚱땅 치료해서는 안 되네.

이 증상은 겉흠과 같지 가림이 아니다. 둥글거나 찌그러졌고 아프면 보이지만 아프지 않으면 숨는다. 오고 감이 때가 없고 모이거나 흩어지는 것이 하나가 아

---

402) 위에 《증치준승》과 내용이 같아서 풀이하지 않는다. 한문은 뒤에 붙여놓았다.

403) 위에 《증치준승》과 같은 내용은 풀이하지 않는다. 한문은 뒤에 붙여놓았다.

니기 때문에 부평초라고 부른다. 대개 바람가래로 머리가 아픈데 잘못 치료하여 비워짐을 비우고 채워짐을 채워서 타고난 기운을 부수기 때문에 병이 없어지지 않는다. 서투른 의사가 비워짐을 북돋을 줄 알지만 채워짐을 구태여 치료하지 않았다. 그래서 축축한 뜨거움이 뇌호혈에 깊이 숨어들어 있다가 어느 해에 기운이 조화롭지 못하거나 사람 일로 불러일으키면 해치게 된다. 성격이 부드러운 사람은 항상 한 계절에 여러 번이고 굳세고 강한 사람은 1개월에 여러 번 걸려서 서로 같지 않다. 약을 먹지 않아도 낫긴 하지만 마침내 고질병이 된다. 의사는 완전히 깨끗이 손을 털게 해서 사람의 감정이 이치에 맞도록 해야 병의 뿌리가 끊어진다. 이 네 가지 증상(때맞춘 눈병증, 자라들어간 눈겉흠증, 검은자위 뿌예짐증)은 모두 오래되고 또 오래되었기 때문에 쳐서 흩어지게 하는 방법은 이야기할 필요가 없다. 그 맥을 짚고 그 가까운 사정과 좋아하고 싫어함과 똥과 오줌을 물어서 월국환, 소요산, 다조소간산, 국화다조산 등의 가루약이나 발운단, 보심단, 환소단 같은 세 가지 알약을 쓴다. 다시 인삼고본환에서 생지황과 숙지황을 양에 맞도록 더하거나 빼서 쓴다. 이 가림은 눈에 알약을 넣고 칼로 뭉친 것을 없앤다. 주로 공격하는 치료가 훌륭하다는 말은 아니지만 의사들이 지켜야 할 도리를 어기지는 않는다.

《동의학사전》
○ 취산장. 취개장, 성월취산, 부평장. 흑정(각막)에 생긴 예가 자주 도지면서 경과하는 병증. 습열이 눈에 작용하거나 간신음이 허하여 허화가 위로 올라가서 생긴다. 흑정에 예가 생기는데 그 형태와 크기는 점 모양, 구름 모양, 반달 모양 등이며 흑정의 혼탁은 맨 눈으로 보기 힘들 정도로부터 보고 알 수 있을 정도에 이르기까지 여러 가지이다. 특히 눈이 시굴고 아플 때에는 예가 잘 나타나고 아프지 않을 때에는 잘 나타나지 않는다. 자주 도지면서 백정(구결막)에 포륜홍이 나타난다. 잘 치료하면 숙예(각막혼탁)를 남기지 않으며 시력장애도 일으키지 않는다. 이밖에 눈부심, 눈물, 깔깔한 감, 아픈 감이 있다. 습열로 온 것은 청열제습하는 방법으로 삼인탕에 꿀풀, 속썩은풀, 금은화를 더 넣어서 쓰고 허화가 위로 올라가 생긴 것은 음을 보하고 열을 내리우는 방법으로 기국지황환, 자음강화탕 등을 가감하여 쓴다. 눈에 삼황안액을 넣는다.

10) 자라들어간 눈겉흠증

굵고 가는 많은 핏줄들이 흰자위에 얽혀 있다가 점점 검은자위에 들어가면서 검은자위 위에 겉흠이 생기는 병증이다. 위에서 아래로 생기면 거스르고 아래에서 위로 생기면 순조롭다. 눈속기름을 해치고 흰 겉흠이 크게 변하면 흰패인 눈겉흠증이 되고 깔깔함이 심하면서 밑에 겉흠이 생기면 검은자위 노란즙차오름증으로 변한다. 머리가 아프고 눈이 불어나듯 아프면 아주 심하고 급한 병증이다. 《은해정미》와 《세의득효방》은 순조로움과 거스름을 반대로 기술하고 있는데 병증을 볼 때 《세의득효방》이 맞고 《은해정미》는 틀렸다. 이유는 아래 검은자위 위부터뿌예짐증에서 《증치준승》에 기술되어 있다.

원인과 치료는 아래 책을 본다. 그 외에 승마산, 영양각음자, 차전자산, 지모음자, 보노인삼환을 쓴다.

삼칠단은 양단 7순갈 음단 3순갈.

명목유기음은 이상한 눈아픔증을 본다.

영양각음자는 영양각 서각 방풍 길경 충울자 지모 현삼 대황 결명자 감초 황금(볶는다) 차전자 각1돈. 물에 달여 밥 먹고 나서 먹는다. 《심시요함》

보노인삼환은 인삼 백복령 감국 부자(굽는다) 속단 원지 자감초 각1량. 거칠게 가루 내어 오동나무 씨 크기로 꿀로 환을 만들어 따뜻한 물로 30환씩 먹는다.

승마산은 간장에 불로 눈에 핏발이 서고 군살이 살아나며 겉흠이 생기면서 눈이 잘 보이지 않을 때 쓴다. 결명자 차전자 지부자 건강 각2돈 (생지황 1돈) 승마 황금 각8푼 하수오 치자 각7푼 충울자 용담초 5푼. 가루 내어 1돈씩 빈속에 미음에 타서 먹는다. 《향약집성방》

《은해정미》

○ 자라들어간 눈겉흠증. 자라들어간 눈겉흠증은 검은자위 붉은막내려옴증과 검은자위 노란막내려옴증, 검은자위 노란즙차오름증 같은 증상과 거의 같다. 그리고 이 자라들어간 눈겉흠증은 오장이 비워지고 뜨거운 바람이 간장과 가로막으로 치솟았기 때문이다. 위 눈꺼풀 양명경에 독이 막히고 피와 기운이 엉겨서 막히면 붉은 막이 아래로 내려간다. 이것을 발처럼 늘어진 겉흠이라고 부르며 순조롭다. 아래 눈꺼풀 태음간경에 독이 막히고 겉흠과 막이 아래에서 생겨 위로 향하면 거스른 겉흠이라고 부른다.

치료법은 비장과 위장을 빼내는 약을 먹어야 한다. 겉흠을 없애는 약은 그 병이 가볍거나 심함에 따라 늘리거나 줄여서 쓴다. 모든 독 있는 음식을 먹지 말아야 한다.

물었다. 눈에 위나 아래에서 생기면서 거스르거나 순조로운 겉흠이 있는데 왜 그런가? 대답했다. 간장 경맥이 비워지고 독이 쌓이면서 뜨거움이 심하면 겉흠이 여기저기 생겼다가 검은자위에 들어간다. 치료는 명목유기음, 선화무비산을 먹어야 하고 진주산을 눈에 넣은 다음에 삼칠단을 쓴다. 부었으면 찔러 피를 낸다.

명목유기음 처방은 앞에 상한병후 눈병증 안에 있다. 비장이 삿된 뜨거움을 얻은 병이나 자라들어간 눈겉흠증을 치료한다.

선화무비산은 바람독이 눈을 해친 병을 치료한다. 어둡게 보이다가 점점 흰 겉흠이 생겨 눈자위를 가린다. 백복령 감초(볶아 위장을 돕는다) 방풍 각4량 천궁 적작약 각2량 석결명(소금물에 끓여 아주 곱게 간다) 백질려(볶아서 껍질을 없앤다) 각4량 뱀허물(볶는다) 3량 선태(머리와 다리를 없앤다) 4량 창출 1량 당귀(술에 담근다) 2량. 위를 가루 내어 3돈씩 밥 먹고 나서 묽은 쌀죽에 타서 먹는다. 찻물도 괜찮다. 독 있는 음식을 먹지 말아야 한다.

《세의득효방》

○ 자라들어간 눈겉흠증. 겉흠이 위에서 아래로 생기면 거스르고 아래에서 위로 생기면 순조롭다. 거스르면 치료하기 어렵고 순조로우면 쉽게 편해진다. 마예고를 눈에 넣어야 한다.

마예고는 공청 2돈 용뇌 3돈 유인(입에 머금었다가 껍질을 없앤다) 1량. 위를 막자사발 안에서 갈아 합쳐 담아 두었다가 눈에 넣는다.

《증치준승》

○ 자라들어간 눈겉흠증은 빛깔이 붉으면서 가리거나 또는 붉게 얽힌 핏줄이 가로세로와 위아래로 두 변두리에서 오고간다. 빛깔이 희면서 변하지 않는다면 치료한 다음에 굳은 것이다. 이 증상은 이처럼 오지 않고 치료도 다르다. 떠있으면서 여리고 커지면서 가끔 조금 노란 빛깔이어도 이 증상이 아니다. 흰패인 눈겉흠증이다. 이 증상은 검은자위 끝나는 곳을 보면 흰자위에서 거칠거나 가늘고 서로 같지 않은 수많은 핏줄이 둥근 울타리에 두루 둘러 있다가 검은자위로 자라 들어간다. 그래서 검은자위 위에 가림이 생기면서 어둡고 깔깔하면 이 증상이다. 반드시 뭉치고 막힌 것이 안에 있다. 왼쪽이 막히면 왼쪽부터 오고 오른쪽이 막히면 오른쪽부터 온다. 모든 경락이 막히면 둘레 여기저기에서 온다. 눈꺼풀은 붉거나 붓지 않고 눈알은 부풀거나 아프지 않지만 그래도 안에는 막힌 것이 있다. 가볍게 보지 말아야 한다.

눈속기름과 눈속물을 해치면 겉흠이 여리고 흰빛깔이더라도 커지면서 흰패인 눈겉흠증으로 변한다. 심하게 마르고 깔깔하면 아래에서 일어난 한 조각이 검은자위 노란즙차오름증으로 변한다. 머리가 쑤시고 눈알이 아프면서 빠르게 부풀면 병도 심하면서 빠르다. 소예산이다.

소예산은 용담음자라고 부른다. 말조개태운재 곡정초 천울금 각반량 강활 용담초 황금(볶는다) 각3돈 승마 2돈 마황 1돈반 선태(뱀허물도 쓴다) 감초(볶는다) 각5푼. 위를 곱게 가루 내어 2돈씩 밥 먹고 나서 따뜻한 찻물에 타서 삼킨다.

또 다른 처방은 천궁 강활 선복화 방풍 각2량 감초 창출(쌀뜨물에 하룻밤 담가 놓았다가 껍질을 벗기고 햇볕에 말리는데 불을 보지 않는다) 저실자 닥나무잎(8월에 따서 그늘에 말린다) 각1량 감국 지실 선태 목적 각1돈반. 위를 나무절구에서 빻아 가루로 만들어 맑은 찻물에 타서 2돈씩 삼키는데 이른 아침을 먹은 다음과 자기 전에 각각 1번씩 먹는다. 갑자기 붉어진 눈을 치료한다. 실 같은 국수와 술을 꺼린다. 저실자는 진짜여야 한다. 열매가 없이 잎을 쓰며 이렇게 하지 않으면 약에 효과가 없다. 합쳤을 때 말리거나 쇠그릇을 쓰지 말아야 한다. 내가 이 처방을 보니 닥나무잎을 쓰면 반드시 열매가 없다. 대개 음과 양은 둘이 합치는 서로에 짝일 뿐이다. 열매는 양이기 때문에 열매가 없이 잎을 쓰면 음이다. 그래서 진짜 저실자를 쓰지 않으면 효과가 없다고 안다.

《동의보감》

○ 자라들어간 눈겉흠증. 겉흠이 아래에서 위로 생기면 순조롭고 위에서 아래로 생기면 거스른다. 순조로우면 쉽게 편해지고 거스르면 치료하기 어렵다. 차전산을 먹고 마예고를 눈에 넣어야 한다. (《득효》)

차전산은 간장 경맥에 뜨거운 독으로 생긴 자라들어간 눈겉흠증, 눈속기름 피들어감증과 눈이 부시고 눈물이 많은 병을 치료한다. 밀몽화 감국 백질려 강활 결명자 차전자 황금 용담초 감초 각각 같은 양. 오른쪽을 가루 내어 2돈씩 묽은 쌀죽에 타서 삼킨다.(《득효》)

마예고는 겉흠과 막을 없앤다. 유인(입에 머금었다가 껍질을 없앤다) 1량 용뇌 3돈 공청2돈. 오른쪽 막자사발 안에서 아주 곱게 갈아 합쳐 담아 두었다가 조금씩 눈에 넣는다.

《심시요함》

○ 자라들어간 눈겉흠증. 가림에 이름이 거스름과 순조로움이네. 눈물이 나오고 또 눈자위가 아프네. 위아래 변두리에 이르네. 눈자위에 가운데를 가리지 않네. 만약 때에 맞춰 치료하지 않네. 가득히 가려 빛을 잃네.

이 증상은[404] (풀이 안함) 다음을 먹어야한다.

영양각음자는 영양각(갈아 가루 낸다) 서각(갈아 가루 낸다) 방풍 길경 충울자 현삼 지모 대황(굽는다) 결명자 감초(반으로 한다) 황금(볶는다) 차전자 각각 같은 양. 위를 잘게 썰어 맑은 물 2잔으로 8푼이 되게 달여 찌꺼기를 없애고 밥 먹고 나서 따뜻하게 먹는다.

《장씨의통》

○ 자라들어간 눈겉흠증.[405] (풀이 안함) 먼저 침으로 찔러 나쁜 피를 없애고 다음에 조협환, 생숙지황환을 쓰고 석연단을 눈에 넣어야 한다. (풀이 안함)

《의종금감》《《안과심법요결》》

○ 자라들어간 눈겉흠증 노래. 자라들어간 눈겉흠증은 위와 아래에 앉아 있네. 순조로움은 아래로 드리우고 거스름은 위로 치솟네. 찔러 피를 낸 다음에 지모음자인 지모, 오미자, 대황, 황금, 차전자, 길경, 충울자를 쓰네.

지모음자는 지모(볶는다) 2돈 오미자 5푼 대황 1돈 황금 1돈 차전자 2돈 길경 1돈 충울자 2돈. 위를 거칠게 가루 내어 물 2잔으로 1잔이 되게 달여 밥 먹고 나서 찌꺼기를 없애고 따뜻하게 먹는다.

쉽게 풀이함. 자라들어간 눈겉흠증은 위에서 아래로 드리우면서 검은자위에 들어가면 순조롭고 아래에서 위로 오르면서 검은자위에 들어가면 거스른다. 순조로우면 쉽게 편안해지고 거스르면 치료하기 어렵다. 손으로 잘라서 그 겉흠과 막을 없앤 다음에 지모음자를 먹어서 그 안에 뜨거움을 내린다.

《목경대성》

○ 자라들어간 눈겉흠증. 가림에 이름이

---

[404] 위에 《증치준승》과 내용이 같아서 풀이하지 않는다. 한문은 뒤에 붙여놓았다.

[405] 《증치준승》과 같은 내용은 풀이하지 않는다. 한문은 뒤에 붙여놓았다.

거스름과 순조로움이네. 위나 아래 주위에 있네. 순식간에 검은자위를 잃어버리네. 눈동자가 까칠하고 시들시들해지네. 치료를 어떻게 해야 하나. 간장을 고르게 하고 신장 물을 돕네. 이미 치료했는데 효과가 없네. 쇠를 튼튼히 하는 신기한 이치를 참고하네.

이 증상은 겉흠이 검은자위 위나 아래에 생기는데 진하거나 옅고 둥글거나 길어서 한결같지 않다. 빛깔은 어두운 흰빛깔이고 붉은 핏줄이 둘레에 두루 휘감아 있으며 흐릿하게 보이면서 눈물이 많다. 대개 비워지면서 바람, 축축함, 가래가 경락에 막혀 뭉쳤기 때문이다. 음에 막히면 왼쪽 눈에 먼저 생기고 양에 막히면 오른쪽 눈에 먼저 생긴다. 음과 양에 모두 막히면 왼쪽과 오른쪽에 같이 생긴다. 눈꺼풀이 붉거나 붓지 않고 눈알도 부어오르거나 아프지 않아도 가볍게 보지 말아야 한다. 눈자위를 해치면서 눈속기름이 무너지고 막대기로 머리를 맞은 듯하면서 사물을 구별할 수 없으면 이것이 어떤 증상으로 변할지 알 수 없다.

11) 맑은푸른빛 눈겉흠증

흰 겉흠이 맑은 푸른빛처럼 검은자위를 덮는 병증이다. 처음에는 붉게 붓고 아프며 쌀알만 하다가 오래되면서 맑은 푸른빛이 떠 있는 듯이 보이고 아프지 않다. 치료하기 쉬운 검은자위 뿌예짐증과 다르므로 구별해야 한다. 비타민A결핍증 각막염으로 미만성 표층각막염이다.

혼탁은 보통 잿빛으로 각막 중심에 위치한다. 통증은 없으며 주위 각막은 말라 있어 표면이 거칠고 광택이 없으며 지각이 저하된다. 저개발 국가에 많고 최근 우리나라에는 없다. 각막은 연화되고 괴사를 일으키며 심할 때는 천공까지 되어 실명한다.

원인과 치료는 아래 책을 본다.

환정산은 용담초(술에 씻어 볶는다) 천궁 감초 결명자 천초(씨를 빼고 볶는다) 국화 목적 석결명(달군다) 야마자 형개 복령 저실자 백질려(찧어 가시를 없앤다) 각각 같은 약. 모두 곱게 가루 내어 2돈씩 밥 먹은 다음에 찻물에 타서 하루 3번 먹는다. 《동의보감》

《제병원후론》

○ 눈에 얇은 겉흠이 눈동자구멍 쪽을 가리는 증상. 이것은 간장이 부족한데 뜨거운 바람에 기운이 들어온 병을 말한다. 그래서 눈자위 위에 생긴 겉흠이 오랫동안 흩어지지 않고 점점 자라서 눈동자구멍 쪽을 가리게 되었다.

《비전안과용목론》

○ 삼십사·맑은푸른빛 눈겉흠증. 이 눈은 처음 병에 걸릴 때는 가끔씩 아프다. 모두 바람독이 위로 올라가 골로 들어가고 쌓인 뜨거움이 간장과 가로막 사이에 있으면 눈 안에 맑은 푸른빛과 비슷한 겉흠이 생기면서 눈동자구멍 쪽을 가득히 가리게 된다. 이런 병에는 침을 놓거나 자르거나 인두로 지지는 치료는 마땅하지 않다. 퇴예산을 먹으면 낫는다.

시로 말한다. 검은자위 위에 맑은 푸른

빛처럼 뜬 구름이 있네. 오히려 부스럼 병에 걸린 다음에 뿌리가 남았네. 겉흠을 갈아내는 고약과 가루약이 있네. 뛰어난 의사에 손을 빌려도 뾰족한 방법이 없네. 약을 먹어 바람을 치료하면서 뜨거움을 함께 없애네. 눈자위를 되돌리는 환과 가루약이 그 원인이네. 향을 사르고 용수를 받드네. 오는 삶을 찾고 뿌리를 깨끗하게 하네.

퇴예산은 석결명 대황 세신 황금 차전자 각1량 방풍 2량 작약 1량반. 위를 가루 내어 물 1잔에 가루 1돈으로 5푼이 되게 달여 밥 먹고 나서 찌꺼기를 없애고 따뜻하게 먹는다.

《은해정미》

○ 맑은푸른빛 눈겉흠증. 맑은푸른빛 눈겉흠증은 바람이 골에 가득히 들어가고 간장과 가로막에 뜨거움이 쌓였기 때문이다. 가끔씩 아프다가 치료를 놓치면 오랫동안 쌓이면서 피가 뭉쳐 흩어지지 않는다. 이것이 결국 맺혀서 흰 겉흠이 되고 눈동자구멍 쪽을 가린다. 맑은 푸른빛과 비슷해서 맑은푸른빛 눈겉흠증이라고 부른다. 이런 생김새가 나아갔다가 물러나고 붉으면서 흐르는 눈물도 생겼다가 없어지는데 한결같지 않다.

치료법은 음단 셋에 양단 둘을 섞어 한 번 눈에 불어 넣으면 눈물이 약과 함께 줄줄 흘러나온다. 이런 생김새면 이 겉흠은 반드시 점점 오그라들고 거울을 문지르듯이 먼지와 티끌이 모두 없어져 다시 밝아진다. 해가 오래되었는데 나아감이나 물러남이 없고 붉거나 아프지도 않으면 효과 있는 단약과 날카로운 칼침이 있더라도 결국 손을 쓸 수가 없다. 발운산, 추예환 같은 좋은 약을 먹어도 효과를 볼 수 없다. 제후나 왕의 자손이라도 이 병에 걸리면 장님이 된다. 귀한 재물이 많고 천하에 뛰어난 의사가 있어도 손을 쓸 수 없다.

물었다. 사람이 눈병을 앓을 때 맑은 푸른빛 같은 겉흠이 검은자위를 가리는 데 왜 그런가. 대답했다. 이것도 간장에 바람이 골로 가득히 들어가고 간장과 가로막 사이에 뜨거움이 쌓였다가 오래되면서 신장이 비워졌기 때문이다. 그래서 눈 속이 항상 뜨겁고 가끔 붉으면서 아프다. 처음에는 벌겋게 붓고 핏발이 검은자위를 꿰뚫다가 점점 흰 겉흠이 생긴다. 처음 생길 때는 부서진 쌀알 같지만 오래되면 조각이 되어 검은자위를 가리고 맑은 푸른빛처럼 엉긴다. 그래서 맑은 푸른빛 겉흠이 눈자위를 가린다고 부른다. 치료는 사간산, 명목국화산, 통명보신환을 먹어야 한다.

사간산은 위장 속에 뜨거움을 치료한다. 당귀잔뿌리 대황 황금 지모 길경 충울자 망초 차전자 방풍 적작약 치자 연교 박하. 위를 각각 같은 분량으로 해서 6돈씩 물에 달여 먹는다.

명목국화산은 국화 차전자 숙지황 목적 밀몽화 박하 연교 백질려 방풍 형개(꽃이삭) 감초. 각각 같은 분량으로 해서 6돈씩 물에 달여 먹는다.

통명보신환은 저실자 오미자 구기자 각 1량 인삼 토사자 육종용 국화 숙지황 당귀 우슬 지모 황백 청염 각1량. 위를 졸인 꿀로 환을 만들어 50환씩 빈속에 소금물로 삼킨다.

《세의득효방》

○ 맑은푸른빛 눈곁흠증·삼십사. 이 증상은 검은자위 위에 맑은 푸른빛이 떠 있다. 쑤시거나 아프지 않고 겉흠 뿌리는 붉지 않다. 침으로 잘라내지 말고 앞에 환정산을 먹고 마예고를 눈에 넣으면 낫는다. 처방은 뒤를 본다.

《동의보감》

○ 맑은푸른빛 눈곁흠증. 검은자위 위에 맑은 푸른빛이 떠 있다. 쑤시거나 아프지 않고 겉흠 뿌리는 붉지 않다. 침으로 잘라내지 말고 환정산을 먹고 마예고를 눈에 넣으면 낫는다.(《득효》)

마예고는 겉흠과 막을 없앤다. 유인(입에 머금은 딱딱한 껍질을 없앤다) 1량 용뇌 3돈 공청 2돈. 오른쪽을 젖에 합쳐 사발 안에서 아주 곱게 갈아서 그릇 속에 담아서 휘저었다가 조금씩 눈 속에 넣는다.(《득효》)

《의종금감》《안과심법요결》

○ 맑은푸른빛 눈곁흠증 노래. 맑은푸른빛 눈곁흠증은 때로 아프네. 뜨거운 바람이 골을 쳐서 눈동자구멍 쪽과 눈자위를 가리네. 세도산인데 방풍통성산에 강활, 독활, 세신, 백질려, 현삼, 목적, 결명자, 선태, 만형자, 청상자를 더 넣네.

세도산 처방은 방풍통성산에 강활, 독활, 세신, 백질려, 현삼, 목적, 결명자, 선태, 만형자, 청상자 각1돈을 더 넣는다.

쉽게 풀이함. 맑은푸른빛 눈곁흠증은 처음 일어날 때 가끔 아프다가 검은자위 위에 맑은 푸른빛 같은 겉흠이 눈동자구멍 쪽을 가린다. 모두 간장 경맥에 뜨거움이 아주 심하고 뜨거운 바람이 골을 치기 때문이다. 세도산을 써서 뜨거운 바람을 없애고 겉흠과 막을 삭게 해야 한다.

《동의학사전》

○ 옥예부만. 옥예부정, 옥예차정. 숙예의 하나. 흑정(각막)에 흰색의 구슬 같은 혼탁이 생긴 것인데 눈에 피가 지지 않고 아프지도 않다.

○ 오래된 겉흠

아래 흰점 눈곁흠증부터 깊이칼등 눈곁흠증까지는 오래된 겉흠이다. 만성으로 진행된 각막혼탁이다.

개명환은 모든 눈병에 쓴다. 특히 눈에 겉흠이 생겨서 사물이 뿌옇게 보일 때 쓴다. 양간(얇게 썰어 말린 후 가루 낸다) 1개 숙지황 1량반 토사자 결명자 방풍 행인 지부자 충울자 정력자 황금 맥문동 오미자 유인 세신 구기자 청상자 택사 차전자 각1량 육계 5돈. 오동나무 씨 크기로 환을 만들어 30환씩 하루 3번 찻물로 먹는다. 유인을 백질려로 바꿔도 된다. 《은해정미》

발운퇴예환정환은 눈에 속티가 보이고 어두울 때 쓴다. 참깨(검은참깨) 5량 밀몽화 목적 백질려 선태 청염 각1량 감국 6돈 박하 백지 방풍 감초 천궁 지모 형개 백작약 구기자 각5돈 당귀(술에 씻는다) 3돈. 오동나무 씨 크기로 환을 만들어 30~50환씩 하루 3번 찻물로 밥

먹고 나서 먹는다. 《만병회춘》

《동의학사전》
○ 흑정(각막) 질환을 앓고 난 뒤에 생긴 반흔성 혼탁. 혼탁의 정도와 형태에 따라 빙하예, 운예, 옥예부만(玉瞖浮滿), 연주외장, 검횡추수, 원예외장, 고성반월, 막입수륜, 마노내상 등으로 나눈다. 흑정에 생긴 성점예장을 잘 치료하지 못하여 생기거나 또는 성점예장이 깊은 층에 생기면 치료하여 나은 다음에도 흠집이 생긴다. 이때에는 눈부심, 눈물, 눈아픔과 같은 증상들은 없고 다만 흑정에 흠집으로 된 혼탁만 있다. 시력은 혼탁의 정도, 부위에 따라 다르다. 그러나 어느 것이나 눈동자 영역을 침범하면 시력장애가 심하다. 일반적으로 예막을 없애 눈을 밝게 하는 방법으로 석결명산, 개장산, 개명환, 발운퇴예산 등을 쓴다. 눈에는 호박전을 넣는다. 심할 때에는 수술을 한다. 각막박예, 각막반, 각막백반에 해당한다고 본다.

12) 흰점 눈겉흠증

검은자위의 가운데에 한 개의 흰 점이 반들반들하게 있는 병증이다. 오래되어도 커지거나 작아지지 않는다. 별하나 눈겉흠증은 급성이고 이 병은 만성이다. 만성 표재성 각막혼탁이다.

《증치준승》
○ 흰점 눈겉흠증은 별하나 눈겉흠증과 비슷하다. 흰 점에 한 알갱이가 별처럼 빛나고 매끄러우면서 눈자위 속에 붙박아 덮고 있다. 오래되어도 커지거나 작아지지 않는다. 옆에서 보면 눈동자 안에 있지만 조금 작고 빛 무리가 보인다. 또 해치면 눈이 아픈데 성교를 꺼리지 않았거나 하초를 빼내려고 차가운 약을 지나치게 많이 먹었기 때문이다. 불이 물러나더라도 신장낙맥에 기운이 막히고 눈속기름이 엉기기 때문에 맺혀서 이 병이 된다. 그러면 약을 먹어도 물러나지 않고 눈에 넣어도 없애지 못해서 평생 병을 앓는다.

13) 구름 눈겉흠증

각막의 표재성 혼탁이 더 넓은 병증이다. 치료는 위에 오래된 겉흠을 참고한다.

《동의학사전》
○ 숙예의 하나. 흑정(각막)에 생긴 예가 흰 구름이나 안개처럼 흐려진 것을 말한다. 운예가 흑정 표면에 있고 눈동자를 가려 볼 수 있을 정도로 얕게 흐려진 것은 경증이며, 심층에 있고 시력이 어느 정도 남아 있으면 중등도이다. 그러나 밝고 어두운 것도 가릴 수 없을 정도로 심하게 흐려진 것은 중증이다. 예가 두껍고 누런색을 띠며 핏줄이 새로 자라 들어간 것은 흑정 전반에 퍼지지 않았다 해도 중증으로 본다.

14) 구슬모인 눈겉흠증

검은자위에 구슬 같은 점 꼴에 겉흠이 여러 개 있는 병증이다. 별모인 눈겉흠증과 비슷하지만 생김새가 다르다. 이미 굳어져 깊고 매끄럽다. 각막의 단순포진이나 수지상 각막염, 유행성 각결막염의 후유증으로 생긴 표재성 각막혼탁이다.

《증치준승》
○ 구슬모인 눈겉흠증. 별모인 눈겉흠증과 비슷하지만 아니다. 대개 별모인 눈겉흠증은 치료할 수 있는 때가 있으며 생김새도 다르다. 이것은 뭉쳐 붙박은 증상이다. 생김새는 가라앉거나 매끄럽거나 단단하거나 껄끄럽다. 오랫동안 훌륭하게 치료해도 깊이얼음흠집 눈겉흠증처럼 자국을 피하기 어렵다.

《동의학사전》
○ 연주외장. 숙예의 하나. 흑정(각막)에 흰색의 구슬 같은 점 모양의 혼탁이 여러 개 모여 있는 것을 말한다. 주로 취성장이 나은 다음 흠집으로 남아있는 경우에 생긴다.

15) 색섞인 눈겉흠증

검은자위 위에 생긴 겉흠이 얼룩이 뒤섞인 것 같은 병증이다. 표층 각막혼탁이면서 여러 가지 각막병증일 수 있다.
신소산, 조협환은 깊이가장자리얼룩 눈겉흠증을 본다.

《증치준승》
○ 색섞인 눈겉흠증은 눈알 위에 생기는데 반점이 뒤섞여 있다. 대개 오장과 경락 사이에 있는 기운이 함께 해친 다음에 맺혀서 이 병이 된다. 그 빛깔은 희거나 현미쌀 빛깔이다. 또는 살색 속에 그을린 노란빛깔과 약간 붉은빛깔, 푸른 빛깔 등을 띠고 있다. 여러 빛깔이 알록달록하게 섞여 하나가 아니다. 가운데에 한 점 검은빛깔이 있으면 신장낙맥의 기운이 보인 것으로 치료해도 모두 없앨 수 없다.
이 증상은 깊이가장자리얼룩 눈겉흠증이나 깊이마노석 눈겉흠증의 생김새와 거의 비슷하다. 깊이가장자리얼룩 눈겉흠증은 깨뜨려도 만들어진 반점 자국을 없앨 수 없다. 그리고 깊이마노석 눈겉흠증은 작고 엷어서 눈동자구멍 쪽을 가리지 않는 가벼운 병이다. 이것은 아주 진하면서 아주 크고 눈겉기름의 밖에 생기며 물러날 수 있기 때문에 다르다.

《장씨의통》
○ 색섞인 눈겉흠증.406) (풀이 안함) 신소산, 조협환을 써야 하며 눈에 넣는 약도 함께 쓴다.

16) 음양 눈겉흠증

검은자위 위에 생긴 2개의 겉흠이 하나는 가운데가 비어 있고 하나는 차 있으면서 음양 그림처럼 잇달아 꿰어 있는

---

406) 《증치준승》과 같은 내용은 풀이하지 않는다. 한문은 뒤에 붙여놓았다.

병증이다. 표층 각막혼탁이고 여러 가지 각막병증일 수 있다. 특히 잘쯔만 결절변성일 수 있다.

선화산은 별하나 눈겉흠증에 만응선화산을 본다.

석연단은 흰패인 눈겉흠증에 《의종금감》(《안과심법요결》)을 본다.

원인과 치료는 아래 책을 본다.

《증치준승》

○ 음양 눈겉흠증. 검은자위 위에 두 개의 겉흠이 생기는데 모두 흰빛깔이다. 하나는 가운데가 비어 있고 하나는 가득 차 있으며 두 겉흠이 음양 그림처럼 잇달아 꿰어있다. 흰빛깔 속에 약간 그을린 누런빛깔이 있는 경우와 아주 희면서 빛나면서 매끄럽고 가라앉았으면서 깔깔한 경우는 끝까지 다 없애지 못한다. 가느다란 핏줄이 얽어매고 있으면 더욱 느리게 물러난다. 대개 이런 증상은 마음을 굳게 하고 오래 견디지 않으면 효과를 보기 어렵다. 강활퇴예산이다.

《심시요함》

○ 음양 눈겉흠증. 한 조각이 둥근 겉흠 같네. 서로 이어지고 또 한 테두리이네. 하나는 비워지고 또 하나는 채워졌네. 음양 눈겉흠증이라고 부르네. 마음을 굳게 하고 오래 치료해야 낫네.

이 증상은[407] (풀이 안함) 다음을 먹어야한다.

강활퇴예산은 강활 오미자 황련 당귀(술에 씻는다) 승마 각2돈 용담초(술에 씻는다) 황백(술에 씻는다) 감초(굽는다) 황금 적작약 시호 황기 각3돈 방풍 1돈 5푼 석고 2돈5푼. 위를 썰어 곱게 가루 내어 5돈씩 물 2잔으로 1잔반이 되게 달여 술을 조금 넣고 조금 끓여 찌꺼기를 없애고 잠자려고 할 때 뜨겁게 먹는다. 말을 삼간다.

《장씨의통》

○ 음양 눈겉흠증은[408] (풀이 안함) 안으로 선화산, 조협환을 먹고 밖으로 석연단, 웅담고를 눈에 넣는다. 대개 이런 증상은 마음을 굳게 하고 오래 견디지 않으면 효과를 보기 어렵다.

《목경대성》

○ 음양 눈겉흠증. 임금불이 끓고 신하불이 끓네. 불이 물러나니 검은자위에 두 원이 나타나네. 음양과 같은 꼴로 둥그네. 마음이 걱정스럽고 생각도 걱정스럽네. 어떤 날에 눈동자가 밝아지네. 구름을 헤치고 가장 높은 하늘을 보네.

이 증상은 검은자위 위에 두 개의 겉흠이 생기는데 하나는 가운데가 비어 있고 하나는 가득 차 있다. 두 겉흠이 음양의 원처럼 이어지기 때문에 이렇게 이름 붙였다. 흰빛깔 속에 약간 그을린 누런빛깔을 띤 경우이거나 가느다란 핏줄이 얽어매고 있으면서 빛나면서 매끄럽고 가라앉았으면서 깔깔한 경우는 모두 없앨 수 없다. 대개 심한 병에 걸렸다가 겉흠이 물러나고 나서 나타난다. 그 원인과 흐름을 찾고 견디면서 치료해야 조금 효

---

[407] 위에 《증치준승》과 내용이 같아서 풀이하지 않는다. 한문은 뒤에 붙여놓았다.

[408] 《증치준승》과 같은 내용은 풀이하지 않는다. 한문은 뒤에 붙여놓았다.

과를 본다. 또 두 눈에 각각 한 겉흠이 있으면서 왼쪽과 오른쪽으로 서로 맞추어도 음양 눈겉흠증이라고 한다. 더욱 딱 들어맞는다.

17) 깊이비늘 눈겉흠증

검은자위에 겉흠이 물고기 비늘 꼴로 깊이 있는 병증이다. 깊이둥근 눈겉흠증과 다르게 껄끄럽지만 빛나지 않는다. 심층성 각막혼탁이다. 여러 가지 각막병증 중에 하나라고 보아야 한다. 예를 들어 지방각막변성, 아밀로이드 각막변성, 잘쯔만 결절변성 등이 깊이 비늘처럼 찌그러져 나타나는 경우이다.

원인과 치료는 아래 책을 본다.

《증치준승》
○ 깊이비늘 눈겉흠증. 생김새는 희고 껄끄럽지만 빛나지 않으면서 비스듬히 기울어져 있다. 그래서 물고기 비늘이라고 부른다. 기운이 맺히고 눈겉기름이 엉겨서 완전히 없앨 수 없다. 누런패인 눈겉흠증처럼 해쳐서 큰 조각이 되었다면 병은 이미 심하다. 어쩔 수 없이 차가운 약을 많이 썼거나 용뇌를 눈에 많이 넣으면 종종 이렇게 맺힌다.

《심시요함》
○ 깊이비늘 눈겉흠증은 어두운 흰빛깔이네. 물고기 비늘 꼴이지만 길어지거나 높아지지 않네. 약 주머니에 신기한 수법이 있네. 하지만 끝까지 없애지 못함을 아네.

이 증상은 흰빛깔이지만 빛나지 않으면서 비스듬히 기울어진 꼴이다. 그래서 물고기 비늘이라고 부른다. 기운이 맺히고 눈겉기름이 엉겨서 완전히 없앨 수 없다. 모두 병이 처음 일어날 때 다른 증상으로 잘못 알았기 때문이다. 그래서 맞지 않는 약을 먹거나 눈에 용뇌를 넣어 엉기게 했다. 영양각산을 먹어야 한다.

영양각산은 영양각(줄로 쓸어 곱게 가루 낸다) 세신 승마 각2량 감초(볶는다) 1량. 위를 곱게 가루 내어 반은 졸인 꿀로 오동나무 씨 크기로 환을 만든다. 남은 반의 가루를 날마다 달여 환을 먹는데 50환씩 밥 먹고 나서 삼킨다.

《장씨의통》
○ 깊이비늘 눈겉흠증은409) (풀이 안함) 청염과 황토 흙을 단단히 뭉쳐 오랫동안 구워 곱게 가루를 낸다. 깃털로 찍어 하루에 1번 눈에 넣는다. 그리고 안으로 겉흠을 없애는 약을 먹는다.

《동의학사전》
○ 어린장. 내장눈병의 하나. 눈동자 안에 있는 정주(수정체)의 혼탁 형태가 흰색의 고기비늘처럼 보이는 것.

18) 깊이둥근 눈겉흠증

검은자위에 겉흠이 엷으면서 둥근 흰빛깔이고 매끄럽게 빛나면서 깊이 가라앉

---

409) 《증치준승》과 같은 내용은 풀이하지 않는다. 한문은 뒤에 붙여놓았다.

아 있는 병증이다. 심층성 각막혼탁이다. 여러 가지 각막병증 중에 하나라고 보아야 한다. 예를 들어 지방각막변성, 아밀로이드 각막변성, 잘쯔만 결절변성 등이 깊이 있으면서 둥근 생김새로 나타나는 경우이다.

원인과 치료는 아래 책을 본다.

《증치준승》

○ 깊이둥근 눈겉흠증. 엷고 또 둥글며 그 빛깔은 희다. 크거나 작음이 같지 않고 진하거나 엷음도 같지 않지만 엷은 것이 가장 많다. 가끔 진한 것은 또 쌓아올린 진함이 아니고 엷음에 비해 조금 진할 뿐이다. 열에 아홉은 눈동자구멍 쪽을 가려서 눈동자구멍 쪽을 가린 증상이라고 부른다. 가장 치료하기 어려운데 빛나고 매끄러우며 깊게 가라앉아 있기 때문이다. 음에 증상과 양에 증상으로 나눈다. 양에 증상은 밝은 곳에서는 아주 또렷한 흰빛깔이 아니지만 어두운 곳에서 보면 밝게 빛나면서 크다. 음에 증상은 어두운 곳에서 보면 어둡고 얕게 있지만 밝은 곳에서 보면 밝으면서 크다. 음양으로 병을 나누지만 치료법은 같다. 마음을 굳게 먹고 오랫동안 치료해도 평생 병을 벗어나기 어렵다.

《장씨의통》

○ 깊이둥근 눈겉흠증은 엷으면서 흰빛깔이고 크거나 작음이 같지 않다. 가끔 진한 것도 쌓아올린 것과 견줄 수 없다. 또 눈동자구멍 쪽을 가린 증상이라고 부른다. 빛나고 매끄러우며 깊게 가라앉아 있어서 가장 치료하기 어렵다. 치료는 깊이얼음흠집 눈겉흠증과 다르지 않다. 마음을 굳게 하고 오래 치료해도 평생 병을 피하기 어렵다.

《목경대성》

○ 깊이둥근 눈겉흠증. 겉흠이 달처럼 둥글게 있네. 음양이 모두 한가지네. 당당히 눈알 위에 서 있네. 또렷하게 물속이 보이네. 피가 적고 생각이 흩어졌네. 알짜가 비워졌고 기운이 완전하지 않네. 뿌리 밑을 없애야 하네. 반드시 신선의 처방을 얻어야 하네.

이 증상은 작은 겉흠이 눈동자를 어둡게 가린다. 다른 사람은 느끼지 못하지만 스스로 어둡고 흐릿해서 견디기 어렵다. 그래서 빈 연못에 달이 나타났다고 한다. 대개 생김새는 빛나고 매끄러우며 깊게 가라앉아 있어 없는 듯이 하지만 실제로 있다. 심하고 나쁜 눈겉증에 걸려 빛을 잃게 되었다가 나은 다음에는 반드시 이 병이 있다. 치료할 수 없어서 그 처음과 끝을 연구할 필요가 없다. 흔히 서로 견주어 많은 이름과 생김새로 나누지만 치료법은 같다고 이야기한다. 정말로 귀찮지 않은가. 또 의학책이어서 다행이다. 만약 사기를 만든다면 붓과 먹이 종이보다 더 값어치 있을까 두렵다. 어떻게 귀한 종이에 한정되겠는가.

《동의학사전》

○ 원예외장. 숙예의 하나. 흑정(각막)에 흰색이 엷고 둥근 숙예가 생긴 것.

19) 깊이얼음흠집 눈겉흠증

검은자위에 한 점에 겉흠이 있다가 오래되면서 얼린 새우 같은 얇은 겉흠이 생기는 병증이다. 때때로 눈이 붉거나 눈물이 나오고 눈곱이 있다. 깊이둥근 눈겉흠증과 비슷하지만 더 얇고 둥글지 않다. 각막염 후에 생긴 표층과 각막실질의 각막혼탁을 말한다. 지금은 각막상피를 박리하는 라식 수술의 후유증에서도 볼 수 있다. 양방 병명으로 칼슘이 침착되어 생기는 띠모양(새우모양) 각막병증의 각막혼탁도 일부 포괄하는 개념이다. 띠모양 각막병증은 눈의 오래된 염증, 녹내장, 만성섬모체염, 비타민D 중독, 사르코이드증, 갑상선기능항진증, 나병 등에서 함께 생긴다.

원인과 치료는 아래 책을 본다. 그 외에 겉흠을 없애기 위해 개명환, 발운퇴예환, 소예탕을 먹는다.

지모음자는 흰패인 눈겉흠증이 여러 해 물러나지 않는 병을 치료한다. 지모 충울자 각3량 방풍 세신 길경 복령 대황 망초 각1량. 위를 물 1잔으로 5푼이 되게 달여 밥 먹고 나서 따뜻하게 먹는다. 《은해정미》

개명환은 양간 1개 숙지황 1량반 토사자 결명자 방풍 행인 지부자 충울자 정력자(볶는다) 황금(볶는다) 맥문동 오미자 유인 세신 구기자 청상자 택사 차전자 각1량 육계 각5돈. 꿀로 오동나무 씨 크기로 환을 만들어 30환씩 1일 3회 맑은 찻물로 먹는다. 《은해정미》

발운퇴예환은 감국 천초 목적 백질려 밀몽화 선태 천궁 만형자 형개 석연 황련 박하 과루근 지실 강활 당귀 지골피 감초 각1돈. 꿀로 달걀노른자 크기로 환을 만들어 1환씩 맑은 찻물로 씹어 삼킨다. 《동의보감》

소예탕은 각막염에 아직 삿된 바람이 있을 때 쓴다. 생지황 3돈 당귀잔뿌리 만형자 시호 각2돈 목적 밀몽화 지각 천궁 감초 형개 방풍 각1돈. 물에 달여 밥 먹고 나서 먹는다. 《비전안과찬요》

석연단은 흰패인 눈겉흠증에 《의종금감》《안과심법요결》을 본다.

《비전안과용목론》

○ 깊이얼음흠집 눈겉흠증. 이 눈이 처음 병에 걸릴 때는 가렵거나 아픈 것이 가끔씩 일정하지 않게 나타난다. 때때로 핏줄이 생기고 눈물이 나오며 눈곱이 그득하다. 그러다가 검은자위 위에 푸른빛깔 눈처럼 가로로 서있는데 많고 적음이 일정하지 않다. 오랫동안 병을 앓으면 모두 눈을 해친다. 이 병은 부추기면 안 되고 갈고리로 걸어 잘라 없애도 안 된다. 충울자산을 먹어야 하고 뜨거움을 없애기 위해 인삼탕을 먹는다. 겉흠이 물러나도록 청량산을 눈에 넣으면 낫는다.

시로 말한다. 검은자위에 가로나 세로로 푸른 흠집이 점으로 있네. 겉흠 비슷하게 가라앉아 있는데 작으면서 많네. 의사가 자세히 살피니 이런 생김새 같네. 뿌리가 가라앉아 검은자위에 들어가도 문지르지 않아야 하네. 늙어 근심하면서 오래 지난 다음에 병이 되네. 뜨거움을 없애고 바람을 없애는 약이 가장 좋네. 들어오고 나감은 괜찮지만 반드시 삼가야 하네. 마음을 굳게 먹고 치료하면 따로 다른 병은 없네.

충울자산은 충울자 방풍 각2량 현삼 세신 대황 지각 지모 망초 각1량 작약 1량반. 위를 가루 내어 물 1잔에 가루 1돈을 5푼이 되게 달여 밥 먹고 나서 찌꺼기를 없애고 따뜻하게 먹는다.

인삼탕은 인삼 복령 오미자 길경 대황 현삼 황금 차전자 각1량 황금 지모 각1량반. 위를 곱게 가루 내어 물 1잔에 가루 1돈을 5푼이 되게 달여 밥 먹고 나서 찌꺼기를 없애고 따뜻하게 먹는다.

청량산은 마아초 백반 증청 각1량반 용뇌 청대 각1푼. 위를 빻아 곱게 가루 내어 고르게 고운 가루일 때까지 갈면 아주 좋다. 잠을 자려고 할 때마다 가루를 눈 안에 넣는다.

《은해정미》

○ 깊이얼음흠집 눈겉흠증. 깊이얼음흠집 눈겉흠증은 검은자위 위에 생긴 겉흠이 언 새우 꼴이기 때문에 언 새우라고 이름 붙였다. 깊이비늘 눈겉흠증과 대체로 같다. 또 간장 경맥에 뜨거움이 있기 때문이다. 작디작은 점이 눈의 검은자위에 있으며 검은자위가 찐득해서 묽은 눈곱이 겉흠의 밑바닥에 달라붙는다. 잠깐씩 붉고 깔깔하면서 눈물이 나오고 눈곱이 그득해서 눈동자구멍 쪽을 가린다. 한번 심해지면 누렇거나 흰 콧물 같고 살펴보면 막이 가린 듯이 한데 찍어내도 또 생긴다. 날이 오래되면 눈을 해치게 되고 나타났다 없어졌다한다.

치료법은 음단 둘에 양단 넷으로 해서 밤 7~9시경에 한번 불어 넣는다. 조금 물러나면 새벽에도 눈에 넣어야한다. 국화, 측백잎, 황련, 당귀(수염뿌리), 상백피 같은 약을 달여 하루 2~3번 눈을 씻고 발운퇴예산을 먹는다.

발운퇴예산은 저실자 박하 각5돈 천궁 1량5돈 황련 국화 선태 각5돈 과루근(날 것) 3돈 만형자 밀몽화 뱀허물 각5돈 형개(꽃이삭) 백지 목적 방풍 감초 각5돈. 위를 가루 내어 졸인 꿀로 앵두 크기로 환을 만드는데 1량으로 10환을 만들어 2환씩 하루 2번 먹는다.

뒤에 기운이 엉겨 가린 증상에 쓰는 약410)을 끌어서 이 눈을 치료하는데 목향 달인 물로 삼킨다. 눈이 항상 어두우면 국화 달인 물로 삼킨다. 눈이 멍하게 쳐다보면 당귀 달인 물로 삼킨다. 부인이 피가 부족해서 어지러운 병에도 당귀 달인 물로 삼키고 약한 사람은 십전대보탕으로 삼킨다.

《세의득효방》

○ 깊이얼음흠집 눈겉흠증. 이것은 검은자위 안에 가로로 깊이 흠집이 푸른빛깔로 놓여있고 가라앉아 깊이 들어가면서 때도 없이 아프다. 대개 오장이 모두 뜨거운 바람을 받았기 때문이다. 청량산을 먹어야 한다.

청량산은 만형자 형개 고죽엽 감초 각 반량 생치자(껍질을 없앤다) 1푼. 위를 잘라 가루 내어 3돈씩 물 1잔반에 박하잎 7개를 넣고 달여 따뜻하게 먹는다.

《증치준승》

○ 깊이얼음흠집 눈겉흠증. 옅고 은은하

---

410) '지모음자'로 본다.

게 조각이나 점이 검은자위 위에 생긴다. 그 빛깔은 빛나는 흰빛깔이며 아주 옅고 얼음 위에 흠집 같다. 눈동자구멍 쪽의 옆에 있으면 보아도 빛을 가로막지 않는다. 그러나 눈동자구멍 쪽까지 가리면 다른 사람은 그 병을 보지 못하지만 스스로 어둡고 흐릿하게 보인다. 생김새는 깊이둥근 눈겉흠증과 비슷하지만 아주 옅고 둥글지 않다. 또 흰 가림이 시작할 때와 비슷하지만 오래 지나도 커지지 않는다. 검은자위에 눌린 자국이 있는 경우에 오랫동안 약을 눈에 넣거나 먹지 않고 또 물이 맑고 기름이 넉넉하도록 북돋지 않아서 누런패인 눈겉흠증, 별모인 눈겉흠증 같은 증상이 되었다. 또 처음 나타났을 때 다 없어지도록 약을 눈에 넣고 먹지 않았거나 눈에 용뇌를 너무 많이 넣었거나 가림 자국을 오히려 다 없애지 않았는데 쇠의 기운과 즙이 엉긴 경우에 모두 이 증상이 된다.

대개는 치료할 수 있지만 빨리 없앨 수 없다. 새로운 병이라도 반드시 굳게 지키면서 오랫동안 확실하게 쳐야 물러난다. 매끄러우면서 깔깔하고 가라앉으면서 깊어서 오랫동안 앓으면 끝까지 치료해도 모두 없애기 어렵다.

《동의보감》

○ 깊이얼음흠집 눈겉흠증. 검은자위 안에 가로로 깊이 흠집이 푸른빛깔로 놓여 있고 가라앉아 깊이 들어가면서 때도 없이 아프다. 대개 오장이 모두 뜨거움을 받았다. 청량산을 먹어야 한다.(《득효》)

청량산은 깊이얼음흠집 눈겉흠증이 푸른빛깔인 병을 치료한다. 만형자 형개 (꽃이삭) 고죽엽 감초 각1돈반 치자 7푼반. 오른쪽을 썰어 1첩으로 해서 박하잎 7장을 넣고 물에 달여 먹는다.(《득효》)

《심시요함》

○ 깊이얼음흠집 눈겉흠증이네. 물과 비슷하게 맑네. 눈동자구멍 쪽의 속에 있고 또렷하게 보이네. 세월이 비록 많지만 당연히 이것이네. 세상 사람들은 모두 하나에 둥근 별이라고 말하네. 안에 묘함이 있어도 사람이 알아차리지 못하네. 자기가 보면 좋지만 다른 사람이 보면 흐릿하네. 매끄럽게 빛나고 얇으며 또 많지 않네. 햇빛에 보면 크고 그늘에 보면 작네. 쇠와 물에 기운이 막혀 가장 치료하기 어렵네. 일 년 내내 눈에 약을 넣어도 좋아지지 않네. 만약 검은자위에 있고 눈동자를 가리지 않았네. 빛을 밝게 보고 또 괴로움을 쉬네.

이 증상은[411] (풀이 안함) 다음을 먹어야한다.

개명환은 멀거나 가까운 날에 생긴 겉흠과 가림, 어둔 장님으로 보지 못하는 병과 모든 눈병을 치료한다. 양간(흰 양간을 얇게 잘라 기와 위에서 불에 말려 가루 내거나 간을 문드러지게 삶아 갈아 환을 만들어 많이는 오래 놔두고 조금은 꿀에 적셔놓는다) 육계 5돈 토사자(물에 일어 삶아 볶는다) 결명자 방풍 행인(볶아 껍질과 끝을 없앤다) 지부자 충울자 정력자(볶는다) 황금 맥문동(심을 빼고 불에 말린다) 오미자 유인(껍질을 없앤

---

[411] 위에 《증치준승》과 내용이 같아서 풀이하지 않는다. 한문은 뒤에 붙여놓았다.

다) 세신(불을 보지 않게 한다) 구기자 청상자 택사 차전자 각1량 숙지황(술에 물을 타서 문드러지게 삶아 찧어 찐득한 즙을 만든다) 1량반. 위를 곱게 가루 내어 졸인 꿀로 오동나무 씨 크기로 환을 만들어 끓인 물로 하루 3번 삼킨다. 생강, 술지개미, 굽거나 튀긴 음식, 뜨거운 음식을 꺼려야한다.

호박전은 눈에 깊이 박힌 겉흠이 오래 치료해도 낫지 않는 병을 치료한다. 명주사(따로 간다) 작은조개껍질 각5돈 호박(따로 간다) 용뇌 각2돈반 마아초(불로 달군 것) 7돈반. 위를 함께 밀가루처럼 찐득하도록 아주 곱게 갈아 물 1잔에 따로 꿀 1량을 넣고 고르게 섞은 다음 도자기 항아리 속에 넣는다. 버드나무 가지로 끓인 물을 1홉을 써서 중탕으로 끓이고 이미 왔으면 멈춘다. 인다. 면으로 걸러 즙이 나오지 않는 도자기 항아리 속에 담아둔다. 쇠그릇도 좋다. 쓸 때는 조금씩 눈에 넣는다. 어떤 처방은 곱게 가루 내어 눈에 넣는다.

《장씨의통》

○ 깊이얼음흠집 눈겉흠증은 조각이나 점이 검은자위 위에 생긴다. 흰빛깔이면서 엷고 얼음 위에 흠집 같다. 항상 눈물이 나오고 눈곱이 가득해서 눈동자구멍 쪽을 흐릿하게 가린다. 가끔씩 나타나면서 오고간다. 검은자위에 눌린 자국이 있으면 누런패인 눈겉흠증, 별모인 눈겉흠증 등의 증상과 같다. 처음 생겼을 때 다 없어지도록 약을 눈에 넣으면서 먹지 않았거나 용뇌를 눈에 너무 많이 넣으면 모두 이 증상이 된다. 깊이비늘 눈겉흠증과 다르지 않다. 치료해도 빨리 없앨 수 없지만 안으로 육미환에 토사자, 백질려를 더해서 먹고 밖으로 석연단을 눈에 넣는다. 오랫동안 굳게 지키면 반드시 물러난다.

《의종금감》《안과심법요결》

○ 깊이얼음흠집 눈겉흠증 노래. 깊이얼음흠집 눈겉흠증은 옅은 푸른빛깔이네. 가로로 눈동자구멍 쪽을 꿰뚫고 눈알이 가려우면서 아프네. 눈물과 눈곱, 붉은 핏줄이 있으니 간장에 뜨거움 때문이네. 밖으로 석연단을 눈에 넣으면 아주 좋네. 안으로 충울자산인 충울자, 망초, 대황, 세신, 현삼, 적작약, 지모, 지각, 방풍을 먹네.

석연단 처방은 책 끝을 본다.

충울자산 처방은 충울자 2돈 망초 1돈 대황 1돈 세신 5푼 현삼 1돈 적작약 1돈5푼 지모 1돈 지각 1돈 방풍 2돈. 위를 거칠게 가루 내어 물 2잔으로 1잔이 되게 달여 밥 먹고 나서 멀리 따뜻하게 먹는다.

쉽게 풀이함. 깊이얼음흠집 눈겉흠증은 겉흠이 얼음 같은 푸르른 흰빛깔이고 가로로 검은자위 눈동자구멍 쪽을 꿰뚫고 있다. 이 증상은 가려우면서 아프고 때가 없이 나타났다 없어진다. 또 눈곱이 찐득찐득하고 눈물이 나오며 흰자위에 핏줄이 있다. 이것은 간장 경맥에 뜨거움이다. 밖으로 석연단을 눈에 넣고 안으로 충울자산을 먹는다.

《목경대성》

○ 얼음 술항아리와 가을달. 많지 않은

오래된 겉흠이 눈동자구멍 쪽을 넘보네. 수정 같은 구슬이 또렷하네. 가을 강에 달이 밝네. 옥으로 만든 술병에 물이 맑네. 흔한 흥취이네. 경치를 보려고 곧바로 홰나무 아래 서당에 머무네. 왜 두 눈이 도와주지 못하는가. 경치가 눈앞에 있네. 고개를 돌려도 흔적이 있네. 또 어찌하려 하는가.

 이 증상도 오래된 겉흠이 은은한 듯 하거나 나타나는 듯하는 조각이나 점이 검은자위에 있는데 빛나는 흰빛깔이면서 아주 엷다. 쉽게 치료할 듯이 보이지만 실제로는 그렇지 않다. 검은자위 눈동자구멍 쪽까지 가리면 조금 어둡게 느끼고 짧게 보인다. 대개 검은자위에 움푹한 자국이 있어서 겉흠을 삭히는 약을 넣어도 미치지 않는다. 타고난 진짜 기운을 북돋지 않고 물을 맑게 하거나 기름을 넉넉하게 했다. 또는 떠있는 구름 눈겉흠증이 갑자기 생겼는데 안에 깨끗하지 않은 것을 없앤다고 용뇌를 많이 넣었다. 이러면 불에 뜨거움과 물에 차가움이 서로를 드높이면서 이 병이 된다. 구슬의 타고난 바탕은 밝고 수정은 빛이 뚫는다. 내가 얼음 술항아리와 가을 달에 비유한 이유이다.

 세월을 참으면서 단단히 치면 조금 물러난다. 그러나 열에 일곱은 증상이 아직 보이는데 누가 긴 해 동안 즐겁게 치료하겠느냐. 또 겉흠을 없애는 약을 눈에 넣으면 넣을수록 눈이 점점 흐려진다. 또 살이 여려서 독을 견디기 어려우면 반드시 붉게 된다. 어떤 사람은 늘 구름 낀 눈이 치료되지 않으면서 멀리 보지 못한다. 이것이 있으면 빨리 손을 뗀다. 검은자위 뿌예짐증이 모두 없어지고 나서 겉흠이 홀로 깨끗한 흰빛깔이면 안과에서는 한 점에 반달꼴 겉흠이라고 부른다. 이 병을 이 이름으로 불러도 통한다. 오래된 겉흠은 진함과 엷음이 아니라 채워짐, 빛남, 매끄러움만을 본다. 또 눈이나 분가루 같은지도 본다. 곧바로 검은자위의 뒤와 검은자위의 앞쪽을 곧바로 꿰뚫었으면 모두 고칠 수 없는 병이다. 의약을 말할 필요가 없다.

《동의학사전》

○ 빙하심예. 외장눈병의 하나. 간경의 열로 생긴다. 풍륜에 흰 잿빛을 띤 얇은 예가 판 또는 점 모양으로 은은하게 보이며 포륜홍이 있다. 눈부심, 눈물, 눈아픔, 눈곱이 낀다. 간경의 열을 내리우는 방법으로 충위산을 쓴다. 눈에는 석황단을 넣는다.
○ 고성반월. 숙예의 하나. 혼정장(각막실질염)을 앓고 난 다음 흑정(각막)에 생긴 반흔성 혼탁을 말한다.

20) 깊이칼등 눈겉흠증

 오래된 겉흠이 검은자위 위에 칼등처럼 가로놓여있는 병증이다. 칼등처럼 가운데는 약간 높고 두 가장자리는 엷다. 주로 사물에 맞아서 흔적이 남은 것이다. 외상성 각막혼탁이나 여러 가지 각막병증 중에 하나라고 보아야 한다.
 원인과 치료는 아래 책을 본다. 주로 오래된 겉흠에 따라서 치료한다. 그 외 발운퇴예환정환을 쓴다.

칠보탕은 가로 눈속흠증을 치료한다. 눈동자에 가로로 나타나는데 가운데는 일어난 칼등이다. 침으로 밀어낸 다음 쓴다. 영양각(줄로 간다) 서각(줄로 간다) 각1량 호황련 차전자 석결명(긁어 씻어서 빻아 간다) 자감초 각반량 단사(따로 간다). 위에서 단사와 석결명을 빼고 나머지를 거칠게 찧어 체로 거른다. 먹을 때 3돈을 물 1잔으로 7푼까지 달여 찌꺼기를 없애고 단사가루 반돈과 석결명가루 1자를 넣고 다시 둘을 끓여 밥 먹은 다음에 따뜻하게 먹는다.

발운퇴예환정환은 눈속증으로 속티가 있으면서 흐리게 보이는 병을 치료한다. 검은참깨 5량 밀몽화 목적 백질려 선태 청염 각1량 감국 6돈 박하 백지 방풍 감초 천궁 지모 형개 백작약 구기자 각 5돈 당귀(술에 씻는다) 3돈. 오동나무씨 크기로 꿀로 환을 만들어 하루 3번 30~50환씩 맑은 찻물로 밥 먹고 나서 먹는다.《만병회춘》

《증치준승》

○ 깊이칼등 눈겉흠증은 가로로 있는 겉흠이라고도 부른다. 흰빛깔로 매조미 쌀빛깔 같은 경우와 아주 조금 그을린 노란빛깔인 경우가 있다. 칼등 같이 생겨서 가운데는 약간 높고 두 가장자리는 엷으면서 검은자위의 밖에 가로로 있으면 이 증상이다. 진하거나 옅은 것이 같지 않다. 진하면 검은자위 위아래로 눈동자구멍 쪽을 감추게 되어 보아도 보지 못한다. 옅어도 결국 눈동자구멍 쪽을 감추면서 어둡게 보이는데 심한 것과 견주어 조금 밝을 뿐이다. 아주 여리고 뿌리가 떠 있더라도 흔적이 남는다. 매끄럽고 깔깔하면서 뿌리가 깊이 가라앉았다면 기술이 좋고 마음을 굳게 먹어도 반쯤 줄이는 데 그친다. 작고 가느다란 핏줄이 얽혀있으면 더욱 없애기 어렵고 물러나도 쉽게 온다. 진하거나 엷은지를 거리끼지 않고 세월이 지나지 않으면 효과가 나지 않는다. 칠보탕, 조각환, 생숙지황환이다.

《목경대성》

○ 깊이칼등 눈겉흠증·칠십팔. 가을 물은 아주 맑은데 떨어지는 이슬은 옅네. 별빛은 가늘지 않은데 칼에 빛은 시리네. 이 밤에 눈동자를 어떤 곳에 감추었을까. 요사스러운 기운을 모두 쓸어버리니 자세히 보이네.

이 증상은 사물에 맞아서 해친 자국이다. 생김새는 흰빛깔이거나 그을린 노란빛깔이며 가운데는 약간 진하고 두 가장자리는 조금 엷다. 검은자위 위 한 가운데에 가로로 있기 때문에 깊이칼등 눈겉흠증이라고 부른다. 가볍거나 심한 것이 하나가 아니다. 심한 경우에는 위와 아래의 검은자위에 나타나 눈동자구멍 쪽을 가려서 보아도 보지 못한다. 가벼운 경우에도 결국 가리게 되어 보아도 희미하게 보인다. 아주 좋은 약이 있어도 한 둘 정도 조금 덜게 하는데 그친다. 날이 오래되어 깊으면서 매끄러우면 검은자위 둘레가 밑으로 꺼진다. 또 더욱이 작은 실핏줄까지 얽혀있으면 평생 낫지 않는다. 또 뜨거워서 가린 것이 갑자기 타오르거나 또는 찬 약을 많이 넣으면서 먹으면 한 줄기 굳센 바람이 위로 가서 눈을 깎아 금을 긋는다. 처음에는 느끼지 못하다가 병이 물러나면서 한 가운데에 흰 겉흠이 나타난다. 나침반에서 움직이지 않는 침과 비슷하다고 말한다. 치료는 앞과 비교해서 더 어렵다. 긴 칼을 하늘 밖에 기대었어도 산을 뽑는 힘을 갖추지 못하면 움직이게 할 수 없다.

《동의학사전》
○ 검횡추수. 숙예의 하나. 숙예가 흑정(각막)에 가로놓여있는 것을 말한다. 주로 흑정이 예리한 물체에 다친 다음 흠집이 생겼을 때 본다. 숙예의 중심부는 진하게 흐려져 있고 주변부는 연하게 흐려져 있다.

21) 깊이가장자리얼룩 눈겉흠증

검은자위의 가장자리에 겉흠이 생기는데 그 겉흠은 희면서 가운데가 검거나 푸르거나 어둡게 노랗거나 옅게 붉은 병증이다. 핏줄이 얽혀 있으면 병이 나타나고 몸이 안 좋으면 작은 물집이 생긴다. 각막가장자리변성이나 만성적인 각막 대상포진이라고 볼 수 있다.
신소산은 눈 안에 검은자위 노란즙차오름증과 검은자위 붉은막내려옴증을 치료한다. 황금 선태 감초 목적 각4돈 곡정초 창출 각8돈 뱀허물(볶는다) 3개. 위에 약을 가루 내어 1돈반씩 밤에 잘 때 찬물에 타서 삼킨다.
조협환은 동그란 눈속흠증에 조각환을 본다.
석연단은 흰패인 눈겉흠증에 《의종금감》《안과심법요결》)을 본다.
강설고는 눈꺼풀 닭벼슬증을 본다.

《증치준승》
○ 깊이가장자리얼룩 눈겉흠증. 그 빛깔은 희면서 가운데가 검은빛깔이나 푸른빛깔, 어두운 노란빛깔, 옅은 빨간빛깔을 띤다. 또는 가느다란 핏줄이 얽혀 덮고 있다. 핏줄이 얽혀있으면 병이 나타난다. 병이 나타나지 않으면 대개 검은자위 가장자리에 희끄무레한 푸른빛깔이 맺힌다. 크면 눈동자구멍 쪽까지 가리고 눈동자구멍 쪽까지 가리면 눈에 빛도 줄어든다. 뛰어난 수법이 있어도 없앨 수 없다. 치료는 다만 이것이 늘어지거나 나타나지 않게 붙박아야 한다. 또 안과 밖을 같이 치료해야 한다. 기운과 피를 얻어 오랫동안 붙박으면 자국이 튼튼하게 맺혀서 다시 나타나지 않는다. 치료가 튼튼하지 않거나 잘못을 저지르면 반점 자국이 작은 물집으로 돌아나는데 때때로 일어나면서 때때로 숨는다. 심해져서 큰 물집이 돌아나오면 일어나서 숨지 않는다. 또 심하면 원래 장소가 아프면서 핏줄로 가림이 생기거나 검은자위 게 눈증이 다시 나온다. 이때 검은자위 게 눈증이 오그라들면 검은자위 옆에 자국이 맺힌다. 안에 기운과 피를 해쳐서 밖에 생긴 증상인 깊이마노석 눈겉흠증과 같지 않다. 삭힐 수 있는 이치가 있기 때문에 치료도 다르다.

《장씨의통》
○ 깊이가장자리얼룩 눈겉흠증.412) (풀

412) 위에 《증치준승》과 내용이 같아서 풀이

22) 깊이마노석 눈겉흠증

검은자위에 생긴 겉흠이 마노석처럼 어두운 흰빛깔이면서 그을린 노란빛깔이나 조금 붉은빛깔이 둥글거나 찌그러진 꼴을 띠고 있는 병증이다. 마노석은 화산암의 빈 구멍 안에서 석영, 단백석, 옥수 등이 차례로 침전하여 생긴 것으로 보통 흰빛깔에 노란빛깔 등이 덮씌운 특유의 불규칙한 공 꼴이다. 각막가장자리 변성이나 여러 가지 각막병증 중에 하나라고 보아야 한다. 누르스름한 흰빛깔은 주로 지방각막병증에서 볼 수 있다. 중병을 앓은 후에 또는 녹내장의 말기에 생기는 각막혼탁이다.

원인과 치료는 아래 책을 본다.

《증치준승》

○ 깊이마노석 눈겉흠증. 이 가림은 엷으면서 진하지 않고 둥글거나 찌그러져 있다. 빛깔은 어두운 흰빛깔이면서 그을린 노란빛깔을 띠거나 아주 조금 붉은빛깔을 띠는데 마노석처럼 섞여 있다. 검은자위 밖에 생겼지만 실제로는 안에 간장과 쓸개를 해치고 진짜 기운과 맑은 진액을 해쳐 이 겉흠이 되었다. 치료를 끝마치기 가장 어렵다. 또 먼저 심한 병이 있다가 물러난 다음에 생겼다면 오랫동안 참는 마음으로 치료해야 덜해지고

엷어진다. 깨끗하게 없애려면 화타가 다시 살아나야 한다.

《심시요함》

○ 한 가림이 엷으면서 진하지 않네. 찌그러져 있고 약간 그을린 노란빛깔을 띠네. 이 겉흠은 완전히 없애기 가장 어렵네. 깊이마노석 눈겉흠증이라고 부르네. 기름을 해치고 알짜는 해친 증상이네. 눈에 빛을 없앤다고 아네. 뿌리를 깨끗하게 없애려고 하네. 반드시 뛰어난 치료를 받아야하네.

이 증상은413) (풀이 안함) 다음을 먹어야한다.

보간환은 창출(쌀뜨물로 만든다) 숙지황(불에 말린다) 선태 차전자 천궁 당귀 신 연교 야명사 강활 용담초(술로 씻는다) 국화 각각 같은 양. 위를 곱게 가루 내어 쌀뜨물에 삶은 돼지간을 찧어 약 가루를 넣고 오동나무 씨 크기로 환을 만들어 50환씩 박하 달인 물로 삼킨다.

《장씨의통》

○ 깊이마노석 눈겉흠증은 그 가림이 마노석에 섞인 색 같다. 검은자위 밖에서 생기지만 실제로는 안에서 간장과 쓸개를 해치고 진짜 기운과 맑은 진액을 해쳐 이 겉흠이 되었다. 조협환, 강설고이다. 오랫동안 참는 마음으로 치료해야 덜해지고 엷어진다. 마지막까지 모두 없앨 수 없다.

하지 않는다. 한문은 뒤에 붙여놓았다.

413) 위에 《증치준승》과 내용이 같아서 풀이 하지 않는다. 한문은 뒤에 붙여놓았다.

(이 안함) 신소산, 조협환을 써야 하며 석연단, 강설고로 안과 밖을 함께 공격한다. (풀이 안함)

《목경대성》

○ 깊이마노석 눈결흠증·칠십구. 이 결흠은 엷지만 실제로 짙네. 생김새와 빛깔이 마노석처럼 섞여있네. 눈동자를 해치지 않네. 뿌리는 깊어 깊이 파이네. 여전히 약으로는 잠깐 표시만 할 수 있네.
 이 증상은 검은자위에 결흠이 생기면 보는 빛을 반 정도 가린다. 또 흰자위와 만나는 끝에 있으면 볼 수 있고 어둡지 않다. 밖에 있는 듯이 보이지만 자세히 보면 나타나는 것이 안에 있다. 엷으면서 둥글거나 찌그러져 똑같지 않다. 빛깔은 푸르면서 누런 검은빛깔이나 약간 붉은빛깔을 띠고 있다. 마노석 같은 꼴이다. 대개 머리바람증으로 아파서 치거나 서늘한 약이 진액을 깎으면서 차가운 독이 엉겼기 때문이다. 심하면 두 눈에 모두 있게 되고 눈동자도 모두 흐려져 눈이 멀게 된다. 의사가 한둘만 줄여도 으뜸가는 의술이 된다.

《동의학사전》

○ 숙예의 하나. 흑정(각막)에 생긴 예막의 형태와 빛깔이 흰색의 마노 보석 모양과 비슷한 병증을 말한다. 간담의 손상으로 정미로운 물질이 눈에 올라가지 못하여 생긴다. 흑정에 얇은 예장이 생기는데 그 형태는 둥글거나 부정형이며 누런 잿빛의 진한 혼탁을 이룬다. 간담을 보하는 방법으로 보간환(삽주, 찐지황, 매미허물, 길짱구씨, 궁궁이, 당귀, 연교, 야명사, 강호리, 용담, 단국화 각각 같은 양을 가루 내어 0.3g 되게 꿀로 반죽하여 알약을 만들어 50알씩 끼니 뒤에 먹는다)을 쓴다.

23) 못결흠 깊이들어감증

 은색의 못 같은 결흠이 검은자위에서 점점 깊이 들어가 무지개막까지 닿는 병증이다. 몸에 열이 나면서 추위를 느끼고 눈이 붉게 부어오르며 눈썹 뼈와 태양혈이 항상 아프다. 여러 가지 각막염이나 각막병증이 심해져 홍채염까지 함께 생긴 병이라고 본다.
 원인과 치료는 아래 책을 본다.
 퇴열음자는 방풍 황금 길경 충울자 각 3량 대황 현삼 세신 오미자 각1량. 5돈씩 물에 달여 밥 먹고 나서 먹는다.
 주조산은 당귀 감초 대황 적작약 국화 길경 창출 상표초 마황 강활 충울자 연교 각1량. 3돈씩 술로 먹는다.
 용담사간탕은 시호 석결명 밀몽화 하고초 각1돈 황금 7푼 감초 사삼 천문동 황련 용담초 치자 맥문동 지모 각5푼 오미자 3푼.

《비전안과용목론》

○ 못결흠 깊이들어감증. 이 눈이 처음 병에 걸릴 때는 눈 속이 아프고 때때로 붉으면서 깔깔하며 눈물이 나오고 햇빛을 싫어한다. 치료에 때를 놓치면 눈자위 위에 못 대가리와 비슷한 결흠이 생긴다. 갈고리로 걸어 자르거나 인두로 지져서는 안 된다. 전혀 효과를 보기 어렵고 약을 먹어야만 한다. 이것은 뜨거운 독이 간장과 심장에 있으므로 제열음자, 진심환을 먹으면 낫는다.
 시로 말한다. 막혀서 머무른 삿된 뜨거움이 간장과 심장에 있네. 아프고 부스럼이 생기니 어디에 맡길 수 있나. 독약으로 이미 깊어진 다음에 얻었네. 눈앞에 겉흠이 검은자위로 들어가 깊어지네. 온갖 약으로 없애려고 해도 다하지 못하네. 나타났다 없어지는데 없어지니 근심하는 마음이 풀어지네. 어기고 돌아보기를 꺼려서 튼튼하지 못하네. 흠집이 오히려 더욱 깊어질까 두렵네.

제열음자는 황금 현삼 길경 지모 망초 각2량 방풍 대황 충울자 각1량. 위를 가루 내어 가루 1돈을 물 1잔으로 5푼이 되게 달여 날마다 빈속에 밥 먹고 나서 찌꺼기를 없애고 따뜻하게 먹는다.

진심환은 원지 인삼 복령 백자인 세신 각2량 산약 충울자 차전자 각1량. 위를 썰어 가루 내어 졸인 꿀로 오동나무 씨 크기로 환을 만들어 빈속에 찬물로 10환씩 삼킨다.

《은해정미》

○ 검은자위에 못 같은 겉흠. 못겉흠 깊이들어감증은 겉흠 눈동자들어감증과 같다. 이것은 애써서 간장 경맥을 해쳤다. 성격이 매우 급한 사람이나 슬피 울만한 감정을 품은 부인이 강제로 억눌려 막혔기 때문에 간장을 해쳤다. 붉고 껄끄러워 눈을 뜨기 어렵고 머리와 골이 당기면서 아프며 눈물이 나고 눈이 부시면서 햇빛을 꺼린다. 그리고 못 같은 겉흠이 날로 깊어져서 무지개막에 닿는다. 뿌리가 깊어지고 피를 끌어들여서 마지막에는 옮겨가지 않는다.

치료는 퇴열음을 써서 바람을 없애고 피를 흩어지게 한다. 심하게 아프면 주조산을 1~2첩 먹고 머리가 아프면 대파와 쑥으로 찜질한다. 방풍, 천궁, 국화, 당귀잔뿌리, 백지, 마황, 강활, 형개 같은 약으로 눈을 씻는다. 겉흠의 크기와 병의 가볍고 심함을 헤아려 단약을 불어 넣는다. 쉬면서 바람을 피하고 성욕과 성냄은 크게 꺼려야 한다. 쑤시지 않고 아프지 않으면 치료하지 않는 병증이다.

물었다. 검은자위에 침이나 삼씨 같은 겉흠이 있는데 왜 그런가? 대답했다. 간장이 비워지고 불이 움직였다. 이 증상은 성격이 매우 급한 사람이나 생각이 지나치게 많은 사람에게 많이 생긴다. 치료법은 심하게 아프면 세간산, 당전산을 먹어야 하고 진주산에 양격산을 더해서 눈에 넣는다. 모두 앞에 있다.

세간산은 치자 박하 방풍 당귀 감초 연교 대황 황금 창출 강활 국화 목적 적작약. 위를 각각 같은 분량으로 가루 내어 2돈씩 밥 먹고 나서 꿀물에 타서 먹거나 또는 달여서 하루 두세 번 먹는다.

당전산은 용담초 방풍 방기 대황 형개 적작약 당귀 감초 천궁. 위를 각각 같은 분량으로 가루 내어 물로 달인다. 먹을 때 사탕을 조금 넣어 같이 먹는다.

《세의득효방》

○ 못겉흠 깊이들어감증. 이것은 심장과 간장에 막혀 머무르고 있는 치우친 뜨거움 때문이다. 그래서 눈이 아프고 겉흠이 생기는데 오래 지나면 은색 못 같다가 못이 검은자위 속으로 들어간다. 이 증상은 치료할 수 없다.

《동의보감》

○ 못겉흠 깊이들어감증. 심장과 간장에 머무르고 있는 뜨거움 때문이다. 그래서

눈이 아프고 겉흠이 생기는데 오래 지나면 은색 못 같다가 못이 검은자위 속으로 들어간다. 치료할 수 없다.(《득효》)
 눈자위 위에 겉흠이 생기는데 은색의 못 대가리 같아서 못 겉흠이라고 부른다. 석결명산을 눈에 넣어야 한다.(《유취》)
 석결명산은 눈에 생긴 못 같은 겉흠을 치료한다. 뿌리와 다리가 아주 두텁고 오래 되어도 낫지 않는다. 석결명 진주 호박 각7돈반 오적골 5돈 용뇌 1돈. 오른쪽은 곱게 가루 내어 구리 젓가락으로 콩알만큼 찍어 하루 3번 눈에 넣는다. (《유취》)

《장씨의통》

○ 못겉흠 깊이들어감증은 애써서 간장경맥을 해쳤기 때문이다. 그 증상은 붉고 껄끄러워 눈을 뜨기 어렵고 머리와 골이 당기면서 아프며 눈물이 나고 눈이 부시다. 못 같은 겉흠이 날로 깊어지면서 무지개막에 닿고 뿌리가 깊어져 옮겨 가지 않는다. 치료는 뜨거움을 내리고 바람을 없애며 피를 흩어지게 한다. 머리가 아프면 파와 쑥으로 찜질을 한다. 밖으로 호박, 용뇌, 주사, 현명분을 눈에 넣는다. 바람을 피하고 성관계를 피해야 한다. 아프지 않으면 치료하지 않는다.

《의종금감》《안과심법요결》

○ 못겉흠 깊이들어감증 노래. 못 겉흠은 뿌리가 깊고 눈자위 안에 생기네. 못 대가리 같이 딱딱하고 아주 심하게 아프네. 붉고 깔깔하며 눈이 부시고 때때로 눈물이 나오네. 간장과 심장에 뜨거운 독이 위로 가서 눈알을 쳤네. 제열음자인 지모, 길경, 망초, 대황, 충울자, 현삼, 황금, 방풍을 쓰네.
 제열음자는 지모 2돈 길경 2돈 망초 1돈 대황 1돈 충울자 1돈 현삼 2돈 황금 2돈 방풍 1돈. 위를 거칠게 가루 내어 물 2잔으로 1잔이 되게 달여 밥 먹고 나서 찌꺼기를 없애고 따뜻하게 먹는다.
 쉽게 풀이함. 못겉흠 깊이들어감증은 눈자위 속에 겉흠이 못 대가리 꼴 같고 검고 딱딱하다. 그 증상은 아프고 붉으면서 깔깔하며 눈물이 나오고 눈이 부시다. 이것은 간장과 심장에 뜨거운 독이 위로 가서 눈자위와 눈동자를 쳤다. 제열음자를 먹어서 그 뜨거운 독을 내리고 빼내야 한다.

《목경대성》

○ 못겉흠 깊이들어감증. 두 눈은 검고 흰 눈이네. 실제 못이 있는 사람은 없네. 명의도 빼내 없앨 수 없네. 미친 장님으로 평생 만족하네.
 이 증상을 처음 얻으면 몸에 열이 나고 추위를 싫어하며 붉게 부은 것이 크게 도드라진다. 눈썹 뼈와 태양혈이 평소보다 아프다가 한 알갱이에 흰빛깔 겉흠이 생긴다. 치료하지 못해서 그 겉흠이 곧은 못처럼 안으로 들어가면 뿌예진 검은자위를 더욱 가리고 붉은 핏줄이 둥글게 둘둘 감기면서 밤낮을 구별하지 못한다. 눈에 겉흠이 이상하고 나쁘기 때문에 못이라고 이름 부른다.
 피와 기운이 망가지고 나무속에 봄날 햇볕이 아래로 꺼지면서 음에 바람이 위로 날아올랐기 때문이다. 어떻게 증명하는가? 몸에 열이 나고 추위를 싫어하다가 갑자기 붉게 붓는데 기운과 피가 망가진 것이 아닌가? 이것에 따라서 생긴 겉흠이 안으로 들어가는데 봄날 햇볕이 아래로 꺼지는 것이 아닌가? 눈썹 뼈와 태양혈이 아픈데 음에 바람이 위로 날아오르는 것이 아닌가? 또 양이 꺼지면 불이 반드시 막히기 때문에 붉은 핏줄이 둥글게 둘둘 감긴다. 음이 날아오르면 차가움이 이겨서 뿌예진 검은자위를 더욱 가리게 된다.

사람이 이런 병에 걸린다면 눈이 멀어도 애태우지 말고 행운을 바라야 한다. 열에 아홉은 치료하지 못한다. 사람이 깊이 믿어도 반드시 병의 결과와 치료 계획과 경험을 뚜렷하게 알려야 뒷말이 없다. 약을 쓰는 두 가지 방법이 있는데 맥을 자세히 진찰해서 크게 팽팽하면서 빠르면 크게 치거나 차갑게 해도 괜찮다. 만약 맥이 작으면서 깊이 있고 깔깔하면 먼저 원래의 기운을 북돋아야 한다. 그러면 기운이 아주 커져서 삿된 것이 밀려나온다. 그 못 겉흠이 점점 작아지면 다시 갈아버리는 알약을 눈에 넣는다. 조금도 어긋나지 않아야 못 겉흠이 떨어지면서 검은자위가 터지지 않는다. 그렇지 않으면 오목하지 않으면 볼록하다. 배우는 사람은 이것을 정성스럽게 듣고 소홀히 해서는 안 된다.

공모씨의 부인이 5일에 막내아들을 데리고 올라가 바라보다가 갑자기 왼쪽 눈에 이 병증이 걸렸다. 11일이 지나 나에게 왔는데 장님이 된 지 이미 4일이었다. 머리를 싸매고 솜옷을 껴입고 있으면서 잠도 못자고 음식도 먹지 못했다. 맥을 보니 뜨고 크면서 조금 팽팽했다. 원래의 기운이 비워지고 바람에 해쳤다가 바람이 뜨거움으로 변한 것이 확실했다. 보중익기탕에 가미소요산을 합쳐 하루 2번 먹으니 아프지 않고 생각이 편안해졌으며 간단하게 먹을 생각이 들었다. 다시 귀비탕에 부자, 방풍을 더해서 주니 입은 옷을 벗고 답답함이 사라졌다. 눈에 넣고 먹었던 모든 약이 마지막까지 효과를 보았다. 하루는 그 못 겉흠이 갑자기 떨어졌는데 자그마한 귤씨 같은 꼴이었으며 잘라도 끊어지지 않았다. 드디어 눈이 사물을 보았고 얼마 지나지 않아 완전히 나았다.

또 말한다. 이 부인은 외아들을 돌보고 절개를 지키며 스스로 일해서 먹고 살면서 원망이 없었다. 약과 음식의 효과로 겨우 하늘에 빼어난 여인이 될 수 있었다. 정숙하고 삼가는 여자 스승이 하늘에 도움을 받았지만 늘 남자 아이에 늑대 같은 마음과 개 같은 행동에 당했다. 오래 살면서 눈도 어린 시절 같다가 병을 안고 마침내 늙었는데 나에게 치료해서 빨리 나은 경우였다. 그러나 또 어쩌겠는가.

《동의학사전》

○ 정예, 풍륜정예, 정두예, 정예장. 뚫어진 흑정(각막)에 황인이 끼워 흠집을 남긴 병증. 간화가 있을 때 다시 풍열사독의 침습을 받아서 생긴다. 초기에 눈 아픔, 눈부심, 눈물, 깔깔한 감이 있다. 흑정 주위의 백정에는 포륜홍이 있다. 흑정에 생긴 궤양은 뚫어지고 그 상처 구멍에 황인이 끼워 눈동자는 찌그러진다. 오래 경과하면 포륜홍이 없어지고

황인이 흑정에 붙은 채로 흰색의 예를 남기고 낫게 된다. 주로 화예백함(각막궤양), 응지예(포행성 각막궤양) 때 본다. 간화가 성해서 온 것은 청간사화하는 방법으로 용담사간탕에 전복껍질, 밀몽화, 꿀풀을 더 넣어서 쓰고 열사가 다 없어지고 흑정에 흰 예가 깊은 곳에 있고 황인과 붙어 있으면 예막을 없애고 눈을 밝게 하는 방법으로 석결명산에 오징어뼈, 밀몽화를 더 넣어서 쓴다. 유착성 각막백반에 해당한다고 본다.

24) 겉흠 눈동자들어감증

검은자위에 부스럼이 생겨 그 흔적이 없어지지 않다가 눈동자로 들어가는 병증이다. 검은자위에 흰빛깔의 부스럼이 생겼다 없어졌다 하면서 겉흠이 점점 눈동자로 들어간다. 단순포진이나 대상포진으로 된 각막염이 심해져 수정체까지 전이된 병이라고 본다.

원인과 치료는 아래 책을 본다.

《비전안과용목론》

○ 겉흠 눈동자들어감증. 이 눈이 처음 병에 걸릴 때는 간장에 뜨거움이 쌓였는데 여러 해 동안 비워지면서 눈자위 위에 부스럼이 나타났다 없어진다. 그 다음에 다시 생긴 겉흠과 가림이 점점 눈동자 속으로 들어간다. 대장이 막힌 것 때문에 뜨겁게 된다. 퇴열음자를 먹고 갈고리로 걸어 자르면서 지지며 찔러 피를 내야 한다. 보허진심환을 먹으면 낫는다.

시로 말한다. 검은자위 위에 부스럼이 생긴 다음에 흠집이 있네. 쌓여 생긴 군살이 점점 들어가네. 항상 덮였다가 지나가면 흠집이 있네. 이 때문에 겉흠 눈동자들어감증이라고 이름 붙였네. 세 가지 빛을 조금만 볼 수 있네. 검은자위 아래로 가라앉아 반드시 안개가 낀 듯 자욱하네. 서투른 의사는 느닷없이 억지로 갈고리로 걸어 자르네. 오히려 결국 두 눈이 다시 어두워지네.

퇴열음자는 방풍 황금 충울자 길경 각 2량 대황 현삼 오미자 세신 각1량. 위를 가루 내어 가루 1돈을 물 1잔으로 5푼이 되게 달여 밥 먹고 나서 찌꺼기를 없애고 먹는다.

보허진심환은 석결명 인삼 복령 대황 각1량 원지 세신 산약 방풍 각2량. 위를 가루 내어 졸인 꿀로 오동나무 씨 크기로 환을 만들어 빈속에 찻물로 10환씩 삼킨다.

《은해정미》

○ 겉흠 눈동자들어감증은 간장에 뜨거움이 쌓이고 삿된 것이 폐장 경맥에 있으면 이것은 쇠가 나무를 이긴 증상이다. 그래서 무지개막에 어느 때 흰빛깔에 부스럼이 생겼다가 좋아진 다음에도 또 나타나면서 나날이 오고간다. 결국 막이 점점 눈동자로 들어가는데 이것이 겉흠의 뿌리이다. 물이 흙을 얻으면 이상하게 변하는 것과 같다. 부스럼이 생겨서 물러가지 않고 나날이 오랫동안 쌓여 큰 병이 되면 겉흠 눈동자들어감증이라고 부른다. 즙과 고름이 흐르고 아프면서 깔깔해서 눈을 뜨기 어렵다. 오른

쪽에 걸리면 왼쪽으로 전하고 왼쪽에 걸리면 오른쪽으로 전한다.

치료법은 눈을 밝게 하는 약들에 파와 쑥을 더 넣어 알약을 만들어 붙여 넣고 달이거나 가루로 만든 약을 먹으면 반드시 효과가 있다. 해친 지 오래 지나면 아프거나 쑤시지 않고 눈물이 없으면서 붉지도 않다. 나무에 박은 못이나 구슬에 흠집, 거북 등 껍데기에 있는 검은 반점과 같다. 이렇게 무지개막과 눈동자가 같이 흰빛깔로 변해 붙박는다. 기백과 황제, 용목이 다시 세상에 나오더라도 할 수 없다.

물었다. 검은자위에 부스럼이 생겨서 튀어나오기도 했다가 나은 다음에 흰 겉흠으로 변해 오래되어도 흩어지지 않는데 왜 그런가? 대답했다. 간장 나무가 약해지고 쇠 기운이 심하기 때문이다. 이 병을 처음 앓을 때에는 아프고 눈물이 난다. 치료는 피를 물러나게 하고 폐장 쇠를 빼내며 간장을 다스리고 피를 잘 돌게 해야 한다. 아프지 않고 눈물이 없으면서 옅은 흰빛깔이면 따뜻하게 북돋고 피를 잘 돌게 하는 약으로 치료해야 한다.

사폐산은 당귀 황금 각1량 길경 마황 지각 각반량 물푸레껍질 정력자 국화 선복화 생지황 방풍 백지 감초 현삼 치자 각1량 지골피 8돈. 위를 가루 내어 3돈씩 상백피 달인 물로 삼킨다.

수간활혈탕은 당귀 잔뿌리 적작약 각1량반 천궁 강활 각7돈 황기 방풍 대황 황련 각3돈 박하 연교 백질려 국화 각1량. 위를 4돈씩 물에 달여 먹는다.

《세의득효방》

○ 겉흠 눈동자들어감증·이십구. 이것은 검은자위 위에 부스럼이 생겼다가 조금 편안해지지만 그 흠집이 없어지지 않고 눈동자로 들어간다. 빛은 끊어지지 않지만 결국 치료하기 어렵다.

《동의보감》

○ 겉흠 눈동자들어감증. 이것은 검은자위 위에 부스럼이 생겼다가 조금 편안해지지만 그 흠집이 없어지지 않고 눈동자로 들어간다. 빛은 끊어지지 않지만 결국 치료하기 어렵다.(《득효》)

《의종금감》《안과심법요결》

○ 겉흠 눈동자들어감증 노래. 겉흠 눈동자들어감증은 눈자위에 부스럼이 생긴 다음이네. 부스럼이 낫고 나서 있던 겉흠이 눈동자로 들어가네. 폐장과 간장에 비워진 뜨거움이 있고 대장이 마르네. 날이 지난 다음에도 치료하지 못하면 눈동자를 해치네. 퇴열음자인 대황, 충울자, 현삼, 세신, 방풍, 오미자, 길경, 황금을 쓰네.

퇴열음자는 대황 1돈 충울자 2돈 현삼 1돈 세신 1돈 방풍 2돈 오미자 5푼 길경 2돈 황금 2돈. 위를 거칠게 가루 내어 물 2잔으로 1잔이 되게 달여 밥 먹고 나서 찌꺼기를 없애고 따뜻하게 먹는다.

쉽게 풀이함. 겉흠 눈동자들어감증은 검은자위와 흰자위 위에 부스럼이 생겼다가 나은 다음에도 부스럼 흠집이 없어지지 않고 점점 겉흠이 생겨 눈동자 안으로 들어간다. 이것은 간장 경맥에 뜨거움이 쌓이고 대장이 마르면서 막혀 그 삿된 뜨거움이 위로 거슬러 올랐기 때문이다. 퇴열음자를 써서 그 뜨거움을 끄고 내려야 한다.

《동의학사전》
○ 숙예의 하나. 흑정(각막)에 생긴 숙예가 눈동자 부위를 가려 잘 보지 못하게 된 것.

25) 검은자위 뿌예짐증

검은자위에 핏줄이 생기면서 희거나 붉은 막이 점점 검은자위를 가리는 병증이다. 처음에는 검은자위 변두리부터 뿌예지기 시작해서 점차 검은자위 전체가 흰빛깔로 뿌예진다. 각막표층과 실질(각막 중층)에 염증이 있으면서 각막혈관신생이 생긴 병이다. 결핵성과 매독성 각막염을 포함한다.

원인과 치료는 아래 책을 본다.

강활승풍탕은 황금 2돈 시호 지각 백출 각1돈반 길경 강활 방풍 독활 전호 박하 백지 천궁 형개 생감초 각1돈. 물에 달여 뜨겁게 먹는다.《원기계미》

이황산은 핏발이나 군살에 보통 쓰는 처방이다. 대황 황금 방풍 박하 각1돈. 꿀을 조금 넣어 달여서 먹는다.《동의보감》

용담사간탕은 시호 1돈 황금 7푼 감초 사삼 맥문동 황련 천문동 용담초 치자 지모 각5푼 오미자 3푼.

《비전안과용목론》
○ 검은자위 뿌예짐증. 이 눈이 처음 병에 걸릴 때는 먼저 아프고 다음에 가렵다. 모래가 들어간 듯 깔깔하고 눈물이 나오며 햇빛을 두려워하고 빛을 싫어한다. 흰자위가 먼저 붉으면서 가끔씩 나타났다 사라진다. 그러다가 점점 눈 안에 붉은 핏줄이 가로세로로 있어서 눈동자구멍 쪽을 가리게 된다. 그러면 사물이 얇은 비단으로 가로막은 듯이 보여 또렷이 구별하기 어렵다. 이것은 바람독이 간장에 있고 쌓인 피가 눈초리 사이에 있기 때문이다. 처음 앓을 때 찔러 피를 내고 갈고리로 걸어 잘라야 하지만 인두로 지져서는 안 된다. 뿌리를 없앤 다음에 양간산을 먹고 칠보고를 눈에 넣거나 퇴예환을 먹으면 효과가 있다.

시로 말한다. 흰자위가 먼저 붉으면서 뿌리가 자리 잡네. 아프고 가려우며 바람이 불면 눈물이 나오고 눈곱이 있네. 열흘 안에 모래가 들어간 듯 깔깔해서 눈을 뜨기 어렵네. 가끔씩 나타나고 나을 때도 있네. 해가 깊어지면 점점 변해서 푸르게 되네. 눈 가득히 눈곱이 엉긴 듯이 느끼네. 붉은 핏줄이 실처럼 가로세로로 있네. 검은자위 뿌예짐증이라고 어떤 의심도 하지 않네. 바람독과 쌓인 피가 그것을 만들었네. 이와 같은데 누가 쉽게 치료한다고 말하는가. 차면서 깔깔한 약 속에서 묘함을 얻어야 하네. 겉흠을 없애는 약을 끝까지 눈에 넣으면서 기다려야 하네. 자주 두 눈꺼풀을 찔러 피를 내고 함께 참빗으로 지지네. 뜨거운 바람이 보통 때에는 바로 그치네. 탕약으로 조금 고르게 하면서 1년 내내 먹네. 뿌리를 없애려면 찔러 피를 내지 않으면 느리네.

 양간산은 천대황 길경 각반량 황금 영양각 현삼 인삼 복령 각1량. 위를 가루 내어 물 1잔으로 가루 1돈을 5푼이 되게 달여 밥 먹고 나서 찌꺼기를 없애고 따뜻하게 먹는다.

 칠보고는 진주 수정 작은조개껍질 각1량 호박 석결명 각3푼 공청 마노 용뇌 각반량. 위를 가루 내어 곱게 고르게 되도록 갈아서 물 5되를 돌그릇 안에서 1되가 되게 달인다. 찌꺼기를 없애고 1잔이 되도록 달여 꿀 반량을 넣고 끓여 찐득한 즙을 만든다. 한밤중에 누웠을 때 눈에 넣으며 새벽에는 넣지 않는다.

 퇴예환은 백지 세신 오미자 지각(속을 파내고 밀기울로 볶는다) 각1량 모려 충울자 각2량. 위를 가루 내어 졸인 꿀로 오동나무 씨 크기로 환을 만들어 빈속에 쌀미음으로 10환씩 삼킨다.

《세의득효방》

○ 검은자위 뿌예짐증. 이 증상은 흰자위가 먼저 붉다. 그 다음에 가렵고 아프며 바람을 맞으면 눈물이 나온다. 눈을 감으면 깔깔해서 뜨기 어렵다. 아무 일도 없다가 오래지 않아 또 생긴다. 해가 깊어지면 눈자위가 푸른빛깔로 변하고 엉긴 기름처럼 눈에 가득하며 붉은 핏줄이 가로로 붉은 실 같다. 이것은 바람독과 쌓인 뜨거움이며 지황산을 먹어야 한다.

 지황산은 생지황 1량 작약 반량 토당귀 반돈 감초 반량. 위를 썰어 가루 내어 3돈씩 물 1잔반으로 달여 밥 먹고 나서 따뜻하게 먹는다.

《증치준승》

○ 검은자위 뿌예짐증. 눈알 가득히 모두 한 가지 빛깔로 가리는데 앓는 사람이 가장 많다. 붉은 것과 흰 것 두 증상이 있고 붉은 것이 흰 것보다 쉽게 치료된다. 붉은 것은 붉은 핏줄이 밖으로 기어갈까 두렵고 흰 것은 이끼처럼 매끄럽게 빛날까 두렵다. 이런 두 생김새가 같이 있으면 반드시 물러나기 어렵고 쉽게 나타난다. 만약 다른 증상 때문에 검은자위가 흐려졌다면 흐려진 것을 없애야 원래 병이 나타난다. 다른 증상이 없다면 아래 부분까지 빛깔이 한결같다. 검은자위가 흐려졌는데 하지 말아야할 것을 어기면 증상이 변하게 된다. 먼저 변한 증상을 치료하고 다음에 원래 병을 치료한다.

 어느 책에서 말했다. 검은자위 뿌예짐증은 흰자위가 먼저 붉다. 그 다음에 가렵고 아프며 바람을 맞으면 눈물이 나온다. 눈을 감으면 깔깔해서 뜨기 어렵다. 아무 일도 없다가 오래지 않아 또 생긴다. 해가 깊어지면 눈자위가 푸른빛깔로 변하고 엉긴 기름처럼 눈에 가득하며 붉은 핏줄이 가로로 붉은 실 같다. 이것은 바람독과 쌓인 뜨거움이며 지황산을 먹고 밖으로 칠보고를 눈에 넣어야 한다.

 지황산은 검은자위 뿌예짐증을 치료한다. 또는 흰자위가 먼저 붉다. 그 다음에 가렵고 아프면서 바람을 맞으면 눈물이 나온다. 은근히 깔깔해서 뜨기 어렵다. 생지황 1량 작약 토당귀 감초 각반량. 3돈씩 물 1잔반으로 7푼이 되게 달여 밥 먹고 나서 따뜻하게 먹는다.
 칠보고는 검은자위 뿌예짐증을 치료한다. 진주 수정 작은조개껍질 각1량 석결명 호박 각7돈반 공청 마노 용뇌 각반량. 위를 곱게 가루 내어 골고루 갈아 물 5되로 돌그릇 안에서 1되가 되게 달여 찌꺼기를 없앤다. 다시 1돈이 되게 달여 꿀 반량을 넣고 달여 찐득한 즙이 되게 한다. 한밤중에 잘 때 눈에 넣고 새벽에는 넣지 않는다.

《동의보감》
○ 검은자위 뿌예짐증. 흰자위가 먼저 붉다. 그 다음에 가렵고 아프며 눈물이 흐른다. 눈을 감으면 깔깔해서 뜨기 어렵다. 해가 깊어지면 눈자위가 푸른빛깔로 변하고 엉긴 기름처럼 눈에 가득하며 붉은 핏줄이 가로로 꿰뚫는다. 지황산이어야 한다.(《득효》)
 지황산은 검은자위 뿌예짐증을 치료한다. 생지황 1량 적작약 당귀 감초 각5돈. 오른쪽을 썰어 5돈을 물에 달여 먹는다.(《득효》)

《심시요함》
○ 검은자위 뿌예짐증. 붉은빛깔과 흰빛깔로 나누네. 넘침이나 부족함으로 해치네. 붉으면 빠르고 희면 느리지만 모두 물러나네. 오랫동안 약을 넣거나 먹네. 붉다가 자줏빛 힘살로 기어갈까 두렵네. 희다가 이끼처럼 매끄럽게 빛날까 두렵네. 이런 두 증상을 함께 띠네. 반드시 물러나기 어렵고 쉽게 오네.
 이 증상은 눈알 가득히 모두 한 가지 빛깔로 가리고 세상에 가장 많다. 붉거나 흰 두 증상이 있는데 붉은 경우는 붉은 핏줄이 많을까 두렵고 흰 경우는 매끄럽게 빛날까 두렵다. 이 병증이 생겼다면 반드시 나타날만한 음식을 먹었거나 일어날만한 약을 썼다. 이렇게 해서 어두우면서 붓고 붉을 때는 다시 약을 넣거나 먹으면 낫는다. 지황산을 먹어야 한다.
 지황산은 생지황 당귀 숙지황(불에 말린다) 대황 각7돈 곡정초 황련(술로 볶는다) 백질려(볶아 가시 없앤다) 목통 서각(갈아 곱게 가루 낸다) 현삼 목적 강활 자감초 각5돈. 위를 곱게 가루 내어 2돈씩 밥 먹고 멀리 돼지간이나 양간을 삶은 즙에 타서 삼킨다.
 칠보고는 매화꽃잎(곱게 가루 낸다) 3돈 진주(곱게 간다) 수정(갈아 물에 띄워 거른다) 작은조개껍질(갈아 물에 띄워 거른다) 각1량 석결명(깨끗이 씻어 갈아 물에 띄워 거른다) 호박(가루) 각7돈 공청(갈에 물에 띄워 거른다) 마노(갈아 물에 띄워 거른다) 각5돈. 함께 모아 물 5되를 사기그릇 속에 넣고 1되가 되게 달인다. 다시 깨끗한 꿀 1량을 넣고 1잔 반이 되게 다시 달여 찐득한 즙을 만든다. 그 다음에 용뇌 가루를 넣고 고르게 저어 불기운이 물러나게 7일 동안 놔둔다. 날마다 잠자려고 할 때 눈에 넣고 새벽에는 넣지 말아야 한다.

《장씨의통》
○ 검은자위 뿌예짐증.[414] (풀이 안함) 간장을 북돋고 피를 고르게 하는 약을

---
[414] 위에 《증치준승》과 내용이 같아서 풀이 하지 않는다. 한문은 뒤에 붙여놓았다.

먹어야 한다. 피가 움직이면 바람이 스스로 그친다. 그러면서 밖으로 눈에 약을 불어 넣으면 겉흠이 점점 물러간다.

《의종금감》(《안과심법요결》)

○ 검은자위 뿌예짐증 노래. 검은자위 뿌예짐증은 처음 일어날 때 흰자위가 흐려지네. 붉은 핏줄이 점점 생겨 검은자위를 가리네. 또는 흰 막이 눈알 위에 가득하네. 흰빛깔이면 이끼가 빛나고 붉은빛깔이면 붉게 퍼질까 두렵네. 먼저 가렵다가 그 다음에 아프고 은은하게 깔깔하며 눈물이 나네. 간장에 바람독이 있어서 찔러 피를 내서 통하게 하네. 그 다음에 지황산인 생지황, 숙지황, 백질려, 당귀, 감초, 목통, 황련, 목적, 서각, 강활, 현삼, 대황, 곡정초를 먹네.

지황산 처방은 생지황 7돈 숙지황(불에 말린다) 7돈 백질려(볶는다) 4돈 당귀 7돈 감초(굽는다) 5돈 목통 5돈 황련(술에 볶는다) 5돈 목적 5돈 서각(줄로 깎는다) 5돈 강활 5돈 현삼 5돈 대황 7돈 곡정초 5돈. 위를 곱게 가루 내어 고르게 하여 3돈씩 밥 먹고 나서 멀리 양간 삶은 즙에 타서 먹는다.

마장령광고 처방은 책 끝을 본다.

쉽게 풀이함. 검은자위 뿌예짐증은 처음 일어날 때 흰자위가 축축하면서 붉다가 점점 붉은 핏줄이 생겨 검은자위를 가득히 가린다. 희거나 붉으며 하나에 빛깔이 눈알에 가득하다. 흰빛깔이면 이끼처럼 매끄럽게 빛날까 두렵고 붉은빛깔이면 붉은 핏줄이 밖으로 퍼질까 두렵다. 이 증상이 처음 일어났을 때는 먼저 가려운 다음에 아프다. 점점 모래가 들어간 듯 깔깔하고 눈물이 나온다. 또 눈이 부시면서 은은하게 아프고 사물이 흐릿하게 보인다. 이것은 간장에 바람독이 엉긴 피와 함께 위에서 뭉쳤기 때문이다. 먼저 찔러 피를 내서 뭉친 피를 없애야 한다. 다음에 지황산을 먹고 밖으로 마장령광고를 눈에 넣는다.

《목경대성》

○ 검은자위 뿌예짐증·육십. 눈은 나면서부터 다섯 빛깔을 이루네. 다섯 빛깔이 또렷해야 검은빛깔을 지키고 흰빛깔을 아네. 검고 흰 것이 있을 때는 덕을 힘쓰지 않네. 검은 것이 뒤집혀 노랗게 되고 흰 것이 뒤집혀 붉게 되네. 검고 흰 것을 나누기 어려우면 하나로 섞였다고 하네. 눈에 수레바퀴를 해치지 않았으면 열에 아홉은 나을 수 있네. 그러나 해가 깊어지고 약이 맞지 않네. 밤에 빛나는 구슬도 마침내 영험한 구슬이 아니네.

이 증상은 모두 한 가지 어두운 흰빛깔로 가린다. 눈에 다섯 수레바퀴를 해치지 않았으면 자세히 보았을 때 눈동자는 아직 보인다. 오래 지나가도 변하지 않지만 치료하지 않으면 또한 낫지 않는다. 세상에 앓은 사람이 가장 많다. 붉고 아프면서 눈이 부시고 눈곱이 맺히며 눈물이 흐르는 것은 다른 병과 똑같다. 그래서 병의 상태와 치료법도 같다. 가끔 가림이 진하게 채워져 있어서 소금으로 엉긴 젖이나 검은콩처럼 흐린 경우가 있다. 또는 핏줄이 굵게 얽혀서 부스러진 글자나 도자기 단추처럼 어렴풋한 경우가 있다. 효과내기가 매우 어렵다.

식견이 짧은 사람은 나가고 물러남을

모른다. 약과 음식이 전혀 없는데 풀이나 단약을 바르거나 눈에 넣는다. 치료되지 않으면 다시 손으로 문지르거나 혀로 핥는다. 또 귀 뿌리를 후비거나 팔뚝에 뜸을 뜨는 등 못하는 짓이 없다. 이롭지 않을 뿐만 아니라 오히려 해치게 된다. 또는 병이 가벼웠는데 의사가 마침 그 기회를 만나서 당연히 낫는 경우가 있다. 그런데 이것을 스스로 깨닫지 못하고 늘 큰소리치면서 도와준다고 한다. 심하게 재주가 없는 사람이다. 더욱이 복숭아나무 부적을 허리에 차게 하고 물그릇을 비추며 옷자락을 묶는다. 진짜 입에 든 밥을 뿜을 정도로 웃음이 터져 나온다.

내가 스승님의 가르침을 잇고 여러 해 견주어 각각의 증상에 대한 이치를 모두 얻었다. 손으로 치료하면 효과가 뛰어나진 않지만 크게 잘못은 없다. 그리고 칼침으로 없애는 것 이외에 약을 쓰는 것이 있다. 막힌 것을 풀거나 가래를 없애거나 기운을 순조롭게 하거나 피를 돌린다. 또 음을 돕거나 양을 돕거나 바람을 잘 통하게 하거나 불을 내리는 등의 방법이다.

또 사람이 기술이 높은 사람을 찾아 멀리 돌아다니면 결국 증상이 아주 나빠지게 된다. 그리고 시간을 끌어 증상이 이미 아주 나쁘면 흔히 북돋고 조화롭게 하는 처방을 쓴다. 이 때문에 환자들은 모두 안과만을 치료하는 약이 아니라고 의심한다. 약을 알지 못하고 안과 전문도 아니라면 정말로 안과 전문을 쓸 수 없다. 바로 예우가 늘그막에 등불 아래에서 대나무를 그린 것과 같다. 꿋꿋하게 스스로 얻었지만 새벽에 일어나 보면 전혀 대나무와 비슷하지 않다. 그러니까 예우가 웃으면서 '전혀 비슷하지 않구나. 이르기 쉽지 않구나. 비웃음을 변명하는구나.'라고 말했다.

《동의학사전》

○ 외장눈병의 하나. 흑정(각막) 심층에 흰 잿빛의 예장이 생기는 병증을 말한다. 간경풍열, 간담의 화 및 간신음허로 허화가 치밀어서 생긴다. 처음에 흑정의 변두리로부터 흐려지기 시작하여 점차 전체 흑정이 흰색으로 흐려진다. 흑정 표면은 거칠고 포륜홍이 있다. 약 2~3주일 지나면 흑정 변두리로부터 가는 핏줄이 자라 들어간다. 나중에는 흑정 전체에 자라 들어가 쪼각 모양의 붉고 흐린 예장으로 보인다. 2~3개월 지나면 자라난 핏줄과 예장은 없어지거나 적어지는데 흐려진 예장은 흑정 변두리로부터 맑아지기 시작한다. 그러나 완전히 없어지지 않고 흑정에 혼탁을 남기고 시력장애를 일으킬 수 있다. 병의 초기에 동신축소(홍채모양체염), 동신건결을 합병할 수 있다. 처음부터 눈이 시굴고 눈물이 나오며 눈이 아프다. 간경풍열로 온 것은 풍열을 없애는 방법으로 강활승풍탕을, 간담의 화로 온 것은 간담화를 내리우는 방법으로 용담사간탕을 쓰고 허화로 온 것은 음을 불구어 화를 내리우는 방법으로 지백지황환을 쓴다. 눈에는 산동제와 마장령광고를 넣는다. 찬죽, 태양, 폐유, 간유, 신주, 곡지, 합곡, 족삼리, 예풍, 화요혈에 침을 놓는다. 각막실질염에 해당한다고 본다.

26) 검은자위 얼음뿌예짐증

 검은자위가 수정이나 얼음처럼 매끄러우면서 뿌예지는 병증이다. 검은자위 뿌예짐증과 비슷하지만 이미 굳어져서 치료하기 어렵다는 점이 다르다. 각막 실질에 광범위한 만성혼탁이다.
 원인과 치료는 아래 책을 본다.
 석연단은 흰패인 눈겉흠증에 《의종금감》《안과심법요결》을 본다.

《증치준승》

○ 검은자위 얼음뿌예짐증. 빛깔은 희고 수정이나 맑은 구슬에 안을 보는 듯하다. 그러나 크게 진한 것이 눈알에 가득하다. 쉽게 치료할 듯 보이지만 효과는 가장 느리다. 비록 맑고 매끄럽지만 뿌리가 깊고 기운이 맺혔기 때문이다. 처음 일어나서 눈겉기름을 해쳤을 때 차가운 약을 많이 먹고 용뇌를 너무 많이 눈에 넣었기 때문에 알짜 즙이 엉기고 막혀서 이 병이 되었다. 검은자위 뿌예짐증은 뜨고 여리며 쉽게 치료할 수 있어서 이 병과 견줄 수 없다. 나눠서 알아야 어긋나지 않는다. 이 병은 세 가지가 있는데 검은자위 얼음뿌예짐증, 맑은푸른빛 눈겉흠증, 깊이얼음흠집 눈겉흠증이며 모두 언 얼음처럼 단단하다. 눈알 옆에서 비껴 보면 흰빛깔이 눈동자구멍 쪽 속으로 뚫어져 있다. 그늘이나 햇빛 속에서 봐도 생김새가 같다. 치료해서 조금 덜할 수 있지만 평생 병을 피하기 어렵다.

《심시요함》

○ 검은자위 얼음뿌예짐증. 눈 속에서 수정 같은 빛깔로 가리네. 진하면서 매끄럽게 빛나고 또 푸르른 흰빛깔이네. 눈동자구멍 쪽의 속에 은은하게 감추어져 있네. 사물이 구름이나 안개가 가린 듯 흐릿하게 보이네. 군자는 뿌리를 다 없애려고 하네. 좋은 의사라고 해도 대책이 없네.
 이 증상은 희면서 푸르른 옥돌 같은 빛깔이 아주 진하면서 눈알에 가득하다. 쉽게 치료될 듯 보이지만 효과 보기 가장 느리다. 뿌리가 깊고 기운이 맺혔기 때문이다. 처음에 눈겉기름을 해쳐서 희게 흐려지고 떠있으며 여린 것은 쉽게 치료할 수 있기 때문에 이것과 견줄 수 없다. 나누어서 알아야 잘못 치료하는 실수가 없다. 그 병은 세 가지가 있는데 검은자위 얼음뿌예짐증, 맑은푸른빛 눈겉흠증, 깊이얼음흠집 눈겉흠증이며 모두 언 얼음처럼 단단하다. 눈알 옆에서 비껴 보면 흰빛깔이 눈동자구멍 쪽의 속으로 뚫어져 있다. 치료해도 조금 줄어들며 평생 낫지 않는 증상이다. 다음을 먹어야한다.
 칠보환은 얼음 눈속흠증을 치료한다. 얼음이 언 듯이 단단하게 눈동자 위에 맺혔다. 먼저 침으로 밀어낸 다음에 이 약으로 속흠을 흩어지게 한다. 석결명(찧어 간다) 2량 호박(간다) 7돈반 진주(곱게 간다) 웅담(간다) 각5돈 충울자 인삼 각2량 용뇌 2돈반. 위를 곱게 가루 내어 졸인 꿀로 오동나무 씨 크기로 환을 만들어 15환에서 25환까지 밥 먹기 전에 찻물로 삼킨다.

《장씨의통》

○ 검은자위 얼음뿌예짐증.415) (풀이 안함)

 치료법은 새로운 것과 오래된 것을 나눠야 한다. 만약 심했다가 덜하면서 붉게 붓고 눈물이 있으며 가끔씩 나타나면 석연단을 쓴다. 눈물이 약과 함께 흘러나오면서 겉흠이 반드시 점점 물러간다. 만약 나타난 해가 오래되어 심하거나 덜해지지 않고 붉거나 붓지도 않으면 아무리 구름을 밀어내고 겉흠을 없애는 좋은 약을 쓰더라도 효과를 볼 수 없다. 먹는 약은 깊이얼음흠집 눈겉흠증과 같다.

《목경대성》

○ 검은자위 얼음뿌예짐증. 보배로운 거울이 맑고 투명한데 마귀를 비추는 거울이라고 부르네. 빈곳에 떠 있는데 누가 작게 입김을 불었는가. 이렇게 말한 다음에 보배를 감추네. 어둡고 흐림을 피하려면 씻고 갈아야 하네.

 이 증상은 눈이 붉고 아프면서 눈곱과 눈물이 모두 있다. 그러면서 검은자위가 흐린 연기로 덮은 듯하고 빛깔과 생김새가 죽은 듯하다. 심하면 입김을 불어 거울이 흐린 것처럼 사람에 얼굴과 눈을 비출 수 없다. 옆에서 얼굴을 보아야 비로소 눈동자를 은은하게 조금 본다. 스스로는 가까이에서 사물을 볼 수 있지만 그래도 어떤 보자기로 가로막았다. 이 병의 원인을 연구해보니 뜨거움증에 찬 약을 써서 기름과 막을 함께 해쳤다. 또 약과 음식을 아끼면서 오랜 세월동안 쉬지 않고 생각을 썼기 때문이다. 뚜렷하게 눈겉증이지만 검은자위가 빛나고 매끄럽다. 없앨 수 있는 가림이 없기 때문에 기운이 엉긴 겉흠이라고 부른다. 가장 치료할 수 없다. 갑작스런 병이나 겉흠이 물러나고서 이것과 비슷하다면 이것은 타고난 기운이 돌아오지 않은 것으로 이 증상이 아니다. 약은 아래 경험을 참조해서 더하거나 줄이면 다 된다.

 표형은 여조문에 둘째 아들로 60살이다. 한여름에 뜨거운 바람으로 붉게 부었는데 치료해서 나았지만 두 눈에 검은자위가 죽은 사람 같이 흐려져 있어서 쳐다보기가 두려웠다. 형에 아는 사람이 남풍에 갔다가 치료해달라고 하고 또 여조문은 할머니의 친척이라 더위를 무릅쓰고 함께 갔다. 증상을 보니 정말 이상하고 맥도 보니 어지럽게 온다. 좋은 것과 똥과 오줌을 물었더니 배가 그득해서 먹을 생각이 없고 목이 말라 마실 것만 찾으며 오줌을 많이 본다고 하였다. 보이는 것을 물었더니 낮이 밤과 같다고 하였다. 그래서 아주 심하게 약을 썼기 때문에 삿된 것이 없어졌지만 오장기운을 크게 해쳤다고 알게 되었다. 부자이중탕에 당귀 천궁을 더 넣어서 주고 저녁 무렵에 다시 좌귀음과 우귀음을 합친 처방을 먹게 하였다. 다음날 검은자위 아래 끝이 초승달 같이 맑아졌다. 이 방법으로 약을 더 썼더니 한 개의 선이 열리고 15일 정도에 모두 맑아졌다. 또 다음에도 어떤 사람이 갑자기 검은자위가 흐려져 치료했다. 낮에는 보중익기탕을 주고 밤에는 팔미지황환을 번갈아 주면서 수십 일을 했더니 또 좋아졌다. 안과

---

415) 《증치준승》과 같은 내용은 풀이하지 않는다. 한문은 뒤에 붙여놓았다.

에 이런 증상은 없다. 또 반드시 이 약을 쓸 필요도 없다. 배우는 사람은 미루어 짐작하면서 내가 마음으로 전하는 것을 얻기 바란다.

27) 검은자위 위부터뿌예짐증

흰빛깔의 겉흠이 생겼다가 검은자위의 위쪽에서 아래로 내려오는 병증이다. 짙거나 엷은지를 거리끼지 않고 바깥쪽이 흰빛깔이면 이 병증이다. 만약에 붉으면 병증이 변한 것으로 이 병증이 아니다. 이 병증이 흰자위 군살증, 검은자위 반달증, 검은자위 붉은막내려옴증과 서로 비슷해서 잘못 부르는 사람이 많다. 하지만 느리거나 빠름이 다르고 치료법도 다르다. 위각막 가장자리 각결막염이며 각막 플릭텐일 수도 있다.

원인과 치료는 아래 책을 본다.

강활제예탕은 흰자위 푸른빛깔증을 본다.

조양활혈탕은 인삼 당귀 황기 감초 시호 백지 방풍 만형자.

귀작홍화산은 당귀(술에 볶는다) 홍화(술에 볶는다) 대황(술에 볶는다) 치자(술에 볶는다) 황금(술에 볶는다) 적작약 감초 백지 방풍 생지황 연교 각1돈. 가루 내어 3돈씩 물에 달여 밥 먹고 나서 먹는다. 《심시요함》

용담사간탕은 1. 시호 1돈 황금 7푼 감초 인삼 천문동 황련 용담초 치자 맥문동 지모 각5푼 오미자 3푼 생강3. 2. 용담초 시호 택사 각1돈 목통 차전자 적작약 생지황 당귀 치자 황금 감초 각5푼 생강3.

통비사위탕은 화농성 각막염, 트라코마의 후유증에 쓴다. 석고 충울자 각2돈 황금 1돈반 현삼 방풍 치자(볶는다) 대황(술로 찐다) 각1돈.

석연단은 흰패인 눈겉흠증에 《의종금감》《안과심법요결》을 본다.

《은해정미》

○ 검은자위 위부터뿌예짐증. 물었다. 사람이 눈병으로 겉흠이 구슬로 만든 발처럼 드리워 눈자위를 가리는데 왜 그런가? 대답했다. 이것은 심장 불이 비워져 타오르고 간장 경맥에 뜨거운 바람이 위에 올라가서 골속에 들어가 뜨거운 독이 아래로 흘러내리면서 검은자위에 들어가기 때문이다. 그래서 눈이 붉고 껄끄러우며 눈물이 나고 때가 없이 부으면서 아프다가 해가 오래되면 검은자위가 희거나 붉기 때문에 검은자위 위부터뿌예짐증이라고 이름 붙였다. 세심산, 가미수간산을 먹어야 한다.

세심산은 형개 박하 연교 마황 적작약 치자 황련 대황 각1량. 위를 5돈씩 물에 달여 먹는다.

가미수간산은 치자 박하 각3량 강활 1량 당귀 대황 연교 각5돈 황금 적작약 국화 목적 백질려 천궁 각1량 마황 감초. 위를 가루 내어 3돈씩 술에 타서 삼킨다. 아프면 술을 쓰고 아프지 않으면 물에 달여 먹는다.

《증치준승》

○ 검은자위 위부터뿌예짐증. 검은자위에서 생겨 위쪽에서 아래로 향한다. 진

하거나 옅은지를 거리끼지 않고 밖에 흰 빛깔이 있으면 이것이다. 붉어지면 변한 증상으로 이 병이 아니다. 처음 일어났을 때 눈곁물과 눈곁기름이 맑지 않다가 문득 이 병이 된다. 일어나면 먼저 붉은 빛깔이었다가 불이 물러난 다음에 눈곁기름이 깔깔하게 맺혀 이렇게 된다. 발이 드리운 듯 위에서 아래로 내려가지 때문에 이 이름을 얻었다.

여러 병증들이 서로 비슷하지만 느림이나 빠름이 다르고 치료도 각각 다르다. 잘못 알아서 뒤섞여 부르면 안 되며 사람을 잘못되게 한다. 하나는 군살이 처음 생길 때이다. 검은자위 위 변두리에서 일어나지만 살과 같은 빛깔이고 가로로 진하기 때문에 같지 않다. 하나는 검은자위 반달증이다. 같이 위 변두리에서 일어나지만 이 검은자위 반달증은 흰자위 막 안에서 아래로 드리우고 흰빛깔이면서 옅다. 그러나 이 병증은 병의 생김새가 바깥에 있기 때문에 같지 않다. 하나는 검은자위 붉은막 내려옴증이다. 검은자위 붉은막내려옴증은 뭉치고 막힌 불이 채워졌으며 빠르기 때문에 같지 않다. 이 병증은 흰 가림이 넓게 생겨 아래로 가면서 뿌예진다. 가끔 붉기도 하지만 약간 붉을 뿐이다. 조심하지 않고 어기면 그 불이 움직이기 때문에 변하는 증상이 있다.

그 병이 위에서 아래로 가면 보통 순조롭다고 말하는데 왜 거스른다고 하느냐. 대개 불에 대해 말할 때 불을 보통 위로 타오르는데 지금 오히려 아래로 내려간다. 그래서 이것이 거스름이 된다. 강활제예탕이다.

《심시요함》
○ 발처럼 드리워 거스른 가림이네. 그 가림이 위에서 생기네. 놀라워하면서 해와 달이 오래되네. 뿌예져 비로소 눈자위에 가득하네. 어기면 뭉치고 막히네. 붉은 눈자위로 변하네. 여러 병증과 비슷하네. 구별해서 또렷이 나눠야 하네.

이 증상은 검은자위에서 생기는데 위 변두리부터 아래로 내려온다.416) (풀이 안함) 천마퇴예산을 눈에 넣어야 한다.

천마퇴예산은 눈이 어두우면서 빛을 잃은 병을 치료한다. 백강잠(뜨거운 물에 담가 실을 없애고 생강즙으로 볶는다) 당귀신(술에 씻어 볶는다) 방풍 석결명(식초로 달군다) 백지 숙지황(술로 볶아 불에 말린다) 황금(볶는다) 목적 지각(밀기울로 볶는다) 맥문동(심을 빼고 불에 말린다) 강활 백질려(찧어 가시를 없애고 볶는다) 천궁 형개(꽃이삭) 국화 만형자 선태(머리와 다리를 없앤다) 적작약 천마(볶는다) 밀몽화 각각 같은 양. 위를 곱게 가루 내어 2~3돈씩 등심 달인 물에 타서 삼킨다. 눈이 붉으면 황련(술에 씻어 볶는다)을 더 넣는다.

권렴산은 새롭거나 오래된 병에 뿌리를 치료한다. 어둡고 깔깔해서 뜨기 어려우며 겉흠과 막이 눈자위를 가렸다. 또는 군살이 되어 눈까지 이어져 붉게 짓무르고 항상 찬 눈물이 많다. 또는 갑자기 붉은 눈이 생겨 붓고 아프다. 노감석(두드려 부순다) 4량 현명분(황련을 넣고 안에서 함께 달인다) 5돈 천황련(찧어 부수어서 물 큰 1잔으로 여러 번 끓어

---
416) 《증치준승》과 같은 내용은 풀이하지 않는다. 한문은 뒤에 붙여놓았다.

오르게 끓여 걸러서 나온 찌꺼기를 쓴다) 7돈. 위에서 먼저 노감석 가루를 센 불길로 구리 항아리에 넣고 입구를 열고서 밖이 노을빛 정도가 되게 붉게 달군다. 다음에 황련과 현명분을 물속에 담가 띄워 걸러서 말리고 또 황련 5푼을 넣고 물에 띄워 걸러서 다시 말린다. 그 다음에 다음을 넣는다. 동청 1량반 백정향(따로 간다) 유향(따로 간다) 청염(따로 간다) 담반(따로 간다) 연백가루(간다) 각1자 경분(따로 간다) 요사(따로 간다) 백반(반은 날 것이고 반은 익힌다) 황련(갈아 곱게 가루 낸다) 각5돈. 위를 함께 찐득한 가루 정도로 아주 곱게 갈아 앞에 약과 함께 다시 골고루 간다. 쓸 때는 조금씩 눈에 겉흠이 있는 곳에 날마다 2~3번씩 먹는다. 오래 감고 있어야 효과가 좋다.

《장씨의통》

○ 검은자위 위부터뿌예짐증은 검은자위에서 생겨 위에서 아래로 향한다. 증상이 여러 개가 서로 비슷하지만 느림과 빠름이 각각 다르다. 하나는 군살이 처음 생김이고 하나는 검은자위 반달증이며 하나는 검은자위 붉은막 내려옴증이다. 치료도 각각 다르다. 이것은 흰 가림이 넓게 생겨 위에서 아래로 가서 뿌예진다. 가끔 약간 붉은데 어기기 때문이다. 그 불을 움직여서 변한 증상이 있다. 그 병이 위에서 아래로 가면 보통 순조롭다고 말하는데 왜 거스른다고 하느냐. 보통 불에 대해 말할 때 불은 원래 위로 타오르는데 지금 오히려 아래로 내려가기 때문에 거스른다고 말한다. 생숙지황환, 영양각탕을 가려서 쓴다. 비워졌으면 보신환을 같이 먹는다.

《목경대성》

○ 검은자위 위부터뿌예짐증·십구. 거스른 가림으로 위에 활시위가 생기네. 드리운 발이라서 이름을 얻었네. 세월을 헛되이 보내 오래되네. 뿌예져 눈자위에 그득하기 시작하네. 거스르고 어기면 더 엉기고 막히네. 바로 변해서 붉고 아프네. 여러 개가 서로 비슷한 곳이네. 따로 뚜렷하게 나누어야 하네.

이 증상은 검은자위 위 반쪽에서 생겨 점점 눈동자를 가린다. 진하거나 엷은지를 거리끼지 않고 밖에 엷은 흰빛깔이 있으면 이것이다. 붉어졌다면 반드시 어겨서 그 불을 움직였다. 더욱 변한다면 이 병이 아니다. 평소에 눈에 병을 만들기 때문에 때때로 다스릴 수 없다. 쓸데없이 맵고 서늘한 약으로 흩어지고 시원하게 한다면 그 피를 망치고 그 불을 막히게 한다. 그러면 점점 검은자위를 해쳐 해가 오래되어도 낫지 않는다. 의사가 아주 밝지 않고 환자가 돈독히 믿지 않는다면 영원히 고질병이 될까 두렵다. 처음 이 병증이 일어날 때는 눈동자가 맑다가 물러난 다음에 눈겉기름이 깔깔하게 맺혀서 이 병이 된다. 이 때 알짜가 약하고 불이 불타면 더욱 깊은 마음으로 알아야 하며 약을 대충대충 써서는 안 된다. 가림이 보통 위에서 생기면 순조롭다고 하는데 왜 거스른다고 하느냐? 이것은 불을 가리키는 말이다. 불의 타고난 바탕은 위로 타오르는데 지금 아래로 드리우면 그 법칙을 거스르기 때문에 거스른다고 하였다. 그리고 생김새가 위에서 아래로 가기 때문에 발이 드리운다고 말한다.

치료하려면 그 괴로움과 즐거움을 살피고 그 맥과 몸을 진찰하며 그 좋고 나쁨을 묻는다. 눈에 넣는 약을 시험해보고 자세히 안 다음에 병에 맞는 처방을 쓴다. 대개 소요산과 사물탕을 가미해서 천금자주환을 삼키는 것에서 벗어나지 않는다. 효과가 없으면 조양활혈탕을 고쳐 써서 막힌 것을 풀고 마른 것을 촉촉하게 한다. 낮에는 부용경으로 밤에는 공청석으로 바꿔서 눈에 넣으면 반드시 낫는다. 처음에 갑자기 병을 앓으면서 이런 가림이 보이면 다른 병증에 따라 치료해야 한다. 이 사례에는 없다. 그러나 모두 꼼꼼하게 하고 눈을 밝게 해야 한다. 쓸데없이 예전 일을 따른다면 약을 반드시 잘못 쓰게 된다. 눈초리 핏줄증이 되었다가 다시 변해서 검은자위 붉은부예짐증이 된다. 용수의왕도 덜하게 할 수 있지만 낫게 할 수는 없다.

《동의학사전》

○ 수렴막, 수렴장. 흑정 적백예가 위로부터 아래로 드리우는 병증. 간폐의 풍열, 간화, 비위에 몰린 열이 눈에 작용하여 생긴다. 주로 초창(트라코마)의 말기 때 본다. 눈꺼풀 안쪽 면에 과립이 있고 백정(구결막) 윗부분에서 흑정(각막)에로 핏줄이 자라 들어간다. 흑정에는 별 같은 점상 혼탁이 생긴다. 수렴예가 눈동자까지 덮으면 시력장애를 일으킨다. 이밖에 눈부심, 눈물, 눈아픔이 있다. 간폐풍열로 온 것은 풍열을 없애고 예막을 없애고 눈을 밝게 하는 방법으로 귀작홍화산을, 간화로 온 것은 간화를 내리우고 예막을 없애는 방법으로 용담사간탕을, 비위의 열로 온 것은 비위열을 내리우는 방법으로 통비사위탕을 쓴다. 눈에는 석황단, 광명안고를 넣는다. 트라코마성 판누스에 해당한다고 본다.

28) 검은자위 붉은부예짐증

검은자위에 붉은 색의 가림이 가득 차 있는 병증이다. 마치 붉은 노을이 비추는 듯하다. 진하거나 엷고 높거나 낮은 차이가 있다. 아프고 깔깔하여 눈을 뜨기 어렵고 사람을 보려면 두 눈썹을 찡그려야 한다. 검은자위 위부터부예짐증이 진행되어 핏줄이 심하게 엉겨 붉게 흐려진 것이다.

원인과 치료는 아래 책을 본다.

가미수간산은 치자 박하 연교 마황 적작약 강활 당귀 대황 황금 국화 목적 백질려 천궁 감초. 물에 달여 밥 먹고 나서 먹는다.

충화양정탕은 보중익기탕에 소요산을 합치고 황련 갈근 방풍 석곡을 더 넣는다.

신효황기탕은 황기 적작약 자감초 각1돈반 인삼 진피 만형자 생지황 각1돈. 물에 달여 밥 먹고 나서 먹는다.

《은해정미》

○ 검은자위 붉은부예짐증. 물었다. 사람이 눈이 붉고 깔깔하면서 붓고 아픈 병에 걸렸다가 해가 오래되어 검은자위 위

에 붉은 겉흠이 있고 진한 눈물이 나면서 붉은 노을이 햇빛에 비추듯이 한데 왜 그런가? 대답했다. 이것은 삼초에 쌓인 뜨거움과 간장과 가로막에 뜨거운 바람이 위를 쳐서 그렇게 되었다. 치료는 바람을 없애고 피를 흩어지게 하며 서늘한 약을 써야 한다.

 수간산은 간장 기운이 고르지 않은 병을 치료한다. 방풍 강활 당귀 황금 생지황 치자 적작약 감초 고본 대황 백질려. 위를 각각 같은 분량으로 해서 물에 달여 먹는다.

 발운산은 황금 감초 고본 치자 방풍 국화 밀몽화 연교 길경 박하 적작약 백질려. 위를 물에 달여 밥 먹고 나서 먹는다. 가미수간산은 처방은 아이 눈겉흠증 안에 있다.

《목경대성》

○ 검은자위 붉은뿌예짐증. 붉은 가림이 함부로 깎인 꼴로 생기네. 향기로운 등불 꽃이 맺혀 밤에 켜는 등불이네. 둥글게 여러 빛깔에 구름과 같으면서 하늘을 둘러싸고 있네. 바람과 불에 병으로 마음이 급하지 않네. 눈물과 눈곱이 흐르지만 익숙해서 평화롭네. 얼굴을 마주하고 다른 것을 볼 수 있는 지 묻지만 뚜렷하지 않네.

 이 증상은 검은자위에 가림이 붉은빛깔로 가득히 생긴다. 진하거나 엷고 높거나 낮은 차이가 있다. 아프고 깔깔해서 눈을 뜨고 볼 수 없으며 사람을 보려면 두 눈썹을 찡그려야 한다. 눈곱과 눈물이 같이 흐르고 실핏줄이 가로세로로 얽혀 있으며 흰자위도 붉은 자줏빛이기 때문에 검은자위 붉은뿌예짐증이라고 부른다. 바람으로 피가 넘치는 처음 증상처럼 보여서 진짜 고질병인지를 모른다. 정확한 치료가 아니면 치료할 수 없다.

 왜 이 병은 깊은 곳에서 우울하게 있는 부녀자와 가난하고 힘들게 일하는 사람에게 많이 걸리느냐? 사람이 가난하고 고생스러우면 근심이 많을 뿐만 아니라 배고프고 추우며 짊어진 짐이 많다. 그래서 알짜, 기운, 생각이 하루에 한 순간이라도 잘 통하지 못한다. 모두 나에 몸이지만 내가 쓰지 못하면서 힘들게 일해서 생긴 불이 제멋대로 위로 타오른다. 위로 타오를 때 밖에서 비와 이슬을 피하지 못하면 차갑고 서늘함이 안에서 타오른 그 불을 막기 때문에 빠져나가지 못한다. 그래서 낙맥에 깊이 막혔다가 세월이 오래되면 이 때문에 피도 엉기게 된다. 뭉침과 막힘이 같이 움직이고 막힘이 퍼지면서 뭉침이 나온다. 그래서 앞과 같은 증상이 생긴다.

 어떤 책에서 '양이 세차고 바람이 높으면 가림이 붉으면서 약간 단단하다. 음이 비워져 불이 움직이면 겉흠이 흰빛깔이면서 가운데가 눌려있다.'고 했는데 옳은 말씀이다. 저쪽이면서 이쪽이며 멀지 않으면서 가깝지 않다.

 치료법은 먼저 그 상황을 헤아린 다음에 그 원인을 묻는다. 그 다음에 그 맥과 몸 상태를 진찰한다. 병이 채워짐이 아니고 몸도 채워짐이 아니면 충화양정탕이나 신효황기탕을 큰 처방으로 해서 한두 번 먹는다. 이때 다른 것이 어떻게 따라 일어나는지 보고 북돋거나 조화롭게 한다. 효과가 나기 어렵지만 약을 아까워하지 말고 세월을 따지지 않다보면 마침내 낫게 된다. 어린이가 이 병에 걸렸을 때 눈먼 의사가 치료한다면 반드시 무너진다. 꼼꼼하고 조화롭게 해야 한다. 그렇지 않으면 반드시 때맞춘 눈병 증으로 변해 시간과 노력이 많이 든다.

《동의학사전》
○ 혈예포정을 달리 부른 이름.

29) 검은자위 반달증

검은자위의 위쪽 기슭에서 반달꼴에 흰 막이 드리우는 병증이다. 검은자위의 위 반쪽과 흰자위가 만나는 안에서 흰 막이 아주 얇은 흰 조각처럼 아래로 내려간다. 흰자위 속에서 기름즙이 배어나오는 것 같다. 비타민A 결핍증 각막염으로 생긴 비토반점(Bitot's spot)이다. 결막상피는 각화되어 귀 쪽 각막 쪽으로 삼각형의 밑변을 둔 비누거품 같은 생김새의 반점이 눈꺼풀틈새 부위에 생긴다.
원인과 치료는 아래 책을 본다.

《증치준승》
○ 검은자위 반달증. 검은자위 위 반쪽과 흰자위가 만나는 끝에 흰 막 안에서 은은한 흰 조각이 엷게 아래로 내려온다. 그 빛깔은 희끄무레한 푸른빛깔이며 안도 아니고 밖도 아닌 막 속에서 나온다. 처음에는 생각하지 않다가 오래 되면서 비로소 검은자위 아래로 가서 빛이 줄어든다. 검은자위를 따라 빙 둘러 둘러싸서 대추나무 꽃처럼 된다. 가장 느리게 해치기 때문에 사람이 거의 소홀히 해서 항상 이 병에 걸린다. 골에 축축한 바람이 있다가 오래 되면 속을 막는다. 이때 작은 불이 치면 골 기름이 아래로 한 방울씩 떨어진다. 불과 친하거나 마른 음식을 즐겨 먹거나 술을 좋아하거나 갑자기 화를 내는 경우에는 그 뭉친 것을 세차게 움직이게 해서 빠르게 변한다. 경맥에 물이 마르지 않았는데 축축하게 데우거나 가래불이 있는 사람이 마르고 기름지면서 축축한 뜨거움이 있는 음식을 즐겨 먹는 경우에도 모두 이 병이 있다. 추예환이다.

추예환은 반달 눈속흠증으로 조금 머리가 빙글 돌고 이마가 아픈 병을 치료한다. 산양쓸개 청어쓸개 잉어쓸개 각7개 웅담 2돈반 소쓸개 반량 석결명 1량 사향 조금. 위를 곱게 가루 내어 밀가루 풀로 오동나무 씨 크기로 환을 만들어 10환씩 빈속에 맑은 찻물로 삼킨다.

《심시요함》
○ 검은자위 반달증은 느리지만 가장 나쁘네. 검은자위 위 끝이 아주 조금 엷다가 천천히 아래 눈동자구멍 쪽에 내려오네. 사람이 이것을 느끼기 어렵네. 골에 축축한 뜨거움이 있고 간장낙맥이 심하게 깎였네. 둥근 달처럼 기다리지 말아야 하네. 어두워지면 찾아내기 어렵네.
이 증상은[417] (풀이 안함) 보간산을 먹어야 한다.
보간산은 영양각 세신 강활 백복령 저실자 인삼 현삼 차전자 하고초 방풍 석

---
[417] 《증치준승》과 같은 내용은 풀이하지 않는다. 한문은 뒤에 붙여놓았다.

곡 각각 같은 양. 위를 곱게 가루 내어 1돈씩 밥 먹고 나서 묽은 쌀죽에 타서 삼킨다.

추예환은418) (풀이 안함)

《장씨의통》

○ 검은자위 반달증은 검은자위 위 반쪽과 흰자위가 만나는 끝에 흰 막 안에서 은은한 흰 조각이 엷게 아래로 내려온다. 그 빛깔은 희끄무레한 푸른빛깔이며 막 속에서 나온다. 가장 느리게 해친다고 사람들이 거의 소홀히 생각한다. 골에 축축한 바람이 막혔다가 세차게 움직여서 골 기름이 아래로 한 방울씩 떨어져 생긴다. 영양보간산이다.

《목경대성》

○ 검은자위 반달증·칠십일. 느리고 느린 검은자위 반달증이네. 검은자위에 젖어드네. 점점 눈동자구멍 쪽을 가리네. 엷고 엷어 어떤 사람이 알까. 골에 축축한 뜨거움이 머무르네. 화내는 기운으로 간장이 벗겨지네. 대추나무 꽃이 생기기를 기다리지 말아야 하네. 어둡고 어두워 치료하기 어렵네.

이 증상은 검은자위와 흰자위가 만나는 끝에 반달 같은 가림이 있다가 엷게 아래로 내려온다. 그 빛깔은 희끄무레한 푸른빛깔이다. 안도 아니고 밖도 아니며 흰자위 속에서 기름즙이 배어나오는 듯하다. 처음에 느끼지 못하다가 점점 검은자위에 반까지 이르러야 비로소 생김새가 나타난다. 더욱 검은자위에 빙 둘러서 모두 생기고 가림 위에 가림이 겹쳐서 대추나무 꽃이나 톱에 이빨 같은 꼴이다. 결국 빛을 해친다.

진짜 양이 크게 약해졌는데 애써서 움직였을 때 땀과 축축한 것이 머리에 뭉쳐서 생긴다. 또 사람이 술이나 기름진 음식을 아주 배부르게 먹으면서 자고 일어나는 것이 일정하지 않았을 때 뒤섞인 양이 뜨겁게 쪄서 생긴다. 얕은 곳에서 깊이 들어가기 때문에 고르게 변하지 못한다. 결국 신령스러운 빛을 잃어버리게 된다. 정성을 다해 치료하려고 하지만 할 수가 없다. 검은자위 위는 작으면서 엉긴 것이 아래에서 진하면 상현달이라고 부른다. 증상은 같다.

《동의학사전》

○ 언월장. 흑정(각막)에 위쪽 기슭에서 반달 모양의 흰 예막이 내려드리우는 병증. 풍습열사가 눈에 모여서 생긴다. 초기에는 백정(구결막)에 충혈이나 눈부심, 눈물, 눈아픔 등이 없다. 흑정의 위쪽에는 예막이 생기는데 그 표면은 광택이 있고 엷으며 푸르스름하고 흰색을 띤다. 점차 아래로 퍼진다. 심할 때에는 눈동자를 덮는다. 풍습을 없애고 열을 내리우며 눈을 밝게 하는 방법으로 보간산을 가감하여 쓴다.

30) 검은자위 흰막가림증

검은자위 둘레에 흰 잿빛의 작은 막(삼, 핏발)이 생겼다가 검은자위 안으로 들어가는 병증이다. 핏발은 한개 또는

---

418) 《증치준승》과 같은 내용은 풀이하지 않는다. 한문은 뒤에 붙여놓았다.

여러 개가 생기고 크기는 좁쌀알만 하며 그 주위에 핏발이 생긴다. 처음부터 끝까지 아프지 않고 느리게 진행하는 것이 특징이다. 오래되면 눈이 모두 무너진다. 플릭텐 각결막염(phlyctenular conjunctivitis)에 해당한다. 플릭텐 각결막염에서 삼이 결막에 있을 때는 흰자위 흰콩증이라고 하고 삼이 각막의 가장자리에 있을 때는 검은자위 흰막가림증이라고 한다. 주로 비타민이 부족하거나 폐결핵, 영양에 불량한 어린이나 청년들에게 나타나는 데 결핵균이 각막에 침습하여 항원항체 반응인 상태에서 다시 연쇄상 또는 포도상 구균이 침입하여 생긴다. 탄수화물과 소금을 제한하고 단백질, 지방, 비타민을 충분히 섭취하도록 한다. 근래에는 거의 보기 힘든 질환이다.

원인과 치료는 아래 책을 본다.

팔보단은 붕사 해표초(거친 껍질과 날개를 없앤다) 노감석(삼황물에 띄워 찌꺼기와 먼지를 없애고 끓여 말린다) 영사(곱게 간다) 각1량 용뇌 3돈 유향 몰약 각2돈 사향 1돈반.

공청석은 노감석을 찧어 갈아 체로 쳐서 노란 진흙 항아리에 담아 깨끗한 기와 조각으로 잘 덮어서 화로 숯 속에 놓는다. 먼저 약한 불로 하다가 다음에 센 불로 한 낮 동안 담금질한다. 덮개를 열면 노감석이 항아리에서 1~2푼 떨어져 단단한 덩어리로 되어 있으며 송화 가루처럼 노란빛깔인데 푸른빛깔이어도 좋다. 불을 빼고 흰 비소 가루 8돈을 넣고 고르게 섞고 다시 덮는다. 연기가 다 오르면 빨리 집게로 꺼내 차게 해서 아래쪽을 쓴다. 이것을 단두라고 부른다. 이것 2량에 석해 진주 동청 산호 각1돈을 넣고 금박 100장, 은박 200장으로 환을 만든다.

부용경은 주사(거울 같이 빛나는 것) 백반(물에 오래 담가 물에 뜬 것을 말린 것) 노감석(희고 깨끗하며 가벼워 물 위에 떠서 가라앉지 않는 것을 고른다. 찧어 가루로 만들어 항아리에 넣고 충분히 날아가도록 한다. 다시 황련 1돈을 진한 즙으로 달여 맑은 부분을 거른다. 돌을 담갔다가 햇볕에 말린다) 각5돈 붕사(석류 알처럼 밝고 깨끗한 것을 고른다) 경분(밝게 빛나면서 큰 조각을 쓴다) 각3돈 현명분 우황 명웅황 각2돈 진주 석해(자줏빛에 석연도 괜찮다) 혈갈(가장 좋은 혈갈로 갑옷을 뚫을 정도로 붉은 것을 먼지처럼 아주 곱게 갈아 흰 점이 없는 것을 쓴다) 사람젖가루 은박 웅담 사향 유향 몰약 각1돈 용뇌(밝고 맑으며 태워도 불이 붙지 않는 것) 1돈반 금박 200장.

신효황기탕은 황기 적작약 자감초 각1돈반 인삼 진피 만형자 생지황 각1돈. 물에 달여 밥 먹고 나서 먹는다.

전진일기탕은 비워졌는데 일을 많이 해서 열이 나고 숨이 차면서 기침을 하며 토하거나 코피가 나는 병을 치료한다. 지황 부자(쪄서 익힌다) 백출(꿀로 볶는다) 오미자 인삼 맥문동 우슬.

가미사간탕은 지골피 현삼 충울자 상백피 지모 차전자 현명분 대황 용담초 (밀몽화) 각1돈.

양음청폐탕은 흰 막이 헐어서 오랫동안 낫지 않을 때 쓴다. 생지황3돈 현삼 1돈반 맥문동 1돈2푼 결명자 석결명 충울자 밀몽화 각1돈 패모 목단피 백작약 8푼 감초 박하 각5푼.《중루옥약》

《목경대성》

○ 검은자위 흰막가림증·이십. 부끄러워하는 항아의 얼굴이네. 몰래 구름이 나와 사람을 비추네. 빛 무리가 생기고 바람이 쉽게 일어나네. 무지개가 뚫으니 해침이 더욱 많네. 다시는 맑은 빛이 비추지 않네. 빈곳에 병이 머물러 몸이 위태롭네. 깊이 품고서 말로 할 수가 없네. 한번 보니 눈물이 수건을 적시네.

이 증상은 처음 일어났을 때의 세력은 아주 가볍거나 약하다. 그런 다음에 붉고 깔깔하면서 눈물이 흐르기 시작한다. 눈자위가 흐려지고 가림이 생기며 핏줄과 눈곱이 많다. 날이 오래되면 모든 눈 부분이 무너져 비록 조금씩 다닐 수 있지만 눈알은 그림자의 움직임을 보지 못한다. 또 가림이 눈자위보다 약간 높고 개의 자그마한 콩팥 같은 꼴이기 때문에 홀로 막이라고 이름 붙였다. 처음부터 끝까지 모두 아프지 않고 느리면서 잘 변하지 않으며 가장 낫기 어렵다. 어린아이에게 이 병이 많이 보이는데 일반 사람들은 붉은 엿보기, 붉은 애꾸눈이라고 부른다. 어린아이가 병에 걸리면 늙어 죽을 때까지 영원히 한숨 쉰다. 병은 검소하게 생활하면서 일을 많이 했기 때문에 살과 뼈를 크게 해쳐서 생긴다. 또는 먹고 싶은 대로 즐겨 먹었기 때문에 진짜 기운이 닳아 없어져서 생긴다. 덧없는 생김새가 없는 마른 불이 경맥에 깊숙이 숨어 이 병을 품게 된다.

의사는 형편에 맞게 약을 주어야 한다. 그러나 생김새가 있는 뜨거운 바람처럼 흩어지게 하거나 치지는 않는다. 예를 들어 가림 위에 별이나 달 겉흠이 좀먹어 들어가고 병이 더해질듯 하다가 덜해지면서 오히려 빠르다면 대개 뭉친 불이 이미 나타나서 연기가 다시 생기지 않는 것이다. 그래도 가장 밝혀낸 원인에 따르고 형편 속에 형편을 찾아서 그 뜻을 얻어야한다. 더욱이 옛날에 지나간 수레바퀴 자국을 따르지 말고 증상을 버리고 맥을 쫓아야한다. 보배를 모아서 알약을 만들고 솜씨를 헤아리지 말고 눈에 약을 넣으며 돈을 아끼지 말고 약을 먹어야 한다. 그래야 해가 안개를 걷어내고 하늘을 본다. 웃으면서 붉은 엿보기, 붉은 애꾸눈이라고 하는데 내가 붉은 엿보기, 붉은 애꾸눈이 되어 웃길까 두려울 뿐이다.

아저씨인 정곤이 튼튼한 나이에 이미 이 병을 얻어서 지팡이를 짚어야했다. 높은 손님을 맞으려 해도 마을에는 다니지 못하고 집안에만 지팡이를 짚고 다녔다. 내가 겨우 의술을 할 때 그 가림을 보았더니 흰 막에 가깝지만 늘어지면서 매끄럽지 않다고 느꼈다. 그래서 눈꺼풀 안팎에 초창 다래끼를 없애고 팔보단, 공청석, 부용경, 가미자주환을 밤낮으로 눈에 넣고 먹으면서 그 사이에 신효황기탕, 전진일기탕을 달여 먹었다. 4개월 만에 모두 맑아졌다. 지팡이가 필요하지 않을 뿐 아니라 어둔 밤에도 항상 저잣거리에 나가 이야기를 나누었다. 이렇게 십여 년을 하고 죽었다.

그 아들인 어떤 사람은 나에게 덕이 없

었다. 아버지 쪽 친척이 아버님에 두 눈이 오래 장님이었다가 다시 빛을 본 이유를 물어서 바로 타고난 팔자라고 대답했다. 아! 정곤 숙부는 오래 살면서 건강하도록 타고났다. 운명이 눈 속에 눈동자를 늙게 했다가 다시 젊게 했다.

신성에 양잉초 선생은 아버지와 아들이 젊은 나이에 벼슬에 나아갔다. 선생과 항상 편지를 보내 서로 부르지만 조카라고 하면서 형제라고 말하지 않았다. 내가 그 집을 항상 책임지는데 벗이 태옹을 좋아하고 또 모두 아버지 때문이다. 이 분은 마음을 다해 생각하고 겸손함을 지키며 공경하는 모습이어서 정말로 사대부에 원래 모습이다. 의술은 보잘 것 없는 일이다. 학문과 기술이 뛰어날 지라도 수레를 타고 패랭이를 쓰는 신분의 차이는 바뀌지 않는다고 스스로 맹세할 뿐이다. 삼가고 인품이 좋은 아버님이 옛날의 예절을 굳게 지키는데 어떤 사람은 타고난 팔자를 맞대니 산과 강처럼 아득하게 보이는구나.

《동의학사전》
○ 흑정(각막) 둘레에 흰 잿빛의 작은 막(삼)이 생겼다가 흑정 안으로 들어가는 병증. 간폐에 열이 성하거나 음이 허하고 화가 왕성하여 생긴다. 흰 잿빛 또는 약간 붉고 결절로 된 삼이 눈꺼풀 짬 부위의 흑정 둘레(각막 윤부)에 생긴다. 삼은 한 개 또는 여러 개가 생기며 크기는 좁쌀알만하며 그 주위에 피가 진다. 보통 삼은 그대로 흡수되나 때로 흑정 안으로 들어가면서 흠집을 남긴다. 이밖에 눈부심, 눈물, 눈꺼풀 경련이 있다.

간폐의 열로 온 것은 사간청폐하는 방법으로 용담사간탕에 뽕나무뿌리껍질, 구기뿌리껍질, 현삼을 더 넣어서 쓰거나 가미사간탕(구기뿌리껍질, 현삼, 익모초씨, 뽕나무뿌리껍질, 지모, 길짱구씨, 현명분, 대황, 용담)을 쓰고 음허화왕으로 온 것은 자음청열하는 방법으로 양음청폐탕에 전복껍질, 결명씨를 더 넣어서 쓴다. 윤부 삼눈에 해당한다고 본다.

31) 검은자위 붉은막내려옴증

검은자위 변두리 끝에서 붉은 막이 아래로 내려와 검은자위를 덮는 병증이다. 갑자기 붉고 깔깔하면서 눈물이 나며 아프고 가렵다가 붉은 막이 생긴다. 처음에 아주 얇다가 다음에 몹시 크다. 초창으로 인한 각막혼탁이다. 초창은 각막염, 각막혈관신생, 각막혼탁의 순서로 진행하기 때문에 병의 진행과 증상에 따라 검은자위 붉은막내려옴증, 검은자위 붉은살증, 검은자위 노란막내려옴증 으로 나눈다.

원인과 치료는 아래 책을 본다.
자간산은 눈걸증으로 붉은 살과 겉흠, 막이 눈자위를 가려 또렷하지 않은 병을 치료한다. 석결명(씻는다) 곡정초 각4량 조각자(구워 껍질과 씨를 없앤다) 2돈반 황금(검은 심을 없앤다) 목적 각5량 감초(굽는다) 2량 창출(쌀뜨물에 7일 동안 담갔다가 조각으로 썰어 불에 말린다) 반근. 위를 곱게 가루 낸다. 쓸 때는 돼지간 1개를 힘살과 막을 없애고 여러 개 틈을 만든다. 약 가루 5돈을 틈 안에 섞고 소금 1돈을 섞어 합쳐서 붙매인다. 축축한 버드나무 가지 서너 개를 돌리면서 약한 불로 잘 익도록 삶는다. 이른 새벽에 빈속에 차게 모두 먹고 찬밥 한 그릇을 먹어 내리누른다. 족삼리혈에 뜸을 2,3,7장을 뜬다. 3일 후에는 눈물이 나면서 효과가 있고 7일 후에 겉흠과 막이 물러난다. 날마다 아침에 새물로 입을 헹군다.

세안자금고(《화제》)는 해가 멀거나 가까운 겉흠과 막이 가렸거나 군살에 눈자위에 붙었거나 어두우면서 눈물이 많거나 또렷하게 보이지 않는 병을 치료한다. 또는 바람 기운이 쳐서 눈꺼풀에 다래끼가 생겼거나 눈언저리까지 붉게 짓무르고 햇빛을 싫어하며 눈이 부시고 깔깔해서 눈을 뜨기 어려운 병도 치료한다. 황련(수염을 없앤다) 반량 적작약 당귀 주사(따로 간다) 유향(따로 간다) 붕사(따로 간다) 각2돈반 웅황(갈아 물에 뜬 것만을 말린다) 2돈 사향(따로 간다) 반돈. 위를 곱게 가루 내어 갈은 약에 넣고 고르게 저은 다음 다시 간다. 졸인 꿀로 조협나무 열매 크기로 환을 만들어 1환씩 깨끗한 잔 안에 넣고 끓인다. 거품이 일면 열어 바람이 없는 곳에서 씻는데 약이 차가워지면 잠깐 눈을 감는다. 3량을 다 하면 다시 뜨겁게 데워 앞의 방법으로 씻는다. 한번 눈에 넣고 3~5번 눈을 씻는다. 구리나 쇠 그릇 안에서 씻지 않는다. 갑자기 눈이 붉게 부으면 씻지 않는다.

통간산은 얼음 눈속흠증을 치료한다. 치자 백질려(볶는다) 지각 형개 각4량 차전자 우방자(볶는다) 각2돈 감초 4돈. 위를 가루 내어 2돈씩 고죽엽 끓인 물에 밥 먹고 나서 타서 삼킨다. 《증치준승》

신소산은 눈 안에 검은자위 노란즙차오름증, 검은자위 붉은막내려옴증을 치료한다. 황금 선태 감초 목적 각5돈 곡정초 창출 각1량 뱀허물(볶는다) 3개. 위를 가루 내어 2돈씩 밤에 자려고 할 때 찬물에 타서 삼킨다. 《증치준승》

울금주조산은 황금 울금 대황 방풍 치자 당귀 천궁 적작약 용담초. 가루 내어 3돈씩 따뜻한 술로 밥 먹고 나서 하루 2번 먹는다.

발운탕은 황기(꿀로 볶는다) 세신 생강 갈근 천궁(뜨거움이 있으면 뺀다) 시호 형개 고본 감초 승마 당귀 지모 강활 방풍 황백. 가루 내어 6~7돈씩 물에 달여 먹는다.

석결명산은 석결명 결명자 각1량 강황 치자 목적 청상자 적작약 각5돈 대황 형개 각2돈반. 가루 내어 2돈씩 맥문동 달인 물에 먹는다. 《동의보감》

조협환은 검은자위 붉은막내려옴증과 모든 가림을 치료한다. 동그란 눈속흠증에 조각환을 본다.

《비전안과용목론》

○ 검은자위 붉은막내려옴증. 이 눈이 처음 병에 걸릴 때는 갑자기 붉고 깔깔하며 눈물이 흐르고 아프면서 가렵다. 은근히 눈알을 문질러 점점 검은자위에 겉흠이 생기다가 붉은 막이 아래로 드리워지면서 바로 검은자위를 덮는다. 이 가림은 노을에 비친 구름처럼 가린다. 가장 먼저 찔러 피를 낸다. 뜨거운 돌로

찜질하면서 청량전을 눈에 넣고 영양각음자를 먹으면 낫는다.

시로 말한다. 검은자위 위에서 바로 와서 가리네. 오장육부에 삿된 들어왔다고 아네. 뜨거운 기운이 위로 치고 간장 안이 막혔네. 검은자위가 노을 구름처럼 덮어지네. 위 눈꺼풀을 뒤집어 뭉친 피를 없애야 하네. 영양각음자로 통하게 해서 없애면 거의 효과가 있네. 없어지면 다시 청량전을 눈에 넣네. 모든 약을 쓸 때는 줄이거나 늘리네.

청량전은 용뇌 경분 마아초 물푸레껍질 각1량 방풍 황련 각3푼. 위를 가루 내어 아주 곱게 갈아 물 2대접에 약을 담갔다가 2일 후에 달여 큰 2잔을 만들어 찌꺼기를 거르고 다시 3~5번 끓도록 달인다. 항아리에 담아 놓고 따로 용뇌를 넣고 고르게 저어 꼭 막아서 먼지가 들어가지 않도록 한다. 쓸 때는 눈에 넣으면 효과가 있다.

영양각음자는 영양각 1량5돈 황기 2량 충울자 2량 황금 천문동 현삼 지모 길경 각1량. 위를 가루 내어 물 1잔에 가루 1돈으로 5푼이 되게 달여 밥 먹고 나서 찌꺼기를 없애고 따뜻하게 먹는다.

《은해정미》

○ 검은자위 붉은막내려옴증. 눈꺼풀 아래에 생긴 붉은 막이 아래로 드리워져 검은자위를 가리면서 아프다. 위장이 뜨겁기 때문이다.

치료법은 심하게 붉고 아프면 울금주조산, 대황당귀산을 먹는다. 조금 물러난 다음에는 발운탕, 생지황산을 쓰면서 중약에 청량산을 더해서 눈에 넣는다. 위처방은 모두 앞에 있다.

대황당귀산은 위장 속에 뜨거움이 있기 때문에 막이 생기면서 아픈 병을 치료한다. 당귀 작약 천궁 국화 대황 황금 행인 박하. 위를 각각 같은 분량으로 잘게 썰어 밥 먹고 나서 물에 달여 따뜻하게 먹는다.

생지황산은 눈 아래 붉은 막이 때가 없이 나타났다 없어지는 병을 치료한다. 오래 먹으면 생기지 않는다. 생지황 황백 지모 방풍 형개 승마 갈근 천화분 황금 감초 상백피 백복령 적작약. 위를 잘게 썰어 먹을 때마다 7~8돈 무게로 물에 달여 밥 먹고 나서 먹는다.

《세의득효방》

○ 검은자위 붉은막내려옴증. 눈 속에 막이 있는데 위에서 아래로 드리워 검은자위를 가린다. 위에서 내려오는 막이라고도 부른다. 바람을 맞으면 눈물이 나오고 햇빛을 싫어하면서 눈이 부시다. 이것은 들어온 뜨거움이 위를 쳤다. 뒤에 명상고를 눈에 넣은 다음에 앞에 통간산을 먹는다.

《증치준승》

○ 검은자위 붉은막내려옴증. 처음에 일어날 때는 아주 얇다가 다음에 심하게 커지고 커지면 병이 빠르다. 이 병은 붉은빛깔로 가리는데 흔히 붉은 핏줄이 흰자위를 뚫고 아래로 간다. 검은자위 위 반쪽 변두리 근처 흰자위 끝에서 한 조각 가림이 일어나고 붉은 핏줄이 서로 당겨 얽힌다. 가림이 크면서 핏줄이 거칠고 심하게 붉으며 눈물이 나오면서 깔

깔하고 눈알이 쑤시면서 머리가 아프면 빠르게 변하게 된다. 핏줄이 가늘면서 작고 옅은 붉은빛깔이며 눈알이 쑤시거나 머리가 아프지 않으면 느리게 변하는 병이다.

또 눈알이 쑤시지 않고 머리도 아프지 않으면서 다른 증상도 없는 듯이 한 경우가 있다. 또 깔깔하고 붉기만 하면서 엷은 가림이 생기는데 그 가림 위에 가느다란 핏줄이 서로 당겨 얽히는 경우가 있다. 또 가림 둘레에 있는 핏줄 아래에서 별 같은 겉흠이 여러 개 일어나는 경우도 있다. 이 별 겉흠은 누런패인 눈겉흠증이 약한 병이다. 이들은 모두 불이 안에서 막힌 병이며 이 병은 아직 가벼워서 치료도 잘된다. 대개 생김새가 없는 불이 눈겉기름 안으로 숨어 들어갔기 때문에 이 병이 된다. 생김새가 있는 뜨거운 피로 생긴 심한 병과 견주지 못한다.

가림 위에 핏줄이 있거나 별 겉흠이 핏줄 뭉치에 생겼다면 모두 느리게 물러나는 병이다. 실핏줄 속에 기운이 생겼기 때문에 쉽게 생겼지만 물러나기 어렵다. 비록 느리게 물러나지만 겉흠이 엷고 핏줄이 가늘며 심하게 붓지 않으면 약을 써도 잘 물러난다. 심하면 어쩔 수 없이 찔러 피를 내야 한다. 흰자위 위 반쪽 변두리에 붉은 핏줄이 생겨 아래 검은자위까지 드리워지는 경우에 많고 적은지를 거리끼지 않고 단지 아프면서 붉게 구불거리면 아주 나쁜 증상이 온 것이다. 실핏줄이 작고 조금 붉지만 위에서 떨어지는 경우에는 모두 느리게 물러나고 치료도 오래 견뎌야 한다. 눈동자구멍 쪽을 뚫고 지나갔다면 굵거나 가늘고 이어지거나 끊어진지를 거리끼지 않고 모두 느리게 물러난다.

이 증상은 골에 축축한 뜨거움이 있고 낙맥에 깊은 불이 깊이 스며있다. 그렇기 때문에 이런 붉은 핏줄이 있으며 네 둘레에 엉긴 피는 없지만 그 깊숙한 곳에 엉긴 피가 쌓여있다. 아직 깊이 머물러서 불이 웅크리고 있기 때문에 심하지 않을 뿐이다. 어느 때에 불러일으키면 이 병증이 솟아오르면서 병승도 심해진다. 안에서 뻑뻑하게 막히지 않으면 밖에서도 이 병증이 없다. 가벼우면 흩어지게 삭히고 심하면 찔러 피를 내는 것이 정한 치료법이다. 안으로 자간산을 먹고 밖으로 자금고를 눈에 넣는다. 다음에 통간산, 신소산, 조각환을 먹는다.

《동의보감》

○ 검은자위 붉은막내려옴증. 눈 속에 막이 있는데 위에서 아래로 드리워져 검은자위를 가린다. 위에서 내려오는 막이라고도 부른다. 바람을 맞으면 눈물이 나오고 햇빛을 싫어하면서 눈이 부시다. 이것은 삿된 것이 들어와 위를 쳤다. 백점고를 눈에 넣은 다음에 통간산을 먹는다. 처방은 위에 비워진 눈어둠증을 본다.(《득효》)

백점고는 겉흠과 막을 치료한다. 황련 2돈을 썰어 물 1잔이 반이 되게 달이고 여기에 방풍 8푼 당귀신 감초 각6푼 유인(찐득하게) 3푼을 넣는다. 같이 끓여 물을 떨어뜨려 흩어지지 않으면 비틀어 짜서 찌꺼기를 없앤다. 꿀을 조금 넣고 다시 조금 끓여 마음을 가라앉히고 눈에 넣는다. 하루 5~7번 하고 자려고 할 때 넣으면 더욱 병에 효과가 있다. 겉흠이 6년 동안 있었고 눈동자구멍 쪽까지 구름 같이 가린 꼴일 때 이 약을 썼더니 효과가 있었다.(《동원》)

통간산은 얼음 눈겉흠증을 치료한다. 생치자 백질려 지각 형개 감초 각5돈 차전자 우방자(볶는다) 각2돈반. 오른쪽을 가루 내어 2돈씩 고죽엽 달인 물에 타서 삼킨다.(《득효》)

《심시요함》

○ 검은자위 붉은막내려옴증. 골에 쌓인 뜨거움이네. 눈알이 아플 때는 엉긴 피가 있네. 변하는 증상을 치료해서 생기지 않아야하네. 위 눈꺼풀에 엉긴 피를 빼내야 하네.

이 증상은[419] (풀이 안함) 다음을 먹어야 한다.

조각환은[420] (풀이 안함)

세안금사고는[421] (풀이 안함)

《장씨의통》

○ 검은자위 붉은막내려옴증은[422] (풀이 안함) 안으로 신소산에서 선태와 뱀허물을 빼고 조협, 석결명을 더해서 먹고 밖으로 강설고를 눈에 넣는다. 그런 다음

---

419) 《증치준승》과 같은 내용은 풀이하지 않는다. 한문은 뒤에 붙여놓았다.
420) 위에 동그란 눈속흠증에 조각환과 같은 내용이다.
421) 《증치준승》과 같은 내용이기 때문에 풀이하지 않는다. 한문은 뒤에 붙여놓았다.
422) 《증치준승》과 같은 내용은 풀이하지 않는다. 한문은 뒤에 붙여놓았다.

에 조협환을 쓴다.

《의종금감》《안과심법요결》

○ 검은자위 붉은막내려옴증 노래. 붉은 막이 아래로 드리워져 눈동자구멍 쪽을 덮네. 붉은 막이 흰자위에서 아래 검은자위로 드리워지네. 이것은 간장과 폐장에 있는 뜨거움이 눈을 쳤네. 눈물이 흐르고 아프며 병이 나아도 붉네. 영양음인 영양각, 지모, 황금, 현삼, 길경, 시호, 치자, 충울자를 쓰네.

영양음은 영양각(깎는다) 1돈5푼 지모 황금 현삼 길경 시호 치자(볶는다) 각1돈 충울자 2돈. 위를 거칠게 가루 내어 물 2잔으로 1잔이 되게 달여 밥 먹고 나서 찌꺼기를 없애고 따뜻하게 먹는다.

쉽게 풀이함. 검은자위 붉은막내려옴증은 처음 병에 걸릴 때는 흰자위 위 변두리에 한 조각 붉은 막이 일어난다. 이 막이 검은자위까지 드리웠다가 아래로 내려가 눈동자구멍 쪽을 덮는다. 간장과 폐장의 뜨거움이 눈 속을 쳤기 때문이다. 붉은 막이 생기고 눈물이 흐르며 아프면서 가렵다. 영양음을 먹어야 한다.

《동의학사전》

○ 외장눈병의 하나. 백정에 생긴 붉은 막이 흑정에로 침습해 들어가는 병증을 말한다. 간폐의 풍열로 낙맥이 막혔을 때 생긴다. 흑정 윗부분의 표면에 별과 같은 작은 흰점들이 나타나고 그 밑으로 가느다란 백정의 핏줄들이 자라 들어간다. 심할 때에는 흑정 아래에도 작은 흰점들이 계속 더 생기면서 핏줄이 흑정의 아래쪽으로 퍼져 내려가 시력장애를 일

으킨다. 이밖에 눈물, 눈부심, 안검경련 등이 있다. 풍열을 없애고 간을 고르롭게 하며 예막을 없애는 방법으로 석결명산을 가감하여 쓴다. 눈에는 석황단을 넣는다.

32) 검은자위 붉은살증

검은자위에 붉은 핏줄이 얽히고 붉은 고기 덩어리 같은 겉흠이 가린 병증이다. 처음에 붉게 붓고 미칠 정도로 아프며 눈물이 물을 끓이듯이 흘러 갑자기 눈붉음증과 비슷하다. 치료를 못하면 크고 작은 핏줄이 가로세로로 얽히면서 검은자위에 뚫고 들어갔다가 크게 변해서 검은자위를 가린다. 주로 초창에서만 볼 수 있는 말기 때의 특징적 증상이다. 각막 표층에 구결막으로부터 혈관이 침입하여 육아 조직이 각막 내에 침윤되는 자가면역질환이다.

원인과 치료는 아래 책을 본다.

청독축어탕은 천문동 맥문동 황련 황금 목통 차전자 우슬 홍화 소목 자초 포황 목단피 괴화 생지황 감초.

강설단은 반홍(청반이 밝고 큰 것을 고른다) 1량 초석(긴 싹을 쓴다) 5돈 돌소금 2돈 주사 1돈.

비웅단은 웅황(가장 좋은 웅황을 갈아 물에 풀어 뜬 것을 말린다) 4돈 현명분 3돈 붕사 2돈 웅담 1돈 용뇌 5푼.

분주산은 괴화 포황 목단피 단삼 홍화 소목 자초 각1량 유향 몰약 혈갈 주사 영사 각5돈. 사물탕과 같이 먹는다.

팔정산은 대황 구맥 목통 치자 활석 감초 편축 차전자 각각 같은 양. 가루 내어 5돈씩 물에 달이거나 대나무잎 등심 파뿌리를 더 넣어 밥 먹고 나서 먹는다.

당귀용담탕은 검은자위 붉은살증에 《은해정미》를 본다.

국화통성산은 1. 활석 3량 감국 1량반 석고 황금 마아초 길경 감초 마아초 황련 강활 각1량 방풍 천궁 당귀 백작약 대황 박하 연교 마황 백질려 망초 각5돈 형개 백출 치자 세신 만형자 각2돈반《증치준승》 2. 활석 2돈 감초 1돈반 치자(검게 볶는다) 황금 길경 각1돈 망초 대황(술에 찐다) 백작약(볶는다) 형개 당귀 연교 방풍 백질려(볶는다) 강활 세신 감국 만형자 각5푼. 생강 3쪽을 넣고 물에 달여 밥 먹고 나서 먹는다.

형개산은 간장경맥에 뜨거움이 몰려 눈에 핏발이 서고 겉흠이 생겼을 때 쓴다. 황련 당귀 적작약 형개 각1돈반. 거칠게 가루 내어 물에 달여 따뜻할 때 눈을 씻는다.《의림촬요》

《은해정미》

○ 검은자위 붉은살증. 물었다. 피가 엉긴 겉흠이 두 눈자위를 가렸는데 왜 그런가? 대답했다. 모두 심장 경맥이 뜨겁고 간장이 비워지면서 삿된 뜨거움을 받았기 때문이다. 눈 속이 붉고 깔깔하며 붓고 아프면서 눈물이 나온다. 그러다가 점점 붉은 핏줄이 눈알 가득히 항상 드러나 있다. 오래되면 힘살과 핏줄이 진하게 맺혀 검은자위를 가득 가린다. 붉은 살점 꼴이기 때문에 검은자위 붉은살증이라고 이름 붙였다. 사심탕을 먹은 다음에 수간활혈탕이다.

사심탕은 황련 황금 대황 연교 형개 적작약 차전자 박하 국화 각1량. 위를 잘게 썰어 4~5돈씩 물에 달여 따뜻하게 먹는다.

수간활혈탕은 당귀 생지황 적작약 각1량반 천궁 강활 각7돈 황기 방풍 황련 대황 박하 연교 국화 백질려 각1량. 위를 4~5돈씩 물에 달여 술 2잔을 넣고 따뜻하게 먹는다.

물었다. 검은자위 붉은살증은 왜 그런가? 대답했다. 심장이 뜨겁고 피가 아주 세차기 때문이다. 이 병이 처음 생겼을 때는 치료하기 쉽지만 피가 모두 흩어져 버리면 없애기 어렵다. 아플 때 파혈홍화산이나 당귀용담탕을 쓰고 청량산을 눈에 넣는다.

당귀용담탕은 방풍 석고 시호 강활 오미자 승마 감초 황련(술로 씻는다) 황금(술로 씻는다) 황기 황백(술로 씻는다) 당귀 용담초 적작약 각5돈. 위를 잘게 썰어 5돈씩 물에 달여 2사발이 되면 찌꺼기를 버리고 술을 조금 넣고 자기 전에 뜨겁게 먹는다. 말을 하지 않는다.

파혈홍화산은 당귀(잔뿌리) 천궁 적작약 지각 소엽 연교 황련 황기 치자 대황 소목 홍화 백지 박하 승마. 위를 같은 분량으로 물에 달여 물 3잔을 넣고 따뜻하게 먹는다.

《목경대성》

○ 검은자위 붉은살증. 저 소나무와 대나무를 쳐다보니 싱싱한 푸르름에 가슴이 답답하네. 검은자위에 붉은 겉흠이 빽빽이 가렸네. 흰자위를 나눌 수 없고 검은자위도 알아볼 수 없네. 검고 흰 것이 둥글게 합쳐지고 피와 살이 하나로 합쳐졌네. 왼쪽과 오른쪽이 서로 전해서 고질병이 될까 두렵네. 사람이 보면 늘 놀라고 사람을 보면 알아보지 못하네. 뛰어나게 돌침으로 치료했더니 흉함이 적고 길함이 많네.

이 증상은 처음 일어나면 왼쪽이나 오른쪽이 붉게 붓고 미치도록 아프다. 눈물이 뜨거운 물처럼 흐르고 밝은 곳을 두려워하면서 피해서 마치 갑자기 눈붉음증 같다. 치료하지 않으면 크고 작은 붉은 핏줄이 가로세로로 검은자위를 뚫고 지나간다. 이렇게 하룻밤이 지나고 나면 머리가 아프고 똥도 나오지 않다가 붉은 핏줄이 갑자기 크게 변해서 피가 엉긴 가림이 된다. 이 가림이 더욱 채워지고 겉흠이 되면 검은자위를 진하게 가린다. 억지로 들추어 보면 검거나 희지 않고 오직 피와 살이 한 덩어리로 있기 때문에 검은자위 붉은살증이라고 부른다.

이 증상은 아주 위험하다고 생각하면서 손을 써야 한다. 국화통성산이나 청독축어탕을 큰 분량으로 해서 달여 먹는다. 먹고 나서 돌침으로 찔러 피를 내고 강설단, 비웅단을 번갈아 밤낮으로 눈에 넣는다. 세력이 조금 안정되면 분주산, 팔정산, 소풍산혈탕을 늘리거나 줄여서 함께 먹는다. 그러면 스스로 나쁜 것이 좋아지고 위험한 것이 고르게 돌아온다. 치료를 잘 참지 않고 환자가 삼가지 않으면 울퉁불퉁하지는 않더라도 작은 흠이 생긴다.

《동의학사전》
○ 홍하영일증, 채운봉일증. 백정(구결막)으로부터 흑정(각막)에로 핏줄이 몹시 자라 들어가 붉은 예장으로 보이는 병증. 간폐의 풍열이나 심화가 위로 올라가서 생긴다. 흔히 초창(트라코마) 때 보며 적막하수가 악화될 때 생긴다. 흑정에 작은 성점예막이 생기고 백정으로부터 핏줄이 자라 들어가 흑정 전체를 덮는다. 이밖에 시력저하, 눈부심, 눈물, 깔깔한 감이 있다. 간폐풍열로 온 것은 풍열을 내리우는 방법으로 당귀용담탕, 국화통성산 등을 쓰며 심화로 온 것은 심화를 내리우고 혈을 잘 돌게 하며 예막을 없애는 방법으로 사심탕에 모란뿌리껍질, 단삼, 치자를 더 넣어서 쓴다. 눈에는 석황단, 항생제 연고를 넣는다. 혈관성 각막 판누스에 해당한다고 본다.

33) 검은자위 노란막내려옴증

아프고 눈물이 흐르다가 누런 막이 점점 검은자위 위에서 아래로 내려오는 병증이다. 눈 안에 모래가 들어간 것처럼 깔깔하고 가려우며 약간의 눈곱이 끼고 눈이 부시면서 눈물이 흐른다. 막결막염이 생겨서 각막으로 퍼지는 만성 전염성 염증이다. 공모양 각막병증일 수 있다.
 원인과 치료는 아래 책을 본다. 또는 청비양혈탕이나 귀작홍화산을 쓴다.
 통비사위탕은 맥문동 충울자 방풍 대황 지모 천문동 황금. 뜨거움이 심하면 황백 석고 박초 치자를 더 넣는다. 현삼을 더 넣은 처방도 있다. 가루 내어 5돈씩 물에 달여 밥 먹기 전에 먹는다.
 발운산은 황금 감초 고본 치자 방풍 국화 밀몽화 연교 길경 박하 적작약 백질려. 물에 달여 밥 먹고 나서 먹는다.
 만응선화산은 별하나 눈겉흠증을 본다.
 청비양혈탕은 뜨거운 바람을 없애고 독을 풀어서 눈이 붉게 붓고 아픈 병을 치료한다. 트라코마, 유두성 결막염에 쓴다. 대황(술에 씻는다) 연교 각1돈반 형개 방풍 적작약 현삼 진피 선태 창출 백선피 각1돈 후박 감초 각5푼 대나무잎 30조각. 거칠게 가루 내어 물에 달여 밥 먹고 나서 먹는다. 《의종금감》
 귀작홍화산은 뜨거운 바람을 없애고 독을 풀며 엉긴 피를 헤친다. 트라코마로 눈꺼풀이 단단하게 붓고 과립이 많이 생기며 충혈과 유두증식이 심할 때 쓴다. 당귀 백작약 홍화 대황 치자 황금 감초 백지 방풍 생지황 연교 각1돈. 거칠게 가루 내어 물에 달여 밥 먹고 나서 먹는다. 《심시요함》

《은해정미》
○ 검은자위 노란막내려옴증은 비장과 위장에 뜨거운 바람이 맺혀서 피가 엉기고 기운이 막혔기 때문이다. 그러면 눈겉기름이 꽉 막히고 피가 돌아도 통할 수 없기 때문에 이 병이 생긴다.
 때가 없이 나타났다 없어지는데 아프고 깔깔하면서 눈물이 흐른다. 그러다가 점점 노란 막이 생겨 아래로 드리운다. 나타나면 막이 펼쳐지고 물러나면 막이 오그라든다. 눈꺼풀 거죽이 아래로 늘어지고 눈이 부시면서 햇빛을 싫어해서 들어올려도 벌어지지 않는다. 노란 막이 점점 길어지면 눈동자구멍 쪽을 가리고 심하면 눈에 노랗게 모두 가득차서 사람과 사물을 알아보기 어렵다.

치료법은 속눈썹 말림증은 아니지만 마찬가지로 집게로 눈 거죽을 집는다. 이렇게 검은자위를 드러나게 해서 노란 막에 기운을 펼친다. 나타났다 없어진 해가 오래되면 집게로 집을 수 있지만 잠깐 나타났으면 집게로 집어서는 안 된다. 통비사위탕, 발운산, 팔정산의 약과 맞는 단약에 용뇌를 조금 넣어 치료해야 한다. 눈물이 있으면 빨리 물러나고 눈물이 없으면 느리게 물러난다. 먹는 것을 꺼리고 몸과 마음을 깨끗이 해야 그 피가 약해지고 몸조리하기 쉽다. 또 하나의 병증이 있는데 노란 막이 아래에서 위로 생기면 검은자위 노란즙차오름증이라고 한다. 대개 치료는 같으며 진하면 칼로 도려내야 한다.

물었다. 흰자위 누런붉은빛깔증에 노란 막 같은 겉흠이 생기는데 왜 그런가? 대답했다. 비장과 위장이 간장을 얻은 나무가 흙을 이긴 모습이다. 치료는 성미금화환으로 그 누런 막을 없앤 다음에 침사평위환을 써서 마무리한다. 중약을 눈에 넣는데 용뇌는 쓰지 않거나 조금만 넣는다.

침사평위환은 오래 먹으면 위장 기운을 고르게 하고 간장에 삿된 것을 없앤다. 창출 후박 진피 감초 침사[423]. 위를 같은 분량으로 해서 썰어 가루로 만들어 졸인 꿀로 녹두 크기로 환을 만든다. 50환씩 빈속에 묽은 쌀죽으로 삼킨다.

성미금화환은 비장과 위장에 뜨거움이 쌓여서 노란 막이 생긴 병을 치료한다. 치자 황금 황백 상백피 지골피 길경 지모 감초. 위를 곱게 가루 내어 졸인 꿀로 환을 만들어 맑은 찻물로 삼킨다.

《장씨의통》

○ 검은자위 노란막내려옴증.[424] (풀이 안함)

선화산에 석고, 용담초, 대황을 더 넣어서 써야 한다. 석연단을 눈에 넣는데 눈물이 나면 쉽게 물러나고 눈물이 없으면 느리게 물러난다. 진하면 칼로 도려내야 한다.

《동의학사전》

○ 수렴막의 하나. 백정(구결막)의 윗부분에서 누런 막이 흑정(각막)에로 내려드리운 것. 트라코마, 판누스에 해당한다고 본다.

34) 검은자위 푸른겉흠내려옴증

푸른 겉흠이 검은자위 위에서 아래로 내려오는 병증이다. 위는 뾰족하고 아래는 커서 꼭 쓸개가 매달린 것 같으며 눈동자구멍 쪽까지 내려온다. 양방 병명으로 무엇인지 모르겠다.

원인과 치료는 아래 책을 본다.

석연단은 흰패인 눈겉흠증에 《의종금감》《안과심법요결》을 본다.

---

[423] 침을 갈아 만들 때 떨어지는 고운 가루.

[424] 《은해정미》와 같은 내용이기 때문에 풀이하지 않는다. 한문은 뒤에 붙여놓았다.

《증치준승》
○ 검은자위 푸른겉흠내려옴증. 겉흠이 위에서 아래로 내려오는데 눈동자구멍 쪽까지 미친다. 빛깔은 푸르면서 반점꼴이다. 위는 뾰족하고 아래는 크며 엷으면서 둥글고 길다. 생김새가 쓸개가 매달린 듯해서 이 이름을 얻었다. 골에 뜨거움이 뭉치고 간장과 쓸개에 기름즙을 해쳤기 때문이다. 증상이 빨리 변하기 때문에 마음을 바짝 차리고 치료해야 한다. 가늘고 가는 핏줄이 자줏빛으로 부풀면서 오면 더욱 빠르다. 머리가 아프면 더욱 나쁘다. 반드시 안이 막혔기 때문에 빨리 눈 주위에 그 막힌 것을 찾아서 통하게 해야 한다. 그래야 망가지는 병을 피할 수 있다.

《장씨의통》
○ 검은자위 푸른겉흠내려옴증425) (풀이 안함) 석고산, 조협환을 먹고 석연단을 눈에 넣는다.

35) 검은자위 노란즙차오름증

검은자위와 무지개막 사이에 누런 고름이 고여 있는 병증이다. 검은자위의 가장 밑 부분의 안쪽에 누런빛깔의 막이 생긴다. 처음에는 가끔씩 아프고 붉으면서 깔깔하고 눈물이 흐르다가 점점 누런 막이 생겨 검은자위 아래에서 위로 차오른다. 각막염이 심해 전방의 방수에 고름이 차는 전방축농이다.

425) 《증치준승》과 같은 내용은 풀이하지 않는다. 한문은 뒤에 붙여놓았다.

원인과 치료는 아래 책을 본다.
시갈해기탕은 시호 갈근 강활 백지 황금 백작약 길경 감초 석고. 생강과 대추를 넣고 달인다.
십신탕은 마황 갈근 천궁 승마 백지 자소엽 귤피 향부자 백작약 감초.
삼우환은 석고 8량 마황 4량 행인 2량. 겨와 쌀로 환을 만든다.
주자대황환은 대황(검은 껍질로 신선한 노란 비단무늬가 있는 것을 조각으로 썬다) 1근. 좋은 술로 쪄서 말리고 다시 소주를 넣고 잘 뒤적여 그늘에 말린다. 녹두 크기로 환을 만든다.
신소산은 검은자위 노란즙차오름증을 치료한다. 황금 선태 감초(굽는다) 목적 각1량 창출(어린아이 오줌에 담근다) 참기름(볶는다) 곡정초 각2량 뱀허물(끓인 젖으로 굽는다) 4개. 가루 내어 2돈씩 자려고 할 때 맑은 물에 타서 먹는다. 《장씨의통》
인삼백호탕은 지모 석고 감초 멥쌀 인삼.
작약청간산은 백출 석고 활석 천궁 방풍 길경 형개 전호 시호 감초 박하 황금 지모 백작약 치자 당귀 대황 망초.
사황산은 방풍 4량 감초 2량 곽향 치자 각1량 석고 5돈.
쌍해산은 방풍 대황 박하 백작약 당귀 감초 백출 활석 석고 치자 길경 연교 천궁 형개 마황 망초 황금.
발운단은 선태 뱀허물(굽는다) 목적 백질려 당귀 각2량 천궁 흰 국화 지골피 형개 후추 각1량 감초 밀몽화 만형자 저실자 도인 황련 박하 천화분 각5돈.
인삼고본환은 맥문동 생지황 숙지황 각

4량 인삼 천문동 각2량.
 환정야광환은 인삼 산약 구기자 당귀 지황 육종용 각2량 사원질려 백복신 맥문동 오미자 토사자 유인 백질려(볶는다) 산조인 각1량반 국화 방풍 석곡 우슬 천궁 영양각 각1량 서각 황련 각5돈.
 은화해독탕은 금은화 3돈 황련 황금 황백 치자 각1돈2푼반 패모 결명자 대황 각1돈.
 삼황안즙은 황금 황련 황백 각1돈반. 이 약재에 증류수 800㎖를 넣고 1시간 동안 끓여서 거름종이에 거른다. 다시 물 400㎖를 넣고 30분 동안 끓여서 다시 거른 다음 두 액을 합쳐서 다시 졸여 200㎖가 되게 한 다음 망초를 조금 넣는다. 방부제(레몬즙, 흑설탕, 포로폴리스)를 넣고 고압 멸균하여 보관하고 있다가 필요할 때 눈에 3~4번 넣는다. 《동의학사전》

《비전안과용목론》

○ 검은자위 노란즙차오름증. 이 눈이 처음 병에 걸릴 때는 아프다 괜찮다 하다가 어느 때에 붉고 깔깔하며 눈물이 나오다가 점점 노란 막이 생겨서 곧바로 검은자위를 덮어 사람과 사물을 알아보기 어렵게 된다. 모두 신장에 차가운 바람과 위장에 아주 심한 뜨거움 때문이다. 찔러 피를 내고 갈고리로 걸면서 찜질해야 한다. 그런 다음에 증청고를 눈에 넣고 통비사위탕을 먹으면 효과가 있다.
 시로 말한다. 검은자위 아래에서 노란 막이 생기네. 비장과 위장이 뜨거운 바람을 가지고 있어 함께 어울리네. 아프기 시작할 때 많은 계획을 세우네. 맥문동과 서각이 그치게 할 수 있네. 또는 찔러 피를 내거나 눈에 약을 넣는 가벼운 치료법을 따르네. 삿된 무당을 쓰겠다면 싸울 필요가 없네. 뜸을 뜬다면 뒤에 효과가 없네. 다시 치료하려고 오면 치료하면 되네.
 증청고는 증청 물푸레껍질 세신 백지 유향 용뇌 각1푼 황련 5푼 가자 목향 각1량. 위를 가루 내어 갈아 고르고 곱게 하여 물 2잔에 3일 동안 담가놓는다. 다음에 1잔이 되게 달여 수건에 묶어 찌꺼기를 거른 다음에 다시 꿀 4량을 넣고 함께 달여 찐득한 즙을 만든다. 도자기 항아리에 넣고 꼭 막아 기가 빠져나가지 않게 해서 쓸 때는 눈에 넣으면 효과가 있다.
 통비사위탕은 맥문동 충울자 각1량 방풍 대황 현삼 지모 각1량 천문동 황금 각1량5돈. 위를 가루 내어 고르게 곱게 하여 물 1잔에 가루 1돈으로 5푼이 되게 달여 밥 먹고 나서 찌꺼기를 없애고 따뜻하게 먹는다.

《세의득효방》

○ 검은자위 노란즙차오름증. 검은자위 아래에서 생긴 노란 막이 위로 올라간다. 아주 심하게 아프고 눈을 감으면 깔깔해서 뜨기 어렵다. 이것은 비장 경맥이 바람을 받거나 음식 독이 위장을 해쳐서 얻는다. 서각음을 먹어야 한다.
 서각음은 서각 2각 황금 반량 백부자(구워서 껍질끝을 없앤다) 1푼 맥문동(심을 뺀다) 1푼 차전자 강활 각반량. 위를 썰어 가루 내어 3돈씩 물 1잔반으로 달여 밥 먹고 나서 따뜻하게 먹는다.

《증치준승》

○ 검은자위 노란즙차오름증. 검은자위의 아래 끝에 눈속기름 안에서 겉흠이 생기는데 노란빛깔이다. 어린아이의 손톱 아래쪽에 있는 흰 반달과 서로 같다. 누런패인 눈겉흠증과 같은 기운이다. 하지만 누런패인 눈겉흠증은 검은자위 밖에 생기기 때문에 눈에 넣는 약으로 없앨 수 있다. 이것은 눈속기름 안에서 뜨겁게 쪄서 일어나기 때문에 눈에 넣는 약으로 없앨 수 없다. 눈동자구멍 쪽까지 가득하면 반드시 그 눈알을 해친다. 느린 증상인 검은자위 막올라감증으로 잘못 알아서는 안 된다. 이것은 경락이 아주 심하게 막히고 삼초가 관격병처럼 꼭 잠겨서 통하지 않기 때문에 샷된 불과 샷된 흙이 가득 차있다. 그래서 똥이 안 나오고 오줌이 뻑뻑하면서 뜨겁게 찌다가 눈속기름 안에서 고름이 생겨 무너지기 시작한다. 치료를 놓치면 눈이 움푹 꺼지거나 솟는 병이 있다. 통비사위탕, 신소산, 조각환, 서각음을 가려 쓴다.

통비사위탕은 방풍 대황 현삼 지모 각 1량 천문동 황금 각1량반 맥문동 충울자 각2량. 5돈씩 물 1잔으로 5푼이 되게 달여 찌꺼기를 없애고 밥 먹고 나서 멀리 따뜻하게 먹는다.

신소산은 눈 안에 검은자위 노란즙차오름증과 검은자위 붉은막내려옴증을 치료한다. 황금 선태 감초 목적 각5돈 곡정초 창출 각1량 뱀허물(볶는다) 3개. 위를 가루 내어 2돈씩 밤에 자기 전에 찬 물에 타서 먹는다. 조각환은 위와 같다.

서각음은 검은자위 노란즙차오름증을 치료한다. 서각 2량 백부자(굽는다) 맥문동 각2돈반 차전자 강활 황금 각5돈. 위를 물에 달여 밥 먹고 나서 따뜻하게 먹는다.

《동의보감》

○ 검은자위 노란즙차오름증. 검은자위 아래에서 생긴 노란 막이 위로 올라간다. 아주 심하게 아프고 눈을 감으면 깔깔해서 뜨기 어렵다. 이것은 비장이 바람을 받거나 음식 독으로 생겼다. 서각음을 먹어야 한다.(《득효》)

서각음은 검은자위 노란즙차오름증으로 눈자위가 아프고 감으면 깔깔한 병을 치료한다. 서각(깎아 가루로 만든다) 2돈 강활 황금 차전자 각1돈 백부자 맥문동 각5푼. 오른쪽을 썰어 1첩으로 해서 물에 달여 밥 먹고 나서 먹는다.(《득효》)

《심시요함》

○ 검은자위 노란즙차오름증은 가장 진짜네. 바람과 구름으로 기름 속에서 노란 구름이 일어나네. 흰자위 끝에 검은 구름이 깊은 곳에 묻혀있네. 가장 아래에서 바로 눈동자구멍으로 흘러들어가네. 똥이 맺히게 되네. 가장 나쁘면 머리가 아프네. 경락이 많이 막혔네. 불과 마름으로 깔깔하면서 뜨겁게 타오르네. 검은자위 막올라감증으로 잘못 아네. 헛되이 눈을 밝지 않게 하네.

이 증상은[426] (풀이 안함) 다음을 먹어

---

[426] 《증치준승》과 같은 내용은 풀이하지 않는다. 한문은 뒤에 붙여놓았다.

야 한다. 가장 거스른 증상으로 어떤 처방도 치료할 수 없다. 맥에 비워짐과 채워짐을 살펴서 원인에 따라 처방해야 치료할 수 있다.

통비사위탕은 맥문동(심을 뺀다) 충울자 각1돈반 지모 현삼 차전자 연한석고(달군다) 방풍 각1돈 황금 천문동 찐대황 각7푼. 위를 잘게 썰어 맑은 물 2잔으로 8푼이 되게 달여 밥 먹고 나서 멀리 먹는다. 뜨거움이 심하면 현명분 1돈을 더 넣는다.

입응산은 안팎에 가림과 흠을 치료한다. 어둡고 깔깔하며 눈물이 많다. 또 갑자기 눈붉음증과 모든 눈병도 함께 치료한다. 3번 코에 불어넣는다. 아불식초(깨끗이 씻어 햇볕에 말린다) 백지(씻는다) 당귀(수염뿌리를 없애고 씻는다) 양척촉화(반으로 줄인다) 천부자(구워서 껍질과 배꼽을 없앤다) 웅황(따로 갈아 뒤에 넣는다) 각각 같은 양. 위를 곱게 가루 내어 사향을 조금 넣고 고르게 섞는다. 물을 머금고 콧속에 불어넣는데 흐린 콧물이 다 나오고 눈물이 나올 정도로 한다.

《장씨의통》
○ 검은자위 노란즙차오름증은427) (풀이 안함) 신소산, 조협환을 가려서 쓴다. 모든 눈겉증은 석연단을 불어 넣고 강설고를 눈에 넣으며 벽운산을 코에 넣는다.

《의종금감》《안과심법요결》
○ 검은자위 노란즙차오름증 노래. 노란 막 한 조각이 흰자위에서 일어나네. 위에 검은자위로 차올라 눈동자구멍을 덮네. 붉고 깔깔하며 눈물과 눈곱이 있고 심하게 아프네. 이것은 비장과 위장에 뜨거운 바람이 쳤기 때문이네. 통비사위탕 처방인 황금, 현삼, 방풍, 대황, 지모, 치자, 석고, 충울자네. 입응산인 백지, 양척촉화, 아불식초, 사향, 당귀, 웅황이네.

통비사위탕 처방은 황금 1돈5푼 현삼 방풍 대황 지모(볶는다) 치자(볶는다) 각 1돈 석고(굽는다) 2돈 충울자 2돈. 위를 거칠게 가루 내어 물 2잔으로 1잔이 되게 달여 밥 먹고 멀리 찌꺼기를 없애고 따뜻하게 먹는다.

입응산 처방은 백지 양척촉화428)(반으로 줄인다) 아불식초429)(깨끗하게 씻어 햇볕에 말린다) 사향 조금 당귀 웅황(따로 갈아 뒤에 넣는다) 각각 같은 양. 위를 곱게 갈아 쓸 때는 조금씩 물을 머금고 코 안에 넣고 흐린 콧물과 눈물이 다 나오도록 한다.

쉽게 풀이함. 검은자위 노란즙차오름증은 흰자위에서 일어난 한 조각 노란 막이 아래에서 바로 검은자위로 차오르고 위로 가서 눈동자구멍을 가린다. 비장과 위장에 뜨거운 바람이 위에 눈을 쳐서 노란 막이 생겼다. 눈물이 흐르고 붉으며 깔깔하면서 아주 심하게 아프다. 통비사위탕을 먹고 밖으로 입응산을 눈에 넣는다.

---

427) 《증치준승》과 같은 내용은 풀이하지 않는다. 한문은 뒤에 붙여놓았다.
428) 진달래과 만병초 꽃.
429) 국화과 중대가리풀.

《목경대성》

○ 검은자위 노란즙차오름증. 부스럼 고름이 와서 살이 무너지네. 종이 같은 검은자위가 어떻게 살아날까. 대개 눈속기름 안에서 삿된 불이 만드네. 눈동자구멍이 벌어지고 노랗게 되네.

 이 증상은 검은자위의 아래 끝 사이에 있으며 눈속기름 안에 노란빛깔 사물이 생긴다. 생김새가 닭기름이 조금 가벼운 듯하고 노란 진물과 작은 부스럼이 바깥 표면에 있지 않다. 사람 손톱에 흰 반달과 비슷하지만 침과 약이 미칠 수 있는 곳이 아니다. 세력이 커져서 없어지지 않으면 반드시 검은자위를 뚫고 나가서 그 눈자위를 터뜨려 흐릿하게 보인다. 그렇지 않으면 눈동자구멍이 벌어지고 눈동자가 무너져 장님이 된다. 가장 거스르는 증상이다. 대개 경락이 꽉 막히고 음양이 서로 떨어지며 불과 흙에 모든 삿된 것이 뜨겁게 찌개 되면 변해서 만들어진다. 머리가 아프고 똥이 막히면 더욱 빠르다. 옮는 눈붉음증이나 갑자기 눈붉음증을 아무렇게나 치료했는데 나았다면 나는 두려워서 멀리 도망친다.

 증상을 보면 일단 이미 치료했는지를 물어야 한다. 치료하지 않았으면 시갈해기탕, 십신탕을 한 제 주면서 효과를 본다. 효과가 있으면 삼우환, 대황환을 다 먹게 하고 효과가 없으면 인삼백호탕, 작약청간산으로 고쳐 쓴다. 사황산이나 쌍해산이면 병이 반드시 덜해지면서 점점 물러난다. 이미 치료했으면 맥을 살피고 몸을 보면서 처방한 약이 지나치거나 미치지 않았는지 조사한다. 이렇게 해서 마음이 따르는 대로 따져서 영양각과 서각을 갈아 소요산에 섞거나 발운환, 고본환정환 등 환약을 달여 번갈아 마시면 노란즙이 반드시 없어진다. 없어지고 나서 북돋고 고르게 하기 위해 증상에 맞는 처방을 골라 쓰면 원래대로 쉽게 돌아온다. 열중에 하나는 가끔 비워진 차가움이다. 인삼, 황기, 육계, 부자로 따뜻하고 흩어지게 해야 한다.

 증상을 버리고 맥을 따른다는 것이 원래 학설이지만 그래도 주의 깊게 이해해야 한다. 눈동자구멍은 검은자위에 붙어서 생기는데 가장 여리고 약하다. 가운데는 비어있고 얇으며 펼치거나 오므릴 수 있다. 바로 보면 밖에 있는 듯이 하지만 옆에서 보면 뚜렷하게 안에 있다. 새와 짐승, 물고기, 갑각류에 눈도 모두 이와 같다. 그 비어 있는 곳을 세상 사람들은 눈동자구멍이라고 부른다. 항상 위험한 병을 만나면 손을 써야만 한다. 대응할 수 있으면 기쁘지만 심하면 장님증으로 변한다. 또 눈동자가 아직 있어서 별일 아니라고 말한다. 이것은 거울에 비친 꽃이나 물에 비친 달인지를 모르고 그림자로 사람을 볼 뿐이다. 그 눈동자는 눈속기름 속에 깊이 감춰져 있다. 빛이 있건 없건 어느 누가 보겠는가. 안과만이 밝혀낼 수 있다. 끝내는 강을 건너는 돼지가 있고 또 우물을 뚫는 사람이 있다.

 거리낌 없이 '겹 눈동자'라고 하면서 하나의 사물이 둘로 나타나는 이상한 것이라고 이야기한다. 배꼽이 빠질 정도로 정말 웃기는 이야기다. 이 증상을 검은자위 위에 끝 가장 아래에 있다고 말한다. 눈동자구멍이 벌어진다는 것을 검은자위 둘레가 좁아진다고 말한다. 밖에 가림이 한 가운데에 있으면 신장에 겉홈이라고 부르면서 그 약은 모두 지황탕가감을 벗어나지 않는다. 바로 가운데 빈 곳에서 밖에 있으면 검은자위가 되고 눈속물을 품고 있으면 눈동자가 된다.

슬프다! 아주 어리석은 사람은 바뀌지 않으니 깊이 따져볼 필요가 없구나. 명청이도 돼지 눈을 차례로 잘라 자세히 살펴보게 하면 갑자기 어리석음이 열린다고 믿어 의심치 않는다. 순 임금과 항우에 눈이 대개 일반 사람과 견줘서 뛰어난 빛이 밖으로 났기 때문에 겹 눈동자라고 불렀다. 정말로 하나의 사물에 두 개의 그림자가 나타났겠는가? 이치에 이르지 못했다. 하나의 눈에 두 개의 눈동자라면 정말로 이상한 사물일 뿐인데 제왕이라고 할 수 있겠느냐? 순 임금의 겹 눈동자는 위와 아래로 생기고 항우에 겹 눈동자는 왼쪽과 오른쪽으로 생긴다고 말한다. 누가 실제로 보고 왔고 어떤 책에 실렸는지 모르겠다.

모든 책들에서 이 증상을 노란 막이 위로 치솟는다고 말한다. 부인우는 안과 전문 의사로 안과에 《심시요함》을 편집해서 《안과대전》이라고 불렀고 그것보다 더 나은 것이 없다. 갈씨도 따라서 막이라고 불렀지만 부진자가 특히 바로 즙이라고 하였다. 대개 즙 종류는 진한 물로 설명하면 딱 맞다. 막은 거죽에 속해서 얇으면 여리고 두꺼우면 질기고 움직이지 않으면서 팽팽하다. 어떻게 위로 올라가 치겠는가! 소에 막과 돼지에 기름막을 보면 바로 알 수 있다. 진한 즙이라는 것을 밝혔는데도 이름과 증상을 헷갈린다. 참고할만한 모든 책들을 갖추고도 왜 꾀하지 못하는가?

또 아래 증상을 다섯 감병이라고 한다. 감병은 어린아이가 단 음식을 먹어서 병이 되는데 어떻게 눈 위에 나타날 수 있겠느냐? 눈약을 지나치게 많이 넣었는데 눈이 배부르다고 어떻게 쌓이게 되나? 돌아서서 웃다가 사람에 턱이 빠지겠다. 지금 종기란 글자로 바꾸었는데 어떤 뜻인가? 종기는 부스럼에 다른 이름이기 때문에 이치에서 멀지 않다. 그래서 바로 책에서 다섯 종기라고 하였다.

《동의학사전》

○ 황막상충. 외장눈병의 하나. 흑정(각막)과 황인(홍채) 사이에 누런 고름이 고여 있는 병을 말한다. 화독이 성하거나 비위에 몰린 열이 눈에 올라가서 생긴다. 이밖에 흑정을 다친 다음 독기의 감염을 받아서 생긴다. 대다수 응지예(화농성 각막궤양), 동신축소(홍채모양체염) 때 볼 수 있다. 초기에는 눈에 피지고 눈물이 나오며 시굴고 깔깔하며 아프다. 흑정과 황인 사이에 고름이 고여 있는데 머리의 위치에 따라 변하나 위 경계는 항상 수평상태를 이룬다. 늘 포륜홍이 있다. 고름이 점차 더 많아져 눈동자를 가릴 정도로 되면 흑정의 궤양이 뚫어지고 홍채탈출이 생긴다. 고름색이 연하고 천천히 증가하는 것은 경증이며 고름색이 진하고 빨리 눈동자를 가릴 정도로 많아지는 것은 중증이다. 화독이 성해서 온 것은 사화해독하는 방법으로 열을 내리우고 독을 푸는 방법으로 은화해독탕에 패장초, 결명씨, 생대황을 더 넣어서

쓴다. 눈에는 산동제, 삼황안액, 항생제 수 등을 넣는다. 전방축농증에 해당한다고 본다.

36) 검은자위 막올라감증

가림이 검은자위 바깥쪽에서 아래에서 위로 올라가는 병증이다. 느리게 진행하기 때문에 검은자위 노란즙차오름증과 같지 않다.

원인과 치료는 아래 책을 본다.

양격산《국방》은 따뜻하거나 뜨거움이 때에 따라 다닐 때 겉과 속에 채워진 뜨거움을 치료한다. 또 심장 불이 거세서 눈이 붉고 똥이 막히는 병과 위장에 뜨거움으로 살갗에 얼룩이 돋는 병을 치료한다. 대황(술에 담근다) 2량 망초 1량 감초(굽는다) 6돈 연교 1량 황금 1량 치자 8돈 박하 7돈. 가루 내어 4~5돈씩 죽엽 15잎을 넣고 물에 달여서 따뜻하게 먹는다. 낮에 3번, 밤에 2번 먹어서 열이 내릴 정도로 한다. 어떤 책에는 죽엽이 없고 생강 1쪽 대추 1개 파흰뿌리 1줄기가 있다. 대황 망초가 지각 후박을 얻으면 무거워져서 아래에 뜨거움을 고르게 설사시킨다. 황금 치자 연교 박하는 가벼워져서 위에 뜨거움을 누르고 아래는 시원하게 한다. 이것이 승기탕과 양격산을 나누는 기준이다. 감초를 쓰는 것은 위장을 고르게 해서 기운을 잇는다는 뜻이다.《장씨의통》

《증치준승》

○ 검은자위 막올라감증. 가림이 검은자위 바깥쪽에서 아래에서 위쪽으로 오르기 때문에 물결이 솟아오른다고 한다. 검은자위 노란즙차오름증은 안쪽에서 위로 오르며 빠르고 심하기 심하기 때문에 서로 견줄 수 없다. 이 병증이 흰빛깔이면 느리면서 잘 변하지 않지만 붉은빛깔이면 빠르면서 잘 변한다. 또 심하게 어기면 다른 증상으로 변해서 나타난다. 가림이 안에서 나아가면 검은자위 노란즙차오름증으로 변한다. 치료는 먼저 위로 치솟는 것을 없앤 다음에 이 증상을 치료하면 조금도 실수가 없다. 유기음이다.

유기음(《화제》)은 간장경맥이 부족한데 안에서 받은 뜨거운 바람이 위를 친 병을 치료한다. 눈이 어둡고 사물이 또렷하게 보이지 않으며 항상 검은 속티가 보인다. 바람을 맞으면 눈물이 흐르고 해를 싫어하면서 눈이 부시며 은근히 깔깔해서 눈을 뜨기 어렵다. 또는 겉흠이 생겼거나 속눈썹 말림증, 눈꺼풀테 짓무름증을 치료한다. 부인이 피가 비워져 바람이 들어와 생긴 눈병과 때에 다니는 갑자기 붉게 붓는 눈병과 눈꺼풀이 자줏빛 검은빛깔일 때도 함께 먹는다. 대황(물에 적신 종이에 싸서 굽는다) 천궁 국화(줄기를 없앤다) 우방자(볶는다) 세신(싹을 없앤다) 방풍(싹을 없앤다) 생치자(껍질을 없앤다) 백질려(볶고 가시를 없앤다) 황금(꼭지를 없앤다) 만형자 형개(줄기를 없앤다) 목적(뿌리마디를 없앤다) 감초(볶는다) 현삼(꼭지를 없앤다) 각1량 결명자 1량반 창출(쌀뜨물에 하룻밤 담갔다가 매달아 볶는다) 3량. 위를 찧어 체로 쳐서 가루 내어 2돈반씩 잠자려고 할 때 차가운 술에 타서 먹는다. 어린아이가 병이 있으면 어미젖으로 먹는다.

《장씨의통》
○ 검은자위 막올라감증은430) (풀이 안 함) 양격산으로 먼저 위로 치솟은 것을 없앤 다음에 사물탕에서 생지황, 적작약으로 바꾸고 서각, 감초, 목단피를 더 넣어 치료한다.

37) 검은자위 초록증

검은자위 속이 평소와 다르지 않다가 깊은 곳이 은은하게 초록빛깔을 띠면서 점차 눈이 어두워지는 병증이다. 병이 심해지면 초록빛깔임을 알 수 있다. 초록 눈바람증과 다르기 때문에 헛갈리면 안 된다. 푹스각막이영양증(녹색각막염) 이라고 본다. 푹스각막 이영양증(내피세포 이영양증)은 각막의 가장 안쪽인 내피세포가 변성된 것이다. 내피세포는 재생이 되지 않는다. 그래서 죽으면 주변 정상세포의 크기가 커져서 자리를 메우기 때문에 세포끼리 뭉치게 된다. 각막 내피는 방수가 각막으로 흘러들지 않게 하는 펌프기능이 있는데 내피세포 이상으로 각막에 방수가 들어가 각막혼탁, 수포각막병증이 생기게 된다. 30~40대 여성에게 많으며 각막간질과 상피에 부종을 일으켜 시력장애가 되므로 마지막에는 각막이식을 해야 한다.

---

430) 《증치준승》과 같은 내용은 풀이하지 않는다. 한문은 뒤에 붙여놓았다.

《증치준승》
○ 검은자위 초록증은 눈동자가 다르게 보이지 않다가 오래되어 자세히 들여다보면 깊은 곳에 은은한 초록빛깔이 보인다. 스스로도 점점 어둡고 흐릿하게 느끼다가 병이 심해지면 초록빛깔이라고 느끼기 시작한다.

변해서 기운이 움직인 병이다. 대개 가래불이나 축축한 뜨거움이 맑고 순수하고 아주 조화로운 타고난 기운까지 해쳤기 때문이다. 오랫동안 치료하지 않고 오히려 어기게 되면 금빛 눈속흠증이나 장님증 등의 증상이 된다. 그 햇빛 속이나 햇빛이 붉게 비추는 곳에서는 눈동자가 초록 빛깔로 보이지만 스스로 보면 어둡지 않다. 눈동자에서 붉은 빛이 타오르면서 검은빛깔과 붉은빛깔이 서로 쏘아지기 때문에 초록 빛깔로 비춘다. 초록빛깔이 스스로 생겼다는 말이 아니다. 봄과 여름에도 눈동자 빛깔이 약간 초록 옥빛으로 느껴지는데 이것은 간장과 쓸개의 맑고 순수한 바른 기운이다. 어둡게 보이지도 않기 때문에 이것을 잘못이라고 알지 말아야 한다. 그러나 어두우면서 흐릿하게 느끼고 눈동자가 초록빛깔이며 또 밝은 곳과 어두운 곳에서 모두 보이면서 기운이 같이 흐리고 맑지 않다면 이 증상이다.

38) 검은자위 부어오름증

눈이 자연스럽지 않지만 안팎에 모두 다른 이상이 없다. 하루 이틀이 지나 검은자위만 천천히 높이 부풀어 오른다.

아래에 있거나 위에 있으며 위쪽이 붓는 경우가 많다. 급성 각막수종이며 원추각막의 초기 증상일 수 있다.

원인과 치료는 아래 책을 본다.

서령소요산은 시호 당귀 백출 백복령 백작약 각각 같은 양 감초 절반. 목단피 치자를 더 넣거나 치자를 빼고 귤피 산수유(술에 볶는다) 황련을 더 넣는다.

《증치준승》

○ 검은자위 부어오름증은 흰자위가 스스로 평평하고 눈동자도 스스로 밝은데 검은자위만이 높이 부풀어 오른다. 반쪽만 부풀어 오르면 반쪽에 불이 왔기 때문이다. 간장 기운이 홀로 세차기 때문에 쓸개즙이 막히면서 나무 길이 뻑뻑해지고 불이 검은자위에 맺혔다. 그래서 불을 따라 부어올랐다. 아래에 있거나 위에 있거나 두 옆쪽에 있는데 각각 그 불이 있는 곳에 따라서 온다. 위부터 붓는 경우가 많다. 검은자위 소라돌기증은 이미 만들어진 증상이고 함께 도드라지지만 끝이 뾰족하고 치료할 수 없기 때문에 서로 견주지 못한다. 이것은 단지 검은자위만 부어오를 뿐이다.

《심시요함》

○ 흰자위가 스스로 평평하네. 눈동자도 밝네. 검은자위만 올라오네. 핏줄이 가로세로로 있네. 간장 기운이 홀로 세차네. 피와 즙이 맑지 않네. 검은자위가 함께 튀어나오면 안 되네. 더욱 해쳐 눈동자까지 미치네.

이 증상은[431] (풀이 안함) 다음을 먹어야 한다.

사간산은 승마 목적 세신 정력자(술로 볶는다) 황련(술로 볶는다) 오령지 진피 집국화 황금(술로 볶는다) 적작약 대황(술로 볶는다) 소박하 방풍 치자(볶는다) 감초 현명분 각각 같은 양. 위를 곱게 가루 내어 2돈씩 밥 먹고 멀리 끓인 물에 타서 삼킨다. 첩으로 해서 달여 먹어도 좋다. 늙은이는 지각, 후박을 더 넣는다.

구정환은 같은 증상이면서 장님증에 걸흠이 있는 병을 함께 치료한다. 당귀신 창출(쌀뜨물에 볶는다) 형개(꽃이삭) 선태(머리와 다리, 날개를 뗀다) 결명자(볶는다) 천궁(술로 볶는다) 소박하 감초 곡정초 지각(볶는다) 목적 각각 같은 양. 위를 곱게 가루 내어 졸인 꿀로 달걀노른자 크기로 환을 만들어 1환씩 밥 먹고 나서 찻물에 녹여 삼킨다.

《목경대성》

○ 검은자위 부어오름증. 흰자위는 스스로 평평하고 눈동자는 밝네. 검은자위는 반쯤 기울어져 있고 눈초리가 뜨겁게 찌네. 간장에 삿된 것이 휘감고 있지만 신장은 편안하네. 뾰족하지 않게 해야 하는데 결국 진짜 알짜를 해치네.

이 증상은 처음에 눈이 자연스럽지 않지만 안팎에 모두 별 이상이 없다. 하루 이틀이 지나면서 검은자위에 눈동자구멍 쪽의 왼쪽이나 오른쪽, 위쪽이나 아래쪽이 천천히 높이 부풀어 오른다. 이 때문에 물결이 퍼져 나간다고 한다. 신장에 삿된 것이 위를 뜨겁게 찌고 쓸개에 불

---

[431] 《증치준승》과 내용이 같아서 풀이하지 않는다. 한문은 뒤에 붙여놓았다.

이 안에서 옥죄기 때문이다. 다행히 검은자위에 바람이 움직이지 않으면 전부 나오지는 않는다. 나무가 크게 세차 불을 생기게 하면 흔히 위로 부풀어 오르면서 구불구불한 핏줄이 있다. 불이 세차서 바람을 생기게 하면 반드시 붉고 아프며 눈물이 흐르고 머리가 깨질 듯하다.

빨리 서령소요산, 귀작지황탕을 쓰는데 잠깐 지모, 황백을 더 넣어서 밤낮으로 번갈아 먹는다. 치료가 늦으면 점차 높아지고 뾰족해지다가 끝에 가서는 눈속물을 아울러 보지 못하고 눈속기름이 죽은 듯하다. 흔히 우렁이 돌기라고 부르며 잘 해도 어쩔 수 없다.

《동의학사전》

○ 흑정(각막)의 중심부가 앞으로 도드라져 나오는 병증. 간기울결로 간의 소설기능이 장애되어 생긴다. 또한 타고난 체질이 부족해서도 생긴다. 눈에 피가 지거나 붓지는 않고 점차 물체가 뿌옇게 보이면서 흑정 중심부가 아프고 도드라져 나온다. 점차 흑정이 엷어지면서 흐려진다. 눈동자에는 변화가 없고 전방은 깊다. 선라돌기(각막 포도종)와 감별해야 한다. 간기울결로 온 것은 뭉친 간기를 풀고 예막을 없애며 눈을 밝게 하는 방법으로 소요산에 오징어뼈, 밀몽화를 더 넣어서 쓴다. 타고난 체질이 허약해서 온 것은 접촉렌즈를 쓰거나 수술을 한다. 원추각막에 해당한다고 본다.

39) 검은자위 소라돌기증

검은자위가 우렁이 밑처럼 뾰족하게 도드라지는 병증이다. 갑자기 아프고 검은자위가 점점 푸르른 흰빛깔로 변하면서 볼록 일어나며 핏줄이 얽혀 있다. 겉흠 눈동자들어감증도 뜨거움으로 뾰족해지지만 이 병증은 소라돌기처럼 생겼다. 간장이 혼자 세차고 안에는 반드시 엉긴 피가 있다. 비타민A 결핍성 각막궤양이라고 본다. 원추각막도 포함한다. 비타민A 결핍성 각막궤양은 비타민A가 결핍되면 각막이 마르고 혼탁해지면서 더 말랑말랑하게 된다. 이때 압력에 의해 각막이 도드라져 나온다. 원추각막은 각막 중심부가 서서히 얇아져서 앞쪽을 향해 돌출되는 병증이다. 사춘기 여성에게 많고 열성 유전을 한다. 양쪽 눈에 생기는데 한쪽 눈에 먼저 발병한 후 다른 쪽에 생긴다. 20살부터 60살까지 서서히 진행하지만 진행이 정지되는 경우도 있으며 다운증후군, 아토피피부염, 망막색소변성, 무홍채증, 봄철점액화농 등에 합병하는 경우가 많다. 급성 각막수종이 생기면 방수가 기질 내로 침입하여 각막 부종을 심하게 일으키므로 시력이 몹시 저하된다. 치료로는 초기에 콘택트렌즈로 시력을 교정하고 악화되면 각막이식을 한다.

원인과 치료는 아래 책을 본다.

쌍해산은 방풍 천궁 당귀 잔뿌리 적작약 대황 마황 박하 연교 망초 황금 길경 석고 활석 형개 감초 생치자 백출(채워 짐증이면 뺀다) 각각 같은 양. 물에 달여 밥 먹고 나서 따뜻하게 먹는다. 갑자기 생겼으면 파 3뿌리를 넣는다.

　석결명산은 석결명 결명자 각1량 강활 치자 목적 청상자 적작약 각5돈 대황 형개 각2돈반 해표초 2돈. 가루 내어 2돈씩 맥문동 달인 물에 먹는다. 《동의보감》

　검은콩 만드는 방법은 감초 밀몽화 박초 각1량 대황 황련 황금 각5돈. 가루로 내어 검은콩 1되에 물 3대접에 넣고 물이 마를 때까지 달인다. 검은콩을 밥 먹고 나서 20개씩 미음으로 씹어서 먹는다.

《비전안과용목론》

○ 검은자위 소라돌기증. 이 눈이 처음 병에 걸릴 때는 갑자기 아프며 나타날 때는 뜨거움이 쌓여서 막힌 독이 간장 사이에 머물기 때문이다. 반드시 북돋는 치료를 해야 하며 눈을 해칠까 두렵다. 수풍탕, 사간음자를 먹으면 대장이 풀어지면서 효과가 있다.

　시로 말한다. 눈앞에 겉흠이 생기네. 뾰족하게 일어나 소라껍질 같네. 치료를 바라지만 옛 것으로는 어렵네. 뿌리가 깊으니 어찌할까. 때때로 아프고 바람이 와서 없어지지 않네. 약을 달여 부지런히 먹네. 간장을 잘 통하게 하네. 환약과 가루약으로 치료해서 푸네. 아프지 않게 되면 다른 것이 따르네. 치료해도 서로 받아들이지 않네. 눈자위가 높아지거나 우묵하게 들어가네.

　수풍탕은 방풍 오미자 대황 천문동 길경 작약 세신 각1량반 충울자 2량. 위를 가루 내어 물 1잔으로 가루 1돈을 5푼이 되게 달여 밥 먹고 나서 찌꺼기를 없애고 따뜻하게 먹는다.

　사간음자는 대황 세신 망초 차전자 황금 길경 시호 지모 각1량. 위를 가루 내어 물 1잔으로 가루 1돈을 5푼이 되게 달여 밥 먹고 나서 찌꺼기를 없애고 따뜻하게 먹는다.

《은해정미》

○ 검은자위 소라돌기증. 검은자위 소라돌기증은 뜨거움이 간장에 쌓이고 독이 가로막에 막혔다가 가득히 쳤기 때문이다. 눈자위와 눈알이 아프고 가운데에 눈동자구멍 쪽이 점점 푸르른 흰빛깔로 변한다. 그러다가 갑자기 볼록하게 튀어나오고 실핏줄이 얽혀있다. 이것은 겉흠 눈동자들어감증도 그렇다. 그 병증은 함께 뜨거움으로 빙빙 돌면서 뾰족하게 일어난다. 생김새가 소라 돌기 같아서 검은자위 소라돌기증이라고 부른다.

　치료법은 음단 둘에 양단 넷을 섞어 눈에 불어 넣거나 드렁허리의 피에 타서 뾰족한 곳에 넣는다. 오랫동안 병을 앓았으면 삼릉침을 눈동자구멍 쪽 가운데에 대고 반 푼을 찔러서 나쁜 물을 빼낸다. 이렇게 평평하게 한 다음에 종이로 꽉 막고 쉬면서 바람을 피하고 음식을 주의하면 십여 일에 좋아진다. 쌍해산과 울금주조산을 먹는다.

　울금주조산은 황금 울금 대황 방풍 치자 당귀 천궁 적작약 용담초. 위를 가루 내어 3돈씩 따뜻한 술에 타서 밥 먹고 나서 2번 먹는다.

《세의득효방》

○ 검은자위 소라돌기증. 눈이 아프면서

겉흠이 생기는데 이 겉흠이 뾰족하게 일어나면서 붉고 소라껍질 같다. 앞에 통간산을 먹은 다음에 앞에 결명산을 먹는다.

《증치준승》

○ 검은자위 소라돌기증. 흰자위가 검은자위 속에 있듯이 검은자위가 높이 일어나며 소라 꼴처럼 둥글면서 끝이 뾰족하다. 검은자위를 보면 둥글게 터지고 가운데가 뾰족하면서 높다. 그래서 검은자위 소라돌기증이라고 부른다. 크게 막히면서 다섯 기운이 꽉 막혔기 때문에 검은자위가 부풀어 오른다. 간장이 홀로 세차면 안에는 반드시 엉긴 피가 있다. 처음 일어났을 때는 평평하도록 치료할 수 있다. 그러나 안이 평평하도록 치료하지 못하면 엉긴 것이 물러나도 기운이 붙박고 눈속기름이 엉겨 다시 평평하게 되지 않는다. 병이 심해서 눈속기름을 해치면 눈알 밖에도 병이 있다. 가로 겉흠이나 구슬 겉흠이 수정 같고 깊으면서 매끄러운 등에 증상이 있다. 대개 처음 일어나서 눈알이 볼록하려는 조짐이 있을 때 차가운 약을 먹어 멈추도록 하지만 나무 기운을 죽이고 베지 못했다. 그래서 피가 물러나더라도 낙맥이 엉기고 기운이 붙박아 다시 평평하게 되지 않는다.

《동의보감》

○ 검은자위 소라돌기증. 눈이 아프면서 겉흠이 생기는데 이 겉흠이 뾰족하게 일어나면서 붉고 소라껍질 같다. 먼저 통간산을 먹은 다음에 앞에 석결명산을 먹는다.(《득효》)

통간산은 얼음 겉흠을 치료한다. 생치자 백질려 지각 형개 감초 각5돈 차전자 우방자(볶는다) 각2돈반. 오른쪽을 가루 내어 2돈씩 쓴 대나무잎 달인 물에 타서 삼킨다.(《득효》)

《장씨의통》

○ 검은자위 소라돌기증은 검은자위가 높아지면서 소라껍질처럼 터져 일어난다. 간장에 뜨거움이 세차고 반드시 엉긴 피가 있다. 빨리 석연단, 강설고를 눈에 넣거나 또는 드렁허리의 피에 타서 뾰족한 곳에 넣는다. 병을 앓은 지 오래되었으면 삼릉침을 눈동자구멍 쪽에 마주대고 얕거나 깊음을 헤아려 옆으로 찔러 넣어 나쁜 물을 빼낸다. 그런 다음에 종이로 꽉 막아 바람을 피하고 음식을 여러 날 삼간다. 그리고 먼저 수진쌍해산을 먹은 다음에 육미환에 지모, 황백을 더 넣어서 빨리 소음경에 숨어있는 삿된 것을 구한다. 처음 일어날 때 치료법을 바르게 하지 못하면 엉긴 것이 물러나도 기운이 붙박고 눈속기름이 엉겨 다시 평평하게 되지 않는다.

《의종금감》《안과심법요결》

○ 검은자위 소라돌기증 노래. 빙빙 도는 소리껍질처럼 뾰족하게 일어나네. 검은자위에 빛깔이 변하고 심하게 아프네. 껍질 꼴로 뾰족하게 일어나고 푸르른 검은빛깔이네. 간장경맥에 뜨거움이 쌓이고 피가 뭉치고 엉겼네. 가벼우면 사뇌탕인 방풍, 세신, 길경, 적작약, 천문동, 오미자, 충울자를 쓰네. 심하면 사간음

자인 망초, 대황, 길경, 시호, 황금, 지모, 세신, 차전자를 쓰네.

　사뇌탕 처방은 방풍 2돈 세신 5푼 길경 1돈 적작약 1돈 천문동(심을 빼낸다) 1돈 오미자 5푼 충울자 2돈. 위를 거칠게 가루 내어 물 2잔으로 1잔이 되게 달여 밥 먹고 나서 찌꺼기를 없애고 따뜻하게 먹는다.

　사간음자는 망초 대황 길경 시호 황금 지모(볶는다) 세신 차전자 각1돈. 위를 거칠게 가루 내어 물 2잔으로 1잔이 되게 달여 밥 먹고 나서 찌꺼기를 없애고 따뜻하게 먹는다.

　쉽게 풀이함. 검은자위 소라돌기증은 흰자위 안에 있는 검은자위가 빛깔이 푸르른 흰빛깔로 변하고 소라껍질 같다. 빛깔이 처음에는 푸르렀다가 오래되면 검게 되고 생김새는 뾰족하면서 둥글다. 간장 경맥에 쌓인 뜨거움이 아주 심하고 뭉친 피가 엉겨 막혔기 때문이다. 가벼우면 사뇌탕이고 심하면 사간음자를 쓴다.

《목경대성》

○ 검은자위 소라돌기증. 여름철에 꼭 부둥켜안으니 먹힌 눈자위가 한스럽네. 완자[432]가 태어나 흰자위가 가난하네. 어떻게 더욱 사람이 세상을 놀라게 하는가. 돌 소라가 삶아 나와서 눈동자를 바꾸네.

　이 증상은 눈알이 머리바람증이나 가래

---
[432] 《진서 완적전》에 완자가 수레를 타고 놀러 나갔다가 수레가 통과하지 못하는 곳에 이르러 통곡하고 돌아왔다는 고사가 있다. 가난을 슬퍼한다는 뜻이다.

불로 뜨겁게 쪄져서 생긴다. 빛깔이 죽으면서 채워지고 삶아 익힌 우렁이와 아주 비슷하다. 그 도드라진 것과 눌린 것도 비슷하기 때문에 이렇게 이름 붙였다. 종종 세상 사람들을 보면 처음에는 이 병을 조심하지 않다가 증상이 이미 되면 절실히 의사를 찾는다. 천리가 멀지 않게 채찍을 잡고 말을 몰지만 결국 크게 한숨만 쉰다.

《동의학사전》

○ 선라돌기, 천라첨기, 예여라개, 라개예, 선라외장, 선라예. 외장 눈병의 하나. 흑정(각막)이 우렁이 밑처럼 뾰족하게 도드라지는 병증을 말한다. 감적상목, 외상, 화예백함, 응지예 때 흑정이 뚫어지고 황인이 탈출되어 상처 구멍에 끼운 다음 흠집이 생겨서 온다. 눈압에 의하여 흑정의 일부 또는 전부가 불규칙하게 앞으로 도드라져 나온다. 심할 때에는 눈꺼풀짬 밖에까지 나온다. 흑정은 흰색으로 보인다. 시력은 몹시 낮아져 밝고 어두운 것을 겨우 가릴 정도이다. 흑정에 있는 흰 예막을 없애고 눈을 밝게 하는 방법으로 석결명산에 오징어뼈를 더 넣어서 쓴다. 수술도 한다. 각막포도종에 해당한다고 본다.

40) 검은자위 붉은콩증

　검은자위 위에 붉은 색의 알갱이가 생기는 병증이다. 처음에는 팥 정도만 하다가 점차 커진다. 양방의학 병명은 모르겠다. 감병눈병일 때 나타나는 병으로 보인다.

　원인과 치료는 아래 책을 본다.

　용담사간탕은 도인 홍화 택란 목단피 시호 각1돈 황금 7푼 감초 사삼 천문동 황련 용담초 치자 맥문동 지모 각5푼 오미자 3푼.

　사군자탕은 인삼 백출 백복령 감초 각 1돈2푼반 백작약 황련 결명자 각1돈.

《증치준승》

○ 검은자위 위에 팥알 같은 한 알갱이가 있는 증상. 흰자위에 핏줄이 곧바로 검은자위로 흘러내려 검은자위 위에 붉은 색의 알갱이가 쌓여 일어난다. 처음에는 팥 정도만 하다가 다음에 점점 쌓여 커진다. 오로지 안에 엉긴 피가 있기 때문이다. 빨리 찔러 피를 내면 피가 점점 통하면서 알갱이가 점점 없어진다. 이 병에 걸리면 열에 아홉은 눈을 해친다. 흰자위 위에 홀로 밝은 붉은빛깔에 알갱이가 있어도 뭉쳐서 막힌 것이다.

　위와 아래로 이어져서 뚫린 실핏줄이 없다면 눈에 약을 넣고 약을 먹으면 스스로 없어진다. 이어져서 뚫려 있다면 반드시 낙맥 속에 피가 흘러 들어왔다. 온 곳을 따라서 찾아보아서 그 가볍고 심함을 헤아려 피를 빼낸다. 만약 흰자위에 붉은 알갱이가 있으면서 불어나는 듯 깔깔하고 아프면 변한다. 그래서 빠르게 안쪽까지 이어져 아프고 뿌리가 깊이 안쪽까지 있다면 흰자위 붉은콩증이다. 이 병과 견줄 수 없다. 이 병은 흰자위에 붉은 알갱이가 있더라도 눈알이 아프지 않고 아프더라도 심하지 않다. 이런 가벼운 병이기 때문에 치료하면 쉽게 물러나고 잘 없어진다.

《동의학사전》

○ 풍륜적두. 윤상일과여적두. 흑정(각막) 표면에 과립이 생긴 병증. 간경에 몰린 열이 눈에 올라가서 생긴다. 흑정 표면에 좁쌀알 크기의 흰 잿빛 과립이 한 개 또는 여러 개 생긴다. 때로 흑정 주변에서 핏줄이 자라 들어가는 때도 있다. 백정(구결막)에는 포륜홍이 있다. 이 결절은 흡수될 수 있고 2~3일 사이에 헐 수도 있다. 어떤 것은 흰 잿빛 결절이 흑정 변연부에 생겨 점차 흑정 표면을 따라 천천히 중심부로 들어가고 그 뒤로는 흠집을 남기며 그 가운데로 백정의 핏줄이 자라 들어간다. 이밖에 눈부심, 눈물, 깔깔한 감, 안검경련 등이 있다. 간화를 내리우고 어혈을 없애는 방법으로 용담사간탕에 복숭아씨, 잇꽃, 쉽싸리, 모란뿌리껍질을 더 넣어 쓴다. 어린아이들에게서 자주 도지는 때에는 건비청간하는 방법으로 사군자탕에 집함박꽃뿌리, 황련, 결명씨를 더 넣어서 쓴다. 삼눈성 각막염에 해당한다고 본다.

41) 검은자위 검은구슬증

　검은자위에 검은빛깔의 구슬 같은 겉흠이 앞으로 도드라져 나오는 병증이다. 처음에는 약간 가렵고 깔깔하다가 갑자기 바늘로 찌르는 것처럼 눈이 아파서 견딜 수 없다. 열이 심하고 눈물이 흐르며 눈을 뜰 수 없다. 생겼을 때 치료하지 않으면 검은자위를 해치고 커지면 눈동자까지 해친다. 급성 각막수종이나 대상포진성 각막염에서 나타나는 병으로 보인다.

　원인과 치료는 아래 책을 본다.
　명목세신탕은 생지황 천궁 만형자 당귀 잔뿌리 백복령 고본 형개 마황뿌리 방풍 강활 천초 세신 각각 같은 양. 달여 밥 먹고 나서 따뜻하게 하루 1번 먹는다.
　당귀용담탕은 검은자위 붉은살증에 《은해정미》를 본다.
　이팔단은 양단 여덟 숟가락에 음단 두 숟가락.
　비아환은 호황련 5돈 사군자 4돈반 인삼 황련(생강즙에 볶는다) 신곡(볶는다) 맥아(볶는다) 산사 각3돈반 백출 백복령 감초 각3돈 노회 2돈반. 가루 내어 쌀과 섞어 떡을 만들어 먹는다. 《고금의감》

《비전안과용목론》

○ 검은자위 검은구슬증. 이 눈이 처음 병에 걸릴 때는 갑자기 참기 어렵게 아프고 눈물이 나와 눈을 뜨지 못한다. 그러다가 검은 구슬 같은 겉흠이 검은자위 위에 있다. 어른이 병에 걸리면 간장과 신장이 함께 애쓰면서 바람독이 눈으로 들어갔다. 이 병증은 침이나 뜸으로 건드리면 마땅하지 않으며 보신환을 먹는다. 어린아이가 병에 걸리면 채워진 뜨거움으로 생긴 빠른 감병이다. 영양각음자를 먹으면 낫는다.
　시로 말한다. 검은 겉흠이 구슬처럼 검은자위 사이에 늘어서 있네. 의사가 모여도 처음에는 알기 어렵네. 신기한 약을 눈에 넣으니 가장 좋네. 탕약을 쓰면 편안해지네. 억지로 본다고 손으로 찢어서는 안 되네. 손 때문에 더욱 맑은 진물이 나올까 두렵네. 서투른 의사는 건드려 일어나게 하고 향을 사르네. 세 가지 빛을 보는 길이 더욱 어렵네.
　영양각음자는 영양각 오미자 세신 대황 지모 망초 각1량 방풍 2량. 위를 가루 내어 물 1잔으로 가루 1돈을 5푼이 되게 달여 밥 먹고 나서 찌꺼기를 없애고 따뜻하게 먹는다. 《장씨의통》

《은해정미》

○ 검은자위 검은구슬증. 검은자위 검은구슬증은 신장과 간장이 함께 애쓰고 모든 감정이 뭉쳐서 생긴 독기가 사람에게 가득히 쳤다. 뜨거움이 심하고 눈물이 나오며 아파서 눈을 뜨기 어렵다가 심해지면 눈동자까지 솟아나온다. 검은 겉흠이 콩이나 구슬 같고 크기는 일정하지 않으며 팽팽하게 일어난다. 눈꺼풀은 모래가 들어간 듯 깔깔해서 눈자위를 움직이기 어렵고 편안하게 먹고 잘 수가 없다. 먼저 한 쪽에 병이 걸린 다음에 서로 당겨서 함께 해친다.
　치료법은 작은 삼릉침으로 하나하나 가로로 뚫어서 그 검은 겉흠을 터뜨린다. 그러면 속에 나쁜 물이 나오면서 가라앉는다. 병세가 간단하다면 금방 나아져서 눈을 뜰 수 있다. 이 방법을 거치지 않으면 서늘한 약을 먹거나 눈에 넣어도 효과가 없다. 어린아이가 이런 병을 앓으면 흔히 감병눈병이 되어 그 겉흠이 작은 표고버섯처럼 일어난다. 침은 마땅하지 않다. 치료법은 아이 감병눈병 아래에 실려 있다. 침으로 겉흠의 뿌리를 터뜨리고 묽게 만든 단약을 눈에 불어 넣어 걸흠의 뿌리를 없앤다.

물었다. 검은자위에 구슬이나 파리머리, 게의 눈 같은 걸흠이 생겼는데 왜 그런가? 대답했다. 간장과 신장 두 경맥에 뜨거운 바람기운이 막혔기 때문이다. 치료법은 오래 쌓여서 검은 걸흠이 높으면 구슬의 꼭대기를 터뜨려야 한다. 쑤시면 발운탕, 명목세신탕으로 치료하고 뜨거움이 심하면 당귀용담탕으로 치료한다. 이팔단을 젖에 타서 눈에 넣는다. 아직 이 증상이 되지 않았으면 갑자기 생긴 눈병으로 미루어 치료한다.

발운탕은 눈에 검은자위 검은구슬증, 검은자위 게눈증을 치료한다. 바람기운이 간장과 신장 두 경맥을 해쳤다면 먹어야 한다. 황기(꿀을 발라 굽는다) 세신 생강 갈근 천궁(뜨거움이면 뺀다) 시호 형개 고본 감초 승마 당귀 지모 강활 방풍 황백. 위를 가루 내어 6~7돈씩 물에 달여 먹는다.

명목세신탕 처방은 상한병후 눈병증 안에 있다. 당귀용담탕 처방은 앞에 검은자위 붉은살증 안에 있다.

《세의득효방》

○ 검은자위 검은구슬증. 검은자위 위에서 작은 검은콩 같이 일어나며 아프고 눈물이 난다. 눈에 넣는 약을 써서는 안 된다. 신장이 비워지면서 뜨거운 바람을 받아 생긴다. 먼저 영양각산을 먹은 다음에 보신환을 먹는다. 처방은 앞을 본다.

《증치준승》

○ 검은자위 검은구슬증. 검은자위 게눈증이나 검은자위 푸른콩증과 견줄 수 없다. 검은자위 푸른콩증은 크기 때문에 생기면 눈동자를 해쳐 치료할 수 없다. 이것은 커져서야 눈알을 해치고 그 다음에 눈동자를 해친다. 또 검은자위 게눈증은 터져 흘러나오기 때문에 견줄 수 없다. 이것은 간장 기운이 넘쳐서 부풀어 오르는 병이다. 그래서 검은자위 끝쪽에서 검은 거품이 일어나는데 구슬처럼 둥글고 작다. 하나나 둘이거나 셋, 넷, 다섯, 여섯으로 많거나 적다. 이 증상은 불이 세차면 아프고 비워지면 아프지 않다. 치료하면 쉽게 평평해진다. 만약 자라서 커지면 눈이 갈라지는 병이 있다. 먼저 영양각산을 먹은 다음에 보신환을 먹는다.

영양각산은《보명》얼음 걸흠이 오래되어 없어지지 않는 병을 치료한다. 영양각 승마 세신 같은 분량 감초 반으로 한다. 위를 가루 내어 반은 졸인 꿀로 환을 만들어 50~70환씩 먹는다. 반은 가루로 만들어 쌀뜨물로 달여 큰 환을 밥 먹고 나서 삼킨다.

보신환은 동그란 눈속흠증을 치료한다. 파극 산약 파고지(볶는다) 목단피 소회향 각5돈 육종용 구기자 각1량 청염 2돈반. 위를 가루 내어 졸인 꿀로 환을 오동나무 씨 크기로 환을 만들어 30환씩 빈속에 소금물로 삼킨다.

《동의보감》

○ 검은자위 검은구슬증. 검은자위 위에서 작은 검은콩 같이 일어나며 아프고 눈물이 난다. 눈에 넣는 약을 써서는 안 된다. 신장이 비워지면서 뜨거운 바람을

받아 생긴다. 먼저 영양각산을 먹은 다음에 보신환을 먹는다.(《득효》)

보신원은 위와 같은 병을 치료한다. 육종용 구기자 각1량 파극 산약 파고지(볶는다) 소회향 목단피 각5돈 청염 2돈반. 오른쪽을 가루 내어 꿀로 오동나무 씨 크기로 환을 만들어 빈속에 소금물로 30~50환씩 삼킨다.(《득효》)

《장씨의통》

○ 검은자위 검은구슬증은 검은자위 게눈증이나 검은자위 푸른콩증과 견줄 수 없다. 검은자위 게눈증은 터져 흘러나오기 때문이고 이것은 간장 기운이 넘쳐서 부풀어 오르는 병이다. 그래서 검은자위 끝 쪽에서 구슬 같은 검은 거품이 일어나는데 많거나 적어서 하나가 아니다. 불이 세차면 아프고 비워지면 아프지 않다.

치료법은 작은 삼릉침으로 하나하나 가로로 뚫어서 터뜨려 속에 나쁜 물이 나오면 가라앉는다. 찌른 다음에는 노감석산에서 용골, 사향을 빼고 눈에 넣는다. 그리고 먼저 영양각음자에서 오미자를 빼고 적작약을 더 넣어 쓴 다음에 육미환을 쓰고 다음에 보신환을 먹는다. 이 방법을 거치지 않고 서늘한 약을 먹거나 눈에 넣으면 거의 효과가 없다.

《의종금감》《안과심법요결》

○ 검은자위 검은구슬증 노래. 검은 겉흠이 구슬 같이 검은자위 위에 있네. 생김새는 구슬 같고 검으면서 둥그네. 눈물이 흐르고 눈이 부시며 심하게 아프네. 어른은 간장과 신장이 비워져서 바람이 들어왔네. 통명보신환을 먹네. 어린아이가 이 병에 걸리면 감병 눈병이라고 부르네. 영양각음자인 망초, 대황, 세신, 지모, 영양각, 방풍을 달이네.

통명보신환 처방은 처음 눈바람증 부족증을 본다.

영양각음자는 망초 1돈 대황 1돈 세신 5푼 지모 1돈 영양각(줄로 간다) 1돈 방풍 2돈. 위를 거칠게 가루 내어 물 2잔으로 1잔이 되게 달여 밥 먹고 나서 멀리 따뜻하게 먹는다.

쉽게 풀이함. 검은자위 검은구슬증은 검은자위 위에 검은 겉흠이 있는데 구슬 같이 둥글다. 눈물이 나오고 눈이 부시며 깔깔해서 눈을 뜨기 어렵고 심하게 아프다. 어른이 이 병에 걸리면 간장과 신장이 비워져 삿된 뜨거운 바람을 받았다. 통명보신환을 써야 한다. 어린아이가 이 병에 걸리면 채워진 뜨거움으로 감병눈병이 된다. 영양각음을 먹어서 그 채워진 뜨거움을 빼낸다.

《목경대성》

○ 검은자위 검은구슬증. 검은 겉흠이 온 이유네. 검은자위에 바람과 우레를 거둘 수 없네. 하늘을 원망하지 못하니 운이 부족하네. 이것은 원래 파리머리 같지 않네.

이 증상은 처음 일어날 때 약간 가렵고 이어서 깔깔하다가 끝나고 나면 찌르듯 아프다. 날이 오래되면 붉게 붓고 눈물이 흐르며 눈이 부셔 길게 감고 있다. 그러다가 검은자위 위에 한 겉흠이 떠오르는데 검고 둥글다. 그 크기와 높낮이는 같지 않고 생김새는 검은자위 게눈증 같다. 그러나 검은자위가 터져서 생겼거나 또 안과 밖을 함께 쳐서 생긴 병이 아니다. 검은자위 게눈증은 깨닫지 못하는 사이에 떨어지고 떨어진 다음에 다시 다스리면 흠도 전혀 없다. 화를 참지 못하고 먹는 것이 마땅하지 않은데 앞과 같은 병증이면 한둘만을 미리 막는다.

이 증상은 적게 보여서 평생 가난한 집에 사는 한 아들만을 만났다. 몸이 약하면서 심하게 일을 해서 이런 병에 걸렸는데 땔나무를 줍고 풀을 팔아도 고달픔에 흔들리지 않았다. 내가 불쌍하게 생각해서 사군자탕에 산수유와 술에 볶은 황련을 더 넣어서 주니 아픔이 멈추고 눈을 뜰 수 있었다. 다시 약을 주니 그 겉흠이 바삭하고 작게 느껴졌다. 황련을 빼고 백작약, 맥문동, 우방자 가루를 더 넣어 3제를 주었더니 눈알이 다시 평평하게 되었다. 그리고 비장을 돕는 꿀떡 4량을 주니 완전히 나았다. 그러나 이것도 우연히 맞았다. 부잣집 도련님이 검은자위 게눈증처럼 약을 먹지 않고 터뜨리지도 않으면서 치료할까 두렵다.

《동의학사전》

○ 흑예. 외장 눈병의 하나. 흑정의 내층이 검은색의 구슬처럼 앞으로 도드라져 나오는 병증을 말한다. 간경열독이 흑정에 몰리거나 어린이 감적상목으로 생긴다. 흑정에 생긴 궤양이 깊은 층으로 들어가면 내경계막 앞층이 모두 붕괴된다. 이때 눈압에 의하여 내경계막이 검은 구슬처럼 앞으로 도드라져 나온다. 흑정 주위 백정(구결막)에는 포륜홍이 있다. 궤양이 더 진행되어 흑정이 뚫어지면 신수(방수)와 함께 황인이 나와 창구에 끼우게 된다. 이것을 해정이라고 한다. 이밖에 눈부심, 눈물, 눈아픔이 있다. 간경열독으로 온 것은 청간사화하는 방법으로 용담사간탕에 금은화, 민들레를 더 넣어 쓰고 감적상목으로 온 것은 건비청간하는 방법으로 비아환을 가감하여 쓴다. 각막의 내경계막류에 해당한다고 본다.

42) 검은자위 푸른콩증

검은자위에 푸른 콩 같은 것이 생기는 병증이다. 플릭텐 각결막염이 변한 병으로 보이지만 양방 병명은 잘 모르겠다.

원인과 치료는 아래 책을 본다.

용담사간탕은 1. 시호 1돈반 황금 1돈 감초 인삼 천문동 황련 용담초 치자 맥문동 지모 각 7푼 오미자 5푼 생강 3쪽 2. 용담초 시호 택사 각1돈반 목통 차전자 적작약 생지황 당귀 치자 황금 감초 각 7푼 생강 3쪽. 물에 달여 밥 먹고 나서 먹는다.

석결명산은 석결명 결명자 각1량 강활 치자 목적 청상자 적작약 각5돈 대황 형개 각2돈반. 가루 내어 2돈씩 맥문동 달인 물로 먹는다. 《동의보감》

삼인탕은 의이인 활석 각3돈 행인 반하 각2돈반 통초 백두구 대나무잎 후박 각1돈. 물에 달여 하루 3번 밥 먹고 나서 먹는다. 《온병조변》

감로음은 생지황 숙지황 천문동 맥문동 황금 석곡 인진 각3돈 지각 감초 목적 석결명 각1돈 비파엽 5푼. 물에 달여 하

루 3번 밥 먹고 나서 먹는다. 《화제국방》

사청환은 간장 경맥에 채워진 뜨거움을 치료한다. 똥이 나오지 않고 똥에 피가 있거나 성기 주변에 땀이 난다. 당귀 천궁 치자(검게 볶는다) 대황 강활 방풍 용담초 각각 같은 양. 물을 부어 환을 만들어 빈속에 찻물로 70~80환에서 100환까지 삼킨다.

통간산은 눈알 흔들림증이나 눈꺼풀이 단단하거나 눈알이 아프거나 뜨거운 바람으로 된 겉흠을 치료한다. 치자(검게 볶는다) 백질려(볶아 가시를 없앤다) 각1량 강활 2량 형개(꽃이삭) 당귀 우방자(볶아 간다) 감초(볶는다) 각1량2돈. 가루 내어 3돈씩 밥 먹고 나서 대나무잎 달인 물에 타서 먹는다. 어떤 책에는 강활, 당귀가 없고 지각, 차전자를 많이 쓴다.

《증치준승》

○ 검은자위 푸른콩증. 검은자위에 많이 생기며 빛깔은 쪽빛 초록빛깔이거나 푸른빛깔이다. 비워짐증과 채워짐증이 있다. 비워지면 크고 어두우면서 속티가 있고 채워지면 작고 아프면서 깔깔하다. 검은자위 게눈증은 터져 나오기 때문에 견주지 못한다. 이것은 자연스럽게 생겨나온다. 크기는 똑같지 않고 또 점점 길게 변한다.

《심시요함》

○ 검은자위 푸른콩증은 열에 아홉은 검은자위네. 푸른빛깔이거나 쪽빛 초록빛깔이고 콩 꼴 비슷하네. 어두우면서 깊이 있으면 아프지 않네. 눈물이 나오고 깔깔하면 많이 쑤시네. 가르치지 않아서 증상이 변하면 눈동자로 들어가네. 눈동자구멍이 벌어지지 않더라도 문득 눈자위가 터지네.

이 증상은433) (풀이 안함) 영양각음자를 먹어야 한다.

영양각음자는 영양각(줄로 갈아 곱게 가루 낸다) 세신 대황 지모 오미자 망초 각1량 방풍 2량. 위를 잘게 썰어 여섯 약재 각1돈에 방풍 2돈으로 해서 맑은 물 2잔으로 8푼이 되게 달여 찌꺼기를 없애고 밥 먹고 멀리 먹는다. 가루 내어 5돈씩 타서 먹어도 된다.

평간청화탕은 검은자위가 부풀어 오르는 병을 치료하는데 비워졌을 때 먹는다. 차전자 연교 각1돈 구기자 시호 하고초 백작약 생지황 당귀 각1돈반. 위를 1제로 해서 맑은 물 2잔으로 8푼이 되게 달여 찌꺼기를 없애고 따뜻하게 먹는다.

《장씨의통》

○ 검은자위 푸른콩증434) (풀이 안함) 채워지면 사청환이고 비워지면 통간산이다.

《동의학사전》

○ 흑정(각막) 표면에 수포 모양의 융기물이 생기는 병증. 간경실열이 눈에 침범하거나 습열이 눈에 몰려서 생긴다.

---

433) 《증치준승》과 같은 내용은 풀이하지 않는다. 한문은 뒤에 붙여놓았다.

434) 《증치준승》과 같은 내용은 풀이하지 않는다. 한문은 뒤에 붙여놓았다.

이밖에 음허한 체질에서 허화가 올라가서도 생긴다. 눈이 깔깔한 감, 아픈감, 눈부심, 눈물 흐르기가 있고 눈을 뜨지 못한다. 흑정 표면에는 보통 좁쌀 크기의 국한성인 수포 모양 융기가 생기며 백정에는 포륜홍이 나타난다. 때로는 수포 모양 융기가 흑정의 심층에 생기고 궤양을 형성한다. 이때는 나은 다음에도 흠집을 남기어 보는데 장애를 준다. 은성독견과 감별하여야 한다. 간경실열로 온 곳은 평간사화하는 방법으로 용담사간탕을 가감하여 쓰거나 석결명산을 쓰고 습열이 몰려서 온 것은 습열을 없애는 방법으로 삼인탕을 쓰며 허화로 온 것은 양음청열하는 방법으로 감로음에 속새, 전복껍질을 더 넣어서 쓴다.

43) 검은자위 게눈증

검은자위가 뚫어져 무지개막의 일부가 도드라져 나와 게눈처럼 보이는 병증이다. 검은 색의 콩이나 구슬 같은 겉흠이 올라오는데 뿌리는 작고 그 위에 싹은 크다. 심하면 무지개막과 눈속기름, 보는막까지 나온다. 더욱 심하면 눈알이 위축되어 보지 못하게 된다. 각막포도종이다.

원인과 치료는 아래 책을 본다.

사간산은 현삼 대황 황금 지모 길경 차전자 강활 용담초 당귀 망초 각1량. 물에 달여 먹는다.

억청환은 황련 1량 오수유(술에 담갔다가 볶는다) 산양간(구워 말린다) 1개. 꿀로 환을 만들어 먹는다.

사청환은 용담초 당귀 방풍 강활 치자 천궁 대황 각각 같은 양.

용담사간탕은 이 처방을 쓰면 그대로 가라앉는다. 세수도 하지 말고 눈을 건드리지 않도록 절대 주의시켜야 한다. 1. 생지황 2돈 시호 1돈 황금 7푼 감초 인삼 천문동 황련 용담초 치자 맥문동 지모 각5푼 오미자 7알 생강3 2. 용담초 시호 택사 각1돈 목통 차전자 적복령 생지황 당귀 치자 황금 감초 각5푼 생강3.

방풍사간산은 검은자위 게눈증으로 아플 때 침으로 나쁜 물을 없애고 쓴다. 방풍 강활(한 처방은 원지를 쓴다) 길경 영양각(가루) 적작약 현삼(한 처방은 인삼을 쓴다) 황금 각1량 세신 감초 각5돈. 가루 내어 2~3돈씩 끓인 물에 타서 먹는다. 《장씨의통》

지백지황환은 숙지황 8량 산약 산수유 각4량 백복령 목단피 택사 각3량 지모(소금물로 볶는다) 황백(소금물로 볶는다) 각2량.

비아환은 아이 감병일 때 쓴다. 호황련 5돈 사군자 4돈반 인삼 황련 신곡 맥아 산사 3돈반 백출 백복령 감초 각3돈 노회 2돈반 결명자 석결명 포공영 각1돈. 가루 내어 쌀과 섞어 떡을 만들어 먹는다. 《고금의감》

석결명산은 석결명 결명자 각1량 강활 치자 목적 청상자 적작약 각5돈 대황 형개 각2돈반. 가루 내어 2돈씩 맥문동 달인 물에 먹는다. 《동의보감》

《비전안과용목론》
○ 검은자위 게눈증에 아픈 증상. 이 눈

이 처음 병에 걸리면 갑자기 아파서 앉거나 눕지 못하고 눈이 붉으면서 깔깔하며 눈물이 나오고 햇빛을 싫어하면서 눈이 부시다. 모두 간장에 뜨거움이 웅크리고 있고 가로막 속에 쓸개 기운이 부족하기 때문이다. 그래서 눈동자구멍 쪽이 검은 구슬처럼 또 복숭아나 오얏과 비슷하게 튀어나온다. 이것이 검은자위 게눈증이다. 빨리 약을 먹어야 한다. 침이나 뜸, 갈고리로 걸어 자르거나 인두로 지져서는 안 되는데 눈을 해칠까 두렵다. 사간탕, 보담환, 진신결명환을 먹으면 낫는다.

시로 말한다. 갑자기 콩알이 눈동자구멍 쪽에서 나오네. 이 때문에 게눈이라고 부르네. 이 꼴이면 반드시 심하게 아프네. 겉흠이 뚜렷이 해치면 가장 없애기 어렵네. 갈고리로 걸거나 침으로 자르는 것 모두 쓰지 못하네. 눈에 약을 넣으면 아픈 눈이 잠깐 사이에 무너지네. 다만 찬 약을 쓰면서 함께 북돋아야 하네. 진신결명환과 산이 크게 마땅하네. 간장 속에 뜨거움이 물러났더니 없어지네. 침이나 뜸, 바르고 문지르는 것 모두 할 필요가 없네.

사간탕은 현삼 지골피 차전자 망초 각 1량 대황 지모 각1량반 충울자 2량. 위를 가루 내어 물 1잔으로 가루 1돈을 5푼이 되게 달여 찌꺼기를 없애고 빈속에 따뜻하게 먹는다.

보담환은 방풍 세신 각1량반 원지 황금 인삼 복령 길경 작약 각1량. 위를 가루 내어 졸인 꿀로 오동나무 씨 크기로 환을 만들어 빈속에 찻물로 10환씩 삼킨다.

진신결명환은 석결명 토사자 오미자 각 1량 세신 산약 건지황 지모 각1량반. 위를 가루 내어 졸인 꿀로 오동나무 씨 크기로 환을 만들어 빈속에 찻물로 10환씩 삼킨다.

《은해정미》

○ 검은자위 게눈증에 아픔. 검은자위 게눈증에 아픈 증상은 검은자위 검은구슬증처럼 눈동자구멍 쪽에서 일어난다. 간장과 신장의 병이다. 이 겉흠이 콩이나 구슬, 게 눈알 같은 경우는 이 겉흠이 일어나서 눈동자구멍 쪽을 차지하는데 겉흠의 뿌리는 작고 싹은 크다. 이것은 가로막의 병으로 가로막 속에 독이 막히고 뜨거운 기운이 웅크리고 있기 때문이다. 붉고 깔깔하면서 눈물이 나오고 아파서 눈을 뜨기 어려우며 눈이 부시면서 햇빛을 싫어한다. 이 겉흠이 일어나면 뾰족하게 높아서 게 눈알 같은 꼴이다.

치료법은 앞에 검은자위 검은구슬증과 같다. 작은 삼릉침으로 찔러 나쁜 물을 빼내는데 다 흐르면 평평해진다. 그 다음에 묽게 만든 단약을 눈에 넣어 그 겉흠의 뿌리를 없앤다. 먹는 약은 앞의 증상과 같지 않은데 간장을 빼내고 신장을 북돋는 약을 먹어야 한다. 빈속에 신장을 북돋는 약을 먹고 밥 먹고 나서 사간산을 먹는다.

사간산은 (뒤에 문장 빠져있음)

보신산은 선태 방풍 백질려(볶는다) 당귀 밀몽화 목적 천궁 국화 형개 복령 석결명(불에 달군다) 구기자 지모 황백 청염. 위를 같은 분량으로 해서 물에 달여 빈속에 먹는다.

《세의득효방》

○ 검은자위 게눈증으로 아픔. 이 증상은 검은자위 위에 큰 콩알처럼 나오는데 참을 수 없이 아프다. 해친 겉흠이라고도 부르며 눈에 약을 넣지 말고 앞에 결명산을 먹어야 한다.

《증치준승》

○ 검은자위 게눈증. 진짜로 눈자위와 눈속기름을 해친 것을 말한다. 누런패인 눈겉흠증이 검은자위를 터뜨려 눈속기름이 검은 알갱이로 터져 나왔다. 작으면 게 눈알 같고 크면 검은 콩 같다. 심하면 눈동자구멍까지 해쳐 안으로 눈동자구멍을 보면 살구 씨나 대추 씨 같이 찌그러져 있다. 아주 심하면 눈동자구멍이 좁아져 또렷하지 않다. 더욱더 심하면 무지개막까지 터져 나온다. 이 증상은 검은자위 검은구슬증과 같은 종류이지만 치료는 크게 다르다. 검은자위 검은구슬증도 눈속기름 안에서 생기지만 이 증상처럼 터져 나오지 않기 때문에 크게 다르다.

비워짐과 채워짐 두 증상이 있다. 비워지면 부드러우면서 아프지 않고 천천히 오면서 빨리 없어진다. 채워지면 딴딴하면서 많이 아프고 빨리 오면서 천천히 없어진다. 증상은 둘로 보이지만 그 치료는 한가지다. 신기한 기술이 있어도 흉터를 피하기 어렵다.

○ 무지개막까지 솟아나온 증상은 검은자위가 터져 속에 있는 기름즙이 터져 나왔다. 치료하지 않으면 심해져 기름이 다 나와서 눈알이 움푹 들어간다. 스스로 터져 나오면서 불기운이 빠져나가려고 한다. 안팎으로 치료하지 못하게 되면 기운이 붙박으면서 부풀어 나와 오그라들지 않는다.

의사가 차가운 약으로 안에 불을 물리치더라도 밖을 고르게 하지 않으면 뭉쳐서 솟아올라온다. 그러면 치료할 수 없다. 처음 일어날 때 뜨거운 바람이 쳐서 진짜 기름까지 해치고 피와 기운이 아주 심하게 막혔기 때문에 눈알을 부수어서 눈알 속에 기름즙이 함께 터져 나왔다. 신기한 방법이 있어도 원래대로 구할 수 없고 다만 울퉁불퉁한 것을 피할 뿐이다. 눈알 위에 기름과 물이 섞이고 맺히면 겉흠이 되는데 생김새는 하얀 검은자위 뿌예짐증 같다. 남쪽 사람들은 흰 열매라고 부른다. 화타가 다시 살아난다고 해도 무엇을 할 수 있겠느냐.

《동의보감》

○ 검은자위 게눈증으로 아픔은 검은자위 위에 큰 콩알처럼 나오는데 참을 수 없이 아프다. 해친 겉흠이라고도 부르며 석결명산을 먹어야 한다.(《득효》) 간장에 뜨거움이 쌓여 있다가 위로 가서 눈을 쳤기 때문이다. 눈이 심하게 아프면서 검은자위 위에 검은 구슬이 생긴다. 게의 눈알 같아서 이렇게 이름 붙였고 콩처럼 있기도 해서 해친 겉흠이라고 부르며 치료하기 정말 어렵다. 영양각산을 먹고 약을 눈에 넣는다.(《유취》)

영양각산은 검은자위 게눈증으로 아픈 병을 치료한다. 영양각(가루) 황련 적작약 갈대뿌리 목통 선복화 상백피 각1돈 대황 7푼 감초 3푼. 오른쪽을 썰어 1첩으로 해서 대나무잎 7개를 넣고 물에 달여 밥 먹고 나서 먹는다.(《유취》)

《심시요함》

○ 눈속기름이 검은자위로 터져 나와 흐르네. 게 눈알 꼴로 눈알에 튀어나오네. 때에 맞게 치료해서 늦지 말아야 하네. 눈동자구멍이 기울어지면 오그릴 수 없네. 무지개막까지 함께 빠져나오지 말아야하네. 지금 세상에는 맑은 빛을 찾기 어렵네.

이 증상은[435] (풀이 안함) 다음을 먹어야 한다.

방풍사간산은 원지 인삼 길경 세신 적작약 방풍 황금 감초 영양각(갈아 곱게 가루 낸다) 각각 같은 양. 위를 곱게 갈아 1돈반이나 2돈씩 밥 먹고 멀리 끓인 물에 타서 먹는다.

사간탕은 채워짐증에 검은자위 게눈증을 치료한다. 지골피 현삼 차전자 현명분 각1돈 충울자 2돈 대황 지모 각1돈반. 위를 잘게 썰어 맑은 물 2잔으로 8푼이 되게 달여 찌꺼기를 없애고 밥 먹고 나서 먹는다.

세간산은 당귀잔뿌리 천궁 방풍 소박하 생지황 홍화 소목 집국화 백질려(찧어 가시를 없앤다) 선태(머리와 날개, 발을 없앤다) 강활 목적 적작약 각5돈 감초 2돈. 위를 가루 내어 3돈씩 맑은 물 2잔으로 송사 10여 뿌리를 넣고 8푼이 되게 달여 찌꺼기를 없애고 먹는다.

호박산은 여러 해 동안 쌓여 생긴 눈

---

[435] 《증치준승》과 같은 내용은 풀이하지 않는다. 한문은 뒤에 붙여놓았다.

꽃 같은 겉흠을 치료한다. 오적골(5돈을 먼저 거칠게 돌로 갈아 그 깔깔함을 없앤 좋은 것 1돈을 쓴다) 요사(흰 것) 호박 마아초 산호 주사 각5돈 진주(가루 낸다) 1량. 위를 찐득거리게 아주 곱게 갈아 고르게 섞는다. 날마다 3~5번씩 겉흠 있는 곳에 넣고 눈을 오래 감는다.

《장씨의통》

○ 검은자위 게눈증은 진짜 눈자위와 눈속기름을 해친 것을 말한다. 누런패인 눈겉흠증이 검은자위를 터뜨려 눈속기름이 검은 알갱이로 터져 나왔다. 작으면 게 눈알 같고 크면 검은 콩 같다. 심하면 눈동자까지 해치고 더욱 심해지면 무지개막까지 터져 나온다. 이 증상은 검은자위 검은구슬증과 같은 종류이지만 치료는 크게 다르다. 검은자위 검은구슬증도 눈속기름 안에서 생기지만 이 증상은 터져 나온다. 속에 비워진 불을 끼고 있어서 때때로 이상하게 가렵고 때때로 당기거나 아프거나 시거나 깔깔하기도 하다.

옛날 방법으로 작은 삼릉침으로 찔러 나쁜 물을 빼내는데 다 흐르면 평평해진다. 그런 다음에 노감석산을 쓰는데 용골, 사향은 눈에 넣지 않는다. 안으로는 방풍사간산을 먹은 다음에 육미환에 백질려, 차전자를 더 넣어 몸조리한다. 그러나 결국 흉터를 피하기 어렵다.

○ 무지개막까지 솟아나온 증상은 검은자위가 터져 속에 있는 기름즙이 터져 나왔다. 스스로 터지고 부풀어 나와서 오그라들지 않는다. 눈겉증이 있으므로 차가운 약으로 안에 불을 쫓아낸다. 그

러나 밖을 평평하게 치료하지 않아서 뾰족하게 일어나면 신기한 방법이 있더라도 원래대로 치료할 수 없다. 그러나 조협환에 붕사를 조금 넣고 쓰면 울퉁불퉁한 것을 피할 수 있다.

《의종금감》(《안과심법요결》)

○ 검은자위 게눈증으로 아픔 노래. 검은자위 게눈증은 게 눈알 꼴로 내밀어 나오네. 검은자위가 심하게 아프고 깔깔하면서 눈이 부시네. 간장과 쓸개에 뜨거움이 쌓이고 신장에 비워진 뜨거움이 있네. 비워지면 부드러우면서 아프지 않고 채워지면 단단하면서 아프네. 채워지면 사간탕인 차전자, 지골피, 망초, 대황, 지모, 현삼, 시호, 충울자를 쓰네. 비워지면 진신결명환인 오미자, 지모, 생지황, 산약, 토사자, 세신, 석결명을 쓰네.

사간탕 처방은 차전자 지골피 망초 각 1돈 대황 지모 각1돈반 현삼 1돈 시호 2돈 충울자 2돈. 위를 거칠게 가루 내어 물 2잔으로 8푼이 되게 달여 찌꺼기를 없애고 빈속에 따뜻하게 먹는다.

진신결명환 처방은 오미자 반량 지모(볶는다) 생지황 산약(볶는다) 각1량반 토사자 1량 세신 반량 석결명(불에 굽는다) 1량. 위를 곱게 가루 내어 졸인 꿀로 오동나무 씨 크기로 환을 만들어 빈속에 찻물로 3돈씩 삼킨다.

쉽게 풀이함. 검은자위 게눈증은 검은자위에 구슬처럼 내밀어 나오며 생김새는 게 눈알 비슷하다. 심하게 아프고 깔깔하면서 눈물이 나오며 눈이 부시다. 처음 일어날 때는 채워짐증으로 단단하면서 매우 아프지만 오래되면 비워짐증이 되어 부드러우면서 아프지 않다. 모두 간장과 쓸개에 쌓인 뜨거움이 눈자위를 치고 신장 속에 비워진 뜨거움이 눈으로 들어갔기 때문이다. 채워지면 사간탕이고 비워지면 진신결명환을 쓴다.

《목경대성》

○ 검은자위 게눈증. 바람이 흘러가 바람신을 크게 해쳐 바람이 터져 나타나네. 바람이 터져 나타나니 정말로 검은자위가 터져 알갱이를 만들었구나. 눈동자구멍에 둥글게 기름이 엉겼네. 흉터가 있지만 빛은 꺼지지 않네. 빛이 꺼지지 않아도 꺼지려고 하니 또 크게 걱정스럽구나.

이 증상은 검은자위 위에 한 알에 검은 구슬이 있고 그 둘레를 얇은 겉흠이 조금 휘감고 있다. 대개 갑자기 눈붉음증에 걸렸을 때 물이 크게 비워지고 불이 타오르는데 의사가 맞게 치료하지 못했기 때문이다. 그래서 누런패인 눈겉흠증, 검은자위 노란즙차오름증, 검은자위 푸른콩증 같은 병이 되었다가 검은자위를 먹어 들어가서 터지게 되었다. 그리고 검은자위가 터진 곳에서 나오는데 처음에는 파리머리 같다가 중간에는 게 눈알 같고 심하면 가로로 길어져 검은 콩 같다. 그래서 이 이름으로 불린다.

부드러우면서 아프지 않고 눈동자구멍만 비뚤어지면서 무너지지 않았으면 돌아올 수 있다. 그 사이에 콩깍지 같은 딱지가 맺히고 나서 깍지가 떨어지면서 낫는다. 이렇게 구멍이 메워지고 부스러진 것이 합쳐졌지만 어떤 뛰어난 솜씨도 끝내 흉터를 피할 수 없다. 뾰족하고 단단하며 아프고 팽팽할 때 약을 다시 잘못 먹으면 검은자위와 흰자위가 하나로 섞여서 검은자위 게눈증이 절대로 평평해질 수 없다. 그렇지 않으면 반드시 찢어져서 무지개막까지 겹쳐 나와 애꾸눈이 된다.

검은자위 게눈증은 원래 의사가 약을 터무니없이 써서 된다. 모든 땀내거나 토하거나 설사하는 방법을 써서는 안 된다. 조화롭게 북돋는 처방을 가려서 오미자, 산조인, 백작약을 더 넣어 쓴다. 그러면 천천히 아물면서 날이 오래되면 자연히 오그라들어 들어간다. 아직 치료되지 않았다면 나무와 불이 강하고 세차기 때문이다. 맥은 반드시 뜨면서 팽팽하고 빠르다. 억청환, 사청환, 팔정산으로 오장육부를 깨끗이 한 다음에 조화롭게 하는 약을 쓴다. 잘 기르고 세심하게 몸조리하면 열에 아홉은 해치지 않는다.

《동의학사전》

○ 해정. 손예, 해목, 해정횡출, 해주, 해정동통외장. 외장 눈병의 하나. 흑정(각막)이 뚫어졌을 때 황인(무지개막)의 일부가 두드러져 나와 게눈처럼 보이는 병증을 말한다. 간열이 위로 치밀거나 외상으로 생긴다. 흑정에 검은색의 구슬같은 과립이 나오며 그 둘레는 흐려져 있다. 때로 포륜홍도 있다. 만일 소아감적상목, 화예백함(각막궤양), 응지예(화농성 각막염), 황액상충(전방축농)을 잘못 치료하여 흑정이 뚫어져 황인과 신고(유리체)가 나오면 마치 게눈처럼 보인다. 초기에는 실증 상태로서 해정 표면은 팽팽하게 긴장되고 아픔이 심하지만 오래 경과하면 허증으로 넘어가 두드러진 황인이 평탄해지고 아픔도 없어진다. 흑정 변연부가 뚫어지는 때는 눈동자는 손상되지 않고 한쪽으로 찌글어진다. 만일 뚫어진 구멍이 커서 황인과 신고가 많이 흘러나온 때에는 보지 못하게 될 수 있다. 실증 때에는 간열을 내리우는 방법으로 용담사간탕, 사간탕 등을 쓰고 허증 때에는 음을 불구어 화를 내리우는 방법으로 진신결명환, 지백지황환을 쓴다. 소아감적상목으로 온 것은 간열을 내리우고 눈을 밝게 하며 비를 든든하게 하고 벌레를 죽이는 방법으로 비아환에 전복껍질, 결명씨, 민들레를 더 넣어서 쓰고 외상으로 온 것은 수술과 함께 열을 내리우고 독을 풀며 어혈과 예막을 없애는 방법으로 석결명산을 쓴다. 눈에는 수퇘지 열(대추 크기만 한 것), 살구씨 7개, 망초 4g, 뱀허물 2g을 가루 내어 조금씩 넣는다. 홍채탈출에 해당한다고 본다.

44) 검은자위 구멍증

검은자위가 뚫려 구멍이 생기면서 눈속물이 흘러나오는 병증이다. 눈이 부시고 눈물이 나오면서 아프다.

원인과 치료는 아래 책을 본다.

《증치준승》

○ 검은자위 구멍증은 검은자위 가운데나 약간 치우쳐서 새는 곳이 생긴다. 병이 여기에 이르면 눈이 아주 위험하다.

처음 나타나 얕게 터지면서 흰 가래 같은 눈속기름이 흘러나오면 치료할 수 있다. 그러나 오래되어 깊어지면서 검푸른 기름즙이 흘러나오면 눈동자를 해치게 된다. 금단과 훌륭한 약이 있어도 하늘이 준 음양과 오행을 피하기 어려워서 반드시 눈이 먼다. 병은 간장과 신장 둘에 속하는데 눈은 간장으로 구멍이 나고 신장에서 주관한다. 그래서 검은자위 구멍증이라고 부를 뿐이다.

《장씨의통》

○ 검은자위 구멍증은 검은자위 가운데나 약간 치우쳐서 생긴다. 간장과 신장에 뜨거운 바람이 웅크리고 있기 때문이다. 처음에 나타나 얕게 터지면 가래 같은 흰 눈속기름이 흘러나오고 오래되어 깊어지면 검푸른 기름즙이 흘러나와 눈동자를 해치게 된다. 빨리 간장을 빼내는 약에 쓰는데 용담초, 강활, 생지황, 대황 같은 약으로 설사시켜 빼내야 한다.

45) 검은자위 둘레흐림증

검은자위 둘레가 흐려지는 병증이다. 눈에 크게 다른 증상은 없다. 노인환이다.

《제병원후론》

○ 검은자위 둘레가 흐린 증상. 오장육부에 가장 알짜는 모두 위에 눈으로 간다. 눈은 간장에 바깥 조짐이며 간장은 피를 간직한다. 피와 기운이 부족하면 간장이 비워지는데 이 때 삿된 바람을 받게 되면 삿된 바람이 알짜와 기운을 친다. 이 알짜와 기운이 흰자위 위에 모여 있다가 검은자위 끝을 감싼다. 그래서 검은자위 둘레 빛깔이 흐려져 검고 흰빛깔이 또렷하지 않기 때문에 검은자위 둘레가 흐린 증상이라고 부른다.

《향약집성방》

○ 검은자위 둘레가 흐리다. 《소씨병원론》에서 말했다. 오장육부에 가장 알짜는 모두 위에 눈으로 간다. 눈은 간장에 바깥 조짐이며 간장은 피를 간직한다. 피와 기운이 부족하면 간장이 비워지는데 이 때 삿된 바람을 받게 되면 삿된 바람이 알짜와 기운을 친다. 이 알짜와 기운이 흰자위 위에 모여 있다가 검은자위 끝을 감싼다. 그래서 검은자위 둘레 빛깔이 흐려져 검고 흰빛깔이 또렷하지 않기 때문에 검은자위 둘레가 흐린 증상이라고 부른다.

《성제총록》에 간장이 비워지고 삿된 바람이 눈을 쳐서 생긴 병을 치료한다. 검은자위 둘레가 흐려져 또렷하지 않게 보인다. 만청자(씻는다) 4량 뱀허물 2량. 먼저 도자기 항아리에 만청자를 담고 불로 검게 태워 소리가 없게 되면 꺼낸다. 뱀허물을 안에 넣고 또 가볍게 뱀허물을 태워 재를 만든다. 차가워지면 곱게 갈아 반 돈씩 밥 먹고 나서 따뜻한 술에 타서 삼킨다.

간장이 비워지고 피가 약한데 삿된 바람독이 비워진 틈을 타고 들어온 병을 치료한다. 검은자위가 흐려져 검고 흰빛깔이 또렷하지 않다. 산약 방풍(잔뿌리 없앤다) 세신(싹과 잎을 없앤다) 각1량 산수유 만형자(흰 껍질을 없앤다) 각3돈 작약 승마 각반량. 오른쪽을 곱게 가루 내어 2돈씩 따뜻한 술에 타서 삼킨다.
《외대비요》에 눈이 붉다가 나은 다음에 겉흠이 둘레에 생긴 병을 치료한다. 물푸레껍질 1량을 잘라 물 1되5홉으로 삶아 7홉을 만들어 깨끗하게 걸러 눈 속에 흘려 넣는다.

46) 각막궤양

카타르성 각막궤양은 눈이 부시고 눈물이 나면서 아프고 시력이 나빠지다가 점점 흰점 꼴, 반달꼴로 각막 테두리가 흐려지면서 궤양을 형성한다. 날이 감에 따라 대체로 궤양은 아물고 낫지만 궤양이 심해지면 각막이 뚫어질 수 있다.
원인은 간장과 폐장에 불이 몰리거나 뜨거운 바람독이 눈에 들어갔을 때 생긴다. 음이 비워졌는데 독이 눈에 들어왔거나 누런패인 눈겉흠증으로 각막을 가볍게 해쳤는데 뜨거운 바람독이 들어와서도 생긴다. 간장과 쓸개에 불이 세차거나 눈물점 구멍증을 오랫동안 앓다가 독이 각막에 들어와서도 생긴다.
치료는 용담사간탕, 가미용담사간탕을 주로 쓰고 억금산, 사간산, 구등음, 영양각산, 사순청량음자를 쓴다.
용담사간탕은 급성화농성 각막궤양에 쓴다. 용담초 생지황 백작약 황금 각3돈 치자 택사 목통 차전자 시호 당귀 각2돈 감초 5푼. 달여서 하루 3번 나누어 먹는다.

가미 용담사간탕은 세균성 각막궤양에 쓴다. 금은화 5돈 연교 판람근 용담초 치자(볶는다) 시호 황금 생지황 택사 목통 각2돈 당귀 감초 각1돈. 거칠게 가루 내어 달여 밥 먹고 나서 먹는다.
억금산은 카타르성 각결막염(각막궤양)에 쓴다. 상백피 과루인 건지황 사삼 박하 백지 감초 길경 맥문동 방풍 각1돈. 거칠게 가루 내어 하루 3번 2돈씩 밥 먹고 나서 먹는다. 《동의처방집》
사간산은 간장에 뜨거움을 내리고 똥을 잘 나가게 하며 겉흠을 없애고 눈을 밝게 한다. 각막궤양으로 눈물이 나면서 머리가 아플 때 쓴다. 현삼 대황 황금 지모 길경 차전자 강활 당귀 망초 각1돈 용담초 5푼. 거칠게 가루 내어 5돈씩 물에 달여 밥 먹고 나서 먹는다. 《의종금감》
조구등음은 뜨거운 바람을 없애고 독을 풀며 겉흠을 없애고 눈을 밝게 한다. 각막궤양 특히 카타르성 각막궤양에 쓴다. 조구등 치자 연교 백출 향부자 각1돈반 선태 전호 과루인 백작약 각1돈 시호 8푼 목적 감초 각5푼. 거칠게 가루 내어 물에 달여 밥 먹고 나서 먹는다. 《동의처방집》
영양각산은 뜨거움을 내리고 겉흠을 없앤다. 구슬 같은 겉흠이 눈동자 위에 생겨서 눈이 아프고 눈물이 날 때 쓴다. 또는 카타르성 각막궤양에 쓴다. 영양각 목통 선복화 갈대뿌리 상백피 각1돈반 황련 백작약 대황 각1돈 감초 5푼 대나무잎 7조각. 물에 달여 밥 먹고 나서와 자기 전에 먹는다. 《태평성혜방》
사순청량음자는 뜨거움을 내리고 독을

풀며 겉흠을 없애고 눈을 밝게 한다. 대상포진성 각막궤양에 쓴다. 당귀 용담초 황금 상백피 차전자 생지황 백작약 지각 각1돈 대황 방풍 천궁 황련(볶는다) 목적 강활 시호 감초 각5푼. 거칠게 가루내어 물에 달여 밥 먹고 나서 먹는다. 《심시요함》

III. 외상 눈병증

외상 눈병증

1) 부딪친 눈병증

눈이 사물에 맞아 생기는 병증이다. 눈이 벌겋게 붓고 아프며 깔깔해서 눈을 뜨기 힘들다. 눈에 타박상이다. 눈꺼풀 피하출혈 또는 열상, 결막밑 출혈, 각막부종 또는 데스메막 파열, 앞방출혈, 동공확대와 조절마비, 홍채 동공조임근 파열, 수정체 탈구, 유리체 출혈, 망막출혈 및 망막부종, 맥락막 출혈이 올 수 있다. 외상성 백내장인 수정체 혼탁은 바로 생기거나 1~2년 후에 생길 수도 있으니 경과를 지켜보아야 한다. 또 사물에 맞아 눈알에 구멍이 나거나 터지기도 하는데 이것은 위급한 병증이다. 처음에는 붉게 붓고 깔깔하면서 아프다. 외상의 원인, 천공 부위의 크기, 눈 속의 조직 손상 정도, 이물외상의 유무 및 감염상태에 따라서 정도가 다르지만 일반적으로 예후는 나쁘다. 눈알이 뚫어졌는지 검사하여 감별하는 것이 중요하다. 뚫어졌으면 상처 구멍으로 눈알 내용물이 나오므로 진단은 어렵지 않지만 상처 구멍이 몹시 작거나 흰자위에 가려 보이지 않을 때는 진단하기 어렵다. 일반적으로 눈속물이 흘러나오므로 전방이 얕아지거나 없어지며 안압이 몹시 낮아지고 눈알의 생김새가 변한다. 그밖에 유리체 출혈, 외상성 동공산대, 홍채파열 등을 볼 수 있다.

원인과 치료는 아래 책을 본다.

보간환, 보신환, 석결명환은 위에 흔들린 눈속흠증을 본다.

주조산은 당귀 감초 대황 적작약 국화 길경 창출 상표초 마황 강활 충울자 연교 각1량. 3돈씩 술로 먹는다.

지통몰약산은 외상으로 인한 눈속기름 피들어감증을 치료한다. 몰약 2량 망초 대황 1량반 혈갈 1량. 가루로 만들어 2돈씩 맑은 찻물로 하루 3회 먹는다. 《은해정미》

생지황산은 구기자 시호 황련 지골피 천문동 적작약 감초 황금 황기 생지황 건지황 각5푼. 물에 달여 밥 먹고 나서 먹는다. 《의림촬요》

서각지황탕은 상한병에 온병을 치료한다. 땀을 내지만 땀이 나지 않고 안으로 뭉쳐있는 피가 있어서 코피가 나거나 피를 끝없이 토한다. 또는 똥에 피가 나오고 얼굴이 노란빛깔이거나 명치가 아프기도 한다. 서각 생지황(술에 담갔다가 따로 찧는다) 목단피 백작약 각각 같은 양. 위 네 가지 약재를 물에 달여 찌꺼기를 없애고 지황을 넣는다. 다시 여러 번 끓도록 달여 걸러서 맑은 부분을 먹는다. 잘 잊어버리고 미친 것 같으면 대황, 황금을 더 넣는다. 맥이 크면서 느리고 배가 그득하지 않지만 스스로 그득하다고 말하면 당귀, 육계를 더 넣는다. 코피가 나면 연뿌리즙, 측백, 어린애오줌을 더 넣는다.

경효산은 1. 시호 2돈 대황 당귀 적작약 서각 각1돈 감초 5푼.《동의보감》2. 시호 1량 적작약 당귀잔뿌리 대황 각5돈 서각 3돈 연교 감초 각2돈.

조기탕은 갑자기 화를 내서 눈동자구멍이 벌어졌거나 부딪쳐서 생긴 병을 치료한다. 백작약 진피 생지황 황백(소금물로 볶는다) 향부자(식초로 볶는다) 지모(소금물로 볶는다) 당귀신 각1돈 지각 백복령 각8푼 감초 5푼. 물에 달여 뜨겁게 해서 먹는다.《심시요함》

구정산은 자석 2량 당귀 생지황 혈갈 각1량 주사 천궁 몰약 유향 단삼 각5돈 목향 독활 방풍 각3돈.

흑신산은 목화씨 포황 새연잎 젊은부인 머리카락(함께 태워 재를 남긴다) 각1량 위령선 골쇄보 속단 방기 현호색 혈갈 각7돈 자금피(노박덩굴의 전초 또는 뿌리껍질) 유향 몰약 독활 각5돈 정향껍질 목향 큰소회향 옻 각3돈.

자니금은 참게(구워 말린다) 딱정벌레(굽는다) 하마개구리(구워 말린다) 백랍 당귀 혈갈(씨를 뺀다) 호골(꿀에 졸인 젖으로 만든 고약과 술로 굽는다) 유향 몰약 주사 각1량 계심 침향 목향 자연동(불에 달궈 식초를 뿌리고 물에 띄워 뜬 것 쓴다) 호박 영사 붕사(마씨 기름으로 볶는다) 각5돈 사향 2돈.

《비전안과용목론》
○ 부딪친 눈병증. 이 눈이 처음 병에 걸릴 때는 잘못해서 갑자기 사물에 부딪치거나 맞았다. 그래서 눈꺼풀이 푸르고 눈알이 아프며 대단히 부어서 눈을 뜨기 어렵다. 찔러 피를 낸 다음에 지황을 찧어 수건에 싸서 눈에 동여맨다. 그런 다음 제풍산, 압열음자를 먹는다.

시로 말한다. 까닭 없이 부딪쳐 해치네. 견딜 수 없이 아프지만 어긋난 것을 견뎌야 하네. 눈동자가 흔들려 모두 어둡고 흐려지네. 나쁜 피가 거듭 흘러 눈두덩에 있네. 치료하려면 눈꺼풀을 찔러 피를 내야 하네. 지황을 수건에 싸서 단단히 싸매네. 제풍산, 압열음자 같은 서늘한 약을 먹네. 다른 바람으로 해치지 않도록 피해야 하네.

제풍산은 방풍 2량 차전자 고본 세신 궁궁 오미자 길경 각1량반. 위를 찧어 체로 쳐서 가루로 만들어 오래된 쌀로 묽은 죽을 만들어 빈속에 1돈7푼씩 타서 삼킨다.

압열음자는 서각 대황 지모 인삼 복령 황금 현삼 맥문동 각1량반 감초 1량. 위를 가루 내어 물 1잔으로 가루 1돈을 5푼이 되게 달여 밥 먹고 나서 찌꺼기를 없애고 따뜻하게 먹는다.

《은해정미》
○ 부딪친 눈병증. 앓던 곳이 없다가 병이 되는 원인은 세 가지인데 모두 밖에서 온다. 전혀 아무 일이 없다가 잘못해서 사물에 부딪쳤거나 때려서 맞았거나 넘어졌기 때문이다. 눈꺼풀을 해친 경우는 쌓인 피가 자줏빛이나 푸른빛깔로 된

다. 흰자위를 부딪친 경우는 밖에 단단한 껍질이 매달려 있어 해칠 수 없다. 오직 세 번째에 검은자위를 부딪친 경우는 눈속기름 피들어감증이 생기거나 눈에 다섯 수레바퀴가 뒤섞인다. 가장 해치는 증상이다. 대단히 아프고 눈알이 깔깔해서 눈을 뜨기 어렵다.

치료법은 주조산을 먹고 파와 쑥으로 찜질을 한다. 또는 생지황을 찧어 떡을 만들어 뜨거울 때 붙이는데 하루에 1번 갈아줘서 피를 흩어지게 한다. 생지황이 없으면 부용 잎을 쓴다. 잎이 없으면 뿌리를 쓰는데 진흙과 거친 껍질을 긁어내고 흰 껍질을 찧어 뜨거울 때 붙인다. 눈두덩이 검푸르면 생 나복자를 갈아서 붙인다. 반드시 휴식을 취하고 바람을 피하며 음식을 주의하여야 한다. 바람과 피를 움직이게 하는 음식과 모든 암컷의 고기를 먹지 말아야 한다. 부딪친 지 얼마 안 되면 치료하기 쉽다. 그러나 맞아서 엉긴 피가 오랫동안 흩어지지 않았으면 아프지 않더라도 치료하기 어렵다.

물었다. 앓던 곳이 없다가 잘못해서 사물에 부딪쳐 겉흠이 생겼는데 왜 그런가? 대답했다. 밖에서 해친 것으로 안에서 해치지 않았다. 치료는 처음 일어났을 때 주로 피를 흩어지게 한다. 많이 아프면 몰약산을 써서 그치게 한다. 피가 흩어졌는데 흰 겉흠으로 변하면 치료할 수 없는 증상이다. 몰약산 처방은 앞에 눈꺼풀 부스럼증 안에 있다.

《세의득효방》

○ 부딪친 눈병증. 눈이 부딪치거나 맞았기 때문이다. 때가 없이 아프고 눈동자가 놀래서 어둡고 흐릿하게 보이며 눈두덩에 뭉친 피가 고여 있다. 지황고를 붙여 피를 없앤 다음에 앞에 결명산을 먹는다.

지황고는 생지황 1홉 황련 1량 황백 한수석 각반량. 위에 지황을 갈아 즙을 내어 다른 약과 섞어 떡을 만든다. 쓸 때는 종이에 발라 눈 위에 붙인다. 부딪치거나 맞을 때뿐만 아니라 뜨거운 바람으로 눈이 붉으면서 뜨거운 눈물이 나오는 증상에도 모두 쓸 수 있다. 차가움으로 뜨거운 독을 없앤다.

《향약집성방》

○ 눈이 사물에 부딪치거나 맞아서 나타났다. 《성혜방》에서 말했다. 눈이 부딪치거나 맞아서 눈알이 나왔는데 눈에 띠가 끊어지지 않았으면 눈꺼풀 속으로 밀어 넣는다. 그리고 너무 놀라지 말고 네 둘레에 고약을 갈아서 생지황을 곱게 짓찧어 두텁게 붙이고 밖에 바람이 들어오지 않게 한다. 만약 안에 나쁜 피가 있는데 침으로 해서 스스로 나오면 눈 속에 약을 붙일 필요가 없다. 피가 나온다면 눈초리와 눈자위까지도 이 방법처럼 다스린다. 나은 다음에는 뜨거운 바람을 몰아내는 약을 오래 먹으면서 오장을 기른다. 그렇지 않으면 뜨거움이 치솟아 눈에 띠가 끊어지고 눈자위를 해쳐 치료할 수 없다.

《성혜방》에 눈이 사물에 해치거나 군살을 치료한다. 싹이 난 생지황 5량을 깨끗이 씻어 짓찧어 즙을 낸 다음 사기그릇에 담아두었다가 구리젓가락으로 자주 눈 속에 넣는다. 겨울에는 마른 것을 달여 즙을 만들어 눈에 넣는다.

또 처방으로 행인을 문드러지게 갈아 사람 젖에 담갔다가 자주 눈에 넣는다.

《성제총록》에 모래나 돌, 풀, 나무가 눈알을 찌르고 나오지 않으면서 아픈 병을 치료한다. 좋은 먹을 진하게 갈아 젖과 섞어 눈 속에 발라준다. 나올 때까지 한다.

《천금방》에 눈이 사물에 해쳐서 검푸르게 된 병을 치료한다. 양고기를 삶아 뜨겁게 찜질하는데 너무 뜨겁게 하지 않는다. 돼지간도 괜찮다.

눈을 다치거나 군살이 나온 병을 치료한다. 맏이로 태어난 남자아이가 먹는 젖에 참새 똥을 타서 먹으면 낫는다.

《주후방》에 눈이 사물에 해쳐 터진 병을 치료한다. 소에 거품 침을 하루 2번 넣고 바람을 피한다. 검은자위가 터져도 낫는다.

《삼화자방》에 눈이 사물에 해쳐 아픈 병을 치료한다. 조개껍질을 빻은 가루를 사람 젖에 타서 눈에 넣어준다. 젖으로만 해도 된다.

밤 껍질이 떨어져 눈알에 들어가 찌르는 병을 치료한다. 밤 껍질을 삶아 나오는 물로 나올 때까지 씻는다. 눈을 가늘게 뜨고 보더라도 예전처럼 돌아온다.

《증치준승》

○ 예중현이 '사물에 해친 병'에서 말했다. 튼튼함에 뜻을 두면 여덟 바람이 그 틈을 엿보지 않는다. 촘촘함에 근본을 둔다면 오장이 어떻게 삿됨을 받겠느냐. 그러므로 생기게 하는 것은 하늘이지만 부르는 것은 사람이다. 생기게 하지만 부르지 않으면 해칠 수 없다. 끝없이 해친다면 심하게 부르는 것이다.

《생기통천론》에서 '바람은 모든 병의 시작이다. 맑고 깨끗하면 살결이 닫히면서 막기 때문에 큰 바람이 잔인하더라도 해칠 수 없다.'고 하였다. 《음양응상대론》에서 '삿된 바람이 오게 되면 비바람같이 빠르다. 그래서 잘 치료하려면 겉에 거죽과 털을 치료한다.'고 하였다. 살결이 튼튼하고 거죽과 털이 촘촘하다면 어떻게 해치려는 것이 오겠느냐. 지금 사물에 해치게 된다면 거죽과 털과 살결 사이에 반드시 틈이 심하기 때문이다. 해칠 때에 일곱 감정이 안으로 옮기지 않는데 어떻게 지키는 기운이 약해지겠느냐. 둘이 함께 부르는데 바람이 어떻게 따르지 않겠느냐.

그래서 눈에 위나 아래, 왼쪽이나 오른쪽을 해치게 되면 눈에 위나 아래, 왼쪽이나 오른쪽이 함께 병에 걸린다. 모두 제풍익손탕으로 주로 치료한다. 눈썹 뼈를 해친 경우는 병436)이 보는이음새에서 아래쪽에 있는데 수소음경에 틈이 있다. 황련을 더 넣은 제풍익손탕으로 주로 치료한다. 이마를 해친 경우는 병이 밑바닥에서 위로 간다. 귓속을 해친 경우는 병이 바깥 눈초리에서 들어간다. 이것은 수태양경에 틈이 있다. 시호를 더 넣은 제풍익손탕으로 주로 치료한다. 이마와 만나는 머리, 귀 위 모서리에서 골까지 해친 경우는 병이 안쪽 눈초리에서 나오는데 족태양경에 틈이 있다. 창출을 더 넣은 제풍익손탕으로 주로 치료한다. 귀 뒤와 귀 모서리, 귀 앞을 해친 경우는

---

436) 겉흠이나 핏줄을 말한다.

병이 객주인혈에서 비스듬히 아래로 간다. 뺨을 해친 경우는 병이 바깥 눈초리에서 아래로 간다. 이것은 수소양경에 틈이 있다. 지각을 더 넣은 제풍익손탕으로 주로 치료한다. 머리 모서리와 귀 앞과 뒤, 그리고 바깥 눈초리 뒤를 해친 경우는 병이 바깥 눈초리에서 들어가는데 족소양경에 틈이 있다. 용담초를 더 넣은 제풍익손탕으로 주로 치료한다. 이마 모서리와 머리 꼭대기를 해친 경우는 병이 보는이음새에서 아래쪽에 있는데 족궐음경에 틈이 있다. 오미자를 더 넣은 제풍익손탕으로 주로 치료한다. 모두 뜨거움이 있으면 다시 황금을 더 넣고 가감지황환을 같이 먹는다. 심하게 해치면 대황을 적당하게 훨씬 더 넣어 그 나쁜 피를 빼낸다.

《육절장상론》에 '간장이 피를 받으면 볼 수 있다.'고 하였다. 이것은 대개 피를 생기게 하고 피를 기르며 피를 되돌리는 약이다. 이것으로 그 근본을 치료한다. 또 사물로 갑자기 흔들려서 눈속물이 결국 흩어졌으면 다시 되돌릴 수 없다. 이것도 함께 알아야 한다.

○ 흔들려서 생긴 눈겉증. 눈이 사물에 부딪쳤기 때문에 맺히면서 눈겉증이 되었다. 눈겉 기름 위를 빠르게 해치는 병과는 같지 않다. 처음 눈을 부딪쳤을 때는 눈알이 아프고 깔깔하면서 붓는 괴로움이 있다. 가볍게 해치면 뭉친 것이 스스로 없어진다. 그래서 아프지 않게 되면 조심하지 않아서 그 불을 불러일으킨다. 그러면 물이 맑지 않고 기운이 막히면서 낙맥이 뻑뻑하게 되어 눈겉증이 생긴다. 부딪치면 가볍더라도 오히려 해치는지 모르고 삼가지 않아서 결국 눈겉증이 된다. 삼가지 않다가 거듭 부딪치면 오히려 아주 심각한 병으로 변하기도 한다. 눈겉증이 맺혔는데 눈알이 쑤시고 머리가 아프면서 붓기까지 하면 모두 나쁜 증상이다. 변하기를 막고 빨리 치료해야 한다. 치료는 사물에 해친 병을 본다.

○ 흔들려서 생긴 눈속증. 눈이 거듭 부딪치거나 맞았기 때문에 변해서 눈속증이 되었다. 밤낮으로 아프면서 깊숙이 가린 것이 있고 붉은 막이 눈을 감싸면서 세 가지 빛을 볼 수 없다. 또 오래되면 눈속증이 있다. 보간환, 보신환, 석결명환을 쓰거나 조각환과 생숙지황환을 같이 쓴다.

○ 사물이 눈자위를 해친 증상. 사물에 맞았는데 바로 검은자위에 있는 빠른 병증을 말한다. 사물이 크면 생김새가 크고 사물이 작으면 생김새가 작다. 노랗고 하얀 두 가지 빛깔이 있는데 노란빛깔이면 빨리 해치고 흰빛깔이면 조금 느리다. 뾰족한 사물에 맞아서 얕고 작으면 없앨 수 있지만 거칠고 매서운 사물에 크면서 깊게 해치면 눈속기름까지 축나서 낫더라도 흔적이 남는다. 맞아서 눈속기름이 터지면 검푸른 빛깔이나 가래 같은 흰빛깔의 기름즙이 흘러나오는데 아주 위급한 증상이다. 빨리 치료하여 눈동자구멍이 남게 되더라도 눈동자구멍이 기울어지는 증상을 피하기 어렵다. 심하게 터져서 눈동자구멍이 이미 없어졌으면 치료할 수 없다. 사물이 뾰족하고 작아서 깊이 해쳐 눈속기름이 터지면 게눈 같은 작은 검은 알갱이가 나

오는데 나은 다음에도 흠집이 남는다.
 또 풀이나 나무의 가시, 쇠나 돌의 가루, 싹이나 잎의 날카로운 끝이 검은자위에 닿으면 얕게 알갱이가 맺힌다. 이때 노란빛깔이면 속다래끼 같은 꼴이면서 빠르게 변한다. 흰빛깔이면 은색의 별 같은 꼴이면서 조금 느리게 해친다. 김을 매는 사람이나 대나무나 나무로 만드는 사람을 보면 종종 잘못해서 가는 대나무나 나무 가루, 싹이나 잎이 검은자위에 들어와 병이 된다. 검은자위에 날리는 아주 큰 사물을 맞았다면 반드시 무지개막까지 삐져나온다. 눈속기름이 가볍게 터졌다면 기름즙이 흘러나와 생긴 검은 알갱이가 게눈처럼 된다. 또 가볍고 얕게 해쳤다면 검은 기름즙이 나오지 않는다. 끈끈한 가래 같은 흰빛깔의 기름즙이 나와 검은자위에 엉겨 있어서 흐르려고 해도 흐르지 않으며 누런패인 눈겉흠증처럼 여리고 흰빛깔인 경우는 눈알 바깥쪽 위층 부분에 있는 눈속기름이 터진 것이다. 눈겉증으로 잘못 알아서는 안 된다. 어둡게 보이면 눈동자구멍이 벌어지거나 좁아지거나 한쪽으로 기울어진 병이다. 오래 되어도 치료할 수 없고 반드시 마르면서 볼록해진다.
 대개 이 병은 크거나 작고 노랗거나 흰빛깔인지를 거리끼지 않고 눈물이 흐르고 붉게 부어오르면 빠르게 다른 병증으로 변한다. 눈알이 쑤시고 머리가 아프면 더욱 빠르다. 평소 가래불이나 축축한 바람이 있거나 몸이 망가진 사람은 병이 이미 안에 쌓여 있지만 밖에는 나타나지 않는다. 이때 밖에서 해치면서 그 삿된 기운을 움직이게 하면 이것을 타고 해쳐서 심하게 아프고 깔깔해진다. 가장 나쁘다. 또 나무나 대나무의 뾰족한 가시가 잘못해서 검은자위나 눈속기름 안에서 끊어졌다면 새벽부터 밤까지 참을 수 없이 부으면서 아픈데 빨리 빼내야 한다.
 거칠고 큰 사물이 깊이 들어가 터진 곳에서 눈속기름이 나오면 검은자위 게눈증이 되며 치료해도 흠집이 남는다. 치료가 늦어 눈속기름과 눈속물이 뭉쳐 가림이 생긴 경우는 사물을 없애고서 가림을 치료하면 가림이 스스로 물러난다. 가림이 크고 진하면 치료해도 흔적이 남는다. 치료하지 않아서 눈동자구멍을 해쳤다면 치료할 수 없다. 만약 날카로운 사물이 흰자위 거죽 안에 있는데 치료가 늦는다면 반드시 뭉친 피가 흘러들어가 부어오른다. 사물을 빼내고 찔러 피를 낸 다음에 남은 증상을 치료한다. 대개 이 병증은 사물이 뾰족하고 가늘다면 상처도 작아 쉽게 치료되면서 완전히 좋아진다. 그러나 거칠고 크다면 상처도 커서 낫기 어렵고 흠집이 남는다. 작은 것은 커질 수 있고 큰 것은 눈을 해친다. 검은자위가 가장 빠르고 흰자위가 그 다음이다. 작은 사물이 얕게 조금 들어온 경우에는 나이가 어리거나 알짜가 강하거나 또 몸조리를 잘하고 성격이 부드러운 사람은 치료하지 않아도 낫는다. 반드시 그 안팎에 다른 증상이 없다.

《동의보감》
○ 부딪친 눈병증은 눈이 부딪치거나 맞았기 때문이다. 때가 없이 아프고 눈동자가 놀래서 어둡고 흐릿하게 보이며 눈

두덩에 뭉친 피가 고여 있다. 지황고를 붙인 다음 석결명산을 먹는다.(《득효》) 눈이 사물에 부딪치거나 맞아서 눈자위가 나왔지만 눈에 띠가 끊어지지 않았으면 눈꺼풀 속으로 밀어 넣는다. 너무 놀라지 말고 네 둘레에 생지황을 곱게 짓찧어 두텁게 붙이고 생지황산을 함께 먹는다. 뭉친 피가 있으면 침으로 찔러 나오게 하고 눈에 넣는 약을 쓴다. 눈에 띠가 끊어져 눈알을 해쳤다면 치료할 수 없다.(《유취》)

지황고는 눈이 사물에 부딪치거나 맞아서 붓고 아프면서 어둡게 보이는 병을 치료한다. 생지황(즙을 낸다) 1홉 황련 1량 황백 한수석 각5돈. 오른쪽 세 가지 약재를 가루 내어 지황즙과 섞어 떡을 만든다. 떡을 종이에 펴 발라서 눈 위에 붙인다. 부딪치거나 맞을 때뿐만 아니라 뜨거운 바람으로 눈이 붉고 뜨거운 눈물이 나올 때도 모두 쓸 수 있다.(《득효》)

석결명산은 간장에 뜨거움으로 눈이 붉게 부어 있다가 갑자기 겉흠과 막이 생기는 병을 치료한다. 또는 비장에 뜨거움으로 눈꺼풀 안에 눈꺼풀 닭벼슬증이 있거나 검은자위 게눈증, 검은자위 소라돌기증을 치료한다. 석결명 결명자 각1량 강활 치자 목적 청상자 적작약 각5돈 대황 형개 각2돈반. 오른쪽을 가루 내어 2돈씩 맥문동 달인 물에 타서 삼킨다.(《입문》) 대결명산이라고 부른다.

생지황산은 눈이 부딪치거나 맞아서 붓고 아픈 병을 치료한다. 생건지황 천궁 영양각 대황 적작약 지각 목향 각1돈. 오른쪽을 잘라 1첩으로 해서 물에 달여 밥 먹고 나서 먹는다.(《유취》)

《장씨의통》

○ 흔들려서 생긴 눈겉증.[437] (풀이 안 함) 신소산에서 창출을 빼고 석결명을 더 넣으며 조협환을 함께 쓴다. 눈겉증이 맺혔는데 눈알이 쑤시고 머리가 아프면서 부어오른다면 모두 나쁜 증상이다. 변하기를 막고 빨리 치료해야 한다.

○ 사물이 눈자위를 해친 증상. 사물에 부딪쳤거나 때려서 맞았거나 넘어졌기 때문이다. 눈꺼풀을 해친 경우는 쌓인 피가 자줏빛이나 푸른빛깔로 된다. 흰자위를 해친 경우는 밖에 단단한 껍질이 매달려 있어 해칠 수 없다. 무지개막이나 검은자위를 해친 경우는 눈속기름 피 들어감증이 생기거나 눈동자가 뒤섞인다. 이것은 크게 해친다. 터지지 않고 눈물이 많더라도 측백나무 즙 같으면 치료하기 어렵다.

빨리 주조산에서 방기, 우방자를 빼고 강활, 목적을 더 넣어서 먹고 파와 쑥으로 찜질을 하며 청량고로 보호해야 한다. 또는 생지황을 찧어 떡을 만들어 뜨거울 때 태양혈과 눈꺼풀 위에 붙인다. 하루에 1번 갈아주어 피를 흩어지게 한다. 생지황이 없으면 부용 잎을 찧어 뜨겁게 해서 붙이고 마르면 달걀흰자와 섞어서 쓴다. 눈두덩이 검푸르면 생나복자를 짓찧어 붙인다. 반드시 바람을 피하고 음식을 주의하여야 한다. 많이 아프면 주전산에 몰약을 더 넣고 점점 겉흠이 생기면 서각지황탕에서 적작약으로 바꾸고 대황, 당귀, 시호, 연교, 감초를 더 넣는다. 피가 흩어졌는데도 흰 겉흠

---

[437] 《증치준승》과 같은 내용은 풀이하지 않는다. 한문은 뒤에 붙여놓았다.

이 생기면서 아프지 않으면 치료할 수 없다.

《의종금감》(《안과심법요결》)

○ 부딪친 눈병증 노래. 사물에 부딪쳐 눈알이 붓고 아프네. 부어서 감기고 눈꺼풀이 푸른데 찔러 피를 내니 좋네. 밖에 생지황을 바르고 생지황산인 천궁, 생지황, 영양각, 대황, 적작약, 지각, 목향을 먹네.

생지황산 처방은 천궁 생지황 영양각 대황 적작약 지각 목향 각1돈. 위를 거칠게 가루 내어 물 2잔으로 1잔이 되게 달여 밥 먹고 나서 따뜻하게 먹는다.

쉽게 풀이함. 부딪친 눈병증은 맞거나 부딪쳐서 해쳤기 때문이다. 눈자위와 눈알이 붓고 아프다. 눈꺼풀이 푸르거나 자줏빛이며 부어서 감겨 눈을 뜨기 어렵다. 먼저 엉긴 것을 흩어지게 찔러 피를 낸 다음에 밖에 생지황고를 찧어 붙이고 안으로 생지황산을 먹는다.

《목경대성》

○ 사물이 눈자위를 해친 증상. 사물에 해치면 왜 가장 위험한가. 검은자위, 눈동자, 흰자위가 노랗거나 희게 되네. 얕거나 깊어도 모두 흠집이 있네. 피가 부족하면 먼저 기운을 더하네. 생각이 지쳤으면 넋을 편안하게 하네. 이미 터졌다면 아래로 꺼지네. 탕약이나 환약도 입에 넣을 수 없네.

이 증상은 갑자기 쇠나 나무에 눈을 맞거나 넘어져서 눈에 모든 부분이 몹시 괴롭게 된 병을 말한다. 처음 병에 걸리면 반드시 붉게 붓고 아프면서 깔깔하다. 빨리 구정산, 흑신산을 먹는다. 조금 나으면 비로소 해친 흠집이 나타나는데 노란빛깔이거나 흰빛깔이다. 흰빛깔이면 느리게 해치고 노란빛깔이 빠르면서 위험하다. 붉은 가림이 있고 머리가 아프면 반드시 증상이 변한다. 다시 자니금을 써서 효과가 있는지 살핀다. 이 약들을 써서 병에 맞도록 알맞고 고르게 하면 틀림없이 낫는다. 가늘고 뾰족한 사물에 다쳤는데 얕고 작으면 치료할 수 있다. 상처가 크고 깊어서 안으로 눈속 기름을 해치고 밖으로 눈알이 터지는 경우가 있다. 이때는 빨리 치료해서 말라 볼록해지지 않더라도 결국 눈이 멀게 된다.

아! 천금을 가진 아들은 집에서도 가장자리에 앉지 않고 목숨을 알아서 바위담장 아래에 서 있지도 않는다고 책에서 말하지 않았는가. 사물이 눈자위를 해친 것은 쇠나 나무나 사람이 한 것이 아니고 하늘이 내린 벌이다. 내가 치료해보니 정말 하늘이 가는 길을 거슬렀구나.

《동의학사전》

○ 당격상목, 피물당파, 피물당타. 목정손상의 하나. 둔한 물체에 의하여 생긴 눈 좌상을 말한다. 둔한 물체가 순간적으로 눈에 작용하면 어혈이 생기고 어혈이 열로 변화되어 눈이 벌겋게 붓고 아프게 된다. 눈 좌상이 경할 때에는 눈꺼풀만 손상되어 푸른 가지색을 띠고 부어서 눈을 뜰 수 없으나 보는 데는 장애가 없다. 심할 때에는 순간적으로 보지 못하며 눈알이 아프고 눈동자가 커지며 때로는 혈관동신(전방출혈), 폭맹(시신경염)

등이 생긴다. 간혹 눈알이 눈확 밖으로 나올 수 있다. 어혈로 눈이 벌겋게 붓고 아플 때에는 열을 내리우고 어혈을 없애는 방법으로 생지황산, 경효산 등을 쓰고 눈동자가 커지고 눈알이 아프며 눈이 깔깔할 때에는 기혈을 잘 돌게 하는 방법으로 조기탕을 쓴다. 몹시 아플 때에는 지통몰약산을 쓴다.

2) 부딪친 눈겉흠증

눈이 사물에 맞거나 뾰족한 사물에 찔린 다음에 겉흠이 생기는 병증이다. 처음 눈에 맞으면 눈알이 아프고 깔깔하고 불어나는 듯 고통스럽다. 죽은피가 조금 없어져 아프지 않다고 주의하지 않으면 기운이 뭉치고 핏줄이 뻑뻑해져 겉흠이 생긴다.

원인과 치료는 아래 책을 본다.

마예고는 유인 1량 용골 3돈 공청 2돈. 물에 풀어 뜬 것을 눈에 넣는다.

신소산은 검은자위 노란즙차오름증을 본다.

당귀활혈산은 당귀 백작약 생지황 홍화 도인 향부자 천궁 목단피 현호색 삼릉 봉출 청피 각1돈.

발운퇴예산은 1. 감국 천초 목적 백질려 밀몽화 석결자[438] 선태 사퇴 천궁 만형자 형개 황련 박하 천화분 지실 강활 당귀 지골피 감초 각1돈. 꿀로 달걀 노른자 크기로 환을 만들어 1환씩 먹는다. 《동의보감》 2. 천궁 3돈 감국 목적 저실자 밀몽화 선태 만형자 박하 형개 황련 사퇴 백지 방풍 감초 각1돈 과루인 7푼. 꿀로 앵두 크기로 환을 만들어 2환씩 먹는다. 《은해정미》

발운산은 부딪친 눈겉흠증을 치료한다. 시호 2량 강활 방풍 감초 각1량. 가루 내어 하루 3번 찻물로 2돈씩 먹는다. 《동의보감》

《비전안과용목론》

○ 부딪친 눈겉흠증. 이 눈이 처음 병에 걸릴 때는 사물에 부딪치거나 찔렸다가 치료를 마치지 않았기 때문이다. 남은 상처에 쌓인 피가 눈꺼풀과 눈초리 속에 있다가 겉흠이 생긴다. 절대로 자르거나 지져서는 안 되고 반드시 쉬어야 하며 성욕과 성냄을 크게 꺼려야 한다. 인삼탕, 퇴열충울자산을 먹어야 한다.

시로 말한다. 부딪치거나 찔려 겉흠이 생겼네. 치료를 다하지 못해서 상처가 남았네. 아픔이 그쳐야 헛되이 부스럼을 치료하네. 쉬면서 음욕과 성냄을 꺼려야 한다고 타일러야 하네. 뜨거움을 느끼면 약으로 눌러야 하네. 뜨거운 바람이 더 많게 해서는 안 되네. 만약 이 겉흠을 갈고리로 없애려고 하네. 자네가 옳지 않음을 알고 의사를 찾아야 하네.

인삼탕은 인삼 2량 복령 황금 오미자 현삼 강활 세신 각1량 차전자 1량반. 위를 가루 내어 물 1잔으로 가루 1돈을 5푼이 되게 달여 밥 먹고 나서 찌꺼기를 없애고 따뜻하게 먹는다.

퇴열충울자산은 충울자 2량 방풍 궁궁 길경 인삼 지모 각1량 고본 5푼 백지 3푼. 위를 찧어 체로 쳐서 가루 내어 날마다 쌀 끓인 물로 1돈씩 타서 삼킨다.

---

[438] 오래 묵은 연꽃 씨.

《은해정미》

○ 부딪친 눈겉흠증은 사물에 맞거나 찔려서 생긴 겉흠이며 부딪친 눈병증과 같은 이치이다. 대나무와 나무의 부스러기나 가시에 찔려서 상처가 난 곳에 피가 흘러들어가 피가 진 겉흠이 생긴다. 모래처럼 깔깔하면서 눈물이 나오고 굵은 핏줄이 눈에 가득하다. 이 병증은 밖에서 해친 병으로 눈병을 앓아 생긴 겉흠과 같지 않다. 눈병을 앓아 생겼다면 오장육부의 독이 나오는 뿌리가 있는 병이다. 찔려서 해쳤다면 밖에서 해친 병으로 안쪽과는 맞닿지 않는다.

치료법은 같은 증상에 같이 느슨하게 하다가 7일이 지나서 상처가 변해 겉흠이 되면 가벼운 단약을 조금씩 불어 눈에 넣는다. 성욕과 성냄을 삼가고 바람을 피하면서 쉬어야 한다. 몸조리를 못하면 아프면서 붓다가 검은자위를 해친다. 오래되어서 큰 병이 되거나 눈이 멀게 되면 치료할 방법이 없다.

《세의득효방》

○ 부딪친 눈겉흠증. 부딪치거나 찔려서 생긴 겉흠이다. 때도 없이 아프고 오래 지나도 편안하지 않다. 다시 사물에 부딪치고 더구나 뜨거운 바람까지 치면 더욱더 아프고 어두우면서 보이지 않는다. 경효산을 먹어야 한다.

경효산은 대황 당귀 작약 각반량 북시호(뿌리머리를 없앤다) 1량 감초 연교 각1푼 서각(뒤에 넣는다) 1돈. 위를 갈아 가루 내어 3돈씩 물 1잔으로 달여 밥 먹고 나서 먹는다. 거듭 앞에 마예고를 눈에 넣는다.

《동의보감》

○ 부딪친 눈겉흠증. 부딪치거나 찔려서 생긴 겉흠이다. 또 뜨거운 바람이 함께 치면 더욱 아프고 어두우면서 보이지 않는다. 먼저 경효산을 먹은 다음에 석결명산을 먹는다.(《득효》)

경효산은 부딪친 눈겉흠증으로 어둡고 아프면서 사물을 보지 못하는 병을 치료한다. 시호 2돈 대황 당귀 적작약 서각 각1돈 감초 5푼. 오른쪽 잘라 1첩으로 해서 물에 달여 밥 먹고 나서 먹는다.(《입문》)

석결명산은 간장이 뜨거워 눈이 붉게 붓고 아프면서 갑자기 겉흠과 막이 생긴 병을 치료한다. 또는 비장이 뜨거워 생긴 눈꺼풀 안에 눈꺼풀 닭벼슬증, 검은자위 게눈증, 검은자위 소라돌기증을 치료한다. 석결명 결명자 각1량 강활 치자 목적 청상자 적작약 각5돈 대황 형개 각2돈반. 오른쪽을 가루 내어 2돈씩 맥문동 달인 물에 타서 삼킨다.(《입문》) 대결명산이라고도 부른다.

《의종금감》《안과심법요결》

○ 부딪친 눈겉흠증 노래. 부딪친 눈겉흠증은 남아있는 찔린 흔적이네. 날이 오래되어 피가 뭉치면 겉흠이 생기네. 붉은 핏줄이 있고 깔깔하고 아프네. 경효산인 시호, 대황, 당귀, 적작약, 감초, 서각이네.

경효산 처방은 시호 2돈 대황 1돈 당귀잔뿌리 1돈 적작약 1돈 감초(잔뿌리) 5푼 서각 1돈. 위를 거칠게 가루 내어 물 2잔으로 1잔이 되게 달여 밥 먹고 나서 찌꺼기를 없애고 따뜻하게 먹는다.

쉽게 풀이함. 부딪친 눈겉흠증은 대나무나 나무 꼬챙이에 찔려 부스럼이 되었다가 치료가 깨끗하지 않기 때문이다. 남은 흠집이 오래 지나면 뭉친 피가 엉기고 쌓여서 겉흠이 생긴다. 붉은 핏줄이 눈에 가득하고 깔깔하면서 아프며 눈물이 나온다. 경효산을 써서 뜨거움을 내리고 뭉친 것을 흩어지게 한다.

《동의학사전》
○ 목정손상의 하나. 눈이 둔한 물체에 맞거나 예리한 물체에 찔려 예막이 생긴 병증을 말한다. 흑정(각막)이 손상을 받으면 성점예막(星點瞖膜)이 생기고 백정(구결막)에는 포륜홍이 생긴다. 때로는 혈관동신(전방출혈)을 일으킨다. 이밖에 눈부심, 눈물, 깔깔한 감, 눈꺼풀 경련이 있다. 초기에는 소풍명목(疏風明目)하는 방법으로 경효산, 당귀활혈산(당귀, 메함박꽃뿌리, 생지황, 복숭아씨, 잇꽃, 향부자, 궁궁이, 모란뿌리껍질, 현호색, 매자기뿌리, 봉출, 선귤껍질)을 가감하여 쓰고 혈관동신이 있으면 가미사물탕을 쓴다. 눈에서 포륜홍이 없어지고 흑정에 예막만 남아 있으면 예막을 없애고 눈을 밝게 하는 방법으로 발운퇴예산을 쓴다. 눈에는 1% 삼칠액을 넣는다.

3) 부딪친 눈꺼풀복숭아증

사물에 맞아 뭉친 피가 눈꺼풀에 있어서 붓고 아프다가 눈자위로 들어가 눈자위가 무너지는 병증이다.

《증치준승》
○ 부딪친 눈꺼풀복숭아증은 우연히 사물에 맞았는데 눈꺼풀과 눈초리 사이에 피가 뭉쳐 있어서 이곳이 붓고 아프다. 늦추면서 치료하지 않으면 붓기가 눈알 안으로 들어가고 엉긴 피가 눈자위로 흘러 들어가면서 눈자위가 무너진다. 생김새는 눈꺼풀 복숭아증과 같다. 그리고 밖으로 하는 찔러 피를 내고 약을 바르는 치료는 같지만 안으로 하는 치료는 다르다. 눈꺼풀 복숭아증은 불이 안에서 일어난 다음에 막혔다. 하지만 이것은 밖에서 맞아 뭉친 것이 경맥에 길을 막은 다음에 눈알까지 흘러 들어왔다. 평소에 있던 삿된 가래, 불, 바람이 이 때문에 움직이게 되면 비워진 틈을 타고 들어와 병이 된다. 또 이 병증의 증상과 생김새, 핏줄을 살펴서 각각 그 경락에 따라 치료해야한다.

4) 부딪친 눈어둠증

눈이 사물에 맞은 다음에 점점 보지 못하게 되는 병증이다. 처음에 눈이 어두워질 때 빨리 치료해야 눈속증이 되는 것을 막을 수 있다.
원인과 치료는 아래 책을 본다.
도홍사물탕은 도인 생지황 각1돈반 홍화 당귀 천궁 적작약 각1돈. 거칠게 가루 내어 물에 달여 밥 먹고 나서 먹는다.

《증치준승》
○ 부딪친 눈어둠증. 사물에 부딪치거나

맞고 나서 눈알이 아팠는데 아픈 다음에는 다시 예전처럼 보였다. 하지만 지난 다음에 점점 어둡게 느껴진다. 맞아서 눈알 속에 진짜 기운이 움직이고 낙맥이 뻑뻑하게 뭉치면서 막히면 가장 알짜가 위쪽으로 돌지 못한다. 그래서 눈동자까지 해치고 빠르게 눈속증이 된다. 처음 어둡게 느낄 때 빨리 치료해서 눈속증이 되는 것을 피해야 한다. 병이 이미 되어서 눈동자구멍이 벌어지거나 좁지 않고 기울어지지도 않았으면 밀어내는 치료를 하고 안으로는 기운과 피가 잘 통하도록 해서 뭉치지 않게 한다. 이 병증이 이미 되었으면 흔들린 눈속흠증이다.

《동의학사전》
○ 목정손상의 하나. 눈이 둔한 물체에 맞은 다음 점차 잘 보지 못하게 되는 병증을 말한다. 눈알이 직접 또는 간접적인 폭력으로 눈 속에 여러 조직들이 손상되어 생긴다. 눈알 겉에는 변화가 없이 물체가 점차 뿌옇게 보인다. 눈 검사에서는 렌즈체의 혼탁, 유리체 출혈 및 혼탁, 망막부종 및 출혈, 시신경 유두의 퇴색 등을 볼 수 있다. 외상을 받은 초기에는 혈을 잘 돌게 하고 어혈을 없애는 방법으로 도홍사물탕을 쓴다. 경진내장(외상성 백내장)이 생겼을 때에는 수술을 한다. 유리체 출혈 때에는 혈관동신, 안저에 변화가 있을 때에는 폭맹이나 시첨혼묘의 치료방법으로 실시한다. 눈 외상으로 오는 백내장, 유리체 출혈, 망막진탕, 시신경위축 등에 해당한다고 본다.

5) 눈뼈 부러짐증

눈 주위 뼈가 손상된 병증이다.

칠리산은 1. 혈갈 사향 용골 유향 몰약 홍화 해아다439) 각각 같은 양 2. 유향 몰약 혈갈 당귀 각1돈 사향 주사 용골 홍화 각5푼. 1돈씩 하루 3번 밥 먹고 나서 먹는다.

《동의학사전》
○ 목정손상의 하나. 외상으로 눈확 뼈가 손상된 것을 말한다. 흔히 눈확 연이나 눈확 안의 뼈가 부러지면서 눈꺼풀, 내외자 부위 및 눈알이 동시에 손상되는 경우가 많다. 둔한 물체에 맞거나 예리한 물체에 찔리워서 생긴다. 눈꺼풀에 어혈이 생기고 부으며 눈확 안 조직도 부어서 커지므로 눈알이 앞으로 나오며 운동장애를 일으킨다. 또한 안검 피하출혈, 안검 피부 단열, 기종도 본다. 눈알이 직접 강한 타격을 받으면 눈알이 터지거나 한쪽으로 찌그러지며 눈꺼풀이 처지기도 한다. 눈확 뼈가 부러지면서 입, 귀, 코 등에서 피가 나오면 두개저 촬영을 해야 한다. 눈확뼈가 손상되면서 그 주위 조직을 다쳐 눈확 안에 피가 나오고 눈알이 도드라져 나올 때에는 피를 멈추고 어혈을 없애며 아픔을 멈추는 방법으로 칠리산(혈갈, 사향, 용뇌, 몰약, 잇꽃, 해아다)을 쓴다. 눈확 뼈나 두개저가 부러졌을 때에는 수술적 방법으로 치료한다.

---

439) 아선약나무의 가지와 잎을 졸여서 만든 약.

6) 티들어간 눈병증

날리는 티끌이나 실이 잘못해서 눈에 들어간 병증이다. 티끌이 눈꺼풀 사이의 끈끈한 곳에 있어 나오지 않는다. 아프고 깔깔해서 눈을 뜨기 어렵고 모래가 들어간 것처럼 눈물이 나온다. 외안부 이물이다. 주로 위 눈꺼풀 결막이나 각막의 표면에 붙어 있거나 박혀있다. 심한 통증을 느낄 수 있으나 대부분은 눈물흘림과 충혈을 호소한다. 먼저 생리식염수로 세척하여 이물을 제거한다.

치료는 아래 책을 본다.

《비전안과용목론》

○ 티들어간 눈병증. 이 눈이 처음 병에 걸릴 때는 모두 바람이 불어 티끌이 눈에 들어가 눈꺼풀 거죽에 붙거나 눈자위에 달라붙었기 때문이다. 아프면서 은근히 깔깔해서 눈을 뜨기 어렵고 사람과 사물을 알아보지 못한다. 치료할 때는 눈꺼풀 거죽을 뒤집은 다음에 침에 솜을 둘둘 감아 들어간 티끌을 밀어 빼낸다. 그리고 약을 먹고 쉬면서 음식을 주의하여야 한다. 겉흠과 막이 있으면 빨리 퇴예차전산, 보간환을 먹어야 한다.

시로 말한다. 티들어간 눈병증은 모두 사물이 흩날리거나 흩뿌려서 오네. 눈자위에 달라붙어 움직이지 않고 그 다음에 아파서 눈을 뜨기 어렵네. 침에 솜을 감아 빼내서 치료하니 스스로 시원하네. 이 때문에 겉흠과 막이 생기지만 좋은 약으로 되돌릴 수 있네.

차전산은 차전자 오미자 작약 각1량반 세신 현삼 복령 인삼 대황 길경 각1량. 위를 가루 내어 물 1잔으로 가루 1돈을 5푼이 되게 달여 밥 먹고 나서 찌꺼기를 없애고 따뜻하게 먹는다.

보간환은 택사 석창포 각1량반 인삼 복령 산약 원지 방풍 지모 건지황 각2량. 위를 가루 내어 졸인 꿀로 오동나무씨 크기로 환을 만들어 빈속에 찻물로 10환씩 삼킨다.

《은해정미》

○ 티들어간 눈병증. 전혀 아무 일이 없다가 사물이나 날아다니는 티끌이나 실이 잘못해서 눈에 들어간 병이다. 이것은 밖에서 해쳤다. 티끌이 눈꺼풀 사이에 달라붙어서 나오지 않아 아프고 껄끄러워 눈을 뜨기 힘들고 모래처럼 깔깔하면서 눈물이 나온다. 결국 겉흠과 막이 생기게 된다.

처음 앓을 때 치료하는 방법은 위와 아래 눈꺼풀을 뒤집은 다음에 실을 칭칭 감은 귀걸이 고리로 티끌을 밀어서 빼낸다. 처음에 이 방법을 모르고 조금 나은 채로 오래 놔두면 반드시 겉흠과 막이 생겨서 눈동자구멍 쪽을 가린다. 또는 단약을 눈에 불어 넣고 눈꺼풀 안쪽을 뒤집어서 자세히 살피면 이물질이 붙어 있는 곳이 있다. 반드시 피가 쌓인 덩어리가 되었거나 부스럼 같은 살점이 있는데 여기가 병이 나타난 곳이다. 작은 삼릉침으로 도려내거나 티끌 있는 곳을 찔러서 독 있는 피를 빼낸다. 이것이 병의 뿌리가 되기 때문에 밖에 병이라고 말한다. 또는 처음 생기면 실을 구리 숟가락의 손잡이에 칭칭 감아 티끌을 밀어 빼낸다. 오래되면 눈꺼풀을 뒤집어 위와 아래를 보아야 한다. 뭉쳐 있는 곳이 있으면 찔러 피를 내서 평평하게 한다. 그리고 청량산을 눈에 넣으면서 피가 흩어지고 뜨거움을 내리는 약을 먹는다.

주조산은 당귀 감초 대황 적작약 국화 길경 창출 상표초 마황 강활 충울자 연교. 위를 가루 내어 3돈씩 술에 타서 먹는다.

수간산은 방풍 강활 당귀 생지황 황금 치자 적작약 대황 감초 백질려 각1량. 위를 물에 달여 먹는다.

《세의득효방》

○ 티들어간 눈병증. 먼지와 티끌이 날려서 눈에 들어가 눈자위에 붙어 떨어지지 않는다. 또는 실이 날려서 들어가거나 모래나 돌로도 괴롭다. 아프고 깔깔하며 닦거나 비비면서 눈을 뜨지 못한다. 뒤에 구맥산을 뿌려야한다.

《향약집성방》

○ 티들어간 눈병증. 《성혜방》에서 말했다. 티들어간 눈병증은 바람에 날린 여러 먼지나 티끌 같은 것이 눈 속에 들어가 눈자위에 붙어 나오지 않는다. 그래서 아파서 눈을 뜰 수 없다.

《성혜방》에 눈이 티끌이 들어가 깔깔하면서 아프고 또렷하지 않은 병을 치료한다. 양이나 사슴에 힘살을 활을 맞는 방법처럼 두드려 쪼갠다. 안에 힘살을 입 속에 넣어 씹다가 잘게 찢어 눈알이나 눈꺼풀 위에 붙여놓고 손으로 눈꺼풀 위를 가볍게 비빈다. 티끌이 있으면 14번 이상 비벼서 나오는 티끌을 본다. 힘살에 붙어 나오면 바로 멈추고 나오지 않으면 다시 한다. 이런 방법은 항상 아침에 해 뜨기 전에 나올 때까지 한다. 나오면 좋은 꿀을 네 눈초리 끝에 넣어준다. 잉어 쓸개즙도 좋다. 여러 번 비벼서 눈이 아프면 하루 건너서 비빈다.

벼나 보리에 까끄라기가 눈에 들어간 병을 치료한다. 새 삼베를 눈 위에 덮고 산 굼벵이가 삼베 위에서 문지르게 한다. 까끄라기가 삼베에 묻어 나온다.

보리 까끄라기가 눈에 들어가 나오지 않는 병을 치료한다. 보리를 찧어 즙을 내어 눈 속에 넣어 씻으면 좋다.

사물이 눈 속에 들어가 나오지 않는 병을 치료한다. 고운 좋은 먹을 맑은 물에 갈아 구리젓가락으로 눈에 넣으면 나온다.

모래나 풀이 눈에 들어간 병을 치료한다. 책 속에 좀벌레를 젖에 넣고 갈아 눈 속에 넣어주면 좋다.

모든 사물이 눈 속에 들어가 참을 수 없이 아픈 병을 치료한다. 돼지비계에 힘살막을 없애고 물속에서 삶아 위에 기름이 떠오르면 다른 그릇에 담아둔다. 또 삶아 앞에 방법으로 다시 기름을 모은다. 이 기름을 똑바로 누워서 베개를 베지 않고 코 속에 넣는다. 2~3번이 지나지 않아 그 기름이 눈 속에 스스로 들어가서 티끌이 흘러나오고 낫는다.

여러 가지 사물이 눈에 들어가 나오지 않는 병을 치료한다. 뽕나무 뿌리껍질 1조각을 새 것으로 젓가락 크기로 잘라 한 쪽을 엷게 두드린다. 점점 부드럽고 매끈하게 만들어서 사람에 눈 속에 달라붙게 하면 바로 스스로 나온다.

또 처방으로 발효한 콩 21알을 물속에 담가두고 눈을 씻으면서 보면 나온다.

또 처방으로 졸인 우유를 왼쪽이나 오른쪽 눈에 따라서 머리를 숙이고 누워 코 속에 넣는다. 눈 속으로 흘러가서 눈물이 있게 하면 티끌이 눈물과 함께 나온다.

또 처방으로 닭 간에 피를 눈 속에 넣으면 아주 효과가 좋다.

또 처방으로 흰 양하 뿌리를 짓찧어 짜서 눈 속에 넣으면 바로 나온다.

또 처방으로 동쪽 담 위에 있는 쇠비름 태운 재를 조금씩 눈초리에 넣어주면 바로 나온다.

또 처방으로 시루 띠를 태운 재를 물에 타서 1돈씩 먹는다.

또 처방으로 귀리와 마른 생강(싸서 구워 자른다) 각1돈을 빻아 고운체로 쳐서 가루 내어 새 우물물에 타서 2돈씩 삼킨다.

또 처방으로 누에똥 1개를 물로 삼키면 나온다.

《성제총록》에 차전자산은 티끌이 눈에 들어가서 겉흠이 생긴 병을 치료한다. 차전자(씻어 불에 말린다) 오미자(볶는다) 작약 각1량반 세신(잎은 없앤다) 길경(잘라 볶는다) 백복령 현삼 인삼 대황(잘라 볶는다) 각1량. 오른쪽을 곱게 갈아 3돈씩 밥 먹고 나서와 잠자려고 할 때 따뜻한 쌀뜨물에 타서 먹는다.

날린 실이 눈에 들어가 붓고 아픈 병을 치료한다. 열무를 즙을 내서 눈에 넣으면 아주 신기하다.

바람에 날린 흙이 눈에 들어간 병을 치료한다. 손으로 눈을 벌리고 계속 바람을 불어 준다.

《득효방》에 날린 실이 눈에 들어가 붓고 아픈 병을 치료한다. 손톱 위를 갈아 곱게 가루 내어 젓가락 끝에 침을 바르고 손톱가루를 찍어 눈 속에 넣으면 그 실이 스스로 뭉쳐서 빼낼 수 있다.

또 처방으로 날리는 실이 왼쪽 눈에 들어갔으면 석창포를 두드려 오른쪽 콧구멍을 막는다. 오른쪽이면 왼쪽 콧구멍을 막는다. 백발백중이다.

《경험양방》에 날린 실이 눈에 들어가 눈이 부풀어 솟아나오고 참을 수 없이 아픈 병을 치료한다. 새 붓 3자루에 좋은 먹을 적셔 번갈아 눈 위를 자주 움직이면 날린 실이 붓에 묻어 나온다.

《천금방》에 눈 속에 티끌을 치료하는 방법이다. 아침에 일어나 문을 향해 무릎 꿇고 절을 하면서 '문이 작네. 손님에게 부족하네.' 하면 낫는다.

《산거사요》에 사물이 눈 속에 들어간 병을 치료한다. 새 붓을 물에 적셔서 닦으면 나온다.

《거가필용》에 날린 실이 눈에 들어간 병을 치료한다. 좋은 차 진한 한 방울을 물 1사발에 넣고 혀를 내밀어 담그고 있으면 바로 시고 떫은 침이 나온다. 다시 바꿔서 이렇게 3~4번 하면 침이 다 나오고 낫는다.

《외대비요》에 눈이 아프거나 티끌이 들어가 갑자기 해쳐서 뜨거움으로 어두운 병을 치료한다. 지부자 흰 즙을 눈에 넣는다.

《본조경험》에 날린 실이 눈에 들어간 병을 치료한다. 소금을 볶아 곱게 가루 내어 눈 속에 넣으면 날린 실이 바로 삭

《증치준승》

○ 티들어간 눈병증. 바람에 날린 떠도는 실이 우연히 눈 속으로 들어가 찔러 아프게 하는 병을 말한다. 산누에나 거미, 나무벌레에 실이면 항상 병이 느리다. 금누에나 늙은 학에 실이면 눈에서 3일 동안 나오지 않다가 쪼개진다. 지금 사람들이 갑자기 눈붉음증, 옮는 눈붉음증, 찌르는 눈아픔증 같은 불이 채워진 증상을 편하게 '하늘에 실이 들어간 눈'이라고 부르는데 티들어간 눈병증은 알지 못한다. 사람이 알아도 꺼리고 피할 수 없어서 들어갔다고 생각하지 못한다. 눈에 들어갔다고 스스로 알게 되면 갑자기 아프고 눈물이 뿜어져 나와 눈을 뜨기 어렵다. 어떻게 다른 증상과 섞여서 치료하겠느냐.

 티들어간 눈병증을 치료하는 방법은 머리 비듬을 눈 속에 넣거나 꾸지뽕나무 수액을 눈에 넣는다. 또는 솜으로 감싼 젓가락 머리로 눈 위에 물을 적셔주면서 흘러나온 독을 휘감아 닦아낸다. 또는 삼씨 1홉을 절구로 빻아 우물물 한 대접에 담그고 저은 다음에 혀를 그 물속에 담그고 있으면 말간 침과 거품이 스스로 나오는데 신기한 효과가 있다. 한 처방은 가지 잎을 빻아 삼씨 같은 방법으로 하는데 더욱 좋다. 또 날리는 실이 눈에 들어가 눈이 붓고 아프고 깔깔해서 눈을 뜰 수 없고 맑은 콧물이 줄줄 흐르면 좋은 먹을 진하게 갈아 새 붓으로 눈 안을 칠하고 잠깐 눈을 감는다. 손으로 눈꺼풀을 벌리면 실이 덩어리가 되어 흰자위 위에 있는 것이 보인다. 솜으로 가볍게 훔쳐내면 낫는다. 모두 빼내지 못했으면 다시 한다.

○ 티가 들어가 맺힌 증상. 나다니다가 바람이 불어 모래나 흙이 눈으로 들어갔는데 자주 비벼서 기운과 피가 뭉쳐 생긴 병이다. 처음에는 깔깔하고 축축하면서 핏줄이 생긴다. 그 다음에 눈물이 흐르고 갑자기 깔깔하다가 점점 더욱 맺혀 겉흠과 가림이 된다.

 가볍거나 심하고 붉거나 흰 것이 있다. 또 사람이 느끼는 기운과 피 부분이나 계절에 따라 춥거나 덥기 때문에 다르다. 또 변하거나 변하지 않는 것은 사람이 조심했느냐에 따른다. 병의 생김새와 증상을 잘 살피고 경락을 나눠서 치료하면 된다. 티들어간 눈병증을 치료하려면 소금과 발효한 콩을 물속에 담가놓고 물을 보면 그 찌꺼기가 나온다. 사물이 눈 속에 떨어졌으면 새 붓으로 문질러 나오게 한다. 또 방법은 좋은 먹을 진하게 갈아 눈에 넣어도 나온다. 벼나 보리의 까끄라기가 눈에 들어갔으면 새 삼베를 눈 위에 덮고 굼벵이가 삼베 위에서 문지르게 한다. 그 까끄라기가 삼베 위로 나온다.

《동의보감》

○ 티들어간 눈병증. 먼지와 티끌이 날려서 눈에 들어가 눈자위에 붙어 떨어지지 않는다. 또는 실이 날려서 들어가거나 모래나 돌로도 괴롭다. 아프고 깔깔하며 닦거나 비비면서 눈을 뜨지 못한다. 구맥산을 써야 한다.(《득효》) 날아다니는 실이 눈에 들어가서 모래가 들어간

듯 아파 눈을 뜨지 못한다면 좋은 먹을 진하게 갈아 새 붓으로 눈 안을 칠하고 잠깐 눈을 감는다. 눈꺼풀을 열면 실이 덩어리가 되어 흰자위 위에 있는 것이 보인다. 솜으로 가볍게 훔쳐내면 낫는다. 모두 빼내지 못했으면 다시 한다.《강목》 날아다니는 실이 눈에 들어갔으면 삼씨 1홉을 절구로 빻아 우물물 한 대접에 담그고 젓는다. 혀를 그 물속에 담그면 말간 침과 거품이 스스로 나오는데 신기한 효과가 있다. 한 처방은 가지 잎을 빻아 삼씨와 같은 방법으로 하는데 더욱 좋다.《강목》 날아다니는 실이 눈에 들어가면 사람 손톱 위를 가느다란 부스러기로 깎아 젓가락 끝으로 찍어 침을 손톱 부스러기에 묻혀 눈 속에 넣는다. 그러면 그 실이 스스로 모여서 빼낼 수 있다. 또 사람 머리에 비듬을 눈 속에 넣으면 실이 나온다.《강목》 모든 사물이 눈에 들어가면 소 힘줄을 실처럼 짓이겨 눈 위에 대고 가볍게 문지르면 저절로 나온다. 또 새 붓으로 적셔 휘감아 빼낸다. 또 좋은 먹을 갈아 만든 먹물을 눈 속에 넣으면 바로 나온다.《강목》

구맥산은 티끌과 모래가 눈에 들어가 깔깔하고 아픈 병을 치료한다. 구맥을 노랗게 볶아 가루 내어 오리 침에 섞는다. 빼낼 때는 눈초리 끝에 바르는데 눈을 뜨면서 낫는다.《득효》

《의종금감》《안과심법요결》

○ 티들어간 눈병증 노래. 티들어간 눈병증은 티끌과 실이 눈 속에 들어갔네. 눈물이 나오고 깔깔해서 눈을 뜨기 어렵고 눈자위가 아프네. 처음에는 밖을 치료해야 하고 오래 되면 겉흠이 생기네. 주조산인 감초, 당귀, 충울자, 상표초, 적작약, 창출, 국화, 길경, 연교, 마황, 강활, 대황을 쓰네.

주조산 처방은 감초 당귀 충울자 상표초 적작약 창출 국화 길경 연교 마황 강활 대황 각1량. 위를 곱게 가루 내어 3돈씩 술에 타서 삼키며 때에 얽매이지 않는다.

쉽게 풀이함. 티들어간 눈병증은 날아다니는 티끌이나 실이 바람이 불어 눈에 들어갔다. 증상은 눈물이 많고 은근히 깔깔해서 눈을 뜨기 어려우며 눈자위와 눈알이 아프다. 처음 얻었을 때 눈꺼풀을 뒤집은 다음에 솜을 감싼 비녀다리로 들어간 티끌을 밀어 빼낸다. 날이 오래 되어 구름 겉흠이 생기면 주조산으로 치료한다.

《목경대성》

○ 티들어간 눈병증. 큰 길은 가시덤불이 아니네. 바람이 일어 모래와 티끌이 강하네. 눈에 티끌이 들어가 다닐 수 없네. 눈물이 가려 연기나 비와 같아지네. 먹물을 얻어야 편안하네. 한번 씻으니 모든 괴로움이 평안해지네.

이 증상은 바람이 불어 생긴 모래나 흙 또는 떠도는 실이 우연히 눈 속으로 들어가서 눈물이 그치지 않게 나오고 아프고 깔깔해서 눈을 뜨기 어렵다. 또 금누에라고 불리는 독이 있는 벌레가 토한 실이 대나무나 나무 사이에 그물처럼 있다가 잘못 닿아서 나오지 않는다. 그러면 눈이 반드시 붓는데 심하게 부으면서 없어지지 않으면 모르는 사이에 눈알이 찢어진다.

　이것은 실제로 모두 치료하기 쉽다. 새 고운 털에 붓으로 진하게 간 좋은 먹물을 눈 속에 발라준 다음에 조금 감고 있다가 붓으로 닦아 내면 된다. 나오지 않으면 사람 손톱과 대나무쥐 이빨을 갈아 먹물과 섞어 다시 바르면 나오지 않는 것이 없다. 나오면 아프지 않게 되므로 구태여 약을 먹을 필요가 없다. 사람들이 도대체 이것을 모르고 비비거나 불어서 기운과 피를 뭉치게 한다. 그러면 눈물이 말라 사물이 눈꺼풀에 붙어 움직이지 않아서 더욱 크게 해치게 된다. 심하면 슬프게도 치료할 수 없다. 대나무쥐는 흑돼지라고도 부르며 털 빛깔은 푸르고 몸은 살찌면서 크다. 다리는 짧고 작으며 죽순에 뿌리를 먹는다. 나무꾼이 항상 대나무 산에서 땅을 파서 잡는다. 그 이빨은 위아래로 4개씩이고 길이는 8푼으로 아래 생 이빨을 준비해서 쓴다.

　천에 열 살 된 아들인 추성은 때때로 시냇가를 따라 풀벌레를 잡거나 참새에게 먹이를 준다. 잘못해서 한 사물이 눈에 스쳐 지나갔는데 눈꺼풀이 부어올랐다. 마을에 안과 의사 둘이 있는데 하나는 더위 먹은 바람이라고 하고 하나는 벌레독이라고 하였다. 그래서 가루약과 환약으로 땀을 내고 설사시켰는데 눈꺼풀은 점점 더 붓고 눈자위도 더욱 아파서 참을 수 없었다. 어쩔 수 없이 나를 불러서 가서 보니 티들어간 눈병증임을 알았다. 닦아도 나오지 않아서 눈꺼풀을 뒤집으니 막다른 곳에 큰 한 알갱이가 보이고 주위에 피가 뭉쳐 있다. 벗겨내고서 보니 진짜 막다른 곳이다. 떠들썩하게 모두 크게 웃었더니 이 병이 없어진 듯하다. 그러나 막다른 곳에 까끄라기가 있어서 티끌과 먼지 반쯤이 검은자위에 들어갔다. 가시가 3일이나 가려 결국 흐릿한 겉흠이 되었다. 아! 의사는 생각해야 한다. 뜻밖에 병은 치료에 큰 허물이다. 두 의사의 생각이 깊었는가.

《동의학사전》
○ 이물입목. 이물입안, 풍진입안, 비사입목증, 진사입목. 백정(구결막)과 흑정(각막)에 이물이 들어간 것. 이물로서는 돌가루, 모래, 탄재, 금속가루, 작은 벌레, 톱밥 등이다. 이물이 들어가면 눈아픔, 눈부심, 눈물, 눈꺼풀 경련 등이 나타난다. 이런 증상은 이물이 백정에 들어갔을 때보다 흑정에 들어갔을 때 더 심하다. 이물이 눈꺼풀 안쪽 면이나 백정 및 흑정 표면에 있으면 생리적 식염수로 씻어 내거나 소독된 약솜으로 가볍게 묻혀낸다. 이물이 깊은 층에 배긴 경우에는 국소마취하고 이물침으로 뽑아내고 항생제수를 넣는다.

7) 눈자위 박힌 눈병증

　이물이 각막에 박혀 있는 병증이다. 각막에 박혀있는 경우에는 세척으로 제거되지 않는데 이때는 끝이 뾰족한 이물침을 사용해 제거한다. 각막에 깊이 박혀 있어서 제거하기 어려울 때는 주변 각막에 부종이 생길 때까지 기다렸다가 제거한다. 대개 다음날이면 각막부종이 생기므로 제거하기 쉽다. 이물을 제거한 후에는 항생제 눈약을 점안하여 감염을 방지한다. 각막상피손상이 있을 때는 압박안대를 해서 눈을 안정시키고 섬모체 충혈이 있을 때는 조절마비제를 점안한다. 결막의 이물은 주로 위 눈꺼풀 판 밑고랑(궁륭부)에 걸려 있으므로 위 눈꺼풀을 뒤집어 보고 확인한 후 제거한다. 눈 속 이물도 있다. 빠른 속도로 날아온 물질이 눈알 외막을 뚫고 눈 속으로 들어가 생기며 대부분 작업 중에 일어난다. 공막을 뚫고 들어간 경우에는 입구를 발견하기 어렵다. 공막에 침입한 이물은 특별한 자극증상이 없으면 그대로 둔다. 병력으로 눈 속 이물이 의심되는 경우에는 동공을 확대하여 안저 검사를 해야 하며 방사선촬영은 필수이다. 눈 속 이물은 위치에 따라 앞방, 수정체, 유리체, 망막이물이 있다.

《증치준승》

○ 눈자위 박힌 눈병증은 우연히 사물이 눈 속에 들어가 있으면서 아픈 병이다. 사물이 눈으로 들어갔으면 서두르거나 비비지 말고 그 상태 그대로 누르고 있다가 눈물이 가득 차기를 기다려 문지르면 사물이 적셔져 쉽게 나온다. 사물의 생김새가 무겁거나 까끄라기가 날카로워 나오지 않으면 빨리 다른 사람에게 빼내게 하고 문지르지 말아야 한다. 문지르면 사물이 더 깊이 들어가 빼내기 어렵다. 깊이 들어갔으면 위 눈꺼풀을 뒤집어서 빼낸다. 빼내지 못하면 움직이면서 거치적거리다가 기운이 막히고 피가 뭉쳐 다른 병증으로 변한다. 까끄라기나 가시, 쇠, 돌, 각진 뿔 같은 사물을 빼내지 않으면 오랫동안 거치적거리면서 비비게 된다. 심하면 눈과 기름을 해쳐 움푹 들어간 누런패인 눈걸흠증 같은 병이 된다. 가벼우면 피가 뭉치고 물이 막혀서 아픈 병이나 가림 같은 병이 된다. 끝까지 나오지 않으면서 눈꺼풀 안에 맺혀 있으면 반드시 뒤집어서 잘 찾아보고 그 증상에 따라서 치료한다. 이것은 위에 티가 들어가 맺힌 증상과 같지 않다. 티가 들어가 맺힌 증상은 가는 모래를 비벼 이미 모두 만들어진 병증이지만 이것은 아직 만들어지지 않은 병증이다. 서로 비슷하지만 결국 저것은 가벼운 병이고 이것은 심한 병이다.

8) 불에해친 눈병증

폭발로 생긴 눈의 손상이다. 눈 주위를 정리한 뒤에 생지황 4량 황련 1량을 갈아 떡처럼 만들어 흰 종이를 두세 겹 덮은 후에 떡을 붙인다.

《동의학사전》

○ 폭발로 생긴 눈의 손상. 눈이 깔깔하고 아프며 눈물이 나오고 눈이 시굴며 시력이 나빠진다. 백정(구결막)은 벌겋게 되고 흑정(각막)에는 예가 생긴다. 눈 안에는 이물이 들어갈 수 있다. 때로 백정이나 흑정에 생긴 상처 구멍이 클 때에는 신고(유리체)가 나오거나 눈 속의 조직들이 끼운다. 혈관동신(전방출혈)도 볼 수 있다. 전방에 고름이 차는 황액상충이 생기면 보지 못하게 된다. 감염을 미

리 막고 상처에 붙어 있는 피, 이물 등을 깨끗이 없애고 상처구멍으로 빠져 나온 눈알 내용물을 정복하거나 잘라 버리고 밀폐 봉합한다.

9) 쇠돌독 눈병증

중금속을 먹어 눈에 생긴 병증이다.

《향약집성방》

○ 단석독이 위로 가서 눈을 쳤다. 《성혜방》에서 말했다. 단석, 종유석, 유황 같은 것은 모두 독이 매우 많고 약에 타고난 바탕도 힘세다. 방법대로 먹지 않으면 오장육부에 기운이 비워지고 단석을 움직이게 해서 뜨거운 독이 간장과 눈을 친다. 그래서 병이 생기는데 눈이 높이 솟아오르고 머리가 아프면서 얼굴이 붉으며 가슴이 두근거리고 입이 마른다. 그리고 눈이 붉고 아프면서 가림과 걸흠이 있고 눈물이 나온다. 빨리 치료하지 않으면 빛을 잃게 된다.

《성혜방》에 행인고는 단석독이 눈을 쳐서 붉고 가려우면서 떠있는 막이 생기는 병을 치료한다. 눈에 넣는다. 행인(껍질과 끝을 없앤다) 1돈 경분 반돈. 오른쪽을 합쳐 갈아 찐득한 즙을 만들어 조금씩 뜬 막 위에 넣는다. 4~5번이 지나지 않아 낫는다.

단석이 눈을 친 병을 치료한다. 생지황 즙을 맑게 걸러 도자기 그릇에 담아두었다가 자주 눈에 넣는다.

《성제총록》에 단석이 일으킨 병을 치료한다. 열이 나고 명치 밑이 부풀어 팽팽하며 오줌이 붉고 똥을 누기 어렵다. 가슴 속이 답답하고 눈이 붉으면서 아프다. 황금 대황(잘라 볶는다) 각2량 치자 1량 발효콩(볶는다) 3홉. 오른쪽을 거칠게 가루 내어 3돈씩 물 1잔으로 6푼이 되게 달여 찌꺼기를 없애고 밥 먹고 나서와 잠자려고 할 때 따뜻하게 먹는다.

IV. 부인 눈병증

부인 눈병증

1) 임신 눈병증

 임신으로 생기는 눈병이다. 이미 가지고 있던 별모인 눈겉흠증, 눈동자구멍 좁아짐증, 흰자위 붉은콩증 같은 눈병들이 임신으로 더 나빠질 수 있고 눈속증도 장님증이 될 수 있다. 장님증은 임신중독성 망막증이나 신장염성 망막염(고혈압성 망막염)이다. 임신 중독성 망막증은 망막혈관이 연축되고 가늘어져 생긴다. 신장염성 망막염은 임신 신장염이나 만성 신장염으로 위축신이 생긴다. 보통 예후는 양호하며 분만 후에 시력이 회복되는 경우가 많다. 약 10% 정도에서 장액망막박리가 생겨 심한 시력상실이 있으나 분만 후 몇 달 이내로 대부분 회복한다.

 원인과 치료는 아래 책을 본다.

 보태청화탕은 대황(술로 찐다) 1돈 길경 현삼 각8푼 연교 치자 망초 황금 황련 패모 천화분 독활 전호 시호 적작약 적복령 지각 각5푼 박하 강활 천궁 방풍 감초 각3푼. 물에 달여 빈속에 따뜻하게 먹는다.

 천문동음자는 간장에 바람이 들어와 눈알 흔들림증이 생긴 병을 치료한다. 눈알이 한쪽으로 치우치고 안구진탕이 있으면서 갑자기 눈이 잘 보이지 않는다. 또는 임신중독성 망막증에 쓴다. 천문동 충울자 지모 밀몽화 감국 각1돈 인삼 적복령 강활 각8푼 오미자 방풍 감초 각5푼. 《동의보감》

 소풍산은 형개 감초 각1돈 사삼 백복령 백강잠 천궁 방풍 곽향 선태 강활 (청상자 구기자 목적) 각5푼 진피 후박 각3푼. 물에 달여 먹는다. 《동의보감》

 영양조구등탕은 생지황 죽여 각5돈 패모 4돈 조구등 감국 백작약 백복신 각3돈 누런뽕나무잎 2돈 영양각 1돈반 석결명 백강잠 감초 각1돈. 물에 달여 먹는다. 《중정통속상한론》

 영양각탕(영양각음자)은 황기 지모 충울자 각1량반 영양각 방풍 적복령 인삼 오미자 각1량. 물에 달여 밥 먹고 나서 먹는다. 《비전안과용목론》

《증치준승》

○ 임신 눈병증. 이 병은 흔히 넘침증인데 피 부분과 기운 부분으로 나누어야 한다. 기운 부분은 검은자위 부어오름증, 눈동자구멍 벌어짐증 같은 병이고 피 부분은 눈속기름 피들어감증, 누런패인 눈겉흠증 같은 병이다. 대개 이것은 가로 막혔는데 음양이 뻑뻑하게 막힌 것이다. 일반 사람과 같지 않아서 병에 걸리면 위급한 경우가 많다. 사람이 알지 못해서 심할 때 손을 쓰지만 미치지 못

하는 경우를 자주 본다. 또 안을 치면 뱃속 아기를 해치고 기운을 빼낼까 두렵고 또 치지 않으면 원인을 깨끗이 하지 않아 병을 없애지 못한다. 어떻게 해야 하는가. 뱃속 아기가 단단하게 붙어있는지 아닌지 알아야한다. 안을 지키면서 밖을 치는 치료를 잘하면 백번 해도 백번 낫는다.

《증치준승(여과)》

○ 부인이 아기를 낳는 달에 갑자기 두 눈이 또렷하지 않고 등불이 보이지 않았다. 머리가 아프고 어지러우며 뺨과 뒷목이 부어올라 고개를 돌릴 수 없었다. 모든 치료에도 낫지 않고 오히려 더해서 위중했는데 우연히 소풍산을 먹고 병이 7푼 정도 줄어들었다. 그리고 아기를 낳았는데 여전히 눈은 위에 걸쳐있으면서 사람과 사물을 알아보지 못했다. 사물탕에 형개 방풍을 더 넣어 먹으면서 다시 안과에 천문동음자를 먹었다. 두 처방을 먹는 사이에 눈이 밝아졌다. 술, 밀가루, 달여서 구운 음식과 닭, 양, 거위, 오리, 두부, 맵고 뜨거운 음식과 성교를 크게 꺼려야한다. 이 증상은 아기를 배고 따뜻한 방에서 많이 있어서 생긴다. 또 지나치게 덥게 옷을 입어서 뜨거움이 안에 웅크리고 있거나 술과 밀가루, 굽고 튀긴 음식을 많이 먹어서 생긴다. 결국 뱃속 아기가 뜨겁게 되었다. 천문동음자는 아기를 뺐는데 간장경맥에 뜨거운 바람이 위에 눈을 쳐서 위에 걸쳐 있고 빛을 잃은 병을 치료한다. 천문동(심을 뺀다) 지모 충울자 오미자 방풍(뿌리머리를 없앤다) 복령(껍질 벗긴다) 천강활(뿌리머리를 없앤다) 인삼 각1돈. 1첩으로 만들어 생강 3쪽을 넣고 물 2잔으로 1잔이 되게 달여 밥 먹고 나서 먹는다.

《심시요함》

○ 임신을 살펴보니, 아기 낳기 전과 후는 흔히 기운과 피가 고르지 못하기 때문에 마른 불이 위로 올라 치고 음양이 뻑뻑하게 막힌다. 또 삿된 바람이 비워진 틈을 타거나 삿된 불이 들어온다. 또 온갖 감정이 뭉치면 여섯 삿된 기운을 끌어당긴다.

 그 겉흠과 막이 붉고 아픈 것에 얽매일 필요가 없다. 아기 낳기 전은 오직 뱃속 아기를 편안하게 하고 불을 시원하게 하는 약을 쓴다. 아기를 낳은 후에는 오직 기르고 뭉친 것을 흩어지게 한다. 두 증상은 넘침증과 부족증으로 나눈다. 기운 부분에 있으면 고르게 하고 흩어지게 한다. 피 부분에 있으면 북돋고 움직이게 한다. 그러면 다른 증상으로 변하지 않는다.

○ 부인이 아기를 배어 뱃속 아기가 있네. 모두 세 양이 막혀서 오네. 넘침증과 부족증이 있네. 피와 기운을 나누어야 하며 두 집이 해쳤네.

 이 증상은 오로지 부인이 아기를 배서 생긴 눈병을 말한다.440) (풀이 안함) 아기를 배고 있는 눈병을 치료할 때는 잘 통하게 하는 것을 싫어하지 않지만 망초, 대황 같은 세찬 약을 피해야한다. 피를 깨뜨리고 소장을 빼내는 약도 쓰지 않는다. 《내경》에서 '까닭이 있으니 죽지

---

440) 《증치준승》과 같은 내용은 풀이하지 않는다. 한문은 뒤에 붙여놓았다.

않고 또 죽지 않는다.'고 말했다. 백출과 황금 같은 뱃속 아기를 튼튼하게 하는 약과 보살펴 다스리는 약으로 돕게 하면 거리끼지 않는다. 보태청화탕을 먹어야 한다.

보태청화탕은 황금 1돈2푼 사인 형개(꽃이삭) 당귀신 백작약 연교 생지황 광진피 각1돈 천궁 8푼 감초 3푼. 위를 썰어 맑은 물 2잔으로 8푼이 되게 달여 찌꺼기를 없애고 밥 먹고 나서 따뜻하게 먹는다.

《간이》지모음은 임신해서 심장과 비장에 뜨거움이 막힌 병을 치료한다. 눈이 붉고 목구멍이 막힌 듯하며 목이 마르면서 쓰다. 가슴이 답답하면서 많이 놀란다. 적복령 황금 맥문동 지모 상백피 황기 가는감초 각각 같은 양. 위를 썰어 맑은 물 2잔으로 달여 뜨거울 때 찌꺼기를 없애고 다시 죽력 작은 1잔을 그릇 안에 넣어 함께 먹는다.

천문동음자는 뜨거움이 쌓였다가 갑자기 두 눈이 멀고 안에 뜨거움으로 가슴이 답답한 병을 치료한다. 뜨거움증 하나만 따른다. 강활 백복령 인삼 각8푼 천문동(심을 뺀다) 지모(소금물로 만든다) 충울자 각1돈2푼 방풍 오미자 각5푼. 위를 썰어 맑은 물 2잔으로 8푼이 되게 달여 찌꺼기를 없애고 뜨겁게 먹는다.

궁소산은 아기를 밴 부인이 차가운 바람에 맞은 병을 치료한다. 온 몸이 아주 뜨겁고 눈에 속티가 보이며 머리가 어두워 어지러운 듯하다. 이것은 대개 차가움이 비장과 위장을 이기고 속 기름과 겉 지킴을 해쳐서 된다. 또는 등이 드러나서 바람과 서늘함을 맞아 눈이 아프면서 머리가 아프고 추위를 싫어하면서 열이 나며 심하면 가슴이 답답하다. 대개 아기 낳기 전에는 두 목숨이 이어져 있어서 함부로 쉽게 약을 주지 말아야 한다. 감기에 처음 걸렸을 때는 오직 궁소산으로 그 삿된 기운을 나가게 하면 병이 스스로 낫는다. 자소엽 천궁 맥문동(심을 뺀다) 백출 진피 건강(검게 볶는다) 백작약 각1량 감초 5돈. 위를 가루 내어 5돈씩 생강 3쪽과 파뿌리 3개를 넣고 물에 달여 따뜻하게 먹는다.

소풍산은 아기를 밴 부인이 머리가 어지럽고 눈이 어두워 사물을 볼 수 없으며 뺨과 뒷목에 알갱이가 있는 병을 치료한다. 대개 뱃속 아기 기운 때문에 해쳐서 뜨거운 독이 위를 쳤다. 태양혈이 아프고 토하며 등과 뒷목이 당기고 눈이 어두우면서 속티가 보인다. 가래가 막혔으면 짧은 순간에 위험해지므로 빨리 먹어야 한다. 석고 방풍 감국 강활 천궁 형개 영양각 당귀 백지 감초 대두황권(볶는다) 각각 같은 양. 위를 곱게 가루 내어 3돈씩 찻물에 타서 밥 먹고 나서 먹는다.

천문동음자는 아기를 밴 부인이 아기를 낳는 달에 갑자기 두 눈이 또렷하지 않고 등불이 보이지 않는 병을 치료한다. 머리가 아프고 눈이 어두우며 뺨과 뒷목이 부어올라 고개를 돌릴 수 없다. 이 증상은 아기를 배고 따뜻한 방에서 많이 있어서 생긴다. 또 불을 쬐면서 지나치게 덥게 옷을 입고 이부자리에 누워서 뜨거움이 안에 웅크려서 생긴다. 또 북돋는 약과 뜨거운 음식을 많이 먹어서 간장이 막혀 뱃속 아기가 뜨겁게 되면서 생긴다. 천문동 지모 충울자 방풍 료오미자 복령 숙지황 강활 형개(꽃이삭) 천궁 백작약 당귀 각각 같은 양. 위를 썰어 생강 3쪽을 넣고 맑은 물 2잔으로 달여 밥 먹고 나서 먹는다.

《의종금감》(《안과심법요결》)
○ 임신 눈병증 노래. 임신 눈병증은 넘침증이네. 기운 부분과 피 부분을 나눠서 치료하네. 기운 부분은 검은자위 부어오름증과 눈동자구멍 벌어짐증이네. 천문동음인 천문동, 복령, 지모, 강활, 인삼, 오미자를 쓰네. 피 부분은 눈속기름 피들어감증과 누런패인 눈겉흠증이네. 보태청화탕인 황금, 형개, 당귀, 백작약, 감초, 연교, 천궁, 생지황, 사인, 진피를 쓰네.

천문동음은 천문동 1돈5푼 복령 1돈 지모 1돈5푼 강활 5푼 인삼 5푼 오미자 5푼. 위를 거칠게 가루 내어 물 2잔으로 1잔이 되게 달여 밥 먹고 나서 찌꺼기를 없애고 따뜻하게 먹는다.

보태청화탕 처방은 황금 1돈2푼 형개(꽃이삭) 당귀신 백작약 각1돈 감초(굽는다) 3돈 연교 1돈 천궁 8푼 생지황 사인 진피 각1돈. 위를 거칠게 가루 내어 물 2잔으로 1잔이 되게 달여 밥 먹고 나서 멀리 찌꺼기를 없애고 따뜻하게 먹는다.

쉽게 풀이함. 임신 눈병증은 넘침증인데 기운 부분과 피 부분으로 나눈다. 기운 부분에 속하면 흔히 검은자위 부어오름증과 눈동자구멍 벌어짐증을 보며 기운 부분에 뜨거움이라서 천문동음이 마땅하다. 피 부분에 속하면 흔히 눈속기름 피들어감증과 누런패인 눈겉흠증이 생기며 피 부분에 뜨거움이라서 보태청화탕으로 치료한다.

《동의학사전》
○ 임신과 관련하여 생기는 눈병. 태화나 간양이 위로 치밀거나 비허로 간양이 눈에 작용하여 생긴다. 임신 후반기에 눈 겉은 아무러한 변화가 없고 다만 물체만 뿌옇게 보이며 눈앞에서 모기와 파리가 날아다니는 것처럼 느끼며 어지럽고 메스꺼우며 게우고 다리가 붓는다. 심하면 온 몸이 다 부으면서 경궐 혼미 증상이 나타난다. 시신경 유두는 충혈되고 경계는 뚜렷하지 않다. 망막동맥은 수축되어 있다. 황반부에는 별 같은 백반이 생긴다. 망막출혈은 적고 부종이 심하다. 태화로 온 것은 청간사화식풍하는 방법으로 보태청화탕에 소풍산을 가감하여 쓴다. 간양상승으로 온 것은 평간식풍하는 방법으로 영양구등탕에 전복껍질, 백강잠을 더 넣어 쓰고 비허로 간양이 성해서 온 것은 건비이습. 평간잠양하는 방법으로 영양각산을 쓴다. 또한 곡지, 족삼리, 인당, 태충, 신문혈에 침을 놓는다.

2) 산후 눈병증

아기를 낳은 다음에 생기는 눈병을 말한다. 모두 속이 부족하기 때문이다.
원인과 치료는 아래 책을 본다.
숙지황탕은 아기를 낳은 다음에 음이

비워진 병을 치료한다. 심하게 목이 마르고 다리에 힘이 없으며 눈앞이 아찔하면서 어지럽고 입맛이 없다. 천화분 2돈 인삼 맥문동 각1돈반 숙지황 1돈 감초 5푼 찹쌀 100알 생강3 대추2. 물에 달여 밥 먹고 나서 먹는다. 《동의보감》

애인이혈탕은 채워진 불이 있는 피는 음을 기르는 것이 먼저다. 물이 이기면 불이 물러난다. 비워진 불이 있는 피는 바른 기운을 북돋는 것이 먼저다. 기운이 튼튼하면 자연히 피를 다스릴 수 있다. 인삼 백출 황기 감초 당귀 작약 산수유 지황 아교 애엽 방풍. 《목경대성》

단치소요산은 1. 당귀 4돈 시호 백작약 백출 백복령 건강(굽는다) 목단피 각3돈 치자 2돈 감초 1돈반 박하 석창포 현호색 각1돈 생강3. 2. 당귀 백작약 백복령 백출 감초 시호 맥문동 석창포 향부자 현호색 각1돈 목단피 치자 각7푼 박하 5푼 생강3.

당귀산은 산수유 1량반 당귀 천궁 백작약 생지황 황금 각1량 백출 5돈. 2돈씩 하루 2번 빈속에 술에 타서 먹는다. 《동의보감》

가감사물탕은 아기를 낳거나 월경을 한 다음에 뜨거운 바람이 들어와 생긴 눈아픔, 눈꺼풀 뾰루지, 눈꺼풀 종기, 눈꺼풀테 짓무름증, 눈꺼풀 붉은부스럼증, 눈가려움증 등을 치료한다. 생지황 고삼 박하 우방자 연교 천궁 천화분 방풍 적작약 당귀 형개 각각 같은 양.

청온패독산은 아기를 낳고 난 다음에 샀된 독이 들어와 생긴 포도막염을 치료한다. 석고 8돈 생지황 5돈 지모 황련 치자 길경 황금 적작약 현삼 목단피 푸른대나무잎 각3돈 연교 2돈 서각 감초 각1돈. 백호탕, 서각지황탕, 황련해독탕을 가감한 처방이다. 먼저 석고를 충분히 달인 다음에 다른 약을 넣고 함께 달인다. 《혈증론》

《증치준승》

○ 산후 눈병증. 아기를 낳으면 모든 맥이 움직이고 기운과 피를 함께 해친다. 그리고 크게 비워지고 부족해서 샀된 것이 쉽게 타고 들어온다. 간장에서 생기는 기운이 심하게 약해지면 피가 적어지고 쓸개를 기르지 못해 알짜 즙이 가득 차지 않는다. 이러면 눈 속에 알짜 기름과 기운과 즙이 모두 근원을 잃어버리게 되어서 눈병이 많다. 그리고 가볍거나 심하고 안이거나 밖인 차이가 있다. 애써서 보거나 오랫동안 보거나 슬퍼서 소리 내어 울면 때 없이 차거나 뜨거운 눈물이 흐르고 눈속증으로 흐릿하게 보이는 등의 증상이 있다. 구멍이 빽빽하지 않아서 샀된 바람을 끌어들이면 축축하게 짓무르거나 머리바람증이 있다. 비워졌을 때 목욕해서 축축한 기운이 골로 되돌아가면 모든 눈속증이 된다. 허약할 때 심하게 일하거나 맵고 뜨거운 음식을 맘대로 먹거나 뜨거움병에 걸려 눈을 해치면 눈겉증이 된다.

모두 안에서 부족하기 때문이다. 몸조리를 잘하면 병이 약해지고 다른 병으로 변하지 않는다. 보살피지 않고 오히려 마음대로 해서 크게 해치면 변하는 것이 한 가지가 아니고 더 심해진다. 대개 아기를 낳고 난 다음에 걸린 병은 빨리 치료해야 하며 오랫동안 놔두지 말아야 한다. 오래되면 기운과 피가 붙박아 병이 깊어지고 치료도 쉽지 않다. 겉에 있는 증상은 쉽게 알기 때문에 사람들이 모두 해쳤는지 알고서 일찍 치료한다. 그러나 안에 있는 증상은 느리게 해치기 때문에 흔히 사람들이 소홀히 하여 병이 된다. 이때는 치료해도 미치지 못해서 뉘우치는 경우가 많다. 눈아픔 부분에 피를 많이 흘려 생긴 병을 참조한다.

《심시요함》

○ 아기를 낳고 피가 부족하네. 간장이 비워져 흔히 눈을 해치네. 애써서 보지 말고 슬피 울지 말아야 하네. 눈물이 흐르고 어두워져 안이 좋지 않네. 구멍이 비워져 삿된 바람을 끌고 들어오네. 짓무르고 축축하며 붉어서 오래 괴로워하네. 마르거나 기름지거나 다섯 매운 음식을 많이 먹었네. 축축한 가래가 있거나 쓸데없이 애썼네. 여러 가지로 해서 밖을 해치네. 빨리 치료하면서 피해야 할 것을 가르치지만 흔히 되풀이하네.

이 증상은 오로지 아기를 낳고 난 다음에 오는 눈병을 말한다.441) (풀이 안함) 아기를 낳고 난 다음에는 남음이 있는 피는 없다. 그래서 간장에 기운을 지켜야 하고 간장을 엷게 하는 약을 함부로 쓰지 말아야한다. 피를 기르는 사물탕이 주로 쓰는 약이다.

숙지황탕은 부인이 아기를 낳고 난 다음에 눈이 어둡고 머리가 어지러운 병을 치료한다. 목이 마르고 입이 마르며 기운이 적고 다리에 힘이 약하다. 숙지황(술에 씻어 햇볕에 말린다) 8돈 찹쌀 1움큼 인삼 1돈 맥문동(심을 뺀다) 1돈5푼 감초(굽는다) 5푼 천화분 3돈. 위를 썰어 생강 1쪽 대추(씨를 뺀다) 2개를 넣고 물 2잔으로 8푼이 되게 달여 찌꺼기를 없애고 따뜻하게 먹는다.

사물보간산은 부인이 아기를 낳고 난 다음에 오후부터 밤까지 어둡고 속터가 보이면서 또렷하지 않은 병을 치료한다. 숙지황(불에 말린다) 2량 향부자(술로 만든다) 천궁 백작약(술로 씻어 볶는다) 당귀신(술로 씻어 볶는다) 하고초 각8돈 감초 4푼. 위를 함께 곱게 가루 내어 2~3돈씩 밥 먹고 나서 끓인 물로 삼킨다. 이 처방에서 숙지황은 피를 북돋고 당귀는 피를 길러서 임금으로 삼는다. 하고초는 궐음경으로 들어가 핏줄을 북돋고 길러서 신하로 삼는다. 감초는 원래의 기운을 늘리고 비장과 위장을 북돋으며 백작약은 비장을 북돋고 피를 고르게 해서 도우미로 삼는다. 천궁은 맑은 양 기운이 위로 올라가게 돕고 향부자는 피와 기운을 다스리면서 뭉친 것을 흩어지게 해서 심부름꾼으로 삼는다.

사제향부환은 부인이 아기를 낳고 난 다음에 피가 너무 많이 나와서 눈자위와 눈알이 아프고 월경이 고르지 않는 등의 병을 치료한다. 향부자(빻아 껍질과 털을 없애 깨끗한 것 8량을 4개로 나누어 술, 식초, 어린아이 오줌, 소금물에 삶아 햇볕에 말려 볶는다) 황백(술로 볶는다) 숙지황(술과 물을 섞어 문드러지게 삶아 찧어 찐득한 즙을 만든다) 각1량 택란잎(깨끗한 잎) 천궁(술에 씻어 볶는다) 백

---

441) 이 아래로 위에 《증치준승》과 같은 내용이어서 풀이하지 않는다. 한문은 뒤에 붙여놓았다.

작약(술에 씻어 볶는다) 당귀(볶는다) 각 1량반 익모초(쇠그릇에 닿지 않는다) 4량. 찐득한 지황즙은 뺐다가 따로 넣는다. 나머지는 함께 곱게 가루 내어 땅에 하룻밤 놓아두어 그 불기운을 없앤 다음에 졸인 꿀로 오동나무 씨 크기로 환을 만들어 2~3돈씩 빈속에 끓인 물로 삼킨다. 밥 먹고 멀리 먹어도 좋다. 이 처방에서 4가지 만든 향부자를 임금으로 삼아 피와 기운을 늘린다. 숙지황, 천궁, 당귀, 백출을 신하로 삼아 피를 북돋고 피를 기른다. 황백을 도우미로 삼아 신장을 북돋고 음을 기른다. 택란잎, 익모초를 심부름꾼으로 삼아 아기를 낳고 다음에 오는 모든 병을 다스리는데 피를 돌리고 쌓인 피를 몰아내며 새 피를 생기게 한다.

《의종금감》《안과심법요결》

○ 산후 눈병증. 아이를 낳은 다음에 걸린 눈병은 피가 부족하네. 병은 세 가지 원인이 있지만 치료는 통하네. 생각하거나 울거나 애써서 오래 보면 흔히 눈속증이 되네. 맵고 두터운 음식을 먹으면 눈겉증이 되네. 밖으로 머리바람증이나 바람으로 축축하게 짓무르기 때문이네. 사물보간탕인 향부자, 천궁, 하고초, 숙지황, 당귀, 백작약, 감초를 쓰네. 사람에 따라 늘리거나 줄이면 효과가 있네.

사물보간탕 처방은 향부자(술로 법제한다) 1돈5푼 천궁 1돈 하고초 2돈 숙지황(불로 말린다) 4돈 당귀신(술로 씻는다) 2돈 백작약(술로 씻는다) 1돈5푼 감초(굽는다) 5푼. 위를 거칠게 가루 내어 물 2잔으로 1잔이 되게 달여 밥 먹고 나서 멀리 찌꺼기를 없애고 따뜻하게 먹는다.

쉽게 풀이함. 아이를 낳은 다음에 걸린 눈병은 피가 너무 많이 없어진 부족한 증상이다. 병을 세 가지 원인으로 나누지만 치료법은 늘리거나 줄여서 상황에 맞게 한다. 안이 원인인 경우는 흔히 생각하거나 슬피 울거나 너무 오랫동안 보았기 때문에 눈속증이 된다. 사물보간탕을 써야 하며 숙지황, 천궁, 당귀를 2배로 한다. 밖이 원인인 경우는 맵거나 두터운 음식을 먹거나 머리바람증에 바람 때문에 붉고 축축하면서 짓무른다. 이 처방에서 향부자, 천궁, 하고초를 2배로 하고 증상에 따라 늘리거나 줄이면서 치료한다.

《동의학사전》

○ 산후목병. 해산할 때나 젖먹이는 시기에 생기는 눈병. 산후에 기혈이 다 허해지거나 칠정내상으로 간기가 울결되었을 때, 비위에 습열이 있고 풍사에 다시 감촉되었을 때, 해산한 뒤에 몸조리를 잘못하여 사독의 침습을 받았을 때 생긴다. 해산할 때는 안검출혈, 구결막하 출혈, 안저출혈 및 망막박리가, 젖먹이 시기에는 급성 및 만성 구후시신경염, 밤눈증이, 해산 뒤에는 눈다래끼, 홍채모양체염 및 안내막염 등이 생길 수 있다. 기혈의 허손으로 밤눈증이나 폭맹이 생겼을 때에는 기혈을 보하는 방법으로 숙지황탕을 쓰며 간기울결로 폭맹이 생겼을 때에는 간기를 잘 돌게 하고 눈을 밝게 하는 방법으로 단치소요산에 석창포, 향부자, 현호색을 더 넣어 쓰고 열을 내

리우고 습을 없애며 혈을 보하고 풍을 없애는 방법으로 당귀산이나 가감사물탕을 쓰며 해산한 뒤에 독기의 침습을 받아 동신축소나 황액상충이 생겼을 때에는 열을 내리우고 독을 풀며 음을 보하고 혈분의 열을 내리우는 방법으로 청온패독음을 가감하여 쓴다.

3) 월경 눈붉음증

월경해야 하는 피가 거꾸로 올라가서 눈으로 들어간 병증이다. 눈이 온통 붉고 깔깔하면서 군살이 생긴다.

원인과 치료는 아래 책을 본다.

파혈홍화산은 당귀잔뿌리 천궁 적작약 지각 소엽 연교 황련 황기 치자 대황 소목 홍화 백지 박하 승마 각각 같은 양. 물에 달여 술 3잔을 넣어 따뜻하게 먹는다.

도적산은 목통 감초 치자 황백 생지황 지모 각각 같은 양. 가루 내어 4~5돈씩 대나무잎 등심을 넣고 물에 달여 밥 먹고 나서 먹는다.

《은해정미》

○ 월경 눈붉음증. 물었다. 사람이 눈병에 걸렸을 때 여자가 월경이 거슬러 올라 피가 눈알로 들어가서 눈 가득히 붉고 깔깔한데 왜 그런가? 대답했다. 이것은 처녀나 살찌고 튼튼한 부인이 피가 뜨거워 월경이 막혔다가 날짜가 지나 월경을 하지 않으면서 피가 위로 거슬러 올라 눈으로 흘러 들어갔기 때문이다. 눈자위 바깥쪽에 흘러 들어가면 모두 붉은빛깔이다. 또는 검은자위 위에 군살처럼 일어난다. 치료는 절대로 걸어서 잘라서는 안 된다. 기운을 내리고 피를 깨뜨리며 월경을 통하게 하는 약을 쓰면 피가 진 걸흠은 자연히 사라진다. 조경산, 파혈홍화산, 순경탕, 도적산을 써야 한다.

조경산은 향부자 당귀잔뿌리 각1량 대황(찐다) 5돈 황금 2량 황련 생지황 적작약 천궁 강활 치자 박하 목적 소목 홍화 감초 각1량.

파혈홍화산 처방은 검은자위 붉은살증 안에 있다. 월경이 거슬러 올라가 눈이 아프고 피가 진 걸흠이 생겨 눈자위를 감싼 병을 치료한다.

순경탕은 월경을 통하게 하고 피를 돌려 아프지 않게 한다. 당귀잔뿌리 천궁 지각 소회향 시호 진피 현호색 백작약 청피 향부자 도인 홍화 육계. 뜨거움이 심하면 황련 황금을 더 넣는다. 위를 각각 같은 분량으로 해서 물에 달여 밥 먹고 나서 따뜻하게 먹는다.

도적산 처방은 안쪽눈초리 핏줄증 안에 있다. 몰약산 처방은 눈꺼풀 부스럼증 안에 있다.

《장씨의통》

○ 월경 눈붉음증은 여자가 월경이 거슬러 올라 피가 눈알로 들어가 눈 가득히 붉고 깔깔하다. 피가 뜨거워 월경이 막혔다가 날짜가 지나 월경을 하지 않으면 피가 위로 거슬러 올라가 군살 같은 것이 있다.

절대로 걸어서 잘라서는 안 된다. 사물탕에 기운을 돌리고 피를 깨뜨리며 월경을 통하게 하는 약을 더 넣어 쓴다. 월경을 하면 피가 진 겉흠이 자연히 사라진다. 세력이 심하면 반드시 대황(술로 찐)을 더 넣어서 그 세력을 아래로 빼낸다. 불이 없어야 음이 있다. 간장이 비워지고 피가 적다면 어쩔 수 없이 빨리 불을 물러나게 해야 한다. 불을 아래로 빼내지 않으면 진짜 음을 태워서 양이 더욱 세차고 음이 점점 말라간다. 사람들은 사물탕으로만 피를 북돋는다고 안다. 대황으로 피를 북돋는 것을 어떻게 알겠는가. 비워졌다고 북돋는 약만 쓴다면 이롭지 않을 뿐만 아니라 정말로 땔감을 안고 불을 끄는 꼴이다.

《의종금감》《안과심법요결》

○ 월경 눈붉음증 노래. 월경 눈붉음증은 피가 눈알로 들어가네. 눈 가득히 붉고 군살이 생기네. 모두 피가 뜨겁기 때문에 월경이 막혀 거꾸로 올랐네. 통경산인 소목, 대황, 홍화, 황금, 황련, 강활, 박하, 치자, 향부자, 생지황, 당귀, 적작약, 목적, 감초를 쓰네.

통경산 처방은 소목 1량 대황 5돈 홍화 1량 황금 2량 황련 강활 박하 치자(검게 볶는다) 향부자 생지황 당귀 적작약 목적 감초 천궁 각1량. 위를 거칠게 가루 내어 골고루 섞어 5돈씩 물 1잔반으로 7푼이 되게 달여 밥 먹고 나서 찌꺼기를 없애고 따뜻하게 먹는다.

쉽게 풀이함. 월경 눈붉음증은 피가 거꾸로 위에 눈알로 흘러 들어가 눈 가득히 붉고 깔깔하거나 군살이 생긴다. 모두 피가 뜨겁기 때문에 월경이 막혀 움직이지 못하다가 위로 거슬러 올랐다. 통경산을 써서 피를 깨뜨리고 월경을 통하게 하면 그 피가 진 겉흠이 스스로 없어진다.

《동의학사전》

○ 역경적종, 역경적삽. 달거리 때에 눈의 충혈과 출혈을 일으키는 병증. 혈열, 기체로 달거리가 정상적으로 진행되지 못하고 어혈이 눈에 있는 혈락들에 몰려서 생긴다. 달거리 때 눈알이 아프고 무거운 감이 있으며 눈이 깔깔하고 눈물이 나오며 물체가 뿌옇게 보인다. 백정(구결막)은 충혈되거나 피가 나온다. 때로는 신고(유리체), 시의(망막)에도 피가 나온다. 혈분의 열을 내리우고 기혈을 잘 돌게 하는 방법으로 통경산이나 파혈홍화산을 쓴다. 이상월경 때 볼 수 있는 결막충혈, 결막하 출혈, 청장년성 반복 유리체 출혈, 망막출혈에 해당한다고 본다.

4) 월경 눈아픔증

여자가 월경할 때 눈이 아프고 깔깔한 병증이다.

원인과 치료는 아래 책을 본다.

세간산은 1. 강활 당귀 박하 방풍 대황 천궁 치자 감초 각1돈. 간장기운이 치밀어 눈에 핏발이 서고 깔깔하며 눈물이 나오고 부으면서 아파서 뜨기 힘들 때 쓴다. 물에 달여 밥 먹고 나서 먹는다. 《동의보감》 2. 뜨거운 바람이나 뜨거운 독이 위로 가서 눈을 친 병을 치료한다. 갑자기 붉게 붓고 아파서 눈을 뜨기 어려우며 은근히 깔깔하면서 눈곱과 눈물이 있다. 어둡게 보이고 눈이 부시면서 겉흠이 생기기도 한다. 똥을 누기 힘들고 오줌도 붉고 깔깔하다. 대황(술로 찐다) 천궁 각2량 치자(검게 볶는다) 방풍 박하 당귀 강활 감초 각1량. 가루 내어 2~3돈씩 하루 3번 끓인 물에 타서 밥 먹고 나서 먹는다. 《화제국방》

궁귀보혈탕은 황기 당귀 백출 두충 백작약 인삼 각1돈 건강 아교 천궁 오미자 목향 감초 각5푼. 목향을 빼기도 한다. 《방약합편》

《은해정미》

○ 월경 눈아픔증. 물었다. 부인이 월경할 때가 되면 눈이 껄끄럽고 아픈데 왜 그런가? 대답했다. 간장이 비워졌기 때문이다. 부인이 타고난 것이 비워져 있으면 눈 속에 병의 원래 뿌리가 있다. 그래서 월경할 때가 되면 피가 지나치게 많이 없어지고 간장 경맥이 더욱 비워진다. 이 때문에 눈을 굴리면 더 아프고 붓고 껄끄러워 눈을 뜨기 어려우며 머리가 아프면서 어지럽다. 그리고 검은자위 위에 겉흠이 생기는데 좁쌀 같거나 희게 패인 꽃 같다. 모두 간장이 크게 비워졌기 때문이다. 당귀보혈산을 먹고 구일단을 눈에 넣는다.

당귀보혈산은 당귀 천궁 백작약 방풍 세신 국화 감초 차전자 백질려 백출 강활 충울자 박하 각1량 대황 5돈. 위를 8돈씩 물에 달여 술 3잔을 넣고서 따뜻하게 먹는다.

팔물탕은 비워지고 피가 말라서 위에 눈을 친 병을 치료한다. 황기 복령 숙지황 천궁 당귀 인삼 국화 백작약. 먹을 때마다 반 정도 배고플 때 따뜻하게 먹는다.

《의종금감》《안과심법요결》

○ 월경 눈아픔증 노래. 여자가 월경할 때 눈이 깔깔하고 아프네. 어지럽고 머리가 아프며 구름 겉흠이 생기네. 피가 너무 많이 없어져 간장을 해쳤네. 당귀보혈탕인 박하, 강활, 충울자, 시호, 백질려, 국화, 방풍, 감초, 생지황, 당귀, 백작약, 천궁을 쓰네.

당귀보혈탕 처방은 박하 5푼 강활 5푼 충울자 1돈 시호 8푼 백질려 1돈 국화 8푼 방풍 8푼 감초 4푼 생지황 2돈 당귀 1돈5푼 백작약 1돈 천궁 8푼. 위를 거칠게 가루 내어 물 2잔으로 1잔이 되게 달여 찌꺼기를 없애고 따뜻하게 먹는다.

쉽게 풀이함. 월경 눈아픔증은 여자가 월경할 때쯤에 눈이 깔깔하고 아프며 머리가 아프고 어지럽다. 붓고 깔깔해서 눈을 뜨기 어렵고 좁쌀이나 패인 꽃 같은 겉흠이 검은자위 위에 생긴다. 이것은 월경할 때 피가 너무 많이 없어져서 간장 경맥이 비워졌기 때문이다. 당귀보혈탕으로 치료해야 한다.

《동의학사전》

○ 혈실삽통. 달거리 때 눈아픔을 주증으로 하는 병증. 간경에 몰린 열이 위로 올라가거나 달거리 양이 많아 간의 허손으로 혈이 눈을 영양하지 못하여 생긴다. 달거리 때 눈과 머리아픔, 깔깔한 감, 눈부심, 눈물 흐르기가 있다. 눈꺼풀

은 붓고 백정(구결막)에 피지며 포륜홍도 생긴다. 백정에는 또한 국한성 융기물이 생기며 그 부위를 누르면 아프다. 흑정(각막)에는 성예나 화예백함(각막궤양)이 생길 수 있다. 간열로 온 것은 간열을 내리우고 달거리를 고르롭게 하며 예막을 없애고 눈을 밝게 하는 방법으로 세간산을, 간혈부족으로 온 것은 간혈을 보하는 방법으로 궁귀보혈탕에 인삼을 더 넣어서 쓴다. 이상 월경으로 오는 결막염, 공막염, 각막염의 눈아픔에 해당한다고 본다.

V. 소아 눈병증

소아 눈병증

우방탕은 우방자(살짝 볶아 가루 낸다) 3량 대황 1량반 방풍(뿌리머리를 없앤다) 박하(오래된 줄기는 없앤다) 각1량 형개(뿌리를 없애고 줄기를 쓴다) 4량 감초 1량1돈반. 위를 썰어 2돈씩 물 1잔으로 7푼이 되게 달여 때 없이 따뜻하게 먹는다.《활유심서》

구선산은 시호 창출 적작약 형개 감초 마황 천궁 박하 선복화 각1돈 생강3 파2. 물에 달여 수시로 따뜻하게 먹는다. 《활유심서》

오화탕은 당귀(술로 씻는다) 적복령(껍질 벗긴다) 각반량 감초(굽는다) 대황 지각(물에 축축하게 담가 껍질 벗기고 밀기울로 조금 노릇하게 볶는다) 각7돈반. 위를 썰어 2돈씩 물 1잔으로 7푼이 되게 달여 때 없이 따뜻하게 먹는다.《활유심서》

황금산은 아래 황백 쓰는 처방이다.

시전산은 아래에 곶감 쓰는 처방이다.

강활산은 인삼(뿌리머리를 없앤다) 강활 적복령(껍질 벗긴다) 시호(뿌리머리를 없앤다) 전호(뿌리머리를 없앤다) 천궁 독활 길경(썰어 볶는다) 지각(물에 축축하게 담가 속껍질을 없애고 썰어 밀기울에 조금 노릇하게 볶는다) 창출(쌀뜨물에 하룻밤 담가 거친 껍질을 벗기고 말려서 썰은 다음 불로 조금 노릇하게 볶는다) 감초 각1량. 위를 썰어 2돈씩 물 1잔으로 생강 2쪽 박하 3잎을 넣고 7푼이 되게 달여 때 없이 따뜻하게 먹는다. 삿된 바람을 뿜어내려면 흰파뿌리를 더 넣고 달이고 설사병에는 생강 오래된쌀을 더 넣고 달인다.《활유심서》

당전산은 못겉흠 깊이들어감증을 본다.

백해산은 갈근 승마 적작약 감초 황금 마황 계피 (생지황) 각1돈 생강3 파2. 물에 달여 따뜻하게 먹는다.《활유심서》

생서산은 어린아이 눈 속이 옅게 붉은 병을 치료한다. 심장에 비워진 뜨거움이다. 서각(가루로) 2돈 지골피 적작약 시호 갈근 각1량 감초 5돈. 2돈씩 물에 달여 밥 먹고 나서 먹는다.

지황환은 건지황 생지황 대황 백복령 행인 시호 당귀 녹용 각1돈.

《국방》유기음은 검은자위 막올라감증을 본다.

복령사습탕은 바깥눈초리 구명증에 사습탕을 본다.

사미비아환은 신곡(볶는다) 맥아(볶는다) 무이 황련(볶는다) 각각 같은 양. 가루 내어 밀가루 풀로 오동나무 씨 크기로 환을 만들어 1돈씩 빈속에 끓인 물로 먹는다.

청위산은 갓난애 눈감음증을 본다.

시호청간산은 시호 황금(볶는다) 인삼

천궁 각1돈 치자(볶는다) 1돈반 연교 감초 각5푼 길경(볶는다) 7푼. 물에 달여 어미와 자식이 먹는다. 《보영찰요》

《본사방》지황환은 뜨거운 바람이 위로 눈을 쳐서 깔깔하고 아픈 병을 치료한다. 북돋는 약을 먹어서는 안된다. 숙지황 1량반 황련 결명자 각1량 몰약 국화 방풍 강활 육계 주사 각반량. 위를 곱게 가루 내어 꿀로 오동나무 씨 크기로 환을 만들어 30환씩 밥 먹고 나서 끓인 물로 삼킨다. 《증치준승》

《활유심서》[442]

○ 눈병. 순수한 양의 아기가 만 10개월에 태어났는데 갑자기 두 눈이 모두 붉고 눈꺼풀테가 짓무르며 깔깔하고 가려워 치료를 했다. 이것에 원인은 뱃속에 있다. 어미가 뜨거운 바람을 받았다가 심장과 간장으로 전해서 얻었다. 먼저 백해산에 당귀산과 물, 생강, 파, 등심을 더 넣어 달여 먹었다. 그 다음에 도적산과 우방탕에 황련, 목적, 선태를 더 넣어 물에 달여 먹었더니 효과가 있었다.

뜨거움이 심하고 바람을 끼고 있으면 눈이 붉게 붓고 아프며 밤낮으로 뜨지 못하고 놀라서 울음이 그치지 않는다. 먼저 구선산에 물, 생강, 파를 넣고 달여 먹이고 다음에 삼해산을 따뜻한 쌀뜨물에 타서 삼키고 황련고를 눈에 넣는다.

두진 다음에 눈에 겉흠이나 막이 생기면 어둡고 깔깔하며 눈물이 흐른다. 또

442) 여기 나오는 대부분에 처방은 아래 '아이 눈붉음증'을 보고 그 밖에는 관련 병증을 본다.

는 부어올라 눈을 뜨지 못한다. 이것은 두진에 남은 독이 간장을 쳤다. 백해산에 오화탕을 조금 넣어서 물과 생강, 등심으로 달여 먹인다. 다음에 우방탕을 써서 풀고 황금산으로 씻고 시전산을 많이 먹인다. 두진 다음에 눈 속에 크거나 작은 겉흠이 되었다면 남은 독이 아니고는 그렇게 하지 못한다. 또 우방탕과 감길탕을 써야 하는데 선태, 흰꿀을 더 넣어 물에 달여 먹는다. 다음에 금파산, 황금산으로 때 없이 자주 씻는다. 다시 비워짐과 채워짐을 살펴서 치료하는데 아울러 강활산에 박하, 곡정초, 흰 국화, 물, 등심, 생강껍질을 더 넣고 달여 먹이고 사이에 당전산을 먹는다.

옮는 눈병이면 갑자기 붉게 붓고 아프며 밤낮으로 심하게 괴롭다. 오래되면 어둡고 흐릿해진다. 치료법은 먼저 구선산으로 겉증을 푼 다음에 소시호탕에 반하를 빼고 대황, 박하, 대나무잎, 생지황을 더 넣어 물에 달여 먹는다. 아울러 초용담산을 먹이고 황련고를 눈에 넣으며 청량고를 붙인다.

아이가 평소 위장에 기운이 비워졌고 비장에 기운이 가득 채워졌다면 눈꺼풀이 붉게 붓고 눈이 부시며 깔깔해서 뜰 수 없다. 서둘러 쓰고 차가운 약을 주었더니 붉고 부은 것은 없어졌다. 하지만 반대로 비장과 위장을 해쳐 토하지 않으면 설사하거나 팔다리가 조금 차다. 다시 따뜻한 약을 주어 치료하니 눈병이 오히려 더해졌다. 먼저 오령산을 가루 내어 물, 생강, 등심을 넣고 달여 먹인 다음에 사황산을 주었더니 나았다.

심장과 비장에 뜨거움이 쌓여 오래 지

나고 간장이 삿된 뜨거움을 받았다. 그러면 두 눈이 부시고 눈꺼풀이 부으면서 조금 자줏빛을 띤다. 똥은 막히거나 흐르는 설사를 하고 오줌은 뻑뻑하거나 잘 통한다. 먼저 백해산으로 겉을 내보낸 다음에 명목음을 주었더니 자연스럽게 원래대로 되었다. 술과 파, 마늘이 들어간 음식을 3~5일 동안 꺼려야 한다.

어린아이는 서툴러 먼지나 흙이 자주 눈에 들어가 비벼서 붓게 된다. 열이 나고 아파서 울음이 그치지 않으면 벽진고로 치료하면 효과가 있다.

○ 《신효방》에 달인약과 가루약.

어린아이가 평소 약하게 타고났는데 두진이 나와 깨끗하지 않은 병과 간장이 비워져 눈이 또렷하지 않게 보이는 병을 치료한다. 황기(꿀물을 발라 굽는다) 1량 당귀(술에 씻어 불에 말린다) 백작약 천궁 각반량 감초(굽는다) 3돈. 위를 잘게 썰어 2돈씩 물 1잔으로 7푼이 되게 달여 때 없이 따뜻하게 먹는다.

급경풍 다음에 남은 뜨거움이 물러가지 않아 때때로 거듭 손발이 당기고 가슴이 두근거리거나 삿된 바람이 폐장 경맥에 들어오고 두 눈으로 들어와 뜨고 감기가 편안하지 않은 병을 치료한다. 방풍(뿌리머리를 없앤다) 천궁 대황 백지 황금 감초 각반량 세신(잎을 없앤다) 2돈 박하잎 2돈반. 위를 잘라 불에 말려 가루 내어 1돈씩 때 없이 따뜻한 물에 타서 먹는다.

입 안이나 혀 위에 부스럼 독을 풀고 또 두진 다음에 눈에 생긴 겉흠과 막을 치료한다. 황백(거친 껍질을 없애 생꿀을 잘 발라 뜨거운 햇볕 아래에서 말리고 다시 위에 꿀을 발라 10여 번 한다) 감초 각1량. 위를 잘라 불에 말려 갈아 곱게 가루 낸다. 입 부스럼을 치료하려면 약 가루를 말려 아픈 곳에 넣거나 맥문동 달인 물에 타서 혀 위에 넣어서 스스로 녹게 한다. 두진 다음에 생긴 겉흠과 막을 치료하려면 끓여 맑은 물을 걸러서 때 없이 자주 씻는다. 당전산과 시전산 두 약을 먹인다.

상초에 뜨거운 바람으로 입과 코에 부스럼이 생기고 두 눈이 붉게 붓는 병을 치료한다. 목구멍이 답답하고 가래가 막히며 기운이 잘 통하지 않는다. 놀라서 몸이 떨리고 가슴이 답답하며 생각이 헛갈린다. 천축황 울금(없으면 생치자로 바꾼다) 백복신(껍질 벗긴다) 감초 각반량 붕사 마아초 백지 천궁 백강잠(실을 없앤다) 지각(앞에처럼 만든다) 각2돈반 주사(물에 띄워 거른다) 2돈 사향 1자 선태(씻어 진흙과 부리와 발을 없앤다) 15개. 위에서 붕사, 마아초, 주사, 사향 네 약재를 약사발에서 곱게 빻는다. 나머지 아홉 약재를 불에 말려 가루 내어 약사발에 같이 넣고 다시 고르게 빻는다. 반돈에서 1돈씩 때 없이 따뜻한 박하 달인 물이나 맥문동 달인 물에 타서 먹는다.

두진 다음에 눈에 생긴 겉흠과 막을 치료한다. 흰국화 녹두껍질 곡정초 각1량. 위를 잘게 썰어 2돈씩 곶감 1개와 좁쌀 뜨물 큰 1잔으로 약한 불로 삶아 말리고 찌꺼기를 없앤 다음에 밥 먹고 나서와 잠자려고 할 때 곶감만을 먹는다. 하루에 3개를 먹고 배로 하면 더욱 좋다. 젖먹이 아이면 젖어미가 먹는다. 또는 삶은 곶감에 씨를 빼고 얇게 썰어 불에 말려 곱게 가루 내어 볶는다. 반돈씩 따뜻한 쌀뜨물에 타서 녹인 다음 때 없이 아이에게 먹여도 좋다.

사황산은 두진에 남은 독이 눈을 쳐서 겉흠이 생긴 병을 치료한다. 깔깔하고 아프며 열이 있다. 눈물이 많고 눈이 부시다. 적작약 당귀잔뿌리 대황 천궁 형개 방풍(뿌리머리를 없앤다) 한방기(검은 껍질을 없앤다) 용담초 황기(날 것) 황금 각반량. 위를 잘게 썰어 2돈씩 물 1잔에 사탕 작은 덩어리를 넣고 7푼이 되게 달여 밥 먹고 나서와 잠자려고 할 때 또는 때 없이 따뜻하게 먹는다.

사황산은 모든 눈병을 치료한다. 세월이 멀거나 가까움에 얽매이지 말고 먼저 먹어야 한다. 시호(뿌리머리를 없앤다) 창출(앞과 같이 만든다) 각2량 적작약 형개 감초 각6돈반 마황(앞과 같이 만든다) 천궁 박하(줄기를 같이) 각반량 선복화(늙은 줄기를 없앤다) 3돈. 위를 썰어 2돈씩 생강 2쪽 파 1뿌리를 넣고 물 1잔으로 7푼이 되게 달여 때 없이 따뜻하게 먹는다.

사황산은 갑자기 눈이 붉으면서 밤낮으로 깔깔하면서 아프고 부으면서 눈물이 많은 병을 치료한다. 용담초 목적(마디 없앤다) 형개 국화 방풍(뿌리머리를 없앤다) 결명자(반은 날 것이고 반은 볶는다) 감초 각반량. 위를 썰어 2돈씩 물 1잔으로 7푼이 되게 달여 때 없이 따뜻하게 먹는다. 심하게 아프면 강활, 유향과 함께 달인다.

사황산은 때에 다니는 붉은 눈을 치료한다. 붓고 아프면서 겉흠이 생기며 뜨거우면서 눈물이 많다. 깨끗한황련 1량 붕사 한수석 대황 각2돈 해표초 동청 각1돈 현명분 2돈반 사향 1자 전갈(꼬리 독을 없앤다) 7개. 위에서 현명분, 사향을 빼고 나머지 일곱 약재를 잘라 햇볕에 말려 가루 낸다. 다시 현명분, 사향을 넣고 약사발 안에서 앞에 약과 함께 골고루 찧는다. 1자에서 반돈씩 깨끗한 따뜻한 물이나 찬 물에 타서 깨끗하게 걸러 찌꺼기를 없애고 때 없이 자주 씻는다. 바람이나 벌레를 껴서 가려우면 경분을 넣는다. 술과 고기 음식을 3~5일 동안 꺼린다.

사황산은 젖먹이가 뱃속에서 뜨거운 독을 받아 태어난 다음에 두 눈을 뜨지 못하는 병을 치료한다. 등심 황련 물푸레껍질 목적 대추씨(씨를 함께) 각반량. 위를 잘게 썰어 2돈씩 물 1잔으로 7푼이 되게 달여 맑게 걸러 찌꺼기를 없애고 때 없이 자주 씻으면 두 눈이 스스로 떠진다.

○《신효방》에 환약과 끈적한 약.

때에 맞춰 오는 붉은 눈으로 붉게 붓고 깔깔하면서 아프며 밤낮으로 자주 우는 병을 치료한다. 깨끗한 황련 2돈반을 잘게 썬다. 달걀 1개를 쪼아서 큰 구멍으로 맑은 부분을 빼내 그릇에 담는다. 황련을 넣고 고르게 섞어 한 동안 놔두었다가 노란빛깔이 보이면 비단으로 걸러 찐득한 즙을 만든다. 환자를 똑바로 눕게 하고 밖에 1자 정도 눈을 벌리고 자주 눈 안에 넣는다. 입 속에 쓴 맛이 혀에 가득하다고 느껴야 효과가 있다. 두진에 남은 독이 눈을 쳐서 눈물이 많고 뜨거움이 있을 때 써도 좋다.

갑자기 붉은 눈이 되어서 붓고 아픈 병을 치료한다. 핏줄에 부스럼이 있어서 아프고 열이 나는 병을 치료한다. 대황 깨끗한황련 황백 적하수오 세신(잎도 같이) 박하잎 풍화박초 각1량. 위 앞에 여섯 약재를 햇볕이나 불에 말려 가루 내어 박초를 넣고 약사발 안에서 함께 골고루 찧는다. 1돈에서 2돈씩 찬 물에 생강즙을 타서 태양혈에 바른다. 또는 새로 길은 우물물에 타도 좋다. 뜨거운 부스럼에는 찬 미음에 타서 아픈 곳에 바른다.

《증치준승(유과)》

○ 설기가 말했다. 《경》에서 '눈은 오장육부에서 가장 빛나며 속 기름과 겉 지킴, 넋의 알짜가 항상 꾀한다.'고 하였다. 또 '모든 맥은 눈에 속하고 눈은 피를 얻어야 볼 수 있다. 그래서 오장육부에 알짜와 기운이 모두 위에 눈으로 스며들어가 눈이 된다. 눈에서 흰자위는 폐장에 속하고 검은자위는 간장에 속하며 눈동자는 신장에 속하고 위아래 눈꺼풀은 비장에 속하며 두 눈초리는 심장에 속하고 안쪽 눈초리는 또 방광에 속한다.'고 하였다.

 오장과 다섯 가지 빛깔은 각각 맡은 곳이 있다. 심장은 붉은빛깔을 주관하여 심하게 붉으면 심장에 채워진 뜨거움이므로 도적산이고 조금 붉으면 심장에 비워진 뜨거움이므로 생서산이다. 간장은 푸른빛깔을 주관하여 심하게 푸르면 간장에 뜨거움으로 사청환이고 옅게 푸르면 간장에 비워짐으로 지황환이다. 비장은 노란빛깔을 주관하여 심하게 노란빛깔이면 비장에 뜨거움으로 사황산이고 옅게 노란빛깔이면 비장에 비워짐으로 이공산이다. 눈에 또렷한 빛이 없거나 흰자위가 많고 검은자위가 적으면 간장과 신장이 함께 부족하다. 지황환에 녹용을 더한다. 낮에 밝고 밤에 어두우면 양 기운이 아주 약하므로 충화양위탕이다.

 붉은 핏줄이나 겉흠과 막이 위에서 아래로 내려오면 족태양경에 속하여 《동원》선기탕이고 아래에서 위로 올라가면 족양명경에 속하여 《국방》유기음이다. 겉흠과 막은 뜨거운 바람이 안에 쌓여 있다. 삿된 기운이 자리 잡지 않았으면 뜨거운 겉흠이라고 한다. 삿된 기운이 이미 자리 잡았으면 언 겉흠이라고 하고 안에 가라앉아 있다. 삿된 기운이 깊으면 눌린 겉흠이라고 하는데 올려 나오게 하는 약을 쓰면서 겉흠을 없애는 약으로 돕는다. 눈 거죽이 위에서 아래로 검고 흰 겉흠가 나오면 태양경에 차가운 물에 속하고 밖에서 안으로 이르면 소양경에 뜨거운 바람에 속한다. 아래에서 위로 가면서 초록빛깔이면 족양명경과 폐장과 신장이 합친 병이다.

 감병 눈병은 간장에 불과 축축한 뜨거움이 위로 치솟기 때문이다. 비장에 기운이 없어지면 맑은 기운이 위로 올라가지 못해서 흰 겉흠이 생긴다. 감고 뜨지 못하며 풀 같이 끈적끈적한 눈곱과 눈물이 있다. 오래되어 고름이 흐르면 결국 눈을 해친다. 익기총명탕, 복령사습탕이나 사미비아환이다. 눈을 감고 뜨지 않으면 젖이나 음식에 잘못 먹었거나 차가운 약을 많이 먹어서 양 기운이 아래로 꺼져 들어 올릴 수 없기 때문이다. 시호복생탕이다. 위장에 기운이 크게 없어지면 눈에 힘이 적어 뜰 수 없으므로 보중익기탕이다.

갑자기 붉게 붓고 아프면 간장에 불이 세차게 타올랐다. 용담사간탕이다. 눈물이 많고 눈이 부시면 심장과 간장에 뜨거움이 쌓였다. 생서산이다. 바람으로 눈가가 짓무르면 위장에 뜨거움이 있다. 청위산이다. 때때로 가려우면 고름이 썩어 벌레가 생겼다. 자소고를 눈에 넣는다. 눈을 자주 깜박이면 간장 경맥에 뜨거운 바람이다. 시호청간탕이다. 처음 태어났을 때 눈이 노랗고 심하게 열이 오르며 똥과 오줌이 잘 안 나오고 젖을 먹지 않으며 얼굴이 붉고 눈을 감고 있으면 뱃속에 있을 때 어미에게 뜨거운 독을 받았다. 아이는 사황산을 먹고 어미는 지황환을 먹는다. 팔다리와 얼굴과 눈, 손톱이 모두 노란빛깔이고 오줌이 집에 먼지 같은 빛깔이면 치료하기 어렵다. 또 두진병에 걸린 다음에 남은 독이 없어지지 않고 위에 눈으로 들어가면 신장과 간장이 비워졌다. 자음신기환이다.

앞에 증상은 모두 어미를 살펴 치료하면서 함께 그 아이를 고르게 한다.

《풍씨금낭비록》

○ 어린아이에 눈병.443) (풀이 안함)

밤눈증은 오전에는 볼 수 있지만 저녁이 되면 또렷하지 않다. 이것은 간장 기운이 아주 약하기 때문이다. 나무는 23시~1시에 생겨 5시~7시에 가장 세차며

---

443) 위에 《증치준승(유과)》의 설기가 말한 내용과 같아서 풀이하지 않는다.

15~17시에 끊어진다. 그래서 오전에는 볼 수 있지만 15~17시와 17~19시에 이르면 또렷하지 않다. 눈은 피를 얻어야 볼 수 있는데 오후에는 간장 기운이 점점 약해진다. 또 음이 비워지면 불이 반드시 세찬데 약한 음이 강한 불을 이길 수 없기 때문에 밤에 더 심해진다. 하늘이 밝은 것은 양이 하는 일이다. 양은 움직임을 주관해서 흐린 음이 잠깐 없어지기 때문에 조금 밝아진다. 가장 중요한 점은 간장을 치료하고 피를 기르면서 비장과 위장을 함께 다스리는 것이다.

눈을 감고 다시 뜰 수 없으면 차가운 약을 많이 먹어서 양 기운이 아래로 꺼져 올라갈 수 없기 때문이다. 또 위장 기운이 크게 없어져서 눈을 깜박일 때 힘이 없기 때문이다. 모두 양을 올리고 위장을 이롭게 한다.

갑자기 붉게 붓고 아프면 바람과 불이 세차게 타올랐다. 눈물이 많고 눈이 부시면 간장과 심장에 뜨거움이 쌓였다. 하나는 바람을 잘 통하게 하면서 불을 흩어지게 하고 하나는 피를 서늘하게 하면서 간장에 뜨거움을 내린다. 바람으로 눈가가 짓무르면 가로막에 뜨거움이 있다. 때때로 가려우면 고름이 썩어 벌레가 생겼다. 눈을 자주 깜박이면 간장 경맥에 뜨거운 바람이다. 처음 태어났을 때 눈이 노랗고 심하게 열이 오르며 똥과 오줌이 잘 안 나오고 얼굴이 붉고 눈을 감고 있으면 뱃속에 뜨거움이다. 두진에 걸린 다음에 이미 피가 없어졌는데 남은 독이 위로 가서 물집 상처가 눈에 들어가는 경우가 있다. 또 사물이 또렷

하지 않게 보이고 붓거나 아프지 않지만 검은 속티가 보이면서 눈에 또렷한 빛이 없는 경우가 있다. 이것은 모두 간장과 신장이 함께 비워졌기 때문이다. 밖에는 겉흠과 막이 없는데 안에 구름처럼 가려서 사물이 보이지 않으면 흔히 장님증이라고 부른다. 신장 물이 말라버린 것이 아니라면 반드시 오랜 병으로 감병이 되었다. 맥이 넓으면서 크면 먼저 피를 길러야 하고 맥이 가라앉으면서 가늘면 먼저 양을 북돋는다.

돋보기가 있더라도 하늘에 햇빛이 없다면 어떻게 반짝이는 빛을 쏠 수 있겠느냐. 토하거나 설사한 다음에 눈이 위에 막이 있는 듯하고 들어 올리지 못하며 맑은 빛이 없다면 이것은 알짜가 빠져나가고 타고난 생각이 벗어난 지 오래되었기 때문에 치료하기 어렵다. 또 뜨거운 독으로 눈이 작거나 쌓인 독으로 눈이 작은 경우가 있다. 또 철에 따라 흘러 다녀서 붓고 붉는 경우가 있다. 이때 치료법은 모두 차가운 약을 꺼려야 하고 오직 내보내서 흩어지게 해야 한다. 차가우면 엉기고 뜨거우면 돌아다니며 바람이 불면 마를 뿐이다. 눈병이 불과 뜨거움 때문이지만 처음에 차가운 바람이 들어오면 흔히 살갗이 꼭 달혀서 불과 뜨거움이 밖으로 빠져나가지 못한다. 그래서 위에 빈 구멍으로 타고 들어가 병이 된다. 흩어지게 하면 불과 뜨거움이 빠져나가 자연히 아프지 않다.

피를 기르거나 피를 서늘하게 하거나 겉흠을 없애는 약에는 반드시 바람을 내보내는 약을 함께 써야 한다. 그래야 비로소 위에 머리와 눈으로 다가가고 또 막힌 불을 내보내 가득 찬 세력을 덜어낼 수 있다. 대개 차가운 약을 쓰면 삿된 것이 더욱 뭉치면서 막힌다. 또 땀을 내지 말아야 하는데 땀을 내면 진액이 마르고 피도 마른다. 마르면 그 병은 더욱 심해진다.

눈병이 있을 때 피가 엉겼거나 피가 뜨겁다면 피를 깨뜨리거나 피를 차게 하는 약을 준다. 이때 차가운 약으로 비장을 해치는데 모두 해서는 안 된다. 비장은 가장 큰 음으로 눈에 뒤돌아가 밝게 한다. 눈은 피를 얻어야 보는데 피가 적으면 뜨거운 불이 더욱 움직여서 눈이 점점 어두워진다. 피는 물에 알짜이다. 가장 좋은 빛은 나무가 눈부시게 빛난다. 비장과 위장은 나무에 근본이다.

위에 병에 아래를 치료하는 방법으로 불을 이끌어 근원에 갈무리하는 처방만한 것이 없다. 밥 먹기 전에 먹어서 간장과 신장을 크게 북돋우면 흐린 음이 내려가면서 위에 뜨거움이 스스로 없어진다. 아래 음이 채워지면 눈에 빛이 스스로 돌아오고 눌린 겉흠이 스스로 뜨며 언 겉흠이 스스로 변한다. 겉흠과 막이 지나치게 진하다면 기르는 약 속에 가림을 없애고 바람을 잘 통하게 하는 약으로 돕게 한다. 밥 먹은 다음에 먹으면 나타남과 바탕이 함께 효과를 얻고 위아래가 모두 이익이다.

장이 어린 나이에 책을 너무 많이 읽어서 항상 눈병이 있다가 지금까지 책을 많이 보거나 글자를 많이 베끼면 쉽게 나타났다. 그래서 나타났을 때 팔미환에 우슬, 오미자를 더 넣어서 날마다 밥 먹기 전에 5~6돈씩 먹었는데 어느 날은 모두 1량5돈~1량6돈을 먹었다. 그리고 밖으로 황련 몇 돈에 동청 몇 푼을 넣고 진하게 달인 즙으로 두세 번씩 깨끗하게 씻었다. 그랬더니 붉은 가림이 조금 희미해지게 되었다. 다시 인삼 2~3푼을 넣고 따뜻하게 씻었더니 빛이 되돌아오고 예전처럼 사물을 볼 수 있었다.

1) 아이 눈붉음증

어린아이가 눈이 벌겋게 부으면서 아픈 병증이다. 눈이 붉게 붓고 아파서 밤낮으로 눈을 뜰 수 없고 놀라서 울음이 멈추지 않는다. 눈은 시고 눈물이 나오며 까끌까끌하다. 성홍열, 단독, 장티푸스, 콜레라, 폐렴, 임질, 홍역이 있을 때 온다.

원인과 치료는 아래 책을 본다.
소시호탕은 시호 3돈 황금 2돈 사삼 반하 각1돈 감초 5푼 생강3 대추2.
오령산은 택사 2돈 적복령 백출 저령 각1돈반 육계 5푼.
사황산은 대황 황금 황련 황백 백급 각1돈. 가루 내어 물에 개어 바른다.《동의보감》
속효산은 눈에 군살이 생겨서 가는 핏줄이 섰거나 벌겋거나 흰 겉흠이 생겼을 때 쓴다. 또 흰자위에 죽은피와 벌건 막이 생겼거나 눈두덩이 붓고 아프며 잘 보이지 않을 때 쓴다. 아이 눈 붉음증에 가장 많이 쓴다. 황련 황금 황백 치자 연교 박하 형개 시호 당귀 생지황 지골피 천화분 만형자 감국 우방자 백질려 결명자 석결명 지각 감초 각1돈. 물에 달여 밥 먹고 나서 먹는다.《동의보감》

《제병원후론》

○ 갓 태어나 붉은 증상. 갓 태어나 붉은 증상은 아이가 갓 태어났을 때 눈을 깨끗이 씻지 않아서 더러운 즙이 눈초리로 흘러들어갔기 때문이다. 그래서 눈꺼풀이 붉게 짓무르고 어른이 되어도 낫지 않는다. 갓 태어나 붉은 증상이라고 부른다.

《향약집성방》

○ 갓 태어나 눈이 붉다.《성혜방》에서 말했다. 갓 태어나 붉은 증상은 아이가 갓 태어났을 때 눈을 깨끗이 씻지 않아서 더러운 즙이 눈초리로 흘러들어갔기 때문이다. 그래서 눈꺼풀이 붉게 짓무르고 어른이 되어도 결국 낫지 않는다. 갓 태어나 붉은 증상이라고 부른다.
《성혜방》에 독성환정환은 갓 태어나 붉으면서 겉흠과 막이 함께 생겨 아픈 병을 치료한다. 정력자 반근을 먼지와 흙을 깨끗하게 없애고 나무절구로 엿처럼 문드러지게 찧는다. 식초와 좁쌀 밥을 깨끗한 삼베 속에서 마르도록 비틀어 짜서 물기를 다 뺀다. 조금씩 절구 속에 넣고 약과 함께 찧어 녹두 크기로 환을 만든다. 날마다 아침과 저녁에 밥 먹고 나서 따뜻한 물로 10환씩 삼킨다.
《성제총록》에 행인고는 갓 태어나 붉은 증상을 치료한다. 행인기름 달걀껍질반 정도 소금가루 1돈. 오른쪽을 은이나 돌그릇에서 소금가루와 행인기름을 섞는다. 버드나무 가지 한 움큼을 단단히 동여매서 한쪽 끝으로 가는데 3일이면 검게 된다. 쑥을 달걀 크기로 해서 땅에 구덩이를 파고 쑥과 함께 넣은 다음에 구덩이 위에 기와를 놓고 편하게 공기가 통하도록 하면서 쑥을 태운다. 불이 다 타면 다시 고르게 섞는다. 쓸 때는 잠자려고 할 때 항상 머리를 덮고 솜으로 감싼 막대기로 조금씩 두 눈초리 끝에 넣는다. 많이 쓰면 아주 효과가 좋다.

《천금방》에 갓 태어나 붉은 증상을 치료한다. 회화나무 가지를 말채찍처럼 길이 2자 정도로 해서 끝을 가지런하게 한다. 삼씨기름 2순갈을 구리그릇 안에 넣고 아침에 어린아이에게 나무로 갈게 하는데 어두워지면 그친다. 밤에 누웠을 때 이것으로 눈을 씻고 눈초리에 발라준다. 하루 3번 해도 좋다.

《증치준승(유과)》

○ 증세영의 《활유심서》에서 말했다.444) (풀이 안함)

《탕씨》도적산은 심장이 뜨거워 오줌이 붉으면서 눈이 붉게 붓는 병을 치료한다. 적작약 강활 방풍 각반량 대황 감초 각1돈. 위를 가루 내어 등심 검은콩과 함께 달여 밥 먹고 나서 먹는다.

평생 눈이 붉은 병이 없다. 쓰면 신기하고 어른이나 어린아이에게 모두 쓴다. 눈이 붉고 깔깔한 초기에는 자기 오줌만을 쓰는데 눈을 벌리고 나온 오줌을 한 손가락으로 눈 속을 문지르고 눈을 감고 조금 있으면 효과가 있다. 이것은 진짜 기운으로 삿된 뜨거움을 없앤다.

《본초》에서 어린아이에 눈이 붉고 뜨거우면서 붓는 병을 치료한다. 대황 백반 각각 같은 양. 위를 가루 내어 찬물과 섞어 찜질 덩이로 만들어 눈에 붙이면 효과가 있다.

소방풍탕은 어린아이가 뜨거운 독으로 된 눈병을 치료한다. 대황(찐다) 생치자 감초(굽는다) 적작약 천당귀445)(씻는다) 방풍 강활 각각 같은 양. 위를 갈아서 5돈씩 물 1잔으로 5푼이 되게 달여 밥 먹고 나서 먹는다.

소유기음은 어린아이가 바람 독으로 된 눈병을 치료한다. 선태(발을 뗀다) 감초 강활 천마 천당귀 방풍 대황 박하 적작약 행인 각각 같은 양. 위를 갈아서 5돈씩 물 1잔으로 5푼이 되게 달여 밥 먹고 나서 먹는다.

소국화고는 어린아이가 쌓인 독으로 된 눈병을 치료한다. 황련 황금 대황 국화 강활 창출(쌀뜨물에 담근다) 형개(꽃이삭) 방풍. 위를 각각 같은 분량으로 가루 내어 졸인 꿀로 새끼손가락 끝 크기로 찐득한 즙을 만든다. 먹을 때는 떡 하나를 잘게 씹어 끓인 물로 삼키는데 때에 얽매이지 말고 먹는다.

통정산은 뜨거운 바람으로 눈이 부어오르면서 아픈 병을 치료한다. 과체 여로 각1돈 조협 반돈 사향(간다) 조금. 위를 곱게 가루 내어 고루 갈아 조금씩 코 속에 불어넣는다.

구선산은 모든 눈병을 푼다. 세월이 오

---

444) 위에 《활유심서》에 앞부분과 같은 내용이어서 풀이하지 않는다. 한문은 뒤에 붙여놓았다.

445) 쓰촨과 간쑤에서 나는 당귀를 진당귀라고 하였다. 역대로 이곳에서 나는 당귀가 품질이 가장 좋다. 《본초몽전》에서 '천당귀는 힘이 굳세서 칠 수 있고 진당귀는 힘이 부드러워 북돋는다.'고 하였다.

래되거나 가까워도 먼저 먹어야 한다. 시호(뿌리꼭지를 없앤다) 창출(쌀뜨물에 담갔다가 거친 껍질을 벗기고 썰어 마르도록 볶는다) 각2량 적작약 형개 감초 각6돈반 마황(썰어 마디를 없애고 끓는 물에 걸러 마르도록 불에 쬔다) 천궁 박하(줄기까지) 각반량 선복화(오래된 줄기는 없앤다) 3돈. 위를 가루 내어 2돈씩 물 1잔에 생강 2쪽과 파 1뿌리를 넣고 7푼이 되게 달여 때에 얽매이지 말고 따뜻하게 먹는다.

삼해산은(영심탕이라고도 부른다) 뜨거운 바람이 상초에 쌓여 해친 병을 치료한다. 얼굴이 붉고 눈이 붉으며 미친 듯 가슴이 빨리 뛰고 숨이 빠르며 목이 마르다. 놀라 울면서 가슴이 답답하고 단독이나 입에 부스럼이 있고 가래가 섞인 기침을 하면서 몸을 당기고 오므린다. 인삼(뿌리머리를 없앤다) 방풍(뿌리머리를 없앤다) 천마 백복신(껍질과 나무를 없앤다) 울금(없으면 생치자로 바꾼다) 백부자 대황 각2돈반 적작약 황금 백강잠 각5돈 전갈(끝에 독을 없앤다) 15꼬리 지각(물에 담가 알맹이 껍질을 없애고 밀기울에 묻혀 볶는다) 2돈 감초 6돈. 위를 말려 가루 내어 반돈에서 1돈씩 따뜻한 박하 달인 물로 때가 없이 타서 삼킨다. 또는 등심 끓인 물로 삼킨다.

초용담산은 갑자기 붉은 눈병을 치료한다. 밤낮으로 깔깔하면서 아프고 부어오르며 눈물이 많다. 용담초 목적(마디를 없앤다) 형개 국화 방풍(뿌리머리를 없앤다) 결명자(반은 날것으로 반은 볶는다) 감초 각반량. 위를 썰어 2돈씩 물 1잔으로 7푼이 되게 달여 때가 없이 따뜻하게 먹는다. 심하게 아프면 강활, 유향을 함께 달여 먹는다.

명목음은 심장과 비장에 뜨거움이 쌓이고 간장이 삿된 바람을 받은 병을 치료한다. 두 눈이 부시고 오래 지나도 낫지 않는다. 생치자 깨끗한향부자 각1량 하고초(줄기를 없앤다) 반량. 위를 썰어 2돈씩 물 1잔에 꿀 한 숟가락을 넣고 7푼이 되게 달여 때가 없이 따뜻하게 먹는다.

금파산은 때에 맞춰 오는 붉은 눈병을 치료한다. 붓고 아프면서 겉흠이 되며 뜨겁고 눈물이 많다. 깨끗한황련 1량 붕사 한수석 대황 각2돈 해표초 동청 각1돈 현명분 2돈반 전갈(꼬리 독을 없앤다) 7개 사향 1자. 위에서 현명분과 사향을 빼고 나머지 7개 약재를 갈아 햇볕에 말려 가루를 낸다. 그리고 현명분과 사향을 넣고 약사발 안에서 앞에 약과 함께 공이로 고르게 한다. 쓸 때마다 1자에서 반돈씩 따뜻하면서 맑은 물이나 찬물에 타서 찌꺼기를 없앤 맑은 물로 때가 없이 자주 씻는다. 바람이나 벌레가 껴서 가려울 때는 경분을 넣으면 효과가 있다. 술과 고기 음식을 3~5일 동안 꺼린다.

황련고는 때에 맞춰 오는 붉은 눈병을 치료한다. 붉게 붓고 깔깔하면서 아파서 밤낮으로 괴롭게 운다. 깨끗한황련 2돈반. 위를 곱게 가루 낸다. 달걀 1개를 젓가락 뾰족한 끝으로 머리 쪽 큰 곳을 열어 흰자위를 빼내 그릇에 담는다. 그리고 가루 낸 황련과 섞어 잠깐 뒤섞어 노란빛깔이 되면 비단으로 걸러내 찐득한 줌을 만든다. 환자를 똑바로 눕게 하고 밖에서 사람이 1자씩 떠서 자주 눈에 넣는다. 입안에 쓴 맛이 혀 위에 가득 차면 약이 효과가 있다. 두진에 남은 독이 눈을 쳐서 눈곱이 많고 뜨거울 때 써도 효과가 있다.

청량고는 갑자기 눈붉음증으로 붓고 아프거나 핏줄에 있는 작은 부스럼이 생겨 아프면서 열이 나는 병을 치료한다. 대황 깨끗한황련 황백 적하수오 세신(잎을 섞는다) 박하잎 풍화박초 각1량. 위에 박초를 빼고 여섯 가지 약재를 햇볕이나 불에 말려 가루를 낸 다음 박초를 약사발 안에서 공이로 고르게 한다. 1~2돈씩 찬물에 생강즙을 더 넣고 섞어 태양혈에 바른다. 깨끗한 우물물에 섞어도 아주 좋다. 뜨거운 부스럼에는 차가운 묽은 쌀죽으로 만든 물에 섞어 아픈 곳에 붙인다.

벽진고는 어린아이가 먼지나 흙이 눈에 들어가 비벼서 붓고 열나면서 아파서 울음을 그치지 않는 병을 치료한다. 기름으로 고운 먹을 태워서 신선한 우물물에 진하게 갈은 다음에 현명분 반돈을 넣고 고르게 섞어 찐득한 즙이 되게 한다. 쓸 때는 붓으로 눈 안에 많이 넣는데 3~5번 하면 효과가 있다. 한나절 동안 술을 마시지 않는다.

속효음은 다 자란 어린아이가 다른 사물이나 넘어져서 두 눈을 부딪쳐 해친 병을 치료한다. 피가 맺히면서 붓고 아프다. 형개(꽃이삭) 박하잎(조금 볶는다) 결명자(조금 볶는다) 각1량 감초(날 것을 쓴다) 3돈. 위를 거칠게 가루 내어 반은 날 것으로 반은 볶은 같은 분량에 참깨를 섞는다. 손바닥 안에 2돈을 떠서 놓고 마르도록 씹는데 맛이 다 없어지면 뱉어 찌꺼기를 없앤다. 이런 방법으로 3~5번 하면 효과가 있다.

설기가 말했다. 어린아이가 눈이 붉고 아프면서 이빨을 맞물고 춥다가 덥다. 내가 간장 경맥에 뜨거운 바람이라고 하고 시호음자 한 제를 썼더니 붉고 아픈 것이 멈췄다. 또 사물탕에 인삼, 황기, 백출, 시호를 썼더니 춥다가 더운 것이 물러갔다. 또 보중익기탕을 썼더니 음식을 더 먹게 되었다.

한 어린아이가 눈이 평소에 푸르른 흰빛깔이었는데 병을 앓는 눈이 아팠다. 그래서 불을 내리는 약을 먹었더니 눈에 피가 뚫고 들어간 듯하고 맥이 넓으면서 크거나 뜨면서 부드러운데 누르면 모두 작으면서 가늘었다. 십전대보탕에 시호, 생치자를 더 넣어서 여러 제 먹었더니 밖에 증상이 점점 사라지면서 맥이 점점 좋아졌다. 또 여러 제 먹으니 나았다.

한 어린아이가 눈이 붉고 아파서 대황이 들어간 약을 먹었더니 다시 학질처럼 더 춥다가 더웠다. 내가 비장과 위장을 더욱 해쳤다고 말하고 사군자탕에 승마, 시호, 생강(굽는다), 조구등을 더 넣어 먹었더니 춥다가 더운 것이 나았다. 또 보중익기탕을 그 사이에 먹었더니 눈병도 나았다.

한 어린아이가 눈이 아파서 정성껏 불을 내리고 간장을 치료하는 약을 먹었는데 오히려 눈이 부시고 은근히 깔깔해서 잠자다가 놀라면서 슬피 울었다. 이것은 간장경맥에 피가 비워지고 불이 움직여 폐장을 해쳤다. 오미이공산에 생치자를 더 넣어 비장과 폐장을 북돋고 폐장 쇠를 맑게 하고 지황환을 써서 신장 물을 돕고 간장에 피를 만들게 했더니 편안해졌다. 그리고 사미비아환을 함께 먹었더니 나았다.

용담사간탕 처방은 산증을 본다. 생서음 처방은 심장을 본다.

생숙지황산은 눈이 처음 병을 앓을 때 잘못해서 맞거나 간장이 경풍증을 받아 눈이 붉게 붓고 아프면서 가려운 병을 치료한다. 생지황(씻는다) 숙지황 각1량 맥문동(심을 뺀다) 5돈 당귀 지각(쌀뜨물에 담가서 속껍질을 벗긴 다음 밀기울로 볶는다) 감초(굽는다) 방풍 행인(끓는 물에 잠깐 넣어 껍질 끝을 벗기고 밀기울에 붉게 볶는다) 적작약 각2돈반. 위를 1돈씩 검은콩 7개와 물에 달여 먹는다.

서각음은 비장에 불로 눈이 아픈 병을 치료한다. 서각(간다) 1량 사간 용담초(볶는다) 황금(볶는다) 각5돈 인삼 2량 복령 2돈5푼 조구등 7돈반 감초 3돈. 위를 1돈씩 물에 달여 먹는다.

《동원》광대중명탕은 두 눈꺼풀이나 눈초리가 붉게 짓무르고 열이 나면서 붓고 아픈 병을 치료한다. 또 눈꺼풀이 심하게 가려워서 긁어 터지고 짓무르면서 붉게 부으며 눈두덩에 부스럼과 딱지가 생기고 눈물과 눈곱이 많으며 은근히 깔깔해서 뜨기 어려운 병을 치료한다. 용담초 방풍 생감초 세신싹잎 각1돈. 위에서 먼저 용담초를 물 1잔반으로 7푼이 되게 달인 다음 나머지 약을 넣고 반잔이 되게 달인다. 뜨거울 때 하루 5~7번씩 눈을 씻는다. 씻고 나서 눈을 조금 감고 있으면 낫는다.

《동원》조양화혈보기탕은 나타난 다음에 뜨거움이 막힌 병을 치료한다. 흰자위가 많이 붉고 눈곱과 눈물이 있으며 은근히 깔깔하다. 이것은 서늘한 약을 많이 먹어서 진짜 기운이 아홉 구멍으로 통하지 못했다. 방풍 7푼 황기 1돈 만형자 백지 각2푼 승마 7푼 자감초 시호 당귀신(술에 씻는다) 각5푼. 물 1잔으로 반잔이 되게 달여 조금 뜨겁게 해서 먹는다.

장결고 처방에서 눈이 붉다가 갑자기 붓는 병을 치료한다. 방풍 강활 황금(볶는다) 황련(볶는다) 각각 같은 양. 잘라서 1돈씩 물에 달여 먹는다. 똥이 막혔으면 대황 2푼을 더 넣고 많이 아프면 천당귀 지황 각2푼을 더 넣는다. 가슴이 답답해서 잠을 잘 수 없으면 치자 3푼을 더 넣는다.

《보명》에 눈에 넣는 약은 어둠을 없애고 겉흠을 물러나게 하며 붉은 것을 없애고 아프지 않게 한다. 당귀 황련 각2돈 방풍 2돈5푼 세신 5푼 감초 1돈. 위를 물 큰 1잔에 약하지도 세지도 않은 불로 달인다. 물속에 떨어뜨려도 흩어지지 않을 정도 되면 익힌 꿀을 조금 넣어 눈에 넣는다.

시호복생탕은 붉고 눈이 부시며 눈물이 많고 눈곱이 적으면서 골 정수리가 무겁다. 눈알이 아프면 태양혈까지 뻗치며 눈을 깜박이는데 힘이 없어 항상 감고 있으려고 한다. 오래 보면 시고 아프며 겉흠이 아래로 눌린 병을 치료한다. 고본 만형자 천궁 강활 독활 백지 각2푼반 백작약(볶는다) 자감초 박하 길경 각4푼 창출 복령 황금(볶는다) 각5푼 시호 6푼 오미자(찧는다) 12알. 위를 2돈씩 물에 달여 밥 먹고 나서 먹는다.

　황련양간환은 눈 속에 붉은 핏줄이 심하게 많고 눈곱이 많은 병을 치료한다. 황련을 분량에 거리끼지 말고 가루 낸다. 흰 양간 1개를 먼저 대나무 칼로 밀가루 풀처럼 잘게 잘라 힘살 막을 없애고 다시 곱게 간다. 황련 가루를 넣고 오동나무 씨 크기로 환을 만들어 10환씩 맑은 차로 삼킨다.

《심시요함》

○ 승마갈근탕은 갑자기 두 눈이 붉게 붓고 아픈 병을 치료한다. 차가움과 뜨거움이 서로 싸운다. 유하간이 '갑자기 나타나면 육부에 속하는데 겉으로 흩어지게 한다.'고 하였다. 한두 번 먹으면 멈춘다. 승마 길경 각5푼 강활 천궁 방풍 각1돈 갈근 1돈5푼 마황 백지 각3푼 선태 7개 진피 감초 각4푼. 위를 잘게 썰어 생강 1쪽과 파흰뿌리 1단을 넣고 맑은 물 2잔으로 1잔이 되게 달여 찌꺼기를 없애고 밥 먹고 나서 뜨겁게 먹으면서 땀을 낸다.

　차전자산은 어린아이가 간장 경맥에 쌓인 뜨거움이 위에 눈을 쳐서 생긴 자라들어간 눈겉흠증, 눈속기름 피들어감증과 눈이 부시면서 눈곱이 많은 병을 치료한다. 밀몽화 강활 차전자(볶는다) 감초(볶는다) 백질려 황금(볶는다) 결명자 국화 용담초(깨끗이 씻어 볶는다) 각각 같은 양. 위를 가루 내어 2돈씩 밥 먹고 나서 숭늉에 타서 삼킨다.

《풍씨금낭비록》

○ 갑자기 붉게 부으면서 아픈 병을 치료한다. 강활 형개 승마 황금 길경 감초 박하 당귀 잔뿌리 적작약 연교 천궁. 피가 뜨거움으로 막혀서 아프면 용담초 석고를 더 넣는다. 흰자위를 붉게 가리면 상백피 국화를 더 넣는다. 물에 달여 먹는다.

《유유집성》

○ 눈 속이 붉은 빛깔이면 심장 경맥에 쌓인 뜨거움이 위로 가서 쳤다. 불을 빼내려면 오줌으로 나오게 해야 한다. 도적산에 황련, 방풍을 더 넣는다.

　불로 붉은 눈이나 뜨거운 바람으로 붉은 눈에는 생남성 5돈과 팥 5돈을 함께 가루 내어 생강즙과 섞어 떡 2개를 만들어 두 태양혈에 붙인다.

　또 불로 붉은 눈이 심하게 아프면 큰 붉은대추 살 5~6개와 파 3~4뿌리를 함께 찧어 작은 떡처럼 2개를 만들어 눈을 감고 붙인다. 불을 내보내 흩어지게 한다. 대개 눈에 차가운 바람이 없으면 반드시 아프지 않다. 이렇게 통하고 흩어지게 하면 효과를 본다. 불로 붉은 눈에 어두우면 반드시 찬 약을 바르거나 붙이지만 황련, 황백 같은 약이 샛된 불을 막아 밖으로 나가지 못하게 하는지를 모른다. 반드시 변해서 눈알이 아프게 되며 오래되어도 나을 수 없다. 삼가야 한다.

　눈꺼풀테 짓무름증에 모든 약이 치료가 안 된다면 이 처방이 가장 효과가 좋다. 신선한 빛깔에 동록 3돈을 곱게 갈아 생꿀과 진하게 섞어 거친 그릇 안에 바른다. 약간 마르게 발라야 하며 묽게 하면 조금 있다가 흘러나온다. 쑥이 태워 연기가 날 때 쑥 연기 위에 그릇을 덮어 뜨거운 김을 쏘이게 한다. 동록이 검게 될 정도로 김을 쏘인 다음에 떼어내 차가워지면 젖과 골고루 섞어서 밥 위에서 김에 찐다. 이것을 눈 거죽 위에 짓무른 곳에 바른다. 백에 하나도 잃지 않는다.

《동의학사전》
○ 소아 목질의 하나. 어린아이가 눈이 벌겋게 부으면서 아픈 병증을 말한다. 풍열사와 천행시기의 사독이 눈에 들어간 때, 심비의 열이 눈에 작용할 때, 비가 허하고 위가 실할 때, 눈에 타박을 받거나 먼지가 들어간 때 생긴다. 눈꺼풀과 백정(구결막)이 벌겋게 붓고 아프다. 눈은 시굴고 눈물이 나오며 깔깔한 감이 있다. 예가 흑정(각막)에 생기면 물체가 뿌옇게 보인다. 풍열로 눈이 벌겋게 붓고 아픈 것은 풍열을 없애는 방법으로 구선산(시호, 삽주, 메함박꽃뿌리, 형개, 감초, 마황, 궁궁이, 박하, 여름국화, 생강, 파흰밑)을 쓰며 천행시독으로 온 것은 구선산을 먼저 쓰고 다음에 소시호탕을 쓴다. 비가 허하고 위가 실해서 온 것은 먼저 오령산을 쓰고 다음에 사황산을 쓰며 심비의 열이 간에 미쳐 눈이 시굴고 눈꺼풀이 부을 때에는 먼저 백해산(칡뿌리, 승마, 메함박꽃뿌리, 생감초, 속썩은풀, 마황, 육계, 생강, 파흰밑)을 쓰고 다음에 명목음(치자, 향부자, 꿀풀)을 쓴다. 외상으로 눈이 벌겋게 부은 것은 속효음을 쓴다. 결막염, 자부성 안검연염, 눈다래끼, 각막염 등이 포함될 수 있다.

2) 아이 눈겉흠증

어린아이의 검은자위에 겉흠이 생긴 병증이다. 눈이 붉고 아프면서 눈물이 흐르고 눈을 뜨려고 하지 않는다.
원인과 치료는 아래 책을 본다.

《은해정미》
○ 아이 눈겉흠증. 아이 눈겉흠증은 비장과 위장에 채워진 뜨거움 때문이다. 어미 뱃속에서 독을 받았거나 젖어미가 뜨거운 음식을 좋아한다면 모두 어린아이에게 눈병을 걸리게 한다. 어린아이에 크기와 병에 멀고 가까움, 가볍고 심함을 헤아리는데 한 살 반까지는 약을 그 어미에게 먹이거나 조개껍질로 어린아이에게 흘러 들어가도록 먹인다. 두세 살까지이면 이것은 뱃속에 독이다. 어미와 떨어지고 난 다음에 걸린 눈병은 아이가 스스로 얻은 증상으로 어미와는 맞닿지 않는다. 이 때 약은 어린아이에게 먹이고 기름으로 튀기거나 볶은 것, 단 과자 등을 꺼리게 한다. 눈병에 꺼릴 뿐만 아니라 꺼리지 않아도 흔히 놀라는 증상이 많이 생기고 감병으로 변해서 또 눈을 해칠 수 있다. 심하면 치료할 수 없는 증상이 된다. 감병 눈병은 다른 조문에 있고 이것은 어린아이에게 겉증이 생긴 증상이다. 검은자위가 콩 같고 무꽃처럼 커서 감병 크기와 같지 않다.
삼황단을 갑절로 하거나 진주산을 갑절로 해서 눈에 넣는다.
가미수간산은 치자 박하 연교 마황 적작약 강활 당귀 대황 황금 국화 목적 백질려 천궁 감초. 위를 물에 달여 밥 먹고 나서 먹는다.

《증치준승(유과)》

○ 아이 눈겊흠증. 눈에 넣는 약을 가볍게 써서는 안 되고 주로 약을 먹어서 안으로 삭게 해야 한다. 붉은 핏줄이 위나 아래, 안이나 밖인 지를 보고 경락을 나눠 치료한다. 잡병 제7권과 앞에 설기가 모아서 한 이야기를 이미 보았기 때문에 덧붙여 쓰지 않겠다.

설기가 말했다. 한 여자가 40살인데 크게 화를 내서 처음에 월경을 하지 않고 춥다가 더우면서 옆구리가 아팠다. 다음에 두 눈에 푸르른 초록빛깔 겊흠이 밖에서 안으로 향했다. 내가 '춥다가 덥고 옆구리가 아프기 때문에 족궐음경에 증상이다. 겊흠이 바깥 눈초리에서 일어나기 때문에 족소양경에 증상이다. 왼쪽 관맥이 단단하면서 빠르고 누르면 깔깔하기 때문에 간장경맥에 뜨거운 바람이 있고 더불어 피가 막혔다.'고 말했다. 그래서 가미소요산에 방풍, 용담초를 더 넣어 4번 먹으니 춥다가 더운 것과 옆구리 아픔이 바로 덜해지고 육미환을 한 달 남짓 쓰니 겊흠이 없어졌다.

한 어린아이가 15살인데 두 눈에 흰 겊흠이 있고 배와 가로막과 온 몸에 옴 비슷한데 옴은 아닌 것이 났다. 그리고 해질 무렵에 열이 나고 입이 마르면서 몸에 뼈만 서 있다. 이것은 간장 감병이라는 증상으로 육미비아환을 썼더니 나았다. 다음에 자지가 가렵고 오줌이 맑으면서 흰빛깔이며 부스럼이 더욱 화끈거려 커다란 바람 같은 생김새이다. 대노회환, 사미비아환을 썼더니 모든 증상이 점점 나았다. 또 대무이탕을 썼더니 완전히 나았다.

한 어린아이가 9살인데 평소 간장에 불이 있다가 두 눈에 겊흠이 생겼다. 노회환, 비아환 등을 맞게 썼더니 나았다.

40살에 이른 다음에 마음을 너무 많이 쓰고 함부로 음식을 먹었기 때문에 밤에 또렷이 보지 못했다. 보중익기탕, 인삼보위탕, 사미비아환을 썼더니 나았다.

한 어린아이가 눈에 항상 겊흠이 있었다. 모두 젖어미가 화를 내서 생겼기 때문에 구미노회환, 시호치자산을 어미와 아기가 함께 먹으니 나았다.

한 어린아이가 때에 맞춰 젖을 먹지 않고 약을 너무 많이 먹어서 배가 그득하고 적게 먹으며 똥이 고르지 못했다. 그리고 두 눈에 속티가 생겼는데 눈을 치료하는 약을 먹어도 점점 뜬 겊흠이 생겼다. 내가 이공산에 당귀, 시호를 더 넣어 썼더니 점점 음식을 먹고 똥과 오줌이 점점 고르게 되었다. 구미노회환으로 약간 도움을 주니 그 눈이 점점 밝아졌고 인삼보위탕, 비아환을 쓰니 완전히 나았다.

한 어린아이가 12살인데 상한병으로 기침하고 열이 나서 땀을 내는 약을 먹었더니 눈이 점점 밝지 않았다. 그래서 불을 내리는 등의 약을 먹었더니 음식을 날로 적게 먹고 눈에 점점 겊흠이 생겼다. 내가 가운데 기운이 비워졌다고 말하고 인삼보위탕을 썼더니 음식을 점점 먹게 되었다. 또 《천금》보간환을 쓰면서 눈에 뜨거운 김을 쏘였더니 완전히 나았다.

한 여자아이가 12살인데 눈에 흰 겉흠이 생기고 얼굴이 누렇게 부어있으며 입이 마르고 똥이 묽었다. 사미비아환을 쓰니 완전히 나았다.

《본사방》에 태양경에 차가운 물로 눌린 겉흠과 막이 눈동자구멍 쪽을 가린 병을 치료한다. 방풍 백질려 각1량 강활 1량 반 감국 3량. 위를 가루 내어 2돈씩 소금을 조금 넣어 끓인 물에 타서 눈에 넣고 또 먹는다.

《보명》영양각산은 오랫동안 없어지지 않는 언 겉흠을 치료한다. 영양각(간다) 승마 세신 각각같은양 감초 절반. 위를 가루 내어 반은 졸인 꿀로 오동나무 씨 크기로 환을 만들어 50~70환씩 먹고 반은 쌀뜨물로 달여 환을 삼킨다. 눌린 겉흠을 빼낼 때 영양각산 같은 약을 써도 사람에 따라서 없어진다. 음이 비워지고 뜨거움이 있으면 신선퇴운환을 같이 먹는다.

《동원》보양탕은 양이 그 음을 이기지 못하는 병을 치료한다.446) (풀이 안함) 강활 독활 당귀신(술로 씻어 불에 말린다) 감초(잔뿌리) 숙지황 인삼 황기 백출 각1량 택사 귤홍 각반량 생지황(볶는다) 백복령 지모(누렇게 볶는다) 각3돈 시호 2량 방풍 백작약 각5돈 육계 1돈. 위를 5돈씩 물에 달여 빈속에 먹는다. 약의 힘이 다 돌아다니길 기다려서 먹어야한다.

《동원》강활퇴예탕은 시호 감초 황기 각3돈 강활 황련 오미자 승마 당귀신 각2돈 방풍 1돈5푼 황금 황백(술에 담근다) 작약 용담초(술에 씻는다) 각5돈 석고 2돈5푼. 위를 2번에 나눠 먹는데 물에 달여 술을 조금 넣고서 자기 전에 뜨겁게 먹는다. 말하기를 꺼린다.

나겸보에 오수중명환은 눈에 겉흠과 막이 눈동자구멍 쪽을 가리고 은근히 깔깔하며 어두우면서 속티가 있는 병을 치료한다. 항상 먹으면 머리와 눈이 맑아진다. 감국 500송이 형개 500이삭 목적(마디를 없앤다) 500뿌리 저실자 500개. 위를 가루 내어 졸인 꿀로 오동나무 씨 크기로 환을 만들어 50환씩 끓인 맑은 물로 삼킨다.

진간산은 뜨거운 가래를 없애서 겉흠을 물러나게 한다. 호황련 치자 각1량 감초(조금 굽는다) 마아초 청상자 각반량을 빻아 체로 쳐서 곱게 가루 낸다. 여기에 진주가루(간다) 우황(간다) 각2돈반을 모두 골고루 뒤섞어 곱게 간다. 1돈씩에 형개 박하를 조금씩 넣고 물 8푼으로 4푼이 되게 달여 찌꺼기를 없애고 따뜻하게 밥 먹고 나서 먹는다.

정천석산은 삿된 뜨거움이 눈을 쳐서 점점 겉흠이 생기고 눈동자를 해치게 되는 감병눈병을 치료한다. 정천석 1량 석결명 감국 야명사(조금 볶는다) 황련(잔뿌리를 없앤다) 누에똥(조금 볶는다) 각반량. 위를 각각 빻아 체로 쳐서 곱게 가루 내어 1돈씩에 날 돼지간을 조금 넣고 쌀뜨물 1잔으로 5푼이 되게 간이 문드러질 정도로 달인다. 따뜻하게 놔두었다가 젖이나 음식을 먹은 다음에 때때로 먹는다.

나겸보에 저간산은 어린아이가 감병눈

---

446) 책 뒷부분 '눈병 대표처방'에서 《동원십서》(《난실비장》)과 같은 내용이라서 풀이하지 않는다.

병으로 걸흠과 막이 생기고 눈이 부시면서 보지 못하는 병을 치료한다. 10일 동안 먹으면 반드시 낫는다. 어른 밤눈증일 때도 한번 먹는데 효과가 있다. 야명사 청합분(말조개 태운 재) 곡정초 각1량. 위를 각각 곱게 가루 내어 1돈씩 먹는데 5~7살 이상은 2돈을 먹는다. 돼지 간 큰 한 조각을 쪼개 열고 가루로 만든 약을 안에 골고루 뿌려놓고 삼실로 묶어 움직이지 않게 한다. 쌀뜨물 반 그릇으로 간을 삶아 익혀 꺼내고서 간을 삶은 뜨거운 물을 기울여 그릇 안에 넣고 눈에 김을 쏘인다. 꺼낸 간은 세 번에 먹도록 나눠서 다 씹어 먹고 나서 간 삶은 물로 삼킨다. 시간에 얽매이지 말고 하루 3번 삼킨다. 어른 밤눈증일 때 빈속에 먹으면 밤까지 사물을 보고 많은 시간 동안 앓았으면 하루 2번 먹는다.

용담음자는 감병 눈병으로 고름이 흐르고 감병 걸흠이 생긴 병을 치료한다. 축축한 뜨거움으로 생긴 병에 아주 효과가 좋다. 축축한 차가움으로 된 병은 치료하지 못한다. 청합분 뱀허물 곡정초 각 반량 강활 용담초 각3돈 마황 2돈반 황금(볶는다) 승마 각2돈 울금 감초(굽는다) 각반돈. 위를 곱게 가루 내어 2돈씩 밥 먹고 나서 맑은 찻물에 타서 삼킨다.

밤눈증이나 감병 눈병에 뜸뜨는 법. 어린아이 밤눈증은 밤에 사물을 볼 수 없다. 엄지손가락 손톱 뒤 1촌 안쪽 끝에 가로 무늬 끝으로 흰 살이 끝나는 곳에 각 1장을 밀알 크기로 뜬다. 어린아이 감병 눈병은 합곡혈 두 혈에 각 1장씩 밀알 크기로 뜬다. 엄지손가락과 집게손가락에 두 뼈 사이 오목한 곳에 있다.

3) 아기 눈짓무름증

어린 아기에 두 눈이 온통 붉고 눈곱과 눈물이 달라붙으며 네 눈초리가 축축하게 짓무르는 병증이다. 눈꺼풀테염이다. 원인과 치료는 아래 책을 본다.

소풍산은 바람이 위를 친 모든 병을 치료한다. 머리와 눈이 어둡고 아찔하며 코가 막히고 귀가 울며 피부가 뻣뻣하거나 가렵다. 또는 부인이 핏줄에 바람이 들어가 머리 거죽이 붓고 가렵다. 형개 감초 각1돈 인삼 복령 백강잠 천궁 방풍 곽향 선태 강활 각5푼 진피 후박 각2푼. 썰어 2첩으로 만들어 고운 찻잎 1움큼을 넣고 함께 달여 먹는다. 또는 가루 내어 2돈씩 맑은 찻물이나 따뜻한 술에 타서 삼킨다. 《동의보감》

오미소독음은 금은화 3돈 감국 포공영 자화지정 동규자(아욱씨) 계지 각1돈2푼. 물에 달여 밥 먹고 나서 먹는다. 《의종금감》

생지황탕은 갓난 아기가 뱃속에서 뜨거움을 받아 눈을 뜨지 못할 때 쓴다. 엄마와 아이가 같이 먹는다. 1. 생지황 당귀잔뿌리 천궁 적작약 천화분 각1돈. 《동의보감》 2. 생지황 2량 푸른대나무잎 결명자 황금 각1량 적작약 5돈. 《향약집성방》

《비전안과용목론》

○ 아기 눈짓무름증. 이 눈이 처음 병에 걸릴 때는 모두 태어난 다음에 젖어미가 국수나 술, 식초, 독이 있는 음식을 많이 먹었기 때문이다. 어린 아기 두 눈이 온통 붉고 눈곱이 네 눈초리를 가리면서

붉게 짓무른다. '뱃속에 바람'이라고 부른다. 커서 보름이 지난 다음에 찔러 피를 내서 씻어내고 황기음자를 먹으면서 유인고를 눈에 넣으면 낫는다.

시로 말한다. 포대기에 쌓인 아이에 두 눈초리가 온통 붉네. 의사가 알고서 뱃속에 바람이라고 부르네. 어린아이에 젖어미가 모든 뜨거운 음식을 삼켰네. 처음에 오장 속으로 스며들어가네. 가려워서 손으로 비비면서 억누르네. 밖에서 바람이 들어왔네. 좋은 의사는 먼저 환약과 가루약을 함께 쓰네. 다음에 유인고를 써서 눈 안을 치네. 먹는 약은 때에 맞춰서 차거나 뜨겁게 하네. 찔러 뭉친 피를 빼내 뿌리를 끊네. 그렇지 않으면 오랜 다음에 어떤 생김새가 될까. 속눈썹 말림증이 한 평생 있네.

황기음자는 황기 3량 차전자 세신 황금 오미자 각1량 방풍 1량반. 위를 찧어 가루 내어 가루 1돈을 물 1잔으로 5푼이 되게 달여 밥 먹고 나서 찌꺼기를 없애고 따뜻하게 먹는다.

유인고는 유인 5돈 석담 황랍 참기름 경분 각각 조금. 위를 찧어 가는데 분가루처럼 곱게 갈면 더욱 좋다. 그 다음에 기름과 황랍을 도자기 그릇 안에 넣고 약한 불로 달여 찐득한 즙으로 만들어 눈에 넣는다.

《은해정미》

○ 아기 눈짓무름증. 아기 눈짓무름증에 증상은 세 가지가 있다. 하나는 태어날 때 흘러나온 피가 눈으로 들어갔는데 깨끗하게 씻고 말리지 못했다. 결국 병이 생겨 붉고 짓무르게 되었다. 또 어머니 뱃속에 있을 때 그 어머니가 꺼리는 음식을 몰라 독이 있거나 술, 밀가루, 다섯 가지 매운 음식을 많이 먹었다. 그러면 아기를 낳고 3~4개월에 두 눈이 붉고 네 눈초리에 눈곱이 달라붙으며 붉으면서 진물이 나오고 짓무른다. 이것은 뱃속에 독 때문이다. 어린 아기는 어머니 뱃속에서 어미에 피를 먹기 때문에 피가 아기에게 독이었다가 태어나서 이 증상이 나타난다. 또 튼튼한 젖어미가 아기를 안고 젖을 줄 때 만약 아기가 빨지 않는다면 젖꼭지에 젖이 가득 찬다. 이것이 뿜어져 나와 아이의 눈에 들어가면 진물이 나오고 짓무른다. 얼굴 부분에 맞으면 각질이 일어나고 짓무르면서 갈라지고 가려운 병이 생긴다. 대개 이 세 가지 증상을 보통 아기 눈짓무름증이라고 부른다. 그러나 안에 세 가지 원인이 있다고 어떻게 알겠는가.

피가 들어가 깨끗하지 않거나 젖에 맞았으면 벽천단으로 눈을 씻어야 하고 뱃속에 독이면 다시 삼황환을 먹고 음식을 꺼려야한다. 그 어린 아기도 삼황탕으로 김을 쏘이고 때에 맞는 약을 눈에 넣는다. 소방풍탕, 소승기탕, 소국화고, 도적산을 먹어야 한다. 이러한 여러 처방은 차거나 뜨거움에 따라 맞춰 쓴다. 또 어린이가 눈병에 걸렸을 때에 치료법도 이 여러 처방을 줄이거나 더 넣어 쓰면서 때에 맞는 약을 눈에 넣는다.

소방풍탕은 아기 눈짓무름증과 어린아이 눈에 생긴 걸흠을 치료한다. 대황 치자 감초 적작약 당귀 잔뿌리 방풍 강활. 위를 같은 분량으로 해서 물에 달여 밥 먹고 나서 먹는다.

소승기탕은 대황 박하 행인 선태 감초 강활 천마 당귀 적작약 방풍. 위를 물에 달여 먹는다.

소국화고환은 어린아이가 바람독이 눈에 들어간 병을 치료한다. 황련 황금 대황 국화 강활 창출 형개 방풍. 위를 곱게 가루 내어 졸인 꿀로 환을 만들어 40~50환씩 먹는다. 또는 찐득한 즙으로 만든다.

《세의득효방》

○ 아기 눈짓무름증. 어린아이가 처음 태어나서 이 증상이 있다가 3~4세에 이르러 두 눈이 붉고 눈꺼풀테 주변이 붉게 짓무른다. 때때로 더욱 가렵고 아프며 해가 흘러도 편하지 않다. 먼저 소풍산을 상백피 달인 물로 먹고 나서 탕포산으로 씻는다.

《동의보감》

○ 아기 눈짓무름증. 어린아이가 처음 태어나서 이 증상이 있다가 3~4세에 이르러 두 눈이 붉고 눈꺼풀테 주변이 붉게 짓무른다. 때때로 다시 가렵고 아프다. 먼저 소풍산(처방은 머리 부분을 본다)을 먹고 나서 탕포산으로 씻으며 용뇌고를 눈에 넣는다.(《득효》)

탕포산은 바람독으로 눈이 붉게 붓고 아프며 꽃 같은 겉흠이 있고 눈물이 많은 병을 치료한다. 황련 적작약 당귀 각 1돈. 오른쪽을 썰어 물에 달여 뜨거운 김을 쏘여 씻는다. 차가워지면 다시 따뜻하게 해서 씻는데 자주 씻으면 가장 좋다. 눈 녹은 물에 달이면 더욱 좋다. 눈병은 모두 핏줄이 뭉치고 막혀서 생기기 때문에 피를 돌아다니게 하는 약에 황련을 합쳐서 치료한다. 피가 뜨거우면 돌아다니기 때문에 뜨겁게 해서 씻어야 효과가 좋다.(《국방》)

어떤 처방은 당귀 적작약 황련 방풍 행인 각5돈 박하 3돈 동록 2돈. 오른쪽을 썰어 3돈을 물에 달여 끓을 때 뜨거운 김을 먼저 쏘이고 다음에 씻는다. 차가워지면 다시 따뜻하게 해서 씻는다. 탕포산이라고도 한다.(《득효》)

용뇌고는 아기 눈짓부름증을 치료한다. 용뇌 1돈 유인(진흙처럼) 2돈반 행인(진흙처럼) 7개. 오른쪽에 사람 젖을 넣고 갈아 찐득한 즙으로 만들어 눈에 넣는다.(《의림》)

《장씨의통》

○ 아기 눈짓무름증. 이 증상은 세 가지가 있다. 하나는 흘러나온 피가 눈에 들어갔는데 씻어도 깨끗하게 마르지 않았기 때문에 붉게 짓무른다. 날 무를 찧어 즙을 내서 눈에 넣는다. 하나는 어미 뱃속에 있을 때 그 어미가 독이 있거나 맵고 뜨거운 음식을 많이 먹었기 때문에 태어난 다음에 백일이 지나서 붉게 짓무른다. 서각지황탕에 황련을 더 넣어서 어미와 아기가 함께 먹는다. 하나는 젖어미가 튼튼하여 젖이 젖꼭지에 가득 부풀었다가 아이 눈 속으로 젖이 쏘아 들어갔기 때문에 붉게 짓무른다. 황련탕으로 깨끗이 닦는다. 한 약재로 노감석을 눈에 불어 넣는다.

《의종금감》《안과심법요결》

○ 아기 눈짓무름증 노래. 아기 눈짓무

름증은 뱃속에 뜨거움 때문이네. 눈이 붉고 눈곱이 달라붙으며 눈초리가 짓무르면서 붉네. 소방풍탕인 강활, 치자, 감초, 당귀잔뿌리, 대황, 적작약, 방풍이네.

소방풍탕은 강활 치자 감초 당귀잔뿌리 대황 적작약 방풍 각5푼. 위를 거칠게 가루 내어 물 1잔반으로 5푼이 되게 달여 빈속에 따뜻하게 먹는다.

쉽게 풀이함. 아기 눈짓무름증은 어미 뱃속에서 그 어미가 맵고 뜨거운 음식을 많이 먹었거나 태어난 다음에 젖어미가 맵고 뜨거운 음식을 많이 먹었기 때문이다. 이 때문에 어린 아기에 두 눈이 온통 붉고 눈곱과 눈물이 달라붙으며 네 눈초리가 축축하게 짓무른다. 소방풍탕을 써서 치료한다.

《유유집성》

○ 어린 아기가 태어나서 눈꺼풀이 붉게 짓무르면 태어났을 때 깨끗이 닦고 씻지 않아서 더럽고 나쁜 것이 두 눈초리에 들어갔기 때문이다. 두 눈꺼풀이 붉게 짓무르고 자라서도 낫지 않는다. 진금산이다.

진금산은 어린 아기가 눈꺼풀이 붉게 짓무른 병을 치료한다. 좋은천황련 천황백 큰당귀 적작약 각2돈 광행인447)(껍질과 꼭지를 없앤다) 5푼. 위를 썰어 빻아 젖에 하룻밤 담가 놓았다가 밥 위에 쪄

---

447) 행인은 고행인 Prunus armeniaca Linne var. ansu Maximowicz 과 첨행인 Prunus armeniaca L.으로 나눈다. 고행인은 북행인, 광행인이라고도 하여 약으로 쓰고 첨행인은 남행인이라고 해서 먹는 것으로 쓴다.

서 만든 진한 즙을 눈 안에 넣는다.

《동의학사전》

○ 외장 눈병의 하나. 갓난아이나 어린 아이의 눈꺼풀 기슭이 붉어지면서 헐고 가려움이 있는 병증을 말한다. 태아 때 풍열의 독기를 받아서 생긴다. 눈꺼풀 기슭은 벌겋고 헐며 비듬이 생긴다. 점차 속눈썹이 빠지고 흠집이 생겨 눈꺼풀이 안으로 말려들어가고 두터워진다. 풍열독기를 없애는 방법으로 소방풍탕, 오미소독음 등을 쓴다. 검현적란, 안검연염에 해당한다.

4) 아이 눈속증

어린아이에게 생긴 눈동자나 눈 속에 눈병을 통틀어서 일컫는 병증이다. 눈앞에 검은 속티가 나타나고 눈동자구멍이 벌어지며 안개를 통해서 보듯이 사물이 뿌옇게 보인다.

원인과 치료는 아래 책을 본다.

국정환은 간장과 신장이 비워져 눈에 검은 속티가 보이고 눈이 또렷하지 않은 병을 치료한다. 푸르른 흰 속흠이 생기는 각막혼탁에도 쓴다. 감국 4량 구기자 3량 숙지황 생지황 육종용 각2량 파극 1량. 꿀로 오동나무 씨 크기로 환을 만들어 30~50환씩 빈속에 따뜻한 술이나 연한 소금물로 먹는다.《화제국방》

《원기계미》

○ 양간환은 어린 아이가 간장에 피가 부족해서 눈이 어두우면서 속티가 보이

고 눈곱과 눈물이 생기는 병을 치료한다. 당귀(술에 담근다) 차전자(술로 쪄서 불에 말린다) 방풍(뿌리머리를 없앤다) 백작약 숙지황(술로 쪄서 찧어 찐득한 즙을 만든다) 유인(따로 간다) 천궁 저실자 각각 같은 양. 가루 내어 졸인 꿀로 오동나무 씨 크기로 환을 만들어 때 없이 끓인 물로 삼킨다.

《증치준승(유과)》

○ 눈속증. 《동원》인삼보위탕은 힘들게 일하거나 마음대로 음식을 먹어서 생긴 눈속증으로 눈이 아픈 병을 치료한다. 아주 효과가 있다. 황기 인삼 각1량 자감초 8돈 만형자 백작약(볶는다) 황백(4번을 술과 뒤섞어 볶는다) 각3돈. 위를 2~3돈씩 물에 달여 조금 뜨겁게 해서 먹는데 자기 전에 3~5번 먹는다.

충화양위탕은 눈속증이 처음 일어난 병을 치료한다. 조금 어둡게 보이고 빈곳에 검은 속티가 보이며 눈동자가 연한 초록 빛깔로 변한다. 다음에 둘로 갈라져 보이고 눈동자가 연한 흰빛깔로 변한다. 오래되면 보이지 않고 눈동자가 완전 흰빛깔로 변한다. 시호 7돈 인삼 당귀 자감초 건강 승마 갈근 백출 강활 각 1량 방풍 5돈 황기 1량5돈 백복령 3돈 백작약 6돈 오미자 2돈. 위를 2돈씩 물에 달여 먹는다.

자음신기환은 눈동자구멍이 점점 벌어지고 안개와 이슬 속을 걷듯이 어두운 병을 치료한다. 점점 빈곳에서 검은 속티를 보며 사물이 두 개로 보인다. 오래되면 빛에도 오므리지 못하고 눈속증이 되며 눈동자가 연한 흰빛깔이다. 숙지황 3량 당귀잔뿌리 목단피 오미자 산약 시호 각5돈 복령 택사 각2돈반 생지황(술로 볶는다) 4량. 위를 가루 내어 졸인 꿀로 오동나무 씨 크기로 환을 만들어 진사로 옷을 입힌다. 10환씩 빈속에 끓는 물에 타서 삼킨다.

사열황련탕은 눈속증에 눈곱과 눈물이 있는 병을 치료한다. 황금 황련 대황(함께 술로 씻는다) 시호 각1량 승마 5돈 용담초 3돈. 위를 1돈씩 물에 달여 오전에 먹는다.

《천금》보간산은 눈이 먼 병을 치료한다. 산양간(막을 떼어 내고 얇게 썰어 불로 새 기와 위에서 구워 말린다) 1개 결명자 1돈반 여뀌(달여 향이 나게 한다) 1홉. 위를 가루 내어 1촌 넓이 숟가락으로 하루 2번 먹는다. 오래 먹으면 효과가 있다.

《국방》국정환은 비장과 신장이 부족해서 눈에 속티가 보이면서 어두운 병을 치료한다. 구기자 육종용(술에 담갔다가 볶는다) 파극(심을 뺀다) 각1량 감국 4량. 위를 가루 내어 졸인 꿀로 오동나무 씨 크기로 환을 만들어 10환씩 빈속에 끓인 맑은 물로 삼킨다.

진주고는 오로지 눈병이 오랫동안 낫지 않고 사물을 볼 수 없는 병을 치료한다. 진주가루(곱게 간다) 감국(가루 낸다) 두시(누렇게 볶아 가루 낸다) 정천석(곱게 간다) 각2돈반. 위를 고르게 섞어 흰꿀 1홉에 잉어쓸개 1개를 약과 함께 약한 불로 달여 찐득한 즙으로 만든다. 좋은 용뇌 1돈을 넣고 함께 고르게 섞는다. 쓸 때는 조금씩 때때로 눈 속에 넣는다.

생숙지황산은 앞을 본다.

《동의학사전》

○ 소아목질의 하나. 어린아이들에게서 눈동자나 눈 속에 생긴 눈병들을 통털어 이르는 말이다. 음식조절을 잘 하지 못하여 비위의 기능이 장애되거나 신음이 부족하거나 비신이 다 허하여 생긴다. 물체가 뿌옇게 보이고 눈앞에 검은 안화가 나타나거나 눈동자가 커지면서 물체가 안개를 통해서 보는 것 같다. 비위의 기능장애로 온 것은 비위를 보하는 방법으로 인삼보위탕(인삼, 단너삼, 감초, 순비기나무열매, 황경피, 집함박꽃뿌리)을, 신음이 부족해서 온 것은 신음을 보하는 방법으로 자음신기환(찐지황, 생지황, 당귀, 모란뿌리껍질, 오미자, 마, 산수유, 시호, 흰솔풍령, 택사)을, 비신이 허해서 온 것은 비와 신을 보하는 방법으로 국정환을 쓴다. 어린아이들의 전안부 및 내안부 질병에 해당한다.

5) 아이 장님증

어린아이 때부터 사물을 보지 못하는 병증이다. 처음에는 밤에 많이 놀라고 가래와 누런 즙을 토한다.
원인과 치료는 아래 책을 본다.

《비전안과용목론》

○ 아이 장님증. 이 눈이 처음 병에 걸릴 때는 어미 뱃속에서 갑자기 놀란 삿된 기운을 받았다가 태어난 다음에 5~7살부터 흔히 눈병을 앓는다. 처음 앓을 때는 밤에 자다가 많이 놀라고 가래침과 누런 즙을 토하며 그러다가 점점 눈이 멀게 된다. 한 눈이 먼저 앓다가 다음에 서로 당겨 함께 해친다. 처음 느꼈을 때 쉬면서 빨리 치료해야 한다. 우담환, 서각음자를 먹으면 효과가 있다.

시로 말한다. 뱃속에서 삿된 바람을 받았네. 오장이 당했지만 각각 이름이 있네. 천조경풍은 다만 심장 때문에 얻네. 장님증은 간장이 받았네. 가래침을 토하는데 모두 노란 즙이네. 생각 생김새가 자주 놀라려고만 하네. 두 눈을 치료할 수 있으면 사물을 보네. 약을 먹고 좋은 의사라야 밝게 볼 수 있네.

우담환은 소쓸개 조구등 각5돈 인삼 영양각 곽향 광곽향 각1량 호박 조금. 위를 가루 내어 졸인 꿀로 오동나무 씨 크기로 환을 만들어 빈속에 박하 달인 물로 3환씩 삼킨다. 7살이 넘으면 5환이다.

서각음자는 서각 방풍 작약 황금 각1량 영양각 지모 각2량 인삼 5량. 위를 가루 내어 가루 1돈을 물 1잔으로 5푼이 되게 달여 밥 먹고 나서 찌꺼기를 없애고 따뜻하게 먹는다.

《세의득효방》

○ 아이 장님증. 어미 뱃속에서 바람을 받아서 오장이 고르지 않기 때문이다. 노란 즙을 토하고 두 눈이 모두 또렷하지 않게 사물을 본다. 치료할 수 있는 약이 없다.

《동의보감》

○ 아이 장님증. 어미 뱃속에서 바람을 받아서 오장이 고르지 않기 때문이다. 노란 즙을 토하고 두 눈이 모두 또렷하

지 않게 사물을 본다. 치료법이 없다. (《득효》) 장님증은 눈알에 검고 흰빛깔이 뚜렷이 나뉘지만 직접 사물을 보지 못한다.(《회춘》)

《의종금감》(《안과심법요결》)

○ 아이 장님증 노래. 아이 장님증은 뱃속에서 바람을 받았네. 눈알이 단정하지만 사물이 보이지 않네. 진간명목양간환인 양간, 육계, 백자인, 오미자, 세신, 국화, 강활, 황련, 백출이네.

진간명목양간환 처방은 불깐양간(1개를 새 질항아리에서 불에 말려 절반 크기가 되면 대나무 칼로 썰어 조각을 만든다) 육계 백자인 오미자 세신 국화 강활 각 5돈 황련(볶는다) 7돈 백출 5돈. 위를 곱게 가루 내어 졸인 꿀로 오동나무 씨 크기로 환을 만들어 끓인 물에 풀어서 빈속에 1돈씩 먹는다.

쉽게 풀이함. 아이 장님증은 어미 뱃속에서 삿된 바람을 받았기 때문이다. 태어난 다음에 눈알이 단정하고 검고 흰빛깔이 또렷이 나뉘지만 오직 사물을 보지 못한다. 때때로 밤에 자다가 많이 놀라고 가래침과 노란 즙을 토한다. 진간명목양간환을 먹어야 하고 오래 먹으면 낫는다.

《동의학사전》

○ 소아목질의 하나. 어린아이 때부터 눈 겉은 아무렇지도 않은데 잘 보지 못하는 눈병을 말한다. 선천선 녹내장(우안), 시신경위축 등에 해당한다고 본다.

6) 아이 밤눈증

어린아이들이 어두운 곳에서 잘 보지 못하는 병증이다.

원인과 치료는 아래 책을 본다.

《은해정미》

○ 아이 밤눈증. 물었다. 어른과 아이가 밤눈증으로 오후 3시~7시에 이르면 보지 못하는데 왜 그런가? 대답했다. 간장이 비워지고 삿된 뜨거움을 받아 해쳤기 때문이다. 경락이 엉겨 고르지 않고 음양이 고르지 않으며 속 기름과 겉 지킴이 통하지 않으면 밤이 되면서 어두워진다. 치료법은 오담환, 편복간산을 먹어야 하고 또 창승산, 저간산을 주로 먹는다. 눈에 약을 넣지는 않는다. 심하게 비워졌으면 북돋는 약을 써도 좋은데 더 하거나 줄여서 쓴다.

창승산은 창승시[448]에 풀과 꽃을 곱게 가루 내어 맑은 물로 돼지간을 삶아 하룻밤 둔 즙으로 달여 빈속에 먹는다. 또 저간산을 먹어도 좋다.

저간산은 퇴예산이다. 처방은 뒤에 아이 두진눈병증 안에 있다.

오담환은 웅담 1개 황소쓸개 2개 청어쓸개 1개 잉어쓸개 2개 산양쓸개 1개 석결명 2량 야명사 1량 사향 조금. 위를 가루 내어 앞에 쓸개와 섞어 녹두 크기로 환을 만들어 30환씩 빈속에 찻물로 삼킨다.

편복간산은 편복간 1개 석고 1량 황단 석결명(달군다) 백질려(볶는다) 각2량.

---
448) 야관문

편복간이 없으면 양간에 야명사를 더한다. 위에서 앞의 약을 곱게 가루 내어 2돈씩 숭늉에 타서 삼킨다. 편복간이 없으면 양간 한 덩이를 네 덩이로 잘라서 쓴다. 약 1~2돈을 간 속에 섞어서 삼실로 움직이지 않게 묶어 쌀뜨물을 솥 안에 넣고 삶아 익힌다. 다음날 아침에 양간과 약을 잘게 씹어 먹는데 삶은 간의 즙과 함께 먹어야 효과가 있다. 몸이 약한 사람은 북돋는 약을 먹어도 좋다. 환으로 만들면 더욱 좋다.

《원기계미》

○ 아이 밤눈증. 환명음은 어린아이가 항상 밤에 사물을 보지 못하는 병을 치료한다. 밤눈증이라고 부른다. 야명사 정천사 곡정초 합분 각각 같은 양. 가루 내어 노란 밀랍을 달여 완두콩 크기로 환을 만든다. 3살이면 1환을 돼지간 1조각을 쪼개 안에 약을 넣고 삼실로 단단히 묶어 사기병 안에서 삶아 익힌다. 먼저 눈에 김을 쏘이고 다음에 먹는다.

합명산은 아이 밤눈증으로 밤이 되면 사물을 보지 못하는 병을 치료한다. 저실자 복분자(술에 담근다) 차전자(술로 찐다) 석곡 각1량 침향(따로 간다) 청염(따로 간다) 각반량. 가루 내어 졸인 꿀로 오동나무 씨 크기로 환을 만들어 70환씩 빈속에 소금물로 삼킨다.

《증치준승(유과)》

○ 아이 밤눈증. 《천금방》에 밤눈증을 치료하는 처방이다. 지부자 5량 결명자 1되. 위를 가루 내어 끓인 쌀죽으로 환을 만들어 20~30환씩 먹는다.

세상에서 전하는 처방으로 밤눈증을 치료한다. 창출 4량을 쌀뜨물에 담갔다가 껍질을 없애고 조각으로 잘라 불에 쬐어 가루 낸다. 돼지간 2량을 쪼개 약을 안에 넣고 삼실로 움직이지 않게 묶는다. 좁쌀 1홉에 물 1잔으로 질항아리에 삶아 익히면서 눈에 따뜻하게 김을 쏘이고 자려고 할 때 3돈씩 먹으면 효과가 크다.

《성혜방》에 밤눈증을 치료한다. 몇 개월인지 헤아리지 말고 창출 1량을 가루 내어 1돈씩 먹는다.

복명산은 어린아이가 항상 날이 저물 때 사물을 보지 못하는 밤눈증을 치료한다. 창출(쌀뜨물에 담갔다가 껍질을 벗겨 없애고 자른 조각을 불에 쬐어 말린다) 2량 곡정초 1량 지부자 결명자 황금 각반량. 위를 각각 찧어 체로 쳐서 곱게 가루 낸다. 1돈씩 물 8푼에 형개를 조금 넣고 5푼이 되게 달여 찌꺼기를 없애고 따뜻하게 밥 먹고 나서 먹는다.

《경험단방회편》

○ 아이 밤눈증일 때 불깐양간 1개를 씻지 말고 대나무 칼로 쪼개 곡정초 1움큼을 넣고 질항아리에서 삶아 익혀 하루에 먹는다. 자주 경험했으며 쇠 그릇은 꺼려야한다.

《동의학사전》

○ 1) 어린이 눈병의 하나`. 어린이들이 어두운 곳에서 잘 보지 못하는 병증을 말한다. 간혈이 부족해서 생긴다. 보간 양혈하는 방법으로 복명산(단너삼, 생지황, 시호, 연교, 감초, 당귀, 삽주, 궁궁

이, 귤껍질, 황경피)을 쓴다. 2) 경외기혈. 엄지손가락 둘째마디의 바깥쪽 금끝이다. 밤눈증에 쓰는데 침을 1푼 깊이로 놓고 뜸은 3장씩 뜬다.

7) 아이 눈동자구멍 열림증

눈동자구멍을 오므리지 못해 눈동자구멍이 완전히 열려 있는 병증을 말한다. '눈동자구멍 열림증'이라고 이름 붙인 이유는 눈동자구멍과 검은자위가 모두 검어서 마치 없는 것처럼 서로 허물어져 섞여있기 때문이다. 또 눈알이 한쪽으로 기울어져 움직이지 않는다. 이 때문에 오른쪽을 바라보려고 고개를 돌려도 눈알은 오른쪽으로 움직이지 않고 계속 왼쪽을 보게 된다. 머리를 흔들면 눈알을 굴릴 수 있다. 초기에 빨리 치료하면 쉽게 낫지만 오랫동안 치료하지 않으면 힘살이 뭉쳐 잘 낫지 않는다.

아이 눈동자구멍 열림증은 많은 책에서 소아사시로 기술하지만 반은 맞고 반은 틀렸다. 이 병증은 어린아이에 동안신경마비이다. 동안신경은 동공 및 안근을 지배하는데 사시와 함께 동공이 산대된다. 외상, 고열, 소아 폐렴, 중독성 장염, 유행성 뇌막염 등으로 골이 손상당해서 온다. 한의학에서는 경풍으로 온다고 본다. 간질을 제외한 경련성 장애를 경풍이라고 한다. 급경풍과 만경풍으로 분류하는데 급경풍은 각종 뇌막염, 뇌염, 뇌부종 등 감염으로 인한 경련이고, 만경풍은 전해질 및 대사 장애로 인한 경련(저칼슘혈증, 저마그네슘혈증)이다.

급성 호흡기 감염으로 인한 고열이 중추신경계를 흥분시켜 경풍을 유발하는 경우가 가장 많다.

이런 경풍은 어린아이들에게 주로 발생하며 7세 이상이 되면 점차 감소한다. 경련이 일어나면 몸의 근육이 경직되어 이를 악물고 눈을 치켜뜨며 몸을 뒤로 젖히거나 의식을 잃는다. 또 몸을 떨거나 얼굴과 입술이 파랗게 되며 맥과 호흡이 고르지 않다. 몸의 힘이 빠져 축 늘어졌다가 의식을 회복하거나 잠이 드는데 이 과정이 2~5분 정도이다. 간질과 뇌염, 수막염에 걸렸을 경우에는 경련이 자주 일어난다.

원인과 치료는 아래 책을 본다. 치료는 눈에 넣는 약은 안 되고 오직 먹는 약으로만 치료해야 한다.

우황포룡환은 우담남성 1량 조구등 5돈 석웅황 주사 각2돈반 사향 진주 호박 각1돈 우황 5푼 금박 10조각. 가루 내어 감초를 찐득한 즙처럼 달인 즙에 넣고 섞어 0.5g 되게 환약을 만들어 금박을 입힌다. 3살까지는 1환, 5살까지는 2환, 10살까지는 3~5환을 박하 달인 물로 먹는다.

도홍사물탕은 도인 생지황 각1돈반 홍화 당귀 천궁 적작약 목과 각1돈 감초 5푼.

《비전안과용목론》
○ 아이 눈동자구멍 열림증. 이 눈이 처음 병에 걸릴 때는 모두 쌓다가 실수로 머리나 얼굴, 이마를 부딪쳤거나 갑자기 넘어져 아래를 찧어서 어린아이가 간장에 경풍을 받았기 때문이다. 이렇게 눈

에 눈동자구멍 열림증이 된다. 우황환, 서각음자, 통정석남산을 먹으면 효과가 있다.

시로 말한다. 어린아이 두 눈에 눈동자구멍이 허물어지네. 서쪽을 보려면 또 동쪽을 보네. 골속이 흔들려 눈알이 돌아갔네. 간장이 안에서 경풍을 얻었네. 우황과 서각을 갈아서 자주 먹네. 석남산을 곱게 갈아 코 속에 불어넣네. 젖어미가 돌봐줄 때는 음식을 꺼려야 하네. 여러 날에 비로소 옛 모습을 얻네.

우황환은 우황 백부자 육계 전갈 궁궁 석고 각1푼 백지 2푼 곽향 5돈 주사 사향 각각 조금. 위를 가루 내어 꿀로 오동나무 씨 크기로 환을 만들어 잠자려고 할 때 박하 달인 물로 3환씩 삼킨다. 젖어미는 국수나 돼지고기 등을 꺼려야 한다. 변해서 어린아이도 먹게 된다.

서각음자는 서각 1량 사간 용담초 각5돈 조구등 황금 각5푼 인삼 2량 복령 감초 각1푼 원지 2푼. 위를 가루 내어 물 한잔으로 가루 1돈을 5푼이 되게 달여 밥 먹고 나서 찌꺼기를 없애고 따뜻하게 먹는다.

통정석남산은 석남 1량 여로(누런 것) 3푼 과체 5~7개. 위를 가루 내어 멥쌀 1개 분량으로 하루에 2번 정수리를 통하게 하면 효과가 좋다.

《은해정미》

○ 아이 눈동자구멍 열림증과 눈알 굳음증, 눈알 흔들림증 세 가지 증상은 거의 같다. 그러나 이 병증은 밖에 물건이 머리를 때렸거나 또는 여러 가지 사람이나 물건에 놀라서 경풍이란 증상이 되었다. 뜨거운 바람이 간장을 해치면 넋이 눈을 따르지 않으며 삿된 바람이 위에서 막으면 눈동자구멍이 문빗장이 되지 못한다. 눈동자구멍이 벌어지면서 오직 곧추 보고 사람과 사물을 알지 못해 눈동자구멍 열림증이 된다. 허물어졌다는 것은 눈동자구멍과 눈동자가 모두 검어서 눈동자구멍이 없는 듯하다. 이 눈동자구멍과 눈동자가 허물어지면서 섞여 나눌 수 없어서 눈동자구멍 열림증이라고 부른다. 역시 바람을 없애는 약과 마찰하는 두 가지 방법이다. 삿된 바람을 흩어지게 하기 위해 우황환을 먹는다. 눈에 약을 넣지 않고 약만 먹는다. 그리고 앞에 증상은 우황환이나 통정석남산도 쓸 수 있다.

우황환과 통정석남산은 두 처방은 모두 앞 증상의 설명 아래에 있다.

오칠서각음은 서각 인삼 복령 감초 원지 각1량 사향 조금 용담초 황금 각5돈. 위를 잘게 썰어 물에 달여 먹는다.

《세의득효방》

○ 아이 눈동자구멍 열림증. 두 눈에 눈동자구멍 열림증은 동쪽을 보려고 하면 서쪽 언저리를 본다. 머리와 골을 흔들면 눈자위가 빙글 돈다. 이것은 간장이 경풍을 받았기 때문이다.

우황고를 먹어야 한다. 우황 1돈 서각 2돈 금은박 각5조각 감초 1푼. 위를 가루 내어 꿀로 녹두 크기로 환을 만들어 7환씩 박하 달인 물로 삼킨다.

《증치준승》

○ 두 눈에 눈동자구멍 열림증. 또 흘기

는 눈이라고 한다. 《갑을경》에서 '흘기는 눈은 수구혈로 치료한다.'고 하였다. 이 증상은 어릴 때 눈알이 치우치는 병에 걸려 똑바로 보지 못하는데 자라서도 낫지 않는다. 병은 하나가 아니다. 여리고 약할 때 눈에 뜨거운 바람이 들어와 골에 힘살을 쳐서 오므라드는 경우가 있다. 경풍 때문에 힘살과 낙맥을 돌렸는데 뜨거운 바람을 치료하지 않아서 결국 경락에 엉겨 붙박인 경우가 있다. 어린아이가 창문 아래 서늘한 곳에서 잠을 자거나 오랫동안 옆으로 보다가 결국 힘살과 경맥이 붙박아 치우치는 경우가 있다. 이런 병이 있으면 여려서 피와 기운에 붙박지 않았을 때 빨리 치료해야 한다. 자라서 힘살과 낙맥에 피와 기운이 이미 붙박으면 나을 수 없다. 이것은 어렸을 때 걸렸다가 자라서 치료할 수 없는 병만을 말한다. 눈알이 뒤집어지는 급한 병과 견줄 수 없다.

《증치준승(유과)》

○ 눈동자구멍 열림증. 탕씨 우황환은 어린아이 눈동자구멍 열림증을 치료한다. 모두 쌓다가 실수로 머리나 얼굴, 이마를 부딪치거나 또는 갑자기 넘어져서 어린아이가 간장에 경풍을 받았기 때문이다. 두 눈이 콩알 같은 눈자위가 되는데 눈동자구멍이 허물어져 눈동자구멍 열림증이라고 부른다. 이 약을 먹어야 한다. 우황 백부자(굽는다) 육계 전갈 궁궁 석고 각1돈 백지 주사(간다) 각2돈 곽향 반량 사향 1푼. 위를 가루 내어 꿀로 가시연밥 크기로 환을 만든다. 3살 아래는 1환씩 박하 달인 물로 젖이나 음식을 먹은 후에 삼킨다. 기름이나 밀가루, 돼지고기를 꺼린다.

《동의보감》

○ 아이 눈동자구멍 열림증. 두 눈에 아이 눈동자구멍 열림증은 동쪽을 보려고 하면 서쪽을 본다. 머리와 골을 흔들면 눈자위가 빙글 돈다. 이것은 간장이 경풍을 받았기 때문이다. 우황환을 먹어야 한다.(《입문》)

 우황환은 아이 눈동자구멍 열림증을 치료한다. 서각(가루) 2돈 우황 1돈 금박 은박 각5조각 감초2돈반. 오른쪽을 꿀로 녹두 크기로 환을 만들어 7환씩 박하 달인 물로 삼킨다.(《입문》)

《심시요함》

○ 두 눈에 눈동자구멍 열림증. 서투른 의사라면 드물게 아네. 이것은 어릴 때 해친 병이며 젊을 때 얻는 병이 아니네. 동쪽을 보려고 하면 오히려 서쪽을 돌아보네. 나가라고 하면 반대로 들어오는 곳을 돌아보네. 골과 힘살이 빙글 돌았네. 어려서 뜨거운 바람을 받았기 때문이네. 병에 걸렸을 때 치료해야 거의 잃지 않네. 자라서 치료하면 쓸데없이 마음만 쓰네.

 이 증상은[449] (풀이 안함) 우황환을 먹어야 한다.

 우황환은 아이 눈동자구멍 열림증을 치료한다. 모두 쌓다가 실수로 머리나 얼굴, 이마를 부딪치거나 또는 갑자기 넘어졌기 때문이다. 어린아이가 간장에 경

---

[449] 위에 《증치준승》과 내용이 같아서 풀이하지 않는다. 한문은 부록에 있다.

풍을 받아서 두 눈이 콩알 같은 눈자위가 된다. 그래서 눈동자구멍 열림증이라고 부르며 이 약을 먹어야 한다. 우황 진주 천축황 호박 청대 백강잠 각각같은양 백부자(굽는다) 지렁이 각각같은양 사향 조금 금박(분량에 따라 옷을 입힌다) 소합향유 참기름. 앞에 아홉 약재를 따로 갈아 아주 곱게 해서 한 곳에 놓는다. 작은 감초를 달인 즙 2/3에 소합향유 참기름 두 기름 1/3을 넣고 고르게 섞어 함께 금박을 입혀 크기를 헤아려 환을 만들어 박하 달인 물로 삼킨다. 젖어미와 어린아이는 모든 술과 국수, 돼지고기, 맵고 뜨거운 음식, 가래가 생기는 음식을 꺼려야 한다.

《의종금감》《안과심법요결》

○ 아이 눈동자구멍 열림증 노래. 어린아이 눈동자구멍 열림증은 놀랐거나 부딪쳤기 때문이네. 동쪽을 보면 오히려 치우쳐서 서쪽을 보네. 우황환인 우황, 진주, 사향, 천축황, 금박, 청대, 지렁이, 소합향유, 백부자, 호박, 참기름, 백강잠을 쓰네.

우황환 처방은 우황 3돈 진주 3돈 사향 조금 천축황 3돈 금박(옷을 입힐 정도로 넣는다) 청대 3돈 지렁이 3돈 소합향유 5돈 백부자(굽는다) 3돈 호박 3돈 참기름 5돈 백강잠 3돈. 이상 아홉 가지 약재를 각각 따로 아주 곱게 갈아 한 곳에 모은다. 고운 감초 가루 1량을 달여 즙을 만든 다음 소합향유, 참기름을 고루 섞는다. 여기에 약재를 넣고 노란 콩 크기로 환을 만들어 금박으로 옷을 입혀 박하 달인 물로 1환씩 삼킨다. 술과 밀가루, 맵고 뜨거운 음식, 가래를 생기게 하는 음식 등을 꺼린다.

쉽게 풀이함. 아이 눈동자구멍 열림증은 놀랐거나 맞아서 흔들렸기 때문에 두 눈에 눈동자구멍이 허물어졌다. 치우쳐서 보는데 동쪽을 보면 오히려 서쪽이거나 왼쪽을 보면 오히려 오른쪽이다. 빨리 우황환을 써서 바람을 소통시키고 놀람을 억누른다. 오래되면 치료하기 어려운 증상이 된다.

《목경대성》

○ 눈동자구멍 열림증. 눈동자구멍 열림증은 흰자위가 검은자위보다 더 많네. 흔히 쉽게 환자를 알 수 있네. 동쪽을 보는데 오히려 서쪽을 되돌아보네. 일을 마치고 문으로 들어가는데 나가려는 듯하네. 누군가 거스르면서 화내는 것 같네. 다른 사람이 업신여기지 않으면 사람을 공경하고 조심하네. 어렸을 때는 또렷해서 스승을 거치지 않네. 자라서는 친구들이 없어 약과 돌로 해살을 놓네.

이 증상은 눈동자구멍이 열리고 한쪽으로 기울어지며 흰 눈으로 비껴서 본다. 하늘이 아래로 기울어지고 어렸을 때 병에 걸리기 때문에 '하늘이 돈다'라고 부른다. 원인은 하나가 아니다. 젖먹이 아이가 눈병에 걸렸다가 뜨거운 바람이 위를 쳐서 골과 힘살이 오그라드는 경우가 있다. 경풍과 천조경풍이 있다가 경락을 빙글 돌려서 풀려 흩어지는 경우가 있다. 창문 아래나 등불 앞에서 잠을 자다가 어린아이가 빛을 오랫동안 보아서 보는이음새가 뭉쳐 치우치는 경우가 있다. 젖어미가 안고서 젖을 먹이는데 긴 밤

동안 손을 바꾸지 않고 옆으로 누워서 생기는 경우가 있다. 이것은 걸렸을 때 빨리 치료해야한다. 만약 자라서 힘살과 경락이 이미 붙박고 기운과 피가 만들어졌으면 더욱 낫지 못한다. 그리고 밝음을 해치지 않지만 돼지 머리에 양의 눈을 피할 수 없다고 말한다. 항상 한 집에 아버지와 아들, 형제들이 모두 이런 눈이라서 그 후손이라고 말하는데 앞에서는 억지 말이 된다. 병의 상태가 이처럼 왜 서로 같을까. 이 이치는 정말 이해할 수 없다.

《동의학사전》

○ 외장눈병의 하나. 눈알이 주시점으로부터 한쪽으로 기울어지는 병증을 말한다. 발육상태가 완전하지 못하고 근락들이 연약한 상태에 있는 어린이들이 풍열의 침습을 받았을 때, 머리 외상으로 경락이 손상을 받았을 때, 오랫동안 책을 지나치게 가까이에서 볼 때, 습관적으로 사시상태를 지속할 때 생긴다. 한 눈 또는 두 눈의 흑정(각막)이 안쪽으로 기울어지는 경우가 많다. 보통 기울어진 눈은 시력이 나쁘다. 초기에 인차 치료하면 쉽게 나을 수 있으나 오랫동안 치료하지 않으면 근락에 기혈이 뭉쳐 잘 낫지 않게 된다. 풍열의 침습으로 온 것은 평간식풍, 화담통락하는 방법으로 우황포룡환, 우황환 등을 가감하여 쓰며 외상으로 근락이 손상되어 온 것은 활혈통락하는 방법으로 도홍사물탕에 모과를 더 넣어 쓴다. 찬죽, 승읍, 정명, 양백, 사백, 태양, 풍지, 족삼리, 합곡, 곡지, 대추혈에 침을 놓는다. 눈알을 바로 잡는 수술도 한다. 공동성 사시에 해당한다.

8) 아이 눈알굳음증

아이가 갑자기 눈알을 제대로 움직이지 못하는 병증이다. 소아에 눈 근육이 마비되었다. 유행성 이하선염, 디프테리아 (외안근 마비), 장티푸스, 브루셀라증에서 볼 수 있다.

원인과 치료는 아래 책을 본다.

오미이공산은 사군자탕에 진피를 더 넣는다.

《증치준승》

○ 눈이 곧게 본다. 《집성》에서 말했다. 곧게 본다는 것은 사물을 볼 때 눈자위를 굴릴 수 없다는 뜻이다. 눈자위를 굴리면 곧게 본다는 것이 아니다. 상한병에 곧게 보면 삿된 기운이 가득 막혀 바른 기운을 무릅썼다. 그러면 생각과 기운이 좋지 않고 오장육부에 기운도 위에 눈을 기르지 못해서 눈이 곧게 본다. 상한병에 눈이 곧게 보면 삿된 기운이 이미 아주 세차고 증상이 이미 거슬려서 흔히 치료하기 어렵다.

《내경》에서 '코피가 나면 땀을 내지 말아야 한다. 땀을 내면 이마 위가 꺼지고 맥을 짚으면 팽팽하게 당긴다. 곧게 보면서 깜박이지 못하고 잠잘 수 없다.'고 하였다. 간장이 피를 받아야 볼 수 있다. 그래서 피가 없어지면 간장 기운이 비워지고 눈에 기운도 약해진다. 또 땀을 내서 양이 없어지면 음양이 함께 비워져서 이렇게 된다. 이렇게 잘못해서 거스르긴 하지만 아주 심하지는 않다.

미친 말을 하면서 오히려 곧게 보면 신장이 함께 끊어졌다. 곧게 보면서 머리를 흔들면 심장이 함께 끊어졌다. 모두 오장육부에 기운이 빠져나가서 끊어진 것이다. 곧게 보면서 중얼중얼 말하고 숨이 차면 죽는다. 위로 거슬러 올라가도 죽는다. 또 아주 심한 경우는 미쳐서 사람을 알아보지 못하고 옷을 더듬고 침상을 만지작거리면서 불안해한다. 그리고 조금 숨이 차고 곧게 보면서 맥이 팽팽하면서 깔깔하면 죽는다. 모두 삿된 기운이 세차면서 바른 기운이 빠져나갔기 때문이다.

《소문》에서 '소양경이 마지막이면 그 모든 마디가 늘어지고 눈이 놀라서 보며 눈에 이음새가 끊어진다.'고 하였다. 왕주가 '놀라서 본다는 것은 놀란 꼴로 곧게 본다는 뜻이다. 눈에 이음새가 끊어졌기 때문에 눈이 움직이지 않고 곧게 본다.'고 하였다.

○ 위쪽을 본다. 《내경》에서 '눈자위가 위로 가면 태양경이 부족하고 눈 위쪽에 걸쳐져 있으면 태양경이 이미 끊어졌다. 태양경이 마지막이 되면 눈이 위쪽에 걸쳐져 있고 몸을 반으로 꺾으면서 떤다.'고 하였다. 침뜸 놓는 방법은 중풍을 본다.

《증치준승(유과)》

○ 눈이 곧게 본다. 설기가 말했다. 어린아이가 갑자기 놀라면서 몸이 떨리고 눈이 곧게 되면 모두 간장에 뜨거운 바람이다.

간장이 비워져 바람이 생기면 눈을 잇달아 깜박이고 몸은 떨리지 않지만 하품을 많이 하고 어금니를 맞문다. 간장경맥에 바람이 꽉 차면 눈이 곧게 되고 크게 외치며 하품하고 목이 뻣뻣하며 바로 답답해진다. 간장경맥에 뜨거움이 있으면 눈이 곧게 보면서 몸은 떨리지 않고 심장이 뜨거움을 얻으면 몸이 떨린다. 기운이 뜨거우면 밖에서 생기고 기운이 따뜻하면 안에서 생긴다. 이 증상에서 손으로 옷깃을 더듬거나 사물을 어지럽게 비비면 사청환을 써야 한다. 크게 열이 나고 물을 마시며 숨이 차고 가슴이 답답하면 사백산을 써야 한다.

병이 새롭거나 오래되어도 모두 간장이 바람을 당겨 바람이 안에서 움직였다. 바람이 위에 눈으로 들어가기 때문에 눈을 잇달아 깜박인다. 그리고 뜨거움이 눈으로 들어가 그 힘살 맥을 당기면 두 눈초리를 함께 죄어 굴려서 볼 수 없기 때문에 눈이 곧다.

또 음식이 중초에 머물러 있으면 맑은 양이 올라가지 못하고 흐린 음이 내려가지 못한다. 간장에 생기게 하는 기운이 올라가지 못해서 비워진 바람이 생기는 경우가 있다. 자세히 살펴봐야 한다. 가슴이 그득하고 배가 아프며 게우면서 음식을 싫어하면 가벼울 때는 소화시키면서 가래를 삭이고 심할 때는 막혀 쌓인 것을 머리 숙여 게우게 한다. 그러고 나서 다시 찬 음식이나 뜨거운 음식에 해쳤는지 살펴야 한다.

또 감기 때문에 토하고 설사해서 흙이 무너졌는데 나무가 업신여겨 비워진 바람이 생기는 경우가 있다. 놀랄 때 쓰는 약을 먹지 말고 육군자탕에 작약 목향 시호를 더 넣어 써서 간장을 억누르고 비장을 북돋아야 한다. 비장이 비워져 스스로 생긴 병은 오미이공산을 쓴다.

음식이 머물러 있고 가래가 가득히 막히면서 경풍이 보이는 경우가 있다. 비장 흙이 비워지면 쇠를 만들 수 없고 쇠가 비워지면 나무를 고르게 할 수 없다. 그래서 삿된 나무가 제멋대로 움직인다. 비장을 튼튼하게 해서 음식을 소화시키면 이 증상이 스스로 낫는다. 오로지 경풍만을 치료하는 약을 쓰면 오히려 바람이 되어 병이 더 심해진다. 대체로 오장육부가 약하고 여릴 때에는 강한 약을 써서는 안 된다. 치료하려면 조심해야 한다.

《심시요함》

덧붙임. 어린아이가 눈을 감고 뜨지 않음, 눈이 곧게 봄, 눈을 치켜뜨고 봄, 눈자위가 움직임, 눈을 깜박임에 대한 모든 경험 처방.

○ 눈을 감고 뜨지 않는다. 족태양경은 위에 눈두덩이고 족양명경은 아래 눈두덩이다. 뜨거워서 힘살이 늘어지면 눈을 뜨지 못한다. 조양활혈탕을 먹어야 한다. 또 어린 아기가 처음 태어나 눈을 뜨지 않으면 어미가 맵고 뜨거운 음식을 많이 먹었기 때문에 이 병이 되었다. 치료법은 웅담 조금을 물에 끓여서 하루 7번 눈에 김을 쏘인다. 3일 해도 뜨지 못하면 생지황산을 먹는다. 어린아이가 깨끗이 씻지 않으면 더러운 즙이 반드시 눈초리 속으로 들어가 눈이 붉게 짓무르고 자라서도 낫지 않는다.

인삼탕은 바람으로 머리가 어지러운 병을 치료한다. 땅과 집이 모두 빙빙 돌아서 눈을 감고 뜰 수 없다. 인삼 맥문동(심을 뺀다) 당귀(술로 만든다) 백출 방풍 각8푼 백작약 독활 황기 각1돈2푼 육계(껍질 벗긴다) 7푼. 위를 잘게 썰어 맑은 물 2잔으로 8푼이 되게 달여 찌꺼기를 없애고 밥 먹고 멀리 먹는다.

생지황산은 건지황 적작약 천궁 감초 당귀신 천화분 각각 같은 양. 위를 곱게 가루 내어 그 아기에 크기를 헤아려 등심 달인 물에 타서 입 안에 바른다.

○ 눈이 곧게 본다. 《집성》에서 말했다.450) (풀이 안함)

사청환은 어린아이가 간장에 채워진 뜨거움을 치료한다. 손으로 옷깃을 더듬고 사물을 비비며 눈이 곧게 보지만 몸은 떨리지 않는다. 심장이 뜨거워야 몸이 떨린다. 몸을 반으로 꺾으면서 뻣뻣하고 눈 안이 푸르다. 또는 오장육부에 기운이 빠져서 모든 약으로 그칠 수 없고 비장과 위장이 오랫동안 비워지면서 눈이 갑자기 붉게 붓고 아픈 병도 함께 치료한다. 용담초 당귀 천궁 강활 생치자 방풍 대황(축축한 종이에 싸서 굽는다) 각각 같은 양. 위를 곱게 가루 내어 졸인 꿀로 가시연밥 씨 크기로 환을 만들어 대나무 잎 달인 물에 타서 삼킨다. 사탕 끓인 물에 삼켜도 좋다. 어른을 치료하려면 2~3돈 정도를 먹는다. 간장은 바람을 주관하고 소양경에 쓸개가 그 육부이다. 소양경은 두 옆구리로 가는데 뜨거운 바람이 들어왔기 때문에 편하게 누

---

450) 위에 《증치준승》과 같은 내용은 풀이하지 않는다. 한문은 뒤에 붙여놓았다.

울 수 없다. 파란빛깔을 빼낸다는 처방 이름은 간장과 쓸개를 빼낸다는 뜻이다. 용담초는 맛이 쓰고 진하기 때문에 궐음경으로 들어가 간장을 빼낸다. 소양경에 불이 채워지면 반드시 머리 모서리가 아프기 때문에 천궁으로 돕는다. 소양경에 불이 뭉치면 반드시 가슴이 답답하기 때문에 치자로 돕는다. 간장은 장군이라는 관리다. 바람이 들어오고 불이 타오를 때 받아주지 않으면 쉽게 치료할 수 있기 때문에 또 대황을 쓴다. 당귀신을 써서 피를 길러 뜨거운 바람으로 마르지 않게 한다. 다시 강활, 방풍을 쓰는데 두 약재는 흩어지게 한다. 이것은 불이 뭉친 것을 내보내고 나무가 막힌 것을 잘 통하게 한다는 뜻으로 위아래로 나눠서 그 뜨거운 바람을 삭게 한다. 모두 빼내서 그렇게 한다.

화태사 우황환은 어른과 어린이, 남자와 부인이 갑자기 바람을 맞은 병을 치료한다. 어지러워 쓰러지면서 생각이 어둡고 사람을 알아보지 못한다. 이빨을 꽉 물고 눈이 곧게 보며 가슴과 목에 가래가 가득 막혔다. 또 간질에 걸려 갑자기 손발을 떨고 입과 눈이 서로 당기며 목과 등이 뻣뻣한 병도 함께 치료한다. 석연(불에 달궜다가 식초에 담그기를 9번 하면서 날린다) 웅황(갈아 날린다) 사황[451](불에 달궈 식초에 담그기를 9번 하면서 날린다) 진사(갈아 날린다) 자석(불에 달궈 식초에 담그기를 9번 하면서 날린다) 석록(갈아 날린다) 각1량 경분(곱게 간다) 우황(곱게 간다) 분상[452](곱게 간다) 사향(곱게 간다) 각5돈 금박 은박(옷을 입힌다) 각100장. 위에서 앞에 10가지 약재를 각각 따로 아주 곱게 갈아 한 곳에 합친다. 술에 삶은 밀가루 풀로 가시연밥 씨 크기로 환을 만든다. 1환씩 박하 달인 물을 술과 함께 끓여 갈아서 삼킨다. 늙은이는 반을 먹는다. 어린아이 중에 10살 아래는 4번에 나누어 꿀물에 갈아서 먹고 4살 아래는 5번에 나누어 먹는다. 1살 아래는 7번에 나누어 먹는다. 이빨을 꽉 물고 있으면 대롱으로 열고 흘러 넣는다.

○ 눈을 치켜뜨고 본다. 어린아이가 몸을 떨면서 계속 움직이고 눈을 뒤집으며 눈자위가 위로 간다. 귀신 들린 꼴처럼 머리와 눈을 높이 쳐든다. 천조경풍이라고 부르며 경풍에 증상이다. 구룡공음산을 먹어야 한다.

벽하단은 어른이나 아이, 남자나 부인이 갑자기 바람에 맞은 병을 치료한다. 어지러워 갑자기 쓰러지고 가래가 가득 막히며 생각이 하나도 없다. 다섯 종류에 간질병을 치료한다. 갑자기 쓰러져 몸을 떨고 이빨을 물고 있으며 눈이 위를 보는 등의 증상이다. 공작석(불에 달궈 식초에 담그기를 9번 하고 갈면서 날린다) 10량 부자(뾰족한 껍질을 없앤다) 오두(뾰족한 껍질을 없앤다) 전갈꼬리 각 70개. 위에 세 약재를 가루 내어 공작석을 넣고 골고루 섞어 밀가루 풀로 가시연밥 씨 크기로 환을 만든다. 먹을 때는 박하 달인 물 반잔에 1환을 녹여 다시 술을 조금 넣고 따뜻하게 먹어서 갑자기 가래를 토하게 한다. 그런 다음

---

451) 뱀이 동면할 때 입에 물었다가 봄에 뱉은 흙덩이.

452) 수은을 고아서 얻은 하얀 결정체.

에 증상에 따라 치료한다. 이빨을 꽉 물고 있으면 대롱으로 열고 흘러 넣어 효과를 본다.

구룡공음산은 붉은다리오공(머리와 발, 꼬리를 떼고 술을 발라 굽는다) 1개 형개(꽃이삭을 볶는다) 백반(불에 달군다) 각1돈 종유석(따로 간다) 천축황(구워 간다) 각1돈 감초(굽는다) 1돈반 살찐녹두(반은 날 것이고 반은 볶는다) 100알 웅황(따로 간다) 2돈 여린찻잎 2돈5푼. 위를 함께 곱게 가루 내어 5푼씩 어른이나 어린이에 양을 맞춰 인삼과 박하 달인 물에 타서 삼킨다.

○ 눈자위가 움직인다. 눈은 간장과 쓸개인데 바람과 나무 두 경맥에 속하면서 아울러 신하불이 된다. 간장은 피를 간직하는데 피가 부족하면 바람과 불이 안에서 생긴다. 그래서 눈자위가 떨리면서 움직인다.《내경》에서 '구부리고 곧게 하며 움직이고 흔들리는 것은 바람에 꼴이다.'고 하였다. 사물탕을 써서 피를 늘리고 시호, 생치자로 간장을 시원하게 해서 음에 피를 기른다. 그러면 비워진 바람이 스스로 없어진다.

○ 눈을 깜박인다. 살펴보니, 눈을 깜박이면 간장에 바람이 있다. 바람이 눈으로 들어가면 위나 아래, 오른쪽이나 왼쪽으로 바람이 불듯이 가볍지 않고 심하지도 않게 뜻대로 할 수 없다. 그래서 눈을 잇달아 깜박인다. 이것은 4가지 경우가 있다. 두 눈을 잇달아 깜박이면서 붉은빛깔이거나 때때로 눈썹을 비비면 쓸개경맥에 뜨거운 바람으로 간장 감병이 되려고 한다. 사미비아환에 용담초를 더해서 쓰면 낫는다. 밤눈증에 눈을 깜박이면 자간음에 사미비아환을 함께 먹으면 눈이 밝아지고 깜박이지 않는다. 떨리면서 눈을 깜박이면 간장과 쓸개 경맥에 뜨거운 바람이다. 먼저 시호청간산으로 치료하고 육미지황환을 함께 먹어 신장을 북돋으면 낫는다. 놀라서 눈을 깜박이거나 떨리면 먼저 가미소시호탕에 무이 황련을 써서 간장에 뜨거움을 시원하게 한다. 아울러 육미지황환으로 신장을 돕고 간장을 생기게 하면 낫는다.

사미비아환은 토하고 먹지 못하면서 배가 부풀어 감병이 되었거나 또는 설사가 그치지 않는 병을 치료한다. 또는 음식이 쌓여 생긴 비장 감병으로 눈에 구름 겉흠이 생기고 입과 혀에 부스럼이 있으며 이빨과 잇몸이 썩어 문드러지고 열이 나면서 마르고 온 몸에 부스럼이 생기는 병을 치료한다. 또 오줌이 맑고 배에 큰 푸른 힘살이 있는 모든 감병을 치료한다. 황련(볶는다) 무이 신곡 맥아(볶는다) 각각 같은 양. 위를 곱게 가루 내어 물과 밀가루 풀로 오동나무 씨 크기로 환을 만들어 10~20환씩 빈속에 끓인 물로 삼킨다.

시호청간음은 간장과 쓸개, 삼초에 뜨거운 바람이나 화낸 기운으로 잠깐씩 춥다가 덥고 열이 오르내리는 병을 치료한다. 또는 머리카락이 빠지고 부스럼독이 있는 병도 함께 치료한다. 시호 1돈5푼 황금 인삼 천궁 각1돈 치자(볶는다) 1돈 연교 감초 각5푼 길경 8푼. 위를 잘게 썰어 맑은 물 2잔으로 8푼이 되게 달여 찌꺼기를 없애고 뜨겁게 먹는다.

《유유집성》

○ 어린아이가 처음 태어나서 눈을 감고 있으면 이것은 뱃속에 뜨거움이다. 안으로 생지황탕을 먹고 밖으로 용담초 달인 물로 하루 7번 눈 위를 씻는다. 오래 끌면 눈을 해칠까 두렵다.

생지황탕은 어린아이에 뱃속 뜨거움을 치료한다. 처음 태어났을 때 눈을 감고 뜨지 않는다. 회생지황 1돈5푼 적작약 1돈 천궁 5푼 큰당귀 1돈 천화분(술로 볶는다) 자감초 각5푼 등심 10줄기. 흐르는 물에 달여 뜨겁게 먹는다.

《동의학사전》

○ 목직시. 소아목질의 하나. 어린이에게서 물체를 곧바로만 보고 눈알이 돌아가지 않는 병증을 말한다. 간열로 생긴다. 목직시와 함께 눈꺼풀이 벌겋게 붓고 아프면 사청환을 쓴다.

9) 아이 작은검은자위증

어린아이에 눈이 흰자위는 많고 검은자위는 적은 병증이다. 수정체가 정상보다 작고 심한 근시가 있다. 수정체의 부분 이탈이 잘 발생한다. 로우 증후군(생후에 선천 백내장, 녹내장, 눈떨림이 있다), 마르팡 증후군(유전질환으로 섬모체 소대의 퇴행성 변화, 위쪽으로 수정체 이탈, 공 모양 수정체가 특징이다), 마르케사니 증후군(유전질환으로 공모양 수정체, 앞쪽으로 수정체가 이탈하고 -10~-20D의 수정체 근시가 있다)에서 볼 수 있다.

원인과 치료는 아래 책을 본다.

억청환은 황련 오수유(술에 담가 볶는다) 1량 산양간(구워 말린다) 1개. 꿀로 오동나무 씨 크기로 환을 만들어 40~50환씩 빈속에 따뜻한 물로 먹는다.

《증치준승(유과)》

○ 눈에 흰자위가 많다. 초우세[453]가 '눈에 흰자위가 많으면 흔히 비워짐에 속하기 때문에 산수유환으로 주로 치료한다.'고 말했다. 산수유환은 산수유 2량 숙지황 목단피 우슬 복령 택사 각1량 녹용 반량. 위를 가루 내어 졸인 꿀로 오동나무 씨 크기로 환을 만들어 밥 먹고 나서 소금물로 20환씩 삼킨다.

설기가 말했다. 한 어린아이가 눈에 흰자위가 많으면서 가래를 게우고 몸이 떨렸다. 먼저 억청환을 써서 4번 먹으니 가래와 몸이 떨리는 것이 그쳤다. 다음에 지황환을 1년쯤 쓰니 검은자위가 많아졌다.

한 어린아이가 흰자위가 많다가 세 살 때 걷지 못하고 말에 목소리가 어눌하며 두 발이 뜨겁지 않으면 차갑고 똥이 시원찮다. 아침에 보중익기탕에 오미자, 산약을 더해서 비장과 폐장을 북돋고 저녁에 지황환에 오미자, 우슬, 녹용을 더해서 간장과 신장을 북돋았더니 3개월이 안되어 나았다.

한 어린아이가 눈이 희고 다리를 흐느적거리며 두 발이 뜨겁고 얼굴이 근심스런 꼴이었다. 지황환을 2달 남짓 썼더니 점점 튼튼해지고 1년 남짓 먹었더니 흰

---

[453] 중국 북송 때의 의학자. 1078~1085년.《고금록험》을 지었다.

자위가 점점 검어졌다. 그리고 물집이 나오더니 병이 없어졌다.

《동의학사전》
○ 소아 안백다. 소아목질의 하나. 어린아이 눈에 백정이 많고 흑정이 적은 병증을 말한다. 간신이 허해서 온다. 지황환(마른지황, 대황, 흰솔풍령, 살구씨, 시호, 당귀)에 녹용을 더 넣어 쓰거나 산수유환(산수유, 찐지황, 모란뿌리껍질, 쇠무릎풀, 흰솔풍령, 택사, 녹용)을 쓴다.

10) 아이 감병 눈병증

어린아이 감병 때 흰자위와 검은자위가 마르면서 밤눈증이 있는 병증이다. 처음에 깔깔하고 가려워 자꾸 긁다가 오래되면 겉흠이 되어 붉게 붓고 아프며 빛을 싫어하고 수시로 눈물을 많이 흘려 눈을 뜨기 어렵다. 점점 흰 막이 생겨 구름겉흠이 검은자위를 덮게 된다. 비타민A 결핍으로 주로 온다. 다형삼출홍반에서도 볼 수 있는데 결막붙음증이 있고 눈물관 폐쇄로 눈이 건조해져 각막궤양이 생긴다. 천공이 생기면서 전체 안구염이 올 수 있다.

원인과 치료는 아래 책을 본다.

환정산은 백질려 감초 목적 방풍 생치자 각5돈 결명자 1량 청상자 선태 각2돈반. 가루 내어 2돈씩 맥문동 달인 물로 삼킨다. 《동의보감》

결명계간산은 어린아이가 감병으로 해친 눈과 모든 아이에 겉흠을 치료한다. 결명자는 햇볕에 말려 아주 곱게 가는데 불을 보지 말아야 한다. 거세한 수탉에 날간은 물에 떨어뜨리지 않는다. 위에 닭간을 문드러지게 찧어 결명자 가루와 섞는다. 어린아이는 1돈이고 어른은 2돈으로 골고루 갈아 단술 1잔과 함께 밥 위에 쪄서 먹는다. 눈이 어둡고 겉흠이 없으면서 배가 북처럼 부풀어 오르면 무이 가루 1돈을 닭간과 함께 감주로 먹는다. 겉흠가림이 있고 배가 부풀면 계내금, 무이, 결명자 가루를 닭간과 함께 감주로 먹는다. 오줌이 쌀뜨물 같으면 황랍을 닭간과 함께 감주로 먹는다. 뜨거운 바람으로 생긴 겉흠가림이면 백질려 1돈을 더 넣는다. 가벼우면 여러 번 먹지만 심하면 30번을 먹고 아주 심하면 40~50번을 먹는데 모두 낫는다. 또 거세한 수탉의 날간을 갈아 밀가루 풀로 환을 만들어 먹어도 좋다. 《장씨의통》

삼령백출산은 사삼 백출 백복령 산약 감초 각3돈 의이인 연자육 길경 사인 백편두 각1돈반.

비아환은 호황련 5돈 사군자 황련 인삼 신곡 맥아 산사 각3돈반 백출 백복령 감초 각3돈 노회 2돈반. 가루 내어 쌀과 섞어 떡을 만들어 먹는다. 《고금의감》

《비전안과용목론》
○ 아이 감병눈병증. 이 눈이 처음 병에 걸릴 때는 골이 뜨거워 머리 위에 부스럼이 있거나 밤눈증이 많을 때 모르는 사이에 설사를 했기 때문이다. 아프고 눈물이 나와 눈을 뜨기 어려운데 이 때 가로막 사이가 뜨거우면서 간장에 바람

이 들어갔다. 처음 병에 걸릴 때는 때때로 가렵고 깔깔하면서 눈썹을 쥐어뜯고 손톱을 물어뜯으며 코를 비빈다. 그러다가 겉흠이 생기고 붉게 붓고 아프며 눈물이 나와 뜨기 어렵고 눈꺼풀이 딱딱하면서 흰 막이 가득 가린다. 또 햇빛을 싫어해서 얼굴을 아래로 해서 누우며 머리를 들려고 하지 않는다. 이 병은 머리와 얼굴에 뜸을 뜨지 말아야 하는데 눈을 해칠까 두렵다. 눈에 넣는 약도 더욱 꺼려야 한다. 살감산, 퇴예환을 먹으면 효과가 있다.

시로 말한다. 아이 감병 눈병증은 어디에서 왔나. 골이 뜨겁거나 간장에 바람이 일으킨 재앙이네. 또는 설사하면서 몰래 위를 치네. 밤눈증이 많을 때도 생기네. 처음 병에 걸릴 때 때때로 눈을 감는데 가렵고 깔깔하네. 병이 깊으면 겉흠이 생기고 부어서 뜨기 어렵네. 손으로 머리카락을 쥐어뜯고 코를 비비네. 빛 보기를 싫어해서 머리를 들지 않네. 서투르게 헤아려 머리와 얼굴에 뜸을 뜨려고 하네. 쓸데없이 아프게 되어 실제로 슬픔을 견뎌야 하네. 서투른 의사는 가볍게 넣는 것을 이해하지 못하네. 찔러서 부스럼 상처가 생기면 아파지네. 완전히 나으려면 어떤 길을 찾아야 하는가. 약을 먹으면 바람이 감돌아 안개가 열리는 듯하네.

살감산은 방풍 용뇌 모려 각2량 오미자 백지 세신 각1량. 위를 곱게 가루 내어 날마다 빈속에 승늉에 타서 1돈씩 삼킨다.

퇴예환은 현삼 방풍 인삼 복령 석결명 세신 황금 길경 차전자 각1량. 위를 가루 내어 졸인 꿀로 오동나무 씨 크기로 환을 만들어 빈속에 찻물로 10환씩 삼킨다.

《은해정미》
○ 아이 감병 눈병증. 아이 감병눈병증은 부귀한 집안에 많이 생기는 병으로 대개 어버이가 지나치게 사랑하기 때문이다. 어린아이는 풀과 나무의 싹과 같아서 바람과 햇볕과 추위와 이슬이 괴롭히면 견디기 어렵다. 또 어린아이의 오장육부는 가득차지 않았고 기운과 피는 부드럽고 약하다. 그래서 기름에 튀기고 볶은 것과 여러 맵고 비린 음식을 먹지 말아야 한다. 또 돌에서 반년이 지나면 입맛 가는대로 단 음식이나 거위, 오리, 닭, 돼지, 소, 양 등의 고기를 먹인다. 또 방금 밥을 먹었는데 다시 젖을 먹이거나 또는 젖을 먹었는데 다시 밥을 먹인다. 이것은 모두 어버이의 커다란 정에서 나오기 때문에 부귀한 집안에서 이런 증상이 있다.

그러나 가난하고 신분이 낮은 집에도 이런 증상이 있는데 왜 그런가? 한번 먹은 음식이 소화가 되지 않으면 먼저 비장을 해쳐 배가 부풀어 오르고 오후에 열이 나다가 한밤중에 물러간다. 날이 오래되면 머리카락이 드문드문 있고 증상이 변해서 자주 설사를 하며 설사가 심하면 목이 마른다. 이러면서 간장과 쓸개까지 해치면 눈의 흰자위가 빨갛고 눈이 부셔서 햇빛을 피한다. 또 점점 겉흠과 막이 생겨 검은자위를 가리거나 검은콩이나 표고버섯 꼴처럼 솟아나오기도 한다.

치료법은 먼저 안을 치료한 다음에 밖을 치료한다. 달걀에 경분 1~2푼과 사군자씨 1개반, 둥근 파를 몇 알 넣고 젖은 보자기로 싸서 불에 익힌 후 먹인다. 빈속에 잇달아 5~7알을 먹으면 그친다.

또 양간을 삶아 하룻밤 놓아두었다가 야명사를 묻혀 먹는데 삶은 돼지간도 좋다. 맵고 비린 음식을 절대로 꺼려야 한다.

그 흰 막은 음단 일에 양단 칠로 한 약을 젖에 섞어 눈에 넣고 호황련과 선주황련을 함께 달여 먹으면서 측백엽을 끓여 김을 쏘이면서 씻어낸다.

감병으로 간장과 쓸개를 해쳐 눈알이 튀어 나오거나 눈이 멀어버리면 치료할 수 없는 증상이다. 눈이 멀 뿐만 아니라 심하면 목숨까지 해친다. 목소리가 나오지 않고 입이 마르며 손과 다리가 함께 부으면 열에 여덟아홉은 죽는다.

물었다. 어린아이가 감병으로 눈을 해쳐 아프고 눈이 부셔서 눈을 뜨지 못하며 검은자위 위에 검은 구슬 같은 푸른 빛깔의 겉흠이 있거나 또는 흰 막이 눈동자구멍 쪽을 가렸는데 왜 그런가? 대답했다. 이것은 젖을 먹을 때에 과자와 군것, 기름진 것, 뜨거운 독이 있는 음식을 즐겨 먹었기 때문이다. 흔히 비장과 위장에 감병이 생겨서 설사가 그치지 않거나 밤에 열이 밀려온다. 오래되면 감병 벌레가 간장을 해쳐 위로 가서 눈을 친다. 처음에는 눈이 붉고 껄끄러우며 눈이 부시다고 느끼는데 이때 빨리 치료해야 한다. 검은자위 위가 변해서 검은자위 검은구슬증이 되고 설사가 그치지 않으면 거의 치료하지 못한다. 제열음 등의 처방을 먹어야 한다.

오감환은 어린아이 감병 눈병으로 얼굴이 마르고 살갗이 누런빛깔이며 눈이 부셔서 햇빛을 두려워하고 음식과 젖이 소화되지 않는 병을 치료한다. 녹반(덩이를 깨끗이 씻는다) 밀타승(불에 달구어 노랗게 가루 낸다) 야명사 각1량. 위를 가루 낸다. 대추 살을 삶아 찧어 앞의 가루와 함께 기장쌀 크기로 환을 만들어 30~40환씩 아이에 크기를 헤아려 빈속에 숭늉으로 먹는다.

제열음은 대황 지모 방풍 황금 각1량 현삼 충울자 국화 목적 각1량반. 위를 물에 달여 밥 먹고 나서 3첩을 먹는다. 달걀 1개를 써서 사군자씨 3개 경분 2푼을 함께 간 가루를 달걀 안에 넣고 불에 구워 익힌다. 빈속에 먹으며 2~3개를 먹으면 감병 벌레가 없어진다. 다음에 오감환을 먹는다.

오감환은 호황련 5돈 우황 1돈 밀타승 1량 야명사 녹반 3량. 위를 대추 살로 녹두 크기로 환을 만들어 빈속에 30환씩 숭늉으로 삼킨다.

무이환은 어린아이에 다섯 감병을 치료한다. 무이 황련 신곡 맥아(볶는다). 위를 각각 같은 분량으로 가루 내어 밀가루 풀로 녹두 크기로 환을 만들어 10환에서 15환까지 숭늉으로 삼킨다. 다섯 감병은 진피 달인 물로 삼키고 추위와 열이 오고가면 박하 달인 물로 삼킨다.

《세의득효방》
○ 아이 감병눈병증. 어린아이 감병 눈병이 처음 생기면 깔깔하고 가렵다가 오래되면서 부스럼과 겉흠이 생기고 부어

서 눈을 뜨기 어렵다. 빛 보기를 싫어하고 때때로 눈물이 나온다. 이것은 바람이 간장을 쳤거나 설사한 다음에 비워진 뜨거움이 위로 치솟았기 때문이다. 눈에 약을 넣지 말고 앞에 환정산을 먹어야 한다. 나머지 처방은 어린아이 조문에 모든 감병을 본다.

《심시요함》

○ 감병에 해쳤다. 감병은 모두 음식이 알맞지 않거나 배고픔과 배부름이 고르지 않기 때문이다. 배가 커지고 얼굴이 누런빛깔이 되었다가 심하면 목숨을 해치고 가벼우면 눈을 해친다. 이 병에 걸리면 눈을 치료하지 말고 그 감병을 치료해야 눈병이 낫는다. 기름이나 밀가루, 굽거나 튀긴 음식을 절대로 꺼려야 한다.

살펴보니, 아이 감병눈병증은 살쪘거나 말랐는지를 거리끼지 않고 다만 흰자위가 먼저 노란빛깔을 띠고 흰빛깔이 주름지면서 일어난다. 다음에 조금 붉으면서 눈곱이 생기고 눈이 부셔서 뜨지 못하며 위아래 눈꺼풀도 자주 깜박이면서 가만히 있지 않는다. 그러다가 검은자위 위에 둥근 테두리 꼴처럼 흰 막이 생기고 흰 무리가 두텁게 일어나는데 무리 안은 한번 검고 한번 흰빛깔이다.

또 살찐 감병과 마른 감병이 다르지만 감병 눈병은 틀림없다. 살찐 감병은 똥이 콩비지를 거르고 남은 찌기 비슷하고 마른 감병은 똥이 좁쌀처럼 작고 딱딱하면서 말라있다. 이런 감병이 쌓여 눈에 들어가 간장 경맥을 치게 되면 역시 치료하기 어렵다. 아이 감병눈병에 목소리가 안 나오면 목숨이 다했다.

감병 눈병은 축축한 뜨거움이 비장을 쪄서 해쳤네. 나무가 세차고 흙이 약해져 바람독이 생겼네. 목이 마르고 설사하며 배가 커져 푸른 힘살이 드러나네. 눈을 깜박이고 깔깔하면서 가려우며 눈이 부시네. 때때로 코를 문지르고 항상 머리카락을 쥐어뜯네. 축축한 뜨거움으로 벌레가 생기면 가볍게 보지 말아야 하네. 빨리 먼저 소감산을 먹어야 하네. 순식간이나 아주 느리게 눈이 솟아나오네. 노회환으로 순서에 맞춰서 치료하네. 간장이 고르고 비장이 튼튼하면 눈동자를 지키네.

소감퇴운음은 진피 후박(생강즙에 볶는다) 창출(쌀뜨물로 만든다) 나복자(볶아서 갈아 조금은 빻는다) 시호 감초(조금은 굽는다) 지각(밀기울로 볶는다) 결명자(볶아 갈고 빻는다) 길경 청피 황련(술에 볶는다) 밀몽화 치자(검게 볶는다) 황금(술로 볶는다) 신곡(볶는다) 집국화 각각 같은 양. 함께 잘게 썰어 생강 껍질과 등심을 넣고 물 2잔으로 달여 먹는다. 찌꺼기를 다시 달인다.

계폐산은 감병 눈병으로 흰 막이나 흰 겉흠이 생긴 병을 치료한다. 자연히 삭으며 효과가 귀신같다. 수탉(1근 3~4량인 1마리에 걸친 등뼈 피 1덩어리를 받는데 닭폐라고 부르며 폐와 뒤에 약을 함께 짓무르게 간다) 진사(곱게 간다) 3푼 용뇌(곱게 간다) 3리. 세 약재를 함께 곱게 갈아 찐득한 즙을 만들어 좋은 청주로 푹 삶아 먹으면 낫는다.

구미노회환은 잇몸 독이 감병이 된 병을 치료한다. 간장 경맥에 뜨거움이 쌓여 눈에 겉흠이 생기고 이빨이 벌레 먹으면서 잇몸이 짓무르는데 뺨까지 뚫리기도 한다. 또는 간장과 비장에 감병으로 뜨거운 알갱이가 맺힌 병을 치료한다. 귓속에 부스럼이 생겨 물이 나오는데 오줌이 즙처럼 나오면서 속에 맺힌 알갱이가 있거나 똥이 고르지 않고 팔다리와 몸이 마르는 등의 증상이다. 노회 목향 호황련 선주황련(볶는다) 청피 학슬 흰뇌환 흰무이(볶는다) 각1량 사향(가려서 껍질과 털을 없애고 따로 곱게 갈아 가루를 넣고 환을 만든다) 3돈. 함께 곱게 갈아 신곡으로 쑨 풀로 삼씨 크기로 환을 만들어 5푼씩 빈속에 숭늉으로 삼킨다. 병을 헤아려 크거나 작게 쓴다. 모든 날 것, 찬 음식, 기름, 밀가루, 굽거나 튀긴 음식 등을 꺼려야 한다.

생숙지황환은 간장 감병 눈병을 치료한다. 흰 막이 눈자위를 가리고 단단히 감고서 뜨지 않는다. 눈이 부시고 햇빛을 싫어해서 얼굴을 묻고 눕는다. 살갗에 빛깔은 푸르른 노란빛깔이고 세로로 푸른 힘살이 드러나며 열이 많이 나면서 몸이 야윈다. 생지황 숙지황 각5돈 천궁 행인(오래 담가 껍질과 끝을 없앤다) 적복령 호황련(조금 볶는다) 반하(물에 담가 만든다) 천마 지골피 당귀신 지각(밀기울로 볶는다) 감초 각2돈반 큰검은콩(푹 삶아 껍질을 없애고 다시 문드러지게 삶아 즙과 함께 빻아 찐득한 즙을 만들어 앞에 약과 섞은 다음에 졸인 꿀을 넣는다) 45알. 위를 곱게 가루 내어 졸인 꿀로 용안육 열매 크기로 환을 만들어 빈속에 끓인 물에 녹여 삼킨다.

계간산은 아이 감병 눈병을 치료한다.
붉거나 붓지 않고 아프지도 않은데 다만 눈을 뜨면 빛을 싫어할 때 이 약으로 치료한다. 천오(큰 것으로 껍질을 벗기고 날 것을 쓴다) 1개 좋은배자454) 1자. 위를 곱게 가루 내어 5살이면 1돈을 수탉간 1개를 깨끗이 씻어 힘살 막을 없애고 대나무 칼로 얇게 쪼개 약을 안에 넣고 조릿대 잎으로 싸서 삼 껍질로 묶어 붙매인다. 쌀뜨물 반잔을 넣고 도자기 그릇에서 푹 삶아 썰어서 빈속에 잠자려고 할 때 간을 삶은 물로 차갑게 먹는다. 골이 뜨거워서 눈을 감고 콧속이 마르면 통정산을 불어넣는다.

용담노회환은 삼초 또는 간장과 쓸개 두 경맥에 뜨거운 바람이 쌓여서 생긴 구름겉흠을 치료한다. 또 나력증이 맺혀서 귓속에 부스럼이 생기며 추워하면서 아픈 병을 치료한다. 또 비워진 불이 안에서 타올라 팔다리가 야외고 열이 나면서 목이 마르다. 음식을 적게 먹고 배가 고르지 않으며 입 안에 부스럼이 있고 이빨과 잇몸이 짓무르는 병을 치료한다. 또 이빨이 벌레를 먹어 빠지고 뺨이 썩어 문드러지며 아랫도리에 부스럼이 생기는 등에 병을 치료한다. 노회 호황련(볶는다) 용담초 각1량 천궁 무이 6돈 당귀신 백작약 각1량반 목향 8돈 감초(굽는다) 5돈. 위를 곱게 가루 내어 졸인 꿀로 둘을 10환씩 만들어 크기를 헤아려서 끓인 물에 녹여 삼킨다. 이 처방에서 백작약은 피를 고르게 하면서 비장과 위장을 북돋고 당귀는 핏줄을 길러 임금으로 삼는다. 노회는 감병을 없애면서 뜨거움을 내리고 호황련은 뼈에 찌는

---

454) 아직 가마에서 굽지 않은 벽돌.

뜨거움을 다스려서 신하로 삼는다. 용담초는 모든 눈병을 치료하고 무이는 감병 벌레를 죽이면서 다섯 감병 안에 아픈 기운을 몰아내며 천궁은 맑은 기운을 위로 올려서 도우미로 삼는다. 목향은 기운을 고르게 하고 감초는 모든 약을 조화롭게 해서 심부름꾼으로 삼는다.

소감산은 쌓인 감병으로 눈에 겉흠과 막이 생겨 눈자위를 가린 병을 치료한다. 사군자는 흰 것으로 기름을 없앤다. 뇌환은 껍질을 벗기고 흰 것을 쓰는데 붉은 것은 사람을 죽여서 쓰지 않는다. 쌀뜨물에 창출 조금을 담갔다가 뇌환과 창출을 함께 불에 볶는다. 창출을 없애고 뇌환만을 볶아 말린다. 위를 각각 같은 분량을 곱게 가루 내어 1살이면 1푼을 쓴다. 남자는 암탉 간을 쓰고 여자는 수탉 간을 쓴다. 쇠 그릇에 닿지 않도록 힘살 막과 핏줄을 깨끗하게 없애고서 반쯤 푹 삶아 약을 찍어 먹는다. 서너 번도 먹지 않아서 효과를 본다. 겉흠이 진하면 목적(태운 재) 웅황 진주(따로 곱게 간다) 각 1돈을 앞에 약에 넣어 먹는다.

천마환은 간장 감병과 바람 감병, 감병 눈병을 치료한다. 청대 천마 야명사(조금 볶는다) 오령지 천궁 노회 천황련(볶는다) 각3돈 용담초 선태(머리와 다리를 없앤다) 방풍 각1돈반 마른두꺼비머리(노릇하게 눕는다) 3돈 전갈(불에 말린다) 2개 사향 조금. 위를 곱게 가루 내어 돼지 쓸개즙에 담갔다가 찐 쌀가루로 삼씨 크기로 환을 만들어 10환씩 박하 달인 물로 삼킨다. 녹여 삼켜도 된다.

《장씨의통》

○ 아이 감병눈병증은 모두 음식이 많이 먹어 비장을 해쳤기 때문이다. 배가 부풀어 있고 오후에 열이 나서 밤이 되어서야 물러난다. 날이 오래되면 아주 적은 설사를 하는데 설사가 심하면 목이 마르다. 이렇게 음식이 쌓여 열이 나다가 오래되면 간장과 쓸개를 해쳐 흰자위가 붉고 검은자위에 점점 겉흠과 막이 생겨 가득 가리면서 검은콩이나 표고버섯 꼴로 솟아나온다.

결명계간산이다. 또는 양간에 야명사를 묻혀 먹인다. 또 녹반 1량을 만두 속에 들어있는 소를 빼고 싸매서 밖이 검을 때까지 굽다가 안이 빨갛게 되면 꺼낸다. 밀타승과 야명사를 같은 분량으로 가루 내어 대추 살을 삶아 찧어 기장쌀 크기로 환을 만들어 아이에 크기를 헤아려 20~30환씩 먹는다. 빈속에 숭늉으로 삼키며 절대로 음식을 꺼려야 한다. 막은 사람젖을 자주 눈에 넣으면 없어진다. 목소리가 나오지 않고 입이 마르면서 손과 다리가 함께 부으면 열에 하나도 치료하기 어렵다.

《의종금감》《안과심법요결》

○ 아이 감병눈병증 노래. 아이 감병눈병증은 간장과 비장에 병이네. 붓고 아프며 깔깔하면서 눈물이 나오고 겉흠이 눈동자구멍 쪽을 가리네. 손톱을 물어뜯고 코를 비비며 얼굴을 아래로 해서 눕네. 사미비아환인 신곡, 맥아, 무이, 황련을 쓰네.

사미비아환 처방은 신곡(볶는다) 맥아(볶는다) 무이 황련(볶는다) 각각 같은 양. 위를 곱게 가루 내어 고르게 섞어 묽은 밀가루 풀로 오동나무 씨 크기로 환을 만들어 1돈씩 빈속에 끓인 맑은 물로 삼킨다.

쉽게 풀이함. 아이 감병눈병증은 처음에 음식 때문에 비장을 해쳤다가 오래되면서 간장이 뜨거워져 위로 치솟았다. 붓고 아파서 눈을 뜨기 어렵고 은근히 깔깔하며 눈물이 많다가 점점 흰 막이 생겨 구름 겉흠이 눈동자구멍 쪽을 가린다. 밖에서는 눈썹을 쥐어뜯고 손톱을 씹으며 코를 비빈다. 얼굴을 아래로 해서 누우려고 하고 머리를 들려고 하지 않는다. 사미비아환을 오래 먹으면 효과가 있다.

《동의학사전》

○ 감독안, 감안, 감질상목, 안감, 감적상목. 외장 눈병의 하나. 어린이 감질 때 백정과 흑정이 마르면서 밤눈증이 있는 병증을 말한다. 비위허약, 정혈부족으로 눈을 영양하지 못할 때, 간열이 위로 치밀었을 때 생긴다. 초기에 백정(구결막)이 마르고 거무스름한 색을 띠며 눈알을 돌릴 때 주름이 잡힌다. 눈을 깔깔하고 시굴며 해질 무렵부터 잘 못 본다. 이 시기가 지나면 흑정 표면(각막상피)은 말라 흐려져 예막이 생기며 가운데 부위는 점차 연화되어 황액상충(전방축농), 해정(홍채탈출), 선라첨기(각막포도종)가 생긴다. 심할 때에는 눈알이 위축되어 눈이 멀게 된다. 이밖에 설사와 기침이 있고 목소리가 쉰다. 비위가 허해서 온 것은 비위를 보하는 방법으로 삼령백출산을, 간열비허로 온 것은 간열을 내리우고 비를 보하는 방법으로 비아환, 저간산 등을 가감하여 쓴다. 이밖에 초기 밤눈증만 있을 때에는 간유, 비타민A, 동물의 간 등을 쓰며 눈에는 간유, 항생제 연고 등을 넣는다. 각막연화증에 해당한다고 본다.

11) 아이 두진눈병증

두진의 뜨거운 독이 눈에 들어가 생긴 병증이다. 눈이 붉고 눈물이 나오며 눈이 부시고 깔깔하다. 때로는 검은자위에 겉흠이 생겨 눈을 뜨지 못하고 잘 보지 못한다. 천연두나 홍역의 후유증으로 오는 눈병이다. 최근에는 천연두나 홍역이 그리 흔하지 않고 거의 없기 때문에 처방을 쓸 기회가 없지만 혹시 담마진이나 홍역 뒤에 열이 눈에 들어가서 생긴 각막혼탁에 응용해 볼 수 있다.

원인과 치료는 아래 책을 본다.

황백고는 두진이 나왔을 때 치료한다. 얼굴에 바를 때는 고수풀 술을 쓴다. 황백(껍질을 벗긴다) 1량 감초 4량 새녹두 1량반. 위를 곱게 가루 내어 기름에 타서 귀 앞에서 눈 주위까지 하루 2~3번 진하게 바른다. 일찍 쓰면 부스럼이 얼굴 위에서 없어지거나 적어진다. 《소아약증직결》

조간산은 두진이 눈으로 들어가지 않게 한다. 두진에 뜨거운 독이 크게 세찰 때 쓴다. 감초(굽는다) 5돈 서각(없으면 승마로 바꾼다) 대황(썰어 볶는다) 상백피 조구등 천화분 석고(달군다) 황금 목통 형개 방풍 우방자(볶는다) 자초 진피(흰 것 없앤다) 용담(뿌리머리를 없앤다) 각2돈. 위를 썰어 가루 내어 맑은 물에 달여 밥 먹고 나서 따뜻하게 먹는다.《보제방》

곡정초탕은 마마나 홍역으로 눈이 붉고 눈물이 나오며 눈이 부시고 깔깔하면서 검은자위에 겉흠이 생긴 병을 치료한다. 곡정초 백작약 형개 현삼 우방자 연교 결명자 감국 용담초 길경 등심 금은화 치자 자초 각1돈. 물에 달여 수시로 마신다. 등심은 직접 베서 껍질 채로 말려서 쓴다.《심시요함》

홍화산은 홍화 연교 자초 대황 적작약 생지황 당귀 감초 등심 대나무잎 석결명 곡정초 녹두피 각1돈. 물에 달여 밥 먹고 나서 먹는다.

대결명산은 홍역 후 결막염과 각막염이 합병되었을 때 쓴다. 석결명 1량 결명자 강활 치자 목적 청상자 적작약 각5돈 대황 형개 각2돈반. 가루 내어 한 번에 2돈씩 맥문동 달인 물에 타서 밥 먹고 나서 먹는다.《의림촬요》

《제병원후론》

○ 눈에 물집 부스럼이 생긴 증상. 눈은 간장에 조짐이다. 오장육부의 가장 알짜가 위에서 눈을 기른다. 오장육부에 뜨거움이 있으면 기운이 간장으로 타고 들어갔다가 눈으로 치솟아 뜨거운 기운이 맺힌다. 그래서 눈자위 위에 물집 부스럼이 생긴다.

《비전안과용목론》

○ 아이 두진눈병증. 이 눈이 처음 병에 걸릴 때는 어른이나 아이를 거리끼지 않고 한번은 두진을 앓는다. 부스럼을 앓을 때 눈 속에 들어갔다고 느끼면 확실히 쉬면서 삼가고 꺼려야 한다. 음식을 꺼리거나 쉬지 않으면 아프면서 눈물이 나오고 붉으면서 깔깔하며 햇빛을 싫어해 뜨기 어렵고 딱딱하게 부으면서 은색 같은 겉흠이 있게 된다. 이것은 뜨거운 기운이 간장에 있다가 위에 눈으로 치솟고 또 간장과 가로막에 독이 막혔기 때문에 겉흠이 가린다.

진피탕으로 씻은 다음에 양간환을 먹어야 한다. 찔러 피를 내서는 안 된다. 눈에 넣는 약도 집적거리고 건드려서 눈을 해칠까 두렵다. 아픔이 멈추었을 때 눈에 겉흠을 없애는 약을 넣는다.

시로 말한다. 사람의 아들로 한번 태어난 몸이네. 두진을 반드시 앓는다고는 말할 수 없네. 뜨거운 기운이 간장에 있다가 위로 가서 눈꺼풀을 치네. 뜨기 어렵고 딱딱하게 부으며 눈이 부시네. 눈이 아프고 흰 은색처럼 겉흠이 나오네. 두 손으로 억지로 할 필요가 없네. 오히려 터뜨린 다음에 울부짖을까 두렵네. 순조로울 때 정성스럽게 보살피네. 물푸레껍질을 물에 달여 자주 씻어주네. 약을 먹어도 1년 정도 조금 있다고 알려주네. 환자가 이 치료로 바탕을 삼네. 늙을 때까지 눈이 밝네.

진피탕은 물푸레껍질 2량 진교 세신 방풍 각1량 감초 5돈. 위를 가루 내어 가루 1돈을 물 1잔으로 3~5번 끓어오르도록 달여 뜨거울 때 흘려서 눈을 씻으면 효과가 있다.

양간환은 방풍 2량 황금 충울자 현삼 대황 지모 각1량 인삼 복령 각1량5돈.

위를 가루 내어 졸인 꿀로 오동나무 씨 크기로 환을 만들어 빈속에 찻물로 10환씩 삼킨다.

《은해정미》

○ 아이 두진. 아이 두진은 100살 부스럼이라고 부르는데 어른이나 아이를 거리끼지 않고 모두 한번은 앓는다.

두진에 물집은 눈에 들어가는데 두진은 둘로 나눈다. 두진 부스럼이 처음 살갗 위에 있을 무렵에는 눈을 감은 채 뜨지 않고 눈 위에 두진 부스럼이 있으며 점이 검은자위 위에 있어서 쉽게 치료한다. 빨리 익모초를 달여 하루 3번 김을 쐬고 다시 음단 하나에 양단 다섯으로 해서 드렁허리 피에 타서 눈에 넣는다. 먹는 음식과 밤에 우는 것을 꺼리고 젖어미도 음식을 꺼린다. 두진에 물집이 완전히 나으면 눈이 점점 떠지고 눈 속에 있던 물집도 따라서 낫는다.

또 하나의 병증이 있다. 두진에 물집을 앓은 다음에 부스럼 딱지가 다 떨어졌는데 살찌고 튼튼한 사람이 갑자기 눈 속이 붉고 껄끄러운 경우이다. 이것은 남은 독이 간장에 맺혔다가 나타났기 때문이다. 이 병증은 매우 해롭고 치료를 못하면 눈을 해치는 경우가 많다. 차전초 같은 물을 자주 마시게 한다. 간장경맥에 뜨거운 독을 씻어 물리치기 위해 익모초로 씻고 드렁허리의 피를 약에 타서 눈에 넣는다. 《내경》에서 '두진을 앓은 다음에 독기가 간장에 뭉쳐 기운이 빠져나가지 못해서 눈을 치고 눈알을 해치면 원래 치료법이 없다.'고 하였다.

물었다. 어린아이가 이 병증이 눈으로 들어갔는데 왜 그런가? 대답했다. 어린아이에게 두진이 생기는 것은 모두 오장에 뜨거운 독기운이 막혀서 머무르기 때문이다. 이 뜨거운 기운이 간장과 가로막에 있다가 눈으로 들어간다. 그러면 아프고 눈물이 나며 눈이 부셔 햇빛을 꺼리고 눈을 뜨지 못하다가 마침내 눈 속에 부스럼이 생기고 오래되면 흰 막으로 변한다. 처음 부스럼이 눈 속에 들어가 붉고 깔깔하다고 느낄 때 빨리 약으로 그 독을 빼내고 밖으로 겉흠을 물리치는 약을 넣어야한다. 그렇게 하지 않으면 평생 병을 앓는다. 먼저 진피탕으로 눈을 씻고 홍화퇴예산을 먹으면 효과가 있다.

진피탕은 눈을 씻는다. 물푸레껍질 진교 방풍 세신 각1량 감초 1돈. 위를 물 2잔으로 1잔반이 되게 달여 뜨겁게 씻는다.

홍화산은 홍화 연교 당귀 생지황 자초 대황 감초 적작약. 위에 등심, 대나무잎을 넣어 물에 달여 먹는다.

퇴예산은 저간산이다. 진짜합분 곡정초 야명사. 위를 곱게 가루 내어 돼지간 2량을 쪼개 안에 약을 끼워 넣고 삼실로 단단하게 묶어 삶는다. 물이 차가워지면 간과 약을 함께 잘게 씹어서 삶은 간을 즙으로 만들어 삼킨다. 모든 독 있는 음식을 먹지 말아야 한다.

○ 아이 두진눈병증. 물었다. 어린아이가 두진이 눈으로 들어갔는데 왜 그런가? 대답했다. 어린아이가 어미의 뱃속에서 독을 받으면 반드시 두진이 생긴다. 물집이 돋을 때는 오장에 있던 뜨거움이 함께 치거나 간장이 뜨거움을 심하게 받

앉기 때문이다. 그러면 반드시 눈 속에 물집이 생긴다. 양간산을 먹어야 한다.
 양간산은 결명자 천화분 감초 적작약 녹두피 곡정초. 위를 가루 내어 6돈씩 꿀물에 타서 삼킨다.
 물었다. 어린아이가 두진으로 눈을 해치는데 왜 그런가? 대답했다. 안으로 오장에 비워진 뜨거움이 위를 쳤다. 치료법은 《내경》에서 '절대로 남은 독을 빼내려고 하지 말고 조금 서늘한 약으로 조화롭게 풀어야 한다.'고 했다. 이 증상이 처음 일어나면 눈자위 위가 붉은 자줏빛이면서 깔깔하고 아프다. 통신산을 쓰거나 차전자풀을 갈아 꿀물에 타서 자주 먹어 간장 속에 삿된 불을 씻어 없앤다. 빛까지 잃고 눈자위 속에 겉흠이 있으며 가끔 움푹 들어간 경우가 있다. 《내경》에서 '두진이 생긴 다음에 독이 간장에 뭉쳐 눈알을 해치면 치료법이 없다.'고 하였다.
 통신산은 어린아이에 두진 물집을 치료한다. 이것으로 독을 풀 수 있다. 흰국화 녹두피 곡정초 석결명(불에 달군다). 위를 같은 분량으로 가루 내어 2돈씩 곶감 1개와 쌀뜨물 1잔과 함께 달여 물이 마르면 아무 때나 먹는다. 달인 약을 먹을 수 있으면 이 처방을 달여 먹어도 좋다.
 구고관음산은 길경 당귀 연교 고본 세신 창출 용담초 강활 황련 지모 황금 황백 천궁 시호 방풍 승마 생지황 홍화. 위를 같은 분량으로 졸인 꿀로 환을 만든다. 삼킬 수 있으면 40~50환씩 먹는데 작으면 헤아려서 먹는다.
 통신산은 국화 곡정초 밀몽화 녹두피 창출 석결명 감초 황금 선태 목적. 위를 각각 같은 분량으로 해서 물에 달여 밥 먹고 나서 따뜻하게 먹는다.

《세의득효방》
○ 아이 두진눈병증. 눈꺼풀에 두진을 앓다가 뜨거운 기운이 눈자위 속까지 뚫고 들어갔다. 아프고 눈물이 나오며 은색 조각 같은 겉흠이 있고 붓고 깔깔해서 뜨기 어렵다. 시호산을 먹어야 한다.
 시호산은 시호 황금 작약 각반량 감초 1푼. 위를 썰어 가루 내어 3돈씩 물 1잔으로 달여 어른과 어린아이에 따라 더하거나 덜어서 먹는다. 더불어 약을 떨어뜨려 씻는다.

《향약집성방》
○ 아이 두진눈병증. 《성혜방》에서 말했다. 두진 눈병증은 상한병이나 때에 다니는 열병에 걸려 독기가 눈을 찌기 때문이다. 눈은 깔깔하면서 아프고 군데군데 대모거북 색처럼 울긋불긋하고 위에 좁쌀알 같은 부스럼이 생긴다. 눈에 약을 넣어서는 안 된다. 눈에 들어가면 눈이 짓무르는데 눈은 말라있어야 한다. 또 콩알 같은 부스럼이 눈에 들어가면 눈 속에 물집이 있으면서 아프고 눈이 부으면서 뜨지 못한다.
 눈에 약을 넣지 말고 부스럼이 나오기를 기다리면 눈은 점점 낫는다. 오직 비장과 폐장을 잘 통하게 하고 뜨거운 독을 풀면서 고르게 하는 서늘한 약을 조금씩 먹는다. 또 눈꺼풀 위아래에 고약을 붙여 독기운이 빠져나가게 해도 좋다. 이런 이치에 밝지 않고 눈에 약을 넣는다면 물집이 터지면서 고름과 피가 함께 나온다. 두 아이가 함께 해쳤어도 부스럼이 물러난 다음에 눈에 약을 넣어야 괜찮다.

《득효방》에 두진이 눈으로 들어간 병을 치료한다. 어두우면서 겉흠이 있을 때 더욱 좋다. 토끼똥을 불에 말려 가루 내어 좋은 찻물에 타서 먹으면 편해진다. 두진에 부스럼이 편해지기를 기다린 다음에 이 약을 먹는다.

《위생십전방》은 두진이 눈으로 들어갔다고 처음 느꼈을 때 치료한다. 제비집 안에 진흙을 풀을 없애고서 곱게 갈아 새로 길은 물에 골고루 타서 긴 떡처럼 만든다. 먼저 깨끗한 비단 조각으로 눈을 가리고 떡을 눈 위에 놓고 잠을 자면 며칠이 지나 낫는다. 병이 오래되었으면 이 방법은 쓰지 않는다.

《증치준승(유과)》

○ 아이 두진눈병증일 때 비워졌으면 찬약을 써서는 안 되고 보조개처럼 들어가기를 기다린 다음에 치료한다. 눈에 겉흠이 있더라도 눈에 넣는 약을 절대 쓰지 말고 피를 잘 돌게 하고 독을 풀어야 한다. 오장이 조화롭게 되면 겉흠은 당연히 스스로 없어진다. 눈에 넣는 약을 잘못 쓰면 이롭지 않을 뿐만 아니라 오히려 해롭다.

주단계가 말했다. 두진으로 눈을 해쳤을 때는 반드시 생치자, 적작약, 결명자, 당귀(수염뿌리), 연교, 방풍, 길경, 승마를 작은 첩으로 해서 가루 내어 섞어서 먹는다. 눈에 빛이 없더라도 백일이 지난 다음에는 피와 기운이 완전히 돌아와서 스스로 밝아진다.

장병이 말했다. 두진 다음에 남은 독이 눈을 쳐서 붉거나 검은 겉흠과 막이 생긴 병을 치료한다. 사물탕에 형개, 방풍을 더 넣어 달여 먹는다. 함께 검은콩껍질, 곡정초, 해합455), 감초를 같은 분량으로 가루 내어 익힌 돼지간을 썬 조각으로 찍어 먹으면 효과가 아주 좋다. 한 처방은 두진에 독으로 생긴 눈에 겉흠을 치료하는데 강서합분456), 검은콩껍질, 감초, 밀몽화를 같은 분량으로 가루 내어 타서 먹는다.

주단계가 말했다. 두진 다음에 생긴 겉흠에 여러 번 먹으면 효과가 있다. 위령선, 음양곽을 같은 분량으로 깨끗이 씻어 불과 해를 보지 않도록 하면서 곱게 가루 낸다. 때에 맞춰 먹는데 세 번째는 쌀을 삼켜야 한다.

전씨가 말했다. 황백고는 두진이 처음 나올 때 얼굴에 발라 눈을 지킨다. 처방은 증상을 치료하는 큰 방법을 본다. 조간산은 부스럼 물집이 아주 많이 나왔을 때 먹으면 눈으로 들어가지 않는다. 처방은 두진을 본다. 양간산은 아래 밀몽화산으로 처방은 《활인법》을 본다.

선태산은 두진이 눈으로 들어간 병을 치료한다. 반년 동안 이미 속에 있어도 1개월이면 효과가 있다. 돼지발톱(항아리 안에 넣고 소금진흙으로 꽉 막고 태

---

455) 가무락조개 껍질.

456) 《본초강목》에서 '해합분은 바다에서 나는 합분이고 강이나 호수에서 나는 합분은 蚌粉이다.'라고 하였다. 보통 합분은 바다에서 나는데 여기 강서합분은 강에서 나는 합분을 말하는 듯하다.

워 재를 남긴다) 2량 선태(흙을 없애서 가루로 만든다) 1량. 위에 두 약재를 갈아 영양각 2푼을 곱게 갈아 넣고 골고루 섞는다. 1자씩 먹는데 백일이 지난 아이는 1~2푼을 세 살이면 3~4푼을 좁쌀을 오래 끓여 만든 미음이나 신선한 물에 타서 낮에 서너 번과 밤에 한두 번을 밥 먹고 나서 먹는다. 일 년 이상이면 치료하지 못한다.

두진이 눈에 들어간 병을 치료한다. 마발 뱀허물 각반량 조협 14알. 위를 작은 항아리 속에 넣고 소금진흙으로 꽉 막은 다음 태워 남은 재를 곱게 간다. 따뜻한 술에 타서 3돈씩 밥 먹고 나서 삼킨다.

두진이 눈에 들어가서 겉흠이 있기도 하는 병을 치료한다. 과루근 반량 뱀허물 2돈. 위를 곱게 가루 내어 양간 1개를 쪼개 약 가루 2돈을 넣고 삼실로 움직이지 않게 맨다. 쌀뜨물로 삶아 익혀서 자주 먹는데 아이가 간을 먹지 못하면 젖어미가 많이 먹는다. 또 다른 처방은 선태 가루를 양간을 끓인 물에 타서 2~3돈씩 먹는다.

《해장》지황산은 어린아이가 심장과 간장에 뜨거움이 막혀 눈이 붉게 붓고 아프면서 붉은 겉흠이 생겼거나 흰 막이 눈동자구멍 쪽을 가린 병을 치료한다. 주위에 흩어져 있으면 더욱 치료하기 쉽다. 갑자기 검은자위를 가리면 눈을 많이 멀게 되는데 빨리 이 처방을 써야 한다. 두진이 눈에 들어간 병을 치료한다. 숙지황 당귀 각1푼 황련 대황(굽는다) 방풍 강활 생서각(가루로 낸다) 선태(흙을 없앤다) 목적 곡정초 백질려 사원질려457) 각1돈 생지황 목통 감초 각1돈반 현삼 5푼. 위를 곱게 가루 내어 1자나 5푼씩 먹는데 아이에 크기를 헤아려 더하거나 줄인다. 양간을 달인 물에 타서 밥 먹고 나서 낮에 3번 밤에 1번 먹는다. 음식을 꺼리고 쉬어야 하며 어른도 치료한다.

이동원이 말했다. 두진에 뜨거운 바람이 있으면 독으로 겉흠과 막 테두리가 눈자위를 가린다. 사청환으로 치료하면 큰 효과가 있으며 처음 느낄 때는 쉽게 치료한다. 또 말했다. 대나무잎 달인 물에 사탕 물을 타서 사청환 2환을 삼키면 조금씩 점점 설사를 하는데 효과가 아주 좋다. 눈으로 들어가면 결명산, 발운산, 밀몽화산, 통성산, 합분산 같은 약을 쓰는데 이 책에는 나오지 않는다.

왕해장이 '병에 걸렸을 때 경맥에 따라 쓰지 말고 독이 눈 속으로 들어가지 않게 해야 가장 좋다. 그리고 눈은 다섯 수레바퀴가 있으니까 그 책임을 찾아야 한다.'고 말했다. 이 말은 치료하지 못하게 된다는 말이다.

결명산은 부스럼과 두진이 눈으로 들어간 병을 치료한다. 왕해장에서 '이것은 소양경과 태음경에 약이다.'라고 하였다. 결명자 과루인 각반량 적작약 감초(굽는다) 각1푼. 위를 곱게 가루 내어 사향을 조금 넣고 고르게 해서 2돈씩 익히지 않은 날 쌀뜨물에 타서 자기 전에 먹는다.

---

457) 백질려는 납가새과에 납가새의 성숙한 씨앗. 사원질려는 콩과에 편경황기와 화황기의 씨앗. 백질려와 다르게 가시가 없다. 백질려는 뜨거운 바람을 흩어지게 하지만 사원질려는 오로지 족소음신경으로만 들어가서 신장을 북돋운다.

발운산은 두진에 물집이 눈에 들어가 겉흠이 생긴 병을 치료한다. 진짜 상표초 1량을 검게 구워 곱게 갈고 찧어 가루를 낸다. 사향을 조금 넣고 2돈씩 쌀뜨물에 타서 삼킨다.

　밀몽화산은 어린아이가 두진이 눈에 들어갔거나 죄가 없는 감병 기운이 눈에 들어간 병을 치료한다. 밀몽화 3량 청상자 결명자 차전자 각1량. 위를 가루 내어 골고루 섞는다. 양간 큰조각 한 개를 얇게 깎아 위에 뿌리고 축축한 종이 속에서 구워 익힌다. 많고 적음을 헤아려 빈속에 먹는다. 전씨와 왕해장은 양간산이라고 하였다.

　통성산은 두진에 부스럼이 눈으로 들어가 겉흠이 생긴 병을 치료한다. 흰국화(없으면 감국을 쓰지만 백국처럼 좋지 않다) 녹두피 곡정초(뿌리를 없앤다) 1량. 위를 곱게 가루 내어 크게 1돈씩 곶감 1개와 쌀뜨물 1잔으로 같이 달인다. 쌀뜨물이 다 졸면 곶감에서 씨를 빼고 때에 얽매이지 말고 하루 3개를 먹는다. 병이 생긴 날이 가까우면 5~7일이고 멀면 반 개월에 효과가 있다.

　합분산은 어린아이가 부스럼이 눈에 들어간 병을 치료한다. 곡정초 합분 각각 같은 양. 위를 곱게 가루 내어 1돈 분량으로 해서 돼지간 1량 정도를 쪼개 약을 넣고 묶는다. 얼룩조릿대 속에 넣고 삼실로 움직이게 않게 묶어서 물 한 대접으로 익도록 삶는다. 도자기 병 입구에 눈을 들이밀어 눈에 김을 쏘이고 따뜻할 때 먹는다. 이것을 하루씩 먹는데 10일이 지나지 않아 물러간다.

《증치준승》

○ 두진에 남은 독으로 생긴 증상. 두진은 가장 심한 독이고 스스로 타고나서 오며 나쁜 독이 깊고 오랫동안 쌓여 있기 때문에 옛날부터 100살 부스럼이라고 불렀다. 사람이 100살을 사는 중에 반드시 피할 수 없다는 뜻이다.

　두진이 나타나면 모든 경맥에 맑고 순수하며 크게 조화로운 기운이 어지럽게 된다. 바른 기운이 크게 비워지면 삿된 것이 비워짐을 틈타 들어오는데 각각 그 들어온 것에 따라 병이 된다. 눈은 간장과 쓸개의 구멍이다. 간장과 쓸개는 맑고 깨끗한 집으로 삿된 것과 바른 것이 함께 있지 못한다. 지금 흐린 삿된 것이 뜨겁게 찌면 생기고 기르는 근원을 잃어버리기 때문에 병이 쉽게 들어온다. 모두 이 때문에 사람이 구할 수 없고 또 해치게 되는 원인이다. 병에 걸렸을 때 땀을 내는 음식을 지나치게 먹었거나 아주 따뜻하게 품었거나 뜨거운 약을 잘못 주었거나 달고 신 음식을 많이 먹었으면 병이 된다. 또 병이 지난 다음에 비워져서 돌아오지 않았는데 맵고 말리고 기름진 음식을 멋대로 먹었거나 애써서 눈을 썼거나 옷을 말린다고 불을 쬐었거나 모래바람이나 연기를 무릅써서 병이 된다. 어둡게 가리면서 눈물이 흐르는 눈속증이 된다. 또 붉게 짓무르고 별 겉흠이 되는 눈겉증이 된다. 또 남은 삿된 것이 쌓여서 누런패인 눈겉흠증, 검은자위 노란즙차오름증, 흰패인 눈겉흠증, 검은자위 게눈증 등에 증상이 심해지면서 눈이 울퉁불퉁해진다. 또 남아있는 삿된 것이 우연히 흘러 붉은 핏줄이 있고 눈이 부시며 작고 옅은 겉흠 등에 증상이 있다가 가벼워서 스스로 없어진다. 이렇게 가볍거나 심하고 얕거나 깊으며 또 각각 사람에 따라 어겨서 받는 병이 하나가 아니다. 증상을 조사하고 경맥을 잘 살펴서 치료하면서 하나에 얽매이지 말아야 한다. 반대로 하면 심하게 변해서 해치게 된다.

대개 두진 다음에는 사람은 같아도 다시 만들어졌기 때문에 일반 사람과 견주어 같지 않다. 잘못하면 평생 해치게 되므로 이 길을 가는 사람은 더욱 조심해야 한다. 대개 일찍 치료하면 쉽게 물러나고 변하지 않는다. 그러나 느리게 치료한다면 변하지 않더라도 피와 기운이 붙박지 않을까 두렵다. 쉽게 치료할 수 있는 증상도 느리게 물러난다. 지금 사람들은 두진만을 보고 눈병을 치료하지 못한다고 한다. 눈동자를 해치지 않았다면 오래되어도 치료할 수 있는 이치가 있다는 것을 모른다. 오래되어 피가 붙박고 알짜가 엉겨서 겉흠이 가라앉고 매끄러우면서 깔깔한 경우에만 치료하지 못할 뿐이다.

예중현이 '두진에 남은 독으로 해치면 뜨거운 바람을 억누르지 못한 병과 조금 같으면서 다르다. 모두 영양각산으로 주로 치료하고 똥이 딱딱하지 않으면 망초, 대황을 줄인다. 21일이 차지 않아서 병이 생기면 소독화반탕으로 주로 치료한다.'고 말했다.

왕해장에서 '이동원 선생이 치료한 다음에 뜨거운 바람독으로 겉흠이 무리 져서 눈자위를 가렸을 때 사청환으로 빼냈는데 효과가 컸다. 처음 느낄 때는 쉽게 치료한다.'고 말했다. 나머지는 두진 조문을 자세히 본다.

영양각산은 어린아이가 반진에 걸린 다음에 남은 독이 풀어지지 않다가 위로 가서 눈을 친 병을 치료한다. 겉흠이 생기고 눈이 부시며 눈곱과 눈물이 함께 많고 붉게 부어 눈을 감고 있다. 영양각(빻아 가루로 낸다) 황금 황기 결명자 차전자 승마 방풍 대황 망초 각각 같은 양. 한번 먹게 만드는데 물 1잔으로 반 잔이 되게 달여 찌꺼기를 없애고 조금 뜨겁게 해서 먹는다. 이 처방에서 영양각은 눈을 밝게 해서 임금으로 한다. 승마는 족태음경을 북돋아 안을 튼튼하게 해서 그 독을 쫓으며 황기는 수태음경을 북돋아 밖을 튼튼하게 해서 그 삿된 것을 다스려서 신하로 한다. 방풍은 맑은 양을 올라가게 하고 차전자는 흐린 음을 빼내서 도우미로 한다. 결명자는 붉고 아프며 눈물이 흐르는 것을 치료하고 황금, 대황, 망초는 그 꼭 붙어있는 뜨거움을 쳐서 심부름꾼으로 한다. 그러나 대황과 망초는 아주 쓰면서 찬 약이다. 똑똑한 사람은 그 비워짐과 채워짐을 헤아려 더하거나 줄여야 한다. 21일을 채우지 않았는데 눈병이 생겼다면 소독화반탕으로 주로 치료한다.

소독화반탕은 어린아이가 반진이 21일을 채우지 않고서 생긴 눈병을 치료한다. 나머지 치료는 위와 같다. 강활 승마 방풍 마황 각5푼 황련 당귀 황백(술로 만든다) 연교 각3푼 고본 황금(술로 만든다) 생지황 창출(쌀뜨물에 담갔다 볶는다) 천궁 시호 각2푼 세신 백출 생황금 진피 생감초 소목 갈근 각1푼 오수유 홍화 각반푼. 1번 먹게 만드는데 물 2잔으로 1잔이 되게 달여 찌꺼기를 없애고 조금 뜨겁게 먹는다. 이 처방은 눈에만 효과가 있지 않지만 대개는 오로지 반진 치료약에만 놓는다. 지금 반진을 치료하는 약으로 눈을 치료하려면 그 독이 항상 매우 세차고 또 눈을 해친다. 반진을 내보내려면 처음에 방광에 물이 소장에 불을 이겨야 하는데 강활, 고본은 족태양경을 치료하는 약이다. 다음에 신장 경맥에 물이 또 심장 불을 이겨야 하는데 세신은 소음경을 주관하는 약이다. 그래서 임금으로 한다. 마지막에 두 불이 매우 세차면 오히려 차가운 물을 만들기 때문에 황금, 황련, 황백을 써서 두 불을 치료하는데 술로 만들어 반대로 치료한다. 생지황은 차가운 물을 늘린다. 그래서 신하로 한다. 마황, 방풍, 천궁은 양 기운을 올리고 모든 삿된 바람을 없앤다. 갈근, 시호는 삿된 독을 풀어 잘 통하게 하고 승마는 모든 막힌 것을 흩어지게 한다. 백출, 창출은 축축함을 없애서 위장을 조화롭게 하고 생감초는 모든 뜨거움을 크게 물러나게 한다. 그래서 도우미로 한다. 기운이 위아래로 가지 못하면 오수유, 진피로 통하게 하고 피가 흘러 다니지 못하면 소목, 홍화로 순조롭게 한다. 당귀는 나쁜 부스럼을 낫게 하고 연교는 들어온 뜨거움을 없앤다. 그래서 심부름꾼으로 한다. 이 처방은 임금과 신하, 도우미와 심부름꾼이 있고 거스르거나 따르거나 반대이거나 올바른 것이 있어서 약을 쓰는 치료법을 모두 갖추었다. 모든 사물의 이치에 두루 통하고 약의 타고난 바탕이 또

렷하다는 것을 알 수 있다. 두진이 나타나기에 앞서서 어린아이는 귀 끝이 차갑고 하품을 한다. 또 잠자는 중에 놀라고 재채기를 하며 눈이 껄끄럽다. 이때는 반드시 두진이 나온다고 알아야 한다. 빨리 이 약을 먹이면 심할 때는 드물게 나타나고 드물게 나타날 때는 끝나버린다. 끝난 다음에는 두 번 다시 나오지 않는 병이다.

결명산은 어린아이가 두진이 눈에 들어간 병을 치료한다. 결명자 적작약 자감초 각2돈5푼 천화분 5돈. 위를 가루 내어 사향을 조금 넣어 약을 만든다. 3살이면 반돈을 쌀뜨물에 타서 밥 먹고 나서 먹는다.

밀몽화산은 어린아이에 두진을 치료하고 모든 독이 눈으로 들어간 병도 함께 치료한다. 밀몽화 2돈반 청상자 결명자 차전자 각5푼. 위를 가루 내어 양간 한 조각을 쪼개 세 조각으로 만들어 약을 뿌려서 한 조각으로 합친다. 축축한 종이로 싸서 숯불 속에 구워 익혀서 빈속에 먹는다.

사피산은 어린아이가 두진이 눈으로 들어가 겉흠이 된 병을 치료한다. 뱀허물(누렇게 굽는다) 천화분 각각 같은 양. 위를 가루 내어 3살이면 1돈을 양간 속에 섞어 넣고 쌀뜨물로 삶아서 먹는다. 또 다른 처방은 선태를 가루 내어 양간 달인 물에 타서 삼킨다.

선태산은 어린아이가 두진이 눈으로 들어간 병을 치료한다. 반년으로 이미 속에 있어도 1개월이면 효과가 있다. 돼지발톱(태워 재를 남겨 가루 낸다) 2량 선태(가루 낸다) 1량 불깐양간(불에 말려

가루 낸다) 2돈반. 위에 약을 3살이면 1돈을 돼지간 달인 물에 타서 밥 먹고 나서 삼킨다. 하루 4번 먹으며 1년이 지나면 치료하기 어렵다.

부평산은 완두콩 같은 두진이 눈으로 들어가 아픈 병을 치료한다. 눈을 해칠까 두렵다. 부평초를 그늘에 말려 가루로 낸다. 3살이면 1돈을 양간 한 조각을 막대로 찔러 부수어 팔팔 끓인 물 반잔을 넣고 비틀어 짜서 만든 즙에 밥 먹고 나서 삼킨다. 3량을 먹으면 효과가 있다.

퇴예산은 눈 안에 겉흠이나 두진 다음에 남은 독이 흩어지지 않는 병을 치료한다. 진짜합분(따로 간다) 곡정초(날 것을 갈아 가루 낸다) 각1량. 위를 고르게 갈아 2돈씩 세 손가락 크기에 돼지간 한 조각을 쪼개 약을 위에 뿌리고 묶어 움직이지 않게 둘둘 만다. 다시 삼실로 묶어 진한 쌀뜨물 한 그릇으로 간을 익을 정도로 삶아 꺼내 식게 놔둔다. 밥 먹고 나서와 잠자려고 할 때 잘게 씹어 원래 삶은 쌀뜨물로 삼킨다. 모든 독 있는 음식을 꺼린다. 고기와 파, 마늘을 먹지 않는 삼가는 기간에는 곶감만을 앞에 약과 함께 마를 때까지 달여 약은 빼고 곶감을 먹는다. 손영중이 '두진에는 닭과 오리를 먹지 않는데 반드시 겉흠이 생긴다.'고 말했다. 전계화의 딸이 나이가 몇 살인데 두진 다음에 두 눈에 모두 겉흠이 생겼다. 이 약을 먹었더니 흰 막이 3번 거듭 없어지고 나서 눈동자가 또렷해졌다.

《심시요함》

○ 두진. 두진이 눈을 해치면 흔히 뱃속에 독 때문이며 앞이나 뒤에 쌓인 뜨거움이 깊이 있다. 또 남은 독이 쳐서 오장이 스스로 밖으로 달려갔기 때문이다. 그래서 별 겉흠이나 막이 가린다.

비워짐과 채워짐을 나눠야 하지만 피를 돌게 하고 독을 풀어서 치료할 뿐이다. 피가 돌면 뜨겁지 않게 되고 독을 풀면 서늘하지 않게 되며 곰보가 되기를 기다린 다음에 치료한다. 눈에 겉흠이 있더라도 절대로 눈에 약을 넣지 말고 다만 피를 돌게 하고 독을 푼다. 오장이 고르게 되기를 기다리면 겉흠은 스스로 없어진다. 눈에 약을 잘못 넣으면 전혀 이롭지 않고 오히려 해치기만 한다. 환약과 가루약을 쓸 때는 작은 분량으로 약을 먹어야 한다. 눈에 빛이 없다가도 백일이 지난 다음에 피와 기운이 완전히 돌아오면 눈이 스스로 밝아진다. 왕해장이 '이동원 선생이 두진 다음에 뜨거운 바람독으로 겉흠과 막이 생겨 눈자위를 가리면 사청환으로 치료한다고 하였는데 크게 효과가 있다. 처음 느꼈을 때는 치료하기 쉽다.'고 하였다. 《보명집》에서 '두진이 아니면서 다음에 생긴 겉흠과 막도 치료한다. 사청환에서 대황을 절반으로 줄여 쓴다.'고 하였다.

○ 흐린 것이 맑고 조화로움을 해치네. 심하고 가벼워 하나가 아니네. 앞에 병이 있거나 마지막에 병이 있네. 오래되면 막히고 열리지 않네. 붓고 아프면서 붉게 짓무르네. 쌓인 뜨거움으로 안이 어두운 증상이네. 또는 비워짐을 타고 바람이 들어와 눈물이 축축하네. 삿된 음이 별을 맺혀 겉흠이 되네. 삿된 양이

눈겉기름을 태워 병이 되네. 원인과 증상에 따라 자세히 밝혀야 하네. 치우쳐 얽매여 우기지 말아야 하네.

　이 증상은 오로지 두진으로 눈병이 된 것을 말한다.458) (풀이 안함) 곡정초탕을 먹어야 한다.

　곡정초탕은 곡정초 6푼 백작약 형개(꽃이삭) 현삼 우방자 연교 결명자 국화 용담초 각5푼 길경 3푼. 위를 잘게 썰어 등심 10묶음을 넣고 맑은 물 2잔으로 6푼이 되게 달여 찌꺼기를 없애고 때에 얽매지 말고 먹는다.

　퇴예산459) (풀이 안함)

　망월환은 두진이 눈으로 들어가 겉흠과 막이 생긴 병을 치료한다. 망월사460)(불에 말린다) 4량 석결명(식초로 달군다) 방풍 백작약 곡정초 결명자 목적 각1량 당귀 5돈. 위를 함께 곱게 가루 내어 졸인 꿀로 환을 만든다. 어린아이에 크기를 헤아려 1돈이나 5푼을 1환으로 해서 형개 달인 물에 녹여 삼킨다.

　소풍탕은 두진 다음에 걸린 눈병을 치료한다. 그 눈알은 붉지 않고 눈 거죽과 테에 작은 알갱이가 생겼다가 며칠 지나면 고름이 있다. 흔히 강아지 겉흠이라고 부른다. 나타난 다음에 또 나타나 심해져서 눈썹 위에 흰 물집까지 생겼을 때 이 약을 먹는다. 형개(꽃이삭) 선태 길경 당귀 잔뿌리 감초(잔뿌리) 각5푼 방풍 백지 각4푼 석고 1돈2푼 백작약 7푼 복령 연교 창출(쌀뜨물로 만든다) 각6푼. 함께 파흰뿌리 1묶음과 쌀 1움큼을 넣고 맑은 물 2잔으로 7푼이 되게 달여 찌꺼기를 없애고 밥 먹고 나서 뜨겁게 먹는다.

　통규산은 두진 다음에 눈에 생긴 별 겉흠을 치료한다. 진사 3돈 진주 호박 각2돈 사향 1돈 마노 1돈5푼 용뇌 5푼. 위를 갈아 분처럼 아주 곱게 가루 낸다. 겉흠이 오른쪽 눈에 있으면 왼쪽 귀에 불어 넣고 왼쪽 눈에 있으면 오른쪽 귀에 불어 넣는다. 두 눈에 겉흠이 있으면 두 귀에 불어 넣는다. 귀에 불어 넣는 이유는 심장과 폐장에 두 구멍이 통하기 때문이다.

　태토환은 어린아이가 두진 다음에 남은 독이 친 병을 치료한다. 한 눈이나 두 눈에 검은자위가 솟아나오고 겉흠과 막이 눈자위에 가득하다. 붉게 붓고 눈곱과 눈물이 번갈아 생길 때 이 약을 먹으면 효과가 아주 좋다. 뱃속토끼(털을 벗기고 깨끗이 씻어 기와 위에서 불에 말려 가루 내어 1량2돈을 쓴다) 만형자(막을 벗기고 햇볕에 말려 가루 낸다) 국화(줄기와 잎을 없애고 햇볕에 말려 가루 낸다) 각1량. 위를 가루 내어 한 곳에 모아 졸인 꿀로 환을 만든다. 분량에 얽매이지 말고 어린아이에 크기를 헤아려 끓인 물에 녹여 삼킨다. 내가 살펴보니, 《예기》에서 '토끼는 밝게 보는데 그 눈은 깜박이지 않고 또렷하다.'고 말했다. 또 쇠 기운을 모두 얻고 타고난 바탕이 차갑기 때문에 뱃속에 뜨거운 독을 풀면

---

458) 이 아래로 위에 《증치준승》의 윗부분과 같은 내용이라서 풀이하지 않는다. 한문은 뒤에 붙여놓았다.

459) 위에 《증치준승》과 같은 내용이라서 풀이하지 않는다. 한문은 뒤에 붙여놓았다.

460) 북토끼Lepus mandschuricus Radde와 화남토끼Lepus sinensis Gray등 야생 토끼의 마른 똥.

서 간장에 뜨거움을 빼낼 수 있다. 대개 간장은 눈으로 구멍이 열린다. 그래서 뜨거움이 심하면 어두우면서 곁흠이 생기고 뜨거움이 아주 심하면 눈알이 부풀어 솟아나온다. 지금 두진 다음에 곁흠이 생기고 눈알이 솟아나오는 경우는 모두 뱃속에 독이 아주 세차기 때문이다. 처방에 뱃속 토끼를 써서 임금으로 삼으면 둘에 정기와 피를 가지고서 뱃속 독을 푼다. 풀과 나무에 타고난 바탕으로는 효과를 보기 어렵기 때문에 피와 기운을 빌렸다. 신하로 삼은 만형자는 조금 차가워서 모든 경맥에 피를 서늘하게 한다. 또 간장에 바람으로 태양혈 쪽 머리가 아프고 눈이 아프면서 붉고 눈물이 나오는 병을 찾아 다스린다. 아홉 구멍을 잘 통하게 하고 눈을 밝게 하며 타고난 바탕도 가볍게 떠서 위로 가서 흩어진다. 다시 국화를 도우미로 삼아서 국화가 가진 쇠와 물에 정기로 폐장과 신장을 북돋는다. 그러면 물을 북돋아 불을 다스리고 쇠를 늘려 나무를 고르게 할 수 있다. 나무가 고르면 바람이 스스로 삭고 불이 내려가면 뜨거움이 스스로 없어진다. 이 약들은 간단하지만 뜻이 아주 깊다. 이 처방을 아기에게 쓰는데 어떻게 낫지 않겠느냐. 이 처방은 광릉군 감당진에 왕해가 밝혔다. 두진 다음에 눈자위가 솟아나왔는데 우연히 한 손님이 보고서 이 눈은 한 가지 약으로 치료할 수 있지만 왜 그런지 모른다고 말했다. 물어보니 뱃속 토끼였다. 그 아버지가 두루 찾아서 처방에 따라 구워 약을 모두 먹었더니 눈이 좋아졌다. 내가 어린 마음에 널리 전한다.

○ 두진 다음에 가까이만 보면서 말이 짧다면 어린아이가 뱃속에서 독을 받았다. 차가운 바람이 들어오고 두진이 나타났는데 두진이 나타났다면 바른 기운이 비워져 삿된 기운이 비워짐을 틈타서 들어왔다. 이때 몸조리를 못하면 뱃속 아기를 해치고 삿된 기운이 간장과 쓸개 두 경맥에 들어오면서 더불어 진짜 기운이 아직 돌아오지 않았기 때문에 눈병이 나타난다. 대개 눈은 간장에 구멍이며 신장의 물에 기댄다. 《내경》에서 '눈은 피를 얻어야 볼 수 있고 간장은 피를 담고 있다.'고 하였다. 삿된 뜨거움과 남은 독이 간장 경맥을 뜨겁게 찌면 간장은 나무에 속하는데 그 불이 나무를 이겨서 쓸개즙을 태워버린다. 또 신장은 간장에 어미인데 그 불이 간장을 이겨서 쓸개즙이 말라버린다. 그래서 결국 가림이 생기고 눈빛이 맑지 않으며 물이 그 아들을 기를 수 없다. 《내경》에서 '멀리 볼 수 없으면 그것은 불에 책임이다.'고 하였다. 날마다 점점 심해지는 경우는 하고 싶은 것을 날마다 열고 지나치게 매운 음식을 먹어서 진짜 기운이 날마다 부족해졌기 때문이다. 치료법은 먼저 간장경맥에 쌓인 뜨거운 독을 시원하게 하면서 풀어버린다. 그 다음에 진짜 기운을 북돋으면 물이 올라가면서 불이 스스로 내려온다. 불이 내려오고 삿된 기운이 스스로 없어지면 눈이 밝아진다.

청해산은 아침에 먹는다. 곡정초 1량 석결명 8돈 흰국화(꽃받침을 없애고 술로 씻는다) 7돈 녹두껍질 6돈. 함께 곱게 가루 내어 2돈씩 오래 묵은 곶감 1개에 꼭지와 씨를 빼고 쌀뜨물 1반잔으로 끓여 반 정도 마르면 빈속에 곶감을 먹고 원래 즙도 함께 먹는다.

보원산은 저녁에 먹는다. 야명사(깨끗이 일어 가루 낸다) 1량 진짜합분(가루 낸다) 5돈. 위를 함께 곱게 가루 내어 2돈씩 돼지간 큰 한 조각을 쪼개 속에 약을 넣고 묶어 쌀뜨물에 푹 삶는다. 마음대로 즙으로 씹어 삼키는데 날마다 아침 저녁으로 먹는다. 7일이 지나면 다시 먹는다.

가미지황환은 회생지황(대나무 칼로 자른 조각을 술로 씻어 불에 말린다) 4량 산수유(술로 씻어 불에 말린다) 산약 백복령 각2량 택사 목단피 각1량반 국화(줄기와 잎을 없앤다) 맥문동(불에 말린다) 당귀(불에 말린다) 각1량 오미자 5돈. 위를 함께 곱게 가루 내어 졸인 꿀로 환을 만들어 빈속에 소금물에 녹여 삼킨다. 어린아이는 크기를 헤아려 환을 만든다. 어린이가 불이 아주 세차면 황백 지모 각5돈을 넣는데 모두 소금물로 만든다. 눈에 겉흠이 생겨서 앞에 약을 먹었어도 물러가지 않으면 눈에 넣는 약을 쓴다.

퇴운산은 붉은산호 진주 진사 붕사 각각 같은 양. 모두 날 것을 쓴다. 함께 소리가 안 나게 아주 곱게 가루 내어 날마다 2번 눈에 넣는다.

○ 두진 다음에 남은 독이 있으면 반드시 구름 겉흠이 눈자위를 가리는 눈겉증 등이 많다. 두 눈이 새하얗고 밖에 겉흠이 없는데 다만 보기 어려우면 모두 타고난 기운이 비워지고 간장과 신장 두 경맥이 부족하기 때문이다. 그래서 눈빛이 엷은 흰빛깔이거나 눈동자구멍이 벌어진다. 눈에 약을 넣을 필요가 없고 겉흠이 물러나는 약도 먹을 필요가 없다. 오직 바탕을 튼튼하게 하는 약을 먹어서 알짜가 기운을 생기게 하고 기운이 생각을 생기게 해야 한다. 그러면 눈에 이로울 뿐만 아니라 목숨을 늘릴 수 있다.

고본환은 숙지황 생지황 토사자 각1량 당귀 오미자 구기자 각8돈 맥문동(심을 뺀다) 우슬 천문동 각7돈 백복신 지골피 각5돈 원지 4돈. 각각에 약재는 모두 방법에 따라 만들고 저울로 분량을 정확하게 한다. 함께 곱게 가루 내어 졸인 꿀로 오동나무 씨 크기로 환을 만들어 빈속에 소금물로 20~30환씩 삼킨다. 저녁에 찻물이나 술로 삼키면 오래 먹을 수 있다.

앞뒤에서 말한 두 이야기와 처방을 살펴보니 눈알이 새하얗고 겉흠이 없다고 했지만 눈동자에 이미 엷은 흰빛깔이 있다는 것을 몰랐다. 이것은 밖에서 가린 겉흠이 아니라 안에서 가린 기운이다. 기운과 겉흠 두 글자를 뚜렷이 나눠서 치료해야 한다. 그러면 잘못 치료할 수 없으며 잘못되어서 평생 근심하지 않는다.

○ 덧붙임. 어린아이에 두진, 감병과 함께 갑자기 붉고 아프면서 겉흠이 있는 모든 병을 치료하는 처방이다. 증상은 뜨거운 바람이 가래를 껴서 만들었다. 속에서 밖으로 나타났다면 흩어지게 하고 절대로 설사시켜서는 안 된다. 두진은 뜨거움과 가래에 속하고 폐장에 있기 때문에 폐장에 불을 시원하게 하고 가래를 내린다. 또는 땀을 내서 풀고 또 설사시킨다. 두드러기는 모두 비장에 속하

고 그것은 살 거죽 사이에 있으며 나타나면 가렵다. 이것은 남은 독이 풀어지지 않다가 위로 가서 눈을 쳤기 때문이다. 소독화반탕을 먹어야 한다.

소독화반탕은 백지 치자(검게 볶는다) 각8푼 방풍 황금(볶는다) 진피 백작약 각1돈 강활 7푼 감초 3푼 서각(갈아 곱게 가루 낸다) 1돈. 여덟 약재를 함께 모아 맑은 물 2잔으로 7푼이 되게 달여 찌꺼기를 깨끗하게 없앤다. 다시 펄펄 끓여 먼저 서각 가루를 그릇 안에 넣고 다음에 끓는 약 안에 서각 가루를 넣고 고르게 저어 따뜻하게 먹는다.

《의종금감》《안과심법요결》

○ 아이 두진눈병증 노래. 아이 두진눈병증은 부스럼이 눈 속에 들어갔네. 붉게 부어 뜨기 어렵고 깔깔하며 눈물이 나오고 아프네. 오래되면 은색 같은 구름 겉흠이 생기네. 간장 경맥에 남은 뜨거움이 위로 가서 눈자위를 쳤네. 홍화산인 감초, 당귀, 지황, 적작약, 대황, 연교, 자초, 홍화를 쓰네.

홍화산 처방은 감초 당귀잔뿌리 생지황 적작약 대황 연교 자초 홍화 각5푼. 위를 거칠게 가루 내어 등심 10줄기와 대나무잎 10조각을 넣고 물 1잔반으로 5푼이 되게 달여 밥 먹고 멀리 찌꺼기를 없애고 따뜻하게 먹는다.

쉽게 풀이함. 아이 두진 눈병증은 두진을 앓을 때 부스럼이 눈 속으로 들어갔다. 붉게 부어 뜨기 어렵고 깔깔하면서 눈물이 나오며 눈이 부시고 아프다. 오래되면 은색 같은 겉흠이 생긴다. 이것은 두진 다음에 간장경맥에 남은 뜨거움이 위로 가서 눈자위를 쳤기 때문이다. 홍화산을 써서 뜨거움을 내리고 뭉친 것을 흩어지게 하면 증상은 자연히 낫는다.

《동의학사전》

○ 두진안. 두진의 열독이 눈에 들어가 생긴 병증. 초기에는 눈이 벌겋고 눈물이 나오며 눈이 부시고 깔깔하다. 때로는 흑정(각막)에 예막이 생겨 눈을 뜨지 못하고 잘 보지 못한다. 점차 정기가 더 허해지고 열독이 눈에 작용하면 위의 증상이 더 심해지면서 화예백함(각막궤양), 황액상충(전방축농), 해정(홍채탈출) 등이 생긴다. 온몸 상태를 고려하면서 일반적으로 풍열을 없애고 혈분의 열을 내리우고 독을 풀며 예막을 없애는 방법으로 곡정초탕(고위까람, 집함박꽃뿌리, 형개, 현삼, 우엉씨, 연교, 결명씨, 국화, 용담, 도라지, 골풀속살)에 금은화, 지치를 더 넣어서 쓰거나 홍화산(잇꽃, 지치, 대황, 메함박꽃뿌리, 생지황, 당귀, 감초, 골풀속살, 참대잎)에 고위까람, 전복껍질, 녹두꺼풀을 더 넣어서 쓴다.

12) 아이 눈꺼풀혹증

어린아이의 눈꺼풀에 군살이 생기는 병증이다. 눈꺼풀 안쪽에 작은 군살이 생기는데 처음에는 삼씨나 쌀알만 하다가 3~5년이 지나면서 콩알만큼 커진다.

원인과 치료는 아래 책을 본다.

《비전안과용목론》
○ 아이 눈꺼풀혹증. 이 눈이 처음 병에 걸릴 때는 모두 비장과 위장에 막힌 뜨거움이 위에 눈꺼풀 속으로 들어가서 살이 생겼다. 처음에는 삼씨 같이 작다가 다음 3~5년 사이에 길어지고 커진다. 그러면 눈알을 은근히 비벼서 붉고 깔깔하며 눈물이 나온다. 갈고리로 걸어 자르거나 엉긴 피를 없앤 다음에 인두로 지져야 한다. 수위산, 보간환을 먹고 증청고를 눈에 넣으면 효과가 있다.

시로 말한다. 어린아이 눈꺼풀에 혹이 비록 드무네. 의사가 먼저 와서 알아야 하네. 처음에는 삼씨 만하게 작네. 날이 오래되면 점점 길어져 콩알이 늘어지네. 반드시 자르고 지지며 엉긴 피를 흐르게 하네. 탕약이나 환약을 헤아리려면 세 번 생각해야 하네. 높고 귀한 사랑스러운 여자 아이를 만났네. 약을 눈에 넣었더니 더욱 뛰어난 효과를 얻었네.

수위산은 대황 길경 현삼 방풍 차전자 세신 망초 황금 각각 같은 양. 위를 가루 내어 가루 1돈을 물 1잔으로 5푼이 되게 달여 밥 먹고 나서 찌꺼기를 없애고 따뜻하게 먹는다.

보간환은 궁궁 고본 세신 오미자 각1량 충울자 2량 강활 지모 각1량5돈. 위를 가루 내어 졸인 꿀로 오동나무 씨 크기로 환을 만들어 빈속에 찻물로 10환씩 삼킨다.

증청고는 증청 1량 용뇌 조금 주사 유향 호박 진주 각1푼. 위를 가루 내어 밀가루와 비슷하게 갈아서 끓인 젖에 타서 찐득한 즙으로 만들어 깊은 밤마다 눈에 넣는다.

《세의득효방》
○ 아이 눈꺼풀혹증. 눈꺼풀 속에 혹이 생긴다. 처음에 삼씨 만하게 생겼다가 날이 지나 점점 콩처럼 되어 눈꺼풀 안에서 늘어진다. 비장 경맥에 뜨거운 바람 때문이며 앞에 오퇴산을 더하거나 줄여서 쓴다.

《동의보감》
○ 아이 눈꺼풀혹증. 눈꺼풀 속에 혹이 생긴다. 처음에 삼씨 만하게 생겼다가 날이 지나 점점 콩처럼 되어 눈꺼풀 안에서 늘어진다. 비장 경맥에 뜨거운 바람 때문이며 오퇴산을 더하거나 줄여서 쓴다.(《득효》)

오퇴산은 눈속증을 치료한다. 선태 사퇴 누에알깐껍질 오골계달걀껍질 남자머리카락 각각 같은 양. 오른쪽을 태워 재를 남겨 가루로 만들어 돼지간 달인 물에 타서 1돈씩 삼킨다.(《입문》)

《의종금감》《안과심법요결》
○ 아이 눈꺼풀혹증 노래. 어린아이에 눈꺼풀 안에 혹이 생겼네. 처음에 작다가 점점 커져 은근히 눈자위를 비비네. 붉고 깔깔하며 눈물이 많은데 비장과 위장에 뜨거움이네. 갈고리로 걸어 자르고 찔러 피를 내어 엉긴 피를 없애네. 청위산인 차전자, 석고, 대황, 시호, 길경, 현삼, 황금, 방풍을 쓰네.

청위산 처방은 차전자 석고 대황 시호 길경 현삼 황금 방풍 각1돈. 위를 거칠게 가루 내어 물 2잔으로 1잔이 되게 달여 밥 먹고 나서 찌꺼기를 없애고 따뜻하게 먹는다.

쉽게 풀이함. 아이 눈꺼풀혹증은 눈꺼풀 안에 생긴다. 처음에 삼씨처럼 일어났다가 오래되면 콩처럼 점점 길어진다. 은근히 눈자위를 비벼서 붉고 깔깔하며 눈물이 나온다. 이것은 비장과 위장에 뜨거움이 위를 막았기 때문이다. 먼저 손을 쓰는 방법으로 걸어 자르거나 찔러 피를 내서 밖에 뭉친 것을 없앤다. 다음에 청위산을 써서 안에 뜨거움을 빼낸다.

13) 아이 뇌단증

어린아이가 얼굴이 벌게지면서 반진이 돋는 병증이다. 어린아이가 나서 백일 또는 6개월 이상 될 때에 갑자기 눈꺼풀이 벌겋게 붓고 얼굴이 컴컴하다. 밤에 불안해하고 울며 눈꺼풀이 연지를 바른 것처럼 붉게 된다. 처음에는 얼굴 전체에 수두 같은 발진이 돋는데 없어졌다 생겼다 하면서 일정하지 않다. 그러다가 목 부위가 성홍열 때처럼 된다. 유아형 아토피성 피부염이라고 본다.

원인은 몸 안에 잠복해있던 뜨거운 독이 밖으로 나오면서 생긴다.

치료는 뜨거운 독을 없애기 위해 삼해산을 쓴다.

삼해산은 인삼 방풍 천마 백복신 울금 백부자 대황 황금 백강잠 지각 적작약 감초 박하 등심 각1돈.

참고
1) 태열증

대연교음은 어린아이가 뱃속 독으로 온 몸에 헌데가 생긴 병을 치료한다. 얼굴이 벌겋고 열이 나면서 숨이 차다. 눈곱이 끼고 눈물이 나며 눈을 뜨지 못한다. 등심 5푼 감초 4푼 시호 황금 형개 각3푼 연교 차전자 구맥 활석 우방자 적작약 치자 목통 당귀 방풍 각2푼 선태 1푼 푸른대나무잎 2잎. 물에 달여 먹는다. 《동의보감》

청위산은 승마 2돈 목단피 1돈반 당귀 생지황 황련 각1돈. 물에 달여 먹는다. 《동의보감》

《동의학사전》

○ 태열(胎熱). 1) 갓난아이 열증. 태아 시기에 열사를 받아 생긴다. 열이 나고 얼굴이 벌거며 눈꺼풀이 붓고 눈을 잘 뜨지 못하며 답답해하면서 계속 울고 젖을 물릴 때 입 안이 덥다. 소변은 벌겋고 대변은 굳다. 열을 내리우고 독을 푸는 방법으로 대연교음, 청위산을 쓴다. 2) 임신부가 해산할 임박에 눈이 보이지 않는 병증. 간경에 열독이 치밀어서 생긴다. 불빛을 보지 못하며 머리가 아프고 어지러우며 뺨과 턱이 부어서 움직이지 못한다. 간경의 열독을 푸는 방법으로 천동음(천문동, 지모, 솔풍령, 강호리, 인삼, 방풍, 오미자, 익모초씨)을 쓴다.

2) 아이 간장 감병

 어린아이가 눈이 깔깔하고 가려워서 자주 비빈다. 젖먹이 소아는 소화불량으로 초록빛깔 똥을 누는데 설사를 한다. 영양부족과 함께 있는 결막상피 건조증이라고 볼 수 있다.
 시호청간탕은 시호 2돈 치자 1돈반 황금 인삼 천궁 청피 각1돈 연교 길경 각 8푼 감초 5푼. 물에 달여 밥 먹고 나서 먹는다.《동의보감》
 풍감병환은 청대 황련 천마 천궁 노회 용담초 방풍 각2돈.

《동의학사전》
○ 오감(五疳)의 하나. 젖이나 음식조절을 잘못하여 간경이 열을 받아 생긴다. 눈이 깔깔하고 가려워서 자주 비비며 머리를 흔들고 얼굴색이 푸르누르스럼하며 몸이 여위고 헛배가 부르며 배에 정맥노장이 있고 땀이 몹시 나며 설사를 한다. 간열을 내리우는 방법으로 시호청간탕이나 풍감환(청대, 황련, 천마, 궁궁이, 노회, 용담, 방풍)을 가감하여 쓴다.

눈병 치료
한 약 재

눈병치료 한약재

《비전안과용목론》

○ 구슬과 돌. 모두 25종류이다.

웅황은 맛은 쓰면서 달고 타고난 바탕은 따뜻하면서 독이 있다. 눈이 아픈 병을 치료한다.

백반은 맛은 짜고 타고난 바탕은 차면서 독이 없다. 주로 눈이 아픈 병을 치료한다. 첫째는 《외대비요》에서 눈겉흠과 군살을 치료한다. 백반 중 가장 흰 것을 좁쌀 크기로 해서 겉흠 위나 군살 위에 넣어서 눈물이 나오면 솜으로 닦아낸다. 나쁜 즙이 모두 나오면 그 병이 나날이 줄어들고 겉흠도 삭으면서 낫는다. 백반은 알짜로 써야 한다. 《주후방》에 눈 속에 바람이 들어와 붓고 붉은 병을 치료하는 처방이 있다. 백반 2돈을 대추와 함께 삶아 달걀노른자 크기로 환을 만들어 위와 아래를 밥 먹을 시간 동안 문지른다. 하루 3번 한다. 둘째는 요합중 처방이다. 어린아이가 흰자위 위에 흰 막이 있는 병을 치료한다. 백반 1푼을 물 4홉으로 구리그릇 속에 넣고 반 홉이 되게 끓인다. 아래에 조금 있는 백반을 저어 천으로 걸러 하루 3번 겨자씨 크기로 눈에 넣는다.

망초는 맛이 쓰고 매우며 타고난 바탕은 크게 차다. 손진인은 먹기를 꺼렸다. 눈에 있는 겉흠을 치료한다. 망초 크게 1량을 구리그릇 속에서 센 불로 달궈 식게 놓아둔다. 그런 다음에 고운 비단으로 체를 쳐서 눈초리 속에 밤마다 자려고할 때 넣는다. 한번만 넣어도 매우 좋다.

마아초는 맛은 달고 타고난 바탕은 크게 차며 독이 없다. 눈에 넣는 약으로 많이 쓴다. 붉게 붓고 겉흠이 있으며 깔깔하고 눈물이 나오면서 아픈 병을 빨리 없앤다. 《경험방》에 겉흠을 없애고 눈을 밝게 하는 가루약이 있다. 마아초를 깨끗이 씻어 두꺼운 종이에 꽉 채우게 싸서 가슴 속 살이 있는 곳에 120일 동안 붙여놓는다. 꺼내서 분처럼 갈아 용뇌를 조금 넣고 같이 곱게 간다. 병든 햇수를 따지지 않고 눈 속에 겉흠이 생겨 점점 어두워지고 멀리 흐릿하게 보이지만 눈동자가 아직 깨지지 않았을 때 약을 가루내서 쌀알 2개 정도를 눈 속에 넣는다.

활석은 맛은 달고 타고난 바탕은 차며 독이 없다.

석담은 맛은 시고 매우며 타고난 바탕은 차고 독이 있다. 눈을 밝게 하고 눈이 아플 때 쓴다.

공청은 맛은 달고 시며 타고난 바탕은

크게 차고 독이 없다. 장님증을 치료해서 눈을 밝게 하고 간장에 기운을 늘린다. 눈이 붉게 붓는 병을 치료하고 얇은 겉흠을 없애고 눈물을 멎게 한다. 《당본》에 공청은 중요한 눈약이다. 《일화자》에서 '공청은 크면 달걀 같고 작으면 붉은 콩 같다. 그 푸른빛깔은 여지 껍질처럼 진하고 안에 시고 단 즙이 있다. 여러 해 장님증이나 안에 가림이나 겉흠이 있을 때 눈에 넣고 그 껍질로 또 문지른다.'고 하였다. 《천금방》에서 눈이 흐릿하게 보일 때 공청을 조금 담가서 하룻밤 놔두었다가 그 물을 눈에 넣는다고 하였다.

증청은 맛이 시고 타고난 바탕은 조금 차며 독이 없다. 눈이 아픈 병을 치료하고 눈물을 그치게 한다. 머리바람증이나 골속이 차가운 병을 치료한다.

마사석은 머리아픔을 치료한다.

단사는 맛이 달고 조금 차며 독이 없다. 기운을 늘려 눈을 밝게 한다.

소금은 맛이 짜고 타고난 바탕은 따뜻하며 독이 없다. 진장기는 눈을 밝게 하고 살 거죽에 바람 독을 없앤다고 하였다. 《일화자》는 눈을 밝게 하고 바람으로 흘리는 눈물을 멎게 한다고 하였다. 《범왕방》에서 '눈 속에 눈물이 나와서 뜨지 못하는 병을 치료한다. 찌르듯이 아플 때 소금을 조금씩 눈 속에 넣고 촉촉해지면 소금을 없앤다. 그 다음 찬물로 여러 번 씻으면 눈이 낫는다.'고 하였다. 《약성론》에 '빈속에 양치질하고 조금 있다가 뱉은 물로 눈을 씻는다. 밤에 작은 글자도 볼 수 있다. 먹기는 꺼려진다. 눈에 티끌이 들어갔을 때 소금과 두부 조금씩을 물속에 넣고 보면 나온다.'고 하였다.

수은은 맛이 맵고 타고난 바탕은 차며 독이 있다.

주사는 진장기가 수은은 주사에서 나와서 두 사물에 맛이 같다고 하였다. 아기를 밴 부인은 먹지 않는다.

석고는 맛이 맵고 달며 약간 차거나 크게 차다. 독은 없다. 바람에 맞은 병을 치료한다. 《일화자》는 머리바람증을 치료한다고 하였다.

은설은 맛이 맵고 타고난 바탕은 고르며 독이 있다. 눈을 밝게 한다.

경분은 또 수은 가루라고 부른다. 맛이 맵고 서늘하며 독이 없다.

자석은 맛이 맵고 짜며 타고난 바탕은 차갑고 독이 없다. 《일화자》는 눈이 어두운 병을 치료한다고 하였다.

산호는 맛이 달고 타고난 바탕은 고르며 독이 없다. 눈 속에 겉흠을 없앤다. 전상공에 《협중방》에서 '7~8살 어린아이에게 밀알 같은 겉흠이면서 아직 단단하지 않은 병을 치료한다. 함부로 약을 넣지 말고 산호 가루를 분처럼 곱게 갈아서 날마다 조금씩 눈에 넣는다. 3일이면 낫는다.'고 하였다.

마노는 맛이 맵고 타고난 바탕은 차며 독이 없다. 눈이 붉게 짓무르는 병을 치료한다.

요사는 맛이 짜고 매우며 독이 있다. 아기를 밴 부인은 먹지 않는다.

석해는 장님증이나 눈에 있는 얇은 겉흠을 치료한다. 곱게 갈아 물에 띄워 거른다. 모든 겉흠에 넣으면 서로 돕고 눈에 넣으면 좋다.

대자석은 맛이 쓰고 달며 타고난 바탕은 차고 독이 없다. 도적바람을 치료한다. 아기를 밴 부인은 먹지 않는다.

옛날동전은 겉흠과 가림을 치료하고 눈을 밝게 한다. 바람이 들어와 붉은 눈을 치료한다. 소금이나 술에 담갔다가 쓴다.

융염은 눈이 붉고 짓무르거나 바람이 들어와 붉은 눈을 치료한다. 곱게 갈아 물에 타서 눈 속에 넣는다.

정천석은 대황과 치자 같다. 눈꺼풀이 붓는 병을 치료한다. 석결명, 국화와 같이 써서 어린아이가 감병으로 생긴 겉흠을 치료한다.

○ 풀. 모두 56종류이다.

석창포는 맛이 맵고 타고난 바탕은 따뜻하며 독이 없다. 귀와 눈을 밝게 한다. 《약성론》에 '머리바람증으로 눈물이 흐르는 병을 치료한다. 1촌에 9마디인 것이 좋다.'고 하였다. 《천금방》에 '갑자일에 석창포 1촌 9마디를 그늘에 100일 동안 말려 가루 낸다. 1촌 크기 숟갈로 하루 3번 먹으면 귀와 눈이 밝아지고 또렷해서 잊지 않는다.'고 하였다.

국화는 맛이 쓰고 달며 타고난 바탕은 고르고 독이 없다. 머리바람증으로 어지럽고 부풀면서 아프며 눈이 빠질 듯하고 눈물이 나오는 병을 치료한다. 《일화자》가 '국화는 2종류가 있다. 꽃이 크고 향기가 좋으며 줄기가 자줏빛이면 감국이다. 꽃이 작고 향기가 세차며 줄기가 푸른빛깔이면서 작으면 야국이다. 맛이 쓰고 달면 약이 되고 쓰기만 하면 약이 아니다. 팔다리에 바람이 돌아다니고 머리가 아픈 병을 치료한다. 베개로 만들어 쓰면 눈을 밝게 하고 잎도 눈을 밝게 한다.'고 말했다. 《식료》에 '감국은 고르다. 정월에 그 잎을 따서 국을 만들고 줄기는 5월 5일에 따고 꽃은 9월 9일에 딴다. 머리바람증으로 눈이 아찔하고 눈물이 나오는 병을 치료한다.'고 하였다. 《식의심경》에서 '감국은 머리바람증으로 눈이 아찔하고 눈물이 나오는 병을 치료한다. 잘라서 국이나 죽으로 먹고 날 것으로 먹어도 된다.'고 하였다.

인삼은 맛은 달고 타고난 바탕은 따뜻하거나 약간 차가우며 독은 없다. 삿된 기운을 없애고 눈을 밝게 하며 핏줄을 통하게 한다.

천문동은 맛이 쓰고 달며 타고난 바탕은 고르면서 크게 차가우며 독은 없다. 갑자기 축축한 바람이 들어온 모든 병을 치료한다. 폐장기운을 지킨다.

감초는 맛이 달고 타고난 바탕은 고르며 독이 없다. 경맥을 통하게 하고 피와 기운을 잘 통하게 하며 모든 약에 독을 푼다.

창출은 맛이 쓰고 달며 타고난 바탕은 따뜻하고 독이 없다. 바람으로 어지럽고 머리가 아프며 눈물이 나오는 병을 치료한다. 《성혜방》에 '밤눈증을 치료한다. 달을 따지지 말고 창출 2량을 빻아 곱게 가루 내어 1돈씩 먹는다. 계절을 따지지 말고 좋은 양간 1개를 대나무 칼로 쪼개 안을 안에 넣고 삼실로 묶어 붙매인다. 좁쌀 뜨물 큰 1잔으로 익을 정도로 삶으면서 환자는 뜨거운 김을 쏘이고 김이 다 없어지면 먹는다.'고 하였다. 《간요제중방》에 또한 어린아이에 밤눈증을 치료한다고 하였다. 《경험방》에 '창출을 양을 따지지 말고 쌀뜨물에 6일 동안 담그는데 날마다 물을 갈아준다. 날이 되면 꺼내서 검은 껍질을 벗기고 썰어 햇볕에 말린다. 약한 불로 노란빛깔이 되게 볶아 찧어 곱게 가루 낸다. 가루 1근을 복령 반근과 같이 쪄서 졸인 꿀로 오동나무 씨 크기로 환을 만들어 빈속이나 잠자려고 할 때 따뜻한 물로 15환씩 삼킨다. 따로 창출 가루 6량과 감초 가루 6량을 함께 고르게 섞어 끓여서 눈에 넣는다. 얼굴빛깔이 젊어지고 귀와 눈을 밝게 한다. 복숭아와 오얏, 방합조개, 참새를 3일 동안 꺼린다. 또 눈속증과 눈겉증을 치료한다. 창출 4량은 쌀뜨물에 7일 동안 담그는데 날마다 물을 갈아준다. 다음에 검은 껍질을 벗기고 얇게 잘라 소금 1량을 넣고 함께 노란빛깔이 되게 볶는다. 소금은 빼내고 쓰지 않는다. 목적 2량을 어린아이 오줌에 하룻밤 담갔다가 물에 일어 불로 말린다. 함께 빻아 가루 내어 날마다 때를 따지지 말고 나물 속에 1돈7푼씩 섞어서 먹는다. 아주 좋다.'고 하였다.

토사자는 맛이 맵고 달며 독이 없다. 오래 먹으면 눈이 밝아진다.

충울자는 맛이 맵고 달며 타고난 바탕은 약간 따뜻하거나 약간 차다. 독은 없다. 눈을 밝게 하고 머리 아픈 병을 치료한다.

시호는 맛이 쓰고 타고난 바탕은 고르거나 약간 차고 독이 없다. 대장과 소장, 위장 속에 맺힌 기운을 없앤다. 오래 먹으면 몸이 가볍고 눈이 밝아진다.

맥문동은 맛이 달고 타고난 바탕은 약간 차며 독이 없다. 눈이 노란 병을 치료한다. 차전자, 건지황과 섞어 환으로 먹으면 눈이 밝아지고 밤중에 빛을 본다.

강활은 맛이 쓰고 달며 타고난 바탕은 고르거나 약간 따뜻하며 독이 없다. 모든 도적 바람과 뼈마디에 생긴 통풍을 치료한다. 또 《일화자》는 바람이 돌아 눈이 붉고 아픈 모든 병을 치료한다고 하였다. 독활은 강활에 어미 종류이다.

차전자는 맛이 달고 짜며 타고난 바탕은 차고 독이 없다. 주로 폐장을 기르고 눈을 밝게 한다. 붉고 아픈 병을 치료한다. 《약성론》에 '간장 속에 뜨거운 바람 때문에 독바람이 눈으로 치솟아 눈이 붉게 붓고 겉흠이 생기며 골이 아프고 눈물이 나오는 병을 치료한다.'고 하였다. 《성혜방》에 '오래 앓은 눈속증을 치료한다. 차전자, 건지황, 맥문동 같은 양을 가루 내어 꿀로 오동나무 씨 크기로 환을 만들어 자주 먹으면 효과가 있다.'고 하였다.

목향은 맛이 맵고 타고난 바탕은 따뜻하며 독이 없다.

서여는 맛이 달고 타고난 바탕은 따뜻하거나 고르며 독이 없다. 머리와 얼굴에 바람이 돌아다니거나 머리바람증으로 눈이 아찔한 병을 치료한다. 오래 먹으면 귀와 눈이 밝아진다.

택사는 맛이 달고 짜며 타고난 바탕은 차고 독이 없다. 바람을 치료한다. 편작이 눈병에 오래 먹는다고 말했다.

원지는 맛이 쓰고 타고난 바탕은 따뜻하며 독이 없다. 귀와 눈을 밝게 하고 가슴 아래 막힌 기운이나 살 거죽 속이 뜨겁거나 얼굴과 눈이 노란 병을 없앤다.

　용담초는 맛이 쓰고 타고난 바탕은 차거나 크게 차며 독이 없다. 간장과 쓸개에 기운을 늘린다. 《일화자》는 눈을 밝게 한다고 하였다.

　세신은 맛이 맵고 타고난 바탕은 따뜻하며 독이 없다. 머리가 아프고 골이 움직이는 병을 치료한다. 간장과 쓸개를 이롭게 하고 알짜와 기운을 통하게 한다. 오래 먹으면 눈이 밝아진다. 도은거가 가래를 없애고 눈을 밝게 한다고 하였다.

　파극은 맛이 맵고 달며 타고난 바탕은 약간 따뜻하고 독이 없다. 뜻을 늘리고 기운을 이롭게 한다. 머리와 얼굴에 바람이 돌아다니는 병을 치료한다.

　궁궁은 맛이 맵고 타고난 바탕은 따뜻하며 독이 없다. 바람이 골로 들어가 머리가 아픈 병을 치료한다. 골속이 차갑고 눈물이 나오며 콧물이 많은 병을 없앤다. 《어약원방》에서 '진종이 고조상국에게 거담청목생서환을 주었다. 천궁 단단하고 작은 것 10량을 좁쌀 뜨물에 3일 동안 담갔다가 얇게 썰어 햇볕에 말려 가루 낸다. 1량씩에 용골, 사향 각 1푼과 생서각 반량을 넣고 중탕으로 끓여 꿀을 넣고 찧어 작은 달걀 크기로 환을 만들어 찻물이나 술로 1환씩 삼킨다. 머리와 눈이 어둡고 어지러우면 세신 1푼을 더 넣는다. 입과 눈이 비뚤어졌으면 구운 천남성 1푼을 더 넣는다.'고 하였다.

　황련은 맛이 쓰고 타고난 바탕은 하거나 조금 차며 독이 없다. 뜨거운 기운으로 눈이 아프고 눈물이 나오는 병을 치료한다. 눈을 밝게 하고 쓸개를 이롭게 한다. 또 눈을 치료하는 처방에 황련을 많이 쓴다. 양간환은 아주 뛰어나다. 황련 가루 크게 1량과 막을 벗긴 흰양간 1개를 함께 사기그릇 속에서 아주 곱게 간다. 손으로 비벼 오동나무 씨 크기로 환을 만들어 따뜻한 좁쌀 미음으로 14환씩 삼키는데 잇달아 5제를 먹으면 낫는다. 모든 눈병을 치료하고 가림이나 겉흠과 속흠, 장님증을 모두 치료한다. 돼지고기와 찬물을 먹지 말아야 한다. 류우석이 '최승원이란 사람이 관직에 있을 때 어느 죽을 죄인을 풀어주었는데 그 죄인은 여러 해가 지나 병으로 죽었다. 어느 날 최승원이 눈속증으로 괴로워하다가 빛을 잃은 지 몇 해가 지났다. 그래서 거의 밤중이기 때문에 한숨을 쉬면서 혼자 앉아 있을 때 층계 사이에서 나는 소리를 들었다. 최승원이 누구냐고 물었더니 예전에 살려준 죄인이고 지금 은혜를 갚으려고 여기에 왔다고 하였다. 드디어 이 처방을 알려주고 나서 없어졌다. 최승원이 이것을 합쳐 먹었더니 몇 개월이 지나지 않아 다시 눈이 밝아졌다. 그래서 이 처방을 세상에 전했다.'라고 말했다. 지금 의사들이 쓰는 세안탕이다. 당귀, 작약, 황련 같은 양을 잘게 썰어 눈 녹은 물이나 맛이 좋은 물로 삶아 진한 즙을 만들어 뜨거울 때 김을 쏘인다. 차가워지면 다시 따뜻하게 쏘여 씻는다. 눈에 아주 좋다. 바람 독으로 눈이 붉거나 꽃 같은 겉흠이 있을 때 모두 쓸 수 있다. 이 이야기로 말한다면 눈병은 모두 핏줄이 엉기고 막히기 때문이다. 그래서 피를 돌리는 약과 황련을 합쳐서 치료한다. 피가 뜨거움을 얻으면 돌아다니기 때문에 뜨겁게 해서 씻는다. 써보니 정말 뛰어난 효과가 있다. 《외대비요》에서 '눈이 갑자기 가렵고 아픈 병을 치료한다. 황련을 가루 내어 젖과 섞어 눈 속에 넣는다.'고 하였다. 《포박자》는 젖으로 황련을 달여 눈 속에 모든 병을 치료한다고 말했다. 《주후방》에 '눈물이 그치지 않고 나오는 병을 치료한다. 진하게 달인 황련 즙을 솜에 적셔 문지른다.'고 하였다.

백질려는 맛이 쓰고 매우며 타고난 바탕은 조금 따뜻하거나 차다. 독은 없다. 바람으로 가렵거나 머리가 쑤시거나 기침을 해서 폐장을 해치고 폐장이 시들은 병을 치료한다. 그 잎은 바람으로 생긴 가려움을 치료하는데 삶아서 목욕한다. 오래 먹으면 눈이 밝아진다. 옛날에는 백질려를 모두 가시를 썼다. 바람을 치료하는 가장 좋은 약이다. 《외대비요》에 '보간산은 30년 된 빛을 잃은 병을 치료한다. 백질려를 7월 7일에 따서 그늘에 말려 빻아 가루 내어 맑은 물로 1촌 크기 숟가락으로 먹는다.'고 하였다.

황기는 맛이 달고 타고난 바탕은 조금 따뜻하며 독이 없다. 아프지 않게 하고 비워짐을 북돋는다. 《일화자》는 '머리바람증과 뜨거움 때문에 생긴 독과 눈 붉음을 치료한다. 약 중에서 이롭게 하기 때문에 양고기라고 부른다.'고 하였다.

육종용은 맛이 달고 시며 짜다. 조금 따뜻하고 독이 있다. 가운데를 북돋는다.

방풍은 맛이 달고 매우며 독이 없다. 머리가 어지럽고 아프면서 바람을 싫어하며 삿된 바람이 있어서 눈이 멀어 보지 못하는 병을 치료한다. 《일화자》에서는 바람으로 눈이 붉은 병을 치료하고 눈물을 멈춘다고 하였다.

결명자는 맛이 따고 쓰며 달다. 타고난 바탕은 고르거나 조금 차며 독이 없다. 장님증을 치료하거나 얇은 겉흠이나 붉거나 흰 막이 있으면서 눈이 붉고 아프며 눈물이 나오는 병을 치료한다. 《당본》에서 눈을 밝게 해서 결명이라고 이름 지었으며 민간 처방으로 눈을 치료한다고 말했다. 《일화자》는 '간장기운으로 옆구리나 태양혈이 아픈 병을 치료한다. 또 머리가 아픈 병을 치료하는데 베개를 만들면 검은 콩보다 낫다. 또 머리바람증을 치료하고 눈을 밝게 한다.'고 하였다. 《식료》에 '잎은 눈을 밝게 하고 오장을 잘 통하게 한다. 음식으로 먹으면 더욱 좋다. 씨는 간장에 뜨거운 독이 쌓여 바람이 되어 눈이 붉고 눈물이 나는 병을 치료한다. 날마다 한 숟갈씩 먼지를 없애고 빈속에 물로 삼킨다. 100일이 지나면 밤에도 사물을 본다.'고 하였다. 《외대비요》는 '몇 년 된 빛을 잃어 사람을 알아보지 못하는 병을 치료한다. 결명자 2되를 찧어 가루 내어 밥 먹고 나서 죽으로 만들어 1촌 숟갈로 먹는다.'고 하였다. 《천금방》은 '간장에 뜨거운 독을 치료한다. 결명자를 나물로 만들어 먹는다.'고 하였다.

오미자는 맛이 시고 타고난 바탕은 따뜻하며 독이 없다. 《일화자》는 바람을 치료하고 눈을 밝게 한다고 하였다.

지부자는 맛이 쓰고 타고난 바탕은 차며 독이 없다. 살 거죽 속에 뜨거운 기운은 없앤다. 오래 먹으면 귀와 눈이 밝아진다. 《외대비요》는 '눈이 아프거나 눈에 티끌이 들어간 병을 치료한다. 갑자기 이 때문에 뜨겁고 어둡게 보이면 지부자를 즙내서 눈 속에 넣어준다.'고 하였다.

건강은 맛이 맵고 타고난 바탕은 따뜻하거나 크게 뜨거우며 독이 없다. 샃된 바람을 몰아낸다. 《당본》에서는 오래 먹으면 눈이 어두워진다고 하였다. 《주후방》은 '몸이 무겁고 아랫배가 당기면서 뜨거운 병을 치료한다. 반드시 가슴으로 치받아 머리가 무거워 들지 못하고 눈에 속흠이 생긴다. 건강 4량을 가루 내어 따뜻한 물로 따뜻하게 먹는다. 이불을 덮고 땀을 내면 풀린다.'고 하였다. 《집험방》에서 '머리가 어지럽고 눈이 아찔한 병을 치료한다. 건강을 가루 내어 뜨거운 술에 반돈을 타서 먹으면 효과가 있다.'고 하였다.

당귀는 맛이 달고 매우며 타고난 바탕은 따뜻하거나 차다. 독은 없다. 《일화자》는 모든 바람을 치료한다고 하였다.

작약은 맛이 쓰고 시며 타고난 바탕은 고르거나 약간 차다. 작은 독이 있다. 핏줄을 통하게 한다. 《약성론》는 폐장에 샃된 기운을 치료한다고 하였다. 《일화자》는 '머리에 바람이 들어와 아픈 병을 치료하고 눈을 밝게 한다. 눈에 붉은 군살을 치료한다. 붉은 빛깔은 흔히 기운을 북돋고 흰빛깔은 피를 치료한다.'고 하였다. 《별본주》는 '붉은빛깔은 오줌을 잘 나오게 하고 기운을 아래로 가게 한다. 흰빛깔은 아픔을 멈추고 피를 흩어지게 한다.'고 하였다.

구맥은 맛이 쓰고 매우며 타고난 바탕은 차고 독이 없다. 눈을 밝게 하고 겉흠을 없앤다. 아기를 밴 부인은 먹지 않는다. 《일화자》는 눈이 붉게 붓고 아픈 병을 치료한다고 하였다.

현삼은 맛이 쓰고 짜며 타고난 바탕은 조금 차고 독이 없다. 신장에 기운을 북돋아 눈을 밝게 한다.

진교는 맛이 쓰고 매우며 타고난 바탕은 고르고 약간 따뜻하다. 독은 없다. 오래되거나 가깝거나 따지지 않고 바람을 치료한다.

지모는 맛이 쓰고 타고난 바탕을 차며 독이 없다. 가로막이 속에 나쁜 것이나 바람으로 나는 땀을 치료한다. 많이 먹으면 설사한다. 《일화자》는 심장과 폐장을 촉촉하게 하고 부족한 것을 북돋아 축난 몸을 치료한다고 하였다.

패모는 맛이 맵고 쓰며 타고난 바탕은 고르거나 약간 차다. 독은 없다. 눈이 아찔하고 뒷목이 뻣뻣한 병을 치료한다. 《약성론》에 가루 내어 눈에 넣으면 얇은 겉흠을 치료한다고 하였다.

백지는 맛이 맵고 타고난 바탕은 따뜻하며 독이 없다. 머리바람증이 눈에 들어와 눈물이 나고 머리가 어지러우며 눈이 가려운 병을 치료한다. 《약성론》에 샃된 바람을 없애서 눈을 밝게 하고 눈물을 멈춘다고 하였다. 《일화자》에 눈에 붉은 군살을 치료한다고 하였다. 《백일선방》에 '도량환이다. 왕정국이 부는 바람을 맞아 뒷목과 등이 당기고 머리와 눈이 어둡고 어지러웠다. 또 태양혈과 골이 함께 아팠다. 산양에서 배를 타고 사주까지 가서 의사를 찾았다. 양길로가 진맥을 하고 나서 환약 하나를 줘서 먹었다. 왕정국이 한 때가 지나 다시 생겨서 두 번 먹었더니 병이 없어졌다고 터놓고 이야기했다. 왕정국이 매우 기뻐하면서 어떤 약이냐고 물었다. 당신이 길을 가던 중에 한 약을 얻는다면 이 처방을 전한다. 왕정국이 오래 생각하면서 천궁, 방풍 같은 약재와 여러 종류를 들겠지만 모두 아니고 백지라는 한 약일 뿐이라고 대답했다. 왕정국이 더욱 신기해서 이 약은 처음에 이름이 없다. 그래서 왕정국이 이 약이 있는 곳이 도량이라서 도량환이라고 이름 지었다.'고 하였다. 대개 모든 바람으로 어지러운 병을 치료한다. 부인이 아기를 낳은 앞뒤로 삿된 바람에 해쳐서 머리와 눈이 어둡고 무겁거나 피와 바람으로 머리가 아픈 병을 치료한다. 먹으면 사람에 눈을 밝게 한다. 목욕한 다음에 1~2알을 먹으면 더욱 좋다. 처방은 백지를 큰 덩이로 희고 새 것이면서 깨끗한 것을 가린다. 먼저 종려나무 털로 닦아 먼지와 흙을 없애고 끓는 물에 담가 4~5번 씻는다. 곱게 가루 내어 졸인 꿀로 달걀노른자 크기로 환을 만들어 1환씩 먹는다. 흔히 형개로 만든 차로 잘게 씹어 삼킨다. 밥 먹고 나서 항상 먹는다. 꺼리는 것은 없으며 그냥 씹어 삼켜도 된다.

<u>황금</u>은 맛이 쓰고 타고난 바탕은 고르거나 크게 차다. 독은 없다. 가래 뜨거움이나 위장 속에 뜨거움을 치료한다.

<u>전호</u>는 맛이 쓰고 타고난 바탕은 조금 차며 독이 없다. 바람기운으로 머리가 아픈 병을 치료한다. 오래된 것을 새롭게 하고 눈을 밝게 한다.

<u>고본</u>은 맛이 쓰고 매우며 타고난 바탕은 따뜻하거나 조금 차다. 독은 없다. 바람이 들어와 머리가 아픈 병을 치료한다.

<u>천마</u>는 맛이 맵고 타고난 바탕은 고르거나 약간 따뜻하다. 독은 없다. 바람을 치료하는데 오래되거나 가까움은 따지지 않는다.

<u>목단피</u>는 맛이 맵고 쓰며 타고난 바탕은 따뜻하거나 조금 차다. 독은 없다. 머리가 아프고 머리에 바람이 들어온 병을 치료한다. 소병이 '흰 것은 북돋고 붉은 것은 통하게 한다.'고 하였다.

<u>노회</u>는 맛은 쓰고 타고난 바탕은 차며 독이 없다. 뜨거운 바람이나 골 사이에 뜨거운 기운을 치료하고 눈을 밝게 한다.

<u>호황련</u>은 맛이 쓰고 매우며 타고난 바탕은 고르고 독이 없다. 바람을 치료한다. 《당본》에서 간장과 쓸개를 북돋아 눈을 밝게 한다고 하였다.

<u>부자</u>는 맛은 맵고 달며 타고난 바탕은 따뜻하거나 크게 뜨겁다. 큰 독이 있다. 차가운 바람을 치료한다. 《장문중방》에 '눈이 갑자기 붉게 붓고 깔깔하면서 아파서 뜰 수 없거나 또 눈물이 그치지 않는 병을 치료한다. 부자에 검은 껍질을 벗겨 누에똥처럼 가루 내어 눈초리 속에 넣어 움직이지 않게 한다.'고 하였다. 아기를 밴 부인은 먹지 않는다.

<u>오두</u>는 맛이 맵고 달며 타고난 바탕은 따뜻하거나 크게 뜨겁다. 큰 독이 있다. 바람에 맞아 눈 속이 아프고 오래 쳐다볼 수 없는 병을 치료한다. 아기를 밴 부인은 먹지 않는다.

반하는 맛이 맵고 타고난 바탕은 고르거나 조금 차다. 독이 있다. 머리가 어지러운 병을 치료한다. 머리와 눈을 환하게 하고 가슴 속에 맺힌 가래와 뜨거움을 삭게 한다. 뱃속에 아기를 떨어뜨린다.

대황은 맛이 쓰고 타고난 바탕은 차거나 크게 차며 독이 없다. 오래 묵은 것을 새롭게 하고 오장을 고르게 한다. 채워진 가래와 대장 사이에 맺힌 뜨거움을 없앤다.

정력자는 맛이 맵고 쓰며 타고난 바탕은 차거나 크게 차다. 독이 없다. 얼굴이 눈이 붓거나 바람에 맞은 병을 치료한다.

길경은 맛이 맵고 쓰며 타고난 바탕은 조금 따뜻하다. 작은 독이 있다. 피와 기운을 북돋고 차가움이나 뜨거움에 풍비를 없앤다. 《일화자》는 비워짐을 북돋고 피를 기른다고 하였다.

선복화는 맛이 짜고 달며 타고난 바탕은 따뜻하거나 조금 서늘하다. 작은 독이 있다. 눈 속에 눈곱을 치료한다.

우슬은 《성혜방》에 '눈에 갑자기 생긴 흰자위 빈물집증을 치료한다. 우슬과 잎을 같이 찧어 즙을 내서 하루 3~4번 눈에 넣는다.'고 하였다.

백호는 《심사방》에 흰애호 1되 크기로 10묶음을 삶아 즙을 낸다. 누룩과 쌀로 술을 빚는 방법처럼 해서 익혀서 조금씩 마신다. 얼굴과 눈에 부스럼이 있을 때도 마신다. 《두문방》에 '불이 있는 눈을 치료한다. 쑥을 태워 연기가 날 때 사발로 덮는다. 연기가 올라가 생긴 사발에 그을음을 따뜻한 물에 타서 눈을 씻으면 낫는다. 다시 황련을 넣으면 아주 좋다.'고 하였다.

석명자는 최원량은 '눈이 뜨겁고 아프며 눈물이 그치지 않는 병을 치료한다. 석명자 한 약을 찧어 체로 쳐서 가루 내어 잠자려고 할 때 구리젓가락으로 눈 속에 넣는다. 뜨거운 눈물이 나오면서 나쁜 것이 나온다. 또 군살을 없애는데 30~40일 동안 밤에 눈에 넣으면 아주 좋다.'고 하였다.

음양곽은 《경험방》에 '부스럼 독이 눈에 들어간 병을 치료한다. 음양곽과 위령선을 같은 양으로 가루 내어 밥 먹고 나서 쌀죽으로 2돈씩 삼킨다. 어린아이는 반 돈이다.'고 하였다.

하고초는 《간요제중방》에 '비장이 비워져 눈자위 아프고 찬 눈물이 그치지 않고 나오며 힘살이 아픈 병을 치료한다. 또 눈이 부시고 햇빛을 싫어하는 병도 치료한다. 보간산은 하고초 반량 향부자 1량을 함께 가루 내어 1돈씩 찻물에 타서 아무 때나 삼킨다.'고 하였다.

○ 나무. 모두 29종류이다.

육계는 맛이 달고 매우며 타고난 바탕은 크게 뜨겁다. 작은 독이 있다. 간장과 폐장에 기운이 잘 통하게 하고 머리 아픈 병을 치료한다. 《일화자》는 모든 바람을 치료하고 눈을 밝게 한다고 하였다.

송진는 맛이 쓰고 달며 타고난 바탕은 따뜻하다. 독은 없다. 위장 속에 웅크린 뜨거움을 없앤다.

구기자는 맛이 쓰고 타고난 바탕은 차다. 뿌리 이름은 지골피이고 크게 차다. 씨는 조금 차고 독이 없다. 봄여름에 잎을 뜯고 가을에 줄기와 열매를 따며 겨울에 뿌리를 거둔다. 《약성론》에 '잎을 양고기와 섞어 국을 만든다. 사람을 크게 북돋고 바람을 없애며 눈을 밝게 한다. 목이 마르면 삶아서 즙을 마신다. 차 대신에 마신다. 눈에 바람이 들어와 가림이나 붉은 막이 있고 어두우면서 아픈 병을 치료한다. 잎을 찧은 즙을 눈 속에 흘려 넣으면 아주 좋다.'고 하였다. 《천금방》에 '간장이 비워져 바람을 맞아 눈물이 나오는 병을 치료한다. 구기자를 가장 통통한 것 2되를 찧어 비단 주머니 속에 담아서 항아리 속에 넣는다. 술 1되에 담가 21일 동안 기운이 빠져나가지 않게 꼭 막았다가 아침마다 마신다. 마음대로 해서 취하면 안 된다.'고 하였다. 《주후방》에 '눈이 뜨겁고 눈에 얇은 붉거나 흰 겉흠이 생긴 눈을 치료한다. 구기자를 찧어 즙을 내어 눈에 넣으면 낫는다.'고 하였다. 《외대비요》는 '눈이 갑자기 붉거나 옮는 병으로 붓고 가려우며 아픈 병을 치료한다. 지골피 3근을 물 3말로 삶아 3되가 되면 짜서 찌꺼기를 없앤다. 다시 소금 1량을 넣고 볶아 2되를 만들어 눈에 바른다. 또는 건강 2량을 더 넣는다.'고 하였다.

백실(측백씨)은 맛이 달고 타고난 바탕은 고르며 독이 없다. 기운을 북돋고 바람을 없앤다. 오래 먹으면 귀와 눈이 밝아진다.

복령은 맛이 달고 타고난 바탕은 고르며 독이 없다. 가슴과 육부를 열고 오장에 기운을 고르게 한다. 뇌공은 '캐서 곱게 빻아 물그릇 속에서 흐리게 비틀어 짜서 뜬 것은 없앤 것이 복령이다. 잘못 먹으면 사람 눈에 눈동자와 검은자위가 작아져 눈이 먼다.'고 하였다. 여기에 적는다.

호박은 맛이 달고 타고난 바탕은 고르며 독이 없다. 《일화자》는 눈을 밝게 하고 겉흠을 삭게 한다고 하였다.

황백은 맛이 쓰고 타고난 바탕은 차며 독이 없다. 눈이 뜨거워 붉게 붓는 병을 치료한다. 《일화자》는 간장을 씻어 눈을 밝게 하고 눈물을 멈춘다고 하였다.

저실자는 맛이 달고 타고난 바탕은 차며 독이 없다. 눈을 밝게 한다. 잎도 처방에 넣어서 쓴다. 《외대비요》에 '겉흠일 때 눈에 넣는다. 닥나무 껍질을 빨리 말려 새끼줄을 꼬듯이 만들어 불로 태워 재를 만든다. 차가워지면 밀가루처럼 곱게 갈아 겉흠 위에 하루 3~5번 넣으면 점점 없어진다.'고 하였다.

만형자는 맛이 쓰고 매우며 타고난 바탕은 조금 차거나 고르면서 따뜻하다. 독은 없다. 눈을 밝게 하고 또 머리바람증으로 아프면서 눈물이 나오는 병을 치료한다. 《일화자》는 붉은 눈을 치료한다고 하였다.

유인은 맛이 달고 타고난 바탕은 따뜻하거나 조금 차며 독이 없다. 눈을 밝게 한다. 붉게 붓고 아프며 눈물이 나오는 병이나 또 눈이 붓고 눈초리가 짓무른 병을 치료한다. 《도경》에 류우석이 지은 《전신방》에 '눈에 흘려 넣는 방법이 가장 좋다. 눈에 바람이 들어와 눈물이 나고 가려우면서 겉흠이 생기며 눈초리가 붉은 모든 병을 치료한다. 선주황련은 찧어 체로 쳐서 가루 낸다. 유인은 껍질을 벗기고 갈아 찐득하게 한다. 이것은 축축한 타고난 바탕 때문에 가루로 만들지 못한다. 이것을 황련과 같은 분량으로 섞는다. 벌레가 없는 마른 대추 2개를 잘라 머리를 조금 남겨두고 씨를 뺀다. 두 약을 속에 가득 채워 대추 머리 아래를 자르고 합쳐 움직이지 않게 작은 천으로 감싼다. 얇은 천이 좋다. 큰 찻잔으로 반잔 정도에 물을 은그릇에 넣고 약한 불로 끓여 달걀 1개 정도로 만든다. 천으로 걸러 차가워지면 눈에 넣는다.'고 하였다. 전혀 잃는 것이 없었고 수십 명의 사람에게 시험해서 모두 효과가 있었다. 지금 의사들도 많이 써서 효과를 보았기 때문에 여기에 덧붙인다.

곽향은 조금 따뜻하고 바람을 치료한다.

유향은 조금 따뜻하다. 《일화자》는 '맛이 맵고 타고난 바탕은 뜨거우며 조금 독이 있다. 나쁜 바람을 없앤다.'고 하였다.

뽕나무잎은 춥다가 더움을 없앤다. 《일화자》는 '따뜻하고 독이 없다. 바람으로 아픈 병을 없앤다. 봄에 잎이 벌어지지 않을 때 따서 달여 먹는다. 모든 바람을 치료한다.'고 하였다. 《경험방》에 '장님증을 치료한다. 이것은 근거에 따라서 쓰며 눈알이 굳은 듯이 사물을 보는 병에 효과가 있다. 1월 8일, 2월 8일, 3월 6일, 4월 4일, 5월 5일, 6월 6일, 7월 7일, 8월 20일, 9월 12일, 17일, 10월 22일은 음력 그믐날이다. 위에 신비한 날이 될 때마다 뽕나무 잎을 태워 합쳐 물로 끓여 도자기 그릇 속에 담가서 아주 맑게 거른다. 약을 조금 뜨겁게 해서 씻고 차가워지면 중탕으로 끓여서 쉬지 않고 손으로 씻는다. 위에 있는 날이 되면 반드시 씻어야 한다. 이 때문에 신비로운 날에 하는 방법이다.'고 하였다.

치자는 맛이 쓰고 타고난 바탕은 차거나 크게 차며 독이 없다. 눈이 뜨거워 붉고 아픈 병이나 위장 속에 뜨거운 기운을 치료한다.

혈갈은 맛이 쓰고 짜며 타고난 바탕은 고르고 독이 있다. 쌓인 피를 터뜨린다. 《일화자》는 이 약은 타고난 바탕이 빨라서 많이 쓰지 않는다고 하였다.

용뇌는 맛이 맵고 쓰며 타고난 바탕은 조금 차다. 어떤 곳은 타고난 바탕이 따뜻하거나 고르며 독이 없다고 했다. 눈을 밝게 하고 눈에 붉은 얇은 겉흠을 없앤다. 《해약》은 '도홍경이 안과 밖에 가린 눈을 치료한다고 말했다. 또 창용뇌[461]를 눈에 넣으면 해친다. 절대로 가려 써야 한다.'고 말했다.

지각은 맛이 쓰고 시며 타고난 바탕은 조금 차고 독이 없다. 바람으로 아픈 병을 멈춘다. 《일화자》는 바람을 없애 눈을 밝게 하고 또 폐장기운을 치료한다고 하였다. 《식의심경》에 지각 1량을 찧어 가루 내어 찻물 먹는 방법으로 끓여 쓰면 눈이 밝아진다고 하였다.

물푸레껍질은 맛이 쓰고 타고난 바탕은 약간 차거나 크게 차다. 독은 없다. 바람을 없애고 뜨거움을 없앤다. 눈 속에 푸른 겉흠이나 흰 막이 있을 때 끓여 눈을 씻는다. 《약성론》에서 '눈을 밝게 한

---

461) 용뇌 중에 품질이 우수한 용뇌를 빙편, 매화뇌라고 부르고 품질이 떨어지는 것을 창용뇌, 미뇌, 속뇌 등으로 불렀다.

다. 간장 속에 오래된 뜨거움 때문에 눈이 붉게 붓고 아프며 바람에 눈물이 그치지 않는 병을 없앤다. 물푸레껍질 1되를 물에 달여 맑게 걸러 차게 해서 씻으면 붉은 눈에 아주 효과가 좋다.'고 하였다. 《외대비요》에 '붉은 눈과 눈자위 위에 부스럼을 치료한다. 물푸레껍질 1량을 맑은 물 1되로 흰 그릇 속에 담근다. 봄과 여름에 1번 밥 먹을 시간 이상 하면 푸른빛깔이 배어나온다. 젓가락 머리에 솜을 감아 똑바로 누워서 병에 걸린 눈에 넣는다. 안쪽 눈초리부터 씻으면서 눈에 가득히 채우고 조금 아파도 두려워하지 않는다. 아주 오랫동안 3~5번 밥 먹을 시간 동안 옆으로 누워서 뜨거운 즙을 떨어뜨린다. 날마다 10번 정도 하면 이틀이 안 되어서 낫는다. 또 눈이 붉은 병이 나은 다음에 겉흠이 있는 병을 치료한다. 물푸레껍질 1량을 썰어 물 1되5홉으로 7홉이 되게 달여 맑은 부분을 걸러 눈 속에 흘려 넣는다.'고 하였다.

몰약은 맛이 쓰고 타고난 바탕은 고르며 독이 없다. 눈 속에 겉흠이 심하게 아프고 얇으면서 붉은 병을 치료한다.

오배자는 맛이 쓰고 시며 타고난 바탕은 고르고 독이 없다. 폐장에 바람을 치료한다. 《박제방》에 '바람 독이 위로 올라가 눈을 쳐서 붓고 가려우며 깔깔하면서 아파서 참을 수 없는 병이나 또는 위 아래 눈꺼풀과 눈초리가 붉고 짓무르거나 떠있는 겉흠이나 군살이 눈자위로 들어간 병을 치료한다. 그 처방은 신효구풍산이다. 오배자 1량과 만형자 1량반을 함께 찧어 가루 내어 2돈씩 물 2잔으로 구리나 돌 그릇 안에서 1잔이 되게 달여 맑은 부분을 걸러 뜨거울 때 씻는다. 남은 찌꺼기는 2번 먹는다. 또 앞에 방법에 따라 씻으면 대개 눈을 밝게 하고 깔깔하고 가려운 병을 없앤다.'고 하였다.

밀몽화는 맛이 달고 타고난 바탕은 고르거나 약간 차다. 독은 없다. 장님증이나 얇은 겉흠으로 붉고 깔깔하며 눈곱과 눈물이 나는 병을 치료한다. 눈 속에 핏줄을 없애고 감병이 친 눈을 없앤다.

가리륵은 맛이 쓰고 타고난 바탕은 따뜻하며 독이 없다. 《도경》에 '그 씨를 빼서 흰 꿀을 넣고 갈아 눈 속에 넣는다. 바람으로 붉고 깔깔하면서 아픈 병에 아주 효과가 좋다.'고 하였다.

석남은 맛이 맵고 쓰며 속에 독이 있다. 모든 바람을 몰아낸다.

조구등은 타고난 바탕이 조금 차며 독이 없다.

돌궐백은 맛이 쓰다.

회화나무는 《천금방》에 '간장으로 붉은 눈을 치료한다. 회화나무에 가지를 말채찍 두께에 길이는 2척으로 해서 1뭉치를 만들어 머리를 가지런히 한다. 삼씨기름 1숟갈을 구리 사발 속에 넣고 또 어린아이에게 그 나무를 갈게 해서 눈이 어두우면 그친다. 똑바로 눕게 해서 눈을 향해 바르는데 하루 3번 하면 낫는다. 또 처방인데 밝게 한다. 괴실을 소 쓸개 속에 담갔다가 그늘에 말린다. 100일 동안 밥 먹고 나서 괴실 1개를 삼킨다. 10일이면 몸이 가벼워지고 30일이면 흰 머리가 검어지며 100일이면 귀신과 통한다.'고 하였다. 《식의심경》에

'눈을 밝게 하는 처방은 어린회화잎 1근을 간을 굽듯이 쪄서 갈아 가루 내어 차를 마시는 방법처럼 끓여 마신다.'고 하였다.

모형목은 《주후방》에서 '눈이 갑자기 아픈 병을 치료한다. 형목을 태워 노란 즙이 나오면 바른다.'고 하였다.

계설향은 《포박자》에서 '이 약에 황련과 젖을 넣고 달여서 눈병을 치료한다.'고 하였다.

고죽은 손진인이 먹기를 꺼린다고 하였다. 눈 속이 붓고 찌르듯이 아파서 눈을 뜨지 못하는 병을 치료한다. 간장에 채워진 뜨거움 때문이며 가림과 겉흠이 생기기도 한다. 고죽력 5홉과 황련 2푼을 솜에 싸서 죽력 속에 하룻밤 담가둔다. 여러 번 눈 속에 넣어서 뜨거운 눈물이 나오게 한다. 잎과 대나무는 모두 달여서 마실 수 있다. 대나무 잎은 쓸개 위에 기름을 생기게 한다.

○ 사람. 모두 2종류이다.

젖은 맛이 달고 타고난 바탕은 고르며 독이 없다. 《당별록》에 '가장 먼저 태어난 남자아이에 젖은 눈이 붉게 붓고 아프며 눈물이 많은 병을 치료한다. 또 참새 똥과 섞어서 붉은 군살을 없앤다.'고 하였다. 《주후방》에 '눈이 뜨거워 생긴 얇은 겉흠과 붉거나 흰 막을 치료한다. 똥은 가늘고 곧은 것으로 사람 젖에 섞어 짓무른 병이 다 없어질 때까지 바른다.'고 하였다. 진장기는 눈알을 젖과 섞어 갈아 눈동자에 떨어뜨리면 밖에 사물을 볼 수 있다고 하였다. 또 눈병을 치료할 때 코끼리 눈알과 젖을 섞어 눈 속에 떨어뜨린다.

아이를 밴 부인에 손톱을 곱게 갈아 가루 내어 눈 속에 넣어두면 가림과 겉흠을 없앤다.

○ 짐승. 모두 14종류이다.

사향은 맛이 맵고 타고난 바탕은 따뜻하며 독이 없다. 바람 독을 치료하고 눈 속에 얇은 겉흠을 없앤다. 뇌공은 사향을 쥐날에 써서 눈을 열었다. 괴로우면 쓰지 않았고 곱게 갈아서 체로 쳐서 썼다. 아기를 밴 부인은 먹지 않는다.

우황은 맛이 쓰고 타고난 바탕은 고르고 작은 독이 있다. 아기를 밴 부인은 먹지 않는다.

곰기름은 맛이 달고 타고난 바탕은 조금 차거나 따뜻하며 독이 없다. 《일화자》는 바람을 치료하고 머리가 어지러운 병을 치료한다고 하였다.

졸인소젖은 맛이 시고 타고난 바탕은 조금 차다. 《일화자》는 심장과 폐장을 이롭게 한다고 하였다. 진장기는 찐득하게 해서 바람으로 부을 때 문질렀다.

소쓸개는 맛이 쓰고 타고난 바탕은 크게 차다. 눈자위를 이롭게 한다. 《약성론》에 '정월에 수소 쓸개에 검은 콩 100알을 담았다가 100일이 지난 다음에 열어 밥 먹고 나서 밤중에 30알씩 삼킨다. 간장을 억눌러 눈을 밝게 한다. 검은 콩을 담은 즙은 양을 따지지 않는다.'고 하였다.

소간은 눈을 밝게 한다.

산양쓸개는 눈을 밝게 한다. 《약성론》에 '산양간을 먹으면 눈이 밝아진다. 쓸개를 눈에 넣으면 붉은 가림이나 흰 막, 바람으로 눈물이 나오는 병을 치료한다.'고 하였다. 《식료》에 '간장에 바람이 들어오고 비워진 뜨거움이 있어서 눈이 붉고 어두우며 아픈 병을 치료한다. 열병을 앓고 나서 빛을 잃었으면 산양에 쓸개와 새끼 간을 얇게 썰어 물에 담갔다가 바르면 아주 효과가 좋다. 눈이 빛을 잃은 병을 치료한다. 숫양간 1근을 기름과 막을 없애고 얇게 썬다. 물에 닿게 하지 말고 새 도자기 그릇 입구에서 깨끗하게 닦는다. 간을 도자기 그릇에 채우고 숯불 위에 넣고 기름 즙이 다 나올 때까지 구워 바싹 말린다. 결명자 반근과 개여뀌씨 1홉을 향기 나게 볶아 가루 내어 간과 함께 찧어 가루 낸다. 흰 꿀 1촌 숟가락으로 밥 먹고 나서 하루 3번 먹고 3숟가락까지 늘리고서 그친다. 3제가 지나지 않아 눈이 아주 밝아지고 밤에 글자와 모든 사물을 본다. 이 양은 뼈가 붙어있는 양이다. 눈이 아프고 깔깔하면서 사물을 볼 수 없으며 또 햇빛이나 등불을 볼 수 없는 경우가 있다. 양 머리를 익혀 눈알 속에 흰자위 2개를 고운 돌 위에서 대추 즙과 섞어 간다. 작은 삼씨 크기로 눈자위에 똑바로 누워서 낮에 2번, 밤에 2번 넣는다. 3~4번 정도 하면 낫는다.'고 하였다. 《천금방》에 '눈이 붉으면서 겉흠이 있는 병을 치료한다. 양의 눈자위를 바싹 말려 가루 내어 두 눈에 바른다. 또 눈이 흐릿하게 보일 때 바른다. 산양의 간을 구리그릇 안에 넣고 삶는다. 밀가루 떡을 얼굴 위에 덮어 사람에 눈처럼 위에 2개에 구멍을 뚫고서 눈을 향해서만 뜨거운 김을 쏘인다.'고 하였다. 《주후방》에 '눈이 어둡거나 열병을 앓은 다음에 빛을 잃은 병을 치료한다. 양의 쓸개를 바르는데 아침과 저녁 때 각각 1번씩 바른다.'고 하였다. 《매사방》에 '눈이 어두워 해질 무렵에 사물을 보지 못하는 병을 치료한다. 산양의 간을 썰어 묽은 식초로 먹는다. 삶아도 좋다.'고 하였다.

<u>양각</u>은 장님증을 치료해서 눈을 밝게 한다. 바람으로 머리가 아픈 병을 치료한다.

<u>영양각</u>은 맛이 짜고 쓰며 타고난 바탕은 차거나 약간 차다. 독은 없다. 주로 눈을 밝게 한다.

<u>서각</u>은 맛이 쓰고 시며 짜다. 타고난 바탕은 차고 독이 없다. 머리 아픔을 치료한다. 《일화자》에서 간장을 억누르고 눈을 밝게 한다고 하였다.

<u>호정(호랑이눈알)</u>은 《일화자》에서 심장을 억누른다고 하였다.

<u>토끼간</u>은 눈이 어두운 병을 치료한다. 맹선은 '간은 눈을 밝게 한다. 결명자와 함께 환을 만들어 먹는다. 또 단약을 먹은 사람이 위로 치솟았기 때문에 눈이 어둡고 사물을 보지 못할 때 날로 먹는다. 양간을 먹는 방법과 같이 먹어도 된다.'고 하였다. 《일화자》에서 간은 눈을 밝게 하고 머리가 어지럽고 눈이 아픈 병을 치료한다고 하였다.

<u>돼지간</u>은 집에서 많이 쓴다. 《외대비요》에서 '장님증을 치료한다. 돼지 쓸개 1개를 약한 불로 삶아 좁쌀 크기로 환을 만들어 눈 속에 밥 먹을 시간 넣는다. 또 겉흠이 심할 때는 돼지 쓸개에 흰 거죽을 햇볕에 말려 비녀다리 크기로 작은 새끼줄을 만들어 불에 태워 재를 만든다. 차가워지면 재를 겉흠 위에 넣는다. 3~5번이 지나지 않아 낫는다.'고

하였다.

개쓸개는 《성혜방》에 '눈이 가렵고 당기며 붉고 깔깔한 병을 치료한다. 개 쓸개즙을 눈 속에 흘려 넣는다.'고 하였다. 《식료》에 '복날에 개 쓸개를 술에 타서 먹는다. 눈을 밝게 하고 눈 속에 진한 물을 없앤다.'고 하였다.

마치현은 류연자가 '눈에 있는 겉흠과 군살을 없앤다. 이빨 크게 한 줌을 씻어 박초 조금과 섞어서 빻아 비단에 싸서 눈 위에 올려놓는다. 여러 번 바꿔준다.'고 하였다.

○ 날짐승. 모두 2종류이다.

흰 거위 기름과 산비둘기는 맛이 달고 타고난 바탕은 고르며 독이 없다. 눈을 밝게 한다.

○ 벌레와 물고기. 모두 17종류이다.

석밀은 맛이 달고 타고난 바탕은 고르거나 약간 따뜻하고 독이 없다. 눈을 밝게 한다. 《갈씨방》에 '흰자위 빈물집증에 꿀을 눈 속에 바르고 반나절 동안 똑바로 누워 있다가 씻어낸다. 생꿀이 좋다.'고 하였다.

밀랍은 맛이 달고 타고난 바탕은 조금 따뜻하고 독이 없다. 《집험방》에 '밤눈증일 때 귀신처럼 치료한다. 황랍을 양에 거리끼지 말고 그릇 속에서 녹여 즙을 만들어 꺼낸 다음 합분을 서로 합쳐 동그랗게 만든다. 쓸 때는 칼로 2돈씩 잘라 돼지간 2량을 쪼개 안에 약을 채워 넣고 삼실로 묶는다. 물 1잔으로 술병 속에서 삶아 익히면서 눈에 뜨거운 김을 쏘인다. 따뜻하거나 차가워지면 간을 하루 2번 함께 먹는다. 나을 때까지 한다.'고 하였다.

모려는 맛이 짜고 타고난 바탕은 고르거나 조금 차다. 독은 없다. 도은임금이 왼쪽으로 돌아보면 수컷이기 때문에 모려라고 이름 지었다.

진주는 타고난 바탕이 차고 독이 없다. 분처럼 가루 내어 눈에 넣는다. 엷은 겉흠과 막을 치료한다.

석결명은 맛이 짜고 타고난 바탕은 고르며 독이 없다. 가림과 겉흠으로 아픈 병과 장님증을 치료한다. 《일화자》는 '서늘해서 눈을 밝게 한다. 껍질은 겉흠과 가림을 삭게 한다. 또 구공라라고 부른다.'고 하였다. 《도경》에 '껍질이 크면 손 크기이고 작으면 2~3손가락 크기이다. 바닷사람은 그 살을 먹는다. 또 껍질을 물에 담갔다가 눈을 씻는다. 일곱 구멍이 좋고 열 구멍은 좋지 않다.'고 하였다.

잉어쓸개는 맛이 쓰고 타고난 바탕은 차며 독이 없다. 눈이 뜨거움으로 붉고 아픈 병과 장님증을 치료하면서 눈을 밝게 한다. 《약성론》에 눈이 붉고 아프거나 겉흠으로 아픈 병을 치료한다고 하였다. 《식료》에 쓸개는 눈 속이 붉거나 뜨거우면서 아픈 병을 치료하는데 눈에 넣으면 좋다고 하였다.

선태는 맛이 달고 타고난 바탕은 차며 독이 없다. 《어약원》에 머리바람증으로 눈이 아찔한 병을 치료하는데 가루 내어 끓여서 마신다고 하였다.

백강잠은 맛이 짜고 매우며 타고난 바탕은 고르고 독이 없다. 《일화자》는 모든 바람병을 치료한다고 하였다.

청어쓸개는 맛이 달고 타고난 바탕은 고르거나 약간 차며 독이 없다. 눈이 어두운 병을 치료한다. 즙을 눈 속에 떨어뜨린다.

조개껍질은 맛은 짜고 타고난 바탕은 고르고 독이 있다. 눈을 밝게 한다. 작은조개껍질라고 부른다. 《천금방》에 '어린아이가 검은 속티가 있거나 눈에 겉흠이 있어 깔깔하고 아플 때 눈에 넣는다. 작은조개껍질 1량을 태워 만든 재를 분처럼 곱게 갈아 용뇌를 조금 넣고 눈에 넣으면 아주 좋다. 또 눈에 겉흠을 없앤다. 조개껍질 10개를 태워 만든 재를 고운체로 쳐서 큰 땅콩 크기로 겉흠 위에 붙이고 눕는다. 쌀을 굽듯이 오래 하면 없어진다. 군살은 진주와 작은조개껍질을 같은 양으로 한다.'고 하였다.

뱀허물은 맛이 짜고 달며 타고난 바탕은 고르고 독이 없다. 눈을 밝게 한다.

전갈은 맛이 달고 매우며 독이 있다. 모든 바람으로 입과 눈이 비뚤어진 병을 치료한다.

오적골은 《경험방》에 '감병 눈병을 치료한다. 오적골과 모려를 같은 양으로 가루 내어 밀가루 풀로 조협나무 열매 크기로 환을 만든다. 먹을 때마다 돼지간 1개에 약 1환을 묽은 쌀뜨물로 간이 익을 정도로 삶아 간과 같이 먹고 간을 삶은 쌀뜨물로 3량을 삼킨다.'고 하였다.

굼벵이는 《천금방》에 '벼까라기가 눈에 들어간 병을 치료한다. 새 수건을 눈 위에 덮고 굼벵이가 수건 위를 문지르게 하면 까끄라기가 수건 위로 나온다.'고 하였다.

거미줄은 《외대비요》에 '눈에 생긴 혹을 치료한다. 거미줄을 빙 둘러 감아놓으면 스스로 떨어진다.'고 하였다.

우렁이는 《약성론》에 '간장이 뜨거워 눈이 붉게 붓고 아픈 병을 치료한다. 우렁이 큰 것 7개를 깨끗이 씻어 새물에 담가 더러운 진흙을 없앤 다음에 다시 물을 갈아 1되에 담가 씻는다. 깨끗한 그릇 속에서 말려 입 위에 소금을 조금 뿌려서 자연스럽게 나온 즙을 눈에 넣는다. 각각을 이처럼 다 쓰고 나면 놓아준다.'고 하였다. 《백일방》에 '여러 해나 3~10년 된 눈이 아픈 병을 치료한다. 바다에 사는 소라 1개를 소라가 입을 열 때 황련 가루를 소라 입 속에 넣어 소라가 황련 즙을 먹게 한다. 이 즙을 천에 빨아들여 눈초리 속에 넣는다.'고 하였다.

백어는 의어이다. 《외대비요》에 눈에 겉흠을 치료하는데 백어를 가루 내어 조금씩 겉흠 위에 넣어준다고 하였다.

○ 열매. 모두 1종류이다.

행인은 《광리방》에 '쌓는 일을 해서 군살이 나온 병을 치료한다. 행인 7개를 껍질을 벗기고 잘게 씹어 손바닥에 뱉는다. 뜨거울 때 천을 젓가락 머리에 감아서 군살 위에 넣는다. 4~5번이 지나지 않아 낫는다.'고 하였다. 《좌자비결》에 은행을 쓰지 않는데 많이 먹으면 눈을 먼다고 하였다. 《천금방》에 '머리와 얼굴에 바람을 치료한다. 눈이 떨리고 코가 막히며 눈이 어둡고 찬 눈물이 나온다. 행인 3되를 가루 내어 물에 4~5번 끓어오르게 삶아 즙이 다할 때까지 머리를 씻는다. 3번 하면 낫는다.'고 하였다.

○ 쌀과 곡식. 모두 2종류이다.

참기름은 타고난 바탕은 크게 차고 독이 없다. 바람기운을 치료하고 머리에 뜬 바람을 없앤다. 《천금방》에 '사물이 눈 속에 떨어진 병을 치료한다. 맑은 물에 좋은 먹을 갈아 눈에 넣는다.'고 하였다.

청량미는 맛이 달고 타고난 바탕은 차며 독이 없다. 기운을 늘리고 골을 북돋는다. 오래 먹으면 귀와 눈이 밝아진다.

○ 나물. 모두 7종류이다.

무청은 맛이 쓰고 타고난 바탕은 따뜻하며 독이 없다. 눈을 밝게 한다. 《당본》에 북쪽 사람은 만청자라고 부르는데 눈이 어두운 병을 치료한다고 하였다. 《천금방》에 '항상 먹으면 눈을 밝게 하고 간장과 대장을 꿰뚫어 본다. 무청자 3되를 쓴 술 3되로 익도록 삶아 햇볕에 말려 체로 쳐서 가루 낸다. 1촌 숟가락으로 우물물로 먹는데 2~3숟가락까지 늘리며 하루 3번 먹는다.'고 하였다.

과체는 맛이 쓰고 타고난 바탕은 차며 독이 있다. 《일화자》에 골이 차갑거나 뜨거움으로 종기가 있거나 눈이 어두운 병을 치료한다고 하였다.

마치현은 눈이 멀거나 흰 겉흠이 있는 병을 치료한다. 눈을 밝게 한다. 《선경》에서 썼다. 《식의심경》에 '장님증과 흰 겉흠을 치료한다. 삿된 기운을 없애고 대장과 소장을 잘 통하게 하면서 춥다가 더운 병을 없앤다. 마치현 열매 큰 되를 빻아 가루 내어 한 숟갈씩 파와 두부를 넣고 삶아 죽을 만들어 먹는다. 삶은 죽에 쌀가루를 풀어 국을 만들어도 좋다.'고 하였다.

형개(꽃이삭)는 맛이 맵고 타고난 바탕은 따뜻하며 독이 없다. 춥다가 더운 병을 치료한다. 《당본주》에 '나물 중에 형개이다. 오래된 것이 좋다. 피가 비워지거나 바람기운으로 머리가 아프면서 어지럽고 눈이 아찔한 병을 치료한다.'고 하였다. 《경험방》에 '아기를 낳은 다음에 바람을 맞아서 눈이 뒤집어지고 팔다리를 오그리면서 당기는 병을 치료한다. 아래 약이 효과가 있는데 여성산이다. 형개(꽃이삭)를 가루 내어 술로 2돈씩 먹는다. 뒤에 처방은 모든 바람으로 입과 눈이 비뚤어진 병을 치료한다. 푸른 형개 1근과 푸른박하 1근을 한 곳에서 사기그릇 속에 넣고 갈아 생비단으로 도자기 그릇 속에서 비틀어 짠 즙을 달여 찐득한 즙을 만든다. 남은 찌꺼기 3푼에서 1푼을 빼고 거른 찌꺼기는 쓰지 않는다. 2푼에 찌꺼기를 햇볕에 말려 가루 내어 찐득한 즙과 섞어 오동나무 씨 크기로 환을 만들어 20환씩 아침부터 저녁까지 3번 먹는다. 바람을 움직이게 하는 음식은 꺼린다.'고 하였다.

파씨는 맛이 맵고 타고난 바탕은 따뜻하며 독이 없다. 눈을 밝게 한다. 《식의심경》에 '눈이 어두운 병을 다스리고 부족한 것을 북돋는다. 파씨 큰 것 반되를 가루 내어 1숟갈 정도를 물 2되로 1되 반이 되게 삶아 거른 찌꺼기를 쌀을 덮고 끓여 죽을 만들어 먹으면 좋다. 오래 먹는다. 파씨를 찧어 오동나무 씨 크기로 꿀로 환을 만들어 밥 먹고 나서 즙으로 10~20환씩 하루 2~3번 먹는다. 눈을 아주 밝게 한다.'고 하였다.

흰양하는 《당본주》에 '벼나 보리에 까끄라기가 눈에 들어가 나오지 않는 병을 치료한다. 즙을 눈에 넣으면 바로 나온다.'고 하였다.

호리병박은 《천금방》에 '눈이 어두운 병을 치료한다. 7월 7일에 아주 쓴 호리병박에 흰 속을 짜서 만든 즙 1홉과 식초 1되에 옛날 동전 7개를 담가 약한 불로 절반이 되게 끓인다. 거품을 눈초리 속에 넣는다. 또 겉흠을 없애는 방법으로 중대가리풀을 코 속에 넣으면 겉흠이 스스로 떨어진다. 아불식초라고도 부른다.'고 하였다.

《은해정미》

○ 약의 타고난 바탕에 대해 말한다.

당귀는 맛은 달고 타고난 바탕은 따뜻하며 심장과 간장 두 경맥으로 들어간다. 수염뿌리는 피를 깨뜨리고 뿌리머리는 피를 기르며 모두를 쓰면 피를 힘차게 흐르게 한다. 뜨거움이 있으면 쓰지 말고 만들어서 쓰려면 술로 씻는다.

천궁은 맛은 맵고 타고난 바탕은 따뜻하며 간장 경맥으로 들어간다. 위에 머리 모서리로 가서 양 기운을 도와 아프지 않게 한다. 아래로 자궁으로 가서 피를 기를 수 있다. 기운이 매우 거세면 쓰지 않는다.

적작약은 맛은 쓰면서 맵고 타고난 바탕은 차며 간장 경맥으로 들어간다. 피를 흩어지게 하고 피를 움직이게 한다. 붉은 살갗을 없애고 아프지 않게 한다.

백작약은 맛은 쓰면서 시고 타고난 바탕은 차며 간장 경맥으로 들어간다. 비장을 북돋고 간장기운을 해칠 수 있다. 간장에 피를 기르고 간장에 불을 빼낼 수 있다. 간장이 비워지고 불이 약해졌으면 쓰지 않는다.

숙지황은 맛은 달고 타고난 바탕을 따뜻하며 심장 경맥과 간장 경맥으로 들어간다. 피를 북돋는다. 뜨거움이 있으면 쓰지 않는다. 술에 쪄서 절굿공이로 찧어 떡을 만들어 햇볕에 말린다. 갈아 가루로 만들어 환을 만든다. 환을 만들지 않으면 찌지 않는다.

황백은 맛은 쓰고 타고난 바탕은 차며 신장 경맥으로 들어간다. 신장을 북돋고 신하불을 내린다. 불이 약해졌으면 쓰지 않는다.

용담초는 맛은 쓰고 타고난 바탕은 차며 간장 경맥으로 들어간다. 간장과 쓸개에 기운을 이롭게 한다. 눈이 붉게 붓는 병을 치료하고 위장에 웅크린 뜨거움을 없앤다.

반하는 축축함을 없애고 가래를 없앤다. 위장 기운을 조화롭게 하고 가슴 가로막을 잘 통하게 한다. 태음경 머리아픔을 치료한다. 만들어서 쓰려면 생강즙에 볶는다.

강활은 방광 경맥으로 들어간다. 머리 아픔을 치료한다. 삿된 바람을 없애고 간장기운을 내린다. 간장이 비워지면 쓰지 않는다.

방풍은 맛이 달면서 맵고 타고난 바탕은 뜨거우며 방광 경맥으로 들어간다. 바탕과 쓰임새는 모든 바람을 통하게 해서 치료하고 기운과 맛은 폐장 경맥을 빼낼 수 있다.

황련은 맛은 쓰고 타고난 바탕은 차며 심장 경맥으로 들어간다. 심장 불을 빼낼 수 있고 피를 서늘하게 하며 중초에 뜨거움을 없앤다. 대장과 위장을 힘차게 한다.

대황은 맛은 쓰고 타고난 바탕은 차며

위장경맥으로 들어간다. 담장을 밀고 벽을 넘어뜨리는 효과가 있다. 붓기를 가라앉히고 살갗에 뜨거움을 없앤다. 채워짐이면 날 것으로 쓰고 비워짐이면 술에 찐다. 병을 앓지 않거나 비워지면서 부으면 쓰지 말아야 한다.

생지황은 심장 경맥으로 들어간다. 피에 뜨거움을 치료하고 새로운 피가 생기게 하며 엉긴 피를 흩어지게 하고 피를 서늘하게 한다. 피가 차면 쓰지 말아야 한다.

마풍은 폐장 경맥으로 들어간다. 차가운 바람을 없애고 삿된 뜨거움을 물러나게 하며 모든 구멍을 열고 겉으로 내보낸다.

백지는 맛은 맵고 타고난 바탕은 뜨거우며 대장 경맥으로 들어간다. 바람을 없애서 아프지 않게 한다. 족양명경에 머리아픔을 치료하고 폐장과 간장 두 경맥에 있는 뜨거움을 없앤다.

세신은 맛은 맵고 타고난 바탕을 뜨거우며 심장 경맥으로 들어간다. 바람을 없애고 눈물과 머리아픔을 멈출 수 있다. 간장과 쓸개를 이롭게 해서 구멍을 통하게 한다. 잎은 빼고 쓴다.

생치자는 맛은 쓰고 폐장 경맥으로 들어간다. 폐장에 불을 빼내고 오장에 뜨거움을 없앤다. 눈이 뜨겁고 붉게 부을 때 쓰려면 볶아야 한다.

목적은 맛은 달고 폐장 경맥으로 들어간다. 막과 겉흠을 없앤다. 간장과 쓸개를 이롭게 한다. 눈을 밝게 하고 바람을 없애며 구멍을 통하게 하고 눈물을 멈춘다.

창출은 맛은 맵고 타고난 바탕은 따뜻하며 위장 경맥으로 들어간다. 위장 기운을 평안하게 한다. 삿된 바람을 없애고 축축함을 없앤다. 눈물을 그치게 하고 내뿜어 흩어지게 한다. 쌀뜨물에 담가서 하루 1번 바꿔 주고 물에 담갔다가 볶아 말려서 쓴다.

구맥은 맛이 쓰고 소장 경맥으로 들어간다. 방광에 뜨거움을 없애고 신장 기운을 기른다. 눈을 밝게 하고 오줌을 잘 나오게 한다.

황기는 맛은 달고 타고난 바탕은 따뜻하며 비장 경맥으로 들어간다. 기운을 돌아다니게 하고 비워진 겉을 튼튼하게 한다. 피가 막혀서 돌아다니지 못하면 꿀에 담갔다가 불로 구워 갈아 가루 내어 환을 만든다. 환을 만들지 않으면 이렇게 하지 않는다.

활석은 소장 경맥으로 들어간다. 위에서 타오르는 불을 내리고 모든 구멍을 통하게 하며 오줌을 잘 나오게 한다.

차전자는 맛이 달면서 짜고 타고난 바탕은 차며 소장 경맥으로 들어간다. 오줌을 맑게 잘 나오게 하고 간장 경맥에 뜨거운 바람을 없앤다.

석결명은 간장 경맥으로 들어간다. 눈에 가린 것을 없애 눈을 밝게 하며 가라앉아 있는 것도 효과가 있다. 간장이 비워지면 쓰지 않는다. 불에 아주 붉을 정도로 달군다.

청상자는 타고난 바탕이 조금 차고 간장 경맥으로 들어간다. 위로 치솟았던 뜨거움을 빼내고 붉은 가림을 없앤다. 간장이 비워지면 쓰지 않는다. 만들어서 쓰려면 술에 씻는다.

결명자는 간장 경맥으로 들어간다. 간

장에 뜨거움으로 뜨겁고 아프면서 눈물이 나오는 병을 치료한다. 눈을 밝게 한다. 간장이 비워지면 쓰지 않는다.

백질려는 달이는 약에 넣지 않고 환으로 해야 한다. 간장 경맥으로 들어간다. 눈을 밝게 하고 바람을 없애며 가렵지 않게 한다. 볶아서 절굿공이로 가시를 없애고 쓴다.

목단피는 맛이 쓰고 타고난 바탕은 차며 신장 경맥으로 들어간다. 음에 불과 양에 불을 빼낸다. 심장에 피를 서늘하게 하고 막힌 피를 돌려서 아프지 않게 한다.

지골피는 맛은 쓰고 타고난 바탕은 차며 신장 경맥으로 들어간다. 열이 찌는 듯이 나는 것을 없애고 폐장에 뜨거움을 빼려면 써야 한다.

상백피는 맛이 달고 폐장 경맥으로 들어간다. 폐장에 뜨거움을 없애고 폐장기운을 빼낸다. 폐장이 차가우면 쓰지 않는다.

맥문동은 맛이 달고 타고난 바탕은 차며 폐장 경맥으로 들어간다. 폐장에 뜨거움을 치료하고 폐장과 육부에 불을 없앤다. 또 심장에 구멍을 맑게 한다.

밀몽화는 맛이 달고 간장 경맥으로 들어간다. 눈 속에 붉은 핏줄과 눈곱, 눈물을 없앤다. 눈을 밝게 한다.

오약은 간장 경맥으로 들어간다. 기운을 고르게 하고 기운을 돌리며 바람을 없앤다.

호황련은 맛이 쓰고 타고난 바탕을 차며 간장 경맥으로 들어간다. 뼈 속에서 나는 열과 밀려오듯이 나는 열을 물러가게 한다. 간장과 쓸개를 북돋아 눈을 밝게 한다. 어린아이가 감병으로 해쳐서 밥을 삼키지 못한 병을 치료한다. 토하고 설사하거나 뜨거운 설사를 치료한다. 어린아이에게 가장 많이 쓰는 약이다.

만형자는 맛이 쓰고 타고난 바탕은 차며 삼초로 들어간다. 머리가 아프거나 눈자위가 아픈 병을 치료한다. 눈을 밝게 한다. 답답한 것을 열고 불을 내린다.

구기자는 맛이 달고 신장 경맥으로 들어간다. 신장을 북돋고 눈을 밝게 한다. 눈 속에 붉은 막이 눈자위를 가린 병을 치료한다. 술에 씻어서 쓴다.

하수오는 맛이 쓰고 심장 경맥으로 들어간다. 차가운 바람을 없애고 양명경 머리아픔을 치료한다.

선태는 간장 경맥으로 들어간다. 바람을 없애고 독을 푼다. 눈에 겉흠을 벗게 하고 눈물을 그친다. 삿된 차가움을 흩어지게 한다.

백출은 맛이 쓰고 타고난 바탕이 따뜻하며 비장과 위장 경맥으로 들어간다. 비장과 위장을 튼튼하게 하고 진액을 만든다. 눈꺼풀에 축축한 뜨거움을 없앤다. 숨이 차면 쓰지 않는다. 또 도와줄 수 있다.

향부자는 맛이 쓰면서 맵다. 기운을 돌아다니게 하고 위장 기운을 돕는다. 눈물을 멈추고 습기를 없앤다. 볶아서 털을 없애고 깨끗이 찧어서 쓴다.

하고초는 순수한 양 기운을 품고 있어 음 기운을 만나면 마른다. 눈물을 그치게 하고 바람을 없앤다. 양으로 음을 북돋는 이치이다.

천리광은 심장 경맥으로 들어간다. 바

람을 없애고 뜨거운 독을 푼다. 눈을 밝게 하고 또 기운을 움직이게 한다. 야명사는 물에 일어 똥을 없애고 모래만 남긴 것이다. 일종에 풀로 된 약 이름이 천리광이다. 어린잎을 따서 깨끗이 씻어 찧어 즙을 내어 오래 달여 찐득한 즙으로 만든다. 이것만 눈에 넣어도 겉흠이 물러나고 눈이 밝아진다.

원지는 맛이 쓰고 타고난 바탕이 따뜻하며 심장 경맥으로 들어간다. 심장을 움직이지 않게 하고 기억을 늘린다. 구멍을 잘 통하게 하고 넋을 편안하게 한다.

서각은 심장 경맥으로 들어간다. 피를 서늘하게 하고 심장에 뜨거움을 풀며 머리와 눈을 맑게 한다. 쇠망치로 부수어 쓰거나 물에 갈아서 쓴다.

영양각은 간장 경맥으로 들어간다. 폐장과 간장에 불을 내리고 심장을 맑게 하고 눈을 밝게 한다. 간장이 비워지면 쓰지 않는다.

석고는 위장 경맥으로 들어간다. 위장에 불이나 웅크린 뜨거움을 빼내면서 가라앉히는 효과가 있다. 위장이 비워지면 쓰지 않는다.

갈근은 맛이 달고 타고난 바탕은 고르며 위장경맥으로 들어간다. 살을 풀고 겉으로 내보내면서 뜨거움을 물러나게 한다. 위장 기운을 들어올린다.

고본은 맛이 맵고 방광 경맥으로 들어간다. 머리 꼭대기가 아픈 병을 없애는 데 약을 끌고 위로 간다.

사군자는 맛이 달고 위장 경맥으로 들어간다. 감병 벌레를 죽이고 오줌을 잘 나오게 한다.

박하는 맛이 맵고 타고난 바탕은 차며 간장 경맥으로 들어간다. 도적바람을 없애고 겉으로 내보내며 뼈마디를 부드럽게 하면서 아프지 않게 한다.

국화는 맛이 쓰면서 달고 조금 차며 간장 경맥으로 들어간다. 눈을 밝게 하고 머리바람증을 맑게 하며 눈에 겉흠을 없애고 겉으로 나가게 한다.

충울자는 맛이 달면서 맵고 눈에 경맥으로 들어간다. 피에 뜨거움을 없애고 눈을 밝게 하며 바람을 없앤다.

감초는 맛이 달고 타고난 바탕은 날것은 차고 익히면 따뜻하며 비장 경맥으로 들어간다. 날것을 쓰면 불을 빼내고 독을 풀며 구우면 위장을 돕고 조화롭게 한다.

상표초는 신장을 북돋고 바람을 없앤다. 다섯 오줌증을 통하게 하고 오줌이 잘 나오게 한다. 눈을 밝게 하고 겉흠을 흩어지게 한다.

괴화는 맛이 쓰고 타고난 바탕이 차며 심장 경맥으로 들어간다. 심장으로 붉은 눈을 없애고 피를 빼낸다. 대장에 뜨거움을 빼낸다.

울금은 맛이 쓰고 타고난 바탕이 차며 심장 경맥으로 들어간다. 피가 눈에 막힌 것을 치료하고 명치 밑에 기운을 깨뜨려서 막힌 것을 열 수 있다.

현삼은 맛이 쓰면서 짜고 신장 경맥으로 들어간다. 신장 기운을 북돋아 눈을 밝게 한다. 황금을 얻으면 간장에 불을 빼내고 간장에 뜨거움을 없앤다.

지모는 맛이 쓰고 타고난 바탕은 차며 신장 경맥으로 들어간다. 신장 물을 북돋고 신장에 불과 삼초에 불을 빼낸다.

길경은 맛이 쓰고 타고난 바탕은 따뜻하며 폐장 경맥으로 들어간다. 폐장에 뜨거움을 치료하고 모든 약에 배와 삿대가 되어 폐장으로 이끈다.

망초는 적취와 열병을 치료한다. 막힌 똥을 나오게 한다.

한방기는 맛이 매우면서 쓰고 타고난 바탕은 차다. 모든 경맥을 통하게 하고 차가운 바람을 없앤다. 달려가 이르게 하는 효과가 있다.

포황은 맛이 달고 타고난 바탕은 고르며 심장 경맥으로 들어간다. 엉긴 피를 삭히면서 피를 부수어 붓기를 내린다. 볶아서 쓴다.

연교는 심장 불을 빼내고 비장과 위장에 축축한 뜨거움을 푼다. 심장 경맥에 들어온 뜨거움을 없앤다.

오미자는 맛이 시고 타고난 바탕은 따뜻하며 신장 경맥과 폐장 경맥으로 들어간다. 신장을 북돋고 폐장을 도우며 간장을 이롭게 한다.

독활은 맛이 쓰고 타고난 바탕은 따뜻하며 모든 경맥으로 달려간다. 밖에서 받은 도적바람을 없앤다. 새로운 것과 오래된 것을 나누지 않는다.

저실자는 맛이 쓰고 타고난 바탕은 차며 폐장 경맥으로 들어간다. 양을 올려서 위로 가게 한다. 바람을 없애서 머리 아픔을 치료한다.

육종용은 맛이 시면서 짜고 타고난 바탕은 따뜻하며 신장 경맥으로 들어간다. 신장을 북돋고 알짜를 생기게 한다. 술에 씻어서 쓴다. 신하불이 아주 심하면 쓰지 않는다.

천초는 맛이 맵고 타고난 바탕은 뜨겁다. 위쪽에서 쓰면 육부에 깊이 박힌 차가움을 몰아내고 아래쪽에서 쓰면 눈 속에 가림과 장님을 없앤다. 눈을 없앤 다음 볶아서 진물을 없애고 쓴다.

인삼은 맛이 달고 타고난 바탕은 따뜻하며 독이 없고 폐장 경맥으로 들어간다. 부족한 기운을 북돋고 넋을 편안하게 한다. 알짜를 생기게 하고 심장의 구멍을 열며 피를 통하게 한다. 폐장에 차가움에는 쓸 수 있지만 폐장에 뜨거움에는 폐장을 해친다.

백복령은 맛이 달고 타고난 바탕은 따뜻하며 폐장 경맥으로 들어간다. 넋을 안정시키고 비워진 심장을 북돋우며 생각을 기르고 오줌을 잘 나오게 한다.

선복화는 맛이 달고 폐장 경맥으로 들어간다. 가래를 삭게 하고 눈을 밝게 한다. 머리바람증을 치료한다.

토사자는 맛이 매우면서 달고 신장 경맥으로 들어간다. 신장을 북돋아 눈을 밝게 한다. 눈에 검은 속티를 없앤다. 술에 씻어 쪄서 떡을 만들어 햇볕에 말려 환을 만든다. 환이 아니면 이렇게 만들지 않는다.

택사는 맛이 달고 타고난 바탕은 차며 방광으로 들어간다. 물을 잘 통하게 하여 오줌을 잘 나오게 한다. 부족한 음을 북돋고 눈을 밝게 한다.

부자(검은 것)는 맛이 맵고 타고난 바탕은 크게 뜨거우며 삼초로 들어간다. 양을 주관해서 바람을 흩어지게 하고 삿된 차가움을 없앤다. 불이 아주 심하면 쓰지 않는다. 큰 부자는 겉껍질을 없앤다.

목향은 맛이 쓰고 타고난 바탕은 따뜻

하며 심장 경맥으로 들어간다. 주로 심장 아픔을 치료하고 뱃속에 막힌 차면서 서늘한 기운을 빼낸다. 지나친 불에는 필요하지 않다. 갈아서 약 속에 넣어 먹는다.

우슬은 모든 약을 이끌어 아래로 가게 한다. 대개 토우슬을 쓰는데 봄과 여름에는 잎을 쓰고 겨울에는 뿌리를 쓴다. 잎의 효과가 더욱 빠르고 알짜를 이롭게 한다. 또 대나무나 나무 가시가 살로 들어간 것을 치료하는데 바르면 나온다.

석곡은 맛이 달고 타고난 바탕은 따뜻하며 신장 경맥으로 들어간다. 위장에 뜨거움을 없애고 음에 피를 북돋는다. 알짜를 이롭게 하고 힘살과 뼈를 튼튼하게 한다.

홍화는 맛이 달면서 쓰고 심장 경맥으로 들어간다. 피를 부수어 막힌 피를 돌아다니게 한다. 또 조금 쓰면 피를 기른다.

천문동은 맛이 쓰고 타고난 바탕은 차며 폐장 경맥으로 들어간다. 폐장에 불을 빼내고 폐장기운을 붙든다. 오줌을 잘 나오게 하고 피를 서늘하게 한다. 속심을 빼내고 찧어 떡을 만들어서 햇볕에 말려 환을 만든다. 그렇게 하지 않으려면 나눠서 간다.

석창포는 맛은 맵고 타고난 바탕은 뜨거우며 신장 경맥으로 들어간다. 신장을 북돋고 심장의 구멍을 열며 눈을 밝게 한다.

시호는 맛은 쓰고 타고난 바탕은 차며 간장 경맥으로 들어간다. 열이 오르내리거나 가슴 속에 쌓인 것을 없앤다. 간장에 뜨거움을 없앤다. 황금을 얻으면 간장에 불을 빼낸다.

황금은 맛이 쓰고 타고난 바탕은 차며 폐장 경맥으로 들어간다. 마른 것은 간장에 불을 빼내고 속이 꽉 채워진 것은 방광에 뜨거움을 물러나게 한다.

파극은 신장을 북돋고 알짜를 이롭게 한다. 발기가 안 되는 병을 치료한다. 기운을 이끌어 위로 가게 한다.

진피는 흰 속껍데기를 없애면 가래를 삭히고 기운을 잘 통하게 한다. 남기면 위장을 북돋고 가운데를 조화롭게 한다.

정력자는 맛이 쓰고 타고난 바탕은 차며 폐장 경맥으로 들어간다. 간장 천식을 빼내고 물을 잘 통하게 하며 폐장기운을 아래로 내린다. 볶아 쓴다.

궁궁은 골로 들어간다. 피가 비워진 머리아픔을 치료한다. 머리바람증을 없애고 피를 기른다.

백부자는 양두첨이라고 부른다. 바람가래를 없애고 머리아픔을 멈춘다. 거친 껍질을 없애고 쓴다.

천마는 주로 머리바람증을 치료한다. 바람으로 생긴 팔다리에 습비를 치료해서 잘 쓰게 한다.

지각은 대장을 느슨하게 하고 기운을 아래로 내린다. 바람을 없애고 가래를 삭게 한다. 삿된 바람으로 아픈 병을 치료한다.

과루근은 천화분으로 폐장 경맥으로 들어간다. 가래불을 없애고 뜨거운 독을 푼다. 또 술독을 없앤다. 폐장에 차가움이면 쓰지 말고 차가운 가래면 지나치게 쓰지 말아야 한다. 뜨거운 약이 있으면 써도 된다.

편축은 소장 경맥에 뜨거움이 막힌 것

을 통하게 한다.

소회향은 맛이 맵고 타고난 바탕은 고르다. 위장을 열고 기운을 돌아다니게 한다. 구토를 멈춘다. 방광에 차가운 기운으로 붓고 아프면 볶아서 약에 넣는다.

남성은 바람 가래를 없애고 부어있는 독을 삭게 한다. 생강즙에 삶아서 쓴다.

초오는 힘살과 뼈로 달려가 피를 무너뜨린다. 바람을 없애고 아프지 않게 한다. 생강즙에 삶아서 쓴다.

천오는 차가운 바람으로 아픈 병을 치료한다. 양을 돕는다.

형개는 살갗에 삿된 바람을 빼내 없앤다.

웅황은 뜨거운 독을 풀고 피를 흩어지게 해서 아프지 않게 한다.

유향은 피와 기운을 고르게 해서 아플 때 모든 경맥을 잘 통하게 한다. 만들어서 쓰려면 얼룩조릿대 잎 3조각을 약 속에 껴서 인두로 지져 기름을 빼내고 갈아서 쓴다.

몰약은 피를 부수어 아프지 않게 한다. 눈에 겉흠과 그 테두리를 없앤다. 만드는 방법은 앞과 같다.

혈갈은 쌓인 피를 부수어 아프지 않게 한다. 붉은 살갗을 없앤다.

목통은 소장 경맥에 맺힌 뜨거움을 잘 나가게 한다. 심장 불을 내린다.

오방자는 바람을 없애고 눈을 밝게 하며 피를 잘 돌게 한다.

합분은 가래불을 삭히고 피를 서늘하게 한다. 살갗에 심한 뜨거움을 푼다.

뱀허물은 바람독을 없애고 눈물과 가려움, 아픔을 그치게 한다.

전갈은 바람독을 삭게 하고 바람가래를 부순다. 꼬리가 좋고 네 발은 없앤다.

곽향은 위장 기운을 열고 맺힌 가래를 잘 통하게 한다.

잠태는 바람을 없애고 가래를 삭게 한다. 눈을 밝게 하고 겉흠과 막을 없앤다. 누에똥이다.

용뇌는 박하이다. 타고난 바탕은 뜨겁다. 차가움과 뜨거움을 잘 통하게 하고 바람을 없애며 붉은 눈을 없앤다.

감송은 맛은 달고 타고난 바탕은 따뜻하다. 바람을 없애고 기운을 아래로 내린다. 윗배 아픔을 치료하고 나쁜 바람을 물리친다.

주사는 심장을 가라앉히고 넋을 편안하게 한다. 피를 서늘하게 한다.

육계는 태양경으로 이끈다. 머리가 아프지 않게 하고 삿된 차가움을 없애며 간장과 쓸개에 기운을 잘 통하게 한다.

백렴은 맺힌 기운을 흩어지게 하고 눈이 붉고 열나는 것을 없앤다.

여로는 바람 가래를 토하게 해서 가로막을 시원하게 한다. 뿌리머리를 없애고 쓴다. 뿌리는 큰 독이 있어서 쓸 때는 따져야 한다.

백급은 도적바람을 없앤다. 바람을 맞은 병에 꽉 막힌 뜨거움을 푼다.

저아조각자는 바람 가래를 없애고 겉을 풀면서 기운을 잘 통하게 한다. 구워 껍질줄을 없앤다.

향백지는 뜨거운 바람으로 살갗에 부스럼이 있으면서 가려운 병을 없앤다.

행인은 폐장 기운을 촉촉하게 하고 가래를 없애며 피를 돌게 한다.

자소엽은 가래를 없애고 겉을 풀며 기

운을 잘 통하게 한다.

야명사는 눈을 밝게 하고 바람을 없앤다.

산수유는 신장 경맥으로 들어간다. 어지러움을 없애고 비워진 것을 북돋우며 알짜를 생기게 한다. 씨를 뺀다.

천마자는 바람을 없애고 신장을 북돋우며 눈을 밝게 한다. 갈아서 넣고 약을 달인다.

웅담은 뜨거움을 물리치고 불을 내린다. 눈이 붉고 열나는 것을 없앤다. 진짜와 가짜를 시험하는 방법은 물 1잔에 재를 안에 뿌린다. 웅담을 물속에 놓았을 때 재와 물이 나뉘어져 각각 양쪽 변두리로 벌어지면 진짜이다. 이것에 빛깔은 촉촉한 검은빛깔이다.

산약은 부족한 신장을 북돋고 알짜를 생기게 한다.

우황은 뜨거운 가래를 없애고 넋을 편안하게 한다. 피를 서늘하게 하고 심장을 맑게 한다.

석연은 피를 통하게 하고 오줌을 잘 나오게 해서 오줌 증상을 치료한다.

유인은 눈 속이 붉고 아프거나 바람으로 가려운 병을 치료한다. 겉흠을 없앤다. 만드는 방법은 겉껍질은 빼고 속에 씨를 쓴다. 대나무 통 안에 가득 넣고 불로 약을 구워 종이가 마르면 꺼낸다. 기름을 없애고 써야 한다.

진주는 심장을 맑게 하고 눈을 밝게 하며 눈에 겉흠을 없앤다. 만드는 방법은 두부 1덩이에 진주를 두부 안에 넣고 찐 다음 빼낸다. 깨끗하게 씻어 흰 면 수건으로 이중, 삼중으로 진주를 싸서 돌 위에서 찧어 곱게 가루 내어 쓴다.

현정석은 넋을 편안하게 하는 효과가 있다.

상어거죽은 바람 독을 풀고 눈물을 멈춘다.

위령선은 삿된 바람을 없앤다.

청피는 기운을 아래로 내리고 가로막을 시원하게 한다. 가래와 흐린 기운을 삭게 한다. 가장 높이 올라가지만 기운을 내릴 수 있다. 비워지면 쓰지 않는다.

청염은 신장을 북돋는다. 아래 부분까지 이끈다. 물에서 빻아 구리 냄비로 끓여 소금이 되었을 때 쓴다.

천련자는 눈을 밝게 하고 뜨거움을 물리치며 신장을 북돋는다. 씨를 빼고 쓴다.

침향은 오른쪽 척맥에 명문을 북돋는다. 타고난 양을 튼튼하게 하고 막힌 피를 흩어지게 한다.

눈병
대표 처방

눈병 대표처방

《비전안과용목론》

보광도인 《안과용목집》을 붙임. 72가지 질문과 답.

○ 첫 번째 질문. 눈이 붉으면서 아픈데 왜 그런가. 대답했다. 이것은 오장에 독이 쌓이고 간장에 바깥이 뜨거움을 받아서 간경에 피를 어지럽게 했다. 그래서 눈이 붉으면서 아프다. 《국방》팔정산을 먹는다.

《국방》팔정산 처방은 차전자 구맥 편축 활석 감초 치자 목통 대황 각각 같은 양. 위를 잘게 썰어 1량씩 등심 9줄기를 넣고 물 2잔으로 8푼이 되게 달여 찌꺼기를 없애고 밥 먹고 나서 따뜻하게 먹는다.

○ 두 번째 질문. 눈이 붉으면서 아프지 않은데 왜 그런가. 대답했다. 이것은 간장에 채워짐이다. 간장은 피에 근원이고 그 조짐은 눈에 있다. 피가 간장에 채워져 피가 세차면 팔다리로 흘러들어간다. 피와 기운이 위에 눈으로 흘러들어가서 피가 눈자위로 들어가면 눈자위가 그 피를 받는다. 그래서 붉으면서 아프지 않다. 《국방》발운산, 《비방》순간산, 퇴적산을 써야 한다. 눈이 아프고 뜨거운 눈물이 흐르며 어둡고 깔깔하며 부풀어 오르면 《비방》발운산 처방을 써야 한다.

《국방》발운산 처방은 강활 방풍 시호 감초 각각 같은 양. 위를 가루 내어 2돈씩 물 1잔반으로 1잔이 되게 달였다가 잠자려고 할 때 박하, 국화, 찻잎을 끓인 물로 삼킨다. 또 소금, 된장과 고추장, 식초, 국수, 굽거나 튀긴 음식과 뜨겁거나 바람을 일으키는 음식을 꺼린다.

《비방》순간산 처방은 생지황 당귀 대황 과루인 각각 같은 양. 위를 가루 내어 1돈씩 물 1잔에 타서 삼킨다. 또는 새로 길은 물 반잔에 타서 삼킨다.

퇴적산 처방은 생지황 목통 감초 치자 각각 같은 양. 위를 곱게 가루 내어 2돈씩 대나무잎 달인 물로 밥 먹고 나서 하루 3번 삼킨다.

《비방》발운산 처방은 천궁 형개 박하 감초 결명자 당귀 방풍 숙지황 목적 선복화 대황 석고 각각 같은 양. 위를 곱게 가루 내어 2돈씩 밥 먹고 나서 찻물에 타서 삼킨다. 눈에 붉은 군살이 눈자위에 들어가면 담죽엽 끓인 물에 타서 삼킨다.

○ 세 번째 질문. 눈이 붉은데 왜 그런가. 대답했다. 이것은 간장이 비워졌다. 간장은 나무를 생기게 하고 나무는 불을 생기게 한다. 불이 생기면 나무가 없어지고 불은 심장에 속한다. 붉은 것이 안

쪽 눈초리에서 눈자위로 들어가고 부어 있으면 《비전》황기환, 활혈전, 당귀환을 먹는다.

《비전》황기환 처방은 황기(꿀로 굽는다) 방풍 소회향(볶는다) 백질려(볶는다) 목단피 각각 같은 양. 위를 가루 내어 밀가루 풀로 오동나무 씨 크기로 환을 만들어 30환씩 밥 먹고 나서 소금물에 삼킨다. 술도 괜찮다. 부인은 쑥과 식초 끓인 물로 삼킨다.

활혈전 처방은 당귀 1량 지황 천궁 백지 강활 각5돈 유향 몰약(따로 간다) 각 1돈. 위를 곱게 가루 내어 졸인 꿀로 오동나무 씨 크기로 환을 만들어 30환씩 박하 형개 달인 물로 삼킨다. 찻물도 좋다.

당귀환 처방은 위에 《비전》황기환에서 황기를 빼고 당귀를 더 넣어서 당귀환이라고 이름 지었다.

○ 네 번째 질문. 안쪽 눈초리가 붉은데 왜 그런가. 대답했다. 이것은 심장이 채워졌다. 다섯 수레바퀴로 나눠지는데 안쪽 눈초리는 심장에 속한다. 심장은 임금이면서 남쪽을 향해 있고 그 조짐은 안쪽 눈초리에 있다. 붉으면 심장이 채워졌다. 삼황환, 국화산을 써야 한다.

삼황환 처방은 황련(껍질을 벗긴다) 황금(뿌리머리를 없앤다) 대황 각각 같은 양. 위를 곱게 가루 내어 졸인 꿀로 오동나무 씨 크기로 환을 만들어 30환씩 뜨거운 물로 삼킨다. 오장이 막히고 채워졌으면 과루인을 더 넣는다. 어린아이가 뭉친 병이 있어도 먹을 수 있다.

국화산 처방은 백질려(볶는다) 강활(뿌리머리를 없앤다) 목적(마디를 없앤다)

선태(머리와 다리를 뗀다) 각3량 국화(줄기를 없앤다) 6량. 위를 썰어 3돈씩 밥 먹고 나서와 잠자려고 할 때 찻물로 삼킨다. 항상 먹으면 머리와 눈이 시원해지고 간장을 씻고 바람을 없앤다. 바람을 일으키거나 적셔서 굽거나 튀긴 음식은 꺼린다.

○ 다섯 번째 질문. 바깥 눈초리가 붉은데 왜 그런가. 대답했다. 이것은 심장이 비워졌다. 심장은 오장육부에 우두머리로 위로 올라가 기르면서 지키게 한다. 그것은 남쪽에 속하고 오행으로 보면 불이며 흙을 생기게 한다. 흙이 채워지면 불이 비워진다. 그래서 바깥 눈초리는 심장이 비워졌다. 복령산, 정광주사고를 먹어야 한다.

복령산 처방은 백부자 현삼 각5돈 백복령 7돈5푼 천속단462) 백강잠 각1량. 위를 잘게 썰어 3돈씩 물 1잔반으로 반잔이 되게 달여 찌꺼기를 없애고 따뜻하게 먹는다.

정광주사고는 활석(물에 띄워 거른다) 흰꿀 각5돈 주사 용뇌. 위를 아주 곱게 가루 내어 달여 꿀을 넣어 찐득한 즙을 만든다. 구리젓가락으로 안쪽과 바깥 눈초리 안에 넣으면 바로 효과가 있다.

○ 여섯 번째 질문. 눈에서 눈물이 나오는데 왜 그런가. 대답했다. 이것은 폐장이 채워졌다. 폐장은 서쪽이고 경신이며 쇠다. 쇠는 물을 생기게 하는데 물이 나타나면 흐른다. 쇠는 폐장 경락에 속하

---

462) 산토끼꽃과의 천속단 Dipsacus apercides C.Y.Cheng et T.M.Ai이다. 예부터 쓰던 속단이다. 우리나라에 자생하는 꿀풀과 속단 Phlomis umbrosa Turcz.과 다르다.

고 그 빛깔은 희다. 다섯 수레바퀴와 여덟 성곽으로 《내경》에서 눈물은 원래 폐장에 가장 알짜라고 말했다. 눈곱이 끼면서 딱딱하면 폐장이 채워졌다. 《비방》사폐탕을 써야한다.

사폐탕 처방은 상백피 지골피 감초 각각 같은 양. 위를 잘게 썰어 1량씩 물 1잔반으로 1잔이 되게 달여 밥 먹고 나서 먹는다.

○ 일곱 번째 질문. <u>햇빛을 싫어하고 눈이 부신데</u> 왜 그런가. 대답했다. 이것은 비장이 채워졌다. 비장은 흙에 속하고 흙은 축축한 기운을 생기게 한다. 기운이 맺혀 폐장에 전하면 폐장이 그 비장에 삿된 것을 받는다. 이것이 위로 날아올라서 눈이 비장에 축축한 기운을 받는다. 비장은 살을 주관한다. 안이 뜨거우면 열리기 어렵고 태양경에 속하는 진짜 기운이 위로 올라간다. 그러면 축축한 흙이 조금 힘세게 되면서 가장 알짜가 뻑뻑하게 맺혀 눈을 기르지 못한다. 《비방》밀몽화산, 천리광탕, 《국방》양간환을 써야한다.

천리광탕은 천리광(석결명이다) 해금사 감초 국화 각각 같은 양. 위를 잘게 썰어 8돈씩 물 1잔반으로 1잔이 되게 달여 찌꺼기를 없애고 밥 먹고 나서 따뜻하게 먹는다.

《비방》밀몽화산 처방은 석결명 목적 구기자 백질려 청상자 강활 국화 만형자 각각 같은 양. 위를 잘게 썰어 1량씩 물 2잔으로 1잔이 되게 달여 찌꺼기를 없애고 밥 먹고 나서 따뜻하게 먹는다.

《국방》양간환은 흰양간(깨끗이 씻어 막을 없앤다) 1개 황련(고운체로 친다). 위에 양간을 먼저 그릇 속에 넣고 짓찧어 황련 가루를 뿌리고 골고루 섞는다. 오동나무 씨 크기로 환을 만들어 40환씩 밥 먹고 나서 따뜻한 미음으로 삼킨다. 5제를 이어서 먹으면 모든 눈병과 가림증, 장님증을 모두 치료한다. 돼지고기와 찬물을 먹지 말아야 한다.

○ 여덟 번째 질문. <u>사물이 또렷하지 않게 보이는데</u> 왜 그런가. 대답했다. 이것은 비장이 비워졌다. 눈에 수레바퀴는 각각 오장에 속하고 푸르거나 노랗거나 희거나 검다. 노란 수레바퀴는 비장에 속하면서 눈자위에 드러난다. 눈은 원래 푸른빛깔을 따르고 나무에 속한다. 비장 흙이 간장 나무한테 이김을 당하면 푸른빛깔과 노란빛깔이 서로 싸운다. 그러면 푸르거나 노랗지도 않게 눈자위에 빛깔이 섞여서 사물이 또렷하지 않게 보인다. 《비방》창출탕, 천리광탕을 먹어야 한다.

천리광탕 처방은 앞을 본다.

《비방》창출탕 처방은 창출 현삼 감초 원지 충울자 각각 같은 양. 위를 잘게 썰어 5돈씩 물 1잔반으로 1잔이 되게 달이면서 물푸레껍질 1조각을 넣고 밥 먹고 나서 따뜻하게 먹는다. 찌꺼기를 다시 달인다.

○ 아홉 번째 질문. <u>눈에 항상 당겨진 밧줄 같은 검은 속티가 보이는데</u> 왜 그런가. 대답했다. 이것은 신장이 채워졌다. 신장은 물에 속하고 북쪽과 검은빛깔을 따르며 간장에 어미이다. 어미가 채워지면 삿된 것이 간장과 신장 경락을 해친다. 쓸개는 눈에 경락이고 눈속물에 근원이다. 신장에 삿된 것이 눈에 들어

가 때때로 파리 날개가 날아다닌다. 이것은 신장이 채워졌다. 《비방》저령탕, 고삼탕을 써야한다.

《비방》저령탕 처방은 저령 목통 치자 대황 금모구척 편축 각각 같은 양. 위를 잘게 썰어 5돈씩 물 1잔으로 1잔이 되게 달여 찌꺼기를 없애고 때 없이 따뜻하게 먹는다.

고삼탕 처방은 고삼 지골피 각반량 단삼 3돈 유향(따로 간다) 3돈. 위를 잘게 썰어 5돈씩 물 1잔반으로 1잔이 되게 달여 찌꺼기를 없애고 때 없이 따뜻하게 먹는다.

○ 열 번째 질문. <u>바람을 맞으면 눈물이 나오는데</u> 왜 그런가. 대답했다. 이것은 신장이 비워졌다. 다섯 수레바퀴에서 눈동자는 신장에 속한다. 간장은 나무에 속하고 나무는 바람을 생기게 한다. 신장은 물에 속하고 물이 마르면 나무를 기를 수 없다. 그래서 바람을 맞아 눈물이 나오면 신장이 비워졌다. 석연자산, 애전환, 잠사탕을 쓴다. 이 약을 한번 먹으면 눈물이 그친다. 정말로 신기한 효과다.

석연자산 처방은 석연자463)(식초로 10번 담금질한다) 1쌍 대모 영양각 각1량 서각 5돈. 위를 가루 내어 좋은 술에 박하 달인 물이나 찻물에 타서 밥 먹고 나서 삼킨다.

애전환 처방은 애엽(식초에 볶는다) 육종용 천우슬(술에 담근다) 감초 뽕나무잎(동쪽을 향한 것을 쓴다) 산약 우슬(볶는다) 당귀 각각 같은 양. 위를 아주 곱게 가루 내어 졸인 꿀로 오동나무 씨 크기로 환을 만들어 10환씩 찻물에 타서 삼킨다.

잠사탕 처방은 잠사(볶는다) 4량 파극(껍질 벗긴다) 천련육 마린화(줄기 없앤다) 각2량. 위를 곱게 가루 내어 2돈씩 때에 얽매지 말고 석회를 전혀 넣지 않은 술에 타서 삼킨다.

열한 번째 질문. 눈 속에 <u>붉은 힘살이 눈자위에 붙어있는데</u> 왜 그런가. 대답했다. 이것은 심장이 간장을 이겼다. 심장은 불에 속하고 불은 피를 주관한다. 간장은 나무에 속하고 나무는 힘살을 주관한다. 피가 힘살에 들어간 것은 간장에 모습이다. 피는 간장에 근원인데 눈에 전해서 점점 검은자위 가운데로 흘러든다. 그래서 눈자위로 들어갔다고 말한다. 당귀산을 먹어야한다.

당귀산 처방은 당귀 방풍(싹을 굽는다) 백질려(볶는다) 목단피 각각 같은 양. 위를 가루 내어 2돈씩 날 파, 박하, 찻물 달인 물에 타서 삼킨다. 또는 잘게 썰어서 달여 먹어도 된다.

○ 열두 번째 질문. <u>흰 막이 눈자위를 가렸는데</u> 왜 그런가. 대답했다. 이것은 폐장이 간장을 이겼다. 간장은 나무에 속하고 폐장은 쇠에 속한다. 쇠는 나무를 이길 수 있다. 쇠는 흰빛깔인데 삿된 바람이 들어오면 폐장이 간장을 이긴다. 심해져 불이 세차고 흰자위가 힘세면 흰자위가 검은자위 위에 있다가 더욱 흘러들어간다. 이것은 어미와 자식이 서로 벌주었다. 다섯 꽃에 흰 막이 검은자위를 가렸기 때문에 쇠가 나무를 이겼다. 《비방》연교산, 선화산, 밀몽화산을 쓴다.

---

463) 중국의 링링, 융저우, 기양 등지에서 나는 조개 화석.

밀몽화산은 일곱 번째 질문 아래에 있다.
《비방》연교산 처방은 연교 치자 감초 박초 황금 박하 각각 같은 양. 위를 가루 내어 3돈씩 찻물에 타서 삼킨다. 처음 길은 우물물도 좋다.
《비방》선화산 처방은 매미동충하초 1량 국화 4량 백질려 2량. 위를 가루 내어 3돈씩 맑은 물에 타서 삼킨다.
○ 열세 번째 질문. 눈 속이 <u>바람을 맞으면 가려운데</u> 왜 그런가. 대답했다. 간장에 삿된 것이 스스로 전했다. 간장은 나무에 속하고 바람이 움직이면 가렵다. 《비방》이처고, 《국방》명목지황환을 써야 한다.
《비방》이처고는 논우렁이가 입을 열었을 때 황련 가루를 집어넣고 불에 말려 가루 낸다. 용골과 사향 둘을 각각 조금 넣고 천에 싸서 물에 담갔다가 눈을 씻는다.
명목지황환은 생지황(술에 씻는다) 숙지황(술에 담근다) 각1량 우슬(술에 담근다) 3량 석곡 지각(볶는다) 방풍 각4량 행인(껍질과 끝을 없애고 노랗게 볶아 곱게 가루 내어 기름을 뺀다) 2량. 위를 곱게 가루 내어 졸인 꿀로 오동나무 씨 크기로 환을 만들어 30환씩 빈속에 따뜻한 물로 삼킨다. 바람을 일으키는 모든 음식을 피한다.
○ 열네 번째 질문. <u>아침 새벽이 되면 항상 눈 속이 어두운데</u> 왜 그런가. 대답했다. 이것은 머리바람증이 머리를 쳤다. 눈은 태양에 우두머리다. 간장에 양 기운이 세차기 때문에 머리바람증이 눈을 치게 되었다. 《국방》궁국산, 백질려산, 석고산을 먹어야한다.
《국방》궁국산 처방은 천궁 국화 감초 각1량 박하 2량 방풍 7돈반 백지 5돈. 위를 가루 내어 3돈씩 밥 먹고 나서 찻물로 삼킨다. 바람이 머리를 해쳐 어지러울 때는 처음 길은 우물물에 타서 삼키면 더욱 빠르다.
백질려산 처방은 백질려 세신 편축 백지 0향 각각 같은 양. 위를 곱게 가루 내어 1돈씩 미음에 타서 삼킨다. 따뜻한 술도 좋다. 밥 먹고 나서 하루 3번 먹는다.
석고산 처방은 석고 석결명 형개 백지 천궁 방풍 선복화 각각 같은 양. 위를 곱게 가루 내어 1돈씩 밥 먹고 나서 박하와 날 파, 찻물 달인 물에 타서 삼킨다. 하루 3번 먹는다.
○ 열다섯 번째 질문. 눈 속이 <u>항상 어두운데</u> 왜 그런가. 대답했다. 가래가 만들었다. 9~13시에는 진짜 양 기운과 불이 힘세다. 심장이 폐장을 이기면 폐장에 가래가 막힌다. 그래서 더욱 흐릿하면서 어둡다. 《국방》진사화담환, 《국방》옥호환을 써야한다.
《국방》진사화담환 처방은 고백반 진사 5돈 남성(굽는다) 1량 반하 1량. 위에 백반 반하 남성을 가루 내어 고르게 섞는다. 생강즙으로 달여 밀가루 풀로 오동나무 씨 크기로 환을 만들어 10환씩 밥 먹고 나서 생강 달인 물로 삼킨다. 주사로 옷을 입혀서 어린아이가 바람을 맞아서 가래가 막혀 기침하는 병을 치료한다. 한 살이면 1환을 빻아서 박하와 생강 달인 물에 타서 삼킨다.
《국방》옥호환산은 남성 반하 천마 각5

돈 거듭 체로 친 밀가루 3량. 위를 곱게 가루 내어 물을 떨어뜨려 오동나무 씨 크기로 환을 만들어 30환씩 물 1잔으로 끓이다가 약을 넣고 5~7번 끓어오르게 삶아 약이 떠오르면 건져낸다. 따로 생강 달인 물로 때 없이 삼킨다.

○ 열여섯 번째 질문. 저녁이면 눈이 항상 어두운데 왜 그런가. 대답했다. 골은 하늘에 진짜 모습이다. 모든 사물은 양의 길로 가고 음의 길로 가지 않는다. 15시~21시까지는 차가운 기운이 생겨서 차가운 바람이 골을 해치게 된다. 그러면 눈 속이 조금 어둡고 또렷하지 않다. 저녁에는 옷을 입고 불 경혈에 뜸을 떠야 한다.

○ 열일곱 번째 질문. 밤중에 눈이 어두운데 왜 그런가. 대답했다. 이것은 음에 독과 신장이 세차다. 《내경》에서 음은 가만있는 것을 좋아하고 양은 움직이는 것을 좋아한다고 했다. 피가 넓게 흩어져 음에 길로 가지 않으면서 삿된 차가움이 이기게 되면 차가운 기운을 크게 세차게 한다. 차가운 기운은 음에 속하고 15~17시에 가장 세차다.(이때 하나의 양 기운이 생긴다) 그래서 밤에 아프고 눈이 어둡다. 여섯 번째 질문에 사간탕과 아홉 번째 질문 안에 고삼탕을 쓴다.

○ 열여덟 번째 질문. 눈 속에 뜬 겉흠의 눈자위를 가리는데 왜 그런가. 대답했다. 이것은 폐장 경락이 크게 뜨겁다. 폐장은 서쪽에 경신이고 쇠이며 흰빛깔이다. 폐장은 기운에 근원이다. 기운이 세차면 뜨겁고 피가 세차면 차갑다. 이것은 폐장에 뜨거운 기운이 눈자위인 나무의 기운에 흘러들었다. 흰 막은 폐장에 싹인데 뿌리가 세차면 싹도 세차다. 그래서 흰 막이 가리면 폐장 경락이 뜨겁다. 두 번째 질문에 순간산과 네 번째 질문에 《국방》삼황환, 여섯 번째 질문에 사폐탕을 써야한다.

○ 열아홉 번째 질문. 검은자위가 소라 돌기처럼 돋아나는데 왜 그런가. 대답했다. 이것은 눈자위를 해쳤다. 눈은 오장에 근원이고 육부에 우두머리이다. 오장 육부에 뜨거움이 쌓이면 밖으로 간장에 나타난다. 간장이 더욱 약해지면서 부스럼이 생기고 고름과 피가 딱딱하게 맺혀 그 눈자위가 돋아난다. 《비방》호박고와 구정환을 써야한다.

《비방》호박고 처방은 입태산이나 정지환이라고 부른다. 인삼 2돈 석창포(굽는다) 천문동(심을 뺀다) 원지(심을 뺀다) 으름 각1량 백복령 맥문동(심을 뺀다) 각1량. 위를 곱게 가루 내어 졸인 꿀로 오동나무 씨 크기로 환을 만들어 주사로 옷을 입혀서 10환씩 찻물에 먹는다. 물도 괜찮다.

구정환 처방은 치자 박하잎 적작약 구기자 각2량 창출 3량. 위를 가루 내어 술과 밀가루 풀로 오동나무 씨 크기로 환을 만들어 10환씩 깨끗한 우물물로 삼킨다. 찻물도 괜찮다. 튼튼한 사람만이 먹을 수 있다. 늙은이는 앞 처방 안에 복령 3량을 더 넣으면 아주 좋다.

○ 스무 번째 질문. 눈자위가 들어가는데 왜 그런가. 대답했다. 오장을 해쳤다. 눈은 오행에 다섯 빛깔을 따르고 안으로 오장에 따른다. 오장은 눈에 우두머리이면서 근원이다. 눈자위가 깊이 말라 들

어간다면 오장을 해쳤다. 앞에 《비방》호박고를 먹어야한다. 처방은 열아홉 번째 질문 아래를 본다.

○ 스물한 번째 질문. 푸른 막이 눈자위를 가렸는데 왜 그런가. 대답했다. 이 병은 눈겉증이다. 눈동자는 물에 근원이고 가장 알짜가 있는 집이다. 오장에 쌓인 것이 치솟으면 밖에 눈으로 나타난다. 눈은 간장에 속하고 푸른빛깔이다. 선화산(처방은 열두 번째 질문을 본다)과 순간산(처방은 두 번째 아래를 본다), 《비방》세간산, 허학사464) 처방을 먹어야 한다.

《비방》세간산 처방은 숙지황 대황 치자 당귀 감초 갈근 각5돈 적작약 감송 황금 각3량. 위를 곱게 가루 내어 3돈씩 쌀뜨물에 타서 삼킨다.

허학사 처방은 대황 작약 석결명 황금 인삼 치자 감초 각각 같은 양. 위를 곱게 가루 내어 3돈씩 밥 먹고 나서 맑은 물에 타서 삼킨다.

○ 스물두 번째 질문. 눈알이 뒤집어졌는데 왜 그런가. 대답했다. 이 병은 흔히 눈속증이다. 오행은 때에 따라 변하며 때에 따라 변하면서 올라가 기운이 된다. 기운과 피가 모두 약해지면 기르고 지키는 것이 엉기고 막혀 눈을 기를 수 없다. 구정환(처방은 열아홉 번째 질문 아래를 본다), 활혈전(처방은 세 번째 질문 아래를 본다), 《비방》호박고(처방은 열아홉 번째 질문 아래를 본다), 《비방》생서각환, 생서승마탕을 써야한다.

---

464) 허숙미(1079-1154년). 남송 때의 의사. 《상한백증가》, 《상한발미론》, 《상한구십론》등을 지음.

《비방》생서각환 처방은 서각 마황 방풍 석결명 당귀 저실자 구기자 각각 같은 양. 위를 곱게 가루 내어 밀가루 풀로 오동나무 씨 크기로 환을 만들어 30환씩 찻물로 삼킨다. 어린아이는 크기를 헤아려 환을 늘리거나 줄인다.

생서승마탕 처방은 서각 1량 천승마 방풍 백부자 백지 황금 각5돈 감초 1돈. 위를 잘게 썰어 물 1잔반으로 반잔이 되게 달여 찌꺼기를 없애고 다시 달여 하루 3번 밥 먹고 나서 먹는다.

○ 스물세 번째 질문. 머리가 어지럽고 눈에 붉게 보이며 별이 어지럽게 보이는데 왜 그런가. 대답했다. 이것은 피가 약해졌다. 피는 심장 경락이다. 피는 모든 경맥과 여섯 양인 머리로 두루 흐르는데 양의 경맥으로 가지 못하면 눈이 어둡다. 활혈전(처방은 세 번째 질문 아래를 본다), 지황환을 써야 한다. 석고산(처방은 열네 번째 질문 아래를 본다) 처방을 살펴보면 《소문》에서 '피가 오래 되면 피를 해친다. 피는 간장을 주관한다.'고 하였다. 그래서 책을 보니 간장을 해쳐서 눈이 어둡다고 하였다. 간장을 해치면 스스로 바람이 생기고 뜨거운 기운이 눈으로 흘러들어가 어둡게 된다. 이 약은 피를 크게 기르고 눈을 밝게 한다. 그 효과는 이루 말할 수 없다.

지황환은 허학사 처방과 이어진다. 숙지황 1량반 결명자 황련 각1량 황금 방풍 계심 몰약 강활 주사 각5돈 국화(뿌리를 없앤다) 5돈. 위를 곱게 가루 내어 졸인 꿀로 오동나무 씨 크기로 환을 만들어 30환씩 뜨거운 물로 삼킨다.

○ 스물네 번째 질문. 눈이 아프지 않고

가렵지도 않으면서 붉고 어두운데 왜 그런가. 대답했다. 이것은 피가 모여 있다. 《내경》에서 '속 기름은 양에 속하고 겉 지킴은 음에 속한다. 음은 가만히 있음을 좋아하고 양은 움직임을 좋아한다. 피와 기운이 잘 흐르면 기운이 잘 오르내리고 속 기름과 겉 지킴이 잘 통한다.'고 하였다. 피가 모이면 종기가 생긴다. 피가 막히면 저리면서 가렵지 않고 또 아프지 않다. 선화산(처방은 열두 번째 질문 아래를 본다), 순간산(처방은 두 번째 질문 아래를 본다), 《비방》균기산을 써야한다.

《비방》균기산 처방은 향부자(볶는다) 감초 창출 소회향 각1냥. 위를 곱게 가루 내어 3돈씩 소금물에 타서 삼킨다.

○ 스물다섯 번째 질문. 눈이 붉지만 뜨겁거나 아프지 않은데 왜 그런가. 대답했다. 이것은 피가 채워졌다. 경맥은 양에 속하고 낙맥은 음에 속한다. 경맥은 기운을 주관하고 낙맥은 피를 주관한다. 기운이 세차면 막히고 피가 세차면 간장이 채워진다. 눈이 붉지만 뜨겁거나 아프지 않으면 피가 채워졌다. 당귀산(처방은 열한 번째 질문 아래를 본다)을 먹어야 한다.

○ 스물여섯 번째 질문. 피가 눈자위로 들어가는데 왜 그런가. 대답했다. 이것은 간장 경락이 비워지고 뜨겁다. 눈은 간장에 바깥 조짐이고 진액에 집이면서 길이며 우두머리 맥이 모이는 곳이다. 삿된 뜨거움이 간장 경락에 들어오고 간장 경락이 비워지면 피가 두 눈으로 흘러간다. 그래서 붉으면서 눈자위로 들어간다. 연교산(처방은 열두 번째 질문 아래를 본다), 순간산(처방은 두 번째 질문 아래를 본다), 《비전》울금산을 써야한다.

《비전》울금산 처방은 울금 대황 박초 각각 같은 양. 위 세 약재를 가루 내어 복숭아나무 가지로 생지황 즙에 섞어 먹거나 눈에 넣는다.

○ 스물일곱 번째 질문. 눈이 오랫동안 어둡고 사물로 가린 듯이 한데 왜 그런가. 대답했다. 이것은 채워짐이다. 속 기름은 피가 주관하고 겉 지킴은 기운이 주관한다. 위는 하늘이고 아래는 땅이다. 《내경》에서 '맑은 기운은 하늘이고 흐린 기운을 땅이다. 맑은 양은 살결로 달려가고 흐린 음은 오장으로 달려간다.'고 하였다. 오장은 심장, 간장, 비장, 폐장, 신장인데 지키는 기운을 받아서 두 눈으로 흘러갔다. 그래서 사물이 눈자위를 가린 듯이 어둡다. 저령탕(처방은 열아홉 번째 질문 아래를 본다), 연교산(처방은 열두 번째 아래를 본다)을 쓴다.

○ 스물여덟 번째 질문. 눈이 아프면서 추위를 싫어하는데 왜 그런가. 대답했다. 이것은 겉 지킴이 비워졌다. 겉 지킴은 음이 되면서 양이 없고 속 기름은 양이 되면서 음이 없다. 《내경》에서 '속 기름은 간장이 맡고 겉 지킴은 신장이 맡는다.'고 하였다. 신장은 북쪽에 속한다. 물에 삿된 것이 타고 들어오고 지킴에 삿된 것이 있으면 아프면서 추위를 싫어한다. 《비방》해황산을 쓴다.

《비방》해황산 처방은 황련 황금 포황 울금 치자 물푸레껍질 당귀 활석 백강잠 오배자 박하 흰행인465) 각5돈 동록 1

---
465) 살구가 엷은 노란빛깔로 익는다.

돈. 행인 7개를 씻어서 껍질을 벗기고 따로 간다. 위를 잘게 썰어 3돈씩 물 1잔반으로 1잔이 되게 달여 자주 따뜻하게 씻는다. 식으면 다시 따뜻하게 해서 때 없이 씻는다.

○ 스물아홉 번째 질문. 눈이 아프면서 몸이 뜨거운데 왜 그런가. 대답했다. 속 기름이 채워졌다. 속 기름은 양에 속하고 뜨거움이 생긴다. 겉 지킴은 음에 속하고 차가움이 생긴다. 속 기름과 겉 지킴은 음과 양이 다니는 길이다. 위에 있으면 심장에 속하고 아래에 있으면 간장과 신장에 속한다. 눈이 아프면서 몸이 뜨거우면 심장에 속한다. 소음경에 임금불이 변했다. 《비방》세심산, 국화산을 써야한다.

《비방》세심산은 형개 감초 국화 대황 당귀 작약 각각 같은 양. 위를 잘게 썰어 3돈씩 물 1잔반으로 1잔이 되게 달여 밥 먹고 나서 생강 박하를 조금 넣고 함께 달여 찌꺼기를 없애고 따뜻하게 먹는다.

《비방》국화산은 국화 감초 방풍 형개 선태 대황 석결명 각각 같은 양. 위를 곱게 가루 내어 물 1잔에 타서 먹는다. 찻물도 괜찮다. 밥 먹고 나서와 잠자려고 할 때 먹는다.

○ 서른 번째 질문. 눈이 잠깐씩 어두운데 왜 그런가. 대답했다. 이것은 속 기름과 겉 지킴이 함께 비워졌다. 속 기름과 겉 지킴은 음양이 다니는 길이고 심장과 간장이 하는 근원이다. 속 기름과 겉 지킴이 흐르면 피와 기운이 다닌다. 속 기름과 겉 지킴이 서로 싸우면서 지키지 못하게 되기 때문에 눈이 잠깐씩 밝아졌다 어두워진다. 활혈전(처방은 세 번째 질문 아래를 본다), 애전환(처방은 열 번째 질문 아래를 본다)을 쓴다.

○ 서른한 번째 질문. 눈병이 왼쪽이 붉다가 오른쪽으로 전하는데 왜 그런가. 대답했다. 이것은 양에 경락이 크게 세차다. 음 속에 양이 심장이고 양 속에 음이 간장이다. 심장 속에 삿된 뜨거움은 간장에 쌓인다. 간장이 심장과 만나면 삿된 것을 원래 근원으로 전한다. 왼쪽 눈은 태양경에 속하고 오른쪽 눈은 태음경에 속한다. 이것은 태양경이 아주 세차다. 세심산(처방은 스물아홉 번째 질문 아래를 본다), 삼황환(처방은 네 번째 질문 아래를 본다)를 쓴다.

○ 서른두 번째 질문. 눈병이 오른쪽이 붉다가 왼쪽으로 전하는데 왜 그런가. 대답했다. 양에 경락이 크게 세차다. 눈에는 양에 낙맥과 양에 경맥이 있으며 음에 낙맥과 음에 경맥이 있다. 음에 경맥은 피에 속한다. 만약 눈이 오른쪽이 붉다가 왼쪽으로 전한다면 간장 경맥에 삿된 뜨거움이 있으면서 경맥이 아주 세차다. 사폐탕(처방은 여섯 번째 질문 아래를 본다), 퇴적산(처방은 두 번째 질문 아래를 본다)을 써야한다.

○ 서른세 번째 질문. 눈병이 왼쪽과 오른쪽이 서로 전하는데 왜 그런가. 이것은 피에 삿된 기운이 치받고 폐장이 부족해서 삿된 바람이 시켜서 뜨거운 기운과 서로 싸웠다. 밀몽화산(처방은 일곱 번째 질문 아래를 본다), 《비전》진주고를 써야한다.

《비전》진주고 처방은 창출 3량 곡정초 감초 목적 천궁 형개 결명자 저실자 강활 각각 같은 양 선태 1개. 위를 가루 내어 졸인 꿀로 오동나무 씨 크기로 환을 만들어 10환씩 찻물로 삼킨다.

○ 서른네 번째 질문. 눈이 붉으면서 가렵고 깔깔한데 왜 그런가. 대답했다. 이것은 삿된 바람이 쳤다. 간장은 궐음경 맥이다. 삿된 바람이 안팎으로 치면 바람과 뜨거움이 서로 전한다. 그러면 기운과 피가 막혀 뻑뻑한데 이때에 맞춰 삿된 기운이 움직이면 가렵고 또 깔깔해진다. 이처고(처방은 열세 번째 질문 아래를 본다)를 써야한다.

○ 서른다섯 번째 질문. 두 눈꺼풀이 붉게 짓무르는데 왜 그런가. 대답했다. 이것은 바람과 축축한 기운이 시켰다. 눈은 가장 알짜에 집으로 넣이 모이는 곳이다. 핏줄에 근원이고 음과 양에 우두머리이며 경락에 근원이다. 삿된 바람이 살갗에 들어와서 축축한 기운과 서로 싸우다가 두 눈꺼풀에 머무르면 눈이 때때로 붉게 짓무른다. 축축한 기운 때문이다. 세심산(처방은 스물아홉 번째 질문 아래를 본다), 애전환(처방은 열 번째 질문 아래를 본다), 이처고(처방은 열세 번째 질문 아래를 본다)를 써야한다.

○ 서른여섯 번째 질문. 눈자위가 온통 노란빛깔인데 왜 그런가. 대답했다. 이것은 술에 독이다. 목이 마를 때 술을 물처럼 마셨거나 좋은 술이 팔다리로 들어가서 경락을 따라 들어가 위아래로 오고가면서 흘러 다녔다. 그래서 피가 눈으로 밀려올 때 술에 축축한 뜨거움이 눈으로 흘러와 눈이 모두 노랗게 되었다. 《국방》삼황환(처방은 네 번째 질문 아래를 본다)을 써야한다.

○ 서른일곱 번째 질문. 눈이 멀리 볼 수 없는데 왜 그런가. 대답했다. 이것은 오장육부 사이에서 속 기름을 해쳤다. 눈은 간장에 바깥 심부름꾼이다. 삿된 바람이 들어오면 가장 알짜를 가진 눈이 약해진다. 거기에다 간장에 기운이 부족해지면 멀리 볼 수 없다. 선화산(처방은 열두 번째 질문 아래를 본다), 양간환(처방은 일곱 번째 질문 아래를 본다)을 써야한다.

○ 서른여덟 번째 질문. 눈병이 해마다 항상 나타나는데 왜 그런가. 대답했다. 이것은 하늘과 땅에 같이 따른다. 소양경이 세차면 그 갑자에 다시 얻고 양명경이 세차면 그 갑자에 다시 얻는다. 태양경에 세차면 그 갑자에 다시 얻고 태음경에 세차면 그 갑자에 다시 얻는다. 60일씩 360일이 지나면 그 기운이 한 바퀴 돈다. 지금 태양경에 병을 들면 오는 해에 60일 동안 다시 얻어서 나타나게 된다. 빼내야 한다. 예를 들어 태양경에 병이 든다면 태양경에 방광을 빼내기만 하면 된다.

○ 서른아홉 번째 질문. 눈 속에 털이 구부러지고 속눈썹이 거꾸로 되는데 왜 그런가. 대답했다. 비장을 해쳤다. 비장은 살을 주관한다. 살이 마른다면 음식을 먹으려고 하지 않았다. 밖에서 삿된 바람이 들어와 거죽과 살결을 이기기 때문에 눈에 독이 생긴다. 《국방》성풍탕, 저령탕(처방은 아홉 번째 질문 아래를 본다)을 써야한다.

《국방》성풍탕 처방은 방풍(싹을 없앤다) 남성(날 것) 각4량 반하(희고 좋은 것으로 날 것을 물에 담갔다가 씻는다) 감초 황금 각2량. 위를 잘게 썰어 4돈씩 물 2잔으로 생강 10쪽을 넣고 1잔이 되게 달여 찌꺼기를 없애고 따뜻하게 때 없이 먹는다.

○ 마흔 번째 질문. 눈 속 눈자위에 새는 구멍이 생겨 고름이 나오는데 왜 그런가. 대답했다. 이것은 차가움과 뜨거움이 함께 오장을 쳐서 신장이 무너졌다. 보광산을 써야한다.

보광산 처방은 대황 용담 적작약 천궁 백지 우방자 방풍 방기 황금 당귀 감초 치자 생지황 세신 강활 형개 각각 같은 양. 위를 잘게 썰어 물 1잔반으로 1잔이 되게 달여 찌꺼기를 없애고 밥 먹고 나서 따뜻하게 먹는다.

○ 마흔한 번째 질문. 눈 속에 군살이 눈자위에 들어가는데 왜 그런가. 대답했다. 이것은 비장에 채워짐이다. 비장은 곡식 곳간을 관리하고 살이 있는 곳이다. 독이 치고 삿된 바람 기운이 폐장을 치면 폐장이 비장에 삿된 것을 받아서 눈으로 전한다. 그래서 군살이 눈자위에 들어간다. 양간환(처방은 일곱 번째 질문 아래를 본다), 삼황환(처방은 네 번째 질문 아래를 본다), 발운산(처방은 두 번째 질문 아래를 본다), 《국방》자금고를 써야한다.

《국방》자금고 처방은 주사(따로 간다) 유향(따로 간다) 붕사(따로 간다) 적작약 당귀(씻어 말린다) 각2량 웅황(물에 띄어 거른다) 2돈 사향(따로 간다) 반량 황련 5돈. 위를 곱게 갈아 갈은 약을 넣고 고르게 섞은 다음 다시 갈아서 졸인 꿀로 조협나무 씨 크기로 환을 만든다. 쓸 때는 1환씩 깨끗한 잔속에 넣고 거품이 나도록 끓여 바람이 부는 곳에서 눈을 씻는다. 약이 차가워지면 눈을 감고 조금 있다가 4~6시간이 지난 다음에 다시 뜨겁게 끓여서 앞에 방법으로 씻는다. 1첩으로 3~5번을 씻을 수 있다. 구리나 쇠 그릇 안에서 씻으면 절대 안 된다. 갑자기 눈이 붉어서 눈동자까지 미치면 씻지 말아야 한다.

○ 마흔두 번째 질문. 눈에 붉은 점이 자주 있는데 왜 그런가. 대답했다. 삿된 바람이 간장을 해쳤다. 바람이 눈에 들어오면 눈이 어두우면서 붉게 해친다. 살에 비워진 뜨거움이 있다면 삿된 기운이 간장에 있다. 그래서 눈병이 해가 지나도록 낫지 않는다. 성풍탕(처방은 네 번째 질문 아래를 본다), 활혈전(처방은 세 번째 질문 아래를 본다), 목단전환을 써야한다.

모단전환 처방은 현호색 사인 각반량 적작약 목단피 각1량 산수유 건강(굽는다) 각반량 용골(곱게 간다) 숙지황(술에 담근다) 빈랑 강활 각3량 오미자 인삼 백지 당귀(술에 담근다) 산약 육계(껍질 벗긴다) 백복령 백출 고본 부자(구워 껍질과 배꼽을 없앤다) 목향 우슬(술에 담근다) 필발(물에 오래 담근다) 각1량 석곡(술에 담근다) 3량. 위를 곱게 가루 내어 졸인 꿀로 오동나무 씨 크기로 환을 만들어 따뜻한 술이나 식초를 넣고 끓인 물로 빈속에 하루 3번 삼킨다. 애기를 밴 부인은 먹지 않는다.

○ 마흔세 번째 질문. 두 눈이 때 없이 붓고 붉은데 왜 그런가. 대답했다. 이것은 바람으로 부었다. 눈은 간장에 바깥 조짐이다. 간장이 비워져 부족한데 차가

움과 뜨거움이 서로 싸운다면 샛된 것이 눈과 눈꺼풀에 들어가 맺힌다. 이때 샛된 뜨거움이 흩어지지 않다가 바람으로 나타나면 눈이 붓는다. 세간산(처방은 스물한 번째 질문 아래를 본다), 《비방》서각소독음자를 써야한다.

《비방》서각소독음 처방은 방풍 형개(꽃이삭) 우방자 감초 각각 같은 양. 위를 잘게 썰어 3돈씩 물 1잔으로 7푼이 되게 달여 찌꺼기를 없애고 따뜻하게 때 없이 먹는다.

○ 마흔네 번째 질문. <u>눈알이 솟아나오는데</u> 왜 그런가. 대답했다. 이것은 오장육부와 음양이 조화롭지 않다. 눈은 음양에 알짜고 혼백에 우두머리이며 간장에 조짐이다. 음양이 조화롭지 않으면 쌓이면서 뜨거움과 가래와 묽은 가래가 생기고 오장 속에서 눈으로 친다. 그래서 눈이 심하게 아프고 눈알이 솟아나온다. 구정환(처방은 열아홉 번째 질문 아래를 본다)을 써야한다.

○ 마흔다섯 번째 질문. 눈에 <u>항상 검은 속티가 보이는데</u> 왜 그런가. 대답했다. 간장이 비워졌다. 눈은 간장에 조짐이고 오장육부에 가장 알짜이며 기운과 피, 진액에 우두머리이다. 기운과 피가 부족해 비워지면 생각을 기를 수 없다. 그래서 눈이 항상 어둡고 때때로 검은 솜이나 어린 양의 털 같은 것이 보인다. 양간환(처방은 일곱 번째 질문 아래를 본다)을 먹어야한다.

○ 마흔여섯 번째 질문. 눈 속에서 <u>군살과 피가 눈자위로 밀려오는데</u> 왜 그런가. 대답했다. 이것은 궐음경이 아주 세차다. 간장 경맥은 엄지발가락에 털이 모인 곳에서 일어나서 위에 눈으로 이어진다. 간장 경맥에 피와 기운이 아주 세차고 바람과 뜨거움이 세차게 치면 붉거나 희고 오거나 간다. 모두 피가 시킨 것이다. 퇴적산(처방은 두 번째 질문 아래를 본다), 초홍환을 써야한다.

초홍환 처방은 침향 아출 가려륵(씨를 뺀다) 초피껍질(조금 볶아 즙을 없앤다) 정향 고량강 참기름(볶는다) 각5돈 부자(구워 껍질을 벗긴다) 당귀(술에 담근다) 백출 각1량 사향 육두구(굽는다) 각1돈. 위를 곱게 갈아 사향을 넣고 고르게 섞는다. 술로 찐 밀가루 풀로 오동나무 씨 크기로 환을 만들어 30환씩 따뜻한 술로 때가 없이 삼킨다.

○ 마흔일곱 번째 질문. <u>눈이 깔깔한데</u> 왜 그런가. 대답했다. 이것은 오장육부를 움직이게 했다. 슬피 울어서 눈물이 지나치게 나오거나 찬 눈물이 그치지 않으면 즙이 열려 닫히지 않고 눈물길이 마른다. 오장육부에 샛된 뜨거움이 겉지킴으로 전하고 진짜 기운이 눈을 기를 수 없기 때문에 눈이 깔깔해진다. 양간환(처방은 일곱 번째 질문 아래를 본다), 삼황환(처방은 네 번째 질문 아래를 본다), 이처고(처방은 열세 번째 질문 아래를 본다)를 써야한다.

○ 마흔여덟 번째 질문. <u>큰 병에 걸린 다음에 눈이 어두운데</u> 왜 그런가. 대답했다. 오장이 고르지 않고 음양이 막히며 피와 기운이 튼튼하지 않다. 그래서 눈빛이 떨어져 어두워졌다. 즉 피와 기운이 심하게 비워졌다. 황기환(처방은 세 번째 질문 아래를 본다)을 써야한다.

○ 마흔아홉 번째 질문. <u>양에 독으로 병</u>

에 걸린 다음에 눈이 조금 어두운데 왜 그런가. 대답했다. 아래에 있는 타고난 기운이 크게 비워졌다. 오장은 음이고 육부는 양이다. 여섯 경맥은 잘 통하는데 오장육부가 비워지고 비장과 위장이 조화롭지 않으면 살이 돌아오지 않는다. 힘들게 일해서 피와 기운이 움직이고 간장이 비워져서 간장 기운이 안에서 비워지면 두 눈이 조금 어둡다. 황기환(처방은 세 번째 질문 아래를 본다), 초홍환(처방은 마흔여섯 번째 질문 아래를 본다), 《비방》시호탕을 써야한다.

《비방》시호탕 처방은 시호 호황련 황련 농후박 반하 각각 같은 양. 위를 가루내어 2돈씩 물 1잔반으로 1잔이 되게 달여 밥 먹고 나서 먹는다.

○ 쉰 번째 질문. 음에 독으로 병에 걸린 다음에 눈이 조금 어두운데 왜 그런가. 대답했다. 독이 있는 뜨거운 약을 먹고 침이나 뜸을 떠서 불기운으로 화끈거리면서 아픈데 삿된 바람이 쳤다. 새로운 병 다음에 일찍 일어나서 간장 기운이 크게 세차고 바람과 불이 함께 있기 때문에 눈이 어둡다. 삼황환(처방은 네 번째 질문 아래를 본다), 국화산(처방은 네 번째 질문 아래를 본다)이다.

○ 쉰한 번째 질문. 물을 만나면 눈이 어두운데 왜 그런가. 대답했다. 이것은 차가운 기운이 간장을 쳤다. 물은 먼저 두 발에 들어가서 붓게 한다. 족소음신경맥의 정혈을 용천혈이라고 부르는데 여기에서 신장 경맥이 일어나고 물은 방광으로 들어간다. 진짜 속 기름을 해치면 위로 가서 간장을 치고 물에 기운은 다리까지 들어가며 그 삿된 기운은 치솟아서 친다. 그래서 눈이 어둡다. 저령탕(처방은 아홉 번째 질문 아래를 본다), 애전환(처방은 열 번째 질문 아래를 본다)을 써야한다.

○ 쉰두 번째 질문. 아기를 밴 부인이 눈이 어두운데 왜 그런가. 대답했다. 이것은 피와 기운에 조짐이다. 아기를 배면 피와 기운이 적어진다. 뱃속 기운이 간장을 기르지 못해서 간장 기운이 부족해진다. 그래서 눈이 어둡다. 초홍환(처방은 열여섯 번째 질문 아래를 본다), 모단전환(처방은 열두 번째 질문 아래를 본다), 양간환(처방은 일곱 번째 질문 아래를 본다)을 써야한다.

○ 쉰세 번째 질문. 부인이 아기를 낳은 다음에 눈이 어두운데 왜 그런가. 대답했다. 이것은 오장이 비워졌다. 부인이 아이를 낳을 때 1말 3되에 피를 흘리고 살에 기운이 늘어지며 뼈마디와 힘살도 늘어진다. 그 기운은 이미 비워지고 오장이 튼튼하지 않으며 육부도 편안하지 않다. 스스로 오장육부에 도움을 받아야 뿌리가 되는데 뿌리가 없어지면서 싹도 약해졌다. 그래서 눈이 어둡다. 초홍환(처방은 마흔여섯 번째 질문 아래를 본다), 국화산(처방은 스물아홉 번째 질문 아래를 본다), 활혈전(처방은 세 번째 질문 아래를 본다)을 써야한다.

○ 쉰네 번째 질문. 처음 태어난 두 달도 되지 않은 어린아이가 눈이 짓무른데 왜 그런가. 대답했다. 이것은 뱃속에 뜨거움이다. 아기가 처음 태어났을 때 목욕물이 이미 차가워서 더러운 것을 다 씻어내지 않았거나 닦아냈는데 마르지 않았다가 두 달 안에 눈꺼풀 사이에 밖

에서 바람이 들어왔다. 그래서 붉게 짓무른다. 연교산(처방은 열두 번째 질문 아래를 본다)을 써야한다.

○ 쉰다섯 번째 질문. 어린아이가 부스럼이 나와서 처음 눈 속에 나타났는데 왜 그런가. 대답했다. 자식이 어미 뱃속에 있을 때 그 피와 기운이나 그 뱃속에 더러운 것을 마셨다. 그래서 눈에 부스럼이 생긴다. 서각소독음(처방은 열세 번째 아래를 본다), 밀몽화산(처방은 일곱 번째 질문 아래를 본다)을 써야한다.

○ 쉰여섯 번째 질문. 어린아이가 눈 속에 흰 것이 생겼는데 왜 그런가. 대답했다. 이것은 폐장에 가래가 막히고 뜨거움이 채워졌으면서 뜨거움이 간장을 해쳤다. 간장은 나무에 속하고 나무는 맑고 빼어난 사물이다. 채워진 가래와 뜨거운 기운이 치솟아 치면 눈알로 들어가 눈알을 해친다. 그러면 검은자위에 흰 것이 만나 둘 사이에 넓게 퍼져 가림이 된다. 구정환(처방은 열아홉 번째 질문 아래를 본다), 시호탕(처방은 마흔아홉 번째 질문 아래를 본다), 순간산(처방은 두 번째 질문 아래를 본다), 호박고(처방은 열아홉 번째 질문 아래를 본다)를 써야한다.

○ 쉰일곱 번째 질문. 어린아이가 눈자위에 겉흠과 가림이 생겼는데 왜 그런가. 대답했다. 오장육부의 사이에 가장 알짜와 기운이 있고 어린아이는 순수한 양이다. 뜨거운 바람이 들어오면서 안에 뜨거운 가래가 있으면 간장 경맥으로 흩어졌다가 치솟아 눈을 친다. 그래서 함께 변해서 겉흠과 가림이 생긴다. 선화산(처방은 열두 번째 질문 아래를 본다), 국화산(처방은 스물두 번째 질문 아래를 본다)을 써야한다.

○ 쉰여덟 번째 질문. 어린아이가 밤눈증이 있는데 왜 그런가. 대답했다. 어린아이가 뜨거움이 쌓였는데 삿된 바람이 간장 경맥에 들어오면 간장에 피가 엉겨 흩어지지 않고 음양이 조화롭지 않으며 기름과 지킴이 통하지 않는다. 그래서 밤에 눈이 어둡게 보인다. 참새 눈 같다. 삼황환(처방은 네 번째 질문 아래를 본다), 복명산을 써야한다.

 복명산 처방은 창출(껍질 벗긴다) 1량 곡정초 1량 지부자 결명자 황금 각반량. 위를 잘게 썰어 5돈씩 형개를 조금 넣고 물 1잔으로 7푼이 되게 달여 찌꺼기를 없애고 밥 먹고 나서 먹는다.

○ 쉰아홉 번째 질문. 어린아이가 눈병에 걸려 장님이 되었는데 왜 그런가. 대답했다. 오장육부가 비워지면서 약하다. 차가운 사물에 아주 심하게 해치고 기운이 잘 통할 수 없으면 붉지만 아프지 않고 가림과 겉흠이 전혀 없다. 그러다가 대낮에 사물을 보아도 보지 못한다. 해황산(처방은 스물여덟 번째 질문 아래를 본다), 국화산(처방은 스물아홉 번째 질문 아래를 본다), 서각소독음(처방은 마흔세 번째 질문 아래를 본다)을 써야한다.

○ 예순 번째 질문. 눈 속에 부스럼이 생기는데 왜 그런가. 대답했다. 이것은 삿된 바람이 살결에 들어오고 바람이 피에 전해졌다. 대개 목욕할 때 닦고서 말리지 않아 더러운 것이 들어왔는데 바람을 받았다. 좁쌀 같은 꼴로 눈두덩 주위가 붉게 짓무르다가 결국 부스럼이 된

눈병 대표처방

다. 숙거풍이라고 부른다. 성풍탕(처방은 서른아홉 번째 질문 아래를 본다), 《국방》삼백산을 써야한다.

《국방》삼백산 처방은 흰견우자 2량 상백피(조금 볶는다) 목통 진피(흰 것을 벗긴다) 각반량. 위를 곱게 가루 내어 3돈씩 빈속에 생강 달인 물에 타서 삼킨다.

○ 예순한 번째 질문. 눈꺼풀에 좁쌀이 생겼는데 왜 그런가. 대답했다. 비장과 폐장이 삿된 것을 받았다. 비장은 살에 집이고 폐장은 거죽과 털에 근원이다. 이 삿된 기운이 서로 뭉치고 간장 경맥이 비워지면서 바람이 세차다. 그러면 두 눈꺼풀 사이에 좁쌀 꼴처럼 나타났다가 이 증상이 된다. 성풍탕(처방은 서른아홉 번째 질문 아래를 본다)을 써야한다.

○ 예순두 번째 질문. 눈병에 장님이 되면서 겉흠이 있는데 왜 그런가. 대답했다. 간장은 나무에 근원이고 진액이 다니는 길이다. 오장에 바람과 뜨거움이 심하면 눈꺼풀에 좁쌀 꼴이 나타났다가 이렇게 된다. 성풍탕(처방은 서른아홉 번째 질문 아래를 본다)을 써야한다.

○ 예순세 번째 질문. 눈이 침침한 병에 걸렸는데 왜 그런가. 대답했다. 침침한 것은 흐른다. 삿된 바람이 눈에 들어와 어둡다가 알짜 즙이 부족해지면서 눈초리가 항상 가렵고 차가운 눈물이 끊이지 않는다. 그러다가 결국 침침한 눈이 된다. 당귀산(처방은 열한 번째 질문 아래를 본다), 애전환(처방은 열 번째 질문 아래를 본다)을 써야한다.

○ 예순네 번째 질문. 눈에 항상 고름이 새는데 왜 그런가. 대답했다. 눈은 오장에 우두머리이고 육부가 빛나는 곳이며 진액이 다니는 길이다. 삿된 바람이 두 눈에 들어오고 차가운 눈물이 함께 치면 눈알의 안을 해치기 때문에 이 병이 된다. 구정환, 호박고(처방은 함께 열여섯 번째 질문 아래를 본다)를 써야한다.

○ 예순다섯 번째 질문. 부인이 치우치게 보는데 왜 그런가. 대답했다. 음양에 삿된 기운이 치솟아 쳐서 눈 안에 나타났다. 오장육부가 치우쳐 약해지고 음양이 고르지 않다. 하루나 이틀에 본다. 구정환(처방은 열아홉 번째 질문 아래를 본다)을 써야한다.

○ 예순여섯 번째 질문. 눈에 크기가 고르지 않은데 왜 그런가. 대답했다. 눈은 오장육부에 가장 알짜이고 핏줄에 우두머리 근원이다. 삿된 바람이 눈에 들어와 경락으로 치솟으면 살이 뻑뻑하고 피와 기운이 엉겨 막힌다. 그래서 두 눈에 크기가 고르지 않다가 이 병이 된다. 성풍산(처방은 서른아홉 번째 질문 아래를 본다)을 써야한다.

○ 예순일곱 번째 질문. 눈병이 푸르거나 붉은데 왜 그런가. 대답했다. 이것은 삿된 뜨거움이 간장으로 치솟았다가 오장 안을 쳐서 위에 눈으로 옮겼다. 그래서 눈알이 무너지고 경맥이 밖으로 흘러갔다. 그래서 푸르거나 붉고 누렇거나 검으면서 오고감이 일정하지 않다. 양간환(처방은 일곱 번째 질문 아래를 본다), 삼황환(처방은 네 번째 질문 아래를 본다), 삼백산(처방은 예순 번째 질문 아래를 본다)을 써야한다.

○ 예순여덟 번째 질문. 눈병에 침으로 밀어내거나 잘랐거나 겉흠가림에 했을

때 아픔이 전혀 그치지 않는데 왜 그런가. 대답했다. 눈은 경락에 싹이고 오장에 가장 알짜이며 경락이 다니는 길이다. 잘라서 해치면 아픔이 그치지 않고 피가 일정하지 않게 나온다. 모단전(처방은 마흔두 번째 질문 아래를 본다), 삼백산(처방은 예순 번째 질문 아래를 본다)을 써야한다.

○ 예순아홉 번째 질문. 눈 속에 눈물과 눈곱이 많은데 왜 그런가. 대답했다. 이것은 경락에 쌓인 뜨거움이다. 지지거나 튀긴 음식을 많이 먹었기 때문에 눈곱과 눈물이 많다. 세심산(처방은 스물아홉 번째 질문 아래를 본다), 연교산(처방은 열두 번째 질문 아래를 본다)을 써야한다.

○ 일흔 번째 질문. 눈 속에서 항상 눈물이 흐르는데 왜 그런가. 대답했다. 간장의 경맥이 비워졌다. 《내경》에서 '간장이 비워지면 마르기 때문에 찬 눈물이 그치지 않고 나온다.'고 하였다. 세심산(처방은 스물아홉 번째 질문 아래를 본다), 양간환(처방은 일곱 번째 질문 아래를 본다)을 써야 한다. 이것 외에 또 두 이야기가 있다. 한 이야기는 늙은이가 찬 눈물이 그치지 않고 나오면 알짜와 피가 함께 비워졌다. 《비방》호초환을 써야한다. 한 이야기는 머리바람증이 있어서 눈 속에 항상 찬 눈물이 나온다. 허학사 처방을 써야한다. 한 처방은 늙은이가 찬 눈물이 그치지 않고 나오는 병을 치료한다.

호초환은 후추를 가루 내어 녹인 밀랍으로 녹두 크기로 환을 만들어 5~7환씩 밥 먹고 나서 찻물로 삼킨다.

백출산 처방은 허학사 처방이다. 백출 천궁 강활 세신 백지 형개 국화 결명자 각5돈.

국화산 처방은 국화 천궁 세신 백지 백출 각각 같은 양. 위를 곱게 가루 내어 졸인 꿀로 오동나무 씨 크기로 환을 만들어 30환씩 밥 먹고 나서 흐르는 물로 삼킨다.

○ 일흔한 번째 질문. 눈이 사물에 부딪쳐 해쳤는데 왜 그런가. 대답했다. 이것은 엉긴 피가 위에 모였다가 눈을 쳤다. 그 핏줄을 흩어지게 한다. 울금산(처방은 스물여섯 번째 질문 아래를 본다), 해황산(처방은 스물여덟 번째 질문 아래를 본다), 영양각산, 오퇴산을 써야한다.

영양각산 처방은 영양각 감초 황련 치자 천승마 차전자 각10량 용담초 결명자 각20량. 위를 곱게 가루 내어 3돈씩 하루 3번 미음에 타서 삼킨다. 어린아이는 반돈씩 먹는다.

오태산 처방은 뱀허물 달걀껍질 손톱 누에껍질 선태 각각 같은 양. 함께 태운 재를 곱게 갈아 골고루 섞어 한 곳에서 다시 100번씩 갈아 아주 고운 가루로 만든다. 2돈씩 돼지간에 묻혀서 때 없이 하루 3번 먹는다.

○ 일흔두 번째 질문. 눈에 있는 겉흠이 일정하지 않게 오고가는데 왜 그런가. 대답했다. 이것은 피에 병이 있다. 대개 심장은 피를 생기게 하고 간장은 피를 간직한다. 간장이 피를 받으면 사물을 볼 수 있다. 눈병을 치료하려면 피를 다스리지 않으면 안 된다. 여기에서 오령지는 간장으로 들어간다. 명목령지환이 가장 좋다.

명목령지환은 오령지 2량 천오(구워 껍질을 벗긴다) 1량반 몰약 2량 유향 2량. 위를 곱게 가루 내어 물을 떨어뜨려 달걀노른자 크기로 환을 만들어 1환씩 생강술에 갈아 넣고서 삼킨다.

《은해정미》

○ 주경보신명목환은 간장과 신장이 함께 비워진 병을 치료한다. 눈동자 안이 엷은 흰빛깔이고 어둡게 보이면서 점점 눈속증이 된다. 혼백을 편안하게 하고 피와 기운이 비워지면서 흩어진 것을 북돋는다. 오미자 숙지황(술에 쪄서 볶는다) 구기자 저실자(술에 담근다) 육종용(술에 쪄서 말린다) 차전자(술에 씻는다) 석곡(뿌리를 없앤다) 각1량 청염(따로 간다) 1량 침향(따로 간다) 5돈 자석(불에 식초를 뿌리고 달궈 물에 띄워 거른다) 토사자(술에 담가 따로 간다) 각1량. 위를 곱게 가루 내어 졸인 꿀로 오동나무씨 크기로 환을 만들어 70환씩 빈속에 소금물로 삼킨다.

구고탕은 뜨거움증을 치료한다. 면과산이다. 뜨겁고 붉은 것이 물러나지 않을 때 쓴다. 길경 연교 홍화 세신 당귀신 감초(굽는다) 창출 용담초 강활 승마 시호 방풍 고본 황련 생지황 황금 지모 천궁 적작약. 생강 3쪽과 파 3뿌리를 넣고 달여서 밥 먹고 나서 따뜻하게 먹는다.

결명자산은 황금 감국 목적 결명자 석고 적작약 천궁 강활 감초 만형자 석결명 각각 같은 양. 위를 가루 내어 3돈씩 생강 3쪽을 넣고 물 1잔으로 7푼이 되게 달여 밥 먹고 나서 먹는다.

모든 붉은 눈에 붙이는 처방은 눈이 붉게 부어서 눈을 뜨지 못하는 병을 치료한다. 황백 강황 남성 초오 황련 각각 같은 양. 가루 내어 생강즙에 개어 두 태양혈에 붙인다. 1~2번 하면 아픔이 멈춘다. 붉은 가림이 있을 때도 붙인다. 맞아서 붉게 붓고 눈을 뜨지 못하면 부용 잎과 녹두 가루에 섞어 붙인다. 파를 같이 찧어 붙여도 된다.

청량소독고는 모든 뜨거운 눈에 바른다. 박하잎 망초 대황 세신 웅황 황백 각각 같은 양. 가루 내어 물에 개어 바르면 효과가 있다.

경험세안산은 때때로 나타나거나 뜨거운 눈에 씻는다. 대황 생치자 방풍 박하 천궁 강활 감초 각각 같은 양. 물에 달여 뜨거운 김을 쏘여 씻는다.

세안탕포산은 당귀(잔뿌리) 적작약 황련 행인. 위를 곱게 가루 내어 하루 2번 물에 끓여 담갔다가 씻는다.

주전산은 눈에 뜨거운 바람이 있어서 붉고 깔깔하며 아플 때 먹어야 한다. 방풍 방기 감초 형개 당귀 적작약 우방자 각각 같은 양. 좋은 술로 달여 밥 먹고 나서 먹는다.

주조산은 흰자위가 붓고 아플 때 먹는다. 괴화 치자 우방자 방풍 합분. 위를 함께 가루 내어 물에 달여 밥 먹고 나서 술을 조금 넣어 먹는다.

대황당귀산은 눈이 부어오른 병을 치료한다. 엉긴 피가 뭉쳐 흩어지지 않고 쳐서 겉흠이 생겼을 때 먹어야 한다. 당귀 잔뿌리(술에 씻는다) 천궁 각1량 국화 3량 대황(술에 볶는다) 5돈 황금 소목 치자(술에 볶는다) 각1량 홍화 5돈. 위를 같은 양으로 늘리거나 줄여서 물에 달여 밥 먹고 나서 먹는다.

　가미탕포산은 눈을 씻는 처방이다. 당귀 잔뿌리 적작약 황련 행인 방풍 각1량 동청 2돈 박하잎 3돈.

　세 눈물은 찬 눈물, 뜨거운 눈물, 눈곱과 눈물이다. 찬 눈물은 붉거나 아프지 않고 겉흠이나 막도 없다. 아침에 일어나 바람을 맞으면 눈물이 나오는데 저절로 나온다. 병은 간장에 있다. 뜨거운 눈물은 풀처럼 위와 아래 눈꺼풀 거죽에 붙어있고 붉으면서 붓는다. 눈이 부셔서 해를 볼 수 없고 밤에 등불을 보면 눈물이 솟구치게 나온다. 병은 심장에 있다. 눈곱과 눈물은 풀처럼 두 눈꺼풀 테에 붙어 있고 붉게 부으면서 군살이 생긴다. 병은 폐장에 있다. 찬 눈물에는 간장 경맥에 눈물을 멈추는 당귀 청염 지황 목적 처방을 쓴다. 뜨거운 눈물에는 형개 치자 황금 황련 목적 지황 하고초 처방을 쓴다. 눈곱과 눈물에는 상백피 하고초 천궁 목적 정력자 맥문동 치자 처방을 쓴다.

　위는 채워졌고 아래는 비워져서 피가 눈알을 뚫고 가는 병을 치료하는 처방이다. 방풍 2돈 강활 백작약 각1량반 형개 2돈 생숙지황 각1량반 감초 5돈 당귀 2돈 천궁 4돈 국화 2돈. 복령을 더 넣는다. 위를 가루 내어 물 1잔으로 지황을 넣고 함께 달여 따뜻하게 먹는다. 모든 독있는 음식을 꺼린다.

　천궁환은 머리바람증으로 찬 눈물이 나오는 병을 치료한다. 천궁 세신 백출 감국 백지. 위를 곱게 가루 내어 밀랍으로 기장쌀 크기로 환을 만들어 밤에 잘 때 1환씩 눈에 넣는다. 낮에는 2시간에 1환씩 바꾼다. 순목중이 나에게 말했다. 어떤 사람이 사물이 하나가 둘로 보였다. 의사가 간장 기운이 넘치기 때문에 하나가 둘로 보인다고 하면서 간장 기운을 북돋는 약을 알려줘서 먹었는데 효과가 없었다. 왜 그런가? 내가 말했다. 손진인이 보는이음새는 위에 골 뒤에 속했다가 뒷목 속에서 나온다. 머리에 삿된 것이 들어와서 몸이 비워졌을 때 깊이 들어가면 보는이음새를 따라 골까지 들어간다. 삿된 것이 꼬이게 하면 보는이음새가 당기고 당기면 눈이 아찔하면서 빙빙 돈다. 삿된 것이 그 눈자위466)에 들어가서 들어간 곳이 서로 견주지 못하면 눈자위가 흩어진다. 눈자위가 흩어지면 갈라지기 때문에 하나의 사물이 둘로 보인다. 다음에 바람을 몰아내고 골로 들어가는 약을 먹게 했더니 나았다.

　가감주경환은 간장과 신장 기운이 비워져서 사물이 흐릿하게 보이는 병을 치료한다. 피가 적고 기운이 많다. 차전자(조금 볶는다) 2량 당귀(꼬리를 없앤다) 숙지황(씻는다) 각5돈 구기자 천초 저실자(겉흠이 없으면 쓰지 않는다) 오미자 각1량 토사자(술에 삶아 말린다) 반근. 위를 곱게 가루 내어 꿀물에 삶아 밀가루 풀로 오동나무 씨 크기로 환을 만들어 30환씩 빈속에 술이나 소금물로 삼킨다.

　발운산은 바람독을 흩어지게 하고 겉흠과 가림, 붉게 짓무른 눈꺼풀테를 물러

---

466) 원래 출처인 《내경》에서는 알짜(精)로 풀이했지만 여기에서는 눈자위(睛)으로 풀이했다. 여러 문헌들이 옮기는 과정에서 서로 다르다. 이렇게도 볼 수 있고 저렇게도 볼 수 있다는 뜻에서 고치지 않고 그냥 한문 그대로 놔두었다.

나게 한다. 강활 방풍 천궁 백질려 형개 선태 감국 각1량. 위를 곱게 가루 내어 2돈씩 밥 먹고 나서 상백피 달인 물에 타서 먹는다.

사담산은 눈동자구멍 찌그러짐증을 치료한다. 현삼 황금 지골피 맥문동 지모 각1량 황기 충울자. 위를 먹을 때마다 물에 달여 밥 먹고 나서 따뜻하게 먹는다.

천문동음자는 눈알 흔들림증을 치료한다. 천문동 충울자 지모 각2량 오미자 방풍 각1량 인삼 복령 강활 각1량반. 위를 물에 달여서 밥 먹고 나서 따뜻하게 먹는다.

덧붙여 말하는 처방은 가장 효과가 좋은 방법이다. 눈이 가려우면서 눈물이 나오거나 겉흠이 생겼거나 붉으면서 아픈 모든 병을 치료한다. 선주황련은 빻아 가루 내고 유인은 껍질을 벗겨 갈아 찐득하게 해서 각각 같은 양을 함께 섞는다. 병에 걸리지 않은 마른 대추 3개를 머리를 조금 잘라 씨를 빼낸 다음 두 약재를 속에 가득 채우고 잘라낸 대추 머리를 합쳐서 작은 천으로 싼다. 찻잔으로 물 반잔을 은 항아리에 넣고 적당한 불로 묽은 찐득한 즙이 되게 끓여 달걀 하나 크기로 만들어 천으로 걸러 차가울 때 눈에 넣는다. 앞뒤로 여러 사람에게 썼는데 모두 효과가 있었다. 그래서 덧붙여 이 경험을 잃지 않도록 한다.

보양탕은 양이 그 음을 이기지 못하는 병을 치료한다.467) (풀이 안함) 인삼 숙지황 황기 백출 감초 백작약 강활 독활 각1량 택사 진피 방풍 각5돈 지모(볶는다) 당귀신(술에 담갔다가 말려 뿌리머리를 없앤다) 백복령(껍질을 벗긴다) 생지황(볶는다) 각3돈 시호(싹을 없앤다) 3량 육계. 위를 거칠게 가루 내어 반량씩 물 3잔으로 1잔이 되게 달여 찌꺼기를 없애고 빈속에 먹은 음식이 다 없어졌을 때 먹는다.

지모음자는 꽃 같은 겉흠이 여러 해 동안 물러나지 않는 병을 치료한다. 지모 충울자 각3량 방풍 세신 길경 복령 대황 망초 각1량. 위를 물 1잔으로 5푼이 되게 달여 밥 먹고 나서 따뜻하게 먹는다.

개명환은 해가 오래거나 가까운 날에 생긴 겉흠과 가림으로 눈이 어둡고 보지 못하는 모든 눈병을 치료한다. 숙지황(술에 담근다) 1량반 토사자 차전자 맥문동 유인(껍질 벗긴다) 결명자 지부자 충울자 구기자(심을 뺀다) 황금 오미자 방풍(뿌리머리를 없앤다) 택사 행인(볶아서 껍질과 끝을 없앤다) 세신 청상자 정력자 육계 양간(흰양간으로 얇게 썰어 말려 가루 내거나 물에 삶아 짓찧어 가루 내어 환을 만들거나 또는 조금은 꿀을 적신다). 위를 곱게 가루 내어 밀가루 풀로 오동나무 씨 크기로 환을 만들어 30환씩 하루 3번 먹는다. 생강과 막걸리, 구운 음식을 꺼려야 한다.

마광산은 모든 바람이 눈을 친 병을 치료한다. 겉흠과 가림을 삭게 하고 어두운 것을 없앤다. 방풍 강활 국화 결명자

---

467) 아래 《동원십서》《난실비장》과 같은 내용이라서 풀이하지 않는다. 연대순으로 《은해정미》가 《동원십서》보다 앞서지만

이 부분은 후대에 첨가한 것으로 보고 이 부분을 풀이하지 않는다.

선태(발을 없앤다) 뱀허물(가위로 잘라 부수어 삼씨기름과 섞어 볶는다) 감초(굽는다) 사원질려(양 콩팥 같은 것으로 은근한 불로 조금 볶는다) 석결명(부수어 곱게 갈아 물에 띄워 거른다) 각5돈. 위를 곱게 가루 내어 1돈반씩 밥 먹고 나서 맥문동 달인 물에 타서 먹는다.

밀몽화산은 찬 눈물이 나오면서 어두운 병을 치료한다. 밀몽화 국화 백질려 석결명 목적(마디를 없앤다) 백작약 감초 각5돈. 위를 곱게 가루 내어 1돈씩 찻물에 타서 삼킨다. 보름 동안 먹는데 2돈까지 늘린다.

결명산은 눈에 검은 속티가 보이면서 흩어지지 않는 병을 치료한다. 결명자 감국 각1량 방풍(뿌리머리를 없앤다) 차전자 궁궁 세신 치자 현삼 만형자 백복령 산수유 각1량반 생지황 3량. 위를 가루 내어 2돈씩 밥 먹고 나서 소금물에 타서 삼킨다.

강활산은 바람 기운이 눈을 쳐서 어둡고 깔깔하며 눈물이 많은 병을 치료한다. 강활 천궁 선복화 천마 고본 방풍 선태 감국 세신 행인(껍질을 벗긴다) 각2량 감초(굽는다) 5돈. 위를 가루 내어 물에 달여 밥 먹고 나서 먹는다.

용담초산은 상초에 뜨거운 바람이 독이 되어 치솟은 병을 치료한다. 눈이 갑자기 붉고 깔깔하면서 아프고 눈이 부시다. 눈곱이 많고 바람을 맞으면 눈물이 있다. 겉흠과 막이 있고 군살이 눈자위에 붙어있으면서 은근히 아프다. 이런 병을 모두 치료한다. 용담초 목적(마디를 없앤다) 결명자(조금 볶는다) 감초(굽는다) 각2량 향부자(볶아 털을 없앤다) 천궁 각4량. 위를 가루 내어 2돈씩 밥 먹고 나서 맥문동과 뜨거운 물에 사탕을 조금 넣고 함께 달인 물에 타서 먹는다. 쌀뜨물에 타서 먹어도 좋다.

지황산은 검은자위나 흰자위가 먼저 붉다가 다음에 가려우면서 바람을 맞아 눈물이 있고 은근히 깔깔해서 눈을 뜨지 못하는 병을 치료한다. 생지황 1량 작약 5돈 당귀 감초 각5돈. 위를 5돈씩 밥 먹고 나서 먹는다.

축비산은 뜨거운 바람으로 눈이 붉게 부으면서 눈을 뜨기 어려운 병을 치료한다. 웅황 진사 각3량 세신 5돈 사향 용뇌 각1푼. 위를 곱게 가루 내어 물을 조금 머금고 콧속에 불어넣는다.

사간산은 옮는 눈붉음증을 치료한다. 지모 길경 충울자 대황 현삼 강활 세신.

차전자음은 간장 경맥에 쌓인 뜨거움이 위로 가서 눈을 친 병을 치료한다. 겉흠이 자라 들어갔거나 피가 눈속기름으로 들어갔거나 눈이 부시면서 해를 싫어하고 눈물이 많은 병에 먹어야 한다. 차전자(볶는다) 밀몽화(줄기를 없앤다) 결명자 강활 백질려(볶아 뿔을 없앤다) 용담초 국화 감초.

환정보간환은 간장이 비워져 두 눈이 어둡고 눈자위에 가득히 눈물이 있는 병을 치료한다. 백출 세신 천궁 인삼 결명자(조금 볶는다) 강활(뿌리머리를 없앤다) 당귀(썰어 불에 말린다) 백복령(껍질 벗긴다) 고삼 방풍(뿌리머리를 없앤다) 육계(거친 껍질을 벗긴다) 지골피 현삼 황금(검은 심을 없앤다) 오미자 차전자(볶는다) 국화 청상자 감초(굽는다). 위를 곱게 가루 내어 졸인 꿀이나 밀가루 풀로 환을 만들어 30환에서 40환까지 먹는다. 때에 얽매이지 말고 미음으로 삼킨다.

진간환은 간장 경맥이 부족할 때 안에서 뜨거운 바람을 받아 위에 눈을 친 병을 치료한다. 어둡고 가려우며 깔깔해서 눈을 뜨기 어렵다. 눈곱이 많고 눈물을 흘린다. 해를 싫어하고 눈이 부시며 때때로 붉게 붓는다. 또는 겉흠이나 가림이 생기면서 깔깔한 병도 함께 치료한다. 원지(심을 뺀다) 3량 지부자 2량 청상자(볶는다) 백복령 방풍 결명자 만형자 인삼 각2량 산약 감국 백자인(볶는다) 감초(굽는다) 각5돈 세신 1푼 현삼 차전자 지골피 각5돈. 위를 꿀이나 밀가루 풀로 환을 만들어 30환씩 밥 먹고 나서 미음으로 하루 3번 삼킨다.

강활산은 간장을 억누르고 눈을 밝게 한다. 갑자기 붉은 눈과 눈에 모든 속흠과 겉흠을 치료한다. 강활 천궁 방풍 선복화 각5돈 닥나무잎 저실자 창출(쌀뜨물에 담갔다가 껍질을 벗긴다) 선태 목적 국화 뽕나무잎 감초 각2량. 위를 곱게 가루 내어 2돈씩 찻물로 아침과 저녁밥을 먹고 나서와 잠자려고 할 때 각각 1번씩 먹는다. 약을 합칠 때 쇠그릇에 닿지 말고 불도 보지 않는다. 밀가루와 술, 모든 독 있는 음식을 꺼려야 한다.

청상자환은 간장이 비워지고 뜨거움이 쌓여서 생긴 눈겉증을 치료한다. 청상자 2량 차전자 토사자 숙지황 충울자 오미자 세신 방풍 인삼 택사 복령 각1량. 위를 30환씩 빈속에 찻물로 삼킨다.

지황환은 힘을 쓰거나 마음을 애써서 간장이 비워지고 뜨거운 바람이 눈을 친 병을 치료한다. 붉게 붓고 눈이 부시며 점점 겉흠과 막이 생긴다. 또 간장과 신장에 바람 독과 뜨거운 기운이 위로 치솟은 병을 치료한다. 오래 보아서 눈이 아프다면 간장에 피를 해쳤다. 간장은 피를 주관하는데 부지런히 책을 읽으면 간장을 해쳐 눈이 어둡다. 간장을 해치면 바람에 눈을 해치면서 뜨거운 기운이 눈에 들어와 더욱 더 어두워진다. 북돋는 약만 먹으면 안 되고 피를 늘리고 간장을 억눌러야 눈이 스스로 밝아진다. 숙지황 1량반 국화 방풍 광명주사 강활 계심 몰약 각5돈 결명자 황련 각1량. 위를 가루 내어 졸인 꿀로 환을 만들어 20환씩 밥 먹고 나서 뜨거운 물로 하루 3번 먹는다. 진범녕이 눈이 아파서 고생하다가 장담에게 처방을 구했다. 담희가 '옛날 송양자가 그 기술을 조금 얻어 노나라에 동문백에게 주었고 다음에 좌구명에게 주었다. 결국 세상에 전해져 한나라에 두자하와 진나라에 좌태충까지 미쳤다. 모든 분들이 눈병이 있을 때 이 처방을 얻어서 말했다. 첫째, 책을 적게 읽고 둘째, 생각을 줄이며 셋째, 오로지 안을 보고 넷째, 밖을 조금만 보며 다섯째, 아침에 늦게 일어나고 여섯째, 밤에 일찍 잔다. 이런 여섯 사물을 신비로운 불로 삶아 아래에서 기운으로 잘 다듬어 가슴 속에 쌓는다. 7일이 지난 다음에 마음속에 모두 갈무리하면서 닦으면 어느 때 속눈썹을 세고 멀리 잣대에 눈금을 본다. 오랫동안 끊지 않고 먹으면 눈이 밝아질 뿐만 아니라 목숨도 늘릴 수 있다. 이렇게 살펴서 행한다.'고 하였다.

웃긴 말 속에 처방이 있다고 하겠다.

국화산은 간장이 바람독을 받아서 눈이 어둡다가 점점 겉흠이 생기는 병을 치료한다. 감국 4량 선태(다리를 없앤다) 백질려(그을리게 볶아 가시를 없앤다) 목적(어린아이 오줌에 하룻밤 담갔다가 햇볕에 말린다) 강활 각3량 형개 감초 각2량. 위를 곱게 가루 내어 2돈씩 밥 먹고 나서 찻물에 타서 삼킨다.

탕포산은 간장이 비워지고 뜨거운 바람이 눈을 쳐서 생긴 병을 치료한다. 붉게 붓고 눈이 부시다가 점점 겉흠이 생긴다. 행인 방풍 황련 적작약 당귀 잔뿌리 각5돈 동청 1돈 박하 3돈. 위를 잘게 부수어 2돈씩 세게 끓는 물에 담가서 뜨거울 때 먼저 김을 쏘이고 다음에 씻는다. 차가워지면 다시 뜨겁게 해서 씻는다. 하루 2~3번 한다. 어떤 처방은 흰 소금을 조금 넣고 눈을 뜬 채로 흘리면서 씻는다. 소금도 피를 흩어지게 한다.

뇌암환은 남자나 부인이 간장 경맥이 부족한데 삿된 바람이 안에 타고 들어와 눈을 친 병을 치료한다. 눈물이 나오고 눈이 부시며 햇빛을 싫어한다. 검은 속 티가 많이 보이고 겉흠이나 막이 눈자위를 가린다. 눈꺼풀에 다래끼가 생기고 가렵거나 아프며 은근히 깔깔해서 눈을 뜨기 어렵다. 또 한쪽이나 가운데에 생긴 머리바람증을 치료한다. 두 눈이 당기다가 점점 작게 느껴지고 사물이 또렷하지 않게 보인다. 모두 신장 물이 간장 나무를 도울 수 없기 때문이다. 이 약을 오래 먹으면 신장을 크게 닦고 눈에 힘을 늘릴 수 있다. 뿌리에 근원을 알지 못한다면 약을 많이 먹어도 종종 효과가 없다. 구기자 국화 각2량 파극(술에 하룻밤 담가 껍질과 심을 없앤다) 육종용 우슬 각1량 천초(속씨를 뺀다) 3량 흑부자(청염 2돈을 쌀뜨물에 조협과 함께 물에 담가서 껍질과 뿌리를 없앤다) 1량. 위를 곱게 가루 내어 담근 약물을 끓여 밀가루 풀로 환을 만들어 10환씩 빈속에 따뜻한 술로 삼킨다.

또 처방으로 간장이 비워져 바람을 맞아 눈물이 있는 병을 치료한다. 간장을 억누르고 눈을 밝게 한다. 섣달에 잡은 불깐소 쓸개에 검은 콩을 분량에 거리끼지 말고 넣어 담근다. 100일이 지나면 열어서 밥 먹고 나서와 밤중에 21환씩 삼킨다. 아주 효과가 좋다.

만수지지환은 눈이 가까이 볼 수 있지만 멀리 볼 수 없는 병을 치료한다. 먹으면 뜨거운 바람을 치료할 수 있다. 천문동(심을 뺀다) 생강(불에 말린다) 각4량 감국 2량 지각(볶는다) 3량. 위를 가루 내어 100환씩 밥 먹고 나서 찻물이나 술로 삼킨다.

세간산은 간장에 채워짐증인 눈을 치료한다. 인삼 황금(검은 심을 빼낸다) 적복령 치자 천궁 시호 지골피 국화 길경 황련 감초. 위를 먹을 때마다 검은 대나무 어린잎 7개를 넣고 가루 내어 밥 먹고 나서 먹는다.

영양각산은 간장에 채워진 뜨거움을 치료한다. 눈이 어둡고 때때로 뜨거운 눈물이 많이 나온다. 황금 치자 과루인 호황련 국화 세신. 위를 먹을 때마다 대나무잎을 넣고 달여 먹는다.

죽엽탕은 간장에 채워진 뜨거움을 치료

한다. 눈이 붉고 아프다. 담죽엽 황금 승마 목통 차전자 황련 현삼 망초 치자 대황(볶는다). 위를 밥 먹고 나서 먹는다.

용담음은 간장에 채워진 뜨거움을 치료한다. 눈이 붉게 붓고 아프다. 용담초 치자 산인진 방풍 천궁 현삼 형개(꽃이삭) 국화 저실자 감초. 위를 밥 먹고 나서 먹는다.

결명자탕은 간장에 채워진 뜨거움을 치료한다. 눈초리에 붉은 살이 생겨 깔깔하면서 아프다. 결명자(볶는다) 시호 황련 대나무잎 방풍 승마 세신 국화 감초. 위를 물에 달여 먹는다.

설간산은 간장이 뜨거워 붉은 눈이 붓고 아픈 병을 치료한다. 치자 형개 대황 감초.

양간환은 간장 경맥에 뜨거움이 있는 병을 치료한다. 눈이 붉고 눈자위가 아프며 사물이 어둡게 보인다. 또 겉흠과 가림, 장님이 된 눈을 치료한다. 불깐양간(썰어 날 것을 쓴다) 5돈 황련(갈아 가루 낸다). 먼저 양간에서 힘살 막을 없애고 사기 그릇 안에서 뭉갠 다음 황련 가루를 넣고 찧어 환을 만든다. 50환씩 때 없이 뜨거운 물로 삼킨다. 돼지고기와 찬물을 꺼려야 한다. 연달아 5제를 먹으면 낫는다. 예전에 당나라 최승원이 눈속증에 걸려 빛을 잃었는데 밤에 안장 소리가 들려 누구냐고 물었더니 감옥에서 살아나가게 해줘서 지금 감사드리러 와서 이 처방을 준다고 말했다. 이 처방에 따라 약을 만들어 먹었더니 눈이 다시 밝아졌다.

조양활혈탕은 눈병을 앓은 다음에 뜨거움이 심하게 막힌 병을 치료한다. 흰자위가 붉고 눈곱과 눈물이 많다. 아프지 않지만 은근히 깔깔해서 뜨기 어렵다. 쓰면서 찬 약을 지나치게 많이 먹으면 진짜 기운이 아홉 구멍에 통할 수 없기 때문에 속티가 보이고 밝지 않다. 그래서 양을 북돋우면서 피를 고르게 하고 기운을 늘려야 한다. 그러면 눈 속이 저절로 밝아지며 눈에 약을 넣을 필요가 없다. 시호 백지 승마 당귀 황기 방풍 만형자 감초. 위를 물에 달여 잠자려고 할 때 뜨겁게 먹는다. 바람과 추위를 피하고 찬 음식을 꺼려야 한다.

감국산은 간장 기운이 막힌 병을 치료한다. 겉흠이나 가림이 눈자위를 가리고 은근히 깔깔해서 뜨기 어렵다. 국화 목적 방풍 백질려 감초 목향. 위를 가루 내어 1돈7푼씩 때 없이 끓여서 눈에 넣고 먹는다.

감국탕은 눈겉흠과 눈속흠 그리고 모든 눈병을 치료한다. 국화 승마 선복화 석결명 천궁 대황(볶는다) 각5돈 석고 강활 지골피 목적(볶는다) 청상자 황금 방풍 치자 결명자 형개 황련 감초. 위를 곱게 가루 내어 5돈씩 물 1잔에 꿀 1잔을 넣고 7푼이 되게 달여 밥 먹고 나서 따뜻하게 먹는다.

팔자환은 바람독이 눈에 들어와서 겉흠과 막이 생기고 눈을 뜨지 못하는 병을 치료한다. 오래되거나 새롭고 안이나 밖에 뭉친 모든 가림을 치료한다. 청상자 결명자 정력자 차전자 오미자 구기자 지부자 충울자 맥문동(심을 뺀다) 택사 방풍(뿌리머리를 없앤다) 황금 각1량. 위를 곱게 가루 내어 졸인 꿀로 환을 만들어

20환씩 찻물로 삼킨다. 30환까지 늘린다. 따뜻한 미음으로 먹어도 좋으며 하루 3번 먹는다.

영원단은 남녀가 눈자위에 겉흠과 막이 달라붙은 병을 치료한다. 가렵고 깔깔하면서 눈이 부시며 붉은 힘살과 푸른 테두리가 있다. 또 안팎에 가림이나 안에 바람으로 붉은 눈도 먹어야 한다. 창출(쌀뜨물에 담근다) 4량 천궁 시호 백부자 원지(심을 뺀다) 강활 독활 국화 청피 진피 형개 석고 방풍 청상자 전갈 음양곽(졸인 젖에 굽는다) 목적(마디를 없앤다) 저실자 황금 감초 각1량. 위를 곱게 가루 내어 졸인 꿀과 밀가루 풀로 떡을 만들어 쪄서 익혀 1개를 1돈 무게로 환을 만들어 밥 먹고 나서 형개 달인 물이나 술이나 찻물에 갈아 넣고 하루 2환씩 먹는다. 그 효과를 경험했다.

강활퇴예환은 지황환이라고 부른다. 눈속증을 치료한다.468) (풀이 안함) 따뜻한 날씨나 뜨거운 곳에서는 머리가 아프고 눈이 부풀어 오르며 밥은 먹을 수 있다. 해가 떨어진 다음이나 날씨가 우중충하면 눈이 어두워진다. 이런 증상에 먹을 수 있으며 자음지황환이라고 부른다. (풀이 안함)

보신환은 구슬 같은 검은 겉흠이 있는 눈겉증을 치료한다. 인삼 복령 세신 오미자 길경 육계 각1량 산약 백자인 각2량 건지황 1량5돈. 지모 황백 각2량 청염 1량을 더 넣는다. 위를 가루 내어 졸인 꿀로 환을 만들어 30환씩 빈속에 맑은 물로 삼킨다.

---

468) 아래 《동원십서》《난실비장》과 같은 내용이라서 풀이하지 않는다.

퇴열음자는 방풍 황금 길경 충울자 각 3량 대황 현삼 세신 오미자 각1량. 위를 가루 내어 5돈씩 물 1잔으로 5푼이 되게 달여 밥 먹고 나서 먹는다.

수풍탕은 검은자위 소라돌기증을 치료한다. 방풍 대황 천문동 오미자 길경 각1량 세신 충울자 각3량 국화 작약 각1량반. 위를 5돈씩 물 1잔으로 5푼이 되게 달여 밥 먹고 나서 먹는다.

추풍탕은 눈꺼풀 닭벼슬증을 치료한다. 방풍 길경 대황 세신 황금 현삼 차전자 망초 각1량. 위를 5돈씩 물에 달여 밥 먹고 나서 먹는다.

마풍고는 눈알 굳음증을 치료한다. 황기 세신 당귀 행인 방풍 송진 황랍 각1량 백지 참기름 각4량. 위를 가루 내어 달여 끈적인 즙을 만들어 바른다.

보신환은 눈이 어둡고 속티가 떠다니는 병을 치료한다. 검은 눈바람증으로 변할까 두렵다. 택사 세신 토사자(술에 담가 불에 말린다) 오미자(볶는다) 각1량 충울자(불에 말린다) 2량 산약 1량5돈 숙지황(불에 말린다) 2량. 위를 환을 만들어 20환씩 빈속에 소금물로 삼킨다.

자석환은 골바람증이 눈속증으로 변한 병을 치료한다. 자석(붉게 달구어 식초에 담그기를 3번 한다) 오미자(볶는다) 건강 목단피 현삼 각1량 부자(굽는다) 5돈. 위를 가루 내어 졸인 꿀로 환을 만들어 10환씩 밥 먹고 나서 찻물이나 소금물로 삼킨다.

사간산은 비워진 밤눈증을 치료한다. 눈속증으로 변할까 두렵다. 방풍(뿌리머리를 없앤다) 황금 길경 작약 대황(볶는다). 위를 망초 반자를 넣어서 잠자려고 할 때 따뜻하게 먹는다.

　연백익음환은 설음화환이라고 부른다. 황련(술에 씻어 볶는다) 1량 방풍 오미자 감초 강활 독활 당귀 잔뿌리(술에 씻는다) 각1량5돈 황백 세신 지모 각1량 석결명(태워 재를 남긴다). 위를 졸인 꿀로 녹두 크기로 환을 만들어 30환에서 점점 100환까지 늘려 찻물로 삼킨다. 항상 보양탕을 먹고 이 약을 적게 먹어서 보양탕을 이기지 않는다. 먹어서 헤살 놓을까 두렵다.469)

　승양시호탕은 양을 올리고 음을 빼낸다. 강활시호보양탕이다. (풀이 안함)

　상백피탕은 눈에 생긴 대추 꽃 같은 흰 걸흠을 치료한다. 상백피 목통 택사 서각 황금 감초 현삼 선복화 천대황(볶는다) 각1량 국화 1량5돈 감초(굽는다) 5돈. 위를 곱게 가루 내어 2돈씩 물 1잔으로 8푼이 되게 달여 찌꺼기와 같이 따뜻하게 먹는다.

　구령환은 남자나 부인이 신장이 비워져 물이 위로 오르지 못하는 병을 치료한다. 눈이 어둡고 멀리 보면 또렷하지 않다가 점점 눈속증이 된다. 구기자 4량 백복령(껍질 벗긴다) 8량 당귀 2량 청염(따로 간다) 1량 토사자(술에 담가 찐다) 4량. 위를 곱게 갈아 졸인 꿀로 환을 만들어 70환씩 밥 먹기 전에 끓인 물로 삼킨다.

　숙지황환은 피가 약하고 음이 비워져 심장을 기를 수 없는 병을 치료한다. 심장 불이 크게 세차면 양이 반드시 세차게 된다. 한쪽 머리가 무겁고 멍하며 눈동자구멍이 벌어지고 사물을 보면 속티

---

469) 아래《동원십서》《난실비장》을 본다.

가 보인다. 피를 기르고 피를 서늘하게 하며 피를 늘리고 바람을 없애야한다. 불이 흩어지면 낫는다. 숙지황 1량 오미자 지각(볶는다) 감초(굽는다) 각3돈. 위를 곱게 가루 내어 졸인 꿀로 환을 만들어 100환씩 밥 먹고 나서 멀리 찻물로 하루 3번 삼킨다. 매운 음식은 삿된 불을 돕기 때문에 꺼려야 한다. 또 차가운 음식은 위장 기운을 해쳐 약이 위로 갈 수 없다.

　저간산은 눈에 검은 속티가 생겨 점점 눈속증이 된 병을 치료한다. 또 눈자위가 벌어져 치우쳐 보는 병을 치료한다. 바람 독이 눈을 쳐서 붓고 아프면서 깔깔하고 가려운 병을 치료한다. 또 짧게 보거나 속눈썹이 뒤집어졌거나 밤눈증을 치료한다. 강활(뿌리머리를 없앤다) 독활(뿌리머리를 없앤다) 청상자 국화 각1량. 위를 곱게 가루 내어 3돈 숟갈씩 양간 한쪽을 썰어 조릿대 잎 여러 개로 종려나무 열매 크기로 함께 싼다. 쌀뜨물 1잔으로 검은 콩 49알과 함께 은이나 돌 그릇 안에서 함께 콩이 문드러지고 쌀뜨물이 마를 때까지 끓인다. 간을 꺼내서 잘게 씹어 따뜻한 술로 삼키고 또 콩도 먹는다. 빈속과 한낮, 밤에 자려고할 때 먹는다.

　궁궁산은 눈이 아찔하면서 어둡고 깔깔하며 사물이 또렷하지 않게 보이는 병을 치료한다. 백지 1돈 궁궁 지골피 형개(꽃이삭) 하수오(검은 껍질을 없앤다) 국화 선복화 결명자 석결명(달궈 부순다) 감초 각1량 청상자 선태(다리를 없앤다) 목적 각5돈. 위를 곱게 가루 내어 1돈씩 쌀뜨물에 타서 삼킨다.

척풍산은 눈을 씻는 처방이다. 바람독이 눈을 쳐서 붉게 붓고 가려우면서 아픈 병을 치료한다. 황련 만형자 각5돈 오미자 2돈. 위를 썰어 곱게 가루 내어 새 물로 달여 거른 맑은 즙을 손으로 끼얹어 씻으면 효과가 있다.

통정산은 바람독이 눈을 치거나 골바람증이 있는 병을 치료한다. 세신(잎을 없앤다) 백지 곽향잎(흙을 없앤다) 천궁 적촉화 3돈. 위를 곱게 가루 내어 쓸 때는 먼저 새 물을 입에 가득 머금고 그런 다음에 약을 조금 집어서 콧속에 불어넣고 손으로 태양혈을 문지른다.

동청 처방은 눈을 씻는다. 바람으로 눈꺼풀테에 독이 있는 병을 치료한다. 동청(검은 콩 크기 한 덩어리) 방풍 1량 행인(껍질과 끝을 없앤다) 2개. 위를 잘게 잘라 새로 길은 물로 잔속에 담가놓고 끓여서 병 속에 대고 뜨거울 때 김을 쏘인다. 아프면 당귀 여러 조각을 더 넣는다.

선태산은 눈이 바람으로 붓거나 또는 겉흠이 생긴 눈 등의 병을 치료한다. 선태 지골피 황련 목단피 창출(쌀뜨물에 담가 불로 말린다) 백출 국화 각1량 용담초 5돈 참외씨 3량. 위를 곱게 가루 내어 1돈5푼씩 형개 달인 물로 밥 먹고 나서와 잠자려고 할 때 각각 1번씩 먹는다.

양담환은 눈 꼴이 푸른 빛깔이고 안쪽과 바깥 눈초리가 깔깔하면서 아픈 병을 치료한다. 황련(씻고 불을 보지 않는다) 황금 형개 용담초 각5돈 노회 방풍 각1량 황백(껍질을 벗긴다) 지부자. 위를 곱게 가루 내어 졸인 꿀로 환을 만들어 20환씩 밥 먹고 나서 박하 달인 물로 삼킨다.

맥문동산은 눈속기름 피들어감증으로 어둡고 깔깔하면서 눈이 어두운 병을 치료한다. 또 눈알 흔들림증을 치료한다. 맥문동 대황 황금 길경 현삼 세신 망초 각5돈. 위를 물 1잔으로 7푼이 되게 달여 찌꺼기를 없애고 망초를 조금 넣고 밥 먹고 나서 따뜻하게 먹는다.

연교음자는 눈속에 나쁜 겉흠이 있으면서 함께 안쪽 눈초리가 은근히 깔깔하고 바깥 눈초리가 당긴다. 그리고 오래 보면 어두우면서 속티가 보이고 바람에 가까우면 눈물이 있는 병을 치료한다. 연교 당귀 국화 만형자 감초 시호 승마 황금 황기 방풍 강활 생지황 각각 같은 양. 밥 먹고 나서 먹는다.

조경산은 처녀가 월경이 오랫동안 멈췄다가 오히려 위에 눈으로 치솟은 병을 치료한다. 먼저 광명산을 눈에 넣고 피막이 물러나지 않으면 진주산을 눈에 넣는다. 먼저 기운을 고르게 하면 피가 통한다. 오약 향부자 진피 천궁 당귀 복령 방풍 형개 승마 갈근 혈갈 배롱나무꽃 홍화. 피가 통하지 않으면 소목을 더 넣고 기운이 순조롭지 않으면 목향과 침향을 더 넣는다. 위에 두 목향과 침향은 불에 닿지 않는다. 달여 약을 꺼낸 다음에 이 두 약을 갈아서 약과 함께 먹는다. 월경이 끊어지지 않거나 기운이 부풀어 눈을 쳐서 눈알이 붓고 아프며 겉흠과 막이 물러나지 않으면 천마산을 먹는다.

천마퇴예산은 검은자위 위부터뿌예짐증으로 어두우면서 밝지 않은 병을 치료한다. 당귀(좋은 술에 담가 불에 말린다) 1량 숙지황(술에 담가 불에 말린다) 천궁 1량5돈 적작약(뜨거운 물에 오래 담근다) 2량5돈 백강잠(뜨거운 물에 오래 담가 씻어서 실을 없애고 생강즙에 볶는다) 1량 선태(물에 오래 담가 씻어서 머리와 다리를 없앤다) 50개 강활 방풍 형개 목적(뿌리와 마디를 없앤다) 각1량 석결명(불에 태워 재를 남긴다) 1량 백질려 1량5돈 백지 1량5돈 감초 7돈 맥문동 2량 황금(잔뿌리) 양각천마(볶아 재를 남긴다) 농지각(볶는다) 만형자(두드려 조금 부순다) 각1량 국화 1량 밀몽화 7돈. 21가지 약재와 연자육 3개와 등심 7뿌리를 함께 물 1잔반으로 8푼이 되게 달여 밥 먹고 나서 따뜻하게 먹는다. 눈이 붉으면 황련을 더 넣는다.

주전산은 눈이 붉으면서 뜨거운 기운이 있을 때 먹어야 한다. 이 처방은 부인이 검은자위 붉은막내려옴증이 처음 일어났을 때 먹는다. 한방기 방풍 감초 형개 당귀 적작약 우방자. 위를 술을 넣고 달여 밥 먹고 나서 먹는다.

대황당귀산은 눈이 부어올랐는데 엉긴 피가 막히면서 겉흠이 생겼을 때 먹어야 한다. 당귀 국화 대황(볶는다) 황금 홍화(볶는다) 소목 치자(볶는다). 위를 달여 먹는다.

당귀박경탕은 눈에 겉흠이 생겨서 눈물이 나오고 눈이 부신 병이 나타난 지 오래되어도 낫지 않을 때 치료한다. 박하 길경 지모 현삼 적작약 황금(술로 볶는다) 생지황 국화 충울자 당귀 상백피 방풍 천궁 백지 감초. 위를 맑은 물 1잔으로 달여 먹는다.

황금백지산은 눈에 피가 진 겉흠이 있어서 눈물이 나오고 눈이 부신 병이 나타난 지 오래되어도 낫지 않을 때 치료한다. 당귀 황금 방기 방풍 천궁 백지 백질려 석결명 결명자 길경 청상자 밀몽화 충울자 국화 목적 지모 적작약. 위를 곱게 가루 내어 밥 먹고 나서 찻물로 삼킨다.

황풍국화탕은 처음 일어난 흰자위 군살증을 치료한다. 빨리 먹어야한다. 방풍 황련 상백피 적복령 구맥 차전자 치자 대황 황금 세신 길경 연교. 위를 물에 달여 반쯤 배고플 때 따뜻하게 먹는다.

가감당귀국련탕은 검은자위 막내려옴증을 치료한다. 처음 일어났을 때 이 처방이 효과가 있고 병이 오래되면 이 처방으로 마무리한다. 당귀 백지 적복령 황금 적작약 지모 상표초 생지황 목통 연교 맥문동 국화 방풍 천궁 석고 복분자 충울자 감초. 위를 물에 달여 밥 먹고 나서 먹는다.

창출산은 아이 두진눈병증으로 겉흠과 막이 생기고 눈이 부시면서 햇빛을 싫어하는 병을 치료한다. 창출 괴화 방풍 갈근고본 천궁 뱀허물 구기자 황금(술에 볶는다) 백질려 유향(불을 보지 말고 약이 다 달여지면 넣는다) 흰국화(집에서 기른 것) 선태 목적 석고 곡정초 감초 몰약(불을 보지 말고 약이 다 달여지면 그릇 안을 기울여 유향과 함께 넣어 먹는다). 위를 가루 내어 물에 달여 밥 먹고 나서 먹는다. 어른은 물에 달이고 어린아이는 가루 내어 먹는다.

아이 감병눈병증을 치료한다. 설사한 다음에 눈을 뜨지 못할 때 이 처방을 먹어야한다. 당귀 국화 황련 각5돈. 위를 가루 내어 물 1잔에 꿀 1숟가락을 넣고 3번 끓어오르게 달여 밥 먹고 나서 먹는다.

아이 두진눈병증에는 시호탕을 쓰고 또 다조세간산을 쓴다. 눈이 붉으면 사물탕을 쓴다. 사물탕은 적작약 강활 선태 목적 황금 대황 밀몽화 감초 길경 백질려 울금 당귀 방풍 용담초 독활 천궁 석고 천초 국화 결명자 차전자 곡정초 황련 창출 형개. 위를 등심 10뿌리를 넣고 달여 따뜻하게 먹는다.

육일환은 뜨거운 눈물을 치료한다. 합분 황련 목적 향부자. 위를 가루 내어 밀가루 풀로 환을 만들어 찻물로 삼킨다.

통초산은 바람으로 눈물이 나오면서 가림과 겉흠이 생긴 병을 치료한다. 적작약 천궁 강활 감초 당귀 사향. 위를 가루 내어 고르게 섞어 조협나무 씨 크기로 환을 만들어 끓는 물에 오래 담갔다가 씻는다. 눈물이 나오는 병에 아주 효과가 좋다.

눈이 붉게 붓는 병을 치료하는 처방은 대황 형개 울금 박하 박초. 아프면 몰약을 더 넣는다. 위를 가루 내어 생강즙에 탄다. 붉으면 파뿌리를 찧어 약과 섞어 태양혈에 붙인다.

어린아이가 눈을 뜨지 못하는 병을 치료하는 처방은 정력자를 가루 내어 돼지쓸개즙에 섞어 이마 위에 붙인다.

소발운산은 남자나 부인이 눈이 깔깔하면서 아프거나 짓무르면서 눈물이 나오거나 눈이 부시면서 햇빛을 싫어하거나 눈속기름 피들어감증을 모두 치료한다. 황금 감초 치자 대황 작약 울금 용담초 강활 선태 목적 당귀 밀몽화 백질려.

세심산은 눈이 부으면서 아프고 뜨기 어려우며 깔깔하면서 눈물이 나오는 병을 치료한다. 대황(볶는다) 황금 치자 감초 황백 목통 국화 적작약 방풍 형개.

밀몽화산은 오랫동안 눈겉흠이나 눈속흠을 앓거나 눈이 부시면서 햇빛을 싫어하거나 또 바람을 맞아 눈물이 흐르거나 부으면서 아파서 뜨기 어렵거나 흰자위 군살붙음증이나 뜨거운 바람기운으로 가림이 있는 등의 병을 모두 치료한다. 밀몽화 위령선 결명자 강활 부자(검은 것) 대황 석고 천초(볶는다) 목적 감초 선태 독활 저실자 천궁 형개 차전자 방풍 국화 황련 창출. 위를 등심 달인 물로 먹는다.

소풍산은 모든 바람 독이 위를 쳐서 머리와 눈이 당기고 코가 깔깔한 병을 치료한다. 남자와 부인이 먹어야 한다. 곽향 백지 전갈 감초 방풍 청풍등.

또 처방인데 앞에 증상을 치료한다. 삿된 바람이 밖에서 들어와 머리가 아프고 코가 막히면서 콧물이 흐르며 눈이 붉게 붓는 병을 치료한다. 형개 감초 강활 방풍 진피 천궁 소엽 선태 향부자 승마 마황. 위를 생강 3쪽과 파 3뿌리를 넣고 달여 땀이 날 정도로 뜨겁게 먹는다.

눈꺼풀테 짓무름증에는 오래되거나 가까운지를 거리끼지 말고 이 약으로 씻는다. 황련 오배자 유인 당귀 백반(불에 말린다) 동청. 위를 곱게 가루 내어 작은 잔에 물을 채워 약을 안에 넣는다. 밥 위에서 김으로 찐 다음 약의 물을 눈에 넣거나 짓무른 곳을 씻으면 아주 좋다.
　때에 맞춰 오는 뜨거운 눈을 치료하는 처방은 방풍 천궁 생지황 적작약 치자 용담초 창출(물에 담가 볶는다) 감초 형개 황백. 위를 달여 먹는다.
　눈꺼풀테 짓무름증 처방은 백반을 식초에 띄워서 거른 다음 병이 없는 부인에 젖에 타서 닭털에 묻혀 바른다.
　눈꺼풀테 짓무름증에 눈이 붉은 처방은 수은 1돈 은주470) 5푼 동청 3푼. 위를 생강에 싸서 구워 함께 가루 내어 체로 친 다음 눈꺼풀테에 넣으면 아주 효과가 좋다.
　눈과 머리가 아플 때 쓰는 소풍산은 곽향 천궁 감초 인삼 백복령 형개 봉주두471) 감초 백강잠 진피 선태 강활 독활 방풍. 세신 백지 박하를 더 넣으면 천궁다조산이라고 부른다.
　찬 눈물에 눈에 넣은 약은 초석472)(물에 띄워 걸러 햇볕에 말린다) 2돈 노감석(달궈 만든다) 2푼. 눈을 뜨지 못하고 눈물이 흐르며 바람으로 가려운 모든 병을 치료한다.
　뜨거운 눈을 치료하는 처방은 붕사(곱게 간다) 1돈 용뇌(앞에 약에 넣는다) 2리.
　갑자기 눈붉음증을 치료하는 처방은 달걀(노른자를 없애고 흰자만 쓴다) 1개 황련(곱게 간다) 1돈. 황련을 가루 내어 달걀흰자 안에 넣고 종이로 막아 진흙

---

470) 진사. 수은을 태워 만드는데 주사보다 순도가 낮다.
471) 봉안 봉주에서 나는 콩인 듯 한 데 확실하지 않다.
472) 질산칼륨 결정.

속에 묻어 하루 밤낮을 놓아둔다. 다음날 아침에 꺼내서 걸러 눈에 넣는다.
○ 오장에 중요한 이야기.
　심장에 뜨거움으로 눈이 붉다. 피가 뜨거우면 황련 당귀잔뿌리 소목 홍화 적작약 같은 약을 쓴다. 비워짐으로 가렵고 아프면 이런 약들은 빼고 인삼 세신 몰약 당귀 잔뿌리 숙지황 복령 같은 약을 더 넣는다.
　폐장에 뜨거움과 불이 세차면 생치자 상백피 지골피 황금 방풍 천문동 맥문동 같은 약을 쓴다. 비워짐이면 인삼 침향 황기 자석 오미자 같은 약을 더 넣는다. 채워짐이면 정력자 연교를 쓴다.
　간장에 기운이 세차고 불도 크게 세차면 시호 강활 청상자 백작약 영양각을 쓴다. 비워짐이면 이 약들은 빼고 숙지황 당귀 천궁 저실자 구기자 같은 약을 더 넣는다.
　비장과 위장에 채워짐이면 석고 박초 황금 황백을 쓰고 비워짐이면 이 약들은 빼고 백출 창출 지각 진피 반하 인삼 같은 약을 더 넣는다.
　신장에 뜨거움과 신하불이 크게 세차면 황백 지모 차전자 목통 활석 구맥 편축 대황 박초 같은 약을 쓰고 비워짐이면 이 약들은 크게 꺼리고 육종용 오미자 자석 토사자 유향 천초 청염 구기자 같은 약을 더 넣는다.
○ 눈동자구멍을 살피는 방법.
　눈동자구멍이 벌어졌으면 매운 약을 꺼려야 한다. 눈동자구멍이 좁아졌으면 차고 서늘해야 하며 매운 약이 좋다. 벌어졌으면 신맛 약으로 오므리게 하고 작아졌으면 매운 약으로 벌어지게 한다. 오

랫동안 벌어지지 않으면 땀을 나게 하며 오랫동안 쌓였으면 주로 기운과 피를 돌려야 한다. 간장에 피를 기르는 환정환도 쓸 수 있다.

○ 증상이 되지 않았을 때 주로 쓰는 처방.

겉과 속이 물러가지 않아 먹었는데 더욱 심하게 아프면 세신탕을 쓴다.

명목세신탕[473]은 눈이 붉고 아프며 눈썹 머리가 부푼 병을 치료한다. 코가 막히고 찐득한 콧물이 나오며 똥이 잘 안 나온다. 눈이 부시고 해를 싫어하며 은근히 깔깔해서 눈을 뜨기 어렵다. 속눈썹에 눈곱이 많이 달라붙어 있다.

조양화혈탕[474]은 음양이 오르내리지 않아서 때 없이 아픈 병을 치료한다. 은근히 깔깔하면서 눈물과 눈곱이 있다. 좀먹은 듯 붉고 찐득한 눈물이 흐르고 또는 때때로 눈이 붉기도 한다. 서늘한 약으로 물러가지 않으면 쓴다. 쓴 약을 먹었는데 눈에 갑자기 열이 나고 불이 세차서 괴로우며 아픔이 멈추지 않는다. 설사하는 약을 먹어도 효과가 없다. 뜨거움이 있지만 불이 물러갔을 때 쓴다.

당귀용담탕[475]은 눈 속 검은자위에 생긴 흰 겉흠이 아래에서 위로 가는 병을 치료한다. 이 증상은 흔히 불이 크게 세찬 사람에게 이 병이 있다. 이 약은 뜨거움을 빼내고 불을 물리쳐서 겉흠을 없애고 붉게 부어오른 것을 삭힐 수 있다.

상표초주조산[476]은 속에 뜨거운 바람이 있는 병을 치료하고 쌍해산[477]은 속에 채워진 뜨거움이 있는 병을 치료한다. 이 약들은 바람에 해쳐 머리가 쑤시면서 눈알까지 붓고 아프며 또는 옆과 앞머리가 아픈 병을 치료한다. 여기에 차가운 바람에까지 해치면 눈이 심하게 붓지만 그 눈 거죽은 뜨면서 부드럽다. 사람은 흔히 코가 막히고 목소리가 무거우며 눈이 부시고 해를 싫어하며 흰자위가 막혔지만 붉게 좀먹지 않는다. 이런 증상이면 앞에 두 가루약을 쓴다. 겉과 속에 붓기가 내리면서 아프지 않으면 생지황산[478], 발운탕[479]을 쓴다. 변하는 것에 따라 써도 또 변한다. 앞에 처방은 오래 먹지 않는다.

울금술은 속에는 뜨거움이 있는데 겉에는 증상이 없는 모든 채워진 뜨거움을 치료한다. 눈은 복숭아처럼 부풀어 오르고 사람 손이 가까이하지 않을까 두려워한다. 눈이 부시고 햇빛을 싫어하며 안에서 막혀 부어오르면서 좀먹은 듯 붉다. 끓는 물 같은 눈물이 나오고 콧물이 줄줄 흐르며 안에 옅은 붉은빛깔에 빈 겉흠이 생긴다. 이런 증상에서 이 겉흠은 해칠 수 없고 뜨거움이 없어지면 겉흠도 삭는다. 이 약으로 두루 풀고 아프지 않게 되면 다음에 구고탕[480], 당귀용

---

473) 아래 《동원십서》《난실비장》을 본다.

474) 아래 《동원십서》《난실비장》을 본다.

475) 검은자위 붉은살증에 《은해정미》를 본다.

476) 위에 주전산에 상표초를 더 넣은 처방이라고 본다.

477) 방풍, 대황, 작약, 박하, 천궁, 당귀, 감초, 박소, 연교, 길경, 황금, 석고, 마황, 형개, 백출, 활석.

478) 생지황 황백 지모 방풍 형개 승마 갈근 천화분 황금 감초 상백피 백복령 적작약.

479) 아래 《동원십서》《난실비장》을 본다.

담탕을 써서 마무리한다.

주조세간산481)은 세간산이다. 모든 뜨거운 눈을 치료한다. 붉게 붓고 뜨기 어려우며 눈알이 아프고 흰자위가 붉으면서 아프다. 비워짐이 아닐 때 써야 아픔이 멈춘다. 뒤에 생지황산을 써도 효과는 같다.

당귀활혈탕482)은 모든 눈이 부시면서 햇빛을 싫어하는 병을 치료한다. 머리가 심하게 아프지만 안에 붉게 좀먹지 않는데 이런 생김새에 눈은 비워짐이 많다. 또 눈자위에 생긴 흰 눌린 겉흠을 치료한다. 이 처방은 선화산483)이나 밀몽화산484)을 먹으면서 그 사이에 먹으면 효과가 있다.

밀몽화산은 몸이 약한 사람이 아프지 않으면서 눈이 부신 병을 치료한다. 서늘한 약을 먹을 수 없다. 눈이 부시면서 안이 아프고 흰자위 안이 은은하게 붉다. 항상 맑은 콧물과 눈물이 흐르고 사물이 흐릿하게 보일 때 이 약을 쓴다. 하루 두세 번 먹는다. 결명자산485), 선화산과 함께 이 세 처방은 효과가 같다.

성풍탕486)은 간장기운이 넘쳐 눈동자구멍이 오므라들거나 찌그러지는 병을 치료한다. 사물을 또렷하게 볼 수 없고 흰자위에 엷은 붉은빛깔이 뒤섞여있다. 눈동자구멍은 좁아지면서 노란빛깔이고 밤에는 다섯 빛깔에 봉화 빛을 본다. 이 처방은 간장과 쓸개에 아주 심한 뜨거움을 없앤다.

구선음487)은 늙은이가 눈이 붉으면서 낫지 않고 자줏빛, 붉은빛깔, 흰빛깔을 띠는 병을 치료한다. 좀먹은 듯 붉으면 갑자기 눈붉음증처럼 치료한다.

세간산488)은 눈에 간장기운이 넘쳐서 검은자위에 빛깔이 변하면서 바삭하게 마르고 아프기도 하면서 밖에 붉은 겉흠이 생기는 병을 치료한다. 이 처방은 불을 없애고 간장에 뜨거움을 물리친다.

자금환은 눈겉증으로 생긴 구름 막과 피가 진 겉흠을 치료한다. 서늘하게 하는 약을 먹어도 물러나지 않거나 많이 아프지 않을 때 쓴다.

야광류홍환489)은 바람독이 위로 올라가 눈을 쳐서 말랑하게 붓는 병을 치료한다. 자줏빛이고 가렵거나 아프며 겉흠이 생긴 지 오래되면서 모든 약이 효과가 없을 때 쓴다.

수간산490)은 갑자기 눈에 나타나거나 때도 없이 나타나는 심하게 아픈 병을

480) 위에 있다.
481) 위에 주조산이라고 본다.
482) 황기, 박하, 창출, 마황, 천궁, 강활, 국화, 숙지황, 형개, 몰약.
483) 국화, 황금, 방풍, 강활, 산치자, 백질려, 천궁, 목적, 만형자, 결명자, 곡정초, 형개, 초결명, 밀몽화.
484) 위에 있다.
485) 위에 있다.
486) 영양각, 강활, 흑삼, 마황, 대황, 지모, 당귀, 승마, 길경, 밀몽화, 감초.
487) 적작약, 당귀와 목통, 백지, 황금, 감초, 국화, 형개, 천궁.
488) 위에 있다.
489) 강활 3량 인삼 천궁 형개 백지 천오 남성 석고 석결명 초오 고본 웅황 세신 당귀 포황 창출 방풍 박하 곽향 전갈 감송 각2량 하수오 1량.
490) 당귀, 황금, 박하, 연교, 산치인, 감초, 방풍, 꿀.

치료한다. 뜨겁게 먹으면 간장기운이 위로 올라가 눈물이 줄줄 나온다. 안에 붉은빛깔이 또렷할 때 쓸 수 있고 아프지 않으면서 피가 흩어졌으면 쓰지 않는다.

보간중명환491)은 눈병에 서늘한 약을 먹고 겉과 속이 나았지만 그 다음에 빛을 잃은 모든 병을 치료한다. 눈이 부시지 않을 때 쓰는데 간장에 피를 기르고 북돋을 수 있다. 환정환492)을 써도 된다.

당귀용담탕은 검은자위에 흰 겉흠이 아래에서 위로 가는 병을 치료한다. 불이 크게 세찬 사람에게 흔히 이 증상이 있다. 이 약은 뜨거움을 빼내고 불을 물리쳐서 겉흠을 없애고 붉게 부어오른 것을 삭힌다.

○ 증상을 잘 알아서 효과를 본 이야기. 남자나 부인이 옆이나 앞에 머리가 아플 때 먼저 살펴서 뜨거움이 심하면 쌍해산 2~3첩을 쓴다. 크게 통한 다음에는 천궁다조산493)에 서늘한 약을 더 넣어 먹으면서 구일단을 눈에 넣는다. 차가움으로 아프면 상표초주조산을 쓴다. 크게 통한 다음에는 주로 천궁산494), 신청산495)을 쓰면서 청량산에 용골과 생강가루를 조금 넣어 쓰면 반드시 효과가 있다.

검은자위가 붉게 테를 두르고 찌르듯 아프면서 부은 즙이 있으면 이것은 간장에 뜨거움이다. 치료법은 주조세간산에 마황, 적작약을 더 넣거나 사간산496), 수간산이다. 효과가 있고 나서 생지황산을 쓰면서 청량산을 눈에 넣으며 그 사이에 구일단을 넣는다.

눈에 맑은 눈물이 생기고 말라버린 누런빛깔이 눈자위에 얽혀 있으면 이것은 간장이 허약하다. 치료법은 지루보간산497)을 쓰면서 구일단을 눈에 넣는다. 그 다음에 보신환498)을 먹는데 이것은 어미를 자라게 해서 자식을 이롭게 한다.

눈동자구멍이 벌어지고 엷은 흰빛깔로 비뚤어졌으면 이것은 신장이 허약하다. 치료하는 처방은 보신환, 보신명목환499), 주경환500)을 먹고 구일단을 눈에 넣는다. 많이 먹고 조금 넣는다.

눈동자구멍이 좁아지고 조금 노란빛깔을 띠면 이것은 신장에 뜨거움이다. 치료법은 먼저 오사탕501), 성풍탕 등을 먹

---

491) 처방내용이 확실하지 않다. 《급구선방》에 같은 이름이 있어 기록한다. 영양각 생지황 숙지황 육종용 구기자 방풍 결명자 저실자 천궁 각반량 감국 강활 당귀 각1량 새끼양간(삶아 불에 말린다) 4량. 가루 내어 졸인 꿀로 오동나무 씨 크기로 환을 만들어 30환씩 빈속에 소금물로 삼킨다.

492) 위에 환정보간환이라고 본다.

493) 위에 소풍산에 있다.

494) 석고 2량 천궁 5돈 백부자 1량 감초 강활 국화 지골피.

495) 지각 백지 석고 감초 세신 마황.

496) 위에 있다.

497) 백질려 당귀 숙지황 백작약 천궁 목적 방풍 하고초.

498) 위에 있다.

499) 위에 있다.

500) 위에 있다.

501) 황백 지모 목통 치자 생지황 감초 현삼 길경 황금 방풍.

은 다음에 보신명목환으로 마무리한다. 오래 먹으면 아주 효과가 좋다.

눈알이 푸르고 눈꺼풀이 희며 가려우면서 맑은 눈물이 흐르지만 붉지 않고 아프지도 않다. 이것은 바람이 들어온 눈이라고 부른다. 치료법은 강활제풍탕502)을 먹으면서 구일단을 넣고 그 사이에 이팔단을 넣는데 생강가루를 조금 넣으면 효과가 있다.

검은자위가 솟아오르고 눈꺼풀이 단단하면서 눈알이 붉으며 눈곱과 눈물이 있으면서 축축한 진물이 있다. 속이 뜨거우면 아프다. 그래서 뜨거운 눈이라고 부른다. 치료법은 쌍해산에 서늘하면서 크게 통하는 약을 더 넣어 쓴다. 눈알이 아프지 않게 되면 생지황산을 쓰면서 청량산을 눈에 넣고 그 사이에 구일단을 넣는다. 사람에 따라 치료법을 쓴다.

눈물이 고인 듯 눈이 흐리고 눈꺼풀이 부으면서 부드러우며 흐릿하게 보이고 찌꺼기가 있으면서 약간 붉다. 기운에 생긴 눈이라고 부른다. 상표초주조산을 먹은 다음에 명목유기음503), 당귀탕을 먹어 치료한다.

위에서 바람과 뜨거움이 함께 있으면 가려우면서 떠있는 붉은빛깔이고 바람과 기운이 뭉치면 가렵고 깔깔하면서 어두침침하다. 구일단을 눈에 넣고 그 사이에 이팔단을 넣으면서 강활제풍탕을 먹는다.

피와 뜨거움이 함께 모이면 부푼 살갗, 좁쌀 군살, 엉긴 핏줄, 눈꺼풀 뾰루지증 같은 병이 생긴다. 주로 사비탕504), 사심탕505)을 먹어서 치료하고 청량산을 눈에 넣는다. 부푼 살갗과 좁쌀 군살은 찔러 피를 내고 씻어낸다. 고르게 되면 멈춘다.

눈에 오랫동안 뜨거움이 있다가 다시 차가운 바람이 타고 들어오면 붉게 짓무른다. 청량산을 눈에 넣으면서 사심탕, 세간산506)으로 치료한다. 면과산507)으로 씻으면 더욱 효과가 좋다.

눈 속이 아프지 않고 붉다가 가래와 묽은 가래가 흘러 들어가면 아프게 된다. 반하이진탕 3~4첩을 먹은 다음에 명목유기음을 먹는다. 눈에 넣는 약은 쓰지 않는다.

간장기운이 고르지 않으면서 뜨거움을 끼고 있으면 눈이 부시다. 세간산 두세 첩에 마황을 더 넣어 먹는다. 그 다음에 밀몽화산 5~7첩을 먹어 신장을 북돋고 구일단에 청량산을 더 넣어 눈에 넣는다. 처음에는 무거운 약을 쓰지 않는다.

흰자위에 붉은 힘살이 있으면 뜨거움이 폐장에 있다. 세폐탕, 제열음508), 세간산을 먹고 청량산, 구일단을 눈에 넣는다.

위 눈꺼풀과 아래 눈꺼풀 또는 눈꺼풀

502) 강활 독활 천궁 길경 대황 지골피 황금 각1량 마황 창출 감초 국화 목적.

503) 우방자, 형개, 현삼, 치자, 백질려, 세신, 방풍, 감초, 대황.

504) 인삼 황금 대황 길경 백복령 망초 충울자 2량 백작약 1량 현삼 1량반 세신 백지 각1량.

505) 대황 황금 길경 지모 현삼 마두령 방풍.

506) 위에 있다.

507) 위에 있는 구고탕이다.

508) 대황 지모 방풍 황금 각1량 현삼 충울자 국화 목적 각1량반.

테 사이에 좁쌀 꼴이 돋았으면 뜨거움이 비장에 있다. 치료법은 주로 사비탕, 사비제열음509), 삼황환510)을 먹어서 치료하고 찔러 피를 내며 청량산을 눈에 넣는다. 눈물이 나면서 겉흠이 있으면 구일단을 눈에 넣는다.

바람 때문이면 흩어지게 하는데 구일단에 생강가루를 조금 넣는다. 뜨거움이면 청량산을 눈에 넣고 기운이 맺혔으면 고르게 하기 위해서 앞에 약을 사이를 두고 넣는다. 바람 때문이면 방풍산이나 쌍해산으로 불리는 통성산을 먹은 다음에 강활제풍탕을 먹는다. 뜨거움이면 세간산, 수간산을 먹고 기운이 맺혔으면 유기음, 황기탕511)을 먹어서 치료한다.

눌린 눈겉흠증은 흔히 간장과 신장이 함께 채워짐이면서 피가 약해져 눌렸다. 치료법은 주조산을 2첩 먹은 다음에 선화산과 밀몽화산을 서로 사이를 두고 먹으면 효과가 있다. 이팔단을 젖에 타서 눈에 넣고 그 사이에 구일단을 넣는다.

눈알 솟아오름증이나 검은자위 소라돌기증은 위험하고 크게 해치는 증상이다. 한 방법이 있는데 다른 것과 함께 쓰면 고르게 하는 효과가 있다. 삼릉침으로 3푼을 찔러 넣고 침을 찌른 구멍에 닭똥을 넣어 독으로 독을 친다. 또 음단을 찍어서 넣어도 좋다. 먼저 울금주조산512) 4~5첩을 먹은 다음에 침을 움직

일 수 있다. 이것이 고르게 하는 방법이지만 눈에 띠는 효과는 없다.

또 해와 달마다 눈 속이 심하게 가려운 증상이 있다. 《비요》에서 '모든 아픔은 채워짐이고 모든 가려움은 비워짐이다.'라고 하였다. 사람이 눈병에 걸렸을 때 눈언저리까지 말랑하게 부었으면 가래와 묽은 가래로 병에 걸렸다. 치료법은 명목유기음에 반하, 진피, 후박 세 약재를 더 넣고 생강 2쪽과 함께 달여 잇달아 4~5첩을 먹으면 아픔이 없어진다. 따로 이진탕을 먹으면서 단약을 눈에 넣어도 된다. 가볍거나 심한 것에 따라 치료한다. 치료법은 사람의 뜻에 있을 뿐이다.

머리바람증은 차가운 아픔, 뜨거운 아픔, 바람 아픔, 가래가 치솟은 아픔, 한쪽 바람 아픔, 양명경 머리아픔이다.

눈물 흘림은 뜨거운 눈물, 차가운 눈물, 비워진 눈물, 바람 눈물, 축축한 눈물이다.

○ 증상을 살피는 숨겨진 이야기.

갑자기 눈에 나타났을 때 다른 것을 살펴서 뜨거움이 심하면 쌍해산, 구고탕, 당귀용담탕, 수간산, 세간산, 사간산, 울금주조산을 쓴다.

뜨거운 바람과 불로 생긴 병인데 서늘한 약을 먹어도 물러가지 않으면 명목세신탕, 조양활혈탕, 자금산, 천궁다조산, 명목유기음, 상표초주조산을 쓴다.

병이 오래되면서 피가 막히고 바람이 심하면 당귀화혈전, 신청산, 몰약산513), 권운탕을 쓴다.

---

509) 황기 방풍 충울자 길경 대황 황련 황금 차전자 망초 각1돈반.

510) 황련 황금 대황 각1량.

511) 황기 차전자 세신 황금 오미자 창출 황련 각1량.

512) 황금 울금 대황 방풍 치자 당귀 천궁 적작약 용담초.

513) 대황(많이 쓴다) 혈갈 몰약(조금) 박초(많이).

때 없이 나타났다 없어지면 생지황산, 파혈홍화산514)을 쓴다.

바람독으로 병이 되면 선화산, 여성산515), 천궁다조산, 신청산, 야광류홍환을 쓴다.

가래병이면 뜨거움을 내리면서 반하를 쓰거나 이진탕 같은 약을 쓰고 오래된 가래는 사생탕을 쓴다.

오래된 병인데 겉이나 속에 병이 없고 눈 안이 깨끗하다면 선화산, 밀몽화산, 결명자산, 십미환정환516)을 쓴다.

안에는 모두 병이 없고 다만 밖에 병이라면 순서대로 법에 따르지만 꼭 약을 먹지 않아도 된다. 겉흠이 있으면 겉흠을 없애는 약을 늘리거나 줄여서 치료한다.

○ 단약을 섞는 이야기.

대교단과 사육단은 오래된 겉흠과 막에 불어 넣는다. 거짓으로 진해서 단단하지 않고 사람과 사물을 보지 못하면 3일에 1번 정도 구일단으로 푸는데 그 겉흠이 물처럼 삭아 흩어진다. 진하거나 얇아도 효과가 있다. 대교단과 사육단을 쓰지 못하면 뒤에 진주산을 쓰면서 그 사이에 구일단을 눈에 넣는다.

삼칠단은 오래된 눈에 쓴다. 《경》에서 '겉흠이 아래에서 위로 생기거나 위에서 아래로 생기는 것에 얽매이지 말라.'고 하였다. 아주 진하면 2일에 1번 묽은 단약으로 조화롭게 푼다.

이팔단은 3~5년 동안 나타났다 없어지는 눈을 다스린다. 붉은 핏줄이 있고 조금씩 아프면서 가렵고 깔깔하다. 모두 겉흠이 붉거나 흰빛깔을 띤다. 하룻밤에 1번 가벼운 약으로 조화롭게 한다.

구일단은 항상 눈에 생긴 겉흠이 나타났다 없어졌다하면서 아프기도 할 때 눈에 넣는다. 아프지 않으면 청량산만을 쓰고 그 사이에 구일단을 눈에 넣는다.

엷은 겉흠이 떠다니는 구름이나 안개 같다면 벽운단이나 청량산만을 불어 넣는다. 또 모든 차가운 눈은 찬약을 받지 않기 때문에 청량산에 용뇌를 조금만 넣어서 쓴다. 때때로 생강가루 조금을 눈에 넣으면 효과가 있다. 또 눈이 약을 받아들이지 않으면 겉흠이 없어지는지 본다. 만약 없어진다면 각각 찐득한 즙과 단약을 조금씩 젖에 섞어 조금씩 때때로 눈에 넣는다. 다시 받아들이지 않는다면 깨끗한 삼황양단을 쓴다. 용뇌를 눈에 넣지 않고도 겉흠을 없앨 수 있다. 취운고517)도 주로 쓸 수 있다.

또 달인 약을 받아들이지 못하는 경우도 있다. 그러면 양단에 용뇌, 사향, 붕사를 쓰지 말고 눈에 넣는다. 또 모든 단약을 눈에 넣어도 듣지 않을 때는 달걀만한 빈랑을 찬물에 갈아서 닭털로 눈에 넣으면 겉흠을 없앨 수 있다. 또 단약을 쓰지 않고 청염과 식염을 불로 태워 찬물에 섞어서 닭털로 눈에 넣어도 겉흠을 없앨 수 있다. 또 사람이 던진 가시가 눈에서 나오지 않으면 파를 짓찧

---

514) 당귀(잔뿌리) 천궁 적작약 지각 소엽 연교 황련 황기 치자 대황 소목 홍화 백지 박하 승마.

515) 백지 천오 방풍 각1량 세신 2푼반 웅황 2푼 초오.

516) 방풍 강활 밀몽화 청상자 천궁 백질려 감초 백출 목적 토사자.

517) 아래 《동원십서》《난실비장》을 본다.

어서 붙인다. 또 오배자를 짓찧어서 붙여도 가시가 나온다. 또 쇠똥구리를 갈아서 붙여도 가시가 나온다.

○ 달군 노감석을 담가놓을 때 쓰는 약물 처방은 방풍 황금 대황 당귀 용담초 황백 각1량 생지황 강활 천궁 백지 세신 국화 각8돈 마황 적작약 창출 목적 각6돈 황련 1량5돈 형개 5돈 생치자 박하 각7돈 초오(이 아래는 새로 넣었다) 백자인 시호 밀몽화. 위에 24가지 약재를 모두 신선한 것으로 골라 잘게 썰어서 그릇 안에 찬물 4~5사발을 넣고 3~4일 밤 동안 담가놓는다. 봄여름에는 2일, 가을에는 5일, 겨울에는 7일 동안 담근다. 항상 손으로 비벼서 약이 잘 우러나오게 하고 고운 천으로 거른다.

○ 노감석을 달구는 방법은 노감석은 틈이 있는 것을 골라야 하고 또 가벼워야 하며 옅은 하늘빛 푸른빛깔이 좋다. 두드려 부순 다음 달군 은으로 만든 솥 안에 가득 채우는데 한번은 위로 하고 한번은 아래로 한다. 그리고 화로 안에서 충분히 붉을 때까지 달궈서 집게로 꺼내 약을 달인 물 안에 담가서 약을 먹인 다음에 기울여 버린다. 다시 노감석을 불 속에 놓고 앞의 방법으로 담금질하는데 이것을 3번 한다. 한 번 할 때마다 붉을 때까지 달구어야 하며 충분하지 않으면 노감석의 빛깔이 검게 변할까 두렵다. 3번 담금질을 끝냈으면 노감석을 두드려 부수고 또 새로 약을 달인 물에 하룻밤 담가서 불독을 뺀다. 다음날 약을 달인 물을 기울여 없애고 햇볕에 말려 가루를 낸다. 돌이 있는 것은 한 곳에 갈고 돌이 없는 것은 한 곳에 따로 간다. 이것을 다시 약을 달인 물에 적셨다가 말린 다음에 곱게 갈아서 아주 고운 비단으로 체를 치면 양단이 된다.

○ 음단을 다듬어 합치는 방법은 달군노감석 4량 동청 7돈5푼 요사(흰 것) 2돈반 청염 2돈반 밀타승 1돈. 위 다섯 약재를 용담초와 황련 두 약재를 담근 물에 골고루 섞는다. 사발 안에서 축축하게 가는데 진흙처럼 아주 매끄러우면 좋다. 이것을 햇볕에 말려 다시 갈은 다음에 뒤에 여섯 약재를 넣는다. 황련(가루 낸다) 2돈5푼 세신(가루 내고 잎은 없앤다) 2돈 초오(가루) 2돈 박하잎 8푼 유향(만든 것) 1돈5푼 몰약(만든 것으로 유향과 합치는데 만드는 방법은 뒤에 있다) 1돈이다. 위에 여섯 약재를 아주 곱고 찐득하게 갈은 다음에 다시 뒤에 모든 약을 넣는다. 뒤에 넣는 약은 붕사(밝은 것) 1돈5푼 담반 3푼 웅황(노랗고 밝은 것) 7푼 경분 7푼 황단(물에 일어서 모래를 없애고 가라앉은 황단을 햇볕에 말린다) 5푼 주사 5푼 마아초 5푼 해표초(불로 달구는데 맛이 싱겁고 흰빛깔은 쓰지 않는다) 7푼 백정향(참새 똥으로 서있고 부드러운 것) 5푼 혈갈 5푼 백반(불로 말린다) 1돈 생강가루(생강즙을 곱게 걸러 햇볕에 말린다) 7푼 용뇌 조금 사향 조금이다. 용뇌와 사향은 빼고 나머지는 때에 따라 더하거나 줄인다. 그 나머지 23가지 약재를 모두 한 곳에 모아서 함께 아주 곱고 매끄럽게 갈아 고운 비단으로 체를 쳐서 항아리 속에 넣어둔다. 권운단이라고 부르는 음단이다.

 이 한 가지 권운단만으로 음양을 움직

여서 쓴다. 더하거나 줄일 수 있으며 막이 진하거나 엷은 지와 겉흠이 멀거나 가까운 지를 헤아려서 쓴다. 예를 들어 해가 오래되어 겉흠과 막이 진하면 음단을 더하고 양단을 줄인다. 겉흠과 막이 엷거나 나타난 지 오래되지 않았으면 양단을 더하고 음단을 줄인다. 눈겉증에 모든 증상은 이 약을 벗어나지 않는다. 백번 써도 백번 효과가 있으며 반드시 효과가 있다. 정말로 세상을 구하는 신령스러운 보배이다.

○ 진주산은 모든 눈에 막과 가림을 치료한다. 유향(식초에 굽는다) 몰약(식초에 굽는다) 진주(식초에 굽는다) 각1돈5푼 붕사(구워 말린다) 1돈 경분 1푼반 사향 7리 동청 5푼 마아초 2푼반 주사 1돈5푼 용뇌 2푼 혈갈 5푼 담반 2푼반 고백반 2푼반 백정향 2푼 유인(새 대나무 통에 담아 적당한 불로 구워 껍질과 기름을 없애는데 통 두 머리를 종이로 단단히 막아야 하며 꺼내서 흰 껍질을 벗기고 기름을 없앤 다음 갈아서 쓴다) 2돈 호박(살 때 한 점으로 갈아서 비녀다리에 놓고 불 위에서 태워 푸른 연기로 변하고 소나무 향기가 나며 선명한 빨간빛깔이 진짜다) 8푼. 좋은 것으로 만들어 아주 곱게 가루 내어 어린아이 오줌에 황련 황금 황백을 담갔던 물을 달여 섞는다. 노감석은 양단을 그대로 쓴다. 햇빛을 싫어하면서 눈이 부시고 눈물이 많은 병을 모두 치료한다. 황련 가루 웅담 우황 유인 네 가지를 사기그릇 안에 넣고 길게 흐르는 물 큰 1잔으로 반이 되게 달여서 겹친 면포로 걸러 찌꺼기를 없앤다. 양에 따라 꿀 2냥을 넣고 적당한 불로 자줏빛이 되게 끓인다. 찍어서 실처럼 당겨 올라올 정도로 하며 넘치거나 모자라서는 안 된다. 여기에 용뇌 붕사를 넣고 사기그릇에 담아 단단히 막은 다음 땅에 7일간 묻어서 불독을 빼낸다. 쓸 때는 구리비녀로 찍어서 눈 속에 하루 3번 조금씩 넣는다. 바람을 움직이는 음식을 꺼려야한다.

영묘응통고는 갑자기 눈이 아파서 참을 수 없는 병을 치료한다. 유인(껍질과 기름을 없앤다) 100알 주사(물에 띄워 거른다) 1돈 용뇌 1자 유향 대추씨크기 붕사 1돈. 앞을 모두 곱게 가루 내어 꿀에 타서 끈적인 즙을 만들어 구리비녀로 눈에 넣는다. 1~2번 하면 아픔이 멈춘다.

신선벽하단은 동록 1량 당귀 2돈 몰약(식초에 담갔다가 굽는다) 2푼 사향 2푼 마아초 5푼 유향(식초에 담갔다가 굽는다) 5푼 황련(가루) 2돈 용뇌 2푼 백정향 2푼. 어떤 처방은 뒤에 두 약재가 없다. 앞에 약을 모두 갈아 가루 내어 황련을 달인 끈적인 즙으로 오동나무 씨 크기로 환을 만들어 1환씩 찬물에 개어 하루 2번 눈에 넣는다. 6번 넣으면 효과가 있다.

취운단은 눈 속에 바람을 맞으면 눈물이 있으면서 눈이 부시고 햇빛을 싫어하는 병을 치료한다. 항상 눈을 감고 어두운 방에 있으면서 창문을 가리려고 한다. 그리고 겉흠이 해가 오래되면서 눈자위를 가린다. 이 약을 많이 넣으면 효과가 아주 좋다. 세신 승마 유인 각2푼 청피 연교 방풍 각4량 시호 5푼 감초 당귀 각6돈 택황련 3돈 형개(꽃이삭을 짜서 진한 즙을 만든다) 1돈 생지황 1돈

5푼. 위를 잘게 썰어 먼저 연교는 빼고 나머지 약재를 맑은물 2사발로 반잔이 되게 달인 다음에 다시 연교를 넣고 함께 큰 술잔 정도까지 달인다. 그리고 찌꺼기를 없애고서 은이나 돌 그릇 안에 넣고 적당한 불로 물에 떨어뜨려 구슬이 퍼지지 않을 정도로 달인다. 여기에 졸인 꿀을 조금 넣고 끓여서 쓴다.

축비산은 황백 황금 황련을 오줌과 함께 항아리 안에서 마를 때까지 끓였다가 꺼낸다. 또 용담초를 물에 씻어 하룻밤 담갔다가 햇볕에 말린다. 노감석은 삼황단을 그대로 쓴다. 앞에 진주산 약 가루는 아주 고운 가루이기 때문에 다시 만들 필요가 없다. 삼황단과 합쳐서 그대로 쓴다. 진주산은 겉흠을 물러나게 한다. 겉흠이 진하면 눈에 넣는다. 이 약에서 붕사는 말려서 써야 한다. 삼황단 1배 진주산 1배에 용뇌 사향 붕사를 때에 맞게 적당한 양을 넣는다. 가볍게 하려면 삼황단 1배 진주산 1배에 용뇌 사향 붕사를 앞처럼 하고 더욱 가볍게 하려면 양단 1배 삼황단 1배 진주산 1배로 해서 세 약을 합쳐 용뇌 사향 붕사를 넣어야한다.

○ 단약을 합치는 날과 중요한 방법이다.

단약을 합치는 날은 날씨가 맑고 해가 밝아야 한다. 또 모든 약은 곱게 갈아야 하며 체로 치고 또 쳐야 좋다. 구일단은 양단 9숟가락에 음단 1숟가락이다. 이팔단은 양단 8숟가락에 음단 2숟가락이다. 삼칠단은 양단 7숟가락에 음단 3숟가락이다. 사육단은 양단 6숟가락에 음단 4숟가락이다.

위에 단약은 모두 용뇌 사향과 불에말린붕사를 때에 맞게 적당한 양을 넣는다. 이팔단은 양단 8숟가락과 음단 2숟가락인데 용뇌 3리 불에말린붕사 4리 사향 2리를 쓴다. 구일단은 양단 9숟가락과 음단 1숟가락인데 불에말린붕사 5리 용뇌 3리 사향 1리를 쓴다. 눈물을 멈추고 겉흠을 없앤다.

청량산은 양단 10숟가락 붕사(날 것) 6리 용뇌 3~4리 사향 3리이며 용뇌 사향 붕사는 눈에 넣을 때 단약 분량에 따라 합친다. 벽운단은 청량산에 동록을 더 넣는다. 용뇌 사향이 필요하며 말린백반을 조금 넣기도 한다. 겉흠과 막을 없앨 때 쓴다. 권운단은 음단이다. 안쪽과 바깥 눈초리가 갈라지고 머리가 어지러울 때 이 약을 즙에 타서 눈에 넣는다. 피를 물러나게 한다. 또 한 단약이 있는데 눈에 넣어 겉흠을 물러나게 한다. 권운단 1숟가락 양단 반숟가락 생강가루 3푼 날리는백반 반푼 불에태운소금 1푼반을 함께 합쳐 눈에 넣는다.

칠보산은 호박 진주 각3돈 붕사 5푼 산호 1돈5푼 주사 요사 각5푼 옥설 1돈 유인 30알 용뇌 사향 각1푼. 앞에 약을 먼지처럼 아주 곱게 갈아 사향 용뇌 유인 3가지를 넣고 다시 간 다음 좋은 비단으로 항아리 안에서 체로 친다. 잠자려고 할 때 구리비녀로 쌀알 크기로 찍어 겉흠과 막이 있는 곳에 넣는다.

발운산은 노감석(달궈서 만든 것) 2량 황단(방법에 따라 만든 것) 2량 천오 1량5돈 서각 1량 유향 몰약 요사 청염 각1돈5푼 붕사 혈갈 경분 매통 각2돈 용뇌 5푼 사향 5푼 유인(껍질 없앤다) 1

돈5푼. 앞에 약을 만드는 방법처럼 해서 함께 갈아 섞어 아주 매끄럽게 해서 항아리에 담아둔다. 밤에 잠자려고 할 때 구리비녀로 2번 눈에 넣는다. 심하게 진해도 없앨 수 있다.

○ 눈에 넣는 약과 찐득한 약.

《천금》승극고는 노감석(달궈서 만든 것) 1량 황련(가루) 6돈 천오(물에 오래 담가 껍질 벗긴다) 6돈 동청(좋은 것) 2돈 천생강(불에 구워 껍질 벗긴다) 6돈 매똥 2돈 몰약(방법에 따라 만든 것) 황단 각1돈 유향(방법에 따라 만든 것) 1돈 혈갈 1돈 붕사 5푼 용뇌 5푼 사향 2푼 유인(껍질과 기름을 깨끗이 뺀다) 6돈. 앞에 약을 함께 가루 낸다. 겨울꿀 1근을 사기그릇 안에서 녹여 비단으로 걸러 밀랍을 없애고 끓이는데 막대기로 쉬지 않고 저으면서 졸여서 자줏빛으로 물에 떨어뜨려 흩어지지 않을 때까지 한다. 앞에 약 가루를 안에 넣고 골고루 저어 푸른 돌 위에 꺼내놓고 쇠방망이로 천 번 이상 두드려서 방법에 얽매이지 말고 알약이나 환약을 만든다. 해가 멀거나 가까운 날에 눈이 아프거나 축축한 바람으로 눈을 뜨기 어려운 모든 증상에 1환을 따뜻한 물에 개어 눈에 넣는다. 알약을 물에 갈아 눈에 넣어도 아주 효과가 좋다. 또 종이 위에 찐득한 즙을 붙여 두 태양혈에 붙이면 피를 흩어지게 하는데 더욱 좋다.

웅담고는 웅담(진짜는 사탕처럼 윤기 있고 촉촉한 빛을 띠며 먹으면 입 안이 쓰고 또 시원해야 진짜) 1돈 우황 1돈 용담(소주박하518)이고 그 잎은 3~4손가락 크기로 음양곽 잎과 비슷하다) 5푼 유인(기름을 뺀다) 1돈 붕사 1돈 황련(가루 낸다) 2량. 이 끈적인 즙은 남녀이거나 멀고 가깝거나 안과 밖을 거리끼지 않고 모든 가림을 치료한다. 붉게 짓무르거나 옮은 눈병으로 갑자기 붉게 붓거나 붉게 부으면서 아프고 깔깔해서 뜨기 어려운 모든 병을 치료한다. 찔러 피를 낸 다음에 콧속에 불어넣는다. 먼저 물을 입에 머금은 다음에 불어 넣는다. 기운을 통하게 하고 삿된 바람을 흩어지게 한다.

눈이 붉게 붓는 병을 치료하는 처방은 아불식초 2량 천궁 백지 석창포 만형자 각3돈 세신 조협 전갈 각1돈 울금 3돈. 위를 곱게 가루 내어 항아리 속에 김이 새지 않게 담았다가 쓴다.

오황고는 눈이 붓고 아프면서 깔깔한 병을 치료한다. 차갑게 씻어야 효과가 있다. 좋은황련 황금 황백 대황 황단. 위를 곱게 가루 내어 찬물이나 달인 찻물에 타서 부용 잎으로 두 태양혈에 붙인다.

백렴고는 좋은백급 작은백지 백렴. 위를 가루 내어 소기름으로 끓여 찐득한 즙을 만들어 앞에 방법처럼 바르거나 붙인다.

사생산은 눈이 사물에 맞거나 찔리거나 쓸린 병을 치료한다. 생지황 생박하 생애엽 생당귀 박초. 위를 함께 문드러지게 찧어 눈두덩과 아픈 곳에 붙인다.

신선산은 머리와 눈이 어둡고 아찔하면서 한쪽이 바람을 맞아 심하게 아픈 병을 치료한다. 참외꼭지 염초 창이자 천궁 박하 여로 울금 웅황. 앞을 가루 내

---

518) 소주에서 나는 박하. 가장 좋다.

어 입에 물을 머금고 1자를 콧속에 넣는다. 환자에게 물을 머금고 있으라고 하고 약을 환자 콧속에 불어넣는다.

벽천단은 오로지 멀거나 가까운 눈꺼풀테가 짓무른 눈을 치료한다. 동청 5돈 백반 4돈 오배자 1돈 백선토519) 1돈 해표초 1돈 박하잎 5푼. 위 여섯 약재를 함께 가루 내어 늙은 생강즙에 섞어 오용안 씨 크기로 환을 만든다. 쓸 때는 1환을 묽은 생강 달인 물 1잔에 담가 풀어지게 해서 눈꺼풀테를 씻는다. 다음날 다시 씻는다. 3~4번 하면 낫는다.

팔선단은 눈꺼풀이 짓무른데 벌레가 있어서 가려운 병에 아주 효과가 좋다. 당귀 7푼 동록 1돈 박하 7푼 백반 1돈 황련 오배자 염초 각5푼 경분 2푼. 위를 아주 곱게 가루 내어 비단으로 체로 쳐서 비단으로 용안 씨 크기로 싼 다음 물에 담갔다가 하루 3~5번 씻는다. 어떤 방법은 눈에 넣는다.

발예고는 유인(껍질 벗긴다) 1량 사향(따로 간다) 4푼 진주(두부 안에 넣고 쪄서 만든다) 1돈 호박(따로 간다) 1돈 석해(불에 굽는다) 1돈 용뇌(따로 간다) 5푼 붕사(따로 간다) 1돈 청염(따로 간다) 8푼 백정향(물에 풀어 맑게 한다) 5푼 홍산호 석연(젖을 떨어뜨려 향기 나게 굽는다) 웅담(조금 구워 말린다) 진사 혈갈 금정석(끓는 물에 오래 담근다) 은정석(끓는 물에 오래 담근다) 각1돈 노감석(불에 달궈 황련 물로 7번 담금질한다) 5~7돈 요사(밝은 것을 종이 7겹에 싸서 구워 따로 가는데 겉흠이 진하면 넣고 겉흠이 없으면 쓰지 않는다) 1돈. 위를 곱게 가루 내어 골고루 섞어 도자기 항아리 안에 담아둔다. 절반은 말려 눈에 넣고 절반은 뒤에 약 안에 넣어 찐득한 즙을 만들어 눈에 넣는다. 당귀잔뿌리 생지황 적작약 방풍 만형자 강활 연교 황금 박하 각5돈을 잘게 썰어 돌그릇 안에서 눈 녹은 물이나 섣달에 우물물 큰 2사발로 1사발이 되게 달여 찌꺼기를 없앤다. 좋은 진짜꿀 3량을 다시 적당한 불로 3~4번 끓어오르게 달여 새 비단주머니에서 걸러 도자기 항아리 안에 담는다. 다시 앞에 약 가루를 넣고 한 곳에서 골고루 섞어 맑은 기름종이로 묶어놓았다가 항상 눈에 넣는다. 이 약은 8~9년 동안 놔두었어도 상하지 않았다. 이것은 신선이 전한 처방이다.

《동원십서》《난실비장》

○ 궁신탕은 두 눈이 밤낮으로 은근히 깔깔해서 뜨기 어렵고 눈이 부시면서 햇빛을 싫어하며 사물이 어둡게 보이고 붉게 부으면서 아픈 병을 치료한다. 세신 2푼 궁궁 만형자 각5푼 감초 백지 각1돈 방풍 1돈5푼. 위를 잘게 썰어 1첩으로 만들어 물 2잔으로 1잔이 되게 달여 잠자려고 할 때 따뜻하게 먹는다.

벽천환은 정주환이라고도 한다. 눈병에 차가운 약을 자주 먹어서 낫지 않는 병을 치료한다. 두 눈이 불에 쬐듯이 뜨겁게 찐다. 붉으면서 아프지 않고 눈 가득히 붉은 실핏줄이 있으면서 핏줄이 눈자위를 뚫으며 괴롭게 어둡고 눈이 부시면서 햇빛을 싫어하는 병을 치료한다. 또

---

519) Montmorillonite. 흰빛깔이나 잿빛으로 주로 알루미늄이 풍부한 암석이 변해서 생긴다.

는 위아래 눈꺼풀이 붉게 짓무르거나 바람이나 모래를 무릅써서 안쪽과 바깥 눈초리가 모두 터졌을 때 씻으면 아주 효과가 좋다. 고백반 2푼 동록(간다) 7푼 와분(검게 볶는다) 1량. 먼저 백반과 동록을 곱게 간 다음에 와분을 뿌려 넣고 함께 고르게 갈아서 물로 잘 섞어 100환을 만든다. 쓸 때는 1환을 뜨거운 물 반잔에 2~4시간 동안 담갔다가 조금 깔깔하다고 느낄 때까지 씻은 다음에 1시간 정도 눈을 감는다. 잠자려고 할 때 다시 씻고서 눈을 감고 잠을 잔다. 1환으로 10번 씻을 수 있다. 다시 끓는 물 안에 앉혀서 뜨겁게 한다. 이 약은 겉으로 나타난 병만을 치료하고 속에 채워진 병은 쓰지 못한다.

광대중명탕은 두 눈꺼풀이 붉게 짓무르고 뜨겁게 부으면서 아픈 병을 치료한다. 또 조금 붉다가 눈꺼풀이 가렵고 아픈데 긁으면 터져서 눈꺼풀테에 부스럼이 생기고 눈곱과 눈물이 많으며 은근히 깔깔해서 뜨기 어려운 병을 치료한다. 용담초 방풍 생감초 세신 각1돈. 위를 잘게 써는데 안에 감초는 썰지 않고 한 덩어리로 만든다. 먼저 용담초 한 약재를 물 큰 1대접반으로 절반이 되게 달인 다음에 다시 나머지 세 약재를 넣고 작은 반잔이 되게 달인다. 걸러서 찌꺼기를 없애고 맑은 즙을 뜨겁게 해서 씻는다. 끓는 물에 앉혀 뜨겁게 해서 씻는데 하루 5~7번 쓴다. 다 씻고 나면 잠깐 눈을 감는다. 자라 들어가는 군살을 없애고 가려움에도 효과가 있다.

백점고는 장제씨가 겉흠이 있는 눈병을 6년 동안 앓았다. 겉흠이 눈동자구멍 쪽을 가리고 사물이 흐릿하게 보였으며 구름 같은 꼴이었다. 이 약을 썼더니 나았다. 유인(껍질과 끝을 없앤다) 3푼 당귀신 감초 각6푼 방풍 황련(2돈을 잘게 썰어 물 큰 1대접으로 절반이 되게 달여 약에 넣는다). 오른쪽을 잘게 썰고 유인을 따로 갈아 진흙처럼 한다. 이것을 함께 달여 물속에 떨어뜨려서 흩어지지 않으면 거품을 없앤 꿀을 조금 넣고 다시 조금 끓인다. 환자에 마음을 안정시키고 눈 속이 조금 아플 정도로 넣는다. 하루 5~7번 넣는데 잠자려고 할 때 넣으면 더욱 효과가 좋다. 100번 눈에 넣는 약이라고 부르는데 많이 넣어서 약에 힘을 서로 잇도록 한다.

선기탕은 눈썹 뼈가 참을 수 없이 아픈 병을 치료한다. 자감초(여름철에 날 것) 강활 방풍 각3돈 황금(술로 만들고 겨울철에는 쓰지 않으며 뜨거운 아픔에는 2배로 더 넣어 먹는다) 1돈. 오른쪽을 잘게 썰어 5돈씩 물 2잔으로 1잔이 되게 달여 찌꺼기를 없애고 밥 먹고 나서 먹는다.

신효명목탕은 눈꺼풀테가 당겨 속눈썹 말림증이 되었거나 또 위아래 눈꺼풀이 모두 붉으면서 눈자위가 아프고 눈이 어두우며 낮에는 찬 눈물이 항상 흐르고 밤에는 눈이 깔깔해서 뜨기 어려운 병을 치료한다. 세신 2푼 만형자 5푼 방풍 1돈 갈근 1돈5푼 감초 2돈. 어떤 처방은 황기 1돈을 더 넣는다. 오른쪽을 잘게 썰어 1첩으로 해서 물 2잔으로 1잔이 되게 달여 찌꺼기를 없애고 조금 뜨겁게 잠자려고 할 때 먹는다.

강활퇴예고는 복명고라고 부른다. 족태

양경에 차가운 물 때문에 막이 눈자위를 가리고 흰 겉흠이 위에 있어서 사물이 흐릿하게 보이는 병을 치료한다. 천초나무(동남쪽으로 뻗은 뿌리) 2푼 천초나무(서북쪽으로 뻗은 뿌리) 2푼 고본 한방기 각2푼 황련 방풍 마황(뿌리마디를 없앤다) 시호 승마 생지황 각3푼 생감초 4푼 당귀신 6푼 강활 7푼 유인 6개. 오른쪽을 맑은 물 큰 1대접으로 먼저 한방기 황련 생감초 당귀 생지황을 절반이 되게 달인 다음에 나머지 약을 넣고 다시 1잔이 되게 달여 찌꺼기를 없애고서 은이나 돌 그릇 안에 넣고 힘이 있을 정도로 다시 달인다.

명목세신탕은 두 눈이 붉으면서 조금 아프고 눈이 부셔서 햇빛을 싫어하며 바람과 추위를 두려워하고 불도 두려워한다. 속눈썹이 오그라들면서 눈곱이 많이 달라붙고 은근히 깔깔해서 뜨기 어려우며 눈썹을 모으고 부으면서 답답해한다. 코가 막히고 찐득한 콧물과 가래가 나오며 똥이 조금 딱딱하다. 이런 병을 치료한다. 천궁 5푼 생지황(술로 만든다) 만형자 각6푼 당귀(잔뿌리) 백복령 고본 각1돈 형개 1돈2푼 방풍 2돈 마황근 강활 각3돈 세신 조금 홍화 조금 천초 8개 도인 20개. 오른쪽을 잘게 썰어 4번에 나누어 먹는다. 먹을 때는 물 2잔으로 1잔이 되게 달여 찌꺼기를 없애고 잠자려고 할 때 조금 뜨겁게 먹는다. 술과 식초, 국수를 꺼린다.

복명산은 눈속증을 치료한다. 청피 3푼 귤피 천궁 창출 각5푼 자감초 생지황 연교 시호 각1돈 황기 1돈5푼 당귀신 2돈. 오른쪽을 잘게 썰어 1첩으로 만들어 물 큰 2잔으로 1잔이 되게 달여 찌꺼기를 없애고 조금 뜨겁게 밥 먹고 나서 먹는다. 술과 식초, 국수, 맵고 뜨거운 음식, 양념을 많이 한 음식을 꺼린다.

조양화혈탕은 눈병이 나타난 다음에 위에 뜨거움이 조금 있는 병을 치료한다. 흰자위가 붉고 은근히 깔깔해서 뜨기 어려우며 잠을 잘 때 눈곱과 눈물이 많다. 만형자 2푼 백지 3푼 시호 황기 자감초 당귀신(술로 씻는다) 방풍 각5푼 승마 7푼. 오른쪽을 잘게 썰어 1첩으로 만들어 물 1잔반으로 8푼이 되게 달여 찌꺼기를 없애고 조금 뜨겁게 먹는다. 누울 때 바람과 추운 곳을 피해서 잔다.

취운고는 눈 속에 눈물이 흐르거나 바람을 맞아 찬 눈물이 흐르고 눈이 부시면서 햇빛을 싫어해서 항상 눈을 감으려고 하며 어두운 방에 창문을 막고 있기를 좋아하거나 겉흠과 막이 오래 되어 눈자위를 가리는 병을 치료한다. 이 약을 넣으면 효과가 아주 좋다. 세신 1푼 승마 유인 각3푼 청피 연교 방풍 각4푼 시호 5푼 생감초 당귀신 각6푼 형개(꽃이삭) 1돈 생지황(조금 즙을 만든다) 1돈5푼 간황련 3돈. 오른쪽을 잘게 썰어 연교를 빼고 나머지 약을 맑은 물 2그릇으로 반 그릇이 되게 먼저 달인 다음에 연교를 넣고 함께 달여 큰 1잔 정도로 만든다. 찌꺼기를 없애고 은이나 돌 그릇 안에서 적당한 불로 물에 떨어뜨려 구슬이 되어 흩어지지 않을 정도로 끓인다. 다시 거품을 없앤 졸인 꿀을 조금 넣고 고르게 고아서 쓴다.

방풍음자는 속눈썹 말림증을 치료한다. 세신 만형자 각3푼 갈근 방풍 각5푼 당귀신 7푼반 자감초 황련 인삼 각1돈. 오른쪽을 잘게 썰어 1첩으로 만들어 물 2잔으로 1잔이 되게 달여 밥 먹고 나서 멀리 먹는다. 바람과 추위를 피한다.

발운탕은 무신년 6월에 서총관이 눈병을 앓았는데 위 눈꺼풀 거죽 아래에 검으면서 흰 겉흠 2개가 나왔다. 은근히 깔깔해서 뜨기 어렵고 두 눈이 오그라들지만 아프지 않았다. 두 손에 촌맥은 가늘고 단단하며 눌러보니 넘치고 크면서 힘이 없었다. 이것은 족태양방광경이 명문 신하불로 삶아져 거꾸로 가서 차가운 물이 겉흠을 만들고 차가운 막이 눈자위를 가렸다. 하품을 하고 잘 슬퍼하며 잘 잊어먹는다. 재채기를 하고 눈곱과 눈물이 있으며 때때로 눈물이 흐르고 얼굴이 붉으면서 희다. 밥은 먹지만 똥을 누지 못하고 오줌을 자주 보거나 없고 숨이 찬다. 황기 1푼 세신 생강 갈근 천궁 각 5푼 시호 7푼 형개(꽃이삭) 고본 생감초 승마 당귀신 지모 각5푼 강활 방풍 황백 각1돈5푼. 오른쪽을 잘게 썰어 1첩으로 만들어 물 2잔으로 1잔이 되게 달여 찌꺼기를 없애고 뜨겁게 밥 먹고 나서 먹는다.

신효황기탕은 온 몸이 뻣뻣하면서 느낌이 없는 병을 치료한다. 또는 머리와 얼굴, 손발, 팔꿈치와 등이 뻣뻣하거나 다리가 뻣뻣한 증상을 모두 치료한다. 두 눈이 당기면서 작아지고 눈이 부시면서 햇빛을 싫어하고 은근히 깔깔해서 뜨기 어려운 병을 치료한다. 또 힘이 없어 보지 못하고 눈자위가 아프면서 어둡고 속 티가 보이며 손을 가까이 하지 못하는 병을 치료한다. 또 눈에 빛이 적거나 눈

속이 불처럼 뜨거운 병을 치료한다. 5~6번 먹으면 낫는다. 만형자 1돈 진피(흰 것을 없앤다) 5돈 인삼 8돈 자감초 백작약 각1량 황기 2량. 오른쪽을 잘게 썰어 5돈씩 물 2잔으로 1잔이 되게 달여 찌꺼기를 없애고 잠자려고 할 때 조금 뜨겁게 먹는다. 오줌이 잘 안 나오고 뻑뻑하면 택사 5푼을 더 넣는다. 한번 먹어서 없어지면 그친다. 큰 뜨거움이 있으면 먹을 때마다 황백(술에 씻는다) 3푼을 더 넣는다. 뻣뻣하면서 느낌이 없으면 뜨거움이 있더라도 황백을 쓰지 말고 황기 1량을 더 넣어 3량이 되게 한다. 눈이 오그라들면 작약을 뺀다. 술, 식초, 밀가루, 양념을 많이 한 음식, 파, 부추, 마늘 등 매운 음식을 꺼린다. 심하게 뻣뻣하면 작약 1량을 더 넣어 2량이 되게 한다.

원명내장승마탕은 충화양위탕이라고 부른다. 눈속증을 얻었는데 비장과 위장, 타고난 기운이 약하고 심장 불과 삼초가 모두 세찬 병을 치료한다. 음식을 맞춰 먹지 않고 몸을 너무 애써서 일하며 마음을 쉬지 못하면 이 병이 된다. 건강 1돈 오미자 2돈 백복령 3돈 방풍 5돈 백작약 6돈 시호 7돈 인삼(굽는다) 감초 당귀신(술에 씻는다) 백출 승마 갈근 각 1량 황기 강활 각1량5돈. 오른쪽을 잘게 썰어 5~7돈씩 물 큰 3잔에 큰 2잔이 되게 달여 황금 황련 각2돈을 넣고 여러 번 끓어오르게 함께 달인다. 찌꺼기를 없애고 1잔이 되게 달여 밥 먹고 나서 멀리 뜨겁게 먹는다.

황금황련탕은 황금(술에 씻어 볶는다) 황련(술에 씻어 볶는다) 용담초(술에 4번

씻고 4번 볶는다) 생지황(술에 씻는다) 각1량. 오른쪽을 잘게 썰어 2돈씩 물 2잔으로 1잔이 되게 달여 찌꺼기를 없애고 뜨겁게 먹는다.

만형자탕은 심하게 일하면서 음식을 맞춰 먹지 않아서 생긴 눈속증을 치료한다. 이 처방은 신기한 효과가 있다. 만형자 2돈5푼 황백(술과 섞어 4번 볶는다) 백작약 각3돈 자감초 8돈 황기 인삼 각1량. 오른쪽을 잘게 썰어 3돈이나 5돈씩 물 2잔으로 1잔이 되게 달여 찌꺼기를 없애고 잠자려고 할 때 따뜻하게 먹는다.

귀규탕은 연교음자라고 한다. 눈 속에 불이 흘러 다녀서 해와 불을 싫어하고 은근히 깔깔해서 눈을 뜨기 어려우며 바깥 눈초리가 당기고 사물이 어두우면서 속티가 보이며 바람을 맞아 눈물이 나오는 병을 치료한다. 시호 2푼 생감초 만형자 연교 생지황 당귀신 홍규화 인삼 각3푼 황기 황금(술로 만든다) 방풍 강활 각5푼 승마 1돈. 오른쪽을 잘게 썰어 5돈씩 물 2잔으로 1잔이 되게 달여 찌꺼기를 없애고 밥 먹고 나서 따뜻하게 먹는다.

구고탕은 눈이 갑자기 붉게 붓고 눈꺼풀이 높아지고 괴롭게 쑤셔서 견딜 수 없는 병을 치료한다. 길경 연교 홍화 세신 각1푼 당귀신(여름철에 반으로 줄인다) 자감초 각5푼 창출 용담초 각7푼 강활(태양) 승마(양명) 시호(소양) 방풍 고본 황련 각1돈 생지황 황백 황금 지모 각1돈5푼 천궁 3돈. 오른쪽을 잘게 썰어 1량씩 물 2잔으로 1잔이 되게 달여 찌꺼기를 없애고 밥 먹고 나서 따뜻하게 먹는다. 괴롭게 쑤셔서 쓰고 찬 약을 많이 쓸 때는 원래 경맥을 치료하는 약을 함께 쓰면서 다시 늘리거나 줄인다. 예를 들어 눈이 어두우면 지모 황백을 1배 더 넣는다.

숙건지황환은 피가 약하고 음이 비워져 심장을 기를 수 없는 병을 치료한다. 심장 불이 세차고 양에 불이 심해서 눈동자구멍이 벌어진다. 소음경은 불인데 임금은 명령을 하지 않으면서 재상에 불이 떠맡는다. 심포낙맥은 심장에서 이어져 나와 세 길로 나뉜다. 소양경에 신하불은 몸에 생김새가 없지만 쓰임이 그 속에 있다. 불이 세차면 어미를 채우게 해서 을 나무인 간장이 아주 세차게 된다. 심장 경맥은 보는이음새를 끼고 간장은 보는이음새로 이어진다. 손발에 소양경맥은 함께 귓속에서 나와 귀에 위 모서리에 이르고 비스듬하게 바깥 눈초리에서 일어난다. 뜨거운 바람이 세차면 똑같이 이 길을 따라서 와서 머리와 눈을 친다. 한쪽 머리가 부은 듯 답답하고 눈동자구멍이 벌어지며 사물을 보면 속티가 보인다. 이것은 피가 비워지고 음이 약하기 때문이다. 치료법은 피를 기르고 피를 서늘하게 하며 피를 늘린다. 불을 없애서 벌어진 것을 오므리게 하고 뜨거운 바람을 없애면 낫는다. 인삼 2돈 자감초 천문동(끓는 물에 씻어 심을 없앤다) 지골피 오미자 지각(볶는다) 황련 각3돈 당귀신(술에 씻어 불에 말린다) 황금 각5돈 생지황(술에 씻는다) 7돈5푼 시호 8돈 숙건지황 1량. 오른쪽을 함께 곱게 가루 내어 졸인 꿀로 오동나무 씨 크기로 환을 만들어 100환씩 찻물로 밥 먹고 나서 하루 2번 삼킨다.

익음신기환은 주로 물을 튼튼하게 해서 양에 빛을 억누른다. 택사 복령 각2돈5푼 생지황(술에 씻어 말린다) 목단피 산수유 당귀(잔뿌리)(술에 씻는다) 오미자 산약 시호 각5돈 숙지황 2량. 오른쪽 곱게 가루 내어 졸인 꿀로 오동나무 씨 크기로 환을 만들어 주사로 옷을 입혀 50환씩 묽은 소금물로 빈속에 삼킨다.

강활퇴예환은 눈속증을 치료한다. 오른쪽 바깥 눈초리 쪽에 푸르른 흰 속흠이 있고 안쪽 눈초리 쪽에 약간 흰 속흠이 나타난다. 골이 아프고 눈동자구멍이 벌어지며 위가 뜨겁고 뜨거움을 싫어한다. 똥이 뻑뻑하게 잘 안 나오고 오줌은 평소와 같다. 날씨가 따뜻하거나 더우면 머리가 아프고 눈이 부풀어 오른다. 이럴 때 이 약을 먹는다. 속흠이 안쪽 눈초리에 있으면 갈근과 승마를 더 넣고 바깥 눈초리에 있으면 시호와 강활을 더 넣는다. 흑부자(굽는다) 한수석 각1돈 방기(술로 만든다) 2돈 지모(술에 볶는다) 목단피 강활 천궁 각3돈 황백(술로 만든다) 생지황(술에 씻어 볶는다) 단삼 충울자 당귀신(술로 만든다) 시호 각5돈 숙지황 8돈 작약 1량3돈. 오른쪽을 곱게 가루 내어 졸인 꿀로 오동나무 씨 크기로 환을 만들어 50~70환씩 끓인 물로 빈속에 삼킨다. 묵힌 음식이 다 없어지지 않았으면 배고플 때까지 기다렸다가 먹는다. 약을 먹은 다음에 말을 하지 말고 음식을 먹어서 누른다.

당귀용담탕은520) (풀이 안함)

---

520) 검은자위 붉은살증에 《은해정미》와 내용이 같아서 풀이하지 않는다.

보양탕은 양이 그 음을 이기지 못하는 병을 치료한다. 음이 세차고 양이 비워지면 아홉 구멍이 통하지 않아서 푸르른 흰 속흠이 안쪽 눈초리에 나타난다. 족태양경과 소음경 속이 막히고 족궐음간경 기운이 위쪽으로 통하지 않았기 때문에 눈에 푸르른 흰 속흠이 막혔다. 태양경과 소음경 속에 타고난 기운이 간장 속에 양 기운으로 치솟아 위로 가야한다. 그래서 먼저 그 양을 북돋은 다음에 족태양경과 족태음경(나타난 것은 머리이다)에서 양 속에 웅크리고 있는 족궐음간경의 불을 빼내는 것이 다음 치료이다. 《내경》에서 '음이 세차고 양이 비워지면 먼저 그 양을 북돋고 다음에 그 음을 빼낸다.'고 한 것이 이 방법이다. 날마다 새벽에 뱃속에 아무 음식이 없을 때 보양탕을 먹고 잠자려고 할 때 익음환을 먹는다. 날씨가 변덕스럽거나 매우 춥거나 크게 바람이 불거나 또 심하게 일하거나 전날에 음식이 고르지 않거나 알짜와 생각이 부족하거나 기운이 약하다면 모두 먹을 수 없다. 몸에 기운이 고르게 되고 날씨가 평소와 같을 때 먹는다. 먼저 그 양을 북돋아 양 기운이 위로 올라가서 간장 경맥에 끝으로 통해야 빈 구멍인 눈으로 잘 통한다. 육계(껍질 벗긴다) 1돈 지모(볶는다) 당귀신(술에 씻는다) 생지황(술로 볶는다) 백복령 택사 진피 각3돈 백작약 방풍 각5돈 황기 인삼 백출 강활 독활 숙지황 감초 각1량 시호 2량. 오른쪽을 잘게 썰어 5돈씩 물 2잔으로 큰 1잔이 되게 달여 찌꺼기를 없애고 빈속에 먹는다.

사음화환은 연벽익음환이라고 한다. 석

결명(볶아 재를 남긴다) 3돈 강활 독활 감초 당귀(잔뿌리) 오미자 방풍 각5돈 결명자 세황금 황련(술로 볶는다) 황백 지모 각1량. 오른쪽을 곱게 갈아 졸인 꿀로 녹두 크기로 환을 만들어 50~100환씩 찻물로 삼킨다. 항상 보양탕을 많이 먹고 이 약은 조금 먹는다. 먹어서 헤살 놓을까 두렵다.

승양시호탕은 육계 5푼 시호(마디 없앤다) 1돈5푼 지모(술로 볶는데 크다면 더 볶는다) 5돈 방풍 백복령 택사 진피 각1돈 생지황(술로 볶는다) 저실자(술로 조금 촉촉하게 볶는다) 황기 인삼 백출 각5돈 감초(잔뿌리) 당귀신 강활 숙지황 독활 백작약 각1량. 오른쪽을 썰어 5돈씩 물 2잔으로 1잔이 되게 달여 찌꺼기를 없애고 조금 뜨겁게 밥 먹고 멀리 먹는다. 따로 위에 약을 합쳐서 졸인 꿀로 오동나무 씨 크기로 환을 만들어 50환씩 삼킨다. 날마다 앞 약과 각각 1번씩 먹으며 밥 먹고 멀리 먹지만 배부르게 먹지 않는다. 날씨가 뜨거우면 오미자 3돈 천문동(심을 뺀다) 작약 저실자 각5돈을 더 넣는다.

온위탕은 코가 냄새를 맡지 못하거나 눈 속에 불이 흐르는 병을 치료한다. 또는 기운이 차고 피가 뜨거워 찬 눈물이 많거나 배꼽 아래가 차거나 불알에서 땀이 나거나 다리가 힘이 없이 약한 병을 치료한다. 진피 청피 황련 목향 각3푼 인삼 자감초 백지 방풍 황백 택사 각5푼 황기 창출 승마 지모 시호 강활 각1돈 당귀신 1돈5푼. 오른쪽을 함께 1첩으로 해서 물 2잔으로 1잔이 되게 달여 찌꺼기를 없애고 밥 먹고 멀리 먹는다.

원명고는 지나치게 마음을 애쓰거나 음식을 때에 맞지 않게 먹어서 생긴 눈속증과 눈동자구멍 벌어짐증을 치료한다. 이 처방은 눈을 오므리고 둥글면서 밝게 한다. 가자피(축축한 종이에 싸서 굽는다) 감초 각2돈 당귀신 3돈 시호 생지황 마황(마디를 없애고 찧어 연다) 황련 각5돈. 오른쪽에서 먼저 마황을 물 2대접으로 1대접이 되게 달이면서 거품을 걷어낸다. 다른 여섯 약재를 각각 콩알 크기로 잘게 썰어 체로 쳐서 가루를 없애고 안에 넣어 함께 달인다. 물을 떨어뜨려 흩어지지 않을 정도일 때 꿀을 조금 넣고 다시 달여 부지런히 눈에 넣는다.

축약마황산은 안팎에 눈가림증을 치료한다. 마황 1량 당귀신 1돈. 함께 거칠게 가루 내어 검은빛깔이 되게 볶아 사향과 유향을 조금 넣고 함께 곱게 갈아 물을 머금고 콧속에 불어넣는다.

요본자신환은 황백(술로 볶는다) 지모(술로 볶는다) 각각 같은 양. 오른쪽을 곱게 갈아 물을 떨어뜨려 오동나무 씨 크기로 환을 만들어 100환에서 150환씩 빈속에 소금물로 삼킨다.

가미자신환은 육계 3푼 황련 1돈 강황 1돈5푼 고삼 3돈 고정력자[521](술로 씻어 볶는다) 석고(아랫배가 차면 쓰지 않는다) 황백(술로 볶는다) 지모(술로 볶는다) 각5돈. 오른쪽을 아주 곱게 가루 내어 두드린 얇은 밀가루 풀로 오동나무

---

[521] 정력자는 고정력자와 첨정력자 2종류가 있다. 고정력자(북정력자)는 다닥냉이 Lepidium apetalum Wild.의 씨앗이고 첨정력자(남정력자)는 재쑥(파낭호) Descurainia sophia(L.) Schur.의 씨앗이다.

씨 크기로 환을 만들어 100환씩 빈속에 끓인 물로 삼키고 음식을 먹어 누른다.

퇴예고는 검거나 흰 겉흠을 치료한다. 유인 승마 각3푼 연교 방풍 청피 각4푼 감초 시호 각5푼 당귀신 6푼 형개(꽃이삭)(물 반잔에 따로 담근다) 1돈 생지황 1돈5푼 황련 3돈. 오른쪽을 물 1대접으로 앞에 약을 넣고 반 대접이 되게 달여 찌꺼기를 없앤다. 다시 불 위에 놓고 반 잔이 되게 달이고 형개(꽃이삭) 두 순갈을 넣고 꿀을 조금 넣은 다음에 다시 불 위에 놓고 고르게 고아서 눈에 넣는다.

용담음자는 감병눈병으로 눈에 고름이 흐르거나 겉흠이 생긴 병을 치료한다. 축축한 뜨거움으로 된 병을 치료한다. 곡정초 천울금522) 뱀허물 자감초 각5푼 마황 1돈5푼 승마 2돈 청대 용담초 황금(볶는다) 강활 각3돈. 오른쪽을 곱게 가루 내어 2돈씩 밥 먹고 나서 따뜻한 찻물에 타서 먹는다.

시호총이탕은 귓속이 말라 귀가 울면서 듣지 못하는 병을 치료한다. 연교 4돈 시호 3돈 자감초 당귀신 인삼 각1돈 거머리(볶아 따로 간다) 5푼 사향(따로 간다) 조금 등애(날개와 다리를 떼고 볶아 따로 간다) 3개. 따로 가는 세 약재는 빼고 나머지에 생강 3쪽을 넣고 물 큰2잔으로 1잔이 되게 달여 찌꺼기를 없앤다. 다시 세 약재를 넣고 불에 1~2번 끓어오르게 달여 밥 먹고 나서 멀리 조금 뜨겁게 먹는다.

---

522) 천울금 Curcuma Chuanyjin C.K. Hsieh et H. Zhang 의 덩이뿌리. 울금 Curcuma aromatica Salisb.과 다르다. 천울금은 엉긴 피를 돌려 엉긴 것을 없애고 울금은 기운을 돌려 뭉친 것을 푼다.

강활퇴예탕은 태양에 차가운 물로 생긴 겉흠과 막이 눈자위를 가려 사물을 볼 수 없는 병을 치료한다. 강활 1량5돈 방풍 1량 형개(꽃이삭으로 달여 약이 되었을 때 더 넣는다) 박하잎 고본 각7돈 지모(술로 만든다) 5돈 황백 4돈 천궁 당귀신 각3돈 작은산초 5푼 생지황(술로 만든다) 1돈 세신 조금 마황근 2돈. 오른쪽을 잘게 썰어 3돈씩 물 큰2잔으로 1잔반이 되게 달여 형개(꽃이삭)를 넣고 다시 1잔이 되게 달인다. 찌꺼기를 없애고 밥 먹고 나서 멀리 조금 뜨겁게 먹는다. 술, 식초, 밀가루 국수 등을 꺼린다.

환정자금단은 눈두덩이 오랫동안 붉게 짓무른 병을 치료한다. 흔히 붉은 애꾸눈이라고 부른다. 삼릉침으로 눈두덩 밖을 찔러 축축한 뜨거움을 빼낸다. 눈에 속눈썹 말림증이 생기거나 두 눈이 당기면 대개 안에 불과 뜨거움이 웅크리고 있다가 음 기운을 쳤다. 치료법은 그 뜨거움과 안에 샷된 불을 없애야 한다. 눈거죽이 느슨해지면 털이 바로 나오고 겉흠도 물러난다. 손으로 치료하는 방법은 안쪽 눈꺼풀을 밖으로 향하게 해서 침으로 찔러 피를 낸다. 생꿀 20량 노감석(7번을 태워서 부수고 이어서 물에 담가 섞는다) 10량 황단(6량을 물에 띄워 걸러 이어진 것 3량을 골라 오줌에 담가 부수어 가루 낸다) 남유향 당귀 각3돈 오적골 2돈 요사(작은 잔 안에서 넣어 술병 입구 위에 놓고 쪄서 말린다) 사향 각1돈 백정향(곧은 것) 5푼 경분 1돈. 오른쪽에 생꿀을 사기그릇 안에서 약한 불로 거품을 없애고 노감석을 넣고 다음에 황단을 넣고 버드나무로 젓는다. 다시 나머지 약을 넣고 손에 달라붙을 정도가 되면 닭 머리 크기로 환을 만들어 1환씩 따뜻한 물에 개어 씻는다.

여택통기탕은 코가 냄새를 맡지 못하는 병을 치료한다. 황기 4돈 창출 강활 독활 방풍 승마 갈근 각3돈 자감초 2돈 마황(마디를 없애지 않는데 겨울에는 따로 더 넣는다) 천초 백지 각1돈. 오른쪽을 잘게 썰어 5돈씩 생강 3쪽 대추 2개 파뿌리 3촌을 넣고 함께 1잔이 되게 달여 찌꺼기를 없애고 밥 먹고 나서 멀리 따뜻하게 먹는다. 모든 차가운 음식과 찬바람이 부는 찬 곳에서 앉거나 눕거나 다니거나 서있지 말아야 한다.

온폐탕은 코가 냄새를 맡지 못하고 눈곱과 눈물이 많은 병을 치료한다. 정향 2푼 방풍 자감초 갈근 강활 각1돈 승마 황기 각2돈 마황(마디를 없애지 않는다) 4돈. 오른쪽을 거칠게 가루 내어 파뿌리 3개를 넣고 물 2잔으로 1잔이 되게 달여 찌꺼기를 없애고 밥 먹고 나서 먹는다.

《원기계미》

○ 작약청간산은 눈곱이 많고 흐릿하게 보이며 깔깔하면서 눈이 부시고 붉은 핏줄이 눈자위를 뚫으면서 오장육부가 맺혀 똥이 막힌 병을 치료한다. 백출 천궁 방풍 각3푼 감초(굽는다) 형개 각2푼반 길경 강활 각3푼 작약 2푼반 시호 2푼 전호 박하 황금 각2푼반 생치자 지모 각2푼 활석 석고 각3푼 대황 4푼 망초 3푼반. 위 18개 약재를 함께 썰어 1첩으로 만들어 물 2잔으로 1잔이 되게 달여 밥 먹은 다음에 뜨겁게 먹는다. 위에

처방은 넘치는 뜨거움이 오히려 이겨서 생긴 병을 치료한다. 뜨거운 바람이 눌러지지 않은 병으로 뜨거움이 심해 똥이 딱딱하면 쓴다. 대개 쓰고 차가운 약이다. 쓰고 차가운 약은 위장을 해치기 때문에 먼저 백출에 달고 따뜻함과 감초에 달고 고름으로 위장 기운을 다스려 임금으로 한다. 다음으로 천궁 방풍 형개 길경 강활에 맵고 따뜻함으로 올려 흩어지고 잘 통하게 하여 신하로 한다. 또 작약 전호 시호에 조금 쓴 것과 박하 황금 생치자에 조금 쓰면서 차가움으로 이끌고 공격하여 도우미로 한다. 마지막으로 지모 활석 석고에 쓰고 차가움과 대황 망초에 크게 쓰고 차가움으로 넘치는 뜨거움을 없애 심부름꾼으로 한다. 똥이 딱딱하지 않으면 대황 망초를 줄인다. 이것은 거스른 것을 치는 치료법이다. 아주 뜨겁게 먹는 것은 반대로 하는 치료이다.

통기이중환이 치료하는 증상은 위와 같다. 백출 1량 백지 강활 각반량 황금 활석(가루 내어 따로 넣는다) 각1량반 대황 2량반 견우자(가루 낸다) 1량반. 활석 견우자를 빼고 다른 것을 따로 아주 고운 가루로 갈아 합쳐 고운 가루로 만든 다음에 위에 두 약을 넣고 골고루 섞는다. 물을 떨어뜨려 오동나무 씨 크기로 환을 만들어 30~100환까지 먹는데 밥 먹은 다음이나 자기 전에 찻물로 삼킨다. 위에 처방에서 백출은 쓰면서 달고 따뜻해서 위장 속에 뜨거움은 없애 임금으로 삼는다. 백지는 맵고 따뜻해서 잘 통하게 하고 강활은 쓰면서 달고 고르거나 조금 따뜻해서 모든 마디를 잘

통하게 해서 신하로 삼는다. 황금은 조금 쓰고 차가워서 뜨거움을 치료하면서 변하게 하고 활석은 달고 차가워서 오줌을 매끄럽게 통하게 하고 맑거나 흐림을 다스려서 도우미로 삼는다. 대황은 쓰고 차가워서 똥을 잘 나오게 하고 모든 채워진 뜨거움을 빼내며 견우자는 쓰고 차가워서(맵다고도 한다) 똥을 나오게 하고 바람 독을 없애서 심부름꾼으로 삼는다. 거꾸로 치는 치료법이다. 뜨거운 바람을 다스리지 못하는 병에 뜨거움이 심하고 똥이 딱딱할 때도 함께 쓸 수 있다. 그러나 견우자는 독이 있고 신농에 약이 아니지만 지금 대황과 함께 써서 그 거센 타고난 바탕으로 잘 통하게 한다. 대개 많이 써서는 안 되고 많이 쓰면 타고난 기운을 해친다. 비워짐과 채워짐에 따라 약을 늘리거나 줄인다.

<u>황련천화분환</u>이 치료하는 증상은 위와 같다. 황련 1량 천화분 4량 국화 천궁 박하 각1량 연교 2량 황금 치자 각4량 황백 6량. 곱게 가루 내어 물을 떨어뜨려 오동나무 씨 크기로 환을 만들어 50~100환씩 밥 먹고 나서와 잠자려고 할 때 찻물로 삼킨다. 이 처방은 넘치는 뜨거움이 오히려 이겼지만 똥이 막히지 않았을 때 쓴다. 뜨거운 바람을 억누르지 못한 병에 뜨거움이 조금 있으면 먹을 수 있다. 황련, 천화분은 쓰고 차가워서 임금으로 삼고 국화는 쓰면서 달고 고르기 때문에 신하로 삼는다. 천궁은 맵고 따뜻하며 박하는 매우면서 쓰기 때문에 도우미로 삼는다. 연교와 황금은 쓰고 조금 차며 황백과 치자는 쓰고 차갑기 때문에 심부름꾼으로 삼는다. 합치면 뜨거움을 없애고 잘 통하게 해서 눈이 붉게 붓고 아픈 병을 치료한다.

<u>황련노감석산</u>은 눈두덩이 터져 짓무르고 눈이 부셔 햇빛을 싫어하는 병을 치료한다. 나머지 치료는 위와 같다. 노감석 1근 황련 4량 용뇌 조금. 먼저 노감석을 센 불 속에 넣고 빨갛게 달군다. 따로 도자기 그릇 속에 물 1잔을 넣고 황련을 물속에 담갔다가 빨갛게 달군 노감석을 넣는 담금질을 7번 하고 도자기 그릇에 놓아두고 햇볕에 말린 다음에 황련과 같이 곱게 가루 낸다. 쓸 때는 1~2량을 다시 아주 곱게 가루 내어 용뇌를 적당히 넣어 깨끗한 우물물에 찐득하게 타서 잠자려고 할 때 젓가락 끝으로 찍어 터져 짓무른 곳에 조금씩 바른다. 터져 짓무르지 않았을 때는 안쪽이나 바깥 눈초리에 넣으면 더욱 좋다. 눈 안으로 들어가지 않게 한다. 이 처방에서 노감석은 축축한 짓무름을 없애서 임금으로 삼는다. 황련은 쓰고 차가워서 도우미로 삼고 용뇌는 뜨거운 독을 없애서 심부름꾼으로 삼는다. 모든 눈병에 쓸 수 있다. 병에 마땅하면 병을 치료할 수 있으며 마땅하지 않아도 해가 없다. 기경 경맥에 삿된 것이 들어온 병은 박초를 담가 끓인 물을 더 넣어 군살이나 노랗거나 붉은 기름 위에 떨어뜨린다.

<u>용뇌황련고</u>는 눈 속에 핏줄이 불같고 뜨거움이 사람을 굽는 병을 치료한다. 나머지 치료는 위와 같다. 황련 반근 용뇌 1돈. 먼저 황련을 잘게 부수어 도자기 그릇 속에서 물 큰 3잔으로 적당한 불로 큰 반잔이 되게 끓인다. 걸러 찌꺼기를 없애고 얇은 도자기 잔 안에 넣고

중탕으로 끓여 찐득한 즙을 반잔 정도로 만든다. 쓸 때는 용뇌를 1돈 정도 넣고 젓가락 끝으로 때 없이 눈 안에 넣는다. 위에 처방에서 황련은 눈 아픔을 치료하고 모든 독을 풀어서 임금으로 삼는다. 용뇌는 뜨거운 독을 없애서 신하로 삼는다. 임금과 신하에 약이다. 모든 눈 아픔에 써야한다.

<u>유인춘설고</u>는 붉으면서 눈이 부시고 가려우면서 아프며 모래가 들어간 듯 깔깔한 병을 치료한다. 유인(기름을 뺀다) 4돈 용뇌 5푼. 먼저 유인을 곱게 갈아 용뇌를 넣고 골고루 섞어 좋은 진짜 생꿀 1돈2푼으로 다시 갈아 골고루 섞는다. 쓸 때는 젓가락 끝으로 안쪽이나 바깥 눈초리에 넣는다. 위에 처방에서 용뇌는 뜨거운 독을 없애서 임금으로 삼고 생꿀은 독을 풀고 모든 약을 조화롭게 해서 신하로 삼는다. 유인은 갑작스러운 뜨거움을 없애 눈 아픔을 치료해서 심부름꾼으로 삼는다. 이 약은 황련노감석산이나 용뇌황련고와 함께 쓴다.

<u>축비벽운산</u>은 부으면서 붉으며 어둡고 눈이 부시며 은근히 깔깔하면서 아픈 병을 치료한다. 또 바람으로 가렵고 코가 막히며 머리가 아프고 골이 신 병을 치료한다. 밖에 겉흠과 흰자위 군살, 눈곱과 눈물이 끈적끈적한 병을 치료한다. 아불식초 2돈 청대 천궁 각1돈. 곱게 가루 내어 먼저 입에 물을 가득 머금고 쌀알 정도를 눈물이 날 정도로 때가 없이 콧속에 불어넣는다. 이 처방에서 아불식초는 독을 풀어서 임금으로 삼고 청대는 뜨거움을 없애서 도우미로 삼는다. 천궁은 크게 매워서 삿된 것을 없애고 머무른 것을 깨뜨려 심부름꾼으로 삼는데 위로 통하게 하는 약이다. 대개 솥뚜껑을 여는 방법처럼 삿된 독이 막히지 않게 나가는 길을 만든다. 그래서 작은 힘이라도 날카롭다. 불어넣어서 얻는 효과는 항상 불어넣어야 그 힘을 모을 수 있다. 모든 눈병에 쓸 수 있다.

<u>강활승풍탕</u>은 눈곱이 많고 흐릿하게 보이면서 깔깔하고 눈이 부시며 핏줄이 눈자위를 뚫는다. 머리가 아프고 코가 막히면서 부어오르고 콧물과 눈물이 나오며 골 정수리가 무겁고 눈썹 뼈가 시고 아프다. 밖에 겉흠이 있는데 구름이나 안개, 실 뭉치, 저울 눈금, 소라 깝질 같다. 백출 5푼 지각 강활 천궁 백지 독활 방풍 전호 길경 박하 각4푼 형개 감초 각3푼 시호 7푼 황금 5푼. 1첩으로 해서 물 2잔으로 1잔이 되게 달여 찌꺼기를 없애고 뜨겁게 먹는다. 이 처방은 뜨거운 바람을 억누르지 못해 생겼을 때 쓴다. 구멍이 잘 통하지 않으면 모두 비장과 위장이 부족한 증상이다. 그래서 먼저 백출 지각으로 위장에 기운을 고르게 치료해서 임금으로 삼는다. 강활 천궁 백지 독활 방풍 전호는 모두 바람을 치료하는 약으로 주로 올려 땀을 내서 신하로 삼는다. 길경은 추웠다 덥다하는 것을 없애고 박하 형개는 상초를 잘 통하게 하며 감초는 모든 약을 조화롭게 해서 도우미로 삼는다. 시호는 뜨거움을 풀고 소양경과 궐음경을 움직이게 하며 황금은 위에 뜨거움을 다스려 눈 속이 붉게 붓는 병을 치료해서 심부름꾼으로 삼는다. 또 상한병이 나은 다음의 병에 뜨겁게 먹으면 뜨거운 기운이 위로 타올

라 위에서 흩어지게 하고 아래로 흐르지 않게 한다. 겉흠이 생기면 겉흠이 있는 곳에 경락을 보고 약을 더 넣는다. 겉흠이 안쪽 눈초리에서 나오면 만형자를 더 넣어 태양경을 치료하고 창출을 더 넣어 소장과 방광에 축축함을 없앤다. 안쪽 눈초리는 수태양경과 족태양경에 속한다. 바깥 눈초리에서 객주인혈부터 시작해서 비스듬히 아래로 들어가면 모두 용담초를 쓴다. 용담초는 맛이 쓰며 인삼을 조금 더 넣으면 용담초와 합쳐 삼초에 기운을 늘린다. 고본은 태양경에 바람약이다. 바깥 눈초리와 객주인혈은 족소양경과 수소양경, 수태양경에 속한다. 보는이음새부터 시작해서 아래로 가면 시호를 2배로 늘려 간장 기운을 움직이게 하고 황련을 더 넣어 심장 불을 빼낸다. 보는이음새는 족궐음경과 수소음경에 속한다. 거슬러 위로 가면 목통으로 소장 속에 뜨거움을 이끌고 오미자에 신맛으로 오므라들게 한다. 아래에서 지나가면 수태양경에 속한다.

<u>행인용담포산</u>은 바람이 위를 쳐서 눈이 흐릿하고 붉으면서 가려운 병을 치료한다. 용담초 당귀잔뿌리 황련 활석(따로 갈아 가루 낸다) 행인(껍질과 끝을 없앤다) 적작약 각1돈. 끓는 물에 오래 담갔다가 찍어서 씻는다. 마음대로 차거나 뜨겁게 하고 때와 날씨에 얽매이지 않는다. 처방은 용담초 황련에 쓰고 차가움으로 뜨거운 독을 없애서 임금으로 삼는다. 당귀잔뿌리는 피를 돌리고 행인은 마름을 촉촉하게 해서 도우미로 삼는다. 활석은 달고 차가워서 기운을 빼내고 적작약은 쓰고 신맛으로 가려움을 없애 심부름꾼으로 삼는다. 오직 바람으로 가려운 병에만 쓸 수 있다.

<u>시호복생탕</u>은 붉고 눈이 부시며 눈물이 많고 눈곱이 적은 병을 치료한다. 골 정수리가 무겁고 눈알이 아프면서 태양혈까지 아프다. 속눈썹이 힘이 업어서 항상 눈을 감으려고 하고 오래 쳐다보지 못하며 오래 보면 시고 아프다. 겉흠이 아래로 꺼지는데 꺼진 꼴이 둥글거나 네모나고 길거나 짧고 실이나 송곳, 끌로 만든 흠 같다. 고본 천궁 각3푼반 백작약 4푼 만형자 강활 독활 백지 각3푼반 시호 6푼 자감초 박하 길경 각4푼 오미자 20알 창출 복령 황금 각5푼. 1첩으로 만들어 물 2잔으로 1잔이 되게 달여 찌꺼기를 없애고 밥 먹고 나서 뜨겁게 먹는다. 이 처방에서 고본 만형자로 임금을 삼아서 양 기운을 위로 드러나게 한다. 천궁 백작약 강활 독활 백지 시호를 신하로 삼아서 피를 고르게 하고 북돋으며 바람을 다스려 궐음경으로 가게 한다. 감초 오미자를 도우미로 삼아서 모든 약을 도와 기운을 거두어서 감춘다. 박하 길경 창출 복령 황금을 심부름꾼으로 삼아 잘 통하게 하고 뜨거움과 축축함을 없앤다. 위와 아래로 나누고 비장과 위장을 튼튼하게 해서 눈 속이 붉게 붓는 병을 다스린다. 이 병은 온갖 감정과 병이 전하는 다섯 종류, 심하게 일함, 배고픔이나 배부름 때문에 아래로 꺼지려고 하고 위로 올라갈 수 없다. 그래서 주로 무리들을 올리게 하고 피를 고르게 하며 북돋아 돕게 한다. 또 원래 경맥으로 이끌고 서로 도와 거두어들여 돕게 하며 잘 통하게 하면서 뜨거움을

없애고 비장과 위장을 튼튼하게 한다. 이렇게 치료하는 이치를 헤아릴 수 있다. 눈알이 심하게 아프면 당귀양영탕으로 치료한다.

<u>당귀양영탕</u>은 눈알이 참을 수 없이 심하게 아픈 병을 치료한다. 나머지는 위를 함께 치료한다. 방풍 백지 각7푼반 백작약 숙지황 당귀 천궁 각1돈 강활 7푼반. 1첩으로 만들어 물 2잔으로 1잔이 되게 달여 찌꺼기를 없애고 밥 먹고 나서 뜨겁게 먹는다. 이 처방은 온갖 감정과 병이 전하는 다섯 종류, 심하게 일함, 배고픔이나 배부름으로 위장과 위장이 겹쳐 해친 병을 치료한다. 비장과 위장은 피가 많고 기운이 많은 곳으로 비장과 위장을 해치면 피도 병에 걸린다. 피는 눈을 기르고 눈동자는 신장에 속한다. 지금 기운이 올라가지 못하면서 더욱 피가 비워지면 눈을 기를 수 없기 때문에 눈이 참을 수 없이 심하게 아프다. 방풍은 기운을 올라가게 하고 백지는 풀어 잘 통하게 해서 위경으로 끌고 들어가서 임금으로 삼는다. 백작약은 아픔을 멈추고 기운을 늘리며 피를 통하게 하고 위와 아래를 이어지게 해서 신하로 삼는다. 숙지황은 신장 물과 진짜 음을 북돋아서 도우미로 삼는다. 당귀 천궁은 피를 돌리고 북돋으며 강활은 바람을 없애고 소음경으로 끌고 들어가서 심부름꾼으로 삼는다. 삿된 것이 피를 이겨서 눈알이 아픈 병과 피가 너무 많이 없어진 병에도 함께 먹어야 한다. 이 약을 먹은 다음에 눈알은 아프지 않지만 속눈썹에 힘이 없어 항상 눈을 감는 병이 줄어들지 않는다면 조양활혈탕으로 치료한다.

<u>조양활혈탕</u>은 황기 자감초 당귀 각5푼 백지 만형자 각4푼 방풍 5푼 승마 시호 각7푼. 1첩으로 만들어 물 2잔으로 1잔이 되게 달여 찌꺼기를 없애고 조금 뜨겁게 먹는다. 이 처방에서 황기는 애써서 비워진 증상을 치료하고 감초는 타고난 기운을 북돋아서 임금으로 삼는다. 당귀는 피를 고르게 하고 북돋아서 신하로 삼는다. 백지 만형자 방풍은 바람을 다스리고 양 기운을 올려서 도우미로 삼는다. 승마는 족양명위경과 족태음비경으로 끌고 들어가고 시호는 족궐음간경으로 당기므로 심부름꾼으로 삼는다. 심장 불이 쇠를 이기면 물이 약해져 오히려 억눌림을 당하는 경우에 먹어야한다. 뜨거움이 있으면 황련양간환을 같이 먹는다.

<u>황련양간환</u>은 눈 속이 핏줄이 심하게 붉고 눈곱이 많은 병을 치료한다. 나머지 치료는 위와 같다. 황련 1량 흰불깐 양간 1개. 먼저 황련을 갈아 곱게 가루내어 양간을 대나무 칼로 끈끈하게 잘라 힘살 막을 없애고 그릇 속에 넣고 두드려 곱게 갈아 황련 가루를 넣고 오동나무 씨 크기로 환을 만들어 30~50환씩 또는 70~80환까지 늘려서 찻물로 삼킨다. 이 처방에서 황련은 뜨거운 독을 없애고 눈을 밝게 해서 임금으로 삼는다. 양간은 간장과 합쳐지고 간경으로 끌고 들어가 심부름꾼으로 삼는다. 쇠와 칼을 쓰지 말고 철 그릇도 꺼린다. 쇠는 나무를 이기는데 간장은 나무다. 쇠 기운이 있으면 간장이 두려워해서 받아들이지 않는다. 이것은 간장 경맥을 치료하는 약으로 무리들과 견줄 수 없다. 간장이

삿된 것을 받은 경우도 함께 치료한다. 눈이 아프면 당귀를 더 넣는다.

결명익음환은 해를 두려워하고 불을 싫어하며 모래가 들어간 듯 깔깔해서 눈을 뜨기 어렵고 눈곱과 눈물이 함께 많은 병을 치료한다. 오랜 병으로 낫지 않는 경우에도 함께 치료한다. 나머지 치료는 위와 같다. 강활 독활 각5돈 황련(술로 만든다) 1량 방풍 5돈 황금 1량 당귀 잔뿌리(술로 만든다) 오미자 각5돈 석결명(달군다) 3돈 결명자 1량 감초(굽는다) 5돈 황백 지모 각1량. 가루 내어 졸인 꿀로 오동나무 씨 크기로 환을 만들어 50환에서 100환까지 늘려서 찻물로 먹는다. 이 처방에서 강활 독활로 맑은 양을 올려서 임금으로 삼는다. 황련은 뜨거운 독을 없애고 당귀잔뿌리는 피를 돌리며 오미자는 거두어들여서 신하로 삼는다. 석결명은 눈을 밝게 하고 가림을 없애며 결명자는 신장을 이롭게 해서 장님을 치료한다. 방풍은 뭉친 것을 흩어지게 하고 바람을 없애며 황금은 눈 속이 붉게 붓는 병을 없애서 도우미로 삼는다. 감초는 모든 약을 조화롭게 하고 황백은 신장 물을 도우며 지모는 신하불을 빼내서 심부름꾼으로 삼는다. 이것은 물을 늘리고 불을 억누르는 약이다. 안이 당기고 밖이 느슨해지는 병에도 먹는다.

천궁행경산은 눈 속이 사물에 해친 듯이 검푸른 병을 치료한다. 심하면 흰자위가 피로 뚫어진 듯하다. 지각 자감초 각6푼 백지 방풍 형개 박하 독활 각4푼 천궁 당귀 각6푼 홍화 조금 시호 6푼 복령 3푼 만형자 강활 각4푼 길경 5푼.

1첩으로 만들어 물 2잔으로 1잔이 되게 달여 찌꺼기를 없애고 밥 먹고 나서 아주 뜨겁게 먹는다. 이 처방에서 지각 감초는 위장에 기운을 고르게 해서 임금으로 삼는다. 백지 방풍 형개 박하 독활은 삿된 바람을 다스리고 위장 기운을 올려서 신하로 삼는다. 천궁 당귀 홍화는 엉긴 피를 돌리고 시호는 맺힌 기운을 없애며 복령은 나눠 통하면서 축축함을 없애서 도우미로 삼는다. 만형자 강활은 태양경으로 끌고 들어가고 길경은 오장을 통하게 해서 심부름꾼으로 삼는다. 위장 경맥이 고르면 소장과 방광에 삿된 것이 없어지고 엉긴 것이 돌아다닌다. 뜨거움이 보이면 소응대환자로 치료한다.

소응대환자는 위와 같은 증상을 치료한다. 또 눈곱과 눈물이 있고 모래가 들어간 듯 깔깔한 병도 같이 치료한다. 천궁 당귀 각7돈 방풍 형개 강활 고본 박하 각반량 길경 감초(굽는다) 각7돈 활석 석고 백출 황금 생치자 각1량 연교 국화 각7돈. 먼저 활석 석고를 따로 갈고 나머지는 곱게 가루 내어 고르게 섞어 만든다. 졸인 꿀로 1량을 8개의 환으로 나누어 1환이나 2환씩 찻물로 씹어 삼킨다. 이 처방은 엉긴 것을 없애는 약이다. 천궁 당귀를 임금으로 삼아 피를 다스리고 고르게 한다. 강활 방풍 형개 고본 박하 길경을 신하로 삼아 삿된 바람을 다스리고 수족태양경으로 끌고 들어간다. 백출 감초 활석 석고를 도우미로 삼아 비워진 위장을 고르게 북돋고 막힌 기운을 통하게 빼내며 족양명경에 뜨거움을 없앤다. 황금 생치자 연교 국화를 심부름꾼으로 삼아 뜨거움과 답답함을 없앤다. 넘치는 뜨거움이 오히려 이겼거나 뜨거운 바람을 억누르지 못하는 경우에는 먹어야한다.

《천금》자주환은 눈동자구멍이 점점 벌어지는 병을 치료한다. 안개나 이슬 속에 다니듯이 어둡다가 점점 빈 곳에 검은 속티가 보이고 점점 사물이 2개로 보인다. 오래되면 빛을 거둘 수 없어 눈속증이 되어 눈동자가 옅은 초록 빛깔이나 흰빛깔이 된다. 자석(침을 끌어당기는 것) 2량 진사 1량 신곡 4량. 먼저 자석을 센 불 속에 넣고 담금질하면서 식초를 뿌리는 것을 7번 한 다음 햇볕에 말려 아주 곱게 갈아 2량을 만든다. 진사를 따로 아주 곱게 갈아 1량을 만들고 생신곡 가루 3량을 앞에 약과 고르게 섞는다. 신곡 가루 1량은 물과 섞어 떡을 만들어 뜰 정도로 삶아서 앞의 약에 넣고 졸인 꿀로 오동나무 씨 크기로 환을 만든다. 10~30환씩 빈속에 미음으로 삼킨다. 이 처방에서 자석은 맵고 차가운데 차가움으로 신장을 억누르기 때문에 임금으로 삼아 눈동자구멍이 밖으로 벌어지지 않게 한다. 진사는 약간 달고 차가워서 심경을 억누르기 때문에 신하로 삼는다. 간장은 심장에 어미이고 자식은 어미를 튼튼하게 해서 간장이 튼튼하면 눈이 밝다. 신곡은 맵고 따뜻하면서 달아서 비장과 위장 속에 묵힌 음식을 삭혀서 도우미로 삼는다. 날 것으로 쓰면 기운을 생기게 하고 익혀서 쓰면 거센 기운을 거두어들인다. 약을 먹은 다음에는 아래를 보지 말고 위를 보면서 점점 별과 달을 보아야 효과가 있다. 또 심장 불이 쇠를 타고 들어가 물이 약해져서 반대로 이김을 당하는 병을 치료한다. 오랜 병으로 자주 나타났을 때 먹으면 영원히 다시 생기지 않는다. 빈속에 이것을 먹고 오전에 다시 석곡야광환으로 주로 치료한다.

석곡야광환은 위와 같은 증상을 치료한다. 천문동(불에 말린다) 인삼 복령 각2량 오미자(볶는다) 반량 말린국화 7돈 맥문동 숙지황 각1량 토사자(술에 담근다) 산약 구기자 각7돈 우슬(담근다) 행인(껍질과 끝을 없앤다) 각7돈반 생지황 1량 백질려 석곡 육종용 천궁 자감초 지각(밀기울로 볶는다) 청상자 방풍 황련 각반량 결명자 8돈 서각(갈아 가루 낸다) 영양각(갈아 가루 낸다) 각반량. 곱게 가루 내어 졸인 꿀로 오동나무 씨 크기로 환을 만들어 30~50환씩 따뜻한 술이나 소금물로 삼킨다. 이 처방은 북돋는 약이다. 위를 북돋고 아래를 치료한다. 부드럽게 통하고 오래도록 통하게 하지만 빠르게 통하지는 않는다. 그래서 천문동 인삼 토사자를 임금으로 삼아서 신장을 통하게 하고 생각을 편안하게 하며 음을 강하게 하고 알짜를 채운다. 오미자 맥문동 행인 복령 구기자 우슬 생숙지황을 신하로 삼아서 기운을 거두어들이고 축축함을 없애며 피를 서늘하게 하고 북돋는다. 감국 백질려 석곡 육종용 천궁 감초 지각 산약 청상자를 도우미로 삼아서 바람을 다스리고 비워짐을 치료하며 기운을 늘리고 독을 없앤다. 방풍 황련 결명자 영양각 생서각을 심부름꾼으로 삼아서 막힌 것을 흩어지게 하고 뜨거움을 빼내며 맺힌 것을 풀고 눈을 밝게 한다. 음이 약해 양과 짝지을 수 없는 병에도 함께 먹는다. 이것은 따르면 고르게 해서 치료하는 방법이다.

 익음보기환은 위와 같은 증상을 치료한다. 숙지황 3량 당귀 잔뿌리(술로 만든다) 반량 목단피 오미자 산약 각5돈 복령 택사 각2돈반 생지황(술로 만들어 볶는다) 4량 산수유 시호 각반량. 위를 가루 내어 졸인 꿀로 오동나무 씨 크기로 환을 만들어 물에 띄워 거른 진사로 옷을 입혀 50~70환씩 빈속에 묽은 소금물로 삼킨다. 이 처방은 물을 튼튼하게 해서 양에 빛을 억누른다. 화내서 기운을 해치면 흩어지면서 모이지 않는다. 기운에 병은 또 피에 병이다. 간장이 피를 얻은 다음에 볼 수 있다. 또 눈은 심장에 구멍이고 심장은 피를 주관한다. 그래서 숙지황으로 약해진 피를 북돋고 당귀잔뿌리로 피를 돌리며 목단피로 쌓인 피를 다스려서 임금으로 삼는다. 복령은 가운데를 고르게 하고 진짜 기운을 늘리며 택사는 축축함을 없애고 삿된 기운을 빼낸다. 생지황은 신장 물과 진짜 음을 북돋기 때문에 신하로 삼는다. 오미자는 오장을 북돋고 산약은 기운을 고르게 하고 위장을 조화롭게 해서 도우미로 삼는다. 산수유는 음을 강하게 하고 알짜를 늘리며 아홉 구멍을 통하게 한다. 시호는 궐음경으로 끌어당기기 때문에 심부름꾼으로 삼는다. 꿀로 만들면 찐득하게 걸려 내려가기 어렵다. 진사로 옷을 입히면 심장으로 통한다. 반드시 《천금방》에 자주환과 함께 먹어야 쉽게 효과를 본다.

 자음지황환은 위와 같은 증상을 치료한다. 눈곱이 많은 경우도 함께 치료한다. 황련 1량 황금 당귀신(술로 만든다) 각 반량 생지황(술로 만든다) 1량반 숙지황 반량 오미자 3돈 인삼 2돈 천문동(불에 말린다) 자감초 각3돈 지골피 2돈 지각 시호 각3돈. 곱게 가루 내어 졸인 꿀로 오동나무 씨 크기로 환을 만들어 100환씩 밥 먹고 나서 찻물로 하루 3번 삼킨다. 이 처방은 주로 부드럽게 하는데 부드러운 것이 그 근본을 치료한다. 황련 황금은 쓰고 차가워서 세찬 삿된 기운을 없애서 임금으로 삼는다. 당귀신은 맵고 따뜻하며 생숙지황은 쓰고 달며 차가워서 피를 기르고 서늘하게 해서 신하로 삼는다. 오미자는 시고 차가우며 약이 가벼워 위로 떠서 벌어진 눈동자구멍을 오므린다. 인삼 감초 지골피 천문동 지각은 쓰고 달며 차가워서 뜨거움을 빼내고 기운을 북돋아서 도우미로 삼는다. 시호는 끌어당겨서 심부름꾼으로 삼는다. 피가 너무 많이 없어진 병에 뜨거움이 있는 경우에도 먹는다.

 방풍산결탕은 위아래 속눈썹에 은근히 살 혹이 일어났을 때 손으로 병을 없앤 다음에 먹는다. 방풍 강활 백작약 당귀잔뿌리 각5푼 홍화 소목 각각 조금 복령 창출 독활 전호 황금 각5푼 자감초 방기 각6푼. 1첩으로 만들어 물 2잔으로 1잔이 되게 달여 뜨겁게 먹는다. 찌꺼기는 다시 달인다. 이 처방에서 방풍 강활은 양 기운을 올려 임금으로 삼는다. 백작약 당귀잔뿌리 홍화 소목은 엉긴 것을 깨뜨리고 피를 돌려 신하로 삼는다. 복령은 삿된 기운을 빼내고 창출은 축축함을 없애며 전호는 오장을 잘 통하게 한다. 독활은 삿된 바람을 없애고 황금은 뜨거움을 다스려 변하게 도와주기 때문에 도우미로 삼는다. 감초는 모든 약을 고르게 하고 방기는 12경맥을 돌려서 심부름꾼으로 삼는다. 병이 위 속눈썹에 있으면 황련 시호를 더 넣는다. 수소음경과 족궐음경에 삿된 것을 받았다. 병이 아래 속눈썹에 있으면 고본 만형자를 더 넣는다. 수태양경에 삿된 것을 받았다.

죽엽사경탕은 눈이 은근히 깔깔하고 조금 흐릿하게 느끼며 사물이 조금 어둡게 보이는 병을 치료한다. 안쪽 눈초리에 침구멍처럼 열려서 누르면 고름이 배어나오는 병을 치료한다. 시호 치자 강활 승마 자감초 각5푼 적작약 결명자 복령 차전자 각4푼 황금 6푼 황련 대황 각5푼 푸른대나무잎 10잎 택사 4푼. 1첩으로 만들어 물 2잔으로 1잔이 되게 달여 밥 먹고 나서 조금 뜨겁게 먹는다. 이 처방은 거스른 것을 친다. 먼저 족궐음간경과 족태양방광경으로 가는 약을 임금으로 삼는데 시호와 강활이다. 두 경맥에 기운은 모두 비장과 위장에 모아지기 때문에 족태음경과 족양명경을 고르게 하기 위해 신하로 삼는데 승마와 감초이다. 간장 경맥은 피가 많기 때문에 핏줄을 통하게 해서 간장에 삿된 것을 없애는 약과 방광 경맥은 축축함이 많기 때문에 오줌을 잘 통하게 해서 방광에 축축함을 없애는 약으로 도우미를 삼는다. 적작약 결명자 택사 복령 차전자이다. 모두 쌓인 뜨거움을 깨뜨리려면 반드시 치고 반드시 열어야 하며 반드시 잘 통하게 하고 반드시 없애야 하는데 그 약을 심부름꾼으로 삼는다. 치자 황금 황련 대황 대나무잎이다.

밀제해독환은 위와 같은 증상을 치료한다. 행인(껍질과 끝을 없애 따로 간다) 2량 생치자(가루 낸다) 10량 석밀(졸인다) 1근 대황(가루 낸다) 5량. 꿀로 오동나무 씨 크기로 환을 만들어 30~100환까지 찻물로 삼킨다. 이 처방에서 마르면서 뜨거운 원인을 달면서 촉촉한 것으로 치료하기 때문에 임금으로 삼는다. 답답하면서 뜨거운 원인을 생치자에 약간 쓰면서 차가운 것으로 치료하기 때문에 신하로 삼는다. 석밀은 달고 고르면서 따뜻하고 오장을 편안하게 하기 때문에 도우미로 삼아서 독을 풀고 삿된 것을 없앤다. 대황은 쓰고 차가워서 모든 채워진 뜨거움을 빼내기 때문에 심부름꾼으로 삼아서 쌓인 것을 친다. 겹겹이 풀지 않으면 안 된다.

결명야령산은 눈이 밤이 되면 어두운 병을 치료한다. 등불과 달이 있어도 볼 수 없다. 석결명(따로 간다) 야명사(따로 간다) 각2돈 돼지간(날 것을 쓰고 돼지를 먹지 않으면 흰양간을 쓴다) 1량. 두 약 가루를 고르게 섞어 대나무 칼로 간을 2조각으로 썰어 위에 약을 간 1조각에 바르고 다른 1조각으로 합친 다음 삼실로 겉을 단단히 묶어 약이 새지 않게 한다. 쌀을 일은 쌀뜨물 큰 1그릇을 사기 항아리 속에 넣고 철 그릇이 닿지 않게 속에 약이 있는 간을 넣고 작은 반 그릇이 되게 삶는다. 잠자려고 할 때 간과 약즙을 이어서 먹는다. 이 처방에서 결명자는 신장 경맥을 누르고 알짜를 늘려서 임금으로 삼는다. 야명사는 양을 올리고 밤에 밝게 해서 신하로 삼는다. 쌀뜨물은 비장과 위장을 치료해서 도우미로 삼는다. 간과 간을 합쳐서 간장 경맥으로 끌고 들어가서 심부름꾼으로 삼는다.

<u>충화양위탕</u>은 눈속증이 처음 일어났을 때는 조금 어둡게 보이면서 빈속에 검은 속티가 보이고 눈동자가 엷은 초록 빛깔로 보이다가 다음에 갈라지게 보여 하나가 둘이 되고 눈동자가 옅은 흰빛깔로 보이는 병을 치료한다. 오래되면 보지 못하고 눈동자가 하얗게 변한다. 시호 7돈 인삼 당귀(술에 담근다) 각1량 오미자 2돈 백작약 6돈 백복령 3돈 강활 1량반 자감초 1량 방풍 반량 황기 1량반 백출 승마 갈근 각1량 건강 1돈. 6돈씩 물 3잔으로 2잔이 되게 달여 황금 황련 각1돈을 넣고 다시 1잔이 되게 달여 찌꺼기를 없애고 밥 먹고 나서 조금 뜨겁게 먹는다. 이 처방에서 간장 나무가 고르지 않고 안에 심장 불이 껴있기 때문에 시호로 간장을 고르게 하고 인삼으로 심장을 열며 황련으로 심장 불을 빼내서 임금으로 삼는다. 술로 만든 당귀는 모든 경맥을 기르고 오미자는 끓어오르는 모든 경맥을 가라앉힌다. 심포 낙맥은 피를 주관하고 백작약은 핏줄을 순조롭게 하고 나쁜 피를 흩어지게 해서 신하로 삼는다. 백복령은 방광에 축축함을 빼내고 강활은 소장에 샛된 것을 잘 통하게 한다. 감초는 삼초를 북돋고 방풍은 내려간 쓸개를 위로 올려 도우미로 삼는다. 음양은 모두 비장과 위장에 모인다. 황기는 비장과 위장을 북돋고 백출은 비장과 위장을 튼튼하게 하며 승마 갈근은 비장과 위장의 경맥을 돌린다. 황금은 튼튼한 불을 물러나게 하고 건강은 튼튼한 불로 들어가 이끌어서 심부름꾼으로 삼는다. 이 처방은 거스르고 치고 따르고 순조롭고 반대로 하고 다르게 하고 바르게 하는 치료법을 모두 갖추었다.

<u>익기총명탕</u>은 위와 같은 증상을 치료한다. 또 귀가 멀거나 귀가 우는 병을 치료한다. 황기 인삼 각1돈2푼반 감초(굽는다) 5푼 승마 7돈반 갈근 3돈 만형자 1돈반 작약 황백(술에 볶는다) 각1돈. 4돈씩 물 2잔으로 1잔이 되게 달여 찌꺼기를 없애고 잠자려고 할 때 뜨겁게 먹고 새벽 3~5시 사이에 다시 달여 먹는다. 이 처방에서 황기 인삼에 달고 따뜻함으로 비워짐을 치료해서 임금으로 삼는다. 감초는 달고 고르며 조화롭게 서로 돕게 하며 승마는 쓰고 고르며 약간 차가우면서 수양명경과 족양명경, 족태음경으로 가서 신하로 삼는다. 갈근은 달고 고르며 만형자는 맵고 따뜻하면서 모두 올릴 수 있어서 도우미로 삼는다. 작약은 시고 약간 차가우면서 중초를 북돋고 핏줄을 순조롭게 하며 황백은 쓰고 차가우면서 신장 물과 방광이 부족한 것을 치료해서 심부름꾼으로 삼는다. 술로 만들고 또 볶는 것은 뜨거움을 쓰기 때문이다. 또 뜨거움이 있으면 황백을 점점 더 넣고 봄과 여름에도 더 넣으며 한여름에는 2배로 넣는다. 많이 넣으면 효과가 없고 비장과 위장이 비워졌으면 뺀다. 이것보다 배로 뜨거우면 사열황련탕으로 치료한다.

<u>사열황련탕</u>은 눈속증을 치료하는 증상

은 위와 같으며 눈곱과 눈물이 많다. 황금(술에 볶는다) 황련(술에 씻는다) 시호(술에 볶는다) 생지황(술에 씻는다) 각1량 승마 반량 용담초(반대로 음을 돕는다) 3돈. 이 처방은 주로 치료하면서 들어온 것도 치료하는 약이다. 주로 치료하는 것은 승마는 비장과 위장을 주로 하고 시호는 간장 경맥으로 가므로 임금으로 삼는다. 생지황은 피를 서늘하게 해서 신하로 삼는데 양명경, 태음경, 궐음경은 피가 많기 때문이다. 들어온 것을 치료하는 경우는 황련 황금은 모두 축축한 뜨거움을 다스려서 도우미로 삼는다. 용담초는 오로지 눈 속에 모든 병을 없애서 심부름꾼으로 삼는다. 모든 축축한 뜨거움은 밖에서 들어온다.

환음구고탕은 눈병이 오래 되어 흰자위가 조금 푸른빛깔로 변하고 검은자위가 흰빛깔을 띠며 흰자위와 검은자위 사이에 띠처럼 붉은 고리가 있는 병을 치료한다. 사물이 또렷하지 않게 보이고 안개와 이슬 속에 있듯이 어둡다. 흰자위에 높낮이가 고르지 않고 빛깔은 죽은 듯 하며 심하면 빛나지 않는다. 입이 마르고 혀가 쓰며 눈곱이 많고 눈이 부시면서 깔깔하다. 상초에 삿된 뜨거움이 있어서 그렇다. 승마 창출 감초(굽는다) 시호 방풍 강활 각반량 세신 2돈 고본 4돈 천궁 1량 길경 반량 홍화 1돈 당귀잔뿌리 7돈 황련 황금 황백 지모 생지황 연교 각반량 용담초 3돈. 7돈씩 물 2잔으로 1잔이 되게 달여 찌꺼기를 없애고 뜨겁게 먹는다. 이 처방에서 승마 창출 감초는 타고난 기운을 주관해서 임금으로 삼으며 해친 것을 따뜻하게 한다. 방풍 시호 강활 세신 고본은 양을 올리고 막힌 것을 풀어서 신하로 삼으며 맺힌 것을 흩어지게 한다. 천궁 길경 홍화 당귀잔뿌리는 핏줄을 북돋아 돌아다니게 해서 도우미로 삼으며 머무른 것을 돌아다니게 한다. 황련 황금 황백 지모 연교 생지황 용담초는 삿된 뜨거움을 없애서 심부름꾼으로 삼으며 들어온 것을 없앤다. 삿된 것이 기경 경맥에 들어온 병과 강한 양이 튼튼한 음과 치고받는 병에도 이것을 먹으면 효과가 있다.

국화결명산은 위와 같은 증상을 치료한다. 결명자 석결명(동쪽으로 흐르는 물에 하루 꼬박 삶아서 따로 아주 곱게 갈아 약에 넣는다) 목적 방풍 강활 만형자 감국 감초(굽는다) 천궁 석고(따로 아주 곱게 갈아 약에 넣는다) 황금 각반량. 곱게 가루 내어 2돈씩 물 1잔반으로 8푼이 되게 달여 가루와 같이 밥 먹고 나서 먹는다. 이 처방에서 눈을 밝게 하고 겉흠을 없애서 임금으로 삼는 것은 결명자 석결명 목적이다. 바람을 흩어지게 하고 양을 올려서 신하로 삼는 것은 방풍 강활 만형자 감국이다. 기운을 조화롭게 하고 피를 고르게 해서 도우미로 삼는 것은 감초 천궁이다. 삿된 뜨거움을 없애서 심부름꾼으로 삼는 것은 황금 석고이다. 안이 당기고 밖이 느슨해지는 병도 치료한다.

신험금구환은 위와 같은 증상과 함께 입이 마르고 혀가 쓰며 눈곱이 많고 눈이 부시면서 깔깔한 병을 치료한다. 상초에 삿된 뜨거움이다. 감국 반량 결명자 유인(껍질 없앤다) 각3량 모려(씻어 불로 달궈 가루 낸다) 반량 황련 백질려

(볶아 끝을 없앤다) 방풍 각5량 강활 3량 세신 5량 구맥 3량 백복령 4량 육계 2량 산비둘기(떨어져 죽은 것을 껍질과 털, 내장, 부리와 발톱을 없애고 적당한 불로 뼈까지 구워 말린다) 1마리 불깐양간(대나무 칼로 얇게 썰어 노릇하게 굽는데 쇠칼을 쓰지 않는다) 1개 만청자(일어 깨끗한 비단주머니에 담아 하루 꼬박 시루에서 쪄서 햇볕에 말린다) 2되. 곱게 가루 내어 졸인 꿀을 넣고 500번 찧어 오동나무 씨 크기로 환을 만들어 20환에서 30~50환까지 늘려서 빈속에 따뜻한 물로 삼킨다. 이 처방에서 감국 결명자는 눈을 밝게 해서 임금으로 삼는다. 유인 모려 황련 백질려는 축축한 뜨거움을 없애서 신하로 삼는다. 방풍 강활 세신은 위로 올라가게 하고 구맥 복령은 아래로 나누어서 도우미로 삼는다. 산비둘기는 신장을 북돋고 양간은 간장을 북돋으며 육계는 모든 약을 삿된 뜨거움에 들어가도록 이끌어서 심부름꾼으로 삼는다. 이 처방은 분량을 많게 했다. 신장과 간장은 멀리 있어서 약을 먹으면 흩어지기 때문에 자주 먹지 않게 한다는 뜻이 있다.

만응선화산은 위와 같은 증상을 치료한다. 선태(흙을 없앤다) 반량 뱀허물(굽는다) 3돈 천궁 방풍 강활 자감초 각1량 창출 4량 적작약 3량 당귀 백복령 각1량 석결명(동쪽으로 흐르는 물에 하루 꼬박 삶아서 따로 아주 곱게 간다) 1량반. 곱게 가루 내어 2돈씩 밥 먹고 나서와 잠자려고 할 때 진한 미음에 타서 삼킨다. 뜨거운 찻물로 좋다. 이 처방은 짝을 만들었다. 홀로 하지 않고 짝을 지어서 겹친 처방이 되었다. 선태를 쓰고 또 뱀허물을 써서 겹친 허물을 가지고 겉흠을 없애서 임금으로 삼는다. 천궁 방풍 강활은 모두 머리와 눈을 시원하게 해서 신하로 삼는다. 감초 창출은 주로 비장과 위장을 통하게 한다. 또 비장과 위장은 기운과 피가 많기 때문에 적작약으로 기운을 북돋고 당귀로 피를 북돋아 도우미로 삼는다. 석결명은 신장 물을 억누르고 알짜를 늘리면서 음을 되돌아오게 하며 백복령은 음양과 위아래를 나누어서 심부름꾼으로 삼는다. 삿된 것이 기경 경맥에 들어온 병도 치료한다.

황기방풍음자는 눈꺼풀테가 당겨 속눈썹 말림증이 되어 겉흠이 생긴 병을 치료한다. 또 위아래 눈꺼풀과 눈초리가 붉게 짓무르고 눈이 부시며 깔깔해서 뜨기 어렵고 눈곱과 눈물이 끈적이게 붙는 병을 치료한다. 만형자 5푼 세신 2푼 갈근 1돈반 자감초 황기 방풍 각1돈 황금 5푼. 1첩으로 만들어 물 2잔으로 1잔이 되게 달여 찌꺼기를 없애고 매우 뜨겁게 먹는다. 이 처방에서 만형자 세신을 임금으로 삼아서 수태양경과 수소양경에 삿된 것을 없앤다. 간장은 두 경맥에 어미이고 자식이 고르면 어미가 고르다. 이런 채워짐이면 그 자식을 빼내야한다. 감초 갈근을 신하로 삼아서 족태음경과 족양명경에 약함을 치료한다. 폐장은 두 경맥에 자식이고 어미가 엷으면 자식이 혼자이다. 이런 비워짐이면 그 어미를 북돋는다. 황기는 거죽과 털을 튼튼하게 하고 방풍은 막힌 기운을 흩어지게 해서 도우미로 삼는다. 황금은 축축한 뜨거움을 다스려 눈 속이 붉게 붓는 병을 없애서 심부름꾼으로 삼는다.

<u>무비만형자탕</u>은 위와 같은 증상을 치료한다. 황기 인삼 각1돈 황련 시호 각7푼 만형자 당귀 갈근 방풍 각5푼 생감초 1돈 세신잎 3푼. 1첩으로 만들어 물 2잔으로 1잔이 되게 달여 찌꺼기를 없애고 조금 뜨겁게 먹는다. 이 처방은 폐장 기운이 비워져서 황기 인삼으로 채우기 위해 임금으로 삼는다. 심장에 삿된 것은 황련으로 없애고 간장에 삿된 것은 시호로 없애며 소장에 삿된 것은 만형자로 없애서 신하로 삼는다. 당귀는 피를 고르게 하고 갈근은 풀어 없애서 도우미로 삼는다. 방풍은 바람을 다스리고 막힌 것을 흩어지게 하며 생감초는 뜨거움과 불을 크게 빼내고 세신은 아홉 구멍을 잘 통하게 하는데 잎을 써서 위로 올라가게 하는 뜻으로 심부름꾼으로 삼는다.

<u>발운퇴예환</u>은 양교맥이 삿된 것을 받아서 안쪽 눈초리에 핏줄이 얽혀 있고 뿌리에 군살이 생긴 병을 치료한다. 군살에 노란 붉은 기름이 생겼다가 이 기름이 옆으로 검은자위에 들어가면서 점점 눈동자구멍 쪽까지 먹어 들어간다. 바깥 눈초리도 그렇다. 흰자위 군살증이라고 부른다. 천궁 1량5돈 국화 1량 만형자 2량 선태 1량 뱀허물(굽는다) 3돈 밀몽화 2량 박하잎 반량 목적(마디를 없앤다) 2량 형개(꽃이삭) 1량 황련 저도인523) 각반량 지골피 1량 천화분 6돈 자감초 3돈 천초껍질 7돈 당귀 백질려(가시를 없애고 볶는다) 각1량5돈. 곱게 가루 내어 졸인 꿀로 둘을 각각 8환씩 만들어 1환씩 밥 먹고 나서와 잠자려고

---

523) 8~9월에 따는 닥나무 열매.

할 때 잘게 씹어 찻물로 삼킨다. 이 처방은 삿된 것이 기경 경맥에 들어와서 생긴 병을 치료한다. 《팔십일난경》에 '양교맥은 발꿈치 속에서 일어나 바깥 복숭아뼈를 돌아 위로 가서 풍지혈에 들어간다.'고 하였다. 풍지혈은 뇌호혈이다. 천궁은 골로 들어간 바람을 치료하고 국화는 팔다리에 다니는 바람을 치료해서 한번은 위를 다스리고 한번은 아래를 고르게 해서 임금으로 삼는다. 만형자는 수소음경에 삿된 것을 없애고 선태 뱀허물 목적 밀몽화는 뭉친 것을 없애서 신하로 삼는다. 박하잎 형개(꽃이삭) 백질려는 모두 바람을 다스려서 위를 시원하게 하고 저도인 지골피는 오줌을 통하게 해서 아래를 잘 통하게 하여 도우미로 삼는다. 황련은 위장 속에 뜨거움을 없애고 천화분은 대장 속에 뜨거움을 없애며 감초는 모든 약을 조화롭게 하고 천초껍질은 오장을 통하게 하고 눈을 밝게 한다. 병이 있는 곳의 피도 병에 걸리기 때문에 더욱 당귀로 피를 고르게 해서 심부름꾼으로 삼는다. 저도인은 저실자이다.

<u>치자승기산</u>은 위와 같은 증상과 함께 눈곱과 눈물이 있고 눈이 부시고 깔깔해서 뜨기 어려운 병을 치료한다. 뱀허물 결명자 천궁 형개(꽃이삭) 백질려(볶는다) 곡정초 국화 방풍 강활 밀몽화 감초(굽는다) 만형자 목적 생치자 황금 각각 같은 양. 곱게 가루 내어 2돈씩 밥 먹고 나서와 잠자려고 할 때 뜨거운 찻물에 타서 삼킨다. 이 처방에서 선태는 짜고 차가우며 결명자는 짜고 써서 임금으로 삼는다. 옅은 맛은 통하게 하고 통하면 경락을 잘 통하게 한다. 천궁 형개(꽃이

삭)는 맵고 따뜻하며 백질려 곡정초는 쓰고 매우면서 따뜻하다. 국화는 쓰고 달며 고르고 방풍은 달고 매워서 신하로 삼는다. 매운 기운은 뜨겁게 하고 뜨거우면 양을 올린다. 강활은 쓰고 달며 따뜻하고 밀몽화는 달고 조금 차갑다. 감초는 달고 고르며 만형자는 맵고 조금 차가워서 도우미로 삼는다. 옅은 기운은 내뿜어 빼내고 빼내면 뼈마디를 시원하게 한다. 목적은 달고 조금 쓰며 생치자 황금은 조금 쓰고 차가워서 심부름꾼으로 삼는다. 진한 맛은 빼내고 빼내면 막히고 넘친 것을 친다.

마장령광고는 위와 같은 증상을 치료한다. 황련(콩 크기로 썰어 어린아이 오줌에 하룻밤 담갔다가 햇볕에 말려 가루 낸다) 1량 황단(물에 띄워 거른다) 3량 당귀(곱게 가루 낸다) 2돈 사향(따로 간다) 유향(따로 간다) 각5푼 경분(따로 간다) 요사(따로 간다) 백정향(가루 낸다) 각1돈 용뇌(가루 낸다) 조금 해표초(가루 낸다) 1돈 노감석(1량은 황련을 썰어 물 속에 넣고 빨갛게 태운 노감석을 담그는 것을 7번 한다) 6량. 먼저 좋은 흰 꿀 10량을 은그릇이나 사기그릇 속에 넣고 5~7번 끓여 깨끗한 종이로 밀랍을 떠낸다. 황단을 빼고 나머지 약을 넣고 버드나무로 고르게 저은 다음에 황단을 넣고 다시 은근한 불로 자줏빛이 될 때까지 천천히 젓는다. 유향 사향 경분 요사를 고르게 섞어 위 약 속에 넣고 손에 달라붙지 않을 정도일 때 빨리 조협나무 열매 크기로 환을 만들어 종이에 싼다. 쓸 때는 1환씩 새물에 개어 용뇌를 조금 넣고 흔들어 때때로 겉흠 위에 넣는다.

이 처방에서 황련은 샷된 뜨거움을 없애고 눈을 밝게 해서 임금으로 삼는다. 황단은 뜨거운 독을 없애고 노감석은 축축함을 다스리고 흩어짐을 거두어들여서 신하로 삼는다. 당귀는 핏줄을 고르게 하고 사향 유향에 모든 향기는 기운을 통하게 하며 경분은 부스럼을 죽여서 도우미로 삼는다. 요사는 삭게 하고 해표초는 겉흠을 갈며 백정향은 병을 옮기지 않고 용뇌는 핏줄과 겉흠을 없애서 심부름꾼으로 삼는다.

소예복명고는 위와 같은 증상을 치료한다. 황단(물에 띄워 거른다) 4량 청염(따로 간다) 1량 생꿀 1근 가자(씨를 빼고 가루 낸다) 8개 해표초(가루 낸다) 3돈. 먼저 꿀을 여러 번 끓여 깨끗한 종이로 밀랍을 걷어낸다. 여기에 황단을 넣고 막대기로 고르게 저은 다음 나머지 약을 넣고 자줏빛이 되면 꺼낸다. 황련 10량 유인 반량 목적 1량 용담초 2량 행인(껍질과 끝을 없앤다) 70개를 도자기 그릇 안에 함께 넣고 물 1되에 담근다. 봄가을에는 5일, 여름에는 3일, 겨울에는 10일을 한다. 이것을 솥 안에 넣고 적당한 불로 작은 반 되가 되게 끓인 다음에 걸러 찌꺼기를 없애고 다시 중탕으로 끓여 찐득한 즙을 만든다. 앞에 약을 넣고 끓이면서 젓다가 자줏빛이 되면 용뇌 1돈을 넣는다. 쓸 때는 조금씩 약을 말려 맑은 물에 개여 눈 위에 넣는다. 이 처방에서 황련을 임금으로 삼아 샷된 뜨거움을 다스린다. 유인 행인 용담초를 신하로 삼아 붉게 아픔을 없애고 마음을 촉촉하게 하며 뜨거운 독을 푼다. 황단 청염 용뇌 생꿀을 도우미로 삼아 축축하게 짓무른 것을 거두고 신장 기운을 늘리며 붉게 붓는 것을 다스리면서 모든 약을 고르게 한다. 가자 해표초 목적을 심부름꾼으로 삼아 깔깔하지 않게 하고 가림과 겉흠을 삭게 한다.

제풍익손탕은 눈이 사물에 해친 병을 치료한다. 숙지황 당귀 백작약 천궁 각1돈 고본 전호 방풍 각7푼. 1첩으로 만들어 물 2잔으로 1잔이 되게 달여 찌꺼기를 없애고 매우 뜨겁게 먹는다. 이 처방에서 숙지황은 신장 물을 북돋아 임금으로 삼는다. 검은자위는 신장에 아들이기 때문에 비워지면 어미인 신장을 북돋는다. 당귀는 피를 북돋는다. 피는 눈을 기르기 때문에 지금 해치게 되면 피에 병으로 된다. 백작약은 피를 북돋고 또 기운을 북돋는다. 피에 병은 기운에 병도 되어서 신하로 삼는다. 천궁은 피가 비워져서 생긴 머리아픔을 치료하고 고본은 피를 통하게 하고 머리바람을 없애서 도우미로 삼는다. 전호 방풍은 삿된 바람을 다스리고 엉기지 않게 해서 심부름꾼으로 삼는다. 피가 너무 많이 없어진 병도 함께 치료한다. 눈썹 뼈를 해친 경우는 524) (이하 풀이 안함)

가감지황환은 위와 같은 증상을 치료한다. 생지황 숙지황 각반근 우슬 당귀 각3량 지각 2량 행인 강활 방풍 각1량. 곱게 가루 내어 졸인 꿀로 오동나무 씨 크기로 환을 만들어 30환씩 빈속과 밥 먹기 전에 따뜻한 술로 삼킨다. 묽은 소금물로 괜찮다. 이 처방에서 지황은 신장 물과 진짜 음을 북돋아 임금으로 삼는다. 신장 물이 부족하면 신하불이 반드시 세차기 때문에 생숙지황으로 신하불을 물러나게 한다. 우슬은 나쁜 피를 몰아내고 당귀는 새로운 피를 늘려서 신하로 삼는다. 밀기울로 볶은 지각은 위장 기운을 고르게 한다. 위장은 피가 많고 피가 생기는 곳이라서 그 샘을 북돋는다. 행인은 마름을 촉촉하게 하는데 피가 적으면 마르게 되어서 도우미로 삼는다. 강활 방풍은 모두 내뿜어 잘 통하게 하고 삿된 바람을 크게 없애서 심부름꾼으로 삼는다. 온갖 감정과 병이 전하는 다섯 종류, 배고픔이나 배부름, 심하게 일함으로 병이 된다. 눈이 아프면 당귀양영탕과 함께 먹는다. 상한병 다음에 걸린 병과 피가 적거나 비워졌거나 없어져 생긴 병에도 먹는다.

인삼보양탕은 상한병에 남은 삿됨이 흩어지지 않아 위에 빈 구멍으로 달려간 병을 치료한다. 은근히 깔깔하면서 붉게 부어오르고 겉흠이 생기며 눈이 부시면서 머리가 아프고 뼈가 아프다. 강활 독활 각6푼 백작약 생지황 택사 각3푼 인삼 백출 복령 황기 자감초 당귀 각4푼 시호 방풍 각5푼 숙지황(술에 씻어 볶는다) 4푼. 1첩으로 만들어 물 2잔으로 1잔이 되게 달여 찌꺼기를 없애고 뜨겁게 먹는다. 이 처방은 음양을 나눠서 위아래로 잘 오르내리게 하는 약이다. 강활 독활을 임금으로 삼아 양을 오르게 한다. 복령 택사를 신하로 삼아 음을 내려가게 한다. 인삼 백출은 비장과 위장을 크게 북돋우며 안이 튼튼하면 삿된 것이 스스로 머물 수 없다. 황기 방풍은 거죽

---

524) 앞에 '눈병의 원인'에 《원기계미》에 '사물로 해친 병'과 내용이 같아서 풀이하지 않는다.

과 털을 크게 튼튼하게 하며 밖이 촘촘하면 삿된 것이 들어오지 못해서 도우미로 삼는다. 당귀 숙지황은 함께 피를 생기게 하는데 눈이 피를 얻어야 볼 수 있다. 생지황은 신장 물을 북돋는데 눈동자는 신장에 속한다. 백작약은 기운을 다스리고 시호는 경맥으로 가도록 하며 감초는 모든 약을 조화롭게 해서 심부름꾼으로 삼는다.

<u>억양주련산</u>은 눈동자구멍이 점점 좁아져 냉이 씨 같은 병을 치료한다. 또 눈동자구멍 밖 둘레가 벌레가 먹을 듯이 한 병을 치료한다. 모두 사물을 보면 어둡지는 않지만 조금 흐릿하면서 눈이 부시고 깔깔한 증상이 있다. 생지황 독활 황백 방풍 지모 각3푼 만형자 전호 강활 백지 생감초 각4푼 황금(술로 만든다) 한수석 치자 황련(술로 만든다) 각5푼 방기 3푼. 1첩으로 만들어 물 2잔으로 1잔이 되게 달여 찌꺼기를 없애고 매우 뜨겁게 먹는다. 이 처방은 양을 억누르고 음을 부드럽게 하는 약이다. 생지황은 신장 물과 진짜 음을 북돋아 임금으로 삼는다. 독활 황백 지모는 모두 신장 물을 늘려 신하로 삼는다. 만형자 강활 방풍 백지는 모두 양을 올리는 약으로 도우미로 삼는다. 이미 억눌린 것을 나눠서 다시는 서로 건드리지 않게 하려는 뜻이다. 생감초 황금 치자 한수석 방기 황련은 달아나지 않게 하는 약이어서 심부름꾼으로 삼는다. 오직 억누르기만 하고 없애지는 않는다. 모두 술로 만들어 써서 잘 이끌도록 한다.

<u>당귀보혈탕</u>은 남자가 코나 똥에서 피가 나오거나 부인이 애기를 낳은 다음에 피가 쏟아져 피가 너무 많이 없어진 병을 치료한다. 눈알이 아프고 사물을 볼 수 없으며 눈이 부시고 시면서 깔깔하다. 눈꺼풀에 힘이 없고 눈썹 뼈와 태양혈이 함께 시고 아프다. 숙지황 당귀 각6푼 천궁 우슬 백작약 자감초 백출 방풍 각5푼 생지황 천문동 각4푼. 1첩으로 만들어 물 2잔으로 1잔이 되게 달여 찌꺼기를 없애고 조금 뜨겁게 먹는다. 메스꺼워 음식을 먹지 못하면 생강을 더 넣어 달인다. 이 처방은 오로지 피를 북돋는다. 당귀 숙지황으로 임금을 삼고 천궁 우슬 백작약으로 신하를 삼는다. 바람을 없애고 끊어짐을 이으며 아픔을 멈추면서 통하게 해서 피를 북돋는다. 감초 백출은 위장에 크게 고르게 해서 도우미로 삼는다. 방풍은 위로 뿜어내고 생지황은 신장을 북돋으며 천문동은 뜨거운 피를 다스린다. 피가 없어지면 마른 바람이 생기기 때문에 심부름꾼으로 삼는다.

<u>영양각산</u>은 어린아이가 반진에 걸린 다음에 남은 독이 풀리지 않고 위로 올라가 눈을 쳐서 생긴 병을 치료한다. 겉흠이 생기고 눈이 부시며 눈곱과 눈물이 함께 많고 붉게 부풀어 올라 감겨 있다. 영양각(줄로 간다) 황금 황기 결명자 차전자 승마 방풍 대황 망초 각각 같은 양. 1첩으로 만들어 물 1잔으로 반잔이 되게 달여 찌꺼기를 없애고 조금 뜨겁게 먹는다. 이 처방에서 영양각은 눈을 밝게 해서 임금으로 삼는다. 승마는 족태음경을 북돋아 안을 튼튼하게 해서 독을 몰아낸다. 황기는 수소음경을 북돋아 밖을 튼튼하게 해서 삿된 것을 다스려 신

하로 삼는다. 방풍은 맑은 양을 올리고 차전자는 흐린 음을 빼내 도우미로 삼는다. 결명자는 붉고 아프면서 눈물이 나오는 병을 치료하고 황금 대황 망초는 굳은 뜨거움을 쳐서 심부름꾼으로 삼는다. 그리고 대황 망초는 크게 쓰면서 차가운 약이기 때문에 똑똑한 사람은 비워짐과 채워짐을 헤아려 늘리거나 줄인다. 21일을 채우지 않고 눈병이 생기면 소독화반탕으로 치료한다.

소독화반탕은 어린아이가 반진에 걸렸는데 21일을 채우지 않고 눈병이 생긴 병을 치료한다. 나머지 증상은 위와 같다. 강활 5푼 고본 2푼 세신 1푼 황련 3푼 황금 1푼 황금(술로 만든다) 2푼 황백(술로 만든다) 3푼 생지황 2푼 마황 5푼 승마 5푼 백출 1푼 창출 2푼 생감초 1푼 오수유 반푼 진피 2푼 홍화 반푼 소목 1푼 당귀 3푼 연교 3푼 방풍 5푼 천궁 2푼 갈근 1푼 시호 2푼. 이 처방은 눈에만 쓰는 것이 아니고 오로지 반진일 때만 쓴다. 반진을 치료하는 약으로 눈을 치료하는 경우는 독이 아직 세차고 또 덤으로 눈을 해쳤기 때문이다. 반진이 나타났을 때 처음에는 방광 물이 소장 불을 이긴다. 강활 고본은 족태양경을 치료하는 약이다. 다음에는 신장 경맥 물이 심장 불을 이긴다. 세신은 소음경을 치료하는 약이기 때문에 임금으로 삼는다. 마지막에 두 불이 세차면 반대로 차가운 물을 억누르기 때문에 황련 황금 황백으로 두 불을 치료한다. 술로 만드는 것은 반대로 치료하는 방법이다. 생지황은 신장 물을 늘리기 때문에 신하로 삼는다. 마황 방풍 천궁은 양 기운을 올려서 뿜어내 모든 삿된 바람을 없앤다. 갈근 시호는 삿된 독을 풀어 통하게 하고 승마는 모든 맺힌 것을 흩어지게 한다. 백출 창출은 축축함을 없애고 위장을 고르게 하며 생감초는 모든 뜨거움을 크게 물러나게 해서 도우미로 삼는다. 기운이 위아래로 가지 못하면 오수유 진피가 통하게 하고 피가 흐르지 못하면 소목 홍화로 고르게 한다. 당귀는 나쁜 부스럼을 낫게 하고 연교는 들어온 뜨거움을 없애기 때문에 심부름꾼으로 삼는다. 이 처방은 임금, 신하, 도우미, 심부름꾼과 거스름, 쫓음, 반대로 함, 바르게 함을 하는 약을 함께 써서 치료하는 방법을 모두 갖추었다. 변화에 통하고 약에 타고난 바탕에 밝다면 알 수 있다. 반진이 보이지 않지만 어린아이가 귀 끝이 차고 하품을 하며 잘 때 놀라고 재채기를 하며 눈이 깔깔하면 반드시 반진이 나온다는 것을 알고 빨리 이 약을 먹여야한다. 심하면 적어지고 적으면 없어진다. 없어진 다음에는 두 번 다시 나오지 않는 병이다.

복령조습탕은 어린아이가 쉽게 배고프면서 목이 마르고 비쩍 마르는 병을 치료한다. 배가 빵빵하면서 설사하고 우는 소리가 생긴다. 눈에 겉흠이 생기고 눈꺼풀을 감고 뜨지 못하며 눈곱과 눈물이 끈적이고 오래되면서 고름이 흐른다. 흔히 감병 독에 걸린 눈이라고 부른다. 감초(굽는다) 2푼 인삼 1푼 시호 4푼 백출 2푼 지각(밀기울로 볶는다) 2푼 창출 3푼 복령 2푼 택사 1푼반 전호 3푼 천궁 3푼반 박하잎 2푼 강활 3푼반 독활 3푼 만형자 2푼. 1첩으로 만들어 물 1잔반으로 7푼이 되게 달여 찌꺼기를 없애고 조금 뜨겁게 먹는다. 이 처방은 어린아이가 추위와 더위, 음식이 고르지 못하다가 묵혀서 이 증상이 된다. 추위와 더위, 음식이 고르지 못하면 모두 비장과 위장을 해친다. 비장과 위장은 음양이 모이는 근원이다. 맑은 양은 내려가지만 올라가지 않고 흐린 음은 올라가지만 내려가지 않는다. 지금 백출 인삼으로 먼저 비장과 위장을 북돋기 위해 임금으로 삼는다. 시호 감초 지각은 위에 약을 도와서 비장과 위장을 북돋기 때문에 신하로 삼는다. 창출은 축축함을 마르게 하고 복령 택사는 흐린 음을 이끌어 아래로 내려가게 해서 도우미로 삼는다. 그런 다음에 강활 독활 방풍 만형자 전호 천궁 박하는 바람을 치료하는 약으로 축축함을 이겨서 맑은 양을 이끌어 위로 올라가게 해서 심부름꾼으로 삼는다. 이런 바르게 하는 치료는 아주 효과가 좋은 방법이다.

승마용담초음자는 어린아이가 감병에 걸려 눈에 고름이 흐르고 겉흠이 생긴 병을 치료한다. 축축한 뜨거움으로 병이 되었다. 승마 2돈 강활 3돈 마황 1돈반 자감초 곡정초 뱀허물 각반돈 용담초 3돈 천울금 반돈 황금(볶는다) 1돈 청대 3돈. 곱게 가루 내어 2돈씩 뜨거운 찻물에 진하게 타서 먹는다. 이 처방에서 임금으로 삼는 승마는 족양명위경, 족태음비경이다. 강활 마황을 신하로 삼아서 바람으로 축축함을 이기게 한다. 도우미로 삼는 감초는 위아래를 조화롭게 잇고 곡정초는 눈을 밝게 하고 겉흠을 물러가게 하며 뱀허물은 어린아이가 놀람으로 생긴 감병을 치료한다. 심부름꾼으로 삼는 청대는 감병을 치료해서 설사를 멈추고 천울금은 피를 깨뜨리며 용담초는 눈 속에 모든 병을 다스린다. 황금은 위가 뜨거워 눈 속이 붉게 붓는 병을 없애며 불로 볶으면 뛰어나다. 용담초는 타고난 바탕이 쓰고 차가운데 겹쳐 써서 차가움이 지나칠까 두렵다.

○ 바람을 치료하는 처방.

《국방》밀몽화산은 바람 기운이 들어가쳐서 두 눈이 어둡고 눈곱과 눈물이 있으며 눈이 부신 병을 치료한다. 또 갑자기 눈붉음증을 치료한다. 강활 백질려(볶는다) 목적 밀몽화 석결명 각1량 국화 2량. 위를 가루 내어 2돈씩 밥 먹고 나서 찻물에 타서 삼킨다.

《삼인》강활산은 바람독이 위로 올라가쳐서 눈이 어두우면서 깔깔하고 겉흠과 막에 부스럼이 생긴 병을 치료한다. 또 옆이나 앞머리가 아프고 눈이 작아지며 검은 속티가 여러 알갱이로 보이는 병을 치료한다. 강활 천궁 천마 선복화 청피 남성(굽는다) 고본 각1량. 위를 가루 내어 2돈씩 생강 3쪽과 박하 7잎을 넣고 물에 달여 먹는다. 살펴보니 이것은 족태양경과 족궐음경에 약이다.

《동원》명목세신탕은525) (풀이 안함) 살펴보니 이것은 족태양경, 족궐음경, 수소음경에 약이다.

《기요》사물용담탕은 눈이 붉다가 갑자기 구름 같은 겉흠이 생기고 참을 수 없이 아픈 병을 치료한다. 사물탕 각반량 강활 방풍 각3돈 용담초(술과 섞어 볶아

---

525) 위에 《동원십서》《난실비장》과 내용이 같다.

달인다) 방기 각2돈. 위를 잘게 썰어 여러 개로 만들어 물에 달여 먹는다. 살펴보니 이것은 족궐음경, 족태음경, 족태양경에 약이다.

방풍음자는526) (풀이 안함) 살펴보니 이것은 족태양경, 족양명경, 수족태음경에 약이다.

○ 뜨거움을 치료하는 처방.

《국방》세심산은 바람이 막아 생긴 힘센 뜨거움을 치료한다. 머리와 눈이 어두우면서 아프고 뜨거움이 위로 치솟아 입이 쓰고 입술이 마른다. 목구멍이 붓고 아프며 가슴이 답답하면서 두근거린다. 목이 많이 마르고 손과 발바닥, 가슴이 뜨거우며 오줌이 붉으면서 뻑뻑하고 똥이 잘 안 나온다. 대황(종이에 싸서 굽는다) 감초 당귀 작약 마황 형개(꽃이삭) 각6돈 백출 반량. 위를 가루 내어 2~3돈씩 생강 박하 달인 물로 달여 먹는다. 살펴보니 이것은 족태양경, 족양명경, 족궐음경, 수족태음경에 약이다. 지금 사람들이 많이 쓰기 때문에 넣었다. 백출과 대황이 합쳐 심장으로 들어가기 때문에 심장을 씻는다는 이름이다. 마황 형개를 보면 역시 겉과 속에 약이다.

《제생》양간환은 간장 경맥에 뜨거움이 있어서 눈이 붉고 눈자위가 아프며 사물을 보면 어둡고 깔깔한 병을 치료한다. 양간(날 것 쓰고 《국방》은 흰양간을 쓴다) 1개 황련(수염뿌리 없애고 가루 낸다). 먼저 양간을 힘줄 막을 벗기고 사기그릇 안에 넣고 문드러지게 찧은 다음에 황련 가루를 넣고 찧어 섞어서 오동나무 씨 크기로 환을 만들어 50환씩 끓인 물로 삼킨다. 살펴보니 이것은 수소음경, 족태음경, 족궐음경에 약이다.

《동원》사열황련탕은 눈이 갑자기 붉게 붓고 아픈 병을 치료한다. 황금(술로 만들어 볶는다) 황련(위와 함께 만든다) 용담초 생지황 각1량 승마 반량 시호 1량. 위를 잘게 썰어 4돈씩 물에 달여 찌꺼기를 없애고 오전에 밥 먹고 나서 뜨겁게 먹는다. 살펴보니 이것은 수소음경, 수태음경, 족양명경, 족소양경, 족소음경에 약이다.

○ 뜨거운 바람을 치료하는 처방.

《국방》명목유기음은 뜨거운 바람이 위로 올라가 눈을 쳐서 사물이 또렷하지 않게 보이고 항상 검은 속티가 보이며 바람을 맞으면 눈물이 많고 은근히 깔깔해서 뜨기 어려운 병을 치료한다. 대황(종이에 싸서 굽는다) 우방자(볶는다) 천궁 국화 백질려(볶는다) 세신 방풍 현삼 생치자 황금 감초(굽는다) 만형자 형개 목적 각1량 결명자 1량반 창출(쌀뜨물에 볶는다) 2량. 위를 가루 내어 잠자려고 할 때 따뜻한 술에 타서 삼킨다. 살펴보니 이것은 수족삼음경, 족양명경, 족태음경에 약이다.

세간산은 바람독이 위로 올라가 쳐서 갑자기 생긴 붉은 눈이 붓고 아프면서 뜨기 어렵고 은근히 깔깔하며 눈곱과 눈물이 있는 병을 치료한다. 박하잎 당귀 강활 방풍 생치자 감초 대황 천궁 각2량. 위를 가루 내어 2돈씩 밥 먹고 나서 끓인 물에 타서 삼킨다. 살펴보니 이것은 족태양경, 족궐음경, 수족태음경에 약이다.

---

526) 위에 《동원십서》《난실비장》과 내용이 같다.

전씨 사청환은 눈이 갑자기 붉게 붓고 아픈 병을 치료한다. 당귀 천궁 생치자 용담초(술과 섞어 노릇하게 볶는다) 대황 강활 방풍. 위를 가루 내어 꿀로 달걀노른자 크기로 환을 만들어 1~2환씩 먹는다. 살펴보니 이것은 족태양경, 족소양경, 족태음경, 족궐음경에 약이다.

《동원》연교음자는527) (풀이 안함) 살펴보니 이것은 족삼양경, 족소음경, 족궐음경에 약이다.

신궁환은 축축한 뜨거움이 안에 심해서 눈이 붉게 붓고 흰자위가 노란빛깔이 되기도 하는 병을 치료한다. 대황 황금 각2량 견우자 활석 각4량 황련 박하 천궁 각반량. 위를 가루 내어 물을 떨어뜨려 작은 콩 크기로 환을 만들어 10환에서 15환~20환까지 따뜻한 물로 삼킨다. 살펴보니 이것은 족양명경, 족궐음경에 약이다.

《동원》용담음자는528) (풀이 안함) 살펴보니 이것은 족태양경, 족양명경, 수족태음경에 약이다.

위에 여섯 처방은 겉이나 속, 가볍거나 심함에 따라서 처방해야 하며 함부로 써서는 안 된다.

○ 피를 다스리는 처방.

《국방》명목지황환은 남녀가 간장과 신장이 함께 비워져서 삿된 바람이 타고 들어오고 뜨거운 기운이 위로 올라가 친 병을 치료한다. 겉흠이 눈자위를 가리고 깔깔하면서 눈물이 많다. 우슬(술에 담근다) 3량 석곡 지각(볶는다) 행인(껍질과 끝을 없애 볶는다) 방풍 각4량 생숙지황 각1근. 위를 가루 내어 졸인 꿀로 오동나무 씨 크기로 환을 만들어 30환씩 밥 먹기 전에 소금물로 삼킨다. 살펴보니 이것은 태양경 본보기에 나오면서 또 기운을 치료하는 약이다.

《간역》가감주경환은 간장과 신장 기운이 비워져서 두 눈이 어둡고 사물이 또렷하지 않게 보이는 병을 치료한다. 숙지황 당귀 각5량 저실자 천초(볶는다) 각1량 오미자 구기자 각2량 토사자(술로 만든다) 반근 차전자(볶는다) 2량. 위를 가루 내어 졸인 꿀로 오동나무 씨 크기로 환을 만들어 30환씩 밥 먹기 전에 따뜻한 술로 삼킨다. 삼가 살펴보니 간장은 신하불로 빼냄은 있지만 북돋음은 없다. 그래서 음에 물이 비워지면서 양에 불이 채워진 눈병이 많다. 이 두 처방은 간장에 음이 비워진 것을 북돋는다. 이런 이치가 있기 때문에 넣었다.

지지환은 눈이 멀리 볼 수 없지만 가까이는 볼 수 있거나 또는 가까이 볼 때 거리끼는 병을 치료한다. 생지황(불에 말린다) 천문동(심을 뺀다) 각4량 지각(볶는다) 2량 감국 2량. 위를 곱게 가루 내어 졸인 꿀로 오동나무 씨 크기로 환을 만들어 100환씩 밥 먹고 나서 찻물로 삼킨다.

○ 기운을 다스리는 처방.

《국방》정지환은 가까이 볼 수 없지만 멀리 볼 수 있는 병을 치료한다. 백복령 인삼 각3량 원지(심을 뺀다) 석창포 각2량. 위를 곱게 가루 내어 졸인 꿀로 오동나무 씨 크기로 환을 만들어 주사로

---

527) 위에 《동원십서》《난실비장》과 내용이 같다.

528) 위에 《동원십서》《난실비장》과 내용이 같다.

옷을 입혀 7환에서 20~30환까지 밥 먹고 나서 따뜻한 미음으로 하루 3번 삼킨다. 살펴보니 위 두 처방은 수태음경, 수소음경 약이다.

《제생》상백피산은 폐장 기운이 막혀서 독이 위로 올라가 눈을 친 병을 치료한다. 흰자위가 부풀어 오르고 밤낮으로 아프다. 현삼 상백피 지각(볶는다) 승마 행인(볶는다) 선복화 방풍 적작약 황금 감국 감초(굽는다) 정력자(볶는다) 각1량. 위를 가루 내어 4돈씩 물에 달여 밥 먹고 나서 뜨겁게 먹는다. 살펴보니 이것도 뜨거운 바람을 치료하는 약이고 태양경 본보기에 나온다.

○ 양을 기르는 처방.

《동원》신효황기탕은 529) (풀이 안함)

익기총명탕은 음식을 때에 맞지 않게 먹고 몸을 애써서 심하게 일하면 비장과 위장이 부족해진다. 그래서 눈속증과 귀가 우는 병이 생기고 해가 오래 되어 눈이 어둡고 사물을 볼 수 없는 병을 치료한다. 이 약은 사람 눈을 넓고 크게 한다. 오래 먹으면 안팎에 가림과 귀울이, 귀먹음이 없다. 황기 감초 인삼 각반량 승마 갈근 각3돈 만형자 1돈반 작약 황백(술에 볶는다) 각1돈. 위를 잘게 썰어 3돈씩 물에 달여 잠자려고 할 때 뜨겁게 먹고 새벽 3~5시쯤에 다시 먹는다. 가슴이 답답하거나 뜨거우면 황백을 점점 더 넣는다. 봄과 여름에 더 넣고 한여름에는 두 배로 한다. 그러나 이 약은 많이 쓰면 효과가 없다.

인삼보위탕은 심하게 일하거나 음식을 때에 맞지 않게 먹어서 눈속증이 생겨 어두운 병을 치료한다. 앞에 황기탕에서 진피를 줄이고 다시 처방을 반으로 줄인 다음에 황백(술에 볶는다) 1량을 더 넣는다. 위를 잘게 썰어 3~4돈씩 물에 달여 밥 먹고 나서 멀리 조금 뜨겁게 먹는다. 먹은 다음에는 두 눈이 커지고 사물이 아이 때처럼 보이며 두 다리로 밟은 땅을 느끼기만 높낮이는 모른다. 대개 겨울에 많이 먹는데 양을 올리는 약이기 때문이다. 병이 줄면 먹지 않는다. 살펴보니 이것은 수족태음경, 수족소음경에 약이다.

○ 음을 기르는 처방.

《동원》연백익음환은 강활 독활 감초 당귀잔뿌리(만든다) 방풍 오미자 각반량 석결명(태운다) 3돈 결명자 세황금530) 황백 지모 황련(술과 섞어 볶는다) 각1량. 위를 곱게 가루 내어 졸인 꿀로 녹두 크기로 환을 만들어 50환에서 점점 100환까지 늘려 밥 먹고 나서 멀리 찻물로 삼킨다. 항상 보양탕을 많이 먹고 이 약을 적게 먹는다.

자음신기환은 물을 튼튼하게 해서 양에 빛을 억누른다. 숙지황 3량 목단피 반량 생지황 4량 택사 복령 각2량반 당귀잔뿌리 산수유 시호 오미자 산약 각반량. 위를 돌절구에서 빻아 곱게 가루 내어 졸인 꿀로 오동나무 씨 크기로 환을 만들어 50~70환씩 소금물로 빈속에 먹는다. 살펴보니 이것은 모두 소음경에 약이다.

○ 양을 기르고 음을 기르는 처방.

---

529) 위에 《동원십서》《난실비장》과 내용이 같다.

530) 황금에 여리고 가는 뿌리. 오래되면 속이 썩는다.

《국방》국정환은 간장과 신장이 부족해서 눈이 어둡고 항상 검은 속티가 보이며 눈물이 많은 병을 치료한다. 구기자 3량 육종용(술에 담가 볶는다) 파극(심을 뺀다) 각1량 감국 4량. 위를 가루 내어 졸인 꿀로 오동나무 씨 크기로 환을 만들어 50환씩 따뜻한 술이나 소금물로 밥 먹고 나서 멀리 마음대로 삼킨다.

《동원》자음지황환은 눈동자구멍이 끝까지 벌어져 사물을 볼 때 초점이 맞지 않고 갑자기 이상한 곳을 보기도 하는 병을 치료한다. 숙지황 1량 생지황 1량반 시호 8돈 천문동 자감초 지각 각3돈 인삼 지골피 각2돈 황련 오미자 각3돈 황금 당귀신(술에 섞어 불로 말린다) 각반량. 위를 곱게 가루 내어 졸인 꿀로 녹두 크기로 환을 만들어 100환씩 따뜻한 찻물로 하루 3번 삼킨다. 맵고 날 것과 차가운 음식을 꺼린다. 이 두 처방은 족소음에 약이다. 앞에 처방은 오른쪽 신장을 치료하고 이 처방은 왼쪽 신장을 치료하는 약이기 때문에 다르다.

보양탕은531) (풀이 안함)

충화양위탕은532) (풀이 안함) 살펴보니 이것은 족삼양경, 수족태음경에 약이다.

○ 가림과 겉흠을 치료하는 처방.

《용목론》환정환은 눈 속이 붉고 깔깔하면서 속티가 검거나 희거나 붉게 보이는 병을 치료한다. 모두 간장에 뜨거움이 쌓이고 폐장이 삿된 바람을 받았기 때문이다. 처음 병에 걸리면 침으로 모든 경혈을 치료하면서 이 약을 먹는다. 인삼 길경 황금 숙지황 방풍 충울자 차전자 지모 각2량 현삼 반량 세신 오미자 각2량반. 위를 가루 내어 졸인 꿀로 오동나무 씨 크기로 환을 만들어 빈속에 10환씩 찻물로 삼킨다. 살펴보니 여기에 눈 속증을 치료하는 모든 처방이 이것과 서로 비슷한 경우가 많다. 정말로 이 방법에 있다.

《국방》선화무비산은 어른과 아이가 바람독이 간장을 해치거나 기운이 쳐서 생긴 눈이 어둡고 점점 겉흠과 막이 생기는 모든 병을 치료한다. 또는 머리바람증을 오래 앓아서 두 눈을 잡아당겨 점점 작아지고 눈두덩까지 붉게 짓무르는 병을 치료한다. 복령 감초(굽는다) 방풍 각4량 천궁 석결명(소금물에 푹 삶아 밀가루처럼 간다) 강활 당귀 각3량 적작약(볶는다) 10량 백질려(볶는다) 반근 선태 1량 창출 12량 뱀허물 1량. 위를 가루 내어 3돈씩 밥 먹고 나서 쌀뜨물에 타서 먹는다. 찻물도 좋다. 살펴보니 이것은 족삼양경, 태음경, 궐음경에 약이다.

선화산은 간장 경맥에 쌓인 뜨거움이 독이 되어 위로 올라가 눈이 붉게 붓고 눈물이 많으며 눈이 부신 병을 치료한다. 모든 뜨거운 바람으로 어두우면서 겉흠이 있는 병을 치료한다. 곡정초 국화 선태 강활 감초(굽는다) 백질려(볶는다) 결명자 방풍 생치자 천궁 밀몽화 목적 형개(꽃이삭) 황금 만형자 각각 같은 양. 위를 가루 내어 2돈씩 밥 먹고 나서 찻물에 타서 삼킨다. 살펴보니 이것은 족태양경, 족소음경, 족궐음경, 수태음경에 약이다.

---

531) 위에 《동원십서》《난실비장》과 내용이 같다.

532) 위에 《동원십서》《난실비장》과 내용이 같다.

《본사방》양간환은 토사자 차전자 맥문동 결명자 복령 오미자 구기자 충울자 고정력자 유인 지부자 택사 방풍 황금 행인(볶는다) 세신 계심 청상자 각1량 숙지황 1량반 흰불깐양간(작은 쪽 간을 한 조각 얇게 썰어 새 기와 위에서 볶아 말린다). 위를 곱게 가루 내어 졸인 꿀로 오동나무 씨 크기로 환을 만들어 30~40환씩 따뜻한 물로 하루 3번 삼킨다. 살펴보니 이것은 족태양경, 족소음경, 수태음경, 수소음경에 약이다.

《비방》발운퇴예환은 금나라 희종 때 의사 류창조가 세상에 전했다. 과루근 지실 감초(굽는다) 만형자(불에 말린다) 박하 각반량 천궁 목적(하룻밤 물에 담가 불에 말린다) 밀몽화 형개(꽃이삭) 지골피 강활 백질려 감국 각1량 뱀허물 황련 각3돈 천초(볶아 씨를 뺀다) 7돈반 당귀(술에 담가 불에 말린다) 1량반 선태 3돈. 위를 곱게 가루 내어 졸인 꿀로 둘로 나눠 10환씩 환을 만들어 1환씩 밥 먹고 나서와 잠자려고 할 때 하루 3번 먹는다. 겉흠이 있으면 쌀뜨물로 삼키고 눈이 어두우면 당귀 달인 물로 삼킨다. 눈속증이면 목향 달인 물로 삼킨다. 살펴보니 이것은 족태양경, 족궐음경, 수소음경에 약이다.

겉흠과 막이 있는 병은 기운과 피, 비워짐과 채워짐이 있다. 또는 가래, 뜨거움, 온갖 감정, 여섯 삿된 것을 끼고 있거나 또는 음에 불이 축축한 뜨거움을 움직여서 된다. 여러 가지여서 같지 않기 때문에 원인을 찾아야 한다. 위에 방법으로 병이 변하는 모습을 다할 수 없으니 배우는 사람이 넓혀서 채워야한다.

○ 눈에 넣거나 눈을 씻는 처방.

《국방》탕포산은 뜨거운 바람이 위로 가는 간장 경맥을 막아서 눈이 붉고 깔깔하면서 눈자위가 아프고 눈물이 많은 병을 치료한다. 적작약 당귀 황련 각각 같은 양. 위를 가루 내어 2돈씩 끓는 물에 타서 하루 3~5번 뜨겁게 씻는다.《어약원방》에는 형개를 더 넣었다.

《삼인》입승산은 뜨거운 바람이 눈을 쳐서 은근히 깔깔하면서 눈이 부시고 부으면서 아픈 병을 치료한다. 황련 물푸레껍질 방풍 황금 각각 같은 양. 위를 잘게 썰어 물에 달여 뜨거울 때 새 양털붓으로 찍어 눈을 씻어낸다.

금로고는 어둠을 없애고 겉흠을 물리치며 붉은 것을 없애고 아픔을 멈춘다. 유인(두드려 부순다) 황단 각1량 황련 반량 꿀 6량. 먼저 황단을 자줏빛이 되게 볶아서 꿀을 넣고 고르게 젓는다. 늘 흐르는 물 4되를 넣고 어린 버드나무 가지 5~7줄기를 한데 묶어 젓다가 다음에 유인을 넣고 수십 번 끓어오르게 끓인다. 다음에 황련을 넣고 버드나무 가지로 쉬지 않고 저어서 1되 7~8홉이 되게 끓인다. 덮개가 있는 쟁반 안에서 약을 종이 위에 천천히 떨어뜨려 먼지가 묻지 않게 한다. 군살이 있으면 요사 가루 1돈을 더 넣고 불 위에서 천천히 데워 앞에 찐득한 즙 안에 넣어서 쓴다.《용목론》에서 '학질병에 걸린 다음에는 절대 넣지 않는다. 눈을 해칠까 두렵다.'고 하였다. 이렇게 약을 넣지 말라고 하였다.

《보감》춘설고는 뜨거운 바람이 올라가 친 병을 치료한다. 눈이 어둡고 가려우면서 아프고 은근히 깔깔해서 뜨기 어렵다. 눈곱과 눈물이 많고 눈이 부시면서 아프며 겉흠과 막이 생기기도 한다. 황련(4량을 잘라 어린아이 오줌 2되에 하룻밤 담가 황련을 없애고 노감석을 담가 놓는다) 좋은황단(물에 띄워 거른다) 6량 요사(곱게 갈아 물에 타서 잔속에서 마를 정도로 오래 끓인다) 1돈 백정향 5푼 유향 오적골(태워 재를 남긴다) 당귀 각3돈 사향 경분 각각 조금 남노감석533)(오줌에 담근다) 12량. 위를 각각 갈아 따로 담아둔다. 먼저 좋은 꿀 1근4량을 졸여 밀랍을 없애고 노감석 가루를 넣고 쉬지 않고 젓는다. 다음에 황단을 넣고 다음에 다른 약 가루를 모두 넣고 나서 쉬지 않고 자줏빛 금빛깔이 되게 젓는다. 손에 달라붙지 않을 정도가 되면 손으로 비벼서 환을 만든다. 쓸 때는 1알을 새 물에 갈아 넣고서 때때로 눈에 넣는다. 술, 밀가루 국수, 쑥, 보리를 꺼린다.

특별히 뛰어난 코에 불어넣는 처방은 옆머리가 아프거나 눈병을 치료한다. 창이자 박하잎 망초 석고 각1돈 유향 화세신534) 천궁 각5푼. 위를 아주 곱게 가루 내어 아침과 한낮, 저녁에 3번 코에 불어 넣는다. 《보감방》에는 창이자 유향 세신이 없고 형개 길경이 있다.

섬광고는 해가 오래된 눈병으로 어떤 방법도 통하지 않는 구름 막을 없앤다. 12월에 열어 온종일 합쳐서 써야한다. 생꿀(4량을 1년 지난 파뿌리에 수염뿌리와 껍질을 벗기고 짧게 잘라 꿀과 함께 끓여 흰 막을 없앤 다음 파가 익기를 기다려 천으로 걸러 깨끗한 종이로 밀랍을 묻힌다) 황단(물에 띄워 거른다) 밀타승(물에 띄워 거르고 날 것을 쓴다) 각3돈 노감석(불로 달궈 물에 띄워 거른다) 5돈. 위 세 약을 아주 곱게 갈아 앞에 꿀 속에 넣고 마디가 없는 복숭아와 버드나무 각각 1가지로 고르게 젓는다. 천궁 당귀 적작약 행인(끓는 물에 담가 껍질과 끝을 없앤다) 각반량 황련(뿌리머리를 깨끗이 없앤다) 2량 물푸레껍질 가자피 방풍 석고 현정석 정천석535) 무명이 현삼 대자석 석결명 각3돈을 잘게 썰어 눈 녹은 물이나 오래 흐른 물 5되로 은그릇 안에서 2되가 되게 끓여 걸러 찌꺼기를 깨끗이 없애고 다시 1되가 되게 달인다. 앞에 약과 꿀을 안에 넣고 은그릇 안에서 은근한 불로 달여 자줏빛 금빛깔이 될 때 다시 뒤에 약을 넣는데 불에 닿지 않게 한다. 유향 몰약 호박 주사 유인 각3돈에서 먼저 앞에 다섯 약을 말려 아주 곱게 간 다음에 유인을 넣고 곱게 갈아 물에 띄워 맑게 거른다. 이 아주 고운 가루를 앞의 약에 넣고 함께 다시 달인다. 젓가락으로 떠서 약이 물속에 흩어지지 않을 정도로 하는데 넘치거나 모자라지 않게 한다. 내려놓고서

---

533) 아마도 윈난에서 나는 노감석을 말하는 듯하다. 희고 무른 노감석이 좋다.

534) 중국 산시(陝西) 화저우(華州)에서 나는 것이 가장 좋다고 했던 세신 Asarum sieboldii Miq.이다. 뿌리가 가늘고 맛이 매우 맵다. 우리나라 세신인 족도리풀(한성 세신)과 다르다. 또 둥베이에서 주로 나는 북세신(료세신)이 있다.

535) 무엇인 지 확실하지 않다. 흙빛깔이고 돌꽃이 맺힌 꼴이며 선저우(深州) 옛 성터에 있다는 문헌이 있다. 황토가 뭉친 강석(calcite)과 다르다고 한다.

땅 속에 7일 동안 묻었다가 꺼내 은그릇이나 도자기 그릇 속에 방법처럼 감춰둔다. 다시 곱게 갈은 뒤에 약을 더 넣고 복숭아와 버드나무 가지로 고르게 젓는다. 남붕사536) 진주 용뇌 산호 각1돈 사향 5푼. 위 다섯 약재를 아주 곱게 갈아 약 속에 넣고 단단히 막는다. 쓸 때는 맑은 물로 끓여서 씻거나 따로 눈에 넣어 씻는다. 또는 찐득한 즙이 걸쭉할 때 조금 타서 씻는다.

《상지잡설》

○ 감설단은 모든 눈병을 치료하면서 겉흠과 막을 없애는데 효과가 아주 좋다. 유월설근537)을 태워 남은 재에 같은 분량의 용뇌를 넣는다. 분량에 거리끼지 말고 젖과 함께 곱게 갈아 쓴다. 웅담을 조금 넣으면 더욱 효과가 있다.

오래된 막과 겉흠, 가림을 없애는 신비한 처방은 진주(두부로 삶아 간다) 남방개뿌리가루 각4푼 웅담(젓가락 위에서 불에 말린다) 밀타승(물에 띄워 거른다) 주사(물에 띄워 거른다) 유인(기름을 없앤다) 각3푼 요사 참새똥(물에 띄워 거른다) 각2푼. 밀가루처럼 곱게 가루 내어 도자기 항아리 속에 단단하게 넣어두었다가 금이나 은비녀로 눈에 넣는다.

《고송원의경》

○ 기국지황환(달여 먹어도 된다)은 간장에 피와 신장 물이 비워진 눈병을 치료한다. 주로 이것에서 넣거나 줄인다. 육미지황환에서 택사를 빼고(오줌이 잘 나가면 신장에 음을 없어지게 한다. 편작은 많이 먹으면 눈이 어두워진다고 하였다) 구기자(신장 경맥을 북돋고 간장에 피를 이롭게 한다) 감국(눈의 피를 기르고 겉흠과 막을 없앤다) 맥문동(심장을 맑게 하면 불이 타오르지 않아서 눈동자를 해치지 않으며 폐장을 맑게 하면 쇠가 물을 생기게 해서 신장에 알짜가 가득하다) 북오미자538)(부족한 신장 물을 늘리고 벌어진 눈동자구멍을 오므린다) 각6량 백질려(간장을 북돋아 눈을 밝게 하며 볶아서 가시를 없앤다) 5량을 더 넣는다. 자주환을 합쳐 쓴다. 자주환은 자석 4량(신장으로 들어가 진짜 알짜를 눌러 기르며 신장 물이 밖으로 가지 못하게 한다) 주사 2량(심장으로 들어가 임금 불을 시원하게 누르고 심장 불이 위로 타오르지 않게 한다)이다. 원래 처방은 눈속증으로 눈이 어두운 것을 치료한다. 화를 내서 기운이 거슬러 올라 점점 어두워졌을 때 두 처방을 같이 쓰면 더욱 효과가 좋다. 피를 기르려면 백작약 참깨 백자인을 쓰고 신장에 뜨거움을 끄려면 현삼 여정자 귀판을 쓴다. 간장의 뜨거움을 끄려면 영양각 서각을 쓰고

---

536) 《본초강목》에 '붕사는 서남쪽에서 난다. 노란 것과 흰 것 두 종류가 있는데 서쪽은 명반처럼 희고 남쪽은 복숭아진액처럼 노랗다.'고 했다. 남붕사는 노란 붕사를 말한다.

537) 등골나물 뿌리.

538) 오미자과 오미자 Schisandra chinensis (Turcz.) Baill. 주로 중국 동북쪽인 헤이룽장, 랴오닝, 지린에서 나오기 때문에 북오미자라고 한다. 중국 서남쪽과 양쯔강 이남 지역에 나는 남오미자와 다르다.

겉흠도 같이 물러나게 하려면 괴자를 쓴다. 뜨거운 눈물도 같이 그치게 하려면 양간을 써서 이끈다. 겉흠을 물러나게 하려면 결명자 곡정초 목적을 쓰는데 뜻에 따라 골라 쓴다. 꿀로 오동나무 씨 크기로 환을 만들어 빈속에 옅은 소금물로 4돈씩 먹는다. 이 처방은 음을 늘리고 알짜를 튼튼하게 하고 눈을 밝게 한다. 차갑거나 뜨겁지 않으며 조화롭고 고른 처방으로 오래 먹어도 아주 효과가 좋다.

천왕보심단은 일이 많고 마음이 번거롭기 때문에 생각을 애쓰고 피가 비워지며 불이 세차면서 생긴 눈병에 쓴다. 이것은 알짜를 생기게 하고 피를 기르며 뜨거움을 끄고 마음을 눌러 생각을 편안하게 하는 처방이다. 중순이 말했다. 세상 의사들은 눈을 치료할 때 흔히 신장을 북돋지만 심장을 북돋는 것을 알지 못한다. 내가 눈병이 오랫동안 낫지 않는 환자를 만났을 때 아침에 기국지황환을 저녁에 천왕보심단을 오랫동안 먹게 했더니 효과가 있었다.

광필기 처방은 비워진 사람이 눈병에 걸렸는데 하초에 축축한 뜨거움이 있을 때 쓴다. 생지황 구기자(간장과 신장을 북돋는다) 맥문동(심장 불을 끈다) 각3돈 용담초(하초에 축축한 뜨거움을 끄고 눈이 붉게 붓고 아픈 것을 치료하는데 술에 볶는다) 1돈. 비장 기운이 좋지 않으면 백두구 가루 5~6푼을 더 넣는다.

《심씨존생서》

○ 눈병을 치료하는 170개 처방.

도적산은 심장 불을 치료한다. 생지황 목통 감초 각1돈 대나무잎 7조각.

상피탕은 폐장에 뜨거움을 치료한다. 상백피 현삼 지각 행인 승마 방풍 적작약 감국 황금 자감초 선복화 정력자.

청화지통탕은 두루 치료한다. 천황련 현삼 감국 연교 황금 목통 당귀 목단피 백작약 목적 영양각 생지황 곡정초.

익기총명탕은 비장과 위장을 치료한다. 황기 감초 인삼 승마 갈근 백작약 황백 만형자.

숙지황환은 신장이 비워진 병을 치료한다. 숙지황 결명자 황련 우슬 황백(술로 만든다) 구기자 토사자 시호 생지황 오미자.

양간환은 간장이 비워진 병을 치료한다. 당귀 방풍 천궁 저실자 숙지황 유인 백작약 차전자.

용회환은 간장에 불을 치료한다. 용담초 노회 당귀 생치자(검게 볶는다) 광목향 황련 황금 사향. 꿀로 환을 만든다.

사물용담탕은 간장에 불을 치료한다. 용담초 천궁 당귀 백작약 숙지황 강활 방풍 방기.

탕포산은 간장에 뜨거움을 치료한다. 적작약 당귀 황련 각1돈. 펄펄 끓는 물에 담갔다가 씻는다.

환정산은 간장에 뜨거움을 치료한다. 인삼 충울자 지모 길경 숙지황 차전자 황금 세신 현삼 오미자.

명목지황환은 피가 비워진 병을 치료한다. 생지황 숙지황 우슬 지각 방풍 행인 금석곡539).

---

539) 중국의 난초과 금석곡. 금석곡 종류에 9종 1변종을 한약재로 쓴다. 우리나라에 자생하는 난초과 석곡과 다르다.

궁귀명목환은 피가 없어진 병을 치료한다. 천궁 당귀 백작약 지황 우슬 감초 구기자 천문동 감국. 눈겉증은 목적을 더 넣고 눈속증은 진주를 더 넣는다.

오래된 눈병 처방은 오래된 어두운 병을 치료한다. 구기자 감국 지황 백질려.

사열황련탕은 채워진 뜨거움을 치료한다. 황련 황금 승마 시호 생지황 용담초.

수명입승산은 뜨거운 바람을 치료한다. 황련 황금 방풍 물푸레껍질.

황련탕은 뜨거운 바람을 치료한다. 결명자 감국 천궁 현삼 진피 황련 세신 감초 박하 만형자.

결명자산은 붉은 겉흠을 치료한다. 황금 감국 적작약 석고 천궁 강활 목적 결명자 석결명 감초 만형자.

발운단은 군살을 치료한다. 만형자 목적 밀몽화 천궁 각2돈 백질려 당귀 각2돈반 감국 2돈 박하 5푼 황련 선태 저실자 천화분 각6푼 지골피 8푼 천초 7푼 감초 4푼. 가루 내어 빈속에 물로 삼킨다.

무비환은 붉게 짓무른 병을 치료한다. 복령 감초 방백반540) 각4량 천궁 석결명 당귀 강활 적작약 선태 창출 각2량 백질려 사퇴 각1량.

감국탕은 붉게 짓무른 병을 치료한다. 결명자 감국 당귀 천궁 적작약 감초 방풍 형개 만형자.

지지환은 가까이만 보는 병을 치료한다. 생지황 천문동 지각 감국. 꿀로 환을 만든다.

---

540) 원문은 防礬이다. 어떤 백반인지 확실하지 않다.

오금단은 날티가 들어간 눈을 치료한다. 좋은먹 1개를 갈아 진한 즙을 눈에 넣으면 나온다.

강시탕은 심하게 아픈 병을 치료한다. 소엽 방풍 세신 각7푼 형개 강활 시호 고본 백지 각1돈.

백질려탕은 때에 맞춰 오는 병을 치료한다. 백질려 청상자 목적 백작약 결명자 생치자 당귀 각1돈 황련 황금 천궁 각5푼 감초 3푼. 약을 먹을 때 성냄과 술, 성생활, 매운 음식을 꺼려야 한다.

세안탕은 밖을 씻는다. 감국 옥죽 각1돈 대황 생치자 세신 대나무잎 소엽 각5푼 감초 청염 각3푼. 뜨거울 때 씻는다. 가림이 있으면 선태를 더 넣는다.

가미지황환은 오랜 병을 치료한다. 숙지황 산수유 산약 목단피 복령 당귀 황련 택사 인삼.

명목사신환은 오랜 병을 치료한다. 구기자 8량(술과 물을 섞어 4번 나눠 먹는데 한번은 소회향 3돈과 볶아서 소회향을 없애고 한번은 천초 3돈과 볶아서 땀이 나면 천초를 없애며 한번은 청염 3돈과 볶고 한번은 검은참깨 3돈과 볶는다) 백질려 4량 당귀뿌리머리(술로 볶는다) 숙지황 각3량 석결명 감국 뽕나무잎 곡정초 각2량. 꿀로 환을 만들어 3돈씩 끓인 물로 삼킨다.

팔미환은 따뜻하게 북돋는다. 지황 산약 산수유 목단피 복령 택사 부자 육계.

생숙지황환은 피가 비워진 병을 치료한다. 생지황 숙지황 현삼 석고 각1량. 꿀로 환을 만들어 빈속에 찻물로 삼킨다.

익음신기환은 신장이 비워진 병을 치료한다. 숙지황 2량 생지황(술로 만든다)

산수유 각1냥 산약 목단피 시호 당귀 잔뿌리 오미자 각5돈 백복신 택사 각2돈반. 꿀로 환을 만들어 소금물로 삼킨다.

자신명목환은 신장이 비워진 병을 치료한다. 천궁 당귀 백작약 숙지황 생지황 각1돈 인삼 길경 생치자 백지 황련 감국 감초 만형자 각5푼. 찻잎 등심을 더 넣는다.

주경환은 간장과 신장을 치료한다. 토사자 5냥 차전자 숙지황 각3냥. 꿀로 환을 만든다. 한 처방은 구기자 1냥반을 더 넣는데 더욱 좋다.

가감주경환은 간장과 신장을 치료한다. 토사자 8냥 저실자 구기자 차전자 오미자 천초 각1냥 숙지황 당귀 각5돈

보간산은 동그란 눈속흠증을 치료한다. 영양각 방풍 각1냥 인삼 적복령 각7돈반 강활 현삼 황금 세신 차전자 각3돈7푼반. 가루 내어 2돈씩 승늉으로 삼킨다. 힘살이 마르고 뻑뻑하면 하고초를 더 넣는다.

보신환은 동그란 눈속흠증을 치료한다. 육종용 구기자 각1냥 파극 파고지 산약 소회향 목단피 각5돈 청염 2돈반.

통간산은 얼음 눈속흠증을 치료한다. 생치자 지각 감초 형개 백질려 각5돈 차전자 우방자 각2돈반. 위를 가루 내어 대나무잎 달인 물에 타서 삼킨다.

팔미환정산은 흩어진 눈속흠증을 치료한다. 결명자 1냥 백질려 방풍 목적 생치자 감초 각5돈 청상자 선태 각2돈반. 가루 내어 2돈씩 맥문동이나 국화 달인 물로 삼킨다.

공청원은 깊은 눈속흠증을 치료한다. 방풍 생지황 지모 각2냥 세신 석결명 차전자 오미자 각1냥 공청 2돈. 꿀로 환을 만들어 찻물로 10환씩 삼킨다.

추예환은 노란심 눈속흠증을 치료한다. 산양쓸개 청어쓸개 잉어쓸개 각7개 웅담 2돈반 소쓸개 5돈 사향 3푼 석결명(물에 뜬 것을 말린다) 1냥. 밀가루 풀로 환을 만들어 찻물로 삼킨다.

양담원은 검은별 눈속흠증을 치료한다. 방풍 노회 각1냥 황련 형개(꽃이삭) 용담초 황금 각5돈 지부자 황백 각2돈반. 꿀로 환을 만들어 박하 달인 물로 30환씩 삼킨다.

영양각산은 초록 눈바람증을 치료한다. 감국 방풍 천궁 강활 천오 세신 차전자 각5돈 영양각 반하국 박하 각2돈반. 가루 내어 2돈씩 생강과 형개 달인 물로 삼킨다.

영양각환은 초록 눈바람증을 치료한다. 영양각 1냥 서각 석결명 차전자 결명자 각7돈반 독활 방풍 감국 만형자 생치자 쪽씨 감초 각5돈. 꿀로 환을 만든다.

사간산은 어두운 눈바람증을 치료한다. 대황 감초 각5돈 욱리인 형개(꽃이삭) 각2돈반. 2첩으로 나눠 빈속에 물에 달여 먹는다.

작목산은 밤눈증을 치료한다. 수컷돼지간을 대나무 칼로 쪼개 야명사를 넣고 잘 묶은 다음 쌀뜨물에 삶아 7푼쯤 익힌다. 간장을 잘게 씹어 즙을 삼킨다. 또 수컷돼지간을 삶아 익혀 야명사와 섞어 환을 만들어도 좋다.

합분환은 어린아이 밤눈증을 치료한다. 합분 황랍 같은 양. 황랍을 녹여 합분과 대추씨 크기로 환을 만든다. 돼지간 1조

각을 2량쯤 쪼개 환약 1개를 넣고 잘 묶는다. 간을 삶아 익히면서 눈에 뜨거운 김을 쏘이고 간을 따뜻하게 먹는다. 병이 나으면 그친다.

풍감환은 어린아이 밤눈증을 치료한다. 청대 황련 천마 오령지 천궁 야명사 노회 각2돈 용담초 방풍 선태 각돈반 전갈 2개 마른두꺼비머리 3돈. 돼지간 즙에 담가 쪄서 섞어 삼씨 크기로 환을 만들어 10환씩 박하 달인 물로 삼킨다. 양간 즙으로 환을 만들면 더욱 좋다.

환정환은 타고난 밤눈증을 치료한다. 석결명(물에 띄워 거른다) 복분자 충울자 각2량 괴실 인삼 세신 방풍 백자인 복령 감국 천궁 각1량. 꿀로 환을 만든다.

보간산은 둥근 눈걸흠을 치료한다. 시호 돈반 백작약 1돈 숙지황 복령 감국 세신 감초 각7푼 백자인 방풍 각5푼.

납다음은 눈에 핏줄을 치료한다. 어린 찻잎 백지 부자 각1돈 세신 천궁 방풍 강활 형개 각5푼 소금 조금.

하고초산은 눈에 핏줄을 치료한다. 하고초 2량 향부자 1량 감초 5돈. 가루 내어 3돈씩 밥 먹고 나서 찻물에 타서 삼킨다. 하고초는 검은자위에 아픔을 치료하는데 밤까지 심할 때 가장 효과가 좋다. 검은자위는 보는이음새로 이어지고 궐음경에 속한다. 이 약은 궐음경에 핏줄을 북돋고 기르기 때문에 이런 효과가 있다.

명목유기음은 눈에 핏줄을 치료한다. 창출 1량 결명자 7돈반 대황 천궁 세신 우방자 감국 방풍 백질려 형개(꽃이삭) 현삼 만형자 목적 생치자 황금 감초 각5돈. 함께 가루 낸다.

양간원은 눈에 핏줄을 치료한다. 흰양간(막을 없앤다) 1개 황련 1량. 먼저 따로 갈아서 가루로 만들었다가 함께 간다. 손으로 환을 만들어 빈속에 물로 30환씩 삼키는데 5제를 잇달아 먹으면 낫는다. 산양간이 더욱 좋다.

신선퇴운환은 눈에 핏줄을 치료한다. 당귀(술로 만든다) 1량반 목적(마디를 없애 어린아이 오줌에 담갔다가 말린다) 천궁 형개(꽃이삭) 밀몽화 지골피 감국 백질려 강활 각1량 천초 7돈반 만형자 천화분 지실 박하 결명자 자감초 각5돈 뱀허물 선태 황련 각3돈. 꿀로 환을 10환을 만들어 2번에 먹는다.

지황산은 검은자위 뿌예짐증을 치료한다. 생지황 1량 적작약 당귀 감초 각5돈. 가루 내어 5돈씩 물에 달여 먹는다.

이황산은 군살을 치료한다. 대황 황금 방풍 박하 각1돈2푼반. 꿀을 조금 넣고 함께 달인다.

정심원은 군살을 치료한다. 맥문동 1량 석창포 구기자 감국 각5돈 진사 2돈 원지 2돈반. 꿀로 환을 만든다.

속효산은 군살을 치료한다. 황련 황백 황금 생치자 연교 박하 시호 형개 당귀 생지황 지골피 천화분 만형자 감국 감초 우방자 백질려 지각 석결명 결명자 각5푼. 물에 달여 밥 먹고 나서 먹는다.

환정자금단은 눈꺼풀테 짓무름증을 치료한다. 흰꿀 2량 노감석(불에 달궈 물속에서 열 번 담금질하고 반나절 물에 담근다) 1량 황단(물에 띄워 거른다) 6돈 오적골(껍질 벗긴다) 1돈 사향 붕사(갈아 물에 풀어 뜬 것을 갈아서 도자기 그릇 속에 넣고 중탕으로 마를 때까지 끓인다) 각5푼 백정향 2푼반 경분 1푼. 먼저 돌그릇 안에서 약한 불로 꿀을 졸이면서 거품을 걷어낸다. 노감석 가루를 넣은 다음 황단을 넣고 버드나무 가지로 젓다가 다시 나머지 약을 넣는다. 손에 달라붙지 않을 정도면 가시연밥 씨 크기로 환을 만들어 1환씩 따뜻한 물에 풀어서 때때로 눈에 넣는다.

성초산은 눈꺼풀테 짓무름증을 치료한다. 복분자 잎을 찧어 즙을 내어 검은 비단으로 눈 위를 가리고 붓으로 즙을 찍어 비단 위에서 두 눈을 그린다. 그런 다음 즙을 방울방울 떨어뜨리면 벌레가 나온다.

소풍산은 눈꺼풀테 짓무름증을 치료한다. 형개 감초 각1돈 인삼 복령 천궁 백강잠 방풍 강활 곽향 선태 각5푼 진피 후박 각3푼. 가루 내어 3돈씩 물로 삼킨다.

석결명산은 눈꺼풀 닭벼슬증을 치료한다. 석결명 결명자 각1량 청상자 목적 강활 생치자 적작약 각5돈 대황 형개 각2돈반. 가루 내어 2돈씩 맥문동 달인 물로 삼킨다. 대결명산이라고도 부른다.

소독음은 속다래끼를 치료한다. 대황(굽는다) 형개(꽃이삭) 각2돈 우방자 감초 각1돈. 가미형황탕이라고도 한다.

백미원은 눈물점 고름증을 치료한다. 백미 5돈 방풍 강활 백질려 석류피 각2돈반. 곱게 가루 내어 밀가루 풀로 환을 만든다.

황기산은 눈물점 고름증을 치료한다. 황기 황금 대황(굽는다) 방풍 각1돈 지골피 원지(술로 만든다) 인삼 적복령 누로 각5푼. 물에 달여 밥 먹고 나서 먹는다.

오퇴산은 눈꺼풀 젖혀짐증을 치료한다. 천산갑 천오(굽는다) 자감초 각5돈 사퇴(식초에 삶는다) 선태 누에알깐껍질 돼지발톱 형개(꽃이삭) 각2돈반. 가루 내어 2돈씩 밥 먹고 나서 소금물로 삼킨다.

춘설고는 눈꺼풀 뻣뻣함증을 치료한다. 유인(껍질을 없애고 갈아 눌러서 기름을 뺀다) 2량 용뇌 2돈반 생꿀 6돈. 골고루 갈아 구리 젓가락으로 찍어 눈에 넣는다. 이 처방은 눈이 붉게 붓고 아프면서 눈물이 나오고 눈초리가 짓무른 병도 함께 치료한다. 눈꺼풀 짓무름증을 치료하는 경우는 여러 해 동안 눈두덩까지 붉게 짓무를 때가 가장 효과가 있다.

용담산은 눈알 솟아오름증을 치료한다. 용담초 생치자 각2돈 방풍 형개(꽃이삭) 천궁 현삼 인진 감국 저실자 감초 각1돈. 가루 내어 2돈씩 밥 먹고 나서 찻물로 삼킨다.

청폐산은 눈알 솟아오름증을 치료한다. 상백피 오래된황금 감국 지각 방풍 형개 시호 승마 적작약 당귀 잔뿌리 현삼 고삼 감초 백질려 목적 선복화 정력자[541]. 물에 달여 밥 먹고 나서 먹는다.

통혈환은 눈속기름 피들어감증을 치료한다. 천궁 당귀 잔뿌리 방풍 형개 각1량 생지황 적작약 감초 각5돈. 꿀로 환을 만들어 밥 먹고 나서 먹는다.

차전산은 눈속기름 피들어감증을 치료한다. 밀몽화 백질려 감국 강활 결명자 차전자 용담초 황금 감초 각각 같은 양. 가루 내어 2돈씩 숭늉으로 삼킨다.

---

[541] 다닥냉이 Lepidium apetalum Willd.

세심산은 찌르는 눈아픔증을 치료한다. 마황(마디를 없앤다) 형개(꽃이삭) 당귀 대황 적작약 감초 각1돈 백출 5푼 박하 7잎. 물에 달여 먹는다.

천문동음자는 눈알 흔들림증을 치료한다. 천문동 지모 충울자 각1돈 적복령 인삼 강활 각7푼 오미자 방풍 각5푼. 물에 달여 밥 먹고 나서 먹는다.

서각산은 눈알 흔들림증을 치료한다. 차전자 구기자 각1량 괴실 오미자 우방자 청상자 충울자 호황련542) 각7돈반 영양각 서각 각5돈 토끼간(조금 굽는다) 1개. 가루 내어 2돈씩 밥 먹고 나서 괴실 달인 물로 삼킨다.

선화무비산은 눈알 치우침증을 치료한다. 창출(어린아이 오줌에 하룻밤 담갔다가 잘라 햇볕에 말린다) 백작약 각1량 백질려 8돈 복령 4돈 뱀허물 조각자(물에 담갔다 불로 말린다) 형개 세신 각1돈. 가루 내어 2돈씩 찻물로 삼킨다.

괴실환은 눈알 치우침증을 치료한다. 괴실 2량 복분자 산조인 백자인 만형자 차전자 충울자 우방자 백질려(가시를 없앤다) 각1량. 꿀로 환을 만들어 술로 30환씩 삼킨다.

서각음은 검은자위 노란막내려옴증을 치료한다. 서각 2돈 강활 황금 차전자 각1돈 백부자 맥문동 각5푼. 물에 달여 밥 먹고 나서 먹는다.

백강잠산은 바람 눈물증을 치료한다. 누런뽕나무잎 1량 목적 선복화 형개(꽃이삭) 감초 백강잠 각3돈 세신 5푼. 가루 내어 2돈씩 형개 달인 물로 삼킨다. 가루 7돈을 물에 달여 먹어도 좋다.

당귀용회환은 바람 눈물증을 치료한다. 용담초 당귀 생치자 황련 황백 황금 각1량 대황 노회 청대 각5돈 목향 2돈반 사향 5푼. 꿀로 환을 만들어 생강 달인 물로 20~30환씩 삼킨다.

구풍일자산은 눈 가려움증을 치료한다. 천오 천궁 형개 각5돈 강활 방풍 각2돈반. 가루 내어 2돈씩 밥 먹고 나서 박하 달인 물로 삼킨다.

지황고는 부딪친 눈병증을 치료한다. 생지황(즙을 낸다) 1홉 황련 1량 황백 한수석 각5돈. 위 세 가지 약을 가루 내어 지황즙과 섞어 떡을 만들어 눈 위에 종이를 놓고 늘어놓는다. 이 처방은 뜨거운 바람으로 눈이 붉으면서 뜨거운 눈물이 나올 때도 쓴다.

생지황산은 부딪친 눈병증을 치료한다. 영양각 생지황 천궁 대황 적작약 지각 목향 각1돈. 물에 달여 밥 먹고 나서 먹는다.

구맥산은 티들어간 눈병증을 치료한다. 구맥을 누렇게 볶아 가루 내어 거위침과 섞는다. 없애려고 할 때 눈초리 끝에 바르면 낫는다.

익본자신환은 눈동자구멍 벌어짐증을 치료한다. 황백(술로 만든다) 지모(술로 만든다) 각각 같은 양. 물에 풀어 환을 만들어 빈속에 소금물로 50~70환씩 삼킨다.

결명원은 독이 쳐서 생긴 병을 치료한다. 맥문동 당귀 차전자 각2량 방풍 지각 청상자 각1량 충울자 세신 구기자

---

542) 현삼과에 서장호황련 Picrorrhiza scrophulariaeflora PENNELL과 인도호황련 P. kurrooa ROYLE et BENTH.의 뿌리. 시짱 남부와 윈난 서북부 및 쓰촨 서부에서 주로 생산한다.

택사 생지황 석결명 황련 각5돈. 꿀로 환을 만들어 빈속에 맥문동 달인 물로 50~70환씩 삼킨다.

보양탕은 찬 약을 많이 먹어 생긴 병을 치료한다. 시호 돈반 강활 독활 인삼 감초 숙지황 백출 황기 각5푼 택사 진피 방풍 백작약 생지황 복령 당귀 지모 각 3푼 육계 1푼. 맑은 새벽에 이 약을 먹고 자려고 누울 때 연백익음환을 먹는다.

연백익음환은 찬 약을 많이 먹어 생긴 병을 치료한다. 결명자 황련(술로 만든다) 황금 황백(소금과 술로 만든다) 지모(소금과 술로 만든다) 각1량 강활 독활 오미자 당귀 방풍 감초 각5돈 석결명 2돈. 꿀로 환을 만들어 찻물로 삼킨다. 보양탕을 많이 먹고 이 환약을 조금 먹어야 한다.

선화산은 병든후 눈겉흠증을 치료한다. 선태 감국 천궁 백질려 결명자 방풍 강활 생치자 형개(꽃이삭) 만형자 곡정초 밀몽화 목적(마디를 없애고 아이 오줌에 담가 햇볕에 말린다) 창출 자감초 같은 양. 가루 내어 2돈씩 찻물로 삼킨다.

국화산은 병든후 눈겉흠증을 치료한다. 감국 4량 목적 강활 선태 백질려 각3량 형개 감초 각2량. 가루 내어 2돈씩 찻물로 삼킨다.

강활퇴예탕은 태양경을 치료한다. 강활 돈반 방풍 1돈 박하 형개 고본 각7푼 지모(술로 만든다) 5푼 황백(술로 만든다) 4푼 천궁 당귀 각3푼 마황 생지황(술로 만든다) 각2푼 천초 세신 각1푼.

영양각산은 패인 눈겉흠증을 치료한다. 영양각 승마 각2량 감초 1량. 반은 가루 내고 반은 꿀로 환을 만든다. 가루 1돈을 쌀뜨물로 달여 50환씩 삼킨다.

사청환은 간장에 뜨거움을 치료한다. 당귀 용담초 천궁 생치자(검게 볶는다) 대황(굽는다) 강활 방풍 각각 같은 양. 꿀로 환을 만들어 가시연밥 크기로 환을 만들어 1환씩 대나무잎 달인 물에 사탕을 녹여 삼킨다. 양간환이라고도 부른다.

오적골산은 엷은 겉흠을 치료한다. 오적골 용뇌 각1돈. 가루 내어 하루 3~4번씩 눈에 넣는다.

세간산은 뜨거움 쌓인눈병증을 치료한다. 강활 당귀 박하 방풍 자감초 대황 천궁 생치자 각1돈. 용담초 1돈을 더 넣으면 더욱 좋다.

《국방》밀몽화산은 뜨거움 쌓인눈병증을 치료한다. 밀몽화 백질려 목적 석결명 강활 감국 같은 양. 가루 내어 1돈씩 찻물로 삼킨다.

눈에 넣는 약인 석결명산은 겉흠 눈동자들어감증을 치료한다. 석결명 진주 서호박543) 각7돈5푼 오적골 5돈 용뇌 1돈. 함께 가루 내어 구리젓가락으로 큰 콩알만큼 찍어 하루 3번 눈에 넣는다. 이 처방은 또 모든 못 박힌 겉흠을 치료한다. 이 겉흠은 뿌리와 다리가 아주 두껍고 오랫동안 낫지 않는다.

보신원은 검은 겉흠을 치료한다. 숙지황 구기자 산수유 산약 목단피 파고지 도인. 꿀로 환을 만든다.

마예고는 흰패인 눈겉흠증을 치료한다.

---

543) 예전부터 중국의 서역에서 생산되어 유통되었기 때문에 서역 호박이란 뜻이라고 생각한다.

유인(입에 머금어 껍질을 벗긴다) 1량 용뇌 3돈 공청 2돈. 아주 곱게 갈아 조금을 눈에 넣는다.

청량산은 깊이얼음흠집 눈겉흠증을 치료한다. 만형자 형개(꽃이삭) 고죽엽 감초 각돈반 생치자 7푼반 박하 7조각. 물에 달인다.

경효산은 부딪친 눈겉흠증을 치료한다. 시호 2돈 대황 당귀 적작약 서각 각1돈 감초 5푼. 밥 먹고 나서 먹는다.

관음몽수환은 붉은 막을 치료한다. 야명사 당귀 선태 목적 각3량 양간(삶아 두드려 뭉개서 찐득한 즙으로 한다) 4량. 환으로 만들어 빈속에 뜨거운 물로 50환씩 삼킨다. 백일이면 예전과 같다.

백점고는 붉은 막을 치료한다. 황련 3돈을 썰어 물 1잔으로 반잔이 되게 달인 다음에 방풍 8푼 당귀신 감초 각6푼 유인(진흙처럼) 3푼을 넣고 같이 달이는데 떨어뜨린 물이 흩어지지 않을 때까지 천천히 달인다. 비틀어 짜서 찌꺼기를 없애고서 졸인 꿀을 조금 넣고 다시 조금 달인다. 마음을 안정시키고 하루 5~7번씩 눈에 넣는데 자려고 할 때 넣으면 더욱 효과가 있다. 이 처방은 또 모든 겉흠과 막에 눈에 넣는다.

춘설고는 눈어둠증을 치료한다. 붕사 3돈 용뇌 1돈 박초 5돈. 아주 곱게 갈아 조금씩 쓴다. 입 속에서 침과 섞어서 눈에 넣고 눈을 조금 감고 있다가 눈을 떠서 눈물이 나오면 효과가 있다.

억고명목탕은 부인을 치료한다. 당귀 백작약 생지황 백출 적복령 반하 진피 시호 황련 생치자 목단피 백두구 감초 용담초 각7푼 생강3 대추2.

야광육신환은 늙은이를 치료한다. 숙지황 생지황 천황련544) 원지 우슬 구기자 감국 지각 당귀 토사자 지골피 각각 같은 양. 꿀로 환을 만들어 빈속에 술로 50~70환씩 삼킨다.

자음지황환은 눈에 보이는 속티를 치료한다. 당귀 5돈 생지황 7돈반 천황련 숙지황 각1량 시호 8돈 황금 6돈 천문동 지골피 오미자 각3돈 지각 자감초 각2돈. 꿀로 환을 만들어 찻물로 100환씩 삼킨다. 숙지황환이라고도 부른다. 눈이 점점 어두워지고 잠깐 밝았다 어두우면 이것은 피를 잃은 증거이다. 정지환과 사이에 이 약을 먹는다.

구고탕은 눈이 쑤심을 치료한다. 창출 용담초 각돈반 당귀 감초 각1돈 천궁 6푼 생지황 천황백545) 지모 황금 각5푼 강활 방풍 승마 시호 황련 고본 각3푼 길경 연교 세신 홍화 각2푼. 물에 달여 밥 먹고 나서 먹는다.

엽씨 연잎탕은 피를 많이 잃어버려 생긴 병을 치료한다. 새연잎 겨울뽕나무잎 적복령껍질 감초 녹두피 쥐눈이콩껍질.

엽씨 영양각탕은 나이가 많은 병을 치료한다. 영양각 연교씨 하고초 목단피 푸른국화잎 계지 당귀전체.

엽씨 하고초탕은 바람이 따뜻하여 생긴 병을 치료한다. 하고초 뽕나무잎 연교 적작약 결명자.

엽씨 연교탕은 가을에 말라서 생긴 병

544) 쓰촨에서 주로 나는 황련. 미나리아재비과 삼각엽황련. 우리나라에서 쓰는 매자나무과 깽깽이풀과는 다르다.

545) 쓰촨에서 주로 나는 황백. 나무껍질이 두껍고 빛깔이 진하다.

을 치료한다. 연교 박하 황금 생치자 상백피 고정다546) 하고초 초록국화잎.

엽씨 복령탕은 뜨겁게 찜을 치료한다. 겨울뽕나무잎 곡정초 토끼똥 의이인 통초 녹두피 복령.

엽씨 산치자피탕은 답답하고 억울하여 생긴 병을 치료한다. 생치자껍질 하고초 곡정초 연교 결명자 토끼똥 목단피 생향부자.

엽씨 상엽탕은 양이 위로 올라가 생긴 병을 치료한다. 뽕나무잎 목단피 의이인 천패모547) 하고초 생치자.

엽씨 결명자탕은 간장과 쓸개의 뜨거움을 치료한다. 결명자 겨울뽕나무잎 하고초 참깨 곡정초 목단피.

엽씨 간위탕은 간장과 위장으로 생긴 병을 치료한다. 황기 3돈 당귀 백작약 각돈반 백복신 3돈 생강(굽는다) 1돈 남대추548) 1개.

엽씨 보간탕은 간장에 음으로 생긴 병을 치료한다. 토끼똥 하수오(만든다) 쥐눈이콩껍질 각3돈 구기자(볶는다) 참깨 각돈반 겨울뽕나무잎 노란국화 각1돈 석결명 1개.

엽씨 간신겸보환은 불안하고 초조하여 생긴 병을 치료한다. 숙지황 구기자 산수유 백복신 감국 생신곡 오미자 산약

---

546) 대엽동청 Llex ruding-cha C. J. Tseng 의 찻잎.

547) 쓰촨에서 주로 나는 패모. 절패모와 기원이 다르다. 천패모는 맛이 쓰고 달며 끈적여서 마른 기침에 쓴다. 절패모는 쓰고 차가워서 뜨거운 가래로 생긴 기침에 쓰고 종기에도 쓴다.

548) 안후이 후이저우(徽州)에서 재배하는 대추.

곡정초.

○ 눈썹 뼈가 아픈 병을 치료하는 아홉 가지 처방.

이진탕은 가래불이 있는 병을 치료한다. 복령 감초 반하 진피.

청주백원자는 가래불이 있는 병을 치료한다. 반하 7량 남성 3량 백부자 2량 천오 5돈. 함께 곱게 가루 내어 맑은 물에 담그는데 봄은 5일, 여름은 3일, 가을은 7일, 겨울은 10일이다. 아침저녁으로 물을 바꾸고 하루에 여러 번 해야 넉넉하다. 다음에 비단 천에 넣어 찌꺼기를 거르고 다시 갈아 걸러 맑은 부분을 햇볕에 말려 물을 없앤다. 그리고 가루 내어 숭늉으로 환을 만들어 생강 달인 물로 10환씩 삼킨다.

강오산은 바람과 차가움이 있는 병을 치료한다. 천오(어린아이 오줌에 이틀밤 담갔다가 볶는다) 1돈 황금(술로 만든다) 자감초 세신 강활 각5푼. 가루 내어 2번에 나눠 먹는데 밥 먹고 나서 찻물로 삼킨다.

궁신도담탕은 바람과 축축함과 가래가 있는 병을 치료한다. 반하 돈반 남성 천궁 세신 적복령 진피 각1돈 지각 감초 각5푼.

생지황환은 간장이 비워진 병을 치료한다. 생지황 감국 방풍 지각 결명자 석결명 백작약 백복신.

숙지황환은 간장이 비워진 병을 치료한다. 금석곡 숙지황 토사자 방풍 충울자 차전자 황기 복분자 육종용 지부자 자석(달군다) 각1량 토끼간 1개(구워 말린다). 꿀로 환을 만들어 빈속에 소금물로 삼킨다.

지금산은 바람과 뜨거움과 가래가 있는 병을 치료한다. 백지 황금(술로 만든다) 각각 같은 양. 가루 내어 2돈씩 찻물로 삼킨다.

선기탕은 두루 치료한다. 강활 방풍 반하 각2돈 황금 돈반 감초 1돈. 생강 3쪽을 더 넣는다.

상청산은 두루 치료한다. 천궁 울금 적작약 형개 박하 망초 각2돈반 유향 몰약 각5푼반 용뇌 2푼반. 갈아 가루 내어 코에 불어 넣는다.

《은해지남》

○ 갖추어야할 달인약과 환약.549)

육미지황환(전중양)은 간장과 신장이 부족하고 진짜 음이 없어졌으며 알짜와 피가 말라버린 병을 치료한다. 몸이 몹시 야위고 힘이 없으며 허리가 아프고 다리가 시다. 저절로 땀이 나고 밤에 땀을 흘리며 물이 넘쳐 가래가 된다. 열이 나고 기침을 하며 머리가 어지럽고 눈이 아찔하다. 귀가 울고 귀가 멀며 정액이 흘러나오고 똥에 피가 섞여 나온다. 소갈증으로 오줌이 방울져 떨어지고 피를 잃어버려 목소리가 잘 안 나온다. 혀가 마르고 목구멍이 아프며 비워진 불로 이빨이 아프다. 발뒤꿈치가 아프고 아래부분에 부스럼이 생긴다. 숙지황 8량 산수유(술에 적신다) 산약 각4량 복령(젖에 섞는다) 목단피 택사 각3량. 위를 꿀로 오동나무 씨 크기로 환을 만들어 빈속에 소금물로 삼킨다. 달인 약으로 쓰려면 분량을 헤아려 정한다.

---

549) 아래 '경험한 이름난 치료'에서 말한 처방 위주로 발췌하였다.

칠미환은 간장 경맥의 기운이 비워져서 힘살을 기르지 못하고 차가움증으로 변한 병을 치료한다. 힘살과 뼈가 아프고 다리가 흐느적거려 걷기 힘들다. 또 상한병에 찬 약을 많이 먹어서 물속에 불이 없고 손발이 당기는 병을 치료한다. 간장 경맥에 피가 비워지면 마른 불로 힘살이 떨리다가 알갱이가 맺히는 병이나 나력병으로 변한다. 앞에 육미지황환에 육계 1량을 더 넣는다.

명목지황환(《동원》)은 신장이 비워져 눈이 어두운 병을 치료한다. 앞에 육미지황환에 시호 오미자 당귀신을 더 넣고 주사로 옷을 입힌다.

자신생간음(조헌가)은 피가 비워지고 기운이 막혀서 어깨와 등이 함께 아프거나 명치가 아픈 병을 치료한다. 또 간장 불이 위장 속에 뭉친 병을 치료한다. 나른하면서 눕기 좋아하고 음식 생각이 없으며 입이 마르면서 목구멍도 마른다. 또 부인이 오줌이 자주 저절로 나오는 병을 치료한다. 앞에 육미지황환에 시호 오미자 백출 당귀 감초를 더 넣는다.

좌귀음(《경악》)은 신장 물이 마르면서 비워진 불이 위에 비장과 위장을 쪄서 흙에 음이 없어진 병을 치료한다. 음식 생각이 없고 똥이 마르게 맺히며 심하면 세 양이 막혀서 얼격증이 된다. 빨리 치료하면 반드시 낫는다. 이 처방에 당귀 백작약을 더 넣으면 상한병으로 혀가 검고 입술이 타며 목이 너무 말라 물을 먹는 병을 치료한다. 이것은 찬 약을 너무 많이 먹으면서 쳤기 때문에 이 처방으로 치료한다. 학질에 건조한 증상이 함께 있고 더위가 심하면서 추위가 가벼운 병에도 이 처방을 쓴다. 숙지황 (3~4돈에서 1~2량까지 늘린다) 산수유(신맛을 싫어하면 조금 쓴다) 1~2돈 산약 2돈 복령 1돈반 감구기자 2돈 감초 1돈. 물 2잔으로 7푼이 되게 달여 밥 먹고 멀리 먹는다. 폐장이 뜨거우면서 괴로우면 맥문동 2돈을 더 넣는다. 피가 막혀 있으면 목단피 2돈을 더 넣는다. 심장이 뜨거우면서 두근거리면 현삼 2돈을 더 넣는다. 피가 뜨거워 함부로 움직이면 생지황 3~4돈을 더 넣는다. 음이 비워져 편안하지 않으면 여정자 2돈을 더 넣는다. 위가 채워졌고 아래가 비워졌으면 우슬 2돈을 더 넣어 이끈다. 피가 비워지고 마름으로 막혔으면 당귀 2돈을 더 넣는다. 비장이 뜨거워 쉽게 배고프면 백작약 2돈을 더 넣는다. 신장이 비워져 뼈가 후끈거리고 땀이 많으면 지골피 2돈을 더 넣는다.

인삼고본환《천금》)은 폐장이 애써서 심하게 비워지고 비장도 비워지면서 뜨거운 병을 치료한다. 오줌은 조금 누면서 붉고 똥은 막히면서 맺힌다. 이것은 음이 비워지면서 불이 있는 병에 가장 좋은 약이다. 인삼 2량 천문동 맥문동 생지황 숙지황 각4량. 꿀로 환을 만든다.

사군자탕은 모든 양이 비워지고 기운이 약하며 맥이 비면서 약한 병을 치료한다. 비장이 약하고 폐장을 해쳐 음식 생각이 적고 몸이 마르면서 노랗다. 거죽이 모이고 털이 빠지며 말이 작고 팔다리에 힘이 없다. 또 비장과 위장이 조화롭지 않아서 설사가 나고 헛배가 부르다. 인삼 백출(흙에 볶는다) 복령 각2돈 감초 1돈. 생강과 대추를 넣고 달여 먹는다.

이공산은 비장과 위장을 고르게 다스린다. 앞에 사군자탕에 진피를 더 넣는다.

육군자탕은 비장과 위장 기운이 비워진 병을 치료한다. 음식 생각이 없고 가래가 박혀서 때 없이 가래 섞인 기침을 한다. 또는 위장 기운이 비워지고 차가워져 토하거나 메스꺼운 병도 치료한다. 비워진 학질과 모든 병을 앓고 난 다음에는 이 처방을 써야 한다. 앞에 사군자탕에 진피 반하를 더 넣는다.

팔진탕은 기운과 피가 함께 비워진 병과 위장을 해쳐서 음식이 살이 되지 않는 병을 치료한다. 앞에 사군자탕과 뒤에 사물탕을 합친다.

십전대보탕은 진짜 음이 안에서 마르면서 비워진 양이 밖으로 일어나는 병을 치료한다. 앞에 팔진탕에 황기 육계를 더 넣는다.

보중익기탕은 번거롭게 애써서 안을 해친 병을 치료한다. 몸에 열이 나면서 가슴이 답답하고 머리가 아프면서 추위를 싫어하며 말하기 귀찮고 음식을 싫어한다. 맥은 넘치면서 크지만 비워졌고 숨이 짧으면서 목이 마른다. 또 양이 비워져서 저절로 땀이 나거나 숨이 짧고 타고난 기운을 들어 올릴 수 없어서 학질에 설사를 하면서 비장이 비워져 오랫동안 낫지 않는 병을 치료한다. 맑은 양이 아래로 꺼지고 가운데 기운이 부족한 모든 증상을 치료한다. 황기(꿀로 굽는다) 인삼 감초(굽는다) 백출(흙으로 볶는다) 진피 당귀 각5푼 승마 시호 각3푼. 생강 3쪽 대추 2개를 넣고 달여 먹는다. 피가 부족하면 당귀를 더 넣고 알짜와 생각이 적어졌으면 인삼 오미자를 더 넣는다. 폐장이 뜨거워서 기침을 하면 인삼을 빼고 목구멍이 마르면 갈근을 더 넣는다. 머리가 아프면 만형자를 더 넣고 심하게 아프면 천궁을 더 넣는다. 골이 아프면 고본 세신을 더 넣는다. 바람과 축축함이 서로 뭉쳐 온 몸이 다 아프면 강활 방풍을 더 넣고 가래가 있으면 반하 생강을 더 넣는다. 위장이 차갑고 기운이 막혔으면 청피 백두구 목향 익지인을 더 넣고 배가 부풀면 지실 후박 목향 사인을 더 넣는다. 배가 아프면 백작약 감초를 더 넣고 뜨거우면서 아프면 황금을 더 넣는다. 먹을 수 있지만 명치 밑이 그득하면 황련을 더 넣고 목구멍이 아프면 길경을 더 넣는다. 차가움이 있으면 육계를 더 넣고 축축함이 힘세면 창출을 더 넣는다. 음에 불이 있으면 황백 지모를 더 넣고 음이 비워졌으면 승마 시호를 빼고 숙지황 산수유 산약을 더 넣는다. 똥이 잘 나오면 술에 담갔다 구운 대황을 더 넣는다. 기침을 할 때 봄이면 선복화 관동화를 더 넣고 여름이면 맥문동 오미자를 더 넣으며 가을이면 마황 황금을 더 넣고 겨울이면 마황(뿌리마디를 없앤다)을 더 넣는다. 날씨가 추우면 건강을 더 넣고 설사를 하면 당귀를 빼고 복령 창출 익지인을 더 넣는다. 겨울철에 추위를 싫어하고 열이 나면서 땀이 없으며 맥은 뜨면서 딴딴하면 마황을 더 넣는다. 맥이 뜨면서 부드럽고 땀이 있으면 계지 백작약을 더 넣는다.

<u>사물탕은 모든 피가 비워진 병과 부인에 월경병을 치료한다.</u> 당귀(술로 씻는다) 생지황 각3돈 백작약 2돈 천궁 1돈반. 피를 서늘하게 할 때 심장은 황련을 더 넣고 간장은 황금곁뿌리며 폐장은 오래묵은황금이다. 대장은 황금이고 쓸개는 황련이며 신장과 방광은 황백이다. 비장은 생지황이고 위장은 대황이며 삼초는 지골피이고 심포는 목단피이며 소장은 치자 목통이다. 기운을 맑게 하려면 심장과 심포 낙맥은 맥문동을 더 넣고 폐장은 지각이며 간장은 시호 청피이다. 비장은 백작약이고 위장은 갈근 석고이며 대장과 삼초는 연교이다. 소장은 적복령이고 방광은 활석 호박이다. 피가 비워졌으면 귀판을 더 넣고 피가 말랐으면 사람 젖을 더 넣는다. 피가 엉겼으면 도인 홍화 부추즙 어린아이오줌을 더 넣어 움직이게 한다. 갑자기 피가 지면 박하 현삼을 더 넣어 흩어지게 하고 피가 그치지 않으면 볶은포황과 좋은먹을 더 넣는다. 오래도록 그치지 않으면 승마를 더 넣어 피가 경맥으로 돌아가게 한다. 부인에 월경빛깔이 검은 자줏빛이고 맥이 빠르면 뜨거움 때문이므로 황금 황련을 더 넣고 피가 묽고 맥이 느리면 차가움 때문이므로 육계 부자를 더 넣는다. 사람이 퉁퉁해서 가래가 있으면 반하 남성 귤홍을 더 넣고 사람이 말라서 불이 있으면 검은치자 지모 황백을 더 넣는다. 뭉쳤으면 목향 사인 창출 신곡을 더 넣고 엉겨 막혔으면 도인 홍화 현호색 육계를 더 넣는다. 기운이 비워졌으면 인삼 황기를 더 넣고 기운이 채워졌으면 지실 후박을 더 넣는다. 왕해장은 황금 백출을 더 넣고서 온육합탕이라고 부르고 월경이 지나치게 많은 병을 치료했다. 치자 황련을 더 넣으면 열육합탕이

라고 부르고 피가 뜨거워 제멋대로 돌아다니는 병을 치료했다. 또 건강 부자를 더 넣으면 한육합탕이라고 부르고 피에 바다가 비워지고 차가운 병을 치료했다. 진교 강활을 더 넣으면 풍육합탕이라고 부르고 피가 비워지면서 바람으로 가려운 병을 치료했다. 진피 후박을 더 넣으면 기육합탕이라고 부르고 기운이 뭉쳐서 경맥을 막은 병을 치료했다.

지백사물탕은 음이 비워지고 불이 있는 병을 치료한다. 앞에 사물탕에 지모 황백을 더 넣는다.

당귀보혈탕(《동원》)은 힘들게 일해서 살이 뜨겁고 얼굴이 붉으며 맥이 크면서 빈 병을 치료한다. 황기(굽는다) 1량 당귀(술에 씻는다) 3돈. 빈속에 먹는다.

귀비탕(《제생》)은 생각을 지나치게 많이 하고 힘들게 일해서 심장과 비장을 해친 병을 치료한다. 가슴이 두근거리고 잘 잊어버리며 잘 놀라고 헛땀이 난다. 열이 나면서 몸이 깔아지고 밥을 적게 먹고 잠이 안 온다. 또 비장이 비워져 피를 다스리지 못해서 피가 제멋대로 다니거나 또는 부인에 월경과 대하를 치료한다. 또 심장과 비장을 해쳐서 아프면서 잘 눕고 팔다리가 아프며 똥이 고르지 않은 병을 치료한다. 또 나력병이 돌아다니면서 종기가 아물지 않는 병을 치료한다. 황기(꿀로 굽는다) 당귀(술로 씻는다) 용안육 각2돈 산조인(볶아 간다) 백출(흙에 볶는다) 각1돈반 인삼 백복신 각1돈 원지(심을 뺀다) 8푼 목향(갈아서 타 먹는다) 감초 각5푼. 생강과 대추를 넣고 달인다. 폐장과 신장을 해치면 맥문동 오미자를 더 넣고 간장과 신장을 해치면 백작약을 더 넣는다. 더욱 좋다. 울적해서 생겼으면 시호 목단피 생치자를 더 넣고 두 양에 병이 아니면서 가슴이 두근거리면 목향을 빼고 구기자를 더 넣는다. 꿈꾸면서 정액이 나오면 숙지황 오미자 백작약 모려를 더 넣고 심포에 넘치는 불이 있으면 황련 생지황을 더 넣는다. 가래가 있으면 패모를 더 넣고 신하불을 끼고 있으면 황백 지모 맥문동을 더 넣는다.

이지환은 허리과 무릎을 북돋고 힘살과 뼈를 튼튼하게 한다. 신장에 음을 강하게 하고 머리카락을 검게 한다. 동청자는 여정자로 동짓날에 따서 양에 거리끼지 말고 그늘에 말려 꿀과 술을 섞어 찐 다음에 햇볕에 말렸다가 가루 내서 도자기 병에 담아둔다. 한련초는 하짓날에 따서 양에 거리끼지 말고 찧어 즙을 내서 고아 찐득하게 만든다. 쓸 때는 둘을 함께 섞어서 잠자려고 할 때 술로 먹는다. 한 처방은 상심자를 말려 환을 만들거나 상심자를 고아 찐득한 즙을 만들어 섞어 넣는다.

소요산(《국방》)은 피가 비워지고 간장이 말라버린 병을 치료한다. 뼛속이 화끈거리고 열이 밀려오면서 기침을 하며 추위와 더위가 오가고 입이 마르며 오줌이 뻑뻑하고 월경이 고르지 않다. 간장과 쓸개 두 경맥에 불이 뭉쳐서 옆구리가 아프고 머리가 아프다. 또는 명치가 아프거나 어깨와 등뼈가 아프거나 때때로 눈이 붉으면서 아프다가 태양혈까지 이어진다. 부인이 억울하거나 화를 내서 간장을 해치게 되면 피가 제멋대로 다니고 붉거나 흰 대하가 있으며 오줌 눌 때

돌가루로 깔깔하고 월경이 너무 많이 나오는 증상이 있다. 모두 이 처방을 늘리거나 줄여서 치료해야한다. 《역》에서 '바람으로 흩어지게 한다.'고 했다. 당귀(술을 섞는다) 백작약(술로 볶는다) 각1돈반 백출(흙으로 볶는다) 시호 복령 각1돈 감초(굽는다) 5푼. 구운생강과 박하를 넣고 달인다.

가미소요산(설기)은 화내서 간장을 해쳤기 때문에 피가 적고 눈이 어두운 병을 치료한다. 앞에 소요산에 목단피 생치자를 더 넣는다.

흑소요산은 간장과 신장에 음이 비워진 병을 치료한다. 앞에 소요산에 큰숙지황을 더 넣는다.

《금궤》신기환은 비장과 신장이 크게 비워진 병을 치료한다. 배가 크게 부풀고 팔다리가 부으면서 숨이 차고 가래가 가득하며 오줌이 잘 나오지 않고 똥이 묽다. 한번 먹었는데 두 번 오줌이 나가는 소갈병을 치료한다. 숙지황 4량 복령 3량 산약(조금 볶는다) 목단피(술로 씻는다) 산수유(술에 적신다) 택사(술에 담근다) 우슬(술에 담근다) 차전자(조금 볶는다) 육계 각1량 부자(만든다) 5돈. 꿀로 환을 만든다.

정원음(《경악》)은 숨이 짧아서 천식 같고 숨이 가쁜 병을 치료한다. 들어도 올릴 수 없고 삼켜도 내릴 수 없는 숨길이 막힌 아주 위급한 꼴이다. 사람이 항상 숨이 가쁘기 때문에 병이 위에 있다고만 알지 뿌리가 없어져 간장과 신장이 없음을 모른다. 이것은 물과 불이 만나지 못하고 기운이 빠져나간 병이다. 부인이 피의 바다가 없어졌을 때 이 병이 많은

데 이 약을 먹어서 돕고 부드럽게 해야 한다. 신기한 처방이다. 이때 맥을 짚으면 반드시 아주 작은데 만약 작으면서 딴딴하다면 더욱 두려워해야 한다. 서투른 의사는 알지 못하고 함부로 가래가 거슬러 기운이 막혔다고 하면서 우황소합향원이나 청피 진피 지각 같은 기운을 깨뜨리는 약을 써서 빨리 위험하게 한다. 숙지황 7~8돈이나 1량 당귀 2~3돈 자감초 1,2,3돈. 메스껍거나 추위를 싫어하면 구운 생강 3~5쪽을 더 넣는다. 기운이 비워져 맥이 아주 작으면 급히 인삼을 마땅하게 더 넣는다. 간장과 신장에 음이 비워져 손발이 차가워지면 육계 1돈을 더 넣는다.

불수산은 애기를 낳고 피가 비워져 머리가 아픈 병을 치료한다. 천궁 당귀를 가루 내어 먹는다.

이음전(《경악》)은 진짜 음이 비워진 병을 치료한다. 배가 부풀고 토하며 가래와 묽은 가래로 메스껍다. 토하고 설사하면서 배가 아프다. 부인은 월경이 느리거나 피가 막힌 등에 증상이다. 숙지황 3,5,7돈이나 3량 당귀 2~3돈이나 5~7돈 건강(노릇하게 볶는다) 2~3돈 감초(굽는다) 1~2돈. 또는 육계 1~2돈을 더 넣는다. 부자를 더 넣으면 부자이음전이라고 부른다. 차가운 바람에 닿았지만 삿된 것이 깊이 들어오지 않아서 열이 나고 맥은 빠르지만 파도 같지 않다. 안에 불 증상이 없고 타고난 기운이 부족하면 이 처방에 시호 1돈반이나 2돈을 더 넣어 잇달아 1~2번 먹는다. 아주 효과가 좋다. 차가움이 엉기고 음이 세차서 삿된 것이 풀리기 어려우면 반드시 마황 1~2돈을 더 넣어 마음 놓고 쓴다.

시호를 쓰지 않아도 좋지만 잘 통할까 두렵다. 음이 힘셀 때 밖에 추위에 닿으면 맥이 가늘고 추위를 싫어하며 등이 오싹하다. 이것은 태양경과 소음경에 음증으로 세신 1~2돈을 더 넣고 심하면 다시 부자 1~2돈을 더 넣는다. 음이 비워지고 불이 세차서 안에 뜨거움이 있다면 따뜻한 약을 써서는 안 된다. 기운과 피가 함께 비워졌는데 삿된 것이 풀리지 않았다면 건강 육계를 빼고 세 약재만을 늘리거나 줄여서 준다. 또는 인삼만을 넣어도 된다. 비장과 위장 둘이 비워지고 물이 넘쳐 가래가 되어 토하거나 배가 부풀면 복령 1돈반을 더 넣거나 백개자 5푼을 더 넣어 움직이게 한다. 설사가 그치지 않아서 신장 설사가 되면 당귀를 조금 쓰거나 빼면서 산약 백편두 오수유 파고지 육두구 부자를 더 넣는다. 허리와 배가 아프면 두충 우슬을 더 넣는다. 배가 부풀고 막히면서 아프면 진피 목향 사인을 더 넣는다.

육일산(《하간》)은 상한병이나 더위에 맞아 겉과 속이 모두 뜨거운 병을 치료한다. 입이 심하게 마르고 오줌이 통하지 않는다. 설사가 나오면서 뜨거운 학질이 있고 곽란으로 토하고 설사하는 병을 치료한다. 또 젖을 나오게 하고 뱃속 아기를 떨어뜨린다. 술에 뜨거운 독을 풀고 돌로 오줌이 뻑뻑한 병도 치료한다. 활석 6량 감초 1량. 가루 내어 찬 물이나 등심 끓인 물로 삼킨다.

생맥산(《천금》)은 뜨거움이 타고난 기운을 해친 병을 치료한다. 숨이 짧으면서 나른하고 입이 마르며 땀이 많고 폐장이 비워지면서 기침한다. 인삼 맥문동 각 5푼 오미자 7알.

백호탕(장중경)은 상한병에 맥이 뜨면서 매끄럽고 겉은 차갑지만 속은 뜨거운 병을 치료한다. 또 세 양이 합친 병을 치료한다. 그 증상은 맥이 뜨면서 크고 배가 부풀고 몸이 무거워 돌리기 어렵다. 입을 잘 쓰지 못하면서 얼굴에 때가 끼고 말을 중얼거리며 오줌을 싼다. 억지로 땀을 내면 말을 중얼거리고 설사시키면 머리 위에 땀이 나고 손발이 차가워지며 저절로 땀이 난다. 또 양명병을 두루 치료한다. 그 증상은 맥이 밀려오면서 크고 길며 추위는 싫어하지 않으면서 뜨거움은 싫어한다. 머리가 아프고 땀이 나면서 입이 마르며 혀가 마르고 눈이 아프면서 코가 마른다. 눕지 못하고 해질 때 열이 밀려온다. 또는 양에 독으로 반점이 생기거나 위장이 뜨거워 생기는 모든 병을 치료한다. 석고 1근 지모 6량 감초 2량 멥쌀 6홉. 먼저 석고를 수십 번 끓어오르게 끓인 다음 다시 약과 쌀을 넣는다. 쌀이 익고 달인 약이 되면 따뜻하게 먹는다.

도적산(전을)은 소장에 불이 있는 병을 치료한다. 오줌이 붉으면서 뻑뻑하고 아프며 얼굴이 붉고 미친 듯이 서두른다. 입병이 생기면서 혀가 헐고 이빨을 물면서 목이 마르다. 생지황 목통 감초(잔뿌리) 담죽엽.

옥녀전(《경악》)은 물이 없어지고 불이 힘센 병을 치료한다. 여섯 맥이 모두 뜨고 세차면서 매끄럽고 크다. 소음경이 부족하고 양명경이 넘쳤다. 열이 나고 입이 마르면서 목이 마르며 머리가 아프고 이빨이 쑤시며 피가 나오는 등에 증상이다. 신기한 효과가 있다. 똥이 무르거나 설사하면 절대로 마땅하지 않다. 생석고 3~5돈 숙지황 3~5돈이나 1량 맥문동 2돈 지모 2돈 우슬 1돈반. 불이 아주 세차면 다시 치자 지골피 같은 약을 더 넣어도 좋다. 땀이 많이 나고 목이 많이 마르면 오미자 14알을 더 넣는다. 오줌이 잘 안 나오거나 불이 내려갈 수 없으면 택사 1돈반을 더 넣는데 복령도 좋다. 쇠와 물이 함께 없어져 알짜 때문에 기운을 해쳤으면 인삼 2~3돈을 더 넣어야 아주 좋다.

좌금환은 간장과 쓸개에 불이 뭉친 병을 치료한다. 왼쪽 옆구리가 아픈데 가끔 가슴과 옆구리가 아파서 참을 수 없다. 신물이 올라와 토하고 성기가 부어 맺히며 술에 축축함으로 황달이 나타난다. 또 입을 악물면서 설사하는 병을 치료하는데 약을 입에 넣으면 바로 토한다. 황련(생강즙에 볶는다) 6량 오수유(소금물에 담근다) 1량. 물로 환을 만든다.

오군자전(《경악》)은 비장과 위장이 비워지고 차가운 병을 치료한다. 토하고 설사하면서 축축함도 함께 있다. 인삼 2~3돈 백출 복령 각2돈 자감초 1돈 건강(노릇하게 볶는다) 1~2돈. 물 1잔으로 반이 되게 달여 먹는다.

육미이공전(《경악》)은 앞과 같은 증상에 조금 막힌 것이 함께 있는 병을 치료한다. 앞의 처방에 진피 1돈을 더 넣는다. 이것은 오미이공산에 건강을 더 넣었다.

육물전(《경악》)은 기운과 피가 모두 비워진 병을 치료한다. 숙지황(또는 생지황을 쓴다) 당귀 천궁(많으면 좋지 않다) 3~4푼 백작약(함께 마땅하게 더하거나 줄인다) 인삼 자감초.

이진탕(《국방》)은 모든 가래와 묽은 가래로 된 병을 치료한다. 기침을 하면서 배가 부풀고 토하거나 메스꺼우며 머리가 어지럽고 가슴이 두근거린다. 반하(생강으로 만든다) 2돈 진피(흰 것 없앤다) 복령 각1돈 감초 5푼. 생강을 넣고 달인다. 바람이 들어온 병에 가래가 있으면 남성 백부자 조각자 죽력을 더 넣는다. 차가운 가래가 있으면 생강즙을 더 넣는다. 불이 있는 병에 가래가 있으면 석고 청대를 더 넣는다. 축축한 가래가 있으면 창출 백출을 더 넣는다. 마른 가래가 있으면 과루인 행인을 더 넣는다. 음식으로 가래가 있으면 산사 맥아 신곡을 더 넣는다. 오래된 가래가 있으면 지실 해석(속돌) 망초를 더 넣는다. 기운이 뭉치면서 가래가 있으면 향부자 지각을 더 넣는다. 옆구리에 가래가 거죽 속 막 밖에 있으면 백개자를 더 넣는다. 팔다리에 가래가 있으면 죽력을 더 넣는다.

가감주경환은 간장과 신장 기운이 비워져 사물이 흐릿하게 보이는 병을 치료한다. 피가 적고 기운이 많다. 숙지황 당귀 각5량 구기자 오미자 차전자(조금 볶는다) 각2량 저실자(겉흠이 없으면 쓰지 않는다) 토사자(술에 삶아 말린다) 반근 천초. 위를 곱게 가루 내어 꿀물로 끓여 오동나무 씨 크기로 환을 만들어 30환씩 빈속에 따뜻한 술로 삼킨다. 소금물로 좋다.

전씨 오자음은 알짜와 기운이 튼튼하지 못해서 꿈에서 정액이 저절로 나오는 병을 치료한다. 구기자 토사자 오미자 차전자 복분자. 물에 달여 먹는다.

치기육합탕(왕해장)은 기운이 뭉쳐 경맥을 막는 병을 치료한다. 사물탕에 후박 진피를 더 넣어 물에 달여 먹는다.

이묘산은 모든 축축한 뜨거움을 치료한다. 창출 황백. 가루 내어 먹는다.

삼묘산은 축축한 뜨거움이 위로 올라간 병을 치료한다. 이묘산에 우슬을 더 넣어 가루 내어 먹는다.

보간산(《간이》)은 간장이 비워진 병을 치료한다. 눈이 아프면서 찬 눈물이 그치지 않고 힘살이 아프다. 또 눈이 부시면서 햇빛을 두려워하는 병을 치료한다. 하고초 5돈 향부자 1량. 가루 내어 1돈씩 찻물에 타서 때 없이 삼킨다.

행혈산(새 처방)은 피에 삿된 것이 들어와 경락에 엉긴 병을 치료한다. 찬 약을 많이 먹어서 양 기운이 막혀서 통하지 않기 때문에 눈에 겉흠과 막이 생기고 사물이 작게 보이는 병을 치료한다. 또 부인이 월경을 하지 않고 눈이 붉으면서 눈알이 아프며 별 겉흠이나 가림, 군살이 생기고 눈이 부신 증상을 치료한다. 홍화 소목을 사물탕이나 육물탕에 합치거나 소요산, 팔진탕에 합친다. 때에 따라 알맞게 쓴다.

청서탕(새로운 처방)은 여름철에 찬 것과 찬 물을 좋아해서 양 기운을 막은 병을 치료한다. 머리가 아프고 추위를 싫어한다. 신하불이 위로 타올라 두 눈이 붉게 붓고 눈곱과 눈물이 고름 같다. 심하면 노란빛깔을 띠고 눈에 겉흠과 가림이 있다. 깊은 가을과 복날에 나타나면 붉고 깔깔하면서 눈이 부시다. 곽향 청호 활석. 이 세 약재를 달여 먹는다. 여름에는 반드시 기운을 해치기 때문에 곽향에 맵고 따뜻함으로 기운을 통하게 한다. 여름에는 반드시 뜨거움이 함께 있기 때문에 청호에 써서 차가움으로 뜨거움을 내린다. 여름에는 반드시 축축함이 껴있기 때문에 활석에 달고 엷음으로 축축함을 없앤다. 사군자탕이나 육미지황탕을 합치거나 또는 생맥산, 이공산, 소요산을 합쳐서 증상에 따라 알맞게 쓴다.

청화탕(새로운 처방)은 옮는 뜨거운 독을 받아서 나타난 병을 치료한다. 머리가 아프고 눈이 붉으면서 평소와 다르게 가렵고 아프다. 눈물이 핏물 같거나 혀가 붉으면서 목이 마르고 오줌이 짧으면서 붉다. 연교 생치자 당귀 잔뿌리 적작약 석곡. 물에 달여 먹는다. 연교는 위에 뜨거움을 없애고 생치자는 아래에 뜨거움을 이끈다. 당귀잔뿌리 적작약은 피를 깨뜨리는데 피가 채워졌으면 깨뜨려야 한다. 석곡은 가운데를 시원하게 하는데 가운데가 뜨거우면 시원하게 해야 한다. 도적산과 합쳐 쓰면 두 눈초리가 붉게 붓는 증상을 치료한다. 처방대로 효과를 본다.

○ 경험한 이름난 치료.

고(유) 타고난 것이 부족한데 폐장과 신장에 음이 없어졌고 간장에 양이 홀로 세차다. 또는 때에 오는 기운이 위로 거슬러 올라갔다. <u>오른쪽 눈알이 커지고 눈동자가 둔하며 바깥 눈초리가 조금 붉다.</u> 폐장과 신장을 북돋고 간장에 양을 갈무리해야한다. 숙지황 산약 복령 산수유 목단피 택사 당삼 맥문동 우슬 단삼 조구등 석결명 사인. 또 이 처방에서 택사를 빼고 사원질려를 더 넣는다. 또 환약 처방으로 육미환에 생맥산을 합쳐 단삼 석결명 우슬 구기자 토사자를 더 넣는다.

육(유) 바람이 불로 변해서 비장과 폐장을 괴롭힌다. 두 눈에 구름 겉흠이 있고 바람을 맞으면 눈물이 흐르다가 다시 눈꺼풀 가려움증이 생겼다. 옥죽 의이인 복령 감초 진피 0초 방풍 당귀 행인 겨울뽕나무잎 연잎꼭지. 또 이공산에 소요산을 합쳐 방풍 뽕나무잎을 더 넣는다.

진(좌) 불이 심장과 비장을 막았다. 오른쪽 눈에 흰자위 군살증이 있거나 두 눈에 겉흠과 막이 있으면서 눈이 부신다. 상백피 지골피 의이인 감초(잔뿌리) 생지황 목통 당귀 잔뿌리 적작약 연교 생치자(검은 것) 대나무잎 연잎꼭지. 또 흑소요산에 기국환을 합치고 선태를 더 넣는다.

오(좌) 삿된 차가운 바람이 태양경과 소양경에 뭉쳤다. 오른쪽 눈이 붉고 흰 겉흠가림이 있다. 옥죽 태백출(날 것)550) 운백복령551) 시호 진피 감초 당귀 적작약 방풍 계지 행인.

오(좌) 삿된 것이 소양경을 막았다. 두 눈에 구름 겉흠이 있거나 오른쪽 눈에 별 가림이 있다. 당귀 백출(검게 그을린다) 적작약 복령 감초 시호 박하 선태 백질려 연잎 등심.

왕(좌) 비워진 차가움으로 막혀서 오른쪽 눈이 이미 장님이 되었거나 오른쪽

눈에 구름 겉흠과 붉은 가림이 있다. 당삼 야생백출 복령 감초 광진피552) 생강(굽는다) 향부자(만든다) 당귀 구기자 선태 백두구.

진(우) 삿된 바람이 불로 변해서 간장과 비장을 괴롭힌다. 두 눈 언저리가 붉게 짓무르고 햇빛을 싫어하면서 눈이 부신다. 강활 방풍 옥죽 야생백출(그을린다) 복령 감초 진피 당귀 황백 뽕나무잎 등심.

강(우) 간장과 신장에 음이 비워지고 막힌 뜨거움이 함께 있다. 두 눈에 깊이 마노석 눈겉흠증이 있다. 당귀신 시호 생지황 산약 목단피 복령 택사 토사자 석결명 선태.

호(좌) 차가운 바람이 불로 변해 간장과 비장을 이겨서 괴롭힌다. 태양경에 머리가 아프면서 두 눈이 아프고 눌린 별 겉흠이 있으며 군살이 붉게 붓는다. 당귀 생태백출 적작약 복령 감초 시호 상백피 행인 계지 방풍 파뿌리. 또 사물탕에 소요산을 합쳐 행인 상백피 방풍을 더 넣는다. 또 생육물탕에 기국환을 합쳐 생치자(검게 볶는다) 백지를 더 넣는다.

수(좌) 삿된 차가움이 불로 변해 간장과 폐장을 괴롭힌다. 오른쪽 눈에 군살이 붉게 가리고 구름 겉흠이 별처럼 일어난다. 옥죽 백출 백작약 복령 감초 진피 생강(굽는다) 당귀신 행인 백두구. 또 피를 돌리기 위해 숙육물탕에 향부자 구기자 선태를 더 넣는다. 또 생육미지황탕에서 산수유를 빼고 옥죽 맥문동 향부자 구기자 당귀신 뱀허물을 더 넣는다.

---

550) 저장에서 나는 백출. 예부터 저장에서 나는 백출이 가장 좋다고 했다.

551) 원난에서 재배하는 백복령.

552) 광둥 신후이(新會)에서 재배하는 진피.

또 숙육물탕에 결명자 토사자 구기자를 더 넣는다.

양(좌) 음이 비워졌는데 삿된 차가움이 함께 껴서 간장에 음을 괴롭힌다. 두 눈에 검은자위 얼음뿌예짐증이 있고 왼쪽 눈에 별 같은 겉흠이 일어난다. 숙지황 당귀신 태백출 백작약 시호 복령 감초 생강(굽는다) 구기자 선태.

장(우) 삿된 불이 심장과 폐장을 괴롭힌다. 두 눈에 군살이 둘 모두 있다. 소목 홍화 당귀 천궁 생지황 적작약 상백피 지골피 의이인 감초 생치자(검게 볶는다) 단삼.

왕(좌) 음이 비워지고 불이 아주 세차다. 두 눈에 구름 겉흠이 있다. 한련초 여정자 생지황 목단피 복령 택사 지모 황백 단삼 석곡.

오(좌) 간장은 피를 간직하고 비장은 피를 다스린다. 피가 비워지면 뜨거움이 바람을 생기게 하고 피가 적으면 힘살을 기를 수 없다. 오른쪽 눈꺼풀이 당기면서 속눈썹 말림증이 있다. 또 기운까지 비워져 밖에 삿된 것이 쉽게 들어오면 때 없이 붉고 깔깔하다. 옥죽 야생백출 운백복령 감초 광진피 구기자 지국553) 당귀 비해 조구등.

심(좌) 삿된 것이 간장에 음을 이겼다. 왼쪽 눈에 흰 겉흠이 아래로 드리우거나 오른쪽 눈에 실 같은 가림이 있으면서 눈이 부시다. 숙지황 당귀신 천궁(태운다) 백작약 옥죽 감초 소목 홍화 향부자 선태 구기자. 또 이 처방에서 소목 홍화를 빼고 맥문동을 더 넣는다.

융(좌) 알짜와 피 둘이 없어지고 또 차가움이 막혀 있다. 왼쪽 눈이 아프지 않지만 붉은 겉흠가림이 눈동자구멍 쪽을 가려서 사물이 또렷하지 않게 보인다. 숙지황 당귀신 천궁(태운다) 백작약 구기자 감국 향부자(만든다) 백질려. 또 귀시숙육미환에서 산수유 산약을 빼고 구기자환을 합치고 석결명 백질려를 더 넣는다. 또 숙육물환에서 향부자 구기자 선태 맥문동을 더 넣는다.

장(좌) 축축한 뜨거움이 불로 변해서 간장과 비장, 폐장 세 경맥을 괴롭힌다. 황달병이 생기고 두 눈에 밤눈증이 있으면서 별 가림이 있다. 뒤에 장님증을 막을 수 있다. 당삼 의이인 복령 감초 신회백554) 당귀신 석결명 한련초 여정자. 또 청화도적산에 이지산을 합쳐 인진 차전자를 더 넣는다. 또 이진탕에 생치자 활석 인진 비해 차전자 택사 여정자 야생검은콩 건강을 더 넣는다.

진(좌) 마른 불이 괴롭히고 쇠가 나무를 이겨서 뜨거움이 삼초로 전해졌다. 왼쪽 눈에 군살이 있거나 두 눈에 구름막이 있고 어두우면서 속티가 보인다. 생지황 목통 감초 대나무잎 겨울뽕나무잎 검은참깨 생치자(검게 볶는다) 감국 행인 구기자잎.

진(좌) 차가운 바람의 삿된 것이 태양경과 소양경에 뭉쳐있다. 왼쪽 눈에 검은자위 위부터뿌예짐증이 있는데 그 아

---

553) 노란국화는 항국화라고 부르며 뜨거운 바람을 흩어지게 한다. 흰국화는 저국화라고 부르며 간장을 고르게 하고 눈을 밝게 한다. 지국은 흰국화를 말한다고 본다.

554) 정확한 한약재를 모르겠다. 아마도 광둥 신후이(新會)에서 재배하는 진피에 흰 부분을 의미한다고 생각한다.

래로 세 별흠이 일어나고 눈 끝에 흠집이 생겼다. 당귀 시호 계지 백작약 감초(굽는다) 창출 방풍 생치자 행인 연잎.

장(좌) 술에 축축함이 불로 변해서 비장과 폐장을 괴롭힌다. 두 눈에 겉흠과 막이 있고 눈이 부시다. 당삼 복령 감초 의이인 신회백 행인 비해 당귀신 익지인 헛개나무열매.

도(좌) 기운과 피가 부족하면서 삿된 것이 간장과 비장에 막혀 있다. 두 눈에 속눈썹 말림증이나 깊이마노석 눈겉흠증이 있다. 당삼 생황기 생야생백출 진피 승마 시호 당귀신 감초 방풍 선태.

심(좌) 축축한 뜨거움이 비장과 위장을 괴롭힌다. 눈에 나쁜 부스럼이나 눈꺼풀 가려움증이 생겼다. 생지황 목통 감초 연교 당귀 잔뿌리 생치자 적작약 황백 창출 갈대뿌리.

육(좌) 삿된 차가운 축축함이 태음경에 뭉쳐있다. 두 눈에 군살이 부어있다. 옥죽 모창출(그을린다)555) 복령 감초 반하(만든다) 진피 소엽 행인 상백피 파뿌리 생강.

육(우) 폐장과 신장에 음이 없어지고 물에 샘이 말랐다. 오른쪽 눈동자가 흰 빛깔이고 왼쪽도 엷은 빛깔이다. 이것은 장님이 되는 증상이다. 숙지황 당귀신(쌀로 볶는다) 자감초 구기자(소금물로 볶는다) 토사자 저실자 상심자 오미자 당삼맥문동 야생검은콩. 또 좌귀음에 생맥산을 합쳐 토사자 당귀신을 더 넣는다.

전(좌) 평소 타고난 몸이 약해서 중년에 이미 약해진 상태이다. 여기에 억울하고 화를 내서 간장을 해치고 비장과 폐장에 축축한 뜨거움이 쌓여있다. 두 눈 흰자위에 누런 막과 붉은 핏줄이 있고 눈동자 빛이 어두워져 맑고 흐림을 나누지 못한다. 숙지황 목단피 복령 택사 시호 구기자 의이인 토사자 단삼 야생검은콩.

장(좌) 삿된 바람과 축축함이 합쳐서 상초에 막혀있다. 붉게 짓무르고 눈이 가렵다. 반하(만든다) 진피 복령 감초 창출 황백 진교 연교 의이인 지각 뽕나무잎 등심.

김(우) 바람, 차가움, 축축함 세 삿된 것이 양명경에 막혀 있다. 눈이 가렵고 눈두덩을 따라 부어있다. 창출 후박 진피 감초 황금 지각 반하 행인 활석 백지 누에똥. 또 이공산에 백호탕을 합쳐 황금 진교 석결명 누에똥을 더 넣는다.

주(좌) 축축한 뜨거움이 위에 빈 구멍을 막았다. 두 눈에 안개 같은 겉흠이 있어 사물이 흐릿하게 보인다. 장님을 막아야 한다. 생지황 목단피 복령 택사 비해 익지인 단삼 여정자 황백.

양(우) 간장과 신장에 알짜와 피 둘이 없어지고 다시 삿된 차가움이 오랫동안 막혔다가 불로 변했다. 오른쪽 눈에 구름을 쌓은 듯한 눈속증이 있다. 아주 위험한 증상이다. 숙지황 산약 목단피 복령 택사 육계 당삼 당귀신 석결명(달군다) 구기자 야생검은콩. 또 좌귀음에 육계 당삼 당귀신 석결명을 더 넣는다.

---

555) 장쑤성 모산에서 관찰. 모창출은 가는잎삽주 Atractylodes lancea De Candlle로 중국과 우리나라에서 창출로 사용하고 있다. 우리나라에 자생하는 삽주는 백출로 사용하고 있지만 예부터 사용하던 백출이 아니다.

요(좌) 음이 비워져 부족하면서 또 차가운 축축함이 비장의 음에 막혀 있다. 황달병이 생겼는데 오래 끌어 치료를 놓치면 불로 변해서 간장과 신장을 해친다. 두 눈에 검은자위 게눈증이 있고 사물이 생김새가 없듯이 보인다. 열심히 처방을 헤아려 치료해야 한다. 저령 복령 택사 육계 백출 야생검은콩 붉은대추. 또 감로음에 석결명 차전자 돌콩을 더 넣는다.

주(좌) 삿된 차가운 바람이 간장과 신장을 해쳤다. 오른쪽 눈에 얼음 눈겉흠증이 있고 눈이 부시다. 숙지황 당귀신 건강 자감초 계지 백작약 시호 세신 백두구. 또 이 처방을 참조해서 세신을 빼고 강활 감초 행인을 더 넣는다. 또 숙사물탕에 소요산을 합쳐 시호 박하를 빼고 향부자 홍화 선태를 더 넣는다.

심(좌) 간장과 신장에 음이 없어졌다. 가래로 쌕쌕거리고 숨이 차다. 왼쪽 눈에 구름 겉흠이 있거나 오른쪽 눈에 별가림이 있다. 숙지황 당귀신 반하 광진피 운백복령 자감초 구기자 단삼 백질려.

석(좌) 물이 없어지고 불이 세차서 신장에 양을 간직하지 못한다. 두 눈에 검은 속티가 있으면서 흐릿하게 보인다. 생지황 산약 목단피 복령 택사 황백 귀판 한련초 여정자 단삼 연자육.

육(우) 간장과 신장에 알짜와 피 둘이 없어지고 다시 소양경과 소음경 두 경맥에 삿된 바람이 막혀 웅크리고 있다. 머리 아픔이 멈추지 않는다. 장님이 될까 두렵다. 숙지황 산약 산수유 목단피 택사 당귀신 시호 복령 구기자 세신. 또 칠미산에 생맥산을 합쳐 당귀신 백작약 세신을 더 넣는다.

장(우) 피가 무너지듯 나온 다음 기운과 피가 크게 없어져 눈을 기를 수 없다. 눈동자구멍 벌어짐증으로 빛을 잃었다. 치료법은 북돋아 오므리도록 한다. 숙지황 당삼 야생백출 황기 당귀신 자감초 산조인 백복신 용안육 오미자 맥문동 두충 오적골. 또 좌귀음에 생맥산을 합쳐 단삼을 더한다.

심(좌) 삿된 차가움이 불로 변해서 폐장과 신장을 괴롭힌다. 오른쪽 눈이 평평하게 꺼져 이미 장님이 되었거나 왼쪽 눈에 검은자위 게눈증과 겉흠가림이 있어서 사물이 또렷하지 않게 보인다. 당귀신 복령 백출(검게 그을린다) 감초 계지 백작약 향부자(만든다) 석결명 토사자. 또 숙흑소요산에서 시호 박하를 빼고 석결명 토사자를 더 넣는다. 또 행혈숙육물탕에 구기자 선태를 더 넣는다. 또 향귀숙육미환에 산수유를 빼고 구기자 토사자 백질려를 더 넣는다.

전(좌) 기운이 비워지고 몸이 약한데 다시 차가운 바람이 들어오고 가래가 막혀 퍼지지 않는다. 두 눈에 군살과 붉은 가림이 있고 눈이 부시다. 황기 방풍 생태백출 옥죽 복령 광진피 감초 반하 생강(굽는다) 행인.

오(우) 기운과 피 둘이 없어져 궐음경 머리아픔이 있는데 다시 위장이 차가움을 받고 또 간장과 신장을 해쳤다. 왼쪽 눈에 붉은 가림과 누런패인 눈겉흠증이 있고 아래에 흠집이 생겼다. 검은자위 게눈증이 생길까 걱정스럽다. 숙지황 당귀신 당삼 야생백출 건강 자감초 향부자

(만든다) 석결명 사인. 또 기국숙사물탕에 석결명, 홍화, 선태, 향부자를 더 넣는다.

왕(좌) 밖에서 더위가 들어왔는데 차갑게 마셔서 안을 해쳤다. 두 눈 흰자위에 군살이나 붉은 가림, 흰 겉흠이 있다. 힘써서 일하고 바삐 뛰어다니면서 혀가 희고 맥이 느리면 음더위라고 부른다. 샷된 양이라고 치료해서는 안 된다. 건강 반하 감초 향유 행인 광곽향556) 백두구껍질. 또 행혈숙사물탕에 소요산을 합쳐 박하를 빼고 백질려 형개를 더 넣는다.

심(좌) 새는 정액 때문에 음을 해쳤다. 또 샷된 더위와 축축한 뜨거움이 들어왔다. 두 눈에 흰 가림이 가득 덮여 있거나 검은자위 게눈증으로 튀어나와 생김새가 없듯이 사물이 보인다. 멀고 가까움을 생각하면서 열심히 처방을 헤아려 치료해야 한다. 생지황 산약 목단피 복령 택사 광곽향 청호 당귀신 비해 석결명 사원질려 돌콩. 또 약을 먹은 다음에 빛을 조금 보지만 오른쪽 눈 검은자위가 튀어나왔으면 이미 쓰지 못한다. 오직 왼쪽 눈동자가 빛을 해치지 않아야 완전히 지킬 수 있다. 숙지황 백작약 천궁(태운다) 당귀신 소목 홍화 별갑 도인 토사자 석결명 육일산 강향557)(가루). 또 이 처방에서 도인 육일산 강향(가루)을

---

556) 광곽향 Pogostemon cablin Bentham 이다. 곽향은 배초향(방아풀) Agastache rugosa O. Kuntze 이다. 중국에서는 배초향을 토곽향이라고 부른다.

557) 콩과의 강향황단 Dalbergia odorifera T. Chen. 나무의 뿌리 심재.

빼고 향부자 선태를 더 넣는다. 또 숙육물탕에 향부자 홍화 선태를 더 넣는다.

장(좌) 여름철에 찬 음식을 먹어 차가운 바람이 태양경과 소양경을 해쳤다. 오후쯤에 춥다가 덥고 두 눈이 아프다. 검은자위 게눈증이 높이 튀어나오고 흰 가림이 가득하며 사물이 작은 꼴로 보인다. 병이 이미 매우 심해졌으니 힘써서 치료해야 한다. 시호 황금 반하(만든다) 감초 계지 당귀신 석결명(굽는다). 또 이 처방에서 황금을 빼고 옥죽 생강(굽는다)을 더 넣는다. 또 흑소요산에 계지 백작약(볶는다) 석결명 청호 곽향을 더 넣는다. 또 숙육미환에 사물탕을 합쳐 산수유 산약을 빼고 향부자 석결명 홍화 여정자를 더 넣는다. 또 좌귀음에서 산수유를 빼고 옥죽 맥문동 향부자 석결명을 더 넣는다.

임(좌) 간장과 폐장에 샷된 더위가 막혀있다. 두 눈에 붉은 가림이 있고 눈이 부시며 추웠다 더웠다 한다. 당귀 적작약 시호 복령 박하 감초 의이인 연교 생치자 석곡 수박껍질.

심(좌) 뜨거운 바람이 간장과 위장을 태웠다. 두 눈에 눈꺼풀 거죽이 당겨 털이 거꾸로 들어가 안에 안개 같은 겉흠이 생기거나 눈초리가 축축하게 짓무른다. 백지 승마 방풍 반하 지각 황금 석곡 감초 조구등 당귀. 또 기국이공산에서 백출을 빼고 의이인 당귀 석결명을 더 넣는다.

선(우) 음이 양과 조화롭지 못하고 심장과 폐장에 뜨거움이 막혀 있다. 왼쪽 눈에 큰 군살이 있다. 생지황 목단피 복령 택사 당귀 천궁(태운다) 단삼 여정자

맥문동 생치자(검게 볶는다) 벌등골나물. 또 생육미환에서 산수유 산약을 빼고 천문동 맥문동 단삼 서양삼 생치자(검게 볶는다) 여정자를 더 넣는다.

요(좌) 음이 비워져 부족하고 간장과 신장 둘이 없어졌는데 다시 삿된 차가움이 더위를 감싸서 간장에 음을 괴롭혔다. 두 눈에 검은자위 소라돌기증이 있어서 사물이 또렷하지 않게 보인다. 힘써서 치료해야 한다. 향부자(만든다) 하고초 숙지황 당귀신 백작약(육계 달인 물과 섞어 볶는다) 옥죽 감초 천궁(태운다) 홍화 광곽향 생강(굽는다) 등심. 또 차가움과 더위가 점점 없어진다고 느끼면 아픔이 조금 멈추지 오히려 검은자위 소라돌기증이 심해져 쳐다볼 수 없다면 방법을 다시 생각해야 한다. 보간산에 좌귀음을 합쳐 산수유를 빼고 우슬 당귀신을 더 넣는다. 또 아픔이 이미 사라졌는데 삿된 차가움이 흩어지지 않아서 검은자위 소라돌기증이 다시 더 심해지면 힘을 다해 치료해야 한다. 팔진탕에서 천궁을 빼고 구기자 토사자 생강(굽는다) 연와558) 섭조개(홍합)살을 더 넣는다. 또 검은자위 소라돌기증이 조금 흩어져 사물이 조금 밝아지면 금수육군전에 구기자 토사자 연와 생강(굽는다)을 더 넣는다. 또 행혈팔진탕에 구기자 토사자 계지 백작약(볶는다)을 더 넣는다. 또 보혈탕에 숙육물탕을 합쳐 향부자 구기자 선태를 더 넣는다.

심(유) 어린나이에 기운과 피가 아직 가득하지 않은데 또 더위와 뜨거움으로

---

558) 바다제비집. 바닷가의 바위틈에 사는 제비인 금사연의 둥지.

음을 해쳤다. 오른쪽 눈은 안으로 넓게 퍼져 이미 쓰지 못하고 왼쪽 눈은 흰자위에 주름이 있는 겉흠이 있으면서 밤눈증이 있다. 생지황 산약 목단피 복령 택사 당귀신 청호 광곽향 여정자 석결명(굽는다) 닭간. 또 기국생육미환에서 산수유를 빼고 청호 당귀신 석결명 닭간을 더 넣는다. 또 기국이공산에서 백출을 빼고 산약을 쓰면서 청호 당귀 갈대뿌리 닭간을 더 넣는다.

호(우) 음이 비워지고 마름이 같이 있으면서 나무가 신하불을 끼고 위로 치솟았다. 궐음경 머리아픔이 있고 왼쪽 눈에 별흠이 생기거나 왼쪽 눈에 검은자위 게눈증이 있다. 향부자(만든다) 하고초 생지황 목단피 복령 택사 여정자 한련초 석결명(소금물로 삶는다) 단삼. 또 이지환에 인삼고본단을 합쳐 단삼 오적골 충울자를 더 넣는다.

전(좌) 간장과 신장에 알짜와 피 둘이 없어졌다. 궐음경 머리아픔이 있다. 왼쪽 눈은 이미 장님이 되어 쓰지 못하고 오른쪽 눈에 흰 별흠이 어지럽다. 이것은 장님증이다. 숙지황 산약 산수유 목단피 복령 택사 오미자 당귀신 토사자 붙는자석(식초로 담금질한다).

왕(우) 기운과 피가 부족하고 폐장과 신장에 음이 없어져 양이 위로 타올랐다. 바람이 없는데 눈물이 흐르고 눈알이 아프며 때 없이 가슴이 두근거리면서 귀가 운다. 인삼 생지황 숙지황 천문동 맥문동 산약 산수유 목단피 복령 택사 단삼 연와.

허(좌) 몸은 기운찬데 기운이 약해졌고 삿된 마름이 비장과 폐장을 이겼다. 두

눈에 붉은 가림이 눈동자구멍 쪽에 가득하다. 인삼 석고 지모 맥문동 멥쌀 감초 한련초 여정자. 또 이지산에 이공산을 합쳐 백출을 빼고 의이인 천패모[559] 단삼 맥문동을 더 넣는다. 또 행혈생육물환에 이지산을 합쳐 단삼 차전자를 더 넣는다.

기(좌) 간장과 신장이 부족한데 생각이 지나쳐 비장을 해치고 가운데 기운이 아래로 꺼졌다. 사물이 어둡고 속티가 보인다. 숙지황 당삼 야생백출 황기(꿀로 굽는다) 시호(꿀로 굽는다) 승마(꿀로 굽는다) 진피 감초 당귀신 구기자.

서(우) 세 학질이 멈추었지만 막힌 뜨거움이 내리지 않았다. 눈동자에 속흠이 생겨 사물에 맑지 않게 보인다. 하수오(만든다) 당삼 당귀신 야생백출 자감초 맥문동 청호 여정자 단삼 백질려.

서(좌) 태양경과 양명경에 축축한 바람이 들어왔다. 왼쪽 눈 위아래 눈꺼풀이 붓고 흰자위에 군살이 있다. 창출 후박 진피 감초 저령 복령 택사 백출 활석 소엽.

전(우) 태음경에 축축한 바람이 있다. 왼쪽 눈에 군살이 맺히거나 위아래 눈꺼풀이 부어오르면서 물집이 있거나 코에 부스럼이 있다. 창출 후박 진피 감초 반하(생강으로 만든다) 광곽향 활석 소엽 황금 대복피. 또 이공산에서 백출을 빼고 의이인을 쓰면서 희첨초 방풍 당귀 생치자 활석을 더 넣는다. 또 이공산에 삼묘산을 합쳐 지각 활석을 더 넣는다. 또 육군자탕에 좌금환을 합쳐 당귀를 더 넣는다.

심(좌) 알짜와 피가 부족하고 간장이 뭉쳐 풀어지지 않다가 다시 비장과 폐장 두 경맥에 축축한 가래가 쌓였다. 두 눈이 어둡고 속티가 있으면서 팔다리가 붓고 숨이 차는 등의 증상이다. 향부자(만든다) 사인 당삼 백출 복령 감초 진피 반하(만든다) 숙지황 당귀신 상표초.

서(좌) 기운과 피가 부족한데 너무 일을 많이 해서 중궁이 돌지 않는다. 왼쪽 눈 위 눈꺼풀에 매실 씨가 맺혔다. 뒤에 생기는 혹을 막아야 한다. 당삼 야생백출(그을린다) 운백복령 감초 당귀신 천궁(태운다) 백작약(술에 볶는다) 숙지황 천산갑 목향(굽는다).

고(좌) 기운이 막히고 가래가 엉겨서 맺힌 뜨거움이 마름으로 변했다. 왼쪽 눈 위 눈꺼풀에 멍울이 맺히고 두 눈이 오후에 붉고 깔깔하다. 반하(만든다) 진피 복령 행인 백개자 패모 지각 겨울뽕나무잎 검은참깨 백자인 국화잎.

전(좌) 알짜와 피가 부족하면서 간장에 뜨거움이 위로 떠올랐다. 바람이 없는데 눈물이 나온다. 한련초 여정자 옥죽 천문동 맥문동 생지황 숙지황 겨울뽕나무잎 검은참깨 단삼.

왕(좌) 비장이 비워지면서 힘이 없고 음이 없어지면서 양이 떠올랐다. 머리가 아프고 눈이 어두워 사물이 또렷하지 않게 보인다. 숙지황 당삼 황기(꿀로 굽는다) 원지(만든다) 당귀신 자감초 야생백출 용안육 목향(굽는다) 백복신 산조인

---

[559] 쓰촨에서 나오는 천패모 Fritillaria cirrhosa D. Don 로 비늘줄기가 작다. 주로 폐장을 촉촉하게 해서 기침을 멈춘다. 저장에서 나오는 중국패모인 절패모 Fritillaria thunbergii Miquel 는 주로 폐장에 뜨거움을 내려 기침을 멈춘다.

야생검은콩.

수(좌) 삿된 불이 비장과 위장을 괴롭혔다. 눈꺼풀테 붙음증이 있거나 온 몸에 부스럼이 있다. 서양삼 의이인 복령 감초 석고 지모 단삼 생치자 석곡.

오(좌) 삿된 바람, 축축함, 뜨거움이 합쳐 간장과 위장을 괴롭혔다. 오른쪽 눈에 쌓인 구름 같은 눈겉증이 있고 얼굴과 코에 진물이 나오는 부스럼이 있다. 석고 지모 감초 의이인 창출 당귀잔뿌리 영양각 석곡(신선한 것). 또 백호탕에 생치자 희첨초를 더 넣는다. 생옥녀전에 서양삼 당귀잔뿌리 곡정초를 더 넣는다.

진(우) 세 학질에 걸리고 나서 몸조리를 못해 간장과 신장에 음이 없어졌다. 두 눈동자 빛깔이 옅다가 점점 장님이 된다. 하수오(만든다) 자라등딱지 당삼 맥문동 구기자 토사자 여정자 오미자.

황(좌) 간장에 음이 부족하고 양이 위로 떴다. 다시 더위 뜨거움이 간장과 위장을 괴롭혔다. 붉거나 흰 쌓인 구름 같은 눈겉증이 생겨 사물이 흐릿하게 보인다. 한련초 여정자 석고 숙지황 우슬(소금물로 볶는다) 지모 맥문동 서양삼 단삼. 또 이지육미환에서 산수유를 빼고 우슬 여정자 서양삼 맥문동을 더 넣는다.

조(우) 바람이 넘쳐 불로 변해서 간장과 비장을 괴롭혔다. 왼쪽 눈에 군살과 겉흠가림이 있거나 두 눈에 눈꺼풀이 붉게 붓고 눈이 아프면서 부시다. 강활 방풍 시호 상백피 당귀신 적작약 야생백출 (그을린다) 복령 감초. 또 가미소요산이다.

진(좌) 음이 비워지고 불이 세차면서 심장과 신장이 만나지 않고 불이 물에 음을 쳤다. 눈동자구멍이 좁아지고 사물이 흐릿하게 보인다. 생지황 산약 목단피 복령 택사 황백 귀판 여정자.

육(좌) 더위 뜨거움이 비장과 폐장을 괴롭혔다. 두 눈에 군살이 부어오른다. 생지황 목통 적작약 당귀잔뿌리 생치자(검게 볶는다) 석곡 육일산 광곽향 청호 백편두잎.

엽(좌) 음이 비워졌는데 더위까지 껴서 간장과 비장을 괴롭혔다. 두 눈에 군살이 붉게 붓고 뜨거움을 싫어하면서 눈이 부시다. 한련초 여정자 신회백 서양삼 백편두살 육일산 광곽향 청호 맥문동 단삼.

장(우) 안에 더위 뜨거움이 쌓이고 밖에서 차가움이 묶었다. 왼쪽 눈에 별모인 눈겉흠증이 있거나 오른쪽 눈에 흰 가림이 있으면서 붓고 아프다. 향유 백편두 후박 광곽향 소엽 진피 당귀 적작약 복령 시호 박하 연꽃줄기. 또 소요산에 청서탕을 합친다.

심(우) 간장과 신장이 부족한데 족양명 위경에 뜨거움이 있으면서 함께 소양경 신하불이 떠서 움직였다. 때 없이 이빨이 아프고 두 눈에 겉흠과 막이 있으면서 붉고 깔깔하다. 숙지황 석고 우슬 지모 맥문동 석결명 단삼 여정자 갈대뿌리.

대(좌) 겉이 비워지고 비장과 위장이 부족한데 다시 삿된 바람이 폐장을 이겼다. 두 눈이 붓고 눈꺼풀 거죽이 느슨해진다. 당삼 생황기 백작약 갈근 승마 만형자 감초 황백 당귀신 석결명 선태. 또 귀시숙육미환에서 산수유를 빼고 구기자 만형자를 더 넣는다.

고(우) 간장 경맥에 뜨거움이 뭉쳐 퍼지지 못한다. 두 눈에 흰 가림이 가득해서 사물이 또렷하지 않게 보인다. 당귀 생지황 치자 황금 목통 택사 차전자 감초(잔뿌리) 시호 용담초 소목 홍화.

양(좌) 더위바람이 불로 변해서 간장과 위장을 괴롭혔다. 오른쪽 눈에 쌓인 구름같은 흰 가림이 있고 눈언저리가 축축하게 짓무른다. 대나무잎 석고 멥쌀 맥문동 감초 옥죽 광곽향 청호 당귀 활석 벼잎.

장(좌) 폐장에 음이 크게 없어지고 신장 기운을 거둬들이지 못했다. 소음경 머리아픔이 있고 왼쪽 눈알이 눈언저리에서 크게 솟아나온다. 숙지황 산수유 산약 목단피 복령 택사 우슬 차전자 부자(만든다) 육계 인삼 토사자 청연560).

왕(좌) 심장과 신장이 만나지 못해서 신하불이 위로 뜨고 물을 다스리지 못했다. 왼쪽 눈에 죽은피 눈병증이 있다. 눈속기름 피들어감증을 막아야 하며 이미 되었으면 위험한 증상이다. 힘써서 처방을 헤아려야 한다. 생지황 산약 목단피 복령 택사 황백 귀판 단삼 우슬 여정자 차전자. 또 자음생육미환에서 산수유를 빼고 인삼고본환을 합쳐 단삼 우슬 여정자 차전자를 더 넣는다. 또 명목지황탕에서 시호를 빼고 단삼 토사자 맥문동을 더 넣는다.

요(좌) 오른쪽 눈이 싹이나 잎에 찔렸다. 흰 가림이 가득 퍼지고 이미 눈을 쓰지 못하며 핏줄을 해쳐 아픔이 멈추지

---

560) 황산구리납 PbCu(SO4)(OH)2. 푸른빛깔 암석.

않는다. 피를 북돋고 피를 잘 돌게 하는 치료법이다. 숙지황 백작약 당귀 천궁 소목 홍화 유향 몰약 자충. 또 행혈숙육물환에 구기자 방풍 백질려(술에 볶는다)를 더 넣는다.

장(우) 피에 삿됨이 들어와 엉겨서 돌지 못한다. 흰자위에 자줏빛 군살이 있거나 눈꺼풀이 푸르고 어두컴컴하다. 생지황 당귀 천궁 적작약 소목 홍화 반하 복령 진피 감초 행인 길경 상백피.

간(좌) 숫돌이 두 눈을 해쳤다. 검은자위가 이미 흰빛깔이 되어 사물이 또렷하지 않게 보이고 눈꺼풀이 부으면서 밤낮으로 아프다. 생지황 목통 감초(잔뿌리) 대나무잎 연교 생치자(검게 볶는다) 당귀 잔뿌리 적작약 소목 홍화 부추 땅위지렁이진흙달인물(물로 바꾼다). 때 없이 게거품으로 눈을 씻는다.

료(우) 왼쪽 눈을 불로 지져 해쳤다. 검은자위가 이미 무너져 참을 수 없이 아프고 눈물이 나오며 눈이 부시다. 먼저 오래된 고수풀 기름을 흘려서 씻으면 아프지 않다. 당귀 생지황 적작약 천궁(태운다) 연교 생치자(검게 볶는다) 황백 행인 유향 몰약.

서(유) 어린 시절에 음식을 고르게 먹지 않으면 쌓여서 비장감병이 된다. 두 눈이 해질녘에 사물을 볼 수 없다. 밤눈증이다. 당삼 복령 야생백출(그을린다) 광진피 자감초 산사(태운다) 신곡 구더기 곡정초 계내금.

백(유) 어린 시절에 젖을 먹지 못하고 기운과 피가 넉넉하지 않아서 간장감병이 되어 밤눈증으로 빛을 잃었다. 당삼 복령 산약 자감초 신회백 당귀신 백작약

토사자 석결명(굽는다) 닭간 사람젖(타서 먹는다).

종(우) 축축한 뜨거움이 비장과 폐장에 막혀있다. 왼쪽 눈에 군살이 있고 부어있다. 창출 후박 진피 감초 저령 복령 택사 백출 단삼 통초.

이(좌) 심장과 신장이 만나지 않고 물과 불이 돕지 못해서 소음경이 비워지고 뜨거움이 위로 떴다. 군살이 튀어나왔다. 생지황 산약 목단피 복령 택사 황백 귀판 단삼 여정자 백자인. 또 설씨귀비탕에 단삼 연자육을 더 넣는다.

주(우) 차가움이 간장에 양을 해치고 바람이 폐장에 음을 해쳤다. 오른쪽 눈에 별 가림이 있고 아프면서 눈이 부시다. 옥죽 진피 복령 감초 야생백출(그을린다) 당귀 시호 적작약 방풍 행인 연잎. 또 흑소요산에 기국환을 합쳐 선태를 더 넣는다.

육(좌) 평소 음 부분이 없는데 다시 차가움이 뭉쳤다가 불로 변해서 간장과 폐장을 괴롭혔다. 두 눈에 군살이 부으면서 검은자위 안으로 들어가 사물이 작게 보인다. 숙지황 당삼 당귀신 천궁(태운다) 백작약 자감초 생강(굽는다) 행인 백두구. 또 숙흑소요산에 기국환을 합쳐 행인 진피를 더 넣는다. 또 행혈숙육물환에 토사자 석결명을 더 넣는다.

풍(좌) 삿된 것이 간장의 음에 뭉쳐있다. 왼쪽 눈에 흰패인 눈겉흠증이 있거나 오른쪽 눈에 별 겉흠이 생겨 어둡고 흐릿하게 보인다. 생지황 천궁 당귀신 백작약 시호 복령 백출(검게 그을린다) 감초 소목 홍화 구기자 선태. 또 흑소요산에 구기자 선태를 더 넣는다. 또 팔진탕에 구기자 백질려를 더 넣는다. 또 좌귀음에서 산수유를 빼고 향부자 당귀신 선태 백질려를 더 넣는다.

간(유) 두진 다음에 음이 비워지고 비장과 위장에 뜨거움이 뭉쳐서 머무르고 있다. 두 눈에 눈 가려움증이 생겼다. 옥죽 의이인 복령 신회백 승마 석곡 토끼똥 행인 단삼. 또 생육미환에서 산수유 산약을 빼고 단삼 석결명 토끼똥 희첨초를 더 넣는다.

호(우) 음이 비워지고 부족해서 신하불이 위로 떴다. 오른쪽 눈에 검은자위 노란즙차오름증이 있어 사물이 또렷하지 않게 보인다. 생지황 산약 목단피 택사 숙지황 운백복령 석결명 토사자 야생검은콩. 또 자음지육미환에서 산수유를 빼고 옥죽 맥문동 단삼 여정자 석결명 섭조개살을 더 넣는다. 또 정원음에 인삼고본환을 합쳐 석결명 단삼을 더 넣는다. 또 환 처방으로 인삼고본환에 육미환을 합쳐 산수유를 빼고 당귀신 석결명 토사자를 더 넣는다.

주(좌) 음 부분이 없어지고 간장과 폐장에 마른 뜨거움이 있다. 두 눈에 붉은 가림이나 구름 막이 있고 눈이 부시면서 깔깔하다. 음을 돕고 마른 것을 촉촉하게 한다. 생지황 목단피 복령 택사 옥죽 맥문동 석곡 여정자 국화 첨행인561) 상백피 겨울뽕나무잎.

진(유) 곽란 다음에 받은 축축한 바람

---

561) 첨행인 Amygdalus Communis Vas의 씨앗. 맛이 달아서 먹을 수 있고 허베이, 베이징, 산둥에서 난다. 일반적으로 쓰는 행인은 고행인이다. 고행인보다 더 폐장을 촉촉하게 해서 기침을 멈추고 진액을 북돋아 변비를 없앤다.

이 마른 뜨거움으로 변해서 족태음경과 족양명경에 뭉쳤다. 두 눈에 진물이 나면서 짓무르고 가려움증이 있다. 황금 백지 목단피 석고 당귀 생지황 적복령 석결명 의이인 진교 맥문동 갈대뿌리.

심(우) 바람이 태음경을 해쳐 피가 엉기고 기운이 막혔다. 왼쪽 눈 흰자위에 군살이 붉게 부으면서 눈이 부시다. 천궁 당귀 적작약 생지황 단삼 길경 행인 전호 소목 홍화.

장(우) 간장과 신장에 음이 없어져 비워진 양이 위로 타올랐다. 눈초리에 붉은 핏줄이 있고 마르고 깔깔하면서 어둡고 속티가 있다. 생지황 산약 복령 택사 목단피 단삼 맥문동 석결명 조구등 백자인 돌콩껍질 오래묵은연꽃씨. 또 이 처방에서 산약 돌콩껍질을 빼고 서양삼 여정자를 더 넣는다.

왕(좌) 폐장과 신장에 음이 없어지고 다시 축축한 뜨거움이 있다. 두 눈에 붉거나 흰 겉흠가림이 있고 눈동자가 옅은 빛깔로 되어 사물이 흐릿하게 보인다. 생지황 복령 목단피 택사 한련초 여정자 서양삼 맥문동 단삼 석곡 비해.

방(좌) 알짜와 생각이 부족하고 심장과 신장이 만나지 못했다. 하초에서 정액이 흘러나오고 왼쪽 눈에 눈동자가 옅은 빛깔이다. 뒤에 생기는 장님을 막는다. 숙지황 산약 목단피 백복신 택사 당귀신 석결명 옥죽 맥문동 토사자 상표초.

서(좌) 몸이 약하고 음이 비워졌으며 알짜 피가 부족한데 다시 삿된 차가움이 불로 변해서 간장과 위장을 괴롭혔다. 왼쪽 눈은 안에서 쌓인 눈 같이 가리거나 오른쪽 눈은 흰 가림이 아래로 드리워져 사물이 또렷하지 않게 보인다. 힘써서 처방을 헤아려야 한다. 옥죽 생태 백출 복령 광진피 감초 생강(굽는다) 숙지황 당귀신 뱀허물 등심. 또 팔진탕에서 천궁을 빼고 향부자 진피 구기자 승마 우슬을 더 넣는다. 또 행혈팔진탕에 구기자 석결명 뱀허물 돌콩껍질을 더 넣는다. 또 귀시숙육미환에 산수유를 빼고 토사자 석결명 우슬 선태 야생검은콩을 더 넣는다.

주(우) 간장이 비워지고 피가 마르면서 소양경에 뜨거움이 뭉쳐있다. 오른쪽 바깥 눈초리에 구름 겉흠이 있고 별 겉흠이 생겼다. 당귀신 시호 생지황 산약 목단피 복령 택사 백질려 유인 구기자 감국 야생검은콩 겨울뽕나무잎. 또 이지육미환에서 산수유를 빼고 서양삼 맥문동 석결명 토사자를 더 넣는다.

왕(우) 뜨거운 바람이 양명경에 뭉쳐있다. 오른쪽 눈 아래 눈꺼풀에 낫지 않는 부스럼이 있고 부어있다. 창출 후박 복령 감초 당귀 연교 형개 방풍 백강잠 지각 금은화 박하 파흰뿌리.

주(좌) 안에 삿된 더위를 받았는데 밖에서 삿된 차가움이 묶어 맺힌 것이 흩어지지 않았다. 오른쪽 눈에 구름 겉흠이나 붉은 가림이 있고 부으면서 축축하게 짓무른다. 옥죽 의이인 진피 복령 육일산 당귀 향부자 향유 후박 방풍 행인.

김(우) 불이 비장과 폐장에 뭉쳐있다. 눈꺼풀 뾰루지증이 가려운 부스럼으로 변했다. 연교 생치자(검게 볶는다) 당귀 잔뿌리 적작약 생지황 목통 감초(잔뿌리) 석곡 석결명 행인 비파엽(꿀로 굽는다).

조(좌) 음이 비워지고 삿된 것이 뭉치면서 세 학질이 낫지 않아서 눈알이 붉고 어두우면서 속티가 있다. 당귀신 백출(검게 그을린다) 백작약 복령 시호 박하 감초 별갑 청호 석결명(달군다).

정(좌) 알짜와 피가 부족하고 폐장과 신장에 음이 없어져 물에 샘이 말라 버렸다. 왼쪽 눈 눈동자에 하얀 것이 나타나 사물이 흐릿하게 보인다. 머리바람증으로 장님이 되는 병을 막는다. 인삼 생지황 숙지황 천문동 맥문동 구기자 토사자 오미자 복분자 상심자. 또 정원음에 생맥산을 합쳐 구기자 토사자 오미자 여정자 상심자 진주자562) 복분자를 더 넣는다. 또 생맥산에 칠자를 합쳐 아교 야생검은콩을 더 넣는다. 또 좌귀음에 칠자를 합친다.

서(좌) 가운데 기운이 밑으로 꺼지고 비워진 뜨거움이 위로 떴다. 바람을 맞아 눈물이 흐르고 눈꺼풀 거죽이 느슨해졌다. 당삼 면황기563) 야생백출 신회백승마(꿀로 굽는다) 시호(꿀로 굽는다) 당귀신 자감초 행인 맥문동 겨울뽕나무잎.

진(유) 궐음경과 양명경에 축축한 불이 있다. 이마 가득히 두툼한 부스럼이 있고 두 눈에 붉은 가림이 있으며 힘없이 깜박인다. 용담초 생치자(검게 볶는다) 생지황 목통 당귀 황금 택사 석고 지모

562) 대극과 여우구슬 Phyllanthus urinaria L 의 열매. 간장을 고르게 하고 눈을 밝게 한다.
563) 황기의 원산지인 쓰촨, 산시, 간쑤, 랴오닝의 황기. 막협황기 Astragalus membranaceus와 몽고황기 Astragalus membranaceus var. mongholicus의 2종이다. 예부터 전해오던 진짜 황기이다.

의이인 감초 석곡 백지(태운다).

황(좌) 바람, 차가움, 축축함 세 기운이 양명경에 뭉쳐있다. 오른쪽 눈이 붓고 눈꺼풀 뾰루지증이 있다. 백지 창출 후박 진피 감초 백강잠 비해 적복령 의이인 파뿌리.

장(좌) 학질 다음에 타고난 기운이 비워지면서 축축함이 폐장과 신장에 뭉쳐있다. 두 눈 흰자위에 누런 막이 있고 오른쪽 눈에 검은 속티가 있다. 생지황 목단피 복령 택사 산약 당삼 맥문동 여정자 단삼 비해 돌콩. 또 인삼고본단에 의이인 하수오 복령 상심자 돌콩을 더 넣는다.

도(우) 바람, 축축함, 뜨거움 세 삿된 것이 양명경과 태음경에 뭉쳐있다. 두 눈이 축축하게 짓무르고 가려운 부스럼이 있다. 창출 후박 진피 감초 저령 복령 택사 의이인 방풍 희첨 황백 누에똥. 또 평위산에 삼화탕을 합쳐 비해 적복령 뱀허물을 더 넣는다. 또 청화도적산에 백호탕을 합쳐 백지 천화분 인동화를 더 넣는다. 또 청화도적산에 천화분 금은화 의이인을 더 넣는다.

심(좌) 평소 간장과 신장이 없는데 다시 바람이 뭉쳐 불로 변했다. 눈에 엉긴 기름 같은 흰 겉흠증과 위에서 내려오는 붉은 가림이 있거나 오른쪽 눈에 엉긴 겉흠이 있다. 강활 독활 향부자(만든다) 하고초 당귀 백작약 시호 복령 감초 구기자 야생백출(그을린다) 파뿌리 등심.

황(좌) 심장과 신장, 물과 불이 만나지 못해서 비워진 양이 위로 타올랐다. 두 눈에 때 없이 눈꺼풀 뾰루지증이나 낫지 않는 부스럼을 생겼다. 생지황 백자인

당귀 산조인 천문동 맥문동 인삼 현삼 단삼 길경 백복신 원지 석창포.

영(좌) 간장과 신장이 부족해서 비워진 뜨거움이 바람을 생기게 했다. 왼쪽 눈에 붉은 가림이 있으면서 눈동자에 작은 속흠이 있고 오른쪽 눈에 구름 막이 있다. 생지황 숙지황 옥죽 감초 천궁(태운다) 당귀신 백작약 구기자 감국 백질려 겨울뽕나무잎 연잎꼭지. 또 기국숙육미환에서 산수유를 빼고 당삼 맥문동 당귀신 뽕나무잎 야생검은콩을 더 넣는다.

사(우) 태음경에 샷된 것이 엉기고 맺혔다. 왼쪽 눈에 붉은 가림이 있고 흰자위 빈물집증이 있다. 반하 복령 광진피 감초 길경 행인 전호 당귀 홍화 파수염 뿌리.

채(우) 간장과 비장이 부족하면서 축축한 바람이 있다. 눈에 가려운 부스럼이 있다. 옥죽 진피 복령 감초 의이인 진교 방풍 당귀 백작약 겨울뽕나무잎.

저(좌) 샷된 바람, 차가움, 축축함이 비장과 위장에 타고 들어왔다. 두 눈에 가려운 부스럼이 있다. 반하 복령 진피 감초 창출 후박 상백피 박하 생치자(검게 볶는다) 연교 등심.

조(좌) 타고난 것이 부족하면서 태어난 다음에 더욱 없어졌는데 간장에 바람이 위장에 들어갔다. 오른쪽 눈 거죽이 당기고 털을 오므려 거꾸로 찔러서 붉은 가림과 구름 겉흠이 있다. 옥죽 의이인 진피 복령 감초 조구등 당귀 진교 비해 곡정초 겨울뽕나무잎.

장(우) 샷된 축축한 바람독이 족태음경과 양명경에 뭉쳐있다. 입술에 부스럼이 있고 얼굴에도 물집이 있다. 두 눈에 붉은 가림이나 구슬 알갱이가 있다. 감초 길경 상백피 지골피 행인 박하 갈근 백지 연교 복령피 파뿌리.

주(우) 심장과 신장, 물과 불이 만나지 못하는데 다시 샷된 마른 것이 간장과 비장을 이겼다. 두 눈이 마르고 깔깔하며 오래 보아도 빛이 없다. 음을 기르고 마른 것을 촉촉하게 한다. 생지황 목단피 복령 택사 겨울뽕나무잎 검은참깨 단삼 산조인 유인 상연자육564).

장(좌) 술에 축축함과 바람이 함께 양명경에 뭉쳤다. 두 눈 눈언저리가 붉게 짓무른다. 생지황 당귀 의이인 갈화 비해 복령 진피 형개 회화나무꽃망울 돌콩껍질 겨울뽕나무잎.

오(좌) 일을 지나치게 해서 심장과 비장까지 해쳤다. 두 눈에 군살이 부어 튀어나오고 사물이 맑지 않게 보인다. 숙지황 당삼 야생백출 황기(꿀로 굽는다) 당귀신 자감초 산조인 원지(만든다) 백복신 토사자 상연자육.

김(우) 뜨거운 바람이 간장과 비장에 뭉쳐있다. 두 눈에 붉은 핏줄이 눈동자 구멍 쪽까지 뚫고 엉긴 겉흠이 눈에 가득하며 눈언저리가 붉게 짓무른다. 연교 생치자 당귀 잔뿌리 적작약 생지황 목통 감초(잔뿌리) 강활 박하 지각 국화 뽕나무잎 차전자초.

심(좌) 샷된 축축함이 불로 변했다. 눈꺼풀이 붓는다. 저령 복령 택사 백출 계지 황백 뽕나무잎 등심.

척(좌) 샷된 더위, 축축함, 바람이 간장과 비장에 뭉쳐있다. 눈꺼풀이 붓고 흰

---

564) 후난의 촌삼연의 씨(연자육). 가장 품질이 좋다.

걸흠이나 붉은 가림이 있으며 머리아픔이 멈추지 않는다. 당귀 적작약 박하 복령 의이인 곽향 청호 활석 석곡 연꽃줄기. 또 이지환에 흑소요산을 합쳐 백출 감초를 빼고 의이인 곡정초 석결명 육일산을 더 넣는다. 또 이지육미환에서 산수유를 빼고 서양삼 맥문동 토사자 단삼 육일산을 더 넣는다.

손(유) 축축함이 비장을 해치고 다시 간장 나무가 흙을 이겼다. 배가 크게 부풀어 빵빵하고 두 눈에 밤눈증이 있다. 창출 후박 진피 감초 당삼 운백복령 산사 맥아 신곡 비해(태운다).

애(좌) 폐장과 신장에 음이 없어지고 기운이 거꾸로 위로 치솟았다. 눈알이 눈언저리에서 크게 빠져나왔다. 인삼 생지황 숙지황 천문동 맥문동 오미자 단삼 토사자 구기자 우슬. 또 인삼고본단과 오자음을 합쳐 단삼을 더 넣는다.

동(유) 어린 나이에 기운과 피가 넉넉하지 않은데 안에 뜨거움으로 음을 해쳤다. 두 눈에 밤눈증이 있고 숨이 막힐 듯 기침하면서 가래가 많다. 이것은 폐장감병이다. 당삼 산약 복령 자감초 신회백 당귀신 석결명 첨행인 천패모 닭간. 또 이공산에서 백출을 빼고 산약을 쓰면서 당귀신 석결명 토사자 조구등 돌콩 붉은대추를 더 넣는다.

이(좌) 마음을 지나치게 애쓰거나 생각을 많이 해서 비장을 해치고 음에 알짜가 위로 흘러가지 못했다. 오른쪽 눈에 은색 속흠이나 흰 가림이 있고 눈동자가 옅은 빛깔이다. 장님을 막는다. 숙지황 당귀신 당삼 야생백출 백복신 백작약 자감초 단삼 산조인 구기자 야생검은콩. 또 좌귀음에 생맥산을 합쳐 단삼을 더 넣는다.

장(좌) 간장과 위장에 음이 차갑고 다시 태양경과 소양경 두 경맥에 삿된 바람이 있다. 머리가 아프고 오른쪽 눈에 쌓인 눈 같은 흰 가림이 있으며 군살이 부어있다. 오수유(물에 담가 엷게 한다) 담건강565) 감초(굽는다) 당귀신 시호 강활 구기자 백두구 파흰뿌리. 또 귀작육군자탕에 향부자 백질려 구기자 백두구 생강(굽는다) 붉은대추를 더 넣는다.

엽(좌) 간장과 신장에 음이 없어져 비워진 양이 위로 타올랐다. 두 눈에 작은 군살이 맺히거나 오른쪽 눈에 가로로 안을 가린다. 힘써서 처방을 헤아려야 한다. 서양삼 천문동 맥문동 생지황 숙지황 한련초 여정자 단삼 소목 홍화. 또 인삼고본단에 당귀신 석결명 단삼 우슬 토사자를 더 넣는다. 또 군살이 이미 절반 정도 물러나고 안에 가로로 가린 것이 조금 보이면서 아직 흐릿하게 보이면 음을 기르고 중초를 조화롭게 하면서 가림을 물러나게 하는 치료를 한다. 행혈숙육물탕에 토사자 백질려 별갑을 더 넣는다. 또 안에 가로로 가린 것이 조금 오그라졌는데 붉은 가림이 없어지지 않고 손발이 차가우면 평소 안에 뜨거움이 있는데 밖에서 삿된 차가움이 묶였기 때문이다. 그 가림이 반드시 모두 나타나서 밖에 있어야 없앨 수 있다. 빠른 효과는 어렵지만 처방을 헤아려서 이중탕에 이음전을 합치거나 이중탕에 보간산을 합치면서 토사자를 더 넣는다. 새롭게 또 이 처방에 육계 백작약(볶는다)을

---

565) 생강을 물에 담갔다가 말려서 쓴다.

더 넣는다. 또 안에 가로로 가린 것이 모두 나타나고 밖에 절반이나 이미 짧아졌으며 두 눈에 붉은 가림이 열에 여덟은 없어졌지만 아직 맑지 않게 보인다면 행혈팔진탕에 구기자 선태 돌콩 뱀허물을 더 넣는다. 또 안에 가로로 가린 것이 이미 크게 절반으로 짧아지고 붉은 가림이 흩어졌는데 아직도 맑지 않게 보인다면 보혈팔진탕에 토사자 향부자 백질려 뱀허물을 더 넣는다. 또 보혈이공산에 단삼 토사자 우슬 달걀껍질을 더 넣는다. 또 안에 가로 가린 것이 떠서 엷어지고 사물이 어두우면서 속티가 보인다면 이공산에 향부자 당귀신 야생검은콩 뱀허물을 더 넣는다. 또 보간사군자탕에 선태 단삼 뱀허물을 더 넣는다. 또 이지환에 이공산을 합쳐 향부자 당귀신 뱀허물 백질려를 더 넣는다. 또 이지환에 이공산을 합쳐 단삼 선태 청상자 붉은비단(가루 낸다)을 더 넣는다. 또 사군자탕에 당귀 녹각(가루 낸다) 목향(굽는다) 백질려를 더 넣는다. 또 오른쪽 눈에 가로 겉흠이 다 없어지지 않고 아직 맑지 않게 보이면 행혈숙사물탕에 오태산을 합친다.

마(우) 두진 다음에 바람을 맞아 눈물이 흐르는데 또 불이 정명혈에 뭉쳤다. 왼쪽 눈에 눈물점 구멍증이 되었다. 생지황 목통 감초(잔뿌리) 대나무잎 연교 생치자(검게 볶는다) 당귀 잔뿌리 석결명 적작약.

심(좌) 기운과 피가 크게 없어졌는데 다시 차가운 바람이 궐음경과 양명경에 뭉쳐 웅크리고 있다. 춥고 더우면서 뼈가 아프고 기운이 거슬러 토한다. 두 눈에 쌓인 눈 같은 속 가림이 있어 사물이 생김새가 없게 보인다. 힘써서 처방을 헤아려야 한다. 인삼 야생백출 건강 자감초 숙지황 당귀신 육계 오수유 백작약 독활 생강 대추. 또 두 눈동자가 아프면 가장 위험하다. 앞에 중초를 따뜻하게 하고 차가움을 푸는 약을 먹으면 뼈아픔이 조금 그친다. 그러나 두 눈에 효과를 내기 어렵기 때문에 더욱 자질이 뛰어나야 한다. 당귀신 숙지황 반하(만든다) 진피 복령 자감초 당삼 야생백출 구기자 백질려 지각(그을린다) 야생검은콩.

고(우) 음이 비워져 안이 뜨겁고 삿된 마름이 비장을 해쳤다. 왼쪽 눈에 앵두씨가 있거나 오른쪽 눈에 작은 혹이 있다. 생지황 목단피 복령 택사 당귀신 석결명 단삼 생치자(검게 볶는다) 여정자 석곡.

엽(유) 더위 축축함이 불로 변해 간장과 비장을 괴롭혔다. 눈에 가려운 부스럼이 생기거나 오른쪽 눈에 별흠이 생기고 얼굴 가득히 부스럼 종기가 있다. 생지황 당귀 적작약 시호 복령 의이인 감초(잔뿌리) 박하 황백 활석.

장(우) 평소 몸에 음이 없는데 다시 임신해서 간장과 위장에 쌓인 뜨거움이 불로 변하고 바람이 생기게 했다. 왼쪽에 한쪽 머리아픔이 있고 왼쪽 눈에 쌓인 눈 같은 안쪽 가림이 있다. 가장 위험한 증상이다. 황련 오수유 생지황 당귀신 백작약 감초 향부자(만든다) 하고초 황금 지각(그을린다). 또 보간이지좌금백호탕에 황금 지각 갈대뿌리를 더 넣는다.

전(좌) 심장과 신장이 만나지 못하면서 하초에서 정액이 새어나간다. 눈동자구멍이 벌어지면서 장님이 되는 병이다. 생지황 산약 산수유 목단피 백복신 택사 황백 귀판 단삼 맥문동 상엽자육.

노(좌) 마름과 뜨거움이 심장과 폐장을 괴롭혔다. 오른쪽 눈에 작은 군살과 구슬 알갱이가 있다. 생지황 목단피 복령 택사 옥죽 맥문동 단삼 차전자 여정자 석곡 겨울뽕나무잎.

조(우) 엉긴 피가 오른쪽 눈 정명혈 속에 막혀있다. 안에 피가 들어있는 혹이 생긴다. 얼굴빛깔이 푸른 자줏빛이고 은행처럼 크며 아프면서 눈이 부시다. 도인 홍화 천궁 당귀 생지황 적작약 향부자(만든다) 하고초 단삼 측백잎. 또 피가 들어있는 혹이 떨어졌는데 아직 붉은 겉흠이 남아있어 사물이 맑지 않게 보인다면 생육물환에 기국환을 합쳐 단삼 석결명 충울자를 더 넣는다.

심(좌) 축축한 뜨거움이 비장과 폐장에 뭉쳐있다. 누런 진물이 나오는 입술 부스럼이 생긴다. 두 눈이 조금 부으면서 붉게 짓무르고 해를 두려워하면서 눈이 부시다. 창출 후박 진피 감초 생지황 목통 황백 녹두피 대나무잎 등심.

장(좌) 바람이 양명경을 이겨 피와 기운이 뭉쳐 막혀있다. 눈꺼풀이 뒤집어지거나 눈꺼풀테가 붙었다. 생지황 당귀 적작약 천궁 소목 홍화 지각(그을린다) 목향(굽는다) 형개.

시(좌) 삿된 차가움과 마름이 합쳐서 비장과 폐장을 괴롭혔다. 두 눈이 붉고 깔깔하며 구름 같은 막이 있고 눈초리가 축축하게 짓무른다. 옥죽 광진피 복령 행인 감초 당귀신 맥문동 유인 백질려 겨울뽕나무잎 돌콩껍질.

채(좌) 알짜와 피가 부족하고 간장이 뭉쳐 펴지지 않는데 다시 차가움이 소음경에 뭉쳐있다. 오른쪽 눈동자에 안을 가려서 사물이 흐릿하게 보인다. 모든 힘을 다해 방법을 헤아린다. 당삼 야생 백출 복령 진피 생강(굽는다) 감초(굽는다) 원지 구기자 백두구 후추. 또 안을 가린 것이 흩어졌는데 혀 빛깔이 약간 희고 사물이 맑지 않게 보이면 중초를 따뜻하게 하고 음을 기르며 빛을 지키는 치료를 한다. 육미이공산에 향부자 당귀신 구기자 계지 백작약(볶는다) 불수산을 더 넣는다.

정(우) 간장과 신장에 알짜와 피 둘이 없어져 양 기운을 간직하지 못한다. 별가득 눈속티증이 되었다. 장님증을 막아야 한다. 숙지황 산약 산수유 목단피 복령 택사 인삼 맥문동 오미자 청연.

조(좌) 뜨거움이 삼초에 뭉쳐있다. 노란 막이나 군살이 있다. 생지황 목통 감초(잔뿌리) 대나무잎 연교 생치자 당귀잔뿌리 적작약 황금 감국 지각(그을린다) 돌콩껍질 겨울뽕나무잎. 또 지백사물탕에 석결명 생치자(검게 볶는다) 차전초를 더 넣는다.

전(유) 눈꺼풀이 복숭아처럼 붓고 고름 같은 눈곱과 눈물이 있다. 피부가 찌는 듯이 뜨겁고 바람을 싫어하며 두 눈을 항상 감고 뜨기 어렵다. 검은자위를 해쳤는지 알아보지 말고 더위 축축함이라고 생각해서 시원하면서 빼내는 약을 써야 한다. 향유 후박 백편두 복령 창출 황백 금은화 육일산.

장(좌) 차가운 바람이 간장과 폐장에 뭉쳐 엎드려 있다. 왼쪽 눈에 누런패인 눈겉흠증이 있고 검은자위 소라돌기증으로 변하려고 한다. 계지 백작약 자감초 향부자 소엽 진피 당귀 행인 구기자.

심(좌) 삿된 차가움이 바람을 끼고 비워진 틈을 타고 들어와 간장과 위장을 해쳤다. 오른쪽 바깥 눈초리에 눌린 흠집이 있고 쌓인 구름 같은 흰 가림이 있으며 아프면서 눈이 부시다. 당삼 생태 백출 건강 감초 천궁 당귀신 구기자 백두구. 또 팔진탕에서 천궁을 빼고 홍화 진피 석결명을 더 넣는다.

호(좌) 뜨거움이 삼초에 뭉쳐 있다. 안쪽과 바깥 눈초리에 붉은 가림이 있다. 흰자위 군살증으로 변하는 것을 막는다. 생지황 당귀 천궁(태운다) 적작약 목단피 생치자 한련초 여정자 상백피 대나무잎 등심.

이(좌) 마름과 불이 괴롭혀 쇠가 나무를 이겼다. 두 눈에 구름 같은 막이나 붉은 가림이 있다. 생지황 목통 적작약 당귀잔뿌리 연교 생치자 상백피 지골피 의이인 감초(잔뿌리) 등심. 또 청화도적산에 황금 석곡 대나무잎을 더 넣는다.

계(우) 평소 알짜와 피가 없다가 다시 갑자기 음을 해쳤다. 눈동자구멍 벌어짐증이 있어서 사물이 또렷하지 않게 보인다. 시호 오미자 당귀신 숙지황 산약 산수유 목단피 복령 택사 원지. 또 이 처방에 생맥산을 합친다.

구(우) 음에 알짜가 위에 눈으로 이어지지 않았다. 마르고 깔깔하며 어두우면서 속티가 보인다. 음을 돕고 즙을 채워야 한다. 한련초 여정자 생지황 산약 목단피 복령 택사 천문동 맥문동 산조인 연자육.

마(우) 간장 경맥에 뜨거움이 뭉쳤다. 두 눈에 핏줄이 눈자위를 뚫었다. 천궁 당귀 생지황 적작약 복령 시호 울금 감초 선태 연잎테두리.

시(우) 마름과 뜨거움이 폐장과 위장에 뭉쳐있다. 오른쪽 눈에 털이 구부러져 안으로 들어가고 눈꺼풀 거죽이 당긴다. 지모 황백 생지황 목단피 택사 당귀신 유인 맥문동 겨울뽕나무잎.

마(우) 애기 낳은 다음 기운과 피 둘이 없어지고 양명경에 비워진 뜨거움이 바람을 생기게 했다. 머리가 아프고 눈이 아프다. 숙지황 당귀신 천궁(태운다) 백작약 당삼 복령 야생백출 자감초 승마 두충 벌등골나물. 또 이 처방에서 승마를 빼고 구기자를 더 넣는다.

범(좌) 술에 축축함이 폐장과 신장을 해쳤다. 두 눈에 은빛 겉흠이나 붉은 가림이 있다. 생지황 목단피 복령 택사 원지 비해 단삼 헛개나무열매 야생검은콩. 또 생육미환에서 산수유를 빼고 기국환을 합쳐 비해 익지인 토사자를 더 넣는다.

우(좌) 간장과 신장에 알짜와 피 둘이 없어지고 다시 삿된 차가움이 음을 해쳤다. 왼쪽 눈이 게 눈알처럼 되어 사물이 작은 꼴로 보인다. 힘써서 중초를 따뜻하게 하고 음을 치료해야 효과를 기대할 수 있다. 부자(만든다) 건강 생백출 자감초 당귀신 숙지황 육계 구기자 향부자(만든다) 석결명(달군다).

마(우) 평소 알짜와 피가 없는데 다시 임신을 해서 가운데가 그득하여 기운이 간장과 쓸개에 뭉쳐있다. 두 눈에 사물이 어두우면서 속티가 보인다. 장님증으로 변하는 것을 막아야 한다. 음을 도와 기르고 잘 통하게 해야 한다. 생지황 숙지황 산약 운백복령 택사 향부자(만든다) 당귀신 황금 소엽줄기 지각(그을린다) 연잎. 또 치기육합탕에 황금 구기자를 더 넣는다.

육(유) 축축한 바람이 비장과 폐장에 뭉쳐 있다. 두 눈에 가려운 부스럼이 있고 온 몸에 가려운 반진이 있다. 옥죽 의이인 복령 귤피 감초 희첨초 진교 당귀 행인.

고(좌) 음이 양을 도와주지 않고 간장에 바람이 안에서 움직였다. 두 눈이 때때로 아프고 때때로 가렵다. 붉고 깔깔하며 어두우면서 속티가 보인다. 구기자 감국 옥죽 신회백 운백복령 산약 감초 석결명 돌콩껍질 검은참깨 겨울뽕나무잎. 또 이지육미환에서 산수유를 빼고 서양삼 맥문동 조구등 석결명 단삼 돌콩껍질을 더 넣는다. 좌귀음에 부상환을 합쳐 단삼 석결명을 더 넣는다.

범(좌) 삿된 더위와 축축함이 함께 간장과 폐장을 괴롭혔다. 두 눈에 누렇거나 흰 구름 막이 있거나 검은자위에 흰 패인 눈겉흠증이 있다. 저령 백출 택사 복령껍질 오가피 지골피 생강껍질 광곽향 당귀 육일산 후추.

장(우) 양명경에 피가 적고 위장에 뜨거움이 바람을 생기게 했다. 두 눈 검은자위에 구름 겉흠이 있고 눈언저리가 부으면서 붉게 짓무른다. 방풍 생치자 곽향 석고 감초 당귀 조구등 뽕나무잎 갈대뿌리.

엽(좌) 피가 비워지고 안에 뜨거움이 있어서 삿된 바람이 마름으로 변해 비장과 폐장을 괴롭혔다. 두 눈언저리가 붉게 짓무르거나 오른쪽 눈에 안개 같은 겉흠이 있고 어두우면서 속티가 보인다. 당귀 생지황 적작약 황금 진교 방풍 감초 행인 생치자 유인 대나무잎.

장(좌) 소음경에 삿된 뜨거움이 있다. 왼쪽 눈에 군살이 튀어나오고 아프다. 황련 황금 서각 지모 생치자 활석 맥문동 백복신 서양삼.

왕(우) 삿된 바람이 간장과 폐장에 뭉쳐 엎드려 있다. 두 눈에 별 겉흠이 가득 퍼져 있고 붉게 부으면서 눈이 부시다. 강활 방풍 생지황 천궁 당귀 적작약 박하 백질려 연잎.

주(좌) 잘못해서 왼쪽 눈을 해쳐 눈동자구멍이 놀라 벌어지거나 쓸개와 신장에 알짜 즙이 엉긴 피가 되어 흘러 들어왔다. 아래를 보면 조금 빛이 있고 오른쪽 눈은 가까이 보아도 빛이 흐릿하다. 오른쪽 눈을 완전히 지키면서 아울러 왼쪽 눈을 다스려야 한다. 기운을 돌리고 피를 잘 돌게 해야 한다. 숙지황 천궁(태운다) 당귀신 백작약 도인 홍화 구기자 토사자 저실자 박태기나무껍질 육계 향부자(만든다) 자충. 또 이 처방에서 육계를 빼고 당삼 단삼을 더 넣는다.

심(좌) 삿된 불이 위를 쳤다. 안쪽 눈초리가 붓고 아프면서 피가 나온다. 생지황(신선한 것) 백작약 목단피 서각 연뿌리즙.

서(좌) 평소 몸에 음이 없는데 다시 차가움이 간장과 위장에 뭉쳐있다. 오른쪽 안쪽 눈초리가 아프고 눌린 흠집이 있거나 왼쪽 눈에 별 겉흠과 군살이 있어 사물이 또렷하지 않게 보인다. 숙지황 당귀신 시호 백작약 복령 야생백출(그을린다) 감초 생강(굽는다) 백질려 사인 연잎. 또 숙육물탕에 구기자 백질려를 더 넣는다.

　주(좌) 심장과 신장이 만나지 못하고 기운과 피가 조화롭지 못해 비워진 양이 위로 뜨고 가운데 기운이 아래로 꺼졌다. 왼쪽 눈에 깊이마노석 눈겉흠증이나 검은자위 위부터뿌예짐증이 있다. 오른쪽 눈에 눈꺼풀 닭벼슬증이나 검은자위 위부터뿌예짐증이 있어 사물이 맑지 않게 보인다. 소목 홍화 숙지황 천궁(태운다) 당귀신 백작약 당삼 자감초 귀판 황백. 또 자신생간음에서 산수유 오미자를 빼고 토사자 백작약을 쓰면서 단삼 선태를 더 넣는다. 또 행혈생보중익기탕에 단삼 선태를 더 넣는다.

　왕(우) 평소 기운과 피가 없는데 다시 차가운 바람이 태양경, 소양경에 뭉쳐있다. 왼쪽 눈에 검은자위 게눈증이 튀어나와 있거나 오른쪽 눈에 구름 겉흠이나 붉은 가림이 있으면서 붓고 아프다. 옥죽 진피 생태백출 복령 감초 당귀 시호 방풍 백작약 석결명 차전자. 또 흑소요산에서 박하를 빼고 만형자 선태 석결명 행인 차전자초를 더 넣는다. 또 보간산에 생육물탕을 합쳐 석결명 충울자를 더 넣는다.

　주(좌) 기운과 피 둘이 없어지고 삿된 차가운 바람이 간장에 음을 이겼다. 두 눈에 부은 군살이 검은자위 안으로 들어가 사물이 생김새가 없게 보인다. 힘써서 처방을 헤아려야 치료할 수 있다. 숙지황 천궁 당귀 백작약 시호 복령 야생백출(그을린다) 감초 방풍 소목 홍화 생강(굽는다) 등심. 또 행혈숙육물탕에 생강(굽는다) 토사자 향부자를 더 넣는다.

　하(좌) 스무 살이 안 되어 기운과 피가 넉넉하게 채워지지 않았다. 왼쪽 눈을 사물에 해쳐서 검은자위가 터지고 높이 솟아올라 아픔이 그치지 않는다. 힘써서 치료할 처방을 찾아야 한다. 소목 홍화 숙지황 천궁(태운다) 당귀 백작약 향부자 우슬 박태기나무껍질 생강(구워 재로 만든다) 방풍(재로 만든다) 자충. 또 왼쪽 눈 검은자위가 솟았다가 열에 아홉 정도 평평해졌지만 흠집이 아직 물러나지 않고 흰 가림이 없어지지 않았다. 눈알을 해쳤는지 알지 못해도 다시 처방을 헤아린다. 행혈숙육물탕에 방풍(재로 만든다) 향부자(재로 만든다) 토사자 우슬 자충을 더 넣는다. 또 뭉치고 엉긴 것이 이미 흩어지고 눈알이 둥글면서 평평하게 돌아왔지만 흰 가림이 물러나지 않았으며 눈알을 이미 해쳐 빛 그림자가 전혀 없다. 이러면 오직 아이 때만을 생각하면서 다시 한 처방을 헤아려 뜻밖의 행운을 바라야 한다. 행혈팔진탕에 구기자 토사자를 더 넣는다.

　서(유) 어린나이여서 기운과 피가 넉넉하지 않은데 다시 축축한 바람이 비장과 폐장에 뭉쳐있다. 가래 섞인 기침을 하고 숨이 차다. 왼쪽 눈이 붉게 붓고 눈알이 솟아오르며 눈에서 고름 같은 눈물이 흐른다. 강활 방풍 당귀 적작약 시호 복령 의이인 감초 행인 파뿌리. 또 솟은 눈알이 이미 평평해지고 붉게 부은 것이 조금 물러났지만 눈을 뜨고 볼 수 없으면 이공산에서 백출을 빼고 의이인을 쓰면서 희첨초 방풍 당귀 석결명 행인을 더 넣는다.

황(좌) 알짜와 피 둘이 없어지고 술에 축축함이 폐장과 신장을 해쳤다. 눈동자가 흐려져 사물이 어두우면서 속티가 보인다. 장님을 막아야 한다. 한련초 여정자 생지황 산약 목단피 복령 택사 비해 익지인 단삼 헛개나무열매.

육(좌) 알짜와 피 둘이 없어지고 심장과 신장이 만나지 않아 신하불이 위로 타올랐다. 안쪽 눈초리가 가렵고 피가 나온다. 불을 끌어서 근원으로 돌아가는 방법을 써야 한다. 숙지황 산약 목단피 복령 택사 산수유 부자(만든다) 육계 인삼.

한(좌) 가운데 기운이 부족하다. 눈꺼풀 거죽이 느슨해지고 속눈썹 말림증이 있다. 당삼 생지황 생야생백출 당귀신 진피 승마(꿀로 굽는다) 시호(꿀로 굽는다) 감초 만형자.

전(좌) 축축한 뜨거움이 비장과 폐장에 머물러 있다. 두 눈꺼풀 안에 흰자위 붉은알알이증이 있고 사물을 보면 눈이 부시다. 당귀 석결명 옥죽 복령 창출 감초 황백. 또 흰자위 붉은알알이증이 이미 흩어졌지만 붉은 겉흠이 남아 있으면 보혈육군자탕에서 인삼을 빼고 옥죽을 쓰면서 석곡을 더 넣는다.

당(우) 늘그막에 간장과 신장에 음이 없어져 물과 불이 서로 도울 수 없다. 눈동자가 옅은 빛깔이고 때때로 불을 보면 별이 날아다니는 듯 하며 사물이 흐릿하게 보인다. 물을 튼튼하게 하고 알짜를 단단하게 해서 심장과 신장이 서로 통하게 한다. 숙지황 당귀신 자감초 구기자 토사자 오미자 상심자 여정자 단삼 귀교 연자육.

나(좌) 평소 몸에 음이 없고 알짜와 피가 부족한데 왼쪽 눈이 사물에 해치면서 기운과 피가 더욱 없어졌다. 눈동자구멍 벌어짐증이 있고 눈 거죽이 아래로 쳐지며 힘없이 눈을 깜박이면서 사물이 또렷하지 않게 보인다. 힘을 다해서 치료해야 조금이라도 효과가 있다. 다시 의논할 수 있다. 숙지황 당귀신 자감초 구기자 토사자 오미자 저실자 복분자 인삼 맥문동 황기(술에 볶는다) 자충 양충566). 또 눈 거죽을 조금 뜨고 볼 수 있지만 눈동자구멍이 조금 좁으면서 사물이 아직 또렷하지 않다고 느낀다면 정원음에 오자를 합쳐서 인삼 황기 홍화 자충을 더 넣는다. 또 생맥산에 오자를 합쳐서 숙지황 당귀신 아교를 더 넣는다.

공(좌) 흰 것이 노랗게 보이거나 붉은 것이 자줏빛으로 보이거나 똑바른 것이 가로로 보인다. 그러면서 눈을 부릅뜨고 머리가 어지럽다. 이것은 음이 아주 심해져서 양이 날아가는 증상이다. 생지황 숙지황 산약 산수유 목단피 복령 택사 육계 토사자 단삼. 또 《금궤》신기환에 환약을 달인 약으로 만들어 생맥산과 합쳐서 단삼을 더 넣는다. 또 십전대보탕이다.

요(좌) 평소 알짜와 피가 없는데 삿된 축축함이 다시 폐장과 신장으로 전했다. 두 눈 흰자위에 누런 막이 있고 눈동자가 어두우면서 밤에 또렷하지 않게 보인

---

566) 구룡벌레. 거저릿과 곤충. 몸의 길이는 8mm 정도이며, 전체가 검은빛깔이다. 저장 곡류나 말린 과실을 파먹는다. 중국에서는 성충을 그대로 삼켜 강장제로 먹는다. 전 세계에 분포한다.

다. 밤눈증이다. 생지황 숙지황 천문동 맥문동 인진 황금 지각 석곡 감초 비파엽 한련초 여정자 단삼. 또 인삼고본단에 이지를 합쳐 단삼 인진 황금을 더 넣는다. 또 밤에 또렷하게 보이고 축축한 뜨거움이 절반 정도 크게 물러났지만 안에 뜨거움이 아직 없어지지 않았으면 이 지육미환에서 산수유를 빼고 숙지황, 생지황을 합친 다음 우슬 차전자 단삼 야생검은콩을 더 넣는다.

서(좌) 늘그막에 간장과 신장에 음이 없어지고 세 음과 세 양에 맥이 잠깐씩 그친다. 또 다시 비장과 위장이 아주 약해져 잘 옮길 수 없다. 두 눈 거죽이 붉으면서 뒤집어지고 사물이 맑지 않게 보인다. 숙지황 인삼 황기(꿀로 굽는다) 야생백출 백복신 원지(만든다) 산조인 당귀신 목향(굽는다) 용안육 자감초 귀교 녹각교 구기자 생강(굽는다).

양(유) 비장과 위장에 축축한 불이 있다. 왼쪽 눈 아래에 눈꺼풀 독버섯증이 생겼다. 소목 홍화 생지황 당귀 천궁(태운다) 적작약 창출 후박 진피 감초 갈대뿌리. 또 눈꺼풀 독버섯증이 없어졌지만 붉은 겉흠이 남아 있으면 이 처방에서 소목 홍화를 빼고 석곡 생치자(검게 볶는다)를 더 넣는다.

《류증치재》

○ 바람이 들어온 눈병을 치료한다. 세간산은 박하 당귀 강활 방풍 생치자 감초 각1량 대황(술로 만든다) 2량 천궁 8돈. 3돈씩 하루 3번 먹는다.

뜨거움으로 생긴 눈병을 치료한다. 황련탕은 황련 감초.

뜨거움으로 아픈 눈병을 치료한다. 사청환은 용담초 생치자 대황 천궁 당귀 강활 방풍. 꿀로 환을 만든다.

눈알이 아픈 병을 치료한다. 하고초산은 하고초 향부자(만든다) 감초. 차에 타서 먹는다. 오래 아프고 피를 해치면 당귀 백작약 생지황 황기를 더 넣는다.

붉은 겉흠이 생긴 눈병을 치료한다. 주전산은 한방기 방풍 자감초 형개 당귀 적작약 우방자 감국. 술을 넣고 달인다.

부풀어 오른 눈병을 치료한다. 대황당귀산은 대황(술로 만든다) 황금(술에 볶는다) 각1돈 홍화 2돈 소목 당귀(술에 볶는다) 생치자(검게 볶는다) 목적 각5돈.

눈겉증을 치료한다. 사폐탕은 강활 현삼 황금 지골피 상백피 대황 망초 감초 각8푼.

머리와 얼굴이 부어오른 눈병을 치료한다. 보제소독음은 황금 황련 진피 감초 현삼 연교 판람근 마발 우방자 박하 백강잠 승마 시호 길경.

부풀어 오르면서 아픈 눈병을 치료한다. 선기탕은 방풍 강활 각3돈 황금 1돈 감초 8푼.

쌓인 뜨거움으로 생긴 눈병을 치료한다. 세심산은 마황 당귀 대황 백출 작약 형개 감초 박하 생강.

똥이 막혀 생긴 눈병을 치료한다. 오령산은 저령 복령 백출 택사 육계.

골바람증으로 생긴 눈병을 치료한다. 청진탕은 승마 창출 연잎 각4돈.

바람으로 쏘신 눈병을 치료한다. 환정환은 생백출 토사자 백질려 목적 강활 청상자 밀몽화 방풍 자감초 각각 같은 양. 꿀로 환을 만든다.

음에 바람으로 생긴 눈병을 치료한다. 삼인궁신탕은 부자 천오 남성 건강 세신 천궁 각1돈 자감초 5푼 생강 7쪽 찻잎 1움큼.

바깥에 증상을 치료한다. 강활승풍탕은 강활 생백출 각1돈 천궁 길경 지각 형개 시호 전호 황금 각8푼 백지 6푼 방풍 5푼 세신 2푼 박하 감초 각4푼. 물에 밥 먹고 나서 먹는다.

안에 증상을 치료한다. 충화양위탕은 보중익기탕에서 진피를 빼고 강활 방풍 황련 백작약 오미자 생강을 더 넣는다.

붉게 붓는 눈병을 치료한다. 사간산은 치자 형개 대황 감초.

겉흠에 눈에 넣는다. 춘설고는 강설고라고도 한다. 노감석 4량을 은 항아리 안에 배꼽을 막고 물에 뜬 것을 말린다. 미리 황련 1량과 당귀 5돈을 강물에 달여 찌꺼기를 없애고 어린아이 오줌 반잔을 넣는다. 노감석을 달걀노른자 만하게 환을 만들어 구멍이 생기도록 많이 찔러 불에 붉게 달구고 약즙 안에서 약즙이 다할 정도로 담금질한다. 하룻밤 땅 위에 두어 불기운을 없애고 담아둔다. 붕사는 곱게 갈아 물로 잔 안에 타서 숯으로 천천히 푹 삶아 말려서 깨끗한 1돈 반을 얻는다. 먼저 만들어진 깨끗한 노감석가루 1량을 졸인 꿀 4량에 넣고 쉬지 말고 저은 다음 붕사 1돈반과 황단 유향 오적골(태워 간다) 백정향 각1돈반 사향 경분 각5푼을 넣고 자줏빛 금빛깔로 손에 달라붙지 않을 정도로 젓는다. 이것을 비벼서 알갱이로 만들어 약을 먹을 때마다 조금씩 새 물로 갈아서 눈에 넣는다.

겉흠에 눈에 넣는다. 또 처방은 노감석 1량을 붉게 달궈 양쓸개즙 청어쓸개즙 올방개뿌리즙 배즙 사람젖 흰꿀을 같은 분량으로 서로 섞어서 담금질한다. 즙이 없어질 때까지 다시 또 다시 담금질해서 용뇌 사향 청염 붕사 각2푼을 넣고 골고루 간다. 쓸 때는 조금씩 우물물에 타서 안쪽이나 바깥 눈초리에 넣는다.

겉흠에 눈에 넣는다. 유인고는 유인에 껍질을 벗기고 아주 곱게 갈아 종이를 덮어 눌러 기름을 없앤다. 다시 갈아 다시 누르는데 여러 번 해서 깨끗한 유인에 아주 고운 가루 5돈을 만든다. 진하게 달인 물푸레껍질 즙에 타서 종이를 깐 기와 위에서 충분히 말린다. 탄 것은 없애고 깨끗한 그릇 안에 바른다. 쑥 1돈을 세 묶음으로 나눠 묶음마다 천초 1알을 놓고 태워 연기가 일어날 때 그릇을 연기 위에 덮고 세 모서리를 받치고 김을 쏘인다. 연기가 다하면 햇볕에 말려 다시 갈아 주사 사향 각5푼을 넣고 도자기 항아리에 담아둔다. 오래된 겉흠일 때 눈에 넣으려면 붕사를 조금 쓰고 하루에 2번 안쪽 눈초리에 넣는다.

뜨거운 바람을 치료한다. 또 처방은 유인을 위에처럼 눌러 기름을 없애서 고운 가루 5돈을 만들어 용담초 5푼 졸인꿀 1돈5푼을 넣고 다시 고르게 갈아 담아두었다가 눈에 넣는다. 이것은 《국방》에 춘설고이다.

겉흠을 치료한다. 또 유인고는 유인을 위에처럼 눌러 기름을 없앤 5돈에 사향 주사(물에 띄워 거른다) 각5푼을 넣는다.

코에 불어넣는다. 벽운산은 아불식초

(냄새 맡았을 때 재채기를 해야 진짜다) 청대 천궁(간다) 각반량. 먼저 물을 입에 가득히 머금고 녹두알만큼 코 안에 넣고 재채기를 한다.

 붉은 핏줄을 치료한다. 도적산은 생지황 목통 감초(잔뿌리) 대나무잎.

 모든 겉흠을 치료한다. 석연단은 노감석(4량을 황련 1량 당귀신 목적 강활 마황 각5돈에 강물 2되와 어린아이 오줌 1되를 넣고 함께 달여 찌꺼기를 없앤 다음에 노감석을 달궈 담금질하면서 춘설고 방법처럼 만들어 깨끗한 1량을 만든다) 붕사(구리 국자 안에서 물과 함께 끓여 말린다) 석연 호박 주사(물에 뜬 것을 말린다) 각돈반 매똥흰것(없으면 백정향으로 한다) 1돈 용뇌 사향 각푼반. 위를 아주 곱게 가루 내어 쓸 때는 조금씩 안쪽 눈초리에 넣는다. 마르고 깔깔하며 눈물이 없으면 웅담 1푼과 꿀 조금을 넣는다. 피가 진 겉흠이 있으면 아위를 더 넣고 노란 겉흠이 있으면 계내금을 더 넣는다. 뜨거운 바람 겉흠이면 유인을 더 넣고 뜨거운 겉흠이면 진주 우황을 더 넣는다. 오래된 겉흠은 붕사를 2배로 하면서 돼지췌장을 더 넣고 차가운 겉흠은 부자(꼭지) 웅황을 더 넣는다.

 눈꺼풀이 붓는 병을 치료한다. 용담음은 황금 서각 목통 차전자 황련 현삼 각1돈 치자 대황 망초 각돈반 용담초 담죽엽 각8푼 황백(볶는다) 5푼. 물에 달여 2번에 나눠 먹는다.

 머리바람증을 치료한다. 석고산은 생석고 3량 고본 생백출 자감초 각1량반 백질려(볶는다) 1량. 찻물에 타서 4~5돈씩 먹는다.

 불을 끈다. 양격산은 대황 망초 연교 생치자 감초 황금 박하 꿀. 망초 대황을 빼고 길경 대나무잎을 더 넣으면 가감양격산이라고 한다.

 심한 뜨거움증을 치료한다. 쌍해산은 양격산에서 대나무잎을 빼고 마황 석고 활석 생백출 방풍 형개 길경 천궁 당귀 작약 생강을 더 넣는다.

 간장에 뜨거움을 치료한다. 육미환은 숙지황(술에 쪄서 햇볕에 말린다) 8량 산수유 산약 각4량 복령 목단피 택사 각3량. 꿀로 환을 만든다.

 눈 가려움증을 치료한다. 사생산은 백부자 황기 독활 백질려. 같은 분량으로 가루 내어 돼지콩팥을 쪼개 약을 넣고 축축한 종이로 싸서 구워 익힌다. 소금을 조금 넣고 따뜻한 술로 삼킨다.

 어둡고 안개 같은 속티가 많은 눈병을 치료한다. 진주고는 양쓸개 1개를 깨끗하게 씻어 한 구멍을 찔러 나온 즙을 흰꿀과 골고루 섞어 젓는다. 백초고라는 이름이다. 늙은이가 눈에 넣으면 효과가 있고 이것에 진주 1~2돈을 더 넣는다.

 오래된 겉흠을 치료한다. 웅담고는 노감석(물에 뜬 것을 말려 달걀노른자 크기로 환을 만드는데 깨끗한 1량을 10환으로 나눈 다음에 황련 3돈을 진하게 달여 찌꺼기를 없애고 즙이 다할 정도로 담금질해서 깨끗한 것 2돈을 쓴다) 호박 5푼 마노(물에 뜬 것) 3푼 산호(물에 뜬 것) 3푼 진주(물에 뜬 것) 3푼 주사(물에 뜬 것) 5푼 용뇌 사향 각2푼. 고르게 섞어 눈에 넣는다.

 모든 노란 막을 치료한다. 신소산은 황

금 선태 자감초 목적 각1량 창출(삼씨 기름에 담갔다가 볶는다) 곡정초 각2량 뱀허물 4개.

모든 눈겉증에 겉흠과 막을 치료한다. 조각환은 뱀허물(굽는다) 7개 선태 현정석 천산갑(불에 말린다) 당귀 생백출 복령 곡정초 목적 흰국화 고슴도치거죽(조가비 가루에 볶는다) 용담초 적작약 연교 각1량반 돼지발톱(조가비 가루에 볶는다) 30개 인삼 1량 천궁 5돈. 함께 곱게 가루 내어 절반은 조협 12가지를 넣고 태워 재를 남겨 고루 섞은 다음 졸인 흰꿀로 환을 만든다. 1돈반씩 빈속에 행인 달인 물로 삼킨다. 절반은 음양곽 1량을 넣고 3돈씩 먹는데 돼지간 3조각을 쪼개 약과 함께 삶아 익힌다. 자려고 할 때 원래 즙으로 삼키거나 생숙지황환을 같이 먹는다.

노란 막을 치료한다. 선화산은 선태 5돈 뱀허물 2돈 천궁 방풍 강활 자감초 당귀 복령 각1량 적작약 석결명(삶아 간다) 창출(삼씨기름과 섞어 볶는다) 각1량반. 찻물에 타서 2~3돈씩 삼킨다.

검은자위 게눈증을 치료한다. 방풍사간산은 방풍 강활 길경 영양 적작약 현삼 황금 각1량 세신 감초 각5돈.

속흠이 있으면서 깔깔하고 아픈 눈병을 치료한다. 영양각산은 영양각(깎는다) 1량 흰국화 천오(굽는다) 천궁 차전자 방풍 강활 반하 박하 각5돈 세신 2돈. 가루 내어 2돈씩 생강 달인 물에 타거나 박하 달인 물로 삼킨다. 눌린 겉흠이 있으면 승마 5돈 육계 2돈을 더 넣는다.

속흠과 가림을 치료한다. 보신환은 파극 산약 파고지 목단피 각2량 소회향 1량 육종용 구기자 각4량 청염 5돈. 꿀로 환을 만든다.

채워진 뜨거움을 치료한다. 삼황환은 황련 황금 대황. 꿀로 환을 만든다. 삼황탕이라고 부른다.

푸른 눈바람증을 치료한다. 영양각탕은 영양각 인삼 각1돈반 현삼 지골피 강활 차전자 각1돈2푼

신장이 비워진 검은 눈바람증을 치료한다. 보신자석환은 자석(식초를 뿌려 불로 달군다) 감국 석결명(불로 달군다) 각1량 토사자(술로 삶는다) 육종용(술에 담근다) 각2량을 가루 낸다. 수컷참새 15마리를 껍질과 부리를 없애고 내장은 남겨 청염 2량에 물 3되를 붓고 참새가 문드러질 정도로 삶는다. 찐득한 즙처럼 찧어 약과 섞어 환을 만들어 30환씩 따뜻한 술로 삼킨다.

간장에 바람이 들어온 눈병을 치료한다. 영양보간산은 영양각 인삼 복령 방풍 세신 현삼 차전자 황금 강활. 숭늉에 타서 삼킨다.

눈에 붉은 핏줄을 치료한다. 황련양간환은 황련 1량 불깐양간(근막을 없앤다) 1개. 섞어 찧어 환을 만든다.

신장에 불을 치료한다. 자신환은 황백 2량 지모 1량 (함께 술에 볶는다) 육계 1돈. 꿀로 환을 만든다.

밤눈증을 치료한다. 합분환은 합분 황랍 같은 양. 황랍을 녹여 합분을 넣고 손으로 빚어 떡을 만드는데 떡 무게는 3돈이다. 돼지간 2량을 대나무 칼로 쪼개 약으로 만든 떡 1개를 싸서 삼실로 묶는다. 사기그릇 안에서 쌀뜨물로 삶아 뜨거운 김을 눈에 쏘인다. 따뜻해지면

간과 즙을 먹는데 나을 때까지 한다. 양씨 처방에는 오적골 6량과 황랍 3량이 있다.

밤눈증을 치료한다. 저간산은 야명사 합분 곡정초 각1량. 가루 내어 3돈씩 먹는다. 돼지간을 대나무 칼로 쪼개 약을 안에 넣고 실로 묶어 쌀뜨물로 삶아 눈에 쏘이고 간을 먹는다.

눈꺼풀 떨림증을 치료한다. 보중익기탕은 황기 돈반 인삼 감초 각1돈 백출 진피 당귀 각5푼 승마 시호 각3푼 생강 대추.

가까이 볼 수 없는 눈병을 치료한다. 가감지지환은 생숙지황 각4량 천문동 구기자 각3량 감국 당귀 각2량 맥문동 산수유 각3량 오미자 1량. 꿀로 환을 만들어 100환씩 술로 삼킨다.

멀리 볼 수 없는 눈병을 치료한다. 가미정지환은 원지 석창포 각2량 인삼 황기(굽는다) 각4량 복령 3량 육계 1량. 꿀로 환을 만든다.

눈초리가 짓무른 눈병을 치료한다. 방풍음자는 만형자 황기 황련 자감초 방풍 갈근 각1돈 세신 3푼. 비워졌으면 인삼 1돈 당귀 7푼을 더 넣는다.

눈두덩이 짓무른 눈병을 치료한다. 시호음자는 시호 강활 방풍 적작약 길경 형개 생지황 각1돈 자감초 5푼.

바람으로 눈과 머리가 아픈 병을 치료한다. 천궁다조산은 박하 천궁 강활 감초 형개 백지 방풍 세신. 가루 내어 2돈씩 찻물에 타서 삼킨다.

바람으로 눈물이 흐르는 눈병을 치료한다. 국화산은 창출(반근을 조협 3가지와 함께 사기그릇 안에서 하루 동안 삶아서 조협을 뺀 다음에 창출을 껍질을 벗기고 조각으로 잘라 소금물에 볶아 깨끗한 3량을 만든다) 목적 결명자 형개 선복화 감초 국화 각반량. 찻물에 타서 먹거나 또는 뱀허물 선태를 더 넣는다.

눈꺼풀 뾰루지증을 치료한다. 사황산은 방풍 4량 곽향 7돈 생치자 1량 석고 5돈 감초 2량. 꿀과 술에 타서 먹는다.

머리바람증을 치료한다. 청공고는 황금 황련 강활 방풍 시호 천궁 감초. 찻물에 3돈씩 탄다.

뜨거운 독을 치료한다. 금화환은 황련 황금 황백.

신장이 비워진 병을 치료한다. 주경환은 숙지황 6량 당귀 구기자 각4량 차전자 오미자 각2량 저실자 5량 산초껍질 1량 토사자(떡을 만든다) 2량. 꿀로 환을 만든다.

음이 없어진 병을 치료한다. 익기총명탕은 보원탕에 승마 갈근 만형자 황백을 더 넣는다.

피를 서늘하게 하는 약이다. 서각지황탕은 서각 생지황 적작약 목단피.

《험방신편》

○ 눈을 씻는 신선 처방.

이 처방은 신선이 스스로 얻어서 전했다. 간장이 비워진 눈병에 두 눈이 보지 못하지만 1년 남짓 씻으면 다시 밝아진다. 평일에는 심장을 기르고 기운을 쉬어야 하며 절대로 화내거나 괴로워해서는 안 된다. 눈을 씻는 처방은 많고 약으로 씻는 기간도 각각 다르다. 이 처방과 뒤에 처방만으로 수백 명을 치료했고 특별하게 신기한 효과가 있었으니 가볍게 보지 말아야 한다. 청피(마르면 약간 검푸르게 되는 것이며 만약 약간 붉으면 진피이기 때문에 씻어도 효과가 없다) 5돈을 물에 달여서 정한 날짜에 몸과 마음을 깨끗이 하고 정성을 다해서 아침과 점심, 저녁으로 3번 씻는데 먼저 김을 쏘이고 그 다음에 씻는다. 정한 날짜는 정월 초사흘, 이월 초나흘, 삼월 초나흘, 사월 초아흐레, 오월 초엿새, 유월 초나흘, 칠월 초사흘, 팔월 초아흐레. 구월 초열흘, 시월 초이틀, 십일월 초여드레. 십이월 스무나흘과 윤달에 같은 날이다.

또 이 처방도 신선이 주었다. <u>오로지 신장이 없어진 눈병</u>을 치료하는데 이미 치료한 사람이 많다. 두 눈이 보이지 않아도 다시 밝아진다. 앞의 처방처럼 정해진 날에 씻는다. 같지 않아도 신기한 효과는 한결같다. 앞에 처방으로 1년 동안 씻어도 아직 효과가 없다면 신장이 비워졌다. 이때 이 처방으로 1년 남짓 씻으면 반드시 신기한 효과가 있다. 여러 번 시험했다. 박초 5돈을 맑은 물 2사발로 1사발이 되게 달여 정해진 날에 아침과 점심, 저녁 3번 씻는다. 몸과 마음을 깨끗이 하고 정성을 다해서 먼저 눈에 김을 쏘이고 그 다음에 씻는다. 정한 날짜는 정월 초사흘, 이월 초하루, 삼월 초사흘, 사월 초나흘, 오월 초닷새, 유월 초나흘, 칠월 초사흘, 팔월 초닷새, 구월 열이틀, 시월 열사흘, 십일월 열나흘, 십이월 열이틀, 윤달 초이틀, 열엿새 이틀이다.

<u>두 눈이 또렷하지 않으면 뒤에 장님을 북돋는 신비한 처방</u>에 있다. 두 눈이 보이지 않으면서 푸른 눈바람증이나 검은 눈바람증, 눈알 숨겨짐증을 모두 치료한다. 검은콩 100알 노란국화 5개 박초 6돈을 물 1잔으로 7푼이 되게 달여 뜨겁게 해서 눈에 김을 쏘인다. 5일이 지나면 약을 바꾸고 다시 씻는다. 1년 후에는 다시 밝아진다. 평일에는 차를 꺼리고 괴로움과 성냄을 조심한다. 또 처방은 닭쓸개 1개에 꿀 반 순갈을 넣고 실로 묶는다. 다시 돼지쓸개 안에 넣고 방 처마에 걸어놓아서 바람은 통하게 하고 해는 보지 못하게 한다. 21일이 지나면 돼지쓸개는 빼고 닭쓸개는 남긴다. 먼저 사람 젖을 병든 곳에 넣어 촉촉하게 한 다음에 뼈 비녀로 닭쓸개를 찍어서 위에 바른다. 온 몸이 서늘해지고 눈물이 흐르면서 땀이 나며 2~3번 하면 밝아진다. 차를 백일 동안 꺼려야 하는데 상강일 다음에 뽕나무 잎을 달여 차 대신에 마시고 괴로움과 화냄을 주의한다.

<u>푸른 눈바람증이나 검은 눈바람증</u>은 다른 사람이 볼 때는 좋은 눈 같지만 스스로는 보지 못한다. 흰양간 1벌(대나무 칼로 잘라 조각을 낸다) 황련 1량(갈아 가루로 만든다) 숙지황 2량을 함께 찧어 오동나무 씨 크기로 환을 만들어 밥 먹고 나서 멀리 70환씩 찻물로 하루 3번 먹는다. 최승원이 눈속증에 걸려 장님이 되었는데 어떤 사람이 이 처방으로 덕을 보답하였다. 먹으니 밝아졌다. 또 토사자 파고지 파극 천우슬 구기자 육종용 각1량을 함께 가루 내어 청염 2돈을 더 넣는다. 돼지콩팥 1개를 반쪽으로 쪼개 힘줄 막을 없애고서 앞에 약 가루 1돈을 넣고 실로 단단히 묶는다. 오래된 술에 적셔 삶아서 따뜻하게 먹는다. 처음

일어날 때가 가장 효과가 좋다.

 두 눈이 갑자기 보지 못한다면 땅 위에서 3척 아래에 있는 황토 흙을 캐서 물에 휘저어 가라앉힌 맑은 물로 씻는다. 이것은 갈선옹에 《주후방》이다.

 눈알 숨겨짐증 때문에 이미 눈알이 흰 점으로 되어 살필 수 없다면 밀몽화 선태 백국 욱리인 석고 생결명자 석결명 감초 곡정초 백반 각4돈 백부근 2돈 진주(따로 가루 낸다) 4푼을 같이 가루 내어 분량을 더하거나 덜지 말고 돼지수육 2량과 함께 짓무르게 찧어 삶아 먹는다. 때때로 추위를 느끼면 반드시 빛이 돌아온다. 빛이 다 돌아오지 않아도 다시 1제를 먹으면 반드시 낫는다. 나은 다음에 진정단 1~2제를 먹어야 한다. 진정단은 석고 선태 치자 괴화 흰 국화 각1돈 생지황 밀몽화 각2돈 결명자 돈반 감초 5푼을 달여 먹는다.

 어린아이 눈알이 똑바르지 않다면 어린아이가 맞거나 부딪쳐서 머리가 놀라면 눈알이 똑바르지 않게 된다. 동쪽을 바라보면 서쪽을 보고 서쪽을 바라보면 동쪽을 본다. 석남잎 1량 참외꼭지 7개 여로 3푼을 함께 곱게 갈아 조금을 콧구멍 속에 넣고 정수리가 통할 정도로 깊이 들이키는데 하루 3번 들이킨다. 아울러 이름난 의사를 불러 우황환, 정경환, 평간환 등의 약을 먹으면 스스로 낫는다. 석남은 암컷과 수컷 두 종류가 있는데 암컷 석남잎이 더욱 좋다.

 두 눈이 밤에 사물을 보지 못한다면 밤눈증이라고 부르며 이것은 간장이 비워졌다. 황랍을 분량에 얽매이지 말고 녹여 즙을 빼내서 합분과 섞는다. 쓸 때는 2돈씩 돼지간(양간이 더욱 좋다) 2량을 쪼개 약을 안에 바르고 삼실로 움직이지 않게 묶어 물 1잔을 구리 솥 안에 넣고 삶아 익혀서 빼낸다. 삶을 때 뜨거운 김을 쏘이고 이어서 따뜻할 때 간을 먹는다. 나을 때까지 하루 2번씩 먹는데 신기한 효과가 있다. 또 양간 2량을 솥 밑바닥에 놓고 삶으면서 김을 쏘이고 그 다음 먹는데 2~3번 하면 낫는다. 솥 밑바닥에서 풀을 태우듯이 김이 나면 가장 좋고 숯 검댕처럼 탔다면 계속해서 써서는 안 된다.

 바람과 불로 눈이 아프면서 두 눈이 부어오르고 심하게 붉으면서 심하게 아프다. 가렵고 눈물이 많으며 해를 싫어하면서 바람도 싫어한다. 얼굴이 바뀌고 사람을 곤란하게 하며 코가 막히면서 골이 시면 모두 이 병이다. 뒤에 늘어놓은 각각의 처방으로 치료하면 반드시 낫는다. 그리고 눈을 씻을 때는 반드시 가림막 안에서 바람을 피해야 한다. 벗은 옷으로 가림막 안을 막아도 바람이 움직이기 때문에 삼가야 하며 피하도록 조심하지 않으면 효과가 없다. 취비산은 아불식초(햇볕에 말리는데 《약물비요》를 살펴보면 안다) 5돈 진짜청대 천궁 각1량. 함께 곱게 가루 내어 약을 조금씩 코 속에 불어넣는다. 새 흰 보자기를 물에 담갔다가 약을 찍어서 콧속에 넣어도 된다. 입에 따뜻한 물을 머금고서 눈물이 나올 정도로 한다. 몇 번 하면 반드시 낫고 아울러 눈 속에 별 겉흠도 흩어진다. 또 날마다 우물 속을 바라보고 둘레를 3번 돌면 불기운을 없앨 수 있다. 또 황단에 흰 꿀을 섞어 태양혈에 바르면 효과가 있다. 또 가볍고 흰 노감석(물에 뜨면 더욱 좋은데 어린아이 오줌에 하루 밤낮 오래 담그며 오래할수록 더욱 좋다. 숯불 안에 붉게 태우고 다시 하루 오래 담그고 다시 한 번 태운다. 또 천황련으로 물에 하루 밤낮 담그는데 오래할수록 더욱 좋다. 숯불 안에 붉게 태우고 하루 담그고 다시 한 번 태워서 쓴다) 1돈 깨끗한붕사 5푼 큰주사 4푼 진주 3푼 매화용뇌 만든유향(《약물비요》를 살펴보면 안다) 박하(가루) 각2푼을 함께 아주 곱게 간다. 소리가 나지 않을 정도로 갈아 혀 위에 놓았을 때 찌꺼기가 없어야 쓸 수 있다. 맑은 물을 묻힌 뼈 비녀로 약을 조금 찍어 눈에 넣는다. 바람과 불로 붓고 짓무른 모든 병을 치료하한다. 아주 효과가 좋다. 또 참깨 위령선 하수오 고삼 감초 석창포 각3돈을 함께 곱게 갈아 3돈씩 황주(수수로 만든 노란 술)로 삼킨다. 이런 것은 무당산에 있는 돌에 새겨진 신선의 처방으로 견줄 수 없이 신기한 효과가 있다. 머리바람증으로 생긴 눈병도 함께 치료한다. 또 고삼 1돈반 오배자 1돈 백반 박하 형개(꽃이삭) 각3푼을 물에 달여 자려고 할 때 비단으로 가볍게 바람을 막고 눈을 씻는다. 가장 신기한 효과가 있다. 또 검은대추 1개 담반(녹반으로 노란콩 크기) 1덩이 황백 3푼을 따뜻하게 4~5번 김을 쏘여 씻고 차가워지면 다시 씻는다. 여기에 동록과 생강즙을 조금 더 넣어서 써봤더니 효과가 있었다. 또 천황련 방풍 흰국화 당귀잔뿌리 각1돈 감초 동록 각5푼 담반 3푼 행인(껍질 끝 씨눈을 없애고 두드려 부순다) 7개를 물에 끓여 뜨거운 김이 날 때 앞의 방법으로 씻으면 아주 효과가 좋다.

간장이 뜨거워 눈이 아프다. 용담초 한 약재를 도자기 그릇 안에서 달여 찐득한 즙을 만들어 눈 안에 넣는다. 장님도 눈에 넣으면 구름 걸흠을 없앨 수 있는데 평범하다고 소홀히 해서는 안 된다. 또 하고초(볶는다) 2량 향부자(식초로 볶는다) 2량 생감초(볶는다) 4돈을 함께 가루 내어 1돈반씩 찻물에 타서 삼킨다. 며칠 먹으면 귀신처럼 낫는 것을 여러 번 시험했다. 밤중에 심하게 아플 때 더욱 효과가 좋다. 이것이 관음몽수환이다.

신장이 비워져 눈이 아프다. 사신환은 감주구기자 중에서 가장 좋고 신선하면서 붉은 것 1근을 좋은 술에 하룻밤 담가놓는다. 이것을 네 뭉치로 나눠 하나는 천초 2량과 섞어 조금 볶고 하나는 소회향과 섞어 볶으며 하나는 검은참깨와 섞어 볶는다. 이 세 경우는 섞은 것은 없애고 쓰지 않는다. 하나는 깨끗한 청염 2량을 갈아 가루 내어 섞어 볶는다. 이 소금은 약에 넣는다. 이밖에 당귀(뿌리머리) 생지황 흰국화 백출 백복령 각4량을 같이 가루 내어 정오 밥 먹은 다음에 물로 3~4돈씩 먹는다. 오래 먹으면 눈이 사내아이 같이 된다. 여러 번 시험했는데 백에 하나로 벗어나지 않았다.

눈이 어둡고 눈물이 많다. 생지황 숙지황 천초(씨를 빼고 입을 닫은 것은 쓰지 않는다) 각각 같은 양을 가루 내어 꿀로 오동나무 씨 크기로 환을 만들어 50환씩 소금을 탄 숭늉으로 삼킨다. 2개월이 지나면 눈이 아이 같아진다. 이것은 여선옹에 처방이다.

눈병을 두루 치료하는 모든 처방인 산호자금고는 흰노감석(물에 뜨는 것이 좋은데 어린아이 오줌에 7일 동안 담갔다가 숯불로 은을 녹이는 붉은 솥 안에서 붉게 달군 다음에 다시 어린아이 오줌에 10일 동안 담갔다가 햇볕에 말려 갈아 고운 가루로 만든다) 1량 황단 1량(물에 띄워 걸러내기를 3번 해서 햇볕에 말렸다가 갈아 고운 가루로 만든다) 유향 몰약 각2돈(함께 사기솥 안에서 등심 4푼을 넣고 약한 불로 연기가 나도록 볶아 등심을 빼내고 갈아 고운 가루로 만든다) 해표초(깎아서 껍데기를 없애고 약한 불로 구워 곱게 간다) 2돈 진짜흰붕사 2돈 청염 사향 각5푼 매화용뇌 3푼. 위 약재를 각각 고르게 갈아 고운 가루로 만들어 약사발에 모두 합쳐서 다시 아주 곱게 간다. 다음에 사향 용뇌 두 약재를 넣고 고르게 섞어서 다시 더욱 더 곱게 가는데 혀 위에 놓아서 찌꺼기가 없어야 쓸 수 있다. 꿀을 끓여 구슬처럼 만들어 먼저 비단 자루로 꿀 찌꺼기가 없어질 때까지 거른다. 이것은 여름에는 굳고 겨울에는 무르며 봄가을에는 굳거나 무른 사이에 있다. 위에 약가루를 꿀에 섞어서 도자기 항아리 안에 넣고 밀랍으로 입구를 꼭 막아 기운이 빠져나가지 않게 한다. 이 처방은 72종에 눈병을 치료하며 자주 써보니 귀신같아서 10년 동안 낫지 않는 병에도 효과가 있었다. 오직 눈알 숨겨짐증으로 놀라 흩어졌을 때만 효과가 없었다.

천사고는 눈의 겉흠과 가림에 넣는다. 연주주는 뛰어난 인재인데 갑자기 사물을 보지 못해서 아침저녁으로 기도하다가 꿈에서 선인인 장삼풍이 이 처방을 전해 주었다. 좋은박초 1량을 구리 그릇에 녹이고 황단(물에 띄워 거른다) 2푼과 매화용뇌 3푼을 넣고 구리 젓가락으로 고르게 젓는다. 이것을 도자기 병에 넣고 밀랍으로 입구를 꼭 막아 기운이 빠지지 않게 한다. 조금씩 눈에 넣으면 귀신같은 큰 효과가 있다.

또 눈이 붉고 아픈데 오랫동안 낫지 않는 병을 치료하는 처방이다. 유인을 희고 깨끗한 것을 골라 껍질을 없애고 곱게 갈아 깨끗한 기름을 뺀다. 깨끗하지 않으면 효과가 없다. 이것을 흰 꿀에 타서 뼈 비녀로 눈초리에 넣는다. 바로 붉지 않게 되고 아프지 않다. 효과가 아주 좋다.

또 눈병이 때때로 생겼다 나았다 하는 병을 치료한다. 물을 보지 않은 양간 4량(쇠 그릇을 꺼린다)을 찧어 아주 곱게 뭉개 물과 함께 먹는다. 여러 번 이어서 먹으면 10년 동안 나타나지 않는다. 자주 시험해보니 아주 효과가 있었다.

또 눈이 붉게 붓고 아프며 며칠째 뜰 수 없는 병을 치료한다. 생강 1덩이를 깨끗하게 씻고 껍질을 벗긴다. 이것을 옛날 구리돈으로 깎아 즙으로 만들어 눈에 넣는다. 처음 넣으면 조금 아프지만 넣은 다음에 바로 낫는다. 또 눈이 붉게 붓고 아픈 병을 치료한다. 자기 오줌을 뜨거울 때 머리띠에 싸서 가볍게 찍어 씻고 나서 조금 눈을 감고 있게 한다. 이것은 진짜 기운으로 간장에 뜨거움을 물리치는 방법이다. 오줌에 처음과 마지막 부분은 쓰지 않는다.

<u>또 늙은이가 밤에 책을 읽을 수 있다.</u> 매년 9월 23일에 뽕나무잎을 달인 물로 한번 눈을 씻으면 늙어도 영원히 눈이 어둡지 않다. 또 밤에 책을 읽을 수 있으니 그 효과는 끝이 없다. 뽕나무잎은 5월 5일, 6월 6일, 입동에 딴 것이 좋다. 검은 참깨와 같은 분량으로 꿀로 환을 만든다. 부상환이라고 부르며 축축한 바람을 없앤다. 까마귀는 눈이 밝다.

<u>밤낮으로 두 눈을 감지 못한다.</u> 한 부인이 놀라더니 밤낮으로 두 눈을 감지 못한다. 욱리인 3돈을 술에 삶아 취하도록 마셨더니 나았다. 아주 특별하게 신기한 효과이다.

<u>어린아이가 감병으로 눈이 멀고 겉흠이 생겼다.</u> 결명자(불을 보지 않게 햇볕에 말려 곱게 간다) 4량 생닭간(물에 떨어뜨리지 않은 것). 닭간을 흐물흐물하게 찧어 석결명 가루 3돈과 섞어 골고루 간다. 술을 더 넣고 밥 위에 쪄서 먹는다. 배가 북처럼 부풀면 무이 가루 1돈을 더 넣는다. 눈에 겉흠이 있고 배가 커져 있을 때는 계내금을 더 넣으면 더욱 효과가 좋다. 또 초석 1량 주사 3돈을 함께 갈아 4푼씩 쓴다. 물에 떨어지지 않은 생닭간 1개를 잘라 쪼개서 약을 넣은 다음 움직이지 않게 묶어 술로 삶아 익혀서 빈속에 먹는다. 가벼우면 한번 먹고 심하면 두세 번 먹으면 겉흠과 막이 반쪽으로 밀려 없어지면서 낫는다. 또 어린아이 감병 항목 안에 소감무가산이 있는데 먹으면 아주 효과가 좋다. 눈이 멀었어도 다시 밝아질 수 있다.

<u>눈에 검은자위 게눈증이 있다.</u> 뱀허물 전부 1개 마발 1량 조각자(벌레 먹은 것은 절대로 쓰지 않는다) 14개를 함께 도자기 항아리 안에 넣고 소금 진흙으로 단단히 막고 붉게 태우는데 기운이 빠져 나가지 않게 한다. 차가워지면 재를 남기고 불기운을 뺀 다음에 가루로 만든다. 3돈씩 펄펄 끓인 물에 타서 삼키면 신기한 효과가 있다.

<u>눈에 무꽃이 생겼다.</u> 큰 무 1개를 도려내 빈 곳에 날달걀흰자 1개를 넣고 좋은 흙으로 안을 감싼다. 꽃이 피고 열매가 맺기를 기다린 다음에 달걀흰자를 꺼내서 곱게 갈아 흰노감석(물에 띄워서 삶은 것이 좋으며 앞에 자금고를 만드는 방법을 참조해서 쓴다) 1돈과 진짜웅담 5푼 매화용뇌 1푼5리과 함께 가루 낸다. 꿀에 타서 하루에 1번 눈에 넣는데 7일 동안 넣으면 완전히 낫는다. 신기한 효과가 있다.

<u>눈에 별 겉흠이 생겼다.</u> 흰 소금 조금을 등심으로 찍어 3~5번 눈에 넣으면 아프지 않고 거리끼지 않게 된다. 여러 번 쓰면 효과가 있다. 또 올방개덩이뿌리를 두드려 부수어 즙을 내 가루를 만들어 찌꺼기를 없애고 가루를 눈에 넣으면 아주 효과가 있다. 효과를 보지 못하면 바람과 불로 눈이 아픈 병 안에 취비산이나 앞과 뒤에 구름 겉흠을 치료하는 각각의 처방을 참조하여 치료하면 낫지 않는 것이 없다.

<u>눈 속에 군살이나 붉은 힘줄, 흰 막, 구름 겉흠 등 모든 증상을 치료한다.</u> 소장구정산은 석해(날 것을 곱게 간다) 연교 각돈반 영양각 결명자 방기 충울자

백질려 각1돈 용담초(술에 볶는다) 목적 각5푼 감국 8푼. 물 2잔으로 8푼이 되게 달여 밥 먹고 나서 멀리 먹는다. 이 처방은 군살을 삭히며 모든 붉은 힘줄, 흰 막, 구름 겉흠 등이 보일 때 효과가 있어 백에 하나도 잃지 않는다. 아울러 궐음경에 바람과 불이 위로 치솟아 머리가 아픈 병을 치료하는데 이것은 왕진삼이 만든 비밀 처방이다. 몸이 약하면 먹지 못한다. 또 오래된참새똥(기와똥라고도 부른다)을 사발 속에서 곱게 갈아 감초 물에 하룻밤 담가 놓는다. 물과 찌꺼기를 빼고 불로 말려 갓 태어난 남자아이 젖에 섞어서 등심으로 찍어 눈에 넣으면 바로 삭는다. 신기한 효과이다. 남자는 수컷 참새똥을 사용하는데 뾰족하면서 수직으로 서 있다. 여자는 암컷 참새똥을 사용하는데 둥글면서 뒤집어져 있다. 또 부추 뿌리를 깨끗이 씻어 귤잎으로 밖을 싸서 남자는 왼쪽, 여자는 오른쪽 코 속을 막는다. 밤이 지나면 나으며 자주 시험했는데 신기한 효과가 있었다. 또 유인(희고 깨끗한 것을 골라 깨끗한 기름을 뺀다) 2돈 청염 1돈 돼지췌장 1량을 함께 합쳐 문드러지게 찧어서 뼈 비녀로 눈에 넣으면 아주 효과가 있다. 또 좀개구리밥 조금을 갈아 매화용뇌(가장 좋은 것)를 조금 넣고 눈 거죽 위에 붙인다. 밤이 지나면 점점 흩어진다.

<u>눈 속에 군살이 빠르게 일어난다.</u> 이 증상은 반나절도 지나지 않아 흰자위를 가리고 하루가 지나면 검은자위를 가린다. 찬물을 조금씩 떨어뜨리면서 젓가락 머리로 칼 위에 있는 쇠녹을 갈아서 생긴 녹물을 병든 곳에 넣는다. 자주 넣을수록 빨리 눈을 뜬다.

<u>눈 속에 흰자위 빈물집증이 생겼다.</u> 군살 종류처럼 치료한다. 생 흰꿀을 눈에 바르고 반나절 동안 똑바로 누워 있다가 씻어내는데 날마다 1번 하면 낫는다. 또 앵두 3개에 씨를 빼고 볶아서 가루 내어 종이로 길게 말아 태워 김을 쏘이면 없어진다.

<u>눈에 붉은 알갱이가 생긴다.</u> 흰자위 눈알 위에 한 붉은 알갱이가 생겼다가 눈 깜짝할 사이에 머리와 얼굴이 모두 붓는다. 쌀알 크기에 진짜웅담 2개를 물에 타서 먹으면 곧 원래대로 돌아온다.

<u>눈 속에서 피가 흘러나온다.</u> 사물탕에 용담초를 더 넣고 절반으로 줄게 달여 먹으면 낫는다. 또 한 부인이 눈 속에서 화살을 쏘듯이 피가 나와 코 옆으로 흘러내리고 월경을 하지 않았다. 음이 비워지고 신하불이 제멋대로 움직인 증상이다. 당귀(술로 볶는다) 생지황(술로 볶는다) 작약(술로 만든다) 황련(볶는다) 황백(볶는다) 지모(볶는다) 황금곁뿌리(볶는다) 목통 측백잎 시호 도인 홍화 각1돈을 물에 달여 밥 먹기 전에 먹으면 다음날 낫는다.

<u>눈 속에 벌레가 기어 다니듯이 참을 수 없이 가렵다.</u> 강활 고백반 붕사를 함께 곱게 갈아 입에 넣어 찌꺼기가 없으면 합쳐서 쓰는데 입에 물로 섞어서 쌀알 크기로 1환씩 눈 속에 들이민다. 조금 있다가 대추 달인 물로 씻어 내린다.

<u>눈 속에 벌레가 생겼다.</u> 붉은 대추에 씨를 빼고 흑반[567]을 대추 안에 가득

---
[567] 철의 황산염.

채워 숯불 안에서 구운 다음에 갈아 고운 가루로 만든다. 다시 박초를 도자기 솥 안에 넣고 오랫동안 달궈서 물을 떨어뜨려 구슬을 만든다. 차가워지면 꺼내는데 갈아 가루로 만들 필요는 없다. 대추와 흑반 가루 1~2돈과 박초 5~6푼을 모아 골고루 섞어 끓는 물로 서로 부딪치도록 해서 하룻밤 놔두었다가 씻는다. 3~5번 씻으면 낫는다.

눈언저리에 벌레가 생겼다. 복분자잎(가루로 낸다) 1돈 건강(숯처럼 태운다) 생백반 각5리 고백반 1푼을 함께 곱게 갈아 꿀에 섞어 찐득한 즙을 비단 조각에 묻혀 눈 위에 붙인다. 하룻밤 놓아두면 벌레가 스스로 비단 위에 붙어있다. 다음날 저녁에 다시 살찐 돼지고기를 조각으로 잘라 눈 위에 붙인다. 하룻밤이면 낫는다. 또는 뒤에 동록 처방을 참조하면 더욱 좋다.

눈언저리가 축축하고 짓무르며 붉게 붓는다. 눈꺼풀테 짓무름증이라고 부른다. 천황련 4~5푼을 구리칼로 잘라 쌀알만큼 만든다. 먼저 찻잔에 기애568)을 잔에 평평하도록 담고 위에는 얇은 껍질로 된 종이로 잔 입구를 막는다. 먼저 그 종이를 침으로 찔러 구멍을 많이 만들고 황련을 종이 위에 고르게 편 다음에 향불로 쑥에 불을 피운다. 위에 잔 하나를 덮어 놓고 쑥에 연기가 모두 날 때까지 기다렸다가 덮은 술잔을 떼어낸다. 이렇게 만든 황련 10알 남짓에 맑은 물 2~3숟갈을 떨어뜨려 밥 위에서 김을 쏘이면서 오리 깃털로 아픈 곳을 쓸 듯이 문지른다. 3일이면 뿌리가 없어진다. 효

568) 호북 기춘에서 나는 쑥.

과를 보지 못하면 뒤에 동록 처방을 참조해서 치료하면 낫지 않는 것이 없다. 또 신선한 색에 동록 3돈을 갈아 가루 내어 진한 생꿀과 함께 거친 그릇 안에 바른다. 쑥잎을 태워 연기가 나면 그릇을 쑥 위에 덮고 동록이 까맣게 탈 정도까지 연기를 쏘인다. 차가워지면 사람 젖에 골고루 섞어 밥 위에서 찐 다음에 바른다. 모든 약이 효과가 없을 때 이것을 쓰면 귀신같고 백에 하나도 잃지 않는다. 두진 다음에 바람이 들어온 눈도 함께 치료한다.

눈에 새는 구멍이 생겨 고름이 흐른다. 용담초 당귀 각1돈을 가루 내어 따뜻한 술로 삼킨다. 또 눈을 감고서 뜨거운 소똥을 바르는데 하루에 여러 번 한다. 며칠 하면 낫는다.

어린아이 눈알 굳음증은 검은자위에 눈알이 머물러 있으면서 움직이지 않는다. 진짜서우황569) 5푼 백부자(물에 담근다) 육계 전갈(볶는다) 천궁 석고 각1돈 백지 곽향 각2돈을 같이 갈아 가루 내어 꿀로 연꽃 씨 크기로 환을 만들어 1~2환씩 박하 달인 물로 삼킨다.

눈언저리가 갑자기 붉게 부으면서 가렵다. 눈꺼풀 뾰루지증이라고 부른다. 등위에 고황혈 있는 곳(제3등뼈마디 두 옆)에 붉은 점이 있는데 침으로 들어 올려 터뜨리면 낫는다. 들어 올릴 침이 없으면 등심을 한번 태우면 낫는다. 점이 보이지 않을 때는 큰 빗으로 등을 자주 긁어주면 붉은 점이 스스로 나타난다. 또 빈대의 피를 날마다 눈에 여러 번 넣

569) 중국 서북쪽에서 생산되는 우황. 동북지방 우황은 동우황이라고 부른다.

으면 신기한 효과가 있다. 또 뱀허물을 붙이면 낫는다. 또 백급을 물에 갈아 눈에 넣어도 효과가 있다.

<u>눈꺼풀이 뒤집혀 밖으로 나온다.</u> 석고(달군다) 5돈 치자 1량 감초 3량 희첨초(술에 쪄서 햇볕에 말린다) 4량 방풍(술과 버무려 조금 볶는다) 2량을 함께 갈아 곱게 가루 내어 몸이 튼튼하면 2돈씩, 비워졌으면 1돈씩, 어린아이는 절반으로 줄여 끓인 물로 삼킨다.

<u>흰자위가 갑자기 검게 되고 털이 쇠처럼 단단해진다.</u> 음식을 먹을 수 있지만 말을 할 수 없으며 술에 취한 듯 꼴이다. 이것은 피가 무너진 병이다. 오령지 2돈을 갈아 가루 내어 술과 함께 먹는다.

<u>눈꺼풀에 구슬이나 버섯 같은 것이 생겨서 딱딱하게 엉겨 있지만 아프지 않다.</u> 황단 5푼을 잉어 쓸개즙에 찐득한 즙처럼 섞어서 3~5번 눈에 넣으면 스스로 삭는다. 또 약으로 만든 실570)로 묶으면 떨어진다. 또 집에 걸쳐있는 거미줄로 묶으면 떨어진다. 또 앵두 씨를 물에 갈아 바르면 스스로 삭는다.

<u>눈꺼풀에 딱딱한 알갱이가 있다.</u> 이 증상은 눈꺼풀 거죽 속 살 밖에 생기는데 크면 대추 같고 작으면 콩 같다. 거죽 빛깔은 보통 때와 같고 딱딱하게 부었지만 아프지 않다. 화견이진환571)을 먹어

---

570) 약실은 원화 2돈반 납거미(새끼가 있는 것으로 담 위에 벌집을 좋아하고 동전 크기로 흰 것) 1돈 희고가는실 1돈반을 물 1잔으로 은근한 불로 달인다.

571) 콩다래끼에 아주 효과가 좋다. 진피 반하(만든다) 각 1량 생감초 천황련 각 3돈 백강잠 2량 백복령 1량반. 함께 곱게 가

야 하며 밖에는 생남성에 식초를 섞어 갈아서 만든 진한 즙으로 문지른다. 얕으면 며칠에 없어지고 깊으면 며칠 동안 많이 바른 다음에 손톱으로 조금씩 흰가루를 빼내면 낫는다.

<u>눈알이 아무 이유 없이 솟아나와 아래로 늘어진다.</u> 똥 쌀 때 피가 나오는데 똥에 피가 없어도 간장이 부풀어 올랐다고 부른다. 강활을 진하게 달여 뜨거울 때 먼저 김을 쏘이고 그 다음에 먹으면 바로 들어간다. 또는 강활을 태워 연기를 쏘여도 더욱 좋다. 또 새 우물물로 눈을 여러 번 씻으면 바로 들어간다. 또 방풍 황금 백지 천궁 창출 세신 생지황 감초 생강 대추 파흰뿌리를 물에 달여 먹고 똑바로 누워있으면 조금 있다가 눈알이 스스로 위쪽으로 오그라든다.

<u>눈알이 갑자기 나온다.</u> 음양곽 위령선 각 1돈을 물에 달여 먹는다.

<u>눈알이 오그라들면서 들어간다.</u> 늙은 생강을 태워 뜨겁게 해서 두 눈썹 사이에 바르면 낫는다.

<u>눈알을 해쳤다.</u> 눈알을 맞아서 나왔거나 부딪쳐서 붓고 아프거나 불에 닿아서 해쳤으면 호박 속을 문드러지게 찧어 두껍게 바른 다음에 밖에 수건으로 감싼다. 움직이지 않으면 점점 붓기가 가라앉고 아프지 않게 되며 마르면 다시 바꾼다. 눈알이 아직 터지지 않았으면 사물을 볼 수 있다. 호박은 늙을수록 좋으며 호박이 없다면 들에 삼칠잎을 바른다. 또는 생지황을 술에 담갔다가 찧어 루 내어 연잎을 삶은 진한 즙으로 오동나무 씨 크기로 환을 만들어 2돈씩 끓인 물로 삼킨다.

서 발라도 된다. 호박은 북쪽 사람들이 작은 박이라고 부른다. 또 소 입가에 침을 하루에 2번 눈에 넣고 바람을 피하면 낫는다. 술과 각종 뜨거운 음식을 꺼린다. 또 화약이 눈에 부딪쳐 눈이 멀려고 하면 빨리 뜨거운 오줌으로 자주 씻으면 낫는다. 또는 들에 삼칠잎을 찧어 바르면 더욱 좋다. 술과 뜨거운 음식을 꺼린다. 또 눈알이 빠져나왔으면 얼른 비비듯 들이밀고 날 돼지고기 한 조각에 당귀 적석지가루 조금을 위에 발라서 붙이면 낫는다. 또 눈이 맞아서 푸르고 부었으면 생반하를 가루 내어 물에 타서 바르면 낫는다.

눈을 해쳐서 뜰 수 없으면 앞에 바람과 불로 눈이 아픈 병에 취비산을 날마다 여러 번 불어 넣으면 눈이 스스로 떠진다.

화살촉이 눈에 들어갔으면 한식일(4월 5일~6일)에 만든 물엿(한식일에 쌀겨로 만드는데 없으면 어떤 달에 쌀겨로 만들어도 괜찮다)을 눈에 넣고 가렵게 되었을 때 뽑으면 나온다.

두꺼비 진액이 눈에 들어갔으면 자초를 즙을 내서 눈에 넣으면 삭는다.

진흙과 모래가 눈에 들어갔으면 거친 우슬 한 묶음을 2촌 길이로 해서 스스로 진흙처럼 흐물흐물하도록 씹어서 뱉은 다음 비벼서 환을 만들어 두 눈초리에 막는다. 눈물이 반드시 많이 흐르는데 조금 있다가 약이 진흙과 모래를 모두 싸매고 나오면서 눈이 낫는다. 왼쪽 눈이면 우슬을 입 안에 오른쪽으로 씹고 오른쪽 눈이면 왼쪽으로 씹는다. 붓고 아프면서 눈이 멀려고 해도 반드시 효과가 있다. 자주 써봤는데 귀신같았다.

티끌이나 까끄라기가 눈에 들어갔을 때는 연뿌리 즙을 눈에 떨어뜨리면 스스로 나온다.

날아다니는 실이 눈으로 들어갔으면 좋은 먹을 진하게 갈아 새 붓으로 찍어 눈초리 안에 넣는다. 눈을 감고 조금 있으면 그 실이 스스로 덩어리로 되면서 손으로 가볍게 문지르면 나온다. 여러 가지 사물이 눈에 들어가도 치료할 수 있다. 또 겉흠을 흩어지게 하는데 아주 신기한 효과가 있다. 또 모든 약이 효과가 없으면서 심하게 붉게 붓고 아프면 끓인 물 1잔에 소금 조금과 백반 3돈을 넣고 혀끝을 물속에 담그고 조금 있으면 그 실이 스스로 물속에 떨어지면서 낫는다. 또 마자인 1홉을 찧어 우물물 한 그릇에 잠깐 담가서 고르게 젓는다. 혀를 물속에 넣으면 거품 있는 침이 스스로 나오면서 낫는데 신기한 효과이다.

여러 가지 사물이 눈에 들어갔으면 왼쪽 손톱을 칼로 깎아 곱게 가루 내어 등심초로 찍어 1~2번 눈에 넣는데 아주 효과가 있다. 나오지 않으면 좋은 먹을 진하게 갈아 눈에 넣어도 효과가 있다.

눈물점에 새는 구멍이 생겼다. 눈 아래 빈곳에 생긴 종기에서 고름이 나오고 흐르는 진물이 마르지 않다가 오래되면 새는 구멍이 생겨 모든 약이 통하지 않는다. 곶감에 껍질을 벗기고 살을 흐물흐물하게 찧어 바르면 10일이 지나 모두 낫는다.

털이 구부러지고 속눈썹이 거꾸로 되어 눈에 털이 뒤집어지고 말려서 눈을 찌른다. 목별자 1개를 껍질을 벗기고 가루 내어 비단으로 싸서 콧속에 넣는다. 왼쪽 눈이면 오른쪽을 막고 오른쪽 눈이면 왼쪽을 막는데 한두 밤이 지나면 낫는다. 절대로 털을 뽑으면 안 된다. 뽑은 다음에는 겹쳐 나오고 털이 단단해지면서 다시 구부러진다. 평생 힘들게 한다. 또 겨울철 벽 위에 말라버린 파리를 갈아 가루 내어 코 안으로 향하면 재채기하면서 낫는다. 또 오배자를 가루 내어 꿀에 타서 눈 거죽 위에 바르면 속눈썹이 스스로 일어난다.

항상 눈 속에서 날아다니는 이상한 꼴에 새나 벌레를 본다. 산조인 청상자꽃(결명자꽃이다) 현명분 각1량을 같이 가루 내어 2돈씩 끓인 물로 3번 먹으면 스스로 낫는다.

장님을 북돋는 신기한 처방이다. 한 부인이 두 눈을 보지 못했는데 꿈에 관세음보살이 '바람과 불은 엎드려라'와 '또 세상을 밝게 비추어라'라는 두 말을 읊으면 낫는다고 하였다. 해보니 두 눈이 다시 밝아졌다. 이것은 부인이 평소 관세음보살에게 가장 경건하게 기도하였기 때문에 신령이 도와서 나았다. 다음에 어떤 사람이 두 눈을 보지 못했는데 처음에 수천 번 읊어도 효과가 없었다. 뒤이어 마음을 경건하게 하고 몸가짐을 조심하면서 며칠 동안 읊으니 두 눈이 역시 밝아졌다.

《기효간편양방》572)

○ 눈썹이 움직이면서 흔들린다. 눈을 붙일 수 없고 사람이 소리쳐도 반응이

---
572) 위 《험방신편》에 있는 같은 내용은 풀이하지 않는다.

없지만 음식은 먹을 수 있다. 마늘 3량을 찧어 즙을 술에 타서 먹는다.

눈썹이 짓무르고 털이 빠진다. 초가집 위에 오래된 풀을 태운 재를 참기름에 섞어 문지른다.

눈썹에 털이 생기지 않는다. 검은 참깨에 꽃을 그늘에 말려 가루 내어 검은 참깨 기름에 오래 담갔다가 하루에 여러 번 바른다.

눈이 하나의 사물을 둘처럼 본다. 이것은 날 물고기를 즐겨 먹었기 때문이다. 생강 초절임에 자소엽 달인 물을 더 넣어서 며칠 먹으면 낫는다.

입과 코 속에서 김이 나와 항상 흩어지지 않고 검은 덮개처럼 엉겼다가 10일이 지나 점점 어깨와 가슴까지 이르면 살과 서로 이어져서 쇠나 돌처럼 딱딱해진다. 택사 달인 물을 하루에 3잔씩 마시는데 이어서 5일 동안 먹으면 낫는다.

눈이 붉고 겉흠이 생겼다. 옛날동전 1개와 소금 한 숟가락을 함께 갈아 체로 쳐서 곱게 만들어 눈 속에 넣으면 삭는다. 또 항상 시금치를 먹는데 소금이나 간장을 넣지 않는다.

눈을 해쳐서 눈알이 터졌다. 소입에 흐르는 침을 하루 2번 넣고 바람을 피한다. 검은자위가 터져도 치료할 수 있다.

눈 속에 뜬 겉흠이 눈동자구멍 쪽을 가렸다. 책 속에 흰 좀벌레를 갈아 가루 내어 조금씩 하루 2번 겉흠 위에 뿌린다. 또 손톱을 칼로 깎아 아주 곱게 가루 내어 젖과 합쳐 섞어 3~5번 눈에 넣는다. 또 항상 시금치를 먹으면 겉흠이 없어지며 소금과 간장을 더 넣지 않는다. 김을 쏘여 씻어내면 눈 속에 무꽃

겉흠도 없앨 수 있다.

눈이 어둡다. 날마다 아침에 황백 한 조각을 입에 물고 침을 뱉어 눈을 씻는다. 또 날마다 아침에 얼굴을 씻을 때 볶은 소금으로 이빨을 문지르고 입을 헹군 찬물을 손에 뱉어 눈을 씻고 얼굴을 씻은 물로 두 눈을 많이 씻는다. 날마다 이렇게 하면 평생 눈병이 없다.

군살이 눈동자구멍 쪽을 덮었다. 눈에 군살이 생기면서 가렵거나 아프다. 좋은 배 1개를 찧어 즙을 낸 다음에 보자기에 황련 조금을 싸서 즙에 담가 놓았다가 똑바로 누워 눈에 넣는다.

날아다니는 실이 눈에 들어갔다. 칼로 손톱을 깎아 가루 내어 침과 섞어 눈에 넣으면 그 실이 모였다가 나온다. 또 갓에 즙을 눈에 넣는다. 또 배추 즙을 눈에 넣거나 먹을 진하게 갈아 눈에 넣고 나서 등심초로 빼낸다.

보리 까끄라기가 눈에 들어갔다. 보리를 삶은 즙으로 씻는다.

대나무나 나무의 가시가 눈에 들어갔다. 굼벵이를 짓찧어 바르면 바로 나온다.

불이 들어온 눈으로 붓고 아프다. 청반(볶는다) 3돈 황토흙 6돈을 함께 곱게 가루 내어 깨끗한 우물물로 섞어 눈 정도 크기로 떡 2개를 만든다. 먼저 물로 눈을 깨끗이 씻은 다음에 눈 위에 종이를 붙이고 약으로 만든 떡을 종이 위에 놓는다. 환자를 똑바로 눕게 하고 맑은 물로 떡을 축축하게 하는데 마르면 다시 축축하게 한다. 두세 번 하면 아픔이 멎으면서 붓기가 가라앉는다. 또 와송을 짓찧어 종이 위에 펼쳐서 눈에 붙이고 위에서 축축하게 한다. 마르면 다시 바꾼다.

불이 들어온 눈에는 대황 가루 3돈을 새 물에 타서 두 눈썹 한 가운데와 두 눈꺼풀에 바른다. 마르면 물로 다시 축축하게 한다.

눈이 붉게 붓고 겉흠이 있으면서 아프다. 냉이 뿌리를 짓찧어 즙을 내서 눈에 넣는다. 또는 물에 검은콩을 밤 동안 담갔다가 껍질까지 곱게 갈아 눈 위에 펼쳐놓고 잠을 잔다. 또 두부를 붙여도 좋다. 흰자위가 약간 붉으면 빨리 쪽을 무명실 3촌으로 가운데손가락 뿌리 쪽에 묶는다. 남자와 여자 모두 왼쪽 손에 하면 눈을 해치지 못한다.

붉은 눈이 아파서 뜰 수 없다. 감초 물로 백반을 갈아 눈꺼풀 위에 바른다.

털이 말려 속눈썹이 거꾸로 되었다. 무명이573)를 가루 내어 종이로 말아 불을 붙여 태우고 불어서 끄면서 연기를 눈에 쏘이면 털이 스스로 일어난다. 또 말린 털을 뽑아버리고 머릿니에 피를 눈에 넣는데 여러 번 하면 낫는다. 또 깨끗한 소금을 불에 달구어 그릇에 담아 땅 위에서 불기운을 뺀다. 곱게 갈아 5푼 정도씩 뜨거운 물 반잔으로 우려서 따뜻하게 먹는다. 또 겨울철 벽 위에 있는 마른 파리를 갈아 가루 내어 때때로 코 안으로 향하게 해서 재채기를 한다. 절대로 털을 뽑으면 안 된다. 뽑은 다음에는 겹쳐 나오고 털이 단단해진다. 다시 구부러지면 평생 해치게 된다.

누에나 거미에 줄이 눈에 들어갔다. 석

---

573) 산화물류 광물인 연광(Pyrolusite)의 광석

창포 즙을 코 속에 흘러 넣는다. 짓찧어서 왼쪽이면 오른쪽 코를 막고 오른쪽이면 왼쪽 코를 막아도 효과가 있다. 또 나무 빗에 때를 작은 환으로 만들어 눈초리에 넣는다.

석회 가루가 눈에 들어갔다. 날 생치자를 진하게 달여서 쉬지 않고 그 즙으로 손을 씻는다. 씻으면 아픔이 멈추고 붓기가 없어진다.

티끌 부스러기가 눈에 들어갔다. 뱉은 침으로 손톱을 갈아 진하게 해서 눈 안에 넣는다. 조금 있다가 한번 닦아내면 나온다. 또 연뿌리 즙을 눈에 넣는다.

풀이 탄 재가 눈에 들어갔다. 따로 물을 끓여서 씻는다면 씻을수록 더욱 아프다. 떨어진 머리털이나 갈기, 갓끈으로 부드럽게 문질러야 한다.

화포에 화약이 눈을 쳤다. 빨리 땅에 눕게 해서 뜨거운 오줌을 뿌린다. 자기 오줌으로 부드럽게 씻으면 밝아진다.

눈 속에 별 겉흠이 생겼다. 아불식초로 왼쪽 눈이면 오른쪽 코에 막고 오른쪽이면 왼쪽에 막는다. 또 삶은 시금치를 많이 먹는데 소금과 간장을 넣지 않는다.

눈 속에서 눈물이 나온다. 소금을 눈 속에 넣고 찬물로 여러 번 씻으면 낫는다. 또 눈물이 멈추지 않고 나오면 황련을 담근 진한 즙을 눈이 잠기게 넣었다가 닦아낸다.

티끌이 눈에 들어간 모든 병에는 손톱으로 머리털 속에 비듬을 긁어 눈 속에 넣으면 사물이 나온다.

겉흠과 가림이 눈자위를 가린다. 눈처럼 흰 소금을 깨끗한 그릇 안에서 먼지처럼 갈아서 큰등심으로 소금을 조금 찍어 가볍게 겉흠 위에 넣는다. 3번이면 나으면서 아프지 않고 또 별 겉흠도 없어진다.

뜨거운 바람으로 눈이 붉다. 오배자 가루를 꿀물에 타서 눈꺼풀에 바른다. 또 날마다 우물 속을 바라보면서 주위를 3바퀴 돌면 불기운이 나간다.

눈 속에 별 겉흠을 없앤다. 후추 부추 뿌리 귤잎 국화잎을 모두 짓찧고 빻아 환을 만들어 솜으로 싸서 코 속을 막는다. 밤이 지나면 별 겉흠이 물러간다.

잘못해서 생 옻이 눈에 들어갔다. 삼나무 달인 즙으로 눈을 씻는다.

눈이 땅에서 나오는 독기를 받아서 장님이 되었다. 형개 동록 백반 소금 각1돈 오매 1개 행인(껍질 끝을 없애고 진흙처럼 찧는다) 2돈을 함께 아주 곱게 갈아 검은 비단으로 싸매서 물에 담갔다가 그 물로 병든 눈을 씻어낸다. 아침과 저녁마다 3~4번씩 중간에 쉬지 않고 하면 15일에 완전히 낫는다.

바람이 들어온 눈병으로 눈물이 흐른다. 음력 섣달에 떨어지지 않은 뽕나무 잎을 하루 동안 달인 물로 항상 따뜻하게 씻는다. 또 소금을 눈초리에 넣고 찬물로 여러 번 씻는다.

눈꺼풀테가 짓무른다. 짐승 털로 만든 깔개 1덩이(새것과 오랜 것을 거리끼지 않는다)를 기와 위에서 태워 재로 만들어 땅위에 하룻밤 놓아둔다. 곱게 갈아 참기름에 섞어 바른다.

가림을 없앤다. 늙은참새똥(남자는 수컷 똥을 사용하는데 뾰족하면서 수직으로 서 있고 여자는 암컷 똥을 사용하는데 둥글면서 뒤집어져 있다)을 곱게 갈아 감초 물에 하룻밤 담가 놓는다. 물과 찌꺼기를 빼고 불에 말려서 갓 태어난 남자아이 젖에 섞어 등심으로 찍어 눈에 넣으면 바로 삭는다.

눈에 새는 구멍이 생겨 고름이 흐른다. 뜨거운 소똥을 바르는데 하루에 여러 번 한다. 눈을 감고 눈 거죽 밖에 바른다.

아주 뛰어난 눈약. 장님이 이것을 눈에 넣어도 겉흠을 없애고 다시 밝게 하는 신비한 처방이다. 용담초를 도자기 그릇에서 삶아서 찐득한 즙으로 만들어 불에 기운을 뺀다. 눈병에 걸리면 눈초리 안에 넣는다.

눈을 씻는 신기한 처방. 단오 날에 뜬 은행나무 잎 100장을 그릇에서 물로 삶는다. 삶은 다음에 3일 밤을 놔뒀다가 잎을 없애고 물만 남긴다. 증상이 있으면 씻는다. 병이 없어도 씻으면 눈이 밝아진다.

눈병을 미리 막는다. 매년 12월 30일에 찬물에 무 조각을 하룻밤 담갔다가 다음날 설날에 여러 조각을 먹으면 1년 동안 눈병을 앓지 않는다.

《장율청의안》

○ (우) 얼굴에 물집이 나타나고 눈꺼풀이 붉게 부으면서 몸에 열이 나고 맥이 크면서 빠르면 바람, 축축함, 뜨거움이 양의 낙맥에 뭉쳐 있기 때문이다. 먼저 뜨거움을 빼내야 한다. 형개 박하 연교 현삼 우방자 사과락 마발 금은화 청대 하고초 연잎줄기 녹두껍질 신선한국화잎.

욱(좌) 왼쪽 눈이 붉으면서 눈꺼풀이 부어오르고 눈물이 흐르면서 눈곱이 많으며 맥은 뜨고 매끄럽다면 뜨거운 바람이 안에 뭉쳐 있기 때문이다. 먼저 뜨거움을 내리고 풀어야 한다. 목단피(가루 낸다) 형개 백질려 연교꼬투리 감국 담황금574) 방풍 누에똥 석결명 생치자(검게 볶는다) 하고초.

진(좌) 오줌이 불타듯이 뜨겁고 오른쪽 눈이 빠르게 장님이 된다면 《내경》에서 말하는 오장육부에 알짜와 기운이 위에 눈으로 흘러가지 못하는 것과 음이 비워지고 나무가 아주 세찬 것의 사이에 있다. 반하(만든다) 광진피 적복령 백복령 백질려 용담초 국화(볶는다) 택사 차전자 누에똥.

모(좌) 두 눈이 모두 붉지는 않지만 눈곱이 많고 흐릿하게 보이며 사물이 작게 보이고 눈자위 핏줄이 맑지 않다면 평소 몸에 축축한 가래가 있기 때문이다. 바람불로 생긴 병이 아니다. 진교 천마(굽는다) 백질려 누에똥 나무방기 국화(볶는다) 건택사575) 생의이인 조구등 독활 향부자 계지 진피.

서(우) 눈은 간장에 구멍으로 오장육부에 알짜와 기운이 모이는 곳이다. 눈병에 걸린 다음에 가려우면서 눈물이 많고 맥은 빠르고 작으면서 팽팽하면 뜨거운 바람이 꺼지지 않았기 때문이다. 바람은 삿된 양이고 기운은 간장으로 통해서 그 바람이 뜨거움이 되었다. 피를 기르고 간장을 맑게 하며 바람을 없애야 위에

---

574) 담황금 Scutellaria lutescens C. Y. Wu 의 뿌리. 주로 윈난에 자란다. 황금 Scutellaria baicalnsis Geprgi 과 다른 종류이다. 효과는 차이가 없다.

575) 푸젠 택사

알짜와 기운을 해치지 않게 한다. 하수오(만든다) 4돈 뽕나무잎(꿀에 굽는다) 1돈 저국화[576] 1돈5푼 지골피(볶는다) 2돈 결명자 4돈 누에똥 3돈 형개(볶는다) 1돈 길경 8푼 검은콩껍질 4돈 적작약 1돈5푼.

두 번째 진찰했더니 맥과 증상을 함께 편안하다. 그러나 <u>오른쪽 눈이 붉거나 아프지 않은데 바람을 보지 않아도 항상 눈물이 흐른다면</u> 간장과 쓸개 기운이 약하고 신장 물이 부족하기 때문이다. 삿된 바람이 있지만 스스로 넘을 수 없어서 환약으로 부드럽게 치료한다. 큰숙지황(천초 2돈을 달인 물로 쪄서 만든다) 3량 상요육계(껍질을 벗기고 따로 갈아서 넣는다) 1돈 건택사 1량5돈 천궁(꿀물에 볶는다) 1량 목단피(가루 낸다) 1량5돈 숙부편[577] 1돈 산수유(재로 만든다) 1량 산약(볶는다) 2량 복령 2량.

주(좌) 오장육부에 알짜와 기운은 모두 위에 눈으로 흘러들어가 눈이 된다. 음이 아래에서 비워지고 축축한 가래가 위에 그득하면 알짜와 기운이 뚫고 들어갈 수 없어 흐려진 불이 오히려 위로 올라가 뜨겁게 찐다. 그래서 <u>흰자위에 겉흠과 막이 생겨 눈동자구멍 쪽을 가린다.</u> 흐려진 것을 변하게 하고 간장을 꺼지게 한다. 반하(만든다) 1돈5푼 백질려(가시를 없앤다) 3돈 적작약 각2돈 결명자 3돈 목적 3푼 생의이인 3돈 귤홍 1돈 누

576) 저주의 국화. 중국 국화 중에서 꽃잎이 가장 빽빽하다. 간장에 양이 위로 치솟아 눈이 붉게 붓고 아픈 병을 치료한다.

577) 부자를 두껍게 썰어 감초 홍화 생강 조각자 달인 물에 3시간 정도 푹 찐다.

에똥 3돈 청상자 3돈 목저령 2돈.

두 번째 진찰했더니 흐려진 것이 변하고 간장이 꺼졌으며 맥과 증상이 함께 편안하다. 앞에 처방이 드나들어서 다시 손을 썼다. 숙지황(재로 만든다) 3돈 토사자(소금물에 볶는다) 3돈 백복령 3돈 반하(만든다) 1돈5푼 결명자 3돈 자석 4돈 감구기자 3돈 사원질려 3돈 검은콩껍질 3돈 청상자(술에 찐다) 3돈.

세 번째 진찰했더니 하나의 양이 다시 오고 간장에 양이 위장 속으로 달려갔다. 낙맥을 시원하게 기르면서 간장에 불을 꺼지게 했다. 천석곡 3돈 백질려 3돈 목단피(가루 낸다) 1돈5푼 여정자(술에 볶는다) 3돈 감국 1돈5푼 석결명 4돈 검은콩껍질 3돈 큰맥문동 3돈 조구등 3돈 신선한물 갈대뿌리 6돈.

네 번째 진찰했더니 <u>눈이 조금 덜 부신데 왼쪽 이빨 한쪽이 아프면서 머리가 아프다.</u> 간장 경맥에 불이 소양경과 양명경의 낙맥으로 들어갔기 때문이다. 다시 뜨거움을 내렸다. 가는생지황 4돈 큰맥문동 2돈 서양삼 2돈 뽕나무잎 1돈5푼 누에똥 3돈 큰천문동 2돈 천석곡 4돈 목단피(가루 낸다) 2돈 생치자(검게 볶는다) 2돈 연잎변두리 3돈.

정(좌) 축축함 저림이 오래되어 겨우 나았다가 지금 자지가 항상 여기저기 가려운 것은 축축한 뜨거움이 세차기 때문이라고 알 수 있다. 그런데 <u>지나간 겨울부터 눈이 어두우면서 속티가 있으며 구름과 안개가 가린 듯이 느꼈다.</u> 눈은 오장육부에 알짜이다. 흙이 뭉치면 나무가 뭉치면서 알짜와 기운이 위로 이어지지 못한다. 그러면 바람, 축축함, 뜨거움이

오히려 눈이음새를 따라 위로 들어가 눈 속증이 된다. 구름을 밀어내고 겉흠을 없애는 방법을 써야 한다. 만형자 5돈 저국화 4돈 백질려 5돈 형개(꽃이삭) 4돈 박하 1돈5푼 목적(마디를 없앤다) 5돈 천아련578)(술로 볶는다) 3돈 저실자 1돈5푼 생감초 1돈5푼 천궁 3돈 천초 1돈3푼 뱀허물(굽는다) 1돈3푼 밀몽화 5돈 선태 1돈5푼 당귀 1량. 갈아 가루 내어 환을 만들어 3돈씩 먹는다.

《의학충중참서록》

○ 눈을 치료하는 처방.

 포공영탕은 눈병에 부으면서 아프거나 군살이 눈자위를 가렸거나 붉은 핏줄이 있거나 눈자위가 부풀면서 아프거나 눈에서 골까지 아프거나 눈이 부시면서 눈물이 많은 병을 치료한다. 모두 비워진 불이면서 채워진 뜨거움에 증상이다. 신선한 포공영 4량을 뿌리와 잎, 줄기, 꽃을 모두 쓰며 핀 꽃이 시들었으면 없앤다. 만약 신선한 것이 없으면 마른 것을 써도 되는데 이때는 2량을 쓴다. 이 약재를 달여서 큰 두 사발로 만든다. 한 사발은 따뜻하게 먹고 남은 한 사발은 뜨겁게 김을 쏘이면서 씻는다. 눈에서 골까지 이어져 아프면 신선한 포공영 2량에 회우슬579) 1량을 더 넣어 달여 먹는다. 이 처방은 우00에게서 얻었다. 그 어머니가 눈이 이상하게 아픈 눈병을 앓

---

578) 쓰촨의 황련. 삼각엽황련 Coptis deltoidea C.Y.Cheng et Hsial 이다. 원래 예부터 쓰던 황련이다.

579) 허난에서 주로 나는 우슬을 말한다. 뿌리가 길고 두툼하며 기름지다.

았는데 시간만 지나가면서 의사가 치료해도 몇 개월째 낫지 않았다. 고씨 성을 가진 늙은 부인이 이 처방을 알려주어서 한번 해보니 나았다. 내가 이 처방을 얻은 다음에 여러 번 시험해보니 모두 효과가 있었다. 포공영은 땅에 두루 있고 봄이 한창인 음력 2월에 싹이 나서 봄이 끝 무렵인 음력 3월에 노란빛깔 꽃이 피고 초겨울까지 꽃이 피어 있다. 꽃은 작은 국화 같고 잎은 엉겅퀴와 비슷하며 농가에서 캐서 날로 먹는 채소이다. 부스럼을 치료하는 효과가 뛰어나서 종기에 불독을 없어지게 할 수 있다. 하지만 눈병을 치료한다고는 알지 못했다. 모든 사람에게 눈병을 치료한다고 알린다면 이런 신기한 효과 때문에 세상에 장님이 없겠다. 옛날에 먹는 처방으로 환소단이 있었다. 포공영에 뿌리와 잎을 같이 1근을 뽑아서 깨끗이 씻어 햇빛을 보지 않도록 그늘에 말린다. 나무통에서 해소금(《신농본초경》에 큰 소금을 통 속에서 햇볕에 말린 것으로 산시(山西)에 소금호수인 해지에서 나온다) 1량과 향부자 5돈을 곱게 갈아 여기에 포공영을 넣은 다음에 물속에 하룻밤 담가 놓는다. 12 묶음으로 나눠 거친 종이로 서너겹 싸서 단단하게 묶는다. 이것을 육일니(지렁이 진흙이다)로 방법처럼 단단히 감싼 다음에 부뚜막에서 불로 말리는데 센 불로 빨갛게 달아오를 정도로 한다. 차가워지면 빼내서 진흙을 없애고 가루 내어 아침저녁으로 이빨을 문지르고 헹구는데 토하거나 삼켜도 그대로 놔둔다. 오래도록 하면 효과가 있다. 80살이 되지 않아서 먹으면 머리가 다시 검어지고

빠진 이빨이 다시 생긴다. 어린 나이에 먹으면 늙어도 허약하지 않다. 그 이유를 관찰해보니 이것은 신장 경맥에 뜨거움을 내리고 북돋는 효과가 있음을 알았다. 또 맛이 쓰고 심장 경맥에 뜨거움을 내려서 눈병에 큰 효과가 있다. 정말 그렇구나!

마예수는 눈에 겉흠이 눈자위를 가린 병을 치료한다. 생노감석 1량 붕사 8돈 담반 2돈 박하잎 3돈 선태(다리는 놔두고 날개와 흙을 없앤다) 3돈. 다섯 가지 약재 중에서 앞에 세 가지 약재를 절구로 곱게 빻고 박하와 선태를 달여 큰 1잔으로 만들어 빻은 약 가루를 섞는다. 약을 약사발 안에 넣고 다시 아주 곱게 갈면서 물에 떠서 나오는 물을 다른 그릇에 담는다. 잠깐 기다렸다가 다시 맑은 물을 사발 속에 붓고 남은 약 찌꺼기를 곱게 갈면서 물에 떠서 나오게 한다. 이렇게 끊임없이 여러 번 깨끗할 정도로 떠서 나오게 한다. 물에 띄우는 것이 지나치면 오히려 아주 곱지 않다. 아주 고울 정도까지 다시 갈아서 다시 띄운다. 물에 잘 떠서 나오게 만들어 병 속에 담아두고 기운이 들어가지 않도록 한다. 쓸 때는 병 속에 약물을 고르게 섞어 하루 5~6번 눈에 넣는다. 겉흠이 심하게 진하거나 이미 소라살로 되었으면 진장사580) 2푼을 따로 갈아 약물 속에 더 넣고 섞는다. 이 처방에 효과는 모두 생노감석에 있다. 날 것이 타고난 바탕이 아주 딱딱해서 눈에 마땅하지 않을까 두렵기 때문에 반드시 이처럼 곱게 갈아

물에 띄운 다음에 눈에 넣어야 한다.

마예산은 눈자위가 부풀면서 아프거나 구름 겉흠이 조금 생겼거나 붉은 핏줄이 있거나 눈이 터져 짓물렀거나 또는 우연히 불 때문에 사물이 진짜 같지 않은 병을 치료한다. 생노감석 3돈 붕사 2돈 황련 1돈 사람손톱(솥에 구워 여리게 한다. 겉흠이 없으면 쓰지 않는다) 5푼. 위의 약에서 먼저 황련을 찧어 그릇 안에 물에 담가서 2~3일 동안은 차게 하고 하루 동안은 뜨겁게 한 다음에 담근 황련 물을 체로 걸러 맑은 물 반 찻잔을 얻는다. 다시 나머지 세 약재를 곱게 찧어 황련 물과 섞어서 약사발 안에 넣고 앞에 약을 가는 방법처럼 아주 곱게 간다. 잘 갈았으면 약물을 큰 접시에 담아서 낮에는 그늘에 놓아 서늘하게 하고 밤에는 열어놓는다. 겨울철에는 약간 햇볕에 놓아도 괜찮고 바람이 불어 먼지가 있으면 엷은 종이로 덮는다. 마르기를 기다렸다가 병 속에 담아서 기운이 통하지 않게 해서 쓸 때는 찬물에 타서 눈에 하루 3~4번 넣는다. 눈에 겉흠이 있으면 사람 젖에 타서 눈에 넣는다. 눈에 겉흠이 크고 진하면 황련 물 같은 약을 쓰지 말고 선태(다리는 모두 놔두고 날개와 흙을 없앤다) 1돈을 달인 물을 갈아서 쓴다. 약간 흐릿한 겉흠은 불을 내리는 약을 쓰면 물러난다. 겉흠이 이미 눈자위를 가렸을 때 황련으로 치료한다면 얼음 겉흠이 되어 없앨 수 없다.

명목봉초수는 갑자기 붉게 부으면서 아프거나 군살이 많거나 점점 구름 겉흠이 생기는 병을 치료한다. 또 불 때문에 눈이 마르고 어두우면서 속티가 있는 병을

---

580) 무엇인지 모르겠다. 치료로 볼 때 아마도 요사일 듯.

치료한다. 붕사 5돈 망초(망초 중에서 밝고 깨끗하지 않으면 물에 녹여 속에 진흙을 걸러 없앤다) 3돈. 위에 약을 찬물 반잔과 섞어 갈은 다음에 녹여서 하루에 약 30번 정도 눈에 넣는다. 오래된 눈병이면 하루에 10여 번 눈에 넣는다. 겨울철에는 약을 뜨거운 물속에 두어 따뜻하게 해서 넣는다.

청뇌황련고는 뜨거움 때문에 생긴 눈병을 치료한다. 황련 2돈을 곱게 갈아 참기름에 옅은 밀가루 풀처럼 섞어 항상 코로 냄새 맡는데 하루에 약 20~30번씩 한다. 왼쪽이나 오른쪽 눈병인지 거리끼지 말고 두 콧구멍 모두로 냄새 맡는다. 보는이음새는 골로 연결된다. 골이 뜨거움 으로 타오르면 병이 신비한 경맥까지 미쳐 반드시 눈병이 생긴다. 약을 먹어도 효과가 빠르지 않은 이유는 약이 직접 골에 가 닿을 수 없기 때문이다. 어리석은 내가 이 이치를 깨달아 콧구멍이라는 지름길을 빌려서 골에 직접 가 닿도록 하였다. 눈이 붉게 붓는 병과 모든 뜨거움 때문에 오는 눈병에 써보았더니 예외 없이 모두 효과가 있었다.

익동환은 눈동자구멍이 벌어지면서 어둡거나 사물을 볼 때 힘이 없게 느끼는 병을 치료한다. 산수유(씨를 없애고 깨끗하게 한다) 2량 야생산삼 6돈 백자인(볶는다) 1량 현삼 1량 토사자(볶는다) 1량 양간(잘라 불에 구워 말린다) 1개. 위에 약을 함께 곱게 가루 내어 졸인 꿀로 오동나무 씨 크기로 환을 만들어 3돈씩 끓인 물로 하루 2번 삼킨다. 한 부인이 30살인데 눈동자구멍이 벌어지고 사물이 또렷하지 않게 보여 바느질을 할 수 없었다. 여러 번 약을 먹어도 효과가 없었고 맥이 크면서 힘이 없었다. 이 환을 만들어서 2개월 동안 먹었더니 완전히 나았다.

양간저담환은 앞과 같은 증상인데 뜨거움 때문에 더욱 심한 병을 치료한다. 양간 1개를 조각으로 잘라 햇볕에 말리는데 겨울에 쓰려면 약한 불로 말린다. 이것을 곱게 다져서 돼지 쓸개즙으로 오동나무 씨 크기로 환을 만들어 주사를 입힌다. 2돈씩 끓인 물로 하루 2번 삼킨다. 살펴보니 이 처방에 웅담을 써서 환을 만들면 더욱 좋다. 중국 안에서 신선한 웅담은 쉽게 얻지 못하고 마르면 진짜와 가짜를 따지기 어렵다. 안전하고 확실한 돼지 쓸개즙을 쓰는 것만 못하다.

덧붙인 처방. 호미신응산은 모든 눈병을 치료한다. 기운으로 가리거나 불로 가리거나 뾰족한 살이거나 구름 겉흠이거나 눈알 숨겨짐증이어도 거리끼지 않는다. 10년이 지나지 않았으면 모두 효과를 본다. 노감석(어린아이 오줌에 7번 담금질한다) 1량 진주(녹두알처럼 크면 가장 좋은데 통초 속에 넣어서 끓는 물에 살짝 데쳤다가 바로 꺼낸다) 2알 혈호박[581] 3푼 매화용뇌 2푼 반량동전[582] 오수전[583](마등전이라고 부른다) 개원동전 각1개. 모두 식초를 뿌리는 담금질을 7번 한 다음에 함께 곱게 갈아 젖에 타

---

581) 아주 붉은 호박 돌.
582) 서한 초기쯤에 만들어진 반량이라고 써 있는 동전.
583) 서한 118년에 처음 만들어져 당 621년까지 쓰였던 동전.

서 눈썹 위에 하루 2~3번 바른다. 한 처녀가 1년 남짓 눈병에 걸렸는데 의사가 치료해도 효과가 없으면서 점점 구름 겉흠이 생겼다. 어리석은 내가 처방을 했더니 덜하게 되었는데 약을 멈추자 다시 나타났다. 다음에 이 처방을 얻어 방법대로 잘 만들어 여러 번 바르니 덜하게 되면서 약을 다 쓰지 않고 나았다. 정말 신기하구나. 이 처방을 살펴보니 박하뇌584) 2푼을 더 넣으면 더욱 좋겠다. 눈알 숨겨짐증은 가장 치료하기 어렵다. 그것은 보는이음새로 이어진 병이다. 보는이음새에 한쪽이 늘어지고 한쪽은 오그라들면 눈에 빛 선이 반드시 기울어져 사물이 진짜가 아니게 보인다. 늘어지거나 오그라드는 거리가 아주 커지면 그 눈알은 반대로 등져서 숨는다. 이 증상을 치료하려면 주로 그 보는이음새를 길러야 한다. 이 처방은 귀한 쇠와 돌을 많이 썼고 그 속에 보배로운 기운을 품고 있다. 사물이 품은 보배로운 기운이 사람에 힘살과 살을 잘 길러 힘살과 살이 썩어 문드러지지 않게 한다. 보는이음새는 곧 골에 기운과 힘살이 눈으로 이어지게 한다. 그래서 이 약을 눈썹 위에 바른다. 속에 용뇌는 구멍을 통해 막을 뚫기 때문에 약에 기운을 직접 골로 이끌어서 보는이음새를 기른다. 그러면 보는이음새에 병이 스스로 나으면서 눈알 숨겨짐증과 모든 눈병도 스스로 낫는다.

덧붙인 처방은 <u>갑자기 생긴 눈병을 치료하는 편리한 처방이다.</u> 눈병을 처음 얻어서 붓고 아프면 생강 3~4돈과 식염 큰 한 움큼을 함께 짓찧어 얇은 수건으로 싸서 새 우물물에 적셔 위와 아래 눈거죽에 문지른다. 충분히 적셔서 자주 문지르며 눈 거죽이 뜨거울 때까지 문지른다. 모두 씻어내면 따뜻한 물로 눈 거죽을 깨끗이 씻는다. 가벼우면 한번 해서 낫고 심하면 하루에 2번씩 문질러야 낫는다. 문지를 때는 눈을 꼭 감고서 약즙이 눈 속으로 들어가지 않게 한다.

덧붙인 처방은 《진서열전》제58에서 성언은 <u>어머니가 눈이 멀었다.</u> 그래서 몸소 모시면서 어머니가 먹으면 반드시 스스로 먹어보았다. 어머니 병이 이미 오래되어 여자종에게 시켰더니 어머니가 자주 여자종을 매로 때렸다. 여자종이 분하게 여겨서 성언이 잠시 나갔을 때 제조(굼벵이)를 구워 어머니에게 맛있다고 먹였다. 하지만 어머니가 이상한 사물이라고 의심해서 몰래 감추었다가 성언에게 보여주었다. 성언이 보고 어머니를 안고 슬피 울면서 기절했다 다시 깨어났다. 그랬더니 어머니에 눈이 확 밝아져 낫게 되었다. 제조를 살펴보았더니 똥이 있는 흙 속에 생기고 생김새는 누에 같으며(세상에서 땅누에라고 부른다) 여러 곳에 두루 있다. 《신농본초경》에 '눈 속에 얇은 겉흠, 푸른 겉흠, 흰 막을 주로 치료한다.'고 하였다. 그래서 이것이 눈에 겉흠을 잘 치료한다고 알았다. 눈속증은 기름에 구워서 먹고 눈겉증은 즙을 내서 눈 속에 넣어야 한다.

---

584) 박하에서 기름을 빼내 엉기게 한 것.

부록(한문)

부록(한문) 목차

두루 살펴보는 이야기 ·················· 1299

1. 앞 사람들의 치료경험 ················ 1299
2. 눈을 이룬 틀 ·························· 1310
3. 눈병의 원인 ··························· 1318
4. 눈병의 진단 ··························· 1339
5. 눈병의 치료 ··························· 1354
6. 눈병의 침구 치료 ···················· 1386
7. 눈병의 관리 ··························· 1401

낱낱을 살펴보는 이야기 ·············· 1403

I. 內障 ····································· 1403

1. 瞳神內障 ································ 1405

1) 圓瞖 ··································· 1405
2) 滑瞖內障 ···························· 1407
3) 浮瞖內障 ···························· 1407
4) 沈瞖內障 ···························· 1408
5) 橫瞖內障 ···························· 1409
6) 偃月瞖內障 ························· 1409
7) 仰月瞖內障 ························· 1410
8) 棗花瞖內障 ························· 1410
9) 黃心瞖內障 ························· 1410
10) 氷瞖內障 ·························· 1411
11) 散瞖內障 ·························· 1412
12) 澁瞖內障 ·························· 1412
13) 金花內障 ·························· 1413
14) 如銀內障 ·························· 1413
15) 如金內障 ·························· 1413
16) 黑花瞖內障 ······················· 1413
17) 銀風內障 ·························· 1414
18) 絲風內障 ·························· 1414
19) 驚振內障 ·························· 1414
20) 胎患內障 ·························· 1415

2. 五風內障 ································ 1415

1) 坐起生花 ···························· 1415
2) 雷頭風 ······························· 1416
3) 偏頭風 ······························· 1417
4) 邪風 ·································· 1419
5) 五風變內障 ························· 1420
6) 靑風內障 ···························· 1420
7) 綠風內障 ···························· 1422
8) 黑風內障 ···························· 1423
9) 烏風內障 ···························· 1423
10) 黃風內障 ·························· 1424

3. 神水內障 ································ 1424

1) 乾澁昏花 ···························· 1424
2) 神水將枯 ···························· 1425
3) 神水變色 ···························· 1426

4. 黃膜內障 ································ 1426

1) 瞳神散大 ···························· 1426
2) 瞳神縮小 ···························· 1428
3) 瞳神欹側 ···························· 1429
4) 瞳神乾缺 ···························· 1430
5) 睛黃視渺 ···························· 1430

5. 神膏內障 ································ 1430

1) 眼花 ·································· 1430
2) 螢星滿目 ···························· 1432

- 3) 雲霧移睛 ············ 1433
- 4) 眞睛膏損 ············ 1434
- 5) 血灌瞳神 ············ 1435
- 6) 珠中氣動 ············ 1436

6. 視衣內障 ············ 1436

- 1) 眼昏 ············ 1436
- 2) 肝風目暗 ············ 1440
- 3) 肝虛雀目 ············ 1441
- 4) 高風雀目 ············ 1442
- 5) 視瞻昏渺 ············ 1444
- 6) 視瞻有色 ············ 1445

7. 目系內障 ············ 1446

- 1) 暴盲 ············ 1446
- 2) 靑盲 ············ 1447
- 3) 目妄見 ············ 1449
- 5) 視正反斜 ············ 1450
- 6) 視直如曲 ············ 1451
- 7) 視定反動 ············ 1451
- 8) 視物顚倒 ············ 1451
- 9) 黑夜睛明 ············ 1451
- 10) 神光自現 ············ 1452
- 11) 光華暈大 ············ 1452
- 12) 視赤如白 ············ 1452
- 13) 視一爲二 ············ 1453
- 14) 視物爲二 ············ 1453

8. 睛珠內障 ············ 1453

- 1) 近視 ············ 1453
- 2) 遠視 ············ 1454
- 3) 風牽偏視 ············ 1456
- 4) 瞳神反背 ············ 1457
- 5) 轆轤轉關 ············ 1457
- 6) 鶻眼凝睛 ············ 1459
- 7) 突起睛高 ············ 1460
- 8) 珠突出眶 ············ 1461
- 9) 瘀血灌睛 ············ 1462
- 10) 因風成毒 ············ 1463
- 11) 目中流血 ············ 1463

9. 기타 눈 증상 ············ 1464

- 1) 熱結膀胱 ············ 1464
- 13) 五色瘍 ············ 1464

II. 外障 ············ 1464

1. 眼瞼外障 ············ 1464

- 1) 偸針 ············ 1464
- 2) 粟瘡 ············ 1465
- 3) 椒瘡 ············ 1467
- 4) 瞼硬睛痛 ············ 1467
- 5) 睥生痰核 ············ 1468
- 6) 風弦赤爛 ············ 1469
- 7) 迎風赤爛 ············ 1470
- 8) 眥帷赤爛 ············ 1471
- 9) 兩瞼粘睛 ············ 1472
- 10) 胞肉生瘡 ············ 1473
- 11) 胞肉膠凝 ············ 1474
- 12) 風赤瘡痍 ············ 1475
- 13) 胞腫如桃 ············ 1476
- 14) 火脹大頭 ············ 1477
- 15) 脾虛如球 ············ 1477
- 17) 胞輪振跳 ············ 1478
- 18) 風起喎偏 ············ 1478
- 19) 風牽瞼出 ············ 1479
- 20) 睥急緊小 ············ 1480
- 21) 倒睫拳毛 ············ 1481
- 22) 目不得開合 ············ 1483
- 24) 氣壅如痰 ············ 1484
- 25) 瞼停瘀血 ············ 1484
- 27) 鷄冠蜆肉 ············ 1484
- 28) 眼胞菌毒 ············ 1486
- 29) 眉心疔 ············ 1487
- 30) 眼丹 ············ 1487
- 31) 瞼黑贅 ············ 1487
- 32) 眼癬 ············ 1488
- 33) 外漏 ············ 1488
- 34) 竅漏 ············ 1488

2. 眼淚外障 ································· 1488

1) 衝風淚出 ································· 1488
2) 迎風冷淚 ································· 1491
3) 迎風熱淚 ································· 1491
4) 無時冷淚 ································· 1492
5) 無時熱淚 ································· 1492
6) 熱極眵睛 ································· 1493
7) 目澁 ······································· 1493
8) 眵淚淨明 ································· 1494
9) 眵淚粘濃 ································· 1494
10) 漏睛膿出 ································ 1494
11) 大眥漏 ···································· 1496
12) 小眥漏 ···································· 1496
13) 陰漏 ······································· 1497
14) 陽漏 ······································· 1497

3. 白睛外障 ································· 1497

1) 赤眼 ······································· 1497
2) 眼痛 ······································· 1500
3) 怕熱羞明 ································· 1502
4) 暴風客熱 ································· 1503
5) 天行赤目 ································· 1505
6) 赤絲虯脈 ································· 1507
7) 赤脈傳睛 ································· 1508
8) 神祟疼痛 ································· 1509
9) 痛如鍼刺 ································· 1510
10) 痒極難忍 ································ 1511
11) 傷寒後 外障 ···························· 1513
12) 時復 ······································· 1514
13) 努肉攀睛 ································ 1514
14) 流金凌木 ································ 1517
15) 馬蝗積 ···································· 1517
16) 黃油障 ···································· 1517
18) 狀若魚胞 ································ 1518
19) 魚子石榴 ································ 1518
20) 玉粒分經 ································ 1518
21) 金疳 ······································· 1519
22) 火疳 ······································· 1519
23) 水疳 ······································· 1519
24) 目珠俱靑 ································ 1520
25) 白睛黃赤 ································ 1520
26) 形如蝦座 ································ 1521

27) 火天奪日 ································ 1521
28) 白睛溢血 ································ 1521
29) 偏漏 ······································· 1522

4. 黑睛外障 ································· 1522

1) 暴赤生翳 ································· 1523
2) 大患後 生翳 ···························· 1525
3) 肝臟積熱 ································· 1525
4) 銀星獨見 ································· 1526
5) 聚星障 ···································· 1526
6) 白陷魚鱗 ································· 1527
7) 凝脂翳 ···································· 1527
8) 花翳白陷 ································· 1528
9) 聚開障 ···································· 1530
10) 順逆生翳 ································ 1530
11) 玉翳浮滿 ································ 1531
12) 睛中一點 ································ 1532
14) 連珠外翳 ································ 1532
15) 五花障 ···································· 1532
16) 陰陽翳 ···································· 1532
17) 魚鱗障 ···································· 1533
18) 圓翳外障 ································ 1533
19) 氷瑕深翳 ································ 1533
20) 劍脊翳 ···································· 1534
21) 斑脂翳 ···································· 1535
22) 瑪瑙內傷 ································ 1535
23) 釘翳根深 ································ 1535
24) 膜入水輪 ································ 1536
25) 混睛障 ···································· 1537
26) 水晶障 ···································· 1538
27) 垂簾障 ···································· 1538
28) 紅霞映日 ································ 1539
29) 偃月侵睛 ································ 1540
30) 白膜侵睛 ································ 1540
31) 赤膜下垂 ································ 1540
32) 血翳包睛 ································ 1542
33) 黃膜下垂 ································ 1542
34) 狀如懸膽 ································ 1542
35) 黃膜上衝 ································ 1543
36) 湧波翳 ···································· 1544
37) 綠映瞳神 ································ 1544
38) 旋臚泛起 ································ 1544
39) 旋螺尖起 ································ 1545

40) 風輪赤豆 ················· 1546
41) 黑瞖如珠 ················· 1546
42) 木疳 ····················· 1547
43) 蟹睛疼痛 ················· 1547
44) 正漏 ····················· 1548
45) 目暈 ····················· 1548

III. 外傷 ······················· 1549

1) 被物撞打 ················· 1549
2) 撞刺生瞖 ················· 1551
3) 振胞瘀痛 ················· 1551
4) 觸傷眞氣 ················· 1551
6) 飛塵入眼 ················· 1551
7) 物偶入睛 ················· 1553
9) 丹石毒 眼疾 ············· 1553

IV. 婦人 眼疾患 ················ 1553

1) 姙娠目病 ················· 1553
2) 産後目病 ················· 1554
3) 逆經目赤 ················· 1555
4) 行經目痛 ················· 1555

V. 小兒 眼疾患 ················· 1555

1) 小兒 目赤腫痛 ··········· 1557
2) 小兒 眼生翳 ············· 1559
3) 胎風赤爛 ················· 1560
4) 小兒 目內障 ············· 1561
5) 小兒青盲 ················· 1561
6) 小兒 雀目 ··············· 1562
7) 小兒通睛 ················· 1562
8) 小兒 目直視 ············· 1563
9) 小兒 眼白多 ············· 1565
10) 小兒疳眼 ················ 1565
11) 小兒 痘疹入眼 ·········· 1566
12) 小兒 瞼中生贅 ·········· 1570

눈병 치료 한약재 ················ 1570

눈병 대표 처방 ·················· 1576

漢　文

두루 살펴보는 이야기
1. 앞 사람들의 치료경험
《原機啟微》

○ 先哲治驗. 東垣云, 戊申六月, 徐總管患眼疾, 上眼皮下出黑白翳二點, 隱澁難開, 兩目緊縮而不痛, 兩寸脈細緊, 按之洪大而無力, 乃足太陽膀胱為命門相火煎熬, 逆行作寒水翳, 及寒膜遮睛, 呵欠, 善悲健忘, 嚏噴眵淚, 時淚下, 面赤而白, 能食, 大便難, 小便數而欠, 氣上而喘, 以撥雲湯治之.

○ 論瞳子散大並方論, 戊戌冬初, 李叔和至西京, 朋友待之以豬肉煎餅, 同蒜醋食之, 後複飲酒太醉, 臥於暖坑. 翌日病眼, 兩瞳子散大如黃睛, 視物無的, 以小為大, 以短為長, 卒然見非常之處, 行步踏空, 多求醫療, 而莫之愈. 至己亥春, 求治於先師, 曰, 《內經》有云, 五臟六腑之精氣, 皆注於目而為之精. 精之窠為眼, 骨之精為瞳子. 又云, 筋骨氣血之精而為脈, 並為系, 上屬於腦. 又瞳子黑眼法於陰. 今瞳子散大者, 由食辛熱之物過多故也. 所謂辛主散, 熱則助火, 上乘於腦中, 其精故散. 精散則視物亦散大也. 夫精明者, 所以視萬物者也. 今視物不真, 則精衰矣. 蓋火之與氣, 勢不兩立. 故經云, 壯火食氣, 壯火散氣. 手少陰足厥陰所主風熱, 連目系, 邪之中人, 各從其類, 故循此道而來攻. 頭目腫悶而瞳子散大, 皆血虛陰弱故也. 當除風熱, 涼血益血, 以收耗散之氣, 則愈矣, 滋陰地黃丸.《內經》云, 熱淫所勝, 平以鹹寒, 佐以苦甘, 酸收之. 以黃連黃芩大苦寒, 除邪氣之盛為君, 當歸身辛溫, 生熟地黃苦甘寒, 養血涼血為臣, 五味子酸寒, 體輕浮上, 收瞳子之散大, 人參甘草地骨皮天門冬枳殼苦甘寒, 瀉熱補氣為佐, 柴胡引用為使也. 忌食辛辣物而助火邪, 及食寒冷物損胃氣, 藥不能上行也.

○ 丹溪, 一壯年人早起, 忽視物不見, 就睡片時, 略見而不明, 食減倦甚, 脈緩大, 重按則散而無力, 意其受濕所致. 詢之, 果臥濕地半月. 遂以白朮為君, 黃耆茯苓陳皮為臣, 附子為使, 十餘帖而愈.

○ 丹溪, 一老人忽盲, 他無所苦, 予以大虛治之, 急煎人參膏二斤. 服二日, 一醫與磁石藥, 予曰, 今夜死矣. 果然.

○ 丹溪, 一人形實, 好飲熱酒, 忽目盲脈澁, 此熱酒所傷, 胃氣污濁之血, 死其內而然. 以蘇木作湯, 調人參末, 服二日, 鼻及兩掌皆紫黑. 予曰, 滯血行矣. 以四物加蘇木桃仁紅花陳皮煎, 調人參末服, 數日而愈. 以上治驗三條見《丹溪纂要》.

○ 謙甫云, 郎中張子敬, 年六十七歲, 病眼目昏暗, 微黑色, 皮膚不澤, 六脈弦細而無力. 一日出視治眼二方, 問予曰, 可服否. 予曰, 此二方以黃連大苦之藥為君, 諸風藥為使, 且人年五十, 膽汁減而目不明.《內經》云, 土位之主, 其瀉以苦, 諸風藥亦能瀉土. 人年七十, 脾胃虛而皮肉枯, 重瀉其土, 使脾胃虛而不能營運榮衛之氣, 滋養元氣, 胃氣不能行, 隔氣吐食諸病生矣. 又況年高衰弱, 此藥不服可也. 只宜慎言語, 節飲食, 懲忿窒欲, 此不治之治也. 子敬以明年春, 除關西路按察使, 三年致仕回還, 精神清勝, 脈遂平和, 此不可妄服寒涼之劑也.《內經》云, 征伐無過, 是謂太惑, 解之可也.

○ 海藏妻侄女形肥, 笄年時得目疾, 每月或二月一發, 發則紅腫難開, 如此者三年, 服除風散熱等劑, 左目反有頑翳, 從銳眥遮瞳人, 右目亦有翳, 從下而上. 經云, 從內走外者, 少陽病, 從下上者, 陽明病. 予謂此少陽陽明二經有積滯也. 脈短滑而實, 晨則似短. 潔古云, 短為有積滯遏抑臟腑, 宜下之. 遂用溫白丸, 減川芎附子三之二, 多加龍膽草黃連, 如東垣五積法, 從二丸加起, 每日加一丸, 如至大利, 然後減丸, 又從二丸加起, 忽一日, 於利中下黑血塊若乾, 如黑豆大而硬堅, 從此漸瘥, 而翳盡去. 見《醫學綱目》.

○ 樓全善先生曰, 夏枯草治目珠疼, 至夜則疼甚者神效, 或用苦寒藥點之反疼者, 亦神效. 蓋目珠者, 連目本, 又各系屬厥陰之經也. 夜甚及用苦寒藥點之反甚者, 夜與寒亦陰故也. 丹溪云, 夏枯草有補養厥陰血脈之功, 其草三四月開花, 遇夏至陰生則枯. 蓋稟純陽之氣也. 至哉斯言. 故治厥陰目疼如神者, 以陽治陰也. 予男至夜目珠及連眉棱骨作疼, 頭半邊腫痛, 用黃連膏點之, 反大痛, 百藥不效, 灸厥陰少陽, 疼隨止, 半日又作, 又灸又止, 月餘, 遂以夏枯草二兩, 香附末二兩, 甘草四錢, 同為細末, 每服錢半, 用清茶調服, 下咽則疼減大半, 至四五日良愈.

○ 一男子六十餘歲, 所患與前証皆同, 但黑睛有白翳二點, 諸藥不效, 亦以此藥與東垣選奇湯, 加四物湯, 及黃連煎, 間服, 並灸厥陰少陽而安.

《審視瑤函》
○ 前賢醫案.《雲麓漫抄》云. 淮南楊吉老,儒醫也. 有富翁子忽病目, 視正物皆以爲斜, 幾案書席之類, 排設整齊, 必更移令斜, 自以爲正. 以至書寫尺牘, 莫不皆然. 父母甚憂之, 更歷數醫, 皆不諳其疾. 或以吉老告, 遂以子往求治. 既診脈後, 令其父先歸, 留其子. 設樂開宴酬勸無算, 至醉乃罷. 扶病者坐轎中, 使人舁之, 高下其手, 常令傾倒, 展轉久之, 方令登榻而臥, 達旦酒醒. 遣之歸家, 前日斜視之物, 皆理正之, 父母躍然而喜, 且詢治之之. 方吉老云. 令嗣無他疾, 醉中嘗臥, 閃倒肝之一葉, 搭於肺上不能下, 故視正物爲斜. 今復飮之醉, 則肺脹, 展轉之間, 肝亦垂下矣. 藥安能治之哉. 富翁濃爲之酬.
○《九靈山房集》云. 元末四明有呂複, 別號滄洲翁, 深於醫道. 臨川道士蕭雲泉, 眼中視物皆倒植, 請治於複, 問其因. 蕭日. 某嘗大醉, 盡吐所飮酒, 熟睡至天明, 遂得此病. 複切其脈, 左關浮促. 即告之日. 嘗傷酒大吐時, 上焦反覆, 致倒其膽腑, 故視物皆倒植. 此不內外因, 而致內傷者也. 法當複吐, 以正其膽. 遂以藜蘆, 瓜蒂爲粗末, 用水煎之, 使平旦頓服, 以吐爲度. 吐畢視物如常.
○ 張子和治一年幼子, 十餘歲, 目赤多淚, 衆醫無效. 子和見之日. 此子目病, 原爲母腹中被驚得之. 其父曰, 孕時在臨淸被兵恐. 令服瓜蒂散加鬱金, 上湧下瀉, 各去涎沫數升. 人皆笑之日, 兒腹中無病, 何以吐瀉如此. 至明日, 了然爽明.
○《道山淸話》云. 張子顔少卿, 晚年常目光閃閃然, 中有白衣人如佛像者. 子愼信之彌謹. 乃不食肉, 不飮酒, 然體瘠而多病矣. 一日從汪壽卿求脈, 壽卿一見大驚, 不複言, 但投以大丸數十, 小丸千餘粒, 祝日, 十日中服之當盡, 卻以示報. 既如期, 視所見白衣人變黃, 而光無所見矣. 乃欲得肉食, 又思飮酒. 又明日, 黃亦不見, 覺氣體異他日矣. 乃詣壽卿以告, 壽卿日. 吾固知矣. 公脾初受病, 爲肺所乘, 心脾之母也. 公既多疑, 心氣不固自然有所睹. 吾以大丸實其脾, 小丸補其心. 肺爲脾之子, 既不能勝其母, 其病自愈也.
○《北夢瑣言》日. 有少年苦眩暈眼花,常見一鏡子. 趙卿診之日, 來晨以魚鱠奉候. 及期延於內, 從容久飢. 候客退方得攀接, 俄而桌上施一甌芥醋, 更無他味. 少年飢甚, 聞芥醋香, 徑啜之, 逡巡再啜. 遂覺胸中豁然, 鏡影消無. 卿日. 郎君吃眼前魚鱠太多, 無芥醋不快. 又魚鱗在胸中, 所以眼花, 故權誑而愈其症也.
○ 丹溪治一老人, 病目暴不見物, 他無所苦, 起坐飮食如故. 此大虛証也. 急煎人蔘膏二斤, 服二日, 目方見.

醫與靑礞石藥, 朱日. 今夜死矣. 不悟此病得之氣大虛, 不救其虛而反用礞石, 不出此夜必死. 果至半夜死.
○ 一少年早起, 忽視物不見, 熟臥片時, 略見而不明, 食減甚倦. 脈緩大, 重按散而無力. 意其受濕所致, 詢之, 果臥濕地半月. 遂用蒼朮白朮茯苓黃耆陳皮, 少佐附子, 二十劑而安.
○ 汪石山治一婦, 年逾四十, 兩目昏昧, 咳嗽頭疼似鳴, 若過飢盆甚. 醫治以眼科藥反劇. 脈皆細弱, 脾脈尤近乎弱, 曰脾虛也. 五臟六腑之精, 皆稟受於脾, 上貫於目. 脾虛不能輸運臟腑精, 微歸明於目, 故目昏腦鳴頭痛之候出矣. 脾虛則肺金失養, 故咳嗽形焉. 醫不補脾養血, 妄以苦寒治眼. 是謂治標不治本也. 遂用蔘耆各錢半麥門冬貝母各一錢歸身八分陳皮川芎各七分升麻柴胡甘草各五分而安.
○ 薛立齋治一男子, 日哺兩目緊澀, 服黃柏知母之類反劇, 更加便血. 此脾傷不能統血輸榮於目然也. 遂用補中益氣湯送下六味丸而安.
○ 給事張禹功, 目赤不明, 服驅風散熱之劑, 反畏明重聽, 脈大而虛. 此由心勞過度, 思慮傷脾. 蓋心勞則不能生血, 脾傷則不能運輸, 精敗於目也. 用補中益氣湯加茯神酸棗仁山藥山茱萸遼五味而安. 後自攝不謹, 複作盆甚, 用十全大補東加前藥而複愈.
○ 王海藏治一女, 形肥年將笄, 時患目. 或月或兩月發, 每發則紅腫, 如此者三年. 服祛風熱藥, 左目反生頑翳, 從銳眥起遮瞳仁, 右目亦生翳, 自下而上. 潔古云. 從外走內者少陽也, 從下而走上者陽明也. 此少陽陽明二經有積滯也. 六脈短滑而實, 輕取則短澀. 遂用溫白丸, 減川芎附子三分之二, 倍加膽草黃連下之. 服如東垣痞積丸法, 初服二丸每日加一丸, 如至大便利, 則每日減一丸, 複從二丸加起. 忽一日瀉下黑血塊, 如黑豆大而硬. 自此漸愈, 翳膜盡去.
○ 攖寧生治一人. 過食醋蒜豬肉煎餅, 後複飮酒大醉, 臥於暖坑. 次日瞳神散大, 視無定以小爲大, 以大爲小, 行步踏空, 百治不效. 予日. 瞳子散大, 由食辛熱太過然也. 蓋辛主散, 熱助火. 辛熱乘於腦中, 故睛散. 睛散則視物無的也. 遂用芩連諸寒之藥爲君, 歸芍諸甘辛爲臣, 五味子酸寒爲佐, 人蔘甘草天冬地骨皮爲使, 柴胡爲肝竅之引, 百劑而安.
○ 一婦人目翳綠色, 從下而上. 病自陽明來, 綠非正色. 殆肺合腎而爲病. 猶畫家以黑調白, 合成諦之象. 乃用瀉肺腎之藥, 而以入陽明之藥爲引使.
○ 唐高宗常苦頭重, 目不能視. 召侍醫秦鳴鶴診之, 請刺頭出血可愈. 太後不欲上疾愈, 怒日. 此可斬也. 乃欲於天子頭刺血. 上曰, 但刺之, 未必不佳. 乃刺二穴.

上曰, 吾目似明矣. 後擧手加額曰, 天賜也. 自負彩緞百匹, 以賜鳴鶴.

○ 安慶趙君玉, 目暴赤腫, 點洗不退. 偶思戴人有云, 凡病在上者, 皆宜吐之. 乃以茶調散湧之, 一湧而目愈. 君玉嘆曰. 法之妙其迅如此, 乃知法不遠人, 人自遠法也.

○ 孫眞人在仁廟朝, 治衛才人患眼疼. 眾醫不能療, 或用涼藥, 或用補藥, 加之臟腑不安, 上召孫. 孫曰, 臣非眼科, 乞不全責於臣, 降旨有功無過. 孫乃診之, 肝脈弦滑, 非壅熱也. 乃才人年少時人壯血盛, 肝血並不相通. 遂問宮人, 宮人云, 月經已二月不通矣. 遂用通經藥, 經既通, 不日疾愈矣. 上賜孫三十萬緡. 宮人謠曰, 神醫不來, 雙睛難開.

○ 許學士云. 荀牧仲嘗謂予曰, 有人視一物爲兩. 醫作肝氣盛, 故一見爲二, 服瀉肝藥皆不驗. 此何疾也. 予曰. 孫眞人曰, 《靈樞》有云, 目之系上屬於腦, 後出於項中. 邪中於頭目, 乘目之虛, 其入深, 則隨目系入於腦. 入於腦則轉, 轉則目系急, 急則目眩以轉. 邪中其精, 所中不相比也, 則精散. 精散則視歧, 故見兩物也. 令服驅風入腦藥得愈.

○ 丹霞朱僧氏代章宗出家, 既病三陽蓄熱, 常居靜室, 不敢見明. 明則頭疼如錐, 每置水於頂上, 不能解其熱. 歷諸醫莫能辨其病, 後治之七日而愈. 其法用汗吐下三法而已. 後用涼物清鎮之, 平複如故.

○ 一女子年十四歲, 因恚怒, 先月經不通, 寒熱脅痛. 後兩目生翳, 青綠色從外至內. 予謂寒熱脅痛, 足厥陰之症也. 翳從外眥起, 足少陽風証. 左關脈弦數, 按之而澀, 肝經風熱兼血滯也. 遂以加味逍遙散加防風龍膽草, 四服而寒熱脅痛頓減. 用六味丸, 月餘而翳消.

○ 一婦人患偏頭痛五七年, 大便結燥, 兩目赤腫眩運. 世之頭風藥, 無不服, 其頭上針艾數千百矣. 一日戴人診其脈, 急數而有力, 風熱之甚也. 此頭角痛, 是三焦相火之經, 乃陽明燥金勝也. 燥金勝乘肝, 則肝氣鬱, 肝氣鬱則氣血壅. 氣壅則上下不通, 故燥結於裡尋至失明. 治以大承氣湯, 令河水煎二兩, 加芒硝一兩煎成, 頓令分三次服, 下泄如湯二十餘行. 次服七宣丸神功丸以潤之, 波葵葵菜豬羊血以滑之. 三劑之, 外目豁然, 首輕, 燥澤結釋而愈.

○ 全善治男子. 每夜至目珠連眉棱骨痛, 頭亦半邊腫痛. 以黃連膏等寒涼點之, 益疼. 諸藥不效, 灸厥陰少陰, 痛隨止. 半月後又作, 又灸又止. 月餘, 遂用夏枯草香附子各二兩甘草四錢, 共爲末, 每食後茶清調服錢半. 下咽疼即減半, 七日痊愈.

○ 子和嘗自病目, 或腫或赤, 羞明癮澀, 百餘日不愈. 忽眼科張仲安雲, 宜刺上星百會攢竹絲竹空諸穴上血出, 又以草莖內兩鼻中出血, 約升許. 來日愈大牛, 三日平複如故. 此則血實宜破之之法也.

○ 禹錫云. 向有崔承元爲官時, 治一人死罪. 因囚久乃活而出之, 後囚目病自數年, 服藥全愈. 以別恙而終. 一日, 崔目忽病內障, 苦極, 喪明逾年, 嘗自嘆息. 囚家遂以黃連羊肝丸告, 崔乃依合, 服不數月, 其眼複明, 因傳於世.

○ 晉范寧嘗苦目痛. 就張湛求方, 湛戲之曰. 古方宋陽子少得其術, 以授魯東門伯. 次授左丘明, 遂世世相傳, 以及漢杜子夏晉左太沖. 凡此諸賢, 並有目疾, 得此方云. 省讀書一. 減思慮二. 專視內三. 簡外觀四. 早起晚五. 夜早眠六. 丸六物, 熬以神火, 下以氣節蘊於胸中. 七日, 然後納諸方寸, 修之一時, 近能數其目睫, 遠能視棰之餘. 長服不已, 非但明目目亦延年. 審如是而行. 不可謂之嘲戲, 亦奇方也.

《顧松園醫鏡》

○ 擧例. 一人病後眼花, 以枸杞生地各一斤, 熬膏蜜收, 服之立愈.

○ 一人患風淚眼, 每出則流淚盈頰. 仲淳用穀精草爲君, 蒺藜枸杞之屬佐之, 羊肝爲丸, 不終劑而愈.

○ 一人患目赤淚流, 或痛或癢. 用二百味花草膏. 羊膽一枚, 去其中脂, 入蜜拌勻蒸之, 候乾研膏, 方名以蜂採百花, 羊食百草故也. 頻挑噙化, 三日痊愈.

○ 一人患翳障青盲已逾年, 用黃連一兩羊肝一具, 煮爛丸服, 不數月而複明.

○ 一人患赤眼而食蟹, 遂成目盲, 已五年矣. 用夜明砂去目中惡血, 當歸生目中新血, 蟬蛻木賊退目中障翳各一兩, 羊肝五兩, 煮爛丸服, 百日複明.

○ 一人冬初同蒜食肉, 醉臥暖炕. 次日兩瞳子散, 大於黃睛, 視物無的. 以小爲大, 卒然見非常之處, 行走踏空, 醫藥不效. 至明春, 求治於東垣. 東垣謂曰. 此由食辛熱過多. 辛則主散, 熱則助火. 上乘於目, 瞳神因之散大. 精散故, 視物亦散大也. 當以芩連苦寒瀉火爲君, 二地二冬白芍骨皮滋陰涼血清熱爲臣, 五味酸收瞳神散大爲佐, 則自愈矣.

○ 一老人忽盲, 他無所苦. 丹溪以大虛治之, 令急煎人蔘膏二斤, 服二日. 一醫與礞石藥. 丹溪云, 今夜必死, 果然. 此經所謂氣脫者, 目不明. 再加鎮墜, 則其氣立斷矣.

《瘍醫大全》

○ 東垣治一人. 因用豬肉煎餅與蒜同食, 複大醉而臥熱炕. 次日瞳子散大, 視物不眞, 諸方不應. 乃以酒炒芩連瀉熱爲君, 歸身生地養血涼血爲臣, 五味子酸收瞳神散大, 人蔘二冬地骨皮生甘草枳殼苦甘補中抑氣爲佐, 柴胡引經爲使, 服之頓愈.

○ 丹溪治一壯年人. 早起忽視物不見, 就睡片時, 略見而不明, 食減倦甚. 其脈緩大, 重則散而無力. 意其中濕所致, 詢之果臥濕地半月. 乃以白朮爲君, 黃耆陳皮爲臣, 附子十劑而愈. 皆治本之神見也.

○ 海藏治一女及笄而病目三年, 而紅腫難開. 服散風淸熱之藥反生翳, 從銳皆遮瞳神, 右目之翳從下而上. 其脈短而實. 潔古曰. 短爲有積. 經曰, 從內走外者少陽病, 從下上者陽明病. 乃少陽陽明有積滯於中, 抑遏臟腑, 以致淸陽不升, 濁陰不降. 乃以去積之藥加黃連龍膽草, 每早化服一丸. 一日便下黑血塊, 如豆大而甚堅硬. 由是翳退目明矣.

○ 馮魯瞻曰. 予幼年讀書過勞而常目病. 今看書寫字略多, 便易於擧發. 發時惟以八味丸加牛膝五味子者, 每日食前各進五六錢, 一日共有一兩五六錢矣. 外用黃連錢餘, 入銅靑分許煎濃汁, 洗淨兩三次. 俟知障少淡, 再入人蔘二三分於內, 溫和洗之. 則光還而能視物如故矣.

○ 澄曰. 凡治時眼, 七日內切勿就用當歸菊花. 若用早便難速愈. 此專門眼科祕法也.

《續名醫類案》

○ 孫兆治國婆婆患眼冷淚, 眼科官治二三年不效. 上召孫, 孫至曰. 臣非眼科, 但有藥耳, 容進方. 用石決明一兩赤小豆兩半半夏五錢生斑蝥二十一粒炒去頭足木賊五錢, 爲末薑汁丸如桐子大, 每服二十丸, 薑湯下. 方進, 聖旨下眼科詳定, 奏曰. 此方與眼科甚不相涉. 斑蝥有毒, 恐傷臟腑, 不敢用, 令再取聖旨. 國婆婆聞之日, 眼科醫官不惟不能, 亦不願使我治也. 但合此藥, 總傷無怨. 上聞之, 孫自進藥, 服經十餘日愈八分, 二十日全愈. 時眼科並降兩官, 孫賞錢三十萬. 雄按, 眼科雖降官, 其言未可爲非. 婆婆眼雖愈, 其方未可爲訓, 學人勿盡信書也.

○ 竇材治家中女婢, 忽二目失明, 視之又無量翳. 細思此女年少精氣未衰, 何緣得此症. 良由性急多怒, 有傷肝臟, 故經脈不調所致. 遂與密蒙花散一料, 如舊光明矣.

○ 張子和治女僮, 目忽暴盲不見物, 此相火也. 太陽陽明血氣俱盛, 乃刺其鼻中攢竹穴與頂前五穴, 大出血, 目立明.

○ 民范目常赤, 至戊子年火運, 君火司天, 其年病目者, 往往暴盲, 火運災烈故也. 李是年目大發, 張以瓜蒂散涌之, 赤立消. 不數日又大發, 其病之來也. 先以左目內皆赤發牽睛, 狀如鋪麻, 左之右次銳皆發赤, 左之右赤貫瞳子. 再涌之, 又退. 凡五次, 亦五次皆涌之, 又刺其手中出血, 及頭上鼻中皆出血. 上下中外皆奪, 方能戰退, 然不敢觀書及見日. 張云, 當候秋涼再攻則愈, 火方旺而在皮膚, 雖攻其裡無益也. 秋涼則熱漸入裡, 方可擒也. 惟宜暗處閉目, 以養其神水. 暗動屬水, 明與動屬火, 所以不宜見日也. 蓋李因初愈後, 曾冒暑出門, 故痛連發不愈如此. 涌泄之後, 不可常攻, 使服鼠粘子以退翳. 方在別集中.

○ 趙君玉目暴赤腫, 點洗不退. 偶思張語曰, 凡病在上者, 皆宜吐. 乃以茶調散涌之, 一涌赤腫消散. 君玉嘆曰, 法之妙, 其迅如此, 乃知法不遠人, 人自遠法耳.

○ 王之一子十餘歲, 目赤多淚, 眾工無效. 張曰, 此兒病目, 還當得之母腹中被驚. 其父曰, 妊娠時在臨淸被圍. 乃令服瓜蒂散加鬱金, 上涌而下泄, 各去涎沫數升. 人皆笑之, 其母亦曰, 兒腹中無病, 何吐瀉如此. 至明日其目耀然爽明. 其日又與頭上出血, 及眉上鼻中皆出血. 吐時次用通經散二錢舟車丸七十粒, 自吐卻少半. 又以通經散一錢投之, 明日, 又以舟車丸三十粒投之, 下十八行, 病更不作.

○ 士人趙仲溫赴試, 病兩目赤腫睛翳, 不能識路, 大痛不任, 欲自尋死. 一日與同儕釋悶, 坐於茗肆中, 忽鉤窗脫鉤而下, 正中溫額上, 發際裂三四寸. 紫血流數升, 血止目快, 能通路而歸. 來日能辨屋脊, 次見瓦溝, 不數日複故. 此不藥不針, 誤出血而愈. 夫出血者, 乃發汗之一端也. 亦偶合出血法耳.

○ 一小兒名德孫, 眼發赤, 其母買銅綠欲洗兒目, 煎熟. 家人誤與兒飮之, 須臾大吐, 吐訖立開. 婁全善男, 目珠至夜疼連眉棱骨, 及頭半邊腫痛, 用黃連膏點之反甚, 諸藥不效. 灸厥陰少陽, 疼隨止, 半日又作. 月餘以夏枯草二兩香附二兩甘草四錢, 爲末, 每服錢半, 淸茶調下. 咽疼減半, 四五服良愈.

○ 一男子所患與前症皆同, 但黑睛有白翳二點, 諸藥不效. 亦以此藥, 與東垣選奇東加四物及黃連煎間服, 並灸厥陰少陽而安.

○ 王海藏妻侄女, 形肥, 笄年時得目疾, 每月或二月一發, 發則紅腫難開, 如此者三年. 服散風散熱等劑, 左目反有頑翳, 從銳眥遮瞳人, 右目亦有翳, 從下而上. 經云, 從內走外者, 少陽病, 從下上者, 陽明病. 此少陽陽明二經有積滯者也. 脈短滑而實鼓, 還則似短澀. 潔古云, 短爲積滯, 遏抑臟腑, 宜下之. 遂用溫白丸減川芎附子之二, 多加龍膽草黃連, 如東垣五積法, 從二丸加起, 每日加一服, 加至大利. 然後減丸, 又從二丸減起. 忽一日, 於利中下黑血塊若干, 如黑豆大而堅硬, 從此漸痊而翳盡去. 以上三則皆《醫學綱目》.

○ 盧州知錄彭大辦在臨安, 暴得眼赤後生翳, 一僧用蘭香子, 本名羅勒, 又名香果, 又名醫子草, 洗晒, 每納一粒入眥內, 閉目少頃, 連膜而出. 一方爲末點之. 李時珍嘗取子試之水中, 亦脹大. 蓋此子得濕卽脹, 故能染惹眵淚浮膜耳. 然目中不可著一塵, 此子可納三五顆, 亦不妨礙, 亦一異也.《本草綱目》.
○ 張大複云, 予目初眇, 有敎服三花五子丸者, 或云緩甚, 寧益於用乎. 遂止. 揚州張斗岳謂予, 淮僧某者, 久眇昈然, 問之則服三花五子丸也. 此古本所載耳, 而修合之法稍異, 則效不效應焉. 比歸, 請以相與, 予病且老. 無事於方, 然願得之以濟同病者. 張信士通劍術, 其言多不妄.《筆談》.
○ 張三豐眞人治目疾碧雲膏, 臘月取羯羊膽十餘枚, 以蜜裝滿, 紙套籠住懸檐下. 待霜出, 掃下點之神效. 卽二百味草花膏, 另一製法.
○ 克州朱秀才, 忽不見物, 朝夕拜天, 因夢神傳方. 用好焰硝一兩, 銅器熔化, 入飛過黃丹二分片腦二分, 銅匙急抄入罐內收之. 每點少許卽愈. 張三豐仙方.
○ 宋丞相言, 黃典史病外障翳, 夢神傳一方. 用太陰玄精石, 陰陽火, 石決明各一兩蕤仁黃連各二兩, 羊肝七個, 竹刀切晒. 爲末, 粟飯丸梧子大, 每臥時茶服二十丸. 服至七日, 烙頂心以助藥力, 一月而愈.《朱氏集驗方》.
○ 魏全家富, 母忽然失明. 王子貞卜之曰, 明年三月一日, 從東來衣靑者, 療之必愈. 至時候見一人, 著靑絹襦, 遂邀, 爲重設飮食. 其人曰, 仆不解醫, 但解作犂耳. 爲主人作之, 乃持斧就舍求犁轅, 見桑曲枝臨井上, 遂斫下, 其母兩眼煥然見字. 此曲枝桑蓋井之所致. 朝野僉載.
○ 王璽集要詩云, 赤眼之餘翳忽生. 草中鵝不食爲名, 塞於鼻中頻頻換, 三日之間復舊明. 又倪惟德《原機啓微》方, 用鵝不食草, 本名石胡荽, 晒乾二錢青黛川芎各一錢, 爲細末, 噙水一口, 每以米許入鼻內, 淚出爲度. 一方去青黛.《本草綱目》.
○《經驗方》治目障翳. 以熊膽少許, 淨水略調開, 盡去筋膜塵土, 入冰片一二片. 或淚癢則加生薑汁些少. 時以銅筋點之絕奇, 赤眼可用. 余家二老婢, 俱以此效. 熊膽善辟塵, 試之法, 淨一器, 塵其上, 投膽一粒許, 則凝塵豁然而開. 同上.
○ 朱丹溪治飛絲入目. 紅腫如瞇, 痛澁不開, 鼻流淸涕. 用墨臘磨, 以新筆塗入目中, 閉目少時, 以手張開, 其絲自成一塊, 看在眼白上, 卻用綿輕輕拭去卽愈. 如未盡再治. 又飛絲入目, 用頭垢點入目中卽出, 神效. 又瞇目病此, 彥良記之, 七十餘更無眼疾.《延壽書》.

○ 有人年八十餘, 眸子了然, 夜讀蠅頭字. 雲別無服藥, 但自小不食畜獸肝. 人以本草羊肝明目疑之. 余曰, 羊肝明目性也, 以食百草故, 他肝不然. 畜獸臨宰之時, 忿氣聚於肝, 肝主血, 不宜於明目矣.《延壽書》.
○ 陳坡次女, 痘後餘毒上攻, 遂成內障, 遍試諸藥, 半月不驗. 後得老醫一方, 用蛇蛻一具, 淨洗焙燥. 又花粉等分, 細末之, 以羊子肝破開, 入藥在內, 麻皮縛定, 用泔水煮熟切食之. 凡旬餘而愈. 其後程甥亦用此效.《槎庵小乘》.
○ 萬密齋治孫撫軍淮海, 患目疾, 因宦學政時, 多閱卷而得. 今每閱文案則眼珠脹痛. 用八珍湯爲主, 人蔘茯苓炙甘草酒洗當歸酒炒白芍酒炒生地黃, 去白朮以其燥也, 川芎以其竄也, 加麥冬五味子柏子仁棗仁, 黃連減半, 共十一味. 孫曰, 何不用菊花蔓荊子. 曰, 凡目疾有外因內因. 由風熱得之爲外因, 宜發散, 所謂火鬱則發之也. 由久視傷血得之爲內因, 宜以養血爲主, 所謂目得血而能視也. 服十數劑全愈.
○ 孫文垣治吳小峰與弟小川, 俱病目. 專科治之盆甚, 其目始紅腫, 次加太陽痛, 繼以白星翳畫出. 脈之, 小峰濡緩而大, 兩目血縷入貫瞳人, 薄暮則痛. 虛. 小川則洪大鼓指, 黑珠有浮翳膜隱澁難開, 大小便皆不利. 實. 故於小峰用補, 先以淸肝散與之. 夏枯草五錢香附四錢甘草錢半細茶五分, 以撤其痛, 治標, 藥兩進而痛止. 方法與前婁全善案同. 繼用人蔘茯苓熟地杞子桂心牛膝破故紙白蒺藜丹皮. 治本則桂紙蒺藜當酌用. 於小川用瀉, 內用瀉肝湯及當歸龍薈丸, 外用象牙冰片末點之. 凡點眼藥研須極細, 七日全愈. 經云, 實者正治, 虛者從治. 小川之症, 惟厥陰肝火熾盛, 肝常有餘, 有餘者瀉之, 正治也. 小峰則下虛, 又爲怒所激. 怒則火起於肝, 肝爲藏血之地, 故血絲貫瞳人, 而薄暮作痛. 故先用淸肝散以去其痛, 再用甘溫補下元之虛, 俾火得歸原, 此從治也. 若用苦寒降火之劑, 恐血凝而痛加, 且火激而愈熾矣.
○ 侄孫眼紅腫脹, 或以苦寒, 治時疾之劑與之, 眼愈腫, 且增兩太陽痛. 再加石膏病不減, 且遍身脹悶, 寢食俱廢. 脈之弦大無力. 乃用蔓荊子桑白皮柴胡香附夏枯草甘草芽茶, 一帖痛定, 兩帖腫消, 四帖全愈.
○ 一女孩右目紅腫, 腹中飽乃能開, 飢則不能開, 此疳積寒症也. 以夏枯草二錢甘草穀精各一錢香附一錢五分, 煎服, 四帖而安.
○ 孫氏婦年過四旬, 眼赤腫, 太陽痛, 大便三日不行, 經水四日未止, 諸治不效. 右目內眥突生一白泡, 垂與鼻齊, 大二寸餘. 專科見而卻走, 以爲奇疾. 時眩暈不能少動, 動則嘔吐盆劇. 孫脈之, 兩寸關俱滑大有力,兩尺沉微, 此中焦有痰,肝膽有火, 爲怒所觸而然. 經云, 諸風掉眩皆屬於肝. 諸逆沖上, 皆屬於火. 蓋無痰不作暈也. 卻未然. 其白泡乃火性急速, 怒氣加之, 氣乘於絡, 上而不下, 故暴脹垂下也. 古壯士一怒目裂, 與此理同. 治當抑肝木, 鎮痰火. 先用薑汁益元丸, 以壓火止吐, 再以二陳湯加酒連酒芩天麻滑石吳萸竹茹枳實, 一帖吐止, 稍能運動. 仍以二陳湯加芩連菊精草夏枯草香附苡仁吳茱萸, 四劑赤腫消, 白泡斂, 經止而愈. 俞東扶曰, 此案見証甚怪, 治法甚穩, 因知醫病只要明理, 毋庸立異也.
○ 呂東莊治吳綺0弟, 患左目痛連腦, 醫以頭風治之不解. 初時發寒熱, 後遂壯熱不止. 呂診之曰, 火伏於內, 風燥泉涸, 木乃折矣. 非得汗不解也. 或曰, 汗須用發表藥, 獨非風燥乎. 且發汗藥, 須擁被悶臥乃得. 身熱, 甚苦此, 奈何. 難得妙. 呂曰, 庸醫發汗, 皆須強逼, 故須擁被悶臥, 然而汗不可得也. 說破此輩伎倆, 正是教人苦心. 今藥非此類, 雖薄衾舒體, 時雨自至, 豈能阻遏哉. 語欠圓活. 乃用龍腦白朮飲子, 必逍遙無疑, 夜分大汗淋漓, 次日頭目爽然矣. 龍腦白朮飲子, 無從考核. 有謂即趙氏加減逍遙散, 未知是否. 原注. 雄按, 議論超妙, 而所用之方, 仍是風劑. 似與泉涸二字失照應矣.
○ 吳孚先治一人目痛, 取竹葉一片, 刺鼻之迎香穴, 出血而痊. 鼻內迎香穴, 乃手足陽明交經也. 治法本張子和.
○ 王宗蒼目珠紅赤, 驚悸鳴, 色夭不澤, 左手浮空, 右關尺重按無力. 吳曰, 此肝腎交虛, 不能製游行之火, 非肺家實火也. 朝服加味歸脾湯, 夕服八味丸, 不一月白珠紅退, 脈漸沖和矣.
○ 楊貢亨治一貴人, 患內障. 性暴躁, 時時持鏡自照, 計日責效, 數醫不愈. 召楊診曰, 公目疾可自愈, 第服藥過多, 毒已流入左股, 旦夕間當發毒, 竊爲公憂之. 既去, 貴人日夕視左股, 撫摩, 惟恐其發也. 久之目漸愈而毒不作. 貴人以楊言不驗, 召詰之. 對曰, 醫者意也. 公性躁欲速, 每持鏡自照, 心之所屬, 無時不在於目, 則火上炎, 目何由愈. 故詭言令公凝神於足, 則火自降, 目自愈矣. 雄按, 此移情妙法, 醫能隅反, 勝用逍遙, 越曲諸方矣. 兵行詭道, 惟醫亦然. 貴人曰, 良醫也. 濃禮而遣之.《筠齋漫錄》,《江西通志》載此大略.
○ 范武子嘗患目痛, 就張處度求方. 處度因嘲之曰, 古方宋陽裡子少得其術, 以授魯東門伯, 魯東門伯以授左邱明及漢杜子夏鄭康成魏高堂隆晉左太沖. 凡此諸賢並有目疾, 相傳此方云. 一減思慮, 二專內視, 三簡外觀, 四旦晚起, 五夜早眠. 熬以神火, 下於氣海, 蘊於胸中, 然後納諸方寸. 修之一時, 近能數其目睫, 遠視尺棰之餘. 長服不已, 洞見牆壁之外, 非但明目, 乃亦延年. 同上.
○ 黃履素曰, 予少時神氣不足, 患目, 每用目少過, 輒酸澀無光者累日. 博考方書, 多雲六味地黃丸可治目. 予連服二三料, 目疾轉甚. 改用別方補腎氣血之藥, 始得少愈. 後讀《醫學鉤元》有目病不宜服六味丸, 辨謂澤瀉茯苓滲水, 山茱萸不宜於目, 山萸味酸, 肝開竅於目. 經云, 肝病者毋多食酸. 凡肝腎病皆不宜些三味, 不惟目也. 言之甚詳, 以予驗之, 此論良是. 然從今思之, 目病有屬血虛, 亦有屬氣虛者. 予血固不足, 氣則尤虛. 薛立齋治兩目緊澀, 不能瞻視. 以爲元氣下陷, 用補中益氣湯倍加蔘, 而愈. 予悔往時不多服前湯, 而專事於補腎養血, 致久不痊. 迨四十後, 以指麻多服前湯, 原無意於治目, 而目光漸充, 始信往時之誤.
○ 予幼時患風弦爛眼, 甚受其累, 百藥罔效. 遇一陳姓醫士於長安邸, 授予白末藥, 令敷於眼眦患處, 隨敷隨愈, 取效如神, 不肯傳方. 予略訪之云, 有吐蛔在內. 吐蛔者, 小兒口中吐出蛔蟲, 收干候用. 其中想更有製就蘆甘石配之者, 真奇方也.
○ 張三錫治一人病目, 久不能治, 涼藥盡試不應. 診之, 兩手微弱, 命服八珍加麥冬, 一月如舊, 乃知飲食不運, 腸胃枯澀, 發落皮皴, 嗌膈淋閉等症. 目昏耳聾, 悉由氣液血脈榮衛衰少, 不能升降出入, 虛火阻滯而然. 故元府閉則小便淋濁, 火炎上則目視昏花, 有如隔帘視物之象也. 丹溪東垣治目昏, 用蔘補養氣血, 久靡不獲效, 以氣血旺則元府得利, 升降清明也.
○ 一人目赤, 黑珠傍暗赤成瘡, 耳中癢, 作腎臟風治. 用四生散, 每作三二服即愈. 時稱爲聖散.《聖惠方》白附子黃耆獨活沙苑蒺藜也.
○ 一人拳毛倒睫, 用木鱉子一個, 去殼爲末, 綿裹塞鼻中. 左塞右, 右塞左, 一二夜其睫自分.《治法匯》.
○ 陸肖愚治孫憲副夫人. 因怒氣, 患兩目赤痛, 兩太陽亦痛. 治及半月, 赤痛益劇, 且腫大如桃, 經行數日不止, 大便數日不行, 飲食不進, 頭眩吐逆. 脈之, 左弦右滑, 上下俱陽分有餘. 曰, 相火寄位於肝膽, 怒氣觸之, 其發如龍雷, 不可逆折. 病雖上劇而下緩, 然實因下而逆於上也. 用醋炒柴胡青皮吳茱萸炒黃連鹽水炒黃柏酒炒黃芩白芍丹皮青黛竹茹爲煎劑, 以抑青丸合龍薈丸, 一日夜煎丸各二服, 遂減大半. 第大便未行, 經血未止, 煎劑仍前, 以抑青丸合潤字丸投之, 便行極澀, 進粥安睡, 明日諸症俱愈. 後以清氣養榮湯調理之.
○ 一老人年八十四, 夜能細書. 詢之云, 得一奇方, 每年九月二十三日, 桑葉洗目一次, 永絕昏暗. 宜五月五日六月六日立冬日采者佳.
○ 倪新溪母陶氏, 哭子喪, 失明已十一年. 忽一人踵門曰, 吾能療瞽. 時其孫上成均, 宗黨會餞俱在. 其人曰, 諸君但少留此視之. 發囊出針, 針其目兩, 目頓能見物. 撫其孫頂曰, 吾久不睹, 汝今成人矣. 新溪德之, 手百金謝, 其人不受而去, 衆以爲神.《雲間雜志》.
○ 九江有夫毆其婦, 致雙睛突出. 適有兵過其門, 令勿動, 取手巾水濕盛睛旋轉, 使其系不亂, 然後納入. 即以濕巾裹住, 令三日勿開. 其婦性急, 閉二日, 遂解巾, 眼好如故. 但遇風寒, 常發痛. 云, 解早之故也.《奇疾方》, 王帶存抄輯.
○ 晉顧含養嫂失明, 嘗藥視膳, 不冠不食. 嫂目疾須用蚺蛇膽, 含計盡不得. 有一童子以一合授合, 開乃蚺蛇膽也. 童子出門化爲青鳥而去, 嫂目遂瘥.《晉書》.
○ 王叔權云, 即905中也, 予游學會稽, 早觀書, 辰牌方食, 久之患目澁, 倦游而歸. 同舍遺以鹽精, 數次揩目而疾除. 鹽精且爾, 則青鹽之治目固也. 古方用青鹽揩牙, 因掬在手洗目, 而目明. 鹽精乃鹽倉地下之精英.《資生經》.
○ 唐丞相李恭公扈從, 在蜀中日患眼, 或澁或生翳膜, 或即疼痛, 或見黑花如豆大, 累累數日不斷, 或見如飛蟲翅羽, 百方治之不效. 僧智深云, 相公此病, 緣受風毒. 夫五臟實則瀉其子, 虛則補其母. 母能令子實, 子能令母虛. 腎是肝之母, 今腎受風毒, 故令肝虛. 肝虛則目中恍惚, 五臟亦然. 腳氣消中消渴諸風等, 皆由腎虛. 此僧深得經旨, 雖未能暢發所以, 終是唐人高手. 諸說紛紛, 徒亂人意耳. 地黃丸悉主之. 用生地黃熟地黃各一斤石斛防風皆去蘆枳殼炒去穰牛膝酒浸杏仁去皮尖各四兩. 上爲細末, 不犯鐵器. 煉蜜丸如桐子大, 空心以豆淋酒下五十丸. 豆淋酒法, 黑豆半升, 淨揀簸炒, 令煙出, 以酒三升浸之, 不用黑豆. 用此酒煮獨活即是紫湯.《百乙方》.
○ 陸景淵之子患爛弦風眼, 兩眥皆痛, 淚漬兩頰, 皆即成瘡, 百藥不效. 因理故書, 得此方試點之. 須臾藥淚俱下, 循瘡中流出, 其間有小蟲, 自此遂愈, 甚妙. 黃連一兩淡竹葉一兩柏樹皮乾用一兩而半濕用二兩, 上三味㕮咀, 以水二升, 煎至五合. 稍冷用滴目眥及洗爛處, 日三四用. 同上.
○ 朱丹溪治一人病眼, 至春夏便發, 當作郁治, 用黃芩酒浸南星薑製香附蒼朮俱童便浸連翹各二兩山梔炒一兩川芎童便浸一兩半陳皮酒浸草龍膽酒蒸卜子青黛各半兩柴胡三錢, 爲末神曲糊丸, 服之旬月而愈.《治法》.
○ 華川陳明遠患瞽十齡, 百藥屢嘗而不見效, 自分爲殘人. 松陽周漢卿視之曰, 是醫翳雖在內, 尚可治. 用針

從眥入睛背, 捲其翳下之. 目欻然辨五色, 陳以爲神.《續粹》.
○ 趙良仁云, 丹溪先生嘗用蔘膏, 治一老人目暴不明, 昏暗如夜, 正《靈樞》謂氣脫者, 目不明是也. 余亦曾治一士人, 患頭風連左目壅痛. 從戴人法, 於百會上星出血皆不效. 遂在頭偏左之足太陽所過第二行, 與上星對平, 按之甚痛處, 出血立愈. 由是而言, 針之與藥, 必切中病所. 藥與邪對, 然後可愈. 前人之方, 不過立規矩耳.《藥要或問》.
○ 繆仲淳從父病後眼花, 服此立愈, 蓋肝腎二經虛也. 眞甘枸杞一斤去蒂眞懷生地黃一斤極肥大者酒洗, 淨河水, 砂鍋內熬膏, 以無味爲度. 去渣重湯煮, 滴水成珠, 便成膏也. 每膏一斤入煉蜜六兩, 空心白湯化下.《廣筆記》.
○ 黃學諭潛白, 患風淚眼, 每出則流淚盈頰. 繆仲淳疏一方寄之. 穀精草爲君, 蒺藜和枸杞之屬佐之, 羊肝爲丸, 不終劑愈. 同上.
○ 薛立齋治一男子, 眼赤癢痛, 時或羞明下淚, 耳內作癢, 服諸藥不效. 氣血日虛, 飲食日減, 而癢亦盛. 此脾腎風熱上攻也. 以四生散, 白附子黃耆獨活沙苑蒺藜, 酒調四服而愈. 又一人頭目暈眩, 風膚瘙癢, 搔破成瘡, 以八風散治之亦愈.
○ 張石頑治澄和尚, 患眼疾二年, 服祛風清熱藥過多, 致耳鳴嘈嘈不止, 大便艱苦燥結. 近左眼上有微翳, 見燈火則大如斗, 見月光則小如螢. 張曰, 此水虧而陰火用事也. 月乃陰精, 腎水內涸, 不能泛濫其光, 故視之甚小. 燈本燃膏之焰, 專擾乎陰, 不能勝其灼爍, 故見之甚大. 合脈蔘證, 知爲平日勞傷心脾, 火土二臟過燥, 並傷腎水眞陰也. 遂疏天王補心丹與之.
○ 他如徐中翰燕, 及見日光則昏瞇如蒙, 見燈火則精彩倍常. 此平昔恆勞心腎, 上盛下虛所致. 上盛則五志聚於心胞, 暗侮其君, 下虛則相火失職, 不能司明察之令. 得燈燭相助, 故精彩勝常. 此與嬰兒胎寒夜啼, 見火乃止之義不殊. 專事眼科者, 能悉此義否.
○ 立齋曰, 世傳眼眥初生小泡, 視其背上, 即有細紅點如瘡. 以針刺破眼時即瘥, 故名偸針. 實解太陽經結熱也. 人每試之有驗.
○ 張子顔少卿, 晚年常目目閃閃然, 中有白衣人, 如佛相者. 子顔信之彌謹, 乃不食肉, 不飲酒, 然體瘠而多病矣. 一日求汪壽卿診, 卿一見大驚, 不復言, 但投以大丸數十, 小丸千餘粒. 囑曰, 此十日內服之當盡, 卻以示報. 既如約, 視所見白衣人變黃, 而光無所見矣. 乃欲得肉食, 欲思飲酒. 又明日黃亦不見, 竟氣象異他日矣. 乃詣壽卿以告, 卿曰, 吾固知之矣. 公脾初受病,

爲肺所乘,心脾之母也. 公旣多疑, 心氣不固, 自然有睹. 吾以大丸實其脾, 小丸補其心. 肺爲脾之子, 旣不能勝其母, 而病自愈矣.《道山淸話》未選入.

○ 沈存中云, 予爲河北察訪使時, 病目赤四十餘日, 黑睛傍黯赤成瘡, 晝夜作楚, 百治不效. 郎官邱革相見, 問予病目如此, 曾耳中癢否. 若耳中癢, 卽是腎家風. 有四生散療腎風, 每作二三服卽瘥. 閭裡號爲聖散子. 予傳其方合服之, 午後一服, 臨臥一服, 目反大痛. 至二更乃能眠, 及覺目赤稍散, 不複痛矣. 更進三四服, 遂平安如舊. 是時孫和甫學士帥鎭陽, 聞予說大喜日, 吾固知所以治目矣. 向久病目, 嘗見呂吉甫參政日頃, 目病久不瘥, 服透冰丹乃瘥. 如其言修合一劑, 試服了二三十服, 目逡愈. 乃知透冰丹亦療腎風耳. 未選入.

○ 龔子才治一人, 兩目作痛, 服降火祛風之藥, 兩目如緋, 熱倦殊甚. 用十全大補湯數劑, 諸症悉退. 後服補中盆氣湯兼六味丸而愈. 複因勞後目澁體倦, 仍取十全大補而痊.

○ 一人目赤不明, 服袪風散熱藥, 反畏明重聽, 脈大而虛. 此因勞心過度, 飲食失節. 以補中盆氣湯加茯神棗仁山藥五味頓愈. 又勞役複甚, 用十全大補兼前藥而痊.

○ 前日與歐陽叔弼晁無咎張文潛, 同在戒壇. 予病目昏, 將以熱水洗之. 文潛曰, 目忌點洗, 目有病當存之, 齒有病當勞之. 雄按, 此治目疾之《妙法蓮華經》也. 庸人自擾, 宜乎盲矣, 不可固也. 又記魯直語云, 治目當如治民, 治齒當如治軍. 治民當如曹參之治齊, 治軍當如商鞅之治秦. 頗有理, 故追錄之.《東坡志林》.

○ 相公崔公慎由廉察浙西, 左目皆生贅如息肉, 欲蔽瞳人悶極, 諸醫方無驗. 譚簡見日, 此立可去, 但能安神不撓, 獨斷於中, 則必效矣. 崔公曰, 如約, 雖妻子必不使知. 譚又曰, 須用九日睛明亭午於靜處, 療之. 若其日果能逐心, 無憂矣. 是時月初也, 至六七日間, 忽陰雨甚, 譚生極有憂色. 至八九大開霽, 問崔公飲酒多少. 崔曰, 量雖至小, 亦可引滿. 譚大喜, 是日於使宅北樓, 請飲酒數杯. 端坐無思, 俄而譚以手掟捫所患日, 殊小事耳, 初覺似拔之, 雖痛亦可忍, 又聞動剪刀聲. 乃白崔曰, 此地稍暗, 請移往中庭. 坐旣定, 聞櫛然有聲. 先是譚請好綿數兩染縫, 至是以絳綿拭病處, 兼敷以藥, 遂不甚痛. 請開眼看所贅肉, 大如小子指, 堅如干筋. 遂命投之江中, 後數日詔征入秉鈞. 因語錄唐趙璘.

○ 魏玉橫曰, 金封翁年近七旬, 病暈厥, 卽類中風也. 小愈後眼花, 不良於步. 或教以一味白蒺藜, 水泛爲丸, 每早晚服四錢. 旣可祛風, 又能明目, 且價廉而工省. 才服數日, 覺口咽苦燥, 再服, 遂陡然失明. 重以鬱怒, 暈厥複作, 目閉不語, 汗出如珠. 延診脈已散亂, 姑以熟地二兩杞子一兩, 煎服. 一時醫至, 不敢主方, 欲就中加附子一錢, 謂重劑純陰宜少入陽藥. 余日, 此症外間多用蔘附湯, 有致筋枯皮黑, 人未死而牛身先死者. 以衰微之陰被劫也. 雄按, 此眞閱歷之言, 余亦目擊多人矣. 今症屬三陰虧竭, 五志之火上炎, 故卒然暈厥. 且病患以誤服白蒺藜之燥, 失明而病作, 寧可再服附子. 醫乃默然去. 二味服下, 神氣漸蘇. 乃減半, 入沙蔘麥冬沙苑蒺藜而愈. 今常服之, 兩年許能辨瓷器花色矣. 後複更醫, 不知何病而卒.

○ 盧玉川年六旬外, 久病脅痛. 凡一切香竄古方, 莫不遍嘗. 後一醫與丸方, 以葫蘆巴爲君, 余多伐肝之品, 服之脅痛果暫愈. 旣而一目失明, 猶不謂藥之誤也. 再服則兩目俱損, 脅痛轉甚. 延診, 以大劑生熟地杞子女貞沙蔘麥冬蔞仁與之, 一服卽愈. 始悟向藥之非, 然目中黑水神光, 枯竭已久, 不能複矣.

○ 一人年二十左右, 求診. 無他病, 惟日入則兩目無所見, 此卽諺語所謂雀盲是也. 其脈惟左關大, 左尺極微. 語之曰, 君得毋新婚乎. 日, 然. 與生地杞子牛膝甘菊沙蔘麥冬女貞四劑而愈. 因戒其房幃撙節, 否則再發, 成廢人矣.

○ 方懋春內人患喑, 荊防二味, 爲時師治喑所不可缺者, 服四劑. 不慮其芳香燥烈, 競致兩目赤腫眵淚成障也. 已逾月, 漸次失明. 診之, 兩寸上溢且弦數. 令前方加當歸白芍, 數服而愈. 其侄亦同此患, 時已瞳人進出, 不及藥矣. 消障救睛散, 石斛錢牛生研羚羊角一錢草決明一錢連翹錢牛白蒺藜一錢龍膽草五分酒炒灰甘菊八分木賊草五分漢防己一錢茺蔚子一錢, 水二盅, 煎八分, 食遠服.

○ 王晉三日, 白睛窎肉, 狀若魚胞, 世人咸用外點鉤割, 殊非正治. 余因製此方. 以石蟹爲君, 性大寒而燥, 去濕翳, 消窎肉, 如鼓應桴, 堪稱仙品. 佐以羚羊角之精靈, 熄肝風散惡血. 草決明療青盲, 去白膜. 連翹瀉客熱, 散結氣, 專泄大小眥之熱. 酒炒龍膽草退濕熱之郁翳. 白蒺藜散風破血. 木賊防己療風勝濕. 甘菊化風, 茺蔚行血. 諸藥皆入肝經, 仍能上行於肺, 用之屢驗.

○ 尤在涇日, 目赤腫痛, 人知降火, 而不知活血, 所以多不得力. 只用四物湯, 內地黃用生, 芍藥用赤, 加蒸大黃茯苓薄荷葉. 治之甚妙, 此戴複庵法也. 余謂目赤腫痛, 人知活血, 而不知治痰. 脾胃壅滯, 積熱生痰, 積痰生熱, 輾轉相因. 氣沖頭目昏痛不已者, 須用半夏石菖蒲黃芩枳實茯苓 陳皮, 微兼菊花白蒺藜之屬, 治之.

《古今醫案按》
○ 東垣治一人. 因多食豬肉煎餅, 同蒜醋食之, 後複飲酒大醉. 臥于暖炕, 翌日, 二瞳子散, 大於黃睛. 視物無的實, 以小爲大, 以短爲長. 卒然見非常之處, 行路踏空, 百治不效. 曰經云, 五臟六腑之精氣, 皆上注於目而爲之精. 精之窠爲眼, 骨之精爲瞳子. 又云, 筋骨氣血之精爲脈, 並爲系, 上屬於腦. 又云, 瞳子黑眼法於陰, 今瞳子散大者, 由食辛熱物太甚故也. 辛主散, 熱則助火. 上乘於腦中, 其精故散, 精散則視物亦散大也. 夫精明者所以視萬物者也. 今視物不眞, 精且衰矣. 蓋火之與氣, 勢不兩立. 經曰, 壯火食氣, 壯火散氣. 手少陰足厥陰所主, 上連目系, 邪之中人, 各從其類, 風與熱循此道而來攻. 故頭目腫悶而瞳子散大. 皆由血虛陰弱所致也. 當除風熱, 涼血益血, 以收耗散之氣, 則病愈矣. 用滋陰地黃丸. 經云, 熱淫所勝, 平以鹹寒, 佐以苦甘, 以酸收之. 以黃芩黃連大苦寒, 除熱邪之盛爲君. 當歸身辛溫, 生熟地黃苦甘寒, 養血涼血爲臣. 五味酸寒, 體輕浮, 上收瞳子之散大. 人參甘草地骨皮天門冬枳殼, 苦甘寒, 瀉熱補氣爲佐. 柴胡引用爲使. 忌食辛辣物助火邪, 及食寒冷物捐胃氣, 藥不能上行也. 震按, 此案講致病之源流, 論用藥之道理, 最精最當. 孟子所謂規矩方圓之至也.

○ 魏夫人目翳暴生, 從下而起, 其色綠, 瞳痛不可忍. 東垣曰, 翳從下而上, 病從陽明來也. 綠非五色之正, 此腎肺合而爲病. 乃以墨調膩粉合之, 卻與翳色相同, 腎肺爲病明矣. 乃瀉腎肺之邪, 入陽明之藥爲使, 既效矣. 他日病複作者三. 其所從來之經, 與翳色各異. 因悟曰, 諸脈皆屬於目, 脈病則目從之. 此必經絡未調, 則目病未已也. 因視所不調者治之, 疾逐不作. 震按, 此辨翳色甚巧. 後之複發者三, 翳色各異, 合以諸脈皆屬於目之經文. 自當恍然. 雖不載方藥, 而雲視所不調者治之. 亦可以意會矣.

○ 省郎中張子敬, 年六十七, 病眼目昏暗, 唇微黑色, 皮膚不澤, 六脈弦細而無力. 一日出示治眼二方, 問可服否. 羅謙甫曰, 此藥皆以黃連大苦之藥爲君, 諸風藥爲使. 夫人年五十, 膽汁減而目始不明. 內經云, 土位之主, 其瀉以苦. 諸風藥亦皆瀉土. 年近七十, 脾胃虛而皮肉枯, 重瀉其土, 使脾胃之氣含虛. 而不能營運榮衛之氣, 滋養元氣. 胃氣不能上行, 膈氣吐食, 諸病生焉. 此藥不可服. 只宜慎言語, 節飲食, 懲忿窒欲, 此不治之治也. 張以爲然, 明年春, 除關西路按察使, 三年致仕還, 精神清勝, 脈亦和平. 此不妄服寒藥之效也. 內經曰, 誅伐無過, 是謂大惑. 豈不信哉. 震按, 專門眼科, 常用黃連. 觀羅公之論, 皆當警省. 至於不治之治四句, 確爲明目秘方. 若不依此調理, 而僅不服寒藥, 亦屬無益.

○ 丹溪治一老人, 目忽盲, 他無所苦. 以大虛治之, 急煎人蔘膏一斤, 服二日, 目稍有見. 一醫與青礞石藥, 朱曰, 今夕死矣, 果然. 震按此案. 即內經所謂, 氣脫者目不明也. 後薛立齋一案, 用六味地黃丸加麥冬五味. 即難經所謂, 脫陰者目盲也. 干二條, 一系受濕, 一系瘀血. 亦皆用補藥爲君. 總由忽然而盲不因, 赤昏腫痛所致, 及翳障翳肉所蔽, 則因五臟之精華內竭, 不複上聚於目. 故非補不可也.

○ 一壯年, 忽早起視物不見. 就睡片時, 略見而不明, 食減倦甚. 脈緩大四至之上, 重則散而無力. 意其受濕所致, 詢之, 果臥濕地半月. 遂以白朮爲君, 黃耆茯苓陳皮爲臣, 附子爲使, 十餘帖愈. 一人形實, 好熱酒, 忽目盲, 脈澀. 此熱酒傷, 胃氣污濁, 血死其中而然也. 以蘇木作湯, 調人蔘末, 服二日, 鼻及二掌皆紫黑. 朱曰, 滯血行矣. 以四物加蘇木桃仁紅花陳皮煎, 調人蔘末服, 數日而愈. 呂滄洲治一人. 病二目視物皆倒植, 屢治不效. 曰, 視一物爲二, 視直爲曲, 古人嘗言之矣. 視物倒植, 誠所未喻也. 願聞其因, 彼曰, 某嘗大醉, 盡吐所飲酒, 熟睡達曙. 遂病呂切其脈, 左關浮促, 余部皆無恙. 即告之曰. 當傷酒大吐時, 上焦反覆, 致倒其膽府, 故視物皆倒植. 此不內外因, 而致內傷者也. 法當複吐以正其膽府. 遂授藜蘆瓜蒂爲粗末, 水煎, 俾平旦頓服湧之. 湧畢, 視物不倒植. 淮安陳吉老, 儒醫也. 有富翁子, 忽病視正物皆以爲斜. 凡幾案書冊之類, 排設整齊, 必更移令斜, 自以爲正. 以至書寫尺牘皆然. 父母憂之, 醫者不諳其疾, 或以吉老告, 遂攜子求治. 既診脈後, 令其父先歸, 留其子. 設樂開宴, 酬勸至醉乃罷. 扶病者坐轎中, 使人舁之, 高下其手, 常令傾倒輾轉. 久之方令登榻而臥, 達旦酒醒. 遣之歸家, 前日斜視之物, 皆理正之. 父母躍然而喜, 往問治之之方. 吉老云, 醉中嘗閃倒肝之一葉搭於肺上. 不能下故視正物爲斜. 今複飲之醉則肺脹, 展轉之間, 肝亦垂下矣. 藥安能治之哉. 富翁嘆服. 震按呂陳二案, 驟聞其說, 似無對証. 及觀其法, 著有成驗, 眞可謂隔垣之見矣. 量古人決不造誑, 以欺天下後世也. 鼻端生贅, 腦後下針, 世間原有此種仙術. 第如余之庸暗, 終在將信將疑之間耳.

○ 再考錢仲陽案, 方巧而理顯, 則平淡中之神奇矣. 錢仲陽治一乳婦. 因悖而病, 既愈, 目張不得暝. 錢曰, 煮郁李酒飲之使醉, 即愈. 所以然者, 目系內連肝膽, 恐則氣結, 膽衡不下. 郁李能去結, 隨酒入膽, 結去膽下, 目能暝矣. 飲之果驗.

○ 孫眞人奉旨, 治衛才人眼疼. 前衆醫不能療, 或用寒藥, 或用補藥, 加之臟腑不和. 孫診之, 肝脈弦滑, 非壅熱耶. 乃年壯血盛, 肝血並不通. 遂問宮人, 月經已三月不通矣. 用通經藥經行而愈. 震按, 肝脈弦滑, 能不誤認爲風痰病眼乎. 因肝藏血, 而知其血盛不通, 誠切當矣. 然猶問宮人, 始得經行三月之信. 並不先言據脈當停經也. 眞人尚如此. 奈何諱疾者, 每不言以責其斷病耶. 此正犯東坡, 所謂我欲困醫, 而我病亦適爲醫所困耳.

○ 石山治一婦, 年逾四十. 兩眼昏昧, 咳嗽頭痛, 似鳴而痛. 若過飢, 惡心, 醫以眼科治之, 病甚. 翁診脈皆細弱, 脾部尤近弦弱, 曰脾虛也. 東垣云, 五臟六腑, 皆稟受於脾, 上貫於目. 脾虛則五臟之精氣皆失所司, 不能歸明於目矣. 邪逢其身之虛, 隨眼系入於腦, 則腦鳴而頭痛. 心者, 君火也, 宜靜, 相火代行其令. 勞役運動, 則妄行, 侮其所勝, 故咳嗽也. 醫不理脾養血, 而以苦寒治眼, 是謂治標不治本. 乃用蔘耆各一錢五分麥冬貝母各一錢歸身八分陳皮川芎黃芩各七分甘草菊花各五分 麥芽四分, 煎服二帖諸証悉除. 薛己治給事張禹功. 目赤不明, 服祛風散熱藥, 反畏明重聽. 脈大而虛. 此因勞心過度飮食失節. 以補中益氣加茯神棗仁山藥山茱萸五味, 頓愈. 又勞役復甚, 用十全大補, 兼以前藥, 漸愈, 卻用補中益氣加前藥而痊. 東垣云, 諸經脈絡, 皆走於面而行空竅. 其淸氣散於目而爲精, 走於耳而爲聽. 若心煩事冗, 飮食失節, 脾胃虧損, 心火太甚. 百脈沸騰, 邪害孔竅而失明矣. 況脾爲諸陰之首, 目爲血脈之宗. 脾虛則五臟之精氣. 皆失其所. 若不理脾胃, 不養氣血, 乃治標而不治本也. 震按此二案, 專治脾虛, 並不治目而目亦愈. 蓋治脾虛卽所以治目, 由於診脈得其要領也. 惟同用蔘者. 汪案則佐以麥冬貝母川芎黃芩菊花. 因有咳嗽頭痛, 尚帶一二分客邪耳. 薛案則純補, 兼佐酸收. 因曾服祛風散熱藥, 反畏明重聽, 迨補之得愈. 而勞役復甚, 其虛爲尤甚耳.

○ 一儒者日晡兩目緊澁, 不能瞻視. 此元氣下陷. 用補中益氣倍加蔘者, 數劑而愈. 震按樓全善云, 陽虛則眼棱緊急, 陰虛則瞳子散大. 故目緊澁, 宜用蔘者, 東垣有說可考. 但佐使之藥, 宜辛味疏散. 忌芍藥五味之類酸收耳.

○ 一男子年二十, 素嗜酒色, 兩目赤痛, 或作或止. 兩尺洪大, 按之微弱. 薛謂少年得此目當失明. 翌早索途而行, 不辨天日, 衆皆驚異. 與六味地黃丸加麥冬五味, 一劑頓明. 一人患眼疾, 每睡起則眼赤腫. 良久卻愈, 百治莫效. 師曰, 此血熱, 非肝病也. 臥則血歸於肝, 熱血歸肝, 故令眼赤腫也. 良久卻愈者, 人臥起血復散

於四肢故也. 遂用生地黃汁, 浸粳米半升, 滲干, 曝令透骨干, 三浸三干. 用瓷瓶煎湯一升令沸, 下地黃米四五匙, 煎成薄粥湯. 放溫, 食半飽後, 飮一二盞卽睡. 如此兩日, 遂愈. 生地黃汁涼血故也. 一婦病熱, 目視壁上, 皆是紅蓮花滿壁. 醫用滾痰丸下之, 愈. 一人眼前常見禽蟲飛走, 捉之卽無. 乃肝膽經爲疾. 用酸棗仁羌活元明粉靑桷子各一兩, 爲末, 每水煎二錢, 和渣服, 日三服. 趙卿. 良醫也, 有機警. 一少年, 眼中常見一小鏡子, 諸醫不效. 趙診之, 與少年期, 來晨以魚鱠奉候. 少年及期赴之, 延於內, 且令從容, 俟客退方接. 俄而設桌, 施一甌芥醋更無他味. 卿亦未出, 迨日中久候不至. 少年飢甚, 且聞醋香, 不免輕啜. 逡巡又啜之覺胸中豁然, 眼花不見. 因竭甌啜之, 趙卿方出, 少年以啜醋慚謝. 卿曰. 郞君先因吃鱠太多, 芥醋不快. 又有魚鱗在胸中, 所以眼花. 適來所備芥醋, 只欲郞君因飢以啜之, 果愈此疾. 烹鮮之會, 乃權詐也. 震按以上四條, 皆異疾奇方, 可備參考. 但眼科証候甚多, 所選諸案, 十不得一. 須以治目各種書籍, 廣搜遍閱, 方有見解. 而手法尤宜從師學習, 切戒草率.

○ 一婦人眼中忽有血如射而出, 或緣鼻下. 但血出多時, 卽經不行. 乃陰虛相火之病. 遂用歸尾生地黃酒芍, 加柴胡黃柏知母條芩側柏葉木通紅花桃仁, 水煎, 食前服, 數劑而愈. 震按, 眼衄多是腎陰虛, 肝火旺. 此卻是倒經. 由於血出多, 卽經不行, 可以問而知之也.

○ 孫東宿治孫如亭令正. 年過四十, 眼偶赤腫, 兩太陽疼痛, 大便不行者三日. 平時泛期一月僅兩日, 今行四日未止. 眼科余雲谷醫治逾候, 腫赤不消. 而右眼內眥突生一白泡, 垂與鼻齊, 大二寸餘. 余見而駭走, 以爲奇疾, 莫能措劑. 又見其嘔吐眩運, 伏於枕上, 略不敢動. 稍動則眩愈極, 吐愈急. 辭不治. 孫診之, 兩寸關脈俱滑大有力, 兩尺沉微. 孫曰, 此中焦有痰, 肝膽有火. 必爲怒氣所觸而然. 內經云, 諸風掉眩, 皆屬肝木, 諸逆沖上皆屬於火. 蓋無痰不能運也. 眼powder白泡, 乃火性急速, 怒氣加之, 氣乘於絡, 上而不行, 故直脹出眼外也. 古壯士一怒而目珠裂, 與白泡脹出珠外, 理同. 肝爲血海, 故血亦來不止. 治當抑其肝木, 淸鎭痰火, 則諸症自瘥. 先用薑汁盋元丸壓其痰火, 以止嘔吐. 再以二陳湯加酒連酒芩天麻滑石吳茱萸竹茹枳實, 一帖眩吐俱定, 頭稍能動. 改用二陳加芩連穀精草夏枯草香附吳茱萸苡仁, 四劑目疾全愈. 血海亦淨. 震按, 此案現証甚怪, 治法甚穩. 因知醫病, 只要明理. 毋庸立異也.

○ 周愼齋治一人. 喪子, 悲哀太過, 兩目腫痛, 用獨蔘湯而愈. 蓋悲哀則傷肺, 金虛則木寡於畏, 肝火上逆而目痛. 人蔘補肺, 肺王則木沉火降也. 震按, 兩目腫痛,

用獨蔘湯奇矣. 及講明其理, 始知是正非奇. 然亦須審
棄見之証與脈象若何. 蓋木寡於畏, 肝火上逆, 目旣腫
痛而或赤. 脈若弦大而且數, 口渴內熱, 投以此方, 不
虞其痛之喪明乎.
○ 報國澄和尙, 患眼疾二年, 服袪風淸熱藥過多, 致
耳鳴嘈嘈不止, 大便常苦燥結. 近來左眼上微翳, 見燈
火則大如斗, 視月光則小如螢. 詢諸方家, 俱莫能解.
因以質之石頑, 石頑曰, 此水虧而陰火用事也. 試以格
物之理參之. 如西洋玻璃眼鏡, 以十二鏡編十二支爲一
套. 無論老少, 其間必有一者能察秋毫. 則知人眼有十
二種偏勝, 故造眼鏡者, 亦以十二等鉛料配之. 取鉛以
助陰精, 料以助陽氣也. 若鉛料之輕重, 與眼之偏勝不
相當, 則得之反加障礙矣. 月乃至陰之精, 眞水內涸,
不能泛濫其光, 所以視之甚小. 設加之以鉛重者, 則視
月必大矣. 燈本燃膏之焰. 專擾乎陰, 不能勝其灼爍,
所以見之甚大. 設加之以料重者, 燈火必愈大矣. 合脈
參証, 知爲平昔勞傷心脾. 火土二臟過燥, 並傷腎水眞
陰也. 遂疏天王補心丹與之. 他如中翰徐燕及, 見日光
則昏迷如蒙, 見燈火則精彩倍常. 此平昔恒勞心腎, 上
盛下虛所致. 蓋上盛則七志聚於心包, 暗侮其君. 如權
黨在位, 蒙蔽九重. 下虛則相火失職, 不能司明察之令.
得燈燭相助其力, 是以精彩勝於常時. 此與嬰兒胎寒夜
啼, 見火則止之義不殊. 未識專事眼科者, 能悉此義否.
震按, 此論實有格物妙義. 而於施治方法, 殊少發揮.
後之閱者, 似難則效. 然余輯是書, 只從舊案拔其精粹.
非爲對証檢方分門尋法者設也. 理已講明, 方可會悟.
所謂中道而立能者從之.

《類証治裁》
○ 李氏有年血衰, 腎之精華不能上注於目, 常時似有黑
物護蔽銳. 低頭則如黑灰紛撲. 左脈短濇, 此肝腎陰虧,
瞳神失斂也. 仿東垣明目地黃丸, 用熟地杞子山藥茯神
當歸五味柴胡白芍蜜丸, 遂愈.
○ 一小兒, 夜熱溺數, 面腫目羞明, 白睛微黃. 此脾虛
不能約製, 而爲肝經風熱所乘. 用薏仁丹皮茵陳山梔鉤
藤甘菊甘草茯神, 二服汗津津, 熱退溺縮. 加潞蔘白芍,
又數服, 諸症悉平.
○ 族婦, 久患目赤, 產後鬱怒, 赤腫難開. 服散火解鬱
之劑, 未效. 診其脈脾弱肝强, 議扶土製木, 目疾可瘳.
砂仁陳皮白茯苓白朮天麻炙草甘菊川芎山梔草決明加棗.
外用洗藥, 蠶砂夏枯草冬桑葉菊葉, 煎湯熏洗, 數次而
病若失.
○ 馬氏, 左目久昏, 右目複0. 服眼科苦寒之劑, 畏冷
減食, 脈弱勢無. 此有年陽衰, 神水欲竭. 惟補養神膏,
右目可複. 用黨蔘杞子鹿角膠沙苑子當歸玉竹桑葉龍眼

接服補中湯二劑. 後再服前藥加故紙核桃, 數十服, 右
目複初.
○ 張氏, 目大眥脈赤, 浮膜漸入風輪. 按大眥屬心爲
君火, 風輪屬肝爲風木. 子能令母實, 火動風生, 宜抑
火以退風. 用木賊穀精消膜, 赤芍連翹瀉火, 枳殼當歸
通元府, 甘菊散風, 龍眼歸目, 四服全消.
○ 王, 春初兩目腫痛難開. 旬日後白睛通赤入上0, 中
裏白膜, 視物無睹. 服散風火退浮翳之藥, 不應. 更用
挑針點藥, 益劇. 診之脈虛疾. 予謂前法俱非也. 此肝
腎受損, 陰火上乘耳. 用杞菊地黃湯大劑煎服, 數日而
明複, 膜漸消.
○ 李, 精散則視歧, 精虛則目暗. 今病後未複, 再傷腎
陰. 脈虛大, 頭震眩, 目赤, 紋內障視渺, 心煩不眠. 治
宜補坎鎭離, 切忌寒涼淸降. 仿東垣先生法. 熟地苣勝
子枸杞子五味子茯神龍齒棗仁當歸龍眼肉, 數劑而明複
障消.

《冷廬醫話》
○ 目中起星, 宜初起卽治.《石室祕錄》方最妙. 白蒺藜
三錢, 水煎洗日四五次, 余二次皆用此獲效. 又一次以
新橘子皮, 塞鼻中, 不半日卽退. 又舊傳一方, 用山慈
姑, 人乳磨汁, 入冰片末少許點之, 並治翳障甚效.
○ 人有患肝病者, 重酒柴胡, 服之肝病愈而目瞽. 以其
竭肝陰也. 大抵溫散之品, 皆損目. 友人某嗜飮燒酒,
後竟失明. 至如韭蒜椒芥等耗目光, 並宜遠之.
○ 一人患頭風痛, 兩目失明. 遍求醫治無效, 偶過茶肆
小憩, 有鄕人敎以用十字路口及鄕村屋旁野莧菜煎湯,
入沙壺中乘熱熏之. 日行數次, 如是半月複明.
○ 許辛木說, 明目之方, 可久服者, 枸菊丸第一. 專用
二味, 勿入六味丸內, 黑小豆次之.
○《壽親養老新書》云, 李小患取黑豆緊小而圓者, 侵晨
以井花水呑二七粒. 謂之五臟谷, 到老視聽不衰.
○ 近人相傳服法. 晨用生小黑豆四十九粒, 以滾水送
下. 久服勿間, 則眼到老常明.
○ 余二十九歲, 患風火赤眼, 愈後閱文攻苦. 用目過
早, 遂至昏澀羞明, 不能作字. 又爲眼科以赤藥點之,
轉益增劇. 於是謝去生徒, 閉門靜養, 專服小黑豆. 又
每晨用明礬末擦齒, 後以洗面水漱口, 卽將其水洗目.
洗後閉目片時, 俟其自乾, 如是半年, 目乃複初. 因服
小黑豆勿輟, 凡二十餘年, 迄今目光如舊, 燈下可作細
字. 未始非此方之力. 凡人至中年而目昏花, 卽當服此.
或因其性涼, 不宜於寒體, 則服枸菊丸可也. 丁巳秋見
歙縣吳端甫攢花《易簡良方》, 載服黑料豆法. 並述功
效, 附錄於此. 云, 每一歲生吃一粒, 自小服起, 每年
視歲數加減, 永無眼患. 余於壬子年入會闈, 年僅四十

二, 而上燈後幾不見卷格. 南旋即得此方, 無間服之. 今歷五稔, 目力倍於幼時, 眞奇方也.

《醫話》

○ 目疾由於伏氣化熱者治法. 目疾有實熱之証, 其熱屢服涼藥不解, 其目疾亦因之久不癒者. 大抵皆因伏氣化熱之後, 而移熱於目也. 丙寅季春, 李××, 紡紗廠學徒, 病目久不癒. 眼瞼紅腫, 胬肉遮睛, 覺目睛脹疼甚劇. 又兼耳聾鼻塞, 晃聞俱廢, 跬步須人扶持. 其脈洪長甚實, 左右皆然. 其心中甚覺發熱, 舌有白苔, 中心已黃, 其從前大便原燥, 因屢服西藥大便日行一次. 知系冬有伏寒, 感春陽而化熱, 其熱上攻, 目與耳鼻皆當其衝也. 擬用大劑白虎湯, 以淸陽明之熱, 更加白芍龍膽草兼淸少陽之熱. 病患謂廠中原有西醫, 不令服外人藥, 今因屢服其藥不癒, 偸來求治於先生. 或服丸散猶可, 斷乎不能在廠中煎服湯藥. 愚曰, 此易耳. 我有自製治眼妙藥, 送汝一包, 服之眼可立癒. 遂預軋生石膏細末兩半與之, 囑其分作六次服, 日服三次, 開水送下. 服後又宜多喝開水, 令微見汗方好. 持藥去後, 隔三日來複, 眼疾已癒十之八九, 耳聾鼻塞皆癒, 心中已不覺熱, 脈已和平. 複與以生石膏細末一兩, 俾仍作六次服. 將藥服盡痊癒. 至與以生石膏細末而不明言者, 恐其知之卽不敢服也. 後屢遇因伏氣化熱病目者, 治以此方皆效.

《醫學衷中蔘西錄 醫案》

○ 六頭部門. 目病乾疼. 病人基本資料. 天津崔××, 年三十四歲, 患眼乾, 間有時作疼. 病因. 向因外感之熱傳入陽明之府, 服藥多甘寒之品, 致外感之邪未淨, 痼閉胃中永不消散, 其熱上衝遂發爲眼疾. 証候. 兩目乾澁, 有時目睛脹疼, 漸至視物昏花, 心中時常發熱, 二便皆不通順, 其脈左右皆有力, 而右關重按有洪實之象, 屢次服藥已近二年, 仍不少愈. 診斷. 凡外感之熱傳裡, 最忌但用甘寒滯泥之藥, 痼閉其外感之邪不能盡去, 是以陸九芝謂如此治法, 其病當時雖愈, 後恆變成癆瘵. 此証因其禀賦强壯, 是以未變癆瘵而發爲眼疾, 醫者不知淸其外感之餘熱, 而泛以治眼疾之藥治之, 是以歷久不癒也. 愚有自製離中丹, 再佐以淸熱托表之品, 以引久蘊之邪熱外出, 眼疾當愈. 處方. 離中丹一兩鮮蘆根五錢鮮茅根五錢. 藥共三味, 將ց二味煎湯三杯, 分三次溫服, 每次服離中丹三錢强, 爲一日之量, 若二種鮮根但有一種者, 可倍作一兩用之. 效果. 將藥如法服之, 至第三日因心中不發熱, 將離中丹減半, 又服數日眼之乾澁疼脹皆癒, 二便亦順利.

2. 눈을 이룬 틀

《祕傳眼科龍木論》

○ 二·眼敍論. 夫眼者, 五髒之精明, 一身之至寶, 如天之有日月, 其可不保護哉. 然骨之精爲瞳子屬腎. 筋之精爲黑眼絡屬肝. 血之精爲絡束屬心. 氣之精爲白眼屬肺. 肉之精爲約束屬脾. 契筋骨血氣之精, 與脈幷爲之系, 系上屬於腦, 後出於頂中. 故六淫外傷, 五髒內鬱, 飮食房勞, 遠視悲泣, 抄寫雕鏤, 刺繡博奕, 不避煙塵, 刺血發汗, 皆能病目. 故方內有五輪八廓內外障等, 各各不同. 尤當分其所因, 及髒腑陰陽, 不可混濫. 如決其面者, 爲兌皆屬少陽. 近鼻上爲外眥太陽. 下爲內眥屬陽明. 赤脈上下者, 太陽病. 從下上者, 陽明病. 從外走內者, 少陽病. 此三陽病, 不可混也. 睛色赤, 病在心. 色白, 病在肺. 色靑, 病在肝. 色黑, 病在腎. 色黃, 病在脾. 色不可名者, 病在胃中. 此五髒三陽病, 不可混也, 仍敍三因於後.

○ 四·五輪歌. 眼中赤翳血輪心, 眼中白翳有小赤脈, 是血輪主屬心. 黑睛屬腎水輪深, 黑睛屬腎爲水輪. 白睛屬肺氣輪應, 白睛爲氣輪屬肺. 肝應風輪位亦沉, 肝主風輪在內無形. 總管肉輪脾髒應, 肉輪屬脾, 兩瞼脾應病亦緩, 兩瞼屬脾. 瞳人膽屬爲淮海, 光明瑩淨直千金. 一髒不和攻入眼, 針醫宜早莫沉吟. 愚癡初患不將治, 初問針藥卻生疑, 求神拜鬼間燒炙, 痛極狂心柱禱神, 風熱漸深牢固後, 昏沉翳膜始求醫. 假使得痊兼複體, 服藥名醫日月遲.

《銀海精微》

○ 五輪八廓總論. 人有兩眼, 猶如天地之有兩曜, 視萬物, 察纖毫, 何所不至. 日月有一時之晦者, 風雲雷雨之所致也. 眼之失明者, 四氣七情之所害也. 大抵目爲五臟之精華, 一身之要系, 故五臟分五輪, 八卦名八廓. 五輪. 肝屬木曰風輪, 在眼爲烏睛. 心屬火曰血輪, 在眼爲二眥. 脾屬土曰肉輪, 在眼爲上下胞瞼. 肺屬金曰氣輪, 在眼爲白仁. 腎屬水曰水輪, 在眼爲瞳仁. 至若八廓無位有名, 大腸之腑爲天廓, 脾胃之腑爲地廓, 命門之腑爲火廓, 腎之腑爲水廓, 肝之腑爲風廓, 小腸之腑爲雷廓, 膽之腑爲山廓, 膀胱之腑爲澤廓. 斯爲眼目之根本, 而又借血爲之胞絡. 或蘊積風熱, 或七情之氣, 鬱結不散, 上攻眼目, 各隨五臟所屬而見. 或腫而痛, 羞澁多淚, 或生障昏暗失明, 其症七十有二, 治之須究其源, 因風則散之, 熱則淸涼之, 氣結則調順之. 切不可輕用針刀鉤割. 偶得其愈, 出乎僥幸, 或有誤而爲者, 則必爲終身之患也. 又不宜通用涼藥, 恐冰其血, 凝而不流, 亦成痼疾. 用藥當量人之老少, 氣體之虛實. 又有腎虛者, 亦令人眼目無光, 或生冷翳, 宜補暖下元,滋補腎水. 北方患者, 多是日冒風沙, 夜臥熱炕, 二氣交蒸, 故使之用涼藥. 北方之人故與南方之人用藥有不同也. 疹痘之後, 毒瓦斯鬱結於肝而氣不能瀉, 攻發於眼目, 傷於瞳仁者, 素無治法也.

○ 五輪之圖. 眼中赤脈血輪心, 黑睛屬腎水輪深, 白睛屬肺氣輪應, 肝主風輪位亦輪, 更有肉輪脾臟應, 兩瞼屬脾胞胃侵. 大小眥爲血輪, 屬心火. 大眥赤者, 心之實也. 小眥赤者, 心之虛也. 黑睛爲風輪, 屬肝木. 瞳仁爲水輪, 屬腎水. 白仁爲氣輪, 屬肺金. 上下胞瞼爲肉輪, 屬脾土.

○ 八廓之圖. 肝爲養化之廓, 腎與眼疾豈無由, 酒色過時更惜憂, 莫道睛光無大故, 看看膜障裏雙眸. 膽爲清淨之廓, 視物依稀似霧中, 時時手拭兩睛瞳, 要知冷淚頻頻出, 此是肝虛膽氣攻. 膀胱津液之廓, 膀胱屬水腎爲夫, 冷淚相形本臟虛, 赤脈縱橫輪廓內, 不逢妙手豈能蘇. 胃名水穀之廓, 飮食相干在胃中, 更加積熱兩相攻, 瞼胞漸腫生睛赤, 不解中宮熱不通. 命門抱陽之廓, 內抱眞陽是命門, 眼前花發色紛紛, 不能補腎調肝氣, 睛腫縱橫似有根. 大腸傳送之廓, 傳送原因是本經, 肺家壅滯熱相侵, 只宣大腸依次第, 閉澁之時醫患睛. 小腸關泉之廓, 小腸腑屬關泉廓, 受病先從心裡傳, 兩眥皆赤生癢痛, 但調經脈自然痊. 腎屬會陰之廓, 視物如看霜霧多, 抬頭畏日事如何, 急宜補腎禁房室, 免使昏朦不得過. 天廓屬大腸, 傳送, 肺金, 乾卦. 火廓屬心, 抱陽, 命門經, 離卦. 地廓屬脾胃, 水穀之海, 坤卦. 水廓屬腎經, 會陰, 坎卦. 山廓屬膽經, 清淨, 艮卦. 風廓屬肝經, 養化, 巽卦. 雷廓屬心, 小腸經, 關泉, 震卦. 澤廓屬膀胱經, 津液, 兌卦.

《備急千金要方》

○ 足太陽陽明, 手少陽脈動, 發目病. 黃帝問曰, 余嘗上清冷之台, 中陛而顧, 匍匐而前. 余私異之, 竊內怪之. 或獨冥視, 安心定氣, 久而不解. 披髮長跪, 俯而視, 複久之. 又不已, 卒然自止, 何氣使然. 岐伯對曰, 五臟六腑之精氣, 皆上注於目而爲之睛. 精之窠爲眼, 骨之精爲瞳子, 筋之精爲黑眼, 血之精爲其胳窠, 氣之精爲白眼, 肌肉之精爲約束裹. 筋骨血氣之精而與脈幷爲系, 系上屬於腦, 後出於項中. 故邪中於項, 因逢身之虛, 其入深則隨眼系以入於腦. 入於腦則腦轉, 轉則引目系急, 急則目眩以轉矣. 邪中其睛, 所中者不相比則睛散, 睛散則歧, 故見兩物. 目者五臟六腑之精也, 營衛魂魄之所榮也, 神氣之所生也, 故神勞則魂魄散, 志意亂. 是故瞳子黑眼法於陰, 白眼赤脈法於陽, 故陰陽合揣, 《靈樞》作俱轉, 而精明矣. 目者心之使也, 心者神之舍也. 故神分精亂而不專, 《靈樞》作轉, 卒然見非常之處, 精神魂魄散不相得, 故曰惑. 帝曰, 余疑何其然也. 余每之東苑, 未嘗不惑, 去之則復. 余惟獨爲東苑勞神乎, 何其異也. 岐伯曰, 不然. 夫心有所喜, 神有所惡, 卒然相感, 則精亂視誤, 故神惑神移乃復. 是故閒者爲迷, 甚者爲惑. 目眥外決于面者爲銳眥, 在內近鼻者, 爲內眥, 上爲外眥, 下爲內眥. 目赤色者病在心, 白色者病在肺, 靑色者病在肝, 黃色者病在脾, 黑色者病在腎, 黃色不可名者病在胸中. 診目痛赤脈從上下者太陽病, 從下上者陽明病, 從外走內者少陽病. 夫鼻洞, 鼻洞者濁下不止, 傳爲衄矕瞑目, 故得之氣厥. 足陽明有挾鼻入於面者, 名曰懸顱, 屬口對, 入系目本, 視有過者取之, 損不餘, 益不足, 反者益甚. 足太陽有通項入於腦者, 正屬目本名曰眼系, 頭目固痛, 取之在項中兩筋閒. 入腦乃別陰蹻, 陰蹻相交, 陽入陰出, 陽交於銳眥, 當作目內眥. 陽氣盛則瞋目矣, 陰氣絶則爲之眼瞑矣.

《東垣十書》《蘭室祕藏》

○ 諸脈者皆屬於目論. 陰陽應象論云, 諸脈者, 皆屬於目, 目得血而能視. 五臟六腑精氣, 皆上注於目, 而爲之精. 精之窠則爲眼, 骨之精爲瞳子, 筋之精爲黑眼, 血之精爲絡其窠, 氣之精爲白眼, 肌肉之精則爲約束. 裹擷筋骨, 血氣之精而與脈幷爲系, 上屬於腦, 後出於項中. 故邪中於項, 因逢其身之虛, 其入深, 則卽隨眼系入於腦則腦轉. 腦轉則引目系急, 目系急, 則目眩以轉矣. 邪中其精, 其精所中, 不相比也, 則精散, 精散則視歧, 故見兩物. 目者, 五臟六腑之精, 營衛魂魄之所常營也, 神氣之所主也. 故神勞則魂魄散, 志意亂, 是故瞳子黑眼, 發於陰, 白眼赤脈, 發於陽, 故陰陽合傳而爲精明也. 目者, 心之使也, 心者, 神之舍也. 故神精亂而不轉, 卒然見非常之處, 精神魂魄, 散不相得, 故曰惑也. 夫十二經脈, 三百六十五絡, 其血氣, 皆上走於面而走空竅. 其淸陽氣, 上散於目而爲精, 其氣走於耳而爲聽. 因心事煩冗, 飮食失節, 勞役過度, 致脾胃虛弱, 心火大盛則百脈沸騰, 血脈逆行, 邪害空竅, 天明則日月不明矣. 夫五臟六腑之精氣, 皆稟受於脾, 上貫於目, 脾者諸營之首也. 目者血脈之宗也, 故脾虛則五臟之精氣皆失所司, 不能歸明於目. 心者, 君火也. 主人之神, 宜靜而安. 相火, 代行其令, 相火者, 包絡也, 主百脈, 皆榮於目. 旣勞役運動, 勢乃妄行, 又因邪氣所幷而損血脈, 故諸病生焉. 凡醫者, 不理脾胃, 及養血安神, 治標不治本, 是不明正理也.

《原機啓微》

○ 論目爲血脈之宗. 《內經》曰, 諸脈者, 皆屬於目, 目得血而能視. 《針經》曰, 五臟六腑精氣, 皆上注於目而爲之精. 精之窠爲眼, 骨之精爲黑眼, 血之精爲絡, 其窠氣之精爲白眼, 肌肉之精則爲約束, 裹擷筋骨, 血氣之精而與脈並爲系, 上屬於腦, 後出於項中. 故邪中於項, 因逢其身之虛, 其入深, 則隨眼系入於腦則腦轉, 腦轉則引目系急, 目系急則目眩以轉矣. 邪中其精, 其精所中, 不相比也. 則精散, 精散則視岐, 故見兩物. 目者, 五臟六腑之精, 榮衛魂魄之所常營也, 神氣之所生也. 故神勞則魂魄散, 志意亂. 是故瞳子黑眼發於陰, 白眼赤脈發於陽, 故陰陽合傳而爲精明也. 目者, 心之使也, 心者, 神之舍也. 故神精亂而不轉, 卒然見非常之處, 精神魂魄, 散不相得, 故目惑也. 東垣日, 夫十二經脈, 三百六十五絡, 其血氣皆上走於面而走空竅, 其淸陽氣上散於目而爲精, 其氣走於耳而爲聽. 因心煩事冗, 飮食失節, 勞役過度, 致脾胃虛弱, 心火太盛, 則百脈沸騰, 血脈逆行, 邪害空竅, 失明則日月不明矣. 夫五臟六腑之精氣, 皆稟受於脾, 上貫於目. 脾者, 諸陰之首也, 目者, 血脈之宗也. 故脾虛則五臟之精氣皆失所司, 不能歸明於目矣. 心者, 君火也, 主人之神, 宜靜而安, 相火化行其令. 相火者, 包絡也, 主百病, 皆榮於目. 旣勞役運動, 勢乃妄行, 又因邪氣所並而損血脈, 故諸病生焉. 凡醫者, 不理脾胃, 及養血安神, 治標不治本, 是不明正理也. 按, 此論目爲臟腑血脈精氣之宗, 至爲詳悉. 豈但世俗拘之於五輪八廓而已也.

《證治准繩》
○ 經云, 瞳子黑眼法於陰, 白眼赤脈法於陽. 故陰陽合轉而精明. 此則眼具陰陽也. 又曰, 五臟六腑之精氣, 皆上注於目而爲之精. 精之窠爲眼, 骨之精爲瞳子, 筋之精爲黑眼, 血之精爲絡, 其窠氣之精爲白眼, 肌肉之精爲約束. 裹擷筋骨氣血之精而與脈並爲系, 上屬於腦, 後出於項中. 此則眼具五臟六腑也. 後世五輪八廓之說, 蓋本諸此. 臟腑主目有二, 一曰肝. 經云, 東方靑色, 入通於肝, 開竅於目, 藏精於肝. 又云, 人臥血歸於肝, 肝受血而能視. 又云, 肝氣通於目, 肝和則目能辨五色矣. 二曰心. 經云, 心合脈. 諸脈者, 皆屬於目是已. 至東垣又推之而及於脾, 如下文所云. 東垣曰, 五臟生成篇云, 諸脈者, 皆屬於目, 目得血而能視. 《鍼經九卷》大惑論云, 心事煩冗, 飮食失節, 勞役過度, 故脾胃虛弱, 心火太盛. 則百脈沸騰, 血脈逆行, 邪害孔竅, 天明則日月不明也. 夫五臟六腑之精氣, 皆稟受於脾土而上貫於目, 脾者諸陰之首也. 目者血氣之宗也. 故脾虛則五臟之精氣皆失所司, 不能歸明於目矣. 心者君火也, 主人之神, 宜靜而安, 相火代行其令. 相火者包絡也. 主百脈, 皆榮於目. 旣勞役運動, 勢乃妄行, 及因邪氣所並而損其血脈, 故諸病生焉. 凡醫者不理脾胃及養血

安神, 治標不治本, 不明正理也. 陽主散, 陽虛則眼楞急, 而爲倒睫拳毛. 陰主斂, 陰虛不斂, 則瞳子散大, 而爲目昏眼花. 《靈樞》顚狂篇云, 目眥外決於面者爲銳眥, 在內近鼻者爲內眥, 上爲外眥, 下爲內眥. 論疾診尺篇云, 診目痛, 赤脈從上下者, 太陽病. 從下上者, 陽明病. 從外走內者, 少陽病. 太陽病宜溫之散之, 陽明病宜下之寒之, 少陽病宜和之. 《保命集》云, 眼之爲病, 在腑則爲表, 當除風散熱. 在臟則爲裡, 當養血安神. 暴發者爲表而易療, 久病者爲裡而難治. 除風散熱者, 瀉靑丸主之. 養血安神者, 定志丸主之. 婦人熟地黃丸主之. 或有肥氣氣盛, 風熱上行, 目昏澁, 槐子散主之. 此由胸中濁氣上行也, 重則爲痰厥, 亦能損目. 常使胸中氣淸, 自無此病. 又有因目疾服涼藥多則損氣者, 久之眼漸昏弱, 午明乍暗, 不能視物, 此則失血之驗也. 熟乾地黃丸, 消風散, 定志丸, 相須養之. 或有視物不明, 見黑花者, 此之謂腎氣弱也. 當補腎水, 駐景丸是也. 或有暴失明者, 謂眼居諸陽交之會也, 而陰反閉也. 此風邪內滿, 當有不測之病也. 子和曰, 聖人雖言目得血而能視, 然血亦有太過不及也. 太過則目壅塞而發痛, 不及則目耗竭而失明. 故年少之人多太過, 年老之人多不及. 但年少之人則無不及, 年老之人, 其間猶有太過者, 不可不察也. 夫目之內眥, 太陽經之所起, 血多氣少. 目之銳眥, 少陽經也, 血少氣多. 目之上綱, 太陽經也, 亦血多氣少. 目之下綱, 陽明經也, 血氣俱多. 然陽明經起於目, 兩旁交頞之中, 與太陽少陽俱會於目, 惟足厥陰經連於目系而已. 故血太過者, 太陽陽明之實也. 血不及者, 厥陰之虛也. 故出血者, 宜太陽陽明, 蓋此二經血多故也. 少陽一經, 不宜出血, 血少故也. 刺太陽, 陽明出血則目愈明, 刺少陽出血則目愈昏. 要知無使太過不及, 以養血脈而已. 凡血之爲物, 太多則溢, 太少則枯. 人熱則血行疾而多, 寒則血行遲而少, 此常理也. 目者, 肝之外候也. 肝主目, 在五行屬木. 雖木之爲物, 太茂則蔽密, 太衰則枯瘁矣. 夫目之五輪, 乃五臟六腑之精華, 宗脈之所聚, 其白輪屬肺金, 肉輪屬脾土, 赤脈屬心火, 黑水神光屬腎水, 兼屬肝木. 此世俗皆知之矣. 及有目疾, 則不知病之理, 豈知目不因火則不病. 何以言之. 白輪變赤, 火乘肺也. 肉輪赤腫, 火乘脾也. 黑水神光被翳, 火乘肝與腎也. 赤脈貫目, 火自甚也. 能治火者, 一句可了. 故《內經》曰, 熱勝則腫. 凡目暴赤腫起, 羞明癮澁, 淚出不止, 暴翳目瞞皆火熱之所爲也. 治火之法, 在藥則鹹寒, 吐之下之. 在針則神廷上星顖會前頂百會血之. 翳者可使立退, 痛者可使立已, 昧者可使立明, 腫者可使立消. 惟小兒不可刺顖會, 爲肉分淺薄, 恐傷其骨. 然小兒水

在上, 火在下, 故目明. 老人火在上, 水不足, 故目昏. 《內經》曰, 血實者宜決之. 又經曰, 虛者補之, 實者瀉之. 如雀目不能夜視及內障, 暴怒大憂之所致也. 皆肝主目血少禁出血, 止宜補肝養腎. 至於暴赤腫痛, 皆宜以鈹針刺前五穴出血而已. 次調鹽油以塗髮根, 甚者雖至於再, 至於三可也. 量其病勢, 以平爲期. 按此謂目疾出血, 最急於初起熱痛暴發, 或久病鬱甚, 非三棱針宣泄不可. 然年高之人, 及久病虛損並氣鬱者, 宜從毫針補瀉之則可, 故知子和亦大略言耳. 於少陽一經, 不宜出血, 無使太過不及, 以養血脈而已, 斯意可見.

○ 五輪. 金之精騰結而爲氣輪, 木之精騰結而爲風輪, 火之精騰結而爲血輪, 土之精騰結而爲肉輪, 水之精騰結而爲水輪. 氣輪者, 目之白睛是也. 內應於肺, 西方庚辛申酉之令, 肺主氣, 故曰氣輪. 金爲五行之至堅, 故白珠獨堅於四輪. 肺爲華蓋, 部位至高, 主氣之升降, 少有怫鬱, 諸病生焉. 血隨氣行, 氣若怫鬱, 則火勝而血滯, 火勝而血滯則病變不測. 火克金, 金在木外, 故氣輪先赤, 金克木而後病及風輪也, 金色尚白, 故白澤者順也. 風輪者, 白內青睛是也. 內應於肝, 東方甲乙寅卯厥陰風木, 故曰風輪. 目竅肝, 肝在時爲春, 春生萬物, 色滿宇宙, 惟目能鑒, 故屬竅於肝也. 此輪清脆, 內包膏汁, 有涵養瞳神之功. 其色青, 故青瑩者順也. 世人多黃濁者, 乃濕熱之害. 唯小兒之色正, 至長食味, 則泄其氣而色亦易矣. 血輪者, 目兩角大小眦是也. 內應於心, 南方丙丁巳午火, 心主血, 故曰血輪. 夫火在目爲神光, 火衰則有昏瞑之患, 火炎則有焚爍之殃. 雖有兩心而無正輪. 心, 君主也, 通於大眦, 故大眦赤者, 實火也. 心包絡爲小心, 小心, 相火也, 代君行令, 通於小眦, 故小眦赤者, 虛火也. 若君主拱默則相火自然清寧矣. 火色赤, 唯紅活爲順也. 肉輪者, 兩睥是也. 中央戊己辰戌丑未之土, 脾主肉, 故曰肉輪. 脾有兩葉, 運動磨化水穀, 目亦兩睥, 動靜相應, 開則萬用, 如陽動之發生, 閉則萬寂, 如陰靜之收斂. 土臟萬物而主靜, 故睥合則萬有寂然而思睡, 此臟納歸靜之應也. 土爲五行之主, 故四輪亦爲睥所包涵, 其色黃, 得血而潤, 故黃澤爲順也. 華元化云, 目形類丸, 瞳神居中而前, 如日月之麗東南而晚西北也. 內有大絡六, 謂心肺脾肝腎命門各主其一. 中絡八, 謂膽胃大小腸三焦膀胱各主其一. 外有旁支細絡, 莫知其數, 皆懸貫於腦下, 連臟腑, 通暢血氣往來, 以滋於目. 故凡病發則, 有形色絲絡顯見, 而可驗內之何臟腑受病也. 外有二竅以通其氣, 內有諸液出而爲淚. 有神膏神水神光眞氣元眞精, 此皆滋目之源液也. 神膏者, 目內包涵膏液, 如破則黑稠水出是也. 此膏由膽中滲潤精汁積而成者, 能涵養瞳神

衰則有損. 神水者, 由三焦而發源, 先天眞一之氣所化, 在目之內, 雖不可見, 然使觸物損破, 則見黑睛之外, 有似稠痰者是也. 在目之外, 則目上潤澤之水是也. 水衰則有火勝燥暴之患, 水竭則有目輪大小之疾, 耗澁則有昏眇之危. 虧者多, 盈者少, 是以世無全精之目. 神光者, 謂目自見之精華也. 夫神光發於心, 原於膽, 火之用事. 神之在人也大矣. 在足能行, 在手能握, 在舌能言, 在鼻能嗅, 在耳能聽, 在目能視. 神舍心, 故發於心焉. 眞血者, 卽肝中升運滋目經絡之血也. 此血非比肌肉間易行之血, 因其脈絡深高難得, 故謂之眞也. 眞氣者, 蓋目之經絡中往來生用之氣, 乃先天眞一發生之元陽也. 大宜和暢, 少有鬱滯, 諸病生焉. 眞精者, 乃先後天元氣所化精汁, 起於腎, 施於膽, 而後及瞳神也. 凡此數者, 一有所損, 目則病矣. 大槪目圓而長, 外有堅殼數重, 中有清脆, 內包黑稠神膏一函. 膏外則白稠神水, 水以滋膏, 水外則皆血, 血以滋水, 膏中一點黑瑩是也. 膽所聚之精華, 唯此一點, 燭照鑒視, 空闊無窮者, 是曰水輪. 內應於腎, 北方壬癸亥子水也. 其妙在三, 膽汁, 腎氣, 心神. 五輪之中, 四輪不鑒, 唯瞳神乃照物者. 風輪則有包衛涵養之功, 風輪有損, 瞳神不久留矣. 或曰瞳神水也氣也血也膏也. 曰非也. 非血非氣非水非膏. 乃先天之氣所生, 後天之氣所成, 陰陽之妙用, 水火之精華. 血養水, 水養膏, 膏護瞳神. 氣爲運用, 神則維持. 喩以日月, 理實同之, 而午前則小, 午後則大, 亦隨天地陰陽之運用也. 大抵目竅於肝, 主於腎, 用於心, 運於肺, 臟於脾. 有大有小, 有圓有長, 亦由稟受之異. 男子右目不如左目精華, 女子左目不如右目光彩. 此各得其陰陽氣分之王也. 然聰愚佞直柔剛壽夭, 亦能驗目而知之, 神哉. 豈非人身之至寶乎.

○ 八廓. 應乎八卦, 脈絡經緯於腦, 貫通臟腑, 達血氣往來, 以滋於目. 廓如城郭, 然各有行路往來, 而匡廓衛御之意也. 乾居西北, 絡通大腸之腑, 臟屬肺, 肺與大腸相爲陰陽, 上運淸純, 下輸糟粕, 爲傳送之官, 故曰傳道廓. 坎正北方, 絡通膀胱之腑, 臟屬於腎, 腎與膀胱相爲陰陽, 主水之化源以輸津液, 故曰津液廓. 艮位東北, 絡通上焦之腑, 臟配命門, 命門與上焦相爲陰陽, 會合諸陰, 分輸百脈, 故曰會陰廓. 震正東方, 絡通膽腑, 臟屬於肝, 肝膽相爲陰陽, 皆主淸淨, 不受濁穢, 故曰淸淨廓. 巽位東南, 絡通中焦之腑, 臟屬肝絡, 肝與中焦相爲陰陽, 肝絡通血以滋養, 中焦分氣以化生, 故曰養化廓. 離正南方, 絡通小腸之腑, 臟屬於心, 心與小腸相爲臟腑, 爲謂陽受盛之胞, 故曰胞陽廓. 坤位西南, 絡通胃之腑, 臟屬於脾, 脾胃相爲臟腑, 主納水穀以養生, 故曰水穀廓. 兌正西方, 絡通下焦之腑, 臟

配腎絡, 腎與下焦相為臟腑, 關主陰精化生之源, 故曰關泉廓. 臟腑相配,《內經》已有定法, 而三焦分發肝腎者, 此目之精法也. 蓋目專竅於肝, 而主於腎, 故有二絡之分發焉. 左目屬陽, 陽道順行, 故廓之經位法象亦以順行. 右目屬陰, 陰道逆行, 故廓之經位法象亦以逆行. 察乎二目兩之分, 則昭然可見陰陽順逆之道矣.

《동의보감》

○ 眼爲臟腑之精. 五藏六府之精氣, 皆上注於目而爲之精, 精之窠爲眼. 骨之精爲瞳子, 筋之精爲黑眼, 血之精爲絡, 其窠氣之精爲白眼, 肌肉之精爲約束裹擷. 筋骨血氣之精而與脈系, 上屬於腦後, 出於項中. 故邪中於項, 因逢, 其身之虛, 其人深則隨眼系, 以入於腦. 入於腦則腦轉, 腦轉則引目系急, 目系急則目眩, 以轉矣, 卽因風眩也. 邪中其精, 其精所中不相比也, 則精散, 精散則視歧, 視歧則見兩物也, 視一物爲兩物也. 目者, 五藏六府之精也. 榮衛魂魄之所, 常營也. 神氣之所生也. 故神勞則魂魄散, 志意亂. 是故, 瞳子黑眼, 法於陰, 白眼赤脈, 法於陽也. 故陰陽合傳而爲精明也. 目者 心之使也, 心者, 神之舍也. 故神精亂而不轉, 卒然見非常之處, 精神魂魄, 散不相得, 故曰惑也. 靈樞 大惑論 第八十. 是以五藏六府, 十二經脈, 三百六十五絡, 其血氣, 皆禀受於脾土. 上貫於目而爲明, 故脾虛則五藏之精氣, 皆失所, 使不能歸明於目矣. 綱目.

○ 眼睛屬五臟. 首尾赤眥, 屬心. 滿眼白睛, 屬肺. 其烏睛圓大, 屬肝. 其上下肉胞, 屬脾. 而中間黑瞳一點如漆者, 腎實主之. 直指. 白睛屬肺, 名曰氣輪. 赤眥屬心, 行血脈之. 再於黑睛上, 分量微青者屬肝也. 次黑者屬腎也. 中間一點, 瞳人屬膽也. 入門.

○ 眼有內外眥. 目皆外決于面眥, 爲銳眥. 在內近鼻眥, 爲內眥. 上爲外眥, 下爲內眥. 靈樞 癲狂 第二十二. 足太陽爲目上綱, 足陽明爲目下綱. 靈樞 經筋 第十三. 眥謂目際, 瞼睫之本也. 內經. 目之內眥, 太陽經之所起, 血多氣少. 目之銳眥, 少陽經也, 血少氣多. 目之上綱, 太陽經也, 亦血多氣少. 目之下綱, 陽明經也, 血氣俱多. 此三經俱會于目. 惟足厥陰經, 連於目系而已, 故血太過者, 太陽陽明之實也. 血不及者, 厥陰之虛也. 故出血者, 宜太陽陽明, 盖此二經, 血多故也. 少陽一經不宜出血, 血少故也. 刺太陽陽明出血則目愈明, 刺少陽出血則目愈昏矣. 子和.

○ 諸脈屬目. 心合脈. 靈樞 五色 第四十九. 諸脈者, 皆屬於目. 內經 五藏生成篇 第十. 五藏六府精華, 皆禀於脾注於目, 故理脾胃則氣上升而神淸也. 肝之系, 雖總於目, 而照徹光彩, 實賴睛, 心神所主, 故補精安神者, 乃治眼之本也. 入門. 因心事煩冗, 飮食失節,

勞役過度, 故脾胃虛弱, 心火太盛, 則百脈沸騰, 血脈逆行, 邪害孔竅, 所謂天明則 日月不明是也. 脾者, 諸陰之首也. 目者, 血脈之宗也. 故脾虛則五藏之精氣, 皆失所司, 不能歸明於目矣. 心者君火也, 主人之神, 宜靜而安, 相火代行其令. 相火者, 包絡也, 主百脈, 皆榮於目, 旣勞役運動, 損其血脈, 故諸病生焉. 醫者, 不理脾胃, 及養血安神, 是治標, 不治本, 不明此理也. 東垣.

○ 目者肝之竅. 肝在竅爲目. 內經 陰陽應象大論篇 第五. 東方靑色, 入通於肝, 開竅於目, 藏精於肝. 內經 金匱眞言論篇 第四. 人臥則血歸於肝, 肝受血而能視. 內經 五藏生成篇 第十. 肝氣通於目, 肝和則能辨五色. 難經. 肝虛則目䀮䀮無所見. 內經 金匱眞言論篇 第四. 目眜者, 肝氣不治也. 海藏. 目者, 肝之外候. 肝取木, 腎取水, 水能生木, 子母相合. 故肝腎之氣充則睛彩光明, 肝腎之氣乏則昏蒙暈眩. 心者, 神之舍, 又所以爲肝腎之副焉. 盖心主血, 肝藏血, 血能生熱. 凡熱衝發於眼, 皆當淸心凉肝. 直指. 肝藏血, 熱則目赤腫, 虛則眼前生花, 詳見眼花. 赤腫宜地黃粥. 入門. 地黃粥. 治睡後目上下腫, 須臾漸白, 良久則無, 此血熱, 非肝病也. 盖人臥則血歸於肝, 因血熱到肝, 故睡起而目赤. 良久無事者, 血復, 散於四肢也. 宜食此粥, 以凉肝血. 生地黃不拘多少, 擣取, 自然汁, 浸粳米半升, 滲透晒極乾, 再浸再晒, 三次, 每用磁器, 煎湯一升 令沸, 入前米一合, 熬作稀粥, 食遠喫之, 卽遂立效. 入門.

《景岳全書》

○ 經義共三十一條. 藏生成篇曰, 諸脈者皆屬於目. 肝受血而能視. 五閱五使篇曰, 目者, 肝之官也. 肝病者皆靑. 金匱眞言論曰, 東方靑色, 入通於肝, 開竅於目. 邪氣藏府病形篇曰, 十二經脈, 三百六十五絡, 其血氣皆上於面而走空竅. 其精陽氣上走於目而爲睛. 大惑論曰, 五藏六府之精氣, 皆上注於目而爲之精, 精之窠爲眼. 骨之精爲瞳子, 筋之精爲黑眼, 血之精爲絡, 其窠氣之精爲白眼, 肌肉之精爲約束. 裹擷筋骨血氣之精而與脈並爲系, 上屬於腦, 後出於項中. 故邪中於項, 因逢其身之虛, 其入深, 則隨眼系以入於腦. 入於腦則腦轉, 腦轉則引目系急, 目系急則目眩以轉矣. 邪其精, 其精所中不相比也則精散, 精散則視歧, 視歧見兩物. 目者, 五藏六府之精也, 營衛魂魄之所常營, 神氣之所常生也. 故神勞則魂魄散, 志意亂. 是故瞳子黑眼法於陰, 白眼赤脈法於陽也, 故陰陽合傳而精明也. 目者, 心使也, 心者, 神之舍也. 故神精亂而不轉, 卒然見非常處, 精神魂魄, 散不相得, 故曰惑也. 脈度篇曰, 蹻

脈氣不榮則目不合. 肝氣通於目, 肝和則目能辨五色矣. 寒熱病篇曰, 足太陽有通項入於腦者, 正屬目本, 名曰眼系. 頭目苦痛取之, 在項中兩筋間. 入腦乃別陰蹻陽蹻. 陰陽相交, 陽入陰, 陰出陽, 交於目銳眥. 陽氣盛則瞋目, 陰氣盛則瞑目. 衛氣行篇曰, 平旦陰盡, 陽氣出於目, 目張則氣上行於頭. 夜則氣行於陰, 而復合於目. 口問篇曰, 心者, 五臟六腑之主也. 目者, 宗脈之所聚也, 上液之道也. 口鼻者, 氣之門戶也. 故悲哀愁憂則心動, 心動則五臟六腑皆搖, 搖則宗脈感, 宗脈感則液道開, 液道開故泣涕出焉. 液者, 所以灌精濡空竅者也. 故上液之道開則泣, 泣不止則液竭, 液竭則精不灌, 精不灌則目無所見矣, 故命曰奪精. 解精微論曰, 夫心者, 五藏之專精也, 目者其竅也, 華色者其榮也. 是以人有德也, 則氣和於目, 有亡憂知於色. 是以悲哀則泣下, 泣下水所由生. 夫水之精爲志, 火之精爲神, 水火相感, 神志俱悲, 是以目之水生也. 厥則目無所見. 夫人厥則陽氣并於上, 陰氣并於下. 陽并於上, 則火獨光也, 陰并於下, 則足寒, 足寒則脹也. 夫一水不勝五火, 故目眥盲. 是以衝風, 泣下而不止. 夫風之中目也, 陽氣內守於精, 是火氣燔目, 故見風則泣下也. 有以比之, 夫火疾風生乃能雨, 此之類也. 決氣篇曰, 氣脫者, 目不明. 癲狂篇曰, 狂, 目妄見, 耳妄聞, 善呼者, 少氣之所生也. 藏氣法時論曰, 肝病者, 虛則目䀮䀮無所見, 耳無所聞, 善恐如人將捕之, 取其經, 厥陰與少陽. 熱病篇曰, 目中赤痛, 從內眥始, 取之陰蹻. 目不明, 熱不已者死. 繆刺篇曰, 邪客於足陽蹻之絡, 令人目痛從內眥始, 刺外踝之下半寸所各二痏, 左刺右, 右刺左, 如行十里頃而已. 論疾診尺篇曰, 目赤色病在心, 白在肺, 青在肝, 黃在脾, 黑在腎. 黃色不可名者, 病在胸中. 診目痛赤脈從上下者, 太陽病. 從下上者, 陽明病. 從外走內者, 少陽病. 經筋篇曰, 足太陽之筋, 支者爲目上網. 足陽明之筋, 上合於太陽, 爲目下網. 足少陽之筋, 支者結於目眥爲外維. 足陽明之筋, 引缺盆及頰, 卒口僻急者, 目不合. 熱則筋縱, 目不開. 癲狂篇曰, 目眥外決於面者, 爲銳眥. 在內近鼻者, 爲內眥. 上爲外眥. 下爲內眥. 評熱病論曰, 水者陰也, 目下亦陰也, 腹者至陰之所居, 故水在腹者, 必使目上腫也. 脈要精微論曰, 夫精明五色者, 氣之華也, 赤欲如白裹朱, 不欲如赭. 白欲如鵝羽, 不欲如鹽. 青欲如蒼璧之澤, 不欲如藍. 黃欲如羅裹雄黃, 不欲如黃土. 黑欲如重漆色, 不欲如地蒼. 五色精微象見矣, 其壽不久也. 夫精明者, 所以視萬物, 別黑白, 審長短. 以長爲短, 以白爲黑, 如是則精衰矣. 五常政大論曰, 赫曦之紀, 其病瘡瘍血流狂妄目赤. 陽明司天, 燥氣下臨, 肝氣上從, 脅痛目

赤. 六元正紀大論曰, 少陽司天之政, 初之氣, 候乃大溫, 其病血溢目赤. 三之氣, 炎暑至, 民病熱中, 喉痺目赤. 少陰司天之政, 民病目赤眥瘍. 二之氣, 陽氣布, 風乃行, 其病淋, 目冥目赤, 氣鬱於上而熱. 三之氣, 大火行, 民病目赤. 火鬱之發, 民病目赤心熱, 甚則瞀悶懊憹, 善暴死. 木鬱之發, 甚則耳鳴眩轉, 目不識人. 至眞要大論曰, 少陽之勝, 目赤欲嘔. 太陽司天, 面赤目黃, 善噫. 氣交變大論曰, 歲金太過, 燥氣流行, 肝木受邪, 民病兩脅下少腹痛, 目赤痛眥瘍. 師傳篇曰, 肝者主爲將, 使之候外, 欲知堅固, 視目小大. 目下果大, 其膽乃橫. 五藏生成篇曰, 徇蒙招尤, 目冥耳聾, 下實上虛, 過在足少陽, 厥陰, 甚則入肝. 凡相五色之奇脈詳前面病門. 海論曰, 髓海不足, 則腦轉耳鳴, 脛痠眩冒, 目無所見, 懈怠安臥. 風論曰, 風氣與陽明入胃, 循脈而上至目內眥, 其人肥則風氣不得外泄, 則爲熱中而目黃. 人瘦則外泄而寒, 則爲寒中而泣出. 風氣循風府而上, 則爲腦風, 風入係頭, 則爲目風, 眼寒. 經脈篇曰, 五陰氣俱絕, 則目系轉, 轉則目運, 目運者爲志先死, 志先死則遠一日半死矣. 診要經終論曰, 太陽之脈, 其終也戴眼反折. 詳三十七卷死生門. 三部九候論曰, 目內陷者死. 瞳子高者太陽不足, 戴眼者太陽已絕, 此決死生之要, 不可不察也.

《審視瑤函》

○ 五輪所屬論. 夫目有五輪, 屬乎五臟. 五輪者, 皆五臟之精華所發, 名之曰輪. 其像如車輪圓轉運動之意也. 上下眼胞, 屬乎脾土, 應中央, 戊己辰戌丑未也. 脾主肉, 故曰肉輪. 脾土主乎運動, 磨化水穀, 外應目之兩胞, 動靜相應. 開則萬用, 如陽動之發生, 閉則萬寂, 如陰靜之收斂. 象土能藏萬物而主靜, 故脾一合則萬有寂然而思睡, 藏納歸靜之應也. 目又有兩銳角, 爲目大小眥, 屬心火, 應南方, 丙丁巳午也. 心主血, 故曰血輪. 人臟有大小二心, 故目眥亦有大小二輪之別. 其內白睛則屬肺金, 應西方, 庚辛申酉也. 金爲五行中之最堅, 故白睛亦堅於四輪. 肺主氣故曰氣輪. 白睛內之青睛, 則屬肝木, 應東方, 甲乙寅卯也. 木在四時爲春, 春生萬卉, 其色青瑩, 目能鑒視, 故目爲肝木之竅. 肝木主風, 故曰風輪. 青睛之內一點黑瑩者, 則爲瞳神, 屬乎腎水, 應北方, 壬癸亥子也. 腎主水, 故曰水輪. 五輪之中, 四輪不能視物, 惟水輪普照無遺, 神妙莫測. 乃先天之精液, 肇始之元靈, 人身之至寶, 猶夫天之日月也. 是以人之瞳神損者, 不能治矣.

○ 八廓所屬論. 八廓應乎八卦, 脈絡經緯於腦, 貫通臟腑, 以達血氣, 往來滋養於目. 廓者如城廓之謂, 各有門路往來, 即匡廓衛御之意也. 故乾居西北, 絡通大腸

之腑, 臟屬於肺, 肺與大腸相爲臟腑, 上連淸純, 下輸糟粕, 爲傳送之官, 故曰傳送廓. 坎正北方, 絡通膀胱之腑, 臟屬於腎, 腎與膀胱相爲臟腑, 主水之化源, 以輸津液, 故曰津液廓. 艮位東北, 絡通三焦臟配命門, 命門與三焦相爲臟腑, 會合諸陰, 分輸百脈, 故曰會陰廓. 震正東方, 絡通膽之腑, 臟屬於肝, 肝膽相爲臟腑, 皆主淸靜, 不受穢濁, 故曰淸淨廓. 巽位東南, 絡通中焦之腑, 臟配心胞, 心胞與中焦相爲臟腑, 胞絡營血, 以滋養中焦, 分氣以化生, 故曰養化廓. 離屬正南, 絡通小腸之腑, 臟屬於心, 心與小腸相爲臟腑, 爲諸陰受盛之胞, 故曰胞陽廓. 坤位西南, 絡通於胃之腑, 臟屬於脾, 脾胃相爲臟腑, 土納水穀以養生, 故曰水穀廓. 兌正西方, 絡通下焦之腑, 臟配腎絡, 腎與下焦相爲臟腑, 關主陰精化生之源, 故曰關泉廓. 臟腑之相配, 古聖《內經》已有定法, 而三焦獨重. 肝腎二絡者, 此目之配法. 蓋目專竅於肝而主於腎, 故有二絡之專主也. 左目屬陽, 陽道順行, 故廓之經絡法象, 亦以順行. 右目屬陰, 陰道逆行, 故廓之經絡法象, 亦以逆行. 察乎二目, 兩眥之分, 則昭然可明陰陽順逆之道矣.

○ 五輪不可忽論. 夫目之有輪, 各應乎臟, 臟有所病, 必現於輪, 勢必然也. 肝有病, 則發於風輪. 肺有病, 則發於氣輪. 心有病, 則發於血輪. 腎有病, 則發於水輪. 脾有病, 則發於肉輪, 此五輪之易知者. 木靑, 金白, 水黑, 火赤, 土黃, 此五色之易知者. 輪也色也, 已灼然而現証. 醫猶不知爲目病之驗. 又況亢則乘, 勝則侮, 並病合病, 自病傳病, 生克製化, 變通之妙豈能知之乎. 大約輪標也, 臟本也, 輪之有証, 由臟之不平所致. 未有標現証, 而本不病者, 今不知輪之証, 則不知乎臟矣. 夫輪臟相應, 旣不知輪, 則是標本俱不明, 標本旣不明, 何以知孰宜緩孰宜急, 而能治人之疾哉. 間有知輪臟標本, 而不知其中生此克此, 自病傳病, 或並或合之不同, 則乘侮製化變通之妙, 又不能知. 又有知標本緩急, 自傳並合等症, 而又不知人之強者弱者, 在血在氣, 所受所與, 當補當瀉之不同, 則順逆反正攻守之治, 必不能知. 如此之醫豈能治人之疾乎. 是患目者多, 而治目者少, 咎無良方, 而嗟華佗之不再生, 陋矣. 佗卽再生, 而人不能精明佗之道耳.

○ 勿以八廓爲無用論. 五輪爲病, 間有知者, 至於八廓之病位, 且不知, 況欲求其知經絡之妙用乎. 故古人云經絡不明, 盲子夜行. 夫八廓之經絡, 乃驗病之要領, 業斯道者, 豈可忽哉. 蓋驗廓之病與輪不同. 輪以通部形色爲証, 而廓惟以輪上血脈絲絡爲憑. 或粗細連斷, 或亂直赤紫, 起於何位, 侵犯何部, 以辨何臟何腑之受病, 淺深輕重, 血氣虛實, 衰旺邪正之不同. 察其自病傳病, 經絡之生克逆順而調治之耳. 人有謂此, 八廓如三焦之有名無實, 以爲無用者, 此謬之甚者也. 愚觀《內經》, 黃帝少俞, 論士勇怯, 言勇士剛急, 三焦肉橫, 怯士柔緩, 三焦肉縱. 夫肉則有狀, 此《難經》之頗誤也. 今八廓有位有形, 故如三焦之比. 八廓絲絡比之三焦更爲有據. 三焦雖然有據, 三焦在內而不見, 尚有膈上膈下之分. 八廓則明見於外, 病發則有絲絡之可驗者, 安得謂爲無用哉.

○ 目爲至寶論. 大哉. 目之爲體, 乃先天之空竅, 肇始之元明, 經絡之精華, 榮衛之膏液, 故有金珠玉液之稱, 幽戶神門之號. 究其源, 實陰陽蘊氣之始, 二五凝精之際, 神哉. 空竅列分左右, 妙合先天, 大玄旣備, 神物漸凝, 精明其聚, 普照無窮. 稽諸古論則曰, 肺之精騰, 結而爲氣輪. 肝之精騰, 結而爲風輪. 心之精騰, 結而爲血輪. 脾之精騰, 結而爲肉輪. 腎之精騰結而爲水輪. 氣輪者, 白睛是也, 內應乎肺, 肺爲華蓋, 部位至高, 主氣之升降, 少有怫鬱, 諸病生焉. 血隨氣行, 氣若怫鬱, 金受火克而亡血, 血亡則病變不測, 金包在水外, 水來克金, 故氣輪先赤, 金又克木, 是以其病漸及於風輪也. 金色宜白, 故白而光澤者順也. 風輪者, 白睛內之靑睛是也. 內應乎肝, 肝在時爲春, 春生萬卉, 而肝開竅於目, 肝木主風故曰風輪. 此輪淸脆, 內包膏汁, 有涵養瞳神之功, 其色宜靑, 故靑瑩者順也. 目有黃濁者, 乃濕熱之害, 惟小兒之色最正, 及長食乎濃味, 則瀉其氣, 而色亦異矣. 血輪者, 兩目角大小紅眥是也. 內應乎心, 心主血, 故曰血輪. 夫火在目爲神光, 火衰則有昏暝之患, 火盛則有焚燥之殃. 雖有兩心, 而無正輪. 心君主也, 通於大眥, 故大眥赤者, 實火也. 命門爲小心, 小心者相火也, 相火行君之令, 通於小眥. 小眥赤者, 虛火也. 若心君之主拱默, 則相火自然淸寧矣. 火色宜赤, 惟紅活爲順也. 肉輪者, 脾土是也. 脾主肉, 故曰肉輪. 夫土爲五行之主, 故四輪皆脾之包含, 土性主靜, 其色宜黃, 得血爲潤, 故黃澤爲順也. 華佗云目形類丸, 瞳神居中而獨前, 如日月之麗東南, 而晦西北也, 內有大絡者五, 乃心肝脾肺腎, 各主一絡, 中絡者六, 膀胱大小腸三焦膽包絡, 各主一絡, 外有旁枝細絡, 莫知其數, 皆懸貫於腦, 下達臟腑, 通乎血氣往來以滋於目. 故凡病發, 則目中有形色, 絲絡――顯見而可驗, 方知何臟何腑之受病. 外有二竅, 以通其氣, 內包諸液, 液出則爲淚, 中有神膏, 神水, 神光, 眞血, 眞氣, 眞精, 皆滋目之液也. 神膏者, 目內包涵之膏液, 膏液如破, 則黑稠水出是也. 此膏由膽中滲潤精汁, 升發於上, 積而成者, 方能涵養瞳神, 此膏一衰, 則瞳神有損. 神水者, 由三焦而發源, 先天眞一之氣所化, 在目之內,雖不可見, 若被物觸損傷, 則見黑膏之外, 有似稠痰出者是也, 即目上潤澤之水. 水衰則有火盛燥暴之患, 水竭則有目輪大小之疾, 耗澁則有昏眇之危. 虧者多, 盈者少, 是以世無全精之目. 神光者, 謂目中自然能視之精華也. 夫神光原於命門, 通於膽, 發於心, 皆火之用事. 神之在人也大矣. 在足能行, 在手能握, 在舌能言, 在鼻能嗅, 在耳能聽, 在目能見. 有莫知其所以然而然者. 夫神源舍乎心, 故發於心焉. 神如游龍, 變化不測, 人能靜之, 抱元守一, 豈獨目之無病哉. 眞血者, 卽肝中升運於目, 輕清之血乃滋目經絡之血也. 此血非比肌肉間混濁易行之血, 因其輕淸上升於高而難得, 故謂之眞也. 眞氣者, 卽目經絡中往來生用之氣, 乃先天眞一發生之元陽也. 大宜和暢, 少有鬱滯, 諸病生焉. 眞精者, 乃先後二天元氣所化之精汁, 先起於腎, 次施於膽, 而後及乎瞳神也. 凡此數者, 一有所損, 目病生矣. 大概目圓而長, 外有堅殼數重, 中則清脆, 內包黑稠神膏一函, 膏外則白稠神水, 水以滋膏, 水外則皆血, 血以滋水, 膏中一點黑瑩, 乃是腎膽所聚之精華. 惟此一點燭照鑒視, 空闊無窮者, 是曰瞳神此水輪也. 其妙有三, 膽汁, 腎氣, 心神也. 五輪之中四輪不能視物, 惟瞳神乃照物者, 風輪則有包衛含養之功, 故凡風輪有損, 瞳神不久留矣. 此卽唇亡齒寒, 輔車相依之意也. 或曰瞳神水乎氣乎血乎膏乎. 曰非血, 非氣, 非水, 非膏. 乃先天之氣所生, 後天之氣所成, 陰陽之妙蘊, 水火之精華. 血養水, 水養膏, 膏護瞳神. 氣爲運用, 神則維持, 喻以日月, 其理相同而午前則小, 午後則大, 亦隨天地陰陽之運用也. 大抵目竅於肝, 生於腎, 用於心, 潤於肺, 藏於脾, 有大有小, 有圓有長, 皆由人禀受之異也. 男子右目不如左目之精華, 女子左目不如右目之光彩, 此各得其陰陽之定理也. 然賢愚佞直, 剛柔壽夭, 皆驗目而知之. 物之絲髮差別可以辨, 物之毫忽輕重可以定, 遇物卽知, 遠射無遺, 豈不爲神哉之至寶乎. 故古人曰天無二曜, 一物無所生, 人無兩目, 一物無所見. 誠哉是言也, 思之甚可驚異. 夫人之精血有限, 豈可妄自斲喪眞元, 一旦疾成始悔. 究其因, 皆從耽酒戀色, 嗜欲無窮, 或痰火頭風, 哭泣太傷, 思慮過度, 風沙煙障, 不知避戒, 竭視勞瞻, 而不知養息, 或五味四氣, 六欲七情, 不節之所致也. 由微至著, 而人不知省, 及疾已成矣. 仍仗血氣之盛而不醫, 或泥巫禱靈而不治, 遂成痼疾, 悔悵無由. 雖有金谷之富, 台鼎之榮, 卽盧扁複生, 亦不能療. 吁嗟. 堂堂之軀, 同於木之偶耳. 經云, 欲無其患, 先製其微. 蓋疾之初起, 卽當療治也, 製之之法, 豈專藥哉. 內則淸心寡欲, 外則惜視緘光. 蓋心淸則火息, 欲寡則水生, 惜視則目不勞, 緘光則膏常

潤. 臟腑之疾不起, 眼目之患卽不生, 何目疾之有哉. 孔子曰, 目不視邪色. 戒顔子曰, 非禮勿視, 皆所以正其視, 養心神也. 而孟夫子亦曰胸中不正, 則眸子眊焉. 又曰, 物交物, 則引之而已矣. 豈非日由心之所使, 心爲目之所誘乎. 故老子又曰, 含眼光, 緘眞氣. 還眞子曰, 目不著於物, 則心無所用, 心無所用則神不馳, 神不馳兮心自固. 豈非心不正由目之妄視乎. 故古之聖賢, 保之有方, 守之有道, 緘舌含光, 淸心塞聽, 以養天眞, 則存德養身, 不但目之無病, 而壽亦延紀矣.

《銀海指南》

○ 五輪解. 夫目有五輪, 禀乎五行, 原於五臟, 輪取圓轉層護, 猶之周廬環衛, 以奠皇居也. 蓋金之精, 騰結而爲氣輪. 木之精, 騰結而爲風輪. 火之精, 騰結而爲血輪. 土之精, 騰結而爲肉輪. 水之精, 騰結而爲水輪. 氣輪者, 目之白睛是也, 內應乎肺, 西方庚辛申酉之金, 肺主氣, 故曰氣輪. 金爲五行之至堅, 故氣輪亦堅於四輪, 居外而爲固也. 風輪者, 白睛內靑睛是也, 內應乎肝, 東方甲乙寅卯之木, 肝木生風, 故曰風輪. 此輪靑翠, 內包膏汁, 有涵養瞳神之功, 其色靑, 故曰靑瑩者爲順也. 血輪者, 目大小眦是也, 內應乎心, 南方丙丁巳午之火, 心主血, 故曰血輪. 有兩心而無正輪, 心君火也, 通於大眦, 命門爲小心, 小心相火也, 通於小眦. 火尚赤, 故取紅活者爲順也. 肉輪者, 目兩胞是也. 中央戊己辰戌丑未之土, 內應乎脾, 故曰肉輪. 夫土爲五行之主, 故四輪亦爲脾所包涵. 土主靜, 故目閉則靜而不用, 此藏納歸靜之用也. 脾有兩葉, 摩化水穀, 目有兩胞, 動靜相應. 其色尚黃, 得血爲潤, 故目之兩胞以黃澤爲順也. 然四者者, 皆不能鑒物, 惟逐層兜裹以保水輪. 水輪者, 內應乎腎, 北方壬癸亥子水也. 腎屬水, 故曰水輪. 中有黑瑩一點, 爲能鑒萬類, 察秋毫, 所謂瞳神者也. 五輪具而後爲全目, 目全而後爲完人. 治目者, 可弗明辨之乎.

○ 八廓解. 夫五輪爲捍御之司, 周防於外. 八廓爲轉運之使, 應接於內. 廓取恢廓之意, 經言使道隆以長. 蓋人身面部, 自齒以後至會厭深三寸半, 咽門至胃長一尺六寸, 則臟腑之於目, 相去甚遠. 廓其輪將精液之道路, 猶之經塗九軌, 以通往來也. 乾居西北, 絡通大腸之腑, 臟屬於肺, 肺與大腸爲表裡, 上運清純, 下輸糟粕, 爲傳送之官, 故曰傳道廓. 坎居正北, 絡通膀胱之腑, 臟屬於腎, 腎與膀胱爲表裡, 乃眞水之源, 以輸精液, 故曰精液廓. 艮位東北, 絡通上焦與命門, 上焦與命門會合諸陰, 分輸百脈, 故曰會陰廓. 震位正東, 絡通膽之府, 臟屬於肝, 肝與膽爲表裡, 主運清純, 不受汚濁, 故曰淸淨廓. 巽位東南, 絡通中焦與肝之絡, 肝絡通血,

以滋養中焦, 分氣血以爲化生, 故曰養化廓. 離居正南, 絡通小腸之府, 臟屬於心, 心與小腸爲表裡, 爲諸陽受氣之胞, 故曰抱陽廓. 坤位西南, 絡通胃之府, 臟屬於脾, 脾與胃爲表裡, 主納水穀以養生, 故曰水穀廓. 兌位正西, 絡通下焦與腎之絡, 腎絡與下焦主持陰精, 養化生之源, 故曰關泉廓. 夫臟腑之相配, 內經已有定法, 至三焦之分發肝腎者, 此目之脈絡配法也. 蓋目竅於肝, 主於腎, 故有二絡之分發. 察乎二目經絡之間, 昭然可見矣.

○ 輪廓. 古云, 經絡不明, 盲子夜行, 驗廓之病, 與輪不同. 輪以通部形色爲斷, 而廓以輪上之經絡爲形症. 或粗細連斷, 或虯直赤紫, 其脈起於何部, 侵及何部, 以辨病在於何臟, 及受病之淺深輕重, 血氣之虛實盛衰, 邪氣之自病傳病, 經絡之生克順逆而施治之耳. 有以八廓如八卦, 有名而無實, 不知以八廓比三焦, 則八廓尤爲易辨. 三焦在內而不見, 但有膈上膈下之分. 八廓見症分明, 顯有絲脈之可辨, 焉得謂有名無實哉.

○ 瞳神論. 五輪八廓, 既詳哉言之矣, 是爲目之體, 未及目之用也. 若夫靈明默運, 鑒萬物, 察秋毫, 則有瞳神在焉. 華元化曰, 目形類丸, 瞳神居中而向前, 猶日月之麗東南而晦西北也. 目有神膏神水神光, 真血真氣真精, 皆滋目之源液也. 神膏者, 目內包涵膏液, 此膏由膽中滲潤精汁, 積而成者, 故能涵養瞳神, 衰則有損. 神水者, 由三焦發源, 先天真一之氣所化, 目中潤澤之水是也. 水衰則有火勝燥爆之患. 水竭則有目輪大小之疾, 耗澀則有昏之患, 虧者多而盈者少, 故世無全精之目. 神光者, 源於命門, 通於膽, 發於心, 火之用事也. 火衰則有昏暝之患, 火炎則有焚燎之殃, 故衰宜補, 炎宜降. 心君主也, 通於大眦, 故大赤者, 實火也. 命門爲小心, 小心相火也, 代君行令, 通於小眦. 小眦赤者, 虛火也. 若君主拱默, 則相火自然清寧矣. 真血者, 即肝中升運滋目注絡之血也, 此血非比肌肉間流行之血也, 即天一所生之水, 故謂之真也. 真氣者, 目之經絡中往來生用之氣, 乃先天真一發生之元陽也. 真精者, 乃先天元氣所化之精汁, 起於腎, 施於膽, 而後及瞳神也. 凡此數者, 一有所損, 目難治矣. 大概目圓而長, 外有堅殼數重, 中則青胞, 內包黑稠神膏一函, 膏外則白稠神水, 水以滋膏, 水外則皆血, 血以滋水. 膏中一點黑瑩, 是腎膽所聚之精華. 惟此一點, 燭照鑒觀, 空闊無窮, 是爲人身之至寶, 天地之靈光. 或曰, 瞳神水也氣也血也膏也. 曰, 非也. 非水非氣非血非膏, 乃先天之氣所生, 後天之氣所成, 陰陽之蘊妙, 水火之精華. 血養水, 水養膏, 膏養瞳神, 氣運用, 神維持, 喻以日月, 理固有然. 而午前則小, 午後則大, 亦隨陰陽之運

用也. 大抵目竅於肝, 源於腎, 用於心, 運於肺, 藏於脾, 有大有小, 有圓有長, 亦由稟受之異也. 夫男子右目不如左目精華, 女子左目不如右目光彩, 此各得陰陽氣分之正也. 雲間謝東田先生, 精通醫理, 嘗謂余曰, 治目以瞳神爲本. 瞳神不損, 雖翳障滿布, 不難逐時消退. 瞳神若損, 縱極挽救, 亦屬徒勞無益. 故著此論, 以明其關系甚重, 不可視爲泛常. 爾時互相參究, 深受其益. 今東田已入仙鄉, 余亦桑榆日暮, 捉筆追思, 曷勝寒鳥戀群之概.

3. 눈병의 원인

《祕傳眼科龍木論》

○ 三·三因証治. 病者喜怒不節, 憂思兼並, 致髒氣不平. 鬱而生涎, 隨氣上厥. 逢腦之虛, 浸淫眼系, 蔭注於目. 輕則昏澀, 重則障翳, 眵淚努肉, 白膜遮睛. 皆內所因. 或數冒風寒, 不避暑濕, 邪中於項, 乘虛循系以入於腦, 故生外翳. 翳論中所謂青風綠風紫風黑風赤風白風白翳黃翳等. 隨八風所中, 變生諸証. 皆外所因. 或嗜欲不節, 飲食無時, 生食五辛, 熱啖炙煿, 馳騁畋獵, 冒涉煙塵, 勞動外情, 乃喪明之本. 所謂恣一時之游佚, 爲百歲之固愆. 皆不內外因. 治之各有方.

《河間六書》

○ 論目昏赤腫腎膜皆屬於熱. 目眛不明, 目赤腫痛, 腎膜皆瘍, 皆爲熱也. 及目瞑, 俗謂之眼黑, 亦爲熱也. 然平白日無所見者, 熱氣鬱之甚也. 或言目眛爲肝腎虛冷者, 誤也. 是以妄謂肝主於目, 腎主瞳子, 故妄言目眛爲虛而冷也. 然腎水冬陰也, 虛則當熱. 肝木春陽也, 虛則當冷. 腎陰肝陽, 豈能同虛而爲冷者歟. 或通言肝腎之中, 陰實陽虛而無由目眛也. 俗妄謂肝腎之氣衰少而不能至於目也. 不知經言熱甚目瞑眼黑, 豈由寒爾. 又如仲景言傷寒病熱極則不識人, 乃目盲也.《正理》曰, 由熱甚怫鬱於目而致之然也. 然皮膚之汗孔者, 謂泄氣液之孔竅也, 一名鬼門, 謂泄氣之門也. 一名腠理者, 謂氣液出行之腠道紋理也. 一名鬼神門者, 謂幽冥之門也. 一名元府者, 謂元微府也. 然元府者無物不有, 人之臟腑皮毛肌肉筋膜骨髓爪牙, 至於世之萬物盡皆有之, 乃氣出入升降之道路門戶也. 夫氣者形之主, 神之母, 三才之本, 萬物之元, 道之變也. 故元陽子解《清靜經》曰, 大道無形, 非氣不足以長養萬物, 由是氣化則物生, 氣變則物易, 氣甚即物壯, 氣弱即物衰, 氣正即物和, 氣亂即物病, 氣絕即物死. 經曰, 出入廢則神機化滅, 升降息則氣立孤危. 故非出入則無以生長化收藏. 是以升降出入, 無氣不有. 人之眼耳鼻口舌身意神識, 能爲用者, 皆由升降出入之通利也. 有所閉塞者, 不能爲用也. 若目無所見, 耳無所聞, 鼻不聞臭, 舌不知味, 筋痿骨

痺, 齒腐毛髮墮落, 皮膚不仁, 腸不能滲泄者, 悉由熱氣怫鬱, 元府閉密, 而致氣液血脈, 榮衛精神, 不能升降出入故也. 各隨鬱結微甚而察病之輕重也. 故知熱鬱於目, 無所見也. 故目微昏者, 至近則轉難辨物, 由目之元府閉小也, 隔縑視物之象也. 或視如蠅翼者, 元府有所閉合者也. 或目昏而見黑花者, 由熱氣甚而發之於目, 亢則害承乃制而反出其泣, 氣液昧乏, 以其至近, 故雖視而亦見如黑花也. 及衝風泣而目暗者, 由熱甚而水化制之也, 故經言厥則目無所見. 夫人厥則陽氣幷於上, 陰氣幷於下. 陽氣幷於上, 則火獨光也. 陰氣幷於下則足寒, 足寒則腫也. 夫一水不勝五火, 故目昏而盲, 是以衝風泣下而不止. 夫風之中於目也, 陽氣內守於睛, 是火氣燔目, 故見風泣下.

《世醫得效方》

○ 五輪之圖. 白屬肺, 氣之精, 氣輪. 黑屬肝, 筋之精, 風輪. 上下瞼屬脾胃, 肉之精, 肉輪. 大小眥屬心, 血之精, 血輪. 瞳仁屬腎, 骨之精, 水輪. 風輪病, 因喜怒不常, 作勞用心, 晝凝視遠物, 夜勤讀細書, 眼力旣勞, 風輪內損. 其候眥頭尤澁, 睛內偏疼, 視物不明, 胞弦緊急, 宜去風之藥. 血輪病, 因憂愁思慮, 悲喜煩勞, 內動於心, 外攻於目. 其候赤筋纏眥, 白障侵睛, 胞腫難開, 昏暮多澁, 日久不治, 失明愈甚, 宜洗心凉血藥. 肉輪病, 因多餐熱物, 好吃五辛, 遠道奔馳, 駐睛驟騎, 食飽耽眠, 積風痰壅. 其候胞眩赤腫, 暴赤昏矇, 眼淚常盈, 倒睫澁癢, 瘀血侵睛, 宜服醒脾藥. 氣輪病, 因凌寒冒暑, 受飮寒漿, 肌體虛疎, 寒邪入內. 其候或痛或昏, 傳在白睛, 筋多腫赤, 視日如隔霧, 看物似生烟, 日久不治, 變成白膜, 黑暗難開. 水輪病, 因勞役不止, 嗜欲無厭, 大驚傷神, 大怒衝志, 加之多食酒麪, 好啖鹹辛, 因動腎經, 通於黑水, 冷淚鎭流於瞼上, 飛蠅相趁於睛前, 積聚風虛, 或澁或癢, 結成翳障, 多暗多昏, 宜補腎藥. 天廓病, 因雲中射鴈, 月下看書, 多食腥膻, 侵冒寒暑, 致令有病, 內動視物生煙, 眥疼難開, 不能辦認. 地廓病, 因濕漬頭上, 冷灌睛眸, 致令有病, 眼眩緊急, 瘀血生瘡. 火廓病, 因心神恐怖, 赤脈侵眥, 血灌瞳人, 熱淚如傾, 其證瞼頭紅肺, 睛內偏疼, 熱淚難開. 水廓病, 因大勞努力, 爭鬪擊棒, 開弓驟騎, 强力致令生病, 常多暗二, 睛眩淚多. 風廓病, 因枕窓穴有風, 不能遮閉, 坐臥當之, 腦中風邪, 攻於風腑以致, 黑睛多痒, 兩瞼常爛, 或昏多淚. 雷廓病, 因失枕睡臥, 酒後行房, 血脉溢滿, 精宣閉滯, 風虛內聚, 上攻故令, 眥頭赤腫, 瞼內生瘡, 倒睫拳毛, 遮睛努肉. 山廓病, 因撞刺磕損致令, 肉生兩瞼, 翳閉雙睛, 若不早治, 永沉昏暗, 瘀血侵睛. 澤廓病, 因春不宣解, 冬

聚陽毒, 多喫脂肥, 過殘熱物致令, 腦脂凝聚, 血淚攻潮, 有如霧籠復見, 飛蜂繚繞, 黑花常滿, 難於瞻視.

《原機啓微》

○ 淫熱反克之病. 膏粱之變, 滋味過也. 氣血俱盛, 稟受濃也. 亢陽上炎, 陰不濟也. 邪入經絡, 內無御也. 因生而化, 因化而熱, 熱爲火, 火性炎上. 足厥陰肝爲木, 木生火, 母妊子, 子以淫勝, 禍發反克, 而肝開竅於目, 故肝受克, 而目亦受病也. 其病眵多, 眊瞶緊澁, 赤脈貫睛, 臟腑祕結者爲重. 重者, 芍藥淸肝散主之, 通氣利中丸主之. 眵多眊瞶緊澁, 赤脈貫睛, 臟腑不祕結者爲輕. 輕者, 減大黃, 芒硝, 芍藥淸肝散主之, 黃連天花粉丸主之. 火盛, 服通氣利中丸. 目眶爛者, 內服上藥, 外以黃連爐甘石散收其爛處, 兼以點眼春雪膏, 龍腦黃連膏, 嗌鼻碧雲散攻其淫熱. 此治淫熱反克之法也. 非膏粱之變, 非氣血俱盛, 非亢陽上炎, 非邪入經絡, 毋用此也. 用此則寒凉傷胃, 生意不能上升, 反爲所害, 病豈不治而已也. 噫, 審諸.

○ 風熱不制之病. 風動物而生於熱, 譬以烈火焰而必吹, 此物類感召而不能違間者也. 因熱而召, 是爲外來, 久熱不散, 感而自生, 是爲內發. 內外爲邪, 惟病則一, 淫熱之禍, 條已如前. 盍以風邪, 害豈纖也, 風加頭痛, 風加鼻塞, 風加腫脹, 風加涕淚, 風加腦巓沉重, 風加眉骨酸疼, 有一於此, 羌活勝風湯主之. 風加癢則以杏仁, 龍膽草, 泡散洗之. 病者有此數証, 或不服藥, 或誤服藥, 翳必隨之而生. 翳如雲霧, 翳如絲縷, 翳如秤星. 翳如秤星者, 或一點, 或三四點, 而至數十點. 翳如螺蓋者, 爲病久不去, 治不如法, 至極而至也, 爲服寒凉藥過多, 脾胃受傷, 生意不能上升, 漸而至也. 然必要明經絡, 庶能應手. 翳凡自內眥而出, 爲手太陽足太陽受邪, 治在小腸膀胱經, 加蔓荊子蒼朮羌活勝風湯主之. 自銳眥客主人而入者, 爲足少陽, 手少陽, 手太陽受邪, 治在膽與三焦小腸經, 加龍膽草藁本少加人蔘, 羌活勝風湯主之. 自目系而下者, 爲足厥陰, 手少陰受邪, 治在肝經心經, 加黃連倍加柴胡, 羌活勝風湯主之. 自抵過而上者, 爲手太陽受邪, 治在小腸經, 加木通五味子, 羌活勝風湯主之. 熱甚者, 兼用治淫熱之藥. 嗌鼻碧雲散俱治以上之証. 大抵如開鍋蓋法, 搖之隨效, 然力少而銳, 宜不時用之以聚其力. 雖然始者易而久者難, 漸複而複, 漸複而又複可也. 急於複者則不治. 今世醫用磨翳藥者有之, 用手法揭翳者有之. 噫. 翳猶瘡也, 奚斯愈乎. 庸者用此, 非徒無益, 增害猶甚. 愚者受此, 欣然而不悟, 可嘆也哉. 故置風熱不制之病治法.

○ 七情五賊勞役飢飽之病. 《陰陽應象大論》曰, 天有四時, 以生長收藏, 以生寒暑燥濕風. 寒暑燥濕風之發耶,

發而皆宜時, 則萬物俱生. 寒暑燥濕風之發耶, 發而皆不宜時, 則萬物俱死. 故曰, 生於四時, 死於四時. 又曰, 人有五臟, 化爲五氣, 以生喜怒憂悲恐. 喜怒憂悲恐之發耶, 發而皆中節, 則九竅俱生. 喜怒憂悲恐之發耶, 發而皆不中節, 則九竅俱死. 故曰, 生於五藏, 死於五臟. 目竅之一也. 光明視見, 納山川之大, 及毫芒之細, 悉雲霄之高, 盡泉沙之深. 至於鑒無窮爲有窮, 而有窮又不能爲窮. 反而聚之. 則乍張乍斂, 乍動乍靜, 爲一泓一點之微者. 豈力爲强致而能此乎. 是皆生生自然之道也. 或因七情內傷, 五賊外攘, 飢飽不節, 勞役異常. 足陽明胃之脈, 足太陰脾之脈, 爲戊己二土, 生生之原也. 七情五賊, 總傷二脈, 飢飽傷胃, 勞役傷脾, 戊己既病, 則生生自然之體, 不能爲生生自然之用, 故致其病, 曰七情五賊勞役飢飽之病. 其病紅赤睛珠痛, 痛如針刺, 應太陽, 眼瞼無力, 常欲垂閉, 不敢久視, 久視則酸疼. 生翳, 皆成陷下. 所陷者, 或圓或方, 或長或短, 或如點, 或如縷, 或如錐, 或如鑿. 証有印此者, 柴胡複生湯主之, 黃連羊肝丸主之. 痛睛甚者, 當歸養榮湯主之, 助陽活血湯主之, 加減地黃丸主之, 決明益陰丸主之, 加當歸, 黃連羊肝丸主之, 龍腦黃連膏主之. 以上數方, 皆群隊升發陽氣之藥. 其中有用黃連黃芩之類者, 去五賊也. 搐鼻碧雲散, 亦可見用. 最忌大黃芒硝牽牛石膏梔子之劑, 犯其忌, 則病愈厲.

○ 血爲邪勝凝而不行之病. 血陰物, 類地之水泉, 性本靜. 行其勢也. 行爲陽, 是陰中之陽, 乃坎中有火之象. 陰外陽內, 故行也. 純陰, 故不行也. 不行則凝, 凝則經絡不通. 經曰, 足陽明胃之脈, 常多氣多血. 又曰, 足陽明胃之脈, 常生氣生血. 手太陽小腸之脈, 斜絡於目眥, 足太陽膀胱之脈, 起於目內眥. 二經皆多血少氣, 血病不行, 血多易凝.《靈蘭祕典論》曰, 脾胃者, 倉廩之官, 五味出焉. 五味淫則傷胃, 胃傷血病, 是爲五味之邪, 從本生也. 又曰, 小腸者, 受盛之官, 化物出焉. 遇寒則阻其化. 又曰, 膀胱者, 州都之官, 津液藏焉. 遇風則散其藏. 一阻一散, 血亦病焉, 是爲風寒之邪, 從末生也. 凡是邪勝, 血病不行, 不行漸滯, 滯則易凝, 凝則病始外見. 以其斜絡目眥耶, 以其起於目內眥耶. 故病環目青黯, 如被物傷狀, 重者白睛亦黯, 輕者或成斑點. 然不痛不癢, 無淚眵瞙羞澁之証. 是曰血爲邪勝, 凝而不行之病. 此病初起之時, 大抵與傷風証相似, 一二日則顯此病也. 川芎行經散主之, 消凝大丸子主之. 睛痛者, 更以當歸養榮湯主之. 如此則凝複不滯, 滯複能行, 不行複行, 邪消病除, 血複如故. 志此, 無所不愈也. 不志於此, 無所愈也.

○ 氣爲內傷散而不聚之病. 氣陽物, 類天之雲霧. 性本動, 聚其體也. 聚爲陰, 是陽中之陰, 乃離中有水之象, 陽外陰內, 故不聚也. 不聚則散, 散則經絡不收.《經》曰, 足陽明胃經之脈, 常生氣生血. 七情內傷, 脾胃先病. 怒, 七情之一也. 胃病脾病, 氣亦病焉.《陰陽應象大論》曰, 足厥陰肝主目, 在志爲怒, 怒甚傷肝, 傷脾胃, 傷脾胃則氣不聚, 傷肝則神水散, 何則, 神水亦氣聚也. 其病無眵淚痛癢羞明緊澁之證, 初但昏如霧露中行, 漸空中有黑花. 又漸睹物成二體, 久則光不收, 遂成廢疾. 蓋其神水, 漸散而又散, 終而盡散故也. 初漸之次, 宜以千金磁珠丸主之, 鎮墜藥也. 石斛夜光丸主之, 滋補藥也. 益陰腎氣丸主之, 壯水藥也. 有熱者, 滋陰地黃丸主之. 此病最難治. 餌服上藥, 必要積以歲月, 必要無飢飽勞役, 必要驅七情五賊, 必要德性純粹, 庶幾易效, 不然必廢. 廢則終不復治, 久病光不收者亦復治. 一證因爲暴怒, 神水隨散, 光遂不收, 都無初漸之次, 此一行永不復治之證也. 又一症, 爲物所擊, 神水散如暴怒之證, 亦不復治, 俗名爲青盲者是也. 世病者, 多不爲審. 概曰目昏無殊, 始不經意, 及成障翳, 亦不識. 直曰熱致, 竟以涼藥投, 殊不知涼藥又傷胃, 況不知涼爲秋爲金, 肝爲春爲木, 涼藥又傷肝, 往往致廢而後已. 病者猶不以藥非, 而委之曰命也. 醫者猶不自悟, 而贅之曰病拙. 二者誰其罪乎, 予累見也, 故棄陳涼药之誤人.

○ 血氣不分淸混而遂結之病. 輕淸圓健者爲天, 故首象天. 重濁方厚者爲地, 故足象地. 飄騰往來者爲雲, 故氣象雲. 遇流循環者爲水, 故血象水. 天降地升雲騰水流, 各宜其性, 故萬物生而無窮. 陽平陰祕, 氣行血隨, 各得其調, 故百骸理而有餘. 反此, 則天地不降升, 雲水不騰流, 各不宜其性矣. 反此, 則陰陽不平祕, 氣血不行隨, 各不得其調矣. 故曰人身者, 小天地也,《難經》曰, 血爲榮, 氣爲衛, 血行脈之中, 氣行脈之外, 此血氣分而不混, 行而不阻也, 明矣. 故知雲騰水流之不相雜也. 大抵血氣如此, 不欲相混, 混則爲阻, 阻則成結, 結則無所去還, 故隱起於皮膚之中, 遂爲疣病. 然各隨經絡而見, 病疣自上眼瞼而起者, 乃手少陰心脈足厥陰肝脈, 血氣混結而成也. 初起時, 但如豆許, 血氣衰者, 遂止不復長, 亦有久止而復長者, 盛者則漸長, 長而不已, 如杯如盞, 如碗如斗, 皆自豆許致也. 凡治在初, 須揀人神不犯之日, 大要令病者食飽不飢, 先汲冷井水洗眼如冰, 勿使氣血得行, 然後以左手持銅筋, 按眼瞼上, 右手翻眼皮令轉. 轉則疣肉已突, 排以左手大指按之, 弗令得動移. 復以右手持小眉刀尖, 略破病處, 更以二手大指甲捻之, 令出, 則所出者, 如豆許小黃脂也. 恐出而根不能斷, 宜更以眉刀尖斷之. 以井水再洗, 後則無恙, 要在手疾爲巧. 事畢, 須投以防風散結湯, 數服卽愈. 此病非手法則不能去. 何則, 爲血氣初混時, 葯自可及. 病者, 則不知其爲血氣混也. 此結, 則葯不能及矣. 故必用手法去, 去畢, 必又以升發之葯散也. 藥手皆至, 庶幾了事.

○ 熱積必潰之病. 積者, 重疊不解之貌. 熱爲陽, 陽平爲常. 陽淫爲邪, 常則行, 行則病易見, 易見則易治. 此則前篇淫熱之病也. 深邪則不行, 不行卽積伏, 因伏而又伏, 日漸月聚, 勢不得不爲積也. 積已久, 久則必潰, 潰始病見, 病見則難治, 難治者非不治也. 爲邪積久, 比潰已深, 何則. 潰猶物也. 知敗者, 庶可以救. 其病隱澀不自在, 稍覺眊瞶, 視微物昏, 內眥穴, 開竅如針目, 按之則泚泚膿出. 有兩目俱病者, 有一目獨病者. 目屬肝, 內眥屬膀胱, 此蓋二經積邪之病致也. 故曰積熱必潰之病, 又曰病睛眼者是也. 竹葉瀉經湯主之. 大便不鞕者, 減大黃爲用, 蜜劑解毒丸主之. 不然, 藥誤病久, 終爲枯害.

○ 陽衰不能抗陰之病. 或問曰, 人有晝視通明, 夜視罔見, 雖有火光月色, 終不能睹物者, 何也. 答曰, 此陽衰不能抗陰之病, 諺所謂雀盲者也. 問曰, 何以知之. 答曰,《黃帝生氣通天論》曰, 自古通天者, 生之本, 本於陰陽. 天地之間, 六合之內, 其氣九州九竅, 五臟十二節, 皆通乎天氣. 又曰, 陽氣者, 一日而主外, 平旦人氣生, 日中而陽氣隆, 日西而陽氣已虛, 氣門乃閉. 又曰, 陽不勝其陰, 五臟氣爭, 九竅不通故, 知也. 問曰, 陽果何物邪. 答曰, 凡人之氣, 應之四時者, 春夏爲陽也. 應之一日者, 平旦至昏爲陽也. 應之五臟六腑者, 六腑者爲陽也. 問曰, 陽何爲而不能抗陰. 答曰, 人之有生, 以脾胃中州爲主也.《靈蘭祕典》曰, 脾胃者, 倉廩之官. 在五行爲土, 土生萬物, 故爲氣之原. 其性好生惡殺, 遇春夏乃生長, 遇秋冬則收藏. 或有憂思恐怒勞役饑飽之類, 過而不節, 皆能傷動脾胃. 脾胃受傷則陽氣下降, 陽氣下陷則於四時一日. 五臟六腑之中, 陽氣皆衰, 陽氣旣衰, 則於四時一日, 五臟六腑之中, 陰氣獨盛, 陰氣旣盛, 故陽不能抗陰也. 問曰, 何故夜視罔見. 答曰, 目爲肝, 肝爲足厥陰也. 神水爲腎, 爲足少陰也. 肝屬木, 腎屬水. 水生木, 蓋亦相生而成也. 況怒傷肝, 惡傷腎, 肝腎所傷, 亦不能生也. 晝爲陽, 天之陽也. 晝爲陽, 人亦應之也. 雖憂思恐怒勞役饑飽之傷, 而陽氣下陷, 遇天陽盛陰衰之時, 我之陽氣雖衰, 不得不應之而升也. 故猶能晝視通明. 夜爲陰, 天之陰也. 夜爲陰, 人亦應之也. 旣受憂思恐怒勞役饑飽之傷, 而陽氣下陷, 遇天陰盛陽衰之時, 我之陽氣旣衰, 不得不應之而伏也, 故夜視罔見也. 問曰, 何以爲治. 答曰,

鎭陰昇陽之葯, 決明夜靈散主之. 問曰, 病見富貴者乎. 貧賤者乎. 答曰, 憂思恐怒勞役饑飽. 富貴者甚乎. 貧賤者不能免. 聞者稱善.

○ 陰弱不能配陽之病. 五臟無偏勝, 虛陽無補法, 六腑有調候, 弱陰有强理. 心肝脾肺腎, 各有所滋生. 一臟或有餘, 四臟俱不足, 此五臟無偏勝也. 或浮或爲散, 是曰爲陽無根, 益之欲令實, 翻致不能禁, 此虛陽無補法也. 膀胱大小腸三焦膽包絡, 俾之各有主, 平祕永不危, 此六腑有調候也. 衰弱不能濟, 遂使陽無御, 反而欲匹之, 要以方術盛, 此弱陰有强理也.《精微論》曰, 心者, 五臟之專精, 目者, 爲其竅也. 又爲肝之竅. 腎生骨, 骨生精, 爲神水. 故肝木不平, 內挾心火, 爲勢妄行, 火炎不制, 神水受傷, 上爲內障, 此五臟病也. 勞役過多, 心不行事, 相火代之.《五臟生成論》曰, 諸脈皆屬於目. 相火者, 心包絡也. 主百脈, 上榮於目, 火盛則百沸騰, 上爲內障, 此虛陽也. 膀胱小腸三焦膽脈, 俱循於目, 其精氣亦皆上注而爲目之睛. 精之窠爲眼, 四腑一衰, 則精氣盡敗, 邪火乘之, 上爲內障, 此六腑病也. 神水黑眼, 皆法於陰, 白眼赤脈, 皆法於陽. 陰齊陽伴, 故能爲視, 陰微不主, 陽盛卽淫.《陰陽應象大論》曰, 壯火食氣, 壯火散氣, 上爲內障, 此弱陰病也. 其病初起時, 視覺微昏, 常見空中有黑花, 神水淡綠色. 次則視岐, 睹一成二, 神水淡白色, 宜以沖和養胃湯主之, 益氣通明湯主之, 千金磁珠丸主之, 石斛夜明丸主之. 有熱者, 以瀉熱黃連湯主之. 久則不睹, 神水絶白色, 永爲廢疾也. 然廢疾亦有治法. 先令病者, 以冷水洗眼如冰, 氣血不得流行爲度, 用左手大指次指按定眼珠, 不令轉動, 次用右手持鴨舌針, 去黑睛如米許, 針之令入. 白睛極厚, 欲入甚難, 必要手准力完, 重針則破. 然後斜回針, 首以針乃剖之, 障落則明, 有落而復起者, 起則重刮刮之. 有至再三者, 皆爲洗不甚冷, 氣血不凝故也. 障落之後, 以錦裹黑豆數枝, 令如杏核樣, 使病目垂閉, 覆眼皮上. 用軟帛纏之, 睛珠不得動移爲度, 如是五七日才許開視, 使勿勞也. 亦須服上藥, 疾幾無失. 此法, 治者五六, 不治者四五. 五臟之病, 虛陽之病, 六腑之病, 弱陰之病, 此四者皆爲陰弱不能配陽也. 噫. 學者愼之.

○ 心火乘金水衰反制之病. 天有六邪, 風寒暑濕燥火也. 人有七情, 喜怒憂思悲恐驚也. 七情內召, 六邪外縱而不休, 隨召見病. 此心火乘金, 水衰及制之源也. 世病目赤爲熱, 人所共知者也. 然不審其赤分數等, 各治不同. 有白睛純赤如火, 熱氣炙人者, 乃淫熱反克之病也. 治如淫熱反克之病. 有白睛赤而脹脹, 外睚虛浮者, 乃風熱不制之病也. 治如風熱不制之病. 有白睛淡

赤而細脈深紅, 縱橫錯貫者, 乃七情五賊勞役饑飽之病. 有白睛不痛不脹, 忽如血脹者, 乃血爲邪勝, 凝而不行之病. 有白睛微變靑色, 黑睛稍帶白色, 白黑之間, 赤環如帶, 謂之抱輪紅者, 此邪火乘金, 水衰反制之病也. 此病或因目病時, 內多房勞, 皆能內傷元氣. 元氣一虛, 心火亢盛, 故火能克金. 金乃手太陰肺, 白睛屬肺, 水乃足少陰腎, 黑睛屬腎. 水本克火, 水衰不能克, 反受火制, 故視物不明, 昏如霧霾中. 或睛珠高低不平, 其色如死, 甚不光澤, 赤帶抱輪而紅也. 口乾舌苦, 眵多羞澀, 有熱者, 還陰救苦湯主之, 黃連羊肝丸主之, 川芎決明散主之. 無口乾舌苦, 眵多羞澀者, 助陽活血湯主之, 神驗錦熄丸主之, 萬應蟬花散主之. 無熱有熱, 俱服千金磁珠丸, 鎭墜心火, 滋益腎水, 榮養元氣, 自然獲愈也. 噫. 天之六邪, 未必能害人也. 惟人以七情召之而致也. 七情匿召, 六邪安從而此者, 豈止能避而已哉. 猶當後之而復已也.

○ 內急外弛之病. 陰陽以和爲本, 過與不及, 病皆生焉. 急者, 緊縮不解也. 弛者, 寬縱不收也. 緊縮屬陽, 寬縱屬陰, 不解不收, 皆爲病也. 手太陰肺, 爲辛爲金也. 主一身皮毛, 而目之上下瞼之外者, 亦其屬也. 手少陰心, 爲丁. 手太陽小腸, 爲丙. 丙丁爲火, 故爲表裡, 故分上下, 而目之上下瞼之內者, 亦其屬也. 足厥陰肝, 爲乙, 乙爲木, 其脈循上瞼之內, 火其子也, 故與心合. 心肝小腸三經受邪, 則陽火內盛, 故上下瞼之內, 緊縮而不解也. 肺金爲火克, 受克者必衰, 衰則陰氣外行, 故目之上下瞼之外者, 寬縱而不收也. 上下瞼旣內急外弛, 故睫毛皆倒而刺裡, 睛旣受刺, 則深赤生翳. 此翳者, 睛受損也. 故目所病者皆具. 如羞明沙澀, 畏風怕日, 沁爛, 或痛或癢, 生眵流淚之証俱見. 有用藥夾施於上瞼之外者, 欲弛者急, 急者弛. 而睫毛無倒刺之患者, 非其治也. 此徒能解厄於目前, 而終複其病也. 何則. 爲不審過與不及, 爲不能除其原病也. 治法, 當攀出內瞼向外, 速以三棱針亂刺出血, 以左手大指甲迎其針鋒, 後以黃芪防風飮子主之, 無比蔓荊子湯主之, 決明益陰丸主之, 菊花決明散主之, 嚏鼻碧雲散亦宜兼用. 如是則緊縮自弛, 寬縱漸急, 或過不及, 皆複爲和. 藥夾之治, 忍勿施也, 徒爲苦耳. 智者宜審此.

○ 奇經客邪之病. 人之有五臟者, 猶天地之有五岳也. 六腑者, 猶天地之有四瀆也. 奇經者, 猶四瀆之外, 別有江河也. 奇經客邪, 非十二經之治也. 十二經之外, 別有治奇經之法也. 《繆刺論》曰, 邪客於足陽蹻之脈, 令人目痛, 從內眥始. 《啓玄子·王冰注》曰, 以其脈起於足, 上行至頭而屬目內眥, 故病令人目痛從內眥始也. 《針經》曰, 陰蹻脈入䪼, 屬目內眥, 合於太陽陽蹻而上

行. 故陽蹻受邪者, 內眥旣赤, 生脈如縷, 縷根生於瘀肉, 瘀肉生黃赤脂, 脂橫侵黑睛, 漸蝕神水, 此陽蹻爲病之次第也. 或兼銳眥而病者, 以其合於太陽故也. 銳眥者, 手太陽小腸之脈也. 銳眥之病, 必輕於內眥者, 蓋枝葉所傳者少, 而正受者必多也. 俗呼爲攀睛, 卽其病. 還陰救苦湯主之, 撥雲退翳丸主之, 梔子勝奇散主之, 萬應蟬花散主之, 磨障靈光膏主之, 消翳複明膏主之, 朴硝黃連爐甘石泡散主之. 病多藥不能及者, 宜治以手法. 先用冷水洗, 如針內障眼法, 以手按定, 勿令得動移. 略施小眉刀尖, 剔去脂肉, 複以冷水洗淨, 仍將前藥餌之, 此治奇經客邪之法也. 故並置其經絡病始.

○ 爲物所傷之病. 志於固者, 則八風無以窺其隙. 本於密者, 則五臟何以受其邪. 故生之者天也, 召之者人也. 雖生弗召, 莫能害也, 爲害不已, 召之甚也. 《生氣通天論》曰, 風者, 百病之始也. 淸淨則肉腠閉拒, 雖有大風苛毒, 弗之能害. 《陰陽應象大論》曰, 邪風之至, 疾如風雨, 故善治者治皮毛. 夫肉腠固, 皮毛密, 所以爲害者, 安從其來也. 今爲物之所傷, 則皮毛肉腠之間, 爲隙必甚, 所傷之際, 豈無七情內移, 而爲衛氣衰憊之原, 二者俱召, 風安不從. 故傷於目之上下左右者, 則目之上下左右俱病, 當總作除風益損湯主之. 傷於眉骨者, 病自目系而下, 以其手少陰有隙也, 加黃連, 除風益損湯主之. 傷於額者, 病自抵過而上, 傷於耳中者, 病自銳眥而入, 以其手太陽有隙也, 加柴胡, 除風益損湯主之. 傷於額交巓耳上角及腦者, 病自內眥而出, 以其足太陽有隙也, 加蒼朮, 除風益損湯主之. 傷於耳後耳角耳前者, 病自客主人斜下, 傷於頰者, 病自銳眥而入, 以其手少陽有隙也, 加枳殼, 除風益損湯主之. 傷於頭角耳前後及目銳眥後者, 病自銳眥而入, 以其足少陽有隙也, 加龍膽草, 除風益損湯主之. 傷於額角及巓者, 病自目系而下, 以其足厥陰有隙也, 加五味子, 除風益損湯主之. 諸有熱者, 更當加黃芩, 兼服加減地黃丸. 傷甚者, 須從權倍加大黃, 瀉其敗血. 《六節藏象論》曰, 肝受血而能視. 此蓋滋血養血複血之藥也, 此治其本也. 又有爲物暴震, 神水遂散, 更不複治, 故並識之於此.

○ 傷寒愈後之病. 傷寒病癒後, 或有目復大病者, 以氣淸陽之氣不升, 而余邪上走竅空也. 其病隱澀赤脹, 生翳羞明, 頭腦骨痛. 宜作群隊升發之劑餌之, 數服斯愈. 《傷寒論》曰, 冬時嚴寒, 萬類深藏, 君子固密, 不傷於寒, 觸冒之者, 乃名傷寒. 其傷於四時之氣者, 皆能爲病. 又《生氣通天論》曰, 四時之氣更傷, 五臟六腑一病, 則濁陰之氣不得下, 淸陽之氣不得上. 今傷寒時病雖愈, 濁陰淸陽之氣, 猶未來複, 故余邪尙熾, 不休而走上,

而爲目之害也. 是以一日而愈者, 余邪在太陽. 二日而愈者, 余邪在陽明. 三日而愈者, 余邪在少陽. 四日而愈者, 余邪在太陰. 五日而愈者, 余邪在少陰. 六日而愈者, 余邪在厥陰. 七日而復. 是皆淸陽不能發上竅, 而復受其所害也. 當爲助淸陽上出, 則治以人蔘補陽湯主之, 羌活勝風湯主之, 加減地黃丸主之, 嗜鼻碧雲散, 亦宜用也. 忌大黃朴硝, 苦寒通利之劑, 用之必不治.

○ 强陽搏實陰之病. 强者, 盛而有力也. 實者, 堅而內充也. 故有力者, 强而欲搏. 內充者, 實而自收. 是以陰陽無兩强, 亦無兩實. 惟强與實, 以偏則病. 內搏於身, 上見於虛竅也. 足少陰腎爲水, 腎之精上爲神水. 手厥陰心包絡爲相火, 火强搏水, 水實而自收. 其病神水緊小, 漸小而又小, 積漸之至, 竟如菜子許. 又有神水外圍, 相類虫蝕者. 然皆能睹而不昏, 但微覺羞澁耳. 是皆陽氣强盛而搏陰, 陰氣堅實而有御. 雖受所搏, 終止於邊鄙皮膚也, 內無所傷動. 治法, 當抑陽緩陰則愈. 以其强耶, 故可抑. 以其實耶, 惟可緩而弗宜助, 助之則反勝, 抑陽酒連散主之. 大抵强者則不易入, 故以酒爲之導引, 欲其氣味投合. 入則可展其長, 此反治也, 還陰救苦湯主之, 療相火藥也. 亦宜用嗜鼻碧雲散. 然病世亦間見, 醫者要當識之.

○ 亡血過多之病. 《六節藏象論》曰, 肝受血而能視. 《宣明五氣篇》曰, 久視傷血. 《氣厥論》曰, 膽移熱於腦則辛頞鼻淵, 傳爲衄蔑瞑目. 《繆刺論》曰, 冬刺經脈, 血氣皆脫, 令人目不明. 由此推之, 目之爲血所養者明矣. 手少陰心主血, 血榮於目. 足厥陰肝, 開竅於目, 肝亦多血, 故血亡目病. 男子衄血便血, 婦人産後崩漏亡之過多者, 皆能病焉. 其病眼睛珠痛, 珠痛不能視, 羞明癮澁, 眼睫無力, 眉骨太陽, 因爲酸疼, 當作芎歸補血湯主之, 當歸養榮湯主之, 除風益損湯主之, 滋陰地黃丸主之. 諸有熱者, 加黃芩. 婦人産漏者, 加阿膠. 脾胃不佳, 惡心不進食者, 加生薑. 複其血, 使其所養則愈. 然要忌鹹物. 《宣明五氣篇》又曰, 鹹走血, 血病無多食鹹. 是忌.

○ 痘疹餘毒之病. 東垣李明之曰, 諸痘疹皆從寒水逆流而作也. 子以初生在母腹中, 母呼亦呼, 母吸亦吸. 呼吸者, 陽也, 而動作生焉. 飢食母血, 渴飮母血, 飮食者, 陰也, 而形質生焉. 陰具陽足, 十月而降, 口中惡血, 因啼卽下, 卻歸男子生精之所, 女子結胎之處, 命宗所謂玄牡玄關者也. 此血僻伏而不時發, 或因乳食內傷, 或因濕熱下流, 榮氣不從, 逆於肉理, 所僻伏者, 乃爲所發. 初則膀胱壬水, 夾脊逆流, 而克小腸丙火, 故頸項已上先見也. 次則腎經癸水, 又克心火, 故胸腹已上次見也. 終則二火熾盛, 反制寒水, 故胸腹以下後

見也. 至此則五臟六腑皆疾也. 七日齋, 七日盛, 七日謝, 三七二十一日而愈者, 七日爲火數故也. 愈後或有病疤病瘡者, 是皆餘毒尙在不去. 今其病目亦然所害者, 與風熱不制之病, 稍同而異. 總以羚羊角散主之, 便不鞭者減硝黃. 未滿二十一日而病作者, 消毒化斑湯主之. 此藥功非獨能於目, 蓋專於痘者之藥也. 不問初起已著, 服之便令消化, 稀者則不復出, 方隨四時加減.

○ 深疳爲害之病. 衛氣少, 而寒氣乘之也. 元氣微, 而飮食傷之也. 外乘內傷, 釀而乘之也. 父母以其純陽耶, 故深冬不爲裳. 父母以其惡風耶, 故盛夏不解衣. 父母以其數飢耶, 故飼後強食之. 父母以其或渴耶, 故乳後更飮之. 有愚戇爲父母者, 又不審其寒暑飮食之. 故寒而不爲暖, 暑而不能涼, 飮而不至渴, 食而不及飢, 而小兒幽玄銜默, 抱疾不能言, 故外乘內傷, 因循積漸, 釀而成疳也. 渴而易飢, 食而身瘦, 腹脹下利, 作嘶嘶聲, 日遠不治, 遂生目病. 其病生翳, 睫閉不能開, 眵淚如糊, 久而膿流, 竟枯其目. 何則爲陽氣下走也, 爲陰氣反上也. 治法當知《陰陽應象論》曰, 淸陽出上竅, 濁陰出下竅. 淸陽發腠理, 濁陰走五臟. 淸陽實四肢, 濁陰歸六腑. 各還其源, 不反其常, 是其治也. 當作昇陽降陰之劑, 茯苓瀉濕湯主之, 升麻龍膽草飮子主之. 此藥非專於目, 幷治已上數證. 然勿後, 後則危也. 爲父母者其審諸.

○ 論目昏赤腫翳膜皆屬於熱. 論目昏赤腫翳膜皆屬於熱. 《原病式》曰, 目昧不明, 目赤腫痛, 翳膜皆瘡, 皆爲熱也. 及目膜, 俗謂之眼黑, 亦爲熱也. 或平白目無所見者, 熱氣郁之甚也. 或言目昧爲肝腎虛冷者, 誤也. 是以妄謂肝生於目, 腎主瞳子, 故妄言目昧爲虛而冷也. 然腎水, 冬陰也, 虛則當熱. 肝木, 春陽也, 虛則當冷. 腎陰肝陽, 豈能同虛而爲冷者歟. 或通言肝腎之中, 陰實陽虛, 而無由目昧也. 俗妄謂肝腎之氣衰少, 而不能至於目也. 不知經言熱甚目瞑眼黑也. 豈由寒爾. 又考仲景言傷寒病, 熱極則不識人, 乃目盲也.《正理論》曰, 由熱甚怫郁於目而致之然也. 若目無所見, 耳無所聞, 悉由熱氣怫郁, 玄府閉密而致, 氣液血脈, 榮衛精神, 不能升降出入故也. 各隨郁結微甚而見病之輕重也. 故知熱郁於目, 無所見也. 故目微昏者, 至近則轉難辨物, 由目之玄府閉小也. 隔縑視物之象也. 或視如蠅翼者, 玄府有所閉合者也. 或目昏而見黑花者, 由熱氣甚而發之於目. 亢則害, 承乃製, 而反出其泣, 氣液瞇乏, 以其至近, 故雖視而亦見如黑花也. 及沖風泣而目暗者, 由熱甚而水化製之也. 故經言厥則目無所見. 夫人厥則陽氣幷於上, 陰氣幷於下. 陽幷於上, 則火獨光也. 陰氣幷於下則足陰, 足陰則脹也. 夫一水不能勝五火, 故

目昧而盲. 是以沖風泣下而不止, 夫風之中於目也, 陽氣內守於睛, 是火氣燔目, 故見風泣下. 按, 此論熱甚怫郁, 陰陽並厥, 玄府閉密, 致目病之由爲詳. 蓋一主於火熱之化也. 若由飮食辛熱, 七情所動, 六氣淫郁, 氣血虛實. 則東垣子和陳無擇輩, 論亦已詳. 然亦有痰熱濕熱, 與夫服食金石燥熱之藥致者. 或久病後, 榮衛虛弱, 肝氣腎陰不足, 或元氣精氣虛衰, 及脫營爲病, 皆有虛熱實熱之殊, 並宜分治.
○ 論目疾分三因. 陳無擇云, 病者喜怒不節, 憂思兼並, 致臟氣不平, 郁而生涎, 隨氣上厥, 逢腦之虛, 侵淫眼系, 蔭注於目, 輕則昏澁, 重則障翳, 眵淚努肉, 白膜瞞睛, 皆內所因. 或數冒風寒, 不避暑濕, 邪中於項, 乘虛循系, 以入於腦, 故生外翳. 醫論中所謂靑風綠風紫風黑風赤風白風黃翳等, 隨八風所中, 變生諸症, 皆外所因. 或嗜欲不節, 飮食無時, 生食五辛, 熱啖炙爆, 馳騁田獵, 冒涉煙塵, 勞動外情, 喪明之本, 皆不內外因治之. 按, 論中所言致証之因, 至爲詳悉. 惜乎其方多本於風熱, 及水臟陽虛處治而未備, 學者當自爲通變矣.

《審視瑤函》

○ 目病有三因. 陳無擇曰, 喜怒不節, 憂思兼並, 以致臟腑氣不平, 郁而生涎, 隨氣上厥, 乘腦之虛, 浸淫目系, 蔭注於目, 輕則昏澁, 重則障翳, 眵淚餤肉, 白膜遮睛, 皆內因. 如數冒風寒, 不避暑濕, 邪中於項, 乘虛循系, 以入於腦, 侵於目而生目病者, 皆外因. 若嗜欲無節, 飮食不時, 頻食五辛, 過啖炙爆, 馳騁田獵, 冒涉煙塵, 勞動外情, 皆喪明之本, 此內外因也. 徐彦純曰, 人之眼目, 備臟腑五行, 相資而神明, 故能視. 內障乃瞳神黑小, 神光昏昧也. 外障則有翳膜可見. 內障有因於痰熱氣鬱血熱焰陽焰陰虛脫榮衛所致, 種種不同. 外障有起於內眥睛上眼下眼中, 視其翳色, 從何經來, 惟宜分治. 目之爲病, 肝熱則昏暗, 心熱則煩痛, 風濕血少則澁癢, 腎虛則不禁固, 甚則陷突, 緩則翳暗矣.

《동의보감》

○ 五輪之圖, 圖省略. 白睛屬肺, 氣之精爲氣輪, 黑睛屬肝, 筋之精爲風輪, 上下瞼屬脾, 肉之精爲肉輪, 大小眥屬心, 血之精爲血輪, 瞳人屬腎, 骨之精爲水輪. 得效. 氣輪. 病因, 凌寒冒暑, 受飮寒漿, 飢體虛疎, 寒邪入內. 其候或痛或昏, 傳在白睛, 筋多腫赤, 視日如隔霧, 看物似生烟. 日久不治, 變成白膜, 黑暗難開. 得效. 風輪. 病因, 喜怒不常, 作勞用心, 晝視遠物, 讀細書. 其候眥頭充溢, 睛內偏疼, 視物不明, 胞弦緊急, 宜去風藥. 得效. 肉輪. 病因, 多食熱物, 好喫五辛, 遠道奔馳, 食飽耽眠, 風積痰壅. 其候眼胞赤腫, 昏蒙多淚, 倒睫澁痛 瘀血侵睛, 宜疎醒脾藥. 得效. 血輪. 病因, 七情煩勞, 內動於心, 外攻於目. 其候赤筋纏眥, 白膜侵睛, 胞腫難開昏澁, 日久不治, 失明愈甚. 宜洗心凉血藥. 得效. 水輪. 病因, 勞役過度, 嗜慾無厭, 又傷七情, 加之多飡酒麪, 好啖醎辛, 因動肝經, 通於黑水. 其候冷淚 鎭流於瞼, 上飛蠅相, 趀於睛前, 積聚風虛, 或澁或痒結成瞖障, 常多昏暗. 宜用補腎藥. 得效.
○ 眼病無寒. 暴寒則目瞞不明, 皆熱所爲也. 人蔘敗毒散. 疼者, 升麻葛根湯. 歷考眼科之病, 無寒而有虛與熱, 豈寒澁血而不上攻歟. 入門.
○ 眼無火不病. 目不因火則不病, 何以言之. 白輪變赤, 火乘肺也. 肉輪赤腫, 火乘脾也. 黑水神光被翳, 火乘肝與腎也. 赤脈貫目, 火自甚也. 能治火者, 一句了. 故《內經》曰, 熱勝則腫. 凡目暴赤腫起, 羞明隱澁, 淚出不止, 暴寒目瞞, 皆火熱之所爲也. 治火之法, 在藥則醎寒, 吐之下之. 在鍼則神庭上星顖會前頂百會, 血之. 瞖者, 可使立退. 痛者, 可使立已. 昧者, 可使立明. 腫者, 可使立消矣. 子和. 大凡眼之爲患, 多生於熱. 治法, 以淸心凉肝, 調血順氣爲先. 直指.
○ 眼病所因. 生食五辛, 接熱飮食, 刺頭出血多, 極目遠視, 夜讀細書, 久處烟火, 博戀不休, 夜間讀書, 飮酒不已, 熱飡麪食, 抄寫多年, 雕鏤細作, 泣淚過多, 房室不節, 數向一月輪看, 月下讀書, 夜視星月, 極目瞻視, 山川草木, 皆喪明之由也. 又有馳騁畋獵, 冒涉風霜, 迎風逐獸, 日夜不息. 皆傷目之由也. 千金. 眼病, 屬風熱與, 與血少神勞腎虛. 丹溪.

《醫貫》

○ 皆陰弱不能配陽, 內障之病, 其病無眵淚痛癢羞明緊澁之証. 初但昏如霧露中行, 漸空中有黑花, 又漸暗, 物成二體, 久則光不收, 遂爲廢疾. 患者皆宜培養先天根本, 乘其初時而治之. 況此病最難療, 服藥必積歲月, 絶酒色淫欲, 毋飢飽勞役, 驅七情五賊, 庶幾有效. 不然必廢, 終不複也. 世不知此, 始日目昏無傷, 略不經意, 及病成. 醫亦不識, 直日熱致, 竟用凉藥, 殊不知凉藥傷胃. 況凉爲秋金, 肝氣春爲木, 又傷肝矣. 往往致廢而後已. 病者不悟藥之過, 諉之日命也, 醫者亦不自悟, 而日病拙. 悲夫. 又有風虛不能抗陽者. 若因飮食失節, 勞役過度. 脾胃虛弱, 下陷於腎肝. 濁陰不能下降, 淸陽不能上升. 天明則日月不明, 邪害空竅, 令人耳目不明. 夫五臟六腑之精, 皆稟受於脾土, 而上貫於目. 此精字乃飮食所化之精, 非天一之元精也. 脾者諸陰之首也. 目者血氣之宗也. 故脾虛則五臟之精氣, 皆失所司, 不能歸明於目矣. 況胃氣下陷於腎肝, 名曰重強. 相火挾心火而妄行, 百脈沸騰, 血脈逆上而目病矣. 若兩目暗昏, 四肢不怠者, 用東垣益氣聰明湯. 若兩目緊小羞明畏日者, 或視物無力, 肢體倦怠, 或手足麻木, 乃脾肺氣虛, 不能上行也. 用神效黃耆湯. 若病後, 或日晡, 或燈下, 不能視者, 陽虛下陷也. 用決明夜光丸, 或升麻鎭陰湯. 張子和云, 目不因火則不病. 白輪病赤, 火乘肺也. 肉輪紫腫, 火乘脾也. 黑水神光被翳, 火乘肝與腎也. 赤脈貫目, 火自甚也. 能治火者, 一句可了. 但子和一味寒凉治火, 余獨補水以配火, 亦一句可了. 至於六淫七情錯雜諸証, 詳倪仲賢原機啟微. 此書甚好, 而薛立齋又爲之參補. 深明壯水之主, 益火之原, 甚有益於治目者也.

《目經大成》

○ 十二因. 因風一. 風兮風兮來無由, 未解吾慍添吾愁. 表虛引入肌膚去, 不病肌膚病目系, 有致驚搖與偏喎, 或成上視死亡多. 若夫六經因風作, 痛攻先在頭巓著, 洎而風變瞖無濟, 外症得來仍不治. 血虛血熱亦生風, 昏癢痛淚不和同. 熱盛風生禍較酷, 一類凝脂一痘毒, 君不見無風火不炎, 病情雖逆藥通參. 此章謂患風病患而病目也. 蓋風屬木, 木屬肝, 肝竅在目. 本乎一氣, 久風多變熱何也, 木能生火也. 火盛則血逐而耗損矣. 况久病氣必鬱, 鬱則亦生火. 火炎而又生風, 轉轉相生, 內外障瞖皆起於此. 有日淺鬱深爲斜者, 有鬱淺日深爲翻瞼者, 有血虛筋急而振搐者, 有火邪乘亂融和之氣成內障者, 有風騰血湧幛赤勝爛者, 結爲瘀肉如雞冠者. 再加服以香燥藥物, 概酒色不禁, 致陰愈虧而火益熾, 火益熾而風彌烈, 病變爲花白, 凝脂之重者. 治當因上尋因, 大抵調氣爲先, 清火次之. 不然, 源既不絕, 流何能止. 今雖暫退, 後必複來, 治之任至再至三. 風不住而火不熄, 目終無淸寧之日矣. 若夫中風之因, 岐伯謂大法有四. 曰偏枯, 半身不遂而痛. 曰風痱, 身無疼痛, 四肢不收. 曰風懿, 奄忽不知人. 曰風痺, 諸痺類風狀也. 《金匱要略·中風篇》云, 寸口脈浮而緊, 浮爲虛, 緊爲寒. 虛寒所搏, 賊邪不瀉, 邪在皮膚, 喎僻不遂. 在經絡, 肌膚不仁, 邪入腑, 不識人. 入臟, 舌難言, 口吐涎沫. 治用大小續命, 西州續命排風八風等湯. 東垣云, 有中風卒然昏憒, 不省人事, 痰涎壅盛, 語言謇澁, 此非外來風邪, 乃本氣自病也. 凡人年逾四旬, 憂勞忿怒傷其氣, 多得此症. 肥盛者, 少壯間有之, 亦是中氣衰而使然. 急以三生飮加人蔘一兩, 既蘇. 河間謂中風癱瘓, 非肝木之風實甚, 亦非外中於風. 良由將息失宜, 心火暴盛, 腎水衰不能製, 則陰虛陽實, 熱氣拂鬱, 心神昏冒, 筋骨不用而卒倒無知也. 亦有因悲思等情志過極而致者, 夫情志過極皆爲熱. 俗云風者, 言末而忘其本也. 須地黃飮子補其陰火, 陰火治則陽火不難於折服矣. 丹溪曰, 中風有氣虛, 有血虛, 虛則會有濕痰. 左手脈不足及半身不遂者, 以四物湯爲主加薑汁竹瀝. 右不足, 以四君加之. 氣血兩虛, 總八物湯加星夏. 之三子者, 各發人所未發, 踵事增華, 而中風無剩義矣. 或謂三子一主乎火, 一主乎氣, 一主乎濕, 與風何相干涉. 《金匱》言邪不言風, 言虛寒所搏不言風中, 而乃以中風名篇, 亦欠圓到. 要知因於風者, 眞中風也. 因於火於氣於濕, 類中風而非中風也. 是在詳辨施治耳. 辨之爲風則從眞中治之, 辨之爲火爲氣爲濕則治從類中. 雖處方各有不驗, 而立言實驪珠之夜照也. 師謂眞中風決不病目, 類中風亦止有口眼喎斜一症, 皆讀書見道之語. 其小兒率爾痰壅, 眼翻牽掣, 此水不榮筋, 因而火燥木急. 絕類中風, 但治法迥別. 且速瘥, 故不收入.

○ 因寒二. 寒令傷人無火鬱, 直據大中成冷厥, 循經以入漸而深, 內邪逼出方發熱, 熱煎旣久了無寒, 謂從寒變成何說. 風寒傷中本無常, 或入於陰或入於陽, 就向陰陽求活法, 初終於足任端詳. 此章謂目病因傷寒而得也. 夫傷寒百病之祖, 不獨專責在目. 讀仲景先生書得其綱領, 治亦無難. 若求之多岐則支離矣, 略述一二於下. 太陽經, 表之表也, 行身之背. 邪入皮毛則先傷之, 便有惡寒惡風, 頭痛脊痛之症. 脈浮緊無汗爲傷寒, 以麻黃湯發之, 得汗爲解. 浮緩有汗爲傷風, 桂枝湯, 邪散汗止爲解. 身熱者, 邪閉元府, 內氣不能泄而生, 非風寒之所變也. 陽明經, 表之裡也, 行身之前. 發熱惡寒, 脈微大而長, 鼻乾不眠, 用葛根湯以解肌. 少陽經, 半表半裡也, 行乎兩脅之旁. 耳聾, 脅痛, 口苦, 寒熱往來, 脈弦而數, 小柴胡湯和之. 過此爲邪入腑. 若其脈沉而有力, 不惡風寒, 而反惡熱, 譫語大渴, 六七日不大便, 明其熱入腸胃, 所謂正陽明病也. 輕者大柴胡湯, 重則三承氣, 大便通而愈矣. 過此則少陰, 太陰, 厥陰, 俱入臟而爲裡. 當辛溫對症主治, 不可涼散. 若初起便惡寒, 手足厥冷, 或戰栗, 倦臥不渴, 兼之腹痛吐瀉, 或口出涎沫, 面如刀刮, 不發熱, 而脈沉遲無力, 此爲陰症. 不從陽經傳來, 輕則附子理中湯, 四逆湯, 重則九轉丹, 回陽飮以溫之, 不宜少緩. 外此有假陰假陽, 如太陽症, 頭痛發熱, 脈當浮而反沉, 又似少陰矣, 故用麻黃附子細辛. 少陰症, 脈沉, 應無熱而反發熱, 又似太陽矣. 須用甘草附子乾薑. 陰症四肢厥冷, 而陽症間亦或然, 此四逆湯, 四逆散不同也. 陰証下利, 而陽症亦有漏底, 此理中湯與黃龍湯不同也. 又有眞陰眞陽虛損, 發熱亦與傷寒無異. 如惡寒自汗, 胸膈飽悶, 則用補中益氣湯而愈. 面赤口渴煩躁, 與六味地黃湯亦得. 再, 下部惡寒足冷, 或欲飮而反吐, 即於前方加肉桂附子五味, 下咽隨安. 總之傷寒者, 蓋冬時嚴寒, 感冒即病之名. 先由皮毛經絡而入腑入臟. 始雖惡寒發熱, 而終爲熱症, 其人必素有火者. 中寒者, 直入臟腑, 始終惡寒, 而並無發熱等症, 其人必無火者. 經曰, 發熱惡寒者, 發於陽也. 無熱惡寒者, 發於陰也. 寒傷形, 熱傷氣. 一則發表攻裡, 一則溫中散寒, 兩門判然明白, 那得存騎牆之見, 而與素有內傷者, 陰陽眞假, 同証混治耶. 目科忽傷寒而不論, 專家論傷寒而迂闊. 願常領會此條, 所謂相與觀所尙, 時還讀我書也.

○ 因暑三. 大暑傷乎氣, 脈虛身則熱, 熱極耗陰精, 孤陽上飛越, 忌下亦忌升, 忌散複忌泄. 此中有眞意, 高人參得得. 此章因暑 致目病而言. 夫暑乃六氣之一, 動靜皆能中人. 有深堂高閣, 過受涼風或瓜梨鮮果, 多茹生物, 陰能遏陽, 熱氣不能伸越. 必頭痛肌熱, 肢節酸疼, 心煩吐瀉, 惡寒無汗, 此靜而得之爲逆暑, 主以大順散, 不效加蔘附. 遠近賈客日中行走, 曁老弱農役炎蒸勞作, 旣耗元神, 而又逼起眞火, 病發身熱頭痛, ○渴引飮, 汗大泄, 惡熱, 此動而得之爲中熱, 甚則昏倒不知人, 手足背心微冷, 或吐或瀉或喘, 吐沫. 急以二氣丹同蘇合香丸灌下. 如無, 硏朮水調香薷飮亦可. 勢稍退, 合前証靈砂益元散, 蒼朮白虎湯主之. 若體氣素虛, 藥不合式, 惟增易淸暑益氣湯, 補中益氣爲當. 今人恐患暑病, 常服益元, 香薷等藥, 謂之預防, 適所以招暑也. 平居遠害, 生脈散爲夏令最宜. 暑病與熱病相似, 但熱病脈盛, 暑病脈虛爲辨. 治當調養元氣而佐以解暑. 若人吐極, 病危篤, 水米不入, 入卽吐, 亟用人蔘一錢黃連三分糯米一勺, 濃煎候冷, 徐徐咽下. 盡一小盞, 不吐, 便可投藥食矣. 或炒鹽煎水一杯亦效.

○ 因濕四. 寒冬蒙霧春苦雨, 勞人更涉空江水, 秋夏炎威歊四溟, 石泉收汗茶解醒, 外而內, 稔受濕, 元氣虛, 濕邪入. 入肺喘滿生, 入脾腫脹成, 入肝身痛風濕搏, 入腎體重寒濕薄, 久濕入心變濕熱, 仍發腫痛與痠瘻. 濕淫腸胃爲濡泄, 濕阻氣血倦怠絶, 濕在皮膚則頑麻, 强硬不仁居經脈, 濕邪上游眼沿爛, 或脹微疼眵不徹. 吁嗟. 濕令如此胡爲醫. 淸溫而利見眞機. 此章言病因濕所致. 有在天之濕雨露霧是也. 在天者本乎氣, 故先中表之營衛. 有在地之濕, 泥水是也. 在地者本乎形, 故先傷血肉筋骨. 有飮食之濕, 茶酒乳酪是也. 夫飮食歸水穀之海, 有入有出, 受得應不言禍, 然洋溢淹浸, 一時詎能化行, 故傷脾胃. 有汗液之濕, 謂汗出沾衣未經解換是也. 夫汗衫隨干隨潤, 不換而著, 最難耐人, 故傷肌脈. 再則有血溺陰漬之濕, 脾土自化之濕. 陽盛則火盛, 變爲濕熱. 陰盛則水勝, 化爲寒濕. 其症總發熱惡寒, 身重自汗, 筋骨疼痛, 小便閉澁, 大便溏泄,

腰痛不能轉側, 跗腫肉如泥, 按之久久始起. 《經》曰, 因於濕, 首如裹, 濕氣蒸於上, 故頭重. 濕傷筋, 故大筋緛短, 小筋弛長, 緛短爲拘, 弛長爲痿. 濕勝則濡泄, 故大便溏泄, 大便泄, 故小便澁. 濕從下注, 故跗腫, 諸濕腫滿, 故腹脹肉如泥. 濕入腎水流, 濕從其類也, 故腰痛. 治法, 在上者當做汗.《經》曰, 濕淫所勝, 助風以平之, 羌活勝濕湯. 又曰, 下者擧之, 得陽氣升而愈矣, 升陽除濕湯. 又曰在下者當利小便, 四苓散. 東垣亦曰, 治濕不利小便非其治也. 又曰, 在下者引而竭之. 愚意濕從外入, 本來傷陽, 過用滲濕之物, 是重竭其陽, 陽竭則精神蕭索, 而疾益淹留, 改用辛溫和劑, 如平胃散藿香正氣散理中湯蔘苓白朮散等而補益之, 自然濕氣日除. 濕自內生, 變化頗多, 未能枚擧. 然總不離酸痛, 祕澁諸証. 精醫者尙其以意求之, 以脈參之, 以前藥消息之, 病情允服. 濕熱發黃, 或有兼証, 更須斟酌. 若乃所謂痰濕者, 王節齋曰, 痰之本, 水也, 原於腎. 痰之動, 濕也, 由於脾. 龐安常曰, 有陰水不足, 陰火上升, 肺受火侮, 不得淸肅下行, 由是津液混濁, 生痰不生血. 有腎虛不能納氣歸元, 氣出無歸則積, 積而不散則痰生焉. 由此觀之, 夫痰特病名與標耳, 隨病而生, 隨病而沒. 原非人身之所固有, 雖來疾故變, 不過假威肆惡. 不求其本, 而齊其末, 必欲攻劫殆盡, 恐咳嗽唾咯, 相因雜見矣.

○ 因厥鬱五. 寒熱搏煎食氣血, 尸痰蛔統名十厥, 大知是症致命多, 神珠卒爾病稀得, 資身木火土金水, 流行對待生無已, 太過不及鬱深沉, 達發騫泄折能起. 此章言因鬱而致目病, 病而複厥症. 治鬱有五,《經》曰, 木鬱則達之, 火鬱則發之, 土鬱則奪之, 金鬱則泄之, 水鬱則折之. 達者, 暢茂條達之意. 肝性急, 怒氣逆, 脅腋或痛. 火時上炎, 治以辛散, 不愈則用逍遙散, 或升散之品加厥陰報使而從治之. 久風入中爲飱泄, 則以淸揚之劑四君子加桂枝芍藥擧而散之. 凡此類皆達之之法. 注《內經》者曰, 達之吐之也. 吐中雖有發散之義, 只保得無害, 便可以吐字該達字耶. 發之, 注曰汗之也, 東垣升陽散火湯, 使鬱其勢則已. 其實發與達不相遠. 蓋火在木中, 木鬱則火鬱, 卽以達之藥發之, 無有不應. 奪之, 注曰下之也, 如中滿腹脹困甚, 非鹹寒峻下以劫奪其勢, 決不能平. 然食塞胃中, 厥逆不省 不吐則死, 當以吐爲上奪, 而衰其胃土之鬱.《經》曰, 高者因而越之, 非奪而何至. 曰, 泄之, 滲泄解表利小便也. 夫肺主皮毛, 縱諸氣鬱, 解表則金氣已達, 再加滲利, 不惟便涉水鬱, 端恐虛其虛而鬱愈鬱耳. 折之, 謂製其沖逆, 固是妙解, 然調其氣, 過者折之, 以其畏也. 所謂瀉之, 又當體認, 凡水道皆氣化, 氣止則化絶, 非過而折, 鬱

將轉變爲厥矣. 由此言之, 折之須當有術. 或左右合歸, 暖其腎氣, 氣運則郁泄. 或補中益氣, 升提肺氣, 使上竅開而下竅自通, 或建中助其脾土, 製以所畏, 不利之利, 即所謂寫之也. 丹溪曰, 氣血冲和, 百病不生, 一有拂郁, 肇基於此. 乃製六郁論, 曰氣, 曰濕, 曰熱, 曰痰, 曰血, 曰食. 且謂六郁以氣爲先, 氣鬱而成濕滯, 濕滯而成熱, 熱鬱而成痰, 痰鬱而血不行, 血不行而食不消, 此六者相因爲病者也. 故立越鞠丸以治郁, 薛氏因越鞠變逍遙加減, 出入尤爲平允. 厥有十. 陽氣衰乏者陰必湊之, 令人五指至膝上皆寒, 曰寒厥, 是寒逆於下也, 宜六物附子湯, 八物回陽飮主之. 陰退則陽進, 陰氣衰於下, 則陽往湊之, 令人足下熱, 熱甚則循三陰而上, 曰熱厥, 且六味地黃湯主之. 暴怒則火起, 激血上行, 令血菀於上, 氣亂於中, 血氣相搏而厥, 曰搏厥, 蒲黃湯主之. 諸動屬陽, 煩則陽氣張大, 勞火亢矣, 火炎則水干, 故令精絶, 是以遷延辟積至於夏月, 內外皆熱, 孤陽飛越, 如煎如煞, 曰煎厥, 宜人參固本丸主之. 五尸之氣紊淫於人, 亂人陰陽, 形氣相離, 不相順接, 令人暴厥如死, 曰尸厥, 二十四味流氣飮或蘇合香丸主之. 寒痰迷悶, 四肢逆冷, 曰痰厥, 或吐蛔, 曰蛔厥, 並宜薑附湯, 不則烏梅丸, 理中湯主之. 氣爲人身之陽, 一有拂郁, 陽氣不能四達, 故令手足厥冷, 曰氣厥, 與中風絶似, 但中風身溫, 此身冷耳, 宜八物順氣散主之. 飮食自倍, 適有感冒, 胃氣不行, 陽並於上, 須臾昏迷, 身半以上悶而熱, 或心煩頭痛, 身半以下冷于冰鐵, 擁爐不熱, 曰食厥, 醫以爲陰寒, 中風而溫補之, 立斃, 須陰陽淡鹽湯探吐, 食出即愈, 或平胃加減, 保和丸主之. 汗出過多, 血少氣并, 血上不下, 氣亦擁塞, 倏爾如死, 氣過血還, 陰陽複通, 移時方寤, 曰血厥, 婦人多有患者, 宜白薇湯, 倉公散主之. 總之, 十厥五郁, 証則爾爾, 而治常不等. 得意忘言, 毋徒從事成法.

○ 因毒六. 何事瘍瘡不罷, 血氣注留未謝, 濁邪因以害清和, 目病斯來也. 道是酒肉淫, 卻似煙花惹, 風流棒打始能疼, 甘受幾多下. 此章言人生瘡瘍, 流毒攻及於目. 夫瘡瘍之作, 皆由膏梁濃味, 酒色勞郁, 耗損眞元, 外邪襲入, 朋黨作奸, 致血氣注留, 內無從泄, 發爲腫痛. 《經》曰, 形傷痛, 氣傷腫. 又曰, 五臟不和九竅不通, 六腑不和, 留結爲癰. 外似有餘而內實不足, 如再加肝虛毒勝, 必循目絡, 侵擾清虛. 法當澄清毒源, 毒去目自愈. 大要腫高焮痛, 膿水稠粘者, 元氣未損也. 仙方活血飮解之, 次用托裡消毒散. 漫腫微痛, 膿水清稀, 元氣衰弱也, 用托裡不應, 加薑桂. 膿出反痛, 氣血虛也, 八珍湯加桂. 不生肌, 不斂口, 脾氣虛也. 四君子加芍藥木香. 惡寒, 增寒, 陽氣虛也. 十全大補加

薑棗. 晡熱, 內熱, 陰血虛也. 四物加蔘朮. 欲嘔, 慣嘔, 胃氣虛也. 六君子加泡姜. 自汗, 盜汗, 心腎虛也. 補心丹或都氣丸. 食少體倦, 脾氣虛也. 補中益氣加半夏茯苓. 喘促咳嗽, 脾肺虛也, 前東加麥冬五味. 欲嘔少食, 脾胃虛也. 椒梅理中湯. 再腹痛泄瀉, 則虛寒矣. 前湯烏梅易附子. 小腹疼, 足脛腫, 脾腎虛也. 十全大補加棗皮山藥. 更泄瀉足冷, 則虛寒矣. 再加香附. 熱渴淋閉, 此腎虛陰火, 加減八味丸. 喘嗽淋祕, 此肺腎虛火, 前方及補中益氣湯. 大凡怯弱之人, 不必分其腫潰, 惟當先補胃氣, 以托裡消毒散加減從事. 或疑參滿中, 間有用者, 加上許多涼散, 所補不償所損. 又有泥於氣質素實, 及有痰不服補劑, 專一敗毒. 草菅人命, 醫雲乎哉. 故東垣云, 形氣病氣有餘, 當瀉不當補. 形氣病氣不足, 當補不當瀉. 丹溪曰, 但見腫痛, 參之脈症, 虛弱便與滋補. 氣血無虧, 可保終吉. 若好訟, 因而受杖, 棒瘡痛攻及目, 此怒氣激傷肝肺, 須援因他例議治, 卻與本症無涉. 刑非妄與也, 惟犯法健訟者受之, 是以君子懷刑, 訟獄衰息, 爲國之瑞. 今人倚恃護符, 稍有爭端, 輒駕詞誣控, 雖個中討得便宜, 而家力日告消乏, 萬一官淸敵勁, 褫杖端恐不免. 夫以軒軒好漢, 與隸卒同一匍伏, 已自不堪, 乃囚首獻臀受責于眾人屬目之地, 恥孰甚焉. 爾時, 縱氣硬口硬, 痛苦自憐, 而虧體辱親, 子弟且做人不去, 不孝又莫大於此. 願天下有爲之士, 完國課, 守臥碑外, 務以寬濃之情施諸鄉黨, 斷不能飛空冤陷, 即不幸偶罹株連, 亦天理人心, 昭雪有日, 杖何如受.

○ 因瘧七. 無痰無食不成瘧, 風寒外感仍能作, 惟火煆秋金, 邪魔入卻深, 脾寒腎氣痒, 瘧住還下痢, 反覆陷春陽, 陰霾目減光. 此章指病瘧目病, 病目瘧病, 反覆變遷而言. 《經》曰, 夏傷於暑, 秋必病瘧. 蓋冒暑, 肺渴引水自救, 過飮則陽明受濕, 而熱邪畏不敢發, 伏而成禍. 至秋金令行, 暑溫乘燥而出, 此時被涼風一吹, 二者複爲所郁. 既爲所郁, 必虛中而侮寒水, 三經合病矣. 故陰陽混戰, 寒熱往來, 按期而發. 發則頭痛心煩, 骨節酸痛, 或嘔或渴, 神魂無主, 雖汗過漸止, 而肌肉已暗暗銷脫爾. 故從瘧而名症云, 其寒多熱少, 熱多寒少, 一日一發, 間日一發, 一日兩發, 與夫子後午前, 午後子前, 先寒後熱, 先熱後寒, 但寒不熱之牝瘧, 但熱不寒之癉瘧. 此在陰在陽, 邪深邪淺之分. 理雖淵微, 不甚費解, 醫如四診具備, 自能得其巔末. 治法, 無汗要有汗, 散邪爲主. 有汗要無汗, 扶正爲主. 以青皮飮, 麻桂飮隨証加減. 若胃中有鬱痰伏結, 用草果飮, 不效, 當補中益氣倍柴胡加牛夏, 生薑, 或建中, 歸脾. 熱盛寒少, 加丹皮, 梔子亦可. 久瘧並前方俱不效者, 八味

丸, 九轉丹確有神應. 然總須病未來二三時, 迎而奪之, 瘧不自退, 病自稍減. 有一種似瘧非瘧, 凡傷寒後, 大病後, 產後, 瘀瘵等症俱有往來寒熱, 或一日二三度發, 此《經》所謂陽虛則惡寒, 陰虛則惡熱, 陰氣上入於陽中則惡寒, 陽氣下陷於陰中則惡熱是也. 又有一種痘後痢, 痢後瘧者, 夫即瘧後, 發泄已極, 必無暑熱之毒, 複爲痢疾. 此客感別邪, 脾肺元虛不能升發, 而變似痢非痢也. 既爲痢後, 下多亡血, 氣又隨痢散, 複爲瘧疾. 此陰陽兩敗, 似瘧非瘧也. 並作虛論, 一用前藥消息之, 立愈. 粗工不問正瘧, 似瘧, 但見病候如前, 輒用常山, 香連等物斗病而進. 謂之截江槎, 枉夭頗多, 不悔不悟, 傷哉. 因並辨別於此, 以俟作者參考焉.

○ 因胎產八. 爲產血下陰已脫, 渾身陽氣隨蕭索, 竅虛風動外邪並. 五邪顚連疾其作, 再加人事日相催, 目病等閒年命薄, 未產如病號乘胎, 元自陰陽否塞來, 邪恐有餘正不足, 醫人須另出心裁. 此章總言孕婦既產, 未產而目病也, 分而疏之. 凡孕歸臨產, 百脈沸搖, 困苦不堪. 既產血氣俱傷, 懷虛若谷. 產後兒咂其乳或自食, 必女紅力辦, 縱任般愛養, 猝難複其天稟, 一切外邪皆得乘虛侵犯, 正衰邪盛, 內外交攻, 而經脈精華漸萎, 是故因產瘵瘵, 于以斃命者頗多, 況目乎. 《詩》曰, 哀哀父母, 生我劬勞, 欲報之德, 昊天罔極. 先儒歲值生辰, 日母難日, 不茹葷飲酒, 深有得於《詩》言. 治當大補微和, 人蔘養榮, 人蔘補胃, 艾人理血等東加減, 萬不可施寒散及遷延時日, 恐氣亂血凝而病深入, 取效難矣. 若夫兼胎之治, 尤宜矜慎. 蓋既否塞中州, 陰陽未免間隔, 火上水下, 故目病足亦腫脹. 目多假實而足眞虛寒. 將謂療以清利, 固知有故無損. 將謂投以溫補, 而上下不對証. 屢見粗工措手不及, 其實溯本探元. 一用保胎流氣飲, 正氣天杳湯內護外劫, 且益且損之法, 于事畢竟有濟. 嗟嗟, 俄頃之間, 兩命是寄, 至情所感, 無往不通. 閱斯論不興考思, 臨斯病而居奇貨, 此奸慝無恆, 不可使知醫事.

○ 因痘疹九. 痘疹元無種, 平生只一遭, 火威酷若吏, 風利快如刀, 作害侵空竅, 攻堅入不毛, 收成猶故我, 造化小兒曹. 此章指痘疹致目病而言. 夫痘疹本難瘡, 日天花, 日大小果子, 諱辭也. 爲毒最重, 中其毒, 等常病亦最烈. 蓋稟受以來, 蘊積諸邪, 深入臟腑, 迨痘疹天行, 感其氣則六經百脈清純太和之地皆被攪攏, 有失生長化毓之源. 是以毒內攻者痘疹必壞, 毒上升者眼目必災. 且肝膽乃謀決之官, 邪正理不並立, 而眼目又清虛之府, 穢濁安可熏蒸. 故痘疹發點即, 上目至收始作者, 然又有說, 非勞頓不堪, 恐懷藏太重. 或元氣未複膏粱過味, 或饔飧不繼憂苦倍常. 病發多端, 症成則

一. 有爲流淚, 赤爛, 有爲凝脂, 黃液, 有爲花白, 聚星, 有爲星月翳蝕, 繼則有凸者, 焦者, 冰瑕者, 蟹睛者, 有轉風爲喎斜, 爲振跳牽引者. 總宜慎思明辨, 各隨人之輕重虛實, 按經投藥, 是症雖險, 亦有以出之之法. 倘冥頑不識, 恃能種痘明目張膽, 將人家好兒女平白結果, 是不用刃而殺人. 亦有村婦愚夫, 咸曰種痘穩於天行, 蓋痴望痘師擔當, 痘娘保佑故也. 詎知痘師那討得返魂丹耶. 治法, 不問痘之好歹, 但見目有淚, 畏光, 微赤, 急用黃丹輕粉威靈仙爲散, 吹耳中. 不退, 點以銀朱或咽脂雪, 飛雄丹. 又不退, 須調活血散, 升解散, 不則消毒飲, 化毒湯. 或暫除參, 雖未必就痊, 準可抑疾使緩, 化重爲輕. 然是症有專科, 《活幼心法》, 《幼幼集成》, 暇時潛心領略, 治目不無小補. 余同懷兩兄弟皆八子, 孫曾兄倍之, 荷天之寵, 無一殤于痘. 表兄朱某二子, 已成童, 俊而慧. 慮種子自過多麻面, 擇能稀痘名手, 設壇特種, 苗發遽斃命. 使聽其自然, 不惑妖言, 未必爾爾. 後竟無嗣. 嗚呼. 醫乃仁術, 種痘者, 其矢不哉.

○ 因疳積十. 穀氣積成疳, 肝強木火炎, 爍金而克土, 五臟已傷三, 腹大肌膚瘦, 聲干祕結兼, 目盲病亦致, 醫者請詳參. 疳者甘也. 蓋肥膩美味致病之名. 疳積兼寒苦而言. 凡小兒並無傷寒, 瘧疾, 卻發熱煩渴, 肌肉漸漸消瘦, 筋青發豎, 腹滿不利, 白珠帶青, 或黃, 或枯瘁, 黑睛混濁, 色如死後, 抱輪微紅, 怕亮不睜, 眼睫頻眨, 眵淚如糊, 最後風輪上有白膜, 膜上旋起黑暈, 遂失明. 次第如此, 疳眼無疑也. 病根於土, 土燥則鬱木, 木受鬱則風火無從而泄, 以故臟腑皆受其害, 釀成此禍. 先輩謂飲食倍常, 即因土, 複妨肝, 肥兒用神曲, 蕪荑爲丸, 正恐其成疳也. 若面不甚黃瘦, 瞼能開合, 暈膜淺者, 勿治其目. 保嬰丸, 治中宣化丸竟治其疳, 疳去目徐瘥. 雖然疳亦難期瘥日, 爲子也母者, 勿以多不爲意, 毋以少而嬌養. 爲子也父者, 不防未然于必然, 而以後車蹈前車, 致小兒瞽而畢命, 全不哀悼, 傷哉. 疳有肥瘦, 無分冷熱. 肥者形氣充盈, 胸腹不甚熱, 二便常利. 瘦者手足細甚, 項小尻削, 二便不通. 總由脾胃虛敗, 不能營運飲食, 或飲食不常, 得損及脾胃, 生痰生熱, 轉風轉蟲. 務宜消積, 消毒, 殺蟲, 循次乘除, 間亦有獲痊者. 方書有冷疳之名, 無肥疳之辨. 冷主藏寒, 是必熱治. 肥疑氣虛, 定憂泄利, 既補且固, 則助益病, 能速其死矣.

○ 因他十一. 現成有病居陰分, 時令違和氣不順, 氣不順兮陽不升, 遂使清濁兩相混, 內外症發固因他, 就事論事他勿問. 此章專言因害別故而累及於目也, 所致不同, 未能直指爲甚, 故統曰因他. 如傷寒, 酷瘧熱鬱,

蒸損瞳神, 蠱脹過餌薑附而腫, 時疫之奪人元神, 嵐障之干冒正氣, 一也. 眞陰銷泄則靡, 精絶昏盲, 陽氣煩勞則張, 熱勝惑妄, 一也. 痰症之厥暈, 火症之痛澁, 氣症之結鬱, 血症之赤疼, 一也. 總之, 凡因病病目, 外雖有標, 必問何因而致, 即以因病治之. 違道不遠, 或第裁以本經之藥, 其因自得, 斷不可膠柱鼓瑟, 有辜病情. 嗟嗟. 天之賦稟已定, 人之斲喪無窮, 故虧者多, 盈者少, 泰者少而否者多. 苟知愛重而不犯戒約, 居易行素, 靜俟天命, 自然災眚都無. 萬一事出意外, 更以識遣識, 以理止情, 以不如我者巧自寬解, 心地休休, 與物無忤, 覺鳥獸, 禽魚欲來親人, 不獨身無恙而目視明, 年亦永矣. 元機之士, 非不河漢斯言, 修眞煉性, 當直奉爲家法.

○ 無因而因十二. 嗜欲少, 世情疏, 性氣溫和飲食宜, 日月風霜皆不出, 憪憪啞病祠人思. 此章言目不應病而病. 世有碩德仁人, 韜眞養素, 內遏人欲, 外體天和, 宜水火既濟, 陰陽各得其所, 乃目亦病, 病且不愈, 何哉. 蓋稟乎虧歉, 縱日飽膏粱, 未能應機蒸變, 則當生者不生, 不當克者而克. 如雀目, 近視, 殘風, 天旋, 與夫處子血怯, 小兒腎虛, 皆造化使之也. 自非通人, 概以恆情相格, 不惟醫理欠淸, 而殺機蚤流露於藥籠中矣. 故於諸有因外, 另增無因而因. 三折肱者, 其以予言爲嚆矢也夫.

《銀海指南》

○ 六氣總論. 《素問》天元紀大論曰, 天有五行, 以御五位, 以生寒暑燥濕風火, 是爲六氣. 當其位則正, 過則淫. 人有犯其邪者, 皆能爲目患. 風則流淚赤腫, 寒則血凝紫脹, 暑則紅赤昏花, 濕則沿爛成癬, 燥則緊澁眵結, 火則紅腫壅痛. 風宜散而寒宜溫, 暑宜淸而濕宜利, 燥宜潤而火宜涼. 辨之既明, 治亦易也. 然其中有相挾而來者, 蓋風爲百病之長, 如挾寒挾暑挾濕挾燥挾火之類. 有相從而化者, 如風邪化火, 寒邪化火, 濕邪化火, 燥邪化火之類. 風邪發於前, 火邪繼於後, 故凡人之病目者, 皆以爲風火也. 然風火之症, 最宜詳辨, 苟一見火症, 無論有風無風, 多從散治, 鮮不爲害. 風本陽邪, 必有外感, 方是眞風. 因風生熱, 風去火自息, 此宜散之風也. 若無外感, 只因內火上炎, 熱極生風, 熱去風自息, 此不宜散之風也. 又有相雜而至者, 以四時言之, 冬月致病只三字, 風寒火是也. 春兼四字, 風寒濕火是也. 夏兼五字, 風寒暑濕火是也. 秋只四字, 風寒燥火是也. 然其中有伏藏, 有變化, 亦不得執一而治. 奈何醫者治目, 初起紅腫眵淚, 不問何邪, 概行表散散之不效, 隨用和解. 解之不去, 隨用淸涼. 涼之不效, 繼以補益. 幸則引爲己功, 不幸則委之天命, 恬不爲怪, 良

可嘆也. 余著此論, 一一剖悉, 使紛紜錯雜之症, 不至混淆. 更以臟腑經絡形色脈象參之, 無遁情矣.

○ 六氣總論. 風. 《素問》金匱眞言論曰, 天有八風, 經有五風. 靈樞九宮八風篇曰, 大弱風謀風剛風折風大剛風凶風嬰兒風弱風, 是爲八風. 五風者, 肝爲木, 木旺生風. 肺爲金, 火旺金刑則生風, 水冷金寒則又生風. 脾爲土, 土濕生風, 燥亦生風. 心爲火, 火炎風自出. 腎爲水, 水衰相火生風. 是爲五風. 八風由外, 五風由內, 目爲外風所傷, 其症眵淚腫痛, 星翳漸侵, 且風或挾熱, 則先頭痛, 眵黏眊矂, 赤腫羞明. 風或挾濕, 則多淚作癢, 沿爛惡明. 風或挾燥, 則眵硬多淚, 眼皮緊急. 風或挾寒, 則時流冷淚, 微赤羞明. 若神光泛白, 視物昏朦, 漸成內障, 其痛時作時止, 此由血虛火旺, 內風所傷. 治法在表者散之汗之, 挾熱涼散之, 挾寒溫散之, 濕則汗之, 燥則潤之, 但宜兼用和血之品. 所謂治風先治血, 血行風自滅也. 至諸內風所傷, 切不可升提發散. 蓋氣血大虧之人, 邪中於裡, 不能發泄, 宜大補氣血, 使邪外越. 又有平素陰虧者, 厥陽內動, 微感傷陰, 即宜養陰平肝, 使邪自散. 若過用風藥, 益動熱而耗陰矣. 至半表半裡之症, 當以和解爲先. 外風易治, 內風難除. 吳鶴皐曰, 芎防之屬, 可以治外風, 而內風非其治也. 旨哉斯言, 學人能體會之, 思過半矣.

○ 六氣總論. 寒. 《素問》陰陽應象大論曰, 北方生寒, 寒生水. 至眞要大論曰, 諸寒收引, 皆屬於腎. 天元紀大論曰, 太陽之上, 寒氣主之. 蓋運氣自霜降以後, 春分以前, 正屬太陽寒水用事, 設觸冒寒嚴寒, 即傷膀胱寒水之經. 頭疼腰強, 發熱惡寒, 因循不治, 傳變多端. 上乘空竅發爲目病, 冷淚翳障, 視物昏花. 若複兼濕, 則邪滯太陰, 胬肉壅腫, 兼火則刑克肝陰, 遂生白障. 兼風則迎風流淚, 雲翳滿遮. 兼痰則睥生櫻核, 目睛赤澁. 兼鬱則眼倦憎明, 氣滯光暗. 辨症分治, 庶無遺誤. 即有一二寒盛熱生, 外多火象, 亦宜養陰淸熱. 若過用寒涼, 遏抑陽氣, 不免星障凝滯矣. 然此屬外寒所致, 若內寒則人身臟腑自有之病. 《素問》陰陽應象大論曰, 陰勝則身寒, 人生眞陽之氣, 寄於右腎, 寒則無以作強, 而技巧不出矣. 膀胱寒則三焦之氣不化, 而水道不行矣. 脾胃寒則不能蒸腐水穀, 而五味不出矣. 肝膽寒則將軍無決斷, 而謀慮不出矣. 大小腸寒則變化不行, 而二便閉矣. 心包寒則神明衰, 而萬事不能應矣. 目爲五臟之精華, 稟天陽之眞氣. 若爲陰寒所製, 必至失光昏眊, 內障遮睛, 宜溫補氣血以助眞陽. 至眞要大論曰, 治寒以熱. 又曰, 熱因寒用. 又曰, 諸寒之而熱者, 取之陰. 王海藏曰, 熱之不熱, 責其無火, 益火之源, 以消陰翳. 參芪桂附, 即夏月何妨選用. 不待水冰地坼, 然後爲眞

寒症也. 此外又有中寒伏寒挾寒諸症, 種種不同. 大抵治法務在調和營衛, 袪寒散邪而已.

○ 六氣總論, 暑. 《素問》刺志論曰, 脈虛身熱, 得之傷暑. 又曰, 暑爲陽邪, 而東垣治暑, 則有陰陽動靜之分. 或廣廈招涼, 以傷其外, 或恣食生冷, 以傷其內, 此靜而得之爲陰暑. 農人耕耨于田中, 征夫奔走於道路, 此動而得之爲陽暑. 陰暑宜溫, 陽暑宜清. 趙養葵謂暑病與熱病相似, 但熱病脈盛, 暑病脈虛耳. 蓋傷暑者, 脈必濡弱, 或弦細芤遲. 身體發熱, 與四時感冒無異, 惟舌紅口渴, 小便短赤爲辨. 其分見於五臟者, 心爲火, 故暑先入心. 暑傷氣, 肺主氣, 故火旺金刑. 又長夏濕土司令, 脾惡濕, 得暑則脾土之施化不行. 肝腎同位下焦, 俱有相火. 肝得暑而龍火以起, 腎得暑而雷火以升. 五火並熾, 勢等燎原, 上延于目, 則赤障腫痛, 眵淚如膿. 治法或辛涼表散以發其汗, 或清熱養陰以通利小便, 務使暑邪外達, 不致陷伏傷陰. 若盛暑之時, 猝然暴中, 則當以涼解爲主. 惟怯弱之人, 內無所禦, 外受暑邪, 則涼解之中, 必兼輔正, 如清暑益氣湯之類是也. 又或暑邪內伏, 待深秋收藏之際, 猝然驟發, 傾刻之間, 遂至不救, 甚或刑克腎陰, 瞳神傷損. 凡見此症, 即宜涼補眞陰. 倘伏藏雖久, 其發甚緩, 秋冬之間, 目赤腫痛, 亦宜仍用清暑之劑. 臨症細辨, 不患治絲之棼也.

○ 六氣總論, 濕. 《素問》生氣通天論曰, 因於濕, 首如裹. 至眞要大論曰, 諸濕腫滿, 皆屬於脾. 水熱穴論曰, 腎何以主水. 腎者至陰也, 至陰者, 盛水也, 肺者太陰也, 太陰者冬脈也. 故其本在腎, 其末在肺. 王好古曰, 水者脾肺腎三經所主. 有五臟六腑十二經之部分, 上頭面, 中四肢, 下腰脚, 外皮膚, 中肌肉, 內筋骨. 蓋脾胃者土也. 飮入於胃, 游溢精氣, 下輸於脾, 脾氣散精, 上歸於肺, 肺者土之子也. 肺氣盛則淸肅令行, 通調水道, 下輸膀胱, 而腎者肺之子, 胃之關也. 腎氣化則二陰通, 而三焦者決瀆之官, 水道出焉. 肝腎二經之相火, 游行於五者之間, 上承天道之施化, 下佐地道之生發, 與手厥陰心包爲表裡, 以行諸水. 豈有泛溢停滯之患. 若脾胃虛弱, 肺無稟受, 而氣道不通, 由是四海閉塞, 三焦不瀉, 日久熏蒸, 郁爲濕病. 然此爲內傷之濕. 若外感之症, 在天有雨露霜霧之濕, 在地有沮洳潮濡之濕, 飮食有酒漿之濕, 衣被有汗液之濕. 陽盛則火旺, 濕且化熱, 陰盛則水旺, 濕又化寒, 風可袪濕, 濕更挾風, 燥可除濕, 濕還勝燥, 內因外因, 隨經觸發, 上攻頭目, 症現各殊. 脾濕則多眼癬眼眶, 肺濕則多黃膜, 心經濕則多胬肉如脂, 肝經濕則多星障, 黑珠如霧混濁, 腎經濕則瞳神呆鈍, 色淡昏眊無光. 治法風藥可以勝濕, 燥藥可以除濕, 淡藥可以滲濕, 泄小便可以引濕, 利大便可以逐濕, 吐痰涎可以卽濕. 濕而有熱, 苦寒之劑燥之, 濕而有寒, 辛熱之劑燥之. 至於脾腎俱虛, 水溢爲病, 則須培土塡精, 標本兼治, 此東垣脾胃論, 所以諄諄於後天補救也.

○ 六氣總論, 燥. 《內經》論四時主病之原, 獨遺燥症. 喩嘉言以秋傷於濕一語, 正其誤爲秋傷於燥, 而千古疑義晰矣. 蓋燥爲金氣, 秋時爲陽明燥金司令, 其氣肅殺, 故草木黃落. 《素問》天元紀大論曰, 陽明之上, 燥氣主之. 氣交變大論曰, 歲金太過, 燥氣流行. 又曰, 諸澁枯涸, 乾勁皴揭, 皆屬於燥. 至眞要大論曰, 諸氣膹鬱, 皆屬於肺. 喩嘉言謂屬於肺之燥也. 又曰, 諸痿喘嘔, 皆屬於上. 亦屬於肺之燥也. 或因蓄熱勝濕而燥, 金衰津耗而燥, 或猝感寒邪, 陽氣鬱於外而燥, 或恣食生冷, 陽氣鬱於內而燥, 或因於濕, 濕化熱而燥, 或因於風, 風勝濕而燥. 王好古有減氣而枯, 有減血而枯. 李時珍曰, 枯者燥也. 上燥則渴, 下燥則結, 筋燥則强, 皮燥則揭, 肉燥則裂, 骨燥則枯, 肺燥則痿, 腎燥則消. 目之白珠肺也, 燥則眵干作癢. 目之黑珠肝也, 燥則翳障模糊. 目之瞳子腎也, 燥則睛光昏眊. 心爲火, 燥則心陽上浮, 紅絲系絆. 脾爲土, 燥則脾陰澁縮, 黃膜牽遮. 治法宜養營潤燥, 補肺清金. 至於陰分素虧, 膽汁不充, 或膽經焦耗, 則一點神膏, 涸可立待, 亟宜滋補眞陰, 使水液自生, 則光華漸複矣.

○ 六氣總論, 火. 朱丹溪曰, 太極動而生陽, 靜而生陰, 陽動而變, 陰動而合, 生水火木金土, 各一其性, 惟火有二, 曰君火屬心, 相火屬肝腎. 《素問》陰陽應象大論曰, 壯火散氣, 少火生氣. 又病機十九條, 屬火者五. 火內陰而外陽, 主乎動者也. 故凡動皆屬火, 人身肺爲生水之源, 腎爲盛水之府. 火性妄行, 元氣受傷, 水源易涸. 逆調論所謂一水不能勝二火者此也. 又有厥陽臟腑之火, 根於五志之內, 六欲七情激之, 其火隨起, 故忿怒則火起於肝, 醉飽則火起於胃, 房勞則火起於腎, 悲哀則火起於肺. 心爲君主, 自焚則死矣. 解精微論所謂一水不能勝五火者此也. 有臟腑相移者, 肝移熱於膽, 心移熱於小腸之類也. 有盛衰克製者, 心火盛克肺金, 肝火盛克脾土之類也. 張子和曰, 目不因火則不病, 白輪變赤, 火乘肺也. 肉輪赤腫, 火乘脾也. 黑水神光被翳, 火乘肝與腎也. 卽此五志之火, 由內而生. 若天行時熱, 乃外來之邪火, 有感其令氣者, 其目紅腫癢痛, 淚如膿水, 畏熱羞明, 舌紅口渴. 五志之火, 宜降其虛陽, 滋其肺腎, 水旺則火自平. 外來之火, 宜升陽以散之, 苦寒以瀉之, 火鬱發之之義也. 其有陽虛陰勝, 火不歸源, 目雖赤腫, 而脈轉軟弱者, 治宜溫補扶陽. 王太仆所謂益火之源, 以消陰翳是也. 又有水衰火盛, 心腎不交, 目光昏眊, 脈象浮洪者, 治宜養陰滋水. 王太僕所謂壯水之主, 以鎭陽光是也.

○ 七情總論. 喜怒憂思悲恐驚, 是爲七情. 然七情不越五志, 心在志爲喜, 肝在志爲怒, 脾在志爲思, 肺在志爲憂, 腎在志爲恐. 悲屬心包, 附於心, 驚屬膽, 附於肝, 此七情之生於五志也. 心怵惕思慮則傷神, 脾憂愁不解則傷意, 肝悲哀慟中則傷魂, 肺喜樂無極則傷魄, 腎盛怒不止則傷志, 恐懼而不解則傷精. 此五志之傷於七情也. 怒則氣上, 喜則氣緩, 悲則氣消, 恐則氣下, 驚則氣亂, 思則氣結. 此七情本經之形証也. 怒傷肝, 悲勝怒, 喜傷心, 恐勝喜, 思傷脾, 怒勝思, 憂傷肺, 喜勝憂, 恐傷腎, 思勝恐. 此七情相勝之次第也. 喜與悲憂相反, 怒與驚恐相反, 思則無有所反, 乃土位建極於中州也. 喜與怒相因, 悲憂與驚恐相因, 思則各有所因, 乃土德寄旺於四時也. 東垣云, 治目不理脾胃, 非其治也. 其亦有鑒於此歟. 但目之爲病, 由於六淫者易治, 由於七情者難治. 蓋喜太過, 則腎氣乘矣, 怒則肝氣乘矣, 悲則肺氣乘矣, 恐則脾氣乘矣, 憂則心氣乘矣. 一經自具一氣, 一經又各兼五氣, 五五二十五氣, 變化難窮, 苟不得其要, 終難獲效. 然七情中悲傷心胞, 驚傷膽者, 間或有之. 喜傷心, 憂傷肺者, 絶少也. 惟思傷脾, 恐傷腎, 怒傷肝者, 最多. 誠能存養此心, 使志意和平, 精神澹定, 悲怒不起, 驚憂不擾, 則天君泰然, 百體從令, 自然勿藥有喜, 何必乞靈于草根樹皮哉.

○ 七情總論, 喜. 《素問》宣明五氣篇曰, 精氣並於心則喜. 陰陽應象大論曰, 在藏爲心, 在聲爲笑, 在志爲喜. 調經論曰, 心藏神, 神有餘則笑不休. 然樂不可極, 極則終凶. 《靈樞》本神篇曰, 喜樂者, 神憚散而不藏. 又曰, 肺喜樂無極則傷魄. 《素問》天元正紀大論曰, 少陰所至爲語笑. 五常政大論曰, 火太過爲赫曦, 赫曦之紀, 其病笑狂妄. 河間云, 笑者, 猶燔爍太甚而鳴, 笑之象也. 蓋喜則氣散, 心陽大動, 百脈沸騰, 所謂暴喜傷陽, 其病爲笑不休, 爲毛革焦, 爲內病, 爲陽氣不收, 甚則爲狂. 且火過熾, 上先刑肺, 下又克腎, 金水受傷, 病必及目. 經曰, 心合諸脈. 五藏生成篇曰, 諸脈者, 皆屬於目. 凡人五藏六腑之精液, 盡上注於目, 陽亢陰微, 炎蒸空竅, 遂有胬肉攀睛等症. 其起於大眦者, 屬心爲實火. 其起於小眦者, 屬心胞爲虛火. 甚則胬肉雙斗, 蝕及神水, 乃心火克腎所致, 治以清補爲主. 清則心火不升, 心陽得靜, 補則心氣不寧, 心血不耗. 或通利小腸, 使火氣由水道而泄, 以心與小腸爲表裏也. 或涼解心胞, 以心胞爲心之外廓也. 至於變端不一, 又當活治, 不可執一也.

○ 七情總論, 怒. 《素問》五營運大論曰, 東方生木, 木生酸, 酸生肝, 肝在志爲怒. 調經論曰, 肝藏血, 血有餘則怒. 宣明五氣篇曰, 膽爲怒, 以肝膽相爲表裏, 肝氣雖強, 取決於膽也. 調經論曰, 血並於上, 氣並於下, 心煩惋善怒, 以陽爲陰勝, 病及於心也. 《靈樞》本神篇曰, 腎盛怒而不止則傷志. 繆刺論曰, 邪客於足少陰之絡, 令人無過大怒, 以怒發於陰而侵乎腎也. 是肝膽心腎四臟, 皆能病怒, 所爲多陰者多怒, 亦曰陰出之陽則怒也. 五常政大論曰, 木太過曰發生, 其病怒. 氣交變大論曰, 歲木太過, 風氣流行, 甚則善怒. 又曰, 歲土不及, 風反大行, 民病善怒, 其証餐泄, 薄厥嘔血, 胸脇痛, 氣逆不下, 喘渴煩心, 消癉肥氣, 以及外發癰疽等症. 況目爲肝竅, 尤易受傷. 初但昏如霧露中行, 漸漸空中有黑花, 久則神光不收, 膽汁不應, 則內急外乾, 睹物成歧. 種種皆怒之貽戚也. 蓋怒必因內動而起, 但動由於內, 邪每乘之, 當各從其所動之因而治之. 因熱而動者治其熱, 因風而動者治其風, 因厥逆逼上者, 則治所厥之邪. 因陰虛而動者, 補其陰, 抑其陽, 按而收之. 因陽虛而氣浮上者, 則補其陽, 斂其浮游之氣. 因五志而動者, 各安其臟氣以平之. 因郁而發者, 治其所郁之邪, 開之達之. 因精血不足者補之, 不已則求其屬以衰之. 因勝克而動者, 從盛衰之氣而補瀉之. 中氣虛衰而動者, 補土以安之. 上焦清明之氣, 不能主持而動者, 亦當補中焦之穀氣, 推而揚之. 因五臟六腑上注之精氣不足而動者, 察其何者之虛而補之. 總以疏肝解郁爲先, 兼養精液, 使精盈則氣盛. 氣盛則神全, 自然視物明朗, 但木能克土, 胃當其沖, 肝病則胃病, 切不可再加勞倦, 以傷其脾. 醫者不察, 以爲目病皆熱所致, 竟以涼藥投之, 又傷其胃, 肝胃俱傷, 真元難複, 終不免有失明之嘆矣.

○ 七情總論, 憂. 《素問》六節臟象論曰, 肺者氣之本, 魄之處也. 陰陽應象大論曰, 心之變動爲憂. 《靈樞》口問篇曰, 思憂則心氣急, 心系急則氣道約, 約則不利, 故太息. 本臟篇曰, 心小則易傷以憂. 蓋憂則傷神, 故傷心也. 宣明五氣篇曰, 精氣並於肝則憂, 肝勝而侮脾也. 《靈樞》本神篇曰, 脾憂愁而不解, 則傷意. 脾主中氣, 中氣受抑, 則生意不伸, 故郁而爲憂. 是心肺脾肝四臟, 皆能病憂也. 戴複庵云, 七氣致病, 雖本一氣, 而所以爲氣者, 隨症而變. 如憂傷肝, 肝屬木, 憂則氣並肝, 而脾土受邪. 憂傷心, 心屬火, 憂則氣並於心, 而肺金受邪. 憂傷肺, 肺屬金, 憂則氣並於肺, 而肝木受邪. 凡人憂多則氣機不利, 胸脇痛. 憂多則水濕凝滯, 周身走痛, 或關節痛, 遇陰寒則發. 憂多則熱蓄不散, 目眥, 小便赤. 憂多則氣虛不能攝涎, 動則喘. 憂多則血脈蹇滯, 四肢無力, 能食便紅. 憂多則食物不化, 噯酸腹滿不能食. 目之白睛屬於肺, 肺憂鬱太過, 則肺氣不舒, 結成翳障, 視物模糊. 複有憂極而悲者, 傷及心胞之相火. 有憂極而恐者, 傷及腎中之眞水, 火不足則光華不能發越於外, 水不足則膏液不能充滿於中, 輕則昏眊羞澁, 重則魚胞鶻眼, 補肺安神, 最爲要法, 再令素所親信之人, 好言慰勸, 使心陽轉動, 卽喜勝憂之意也.

○ 七情總論, 思. 《靈樞》本神篇曰, 心有所憶謂之意, 意之所存謂之志, 因志而存變謂之思. 陰陽應象大論曰, 中央生濕, 在志爲思. 擧痛論曰, 思則氣結. 又曰, 思則心有所存, 神有所歸, 正氣留而不行, 故氣結矣. 本神篇曰, 怵惕思慮則傷神. 本病篇曰, 憂愁思慮則傷心. 蓋心爲脾之母, 母氣不行, 則病及其子, 所以心脾皆病於思也. 張會卿曰, 思鬱者, 氣結心而傷於脾也. 及其旣甚, 則上連肺胃, 而爲咳喘, 爲失血, 爲噎膈, 爲嘔血. 下連肝腎, 則爲帶濁, 爲崩淋, 爲不月, 爲勞損. 李東垣曰, 五臟六腑之精氣, 皆稟受於脾, 上貫於目. 脾者, 諸陰之首也. 目者, 血脈之宗也. 思慮傷脾, 則五臟之精氣皆失所司, 不能歸明於目, 而有視物羞明, 眼皮寬縱, 倒睫拳毛等症. 或生偸針, 或生眼癉, 治宜扶脾補土兼淸心陽. 若初病而氣結凝滯者, 宜順宜開, 久病而損及中氣者, 宜修宜補. 然以情病者, 必得願遂而後可釋, 或以怒勝思, 亦可暫解. 如朱丹溪治一思想氣結之女, 先激之使怒, 然後與藥, 復念病雖愈, 必得喜方已. 乃給以夫回, 病遂不擧. 予嘗用此治太湖李姓之婦, 目竟獲痊, 卽此法也.

○ 七情總論, 悲. 痿論曰, 悲哀太甚, 則胞絡絶. 胞絡絶, 則陽氣內動, 發則心下崩. 宣明五氣篇曰, 精氣幷於肺則悲. 本神篇曰, 悲哀動中者, 竭絶而失生. 又曰, 肝悲哀動中則傷魂. 又曰, 心氣虛則悲. 調經論曰, 神不足則悲, 是肺肝心三臟亦病於悲也. 又運氣, 悲皆屬寒水攻心. 五常政大論曰, 火不及曰伏明, 伏明之紀, 其病昏惑悲忘, 從水化也. 又曰, 太陽司天, 寒氣下臨, 心氣上從, 喜悲數欠. 至眞要大論曰, 太陽司天, 寒淫所勝, 民病善悲, 時眩仆. 又曰, 太陽之復, 甚則入心, 善忘善悲. 夫悲之爲情, 與憂思大異, 憂思則默然不語, 如呆如痴, 悲則哀慟迫切, 號呼痛哭, 漸至淚枯眼腫, 視物無形. 且悲則心系急, 肺布葉擧, 而上焦不通, 榮衛不散, 熱氣在中, 熏蒸淸道, 傷及五輪, 遂有黑花蠅翅魚鱗白陷諸症. 治宜補其肝脾. 蓋木爲火之母, 子虛則補母之義也. 土爲火之子, 補子令母實之義也. 然必釋其悲, 則治其效. 若婦女性執, 終歲戚戚, 雖日用蕪荑香附以升提, 參朮歸芩以培本, 是亦揚湯止沸之計而已.

○ 七情總論, 恐. 《素問》陰陽應象大論曰, 在臟爲腎, 在志爲恐. 宣明五氣篇曰, 精氣幷於腎則恐. 邪氣臟腑病形篇曰, 恐懼則傷心, 神傷則恐也. 調經論曰, 血不足則恐. 本神篇曰, 肝氣虛則恐, 以肝爲將軍之官, 肝氣不足, 則怯而恐也. 戴人曰, 肝者敢也, 驚恐則肝傷矣. 肝膽實則怒而勇敢, 虛則怒而不敢也. 玉機眞臟論曰, 恐則脾氣乘矣, 以腎虛而脾勝之也. 宣明五氣篇曰, 胃爲氣逆, 爲噦爲恐者, 以陽明土勝, 亦傷腎也. 又運氣善恐皆屬肝木虛. 五常政大論曰, 木不及曰委和, 委和之紀, 其病淫動. 注, 恐是心腎肝脾胃皆主於恐也. 甚則精卻, 恐則氣下. 人目中一點黑瑩, 乃先天眞一之水所化, 全賴精氣神包裹, 而能鑒察萬物. 精卻則不能化氣, 而瞳神有昏眊之患矣. 氣下則不能攝精, 而瞳神有散大之患. 急宜補養肝腎, 固其精氣, 以複神光. 蓋心以神爲主, 陽爲用. 腎以志爲主, 陰爲用. 陽則氣也, 火也. 陰則精也, 水也. 水火交爲旣濟, 全在陰精上奉以安其神, 陽氣下臟以定其志, 不然, 則神不安於內, 陽氣散於外, 志不戢於中, 陰精走於下, 水火不交, 而目未有不病者也.

○ 七情總論, 驚. 《素問》金匱眞言論曰, 東方靑色, 入通於肝, 其病發爲驚駭, 以肝應東方風木, 風主震動而連乎膽也. 氣厥論曰, 脾移熱於肝, 則爲驚衄. 陽明脈解篇曰, 足陽明之脈病, 惡人與火, 聞木音則惕然而驚. 陽明胃脈也, 胃者土也, 聞木音而驚者, 土惡木也. 又曰, 陽氣與陰氣相搏, 水火相惡, 故惕然而驚也. 擧痛論曰, 驚則心無所倚, 神無所歸, 心神散失也. 此肝膽胃心四臟皆病於驚, 而氣之亂也. 又運氣驚有三, 一肝木不及, 金來乘之. 五常政大論曰, 木不及曰委和, 委和之紀, 其發驚駭. 至眞要大論曰, 陽明之復, 甚則入肝, 驚駭筋攣. 二火邪助心. 六元紀大論曰, 少陽所至爲驚躁. 至眞要大論曰, 少陽之勝善驚. 三寒邪傷心. 氣交變大論曰, 歲水太過, 寒氣流行, 民病煩心躁悸. 膽爲中正之官, 五臟六腑, 皆取決於膽. 膽主淸淨, 不受濁穢, 故膽汁上溢, 則爲口苦, 膽精不足, 則爲目昏. 眼中一點神膏, 乃膽中精汁, 滲潤而成者也, 能涵養瞳神, 淸瑩澄澈. 凡人驚者, 起於猝然, 心主震動, 遂傷及膽. 其症爲目睛不轉, 爲瞳神散大, 爲靑膜遮掩. 治宜安神定志, 使氣之散者得以複聚. 張子和曰, 驚者平之. 平, 常也. 使病者聞之習熟, 見之慣常, 自然不驚. 且肝膽相爲表裡, 其色爲靑, 故人之受驚者, 其面色必靑也. 臨症審辨, 何難施治哉.

○ 心經主病. 心爲君主, 總統臟腑, 故憂思勞怒, 皆動心神. 心應南方火色, 目之大眥屬心, 心受火刑, 則肉壅突而痛. 若不痛而癢屬虛, 或因操勞過度, 或因水虧不能製火所致. 小眥屬心胞, 又屬少陽經, 多氣少血, 故小眥肉屬血虛, 火爍之故也. 若心經火邪盛而刑肺, 爲大眥肉攀睛, 屬實火, 不痛不癢, 屬虛火. 小眥肉攀睛, 乃虛火刑金爲虧症. 胬肉雙斗, 屬水虧血少, 火邪刑肺, 甚則蝕及神水, 乃心火克腎水也. 大眥流血, 腫痛, 爲實火. 心統諸經之血, 火盛則血熱妄行, 故流血. 不腫痛而癢, 爲虛火, 乃心腎不交, 君火炎甚也. 左目爲陰, 右目爲陽, 陰屬血, 陽屬氣, 男多患左, 女多患右, 雖有是分, 不可執一, 惟在圓機通變也.

○ 肺經主病. 肺爲華蓋, 百脈之宗. 白睛紅絲滿布, 乃肺熱也. 白珠胬肉紫脹, 甚則眼眶靑黯, 乃血爲邪乘, 凝而不行也. 玉粒侵睛, 肺氣凝滯所致. 白睛起膜, 狀如魚泡, 寒鬱太陰也. 白翳侵睛, 屬金來克木, 目珠壅腫紅痛, 辨是何邪, 分別施治. 目珠突出, 鼻塞咳嗽, 乃風寒乘肺, 肺氣逆也. 珠大脫眶, 肺腎氣衝, 乃金水兩虧症也. 能仰視不能俯視, 氣有餘而血不足也. 能俯視不能仰視, 陰有餘而陽不足也. 雉盲者, 陰氣未升則昏, 至人定後, 仍能見物. 雀盲者, 通夜不見, 乃肝血少, 肺陰虧也. 鶻眼凝睛者, 陰陽不和, 火克金也. 總之其位至高, 統一身之氣, 其見症多在於氣輪. 隨症審察, 用藥自能奏效.

○ 肝經主病. 肝屬風木, 木能生火, 惟血涵養, 否則火盛血傷, 目病生焉. 其臟主疏泄, 凡人憤悶不平, 或受六淫之邪, 則氣不宣流, 遂生星翳障霧, 如點如鑿, 或圓或方, 形色不一, 莫可枚擧. 凡自上而下屬太陽經, 名垂簾. 紅色而痛屬肝熱, 腫痛屬風邪, 不痛爲血虛內熱, 白色而腫痛, 屬氣虛挾風, 痛而不腫, 爲寒邪, 不腫不痛, 乃氣虛下陷也. 自下而上, 屬足陽明胃經, 名堆雲, 又名黃膜上沖. 在黑珠內者, 名內堆雲, 屬肝腎不足, 木挾相火上升. 在黑珠外者, 名外堆雲, 腫痛涕淚, 爲風寒肝胃. 障色帶黃, 爲濕熱. 腫痛畏寒, 淚如膿水, 屬寒邪. 胬肉壅結, 障色微紅, 屬胃火. 此皆氣血失充, 虛中挾邪症也. 紅白相間, 名瑪瑙障, 屬熱鬱肝經, 氣血相混也. 純白而濃, 名水晶障, 屬寒乘肝陰也. 白星團聚, 名聚星障, 屬肝腎鬱結, 精血受傷也. 一線垂下, 名線障, 橫住睛神, 名橫關. 初起紅痛, 屬風寒. 邪鬱陰分, 不能發越, 不紅痛, 屬肝腎陰虛, 相火上炎也. 一線盤旋於風輪之上, 名旋螺障. 一爲陰寒上乘, 一爲邪鬱於肝陰也. 黑珠內, 瞳神外, 初起如霧, 漸漸濃大, 名內障. 左關脈細澀, 屬肝鬱不舒. 左尺脈洪數, 屬腎氣不納也. 色白而長, 形如半月, 名半月障, 屬肝經鬱怒所致. 色白而濃, 名白障, 稍薄名白翳, 最薄名白霧, 白點名星. 紅腫癢痛屬風, 紅腫不癢痛屬鬱邪. 舌白涕淚屬寒, 眼眵干硬, 羞明惡熱, 屬火. 乾澁昏朦屬燥. 此皆實症. 若不腫而紅痛, 屬血虛肝熱生風. 不紅腫而痛, 屬憂思鬱怒, 肝氣不舒. 不紅不痛, 屬陰虛火熾. 皆虛症也. 目珠疼痛, 肝陽上浮也. 白障滿布, 赤脈貫睛, 屬肝經鬱熱. 若無白障, 但見赤脈貫睛者, 心火刑肺肝也. 黑珠上一顆突出, 名蟹珠, 發於瞳神巓頂, 屬肝腎兩經. 發於瞳神下面, 屬陽明. 發於大眥旁者, 屬太陽. 發於小眥旁者, 屬少陽. 凡胬肉壅腫涕淚, 脈弦細爲風, 舌白脈遲爲寒, 舌紅脈數爲火, 脈細弱或數而無力屬陰虛. 此症由邪襲肝陰, 氣血不能流行, 或精血不足, 過服寒涼, 升散而發. 黑珠低陷, 名陷障. 障凝如冰, 名冰障. 屬邪乘肝陰, 氣血受殘. 紅腫脈浮弦爲風. 不紅腫脈遲細爲寒, 乃實中挾虛症也. 腫痛胬肉, 黑珠泛白, 名內泛, 乃精血大虧, 風寒邪鬱也. 此皆擧其大略, 須脈象舌色兼參, 庶幾無誤.

○ 脾經主病. 脾爲諸陰之首, 統攝一身之血. 在氣爲中氣, 在臟爲心子. 目之上眇屬脾, 下眇屬胃. 上眇內生紅粒, 名魚子石榴, 生紅塊, 名雞冠蜆肉. 皆屬風熱, 邪滯太陰, 氣血凝結所致. 眇生核, 在皮裡膜外, 如櫻如梅, 由於氣滯燥結, 防有成疣之患. 睛明穴有瘡, 名眼癰, 日久成管, 名漏睛, 屬太陽鬱熱不宣. 眇翻黏瞼, 屬陽明胃火. 上眇生肉粒, 名偸針, 下眇生肉粒, 名眼瘴. 腫痛屬風鬱化火, 不腫痛而時發時止, 屬勞傷心脾, 肝木克土, 是虛症也. 上眇寬縱, 拳毛倒睫, 紅腫, 屬脾肺氣虛挾風, 不紅痛, 屬中氣下陷. 下眇緊急, 拳毛倒入, 屬肝風風胃. 下眇內生菌, 屬陽明濕火. 兩眇生癬, 濕爛爲風, 焦枯爲火, 乾澁屬燥, 膿窠屬濕. 然有風中兼燥, 火中兼風, 濕中兼熱, 諸症宜細辨之.

○ 腎經主病. 腎爲作強之官, 伎巧出焉. 應北方癸水, 涵木製火, 榮養血脈. 瞳神內起星, 邪鬱腎陰也. 五星撩亂, 視物眈眈, 水爲火反克, 虛實皆有也. 瞳神細小, 火搏水陰也. 瞳神散大, 氣不裹精也. 瞳神發白, 水源乾涸所致. 黑珠滿紅, 名胭脂內障, 屬相火上浮, 水不能製. 若瞳神亦紅, 名血灌瞳神, 不治. 瞳神泛白動躍, 已成內障, 亦不治. 瞳神黃色如金, 火灺水竭, 亦不治. 有見火星飛揚者, 心腎不交也. 有見螢星滿目者, 肝腎不和也. 有見白星繞亂者, 肺腎氣虛. 有見黑花茫茫者, 腎陽不藏也. 視白爲黃, 視紅爲紫, 視正反橫, 視定反動, 睜目頭暈, 此陰極陽飛症也. 瞳神不大不小, 其色不白不紅, 三光俱滅, 眞靑盲也. 法在不治. 以上諸條, 皆精血失充之症, 誠以水爲天一所生, 務宜滋養, 水足精充, 目疾自痊愈矣.

○ 三焦主病. 三焦分上中下, 目疾是上焦病, 無有論及中下者. 然細按之, 則三焦各有見症, 不可混治. 頭痛鼻塞, 耳○面瘡, 目紅腫痛, 唇瘡口糜, 此皆上焦病也,治宜淸火發散, 疏肝養目. 肚腹膨脹, 胸膈不舒, 兩目乾澁或沿爛, 此乃中焦病也, 治宜消積行氣. 腳氣壅腫, 步履艱難, 水道不通, 濕熱上浮, 以致目患, 此乃下焦病也, 治宜利濕淸熱舒筋. 腑病以通爲補, 故但敍實症, 其有虛症, 另見各門, 學人細心參之可也.

○ 小腸主病. 小腸爲火府, 與心經配合表裡. 凡心經之火上延於目者, 彙責諸小腸, 故古人治心火, 必用導赤. 以心爲君火, 無直折之理, 但當通利小腸, 則心火自降. 此治臟先治腑之法也.

○ 膽經主病. 膽屬少陽, 經曰, 十二經皆取決於膽. 爲半表半裡, 兩邊頭痛, 法用小柴胡及逍遙散, 乃和解之劑. 目中神光, 惟賴膽中淸純之氣所養, 倘膽精不足, 膽汁不充, 兩目必昏. 古方俱以諸膽爲治. 所以淸其邪熱, 乃同氣相求之理也. 然味太苦寒, 防其礙胃, 總宜以條達爲主. 餘詳肝經.

○ 胃經主病. 胃爲水穀之海, 轉輸旋運, 生化不窮, 故治病先講胃氣. 胃氣一弱, 飮食不納, 何以能勝藥力乎. 然胃病有虛有實, 有熱有寒, 實宜硝黃之屬, 虛宜朮草之屬, 寒宜香砂之類, 熱宜芩斛之類配合. 脾經爲後天生養之基, 故東垣專主脾胃立論, 非虛說也, 其見症詳載脾經, 但須知陽土不耐溫燥, 方不誤治.

○ 大腸主病. 大腸傳導糟粕, 通調爲順, 溏泄則有陰傷之患, 祕結則有陽亢之虞. 昔人治便頻無度, 多以補脾爲主, 亦扶土生金之義也. 有火則閉塞不通, 須用攻下之品, 釜底抽薪, 誠妙法也. 稍涉虛者, 如景岳濟川煎, 亦可採用. 凡目病在肺經者, 治其大腸, 以其表裡相應, 所謂上病治下也.

○ 膀胱主病. 膀胱爲巨陽, 其經脈最長, 統束一身. 凡外感症皆太陽受之, 羌防發汗, 治其經, 五苓利水, 治其腑. 更有濕熱下注, 二便不調, 專治膀胱, 其病自愈. 與腎爲表裡, 腎無瀉法, 瀉膀胱卽所以瀉腎. 溝瀆旣淸, 水泉不竭, 腎精自然充足. 目珠上屬太陽, 見症甚多, 如頭風損目, 垂帘遮障皆是. 故凡治目, 不可不細究膀胱也.

○ 雜病總論. 病之發也, 有因外感內傷, 前已詳論之矣. 至於雜症, 不過氣血痰食鬱五者而已. 然五者之中, 惟氣血爲甚. 蓋人有陰陽, 卽爲氣血, 陽主氣, 故氣全則神旺. 陰主血, 故血盛則形强. 然而身形之中, 有營氣, 有衛氣. 凡人受氣於穀, 穀入於胃, 以傳於肺, 五臟六腑, 皆得受氣. 淸者爲營, 濁者爲衛. 營行脈中, 衛行脈外. 其所以統攝一身, 環流不息者, 全賴元氣爲之主持. 元氣者, 先天之氣, 命門之主也. 衛氣者, 後天之氣, 生命之原也. 元氣爲衛氣之母, 母能益子, 子賴穀氣之津以養生. 故元氣衰, 則營衛之氣皆有不充矣.

夫血生於心, 統於脾, 藏於肝, 布於肺, 泄於腎, 灌漑一身, 爲七竅之靈, 四肢之用, 潤顏色, 充營衛, 津液得以通行, 二便得以調暢. 然血爲氣化, 亦能助氣, 故一氣一血, 相爲表裡也. 痰飮一症, 內經止有積飮之說, 本無痰症之名. 蓋痰涎之化, 本由中氣衰弱, 水穀入胃, 不能盡化, 留而爲痰, 使脾强胃健則隨食隨化, 皆成津液, 焉能成痰. 故肥人多痰者, 因中氣不能健運所致. 經云, 形盛氣虛, 此之謂也. 若實痰者, 或因風因熱因濕因寒, 鬱結於臟腑經絡之間, 血氣不能通達, 凝而爲痰. 祛其外感, 而痰自消也. 內經之不言痰者, 正以痰必因病而生, 非病之因痰而致也. 經云, 人以水穀爲本, 人絶水穀則死, 脈無胃氣亦死. 又曰, 穀盛氣盛, 穀虛氣虛. 此其常也, 反此者病. 蓋五味入口, 藏受於胃, 游溢精氣, 散布於五臟, 酸入肝, 苦入心, 甘入脾, 辛入肺, 鹹入腎, 此五臟各歸所喜也. 凡人偶食生冷油濁之物, 積滯於腸胃之間, 此邪氣之實也. 若食入卽脹, 或胸脅作痛者, 乃中氣不旺之故也. 蓋脾胃爲倉廩之官, 職司化食, 脾胃强壯者, 卽滯亦易化. 如其不能化者, 皆由胃胃之虛也. 鬱病者, 滯而不通之義也. 經言五鬱者, 乃五行之化, 氣運有乖, 則五郁之病生焉. 滑氏曰, 木性本條達, 火性本發揚, 土性本沖和, 金性本整肅, 水性本流通. 五者一有所鬱, 斯失其性矣. 至於情志之鬱, 不過憂思怒三者而已. 蓋憂則氣聚, 思則氣結, 怒則氣逆也. 初病宜順氣開, 若鬱久則傷及中宮, 神志日消, 心脾日耗, 非補不可也. 余謂痰食鬱三者, 總由氣血不調之故. 若氣血和平, 則神魂安靜, 膚腠固密, 外來之邪無隙可乘, 內生之鬱無由而起. 卽使寒溫不測, 世事無常, 或外犯客邪, 或內爲鬱病, 只宜祛其外感, 調其鬱氣則安矣, 寧有大病之足慮哉.

○ 氣病論. 經云, 氣脫者目不明. 氣者淸陽之氣也. 淸陽不升, 則濁陰不降, 而目安能燭照無遺乎. 人在天地間, 莫非氣化之流行臟腑經絡, 氣得其正, 何用不臧. 氣失其正, 何往弗害. 故曰, 百病生於氣也. 又近見應震王氏曰, 行醫不識氣, 治病從何拒, 堪笑道中人, 未到知音處. 旨哉斯言, 是實治身治病第一大綱. 蓋氣之爲用, 無所不至, 一有不調, 無所不病. 爲虛爲實, 爲寒爲熱, 變態莫可名狀. 氣有不調之處, 卽病根所在之處也. 明者撮而調之, 猶如解結, 一擧手而卽豁然矣. 故本乎天者, 天之氣也, 本乎地者, 地之氣也, 人身之氣亦應之. 陽氣有餘, 爲目赤壅腫, 陰氣有餘, 爲隱澁羞明. 中氣不足爲眼皮寬縱, 凝而不行爲脾生癭核. 實者破之, 虛者補之, 滯者行之, 鬱者達之, 寒者溫之, 熱者涼之, 不和者調之疏之. 凡五行五志, 五臟六腑, 皆賴氣以爲之用. 常則安, 變則病, 是以聖人謂諸病皆因於氣, 而況目病乎. 故醫者當參觀互証, 酌宜而治之, 庶于斯道無愧矣.
○ 血病論. 經曰, 目得血而能視. 血者氣之所化也, 故血盛則形強, 人生所賴, 惟斯而已. 潤經絡, 澤臟腑, 養筋骨, 充滿一身, 而目受其蔭. 固宜流通, 而不宜瘀滯者也. 然人之初生, 必從精始, 精之與血似乎非類, 而丹家曰, 涕唾汗津精液血, 七般靈物盡爲陰. 則凡屬水類, 皆天一地六所化, 而血卽精之類也. 但精藏於腎, 所蘊不多, 苟房勞太過, 精虧則血亦虧, 而七竅不靈矣. 夫血本陰類, 其動者皆由於火, 或外邪不解, 而火鬱於經, 或縱飮不節, 而火動於胃, 遂使血熱妄行, 致成目赤眥瘍, 治法以涼血淸火爲主. 或壅瘀於經絡, 則睛珠脹悶, 或鬱結於眸眥, 則胬肉堆突, 或乘風熱, 則發椒瘡粟瘡之類. 總以行血散血爲治. 若痛傷痕陷, 白障滿泛等症, 皆屬血virtual邪乘所致, 治宜行血補血爲先. 蓋太陽經起於目內眥, 血多氣少, 少陽經起於目銳眥, 血少氣多, 陽明經起於目之兩旁交額之中, 氣血俱多. 惟厥陰連於目系而已. 故血太過者, 太陽陽明之實也. 血不及者, 厥陰少陽之虛也. 能辨過與不及, 庶攻補皆得宜矣. 以是知血化於氣, 而又爲精類. 陽虛不能生血, 所以血宜溫而不宜寒. 陽亢最能傷陰, 所以血宜靜而不宜動. 察於此而得其養營之道, 則目光如炬, 又何血病之足虞哉.
○ 痰病論. 經曰, 濕氣變物, 水飮內蓄, 中滿不食, 是言飮也, 非言痰也. 痰之與飮, 雖目同類, 而實有不同也. 蓋飮爲水液之屬. 凡嘔吐淸水, 及胸腹膨脹, 呑酸噯腐等症, 此皆水穀之餘, 停積不行, 是卽所謂飮也. 若痰之不同乎飮者, 飮淸澈而痰稠濁, 飮惟水穀停積而化, 痰則五臟之傷皆能致之. 然究其原, 痰卽人之津液, 無非水穀所化, 但化得其正, 則形體強, 營衛充, 若化失其正, 則臟腑病, 津液敗, 而血氣卽化爲痰矣. 後人治痰, 開口便言痰火. 有雲怪症爲痰者, 有雲痰爲百病之母者, 痰之爲害, 不綦重乎. 然則虛實之間, 尤不可不辨. 惟驗其年力猶盛, 血氣未傷, 或以肥甘過度, 或以濕熱盛行, 或風寒外閉皮毛, 或逆氣內連肝膈, 皆能生痰動火, 害及於目. 惟察其病氣形氣, 俱屬有餘者, 卽實痰也, 實痰則宜消伐. 若年及中衰, 形氣羸弱, 或以多病, 或以勞倦, 或以憂思酒色, 致成勞損, 非風卒厥者, 或脈見細數, 臟無陽邪, 時爲嘔惡泄瀉, 氣短聲喑者, 皆有目暗不明之患. 但察其形氣病氣, 本無有餘者, 卽虛痰也, 虛痰則宜扶助元氣, 使精血充旺, 則痰自消矣. 然痰之所生, 無不由乎脾腎. 脾惡濕, 濕勝則爲痰, 腎屬水, 水泛亦爲痰. 脾家之痰, 有虛有實, 腎家之痰, 則無非虛耳. 痰病延及於目, 治最棘手. 惟調

其寒熱虛實, 氣血陰陽, 則無有不愈. 昔王隱君謂內外百病, 皆生於痰, 悉以滾痰丸攻之, 其亦但顧目前, 而不知後患者也.
○ 食病論. 經曰, 飮食勞倦卽傷脾, 飮食自倍, 腸胃乃傷. 脾胃爲倉廩之官, 大腸爲傳導之官, 食傷則氣滯, 氣滯則上不能散布精華, 下不能轉輸糟粕. 然有傷於寒物者, 有傷於熱物者, 其在內傷, 不過瀉爲痢而已. 若在眼目, 則傷於寒者, 兩胞腫脹, 治宜溫消. 傷於熱者, 目赤癢痛, 治宜淸利. 若過食煎炒灸, 必至火氣上攻, 則爲雞冠蜆肉, 或魚子石榴, 變症不一. 治宜淸利腸胃, 去其積熱, 而諸病悉除. 此症之易治者. 凡在少年童稚, 最多此症, 惟年老久病之人, 脾虛不能運化, 或不能食, 或知飢少食, 或食入卽脹. 明是中虛之象, 當以補法行之, 諒明哲者, 不至於膠柱而鼓瑟也.
○ 鬱病論. 經曰, 木鬱達之, 火鬱發之, 土鬱奪之, 金鬱泄之, 水鬱折之. 言乎五氣之鬱也, 人之臟腑應之. 木應肝膽, 木主風邪, 畏其鬱結, 故宜達之. 火應心與小腸, 火主熱邪, 畏其陷伏, 故宜發之. 土應脾胃, 土主濕邪, 畏其壅滯, 故宜奪之. 金應肺與大腸, 金主燥邪, 畏其躁急, 故宜泄之. 水應腎與膀胱, 水主寒邪, 畏其凝溢, 故宜折之. 然五者之中, 皆可通融圓活, 不必拘泥. 夫人氣血不順, 脈不和平, 卽是鬱症, 乃因病而鬱也. 至若情志之鬱, 則有三焉, 一曰怒鬱. 方其盛氣凌人, 面赤聲厲, 多見腹脹. 及其怒後, 逆氣已平, 中氣受傷, 多見脹滿疼痛, 倦怠少食之症. 一曰思鬱. 凡芸窗秀士, 茅店羈人, 以及室女尼姑, 心有所憶而生意, 意有所屬而生思, 思有未遂而成鬱, 結於心者, 必傷於脾, 及其旣甚, 上連肺胃, 爲咳喘失血, 隔噎嘔吐, 下連肝腎, 爲帶濁崩淋, 不月勞損. 一曰憂鬱. 或因衣食之累, 或因利害之牽, 終日攢眉而致鬱者, 志意乖違, 神情蕭索, 心脾漸至耗傷, 氣血日消, 飮食日少, 肌肉日削, 遂至發爲目症. 前七情論中已詳之矣, 故不贅述. 然五氣之鬱, 因病而鬱者也, 情志之鬱, 因鬱而病者也. 凡患是症者, 宜自爲節製, 皆非草木所能奏效, 所謂妙藥難醫心上病也. 可不慎乎.
○ 兼症總論. 醫雖有專科, 而病則無專病也. 有專科則其術精, 無專病則其症雜, 吾故論目病而及于兼症焉. 夫病之重者, 莫如傷寒. 仲景論太陽篇中, 頭熱目赤. 陽明篇中, 目中不了了, 睛不和. 少陽篇中, 少陽中風, 兩耳無所聞, 目赤, 是傷寒兼目疾也. 若夫中風頭風, 虛勞臌脹, 噎隔咳嗽, 黃疸遺濁, 疝瘕瘧瀉痢, 以及外科瘡瘍, 女科胎産經帶, 兒科痘疹疳積, 皆有兼目疾者, 不得不一一著明. 倣《傷寒析義》之例, 以垂諸簡編, 庶有成法可遵, 而不至於顧此失彼也. 至於頭風之害目,

疳積之害目, 患者極多, 爲本科之本病, 故論之尤詳切焉. 夫醫有十三科, 傷寒爲第一, 餘科次之, 眼科又次之. 今以眼科而括諸科之全者, 因慮業是科者, 守一家之說, 而不能廣搜醫籍, 倘遇兼症, 則曰此某科也, 望望然去之, 寧不貽識者之笑乎. 然欲槪爲療治, 使患目之人, 並入於光明之域, 必須博考諸家, 臨症乃能措手也. 古人立法, 互有不同, 有偏於寒者, 有偏於熱者, 有偏於攻者, 有偏於補者, 熟究深思, 化其偏而得其全, 則法皆盡善矣. 故專者, 專心之謂也, 又專力之謂也, 專其心, 專其力, 斯得專其藝矣. 且能專者, 未有不能兼也. 因專而後能兼, 因兼而後愈專, 成德之士, 豈一端一節所能盡其長哉.

○ 傷寒兼目疾論. 傷寒有傳經直中. 傳經者, 由太陽傳陽明, 由陽明傳少陽, 由少陽傳太陰, 由太陰傳少陰, 由少陰傳厥陰, 此循經傳也. 有太陽不傳陽明而徑傳少陽者, 有陽明不傳少陽而徑入本府者, 有少陽不傳太陰, 而徑歸胃府者, 謂之越經傳. 有傳一二經而止者, 有始終只在一經者, 在表爲寒, 在裡則爲熱矣. 直中者, 不由三陽傳入, 而徑中三陰, 有寒無熱者也. 若兼目疾, 惟三陽有之, 太陽宜汗, 陽明宜淸, 少陽宜和, 無異法也. 羌活主太陽, 葛根主陽明, 柴胡主少陽, 爲報使之藥, 人所共知, 而溫經散寒之法, 間亦參用. 至於分症立法, 無關於本科者, 不必贅述也.

○ 瘟疫兼目疾論. 溫疫之邪, 伏於膜原, 蒸變不測, 吳又可製爲達原飮以治之. 立論超出千古, 擧世皆宗之. 然其症發熱頭疼, 便閉神昏, 與外感風寒相似, 不可不細辨也. 夫風寒從外入內, 病無臭氣觸人, 間有作臭氣者, 必待傳陽明胃府始見. 若瘟疫從中達外, 病卽有臭氣觸人. 輕則透于床帳, 重則盈于房帷, 此氣之易辨也. 風寒主收斂, 面色多繃急而光潔. 瘟疫主蒸散, 散則緩, 面色多松緩而垢晦, 此色之易辨也. 風寒初起, 舌多無胎, 卽有白胎, 亦薄而滑. 瘟疫一見頭痛發熱, 舌上卽有白胎, 且濃而不滑, 或粗如積粉, 或色兼微黃, 此舌之易辨也. 瘟疫之脈, 傳變皆與風寒頗同, 初起時與風寒逈別. 風寒在表, 一二日, 脈多浮, 或兼緊兼緩兼洪而皆浮. 迨傳入裡, 始不見浮脈. 瘟疫從中道而變, 一二日, 脈多沉, 迨自裡出表, 脈始不沉, 乃不浮不沉而數, 或兼弦兼大而皆不浮, 此脈之易辨也. 且其見症, 必初起忽覺凜凜, 以後但熱而不惡寒, 以其內蒸發, 非必有感觸之因也. 設有脅痛耳聾, 則邪溢少陽, 腰背項痛, 則邪溢太陽, 眉稜骨痛, 眼眶痛, 鼻乾不眠, 則邪溢陽明, 當以柴胡羌活葛根等, 分經加用. 若舌根先黃, 漸至中央, 邪漸入胃, 此三消飮症. 若脈長洪而數, 大汗多渴, 此邪適離膜原, 欲表未表, 此白虎湯症. 若舌上純黃色, 或變黑色, 或生芒刺, 或鼻如煙煤, 或大便不行, 或大便雖無結糞, 而脈象沉實, 此皆承氣湯症. 倘耽延失下, 以致循衣摸床, 撮空理線, 攻不可, 補不可, 惟有用陶氏黃龍湯, 間有得生者. 至於養營淸燥, 總宜在驅邪之後也. 若邪火上攻於目, 赤腫疼痛, 畏熱羞明, 宜專逐疫邪, 則目自愈. 亦有晝夜壯熱, 目中如火燃, 如針刺, 怕見日光燈光, 必須四面遮圍, 始稍寧靜, 亦宜注意逐邪, 使胃中無熱邪留郁, 自然淸光大來. 又有疫邪傳裡, 遺熱下焦, 小便不利, 邪無輸泄, 經氣鬱滯, 目黃如金者, 卽以茵陳湯治之. 或邪火久焰, 腎水枯涸, 瞳神昏渺, 眵淚失光. 逐邪之中, 兼用滋陰, 不得徒以甘菊蒺藜療之. 總之瘟疫乃時氣傳染, 治宜淸火散邪, 東垣普濟消毒飮, 本爲瘟疫而設, 以治瘟疫之目疾, 其奏效不更速乎.

○ 中風兼目疾論. 中風分中臟中腑中血脈. 中府者, 中在表也, 卽傷寒論太陽中風, 桂枝湯之類是也. 外見六經形症, 無異傷寒, 治法亦同. 中臟者, 中在裡也. 中心不語, 中脾脣緩, 中肺鼻塞, 中肝目瞀, 中腎耳聾. 而有閉與脫之分. 閉者兩手握固, 牙關緊急, 藥宜疏通開竅, 熱閉牛黃丸, 冷閉橘半薑汁湯. 脫者, 口張心絕, 眼合肝絕, 手撒脾絕, 聲如鼾肺絕, 遺尿腎絕. 更有發直搖頭, 面赤如妝, 汗出如珠, 此際須用理中湯加蔘兩餘, 以溫補元氣. 或寒痰阻塞, 用三生飮加蔘灌之, 庶救十中之一. 中血脈者, 中在半表半裡也, 如口眼歪斜, 半身不遂之屬是也, 藥宜和解, 以大秦艽東加竹瀝薑汁鉤藤主之. 氣虛者, 偏於右, 佐以四君. 血虛者, 偏於左, 佐以四物, 氣血俱虛者, 左右俱病, 佐以八珍. 若兼目疾, 治法亦不外此. 惟宜養血除風, 所謂治風先治血, 血行風自滅也. 他如中肝之目瞀, 脾絕之眼合, 皆垂絕之候, 並非目病, 不可救也.

○ 頭風兼目疾論. 頭爲諸陽之首, 目爲七竅之宗, 一身之經脈, 皆上接于首, 而少陰厥陰少陽太陽之脈, 皆出於目系. 若風邪乘之, 則爲頭痛, 故曰頭風. 然有大小雷頭風, 左右偏頭風, 以及陽邪風陰邪風之殊, 然究其原, 不過六經頭痛而已, 自有表症可察. 蓋身必寒熱, 脈必緊數, 或涕淚鼻塞, 或咳嗽項强, 或背脊酸疼, 按定何經用藥. 各有所主. 若太陽頭痛, 羌活藁本主之, 陽明頭痛, 升麻葛根主之, 若陽明胃火上沖, 直達頭維而痛者, 宜白虎湯主之. 少陽頭痛, 柴胡川芎主之, 太陰頭痛, 防風白芷主之, 少陰頭痛, 獨活細辛主之, 厥陰頭痛, 蔓荊子吳茱萸主之. 此六經報使之藥. 若雷頭風者, 乃滿頭作痛, 面皮疙瘩, 宜淸震湯主之, 右偏頭痛者, 宜補氣散風, 左偏頭痛者, 宜養血除風, 此治外風之大略也. 若內風發動, 有陰陽氣血之辨. 陰虛者,乃水虧於下, 而虛火乘之則痛, 陽虛者, 乃陽衰陰勝, 遇寒則痛. 氣虛者, 微遇外邪, 或勞頓則痛, 血虛者, 以肝藏血, 脾統血, 血virus則熱自生風, 眩運耳鳴, 此所謂肝風內動也. 故氣虛者, 人蔘黃耆爲主. 血虛者, 當歸川芎爲主. 陰虛火浮者, 壯水爲主. 陽虛陰勝者, 扶陽爲主. 若三陽之火上熾, 夜間作痛者, 宜補肝散主之. 更有痰厥頭痛者, 有風痰濕痰寒痰, 腎虛水泛爲痰諸症. 風痰者, 宜散風祛痰, 濕痰者, 宜燥濕消痰, 寒痰者, 宜溫胃補氣, 氣不逆則痰自平矣. 水泛爲痰者, 宜養陰補腎, 使腎中水火和平, 無有偏勝, 則痰自愈也. 凡頭風之症, 最易損目者. 蓋風邪上受, 必犯空竅. 肝開竅於目, 爲風木之臟, 木動則生風, 以風招風, 內外合邪, 故頭風必害目也. 或爲旋螺泛起, 或爲蟹睛高凸, 或爲內外堆雲, 或爲紅白垂帘, 或爲瞳神散大, 或爲內障靑盲, 此等症候, 皆宜各隨其經, 考之脈象, 臨証應變, 不可執法而治也.

○ 虛勞兼目疾論. 虛勞之受病, 惟房勞傷, 思鬱傷, 醫藥傷三者而已. 其見症也, 骨蒸咳嗽吐血泄瀉, 男子失精, 女子不月, 五者皆本病之常. 房勞傷者, 斷喪太過, 而精氣受傷也. 其症從下而上, 由腎肝而至於脾. 或先失血, 或見遺精, 次見咳嗽骨蒸等症. 眞陽虧者, 乏氣少食, 後見泄瀉而危. 眞陰虧者, 火旺血瘀, 必發癰腫而斃. 思鬱傷者, 情志不遂, 而神氣受傷也. 此病起於腎, 關於心而迫肺, 傷肝及脾, 再交水火, 謂之七傳. 初起骨蒸乾咳, 繼則亡血失精, 女子不月, 至死而面色不衰. 以陰火蒸騰津液於上, 所以肢體日削, 而神采愈鮮也, 最爲難治. 醫藥傷者, 表邪未淸, 留於肺絡, 誤服寒涼淸降, 邪必從皮毛陷入. 亦有因寒涼傷胃, 胃輸寒氣於肺, 皆能令人咳嗽不休. 或風熱誤投辛散, 而傷少陰之經, 必先吐膿血, 而後泄瀉. 或汗下失於調養, 而傷其營衛, 必先微寒數熱, 而後咳嗽. 若兼目疾房勞傷者, 治以六味八味爲主, 思鬱傷者, 治以逍遙歸脾爲主, 醫藥傷者, 治以調補元氣爲主. 然在初起之時, 尙可挽救, 延至末傳, 終難取效, 愼之愼之.

○ 鼓脹兼目疾論. 鼓脹當辨明虛實寒熱, 然後施治, 方不錯誤. 假如溺赤便閉, 脈數有力, 色紫暗, 氣粗厲, 口渴飮冷, 唇焦舌燥, 所謂諸腹腫大, 皆屬於熱是也. 溺淸便溏, 脈遲無力, 色白, 氣短促, 喜飮熱湯, 舌潤口和, 所謂諸病水液, 澄澈淸冷, 皆屬於寒是也. 按之不痛, 時脹時減者, 爲虛, 按之愈痛, 腹脹不減者, 爲實. 東垣治法, 枳朮補中二方, 出入加減, 隨症取效. 此症痰濕素盛, 中氣先傷, 或爲血蠱, 或爲水腫, 見症不一. 或宜開鬼門, 或宜潔淨府, 或宜去菀陳, 前人論之甚詳, 所謂上下分消其勢也. 如有兼目疾者, 未有不

兩胞腫脹, 眵淚赤澁, 須察其本病之由, 而以照顧脾胃爲主. 蓋土敗則木賊, 木能生火, 火又生風, 眉睫之間, 變端不測矣. 若新感時邪, 天行赤熱, 只以常法治之, 不必過慮也.

○ 咳嗽兼目疾論. 咳嗽者, 一由於胃氣不淸, 一由於陰火上乘. 五臟六腑, 雖皆有咳, 而大要不越聚於胃關於肺六字而已. 何者, 胃爲臟腑之總司, 肺爲諸咳之門戶也. 外感咳嗽, 有風從皮毛而入於肺者, 有從背兪而入於肺者, 有素患咳嗽, 複加風寒, 及形寒飮冷所致者, 一表卽淸, 故爲輕症. 不比雜病積久而發, 急難取效也, 然風熱風燥, 最當辨明. 如冬時先傷, 其節之暖, 複加風寒外遏, 而致咳嗽痰結咽腫, 身重自汗, 脈浮者, 風熱也, 宜用薑蘇湯, 愼不可用辛熱發汗. 燥爲秋氣, 令不獨行, 長夏濕土之餘氣, 旣伏藏於肺胃之間, 至深秋燥令大行, 與濕不能相容, 至於挾風寒之威, 而成咳嗽者, 風燥也, 惟千金麥門冬湯, 五味子湯爲宜. 蓋肺燥胃濕, 兩難分解, 故斂散互用, 燥潤雜出也. 若兼目疾, 風熱則赤痛, 風燥則澁癢, 氣逆則睛脹, 痰凝則視昏, 治如上法. 至於火炎乾咳, 悉是陰虛. 大抵腎水枯竭, 肝膽多火, 故及於目, 只宜壯水製陽, 如六味加麥冬五味子之類, 堪稱善治. 若導火之法, 斷斷不可用也. 更有形寒飮冷, 傷於肺胃, 連及脾臟, 咳嗽多痰, 目胞浮腫, 氣輪紅赤, 宜桂枝人蔘湯, 枳實理中湯, 四逆加人蔘湯等治之. 不明乎此而誤用寒涼之藥, 鮮不爲害矣.

○ 黃膽兼目疾論. 黃膽病, 以濕得之, 故口渴難治, 不渴易治. 其症有陰有陽, 由於濕之有寒有熱. 陽黃者, 濕從火化, 瘀熱在裡, 膽熱液泄, 與胃之濁氣共並, 上不得越, 下不得泄, 熏蒸鬱遏. 面部先黃, 次及身體指甲, 汗溺俱黃, 黃如橘子色, 陽主明, 治在胃. 陰黃者, 濕從寒水, 脾陽不能化熱, 膽液爲濕所阻, 浸淫肌肉, 溢於皮膚, 色如熏黃, 陰主晦, 治在脾. 傷寒發黃,《金匱》黃膽立名雖異, 治法則同. 再瘀熱入胃, 有因食穀者, 有因酣酒者, 有因色欲者, 上盛則一身盡熱, 下鬱則小便爲難. 食滯宜消之, 酒熱宜淸之. 女勞穢濁, 始宜解毒, 繼則滑竅. 濕在上, 以辛散. 以風勝濕, 在下, 以苦泄, 以淡滲. 各有方法, 可按症以求之也. 若寒濕在裡, 惟羅謙甫茵陳四逆湯, 最有卓識, 誠足補仲景之未備者也. 然無論寒濕濕熱, 其目皆黃, 甚至瞳神亦黃, 勢必雲霧翳障, 膽視昏花, 治亦無他法, 以茵陳爲主, 五苓四逆, 隨症選用. 黃雖分陰陽, 實陽多陰少也. 故葉天士曰, 夏秋疸病, 濕熱氣蒸而成, 堪爲明徵. 而徐靈胎疸囊之說, 濫其方, 不肯示人, 苟有濟世之心, 何忍珍而不露哉.

○ 遺濁兼目疾論. 遺濁本二症, 遺是遺精, 濁是濁帶.

遺分有夢無夢, 濁分赤色白色. 有夢而遺者, 相火之强也, 無夢而遺者, 心腎之衰也. 濁而赤色者, 血虛熱甚也, 濁而白色者, 氣虛濕熱也. 然遺精症狀, 各有不同. 大抵小便後流出不可禁者, 爲濕熱下注, 不小便而自出者, 爲精關滑脫. 或莖中痛癢, 常欲如小便者, 爲敗精阻滯. 凡人酒色過度, 思慮無窮, 致眞元衰憊, 虛火流行, 每多患此. 又濁帶症狀各有不同, 大約以干掩竅端者爲火, 不干掩爲濕. 小水赤澁而痛, 或濁有赤色者, 爲小腸濕熱, 小水不赤不痛, 而所下色白, 或滲利轉甚者, 爲脾氣下陷. 莖中癢痛而發寒熱, 或有結痛者, 爲毒邪所侵. 丹溪謂胃中濁痰滲入膀胱, 未足以盡之也. 設有是症而兼目疾, 遺是精病, 腎之虛也, 宜貞元五子飮之類. 濁是氣病, 膀胱不化也, 宜通關五苓散之類, 其目眵淚赤腫, 濕熱相火也, 宜草薢螫淸飮. 或翳霧羞明者, 脾腎兩虧也, 宜脾腎雙補丸, 或瞳神淡白者, 乃眞精走盡, 元氣大虧, 不可爲矣, 惟宜大劑塡補, 希冀百中之一也.

○ 瘧兼目疾論. 痎瘧者, 瘧之總名也, 瘧者, 病之暴瘧也. 經曰, 夏傷於暑, 秋必痎瘧. 蓋暑熱傷陰, 暑必挾濕, 濕與熱並, 不瀉則痢, 不痢則瘧也. 又曰, 陰陽相搏而瘧作, 陰搏陽而爲寒, 陽搏陰而爲熱. 如二人相爭, 此勝則彼負, 彼勝則此負. 陰陽互相勝負, 故寒熱並作也. 大抵無痰不成瘧, 外感四氣, 內傷七情, 飮食飢飽, 房室勞倦, 皆能致之, 而其中氣凝滯, 鼓動痰涎, 則一也. 三陽爲淺, 三陰爲深. 太陽之瘧, 腰背頭項俱疼, 先寒後熱, 熱止汗出. 陽明之瘧, 鼻乾舌燥, 寒甚乃熱, 熱甚汗出, 喜見日光. 少陽之瘧, 口苦脅痛而嘔, 寒熱往來, 身體解㑊. 少陰之瘧, 寒少熱多, 嘔吐獨甚, 舌乾口燥, 欲閉戶牖而處. 太陰之瘧, 慘然太息, 腹滿惡食, 病至善嘔, 嘔已乃衰. 厥陰之瘧, 腰痛, 少腹滿, 小便數而不利, 恐懼不足, 腹中悒悒. 若有兼目疾者, 當分經專治, 暑者淸之, 濕者燥之, 風者散之, 虛者補之, 調其寒熱, 治以溫涼. 其治本病之方, 仲景小柴胡湯, 出入加減, 洵爲至當不易, 毋忽視也.

○ 瀉痢兼目疾論. 瀉痢乃脾胃之疾, 六氣中除燥氣外, 皆能爲瀉. 然傷於寒濕者爲多, 其邪從經絡而入, 犯及中土, 所以治瀉以補脾爲君, 除邪爲輔. 若中氣下陷, 泄瀉無常者, 宜補中歸脾主之, 乃正治也. 五更腎瀉, 古人皆用四神丸, 未必皆驗, 蓋因濕傷水臟故也, 當用金匱澤瀉湯, 加薑桂五味草薢之類, 往往獲效. 又有肝腎大虧, 命門火衰, 不能蒸化糟粕而時見泄瀉者, 宜附子理中湯, 或右歸丸加紫石英粟殼之類, 以固斂之. 痢疾多患於夏秋之間, 當初起正値暑濕全盛時, 用通利之劑卽愈. 蓋積滯亦是腸中津液, 氣不統運, 變爲敗垢, 調其氣則失統之敗垢自下, 未傷之津液亦安. 近世執痛隨利減之說, 槪用通利, 久痢虛痢則危矣. 郭友三治一人, 陰虛發熱, 下痢不食, 用猪苓湯, 阿膠黃連湯而痊, 可謂善悟. 瀉症若兼目疾, 卻不可過用祛風利濕, 惟宜健脾, 如異功散之類, 隨症加減. 痢症若兼目疾, 宜行血調氣, 如香蘇平胃四物, 或佐香連丸, 淸寧丸皆可. 若瀉痢久而目生翳障者, 乃陰分受傷也, 法宜滋陰, 甘草阿膠, 可隨症加入. 總之津液下泄, 不能上承於目, 延久必有翳膜之患. 當去其宿積, 固其腸胃, 標本兼施, 瀉痢得止, 則目患自除矣.

○ 瘡瘍兼目疾論. 瘡瘍者, 六陽火燥有餘, 水不能製, 以致妄亂無拘, 燔灼於經絡之間, 蒸逼於肌膚之內, 氣血爲之壅滯, 日積月累, 而毒成矣. 陽毒必高凸紅腫, 治之易愈. 陰毒必低凹靑黑平塌, 治最難痊. 或發於頭面, 或發於手足, 或發於身體, 其名不一, 其狀各殊. 治之之法, 諸家皆有條論, 選粹諸書可考也. 其妙在用藥升降得宜, 及藥貼之道地, 內服湯劑, 不過排膿消腫而已. 外科諸症, 大約熱者多, 寒者少, 火性上炎, 目竅至高, 最易沖犯. 目爲肝竅, 肝屬於木, 又爲火之從生, 同類相應, 自然之理. 而肝與膽, 又爲表裡, 膽腑淸淨, 瘡毒爲濁邪挾其火勢, 擾害少陽. 苟其平素肝腎有虧, 陰血少, 膽汁不充, 安能滋其目絡. 故熱邪乘虛而入, 發出目患. 若發於病毒之時, 須用三黃四物, 專治其毒, 毒愈而目亦愈. 若發於病毒之後, 治用解毒涼血之類, 熱退而目亦得愈. 至於椒瘡粟瘡眼瘅眼癬之症, 爲本科自有之病, 不可與瘡瘍同語也.

○ 胎產兼目疾論. 胎前產後, 症亦繁多. 大法胎前以安胎爲第一義, 產後以行血爲第一義. 然安胎之藥, 不專恃苓朮也. 形盛氣實, 胎常不運者, 非香砂耗之不安, 血虛火旺, 腹常急痛者, 非芎歸養之不安. 體肥痰盛, 嘔逆眩運者, 非芩牛豁之不安. 或因風寒外傷, 而胎不安者, 桂枝湯香蘇飮皆宜. 此安胎之要訣. 若兼目疾, 治法亦不外此. 惟氣虛不運者, 發在右目, 翳障羞明, 宜補氣和中, 如四君子加香砂之類是也. 血虛不能滋養肝木, 化火生風者, 發在左目, 星翳胬肉, 宜補血淸熱, 如四物湯加黃芩之類是也. 若風寒外感, 發爲目病, 而兼妊娠, 宜解散之中兼和血調氣, 如蘇梗枳殼芎歸之類, 皆可參用也. 產後有三沖三急三禁. 三沖者, 瘀血之沖肺沖心沖胃也. 三急者, 新產之嘔吐泄瀉多汗也. 三禁者, 禁佛手散, 以川芎能發汗也. 禁四物湯, 以地黃能作瀉也. 禁小柴胡湯, 以黃芩能阻惡露也. 若兼目疾, 因氣血大虧, 不能裹精而爲瞳神散大, 宜急補氣血, 固斂精膏. 或因去血過多, 木失所養, 而爲翳霧羞明, 宜養血平肝. 有哭泣悲傷, 而爲拳毛倒睫者, 有邪乘空竅而爲沿爛流淚者, 皆氣血不足所致, 治宜護肝養血. 蓋産後肝膽發生之氣甚弱, 而血液亦少, 必須調護培養. 務在早治, 莫待病根深入, 爲終身之患也.

○ 經帶兼目疾論. 經者, 經脈也. 血隨氣行, 周身旋轉, 應月而下, 不失其常, 故卽謂之經水. 帶者, 帶脈也, 環束如帶, 管攝諸經, 失其所司, 時流穢濁, 故卽謂之帶下. 女科首重調經, 其人心脾充旺, 則經候如常. 蓋脾輸五穀之津液, 歸於心, 入於脈, 變赤而爲血, 血有餘則注於衝任而爲經水. 苟心脾衰弱, 便有參差不月之虞. 血虛者, 後期而至, 血熱者, 先期而來. 陰氣勝陽, 則血不營運, 故令乍少. 陽氣勝陰, 則血流散溢, 故令乍多. 憂思過度則氣結, 氣結則血亦結. 郁怒過度則氣逆, 氣逆則血亦逆. 氣血結逆於臟腑經絡之間, 而經閉不通矣. 又有經前誤食冷物, 遏抑陽明之路, 阻其血脈, 每次經來, 必先腹中作痛, 或筋骨酸疼, 經後風寒乘虛客於胞門, 傷其衝任, 所生之血不能宣流而下, 斷續淋滴, 或成塊作片. 此皆當察其虛實而治之也. 經閉不調, 皆有目患. 蓋目爲血脈之宗, 血不足, 則脾臟失職, 不能歸明於目, 而且肝木無製, 必然化火生風, 爲星翳障, 甚則挾相火上行, 刑克水源, 爲瞳神淡白. 經水逆行而上, 目中淸純之膏, 爲濁陰擾亂, 或爲瘀血灌睛, 或爲胭脂內障. 先賢治法, 氣虛陰勝者, 四君子主之, 氣滯者, 四君加香附延胡索調之, 血虛陽勝兼熱者, 四物加芩連丹皮淸之. 血實有瘀者, 四物加桃仁紅花破之. 憂思者, 歸脾湯補之, 郁怒者, 加味逍遙散, 佐以越鞠丸達之. 經來脹痛者, 當歸抑氣散行之, 風寒內客者, 當歸養榮東加薤白以溫之散之. 帶之爲病, 五臟六腑皆有之. 《產寶》云, 帶下三十六疾, 分十二症九痛七害五傷. 然總而論之, 不過虛實二字, 故後人只以赤白言之. 凡風寒濕熱客於胞門, 傳至臟腑, 結于帶脈, 津液因之湧溢而出. 必辨其色赤者爲熱, 白者爲寒, 靑者爲風, 黃者爲濕. 內經言白蠱白液白淫, 皆主任脈爲病, 治宜專固任脈. 若因脾虛, 中氣下陷, 不能統固, 宜補中升陽. 或因心腎不交, 相火蒸爍膏液, 宜交通心腎. 若兼目疾, 因於風寒濕熱者, 必翳障羞明, 因於脾虛心腎不交者, 必午後乾澁, 甚則瞳神昏暗, 皆由津液暗耗, 無以滋榮. 總宜閉其精竅, 開其水道, 庶淸濁得分, 更兼用補其氣血, 和其陰陽. 氣血旺則客邪無隙可乘, 陰陽和則水火得以旣濟矣.

○ 痘疹兼目疾論. 小兒痘瘡, 皆由父母交媾之時, 淫火熾甚而得. 所謂先天之毒, 稟于有生之初者也. 蓋痘本先天淫毒, 伏藏於肝腎之內, 觸四時不正之氣, 然發泄, 氣領血載, 達於肌膚之外, 良由衛氣運於脈外, 營血行於脈中, 氣能祛毒外出, 血能載毒上行. 凡原氣之强盛者, 不滿旬日, 成痂而愈矣. 若元氣羸弱, 氣血偏虛, 寒熱偏勝, 毒不能盡達肌表, 遺留而上逆, 則目中生痘, 損壞瞳神. 又或成漿之後, 毒出肌膚, 五內之元氣已虛, 藥餌之補益不濟, 有餘之毒, 不能出外, 反深入於內, 因而目中星遮翳蔽, 變症不一. 惟驗其瘰之白色者, 屬於氣虛, 淡紅者, 屬於血虛, 紫色者, 屬於餘毒未淸. 若過期而瘰不脫者, 乃氣血大虧之象, 調其寒熱溫涼, 益其偏虛血氣, 則目明翳消而得愈矣. 疹者痘之末疾, 發於脾肺二經, 內應手足太陰, 外合于皮毛肌肉, 感天地周戾之氣, 故名疹也. 然名各有異, 蘇松謂之痧子, 浙江謂之痦子, 湖廣呼爲麻子, 北直謂之疹子, 山陜謂之膚瘡, 曰糠瘡, 曰赤瘡, 名雖不同, 其症則一. 總由君相二火燔灼, 太陰脾肺受之, 故其爲疹. 必噴嚏咳嗽, 面腫頰紅, 目胞腫脹, 眼淚汪汪, 惟氣旺邪淺者易治. 邪盛正虛, 不勝其毒, 則危機立至. 更有愈後餘熱未淸, 上乘空竅, 肝木受克, 則黑珠星障昏花, 羞明涕淚. 切忌酸寒伐胃, 宜淸養肺陰, 補其氣血. 若誤認爲風, 設以表散, 猶之抱薪救火矣.

○ 五疳兼目疾論. 小兒五疳者, 肝疳心疳脾疳肺疳腎疳也. 其說創于錢氏, 皆因臟腑柔弱, 氣血未充, 或病後失調, 或飮食飢飽, 致傷脾胃而成疳症. 津液內亡, 虛火妄動, 傷於何臟, 發爲何病, 形症各殊. 肝疳者, 一名風疳, 白膜遮睛, 瀉血而瘦. 心疳者, 兩眥紅障, 面黃頰赤. 脾疳者, 一名肥疳, 上胞腫脹, 腹大嗜甘. 肺疳者, 一名氣疳, 白珠緗翳, 喘嗽氣促. 腎疳者, 一名骨疳, 瞳神凹凸, 喜臥濕地. 五臟治法繁多, 不能槪述, 大要不離乎補脾健運, 則淸濁自分, 中土有權, 生機日盛. 以異功散爲君, 隨症加減, 如枸杞白芍以補肝, 山藥阿膠以補肺, 歸身棗仁以補心, 黃耆紅棗以補脾, 熟地菟絲以補腎. 使脾胃稍旺, 陰血漸充, 繼進地黃湯, 以養陰收功, 豈非善治. 夫疳者, 干也, 皆由內熱熏蒸, 消爍津液. 然不可因其熱而用苦寒之藥, 再因脾陽, 重傷胃氣. 世俗呼爲疳積, 謂疳必兼積. 槪則消導, 不知疳乃虛症, 補之尙恐不及, 而妄行攻伐, 安有愈期乎. 又有蟲疳者, 其蟲如絲, 出於頭項腹背之間, 黃白赤者易治, 靑黑者難治. 蛔疳者, 眉縐多啼, 嘔吐淸沫. 脊疳者, 拍背有聲, 脊骨如龜. 腦疳者, 頭皮光急, 腦熱如火. 其症雖多, 不出於五臟, 宜以前法治之. 然五疳之中, 心腎二疳甚少, 肝脾肺三疳常常有之. 蟲疳者, 余亦屢見也. 姑擧其要, 以備後學人留意焉.

4. 눈병의 진단
《脈訣》

○ 目病脈. 三部俱弦肝有餘, 目中疼痛苦疹虛. 怒氣滿胷常欲叫, 瞖蒙瞳子淚如珠. 肝軟幷弦本沒邪, 緊因筋急有些些. 細看浮大更兼實, 赤痛昏昏似物遮. 溢關過寸口相應, 目眩頭重與筋疼. 竝時眼暗或吐血, 四肢癱瘓不能行. 濇則緣虛血散之, 肋脹脅滿自應知. 滑因肝熱連頭目, 緊實弦沉痃癖基. 微弱浮散氣作難, 目暗生花不耐看. 三部俱浮肺臟風, 鼻中多水唾稠濃. 壯熱惡寒皮肉痛, 嗓乾雙目淚酸疼. 積氣腎中寸脈伏, 當關腸癖常瞋目.

○ 察目色以辨病之生死. 欲愈之病目皆黃, 眼胞忽陷定知亡. 耳目口鼻黑色起, 入口十死七難留. 面黃目青酒亂頻, 邪風在胃袞其身. 面黑目白命門敗, 困極八日死來侵. 面色忽然望之靑, 進之如黑卒難當. 面赤目白憂息氣, 待過十日定存亡. 面赤目靑衆惡傷, 榮衛不通立須亡. 黃黑白色起入目, 更兼口鼻有灾殃. 面靑目黃中時死, 餘候須看兩日強. 目無精光齒齦黑, 面白目黑亦灾殃. 肩息直視及脣焦, 面腫蒼黑也難逃. 面腫蒼黑舌卷靑, 四肢乏力眼如盲. 泣下不止是肝絶, 八日應當命必傾. 面黑齒痛目如盲, 自汗如水腰折頻. 皮肉濡卻髮無澤, 四日應當命不存.

《銀海精微》

○ 辯眼經脈交傳病症論. 有人問於予曰, 人之眼目, 乃五臟六腑之精, 苟有患傷於內腑, 其理何哉. 然則又有左病而不傳右, 右病而不傳左, 左右俱病, 未審其詳, 請而言之. 予應之曰, 噫, 非精於岐黃龍木之奧者, 莫明乎此也. 夫眼者乃五臟之專精也, 目者乃心之竅也. 瞳人者, 腎之精也. 宗精之水所以不出行, 血裹之, 氣輔之, 共湊於目. 頭者諸陽之所聚也. 足太陽膀胱之脈, 起於目之銳眦, 通頂入腦, 正屬目本, 名曰眼系, 督脈陽柔之會, 首循風府而出, 則入系腦, 則爲目風. 厥肝脈上出額, 督會於巓頂, 其別交者, 從目系, 風相搏, 故目瞇瞇無所見. 頂中風府兩筋之間, 乃別陰陽交於目內銳眦. 陰氣盛則目膜, 陽氣盛則目瞑. 病而不得臥者, 衛氣不得入於陰, 故陽氣滿而陰氣虛, 故目不瞑, 而不得視者, 衛氣流於陰不得於陽, 陽氣虛, 故目閉. 故病猶有偏勝之理. 且飲食之中有五味, 天地之氣有六淫, 人身之中有七情, 皆能生病. 更有賊微正邪之別. 氣與味也皆無形之物, 能傷於有形之質, 何患不生於病. 況眼科之中又有大方之不同, 治之各有異, 亦宜審其受病之因, 視其內外淺深之症. 假若一槪治療, 不無抱歉之患, 良可惜哉. 予因幼耽疾苦, 求醫療治, 迄今數年, 於是熟玩諸家之書, 可知玄妙之旨. 訪尋師友, 廣博方書, 采集百端, 推原其本. 凡有疑難之間, 不恥下問, 務究奧旨. 子能潛心注意, 雖不登岐黃龍木之岸, 亦可謂醫中魁者也.

○ 凡看眼法, 先審瞳仁神光, 次看風輪, 再察白仁, 四辨胞瞼二. 此四者眼科之大要. 看眼之時, 令其平身正立, 緩緩擧手, 輕撐開眼皮. 先審瞳仁, 若有神光則開合猛烈. 次看風輪, 若展縮雄健則魂魄無病. 三察氣輪無病澤潤光滑. 四辨其肉輪, 若好則開合有力, 二不盡赤矣.

○ 凡察翳法, 久年翳膜能去者, 其翳浮虛爛紅, 其眼不張. 若近年發歇眼, 其翳紅白色, 浮濃者有些紅未退. 有淚者易散, 看其中多有死釘不能去. 若散翳其紅霞色者易退, 若因頭痛起因有死白翳者難退. 又有一樣濃翳, 去盡其眼全痊, 黑睛有些微雲, 薄薄帶淡白色, 不能去. 名曰冷翳.

《原機啓微》

○ 論眼証分表裡治. 《機要》曰, 在腑則爲表, 當除風散熱. 在臟則爲裡, 宜養血安神. 暴發者, 爲表而易治. 久病者, 在裡而難愈.

○ 論內障外障. 《龍木論》曰, 眼疾有七十二般, 內障二十三候, 外障四十九候, 病狀一一不同. 據其疾狀認識, 既不差錯治療, 必有所憑. 謹按. 諸候詳見本論, 然內障爲黑水神光昏翳, 外障則有翳膜者是. 今論中雖見諸候, 而所用藥多本風熱, 故並略云. 然內障有因於痰熱氣郁, 血熱陽陷, 陰虛脫營所致, 種種病因, 皆略之不議. 況外障之翳, 有起於內眥外眥睛上睛下睛中, 當視其翳色從何絡而來. 如東垣治例, 魏邦彥夫人目翳, 從下而上, 病自陽明來也. 綠非五色之正, 殆肺腎合而爲病也. 乃就畫家以墨調膩粉合成色, 諦視之, 與翳色同矣. 肺腎爲病者無疑, 乃瀉肺腎之邪, 而以入陽明之藥爲之使. 既效, 而他日複病作者三. 其所從來之經, 與翳色各異. 因詢此必經絡不調, 目病未已, 問之果然. 如所論治之, 疾遂不作. 若此憑其色, 究其所兼所本之因, 處治而不愈者, 蓋邪蘊日久而實, 元氣陰氣不足所致也. 當以王道論治庶可. 但世俗不能守此理, 遂致失明者矣. 悲夫.

《동의보감》

○ 眼病當分表裏虛實. 眼之爲病, 在府則爲表, 當除風散熱, 在藏則爲裏 當養血安神. 保命. 如暴失明昏澁, 瞖膜胗淚, 皆表也. 宜表散以去之. 如昏暗不欲視物, 內障見黑花瞳散, 皆裏也. 宜養血補水, 安神以調之. 入門. 聖人雖言, 目得血而能視, 然血亦有太過不及也. 太過則目壅塞而發痛, 不及則目耗竭而失明. 故年少之人, 多太過, 年老之人, 多不及. 不可不察也. 子和. 眼疾所因, 不過虛實二者而已. 虛者, 眼目昏花, 腎經眞水之微也. 實者, 眼目腫痛, 肝經風熱之甚也. 實則散其風熱, 虛則滋其眞陰. 虛實相因則散熱滋陰兼之. 此內治之法也. 至於日久, 熱壅血凝, 而爲攀睛 瘀肉, 瞖膜赤爛之類. 不假點洗外治法, 則何由而得痊乎. 丹心.
○ 脈法. 左寸脈洪數, 心火炎也. 關脈弦而洪, 肝火盛也. 右寸關俱弦而洪, 肝木挾相火之勢, 侮肺金而乘脾土也. 醫鑒. 眼本火病, 心肝數洪. 右寸關見, 相火上衝. 回春. 眼見黑花者, 從腎虛而起. 診左手尺脈, 當沈而數者是也. 類聚.
○ 目視凶證. 病人目直視者死. 扁鵲. 瞳子高者, 太陽不足, 戴眼者, 太陽已絶. 此決死生之要, 不可不察也. 內經三部九候論篇第二十. 太陽之脈, 其終也, 戴眼. 又曰, 足太陽氣絶者死, 必戴眼. 內經診要經終論篇第十六. 目內陷者死. 太陽之脈, 起於目內眥. 目內陷者, 太陽絶也, 故死. 內經三部九候論篇第二十. 眼胞忽陷, 定知亡. 脈經. 戴眼者, 目直視, 不能轉動也. 綱目. 藏府精華, 皆上注於目. 直視者, 反目倒竄, 眼精上騰, 乃死證也. 入門. 足少陽終者, 百節皆縱, 目睘絶系. 註曰, 目系絶, 故目不轉而直視. 睘謂直視如驚貌, 睘音瓊. 內經診要經終論篇第十六. 直視者, 視物而目睛不轉動者, 是也. 若目睛動者, 非直視也. 傷寒直視者, 邪氣壅盛, 藏府之氣, 不傷榮於目, 則爲之直視. 多難治. 衄家不可發汗. 發汗則目直視, 不能瞬, 不能眠, 猶未甚也. 逮狂言, 反目直視, 與直視搖頭, 皆藏府氣奪絶也, 卽死. 綱目.

《景岳全書》
○ 論證共四條. 眼目一證, 雖古有五輪八廓及七十二證之辨, 余嘗細察之, 似皆非切當之論, 徒資惑亂, 不足憑也. 以愚論之, 則凡病目者, 非火有餘則陰不足耳, 但辨以虛實二字, 可盡之矣. 蓋凡病紅腫赤痛, 及少壯暫得之病, 或因積熱而發者, 皆屬之有餘. 其有旣無紅腫, 又無熱痛, 而但或昏或澁, 或眩運, 或無光, 或年及中衰, 或酒色過度, 以致羞明黑暗, 瞪視無力, 珠痛如摳等證, 則無非水之不足也. 虛者當補, 實者當瀉, 此固其辨矣. 然而實中亦有兼虛者, 此於腫痛中亦當察其不足. 虛中亦有兼實者, 又於衰弱內亦當辨其有餘. 總之, 虛實殊途, 自有形氣脈色可診可辨也. 知斯二者, 則目證雖多, 無餘義矣. 眼科有風熱之說, 飲醫家凡見火證, 無論有風無風, 無不稱爲風熱, 多從散治, 而不知風之爲義, 最當辨析. 夫風本陽邪, 然必有外感, 方是眞風. 因風生熱者, 風去火自息, 此宜散之風也. 若本無外感, 止因內火上炎而爲癢爲痛者, 人亦稱爲風熱. 蓋木屬肝, 肝主風, 因熱極而生風者, 熱去風自息, 此不宜散者也. 如果風由外感, 必見頭痛鼻塞, 或爲寒熱, 或多涕淚, 或筋骨痠疼而脈見緊數, 方可兼散. 如無表證, 而陰火熾於上者, 則凡防風, 荊芥, 升麻, 白芷, 細辛, 川芎, 薄荷, 羌活之類, 皆不宜用. 雖曰亦有芩,

連, 梔, 檗, 自能淸火. 然宜升者不宜降, 用散者是也, 宜降者不宜升, 用淸者是也. 若用藥不精, 未免自相掣肘. 多致可速者反遲, 病輕者反重, 耽日久, 而翳障損明, 無所不致. 又孰能辨其由然哉, 此不可不察其陰陽升降之道也. 外有升陽散火辨在二卷中, 亦宜參閱. 眼目之證, 當察色以辨虛實. 經曰, 黃赤者多熱氣, 靑白者少熱氣. 故凡治黃赤者, 宜淸肝瀉火, 治靑白者, 宜壯腎扶陽, 此固不易之法也, 至於目黃一證, 尤宜辨其虛實, 不可謂黃者必由熱也, 蓋有實熱而黃者, 有虛寒而黃者. 實熱之黃如造麴者然, 此以濕熱內蓄, 鬱蒸而成, 熱去則黃自退, 非淸利不可也. 若虛寒之黃, 則猶草木之凋, 此以元陽日剝, 津液消索而然, 其爲病也. 旣無有餘之形氣, 又無煩熱之脈證, 惟因乾涸, 所以枯黃. 凡此類者, 其衰不甚, 使非大加溫補, 何以回生. 切不可因其色黃, 槪執爲熱, 而再加淸利, 鮮不危矣. 醫察當分虛實. 大都外障者, 多由赤痛而成, 赤痛不已, 則或爲努肉, 或爲瘢0, 此皆有餘之證. 治當內淸其火, 外磨其障. 若內障, 外無雲翳而內有蒙蔽, 《綱目》謂其翳在黑睛, 內遮瞳子而然. 《龍木論》又云, 腦脂流下作翳者, 足太陽之邪也, 肝風衝上作翳者, 足厥陰之邪也. 故治法以鍼言之, 則當取三經之俞, 如天柱, 風府, 大衝, 通里等穴是也. 又聞有巧手妙心, 能用金鍼於黑眼內, 撥去雲翳, 取效最捷者, 此雖聞之, 而實未見其人也. 又有所謂內障者, 察其瞳子則本無遮隔, 惟其珠色靑藍, 或微兼綠色, 或瞳人散大. 別無雍壅等證, 而病目視不明, 或多見黑花等證, 此悉由腎氣不足, 故致瞳子無光. 若有所障而內實無障也, 治當專補腎水, 氣虛者尤當兼補其氣. 又有七情不節, 肝氣上逆, 或挾火邪而爲蒙昧不明. 若有所障者, 雖其外無赤痛, 然必睛珠脹悶, 或口鼻如煙, 此亦有餘之證. 氣逆者先當順氣, 多火者兼宜淸火. 若氣不甚滯, 火不甚盛, 必當滋養肝血. 然有餘者, 多暴至, 若因循日積者, 多不足也. 又當以此辨之.

《審視瑤函》
○ 識病辨症詳明金玉賦. 論目之病, 各有其症, 識症之法, 不可不詳. 故曰, 症候不明, 愚人迷路, 經絡不明, 盲子夜行, 可不慎乎. 凡觀人目, 而無光華神色者, 定是昏蒙. 男子必酒色勞役氣怒, 女子鬱結風多氣血虛損, 則目疾昏花, 因之而起. 故宜先察部分形色, 次辨虛實陰陽, 更別浮沈, 當知滑澁, 看形色之難易, 詳根腳之淺深. 經云, 陽勝陰者暴, 陰勝陽者盲. 虛則多淚而癢, 實則多腫而痛, 此乃大意也. 夫血化爲眞水, 在臟腑而爲津液, 升於目而爲膏汁. 得之則眞水足而光明, 眼目無疾, 失之則火邪盛而昏蒙, 翳障卽生. 是以肝膽虧

弱, 目始病, 臟腑火盛, 刹方痛. 赤而目痛火邪實, 赤昏不痛火邪虛. 故腫痛澀而目紅紫, 邪氣之實, 不腫不痛而目微紅, 血氣之虛. 大眦赤者心之實, 小眦赤者心之虛. 眵多熱結肺之實, 眵多不結肺之虛, 黑花茫茫腎氣虛, 冷淚紛紛腎精弱. 赤膜侵睛, 火鬱而. 白膜侵睛, 金凌木. 迎風極癢肝之虛, 迎風刺痛肝邪實. 陽虛頭風夜間暗, 陰虛腦熱早晨昏. 日間痛者是陽邪, 夜間痛者是陰毒. 肺盛兮白膜腫起, 肝盛兮風輪泛高. 赤絲撩亂火爲殃, 斑翳結成五氣滯. 氣實則痛而燥悶, 氣虛則痛而惡寒. 風痰濕熱, 恐有瞳神散大喪明之患. 耗神損腎, 必主瞳神細小昏盲之殃. 眸子低陷傷乎血, 胞臚突出損乎精. 左傳右兮陽邪盛, 右傳左兮陰邪興. 濕熱盛而目睛黃色, 風熱盛而眼沿赤爛. 近視乃火少, 遠視因水虛. 脾肺液損, 倒睫拳毛, 肝腎邪熱, 突起睛高. 故睛突出眶者, 火極氣盛, 筋牽胞動者, 血虛風多. 陽盛陰虛, 赤星滿目, 神勞精損, 黑霧遮睛. 水少血虛多痛澀, 頭眩眼轉屬陰虛. 目昏流淚, 色欲傷乎腎氣, 目出虛血, 邪火鬱在肝經. 大病後昏, 氣血未足, 小兒初害, 營衛之虛. 久視傷睛成近覷, 因虛胞濕變殘風, 六欲過多成內障, 七情太傷定昏盲. 暴躁者外多紫脈, 虛淫者內多黑花, 隱隱珠疼, 只爲精虛火動, 繃繃皮急, 皆因筋急氣壅. 迎風淚出, 釐淸分濁, 天行赤熱, 有實有虛. 目赤痛而寒熱似瘧, 小便澀乃熱結膀胱, 腦脹痛而瘟痛如針, 大便閉乃火居臟腑, 三焦火盛, 口渴瘡生, 六腑火炎, 舌乾唇燥. 目紅似火, 絲脈忌紫如蚓, 淚熱如湯, 濁水怕稠如眵, 腦脹痛, 此是極凶之症. 連眶腫, 莫言輕緩之災. 腦筋如拽若偏視, 當慮乎珠翻之患, 珠疼似擊若鵲眼, 須憂乎眸突之凶. 鼻塞生瘡, 熱鬱於腦, 當和肝而瀉肺, 耳鳴頭暈, 火盛於水, 宜滋腎以淸心. 嗜酒之人, 濕熱熏蒸精氣弱, 多赤黃而瘀肉, 貪淫之輩, 血少精虛氣血虧, 每黑暗以昏蒙. 孕中目痛非有餘, 乃血氣之虧耗, 產後目疾爲不足, 因榮衛之衰虛. 水少元虛或痰火, 則天行赤熱, 燥急風勞並勞苦, 則暴風客熱. 瘀血滯而貫睛, 速宜開導, 血赤而侵瞳, 輕亦喪明. 瞼硬睛疼, 肝風熱而肝血少, 胞脹如杯, 木克土而肝火盛. 黃膜上沖, 雲生膜內, 蓋因火瘀邪實, 赤膜下垂, 火鬱絡中, 故此血滯睛疼. 凝脂翳生, 肥浮嫩而易長, 名爲火鬱肝膽. 花翳白陷, 火爍絡而中低, 號爲金來克木. 雞冠蜆肉, 火土燥瘀, 魚子石榴, 血少凝滯. 胞虛如球, 血不足而虛火壅, 皮急緊小, 膏血耗而筋膜縮. 實熱生瘡, 心火熾而有瘀滯, 迎風火爛, 肝火赤而脾淚濕. 迎風冷熱淚流, 肝腎虛而精血弱, 無時冷熱淚下, 肝膽寒而腎氣虛. 大小眦漏血水, 瀉其南而補其北, 陰陽漏分黃黑, 黑則溫之黃則涼. 神水將枯, 火逼蒸而神

膏竭, 神光外現, 孤陽飛而精氣虧. 視定爲動, 水虛火盛來攻擊, 皮翻粘瞼, 氣聚血壅風濕滯. 色似胭脂, 血熱妄侵白睛赤, 白珠俱靑, 肝邪蒸逼氣輪藍. 火鬱風輪, 則旋臚泛起, 血瘀火熾, 則旋臚尖生. 精虧血少虛損, 則起坐生花, 竭視酒色思慮, 則昏蒙乾澀. 暴盲似祟, 痰火思慮並風, 赤痛如邪, 肝腎虧損榮衛弱. 棗花障起, 痰火色酒怒勞瞻, 螢星滿目, 辛燥火痰勞酒色. 眼若蟲行因酒欲, 悲思驚恐怒所傷, 雲翳移睛見旗旌蠅蛇異形, 虛所致. 淫欲多而邪氣侵, 則膜入乎水輪, 肝心熱而痛流淚, 則睛出乎珠外. 或血少而或哭泣, 津液枯而目澀痛, 或酒欲而或食毒, 脾腎傷而眼赤黃. 風熱邪侵眉棱骨重而痛, 風熱邪盛, 眼胞睛眶硬腫. 風木克乎脾絡, 故迎風卽作赤爛, 血虛不潤乎肌, 故無風常作爛赤. 血少神勞精氣衰, 則瞻視昏渺, 火邪有餘在心經, 則痛如針刺. 五臟毒而赤膜遮睛, 脾積毒而胬肉侵目. 水晶障翳瘀滯, 涼劑片腦所因. 魚鱗形異歪斜, 氣結膏凝難愈. 逆順生翳, 內有瘀滯. 白星亂飛, 血弱精虛. 火脹大頭, 須分風熱濕熱, 風脹痛而濕熱淚. 怕熱羞明, 要辨血虛火燥, 血少羞明, 火怕furnace又當知脾實亦怕熱, 羞明澀痛. 脾虛, 乃血少, 或明或暗. 積年目赤號風熱, 兩目赤腫名風毒. 棗疳濕熱椒風熱, 椒瘡紅硬粟黃軟. 肝經有邪, 故玉翳浮睛. 腎臟風熱, 亦羞明生花. 聚開之障, 時圓缺而時隱見, 症因於痰火濕熱, 聚星之障, 或圍聚而或連絡, 疾發多見於痰火. 靑眼冥損, 皆因火爍, 瘀血貫睛, 總由凝滯. 故房欲煩燥辛熱多, 則火炙神膏缺損. 久視勞瞻郁風煙, 則瘀滯赤絲脈亂. 胎風兮小兒赤爛, 胎毒兮小兒痘瘡. 血氣滯兮星上, 火邪實兮障遮. 痘症多損目, 濁氣來損淸和之氣. 疳病亦傷睛, 生源而失化養之源. 小兒靑盲肝血虛, 小兒白膜筋實熱, 小兒雀目肝不足, 小兒目瘡胎汚穢. 靑盲內障, 肝風熱, 二目赤腫, 熱沖腦. 每年必發是天行, 時常害眼心火盛. 痰火並燥熱, 傷睛之本, 頭風兼烘炙, 損目之宗. 爲怒傷睛, 怒傷眞氣, 因哭損目, 哭損神膏. 酸辣食多損目, 火煙冒久傷瞳. 勞瞻竭視, 能致病而損光華. 過慮多思, 因亂眞而傷神志. 目中障色不正, 急宜早治. 睛內神水將枯, 速圖早醫. 原夫目之害者起於微, 睛之損者由於漸. 欲無其患, 防製其微. 大抵紅障凹凸, 怕如血積肉堆, 白障難除, 喜似水淸脂嫩. 瞳神若損, 有藥難醫, 眸子若傷, 無方可救. 外障珠不損, 何必多憂, 內障瞳雖在, 其實可畏. 勿以障薄而爲喜, 勿以翳濃而爲憂, 與其薄而沉損, 不若濃而浮嫩. 紅者畏紫筋爬住, 白者怕光滑如磁. 故沉澀光滑者, 醫必難愈, 輕浮脆嫩者, 治必易除. 顏色不正, 詳經絡之合病並病形狀稀奇, 別輪廓之或克或生漏有正形. 風無定體, 血實亦痛, 血虛

亦痛, 須當細辨. 病來亦癢, 病去亦癢, 決要參詳. 識經絡之通塞, 辨情勢之進退, 當補當瀉, 或止或行. 內王外霸, 既了然於胸中, 攻守常劫, 其無誤於指下. 知病症之虛實陰陽, 熟藥性之溫涼寒熱, 症的治當, 百發百中. 吾輩能以藥代刀針, 則技之精妙, 更入乎神. 以上關節備陳, 奧妙盡載. 當熟讀而深詳, 宜潛思而博覽, 則症之微曲, 皆爲子識目之安危, 盡系於君矣. 名曰散金碎玉, 不亦宜乎.

○ 內外二障論. 醫門一十三科, 惟眼科最難, 而常人無不易之也. 豈惟常人易之, 即專是科者, 亦易之也. 由於燭理不明, 究心不到. 或不知儒書, 或暗於醫學, 甚至有一字不諳者. 或得一方及得一法, 試之稍驗, 輒自夸耀, 以爲眼科無出其右, 便出治人. 而世之愚夫, 蒙其害者屢屢亦各不自知也. 若爾人者, 是誠以管窺天, 所見者不廣也. 然自古迄今, 軒岐之後, 明醫世出, 如傷寒則有張長沙, 雜症則有李東垣, 治火則有劉河間, 補陰則有朱丹溪, 四家之外名手甚多. 然於雜病, 則靡不著論立方, 以傳後世, 以開來學. 故後之學人, 有所依歸, 是以察脈驗症, 即論視病, 按方用藥. 苟用之當, 靡不通神, 乘時奮發, 馳名遐邇, 皆賴古人所定之方耳. 惟眼科豈獨今人見易. 吾意張, 李, 朱, 劉, 亦略於是, 皆未見其精詳垂論焉, 使後世無所本也. 但云血少也, 神勞也, 腎虛也, 風熱也, 苟執是四者而治, 其不陷於一偏者亦鮮矣. 且夫內障之症, 不紅不紫, 非痛非癢, 惟覺昏朦. 有如薄紗籠者, 有如霧露中者, 有如見黑花者, 有如見蠅飛者, 有如見蛛懸者, 有眉棱骨痛者, 有頭旋眼黑者, 皆爲內障. 障者遮也, 如物遮隔, 故云障也. 內外障者, 一百零八症之總名也. 其外障者, 乃睛外爲雲翳所遮, 故云外障. 然外障可治者, 有下手處也. 內障難治者, 外不見症, 無下手處也. 且內障之人, 二目光明, 同於無病者, 最難分別, 惟目珠不動, 微可辨耳. 先賢俱言腦脂下垂, 遮隔瞳神, 故爾失明. 惟有金針可以撥之, 墜其翳膜於下, 能使頃刻複明. 予因深思, 眼乃五臟六腑之精華, 上注於目而爲明, 如屋之有天窓也. 皆從肝膽發源, 內有脈道孔竅, 上通於目, 而爲光明, 如地中泉脈流通, 一有瘀塞, 則水不通矣. 夫目屬肝, 肝主怒, 怒則火動痰生. 痰火阻隔肝膽脈道, 則通光之竅遂蔽, 是以二目昏朦, 如煙如霧. 目一昏花愈生鬱悶, 故云久病生鬱, 久鬱生病. 今之治者, 不達此理, 俱執一偏之論, 惟言肝腎之虛, 止以補肝補腎之劑投之, 其肝膽脈道之邪氣, 一得其補, 愈盛愈蔽, 至目日昏, 藥之無效. 良由通光脈道之瘀塞耳, 余故譬之井泉, 脈道塞而水不流, 同一理也. 如執定以爲肝腎之虛, 余思再無甚於勞瘵者, 人雖將危, 亦能辨察秋毫. 由此推之,

因知肝腎無邪, 則目決不病. 專是科者, 必究其肝腎果無邪而虛耶, 則以補劑投之. 倘正氣虛而邪氣有餘, 必先驅其邪氣, 而後補其正氣, 斯無助邪害正之弊. 則內障雖云難治, 亦可以少盡病情矣. 至於外障, 必據五輪而驗症, 方知五臟之虛實. 而五臟之中, 惟腎水神光, 深居於中, 最靈最貴, 辨析萬物, 明察秋毫. 但一腎水而配五臟之火, 是火太有餘, 水甚不足, 腎水再虛, 諸火益熾, 因而爲雲爲翳爲攀睛爲瘀肉. 然此症雖重, 尚可下手施治, 非如內障之無可下手也. 然今之業是科者, 煎劑多用寒涼以伐火, 暫圖取效, 點藥皆用砒硇以取翳, 只顧目前. 予觀二者皆非適中之治, 亦非仁術之所宜也. 故治火雖云苦寒能折, 如專用寒涼, 不得其當, 則胃氣受傷, 失其溫養之道, 是以目久病而不愈也. 至於藥之峻利, 夫豈知眼乃至淸至虛之府, 以酷烈之藥攻之, 翳雖即去, 日後有無窮之遺害焉, 良可慨也. 予業岐黃, 朝夕承先大人庭訓. 附以管見, 遂忘固陋, 訂製煎劑點藥. 雖非適中之治, 然亦不越乎規矩準繩之外也. 所用煎劑, 惟以寬中開鬱, 順氣消痰, 滋陰降火, 補腎疏風爲主, 點藥專以去翳明目爲先. 然點藥惟用氣而不用質, 去翳雖不神速, 決無後患, 其製藥之玄妙, 誠非世俗所得知也. 但藥得於家傳, 兼以苦心思索有年, 幸得其妙, 至於目疾危急. 萬不得已間用砒硇, 亦必用藥製其毒, 分兩之中, 十用其一, 毫不敢多也. 此予治人之目, 必抱兢業之心. 至病目者, 愈當小心禁戒, 即如勞神酒色忿怒諸事, 並宜捐棄. 否則目愈之後, 不能久視, 久視則目珠隱隱作痛, 日後決傷於目, 是以勞神諸事, 俱宜忌也. 蓋心藏乎神, 運光於目. 凡讀書作字, 與夫婦女描刺, 匠作雕鑾, 凡此皆以目不轉睛而視. 又必留心內營, 心主火, 內營不息, 則心火動, 心火一動, 則眼珠隱隱作痛, 諸疾之所由起也. 且人未有不虧腎者, 夫腎屬水, 水能克火. 若腎無虧, 則水能上升, 可以製火, 水上升, 火下降, 是爲水火既濟, 故雖神勞, 元氣充足, 亦無大害. 惟腎水虧弱之人, 難以調治, 若再加以勞神, 水不上升, 此目之所以終見損也. 今吾輩治目, 務宜先審其邪正之虛實, 當首驅其有餘之邪氣, 而後補其不足之正氣, 治斯當而病斯愈矣. 此治目之次第, 至於臨症圓機, 神而明之, 又在乎人, 專是業者, 宜究心焉.

○ 診視. 脈經曰, 左寸脈洪數, 心火上炎也. 左關脈弦而洪, 乃肝火盛也. 左尺脈微弱, 乃腎水不升, 而火在上也. 右寸關脈俱弦洪, 乃肝木挾相火之勢, 來侮所不勝之金, 而戒己所勝之土也. 右尺脈洪數, 爲相火邪火上炎, 挾肝木之邪, 而爍目也. 按六脈浮緊有力者爲寒, 沉數有力者爲熱, 微細而弱者爲虛, 洪大而滑者爲實. 夫五臟常欲相順相生. 如心見緩, 肝見洪, 肺見沉, 脾

見澁, 腎見弦, 此五臟相合相生之理. 稟太和之氣, 其疾何以生焉. 是爲疾者五臟必相克相反. 如心見沉細, 肝見短澁, 腎見遲緩, 肺見洪大, 脾見弦長, 此五臟相刑相克. 遞相互變之機, 其疾再無不作者. 萬物生克, 一定之理, 豈止於病目而言哉. 經言五臟不和, 則六腑不通, 六腑不通, 則九竅疲癃, 九竅疲癃, 則氣血壅滯. 亦令人憎寒發熱, 惡風自汗, 胸膈痞滿, 有類傷寒似瘧. 但目紅示而頭不痛, 項不強, 身發寒不致戰栗, 發熱不致悶亂爲異, 而爲外障. 或頭眩目昏, 頭痛而目不紅, 爲內障. 由人於六淫七情, 飮食色欲過度, 運動失宜. 豈能一一中節, 而無所乘亂. 臟腑關竅, 不得宜通, 而痰內漬也. 予特敍痰飮之脈, 皆弦微沉滑. 或云左右關脈大者, 或伏而大者, 皆痰也. 眼皮及眼, 或如灰煙黑者, 亦痰也. 然治法痰因火動, 降火爲先. 火因氣逆, 順氣爲要. 亢則害, 承乃製者. 寒極則生熱, 熱極則生寒, 木極而似金, 火極而似水, 土極而似木, 金極而似火, 水極而似土也. 左手寸口, 心與小腸之脈所出, 君火也. 左手關部, 肝與膽之脈所出, 風木也. 左手尺部, 腎與膀胱之脈所出, 寒水也. 右手寸口, 肺與大腸之脈所出, 燥金也. 右手關部, 脾與胃之脈所出, 濕土也. 右手尺部, 命門與三焦之脈所出, 相火也. 六脈者, 浮沉遲數滑澁也. 浮者爲陽, 在表, 爲風爲虛也, 沉者爲陰, 在裡, 爲濕爲實也. 沉遲者爲陰, 寒在臟也, 浮數者爲陽, 熱在腑也. 滑者血多氣盛也, 澁者氣滯血枯也. 八要者, 表裡虛實寒熱邪正也. 表者病不在裡, 裡者病不在表. 虛者五虛也, 脈細, 皮寒, 氣少, 泄利, 飮食不入也. 漿粥入胃, 瀉止則生. 實者五實也. 脈盛, 皮熱, 腹脹, 前後不通, 瞀悶也. 大小便通利而得汗者生. 寒者臟腑積寒也, 熱者臟腑積熱也. 邪者外邪相干也, 正者臟腑自病也. 內經謂目痛赤脈從上下者太陽病, 從下上者陽明病, 從外走內者少陽病, 從內走外者少陰病. 太陽病宜溫之散之, 陽明病宜下之寒之, 少陽病宜和之, 少陰病宜淸之. 保命集云, 眼之爲病, 在腑則爲表, 當除風散熱, 在臟則爲裡, 當養血安神. 暴發者爲表, 易治, 久病者爲裡, 難療. 按此論表裡之不同明矣, 用以治病, 如鼓應桴也. 靈樞顚狂篇言, 目眥外決於面者爲銳眥, 在內近鼻者爲內眥. 上爲外眥, 下爲內眥. 凡看目疾者, 男子多患左目, 女子多患右目. 此陰陽氣血不同故也. 或有左右無常者, 乃邪熱攻迫致也. 如男先傷左目, 而右目屢發, 定不可保. 女先傷右目, 而左目屢發, 亦不能救. 必須觀人老少壯弱爲主, 少而壯者易治, 老而弱者難治. 易治者用藥溫和, 難治者用藥滋補, 隨症用藥, 不可執一. 目症雖有多端, 然看者先將分數, 預定其初, 不致有誤. 如瞳神凸凹者不治, 青綠

白色者不治, 純黑者不治, 睛少光彩者不治. 此老人血衰之症. 若翳障如半月之狀, 俱難治之. 若睛圓不損, 不論星多少, 翳濃薄, 悉皆治之. 翳怕光滑, 星怕在瞳神. 總翳膜輕薄, 星點細小, 難退. 翳障未盡, 切不可用刀割. 目得血而能視, 刀割則傷血. 亦不可用火灸. 翳膜生自肝火, 又以火攻之, 是以火濟火, 豈是良法. 惟服藥於先, 必兼點藥, 則病漸退, 根除而不複發也. 按目病有外感, 有內傷. 外感者風寒暑濕燥火, 此標症也. 患者致目暴發疼痛, 白睛紅腫, 眵淚赤爛, 其勢雖急, 易治. 內傷者喜怒憂思悲恐驚, 此七情也. 患者致黑珠下陷, 或起蟹睛, 翳膜障朦, 或白珠不紅, 瞳神大小, 視物昏花. 內障不一, 其勢雖緩, 難治. 又有不內不外, 而飮食不節, 飢飽勞役所致, 當理脾胃爲主. 目症雖多, 不外風熱虛實之候, 治亦不離散淸補瀉之法. 然補不可過用蔘朮, 以助其火, 惟用淸和滋潤之類. 瀉不可過用硝黃龍膽, 以凝其血, 惟用發散消滯之類. 藥用當, 則目自愈. 今人治目, 往往非大補則驟用大寒, 多致受傷. 治目毋投峻劑, 固是要法. 又當省其致病之源以治之. 如貪酒者徐徐戒其酒, 好色者緩緩戒其色, 暴怒者巽言戒其暴怒. 不聽, 則難療也. 然心生血, 脾統血, 肝藏血. 血得熱則行, 得寒則凝, 凝則生翳生膜, 目斯患矣, 不可不愼. 凡病目後, 宜滋腎水, 何也. 目以肝爲主, 肝開竅於目, 目得血而能視. 若滋腎水, 則水能生木, 木能生火, 火能生土, 土能生金, 金能生水, 生生不已, 其益無窮. 若腎水虧耗, 則水不能生木, 木不能生火, 火不能生土, 土不能生金, 金不能生水. 肝血虧而火妄熾, 其害可勝言哉.

○ 目不專重診脈說. 夫日有是病即有是脈者, 此亦大槪言之. 其微渺未必皆可恃乎脈也. 如目病, 必視其目爲內障, 爲外障. 內障有內障之症, 外障有外障之症. 必辨其爲何症, 所中所傷之淺深, 果在何輪何廓, 辨之明而後治之當. 今閨閣處子, 暨夫貴介之族, 但舒手於帷幔之外, 診其脈即欲治其病. 且責其用藥當, 而效之速不知, 即方脈之. 專重乎脈者, 尤望聞問居其先, 而切脈居於後. 蓋切而知之, 僅謂之巧耳. 況症之重者, 關乎性命, 而惟恃巧以中之, 何輕視乎性命耶. 必精詳審辨, 而後治之可也. 重性命者, 當必以是言爲然也. 矧目爲五官之最要者哉. 假令一瞽目, 隱身於帷幔之中, 舒其手於帷幔之外, 其六脈未嘗不與, 有目者相同也. 切脈者, 從何脈辨, 知其爲瞽耶. 恐神於脈者, 亦未易知, 後學豈能臻此之妙, 定其殘好. 必猜度擬議之, 而用藥亦猜度擬議之藥爾. 欲其當而效之速, 實難矣. 較而論之, 兩誤之中, 病者之自誤爲尤甚也. 茲特摘出其弊. 必於診脈之外, 更加詳視, 始不至有誤矣.

《目經大成》
○ 水火說贊. 天地生化之機, 水火而已矣. 宜平不宜偏, 宜合不宜分. 火性炎上, 有以下之. 水性就下, 有以上之. 浹洽於中, 無致盈虧, 名之曰交. 交則爲既濟, 不交則爲未濟. 交者生之象, 不交者死之征也. 夫亢旱不生物, 火偏勝也, 泛濫物亦不生, 水偏盛也. 風露和均, 雨暘時若, 承平之瑞也. 承平既久, 民物雍熙, 國運日以興隆. 人身之水火, 即氣血也, 即陰陽也. 孤陰則陽無以生, 獨陽無以生, 獨陽則陰無以化. 氣化則爲火, 血化則爲水. 氣血爭化, 並行不悖, 陰陽各得其所, 然後水生木而肝榮, 木生水而心旺, 火生土而脾健, 土生金而肺潤, 金生水而腎足. 轉轉相生, 百骸九竅力司厥職, 生長收藏, 物時偕行矣. 或謂凡物孕於陰, 而誕於陽. 孕者蘊積其中, 血疑有餘. 誕者發泄於外, 氣應不足. 不足有餘亦是偏, 偏則不合. 故氣血俱要, 但益氣宜倍於補血, 非特抑水昂火. 蓋天包乎地, 陽統乎陰, 不如此不得其調勻也. 所以陰症用熱藥, 熱則助其氣. 陽症用寒藥, 寒則涼其血, 由偏而使之平. 火一炎上, 苦鹹以降. 水一就下, 辛溫以升, 由分而使之合. 若升之不上, 降之不下, 熱之不熱, 寒之不寒, 是日未濟, 未濟則病日趨愈下, 而命將絕焉. 故曰交者生之象, 不交者死之征也. 不觀之釜甑甕乎. 水居其上, 火處其下, 水火一交, 生氣沸騰, 五穀隨熟, 人乃得而食之, 是人所賴以滋培者, 不在五穀而在水火也. 然則人身也, 天地也. 天地也, 水火也. 生之化之, 既濟未濟, 不言嘿喩矣. 贊曰, 天一之精, 地六之靈. 其色元蒼, 其性和平, 其德務滋. 有涸靡盈, 防之如城, 守之如瓶, 既清既靜, 乃能神明. 太極未分, 命蕃無極, 太極既分, 數成以七, 澤被生民, 無聲無色. 消則陰霾, 長則炎赫, 允執厥中, 是謂至德.
○ 治效異同對. 或問, 古之上工, 先精學業, 次達人事, 見機而作, 圓融通變, 所謂症同而治異者, 有諸. 曰, 夫人病有男婦嬰娃, 鰥寡老弱, 胎前產後, 久因新感, 虛實輕重, 與夫平時之性氣, 近日之苦樂, 曾否服藥, 已未成症, 千態萬狀. 不可勝紀, 安可一概而施. 或曰, 今之時手, 有易於富貴難於貧賤, 有貧更易於富貴更難於賤, 所謂治同而效異者何焉. 曰, 紈綺之屬, 多志樂性驕, 博奕飲酒, 雲雨不節, 一有所忤, 暴怒叫跳, 再或好獵好地好訟, 不舍晝夜, 致五內之火俱動, 且湯液委之僮婦, 煎製切恐失宜, 責以近功速應, 難矣. 至若起居頤養, 從心所欲, 堂上一呼, 階下百諾, 則此似爲易易. 清操家命苦形勞, 菽麥往往不繼, 遑計藥料, 一暴十寒, 調爕大費工程. 至若風露經慣, 些須外邪, 驅之便去, 即藜藿素虛, 隨與甘溫重劑, 一補而愈. 或

曰, 人生斯世, 行樂及時, 維情維欲, 賢不肖皆不免而難戒. 但他病肢體疲癃, 諸緣放下, 不戒猶戒也. 目病虛實皆火, 精力時與平居爭强, 所可守者其身, 而不可問者其心, 戒猶未戒也. 必不得已而去, 不知何者爲先, 日怒與色, 下而賭. 蓋怒似風狂, 于象爲雷, 語曰雷自木發, 枯根引之. 且雷風相搏, 非木不助其威. 是以聖人作《易》, 凡涉乎震體者, 示警尤嚴焉. 色爲情祖, 一名腎賊, 人身臟腑皆火, 賴此一點真水以滋之, 豈可暴殄. 丹溪曰, 人心君火一動, 相火即起, 雖不交而精亦暗流. 彼陰虛火動, 不自將息, 反假房事以泄其火, 轉恐火未熄而焰愈熾, 焰愈熾則勢益擧, 交益久, 泄益多, 寧有不竭之精, 不喪之元者乎. 賭博, 犯法傷財, 而游民浪子視若性命, 庭鏡實不能解. 謂其貪得使然, 顧揮金若土, 全不珍惜. 謂其遣懷而致, 卻角氣焦思, 神常失守, 甚而典買淨盡, 廉恥罔顧, 其不爲梁上君子幾希. 夫目爲肝腎外候, 未有外病而內無恙者. 不去乎此三事, 則輕証變重, 重証變爲不治. 司是業者, 當直言無隱, 不則善爲辭以諷之, 或先是其所以取怒牽情之故, 逮機投言進, 徐徐以理勸其可止. 自然氣平心冷, 用藥任錯綜變化, 靡不合道. 雖症有不同而治效則一, 庶本科無不起之病云.
○ 暑火燥熱異同論. 暑熱同氣也, 昔分爲二. 燥火異體也, 今合爲一. 李明之曰, 靜而得之爲傷暑, 動而得之爲中熱. 蓋謂閑逸人, 偶憩廣亭高樹, 爲水木陰寒所抑, 天氣不伸而傷暑. 辛苦人負重勞作, 耨耕遠役, 火暑迸逐而熱中. 王安道以靜得者即是陰症, 非暑也. 邵行甫曰, 暑與熱同氣而異名, 大槪謂日中火烈, 行人趲程, 未能便食, 口體如燒, 卒然昏蹶, 不省人事, 爲中0, 名中熱亦可也. 素封家無長幼, 寒暄皆不能耐, 甫入夏即池水亭閣安其身, 沉李浮瓜爽其口, 晝則環冰揮扇, 夜臥以竹簟藤床, 炎蒸不來, 清風滿座, 內有伏陰, 外受涼氣, 汗不出則陰愈入而陽愈不發, 一時昏暈, 寒熱交作, 嘔吐腹痛, 乃夏月感寒, 不可執暑令之說, 而用治暑之劑也. 三說行甫優, 安道次之. 愚意大暑流行, 無所不至, 縱涼以冰扇水石, 終不到凜冽地位, 且外寒所遏, 暑火不伸, 則寒爲標, 熱爲本, 只先以輕清散其表, 繼以涼平清其裡, 終以辛甘溫逐其初, 無不愈者. 若便名陰症, 名感寒, 一用辛熱之物, 亦已過矣. 神靜陰生, 形役陽亢. 生陰者, 臟腑天成之火, 眞火也. 亢陽者, 物欲過極, 擾亂逆鬱, 臟腑之火迭起, 名曰五志之火, 邪火也. 天成之火生生不已, 五志之火乃能爲病. 火分邪正, 燥一於虛. 經曰, 諸澁枯涸, 皴揭干勁, 皆屬於燥. 河間曰, 風熱火, 同陽也. 燥濕寒同陰也. 第燥金雖屬秋陰, 而異於寒濕, 反同其風熱. 東垣曰, 飢

飽勞役損傷臟氣, 及食辛熱濃味, 助火耗血, 致眞陰虧少, 便難燥結. 然亦有風熱陰陽, 臨事當分別主治. 如火盛風生, 風能勝濕, 風燥也. 風勝生熱, 耗其津液, 熱燥也. 陽實陰虛, 丙火熬乾癸水, 陽燥也. 風勁淸肅, 燥氣入裡, 出於皮膚, 陰燥也. 若夫內外發熱, 暑火燥皆有之, 望問不得其情, 須征以診切. 客感風寒發熱, 脈浮緊, 頭痛鼻涕, 明知其熱在外, 汗之而已. 內傷飮食發熱, 脈滑數, 胸滿噫氣, 明知其熱在內, 消導則安. 熱發脈無神力, 四肢倦怠, 有汗, 不惡寒, 此勞損表裡虛症, 補養自退. 陽虛發熱, 不任風寒, 自汗, 脈浮濡或大而無力. 陰虛發熱, 脈數而微芤或澁小, 多作于午後. 郁熱者, 手足心熱, 肌膚不甚熱, 熱不伸越也. 煩熱者, 卽虛煩躁熱也. 癆熱者, 其熱在骨, 骨蒸熱是也. 總而言之, 熱有虛有實, 虛者燥, 實者火也. 熱有中有發, 中自外來, 發由內出, 雖欲合之, 焉得而合之. 暑熱之中人, 發於症爲火, 是暑卽火火卽暑也. 火威之炎烈, 冷物近之必熱, 是燥卽火火卽燥也, 雖欲分之, 焉得而分之. 嗟夫. 暑火燥熱, 體氣異同如此, 昔分今合, 固在圓機者默相商榷也. 故諺有之曰, 後之視今, 猶今視昔, 此合彼分, 是二是一.

○ 頭風. 頭風卽首風也. 經曰, 首風之狀, 頭面多汗, 惡風, 當先風一日則頭痛甚, 至其風日少愈. 一風氣循風府而上則腦痛, 曰腦風. 經曰, 頭風者, 本風寒入於腦髓也. 頭痛數歲不愈, 當犯大寒. 其人素有痰火, 風寒客之, 則熱鬱而瞀悶, 似痛非痛, 曰頭暈. 有目花黑暗, 視定猶動, 且身轉耳聾, 如立舟車之上, 起則欲倒, 甚而嘔吐, 飮食罕御, 此肝木爲風所撼, 鼓動其氣, 痰火隨氣上逆. 倘因吐衄, 崩漏而致, 此脾虛不能收攝血氣, 使諸血失道. 或酒色過度, 腎虛不能納氣, 逆奔而上, 或虛極乘寒得之, 曰頭眩. 若頭暴痛不可忍, 有如劈如紋者, 但名頭痛, 深而久而愈, 名頭風亦可. 痛風必害眼者, 經曰春氣在頭, 風氣通於肝, 肝竅開于目故也. 要當首辨六經, 次厥痛, 偏痛, 眞痛, 次血虛, 氣虛, 濕熱, 寒濕不等. 如太陽頭痛者, 惡風寒, 脈浮緊, 痛在巓頂兩額角. 少陽頭痛者, 寒熱往來, 脈弦, 痛連耳根. 陽明頭痛者, 發熱自汗, 脈浮大, 痛在巨陽穴, 連目眦齒頰. 太陰頭痛者, 必有痰, 體重或腹痛, 脈沉遲, 頭重. 少陰頭痛者是寒氣逆, 爲寒厥, 脈沉小. 厥陰頭痛者, 吐痰沫, 厥冷, 脈浮緩, 痛引目系. 此六經頭痛多挾外邪也. 血虛頭痛者, 自魚尾上攻, 脈浮而無力. 氣虛頭痛者, 耳鳴, 九竅不利, 脈沉濡. 濕熱頭痛者, 心煩惡熱, 頭重而天陰轉甚. 寒濕頭痛者, 氣上而不下, 或時泄, 近濕熱之物則稍松. 偏頭痛者, 邪正相持, 勢不中立, 邪氣營運, 正氣則壅遏而痛, 在左主風, 主血虛, 在右主氣, 主痰熱, 亦兼有虛寒者. 厥頭痛者, 所犯大寒至骨髓, 髓以腦爲主, 腦逆故頭痛, 脈沉遲. 眞頭痛者, 痛甚連腦戶, 手足寒至節, 脈遲極而止, 旦發夕死, 夕發旦死. 此七種頭痛多由內生也. 外此, 若眉棱骨痛甚, 旣而上攻頭角, 下注目睛者, 有屬心肝壅熱, 有屬風痰上逆, 有濕氣內鬱, 有風寒外挾. 才見光明則眶痛者, 此肝虛. 痛而眼不可開, 晝靜夜劇, 此脾胃停飮, 土木不和. 頭痛旋去旋來, 倏在此一點, 在彼一片, 此下虛上實, 游風流火. 丹溪曰, 頭痛多主於痰, 甚者火, 有可吐, 有可下者. 此未窺全豹, 不可輕從. 執事者必先視其所挾, 究其所因, 定以經絡, 參合脈理, 然後施以某陣某方, 庶可差救其弊. 中工知頭風於目不利, 絶不考其所自. 粗工只就目視症, 連頭風都不識得, 甚至有妄亂激成頭風者, 爲之太息. 是故本集於風之一字, 言外三致意焉. 頭風雖另列症內, 終乎分辨不淸. 因不厭瑣細, 謹編如上, 兼志其眩暈頭痛云云.

○ 五行邪正致病暨虛實傳染統論. 醫科之事, 惟目症治最繁. 一以貫之, 五行生克, 內外感傷而已. 第傷於內者必達於外, 感於外者必傳於內. 一傳再傳, 一達再達, 則陰陽錯亂, 五行雜見. 外感者幾爲內傷, 內傷者幾爲外感, 生者等於克, 克者等於生. 專於斯者猶不能辨其精微. 彼獵涉方書, 安望其捨此無辜. 伐彼有過, 認眞于虛, 實, 賊, 微, 傳, 並, 自, 合之病者哉. 夫所謂虛, 實, 賊, 微, 傳, 並, 自, 合者, 蓋天地生人, 稟賦大異, 情好各殊. 子國子曰, 人心之不同, 如其面焉. 惟其不同, 以故憂愁思慮傷乎心, 積爲伏梁. 形寒飮冷傷乎肺, 積爲息賁. 恚怒氣逆上而不下傷乎肝, 積爲肥氣. 飮食勞倦傷乎脾, 積爲痞氣. 久坐濕地, 强力入水傷乎腎, 積爲奔豚. 種種人欲, 難以筆罄, 此無病而致其病也. 此所謂飛蛾撲火, 自焚其身, 豈蠶以絲, 象以齒故也. 況且陰陽戾氣, 無時無之, 此中人最易相犯, 今旣已犯耳. 自然各從其屬而加甚, 乃發爲中風, 傷暑, 中痰, 傷寒, 中濕之五邪. 五邪之來, 又當有別, 蓋從前來者爲實邪, 從後來者爲虛邪, 從所不勝來者爲賊邪, 從所勝來者爲微邪, 自病爲正邪. 如心火, 因肝木之邪所致, 火生於木是從後來. 火中有木, 木能克土, 無土則水至而致火, 故曰虛邪. 因脾土之邪所致, 土生於火, 是從前來. 火中有土, 水不能至而火無懼憚矣, 故曰實邪. 因腎水之邪所致, 水能克火, 是從所不勝來. 旣不能勝, 勢必爲禍, 故曰賊邪. 因肺金之邪所致, 火能刑金, 是從所勝來. 勝應不能爲害, 然有反克之理, 故曰微邪. 心火自炎, 無他邪相干, 故曰正邪. 假令心病由中風得之爲虛邪, 色當赤. 何以言之. 肝主色, 入心爲赤, 入脾爲黃, 入肺爲白, 入腎爲黑, 自入爲靑. 肝邪入心, 故知色赤也. 其病身熱, 脅下滿痛, 其脈浮大而弦. 中痰得之爲實邪, 當喜苦味. 脾主味, 入心爲苦, 入肺爲辛, 入腎爲鹹, 入肝爲酸, 自入爲甘. 其病身熱體重, 譫語, 四肢不收, 其脈浮大而緩. 傷寒得之爲微邪, 當譫言妄語. 肺主聲, 入心爲言, 入肝爲呼, 入脾爲歌, 入腎爲呻, 自入爲哭. 其病身熱, 洒洒惡寒, 甚則喘咳, 其脈浮大而澀. 中濕得之爲賊邪, 當汗出不止. 腎主液, 入心爲汗, 入肝爲淚, 入脾爲痰, 入肺爲涕, 自入爲唾, 一日自入爲精. 其病身熱, 小腹痛, 足脛寒而逆, 其脈沉緩而大. 中暑得之爲正邪, 當惡焦臭. 心主臭, 入腎爲腐, 入肝爲臊, 入脾爲香, 入肺爲腥, 自入爲焦. 其病身熱而煩, 或心痛, 其脈浮大而數. 此經與彼經齊病日合. 一經二經病, 一經罷而一經加甚日並. 傳即五邪往來. 自乃正邪別名. 自我, 因他, 圓融昭鑒. 病雖變幻萬端, 亦有以宰製之法. 此上工所以知將來而治未病也. 是故古人立言垂訓, 製方療病, 有病源即有病症有病名. 後人顧名思義, 援症投藥. 若合符節, 何莫非造化樞紐. 但其理深不易窮, 博而難約. 無以豁淺人之胸次, 故名家醫集具在, 蛛網塵封. 從來未有翻閱到底者, 愚妄以意逆志. 始以論說, 繼以詩詞, 以圖象以注釋. 有不能言語形容者, 必旁求曲喩, 務使傷感淺深. 病症內外, 悉寓于短章尺幅之中, 一覽了然. 不遺餘蘊, 不生厭瀆而後已. 蘇子曰, 惟求疾愈, 何必因醫, 意在是也. 若夫心病者愈在季夏, 季夏不愈, 甚於冬, 冬不變, 持於春, 起於夏. 又病在心, 戊己愈, 戊己不愈, 加於壬癸, 壬癸不變, 持于甲乙, 起於丙丁者流. 此經所謂邪氣之客於身也. 以勝相加, 至所生而愈, 至所不勝而甚, 至所生而持, 自得其位而起. 亦五行生克之理, 乃症治後一著事. 專於斯者, 又不可不知此也. 已上諸說, 擧心爲例, 余可類推, 非先主而後臣也. 其臟如此, 其腑可知, 非重臟而薄腑也. 篇中虛實二字, 須毋執著, 尤不可輕易放過. 經日, 必先度其形之肥瘠, 以調其氣之虛實, 此以形體別虛實也. 又曰, 邪氣盛則實, 形氣奪則虛, 此以邪正別虛實也. 以飲食言曰, 穀盛氣盛, 穀虛氣虛. 以血脈言曰, 脈實血實, 脈虛血虛. 至雲邪之所湊, 其氣必虛, 留而不行, 其病則實. 分疏到此, 無隱不彰矣. 進而論之, 實者邪實, 虛者正虛. 邪虛正實, 邪實正虛何則. 夫人眞元不虧, 邪何能入, 即入亦不甚深, 略用淸和之品, 其病立退. 凡用大熱大寒之劑者, 皆正氣素虛而邪氣暴實也. 若虛實只從前後來論, 則百病但有傳與, 而無自受耳. 若虛實壹作氣血衰旺看, 則百病但有內傷而無外感耳. 且虛必議補, 邪虛正實, 早用恐養奸貽患. 實必須瀉, 邪實正虛, 數進恐喜攻增氣. 諺曰, 實實損不足, 虛虛益有餘, 盲人騎瞎馬, 夜半臨深池, 其機如此. 即就此機而參之, 思過半矣. 嗚乎. 醫者意也, 藥者卻也. 卻病之方, 不外補瀉. 得醫之意, 無非虛實. 能知虛實, 定以補瀉, 醫事盡之矣. 更不必陰陽五行, 一以貫目症之繁.

○ 証治語略. 凡病有証, 審視務須精詳. 各症有因, 問切益宜端的. 上醫體天運, 治將來, 中工合時宜, 驗現下. 在左主血主陰, 在右主陽主氣. 陽溢外發, 勢必暴而數變. 陰盛內攻, 禍少遲而延傳. 右傳左, 血氣兩爭, 陽盛則旦煩夕靜. 左傳右, 風火交逼, 陰虛每夜劇晝寧. 肥人中緩, 肌理縱, 氣不充固, 不充則生寒, 寒生濕, 濕生痰, 故肥人多痰, 而外邪易入. 瘦人中燥, 肌理微, 血常枯涸, 枯涸則生熱, 熱生風, 風生火, 故瘦人多火, 而內傷數見. 傷風者惡風, 風傷衛, 多發熱頭痛, 自汗泣出, 再傷暑兼發熱. 傷寒者惡寒, 寒傷榮, 或暴赤腫痛, 無汗涕流, 假惡谷寒夾食. 諸癢屬風, 癢罷而痛不可忍, 茲久風變熱. 諸痛屬火, 痛極加淚多頭痛, 此熱盛生風. 腫滿主濕, 但濕淫上甚, 時癢時痛便爲淫熱. 收引爲寒, 倘瞤惕振掉, 有熱有汗當責風邪. 要知邪輕則癢, 邪重則痛. 病來亦癢, 病去亦癢. 大病後昏, 精氣未複, 初針如眊, 神水猶渾. 隱隱澀痛, 只緣陰虛火動, 繃繃緊急, 多因土燥風生. 氣滯彌漫, 頭奇痛, 輪紅於火, 赤脈大小縱橫, 此凶妄之症, 宜速針導. 血瘀灌漲, 視不見, 淚熱如湯, 碧水粘稠硬結, 雖虛寒之人, 切忌火攻. 睛高而多紫脈, 彼哉暴而間少, 瞼陷及有斑黛, 之子虛與濕兼. 兼胎凝血氣不行, 因產決榮衛靡足. 不行蘊熱, 不足增寒. 是故, 陽虛則外寒, 盛則外熱, 陰虛則內熱, 盛則內寒. 風寒外薄, 個中亦發火燥, 而火燥之後卒又歸於虛寒. 此其大意也. 若夫病候旣成, 離宮虹現, 火盛立貫風輪, 乾廓眵凝, 氣疼翻如泉出. 彩雲捧日, 血爲邪盛, 非肝木之爲魔, 白翳混珠, 陽被陰抑, 豈肺金不務德. 氣滿則火天奪日, 風高而春水揚波. 赤絲撩亂暨木量, 泛火爲殃, 陰陽嫌隙致氣乖, 流痛如刺. 寒濕留中, 而天水昏黃, 不然, 天五之土爲火所焚, 陽黃也, 地二之火爲水所溺, 陰黃也. 風熱不製, 而眦幛赤爛, 否則, 痰飮上甚轉爲熱淫, 濕而爛, 津液內涸春氣不潮, 燥而爛. 時見流星, 色欲傷乎腎氣, 偶出鮮血, 邪火鬱在肝經. 豪士酒狂, 濕熱熏蒸, 多赤黃瘀肉, 騷人情俠, 精血虧損, 會昏惑生花. 血溢爲瘡, 心火熾熱及其子, 粟瘡濕熱黃而軟, 椒瘡風熱硬而紅. 熱淫成漏, 肝木強風游於脾, 陰漏定南盈北竭, 陽漏擬中熱外淫. 迎風冷熱淚流, 肝虛引邪, 無時左右泣出, 腎衰發燥. 火脹大頭分風熱濕熱, 風脹痛濕熱虛起, 謹防睛凸與身災. 怕熱羞明有血虛火燥, 火怕熱血虛羞明, 須知脾實亦怕熱. 努肉本胃盛心勞, 浪日奇經客熱, 目瘍縱此輕彼重, 總爲五臟主邪. 倒睫懸球, 肺虛脾憊, 口喎瞼動, 血竭風生. 偏正頭痛, 爲風擾陰陽, 前後頂疼, 蓋邪居督任. 至乃小兒疾作, 榮衛無根, 胎風兮赤爛, 胎毒兮斑瘡. 血氣虛而生風, 喎斜不免, 風火旺而停飮, 翳障橫生. 痘疹多凶, 濁氣傷淸和之氣, 疳積無治, 生源失養化之源. 白睛帶朱霞一抹, 心血妄行, 氣輪變藍靚八分, 肝邪蒸逼. 熱鬱風旋, 看怒蟹橫睛, 血瘀火熾, 慟海螺出殼. 閉目不開筋縱乎, 戴眼直視系絶也. 瘈瘲翻騰, 驚風天釣, 轆轤轉展, 風火回旋. 不動而黑睛自搖, 知成瘋癎, 無故常肉輪連眨, 欲作肝疳. 他如水輪散大, 非風即痰熱相催, 金井斂小, 乃神與精氣有損. 腦筋如拘, 脫或偏視, 預防反背, 頭痛似劈, 尋而魚目, 竊控長垂. 黃液上沖, 白膜中蔽, 實似脹而非膿, 及雞冠魚子, 壹皆火土作梗. 凝脂翳變, 花翳白陷, 肥浮嫩而易長, 與大小蟹睛, 當名風火挾痰. 乾澀爲心腎煩躁, 加痛則翳蝕, 螢電因陰陽混淆, 愈虛越夜光. 視歧見妄, 火退乃複如初, 天旋地傾, 日久不能複轉. 冰壺秋月, 虛潭成月, 氣結精傷, 逆順生翳, 陰陽兩翳, 膏凝瘀滯. 浮萍, 聚星之障, 風熱時來去, 故時隱現, 流金, 偃月之說, 寒濕在氣輪而交風輪. 已蚌合, 頭更痛, 則土木相持, 未杯覆, 睛先損, 乃風火交並. 此數者, 皆難治之症也. 且尤有甚焉者, 靑盲暴盲, 百少三痊. 烏風, 綠風, 萬無一治. 內障乃七情潛傷, 陰風則虛陽下陷. 風輪稍破, 有藥難完, 況且陷入下去. 瞳子若焦, 無方可救, 漫雲突出眶來. 所以翳赤如朱, 都圍紫筋纏綿, 障滑如磁, 周遭紅色淨盡. 與夫能近怯遠, 能遠怯近, 氣翳, 氣輪落, 神悴, 神水枯, 皮急, 瞼廢者, 不能治也. 嗟夫. 遠年瞽目, 針藥能開, 如無造化, 唯喚奈何矣. 務宜心細眼明, 知輕識重. 病端雜出究合, 傳之變境, 藥餌不效急苦, 欲之先施. 如土潔而干, 絶無苗莓, 何事崩裂. 脾溫且濃, 自然運氣, 哪得停痰. 木喜條達, 蔭密則葉落蟲生. 火本發榮, 蔽郁徒有煙無焰. 金弗畏火, 肺病故不羞明. 水可作鏡, 腎足準能照物. 如此推類, 左右逢原. 原夫身之害, 睛之損, 由於漸, 起於微. 欲無其漸, 防製其微. 補和攻散, 旣了然於胸中, 鉤割針烙, 自無誤于指下. 指下旣淸, 合明指面. 左脈大數, 心火正旺, 右脈如是, 火又乘金. 浮數微弦, 風木方剛, 弦而兼滑, 木來克土. 春夏獨見沉小, 寒陰不升腎水, 秋冬倍加弦數, 陽水上挾木邪. 沉遲本陰寒, 涉緩可溫散, 浮數爲陽熱, 如濡須淸溫. 滑系多痰盛, 澀恐氣滯血枯. 總之, 病實脈實, 胃氣沖和, 病實脈虛, 先調脾土. 虛有五, 脈細, 皮寒, 氣少, 泄利, 飮食不入, 喜粥漿進而寒止. 實有五, 脈盛, 皮熱, 腹脹, 便秘, 瞀悶譫言, 期前後通而得汗. 病在於陰, 陽如虛者, 從陰引陽, 得陽則火下歸原而陰自諧. 病在於陽, 陰如虛者, 從陽引陰, 陰勝則生氣於精而陽潛伏. 在表勿攻裡, 恐邪乘虛陷入, 開鬼門乃所以除風散寒. 在裡休傷表, 汗多常致亡陽, 潔淨府何莫非安神養血. 痰燥治火, 無效須理氣, 水飮理氣, 不及當補火. 子能令母實, 瀉子即急治其標, 子能令母虛, 補母正緩顧其本. 神不足溫以氣, 精不足滋以味. 氣亢血錯行, 理宜瀉火, 陽衰陰隨走, 法用溫中. 毋致邪, 毋失正. 藥斯當, 而病斯起矣. 略陳管見, 編就玆篇. 專是業者, 請究心焉. 然而作家巨手, 臨症圓機, 神而明之, 又在乎人.

○ 目不專重診脈論. 竊聞人有是病, 即有是脈, 此大概言之. 其得心應手全在審視, 未必專尙乎診也. 如病目必視其症爲外爲內, 必審其何因而致, 所傷之風邪在何臟腑, 得其情而後切以印可, 治無不當. 但診惟外之手, 即欲理會方藥, 不以人性命爲兒戲耶. 語日, 學醫人費解皆脈之使之也. 間亦有切而知者, 僅謂之巧中. 然施于本經, 十失八九. 蓋醫門之事, 目與五行最爲親切, 藥之優劣當面定奪, 萬難藏拙, 非比別病之無對症, 而可以橫口不根, 夸張脈理. 試匿靑盲婦, 令當家診之, 其上下來去至 止, 曷常于平人迥異. 誑以赤腫必作風熱處方, 詎知目不能治, 而身之元無恙耶. 是故舍可見可聞之耳目, 而憑一無形無影之手指, 其症候必猜度擬議之, 而用藥亦猜度擬議之藥爾. 庸醫誤人, 孰有甚於此者. 李時珍曰, 醫病兩家咸以脈爲首務, 不知脈乃四診之末, 上士欲會其全, 非備四診不可. 孫思邈亦曰, 未診先問, 最爲有準. 是則百病之不可恃乎脈也明矣, 況目乎. 不寧維是, 夫人百骸九竅, 皆絲脈聯絡以通血氣, 自項至踵, 周流不息. 凡骨節之間皆有之, 但手腕較著, 以便診耳. 未必十二經絡左右平分, 分則盡總於此. 一寸二寸, 如發如縷, 似氣非筋之脈, 即使盡總於此. 病患之腎有長短, 醫人之指有大小, 倘前後失序, 不幾以神門爲尺, 以人迎氣爲關耶. 病患之脈有常變, 醫人之氣有疾徐, 倘呼吸不勻, 不幾以三至爲急, 以五至六至爲緩耶. 前人不計及比漫演, 爲奇經爲太素爲廣經孫輪絡. 爲狀尖圓長短扁, 爲辨高章綱惵卑損, 愈闢愈鑿, 愈鑿愈元, 而脈之本源盡失. 孟子曰, 道在邇而求諸遠, 事在易而求諸難, 此之謂也. 嗚呼. 之數人者, 妄出一己之私見, 以欺天下後世之耳目. 而索隱行怪之徒, 神其說以射利, 至今習俗成風. 雖儒醫亦用其術, 屢欲條陳荒謬, 以靖流弊. 恐世人以假僞假, 實論相參, 則是非爭起. 且謂醫家之診切, 猶兵家之旗鼓. 夫旗鼓何助于戰. 乃所以揚威陷陣者, 端賴此耳. 又子從事漁獵, 而廢網羅之具, 是自敗其道也. 姑仍舊本而已. 至

부록-눈병의 진단

若《太素》一書, 務必屛絕. 蓋醫家以岐黃爲祖, 所論脈 不過察病情, 決生死, 未有所謂《太素》也. 神明如倉公, 扁鵲, 仲景, 叔和, 亦無所謂《太素》也. 彼何人斯. 不 惟測人之病情, 而能占人之窮通, 不惟決人之死生, 而 能知人之禍福. 異端之說, 攻之斯害, 豈特載鬼一車, 徒令人狐惑已也. 爰立斯論, 並商訂脈體診訣於後. 讀 者不病其簡, 不責以狂, 虛心周慮而轉應之, 自然不尙 乎脈, 自然巧合於抑. 大槪言有是病, 大槪即有是脈.

○ 診不專主寸關尺議. 脈貴和平, 過不及皆病也, 故診 法行焉. 寸關尺診之所也, 得其所則天根月窟都在殼中. 浮沉遲數脈之綱也, 得其綱則牛鬼蛇神奔會指下. 何以 言之. 夫脈乃臟腑血氣附於經絡之中, 周流四體, 至筋 骨交接處則勢少抑, 故惕然而動. 動如應節, 猶溪流激 湍, 與水碓之自舂也. 寒則動遲, 熱則動數, 在表則浮, 在裡則沉, 實則有力而長, 虛則無力而短, 虛極則微細 而散, 質淸多細緩, 質濁多大躁. 凝神不分, 合內外而 消息之, 則某病見某脈, 某脈兼某脈. 如浮而遲則表冷, 浮而數則風熱, 浮緊風寒, 浮緩風濕, 浮滑風痰, 浮躁 火鬱, 浮小陽虛, 浮芤失血, 浮弦飮痛, 浮止氣結, 浮 濡陰衰, 浮大虛熱. 沉而遲則裡寒, 沉而數則內熱, 沉 滑痰食, 沉澀血鬱, 沉濡陽衰, 沉緩寒濕, 沉緊冷痛, 沉伏吐利, 沉小陰虛, 沉止積聚. 遲而大則陽衰, 遲而 濡則勞極, 遲伏重陰, 遲滑假寒, 數而大則重陽, 數而 滑則痰火, 數小精敗, 數弦假熱之類. 朗朗如指上螺蟻, 不難細數, 乃顧自難其難. 首以掌後高骨畫定關位, 三 陰三陽挨次而配. 雖褚澄曰, 男子陽順, 自下生上, 故 右尺爲受命之根. 萬物從土而出, 故右關爲脾, 生右寸 肺, 肺生左尺腎, 腎生左關肝, 肝生左寸心. 女子陰逆, 自上生下, 故左寸爲受命之根, 萬物從土而生, 故左關 爲脾, 生左尺肺, 肺生右寸腎, 腎生右關肝, 肝生右尺 心, 儲泳曰, 男女形氣絕異, 脈行於行也之間, 豈略有 少異耶. 此諸氏之說爲有理也. 趙繼宗曰, 心肺居上, 爲陽爲浮, 肝腎居下, 爲陰爲沉, 脾居中州, 半陽半陰, 半浮半沉. 當以寸爲心, 右寸爲肺, 左尺爲肝, 右尺 爲腎, 兩關爲脾. 所謂脾居五行之中, 寄王於四時不獨, 右關爲脾也. 肝旣爲陰, 豈宜在半陰半陽, 半浮半沉之 左關耶. 命門即是腎, 不當以右尺爲診. 滑伯仁曰, 小 腸, 膀胱, 前陰之病當主左尺. 大腸, 後陰之病當主尺 右. 喩嘉言曰, 大小腸, 陰之至濁者也. 濁陰居下, 安 可以心肺淸陽並診, 列於兩尺是矣. 李士材曰, 大小腸 皆在下焦腹中, 越中焦而候之寸上, 有是理乎. 合以左 寸心配膻中, 右寸肺配胸中, 左尺腎配膀胱小腸, 右尺 腎配大腸. 張會卿曰, 大小腸皆下部之腑, 自當診於兩 尺. 然脈之兩尺, 左爲水, 眞陰之舍, 右爲火, 元陽之

本. 小腸屬火, 火居火位, 當配於下之右, 大腸屬金, 金水相從, 當配於下之左. 似各有卓識, 總不出寸關尺 三部之中, 盡可關而不問也. 必依經曰, 寸部法天, 候 胸以上至頭之有疾. 關部法人, 候膈以下至臍之有疾. 尺部法地, 候腰以下至足部有疾. 則三部合有三穴, 只 就此線之脈, 而天地人均分, 各責所屬, 有是事耶. 必 依脈訣, 左寸候心小腸, 右寸候肺大腸, 左關候肝膽, 右關候脾胃, 左尺候腎膀胱, 右尺候命門三焦. 左寸關 中夾候人迎, 右寸關中央候氣口, 左右尺候神門, 則百 骸資生與百病傳感, 不在臟腑而在手, 一以治手之法, 治之得乎. 至陶節庵, 寸關尺三部九候, 浮以候表, 沉 以候裡, 中以候胃氣, 固是. 第得浮則無中與沉, 得沉 則無中與浮. 非惟達胃氣不出, 而九候先講不去. 平脈 動而不息, 未有以數也止. 《難經》曰, 脈必滿五十無無 病. 《脈經》曰, 四十投一至便是代, 一臟無氣, 卻後四 歲, 春草生而死. 仲景曰, 代脈動而中止, 不能自還, 因而複動. 蓋一臟氣衰, 而他臟之氣代至也. 夫止不能 還即是止矣, 因而複動即是還矣, 何以代言. 一臟無氣, 則四臟相因而絕, 聞心絕一日死, 肝絕八日死, 脾絕五 日死, 肺絕三日死, 腎絕四日死, 人豈能活四年. 代之 之說亦難通. 萬一五臟遞止, 將敎何氣代之耶. 更可怪 者, 凡診由寸至神門, 兩手共十四部, 浮中沉各三候, 須去好些功夫, 複欲計代脈千百餘動, 一日六時準消一 半, 即使自家耐煩, 病患決無此精神. 倘施之婦女, 則 瓜田李下, 人言不足畏歟. 氣口統兩手而言, 叔和獨分 於右人迎候旁取之, 高陽扯配於左. 且日人迎強爲外感, 氣口盛爲傷食, 外感散表, 傷食攻裡. 夫脈體自有陰陽, 諸經皆具表裡, 縱心肝居左, 胡不可言裡, 而脾肺處右, 又獨無表症乎. 依彼施治, 未有不轉輕而爲重者. 外微 細虛弱短散, 少異濡小, 而眞元衰敗同之. 革, 牢不似 弦緊, 兼芤弦沉緊即是. 軟弱皆濡也, 不必別其浮沉. 促結同止爾. 何事尙論遲數, 乃一一分列, 則浮遲沉數. 浮滑浮洪必將更有別名. 脈學之無定論, 有以也夫. 然 此雖不背義, 但求脈之明, 爲脈之晦, 加以尺寸自圇, 翻覺淵深莫測. 是以欲關疑不得, 欲付模棱又不可, 欲 別著一集不能. 人未必遽從, 爰借習記習誦之書, 端詳 研究, 壹啟習記習誦之悟. 雖頗費心神, 而爲力亦甚省 也. 或曰, 診法歷有繩墨, 得診之微, 名賢難言, 據若 所論, 脈其易明矣乎. 且篇中特駁, 尺寸不知, 何診爲 的. 曰, 診則仍舊也, 可要當以浮沉遲數等. 左右手圓 通審臟腑, 不當以兩腕六部寸關尺, 疆界定臟腑. 當就 病而論脈, 不當執脈以治病. 如吾所辨釋云云, 嗟夫. 血氣附肌, 脈附肌膚, 過不及而診知之, 立法之善也. 以故有天根月窟, 牛鬼蛇神之喩. 彼徐徐途守轍, 徒知

有脈, 而不知脈之源. 不知脈之源則診失所據, 顧能決臟腑之和平, 其誰欺, 欺病患乎. 又且脈在肌中, 譬水行地下, 無往不有, 假如鑿井得泉, 而曰水專在是, 豈理也哉. 吳草廬知寸關尺非十二經所居之處. 而又曰, 兩手六部皆肺之一脈也, 分其部位以候他經之氣耳, 以矛攻盾, 離道益遠. 李瀕湖宗其說, 且謂凡診當以肺心脾肝腎各候一動. 五十動不止, 五藏皆足, 內有一止, 則知一臟之脈不至, 據此推之, 肺經一脈, 分候諸經之氣者, 可心解矣. 徒圓飾一代脈, 毫無補于診法. 又詆王宗正《難經圖注》, 肝腎從沉, 心肺從浮, 脾診中州之非. 多見其胸無眞見, 漫學人饒舌者也. 雖然庭鏡, 直井蛙之窺, 曷敢輕侮成言. 切思古人之立法, 未許人乖亂, 原不禁人有所發明. 故峭膽妄建議, 讀者辟易驚奇, 而不究理之然否. 此夏蟲語冰, 不必強渠從我.

○ 脈經提要. 浮脈爲陽表病居, 遲風數熱緊寒拘, 浮而有力多風熱, 無力而浮主血虛. 脈自皮膚之上得之曰浮, 陽也, 金也, 爲病在表. 瘦人見浮, 兩手相得, 此肌薄. 肥人得之, 未有不病. 沉陰水蓄脈深潛, 數熱遲寒滑主痰. 無力而沉虛與氣, 沉而有力積寒兼. 脈自肌肉之下得之曰沉, 陰也, 水也. 爲病在裡. 傷寒陽証, 兩手沉而澀, 難治. 平人沉澀, 此無陽, 不艱壽, 必艱嗣. 遲司臟病或痰搏, 沉痼癥瘕子細看, 有力而遲爲冷痛, 遲而無力定虛寒. 醫者一呼一吸, 脈來三至曰遲, 爲陰, 爲陽虛, 爲寒. 二至, 一至則又遲也, 不治. 乍遲乍數爲虛火. 數脈分陽自可知, 陽中虛實又須推, 數沉而小銷脾腎, 肺病秋深亦不宜. 醫者一呼一吸, 脈來六至爲數, 爲陽, 爲陰虛, 爲熱. 七至, 八至則又數也, 不治. 若嬰童純陽之氣, 七八至爲平脈, 不在病例. 滑脈多由胃氣衰, 痰生食鬱病具來, 上爲吐逆下蓄血, 女得無礙定有胎. 脈來圓明有力, 如珠之轉旋, 漉漉欲脫曰滑. 陽中之陰也, 土也, 爲實, 爲精聚, 爲陽氣衰. 滑而收斂, 脈形淸者爲有餘, 滑而三五不調, 脈形濁者爲痰. 婦人脈滑須有孕, 一手獨滑防半身不遂. 澀緣血少或傷精. 翻胃亡陽汗, 雨零寒濕入榮爲血痹, 女非胎病即無經. 脈來三五不調, 如病蠶食葉, 如輕刀刮竹皮. 既短而難曰澀, 陰也, 金也. 爲血枯, 爲精涸, 爲盜汗, 爲心痛, 爲不仁. 平人脈澀, 此眞元不足. 緊乃熱爲寒氣束, 爲痛爲瘡爲中毒, 緊細諸腎疝瘕, 緊而虛大神不足. 脈來往有力, 如轉索勁急, 左右彈人手曰緊. 陰陽相搏也, 爲寒, 爲痛, 爲筋攣, 爲瘡爲毒. 或問緊與數, 遲與緩相等, 子胡不約而爲一. 曰, 遲數以數言, 緊緩以形言, 其別相遠矣. 緩脈榮衰衛欠隆, 因虛生濕更生風, 然從脈裡求神氣, 亦在從容和緩中. 脈應指散漫, 如琴弦久失更張, 縱而不整曰緩, 陰也, 土也. 爲病不足,

爲風, 爲表虛, 爲濕痹, 爲血少. 若浮沉得中, 從容和勻者, 此脾之正脈. 小來累累細如絲, 應指浮沉無絕期, 春夏少年俱不利, 秋冬老弱卻相宜. 脈形減於常人一倍曰小, 陰也, 爲病不足. 小而急防疝瘕, 乍大乍小爲勞複. 若平人兩手小, 上下來去皆從, 此稟質之淸, 不在病例. 大非陽盛血應盈, 相火炎炎熱病居, 脈滿胃翻須早治, 脫陰咳痢亦愁余. 脈形加於常人一倍曰大, 陽也. 兩手上下自如, 稟賦之濃, 亦不在病例. 若得病而脈始大, 或久病脈暴大, 此爲邪盛. 經曰, 大則病進. 又曰, 形瘦脈長, 多氣者死, 是也. 芤形大軟而松, 隨按隨無似沒中, 亡血遺精幷盜汗, 眞陰不濟假陽從. 脈浮大而軟, 重按則依微欲絕曰芤, 陰去陽存, 血脫之象也. 主上下失血, 遺精盜汗. 芤, 慈蔥也.《素問》無是名, 劉三點云, 芤脈似似, 絕類慈蔥, 指下成窟, 有邊無中.《脈經》亦云中央空, 兩邊實. 夫空與無中, 是無胃氣耳, 何得又謂長脈得之生, 卒病得之死. 弦脈迢迢長且勁, 甲乙二經皆受病, 飲痰寒熱症多端, 胃氣如無防畢命. 脈端直以長, 挺挺指下, 綽綽如按琴瑟弦日弦, 陰中之陽也, 木也. 爲病在肝, 爲寒在少陽, 爲流飲, 爲痛. 弦而激爲怒, 弦而大爲虛, 乍遲乍數爲瘧. 硬急如新張弓弦, 此無胃氣, 如不食, 土爲邪勝, 必難治. 伏持如失不無因, 吐瀉交加腹痛頻短氣, 宿痰停飮食, 個中消息認宜眞. 脈重按著骨, 指下才動曰伏, 陰也, 水也. 爲積聚, 爲痕疝, 爲少氣, 爲憂鬱, 爲霍亂, 爲腹痛甚. 伏幾雲熱厥, 從未經見, 即見未敢遽用寒涼. 伏遲而澀, 陰極, 爲陽將絕. 止脈之因不用猜, 飮痰氣血食中來, 數時一止陰消索, 遲止眞陽亦殆哉. 脈或數或遲, 時一歇複來曰止, 陰陽驟損之象也. 陽極而陰不能和, 數時一止. 陰盛而陽無從入, 遲時一止. 上古名促, 結. 漸退者生, 漸進者死. 張長沙謂促, 結皆病脈, 其近於死可知矣. 尙論遲止爲癥瘕, 爲寒氣, 數止爲氣結, 爲癰疽, 爲狂, 爲怒者哉. 濡脈陰陽眞氣衰, 濕痰寒泄遞相摧, 多驚多汗精神憊, 如此吾生豈有涯. 脈軟極細極, 如晴絲, 雖有若無曰濡, 陰陽俱損之兆也. 爲中濕, 爲自汗, 爲冷, 爲痹, 爲恐怖. 病後老弱見之順, 平人少年見之逆. 躁形逼逼舉於皮, 來盛回衰疾複徐, 道是有餘元不足, 陰陽乖戾病嶇崎. 脈若大若緊, 疾徐無常曰躁, 陰中陽, 陽中陰也. 爲痛, 爲驚, 爲中酒, 爲暴怒, 爲跌打傷. 勞複虧損精血, 熱占乎中, 寒因於外, 陰陽乖戾, 亦有此脈. 平人得之, 其性必劣, 汗下後發熱, 煩渴脈躁, 難治. 脈經諸法具備, 奈何不及躁脈. 殆所謂弦者躁, 緊者亦躁, 洪者躁, 數者亦躁耶. 已上十六脈, 雖由博返約, 致精歸一, 而約而精之中, 複有大相懸絕之境, 未能一一詳核. 姑述數則以槪其餘. 如浮爲

表矣. 凡陰虛者脈必浮大無力, 豈可槪言表而升散乎. 沉爲裡矣, 凡表邪初感殊甚, 陰寒束於皮毛, 陽氣不能外達, 則脈必先見沉緊, 詎可槪言裡而攻內乎. 遲爲寒矣, 凡傷寒初退, 餘熱未淸, 脈雖遲而形帶滑, 詎可槪言寒而溫中乎. 數爲熱矣, 凡虛損之候, 氣血敗亂, 脈必數而躁, 愈數者愈虛, 愈虛者愈躁, 詎可槪言熱而寒降乎. 濡小固虛, 而痛極壅蔽者, 間嘗有此, 可驟補乎. 弦伏類實, 而眞陰大虧者, 必關格倍常, 可消伐乎. 又脈浮爲表, 治宜汗之, 此其常也, 而亦有宜下者焉. 仲景云, 若脈浮大, 心下硬, 有熱屬臟者, 攻之不令發汗是也. 脈沉爲裡, 治宜下之, 此其常也, 而亦有宜汗者焉. 少陰病, 始得之, 反發熱而脈沉者, 麻黃附子細辛湯, 微汗之是也. 脈數者常用葛根芩連湯以淸之, 若數而厥冷爲虛脫, 非灸非溫不可, 全不管數爲陽盛. 脈遲者常用乾薑附子以溫之, 若陽明脈遲, 不惡寒, 身體濈濈汗出, 則用大承氣. 那顧有諸遲爲寒, 陽實者, 人知其脈浮大矣, 至其極, 反伏匿焉. 此乾之上九, 亢龍有悔. 陰虛者, 人欲其脈濡小矣, 至其極, 反躁疾焉. 此坤之上六, 龍戰于野也. 肺病得肝脈, 雖云我克微邪, 然本臟之衰可占也. 經曰, 氣不足, 則己所勝者, 輕而侮之. 心病得腎脈, 固知賊邪克我, 而經亦有氣虛邪湊之說. 凡若此類, 是條目之餘, 另具綱領. 設孟浪任意, 不複以四診相參, 未有不覆人于反掌. 區區寸關尺之微, 而欲定臟腑百病, 其失可勝言哉.

○ 平人脈訣. 欲識病脈, 先審平脈, 診法乃得. 擧浮而軟按差長, 稟得肝經血氣強. 脈形浮緩有力, 招招如揭長竿, 爲稟木氣, 爲血盛, 爲春令. 指下淸圓不是滑, 心神旺相須明察. 脈形溜溜微軟, 累累如循琅玕, 爲稟火氣, 爲神旺, 爲夏令. 去來敦濃土德隆. 脈形中和且平, 悠悠如雞踐地, 爲稟脾氣, 爲眞元健順, 爲令長夏, 四季. 和緩輕淸肺氣充. 脈形輕浮微澀, 晶晶如落楡莢, 爲稟金氣, 爲氣治, 爲秋令. 脈濟以勻尋到底, 天賦一生資腎水. 脈形沉實平均, 朗朗如綿裏砂石, 爲稟水氣, 爲精足, 爲冬令. 入手遲微或者沉, 鐘靈端的在三陰. 脈形沉細有力, 小駛于遲, 爲稟陰氣, 爲老年, 爲秋冬令. 三陽毓秀君知否, 春夏時令行寸口. 脈形似大, 微弦, 少緩于數, 爲稟陽氣, 爲壯歲, 爲春夏令. 胃氣只緣脈有神, 反關診亦等常人. 脈形陽剛不躁, 陰柔有力, 病甚而不空不散, 爲有胃氣, 醫可十全八九. 脈形不在尺寸, 而在關後, 曰反關. 位次雖異, 診則一也. 李士材謂反關脈主貴, 直可發噱.

○ 死脈. 連來三五爲雀啄, 脈來三至五至一止, 如鳥啄粟, 未數粒輒驚顧少停, 曰雀啄, 心絶. 舊注脈堅而銳, 如雞之距, 如鳥之喙, 脾絶, 不知所謂. 半晌一至屋漏若, 脈來極遲極軟, 如雨歇漏滴, 半日一點, 曰屋漏, 脾絶. 彈石來洪按即更, 脈來堅實迫指, 切切如彈中人, 曰彈石, 腎絶. 舊注脈劈劈如指彈石, 是脈譬指, 石譬肌膚語焉, 而不詳, 此之謂與. 散亂不倫疑解索, 脈來頭緖紛紜, 如已拆麻繩, 散而不收. 少焉一縷堅勁, 如循刃, 曰解索, 肝絶. 魚逝浮時倏而沉, 蝦游沉中浮幾躍, 脈來或散或斷, 時浮時沉, 如魚戱水, 曰魚逝. 形曲而跳, 沉靜中忽鼓數下而去, 曰蝦游, 肺絶. 鼎沸渾似煮羹初, 脈來極微極躁, 如煎羹烹水, 湧湧無少息, 曰鼎沸, 陰絶. 乍絶忽蘇曰燈落, 脈來大, 是愁人, 忽了了. 可意如燈將燼復明, 曰燈落, 陽絶. 又初持朗朗, 已而大非, 謂燈落, 亦通. 八者見一覓天毉, 人間那得還魂藥. 久病形神已脫, 得斯八脈, 雖上工無所用其伎. 否則或有可救, 無徒以一脈謬診費人.

○ 諸脈喜忌. 中風之脈喜浮遲, 數大彈指非所宜. 中風多虛, 脈來浮緩是也, 然虛近於寒, 故浮遲亦可喜. 彈指, 有力之謂, 且數而大則邪氣深入, 自不相宜. 中惡同. 傷寒發熱期浮大, 澀小沉濡症不對. 寒傷皮膚, 傳裡則熱, 故脈以浮大爲期, 反是便不對症. 症脈參差, 而凶逆顯在言外. 溫疫同. 汗後身凉脈靜安, 躁而加熱治必難. 汗後邪解, 合當脈靜身凉, 偏躁而熱甚, 此已汗, 不爲汗衰, 故難治. 陽症得陰脈者忌, 陰症見陽翻爲喜. 陽症形實病實, 風火了了, 卻見沉遲濡小等脈, 勢易進而退難, 是以切忌. 陰症終始værhan, 而脈忽浮大微數, 亦屬大患, 惡乎喜. 蓋直中傷寒, 陰氣將除, 一陽來複, 間由此而遂瘳者, 故云. 火暑二症大數娛, 有力無力個中推. 熱症脈數, 因暑則浮大而無力, 此正應也. 若濡小相左, 或見沉澀, 所謂發熱脈靜. 難乎. 其爲毉矣. 瘧脈初弦久則異, 一般受病因風暑. 瘧乃暑客氣乘侮脾土, 土衰不能製濕, 而痰飮生焉. 無痰不成瘧, 此之謂也. 且暑令傷氣, 氣虛則脈虛, 風游於內, 痰應乎中, 故脈不浮滑而得弦. 瘧脈自弦, 非弦脈定瘧也. 日久亦能轉換, 隨所應而克之無咎, 但濡小不堪, 複見止脈, 天命其危已夫. 諸濕發黃暨積聚, 浮大無妨休沉細. 脹滿發黃, 皆濕熱也, 積聚則又加實矣, 故脈以浮滑大數爲候, 如得沉濡等狀, 此眞氣衰敗, 不可爲已. 小便淋閉, 三消同. 骨蒸熱燥數而虛, 躁大澀小殞其軀. 骨蒸之症, 肌不甚熱, 但淸瘦而五心煩躁, 此元陰銷耗, 壯火內燔. 脈數無力, 治有瘳時, 數而小, 或澀或躁, 匪勞成瘵, 直可以訂死期. 勞極諸虛及咳逆, 弦躁貽憂浮濡吉. 症虛脈虛, 增以勞極則精氣耗損, 應得浮濡. 咳乃肺疾, 脈浮亦爲正象, 棄見濡者, 病將退也. 外此皆residuals殘賊, 憂乎不憂. 頭目暴疼平喘急, 吾與浮滑嫌沉澀. 上証無非是風與痰耳, 雖其中有虛實之分, 而脈不外浮滑, 假沉澀濡緊則氣血枯瘁, 爲治不易成功. 泄瀉滯下心腹疼, 沉遲而小易還元. 泄利傷陰壞脾, 痛則傷形, 兼遏抑衛氣, 宜得上脈, 且易瘥. 苟浮大而數, 是謂亂中, 中亂則身必發熱而成惡候, 元還何日. 瀉與吐俱名霍亂, 卻逢遲小元欲喪. 腸胃滿而不實, 今中有宿滯, 則實而不滿矣. 猝以乖氣混擾, 自然上下相奪, 維時脈浮大有力, 足勝病勢. 間一止者亦無害, 蓋氣血未寧, 來去欠勻, 非絕也. 沉遲而小, 泊厥逆舌卷, 方不議治. 肢體無用木不仁, 微濡而緩認宜實. 仁者木之全德, 癱瘓痿痹皆不仁也. 蓋由氣虛風中, 痰泊厥陰經實, 故脈得濡緩爲可治, 弦大緊躁, 雖能食不死, 難免殘廢之憂. 痫症同. 疝則筋急弦緊現, 癰腫潰未陰陽辨. 筋急肝病, 疝系陰寒, 脈見弦緊理也. 癰疽未潰屬實得陽脈, 既潰則虛得陰脈, 順也. 反此即爲背逆, 罔敢弗辨. 失血脈當孔緩小, 蓄血居經滑大好. 芤爲中空之象, 失血者宜爾也. 緩小亦屬虛家, 故不妨雜見. 倘數而大, 病進自不消說. 金槍同. 蓄血爲有形實症, 滑大則病脈相合, 少差便見虛衰, 既不能自行其血, 又難施攻伐之劑, 欲速其去, 不知卿用何法. 大便不通同. 帶下得遲或緩滑, 斯爲本分無庸察. 赤白帶下, 均濕熱也, 故遲緩微滑爲正脈. 本婦榮衛不足, 浮小已未爲過, 如數或躁, 此火起九淵, 恐相思結下, 龍性難馴耳. 欲産如診必離經, 既産緩小未須驚. 欲産之脈, 胎動於中, 脈亂於外, 必主離經. 離經者, 離乎經常之謂也. 既産血氣兩脫, 緩小固是本色, 沉濡亦不算非分. 要當留心調燮, 毋使更變驚人. 兼胎産後傷風寒, 勿與平人一樣看. 胎前雖見表脈, 不可輕易發散, 古人用蔥蘇代麻黃, 羌活等湯, 可悟其理. 逮傳裡熱結, 脈沉實, 攻之終防犯胎, 無已有蜜膽導引及外護之法. 中寒脈遲, 急需薑附, 市醫狃于動胎不用, 不知藥過炮炙, 再有監製, 自不妨事. 産後唯一峻補, 縱脈亂來, 以末治之, 所謂從症不從脈也. 拘泥殺人, 於此當發深省. 小兒初誕便有脈, 診來薄疾神得得. 初生嬰孩, 臟嬌如花, 故脈來薄疾. 稍有感冒, 或停乳食, 精神便不清爽, 而脈來亦無常, 四診之餘, 心參可也. 古人以指紋形色驗病, 已多不準. 竊謂色白疳疾, 色黃脾困, 閱小兒多矣, 不曾嘗見此色. 竊謂彎裡風寒, 彎外爲食積, 夫脈紋曲直, 有生即定, 那能逐病轉移. 至雲脈見得病, 勿藥而藥, 紋過三關不治, 當藥不藥, 不知斷送如許.

○ 小兒紋驗. 紫熱淡紅寒, 青驚黑惡殘, 疳傷元且赤, 脾倦碧如爛. 鮮活長無害, 粗牢短欠安, 魚骨珠蛇等, 多事不須看. 小兒五歲以下脈診不定, 惟看虎口食指紋色. 第一節爲風關, 紋粗大而推移不甚動蕩, 病作. 第二節爲氣關, 紋如之, 病深. 第三節爲命關, 再爾, 病

篤. 色紫爲熱, 色紅傷寒, 淺紅血虛, 色青驚風, 色赤元疳積, 色嫣紅而暗淡, 脾氣不榮, 兼碧色必有濕痰, 色黑中惡, 或否多危. 色鮮明而形質短細, 無疾. 五歲以上則依大人診法. 如身發脈亂, 汗出不食, 食則吐, 此爲變蒸, 不在病例. 其連珠, 懸針, 來蛇, 去蛇, 魚刺, 水字, 即或間有此紋, 亦天稟之異, 未必別有所屬. 幼幼者幸毋爲是說自惑, 因而惑人. 脈之理微, 惟微故耐人思議. 思苦言長, 元且鑿矣. 乃畫定指面, 印于他人皮膚, 安能切中肯綮. 庭鏡以象參意, 似爲情理兩妥, 機淸神靜. 凡有得於心, 未必應諸手, 得於手不能宣諸筆墨者, 皆可領會, 夫亦何微不顯. 至若發明雜症, 固與目經無涉, 但囿於脈義, 欲祛其疑, 不得不爾. 學人從此悟入, 省卻許多精力, 且所全生命不少.

○ 人情論. 從古大勇大知教國治家, 總以不徇人情爲得, 以不近人情爲失. 醫, 人鬼之關也. 目, 陰陽之界也. 生民司命, 有不權衡于斯二者之間, 是爲不得人情. 不得人情, 則不得病情矣. 得失雲乎哉, 略爲申其三說, 曰病患之情, 旁人之情, 醫人之情. 所謂病患之情者, 盡有變端, 難以定律. 有臟腑偏勝, 有運氣愆候, 有飛災波累, 有內火潛焦, 有眠食不時, 有勞苦自若, 有緣境未遂, 竟日逐逐, 有深情牽掛, 中宵耿耿, 有處事不和, 動成荊棘, 有流蕩亡返, 甘落風塵, 有形類驚猿, 雖嚴師益友, 忠告善道, 禁戒未必恪遵, 有心如止水, 嘗少米無柴, 室人交謫, 凌辱大難忍耐, 有愛物及烏, 或舉賢, 或自荐, 良言甫入而狐媚承歡, 日某勞力, 日某省費, 謬說又從, 多岐亡羊, 終成蕉鹿. 有大床自臥, 無禮下人. 有一錢如璧, 得魚忘筌, 懷眞高士, 詎肯輸誠. 有迂腐當証, 急暴罔顧神速, 寧圖老實, 車薪杯水, 玉石俱焚. 有躁率而病延纏, 膽識自嘉, 鄙人過慎, 長驅銳進, 豈無侵犯. 有熱湯懼補, 未沾唇心先痞滿. 有攻方畏涼, 剛下咽魂即飄揚. 再則有諱疾不言, 有隱疾莫告, 有故隱疾, 試醫工拙, 有窒泥古書, 毀人妙論, 有先功後居, 有乙誤咎甲, 有德施怨報, 有陽奉陰違. 有閨壺害羞, 傳言差錯. 有刀針怯痛, 術術不行. 此皆病患之情, 不可不察也. 所謂旁人之情者, 欣戚無關, 發言容易, 或持有據快論, 而病源未必相符. 或謂無恐勿慌, 而醫理何曾夢晤. 或面決異同, 是己者與之, 非己者拒之, 更醫雜投, 以藥治藥, 徒喪眞己. 或強作解事, 症奇曰邪祟, 症凶曰犯煞, 鑄張爲幻, 一傳再傳, 多至難挽. 或尊貴風威難抗, 或密戚阻撓萬千. 好諛者, 醫紿之, 則不肖亦賢. 慷他人之慨, 濃其贈予, 素慳者病起矣. 猶洗垢索瘢, 卻別人之請, 不放醫回, 逮至荐醫, 非有令名, 無因至前. 不然, 或意氣之私濃, 或庸淺之偶中, 或信其利口, 或貪其酬謝, 或報其舊德, 或

修其新好, 熏蕕不辨, 妄肆品題, 信而延之, 病其進矣.
並有訕訾醫藥, 特荐左道舞鬼說神, 破財晦氣. 此皆旁
人之情, 不可不察也. 所謂醫人之情者, 據道則近仁,
行來只覺爲利, 是以便佞者, 不巧語悅人, 則大言聳聽,
不強辨相欺, 則危機相恐. 阿附者, 此濃待伊芳親, 叨
護其短, 彼小惠近侍, 可匿其非. 此夤緣攀結, 營求汲
引, 彼濃貌柔衷, 不速自赴. 欺詐者, 胸無成竹假師承,
臨時翻閱錦囊, 目不識丁推祕授, 至死不拈筆墨. 巾笥
偶缺柴胡, 充以前胡, 丹丸其實六味, 價征八味. 惰慢
者, 生憎寒暑, 欲急而緩, 儼若知渠淡泊, 遲遲吾行.
或癖游嗜賭, 以重爲輕, 不則轉央同儕, 每致變. 陋劣
可恥者, 始也自高其道, 非錢不行, 繼則隔靴搔癢, 自
褒穩重, 已而恥談症候, 動輒講脈, 故爲矜持, 十時診
脈. 道聽人言, 佯驗以脈. 夸精太素, 風鑒人脈. 明見
不知, 硬爭好脈. 孟浪不經者, 五輪八廓漫不留心, 七
方十劑胡亂就用. 且謂若鈍茲利, 人呆我驚, 不吉卻嫁
謗, 自文許多飾說. 貪污行險者, 聞高華而抱危病, 恨
不得入局居奇. 幸而落手, 既熱則寒, 曾攻決補, 峻品
重劑, 冀爲孤注. 竊聞夜半脫逃, 大該其屬. 冒嫉刻薄
者, 比鄰名醫在座, 心知臭味不投, 則多方浸潤, 泊去
而之他, 眼見沉痾遍起, 猶盡情牴牾, 其實風行草偃,
枉作胥人. 外如素昧平生, 苟且圖名, 而儀文不較, 萍
水相逢, 偶然認症, 而凱覦到底. 窮酸指大, 招牌大書
儒醫, 行動必肩輿仆馬. 究其所蘊, 又不過七十二症.
所謂羊質虎皮, 虛有其表, 浪費民財, 殘虐么魔. 豐儀
確是長者, 遇無妄之疾, 莫利其貨. 反其藥餌, 致入沉
困, 殆囊橐既飽. 然後徐徐收效, 所謂笑中有刀, 柔而
害物. 一中流失楫, 不幾破財故殺. 此皆醫人之情, 不
可不察也. 若夫品行清高, 而見偏性僻, 藥不濟以刀針
繼之. 法外施刑, 絶人長命, 及見人之失. 若己之得,
見人之得, 若己之失, 有可利己損人, 則從中播弄, 以
逞一時之快. 與夫好吉者, 危言見擯. 多憂者慰問爲非.
信巫著者, 以醫爲敵, 藥石無怪其成仇. 慣猜疑者, 深
言則忌, 金蘭安望其同契. 甚則病廖意怠, 托故妝喬.
且得命思財, 兄弟鬩牆, 倫常乖戾, 怨天尤人, 廣生懊
惱等情. 獨非人情而人情之詳, 尚多難盡. 予以不徇人
情, 不近人情之得失爲戒者. 欲令後人思之慎之, 弗爲
陋習所中耳. 雖然人情王道之本, 必期不殉. 未免拗執,
務欲近情, 端涉遷就. 則遷就固逆乎病情, 而拗執決拂
於人情, 有斷宜拗執之病情, 而複有不得不遷就之人情,
可奈何. 可奈何. 嗚呼. 非常之病, 非非常之醫不能治.
而非常之醫, 又豈常人之所知. 安得大勇大知, 教國治
家者, 與之商斯事也哉.

《銀海指南》

○ 辨脈法. 脈要精微論曰, 微妙在脈, 不可不察. 邪氣
臟腑病形篇曰, 按其脈, 知其病, 命曰神. 秦越人六十
一難曰, 切脈而知之謂之巧. 許叔微曰, 脈之理幽而難
明. 吾意所解, 口莫能宣也. 凡可以筆墨載, 可以口舌
言者, 皆跡象也. 至於神理, 非心領神會, 烏能盡其元
微. 方盛衰論曰, 受師不卒, 使術不明, 不察從逆, 是
爲妄行. 推雌失雄, 棄陰附陽, 不知並合, 診故不明.
甚矣, 脈之不可不辨也. 其大要當合《素問》, 《靈樞》,
及各家論說, 熟讀而玩繹之, 自能領悟. 惟467變之理,
不可不知. 凡人之脈, 有素大素小, 偏陰偏陽者, 此其
賦自先天, 各成一局也. 邪變之脈, 有倏緩倏疾, 乍進
乍退, 此其病之驟至, 脈隨氣見也. 故診脈者, 必須先
識臟脈, 而後可以察病脈. 先識常脈, 而後可以察變脈.
然有脈病相符者, 有脈病相左者, 有病六極而脈忽反變
者, 如陽証見陽脈, 陰症見陰脈, 此脈病相符也. 証似
陽而脈不鼓指, 証似陰而脈鼓盛者, 此脈病相左也. 陽
盛者, 脈必洪大, 至陽盛之極, 而脈反伏匿, 陽極似陰
也. 陰盛者脈必微細, 至陰盛而脈反躁疾, 陰極似陽也.
此病亢極, 而脈忽反變也. 又有從合之辨, 如脈浮爲表,
治宜汗之, 此其常也, 而亦有宜下者. 仲景云, 若脈浮
大, 心下梗, 有熱, 屬臟者攻之, 不令發汗是也. 脈沉
爲裡, 治宜下之, 此其常也, 而亦有宜汗者. 少陰病,
始得之, 反發熱, 脈沉者, 麻黃附子細辛湯微汗之是也.
脈促爲陽, 當用葛根黃芩湯淸之矣. 若脈促厥冷爲虛脫矣,
非溫不可, 此又非促爲陽盛之脈也. 脈遲爲寒, 當用附
子乾薑溫之矣. 若陽明脈遲, 不惡寒, 身體濈濈汗出,
則用大承氣湯, 此又非遲爲陰寒之脈也. 是皆従証不従
脈也. 至於表症汗之, 此其常也. 仲景曰, 病發熱頭痛,
脈反沉, 身體疼痛, 當救其裡, 用四逆湯, 此従脈之沉
也. 裡症下之, 此其常也. 日晡發熱者, 屬陽明, 脈浮
虛者, 宜發汗, 用桂枝湯, 此従脈之浮也. 結胸症, 當
以大小陷胸下之矣. 脈浮大者, 不可下, 下之則死, 是
宜從脈而治其表也. 身疼痛者, 當以桂枝麻黃解之矣.
然尺中遲者, 不可汗, 以營血不足故也, 是宜從脈而調
其營矣, 此皆従脈不従症也. 世有切脈而不問症, 問症
而忽脈者, 得非仲景之罪人乎. 陶節庵曰, 問病以知其
外, 察脈以知其內, 全在治法二字, 乃臨症切脈之要訣
也. 余歷來治目, 無不詳參脈証, 以定治法. 如陸某朱
某, 同一努肉壅腫, 黑珠內泛. 一則脈沉遲, 知其陰虛
不足, 複感寒邪, 故余用六物湯加炮薑, 以養陰溫胃.
一則脈浮遲而細, 知其氣血兩虧, 寒而兼風, 故余用四
物逍遙, 加蘇木紅花, 以祛風理血. 張某艾某, 同一珠
大脫眶也, 一則兩尺浮洪無根, 右寸濡弱無力, 此肺金

不能生水, 腎火浮越所致, 故余用金匱腎氣丸, 以降其浮陽. 一則兩尺細數, 右寸浮洪, 此腎水枯涸, 肺氣上沖所致, 故余用人蔘固本煎加牛膝, 以清其亢熱, 此証同脈異, 而治亦異也. 又如錢某瞳神散大, 李某兩目努肉突出發癢, 判然兩症, 然二人尺脈均細數, 寸脈均洪大, 皆由於心腎不交, 故余同以滋陰六味丸, 去萸肉, 加女貞子以治之. 此証異脈同, 故治亦同也. 至如孔某視白爲黃, 視紅爲紫, 視正爲橫, 乃陰極陽飛之症. 脈宜浮洪, 今反細澀, 所謂過極者, 反兼勝已之化也, 余以七味二地溫補之. 此憑症而不憑脈也. 大抵陰陽虛實, 最宜詳審. 張介賓曰, 凡値疑似難明處, 必須用四診之法, 詳問其由, 兼辨其聲色. 但于本末先後中, 征之以理, 斯得其眞. 若不察此, 而但謂一診可憑, 信手亂治, 亦豈知脈症最多眞假, 見有不確安能無誤. 且常診者, 知之猶易, 初診者, 決之甚難, 此四診之所以不可忽也.

○ 辨舌法. 經曰, 能合色脈, 可以萬全. 舌尤色之易見者. 昔張仲景著《傷寒論》及《金匱要略》, 皆詳舌胎, 後人《傷寒舌鑒》,《脈理正義》, 皆本此而推展之, 惟杜淸碧《驗証舌法》, 尤爲簡明. 蓋舌爲心竅, 臟腑有病, 必見之於舌. 目病本於臟腑, 故宜合舌胎以辨之, 惟外感有之, 而內傷絕少. 凡症初起, 舌有白胎薄而淡者, 是寒邪初入太陽也. 白屑滿舌, 邪將傳入陽明也. 白胎干濃者, 此太陽熱病也, 白胎兼滑者, 此太陽陽明並病也. 白胎而中有微黃者, 此太陽之邪漸入陽明也. 如表未罷, 雙解之, 表已罷, 下之, 如作瀉, 淸之導之. 白胎而尖微有刺者, 此少陽陽明也. 白胎而中有黑點者, 亦少陽陽明也. 如表未罷者, 和解之. 表已罷, 微下之. 白胎而滿黑刺者, 此三陽合病也. 白胎在左, 陽明虛熱也, 白胎在右, 少陽受邪也. 白胎而膩滑者, 痰也. 舌無白胎, 外症厥冷者, 寒中少陰也. 白胎或左或右, 而余見黃黑, 外証下利, 痛引小腹者, 臟結也, 熱甚者下之, 無熱者溫之. 白胎在尖紅者, 少陽也. 舌胎根白而尖紅者, 太陽少陽並病也. 舌白無胎而明淡, 外症熱者, 胃虛也. 凡舌無胎垢而色變者, 皆屬虛也. 白胎濃如積粉者, 此瘟疫初犯膜原也. 白胎而尖根俱黑, 乃金水太過, 火土氣絕於內, 雖無凶証, 亦必死也. 白胎中見黑色兩條, 乃太陽少陽之邪入於胃, 因土氣衰絕, 故胸中結痛也. 白胎中見灰色兩條, 乃夾冷食舌也. 舌見微黃胎者, 邪入陽明, 裡熱症也. 次見深黃者, 熱漸甚也. 再見干黃焦黃者, 熱愈亢也, 宜下之. 舌胎根黃而尖白者, 表少裡多也. 黃胎而滑者, 陽明濕熱也. 黃胎而上有隔瓣者, 邪毒甚深, 急下之. 黃胎雙垂夾見者, 正陽明胎也. 黃胎中有斑者, 將發斑也. 無斑者, 專下之. 黃胎中有刺者, 胃熱甚也. 黃胎而中有小黑點者, 邪將入臟

也, 急下之. 黃胎久而變黑, 乾燥生刺者, 實熱亢極之候, 不治者多. 若遇此症, 必須掘開舌胎, 視瓣底紅者, 可急下之, 瓣底黑者, 不治. 舌胎中心黑濃而乾者, 爲熱盛津枯之候, 舌中黑無胎而燥, 津液受傷, 虛火用事也. 舌黑有津邊紅, 証見譫語者, 虛人攻補兼用之, 壯實者, 急下之. 夏月中0, 多有此舌, 以辛涼解之, 間有大虛之候, 須合脈症參之. 中黑邊白而滑者, 表裡俱虛寒也. 凡舌胎純黑者有兩症, 一爲火極似水, 一爲水來克火. 其辨法火亢盛者, 胎濃而多刺, 水來克者, 胎薄而無刺. 若舌黑中爛者, 不治. 舌至乾黑而短者, 不治. 產後舌紫黑者, 不治. 凡見黑色, 須問曾食酸物, 及甜鹹物否, 以其能染成黑色, 非因病而生, 故潤而不燥, 刮之卽退也. 若舌胎見灰色, 卽黑色之輕者, 與黑同治, 亦有陰陽之分. 如直中陰經者, 卽時舌變灰黑, 而無積胎. 如傳經熱症, 則灰黑干胎. 大抵舌上黃白黑俱有胎, 紅紫則有色而無胎也. 舌見純紅者, 乃火亢之極, 瘟疫將深之象也. 舌中心見紅者, 此太陽症也. 舌紅而尖起紫泡者, 此心經熱毒也. 舌紅而中見紫斑者, 將發斑也. 舌淡紅而中見紅赤點者, 將發黃也. 舌紅而碎裂如人字紋者, 此陽明傳熱於少陰心也. 舌淡紅而碎裂如川字紋者, 此心經積熱也. 舌紅而有刺者, 此胃有熱積也. 舌紅而內有黑紋數條者, 乃陰毒結於肝經, 肝主筋, 故舌見筋絲也. 舌紅而有重舌者, 此熱毒入心胞, 舌紅而脹大滿口, 此熱毒入於少陽陽明, 均宜刺出惡血. 舌紅而出血如衄, 此熱傷心胞也, 宜涼血止血. 舌紅而硬強失音者, 死候也, 有痰者導之, 內實者下之, 間有生者. 舌紅而碎爛如蟲蝕者, 此少陰瘟毒也, 下之. 舌紅而吐弄者, 此熱在心脾也. 舌紅而戰動難言, 舌紅而痿軟不能言者, 皆心脾虛極也, 多用人蔘可救. 舌紅而干瘍者死, 不治. 舌見純紫色者, 此酒毒也. 舌紫而中心帶白者, 酒毒在少陽也. 舌紫而中心帶赤者, 酒毒在陽明也. 舌淡紅而中見紫黑筋數道者, 此厥陰眞寒症也. 據此論治, 可以辨虛實, 別死生矣.

5. 눈병의 치료
《祕傳眼科龍木論》

○ 六·針內障眼法歌. 內障由來十六般, 學醫人子審須看, 分明一一知形狀, 不針方可得安然. 若將針法同圖翳, 誤揖神光取瘥難, 冷熱先明虛與實, 調和四體得安然. 不然氣悶違將息, 嘔逆勞神翳卻翻, 咳嗽振頭皆未得, 多驚先服鎭驚丸. 若求涼藥銀膏等, 用意臨時體候看, 老翳細針粗薄嫩, 針形不可一般般. 病虛新產懷姙月, 下手應知將息難, 不雨不風兼告日, 清齋三日在針前. 安心定意行醫道, 念佛親姻莫雜喧, 患者向明盤膝坐, 提師腰帶在心安. 針者但行賢哲行, 惻隱之情實善

緣, 有血莫針須住手, 裏封如舊再開看. 忽然驚振醫重十, 服藥三旬見朗然, 七日解封雖見物, 花生水動莫他言. 還睛丸散堅心服, 百日分明複舊根.

○ 七·針內障眼敘法歌. 內障金針了時, 醫師言語要深知. 綿包黑豆如球子, 眼上安排綿系之, 頭安枕上須要穩, 上一作豆, 仰臥三朝莫厭遲. 封後忽然微有疼, 腦風牽動莫他疑. 或針或烙根據經法, 痛極仍將火熨之, 擬吐白梅含咽汁, 吐來仰臥卻從伊芳, 起則恐因遭努力, 雖然希有也須知. 七朝㕮粥溫溫食, 震著牙關事不宜. 大小便時須緩緩, 無令自起與扶持, 高聲叫喚言多後, 驚動睛輪見雪飛. 如此志心三十日, 漸漸出外認親知, 狂心莫憶陰陽事. 夫婦分床百日期, 一月不須臨面洗, 針痕溫著痛凝凝. 五辛酒麵周年斷, 服藥平除病本基.

○ 八·小兒歌. 小兒不與大人同, 翳療之源別有宗. 神氣未全難保惜, 鈹鐮灸烙哭傷瞳. 等閒痛藥勿令點, 啼叫勞他病轉濃. 更若手揉難禁訓, 因茲睛破永夭終. 欲求穩便全雙目, 苦藥煎淋洗避風. 服藥養肝須見效, 免教昏暗一生中.

○ 九·合藥矜式. 凡眼病多因五臟壅熱上衝使然. 故湯飲之劑, 不可見火. 蓋藥性得火則熱, 投之臟腑, 恰如揚湯止沸. 非謂無益, 又且害之. 須是淨洗向日, 如遇陰雨, 亦當風乾. 若食前補實等藥, 或炮或炙. 一根據方法, 今具左之. 烏頭附子生用去皮尖. 熟則用灰火炮裂去皮尖. 牡蠣生用則去泥. 熟用鹽泥固濟. 炭火燒通赤取淨. 須左顧者. 諸角先鎊治爲細末, 然後入藥和合. 寶石亦然. 大黃古方亦用濕紙裹煨, 或甑上蒸. 近世生用, 當量虛實生熟用之. 天麥二門冬牡丹巴戟天遠志地骨皮, 皆去心. 茯苓去皮. 芍藥去心, 補藥用白者, 瀉藥用赤者. 當歸去蘆淨洗, 入補藥則用水洗, 烈日曬乾, 入湯從酒浸十倍. 羌活黃連藜蘆, 去根蘆淨洗. 礬石須於新瓦上或銅器中熬令沸. 汁盡即止. 石南剔去葉嫩莖去大枝. 菟絲子酒浸曝乾火焙, 亦得用紙條子同碾則爲末. 又用鹽拌碾則易碎. 但只用酒浸爛而碾爲膏, 卻焙再碾. 念老鷹聲不輒則易碎. 杏仁薏仁濕去皮尖. 柴胡藁本前胡去苗洗淨. 桂心陳皮去皮. 枳殼去瓤麩炒. 諸花去萼及梗洗淨. 香附子麩炒舂去毛. 白殭蠶直者去絲嘴炒. 防風去叉股者. 蠍蟲去足翅毒微炒. 荊芥白芷白芨白薇不見火. 蟬蛻洗去土曬乾微炒. 細辛去葉洗淨. 乳香, 尋常用指甲爪燈心草糯米之類, 同研及水浸. 乳缽研之皆費力. 惟紙裹放壁隙中, 良久碎, 即粉碎. 麝香須著少水研之. 自然碎極細, 不必羅也. 煉蜜法, 稱蜜十兩水十兩, 同煎去沫. 准令水盡, 取出稀, 稱得淨蜜十兩, 則是水耗而蜜在, 庶不焦損. 又每蜜一斤, 只煉得十二兩半或一分是實數. 若火少火多, 並用不得.

凡膏中用蠟, 皆烊攪調以和藥. 凡膏中用脂, 皆先煉去草方可用. 凡膏中有用雄黃, 朱砂輩, 皆別搗細研. 飛過如面, 絞膏畢, 乃投膏中, 以物疾攪, 勿使凝強不調. 凡膏中用水銀, 須於凝膏中研令消散, 胡粉亦然. 若水銀誤傾在地不可收, 宜以雉尾收之, 川椒亦嘉. 凡藥中用蜜, 先稱藥末兩數若干. 次稱煉之蜜與藥等分, 方可搜, 搜畢, 更於石臼中搗百數杵. 視其色理協議爲嘉. 丸藥末須用密絹作羅底, 銼散藥用竹篩篩過, 方得藥汁清利.

○ 十·煎藥訣. 大凡煎藥退熱, 藥須要清利. 不可用火太猛, 火勢蒸炎, 水數昜乾, 須是火勢得中. 扇之恐灰土泥飛入藥中. 服之反爲害也. 要當家人監視, 不可專付婢僕也.

○ 十一·服藥須知. 凡眼藥率多涼劑, 必於食後服之. 或者徒泥其說, 往往食未下咽, 藥即入口, 是致食氣與藥氣衝搏, 釀積於脾胃之上. 不謂藥無其效, 且使脾家受冷, 旋至虛弱. 須當食歇片時, 候胸隔稍寬, 然後隨意服之. 尤貴冷熱得所, 大熱則非肝肺所宜, 大冷則使脾腎停積不化, 宜自斟酌耳.

○ 十二·點眼藥訣. 凡點眼之藥, 多用腦麝之類, 通入關竅毛孔, 易至引惹風邪. 點眼之時, 宜向密室端坐, 然後用銅箸點少許, 藥放入眼內. 點畢, 以兩手對按魚尾二穴, 次合眼良久, 候血脈稍定, 漸漸放開. 若是夜臥用藥, 則又不拘此法也. 或向當風去處, 或者點罷即開, 則風邪乘入. 血脈澀滯難散, 疾勢愈切, 切須留意.

《河間六書·保命集》

○ 論目分表裏易治難治辨. 眼之爲病, 在腑則爲表, 當除風散熱. 在臟則爲裏, 當養血安神. 暴發者爲表而易療, 久病者爲裏而難治. 除風散熱者, 瀉青丸主之. 養血安神者, 定志丸主之. 婦人熟地黃丸主之. 或有肥體氣盛, 風熱上行, 目昏澀, 槐子散主之. 此由胸中濁氣上行也, 重則爲痰厥, 亦能損目. 常使胸中氣清, 自無此病也. 又有因目疾服涼藥多則損氣者, 久之眼漸昏弱, 乍明乍暗, 不能視物, 此則失血之驗也. 熟乾地黃丸, 消風散, 定志丸, 相須養之. 或有視物不明, 見黑花者, 此之謂腎氣弱也. 當補腎水, 駐景丸是也. 或有暴失明者, 謂眼居諸經交之會也, 而陰反閉也. 此風邪內滿, 當有不測之病也. 瞖膜者, 風熱重而有之, 或斑入眼, 此肝氣盛而發在表也. 瞖膜已生在表明矣. 當發散而去之, 反疏利, 則邪氣內蓄, 爲瞖則深也. 邪氣未定, 謂之熱瞖而浮. 邪氣已定, 謂之冰瞖而沉. 邪氣牢而深者, 謂之陷瞖. 當以燉發之物使其邪氣再動, 瞖膜乃浮. 輔以退瞖之藥, 則自去也. 病久者不能速效, 當以歲月除之.

《太平聖惠方》

○ 眼鉤刺針鎌法. 夫眼, 若兩眥頭有赤脈, 及息肉者, 宜鉤起, 以鈹針割取令盡. 如未全盡, 重取之, 以盡爲割, 須審細療之. 絶濃者入水輪, 即以曲頭篦子折起, 勿使挈損瞳人, 切須穩審. 不得粗心, 瞳人甚薄, 不宜傷損. 凡鉤割及用針不得在旦, 旦則腹空, 五臟皆虛, 即暈悶便倒, 亦須著人扶頭. 若有此候, 皆是虛弱之人, 切宜緩緩調理. 大凡鉤割, 不得一時急速取之, 唯在斟量, 漸次鎌洗, 免有暈悶之慮也. 若有赤脈努肉, 宜針鎌者, 並可依此法矣.

○ 開內障眼論. 凡內障之眼, 形候甚多, 好惡非一, 有冰有澀有滑有散. 冰者撥之不下, 滑者閉之不偶. 逢非深不悶難, 翳產諸宜向小眥頭下針. 隔鼻開眼者, 鼻礙於手, 下針不妙. 令患人正面坐, 手捉醫人腰帶, 勿令放手. 先將鈍針拄穴令定, 使得眼慣, 勿令轉動. 定呼吸氣五十息, 徐徐進針, 勿令過重, 亦不可全輕. 初且須輕輕, 未入即須稍重. 針頭若偏, 或有傷損, 血則隨針出, 即不可止. 亦不得重手按之, 恐血更多, 可輕輕之, 又須緩氣, 徐徐用力逼之, 血即自止. 若血不止, 必見大傷, 則待血凝塞, 針孔則合也. 可依舊法用藥, 將息轉針, 不過子午. 若針覺堅急者, 則是入膜. 若放手猶滑, 及未得全入. 若已入了, 其眼覺痛. 若痛且住歇少時, 更漸進之, 臨欲過膜, 痛即更甚, 方便用意針過. 待痛稍定, 即可倒針向瞳仁, 與瞳仁齊平, 撥之向下, 不得絶重手也. 離瞳仁微近, 開眼便見物. 既見物, 須捻眼合, 緩緩抽針出了. 停五十息, 久開得明, 明見物分明, 即以綿封. 依法將息, 勿令光度, 稍失其宜, 即翳量卻上, 準前更開亦得. 若撥後有動靜, 隨狀止之. 若有痛處, 以手隨之即定. 若大痛不定, 即以火熨之. 凡欲下針, 預向人說, 慮恐下手疾, 人驚惡嘔吐. 亦須藥止痛, 以大黃木香等爲末, 以醋漿水和如泥, 作餅子拓之即定. 或吐不定, 含白梅咽津, 仍預先含之. 吐逆盛, 即難止, 凡諸藥須預備擬, 不可臨時闕也. 痛久不可忍, 即見損也. 開眼後, 綿封七日, 吃豉粥仰臥, 不得轉動側臥. 常須人看, 不得離人, 勿高聲呼喚. 大小便緩緩扶起, 勿令患人用力, 及不得洗面, 避風將息. 七日後開封, 若見物猶白色, 或如霜雪, 蓋是眼嫩故也. 亦未可全除封, 看物即可時時一開. 若看物甚即睛疼, 必有所損. 二七日後, 方可除封, 有物狀如衣帶飛蟲, 懸針之動, 水輪未定, 吃藥漸漸自已. 三七日外, 眼忽癢, 無慮也. 凡開眼時, 患人不得太飽, 亦無令飢也. 既開見物, 或有痛處, 隨左右針之, 及捻左右督脈頭顖風府等穴. 若針痕痛二三日即自定也. 一月不用洗面, 恐水入針孔有損也, 宜以綿漬鹽湯, 微微拭之. 七日內不得吃飯, 恐動牙關, 應著水輪, 故須吃粥及軟爛之物. 夫治眼不論障翳, 及錯雜狀候之眼, 皆不得當風看日. 及喜怒房事, 五辛酒麵, 炙爆毒物, 並宜斷之. 唯須寬緩情性, 慎護調攝, 即無不瘥也. 若縱恣乖違, 觸犯禁忌, 則自貽其咎矣.

《銀海精微》

○ 凡烙法, 將烙時可安心定志. 將眼撐開, 用濕紙敷定, 只留要烙處許大. 將匙燒紅, 於細綿上開過即烙之, 不可傷四弦. 烙乾用和解藥外敷之, 使其拔出火氣.

○ 用夾法. 夾時, 先翻轉, 看上下胞瞼, 有瘀血處可劖, 劖至平血盡, 方可夾上夾子. 其夾不可高碩, 只在重弦上. 仔細看其睫毛轉, 又要平正方可著力扯緊. 其夾肉處, 用小艾團灸三個, 不可多灸, 灸多恐潰夾決目. 夾肉若未乾, 可再催用淡淡丹藥, 去其餘翳. 此眼縱有濃翳, 不可用重藥. 用金針撥光之時, 將蓉花葉末調水護之, 一日一換, 宜服謹翳丸等方. 凡撥金針者, 看人肥瘦, 就手撥之. 肥狀者先宜服退氣散血, 和其五臟, 後可撥之. 退氣散血方. 大黃末二錢五分當歸末二錢五分穿山甲一分二厘連翹二分二厘白芷一分二厘乳香一分二厘沒藥一分二厘.

○ 開金針法. 凡開金針, 須擇吉日, 靜風日暖, 須待日午之時, 焚香請呼龍樹醫王, 觀音菩薩, 然後方靜坐片時, 定自己之氣息. 令人取木凳一條, 以綿被貼軟. 同患者坐於凳被上, 騎馬對坐, 面與我平, 勿使高低. 緩緩用銅簪腳, 於開縫處點計之. 次看鋒針口, 與瞳仁三分之下, 要憑口訣使高低遠近. 方將鋒針令其入眼, 轉看數遍足了, 方按鋒針三四下. 看透了即取起, 有些血出, 用綿紙拭乾其血後, 方用地方, 令針緩緩撚訊, 若透此針取出. 然後依法, 用天字針, 再進取翳, 其翳若好撒開裏針, 緩緩收下停針. 畢方落在後去紙. 舉物與他看之, 即見不可與他人久視. 即用濕紙重重封固, 太陽用水膏塗之. 至次早方開看, 再換濕紙再封, 如此七日. 斜臥, 不可憑他翻身轉側, 七日後方開封, 與起無妨矣.

○ 眼科用藥次第法. 夫眼疾之醫, 雖分症類, 而其中病源, 不可不深思而熟視也. 夫疾有久新, 症有輕重, 須分表裡風熱氣熱濕熱實熱. 而新病者, 皆因內積熱毒之輕, 循經絡而上頭目, 遇外風寒所觸而發者. 必須先發表風邪, 後乃遠其火熱, 黃連黃芩以瀉火, 防風薄荷以疏風, 兼以麻黃蒼朮之類. 如無風寒所逼, 惟血壅上, 宜用大黃當歸防己墜下之劑. 久眼昏蒙所曉, 宜用當歸地黃防風羌活之類. 有翳膜加木賊蒺藜蟬蛻決明等劑. 如胞合眼皮不開, 此乃寒邪之氣傷胞, 宜行氣之藥, 青皮黃耆香附兼以風藥佐之. 血滯者宜調血, 赤芍歸尾鼠粘. 如頭痛者羌活白芷蔓荊蒿本川烏之類, 佐以風藥防風荊芥玄蔘柴胡細辛用之必當也. 如眼眩暈昏潰十分作痛, 但虛腫痛及眼眶, 此乃痰飮所患, 宜服二陳湯兼佐以風藥. 如腫脹暗痛熱淚難禁者, 苦寒之藥宜然, 但視人之形氣虛實, 體之盛衰. 務究其內外淺深, 不可專書全在人之活法. 方書者乃爲人立法之規, 使後無失其序, 如歸於症者則緩可以尋方. 倘暴發者變動於頃刻, 苟不明於藥性寒溫, 病勢之緩急, 而使之療, 非徒無益而反害之矣. 予撮拾諸家之方, 贅成歌括六十餘首, 此平昔應驗之神方也, 若用意熟記, 則不思忖而了然矣, 若能知抽添之工夫, 加減之意趣, 眞可謂眼科中之至寶哉. 後之學人, 當以予之用心, 珍之重之, 俾朮不輕而身不賤矣. 內障一書, 乃心授之法, 故不形於紙筆, 如若泛泛, 豈仁人君子哉. 按目病有外感, 有內傷. 外感者風寒暑濕燥火, 此標症也. 患者致目暴發疼痛, 白睛紅腫, 眵淚赤爛, 其勢雖急, 易治. 內傷者喜怒憂思悲恐驚, 此七情也. 患者致黑珠下陷, 或起蟹睛, 翳膜障矇, 或白珠不紅, 瞳神大小, 視物昏花. 內障不一, 其勢雖緩, 難治. 又有不內不外, 而飮食不節, 飢飽勞役所致, 當理脾胃爲主. 目症雖多, 不外風熱虛實之候, 治亦不離散淸補瀉之法. 然補不可過用蔘朮, 以助其火, 惟用淸和滋潤之類. 瀉不可過用硝黃龍膽, 以凝其血, 惟用發散消滯之類. 藥用當, 則目自愈. 今人治目, 往往非大補則驟用大寒, 多致受傷. 治目毋投寒劑, 固是要法. 又當省其致病之源以治之. 如貪酒者徐徐戒其酒, 好色者緩緩戒其色, 暴怒者巽言戒其暴怒. 不聽, 則難療也. 然心生血, 脾統血, 肝藏血. 血得熱則行, 得寒則凝, 凝則生翳生膜, 目斯患矣, 不可不慎. 凡病目後, 宜滋腎水, 何也. 目以肝爲主, 肝開竅於目, 目得血而能視. 若滋腎水, 則水能生木, 木能生火, 火能生土, 土能生金, 金能生水, 生生不已, 其益無窮. 若腎水虧耗, 則水不能生木, 木不能生火, 火不能生土, 土不能生金, 金不能生水. 肝血虧而火妄熾, 其害可勝言哉.

《東垣十書》《蘭室祕藏》

○ 內障眼論. 凡心包絡之脈, 出於心中, 以代心君之行事也, 與少陽爲表裡. 大瞳子散大者, 少陰心之脈挾目系, 厥陰肝之脈連目系, 心主火, 肝主木, 此木火之勢盛也. 其味則宜苦宜酸宜凉, 大忌辛辣熱物, 以助木火之邪也. 飮食中常知此理可也. 夫辛主散, 熱則助火, 故不可食. 諸酸主收, 心氣瀉木火也, 諸苦瀉火熱則益水也. 尤忌食冷水大寒之物, 此則能損胃氣, 不行則元氣不生, 元氣不生, 胃氣下流胸中. 三焦之火及心火, 乘於肺上, 入腦灼髓, 火主散溢, 瞳子開大. 大熱之物, 又助火邪, 此蓋不可食驗也. 藥中云茺蔚子一味, 辛及主益睛, 辛者是助火也, 故去之. 乃加黃芩黃連, 瀉中焦之火. 芩能瀉上焦肺中之火, 以酒洗之, 乃寒因熱用也. 又去青葙子, 爲助陽火也. 加五味子, 以收瞳. 人間大且, 火之與氣, 勢不兩立. 故內經日, 壯火食氣, 氣食少火, 少火生氣, 壯火散氣. 諸酸之物, 能助元氣. 孫眞人云, 五月常服五味, 助五臟氣, 以補西方肺金. 法云, 以酸補之, 以辛瀉之, 辛瀉氣則明矣. 或日, 藥中有當歸, 其味亦辛而甘. 其不去者何. 此辛甘一味, 以其和血之聖藥. 況有甘味, 又欲以爲向導, 爲諸藥之使耳. 腎主骨, 骨之精爲瞳子. 瞳子散大者, 因腎水虛骨枯, 而心包絡之火得以乘之也. 治法宜苦宜酸宜凉, 大忌辛熱之物. 除風熱, 凉血益血, 以收耗散之氣. 滋陰地黃丸最妙.

《原機啓微》

○ 君臣佐使逆從反正說. 君爲主, 臣爲輔, 佐爲助, 使爲用, 置方之原也. 逆則攻, 從則順, 反則異, 正則宜, 治病之法也. 必熱必寒, 必散必收者, 君之主也. 不宣不明, 不授不行者, 臣之輔也. 能受能令, 能合能力者, 佐之助也. 或擊或發, 或劫或開者, 使之用也. 破寒必熱, 逐熱必寒, 去燥必濡, 除濕必泄者, 逆則攻也. 治驚須平, 治損須溫, 治留須收, 治堅須潰者, 從則順也. 熱病用寒藥, 而導寒攻熱者必熱. 陽明病發熱, 大便硬者, 大承氣湯酒製大黃熱服之類也. 寒病用熱藥, 而導熱去寒者必寒. 少陰病下利, 服附子乾薑, 不止者, 白通湯加人尿豬膽之類也. 塞病用通藥, 而導通除塞者必塞. 胸滿煩驚, 小便不利者, 柴胡加龍骨牡蠣湯之類也. 通病用塞藥, 而導塞止通者必通. 太陽中風下利, 心下痞硬者, 十棗湯之類也. 反則異也. 治遠以大, 治近以小, 治主以緩, 治客以急, 正則宜也. 《至眞要大論》曰, 辛甘發散爲陽, 酸苦涌泄爲陰, 鹹味涌泄爲陰, 淡味滲泄爲陽. 六者或收或散, 或緩或急, 或燥或濕, 或耎或堅. 所以利而行之, 調其氣, 使其平. 故味之薄者, 爲陰中之陽, 味薄則通, 酸苦鹹平是也. 氣之濃者, 爲陽中之陽, 氣濃則熱, 辛甘溫熱是也. 氣之薄者, 爲陽中之陰, 氣薄則發泄, 辛甘淡平寒凉是也. 味之濃者, 爲陰中之陰, 味濃則泄, 酸苦鹹寒是也. 《易》曰, 同聲相應, 同氣相求. 水流濕, 火就燥, 雲從龍, 風從虎. 聖人作而萬物睹, 本乎天者親上, 本乎地者親下, 則各從其類也. 故置方治病如後.

○ 論目疾宜出血最急. 子和曰, 聖人雖言目得血而能視, 然血亦有太過不及也. 太過則目壅塞而發痛, 不及則目耗竭而失明. 故年少之人多太過, 年老之人多不及. 但年少之人, 則無不及, 年老之人, 其間猶有太過者, 不可不察也. 夫目之內眥, 太陽經之所起, 血多氣少.

目之銳眥, 少陽經也, 血少氣多. 目之上綱, 太陽經也, 亦血多氣少. 目之下綱, 陽明經也, 血氣俱多. 然陽明經起於目, 兩旁交頞之中, 與太陽少陽俱會於目. 惟足厥陰經連於目系而已. 故血太過者, 太陽陽明之實也. 血不及者, 厥陰之虛也. 故出血者, 宜太陽陽明, 蓋此二經, 血多故也. 少陽一經, 不宜出血, 血少故也. 刺太陽陽明出血, 則目愈明, 刺少陽出血, 則目愈昏. 要知無使太過不及, 以養血目而已. 凡血之爲物, 太多則濫, 太少則枯. 人熱則血行疾而多, 寒則血行遲而少, 此常理也. 目者, 肝之外候也. 肝主目, 在五行屬木. 雖木之爲物, 太茂則蔽密, 太衰則枯瘁矣. 夫目之五輪, 乃五臟六腑之精華, 宗脈之所聚. 其白輪屬肺金, 肉輪屬脾土, 赤脈屬心火, 黑水神光屬腎水, 兼屬肝木. 此世俗皆知之矣, 及有目疾, 則不知病之理. 豈知目不因火則不病, 何以言之. 白輪變赤, 火乘肺也, 肉輪赤腫, 火乘脾也, 黑水神光被翳, 火乘肝與腎也, 赤脈貫目, 火自甚也. 能治火者, 一句可了. 故《內經》曰, 熱勝則腫. 凡目暴赤腫起, 羞明隱澁, 淚出不止, 暴寒目瞞, 皆太熱之所爲也. 治火之法, 在藥則鹹寒, 吐之下之, 在針則神廷, 上星, 顖會, 前頂, 百會. 血之翳者可使立退, 痛者可使立已, 昧者可使立明, 腫者可使立消. 惟小兒不可刺顖會, 爲肉分淺薄, 恐傷其骨. 然小兒水在上, 火在下, 故目明. 老人火在上, 水不足, 故目昏. 《內經》曰, 血實者宜決之. 又經曰, 虛者補之, 實者瀉之. 如雀目不能夜視, 及内障暴怒, 大憂之所致也. 皆肝主目, 血少禁出血止, 宜補肝養腎. 至於暴赤腫痛, 皆宜以鈹針刺前五穴, 出血而已. 次調鹽油以涂發根. 甚者, 雖至於再, 至於三, 可也. 量其病勢, 以平爲期. 按, 此謂目疾出血最急, 於初起熱痛暴發. 或久病郁甚, 非三稜針宣泄不可. 然年高之人, 及久病虛損, 並氣郁者, 宜從毫針補瀉之則可. 故知子和亦大略言爾. 於少陽一經, 不宜出血, 無使太過不及, 以養血目而已. 斯意可見.

《향약집성방》

○ 眼鉤割針鎌法. 《聖惠方》論曰, 夫眼若兩眥頭有赤脈, 及瘀肉者, 宜鉤起, 以鈹針割取令盡, 如未全盡, 重取之, 以盡爲度. 或以縫衣細針, 以線穿取, 口御線頭牽起, 別以鈹普皮反, 大針也割拆起, 令離烏珠, 向日中割之, 割了以火鍼熨, 令斷其勢, 卽不再生. 不爾, 三二年間, 准前發動重生者, 黏睛不落, 剝之極難, 須審細療之. 絶厚者入水輪, 卽以曲頭篦子拆起, 勿使挈損瞳人, 切須穩審, 不得矗心. 瞳人甚薄, 不宜傷損. 凡鉤割及用鍼, 不得在朝, 朝則腹空, 五藏皆虛, 卽暈悶便倒. 亦須著人扶頭. 若有此候, 是皆虛弱之人, 切

宜緩緩調理. 大凡鉤割, 不得一時急速取之, 唯在斟量, 漸次鎌洗, 免有暈悶之慮也. 若有赤脈努肉, 宜鍼鎌者, 並可依此法矣.

○《經驗祕方》洗眼月日. 正月初八日, 二月初一日, 三月初五日, 四月初八日, 五月十三日, 六月初一日, 七月初七日, 八月初三日, 九月初一日, 十月二十一日, 十一月二十四日, 十二月二十八日. 右用桑柴燒灰, 淥水泡, 澄極淸濾淨, 通手水洗之, 屢有效驗, 柴灰不以多寡泡之.

○ 治眼洗頭月日. 泗州李察判, 年七十歲, 患雙目, 二十餘年, 每月用桑柴灰一合, 滾水三大椀, 澄再澄淸, 洗頭一周歲, 兩目如童眼. 洗頭日期于後. 正月初八日, 二月初八日, 三月二十四日, 七月初七日, 八月二十日, 九月二十一日, 十月二十三日, 十一月二十六日, 十二月二十九日. 右件洗頭日, 要戒愼酒肉蔥韭. 此方大有神功, 可醫千萬人.

《奇效良方》

○ 凡翳起於肺家, 受熱輕則朦朧, 重則生翳. 眞蛛翳, 狀如碎米者易散, 梅花翳, 狀如梅花者難消. 雖翳自熱生, 然治法先退翳而後退熱者, 謂熱極生翳. 若先去赤熱, 則血爲之水, 而翳不能去, 其有赤眼與之涼藥過多, 又且滌之以水, 不反掌而冰凝, 眼特一團水耳. 水性淸澄, 尤不可規規於點洗. 喜怒失節, 嗜欲無度, 窮役眼力, 泣涕過傷, 凌寒沖風, 當暑冒日, 不避煙火, 飮啖熱多, 此皆患生於腑臟者也, 專事點洗可乎哉. 有能靜坐澄神, 愛護目力, 放懷息慮, 心逸日休, 調和飮食以養之, 斟酌藥餌以平之, 明察秋淵, 斷可必笑.

《文堂集驗方》

○ 總論. 其症雖曰七十二種, 大約紅爲熱, 白爲冷, 癢爲風, 澁爲毒, 瓦斯之作也. 風則散之, 熱則淸涼之, 冷則溫補之. 氣結則調順之, 切不可刀針點割. 偶得小愈, 出乎僥幸. 倘或不然, 終身之患. 又不宜過用涼藥. 恐冰其血凝而不流, 致成痼疾. 當諒其老少體氣虛實治之. 又有腎虛者, 亦令眼目無光, 或生冷翳, 補暖下元, 益其腎水自愈. 孩童之患眼, 有實無虛, 多熱無冷. 勿用吹藥. 恐血氣未定, 致傷其目, 宜以敗毒藥治之. 凡目疾者切忌浴, 令人盲. 犯房事者必生內障.

《證治准繩》

○ 開導說. 夫目之有血, 爲養目之源. 充和則發生長養之功全, 而目不病, 虧滯則病生矣. 猶物之有水, 爲生物之澤時中, 則灌漑滋生之得宜而物秀, 旱澇則物壞矣, 皆一氣使之然也. 是故天之六氣不和, 則陰陽偏勝, 旱澇承之. 水之盈虧不一, 物之秀稿不齊, 雨失時而爲物害也. 譬之山崩水湧, 滂沛妄行, 不循河道而流. 任其

所之不得已, 而疏塞決堤以泄其溢, 使無淪溺昏墊之患.
人之六氣不和, 水火乖違, 淫亢承之. 血之旺衰不一,
氣之升降不齊, 營衛失調, 而爲人害也. 蓋由陰虛火盛,
炎熾錯亂, 不遵經絡而來. 鬱滯不能通暢, 不得已, 而
開澁導瘀以瀉其餘, 使無脹潰損珠之患. 與戰理同. 其
所有六, 謂迎香, 內睥, 上星, 耳際, 左右太陽穴也.
內睥正隊之沖鋒也, 其功雖遲, 漸收而平順. 兩太陽擊
其左右翼也, 其功次之. 上星穴絕其餉道也. 內迎香抵
賊之巢穴也, 成功雖速, 乘險而征. 耳際擊其游騎耳,
道遠功卑, 智者不取. 此實拯危之良術, 挫敵之要機.
與其閉門捕賊, 不若開門逐之爲良法也. 蓋病淺而邪不
勝正者, 固內治而邪自退矣. 倘或六陽炎熾, 不若開導
通之, 縱使其虛. 雖有所傷, 以藥內治之功而補其所虧.
庶免瘀滯至極, 而有潰爛枯凸之患. 惜乎開導之法, 利
害存焉. 有大功於目而人不知, 有隱禍於目而人亦不知,
其摧鋒挫銳, 臨大敵而拯禍亂, 此其功之大也. 耗液傷
膏, 弱光華而乏滋生, 此其禍之隱也. 唯能識証之輕重,
目之虛實而伐之, 無過不及之弊, 庶可爲醫之良者.
○ 點服藥說. 病有內外, 治各不同. 內疾已成, 外証若
無, 點之何益. 外有紅絲赤脈, 若初發乃微邪, 退後乃
餘賊, 點亦可消, 服之猶愈. 內病始盛而不內治, 只泥
外點者, 不唯徒點無功, 且有激發之患. 內病既成, 外
病已見, 必須內外夾攻, 點服並行. 奈之何, 人有愚拗
不同, 有喜服而畏點者, 有喜點而畏服者. 不知內疾既
發, 非服不除, 外疾既成, 非點不退. 止其流不若塞其
源, 伐其枝不若斫其根, 揚湯止沸不如釜底抽薪, 此謂
治本也. 內病既發, 不服而除者, 吾未之見也. 物污須
濯, 鏡垢須磨, 脂膏之釜, 不經洗滌, 烏能清淨, 此謂
治標也. 若外障既成, 不點而去者, 吾亦未之見也. 若
內障不服而點者, 徒激其火, 動其氣血, 反損無益. 服
而不點者亦然. 外障服而不點, 病初發浮嫩不定者, 亦
退. 既已結成者, 服雖不發不長, 所結不除, 當內外夾
攻, 方盡其妙.
○ 鉤割針烙說. 鉤者, 鉤起之謂. 割, 割去也. 針非砭
針之針, 乃針撥瞳神之針. 烙即熨烙之烙. 此四者, 猶
斬刈之刑, 剪戮凶頑之法也. 要在審鞫明而詳奪定, 然
後加刑. 先滅巨魁, 次及從惡, 則情眞罪當, 而良善無
侵濫之憂, 强暴無猖獗之患. 在治法, 乃開泄鬱滯, 滌
除瘀積之術也. 要在証候明而部分當, 始可施治, 先伐
標病, 後去本病, 則氣和血寧, 而精膏無傷耗之患, 輪
廓無誤損之失. 如鉤, 先須識定何處, 皮肉筋脈浮淺,
而手力亦隨病輕重行之. 如針, 先須識定內障証候可針,
歲月已足, 氣血寧定者方與之, 庶無差謬. 針後當照証,
內治其本, 或補或瀉, 各隨其証之所宜. 若只治其標,

不治其本, 則氣不定, 不久複爲害矣. 割, 如在氣血肉
三輪者可割. 而大眥一塊紅肉, 乃血之英, 心之華也.
若誤割之則目盲, 因神在而傷者死. 有割傷因而惹風,
及元虛之人, 犯燥濕盛者, 潰爛爲漏, 爲目枯. 凡障若
掩及風輪之重濃者, 雖可割, 亦宜輕輕從旁淺淺披起.
及諸病如攀睛努肉, 雞冠蜆肉, 魚子石榴, 赤脈虯筋,
內眥粘輪等証可割. 餘病及在風輪之淺者, 誤割之則珠
破而目損. 烙能治殘風潰弦, 瘡爛濕熱, 久不愈者. 輕
則不須烙而治自愈. 若紅障血分之病, 割去者必須用烙
定, 否則不久複生. 在氣分之白者, 不須用烙. 凡針烙
皆不可犯及烏珠, 不惟珠破, 亦且甚痛. 雖有惡障濃者,
鉤割亦宜輕輕, 淺淺披去外邊. 其內邊障底, 只點藥緩
伐, 久自潛消. 若鐮割風毒流毒瘀血等証, 當以活法審
視, 不可拘於一定. 針瞳神反背, 又與內障之針不同.
在心融手巧, 輕重得宜. 須口傳親見, 非筆下之可形容.
大抵鉤割針烙之治, 功效最速. 雖有撥亂反正, 乃乘險
救危, 要在心小而膽大. 証的而部當, 必兼內治, 方盡
其術.
○《龍木論》內障根源歌. 不疼不痛漸昏蒙. 薄霧輕煙
漸漸濃, 或見花飛蠅亂出, 或如絲絮在虛空. 此般狀樣
因何得, 肝臟停留熱與風, 大叫大啼驚與恐, 腦脂流入
黑睛中. 初時一眼先昏暗, 次第相牽與一同, 苦口何須
陳逆耳, 只緣肝氣不相通. 彼時服藥宜銷定, 將息多乖
即沒功, 日久既龍全黑暗, 時名內障障雙瞳. 名字隨形
分十六, 龍師聖者會推窮. 靈藥千般難得效, 金針一撥
日當空, 戒慎將息根據前說, 如違根據前病複蹤.
○ 針內障眼法歌. 內障由來十六般, 學醫濟世要細看.
分明一一知形狀, 施針方可得相安. 若將針法同圓翳,
誤損神光取瘥難, 冷熱光明虛與實, 調和四體待全康.
不然氣悶違將息, 嘔逆勞神翳卻翻, 咳嗽震驚皆不可,
多驚先服鎭心丸. 若求凉藥銀膏等, 用意臨時體候觀,
老翳細針初複嫩, 針形不可似一般. 病虛新産懷妊月,
下針才知將息難, 不雨不風兼皓日, 清齊三日在針前.
安心定意行醫道, 念佛親姻莫雜喧, 患者向明盤膝坐,
提撕腰帶得心安. 針者但行賢哲路, 惻隱之心自可還,
有血莫驚住手, 裹封如舊再開看. 忽然驚振翳重酌,
服藥三旬見朗然, 七日解封難見日, 花生水動莫他言.
還睛丸散堅心服, 百日分明複舊光.
○ 針內障後法歌. 內障金針了時, 醫師言語要深思,
綿色黑豆如球子, 眼上安排日系之. 臥眠頭枕須安穩,
仰臥三朝莫厭遲, 封後忽然微有痛, 腦風牽動莫他疑.
或針或烙根據經法, 痛極仍將火熨之, 擬吐白梅含咽汁,
吐來仰臥卻從伊芳. 起則恐因遭努損, 雖然稀有也須知,
七朝豉粥溫溫食, 震動牙關事不宜. 大小便時須緩緩,

無令自起與扶持, 高聲叫喚言多後, 驚動睛輪見雪飛. 如此志心三十日, 漸行出入認親知, 狂心莫憶陰陽事, 夫婦分床百日期. 一月不須臨洗面, 針痕濕著痛微微, 五腥酒麵周年斷, 服藥消除病本基.

○ 上《龍木論》金針開內障大法, 謹按其法. 初患眼內障之時, 其眼不痛不澁不癢, 頭不旋不痛. 而翳狀已結成者, 必俟歲月障老. 始宜金針撥去其翳, 如撥雲見日而光明也. 今具其略於後. 圓翳, 初患時見蠅飛花發, 垂蟻, 薄霧輕煙. 先患一眼, 次第相牽俱. 圓翳如油點浮水中, 陽看則小, 陰看則大. 金針一撥即去. 滑翳, 翳如水銀珠, 宜金針撥之. 澁翳, 翳如凝脂色, 宜金針撥之. 浮翳, 藏形睛之深處, 細看方見, 宜金針撥之. 橫翳, 橫如劍脊, 兩邊薄, 中央濃, 宜針於中央濃處撥之. 以上五翳, 皆先患一目, 向後俱損. 初患之時, 其眼痛澁, 頭旋額痛, 雖有翳狀, 亦難針撥. 獨偃月翳棗花翳黑水凝翳, 微有頭旋額痛者, 宜針輕撥之. 冰翳, 初患時頭旋額痛者, 眼瞼骨鼻頰骨痛, 目內赤色. 先患一目, 向後翳如冰凍堅白. 宜於所經過脈, 針其臉穴, 忌出血, 宜針撥動, 不宜強撥. 偃月翳, 初患時微微頭旋額痛, 先患一目, 次第相牽俱損. 翳一半濃一半薄, 宜針, 先從濃處撥之. 棗花翳, 初患時微有頭旋眼澁, 目中時時癢痛. 先患一眼, 向後俱損. 周遭如鋸齒, 輕輕撥去, 莫留短腳. 兼於所過之經, 針灸其臉. 散翳, 翳如酥點, 乍青乍白, 宜針撥之. 黑水凝翳, 初患時頭旋眼澁見花, 黃黑不定. 翳凝結青色, 宜針撥之. 驚振翳, 頭腦被打築, 惡血流入眼內, 至二三十年成翳, 翳白色. 先之眼不宜針, 牽損後患之眼, 宜針撥之. 白翳黃心, 翳四邊白中心黃者, 先服逐翳散, 次針足經所過諸穴, 後用金針輕撥. 撥若先損一目, 向後俱損. 雖不痛不癢, 其翳黃色紅色者, 不宜針撥. 翳破散者, 不宜針撥. 中心濃重者, 不宜針撥. 撥之不動者, 曰死翳, 忌撥. 獨白翳黃心, 宜先服藥後針之. 若無翳者, 名曰風赤, 不宜針之. 烏風, 無翳, 但瞳仁小, 三五年內結成翳, 青白色, 不宜針. 視物有花爲虛, 宜藥補, 不宜藥瀉. 肝風, 無翳, 眼前多見虛花, 或白或黑, 或赤或黃, 或一物見二形, 兩眼同患急宜補治, 切忌房勞. 五風變, 初患時頭旋額痛, 或一目先患, 或因嘔吐, 雙目俱暗, 瞳子白如霜. 綠風, 初患時頭旋額角偏痛, 連眼瞼昆及鼻頰骨痛, 眼內痛澁. 先患一眼, 向後俱損. 無翳, 目見花, 或紅或黑. 黑風, 初患時頭旋額偏痛, 連眼瞼鼻頰骨痛, 眼痛澁. 先患一眼, 向後俱損. 無翳, 眼見黑花. 青風, 初患時微有痛澁, 頭旋腦痛. 先患一眼, 向後俱損. 無翳, 勞倦加昏重. 雷頭風, 初患時頭旋惡心嘔吐. 先患一目, 次第相牽, 俱變傷. 瞳神或大或小, 凝脂結白.

《동의보감》

○ 眼病易治難治辨. 外障易治, 內障難治. 暴發者爲表, 易治, 久病者爲裏, 難治. 保命. 眞珠翳, 狀如碎米者, 易散, 梅花翳, 狀如梅花葉者, 難消. 直指. 瞳人乾缺, 痛澁無淚者, 或白翳藏在黑水, 下向日細視方見者, 或兩眼相傳疼痛, 晝輕夜重者, 或內障五色肝, 頭痛無淚, 日中如坐暗室者, 或雷頭風熱, 毒氣衝入睛中, 或微或大, 昏暗不見者, 皆不治. 入門.

○ 點眼藥. 凡點洗之法, 若暴赤腫, 血壅氣滯者, 一時連點三五次. 如氣血稍虛者, 宜服藥以塞其源, 藥水洗之. 生有雲膜, 方可用點, 若無翳膜, 但可洗之. 却忌果勇凉藥, 及冷水洗滌. 至如鍼刀火烙, 古人忌用. 如金篦刮撥, 另是一家傳授, 不可妄施. 入門. 點藥, 有磨翳膏, 春雪膏, 百點膏, 還睛紫金丹, 點翳膏, 三光膏, 龍腦膏, 菾仁膏, 明鏡膏, 二百味花草膏, 五膽膏, 楓膏, 石決明散, 龍腦散, 點爛弦風藥, 點漏睛膿出藥, 點蟹眼疼痛藥, 點撞打傷藥, 點眼生肉翳藥, 洗眼藥. 洗眼, 宜湯泡散, 洗眼湯, 驅風散, 廣大重明湯, 五行湯, 秦皮散.

《景岳全書》

○ 述古共七條. 龍木禪師論曰, 人有雙眸, 如天之有兩曜, 乃一身之至寶, 聚五臟之精華. 其五輪者, 應五行, 八廓者, 應八卦. 凡所患者, 或因過食五辛, 多啖炙煿, 熱餐麵食, 飲酒不已, 房室無節, 極目遠視, 數看日月, 頻撓心火, 夜讀細字, 月下觀書, 抄寫多能, 雕鏤細作, 博奕不休, 久被煙火, 泣淚過多, 刺頭出血太甚. 若此者, 俱散明之本. 後有馳騁田獵, 衝冒塵沙, 日夜不息, 亦傷目之由. 又有少壯之時, 不自保惜, 逮自四旬, 以漸昏蒙. 故善衛養者, 纔至中年, 無事常須冥目. 勿使他視, 非有要事, 不宜輒開, 則雖老而視不衰. 大抵營衛順則斯疾無由而生, 營衛衰則致病多矣. 且傷風冷則淚出, 虛煩則昏蒙, 勞力則皆赤. 白腫則肺家受毒, 生瘡則風熱侵肺. 黃乃酒傷於脾, 血灌瞳人及赤色, 俱是心家有熱. 羞明則紅花爲肝邪, 黑花則腎虛, 青花膽有寒, 五色花是腎虛有熱. 不可一槪爲治. 若虛不補而實不瀉, 亦難收救. 然上虛乃肝虛, 下虛乃腎虛. 肝虛則頭暈耳聾目眩, 腎虛則虛壅生花, 耳作蟬鳴. 大宜補肝益腎. 其有熱淚交流, 兩瞼赤痛, 乃肝之熱極. 迎風有淚, 爲腎虛客熱, 凉肝瀉腎, 必得其宜. 至於五臟, 各以類推. 虛則生寒, 實則生熱. 補瀉之用, 須在參詳, 毫釐之差, 千里之謬. 餘則無非有所觸動, 或大病之後, 所患不一. 至於暴赤一證, 多因泛熱衝上. 或眠食失時, 飽食近火得之, 加以勞役失於調攝, 過食毒物, 變成惡證. 醫者不源本始, 但知暴赤屬陽, 或以散血之劑, 或以涼心之藥, 縱使退散. 遂致脾經受寒, 飮食不進, 頭目虛煩, 五臟旣虛, 因成內障. 亦有見其不進飮食, 俾更服熱藥, 遂致暴燥熱氣上攻, 昏澁眵淚. 或犯盛怒, 辛苦重勞, 遂生努肉. 心氣不寧, 風熱交幷, 變爲攀睛. 證狀不一, 是爲外障. 又加讀書博奕, 筭勞過度, 名曰肝勞, 不可但投以治肝之劑. 及作他證, 治之, 終於罔效. 惟須閉目珍護, 不及遠視, 庶乎疾瘳. 若乎患風疹者, 必多眼暗, 先攻其風, 則暗自去. 婦人胎前産後, 用藥亦須避忌. 小兒所患, 切宜善治, 惟略加淋洗. 若披鎌鍼灸, 斷不可施. 猶戒用手頻揉, 或因茲睛壞, 至於莫救. 以上諸證, 專是科者宜留意焉. 楊仁齋曰, 眼者, 五臟六腑之精華, 如日月麗天而不可掩者也. 其大皆屬心, 其白睛屬肺, 其烏珠屬肝, 其上下瞼胞屬脾, 而中之瞳仁屬腎. 是雖五臟各有證應, 然論其所主, 則瞳子之關係重焉. 何以言之, 夫目者, 肝之外候也. 肝屬木, 腎屬水, 水能生木, 子肝母腎也. 焉有子母而能相離者哉. 故肝腎之氣充, 則精彩光明, 肝腎之氣乏, 則昏蒙眩暈. 若烏輪赤暈, 刺痛浮漿, 此肝熱也. 燥澁淸淚, 枯黃繞睛, 此肝虛也. 瞳人開大, 淡白偏斜, 此腎虛也. 瞳人集小, 或帶微黃, 此腎熱也. 一虛一實, 以此驗之. 然肝腎之氣, 相依而行, 孰知心者神之舍, 又所以爲肝腎之副焉. 所謂一而二, 二而一者也. 何則, 心主血, 肝藏血. 凡血熱衝發於目者, 皆當淸心涼肝. 又不可固執水生木之說. 夫眼以輕膜裹水, 照徹四方, 溯源反本, 非天一生水. 又孰爲之主宰乎. 析而論之, 則拘急牽颭, 瞳靑胞白, 癢而淸淚, 不赤不痛, 是謂之風眼. 烏輪突起, 胞硬紅腫, 眵淚濕漿, 裏熱刺痛, 是謂之熱眼. 眼渾而淚, 胞腫而軟, 上壅朦朧, 酸澁微赤, 是謂之氣眼. 其或風與熱幷, 則癢而浮赤. 風與氣搏, 則癢澁昏沉. 血熱交聚, 故生淫膚粟肉紅縷偸鍼之類. 氣血不至, 故有眇視胞垂雀眼盲障之形. 淡紫而隱紅者爲虛熱, 鮮紅而妬赤者爲實熱. 兩眥呈露生努肉者, 此心熱血旺, 白睛紅膜如傘紙者, 此氣滯血凝. 熱證, 瞳人內湧, 白睛帶赤. 冷證, 瞳人靑綠, 白睛枯槁. 眼熱經久, 復爲風冷所乘則赤爛. 眼中不赤, 但爲痰飮所注則作疼. 肝氣不順而挾熱, 所以羞明. 熱氣蓄聚而傷飽, 所以飽合. 吁. 此外證之大槪然爾. 然五臟不可闕一, 脾與肺獨無預何也. 曰, 白睛帶赤, 或紅筋者, 其熱在肺. 上胞下胞, 或目唇間如疥點者, 其熱在脾. 脾主味也. 五味之秀養諸中, 則精華發見於其外. 肺主氣也. 水火升降, 營衛流轉, 非氣孰能使之. 前所謂五臟各有五證應者, 於此又可推矣. 雖然, 眼之爲患, 多生於熱, 其間用藥. 大抵以淸心涼肝, 調血順氣爲先. 有如腎家惡燥, 設遇虛證, 亦不過以當歸地黃輩潤養之, 則輕用

溫藥不可也. 況夫肺能發燥, 肝亦好潤, 古方率用杏仁, 柿乾飴糖沙蜜爲佐, 果非潤益之意乎. 至於退翳一節, 尤關利害. 凡翳起於肺家受熱, 輕則朦朧, 重則生翳. 珍珠翳, 狀如碎米者易散. 梅花翳, 狀如梅花瓣者難消. 雖翳自熱生, 然治法先退翳而後退熱者, 去之猶易. 若先去赤熱, 則血爲之冰, 而翳不能去. 其有赤眼, 與之凉藥過多, 又且滌之以水, 不反掌而冰凝. 眼特一團水耳, 水性淸澄, 尤不可規規於點洗. 喜怒失節, 嗜慾無度, 窮役目力, 泣涕過傷, 衝風凌霧, 當暑冒日, 不避煙火, 飮啖熱多, 此皆患生於臟腑者也. 專恃點洗可乎哉. 惟有靜坐澄神, 愛護目力, 放懷息慮, 心逸日休, 調和飮食以養之, 斟酌藥餌以平之, 明察秋毫, 斷可必矣. 張子和日, 聖人雖言目得血而能視, 然血亦有太過不及也. 太過則壅閉而發痛, 不及則目耗竭而失明, 故年少之人多太過, 年老之人多不及. 但年少之人則無不及, 年老之人間猶有太過者, 不可不察也. 夫目之內眥, 太陽經之所起, 血多氣少. 目之銳眥, 少陽經也, 血少氣多. 目之上網, 太陽經也, 亦血多氣少. 目之下網, 陽明經也, 血氣俱多. 然陽明經起於目兩旁交頞之中, 與太陽, 少陽俱會於目. 惟足厥陰經連於目系而已. 故血太過者, 太陽陽明之實也, 血不及者, 厥陰之虛也. 故出血者, 宜太陽陽明, 蓋此二經血多故也. 少陽一經不宜出血, 血少故也. 刺太陽, 陽明出血則愈明, 刺少陽出血則愈昏. 要知無使太過不及, 以血養目而已. 凡血之爲物, 太多則溢, 太少則枯. 人熱則血行疾而多, 寒則血行遲而少, 此常理也. 目者, 肝之外候也. 肝主目, 在五行屬木. 木之爲物, 太茂則蔽密, 太衰則枯瘁矣. 夫目之五輪, 乃五臟六腑之精華, 宗脈之所聚. 其氣輪屬肺金, 肉輪屬脾土, 赤脈屬心火, 黑水神光屬腎水, 兼屬肝木. 此世俗皆知之矣. 及有目疾, 則不知病之理, 豈知目不因火則不病. 何以言之. 氣輪變赤, 火乘肺也. 肉輪赤腫, 火乘脾也. 黑水神光被翳, 火乘肝與腎也. 赤脈貫目, 火自甚也. 能治火者, 一句可了. 故內經曰. 熱勝則腫. 凡目暴赤腫起, 羞明隱澁, 淚出不止, 暴翳目瞞, 皆大熱之所爲也. 治火之法, 在藥則鹹寒吐之下之, 在鍼則神庭上星顖會前頂百會. 血之翳者, 可使立退, 痛者可使立已, 昧者可使立明, 腫者可使立消. 惟小兒不可刺顖會, 爲肉分淺薄, 恐傷其朋. 然小兒水在上, 火在下, 故目明. 老人火在上, 水不足, 故目昏. 內經曰. 血實者宜決之. 又曰, 虛者補之, 實者瀉之. 如雀目不能夜視及內障, 暴怒大憂之所致也. 皆肝主目血少, 禁出血, 止宜補肝養腎. 至於暴赤腫痛, 皆宜以錍鍼刺前五穴出血而已. 次調鹽油以塗髮根, 甚者雖至於再至於三可也. 量其病勢, 以平爲期. 子和嘗

自病目赤, 或腫或翳, 羞明隱澁, 百餘日不愈. 眼科張仲安云, 宜刺上星百會攢竹絲空諸穴上出血, 又以草莖內兩鼻中, 出血約升許. 來日愈大半, 三日平復如故. 此則血實破之之法也. 李東垣曰, 五臟六腑之精氣皆禀受於脾, 上貫於目. 脾者諸陰之首也, 目者血脈之宗也. 故脾虛則五臟之精氣皆失所司, 不能歸明於目矣. 心者, 君火也, 主人之神, 宜靜而安, 相火代行其令. 相火者, 胞絡也, 主百脈, 皆榮於目. 既勞役運動, 勢乃妄行, 又因邪氣所并而損血脈, 故諸病生焉. 凡醫者不理脾胃, 乃養血安神, 治標不治本, 是不明正理也. 若槪用辛涼苦寒之劑, 損傷眞氣, 促成內障之證矣. 又東垣曰, 能遠視不能近視者, 陽氣不足, 陰氣有餘, 乃氣虛而血盛也. 血盛者, 陰火有餘, 氣虛者, 氣弱也, 此老人桑楡之象也. 能近視不能遠視者, 陽氣有餘, 陰氣不足也, 乃血虛氣盛也. 血虛氣盛者, 皆火有餘, 元氣不足也. 火者, 元氣之賊也. 王海藏曰, 目能遠視, 責其有火, 不能近視, 責其無水, 宜東垣地黃丸主之. 目能近視, 責其有水, 不能遠視, 責其無火, 東垣定志丸主之. 愚謂此二子之說, 在東垣以不能近視爲陽不足, 不能遠視爲陰不足. 在海藏以能遠視, 不能近視, 責其有火無水. 能近視, 不能遠視, 責其有水無火, 何二子之言相反也. 豈無是非之辨哉. 觀劉宗厚曰, 陽氣者, 猶日火也, 陰氣者, 金水也. 先儒謂金水內明而外暗, 日火外明而內暗, 此自不易之理也. 然則內明者利於近, 外明者利於遠, 故凡不能遠視者, 必陰勝陽也, 不能近視者, 必陽勝陰也. 由此言之, 則海藏是而東垣非矣. 若以愚見評之, 則但當言其不足, 不必言其有餘. 故曰, 不能遠視者, 陽氣不足也. 不能近視者, 陰氣不足也. 豈不甚爲明顯. 若東垣以陰氣有餘, 陽氣有餘, 皆謂之火, 則能視者皆火病也. 海藏云, 能近視責其有水, 能遠視責其有火, 則當責者亦是病也. 此等議論, 余則未敢服膺. 王節齋曰, 眼赤腫痛, 古方用藥, 內外不同. 在內湯散, 則用苦寒辛涼之藥以瀉其火, 在外點洗, 則用辛熱辛涼之藥以散其邪. 故點藥莫要於冰片, 而冰片大辛熱, 以其性辛甚, 故借以拔出火邪而散其熱氣. 古方用燒酒洗眼, 或用乾薑末, 生薑汁點眼者, 皆此意也. 蓋赤眼是火邪內炎, 上攻於目, 故內治用苦寒之藥, 是治其本, 如鍋底之去薪也. 然火邪旣客於目, 從內出外, 若外用寒涼以阻逆之, 則火鬱內攻不得散矣. 故點藥用辛熱, 而洗眼用熱湯, 是火鬱則發, 因而散之, 從治法也. 世人不知冰片以爲劫藥, 而誤認爲寒, 常用點眼, 遂致積熱入目而昏暗障翳. 故云, 眼不點不瞎者也. 又不知外治忌寒涼, 而妄將冷水, 冷物, 冷藥挹洗, 致昏瞎者有之. 愚按, 節齋之論, 甚屬有理, 然寒涼點眼之法, 亦非盡不可用, 但用之有宜否耳. 蓋點以寒涼, 用治火也. 若火之微者, 其勢輕, 甚邪淺. 或偶觸煙火風熱, 或素有標病, 邪在膚腠之間, 而熱不深者, 卽用黃連膏之類, 暫爲淸解, 亦可去熱, 浮熱去而, 目自愈無不可也. 若火之甚者, 本於五臟而熾及三陽, 欲以一星之寒涼, 濟此炎炎之盛勢, 其果能否. 此其解熱之功毫無所及, 而閉熱之害惟目受之矣. 故凡病火眼之甚者, 點以寒涼, 痛必連珠, 正由火鬱而然耳. 所以, 久點寒涼而不效者, 未有不致於壞目, 此王節齋之論. 有不可不察, 而凡治癰疽外證者, 亦當並識此義. 薛立齋曰, 前證若體倦少食, 視物昏花, 或飮食勞倦益甚者, 脾胃虛也, 用補中益氣湯. 眵多緊澁, 赤脈貫睛, 或臟腑祕結者, 用芍藥淸肝散. 若赤翳布白, 畏日羞明, 或痛如刺者, 上焦風熱也, 用黃連飮子. 若久視生花, 畏日, 遠視如霧者, 神氣傷也, 用神效黃耆湯. 大凡午前甚而作痛者, 東垣助陽和血湯, 午後甚而作痛者, 黃連天花粉丸, 午後甚而不痛者, 東垣益陰腎氣丸主之.

《審視瑤函》

○ 開導之後宜補論. 夫目之有血, 爲養目之源. 充和則有發生長養之功, 而目不病, 少有虧滯, 目病生矣. 猶水爲生物之澤. 雨露中和, 則滋生之得宜, 而草木秀, 亢旱淫潦, 則草木壞矣, 皆一氣之失中使然也. 是故天之正氣不和, 則陰陽偏盛, 旱潦乘之. 水之盈虧不一, 物之秀願不齊, 雨失時, 而爲物之害也. 譬之山崩水湧, 滂沛妄行, 不循河道之流. 不得已而疏塞決堤, 以泄其泛濫, 使無淹溢害物之患. 人之六氣不和, 水火乖違, 淫亢乘之. 血之衰旺不一, 氣之升降不齊, 榮衛失調, 而爲人害也. 蓋由其陰虛火盛, 炎熾錯亂, 不遵經絡而來. 鬱滯不能通暢, 不得已而開滯導鬱, 以泄其瘀, 使無脹潰損目之害. 其理與戰法同. 而開導之要穴有六, 謂迎香, 內脾, 上星, 耳際, 左右太陽穴也. 內脾乃破賊正隊之前鋒也, 其功雖遲, 漸可收而平順. 兩太陽, 擊其左右翼也, 其功次之. 上星絕其糧道也. 迎香攻賊之巢穴也, 成功雖速, 乘險而征也. 耳際乃擊其游騎耳, 道遠功卑, 智者所不取. 此六穴者, 皆拯危之良術, 挫敵之要機. 與其閉門捉賊, 不若開門待去之一法也. 夫盜人豈所欲遇乎. 倘不幸而遇之. 若盜寡而勢弱, 我强而勢盛, 賊成擒矣. 設或群盜猖獗, 又不若開門逐之爲愈也. 資財雖損, 竭力經營, 猶可補其損也. 若一閉門, 必有激變焚殺之勢. 目人豈所欲患乎. 倘不幸而患之. 病淺而邪不勝者, 攻其內而邪自退, 目自明矣. 若六陽熾盛, 不若開導以通之, 則膏液雖損, 隨以藥補之, 猶無損也. 不然, 火邪瘀滯之極, 目必有潰爛枯凸之害. 雖然, 但開導之一法, 其中有利害二者存焉. 有大功於目, 而人不知, 有隱禍於目, 而人亦不知. 若論其摧鋒挫銳, 拯禍勘亂, 則其功之大者也. 至於耗液傷膏, 弱光華而損滋生, 又其禍之隱者也. 醫人若能識病之輕重, 察病之虛實, 宜開導而開導之. 既導之後, 隨即補之, 使病目者, 氣血無傷害之弊. 庶可稱通權達變之良醫矣.
○ 眼不醫必瞎辯論. 世俗俚言, 有眼不醫不瞎之說, 而愚人往往信之, 蒙其害者亦多矣. 夫神農嘗百藥, 慮生民之病夭, 華佗立眼科, 憂後世之盲瞽. 有是病必有是藥, 藥而猶難於卽愈, 未有不藥而愈者也. 夫人疾病, 皆由不能愛養眞元, 及至斲喪之後, 邪氣乘虛而入. 一旦疾發, 而又不能調治, 反惑於愚人之言, 豈愛身之人哉. 譬如火發而不急救, 委之於數者. 夫不救有不盡焚者乎. 救之少遲, 僅免其半, 倘不救未有全不焚者. 患目者, 治之少遲, 卽醫治雖無全功, 亦可以免枯凸之害, 豈有不醫不瞎之理乎. 發此言者, 皆系愚人之疾, 陷於沈痾之地, 其立心也不仁. 聽此言者, 亦謂愚而不智甚矣. 蓋眼不醫不瞎者, 乃眼不醫必瞎也. 不必二字, 音語相近之誤. 且目爲竅至高, 火性上炎, 最易從竅而出, 脈道幽深, 經絡微細, 少犯禁戒, 則必患之. 且今人能知保護者少, 損耗者多, 是目之感病最易, 而治之則難. 故深言警惕之日, 眼不醫不瞎. 必之一字意最重, 實欲使人防微杜漸之意也. 謂人目病, 若不早醫, 病必日深, 而眼必瞎矣. 此理之最易明, 智者不待辨而自知也. 其曰不醫不瞎者, 愚人之妄言也. 安可聽諸.
○ 點服之藥各有不同問答論. 問曰, 點服之治, 俱各不同. 有點而不服藥者, 有服藥而不點者, 有點服並行者, 何謂乎. 曰病有內外, 治各不同. 內疾已成, 外症若無, 不必點之, 點之無益, 惟以服藥內治爲主. 若外有紅絲赤脈, 如系初發, 不過微邪, 邪退之後, 又爲餘邪, 點固可消, 服藥夾攻猶愈. 倘內病始發, 而不服藥內治, 只泥外點者, 不惟徒點無益, 恐反激發其邪, 必生變証之害. 若內病既成, 外症又見, 必須內外並治, 故宜點服俱行. 但人之性, 愚拗不同, 有執己之偏性. 喜於服藥而惡點者, 有喜於點而惡服者, 是皆見之偏也. 殊不知內病既發, 非服藥不除. 古云, 止其流者, 莫若塞其源, 伐其枝者, 莫若治其根. 揚湯止沸, 不如灶底抽薪, 此皆治本之謂也. 若內有病, 不服藥而愈者, 吾未之信也. 至於外若有翳, 不點不去. 古云物穢當洗, 鏡暗須磨. 脂膏之釜, 不經滌洗, 焉能潔淨, 此皆治標之謂也. 若外障既成, 不點不退者, 吾亦未之信也. 凡內障不服藥而點者, 反激其火, 耗散氣血, 徒損無益, 反生變症. 又有內病成, 而外症無形, 雖亦服藥, 而又加之以點, 此恐點之反生他變. 至於外症有翳, 單服藥而不點, 如病初起, 浮嫩不定之翳, 服藥亦或可退. 若翳已結成者,

服藥雖不發不長, 但恐不點, 翳必難除. 必須內外兼治, 兩盡其妙, 庶病可愈矣. 故曰, 伐標兼治本, 伐本兼治標. 治內失外是爲愚, 治外失內是爲痴, 內外兼治, 是爲良醫.
○ 用片腦得效後宜少用勿用論. 有病目者問曰, 片腦之功, 治目何多. 予聞而哂之曰, 君知其功, 亦知其害乎. 病者愕然曰, 擧世之人, 由稚及老, 雖愚夫愚婦, 皆知片腦爲治眼之藥, 眼科無不以此爲先, 今君獨言害者何也. 莫非駭俗乎. 曰, 予非穿鑿而好嘵舌, 亦非絕棄而不用, 但用之得其當耳. 子既病目, 亦曾點否. 曰, 點. 曰, 子既點, 且以此試爲子問. 有點片腦, 初覺涼快, 少頃煩熱而悶燥者. 有點片腦, 而目愈昏. 有點而障愈濃, 病愈篤者, 有之乎. 病者曰, 皆有之. 且人之目病, 無有不點片腦者. 子之目既點片腦, 今何爲而不愈, 而乃矜羨其功之多也. 客愀然而起曰, 誠愚之所未聞, 敢請教. 曰, 片腦利害兼有, 功過相半. 然利害雖在片腦之性味, 而功過則由醫者用之當不當耳. 我以此語子, 子靜聽而以理揆之. 目非熱不發, 非寒不止, 此指大意而言也. 若夫血見熱則行, 見寒則凝, 寒甚則傷血, 熱甚則傷精, 此理之自然. 今遍考諸家所論片腦, 有稱爲寒, 有稱爲熱, 有稱爲常, 有稱爲劫, 皆不知眼科心法之故. 夫片腦寒熱兼有, 陰中之陽, 味涼而性熱, 實眼科之劫藥也. 味有形也, 性無形也, 血有形也, 氣無形也. 今片腦味涼性熱, 味不能退無形之火, 性不能行有形之血. 是以血雖得熱而欲行, 而寒又爲之絆, 火雖得寒而欲退, 而熱又爲之助. 故寒反傷其血, 熱反傷其精. 古人有曰, 寒非純寒, 熱非純熱, 寒熱夾攻, 反傷精血. 而目之爲竅至高, 火性炎上, 最易攻犯. 今內火熾, 已怫郁極矣. 況其脈道幽深, 經絡高遠, 而內治之藥, 未能便達於目, 故用外劫之藥, 反攻之法, 假其性以引. 夫邪火從竅而出, 假其味以潤之, 舒其澀痛, 且香能通竅, 不過暫用其劫, 而不可常也. 如凝脂赤腫, 天行暴風, 蟹睛赤虯, 風爛澀痛等症, 是其所治之病也, 其他俱不可用耳. 如若火息, 不赤痛澀爛之症, 皆宜減去片腦. 片腦之功, 只能散赤劫火, 潤澀定痛. 其害則耗散陽光, 而昏眇不明, 凝結膏汁, 而爲白障難除, 爲其熱極生寒, 火兼水化也. 屢見患凝脂, 赤膜, 花翳, 蟹睛, 皆片腦凝結, 成大白片而不得去. 方見片腦生寒, 火兼水化之害. 大抵目病用片腦, 如以賊攻賊, 其功亦速, 賊敗則我勝. 若不奪其權而再縱之, 則矯肆生禍亂作矣. 故凡用片腦劫病, 既退之後, 再複多用, 則膏汁凝, 而目之光華弱矣. 必減片腦用之方妙, 而內仍須服補養調治之藥, 庶不損於瞳神耳.
○ 鉤割針烙宜戒愼論. 原夫鉤割針烙之法, 肇自華佗,

今人效之, 不識病症之輕重, 不辨部位之當否. 盲醫瞎治, 妄加痛楚於人, 此等亂爲貽誤, 病患罪莫大焉. 今予將部位病症之當否, 鉤割針烙之所宜者, 請備言之, 以爲後學規矩準繩, 庶無妄治之愆, 或於臨症, 諒有小補云. 夫鉤, 鉤起也, 割, 割去也. 針非砭針之針, 乃針撥瞳神之針, 烙即熨烙之烙. 此四者, 猶夫刑之殺戮凶強, 剪除橫逆之法也. 要在審察明而詳奪定, 然後加刑. 先滅巨魁, 以及從惡, 則情眞罪當, 而良善無枉屈侵擾之害, 強暴無激變作亂之禍. 若論治法, 實開泄鬱滯, 滌除瘀積之一法也. 惟要症候明而部分當, 始可施治. 先伐標而後治本, 則氣血寧, 而精膏無耗澁枯傷之患, 輪廓無誤失損害之過. 如鉤先須認定何處, 皮肉筋脈浮淺, 可鉤不可鉤, 酌量治之. 即手力亦隨病之輕重行之. 如針, 必須內障, 即症候可針, 必俟年月已足, 血氣已定者, 方可針之, 庶無差謬. 不可妄爲, 使病患受無辜之痛楚, 致同道之恥笑. 針後當照病用藥, 內治其本, 或補或瀉, 或溫或涼, 各隨症之所宜. 若只治其標, 不治其本, 則氣不定, 不久複爲患矣. 如割, 在氣血三輪者可割. 而大眥一塊紅肉, 乃血之英, 心之華, 決不可割. 誤割則目盲, 若神在此而傷之, 必死. 有割傷因而惹風, 及元氣虛弱之人, 煩燥濕盛者, 必爲潰爛, 爲漏, 爲目枯. 凡障如攀睛胬肉, 雞冠蜆肉, 魚子石榴, 赤脈虯筋, 胞肉粘輪等症, 可割. 若在風輪之淺者, 誤割之, 則珠破而目損. 至於烙, 只能治殘風潰眩, 瘡爛濕熱, 重而久不愈者. 輕者亦不必烙, 服藥自愈. 若紅障血分之病, 割之必用烙以斷之, 否則不久複生. 若在氣分白珠, 不可烙. 若在烏珠, 針烙皆不可犯, 不惟珠破, 亦且甚痛. 凡烏珠有惡障濃蔽者, 鉤割亦宜淺. 淺割外邊赤絲瘀肉, 其內貼珠翳障, 只宜緩緩點藥服藥, 耐心治之, 久而自消, 不可性急而取快也. 若鐮割風毒流毒瘀血等症, 當以活法審視, 不可拘於一定. 必須口傳親授, 臨症親見, 非筆下之可形容. 大抵鉤割針烙之治, 功效最速. 雖有撥亂反正之功, 乃乘險救危之法, 亦不得已而用之. 全在心細而膽大, 必症候明而部分當. 又兼服藥內治, 方爲兩盡其美. 若只治外症而不治內, 雖有今日之功, 恐爲後日之害也. 業斯道者, 甚無忽焉.

○ 棄邪歸正論. 治病猶治亂破敵, 綜理無錯, 攻守得宜, 少失機權, 變症先矣. 夫有諸中然後形諸外, 病旣發者, 必有形色部位之可驗, 始何臟何腑, 某經某絡, 所患虛實輕重, 然後對症醫治, 則綜理清而攻守當矣. 夫何變症之有. 今人治目, 不知形症部分, 輒亂投藥, 每受其害間有僥幸而愈, 則往往引以爲例, 蒙害者甚多. 亦不能盡具, 略擧數節, 以爲後戒. 且如人之患目者, 皆曰服菊花洗心散, 龍膽四物湯, 三黃湯, 明目流氣飮羊肝丸, 補陰丸之類不見效, 則反歸怨於藥. 殊不知病不對藥, 非藥之過耳. 有以黃連湯, 薄荷湯, 泥漿, 井水, 雞子淸, 水晶, 金銀等物, 取其涼氣, 以之熨洗, 爽快一時, 反致血凝, 變症日增. 亦不知悟, 及疾成而始悔. 有人飮燒酒, 食辛辣, 烘火向日, 謬雲以熱攻熱. 若爾人者, 譬如浮蜉泛火, 乃火將熄之時, 被其一激而散. 偶爾僥幸, 遂以爲常, 比比夸以示人. 吁. 倘遇炎熾之病, 是賫敵以糧, 授賊以刃也. 此理之甚明, 而人何不悟, 可謂愚矣. 有以舌餂目而珠破, 不知其害者, 不知舌乃心之苗, 爲心火之用. 且又腥膻燥炙, 無不皆嘗, 以之輕淸脆嫩之目焉, 得不破碎哉. 或曰, 古人餂目而複明, 非餂之功乎. 豈知古之餂目, 不過一二人而已, 此實偶然巧合所致, 豈可以此爲例. 又有信巫祝, 而明燈向日, 摘草摛絲, 謂之劫眼, 決無此理, 《外台祕要》亦無此法. 屢有痕攃水傷, 俱由此致. 蓋努力強掙勞瞻, 以耗弱之精華, 而敵赫赫之陽光, 安得無損. 間有客熱天行, 銀星微火自退之症, 偶然幸愈者, 則以爲巫祝之靈, 愈信鬼神而棄醫, 彼此夸援爲例. 而患者遂以此爲信, 因成痼疾, 而悔之遲矣. 吁. 士大夫尙蒙其蔽, 又況愚人乎. 或有因將草汁點洗, 誤中其毒者, 有將毒草, 貼於曲池, 合谷, 太陽等穴, 而致目珠損凸者, 有刮指甲金玉骨血等屑, 點目而擦破其珠者, 如此妄治, 皆愚人自取其禍. 若醫者爲之, 則不才之甚者也. 又有庸醫圖利, 証尙不明, 濫治人疾, 或不當點而強點, 不當熨割而強熨割之, 當開導而失於開導. 至於用藥, 當補者而反瀉, 當瀉者而反補, 寒其寒而熱其熱, 損不足而益有餘, 凡此皆醫害之也. 故人有信巫而不信醫者, 決不可強之醫. 此下愚之甚者, 雖強之醫, 而終無全功, 反爲所鄙. 大抵目病, 由肝腎之本虛, 而後標病始發於目, 未有本實而標病者. 然人有氣血表裡, 虛實遠近, 男婦老幼緩急之異病. 藥有寒熱溫涼, 君臣佐使, 補瀉逆從反正之異治. 要驗症而辨其臟腑經絡, 察遠近而審其寒熱虛實, 認症的當, 病眞理明, 然後投之以藥, 則內外攻伐補瀉, 各得其宜. 庶醫無害人之過, 人無損目之瘝. 病者必加之以淸心寡欲, 耐久醫治, 又何目病之不除哉.

○ 用藥寒熱論. 用藥如用兵, 補瀉寒熱之間, 安危生死之所系也, 可不愼與. 雖雲目病非熱不發, 非寒不止, 此言夫火之大概耳. 內有陰虛, 冷淚, 昏眊, 脫陽等症, 豈可獨言是火, 而用寒涼也. 今之庸醫, 但見目病, 不識症之虛實寒熱, 辨別氣血, 惟用寒涼治之, 殊不知寒藥傷胃損血, 是標未退而本先傷, 至胃壞而惡心, 血敗而拘攣. 尙不知省, 再投再服, 遂令元氣大傷而變症日增, 必虛寒之症已的, 始可投以溫和之藥, 否則有抱薪救火之患. 設是火症, 投以熱藥, 其害猶速, 不可不慎. 大抵燥赤者淸涼之, 炎祕者寒涼之, 陰虛者溫補之, 脫陽者溫熱之. 然熱藥乃回陽之法, 寒藥乃救火之方, 皆非可以常用者. 外障者養血去障, 內障者滋膽開鬱. 故治火雖用芩連知柏之類, 製之必以酒炒, 庶免寒潤泄瀉之患, 而寒熱補瀉之間. 又宜諒人稟受之濃薄, 年力之盛衰, 受病之輕重, 年月之遠近, 毋使太過不及, 當於意中消息. 如珠之走盤, 如權之走秤, 不可拘執, 是爲良醫.

○ 用藥生熟各宜論. 藥之生熟, 補瀉在焉, 劑之補瀉, 利害存焉. 蓋生者性悍而味重, 其攻也急, 其性也剛主乎瀉. 熟者性淳而味輕, 其攻也緩, 其性也柔, 主乎補. 補瀉一差, 毫厘千裡, 則藥之利人害人判然明矣. 如補藥之用製熟者, 欲得其醇濃, 所以成其資助之功, 瀉藥製熟者, 欲去其悍烈, 所以成其攻伐之力. 用生用熟, 各有其宜. 實取其補瀉得中, 毋損於正氣耳. 豈爲悅觀美聽而已哉. 何今之庸醫, 專以生藥餌人. 夫藥宜熟而用生, 生則性烈, 臟腑淸純中和之氣, 服之寧無損傷. 故藥生則性瀉, 性瀉則耗損正氣, 宜熟豈可用生. 又有以生藥爲嫌, 專尙炮製稱奇. 夫藥宜生而用熟, 熟則其性緩, 臟腑鬱滯不正之邪, 服之難以驅逐. 故藥熟則性緩, 性緩則難攻邪氣, 宜生豈可用熟. 殊不知補湯宜用熟, 瀉藥不嫌生. 夫藥之用生, 猶夫亂世之賊寇. 非強兵猛將, 何以成摧堅破敵之功. 藥之用熟, 猶夫治世之黎庶. 非禮樂敎化, 何以成雍熙揖讓之風. 故天下亂則演武, 天下治則修文. 醫者效此用藥, 則治病皆得其宜, 庶不至誤人之疾也. 噫. 審諸.

○ 目症相同所治用藥不同並戒愼問答. 複慧子曰, 昔有客問先大人云, 均一病也, 其症不異. 子何以治之不同, 用藥各異, 其效有速有遲, 有愈有不愈者, 有治之者, 有辭而不治者, 其故何也. 大人聞而應之曰. 夫古之善醫, 先精造乎學業, 次通達乎人事. 見機而作, 圓融變通, 不拘一隅, 不執一方. 子謂予同病而異治, 不知人事有種種不同者也. 或男子婦人, 嬰兒處女, 鰥寡老弱, 師尼婢外家, 兼之胎前產後與. 夫情性之溫暴, 飮食之多寡, 二便之通塞. 四時之寒暑溫涼, 病症之虛實冷熱, 歲月之遠近淺深. 有能節戒不能節戒者, 服藥曾傷元氣未傷元氣者. 千態萬狀, 不可勝計, 治之安可同於一轍乎. 況富貴貧賤之殊途. 蓋富貴之人, 其志樂, 其性驕, 或酒色之不戒, 家務之勞心, 暴怒之傷肝. 以致五火俱動. 且藥餌委諸童仆, 火候或失宜, 故取其效也不易. 至於貧賤者, 其志苦, 其形勞, 或因薪谷之憂, 忿怒之傷. 或藥餌力乏不繼, 欲愈其疾也更難. 予之症同而治異者, 蓋爲此也. 今就先大人之論思之, 誠不可拘一隅, 不可執一方也. 但他恙之戒人酒色勞怒猶易, 獨目病之戒人則難. 他病身體無力, 四肢疲倦, 而念難起. 惟病目者, 身體強健, 而念易動. 動則精出竅矣. 夫天地以日爲陽, 雨爲陰, 人以火爲陽, 水爲陰. 人靜則生陰, 動則生陽. 陽生豈不爲火乎. 至於怒, 又爲七情之一, 最易傷肝, 肝傷則目必損, 肝竅於目故也. 恣酒助陽, 動濕熱而爍陰. 縱色又爲傷腎之要. 人身臟腑皆火, 單有腎水一點以製之, 豈可輕忽不愼. 丹溪先生言, 人心君火一動, 相火卽起, 雖不交而精亦暗流矣. 又有愚夫愚婦, 病目不知自愛, 俱言假此以泄其火, 愚謂此非去火, 實乃抱薪救火也. 將見火未熄, 而焰愈熾矣. 病目者不知乎此, 則輕症變重, 重症變爲不治之症者, 靡不由乎此耳. 業是科者, 善爲詞以深戒之可也.

○ 君臣佐使逆從反正說. 君爲主, 臣爲輔, 佐爲助, 使爲用, 置方之原也. 逆則攻, 從則順, 反則異, 正則宜, 治病之法也. 必熱必寒, 必散必收者, 君之主也. 不宣不明, 不授不行者, 臣之輔也. 能受能令, 能合能力者, 佐之助也. 或擊或發, 或劫或開者, 使之用也. 破寒必熱, 逐熱必寒, 去燥必濡, 除濕必泄者, 逆則攻也. 治驚須平, 治損須溫, 治留須收, 治堅須潰者, 從則順也. 熱病用寒藥, 而導寒攻熱者必熱. 陽明病發熱, 大便硬者, 大承氣湯酒製大黃煎服之類也. 寒病用熱藥, 而導熱去寒者必寒. 少陰病下利, 服附子乾薑, 不止者, 白通湯加人尿豬膽之類也. 塞病用通藥, 而導通除塞者必塞. 胸滿煩驚, 小便不利者, 柴胡加龍骨牡蠣湯之類也. 通病用塞藥, 而導塞止通者必通. 太陽中風下利, 心下痞硬者, 十棗湯之類也. 反則異也. 治遠以大, 治近以小, 治主以緩, 治客以急, 正則宜也. 《至眞要大論》曰, 辛甘發散爲陽, 酸苦涌泄爲陰, 鹹味涌泄爲陰, 淡味滲泄爲陽. 六者或收或散, 或緩或急, 或燥或濕, 或耎或堅. 所以利而行之, 調其氣, 使其平. 故味之薄者, 爲陰中之陽, 味薄則通, 酸苦鹹平是也. 氣之濃者, 爲陽中之陽, 氣濃則熱, 辛甘濕熱是也. 氣之薄者, 爲陽中之陰, 氣薄則發泄, 辛甘淡平寒涼是也. 味之濃者, 爲陰中之陰, 味濃則泄, 酸苦鹹寒是也. 《易》曰, 同聲相應, 同氣相求. 水流濕, 火就燥, 雲從龍, 風從虎. 聖人作而萬物睹, 本乎天者親上, 本乎地者親下, 則各從其類也. 故置方治病如後.

○ 內障根源歌. 不疼不痛漸昏蒙. 薄霧輕煙漸漸濃, 或見花飛蠅亂出, 或如絲絮在虛空. 此般狀樣因何得, 肝髒停留熱與風, 大叫大啼驚與恐, 腦脂流入黑睛中. 初時一眼先昏暗, 次第相牽與一同, 苦口何須陳逆耳, 只緣肝氣不相通. 彼時服藥宜銷定, 將息多乖卽沒功, 日久旣應全黑暗, 時名內障障雙瞳. 名字隨形分十六, 龍師聖者會推窮. 靈藥千般難得效, 金針一撥日當空, 戒慎將息根據前說, 如違根據前病複蹤.

○ 針內障眼法歌. 內障由來十六般, 學醫濟世要細看, 分明一一知形狀, 施針方可得相安. 若將針法同圓翳, 誤損神光取瘥難, 冷熱光明虛與實, 調和四體待全康. 不然氣悶違將息, 嘔逆勞神翳卻翻, 咳嗽震驚皆不可, 多驚先服鎮心丸. 若求涼藥銀膏等, 用意臨時體候觀, 老翳細針初複嫩, 針形不可似一般. 病虛新產懷娠月, 下針才知將息難, 不雨不風兼皓日, 清齊三日在針前. 安心定意行醫道, 念佛親姻莫雜喧, 患者向明盤膝坐, 提撕腰帶得心安. 針者但行賢哲路, 惻隱之心自可還, 有血莫驚須住手, 裏封如舊再開看, 忽然驚振醫重酌, 服藥三旬見朗然, 七日解封難見日, 花生水動莫他言. 還睛丸散堅心服, 百日分明複舊光.

○ 針內障後法歌. 內障金針利了時, 醫師言語要深思, 綿色黑豆如球子, 眼上安排日系之. 臥眠頭枕須安穩, 仰臥三朝莫厭遲, 封後忽然微有痛, 腦風牽動莫他疑. 或針或烙根據經法, 痛極仍將火熨之, 擬吐白梅含咽汁, 吐來仰臥卻從伊芳. 起則恐因遭努損, 雖然稀有也須知, 七朝皉粥溫溫食, 震動牙關事不宜. 無令自起與扶持, 高聲叫喚言多後, 驚動睛輪見雪飛. 如此志心三十日, 漸行出入認親知, 狂心莫憶怪陽事, 夫婦分床百日期. 一月不須臨洗面, 針痕濕著藕微微, 五腥酒麵周年斷, 服藥消除病本基. 鎮心丸, 治心癇驚悸, 憂思愁慮傷心, 惕然心跳, 動振不安, 吐舌面赤目瞪等症. 牛黃一錢另研生地酒洗炒當歸身酒洗炒遠志肉去心茯神各五錢金箔十五片石菖蒲九節者佳 川黃連各二錢半辰砂二錢另研. 上以前六味, 共爲細末, 後入牛黃辰砂二末, 豬心血爲丸, 如黍米大, 金箔爲衣. 每服五六十丸, 煮豬心湯送下. 還睛丸, 治遠年近日, 一切目疾, 內外翳障, 攀睛努肉, 爛弦風眼, 及年老虛弱, 目昏多眵, 迎風冷淚, 及視物昏花, 久成內障. 此藥最能降火升腎水, 可宜久服, 夜能讀細字. 人蔘杏仁泡去皮尖肉蓯蓉酒洗焙乾杜仲酒洗炒牛膝酒洗炒石斛枸杞子各兩半犀角銼細末防風各八錢菊花去梗葉菟絲子酒煮焙乾當歸酒洗炒熟地酒洗焙乾黃柏酒洗炒 青葙子枳殼麩炒白茯苓乳蒸曬乾蒺藜杵去刺炒羚羊角銼細末草決明山藥各一兩天冬去心焙乾麥門冬去心焙乾生地酒洗炒各三兩川芎酒洗炒黃連酒洗炒五味子敲破焙乾甘草炒各七錢知母酒炒二兩. 上除犀羚角末另入, 餘爲細末, 煉蜜爲丸, 如桐子大. 每服四五十丸, 空心鹽湯送下一方內無當歸肉蓯蓉杜仲黃柏知母, 亦名固本還睛丸.

○ 金針辨義. 古人云金針者, 貴之也, 金爲五金之總名, 銅鐵金銀皆是也. 《本草》云, 馬銜鐵無毒, 可作針. 以馬屬午屬火. 火克金, 能解鐵毒, 故用以作針. 煮針一法, 《素問》原無, 今世用之, 欲溫而澤也, 是法有益而無害, 故從之. 危氏書, 用烏頭巴豆各一兩硫黃麻黃各五錢木鱉子烏梅各十個, 將針入水, 用砂鍋內或罐內煮一日, 洗擇之, 再用止痛藥沒藥乳香當歸花蕊石各五錢. 又如前水煮一日, 取出, 用皂角水洗, 再於犬肉內煮一日. 仍用瓦屑打磨淨, 端直, 松子油塗之, 常近人氣爲妙. 金針式, 金針柄以紫檀花梨木或犀角爲之, 長二寸八九分, 如弓弦粗. 兩頭鑽眼, 深三四分. 用上好赤金子, 抽粗絲, 長一寸, 用鉗面調生漆嵌入柄眼內. 外餘六分許, 略尖, 不可太鋒利恐損瞳神, 以鵝毛管套收, 平日收藏匣內, 臨用時始取出之. 凡撥金針之時, 須看患目者人之老弱肥壯. 若氣盛者, 欲行針之際, 前二三日先服退氣散血之劑數服, 其下五臟. 弱者不必服之. 臨撥, 新汲井水一盆, 放於桌上, 令患目者, 對盆就洗, 醫家側坐, 以手蘸水, 頻頻於眼上連眉棱骨淋洗, 使眼內腦脂得水乃凝, 以洗透數十遍, 冷定睛珠爲度, 然後用針, 庶幾隨手而下, 並不粘滯矣. 退氣散血飲. 大黃當歸身乳香沒藥連翹穿山甲白芷各等分. 上銼劑, 白水二鐘, 煎至八分, 去滓, 食遠服. 凡撥眼要知八法, 六法易傳, 惟二法巧妙. 在於醫者手眼心眼, 隔垣見症, 手法探囊取物, 方得其法. 臨撥, 先令患者以水洗眼如冰, 使血氣不行爲度. 兩手各握紙團, 端坐椅上後用二人將頭扶定. 醫人先用左手大指二指, 分開眼皮, 按定黑珠, 不令轉動. 次用右手持金針, 如撥右眼. 令患者視右, 方好下針, 庶鼻梁骨不礙手. 離黑珠與大眥兩處相平, 分中, 慢慢將針插下. 然後斜回針首, 至患處. 將腦脂撥下, 複放上去, 又撥下來. 試問患者看見指動, 或青白顔色, 辨別分明. 然後將腦脂送至大眥近開穴處, 護睛水內盡處. 方徐徐出針, 不可早出, 恐腦脂複還原位. 撥左眼則左銳眥. 預收芙蓉牛老綠葉, 曬乾爲末. 用井花涼水調勻, 以綿紙剪圓塊, 如茶鐘口大. 先將敷藥敷眼上眉棱骨及下眶, 以紙一層, 封貼藥上, 又上藥一層. 蓋紙一層封定, 俟將乾, 以筆蘸水潤之. 日夜數次, 夏月倍之, 一日一換, 仰面而臥. 若將針眼向下就枕, 防腦脂從上複下也. 起坐飲食, 大小二便俱宜緩, 不可用力震動. 三日內, 只用溫和稀粥, 爛熟稀饌, 不可震動牙齒. 三日後, 開封視物, 服藥靜養而已. 針後若目疼痛, 急取生艾或乾艾, 同生蔥各半, 共搗. 銅鍋內炒熱, 布包熨太陽穴, 三五次即止. 若瞳神有油氣不清, 當平肝氣, 用檳榔枳殼柴胡之類. 作嘔吐, 用藿香淡豆豉姜制濃朴半夏之類. 火旺體濃者, 宜清火順氣消痰, 用黃連枳殼檳榔半夏麥冬栝蔞之類. 老弱者, 用茯神熟地枸杞麥冬棗仁貝母白朮橘紅五味子白芍當歸之類. 針後忌用川芎, 恐行血作痛. 太陽頭疼, 用防風白芷羌活石膏之類. 痛甚, 用炒鹽熨之. 若白睛赤, 用柴胡紅花赤芍歸尾梔仁桑皮防風之類瞳神微散, 用白芍五味子麥冬茯神人蔘當歸酸棗仁之類. 受熱致瞳神細小者用寒水石當歸黃連麥冬茺蔚子柴胡梔仁之類. 若障複朦, 宜服平肝順氣之劑, 其障自退, 如不速退, 複再針撥亦可. 愚按, 此症乃濕熱鬱積, 蒸爍腦脂下垂, 故珠內有膜遮蔽瞳仁之光. 猶如布幔懸於明窓之內, 外人雖見其窓似明. 孰知窓內有幔懸挂而不明也. 但今人以訛傳訛, 皆謂瞳仁反背, 其訛相延已久, 一時難以正之. 當知此症惟用金針入珠內, 撥去脂膜, 頃刻能明, 此論惟可與知者道, 難與俗人言也. 謹辨之, 以爲後人垂鑒.

○ 上《龍木論》金針開內障大法, 謹按其法. 初患眼內障之時, 其眼不痛不澀不癢, 頭不旋不痛. 而翳狀已結成者, 必侯歲月障老. 始宜金針撥去其翳, 如撥雲見日而光明也. 今具其略於後. 圓翳, 初患時見蠅飛花發, 垂蟻, 薄霧輕煙. 先患一眼, 次第相牽俱. 圓翳如油點浮水中, 陽看則小, 陰看則大. 金針一撥即去. 滑翳, 翳如水銀珠, 宜金針撥之. 澀翳, 翳如凝脂色, 宜金針撥之. 浮翳, 藏形睛之深處, 細看方見, 宜金針撥之. 橫翳, 橫如劍脊, 兩邊薄, 中央濃, 宜針於中央濃處撥之. 以上五翳, 皆先患一目, 向後俱損. 初患之時, 其眼痛澀, 頭旋額痛, 雖有翳狀, 亦難針撥. 獨偃月翳棗花翳黑水凝翳, 微有頭旋額痛者, 宜針輕撥之. 冰翳, 初患時頭旋額痛者, 眼瞼骨鼻頰骨痛, 目內赤色. 先患一目, 向後翳如冰凍堅白. 宜於所經過脈, 針其臉穴, 忌出血, 宜針撥動, 不宜強撥. 偃月翳, 初患時微微頭旋額痛, 先患一目, 次第相牽俱損. 翳一半濃一半薄, 宜針, 先從濃處撥之. 棗花翳, 初患時微有頭旋眼澀, 目中時時癢痛. 先患一眼, 向後俱翳. 周遭如鋸齒, 輕輕撥去, 莫留短腳. 兼於所過之經, 針灸其臉. 散翳, 翳如酥點, 乍青乍白, 宜針撥之. 黑水凝翳, 初患時頭旋眼澀見花, 黃黑不定. 翳凝結青色, 宜針撥之. 驚振翳, 頭腦被打築, 惡血流入眼內, 至二三十年成翳, 翳白色. 先患之眼不宜針, 牽損後患之眼, 宜針撥之. 白翳黃心, 翳四邊白中心黃者, 先服逐翳散, 次針足經所過諸穴, 後用金針輕撥. 撥若先損一目, 向後俱損. 雖不痛不癢, 其翳黃色紅色者, 不宜針撥. 翳破散者, 不宜針撥. 中心濃重者, 不宜針撥. 撥之不動者, 曰死翳, 忌撥. 獨白翳黃心, 宜先服藥後針之. 若無翳者, 名曰風赤, 不宜針之. 烏風, 無翳, 但瞳仁小, 三五年內結成翳, 青白色, 不宜針. 視物有花爲虛, 宜藥補, 不宜藥瀉. 肝風, 無翳, 眼前多見虛花, 或白或黑, 或赤或黃, 或一物見二形, 兩眼同患急宜補治, 切忌房勞. 五風變, 初患時

頭旋額痛, 或一目先患, 或因嘔吐, 雙目俱暗, 瞳子白如霜. 綠風, 初患時頭旋額角偏痛, 連眼瞼眉及鼻頰骨痛, 眼內痛澀. 先患一眼, 向後俱損. 無翳, 目見花, 或紅或黑. 黑風, 初患時頭旋額偏痛, 連眼瞼鼻頰骨痛, 眼痛澀. 先患一眼, 向後俱損. 無翳, 眼見黑花. 青風, 初患時微有痛澀, 頭旋腦痛. 先患一眼, 向後俱損. 無翳, 勞倦加昏重. 雷頭風, 初患時頭旋惡心嘔吐. 先患一目, 次第相牽, 俱變爲. 瞳神或大或小, 凝脂結白.

《張氏醫通》

○ 開導說. 開導之法, 蓋由陰虛火盛, 經絡郁滯, 不得通暢而設. 其處有五, 謂迎香內睥上星耳際左右兩太陽穴也. 內睥, 正隊之沖鋒也. 其功雖遲, 漸收而平順. 兩太陽, 擊其左右翼也, 其功次之. 上星穴, 絕其餉道也. 內迎香, 抵賊之巢穴也. 成功雖速, 乘險而征. 耳際, 擊其游騎耳, 道遠功卑, 智者不取. 此實極危之良術, 挫敵之要機. 與其閉門捕賊, 不若開門逐之爲良法也. 若病淺而邪不勝正者, 固內治而邪自退矣. 倘或六陽炎熾, 不若開導通之, 縱使其虛, 雖有所傷, 以藥內治, 而補其所虧. 庶免瘀滯至極, 而有潰爛枯凸之患.

○ 鉤割針烙說. 鉤割針烙四者, 猶斬刈之刑, 剪戮凶頑之法也. 如鉤, 先須識定何處, 皮肉筋脈浮淺, 而手力亦隨病輕重行之. 如針, 先須識定內障証候可針, 歲月已足, 氣血寧定者, 方與之針, 庶無差誤. 針後當照証, 內治其本, 或補或瀉, 各隨其証之所宜. 若止治其標, 不治其本, 則氣不定, 不久複爲害矣. 割, 如在氣血肉三輪者可割. 而大眥一塊紅肉, 乃血之英, 心之華也. 若誤割之, 則目盲, 傷重者死. 有割傷因而惹風, 則爲燥爲潰爛. 爲漏爲目枯. 凡障若掩及風輪之重濃者可割. 如攀睛努肉, 雞冠蜆肉, 魚子石榴, 赤脈虯筋, 肉睥粘輪等証可割. 凡鉤割見血, 及針犯血絡, 須以綿清墨水之. 余病及在風輪之淺者誤割之, 則珠破而目損矣. 烙能治殘風潰眩, 瘡爛濕熱, 久不愈者. 輕則不須烙而能自愈. 若紅障血分之病割去者, 必須烙定, 否則不久複生. 在氣分之白者, 不須用烙. 凡針烙皆不可犯及烏珠. 雖有惡障濃者, 鉤割亦宜輕輕淺淺. 披去外邊, 其內邊障底, 只點藥緩伐, 久自潛消. 若鐮割風毒流毒瘀血等証, 當以活法審視, 不可拘於一定. 針瞳神發白, 一切內障, 在心融手巧, 輕重得宜. 須口傳目見, 非筆下可形容也.

○ 金針開內障論. 張飛疇曰, 內障一証, 皆由本虛邪入, 肝氣沖上, 不得外越, 凝結而成. 故多患於躁急善怒之輩. 初起之時, 不痛不癢, 視物微昏, 或朦朧如輕煙薄霧. 次則空中常見黑花, 或如蠅飛蟻垂, 睹一成二, 瞳神漸漸變色, 而至失明. 初時一眼先患, 次則相牽俱

損, 能睹三光者可治. 若三光已絕, 雖龍樹複出, 亦難挽回. 古人雖立多名, 終不越有水無水之辨. 若有水而光澤瑩徹者, 易明. 無水而色不鮮明者, 難治. 忽大忽小, 收放如氣蒸動者, 針之立明. 若久視定而不動者, 爲死翳, 縱水未枯, 治之亦難全複. 翳色白或帶青, 或如爐灰色, 糙米色者, 易明. 若眞綠正黃色者, 不治. 凡翳不拘何色, 但有棱角, 撥即難落. 翳狀破散, 及中心濃重者, 非撥可除. 若猶能視物者, 其翳尚嫩, 不可便針, 俟翳老, 然後針之. 又一種翳色雖正, 水縱未枯, 目珠軟塌者, 此必不治, 不可輕用金針. 如一眼先暗, 而三光已絕, 其後眼續患, 亦難針治. 若夫瞳神散大, 或緊小, 或渾黑, 或變色而無障翳, 至不睹三光者, 此內水虧乏, 不在証治. 倪仲賢所云, 圓翳冰翳, 滑翳澀翳, 散翳浮翳, 沉翳橫翳, 棗花翳, 白翳黃心, 黑水凝翳, 驚振內障等証, 金針撥之, 俱可複明. 但針後數日中, 宜服磁朱消翳等藥, 後則常服補腎調養氣血之劑, 以助其光. 其翳狀龍木論中已悉, 不暇再述. 姑以針時手法言之, 若江西流派, 先用冷水洗眼, 使翳凝定, 以開鋒針先刺一穴, 繼進圓針撥翳. 或有開孔撥翳, 俱用鴨舌針者. 雲雖龍樹眞傳, 但針粗穴大, 每至痛極欲暈. 余所用毫針, 細而尖銳, 取穴輕捷, 全無痛楚. 然必擇吉日, 避風雨陰晦日, 酷暑嚴寒日. 令病患先食糜粥, 不可過飽. 少停向明端坐, 一人扶定其首, 禁止傍人喧雜. 醫者凝神澄慮, 慎勿膽怯手顫. 以左手大次二指, 按開眼胞, 使其轉睛向鼻, 睜目如努出狀. 右手大次中三指, 捻正金針鑲處之上. 看準穴道, 從外眥一邊, 離黑珠約半米長許, 平對瞳神, 下針最便, 必須手準力完. 一針刊進, 切勿撓動. 使之畏忍, 所以開單瞥. 須遮蔽好眼, 方可進針, 進針之後, 以下唇略抵針柄. 輕輕移手於針柄, 盡處徐徐捻進. 第一宜輕, 稍重則痛. 俟針進約可撥, 至瞳神傍, 以名指曲附大指文節, 承其針柄. 虛虛拈著, 向上斜回針鋒. 至瞳神內, 夾道中, 貼翳內面, 往下撥之. 翳即隨落, 若不落, 再如前手法. 從上往下撥之, 倘三五撥不下, 須定穩坐頭, 輕輕撥去自落. 惟死翳撥之, 不動者忌撥. 有撥落而複起者, 當再撥之. 其翳隨針, 捺於黑珠之下, 略頓起針, 緩緩捻出. 但元氣虛人, 針後多作嘔. 以托養神膏者屬胃氣也, 須預備烏梅之類. 勿使其嘔爲妙, 嘔則防翳複上. 上則一兩月後複針. 翳既盡, 不可矜功多撥. 多撥則有傷損神膏, 嘔動胃氣之害. 凡翳嫩如漿, 不沾針首, 而不能撥下. 或撥下而複泛, 上滿珠者, 服補養兼消翳藥自明. 先與千金磁朱丸七服, 次與皂莢丸, 生熟地黃丸並進. 否則俟凝定再針, 不可限以時日. 有種翳雖撥落, 圓滑而捺下複滾上者, 必略縮針頭, 穿破其翳, 捺之自下. 不下,

亦如前用藥自消. 或有目珠難於轉內者, 針內眥亦得, 此名過梁針. 取穴較外眥, 稍遠一線, 針法與外眥無異, 但略覺拗手. 然鼻梁高者, 難於轉針, 不可強也. 若針右眼外眥, 下針之後, 換左手轉針撥翳. 手法亦須平日演熟, 庶無失誤. 出針之後, 令病者垂垂閉目, 用綿紙五七重, 量紙濃薄, 及天時寒暖封固. 更以軟帛裹黑豆數粒, 以線系定鎮眼, 使目珠不能動移. 動則恐翳複上. 是以咳嗽之人不宜用針, 亦是此意. 又肝虛人時有淚出, 勿用黑豆, 宜以決明子代之, 則無脹壓珠痛之患. 然覺緊則宜稍松, 覺寬則宜稍收, 以平適爲主. 封後靜坐時許, 然後輕扶, 高枕仰臥. 不須飲食, 若飢則不妨少與. 周時後以糜粥養之, 戒食震牙之物, 及勞動多言. 不可扳動露風, 露風則疼痛, 疼痛則複暗, 不可不慎. 過七日方可開封, 看物切切勞視. 亦有針時見物, 開封時反不見者, 本虛故也. 保元湯, 六味丸, 補養自明. 針後微有咳嗽, 難用黃耆者, 以生脈散代之. 若形白氣虛者, 大劑人蔘以補之, 肥盛多痰濕者, 六君子加歸芍以調之. 一月之內, 宜美味調攝, 毒物禁食, 不得高聲叫喚, 及洗面勞神. 百日之中, 禁犯房勞惱怒. 周年勿食五辛酒麵等物. 若犯前所禁諸條, 致重喪明者, 不可歸罪於醫也. 其有進針時, 手法遲慢. 目珠旋轉, 針尖劃損白珠外膜之絡, 而見血. 及傷酒客輩, 目中紅絲血縷者. 雖爲小過, 切勿驚恐, 如法針之. 所謂見血, 莫驚休住手是也. 又進針後觸著黃仁, 而血灌瞳神, 急當出針, 而服散血之藥. 所謂見血莫針, 須住手是也. 法雖若此, 醫者能無咎乎. 又年高衛氣不固, 針時神膏微出者, 即與保元湯加補之. 開卦時, 白睛紅色, 勿訝, 以封固氣閉, 勢使然也. 其用針未熟者, 量針穴與瞳神, 相去幾許, 以墨點針上, 庶指下無過淺過深之感. 凡初習針時, 不得以人目輕試, 宜針羊眼, 久久成熟, 方可治人. 諺雲, 羊頭初試, 得其輕重之宜, 正初習金針之要法, 不可以其鄙而忽諸.

○ 造金針法. 用上赤不脆金, 抽作金絲. 粗如底針, 約長三寸, 敲作針形, 以小光鐵槌, 在鐓上緩緩磋之, 令尖圓. 若繡針狀, 亦不可太細, 細則易曲易斷. 如覺柔軟, 再磋令堅. 不可銼擊, 恐脆則有傷. 斷入目中, 爲害不淺. 緣金銀之性, 經火則柔, 磋擊則堅, 務令剛柔, 得宜以堅細. 中空慈竹三寸作柄, 則輕便易轉, 且不滑指. 柄中以蠟加滿, 嵌入大半, 留鋒寸余. 針根用銀鑲好, 無使動搖. 針鋒以銀管護之. 先用木賊草擦令圓銳, 更以羊肝石磨令滑澤. 穿膚不疼, 則入目不痛, 方可用之. 造成後, 亦宜先針羊眼, 試其柔脆, 庶幾無失.

○ 飛疇治畫師吳文玉母, 年五十四, 失明數年, 諸治罔效. 余偶見之曰, 此內障眼, 可以複明, 何棄之也. 曰,

向來力能給藥, 治而不靈, 今縱有仙術可回, 力莫支也. 予曰, 無汝費, 但右眼之翳尚嫩, 遲半載可撥, 遂先與針左眼. 針入撥時, 其翳下而珠尚不清, 卦後因與磁朱丸七日, 開封視物模糊. 又與皂莢丸服而漸明, 其後自執鄙見, 謂一眼複明, 已出望外. 若命犯帶疾, 而全療之於壽有阻, 遂不欲更治右眼. 雖是知足, 誠亦愚矣. 又治孫搗, 年七十, 茹素五十餘年, 內障失明四載. 余用金針, 先針左眼, 進針時外膜有血, 針入微有膏出, 觀者駭然. 余於膏血中進針, 撥去翳障. 次針右眼, 出針兩眼俱明. 遂與封固, 用黑豆包系鎭眼. 因向來肝虛多淚, 是夕淚濕豆脹, 不敢寬放, 致右眼痛而作嘔. 明晨告予, 令稍寬其系, 先以烏梅止其嘔, 用六味丸調服, 以補其肝, 遂痛止安穀. 至七日開封, 其右眼因嘔, 而翳複上. 侵掩瞳神之半, 視物已灼然矣. 許其來春複撥, 以收十全之功, 但針時有神膏漏出. 稠而不粘, 知壽源無幾爲惜耳. 又治徐天錫, 內障十五年. 三載前曾有醫針之, 其翳撥下複上, 如是數次, 翳不能下, 委之不治. 乃甥周公來, 見余針吳之寶內障, 兩眼俱一撥而明, 因詳述其故. 予曰, 此圓翳也, 遂同往與針, 其翳撥下, 果滾上, 即縮針穿破其翳. 有白漿灌滿風輪, 因謂之曰, 過七日其漿自澄. 設不澄, 當俟結定再針, 則翳不複圓也. 過七日開封, 已能見物, 但瞳神之色不清, 其視未能了矣, 令多服補腎藥, 將三月而視清. 又沈倩若, 年二十五, 患內障年餘. 翳狀白潤而正, 能辨三光. 許其可療, 臨時見其黑珠不定, 針下覺軟, 遂止針不進, 曰. 風輪動, 是肝虛有風, 目珠軟, 是神水不固, 辭以不治. 病者惻然曰, 予得遇龍樹, 許可複明, 今辭不治, 則終爲長夜之人也. 免慰之曰, 汝姑服藥, 俟元氣充足, 方可用針. 後聞一醫不辨而與針治, 翳朝不能撥下, 終屬無功. 胡似不針之爲上也. 又治楚商馬化龍, 患內障三月, 色含淡綠, 白珠紅赤而頭痛. 究其根, 是舟中露臥, 腦受風邪而成. 因其翳色低, 不欲與針, 複思本風而致, 青綠有之, 且証未久, 猶爲可治. 遂先與疏風, 次與淸肝, 頭痛止目赤退. 然後針之, 其翳難落, 稍用力始開. 內泛黃綠沙於風輪, 似屬難愈, 服補腎養正藥兩月, 翳色變正. 再撥而明. 又陳彥錫夫人內障, 何字昭內障, 李能九內障, 陳順源內障. 俱年遠一撥卽明. 但服磁朱消翳藥, 後之調治名異. 彥錫夫人多郁不舒, 散結養神爲主. 字昭肥白多痰, 理脾滲濕養神爲主. 能九勞心沉默, 宣達補血養神爲主. 順源善飮性暴. 開封時風輪紅紫, 瞳神散闊, 視物反不若針時明了. 此火盛燔灼, 瞳神散漫, 平肝降火斂神爲主. 凡此不能枚擧, 總在臨証變通, 非執成見不, 可獲全功也. 又治趙嫗內障, 進針一撥, 漿泛風輪全白. 兩目皆然, 服消翳藥,

一月後能視. 此屬包漿內障, 與圓翳似同而別, 並識以曉未經歷者.

○ 點服藥說. 病有內外, 治各不同. 內疾已成, 外証若無, 點之何益. 外有紅絲赤脈, 若初發及微邪, 退後乃余賊, 點亦可消. 服之猶愈. 內病始盛而不內治, 只泥外點者, 不惟徒點無功, 且有激發之患. 內病既成, 外病已見, 必須內外夾攻, 點服並行. 奈何人多愚拗, 有喜服而畏點者, 有喜點而畏服者. 不知內証既發, 非服不除, 外疾既成, 非點不退. 外障服而不點者, 病初發, 浮嫩未定者亦退, 既已結成者, 服雖不發不長, 所結不除. 當內外夾攻, 方盡其妙.

《瘍醫大全》

○ 又曰, 治翳當辨其起自何經, 及翳形何色, 各加引經藥. 如東垣治一婦, 綠色自下而上, 知其陽明來也, 但綠非五臟正色, 殆肺腎相合而爲病也. 乃就畫家以黑調膩粉合成色, 諦視之與翳同, 則肺腎爲病無疑矣. 乃以瀉肺腎之邪爲君, 以陽明藥爲使, 服之甚效. 他日複病者三, 其所從來之經與翳色各異. 因思必經脈不調, 以致目病不已, 詢之果然, 遂以養血滋陰藥作丸服之, 而永不發. 觀此則辨色分經, 詎可忽哉. 內障門主方退翳. 當歸身蒼朮蘇薄荷甘草川芎白蒺藜黃芩酒炒穀精草白芍藥紅花木賊草桔梗各等分. 水煎服. 又方. 柴胡木賊草防風黑山梔白蒺藜紅花穀精草荊芥菊花蘇薄荷赤芍藥各等分. 白水煎. 又方. 沙苑蒺藜白菊花穀精草各二兩眞蘇薄荷一兩. 上爲細末, 煉蜜爲丸, 鹽湯送下三錢.

○ 內障青菜色者不針, 白如粉牆者不針. 黃心內障者不針, 頭風內障者不針, 驚振內障者不針. 瞳人散大者不針, 瞳人緊小者不針. 內障陽看小陰看大者, 可針其障. 務宜收放方好, 若不收放者不針. 障翳白色者可針, 白帶微藍可針. 此二色多, 糙米色者可針, 藍色者可針, 其障嫩故也.

○ 分別大小圓翳內障論. 古人論內障有大圓翳小圓翳. 人秉父母胎元, 瞳人大小不一. 瞳人大者其翳大, 瞳人小者其翳小. 腦脂流下, 經年凝結而成翳也. 醫者用針, 自有淺深. 翳大針淺, 翳不能落, 翳小針深, 豈不損睛. 誤治者可不愼乎.

《目經大成》

○ 治病必求其本論. 家師嘗講《內經》, 至治病必求其本之句, 余于言下頓悟, 乃瞿然而起, 喟然而嘆曰, 有是哉, 軒岐之入人深也. 一貫之傳, 寧必口授者之爲有得耶. 芻蕘之言, 敢請盡陳於前席. 曰, 夫目本陰陽五行, 相生配而神明, 少有偏損, 六淫之客氣乘之, 其所以爲疾者, 固非見症醫症之所能治也. 經又有曰資其化源, 則求本之義著則明矣. 夫脾土虛者溫暖以益火, 肝木虛

者濡潤以壯水, 肺金虛者甘緩以培土, 心火虛者酸收以滋木, 腎水虛者辛潤以保金, 此顧母之本也. 木欲實, 金當平之. 火欲實, 水當平之. 土欲實, 木當平之. 金欲實, 火當平之. 火欲實, 土當平之. 此對待之本也. 金爲火克, 瀉心在保肺之先. 木受金殘, 平肺在補肝之先. 土當木賊, 損肝在扶脾之先. 水被土乘, 清脾在滋腎之先. 火承水製, 折腎在養心之先. 此閑邪之本也. 金太過則木不勝, 而金亦虛, 火來複母之仇. 木太過則土不勝, 而木亦虛, 金來複母之仇. 水太過則火不勝, 而水亦虛, 土來複母之仇. 火太過則金不勝, 而火亦虛, 水來複母之仇. 土太過則水不勝, 而土亦虛, 木來複母之仇. 皆亢而承製, 法當平其所複, 扶其不勝, 經日無翼其勝, 無贊其複, 此防患之本也. 木極而似金, 蓋木高密則招風, 風勝則折, 非金伐也, 宜瀉靑而兼導赤. 火極而似水, 蓋火炙熱則汗流, 汗過則冷, 非水伏也, 宜降心而兼淸脾. 土極而似木, 蓋土濕則崩, 燥則裂, 非木疏也, 宜理肌而兼調氣. 金極而似火, 蓋金熔則毀物, 擊則生火, 非火煉也, 宜瀉白而兼利水. 水極而似土, 蓋水凝則冰, 冰堅則任重可載, 非土塡也, 宜暖腎而兼平肝. 此釋疑之本也. 至於熱極則生寒, 寒極則生熱, 譬諸天時, 朔風凜冽, 繁霜大雪, 天必晴. 南風煩悶, 礎潤苔霉, 天必雨. 夏至一陰生, 冬至一陽生, 物極必反, 理之自然, 此變病之本也. 大寒正盛, 熱之不熱, 倏忽往來, 時發時止, 是無火也. 大熱正盛, 寒之不寒, 晝見夜伏, 夜見晝止, 時節而動, 是無水也. 無水者壯其主, 無火者益其源. 經日, 諸寒之而熱者取之陰, 諸熱之而寒者取之陽, 卽此義也. 此求屬之本也. 大熱發躁, 口舌燥渴, 非陽症乎. 倘視其面色赤, 此戴陽也. 切脈沉小而無力, 或豁大不倫, 此系陰盛於下, 逼陽於上, 假陽之症, 試以假寒之藥, 從其性而折之, 頃刻平矣. 披裘向火, 手足厥冷, 非陰症乎. 倘視其色滯, 切脈微大而數, 重按益有力, 此寒在皮膚, 熱在骨髓, 假寒之症, 以辛涼之品溫而行之, 一汗而愈, 此識症之本也. 若乃六淫客氣, 雖有定例, 第人感深感淺難以定論. 僅謂風兼寒兼濕當從溫散, 兼熱當辛涼. 獨寒溫熱兼濕當從燥滲. 中暑從淸解加益氣, 濕外受當溫散. 內生溫補, 兼熱當從淸利. 燥本枯願之象, 內傷者強半當淸溫, 不可過涼. 蓋涼屬秋令, 旣戕戊土, 複戕乙肝, 縱得燥去, 而土木焦願耳. 火之原, 元在水中, 與眞精相爲運用. 火之邪, 游行水外, 與元氣勢不兩立. 故有火者, 必元氣傷者半, 陰水虧者半. 正治金熾, 從治乃息. 惟驟受外感, 郁而成熱, 暫行涼平. 此愼藥之本也. 夫目不求五行製化, 陰陽六氣之本. 見紅退紅, 見腫消腫, 寒不應則熱之, 熱不應則寒之. 是疾不廢而人速其

廢也. 雖廢乎証, 其實廢乎藥也. 況且世人之軀多眞虛假實, 本科之症多上熱下寒. 始而涼劑進之, 上膈非不爽快, 醫者病者無不以爲道在是矣. 稍久則食減, 又以爲食不化而消耗之. 再久熱愈甚, 煩躁愈加, 痰嗽愈多, 猶謂藥力欠到, 寒涼增進, 而濕泄腹脹之疾作矣, 改用寬胸快氣. 至此不敗, 將待何時. 是故咳嗽吐血, 時發熱, 未必成療, 服四物知柏之類, 不已則療成矣. 胸腹膨滿, 悒悒不快, 未必成脹, 服山楂曲麥, 不已則脹成矣. 面浮跗腫, 小便祕澁, 未必成水, 八正四苓滲利, 不已則水成. 氣滯膈塞, 飮食難入, 未必成噎, 靑皮枳殼消耗, 不已則噎成矣. 筋骨掣痛, 渙散無用, 未必成痺, 搜風化痰, 不已則痺成. 睛久赤痛, 沙澁難開, 未必成障, 發表攻裡, 不已則障成矣. 成則不可複藥, 乃日病犯條款. 雖性命之重, 無可如何, 是尙論眼目乎哉. 所以治病必求其本, 良有以也. 總而言之, 死以生爲本, 欲救其死, 勿傷其生. 邪以正爲本, 欲攻其邪, 必顧其正. 陰以陽爲本, 陽存則生, 陽盡則死. 靜以動爲本, 有動則活, 無動則止. 血以氣爲本, 氣來則行, 氣去則凝. 症以脈爲本, 脈吉則吉, 脈凶則凶. 先者後之本, 從此來者須從此去. 內者外之本, 宣明者順, 潛蘊者逆. 上下迭爲本, 病在上者, 散之不得, 必引而通之, 使邪從下出. 病在下者, 伐之不得, 必提歸陽道, 使邪從氣化. 緩急虛實互爲本, 病屬於實, 宜治以急, 蓋實者邪盛, 苟不卽逐, 爲禍蔓延, 故治實有巧法而無遲法. 病屬於虛, 宜治以緩, 蓋虛者精奪, 惟一于補, 且無近功, 故治虛無巧法, 亦無速法. 若夫醫家之本在學力. 學力不到, 不識現在, 安能經方致遠. 尤忌者, 不矜愼而自是. 病家之本在隆師. 遇士無禮, 不可以得賢, 曷望回天轉日. 尤忌者, 好兼聽而無斷. 是故列子曰, 聖人不察已然, 而察其所以然. 淮南子曰, 所以貴扁鵲者, 知病之所由生. 所以貴聖人者, 知亂之所由起. 此知本之言也. 君不見栽花木乎. 根本被鋤, 生機已損, 未欲萎耳. 不培植水土, 而又修以刀剪, 未有不願而焚者. 鄙見如此, 不識有合於大道否. 家師心初薄之, 至是亦瞿然而起, 喟然而嘆日, 大哉論乎. 闖然入軒岐之室矣. 命筆之書, 以俟精醫學印正焉.

○ 五臟苦欲補瀉解. 五臟各有天性, 遂其性則欲, 違其性則苦, 本臟所苦爲瀉, 本臟所欲爲補. 蓋指水潤下作鹹, 火炎上作苦, 木曲直作酸, 金從革作辛, 土稼穡作甘. 五味而言, 如肝苦急, 急食甘以緩之. 肝欲散, 急食辛以散之, 以辛補之, 以酸瀉之. 心苦緩, 急食酸以收之. 心欲軟, 急食鹹以軟之, 以酸補之, 以甘瀉之. 脾苦濕, 急食苦以燥之. 脾欲緩, 急食甘以緩之, 以甘補之, 以苦瀉之. 肺苦氣上逆, 急食苦以泄之. 肺欲收,

急食酸以收之, 以酸補之, 以辛瀉之. 腎苦燥, 急食辛以潤之. 腎欲堅, 急食苦以堅之, 以苦補之, 以鹹瀉之. 雖然苦者直行而泄, 過苦則傷氣, 須鹹以佐, 辛者橫行而散, 過辛則傷皮毛, 須苦以佐. 酸者束而收斂, 過酸則傷筋, 須辛以佐. 鹹者止而軟堅, 過鹹則傷血, 須甘以佐. 甘之一味, 可上可下, 土位居中而兼五行也, 過甘則傷胃, 須酸以佐. 淡品無味, 五臟無歸, 專入太陽, 微利小便, 過利乃傷, 須統五味而消息之. 知其數者, 其于苦欲補瀉益得共平, 而心肝脾肺腎各盡其性矣.

○ 品藥製方治病解. 萬物皆藥也. 利而行之, 無有窒礙, 方書之所以作也. 是故陰中陽, 陰中陰, 陽中陰, 陽中陽, 品藥之性也. 君爲王, 臣爲輔, 佐爲助, 使爲用, 製方之旨也. 逆則衰, 從乃製, 經以時, 權得中, 治病之法也. 辛甘味薄爲陽, 辛甘則發散, 味薄則通, 陰中陽也. 酸苦味濃爲陰, 酸苦則收降, 味濃則泄, 陰中陰也. 味鹹氣薄爲陰, 味鹹則滋利, 氣薄則和解, 陽中陰也. 味淡氣濃爲陽, 味淡則滲泄, 氣濃則溫熱, 陽中陽也. 必熱必寒, 必固必散, 君之主也. 不宣不明, 不授不行, 臣之輔也. 或劫或和, 或發或補, 佐之助也. 能升能降, 能合能開, 使之用也. 殆暴須奪, 破留須行, 潰堅須攻, 除濕須泄, 逆則衰也. 熱病用寒藥而導寒攻熱者必熱, 陽明病發熱大便硬者, 大承氣湯, 酒製大黃熱服之類也. 寒病用熱藥而導熱去寒者必寒, 少陰病下利, 服附子乾薑不止, 白通湯加人尿豬膽汁之類也. 塞病用通藥而導通除塞者必塞, 胸悶煩驚, 小便不利, 柴胡加龍骨牡蠣湯之類也. 通病用塞藥而導塞止通者必通, 太陽中風, 下利, 心下痞硬, 十棗湯之類也. 從乃製也. 驚者平之, 勞者溫之, 散者收之, 損者益之, 經以時也. 治遠以大, 治近以小, 治主以緩, 治客以急, 權得中也. 易曰, 同聲相應, 同氣相求, 水流濕, 火就燥, 本乎天者親上, 本乎地者親下, 物各從其類也. 爲其從類, 乃依類品藥, 緣藥製方, 按方治病. 蕩蕩平平, 與物皆春, 功其成也. 或曰, 藥陰則無陽, 藥陽則無陰. 眼藥雜沓, 無用君臣佐使, 眼病純一, 不必逆從經權, 此齊東野人, 謂之瞽而惑於大道者也.

○ 點服之藥用須適宜說. 眼科之藥, 外治曰點, 內治曰服. 有點而不服, 有服而不點, 有點服並行, 此何以故. 蓋病分內外, 治有輕重. 內症已成, 外象都無, 不必點, 惟以服藥爲主. 假初起輕發, 不過微邪, 邪退之後又爲餘邪, 點固可消, 服藥夾攻亦可. 若內病方殷, 外症又險, 必須標本合理, 故點服俱行. 夫藥所以補偏救弊, 非不得已, 二者都不可必. 今人喜點惡服, 或避毀點, 壹皆見之偏也. 總之, 本重於標, 點維從輕. 所謂止其流者, 莫若浚其源, 伐其枝者, 莫若斷其根, 揚湯止沸, 不如釜底抽薪. 標重於本, 服維從輕, 所謂物穢當浣, 鏡垢須磨. 汗液鹽鹵著, 刀劍必鏽不經, 磨礪焉能利用. 一執己之膚見, 則標本逾亂, 標本亂而病能愈者, 未之有也. 諺云, 伐標仍審本, 顧本勿忘標. 主內失外謂之痴, 治外失內謂之愚. 內外兼理, 是爲良醫.

○ 製藥用藥論. 製藥如理刑, 出入寒熱之間, 生死所系. 用藥如將兵, 整練生熟之際, 成敗攸分. 銖黍之差, 雲泥迥隔, 可不愼與. 今之庸醫, 但見目病, 即作火治. 或難之, 謬引非熱不發, 非寒不止之說爲據. 詎知本科有許多陰癥陽衰, 假寒假熱, 當用甘溫滋養之屬, 曷可獨言是火而槪施寒劑也. 夫寒藥傷胃損血, 恐標未退而本先虧, 本虧愈不能驅邪外散, 久之必加甚. 彼仍不省察, 再投再煎, 病變不可爲矣. 然亦不宜熱, 設是火證, 投以熱品, 此澆油減火, 其焰尤烈. 或性癖辛溫, 稍涉清涼便憎而怖, 其伎倆去庸醫遠甚. 若乃藥之生熟, 生者性悍而味薄, 其行也急, 宣劑用之, 所以專其攻伐. 者性醇而味濃, 其行也緩, 補劑用之, 所以藉其資助. 市醫貲力不繼, 輒採鮮卉應急, 弗思藥有道地, 本草不錄則名號不正, 而道地奚自縱合式, 非王道耳. 苟藥氣偏勝, 而臟氣能無偏絕乎. 抑有以生藥爲嫌, 專尚烹煉稱奇. 要知藥有氣味, 水火太過則氣味已易, 而精英悉去所存者, 特死魄耳. 其才力既不及, 而爲政可冀有成乎. 且藥酸鹹無升, 甘溫無降, 苦寒無浮, 辛熱無沉, 性也. 升者納以鹹寒, 則降而直達下元. 沉者和以薑酒, 則浮而上至巓頂. 是性雖在藥, 而使在人也. 故夫四郊多壘, 非耀德觀兵, 不能睹雍熙之治. 車書一統, 非刑齊禮教, 何以敦仁讓之風. 而日用藥如將兵, 製藥如理刑, 豈虛語哉. 粗工全不理會, 居常生熟失宜, 寒熱互錯. 不致生者死而成者敗也, 鮮矣. 噫噫.

○ 辨病治病疑難說. 辨病之難, 不難於眞正, 而難於疑似. 治病之難, 不難於正逆, 而難於反從. 蓋積在中, 實也, 甚則默默不欲語, 肢體不欲動, 或眩暈昏花, 泄瀉不時, 皆大實有羸狀也. 正如食而過飽, 反倦怠嗜臥也. 脾胃損傷, 虛也, 甚則脹滿而食不得入, 氣不得舒, 便不得利, 皆至虛有盛候也. 正如飢而過時, 反不思食也. 脾胃虛寒, 眞陰症也, 陰盛之極, 往往格陽, 面紅目赤, 口舌破爛, 手撮足擲, 語言錯亂, 有似乎陽也. 正如嚴冬慘肅, 而水澤堅冰, 堅爲陽剛之象也. 邪熱未解, 眞陽証也, 陽盛之極, 往往發厥, 厥則口鼻無氣, 手足逆冷, 有似乎陰也. 正如盛夏炎灼, 林木流津, 津爲陰柔之象也. 所以前人有云, 實見羸狀, 虛得盛候, 誤在補瀉. 陰症似陽, 陽症似陰, 斃于溫涼, 可不辨乎. 其實亦易明. 如眞寒者厥冷, 嘔吐, 腹痛, 泄瀉, 小便清頻, 即有熱發, 必欲得衣, 脈沉小或遲而濡, 目得熱氣則少瘥. 眞熱者煩躁喘渴, 聲音壯厲, 大便祕結, 小水赤澀, 發熱掀衣, 脈滑數或大而有力, 目痛畏光與熱. 假寒者身雖冷卻惡衣, 便堅且難, 心煩喜飲, 上下氣出, 鼻穢, 脈遲有力或沉而鼓激. 假熱者雖面赤身熾熱, 衣被不撤而神靜, 語雖譫妄, 聲息則微. 或虛狂起倒, 禁之則止, 或蚊跡花斑而淡紅細碎, 或喜冷水而所啜不多, 或大便不解而小水多利, 脈雖數而濡, 或浮大無根及扎弦斷續. 眞虛者色慘形疲, 精衰氣怯, 自汗不收, 二便不禁, 脈弱無神. 眞實者內結臟腑, 外閉經絡, 氣壅不行, 血留爲禍, 脈形俱盛. 假虛者狀似羸而脈病爭强, 假實者病雖盛而正氣大衰. 治眞虛者補, 眞實者攻, 眞寒者溫, 眞熱者涼, 是謂正逆. 假寒者淸其內熱, 內淸則浮陰退舍. 假熱者溫其眞陽, 中溫則虛火歸原. 假虛者正氣旣損, 當直去其邪, 邪去則身安. 假實者邪氣雖盛, 當兼補正, 正存則不致大患. 且補中自有攻意. 世未有正氣複而邪不退者, 亦未有正竭而命不傾者, 萬不得已, 亦宜從輕從緩, 寓戰于守, 斯可矣, 是謂反從. 要之, 能勝攻者固實證, 實者多熱, 藥雖寒無慮. 不能勝攻者便是虛, 虛者多寒, 藥非溫熱恐呼吸變生, 轉應無及. 是故疑似之症, 神色不足憑, 當參以脈理. 脈又不足憑, 當察其稟受, 喜溫喜涼, 與夫痰汗便溲, 惡寒惡熱, 暨病之久新, 藥之誤否, 然後下以湯劑, 雖不中, 不遠矣. 若乃寒因塞用, 通因通用, 熱因熱用, 寒因寒用, 用熱遠熱, 用寒遠寒者. 如脾虛作脹, 治以蔘朮, 脾得補而脹自消. 腎虛氣逆上, 治以五味子, 腎得補而氣歸元, 逆滿自平, 塞因塞用也. 傷寒挾熱下利, 或中有燥糞, 用調胃承氣下之乃安. 滯下不利, 用芍藥湯通之而愈, 通因通用也. 藥本寒也, 而反佐之以熱, 藥本熱也, 而反佐之以寒. 俾無拒格之患, 經所謂必先其所主而伏其所因, 其始則異, 其終則同, 熱因熱, 寒因寒用也. 寒病宜投熱藥, 熱病宜投寒藥, 僅使中病, 勿過用焉. 過用轉恐爲藥傷矣. 經云久而增氣, 物化之常, 氣增日久, 夭之由也, 用熱遠熱, 寒遠寒也. 已上諸法, 亦從治之大凡, 擴而充之, 惟在明良者觸類而已. 故曰病無常形, 醫無常方, 藥無常品. 順逆進退存乎其時, 君臣佐使存乎其用, 聖神工巧存乎其人. 彼自用自專以正逆邪, 適逢眞病當不大謬. 一旦臨疑似之症, 治應反從, 若涉大海, 莫知津涯, 幾微之間, 生殺凜然. 況是假虛之病不多見, 而假實之症恆有, 假寒之誤通解, 而假熱之誤不可救, 一劑入口, 五內進裂. 人非木石, 言亦寒心. 然又有反從而逆正, 假病醫至眞病者, 皆疑似之害之也. 皓首窮經, 不免一失. 哀哉. 故謹編其辨病治病之至難者, 以告後人, 仁以爲己任者, 當必引爲同心.

○ 開導. 開導之理同乎戰, 請以戰喩. 今列陣圖八. 蓋百會, 後頂, 攢竹, 睛明, 上星, 內眥, 左右風池, 左右太陽也. 內眥乃摧堅破壘之先鋒, 其任居一. 太陽風池, 攻其左右翼也, 任次之. 上星絕其糧道也, 後頂斷其歸路也, 糧絕路斷勢必北, 壯士正可效其命力. 百會搗敵之巢穴也, 凱旋雖速, 乘險而征也. 睛明, 攢竹特擊其游騎耳. 斬寇立功, 端不外此八者. 所謂不入虎穴, 焉得虎子者也. 伊芳人形實病淺, 攻其內則邪自退. 倘六陽熾盛, 頭痛目傷, 或腫脹瘀肉. 藥力不及, 不能開導以宣泄其壅蔽. 吾知其焦願不在期月, 而在時日之間也. 或謂開導如遇鼠竄, 人寡勢弱, 我塞實而賊擒矣. 設群盜凶獗, 迫無出路, 必有擊觸之變. 所謂與其閉門截捉, 不若開路逐之之爲善也. 嗟夫. 由余之說, 是美開導之法, 由或之說, 是愼開導之用, 語似異而意則一也. 醫昧于輕重緩急, 以辟止辟, 當行不行, 而以暴易暴, 可止不止. 方諸謀士, 則蔣干往複東吳, 安得不沒全軍于赤壁. 穴法謹詳於下. 百會, 一名巓上, 在前頂後一寸五分, 直耳尖上對是穴. 頭風急痛, 用艾纑毫針刺及骨, 燃著, 火盡痛不止, 再灸三五壯. 上星, 一名神堂, 在鼻直上, 入髮際一寸. 頭痛睛痛, 仍用前法針灸, 更宜三棱針出血, 以瀉諸陽暴氣. 風池, 在腦後髮際大筋外廉陷中. 偏正頭痛, 頸項如拔, 毫針刺三分, 灸三壯. 太陽, 一名瞳子髎, 在目外去眦五分許. 目暴赤腫痛, 及頭風頭痰, 氣脈即現, 按之翕翕動作, 宜疾砭一二下出血, 不愈再灸. 後頂, 一名交沖, 在百會後一寸五分. 仍先刺後灸. 主治頸項强急, 額顱狂痛, 偏風目眩. 內眥, 即肉輪, 腫極血瘀, 睛痛難忍, 宜三棱針向上胞重砭出血, 下胞仍輕刺一二下不妨. 攢竹, 一名夜光, 兩眉頭盡處是穴. 赤腫不退, 無妨略砭出血. 目瞤動, 火針亦可少施. 睛明, 一名淚孔, 在內眦頭外一分宛中. 目癢而眩, 迎風淚出, 毫針刺, 艾燼再換, 禁灸. 砭針古用石鋒, 今代以三棱鋼, 故刺亦曰砭. 毫針一名火針, 灸乃艾丸子灼肉之謂, 本經統名開導. 世人罕得心傳, 余粗知一二. 然當險惡之症, 服藥漸退, 不用斯法居多, 知猶未知也. 且經日, 察其所痛, 知其所應, 常就痛處而施之, 無不愈者. 書載通身經絡, 按圖指病, 萬千其名, 而針法不講, 雖有三分五分之數, 如頭面諸穴, 皮骨相當, 那能刺入許多. 眼前大道荒謬不合如此, 特正之. 其分寸非黃鐘累黍之尺可得, 須本病患中指中節爲則度之. 若遇筆頭虎頭二公, 又當億中, 不可以矩步相繩.

○ 鉤割針烙. 原夫鉤割針烙之術, 仿黃帝九針所作, 聞自漢華元化先生得來. 一云龍樹山人, 未知孰是. 出險拯危, 功效最速, 本科專此. 實瀉利鬱滯, 剪除橫逆之一法也. 如鉤, 先須認定何處, 皮肉筋膜浮淺, 可鉤不可鉤, 卽手法亦隨病之輕重行之. 如割, 在土金位, 患攀睛, 雞冠蜆肉, 魚子石榴等症者可. 大眦頭一塊紅肉, 乃心之英華, 誤犯則血脫而盲. 或元氣薄, 及燥急濕盛, 因而惹風, 必爲潰, 爲漏, 爲枯陷. 風輪肉蝕, 鉤得便割得. 其絲血濃蔽, 略略剔去外邊穢瘀, 與峰起者. 貼睛淺障, 耐心磨濯自消. 若性急取快, 恐怕膏流珠碎. 針卽針內障, 撥反背, 刺痰核, 暨開導砭灸之針. 詳於本症本論, 不複臚列. 至於烙, 只能治殘風弦爛, 重而久不愈者. 輕者亦不須. 若障屬血分, 割如再長, 務火烙, 以斷之始平. 且藉其能止血, 不致亡陰. 倘在黑白之間, 切勿行. 總四者之法, 功效雖速, 必不得已而用. 全在心細膽大, 手準力完, 庶幾無害于事. 事後當按症用藥. 若欲補瀉, 各隨臟腑所宜. 否則氣散血凝, 剜肉成瘡, 縱有今日之明, 不久終爲痼疾. 夫然後起龍樹, 元化, 盡黃帝九針之術, 無能爲也. 噫. 審諸.

○ 增易景岳補, 和, 攻, 散, 寒, 熱, 固, 因八陣小引. 補方之製, 補其虛也. 凡氣虛者, 宜補其上, 人參黃耆等是也. 精虛者, 宜補其下, 地黃枸杞等是也. 陽虛多寒, 補而兼暖, 附桂乾薑之屬. 陰虛多熱, 補而兼淸, 天麥門冬芍藥生地之屬. 有氣因精而虛, 當補精化氣, 而辛燥之品非所宜. 精因氣而虛, 當補氣以生精, 而淸涼之類萬毋用. 又有陽失陰離, 水衰火泛, 須互相調爕. 故善補陽者, 必於陽中求陰, 陽得陰助則生化無窮. 善補陰者, 必於陰中求陽, 陰得陽升而泉源不竭. 總而言之, 以精氣分陰陽, 則陰陽不可離, 以寒熱分陰陽, 則陰陽不容合. 知緩知急, 知趨知避, 則不惟用補, 而八方之製皆可得而貫通矣. 和方之製, 和其不和者也. 蓋病兼虛者, 補而和, 兼滯者行而和, 兼寒者溫和, 兼熱者涼和. 和之爲義大矣, 大難詳說, 略指其當與與否. 如陰虛於下, 腰酸目暗, 和以滋益, 忌四苓通草石斛諸湯而滲. 陰虛於上, 目赤乾咳, 和以淸潤, 忌牛旁蒼朮細辛等物而燥. 陽虛於上, 瞼浮膈飽, 和以補, 枳殼濃朴木香檳榔禁用. 陽虛於下, 精蒙視惑, 和以固, 黃柏知母梔仁澤瀉勿投. 大便常泄意, 水穀混融, 以牛膝車前木通牽牛, 載利載滑, 謬矣, 當和以微熱. 表邪雖解, 謂汗過陽虛, 以五味子酸棗仁黃耆白朮且斂且收, 早矣, 當和以緩散. 氣結實而迷悶, 和以膠以膏, 及甘膩食饌, 恐滯而作痛, 經閉久而發熱, 和以二冬二地或黃芩黃連, 愈凝而不行. 諸動者不宜再動, 如胞紫睛紅及崩衄, 血動也. 瞼眦弦爛及痰嗽, 濕動也. 脹滿喘急, 氣動也. 遺精盜汗, 神動也. 血動惡辛香, 濕動惡寒苦, 氣動惡滯膩, 神動惡散滑. 凡性味之不醇, 皆所當愼, 其剛暴者盡在不言而喩也. 諸靜者不宜再靜, 如沉遲濡小, 脈靜也. 神昏氣怯, 陽靜也. 肌體淸冷, 表靜也. 口腹畏寒, 裡靜也. 脈靜喜補益, 陽靜喜升生, 表靜喜溫暖, 裡靜喜辛熱. 凡此性之陰柔, 皆所不欲, 其苦寒者又在不問可知也. 是故陽主動, 以動濟動, 火上添油, 不焦爛乎. 陰主靜, 以靜益靜, 雪上加霜, 不戰栗乎. 火在上, 升而益熾. 水在下, 降而遂亡矣. 已上所論, 未必盡皆中節, 然大旨悉寓于斯, 不能當局主和, 何醫之云. 寒方之製, 爲除熱也. 據古方書, 咸謂黃連淸心, 黃芩淸肺, 石斛芍藥淸脾, 龍膽草淸肝, 黃柏淸腎. 今之學人皆從此, 是亦膠柱法也. 夫寒物均能瀉熱, 豈有瀉此而不瀉彼哉. 但當分其輕淸重濁, 性力微甚, 與陰陽上下之熱, 相宜則善矣. 如輕淸者宜於上, 枯芩石斛連翹花粉之屬是也. 重濁者宜於下, 梔子黃柏龍膽草滑石之屬是也. 性力之濃者能淸大熱, 石膏黃連蘆薈苦參山豆根之屬. 性力之緩者能淸微熱, 元參貝母桔梗地骨皮之屬. 大黃硝石輩, 去實鬱之熱. 木通澤瀉等, 去癃閉之熱, 兼攻而用. 二冬二地梨漿藕汁, 去陰燥之熱. 黃耆白朮人參炙草, 去陽虛之熱, 兼補而用. 方書之分經投藥, 意正在此, 然未及發明其旨耳. 外如東垣升陽散火, 此以表邪生熱者設, 不得與于斯論. 熱方之製, 爲除寒也. 寒之爲病, 有外來, 有自生. 如風邪犯於肌表, 生冷傷於脾胃, 陰寒中於臟腑, 謂之外來, 由來者漸, 形見者微. 都無所感, 莫測其因, 謂之自生. 高明之士, 能以二陽爲根本, 常憂其衰敗, 無妄侵伐, 則自來之寒與外來之寒皆在術中. 是固有熱方之備, 以散兼熱者, 散寒邪也, 以行兼熱者, 行寒滯也. 以補兼熱者, 補虛寒也. 按症選方, 間有不相投者, 或未知宜忌耳. 如乾薑能溫中, 亦能散表, 嘔泄無汗者宜之, 多汗者忌. 肉桂能行血, 善達四肢, 血滯多痛者宜之, 失血者忌. 吳茱萸暖下元, 腹痛氣凝者極妙, 然莫妙于南沉. 肉豆蔲溫脾腎, 飧泄滑利者最奇, 終不奇于硫磺. 胡椒煖胃和中, 其類近於蓽茇. 丁香止嘔行氣, 其煖近乎砂仁. 故紙性降善閉, 能納氣定喘, 止滯濁泄瀉, 氣短而怯者忌用. 附子性走不守, 能救急回陽, 無處不到, 非甘與潤劑相濟, 太猛. 再則氣虛症用香竄, 見血症用辛味, 皆不利之槪也. 雖然以熱治寒, 陰陽相製, 不嫌純一. 若眞寒者, 略涉淸涼便覺相妨, 且宜急早圖, 維以望挽回. 必待勢不得已, 盡熱投之, 恐陰氣直中, 元陽潛脫, 死灰不可複燃矣. 比醫每以假熱爲眞火, 並前論俱不講究, 沒字之碑利如匕首, 不知殺人多少. 攻方之製, 攻其實也. 凡攻氣者攻其聚, 攻血者攻其瘀, 攻積者攻其堅, 攻痰者攻其急. 火邪正盛, 攻之未及, 可以再進. 攻之果當, 不必雜補, 蓋雜補便相牽製. 再進則火勢乃衰. 若病在陽攻陰, 在陰攻陽, 在表攻裡, 在腑攻臟, 虛則實攻, 眞作假攻, 此自撤藩屛, 引賊入寇, 謂之妄攻. 妄攻者必先脫元, 元脫不悟, 死無日矣. 是故攻之一字, 仁人所深忌, 正恐其成之難, 而敗之易耳. 至如虛中有實, 實中有虛, 此又當酌其權宜, 不在攻上則古. 散方之製, 散表邪也. 如麻黃羌活, 峻散也. 菊花紫蘇, 平散也. 細辛桂枝生薑, 溫散者也. 防風荊芥薄荷, 涼散者也. 蒼朮獨活能走經, 去濕而散. 橘紅前胡能清氣化痰而散. 凡邪淺者忌峻, 熱多者忌溫, 氣弱寒怯者忌涼平. 熱渴煩躁, 寒熱往來, 喜柴胡甘葛, 而嘔吐泄瀉者忌. 寒邪在上, 宜附子芎藭, 而內熱炎升者忌. 如此之類, 進退無常, 要在運用者轉變入彀耳. 若夫以平兼清, 自成溫散, 以平兼暖, 亦可溫經. 宜溫者散之以熱, 宜涼者散之以寒, 當於各陣求之, 不可刻舟於此. 固方之製, 固其泄也. 如久咳爲喘, 氣泄於上者, 宜固肺. 久遺成淋, 精脫於下者, 宜固腎. 小水不禁固其膀胱, 大便不禁固其腸胃. 汗泄不止於皮毛固之, 血泄不住于榮衛固之. 淚流須固乙癸, 唾涎須固土金. 因寒而泄者以熱固, 因熱而泄者以寒固. 然虛者可固, 實者不可固, 久者可固, 暴者不可固. 當固不固, 溪流有時而涸, 不當固而固, 曲突終始然薪也. 故錄固方, 以固不固. 因方之製, 因其相因爲病, 而可因藥而治也. 如疔疽之毒可拔也, 獨不可施之瘡痍. 蛇口之患可解也, 一定可愈其蜂尾. 湯火糜爛肌膚, 瘢可沒也, 刀槍仍效. 木石損傷肌骨, 斷可續也, 跌打無分. 陽明之升麻, 未有不走太陽少陽, 少陽之柴胡, 未有不入太陽陽明, 觀仲景麻黃湯可得其意. 夫麻黃性極峻利, 太陽經陰邪在表, 寒毒旣深, 非此不達, 設與之治, 陽明少陽亦寒無不散. 第恐性力太過, 反傷元氣, 又不若升麻柴胡, 故複有二方之製. 非謂某經必須某藥, 萬不可移易者也. 由此推之, 凡病之相因者皆可相因而藥, 此陣之不可以也. 而日方以立法, 法以製宜, 無因那得有悟, 此陣之不可無也. 以不無之方, 備必宜有之陣, 而治因其所因之病, 是病因因, 藥宜爲因也. 因固可自爲政殿于八陣, 允協輿情.
○ 眼不醫不瞎辨. 前達方書有眼不醫必瞎之句, 後人亥豕不辨, 或音語相近, 遂以訛傳訛, 乃有眼不醫不瞎之說. 夫神農嘗百草, 慮生民之夭札. 華佗立眼科, 拯後世之昏盲. 有是病即有是藥, 藥猶未能中病焉, 有不藥而自愈者也. 今人疾厄, 皆不惜眞元, 妄加斨喪, 致身子疲癃, 精血竭而生火, 故風邪得乘間而入. 目爲竅至高, 火性騰上, 火得風而愈炎, 邪又從火勢而出, 一旦疾作, 醫之少遲, 終無全目, 豈有不瞎之理. 況目非火症不變, 火之燔目, 猶物之落成, 假袖手旁觀而不急救, 委之於數, 夫寧有不盡焚者乎. 救之急, 火止者有之, 物存者有之, 即不然亦免其半. 所謂焦尾之魚, 猶能變化, 曇下之桐, 不廢清越. 是蓋眼不醫似瞎者, 知者不待辨而明也. 嘗見人目失治而廢, 曰, 吾悔不早醫. 非必瞎之驗歟. 前達正慮及此, 故厲言以惕之, 實欲夫人全受全歸之意也. 人而一毛不拔, 喜得以訛傳訛, 于父母病, 曰眼不醫不瞎, 危言以諫. 于婢仆病, 曰眼不醫不瞎, 正言以止. 旣以冷醫人之心, 又以寒病患之口, 是好省費養財之絕法也. 所以至今恆膾炙人口, 家喻戶曉云. 雖然下病失治謂之不仁, 上病失治謂之不孝, 不仁不孝謂之獨夫, 獨夫如病, 謂眼不醫不瞎也.
○ 內障五十七. 無故雙睛白似銀, 失明久作已亡身, 神仙不洩天機妙, 漫把金針暗度人. 偶爾從高跌下, 無意被人一打, 神水撓而渾, 年久凝成翳也. 不怕不怕, 自有金針在者. 此症蓋目無病失明, 金井之中, 有翳障於神水之上, 曰內障. 非精藝莫識所以, 且疑爲詐. 詎知障在睛內, 猶懸布幔於紙窗之上, 外人安知其蔽而不明也. 初起目昏, 次視惑, 次妄見, 甚乃成翳, 色白或微黃, 或粉青狀, 如星如棗花如半月如劍脊如水銀之走如膏脂之凝如油之滴水中如水之凍杯內. 名曰圓曰橫曰滑曰澀曰浮曰沉曰破散曰濃濃, 先生一目, 向後俱有. 其致病始末, 前後已詳言之, 無容再贅. 今專究其針治如後. 目不赤痛, 左右並無頭風, 瞳子不敧不側, 陽看能小, 陰看能大, 年未過六十, 過六十而矍鑠, 知晝夜, 見影動, 皆可針撥, 反此者不能. 旣不反此, 其翳黃如橙紅如朱淸如水晶, 昏暗如羊眼, 綠如貓睛, 皆不可針. 又有外看無一毫犯禁忌, 針入翳堅如石者. 沉泊黃精者. 朝如皮膜, 碎一孔而不能者. 著針睛珠病皴不勝力者. 通睛沉陷針難轉撥者, 須罷手勿強爲針. 後有頭痛用蔥艾熨法, 痛甚按穴灸, 嘔吐當暖胃, 白睛紅當清火行血, 通睛急痛安神養精, 佐以和肝. 過此, 瞳神有油氣, 視而眍眍, 大益榮衛. 如欲縮小, 加辛以開. 欲散大, 倍酸以收. 但不宜用芎桂姜附香燥之物, 恐助血作針口. 過此, 障落無光者, 陰陽不交. 障久複上者, 再針亦可. 人能調養精神, 勿藥亦保無虞. 倘以爲愈, 而不加謹愼, 日夜思所以斬伐其命脈, 致元元憔悴, 若焦若燒, 必轉爲風變. 而後乃今, 雖華佗再見, 亦無如之何也, 已矣. 有頭腦被物打觸, 或跌撲倒撞, 瘀血流出眼窩, 滲入神水, 當不及覺, 後茌苒成症. 輕止本目, 重則左右相牽, 本經曰驚振翳, 受病固不同於他, 而治法則一. 然要知右邊受傷, 先損右而牽左. 左邊受傷, 先損左而牽右. 牽損者可針, 先損者忌針. 損輕者可針, 損重者忌針耳. 訣曰, 無因自爾漸昏朦, 偏是昏朦色界通, 妄見鴉飛花亂落, 或如電掣火流紅. 這般病業非傷性, 水不清涼木有風. 彼時藥石差標本, 邪正相持氣混融, 始然一眼如煙罩, 次後相牽總一同, 年久輿薪全弗見, 爰名內障障雙瞳. 漫漫長夜何時旦, 金針一度日當空. 生成內障有多端, 可能醫治十來般, 分明一一知形色, 行針方可獲全安. 鴨舌古針今罕尚, 三棱用亦不相干, 病虛老弱兼娠婦, 前後調和藥餌難. 咳唾睏撓仍未許, 無已預服補和丸. 不雨不風天氣好, 致齋申敬待針完. 八法通神心勿怖, 但是閒人只靜觀, 有血術疏急住手, 誤犯黃精豈等閒, 乾廓利貞巽地善, 鑒人神水靜無痕. 三日啟封雖見物, 花明水動莫多言, 若然使性違將息, 縱不傷生翳卻翻. 內障金針了時, 針痕濕著痛微微, 軟帛纏頭金紙貼, 仰眠忱以穩爲期. 眼外忽疼禁不住, 首風牽引莫他疑, 或砭或藥歸經寳, 否則還將熨法施. 欲吐鹽梅含咽下, 吐來端坐卻由伊芳. 三朝羹粥溫溫服, 震動牙車事匪宜. 大便小便輕叫喚, 行雲行雨絕相思. 如此耐心三十日, 徐行出入會親知. 一切有情身外事, 病魔從此永分離. 不塵子曰, 內障之來, 其故有四, 五髒有偏勝, 眾腑失調候, 弱陰艱強理, 虛陽無補法. 心肝脾肺腎各遂其初, 以樂天和. 一髒或有餘, 四髒俱不足, 此五髒有偏勝也. 胃膽大小腸膀胱各司厥職, 少違功令, 爲燥爲淫, 此眾腑失調候也. 天水不下, 地水不上, 急而欲滋之, 遂使龍雷見, 此弱陰艱強理也. 壯火食氣, 氣食少火, 是曰陽無根, 盍之欲令實, 翻致不能禁, 此虛陽無補法也. 經曰, 心者, 五髒之專主, 目, 其竅也. 又爲肝之竅. 腎主骨, 骨之精爲神水, 肝木不平, 內挾心火, 神水莫制, 爲勢妄行, 上內爲障, 此髒病也. 腑脈系絡於髒, 循於目, 其精氣亦上注而爲目之精, 精之窠爲瞳子, 瞳子受傷, 則系絡乃敗, 邪火乘之, 上爲內障, 此腑病也. 黑水神珠法於陰, 白眼赤脈法於陽, 陰伴陽齊故能視. 陰微不立, 陽盛亦孤, 上爲內障, 此弱陰病也. 勞役過多, 心神倦怠, 相火代行其事, 相火一衰, 百脈沸騰, 上爲內障, 此虛陽病也. 故髒病者, 氣虧血損, 邪中之則神光自現而精散, 精散則視歧, 故以一爲二. 腑病者, 痰停火擾, 邪中之則隨眼系以入於腦, 入腦則目眩以轉, 故視定易動. 陰弱者, 視覺微昏, 常見空中有黑花, 久則視渺視近, 神水淡綠色淡白色, 已而純白則不見. 陽病者, 視物惑亂, 狀類不一, 甚則若螢若電, 時發時止, 神水變色如前. 然雖有髒腑陰陽屬病之分, 而障成則一. 究其原, 皆從五味四氣七情六欲不知節之所致也. 由微至著, 而人不猛省, 憑仗血氣方剛, 仍加斫喪. 或安地命元理, 聽其自然. 再則較錙銖之利, 方眞藥假, 信庸劣之醫. 始輕終重, 堂堂之軀同於木偶. 雖富且貴, 如夢如幻. 嗚呼. 是誰之過與. 語曰, 天無二曜, 一物無所生. 人無兩目, 一事無能爲. 可不慎哉. 是以疾之初起, 必於藥石之外, 正心寡欲, 惜視緘光.

蓋心正邪不入, 寡欲水自生, 惜視則神不勞, 緘光而膏常潤. 又且目爲心所使, 心正則非禮勿視, 安得牽事長思. 丈夫志氣逼人, 動爲裙釵所沮, 精力云乎哉. 寡欲不但延年, 且免牝雞司晨. 心爲目所誘奪, 物交物則引之. 不見, 可欲使心不亂, 是視宜惜. 目不著於邪物, 則心無妄作, 是老宜緘. 審如是而行, 則五髒之病眾腑之病弱陰之病虛陽之病, 虛者可補, 弱者可強, 有調有候, 不偏不勝, 內障奚自而來. 而猶有病之者, 天之災也. 天災可逭, 吾將持金針以度之. 針用金者, 非貴之也. 蓋取金與金合, 不傷肺氣. 猶磁石引鐵之義. 故必須上好赤金子打造, 長可六七分, 大惟與縫衣針並, 穎略鈍, 不可大利. 下用銀鉗一管, 長五分. 以象牙銼柄約三寸半, 緊斗入內, 通體水磨圓直, 恰好利用. 則珍重藏著, 臨事祭以靈液, 無不應手. 名曰神針, 不亦宜乎. 古人針用三棱用鴨舌, 則用馬口鐵造者, 雖載諸簡策, 未得指授, 率意爲之, 鮮不敗事. 無若吾此者之圓活穩便也. 有某士中年落魄, 尋醫生涯, 師心自足, 恥問前達. 聞人有獨得處, 偏加意鄙薄. 一日閱餘開目, 彼陰記其款式, 遽出治人, 瞳神一痛而破, 可見金針尚不敢妄施. 三棱鴨舌而可漫然嘗試者乎. 好自用者, 願以此生爲戒. 凡針, 量其人年形苦樂, 預爲調停髒腑外, 前二三日須少進清散之劑, 平其氣血. 及時取新汲井泉水一盆, 安置架上, 患者對盆正坐, 醫家側立, 以手勻水, 頻頻於眼內外澆淋, 覺冷氣沁入腦戶, 則脂翳越凝, 撥而無血. 且使肌理頓木, 不知痛怯. 於以下針, 運斤成風, 目不粘滯矣. 若冬月及老弱人, 茲法不施亦得.

○ 撥眼要精八法. 六法易傳, 惟二法巧妙, 在於學人心靈手敏, 久之自然有得. 八法者, 一曰審機. 患者以冷泉洗眼畢, 正襟危坐椅上, 靠定頭項, 勿令轉動. 兩手搦珠, 心無妄想. 如撥左眼, 醫師用左手大指食指分開眼皮, 即就二指捺住白睛. 次用右手大指食指中指執針, 令緊而直. 名指略按眼眶, 庶可動而察輪, 靜而觀廓. 二曰點睛. 針鋒就金位去風輪與銳眥相半, 正中插入, 毫髮無偏. 隨判疾逆瀉榮, 徐順補衛. 三曰射覆. 針鋒深入無礙, 即近黃精, 慢慢斜回針柄, 會須進不招愆, 退而得所. 四曰探驪. 針泊黃精, 如意運用, 使不暈不悸, 不妨直自內尋, 橫從外覓. 五曰擾海. 神龍即見, 霧雨潛興. 閉目片刻, 則風雷自息. 然後重截雲頭, 輕收虹腳. 六曰卷簾. 障雖撥落, 開手自能上去, 必加力掉下. 又放上來, 務期上而不高, 下而到底. 七曰圓鏡. 翳淨用針干於金井中央周遭浣滌. 細看睛內, 神水澄澈, 顏色指動, 一一映照, 自爾遠可識人, 近能鑒物. 八曰完璧. 回針將障送至護睛水內盡處, 遲遲出針之半, 少息再出. 恐障複還原位, 切莫緩在半日, 急於一刻. 此八法之大槪, 其中妙處不傳, 深造自得者, 尤在三四法之間. 夫探驪得珠, 請問誰沒海. 射覆知名, 亦不過偶然猜著. 顧名思義, 不幾令人駭汗. 孰謂胸有成竹, 固可恃而不恐也. 其他六法, 惟擾海一針, 羚羊挂角, 無跡可尋. 第終知爲羊, 自可捕風捉影, 端不若前法之微且險也, 故曰六法易傳. 雖然金針治目, 可謂力能回天, 聖神工巧, 八法備之矣. 或以爲易而忽之, 或以爲難而矜愼, 縱心靈手敏, 均不可語吾道. 如撥右眼, 則用左手, 照左目. 八法左目用右手, 右目用左手, 一定成法. 故學針, 先須從左手講究. 張氏石頑《醫通》謂左手不便事, 只右手由大眥插入, 曰過梁針, 此強作解事. 直插可入, 橫眠詎能轉運. 醫固不通, 而心實頑於石. 行針之日, 齋明盛服, 灑掃戶庭. 堂口橫設一案, 置香爐茗果等類於上. 醫者居前, 主人居後, 再拜稽首而言曰, 某年月, 下士某, 敢昭告於上下神 曰, 惟天地萬物父母, 民有疾, 傷厥心, 匪藥而克. 某枵腹不學, 未能變化成方, 勉治針經, 用匡不逮. 今某立身行己, 無惡於邦家. 旣眇複瞽, 俾晝作夜, 五色昏迷. 若沉湎冒色, 其或有過, 罰宜從輕. 廢爲生理殘障, 大可矜恤. 知悔斯已, 啟以自新. 恐術於數衡罔濟, 惟爾神尚克相予, 俾疾瘳, 毋詒伊芳戚, 永荷天休. 是用告虔而默鑒其心. 禮畢, 褪去大衣, 抖擻精神, 執針於爐上, 且熏且祝曰, 假爾針神有靈, 助我八法, 開彼雙睛, 日還其精, 月含其明, 我不辱命, 彼樂餘生, 假爾針神有靈. 開婦人瞽目, 用全紅簡, 照帖式書啟一通. 其辭曰, 伏以玉燭調光, 中壺照仁壽之鏡. 銅烏獻瑞, 南陔補白華之詩. 置靈素於腹笥, 司培元氣. 烹江鉛以掌露, 啟迪瞳神. 言念某氏, 望族女嬃, 名家閫範. 豐儀閒雅, 宛然林下淸風. 性質溫嚴, 委的閨中韶秀. 一燈五夜, 繡弗停針. 寒雨幽窗, 梭寧輒織. 然而才優於命, 受用多讓鄰家. 抑且女慧當男, 教育莫如彼婦. 文雁奮翮高騫, 秩秩靑蓮, 並頭早折. 凡茲劫數, 誰實安排. 大都結蘖未除, 或者善緣欠講. 東土豈無羅刹, 庸犯戒言. 北堂雖祀觀音, 罕敦慈訓. 綱裙翳血, 曾隨喜選佛壇場. 且莫寫經, 恆誤剪凌波履式. 人謂嫦娥不死, 桂宮免杵, 宵宵搗藥何爲. 古稱仙子了凡, 七夕鵲橋, 歲歲渡河則甚. 爾問我答, 端涉詼諧, 旣笑載言, 知添罪惡. 但賞惟從重, 平生每事多磨. 罰合就輕, 未老雙睛遞瞽. 春花紅若錦, 不窺園已三年. 秋月白○霜, 難移步至五尺. 眞所謂魄未下世, 魂早離形. 庭鏡少治儒書, 長通醫術, 臨財毋苟得, 冷戶那較豐儀. 見義當勇爲, 近功用補新過, 是以直行厥道, 逞計他求. 伏願上天勿念前愆, 能自新濃加保佑. 本師劫恣薪授, 可版法點運樞機. 銀海涵虛, 日中頃刻消雲霧. 金針宣化, 指下分明有鬼神. 此後餘生, 由今再造. 無任存誠, 主敬激切屏營. 謹啟. 此余向昔治某婦而作, 其婦美而賢能, 只一子種痘殤. 夫因子死憂成病, 尋亦不祿. 婦晝夜悲泣, 得圓翳內障. 告神針之, 雙目如生, 因錄以爲則. 若夫, 子無恙, 文雁靑蓮句勿用. 或有別情, 修飾增入, 與某某姓名, 須實塡. 圓翳, 非謂方圓之圓, 乃兩重相粘, 中央夾有濁水, 猶包子壁錢之象. 凡針撥動蕩, 卻不能脫落者是. 須針鋒望巽廓空中一刺, 其濁水滾滾下流, 或溢出於金井之外. 再豐針, 向內打圓按下, 則瞳子0然矣. 滑翳, 亦非光滑之滑. 乃圓翳未結, 針入能散能聚, 散之則大珠小珠上下交流, 聚之仍合而爲一. 所謂如水銀之走者, 此也. 是症不多見, 針亦莫能奏效, 學人識之.

○ 附案九條目. 瞽旣久, 生猶死也. 一旦複見人世, 縱需用多金, 當亦樂從. 況有不愛錢, 肯施恩之天醫乎. 乃以下九輩視爲容易, 不惟不謝承, 翻埋冤賴詐, 是蓋蛇蠍蟻蛆合爲一體, 豕心狗行, 未足方其穢惡. 覽者不怒髮衝冠, 決非烈士. 邵武羅東山, 攢典羅英撫子也. 年三十, 赤貧. 聞吳某棄婦張, 歸寧母氏. 母頗有升合, 足供齋粥, 衁緣入贅. 然婦老而無出, 敢怒而不敢言, 冉冉喪明. 時提學葛歲試, 扶瞽告驗. 家弟侄見之, 敎有建訪餘. 余友艾南天, 嘗主伊芳宅. 英利其有錢, 命東山父事, 至是賴其力求治. 一切使費, 皆取給焉. 藥資贈於乃兒艾秀瞻. 蓋憐其貧病, 而樂以襄成也. 詎兩目針而重光, 堅隱不認. 反以瞑黑痛楚, 日夜號泣. 艾母疑飢慮寒, 時遣施予. 泣益頻, 號益張. 餘直叱不能禁, 乃謀舁歸. 明年春, 秀兒子廷珍補弟子員, 因同儕語若近況, 始知已具呈補考, 又明年南天捐館. 艾母八十壽, 總無一字存問. 不論受恩弗忘, 即泛交, 亦無此不情. 余旣精針法, 焚香告天, 願有治者, 不問貧賤, 咸與醫藥. 豊人饒倒, 生而得銀星內障, 父母驚異, 愛逾常兒. 比成童, 纖毫不見, 乃知爲雙盲, 欲溺死者. 再鄰媼憐而育之. 誨以話文, 耳頗易入, 聲亦朗朗可聽. 每出, 人樂施, 足贍命. 行年二十, 餘至其里, 爲針一目, 障去而人物不識. 敎以手捫之, 再問對無差, 因悟蘇民公曰喩, 誠有其事, 非寓言也. 媼喜曰, 伊芳父母羞產瞽人, 呼爲饒倒, 今成人矣. 再四稱謝. 越五年, 媼棄世. 饒仍還本相, 負鼓板曳杖而去, 莫知所之. 陳嶺陸瞎子, 形瘦小如老猿. 年近六旬, 不生髭髯, 妻男亦無. 然不甚貧窮, 麥田蔬圃盡可自怡. 適余過上坪, 見之目可治, 詢其由, 乃夏夜出浴, 爲虎攫去, 越十數高崗放下, 載嗅載舐, 嚙其陽事而去. 得命歸, 驚且慟, 成斯症. 本里張蜀瞻, 不信世有是術, 掃榻居停. 懇針其一, 金井如冰壺秋水, 纖塵不染. 張喜極大呼曰, 虎口餘生, 今日複閱東區風景, 何以爲先生壽. 陸惶恐無以應. 有頃, 引指探吐, 作痫中狀, 在庭各三兩偶語. 余笑曰, 此羅東山故智也, 吾與若少退安矣. 及使人偵之, 果然. 廣昌瞽者唐三流丐於同里餘宅. 予瞥見曰, 此可針而愈也. 眾以爲大言, 強施之. 針入即光. 問所見, 云, 黑如漆, 加之狂痛. 索錢米滿意乃行. 明年於白水嵥作鼠竊, 被人執獲送司. 餘氏子遇諸塗, 始知前言非誇. 三流蓋小人, 狗彘不食, 其餘者也. 泰邑龍湖童靜山慕餘術, 既受業. 他症略諳, 惟未見內障. 偏覓得一孤貧戴六牙, 針之須眉畢現. 童細詰光景奚似, 仍對如三流言. 嗟夫. 人世之事, 非人世所可盡, 湯義仍不云乎. 連上所治五輩, 東山三流固屬賴詐, 陸與饒與戴果何作用, 而昧心至是. 西城薛伯恭之子二乞, 亦生而雙瞽, 家人不知也. 試周, 晬盤什物, 一不能取. 亟遣輿迎視. 曰, 此內障, 非金針不開. 然須長而曉事, 始可施行. 書數方, 教根據次制服, 使春木仁氣常存, 厥症不變. 凡歷十五寒暑, 欲申前議, 而家落矣. 歲乙酉, 伊芳胞兄環聲從兄惟潔, 省城遇餘於章江. 茶話之下, 詢乃弟近境. 曰, 家風大改, 惟侄目如初. 先生悉善予, 肯念屋烏之愛, 恩及廢人乎. 容不才著落相請. 餘敬諾. 十月回, 內子搜尺牘出閱, 知已代邀, 會得錢五千. 尋修礼, 訂期而往. 薛若不知情, 惟潔翳至伊芳館夜餐, 力懇開罪. 翌午勉針一目, 睛湛如鏡. 問人物, 倏言見, 倏言無睹. 圖賴謝金耳. 環悟, 勒錢送餘歸. 止出二千文, 餘推某某不得. 余鄙其無藉脊人, 謝諸好善樂施者, 遽行, 不複再齒. 後二乞代鄉人收布, 見餘, 回頭罔顧, 可謂心盲矣. 寧晤子同里顯名, 從兄寄居游坊橋, 年五十止一子, 疫死, 目暴盲. 時九月神會戲班, 大家觀者, 皆嘆賞. 顯名料餘必歸, 异至0上求治. 審系驚振內障. 蓋子死, 以頭撞柱石號泣故也. 明日顯名借族侄松穀踵門議禮, 許謝三金. 曰, 銀數如命, 必預封定始下針. 松穀力肩承, 餘不許可, 曰, 是症針入病除, 轉瞬多以不見脫騙, 訂以某日行針. 至期表妹夫科捷暨伊芳叔父菊村來說, 聞尺刻開彼人瞽目, 特往觀. 問松穀何在, 曰, 已備物先去. 二人固餘所敬愛, 又屬一家, 信而不疑. 比至寧室, 果議所許三兩在座. 施針, 釬芥能辨, 眾方嘩駭. 松穀潛袖銀肥遁. 顯名遽前謝曰, 家兄自帶有錢, 何必稱貸親友, 飯饌送至府上. 曰將入, 顯名匿不出, 索錢無有. 還尋松穀, 婦應未下來. 翌午複往0上, 瞎子已凌晨返游坊去矣. 人心險毒叵測, 至如此其極耶. 丹陽曾斗先, 餘孫婦族叔祖也. 因妻死, 憂成內障, 迎余治. 睇視如圓翳, 及針, 果濁水奔騰, 風輪倏若暮煙布滿, 心悸甚. 急罷手, 煎養榮湯與服, 令就寢. 少停鼻息如雷, 禁勿驚覺, 是夜無事. 晨起揭封, 水澄精湛, 矩細能辨. 餘原不校利, 況屬親道. 詎

知口蜜腹劍, 見面諄諄致謝, 對人言翻謂爾時非曉醫理, 一針幾斃命. 言下似自品藥而愈者. 嗚呼. 此老鼈居十年, 子媳棄如敝屣. 今舌耕飽食, 全不以我爲德, 竅亦東山之流亞歟. 上盤江子萬, 石匠生理. 一日廠中鑿碑, 石節彈左目, 既眇. 右目尋得驚震翳. 央程以珍求餘針, 議銀四兩. 針入障即下, 程問見否, 江不答. 餘叱曰, 爾德諒不可有光, 仍將障撥上. 忙曰, 見. 見. 其子婦急出釵釧交程手爲質. 乃如法畢事. 語曰世風不古. 又曰人心叵測. 於金針一道, 領教多多矣.

《銀海指南》

○ 守正辟邪論. 聖人立法以治天下, 皆取乎正. 人生天地間, 六氣感於外, 七情傷於內, 加以飢飽勞役, 其病固難枚舉, 余惟以目病言之. 夫目爲肝竅, 輪分五臟, 腎水涵之, 膽汁統之. 凡有所感, 皆能爲患. 惟審其虛者補之, 實者瀉之, 或邪盛正虛, 補中兼瀉, 瀉中兼補, 此正法也. 不謂正法失傳, 而邪法紛起, 受其害者, 可勝道哉. 不得不嚴爲辯之. 如有以針挑其上下胞者, 先出其血, 後以金器擦其內瞼, 久之必生翳障, 蓋血傷邪不散也. 有以舌舔其目珠者, 博古人孝感之名, 而非出於誠心, 往往傷破其珠. 蓋舌乃心之苗, 瞳神爲腎之精, 以心火克其腎水故也. 有食辛辣, 飲燒酒, 烘火向日, 謬雲以熱攻熱, 是賣敵以糧, 授賊以刃也. 有刮指甲金玉等, 屑點眼者, 以脆嫩之質, 而受堅剛之克, 豈有不傷之理乎. 有以黃連湯, 薄荷湯, 泥漿, 井水, 雞子清, 水晶, 金銀等物, 取其涼氣以熨洗, 必致血凝症生, 誠可慮也. 更有一種醫人, 不察形色部位, 臟腑經絡, 輒用菊花洗心散, 龍膽四物湯, 三黃湯, 羊肝丸之類, 隨症亂治, 此眞徐靈胎所謂劣醫矣. 大抵目病以肝腎爲本, 舍本而從標, 皆非正法. 邪正之辯, 彰明較著, 儒家有正宗, 醫家亦有正宗, 學人愼毋惑於旁門也.

○ 用方法. 漢張仲景治傷寒, 立一百十三方, 此用方之祖也. 其中增減分合, 立法最善. 如桂枝湯加葛根, 則爲桂枝加葛根湯, 此增法也. 桂枝湯去芍藥, 則爲桂枝去芍藥湯, 此減法也. 桂枝湯去芍藥加附子, 此增減並用法也. 桂枝二麻黃一湯, 桂枝二越婢一湯, 此合法也. 桂枝麻黃各半湯, 此合而兼分之法也. 蓋病情百變, 方難膠一. 故有一方之中, 寒熱並用, 仲景附子瀉心湯是也. 攻補並用, 陶氏黃龍湯是也. 若藥性相反而兼用者, 胡洽治痰癖, 十棗湯加甘草, 丹溪治勞瘵, 蓮心飲與芫花同行是也. 又如丹溪治一婦, 用四物湯去川芎倍地黃加白朮黃耆黃柏甘草人蔘一帖, 腹大泄, 目無視, 口無言, 知其病勢深而藥無反佐之功也, 仍用前藥炒熟與之而愈. 此同一方, 而一生一熟, 相懸天壤也. 至於君臣佐使, 尤不可不知. 如六君子專補氣, 故以人蔘爲君,

四物湯專補血, 故以當歸爲君, 切不可凌亂雜用, 致味要領. 欲爲醫者, 能先明製方之法, 無難奏效. 余治汪婦兩目赤腫, 左關脈沉數而微澁, 此鬱火傷肝症, 宜用逍遙散. 然時値暑令, 恐柴胡複升動其火, 因去之, 加靑蒿而病除. 又治謝某, 火旺水虧, 宜用六味丸, 但目有星障, 不宜酸斂, 因去萸肉加女貞而病除. 又治謝某兩目, 紅絲下墜, 此由操勞過度, 思慮傷脾, 以致脾火刑金, 宜用歸脾湯. 但脾中尙有鬱火, 恐木香太燥, 且能破氣, 因去之, 加麥冬以潤肺而病除. 又治吳某厥陰頭痛, 氣血素虧, 脾腎兩經複感受寒邪, 致左目凝翳赤障, 下起傷痕, 宜用溫補之劑. 但僅祛脾臟之寒, 則水不得溫, 僅祛腎臟之寒, 則土不得暖, 余以理中湯理陰煎, 合治之而病除. 凡茲各法, 未可槪述, 但能隨証應變, 自免刻舟求劍之弊. 若症有相似, 方無蔘用. 如陰症似陽者, 其人目腫面赤, 煩躁咽痛, 身有微熱, 大便祕結, 有似陽症. 但渴欲飮水, 複不能飮, 切其脈沉細遲微或輕按洪數, 重按沉弱無力, 此乃水極似火. 王太仆所謂身熱脈躁, 按之不鼓擊者, 名陰盛格陽, 非熱也. 宜用通脈四逆湯, 倍加附子人蔘, 以接其眞陽之氣, 設投寒涼, 下咽立斃. 陽証似陰者, 其人目微赤, 身寒逆冷, 神氣昏昏, 狀若陰証. 然渴能飮水, 大便硬祕, 小便赤澁, 設有稀糞利出者, 乃旁流之物, 非冷利也, 其脈雖沉, 切之必滑數有力. 王太仆所謂病患身寒厥冷, 其脈滑數, 按之鼓擊者, 名陽盛格陰, 非寒也. 輕者白虎湯, 重者承氣湯, 倘投溫熱, 醫殺之也. 又有隔治一法, 如六節臟象論曰, 未至而至, 此爲太過, 則薄所不勝, 而乘所勝也. 張介賓謂凡五行之氣, 克我者爲所不勝, 我克者爲所勝, 假如木氣有餘, 金不能製, 而木反侮金, 薄所不勝也. 余嘗治一目痛脾泄嘔吐之証, 專用四君子而愈. 蓋此症由脾土衰弱, 不能生金製木, 時値春令, 少陽用事, 金氣休囚, 木挾相火, 反刑肺金, 故致目痛嘔吐, 複克脾土, 故致泄瀉. 若從伐肝木, 木必不能受製, 惟用隔治一法, 補土以生金, 生金以製木, 則金有生扶, 木不能薄所不勝也. 此卽東垣補土平肝之意也. 但天下之病無窮, 古人之方, 不能盡其變態, 則因証立方, 當抒獨見. 曾有干某, 某目爲鍛石所傷, 黑珠已損, 視物不明, 兩眶腫痛. 又有瘳婦, 左目爲火烙傷, 黑珠已壞, 疼痛難忍. 此兩症, 如《飛鴻集》,《龍木論》,《銀海精微》,《原機啓微》,《審視瑤函》等書, 及各大家集中, 均所未載. 余思石本屬陽, 又因火化灰, 其性更烈, 目爲所傷, 則血凝水涸, 遂處一方. 以韭菜地上蚯蚓泥煎湯令服, 其腫痛立消, 繼以涼血之劑, 目遂還光. 蓋蚓本土德, 而星應軫, 水味性鹹寒, 最能淸熱, 其泥尤甘寒, 瀉熱解毒. 必用韭菜地上者, 韭入血分而行氣, 氣血行則腫消, 熱毒淸則痛止也. 至火性燥烈, 烙目尤酷, 遂用陳菜子油令其灌洗, 其腫痛亦立消. 蓋菜子辛溫無毒, 陳則辛溫之氣稍泄, 目方苦燥, 得此潤之, 痛可少減. 且味帶辛溫, 則能散其凝滯, 而腫亦消矣. 學人能細認病源, 熟諳本草, 何患症之難治哉.

○ 用藥法. 夫病有虛實寒熱之殊, 故藥有補瀉溫涼之別. 若虛中挾實, 實中挾虛, 寒因熱化, 熱因寒化, 上寒下熱, 上熱下寒. 其症種種不同, 則臨証用藥之法, 不可不知. 昔韓懋之嫂口舌唇皆瘡, 或至咽喉, 下部虛脫, 白帶如注, 醫投涼劑解其上, 則下部疾愈甚, 或投熱劑, 及以湯藥熏蒸其下, 則熱暈欲絶. 懋曰, 此亡陽症也, 以鹽煮附子爲君, 製以薄荷防風, 佐以薑桂芎歸, 水煎後, 入井冰冷與之, 未盡劑卽少瘥. 或問其故曰, 眞對眞, 假對假. 上乃假熱, 故以假冷之藥從之, 下乃眞寒, 故以眞寒之藥反之, 斯上下和而病解矣. 此治假熱眞寒之法也. 張銳治蔡魯公孫婦, 產後次日大泄, 而喉閉不入食. 衆醫曰, 二疾若冰炭, 雖司命無如之何, 張曰, 無憂也, 取藥數十粒使吞之, 咽喉卽通, 下泄亦止. 魯公奇之, 張曰, 此於經無所載, 特以意慮之向者, 所用藥, 乃附子理中丸, 裹以紫雪耳. 下喉閉不通, 非至寒之藥不爲用, 旣下咽, 則消釋無餘. 其得至腹中者, 附子力也, 故一服而兩疾愈, 此寒熱並治之法也. 羅謙甫治一婦肝脾鬱結, 午前用補中益氣湯下六味丸, 午後用逍遙散下歸脾湯, 此氣血並治之法也. 謙甫又治一婦, 肝興氣滯, 與歸脾湯下蘆薈丸, 此補瀉兼施之法也. 薛新甫治一婦, 怒氣傷肝, 氣血俱虛, 朝用逍遙散, 夕用歸脾湯. 又治一婦郁怒傷肝脾, 朝用歸脾湯, 夕用逍遙散. 蓋一則肝陰大損, 故先用逍遙以達木性, 次用歸脾以補其土, 使木不能克製. 一則脾土旣爲肝木所克, 故先用歸脾以扶衰敵强, 次用逍遙以疏其氣, 使木性得暢, 土不複克. 此治標治本, 先後次序之法也. 李東垣治息賁伏梁, 諸丸初令服二丸, 一日加一丸, 二日加二丸, 加至大便微溏爲度. 再從二丸加服, 周而複始, 俟積消大半而止. 蓋恐病淺藥深, 轉傷正氣, 故必逐漸增添, 此由少加多之法也. 李士材製陰陽二積之劑, 補中數日, 然後攻伐, 不問積去多少, 再與補中, 待其神旺, 則複攻之, 屢攻屢補, 以平爲期. 此攻補迭用之法也. 余本各法以治目疾, 應手輒效. 嘗治沈某目紅壅腫, 眵淚如膿, 口乾唇燥, 小便赤澁. 此一水不能勝五火也. 第降其火, 則水不卽生, 第滋其水, 則火不遽息, 乃以六味作湯下靑寧丸, 火淸而水亦壯. 又姚某右目爲苗葉針傷, 白障滿泛, 疼痛不止, 當以活血爲本, 治氣爲標, 乃朝用四物湯, 加蘇木紅花乳香沒藥蟅蟲, 以行其血, 夕用沉香越鞠丸, 以通其氣. 又干某痘後, 兩睥生癬, 此因

부록-눈병의 치료

虛鬱熱停滯脾胃, 當以扶脾爲本, 淸熱爲標. 乃朝用六君子去甘草, 加升麻望月砂杏仁, 以健脾潤肺, 夕用淸目散, 以瀉火. 又李某兩目赤障, 晝則時痛時止, 此陽不和也, 乃朝用香砂六君子, 以和其陽, 然上焦鬱氣未通, 再用㗜鼻碧雲散, 以達其氣. 又馬某兩目赤翳, 夜則時痛時止, 此陰不和也. 余用補肝散合四物湯, 以和其陰, 然浮火上升, 不可下降, 再用熟地附子搗爛, 塗湧泉穴, 以降其浮游之火. 又劉某兩目昏眊, 胸膈鬱悶, 無事生怒, 此腎水不能生肝木也. 余用左歸飮下越鞠丸, 則壯水之中兼解其鬱. 丹此陰陽互濟, 氣血並調, 虛實兼治. 諸法不能遍擧, 略述數條, 以待學人隅反. 或曰何不合一湯以治之, 余曰不然. 用藥之法, 同於用兵, 譬如兩枝兵合路而來, 則合師以剿, 自可奏功. 若東一支兵, 西一支兵, 分路來犯, 若合師以剿, 東馳西走, 力不能專, 何如分師進取各奏成功. 然而奇正相生, 各存乎人, 總期變通盡利. 故兵法曰, 多算勝者, 少算不勝也.

《外科証治全書》
○治目大要. 目有專科, 諸書多略之. 然有他証兼患目者, 治目之道, 安可不明. 夫五臟六腑之精氣, 雖皆上注於目, 大要則在三經, 肝開竅於目, 故論目必首肝. 然有心神散亂, 卒見非常之怪, 或精散視歧, 觀一物爲兩, 則心又爲目之大關, 蓋諸脈皆屬目, 心主脈者也. 而脾又爲諸陰之矣. 細辨虛實, 再辨虛實之在氣在血. 暴發在表爲實, 久病在裡爲虛. 虛者, 昏暗眼花瞳散, 在氣則澀, 視物不明. 在血則酸乾枯少潤, 治宜養肝血安心神, 尤必先理脾胃. 實者, 赤腫脹痛, 翳膜眵淚, 治宜除風散濕, 涼血平肝, 此治目大要也. 點洗之方, 只宜辛平, 若用寒涼阻逆之, 致邪熱內攻, 反成翳障, 及妄將冷水冷藥冷物 洗, 致昏瞎者有之, 不可不愼. 目爲肝竅, 目病宜歸肝. 凡紅赤腫痛及少壯暫得之病, 皆作肝實血熱治. 肝爲相火, 治當益閱坊書眼科多用苦寒辛散等藥, 非所宜. 予因治複目湯一方, 藥雖平淡, 而屢用屢效. 蓋目爲有時火暴甚而赤痛異常者, 用雞子黃連膏點眼, 勿令緊閉, 等熱淚湧出, 數次卽愈. 凡年及中衰, 或酒色過度, 目無腫痛, 但羞明昏暗, 瞪視無力, 珠痛如摳等証, 此皆屬肝腎之不足也. 治參內障條. 損目破睛, 用牛口涎點之, 如睛突出者, 急揉進. 日點二次, 須避風, 卽黑睛破者, 亦有可愈. 眼目被打傷靑腫者, 用生半夏爲末, 水調敷之. 複目湯, 當歸二錢赤芍二錢大熟地五七錢或用生地黃芩一錢五分酒炒薄荷二錢甘菊二錢甘草五分川芎一錢. 上水煎, 食後臥時稍熱服. 癢加蟬蛻防風各一錢五分. 腫加羌活木通各一錢. 痛加酒連. 目珠夜痛加夏枯草香附各二錢. 目中赤脈加密蒙花二錢. 白眼上紅不退加桑白皮三錢. 兩瞳痛去川芎加澤瀉一錢五分鹽炒黃柏一錢. 肝虛淚多加鮮首烏五七錢或一兩. 紅腫而不羞明者加山萸肉杜仲各二錢. 腫痛兩眼如桃, 合而爲一, 痛不可忍者, 先用防風通聖散下之, 然後服此方加連翹蔓荊子各一錢五分. 丹砂散, 此李時珍方也, 點治諸眼皆妙. 海螵蛸去殼皮爐甘石上好者淬童便浸七次飛用硼砂各一兩辰砂水飛五錢用此則不枯. 上硏極細末如灰, 瓷甁收貯. 臨用少加冰片硏點. 二百味草花膏, 羯羊膽一枚白蜜五錢, 要眞白蜜未用上白洋糖兌過者. 上將膽汁同蜜和勻碗盛, 蒸稠如膏, 甁收. 每用少許點之, 如日久藥乾, 用人乳潤之. 雞子黃連膏, 雞子一枚黃連粗末一錢. 上將雞子開一小竅, 取雞子淸, 以瓷碗將黃連末子摻於雞子淸上, 用箸徹底速攪打數百, 使成浮沫, 約得半碗許, 傾出淸汁, 用點眼眥, 勿得緊閉眼胞擠出其藥, 待熱淚湧出, 數次卽愈. 內加冰片少許尤妙. 按此方治火眼, 暴赤疼痛熱在膚腠, 淺而易解者, 點數次可愈. 如熱由內發, 火在陰分者, 不宜用此寒涼, 非惟不能去內熱, 而且閉其火邪也. 內障與不病之眼相似, 並無腫痛翳膜, 惟睛昏黑無光. 若有所障, 然內實無障也. 其珠色靑內障等名, 總由血少神勞, 肝腎虧損, 精竭視昏, 神竭視黑. 治當專補腎水, 兼補其氣, 用加味明目地黃丸, 或八珍湯加甘菊淮山藥牛膝山萸肉枸杞子穀精草五味子夏枯草天冬麥冬等藥酌用之. 目珠痛, 至夜更甚, 連眉棱骨及頭半邊腫痛, 以苦寒藥點服反甚者, 用夏枯草香附各二兩甘草四錢, 共爲末, 每用三錢, 淸茶調服, 四五服可愈. 目中見禽蟲飛走紛紛不已者, 肝膽病也. 用酸棗仁炒羌活靑葙子元明粉各一兩, 爲末, 每水一盞藥末二錢, 煎和渣服, 日二次. 加味明目地黃丸, 生地黃一斤酒炒人蔘四兩五味子三兩牛膝二兩麥冬六兩去心歸身五兩甘枸杞五兩甘菊八兩. 上硏極細末, 煉蜜爲丸. 八珍湯通用二十五. 外障者, 眼生翳膜, 如圓翳, 色白或大或小. 冰翳, 如冰凍堅白. 滑翳, 如水銀珠子. 浮翳, 白色環繞瞳人. 沉翳, 藏精深處. 偃月翳, 形如月牙. 棗花翳, 周遭如鋸齒. 白翳黃心, 生小眦頭, 四邊白, 中心一點黃. 黑花翳, 靑色, 星月聚散類, 黑珠上四, 五點白心. 斑瘡入眼, 胬肉攀睛. 此皆有餘之証, 多由腎水虧乏, 陰火內鬱, 不得升發, 或誤用寒涼點洗, 致風熱阻逆而成. 初起邪氣未定, 翳膜浮淺者易治. 日久邪氣已定, 翳膜深牢者難治. 治宜宣發, 不宜疏利, 疏利則邪氣內蓄, 爲翳益深. 當用撥翳湯, 藥肝丸, 早晚輪服, 使邪動翳浮. 佐以丹砂散點之, 緩緩取效. 戒暴躁惱怒, 並忌煎炒, 辛熱等物. 胬肉攀睛, 大眦赤肉堆起, 用杏仁十四枚, 去皮尖, 嚼吐於手心, 乘暖, 以綿纏箸頭點胬肉上,日三次, 餘肉漸消. 赤脈貫瞳人, 用元蔘爲末, 米泔煮猪肝, 日食之. 撥翳湯, 生地黃三錢歸身一錢五分柴胡天花粉牛蒡子川芎防風薄荷甘草決明分酒炒甘菊二錢. 上加生薑一片, 水煎食遠服. 如大便祕澀者, 加酒炒大黃一錢五分, 大便通潤仍除之. 按每日早服藥肝湯, 晚服此劑. 藥肝湯, 黑羊肝七尖四兩如無羊肝卽用公猪肝亦可免糞八枚木賊去節當歸身. 各入瓷罐內, 漫火熬滾, 令其性味俱出後, 將羊肝七尖切薄片, 入於湯內, 一刻卽熟. 先飮湯, 後食肝, 每日淸晨用之, 晚服撥翳湯. 兩月之久, 翳膜可消一半, 百日可全愈. 還瞳散存驗, 消翳膜遮睛. 密蒙花一斤蜜水拌蒸木賊四兩去節微炒川羌活八兩蜜炒. 白蒺藜下. 赤眼有經年不愈者, 皆因肝腎陰虛, 邪熱留滯故耳. 用桑白皮杜仲各二錢濃朴檳榔各一錢. 共爲粗末, 取雄鷄肝一具, 不經水, 去紅筋, 同藥入白酒釀六兩, 隔湯煮熟瀝去藥渣, 以酒肝食之, 隔兩日再如法食. 一法, 接用六味地黃丸加首烏四兩密蒙花二兩, 同爲丸服之, 愈. 六味地黃丸通用四十三. 眼眶沿邊赤爛垢膩, 乃脾經濕熱上蒸, 用萬金膏貼之. 熱盛者, 服瀉黃散. 濕熱鬱久必生蟲, 用覆盆子葉搗汁, 以紗蒙患上, 滴漬下, 少頃蟲從紗中出, 其細如線. 萬金膏, 五倍子黃連防風荊芥穗當歸川芎苦蔘各四錢銅綠五分. 上生硏極細末, 以薄荷煎汁丸, 彈子大. 臨用時以熱水化開一丸, 乘熱洗眼, 日三次, 神效. 瀉黃散, 石膏四兩 防風二兩蜜水炒豨簽草三兩酒炒晒乾梔子仁一兩生. 脾胃氣虛, 目緊皮縮, 眼瞼上小睫毛倒入眼中, 謂之拳毛倒睫. 補中益氣湯加石斛蟬蛻去殼爲末, 綿裹, 左眼塞右鼻, 右眼塞左鼻, 數夜自愈. 有伏熱內攻, 陰氣外行所致者, 去其伏熱, 眼皮便寬, 則毛立出, 宜用升陽散火湯, 外治同上. 升陽散火湯, 連翹黃芩蔓荊子升麻羌活柴胡各一錢五分歸身二錢生地四錢甘草一錢生用. 上水煎, 食後溫服. 補中益氣湯通用三十. 生睫邊, 形如豆粒有尖. 以線針刺破卽瘥, 故俗名偸針, 乃太陽經結熱也. 如刺後風邪襲入瘡口, 面目浮腫, 目赤澀痛者, 用芎皮散二錢, 菊花湯調下, 覆頭出汗卽愈. 芎皮散, 川芎二兩靑皮一兩. 共爲細末, 每服二錢, 菊花煎湯調服. 附方存驗, 生南星末同生地黃搗膏, 貼太陽穴, 針眼自消. 卽刺後冒風亦可愈. 風熱搏於胞胎, 則患眼丹, 紅腫脹痛. 風盛者腫軟下垂, 不能視物, 用荊防敗毒散散之. 熱欲潰者, 按陽癰例治之. 然須速愈, 若潰久潰深, 亦能成漏. 荊防敗毒散通用四. 仙方活命飮通用一. 眼皮上突出一紅疤, 懸如魚膽, 用過江蜘蛛絲蜘蛛牽絲搭過屋者, 爲過江纏之卽脫. 又方, 用櫻桃核磨水搽, 漸漸自消. 生上下眼睫邊, 頭大蒂小, 黃殼水泡如葦形, 或頭小蒂大, 漸長垂出, 堅凝不痛. 纏綿經

年皮蕈毒處, 少頃, 用左手大指甲墊於患根, 右手持披針, 尖頭齊根切下, 血出不妨. 用翠雲錠子磨濃塗之, 其血卽止. 內服涼膈淸脾飮. 忌海味魚腥煎炒. 淸涼丸, 當歸尾石菖蒲赤芍各二錢川連生地膚子杏仁各一錢生羌活五分膽礬二分. 共硏粗末, 以大紅綢包之如櫻桃大, 滾水浸泡, 乘熱熏洗, 忌入塵土. 翠雲錠子, 杭粉五兩銅綠黃連各一兩輕粉一錢. 上共硏細末, 用糯米百粒, 水一盞煎半盞, 汁濃去米, 再煎至三分, 和藥作錠陰乾. 用時水磨令濃, 以雞翎蘸塗患處. 涼膈淸脾飮, 生地連翹去心梔子生硏薄荷荊芥防風石膏黃芩赤芍各一錢甘草五分. 上水二鍾, 燈心二十根, 煎八分, 食遠服. 眼皮外翻, 如以舌舐脣之狀, 小兒多有之. 痘風眼爛, 胞腫弦緊, 則眼皮亦翻. 治法皆宜瀉脾胃之積熱, 瀉黃散主之. 瀉黃散見前爛眼. 生上下眼胞皮裡肉外, 大者如棗, 小者如豆, 推之移動, 不紅不疼. 用生南星磨粉, 薑汁或米醋調濃頻敷, 日淺者卽消, 日深者兼服二陳湯陽和湯卽效. 二証生於眼胞之裡, 有如沙擦, 開張不便, 多淚而痛, 其累累堅赤者如椒粒, 名椒瘡. 其細顆者, 乃血熱有瘀也. 法以燈草刮抺處, 令血出卽愈. 睛上生瘡, 用桑皮一兩, 以淸水於白碗內浸半日, 視水碧色爲度, 箸頭纏綿, 蘸點滿眼, 微痛勿畏, 良久瀝去熱汁, 日點十次, 不過二, 三日可愈. 淸脾涼血湯, 荊芥防風赤芍元蔘陳皮蟬蛻蒼朮炒白薜皮連翹去心大黃各一錢五分酒洗濃朴五分生甘草五分. 上加竹葉三十片, 水煎, 食遠服. 淸涼丸, 見前眼痔. 生大眦角, 太陽膀胱經睛明穴. 其穴系藏淚之所, 初起如豆如棗, 紅腫疼痛, 瘡勢雖小, 根十寸, 水煎服之. 如潰後有膿, 從大眦內出者成漏難治, 可用柿餠搗爛塗之, 或黃丹水飛炒極細鯉魚膽汁和成膏, 日貼三五次. 若潰斷眼邊弦者, 不治. 複目湯見前目赤腫痛. 眼前垂下至鼻, 大便血出, 此名肝脹. 羌活一味, 水煎, 數服愈. 一方用獨活. 眼內白珠忽黑, 見物如舊, 毛髮勁直, 不語如醉, 此名血 . 用五靈脂二錢, 酒調服愈. 有目赤鼻張大喘, 渾身發斑, 發如銅鐵絲絲硬, 乃熱毒結於下焦, 用白甲礬滑石各一兩, 水三碗煎一碗半, 不住口飮盡卽愈. 眼中赤血如射, 此陰虛相火旺之病, 宜用生地熟地各五錢當歸白芍各二錢知母黃柏木通側柏葉柴胡黃芩各一錢桃仁紅花各五分, 水煎溫服. 孩兒患目赤痛, 不能服藥者, 用胡黃連細末一錢, 人乳調, 按男左女右, 塗脚心湧泉穴卽愈. 如眼生白翳, 取桑汁以燈心點之卽退. 痘後毒火攻目, 皆因長漿時, 不知用藥攻漿, 漿不充滿, 故至回水收靨之際, 無形之患. 如遲至毒火亢極, 翳膜遮蔽瞳人, 痛苦異常, 日夜叫啼, 以致兩目喪明, 則成廢人矣. 斯時治之, 亦當用淸毒保目湯解之於前, 看有翳膜遮. 蓋黑白珠侵入

瞳人者, 徐徐用撥翳湯治之於後. 或隔一日一劑, 雖三四月之久, 尚保無虞. 不可過用寒涼, 責效於數劑之間, 又不可聽庸俗眼科用藥磨點, 登時損廢. 痘後初開眼, 內有星翳者, 取燕脂泡水鋪紙上, 以新筆在紙上蘸水拂翳, 日三次, 三日愈. 遲治貽害. 痘後受風, 成迎風落淚者, 用葵仁一粒去皮, 草紙硏浥淨油, 以色白爲度, 硏粉人乳和點, 日三次, 次日另換葵仁再點. 藥隔宿者不用. 疳眼腫痛難開, 隱澁多淚, 漸生白膜, 雲翳遮睛, 外則撏眉咬甲揉鼻, 喜合面而坐. 宜釀浸一宿, 次日置飯鍋上蒸溫服, 立效. 忌煎炒雞魚豬首生冷發物. 淸毒保目湯, 柴胡一錢蟬蛻十二個去頭足當歸桔梗各八分連翹防風荊芥穗赤芍. 上加燈心五十寸, 水煎, 溫服. 撥翳湯見前外障. 其証淚多, 隱澁難開, 睛珠礙痛. 初得時宜翻轉眼皮, 用棉裏釵腳, 拔出瞇物來. 日久多生雲翳, 不可忽誤. 天絲風揚入目, 宜急治之. 用京墨磨濃, 以新筆蘸塗目內, 閉目少時, 以手張開, 其絲自成一塊, 用綿輕輕惹下則愈. 如未出再塗. 又方, 石菖蒲搥碎, 右目塞左鼻, 左目塞右鼻, 即出, 屢效. 煙渣入目, 切勿用湯洗, 愈洗愈痛, 甚至瞎眼, 宜用亂頭髮或綜纓, 緩緩揉之即愈. 塵屑入目, 急吐口津於石瓶上, 以人指甲磨濃, 骨簪點眼內, 少頃, 一抹即出. 麥芒入目, 用石菖蒲搥碎塞鼻, 百發百中. 沙瞇目, 用雞膽汁點之.

《眼科祕訣》

○ 卷之一, 孫眞人眼科總理七十二症祕訣. 夫人之雙目, 象天之日月地之源泉. 天氣不下降, 地氣不上升, 二氣不能交感, 則天氣之變異, 陰陽激剶, 日月昏蔽, 故天不降甘露, 元陽爲虐, 而江河之甘泉不通. 人之一身, 氣血升降, 水火既濟, 則萬病不生矣. 夫眼有五輪八廓, 屬於五臟六腑. 黑睛屬肝, 白睛屬肺, 瞳人屬腎, 上下眼胞屬脾, 大小眥四角屬心小腸, 往來機發之輪屬三焦. 心有疾, 則血不養目. 腎有病, 則瞳人昏暗, 肺有症, 則白珠血絲日生. 肝有患, 則翳膜變起. 且男婦目病, 多傷於肝肺二經, 此皆憂患惱怒色欲七情之所感也. 內傷於臟腑, 外發於眼目. 肝屬木, 肺屬金. 慟則傷肺, 金來克木, 怒則傷肝, 肝氣上冲, 腦汁下墜, 黑睛生翳膜, 遮掩瞳人, 不睹陽光, 致令昏蔽流淚, 變異萬狀. 世上專門眼科, 動輒將藥點之, 屢醫不效. 丸散用補腎之藥. 不知腎乃肝之母, 補腎生肝之氣, 肝氣上冲, 則黑睛翳膜轉生, 甚無了日. 此狂士未遇至人, 口口相傳, 心心相授. 敢云我得仁術, 爲世善醫耶. 余今幸遇至人然光啟. 老師得授方外大瓢七眉, 先生年百有四十矣, 祕傳此方, 流通萬世, 屢行屢驗. 今願以此方付之於世, 亦可保己寧身也. 一時或暴赤之發, 多因失調, 內鬱五臟, 外發眼目. 如天地疾風豪雨之狀, 必當表之, 用沖和湯. 沖和湯. 羌活蒼朮製防風各一錢黃連川芎白芷各八分細辛六分甘草五分. 加薑三片, 蔥頭一個, 長五寸, 煎熱服. 次一劑不用蔥. 外以二聖散洗之. 如重, 用玄靈聖藥點之, 幾次即愈. 玄靈聖方. 兔腦爐甘石一兩, 取瑩白體輕者, 內無夾石者佳. 用銀罐盛, 上下以木炭火煅之紅透, 傾於藥水內浸之, 滾乾再煅透紅, 仍用藥水烹之乾, 又如法透紅, 九次爲度, 方將甘石擂爲細末, 用水飛過數次後, 用大碗一只, 將細紙二層, 貼於碗內, 將石末輕輕倒碗內紙上, 晒乾刮下, 貯爲丹頭. 凡用丹頭一錢 冰片八厘 麝香六厘 熊膽二分 乳缽內硏極細點之. 製爐甘石藥. 川羌活蒼朮防風白芷小川芎黃連黃芩黃柏升麻柴胡干葛荊芥薄荷蔓荊子各等分, 用大罐子一個, 以水煎汁製爐甘石. 開明湯. 治時眼多昏蒙者. 草決明炒硏防風蔓荊子白菊花酒洗 各一錢羌活歸尾荊芥白芷生地薄荷小川芎各八分黃芩六分. 加薑三片, 燈心十二根, 煎服. 五七服爲度.

○ 凡翳眼, 不論男婦, 其疾皆因惱怒, 肝肺二經鬱, 發心火, 克於肺經, 七情所感. 又或時感, 未曾發表, 有發表後, 疾雖退, 猶未盡愈也. 又犯七情六欲, 久而未調, 遂成其疾. 變作諸般形狀. 故先賢嘗云, 眼有七十二症, 症多, 方亂用, 醫之不效. 後將眞人總理七十二症之法, 其眞口訣相授受者鮮矣. 孰不知肝氣上冲, 腦汁下墜, 翳障遮睛, 內則垂帘, 外則蒙蔽, 烏風內障. 腦汁下浸瞳人, 瞳人歪小, 瞳人下陷, 瞳人倒側, 瞳人不動, 靑光內障. 紅絲纏繞黑白, 大小角上風癢, 拳毛倒睫, 赤眼爛弦, 羞日怕光, 螺螄突旋, 蟹眼, 努肉攀睛, 頭風患目等症. 皆用十大將軍冲翳散, 此眞人立名曰先鋒開路散. 十大將軍冲翳散. 文合五錢重者六錢即五倍子苦蔘四錢重者五錢升麻二錢重者三錢半草決明二錢重者三錢薄荷一錢半重者二錢防風一錢半重者二錢荊芥一錢半重者二錢白芷小川芎羌活各八分重者一錢. 上十味作一劑, 要足分兩, 依法加減, 用三次, 薰法則在口授. 其疾極重者冲四十劑, 中者三十劑, 輕者二十劑, 或十五劑, 或六, 七劑, 則有效矣. 內服揭障丹, 外點開疆掃霧丹. 揭障丹. 黃荊子一斤晒乾去殼淨溫水洗三四次又用童便浸三日夜早晚須換童便浸完又用溫水洗三四次炒硏細聽用號揭障磨翳丹頭每用丹頭一兩. 加當歸酒洗川芎生地各爲末二錢半白芍酒洗爲末一錢半谷精草羌活白芷升麻柴胡草決明木賊各爲末一錢龍膽草一錢半荊芥薄荷各爲末一錢半各如等分發丹頭. 如欲多配, 照上法添之. 如內外翳障重者, 加雌雄石末三錢. 製用銀鍋內煅紅, 入醋內淬七次. 每用淡竹煎湯, 食後服二三錢, 日二次, 有奇效. 兩目中紅如血, 此三焦余熱攻之, 號曰珠玲. 加梔仁玄參麥冬各三錢. 兩珠蠻大, 突起如怒像者, 號曰古睛, 有風熱. 加防風白蒺藜車前子各二錢. 含漿眼, 上下眼包合, 不能自開, 將手分開, 淚傾如米汁之狀, 此風熱太甚, 攻於肝肺二經. 加龍膽草三錢防風羌活各二錢桑白皮二錢白芍柴胡各一錢. 爛弦紅皮者, 加桑白皮三錢草決明防風各一錢五分. 眼內紅絲多者, 加山梔仁炒三錢. 紅氣上侵黑珠, 加桑白皮蜜製三錢. 眼中淚多者, 加柴胡升麻各三錢. 血灌瞳人, 加白石膏煅三錢炒黑梔仁二錢大黃炒二錢 歸尾三錢. 瞳人側身, 加柴胡升麻各五錢. 瞳人端正, 我把手招他, 他不把手招, 謂之水火未濟之像, 左右輪中氣不貫. 加蜣蜋瓦上略焙爲末二錢. 上眼皮蓋下眼皮, 作睡人眼, 乃脾之倦也. 加白朮陳壁上土炒各三錢. 雙目黑睛紅侵, 白珠不紅, 號曰血熱侵肝. 加當歸尾白芍茜草各三錢梔仁炒二錢. 白珠血紅, 黑珠不紅, 號曰余熱傷肺. 加百合宣連梔仁炒各二錢. 眼內青翳突起, 乃水勝火衰, 號曰烏睛, 乃肝不納水之故. 加木賊花椒各三錢柴胡白芍各二錢. 蟹眼蝦眼老膜突起者, 加千裡光三錢磁石一錢五分. 黑白不分, 混濁污穢, 觸沖瞳人者, 加黃柏知母各二錢. 上下四角作癢, 加白蒺藜去刺三錢. 視人長大, 一人似二人者, 號曰兩輪不分白. 加青葙子三錢. 兩目並太陽穴作脹, 加蔓荊子三錢. 青光者, 一雙好眼, 視物不見, 號曰青光瞎子, 此三輪有濃病也. 加赤茯苓玄參黃芩各一錢五分. 雞黑, 雞上宿則目不明, 雙目黑暗, 乃肝不納余血, 血倒轉攻心之症. 加上好藏浪大黃三錢黃柏知母各二錢. 眼內如針刺, 謂之血熱. 加好大黃二錢梔仁炒二錢. 雙目細小者, 號曰夾視. 加白茯苓白朮枸杞子各一錢.

○ 十二將軍二聖散論. 將軍即黑圓鈴棗. 此方專理七十二症. 一切眼症, 洗之如神. 不怕風膜之氣, 但爛弦風眼, 視之令人懼怕, 不用點藥, 止用此法, 每日三四次. 一日用小鐘取藥, 些須洗之, 自然安好. 若要服藥, 即服開明湯. 二聖散. 白聖五分, 飛過用, 即白飛礬 綠聖六分, 生用, 即生綠膽礬. 先將二味研爲細末, 複用十二圓黑面將軍, 將大碗一個, 用水二飯碗, 下將軍於碗中, 放在飯面上, 蒸數十滾, 即下二聖於碗內, 將黑將軍取出不用. 閉目, 一手洗眼外胞, 每日三四次爲妙. 其蒸黑將軍, 必以味盡爲度.

○ 凡翳有新舊, 久翳人不能取效, 來叫我醫, 必先用十將軍沖翳之法, 內服揭障丹, 外點開疆掃霧丹. 勿論男女新舊諸般等眼, 無不應驗神效. 掃霧丹. 兔腦爐甘石一兩, 要上等雪白輕者方佳 火精石一兩. 搖爲細末, 以水合之如泥, 作一餅. 如無火精石, 用混元球煅之, 或用煅元靈丹藥汁淬之. 將甘石打入作小塊, 包入精石內, 外再用黃泥包之, 待乾, 入百眼爐內煅之, 紅透取出, 待冷聽用. 去泥, 取甘石人乳缽內, 擂極細, 用水飛過三五次, 有微粗再飛過, 以不刺牙爲妙. 晒乾爲丹頭. 丹頭一錢 冰片必上好四六者, 二分五厘 眞麝香一分五厘 熊膽三分五厘 蕤仁三分, 去油盡. 與丹頭共擂萬遍, 以瓷罐貯之, 日點三次. 凡一切翳膜障等眼, 內服揭障丹, 外服沖翳散, 再用開疆掃霧丹點之七八十次, 極重者半月, 有驗矣. 製蕤仁之法. 鋪內多將郁李仁代之, 不效矣. 蕤仁形扁, 打開去殼, 淨挪去內衣. 如內衣殼不能去, 將口中含去, 淨仁二三錢, 用粗紙包, 去油淨, 試紙上無一些油痕, 用之乃效.

○ 凡醫諸眼之訣, 必用授受口訣, 醫之乃效. 如十將軍沖翳揭膜之法, 視碗內翳膜, 或如豆腐油, 或如豆粉, 竹膜牽絲, 結核血核. 沖熏無有翳膜下於碗內, 則肝肺上障已盡, 止眼中紅絲牽纏白珠, 吃上黑珠.

○ 可將揭翳斷絲之法, 用蓋世萬捶膏, 即賽寶丹, 每早點之. 凡點眼時, 皆用飲食後, 方許早點. 或十分重者, 三五年老翳濃膜, 俱寅時點起. 重者, 自寅至午點十一遍. 中者, 自寅至午點九次. 輕者, 寅時至午點七次. 再輕者, 自寅至午點五次. 點左歇右, 點單不點雙, 過午不點. 問, 點眼如何不過午. 答曰, 子時者, 一陽初生, 乾卦管六個時辰. 午時者, 一陰初生, 坤卦管六個時辰. 故人身合天地, 陽生五臟六腑之氣皆運於上. 頭乃諸陽之首, 故午前用藥則有效矣. 此等不可與庸醫俗子言之. 近午當瞑目養睛, 則眼中瞳人不受其傷. 如少年之人, 欲火難禁, 必別室獨宿, 方爲保養. 用賽寶丹點七日, 服大決明散七日. 重者點七日, 滿七十七遍. 中者點七日, 滿六十三遍. 輕者點七日, 滿四十九遍. 再輕者點七日, 滿三十五遍. 是法不可增也, 亦不可減也, 如法點完. 二七內不點, 只服揭障丹, 不可少. 如重者要服決明散, 一切肝肺二經有未盡火, 必當再服. 若仍生紅絲翳膜, 速將十將軍沖翳散熏之, 仍要揭盡內障, 此謂永無後患. 點之一月, 可以全愈, 不必慮其後患矣. 如此一七服大決明散七劑, 點賽寶丹七日. 二七不點, 服決明散, 揭障丹相兼七日. 三七服決明散, 點賽寶丹七日. 翳障罄盡揭落, 兩目重明如故. 三七後因事複患者, 清心寡欲, 飲食調勻, 口不雜味. 仍以前早點, 白日服決明散, 夜晚服揭障丹二三錢, 其翳盡數落下. 方見神聖工巧之妙. 大決明散. 石決明一錢半火煅 如粉荊芥穗八分青葙子八分酒炒研木賊八分羌活八分麥冬一錢半去心梔仁炒八分白芍六分酒炒大黃三分酒微炒. 遠重者, 加雌雄石末一分, 水煎八分, 食後服. 將諸藥煎沖倒在碗內, 澄清去渣, 外加雌雄石末攪勻服之. 雄石體重沉碗底, 將藥吃完, 以舌尖舐雄石末於口內, 白水送下. 雌雄石即磁石吸針者, 用醋煅七次, 水飛過用之. 點眼 頭, 一七服七劑, 二七不點, 服七劑, 三七點藥, 服七劑. 症極重者服百劑, 半重五, 六十劑, 輕者三, 四十劑. 此方總理七十二症, 有神效之功. 賽寶丹. 爐甘石一兩照前用火精石製蒺仁一兩淨仁照前製 琥珀用新布包搥碎研細末小珍珠光明者用豆腐煮過溫水洗三四次布包搥碎研細末瑪瑙重珊瑚稍重 車碟輕石蟹又錘熱水硏雌雄石入醋內淬七次. 以上各五錢金銀箔各二百張共製過, 細研水飛, 以不刺牙爲度, 方合作一處, 擂十萬下, 將藥包緊, 勿令泄氣. 調合賽寶丹法. 荊芥眞薄荷草決明防風羌活白菊花木賊千裡光蒺仁去油各五錢. 上九味銼鉬, 如水三大碗, 浸二三日, 用水煎十余滾, 傾出出渣, 澄淸熬膏. 須留一鍾, 加乳汁一鍾, 同熬至一鍾, 調賽寶丹諸藥, 要搥萬下如乾. 又將膏潤之, 潤之複搥, 搥之複潤, 務令膏盡搥於藥中, 名爲萬搥膏. 又搥打成大條爲賽寶丹. 愼之愼之, 不可輕泄. 點落眼中, 翳膜紅絲開盡, 其瞳人方得睹光. 久遭霾薇, 尚還不得補回陽精, 陽氣不足, 如人受病才安, 氣血未得充足, 最要保重, 閉養神氣, 老健再服補腦還精丸養之. 補腦還精丸. 雌雄石三錢照前製木賊去節童便浸一宿焙茺蔚子炒小羌活荊芥穗去梗炒蛇蛻酒洗炙乾白菊花菟絲子酒浸一宿炒石決明半煅半生防風去蘆杏仁去皮尖又去油以上各五錢小川芎懷地酒拌炙乾蒼朮米泔浸三日夜炒乾白蒺藜炒去刺蟬蛻去頭足翅洗淨各一兩枸杞五錢. 共爲末, 煉蜜爲丸, 如彈子大. 每日服三丸, 早飯後薄荷湯研下, 或好茶下. 服至百丸, 其目比前更光, 亦且以杜後患. 蕭雲峰老師敎我用心. 凡眼兩角紅者, 心火熾然. 癢者, 屬風. 淚者, 肝之液也. 有淚者, 肝經受風有火. 凡上下包皮痛腫, 脾虛受濕, 脾主肌肉故也. 白屬肺, 肺爲金, 西方之氣, 故主白. 凡白有筋者肺有火, 有翳膜者肺受風. 黑屬腎, 腎主水, 北方故主黑. 無光不能敵陽者, 腎虛也. 外治爛弦迎風有淚方. 爐甘石五分童便一碗煮過杏仁十四個去皮尖水內浸三日去油歸尾酒洗一錢五分膽礬二分. 共四味, 用新白布做一小袋, 盛藥扎口, 入瓷罐內, 加淸水牛盅浸, 外用濕腐皮封罐口, 入小鍋內, 加水, 連罐煮一炷香取出, 入地內陰三日, 用時將無名指蘸搽眼皮上, 數次卽愈, 渣連水存之.

○ 卷之二 注孫眞人眼科祕訣後. 按眞人《總理眼科祕訣》一書, 專治少年中年時發時歇紅絲雲翳遮蔽瞳人等症. 至於時症, 只服沖和湯開明湯二方愈矣. 若年久生雲紅絲翳者, 開手先用. 羌活勝風湯. 白朮五分土炒枳殼麩炒川芎防風白芷羌活桔梗前胡獨活荊芥薄荷各四分柴胡七分黃芩酒炒五分炙甘草三分. 淸水二鍾, 煎一鍾, 早飯後大熱服. 渣卽煎服. 凡紅絲自上眼皮而出, 倍加柴胡加黃連酒炒五分. 自下眼皮而出, 加木通五分五味子二分. 自大眼眦而出, 加蔓荊子炒打碎蒼朮各五分. 自小眼眦而出, 加藁本龍膽草各五分人參三分. 內服此藥, 外點開疆掃霧丹. 點法, 臨臥用骨簪蘸涼水, 拈藥小米許, 點大眼角內, 藥力盡再點. 輕者點三次, 重者點五六次, 俱三更前點完. 明早, 點落翳膜粘住眼皮, 用骨簪蘸溫水撥淨, 避風. 點時宜靜, 病者並旁人不許說話, 恐眞氣散而藥力不行也. 勝風湯服至十數劑, 眼中雲膜虛浮者點去, 堅固者點不下來, 接服大決明散, 仍點掃霧丹. 點幾日, 歇幾日, 不宜常點, 看光景點歇. 服決明散後, 老翳濃膜貼在眼珠上不退, 卽點揭障丹. 揭障丹服五七日, 口中有痰涎, 咽喉不淸利, 吐去唾沫一二尺不斷, 聞口內氣腥穢薰人, 是肝肺上障開矣, 卽用十大將軍吹沖法. 吹沖三五日, 眼內紅絲翳膜虛浮, 吹沖十日後, 紅絲翳膜與眼珠離開, 以簪撥紅絲雲翳活動, 卽用賽寶丹點. 點法如《祕訣》, 點七日歇七日云云. 大約雲翳薄者, 掃霧丹可以點去, 濃者非賽寶丹不能去, 或宜點掃霧丹, 或宜點賽寶丹, 在臨時看眼之變動何如耳.

○ 釋薰法則在口授, 秋冬在屋內. 早飯後, 服揭障丹一次, 午飯後服一次, 日夕用吹法. 用机子一個, 置天井無風處, 朝日, 將吹藥煎滾, 倒大碗內, 放机子上. 卻令病者坐小板凳, 在机子東邊向西, 頭上蒙綿被一床, 將頭與身上半截並机子, 藥套在內, 不令藥氣出. 口含葦子筒一個, 如筆管長, 上頭含口內, 下頭入碗藥水內, 口內用力吹藥, 令藥氣起, 攻沖頭目, 出汗, 毛孔開而風火出. 吹半炷香, 覺口內涎粘稠糊如黑脂油, 由口中入筒, 碗內流出之物, 如《祕訣》所載豆腐油等云云. 其肝肺虛浮者, 自然流出, 堅實成塊, 必咳嗽頓吐方出. 此時若氣力不足, 獨蔘湯吃三四口, 再吹, 藥水冷卽止. 病者仍蒙綿單睡, 汗解方出. 藥再煎滾, 又吹一次, 一日二次, 吹完, 吃大米粥或以養之. 口含葦筒法, 上頭含在下牙外, 緊接舌尖, 下頭入藥水內二三指, 不可遽然深了. 周遭淺吹一二十口, 再深吹四五口, 使藥氣上行. 喘氣只開上唇, 管子不離下唇, 緩急淺深得法, 病者吹五六次卽知, 蓋不可以言傳也.

○ 辨點眼法, 《祕訣》云, 自寅至午, 點數遍云云, 極明. 因治少年公子, 不如法守靜, 從○權臥後點之, 遍數如《祕訣》所云, 俱三更前點完, 明早退的翳極多.《祕訣》云, 過午不點, 今竟臥後點之, 治好多人.《祕訣》云, 三七二十一日雲翳全退, 今竟月月方退淨吹淨.

○ 內障服補腦還睛丸, 覺有力量, 仍且點且歇. 如退的光明, 神光不外射, 又服滋腎明目丸.《祕訣》至還睛丸盡矣, 滋腎明目丸乃覆萬王先生收功方. 早服滋腎明目丸, 早飯後服補腦還睛丸, 二方兼服完, 再服地黃明目等藥, 無一效驗. 大約內障不除, 服地黃明目等藥, 反助火邪上升, 雲翳日增, 補之不可也. 服寒涼清火之劑, 又傷脾胃氣血, 泄之不可也. 所以然者, 肝肺二經, 腎經之道路也, 道路有內障阻塞, 補益之藥從何進去. 今吹去肝肺上障膜, 腎經道路孔竅已開, 任何補藥, 俱由肝肺而入於腎經, 補足腎水, 是以雙目光明如童也. 眼科隱竅正在乎此. 滋腎明目丸. 白菊花三兩川芎五錢白朮土炒八錢草決明炒五錢人參三錢陳皮四錢梔仁炒八錢肉蓯蓉酒洗去鱗甲八錢黃柏鹽水炒一兩知母鹽水炒一兩木賊去節一兩茺蔚子炒五錢枸杞酒洗炙乾三兩. 蜜丸桐子大, 每一錢只丸十丸, 晒乾, 空心淡鹽湯下三錢.

○《祕訣》沖吹法, 原是治少年中年氣血壯盛者. 至於虛弱老年, 不敢輕用. 就是少年中年不健壯者, 先補後用此法. 氣血虛者, 補其氣血. 脾胃弱者, 養其脾胃. 眞陰虧者, 滋其腎水. 築基之法, 斷不可少. 若吹沖一半, 雲翳退盡, 稍虛弱者, 不必再吹. 如虛弱人, 把內障勉強去淨, 恐傷腎經, 有靑盲之患, 愼之愼之. 外障四十九種, 有不宜吹者開後. 傷寒後病目, 不用吹法. 元氣未復, 虛也. 婦人生育後病目, 不用吹法. 出血過多, 虛也. 痘疹後病目, 不用吹法. 正氣不足, 虛也. 勞病患病目, 不用吹法. 陰陽虧損, 虛也. 咳嗽人病目, 不用吹法, 肺經虛也. 夢遺或自遺精者病目, 不用吹法. 腎水虧損, 虛也. 腰疼腿痛病目, 不用吹法, 下元虛也. 中年以後, 不敢輕用吹法, 陰氣漸衰也. 萬不得已, 少吹幾次, 雲翳活動, 好點就罷. 不戒色慾者, 不用吹法. 恐傷腎經, 虛也. 內障二十三候, 有不宜吹者開後. 瞳人散大, 不用吹法, 腎膽虛也. 枯黃繞睛, 不用吹法, 肝血虛也. 視物昏花, 睹一爲二, 不用吹法, 腎肝虛也. 瞳人黑色, 短視, 不用吹法, 腎水虛也. 瞳人焦小, 不用吹法. 腎竭肝枯, 肝汁熱, 虛也. 怒氣傷肝, 散而不聚, 不用吹法, 陽虛也. 陰弱不能配陽, 不用吹法, 陰虛也.

○ 吹沖半途, 頭眩, 眼皮不睜, 身少精神, 服後方. 如退淨翳膜, 減去細辛蔓荊子. 黃耆八分當歸五分升麻三分炙甘草五分白朮八分柴胡三分細辛分半川芎四分蔓荊子炒打五分陳皮四分人參四五分或三分枳實五分黃柏六分鹽水炒. 薑三片, 棗二枚, 水二鐘, 煎八分, 日夕溫服, 渣臥服. 早服左歸丸二錢, 空心滾白水送下. 左歸丸方. 大熟地八兩山藥四兩山萸肉四兩龜膠切碎炒珠四兩枸杞子三兩菟絲子三兩鹿角膠三兩打碎炒珠川牛膝酒炒蒸熟四兩. 先將熟地杵膏, 加群藥和搗, 煉蜜丸桐子大. 每食前白滾水下百丸.

○ 論退翳之法. 翳者, 乃血氣津液凝而不行, 結聚而成雲翳. 然必要明經絡, 庶能應手, 照羌活勝風湯, 引經加減用之. 雲翳根在肝, 肺上先發, 散頭目者, 何也. 大凡眼中雲翳, 由肝肺而上升於目. 庸醫多用寒涼淸火之藥, 將經絡凝結, 氣血不得升降. 非發散之劑, 雲翳不能開. 是以下手先用發散之藥, 使經絡通利, 雲膜浮虛, 以便於點. 若遽用吹法, 吹的虛了, 雲膜反不能退. 次用大決明散者, 何也. 白珠赤絲, 根生於肺, 黑睛翳膜, 根生於肝. 必用決明散, 把肝肺上火結的障膜, 滋潤虛浮. 與肝肺離開, 好行揭障吹沖之法. 決明散後即服揭障丹者, 何也. 肝肺上翳膜, 將通明之孔竅閉塞, 光明不得上升於目, 是以漸昏漸暗, 蔽錮失明. 所以然者, 肝肺二經, 腎經之道路也, 道路阻滯, 靈明由何處發出. 須服揭障丹, 把肝肺上障膜, 阻塞通明之孔竅者, 揭下來, 不綿纏粘泥於上, 好用吹沖法. 內服揭障丹, 外用十大將軍沖翳散者, 何也. 肝肺上障膜則揭下來, 若不用吹法, 吹出藥力盡時, 遇前炒炙, 七情六慾, 障膜又長在肝肺上, 合而爲一. 邪火日盛, 雲膜日增, 服藥的時節好了, 不用藥的時節又犯了. 這是病根未除, 速用沖翳散, 將揭下來的內障, 自口內吐出. 肝肺上無有障膜扯著眼中紅絲, 雲翳自然退的淨了. 可見五臟六腑之淸氣升, 目光明, 濁氣升, 目昏暗. 海內名人, 眼藥退雲翳者多, 但能退濁氣, 不能升淸氣, 以肝肺本源不淸淨耳. 雲翳旣自肝肺而生於眼目, 是鉤割不得的. 人能割眼中之翳, 豈能割肝肺之翳乎. 旣不能割肝肺之翳, 豈能保眼中之翳, 割而不複生乎. 鉤割之非, 於此可悟. 點退翳膜, 雙目光明, 或微帶翳膜, 不能除淨, 雙目昏暗. 末用補腦還睛丸者, 何也. 人之五臟六腑, 十二經絡, 三百六十脈絡, 其精氣上貫於腦, 下聯臟腑, 上下往來, 以通血脈, 滋養於目. 是腦爲聚精華之源, 吹沖後腦中空虛, 當用補腦還睛丸也. 大凡內外障翳之生也, 由心火克於肺金, 肺金克於肝木. 木受金克, 肝氣上沖, 腦汁下墜, 由目系而入. 浸淫於外, 隨人感之輕重, 變作外障四十九候. 浸淫於內, 入於金井, 隨人感之輕重, 變作內障二十三樣. 用眞人一段工夫, 五臟淨潔, 氣血流通, 生生自然之理. 爲生生自然之用, 毫不阻礙, 病何自而生. 此釜底抽薪之法也. 自開功以至收功, 層次極多, 功夫極久. 須要謹忌色慾, 少言語, 節飮食, 止勞碌, 愼起居, 避風寒, 閉目靜養, 回避人事, 才可撥昏重明. 若悠憂怠忽, 功夫作輟, 有始無終, 不能痊愈, 愼之. 囑之尤須忌煙酒腥葷, 蔥蒜煎炒動火等物.

○ 脈理祕訣, 當照《審視瑤函》中脈看, 《瑤函》與《祕訣》, 相爲表裡也. 眼症根生於肝肺二經, 極重者非《祕訣》不可. 若症之輕者, 《瑤函》中方極妙. 不是個個俱用吹法. 欲精《祕訣》, 先習《瑤函》, 此由淺入深之理. 其中五輪八廓十二經絡相生相克道理, 或虛或實景象, 外障內障門類, 詳細俱備, 可爲後學階級. 如所載氣爲怒傷散而不聚之病, 陰弱不能配陽之病, 陽衰不能抗陰之病, 氣血不分混而遂結之病, 血爲邪盛凝而不行之病, 傷寒愈後之病, 爲物所傷之病, 斑疹余毒之病, 深疳爲害之病, 內急外弛等症, 俱是吹沖不得的. 如瞳人散大瞳人焦小瞳人下陷瞳人倒側瞳人青盲瞳人血貫等症, 更是吹沖不得的.《瑤函》書, 斷斷不可不看. 若執定《祕訣》, 一概治之, 未有補救於人之處, 即有陷害於人之處. 業斯道者, 須要小心參悟. 如認症不眞, 誤投藥餌, 損人雙目, 獲罪冥冥, 禍延子孫, 可不慎與.

○ 夫人氣血壯盛而目光明, 氣血虛弱而目昏暗. 年過四十, 陰氣漸衰, 理當養陰血以助光明. 光明者腎水也, 腎水即氣血之精粹者, 上升於目而爲明也. 不是氣血之外又有腎水. 只養精血爲主, 精血必借胃氣生, 胃乃五臟六腑之源, 開發神光之本, 宜先調胃氣. 杞實粥方. 芡實七錢選淨硬皮滾水淘泡四五次又極滾水泡透聽用枸杞子三錢選肥大赤色者止用水淘一次滾水泡透聽用粳米晚熟者大半茶鐘滾水淘洗四五次聽用. 三味, 今日如法製完, 明日五更用砂鍋一口, 先將水燒滾, 下芡實煮四五沸. 次下枸杞子煮三四沸. 又下大米, 共煮至濃爛香甜. 空腹食之, 以養胃氣. 四十日皮膚潤澤, 一百日步履壯健, 一年筋骨牢固, 常服耳聰目明, 延年益壽, 久久雙目返童, 八九十夜讀細書. 煮粥的水多加, 勿添冷水. 爲細末, 滾水服亦可. 豬肝脯. 肝乃童神之本, 腎乃精光之源, 補肝即所以補腎, 腎家通明之孔竅開於肝也. 豬肝一具, 割去苦膽, 連血存之, 不用水洗, 竹刀割淨白筋膜, 切成柳葉薄片聽用. 南谷精草二兩, 以手斷碎, 不見鐵, 黃酒淘去泥土, 又黃酒泡透聽用. 枸杞子七錢, 黃酒泡透聽用. 甘菊花一兩, 去梗蒂葉, 塵土淨, 黃酒泡透聽用. 玄參五錢, 不見鐵器, 黃酒泡透聽用 眞秋石二錢, 爲細末聽用. 除秋石外, 將上五味合一處調勻, 分作五分, 肝亦分五分. 用黑薄皮瓷罐子一個, 底加一層藥, 藥上排一層肝, 肝上撒秋石, 又藥一層肝一層, 肝上仍加秋石末, 如此三四層, 上用藥蓋肝, 加酒一碗泡肝. 用白淨布一塊水濕, 布內夾紙五六層, 封固罐口, 麻線扎住, 入鍋內重湯煮一日, 鍋內水耗, 時時加熱水, 其水不宜入罐內. 候肝香氣外聞, 取開, 當肝內無嫩血色, 住火, 俟火氣盡取出, 即吃十數片, 細嚼慢咽. 待冷, 取出肝來, 去藥, 將藥收之, 還煮一具肝, 其肝瓷碗盛著. 一日吃五七次, 每次溫熱吃十數多片, 不可太多. 五六七旬以外, 加人乳一碗, 參湯一茶鐘, 酒二茶鐘, 當歸湯二鐘, 十一月十二月正月二月可用.

○ 熏法, 時行赤眼, 風熱暴發, 腫脹不開, 流淚疼痛等病, 此偶害害眼. 或氣血壯盛, 痰火上升在頭目, 肝肺無根, 宜以後方熏之. 細茶二三兩, 入大砂鍋內, 加水五七碗. 蓋鍋口嚴, 滾五六沸, 取開, 趁熱氣上升, 熏頭目. 頭上以布單蓋著, 頭並藥鍋身子, 俱罩在布單內. 藥氣太熱, 頭抬高些, 稍溫頭低著些. 其眼淚鼻涕, 口內痰涎, 俱流於鍋內, 以水冷並咽喉涼爲度. 熏完, 仍蒙頭睡, 不可見風. 熱毒拔出, 頭目輕鬆, 立刻全愈. 重者, 再熏一, 二次. 往往進大場, 或走路遇害惡眼, 用此法.

《醫學摘粹》

○ 目病者, 清陽之不升也. 目居清陽之位, 必陽升而神化, 其目乃無微而不照. 若濁陰沖逆, 遏抑清陽, 不得上升, 而二氣壅迫, 兩相擊撞, 是以目作痛也. 甲木不降, 相火上炎, 而刑肺金, 肺金被刑, 是以白珠紅腫而熱滯也. 赤痛之久, 濁陰蒙蔽, 清陽不能透露, 是以雲翳生而有礙於目光也. 然清陽不升, 由於脾, 濁陰不降本於胃, 升降之失權, 實中氣之不治也. 蓋濕則脾病, 偏燥則胃病, 偏熱則火病, 偏寒則水病, 濟其偏而歸於平, 則中氣治矣. 如左目赤痛者, 以柴胡芍藥丹皮湯主之. 如右目赤痛者, 以百合五味湯主之. 如水土寒濕而上熱赤痛者, 以百合五味薑附湯主之. 如濕熱熏蒸目珠黃赤者, 以茯澤石膏湯主之. 如昏花不明而無赤痛者, 以桂枝丹皮首烏湯主之. 如瞳子縮小者, 以桂枝柴胡湯主之. 如瞳子散大者, 以烏梅山萸湯主之. 如目珠塌陷者, 以薑桂參苓首烏湯主之. 如目珠突出者, 以芍藥棗仁柴胡湯主之. 柴胡芍藥丹皮湯, 黃芩三錢酒炒柴胡三錢芍藥三錢甘草二錢丹皮三錢水煎大半杯, 溫服. 百合五味湯, 百合三錢五味一錢研半夏三錢甘草二錢丹皮三錢芍藥三錢. 水煎大半杯, 熱服, 熱甚加石膏知母. 百合五味薑附湯, 百合三錢五味一錢芍藥三錢甘草二錢茯苓三錢半夏三錢乾薑三錢附子三錢. 水煎大半杯, 溫服. 如不赤不熱, 而作疼痛, 是無上熱, 去百合芍藥加桂枝. 茯澤石膏湯, 茯苓三錢澤瀉三錢梔子三錢甘草二錢半夏三錢石膏三錢水煎大半杯, 熱服. 桂枝丹皮首烏湯, 桂枝三錢丹皮三錢首烏三錢甘草二錢茯苓三錢半夏三錢乾薑三錢龍眼肉十個. 水煎大半杯, 熱服. 桂枝柴胡湯, 柴胡三錢桂枝三錢丹皮三錢生薑三錢甘草一錢菖蒲一錢. 水煎大半杯, 熱服. 烏梅山萸湯, 五味一錢烏梅肉二錢山萸肉三錢甘草二錢首烏三錢芍藥三錢龍骨二錢牡蠣三錢. 水煎大半杯, 溫服. 薑桂參苓首烏湯, 人參三錢桂枝三錢甘草二錢茯苓三錢首烏三錢乾薑三錢. 水煎大半杯, 溫服. 芍藥棗仁柴胡湯, 芍藥三錢甘草二錢首烏三錢棗仁三錢生研柴胡三錢丹皮三錢. 水煎大半杯, 溫服.

6. 눈병의 침구 치료
《祕傳眼科龍木論》

○ 卷之八 《針灸經》. 一·偃伏頭部中行. 凡十穴神庭一穴, 在鼻直入髮際五分. 督脈足太陽陽明三脈之會, 治頭風目眩, 鼻出清涕不止, 目淚出. 可灸二七壯止. 岐伯曰, 凡欲療風, 勿令灸多, 緣風性輕, 多卽傷. 宜灸七壯, 至三七壯止. 禁不可針, 針卽發狂. 忌生冷雞豬酒麵動風物等. 上星一穴, 在鼻直上入髮際一寸陷中. 督脈氣所發. 治頭風目眩, 睛痛不能遠視. 以細三棱針刺之, 卽宣洩諸陽熱氣, 無令上衝頭目. 可灸七壯, 不宜多灸. 若頻灸卽拔氣上, 令目不明. 忌如前法. 顖會一穴, 在上星後一寸陷中, 可容豆. 督脈氣所發. 治目眩. 可灸二七壯至七七壯. 初灸卽不痛, 病去卽痛, 痛則罷灸. 針入二分, 留三呼, 得氣卽瀉. 針訖, 以末鹽生麻油相和, 揩髮根下. 頭風卽永除, 若八歲以下, 卽不得針. 忌如前法. 前頂一穴, 在顖會後一寸五分骨陷中. 督脈氣所發. 療頭風目眩. 針入一分, 可灸三壯至七七壯卽止. 忌如前法. 百會一穴, 一名三陽五會, 在前頂後一寸五分, 頂中央旋毛中, 可容豆. 督脈足太陽交會於巔上. 針入二分, 得氣卽瀉. 可灸七壯, 至七七壯卽止. 唐秦鳴鶴刺微出血, 頭痛立愈. 凡灸頭頂, 不得過七七壯, 緣頭頂皮膚淺薄, 灸不宜多. 後頂一穴, 一名交衝, 在百會後一寸五分枕骨上. 督脈氣所發. 治目眩, 頭偏痛. 可灸五壯, 針入三分. 強間一穴, 一名大羽, 在後頂後一寸五分. 督脈氣所發. 治腦旋目暈, 頭痛不可忍. 可灸七壯, 針入二分. 腦戶一穴, 一名合顱, 在枕骨上強間後一寸五分. 督脈足太陽之會. 禁不可針, 針之令人啞不能言. 治目睛痛, 不能遠視. 可灸七壯, 亦不可妄灸, 令人失喑. 風府一穴, 一名舌本, 在項髮際上一寸, 大筋內宛宛中, 疾言其肉立起, 言休立下. 督脈陽維之會. 禁不可灸, 不幸使人失喑. 治頭痛目眩, 針入三分. 啞門一穴, 一作喑, 一名舌橫, 一名舌厭, 在項中央, 入髮際五分宛宛中. 督脈陽維之會, 入系舌本, 仰頭取之. 禁不可灸, 灸之令人啞. 治頭痛. 針入二分, 一作五分.

○ 二·偃伏頭部第二行. 左右凡十四穴曲差二穴, 在神庭旁一寸五分, 入髮際. 足太陽脈氣新發. 治頭頂痛, 目視不明. 針入二分, 可灸三壯. 五處二穴, 在上星旁一寸五分. 足太陽脈氣所發. 治目不明, 頭風目眩. 針入三分, 留七呼, 可灸三壯. 承光二穴, 在五處後一寸五分. 足太陽脈氣所發. 治風眩頭痛, 目生白膜. 針入三分, 禁不可灸. 通天二穴, 在承光後一寸五分. 足太陽脈氣所發. 治偏風, 鼻多清涕, 衄血頭重. 針入三分, 留七呼, 可灸三壯. 絡卻二穴, 一名強陽, 又名腦蓋, 在通天後一寸五分. 足太陽脈氣所發. 治青風內障, 目無所見. 可灸三壯. 玉枕二穴, 在絡卻後一寸五分, 俠腦戶旁一寸三分, 起肉枕骨, 入髮際上三寸. 足太陽脈氣所發. 治目痛不能視, 腦風疼痛不可忍者. 可灸三壯. 天柱二穴, 俠項後髮際, 大筋外廉陷中. 足太陽脈所發. 治目瞑視, 頭旋腦痛. 針入五分, 得氣卽瀉, 立愈.

○ 三·偃伏頭部第三行. 左右凡十二穴臨泣二穴, 在目上, 直入髮際五分陷中. 足太陽少陽之會. 治目生白翳多淚. 針入三分, 留七呼, 得氣卽瀉. 忌如前法. 目窗二穴, 在臨泣後一寸. 足少陽陽維之會. 治目外眦赤痛, 忽頭旋, 目眬眬, 遠視不明. 針入三分, 可灸五壯, 三度刺目大明. 正營二穴, 在目窗後一寸. 足少陽陽維之會. 治頭項偏痛. 針入三分, 可灸五壯. 承靈二穴, 在正營後一寸五分. 足少陽陽維之會. 治腦風頭痛. 可灸三壯. 腦空二穴, 一名顳顬, 在承靈後一寸五分, 挾玉枕骨下陷中. 足少陽陽維之會. 治腦風, 頭痛不可忍, 目瞑. 針入五分, 得氣卽瀉, 可灸三壯. 魏公苦患頭風, 發卽心悶亂目眩, 華佗當針而立愈. 忌如前法. 風池二穴, 在顳顬後髮際陷中. 足少陽陽維之會. 治目眩苦頭痛, 目淚出, 目內眦赤疼, 目不明. 針入七分, 留七呼, 可灸七壯.

○ 四·側頭部. 左右凡十二穴頷厭二穴, 在曲周下顳顬上廉. 手足少陽陽明之交會. 治頭風眩, 目無所見, 偏頭痛, 引目外眦急. 針入七分, 留七呼, 可灸三壯. 忌如前法. 懸顱二穴, 在曲周上顳顬中廉. 足少陽脈氣所發. 治頭偏痛, 引目外眦赤. 針入三分, 留三呼, 可灸三壯. 忌如前法. 懸厘二穴, 在曲周上顳顬下廉. 手足少陽陽明之交會. 治頭偏痛, 目銳眦赤痛. 針入三分, 灸三壯. 角孫二穴, 在耳郭中間開口有空. 手足少陽之會. 治目生膚翳. 可灸三壯. 竅陰二穴, 在枕骨下, 搖動有空. 足太陽少陽之會. 治頭目痛. 針入三分, 可灸七壯. 瘈脈二穴, 一名資脈, 在耳本後雞足青絡脈. 刺出血, 如豆汁, 不宜出血多. 治頭風眵矇, 目睛不明. 針入一分, 可灸三壯.

○ 五·正面部中行. 凡一穴齦交一穴, 在唇內齒上齦縫筋中. 治目淚眵汁, 內眦赤癢痛, 生白膚翳. 針入三分, 可灸三壯.

○ 六·面部第二行. 左右六穴攢竹二穴, 一名始光, 一名光明, 一名員柱, 在兩眉頭陷中. 足太陽脈氣所發. 治目眬眬, 視物不明, 眼中赤痛. 針入一分, 留三呼, 瀉三吸, 徐徐而出針. 不宜灸, 宜以細三棱針刺之, 宣洩熱氣, 三度刺目大明. 忌如前法. 睛明二穴, 一名淚孔, 在目內眥. 手足太陽少陽足陽明五脈之會. 治攀睛翳膜覆瞳子, 惡風淚出, 目內眥癢痛. 小兒雀目疳眼, 大人氣眼冷淚, 瞇目視物不明, 大胬肉侵睛. 針入一寸五分, 留三呼, 禁不可灸. 雀目者宜, 可久留針, 然後速出針. 忌如前法. 巨髎二穴, 俠鼻孔旁八分, 直目瞳子. 蹻脈足陽明之會. 治青盲, 目無所見, 遠視䀮䀮, 白翳覆瞳子面. 針入三分, 得氣而瀉, 灸亦良, 可灸七壯.

○ 七·面部第三行. 左右凡六穴陽白二穴, 在眉上一寸, 直目瞳子. 足少陽陽維之會. 治頭目痛, 目眵. 可灸三壯, 針入三分, 一作二分. 承泣二穴, 在目下七分, 直目瞳子陷中. 蹻脈任脈足陽明之會. 治目視䀮䀮, 冷淚, 眼眥赤痛. 禁不宜針, 針之令人目烏色. 可灸三壯, 炷如大麥. 忌如前法. 四白二穴, 在目下一寸. 足陽明脈氣所發. 治頭痛目眩, 眼生白翳. 可灸七壯, 針入三分. 凡用針, 穩審方得下針. 若針深, 即令人目烏色.

○ 八·面部第四行. 左右凡八穴本神二穴, 在曲差旁一寸五分, 一日直耳, 上入髮際四分. 足少陽陽維之會. 治目眩, 頸項强急痛. 針入三分, 可灸三壯. 絲竹空二穴, 一名目髎, 在眉後陷中. 足少陽脈氣所發. 禁不可灸, 不幸使人目小, 又令人目無所見. 治目眩頭痛, 目赤, 視物䀮䀮, 眼睫拳倒. 針入三分, 留三呼, 宜瀉不宜補. 瞳子髎二穴, 在目外眥五分. 手太陽手足少陽之會. 治青盲無所見, 遠視䀮䀮, 目中膚翳白膜, 頭痛, 目外眥赤痛. 可灸三壯, 針入三分. 顴髎二穴, 在面頰骨下廉銳骨端陷中. 手少陽太陽之會. 治目黃, 眼瞤動不止. 針入二分.

○ 九·側面部. 左右凡二穴頭維二穴, 在額角入髮際, 本神旁一寸五分. 足少陽陽明脈之交會. 治頭偏痛, 目視物不明. 針入三分, 禁不可灸.

○ 十·背部中行. 凡二穴陶道一穴, 在大椎節下間, 俯而取之. 督脈足太陽之會. 治頭重目瞑. 可灸五壯, 針入五分. 筋縮一穴, 在第九椎節下間0, 俯而取之. 督脈氣所發. 治目轉上垂. 可灸三壯, 針入五分.

○ 十一·背部第二行. 左右凡十穴風門二穴, 一名熱府, 在第二椎下, 兩旁相去各一寸五分. 督脈足太陽之會. 治目瞑風勞. 針入五分, 留七呼, 可灸五壯. 肺兪二穴, 在第三椎下兩傍相去各一寸五分. 足太陽脈氣所發. 甄權針經云, 在第三椎下兩旁, 以搭手左取右, 右取左, 當中指末是穴. 治頭目眩. 針入三分, 留七呼, 可灸一百壯. 肝兪二穴, 在第九椎下兩旁相去各一寸五分. 治目上視, 目眩, 頭痛, 目䀮䀮生白翳. 針入三分, 留六呼, 可灸三壯. 三焦兪二穴, 在第十三椎下兩旁, 相去各一寸五分. 治目眩, 頭痛. 針入五分, 留七呼, 可灸三壯. 腎兪二穴, 在十四椎下兩旁相去各一寸五分, 與臍平. 治目視䀮䀮, 五勞七傷. 針入三分, 留七呼, 可灸以年爲壯. 慎如前法.

○ 十二·背部第三行. 凡二穴譩譆二穴, 在肩髆內廉, 俠六椎下, 兩旁相去各三寸, 正坐取之. 足太陽脈氣所發. 以手痛按之, 病者言. 針入六分, 留三呼, 瀉五吸. 治目眩, 鼻衄. 可灸二七壯至百壯止. 忌莧菜白酒等物.

○ 十三·手太陰肺經. 左右凡四穴大淵二穴, 土也, 在手掌後陷中. 手太陰脈之所注也, 爲腧. 治目生白翳, 眼眥赤筋. 可灸三壯, 針入二分. 天府二穴, 在腋下三寸動脈中, 以鼻取之. 治目眩, 遠視䀮䀮. 禁不得灸, 針入四分, 留三呼.

○ 十四·手陽明大腸經. 左右凡四穴商陽二穴, 金也, 一名絕陽, 在手大指次指內側, 去爪甲角如韭葉. 手陽明脈之所出也, 爲井. 治青盲. 可灸三壯, 右取左, 左取右, 如食頃立已. 針入一分, 留一呼. 合谷二穴, 一名虎口, 在手大指次指歧骨間陷中. 手陽明脈之所過也, 爲原. 治目視不明, 頭痛. 針入三分, 留六呼, 可灸三壯. 若婦人妊娠, 不可刺之, 損胎氣.

○ 十五·手少陰心經. 左右凡四穴通里二穴, 在腕後一寸. 治目眩頭痛. 針入三分, 灸三壯. 少海二穴, 水也. 一名曲節, 在肘內廉節後. 又云肘內大骨外去肘端五分. 手少陰脈之所入也, 爲合. 治目眩. 甄權云, 屈手向頭取之. 治腦風頭痛. 不宜灸, 針入五分.

○ 十六·手太陽小腸經. 左右凡十四穴少澤二穴, 金也. 一名小吉, 在手小指之端, 去爪甲下一分陷中. 手太陽脈之所出也, 爲井. 治目生膚翳, 覆瞳子. 可灸一壯, 針入一分. 前谷二穴, 水也. 在手小指外側本節之前陷中. 手太陽脈之所流也, 爲滎. 治目中白翳. 可灸一壯, 針入一分. 後溪二穴, 木也. 在小手指外側本節後陷中. 手太陽脈之所注也, 爲腧. 治目赤生翳. 可灸一壯, 針入一分. 腕骨二穴, 在手外側腕前起骨下陷中. 手太陽脈之所過也, 爲原. 治目冷淚, 生翳膜, 頭痛. 可灸三壯, 針入二分, 留三呼. 陽谷二穴, 火也. 在手外側腕中銳骨之下陷中. 手太陽脈之所行也, 爲經. 治目眩. 可灸三壯, 針入二分, 留二呼. 養老二穴, 在手踝骨上一空腕後一寸陷中. 手太陽郄也. 治目視不明. 可灸三壯, 針入三分. 支正二穴, 在腕後五寸, 別走少陰. 治頭痛目眩. 可灸三壯, 針入三分.

○ 十七·手少陽三焦經. 左右凡六穴關衝二穴, 金也. 在手小指次指之端, 去爪甲角如韭葉. 手少陽脈之所出也, 爲井. 治目生翳膜, 視物不明. 針入一分, 可灸一壯. 忌愼如前. 液門二穴, 水也. 在手小指次指間陷中. 手少陽脈之所流也, 爲滎. 治目眩頭痛, 目赤澀. 針入二分, 可灸三壯. 中渚二穴, 木也. 在手小指次指本節後間陷中. 手少陽脈之所注也, 爲兪. 治目眩頭痛, 目生翳膜. 針入一分, 可灸三壯.

○ 十八·足少陽膽經. 左右凡四穴俠溪二穴, 水也. 在足小指次指歧骨間本節前陷中. 足少陽脈之所流也, 爲榮. 治目外眥赤, 目眩. 可灸三壯, 針入三分. 丘墟二穴, 在足外踝下如前陷中, 去俠溪四寸五分. 足少陽脈之所過也, 爲原. 治目生翳膜. 可灸三壯, 針入五分, 留七呼.

○ 十九·足太陽膀胱經. 左右凡八穴至陰二穴, 金也. 在足小指外側, 去爪甲角如韭葉. 足太陽脈之所出也, 爲井. 治目生翳. 針入二分, 可灸三壯. 通谷二穴, 水也. 在足小指外側本節前陷中. 足太陽脈之所流也, 爲榮. 治目眩, 頸項痛, 目眩眩. 可灸三壯, 針入三分. 束骨二穴, 木也. 在足小指本節後陷中. 足太陽脈之所注也, 爲兪. 治目眩, 項不可回顧, 目內眥赤爛. 可灸三壯, 針入三分. 京骨二穴, 在足外側大骨下, 赤白肉際陷中. 足太陽脈之所過也, 爲原. 治目內眥赤爛, 目眩. 針入三分, 可灸七壯.

○ 二十·推人神所在法. 一日足大指, 二日外踝, 三日股內, 四日腰, 五日口舌懸壅, 六日手掌, 七日內踝, 八日足腕, 九日尻, 十日腰背, 十一日鼻柱, 十二日髮際, 十三日牙齒, 十四日胃脘, 十五日遍身, 十六日胸前, 十七日氣衝, 十八日股內, 十九日足膝, 二十日內踝, 二十一日手小指, 二十二日外踝, 二十三日肝 二十四日手陽明兩腰, 二十五日足陽明, 二十六日胸, 二十七日膝, 二十八日陰, 二十九日膝脛顳 三十日關元下至足. 以上人神所在之日, 禁忌針灸. 若遇疾急, 不拘.

○ 二十一·推逐時人神所在. 子時在踝, 醜時在腰, 寅時在目, 卯時在面, 辰時在頭, 巳時在手, 午時在胸, 未時在腹, 申時在心, 酉時在背, 戌時在項, 亥時在股.

○ 二十二·推九宮尻神訣. 一坤踝上艾休加, 二震須當在齒牙, 三巽乳頭連口舌, 四中肩井是尻家, 五乾脊面連雙耳, 六兌手膊莫虛華, 七艮項腰莫針灸, 八離肋膝最疑他, 九坎肘肚腳休犯. 記取尻神切莫差.

《備急千金要方》

○ 治目痛不得睡方, 暮炙新青布熨之, 夜恆令熱. 目中赤痛從內眥, 始取之陰蹻. 目中痛不能視, 上星主之, 先取譩譆, 後取天牖風池. 青盲遠視不明, 承光主之. 目暝遠視不明, 目窗主之. 目赤痛, 天柱主之. 目眩無所見, 偏頭痛, 引目外眥而急, 頷厭主之. 目遠視不明, 惡風, 目淚出, 憎寒頭痛, 目眩瞢, 內眥赤痛, 遠視䀮䀮無見, 眥癢痛, 淫膚白翳, 睛明主

之. 青盲無所見, 遠視䀮䀮, 目中淫膚, 白幕覆瞳子, 巨窌主之. 目不明, 淚出, 目眩瞢, 瞳子癢, 遠視䀮䀮, 昏夜無見, 目瞤動, 與項口參相引喎僻, 口不能言, 刺承泣. 目痛, 僻戾, 目不明, 四白主之. 目赤目黃, 顴窌主之. 䁾目, 水溝主之. 目痛不明, 齦交主之. 目瞑身汗出, 承漿主之. 青盲目, 惡風寒, 上關主之. 青盲, 商陽主之. 目眩眩, 偏歷主之. 眼瞼, 下廉主之. 雀目00少氣, 灸五里, 右取左, 左取右. 目中白翳, 前谷主之. 目痛泣出, 甚者如脫, 前谷主之. 白幕覆珠子, 無所見, 解溪主之. 眼暗, 灸大椎下, 數節第十當脊中安灸二百壯, 惟多爲佳, 至驗. 肝勞邪氣眼赤, 灸當容百壯.兩邊各爾穴在眼小眥近後當耳前, 三陽三陰之會處, 以兩手按之, 有上下橫脈, 則是與耳門相對是也. 眼急痛不可遠視, 灸當瞳子上入髮際一寸, 隨年壯. 穴名當陽. 風翳患右目, 灸右手中指本節頭骨上, 五壯如小麥大, 左手亦如之. 風癢赤痛, 灸人中近鼻柱二壯, 仰臥灸之. 目卒生翳, 灸大指節橫紋三壯, 在左灸右, 在右灸左, 良.

《針灸資生經》

○ 目痛, 目瞑. 陽白主目痛子痛癢.《千》見不明. 太沖主下眥痛.又云治婦人. 太沖陽谷昆侖主目急痛赤腫. 曲泉主目赤腫痛. 陽溪陽谷主目痛赤. 俠溪主外眥赤痛, 逆寒泣出, 目癢. 二間主目眥傷. 風池腦戶.《明》同. 玉枕風府上星主目痛不能視先取譩譆, 後取天牖風池. 照海主目痛, 視如見星. 天柱陶道昆侖主目如脫. 頭維太陵主目痛如脫.見頭痛. 三間.《明》同.前谷主目急痛. 陽白治頭目痛目眵.《銅》. 目窗治頭面浮腫, 痛引目外眥上赤痛, 忽頭旋, 目䀮䀮, 遠視不明. 上星腦戶治目睛痛, 不能遠視. 玉枕治目痛不能視.《明》《下》云, 目痛如脫. 天柱療頭風, 目如脫.《明》. 心俞陰蹻療目痛. 飛揚陽谷療頭眩眼痛. 玉枕療目內瘁系急痛, 失枕, 頭重項痛, 風眩目痛, 頭寒多汗耳聾鼻塞. 小兒三五歲, 兩眼每至春秋生白翳遮瞳子, 痛不可忍, 灸九椎節上一壯. 小兒熱毒風盛, 眼睛痛灸手中指本節頭三壯.名拳尖. 四白主目痛僻戾目不明.《千》. 齦交主目痛不明. 下廉主眼痛. 眼急痛, 不可遠視灸當陽, 隨年壯. 前谷主目眩.見目泪. 風癢赤痛人中近鼻柱灸二壯. 通理百會後頂療頭目痛.並見頭痛. 昆侖主目如拔.《千》見瘧. 陶道治頭重目瞑.《銅》與《明》同. 大迎治目不得閉.見面腫. 風門治傷寒目瞑.見傷寒雜病. 天柱治目瞑視. 腦空療頭風目瞑.《明》.《銅》云, 腦風頭痛. 天府療頭眩目瞑, 遠視䀮䀮. 目窗主目瞑, 遠視䀮䀮.《千》. 承漿主目瞑, 身汗出. 目微澀痛, 或兩旁生小米珠, 頻去其睫自愈, 不必針灸.

○ 目上視, 目瞤動. 申脈主目反上視, 若赤痛從內眥始.《千》. 陽白上星本神大都曲泉俠溪三間前谷攢竹玉枕主目系急, 目上插. 絲竹空前頂主目上插, 憎風寒. 神庭.見風癎. 顖會.見驚癎., 治目上不識人. 肝兪治目上視.見咳逆. 筋縮療目轉上及目瞪.《明》,《下》見驚癎. 臨泣主兒癎反視.《千》見驚癎. 肝兪療目上視.《明》,《下》見不明. 筋縮治目轉上目垂.《銅》見驚癎.治眼戴睛上插, 眼反戴眼.並見中風. 承泣.《銅》見目淚.主目瞤動, 與項口相引,《甲乙》云目瞤動, 與頭口參相引, 喎僻口不能言. 顴髎治口歪, 面赤目黃, 眼瞤動不止, 頷腫齒痛. 地倉治眼瞤動不止, 目不得閉.見口喎. 攢竹治眼瞼瞤動.見目不明. 目不明, 淚出, 目眩瞽, 瞳子癢, 遠視䀮䀮, 昏夜無見, 目瞤動. 余同上承泣. 刺承泣.
○ 目淚出. 掖門.《明》,《下》云, 目澀䀮䀮, 頭痛泣出. 前谷後溪腕骨神庭百會天柱風池心兪天膈主目泣出. 肝兪等主目淚出多眵䁾. 見目翳. 俠溪主泣出目癢.見目痛. 承泣主目淚出. 行間.見口喎. 神庭治目淚出.《銅》見鼻涕. 臨泣治多淚.見目翳. 齦交治目淚眵汁, 內眥赤癢痛, 生白翳. 風池治目淚出, 欠氣多. 睛明治氣眼冷淚.見眼翳. 承泣治目瞤冷淚.見口喎. 頭維治風淚出.見目瞤. 腕骨治目冷淚生翳. 行間.口喎. 魚際療目泣出.《明》. 心兪療目䀮䀮, 淚出.《下》. 精明主目遠視不明, 惡風目淚出, 憎寒頭痛, 目眩瞽, 內眥赤痛, 遠視䀮䀮無見, 皆癢痛, 淫膚白瞖.《千》. 目淚出刺承泣.見目瞤. 前谷主目痛泣出, 甚者如脫. 行間治目淚出.見口喎. 予用眞熊膽治人目疾. 赤瞤翳淚皆除神效.
○ 目眩. 通谷治頭重目眩, 善驚引魷䏚, 頸項痛, 目䀮䀮.《銅》. 神庭.見鼻涕.上關.見瘈瘲.湧泉譩譆.見肩背痛.束骨.見腰僂.魚際大都.見腹滿.治目眩. 本神治目眩, 頸項强急痛, 胸脅相引, 不得轉側. 飛揚.見歷節風. 肺兪治頭目眩.見胸滿. 肝兪治.目上視.目眩循眉痛.見咳逆. 絲竹空治目眩頭痛目赤, 視物䀮䀮, 風癎目戴上不識人, 眼睫毛倒, 發狂, 吐涎沫, 發即無時. 天府治目眩遠視䀮䀮. 支正三焦兪治目眩頭痛.見腹脹. 風池治目眩苦頭痛.見傷寒無汗. 風門治身熱目眩.見風痨. 臨泣治目眩, 枕骨合顱痛, 惡寒. 風府治頭痛頸項急, 目眩. 神庭治頭風目眩淚出. 上星治目眩.《明》,《下》同. 睛痛, 不能遠視. 前頂五處治頭風目眩, 目戴上.見瘈瘲. 臨泣治目眩鼻塞, 目生白翳. 四白治頭痛目眩.《明》同., 眼白翳, 微風目瞤動不息. 前關療風赤眼, 頭痛目眩目澀.《明》. 四白.《銅》同.湧泉大杼療頭痛目眩. 束骨療頭痛目眩.《下》又云, 療風赤胎赤, 兩目皆爛., 身熱, 肌肉動. 前谷療目眩淫淫. 攢竹療頭目風眩, 眉頭痛, 魷䏚, 目䀮䀮無遠見.《下》. 顖會.療頭目眩. 岐伯灸頭

旋目眩, 及偏頭痛不可忍, 牽眼䀮䀮不遠視, 灸兩眼小眥上髮際, 各一壯立瘥. 率谷主醉酒風熱發, 兩目眩痛.《千》. 大都主目眩. 承漿前頂天柱腦空目窗主目眩瞑. 天柱陶道.《明》,《下》同.昆侖主目眩, 目如脫.又云瘧多汗, 目如脫, 項如拔, 昆侖主之. 大敦主目不欲視, 太息. 神庭水溝主頭痛, 目不可視. 承泣主目眩.見目不明. 通理百會療頭目眩疼.《明》. 後頂療目眩痛.《下》見目不明. 臨泣中渚治目眩.《銅》並見目翳. 頷厭主目眩.《千》見偏頭.
○ 目不明, 目䀮䀮, 目暗, 目眇. 腎兪偏歷後頂治目䀮䀮.《銅》. 攢竹治目䀮䀮, 視物不明, 眼中赤.《明》作熱, 痛, 及臉瞤動. 又云, 三度以細稜針刺之, 目大明. 養老合谷曲差.《明》同. 治目視不明. 肩中兪治寒熱, 目視不明. 風池.見目痛.五處治目不明. 目窗治忽頭旋目䀮䀮, 遠視不明, 又云三度刺目不明, 複溜.見脊. 肝兪治起則目䀮䀮. 見咳逆. 頭維治頭偏痛, 目視物不明. 三里治目不明. 人年三十以上, 若不灸三里, 令氣上沖目.《明》,《下》云, 令人氣上眼暗, 所以三里下氣也. 水泉治婦人目䀮䀮, 不能遠視. 頷厭療目無所見.《明》見風眩. 攢竹.見頭風. 腎兪.《下》見目勞. 昆侖療目䀮䀮. 後頂療目不明, 惡風寒, 頭目眩痛.《下》. 肝兪療目生白翳.解溪同. 氣短唾血, 目上視, 多怒狂衄, 目䀮䀮. 脅堂療目黃遠視䀮䀮. 天膈主目不明.《千》. 天柱陶道昆侖主目不明, 目如脫. 承泣主目不明, 淚出, 目眩瞽, 瞳子癢, 遠視䀮䀮, 昏夜無見.《甲乙》. 陽白承泣主目瞳子痛癢, 遠視䀮䀮, 昏夜無見. 腎兪胃兪心兪百會內關複留大泉腕骨中渚.《明》,《下》同. 攢竹精明委中昆侖天柱本神大杼頷厭通谷曲泉後頂絲竹空主目䀮䀮不明, 惡風寒.《千》. 風池等主目痛不能視.見目眩. 肝虛目不明灸肝兪二百壯, 小兒斟酌, 可灸一二七壯. 小兒奶癖, 目不明, 灸肩中兪各二十壯.《明》.《千金方》, 戒人喪明之由云, 生食五辛, 接熱食飲, 刺頭出血過多, 夜讀注書, 久處煙火, 博弈不休, 日沒後讀書, 飲酒不已, 熱飡麵食, 抄寫多年, 雕鏤細作, 泣淚過多, 房室不節, 數向日月輪看, 月下讀書, 夜視星月, 極目瞻視山川草木.十八件. 又有馳騁田獵, 冒涉風霜, 迎風追獸, 日夜不息者, 並是傷目之由也. 其讀書博弈等過度患目者, 名肝勞. 若欲治之, 非三年閉目不視, 不可得瘥. 徒自瀉肝, 及作諸治, 終是無效. 本事方云, 讀書之苦傷肝損目, 誠然. 晉范寧嘗苦目痛, 就張湛求方, 湛戲之曰云云, 用損讀書一, 減思慮二, 專內視三, 節外觀四, 旦早起五, 夜早眠六. 凡六物, 熬以神火, 下以氣篩, 蘊於胸中七日, 然後納諸方寸. 修之一時, 近能數其目睫, 遠視尺棰之餘. 長服不已, 動見牆壁之外, 非

但明目, 乃亦延年. 審如是而行之, 非可謂之嘲戱, 亦奇方也. 以其勸戒人有理, 姑備載之, 以示後人. 眼暗灸大椎數節第十當脊中安灸二百壯, 以多爲佳, 最驗. 《千》. 明堂云人年三十以上, 若不灸三里, 令氣上沖目明. 《下》云眼暗. 《千金方》云, 讀書博弈等過度患目者, 名肝勞. 若欲治之, 非三年閉目不視, 不可得瘥. 徒自患目疾, 不計晝夜, 瞪目注視, 以去昏暗, 閉之少頃, 依法再行, 積功而視秋毫. 徐眞人甲常患目疾, 暗室正坐, 運睛旋還八十一數, 閉目集神, 再運不數, 而神光自現, 狀如金輪, 永除昏暗. 施眞人自記歌亦云, 運睛除目暗. 此是抱朴子, 皆養之之法也. 若用藥則地黃丸羊肝丸等, 與用當歸芍藥黃連等分爲末, 以雪水煎濃汁, 乘熱頻洗者, 最佳云. 見旣效方. 腦空治癲風引目眇. 見腦痛.

○ 目翳膜, 白翳, 睊目, 眩目. 至陰主目翳. 《千》. 丘墟主目翳, 瞳子不見. 後溪主目眥爛有翳, 又主目赤有翳. 前谷京骨主目中白翳. 京骨主目反白, 白翳從內眥始. 肝兪上星風池精明齦交承泣四白巨窌瞳子窌主目淚出多眵矇, 內眥赤痛癢, 生白膚翳. 承光治目生白膜. 《銅》. 臨泣治目生白膜, 多淚, 又治目眩, 生白翳. 睛明治攀睛翳膜覆瞳子, 惡風淚出, 目內眥癢痛, 小兒雀目疳眼, 大人氣眼冷淚, 眊眊目視物不明, 大眥努肉侵睛. 《明》云, 膚翳覆瞳子, 眼暗, 雀目冷淚. 巨窌治白翳覆瞳子. 見青盲. 少澤主目上膚翳覆瞳子. 丘墟. 見腋腫. 瞳子窌治目中翳膜. 見青盲. 中渚治目眩生翳膜. 臨泣腕骨齦交. 並見目淚. 肝兪. 見咳逆. 四白. 見目眩. 關沖前谷治目生白翳. 至陰治目生翳. 太淵治目生白翳. 《明》,《下》同. 眼眥赤筋, 缺盆中引痛. 陽溪治目風赤爛有翳. 角孫治目生膚翳. 至陰療目翳眊眊. 合谷療目不明, 生白翳. 《下》. 張仲文療風眼, 卒生翳膜, 兩目痛不可忍, 灸手中指本節頭節間尖上, 三壯, 炷如麥, 左灸右, 右灸左. 前谷主目中白翳. 《千》. 解溪主白幕覆珠子無所見. 目卒生翳, 灸大指節橫文, 三壯, 左灸右, 右灸左, 良. 肝兪解溪療目生白翳. 《明》,《下》見目不明. 水溝主睊目. 上關. 見青盲. 偏歷主目眊眊. 予游學會稽, 絶早觀書, 辰牌方食. 久之, 患目澁, 倦游而歸同舍. 遇以鹽精, 數次揩疾除. 鹽精且爾則青鹽之能治目, 固也. 古方蓋用青鹽揩牙. 因掬在手洗目而目明云.

○ 目赤, 目黃, 目青. 懸釐治目銳眥赤痛. 《銅》. 攢竹治眼赤痛. 見目不明. 風池治目內眥赤痛, 氣發耳塞, 目不明. 崑崙太淵陽谿治赤目. 見翳. 俠谿治目外眥赤, 目眩. 液門治目赤澁. 《千》云, 主目澁暴變. 內關治目赤支滿. 目窗. 見目痛. 太陵治目赤. 見傷寒無汗. 上星肝兪主內眥赤痛癢. 《千》. 支溝主女人脊急目赤. 申脈. 見目痛. 大沖等曲泉陽溪. 並見目痛. 主赤痛腫. 束骨. 《千》同. 京骨治內眥赤爛. 《銅》. 前關療風赤眼. 《明》見目眩. 小兒二三歲, 忽兩眼大小眥俱赤灸手大指次指間後寸半口陷中, 各三壯. 目赤痛從目眥始取陰蹻. 《千》. 精明. 見淚. 後溪目窓. 目痛. 瞳子窌. 見翳. 主目赤. 肝勞邪氣眼赤當陽百壯. 風癢赤灸人中. 見目痛. 腦戶膽俞意舍陽綱. 並見腹脹. 治目黃. 《銅》. 中管太陵主目黃振寒. 《千》. 勞宮. 《銅》同. 主黃疸目黃. 青靈治目黃. 期門治目青而嘔. 《千》同. 太泉主目中白睛青. 《千》.

○ 青盲, 雀目, 疳眼. 商陽巨窌上關承光童子窌絡卻主青盲無所見. 期門太泉主目青. 見目痛. 絡卻治青風內障, 目無所見. 《銅》. 巨窌治青盲目無見, 遠視晼晼, 白翳覆瞳子. 瞳子窌治青盲目無見, 遠視晼晼, 目中翳膜, 頭痛, 目外眥赤痛. 商陽治青盲, 右取左, 左取右. 見頷腫. 小兒目澁怕明, 狀如青盲灸中渚各一壯. 《明》. 小兒疳眼灸合谷, 各一壯. 睛明治疳眼. 《銅》. 睛明治小兒雀目疳眼. 《明》云, 療眼暗, 雀目冷淚. 肝兪主熱病瘥後, 食五辛, 多患眼暗如雀目. 《千》. 小兒雀目, 夜不見物灸手大指甲後一寸內廉橫文頭上肉際, 各一壯. 單方云, 雀腦血點效.

○ 口眼喎, 餘見中風, 偏風不語. 承泣四白巨窌上關大迎. 《銅》同. 顴骨強間風池迎香水溝主口喎僻不能言. 《千》. 頰車顴窌主口僻痛, 惡風寒, 不可嚼. 水溝齦交主口不能嗜水漿, 喎僻. 風頭耳後痛, 煩心, 足不收失履, 口喎僻完骨主之. 《甲》. 上關下關治喎風. 並見偏風., 口目喎. 承光治口喎, 鼻多淸涕, 風眩頭痛. 《銅》. 通天治口喎, 鼻多淸涕, 衄血頭重. 列缺完骨治口面喎. 並見偏風, 翳風治口眼. 《明》,《下》作吻. 喎斜, 失欠脫頷, 口噤不開, 吃不能言, 頰腫牙車痛. 承漿治偏風口喎. 《明》,《下》同. 巨窌治癥瘲口喎. 顴窌治口喎眼瞤動. 見眼痛. 承泣治口眼喎斜, 目瞤, 面葉葉動牽口眼, 目視晼晼, 冷淚, 眼眥赤痛. 《明》同. 地倉治偏風口喎, 目不得閉, 失音不語, 飮食不收, 水漿漏落, 眼瞤動不止, 病左治右, 右治左, 艾如粗釵脚大. 若大口轉喎, 卻灸承漿七七壯愈. 行間治口喎, 四肢逆冷, 嗌乾煩渴, 瞋不欲視, 目淚出, 太息. 通谷治失欠口喎, 食飮善嘔, 暴瘂不能言. 《明》,《下》同. 大淵治口僻. 見心痛. 溫溜偏歷二間. 《明》,《下》云口眼斜. 內庭治口喎. 衝陽治偏風, 口眼喎, 肘腫, 齒齲痛, 發寒熱. 和窌主鼻涕. 療口喎. 《明》. 列缺. 《下》同. 地倉. 見偏風. 療口喎. 巨窌療面風風寒, 鼻準上衝, 癰痛, 招搖視瞻, 瘛瘲口僻. 地倉療偏風口喎, 失音不言, 不得飮水, 食漏落, 脈瞤動. 灸風中脈, 口眼喎斜, 其狀喎向右者, 謂左邊脈中風而緩, 宜灸左. 喎左灸右, 炷如麥粒, 各二七壯. 頻灸取盡風氣聽會頰車地倉各三穴.
《儒門事親》
○ 目盲三十二. 戴人女僮至西華, 目忽暴盲不見物. 戴人曰, 此相火也. 太陽陽明, 氣血俱盛. 乃刺其鼻中攢竺穴與頂前五穴, 大出血, 目立明.
○ 目赤三十五. 李民范, 目常赤. 至戊子年火運, 君火司天. 其年病目者, 往往886, 運火炎烈故也. 民范是年目大發, 遂遇戴人, 以瓜蒂散涌之, 赤立消. 不數日, 又大發. 其病之來也, 先以左目內, 赤發牽睛, 狀如鋪麻, 左之右. 次銳眥, 亦左之右. 赤貫瞳子, 再涌之又退. 凡五次, 交亦五次. 皆涌, 又刺其手中出血與頭上鼻中皆出血, 上下中外皆奪, 方能戰退. 然不敢觀書及見日. 張云, 當候秋涼再攻則愈. 火方旺而在皮膚, 雖攻其裡無益也. 秋涼則熱漸入裡, 方可擒也. 惟宜暗處閉目, 以養其神水. 暗與靜屬水, 明與動屬火, 所以不宜見日也. 蓋民范因初愈後, 曾冒暑出門, 故痛連發不愈. 如此涌泄之後, 不可常攻, 使服黍粘子以退翳. 方在別集中矣.

《扁鵲神應針灸玉龍經》
○ 眉目間痛. 眉目疼痛不能當, 攢竹沿皮刺不妨. 若是目疼亦同治, 刺入頭維疾自康. 攢竹, 在眉尖陷中. 針二分, 沿皮向魚腰, 瀉多補少. 禁灸. 頭維, 在額角髮際, 沿皮向下透至懸厘, 是穴在額角. 疼痛瀉, 眩暈補. 灸二七壯愈.
○ 赤目. 眼睛紅腫痛難熬, 怕日羞明心自焦. 但刺睛明魚尾穴, 太陽出血病全消. 睛明, 在目內眥淚孔中. 針入一分半, 微針向鼻, 瀉. 禁灸. 魚尾, 即瞳子髎, 在目上眉外尖. 針一分, 沿皮向內透魚腰, 瀉. 禁灸. 太陽, 在額.
○ 目隱澀. 忽然眼痛血貫睛, 隱澀羞明最可憎. 若是太陽出毒血, 不須針刺自和平. 太陽, 在額紫脈上, 出血, 三棱針刺之. 應睛明穴.
○ 目熱. 心家炎上兩眼紅, 好將蘆葉嗜鼻中. 若還血出眞爲美, 目內清涼顯妙功. 內迎香, 在鼻孔內, 用蘆葉或箬葉作卷, 搗之, 血出爲好. 應合谷穴.
○ 目爛. 風眩爛眼可憐人, 淚出汪汪實苦辛. 大小骨空眞妙穴, 灸之七壯病除根. 大骨空, 在手大拇指第二節尖上. 灸七壯. 小骨空, 在手小指第二節尖上. 灸七壯, 禁針.
○ 目昏. 肝家血少目昏花, 肝俞之中補更佳. 三裡瀉來肝血益, 雙瞳朗朗淨無瑕. 肝俞, 在背九椎兩旁各一寸半. 灸七壯, 針入二分. 三裡, 在膝下三寸, 貼骨外廉. 針三分, 瀉之.

《향약집성방》
○ 赤眼. 鍼灸法.《資生經》風池治目內眥赤痛. 目窗大陵崑崙, 治目赤. 上星肝腧, 主內眥赤痛癢. 瞳子髎, 主目赤. 肝勞邪氣眼赤, 灸當陽百壯.
○ 眼赤爛. 鍼灸法.《資生經》後谿, 主眥爛有翳, 又主目赤有翳. 京骨, 主內眥赤爛. 餘見眼赤門.
○ 眼赤腫痛. 鍼灸法.《資生經》大衝崑崙, 主目急痛赤腫, 陽谿曲泉, 主目赤腫.
○ 眼生努肉. 鍼灸法.《資生經》睛明, 治大眥努肉侵睛.《玉龍歌》風池合谷行間, 治努肉侵眼.
○ 眼風淚. 鍼灸法.《資生經》腕骨神庭百會天柱行間心腧, 主目泣出. 肝腧, 主目淚出. 臨泣, 主多淚. 風池, 主目淚出欠氣多.
○ 目痒急. 鍼灸法.《資生經》陽白上星本神玉枕, 主目系急目上插. 前頂, 主目上插憎風寒. 天衝崑崙, 主目急痛赤腫.
○ 眼內障. 鍼灸法.《資生經》絡却, 主靑風內障, 目無所見.《玉龍歌》瞳子髎合谷睛明臨泣光明風池天府, 治眼內障.
○ 眼靑盲. 鍼灸法.《資生經》上關童子髎, 主靑盲無所見. 期門, 主目靑.《得效方》巨髎, 主靑盲無所見, 遠視䀮䀮, 目中膚翳白膜覆瞳子.《千金方》承光, 治靑盲, 遠視不明. 商陽, 主靑盲.
○ 眼雀目. 鍼灸法.《資生經》肝腧, 主熱病差後. 食五辛, 多患眼暗如雀盲. 餘見小兒門.
○ 眼卒生翳膜. 鍼灸法.《資生經》肝腧, 治目生白翳. 丘墟, 主目翳瞳子不見. 上星風池, 主目淚出多眵䁾, 內眥赤痛癢, 生白膚翳. 臨泣, 治目生白膜多淚, 又治目眩生白翳. 中渚, 治目眩生翳膜. 合谷, 主目不明生白翳. 張文仲療風眼, 卒生翳膜, 兩目痛, 不可忍. 灸手中指本節頭, 節間尖上三壯, 炷如麥大. 左灸右, 右灸左.《銅人經》瞳子髎, 治目中膚翳白膜, 頭痛, 目外眥赤痛.《得效方》治目卒翳, 灸大指節橫紋三壯. 在左灸右, 在右灸左.
○ 眼䀮䀮, 荒忙二音, 目不明也. 鍼灸法.《資生經》目窗, 治頭面浮腫痛, 引目外眥赤痛, 忽頭旋, 目䀮䀮, 遠視不明. 腎腧後頂, 治目䀮䀮. 合谷曲差, 治目視不明. 風池五處, 治目不明. 肝腧, 治起則目䀮䀮. 足三里, 主目不明. 人年三十以上, 不灸三里, 令氣上衝目. 胃腧百會內關通谷, 主目䀮䀮不明, 惡風寒.
○ 眼昏暗. 鍼灸法.《資生經》眼暗, 灸大椎數節第十當脊中, 灸二百壯, 以多爲佳最驗. 餘見眼䀮䀮.
○ 眼睛疼痛. 鍼灸法.《資生經》陽白, 主目瞳子痛癢. 大陵, 主目痛如脫. 上星, 主目睛痛, 不能遠視. 百會,療頭目痛.《玉龍歌》睛明合谷臨泣腎臉行間三里, 治目目紅腫疼痛.《千金方》眼急痛, 灸當陽隨年壯.
○ 目眵曠, 莫結反, 目赤. 鍼灸法. 陽白, 主頭目痛, 目眵. 肝臉, 主目淚出, 目眵曠.

《針灸大全》
○ 四總穴歌. 肚腹三裡留, 腰背委中求, 頭項尋列缺, 面口合谷收.
○ 通玄指要賦. ...頭暈目眩, 要覓于風池. 耳閉須聽會而治也, 眼痛則合谷以推之...腦昏目赤, 瀉攢竹以便宜.攢竹療頭疼之不忍...眵昏冷淚, 臨泣尤准...
○ 靈光賦. ...偏正頭疼瀉列缺. 睛明治眼努肉攀...治氣上壅足三里...悟得明師流注法, 頭目有病針四肢...
○ 席弘賦. ...睛明治眼未效時, 合谷光明安可缺...

《針灸聚英發揮》
○ 卷四上标幽賦. ...頭風頭痛. 刺申脈與金門. 眼癢眼疼. 瀉光明于地五...
○ 卷四上玉龍賦. ...睛明太陽魚尾 目證憑茲...大小骨空 治眼爛能止冷淚. 左右太陽 醫目疼善除血翳...搖迎香于鼻內 消眼熱之紅...目昏血溢 肝俞辨其實虛...
○ 卷四上攔江賦. 眼目之證諸疾苦. 更用臨泣使針擔...
○ 卷四上百證賦. ...目眩兮, 支正飛揚. 目黃兮, 陽綱膽俞. 攀睛, 攻少澤肝俞之所. 淚出刺臨泣頭維之處. 目中漠漠. 即尋攢竹三間. 目覺眈眈. 急取養老天柱. 觀其雀目肝氣. 睛明行間而細推.

《鍼灸大成》
○ 手陽明經穴主治. 商陽一名絶陽, 手大指次指內側, 去爪甲角如塭葉. 手陽明大腸脈所出爲井金.《銅人》灸三壯, 針一分, 留一呼. 主胸中氣滿, 喘咳支腫, 熱病汗不出, 耳鳴聾, 寒熱痎瘧, 口乾頤頷腫, 齒痛, 惡寒, 肩背及相引缺盆中痛, 目青盲. 灸三壯, 左取右, 右取左, 如食頃立已. 二間一名間谷, 食指本節前內側陷中. 手陽明大腸脈所溜爲榮水, 大腸實瀉之.《銅人》針三分, 留六呼, 灸三壯. 主喉痺, 頷腫, 肩背痛, 振寒, 鼻鼽衄血, 多驚, 齒痛, 目黃, 口乾口喎, 急食不通, 傷寒水結. 三間一名少谷, 食指本節後內側陷中. 手陽明大腸脈所注爲兪木.《銅人》針三分, 留三呼, 灸三壯. 主喉痺, 咽中如梗, 下齒齲痛, 嗜臥, 胸腹滿, 腸鳴洞泄, 寒熱痎瘧, 脣焦口乾, 氣喘, 目眥急痛, 吐舌, 戾頸, 喜驚多唾, 急食不通, 傷寒氣熱, 身寒結水. 東垣曰, 氣在于臂取之, 先去血脈, 後深取手陽明之榮兪二間, 三間. 合谷一名虎口, 手大指次指岐骨間陷中. 手陽明大腸脈所過爲原, 虛實皆拔之.《銅人》針三分, 留六呼, 灸三壯. 主傷寒大渴, 脈浮在表, 發熱惡寒,

頭痛脊強, 無汗, 寒熱瘧, 鼻衄不止, 熱病汗不出, 目視不明, 生白翳, 下齒齲, 耳聾, 喉痺, 面腫, 脣吻不收, 喑不能言, 口噤不開, 偏風, 風疹, 痂疥, 偏正頭痛, 腰脊內引痛, 小兒單乳鵝. 按, 合谷, 婦人姙娠可瀉不可補, 補卽墮胎, 詳見足太陰脾經三陰交下. 陽谿一名中魁, 腕中上側兩筋間陷中. 手陽明大腸脈所行爲經火.《銅人》針三分, 留七呼, 灸三壯. 主狂言喜笑見鬼 熱病煩心, 目風赤爛有翳, 厥逆頭痛, 胸滿不得息, 寒熱瘧疾, 寒嗽嘔沫, 喉痺, 耳鳴, 耳聾, 驚掣肘臂不擧, 痂疥. 偏歷, 腕中後三寸. 手陽明絡脈, 別走太陰.《銅人》針三分, 留七呼, 灸三壯.《明》,《下》灸五壯. 主肩膊肘腕酸疼, 眯目䀮䀮, 齒痛, 鼻衄, 寒熱瘧, 癲疾多言, 咽喉乾, 喉痺, 耳鳴, 風汗不出, 利小便. 實則齲聾, 瀉之. 虛則齒寒痺膈, 補之. 五里, 肘上三寸, 行向裡大脈中央.《銅人》灸十壯.《素問》大禁針. 主風勞驚恐, 吐血咳嗽, 肘臂痛, 嗜臥, 四肢不得動, 心下脹滿, 上氣, 身黃, 時有微熱, 瘰癧, 目視䀮䀮, 痎瘧.
○ 足陽明經穴主治. 頭維, 額角髮際, 本神傍一寸五分, 神庭旁四寸五分. 足陽明, 少陽二脈之會.《銅人》鍼三分.《素注》鍼五分, 禁灸. 主頭痛如破, 目痛如脫, 目瞤, 目風淚出, 偏風, 視物不明. 下關, 客主人下, 耳前動脈下廉, 合口有空, 幷口則閉, 側臥閉口取之. 足陽明, 少陽之會.《素注》鍼三分, 留七呼, 灸三壯.《銅人》鍼四分, 得氣卽瀉, 禁灸. 主聤耳有膿汁出, 偏風口目喎, 牙車脫臼. 牙齦腫處, 臟口以三棱鍼出膿血, 多含鹽湯, 卽不畏風. 頰車一名机關, 一名曲牙, 耳下八分, 曲頰端近前陷中, 側臥開口有空取之.《銅人》鍼四分, 得氣卽瀉, 日灸七壯, 止七七壯, 炷如麥大.《明堂》灸三壯.《素注》鍼三分. 主中風牙關不開, 口噤不語, 失音, 牙車疼痛, 頷頰腫, 牙不開嚼物, 頸強不得回顧, 口眼喎. 承泣, 目下七分, 直瞳子陷中. 足陽明, 陽蹻脈任脈之會.《銅人》灸三壯, 禁鍼, 鍼之令人目烏色.《明堂》鍼四分半, 不宜灸, 灸後令人目下大如拳, 瘜肉日加如桃, 至三十日定不見物.《資生》云, 當不灸不鍼. 東垣曰, 魏邦彥夫人目翳綠色, 從下侵上者, 自陽明來也. 注目冷目淚出, 上觀, 瞳子痒, 遠視䀮䀮, 昏夜無見, 目瞤動與項口相引, 口眼歪斜, 口不能言, 面葉葉牽動, 眼赤痛, 耳鳴耳聾. 四白, 目下一寸, 直瞳子, 今病人正視取之.《素注》鍼四分.《甲乙》,《銅人》鍼三分, 灸七壯. 凡用鍼穩當, 方可下鍼, 刺太深, 今人目烏色. 主頭痛, 目眩, 目赤痛, 僻淚不明, 目痒目膚翳, 口眼歪僻不能言. 巨髎, 俠鼻孔旁八分, 直瞳子, 平水溝. 手足陽明, 陽蹻脈之會.《銅人》鍼三分, 得氣卽瀉, 灸七壯.《明堂》灸七七壯. 主瘈瘲, 脣頰腫

痛, 口喎僻, 目障無見, 遠視䀮䀮, 淫膚白膜, 翳覆瞳子, 面風鼻頞腫臃通, 招搖視瞻, 脚氣膝腫. 地倉, 挾口吻旁四分外如近, 下有脈微動. 手足陽明, 陽蹻脈之會.《銅人》鍼三分.《明堂》鍼三分半, 留五呼, 得氣卽死. 日可灸二七壯, 重者七七壯, 炷如粗釵股脚大, 艾炷若大, 口轉喎, 却灸 承漿七七壯, 卽愈. 主偏風口歪, 目不得閉, 脚腫, 失音不語, 飮水不收, 水漿漏落, 眼瞤動不止, 瞳子痒, 遠視䀮䀮, 昏夜無見. 病左治右, 病右治左, 宜頻鍼灸, 以取盡風氣. 口眼歪斜者, 以正爲度. 大迎, 曲頷前一寸二分, 骨陷中動脈. 又以口下當兩肩是穴.《素注》鍼三分, 留七呼, 灸三壯. 主風痓, 口噤不開, 唇吻瞤動, 頰腫牙疼, 寒熱頸痛瘰癧, 口喎齒齲痛, 數感氣惡寒, 舌强不能言, 風壅面浮腫, 目痛不得閉. 解溪, 衝陽後一寸五分, 腕上陷中, 足大指次指直上跗上陷者宛宛中. 足陽明胃脈所行爲經火, 胃虛補之.《銅人》灸三壯, 鍼五分, 留七呼. 主風面浮腫, 顔黑, 厥氣上衝, 腹脹, 大便下重, 瘛驚, 膝股胻腫, 轉筋, 目眩, 頭痛, 癲疾, 煩心悲泣, 霍亂, 頭風面赤, 目赤, 眉攢疼不可忍.

○ 手少陰經穴主治. 極泉, 臂內腋下筋間, 動脈入胸.《銅人》鍼三分, 灸七壯. 主臂肘厥寒, 四肢不收, 心痛乾嘔, 煩渴, 目黃, 脇滿痛, 悲愁不樂. 靑靈, 肘上三寸, 伸肘擧臂取之.《銅人》灸七壯.《明堂》灸三壯. 主目黃頭痛, 振寒脇痛, 肩臂不擧, 不能帶衣. 通里, 掌後一寸陷中. 手少陰心脈之絡, 別走太陽小腸經.《銅人》鍼三分, 灸三壯.《明堂》灸七壯. 主目眩頭痛, 熱病先不樂, 數日澳憹, 數欠頻呻悲, 面熱無汗, 頭風, 暴暗不言, 目眩心悸, 肘臂臑痛, 苦嘔喉痹, 少氣遺溺, 婦人經血過多崩中. 實則支滿膈閉, 瀉之. 虛則不能言, 補之. 神門一名銳中, 一名中都, 掌後銳骨端陷中. 手少陰心脈所注爲兪土. 心實瀉之.《銅人》鍼三分, 留七呼, 灸七壯. 主瘧心煩, 甚欲得冷飮, 惡寒則欲處溫中. 咽乾不嗜食, 心痛數噫, 恐悸, 少氣不足, 手臂寒, 面赤喜笑, 掌中熱而啘, 目黃脇痛, 喘逆身熱, 狂悲狂笑, 嘔血吐血, 振寒上氣, 遺溺失音, 心性痴., 健忘, 心積伏梁, 大小人五. 少衝一名經始 手小指內側, 去爪甲角如葉. 手少陰心脈所出爲井木. 心虛補之.《銅人》鍼一分, 灸三壯.《明堂》灸一壯. 主熱病煩滿, 上氣嗌乾渴, 目黃, 臑臂內後廉痛, 胸心痛, 痰氣, 悲驚寒熱, 肘痛不伸. 張潔古治前陰臊臭, 瀉肝行間, 後于此穴, 以治其標.

○ 手太陽經穴主治. 少澤一名小吉 手小指端外側, 去爪甲角下一分陷中. 手太陽小腸脈所出爲井金.《素注》灸三壯.《銅人》灸一壯, 鍼一分, 留二呼. 主瘧寒熱, 汗不出, 喉痹舌强, 口乾心煩, 臂痛瘈瘲, 咳嗽, 口中涎唾, 頸項急不得回顧, 目生膚翳覆瞳子, 頭痛. 後谿, 手小指外側本節後陷中, 握拳取之. 手太陽小腸脈所注爲兪木. 小腸虛補之.《銅人》針一分, 留二呼, 灸一壯. 主瘧寒熱, 目赤生翳, 鼻衄, 耳聾, 胸滿, 頸項强, 不得回顧, 癲疾, 臂肘攣急, 痂疥. 腕骨, 手外側腕前起骨下陷中, 手太陽小腸脈所過爲原. 小腸虛實皆拔之.《銅人》針二分, 留三呼, 灸三壯. 主熱病汗不出, 脇下痛不得息, 頸頷腫, 寒熱, 耳鳴, 目冷淚生翳, 狂惕, 偏枯, 肘不得屈伸, 痎瘧頭痛, 煩悶, 驚風, 瘈瘲, 五指掣, 頭痛. 養老, 手踝骨前上, 一云腕骨後一寸陷中. 手太陽郄.《銅人》針三分, 灸三壯. 主肩臂酸疼, 肩欲折, 臂如拔, 手不能自上下, 目視不明. 支正, 腕後五寸, 手太陽絡脈, 別走少陰.《銅人》針三分, 灸三壯.《明堂》灸五壯. 主風虛, 驚恐悲愁, 癲狂, 五勞, 四肢虛弱, 肘臂攣難屈伸, 手不握, 十指盡瘼, 熱痛先腰頸酸, 喜渴, 强項, 尤目. 實則節弛肘廢, 瀉之. 虛則生疣小如指, 痂疥, 補之. 肩中兪, 肩胛內廉, 去脊二寸陷中.《素注》針六分, 灸三壯.《銅人》針三分, 留七呼, 灸十壯. 主咳嗽, 上氣唾血, 寒熱, 目視不明. 顴髎, 面頄骨下廉銳骨端陷中. 手少陽, 太陽之會.《素注》針三分.《銅人》針二分. 主口喎, 面赤目黃, 眼瞤動不止, 頄腫齒痛.

○ 足太陽經穴主治. 睛明一名淚孔, 目內眥.《明堂》云, 內眥頭外一分, 宛宛中. 手足太陽 足陽明 陰蹻陽蹻五脈之會. 針一分半, 留三呼. 雀目者, 可久留針, 然後速出針. 禁灸. 主目遠視不明, 惡風淚出, 憎寒頭痛, 目眩內眥赤痛, 䀮䀮無見, 眥癢, 淫膚白翳, 大眥攀睛, 努肉浸睛, 雀目, 瞳子生瘴, 小兒疳眼, 大小氣眼冷淚. 按東垣曰, 刺太陽 陽明出血, 則目愈明. 蓋此經多血少氣, 故目翳與赤痛從內眥起者, 刺睛明攢竹, 以宣泄太陽之熱. 然睛明刺一分半, 攢竹刺一分三分, 爲適淺深之宜. 今醫家刺攢竹, 臥針直抵睛明, 不補不瀉, 而又久留針, 非古人意也. 攢竹一名始光, 一名員柱, 一名光明, 兩眉頭陷中.《素注》針二分, 留六呼, 灸三壯.《銅人》禁灸, 針一分, 留三呼, 瀉三吸, 徐徐出針. 宜以細三稜針刺之, 宜泄熱氣, 三度刺, 目大明.《明堂》宜細三稜針刺三分, 出血, 灸一壯. 主目䀮䀮, 視物不明, 淚出目眩, 瞳子癢, 目瞽, 眼中赤痛及瞼瞤動不得臥, 煩痛, 面痛, 尸厥癲邪, 神狂鬼魅, 風眩, 嚏. 曲差, 神庭旁一寸五分, 入髮際.《銅人》針二分, 灸三壯. 主目不明, 鼽衄, 鼻塞, 鼻瘡, 心煩滿, 汗不出, 頭頂痛, 項腫, 身體煩熱. 五處, 俠上星旁一寸五分.《銅人》針三分, 留七呼, 灸三壯.《明堂》灸五莊. 主脊強反折, 瘈瘲癲疾, 頭風熱, 目眩, 目不明, 目上戴不識人. 承光, 五處後一寸五分.《銅人》針三分, 禁灸. 主風眩頭痛, 嘔吐心煩, 鼻塞不聞香臭, 口喎, 鼻多清涕, 目生白翳. 絡却一名強陽, 一名腦蓋, 通天後一寸五分.《素注》刺三分, 留五呼.《銅人》灸三壯. 主頭旋耳鳴, 狂走瘈瘲, 恍惚不休, 腹脹, 靑盲內障, 目無所見. 玉枕, 絡却後一寸五分, 俠腦戶旁一寸三分, 起肉枕骨上, 入髮際二寸.《銅人》灸三壯, 針三分, 留三呼. 主目痛如脫, 不能遠視, 內眥系急, 頭風痛不可忍, 鼻塞不聞. 天柱, 俠項後髮際, 大筋外廉陷中.《銅人》針五分, 得氣卽瀉.《明堂》針二分, 留二呼, 瀉五吸. 灸不及針. 日七壯至百壯,《下經》灸三壯.《素注》針二分, 留六呼. 主足不任身體, 肩背痛欲折, 目瞑視, 頭強腦痛, 頭風, 鼻不知香臭, 頭重如脫, 頂如拔, 項強不可回顧. 風門一名熱府, 二椎下兩旁相去脊各一寸五分, 正坐取之.《銅人》針五分,《素注》針三分, 留七呼.《明堂》灸五壯. 若頻刺, 泄諸陽熱氣, 背永不發癰疽, 灸五壯. 主發背癰疽, 身熱, 上氣喘氣, 咳逆胸背痛, 風勞嘔吐, 多嚏, 鼻鼽出淸涕, 傷寒頭項強, 目眩, 胸中熱, 臥不安. 心兪, 五椎下兩旁相去脊各一寸五分, 正坐取之.《銅人》針三分, 留七呼, 得氣卽瀉, 不可灸.《明堂》灸三壯.《資生》云, 刺中心一日死, 其動爲噫, 豈可妄針.《千金》言 中風心急, 灸心兪百壯, 當權其緩急可也. 主偏風半身不遂, 心氣亂恍惚, 心中風, 偃臥不得傾側, 汗出脣赤, 狂走發癇, 語悲泣, 心胸悶亂, 咳吐血, 黃疸, 鼻衄, 目瞤目昏, 嘔吐不下食, 健忘, 小兒心氣不足, 數世不語. 肝兪, 九椎下兩旁相去脊一寸五分, 正坐取之. 經曰 東風傷于春, 病在肝.《銅人》針三分, 留六呼, 灸三壯.《明堂》灸七壯.《素問》 刺中肝五日死, 其動爲語, 主多怒, 黃疸, 鼻酸, 熱病後目暗泪出, 目眩, 氣短咳血, 目上視, 咳逆, 口乾, 寒疝, 筋寒, 熱脛, 筋急相引, 轉筋入腹將死.《千金》云, 咳引兩脇急痛不得息, 轉側難, 撅肋下與脊相引而反折, 目戴上, 目眵循眉頭, 驚狂, 鼽衄, 起則目眗眗, 目生白翳, 咳引胸中痛, 寒疝小腹痛, 唾血短氣, 熱病差後, 食五辛目暗, 肝中風, 踞坐不得低頭, 繞兩目連額上色微靑. 積聚痞痛, 胃兪, 十二椎下兩旁相去脊各一寸五分, 正坐取之.《銅人》針三分, 留七呼, 灸隨年爲壯.《明堂》灸三壯.《下經》 灸七壯. 主霍亂, 胃寒, 腹脹而鳴, 翻胃嘔吐, 不嗜食, 多食羸瘦, 目不明, 腹痛, 胸脇支滿, 脊痛筋攣, 小兒羸瘦, 不生肌膚. 東垣曰, 中濕者, 治在胃兪.
○ 足少陰腎主治. 湧泉一名地衝, 足心陷中, 屈足卷指宛宛中, 白肉際, 跪取之. 足少陰腎脈所出爲井木. 實則瀉之.《銅人》針五分, 無令出血, 灸三壯.《明堂》灸不及針.《素注》針三分, 留三呼. 主尸厥, 面黑如炭色, 咳吐有血, 渴而喘, 坐欲起, 目眗眗無所見, 善恐, 惕惕如人將捕之, 舌乾咽腫, 上氣嗌乾, 煩心, 心痛, 黃疸, 腸澼, 股內後廉痛, 痿厥, 嗜臥, 善悲欠, 小腹急痛, 泄而荷重, 足脛寒而逆, 腰痛, 大便難, 心中結熱, 風疹, 風癇, 心病飢不嗜食, 咳嗽身熱, 喉閉舌急失音, 卒心痛, 喉痹, 胸脇滿悶, 頸痛目眩, 五指端盡痛, 足不踐地, 足下熱, 男子如蠱, 女子如娠, 婦人無子, 轉胞不得尿.《千金翼》云, 主喜喘, 脊胸相引, 忽忽喜忘, 陰痹, 腹脹, 腰痛, 不欲食, 喘逆, 足下冷至膝, 咽中痛不可納食, 瘖不能言, 小便不利, 小腹痛, 風入腸中, 癲病, 俠臍痛, 鼻衄不止, 五疝, 熱病先腰酸, 喜渴數引飮, 身項痛而寒且酸, 足熱不欲言, 頭痛癲癲然, 少氣, 寒厥, 霍亂轉筋, 腎積賁豚. 灌, 濟北王阿母, 病患熱厥, 足熱, 淳于意刺足心, 立愈. 水泉, 太谿下一寸, 內踝下. 少陰郄《銅人》灸五壯, 針四分. 主目眗眗不能遠視, 女子月事不來, 來卽心下多悶痛, 陰挺出, 小便淋瀝, 腹中痛. 照海, 足內踝下四分, 前後有筋, 上有踝骨, 下有軟骨, 其穴居中. 陰蹻脈所生.《素注》針四分, 留六呼, 灸三壯.《銅人》針三分, 灸七壯.《明堂》灸三壯. 主咽乾, 心悲不樂, 四肢懈惰, 久瘧, 卒疝, 嘔吐嗜臥, 大風默默不知所痛, 視如見星, 小腹痛, 婦女經逆, 四肢淫濼, 陰暴跳起或痒, 灑淸汁, 小腹偏痛, 淋, 陰挺出, 月水不調, 潔古曰, 癎病也發灸陰蹻, 照海穴也. 復溜一名昌陽, 一名伏白, 足內踝上二寸, 筋骨陷中, 前傍骨是復溜, 後傍筋是交信, 二穴止隔一條筋. 足少陰腎脈所行爲經金. 腎虛補之.《素注》針三分, 留七呼, 灸五壯.《明堂》灸七壯. 主腸澼, 腰脊內引痛, 不得俛仰起坐, 目視眗眗, 善怒多言, 舌乾, 胃熱, 蟲動涎出, 足痿不收履, 胻寒不自溫, 腹中雷鳴, 腹脹如鼓, 四肢腫, 五腫水病靑, 赤, 黃, 白, 黑, 靑取井, 赤取榮, 黃取兪, 白取經, 黑取合, 血痔, 泄後重, 五淋, 血淋, 小便如散火, 骨寒熱, 盜汗, 汗注不止, 齒齲, 脈微細不見, 或時無脈. 大赫一名陰維, 一名陰關, 氣穴下一寸, 去腹中行各一寸. 足少陰, 衝脈之會.《銅人》灸五壯, 針三分.《素注》針一寸, 灸三壯. 主虛勞失精, 男子陰器結縮, 莖中痛, 目赤痛從內眥始, 婦人赤帶. 氣穴一名胞門, 一名子戶, 四滿下一寸, 去腹中行各一寸. 足少陰, 衝脈之會.《銅人》灸五壯, 針三分.《素注》針一寸, 灸五壯. 主奔豚, 氣上下引腰脊痛, 泄利不止, 目赤痛從內眥始, 婦人月事不調. 四滿一名髓府, 中注下一寸, 去腹中行各一寸. 足少陽, 衝脈之會.《銅人》針三分, 灸三壯. 主積聚疝痕, 腸澼, 大腸有水, 臍下切痛, 振寒, 目内眥赤痛, 婦人月水不調, 惡血痞痛, 奔豚上下, 無子. 中注, 肓兪下一寸, 去腹中行各一寸. 足少陰, 衝脈之會.《銅人》針一寸, 灸五壯. 主小腹有熱, 大便堅燥不利, 泄氣, 上下引腰脊痛, 目内眥赤痛, 女子月事不調. 肓兪, 商曲下一寸, 去腹中行各一寸. 足少陰, 衝脈之會.《銅人》針一寸, 灸五壯. 主腹切痛, 寒疝, 大便燥, 腹滿響響然不便, 心下有寒, 目赤痛兩内眥始. 按諸家俱以疝主于腎, 故足少陰經諸穴多兼治疝. 丹溪以疝本肝經, 與腎絶無相乾, 足以正千古之訛. 商曲, 石關下一寸, 去腹中行各一寸五分. 足少陰, 衝脈之會《銅人》針一寸, 灸五壯. 主腹痛, 腹中積聚, 時切痛, 腸中痛不嗜食, 目赤痛兩内眥始自幽門至商曲,《銅人》去腹中行五分,《素注》一寸. 石關, 陰都下一寸, 去腹中行各一寸五分. 足少陰, 衝脈之會.《銅人》針一寸, 灸三壯. 主噦噫嘔逆, 腹痛氣淋, 小便黃, 大便不通, 心下堅滿, 脊强不利, 多睡, 目赤痛兩内眥始, 婦人無子, 臟有惡血, 血上衝腹, 痛不可忍. 陰都一名食宮, 通谷下一寸, 去腹中行各一寸五分. 足少陰, 衝脈之會.《銅人》針三分, 灸三壯. 主身寒熱瘧病, 心下煩滿, 逆氣, 腸鳴, 肺脹氣搶, 脅下熱痛, 目赤痛兩内眥始. 通谷, 幽門下一寸, 去腹中行各一寸五分. 足少陰, 衝脈之會.《銅人》針五分, 灸五壯.《明堂》灸三壯. 主失欠, 口喎, 食飮善嘔, 暴瘖不能言, 結積留飮, 痃癖, 胸滿, 食不化, 心恍惚, 喜嘔, 目赤痛兩内眥始. 幽門, 俠巨厥兩旁各一寸五分陷中. 足少陰, 衝脈之會《銅人》針五分, 灸五壯. 主小腹脹滿, 嘔吐涎沫, 喜唾, 心下煩悶, 胸中引痛, 滿不嗜食, 里急數咳, 健忘, 泄利膿血, 目赤痛兩内眥始, 女子心痛, 逆氣, 善吐食不下.

○ 手厥陰經穴主治. 天池一名天會, 腋下三寸, 乳後一寸, 着脅直腋撅肋間. 手足厥陰, 少陽之會.《銅人》灸三壯, 針三分.《甲乙》針七分. 主胸中有聲, 胸腹煩滿, 熱病汗不出, 頭痛, 四肢不擧, 腋下腫, 上氣, 寒熱痃瘧, 臂痛, 目眪眪不明. 天泉一名天濕, 曲腋下二寸, 擧臂取之.《銅人》針六分, 灸三壯. 主目眪眪不明, 惡風寒, 心病, 胸脅支滿, 咳逆, 腐背胛間, 臂内廉痛. 内關, 掌後去腕二寸兩筋間, 與外關上抵. 手心主之別手心包之絡, 別走少陽.《銅人》針五分, 灸三壯. 主手中風熱, 失志, 心痛, 目赤, 支滿肘攣. 實則心暴痛瀉之, 虛則頭强補之. 大陵, 掌後骨下, 兩筋間陷中. 手厥陰包絡脈所注爲兪土手厥陰脈之所注也, 爲腧. 心包絡實瀉之.《銅人》針五分,《素注》針六分, 留七呼, 灸三壯. 主熱病汗不出, 手心熱, 肘臂攣痛, 腋腫, 善笑不休, 煩心, 心懸若飢, 心痛掌熱, 喜悲泣驚恐, 目赤

目黃, 小便如血, 嘔噦無度, 狂言不樂, 喉痺, 口乾, 身熱頭痛, 短氣, 胸脇痛, 瘡瘍疥癬.

○ 手少陽經穴主治. 關衝, 手小指次指之端, 去爪甲角如韭葉. 手少陽三焦脈所出爲井金.《銅人》針一分, 留三呼, 灸一壯.《素注》灸三壯. 主喉痺喉閉, 舌卷口乾, 頭痛, 霍亂, 胸中氣噎, 不嗜食, 臂肘痛不可擧, 目生翳膜, 視物不明. 液門, 手小次指歧骨間陷中, 握拳取之. 手少陽三焦脈所溜爲滎水.《素注》銅人針二分, 留二呼, 灸三壯. 主驚悸妄言, 咽外腫, 寒厥, 手臂痛不能自上下, 痎瘧寒熱, 目赤澁, 頭痛, 暴得耳聾, 齒齦痛. 中渚, 手小指次指本節後陷中. 在液門下一寸, 手少陽三焦脈所注爲兪木. 三焦虛補之.《素注》針二分, 留三呼,《銅人》灸三壯, 針三分.《明堂》灸二壯. 主熱病汗不出, 目眩頭痛, 耳聾, 目生翳膜, 久瘧, 咽腫, 肘臂痛, 手五指不得屈伸. 天牖, 頸大筋外缺盆上, 天柱後天容前, 完骨下髮際上.《銅人》針一寸, 留七呼, 不宜補, 不宜灸. 灸則令人面腫眼合, 先取譩譆, 後取天容, 天池, 卽瘥. 若不針譩譆, 卽難療.《明堂》針五分, 得氣卽瀉, 瀉盡更留三呼, 瀉三吸, 不宜補.《素注》,《下經》灸三壯,《資生》云, 宜灸一壯, 三壯. 主暴聾氣蒙, 目不明, 耳不聰, 夜夢顚倒, 面靑黃無顏色, 頭風面腫, 項强不得回顧, 目中痛. 瘛脈一名資脈, 耳本後雞足靑絡脈.《銅人》刺出血如斗汁, 不宜多出. 針一分, 灸三壯. 主頭風耳鳴, 小兒驚癇, 瘛瘲, 嘔吐瀉痢, 無時驚恐, 目澁昏膏. 角孫, 耳廓中間上髮際下, 開口有空. 手太陽, 手足少陽之會.《銅人》灸三壯.《明堂》針八分, 主目生膚翳, 齒齦腫, 脣吻强, 齒牙不能嚼物, 齲齒, 頭項强. 絲竹空一名目髎, 眉後陷中, 手足少陽脈氣所發.《素注》鍼三分, 留六呼.《銅人》禁灸, 灸之不幸, 使人目小及盲. 鍼三分, 留三呼, 宜瀉不易補. 主目眩頭痛, 視物眪眪不明, 惡風寒, 風癇, 目戴上不識人, 眼睫毛倒, 發狂吐涎沫, 發卽無時, 偏正頭痛.

○ 足少陽經穴主治. 瞳子髎一名太陽, 一名前關, 目外去眥五分, 手太陽, 手足少陽三脈之會.《素注》灸三壯, 鍼三分. 主目中膚翳白膜, 靑盲無見, 遠視眪眪, 赤痛淚出多眵, 内眥癢, 頭痛, 喉閉. 客主人一名上關, 耳前骨上, 開口有空, 張口取之. 足少陽, 陽明之會.《銅人》灸七壯, 禁鍼.《明堂》鍼一分, 得氣卽瀉, 日灸七壯, 至二百壯.《下經》灸十壯.《素注》鍼三分, 留七呼, 灸三壯《素問》禁深刺, 深則交脈破, 爲内漏耳聾, 欠而不得伸. 主脣吻强, 口眼偏邪, 靑盲, 瞑目眪眪, 惡風寒, 牙齒齲, 口噤嚼物鳴痛, 耳鳴耳聾, 瘛瘲沫出, 寒熱, 痙引骨痛. 頷厭, 曲周下, 顳顬上廉. 手

足少陽, 陽明之會.《銅人》灸三壯, 針七分, 留七呼. 深刺令人耳聾. 主偏頭痛, 頭風目眩, 驚癎, 手卷手腕痛, 耳鳴, 目無見, 目外眥急, 好嚏, 頸痛, 歷節風汗出. 懸顱, 曲周上, 顳顬中廉. 手足少陽, 陽明之會.《銅人》灸三壯, 鍼三分, 留三呼.《明堂》鍼二分.《素注》鍼七分 留七呼, 刺深今人耳無所聞. 主頭痛, 牙齒痛, 面膚赤腫, 熱病煩滿, 汗不出, 頭偏痛引目外眥而急, 身熱, 鼻洞濁下不止, 傳爲鼽, 目昏瞢瞑目. 懸釐, 曲周上, 顳顬下廉, 手足少陽, 陽明之會.《銅人》鍼三分, 灸三壯.《素注》鍼三分 留七呼. 主面皮赤腫, 頭偏痛, 煩心不欲食, 中焦客熱, 熱病汗不出, 目銳眥赤痛. 竅陰一名枕骨, 完骨上, 枕骨下, 動搖有空. 足太陽, 手足少陽之會.《銅人》鍼三分, 灸七壯.《甲乙》鍼四分, 灸五壯.《素注》鍼三分, 灸三壯. 主四肢轉筋, 目痛, 頭項頷痛引耳嘈嘈, 耳鳴無所聞, 舌本出血, 骨勞, 癰疽發歷, 手足煩熱, 汗不出, 舌強脇痛, 咳逆喉痺, 口中惡苦之. 完骨, 耳後入髮際四分. 足少陽, 太陽之會.《銅人》鍼三分, 灸七壯.《素注》留七呼, 灸三壯.《明堂》鍼二分, 灸以年爲壯. 主足痿失履不收, 牙車急, 頰腫, 頭面腫, 頸項痛, 頭風耳後痛, 煩心, 小便赤黃, 喉痺齒齲, 口眼喎斜, 癲疾. 本神, 曲差旁一寸五分. 直耳上入髮際四分. 足少陽, 陽維之會.《銅人》鍼三分, 灸七壯. 主驚癎吐涎沫, 頸項強急痛, 目眩, 胸相引不得轉側, 癲疾嘔吐涎沫, 偏風. 陽白, 眉上一寸, 直瞳子, 手足陽明, 少陽, 陽維五脈之會.《素注》鍼三分.《銅人》鍼二分, 灸三壯. 主瞳子痒痛, 目上視, 遠視䀮䀮, 昏夜無見, 目痛目眵, 背膝寒栗, 重衣不得溫. 臨泣, 目上, 直入髮際五分陷中, 今患人正睛取穴. 足少陽, 太陽, 陽維之會.《銅人》鍼三分, 留七呼. 主目眩, 目生白翳, 目冷淚, 枕骨合顱痛, 惡寒鼻塞, 驚癎反視, 大風, 目外眥痛, 卒中風不認人. 目窗, 臨泣後寸半. 足少陽, 陽維之會.《銅人》鍼三分, 灸五壯, 三度刺, 今人目大明. 主目赤痛, 忽頭旋, 目䀮䀮遠視不明, 頭面浮腫, 寒熱汗不出, 惡寒. 正營, 目窗後寸半, 足少陽, 陽維之會.《銅人》鍼三分, 灸五壯. 主目眩瞑, 頭項偏痛, 牙齒痛, 唇吻急強, 齒齲痛. 腦空一名顳顬, 承靈後一寸五分, 俠玉枕骨下陷中. 足少陽, 陽維之會.《素注》鍼四分.《銅人》鍼五分, 得氣卽瀉, 灸三壯. 主勞疾羸瘦, 體熱, 頸項強不可回顧, 頭重痛不可忍, 目瞑心悸, 發卽爲癲風, 引目眇, 鼻痛. 魏武帝患頭風, 發卽心亂目眩, 華陀鍼腦空立愈. 風池, 耳後顳顬後, 腦空下, 髮際陷中, 按之引于耳中. 手足少陽, 陽維之會.《素注》鍼四分.《明堂》鍼三分.《銅人》鍼七分, 留七呼, 灸七壯.《甲乙》鍼一寸二分. 患

大風者, 先補後瀉. 少可患者, 以經取之, 留五呼, 瀉七吸. 灸不及鍼, 日七壯至百壯. 主酒淅寒熱 傷寒溫病汗不出, 目眩苦, 偏正頭痛, 痎虐, 頸項如拔, 痛不得回顧, 目淚出, 欠氣多, 鼻鼽衂, 目內眥赤痛, 氣發耳塞, 目不明, 腰背俱疼, 腰傴僂引頸筋無力不收, 大風中風, 氣塞涎上不語, 昏危瘿氣. 陽輔一名分肉, 足外踝上四寸, 輔骨前, 絕骨端三分, 去丘墟七寸. 足少陽所行爲經火. 膽實瀉之.《素注》鍼三分. 又日, 鍼七分, 留十呼.《銅人》灸三壯, 鍼五分, 留七呼. 主腰溶溶如坐水中, 膝下浮腫, 筋攣. 百節酸痛, 實無所知. 諸節盡痛, 痛無常處. 腋下腫瘻, 喉痺, 馬刀挾癭, 膝胻酸, 風痺不仁, 厥逆, 口苦太息, 心脇痛, 面塵, 頭角頷痛, 目銳眥痛, 缺盆中腫痛, 汗出振寒, 瘧, 胸中脇肋髀膝外至絕骨外踝前痛, 善潔面靑. 丘墟, 足外踝下從前陷中骨縫中, 去臨泣三寸. 又俠溪穴中量上外踝骨前五寸. 足少陽所過爲原. 膽虛實皆拔之.《銅人》灸三壯.《素注》針五分, 留七呼. 主胸脇滿痛不得息, 久瘧振寒, 腋下腫, 痿厥坐不能起, 髀樞中痛, 目生翳膜, 腿胻酸, 轉筋, 卒疝, 少腹堅, 寒熱頸腫, 腰胯痛, 善太息. 俠谿, 足小指次指岐骨間, 本節前陷中. 足少陽所溜爲榮水. 膽實則瀉之.《素注》針三分, 留三呼, 灸三壯. 主胸脇支滿, 寒熱傷寒, 熱病汗不出, 目外眥赤, 目眩, 頰頷腫, 耳聾, 胸中痛不可轉側, 痛無常處. 竅陰, 足小指次指之端, 去爪甲角如韭葉. 足少陽所出爲井金.《素注》針一分, 留一呼.《甲乙》留三呼, 灸三壯. 主脇痛, 咳逆不得息, 手足煩熱, 汗不出, 轉筋, 癰疽, 頭痛心煩, 喉痺, 舌強口乾, 肘不可舉, 卒聾, 魘夢, 目痛, 小眥痛.

○ 足厥陰經穴主治. 行間, 足大指縫間, 動脈應手陷中. 足厥陰肝脈所溜爲榮火. 肝實則瀉之.《素注》針三分.《銅人》灸三壯, 針六分, 留十呼. 主嘔逆, 洞泄, 遺溺癃閉, 消渴嗜飮, 善怒, 四肢滿, 轉筋, 胸脇痛, 少腹腫, 咳逆嘔血, 莖中痛, 腰疼不可俯仰, 腹中脹, 小腸氣, 肝心痛, 色蒼蒼如死狀, 終日不得息, 口喎, 癲疾, 短氣, 四肢厥冷, 嗌乾煩渴, 瞑不欲視, 目中淚出, 太息, 便溺難, 七疝寒疝, 中風, 肝積肥氣, 發痎瘧, 婦人小腹腫, 面塵脫色, 經血過多不止, 崩中, 小兒急驚風. 曲泉, 膝股上內側, 輔骨下, 大筋上, 小筋下陷中, 屈膝橫紋頭取之. 足厥陰肝脈所入爲合水. 肝虛則補之.《銅人》針六分, 留十呼, 灸三壯. 主㿗疝, 陰股痛, 小便難, 腹脇支滿, 癃閉, 少氣, 泄利, 四肢不舉, 實則身目眩痛, 汗不出, 目䀮䀮, 膝關痛, 筋攣不可屈伸, 發狂, 衂血下血, 喘呼, 小腹痛引咽喉, 房勞失精, 身體極痛, 泄水下痢膿血, 陰腫, 陰莖痛, 胻腫, 膝脛

冷疼, 女子血瘕, 按之如湯浸股內, 少腹腫, 陰挺出, 陰痒.

○ 督脈經穴主治. 筋縮, 九椎下, 俯而取之.《銅人》針五分, 灸三壯.《明下》灸七壯. 主癲疾狂走, 脊急強, 目轉反戴, 上視目瞪, 癲病多言, 心痛. 風俯一名舌本, 項後入發際一寸, 大筋內宛宛中, 疾言其育立起, 言休立下, 足太陽, 督脈, 陽維之會.《銅人》針三分, 禁灸, 灸之使人失音《明堂》針四分, 留三呼《素注》針四分. 主中風, 舌緩不語, 振寒汗出, 身重惡寒, 頭痛, 項急不得回願, 偏風半身不遂, 鼻衄, 咽喉腫痛, 傷寒狂走欲自殺, 目妄視, 頭中百病, 馬黃黃疸. 瘧論曰, 邪客于風府, 循膂而下, 衛氣一日夜大會于風府, 明日日下一節, 故其作晏, 每至于風府則腠理開, 腠理開則邪氣入, 邪氣入則病作, 以此日作稍益晏也. 其出于風府, 日下一節, 二十五日下至骶骨, 二十六日入于脊內, 故日作日晏也. 昔魏武帝患傷風項急, 華陀治此穴得效. 腦戶一名合顱, 枕骨上, 强間後一寸半. 足太陽, 督脈之會.《銅人》禁灸, 灸之令人瘖.《明堂》針三分.《素注》針四分.《素問》刺腦戶, 入腦立死. 主面赤目黃, 面痛, 頭重種痛, 瘦瘤. 此穴針灸不宜. 後頂一名交衝, 百會後一寸半, 枕骨上.《銅人》灸五壯, 針二分.《明堂》針四分.《素注》針三分. 主頭項强急, 惡風寒, 風眩, 目䀮䀮, 額顱上痛, 歷節汗出, 狂走癲疾不臥, 癇發瘈瘲, 頭偏痛. 上星一名神堂, 神庭後, 入發際一寸陷中, 容頭.《素注》針三分, 留六呼, 灸五壯.《銅人》灸七壯. 以細三稜針, 宣泄諸陽熱氣, 無令上衝頭目. 主面赤腫, 頭風, 頭皮腫, 面虛, 鼻中息肉, 鼻塞頭痛, 痎瘧振寒, 熱病汗不出, 目眩, 目睛痛, 不能遠視, 口鼻出血不止. 不宜多灸, 恐拔氣上, 令人目不明. 神庭, 直鼻上入發際五分. 足太陽, 督脈之會.《素注》灸三壯.《銅人》灸二七壯, 止七七壯. 禁針, 針卽發狂, 目失睛. 主登高而歌, 棄衣而走, 角弓反張, 吐舌, 癲疾風癇, 目上視不識人, 頭風目眩, 鼻出清涕不止, 目眴淚出, 驚悸不得安寢, 嘔吐煩滿, 寒熱頭痛, 喘渴. 岐伯曰, 凡欲療風, 勿令灸多. 緣風性輕, 多卽傷, 惟宜灸七壯, 至三七壯止. 張子和曰, 目腫, 目翳, 針神庭, 上星, 顖會, 前庭, 翳者可使立退, 腫者可使立消. 齗交, 唇內齒上齦縫中. 任, 督, 足陽明之會.《銅人》針三分, 灸三壯. 主鼻中瘜肉, 蝕瘡, 鼻塞不利, 額頰中痛, 頸項强, 目淚眵汁, 牙疳腫痛, 內眥赤痒痛, 生白翳, 面赤心煩, 馬黃黃疸, 寒暑溫疫, 小兒面瘡癬, 久不除, 點烙亦佳.

○ 經外奇穴《楊氏》. 內迎香二穴, 在鼻孔中. 治目熱暴痛, 用蘆管子搐出血最効. 耳尖二穴, 在耳尖上, 卷耳取尖上是穴. 治眼生翳膜, 用小艾炷五壯. 魚腰二穴, 在眉中間是穴. 治眼生垂簾翳膜, 針入一分, 沿皮向兩旁是也. 太陽二穴, 在眉後陷中, 太陽紫脈上是穴. 治眼紅腫及頭痛, 用三稜針出血. 其出血之法, 用帛一條, 緊纏其項間, 紫脈卽見, 刺出血立愈. 又法, 以手緊紐其領, 令紫脈見, 却于紫脈上刺出血, 極效. 大骨空二穴, 在手大指中節上, 屈指當骨尖陷中是穴. 治目久痛, 及生翳膜內障, 可灸七壯. 小骨空二穴, 在手小拇指第二節尖上是穴. 灸七壯. 治手節疼, 目痛. 睛中二穴, 在眼黑珠正中. 取穴之法, 先用布搭目外, 以冷水淋一刻. 方將三稜針于目外角, 離黑珠一分許, 刺入半分之微. 然後入金針, 約數分深, 旁入自上層, 轉撥向瞳人, 輕輕而下, 斜插定目角, 卽能見物. 一飯頃出針, 輕扶偃臥, 仍用淸靑布搭目外, 在以冷水淋三日夜止. 初針盤膝正坐, 將筋一把, 兩手握于胸前, 寧心正視, 其穴易得. 治一切內障, 年久不能視物, 頃刻光明, 神祕穴也. 凡學針人眼者, 先試針內障羊眼, 能針羊眼腹明, 方針人眼, 不可造次.

○ 耳目門. 目赤, 目窗大陵合谷液門上星攢竹絲竹空. 目風赤爛, 陽谷. 赤翳, 攢竹後谿液門. 目赤膚翳, 太淵俠谿攢竹風池. 目翳膜, 合谷臨泣角孫液門後谿中渚睛明. 白翳, 臨泣肝俞. 睛痛, 內庭上星. 冷淚, 睛明臨泣風池腕骨. 迎風有淚, 頭維睛明臨泣風池. 目淚出, 臨泣百會液門後谿前谷肝俞. 風火卒生翳膜, 兩目疼痛, 不可忍者, 睛明手中指本節間尖上三壯. 眼睫毛倒, 絲竹空. 青盲無所見, 肝俞商陽, 左取右右取左. 目眥急痛, 三間. 目昏, 頭維攢竹睛明目窗百會風府風池合谷肝俞腎俞絲竹空. 目眩, 臨泣風府風池陽谷中渚液門魚際絲竹空. 目痛, 陽谿二間大陵三間前谷上星. 風目眶爛風淚出, 頭維顴髎. 眼痒眼疼, 光明, 瀉, 五會. 目生翳, 肝俞命門童子髎, 在目外眥五分得氣者乃瀉, 合谷商陽. 小兒雀目, 夜不見物, 灸手大指甲後一寸, 內廉橫紋頭白肉際, 各一壯.

○ 《續增治法》. 眼目, 主肝氣實風熱膽熱血瘀熱血實氣壅. 針上星, 百會, 神庭, 前頂, 攢竹, 絲竹空. 痛者, 針風池合谷. 大寒犯腦, 連及目痛, 或風濕上搏, 有翳, 灸二間合谷. 小兒疳眼, 灸合谷二穴, 各一壯.

○ 治症總要《楊氏》. 第十四. 目生翳膜, 睛明合谷四白. 問曰, 以上穴法, 刺之不效, 何也. 答曰, 此症受病旣沈, 未可一時便愈, 須是二三次鍼之, 方可有效. 復刺後穴, 太陽光明大骨空小骨空. 第十五. 迎風冷淚, 攢竹大骨空小骨空. 問曰, 此症緣何而得. 答曰, 醉酒當風, 或暴赤, 或痛, 不忌房事, 恣意好餐, 燒煎肉物, 婦人多因產後不識回避, 當風坐視, 賊風串入眼目中,或經事交感, 穢氣沖上頭目, 亦成此症. 復刺後穴, 小骨空, 治男婦醉後當風, 三陰交, 治婦人交感症, 淚孔上, 米大艾七壯效, 中指半指尖, 米大艾三壯. 第十六. 目生內障, 瞳子髎合谷臨泣睛明. 問曰, 此症從何而得. 此數穴鍼之不效, 何也. 答曰, 怒氣傷肝, 血不就舍, 腎水枯渴, 氣血耗散. 臨患之時, 不能節約, 恣意房事, 用心過多, 故得此症. 亦難治療. 復鍼後穴. 光明天府風池. 第十七. 目患外障, 小骨空太陽睛明合谷, 問曰, 此症緣何而得. 答曰, 頭風灌注瞳人, 血氣涌溢, 上盛下虛, 故有此病. 刺前不效, 復刺後穴二三次方愈. 臨泣攢竹三里內眥尖, 灸五壯, 卽眼頭尖上. 第十八. 風沿眼紅澀爛, 睛明四白合谷臨泣二間. 問曰, 鍼之不效, 何也. 答曰, 醉飽行房, 血氣凝滯, 痒而不散. 用手揩摸, 賊風乘時串入, 故得此症. 刺前不效, 復鍼後穴, 三里光明. 第十九. 眼赤暴痛, 合谷三里太陽睛明. 問曰, 此症從何而得. 答曰, 時氣所作, 血氣壅滯, 當風睡臥, 飢飽勞役, 故得此症. 復鍼後穴, 太陽攢竹絲竹空. 第二十. 眼紅腫痛, 睛明合谷四白臨泣. 問曰 此症從何而得. 答曰, 皆因腎水受虧, 心火上炎, 肝不能制, 心肝二血不能歸元. 血氣上壅, 灌注瞳人, 赤脈貫睛, 故不散. 復刺後穴, 太溪腎兪行間勞宮. 第二十一. 胬肉侵睛, 風池睛明合谷太陽. 問曰, 此症從何而得. 答曰, 或因傷寒未解, 各有房室之事, 上盛下虛, 氣血上壅. 或頭風不早治, 血貫瞳人. 或暴不赤痛. 或因氣傷肝, 心火炎上, 故不散也. 及婦人産後, 怒氣所傷. 産後未滿, 房事觸動心肝二經. 飮食不節, 飢飽醉勞, 皆有此症. 非一時便可治療, 漸而爲之, 無不效也. 復鍼後穴, 風池期門行間太陽. 第二十二. 怕日羞明, 小骨空合谷攢竹二間. 問曰, 此症緣何而得. 答曰, 皆因暴痛未愈, 在路迎風, 串入眼中. 血不就舍, 肝不藏血, 風毒貫入. 睹燈光冷淚自出, 見日影乾澀疼痛. 復鍼後穴. 睛明行間光明.

《치종지남》
○ 眼疾. 赤爛澁痛, 熱而淚下不開, 則眼胞上下各兩傍針之. 或大陽或百會等穴針後, 當眼睛塩湯浸漬. 或尺澤上星額角風池上亦針. 若不愈則更針眼胞三四度, 立効. 若風熱忽腫臉浮, 不得開眼, 則以手執擧眼皮, 卽針當眼胞上下四穴. 或針大陽睛明百會後, 塩湯浸洗. 亦若翳覆瞳子, 侵痛不明, 或如隔紗布, 則亦針眼胞睛明瞳子髎攢竹等穴, 甚佳. 若一邊目有疾, 則只針其邊穴治之. 若其毒移染不病之眼, 則睛明貫刺, 先以手執擧兩眥間皮乃刺之. 若飛絲侵傷, 眼淚痛甚, 則眼胞睛明針之, 或應眼兩傍神庭百會臨泣風池灸之, 亦佳. 凡眼疾觀熱. 若風冷有傷氣血之類, 則當灸已上諸穴亦佳.

若雀目者, 當針兩眼上下胞兩傍, 及睛明百會大陽. 又灸, 則應眼兩傍先針後灸. 若靑盲者, 百會眼胞睛明針之, 及針瞳子髎. 若不愈, 百會神庭臨泣, 灸之, 應眼先針後灸. 已上諸穴, 皆後灸, 針眼胞睛明乃佳. 若胬肉侵睛突出眼外, 先以曲針掛引胬肉, 卽以鋒針割取. 然, 其胬肉日久, 則或漸還生, 刺其胞內根發處, 幷刺大陽後, 塩湯浸眼. 或胬肉以細線貫引, 急以針割取亦佳. 然, 不及曲針, 或胬肉雖不割取, 而日針眼胞, 則亦消. 若胬肉四邊陣遮黑暗, 則以針當胬肉上直而淺刺, 鋒則下向, 愼勿犯睛, 塩湯浸洗. 不愈, 更針, 胬肉自消. 若內眥, 或上下外胞, 發成疿瘡突起, 當皮內成虫蝕處, 以針橫淺刺去毒血, 塩湯洗了, 豆腐切片, 頻頻傅貼. 或馬苋零根細末, 塡瘡孔中亦佳. 若黑睛點如米粒者, 乃俗稱犯地方神所致合션는, 瞳子髎睛明大陽刺之, 塩湯浸眼. 或澁閉不開, 淚出痛甚, 則已上等穴針後, 或神庭百會風池應眼灸之, 亦佳. 凡眼疾灸法見本.
《동의보감》
○ 鍼灸法. 眼睛痛, 取風府風池通里合谷申脈照海大敦竅陰至陰. 綱目. 目赤腫瞖, 羞明隱澁, 取上星百會攢竹絲竹空精明瞳子髎太陽合谷. 又以草莖刺鼻孔, 出血數升卽愈. 子和 眼暴赤腫痛, 取神庭上星顖會前頂百會, 出血卽愈. 又取光明地五會. 綱目 諸障瞖, 取精明四白太陽百會商陽厲兌光明, 出血. 合谷, 三里, 命門, 肝兪, 光明各灸之. 綱目 內障, 取足厥陰足少陰隱蹻綱目. 去瞖法, 以鵝翎切之, 近黑睛及當白睛嚩之, 膜自聚上, 以鍼鈎挽之, 割去卽明見物. 以綿着眼斷血, 三日差. 千金 努肉攀睛, 取精明風池期門太陽, 出血綱目. 爛弦風, 取大骨空灸九壯, 以口吹火滅, 小骨空灸七壯, 亦吹火滅. 又以三稜鍼, 刺眶外出血卽愈. 綱目 迎風冷淚, 眵月蔑黑花, 取大骨空 小骨空灸之, 吹火滅. 又取臨泣合谷. 綱目 靑盲, 灸巨髎. 又取肝兪, 命門, 商陽. 得效 目昏暗, 灸三里, 鍼承泣. 又取肝兪, 瞳子髎. 綱目 雀目, 取神庭上星前頂百會精明, 出血卽愈. 又取肝兪 照海. 綱目 暴盲不見物, 鍼攢竹及頂前五穴, 又刺鼻中大出血, 立明子和. 眼腫痛 睛欲出, 須八關大刺, 手十指間出血卽愈. 易老 眼戴上不能視, 灸脊第二椎骨, 第五椎骨上七壯, 一齊下火, 立愈實鑒.
《景岳全書》
○ 鍼灸法. 睛明, 風池, 太陽, 神庭, 上星, 顖會, 百會, 前頂, 攢竹, 絲竹空, 承泣, 目窗, 客主人, 承光. 以上諸穴, 皆可用鍼, 或以三稜鍼出血. 凡近目之穴, 皆禁灸. 大骨空, 穴在手大指第二節尖, 灸九壯, 以口吹火滅. 小骨空穴, 在手小指第二節尖, 灸七壯, 以口吹火滅. 上二穴能治迎風冷淚, 風眼爛弦等證. 合谷,治陽明熱鬱, 赤腫瞖障, 或迎風流淚, 灸七壯. 大抵目疾多宜灸此, 永不再發也, 亦可鍼. 瞖風, 灸七壯, 治赤白瞖膜, 目不明. 肝俞, 灸七壯, 治肝風客熱, 迎風流淚, 雀目. 足三里, 灸之, 可令火氣下降, 明目. 二間灸, 命門灸, 水溝可鍼可灸, 治目睛直視. 手三里灸, 右取左, 左取右, 八關大刺, 治眼痛欲出. 不可忍者, 須刺十指縫中出血愈.

《審視瑤函》

○ 眼科針灸要穴圖像. 正頭風及腦痛, 此症針後, 或一二日再發, 如前痛甚, 但頭為諸陽會首, 宜先補後瀉, 又宜瀉多補少, 或錯補瀉. 再發愈重, 當再針百會合谷上星三穴瀉之, 無不效也. 舉發, 另刺上星太陽. 正頭痛, 旦發夕死, 夕發旦死, 醫用心刺療, 如不然, 難治也. 端的正頭風, 十死之症, 又名腎厥頭痛. 口眼喎斜, 此症皆因醉後, 睡臥當風, 竄入經絡, 痰飲灌注, 或因怒氣傷肝, 房事不節, 宜先刺頰車合谷地倉人中, 如不愈, 再刺地倉合谷承漿瞳子髎. 頭頂痛, 此症乃陰陽不分, 風邪竄入腦戶, 故刺不效, 先去其痰, 後去其風, 自然效也. 宜先刺百會後頂合谷, 不效, 再刺風池合谷三里. 頭風目眩, 此症多因醉飽行房, 未避風寒而臥, 賊風入於經絡, 宜刺解溪合谷豐隆, 再發後刺風池上星三里. 外障眼, 此乃頭風灌注瞳仁, 血氣湧溢, 上盛下虛, 故得此疾, 宜刺太陽睛明合谷小骨空, 不效, 再刺臨泣攢竹三里. 眼生瞖膜, 此症受病既深, 未可一時便能針愈, 先刺睛明合谷, 不效, 須是三次針之方可, 如發, 再刺太陽光明. 迎風冷淚, 此症乃醉後當風, 或暴赤眼痛, 不忌房事, 恣食熱物, 婦人多因產後當風坐視, 賊風竄入眼中, 或行經與男子交感, 穢氣衝於頭目, 故成此疾, 宜刺攢竹合谷大骨空小骨空, 如未愈全, 再刺小骨空. 暴赤腫痛眼, 此症乃時氣所作, 血氣壅滯, 當風睡臥, 飢飽勞役, 宜先刺合谷三里太陽睛明, 不效, 後再刺攢竹太陽絲竹空. 紅腫澀爛沿眼, 此症乃醉飽行房, 氣血凝滯, 用手揩摸, 賊風竄入, 故有此症, 宜先刺合谷二間, 不效, 再刺睛明三里. 內障眼, 此症乃怒氣傷肝, 血不就舍, 腎水枯竭, 血氣耗散, 初病不謹, 恣貪房事, 用心過多, 故得難治, 先宜刺臨泣睛明合谷瞳子髎, 如不效, 刺光明風池. 羞明怕日眼, 此症乃暴痛, 在路迎風, 竄入眼中, 血不就舍, 肝不藏血, 觀燈則淚出, 見日則酸澀, 痛疼難開, 宜刺攢竹合谷小骨空二間, 不愈, 再刺睛明行間. 偏正頭風, 此症乃痰飲停滯胸膈, 賊風竄入腦戶, 偏正頭風, 發來連半邊皮肉疼痛, 或手足沉冷, 久而不治, 變為癱患, 亦分陰陽針之, 或針力未到, 故不效也. 此症宜先針風池合谷絲竹空, 後可針三里瀉之, 以去其風, 針後穴前穴絲竹空鞋帶.

紅腫疼痛眼, 此症因傷寒未解, 卻有房事, 上盛下虛, 氣血壅上, 或頭風不早治, 則血灌瞳仁, 或暴赤腫痛, 或怒氣傷肝, 房事觸毒心肝二經, 飲食不節, 飢飽醉勞, 皆有此症. 心火炎上故不散, 及婦人產後怒氣傷肝, 產期未滿, 非一時可療, 漸而為之, 無不效也. 宜先刺睛明臨泣合谷, 不愈, 再刺風池太陽行間.

○ 百會一名三陽五會, 一名嶺上, 一名天滿, 在前頂後一寸五分, 頂中央, 旋毛心, 容豆許, 直兩耳尖上對是穴, 督脈七足太陽之會, 手足少陽足厥陰俱會於此, 刺二分, 灸五壯, 甲乙級曰, 刺三分, 灸三壯, 一日, 灸頭頂不得過七壯, 主治頭風頭痛. 合谷一名虎口, 在手大指次指歧骨間陷中, 手陽明所過為原, 刺三分, 留六呼, 灸三壯, 主治偏正頭痛, 面腫目瞖. 神農經云, 治鼻衄, 目痛不明. 席弘賦云, 睛明治眼若未效, 合谷光明不可缺. 千金十一穴云, 曲池兼合谷, 可徹頭痛. 馬丹陽天星十二穴云, 療頭疼並面腫, 體熱, 身汗出, 目暗視茫然. 上星一名神堂, 在鼻直上, 入髮際一寸, 陷者中可容豆, 刺三分, 留六呼, 灸五壯, 一云宜三稜針出血, 以瀉諸陽熱氣. 主治頭風頭痛, 鼻塞目眩, 睛痛不能遠視, 三稜針刺之, 即宣洩諸陽熱氣, 無令上衝頭目. 神庭直鼻上, 入髮際五分, 發高者髮際是穴, 發低者加二三分, 督脈足太陽陽明之會, 灸三壯, 禁刺, 刺之令人顛狂目失明, 一日灸七壯, 至三七壯止. 主治發狂, 登高妄走, 風癇癲疾, 角弓反張, 目上視, 不識人, 頭風鼻淵, 流涕不止, 頭痛目淚, 煩滿, 喘渴, 驚悸不得安寢. 瞳子髎一名太陽, 一名前關, 在目外, 去眥五分, 手太陽手足少陽三脈之會, 刺三分, 灸三壯. 主治頭痛目癢, 外眥赤痛, 瞖膜青盲, 遠視䀮䀮, 淚出多眵. 頰車一名機關, 一名曲牙, 在耳下齒頰端近前陷中, 倒臥開口取之, 刺三分, 灸三壯, 一日灸七壯至七七壯, 炷如小麥. 主治中風, 牙關不開, 失音不語, 口眼歪斜, 頰腫牙痛, 不可嚼物, 頸強不得回顧, 凡口眼歪斜者, 歪則左瀉右補, 斜則左補右瀉, 玉龍賦云, 兼地倉, 療口歪. 地倉一名會維, 夾口吻旁四分外, 如近下微有動脈, 若久患風, 其肝亦有不動者, 手足陽明任脈陽蹺之會, 刺三分, 留五呼, 灸七壯, 或二七壯, 重者七七壯. 病左治右, 病右治左, 艾炷宜小, 如粗釵腳. 若過大, 口反喎, 卻灸承漿即愈. 主治偏風, 口喎斜, 牙關不開, 齒痛頰腫, 目不得閉, 失音不語, 飲食不收, 水漿漏落, 眼瞤動, 遠視䀮䀮, 昏花無見. 後頂一名交衝, 在百會後一寸五分, 枕骨上, 刺二分, 灸五壯. 主治頸項強急, 額顱上痛, 偏頭痛, 惡風, 目眩不明. 臨泣在目上, 直入髮際五分陷中, 正睛取之, 足太陽少陽陽維三脈之會, 刺三分, 留七呼. 主治鼻塞, 目眩生瞖, 多眵流冷淚, 眼目諸疾, 驚癎反視, 百証賦云, 兼頭維可治目中出淚. 足三里即下陵, 出本輸篇, 在膝下三寸, 骨外廉, 大筋內宛宛中, 坐而豎膝, 低跗取之, 極重按之, 則跗上動脈止矣, 足陽明所入為合, 刺五分, 留六呼, 灸三壯, 千金雲, 灸二百壯至五百壯. 一云小兒忌灸三里, 三十外方可灸, 不爾則生疾, 秋月不宜出血, 恐土虛. 主治瀉胃中脘熱, 與氣衝巨虛, 上下廉同. 秦承祖曰, 膝臏酸痛目不明. 外台明堂云, 人年三十以外, 若不灸三里, 令氣上衝目, 使眼無光, 蓋以三里能下氣也. 風池在耳後顳顬後腦空下, 髮際陷中, 按之引耳, 一云耳後陷中, 後發際大筋外廉, 足少陽陽維之會, 刺四分, 灸三壯至七壯, 炷不用大. 主治中風偏正頭痛, 頭項如拔, 痛不得回, 目眩, 赤痛淚出. 通玄賦云, 頭暈目眩覓風池. 絲竹空一名目髎, 在眉後陷中, 甲乙經曰, 足少陽脈氣所發, 刺三分, 留三呼, 禁灸, 灸不幸, 令人目小及盲. 主治頭痛, 目赤目眩, 視物晥晥, 拳毛倒睫, 風癎戴眼, 發狂吐涎沫, 偏正頭風. 通玄賦云, 治偏頭痛難忍, 一傳主眼赤痛, 針一分出血. 人中一名水溝, 在鼻下人中陷中, 督脈手足陽明之會, 刺三分, 留六呼, 得氣即瀉, 灸三壯至七壯, 炷如小麥, 然灸不及針. 主治中風口噤, 牙關不開, 口眼喎斜. 承漿一名天池, 一名懸漿, 在頤前下唇棱下陷中, 足陽明任脈之會, 刺三分, 留五呼, 灸三壯, 日可七次, 至七七壯止, 即血脈宣通, 其風應時立愈. 艾炷不必大, 但令當脈, 即能愈疾. 主治偏風, 半身不遂, 口眼歪斜, 口噤不開, 一云療偏風口喎面腫. 迎香一名衝陽, 在禾髎上一寸, 鼻孔旁五分, 手足陽明之會, 刺三分, 禁灸. 主治鼻塞不聞香臭, 喘息不利, 偏風口眼喎斜, 浮腫風動, 滿面作癢, 狀如蟲行. 玉龍賦云, 能消風熱之紅. 客主人一名上關, 在耳前起骨上廉, 門口有空, 側臥張口取之, 手足少陽足陽明三脈之會. 本輸篇曰, 刺之則不能欠者, 即此穴, 刺一分, 留七呼, 灸三壯. 甲乙經曰, 刺上關不得深, 下關不得. 主治口眼喎斜, 耳聾耳鳴, 聤耳, 目眩齒痛, 瘈瘲. 角孫在耳廓中間, 上髮際下, 開口有空, 手太陽手足少陽三脈之會. 甲乙經曰, 主治三陽寒熱之病. 又曰, 足太陽有入頄遍齒者, 名曰角孫, 則足太陽脈, 亦會於此, 刺三分, 灸三壯. 主治目生翳, 齒齦腫不能嚼, 唇吻燥, 頸項強. 光明在外踝上五寸, 足少陽絡, 別走厥陰, 刺六分, 留七呼, 灸五壯. 主治熱病, 席弘賦云, 睛明治眼未效時, 合谷光明不可缺. 標幽賦云, 兼地五會, 治眼癢痛. 地五會在足小指次指本節後陷中, 去俠溪一寸, 刺一分, 禁灸. 主治, 標幽賦云, 兼光明治眼癢痛. 解溪一名鞋帶, 在衝陽後一寸五分, 足腕上系鞋帶處陷中, 一曰在足大指, 大指直上跗上, 陷者宛宛中. 刺瘧論注曰, 在衝陽後三寸半. 氣血論注曰二寸半, 甲乙經曰一寸半, 足陽明所行為經, 刺五分, 留五呼, 灸三壯. 主治風氣面浮, 頭痛, 目眩生翳. 神農經云, 治腹脹, 腳腕痛, 目眩頭痛, 可灸七壯, 豊隆在外踝上八寸, 下廉胻骨外廉陷中, 陽明絡, 別走太陰, 刺三分, 灸三壯. 主治頭痛面腫, 風逆顛狂, 見鬼好笑, 百証賦云, 兼強間治頭痛難禁. 攢竹一名始光, 一名員柱, 一名夜光, 又名光明, 在兩眉頭梢穴宛宛中, 刺五分, 留五呼, 不宜灸. 甲乙經云, 明堂用細三棱針刺之, 宜洩熱氣, 眼目大明, 宜刺三分, 出血. 主治目視晥晥, 淚出目眩, 瞳子癢, 眼中亦痛, 及腮臉瞤動, 不臥. 玉龍賦云, 兼頭維治目疼頭痛. 百証賦云, 兼三間可治目中漠漠. 通玄賦云, 腦昏目赤瀉此. 印堂在兩眉中間, 神農針經云, 治小兒急慢驚風, 可灸三壯, 艾炷如小麥. 玉龍賦云, 善治驚搐. 睛明一名淚孔, 在目內眥, 明堂云, 內眥頭外一分宛中. 氣府論注曰, 手足太陽足陽明陰蹻陽蹻五脈之會, 刺一分半, 留六呼, 甲乙經曰, 刺六分, 一日禁灸. 主治目視不明, 見風淚出, 胬肉攀睛, 白翳, 眥癢疳眼, 頭痛目眩. 凡治雀目者可久留針, 然後速出之. 席弘賦云, 治眼若未效, 并合谷光明不可缺. 百証賦云, 兼行間可治雀目, 巨髎夾鼻孔八分, 直瞳子, 陽蹻足陽明之會, 由此入上齒中, 後出循地倉, 刺三分, 灸七壯. 主治瘈瘲, 唇頰腫痛, 口喎目癢, 青盲無見, 遠視晥晥, 面風鼻O腫香港腳膝胻腫痛. 大骨空在手大指前二節前尖上, 屈指當骨節中, 灸二七壯, 禁針. 主治內障久痛及吐瀉. 小骨空在手小指第一節前尖上, 屈指當骨節中, 灸二七壯, 禁針. 主治迎風冷淚, 風眼爛弦等症, 以上大小骨空二穴, 宜口吹火滅. 後溪在手小指末節後外側, 橫紋尖上陷中仰手俯拳取之, 一云在手腕前外側, 拳尖起骨下陷中, 手太陽所注為腧, 刺一分, 留二呼, 灸一壯, 一云三壯. 主治目翳, 鼻衄, 耳聾. 通玄賦云, 治頭項痛立安, 捷法云, 肺與三焦熱病, 腎虛頭痛, 肝厥頭暈, 及頭目昏沉, 偏正頭風疼痛, 兩額顱眉角疼痛, 太陽痛, 頭項拘急, 痛引肩背, 醉後頭風嘔吐不止, 惡聞人言, 眼赤痛, 衝風淚下不已. 行間在足大指間動脈應手陷中, 一云在足大指次指岐骨間, 上下有筋, 前後有小骨尖, 其穴正居陷中, 有動脈應手, 足厥陰所溜為滎, 刺三分, 留十呼, 灸三壯. 主治中風口喎, 四逆, 嗌乾煩渴, 瞑不欲視, 目中淚出. 百証賦曰, 兼睛明, 可治雀目汗氣. 二間一名間穀, 在食指末節前內側陷中, 手陽明所溜為滎, 刺三分, 留六呼, 灸五壯. 主治目黃口乾, 口眼喎斜, 通玄賦云, 治目昏不見.

○ 毫針式, 尖如蚊虻喙, 取法於毫毛, 長寸六分, 主寒痛痺在絡. 或問日, 睛明迎香承泣絲竹空等穴皆禁灸, 何也. 日穴近目, 目畏火, 故禁灸也, 以是推之, 則知睛明不可灸矣. 凡灸頭面之艾炷, 宜小麥大, 不宜多灸. 蓋頭面為諸陽之首故也. 若四肢炷稍大, 背腹則又大, 不妨多灸, 四肢多灸則枯細, 瘦人春夏之月刺宜淺, 肥人秋冬之月刺宜深, 此行針灸之大法也. 古人灸艾住火, 便用洗法, 以赤皮蔥薄荷葉煎湯溫洗瘡周遭, 約一時久, 令驅逐風散於瘡口出, 更令經脈往來不澁, 自然疾愈. 若灸火退痂後, 用東南桃枝青嫩皮煎湯溫洗, 能護瘡中諸風. 若瘡內黑爛, 加胡荽煎洗. 若疼不可忍, 加黃連煎洗, 神效. 古人貼灸瘡不用膏藥, 要得膿水出多而疾除. 資生云, 春用柳絮, 夏用竹膜, 秋用新綿, 冬用兔腹下白細毛, 或貓腹細毛, 今人多以膏藥貼之, 日兩三易, 欲其速愈, 此非治疾之本意也. 但今貼膏藥, 意在避風, 亦取其便, 惟久久貼之可也.

《침구경험방》
○ 目部. 目屬肝, 心生血, 肝臟之. 目得血而能視, 掌得血而能握, 足得血而能步. 目睛屬五臟精采, 黑睛屬肝, 白睛屬肺, 白黑間脾胃, 瞳子屬腎, 眼胞屬脾, 上絃膀胱, 下絃脾胃, 內眥屬膀胱及大腸, 外眥屬膽與小腸, 內外眥並屬心經. 各隨其經治之, 無不神效. 迎風冷淚, 睛明腕骨風池頭維上星迎香. 風目眶爛, 太陽當陽尺澤皆鍼, 棄血如糞, 神效. 目生白翳, 先看翳膜出處, 隨經逐日, 通氣則無不神效. 又方肝兪七壯, 第九椎節上七壯, 合谷外關睛明崑崙, 並久留鍼. 大空骨九壯吹火滅, 手大指內側橫文頭各三壯, 手小指本節尖各三壯, 耳尖七壯. 不宜多灸. 目睛痛無淚, 中脘內庭 皆久留鍼. 卽瀉, 神效. 眼眶上下有靑黑色, 尺澤鍼三分神效. 瞳子突出, 涌泉然谷太陽太衝合谷百會上髎次髎中髎下髎肝兪腎兪. 大人小兒雀目, 肝兪七壯, 手大指甲後第一節橫紋頭白肉際, 各灸一壯.

《사암도인침법》
○ 東垣日, 目者, 按陰陽應象論, 諸脈而皆屬目. 遇金克, 潤五臟, 常明. 目得血而能視, 六腑自和. 是以五行俱會, 六腑同回. 瞳子屬腎水之精, 靑瞳屬肝木之氣, 白眥屬肺金之原, 內眥屬心火之本, 外眥屬脾土之所經, 眼窠屬三焦之開閉. 能近視而遠暗, 陽虛. 遠視而近昧, 陰虛. 分明視其部分, 陰陽盛衰可知, 不失一驗. 靑翳屬肝, 陰谷曲泉補, 經渠中封瀉, 瞳子屬腎, 經渠復溜補, 太白太谿瀉. 白眥屬肺, 太白太淵補, 大都魚際瀉. 外眥屬胃, 陽谷解谿補, 臨泣陷谷瀉. 內眥屬心, 大敦少衝復溜補, 太白太淵瀉. 遠視不明, 陰谷曲泉補, 經渠中封瀉. 近視不明, 經渠復溜補, 太白太谿瀉. 瞳子突出, 陰谷補, 然谷瀉, 鎭靜斜. 雀目, 陰谷曲泉補,

少府然谷瀉. 釘翳, 僕參百會補, 神道兩旁一寸五分, 從陽引陰.

○ 芝山醫案, 第三十七章目病治驗. 瞳子濁, 雖是靑盲治之最遲. 雀眼, 乃是晝明夜不明, 治爲之尤速. 水土症及傷食症, 多有之. 有水土, 以水土治之. 有傷食, 以傷食調脾. 不可執一. 一男子, 年可二十, 右目黑睛, 如粟米半粒者, 在微白, 在黑睛者. 當肝病而方外眥尤赤, 故用胃經正格, 有效. 一男子, 年近六十, 兩眼浮合而不能開, 痛而不能成寐, 寸步不行者, 累年. 大敦少衝復溜補, 太白太淵瀉, 四度痛止, 視物矣. 一婦人, 年近二十, 屢年眼疾, 兩眼及上下胞皆赤, 乍歇乍劇, 黑白睛如蛛絲暗赤. 如肝熱, 故用正格, 有效. 一男子, 年近三十, 兩眼赤, 黑睛紅白眥暗, 白眥四面皆赤, 部分不明. 初用肺經正格, 無驗. 更用肝經正格, 數度, 僅視物而辨其黑白. 一婦人, 年可十八歲, 恒苦眼頭痛, 兩眼盡赤, 而外眥之白睛尤甚. 用胃經正格, 數度快差. 此三年餘之症也. 一男子, 年可二十, 苦雀目者, 三四年. 當以本方補肝經, 此人有伏梁症. 故大敦少衝補, 陰谷瀉, 一度目病如常, 四五度 伏梁出. 然則肝心俱病, 不能目得血而能視. 非伏梁, 治以本方. 一男子, 年可五十, 兩眼別無所痛, 而視物不明, 或時呑酸. 用肝經正格, 一度小減, 二度如平日.

○ 後世可筆醫案. 一男子, 年五十, 兩眼糜爛, 黑睛上紅白瞖近及, 部分不明, 但內眥似甚. 治心腎方, 一度而效. 然則, 流行方誦言, 烏睛上紅白瞖, 肝經之實熱云, 非誤否. 三十年之疾, 但一度而效, 八風之所傷外, 雖久病速效. 一男子, 當壬年, 輪眼之痛, 眵多結梗, 數月不已. 余見左目內眥甚赤, 右目外眥甚赤. 心治乎, 胃治乎. 此年之運, 木官犯土. 治胃正格, 見效. 一男子, 當壬年, 左目赤痛, 左耳後如白癉, 而淺白者, 小兒掌大. 兩頰骨下, 多生黑刺, 按之或出濃水. 治胃正格, 一度諸症皆效.

7. 눈병의 관리
《備急千金要方》
○ 卷六七竅病, 目病第一, 論一首, 証三條, 方七十一首, 咒法二首, 灸法二十八首. 論日, 凡人年四十五已後, 漸覺眼暗. 至六十已後, 還漸目明. 治之法, 五十已前可服瀉肝湯, 五十已後不可瀉肝. 目中有疾可敷石膽散等藥. 無病不可輒傅, 但補肝而已. 目病肝中有風熱, 令人眼昏暗者, 當灸肝腧, 及服除風湯圓散數十劑, 當愈. 生食五辛, 接熱飮食, 熱餐麵食. 飲酒不已, 房室無節. 極目遠視, 數看日月, 夜視星火. 夜讀細書, 月下看書. 抄寫多年, 雕鏤細作, 博弈不休. 久處煙火, 泣淚過多, 刺頭出血過多. 上十六件並是喪明之本, 養

性之士宜愼護焉. 又有馳騁田獵, 冒涉風霜, 迎風追獸, 日夜不息者, 亦是傷目之媒也. 恣一時之浮意, 爲百年之痼疾, 可不愼歟. 凡人少時不自將愼, 年至四十, 卽漸昏目. 若能依此愼護, 可得白首無他. 所以人年四十已去, 常須瞑目, 勿顧他視, 非有要事, 不宜輒開, 此一術, 護愼之極也. 其讀書博弈等, 過度患目者, 名曰肝勞. 若欲治之, 非三年閉目不視, 不可得瘥. 徒自瀉肝, 及作諸治, 終是無效. 人有風疹, 必多眼暗, 先攻其風, 其暗自瘥.

《동의보감》

○ 眼病禁忌. 酒色七情, 最宜痛斷. 凡眼疾, 忌雞魚酒麪糯米鹹酸熱油, 諸般毒物. 眼乃一身之主. 不能忌口, 藥亦無功, 自陷此身也. 每日, 白煮精猪肉曬飯, 或山藥蘿葍菜果, 皆可啖. 得效

○ 眼病調養. 養目力者, 常瞑. 養生. 讀書博奕, 過度患目, 名曰肝勞. 非三年閉目, 不可治. 資生. 古人治肝勞, 有養之之法. 彭眞人患目疾, 不計晝夜, 瞪目注視, 閉之少頃. 依法再行, 積功而視秋毫. 徐眞人, 亦患目疾, 暗室正坐, 運睛旋還, 八十一數, 閉目集神, 再運不數, 年而神光自現, 狀如金輪, 永ύ昏暗. 施眞人歌曰, 運睛除目暗. 皆養之之法也. 資生. 熱摩手心, 熨兩眼, 每二七遍. 使人眼目, 自無障翳, 明目去風, 無出於此. 養性. 常以手按兩眉後, 小空中三九過, 又以心及指, 摩兩目下顴頁上. 以手提耳, 四十過, 摩令微熱. 輒以手逆, 乘三九過, 從眉中上行, 入髮際, 以口嚥唾無數. 如此常行, 目卽淸明, 一年可夜讀書. 養性. 五色皆損目. 惟皁糊屛風, 可養目力. 延壽.

《審視瑤函》

○ 動功六字延壽訣. 春噓明目本持肝, 夏至呵心火自閑, 秋呬定知金肺潤, 冬吹惟要坎中安, 三焦嘻卻除煩熱, 四季長呼脾化餐, 切忌出聲聞口耳, 其功尤甚保神丹. 心呵頂上連叉手擧手呵, 反手則吸. 呵則通於心, 去心家一切熱氣, 或上攻眼目, 或面色紅, 舌上瘡, 或口瘡. 故心爲一身五官之主, 發號施令, 能使五官. 故上古恬澹虛無, 眞氣從之, 精神內守, 病安從來. 良以志閑而少欲, 心安而不懼, 形勞而不倦也. 秋冬時當暖其湧泉, 不傷於心君. 《素書》云, 足寒傷心是也. 澄其心則神自淸, 火自降, 是火降由於神之淸也. 心通舌, 爲舌之官, 舌乃心之苗, 爲神之舍, 又爲血之海, 故血少則心神恍惚, 夢寐不寧也. 冬面紅受克, 故鹽多傷心血. 冬七十二日, 省鹽增苦, 以養心氣也. 肝若噓時目睜睛. 噓則通肝, 去肝家一切積聚之氣. 故膽生於肝, 而膽氣不淸, 因肝之積熱, 故上攻眼目. 大噓三十噓. 一補一瀉, 則眼增光, 不生眼眵. 故目通肝, 肝乃魂之宅, 夜睡眼閉, 則魂歸宅, 肝爲目之官. 秋面靑受克, 辛多傷肝, 秋七十二日, 省辛增酸, 以養肝氣. 腎吹抱取膝頭平. 吹則通腎, 去腎中一切虛熱之氣, 或目昏耳聾, 補瀉得宜, 則腎氣自調矣. 故腎通耳, 爲耳之官, 耳聽走精, 不可聽於淫聲, 大吹三十吹, 熱擦腎堂. 四季十八日, 面黑受克, 甘多傷腎. 故季月各十八日, 省甘增鹽, 以養腎氣. 肺病呬氣手雙擎則通肺, 去肺家一切所積之氣, 或感風寒咳嗽, 或鼻流涕, 或鼻熱生瘡, 大幾, 一補一瀉, 則肺氣自然升降. 肺爲心之華蓋, 最好淸, 故肺淸則不生疾也. 肺通鼻, 爲鼻之官, 肺爲魄之舍也. 夏面白則受克, 苦屬火, 肺屬金, 夏七十二日, 省苦增辛, 以養肺氣. 脾病呼時須撮口. 呼則通脾, 去脾家一切濁氣. 故口臭四肢生瘡, 或面黃脾家有積, 或食冷物, 積聚不能化, 故脾爲倉廩之官. 又爲血之用. 故飮食不調, 則不生血, 四肢不動則脾困. 故夜則少食. 睡時脾不動, 以致宿食, 則病生矣. 脾四季之官, 爲意之宅, 故意不可以妄動, 動則浩然之氣不能淸也. 春面黃則受克, 春七十二日, 省酸增甘, 以養脾氣. 三焦客熱臥嘻嘻. 嘻則通膽, 去膽中一切客熱之氣, 故臥時常嘻, 能去一身之客熱, 補瀉得當, 膽氣自淸目不生眵. 膽怕熱, 四時飮食熱者少食, 上膈無積, 使膽氣淸爽也.

《瘍醫大全》

○ 明目第一法, 節省酒色, 戒惱怒, 夜勿看書, 減思慮, 專內視, 簡外視, 晨興遲, 夜眠早, 少用辛燥物. 明目要訣, 夜臥睡醒, 開目轉睛四十九遍. 常常左右轉之, 永無目疾. 疾目勿藥自愈法, 夜臥小便時用力, 將眼睜開, 轉運瞳子, 左右各十數遍, 然後存想下邊, 不數日火卽下. 如站起小便, 更妙. 平常如用此法, 能令火不上炎. 《心法》曰, 皮翻証由胃經, 血壅氣滯而成, 小兒多有之. 眼皮外翻, 加以舌舐唇之狀. 又曰, 患目昏者, 不拘時候, 靜坐閉歇, 以兩目輪左轉七遍, 右轉七遍, 緊閉少時, 忽大睜開. 久行勿間, 則鬱火濁陰運出, 淸陽精氣獨光.

《沈氏尊生書》

○ 日病導引法. 《保生祕要》曰. 對香靜坐, 灰心歇念. 目含光意, 覺香頭有灰, 以意吹之. 又靜覺灰, 又吹香盡爲期. 治一切雲翳, 努肉攀睛, 腎水枯, 心火盛, 皆效.

○ 運功. 《保生祕要》曰. 法行艮背, 右旋上行, 逾崑崙, 經明堂, 漸旋至眼. 細圈入瞳人, 撒散數十度. 降胸臆, 曲行大腸, 出穀道. 退火, 複歸元位. 左目運左, 右目運右. 左右齊患, 則止從明堂位上, 分行雙運.

○ 又導引法. 《保生祕要》曰. 先以手抱崑崙, 仰頭吐氣, 或噓或呵, 瀉而複納. 次以二目轉動, 左右上下,

轉時先開後閉, 閉而複開. 隨時行之不間, 或動或運, 二者兼之.
○ 運功.《保生祕要》曰. 雙瞳藏於兩腎, 想腎水浸洗, 能退熱. 運徹四散, 能去風. 雙目視二腎, 存兩道, 白水運, 至еver中, 著意圈, 洗磨剝, 單刻翳. 想二乳, 下肺肋, 推下腳股, 吹吸之法, 能退白上紅. 以雙手向肩, 兩腳心懸空, 噓吸, 能退黑睛熱, 能泄肝經之火. 常注念臍, 絲取腎水, 升洗覆臍, 效.

낱낱을 살펴보는 이야기
I. 內障
《祕傳眼科龍木論》

○ 五·內障眼法根源歌. 不疼不癢漸昏蒙, 薄霧輕煙漸漸濃. 或見蠅飛花亂出, 或如懸蟢在虛空. 此般樣狀因何得, 肝臟停留熱及風. 大叫大啼驚與怒, 腦脂流入黑眼中. 初時一眼先昏暗, 次第相傳與一同. 苦口何須陳逆耳, 只言肝氣不相通. 此時服藥期銷定, 將息多乖及沒功. 日久既應全黑暗, 特名內障障雙瞳. 名字隨形分十六, 龍師聖者會推窮. 靈藥這回難得效, 金針一撥日當空. 強修將息依言說, 莫遣爪前病複蹤.

《향약집성방》

○ 眼內障.《聖惠方》論曰, 夫眼生內障, 者不疼不痛, 無淚無眵, 細觀如薄霧之形, 久視若輕烟之狀, 飛蠅散亂, 懸蟢虛空, 本因肝藏之中, 停留風熱, 致使瞳人之內, 結聚昏朦, 累日加增, 經年轉盛. 或乃心神驚恐, 情緒悲愁, 腦脂下結於烏輪, 翳障漸生於黑水, 一目先患, 兩眼通牽. 早覺則便服湯丸, 無不痊退, 稍緩則結成翳障. 須假鍼開, 若能專醫, 必獲奇效也.《聖惠方》石決明丸, 治眼烏風內障. 石決明搗細研水飛過防風去蘆頭車前子細辛人參去蘆頭白茯苓薯蕷各一兩充蔚子桔梗去蘆頭 各二兩. 右搗羅爲末, 煉蜜和, 擣三二百杵丸, 如梧桐子大, 每於空心及晩食前, 鹽湯下二十丸. 還睛散, 治高風雀目, 漸成內障. 槐子微炒人參去蘆頭細辛白茯苓防風去蘆頭甘菊花梔子仁芎藭各一兩石決明搗細研水飛過覆盆子菟蔚子各二兩. 右擣爲末, 煉蜜和, 擣二三百杵丸, 如梧桐子大, 每於空心及晩食前, 以溫水下二十丸. 治風內障, 驚振, 針後還睛散. 車前子人參去蘆頭細辛桔梗去蘆頭芎藭甘菊花各一兩充蔚子熟乾地黃各二兩防風去蘆頭一兩. 右擣麤羅爲散, 每服三錢, 以水一中盞, 煎至六分, 去滓, 不計時, 候溫服. 治眼內障, 針後宜服墜翳決明散. 石決明搗細研水飛過車前子人參去蘆頭甘菊花槐子熟乾地黃各一兩充蔚子防風去蘆頭各一兩. 右擣細羅爲散, 每服食後, 以粥飮, 調下二錢, 夜臨臥再服. 治眼內障, 用鍼後, 肝虛眼昏, 宜服明目人參丸. 人參去蘆頭決明子各一兩半枳殼一兩麩炒微黃去穰黃耆剉覆盆子菟絲子酒浸三日曝乾別搗爲末各二兩. 右擣羅爲末, 煉蜜和, 擣三二百杵丸, 如菉豆大, 每於空心, 以溫酒下三十丸. 治眼內障, 針開後, 宜服墜翳丸. 石決明擣細硏水飛過甘菊花人參去蘆頭地膚子各一兩細辛半兩熟乾地黃防風去蘆頭各二兩五味子一兩半兔肝一具灸乾. 右擣羅爲末, 煉蜜和, 擣三五百杵丸, 如梧桐子大, 每於空心及晩食前, 以鹽湯下二十丸, 漸加至三十丸. 治久患內障眼. 車前子乾地黃麥門冬等分. 右爲末, 蜜丸, 如梧桐子大, 每服三十丸加至五十丸, 鹽湯服, 屢試有效.《百一選方》五退散, 治內障. 龍退蛇皮蟬殼鳳凰退烏雞卵殼佛退蠶紙人退男子退髮. 右等分, 不以多少, 一處同燒作灰, 研爲細末, 每服一錢, 用熟猪肝蘸喫, 不拘時, 日進三服.《御藥院方》杞菊丸, 治內外障, 眼有翳暈, 或無翳, 視物不明. 甘菊花揀淨枸杞各二兩芎藭薄荷葉各一兩蒼朮六兩米泔浸三日一日一換水去皮晒乾. 右爲細末, 煉蜜爲元, 如彈子大, 每服一丸, 細嚼, 茶淸下, 食後, 日進一服.《得效方》治內障有效. 生地黃切焙熟地黃切焙川椒去目及閉口者微炒. 右等分爲末, 煉蜜元梧子大, 空心鹽湯, 米飮下五十丸.《三和子方》治眼內外障. 蒼朮四兩米泔浸七日逐日換水去黑皮細切入鹽一兩 同炒色黃去鹽木賊二兩以童子小便浸一宿淘焙色黃. 右同擣爲末, 每飲食蔬菜中, 調一錢服之.

《證治准繩》

○ 在睛裡昏暗, 與不患之眼相似, 唯瞳神裡有隱隱靑白者, 無隱隱靑白者亦有之. 婁全善云, 內障先患一目, 次第相引, 兩目俱損者, 皆有翳在黑睛內遮瞳子而然. 今詳通黑睛之脈者, 目系也. 目系屬足厥陰足太陽手少陰三經. 蓋此三經臟腑中虛, 則邪乘虛入, 經中鬱結, 從目系入黑睛內為翳. 《龍木論》所謂腦脂流下作翳者, 即足太陽之邪也. 所謂肝氣衝上成翳者, 即足厥陰之邪也. 故治法以針言之, 則當取三經之腧穴, 如天柱風府太沖通裡等穴是也. 其有手巧心審諦者, 能用針於黑眼裡撥其翳, 為效尤捷也. 以藥言之, 則當補中疏通此三經之鬱結, 使邪不入目系而愈. 飮食不節, 勞傷形體, 脾胃不足, 內障眼病, 宜人參補胃湯益氣聰明湯圓明內障升麻湯複明散. 婁云, 上四方治目不明, 皆氣虛而未脫, 故可與參耆中, 微加連柏. 若氣既脫, 則黃柏等涼劑不可施. 經云, 陽氣者, 煩勞則張, 精絶, 目盲不可以視, 耳閉不可以聽之類, 是其証也. 內障, 右眼小靑白翳, 大 亦微顯白翳, 腦痛, 瞳子散大, 上熱惡熱, 大便澁後痔難, 小便如常, 遇熱暖處, 頭疼暗脹能食, 日沒後天陰暗則昏. 此証可服滋陰地黃丸. 翳在大眥, 加升麻葛根. 翳在小眥, 加柴胡羌活. 東垣云, 肝木旺則火之勝, 無所畏懼而妄行也. 故脾胃先受之, 或病目而生內障. 脾裹血, 胃主血, 心主脈, 脈者, 血之腑也. 或曰心主血, 又曰脈主血, 肝之竅開於目也. 治法亦地黃丸當歸湯之類是也. 倪仲賢論陰弱不能配陽之病曰, 五臟無偏勝, 虛陽無補法, 六腑有調候, 弱陰有强理, 心肝脾肺腎, 各有所滋生, 一臟或有餘, 四臟俱不足, 此五臟無偏勝也. 或浮或爲散, 是曰陽無根, 益之欲令實, 翻致不能禁, 此虛陽無補法之. 膀胱大小腸三焦膽包絡, 俾之各有主, 平祕永不危, 此六腑有調候也. 衰弱不能濟, 遂使陽無御, 反而欲匹之, 要以方術盛, 此弱陰有强理也. 解精微論曰, 心者五臟之專精, 目者其竅也. 又爲肝之竅, 腎主骨, 骨之精爲神水. 故肝木不平, 內挾心火, 爲勢妄行, 火炎不製, 神水受傷, 上爲內障, 此五臟病也. 勞役過多, 心不行事, 相火代之. 五臟生成論曰, 諸脈皆屬於目. 相火者, 心包絡也, 主百脈, 上榮於目. 火盛則百脈沸騰, 上爲內障, 此虛陽病也. 膀胱小腸三焦膽脈俱循於目, 其精氣亦皆上注而爲目之精, 精之窠爲眼, 四腑一衰, 則精氣盡敗, 邪火乘之, 上爲內障, 此六腑病也. 神水黑眼皆法於陰, 白眼赤脈皆法於陽. 陰齊陽侔, 故能為視. 陰微不立, 陽盛即淫. 陰陽應象大論曰, 壯火食氣, 壯火散氣, 上爲內障, 此弱陰病也. 其病初起時, 視覺微昏, 常見空中有黑花, 神水淡綠色, 次則視岐, 睹一成二, 神水淡白色. 可爲冲和養胃湯主之, 益氣聰明湯主之, 千金磁朱丸主之, 石斛夜光丸主之. 有熱者, 瀉熱黃連湯主之. 久則不睹, 神水純白色, 永爲廢疾也. 然廢疾亦有治法, 先令病者, 以冷水洗眼如冰, 氣血不得流行爲度, 用左手大指次指按定眼珠, 不令轉動, 次用右手持鴨舌針, 去黑睛如米許, 針之令入, 白睛甚濃, 欲入甚難, 必要手準力完, 重針則破, 然後斜回針首, 以針刀刮之, 障落則明. 有落而複起者, 起則重刮, 刮之有至再三者, 皆以洗不甚冷, 氣血不凝故也. 障落之後, 以綿裹黑豆數粒, 令如杏核樣, 使病目垂閉, 覆眼皮上, 用軟帛纏之, 睛珠不得動移爲度, 如是五七日才許開視, 視勿勞也. 亦須服上藥, 庶幾無失. 此法治者五六, 不治者亦四五. 五臟之病, 虛陽之病, 六腑之病, 弱陰之病, 四者皆爲陰弱不能配陽也. 學人愼之.

《동의보감》

○ 內障. 內障者, 肝病也. 回春. 內障, 在睛裏昏暗, 與不患之眼相似. 惟瞳入裏, 有隱隱靑白者, 無隱隱靑白者, 亦有之. 綱目. 內障, 先患一眼, 次爲兩目俱損者. 皆有腎在黑睛內, 遮瞳子而然. 夫通黑睛之脈者, 目系也. 目系屬足厥陰足太陽手少陰三經, 三經虛則, 邪從目系, 入黑睛內, 爲腎. 以鍼言之則, 當取三經之俞穴, 如天柱風府通里大衝等穴是也. 綱目. 內障者, 不疼不痛, 無淚無眵. 細觀如薄霧之形, 久視如輕烟之狀, 飛蠅散亂, 懸蟢虛空. 日漸月增, 腦脂下結於烏輪, 腎障漸生於腎水. 類聚. 內障昏蒙, 外無腎膜. 因腦脂下凝, 烏珠轉白, 或如金色, 或菉豆色, 或如雲烟, 或見五色. 治比外障, 更難. 如腦脂凝結, 瞳人反背者, 不治. 入門. 屬血少神勞腎虛也. 宜養血補水安神, 以調之. 丹心. 凡昏弱不欲視物, 內障. 見黑花, 瞳子散大, 皆裏病也. 丹心. 內傷色慾, 腎精虛者, 宜益陰腎氣丸. 肝血虛者, 養肝丸生熟地黃丸. 肝腎俱虛者, 宜駐景元加減駐景元明目壯水丸. 入門. 血少神勞腎虛者, 宜滋陰地黃丸滋腎明目湯. 內障, 宜補肝散墜腎丸養肝元本事方養肝元補腎丸杞苓丸五退散密蒙花散冲和養胃湯當歸湯還睛丸. 方見. 通治眼病藥, 撥雲退腎還睛丸. 內障, 有圓翳氷腎滑腎澁腎散腎橫開腎浮腎沈腎偃月腎棗花腎黃心腎黑花腎胎患五風變雷頭風驚振綠風烏風黑風靑風肝虛雀目高風雀目肝虛目暗, 共二十三得效. 益陰腎氣丸, 經曰壯水之主, 以鎭陽光, 滋陰是也. 熟地黃二兩生乾地黃酒焙山茱萸各一兩五味子山藥牧丹皮柴胡當歸尾酒洗各五錢茯苓神澤瀉各二錢半. 右爲末蜜丸梧子大, 朱砂爲衣, 空心鹽湯下五七十丸. 正傳. 一方無朱砂, 一名滋陰腎氣丸. 養肝丸, 治肝藏不足, 眼目昏花, 或生眵淚. 婦人血虛目疾. 當歸川芎白芍藥熟地黃各一兩防風楮實子車前子酒炒蕤仁湯浸去皮各五錢. 右爲末蜜丸梧子大, 白湯下七十丸, 食遠時. 醫鑑. 生熟地黃丸, 治血虛眼昏. 生乾地黃熟地黃玄參石膏各一兩. 右爲末蜜丸梧子大, 空心茶淸下五七十丸. 入門. 駐景元, 治肝腎俱虛, 多見黑花, 視物昏暗, 或生腎障. 免絲子酒製五兩車前子炒熟地黃各三兩. 右爲末蜜丸梧子大, 空心溫酒下五七十丸. 局方. 一方加枸杞子一兩半, 尤佳. 加減駐景元, 治肝腎俱虛, 兩眼昏暗. 免絲子八兩枸杞子五味子車前子楮實子川椒炒各一兩熟地黃當歸身各五錢. 右爲末蜜丸梧子大, 空心溫酒或鹽湯下五七十丸. 簡易. 明目壯水丸, 治肝腎不足, 眼目昏暗, 常見黑花, 多下冷淚. 此壯水之主, 以鎭陽光, 補腎養肝, 生血明目. 黃栢知母並乳汁拌晒乾炒各二兩半熟地黃生乾地黃酒洗天門冬麥門冬山茱萸酒蒸甘菊各二兩枸杞子酒洗一兩六錢牛膝酒洗一兩三錢人參當歸酒洗五味子免絲子白茯神山藥栢子仁炒澤瀉牧丹皮酒洗各一兩白豆蔻三錢. 右爲末蜜丸梧子大, 空心鹽湯下百丸. 醫鑑. 滋陰地黃丸, 治血少神勞腎虛. 眼目昏暗, 瞳子散大, 視物昏花. 法當養血凉血, 散火除風. 熟地黃一兩柴胡八錢生乾地黃酒焙七錢牛當歸身酒洗黃芩各五錢天門冬地骨皮五味子黃連各三錢人參枳殼甘草灸各二錢. 右爲末蜜丸菉豆大. 每百丸茶淸送下. 丹心. 一名熟地黃丸. 凡眼視漸昏, 乍明乍暗, 此失血之驗也. 宜服此與定志丸. 方見神門, 兼服尤佳. 保命. 滋腎明目湯, 治血少神勞腎虛, 眼病. 當歸川芎白芍藥生地黃熟地黃各一錢 人參桔梗梔子黃連細辛蔓荊子白菊甘草各五分. 右剉作一貼, 入細茶一撮, 燈心一團, 水煎食後服. 回春. 補肝散, 治肝風內障, 不痛不痒, 眼見五花, 或一物二形. 羚羊角防風各一兩人參赤茯苓各七錢半羌活車前子細辛玄參黃芩炒各三錢半. 右爲末每二錢, 米飮調下食後. 羚羊角, 行厥陰經, 玄參細辛, 行少陰經, 羌活防風車前子, 行太陽經. 如筋脉枯澁, 加夏枯草, 嘗試有驗. 綱目. 墜腎丸, 治內障有腎. 靑羊膽靑魚膽鯉魚膽各七箇熊膽二錢牛牛膽五錢麝香三分石決明水飛末一兩. 右末煭糊和丸梧子大, 空心茶淸下十九. 無靑魚膽則, 獺膽三枚代之, 無則代猪膽一. 綱目. 羊肝元, 治眼目諸疾, 及障翳靑盲. 黃連另爲末, 白羊子肝一具去膜. 砂盆內同硏細, 衆手作丸如梧子大, 空心溫水下三十九, 連作五劑差. 靑羊肝尤佳. 有一官活出一死囚, 其囚數年病死. 官人得內障甚苦, 獨坐憂嘆, 聞階除窸窣聲, 問爲誰曰. 我昔所活囚也. 今公得疾, 故感而來告, 遂傳此方. 服之果愈. 局方. 本事方羊肝元, 治內障靑盲. 白羖羊肝只用子肝一葉薄切新瓦上焙熟地黃一兩半免絲子決明子車前子地膚子五味子枸杞子茺蔚子苦葶藶子靑箱子蕤仁麥門冬澤瀉防風黃芩白茯苓桂心杏仁細辛各一兩. 右爲末蜜丸梧子大, 溫水下三五十九日三服. 一人患內障失明, 得服此藥, 一夕燈下語家人曰, 適偶有所見, 如隔門隙見火者. 及朝視之, 眼中腎膜, 俱裂如線, 遂得差. 爲末茶淸點服二錢亦驗. 綱目. 補腎丸, 治腎虛目昏, 漸生內障. 磁石火煅醋淬七次硏水飛免絲子酒製各二兩熟地黃肉蓯蓉酒浸焙石斛五味子枸杞子楮實子覆盆子酒浸車前子酒蒸各一兩沈香靑鹽各五錢. 右爲末蜜丸梧子大, 空心鹽湯下七十九. 濟生. 杞苓丸, 治腎虛, 眼目昏暗, 漸成內障. 茯苓四兩半赤牛白枸杞子酒浸二兩免絲子酒製當歸各一兩靑鹽五錢. 右爲末蜜丸梧子大, 空心溫水下五七十九. 丹心. 五退散, 治內障. 蟬退蛇退鹽烏雞卵殼男子髮各等分. 右燒存性爲末, 猪肝煎湯調下一錢. 入門. 密蒙花散, 治十六般內障, 多年昏暗. 密蒙花二兩羚羊角蟬蟒卽桑蠹也人參覆盆子地膚子枸杞子甘草各一兩茺蔚子蒺蔾子甘菊槐花各五錢. 右爲末每二錢, 米飮調下. 得效. 沖和養胃湯, 治內障, 眼得之脾胃虛弱. 心火與三焦俱盛, 上爲此疾. 黃芪羌活各一錢人參白朮升麻乾葛當歸甘草灸各七分柴胡白芍藥各五分防風白茯苓各三分五味子二分乾薑一分. 右剉作一貼水煎至半, 入黃芩黃連各五分, 再煎數沸去

滓溫服食遠. 東垣. 當歸湯, 補肝腎, 益瞳子, 光明. 柴胡二錢生地黃一錢半當歸白芍藥各一錢羌活黃連並酒浸各七分半甘草灸五分. 右剉作一貼, 水煎空心服. 醫林. 撥雲退翳還睛丸, 治內障. 常服則, 終身眼不昏花. 黑脂麻五兩密蒙花木賊白蒺藜蟬退靑鹽各一兩薄荷白芷防風川芎知母荊芥穗枸杞子白芍藥生甘草各五錢白菊六錢當歸酒洗三錢. 右爲末蜜丸彈子大, 每細嚼一丸茶淸下食後. 回春.

《審視瑤函》

○ 內障. 樓全善云, 內障先患一目, 次第相引, 兩目俱損者, 皆有翳在黑睛內遮瞳子而然. 今詳通黑睛之脈者, 目系也. 目系屬足厥陰足太陽手少陰三經, 蓋此三經髒腑中虛, 則邪乘虛入, 經中鬱結, 從目入於黑睛內爲障翳. 《龍木論》所謂腦脂流下作翳者, 卽足太陽之邪也. 所謂肝氣衝上成翳者, 卽足厥陰之邪也. 故治法以針言之, 則當取三經之腧穴, 如天柱風府太衝通天等穴是也. 其有手巧心審諦者, 能用針於黑眼裡撥其翳, 爲效尤捷也. 以藥言之, 則當補中疏通此三經之鬱結, 使邪不入目系而愈. 飮食不節, 勞傷形體, 脾胃不足內障眼病, 宜人蔘補胃湯益氣聰明湯圓明內障升麻湯複明湯, 樓雲上四方治不明皆氣虛而未脫, 故可與蔘芪補中, 微加連柏, 若氣旣脫, 則黃柏等涼劑不可施. 經云, 陽氣者煩勞則張, 精絶, 目盲不可以視, 耳閉不可以聽之類, 是其症也. 右眦小眦靑白翳, 大眦亦微顯白翳, 腦痛瞳子散大, 上熱惡熱, 大便澀滯艱難, 小便如常, 遇熱暖處頭疼睛脹, 能食, 日沒後天陰暗則昏, 此症可服滋陰地黃丸. 翳在大眦加升麻葛根, 翳在小眦加柴胡羌活. 東垣云, 肝木旺則火之勝, 無所畏懼而妄行也. 故脾胃先受之, 或病目而生內障者, 脾裹血, 胃主血, 心主脈, 脈者血之府也. 或曰, 心主血. 又曰, 脈主血, 肝之竅開於目也. 治法亦地黃丸當歸湯之類是也.

1. 瞳神內障
1) 圓翳

《祕傳眼科龍木論》

○ 一·圓翳內障. 凡眼初患之時, 眼前多見蠅飛花發, 薄煙輕霧, 漸漸加重. 不痛不痒, 漸漸失明, 眼與不患眼相似. 且不辨人物, 惟睹三光, 患者不覺. 先從一眼先患, 向後相牽俱損. 此是腦脂流下, 肝風上衝. 玉翳靑白, 瞳人端正, 陽看則小, 陰看則大. 其眼須針, 然後服藥. 治用防風散羚羊角飮子. 詩曰, 翳中再好是團圓, 一點油如水上盤, 陽里看時應自小, 陰中見則又還寬, 金針一撥雲飛去, 朗日舒光五月天, 不是醫人誇巧妙, 萬兩黃金永不傳. 防風散, 茺蔚子防風桔梗五味子知母各二兩玄蔘川大黃細辛芒硝車前子黃芩各一兩. 上

搗羅爲末, 以水一盞, 散一錢, 煎至五分, 去渣溫服, 食後. 羚羊角飮子, 羚羊角三兩知母細辛車前子人蔘黃芩各二兩防風二兩半. 上搗羅爲末, 以水一盞, 散一錢, 煎至五分, 夜餐後, 去渣溫食之.

《世醫得效方》

○ 圓翳第一, 圓翳者, 黑珠上一點圓, 日中見之差小, 陰處見之則大白. 或明或暗, 視物不明. 醫者不曉, 以冷藥治之, 轉見黑花. 此因肝腎俱虛而得之, 宜服後藥. 補肺散, 熟地黃白茯苓去皮家菊細辛各半兩芍藥三分柏子仁一分甘草半錢炙北柴胡一兩去蘆. 上銼散, 每服三錢, 水一盞半煎, 食後服. 補腎元, 巴戟去心山藥破故紙炒茴香牡丹皮各半兩肉蓯蓉一兩洗枸杞子一兩青鹽一分後入. 上爲末, 煉蜜丸, 梧桐子大, 每服三十丸, 空心, 鹽湯下.

《證治准繩》

○ 圓翳內障證. 黑睛上一點圓, 日中見之差小, 陰處見之則大, 或明或暗, 視物不明. 醫者不曉, 以冷藥治之, 轉見黑花. 此因肝腎俱虛而得也. 宜服皂角丸合生熟地黃丸, 及補肝散補腎丸鎭肝丸虎精丸聚寶丸化毒丸青金丹卷雲膏. 皂角丸, 治內外一切障膜. 此藥能消膜退翳. 如十六般內障, 同生熟地黃丸用之, 神效. 龍蛻七條蟬蛻玄精石生穿山甲炒當歸白朮白茯苓穀精草木賊各一兩白菊花刺蝟皮蛤粉炒龍膽草赤芍藥連翹各一兩五錢豬爪三十枚蛤粉炒人蔘川芎各半兩. 上末, 一半入豬牙皂角二挺燒灰和勻, 煉蜜丸, 桐子大, 每服三十丸, 空心食前杏仁湯下. 一半入仙靈脾一兩, 爲末和勻, 每服用豬肝夾藥, 煮熟細嚼, 及用原汁送下, 日三. 生熟地黃丸《和劑》, 治肝虛目暗, 膜入水輪, 眼見黑花如豆, 累累數十, 或見如飛蟲, 諸治不瘥, 或視物不明, 混睛冷淚, 翳膜遮障. 內外障眼, 並皆治之. 石斛 枳殼 防風 牛膝各六兩 生地黃 熟地黃各一斤半 羌活 杏仁各四兩 菊花一斤 上末, 煉蜜丸, 如桐子大. 每服三十丸, 以黑豆三升炒令煙盡爲度, 淬好酒六升, 每用半盞, 食前送下, 或蒺藜湯下. 補肝散 治圓翳內障. 熟地黃 白茯苓 白菊花 細辛 白芍藥 柏子仁 甘草 防風 北柴胡 上水煎, 食後服. 補腎丸 治圓翳內障. 巴戟 山藥 破故紙炒 牡丹皮 茴香各五錢 肉蓯蓉 枸杞子各一兩 青鹽二錢半 上爲末, 煉蜜爲丸, 如梧桐子大. 每服三十丸, 空心鹽湯下.

《동의보감》

○ 圓翳. 在黑珠上一點圓, 日中見之差小, 陰處見之卽大. 視物不明, 轉見黑花. 此由肝腎俱虛而得. 宜補肝散補腎元. 得效. 補肝散, 治圓翳在黑珠上昏花柴胡一錢半白芍藥一錢熟地黃白茯苓甘菊細辛甘草各七分栢子仁防風各五分. 右剉作一貼, 水煎服. 得效. 補腎元, 治同上. 肉蓯蓉枸杞子各一兩巴戟山藥破故紙炒茴香牡丹皮各五錢靑鹽二錢半. 右爲末蜜丸梧子大, 空心鹽湯下三五十丸. 得效.

《審視瑤函》

○ 此翳薄而且圓, 陰陽大小一般, 當珠方是此症, 精虛氣滯之, 若要除根去盡, 必須得遇神仙. 此症色白, 而大小不等, 濃薄不同, 薄者最多, 間有濃者, 亦非堆之濃, 比薄的少濃耳, 多有掩及瞳神, 名曰遮睛障. 病最難治, 為光滑深沉之故, 有陰陽二症之別. 陽者明處看不覺鮮白, 若暗處看則明亮白大, 陰者暗處看則淺, 明處看則深大, 然雖有明暗驗病之別而治則一同, 故陰陽大小一般也. 病若久, 雖治亦不能免終身之患矣. 宜服: 空青丸 治沉翳, 細看方見, 其病最深. 細辛五味子車前石決明各一兩空青一錢生地黃知母防風各二兩. 上為細末, 煉蜜為丸, 如桐子大. 每服三十丸, 空心茶清送下. 羚羊角飲子, 治不痛不癢, 圓翳內障. 羚羊角銼末三兩細辛知母人蔘車前子黃芩各二兩防風二兩半. 上為細末, 每服一錢五分, 水一鐘, 煎至五分, 食後去滓溫服.

《張氏醫通》

○ 圓翳內障証. 黑睛上一點圓. 初患之時, 但見蠅飛蟻垂, 薄煙輕霧. 先患一眼, 次第相牽. 若油點浮水中, 日中看之差小, 陰處看之則大. 或明或暗, 視物不明. 醫者不曉, 以冷藥治之, 轉見黑花. 此因肝腎俱虛而得. 先與皂莢丸合生熟地黃丸, 次與羚羊補肝散補腎丸.

《醫宗金鑒》《眼科心法要訣》

○ 圓翳歌. 圓翳青白一點圓, 宛如油點水中間, 肝風衝腦脂下注, 明視豎小暗看寬. 虛熱羚羊飲車細, 蔘苓防如一同煎, 實用防風芩桔梗, 硝黃菀細知前. 圓翳羚羊飲, 羚羊角一錢車前子一錢 細辛五分人蔘一錢黃芩一錢防風二錢知母一錢. 上爲粗末, 以水二盞, 煎至一盞, 夜食後去滓溫服. 圓翳防風散方, 防風二錢黃芩一錢桔梗二錢芒硝一錢大黃一錢菀蔚子一錢玄蔘一錢細辛五分知母二錢車前子一錢. 上爲粗末, 以水二盞, 煎至一盞, 食後去渣溫服. 註, 圓翳內障初起之時, 黑睛上一點青白, 宛如油點浮於水面, 暗處視之, 其翳青白而大. 明處看之, 其形差小. 緣肝風上衝, 腦脂下注所致, 宜審其虛實而調之. 虛者用羚羊角飲子, 清其虛熱, 實者宜防風散, 泄其熱邪也.

《瘍醫大全》

○ 大圓翳, 按此証先由腎水虧損, 後由惱怒傷肝. 蓋眼屬臟腑而以肝腎爲本, 腎爲水之源, 眼爲水之精, 色欲過度, 腎水衰弱, 不能生養肝木, 亦不能榮養眼珠, 加

부록-瞳神內障

以七情暴怒, 心胸熱氣上沖入腦, 腦脂不固, 下注於目, 凝滯遮蓋于瞳人前, 結成內障. 起時眼前常見垂蟢飛蠅, 薄霧輕煙. 不疼不痛, 漸漸失明. 先從一眼, 久後相傳, 其脂靑白色. 所稟父母胎元, 瞳人大者, 其翳卽大, 故曰大圓翳. 陰看則大, 陽看則小, 初覺宜服沖和養胃湯, 柴胡當歸白芍甘草葛根人蔘耆白朮五味子羌活防風白茯苓, 口乾加黃連黃芩. 石斛夜光丸, 人蔘山藥牛膝菟絲子五味子麥門冬羚羊角肉蓯蓉川芎生地天門冬白蒺藜枸杞子靑葙子草決明杏仁石斛枳殼犀角白茯苓甘草防風黃連. 年久宜用金針撥之.

○ 小圓翳, 按此証與大圓翳受病相同. 俱因欲怒致傷肝腎, 熱氣上沖, 腦脂下注, 結成靑白翳, 遮蓋瞳仁. 夫瞳仁神水通注於膽, 臟腑平和, 氣血循環, 膽汁通流於上, 則能鑒照萬物. 肝腎旣傷, 熱氣上沖不散, 膽汁不能流通, 是以脂凝成障. 名曰小圓翳者, 所稟父母胎元, 瞳仁小者, 脂卽小故也. 雖見三光, 不辨人物. 初起宜服沖和養胃湯, 石斛夜光丸. 年久宜鼠尾金針撥之.

《目經大成》

○ 圓翳, 非謂方圓之圓, 乃兩重相粘, 中央夾有濁水, 猶包子壁錢之象. 凡針撥動蕩, 卻不能脫落者是. 須針鋒望巽廓空中一刺, 其濁水滾滾下流, 或溢出於金井之外. 再豎針, 向內打圓按下, 則瞳人О然矣.

2) 滑翳內障
《祕傳眼科龍木論》

○ 三·滑翳內障, 此眼初患之時, 不癢不痛. 先從一眼先患, 後乃相牽俱損. 端然, 漸漸失明. 皆因腦脂流下, 肝氣衝上. 瞳人內有翳如水銀珠子, 不辨人物. 宜令金針撥之, 將息後, 服補肝湯及石決明丸卽瘥. 詩曰, 滑翳看時心且專, 微含黃色白翻翻, 才開邊入速還小, 有似水銀珠子旋, 針撥雖然隨手落, 擬抽針出卻歸源, 縮針穿破靑涎散, 五月金烏照遠天. 補肝湯, 人蔘茯苓玄蔘黃芩各一兩防風知母桔梗茺蔚子各二兩. 上搗羅爲末, 以水一盞, 散一錢, 煎至五分, 食後去渣溫服. 石決明丸, 石決明車前子防風知母各一兩茺蔚子五味子細辛人蔘茯苓黃芩大黃各一兩. 上搗羅爲末, 煉蜜爲丸如桐子大, 食前茶湯送下一十九丸.

《世醫得效方》

○ 滑翳第三, 滑翳有如水銀珠子, 但微含黃色, 不疼不痛, 無淚, 遮繞瞳仁.

《證治准繩》

○ 滑翳內障證. 有如水銀珠子, 但微含黃色, 不疼不痛, 無淚, 遮繞瞳神. 宜服皂角丸生熟地黃丸還睛丸羊肝丸黃連膏. 皂角丸, 上同. 生熟地黃丸, 上同. 還睛丸, 川芎白蒺藜木賊白朮羌活菟絲子熟地黃甘草各等分.

上爲細末, 煉蜜丸, 如彈子大. 空心熟湯嚼下. 本事方羊肝丸, 菟絲子車前子麥門冬決明子茯苓五味子枸杞子茺蔚子苦葶藶蕤仁地膚子澤瀉防風黃芩杏仁炒細辛桂心靑葙子各一兩白羖羊肝用子肝一片薄切新瓦上炒乾熟地黃一兩半. 上爲細末, 煉蜜爲丸, 如梧子大. 每服三四十丸, 溫湯下, 日三. 黃連膏, 治目中赤脈如火, 溜熱炙人, 餘同上. 黃連八兩片腦一錢. 上以黃連去蘆, 刮去黑皮, 洗淨銼碎, 以水三大碗, 貯于銅鍋內煎, 或以瓷器內煎, 用文武火熬減大半碗, 濾去渣, 以渣複煎, 濾淨澄淸, 入薄瓷器盛, 放湯瓶口上, 重湯蒸燉成膏, 熬熔再複濾淨, 待數日出火毒. 臨時旋加片腦, 以一錢爲率, 用則酌量加之, 以少許點眼大眥內. 又方, 加熊膽蚺蛇膽各少許, 更妙.

《동의보감》

○ 滑腎, 有如水銀珠子, 但微含黃色, 不疼不痛無淚, 遮遶瞳人. 得效.

《醫宗金鑒》《眼科心法要訣》

○ 滑翳歌, 滑翳水銀珠子樣, 微含黃色熟瞳神, 肝風衝腦脂下注, 不癢不疼漸漸昏, 須用補肝苓桔蔚, 芩防芎母黑歸蔘, 有餘決明車味細, 軍苓知蔚黑防芩. 滑翳補肝湯方, 茯苓一錢桔梗一錢茺蔚子二錢黃芩一錢防風二錢川芎一錢知母一錢玄蔘一錢當歸身二錢人蔘一錢. 上爲粗末, 以水二盞, 煎至一盞, 食後去渣溫服. 滑翳決明丸方, 石決明一兩車前子一兩五味子半兩細辛半兩大黃一兩茯苓一兩知母一兩茺蔚子一兩玄蔘一兩防風一兩黃芩一兩. 上爲細末, 煉蜜爲丸, 如桐子大, 食前茶淸送下三錢. 註, 滑翳內障, 瞳心內一點如水銀珠子之狀, 微含黃色. 不癢不疼, 無淚而遮蔽瞳神, 漸漸失明, 後則左右相牽俱損. 此乃肝風衝上, 腦脂流下所致. 宜用補肝湯, 淸散虛熱, 若有餘, 用決明丸下行實熱也.

《瘍醫大全》

○ 滑翳內障, 按此証皆因肝腎並虛, 致使腦脂灌注珠內. 形如水銀珠子, 流動吸收不定, 不疼不癢, 只因昏花而起. 日久相傳, 漸漸失明. 雖見三光, 不辨人物. 治同前. 如年久用蓮子金針撥之.

《目經大成》

○ 滑翳, 亦非光滑之滑, 乃圓翳未結. 針入能散能聚, 散之則大珠小珠上下交流. 聚之, 仍合而爲一. 所謂如水銀之走者, 此也. 是症不多見, 針亦莫能奏效, 學人識之.

3) 浮翳內障
《祕傳眼科龍木論》

○ 六·浮翳內障, 此眼初患之時, 都無癢痛, 還從一眼先患, 後乃相牽俱損. 皆因腦中熱風衝入眼內, 腦脂流下, 凝結作翳, 如銀針之色. 雖不見人物, 猶見三光. 宜用金針撥之, 然後宜決明散墜翳丸, 神效. 詩曰, 浮翳正觀如透外, 乍看色白似銀燈, 陰寬陽小隨開合, 此則深知是本形, 辨認既能無錯謬, 金針撥近烏睛, 但根據教法施心力, 免觸凝脂破不明. 決明散, 石決明人蔘茯苓大黃車前子細辛各一兩防風二兩茺蔚子二兩桔梗一兩半. 上爲末, 每食後米飮湯調下一錢. 墜翳丸, 石決明細辛各一兩知母干地黃防風各一兩免肝一具五味子人蔘各二兩半. 上爲末, 煉蜜爲丸如桐子大, 空心茶下十丸.

《世醫得效方》

○ 浮翳第七, 此疾上如冰光白色, 環繞瞳仁, 初生自小眥頭至黑珠上, 不痛不癢, 無血色相潮.

《證治准繩》

○ 浮翳內障證, 上如冰光白色, 環繞瞳神, 初生自小眥頭, 至黑珠上, 不癢不痛, 無血色相潮. 宜服皂角丸合生熟地黃丸宣肺湯七寶散白萬膏細辛散川芎散. 皂角丸, 上同. 生熟地黃丸, 上同.

七寶散, 治風眼, 除瘀熱. 當歸芍藥黃連銅綠各二錢細研杏仁七粒去皮白礬甘草各一錢. 上哎咀, 以水同放瓷盞內, 于鍋中頓煎至八分, 去滓澄清, 臨臥洗之.

《동의보감》

○ 浮瞖, 上如冰光白色, 環遶瞳人, 生自小眥頭至黑珠上, 不痛不痒, 無血色相潮. 得效.

《醫宗金鑒》《眼科心法要訣》

○ 浮翳歌, 浮翳色白瞳內映, 明看細小暗看寬, 不癢不疼無血色, 腦風衝入腦脂慾. 決明石決人蔘茯, 車細防軍茺桔添, 墜翳石決知辛味, 生地蔘防及免肝. 石決明散方, 石決明一錢人蔘一錢茯苓一錢車前子一錢細辛五分防風二錢大黃一錢茺蔚子二錢桔梗一錢半. 上爲細末, 令勻, 食後米飮湯調下二錢. 浮翳墜瞖丸方, 石決明一兩知母一兩細辛五錢五味子半兩生地黃二兩人蔘二兩半防風一兩免肝一具. 上爲細末, 煉密爲丸, 如桐子大, 空心茶淸送下三錢. 註, 浮翳內障之證, 初患之時, 不癢不疼, 從瞳神內映出白色. 暗處看則其寬大, 明處看其形略小, 全無血色相混. 緣腦衝入於眼, 腦脂流下, 致成內障. 宜服決明散墜翳丸.

《張氏醫通》

○ 浮翳內障証, 上如冰光, 白色環繞瞳神, 初生目小眥頭至黑珠上, 細看方見. 不癢不疼, 無血色相混. 皂莢丸生熟地黃丸.

《瘍醫大全》

○ 浮翳內障, 按此証初起由色慾過度, 耗竭腎水, 水虧火旺, 攻翳於目. 視物卽昏昧如霧露中, 全不疼痛. 漸因七情鬱結, 縱慾傷肝, 以致熱氣上沖於腦, 腦脂灌注睛內. 結成一塊光亮如銀箔色, 浮在瞳人上. 先從一眼, 久後相傳. 不見三光, 金針難撥, 初起宜補腎平肝. 治同上.

4) 沈瞖內障

《祕傳眼科龍木論》

○ 七·沉翳內障, 此眼初患之時, 肝髒勞熱, 還從一眼先患, 或見黑花, 後卽相牽俱損. 腦中熱氣流下. 猶辨三光, 宜令金針撥之, 然後服羚羊角飮子空靑丸卽瘥. 詩曰, 一般四障又名沉, 隱隱藏形黑未深, 向日細看方得見, 自古相傳不是今, 此障撥時須遠穴, 觀君莫要短頭針, 墜翳強過五十息, 只求牢固莫他心. 羚羊角飮子, 羚羊角防風茺蔚子各二兩車前子玄蔘黃芩各一兩大黃半兩. 上爲末, 以水一盞, 散一錢, 煎至五分, 空心去渣溫服. 空青丸, 空靑一銖五味子車前子細辛各一兩防風生地黃知母各一兩石決明一兩另搗細研. 上爲末, 煉蜜爲丸如桐子大, 空心茶下十九.

《世醫得效方》

○ 沉翳第八, 此病白藏在黑水下, 向日細視, 方見其白, 或兩眼相傳, 疼痛則早輕夜重, 間或出淚.

《證治准繩》

○ 沉翳內障證, 白藏在黑水下, 向日細視, 方見其白, 或兩眼相傳, 疼痛則早輕夜重, 間或出淚. 宜服皂角丸及生熟地黃丸靈寶丹救睛丹羊肝丸美玉散二和散. 上自圓翳以下七證, 雖有治法, 終難奏功, 唯金針撥之爲善. 皂角丸, 上同. 生熟地黃丸, 上同. 空青丸, 治沉翳, 細看方見其病最深. 空青一錢一方用一銖細辛五味子石決明另研車前子各一兩知母 生地黃防風各二兩. 上爲細末, 煉蜜, 如桐子大. 每服十九, 空心茶湯下.

《동의보감》

○ 沈瞖, 白點藏在黑水下, 向目細視, 方見其白, 眼睛疼痛, 晝輕夜重, 間或出淚. 宜空靑元. 得效. 空靑元, 治沈瞖, 細看方見, 其病最深. 防風生乾地黃知母各二兩五味子車前子石決明細辛各一兩空靑二錢. 右爲末蜜丸梧子大, 每十丸茶淸下空心. 得效.

《醫宗金鑒》《眼科心法要訣》

○ 沉翳歌, 沉翳白隱黑睛內, 肝勞腦熱下攻瞳, 向日細看方見翳, 日輕夜重黑睛疼. 羚羊角飮車前子, 羚角軍防苓黑茺, 皂莢丸用蛇蟬朮, 龍膽元精歸菊芎, 蔘苓木賊連翹芍, 豬爪猥皮甲穀精. 沉翳羚羊飮, 車前子一錢羚羊角二錢大黃一錢防風二錢黃芩一錢玄蔘一錢茺蔚子二錢. 上爲粗末, 水二盞, 煎至一盞, 食後去渣溫服. 皂莢丸方, 蛇蛻七條蟬蛻白朮龍膽草元石當歸白菊花各兩半川芎半兩人蔘一兩茯苓一兩半木賊一兩半連翹一兩牛赤芍藥一兩半豬爪三十枝刺猥皮穿山甲穀精草各一兩半. 共爲細末, 一半入牙皂十二挺, 燒存性, 和勻, 煉白蜜丸桐子大, 每服一錢五分, 空心杏仁湯下. 一半入仙靈脾一兩, 每服三錢, 用豬肝三片, 批開夾藥煮熟, 臨臥細嚼, 用原汁送下. 註, 沉翳內障, 白藏在黑睛之內, 向日細看, 方見其白, 疼痛則晝輕夜重. 緣肝經勞熱, 腦中熱氣流下, 宜服羚羊角飲子及皂莢丸以治之.
《瘍醫大全》
○ 沉翳內障, 按此証皆因腎經虧損, 肝心火盛. 致目視昏眛, 眼前常見黑花. 腦中惡氣漸漸侵瞳, 二三年外, 凝結成翳. 青白色, 如沉水中. 若見三光, 宜針撥之. 治同上.

5) 橫翳內障
《祕傳眼科龍木論》
○ 八·橫翳內障, 一名橫關翳內障. 此眼初患之時, 還從一眼先患. 皆是五臟虛勞, 風毒衝上, 腦脂流下, 令眼失明. 猶辨三光, 宜用金針撥之, 宜服還睛丸七寶散即瘥. 詩曰, 雖然希有橫關翳, 學人韜鈐要須知, 細睹橫心如劍脊, 上頭下畔白微微, 開時宜向中心撥, 隨手還當若霧披, 0往修來何所作, 一生龍樹願根據歸. 還睛丸, 人蔘玄蔘石決明車前子五味子黃芩各一兩防風細辛干地黃各二兩. 上爲末, 煉蜜爲丸如桐子大, 空心茶下十五丸. 七寶散, 羚羊角犀角各一兩胡黃連石決明車前子甘草各半兩丹砂一分另研. 上爲末, 以水一盞, 散一錢, 煎至五分, 食後去渣溫服.
《世醫得效方》
○ 橫開翳第六, 此證上橫如劍脊, 下面微微甚薄, 不赤不痛, 病此希少.
《동의보감》
○ 橫開翳, 上橫如劒脊, 下面微微甚薄, 不赤不痛, 此病稀少. 得效.
《醫宗金鑑》《眼科心法要訣》
○ 橫翳歌, 橫翳橫格在瞳心, 形如劍脊白如銀, 內虛風熱攻衝腦, 胃熱肝邪致目昏. 還睛決明車前地, 芩防辛味黑人蔘, 七寶車前連炙草, 丹砂石決犀羚均. 橫翳還睛丸方, 石決明一兩車前子一兩生地黃二兩黃芩一兩防風二兩細辛五錢五味子半兩玄蔘一兩人蔘一兩. 上爲細末, 煉蜜爲丸, 如桐子大, 空心茶清送下三錢. 七寶散方, 車前子胡黃連丹砂石決明甘草各五分犀角一錢羚羊角一錢. 上爲細末, 以水二盞, 煎至一盞, 食後去渣溫服. 註, 橫翳又名劍脊翳, 自瞳人中映出於外如劍脊. 中高邊薄, 橫格於瞳人中心, 色白如銀. 緣內虛肝邪胃熱, 上衝於腦, 腦脂下流入眼, 致成內障, 宜服還睛丸七寶散.

《瘍醫大全》
○ 橫劍翳內障, 按此証皆因肝腎虧敗, 房勞不節. 以致昏暗, 不痛不癢, 先從一眼, 久後相傳, 兩目俱損. 如劍橫于瞳人之上, 雖見三光, 不宜針撥. 初起宜石斛夜光丸.

6) 偃月翳內障
《祕傳眼科龍木論》
○ 九·偃月翳內障, 此眼初患之時, 惟有頭旋額角骨痛. 亦因肝腎俱勞, 腦風積熱, 致使生翳如偃月之狀. 宜用金針撥之, 然後宜服通明散墜翳丸立效. 詩曰, 腦中一種腦脂凝, 何得偏稱偃月名, 一半濃而一半薄, 醫公不了即疑生, 欲知巧妙行醫法, 濃處先宜撥便開, 丸散還睛宜遣服, 堅牢百歲得安寧. 通明散, 人蔘防風黃芩各一兩細辛一兩半茯苓半兩茺蔚子二兩. 上爲末, 水一盞, 散一錢, 煎至五分, 夜食後, 去渣溫服. 墜翳丸, 青羊膽青魚膽鯉魚膽各七個熊膽一分牛膽五錢麝少許石決明一兩. 上爲末, 麵糊爲丸如桐子大, 空心茶下十丸.
《世醫得效方》
○ 偃月翳第九, 此疾膜如凝脂, 一邊濃, 一邊薄, 如缺月, 其色光白無瑕疵. 前件諸證, 並不可治. 皆是宿生注受, 當有此病, 縱強用藥, 終無安日.
《證治准繩》
○ 偃月內障證, 視瞳神內上半邊, 有隱隱白氣一灣, 如新月覆垂向下也. 乃內障欲成之候. 成則爲如銀翳. 腦漏人及腦有風寒不足, 陰氣怫鬱者患之. 與偃月侵睛, 在輪膜中來緩者不同.
《동의보감》
○ 偃月翳, 膜如凝脂, 一邊厚一邊薄, 如缺月, 其色光白, 無瑕疵. 前四證橫開翳浮翳沉翳偃月翳, 並皆難治. 得效.
《張氏醫通》
○ 偃月內障証, 瞳神內上半邊, 有隱隱白氣一灣, 如新月覆垂而下, 乃內障欲成之候. 成則爲如銀翳. 腦漏人及腦有風寒, 陰氣怫鬱者患之. 先與芎辛湯, 後與消內障丸劑. 此與偃月侵睛, 在輪膜中來者不同.
《醫宗金鑑》《眼科心法要訣》
○ 偃月翳歌, 偃月瞳含偃月形, 一灣白氣血下生, 腦風積熱下注眼, 肝腎俱虧致損明. 通明散內防芩入, 人蔘白茯細辛茺, 墜翳丸用石決麝, 青鯉青羊牛膽熊. 偃月通明散方, 防風黃芩人蔘茯苓各一錢細辛五分茺蔚子二錢. 上爲粗末, 水二盞, 煎至一盞, 夜食後去渣溫服. 五膽偃月墜翳丸方, 石決明一兩麝香少許青魚膽鯉魚膽青羊膽各七個牛膽五錢熊膽一分. 上爲細末麵糊爲丸, 如桐子大, 空心茶清送下五分. 註, 偃月內障, 瞳神內上半邊有白氣一灣, 隱隱似新月之狀, 覆垂向下. 緣腦風積熱注入眼中, 致成內障, 爲肝腎俱勞之證, 宜服通明散墜翳丸.

《瘍醫大全》
○ 偃月翳內障, 按此証乃肝虧腎損, 虛火上炎. 致使腦脂流下, 遮蔽瞳人, 漸成白色, 如初十夜之月, 半薄半濃, 半明半偃. 先從一眼, 久後相傳, 瞳人俱損. 不宜針撥.

7) 仰月瞖內障
《證治准繩》
○ 仰月內障證, 瞳神下半邊, 有白氣隱隱一灣, 如新月仰而從下生向上也. 久而變滿, 爲如銀內障. 乃水不足, 木失培養, 金反有餘, 故精液虧, 而火氣鬱滯於絡而爲病也.

《張氏醫通》
○ 仰月內障証, 瞳神下半邊, 有白氣隱隱一灣, 如新月仰而從下向上也. 久而變滿, 爲如銀內障. 乃水不足, 木失培養, 金反有餘, 故津液虧. 乃火氣郁滯於絡而爲病也. 補腎丸補腎磁石丸等選用.

8) 棗花瞖內障
《祕傳眼科龍木論》
○ 十·棗花翳內障, 此眼初患之時, 微有頭旋眼澁, 漸漸昏暗, 時時癢痛, 腦熱有花, 黃黑不定. 此狀宜令針治諸穴脈, 然後宜服還睛散墜翳丸立效. 詩曰, 翳中何名是棗花, 周回鋸齒沒諸他, 撥時從上輕輕撥, 狀似流星與落霞, 細意辨看瞳子內, 莫留斷腳作攔遮, 依然不斷還睛藥, 百歲光陰睹物華. 還睛散, 人蔘茯苓車前子玄蔘防風茺蔚子知母各二兩黃芩兩半去皮. 上爲末, 以水一盞, 散一錢, 煎至五分, 去渣溫服. 墜翳丸, 方同偃月翳墜翳丸.

《世醫得效方》
○ 棗花翳第十, 此候周回如鋸齒, 四五枚相合, 赤色刺痛如針, 視物如煙, 晨輕而晝則痛楚, 迎風多淚, 昏暗不見.

《證治准繩》
○ 棗花障證, 甚薄而白, 起於風輪周匝, 從白膜之內四圍環布而來也. 凡性躁急, 及患痰火, 竭視勞瞻, 耽酒嗜辣, 傷水濕熱之人, 多罹此患. 久則始有目急乾澁, 昏花不爽之病. 犯而不戒, 甚則有瞳神細小內障爲變. 或因人觸激, 火入血分, 淚而赤痛者, 亦在變證之例. 雖有棗花鋸齒之說, 實無正形, 又有二十四枚, 四十枚之數, 百無一二, 不必拘泥於此說. 凡見白圈傍青輪際, 從白膜四圍圈圓而來, 即是此證. 若白而嫩, 在風輪外, 四圍生起, 珠赤痛者, 是花翳白陷, 不可誤認爲此. 一

云此候, 周遭如鋸齒, 四五枚相合, 赤色刺痛如針, 視物如煙, 晨輕晝書則痛楚, 迎風有淚, 昏暗不見. 宜皂角丸生熟地黃丸桑白皮湯蕤生散. 皂角丸, 上同. 生熟地黃丸, 上同. 桑白皮湯, 治目生花翳白點, 狀如棗花. 桑白皮木通各一兩半澤瀉犀角屑黃芩茯神玄蔘旋複花川大黃炒各一兩甘菊花半兩甘草炙二錢半. 上爲細末, 每服一錢匕, 水一盞, 煎六分, 連渣溫服.

《동의보감》
○ 棗花瞖, 周回如鋸齒, 四五枚相合, 赤色刺痛如鍼, 視物如烟, 晝則痛楚, 多淚昏暗. 得效.

《審視瑤函》
○ 棗花四圍起, 濕熱腦中停, 古稱如鋸齒, 不必拘其形, 生來多不覺, 慢慢入風輪, 燥暴並貪酒, 勞瞻竭視睛, 損傷年日久, 乾澁每昏疼, 圈圓圓已極, 始悔不光明. 此症甚薄而白, 起於風輪周匝, 從白膜之內, 四圍環布而來也. 凡性急及患痰, 竭視勞瞻, 耽酒嗜辣, 傷水濕熱之人, 每罹此患, 久則始有目急乾澁, 昏花不爽之病, 犯而不戒, 甚則有瞳神細小內障等症. 或因人觸激, 火入血分, 淚流赤痛者, 亦在變症之例, 雖有棗花鋸齒之說, 實無正形. 凡見白圈傍青輪際, 從白膜四圍圈圓而來, 即是此症. 若白嫩在輪外四圍生起, 珠赤痛者, 是花翳白陷, 不可誤認爲此. 宜服羚羊角飲子. 羚羊角銼末防風白茯苓黃芩酒炒熟地黃桔梗枸杞子人蔘車前子細辛黑玄蔘知母各等分. 上銼劑, 白水二鐘, 煎至八分, 去滓溫服.

《醫宗金鑒》《眼科心法要訣》
○ 棗花翳歌, 風輪傍邊白睛內, 白如鋸齒棗花同, 怒傷肝膽邪衝眼, 還睛散用車知茺, 人蔘防黑黃芩茯, 墜翳丸服可收功. 棗花翳還睛散方, 車前子知母茺蔚子人蔘防風玄蔘各二錢黃芩一錢半茯苓二錢. 上爲粗末, 以水二盞, 煎至一盞, 去渣溫服. 墜翳丸, 方見偃月內障下. 註, 棗花內障者, 風輪傍邊, 白睛之內, 映出白翳, 如棗花鋸齒之狀. 緣怒傷肝膽, 令腦邪熱衝入目中, 致成此障, 久則變爲瞳神細小. 宜服還睛散, 再服墜翳丸.

《瘍醫大全》
○ 棗花翳內障, 按此証皆因肝腎不足, 水衰火盛. 頭痛腦旋, 見花飛黃黑不定, 瞳人周遭如鋸齒, 故曰棗花翳. 初起微覺昏暗, 皆能視物. 宜服沖和養胃湯石斛夜光丸, 俱去五味子, 加茺蔚子爲君, 服之可保. 如久後內有一點藍星, 則不能治, 亦不能撥.

9) 黃心瞖內障
《祕傳眼科龍木論》
○ 十一·白翳黃心內障, 此眼初患之時, 肝髒勞熱. 先從一眼先患, 以後相牽俱損, 初覺即須急療. 先須憑服

湯藥丸散, 將息謹護, 即宜針刺諸穴脈. 後更用金針輕撥, 然後服墜翳散即效. 詩日, 可憐白翳更黃心, 患者商量誤且針, 來往用針三五撥, 不隨針落藥能沉, 還睛方術須通祕, 百日如風卷霧陰, 期約叮嚀須向說, 試看奇效值千金. 墜翳散, 石決明茺蔚子防風各二兩車前子甘菊花人蔘各三兩. 上爲末, 食後米飮湯調下一錢.

《世醫得效方》

○ 白翳黃心十一, 此候四邊皆白, 但中心一點黃, 大小皆頭微赤, 時下澁淚, 團團在黑珠上. 前件亦是肝肺相傳, 停留風熱. 宜服前還睛散, 後墜翳丸.

《證治准繩》

○ 白翳黃心證, 四邊皆白, 中心一點黃, 大小皆頭微赤, 時下澁淚, 團團在黑珠上. 乃肝肺相傳, 停留風熱. 宜服還睛散, 及皁角丸, 合生熟地黃丸. 還睛散, 治眼翳膜, 昏澁淚出, 瘀血胬肉攀睛. 川芎草龍膽草決明石決明荊芥枳實野菊花野麻子白茯苓去皮炙甘草木賊白蒺藜川椒炒去子仙靈脾茵陳各半兩. 上爲細末, 每服二錢, 食後茶淸調下, 日三服. 忌雜魚肉及熱麵蕎麥等物. 一方, 有楮實子, 無仙靈脾茵陳枳實三味, 皁角丸, 上同. 生熟地黃丸, 上同. 墜翳丸, 治偃月內障, 及微有頭旋額痛. 靑羊膽靑魚膽鯉魚膽各七個熊膽二錢半牛膽半兩石決明一兩麝香少許. 上爲細末, 麵糊爲丸, 如桐子大. 每服十丸, 空心茶淸下.

《동의보감》

○ 黃心腎, 四邊皆白, 但中心一點黃, 團團在黑珠上, 時下澁淚. 此兩證棗花腎黃心腎, 肝肺風熱. 宜還睛散墜腎丸. 得效. 還睛散, 並治眼生翳膜, 昏澁淚出, 瘀血胬肉攀睛. 龍膽草酒洗炒川芎甘草草決明川花椒去目炒菊花木賊石決明煅野麻子荊芥茯苓楮實子白蒺藜杵去刺各等分. 共爲細末, 每服二錢, 食後茶淸調下, 日進三服. 忌一切雞魚濃味, 及蕎麥麵等物.

《醫宗金鑒》《眼科心法要訣》

○ 白翳黃心歌, 白翳黃心內障證, 四圍白包內中黃, 大小眥中微帶赤, 翳隱黑珠障內光, 肺肝風熱衝於目, 澁痛羞明淚似湯. 墜翳決明茺蔚子, 人蔘甘菊共車防. 墜翳散方, 石決明二錢茺蔚子二錢人蔘三錢甘菊花三錢車前子三錢防風二錢. 上爲細末, 令勻, 食後米飮湯調下一錢. 註, 白翳黃心內障, 四邊皆白, 中心一點微黃色, 隱在黑珠內, 映出珠外, 大小眥頭微帶赤色. 乃肺肝風熱, 流入於眼, 頻頻下淚澁痛, 致成此證, 宜服墜翳散.

10) 氷翳內障

《祕傳眼科龍木論》

○ 二·冰翳內障, 此眼初患之時, 頭旋額角偏痛, 眼瞼骨疼痛, 眼內赤澁, 有花或黑或白或紅. 皆因肝髒積熱, 肺受風勞. 或心煩或嘔血, 大腸祕澁, 夜見燈花如蜂飛. 初患之時, 宜令針治諸穴脈. 忌診脈出血過多, 恐加昏暗, 宜服還睛丸. 詩日, 冰翳猶如水煉堅, 陰中陽里一般般, 傍觀瞳子透表白, 針下分明豈誑言, 來往用針三五撥, 志心服藥必能痊, 若遇庸醫強撥下, 瞳人淸淨不能觀. 還睛丸, 防風茺蔚子車前子知母各二兩人蔘以下各一兩桔梗黃芩乾地黃細辛五味子二兩半玄蔘半兩. 上搗羅爲末, 煉蜜爲丸桐子大, 空心茶下十丸.

《世醫得效方》

○ 冰翳第二, 冰翳者, 如冰凍堅實, 旁觀自透於瞳仁內, 陰處及日中看之, 其形一同, 疼而淚出. 此因膽氣盛, 遂使攻於肝而得之, 宜服後藥. 通肝散, 山梔子蒺藜炒去尖枳殼去白荊芥各半兩車前子牛蒡子各一分炒甘草五錢炙. 上爲末, 每服二錢, 苦竹葉湯調, 食後服.

《證治准繩》

○ 冰翳內障證, 如冰凍堅實, 傍觀目透於瞳神內, 陰處及日中看之, 其形一同, 疼而淚出. 此因膽氣盛, 遂使攻於肝而得之. 宜服七寶丸皁角丸合生熟地黃丸通肝散羊肝丸瀉肝丸分珠散. 皁角丸, 上同. 生熟地黃丸, 上同. 通肝散, 治冰翳內障. 梔子蒺藜炒枳殼荊芥各四兩車前子牛蒡子炒各二錢甘草四錢. 上末, 每服二錢, 苦竹葉湯食後調下. 分珠散, 治眼患血灌瞳神, 惡血不散. 槐花白芷地黃梔子荊芥甘草黃芩龍膽草赤芍藥當歸各一兩. 上水煎服. 春加大黃瀉肝, 夏加黃連瀉心, 秋加桑白皮瀉肺. 羚羊角散《保命》, 治冰翳久不去者. 羚羊角升麻細辛各等分甘草半之. 上爲末, 一半煉蜜爲丸, 每服五七十丸. 用一半爲散, 以泔水煎, 呑丸子, 食後.

《동의보감》

○ 氷腎, 如冰凍堅實, 傍觀自透於瞳人內, 陰處及日中, 看之其形一同, 疼而淚出. 此肝膽病, 宜通肝散. 得效. 通肝散, 治冰腎. 山梔子白蒺藜枳殼荊芥甘草各五錢車前子鼠粘子炒各二錢半. 右爲末每二錢, 苦竹葉煎湯調下. 得效.

《醫宗金鑒》《眼科心法要訣》

○ 冰翳歌, 冰翳瞳色亮如冰, 陰看陽看無二形, 睛中隱隱白透外, 肺風肝熱合邪攻, 對證雖當針督脈, 出血若多反傷睛. 還睛蔘味防知細, 苓桔車前元地芄. 冰翳還睛丸方, 人蔘一兩五味子半兩 防風二兩知母二兩細辛半兩黃芩一兩桔梗一兩車前子二兩玄蔘一兩生地黃二兩茺蔚子二兩. 上爲細末, 煉蜜爲丸, 如桐子大, 空心茶淸送下三錢. 註, 冰翳內障, 瞳色堅實白亮, 如冰之狀. 無論陰處及日中視之, 皆一般無二, 非若圓翳之明暗有別也. 其睛內有白色隱隱透出於外, 此證乃肝熱肺風合邪, 上攻入目爲患, 宜按亢刺之出血則癒, 但督脈不宜出血過多, 若出血過多, 恐加昏暗也. 內服之藥, 宜還睛丸清而補之. 穴名上星, 在鼻直上入髮際一寸陷中.

《瘍醫大全》
○ 冰翳內障, 按此証皆因肝腎虧損, 風火上炎, 攻沖痰動. 以致頭旋連臉, 眉骨額骨偏痛, 眼中赤澁. 或黃白黑色不定, 或夜見煙. 久則結成內障, 其脂如欲解之冰, 又如碎磁之狀, 故曰冰翳. 初起宜驅風痰, 服半夏白朮天麻湯, 人蔘白朮半夏天麻乾薑陳皮神曲澤瀉蒼朮麥冬黃耆黃柏黃芩, 神效. 補肝散, 夏枯草香附各二兩甘草四錢. 爲末每服三錢茶下. 不宜針撥.

11) 散翳內障
《祕傳眼科龍木論》
○ 五·散翳內障, 此眼初患之時, 不癢不痛, 漸漸失明, 還從一眼先患. 惟瞳人裏有障翳, 乍青乍白, 不辨人物, 猶見三光. 此眼宜令金針撥之, 然後宜服還睛散補肝湯主之效. 詩曰, 散翳又何爲所狀, 形同酥點爛容儀, 隨針打了和涎散, 未得分明自得知, 封裹安存須善巧, 莫令患者致狐疑, 殷勤遣眼還睛散, 再睹三光百日期, 忌愼一如傳戒行, 不須恣意縱貪知, 深言向說何爲切, 記取冥冥黑暗時. 還睛散, 人蔘茯苓細辛五味子桔梗各一兩車前子防風各二兩. 上搗羅爲末, 以水一盞, 散一錢, 煎至五分, 夜食後, 去渣溫服. 補肝湯, 細辛防風茺蔚子一兩五味子桔梗各一兩玄蔘一兩半. 上搗羅爲末, 以水一盞, 散一錢, 煎至五分, 空心去渣溫服.

《世醫得效方》
○ 散翳第五, 散翳如鱗點, 或瞼下起粟子而爛, 日夜痛楚, 瞳仁最疼, 常下熱淚. 前件三證, 並是肝肺相傳, 停留風熱, 宜服八味還睛散. 白蒺藜炒去尖防風粉草炙木賊山梔炒去殼各半兩草決明 一兩炒靑箱子一分微炒蟬退一分. 上爲末, 麥門冬去心煎湯, 食後調下.

《證治准繩》
○ 散翳內障證, 形如鱗點, 或瞼下起粟子而爛, 日夜痛楚, 瞳神最疼, 常下熱淚. 宜服皀角丸生熟地黃丸八味還睛散四物湯穀精散磨風膏宣肺湯淸金散雄豬散. 皀角丸, 上同. 生熟地黃丸, 上同. 八味還睛散, 上同. 穀精散, 治瘡翳膜眼. 穀精草猪蹄蛻炒綠豆皮蟬蛻各等分. 上爲末, 每服三錢, 食後米泔調下.

《동의보감》
○ 散翳, 形如鱗點, 或瞼下生粟, 日夜痛楚, 瞳人最疼, 常下熱淚. 此三證滑澁散翳, 皆肝肺相傳. 宜八味還睛散. 得效. 八味還睛散, 治內障, 諸般障翳昏花. 草決明一兩白蒺藜防風木賊梔子仁甘草各五錢蟬殼靑箱子微炒各二錢半. 右爲末每二錢, 麥門冬湯調下. 菊花湯亦可. 得效.

《醫宗金鑒》《眼科心法要訣》
○ 散翳歌, 散翳形散如鱗點, 乍靑乍白映瞳中, 胞內粟生兼爛痛, 金針一撥目光通. 還睛散用人蔘味, 桔梗車前苓細風, 後用補肝歸木賊, 防用熟地芎川芎. 散翳還睛散方, 人蔘一錢五味五分桔梗一錢車前子二錢茯苓一錢細辛五分防風二錢. 上爲粗末, 以水二盞, 煎至一盞, 夜食後去渣溫服. 散翳補肝散方. 當歸二錢木賊一錢防風一錢熟地黃二錢白芍藥一錢川芎五分. 上爲粗末, 以水二盞, 煎至一盞, 空心去渣溫服. 註, 散翳, 翳從瞳人內透出, 散如鱗點之狀, 乍靑乍白, 胞內起粟而爛, 瞳人痛楚. 宜用金針撥其內翳之後, 先服還睛淸補, 後用補肝散收功.

《瘍醫大全》
○ 散翳內障, 按此証皆由五臟虛勞, 酒色過度, 加之憂思暴怒. 肝氣上沖, 腦中惡氣流下, 凝滯瞳人之前, 結而成翳. 或濃或淡, 濃薄不一, 其色黃白, 散大而無收吸. 雖見三光, 不宜針撥, 不能治也.

12) 澁翳內障
《祕傳眼科龍木論》
○ 四·澁翳內障, 此眼初患之時, 朦朧如輕煙薄霧, 漸漸失明. 還從一眼先患, 後乃相牽俱損. 不睹人物, 猶辨三光. 翳如凝脂色, 瞳人端正. 狀宜令針, 金針針之, 然後服還睛散七寶丸立效. 詩曰, 澁翳聚開隨瞼遲, 陰陽大小亦微微, 傍觀瞳子凝脂色, 先哲留言不要疑, 此障撥時根據本, 法用針三五不還, 遲牢封七日圖瘡, 將息應當莫自欺. 還睛散, 桔梗五味子茺蔚子玄蔘黃芩各一兩防風知母各二兩車前子細茶各二兩半. 上搗羅爲末, 以水一盞, 散一錢, 煎至五分, 食後去渣溫服. 七寶丸, 龍腦一分人蔘一兩眞珠五錢石決明二兩另搗羅細研琥珀靑魚膽熊膽各二兩茺蔚子二兩. 上搗羅爲末, 煉蜜爲丸如桐子大, 食前茶下十丸.

《世醫得效方》
○ 澁翳第四, 澁翳微如赤色, 或聚或開, 兩旁微光, 瞳仁上如凝脂色, 時複澁痛, 而無淚出.

《證治准繩》
○ 澁翳內障, 微如赤色, 或聚或開, 兩傍微光, 瞳神上如凝脂色, 時複澁痛, 而無淚出. 宜服皀角丸, 生熟地黃丸. 生熟地黃丸, 上同. 皀角丸, 上同.

《동의보감》
○ 澁翳, 微如赤色, 或聚或開, 兩傍微光, 瞳人上如凝脂色, 時復澁痛, 無淚出. 得效.

《醫宗金鑒》《眼科心法要訣》
○ 澁翳歌, 澁翳微赤凝脂色, 瞳人端正漸失明, 時時隱澁疼無淚, 或聚或開無定形. 還睛散內車防桔, 元味苓茶葉芜, 亦用七寶丸珠珀, 決腦芜蔘熊膽同. 瀋翳還睛散方, 車前子一錢半防風一錢桔梗一錢元蔘一錢五味子五分知母二錢黃芩一錢細茶二錢牛芜蔚子一錢. 上爲粗末, 以水二盞, 煎至一盞, 食後去渣溫服. 瀋翳七寶丸方, 珍珠五錢琥珀二兩石決明二兩龍腦一分芜蔚子一兩人蔘一兩熊膽一兩. 上爲細末, 煉蜜爲丸, 如桐子大, 食前茶淸送下一錢. 註, 瀋翳證, 瞳神內微赤如凝脂之色, 瞳神端正, 漸漸昏朦, 時復澁痛而無淚出, 其翳無定, 或聚或開, 宜先用還睛散, 後用七寶丸內消其翳也.

《瘍醫大全》

○ 澁翳內障, 按此証皆因淫慾傷腎, 縱怒傷肝, 肝腎兩傷. 以失生化之源, 致令氣血虛弱, 不能榮養雙眸. 日久邪熱炎上, 腦脂下流, 結成一塊, 遮蓋瞳人, 黃色而大, 凝滯無收吸, 故曰澁翳. 初患同前治, 久後不宜針撥.

13) 金花內障

《瘍醫大全》

○ 金星內障, 按此証初患頭痛, 臉覺微腫, 目中赤色, 常見黑花撩亂, 瞳人漸昏漸小, 內有腦脂如金箔色. 不宜針撥, 亦不能治. 皆因水衰火盛所致, 水本克火, 水衰不能克火, 反受火製, 故火愈熾而水愈竭矣. 初覺以養血涼血, 補腎淸火爲主. 大抵此証, 最爲難治.

14) 如銀內障

《證治准繩》

○ 如銀內障證, 瞳神中白色如銀也. 輕則一點白亮, 如星似片. 重則瞳神皆雪白而圓亮. 圓亮者, 一名圓翳內障, 有仰月偃月變重爲圓者, 有一點從中起, 視漸昏而漸變大不見者. 乃鬱滯ъ乎太和淸純之元氣, 故陽光精華爲其閉塞而不得發見. 亦有濕冷在腦, 腦油滴落而元精損, 郁閉其光. 非銀風內障已散大而不可複收之比. 年未過六十, 及過六十而血氣未衰者, 撥治之, 皆有復明之理.

《審視瑤函》

○ 如銀內障分輕重, 輕則中間一點欄, 重則瞳神皆白亮, 瞳中怫鬱氣相干, 治傷眞氣並思慮, 細小勞精强視瞻, 滯澁淸純生氣冥黑遇三年, 也須愛養休傷變, 一撥光明勝遇仙. 此症專言瞳神中之白色內障也. 輕則一點白亮, 而如銀星一片. 重則瞳神皆雪白而圓亮圓亮者, 一名圓翳內障. 有仰月偃月, 變重爲圓者. 有一點從中起, 視漸昏, 漸變大而不見者. 乃鬱氣傷乎衝和淸純之元氣, 故陽光精華, 爲其閉塞而不得發見. 亦有濕熱在腦, 腦油滴落而元精損鬱閉其光. 非若銀風內障, 已散大而不可收者, 乃不治之兆. 年未過六旬, 血

氣稍盛者, 治之皆可複明. 宜服, 石決明散, 石決明醋煆防風人蔘芜蔚子車前子細辛減牛知母白茯苓遠五味玄蔘黃芩各等分. 上爲細末, 每服二錢, 食前茶淸調下.

《張氏醫通》

○ 如銀內障証, 瞳神內白色如銀. 輕則一點白亮如星, 重則瞳神皆白. 一名圓翳, 有仰月偃月變重爲圓者, 有一點從中起而漸變大失明者. 乃濕冷在腦, 郁滯傷氣, 故陽光爲其閉塞而不得發現也. 非銀風內障已散大而不可複收之比. 血氣未衰者撥治之. 先服羚羊補肝散, 次用補腎丸. 庶有復明之理.

15) 如金內障

《證治准繩》

○ 如金內障證, 瞳神不大不小, 只是黃而明瑩. 乃是元氣傷滯所成, 因而痰濕陰火攻激, 故色變易. 非若黃風之散大, 不可醫者.

《張氏醫通》

○ 如金內障証, 瞳神不大不小, 只是黃而明瑩. 乃濕熱傷元氣, 因而痰濕陰火攻激, 故色變易. 非若黃風之散大不可治者. 神消散皂莢丸羚羊角補肝散主之.

16) 黑花瞖內障

《祕傳眼科龍木論》

○ 十二·黑水一作黑花凝翳內障, 此眼初患之時, 不痛不癢, 微有頭旋眼澁, 見花黃黑不定. 瞳人微大, 翳或靑白. 宜用金針撥之, 然後宜服蘆薈丸通明散立效. 詩曰, 黑翳冰結微靑色, 可憐內障無眞容, 陰陽раз處雖開裏, 始覺風疴在膽中, 須用金針三五撥, 藥憑蘆薈作神功, 期程百日叮嚀說, 玉兎中秋照眼空. 蘆薈丸, 蘆薈甘草炙各一分人蔘牛膽各半兩柏子仁細辛各一兩羚羊角一兩蜜炙. 上爲末, 煉蜜爲丸如桐子大, 空心茶下十丸. 通明散, 柏子仁車前子桔梗各二兩芜蔚子玄茯苓人蔘各一兩防風一兩半. 上爲末, 以水一盞, 散一錢, 煎至五分, 食後去渣溫服.

《世醫得效方》

○ 黑花翳十二, 此候其狀靑色, 大小眥頭澁痛, 頻頻下淚, 口苦, 不喜飮食. 蓋膽受風寒, 宜服 涼膽丸. 黃連洗不見火荊芥黃芩草龍膽各半兩蘆薈防風各一兩黃柏去皮地膚子一分. 上爲末, 蜜丸梧桐子大, 每服三十丸, 薄荷湯下.

《證治准繩》

○ 黑花翳證, 其狀靑色, 大小眥頭澁痛, 頻頻下淚, 口苦, 不喜飮食. 蓋膽受風寒, 宜涼膽丸還睛丸四物湯靈寶丸靑金散皂角丸生熟地黃丸. 涼膽丸, 治眼狀靑色, 大小眥頭澁痛, 頻頻下淚, 口苦, 少飮食, 兼治黑花翳. 黃連洗不見火黃芩荊芥龍膽草各半兩蘆薈防風各

一兩黃柏去皮地膚子各二錢半. 上爲細末, 煉蜜和丸, 如梧子大, 每服二十丸, 食後薄荷湯送下. 生熟地黃丸, 上同. 皂角丸, 上同.

《동의보감》

○ 黑花腎, 其狀靑色大小皆頭, 澁痛頻頻, 下淚口苦. 盖膽受風寒, 宜凉膽元. 得效. 凉膽元, 治黑花腎乃膽受風寒而作防風蘆薈各一兩黃連黃芩荊芥穗草龍膽各五錢地膚子黃栢各二錢半. 右爲末蜜丸梧子大, 空心薄荷湯下三十丸. 得效.

《張氏醫通》

○ 黑花翳証, 又名黑水凝翳. 初患時頭旋眼澁, 見花黃黑不定, 其翳凝結靑色. 大小皆頭澁, 頻頻下淚, 口苦不喜飮食. 蓋肝受風寒所致. 羚羊角散皂莢丸生熟地黃丸.

《醫宗金鑒》《眼科心法要訣》

○ 黑水凝翳歌, 黑水凝翳瞳微大, 內含靑白障瞳人, 生花皆痛頻頻淚, 膽熱爲邪損目神. 蘆薈丸中細辛草, 牛膽羚羊柏子蔘, 通明防蔚蔘芩黑, 桔梗車前柏子仁. 蘆薈丸方, 蘆薈一兩細辛半兩甘草五錢牛膽半兩羚羊角一兩柏子仁一兩人蔘半兩. 上爲細末, 煉蜜爲丸, 如桐子大, 空心茶淸送下三錢. 凝翳通明散方, 防風一錢半茺蔚子一錢人蔘一錢茯苓一錢玄蔘一錢桔梗一錢車前子二錢柏子仁二錢. 上爲粗末, 以水二盞, 煎至一盞, 食後去渣溫服. 註, 黑水凝翳內障, 又名黑花翳. 瞳人微大, 瞳內微現靑白色, 大小皆頭澁痛, 眼中見花, 黃黑不定, 頻頻下淚. 綠膽爲邪, 致成內障, 宜服蘆薈丸通明散.

17) 銀風內障

《證治准繩》

○ 銀風內障證, 瞳神大成一片, 雪白如銀. 其病頭風痰火人, 偏於氣忿怒郁不得舒, 而傷眞氣. 此乃痼疾, 恐金丹不能爲之返光矣.

《張氏醫通》

○ 銀風內障証, 瞳神大成一片, 雪白如銀. 其病頭風痰火人, 偏於氣忿怒郁不得舒, 而傷眞氣. 此乃痼疾, 金丹不能返光也.

18) 絲風內障

《證治准繩》

○ 絲風內障證, 視瞳神內隱隱然, 若有一絲橫經, 或斜經於內, 自視全物亦有如碎路者. 乃絡爲風攻, 郁其眞氣, 玄府有一絲之遏, 故視亦光華有損. 久而不治則變重, 爲內證之篤矣.

《張氏醫通》

○ 絲風內障証, 視瞳神內隱隱然, 若有一絲橫經,或斜經於內, 自視全物亦如有碎路者. 乃絡爲風攻, 郁遏眞氣, 故視亦光華有損. 宜六味丸加細辛白蒺藜, 間與皂莢丸. 延久變重, 內証篤矣.

19) 驚振內障

《祕傳眼科龍木論》

○ 十六·驚振內障, 此眼初患之時, 忽因五髒虛勞受疾. 亦由肝氣不足, 熱毒衝入腦中, 或因打築, 腦中惡血流下, 漸入眼內, 後經二三年間變成白翳. 一如內障形狀, 不宜針撥, 先患之眼, 更一只牽損之眼. 卻待翳成, 根據法針之立效, 然後服鎭肝丸還睛散卽瘥. 詩曰, 忽然撞振不全傷, 疼痛微微日子長, 變卽腦脂爲白色, 一如內障睹三光, 不須錯誤將針撥, 卻恐爲災難可當, 在後若牽非損者, 醫元如法如開張. 鎭肝丸, 石決明一兩另研細辛乾山藥茺蔚子人蔘車前子柏子仁茯苓各一兩 防風兩半. 上爲末, 煉蜜爲丸如桐子大, 食後茶下十丸. 還睛散, 人蔘車前子枯梗各一兩茺蔚子芎藭各一兩防風細辛各一兩半. 上爲末, 以水一盞, 散一錢, 煎至五分, 食前去渣溫服.

《世醫得效方》

○ 驚振十六, 此候因病目再被撞打, 變成內障. 日夜疼痛, 淹淹障子, 赤膜繞目, 不能視三光, 亦有久病內障. 前件四證, 設有病者, 俱不可治. 所謂針刀難下手, 藥力並無功. 若強治之, 不過服還睛散, 然終難愈.

《證治准繩》

○ 驚振內障證, 因病目再被撞打, 變成內障, 日夜疼痛, 淹淹障子, 赤膜繞目, 不能視三光, 亦如久病內障. 宜補肝丸補腎丸石決明丸, 及皂角丸合生熟地黃丸. 補肝散, 治圓翳內障. 熟地黃白茯苓白菊花細辛白芍藥柏子仁甘草防風北柴胡. 上水煎, 食後服. 補腎丸, 治圓翳內障. 巴戟山藥破故紙炒牡丹皮茴香各五錢肉蓯蓉枸杞子各一兩靑鹽二錢半. 上爲末, 煉蜜爲丸, 如梧桐子大. 每服三十丸, 空心鹽湯下. 石決明丸, 治證同上. 石決明槐子肉蓯蓉酒浸一宿去鱗甲炙乾菟絲子酒浸三日曝乾另研爲末陽起石酒煮七日細研水飛過熟地黃各一兩桂心半兩磁石一兩火煅醋淬七次細研水飛過. 上爲細末, 煉蜜和搗二三百杵, 丸如梧子大. 每服二十丸, 旋加至三十丸, 食前鹽湯下. 生熟地黃丸, 上同. 皂角丸, 上同.

《동의보감》

○ 驚振, 因病目再被撞打, 變成內障, 日夜疼痛, 不能視三光. 前四證胎患, 五風變雷頭風驚振 俱不可治. 不過服, 還睛散. 得效.

《張氏醫通》

○ 驚振內障証, 因病目再被撞打, 變成內障, 日夜疼痛, 淹淹障生, 赤膜繞目不能視三光, 亦如久病內障.

皁莢丸合生熟地黃丸.
《醫宗金鑒》《眼科心法要訣》

○ 驚振內障歌, 驚振內障緣擊振, 腦脂惡血下傷睛, 睛變漸昏成內障, 左右相傳具損明. 鎭肝石決茺山藥, 車柏辛防蔘茯苓, 還睛散用人蔘桔, 防細車前茺尉芎. 驚振鎭肝丸方, 石決明一兩茺蔚子一兩山藥一兩車前子一兩柏子仁一兩細辛五錢防風一兩五錢人蔘一兩茯苓一兩. 上爲細末, 煉爲丸, 如桐子大, 食後, 茶淸送下三錢. 驚振還睛散方, 人蔘一錢桔梗一錢防風一錢半細辛五分車前子一錢茺蔚子一錢芎藭一錢. 上爲粗末, 以水二盞, 煎至一盞, 食前, 法渣溫服. 註, 驚振內障, 或因擊誤著頭腦, 致腦中腦脂惡血流入睛內. 日久變成內障, 左右相傳, 兩目俱損. 宜服鎭肝丸還睛散.
《瘍醫大全》

○ 驚振翳內障, 按此証皆因肝腎二經虛勞, 偶遇打撞, 驚動腦脂流下, 漸漸昏朦成翳, 久則白色. 亦有自下而入肝經者, 亦有隨驚隨散者. 瞳人無收吸, 雖見三光, 不宜針撥. 治同圓翳.

20) 胎患內障
《祕傳眼科龍木論》

○ 十三·胎患內障, 此眼初患之時, 皆因乳母多有吃食乖違, 將息失度. 愛食濕麵五辛諸毒丹藥, 積熱在腹, 後此令胎中患眼生. 後五六歲以來, 不言不笑, 睹無盼視, 父母始覺. 急須服藥調理, 不宜點諸毒藥, 燒炙頭面, 枉害形容直. 至年長十五以來, 方始辨眼內翳狀. 如靑白色, 蓋定瞳人, 猶辨三光, 可令金針撥之. 小兒內障, 多有不堪療者, 宜仔細看之, 方可醫療. 宜服護睛丸, 卽不損眼也. 詩曰, 內障因何及小兒, 胎中受熱腦脂垂, 初生不覺三年內, 流盼還應眼轉遲, 四五歲時言近看, 瞳人結白始如迷, 若能信受醫家語, 更讀前賢後首詩. 又詩曰, 小兒內障未容醫, 將息難爲定不疑, 父母解留年十八, 金針一撥若雲飛, 癡心炙烙燒頭面, 舌舐揩摩黑水虧, 年幾得醫先損了, 不堪針撥只堪悲. 護睛丸, 木香大黃黃芩玄蔘各一兩射干細辛各半兩. 上爲末, 煉蜜爲丸如桐子大, 空心茶下十丸.
《동의보감》

○ 胎患, 初生觀物, 轉睛不快, 至四五歲, 瞳人潔白, 昏蒙不見, 延至年高, 無藥可治. 由胎中受熱, 致損也. 得效.
《醫宗金鑒》《眼科心法要訣》

○ 胎患內障歌, 胎患小兒未出胎, 熱衝兒腦目生災, 護睛木香芩細射, 川大黃與玄蔘偕. 護睛丸方, 木香五錢黃芩五錢細辛三錢射干五錢大黃五錢玄蔘一兩. 上爲細末, 煉蜜爲丸, 如桐子大, 空心茶淸服十丸. 註, 胎患內障, 兒在母腹之時, 緣食辛辣過多, 致熱氣內衝兒腦, 及致生後, 眼成內障, 宜用護睛丸.
《瘍醫大全》

○ 小兒胎元內障, 按此証皆因母懷孕時, 有暴怒驚恐, 兼飮食乖違, 將息失度. 母食麵食五辛炙煿之物, 並服諸毒丹藥, 積熱在腹, 內攻小兒損目. 及生二三歲後, 不言不哭, 都無盼視, 父母始覺. 及長成方知內障, 內有翳靑白色遮蓋瞳人. 若辨三光, 有用金針可撥者. 大抵小兒內障, 多難治療.

2. 五風內障
1) 坐起生花
《祕傳眼科龍木論》

○ 六十三·眼坐起生花外障, 此眼初患之時, 眼中別無所苦, 惟久坐多時, 忽然起後頭旋, 眼中黑花發昏, 良久乃定. 皆因肝腎俱勞受風, 心髒熱毒上衝, 致有此疾. 如治療稍遲, 以後變爲靑盲. 宜服鎭心丸補肝散立效. 詩曰, 眼中無別患, 蹲坐便生花, 初患頭旋悶, 心肝風觸他, 腎虛兼受熱, 房事每頻多, 鎭心肝要補, 早服莫蹉跎, 任信年深後, 爲災可奈何, 更因諸疾作, 瞳子染沉疴. 鎭心丸, 銀液當取見成銀箔, 以水銀銷之, 爲泥合硝石. 銀液及鹽硏爲粉, 燒出水銀, 淘去鹽石, 硏細用之. 芎藭藁本人蔘細辛各一兩石決明遠志玄蔘各半兩. 上爲末, 煉蜜爲丸如桐子大, 空心茶下十丸. 補肝散, 茺蔚子一兩半羌活知母旋複花各一兩甘菊花三分防風. 上爲末, 以水一盞, 散一錢, 煎至五分, 食後去渣溫服.
《銀海精微》

○ 坐起生花者, 此是內障. 此症肝血衰, 肝腎二經虛也. 六陽不舉, 故久坐傷血, 起則頭暈眼花, 或前常見花發數般, 或赤或黑或白, 撩亂昏暗不明, 良久乃定, 瞳仁開大不淸. 此症宜補肝腎, 或明目固本丸. 不治, 患久變爲靑盲內障, 變爲五風, 難治之症也. 固本丸只生熟二地黃天門二冬, 加人蔘也. 問曰, 人之坐起眼前見花, 數般茫茫如蠅翅者何也. 答曰, 肝腎二經乏氣也. 經云, 肝腎之氣充則精彩光明, 肝經之氣乏則昏蒙眩暈. 治法, 宜補腎丸補肝散還精明目固本丸補腎明目丸, 隨人氣體虛實加減用之. 補腎丸, 治血氣虛弱, 變成內障, 宜服. 磁石火煅醋淬七次水飛過三兩肉蓯蓉酒浸焙五味子熟地黃酒蒸焙枸杞子菟絲子洗淨酒蒸另硏各二兩楮實子覆盆子酒浸車前子酒浸石斛去根各一兩沉香另硏五錢黃柏各二兩靑鹽另硏五錢或加知母. 上煉蜜爲丸, 如桐子大, 每服五十丸, 空心鹽湯下. 補腎明目丸, 治肝腎血虛, 視物不明, 諸眼服涼藥, 表裡愈後少神光. 羚羊角生地黃肉蓯蓉枸杞子防風草決明各一兩楮實子五錢乾菊花羌活當歸各二兩羊子肝四兩煮焙. 上爲末, 煉蜜丸, 如梧桐子大, 每服二十丸, 空心鹽湯送下, 日午淸茶下, 臨臥酒下. 不飮酒人蔘當歸湯下. 明目固本丸, 治心熱, 腎水不足用, 少睛光, 久服生精淸心. 生地黃熟地黃天門冬麥門冬枸杞子乾菊花. 上各硏末, 煉蜜爲丸, 如梧桐子大, 每服三十丸, 空心鹽湯下.

《世醫得效方》

○ 起坐生花六十三, 凡起坐生花, 或覺頭旋而悶, 耳內蟬鳴. 此乃腎虛兼受客熱, 不節房事, 宜多服補腎圓.

《證治准繩》

○ 起坐生花證, 內外別無證候, 但其人動作少過, 起坐少頻, 或久坐或久立, 久眠久視, 便覺頭眩目花昏量也. 乃元氣弱, 陰精虧損, 水少液傷, 脈絡衰疲之咎. 怯弱證陰虛水少, 痰火人, 每多患此.

《審視瑤函》

○ 坐起生花不必疑, 君心仔細自尋思, 外因竭視勞瞻故, 內爲荒淫酒色迷, 元氣弱0絡力微, 眼花頭暈強支持, 若能保養眞元水, 勝似千金訪妙醫. 此症內外別無他症, 但其人動作少過, 坐起少頻, 或久坐或久立久眠久視, 便覺頭眩目花昏運也. 乃元氣怯弱, 陰精虧損, 致水少液枯, 脈絡衰疲之咎, 惟陰弱陽盛, 水不勝火, 每有此患. 宜服加減駐景丸, 治肝腎氣虛, 視物眊眊, 血少氣多, 瞳仁內有淡白色, 昏暗漸成內障, 久服能安魂定魄, 補血氣虛耗. 車前子略炒枸杞五味子各三兩當歸去尾酒洗熟地黃各三兩川椒去目楮實子曬乾無翳者不用各一兩菟絲子水淘淨酒煮焙乾半斤. 上爲細末, 蜜水煮糊爲丸, 如桐子大. 每服三十丸, 空心溫酒送下, 鹽湯亦可. 止痛散, 治兩額角痛, 目睛痛, 時見黑花, 及目赤腫痛, 脈弦, 作內障也, 得之於飢飽勞役. 栝蔞根二兩柴胡一兩半炙甘草七錢半當歸生地黃各一兩黃芩四兩半酒浸一半炒. 上爲粗末, 每服三錢, 水一鍾半, 姜三片, 棗一枚, 煎去滓, 臨睡熱服. 若小便不利, 加茯苓澤瀉各五錢. 摩頂膏, 治肝腎虛風上攻, 瞻視生黑花, 或如水浪. 空靑硏靑鹽硏各五錢槐子白附子炮木香各一兩牛酥二兩鵝脂四兩旱蓮草取自然汁一升丹砂硏二錢半龍腦五分. 上爲細末, 先以旱蓮草汁牛酥鵝脂入銀器, 或銅器鍋中, 熬至三五沸, 再下諸藥末煎減一半, 即傾入瓷器內盛之, 臨臥用舊錚鐵一片, 重二三兩, 蘸藥, 於頂上摩二三十遍令入發竅中, 次服駐景丸. 忌鐵鍋.

2) 雷頭風

《祕傳眼科龍木論》

○ 十五·雷頭風內障, 此眼初患之時, 頭面多受冷熱, 毒風衝上, 頭旋猶如熱病相似, 俗稱雷頭風. 或嘔吐, 或惡心, 年多, 衝入眼內, 致令失明. 或從一眼先患, 瞳人或大或小不定, 後乃相損, 眼前昏黑, 不辨三光. 初覺有患, 宜服瀉肝湯磁石丸立效. 詩曰, 俗號雷頭熱毒風, 年多衝入眼睛中, 瞳人微大或微小, 坐對三光黑不紅, 腦熱流脂來結白, 醫師不了便針通, 雖然翳墜根據前暗, 自愧庸醫不用功. 瀉肝湯, 防風茺蔚子各二兩五味子細辛黃芩大黃芒硝各一兩車前子一兩半桔梗一兩. 上爲末, 以水一盞, 散一錢, 煎至五分, 食後去渣溫服. 磁石丸, 磁石燒赤醋淬三遍五味子牡丹皮乾姜玄蔘各一兩附子炮半兩. 上爲末, 煉蜜爲丸如桐子大, 食前茶下十丸.

《世醫得效方》

○ 雷頭風十五, 此候熱毒之氣, 沖入眼睛中, 年牽引瞳仁, 或微或大或小, 黑暗全不見.

《證治准繩》

○ 大小雷頭風證, 此證不論偏正, 但頭痛倏疾而來. 疼至極而不可忍, 身熱目痛, 便祕結者, 曰大雷頭風. 若痛從小至大, 大便先潤後燥, 小便先淸後澀, 曰小雷頭風. 大者害速, 小者稍遲, 雖有大小之說, 而治則同一. 若失緩禍變不測, 目必損壞, 輕則撅凸, 重則結毒. 宜早爲之救, 免於禍, 成而救之不逮. 世人每慮此患害速, 故疑於方犯, 惑於鬼祟, 深泥巫祝, 而棄醫治, 遂致禍成, 悔無及矣.

《동의보감》

○ 雷頭風, 此熱毒之氣, 衝入眼睛中, 牽引瞳人, 或微或大, 或小黑暗, 全不見物. 得效.

《審視瑤函》

○ 頭痛. 子和云, 頭痛不止, 乃三陽受病也. 三陽分部, 分頭與項痛者, 足太陽經也. 攢竹痛, 俗呼為眉棱骨痛者是也. 額角上痛, 俗呼為偏頭痛者, 足太陽經也. 如痛久不止, 則令人喪目. 以三陽受病, 皆胸膈有宿痰之致然也. 先以茶調散吐之, 吐訖, 可服川芎薄荷辛涼淸上之藥, 叔和云寸脈急而頭痛是也.

○ 雷頭風痰, 來之最急, 症類傷寒, 頭如斧劈, 目若錐鑽, 身猶火炙, 大便不通, 小便赤澀, 痛不可禁, 禍亦難測, 瘀滯已甚, 應知爆出, 著意速醫, 勿延時刻, 瀉火為先, 須防胃液, 逼損淸純, 終當一失. 此症不論偏正, 但頭痛挾痰而來, 痛之極而不可忍, 身熱目痛. 便祕結者, 曰大雷頭風若頭痛大便先潤後燥, 小便先淸後澀, 曰小雷頭風. 大者害速, 小者稍遲, 雖有大小之說而治則一, 若失之緩, 禍變不測, 目必損壞, 輕則撅凸, 重則結毒, 宜早為之救, 以免禍成. 宜服, 淸震湯, 兼治發熱惡寒, 口渴者服. 升麻赤芍藥甘草荊芥穗葛根蘇薄荷黃芩靑荷葉蒼朮泔水浸一宿炒各等分. 上銼劑, 白水二鍾, 煎至八分, 去滓熱服. 加味調中益氣湯, 治氣血俱虛頭痛, 其效如神. 嫩黃耆蜜製一錢升麻細辛各三分廣皮四分廣木香二分川芎人參甘草炙蔓荊子當歸蒼朮泔水製柴胡各五分. 上銼劑, 白水二鐘, 煎至八分, 去滓熱服. 將軍定痛丸, 治巓頂痛, 挾痰濕實者, 動輒眩暈用. 黃芩酒洗七錢白僵蠶陳皮鹽煮去白天麻酒洗桔梗各五錢青礞石煅白芷各二錢薄荷三錢大黃酒蒸九次焙乾二兩半夏牙皂薑汁煮焙乾一兩. 上爲細末, 滴水爲丸, 如綠豆大, 每服二錢, 食後臨臥茶淸呑之. 藥枕方, 治頭風目眩. 通草防風石菖蒲甘草犀角銼末羚羊角銼末蔓荊子各三錢細辛白芷藁本眞川芎白朮黑豆一斤半揀擇令淨. 上爲細末, 相拌均勻, 以生絹囊盛滿實, 置在盒子內, 其盒形如枕, 枕時揭去盒蓋, 令囊藥透氣入頭, 不枕卽蓋之, 使藥氣不散. 枕之日久漸低, 再入前藥, 仍要滿實, 或添黑豆三五日後藥氣微, 則換之, 枕旬日, 或一月, 耳中雷鳴, 是藥抽風之驗也.

《張氏醫通》

○ 大小雷頭風証, 不論偏正, 但頭痛倏疾而來, 疼至極而不可忍, 身熱頭旋, 惡心嘔吐, 目痛便祕. 若失治, 禍變不測, 目必損壞. 輕則撅凸, 重則結白如珠而變內障. 淸震湯.

《醫宗金鑒》《眼科心法要訣》

○ 雷頭風歌, 頭響如雷又似風, 雷頭風熱毒衝瞳, 腦汁下注瞳color變, 瞳人大小目昏矇. 瀉肝芩梗硝黃黑, 羌活車歸知母龍, 虛者磁石丸意附, 味黑丹皮磁石同. 瀉肝散方, 黃芩桔梗芒硝大黃玄參羌活車前子當歸知母各一錢膽草五分. 上爲粗末, 以水二盞, 煎至一盞, 食後去渣溫服. 磁石丸方, 乾薑一兩附子炮五錢五味子半兩玄蔘一兩牡丹皮一兩磁石燒紅醋淬三次一兩. 上爲細末, 煉密爲丸, 如桐子大, 食前, 茶淸送下一錢. 註, 雷頭風內障, 初患之時, 頭面多受冷熱, 毒氣衝入頭中, 致頭內響聲如風如雷, 頭旋發熱, 日久衝入眼內, 腦汁下注, 瞳人變色, 瞳或大小不定. 實者宜服瀉肝散. 虛者宜服磁石丸.

《瘍醫大全》

○ 雷頭風內障, 按此証初患頭痛足冷, 惡心嘔吐, 腦內如雷鳴, 致使瞳人散大, 漸漸失明, 不睹三光. 皆因暴怒傷肝, 體氣虛弱, 風寒之氣所侵, 逆於三焦, 攻冲于頭. 因頭爲諸陽之所會, 邪正相傳, 伏而不散, 故發痛如雷鳴. 胃爲寒氣所冲, 故惡心嘔吐. 瞳人神水, 乃氣之聚也, 氣爲怒傷, 故散而不聚. 初起急服附子猪苓湯, 人參白芍白茯苓羌活熟地猪苓熟附子. 香芎散, 川芎石膏香附薄荷白芷川烏甘草. 爲末每服二錢. 石斛夜光丸, 倍加五味子以收散大, 痛極不止, 用乳香定痛散吹鼻. 乳香沒藥雄黃石膏川芎各五錢焰硝一分五厘硏細. 噙水

吹少許入鼻內, 痛卽止. 久則不治.

《目經大成》

○ 大小雷頭風四, 雷風人暴患, 壯熱且憎寒, 頭腦渾如烙, 睛珠酷似鑽, 氣粗痰上易, 火祕便通難, 怠忽過時刻, 天醫費往還. 此症不論偏正頭風, 但憎寒壯熱, 狀如傷寒, 頭目疼瘩, 腫痛極, 不能忍耐者是. 或挾痰而來, 兩耳若雷鳴 風動轟轟作聲, 故曰雷頭風. 風起目隨病, 旣而身如被杖, 二便祕結, 曰大雷頭風. 頭風作, 大便先潤後燥, 小便先淸長後赤澀, 身熱徐退不痛, 曰小雷頭風. 大者甚速, 小者稍緩, 二三日目卽損壞, 神醫莫能爲治. 目壞而痛不少歇, 命其危矣. 《難經》曰, 頭痛有厥有眞. 厥者, 逆也. 眞者, 無他雜也. 面腫頭重, 按之不得, 項先痛, 腰脊爲應耳. 前後脈湧有熱, 此風寒伏手三陽, 留而不去, 壅逆作病. 頭爲陽首, 發爲厥痛. 若再傳入腦戶, 則手足必寒, 爪甲必靑, 死不治. 初起不問大小雷風, 三陽厥逆, 五邪爭幷, 不辨爲火爲風爲痰, 脈息對症或否, 速與大承氣或三黃祛熱煎. 火得息則痰自散, 而風亦漸止. 如表症未罷, 菊花通聖散先投看效. 倘脈浮芤或沉濡而遲, 服前方反劇, 亟換調中益氣全眞一氣大補元等湯. 能開導針砭, 依圖施治, 尤爲快便. 雷頭風, 本科第一險症, 眇瞽者強半. 爲此, 前人只論其險, 絶不究其經絡治法, 至今私恨.

3) 偏頭風

《銀海精微》

○ 患眼頭痛. 問曰, 人之患眼, 偏正頭痛者何也. 答曰, 風毒甚也. 頭風在右者屬痰屬熱, 痰用蒼朮半夏, 熱用酒製黃芩. 在左屬風及血虛, 風用荊芥薄荷, 血虛者用芎歸芍藥酒製黃柏, 此三症看而用之有驗. 治法, 痛甚者酒調散表之. 熱痛者, 石膏散淸空散川芎茶調散. 冷痛者, 酒調散川芎散神淸散主之. 風毒疼痛, 菊花散如神散主之, 不必點丹. 酒調散下桑螵蛸的. 灸穴, 百會一穴神聰四穴臨泣二穴聽會二穴耳尖二穴風池二穴光明二穴太陽二穴率骨二穴. 定發際幷點, 各穴法則南筠參入. 偏則, 灸一邊痛處. 前眉心平以墨點記. 以草比同身寸三寸, 自眉心比至草盡處是前發際, 亦以墨點記. 又大杼骨上一點, 以前草三寸盡處, 亦點記, 是後發際. 又將草自前發際比至後發際, 平折摘去一節, 又將草均分作六折, 摘一折止存五折, 以此草, 自前發際比至草盡處, 是百會穴. 又以百會穴爲中, 四邊開二寸半, 乃神聰穴也. 灸耳尖穴卽率骨穴, 將耳折轉, 尖上比寸半, 盡處是率骨穴. 考過同. 臨泣穴 以瞳仁對眉尖上點爲記, 以草自點, 比上三寸半是臨泣穴. 光明穴, 對瞳仁上眉中, 是光明穴. 攢竹穴, 眉頭兩陷中, 是攢竹穴. 睛明穴, 在目內大眥外畔肉上, 陷宛中. 頰車穴, 在耳

下曲頰端, 陷中. 風池穴, 在後發際, 陷中. 肝俞穴, 在第九骨下, 各開寸半. 天府穴, 在胸兩脇下, 三寸宛宛中. 聽會穴, 在耳下前陷中, 開口取之. 耳門穴, 在上耳前起肉, 當耳缺. 魚尾穴, 在小眦橫紋盡處. 太陽穴, 在外眥五分是. 石膏散, 石膏五錢麻黃一兩何首烏五錢干葛八錢. 上用水煎, 食後服. 清空散, 川芎五錢柴胡七錢黃連炒防風去蘆甘草炙羌活各一兩梔子兩牛黃芩炒一半酒製一半三兩半. 上爲細末, 每服一錢. 熱酒內入茶少許調如膏, 臨臥抹口內, 少用白湯下. 如頭疼每服加細辛二錢. 如太陰脈緩有疾, 名痰厥頭疼, 加羌活防風川芎甘草半夏一兩五錢. 如偏正頭痛服之不愈, 減羌活防風川芎一半加柴胡一倍. 如發熱惡寒熱而渴, 此陽明頭痛, 只服白虎湯加香白芷. 白虎湯, 知母石膏甘草, 加香白芷. 上各等分, 入粳米三十粒, 水煎服. 川芎茶調散, 治諸風上攻目, 偏正頭痛熱頭風. 薄荷八錢防風一兩五錢細辛一兩羌活白芷甘草各二兩川芎荊芥各四兩. 上爲末, 每服三錢, 蔥白茶調湯溫服. 常服清頭目. 芎蒻散, 治冷頭風. 石膏二錢五分草烏一分五厘芎蒻二分薄荷二分白附子二分甘草一分白芷三分細辛一分仙靈脾二分. 神淸散, 治冷頭風. 枳殼白芷石膏甘草細辛麻黃. 菊花散, 方在迎風灑淚症內. 如聖散, 白芷川烏防風各一兩細辛二分半雄黃二分草烏炮過去皮兩頭尖. 上爲末, 溫酒調下, 二日服一次. 通頂散, 治一切頭風. 川芎白芷穀精草藜蘆防風薄荷牙皂蔓荊子細辛蒲黃. 上爲末, 口含水嗌之, 吹入鼻內亦可. 雄黃丸, 治偏正頭痛. 全蠍雄黃各二錢盆硝一錢五分乳香沒藥各二錢薄荷川芎各一錢冰片一分. 上爲末, 口噙水搐, 吹鼻內, 日二次. 貼諸般疼痛解方, 赤芍蒲黃與鬱金芙蓉研末拌均勻朱缺土螺緊薑汁. 若然常痛只擦睛, 痛甚, 加白芷南星無名異. 血見熱, 久不開, 加生川烏等分爲末, 熱水調搽眼眶四圍乾了再換. 羌活除風湯, 方在前.

《證治准繩》
○ 左右偏頭風證, 左邊頭痛右不痛, 日左偏風. 右邊頭痛右不痛, 日右偏風. 世人往往不以爲慮, 久則左發損左目, 右發損右目, 有左損反攻右, 右損反攻左, 而二目俱損者. 若外有赤痛淚熱等病, 則外證生. 若內有昏眇眩暈等病, 則內證生矣. 凡頭風痛左害左, 痛右害右, 此常病易知者. 若難知者, 左攻右, 右攻左. 痛從內起止於腦, 則攻害也遲, 痛從腦起止於內, 則攻害也速. 若痛從中間發, 及眉梁內上星中發者, 兩目俱害. 亦各因其人之觸犯感受, 左右偏勝, 起患不同, 遲速輕重不等. 然風之害人尤慘. 若能保養調護, 亦可免患. 愚者驕縱不知戒忌, 而反觸之, 以致患成而始悔, 良可痛哉.

《審視瑤函》
○ 左右偏頭風發則各不同, 左發則左壞, 右發則右壞, 人多不爲慮, 致使失光明. 此症左邊痛, 右不痛者, 日左偏風, 右邊頭痛, 左不痛者, 日右偏風. 世人往往不以爲慮, 久則左發損左目, 右發損右目, 有左損反攻右, 右損反攻左, 而兩目俱損者. 若外有赤痛淚澁等病, 則外症生, 若內有昏渺眩暈等病, 則內症生. 凡頭風痛左害左, 痛右害右, 此常病易知者. 若左攻右, 右攻左, 痛從內起, 止於腦, 則攻害也遲. 痛從腦起, 止於內, 則攻害也速. 若痛從中間發, 及眉棱骨內, 上星中發者, 兩目俱壞, 亦各因其人之觸犯感受, 左右偏盛起患不同, 遲速輕重不等, 風之害人尤慘. 宜服, 羌活藁湯, 治太陽經頭風頭痛, 夜熱惡寒. 半夏薑汁炒杏仁去皮尖川羌活藁本川芎防風白茯苓甘草白芷麻黃廣陳皮桂枝各等分. 上銼劑, 白水煎服. 內熱, 加酒製黃芩薄荷葉, 生薑三片, 煎服. 柴胡湯, 治太陽經頭風頭痛, 寒熱而嘔. 川芎白茯苓柴胡蘇薄荷細辛製半夏黃芩炙甘草陳皮蔓荊子. 上銼劑, 生薑三片, 白水二鐘, 煎至八分, 食後服. 蒼朮湯, 治太陰經頭風頭痛, 腹滿不食, 並腹痛. 蒼朮製白芍藥枳殼白茯苓白芷廣陳皮川芎炙半夏升麻炙甘草各等分. 上銼劑, 生薑三片, 白水二鐘, 煎至八分, 食後服. 細辛湯, 治少陰經頭風頭痛, 四肢厥, 但欲寐者. 細辛廣陳皮川芎製半夏獨活白茯苓白芷炙甘草各等分. 上銼劑, 生薑三片, 白水二鐘, 煎至八分, 食後服. 吳茱萸湯, 治厥陰經頭風頭痛, 四肢厥, 嘔吐痰沫. 半夏薑製吳茱萸川芎炙甘草人參白茯苓白芷廣陳皮各等分. 上銼劑, 生薑三片, 白水二鐘, 煎至八分, 食後服. 升麻芷葛湯, 治陽明經頭風頭痛, 身熱口渴者服. 升麻家干葛白芷蘇薄荷石膏廣陳皮川芎製半夏甘草各等分. 上銼劑, 生薑三片, 白水二鐘, 煎至八分, 食後服.

《張氏醫通》
○ 左右偏頭風証, 久則左發損左目, 右發損右目, 有左損反攻右, 右損反攻左而二目俱損者. 若外有赤痛淚熱等病, 則外証生. 若內有昏眇眩暈等病, 則內証生矣. 痛從內起止於腦, 則攻害遲. 痛從腦起止於內, 則攻害速. 若痛從中發, 及眉梁內上星中發者, 兩目俱害也. 從頭風例治之.

《目經大成》
○ 左右偏頭風五, 右邊氣勝左邊風, 風氣兼並作火沖, 可論一邊皆險急, 那堪左右兩相攻. 攻外青睛凹或凸, 內攻神散照無瞳. 識得六經七種病, 按方主治不無功. 此症左邊頭痛, 右不痛者, 日左偏風. 右邊頭痛, 左不痛者, 日右偏風. 丹溪曰, 頭風有痰有熱有風有血. 在左多屬風血, 在右多屬痰熱. 世人只苦頭痛, 全不慮及眼目, 往往左發損左目, 右發損右目. 若血虛生風, 風盛生熱, 熱生痰, 痰逆氣, 風與痰並, 血從中耗, 耗虛則寒而痛, 風不衰. 必損左反攻右, 損右反攻左, 而兩目俱損. 更驗痛由內起止於外, 爲禍遲. 痛由外起止於內, 爲禍速. 由百會上星攢竹中入者, 爲禍烈. 外有赤腫痛淚, 得外症. 內有昏惑妄見, 得內症, 症成多不能治. 風之害人, 慘毒極矣. 治法, 不問左右, 先以艾蔥熨頭, 炒米炒鹽熨太陽穴, 一面調神應散, 徐徐啜之, 俟勢稍止, 然後按症診脈. 如左偏風, 脈浮數有力, 心煩口苦, 目紅狂痛, 淚熱如湯, 二便不利, 逐客飮導赤各半湯, 有翳兼服瀉靑丸. 右偏風, 脈如左, 加大實, 目赤腫, 眵多, 二便祕澁, 通氣利中丸涼膈散清胃散, 有痰, 清氣化痰丸用亦得. 依此主持, 厥症未必就損. 不損, 再對病選方, 十亦可全五六.

4) 邪風
《證治准繩》
○ 邪風證, 人素有頭風因而目病, 或素目病因而頭風, 二邪並立搏夾而深入腦袋, 致傷肝膽諸絡, 故成此患. 頭痛則目病, 目病則頭痛, 輕則一年數發, 重則一月數發, 頭風目病常並行而不相悖也. 非若雷頭風風火搏激而瘀滯之急者, 又非若天行赤熱傳染之邪, 客風暴熱之風火寄旅無定, 及諸火脹頭痛之比. 此專爲自家本病久成者, 非若彼之標病新來之輕者. 若赤痛脹急, 則有外證之候. 若無赤痛而只內脹, 及赤痛不甚, 無瘀滯之證, 而只昏眇者, 內證成矣.
○ 陰邪風證, 額板骨, 眉棱骨痛也. 發則多於六陽用事之時. 元虛精弱者, 則有內證之患. 若兼火者, 則有外證之病.
○ 陽邪風證, 腦後枕骨痛也. 多發於六陰用事之月. 發則有虛運耳鳴之患, 久而不治, 內障成矣.
○ 卒腦風證, 太陽內如槌似鑽一團而痛也. 若痛及目珠, 珠外有赤脈縱貫及瘀滯者, 必有外之惡證來矣. 若珠不赤痛, 只自覺視如雲遮霧障, 漸漸昏眇者, 內證成矣. 急早治之, 以免後慮.
○ 巓頂風證, 天靈蓋骨內痛極如槌如鑽也. 陽分痛尤甚, 陰分痛稍可. 夾痰濕者, 每痛多眩暈. 若痛連及珠子而脹急瘀赤者, 外證之惡候. 若昏眇則內證成矣. 成內證者, 尤多於外者.
○ 游風證, 頭風痛無常位, 一飯之頃, 游易數遍, 而不能度其何所起止也. 若痛緩而珠赤, 赤而有障起者, 必變外障. 痛甚而腫脹緊急者, 必有瘀滯之患. 久而失治, 不赤痛而昏眇者內證來成. 外證者多, 然爲害遲如各風耳.

《審視瑤函》
○ 眉骨痛. 按, 眉棱骨痛有二, 眼屬肝, 有肝虛而痛, 才見光明則眉骨痛甚, 宜服生地黃丸. 有眉棱骨痛目不能開, 晝夜劇, 宜導痰丸凉之類, 加入芽茶二陳湯吞靑州白丸子亦效. 甫見眉棱骨痛者, 多是肝火上炎, 怒氣甚者, 多有此病, 其謂風症, 亦火之所致, 熱甚生風是也. 大抵抑肝火, 有風痰則兼而治之.
○ 陰邪額角痛, 多向熱時來, 元虛成內障, 火實外生災. 此症專言額角板骨, 及眉棱骨之病也. 發則多於六陽用事之時, 元虛精弱者, 則為內症若兼火者, 則為外症. 宜服, 加味柴胡湯, 柴胡酒洗荊芥穗製牛夏甘草川芎香白芷蘇薄荷五片防風前胡各等分. 上銼劑, 生薑三片, 白水二鐘, 煎至八分, 食後服. 生熟地黃湯, 治目不光明, 眉骨痛甚. 此系肝虛, 法當養血涼血益血, 痰火降而風熱除. 熟地黃甘草生地五味子當歸身酒芩枳殼地骨皮天門冬人參柴胡川黃連. 上銼劑, 白水二鐘, 煎至八分, 食遠服. 驅風上清散, 治風熱上攻, 眉棱骨痛. 酒黃芩二錢白芷錢半羌活防風柴胡梢各一錢川芎一錢二分荊芥八分甘草五分. 上為細末, 每服四錢, 白水二鐘, 煎至八分, 食後服. 上清散, 治因風頭痛, 眉骨眼眶俱痛, 不可忍者. 乳香另研沒藥研各一錢腦子另研五分赤芍藥川芎薄荷芒硝荊芥穗鬱金各五分. 上為細末, 每用一字, 口嚼水, 鼻內搐之, 甚妙.
○ 枕痛是陽邪, 寒時最奢, 年來不著意, 致使眼生花. 此症專言腦後枕骨之病也. 多發於太陰用事之月, 發則有虛昏耳鳴之患矣. 久而不治內障成耳. 宜服, 防風羌活湯, 治眉棱骨痛, 而風寒在腦, 或感痰濕, 及腦昏痛, 宜此. 防風川羌活半夏薑製黃芩酒洗南星薑製北細辛白朮土炒甘草炙川芎各等分. 上銼劑, 白水二鐘, 煎至八分, 去滓, 熱服. 子和搜風丸, 治風熱上攻, 眼昏耳鳴, 鼻塞頭痛, 眩運, 逆痰涎嗽, 心腹疼痛, 大小便澁滯. 人參茯苓天南星薑製蘇薄荷各五錢黃芩酒炒半夏薑製乾生薑寒水石蛤粉大黃生白礬各一兩黑牽牛滑石各一兩藿香二錢. 上為細末, 水壘為丸, 如桐子大, 每服二三錢, 量其體之虛實酌用, 生薑湯送下, 日進三服. 按, 此方名為搜風, 其實乃下實熱痰症藥也. 磁石丸, 治以上頭風變成內障. 磁石燒紅醋浸三次乾薑炒五味子炒牡丹皮玄參各一錢附子炮二錢. 上為細末, 煉蜜為丸, 如桐子大, 每服十丸, 食前茶清送下.

《張氏醫通》
○ 陽邪風証, 額板眉棱骨痛也. 發則多於六陽用事之時. 元氣弱者, 則有內証之患. 若兼火者, 則有証外之病. 選奇湯清空膏還睛丸, 選用.
○ 陰邪風証, 腦後枕骨痛也. 多發於六陰用事之時. 發則虛暈耳鳴, 久而不治, 內障成矣. 三因芎辛湯.

○ 巓頂風証, 頂骨內痛極如錘如鑽也. 夾痰濕者, 每痛多眩暈. 若痛連及目珠而脹急瘀赤者, 外証之惡候. 若昏眇則內証成矣. 外証用羌活勝風湯, 內証沖和養胃湯. 痰濕, 礞石滾痰丸.

○ 卒腦風証, 太陽內如槌似鑽而痛也. 若痛及目珠, 珠外有赤脂縱貫及瘀滯者, 外証之惡候也. 若珠不赤痛, 自覺視如雲遮霧障, 漸漸昏眇者, 內証成矣. 治法如巓頂風証, 急早治之, 以免後慮.

○ 游風証, 頭風痛無常位. 一飯之頃. 游易數遍. 若痛緩而珠赤, 必變外障. 痛甚而腫脹緊急者, 必有瘀滯之患. 久而失治, 不赤痛而昏眇者, 內証成矣.

○ 邪風証, 人素有頭風, 因而目病. 內經所謂風入系頭則, 爲目風眼寒是也. 發則頭痛目亦病, 目病頭亦痛. 輕則一年數發, 重則連綿不已. 先用羌活勝風湯, 次與還睛丸. 目中常若風吹狀者, 此火氣內伏, 陽氣不行於外也. 大追風散. 若無赤痛而止內脹昏眇者, 內証成矣.

《目經大成》

○ 陰陽邪風·六, 五月陰氣進, 風邪任脈伏. 子月陽氣進, 風邪伏在督. 伏任眉骨疼, 伏督腦枕骨, 督任遞相傳, 滿頭若擊觸. 此症指額扳骨眉棱骨與後頂枕骨痛楚而言. 陰邪發, 則多於六陽用事之月. 蓋眞陰不足, 風熱上炎, 若胸有宿痰, 此火之所致, 熱甚生風也. 陽邪發, 則多於六陰用事之月. 蓋眞陽不足, 寒濕內攻, 若耳鳴眩暈, 此逆痰所致, 火兼水化也. 曰督任者, 即人身前後之分, 非女抱陽負陰男抱陰負陽, 支離無據, 奇經八脈之督任也. 症無內外, 總以益營扶衛, 降火散痰, 俾寒者溫之, 濕者燥之, 熱者涼之, 邪病如揭. 元虛痰火及怒氣甚者多得此. 忽而不治, 治而或愈, 愈而複作者, 勢必至喪明而後已.

5) 五風變內障
《祕傳眼科龍木論》

○ 十四·五風變內障, 此眼初患之時, 頭旋偏痛, 亦是髒腑虛勞肝風爲本. 或一眼先患, 或因嘔吐雙暗. 毒風入眼, 兼腦熱相侵, 致令眼目失明. 初覺即須急療. 宜服除風湯通明補腎丸立效. 詩曰, 烏綠靑風及黑黃, 堪嗟宿世有災殃, 瞳人顏色如明月, 問睹三光不見光, 後有腦脂如結白, 眞如內障色如霜, 醫人不識將針撥, 翳落非明目卻傷. 除風湯, 羚羊角車前子各二兩芍藥人蔘茯苓大黃黃芩芒硝各一兩. 上爲末, 以水一盞, 散一錢, 煎至五分, 食後去渣溫服. 通明補腎丸, 車前子石決明桔梗芍藥各一兩細辛二兩大黃一分茺蔚子乾地黃各二兩. 上爲末, 煉蜜爲丸如桐子大, 空心茶下十丸.

《證治准繩》

○ 五風變成內障證, 其候頭旋偏腫痛甚, 瞳人結白, 顏色相間, 卻無淚出. 乃毒風腦熱所致. 日中如坐暗室, 常自憂嘆. 宜除風湯皂角丸合生熟地黃丸.

《동의보감》

○ 五風變, 五色變爲內障, 頭痛甚, 却無淚, 日中如坐暗室, 常自憂嘆. 此毒風, 腦熱所致. 得效.

《醫宗金鑒》《眼科心法要訣》

○ 五風初患不足歌, 五風初患不足證, 通明補腎決明蔘, 生地桔車茺芍細, 引經竄散少加軍. 通明補腎丸方, 石決明一兩人蔘二兩生地黃二兩桔梗一兩車前子一兩茺蔚子二兩白芍藥一兩細辛半兩大黃三錢. 上爲細末, 煉蜜爲丸, 如桐子大, 空心茶淸送下三錢. 五風初患有餘歌, 五風初患有餘證, 除風湯內主羚羊, 黑芩蝎尾車前子, 黃芩白芍共硝黃. 除風湯方, 羚羊角二錢玄蔘二錢茯苓二錢蝎尾三分車前子二錢黃芩一錢白芍藥一錢芒硝一錢大黃一錢. 上爲粗末, 令勻, 以水二盞, 煎至一盞, 食後去渣溫服.

《張氏醫通》

○ 五風變成內障証, 初患時, 頭旋偏腫, 痛甚. 或一目先患, 或因嘔吐雙目並暗. 瞳神結白如霜, 卻無淚出. 乃毒風腦熱所致. 先與除風湯, 次用皂莢丸生熟地黃丸.

《瘍醫大全》

○ 五風變化內障, 按此証皆因氣血兩虛, 臟腑俱勞, 毒風上攻, 腦熱相侵, 頭旋腦痛嘔吐, 故此失明, 不可治也.

《目經大成》

○ 五風變八十一, 五風變症有五色, 爲綠爲靑爲黃黑. 雷頭風結白于霜, 明喪瞳神收不得. 此症乃火風痰疾烈交攻. 頭目痛急, 金井先散, 然後神水隨某臟而現某色. 本經謂之五風. 如春山之籠淡煙者, 靑風也. 若藍靛之合藤黃者, 綠風也. 黃風, 擬朝暾之照泥壁. 黑風恰暮雨之暗柴門. 惟雷頭風純白而已. 五者皆目之大變, 古又曰風變. 病至此地, 救無路矣. 小兒疳疾痰症, 及癀疫火症, 目疼久閉, 熱鬱蒸溽, 皆能患此. 幼稚無知, 失明才覺, 亦不複治. 如以藥在而強餌之, 恐令豎子笑, 人不識膏肓處也.

6) 靑風內障
《祕傳眼科龍木論》

○ 二十·靑風內障, 此眼初患之時, 微有痛澀, 頭旋腦痛. 或眼先見有花無花, 瞳人不開不大, 漸漸昏暗. 或因勞倦, 漸加昏重. 宜令將息, 便須服藥, 恐久結爲內障, 不宜針撥. 皆因五髒虛勞所作, 致令然也. 宜服羚羊角湯還睛散即瘥. 詩曰, 曾無癢痛本源形, 一眼先昏

부록-五風內障

後得名, 瞳子端然如不患, 青風便是此源因, 初時微有頭旋悶, 或見花生又不生, 忽因勞倦加昏暗, 知者還應自失驚, 服藥更須將息到, 莫遣風勞更發萌, 須服羚羊湯與還睛散墜翳自相應, 頭摩膏藥頻頻上, 免使雙眸失卻明, 患者無知違此法, 他時還道是前生. 羚羊角湯, 羚羊角人蔘玄蔘地骨皮羌活各一兩車前子一兩半. 上爲末, 以水一盞, 散一錢, 煎至五分, 食遠服. 還睛散, 人蔘車前子地骨皮茯苓細辛防風芎藭羌活各等分. 上爲末, 以水一盞, 散一錢, 煎至五分, 食後去渣溫服.
《世醫得效方》

○ 青風二十, 此眼不痛不癢, 瞳仁儼然如不患者, 但微有頭旋, 及見生花, 或勞則轉加昏蒙. 前二件證, 宜服還睛散.
《證治准繩》

○ 青風內障證, 視瞳神內有氣色昏蒙, 如晴山籠淡煙也. 然自視尚見, 但比平時光華, 則昏朦日進. 急宜治之, 免變綠色. 變綠色則病甚而光沒矣. 陰虛血少之人, 及竭勞心思, 憂鬱忿恚, 用意太過者, 每有此患. 然無頭風痰氣夾攻者, 則無此患. 病至此亦危矣, 不知其危而不急救者, 盲在旦夕耳. 羚羊角湯白附子散補腎磁石丸羚羊散還睛散. 羚羊角湯, 治青風內障, 勞倦加昏重, 頭旋腦痛, 眼內痛澁者. 羚羊角人蔘玄蔘地骨皮羌活各一兩車前子一兩半. 上爲末, 以水一盞, 散一錢, 煎至五分, 食後去滓溫服. 婁全善云, 此方並後羚羊角散補肝散羚羊角飮子, 皆以羚羊玄蔘細辛羌活防風車前子爲君. 蓋羚羊角行厥陰經藥也. 丹溪云, 羚羊角入厥陰經甚捷, 是也. 玄蔘細辛, 行少陰經藥也. 海藏云, 玄蔘治空中氤氳之氣, 無根之火, 爲聖藥也. 羌活防風車前子行太陽經藥也. 如筋脈枯澁者, 諸方中更加夏枯草, 能散結氣, 有補養厥陰血脈之功, 嘗試之有驗. 然此諸方, 又當悟邪之所在, 若氣脫者, 必與蔘膏相半服之. 氣虛者, 必與東垣補胃人蔘湯益氣聰明湯之類相半服之. 血虛者, 必與熟地黃丸之類相兼服之. 更能內觀靜守, 不干塵累, 使陰氣平伏, 方許作效. 白附子散, 治發散初起黑花, 昏蒙內障. 荊芥白菊花防風木賊白附子粉草蒼朮人蔘羌活蒺藜. 上水煎, 食後服. 補腎磁石丸, 治腎肝氣虛上攻, 眼目昏暗, 遠視不明, 時見黑花, 漸成內障. 磁石火紅醋淬甘菊花石決明肉蓯蓉酒浸切焙菟絲子酒浸一宿慢火焙乾各一兩. 上爲細末, 用雄雀十五只去毛嘴足留肚腸, 以青鹽二兩水三升, 同煮令雄雀爛, 水欲盡爲度, 取出先搗如膏, 和藥末爲丸, 如梧子大. 每服二十丸, 空心溫酒送下. 千金神曲丸, 即磁朱丸. 治神水寬大漸散, 昏如霧露中行, 漸睹空中有黑花, 漸睹物成二體, 久則光不收, 及內障神水淡綠色淡白色

者. 磁石吸針者辰砂神曲先以磁石置巨火中醋淬七次晒乾另研極細二兩辰砂另研極細一兩生神曲末三兩. 與前藥和勻, 更以神曲末一兩, 水和作餠, 煮浮爲度, 搜入前藥, 煉蜜爲丸, 如梧桐子大. 每服十丸, 加至三十丸, 空心飯湯下. 上方以磁石辛鹹寒, 鎭墜腎經爲君, 令神水不外移也. 辰砂微甘寒, 鎭墜心經爲臣, 肝其母, 此子能令母實也, 肝實則目明. 神曲辛溫甘, 化脾胃中宿食爲佐. 生用者, 發其生氣. 熟用者, 斂其暴氣也. 服藥後, 俯視不見, 仰視漸睹星月者, 此其效也. 亦治心火乘金, 水衰反製之病. 久病累發者, 服之則永不更作. 空心服此, 午前更以石斛夜光丸主之. 按, 此方磁石法水入腎, 朱砂法火入心, 而神曲専入脾胃, 乃道家黃婆媒合嬰姹之理. 倪生釋之, 爲費詞矣. 或加沉香半兩, 升降水火尤佳.
《동의보감》

○ 靑風, 此眼不痛不痒, 瞳人儼然, 如不患者, 但微有頭旋, 及生花轉加昏蒙. 前二證黑靑風, 宜服還睛散. 得效.
《審視瑤函》

○ 青風內障肝膽病, 精液虧兮氣不正, 哭泣憂鬱風氣痰, 幾般難使陽光靜, 莫教綠色上瞳神, 散失光華休怨命. 此症專言視瞳神內有氣色昏朦, 如青山籠淡煙也. 然自視尚見, 但比平時光華則昏朦日進, 急宜治之, 免變綠色, 則病甚而光沒. 陰虛血少之人, 及竭勞心思, 憂鬱忿恚, 用意太過者, 每有此患, 然無頭風痰氣火攻者, 則無此患, 病至可畏, 危已甚矣. 不知其危而不急救者, 盲在反掌耳. 宜服, 羚羊角湯 治青風內障, 勞倦加昏重, 頭旋腦痛, 眼內痛澁. 人蔘車前子玄蔘地骨皮羌活羚羊角剉末各等分. 上剉劑, 白水二鐘, 煎至八分, 去滓, 食後服. 樓全善曰, 諸方以羚羊角玄蔘細辛羌活防風車前子爲君, 羚羊角行厥陰經藥也. 丹溪云, 羚羊角入厥陰經, 甚捷是也. 玄蔘色黑, 行少陰經藥也. 海藏云, 玄蔘治空中氤氳之氣, 無根之火, 爲聖藥也. 羌活防風車前子, 行太陽經藥也. 如筋脈枯澁者諸方中, 更加夏枯草, 能散結氣, 有補養厥陰血脈之功, 其草三月開花, 逢夏即枯, 蓋稟純陽之氣也. 至哉斯言. 故治厥陰目痛如神, 以陽治陰也. 嘗試之有驗. 然此諸方, 又當知邪之所在, 若氣脫者, 必與蔘膏相半服之. 氣虛者, 必與東垣補胃人蔘湯益氣聰明湯之類相半服之. 血虛者, 必與熟地黃丸之類相兼服之, 更能內觀靜守, 不干塵勞, 使陰氣平和, 方許有效.
《醫宗金鑒》《眼科心法要訣》

○ 青風不足歌, 已成青風不足證, 還睛散內用苓蔘, 防風地骨車前子, 羌活川芎共細辛. 青風還睛散方, 茯

苓人蔘防風地骨皮車前子羌活川芎細辛各等分. 上爲粗末, 以水二盞, 煎至一盞, 食後去滓溫服.
○ 青風有餘歌, 已成青風有餘證, 羚羊湯內用羚羊, 元蔘地骨車前子, 川芎羌活細辛良. 青風羚羊湯方, 羚羊角一錢元蔘一錢地骨皮一錢車前子一分五川芎一錢羌活一錢細辛五分. 上爲粗末, 以水二盞, 煎至一盞, 食遠溫服.

7) 綠風內障
《祕傳眼科龍木論》
○ 十七·綠風內障, 此眼初患之時, 頭旋額角偏痛, 連眼瞼骨及鼻頰骨痛, 眼內痛澀見花, 或因嘔吐惡心, 或因嘔逆. 後便令一眼先患, 然後相牽俱損. 目前花生, 或紅或黑. 爲肝肺受勞, 致令然也. 宜服羚羊角飮子還睛丸, 兼針諸穴眉骨血脈, 令住卻疾勢也. 詩曰, 初患頭旋偏頭痛, 額角相牽是綠風, 眼眶連鼻時時痛, 悶澀生花黑白紅, 肝髒誰先患左, 肺家右眼作先鋒, 繽後相牽多憂悶, 緣他脈帶氣相通, 風勞入肺肝家壅, 客熱潛流到腎宮, 祕澀大腸由自可, 每覺心煩上築胸, 必是有時加嘔逆, 風痰積緊在心中, 羚羊湯藥須當服, 還睛丸散立成功, 頻針眉骨兼諸穴, 能行病本滅仍方, 忌針督脈宜出血, 恐因此後轉昏蒙, 瞳人開張三曜絕, 妙藥能醫更謾逢. 羚羊角飮子, 羚羊角防風知母人蔘茯苓玄蔘桔梗各二兩細辛三兩黃芩車前子各一兩. 上爲末, 以水一盞, 散一錢, 煎至五分, 食後去渣溫服. 還睛丸, 茺蔚子防風各二兩人蔘决明子車前子芎藭細辛各一兩. 上爲末, 煉蜜爲丸如桐子大, 空心茶下十丸.

《世醫得效方》
○ 綠風十七, 此病初患則頭旋, 兩額角相牽瞳仁, 連鼻隔皆痛, 或時紅白花起, 或先左而後右, 或先右而後左, 或兩眼同發, 或吐逆, 乃肝之病. 肝受熱則先左, 肺受熱則先右, 肝肺同病則齊發. 先服羚羊角散, 後服還睛散. 方見前. 羚羊角散, 家菊防風川芎羌活車前子川烏炮去皮尖各半兩半夏泡羚羊角薄荷葉各一分細辛一兩. 上銼散, 生薑煎. 或爲末, 食後荊芥, 茶淸調下.

《證治准繩》
○ 綠風內障證, 瞳神氣色濁而不清, 其色如黃雲之籠翠岫, 似藍靛之合藤黃, 乃青風變重之證, 久則變爲黃風. 雖曰頭風所致, 亦由痰濕所攻, 火鬱憂思忿怒之過. 若傷寒瘧疾熱蒸, 先散瞳神, 而後綠後黃, 前後並無頭痛者. 乃痰濕攻傷眞氣, 神膏耗澗, 是以色變也. 蓋久郁則熱勝, 熱勝則肝木之風邪起矣, 故瞳愈散愈黃. 大凡病到綠風危極矣, 十有九不能治也. 一云此病初患則頭旋, 兩額角相牽瞳人, 連鼻鬲皆痛, 或時紅白花起, 或先左而後右, 或先右而後左, 或兩眼同發. 或吐逆, 乃肝肺之病. 肝受熱則先左, 肺受熱則先右, 肝肺同病則齊發. 先服羚羊角散, 後服還睛散. 羚羊角散, 治綠風內障, 頭旋目痛, 眼內痛澀者. 羚羊角防風知母人蔘茯苓玄蔘黃芩桔梗車前子各一兩細辛三兩. 上爲末, 以水一盞, 散一錢, 煎五分, 食後去渣溫服. 又羚羊角散, 治綠風內障. 白菊花川烏炮川芎車前子防風各五錢羌活半夏羚羊角薄荷各二錢半細辛二錢. 上生薑煎服, 或爲末, 荊芥湯調服.

《동의보감》
○ 綠風, 初患頭旋, 兩額角相牽, 瞳人連鼻鬲皆痛, 或時紅白花起. 肝受熱則先左, 肺受熱則先右, 肝肺同病則齊發. 先服羚羊角散羚羊角丸, 後服還睛散. 得效. 羚羊角散, 治綠風內障, 昏花. 甘菊防風川芎羌活車前子川烏細辛各五錢半夏麴羚羊角薄荷各二錢半. 右爲末每二錢, 生薑荊芥湯調下. 或剉取七錢, 薑三片煎服. 得效. 羚羊角丸, 治綠風內障. 羚羊角屑一兩石決明草決明車前子犀角屑各七錢半獨活防風蔓荊子甘菊藍實梔子甘草各五錢. 右爲末蜜丸梧子大, 溫水下三十九. 類聚.

《審視瑤函》
○ 綠風內障其色綠, 重是青風輕是黃, 視物昏冥濃霧密, 頭旋風痰火氣傷, 瞳神甚大害尤遠, 少失調治散漸黃, 目病若到如此際, 看看漸失本來光. 此症專言瞳神氣色濁而不淸, 其色如黃雲之籠翠岫, 似藍靛之合藤黃, 乃青風炎重之症久則變爲黃風. 雖曰頭風所致, 亦由痰濕所攻, 火鬱憂思忿念之故. 若傷寒瘧疾熱蒸, 先散瞳神, 而後綠後黃, 前後並無頭痛者, 乃痰濕攻傷其氣, 神膏耗澗, 是以色變也. 然雖如是, 蓋久鬱則熱勝, 熱勝則肝之風邪起矣. 故瞳神愈散愈黃, 大凡病到綠風, 極爲危者, 十有九不能治也. 宜服, 牛夏羚羊角散 治痰濕攻傷, 綠風內障. 羚羊角剉細末薄荷羌活半夏炙各錢半白菊花川烏炮川芎防風車前子各五錢細辛二錢. 上爲末, 每服三錢, 生姜三片, 水二鐘, 煎一鐘, 去滓服, 或荊芥湯調下. 羚羊角散, 治綠風內障, 頭旋目痛, 眼內痛澀者服. 如痰濕攻傷者, 服聚星障症, 羚羊角散. 見卷三. 羚羊角剉末, 防風知母人蔘黑玄蔘茯苓黃芩桔梗車前子各一兩細辛二兩. 上爲粗末, 每服三錢, 白水煎, 食後溫服.

《醫宗金鑒》《眼科心法要訣》
○ 綠風不足歌, 已成綠風不足證, 還睛丸草朮蔘苓, 羌防菊地蕟蓉薯, 牛膝葙蒙菟賊芎. 綠風還睛丸方, 甘草白朮人蔘茯苓羌活防風羌活防風菊花生地黃蕟蒺藜肉蓯蓉山藥牛膝靑葙子蜜蒙花菟絲子木賊川芎各一兩. 上爲細末, 煉蜜爲丸, 桐子大, 空心茶淸送三錢.

○ 綠風有餘歌, 已成綠風有餘證, 羚羊角飲玄蔘防, 茯苓知母黃芩細, 桔梗羚羊車大黃. 綠風羚羊飲, 玄蔘二錢防風二錢茯苓二錢知母二錢黃芩一錢細辛一錢桔梗二錢羚羊一錢車前子一錢大黃一錢. 上爲粗末, 以水二盞, 煎至一盞, 食後去渣溫服.

《瘍醫大全》

○ 綠風內障, 按此証初患頭額頗急, 兼半邊頭痛, 鼻內如煙, 惡心嘔逆, 足冷, 眼內見紅黑. 皆因肝腎俱虛, 氣血虧損. 瞳人漸漸散大, 神水淡綠色. 大抵受病與雷頭風相同, 但因頭痛暴怒過極, 熱氣上沖, 腦中惡氣流於珠內, 與神水攪混而變成綠色, 故謂綠風內障. 久則不睹三光則不能治. 初起先止頭痛, 服附子豬苓湯. 候痛止, 服沖和湯, 加減夜光丸去肉蓯蓉, 俱倍加五味子.

8) 黑風內障

《祕傳眼科龍木論》

○ 十九·黑風內障, 此眼初患之時, 頭旋額角偏痛, 連眼瞼骨及鼻頰骨時時亦痛, 兼眼內痛澀, 有黑花來往. 先從一眼先患, 以後相牽俱損. 亦因腎臟虛勞, 房室不節, 因爲黑風內障. 不宜針灸, 宜服藥將息, 針治諸穴脈. 宜服羚羊角飲子補腎丸立効. 詩曰, 黑暗形候綠風同, 髒腑推尋別有蹤, 黑即腎家來作禍, 綠風本是肺相攻, 欲知何藥能爲療, 也要羚羊瘥病宗, 將息一針除赤眼, 澀即輕輕兼眼中, 切忌房勞與嗔怒, 恣意之流切莫從, 瞳子開張三曜絕, 名醫拱手謾相逢. 羚羊角飲子, 羚羊角羌活玄蔘細辛桔梗黃芩柴胡各一兩車前子茺蔚子各一兩半防風一兩. 上爲末, 煉蜜爲丸如桐子大, 食後茶下十丸. 補腎丸, 人蔘茯苓五味子細辛肉桂桔梗各一兩山藥柏仁各二兩半干地黃一兩半. 上搗羅爲末, 煉蜜爲丸如桐子大, 空心茶下十丸.

《世醫得效方》

○ 黑風十九, 此眼與綠風候相似, 但時時黑花起. 乃腎受風邪, 熱攻於眼, 宜涼腎.

《證治准繩》

○ 黑風內障證, 與綠風候相似, 但時時黑花起. 乃腎受風邪, 熱攻於眼. 宜涼腎白附子丸補腎磁石丸還睛散. 補腎磁石丸, 治腎肝氣虛上攻, 眼目昏暗, 遠視不明, 時見黑花, 漸成內障. 磁石火煅紅醋淬甘菊花石決明肉蓯蓉酒浸切焙菟絲子酒浸一宿慢火焙乾各一兩. 上爲細末, 用雄雀十五只, 去毛嘴足, 留肚腸, 以青鹽二兩, 水三升, 同煮令雄雀爛, 水欲盡爲度, 取出先搗如膏, 和藥末爲丸, 如梧子大. 每服二十丸, 空心溫酒送下. 千金神曲丸, 上同.

《동의보감》

○ 黑風, 此與綠風相似, 但時時黑花起. 乃腎受風邪,

熱攻於眼, 宜涼腎. 得効.

《張氏醫通》

○ 黑風內障証, 與綠風相似, 但時時黑花起. 乃腎受風邪, 熱攻於眼, 宜先與去風熱藥三四劑. 如荊防羌活木賊蒺藜甘菊之類. 後用補腎磁石丸.

《醫宗金鑒》《眼科心法要訣》

○ 黑風不足歌, 已成黑風不足證, 補腎丸中熟地黃, 澤瀉茺蔚五味子, 細辛山藥菟絲良. 補腎丸方, 熟地黃一兩澤瀉一兩茺蔚子一兩五味子三錢細辛三錢山藥一兩菟絲子一兩. 上爲細末, 煉蜜爲丸, 桐子大, 每服二錢, 空心鹽湯下.

○ 黑風有餘歌, 已成黑風有餘證, 羚羊角飲黑羚羌, 車前桔梗黃芩共, 柴胡茺蔚細辛防. 黑風羚羊飲, 玄蔘一錢羚羊角一錢羌活一錢車前子一錢半桔梗一錢黃芩一錢柴胡一錢茺蔚子一錢半細辛五分防風一錢. 上爲粗末, 以水二盞, 煎至一盞, 食後去渣溫服.

《瘍醫大全》

○ 黑風內障, 按此証皆因氣體虛弱, 肝腎不足, 兼以七情鬱結, 邪火上盛, 逆沖於頭目. 以致頭旋腦痛, 眼中昏澀, 常見黑花, 漸至瞳人散大失明. 瞳人實氣聚而成, 火盛氣散, 故失明矣. 此不治之証也.

9) 烏風內障

《祕傳眼科龍木論》

○ 十八·烏風內障, 此眼初患之時, 不疼不癢, 漸漸昏沉. 如不患眼人相似, 先從一眼起, 複万相牽俱損. 瞳子端然不開, 不大微小, 不睹三光. 此是髒氣不和, 光明倒退, 眼帶閉關. 經三五年內昏, 氣結成翳如青白色, 不辨人物, 以後相牽俱損. 瞳人微小, 針之無効. 惟宜服藥補治五髒, 令奪病勢. 宜服決明丸補肝湯, 立効. 詩曰, 都無痛癢不頭疼, 漸漸昏蒙似物瞞, 沒翳恰如渾不患, 烏風根本更何言, 有花髒腑虛勞事, 無即肝家壅氣嗔, 兩種既知虛與實, 分明用藥補和宣, 覺時先服涼藥飲, 空腹宜吞磁石丸, 食後補肝宜早向, 瞳人未卜即能痊, 陽衰年老還相似, 醫者搜索細意看, 若絕三光應不救, 瞳人乾定壹爲難. 決明丸, 石決明防風人蔘車前子細辛茯苓茺蔚子乾山藥桔梗各二兩. 上爲末, 煉蜜爲丸如桐子大, 食前茶下十丸. 補肝湯, 芍藥細辛桔梗車前子人蔘茯苓各一兩羌活防風各二兩. 上爲末, 以水一盞, 散一錢, 煎至五分, 食前去渣溫服.

《世醫得效方》

○ 烏風十八, 此眼雖癢痛, 而頭不旋, 但漸漸昏暗, 如物遮定, 全無翳障, 或時生花. 此肝有實熱, 宜服瀉肝散, 郁李仁荊芥各一分甘草炙大黃各半兩. 上銼散, 每服三錢, 水一盞半煎, 食後溫服.

《證治准繩》

○ 烏風內障證, 色昏濁暈滯氣, 如暮雨中之濃煙重霧. 風痰人嗜欲太多, 敗血傷精, 腎絡損而膽汁虧, 眞氣耗而神光墜矣.

《동의보감》

○ 烏風, 眼雖痒痛而頭不旋, 但漸漸昏暗, 如物遮睛, 定全無瞖障, 或時生花. 此肝有實熱, 宜瀉肝散. 得效. 瀉肝散, 治烏風昏暗. 大黃甘草各五錢郁李仁荊芥穗各二錢半. 右剉分二貼, 空心水煎服. 得效.

《審視瑤函》

○ 烏風內障濁如煙, 氣散膏傷膽腎間, 眞一旣飄精已耗, 靑囊妙藥也徒然. 此症色昏, 濁暈氣滯, 如暮雨之中濃煙重霧. 風痰之人, 嗜欲太多, 及敗血傷精, 腎絡損而膽汁虧, 精氣耗而神光墜矣. 宜服白附子湯. 治發散初起, 黑花昏昏內障. 荊芥穗防風白菊花甘草少許白附子炮蒼朮木賊草羌活 白蒺藜去刺人蔘各等分. 上銼劑, 白水二鐘, 煎至八分, 去滓, 食後服. 涼膽丸, 龍膽草酒炒黃連酒炒防風柴胡地茄子黃芩酒炒蘆薈黃柏鹽水制荊芥穗各等分. 上爲細末, 煉蜜爲丸, 如梧桐子大. 每服三錢, 淸茶送下.

《醫宗金鑒》《眼科心法要訣》

○ 烏風不足歌, 已成烏風不足證, 補肝散內用川芎, 熟地當歸蒺藜芍, 木賊夏枯草防風. 烏風補肝散方, 川芎熟地黃當歸白芍藥蒺藜木賊夏枯草防風各一錢. 上爲粗末, 以水二盞, 煎至一盞, 食前去渣溫服.

○ 烏風有餘歌, 已成烏風有餘證, 決明丸內決明辛, 桔梗防風茺蔚子, 車茯山藥共元蔘. 烏風決明丸方, 石決明二兩細辛五錢桔梗防風茺蔚子車前子茯苓山藥元蔘各二兩. 上爲細末, 煉蜜爲丸, 如桐子大, 食前茶淸送下三錢.

《瘍醫大全》

○ 烏風內障, 按此証皆因色欲過度, 以傷元氣. 元氣一虛, 心火亢盛. 致眼前常見黑花, 眼眶鼻梁眉骨俱酸疼, 白睛高起數粒, 色靑如豆, 瞳人漸漸緊小, 視物不明. 瞳人屬腎水, 水本克火, 反受火製, 故昏暗緊小. 火克肺金, 白睛屬肺, 火克則護膜水滯結隱起, 高低不平, 飛花酸痛等証, 乃火氣拂郁, 血虛挾風故也. 初起宜服神效補肝散選奇湯, 陳皮半夏甘草羌活白茯苓黃芩防己. 薑一片同煎散風補血, 後服補中益氣湯, 石斛夜光丸益氣滋陰. 不見三光, 不能治也.

10) 黃風內障

《證治准繩》

○ 黃風內障證, 瞳神已大, 而色昏濁爲黃也. 病至此, 十無一人可救者.

《醫宗金鑒》《眼科心法要訣》

○ 黃風不足歌, 已成黃風不足證, 補益脾經山藥丸, 人蔘山藥伏苓地, 澤瀉防風同作圓. 山藥丸方, 人蔘山藥茯苓生地黃澤瀉防風各一兩. 上爲細末, 煉密爲丸, 如桐子大, 空心茶淸送三錢.

○ 黃風有餘歌, 已成黃風有餘證, 須用通脾瀉胃湯, 知母軍苓茺蔚子, 石膏梔子玄蔘防. 通脾瀉胃湯方, 知母一錢大黃一錢黃芩一錢五分茺蔚子一錢石膏二錢梔子一錢玄蔘一錢防風一錢. 上爲粗末, 以水二盞, 煎至一盞, 食後去渣溫服.

《瘍醫大全》

○ 黃風內障, 按此証初患之時頭痛. 乃是肝腎虧虛, 風毒相侵, 又兼脾肺壅熱. 白睛黃色, 先患綠風內障, 嘔吐傷胃, 久則變爲黃色. 此乃不治之証也.

3. 神水內障
1) 乾澁昏花

《證治准繩》

○ 乾澁昏花證. 目自覺乾澁不爽利, 而視物昏花也. 乃勞膽竭視, 過慮多思, 耽酒恣燥之人, 不忌房事, 致傷神水. 目上必有證如細細赤脈, 及不潤澤等病在焉. 合眼養光良久, 則得淚略潤, 開則明爽. 可見水少之故, 若不戒謹保養, 甚則有傷神水, 而枯澁之變生矣. 治惟滋陰養水, 略帶抑火, 以培其本. 本正則淸純之氣和, 而化生之水潤. 若誤認火實, 用開烙針泄之治者, 則有緊縮細小之患.

《審視瑤函》

○ 幹幹澁澁不爽快, 渺渺蒸蒸不自在, 奈因水少精液衰, 莫待枯乾光損壞. 此症謂目目覺乾澁不爽利, 而視昏花也. 因勞瞻竭視, 過慮多思, 耽酒恣燥之人, 不忌房事, 致傷神水, 目必有此症. 如細細赤脈, 及不潤澤等病生焉. 合眼養光, 久則得淚略潤, 開則明爽. 可見水少之故. 若不謹戒保養, 甚則傷神水, 而枯澁之病變生矣. 惟急滋陰養水, 略帶抑火, 以培其本. 本立則淸純之氣和, 而化生之水潤. 若誤認爲火症, 妄用開烙針洩之治, 則有緊縮細小之患. 宜服四物五子丸, 治心腎不足, 眼目昏暗. 熟地黃當歸酒洗生地膚子白芍茺絲子酒煮爛焙川芎覆盆子枸杞車前子酒蒸量虛實加減各等分. 上爲細末, 煉蜜爲丸, 如桐子大. 每服五十丸, 不拘時鹽湯送下. 黃牛膽煎, 治眼澁痛. 猪膽汁, 黃牛膽汁羊膽汁鯉魚膽汁各半合白蜜二兩胡黃連硏末靑皮硏末川黃連硏末熊膽各二錢半. 上將諸藥末, 與蜜並膽汁和勻, 入瓷瓶內, 以細紙封頭牢系, 坐飯甑中蒸, 待飯熟爲度, 用新淨綿濾過. 每以銅筋取如麻子大點於目 每日二三次. 一方治人至夜則目澁好睡, 取鼠目一枚, 燒爲末,水和, 頻注目中, 久則不睡, 取目以囊盛久久佩之使不離身, 亦不夜寐.
《醫宗金鑒》《眼科心法要訣》
○ 乾澁昏花歌, 乾澁昏花肝腎病, 酒色勞瞻思慮傷, 四物五子車前子, 覆盆枸杞菟絲當, 熟地川芎芍地膚, 五膽膏宜外點良. 四物五子丸方, 車前子酒蒸覆盆子枸杞子菟絲子酒煮爛當歸酒洗熟地黃川芎白芍藥地膚子各等分. 上爲細末, 煉蜜爲丸, 桐子大, 每服二錢, 不拘時鹽湯送下. 五膽膏方見卷末. 註, 乾澁昏花者, 謂目覺乾澁不爽, 視物昏花也. 此乃肝腎俱傷之候. 或因嗜酒恣慾, 或勞瞻竭視, 或思慮太過, 皆成此證. 宜用四物五子丸, 滋陰養水, 略帶抑火, 以培其本也.

《目經大成》
○ 乾澁昏花二, 如浪如花觀自在, 且干且澁愁無奈. 皆因陰奪不伴陽, 精神憊, 膏液壞, 轉恐瞳仁生障礙. 此目開閉總不自然, 而視亦昏渺. 多因勞瞻過慮, 耽酒恣慾, 五火熬傷神水而致. 猶夏夜燃蚊香久坐及睡瞑目, 一時澁痛不堪, 得淚乃活. 可見水少熱灸之故, 若不戒謹保養, 必變枯痒. 不則色澤不潤, 細細赤脈○繞, 生眵與淚, 終其世無寧日. 治宜駐景丸還少丹滋源培本, 人參固本丸金水六君煎略帶抑邪. 所謂本立則清氣自和, 邪去而源泉隨化. 醫作火症, 妄施攻散, 會有緊縮欹側之患. 此目十人有五相似, 豈肉食之爽口耶. 抑尤物之移情耶. 務宜痛自樽節, 以保神光. 或曰, 見酒色而遠之, 要眼何用. 可謂善戲謔兮, 不爲虐兮.

2) 神水將枯

《證治准繩》
○ 神水將枯. 視珠外神水乾澁而不瑩潤, 最不好識, 雖形於言不能妙其狀. 乃火鬱蒸膏澤, 故精液不清, 而珠不瑩潤, 汁將內竭. 雖有淫淚盈珠, 亦不潤澤, 視病氣色, 乾澁如蜒蝣唾涎之光, 凡見此証, 必有危急病來. 治之緩失, 則神膏乾澁, 神膏乾澁則瞳神危矣. 夫神水爲目之機要, 其病幽微, 人不知之, 致變出危証, 而救之已遲. 其狀難識, 非心志巧眼力精, 雖師指不得盡其妙. 若小兒素有疳証, 糞如鴨溏, 而目疾神水將枯者死. 五十以外人, 糞如羊矢, 而目病神水將枯者死. 熱結膀胱証, 神水將枯者, 蓋下水熱蒸不清, 故上亦不清, 澄其源而流自清矣., 一云瞳神乾缺証, 其睛乾澁, 全無淚液, 或白或黑, 始則疼痛, 後來稍定而黑不見, 此証不可治療, 宜瀉膽散.

《審視瑤函》
○ 神水將枯禍不遲, 更兼難識少人知, 氣壅絡澁多干燥, 莫待膏傷損及珠. 此症視珠外神水枯澁, 而不潤瑩. 最不易識, 雖形於言而不審其狀. 乃火鬱蒸於膏澤, 故睛不清, 而珠不瑩潤, 汁將內竭. 若有淫淚盈珠, 亦可潤澤, 視病氣色乾澁. 如蜒蝣垂涎之光, 凡見此症, 必有危急病來. 治之若緩, 則神膏乾澁, 神膏既澁, 則瞳神危矣. 若小兒素有疳症, 糞如鴨溏, 並人五十以外, 糞如羊屎, 而目患此症者, 皆死. 若熱結膀胱之症, 神水消渴者. 蓋水枯結熱, 蒸爍不清. 先治其源, 而流自清矣. 其症有二, 有陰虛症, 有陽虛症, 不可渾治. 陰虛以補腎丸治之, 陽虛以調中益氣湯療之. 或曰, 既云神水枯者, 而又謂陽虛者, 何也. 蓋神水即目中之精液, 陽不生則陰不長也. 宜服滋腎丸, 何雲滋腎, 滋腎陰也. 能治溺閉, 名通關丸, 一名坎離丸, 治神水枯, 結熱, 蒸爍不清. 黃柏鹽水制知母鹽水炒過制各三兩肉桂二錢. 上爲細末, 水泛爲丸, 如梧桐子大. 每服百丸, 空心沸湯送下. 按, 熱自足心直衝股內, 而入腹者, 謂之腎火, 起於湧泉之下. 知柏苦寒, 水之類也, 故能滋益腎水. 肉桂辛熱, 火之屬也, 故須假之反佐. 此易所謂水流濕, 火就燥, 聲應氣求之意也. 東垣以此爲王道, 小便不通, 服之如神也. 若用五苓散, 徒損眞陰之氣, 而小便反祕結愈甚者, 非其治也. 補腎丸, 杜仲姜汁炒牛膝酒洗陳皮各二兩黃柏鹽水炒龜板酥制各四兩五味子夏加一兩焙乾乾姜冬加五錢炒. 上爲細末, 煉蜜爲丸, 如桐子大. 每服三十丸, 空心鹽湯送下. 按, 黃柏龜板杜仲牛膝, 皆濡潤味濃物也, 故能降而補陰. 複用陳皮, 假以疏滯. 夏加五味者扶其不勝之金也, 冬加乾姜者壯其無光之火也. 經曰, 無伐天和. 此之謂爾. 調中益氣湯, 治脾胃不調而氣弱, 日晡兩目緊澁, 不能瞻視, 乃元氣下陷. 黃芪炙一錢升麻五分陳皮六分木香二分人參甘草蒼朮泔水制柴胡各五分. 上剉劑, 白水二鐘, 煎至八分, 去滓, 臨臥溫服. 按, 脾胃不調者, 腸鳴飱洩膨脹之類也. 氣弱者, 言語輕微, 手足倦怠, 目暗不明也. 補可以去弱, 故用人參黃芪甘草, 甘溫之性能補, 則中氣不弱, 而目能視矣. 蒼朮辛燥能平胃中敦阜之氣. 升麻柴胡輕清, 能升胃家陷下之氣. 木香陳皮辛香, 去胃中陳腐之氣. 夫敦阜之氣平, 陷下之氣升, 陳腐之氣去, 寧有不調之中乎.

《張氏醫通》
○ 神水將枯. 視珠外神水乾澁不潤, 如蜒蚰之光. 乃火氣郁蒸, 膏澤內竭之候. 凡見此証, 必成內障. 若失調理, 久久瞳神緊小, 內結雲翳, 漸成瞽疾. 蓋瞳神小者, 肝熱腎虛. 瞳神大者, 肝虛腎熱. 此爲肝熱腎虛. 初起珠頭墜痛, 大眥微紅. 猶見三光者, 六味地黃丸加麥冬五味. 切忌吹點. 若小兒素有疳証, 糞如鴨溏而目疾, 神水將枯者死. 熱結膀胱証, 神水將枯者. 蓋下水熱蒸不清, 故上亦不清. 澄其源而流自清矣.

《目經大成》
○ 神氣枯瘁五十五, 氣瘁神枯晁亦稀, 更棄原委少人知, 陰陽不濟眞元失, 生日無常死有期. 此症輪廓無傷, 但視而昏花, 開閉則乾澁異常. 掀瞼細看, 外面養睛神水有若蝸牛之涎, 延游于黑白之間, 徒光無潤. 須臾風輪內外, 氣象漸變枯敗如死人, 故曰神氣枯瘁. 急合瞼, 令渠靜坐半晌, 再掀再看狀如前, 少間始複. 此臟衰火作, 雖眞元未必遽絕, 而自致之邪妄耗膏液. 爰得斯疾, 忽而不治, 命其能久已乎. 其致病不審所以. 大約不離情欲二字, 及時理會, 自得其解. 《詩》曰, 他人有心, 予忖度之, 此之謂也. 已上六條, 壹皆腎病. 腎無外症, 無瀉法. 總于補陣量體選方, 十亦可全二三. 有病攻伐過多, 神水亦致枯瘁, 目轉運白睛隨皺. 如能視, 須大補眞元, 切忌外治.

3) 神水變色
《目經大成》
○ 神水變色五十四, 神水空漾色變多, 性天心地兩違和. 願伊芳銷卻勾心脹, 免令醫人喚奈何. 此病謂神膏換卻元黑本色, 著眼與平人迥異. 而自家視物, 亦耗然爽. 蓋陰精陽氣消爍殆盡, 致內風虛熱長居臟腑, 非獨向溫柔鄉打乖, 但損傷腎水者也. 夫人水穀入胃, 化爲氣血, 在身爲津液, 升於目即爲神水. 得則滋而清明, 失則燥而混濁, 一定之理也. 是以陰陽消爍, 邪干目本, 而色斯變焉. 所變不一, 大約飽酒肉濃味者, 色多黃, 間棄藍. 茹蔬食菜羮者, 色多靑與微碧. 沉郁境遇者, 色慘淡不舒. 奔馳勢利者, 色醒齪如初生狗眼. 是症最逆, 恨來遲且不甚苦楚. 人雖稔知委曲, 究竟忽不經意, 每每害成內障. 治之奈何. 經曰, 有者求之, 無者求之, 虛之責之, 盛者責之. 順天之時, 而病可以期. 有內障欲成未成, 針不能撥. 自視亦混沌略見, 當以此名名之, 病情始協.

4. 黃膜內障
1) 瞳神散大
《原機啓微》
○ 論瞳子散大, 東垣曰, 瞳子散大者, 由食辛熱之物太甚故也. 所謂辛主散, 熱則助火, 上乘於腦中, 其精故散, 精散則視物亦散大也. 夫精明者, 所以視萬物者也. 今視物不眞, 則精衰矣. 蓋火之與氣, 勢不兩立. 故經曰, 壯火食氣, 壯火散氣. 手少陰足厥陰所主風熱, 連目系. 邪入中人, 各從其類. 故循之道而來攻, 頭目腫悶而瞳子散大, 皆血虛陰弱故也. 當除風熱, 涼血益血, 以收耗散之氣, 則愈矣.

《奇效良方》
○ 治血弱陰虛, 不能養心, 致心火旺, 陽太甚. 偏頭腫悶, 瞳子散大, 視物則花. 法當養血涼血益血, 除風散火則愈矣. 熟地黃一兩柴胡八錢人蔘二錢生地黃酒洗七錢半當歸身酒洗焙黃芩各半兩黃連地骨皮五味子天門冬去心枳殼炒甘草炙各三錢. 上爲細末, 煉蜜丸如綠豆大, 每服一百丸, 食遠茶淸送下, 日進三服. 忌食辛辣物而助火邪, 及食寒冷物損胃氣, 藥不能上行也.

《證治准繩》
○ 東垣云, 凡心包絡之脈, 出於心中, 代心君行事也. 與少陽爲表裡. 瞳子散大者, 少陰心之脈挾目系, 厥陰肝之脈連目系, 心主火, 肝主木, 此木火之勢盛也. 其味則宜苦宜酸宜涼. 大忌辛辣熱物, 是瀉木火之邪也. 飲食中常知此理可也. 以諸辛主散, 熱則助火, 故不可食. 諸酸主收心氣, 瀉木火也. 諸苦瀉火熱, 則益水也. 尤忌食冷水大寒之物, 此物能損胃氣, 胃氣不行則元氣不生, 元氣不生, 緣昇氣下陷, 胸中三焦之火, 及心火乘於肺, 上入胸灼髓, 火主散溢, 瞳子之散大者, 以此大熱之物, 直助火邪, 尤爲不可食也. 藥中去茺蔚子, 以味辛及主益肝, 是助火也, 故去之. 加黃芩牛兩, 黃連三錢. 黃連瀉中焦之火, 黃芩瀉上焦肺火, 以酒洗之, 乃寒因熱用也. 亦不可用靑葙子, 爲助陽火也. 更加五味子三錢, 以收瞳神之散大也. 且火之與氣, 勢不兩立. 故經曰, 壯火食氣, 氣食少火, 少火生氣, 壯火散氣. 諸酸物能助元氣, 孫眞人曰, 五月常服五味子, 助五臟氣以補西方肺金. 又經云, 以酸補之, 以辛瀉之, 則辛瀉氣明矣. 或曰藥中有當歸, 其味亦辛甘, 而不去何也. 此一味辛甘者, 以其和血之聖藥也. 況有甘味, 又欲以爲鄕導, 爲諸藥之使, 故不去也. 熟地黃丸. 瞳神散大, 而風輪反為窄窄一周, 甚則一周如線者, 乃邪熱鬱蒸, 風濕攻擊, 以致神膏游走散壞. 若初起即收可複, 緩則氣定膏散, 不複收斂. 未起內障顏色, 而止是散大者, 直收瞳神, 瞳神收而光自生矣. 散大而有內障起者, 於收瞳神藥內, 漸加內障藥治之. 多用攻內障發藥, 攻動眞氣, 瞳神難收. 病既急者, 以收瞳神為先, 瞳神但得收複, 目即有生意. 有何內障, 或藥或針, 庶無失收瞳神之悔. 若只攻內障, 不收瞳神, 瞳神愈散, 而內障不退, 緩而疑不決治者, 二証皆氣定而不複治, 終身疾矣. 大抵瞳神散大, 十有七八, 皆因頭風痛攻之害, 雖有傷寒瘧疾痰濕氣怒憂思經產敗血等久郁熱邪火証, 而蒸傷膽中所包精汁損耗, 不能滋養目中神膏, 故精液散走而光華失, 皆水中隱伏之火發. 夫水不足不能製火, 火愈勝陰精愈虧, 故淸純太和之氣皆乖亂, 氣既亂而精液隨之走散矣. 凡頭風攻散者, 又難收如他証. 譬諸傷寒瘧疾痰火等熱証, 炎燥之火熱邪蒸壞神膏, 內障來遲, 而收亦易斂. 若風攻則內障即來, 且難收斂, 而光亦損耳.《保命集》當歸湯.

《審視瑤函》

○ 瞳神散大為何如, 只為火熱熏蒸膽, 悠悠鬱久精汁虧, 致使神光皆失散, 陰精腎氣兩衰虛, 相火邪行無管制, 好如雞鴨卵中黃, 精氣不足熱所傷, 熱勝陰虛元靈損, 至死冥冥不見光. 此症專言瞳神散大, 而風輪反為窄窄一周, 甚則一周如線也. 乃熱邪鬱蒸, 風濕攻擊, 以致神膏游走散壞. 若初起即收可複, 緩則氣定膏損, 則不複收斂. 若未起內障顏色, 只散大者, 直收瞳神, 瞳神收而光自生矣. 散大而有內障起者, 於收瞳神藥內, 漸加內障藥治之如瞳神難收, 病既急者, 以收瞳神為先, 瞳神但得收複, 目即有生意. 有何內障, 或藥或針, 庶無失收瞳神之悔. 若只攻內障, 不收瞳神, 瞳神愈散, 而內障不退, 緩而疑遲不決者二症皆氣定而不複治, 終身疾矣. 大抵瞳神散大, 十有七八, 皆因頭風痛攻之害, 雖有傷寒瘧疾痰濕氣怒憂思經產敗血等病, 久鬱熱邪火症, 而蒸傷膽中所包精汁虧耗, 不能滋養目中神膏, 故精液散走, 而光華失, 水中隱伏之火發. 夫水不足, 不能制火, 火愈勝陰精愈虧, 致清純太和之元氣, 而皆乖亂, 精液隨之走失散矣. 凡頭風散者, 又難收, 非如傷寒瘧疾痰火等熱症. 炎燥之火, 熱邪蒸壞神膏, 內障來遲, 而收亦易斂者. 若風攻, 則內障即來, 且難收斂, 而光亦損矣. 宜服, 羌活退翳丸一名地黃丸, 治內障. 右眼小眥青白翳, 大眥微顯白翳, 腦疼, 瞳子散大, 大便澀或時難, 小便如常. 遇天熱暖處, 頭痛睛脹能食, 日沒後兼天陰則昏暗, 此症亦可服滋陰地黃丸. 熟地八錢焙生地酒制當歸身酒制羌蔚子黃柏酒制丹參各五錢黑附子炮寒水石柴胡知母鹽水炒牡丹皮酒洗真川芎酒洗羌活各三錢防己酒制二錢白芍藥酒制一兩三錢. 上為細末, 煉蜜為丸, 如小豆大. 每服五六十丸, 空心白滾湯送下. 如宿食未消, 候飢時服之. 忌言語, 隨後以食壓之. 東垣《蘭室祕藏》方云, 翳在大眥, 加葛根升麻. 翳在小眥, 加柴胡羌活是也. 瀉腎湯, 治因喜食辛辣炙爆之物過多, 以致瞳神散大, 服此後兼服磁朱丸. 枸杞子一錢二分生地黃黃柏酒洗炒知母酒洗炒麥門冬去心山萸肉去核白芍歸尾各一錢五味子七粒白茯苓獨活各八分. 上銼劑, 白水二鐘, 煎至一鐘, 去渣熱服. 調氣湯, 治因暴怒以致瞳神散大者, 服此後兼服磁朱丸. 白芍藥陳皮生地黃黃柏鹽水炒香附子醋制知母鹽水炒當歸身各一錢枳殼白茯苓各八分甘草用生梢 五分. 上銼劑, 白水二鐘, 煎至一鐘, 去渣熱服. 清痰飲, 治因患頭風, 痰厥頭疼, 以致瞳神散大, 服此. 陳皮去白半夏姜制天花粉梔子仁炒黑石膏 黃芩白茯苓膽南星枳殼炒各一錢青黛六分. 上銼劑, 白水二鐘, 煎至一鐘, 去滓熱服. 按, 瞳神散大屬腎. 若腎水固則氣聚而不散, 不固則相火熾盛而散大. 神水若初變淡綠淡白色者可治, 若純綠純白色者, 終為廢疾矣. 滋陰地黃丸, 見卷二. 治血弱陰虛, 不能養心, 致火旺於陰分, 瞳子散大, 少陰為君火, 主無為不行其令, 相火代之, 與心胞絡之脈, 出心系, 分三道, 少陰相火之體無形, 其用在其中矣. 火盛則能令母實, 乙木肝旺是也. 其心之脈挾目系, 肝之脈連目系. 況手足少陽之脈, 同出耳中, 至耳上角斜起, 終於目外小眥. 風熱之盛, 亦從此道來, 上攻頭目, 致偏頭痛悶腫, 瞳子散大, 視物昏花, 血虛陰弱故也. 法當養血涼血益血, 收火散火, 而除風熱則愈矣. 每服百丸, 食後茶清送下, 日進二服. 大忌辛辣之物, 恐助火邪, 及食寒涼之物, 傷其胃氣, 藥不上行也. 又一論云：瞳子黑眼法於陰, 由食辛熱之物助火, 乘於胸中, 其睛故散, 睛散則視物大矣. 東垣云, 凡心胞絡之脈, 出於心中, 代心君行事也, 與小腸為表裏. 瞳子散大者, 少陰心之脈挾目系, 厥陰肝之脈連目系, 心主火, 肝主木, 此木火之勢盛也. 其味則宜苦宜酸宜涼, 大忌辛辣熱物, 是洩木火之邪也, 飲食中常知此理可也. 以諸辛主散, 熱則助火, 故不可食. 酸主收心氣瀉木火也, 諸苦瀉火熱則益水也, 尤忌食冷水大寒之物, 因寒能損胃氣, 胃氣不行, 則元氣不生, 元氣不生, 致胃氣下陷, 胸中三焦之火及心火乘於肺, 上入腦灼髓火主散, 故瞳子之散大者以此, 大熱之物直助火邪, 尤為不可食也. 藥中去羌蔚子, 以味辛及主益肝, 是助火也, 故去之, 加黃芩五錢黃連三錢. 黃連瀉中焦之火, 黃芩瀉上焦肺火, 以酒洗之, 乃寒因熱用也. 亦不可用青葙子, 恐助陽火也. 更加五味子三錢, 以收瞳神之散大也. 且火之與氣, 勢不兩立. 故經云, 壯火食氣, 氣食少火, 少火生氣, 壯火散氣. 諸酸物能助元氣. 孫真人曰, 五月常服五味子, 助五髒氣以補西方肺金. 又經曰, 以酸補之以辛瀉之. 則辛瀉氣明矣. 或曰, 藥中有當歸, 其味亦辛甘, 不去之, 何也. 此一味辛甘者, 以其和血之聖藥也. 況有甘味, 又欲以為向導, 為諸藥之使, 故不去也. 宜服熟地黃丸.

《張氏醫通》

○ 瞳神散大, 瞳神散大者, 風熱所為也. 火性散, 挾風益熾, 神光怯弱不能支. 亦隨而散漫, 猶風起而水波也. 亦有過服辛散而致者, 治宜苦寒酸宜涼, 如四物去川芎加芩連甘草五味, 或六味丸加五味石決明. 大忌辛熱, 當瀉木火之邪, 飲食中常如此理. 尤忌食冷水大寒之物, 能損胃氣也. 藥中不可用羌蔚青葙川芎蔓荊之類, 以味辛反助火也. 當歸味亦辛甘而不去者. 以其和血之聖藥也. 又有瞳神散大而風輪反窄. 甚則一周如線者, 乃邪熱鬱蒸, 風濕攻激, 以致神膏走散. 若初起收放不常者易斂. 緩則氣定膏散, 不可複收. 未起內障, 止是散大者, 直收瞳神, 而光自生. 散大而有內障起者, 於收瞳神藥內量加攻內障藥, 如補腎磁石丸補腎丸千金磁朱丸之類. 大抵瞳神散大, 因頭風攻痛者多, 乃水中伏火之發. 最難收斂, 如他証傷寒瘧疾痰火等熱邪. 蒸壞神膏, 內障來遲而收亦易斂. 若風攻則內障即來, 且難收斂, 而光亦損耳. 亦有常人因勞役, 或觸熱而偶然瞳神覺大者. 勿誤呼爲散大也.

《醫宗金鑒》(《眼科心法要訣》)

○ 瞳神散大歌, 瞳神散大風輪窄, 邪熱蒸之風氣攻, 或因思怒痰寒瘧, 地黃丸內芎歸芍, 防己丹柴知二地, 丹蔘獨柏味寒芫. 地黃丸, 方一名羌活退翳丸. 白芍藥酒炒一兩三錢當歸身酒炒五錢 川芎酒洗三錢防己酒製二錢牡丹皮酒洗三錢柴胡三錢知母鹽水炒三錢熟地黃焙八錢生地黃八錢丹蔘五錢獨活三錢黃柏酒製五錢五味子三錢寒水石三錢芫蔚子五錢. 上爲細末, 煉蜜爲丸, 桐子大, 每服三錢, 空心白滾湯送下. 註, 瞳神散大者, 謂瞳神散大, 風輪反爲窄窄一周, 其則一周如線. 乃邪熱內蒸, 風氣上攻所致, 亦有因憂思氣怒, 痰火傷寒, 瘧疾經產敗血等證而成, 宜用地黃丸.

《瘍醫大全》

○ 瞳人散大內障, 按此証皆因肝腎虧損, 況怒傷肝, 恐傷腎, 肝腎受傷則瞳人散大. 蓋瞳人屬腎, 乃氣之所聚也, 怒傷則氣散. 初起昏如霧露中行, 漸空中有黑花, 睹一成二, 久則不收. 遂爲廢疾. 蓋神水漸散, 終至盡散. 初宜沖和湯夜光丸去肉蓯蓉倍加五味子收之. 俟少有光, 兼服千金磁朱丸. 先以磁石置火中醋粹七次晒乾另研極細末二兩辰砂細末二兩生神曲三兩. 外以一兩水調作餅, 煮浮爲度, 搜入前藥和煉蜜爲丸如桐子大, 每服十丸, 加至三十丸, 空心米湯吞下. 凡服此藥後俯視不見, 仰視漸睹三光, 此其效也. 空心服此, 午後服石斛夜光丸此乃虛証鎭墜之藥, 不宜服早, 恐墜元氣. 若氣爲怒傷, 散而不聚者, 服益陰腎氣丸. 熟地山藥山萸肉生地白茯苓牡丹皮澤瀉五味子當歸柴胡. 煉蜜爲丸, 辰砂爲衣, 每服五七丸, 空心淡鹽湯徐送下. 此壯水之主以鎭陽光, 氣爲怒傷, 散而不聚之故也. 然必兼磁朱丸服之, 庶幾爲易效又爲物擊, 神水遂散, 此不治之証也.

《目經大成》

○ 瞳神散大五十, 瞳神散, 狀如何, 巽廓猶絲大不多. 精氣兩衰風火湊, 光搖銀海水生波, 病業來恩吾已矣, 縱邀天眷失人和. 此症專言金井散大, 向明斜視, 風輪下無時窄窄一周, 甚則一周如線也. 蓋人性急善怒, 及癖酒嗜腌炙濃味, 皆能明激眞氣, 暗生痰火. 將膽腎十分精液銷耗五六, 致巽風雷火交相亢害. 水輪因而不用, 而神膏亦游走敗壞, 色變異常, 視物如隔玻璃鏡, 雖見不遠, 惟大無小. 此時細察, 無內障顏色而能收者可治. 然亦不宜緩, 緩則氣定膏損. 非惟不能收, 並不能動, 暨有障不成, 成障而散大如故, 喪明必矣. 一證因暴怒而散, 光遂不收, 都無初漸之次, 不必服藥. 又有爲物所擊, 散大同暴怒之症, 亦不複治. 若夫頭風痛攻, 神散而陽光頓絕. 此爲風變, 不得混呼前名.

2) 瞳神縮小

《證治准繩》

○ 倪仲賢論強陽搏實陰之病曰, 強者, 盛而有力也. 實者, 堅而內充也. 故有力者, 強而欲搏. 內充者, 實而自收. 是以陰陽無兩強, 亦無兩實. 惟強與實, 以偏則病. 內搏於身, 上見於虛竅也. 足少陰腎爲水, 腎之精上爲神水. 手厥陰心包絡爲相火, 火強搏水, 水實而自收. 其病神水緊小, 漸小而又小, 積漸之至, 竟如菜子許. 又有神水外圍, 相類虫蝕者. 然皆能睹而不昏, 但微覺羞澀耳. 是皆陽氣強盛而搏陰, 陰氣堅實而有御. 雖受所搏, 終止於邊鄙皮膚也, 內無所傷動. 治法, 當抑陽緩陰則愈. 以其強耶, 故可抑. 以其實耶, 惟可緩而弗宜助, 助之則反勝, 抑陽酒連散主之. 大抵強者則不易入, 故以酒爲之導引, 欲其氣味投合. 入則可展其長, 此反治也, 還陰救苦湯主之, 療相火藥也. 亦宜用嗜鼻碧雲散. 《祕要》云, 瞳子漸漸細小如簪腳, 甚則小如針, 視尚有光, 早治可以挽住, 複故則難. 患者因恣色之故, 雖病目亦不忌淫欲, 及勞傷血氣, 思竭心意, 肝腎二經俱傷, 元氣衰弱, 不能升運精汁, 以滋於膽, 膽中三合之精有虧, 則所輸亦乏, 故瞳中之精亦日漸耗損, 甚則陷沒俱無, 而終身疾矣. 亦有頭風熱証, 攻走蒸乾精液而細小者, 皆宜乘初早救, 以免噬臍之悔也.

《審視瑤函》

○ 瞳神細小, 精氣俱傷, 元陽耗散, 欲墜神光, 莫使沒盡, 醫術無方. 此症謂瞳神漸漸細小如簪腳, 甚則縮小如針狀. 視尚有光, 早治少挽, 複故則難. 患者因恣色之故, 雖病目亦不忌淫欲, 及勞傷氣血, 思竭心意, 肝腎二經俱傷, 元氣衰弱, 不能升運清汁以滋膽, 膽中三合之精有虧, 則輪汁亦乏. 故瞳神中之精, 亦日漸耗損, 甚則陷沒俱無, 爲終身疾矣. 亦有頭風熱症, 攻走蒸幹精液, 而細小者. 皆宜乘初早救, 不然, 悔之不及也. 宜服清腎抑陽丸, 治水實而自收, 其病神水緊小, 小而又小, 積漸之至, 竟如芥子許. 若久服此丸, 則陽平陰常. 瞳神細小之恙, 日後自無慮耳. 寒水石另研黃柏鹽水制生地黃知母鹽水制枸杞子黃連酒炒白茯苓各二兩獨活八錢草決明炒當歸酒洗炒白芍藥酒洗炒各一兩. 上爲細末, 煉蜜爲丸, 如梧桐子大. 每服三錢. 空心滾白湯送下. 又宜用, 抑陽酒連散還陰救苦湯鼻碧雲散. 以上見卷二.

《張氏醫通》
○ 瞳神緊小, 瞳神漸漸細小如簪脚, 或如芥子. 又有神水外圍, 相類蟲蝕. 漸覺眊燥羞澁, 視尚有光. 極難調理, 早治可以挽住, 經久則難. 因病目不忌淫欲, 相火強搏腎水, 肝腎俱傷. 元氣衰弱, 不能升運精汁, 以滋於膽, 膽中之精有虧, 所輸亦乏. 故瞳神亦日漸耗損, 甚則陷没俱無, 而終身疾矣. 治宜抑陽緩陰. 先與黃連羊肝丸數服, 次與六味地黃丸換生地加二冬, 兼進滋腎丸. 不應, 加熊膽, 亦有頭風熱証攻走. 蒸乾津液而細小者, 皆宜乘初早救, 以免噬臍之悔也.

《醫宗金鑒》《眼科心法要訣》
○ 瞳神縮小歌, 瞳神縮小如針簪, 勞傷精血損腎肝, 視不甚昏微隱澁, 清腎抑陽黃柏連, 草決苓歸生地芍, 獨活知母枸杞寒. 清腎抑陽丸方, 黃柏鹽水製二兩黃連酒炒二兩草決明炒一兩白茯苓二兩當歸酒洗炒一兩生地黃二兩白芍藥酒炒一兩獨活八錢知母鹽水製二兩枸杞子二兩寒水石另研二兩. 上爲細末, 煉蜜爲丸, 如桐子大, 每服三錢, 空心白滾湯送下. 註, 瞳神縮小者, 謂瞳神漸漸縮小如簪脚, 其則如針. 乃淫慾勞傷精血, 虧損腎肝二經所致. 其證視物不甚昏, 惟覺羞明隱澁, 宜用清腎抑陽丸, 壯水以制陽也.

《瘍醫大全》
○ 瞳人緊小內障, 按此証因腎水虧弱, 相火強盛, 水弱火盛則水受火製, 故瞳人漸漸緊小. 瞳人者, 腎水也. 初起無痛癢眵淚之証, 但覺羞澁, 瞳人毛缺, 肝水青黃, 宜服還陰救苦湯. 川芎甘草黃柏桔梗柴胡防風羌活黃連知母黃芩紅花生地龍膽草當歸尾連翹升麻細辛蒼朮藁本. 白水煎服, 御抑相火. 夜光丸, 補腎壯水. 去五味子加茺蔚子. 畏其酸有收之意. 若日久不節色欲, 不避勞苦, 忽加眉骨酸痛, 必致小如菜子. 內凝腦脂, 或黃或白, 永不能治.

《目經大成》
○ 瞳神縮小五十一, 兩目當空0, 墨白分明好, 童時無大今無小, 可知爲至寶, 可知爲至寶. 因何倏忽水干木願, 瞳神收縮精光少, 看看盲到老. 此症謂金井倏爾收小, 漸漸小如針孔也, 蓋因勞傷精血, 陽火散亂, 火衰不能鼓蕩. 山澤之氣生水滋木, 致目自涸, 而水亦隨涸, 故腎絡下縮, 水輪上斂. 甚則緊合無隙, 生理殘障終身矣. 治宜大補氣血, 略帶開鬱鎭邪, 使無形之火得以下降, 有形之水因而上升, 其血歸元, 而眞氣不損, 或少挽回一二. 原案, 倪氏《原機》爲強陽搏實陰之病,

抄書奴皆從之. 庭鏡特辟其謬, 可謂反古, 竊亦有所見而雲然. 一少年武闈下第, 目忽不見, 瞳神小如青柤子. 某醫謹遵渠, 用抑陽酒連丸嚙鼻碧雲散還陰清腎等湯, 未十日死矣. 又一老丈亦得此症, 近視略見指動, 人咸曰壽微, 余日, 病也. 診之脈沉遲而澁, 餌以人蔘養榮及理陰煎十餘劑, 視稍遠. 一戚屬仍處倪方, 竟失明. 由此驗之, 其爲陰陽兩虛無疑. 且即據《原機》而論, 陽強陰實, 水火既濟, 何病之有. 內無所傷, 能睹不昏, 何藥之有. 火強搏水, 水實而自收, 是猶月對照, 固當明察秋毫, 何微覺眊燥. 況瞳神小者, 金井小之也, 於心胞絡何事至雲. 又有神水外圍相類蟲蝕, 此眼目心腹之病, 何止邊鄙皮膚. 老朽瘋話, 公然梓以行世, 不仁熟有甚焉. 《瑤函》頗更其說, 而仍錄其方, 依次主治. 非故口不從心, 處此決無佳謀. 然則少者之死, 與老者之瞽, 皆天也. 豈抑陽清腎之爲禍哉. 剔燈孤坐, 憂從中來, 不知涕之奚自. 抑陽清腎固不對症, 然遇偏陽鰥夫, 服亦或效, 未足深非. 碧雲散, 主風熱蔽郁, 目暴赤腫. 嚙鼻竅而噴嚔, 則邪從涕淚而泄. 顧兩腎自病, 毫無表證, 怎想到攻散法上, 實可笑而不可解.

3) 瞳神欹側

《證治准繩》
○ 瞳神欹側. 謂瞳神歪斜不正, 或如杏仁棗核三角半月也. 乃腎膽神膏損耗, 瞳神將盡矣. 若風輪破損, 神膏流綻, 致瞳神欹側者, 輪外必有蟹睛在焉. 蟹睛雖平, 而瞳神不得複圓, 外亦結有脂翳, 終身不脫. 若輪外別無形証, 而瞳神欹側者, 必因內傷腎水肝血, 膽乏化源, 故膏液日耗而瞳神欲没, 甚爲可畏, 宜急治之. 雖難複圓, 亦可挽住, 而免墜盡無光之患.

《審視瑤函》
○ 欹側瞳神, 其故當審, 外若不傷, 內必有損, 損外不妨, 損內尤慌, 莫使損盡, 終是無光. 此症專言瞳神歪斜不正, 或如杏仁棗核三角半月也. 乃腎膽之神膏所損, 瞳神將盡矣. 若風輪破損, 神膏流沒, 致瞳神欹側者, 輪外必有蟹睛在焉, 蟹睛平而瞳神不得複, 圓外亦有脂翳, 終身不脫. 若輪外別無形証, 而瞳神欹側者, 必因內傷腎水肝血膽之化源, 故膏液自耗, 而瞳神欲没, 甚爲可畏. 宜治之, 雖難複圓, 亦可挽住, 而免墜盡喪明之患. 宜服, 生犀角丸. 治五行應變, 氣血兩虧, 榮衛凝滯, 以致肝腎髒受風邪, 瞳神歪斜內障. 石決明醋煅當歸身犀角銼末麻黃减牛楮實子枸杞子防風各等分. 上爲細末, 麵糊爲丸, 如桐子大. 每服五十丸, 茶清送下.

《張氏醫通》
○ 瞳神欹側. 瞳神欹側, 謂瞳神歪斜, 或如杏仁桃核, 三角牛月. 此肝腎灼爍, 水槁火炎而耗損瞳神. 宜六味

丸加蒺藜當歸及淸火藥. 若輪破損, 神膏流綻而欹側者, 瞳神將盡矣, 急宜補腎. 若輪外有蟹睛者, 蟹睛雖平, 瞳神不得複圓, 外有脂翳, 終身不脫.

《目經大成》

○ 瞳神欹側七十二, 貓睛輪目人烏有, 碧眼方瞳世固稀, 到是杏仁椒棗狀, 不時瞥見未爲喬. 此症金井歪斜, 有如杏仁棗核胡椒半月等類. 乃陽明燥極, 傳導失職, 未及運化水穀以滋膽腎, 致巽風內動, 神膏因而潛涸, 涸則水輪無所憑依, 勢必東倒西頹, 故作前狀. 所謂破巢之下, 焉有完卵者也. 若夫睛破膏流, 徐徐而得者, 必曾患蟹眼. 蟹眼平, 瞳子不能複圓, 輪外亦有跡膜, 終身不脫. 人目似此, 見光不治猶治. 不見, 治猶未治.

4) 瞳神乾缺
《祕傳眼科龍木論》

○ 六十四·瞳人乾缺外障, 此眼初患之時, 忽因疼痛發歇, 作時難忍, 夜臥不得睡, 卽瞳人乾缺. 或上或下, 或東或西, 常不圓正. 不辨三光, 久後俱損. 大人多患, 其瞳人或白黑不定. 白者腦脂流下爲患. 黑者膽熱, 腎髒俱勞, 肝風爲患. 宜服瀉肝湯鎭肝丸, 立效. 詩曰, 瞳人乾缺水金無, 或黑或白作模, 白卽腦脂來閉塞, 黑卽其中本自虛, 此狀必須疼痛後, 膽家風熱作勞劬, 名醫拱手無方救, 堪嘆長年暗室居. 瀉肝湯, 麥門冬玄蔘黃芩知母地骨皮各一兩赤芍藥芫蔚子各一兩半. 上爲細末, 以水一盞. 散一錢. 煎至五分. 食後去渣溫服. 鎭肝丸, 車前子人蔘茯苓石決明五味子細辛各一兩半干山藥二兩. 上爲末, 每日空心米湯調下一錢.

《銀海精微》

○ 瞳人乾缺. 瞳仁乾缺者, 亦系內障, 與外障無預, 但因頭疼痛而起, 故列外障條中. 按此症因夜臥不得, 肝臟魂肺藏魄, 魂魄不安, 精神不定而少臥, 勞傷於肝, 故金井不圓, 上下東西如鋸齒, 區缺參差. 久則漸漸細小, 視物蒙蒙, 難辨人物, 相牽俱損. 治法, 宜瀉肝補腎之劑, 一本無眦鴻飛內有, 腎肝俱虛火旺也. 用猪肝煮熟, 露宿侵晨切薄, 蘸夜明沙細嚼, 此藥能通明益膽之功. 瞳仁小者肝之實, 瞳仁大者肝之虛. 此症失於醫治, 久久瞳多鎖緊, 如小針眼大, 內結有雲翳, 或黃或靑或白. 陰看不大, 陽看不小, 遂成瞖疾耳. 初起時眼珠墜痛, 大眥微紅, 猶見三光者, 治宜服五瀉湯省風湯同補腎丸, 及補腎明目丸, 久服效, 方俱在前. 五瀉湯治瞳仁乾缺火旺, 及五臟虛火旺動, 此藥能瀉火. 黃柏知母木通梔子生地黃甘草玄蔘桔梗黃芩防風. 熱甚加羚羊角犀角黃連. 上咬咀, 每服六七錢, 用水煎, 食後服.

《世醫得效方》

○ 瞳仁乾缺六十四, 此證其睛乾澀, 全無淚液, 或白或黑, 始則疼痛, 後來稍定, 而黑不見. 此證不可治療.

《동의보감》

○ 瞳人乾缺, 眼睛乾澁, 全無淚液, 始則疼痛, 後來稍定, 或白或黑, 不見物. 此證不可治. 得效.

《醫宗金鑒》《眼科心法要訣》

○ 瞳人乾缺歌, 瞳人乾缺瞳形缺, 左右上下不成圓, 色白腦脂流下患, 色黑肝膽熱虛愆. 色白瀉肝苓地骨, 麥知芍蔚玄蔘添. 色黑鎭肝山藥丸, 蔘茯芍石決細車前. 瞳缺瀉肝湯方, 黃芩一錢地骨皮一錢麥門冬一錢知母一錢赤芍藥一錢半芫蔚子一錢半玄蔘一錢. 上爲粗末, 以水二盞, 煎至一盞, 食後, 去渣溫服. 瞳缺鎭肝丸方, 乾山藥二兩五味子五錢人蔘茯苓石決明各一兩半細辛五錢車前子一兩. 上爲細末, 煉蜜爲丸, 如桐子大, 空心米湯送下二錢. 註, 瞳人乾缺內障, 初患之時, 忽因疼痛難忍, 細看瞳人現出缺形, 或左或右, 或上或下, 缺而不圓, 瞳人之色, 黑白不定. 色白乃腦脂流下爲患, 宜服瀉肝湯. 色黑則膽熱肝虛, 宜服鎭肝丸.

5) 睛黃視渺
《證治准繩》

○ 睛黃視眇證, 風輪黃亮如金色, 而視亦昏眇. 爲濕熱重而濁氣熏蒸淸陽之氣, 升入輪中, 故輪亦色易. 好酒嗜食, 濕熱燥膩之人, 每有此疾. 與視膽昏眇證本病不同.

《審視瑤函》

○ 風輪好似黃金色, 視亦昏蒙淸不得, 熏蒸濕熱入睛瞳, 淸氣每遭濁氣逼, 壯年不肯聽醫此症專言風輪黃亮, 如金之色, 而視亦昏渺, 爲濕熱重, 而濁氣熏蒸淸陽之氣, 升入輪中, 故輪黃色也. 好酒恣食熱燥腥膩之人, 每有此病, 與膽視昏渺不同也. 宜服葛花解毒飮, 此藥淸濕熱, 解酒毒, 滋腎水, 降心火, 明目之劑也. 黃連炒黑玄蔘當歸龍膽草炒茵陳細甘草葛花熟地黃茯苓山梔仁連翹 車前子各等分. 上銼劑. 白水二鐘, 煎至八分, 去滓, 食遠服.

《張氏醫通》

○ 睛黃視眇証, 風輪黃亮如金色, 而視亦微眇. 爲濕熱重而濁氣熏蒸, 淸陽之氣升入輪中, 故輪亦色變. 好酒嗜食, 濕熱燥膩之人, 每有此疾. 治其濕痰則愈, 五苓散加茵陳膽草. 甚則梔子柏皮湯之類.

5. 神膏內障
1) 眼花
《銀海精微》

○ 目暗生花, 與坐起生花不同. 目暗生花不能久視者, 何也. 此乃腎之虛也. 眼雖屬於竅門乃歸腎而爲主, 腎虛則眼昏, 或貪淫樂欲酒色過度, 使腎臟衰憊, 稟受天眞不全, 精神短少, 致瞳仁神水不淸, 眼目無力, 故目生花, 不能久視. 治之須用還精補腎丸, 使陰水足無不還矣. 還精補腎丸, 人蔘白朮茯苓蒺藜羌活木賊菊花防風甘草川芎山藥肉蓯蓉密蒙花靑葙子牛膝各一兩菟絲子. 上爲細末, 煉蜜爲丸. 或煎服亦妙.

○ 蠅翅黑花. 問曰, 人之患眼目有黑花, 芒芒如蠅翅者何也. 答曰, 此腎水衰. 腎乃肝之母, 腎水不能濟於肝木則虛熱, 膽乃生於肝之侵, 肝木枯焦膽氣不足, 故行動擧止, 則眼中神水之中, 蕩漾有黑影如蠅翅者. 治之須用豬苓散順其肝腎之邪熱, 次用玄蔘湯以凉其肝, 則膽經淸淨之廓, 無邪熱之所侵, 後用補腎丸, 黑花自消. 豬苓散, 木豬苓一兩車前子五錢木通大黃梔子黑狗脊滑石萹蓄各一兩蒼朮. 上爲末, 每服三錢, 鹽湯下. 玄蔘湯, 玄蔘黃芩生地黃赤芍藥菊花靑葙子白蒺藜. 上爲末, 每服四錢, 水煎服. 補腎丸, 石菖蒲枸杞子白茯苓人蔘山藥澤瀉菟絲子肉蓯蓉各一兩. 上煉蜜爲丸, 每服五十丸, 鹽湯下.
《奇效良方》

○ 治眼見黑花飛蠅, 澁痛昏睛, 漸變靑盲. 蕤仁去皮地膚子細辛多苗石決明洗淨別搗羅人蔘地骨皮去土白茯苓去皮白朮以上各二兩熟地黃焙楮實各三兩空靑別硏防風去叉各一兩半石膽硏如粉半兩鯉魚膽五枚靑羊膽一枚. 上細末硏勻, 以膽汁同煉蜜搜和丸, 如梧桐子大, 每服二十丸, 食後米飮送下. 治眼見黑花不散. 決明子甘菊花各一兩防風去蘆車前子川芎細辛梔子仁蔓荊子玄蔘白茯苓薯蕷各半兩生地黃二錢. 上爲細末, 煉蜜和搗二三百杵, 丸如梧桐子大, 每服二十丸, 食後煎桑枝湯送下, 日三. 治眼前見花, 黃黑紅不定. 附子炮裂去皮臍木香各一兩朱砂一分龍腦半錢靑鹽一兩半牛酥二兩鵝脂四兩. 上將前藥爲末, 同酥脂以慢火熬成膏, 每用少許, 不拘時頂上摩之.
《鄕藥集成方》

○ 眼見黑花, 《聖惠方》論曰, 夫眼見黑花, 皆起於藏腑, 爲陽氣不實, 陰氣競生故也. 凡人陰陽安和, 精氣上注於目, 故能令目明也. 若肝膽勞傷, 氣血不足, 而更注目強視, 看讀細書, 勞動所傷, 承血致患. 或有因患起早, 榮衛氣弱, 恣食五辛, 而傷正氣, 攝養旣已失度, 眼目於此患生. 覩物或如飛蠅, 或如亂髮. 因茲歲久, 漸變多般, 黑白像龍蛇之形, 遠近如烟霧看物. 鍼藥宜補於五藏, 保養須在於十全, 不値良醫, 疾狀彌篤, 立成內障也. 《聖惠方》決明子丸, 治肝腎風虛攻, 一眼見黑花不散. 決明子一兩甘菊花一兩車前子防風去蘆頭蔓荊子芎藭梔子仁細辛白茯苓玄蔘薯蕷各半兩生乾地黃三錢. 右搗羅爲末, 煉蜜和, 搗三二百杵丸, 如梧桐子

大, 每於食後, 煎桑枝湯下二十丸. 《和劑方》駐景圓, 治肝腎俱虛, 眼常昏暗, 多見黑花, 或生障翳, 視物不明, 迎風有淚. 久服, 補肝腎, 增目力. 菟絲子酒浸別硏爲末五兩熟地黃車前子各三兩. 右細末, 煉蜜爲丸, 如桐子大, 每服三十丸, 溫酒, 空心食前, 日二服. 《得效方》椒目圓, 治久年眼生黑花, 不可者. 椒目炒一兩蒼朮二兩炒. 右爲末, 醋糊圓, 如梧桐子大, 每服二十圓, 醋茶下, 十日可效. 《聖濟總錄》治肝腎虛風攻, 眼目黑暗, 時見虛花. 川椒去目幷閉口者炒出汗熟乾地黃焙各一兩蒼朮米泔浸一宿切焙乾 五兩. 右搗羅爲末, 煉蜜和丸, 如梧子大, 每服二十丸, 溫酒下. 《禦藥院方》金髓煎丸, 治眼目昏花, 遠視不明, 久視乏力. 常服滋血益水, 去風助目. 生乾地黃熟乾地黃各一斤杏仁去皮尖炒黃黑搗爲末用紙三兩重裏壓去油半斤金釵石斛去根剉牛膝切酒浸焙防風去蘆藭枳殼當歸各四兩. 右並用石臼中, 搗羅爲末, 煉蜜丸, 如桐子大, 每服四五十丸, 空心溫酒下, 粥飮亦可. 《衛生實鑑》甘菊花丸, 治男子腎藏虛弱, 眼目昏暗, 或見黑花. 常服, 明目活血, 住顔煖水藏. 甘菊花二兩枸杞子四兩熟地黃三兩乾山藥半兩. 右爲末, 煉蜜丸桐子大, 每服三十丸至五十丸, 空心食後, 各一服, 溫水送下. 《本朝經驗》養肝丸, 治肝血不足, 眼目昏花, 或生淚, 久視不明. 當歸去蘆酒浸車前子酒蒸防風去蘆白芍藥等分. 右細末, 煉蜜和丸, 如桐子大, 每服五十丸, 溫水下.
《동의보감》

○ 眼花, 眼見黑花, 乃肝腎俱虛也. 局方. 上虛屬肝虛, 必頭暈目眩耳聾, 下虛屬腎虛, 必眼睛痛耳鳴. 入門. 昏花者傷氣, 昏暗者傷血, 熱證亦有, 羞明怕日, 但內虛者全不敢近陽光. 入門. 黑花者腎虛也, 五色花爲腎虛客熱也, 靑花膽虛也, 紅花火盛也, 散杳者瞳人散大, 視物杳冥也. 入門. 陽主散, 陽虛則眼楞急, 而爲倒睫拳毛. 陰主斂, 陰虛不斂則瞳子散大, 而爲目昏眼花. 東垣. 或見飛蠅散亂, 懸蟢虛空, 皆內障, 腎虛之證也. 類聚. 腎主骨, 骨之精爲瞳子, 瞳子散大者, 因腎水虛骨枯, 而心包絡之火得以乘之也. 治法宜苦宜酸宜凉. 大忌辛熱之物, 除風熱凉血益血, 以收耗散之氣, 滋陰地黃丸最妙. 方見上. 東垣. 眼花宜服熟地黃丸三花五子丸還睛丸椒目丸駐景元方見上補腎丸方見上醫鑑還睛丸方見下益本滋腎丸方見上明目壯水丸方見上, 點眼五膽膏. 還睛丸, 治高風雀目, 漸成內障. 石決明煅硏水飛覆盆子茺蔚子各二兩槐實炒人蔘細辛防風白茯苓甘菊梔子仁川芎各一兩. 右爲末蜜丸梧子大, 溫水下三十丸. 類聚.
《瘍醫大全》

○ 幼年腎虛眼花. 北五味打匾焙麥門冬焙各二兩甘枸杞黑芝麻同炒去芝麻白蒺藜隔紙炒石斛酒蒸焙各四兩魚膘一斤切蛤粉炒成珠. 硏細蜜丸, 每早淡鹽湯送下三錢. 中年眼目昏花, 蔓荊子煮熟炒晒乾硏去油草決明微炒各十二兩硏細用沙苑蒺藜半斤, 熬膏杵丸, 食遠白湯送下二錢.

2) 螢星滿目
《證治准繩》

○ 螢星滿目證, 自見目前有無數細細紅星, 如螢火飛伏撩亂, 甚則如燈光掃星之狀. 其人必耽酒嗜燥, 勞心竭腎, 痰火上升, 目絡澁滯, 精汁爲六賊之邪火熏蒸所損, 故陽光散亂而飛伏, 水不勝火之患, 久而不治, 內障成矣. 非若起生生花證, 與有火人昏花中, 亦帶螢星之輕者. 此言其時時屢見螢星之重者耳. 養肝丸羚羊羌活湯菊睛丸明目生熟地黃丸石決明丸加減駐景丸補腎磁石丸千金神曲丸三仁五子丸補肝丸補腎丸羚羊角飮蕤仁丸熟乾地黃丸摩頂膏決明丸白龍粉煮肝散服椒方, 芎䓖散. 養肝丸《濟生》, 治肝血不足, 眼目昏花, 或生眵淚. 當歸酒洗車前子酒蒸焙防風去蘆白芍藥蕤仁另硏熟地黃酒蒸焙川芎枳實各等分. 上爲末, 煉蜜爲丸, 如桐子大. 每服七十丸, 熟水送下, 不拘時. 一方, 無川芎枳實. 羚羊羌活湯, 治肝腎俱虛, 眼見黑花, 或作蠅翅. 羚羊角屑羌活黃芩去黑心附子去皮臍人蔘澤瀉秦芁去苗山茱萸車前子青葙子決明子微炒柴胡去苗各一兩半黃耆二兩甘草微炙一兩. 每服五錢, 水一盞半, 煎至八分, 去滓, 不拘時溫服, 日再. 菊睛丸, 治肝腎不足, 眼昏, 常見黑花, 多淚. 枸杞子三兩蓯蓉酒浸炒巴戟去心各一兩甘菊花四兩. 上爲末, 煉蜜爲丸, 如梧子大. 每服五十丸, 溫酒鹽湯食遠任下. 餘太宰方, 加熟地黃二兩. 石決明丸, 治肝虛血弱, 日久昏暗. 知母焙山藥熟地黃焙細辛去苗各一兩半石決明五味子菟絲子酒浸一宿另搗爲末各一兩. 上爲細末, 煉蜜丸, 如桐子大. 每服五十丸, 空心米飮送下. 加減駐景丸, 治肝腎氣虛, 視物眣眣, 血少氣多. 車前子略炒五味子枸杞子各二兩當歸去尾熟地黃各五兩楮實無翳者不用川椒炒各二兩菟絲子酒煮焙半斤. 上爲細末, 蜜水煮糊丸, 如桐子大. 每服三十丸, 空心溫酒送下, 鹽湯亦可. 補腎磁石丸, 治腎肝氣虛上攻, 眼目昏暗, 遠視不明, 時見黑花, 漸成內障. 磁石火煅紅醋淬甘菊花石決明肉蓯蓉酒浸切焙菟絲子酒浸一宿慢火焙乾各一兩. 上爲細末, 用雄雀十五只, 去毛嘴足, 留肚腸, 以靑鹽二兩, 水三升, 同煮令雄雀爛, 水欲盡爲度, 取出先搗如膏, 和藥末爲丸, 如梧子大. 每服二十丸, 空心溫酒送下. 千金神曲丸, 上同. 三仁五子丸, 治肝腎不足, 體弱眼昏, 內障生花, 不計近遠.

柏子仁薏苡仁酸棗仁菟絲子酒製五味子枸杞子酒蒸覆盆子酒浸車前子酒浸肉蓯蓉熟地黃白茯苓當歸沉香各等分. 上爲細末, 煉蜜丸, 如桐子大. 每服五十丸, 空心用鹽酒送下. 蕤仁丸, 治眼見黑花飛蠅, 澁痛昏暗, 漸變靑盲. 蕤仁去皮地膚子細辛去苗人蔘地骨皮去土石決明洗淨別搗羅白茯苓去皮白朮各二兩熟地黃焙楮實各三兩空靑另硏防風去杈各一兩半石膽硏如粉半兩鯉魚膽五枚靑羊膽一枚. 上爲細末, 硏勻, 以膽汁同煉蜜搜和丸, 如桐子大. 每服二十丸, 食後米飮送下. 熟地黃丸, 治血弱陰虛, 不能養心, 致火旺於陰分, 瞳子散大. 少陰爲火, 君主無爲, 不行其令, 相火代之, 與心包絡之脈出心系, 分爲三道, 少陽相火之體無形, 其用在其中矣. 火盛則能令母實, 乙木肝旺是也. 其心之脈挾目系, 肝之脈連目系, 況手足少陽之脈同出耳中, 至耳上角斜起, 終於目外小眥. 風熱之盛, 亦從此道來, 上攻頭目, 致偏頭腫悶, 瞳子散大, 視物昏花, 血虛陰弱故也. 法當養血涼血益血收火散火, 而除風熱則愈矣. 熟地黃一兩柴胡去苗八錢生地黃七錢半酒ących焙當歸身酒洗黃芩各半兩天門冬去心焙五味子地骨皮黃連各三錢人蔘去蘆枳殼炒甘草炙各二錢. 上爲細末, 煉蜜丸, 如綠豆大. 每服一百丸, 茶湯送下, 食後, 日二服, 製之緩也. 大忌辛辣物助火邪, 及食寒冷物損其胃氣, 藥不上行也. 又一論云, 瞳子黑眼法於陰, 由食辛熱之物助火, 乘於胸中, 其睛故散, 睛散則視物亦大也. 摩頂膏, 治肝腎虛風上攻, 眼生黑花, 或如水浪. 空靑硏靑鹽硏各半兩槐子木香附子各一兩牛酥二兩鵝脂四兩旱蓮草自然汁一升龍腦半錢丹砂二錢半硏. 上爲細末, 先以旱蓮草汁牛酥鵝脂, 銀器中熬三五沸. 下諸藥末, 煎減一半卽止, 盛瓷器中. 臨臥用舊錚鐵一片, 重二三兩, 蘸藥于頂上摩二三十遍, 令人發竅中, 次服決明丸. 忌鐵器. 又方, 治眼前見花, 黃黑紅白不定. 附子炮製去皮臍木香各一兩朱砂二錢半龍腦半錢靑鹽一兩半牛酥二兩鵝脂四兩. 上將前藥爲末, 同酥脂以慢火熬成膏. 每用少杵, 不拘時, 頂上摩之. 決明丸, 治眼見黑花不散. 決明子甘菊花各一兩防風去蘆車前子芎䓖細辛梔子仁蔓荊子玄蔘白茯苓薯蕷各半兩生地黃七錢半. 上爲細末, 煉蜜和搗二三百杵, 丸如梧子大. 每服二十丸, 食後煎桑枝湯送下, 日三. 白龍粉, 治腎水衰虛, 肝經邪熱, 視物不明, 或生障翳, 努肉攀睛, 或迎風淚出, 眼見黑花, 或如蠅飛, 或如油星, 或睛澁腫痛, 或癢不可忍, 並皆治之. 上用硝三斗, 于二九月造, 一大罐熱水浸開, 以綿濾過, 入銀器或石器內煎至一半. 以上, 就鍋內放溫, 傾銀盆內, 于露地放一宿, 次日結成塊子, 于別水內洗淨, 再用小罐熱水浸開熬, 入蘿卜二個, 切作片子同煮, 以蘿卜熟

부록-神膏內障

爲度, 傾在瓷器內, 撈蘿卜不用, 于露地露一宿, 次日結成塊子, 去水, 於日中晒一日, 去盡水, 入好紙袋盛, 放於透風日處, 掛晒至風化開成用, 逐旋于乳缽內日晒研極細. 點眼如常法. 亦名玄明粉. 煮肝散, 治眼生黑花, 漸成內障, 及斗睛偏視, 風毒攻眼, 腫痛澀癢, 短視, 倒睫, 雀目. 羌活去蘆獨活去蘆青稍子甘菊花各一兩. 上爲細末, 每服三錢匕, 羊子肝一葉銼細, 淡竹葉數片, 同裹如粽子, 別用雄黑豆四十九粒, 米泔一碗, 銀石器內同煮, 黑豆爛泔乾爲度. 取肝細嚼, 溫酒下, 又將豆食盡, 空心日午夜臥服. 服椒方, 治肝腎虛風上攻, 眼目生黑花, 頭目不利, 能通神延年. 用川椒一斤, 揀淨, 去目及合口者, 于銚內炒令透, 於地上鋪淨紙二重, 用新盆合定, 周回用黃土培之半日, 去毒出汗, 然後取之, 曝乾爲度, 只取椒於瓷盒子內收. 每日空心, 新汲水下十粒. 芎藭散, 治目暈昏躍, 視物不明. 芎藭地骨皮荊芥穗何首烏去黑皮菊花旋複花草決明石決明刷淨甘草炙各一兩青稍子蟬蛻去土木賊各半兩白芷二錢半. 上爲細末, 每服一錢匕, 食後米泔水調下.

《審視瑤函》

○ 兩目螢星亂散, 六陽賊火上炎, 要救神光不墜, 清心滋腎當先. 此症謂人自視目外有無數細細紅星, 如螢火飛撩亂也, 甚則如燈光掃星矣. 其人必耽酒嗜燥, 勞心竭腎, 痰火上升, 目絡澀滯, 精汁爲六賊之邪火熏蒸所損, 故陽光散亂而飛伏. 乃水不勝火之患. 此病之最重者, 久而不治, 內障成矣. 宜服, 滋陰降火湯, 治陰虛火動當歸一錢川芎五分生地黃姜汁炒熟地黃黃柏蜜水炒知母同上麥冬肉各八分白芍藥薄荷汁炒黃芩柴胡各七分甘草梢四分. 上銼劑, 白水二鍾, 煎至八分按, 此劑乃滋腎盆陰, 升水降火之聖藥. 並治咳嗽, 加阿膠杏仁各七分五味子三分. 咯唾衄血, 加牡丹皮八分藕節取自然汁三匙犀角末五分. 若加玄明粉秋石, 皆降火甚速, 宜頻用之, 童便亦好. 加味坎離丸, 此丸能生津盆血, 升水降火, 清心明目. 蓋此方取天一生水, 地二生火之意, 藥輕而功用大, 火症而取效速, 王道之藥, 無出於此, 上盛下虛之人, 服之極效. 懷慶熟地黃八兩, 一半用砂仁, 一兩以絹袋, 盛放砂罐內, 用酒二碗煮乾去砂仁不用. 一半用白茯苓二兩研末, 如前用酒二碗煮乾, 去茯苓不用, 搗膏. 甘州枸杞子揀去梗, 烘乾. 當歸全用好酒浸三日洗淨, 曬乾. 白芍藥好酒浸一日, 切片, 曬乾. 川芎大而白者洗淨, 切片, 小的不用. 女眞實即冬青子, 冬至日採, 蜜水拌, 九蒸九曬淨, 各四兩. 甘菊花去梗葉, 家園者佳, 野菊花不用, 曬乾淨, 三兩. 濃川黃柏去粗皮, 淨, 切片八兩, 二兩酒浸, 二兩鹽水浸, 二兩人乳浸, 二兩蜜浸, 各一晝夜, 曬乾炒褐色. 知母去毛

切片, 六兩, 分作四分, 如黃柏四制同. 除地黃膏另入, 餘八味修制如法, 合和一處, 鋪開日曬夜露, 二晝夜, 取天地之精, 日月之華. 再爲細末, 煉蜜爲丸, 如梧桐子大. 每服八九十丸, 空心白滾湯送下. 或青鹽湯亦可, 忌蘿卜生菜.

3) 雲霧移睛

《證治准繩》

○ 雲霧移睛證, 謂人自見目外有如蠅蛇旗旆, 蛺蝶條環等狀之物, 色或青黑粉白微黃者, 在眼外空中飛揚撩亂, 仰視則上, 俯視則下也. 乃玄府有傷, 絡間精液耗澀, 鬱滯清純之氣, 而爲內障之證. 其原皆屬膽腎. 黑者, 膽腎自病. 白者, 因痰火傷肺, 金之清純不足. 黃者, 脾胃清純之氣有傷其絡. 蓋瞳神乃先天元陽之所主, 稟聚五臟之精華, 因其內損而見其狀. 虛弱不足人, 及經產去血太多, 而悲哭太過, 深思積忿者, 每有此病. 小兒疳證, 熱證, 瘧疾, 傷寒日久, 及目痛久閉, 蒸傷精液清純之氣, 亦有此患. 幼而無知, 至長始曉, 氣絡已定, 治亦不愈. 今人但見此證, 則曰鬼神現像, 反泥於禳禱而不求內治, 他日病愈盛而狀愈多, 害成而不可救矣.

《審視瑤函》

○ 雲霧移睛, 元虛者殃, 自視目外, 有物舒張, 或如蠅蛇飛伏, 或如旗旆飄揚, 有如粉蝶有帶青黃, 昏屬腎膽, 內障難當, 眞氣耗損, 氣汁有傷, 自宜謹慎, 思患須防. 此症謂人自見目外, 有如蠅蛇旗旆蛺蝶條環等狀之物, 色或青黑粉白微黃, 看在於眼外空中飛揚撩亂, 仰視則上, 俯視則下也, 乃玄府有傷, 絡間精液耗澀, 鬱滯清純之氣, 而爲內障之患, 其源皆屬膽腎. 目病白者因痰火, 肺金清純之氣不足, 黃者脾胃清純之氣有傷. 蓋瞳神乃先天之元陽所生, 稟聚五髒之精華, 因其內損, 故有其狀, 虛弱不足之人, 及經產去血太多, 或悲泣太過, 深思積忿之婦女, 每有此病. 小兒疳症熱症, 及瘧痰傷寒熱久, 致目痛久閉, 蒸傷清純之氣, 亦有此患. 幼兒無知, 至長始曉, 氣絡已定, 治亦不愈. 宜服豬苓散 治腎弱不能濟肝木, 則虛熱, 膽生肝傍, 但肝木枯膽氣不足, 故行動舉止, 則瞳內神水蕩漾, 有黑影如旗旆蛺蝶條環等狀. 先服此散, 清其肝腎之邪, 次服蕤仁丸, 黑花自消矣. 木豬苓木通萹蓄蒼朮泔水制黑狗脊大黃炮滑石飛過梔仁各一兩車前子酒蒸過五錢. 上爲細末, 每服三錢, 空心青鹽湯調下. 蕤仁丸, 治眼黑花飛蠅, 澀痛昏暗, 漸變青盲. 蕤仁去皮尖地膚子白茯苓細辛人蔘石決明洗淨另研地骨皮白朮炒各二兩石膽另研五錢熟地黃焙楮實子各三兩空青另研防風各一兩青羊膽一枚鯉魚膽五枚. 上爲細末, 研勻, 以膽汁同蜜煉, 搜和爲丸,

如桐子大. 每服二三錢, 食後米飮送下. 摩頂膏, 治眼前見花, 黃黑紅白不定. 白附子炮去皮膽木香各一兩龍腦五錢青鹽一兩半明朱砂二錢半牛酥二兩鵝脂四兩. 上將前藥末同酥脂, 以慢火熬成膏. 每用少許, 不拘時頂上摩之. 羚羊羌活湯, 治肝腎俱虛, 眼見黑花, 或作蠅翅. 黃芪二兩炙甘草一兩羚羊角銼末羌活黃芩去黑心山茱肉車前子附子去皮臍炮人蔘菁葙子決明子微炒澤瀉秦艽去苗柴胡去苗各一兩半. 上爲末, 每服五錢, 水二鍾, 煎至八分, 去滓, 不拘時溫服. 治眼花見物法. 有患心疾, 見物皆如獅子形, 伊芳川敎之. 若見其形, 卽以手向前捕執之, 見其無物, 久久疑疾遂去愈.

《張氏醫通》
○ 雲霧移睛証, 自見如蠅飛花墮, 旌旐條環, 空中撩亂. 或青黃黑白, 仰視則上, 俯則下也. 乃絡間津液耗澁, 郁滯淸純之氣而然. 其原皆屬膽腎, 黑者膽腎自病, 補腎磁石丸. 或白或黃者, 因痰火傷肺脾淸純之氣也, 皂莢丸.

《目經大成》
○ 妄見六, 一抹微霞照眼明, 飛蠅舞蝶趂新睛, 何來旗旐開邊卷, 不盡絲環減複生, 把酒弓蛇先在盞, 瞻天螢火亂搖星, 妖氛如此因何致, 水落風騰火上升. 此目亦無外症, 然無中生有. 如游絲結發飛蠅舞蝶蛇旗條環等物之狀, 色靑黃黑粉白微黃, 看在眼外空中飛揚撩亂, 倐滅倐生. 仰視則上, 俯視則下, 本科謂雲霧移睛者是. 乃酒色財氣男兒, 其亡血過多悲泣思忿之婦女, 情旣留連, 欲無寧止. 加以被風冒日, 不愼寒暑, 勞筋餓膚, 極力役作, 眞陰元陽墮敗殆盡, 致臟腑空虛. 空生風, 則邪從風走而精散, 虛生火, 則痰因火結而形成. 故妄見物色如前. 急製旣濟丸還睛夜光丸, 早晩兼進. 或晝調全眞散, 夜煎全眞一氣湯, 日月不輟所見漸小漸除. 倘吝錢惜費而又近酒觀花, 不善頤養, 則痰也風也火也, 都歸膽腎二部, 膽腎受傷而津液愈竭. 萬不能升運精華以滋化源. 則精明之窠元府不用, 縱日受淸純水穀之氣, 未必複其天性. 歲深日久, 神水遂凝而爲翳, 隱隱障于輪內, 曰內障. 譬諸冰池雪潤, 淸則淸矣, 使無活流以沃之, 則渾而苔生, 勢與理所必然.《龍木》胃腦脂流下作翳, 非也. 大凡病到內障, 雖擅八法神針, 可治者十有四五, 不可治者十有六七. 所謂藥能治假病, 針不起殘疴. 其見如螢如燈如電過霞光, 泊失明, 多在靑盲風變之列. 卽幸而成障, 針之未必愜意. 若久立久視, 一時昏花, 及鞠躬拾物蹲踞, 俟人起來頭眩眼花, 螢星炯炯. 甚而瞑黑, 少停始異. 亦情欲銷耗精氣, 故稍煩勞, 則水火不交, 而神光搖動. 年形雖壯, 厥日菁華漸減, 仍服上藥. 不則八味丸加減八味丸尤爲切當. 還睛夜光丸二十三, 陽煉冬白蜜爲丸, 脈形虛弱無火, 除連犀, 量加茸桂. 人蔘 山藥 枸杞 當歸 地黃 肉蓯蓉各二兩 沙苑 茯神 麥冬 五味 菟絲 蕤仁揀去殼 蒺藜炒, 杵去刺 棗仁各一兩五錢 菊花 防風 石斛取金釵 牛膝 芎藭 羚羊角各一兩 犀角 黃連五錢陰精素弱, 陽邪欲起, 此方主之. 陰精臟腑皆具, 不全在腎. 陽邪風火卽是, 豈責在腑. 今旣云素弱, 則竅竇灌漑不周, 風火等情, 相因而起, 發爲目疾. 治當祛邪養正, 陰陽允迪. 夫祛邪養正, 利以緩不利以急, 利以柔不利以剛.

4) 眞睛膏損
《證治准繩》
○ 眞睛膏損. 此証乃熱傷眞水, 以致神膏缺損. 若四圍赤甚痛極者, 由絡間瘀滯, 火燥了神膏. 若凝脂碎壞神膏而缺者, 是熱爛了神膏, 爲病尤急. 若四圍不甚赤痛, 不是凝脂所損者, 爲害稍緩. 乃色欲煩躁, 恣辛嗜熱之故. 大略是蒸郁爍損了肝膽絡分之病. 其狀風輪有証, 或痕或凹, 長短大小不一, 或凹小如針刺傷者, 或凹大如簪腳刺傷者, 或痕如指甲刻傷者, 或風輪周匝有痕長甚者. 凡有此等, 皆系內有鬱滯, 熱蒸之甚, 爍壞了神膏之故. 急須早治, 勿使深陷爲窟而蟹睛突出. 若至深大, 縱蟹睛未出而翳滿, 亦有白暈, 如冰瑕翳等病結焉. 乃藥氣塡補其膏, 故有此瘢. 若久服久點, 方得水淸膏複. 若治少間怠, 則白暈終身難免, 淺小者方得如故, 深大者亦有微微之跡. 蓋神膏乃先天二五精氣妙凝, 自然至淸至粹者, 今以後天藥物之氣味而補其缺損, 乃於濁中熏陶其含蘊之淸也. 非識鑒之精, 需以歲月, 鮮能複其初焉.
○ 膏傷珠陷. 謂目珠子覺低陷而不鮮綻也. 非若靑黃牒中諸漏等病, 因損破膏流水耗而凹低之比. 蓋內有所虧, 目失其養, 源枯絡傷, 血液耗澁, 精膏損涸之故. 所致不一, 有恣色而竭腎水者, 有嗜辛燥而傷津液者, 有因風痰濕熱久郁而蒸損精膏者, 有不當出血而誤傷經絡及出血太過以致膏液不得滋潤涵養者, 有哭損液汁而致者, 有因竅因漏泄其絡中眞氣, 及元氣弱不能升載精汁運用者. 大抵系元氣弱而膏液不足也. 凡人目無故而自低陷者, 死期至矣. 若目至於外有惡証, 內損精膏者不治.

《張氏醫通》
○ 眞睛膏損, 乃熱傷其水, 以致神膏缺損. 其狀風輪有証, 或痕或凹, 長短大小不一. 或凹小如針刺傷者, 或凹大如簪腳刺傷者, 或痕如指甲刻傷者, 或風輪周匝有痕長甚者. 凡有此等, 皆肝膽絡分有郁滯, 熱蒸之甚, 爍壞神膏之故. 並宜六味丸加當歸石決明白蒺藜, 及八珍補中之類. 急須早治, 勿使深陷爲, 爲蟹睛突出, 爲翳滿如冰瑕等患. 必久服峻補之劑, 方得水淸膏複. 若治間怠, 則白暈終身難免.

○ 膏傷珠陷, 謂珠覺低陷而不鮮綻也. 非若靑黃凸出諸漏之比. 所致不一. 有恣色而竭腎水者. 有嗜辛燥而傷津液者. 有因風痰濕熱久郁而蒸損睛膏者. 有不當出血而誤傷經絡, 及出血太多. 以致膏液不得滋潤涵養者. 有哭損液汁而致者. 大抵皆元氣弱而膏液不足也. 治當溫養血氣爲主. 愼不可用淸涼之劑. 凡人目無故而自低陷者. 死期至矣. 若外有惡証. 內損睛膏者不治.

5) 血灌瞳神
《銀海精微》

○ 血灌瞳人. 血灌瞳仁者, 因毒血灌入金井瞳仁水內也. 猶如水流入井中之狀, 淸濁相混. 時痛澁, 紅光滿目, 視物蒙蒙, 如隔絹看物, 若煙霧中然. 先患一只, 後乃相牽俱損. 此症有三, 肝症血熱, 日積月累, 灌入瞳仁, 血凝入水, 此關乎肝腎二經病也, 此血難退. 撞破之血鮮而熱, 灌雖甚, 退之速. 又有開金針失手, 撥著白仁, 亦有瘀血灌入瞳人. 擧此三症, 治法頗同. 亦用大黃當歸散沒藥散墜翳明目丸. 前被物刺破及撞刺生翳, 並血灌瞳仁, 皆可服前藥三料, 其效甚大. 或生地黃芙蓉根搗爛每貼三症, 通呼用之. 或蔥艾熨亦可. 或可方而或可圓, 活法而行, 不可拘執其方焉, 而獲功哉. 問曰, 人患眼目無內患, 忽因物刺著胞瞼睛珠, 血積不散. 或瘀血灌入瞳仁, 或用針誤損惡腫痛難忍. 或因惡拳打著睛珠脫出一二分者, 將何治法. 答曰, 打傷之時, 搗爛生地黃敷之以散其血, 先服止痛沒藥散, 後服墜翳明目丸. 若因傷風服除風湯. 若打著睛珠流出者, 以手掌心搽進珠, 亦以生地黃敷之. 若無生地黃, 用乾地黃酒浸濕搗爛亦可, 服止痛沒藥散. 止痛沒藥散, 沒藥血竭大黃朴硝. 上爲末, 每服二錢, 酒調下, 茶下亦可. 墜翳明目丸, 石決明川芎五味子知母山藥各一兩人蔘細辛. 上爲末, 煉蜜爲丸, 淸茶送下. 除風湯, 防風車前子藁本五味子細辛川芎桔梗. 上每服三錢, 白湯送下, 或水煎服.

《世醫得效方》

○ 血灌瞳仁五十二, 瞳仁爲血灌注, 其痛如錐刺, 皆無翳膜, 睹物不明者. 或因有損, 或由肝氣閉, 血無所歸而得. 宜引血歸肝. 通血丸, 生地黃焙赤芍藥各半兩川芎一兩甘草五錢防風荊芥當歸尾各一兩. 上爲末, 煉蜜丸, 如彈子大. 食後荊芥, 薄荷, 茶嚼下, 血即散而歸肝. 又恐眼目生花, 須再用前還睛散服之.

《향약집성방》

○ 眼血灌瞳人. 《聖惠方》論曰, 夫眼血灌瞳人者, 由肝心久積熱毒所致也. 心主血, 人臥, 血歸於肝. 若爲風熱伏留, 胸膈壅滯, 則血上行, 灌注於目也. 亦有因用針失度, 惡血不消, 流漬於眼, 則疼痛難忍. 宜早療之, 免有所損故也. 《聖惠方》治眼血灌瞳人, 生障膜. 生地黃五兩爛硏大黃一兩擣羅爲末. 右相和, 以帛子剪作片子, 如兩三指長闊, 勻攤藥於上, 以銅器中盛, 仰臥搭眼, 覺熱卽更換冷者. 又方, 生地黃汁, 每溫服一小盞頻服, 以差爲度. 《聖濟總錄》治血灌瞳人. 石決明人參芎藭細辛五味子各一兩赤茯苓 二兩. 右爲麤末, 每服五錢, 水一鍾半, 煎至一鍾, 去滓溫服, 食後臨臥.

《奇效良方》

○ 治血灌瞳仁, 昏澁疼痛, 及轆轤轉關, 外障. 麥門冬去心焙大黃炒黃芩去黑心桔梗銼炒玄蔘各一兩細辛去苗芒硝硏各半兩. 上銼碎, 每服五錢匕, 水一盞半, 煎至七分, 去滓, 下芒硝末少許, 食後溫服. 治肝經積熱上攻眼目, 逆順生翳, 血灌瞳仁, 羞明多淚, 宜服之. 車前子炒密蒙花去枝 草決明白蒺藜炒去刺菊花去枝黃芩羌活龍膽草洗淨粉草各等分. 上爲細末, 每服二錢, 食後米湯調服.

《證治准繩》

○ 血灌瞳神證, 謂視瞳神不見其黑瑩, 但見其一點鮮紅, 甚則紫濁色也. 病至此, 亦甚危, 且急矣. 初起一二日尚可救, 遲則救亦不愈. 不但不愈, 恐其人亦不久. 蓋腎之眞一有傷, 膽中精汁皆損. 故一點元陽神氣靈光, 見其血之英色, 而顯於腎部. 十患九不治者. 今人但見瘀血灌睛, 便呼爲血灌瞳神謬矣.

《동의보감》

○ 血灌瞳人, 瞳人爲血灌注, 痛如錐刺. 皆無翳膜, 視物不明. 由肝氣閉, 血無所歸而得, 宜引血歸肝. 宜服通血元, 車前散. 得效. 又恐生花, 再服還睛散. 入門. 若生翳障, 生地黃汁和大黃末成膏, 帛鋪二寸許罨眼上, 久則易之. 得效. 通血元通血丸, 治血灌瞳人, 刺痛無障翳 川芎當歸尾防風荊芥各一兩生乾地黃赤芍藥甘草各五錢. 右爲末蜜丸彈子大, 每一丸以薄荷荊芥湯, 嚼下食後. 入門. 車前散, 治肝經熱毒, 逆順生翳, 血灌瞳人, 羞明多淚. 密蒙花甘菊白蒺藜羌活草決明車前子黃芩草龍膽甘草各等分. 右爲末每二錢, 米飮調下. 得效. 還睛散, 治肝肺, 一切風熱翳膜 及腎風熱, 或睛忽痛, 如針刺, 或小兒疳眼, 初起澁痛, 久則生瘡翳腫, 淚出難開. 一切肝風, 及瀉痢後, 虛熱上衝. 不可點者, 幷宜服之. 爲眼科, 通用之藥. 蒺藜甘草木賊防風山梔各五錢草決明一兩靑箱子蟬退各二錢半. 爲末, 每二錢, 麥門冬煎湯下. 入門.

《審視瑤函》

○ 血灌瞳神病最奇, 世之患者亦云稀, 神膏膽汁俱傷損, 急急醫時亦是遲. 此症謂視瞳神不見黑瑩, 但見一點鮮紅, 甚則紫濁, 病爲甚危, 一二日尙可救. 蓋腎之眞一有傷, 膽中精汁皆損, 元陽正氣皆耗. 故此一點之神光不見, 而血之英色, 來乘腎部, 十患九不治者. 今人但見瘀血灌時, 便爲血灌瞳神, 不知血灌瞳神, 乃淸陽純和之氣已損, 其英華血色, 乘於腎部, 命亦不久, 豈比火入血分, 瘀凝有形之急者比乎. 宜服, 墜血明目飮, 細辛人參各一錢赤芍藥五味子十粒川芎酒洗炒牛膝酒洗炒石決明醋煅生地黃山藥知母鹽水洗白蒺藜硏去刺當歸尾防風各八分. 上銼劑, 白水二鐘, 煎至八分, 去渣溫服. 摩掌石散, 摩掌石少許曾靑 龍腦 石膽各等分. 上硏極細膩粉, 每日早晨夜後點眼. 落紅散, 治血貫瞳神, 致成紅障. 穿山甲炒桔梗炒砲砂硏細另入人蛻焙各三錢穀精草紙焙蟬蛻去頭足蛇蛻蟬蛇二蛻洗淨入甘草水焙乾鵝不食草紙烘乾爲末各一錢. 上爲細末, 吹入鼻中, 次日以筒吸目, 漸次爲之, 自然障落. 造吸筒法, 或用好銅打成漏斗相似, 筒上留一竅, 用猪脂薄皮扎筒竅上, 如臨用時, 以筒口安病目上, 醫者吸氣一口, 次看其翳輕重, 漸吸則漸除矣.

《張氏醫通》

○ 血灌瞳神証, 因毒血灌入金井瞳神水內也. 淸濁相混, 時痛澁, 紅光滿目, 如隔絹, 看物若煙霧中. 此証有三者. 肝腎血熱灌入瞳神者, 多一眼先患, 後相牽俱損, 最難得退. 有撞損血灌入者, 雖甚但速. 有針內障, 失手撥著黃仁, 瘀血灌入者. 三証治法頗同. 用大黃當歸散. 有翳退翳, 活法治之.

《醫宗金鑒》《眼科心法要訣》

○ 血灌瞳人歌, 血灌瞳人目睛痛, 猶如血灌色相同, 膽汁阡血因熱耗, 血爲火迫灌瞳瞳, 急用止痛沒藥散, 硝黃血竭引茶淸, 痛止大黃當歸散, 賊芩梔子菊蘇紅. 止痛沒藥散方, 沒藥二兩芒硝一兩半大黃一兩半血竭一兩. 右搗篩爲細末, 食後, 熱茶淸調下一錢. 大黃當歸散方 大黃一兩當歸二錢木賊一兩黃芩一兩梔子五錢菊花三錢蘇木五錢紅花八錢 上爲細末令勻, 每服二錢, 食遠茶淸調下. 註, 血灌瞳人, 目睛疼痛, 瞳人如血灌紅色. 緣肝血熱耗, 膽汁皆虧, 血因火迫, 灌入瞳中. 宜服止痛沒藥散, 止疼後, 服大黃當歸散.

6) 珠中氣動

《證治准繩》

○ 珠中氣動. 視瞳神深處, 有氣一道, 隱隱裊裊而動, 狀若明鏡遠照一縷淸煙也. 患頭風痰火病, 郁久火勝搏激, 動其絡中眞一之氣, 游散飄耗, 急宜治之. 動而定後光冥者, 內証成矣.

《張氏醫通》

○ 珠中氣動. 氣動者, 視瞳神深處, 有氣一道, 隱隱裊裊而動, 狀若明鏡遠照一縷淸煙也. 患頭風痰火人, 郁久火勝, 則搏擊其絡中之氣, 游散飄忽. 宜以頭風例治之. 動而定後光冥者, 內証成矣.

6. 視衣內障

1) 眼昏

《諸病源候論》

○ 十二‧目暗不明候. 夫目者, 五臟六腑陰陽精氣, 皆上注受於目. 若爲血氣充實, 則視瞻分明. 血氣虛竭, 則風邪所侵, 令目暗不明. 其湯熨針石, 別有正方, 補養宣導, 今附於後.《養生方》云, 恣樂傷魂, 魂通受於目, 損受於肝, 則目暗.《養生方‧導引法》云, 蹲踞, 以兩手擧足五趾, 低頭自極, 則五臟氣遍至. 治耳不聞人語聲, 目不明. 久爲之, 則令髮白複黑. 又云, 仰兩足指, 五息止. 引腰背痺, 偏枯, 令人耳聞聲. 久行, 眼耳諸根, 無有掛礙. 又云, 伸左脛, 屈左膝內壓之, 五息止. 引肺氣, 去風虛, 令人目明. 依經爲之, 引肺中氣, 去風虛病, 令人目明, 夜中見色, 與晝無異. 又云, 雞鳴以兩手相摩令熱, 以熨目, 三行, 以指抑目. 左右有神光, 令目明, 不病痛. 又云, 東向坐, 不息再通. 以兩手中指口唾之, 二七相摩, 拭目, 令人目明. 以甘泉漱之, 洗目, 去其翳垢, 令目淸明. 上以納氧洗身中, 令內睛潔. 此以外洗, 去其塵障. 又云, 臥引爲三, 以手爪項邊脈五通, 令人目明. 臥正偃, 頭下卻亢引三通, 以兩手指爪項邊大脈爲五通. 除目暗患. 久行, 令人眼夜能見色. 爲久不已, 通見十方, 無有劑限

《備急千金要方》

○ 神曲丸主明目, 百歲可讀注書方. 神曲四兩磁石二兩硏光明砂一兩硏. 上三味末之, 煉蜜爲丸如梧子大, 飮服三丸, 日三, 不禁. 常服益眼力, 衆方不及, 學者宜知此方, 神驗不可言, 愼祕之. 一名磁朱丸. 補肝治眼漠漠不明, 瓜子散方亦名十子散方. 冬瓜子靑葙子芜蔚子枸杞子牡荊子蒺藜子菟絲子蕪菁子決明子地膚子柏子仁各二合牡桂二兩蕤仁一合一本云二兩細辛半兩一本云一兩半蘘藘根二兩車前子一兩. 上十六味治下篩, 食後以酒服方寸匕日二, 神驗. 補肝丸, 治眼暗方, 靑葙子桂心萆薢杏仁細辛茺蔚子枸杞子五味子各一兩茯苓黃芩防風地膚子澤瀉決明子麥門冬蕤仁各一兩六銖車前子菟絲子各二合乾地黃二兩兔肝一具. 上二十味末之, 蜜丸飮下二十丸, 如梧子, 日再, 加至三十丸. 補肝丸治眼暗眈眈不明, 寒則淚出, 肝痺所損方. 兔肝二具柏子仁乾地黃茯苓細辛蕤仁枸杞子各一兩六銖防風芎藭. 上十四味末之, 蜜丸. 酒服, 如梧子二十丸, 日再服, 加

至四十丸. 補肝散, 治目失明漠漠方. 青羊肝一具去上膜薄切之, 以新瓦瓶子未用者淨拭之, 納肝於中, 炭火上炙之, 令極乾, 汁盡末之 決明子半升 蓼子一合熬令香. 上三味合治下篩. 以粥飮, 食後服方寸匕, 日二, 稍加至三匕, 不過兩劑. 能一歲服之, 可夜讀細書. 補肝散, 治三十年失明方. 細辛鍾乳粉煉成者茯苓雲母粉煉成者遠志五味子等分. 上六味治下篩, 以酒服五分匕, 日三加至一錢匕. 補肝蕪菁子散, 常服明目方. 蕪菁子三升淨淘, 以淸酒三升煮令熟, 曝乾, 治下篩. 以井花水和服方寸匕, 稍加至三匕. 無所忌, 可少少作服之, 令人充肥, 明目洞視, 水煮酒服亦可《千金翼》同, 用水煮, 三易水. 又方, 胡麻一斗, 蒸三十遍, 治下篩, 每日酒服一升. 又方, 服小黑豆, 每日空心呑二七粒. 又方, 三月三日采蔓菁花, 陰乾, 治下篩, 空心井花水服方寸匕, 久服, 長生明目, 可夜讀細書. 補肝散, 治男子五勞七傷明目方. 地膚子一斗陰乾末之, 生地黃十斤搗取汁. 上二味以地黃汁和散, 曝乾, 共爲末. 以酒服方寸匕, 日二服. 又方, 白瓜子七升, 絹袋盛攪, 沸湯中三遍, 曝乾, 以醋五升浸一宿, 曝乾, 治下篩. 酒服方寸匕, 日三. 服之百日, 夜寫細書. 梔子仁煎方, 治肝實熱, 目眦痛如刺. 梔子仁蕤仁決明子各一兩車前葉秦皮各一兩六銖石膏二兩碎如小豆大. 上九味㕮咀. 以井花水三升, 煮取七合, 去滓下蜜, 更煎, 取四合, 以綿濾之, 乾器貯, 密封, 勿使草芥落中, 以藥汁細細仰臥, 以敷目中. 瀉肝湯方, 治眼赤漠漠不見物, 息肉生. 柴胡芍藥大黃各四決明子澤瀉黃芩杏仁各三兩升麻枳實梔子仁竹葉各二兩. 上十一味㕮咀, 水九升, 煮取二升七合, 分三服. 熱多體壯, 加大黃一兩. 羸老, 去大黃, 加梔子仁五兩. 又方, 治眼風赤暗方. 前胡芍藥各四兩生地黃十兩芒硝黃芩茯苓白芷枳實各三兩人參. 上十五味㕮咀, 以水一斗二升先煎竹葉, 取九升, 去滓下諸藥, 煮取三升半, 分三服.

《향약집성방》

○ 眼眛眛. 荒忙二音, 目不明也.《聖惠方》論曰, 夫藏腑虛損, 風邪痰熱所乘, 傳注於肝, 上衝於目, 故令瞻視不分明也, 皆由肝氣不足, 心氣虛傷, 胸膈風痰, 勞熱所攻, 則不能遠視, 視物昏暗, 故謂之眛眛也.《聖惠方》治眼眛眛不明, 點眼. 烏鷄膽汁, 夜臨臥時, 點眼. 又方, 生兔肝, 硏絞取汁, 以綿裹, 入乳汁中漬, 滴目中. 又方, 鼠膽汁, 點之.《聖濟總錄》治膈上風熱, 上衝眼目, 眛眛不明. 車前子麥門冬去心焙防風各三叉枳殼去瓢麩炒生地黃焙乾白茯苓各一兩人參苦參各三分. 右細末, 煉蜜和丸, 如梧桐子, 每服三十丸, 食後臨臥, 粥飮下. 住景丸, 治目視眛眛. 車前子兔絲子酒浸別搗決明子微炒羚羊角鎊防風去叉各等分, 右細末, 煉蜜和丸, 如桐子大, 每服三十丸, 食後臨臥, 溫熟水下.

○ 眼昏暗.《聖惠方》論曰, 夫眼者, 五藏六腑, 陰陽之氣, 皆上注於目. 若血氣充實, 則瞻視分明, 若血氣虛渴, 則風邪所侵, 故令眼昏暗不明也.《聖惠方》決明子丸, 治肝明目, 祛風除暗. 決明子槐子覆盆子靑箱子地膚子車前子各一兩. 右擣羅爲末, 煉蜜和, 擣二三百杵丸, 如梧桐子大, 每服空心, 以溫酒下二十丸, 晚食前再服. 蔓菁子丸, 治眼昏暗, 不能遠視. 蔓菁子五味子枸杞子地膚子靑箱子決明子楮實水淘去浮者微炒芫蔚子兎絲子酒浸三日曝乾別搗爲末各一兩. 右擣羅爲末, 煉蜜和擣三二百杵丸, 如梧桐子大, 每於空心, 以溫酒下二十丸, 晚食前再服. 車前子丸, 治眼目昏暗. 車前子羚羊角屑防風去蘆頭兎絲子酒浸三日曝乾別搗末各二兩決明子一兩半. 右擣羅爲末, 煉蜜和擣三二百杵丸, 如梧桐子大, 每於食前, 以溫水, 下三十丸, 夜臨臥再服. 地膚子散, 治肝虛目昏. 地膚子二斤陰乾搗羅爲末, 生地黃五斤淨洗搗絞取汁. 右相拌, 日中曝乾, 搗細羅爲散, 每服空心, 以溫酒調下二錢, 夜臨臥, 以溫水, 調再服. 決明子散, 治眼補肝除暗明目. 決明子一升蔓靑子二升用好酒五升煮酒盡曝乾. 右擣細羅爲散, 每服以溫水, 調下二錢, 食後及臨臥服. 蔓菁子散, 治眼, 補肝氣, 明目, 延年益壽. 蔓菁子一斤以水淘淨黃精二斤和蔓菁子九蒸九曝乾. 右擣細羅爲散, 每服空心, 以粥飮, 調下二錢, 日午晚食後, 以溫水, 再調服. 治勞傷肝氣, 眼暗明目. 螢火蟲二七枚白犬膽一枚. 右陰乾, 擣細羅爲散, 每取如黍米大, 點之. 又方, 螢火蟲二七枚鯉魚膽二枚. 右將螢火, 內魚膽中, 陰乾百日, 搗羅爲末, 每用少許點之, 極妙. 又方, 白瓜子一升, 絹袋盛, 於沸湯中, 蘸三徧曝乾, 却以醋五升, 漬三宿, 又曝乾, 擣細羅爲散, 每服, 不計時, 以溫酒調下一錢. 又方, 蔓菁子二升淘令淨, 蒸曝三五遍, 擣羅爲散, 每服以淸粥飮, 調下一錢, 日三四服. 又方, 黑豆緊小者, 淨擇布搽, 內於牛膽中繫縛, 懸淨室令陰乾, 每日食後, 溫水下三七粒. 又方, 車前子十兩, 擣細羅爲散, 用蜜調和, 蒸令香熟, 每於食後, 以淸粥飮, 調下小彈子大. 又方, 菟絲子三兩, 酒浸三日曝乾, 擣羅爲末, 用鷄子白和丸, 如梧桐子大, 每服空心, 以溫酒下三十丸. 又方, 鷹眼睛一對灸乾, 擣末硏令極細, 以人乳汁再硏, 每以銅筯, 取少許, 點於瞳人上, 日夜三度, 可以夜見物. 又方, 槐子內牛膽中令滿, 陰乾百日, 每於食後, 呑一枚, 二十日覺體輕, 三十日白髮黑, 夜可細書. 又方, 決明子, 每日空心, 以粥飮下三十粒, 漸加至四十粒, 取意久服, 不限多少. 兎肝丸, 治虛勞, 肝腎風虛,眼漠漠昏暗, 不能久視無力. 兔肝二兩灸微黃防風去蘆頭羚羊角屑人參去蘆頭決明子地骨皮甘茶花各三錢玄參白茯苓車前子黃蓍剉熟乾地黃各一兩枳殼半兩麩炒微黃去瓤麥門冬一兩半去心焙. 右擣羅爲末, 煉蜜和, 擣三五百杵丸, 如梧桐子大, 每服食前, 以溫粥飮下三十丸. 黃蓍散, 治虛勞, 益肝明目. 黃蓍白茯苓遠志去心細辛各一兩鍾乳粉雲母粉各一兩半. 右擣細羅爲散, 入鍾乳粉等更都研令勻, 每服以溫酒, 調下二錢, 日二三服. 治虛勞, 目暗. 蔓菁花三月採陰乾爲末, 每服空腹, 以井花水, 調下二錢, 久服, 長生目明, 可夜讀細書.《聖濟總錄》治肝腎久虛, 眼目昏昏, 視物不明, 變成內障. 蒼朮米泔浸秋冬七日春夏三日去皮切作片子焙乾爲末三斤白茯苓二斤爲末川椒去目幷閉口炒出汗爲末一斤. 右拌勻, 用蜜煮麪糊爲丸, 如桐子大, 每服三十丸, 至五十丸, 溫熟水下, 不拘時, 日三服. 治目昏暗, 中指熨法. 東向坐不息再過, 以兩手中指唾之, 二七相磨, 拭熨目眥, 佳. 治目暗, 掌心熨法. 鷄鳴時, 以兩手相磨, 極熱, 熨目二徧, 仍以指甲, 招土刀反兩眥頭覺, 有神光妙. 苦參丸, 治肝實熱, 多食壅物毒氣, 傷眼昏暗. 苦參洗車前子洗枳殼去瓤麩炒各二兩. 右擣羅爲末, 煉蜜丸, 如梧桐子大, 每服三十丸, 空心米飮下.《千金方》治眼暗. 瓠七月七日取白瓤絞取汁一合酢一升古錢七文. 右和漬, 微火煎之減半, 以米許大, 內眥中. 又方, 銅器盛大酢三四升煎, 七八日, 覆器濕地, 取銅靑一合, 以三月杏白仁一升取汁, 和銅靑傅之, 日不過三四度, 大良. 又方, 黃蘗每朝含一爪甲許, 使津置掌中, 拭目訖以水洗之, 至百日眼明, 此法乃終身行之, 永除眼疾, 神良. 又方, 柴胡 六銖決明子十八銖. 右治下篩, 人乳汁和傅目, 可夜書見五色. 治三十年失明. 鍾乳粉雲母粉各鍊成者細辛茯苓遠志五味子等分. 右治下篩, 以酒服五分, 日三, 加至一錢. 常服明目方. 胡麻一斗, 蒸三十遍, 治下篩, 每日酒服一升. 又方 小黑豆, 每日空心, 呑二七粒.《神效名方》治一切目疾. 川椒一斤微炒擣 取椒紅約取四兩甘菊花四兩末之生地黃一斤取新者杵作泥極爛. 右將地黃泥與前藥末, 同和作餠子, 透風處陰乾, 再爲末, 以蜜爲丸桐子大, 每服三十丸, 食後茶淸送下. 治目昏. 荊芥穗地骨皮楮實 等分. 右爲細末, 煉蜜爲丸, 桐子大, 每二十丸, 米飮下.《烟霞聖效方》 洗眼藥. 銅綠不以多少, 和男孩乳汁, 在薄盞內, 用艾烟熏, 乾硏細, 每用一字, 溫水調洗, 累曾經驗, 用者莫疑.《東垣試效方》地芝丸, 治目不能遠視, 能近視, 或亦妨近視, 及大屬風成癲, 悉皆治之. 生地黃四兩焙乾天門冬四兩去心枳殼二兩麩炒去穰甘菊花二兩去枝. 右同скотний細末, 煉蜜爲丸, 如桐子大,

茶淸送下百丸, 溫酒亦可食後.《宣明論》煎厥之證, 陽氣煩勞積於夏, 令人熱厥, 目盲不可視, 耳閉不可聽也. 人參散主之, 治煎厥氣逆, 頭目昏憒, 聽不聞, 目不明, 七氣善怒. 人參遠志去心赤茯苓去皮防風去蘆各二兩芍藥麥門冬去心陳皮去白白朮各一兩. 右爲末, 每服三錢, 水一盞半, 煎至八分, 去滓溫服, 不計時.《直指方》治肝腎風虛, 瞳人帶靑, 潤澤臟腑, 洗垢開光, 能驅風明目. 眞杏仁水浸五枚, 去皮尖, 五更初, 就床端坐, 勿言勿唾, 息慮澄神, 嚼杏仁一粒勿嚥, 逐一細嚼, 至五枚, 候津液滿口, 分爲三嚥, 直入肝腎, 惟在久而成功.《簡易方》加減駐景圓, 治肝腎氣虛, 兩目昏暗, 視物不明. 車前子炒五味子枸杞子各二兩熟地黃當歸去尾各五兩楮實無瞖膜則勿用川椒炒出火毒各一兩菟絲子酒製半斤. 右爲末, 蜜糊圓, 如桐子大, 每服三十圓, 食前溫酒鹽湯任下.《外臺祕要》補肝散 治三十年失明. 蒺藜子七月七日收, 陰乾擣散, 食後水服, 方寸匕. 治積年失明, 不識人. 決明子二合杵散, 食後, 以粥飮服, 方寸匕.《崔元亮海上方》治眼暗不見物, 冷淚浸淫不止, 及靑盲, 天行目暗等. 西國草卽蓬虆日暴乾, 擣令極爛, 薄綿裹之, 以飮男乳汁中浸, 如人行八九里久, 用點目中卽仰臥, 不過三四日, 視物如少年, 禁酒油麪.《抱朴子》云, 能夜視有所見. 蕪菁子大醋煮令熟, 日乾爲末, 井花水, 方寸匕, 日三盡一斗.《藥性論》鹽, 空心揩齒, 少時吐水掌中, 洗眼, 夜見小字, 良.《食醫心鏡》利肺氣和中, 明目止痛. 薺苨蒸切, 作羹粥食之, 薺苨亦得. 理眼暗, 補不足. 蕙實大半升爲末, 每度取一匙頭, 水二升, 煮取一升半, 濾去滓, 着米, 煮粥食之, 久食良. 又蜜和丸, 如梧子大, 食後米飮, 服一二十丸, 日二三服, 亦甚明目.《聖惠方》蔓菁子粥 補中明目, 利小便. 蔓菁子二合粳米三合. 右擣碎, 入水二大盞, 絞濾取汁, 着米煮粥, 空心食之.《居家必用》 補肝猪肝羹, 治老人肝臟虛弱, 遠視無力. 猪肝 一具細切去筋膜蔥白 一握去鬚切鷄子三枚. 右以豉汁中, 煮作羹, 臨熟打破鷄子, 投在內食之. 烏鷄肝粥, 治老人肝臟風虛, 眼暗. 烏鷄肝, 一具細切, 以豉汁和米, 作羹粥食之. 蒼耳子粥, 治老人目暗不明. 蒼耳子 半兩粳米半升. 右擣蒼耳爛, 以水二升, 絞濾取汁, 和米煮粥食之, 或作散煎服.《三和子方》治眼暗. 生地黃切一升糯米三升. 右爛蒸, 苦酒漬服.《本朝經驗》治眼暗. 桑灰汁洗之, 卽明.

《證治准繩》

○ 論目昏花. 運氣目昏有四, 一曰風熱. 經云, 少陽司天之政, 風熱參布, 雲物沸騰, 太陰橫流, 寒乃時至, 往複之作, 民病瞥瞥. 此風熱參布目昏也. 二曰熱. 經

云, 少陰在泉, 熱淫所勝, 病目瞑. 治以鹹寒. 此熱勝目昏也. 三日風. 經云, 歲水不及, 濕乃大行, 複則大風暴發, 目視䀮䀮. 此風勝目昏也. 四日燥. 經云, 陽明司天, 燥淫所勝, 目昧眥瘍. 治以苦熱是也. 經云, 肝虛則目䀮䀮無所見, 耳㶌㶌無所聞, 善恐, 如人將捕之狀. 海藏云, 目瞑, 肝氣不治. 鎮肝明目, 羊肝丸補肝散養肝丸. 許學士云, 《素問》日, 久視傷血, 血主肝. 故勤書則傷肝, 主目昏. 肝傷則自生風, 熱氣上騰致目昏. 亦不可專服補藥, 但服益血鎮肝明目藥自愈. 經云, 膽移熱於腦, 則辛頞鼻淵, 傳爲衄衊瞑目.《千金方》用牛膽浸槐子, 陰乾百日, 食後每日吞一枚, 可以治之. 經云, 腎足少陰之脈, 是動則病, 坐而欲起, 目䀮䀮如無所見. 又云, 少陰所謂起則目䀮䀮無所見者, 陰內奪故目䀮䀮無所見也. 此蓋房勞目昏也. 左腎陰虛, 益本滋腎丸六味地黃丸. 右腎陽虛, 補腎丸八味地黃丸. 劉河間云, 目昧不明, 熱也. 然玄府者, 無物不有, 人之臟腑皮毛肌肉筋膜骨髓爪牙, 至於世之萬物, 盡皆有之, 乃氣出入升降之道路門戶也. 人之眼耳鼻舌, 身意神識, 能爲用者, 皆升降出入之通利也. 有所閉塞者, 不能爲用. 若目無所見, 耳無所聞, 鼻不聞臭, 舌不知味, 筋痿骨痺, 爪退齒腐, 毛發墮落, 皮膚不仁, 腸胃不能滲泄者, 悉由熱氣怫鬱, 玄府閉密, 而致氣液血脈榮衛精神, 不能升降出入故也. 各隨鬱結微甚, 而爲病之重輕, 故知熱郁於目, 則無所見也. 故目微昏者, 至近則轉難辨物, 由目之玄府閉小, 如隔帘視物之象也. 或視如蠅翼者, 玄府有所閉合者也. 或目昏而見黑花者, 由熱氣甚而發之於目, 亢則害, 承乃製, 而反出其淚泣, 氣液睞之, 以其至故, 故雖微而亦見如黑花也. 婁全善日, 誠哉, 河間斯言也. 目盲耳聾, 鼻不聞臭, 舌不知味, 手足不能運用者, 皆由其玄府閉塞, 而神氣出入升降之道路不通利. 故先賢治目昏花, 如羊肝丸, 用羊肝引黃連等藥入肝, 解肝中諸郁. 蓋肝主目, 肝中郁解, 則目之玄府通利而明矣. 故黃連之類, 解郁熱也. 椒目之類, 解濕熱也. 芫蔚之類, 解氣鬱也. 芎歸之類, 解血郁也. 木賊之類, 解積郁也. 羌活之類, 解經郁也. 磁石之類, 解頭目郁, 墜邪氣使下降也. 蔓菁下氣通中, 理亦同也. 凡此諸劑, 皆治氣血鬱結目昏之法, 而河間之言, 信不誣矣. 至於東垣丹溪治目昏, 用參 補血氣, 亦能明者, 又必有說通之. 蓋目主氣血, 盛則玄府得利, 出入升降而明, 虛則玄府無以出入升降而昏, 此則必用參 四物等劑, 助氣血營運而明也. 倪仲賢論氣爲怒傷散而不聚之病曰, 氣陽物, 類天之雲霧, 性本動. 聚其體也, 聚爲陰, 是陽中之陰, 乃離中有水之象, 陽外陰內故聚也. 純陽故不聚. 不聚則散, 散則經絡不收.

經日, 足陽明胃之脈, 常多氣多血. 又日, 足陽明胃之脈, 常生氣生血. 七情內傷, 脾胃先病. 怒, 七情之一也. 胃病脾病, 氣亦病焉. 陰陽應象大論日, 足厥陰肝主目, 在志爲怒, 怒甚傷肝傷脾胃, 則氣不聚, 傷肝則神水散, 何則. 神水, 亦氣聚也. 其病無眵淚痛癢羞明緊澀之証, 初但昏如霧露中行, 漸空中有黑花, 又漸睹物成二體, 久則光不收, 遂爲廢疾. 蓋其神水漸散而又散, 終而盡散故也. 初漸之次, 宜以千金磁朱丸主之, 鎮墜藥也. 石斛夜光丸主之, 羨補藥也. 益陰腎氣丸主之, 壯水藥也. 有熱者, 滋陰地黃丸主之. 此病最難治, 餌服上藥, 必要積以歲月, 必要無飢飽勞役, 必要驅七情五賊, 必要德性純粹, 庶幾易效. 不然必廢, 廢則終不複治. 久病光不收者, 亦不複治. 一証因爲暴怒, 神水隨散, 光遂不收, 都無初漸之次, 此一得永不複治之証也. 又一証爲物所擊, 神水散, 如暴怒之証, 亦不複治, 俗名爲青盲者是也. 世病者多不爲審, 第日目昏無傷, 始不經意, 及成, 世醫亦不識, 直日熱致, 竟以涼藥投, 殊不知涼藥又傷胃. 況涼爲秋爲金, 肝爲春爲木, 又傷肝矣. 往往致廢而後已. 病者不悟藥之過, 猶諉之曰命也. 醫者亦不自悟, 而曰病拙, 悲夫.

《審視瑤函》

○ 目昏. 經云, 腎足少陰之脈, 動則病生, 目䀮䀮如無所見. 又云, 少陰病目䀮䀮無所見者, 陰內奪, 故目䀮䀮無所見也, 此蓋房勞目昏也. 左腎陰虛, 右腎陽虛. 劉河間日, 目昧不明, 熱也. 然玄府者, 無物不有, 人之髒腑皮毛, 肌肉筋膜, 骨髓爪牙, 至於世人萬物, 盡皆有之, 乃氣出入升降之道路門戶也. 人之眼耳鼻舌身意, 神識能爲用者, 皆升降出入之通利也, 有所閉塞者, 不能爲用也. 目無所見, 耳無所聞, 鼻不知臭, 舌不知味, 筋痿骨痺, 爪退齒腐, 毛髮墮落, 皮膚不仁, 腸胃不能滲洩者, 悉由熱氣怫鬱, 玄府閉塞, 而致氣液血脈, 榮衛精神, 不能升降出入故也. 各隨鬱結微甚, 而爲病之重輕. 故知熱鬱於目, 則無所見也, 故目微昏者, 至近則轉難辨物, 由目之玄府閉小, 如隔簾視物之象也. 或視如蠅翼者, 玄府有所閉合者也. 或目昏而見黑花者, 由熱氣甚而發之於目. 亢則害, 承乃制, 而反出其淚泣氣液睞之, 以其至近, 故雖微而亦見如黑花也. 樓全善日, 誠哉!河間斯言也, 目盲耳聾, 鼻不聞臭, 舌不知味, 手足不能運用者, 皆由玄府閉塞, 而神氣出入升降之道路不通故也. 故先賢治目昏花, 如羊肝丸用羊肝引黃連等藥入肝, 解肝中諸鬱. 蓋肝主目, 肝中鬱解, 則目之玄府通利而明矣. 故黃連之類, 解鬱熱也. 椒目之類解濕熱也. 芫蔚之類, 解氣鬱也. 芎歸之類, 解血鬱也. 木賊之類, 解積鬱也. 羌活之類解經鬱也. 磁石之類, 解頭目鬱. 墜邪氣使下降也, 蔓菁下氣通中, 理亦同也. 凡此諸劑皆治氣血鬱結目昏之法, 而河間之言, 信不誣矣. 至於東垣丹溪治目昏, 用蔘芪補血氣亦能明矣. 又必有說通之. 蓋目主氣血, 盛則玄府得通利, 出入升降而明, 虛則玄府不能出入升降而昏. 此則必用蔘芪四物湯等劑, 助氣血營運而明也.

《동의보감》

○ 眼昏. 五藏精明, 聚於目, 目睛全則目明. 得效. 夫精明者, 所以視萬物別白黑審長短, 以長爲短以白爲黑. 如是則精衰矣. 內經. 足少陰之脈病, 目䀮䀮無所見. 靈樞. 肝虛則目䀮䀮無所見. 內經. 靈樞曰, 氣脫者, 目不明難. 經曰, 脫陰者, 目盲. 夫陰陽合傳而爲精明, 氣血不足則目昏, 視物不明見黑花者, 腎氣弱也. 保命. 目昧不明熱也. 然玄府者無物不有. 人之藏府皮毛肌肉筋膜骨髓爪牙, 盡皆有之. 乃氣出入升降之道路門戶也. 有所閉塞不能爲用者, 悉由熱氣怫鬱, 玄府閉密而致. 氣液血脈榮衛精神, 不能升降出入故也. 各隨鬱結微甚而爲病之輕重, 故知熱鬱於目, 則無所見也. 或目昏而見黑者者, 由熱氣甚而發之於目也. 河間. 目昏者熱甚也. 傷寒熱極則, 目盲不識人. 目微昏者, 至近則轉難辨物, 或如隔簾視, 或視如蠅翅, 或見黑花, 皆目之玄府閉密 而榮衛精神不能升降故也. 入門. 凡人目暴不見物, 皆是氣脫. 用人蔘膏方則氣門以補之, 血藥以行之. 丹心. 久病昏暗者, 腎藏眞陰之虛也. 回春. 眼昏, 宜駐景元加減駐景元方並見上滋陰地黃元方見上加味磁朱丸四物五子元蔓菁子丸還睛丸方見下. 傷寒熱病後目昏或生腎膜, 宜服石決明散方見上. 點春雪膏方見下, 婦人眼昏, 宜服抑靑明目湯. 人蔘膏, 治元氣虛乏, 精神短少, 言語不接, 能回元氣有無何有之, 鄕王道也. 人蔘一斤切片, 砂鍋內水浮藥一指, 文武火煎, 乾一半, 傾在別處. 又將渣, 如前煎三次, 嚼蔘無味, 乃止. 却將前汁, 入鍋內熬成膏, 隨時服日服五六匙. 有肺火與天門冬對用甚妙. 入門. 人蔘, 治肺陽氣不足. 能補氣促短氣少氣. 非升麻爲引則, 不能補上升之氣. 升麻一分人蔘三分, 爲相得也. 若補下焦元氣, 瀉腎中火邪, 茯苓爲之使. 東垣. 駐景元加減駐景元滋陰地黃丸, 三方並見上內障. 加味磁朱丸, 治眼昏久服能明目百歲可讀細書. 磁石煅醋淬七次細末水飛二兩朱砂硏水飛一兩沈香五錢. 右爲末神麯末二兩作糊和丸梧子大, 鹽湯或米飮下三五十丸空心. 磁石法水入腎, 朱砂法火入心, 沈香升降水火. 直指. 一名神麯丸, 一方加夜明砂一兩. 四物五子元, 治眼昏. 當歸川芎熟地黃白芍藥枸杞子覆盆子地膚子兔絲子車前子各等分. 右擣作末蜜丸梧子大, 空心鹽湯下五七十丸. 蔓菁子丸, 治眼昏. 蔓菁子五味

子枸杞子地膚子靑箱子決明子楮實子茺蔚子兔絲子各一兩. 右爲末蜜丸梧子大, 空心酒下五七十丸. 集成. 還睛丸, 方見上高風雀目, 方見下通治眼病藥. 石決明散方, 見上肝臟積熱. 春雪膏, 方見下點眼藥. 抑靑明目湯, 治婦人怒氣傷肝, 眼目昏暗如雲霧中. 當歸白芍藥生乾地黃白朮赤茯苓陳皮半夏草龍膽柴胡黃連梔子牧丹皮白豆蔲甘草各七分. 右剉作一貼入薑三棗二, 水煎服. 醫鑑.

○ 老人眼昏. 人年老而目昏者, 血氣衰而, 肝葉薄膽汁減, 而目乃昏矣. 脈訣. 童子水在上, 故視明瞭. 老人火在上, 故視昏睡. 入門. 老人眼昏, 宜還睛丸方見通治. 夜光育神丸明眼地黃丸滋陰地黃丸方見上. 呂仙翁方, 勞傷昏暗, 宜益氣聰明湯. 還睛丸, 治遠近一切目疾, 內外腎膜, 攀睛努肉, 爛弦風眼, 及年老虛弱目昏多眵, 迎風冷淚, 視物昏花, 久成內障. 此藥最能降火升水, 可宜久服夜, 能讀細字. 天門冬麥門冬生乾地黃熟地黃各三兩知母酒炒二兩人蔘地骨皮肉蓯蓉酒浸牛膝杜冲酒炒石斛杏仁各一兩半當歸酒洗白茯苓山藥蒸兔絲子酒製黃柏酒炒枳殼甘菊酒洗靑箱子草決明白蒺藜羚羊角屑各一兩防風犀角各八錢川芎五味子黃連甘草灸各七錢. 右爲末蜜丸梧子大, 空心鹽湯下百丸. 醫鑑. 夜光育神丸, 治老人眼昏. 熟地黃生乾地黃遠志牛膝兔絲子枸杞子甘菊枳殼地骨皮當歸各等分. 右爲末蜜丸梧子大, 空心酒下五七十丸. 養老. 明眼地黃丸, 治老人冷淚昏花. 熟地黃生乾地黃各四兩石斛甘菊防風枳殼各一兩牛膝七錢半杏仁五錢. 右爲末蜜丸梧子大, 空心溫酒或鹽湯下五七十丸. 得效. 呂仙翁方, 治老人內障昏暗. 熟地黃川椒微炒甘菊各等分. 爲末蜜丸梧子大, 空心鹽湯下五七十丸. 昔有老人常供雲水, 遇一道人款迎數日. 臨別見老人目昏多淚, 因寄此方. 服之神效. 醫說. 益氣聰明湯, 治老人勞傷虛損, 耳鳴眼昏. 久服無內障昏暗耳鳴耳聾之證. 又令精神爽快, 飮食倍增, 耳目聰明. 甘草灸一錢二分人蔘黃芪各一錢升麻葛根各六分蔓荊子三分白芍藥黃柏酒炒各二分. 右剉作一貼水煎朝夕服. 得睡更妙. 丹心.

2) 肝風目暗

《諸病源候論》

○ 二十五·目黑候. 目黑者, 肝藏故也. 目是臟腑之精華, 肝之外候, 而肝藏血. 腑臟虛損, 血氣不足, 故肝虛不能榮受於目, 致精彩不分明, 故目黑.

《祕傳眼科龍木論》

○ 二十三·肝風目暗內障. 此眼初患之時, 眼朦昏暗, 並無赤痛, 內無翳膜. 此是腎髒虛勞, 肝氣不足. 眼前多生花, 數般形狀, 或黑或白, 或黃或靑. 如此患者,

切忌房室, 如夜看細書, 亦恐失明也. 見一物面形難辨, 後亦變爲靑盲. 急宜補治五䑋, 可得疾退. 宜服補肝散 山藥丸, 立效. 詩日, 朦朧遠視不分明, 赤痛前無淨黑 睛, 下冷肝虛元氣乏, 眼前花見數般形, 臨時辭卻陰陽 事, 晝畫裁縫且慢停, 不是醫家穿鑿說, 古來聖者說章 程, 有時一物睹爲二, 心緖多饒妄與驚, 急服車前丸及 散, 免敎久後變靑盲. 補肝散, 羚羊角防風各二兩羌活 車前子人蔘茯苓細辛玄蔘黃芩各三兩半. 上爲末, 食後 米飮湯調下一錢. 山藥丸, 乾山藥干地黃人蔘茯苓防風 澤瀉各一兩. 上爲末, 煉蜜爲丸如桐子大, 空心茶下十 丸.

《銀海精微》

○ 肝風目暗疼痛. 此症肝風目暗者, 乃是肝腎虛勞, 肝 氣不足, 血虛故也. 不時疼痛, 擧發無時, 痛則惟眼珠 墜痛, 頗有赤澁淚出, 看物依稀, 眼前多見花發數般, 或黃或白或黑, 見一物如見兩般形狀不淸, 療治恐損眼 也. 此症實有內外相兼病也, 非徒治外, 而不治內曷濟 哉. 內則白蒺藜散, 外則陰二陽八丹, 調乳汁點二三 夜, 點一次加片腦少許, 洗以黃菊花赤芍藥側柏葉秦皮 白芷川芎. 更加忌口, 五辛諸熱物莫吃. 補肝活血散 虛 者宜服. 藁本白芷石決明天麻防風細辛羌活黃耆菊花當 歸生地黃黃連上各等分. 水煎服. 補腎丸, 治目暗疼痛, 恐變成黑風內障, 先宜服之. 澤瀉去土細辛去苗菟絲子 酒浸焙乾五味子炒各一兩茺蔚子焙二兩山藥一兩五熟地 黃焙二兩. 上爲末, 硏勻, 煉蜜爲丸, 如梧桐子大. 每 服二十丸, 空心鹽湯下. 白蒺藜散, 蒺藜菊花蔓荊子草 決明甘草連翹靑葙子上各等分. 水煎食後溫服.

《동의보감》

○ 肝虛目暗. 遠視不明, 眼前花子頻起, 皆目赤痛, 有 時看一成二, 宜補肝散. 得效. 與眼暗叅看. 補肝散, 治圓瞖在黑珠上, 昏花. 柴胡一錢半白芍藥一錢熟地黃 白茯苓甘菊細辛甘草各七分栀子仁防風各五分. 右剉作 一貼水煎服. 得效.

《張氏醫通》

○ 肝風目暗証. 肝腎虛熱生風, 疼痛擧發無時, 眼睛 墜疼, 頗有赤澁淚出, 眼前多花發, 一物如見兩般. 白 蒺藜散還睛丸選用.

3) 肝虛雀目
《諸病源候論》

○ 十六·雀目候. 人有晝而睛明, 至暝則不見物, 世謂 之雀目. 言其如鳥雀, 暝便無所見也.

《祕傳眼科龍木論》

○ 二十一·肝虛雀目內障. 此眼初患之時, 愛多癢或澁, 發歇, 時時暗也. 後極重之時, 惟昏黃不見, 惟視直下

之物. 宜服洗肝湯瀉肝湯即瘥. 詩日, 雀目雖輕不可欺, 小兒患者作疳翳, 大人肝虛虛勞事, 更被風來助本基, 花發眼前隨自見, 不憂後患即無知, 年深自必亡雙目, 欲觀三光後世稀. 洗肝湯, 大黃車前子玄蔘黃芩細辛芫蔚 子各二兩. 上搗羅爲末, 以水一盞, 散五分, 入黑豆三 七粒, 煎至五分, 去黑豆, 空心下一服, 臨臥一服. 瀉 肝湯, 黃芩防風各二兩芍藥桔梗芒硝大黃各二兩. 上搗 羅爲末, 以水一盞, 散半錢, 煎至五分, 食前去渣溫服.

《銀海精微》

○ 黃昏不見. 人之兩目, 至日落西之時, 漸漸不見, 亦 系內障, 俗謂之雞蒙眼也. 此乃腎之虛也. 眼眶屬於竅 門, 乃歸腎而爲主, 腎虛則眼目昏, 或貪淫樂欲酒色過 度, 使腎臟衰憊, 稟受天眞不全, 精神短少, 致瞳仁神 腎水不淸, 故目之無光也. 治之須有還睛補腎, 看人老 少虛實, 斟酌藥餌以平之, 飮食以補之, 戒色斷怒, 使 會陰水自然明矣. 還睛補腎丸, 治內障方在目暗生花症 內. 補腎明目丸, 治諸內障, 欲變五風, 變化視物不明. 川芎當歸熟地黃菊花山藥知母石菖蒲黃柏靑鹽遠志白蒺 藜川巴戟五味子白芍藥桑螵蛸茺蔚子菟絲子靑葙子密 蒙花枸杞子肉蓯蓉石決明. 上爲末, 煉蜜爲丸, 如梧桐 子大. 每服四十丸, 空心鹽湯下. 十味還睛丸, 治下元 虛憊, 一切內障. 防風羌活密蒙花靑葙子川芎蒺藜甘草 白朮木賊菟絲子酒浸三宿生用焙乾. 上爲末, 煉蜜爲丸, 如梧桐子大. 每服二十丸, 空心鹽湯下.

《世醫得效方》

○ 肝虛雀目·二十一, 雀目者, 肝臟虛勞, 時時花起, 或時頭疼, 年深則雙目盲. 小兒患者, 因疳得之.

《鄕藥集成方》

○ 眼雀目. 《聖惠方》論日, 夫人有晝而精明, 至暝則 不見物者, 世謂之爲雀目, 言其如鳥雀之暝, 便無所見 也. 《聖惠方》治雀目, 不計大人小兒, 久患不差. 黃芩 穀精草蛤粉羚羊角屑各半兩. 右搗細羅爲散, 每於食後, 以溫水, 調下一錢. 又方, 細辛地膚子決明子松脂各二 兩. 右搗細羅爲散, 每於食後, 以竹葉湯調下一錢. 又 方, 決明子二兩地膚子一兩. 右搗細羅爲散, 每於食後, 以淸粥飮, 調下一錢. 老栢皮散, 治眼雀目, 至暮無所 見. 老栢白皮剉地膚子各二兩烏梅肉微炒細辛各一兩. 右搗細羅爲散, 每於食後, 以溫水, 調下二錢.又方 猪 肝一具細切, 以米泔一斗, 煮令熟, 置一小口器內, 及 熱開目, 就上熏之, 甚效. 抵聖散, 治雀目, 不計日月. 蒼朮二兩. 擣細羅爲散, 每服一錢, 不計猪羊子肝一箇, 用竹刀子批破, 摻藥在內, 却用麻線纏定, 用粟米泔一 大盞, 煮熟爲度, 令患人先熏過眼, 後藥氣絕, 卽喫之, 每日未發前服. 《千金方》治雀目術. 令雀目人, 至黃昏

時, 看雀宿處, 打令驚起雀飛, 乃呪曰: 紫公紫公, 我還汝盲, 汝還我明, 如此日日瞑三過作之, 眼卽明, 曾試有驗.《烟霞聖效方》治雀目, 夜不覩光明.黃芩不以多少爲末, 每服三錢, 猝子宗反, 雄猪或猪肝五六兩, 竹篦批開, 摻藥在內, 以麻繫定, 砂鍋內, 淘米泔煮就湯, 熏眼. 三兩遍, 肝熟取出, 和湯都作一服, 仰面露搭, 其眼次日後明, 累經神驗.《肘後方》療雀目. 鯉魚膽及腦傅之, 燥痛卽明.《集驗方》治雀目如神.黃蠟不以多少, 器內熔成汁, 取出入蛤粉, 相和得所成毬音求, 毛丸擊以爲戱, 每用以刀子, 切下二錢, 以猪肝二兩批開, 摻藥在內, 麻繩扎定, 水一椀, 同入銚子內, 煮熟取出, 乘熱熏眼, 至溫冷, 幷肝食之, 日二以平安爲度.《本朝經驗》治雀目. 栢實取油, 納眼中, 以差爲度. 治時行眼疾, 夜目不見, 通用. 青魚蒸乘熱熏之, 蒸肉食之良.

《동의보감》
○ 肝虛雀目. 雀目者, 日落卽不見物也. 綱目. 因肝虛血少, 時時花起, 或時頭疼, 年深則雙目盲, 小兒因疳得之. 宜蛤粉丸. 得效. 小兒肝疳雀目, 宜風疳丸. 入門. 晝明晩暗, 謂之雀目, 言如鳥雀之瞑, 便無所見也. 類聚. 雀目, 宜雀盲散. 直指. 雀頭取血點眼中卽效. 羊肝淡煮食之亦佳. 本草. 治鷄盲雀目, 用鮮地黃炒猪肝食之. 種杏. 牛肝作膾食之妙. 俗方. 蛤粉丸, 治雀目. 蛤粉黃蠟等分. 熔蠟搜粉爲丸如棗大, 猪肝一片二兩許批開, 裊藥一丸麻線纏, 水一椀煮熟取出, 乘熱熏眼, 至溫吃肝以愈爲度. 綱目. 風疳丸, 治小兒肝疳, 雀目. 靑黛黃連天麻五靈脂夜明砂川芎蘆薈各二錢草龍膽防風蟬殼各一錢半全蝎二枚乾蟾頭三錢. 右爲末猪膽汁浸, 糕和丸麻子大, 薄荷湯下十丸. 入門. 雀盲散, 治雀目, 夜不見物. 雄猪肝竹刀批開, 納夜明砂扎縛, 煮米泔中至七分熟, 取肝細嚼以汁送下. 直指. 治雀目, 獖猪肝煮熟, 和夜明砂作丸服. 入門.

《醫宗金鑒》《眼科心法要訣》
○ 雀目內障歌, 雀目內障多癢澀, 暮暗朝明與雀同, 黃昏視下難見上, 肝風邪火障雙瞳. 洗肝散用車前子, 柴胡芩細玄蔘芄, 瀉肝湯裡硝黃芍, 桔梗黃芩與防風. 洗肝散方, 車前子一錢柴胡一錢五分黃芩一錢細辛五分玄蔘一錢芄蔚二錢. 上爲粗末, 以水二盞, 黑豆三七粒, 煎至一盞, 去黑豆, 空心溫服. 雀目瀉肝湯方, 芒硝大黃白芍藥桔梗各一錢黃芩防風各二錢. 上爲粗末, 以水二盞, 煎至一盞, 食前, 去渣溫服. 註, 雀目內障, 患時暮暗朝明, 多癢多澀, 發作不常, 或明或暗, 夜中惟能視直下之物, 而不能視上, 乃肝風邪火上衝於目, 致成內障. 宜服洗肝散先清虛熱, 後服瀉肝湯, 以瀉其實邪也.

《顧松園醫鏡》
○ 決明夜靈散, 治目至夜則昏, 雖有燈月, 亦不能睹, 俗名雀盲. 石決明, 鹹寒入血除熱, 入腎補陰. 夜明砂, 辛寒, 乃蚊蚋之眼, 夜視光明, 故主明目, 取其氣類相從也. 另硏各二錢. 猪肝或羊肝, 導引入肝, 一兩. 將肝用竹刀切作二片, 以二藥末鋪於一片, 上以一片合之, 用麻皮纏定, 勿令藥泄出. 用米泔水一大碗, 沙鍋內煮至半碗. 臨臥連肝藥汁盡食之. 忌犯鐵器.

4) 高風雀目
《祕傳眼科龍木論》
○ 二十二·高風雀目內障, 此眼初患之時, 肝有積熱衝, 腎髒虛勞. 亦兼患後風衝, 肝氣不足, 致患此疾. 與前狀不同, 見物有別. 惟見頂上之物, 然後爲靑盲. 宜服補肝散還睛丸卽瘥. 詩曰, 雀目前篇已辨根, 此篇何要再三論, 直緣病狀同中異, 爲是高風要別陳, 一種黃昏無所見, 若觀天象總難分, 多年瞳子如金色, 欲識高風只是眞, 兩目初醫何藥妙, 卓肝入口火燃薪, 風勞更若除根本, 永保千秋共萬春. 補肝散, 人蔘茯苓車前子川大黃黃芩各一兩五味子防風各二兩玄蔘二兩半. 上爲末, 以水一盞, 散一錢, 煎至五分, 去渣溫服. 還睛丸, 人蔘細辛茯苓木香知母 芎藭各一兩石決明茺蔚子各二兩. 上爲末, 煉蜜爲丸如桐子大, 空心茶下十丸.

《世醫得效方》
○ 高風雀目·二十二, 雀目二證, 病狀雖同, 中有異處. 蓋高風纔至黃昏便不見, 經年瞳子如金者卽此也. 前件二證, 均不可治.

《證治准繩》
○ 雀盲. 俗稱也, 亦曰雞盲, 本科曰高風內障, 至晚不明至曉複明也. 蓋元陽不足之病, 或曰旣陽不足, 午後屬陰, 何未申尚見. 子後屬陽, 何丑寅未明. 日午後雖屬陰, 日陽而時陰, 陽分之陰, 且太陽明麗於天, 目得其類故明. 至酉日沒, 陰極而瞑, 子後雖屬陽, 夜陰而時陽, 陰分之陽, 天地晦黑, 理之當瞑. 雖有月燈而不見者, 月陰也, 燈亦陰也, 陰不能助內之陽, 病輕者視亦稍見, 病重者則全不見. 至寅時陽盛, 日道氣升而稍明, 卯時日出如故. 若人調養得宜, 神氣融和, 精血充足, 陽光複盛, 不治自愈. 若不能愛養, 反致喪眞, 則變爲靑盲內障, 甚則有陰陽乖亂, 痞塞關格, 爲中滿而死者. 食以牛猪之肝, 治以補氣之藥卽愈, 益見其元氣弱而陽不足也. 倪仲賢論陽衰不能抗陰之病, 或問曰, 人有晝視通明, 夜視罔見, 雖有火光月色, 終不能睹物者何也. 答曰, 此陽衰不能抗陰之病, 諺所謂雀盲者也. 黃帝生氣通天論曰, 自古通天者, 生之本, 本於陰陽.

부록-視衣內障

天地之間, 六合之內, 其氣九州九竅, 五臟十二節, 皆通乎天氣. 又曰, 陰陽者, 一日而主外, 平旦人氣生, 日中而陽氣隆, 日西而陽氣已虛, 氣門乃閉. 又曰, 陽不勝其陰, 則五臟氣爭, 九竅不通是也. 問曰, 陽果何物耶. 答曰, 凡人之氣, 應之四時者, 春夏爲陽也. 應之一日者, 平旦至昏爲陽也. 應之五臟六腑者, 六腑爲陽也. 問曰, 陽何爲而不能抗陰也. 答曰, 人之有生, 以脾胃中州爲主也. 靈蘭祕典曰, 脾胃者, 倉廩之官, 在五行爲土, 土生萬物, 故爲陽氣之原. 其性好生惡殺, 遇春夏乃生長, 遇秋冬則收藏. 或有憂思恐怒勞役飢飽之類, 過而不節, 皆能傷動脾胃. 脾胃受傷, 則陽氣下陷, 陽氣下陷, 則於四時一日五臟六腑之中陽氣皆衰, 陽氣既衰, 則於四時一日五臟六腑之中陰氣獨盛, 陰氣既盛, 故陽不能抗. 問曰, 何故夜視罔見. 答曰, 目爲肝, 肝爲足厥陰也. 神水爲腎, 腎爲足少陰也. 肝爲木, 腎爲水, 水生木, 蓋亦相生而成也. 況怒傷肝, 恐傷腎, 肝腎受傷, 亦不能生也. 晝爲陽, 天之陽也. 晝爲陽, 人亦應之也. 雖受憂思恐怒勞役飢飽之傷, 而陽氣下陷, 遇天之陽盛陰衰之時, 我之陽氣雖衰, 不得不應之而升也, 故猶能晝視通明. 夜爲陰, 天之陰也. 夜爲陰, 人亦應之也. 既受憂思恐怒勞役飢飽之傷, 而陽氣下陷, 遇天陰盛陽衰之時, 我之陽氣既衰, 不得不應之而伏也, 故夜視罔所見也. 問曰, 何以爲治. 答曰, 鎭陰升陽之藥, 決明夜靈散主之. 《三因》蛤粉丸.《千金方》地膚子五錢, 決明子一升, 二味爲末, 以米飮汁和丸. 食後服二十丸至三十丸, 日日服至瘥止. 蒼朮四兩, 米泔水浸一宿, 切作片, 焙乾爲末. 每服三錢. 猪肝二兩, 批開, 摻藥在內, 用麻線縛定, 粟米一合, 水一碗, 砂鍋內煮熟熏眼, 候溫臨臥服大效. 又方, 蒼朮一兩. 擣羅爲末. 每服一錢, 不計候.

《동의보감》
○ 高風雀目. 與前證雖同, 但纔至黃昏便不見物, 經年瞳子如金色, 名曰黃風不治. 得效. 雀目之證, 暮則不見物, 至曉復明何也. 曰肝虛也. 經曰目得血而能視, 肝既無血則, 目瞀而不明矣. 其暮暗而曉復明者何也. 曰木生於亥而旺於卯絶於申, 至於酉戌之時木氣衰甚故暝. 至於卯之分木氣稍盛而目復明矣. 曰雀目終變爲黃脹而死何也. 曰木絶於申, 乃水土長生之地, 木衰而土盛故, 變爲黃脹. 宜平肝散, 方見內傷以平土虛. 四物湯, 方見血門以補肝虛. 正傳. 高風雀目, 宜還睛丸. 類聚. 還睛丸, 治高風雀目, 漸成內障. 石決明煅硏水飛覆盆子茺蔚子各二兩槐實炒人參細辛防風白茯苓甘菊栢子仁川芎各一兩. 右爲末蜜丸梧子大, 溫水下三十丸. 類聚.

《審視瑤函》
○ 高風俗號是雞盲, 爲類朱雞夜不明, 因損元陽眞氣弱, 亦能致禍勿言輕. 能知變理, 不治自寧, 不知戒忌, 何止雙目. 陰陽痞塞爲中滿, 不久魂飛入北溟. 此症俗呼爲雞盲, 本科曰高風障, 至晩不明, 至曉復明也. 蓋元陽不足之病, 或曰既陽不足. 午後屬陰, 何未申尙見, 子後屬陽, 何醜寅未明. 曰午後雖屬陰, 日陽而時陰, 陽分之陰. 且太陽明麗於天, 日並其類, 故明. 至酉日沒, 陰極而暝, 子後雖屬陽, 夜陰而時陽, 陰分之陽, 天地晦黑之理, 當暝. 雖有燈月而見不明者, 病亦至甚. 月太陰, 燈亦屬陰, 不能助內之陽. 病輕者視亦稍見, 至寅時陽盛, 日之陽升, 故少明, 卯時日出而明如故. 若人調養得宜, 神氣融和, 精血充足, 而陽光盛, 不治自愈. 若不能保養, 反致喪眞, 則有變爲靑盲內障, 甚則有陰陽乖亂, 而痞塞關格, 爲中滿而死者, 食之以肝, 治之以補陽藥, 即愈, 益見其眞元氣弱, 而陽不足也. 宜服人蔘補胃湯, 治勞役所傷, 飮食不節, 內障昏暗. 蔓荊子一錢二分黃芪蜜制人蔘各一錢甘草炙八分白芍藥炒黃柏酒炒各七分. 上銼劑, 白水二鐘, 煎至八分, 去滓, 食遠溫服, 臨臥再服. 兩目廣大, 視物如童, 時覺兩腳踏地, 不知高下. 蓋冬天多服升陽藥故也. 病減住服, 候五七日再服, 此藥春間服, 乃時藥也. 補中益氣湯, 治兩目上哺緊澁, 不能瞻視, 乃元氣下陷. 並治任務勞力, 讀書雋刻, 勤苦傷神, 飢飽失節, 此數者俱發目赤頭疼, 寒熱交作, 身強體痛. 若勞極複感風寒, 則頭疼如破, 全似外感傷寒之症, 誤用發表之藥, 鮮不傷人, 故東垣先生發內外傷辨, 首用此方, 取濟甚衆. 當歸身酒洗白朮土炒陳皮各錢半人蔘二錢炙甘草升麻柴胡各一錢黃芪蜜制三錢. 上銼劑, 白水二鐘, 姜一片, 棗三枚, 煎, 食後熱服. 按, 中氣者, 脾胃之氣也. 五臟六腑百骸九竅皆受氣於脾胃而後治. 故曰, 土者, 萬物之母. 若飢困勞倦, 傷其脾胃, 則衆體無以滋氣而生, 故東垣諄諄以脾胃爲言也. 是方人蔘黃芪甘草, 甘溫之品, 甘者中之味, 溫者中之氣, 氣味皆中, 故足以補中氣. 白朮甘而微燥, 故能健脾. 當歸質潤辛溫, 故能澤土. 朮以燥之. 歸以潤之. 則不剛不柔, 而土氣和矣. 複用升麻柴胡, 升淸陽之氣於地道也. 蓋天地之氣一升, 則萬物皆生, 天地之氣一降, 則萬物皆死. 觀乎天地之升降, 而用升麻柴胡之意, 從可知矣. 或曰, 東垣謂脾胃一虛, 肺氣先絶, 故用黃芪以益皮毛, 不令自汗而洩肺氣, 其辭切矣. 予考古人之方, 而更其論, 何也. 余曰, 東垣以脾胃爲肺之母故耳. 餘以脾胃爲衆體之母, 凡五臟六腑, 百骸九竅莫不受其氣而賴之, 是發東垣之未發, 而廣其意耳. 豈曰更論. 轉光丸, 治肝虛, 雀目靑盲. 生地黃白茯苓川芎山藥蔓荊子白菊花防風細辛熟地黃各等分. 上爲細末, 煉蜜爲丸, 如桐子大. 每服二十丸, 空心桑白皮湯送下. 還明散, 治小兒, 每至夜不見物, 名曰雀目. 夜明砂井泉石谷精草蛤粉上等分. 爲末, 煎黃蠟爲丸, 如雞頭大. 三歲一丸, 豬肝一片切開, 置藥於內, 麻皮扎定砂罐內煮熟, 先熏眼, 後食之.

《張氏醫通》
○ 雀盲. 俗稱也, 亦曰雞盲. 本科曰高風內障, 至晚不見, 至曉復明也. 方書以爲木生於亥, 旺於卯而絕於申, 至酉戌之時, 木氣衰甚, 故不能睹. 至日出於卯之時, 木氣稍盛, 故複明. 蛤粉丸煮肝散決明夜靈散. 效後常服六味丸加當歸沙參, 永保終吉. 按內經云, 目得血而能視. 血虛肝失所養, 則不能視. 夜屬陰, 人之血屬陰, 陰主靜而惡躁擾. 陰虛則火必盛, 弱陰不能勝強火, 故夜轉劇, 昏暗而不能睹. 天明以陽用事, 陽主動, 火邪暫開, 故稍明. 治以補氣養血爲主, 食以牛豬之肝卽愈益. 見其元氣弱而陰不足也.

《醫宗金鑒》《《眼科心法要訣》》
○ 高風內障歌. 高風內障號雞盲, 天晚不明天曉光, 夜能上視難見下, 損虧肝血腎精傷, 補肝羚細羌苓楮, 蔘黑車斛桂枯草防, 還睛石決人蔘細, 芫蔚知苓芎木香. 高風補肝散方, 羚羊角細辛羌活茯苓楮實子人蔘元蔘車前子石斛夏枯草防風各一錢. 上爲粗末, 以水二盞, 煎至一盞, 去渣溫服. 高風還睛丸方, 石決明二兩人蔘一兩細辛五錢芫蔚子二兩知母一兩茯苓一兩芎窮一兩木香五錢. 上爲細末, 煉蜜爲丸, 如桐子大, 空心茶清送下三錢. 註, 高風內障之證, 兩眼至天晚不明, 天曉復明. 緣肝有積熱, 腎經虛損, 乃陽微陰盛也. 天晚陰長, 則天時之陰, 助人身之陰, 能視頂上之物, 不能下視諸物, 至天曉陽長, 則天時之陽, 助人身之陽, 而眼復明矣. 宜用補肝散還睛丸.

《目經大成》
○ 陰風障·五十六, 《瑤函》名此證曰高風障, 義不可解. 大道行不去, 可知世界窄, 未晚草堂昏, 幾疑天地黑. 心跡非無素, 雙睛絕塵墨, 何以蔽幽光, 惺惺重側側. 灉川古疾民, 元氣能培植, 相識半盲人, 共子度晨久. 秋風哭不成, 浩歌響岩石. 此症世呼雞盲, 一名雀目, 本經曰陰風障. 至晚不見, 曉則復明, 蓋元陽不足之病. 或曰, 陽旣不足, 午ահ 屬陰, 何未申尙見. 子後屬陽, 何丑寅不明. 日午後雖陰, 太陽離麗, 日陽而時陰, 陽分之陰. 子後雖陽, 太陰瞑黑, 夜陰而時陽, 陰分之陽. 目其類也, 故晦明共之. 然有燈月亦爾者, 月太陰, 燈亦是陰, 安能內助乎陽而容光必照焉. 且五六天地中合, 人身臟腑十數, 旣與天地相參, 則陰陽之氣無時不中, 亦無時不合. 平旦陽氣生, 景午陽氣隆, 日西陽氣息, 氣門乃閉. 人而陽不勝陰, 則氣必下陷, 陽氣下陷則陰氣上騰, 縱有不光月色, 終不能睹. 亟用春陽回令丸四神丸各一料, 早晚量服. 再匯升陽益陰上品好藥, 晝煎一劑, 則精氣衝和, 自然而愈. 不則, 變內障者有之, 變靑盲者有之. 若驕恣不遵戒愼, 或衣食不適口體, 致陰陽否塞, 爲中滿而消而死者, 患者其毋忽諸.

《外科証治全書》
○ 兩眼至晚不見, 至曉復明, 此元陽不足之病, 用蒼朮散久服自愈. 蒼朮散, 茅山蒼朮米泔水準浸一宿切片焙乾. 上爲細末, 每用三錢, 取羊肝如無羊肝以豬肝代之二兩, 批開攙藥入內, 麻線縛定, 用酒一合, 水一碗, 砂鍋內煮熟, 臨臥服之.

5) 視瞻昏渺
《諸病源候論》
○ 十五·目茫茫候. 夫目是五臟六腑之精華, 宗脈之所聚, 肝之外候也. 腑臟虛損, 爲風邪痰熱所乘, 氣傳受於肝, 上沖受於目, 故令視瞻不分明, 謂之茫茫也. 凡目病, 若肝氣不足, 兼胸膈風痰勞熱, 則目不能遠視, 視物則茫茫漠漠也. 若心氣虛, 亦令目茫茫, 或惡見火光, 視見蜚蠅黃黑也. 診其左手尺中脈, 沉爲陰, 陰實者目視茫茫. 其脈浮大而緩者, 此爲逆, 必死. 其湯熨針石, 別有正方, 補養宣導, 今附於後. 《養生方·導引法》云, 雞鳴欲起, 先屈左手唵鹽指, 以指相摩, 咒曰, 西王母女, 名曰益愈, 賜我目, 受之於口. "卽精摩形. 常雞鳴二七著唾, 除目茫茫, 致其精光, 徹視萬裡, 遍見四方. 咽二七唾之, 以熱指摩目二七, 令人目不瞑.

《銀海精微》
○ 視物不眞. 問曰, 人之患眼, 視物不明, 如紗遮睛何也. 答曰, 此血衰氣旺. 血爲營氣爲衛, 衛爲陽而氣淸, 榮爲陰而氣濁. 《素問》曰, 淸氣爲天, 濁氣爲地, 淸陽發腠理, 濁陰走五臟者, 心肝脾肺腎也. 眼有五輪內屬五臟, 腎屬於水輪爲瞳仁, 腎水衰不能濟於肝木, 使肝木血衰, 不榮於眼目, 故睛少短, 不能久視. 腎衰不爲心火交濟, 故心火上炎, 眼目必熱, 則看物不準. 今腎水衰乃虛陽攻上, 肝血衰故目不得血, 豈非血衰而氣旺也. 服駐景丸補腎, 四順涼肝散. 駐景丸, 川椒去目一兩楮實子五味子枸杞子乳香人蔘各一兩菟絲子肉蓯蓉各五錢. 上煉蜜爲丸, 鹽湯下. 四順涼肝散, 荊芥川芎當歸防風赤芍藥甘草漢防己. 上各等分, 水煎溫服.

《證治准繩》
○ 視瞻昏眇證. 謂目內外別無證候, 但自視昏眇蒙昧不淸也. 有神勞, 有血少, 有元氣弱, 有元精虧而昏眇者, 致害不一. 若人年五十以外而昏者, 雖治不複光明. 蓋時猶月之過望, 天眞日衰, 自然日漸光謝. 不知一元還返之道, 雖有妙藥, 不能挽回, 故曰不複愈矣. 此專言平人視昏, 非因目病昏眇之比. 各有其因, 又當分別. 凡目病外障而昏者, 由障遮之故. 欲成內障而昏者, 細視瞳內亦有氣色. 若有障治愈後昏眇者, 因障遮久, 滯澀其氣, 故光隱耗, 當培其本而光自發. 有目病漸發漸生, 痛損經絡, 血液澀少, 故光華虧耗而昏. 有因目病治失其中, 寒熱過傷, 及開導針烙炮炙失當, 當而失中, 傷其血氣, 耗其光華而昏者. 以上皆宜培養根本, 乘其初時而治之. 久則氣脈定, 雖治不愈. 若目在痛時而昏者, 此因氣塞火壅, 絡不和暢而光澀, 譬之煙不得透, 火反不明. 如目暴痛, 愈後尙昏者, 血未充足, 氣未和暢也. 宜謹愼保養, 以免後患. 若目病愈久而昏眇不醒者, 必因六欲七情, 五味四氣, 瞻視哭泣等故, 有傷目中氣血精液脈絡也. 早宜調治. 久則, 雖治亦不愈矣. 若人年未五十, 目又無痛赤內障之病, 及斫喪精元之過, 而視昏眇無精彩者, 其人不壽. 凡人年在富強, 而多喪眞損元, 竭視苦思, 勞形縱味, 久患頭風, 素多哭泣, 婦女經產損血者, 目內外別無證候, 只是昏. 月複月而年複年, 非靑盲則內障來矣.

《審視瑤函》
○ 瞻視昏渺有多端, 血少神勞與損元, 若是人年過五十, 要明須是覓仙丹, 曾經病目後, 昏渺各尋緣. 此症謂目內外無症候, 但自視昏渺蒙昧不淸也. 有神勞, 有血少, 有元氣弱, 有元精虧, 而昏渺者. 若人年五十以外而昏者, 雖治不複光明, 其時猶月之過望, 天眞日衰, 自然目光漸衰, 不知一元還返之初, 雖妙藥難回, 故日不複愈矣. 此章專言平人之昏視, 非若因目病昏渺之比, 各有緣故, 須當分別. 凡目病外障而昏者, 由障遮之故, 欲成內障者細視瞳內, 必有氣色. 若有障治愈後而昏渺者, 因障遮久, 滯澀其氣, 故光隱耗, 當培其本而光自發. 有因目病漸發漸生, 痛損經絡, 血液澀少, 故光華虧耗而昏. 有因目病失治, 其中寒熱過傷, 及開導針烙炮熨失當, 而因損傷其血氣, 耗其精華而昏者. 以上皆宜培養根本, 乘其初時而治之, 久則氣脈定, 雖治不愈. 若目因痛暗而昏者, 此因氣滯火壅, 絡不和暢而光澀, 譬之煙不得透徹, 故火乃不明. 如目暴痛, 愈後尙昏者, 血未充足, 氣未和暢也. 宜愼養以免後患. 若目病久愈, 而昏渺不醒者, 必因六欲七情五味四氣瞻視哭泣等故, 有傷目中氣血精液脈絡也, 宜早調治. 若人未五十, 目又無痛赤內障之病, 及斫喪精元之因, 凡年在精強而多喪失其眞元, 或苦思勞形縱味, 久患頭風, 月複月而年複年, 漸漸昏渺者, 明目地黃丸 治腎虛目暗不明. 熟地黃焙乾四兩生地黃酒洗山藥澤瀉山茱萸去核酒洗 牡丹皮酒洗蒸曬乾當歸身酒洗五味子烘干各二兩. 上爲細末, 煉蜜爲丸, 如桐子大. 每服三錢, 空心淡鹽湯送下. 忌蘿卜. 精生氣, 氣生神, 故腎精一虛, 則陽光獨治. 陽光獨治, 則壯火食氣, 無以生神. 令人主以制陽光, 故用生熟地黃山萸五味當歸丹皮澤瀉乃山藥者, 所以益脾而培萬物之母. 孫思邈龜鹿二仙膏 此膏最治虛損, 夢洩遺精, 瘦削少氣, 目視不明等症. 久服大補精髓. 益鹿角二斤龜板一斤枸杞子六兩人蔘三兩. 上將鹿角截碎, 龜板打碎, 長流水浸三日, 刮去垢, 入砂鍋, 用河水, 慢火魚眼沸, 桑添滾水, 不可添冷水, 至三日, 取出曬乾, 碾爲末. 另用河水將初服一錢五分, 漸加至三錢, 空心無. 精氣神, 人身之三寶也. 經日, 精生氣, 氣生神. 是以精損極, 則無以生氣, 以致瘦削致目昏不明. 鹿得天地之陽氣最全, 善通督脈, 足於精者, 故能伏息而壽. 其角與板, 又二物可比也. 補陰補陽, 無偏治之失, 入氣入血, 有和平之美. 由是精日生而日二仙. 三仁五子丸, 治肝腎不足, 體弱眼昏, 內障生花, 不計近遠. 柏子仁肉蓯蓉酒浸制車前酒浸巴苡仁酸棗仁去殼炒枸杞子酒蒸焙乾當歸酒洗炒覆盆子酒蒸焙乾白茯苓乳拌蒸曬乾各二兩沉香銼末五錢五味子焙乾一兩熟地黃三兩酒水煮爛濃搗膏. 上除沉香末, 熟地膏另入, 餘爲細末, 煉蜜爲丸, 如桐子大. 每服五十丸, 空心靑鹽湯. 地黃丸一名菊花丸 治用力勞心, 肝虛風熱攻眼, 赤腫羞明, 漸生翳膜, 兼肝腎風毒視傷血, 血主肝, 故勤書則傷肝而目昏, 肝傷則木生風而熱氣上湊目矣. 熟地黃一兩半防風川羌活桂心白菊花沒藥明朱砂各五錢黃連決明子. 各上爲細末, 煉蜜爲丸, 如桐子大. 每服三錢, 食後沸湯送下, 每日三次. 洞見碧霄, 此鷹鷲鼠睛三法, 點目之說. 似乎不經, 然載醫統, 故錄之, 俟高明酌用. 用鷹眼一對, 炙乾爲末, 硏令極細, 以人乳汁再硏. 每以簪腳少挑, 點於瞳仁上. 日月的鵠眼, 根據上法用效, 三日能見霄中之物. 又方, 點目能見毫末, 纖微必現, 用鷲鳥眼汁注目中效.

6) 視瞻有色
《證治准繩》
○ 視瞻有色證. 非若螢星, 雲霧二證之細點長條也. 乃目凡視物有大片, 甚則通行, 當因其色而別其證以治之. 若見靑綠藍碧之色, 乃肝腎不足之病, 由陰血少, 精液衰耗, 膽汁不足, 氣弱而散, 故視亦見其色. 怯弱證人, 眼前每見靑綠色, 益見其陰虛血少之故也. 若見黃赤者, 乃火土絡有傷也. 痰火濕熱人, 每有此患. 夫陰虛水少, 則賊火得以燥爍, 而淸純太和之氣爲之乖戾不和, 故神光乏滋運之化源, 而視亦因其本而見其色也. 因而不能滋養, 反有觸犯者, 內障生焉. 若見白色者,病由金分元氣有傷, 及有痰沫阻滯道路者, 皆有此患. 若視有大黑片者, 腎之元氣大傷, 膽乏所養, 不久盲矣.

7. 目系內障
1) 暴盲

《證治准繩》

○ 暴盲. 平日素無他病, 外不傷輪廓, 內不損瞳神, 倏然盲而不見也. 病致有三, 日陽寡日陰孤日神離. 乃痞塞關格之病, 病於陽傷者, 緣忿怒暴悖, 恣酒嗜辣, 好燥膩, 及久患熱病痰火人得之, 則煩躁祕渴. 病於陰傷者, 多色欲悲傷, 思竭哭泣太頻之故, 患則類中風中寒之起. 傷於神者, 因思慮太過, 用心罔極, 憂傷至甚, 驚恐無措者得之, 患則其人如痴 病發之狀, 屢有因頭風痰火, 元虛水少之人, 眩暈發而醒則不見. 能保養者, 亦有不治自愈. 病複不能保養, 乃成痼疾, 其証最速. 而異人以為魘魅方犯, 鬼神為祟之類, 泥于禳禱, 殊不知急治可複, 緩則氣定而無用矣. 丹溪治一老人病目暴不見物, 他無所苦, 起坐飲食如故, 此大虛証也. 急煎人參膏二斤, 服二日, 目方見. 一醫與青礞石藥. 朱曰, 今夜死矣. 不悟此病得之氣大虛, 不救其虛, 而反用礞石, 不出此夜必死, 果至夜半而死. 一男子四十餘歲, 形實, 平生好飲熱酒, 忽目盲脈澁, 此因熱酒所傷胃氣, 污濁之血, 死在其中而然也. 遂以蘇木作湯, 調人參膏飲之. 服二日, 鼻內兩手掌皆紫黑. 曰此病退矣, 滯血行矣. 以四物加蘇木紅花桃仁陳皮煎, 調人參末服, 數日而愈. 一男子五十五歲, 九月間早起, 忽開眼無光, 視物不見, 急就睡片時, 卻能見人物, 竟不能辨其何人何物, 飲食減平時之半, 神思極倦, 脈之緩大四至之上, 重按則散而無力. 朱作受濕治, 詢之果因臥濕地半個月得此証. 遂以白朮為君, 黃耆茯苓陳皮為臣, 附子為佐, 十餘帖而安. 上三方, 治目暴盲, 皆為氣脫而用參朮追回者也. 經云, 上焦開發, 宣五穀味, 熏膚充身澤毛, 若霧露之漑, 是謂氣. 氣脫者目不明, 即其証也.

《審視瑤函》

○ 暴盲似祟最蹺蹊, 驀地無光總不知, 莫道鬼神來作孽, 陰陽關格與神離. 此症謂目平素別無他症, 外不傷於輪廓, 內不損乎瞳神, 倏然盲而不見也. 其故有三, 曰陰孤, 曰陽寡, 曰神離, 乃閉塞關格之病. 病於陽傷者, 緣忿怒暴悖, 恣酒嗜辛, 好燥膩及久患熱病痰火人得之, 則煩燥祕渴. 病於陰傷者, 多色欲悲傷, 思竭哭泣太頻之故, 或因中寒中風之症起. 傷於神者, 因思慮太過, 用心罔極, 憂傷至甚, 驚恐無措者得之, 則其人如癡如呆, 病發之狀, 屢有因頭風痰火. 元虛水少之人, 眩暈發而盲瞽不見. 能保養者, 治之自愈, 病後不能養者, 成痼疾, 其症最速而異, 人以為魘魅鬼神爲祟之類, 泥於祈禱. 殊不知急治可複, 緩則氣定而無用矣. 宜服加味逍遙飲, 治怒氣傷肝, 並脾虛血少, 致目暗不明, 頭目澁痛, 婦女經水不調等症. 當歸身酒炒白朮土炒白茯神甘草梢生用白芍藥酒炒柴胡各一錢炒梔子丹皮各七分. 上銼劑, 白水二鐘, 煎至八分, 去滓, 食遠服. 按, 經曰, 肝者將軍之官, 故主怒. 怒則肝傷氣逆, 氣逆則血亦逆, 故血少. 眼者, 肝之竅. 又曰, 目得血而能視. 今肝傷血少, 故令目暗. 越人云, 東方常實, 故肝髒有瀉而無補, 即使逆氣自傷, 疏之即所以補之也. 此方名曰逍遙, 亦是疏散之意. 柴胡能升, 所以達其逆也. 芍藥能收, 所以損其過也. 丹梔能瀉, 所以伐其實也. 木盛則土衰, 白朮甘草扶其所不勝也. 肝傷則血病, 當歸所以養其血也. 木實則火燥, 茯神所以寧其心也. 柴胡蔘朮湯, 治怒傷元陰元陽, 此方主之. 人蔘去蘆白朮土炒熟地黃白芍各一錢五分甘草蜜制八分川芎七分當歸身二錢青皮四分柴胡三分. 上銼劑, 白水二鐘煎至八分, 去滓, 食遠服. 肝主怒, 怒傷肝, 肝傷故令人眼目昏花, 視物不明. 怒傷元陰, 血血必矣. 故用芎歸白芍熟地以養榮. 怒傷元陽, 氣虛必矣, 故用人蔘白朮甘草以益衛, 青皮平肝, 柴胡瀉肝. 熊膽丸, 治目忽然失光, 翳膜障蔽. 熊膽川黃連密蒙花羌活各兩半蛇蛻地骨皮仙靈脾木賊膽草各一兩旋複花甘菊花瞿麥各五錢葳蕤三錢麒麟竭蔓菁子各二錢. 上十五味, 而熊膽爲主, 餘同爲細末, 以羖羊肝一具, 煮其一半, 焙乾, 雜於藥中, 取其一半生者, 去膜搗爛入上藥, 杵而爲丸, 如梧桐子大. 飯後用米飲送下三十丸. 諸藥修治無別法, 惟木賊去節, 葳蕤去殼皮, 取霜, 蔓菁子井水淘, 蛇皮炙之. 饒州郭端友, 偶染時病, 忽患兩目失光, 翳膜障蔽, 忽夢皀衣人告曰, 汝要眼明, 可服熊膽丸. 既覺. 其甥歪云, 昨得治眼熊膽丸, 偶與夢相符. 即根據方市藥, 旬日乃成. 服之二十餘日, 藥盡複明. 他人病目者, 服其藥多愈. 郭生自記其本末云. 獨蔘湯, 治元氣離脫, 致目無所見. 人蔘數兩清河者佳, 用銅刀切片, 銀鍋砂鍋煎湯頻服. 血者氣之守, 氣者血之衛, 相偶而不相離者也. 一或失血過多, 則氣爲孤陽, 亦幾於飛越矣. 故令脈微欲絕, 斯時也, 有形之血, 不能速生, 幾微之氣, 所宜急固, 故用甘溫之蔘, 以固元氣. 所以權輕重於緩急之際也. 故曰, 血脫益氣. 此陽生陰長之理也. 一人形實, 好飲熱酒, 忽目盲, 脈澁, 此熱酒所傷胃氣, 污濁之死血使然. 以蘇木作湯調人蔘末, 服二日, 鼻及兩掌皆紫黑. 予曰澁血行矣. 以四物湯加蘇木桃仁紅花陳皮, 煎調人蔘, 連服數日而愈.

《張氏醫通》

○ 暴盲者, 倏然盲而不見也. 致病有三, 曰陽寡, 曰陰孤, 日神離, 乃痞塞關格之病. 病於陽傷者, 緣忿怒暴悖, 恣酒嗜辣, 久病熱病痰火人得之, 則煩躁祕渴. 病於陰傷者, 多嗜色慾, 或悲傷哭泣之故, 患則類中風中寒之起. 傷於神者. 因思慮太過, 用心罔極, 憂傷至甚, 驚恐無措者得之, 患則其人如癡駭病發之狀, 屢見陰虛水少之人. 因頭風痰火眩暈發後, 醒則不見. 能保養者, 亦有不治自愈. 氣大虛者, 急服大劑人蔘膏. 血虛者, 大劑黃耆當歸煎湯, 調服人蔘膏. 患濕者, 白朮爲君, 黃耆茯苓陳皮爲臣, 附子爲佐. 三者治目暴盲, 皆爲氣病, 故用蔘朮. 即血虛者, 亦須人蔘, 方有陽生陰長之功. 經謂氣脫者, 目不明即其証也. 是忌金石鎭墜之藥, 以其神氣浮散於上, 犯之必死.

《目經大成》

○ 暴盲·七十, 銀海雙涵照夜珠, 等閑淪喪漫驚疑, 匪神作祟妖爲厲, 實氣潛推血暫離. 患者眾0去其稀, 多愁善病不須醫, 邯鄲夢破黃粱熟, 說與純陽亦皺眉. 此症謂平素別無他病, 外不傷輪廓, 而內弗損瞳神. 倏然盲而不見也. 其故有三, 曰陰孤曰陽寡曰神離. 傷陽者, 多六慾. 傷陰者, 多七情. 傷神者, 兼情慾而有之. 有少年知識未開, 老來世事已休, 忽得此症, 不在三者之列, 蓋關格之病也. 關格者何. 乃陽脈不和, 氣留在府, 則陽氣太盛, 陰氣不得相榮於上, 故曰關. 凡外感, 是氣動, 邪從氣入, 而上竅不利者, 皆關之類也. 陰脈不和, 血留在臟, 則陰氣太盛, 陽氣不得相衛於下, 故曰格. 凡雜病由血生, 邪從血出, 而下竅不利者, 皆格之類也. 陰陽兩盛, 陰中無陽, 陽中無陰. 陰陽相離, 則榮衛否塞, 氣血不相營運, 此臟腑交受邪也, 故曰關格. 總而言之, 非頭風痰火元虛水少之人不患此. 能保養而藥治以時, 不日自愈, 否則成痼疾. 其症最速而異, 人皆疑鬼神爲禍, 先巫後醫. 不知急治可復, 緩則性定, 藥無用矣. 鬼神其何能爲, 僧道其何能爲. 是症暴逢, 毋論爲陰爲陽爲神, 關格, 急煎獨蔘湯數錢, 乘熱頻服. 然後裁定藥品, 十補無一瀉, 或保無事. 人問其理, 曰, 血者氣之守, 氣者血之衛, 相偶而不相離者也. 故神安於其舍而目明. 今而暴盲, 蓋氣先中于邪, 氣既受邪, 必傳與血, 所謂氣病血亦病也. 再一有失脫, 則氣爲孤陽, 有如烈火, 血爲獨陰, 幾等寒水耳. 斯時有形之血不能速生, 幾微之氣所宜急顧. 是用甘溫之蔘以固元氣, 所以權輕重於緩急. 經曰, 血脫益氣, 陽生陰長, 此之謂也. 敢問其次, 曰歸芪六一湯, 家貧無措, 將以塞責可矣. 若夫發矢中的, 微蔘功建與歸. 血氣之屬, 至蠢而笨者莫如豬. 僧道能致人舍身獻產, 而不能使豬屈膝受戒, 豈豬能辟異端. 特敬奉異端者, 蠢笨過於豬耳. 信巫不信醫, 及險急暴盲等症, 先符後藥, 遲延不救.

安得人書此數語于家, 用昭明訓, 永杜此患, 功德勝禮佛念經千萬.

2) 靑盲

《諸病源候論》

○ 十三·目靑盲候. 靑盲者, 謂眼本無異, 瞳子黑白分明, 直不見物耳. 但五臟六腑之精氣, 皆上注受於目. 若臟虛有風邪痰飮乘之, 有熱則赤痛, 無熱但內生鄣. 是腑臟血氣不榮受於睛, 故外狀不異, 只不見物而已. 是之謂靑盲. 《養生方》云, 勿塞故井及水瀆, 令人耳聾目盲. 又云, 正月八日沐浴, 除目盲.

《諸病源候論》

○ 十四·目靑盲有翳候. 白黑二睛無有損傷, 瞳子分明, 但不見物, 名爲靑盲. 更加以風熱乘之, 氣不外泄, 蘊積受於睛間, 而生翳似蠅翅者, 覆瞳子上, 故爲淸盲翳也.

《향약집성방》

○ 眼靑盲. 《聖惠方》論曰, 夫眼者, 輕膜裹水也, 其性靜, 其鑑明, 瞻視分別, 物無不矚之欲反, 視也, 覘也. 至如氣淸神爽, 藏乃安和, 稍有一藏氣傷, 風邪競作, 目無痛痒, 卒然而失明, 爲肝膽風邪毒氣所傷, 毒氣不散, 上注於目, 故令目靑盲也. 《聖惠方》地膚子散, 治眼靑盲, 明目. 地膚子芎藭車前子酸棗仁微炒各一兩石決明擣細硏水飛過羚羊角屑各一兩半. 右擣細羅爲散, 每服一錢, 以黑豆湯調下, 不計時. 栢葉丸, 治靑盲明目. 栢葉微灸夜明砂糯米炒令黃各一兩. 右擣羅爲末, 用牛膽汁拌和丸, 如梧桐子大, 每臨臥時, 以竹葉湯, 下二十丸, 至五更初, 以粥飮下二十丸. 治靑盲, 魚腦點眼方. 鯉魚腦鯉魚膽各一枚. 右相和調勻, 日三四度點之. 決明散, 治積年失明成靑盲, 神效. 決明子蔓菁子蒸三炊久每度曬乾各三兩. 右擣細羅爲散, 每於食後, 以溫水, 調下二錢. 治眼靑盲, 瞳子不毀者. 蔓菁子三斤蒸之, 看氣上, 以釜中湯淋之, 曝乾, 還蒸淋, 如此三徧, 曝乾, 擣細羅爲散, 每服, 以溫酒調下二錢, 漸加至三錢, 空心及晚食後, 服之. 治眼靑盲. 猪膽五枚 取汁於銅器中, 慢火煎, 令可丸卽丸, 如黍米大, 內眼中有驗. 兔肝粥, 治目暗靑盲, 明目. 兔肝一具細切, 以豉汁中作粥, 空心食之, 以效爲度. 《百要方》 治靑盲. 鹽沙揀淨一斗燒灰, 每用一合, 以水三合, 同煎澄淸去滓, 再三以鵝翎, 洗眼翳膜除破, 神驗. 又方, 白犬兒未開眼時乳汁, 注眼中, 十年盲者, 亦治. 《百一選方》傷寒後靑盲, 日近者, 可治. 仙靈脾一兩淡豆豉四十九粒. 右以水一椀半, 煎至一椀, 露冷冷, 病人頻飮之, 卽差. 《三和子方》治目盲. 將盲時, 取長流川中小石燒之, 投童子小便, 熱氣入目. 《食醫心鏡》治靑盲白翳, 除邪氣, 利大小腸, 去寒熱. 馬齒莧實 一大升, 擣爲末, 每服一匙, 煮蔥豉粥, 和攪食之. 馬齒菜作粥羹, 並明目極佳. 《經驗方》 治青盲. 此一法, 當依而用之, 視物如鷹鶻. 正月八 二月八 三月六 四月四 五月五 六月二 七月七 八月二十 九月十二 十一月二 十二月晦. 每遇上件神日, 用桑柴灰一合, 以煎湯沃之於甆器中, 澄令極淸, 以藥汁稍熱洗之, 如覺冷, 卽重湯煮, 令得所不住手洗. 遇件日, 不可不洗.

《證治准繩》

○ 青盲. 目內外並無障翳氣色等病, 只自不見者, 是乃玄府幽邃之源鬱遏, 不得發此靈明耳. 其因有二, 一曰神失. 二曰膽澁. 須訊其爲病之始, 若傷於七情則傷於神, 若傷於精血則損於膽, 皆不易治, 而失神者尤難. 有能保眞致虛, 抱元守一者, 屢有不治而愈. 若年高及疲病, 或心腎不淸足者, 雖治不愈. 世人但見目盲, 便呼爲青盲者, 謬甚. 夫靑盲者, 瞳神不大不小, 無缺無損, 仔細視之, 瞳神內並無些少別樣氣色, 儼然與好人一般, 只是自看不見, 方爲此証. 若有何氣色, 卽是內障. 非靑盲也.

《審視瑤函》

○ 靑盲兩樣並難醫, 爭忍愚人盡不知, 最怕老年神氣弱, 又嫌疲病血精虧, 本是失神並膽澁, 內膜外障別無些, 雖然服藥扶根本, 不若淸修作主持, 若是神圓精氣足, 自然無恙舊光回. 此症謂目內外並無障翳氣色等病, 只自不見者, 是乃玄府幽深之源鬱遏, 不得發此靈明耳. 其因有二, 一曰神失, 二曰膽澁. 須訊其爲病之始, 若傷於七情, 則傷於神, 若傷於精血, 則損於膽, 皆不易治, 而年老尤難. 若能保眞致虛, 抱元守一者, 屢有不治而愈, 若年高及疲病者, 或心腎不淸足者, 雖治不愈, 世人但見目盲, 便呼爲靑盲者謬甚. 夫靑盲者, 瞳神不大不小, 無缺無損, 仔細視之, 瞳神內並無些少別樣氣色, 儼然與好人一般, 只是自看不見, 方爲此症. 若少有氣色, 卽是內障, 非靑盲也. 宜服鎭肝明目羊肝丸, 羖羊肝一具用新瓦盆焙乾如大只用一半竹刀切片官桂柏子仁羌活家菊花白朮土炒五味子細辛各五錢川黃連炒七錢. 上爲細末, 煉蜜爲丸, 如桐子大. 每服四十丸, 或空心, 食遠沸湯送下. 複明丸, 冬靑子生用一斤陳酒共蜜拌蒸七次曬七日露七夜焙乾元蝙蝠活捉一個夜明砂酒洗煮炒枸杞搗焙熟地酒浸焙綠豆殼炒各一兩川黃連微炒白朮制各三錢辰砂兩半用一半共蝙蝠搗爛餘爲衣. 上爲細末, 煉蜜爲丸, 辰砂爲衣, 如桐子大. 每服五十丸, 食後熱酒送下. 又方, 治肝腎兩虛, 或因他病而弱, 靑盲初起者, 服之如神. 菟絲子洗酒煮炒補骨脂巴戟枸杞川牛膝酒洗炒肉蓯蓉竹刀切片酒浸焙乾各一兩靑鹽二錢

另硏. 上爲細末, 用猪腰子一個, 竹刀切開半邊, 去內筋膜, 入藥末一錢, 將線縛緊, 用上好數年陳酒蘸濕炙熟冷定火性, 食之卽愈. 本事方, 治靑盲內障. 白羖羊肝只用子肝一片薄切新瓦上焙蕤仁去殼皮澤瀉菟絲子車前子防風黃芩麥冬肉膚子去殼杏仁炒桂心炒苦葶藶茺蔚子細辛白茯苓靑葙子五味子枸杞各一兩熟地兩半. 上爲細末, 煉蜜爲丸, 如桐子大. 每服三四十丸, 溫湯送下, 日進三服, 不拘時候. 張台卿嘗苦目暗, 京師醫者, 令灸肝兪, 遂轉不見物, 因得此方, 眼目遂明. 一男子內障, 醫治無效, 因以餘劑遺之, 一夕燈下語其家曰, 適偶有所見, 如隔門縫見火者. 及旦視之, 眼中翳膜, 俱裂如線. 張云, 此藥靈, 勿妄與人, 忽之則無驗. 予益信之, 且欲廣其傳也.

《張氏醫通》

○ 靑盲. 靑盲有二, 須詢其爲病之源. 若傷於七情, 則傷於神. 獨參湯或保元湯加神砂麝香門冬歸身. 若傷於精血, 則損於膽. 六味丸加棗仁柴胡. 皆不易治, 而失神者, 尤難取效. 能保其眞者, 屢有不治而愈. 若年高及病後, 或心腎不充者, 雖治不愈. 世人但見目盲, 便呼爲靑盲者謬甚. 夫靑盲者, 瞳神不大不小, 無缺無損, 仔細視之, 與好眼一般, 只是自看不見, 方爲此証. 若瞳神有何氣色, 卽是內障, 非靑盲也.

《目經大成》

○ 靑盲·八十, 靑盲不似暴盲奇, 暴盲來速靑盲遲. 最怕龍鐘神氣奪, 又嫌淸瘦精血脫. 與夫脾虛膽不充, 靑囊妙術醫無功. 吁嗟乎. 靑盲斯人有疾誰知覺, 孔子見之未必作. 此症目內外並無翳障, 金井不大不小, 儼與常人一般, 只自不見. 初起視斜視短, 間有神膏綠與水輪黃色者. 其因有二, 一曰心腎不交. 蓋心者, 神所舍也, 宜靜而安. 腎者精所藏也, 宜固而祕. 不安不祕, 是爲不交. 不交則精神潛散, 精散則銷陰而視斜, 視斜者, 猶下弦之月向晦也. 神散則銷陽而視短, 視短者, 猶花之燈未剔也. 精神俱散, 陰陽兩銷, 則營衛關格, 目淹淹如長夜矣. 一曰甲己不合. 蓋甲爲膽, 膽乃金相水質, 澄之不淸, 撓之不濁, 己爲脾, 脾爲後天黃庭, 諸陰之首, 萬物之母. 土木合德, 生生不已. 甲己不合, 乙戊先傷. 肝傷則血不和, 目不能辨五色, 胃傷則五臟失資, 不能運精歸明於目. 且膽寄旺於肝, 肝有賊邪, 膽汁自壞, 故燥上炎而睛綠. 脾食氣於胃, 胃有壯頭, 則脾亦散氣, 故中寒濕熱上蒸而睛黃. 睛黃睛綠, 甲己眞色. 眞色已現, 眞元索然, 則元府出入之路被邪遏抑. 不得發此靈明, 目雖有, 若無矣. 此二因者, 究竟皆得於七情六欲, 最不能治. 有抱元守眞, 藥餌無時無選, 或稍痊可. 如年形衰邁性氣浮燥, 治亦無濟. 關格者,

百病之關鍵, 解見暴盲. 元府者, 河間謂十二經皆有之, 乃神氣出入升降之道路門戶也. 元府熱鬱, 則閉塞不通, 五官四末, 有時不用. 由是言之, 青盲卽暴盲, 經脈卽元府, 關格卽閉塞, 懸而似近, 異而實同矣. 經脈卽元府, 說的是, 然余更有妙解. 蓋經系手足三陰三陽之經, 脈乃通五官四末之脈, 元府則脈中流行, 不舍晝夜之氣血. 譬諸花木, 根干, 經也, 枝葉, 脈也. 雨露滋蔭, 有如元府. 根干傷, 則枝葉萎. 枝葉傷, 則花果落. 一定之理也. 又如人放紙鳶扶搖而上, 直干霄漢, 命脈在此一線. 倏而風翻不用, 乃線斷耳. 人與紙鳶兩不相妨, 此症其近之.

3) 目妄見
《諸病源候論》

○ 二十一目眩候. 目者, 五臟六腑之精華, 宗脈之所聚也. 筋骨血氣之精, 與脈並爲目系, 系上屬受於腦, 若腑臟虛, 風邪乘虛隨目系入於腦, 則令腦轉而目系急, 則目眴而眩也.

《證治准繩》

○ 《靈樞·大惑論》帝曰, 予嘗上淸冷之台, 中阶而顧, 匍匐而前, 則惑. 予私異之, 竊內怪之, 獨暝獨視, 安心定氣, 久而不解, 獨搏獨眩, 披髮長跪, 俯而視之, 後久而不已也. 卒然自上, 何氣使然. 岐伯曰, 五髒六腑之精氣皆注於目, 而爲之精, 精之窠爲眼骨之精爲瞳子, 筋之精爲黑眼, 血之精爲絡, 其窠氣之精爲白眼, 肌肉之精爲約束, 裹擷筋骨血氣之精, 而與脈並爲系, 上屬於腦, 後出於項中. 故邪中於項, 因逢身之虛, 其入深則隨眼系以入於腦, 入於腦則腦轉, 腦轉則引目系急, 目系急則目眩以轉矣. 邪中其精, 其精所中, 不相比也, 則精散, 精散則視歧, 故見兩物. 又云, 目者, 五髒六腑之精也, 榮衛魂魄之常營也, 而神氣之所生也. 故神勞則魂魄散, 志意亂. 是故瞳子黑睛法於陰, 白睛赤脈法於陽也, 故陰陽合轉而睛明也. 目者心之使也, 心者神之舍也, 故神精亂而不轉, 卒然見非常處, 精神魂魄, 散不相得, 故曰惑也. 帝曰, 予疑其然, 予每之東苑, 未曾不惑, 去之則複, 予唯獨爲東苑勞神乎. 何其異也. 岐伯曰, 不然也. 心有所喜, 神有所惡, 卒然相惑, 則精氣亂, 視誤故惑, 神移乃複, 是故聞者爲迷, 甚者爲惑. 《素問》云, 睛明者, 所以視萬物, 別白黑, 審長短, 以長爲短, 以白爲黑, 如是則精衰矣. 東垣益氣聰明湯之類主之.

《審視瑤函》

○ 妄見. 《靈樞·大惑論》帝曰, 予嘗上淸冷之台, 中阶而顧, 匍匐而前, 則惑. 予私異之, 竊內怪之, 獨暝獨視, 安心定氣, 久而不解, 獨搏獨眩, 披髮長跪, 俯而視之, 後久而不已也. 卒然自上, 何氣使然. 岐伯曰, 五髒六腑之精氣皆注於目, 而爲之精, 精之窠爲眼骨之精爲瞳子, 筋之精爲黑眼, 血之精爲絡, 其窠氣之精爲白眼, 肌肉之精爲約束, 裹擷筋骨血氣之精, 而與脈並爲系, 上屬於腦, 後出於項中. 故邪中於項, 因逢身之虛, 其入深則隨眼系以入於腦, 入於腦則腦轉, 腦轉則引目系急, 目系急則目眩以轉矣. 邪中其精, 其精所中, 不相比也, 則精散, 精散則視歧, 故見兩物. 又云, 目者, 五髒六腑之精也, 榮衛魂魄之常營也, 而神氣之所生也. 故神勞則魂魄散, 志意亂. 是故瞳子黑睛法於陰, 白睛赤脈法於陽也, 故陰陽合轉而睛明也. 目者心之使也, 心者神之舍也, 故神精亂而不轉, 卒然見非常處, 精神魂魄, 散不相得, 故曰惑也. 帝曰, 予疑其然, 予每之東苑, 未曾不惑, 去之則複, 予唯獨爲東苑勞神乎. 何其異也. 岐伯曰, 不然也. 心有所喜, 神有所惡, 卒然相惑, 則精氣亂, 視誤故惑, 神移乃複, 是故聞者爲迷, 甚者爲惑. 《素問》云, 睛明者, 所以視萬物, 別白黑, 審長短, 以長爲短, 以白爲黑, 顚倒錯亂, 神光暗則精衰而視變矣宜分虛實治之可也.

《張氏醫通》

○ 目妄見. 素問云, 夫精明者, 所以視萬物, 別黑白, 審長短. 以長爲短, 以白爲黑, 如是則精衰矣. 人之目者, 心之使也. 心者神之舍也, 故神精亂而不轉, 卒然見非常處. 精神魂魄散不相得, 故曰惑也. 如神光自見, 則每如電閃. 黑夜however明, 則晦冥之中, 倏忽見物. 視正反邪, 則物本正而目見爲邪. 視定反動, 則物本定而目見爲動. 視物顚倒, 則觀物皆振動倒植. 視一爲二, 則一物而目視爲二. 視瞻有色, 則常見螢星雲霧, 及大片靑綠藍碧之色. 視赤如白, 則視物卻非本色, 或視粉牆如紅如碧, 或看黃紙似綠似藍之類. 光華暈大, 則視日與燈燭皆生紅暈而大. 此陰精虧損, 陽光飛越之候. 總補養爲主. 如加減駐景丸益氣聰明湯之類. 久而不治, 不無內障之虞. 報國澄和尙患眼疾二年, 服祛風淸熱藥過多, 致耳鳴嘈嘈不止, 大便常苦燥結. 近來左眼上有微翳, 見燈火則大如斗, 視月光則小如螢. 嘗詢諸方家, 俱莫能解. 因以質之石頑, 石頑曰, 此水虧而陰火用事也. 試以格物之理參之, 如西洋玻璃眼鏡. 人但知宜於老人, 不知原爲望氣者, 而設其最精者. 咸以十二鏡編十二支爲一套. 無論老少, 其間必有一者. 能察秋毫, 則知人眼有十二種偏勝, 故造眼鏡者, 亦以十二等鉛料配之. 取鉛以助陰精, 料以助陽氣也. 少年氣血本旺, 原無藉此. 若鉛料之輕重, 與眼之偏勝不相當, 則得之反加障礙矣. 老人氣血皆衰, 但借此以籠住其光, 不使散漫, 不必論其鉛料之孰重孰輕也. 卽如所言視月甚小者.

月乃至陰之精, 眞水內涸, 不能泛濫其光, 所以視之甚小. 設加之以鉛重者, 則視月必大矣. 見燈火甚大者, 燈本燃膏之焰. 專擾乎陰, 不能勝其灼爍, 所以見之甚大. 設加之以料重者, 燈火必愈大矣. 合脈參証. 知爲平昔勞傷心脾, 火土二臟過燥, 並傷腎水眞陰也. 遂疏天王補心丹與之. 他如中翰徐燕及, 見日光則昏眯如蒙, 見燈火則精彩倍常. 此平昔恆勞心腎, 上盛下虛所致. 蓋上盛則五志聚於心包, 暗侮其君, 如權黨在位, 蒙蔽九重. 下虛則相火失職, 不能司明察之令. 得燈燭相助其力, 是以精彩勝於常時. 此與嬰兒胎寒夜啼, 見火則止之義不殊. 未識專事眼科者, 能悉此義否.

《目經大成》
○ 視惑·五, 今日預愁明日, 一年營計百年, 頭皮斷送有誰憐, 落後昏花惑見. 風月靑樓佳趣, 膏腴煙火神仙, 式歌且舞興豪然, 不久水輪奇變. 此目人看無病, 但自視物色顚倒紊亂, 失卻本來面目. 如視正爲邪視定爲動赤爲白小爲大一爲二之類. 揆厥由來, 蓋人一臟一腑有眞陰眞陽, 一日眞精眞氣, 百骸滋其培渥, 雙睛賴以神明. 除不得已之事有所煩擾, 與夫歲氣如臨, 莫能禁御, 務宜恆自珍惜, 毋使稍有耗損. 倘放逸其心, 逆於生樂, 以精神徇智巧, 以憂慮徇得失, 以勞苦徇財利, 以身世徇情欲, 種種行藏, 皆能斲喪眞元. 眞元衰則臟腑不和, 而神明失中, 因人之形氣以呈病狀. 是故怒氣塡胸, 正氣避位, 而邪勝於一邊, 或飮食充胃, 遏其隧道, 臟氣不得發越, 則視正爲邪. 素有頭痰, 客感風寒, 風痰相搏, 上干空竅, 或陰虛寒戰, 牽引目系而陽光散亂, 髓海不寧, 則視定若動. 左右者, 陰陽之道路也, 並行而不相悖. 一有差錯, 岐境轉多, 視小爲大視一爲二. 臟氣, 精明所稟, 五色, 其征兆耳. 火水未濟, 陰陽失其守使, 則氣乖ński, 視赤爲白, 視黑爲赤. 然此都無大患. 但淸明在躬, 瞳子安可有此. 萬一轉暫爲常, 則妄見內障不旋踵而至耳. 治法, 十味益營煎瑞竹四神丸滋陰地黃丸. 因血亡昏惑者, 晝飮歸脾湯, 夜呑都氣益陰丸. 此而不應, 當集思廣謀, 該渠儂所樂所苦所好惡, 並脈息形體, 就前方增刪, 或補陣另選. 所謂自具爐錘鑄古今, 病情未有不合. 凡病藥合式, 卻不應手, 必有不合式處. 億度未及, 須如斯症設想, 集隱未能直指. 唯冀學人, 觸類而長.

5) 視正反斜
《證治准繩》
○ 視正反邪證. 謂物本正而目見爲邪也. 乃陰陽偏勝, 神光欲散之候. 陽勝陰者, 因恣辛嗜酒怒悖, 頭風痰火氣傷之病. 陰勝陽者, 因色欲哭泣飮味, 經產血傷之病. 此內之玄府, 鬱滯有偏, 而氣重於半邊, 故發見之光亦偏而不正耳. 治用培其本, 而伐其標. 久而失治, 內障成焉.《雲麓漫抄》云淮南陳吉老, 儒醫也. 有富翁子, 忽病視正物皆以爲斜, 幾案書席之類, 排設整齊, 必更移令斜, 自以爲正, 以至書寫尺牘, 莫不皆然. 父母甚憂之, 更歷數醫, 皆不諳其疾, 或以吉老告, 遂以子往求治. 旣診脈後, 令其父先歸, 留其子, 設樂開宴, 酬勸無算, 至醉乃罷. 扶病者坐轎中, 使人舁之, 高下其手, 常令傾倒, 展轉久之, 方令登榻而臥, 達旦酒醒, 遣之歸家, 前日斜視之物皆理正之. 父母躍然而喜, 且詢治之之方. 吉老云, 令嗣無他疾, 醉中嘗閃倒, 肝之一葉搭於肺上不能下, 故視正物爲斜. 今復飮之醉, 則肺脹展轉之間, 肝亦垂下矣. 藥安能治之哉. 富翁濃爲之酬.

《審視瑤函》
○ 視正如何卻是斜, 陰陽偏勝眼生花, 元精衰敗元陽損, 不久盲臨莫怨嗟. 此症謂物之正者, 而反視爲歪斜也. 乃內之陰陽偏勝, 神光欲散之候. 陽勝陰者, 因恣之病. 陰勝陽者, 色欲哭泣飮味, 經產血傷之病. 此內之玄府, 鬱遏有偏, 而氣重於半邊, 故發見之光, 亦偏而不正矣. 治用培植其本, 而伐其標, 久而失治, 內障成矣. 宜服, 補陽湯 治陽不勝其陰, 乃陰勝陽虛, 則九竅不通, 令靑白翳見於大眥, 乃足太陽少陰經中, 鬱遏足厥陰肝經血, 不得上通於目, 故靑白翳內阻也. 當於太陽少陰經中九原之下, 以益肝中陽氣, 衝天上行, 此乃先補其陽, 後於足太陽太陰標中, 瀉足厥陰肝經陰火, 伏於陽中, 乃次治也.《內經》云, 陰勝陽虛, 則當先補其陽, 後瀉其陰, 此治法是也. 每日淸晨, 以腹中宿食消盡, 先服補陽湯, 午後食遠, 次服升陽洩陰丸, 臨睡再服連柏益陰丸. 此三方, 合治前症. 若天色變大寒大風, 並過於勞役, 預日飮食不調, 精神不足, 或氣弱, 俱不得服. 候時氣和平, 天氣如常服之. 然先補其陽, 使陽氣上升, 通於肝經, 利空. 炙甘草羌活獨活人蔘熟地黃白朮土炒黃芪制各一兩白茯苓生地黃知母炒各三錢柴胡去苗二兩肉桂一錢白芍藥陳皮澤瀉防風當歸身酒制各五錢. 上爲粗末. 每服五錢, 水二鍾, 煎至八分, 去滓, 空心溫服, 使藥力行盡, 方許食. 或銼劑亦可. 連柏益陰丸, 治陽勝陰者服. 甘草根羌活獨活當歸身酒制五味子防風黃芩草決明川黃柏知母黃連酒洗或拌銼炒火色各一兩石決明燒存性六錢. 上爲細末, 煉蜜爲丸, 如綠豆大. 每服五十丸, 漸至百丸止, 臨臥茶淸送下, 常以助陽湯多服, 少服此藥. 一則妨飮食, 二則力大, 如升陽湯, 不可多服. 升陽洩陰湯, 一名升陽柴胡湯, 治陰勝陽者服. 羌活當歸身獨活甘草根白芍熟地黃各一兩人蔘生地黃酒洗炒黃楮實子酒蒸焙白朮制各兩半白茯苓防風廣陳皮知母酒炒各三錢如大暑再加一錢柴胡去苗濃肉桂去皮各一錢半. 上銼劑, 或爲粗末亦可. 每服五錢, 白水煎服. 另合一料, 煉蜜爲丸, 如桐子大, 食遠茶淸送下. 每日五十丸, 與煎藥合一服, 不可飽服. 如天氣熱甚, 加五味子三錢, 或半兩, 天冬肉五錢, 楮實子五錢.

6) 視直如曲
《證治准繩》

○ 視直如曲證. 《夢溪筆談》云, 有一人家外家, 視直物如曲, 弓弦界尺之類, 視之皆如鉤, 醫僧奉眞親見之.

7) 視定反動
《證治准繩》

○ 視定反動證. 謂物本定而目見爲動也. 乃氣分火邪之害, 水不能救之故. 上旋眩暈, 振掉不定, 光華欲墜, 久則地石亦覺振動而不定, 內障成矣. 恣酒嗜燥, 頭風痰火人, 陰虛血少者, 屢有此患.

《審視瑤函》

○ 視定反動水不足, 火邪上轉故如斯, 莫敎動極神光墜, 始信當年不聽醫. 此症謂物之定者, 反覺振而動也, 乃氣分火邪之害, 水不能救之, 故陽邪虛火, 上旋轉運, 而振掉不定, 光華欲墜. 久則地覺亦動, 內障即成, 恣酒嗜燥, 頭風痰火之人, 陰虛血少者, 屢有此患矣. 宜服鉤藤散, 鉤鉤藤陳皮麥門冬石膏家菊花人蔘明天麻防風白茯苓鹿茸制半夏甘草各等分. 上爲粗末. 每服四錢, 姜三片, 白水煎服.

8) 視物顚倒
《證治准繩》

○ 視物顚倒證, 謂目視物皆振動而倒植也. 譬之環舞後定視, 則物皆移動而倒植. 蓋血氣不正, 陰陽反複, 眞元有傷, 陰精衰弱, 陽邪上干, 虛眩而運掉, 有一年數發, 有一月數發者. 若發一視倒而視冥不醒者, 神光墜矣. 須因其所發時令, 及別其因虛因風因痰因火而治之. 若以風虛不足爲慮, 斫斯喪而激觸者, 內障之患, 終莫能逃. 《九靈山房集》云, 元末四明有呂複, 別號滄洲翁, 深於醫道. 臨川道士蕭雲泉, 眼中視物皆倒植, 請治於複. 複問其因, 蕭曰, 某嘗大醉, 盡吐所飮酒, 熟睡至天明, 遂得此病. 複切其脈, 左關浮促, 即告之曰, 嘗傷酒大吐時, 上焦反覆, 致倒其膽腑, 故視物皆倒植, 此不內外因而致內傷者也. 法當複吐, 以正其膽. 遂以藜蘆, 瓜蒂爲粗末, 用水煎之. 使平旦頓服, 以吐爲度. 吐畢, 視物如常.

《審視瑤函》

○ 顚倒光華病最奇, 頭風痰氣火爲之, 陰陽複復光華損, 屋宇如崩地若移, 莫言眩運無他患, 直待盲時悔失醫. 此症謂目視物, 皆振動而顚倒也, 譬諸環舞後定視, 則物皆移動而倒植. 蓋氣不正, 陰陽反複, 眞元損傷, 陰精衰弱, 而陽邪上干, 虛眩而運掉. 有一年數發, 有一月數發者, 若發而視物顚倒, 神光墜矣. 因其發時, 別其因風因虛因痰因火而治之. 若以風虛不爲慮, 反斫喪而觸激者, 內障之患, 終莫能避矣. 宜服羚羊角散, 半夏制七次當歸身川芎白芷防風明天麻枳殼甘草各二錢半茯神羚羊角銼細末各一兩. 上爲粗末, 每服四錢, 姜三片煎, 去滓服.

9) 黑夜睛明
《證治准繩》

○ 黑夜精明證, 夫人體天地之陰陽, 晝明夜晦, 理之常也. 今晦冥之中倏忽見物, 是背於陰陽矣. 乃水火不交, 精華關格, 乖亂不和, 陽光飛越之害, 不能培養陰精. 以留製陽光, 而自以爲精華之盛. 至於光墜而盲始悔之, 不已晩乎.

《審視瑤函》

○ 黑暗之間, 倏忽見物, 莫道精華, 禍患將出. 此陽光欲墜之機, 而水火背違之疾, 若不關心, 定應有失. 按, 此症, 人體天地之陰陽, 晝明夜晦理之自然. 今黑暗間開目倏忽看見者, 是背於陰陽矣. 必水火不交, 精華關格, 乖亂不和之甚, 而陽光飛越之害. 不能攝養陰精, 而陽光無制矣. 反日精華聚盛而不爲慮, 往往罹害, 遺悔非小也. 宜服加減八味丸, 治腎水不足, 虛火上炎, 以致目之神光失序. 陰精虧耗, 不能制陽, 並發熱作渴, 口舌生瘡, 或牙齦潰爛, 咽喉作痛, 或形體憔悴, 寢汗發熱, 五髒齊損, 火拒上焦等症. 熟地黃八兩忌鐵酒煮爛搗膏山藥烘乾山茱萸酒洗焙各四兩白茯苓乳拌蒸曬乾澤瀉酒洗焙乾牡丹皮酒洗烘各三兩遼五味烘于兩半肉桂去皮忌火一兩. 上除地黃膏另入, 餘共爲細末, 煉蜜爲丸, 如桐子大. 每服三錢, 空心淡鹽湯送下. 忌蘿卜. 腎水不足, 虛陽僭上故耳. 若不滋腎水以益眞陰, 則水不升而火不降, 神光失序, 不能收藏, 故黑暗睛明, 用七味丸加五味子, 夫五味滋腎水要藥也. 津液既生, 腎水自壯, 水足而神光內斂, 何有失序之虞. 得桂辛熱, 能引火歸原, 其患必瘳. 夫在君火, 可以濕伏, 可以直折, 在相火, 惟當從其性而伏之. 肉桂性熱, 與火同性, 雜在下焦壯水藥中, 能引無根虛火, 降而歸經, 此方以類聚之義也. 且肉桂之質, 在中半以下, 故其性專走腎經下部, 此本乎地者親下之義也. 又況相火寄於甲乙之間, 肝膽木旺, 則異風動而烈火焰明, 古人謂北方不可瀉, 瀉肝即所以瀉腎. 《本草》曰, 木得桂而枯, 乃伐肝之要藥也. 經曰, 熱因熱用從治之妙法. 正與從其性而伏之義相合, 或者畏其熱而遺之, 豈達造化升降之微乎.

黃柏知母治相火, 僅可施於壯實者暫用之. 若虛火而誤用之, 則腎因瀉而愈虛, 愈虛而虛火愈熾矣.《素問》氣增而勝, 及久用寒涼, 反從火化之說, 獨不聞乎.

10) 神光自現
《證治准繩》

○ 神光自見證, 謂目外自見神光出現. 每如電閃掣, 甚則如火焰霞明, 時發時止, 與視瞻有色之定者不同. 乃陰精虧損, 清氣怫鬱, 玄府太傷, 孤陽飛越, 神光欲散. 內障之重者, 非若螢星, 痰火之輕也.

《審視瑤函》

○ 神光人自見, 起初如閃電, 陰精淆純陽, 陽光欲飛變, 惟見一片茫, 何用空哀怨. 此症謂目外自見神光出現, 每如電光閃掣, 甚則如火焰霞明. 蓋時發時止, 與瞻視有色之定者不同. 乃陰精虧損, 清氣怫鬱, 玄府太傷, 孤陽飛越, 而光欲散, 內障之重者, 非比螢星痰火之輕也. 宜服補水寧神湯, 補腎水, 則火不妄動. 寧心神, 則光自消除. 熟地黃生地各二錢白芍藥當歸麥門冬去心茯神各錢半五味子三十粒甘草用生六分. 上剉劑. 白水二鍾, 煎至八分, 去滓, 空心溫服. 腎水虧虛, 眞陰不足, 故用熟地黃, 乃天一生水之劑, 大補眞陰. 生地黃有滋陰退熱之效, 麥門冬有清心降火之功. 補血滋陰, 須憑當歸白芍. 神光蕩漾, 晝夜不寧, 此神閒問無形之火妄動故也, 必用茯神與五味子, 養精安神定志, 能斂元精之氣不走, 細生甘草降神中之火, 非此不能治. 若然, 則腎水上升, 心火下降, 而神自寧, 光亦可定矣.

《目經大成》

○ 電光夜照·七, 黑夜無風雨, 電光何自得, 驕陽越命門, 神珠顯靈魄. 攤書章句分, 隔座人面識, 莫快引重離, 青盲犯在即. 此目于夜間無燈無月, 若電光閃焰, 倏然見物. 交睫則一片白光橫於眼外, 通宵不輟. 甚而白光中恍惚能見指動, 先輩謂之神光自現. 蓋人稟賦素弱, 好動而有內癖, 極勞飽欲, 精血大損. 一縷不絕眞陽, 未能攝養陰水, 反隨邪上走, 故得是病. 急宜大補元煎送加減八味丸或駐景丸. 煩躁不寧, 暫投養心丹一二服. 使無根之火降而歸經, 自然神光內蘊. 英華不致飛越, 庶免青盲風變之禍.

11) 光華暈大
《證治准繩》

○ 光華暈大證, 謂視日與燈燭, 皆生紅暈也. 甚則通紅, 而人物在燈光之下亦大矣. 皆是實火陽邪發越於上之害, 諸絡必有滯澀. 輕者暈小而淡, 重者暈大而濃. 治標外證已退, 目視尚有暈者, 陽邪未平, 陰精未盛, 猶宜滋養化源, 而克製其火耳.《道山清話》云, 張子顏少卿晚年, 常目光閃閃然中有白衣人如佛相者, 子顏信之彌謹, 乃不食肉, 不飲酒, 然體瘠而多病矣. 一日從汪壽卿求脈, 壽卿一見大驚, 不複言, 但投以大丸數十, 小丸千餘粒, 祝曰, 十日中服之當盡, 卻以示報. 既如期, 視所見白衣人, 衣變黃而光無所見矣. 乃欲得肉食, 又思飲酒, 又明日俱無所見, 覺體體異他日矣. 乃詣壽卿以告. 壽卿曰, 吾固知矣, 公脾初受病, 為肺所乘, 心脾之母也, 公既多疑, 心氣不固, 自然有所睹, 吾以大丸實其脾, 小丸補其心, 肺為脾之子, 既不能勝其母, 其病自愈也.《北夢瑣言》曰, 有少年苦眩暈眼花, 常見一鏡子, 趙卿診之日, 來晨以魚 奉候, 及期延於內, 從容久飢, 候客退方得攀接, 俄而 上施一甌芥醋, 更無他味, 少年飢甚, 聞芥醋香徑啜之, 逡巡再啜, 遂覺胸中豁然, 眼花不見. 卿日, 郎君吃魚太多, 芥醋不快, 又有魚鱗在胸中, 所以眼花, 故權誑而愈其疾也.

《目經大成》

○ 目暈·八, 乖氣氤氳上眼中, 舉頭見月暈如虹, 莫言月色天家事, 燈火因何暈亦同. 此目別無甚病, 但見燈視月及隙漏之處, 則有碗大一圈環影睛外. 其色內青紅而外紫綠, 絕似日華月暈, 故曰目暈. 大意水衰不能製火, 水火相射, 則乖戾之氣激而上浮, 故能無中生有. 譬諸日與雨交, 倏然成虹, 其象亦紅綠相間. 朱晦翁謂虹爲天地淫氣, 又曰虹見則雨止. 非水衰火盛, 陰陽乖戾之征乎. 凡人勞極久視, 廢眠強起, 便有此弊. 可暫而不可常, 須四君合補水寧神湯立愈, 或平氣和衷湯進一二劑亦妙. 若以恙小而忽之, 並不加培養, 喪明之前驅也. 語曰, 毫末不扎, 將尋斧柯. 慎之哉.

12) 視赤如白
《證治准繩》

○ 視赤如白證, 謂視物卻非本色也. 因物著形之病, 與視瞻有色, 空中氣色不同. 或觀太陽若冰輪, 或睹燈火反粉色, 或視粉牆如紅如碧, 或看黃紙似綠似藍等類. 此內絡氣鬱, 玄府不和之故. 當因其色而別之, 以知何臟腑乘侮之爲病而施治.

《審視瑤函》

○ 視物易色, 病原非一, 要當根據色辨分明, 方識重輕與緩急. 此症謂視物卻非本色也. 因物著形, 與瞻視有色, 空中氣色之症不同, 譬諸觀太陽若冰輪, 睹燈火反粉色, 視粉牆轉如紅如碧者, 看黃紙而如綠如藍等類. 此內絡氣鬱, 玄府不和之故, 當其色而別之, 以知何髒腑乘侮之爲病也. 宜服複明湯, 黃芪蜜制當歸身柴胡連翹甘草炙生地黃各一錢半黃柏三分半川芎蒼朮米泔泡炒廣陳皮各五分. 上剉劑, 白水二鍾, 煎至八分, 去滓熱服. 忌酒濕面辛熱大料等物. 益氣聰明湯見卷二, 治飲食不節, 勞役形體, 脾胃不足, 得內障耳鳴, 或多年目暗視物不能見. 此藥能令目廣大, 久服無內外障耳鳴耳聾之患, 又能令人精神增倍, 元氣自益, 身輕體健, 耳目聰明. 此藥治老人腰以下沉重疼痛如神, 久服令人上重, 乃有精神, 兩足輕浮, 不知高下. 若此空心服之, 或少加黃柏, 輕浮自減. 若治倒睫拳毛, 去黃柏芍藥. 忌煙火酸物.

13) 視一爲二
《證治准繩》
○ 視一爲二證, 謂一物而目視爲二, 即《內經》所謂視岐也. 乃精華衰亂, 偏隔敗壞, 病在腎膽, 腎膽眞一之精不足, 而陽光失其主倚, 故視一爲二. 若目赤痛者, 乃火壅於絡, 陰精不得升運以滋神光, 故反爲陽邪錯亂神光而岐其視. 譬諸目痛時, 見一燈火爲二, 三燈也. 許學士云, 荀牧仲嘗謂予曰, 有人視一物爲兩, 醫作肝氣盛, 故見一爲二, 服瀉肝藥皆不驗, 此何疾也.

《審視瑤函》
○ 視一爲二陰陽渺, 腎肝不足精華少, 神光將欲落瞳神, 急急求醫休去禱, 不逢妙手理眞元, 內障昏昏何日了, 若然赤痛猶輕微, 火退自然容易好, 常時視二尤難醫, 休道精光還得早. 此症謂目視一物而爲二也. 乃光華耗衰, 偏隔敗壞矣. 病在膽腎. 膽腎眞一之精不足, 而陽光失其主倚, 故錯亂而渺視二也. 若目赤痛, 而視一爲二者, 乃火壅於絡, 陰精不得升運, 以滋神光, 故反爲陽邪錯亂神光, 而渺其視也. 譬諸目病時, 見一燈火而爲二三也. 宜服補肝散, 治肝風內障, 不痛不癢, 眼見花發黃白黑赤, 或一物二形難辨. 車前子黃芩川羌活細辛黑玄參各一兩人蔘白茯苓各二兩防風羚羊角銼末各三兩. 上爲細末. 每服一錢五分, 食後米飮調服. 千金磁朱丸見卷二, 主明目, 百歲可讀細字書, 常服大益眼目. 按, 此方磁石法水入腎, 朱砂法火入心, 而神曲專入脾胃, 乃道家黃婆媒合嬰姹之理, 倪生釋之, 爲費詞矣. 或加沉香五錢升降水火, 尤佳. 古人於腎虛及種子方中, 每用磁石, 近代泥於金石之說, 多不知用. 然磁石性能引鐵, 則用之者, 亦是假其引肺金之氣入腎, 使其子母相生爾. 水得金而清, 則相火不攻自去矣. 嗚呼. 醫之神妙, 在於幽微. 此言可與知者道也.

14) 視物爲二
《諸病源候論》
○ 二十二, 目視一物爲兩候. 目, 是五臟六腑之精華. 凡人腑臟不足, 精虛而邪氣乘之, 則精散, 故視一物爲兩也.

《동의보감》
○ 視一物爲兩, 有人視一物爲兩. 醫作肝氣盛, 服瀉肝藥不驗. 予記靈樞云, 目之系, 上屬於腦 後出於項中. 邪中其精, 精散則視岐, 故見兩物. 令服驅風入腦藥得愈. 宜驅風一字散方見上保肝散. 本事. 昏暗不能遠視, 看一成二成三. 屬肝腎虛. 宜腎氣丸方見虛勞, 地芝丸方見上. 入門. 保肝散, 治風邪入腦, 看一成二, 欲成內障. 川芎當歸地骨皮蒼朮白朮密蒙花羌活天麻薄荷柴胡藁本石膏木賊連翹細辛桔梗荊芥防風甘草各五分梔子白芷各二分. 爲剉, 水煎服食後. 回春.

8. 睛珠內障
1) 近視
《諸病源候論》
○ 十九, 目不能遠視候. 夫目不能遠視者, 由目爲肝之外候, 腑臟之精華. 若勞傷腑臟, 肝氣不足, 兼受風邪, 使精華之氣衰弱, 故不能遠視.

《銀海精微》
○ 能近視不能遠視. 問曰, 能近視, 不能遠視者何也. 答曰, 血虛氣不足也. 經云, 遠視不明, 是無火也. 治初起者宜服地芝丸千裡光散菊花散, 隨人氣血虛實加減, 諸補藥皆可用. 地芝丸, 甘菊花枳殼各一兩生地黃四兩天門冬四兩, 又加麥門冬亦可用. 上爲末, 煉蜜爲丸, 每服三十丸, 空心鹽湯下. 千裡光散, 菊花千裡光甘草各等分. 上爲末, 每服三錢, 夜間臨臥, 用茶淸調下. 菊花散, 菊花四兩甘草五錢生地黃四兩白蒺藜去刺炒二兩. 上爲末, 每服二錢, 食後米泔水下.

《東垣十書》
○ 能近視不能遠視. 能近視不能遠視者, 陽氣不足, 陰氣有餘, 乃氣虛而血盛也. 血盛者陰火有餘也. 氣虛者元氣虛弱也, 此老人桑榆之象也.

《原機啓微》
○ 論目不能遠視爲陰氣不足. 東垣曰, 能遠視不能近視者, 陽氣不足, 陰氣有餘也, 乃氣虛而血盛也. 血盛者, 陰火有餘. 氣虛者, 氣弱也. 此老人桑榆之象也. 能近視不能遠視者, 陽氣有餘, 陰氣不足也, 乃血虛氣盛也. 血虛氣盛者, 皆火有餘, 元氣不足. 火者元氣谷氣眞氣之賊也. 元氣來也徐而和, 細縕如線. 邪氣來也緊而強, 如巨川之水不可遏. 謹按, 陽氣者, 猶日火也. 陰氣者, 金水也. 先儒所謂金水內明而外暗, 日火內暗而外明者也. 然人目眼, 備臟腑五行精華, 相資而神明, 故能視, 即此理之常也. 雖經曰目得血而能視, 殊不言氣者. 蓋血得氣爲水火之交, 而能神明之也. 否則陰虛不能遠視, 陽乏不能視近, 是爲老人桑榆之漸. 然學人於目病能求諸此, 則思過半矣.

《證治准繩》
○ 能近視不能遠視. 東垣云, 能近視不能遠視者, 陽氣不足, 陰氣有餘, 乃氣虛而血盛也. 血盛者, 陰火有餘也. 氣虛者, 元氣虛弱也. 此老人桑楡之象也. 海藏云, 目能近視, 責其有水. 不能遠視, 責其無火. 法宜補心, 《局方》定志丸主之. 《祕要》云, 此証非謂稟受生成近覷之病, 乃平昔無病, 素能遠視, 而忽然不能者也. 蓋陽不足, 陰有餘, 病於火者, 故光華不能發越於外, 而偎斂近視耳. 治之在膽腎, 膽腎足則神膏濃, 神膏濃則經絡潤澤, 經絡潤澤則神氣和暢而陽光盛矣. 夫氣之所用謂之火, 在身爲運用, 在目爲神光. 若耽酒嗜燥頭風痰火忿怒暴悖者, 必傷神損氣, 神氣弱必發用衰, 發用衰則經絡澁滯, 經絡澁滯則陰陽偏勝, 而光華不能發達矣.

《동의보감》

○ 不能遠視. 能近視不能遠視者, 陽氣不足, 陰氣有餘, 乃氣虛血盛也. 血盛者陰火有餘也. 氣虛者元氣衰弱也. 此老人桑楡之象也. 東垣. 目能近視, 責其有水, 不能遠視, 責其無火. 法當補心, 宜定志丸. 方見神門加茯苓. 海藏. 不能遠視, 臥服定志丸. 東垣. 定志丸治心氣不足, 忽忽喜忘, 神魂不安, 驚悸恐怯, 夢寐不祥. 人蔘白茯苓白茯神各三兩石菖蒲遠志製各二兩朱砂一兩半爲衣. 半爲末, 蜜丸梧子大, 米湯下, 五七十丸. 加茯苓, 治不能遠視. 得效.

《審視瑤函》

○ 怯遠症, 肝經不足腎經病, 光華咫尺視模糊, 莫待精衰盲已定. 此症非謂稟受生成近覷之病不治者. 蓋言平昔無病能遠視, 忽目患能近視而不能遠視者. 陽不足, 陰有餘, 病於火少者也. 無火, 是以光華不能發越於遠, 而拘斂近視耳. 治在膽腎, 膽腎足則神膏濃, 神膏濃則經絡潤澤, 經絡潤澤則神氣和暢, 而陽光盛矣. 夫氣之所用謂之火, 在身爲運用, 在目爲神光. 若耽酒嗜燥, 頭風痰火, 忿怒暴悖者, 必傷神損氣, 神氣弱必發用衰. 發用衰則經絡澁滯, 故陰勝陽衰, 而光華不能及遠矣. 宜服定志丸, 治目能近視, 責其有水, 不能遠視, 責其無火, 當宜補心火. 並治心氣不定, 五髒不足, 恍惚振悸, 憂愁悲傷, 差錯謬忘, 夢寐驚魘, 恐怖不寧, 喜怒無時, 朝瘥暮劇, 或發狂眩, 並宜服之. 常服益心強志, 令人不忘. 遠志去心菖蒲各二兩人蔘白茯神各一兩. 上爲細末, 煉蜜爲丸, 如桐子大, 以朱砂爲衣. 每服三十丸, 米飮送下, 食後臨臥, 日進三服. 補腎磁石丸, 治肝腎氣虛上攻, 眼目昏暗, 遠視不明, 時見黑花, 漸成內障. 石決明醋煅甘菊花去梗葉磁石捶碎煅紅醋淬肉蓯蓉菟絲子水淘淨酒浸一宿慢火烘干各一兩. 上爲細末, 用雄雀十五雙, 去毛嘴足, 留肚腸, 以青鹽二兩, 水三升, 同煮令雄雀爛, 水欲盡爲度, 取出共搗如膏, 和藥末爲丸, 如桐子大. 每服三錢, 空心溫酒送下. 謹按, 陽氣者, 猶日火也, 陰氣者, 金水也. 先儒所謂金水內明而外暗, 日火內暗而外明者也. 然人之眼, 備髒腑五行精華相資而神明, 故能視, 即此理之常也. 《難經》曰, 目得血而能視, 殊不言氣者, 蓋血得氣爲水火之交, 而能神明者也. 否則陽虛不能視遠, 陰乏不能視近, 是爲老人桑楡之漸. 然學人於目病, 能求諸此, 則思過半矣.

《張氏醫通》

○ 不能遠視. 東垣云, 能近視不能遠視者, 陽氣不足, 陰氣有餘. 此老人桑楡之象也. 海藏雲, 目能近視. 知其有水, 不能遠視, 責其無火. 治當補心, 加味定志丸八味丸, 早暮間服. 祕要云, 此証非謂稟受生成近覷之病. 乃平昔無病, 素能遠視而忽然不能者也. 蓋陽不足陰有餘, 病於火者.故光華不能發越於外, 而偎斂近視耳. 治之在膽腎. 若耽酒嗜燥, 頭風痰火, 忿怒暴悖者, 必傷損神氣, 陰陽偏勝, 而光華不能發達矣.

《醫宗金鑒》《眼科心法要訣》

○ 能近怯遠歌, 近視清明遠視昏, 陽光不足被陰侵, 定志丸用菖蒲遠, 朱砂人蔘白茯神. 定志丸方, 菖蒲二兩遠志去心二兩朱砂細硏另用三錢人蔘一兩白茯神一兩. 上爲細末, 煉蜜爲丸, 桐子大, 以朱砂爲衣, 每服五十丸, 食後米飮湯送下. 註, 能近怯遠者, 非生成近視, 謂平昔無此證, 忽視物近則明瞭, 遠則昏暗也. 由其人陰偏盛, 陽氣不足, 陽被陰侵, 是以光華不能發越於遠也. 宜定志丸補心壯神, 神足則自能遠視矣.

《目經大成》

○ 近視五十二, 雙睛近覷是生來, 不是生來卻禍胎, 眞火不明眞氣弱, 眞陰一點亦危哉. 瞳神遠見足元陽, 視短孤陰自葆光, 斷莫春江明月夜, 又隨人宿載花航. 此症目稟賦無恙, 忽爾只見近, 而不見遠者也. 甚則子立身邊, 問爲誰氏. 行坐無晶鏡, 白晝有如黃昏. 蓋陽衰過陰, 病於火者. 火病則光華偎斂, 安望繼晷傳薪. 又且火之所用即氣, 在身爲風儀, 在目爲神威. 乃縱恣嗜欲, 喪其元陽, 則雲埋霧蔽. 腎中眞水僅足以回光自照, 尚能健運淸液, 以滋膽汁, 而使木中之火遠布于空明耶. 治之當何如, 益火之原, 以消陰翳.

2) 遠視

《銀海精微》

○ 眼能遠視不能近視. 問日, 能遠視不能近視者何也. 答曰, 氣旺血衰也. 經云, 近視不明, 是無水也. 治宜六味地黃丸加補腎丸, 諸補陰藥皆可主之. 六味地黃丸, 治腎虛眼不奈視神光不足. 熟地黃澤瀉白茯苓牡丹皮山茱山藥, 一方加川芎當歸蔓荊子. 上爲末, 煉蜜爲丸, 如桐子大, 每服三十丸, 空心服, 不必點丹.

《東垣十書》

○ 能遠視不能近視. 能遠視不能近視者, 陽氣有餘, 陰氣不足也, 乃血虛氣盛. 血虛氣盛者, 皆火有餘, 元氣不足. 火者元氣穀氣眞氣之賊也. 元氣之來也徐而和, 細如線. 邪氣之來也, 緊而强, 如巨川之流, 不可遏也.

《證治准繩》

○ 能遠視不能近視. 東垣云, 能遠視不能近視者, 陽氣有餘, 陰氣不足也. 乃血虛氣盛. 血虛氣盛者, 皆火有餘元氣不足. 火者, 元氣穀氣眞氣之賊也. 元氣之來也徐而和, 細細如線. 邪氣之來也緊而强, 如巨川之水, 不可遏也. 海藏云, 目能遠視, 責其有火. 不能近視, 責其無水. 法當補腎地芝丸主之. 《祕要》云, 陰精不足, 陽光有餘, 病於水者, 故光華發見散亂, 而不能收斂近視. 治之在心腎, 心腎平則水火調, 而陰陽和順, 陰陽和順則收斂發用各得其宜. 夫血之所化爲水, 在身爲津液, 在目爲膏汁. 若貪淫恣慾, 飢飽失節, 形脈甚勞, 過於悲泣, 皆斲耗陰精, 陰精虧則陽火盛, 火性炎而發見, 陰精不能製伏挽回, 故越於外而遠照. 不能治之, 而反觸激者, 有內障之患.

《동의보감》

○ 不能近視. 能遠視不能近視者, 陽氣有餘, 陰氣不足也, 乃血虛氣盛. 氣盛者火有餘也. 東垣, 目能遠視, 責其有火, 不能近視, 責其無水. 法當補腎, 宜服地芝丸或六味地黃丸. 方見虛勞, 加牡蠣. 海藏. 不能近視, 晨服地黃元. 東垣. 地芝丸, 治能遠視不能近視. 熟地黃天門冬各四兩枳殼甘菊各二兩. 右爲末, 蜜丸梧子大, 空心茶淸下百丸. 東垣. 地黃元, 經云久視傷血. 血主肝故傷肝而目昏, 肝傷則自生風熱. 當益血鎭肝, 而目自明. 熟地黃一兩半黃連決明子各一兩防風甘菊羌活桂心朱砂水飛沒藥各五錢. 右爲末蜜丸梧子大, 空心熟水下五七十丸. 得效.

《審視瑤函》

○ 怯近症兮視遠明, 眼前之物反無睛, 陰精太澁陽邪見, 痰火之人極欠寧. 治之之法, 補腎淸心. 此症謂目能遠視, 而不能近視也. 蓋陰精不足, 陽光有餘, 病於水者, 故光華發見散亂而不能收斂近視. 治之止在心腎. 心腎平則水火調, 而陰陽和暢, 則遠近發用, 各得其宜. 夫血之所化爲水, 在身爲精液, 其輕淸之血, 升上在目爲膏汁. 若貪淫恣慾, 飢飽失節, 形體甚勞, 極其悲泣, 皆斲耗陰精. 陰精虧而陽火盛, 火性炎而發見, 陰精之水, 不能制伏乎火, 故光發越於外而遠照, 不能治火反觸激者, 內障之患有矣. 宜服地芝丸, 治目能視遠, 責其有火, 不能近視, 責其無水, 當宜補腎水療之. 天門冬去心生地黃焙乾各四兩枳殼去穰菊花各三兩. 上爲細末, 煉蜜爲丸, 如桐子大. 每服百丸, 食後茶淸送下. 六味地黃丸, 治脾胃, 少年水虧火旺陰虛之症, 肝腎血虛. 燥熱作渴, 小便淋祕, 痰氣上壅. 或風客淫氣, 瘰癧結核. 或四肢發搐, 眼目運動. 或咳嗽吐血, 頭目眩暈. 或咽喉燥痛, 口舌瘡裂. 或自汗便血, 稟賦不足, 肢體瘦弱, 解顱失音, 畏明下竄, 五遲五軟, 腎疳肝疳, 早近女色, 精血虧耗. 五臟齊損, 凡屬腎肝諸虛不足之症, 宜用此以滋化源, 其功不可盡述. 白茯苓乳蒸曬乾丹皮炒各兩半澤瀉微炒一兩山藥酒拌蒸曬乾山茱萸去核酒蒸焙乾各二兩熟地四兩酒水各半煮爛搗膏另入. 餘共爲細末, 煉蜜爲丸, 如桐子大. 每服三錢, 空心淡鹽湯送下. 或遺精, 加牡蠣, 紅煅水淬, 爲末, 焙乾, 三兩. 忌蘿卜. 腎者, 水髒也. 水衰則龍雷之火無畏而亢上. 故王啟玄曰, 壯水之主, 以制陽光也. 卽經所求其屬而衰之. 地黃味濃, 爲陰中之陰, 專主補腎填精, 故以爲君. 山茱萸味酸歸肝乙癸同治之義, 且腎主閉藏, 而酸斂之性, 正與之宜也. 山藥味甘歸脾, 安水之仇, 故用二味爲臣. 丹皮亦入肝, 其用主宣通, 所以佐茱萸之澁也. 茯苓亦入脾, 其用主通利, 所以佐山藥之滯也, 且色白屬金, 能培肺部, 又有虛則補其母之義. 至於澤瀉有三功, 一曰利小便, 以洩相火. 二曰行地黃之滯, 引諸藥速達腎經. 三曰有補有瀉, 諸藥無畏惡增氣之慮, 故用以爲使. 此丸爲益腎之聖藥, 而味者薄其功緩. 乃用藥者, 有四失也. 一則地黃非懷慶則力淺. 一則地黃非自制則不工, 且有犯鐵之弊. 一則疑地黃之滯而減少之, 則君主力弱. 一則惡澤瀉之滲而減之, 則使力微. 自蹈四失, 而反咎藥之無功, 毋乃冤乎.

《張氏醫通》

○ 不能近視. 東垣云, 能遠視不能近視者, 陽氣有餘, 陰氣不足, 少年窮役眼神所致也. 海藏云. 目能遠視, 知其有火, 不能近視, 責其無水. 法當補腎, 加減地芝丸或六味丸加減. 祕要雲, 陰精不足, 陽光有餘, 病於水者, 故光華發見. 散亂而不能收斂近視. 治之在心腎. 若貪淫恣慾, 飢飽失節, 形體甚勞, 過於悲泣, 皆斲喪陰精. 精虧則陽火盛, 火性炎而發見, 陰精不能製伏挽回, 故越於外而遠照不收. 治之而反觸激者, 有內障之患.

《醫宗金鑒》《《眼科心法要訣》》

○ 能遠怯近歌, 近視昏朦遠視明, 陽光有餘損陰精, 須用地芝丸枳殼, 菊花生地共天冬. 地芝丸方, 枳殼去穰菊花各三兩生地黃焙乾天門冬去心各四兩. 上爲細末, 煉蜜爲丸, 桐子大, 每服百丸, 食後茶淸送下. 註, 能遠怯近者, 謂視物遠則能見, 近則昏朦也. 蓋由其人陽氣有餘, 陰精不足, 故光華散亂, 不能收斂於近也. 宜用地芝丸養陰, 久服則目自癒.
《目經大成》
○ 遠視五十三, 近看模糊遠看明, 虛陽發外損陰精, 甫能補得眞元足, 目睫疏疏數亦淸. 雙睛自昔遠通靈, 近列與薪數不能, 幾度支節台上望, 生憎羽化魄飛騰. 此症目漸次昏昧, 能遠視而不能近視者也. 甚則秉燭作書, 擧頭落筆. 出入非杖藜熟路, 莫敢放步. 蓋陰不配陽, 病於水者. 水病則從燥化熱, 不遑涵虛靜鑒, 又且水之所變爲血, 親上與氣謀, 親下與精謀. 若淫泣勞極, 斫耗風力, 則元神飛越. 命門少火, 竊恐爲毒龍所引. 詎能使造照之靈, 斂藏寸方, 與未蔚天癸同其貞明耶. 將何以議治. 壯水之主, 以鎭陽光. 火之源, 命門眞陽是也. 水之主, 兩腎眞陰是也. 眞陽之氣猶風日, 眞陰之形等月露. 風日培於外, 月露渥於內, 內外相資, 則陰陽和鈞. 遠近發用, 各得其宜. 經曰, 目得血而能視, 似非確論. 目目賴氣, 爲水火之交, 而能神明. 否則能近怯遠, 能遠怯近, 不幾桑楡晩景之漸乎. 至雲根於中者, 命曰神機, 神去則機息. 根於外者, 名曰氣立, 氣止則化絕, 斯可盡二症之理.《外台祕要》以遠視責其無水而滋腎, 似矣, 近視責其無火以補心. 趙氏《醫貫》以八味丸益火, 似矣, 以六味丸壯水, 均所謂差之毫厘, 失之千裡. 益火須椒附桂茸故紙肉蔲陽起石, 益之無益. 此陽衰隨陰下陷, 譬日夕則光威漸靡. 不思銳進, 增入麥冬石斛茯苓甘草石决, 視愈短. 壯水以歸地棗杞車菟蓉龜鹿膠, 壯而不壯. 是陰寒弗受滋泥, 譬河凍得春陽乃解. 不加峻補, 改用丹瀉黃柏犀羚角, 命必傾.

3) 風牽偏視

《諸病源候論》
○ 二十三目偏視候. 目, 是五臟六腑之精華. 人腑臟虛而風邪入於目, 而瞳子被風所射, 睛不正則偏視. 此患亦有從小而得之者, 亦有長大方病之者, 皆由目之精氣虛, 而受風邪所射故也.

《銀海精微》
○ 風牽斜喎. 問曰, 目睛斜視倒目者何也. 答曰, 肝經受風邪所牽, 使其筋緩縮不利. 治法, 宜灸火發散風邪, 以加全蠍白附子南星半夏夜光柳紅丸, 外用摩風膏, 導引散, 目睛必轉. 灸火穴 太陽頰車耳門聽會耳尖風池各一穴. 夜光柳紅丸, 方在前篇針症內. 摩風膏, 方亦在前症內.

《향약집성방》
○ 眼偏視.《聖惠方》論曰, 夫人肝氣虛, 風邪入於目, 而瞳子被風, 所射睛不正, 則偏視. 此患亦有從小而得之者, 亦有長大, 方病之者. 皆由目之精氣虛, 爲風邪所牽, 故令偏視也.《聖惠方》槐子丸, 治肝虛風邪所攻, 致目偏視也. 槐子仁二兩覆盆子酸棗仁微炒栢子仁車前子蔓荊子茺蔚子牛蒡子微炒蒺藜子微炒各一兩. 右擣羅爲末, 煉蜜和丸, 如梧桐子大, 每日空心, 以溫酒下三十丸, 晩食前, 再服.《聖濟總錄》治眼風牽疼痛如針刺, 視物不能回顧. 黃芩大黃剉炒桔梗炒知母焙各一兩玄蔘馬兜零各一兩半防風去叉二兩. 右爲麤末, 每服三錢, 水一鍾, 煎至六分, 去滓, 食後臨臥, 溫服. 治肝風, 目睛不正, 視物偏斜. 防風去叉二兩菊花四兩蒺藜子炒去刺惡實炒各一兩. 右爲細末, 每服三錢, 食後以熟水調服.

《奇效良方》
○ 治風牽眼目, 歪偏外障. 木香當歸白芷黑附子防風細辛藁本骨碎補以上各一兩烏頭芎藥肉桂以上各一兩半豬脂半斤牛酥鵝脂各四兩. 上爲細末, 以麻油半斤, 浸一日一夜, 以文武火煎如膏爲度, 塗摩之. 治肝虛, 風邪所攻, 致目偏視. 槐子仁二兩酸棗仁微炒覆盆子柏子仁車前子蔓荊子茺蔚子牛蒡子微炒蒺藜子微炒一兩. 上爲細末, 煉蜜和丸, 如梧桐子大, 每服三十丸, 空心溫白湯送下, 晩食前再服之. 治風牽眼, 偏斜外障. 羚羊角鎊防風去叉五味子赤茯苓去黑皮人蔘以上各一兩黃耆剉茺蔚子知母焙各一兩半. 上吹咀, 每服三錢, 水一盞, 煎至六分, 去滓, 食後臨臥服. 治目偏, 風牽疼痛. 荊芥穗二兩川芎羌活去蘆楮實麩炒木賊各一兩甘草炙半兩. 上爲細末, 每服二錢, 食後茶淸調服.

《證治准繩》
○ 神珠將反. 謂目珠不正, 人雖要轉而目不能轉. 乃風熱攻腦, 筋絡被其牽縮緊急, 吊得珠子, 是以不能運轉. 甚則其中自聞刮眙, 有聲時響. 血分有滯者, 目亦赤痛. 失治者, 有反背之患. 與雙目睛通初起, 狀相似而不同.

《동의보감》
○ 風起喎偏. 眼偏視者, 風邪攻肝, 牽引瞳人故, 令偏視. 宜服槐子丸. 類聚. 槐子丸, 治風邪牽引瞳人, 令眼偏視. 槐實二兩覆盆子酸棗仁炒栢子仁車前子蔓荊子茺蔚子鼠粘子炒白蒺藜炒各一兩. 右爲末蜜丸梧子大, 酒下三十丸. 類聚.

《張氏醫通》
○ 神珠將反. 神珠將反者, 謂目珠不正. 雖欲轉而不能轉, 乃風熱攻腦. 筋絡牽急, 吊得神珠, 是以不能運轉. 甚則其中自聞眙眙有聲如響. 石膏散通肝散選用. 血分有滯者, 目赤腫痛, 酒煎散加五靈脂. 失治, 有反背之患.

《目經大成》
○ 風引喎斜六十六, 六氣中人風獨酷, 最輕亦自傷口目. 喎斜對客實羞慚, 便面好將紈扇覆. 此症睛珠自然歆側, 而腮唇亦歪在一邊. 醫家皆呼口眼喎斜, 一日唇瞼相邈. 蓋風本濕土二氣爲属, 本臟素虛, 故爾引渠卒中. 中則血脈渙散, 喎斜不遂. 斜而能正, 正而複斜, 喎而能合, 合而複喎者. 正容湯加味地黃飲子省風湯可治. 若已定性, 不分久暫, 丑態終身矣.《靈樞》言, 足陽明之脈, 其病頰筋, 有寒則急引頰移口. 熱則筋弛不能收, 故僻僻者偏也. 亦以眞氣爲邪所陷, 上不得出, 下不泄, 則偏引于一邊. 左寒右熱偏於右, 右寒左熱偏於左. 法當灸地倉承泣. 不效, 灸人迎. 經日陷下則灸之是也. 一說謂濕淫所勝偏於左, 風淫所勝偏於右, 皆有微理, 務宜參詳. 倘任意從事, 將不利於斯人.

4) 瞳神反背
《향약집성방》
○ 墜睛.《聖惠方》論曰, 夫墜睛眼者, 由眼中賊風所吹故也. 風寒入貫瞳仁, 攻於眼帶, 則瞳人牽拽向下, 名曰墜睛也. 眼爲五藏之候, 頭爲衆陽之府. 若陰陽不和, 風邪所搏, 則令眼有斯疾. 若日數漸多, 卽拽破瞳人, 兩眼俱陷, 無津液精華者, 則不見物也.《聖惠方》甘菊花散, 治墜睛, 風毒牽瞳人向下, 眼帶緊急, 視物不明. 甘菊花羚羊角屑各一兩生乾地黃海東皮秦艽去苗白附子炮裂決明子芎藭各半兩旋復花防風去蘆頭蔓荊子各三錢. 右擣羅爲散, 每服三錢, 以水一中盞, 煎至六分, 去滓, 食後溫服, 臨臥再服. 槐子丸, 治眼風邪所攻, 睛墜向下, 漸漸失明. 槐子天麻獨活地膚子沙參去蘆頭人參去蘆頭羚羊角屑各一兩半決明子二兩防風去蘆頭甘菊花枳殼麩炒微黃去瓤 各一兩. 右擣羅爲末, 煉蜜和擣三五百杵, 丸如梧桐子大, 每日空心, 以淡漿水, 下三十九, 夜臨臥再服. 治墜睛風熱所攻, 宜用此點服. 猪肝一具黑豆花曝乾槐花曝乾地黃花曝乾各一兩. 右除猪肝外, 擣細羅爲散, 和猪肝, 內鐺中, 以水二斗, 緩火煎, 候上有凝脂似酥片子. 此是藥成, 鏖合中盛, 每以銅筋, 取如黍米大, 點眥中, 日三四度.

《證治准繩》
○ 瞳神反背. 因六氣偏勝, 風熱搏急, 其珠斜翻側轉, 白向外而黑向內也. 藥不能療, 止用撥治, 須久久精熟, 能識其向入何, 或帶上帶下之分, 然後撥之, 則療在反掌. 否則患者徒受痛楚, 醫者枉費心機. 今人但見目盲內障, 或目損風水二輪, 壞而膏雜, 白掩黑者, 皆呼爲瞳神反背, 謬矣. 夫反背實是斜翻烏珠向內, 豈有珠正向外, 而可謂之反背者哉.

《審視瑤函》
○ 瞳神反背患者少, 識者須要心巧, 不逢妙撥轉將來, 定是昏冥直到老. 此症因六氣偏勝, 風熱搏擊, 其珠斜翻倒轉, 白向外而黑向內也. 藥不能療, 止用撥治. 須久久精熟者, 識其何人何背, 或帶上帶下之分, 然後撥之, 則療在反掌. 否則患者徒受痛楚, 醫者枉費心機. 今人但目盲內障, 或目損風水二輪, 而膏雜壞, 白掩黑者, 皆呼爲瞳神反背, 謬妄之甚. 夫反背實爲斜翻烏珠向內也. 非是珠端正而向外者, 今亂呼爲瞳神反背. 必其人亦是盲目, 豈能治人之盲哉.

《張氏醫通》
○ 瞳神反背. 瞳神反背者, 因風熱搏擊其珠, 而斜翻轉側. 通肝散加全蠍鉤藤, 或黃耆建中加羌活歸身蠍梢. 虛則神效黃耆補中益氣, 皆可取用. 或雲卽是瞳神發白, 北人聲韻相似也. 蓋發白卽是內障, 故宜金針撥之. 若前所言, 卽神珠將反之暴者, 非眞反也. 安有目系內系, 而能反背之理. 醫者審之.

《目經大成》
○ 瞳神反背八, 輪廓傾翻庭匪小, 病患難値醫人少, 雖然家祕有針經, 心不巧, 手不妙, 多恐沉盲直到老. 此症因六氣偏勝, 風熱搏擊, 其睛斜翻倒轉, 白向外而黑向內也. 藥不能療, 惟治以手法. 手法奈何. 熟視其何入何背, 並帶上帶下之分, 然後針之, 易如反掌. 針定進正容湯, 高枕安眠. 再煎人蔘養榮湯二三劑, 立愈. 其針須臨症新授, 筆墨難代喉舌. 市醫對此茫然, 而見靑盲內障, 又曰瞳神反背. 噫. 眞瞳神反背矣夫.

5) 轆轤轉關
《祕傳眼科龍木論》
○ 四十九·轆轤轉關外障. 此眼初患之時, 皆因膈中壅毒, 肝髒熱極, 風毒入腦, 致令眼吊起, 睛瞳難以回轉, 不辨人物. 有在胎中患者, 乃不可治. 若初患之時, 急須治療. 宜服天門冬飲子瀉肝散. 詩曰, 上瞼藏中下瞼藏, 則還不肯定中央, 轉關恰似轆轤轉, 聖者留言難改張, 病卽雖云醫不得, 徒教學人用形彰, 堪嗟永處幽冥地, 不識靑黃坐久常. 天門冬飲子, 天門冬芫蔚子知母各一兩防風五味子各一兩人蔘羌活茯苓各二兩. 上爲末, 以水一盞, 散一錢, 煎至五分, 食後去渣溫服. 瀉肝散, 天門冬一兩大黃黃芩細辛芒硝各一兩玄蔘桔梗各一兩半. 上爲末, 以水一盞, 散一錢, 煎至五分, 食後去渣溫服.

《銀海精微》
○ 轆轤展開. 轆轤展開者, 與鶻眼凝睛症同. 鶻眼凝睛者睛凝不運之貌, 轆轤展開而大者. 此膽腎之水散焉. 瞳仁之大小, 隨黃仁之展縮, 黃仁展則瞳仁小, 黃仁縮則瞳仁大. 人不知瞳仁能大小者非也. 此乃肝受風而不展轆轤, 則瞳仁圜圓也. 隨肝輪而縮, 覺見瞳仁大不收, 號曰轆轤展開症. 風充入腦, 眼帶吊起, 此症小兒急慢驚風受之. 治法同前. 薑汁調香油摩風膏摩擦, 藥用蚌殼頻頻灌下, 乳母忌口. 問曰, 瞳仁開大, 眼不收而展縮者何也. 答曰, 肝受風, 痰盛也. 治法, 僻巽錠子牛黃丸石楠散, 初起者宜發表. 小兒如患此, 治法亦同. 僻巽錠子, 治肝膽受風, 變成前症, 小兒通睛, 瞳仁闊大, 並皆治之. 牛膽南星七錢防風乾薑各三錢白附子五錢牛黃三分川烏白芷薄荷木香白朮白茯苓人蔘各五錢朱砂一錢麝香五分白殭蠶二十個生用片腦五分. 上將前藥俱研爲細末, 冬用蜜二斤甘草半斤, 煎作膏稀稠得宜, 將次藥末和作錠子, 金箔爲衣. 小兒急慢驚風, 手足搐搦, 金銀箔磨湯化下一錠. 大人破傷風, 酒化下三四錠子, 約一錢一個, 或七分一個, 夏用麻黃一斤甘草半斤, 用水三四碗砂鍋內, 煎至一鍾之時, 入蜜一斤, 緩緩熬煉, 滴水內成珠, 方將前藥搜和爲丸, 即作錠子也. 牛黃丸, 能去風痰. 牛黃二分白附子全蠍肉桂川芎石膏各一兩白芷三分藿香五錢麝香少許朱砂二錢. 上爲細末, 煉蜜爲丸, 如梧桐子大. 每服二三丸, 臨臥薄荷湯下. 通頂石楠散, 能利膈開風痰. 石楠藤藜蘆各一兩瓜蒂七分. 上爲末, 米湯下一匙, 日一二度, 灌入口內, 去風痰.

《世醫得效方》
○ 轆轤轉關四十九, 此乃睛藏上下瞼, 不能歸中, 所以言之爲轆轤也. 其證亦難治, 然當且服後藥. 天門冬飮子, 天門冬芜蔚子知母各二兩五味子防風各一兩人蔘茯苓羌活各半. 上剉散, 每服三錢, 水一盞煎, 食後服. 瀉肝散, 麥門冬去心二兩大黃黃芩細辛芒硝各一兩玄蔘桔梗各兩半. 上剉散, 每服三錢, 水一盞煎, 食後服.

《證治准繩》
○ 轆轤轉關. 目病六氣不和, 或有風邪所擊, 腦筋如拽, 神珠不待轉, 而自蓦然察上, 蓦然察下, 下之不能上, 上之不能下, 或左或右, 倏易無時. 蓋氣搏激不定, 筋脈振惕, 緩急無常, 被其牽拽而爲害. 輕則氣定脈偏而珠歪, 如神珠將反之狀, 甚則翻轉而爲瞳神反背矣., 天門冬飮子瀉肝散聚寶丹雄豬散牛蒡子丸還睛丸退血散.

《동의보감》
○ 轆轤轉關. 睛藏上下瞼不能歸中, 所以言之爲轆轤也. 亦難治, 且服天門冬飮子, 及瀉肝散. 得效. 風寒入貫瞳人, 攻於眼帶則, 瞳人牽曳向下, 名曰墜睛眼, 亦轆轤轉關之類. 若日數漸多, 即拽破瞳人, 兩眼俱陷則不見物, 宜服犀角散. 類聚. 天門冬飮子, 治眼睛不能歸中, 名曰轆轤轉關. 天門冬芜蔚子知母各一錢人蔘赤茯苓羌活各七分五味子防風各五分. 右剉作一貼水煎, 食後服. 入門. 瀉肝散, 治烏風昏暗. 大黃甘草各五錢郁李仁荊芥穗各二錢半. 右剉分二貼, 空心水煎服. 得效. 犀角散, 治墜睛失明. 車前子枸杞子各一兩槐子五味子靑箱子牛蒡子充蔚子胡黃連各七錢犀角屑羚羊角屑各五錢兔肝一具微灸. 爲末, 每二錢, 食後以槐子煎湯, 調下. 類聚.

《審視瑤函》
○ 轆轤轉關. 人所罕聞, 瞳睛勿正, 那肯中存, 上垂下際, 或傾或頻, 氣所使動, 人所不能, 筋脈振惕, 緊急難伸, 急宜調治, 免致傷深. 此症謂病目六氣不和, 或因風邪所擊, 腦筋如拽, 神珠不待人轉, 而自蓦然察上. 蓦然察下, 下之不能上, 上之不能下, 或左或右, 倏易無時. 蓋轉動搏擊不定, 筋脈振惕, 緩急無常, 被其牽拽而爲害. 輕則氣定, 脈偏而珠歪, 如神珠將反之狀. 甚則翻轉而爲瞳神反背矣. 宜服, 鉤藤飮子, 治卒然驚悸, 眼目翻騰. 鉤藤灸五分麻黃去節甘草灸各三分天麻川芎防風人蔘各七分全蠍炒去毒一錢僵蠶炒一錢二分. 上剉劑, 白水二鍾. 薑三片, 煎至八分. 不拘時服.

《張氏醫通》
○ 轆轤轉關. 目病六氣不和, 或有風邪所擊腦, 筋如拽神珠. 不待轉運, 而自蓦然察上, 蓦然察下. 下之不能上, 上之不能下, 或左或右, 倏易無時. 輕則氣定脈, 偏而珠歪, 如神珠將反之狀. 甚則翻轉, 而爲瞳神反背矣. 治用薑汁調香油, 摩擦目睥及迎香上星風池風府太陽等穴. 若暴起者, 宜用裡藥, 彙升補即愈. 如神效黃耆湯補中益氣湯並加羌活. 風熱勢盛, 通肝散.

《醫宗金鑒》《眼科心法要訣》
○ 轆轤轉關歌, 轆轤轉關肝風盛, 旋轉睛珠轆轤同, 輕則瞳斜重反背, 初起鉤藤飮蝎芎, 蔘防二麻殭蠶草, 後服天冬飮次令, 羌活大冬五味子, 人蔘知母蔚防風. 鉤藤飮, 鉤藤五分全蝎炒去毒一錢川芎人蔘防風各七分麻黃三分天麻七分殭蠶炒一錢二分甘草灸三分. 上爲粗末, 以水二盞, 煎至一盞, 去渣, 不拘時服. 天門冬飮, 赤茯苓七分羌活七分天門冬一錢五味子五分人蔘七分知母一錢芜蔚子一錢防風五分. 上爲粗末, 以水二盞, 煎至一盞, 食後去渣溫服. 註, 轆轤轉關之證, 因肝經風邪壅盛, 以致二目睛珠旋轉不定, 與轆轤相同. 輕則瞳人偏斜, 重則瞳人反背. 初起宜用鉤藤飮, 疏散風邪. 定後用天門冬飮, 調理即癒.

《目經大成》
○ 轆轤自轉七, 轆轤展轉, 在井之中, 乃伊芳人目, 視也從同, 曷爲從同, 大風自東. 轆轤展轉, 在井之上, 乃伊芳人目, 視翻而仰, 曷爲翻仰, 旋風之象. 彼轆者轤, 知止能靜, 彼瞳者子, 開閉不定. 旋風亂地兮, 吹目頻眨. 大風折木兮, 目絕命. 轆轤三章, 專爲臟氣乖蹇, 陰陽不和, 中風中痰, 並脫血脫氣, 致目直視上視緊閉頻眨翻騰動搖而作也. 夫翻騰動搖, 乃目不待心使, 而自驀然察上, 驀然察下, 倏左倏右, 或瞤或搖. 此肝氣違和, 風邪搏擊, 致筋脈振惕, 雙睛運動不定. 倘牽拽成性, 不感反顧, 即為反背. 倘驚搖不止, 不為暴盲, 則為青盲矣. 夫緊閉頻眨, 乃目上綱屬足太陽, 下綱屬足陽明, 二經有熱, 則筋縱不開. 又肝主風, 膽主驚, 陽火既明, 驚風複吹, 目力自難兩敵. 若元病赤熱, 自有本症, 不在此論. 何為上視. 精神昏沉, 牙關緊合, 手足瘈瘲, 胸膈喉咽痰壅盛, 名為天釣, 實是風虛. 然亦暫時間, 事不足慮. 如久病病篤上視者, 則徐上徐下, 下而複上, 上而不能遽下, 此肝脾將絕, 即不知醫者, 一望而知其病入膏肓也. 何為直視. 看物而睛輪不動, 以燭照之不畏, 物觸之不眨. 病至此, 症已逆, 多不治. 《經》曰, 太陽之脈, 其終也, 戴眼, 反折瘈瘲. 又曰, 少陽終者, 百節縱, 目睘絕系. 愚謂, 直視不省事為心絕, 不識人為腎絕, 反折瘈瘲 為肝絕. 蓋邪風壅盛, 塞其正氣, 邪盛則正脫, 正脫則君主欠慧, 而相傳之治節不行, 故三臟合病, 如醉如痴, 目盲早矣. 易簀只在旦夕. 是故直視譫語喘滿者死, 循衣摸床惕而發狂微喘脈澀者死, 聽其轆轤展轉, 變為目科至敗之症, 不可複得耳. 治法, 連上陰陽邪風, 總于散陣選方, 繼而或寒或熱或攻或補, 間亦有奏效者. 然須熟讀頭風篇, 並各陣方解, 臨事增減, 如磁石引鐵, 自然投合. 故凡無一定治理, 不言方. 轆轤系深井汲水之車, 上下左右, 展轉無時. 詩以詠之, 症以名之, 所謂興而比也. 集中多如此類, 固知畫虎類犬. 然欲便記誦, 又限於病情, 藥品未能一計工拙. 風人詞客, 乞不以文害辭, 不以辭害志, 則幸甚快甚.

6) 鶻眼凝睛

《祕傳眼科龍木論》

○ 四十八·鶻眼凝睛外障, 此眼初患之時, 忽然癢痛淚出, 五臟眼起皆硬, 難以回轉, 不辨人物. 切宜針引血脈, 以摩風膏摩之. 此疾皆因五臟熱壅衝上, 腦中風熱入眼所使. 宜服瀉肝湯抽風散, 立效. 詩曰, 五輪目硬難回轉, 鶻眼凝睛是本形, 欲知根深何處起, 腦中風熱髒中蒸, 先將針風引風壅, 藥壓塗摩血脈行, 元損只宜從向洩, 除嗔戒行即平平. 瀉肝湯, 防風大黃茺蔚子黃芩玄蔘桔梗芒硝各一兩. 上為末, 以水一盞, 散一錢, 煎至五分, 食後去渣溫溫服之. 抽風散, 石決明茯苓車前子五味子人蔘細辛知母各一兩半. 上搗羅為末, 食後米飲湯調下一錢七分.

《銀海精微》

○ 鶻眼凝睛. 鶻眼凝睛, 此驟然所感, 非久患之症. 因五臟皆受熱毒, 致五輪振起, 堅硬不能轉運, 氣血凝滯, 睜然如鶻鳥之眼, 凝視不運之貌, 難辨人物, 因形而名曰鶻眼凝睛. 治法, 宜用香油調薑粉汁於額瞼部摩擦及面上, 或摩風膏摩擦更好. 服以酒煎散, 以被蓋出汗, 其眼即活動. 面面用燈火燒之, 斷其風路. 此症多是小兒急慢驚風之症, 大人少有此患. 桑螵蛸酒調散方在前暴風客熱內. 眼障初服導痰消風散. 陳皮半夏甘草白芷全蠍羌活防風荊芥升麻細辛蘆薈. 上咬咀, 各等分. 水煎, 薑三片, 溫服.

《世醫得效方》

○ 鶻眼凝睛四十八, 輪硬而不能轉側, 此為鶻眼凝睛, 此不可治.

《證治准繩》

○ 鶻眼凝睛證, 有項強頭疼, 面臉赤燥之患, 其狀目如火赤, 綻大脹於睥間, 不能斂運轉動. 若廟塑凶神之目, 猶鶻鳥之珠, 赤而綻凝者. 凝, 定也. 乃三焦關格陽邪實盛亢極之害. 風熱壅阻, 諸絡澀滯, 目欲爆出矣. 大宜於內迎香太陽兩睥上星等處要隘之所, 並舉而劫治之.

《동의보감》

○ 鶻眼凝睛, 輪硬而不能轉側. 此為鶻眼凝睛, 不可治. 得效.

《審視瑤函》

○ 眸子起災, 轉動不得, 壅滯不通, 三焦閉格, 名鶻眼凝睛, 防變出之疾. 此症有項強頭面臉赤燥之患, 其狀目如火赤, 脹於睥間, 不能斂運轉動. 若廟堂凶神之目, 猶鶻鳥之眼珠, 赤而定凝, 故曰鶻眼凝睛. 乃三焦閉格, 陽邪實盛, 亢極之害, 風熱壅阻, 諸絡澀滯, 目欲爆出矣. 先於內迎香太陽兩脾上星等穴, 要隘之所, 並針而攻治之, 宜內服外貼. 瀉腦湯, 防風車前子木通茺蔚子茯苓熟大黃玄蔘元明粉桔梗黃芩酒炒各等分. 上銼劑, 白水二鐘, 煎至八分, 去滓, 食遠熱服. 摩風膏, 黃耆細辛當歸杏仁去皮尖為霜防風松脂各五錢白芷以上為末黃蠟各一兩麻油四兩. 先將蠟油溶化, 前藥共研為細末, 慢火熬膏絞入, 退其火性, 貼太陽穴.

《張氏醫通》

○ 鶻眼凝睛証, 此驟然而起, 五臟皆受熱毒, 致五輪壅起, 頭疼面赤, 目脹不能轉動. 若鶻之睛, 乃三焦陽邪亢極之害. 先用香油調薑粉汁, 於額臉項上摩擦. 急服酒煎散, 覆蓋出汗, 其眼即活動, 而用燈火燒斷風路, 其迎香太陽兩睥上星等要隘處. 並舉而劫治之, 此証多是小兒急驚. 大人少有此患.

《醫宗金鑒》《眼科心法要訣》

○ 鶻眼凝睛歌, 鶻眼凝睛睛突起, 目珠脹硬疼難當, 積熱上衝腦熱注, 外用摩風針血良, 內服瀉肝湯桔蔚,柴防芩黑共硝黃. 摩風膏方見卷末. 瀉肝湯方, 桔梗芫蔚子柴胡防風黃芩玄蔘芒硝大黃各等分. 上爲粗末, 以水二盞, 煎至一盞, 食後, 去渣溫服. 註, 鶻眼凝睛之證, 睛突於外, 不能動轉, 堅硬高努如鶻眼, 脹滿疼痛難忍. 此積熱上衝, 腦中風熱, 壅注於目所致. 宜先用金針出血瀉毒, 外敷摩風膏, 內服瀉肝湯.

《目經大成》

○ 魚睛不夜十, 愁瞳子瞪瞪不轉頭, 陽邪亢風熱又相投. 此症項强, 面赤燥, 目如火, 脹于瞼間, 不能開閉. 若野廟凶神, 與花缸變魚之目, 凸而定凝, 故曰魚睛不夜. 乃陽邪亢害, 風熱壅阻, 下竅不通, 上竅亦塞. 是眼不出即入, 速于百會太陽兩瞼上星要隂等穴砭針出血. 嗣後黃連解毒湯一味大黃丸三友丸寒之攻之, 庶有可救, 然亦險矣.

7) 突起睛高

《祕傳眼科龍木論》

○ 四十二‧突起睛高外障, 此眼初患之時. 皆因疼痛發歇作時. 蓋是五髒毒風所致, 令睛突出. 此疾不宜針灸鉤割. 只宜服退熱桔梗飲子還睛丸. 若要平穩, 用針針破, 流出靑汁, 即得平複. 詩曰, 忽然疼痛便睛高, 毒風五髒熱相遭, 冷凍飲料瀉肝令大洩, 又呑丸散漸須明, 莫要中歸平穩處, 針出靑涎莫要挑, 便突更針三五度, 睛輪平複似元朝. 退熱桔梗飲子, 桔梗芫蔚子大黃玄蔘芍藥防風黃芩芒硝各一兩. 上爲末, 以水一盞, 散一錢, 煎至五分, 食後去渣溫服. 還睛丸, 遠志芫蔚子防風人蔘乾山藥五味子茯苓細辛各一兩車前子一兩半. 上爲末, 煉蜜爲丸如桐子大, 空心茶下十丸.

《銀海精微》

○ 突起睛高. 突起睛高, 險峻厲害之症也, 同前旋螺尖大不祥矣. 皆因五臟毒風所蘊, 熱極充眼. 眼者, 內屬五臟, 外屬五輪, 五臟之氣毒攻五輪之瞳. 初起麻木疼痛, 汪汪淚出, 病勢洶涌, 卒暴之變莫測, 非精於龍木之奧旨, 不能措手. 諺云, 眼不醫不瞎, 正此也. 苟非其人, 殆有甚焉, 非徒無益而反害之. 治法, 揚湯止沸, 莫若去薪息火. 急投酒調散酒煎散, 宣退五臟之毒熱. 搗蔥艾熨五輪之突起, 消除疼痛, 洗以白芷細辛當歸蒼朮麻黃防風羌活, 未可與點藥. 宜忌口葷腥, 將息避風. 治法稍遲, 或控膿, 或突出一寸高者, 至此之際, 須鋒針針出惡水, 疼痛方止, 睛高取平耳. 無尤之效也. 酒調散, 當歸甘草赤芍藥菊花羌活桑螵蛸芫蔚子防風荊芥木賊. 上各等分, 水煎, 食後加酒三盞溫服.

《世醫得效方》

○ 突起睛高四十二, 風毒流注五臟, 不能消散, 忽然突起, 癢痛. 熱極所致, 宜服前瀉肝散.

《향약집성방》

○ 目珠子突出.《聖惠方》論曰, 夫人風熱痰飮, 漬於藏腑, 則陰陽不和, 肝氣蘊積生熱, 熱衝於目. 使睛疼痛, 熱氣衝擊其珠子, 故令突出也. 唯宜先服冷藥, 瀉肝利其腸胃, 然後調理, 漸漸自消. 凡瞳人脹起者, 水輪脹也, 或如懸珠, 難屬卒效. 療之有據卽漸微瘥, 終不可痊差. 宜用氣針引之, 出惡濁汁, 以消毒氣. 如再發, 亦宜更針之.《聖惠方》治眼睛無故突出, 一二寸者. 冷水急灌注其上, 數數易水, 須臾睛當自入, 平復如故也.《聖濟總錄》治風熱攻目, 赤痛, 目睛欲凸出者. 麥門冬去心焙芫蔚子各二兩桔梗剉炒防風去叉玄參知母焙各一兩黃芩天門冬去心焙各一兩半. 右擣末, 每服五錢, 水一鍾半, 煎至一鍾, 去滓, 食後臨臥, 溫服.

《證治准繩》

○ 神珠自脹證, 目珠脹也, 有內外輕重不同. 若輕則自覺目內脹急不爽, 治亦易退. 重則自覺脹痛甚, 甚則人視其珠, 亦覺漸漸脹起者, 病亦發見於外已甚. 大凡目珠覺脹急而不赤者, 火尚微, 在氣分之間. 痛者重, 重則變赤, 痛脹急重者, 有瘀塞之患. 疼滯甚而脹急, 珠覺起者, 防鶻眼之禍. 若目不赤, 止覺目中或脹或不脹, 時作有止不一者, 爲火無定位, 游客無常之故. 有風邪濕熱氣勝怫郁者, 皆有自脹之患. 但經血部至於痛者, 皆重而有變矣.

《동의보감》

○ 突起睛高, 風毒流注五藏, 不能消散, 忽然突起痒痛, 乃熱極所致. 宜瀉肝散方見上. 得效. 風熱痰飮, 漬於藏府, 蘊積生熱, 熱衝於目故, 令眼珠子突出, 是名睛脹. 宜服凉藥瀉肝. 凡瞳人脹起者, 水輪脹也. 類聚. 烏輪突起, 裏熱刺痛, 謂之熱眼. 直指. 井水灌眼中詳見下, 黑睛脹, 宜龍膽散, 白睛脹宜淸肺散. 瀉肝散, 治烏風昏暗. 大黃甘草各五錢郁李仁荊芥穗各二錢半. 右剉分二貼空心, 水煎服. 得效. 龍膽散, 治肝熱烏睛浮腫, 赤暈昏疼. 草龍膽梔子仁各二錢防風川芎玄參荊芥茵陣甘菊楮實子甘草各一錢. 右爲末每二錢, 食後茶淸調下. 直指. 淸肺散, 治肺熱上攻, 白睛腫脹, 日夜疼痛. 桑白皮片芩甘菊枳殼防風荊芥柴胡升麻赤芍藥當歸尾玄參苦參白蒺藜木賊旋覆花葶藶子甘草各五分. 右剉作一貼水煎, 食後服. 醫鑑.

《張氏醫通》

○ 神珠自脹証, 此陰峻利害之証. 因五臟毒風所蘊, 熱極充服, 與旋螺突起不同. 初起麻木疼痛淚出, 其勢莫測. 急投大黃當歸散, 宜退五臟熱毒. 搗蔥艾熨五輪之突起. 洗以白芷細辛麻黃防風羌活, 未可與點. 或突起高寸許者, 須鋒針針出惡水, 疼方得止.

《醫宗金鑒》《眼科心法要訣》
○ 突起睛高歌, 突起睛高珠腫疼, 風熱毒火上衝睛, 針後亡熱桔梗飲, 硝黃芫芩黑苓風, 還睛五味蔘苓細, 山藥車前防防遠芫. 退熱桔梗飲子, 桔梗芒硝大黃芫尉子白芍藥炒玄蔘黃芩防風各一錢. 上爲粗末, 以水二盞, 煎至一盞, 食後, 去渣溫服. 還睛丸方, 五味子半兩人蔘二兩茯苓一兩細辛半兩山藥一兩車前子防風遠志芫蔚子各一兩. 上爲細末, 煉蜜丸, 桐子大, 空心茶清送下三錢. 註, 突起睛高之證, 緣風熱火毒, 上衝於眼, 疼痛難忍, 睛珠突高脹起. 宜先用針出其青涎毒水後, 服退熱桔梗飲子, 用還睛丸調理可癒.

8) 珠突出眶
《諸病源候論》
○ 十八目珠子脫出候. 目, 是臟腑陰陽之精華, 宗脈之所聚, 上液之道, 肝之外候. 凡人風熱痰飲漬受於臟腑, 陰陽不和, 肝氣蘊積生熱, 熱沖受於目. 使目睛疼痛, 熱氣沖擊其珠子, 故令脫出.

《證治准繩》
○ 珠突出眶證, 烏珠忽然突出眶也. 與鶻眼證因滯而慢慢脹出者不同. 其故不一, 有因眞元將散, 精華衰敗, 致絡脈俱損, 癢極揩擦而出者, 其人不久必死. 有酒醉怒甚及嘔吐極而閛出者. 有因患火證, 熱盛而關格, 亢極而脹出者. 有因怒甚吼喊而閛出者. 此皆因水液衰少, 精血耗損, 故脈絡澀脆, 氣盛極火無所從出. 出而竅澀, 泄之不及, 故湧脹而出. 亦有因打撲而出者. 凡出雖離兩瞼而脈皮未斷者, 乘熱捺入. 雖入脈絡損動, 終是光損. 若突出閣在瞼中而含者, 易入, 光不損. 若離瞼脈絡皮俱斷而出者, 雖華佗複生, 不能救矣.

《審視瑤函》
○ 珠突出眶, 疼痛難當, 既離兩瞼, 枉覓仙方, 虛乃氣血之不足, 實則暴火之爲殃. 若然半出, 猶可復康, 脈絡既動, 終是無光. 此症專言烏睛暴然突出眶也. 非比鶻眼症因滯而慢慢脹出者不同, 有眞元將散, 精華衰敗, 致脈絡俱損, 癢極揩擦而出者, 其人不久必死. 有醉酒怒甚者, 及嘔吐極而突出者, 有因患病熱甚, 致關格亢極而脹出者, 有因怒甚吼哮而掙出者, 皆因水衰液少, 精血虧損, 故脈絡澀脆, 邪氣盛極, 火無從出而竅澀, 泄之不及, 故湧脹而出, 有因打撲而出, 此亦偶然之禍. 凡出雖離兩瞼, 而脈絲未斷者, 乘熱捺入. 雖入, 脈絡損動, 終是無光, 若雖突而猶含者, 易入, 光不損, 若離瞼, 脈絲絡俱斷而出者, 不能救矣. 宜服, 救睛丸, 枸杞子蒼朮山梔仁炒黑赤芍蘇薄荷各等分. 上爲細末, 酒糊爲丸, 如桐子大, 每服三錢, 井花涼水送下, 或冷茶清亦可, 少年之人可服. 若年老之人, 可服後方. 立

退丸一名定志丸, 朱砂另研爲衣人蔘各二錢天門冬去心烘乾石菖蒲炒遠志去心麥冬去心預知子各一兩白茯苓二兩. 上爲細末, 煉蜜爲丸, 如桐子大, 每服一錢五分, 茶清送下, 或沸湯亦可. 水淋法治眼睛腫脹突出, 新汲涼井水沃眼中, 頻數換水, 眼睛自入, 更以麥門冬桑白皮梔子仁煎湯通口服.

《張氏醫通》
○ 珠突出眶証, 此烏珠忽然突出眶也. 與鶻眼証因滯而漫漫脹出者不同. 有因精華衰敗, 癢極揩擦而出者, 其人不久必死. 有酒醉怒甚, 及嘔吐極而綻出者. 有因患火証, 關格亢極而脹出者. 有因打撲而出者. 凡此雖離兩瞼而脈皮未斷者, 乘熱捺入. 雖入, 脈絡損動, 終是光損. 須用清涼膏. 若突出閣在瞼中而含者易入, 光不損, 若離瞼, 脈絡皮俱斷者不救.

《目經大成》
○ 睛凸六十七, 怒氣並邪橫入肝, 入肝筋脈早傷殘, 通睛凸出不堪看. 風月素耽精血竭, 觥觴數擧胃皮寒, 一般爲禍揩請從寬. 目形類丸還類橘, 下稍著蒂圓動極, 元虛筋弛忽逢邪, 橘蒂長垂成怪疾. 此症, 通睛突然凸出眶外, 非魚睛因滯而慢慢脹高者比. 其故頗多, 有虛風癢極擦出者, 有爛醉狂嘔激出者, 有熱病關格脹出者, 有暴怒吼哮掙出者. 究竟皆水衰精敗, 脈絡焦脆, 邪火亢害, 內無從泄, 則上走空竅, 泄之不及, 故漲湧而出. 至打撲猝凸者, 不在此論. 凡出未全離瞼, 而神色不變, 可乘熱捺入. 但筋脈損動, 終是無光. 凸而猶含者易入, 光且不熄. 若懸空如鈴, 膏液轉爲血肉, 不能救矣. 至乃不知不覺, 通睛和盤托出, 長垂至鼻而不能收縮, 世謂之肝脹, 不知此神魂將絶, 謬作肝脹. 持論勢必用疏風之藥落井下石耳. 何以言之, 夫肝所以藏魂, 心所以凝神. 比人元氣大虛, 則神魂顚倒, 所得之症皆奇. 又且肝主筋, 心主脈, 神去魂失, 則筋脈散馳, 散馳之際, 邪至竅出, 是以隨意直下. 病者驚心, 觀者駭目, 而醫者窘手. 然業已如斯, 雖未見慣, 不必恐, 用軟帛盛住, 好生安置眶內, 令渠閉瞼嘿坐, 煎大補元湯溫經盒元散, 乘熱呷之. 一面, 磁石淬醋, 對鼻熏蒸, 肝得濃濃酸氣, 雖散會收. 俟微汗欲發, 開襟將冷泉水於胸前背心不時噴之. 俾肌膚一撚, 脈絡一縮, 盡晝夜可定. 然後適情順養, 或可僥萬一之幸. 東鄰吳氏女, 夜窗繡鞋, 目忽不見. 初以爲燈落, 擧頭覺有物在顴間, 摸之, 乃睛也. 捶胸大慟. 家人驚呼, 余亦起視. 時天嚴寒, 系已僵. 浣小碟, 置溫泉, 將睛涵養片刻, 納入瞼. 治以前法, 越月而痊. 然神光熹微, 妙語莫能形容. 平生閱睛凸多矣, 尚有奇惡二種, 經書不載, 謹編附症末, 開發來學. 一小兒右目甫病, 金井隨散, 風輪漸大漸高, 絶肯張睢

陽死爲属鬼殺賊之像. 越一夕, 高碩如酒杯, 直挺射二寸許, 日夜叫哭. 尋睛破, 非膿似血. 疊請知名外科, 一籌莫展, 卒而斃命. 一書生無因無故, 左目通睛脹出, 大寸半, 上圓硬, 下微尖而匾, 垂長幾與鼻齊, 然能睹不疼. 繼複於上呰側氣輪內, 另生毒物硬如石, 儼若皮膜包著橄欖, 將黑睛礙過一邊. 始昏眊作痛, 畏光難耐, 終焉渾睛潰腐, 痛連頭腦, 不能食與坐起, 其勢亦必死而後已. 總二症幻變無理, 臟腑分屬亦背常. 何爲. 凡病縱暴險, 須風生火, 火生風, 風火酷烈睛始壞. 未有一患即爆凸者. 且風火合在心肝部分, 怎災及脾肺. 金輪無因下垂主氣脫, 卻腫實, 又加毒結. 此脾肺火亢後, 先蘊釀應, 傷殘右目, 曷廢左眼. 將謂斫耗眞睛, 小兒元無知識. 將謂罪招惡報, 書生有甚奸回. 顧百藥不對, 坐以待斃. 嗟夫. 天道之微渺, 人事之不可問. 方書未足以盡信也, 有如此.

9) 瘀血灌睛

《祕傳眼科龍木論》

○ 五十二·血灌瞳人外障, 此眼初患之時, 忽被物誤刺著, 針或炙之失度. 致令一眼先患, 後乃相牽俱損. 蓋爲疼痛難忍, 臥時好眼安著枕上, 便流毒血在好眼中, 致使損傷. 先宜服止疼沒藥散, 後服墜翳明目丸, 點摩挲石散立效. 詩曰, 眼因射刺五輪虧, 疼痛眶中乍受錐, 好眼臥將安著枕, 便流惡血隔光輝, 可憐淸淨無瑕翳, 沉沒明珠甚可危, 須用摩挲爲點藥, 卻教惡血本鄕歸. 止疼沒藥散, 沒藥二兩麒麟竭一兩大黃一兩半芒硝一兩半. 上搗羅爲末, 令細, 食後熱茶調下一錢. 墜翳明目丸, 石決明芎藭知母干山藥五味子各一兩細辛人蔘各一兩半. 上搗羅爲末, 煉蜜爲丸如桐子大, 空心茶下十九. 摩挲石散, 摩挲石少許曾靑龍腦石膽各一分. 上搗羅爲末, 令細, 早晨夜後點眼, 立效.

《證治准繩》

○ 瘀血灌睛證, 爲病最毒. 若人偏執己見, 不用開鐮者, 其目必壞. 初起不過紅赤, 次後紫脹, 及後則白珠皆脹起, 甚則脹爲形如蝦座. 蓋其病乃血灌睛中, 瘀塞不通, 在晬則腫脹如杯, 椒瘡之患. 在珠則白輪湧起, 凝脂翳, 黃膜上沖, 痕擷成窟, 花翳白陷, 鶻眼凝睛等惡證出也. 失治者, 必有靑黃牒出擷凸之禍. 凡見白珠赤紫, 晬腫, 虯筋紫脹, 敷點不退, 必有瘀滯在內, 可翻晬內視之. 若晬內色暈泛浮, 椒瘡或粟瘡者, 皆用導之之法則吉. 不然, 將有變症生焉. 宜服宣明丸分珠散麥門冬湯通血丸, 及膝歸糖煎散等劑. 宣明丸, 治眼內血灌瞳神, 赤腫澁痛, 大熱上壅. 赤芍藥當歸黃連生地黃大黃川芎薄荷黃芩各等分. 上爲末, 煉蜜丸, 梧子大. 每服三十丸, 食後米飮下. 分珠散, 治眼患血灌瞳神,

惡血不散. 槐花白芷地黃梔子荊芥甘草黃芩龍膽草赤芍藥當歸各一兩. 上水煎服. 春加大黃瀉肝, 夏加黃連瀉心, 秋加桑白皮瀉肺. 麥門冬湯, 治血灌瞳神, 昏澁疼痛, 及轆轤轉關外障. 麥門冬去心焙大黃炒黃芩去黑心桔梗銼炒玄蔘各一兩細辛去苗芒硝硏各半兩. 上銼硏, 每服五錢匕, 水一盞半, 煎至七分, 去滓, 下芒硝少許, 食後溫服. 通血丸, 治血灌瞳神. 生地黃赤芍藥甘草各五錢川芎防風荊芥當歸各一兩. 上爲末, 煉蜜丸, 如彈子大. 食後荊芥薄荷湯嚼下. 血即散而歸肝, 又恐目生花, 須再用前還睛散投之. 膽歸糖煎散, 治血灌瞳神, 及暴赤目疼痛, 或生翳膜. 龍膽草細辛當歸防風各二兩. 上用砂糖一小塊, 同煎服. 車前散, 治肝經積熱, 上攻眼目, 逆順生翳, 血灌瞳人, 羞明多淚. 車前子炒密蒙花去枝草決明白蒺藜炒去刺龍膽草洗淨黃芩羌活菊花去枝粉草各等分. 上爲細末, 每服二錢, 食後米湯調服. 眞珠散, 治眼血灌瞳人, 生障膜. 眞珠水晶琥珀馬牙硝各半兩朱砂一兩龍腦一分. 上同硏如粉, 以銅箸取如半小豆大點之.

《審視瑤函》

○ 無端瘀血灌睛丹, 喪目亡明是禍端, 變症風生休小視, 急將開導用針砭. 此症為目病最毒, 舉世無知, 若人偏執己見, 不用開砭者, 其目必壞. 初起不過紅赤, 次後紫脹, 及白睛脹起, 甚則脹形如虯筋. 蓋其病乃血貫睛中, 濟塞不通, 在睥則腫脹如杯, 椒瘡之患, 在珠則輪湧起凝脂黃膜, 痕一成窟, 花翳白陷, 鶻眼凝睛等症. 失治者必有靑黃牒出一凸之禍. 凡見白珠赤紫, 睥腫虯筋紫脹, 敷點不退, 必有瘀滯在內可翻睥內視之. 若睥肉已發泛浮, 椒瘡粟瘡者, 皆用導之之法. 不然, 變症生矣. 宜服, 分珠散, 治眼患瘀血灌睛, 惡血不散. 槐花生地黃白芷炒梔子荊芥龍膽草黃芩酒炒赤芍藥甘草當歸尾各等分. 上為末, 每服三錢, 白水二鐘, 煎至八分, 去滓熱服. 春, 加大黃瀉肝, 夏, 加黃連瀉心. 秋, 加桑白皮瀉肺. 宣明丸, 治眼內瘀血貫睛, 赤腫澁痛, 大熱壅上. 赤芍藥當歸尾黃連大黃生地黃薄荷葉黃芩川芎各等分. 上為末, 煉蜜為丸, 如桐子大, 每服三錢, 食後米飮送下.

《張氏醫通》

○ 瘀血灌睛証, 此証爲病最毒. 若人偏執己見, 不用開鐮者, 其目必壞. 初起不過紅赤, 次後紫脹, 及後則白珠皆脹起. 在睥則腫脹如杯, 在珠則白輪涌起. 失治必有靑黃牒出擷凸之禍. 凡見白珠赤紫, 睥腫虯筋紫脹. 傳點不退, 必有瘀滯在內, 可翻睥內視之. 若睥內色暈, 泛浮椒瘡或粟瘡者, 皆用導之. 導後服宣明丸.

《目經大成》

○ 瘀血灌睛十八, 氣滯血瘀, 將歸何處, 沁入乾宮, 青空純白倏成紅. 防風驅邪金井中, 井中得得應殊色, 如落日與月當全, 食且回頭光頓收, 罷休還愁年不留. 此症始得, 眼胞一瑩半, 青碧隱隱, 次後紫黑, 或滿腔微腫, 白睛亦赤元脹起. 儼若老拳打傷, 左右相傳, 遠近怕看. 幸能視無痛, 不甚苦楚. 蓋熱物食多, 胸膈氣海爲邪所蔽, 血盛滯塞不通, 逼而上走, 故作此狀. 甚而咳緊, 口鼻出血. 急用清毒逐瘀湯, 大劑數進. 不退即開導, 或抵當湯通幽丸以攻之. 不然火金乘木, 必變凝脂黃液魚膏等證. 其金井不見黑神, 顯然鮮血滿灌. 此定先病風熱, 既散不隨滋養, 一味苦寒到底, 致腎精膽汁耗損殆盡, 一點元陽直犯水德, 豈火入血分, 有形之急者比乎. 人如患此, 險惡極矣, 得生脈散十補丸龜鹿二仙膏遞服三兩, 晝夜尙可救. 若再不珍重, 與藥餌差錯, 非惟目病難治, 而命亦恐不久. 醫必先立病綱, 或以此書示渠家人, 于事無濟, 庶免悔尤後話. 又, 白睛不論上下左右, 現一片幾點, 絶似紅炭朱霞. 過一夕, 色濁轉靑紫, 片點亦加大. 此血熱妄行, 客寄肺膜間. 有因咳起者, 皆氣不寧謐之故. 治宜冶金煎導赤散. 火既退, 而血隨通, 病不難製. 若泥解表泄肺, 處散方投之, 恐天元憔悴. 風木不勝削弱, 內外重症, 有不意而得者.

10) 因風成毒
《證治准繩》
○ 因風成毒證, 初發時, 乃頭風濕熱, 瘀血灌睛, 瞼硬睛疼等病, 失於早治, 雖治不得其法, 遂致邪盛搏夾成毒. 睥與珠通行脹出, 如拳似碗, 連珠帶腦痛不可當, 先從烏珠爛起, 後爛氣輪, 有爛沿上下瞼幷腦及顴上肉盡空而死. 若飮食少, 脾泄臟結者, 死尤速. 若能飮食而臟調者, 死遲. 人至中年患此者, 百無一二可生. 若患頭疼腫脹珠凸等證, 治退複發, 再治再發, 痛脹如前者, 即成此患. 若已成者, 雖治之脹少退, 痛少止, 決又發. 發時再治, 至於數四, 終當一發不複退矣. 既成此證, 必無可生之理. 未成者, 十分用心調攝, 療治得宜, 猶有可生. 凡目病但見頭腦痛甚, 珠及睥脹而瘀努硬緊. 雖敷鎌亦不軟, 總開時略軟, 少頃如故者, 皆此病來也. 宜向內尋其源而救之, 庶無噬臍之悔.

《張氏醫通》
○ 因風成毒証, 初發時乃頭風濕熱, 瘀血灌睛, 瞼硬睛疼等病, 失於早治, 或治不得其法, 遂至邪盛, 搏夾成毒. 睥與珠脹出如拳, 連珠帶腦, 痛不可當. 先從烏珠爛起, 後爛氣輪. 有爛沿上下瞼並腦, 及顴上肉盡空而死. 若患頭疼腫脹珠凸等証, 治退複發, 再治再發, 痛脹如前者, 即成此患. 若已成者, 雖治之脹少退, 痛少止, 決又發. 發時再治, 至於數四, 終當一發, 不複退矣. 惟初起時, 急用石膏散加羌活細辛川芎薄荷赤芍. 若至珠爛, 治無及矣.

11) 目中流血
《目經大成》
○ 目血十七, 斷送一生心力, 能消幾日奔波, 夢魂中夜且風魔, 勞動坎離眞火. 時下眼流血淚, 面前人隔煙蘿, 幽懷無計可消磨, 琴罷煮茶孤坐. 此症目無病痛, 自然鮮血迸流, 有如刀針刺傷, 一時不能遽止除. 小兒食火鬱肝外系, 老年及有心計的人, 元神虛憊, 倏感風熱, 一脈上游, 直血未歸元府, 因逼而妄泄. 泄之至再至三, 睛徐陷而失明. 然爲治頗易, 但於病情時令不可不省察三分. 省察妥當, 脈體對症或否不必拘, 總以大補元人蔘養榮歸脾滋陰地黃等湯, 與岩立效. 劣庠某, 善刀筆, 常視錢數多寡許訟輸贏, 其門如市者二十餘年. 一日薄暮過東橋, 江風撲面吹來, 左目淚涔涔滴, 拭之盈拭鮮血, 比至家盥照, 眇矣. 或以爲發藏毒, 噫. 臟蓋言狀, 字異音同. 雖即事雅謔, 未必非受病根原. 特書於此, 鑽廁者尚其鑒諸.

《辨証錄》
○ 人有耳中出血者, 涓涓不絶, 流三日不止而人死矣. 此病世不嘗有, 然而實有其症也. 耳者, 腎之竅也, 耳中流血, 自是腎虛之病, 然而腎虛, 血不走胃, 不從口出, 而偏從耳出者, 正有其故. 盖心包火引之也, 心包之火, 與命門之火原自相通, 二火沸騰, 則血不走胃而走耳矣. 盖胃爲心包之子, 胃恐腎火之害心, 而兼害胃, 故引其火而上走于耳, 諸經所過之地, 盡卷土而行, 故血乃隨之而出也. 雖耳竅甚細, 不比胃口之大, 無沖決之虞, 而涓涓不絶, 豈能久乎. 故必須急止之. 方用填竅止氛湯, 麥冬一兩熟地二兩菖蒲一錢, 水煎服, 一劑而效如響. 用熟地以填補腎經之水, 麥冬以息心包之焰, 二經之火息, 而耳竅不閉, 則有孔可鉆, 雖暫止血, 未必不仍然越出也. 故用菖蒲, 引二味直透于耳中, 又引耳中之火, 而仍返于心包, 火歸而耳之竅閉矣. 如此用藥之神, 眞有不可思議之妙. 此症用截流湯, 亦神效. 熟地二兩生地麥冬各一兩三七根末三錢菖蒲一錢, 水煎服. 一劑即止血.

○ 人有雙目流血, 甚至直射而出, 婦人則經閉不行, 男子則口乾唇燥, 人以爲肝血之妄行也, 誰知是腎中火動乎. 夫腎中之火, 相火也, 若君火寧靜, 則相火不敢上越, 惟君火既衰, 而後心中少動于嗜欲, 則相火即挾君主之令, 以役使九竅, 而九竅尊君之命, 不敢不從, 聽其所使矣. 心之系通于目, 肝之竅開于目, 肝中有火, 亦相火也, 與腎中命門之相火, 心中包絡之相火, 正同類也. 同氣相助而沸騰, 不啻如小人結黨, 比附而不可解, 直走心肝之竅系, 血不下行而上行矣. 治法似宜補心君之弱, 以制腎火之動, 然而心火旣虛, 補心而心不易旺, 必須補腎以生心, 則心火不動, 而腎火亦靜耳. 方用助心丹. 麥冬一兩遠志二錢茯神三錢熟地一兩山茱萸五錢玄蔘五錢丹皮三錢芡實三錢蓮子心一錢當歸三錢柴胡三分, 水煎服. 一劑而血止, 二劑不再發. 此方心肝腎三經同治之藥也, 補腎以生肝, 卽補腎以生心耳. 或疑腎中火動, 不宜重補其腎, 不知腎火之動, 乃腎水之衰也, 水衰故火動, 水旺不火靜乎. 況心火必得腎水之資, 而火乃旺也, 心火旺而腎火自平, 非漫然用之耳. 此症用O膏湯亦神效. 熟地白芍各一兩山茱五錢柴胡五分荊芥炒黑三錢北五味十粒. 竹瀝一合, 同水煎服, 二劑愈.

《雜病廣要》

○ 諸血病. 眼衄血從目出, 乃積熱傷肝, 或誤藥擾動陰血所致. 暴病發熱見此. 梔子豉湯加犀角秦皮丹皮赤芍. 誤藥成壞病見之, 雖用獨蔘保元生料六味, 皆不可救. 同上《辨証錄》有耳中出血, 雙目流血証治. 文繁不錄, 宜並考. 又程星海治一女子, 痛母之歿, 日夜號泣, 淚皆成血, 用菊花白芍牡丹皮撫芎歸尾山梔陳皮白茯生甘, 宜參.

9. 기타 눈 증상
1) 熱結膀胱
《證治准繩》

○ 熱結膀胱證, 目病則小便不通利, 而頭疼寒熱者方是. 若小便淸利者, 非也. 乃熱蒸於膀胱, 先利淸其水, 後治其目則愈矣. 蓋太陽經脈, 循目絡上行巓頂, 故頭疼. 火極則兼水化, 又血虛者表疏, 故發寒熱. 熱甚則水氣閉澀, 而神水被蒸乏潤, 安得不竭.

《張氏醫通》

○ 熱結膀胱証, 目病小便不通利, 而頭疼寒熱者方是. 若小便淸利者非也. 宜先利其水, 後治其目. 五苓散加車前滑石之類. 血熱, 導赤散合益元散.

13) 五色瘍
《目經大成》

○ 五色瘍二十四. 木瘍如豆據靑睛, 紺碧蒼黃畫不成, 若使深侵金井去, 水紋蕩漾綠苔生. 此症生於風輪左右, 色蒼碧, 形若敗豆. 大要非下銷精血, 火燥上攻, 卽味窮山海, 毒循氣發. 以故一起便內熱食減, 頭目狂痛, 莫敢開視. 逮病勢稍衰, 已成今症. 雖不同黃液自內而出, 其險惡過之, 失治則睛必裂. 愈後顯有蘚蝕苔斑, 似翳非障, 神醫爲之掣肘. 火瘍狀如紅豆蔲, 其故知爲邪毒否, 兩眥之間已不堪, 氣輪犯克難分剖. 此症初起

如蓁椒, 繼如紅豆蔲, 生於內眥皆間, 著氣輪者爲急. 蓋火之實邪, 今在金部, 所謂鬼賊相侵. 失治或誤會成潰漏. 須黃連解毒湯. 不妥, 當八正散犀角地黃湯. 再則宜滋水以濟火, 或補陰以配陽, 圓機活用, 治法良多, 寧必一意敗毒. 土瘍俗號包珍珠, 血瘀生疾火剝膚, 莫謂疾微無用治, 到成潰漏費神機. 此症世又呼偸針眼, 生外瞼弦上, 初得但癢而腫, 次則結一小核, 乃作痛, 屢屢不藥自消. 若病形俱實, 必至核大潰膿始愈. 有一核潰, 一核又結, 一日罷, 一日又起, 乃竅虛外風襲入, 頭面悉腫, 目亦赤痛. 如再犯燥烈, 決爲腐漏吊敗, 改形換面者. 些須小恙, 而禍害一至於此, 患者幸毋忽. 始以瀉黃散竹葉石膏湯, 次歸芍六君金水六君. 若目赤痛, 面微腫, 亟進淸胃散二朮勝濕湯, 或于瘍頂上重砭一針, 血出氣泄, 萬萬不致潰腐. 金瘍玉粒生睛上, 湛湛水輪礙蓁莽. 時交陰氣金水淸, 流火居西神稍爽. 此症生於氣輪, 狀如金粟, 粒數無定, 眵淚澀痛不消說, 間有連上瞼內結者, 尤礙靑睛, 且擊而發翳障, 儼與椒粟仿佛. 但火金亢戰, 非風濕居土木也. 子後午前陽氣升旺之時, 病必急. 大劑瀉白散治金煎. 不稍減, 消毒逐瘀湯投之, 無有不罷. 倘違戒反觸, 變禍端恐不免. 水瘍震巽輪間著, 黑氣礙空蒼氣薄, 太陽離麗苦頭風, 瞳子生憎金井落. 此症仍生於風輪, 病狀病態亦與木瘍絕肖, 但巽廓先起, 其色元黃, 間亦轉靑轉藍, 由內逼出靑睛, 目疾之奇惡者, 其不陷睛喪明, 眞有重瞳耳. 或曰瘍本火鬱, 頭系風痛, 何以病反屬水. 蓋肝木風干則生火, 火勝必侮水. 金井, 腎脈也, 風攻其上, 火爆其中, 而下之化源未能遽援, 些微膏液不得不同流合污, 隨風入木, 結而成瘍. 且風行水動, 物理自然, 凡頭風痛攻, 決傷瞳子, 豈限水瘍耶. 是瘍由秋淫, 火兼水化, 水乏腎困, 其爲病也明矣, 夫複何疑. 水木二瘍本無治, 故不立方. 然遇初患, 醫乃仁術, 主定誠求, 詎忍坐視. 木與三黃丸抑陽酒調散, 水與知柏地黃湯通幽丸, 止痛保凹凸可矣. 或天相吉人, 有效, 再對脈選藥百中亦起一二. 但必預陳病由, 乃無後言, 好人且無從訛毀.

II. 外障
1. 眼瞼外障
1) 偸針
《諸病源候論》

○三十七針眼候. 人有眼內眥頭忽結成皰, 三五日間便生膿汁, 世呼爲偸針. 此由熱氣客在眥間, 熱搏受於津液所成. 但其熱勢輕者, 故止小小結聚, 汁潰熱歇乃瘥.

《銀海精微》

○ 瞼生偸針. 問曰, 人之患目瞼生小癤, 俗名偸針者何也. 答曰, 陽明胃經之熱毒也, 或因食壅熱之物, 或

飮食太過, 使胃經上充於眼目, 故瞼皆之間時發瘡毒, 俗名偸針. 此症番轉瞼皮, 洗瘀血, 點用淸涼散, 先宜服退赤散, 後用通精散瀉脾飮. 退赤散 黃芩 黃連 白芷 當歸 赤芍藥 梔子 桑白皮 木通 桔梗 連翹 每服水煎, 食後服. 通精散, 防風川芎當歸赤芍藥大黃芒硝蒺藜石膏黃芩甘草桔梗牙硝黃連羌活滑石荊芥. 上用薑三片, 食後服. 瀉脾飮, 茺蔚子防風黃芩玄蔘梔子石膏大黃炙知母黃柏.

《原機啓微》

○ 論偸針眼. 巢氏曰, 凡眼內眥頭忽結成皰, 三五日間, 便生膿汁, 世呼爲偸針. 此由熱氣客在眥間, 熱搏於津液所成. 但其勢輕者, 小小結聚, 汁漬熱歇乃瘥. 謹按, 世傳眼眥初生小皰, 視其背上, 卽有細紅點如瘡, 以針刺破, 眼時卽瘥, 故名偸針, 實解太陽經結熱也. 人每試之有驗. 然巢氏但具所因, 而不更分經絡, 其諸名實, 所過者多矣.

《證治准繩》

○ 土疳證. 謂脾上生毒, 俗呼偸針眼是也. 有一目生又一目者, 有止生一目者, 有邪微不出膿血而愈者, 有犯觸辛熱燥膩, 風沙煙火, 爲漏爲吊敗者, 有竅未實, 因風乘虛而入, 頭腦俱腫, 目亦赤痛者. 其病不一, 當隨宜治之. 巢氏曰, 凡眼內眥頭忽結成皰, 三五日間便生膿汁, 世呼爲偸針. 此由熱氣客在眥間, 熱搏於津液所成. 但其勢輕者, 小小結聚, 汁漬熱歇乃瘥. 謹按世傳眼眥初生小皰, 視其背上卽有細紅點如瘡, 以針刺破, 眼時卽瘥, 故名偸針, 實解太陽經結熱也. 人每試之有驗. 然巢氏但具所因, 而不更分經絡, 其諸名實所過者多矣. 治偸針眼方, 南星生爲末三錢, 生地黃不拘多少, 一處硏成膏. 貼太陽兩邊, 腫自消. 又方, 生薑搗細之, 淚出卽愈.

《審視瑤函》

○ 土疳之病. 俗號偸針, 脾家燥熱, 瘀滯難行, 微則自然消散, 甚則出血流膿, 若風熱乘虛而入, 則腦脹痛而眸子俱紅, 有爲漏之患, 有吊敗之凶. 此症謂脾上生毒也, 俗號爲偸針. 有一目生而傳兩目者. 有止生一目者. 有微邪不出膿血而愈者. 有犯觸辛熱燥膩, 風沙煙火, 爲漏爲吊敗者. 有竅未實, 因風乘虛而入, 頭腦俱腫, 目亦赤痛者. 所病不一, 因其病而治之. 宜服敷, 淸脾散, 薄荷葉升麻甘草減牛山梔仁炒赤芍藥枳殼黃芩廣陳皮藿香葉石膏防風各等分. 上爲細末, 每服二錢五分, 白水煎服. 敷藥方, 生南星三錢硏末生地黃五錢. 上共搗爛爲膏, 貼太陽穴, 其腫卽消矣.

《張氏醫通》

○ 土疳証. 謂脾上生毒, 俗呼偸針眼. 有一目生又一目者, 有止生一目者, 有邪微不出膿血而愈者, 有犯辛熱燥膩, 風沙煙火, 爲漏爲吊者. 瀉黃散, 初起以縤入大眥內邊淚堂竅中捻之, 淚出卽消. 無不立愈.

《동의보감》

○ 偸鍼. 目皆瘍俗謂之偸鍼. 綱目. 眼眥生小疱, 細紅點如瘡, 以鍼刺破卽差, 故名爲偸鍼. 實解太陽經之結熱也. 醫林. 脾間積熱, 兼宿食不消則, 生偸鍼. 秦皮剉和砂糖煎, 水調大黃末一錢, 服利之卽消. 直指. 治偸鍼, 生南星生地黃同硏成膏, 貼兩太陽穴, 腫卽自消. 綱目. 拔去睫毛卽, 自消. 俗方.

《外科大成》

○ 針眼土疳也. 小瘡生於眼睫間, 微者不膿而愈, 甚者成漏. 入風則頭面發腫, 目亦赤疼. 初起以針刺破卽瘥. 芎皮散, 治針眼. 川芎爲君, 靑皮減半爲末, 每服二錢, 煎細茶, 菊花湯調服. 外以枯礬末, 雞子淸調敷. 腫者用南星末同生地黃搗膏, 貼太陽穴而腫自消.

《醫宗金鑒》《外科心法要訣》

○ 針眼. 針眼眼皮豆粒形, 輕者洗消膿不成, 甚則赤痛膿針愈, 破後風侵浮腫生. 注, 此証生於眼皮毛睫間, 由脾經風熱而成, 形如豆粒有尖. 初起輕者, 宜用如意金黃散, 鹽湯沖洗, 膿不成卽消矣. 風熱甚者, 色赤多痛, 洗之不消,膿已成也. 候熟針之, 貼黃連膏. 亦有破後邪風侵入瘡口, 令人頭面浮腫, 目赤澁痛者, 外仍洗之, 內服芎皮散卽愈. 芎皮散, 川芎二兩靑皮一兩. 共爲末, 每服二錢, 菊花湯調服. 外以枯礬末, 雞子淸調敷腫處. 又用南星末, 同生地黃搗膏, 貼太陽穴自消. 如意金黃散見腫瘍門. 黃連膏見鼻部鼻瘡內.

2) 粟瘡

《祕傳眼科龍木論》

○ 三十八·瞼生風粟外障, 此眼初患之時, 皆肺髒壅毒, 大腸積熱, 肝家有風, 致令眼瞼皮肉上下有肉如粟粒相似. 唯多淚出澁癢, 如米隱一般, 積久年深, 翳膜昏暗, 漸漸加重. 此眼切宜三五度鎌洗出血, 去根本卽瘥. 然後服除風湯退熱飮子. 詩曰, 澁痛多淚出, 眞如米隱睛, 翻看上下瞼, 粟子只頻生, 赤白非言定, 針挑更似冰, 直須瘀血盡, 涼藥必能征. 除風湯, 防風二兩犀角大黃知母黃芩玄蔘各一兩桔梗羚羊角各一兩半. 上爲末, 以水一盞, 散一錢, 煎至五分, 空心去渣溫服. 退熱飮子, 茺蔚子知母大黃茯苓五味子人蔘芒硝各一兩車前子一兩半. 上爲末, 以水一盞, 散一錢, 煎至五分, 食後去渣溫服.

《銀海精微》

○ 瞼生風粟. 瞼生風粟者, 瞼間積血年久, 致生風粟, 與眵粘症同, 眵粘者無風粟, 故又作一症. 胞者上胞也,瞼者下瞼也. 此脾胃壅熱, 致令胞瞼之間, 漸生風粟如米, 甚如楊梅之狀, 摩擦瞳仁, 黑睛有翳. 治法, 番轉瞼, 風粟逐個用鋒針密針三五度, 亦烙更妙. 睛有翳者, 用陰三陽五藥吹點, 二三夜吹一次, 忌口, 動風動血之物莫吃可也. 問曰, 下瞼生風粟如楊梅之狀者何也. 答曰, 脾得邪熱, 血滯不行, 致生風粟. 紅蠹不平, 宜鎌洗, 脾熱用瀉脾湯, 久患宜烙, 點用淸涼可也. 瀉脾湯, 人蔘黃芩大黃桔梗白茯苓芒硝茺蔚子二兩白芍藥一兩玄蔘兩半細辛白芷各一兩. 上各等分加減, 每服四五錢, 水煎服.
《世醫得效方》

○ 瞼生風粟三十八, 兩瞼上下初生如粟米大, 漸漸大如米粒, 或赤或白, 不甚疼痛, 堅硬者. 蓋肝壅瘀血所成. 宜服消毒飮, 大黃兩半煨牛蒡子一分炒甘草一分荊芥半兩. 上剉散, 每服三錢, 水一盞半, 食後溫服.
《동의보감》

○ 瞼生風粟, 兩瞼上下, 初生如粟, 米大漸大, 如米粒, 或赤或白, 不甚疼痛. 此肝壅瘀血所成. 宜服消毒飮. 得效. 瞼生風粟者, 眼痛狀如眯, 名曰粟眼. 其眼瞼皮肉上下, 有肉如粟粒, 淚出磣痛. 可翻眼皮起以針撥之, 兼服湯, 散宣其風熱. 類粟. 眼上下胞或目脣間如疥點者, 熱在脾, 宜加味荊黃湯. 入門. 消毒飮, 治瞼生風粟. 大黃煨荊芥穗各二錢惡實甘草各一錢. 右剉水煎服. 得效. 一名加味荊黃湯. 入門.
《證治准繩》

○ 粟瘡證, 生於兩䏚, 細顆, 黃而軟者是. 今人稱椒瘡爲粟瘡, 非也. 椒瘡紅而堅, 有則礙睛, 沙澁不便, 未至於急. 粟瘡見若目痛頭疼者, 內必有變證, 大意是濕熱郁於土分爲重. 椒瘡以風熱爲重. 二證雖皆屬於血分, 一易散, 一不易散, 故治亦不同. 有素好濕熱燥膩者, 亦有粟瘡, 若睛雖赤而痛不甚者, 雖有必退, 與重者不同. 又不可誤認爲玉粒, 玉粒乃淡黃色, 堅而消遲, 爲變亦遲者.
《審視瑤函》

○ 脾經多濕熱, 氣滯血行遲, 粟瘡胞內起, 粒粒似金珠, 似膿膿不出, 沙擦痛無時, 䏚急開張澁, 須防病變之, 病來如軟急, 散亦不多時. 此症生於兩䏚之內, 細顆黃而軟者是. 今人皆稱椒瘡爲粟瘡者, 誤矣. 夫椒瘡紅而堅, 有則硬睛, 沙澁不便, 未至於急. 若粟瘡一見, 目疼頭痛者, 必有變症. 粟瘡是濕熱鬱於土分, 極重, 但椒瘡以風熱爲重. 二症雖皆生於䏚內, 屬於血分, 椒瘡紅堅易散, 粟瘡黃軟不易散, 故治亦不同. 豈可槪論哉, 宜服. 除風淸脾飮, 廣皮連翹防風知母元明粉黃芩玄參黃連荊芥穗大黃桔梗生地各等分. 上剉劑, 白水

二鐘, 煎至八分, 去滓. 食遠服.
《張氏醫通》

○ 粟瘡生於兩䏚, 細顆黃而軟, 若目病頭疼者, 必有變証. 是濕熱鬱於土分, 須服退濕熱藥. 若䏚有痰核者, 乃痰因火滯而結, 生於上䏚者多, 屢有不治自愈. 有恣嗜辛辣熱毒, 酒色斨喪之人, 久而變爲癭漏重疾者有之.
《醫宗金鑒》《眼科心法要訣》

○ 瞼生風粟椒瘡歌, 椒瘡風粟瞼胞生, 多淚難睜摩擦澁疼, 脾經風熱粟黃軟, 脾經濕熱椒硬紅. 洗後用淸脾飮, 知母翹軍生地風, 黃芩元粉黃連桔, 陳皮荊芥玄蔘靈. 除風淸脾飮, 知母連翹大黃生地黃防風黃芩元明粉黃連桔梗陳皮荊芥穗玄蔘各等分. 上爲粗末, 以水二盞, 煎至一盞, 去渣食遠溫服. 註, 椒瘡風粟之證, 或起於瞼邊, 或生於胞內, 皆淚多難睜, 沙澁摩睛疼痛. 粟瘡如粟, 其形黃軟, 屬脾經風熱而成. 椒瘡如椒, 其形紅硬, 屬脾經濕熱而成. 並宜鎌洗出血, 服除風淸脾飮, 椒瘡倍芩連生地, 風粟倍荊芥防風.
《醫宗金鑒》《外科心法要訣》

○ 椒瘡粟瘡. 椒瘡粟瘡生胞裡, 脾胃血熱是根苗. 粟瘡黃軟濕易散, 椒瘡赤硬熱難消. 注, 此二証生於眼胞之裡, 雖皆由脾胃血熱所致. 然粟瘡偏於濕盛, 故色黃形軟, 其証易愈. 椒瘡偏於熱盛, 故色赤形硬, 其瘡難消. 俱宜服淸脾凉血湯, 外以淸凉丸洗之. 若眼皮裡有紅絲堆累者, 乃血熱有瘀也, 法以燈草刮瘡處, 令血出卽愈. 淸脾凉血湯, 荊芥防風赤芍藥蔘陳皮蟬蛻蒼朮炒白鮮皮各一錢連翹去心生大黃酒洗各一錢五分濃朴薑炒甘草生各五分竹葉三十片. 水煎, 食 遠服. 方歌. 淸脾凉風椒粟瘡, 濃朴陳皮翹芍蒼, 蟬蛻黑蔘荊防草, 白鮮皮與生大黃. 淸凉丸, 見菌毒.
《目經大成》

○ 椒粟三十四, 風濕鬱肝脾, 榮凝衛不舒, 粟瘍胞內起, 粒粒似金珠. 瞼急開張澁, 頭痛坐臥疲, 椒瘍紅而硬, 陽毒易爲驅. 此症似瘡非疹, 細顆叢聚, 生於左右上瞼之內. 色黃而軟者, 本經名粟瘡. 嫣紅而堅者, 名椒瘡. 形實邪盛則疙瘩高低, 連下瞼亦薈衍, 礙睛沙澁, 開閉多淚. 蓋風熱蘊結而成. 凡病頗重, 旬餘不能, 胞內勢所必有, 只利刀間日鎌洗, 照本症點服不輟, 自爾漸漸稀疏. 若二三顆如粟如椒, 紅根黃頂, 高平, 不敢施刀, 卽施未必淨盡, 且頭目定腫痛, 眵淚隨拭隨來. 此濕熱鬱於土木, 土木爭勝故也.《瑤函》謂粟瘡防病變, 當指是. 亟用竹葉瀉經湯瀉黃散或杞菊飮防風散結湯交互遞進, 心淸胃調, 病徐興矣.《經》曰, 久而增氣, 物化之常, 其斯之謂與. 傅氏《瑤函》, 眼科之能事畢矣. 然其人曉醫而昧儒, 亦恨事也. 謹閱所烈證治, 除依古

抄來, 了無折衷外, 有理近而文法重複, 牽強不達病情. 有句妥而病藥鑿圓枘方, 鉏鋙不入. 有必須刀針, 全不道及, 支離湯散, 說了又說. 有旣知無治, 業已名言, 一症一方, 飽飣分佚. 有自相矛盾, 有不相符合, 有當言故訥當詳偏略, 種種疵弊, 指不勝屈. 就據此條而論, 彼分椒粟二症, 已可不必, 其一椒瘡紅堅易散, 未若粟瘡之黃軟難散也. 一謂粟瘡黃軟易散, 未若椒瘡紅堅之難散也. 如此背謬, 謄錄嫌渠手拙, 乃鋟剜梨棗, 豈以是書非病眼人不讀. 矇知瞽, 固無恐, 爲之惋然者竟日. 雖然, 事貴先資, 《瑤函》其可詆毀乎哉.

3) 椒瘡

《諸病源候論》

○ 三十六目內有疔候. 目, 肝之外候也. 臟腑熱盛, 熱乘受於肝, 氣沖受於目, 熱氣結聚, 而目內變生狀如疔也.

《證治准繩》

○ 椒瘡證, 生於脾內, 累累如瘡, 紅而堅者是也. 有則沙擦, 開張不便, 多淚而痛, 今人皆呼爲粟瘡誤矣. 粟瘡亦生在脾, 但色黃軟而易散. 此則堅而難散者. 醫者率以龍鬚, 燈心等物, 出血取效, 效雖速, 不知目以血爲榮, 血損而光華有衰弱之患. 輕則止須善治, 甚重至於累累, 連片磊, 高低不平, 及血瘀滯者. 不得已而導之, 中病卽止, 不可太過. 過則血損, 恐傷眞水, 失養神膏. 大槪用平熨之法, 退而複來者, 乃內有瘀滯, 方可量病漸導. 若初治便用開導者, 得效最速, 切莫過治.

《審視瑤函》

○ 血滯脾家火, 胞上起熱瘡, 淚多並赤腫, 沙擦最難當, 或疼兼又癢, 甚不便開張, 可惡愚頑者, 全憑出血良, 目睛惟仗血, 血損目無光, 輕時須善逐, 重開過則傷, 胞間紅瘰瘰, 風熱是椒瘡. 此症生於脾內, 紅而堅者是. 有則沙擦難開, 多淚而痛, 人皆稱粟瘡, 誤矣. 夫粟瘡亦生在脾, 但色黃軟而易散, 此是堅而難散者. 俗皆以龍鬚燈心等物, 出血取效. 殊不知目以血爲榮, 血損而光華有衰弱之患. 輕者只宜善治, 至於瘰瘰連片, 疙瘩高低不平, 及血瘀滯者. 不得已而導之, 中病卽止, 不可太過. 過則血損, 恐傷眞水, 難養神膏. 大槪用平熨之法, 退而複來, 乃內有瘀滯, 方可量病漸導. 若初治不可輕爲開導, 過治恐有損也. 不如謹始爲妙, 宜服. 歸芍紅花散, 治眼胞腫硬, 內生疙瘩. 當歸大黃梔子仁黃芩紅花以上俱酒洗微炒赤芍藥甘草白芷防風生地黃連翹各等分. 上爲末, 每服三錢. 食遠, 白水煎服.

《張氏醫通》

○ 椒瘡生於脾內, 累累如椒, 紅而堅者是也. 有則砂擦難開, 多淚而痛, 今人皆呼爲粟瘡誤矣. 粟瘡亦生在脾, 但色黃軟而易散, 此則堅而難散. 醫者卒以龍鬚出血取效. 甚則累累連片, 疙瘩不平, 不得已而導, 中病卽止. 若退而複來者, 乃內有瘀滯, 必須再導, 更服祛風熱藥以治其內.

4) 瞼硬睛痛

《祕傳眼科龍木論》

○ 六十·瞼硬睛痛外障. 此眼初患之時, 胞瞼赤脹, 腫硬難開, 淚出疼痛. 還從一眼先患, 後乃相牽俱損, 漸生翳膜, 昏暗. 皆是膈中積肝髒風毒, 上衝入眼. 宜令鎌洗去瘀血, 後服瀉肝散焮腫膏, 宜謹諸事. 詩曰, 瞼中紅腫睛酸疼, 肝膈風來熱生衝, 腮腫塗膏兼服藥, 輕輕鎌洗斷其蹤, 無令發歇生浮翳, 此後尋醫枉費工, 省謹若能三五日, 人間諸事卻通容. 瀉肝散, 大黃知母芒硝車前子茺蔚子黃芩天冬各一兩玄參一兩半. 上爲末, 以水一盞, 散一錢, 煎至五分, 食後去渣溫服. 焮腫膏, 代赭石黃蠟各半兩細磁末麻油一兩膩粉少許黃柏一兩. 上爲末, 於銚子內入油蠟同煎爲膏, 塗瞼上.

《銀海精微》

○ 硬瞼硬睛. 硬瞼硬睛者, 胞瞼睛珠俱木, 痛澀難運. 膈間積熱, 肝風上搏, 氣血凝滯, 睛瞼硬堅. 血旺氣虛之人, 或飲酒大腸堅結, 多受是症. 先患一眼, 後乃相牽俱損, 漸生翳膜. 治法, 初發時宜摩風膏, 摩去風邪, 散運血氣. 或煎生地黃當歸川芎赤芍白芷羌活薰洗, 日三度, 宜瀉肝膈之熱, 點以時藥. 若積年久, 瞼有瘀血, 宜鎌洗. 黑睛有翳有膜, 可吹可點. 問曰, 眼患經久, 瞼胞睛珠俱木不運者何也. 答曰, 血氣受邪, 凝閉不行故也. 治法, 宜鎌洗, 服用當歸活血煎助陽和血湯, 點用重藥加辛熱薑冬之類. 當歸活血湯, 方在前兩瞼粘睛症內. 助陽和血湯, 方在前傷寒熱病症內.

《世醫得效方》

○ 瞼硬睛疼六十, 瞼中紅赤而堅硬, 眼睛疼痛, 而淚出無時, 怕日羞明. 宜服前通肝散. 若有障膜, 用後春雪膏點之.

《證治准繩》

○ 瞼硬睛疼證, 不論有障無障, 但兩瞼堅硬而睛疼, 頭或痛者尤急. 乃風熱在肝, 肝虛血少, 不能營運於目絡. 水無所滋, 火反乘虛而入, 會痰燥濕熱, 或頭風夾搏, 故血滯於脾肉, 睛因火擊而疼. 輕則內生椒瘡, 重則爲腫脹如杯瘀血灌睛等證. 治當傅退稍軟, 翻脾開導之吉. 若堅硬之甚, 且漸漸腫起, 而痛及頭腦, 雖已退而複來, 其脹日高, 雖攻治不退不軟者, 此頭風欲成毒也. 宜服通肝散二尤散. 若有障膜, 用春雪膏點之. 通肝散, 治冰翳內障. 梔子蒺藜炒枳殼荊芥各四兩車前子牛蒡子炒各二錢甘草四錢. 上末, 每服二錢, 苦竹葉湯食後調下.

二尤散, 治瞼硬睛疼, 去瞖障. 蟬蛻白尤黃連枸杞子蒼尤米泔浸炒龍膽草地骨皮牡丹皮各等分. 上爲末, 每服一錢, 食後荊芥湯下. 寶鑒春雪膏, 治風熱上攻眼目, 昏暗癢痛, 隱澁難開, 多眵淚, 羞明疼痛, 或生瞖膜. 黃連四兩銼用童便二升浸一宿去黃連以汁淬甘石南爐甘石十二兩用黃連汁淬砂一錢細研水調在盞內燉乾爲度好黃丹六兩水飛乳香烏賊骨燒存性當歸各三錢白丁香半錢麝香輕粉各少許. 上各研另貯, 先用好蜜一斤四兩, 煉去蠟, 卻下甘石末, 不住手攪, 次下丹, 次下諸藥末, 不住手攪, 至紫金色不粘手爲度, 搓作挺子. 每用一粒, 新水磨化, 時時點之. 忌酒濕麪蕎麥.

《동의보감》

○ 瞼硬睛痛, 瞼中紅赤而堅硬, 眼睛疼痛而淚出, 怕日羞明. 宜通肝散. 若有瞖障, 點春雪膏. 得效. 通肝散, 治冰瞖. 山梔子白蒺藜枳殼荊芥甘草各五錢車前子鼠粘子炒各二錢半. 右爲末每二錢, 苦竹葉煎湯調下. 得效. 春雪膏, 治眼目赤腫, 生瞖障. 硼砂三錢龍腦一錢朴硝五錢. 右合研極細, 每用少許點. 口中津液沾入眼中, 閉囊時方開, 眼淚出效. 得效.

《審視瑤函》

○ 瞼熱睛疼似擦沙, 血瘀脾熱隱肝家, 睛疼頭痛瞼堅硬, 淚澁昏蒙症變他. 此症不論有障無障, 但兩瞼堅硬而睛疼. 若頭痛者, 尤急, 乃風熱在肝, 肝虛血少, 不能榮運於目, 無水以滋, 火反乘虛而入, 會痰燥濕熱, 或頭如縛, 血滯於脾內, 睛因火系而痛. 輕則內生椒瘡, 重則腫脹如杯, 瘀血貫睛等症. 治當敷藥, 翻睥開道. 若堅硬不能翻, 或頭痛腦脹不退, 此頭風欲成毒之症也. 宜服, 二尤散, 治瞼硬睛疼, 去瞖障. 蟬蛻去頭足龍膽草洗炒黃連酒洗枸杞子焙乾蒼尤米泔浸炒地骨皮白尤土炒牡丹皮各等分. 上為細末, 每服一錢, 食後荊芥湯調下. 掀腫膏, 膩粉少許黃蠟代赭石各五錢研細瓷末黃柏細末麻油各二兩. 上為極細末, 入銅杓內, 入油蠟同煎為膏. 塗敷於硬瞼處.

《張氏醫通》

○ 瞼硬睛疼証, 不論有障無障, 但或頭痛者尤急. 乃風熱痰火, 及頭風夾攻, 血滯於睥內所致. 先用香油調薑粉擦之, 稍軟翻睥開導. 若堅硬之甚, 其脹日高, 雖治不退不軟, 此頭風欲成毒之症. 石膏散加羌活全蠍. 不應, 用通肝散. 若有障膜, 絳雪膏石燕丹選用.

《醫宗金鑒》《眼科心法要訣》

○ 瞼硬睛疼歌, 瞼硬睛疼胞脹硬, 瘀血瞖膜目睛疼, 膈中積熱肝風盛, 外塗掀腫攤瘀紅, 涼膈硝黃車前黑, 黃芩知母梔仁芎. 掀腫膏, 方見卷末. 涼膈散方, 芒硝大黃車前子各一錢玄參一錢半黃芩知母梔子炒芎蔚子各一錢. 上爲粗末, 以水二盞, 煎至一盞, 食後溫服. 註, 瞼硬睛疼, 初患之時, 時覺疼脹, 久則瞼胞腫硬, 睛珠疼痛. 此緣膈中積熱, 肝經風毒, 上衝於目, 宜鐮洗去瘀, 外塗掀腫膏, 內服涼膈散.

5) 睥生痰核

《證治准繩》

○ 睥生痰核證, 乃睥外皮肉有贅如豆, 堅而不疼. 火重於痰者, 皮或色紅, 乃痰因火滯而結. 此生於上睥者多, 屢有不治自愈. 有恣嗜辛辣熱毒, 酒色斫喪之人. 久而變爲瘻漏重疾者, 治亦不同. 若初起劫治, 則頃刻平複矣.

《審視瑤函》

○ 目疣. 此症或眼皮上下, 生出一小核是也. 乃脾胃痰氣所致, 上瞼屬脾經, 下瞼屬胃經. 若結成小核, 紅而自破, 不藥而愈. 若堅白不破, 久則如杯如拳, 而成瘤矣. 若初起小核時, 即先用細艾如粟米壯放患上, 令患目者臥榻緊閉目, 以隔蒜片灸三四壯, 外將膏藥貼之. 又用紫背天葵子, 連葉二兩, 煮酒 一壺半, 皂角子二三粒, 泡熱研細, 飲酒時搽尤上自消.

○ 凡是睥生痰核, 痰火結滯所成, 皮外覺腫如豆, 睥內堅實有形, 或有不治自愈, 或有壅結爲瘻, 甚則流膿出血, 治之各不同名, 此火土之燥, 毋向外求情, 若能知劫治, 頃刻便清平. 此症乃睥外皮內, 生顆如豆, 堅而不疼. 火重於痰者, 其色紅紫, 乃痰因火滯而結. 此生於上睥者多, 屢有不治自愈. 有恣辛辣熱毒酒色斫喪之人, 久而變為瘻漏重疾者, 治亦不同. 若初起知劫治之法, 則頃刻而平複矣. 宜服, 防風散結湯, 玄參一錢前胡赤芍藥黃芩桔梗防風土貝母蒼尤白芷陳皮天花粉各八分. 上銼劑, 白水二鐘, 煎至八分, 去滓. 食後熱服. 清胃湯, 治眼胞紅硬, 此陽明經積熱. 平昔飲酒過多, 而好食辛辣炙爆之味所致也. 山梔仁炒黑枳殼蘇子各六分石膏煅川黃連炒陳皮連翹歸尾荊芥穗黃芩防風各八分甘草生三分. 上銼劑, 白水二鐘, 煎至一鐘, 去滓. 熱服.

《外科大成》

○ 痰核生於眼胞, 在皮裡膜外, 其形如豆, 堅而不疼, 由痰因火滯也. 輕者自愈, 重者變瘻漏諸疾. 初起時, 用生南星以醋磨濃, 頻塗患處. 皮薄者微微撥損, 以手指甲擠出白粉即愈. 貼貝葉膏收口. 見膏藥門.

《醫宗金鑒》《眼科心法要訣》

○ 睥生痰核歌, 睥生痰核痰火結, 核形如豆堅不疼, 失治成瘻流膿血, 防風散結芷芩風, 黑桔前胡陳赤芍, 浙貝蒼尤花粉同. 防風散結湯方, 白芷黃芩防風玄參桔梗前胡陳皮赤芍藥浙貝母蒼尤天花粉各八分. 上爲粗末,

以水二盞, 煎至一盞, 食後去渣溫服. 註, 脾生痰核之
證, 因鬱火結聚而成, 生於胞外, 皮內核形如豆, 堅硬
不疼. 宜用防風散結湯, 化痰散熱. 若久而不治, 漸長
爲瘻, 破則成漏, 爲難治矣.
《醫宗金鑒》《外科心法要訣》
○ 眼胞痰核, 眼胞痰核濕氣鬱, 核結如棗如豆形, 皮裡
肉外推之動, 皮色如常硬不疼. 注, 此証結於上下眼胞,
皮裡肉外, 其形大者如棗, 小者如豆, 推之移動, 皮色
如常, 硬腫不疼. 由濕痰氣鬱而成. 宜服化堅二陳丸,
外用生南星蘸醋磨濃, 頻塗眼皮, 日數淺者卽消. 日數
深者, 雖不能卽消, 常塗令皮薄, 微微撥損, 以手指甲
擠出如白粉汁卽消, 貼貝葉膏收口. 從眼皮裡潰破者難
斂. 化堅二陳丸, 陳皮半夏製各一兩白茯苓一兩五錢甘
草生三錢白僵蠶炒二兩川黃連三錢. 共硏細末, 荷葉熬
湯合丸, 如梧桐子大. 每服二錢, 白滾水送下. 方歌.
化堅二陳丸消痰, 周身結核服更痊, 陳皮半夏茯苓草,
僵蠶荷葉川黃連. 貝葉膏, 見潰瘍門.
《目經大成》
○ 痰核三十五, 痰核痰核, 濕熱兩般蒸結. 暖紅新剜雞
頭, 風疾破爲血流. 流血流血, 胡亂淸平不得. 此症艮
廓內生一核, 大如芡實, 按之堅而不痛, 只外觀不雅.
間亦有生於下瞼者. 蓋食火痰飮醞釀而成. 爲治, 翻轉
眼胞, 必有形跡, 一圓一點, 色紫或黃, 就此中砭針.
盡法劫奪, 擠盡膿液, 碾淸氣化痰丸, 淡姜薄酒調一兩,
徐徐呷之, 刻日平複如初. 若以無別苦, 不治無礙. 恣
啖熱物, 則火愈燥, 人而附廣贅垂疣, 變爲重疾, 經年
潰腐不痊. 語曰, 涓涓不斷, 將成江河, 此之謂也. 原
案, 邑癢某, 年六十, 體肥善飮. 秋時上瞼得一核, 絶
不經意. 明年春, 其核自破, 色紅紫微疼. 或按《瑤函》
用淸胃散結等湯, 十數劑稍痊. 彌月複發, 複投. 核漸
大, 狀如荔, 外胞綻開. 日夜流血不止, 遂束手無策,
卒而下世. 愚意學人必勞心, 癖酒一定有色. 心勞者神
慢, 過飮則脾胃受傷, 濁氣上蒸, 故核大而破. 加以入
房太甚, 水木俱憊矣. 水竭火盈, 故血妄行而不歸經,
乃爾長流. 此時急用烙治其標, 烙已, 以歸脾養榮七福
十補培其本, 庶幾內外兩得. 此人思不出此, 屢以疏風
降火, 虛其虛而損其損, 氣衰痰盛之人, 有不速其畢命
者乎. 書此案, 以爲食古不化者警.

6) 風弦赤爛
《諸病源候論》
○ 二十七睊目候. 睊目者, 是風氣客於瞼眥之間, 與血
氣津液相搏. 使目眥癢而淚出, 目眥恆濕, 故謂之睊目.
《銀海精微》
○ 風弦赤眼. 問曰, 人之患眼, 兩瞼時常赤爛者何也.

答曰, 大人患者, 因脾土蘊積濕熱, 脾土衰不能化濕,
故濕熱之氣相攻. 傳發於胞瞼之間, 致使羞明淚出, 含
在胞瞼之內, 此淚熱毒, 以致眼弦赤爛. 治法, 春夏爛
者爲熱爛, 服用三黃湯, 洗用棉裡散金錢湯. 有瘀血宜
劙洗, 與服瀉脾湯. 秋冬爛者爲冷爛, 又日迎風洒淚,
洗用碧天丹, 點用重藥, 瞼濃劙洗之, 後宜火烙之. 小
兒患者, 因母胎中受熱, 或落地之時, 惡露入目, 沐浴
不淨, 拭之未乾. 卻感外傷風邪, 使邪入目, 亦生此疾.
治之小兒服黃耆湯, 大人服茶調散. 熱甚洗金錢湯, 風
甚洗碧天丹, 先劙洗後服藥. 黃耆湯, 黃耆車前子細辛
黃芩五味子蒼朮黃連各一兩. 上各等分, 水煎服. 茶調
散, 卽川芎茶調散. 方在前充風淚出症內. 三黃湯, 在
胬肉攀睛症內. 棉裡散, 在癢極難忍症內. 碧天丹. 金
錢湯, 治年久弦爛. 古錢卽老銅錢生鏽者用七個黃連硏
末二錢白梅乾五個梅自落者爲白梅. 上將此三味, 用老
酒二小盞, 於瓷罐內煎至半盞, 至夜時冷可洗用, 不過
三四次卽愈, 日二次. 爛弦火穴法, 魚尾二穴睛明二穴
上迎香二穴攢竹一穴太陽二穴. 爛弦風之症, 因脾胃壅
熱, 久受風濕, 更加吃諸毒物, 日積月累, 致成風爛.
胞瞼之內變成風痘, 動則發癢, 不時因手拂拭. 甚則連
眼眶皆爛, 無分春夏秋冬皆如是, 眵淚滿腮, 有不近人
手之怕. 治法, 翻轉眼瞼, 利洗瘀血二三度, 或小鋒針
針出瘀血亦可. 若因摩引有紅筋者, 宜老醋燒爐甘石淬
七次, 加以陰丹量輕重搽點眼弦, 或吹點眼內無妨. 忌
動風動血之物, 不食可也.

《향약집성방》
○ 眼赤爛.《聖惠方》論曰, 夫眼赤爛者, 皆是風熱所生
也. 初患赤眼, 經久不差, 外則因風冷所傷, 內則以肺
脾積熱, 內外爲疾, 漸加成瘡, 故令眼赤爛也.《聖惠
方》仙靈脾丸, 治眼暴熱衝上, 疼痛赤腫生翳. 仙靈脾二
兩甘菊花黃芩車前子石膏細硏水飛過玄參決明子各一兩
蛇蛻皮一錢燒灰羊角屑一兩. 右擣羅爲末, 煉蜜和,
擣三二百杵, 丸如梧桐子大, 每於食後, 以溫水, 下二
十丸. 膩粉膏, 治眼赤爛, 開不得. 膩粉一兩, 以口脂
調如膏, 每日於大皆上, 點三五度. 又方, 雞冠血, 點
目中, 日三五度.《千金方》治目爛赤, 三指撮鹽, 置古
文錢上, 重重火燒赤, 投少醋中, 足淹錢, 以綿沾汁,
注目眥中.《得效方》治眼痒, 多因布巾拭破了, 眼弦致
成爛弦風, 不得乾好. 白礬一兩煅過銅靑三錢. 右同硏
細和勻, 如色白, 再加銅靑. 每用半錢, 熱湯一合, 泡
澄淸, 以手蘸開眼, 如法洗. 必溢不可拭乾, 但閉目,
坐待澁止, 自然眼開. 如藥冷, 將紙蓋盞, 面於湯瓶上,
坐溫又洗. 一日洗四五次, 卽效.《本朝經驗》治眼痛赤
爛, 桑枝淡竹葉黃蘗皮楓葉各三握. 右以水濃煎, 熱洗

之. 又方, 萆麻葉, 足心裏之, 卽差, 差則去葉.

《奇效良方》

○ 治風眼爛弦, 臨洗加輕粉少許. 凡時氣赤眼, 自外而入, 非臟腑病者, 不必服藥, 熏洗足矣. 黃連去毛川芎去蘆荊芥穗各一錢半蔓荊子一錢去蒂膜五倍子三錢. 剪碎去垢, 銚內火炒待赤色, 鋪紙地上用蓋片時, 出火氣. 上銼碎, 作三服, 每用生絹一小方, 洗淨, 入藥絹內, 以線扎定, 水煎, 仍以紙糊瓶口, 勿令氣出. 卻於無風處, 就瓶口紙上, 破以一小孔熏之, 候氣稍平, 揭去瓶紙, 於瓶口熏之, 氣溫傾出, 用淨絹蘸洗. 如此三次爲驗, 仍避風毒.

《證治准繩》

○ 風沿爛眼. 丹溪云, 風沿眼系上膈有積熱, 自飮食中挾怒氣, 而成頑痰痞塞, 濁氣不下降, 淸氣不上升, 由是火益熾而水益降, 積而久也, 眼沿因膿潰而腫, 於中生細小蟲絲, 遂年久不愈而多癢者是也. 用紫金膏, 以銀釵腳揩去油膩點之. 試問若果癢者, 又當去蟲, 以絶根本. 蓋紫金膏只是去濕與去風涼血而已. 若前所謂飮食挾熱成痰, 又須更與防風通聖散, 去硝黃, 爲細末, 以酒拌勻, 晒乾, 依法服之. 禁諸濃味及大料物, 方盡諸法之要.

○ 風弦赤爛證, 乃目睥沿末爛垢膩也. 蓋血虛液少不能滋養睥肉, 以致濕熱滯於睥絡, 常時赤爛如是者. 非若迎風因邪乘虛之比. 久而不治, 則拳毛倒入, 損甚則赤爛濕垢而拳毛皆壞. 若先有障而後爛者, 乃經絡澁滯, 神水不淸而爛, 治其障, 通其脈絡而自愈. 有因毛倒而拔剪, 損動精液, 引入風邪, 以致壞爛, 各因其源而浚之. 一法劫治, 以小烙鐵卷紙, 蘸桐油燒紅烙之, 爛濕而癢者, 頗獲其效. 若失於內治, 終難除根.

《동의보감》

○ 兩瞼粘睛, 此乃爛弦風也. 雙目赤爛, 或痒或痛, 經年不愈. 得效. 目眶赤爛歲久, 俗呼爲赤瞎是也. 當以三稜針刺目眶外, 以瀉濕熱卽愈. 東垣. 爛弦風者, 風沿眼系上, 膈有積熱, 自飮食中挾怒氣而成, 積而久也. 眼沿因膿潰而腫, 其中生細小虫絲, 遂年久不愈, 而多痒者是也. 用還睛紫金丹, 以銀釵股點之. 若痒者又當去虫, 以絶根本. 又與防風通聖散去硝黃, 方見風門, 爲細末酒拌晒乾, 依法服之, 禁諸厚味. 綱目. 點以爐甘石散, 洗以驅風散廣大重明湯. 去虫, 宜聖草散. 小兒初生, 雙目紅而眶邊赤爛, 至三四歲不愈, 宜消風散, 方見頭部, 以桑白皮煎湯調下. 入門. 還睛紫金丹, 治爛弦風. 白蜜二兩爐甘石一兩火煅十次淬水中浸半日黃丹水飛八錢烏賊骨一錢砒砂細研水飛入於磁器中重湯煮令自乾麝香五分白丁香二分輕粉一分. 爲將蜜於砂石器內, 慢火熬, 去沫下甘石末. 次下黃丹以柳枝攪, 次下餘藥, 不粘手爲度, 作丸如芡實大. 每一丸, 溫水, 化開, 常點之. 東垣. 防風通聖散, 治諸風熱, 或中風不語, 暴瘖語聲不出, 或洗頭風破傷風, 諸般風搐, 小兒驚風積熱, 或瘡疹黑陷將死, 或傷寒疫厲不能辨明, 或風熱瘡疥, 或頭生白屑, 或面鼻生紫赤風刺癮疹肺風瘡, 或大風癩疾, 或風火鬱, 甚爲腹滿, 澁痛煩渴喘悶, 或熱極生風, 爲舌强口噤, 筋惕肉瞤, 或大小瘡腫惡毒, 或熱結大小便不通, 幷解酒傷熱毒. 宣明. 滑石一錢七分甘草一錢二分石膏黃芩桔梗各七分防風川芎當歸赤芍藥大黃麻黃薄荷連翹芒硝各四分半荊芥白朮梔子各三分半. 右剉作一貼, 入薑五片水煎服. 入門. 此方治熱風燥三者之總劑也. 丹心. 爐甘石散, 治爛弦風. 爐甘石不以多少先用童便煅淬七次次以黃連煎湯煅淬七次又以雀舌茶淸煅淬七次三汁合置一處再煅三次放冷硏細入腦麝各少許. 點眼弦神妙. 綱目. 又方綠色爐甘石煅淬童尿凡三次, 出火毒, 一日夜硏細, 夾黃連末, 用童尿浸取淸汁, 點眼胞. 直指. 驅風散, 治爛弦風浮臀, 努肉攀睛澁痒眵淚. 草龍膽防風各五錢銅綠三錢五倍子二錢竹葉一握. 右爲末每一錢, 熱湯二合泡, 澄淸洗卽效. 得效. 廣大重明湯, 治兩瞼赤爛, 腫痛爬痒, 生瘡隱澁難開. 草龍膽甘草生不剉防風細辛各一錢. 右剉水一大椀半, 先煎膽至一半, 乃入三味煎至小半椀, 去渣帶熱, 洗一日五七次. 東垣. 聖草散, 治爛弦風虫疹. 覆盆子葉擣取汁, 以皂紗蒙眼上, 將筆蘸藥汁盡兩眸於紗上. 然後以汁滴之, 當有虫出. 得效. 又法, 取覆盆子軟葉, 入初男兒乳汁, 研勻爲丸, 置眥頭上, 引虫自出. 直指. 消風散, 治諸風上攻, 頭目昏眩, 鼻塞耳鳴, 皮膚麻痒, 及婦人血風, 頭皮腫痒. 荊芥甘草各一錢人蔘茯苓白薑蠶川芎防風藿香蟬殼羌活各五分陳皮厚朴各二分. 剉作一貼, 入細茶一撮, 同煎服, 或爲末, 每二錢, 以茶淸或溫酒, 調下. 入門. 頭部轉載.

《張氏醫通》

○ 風沿爛眼. 風沿眼系上, 膈有積熱, 自飮食中挾怒氣而成. 頑痰痞塞, 濁氣不降, 淸氣不升, 由是火益熾而水益降, 積而久也. 眼沿因膿積而腫, 於中生細小蟲絲, 遂年久不愈, 而多癢者是也. 服柴胡飮子, 點蕤仁膏.

7) 迎風赤爛

《諸病源候論》

○ 四目赤爛皆候. 此由冒觸風日, 風熱之氣傷受於目, 而皆瞼皆赤爛, 見風彌甚, 世亦云風眼.

《證治准繩》

○ 迎風赤爛, 謂目不論何風, 見之則赤爛, 無風則否, 與風弦赤爛入睥絡之深者不同. 夫風屬木, 木强土弱,弱則易侵, 因邪引邪, 內外夾攻, 土受木克, 是以有風則病, 無風則愈. 赤爛者, 木土之正病耳. 赤者, 木中火證, 爛者, 土之濕證. 若痰, 若濕盛者, 爛勝赤. 若火, 若燥盛者, 赤勝爛. 心承肺承者, 珠亦痛赤焉. 此專言見風赤爛之患, 與後章迎東迎西迎風冷熱淚證, 入內之深者, 又不同.

《審視瑤函》

○ 迎風赤爛邪在肝, 因虛被克木相傳, 久不愈兮成赤爛, 赤爛風弦治又難. 此症謂目不論何風, 見之則赤爛. 無風則好者, 與風弦赤爛, 入脾絡之深者不同. 夫風屬木, 木強土弱, 弱則易侵, 則邪引邪, 內外夾攻, 土受木克, 是以有風, 其病無風則愈, 赤爛者土木之病也. 赤者木中火症, 爛者土之濕症. 若痰若濕甚者, 爛勝赤. 若火若燥甚者, 赤勝爛. 心承肺承者, 珠亦痛而赤焉. 此章專言赤爛之患, 與前章迎風冷熱淚入內之深者又不同. 宜服洗, 柴胡散治眼眶澁爛. 因風而作, 用氣藥燥之. 柴胡防風赤芍藥荊芥羌活桔梗生地黃甘草上各等分. 爲細末, 每服三錢, 白水煎, 溫服. 疏風散濕湯, 赤芍藥黃連防風各五分銅綠另入川花椒歸尾各一錢輕粉一分另入羌活五倍子各三分荊芥六分膽礬明礬各三厘. 上爲一處, 水三鐘, 煎至一半, 去滓, 外加銅綠泡化, 後入輕粉攪勻. 湯腳用綿紙濾過澄清, 可用手蘸洗目爛濕處. 一方治爛弦血風眼. 覆盆子葉, 不拘多寡去梗日曬乾, 硏令極細, 薄綿裹之, 以男小兒所食之乳浸汁. 如人行八九里之時, 方點目中, 即仰臥. 不過三四日, 視物如少年. 忌酒麵油膩物. 宋宗室趙太尉乳母, 苦爛弦風眼近二十年, 有賣藥老媼過門. 云此眼有蟲, 其細如絲, 色赤而長, 久則滋生. 乃入山取此藥咀嚼之, 而留汁滓存於竹筒內, 以皂紗蒙乳母眼, 取筆畫雙目於紗上. 然後滴藥汁漬眼下弦, 轉眄間蟲從紗中出. 共數十條, 後眼弦肉乾如常. 太醫上官彥誠聞之, 有鄰婦亦患此症, 試之, 無不立瘥. 考之本草, 陳藏器云, 此藥治眼暗不明, 冷淚淫不止, 及青盲等恙. 蓋治眼妙品也. 治爛弦眼生蟲方, 覆盆子葉爲末一錢乾姜燒灰生礬各半分枯礬一分. 共硏一處, 蜜調, 用絹片做膏藥, 貼眼上一夜, 次午揭起, 其蟲自出, 粘在絹上, 次晚. 又將肥豬肉切片貼眼上一宿, 即愈. 敷爛弦眼方, 爐甘石飛過一兩飛丹五錢枯礬二錢五分明朱砂硏細一錢銅綠二錢. 共爲一處, 硏極細篩度, 先用荊芥陳茶葉, 煎水洗患處, 乘濕將藥敷上, 二三次立愈.

《張氏醫通》

○ 迎風赤爛証, 目不論何風, 見之則赤爛, 無風則痊. 蓋赤者木中火証. 爛者土之濕証, 此專言見風赤爛之患, 與後見風淚出諸証不同. 川芎茶調散.

8) 眥帷赤爛

《諸病源候論》

○ 五目數十年赤候, 風熱傷受於目眥, 則眥赤爛. 其風熱不去, 故眥常赤爛, 積年不瘥.

《證治准繩》

○ 眥爛赤證, 謂赤爛唯眥有之, 目無別病也. 若目有別病而赤爛者, 乃因別火致傷其眥, 又非此比. 赤勝爛者火多, 乃勞心憂郁忿怦, 無形之火所傷. 爛勝赤者濕多, 乃恣燥嗜酒, 哭泣過多, 冒火沖煙, 風熱熏蒸, 有形之火所傷, 病屬心絡, 甚則火盛水不清, 而生瘡於眥邊也. 要分大小二眥, 相火君火虛實之說. 洗刀散菊花通聖散內服. 黃連散洗, 蘆甘石散點. 洗刀散, 治風熱弦爛, 眼目赤腫, 內外障翳, 羞明怕日, 倒睫出淚, 兩瞼赤爛, 紅筋瘀血, 宜用此藥. 防風連翹羌活獨活草決明蔓荊子木賊玄蔘各一兩當歸荊芥滑石薄荷麻黃白朮赤芍藥大黃各五錢黃芩川芎梔子桔梗石膏芒硝蟬蛻白菊花蒺藜各四錢甘草細辛各三錢. 上薑同煎, 食後服. 再用清涼洗眼之藥. 菊花通聖散, 治兩瞼潰爛, 或生風粟. 白菊花一兩半滑石三兩石膏黃芩甘草桔梗牙硝黃連羌活各一兩防風川芎當歸赤芍藥大黃薄荷連翹麻黃白蒺藜芒硝各半兩荊芥白朮山梔子各二錢半. 上吹咀, 每服三錢, 水一盞半, 生薑三片, 同煎七分, 食後服. 黃連散, 治眼爛弦風. 黃連防風荊芥赤芍藥五倍子蔓荊子覆盆子根即甜勾根. 上煎沸, 入鹽少許, 濾淨, 又入輕粉末少許和勻, 洗眼亦效. 爐甘石散, 治爛風眼. 以爐甘石不拘多少, 先用童便 淬七次, 次用黃連濃煎汁煅淬七次, 再用穀雨前茶芽濃煎煅淬七次, 又並三汁餘者合一處, 再煅淬三次, 然後安放地上一宿出火氣, 細細硏入冰片麝香, 點上神妙. 時須用好紫銷炭極大者鑿一穴, 以安爐甘石. 二蠶沙, 香油浸月餘, 重綿濾過點. 紫金膏用水飛過, 號丹, 蜜多水少, 文武火熬, 以器盛之, 點. 治眼赤瞎, 以青泥蛆淘淨, 晒乾末之. 仰臥合目, 用藥一錢, 放眼上, 須臾藥行, 待少時去藥, 赤瞎自無. 東垣云, 目眶赤爛歲久, 俗呼赤瞎是也. 常以三棱針刺目外, 以泄濕熱, 立愈. 治風弦爛眼祕穴, 大骨空, 在手大指第二節尖. 灸九壯, 以口吹火滅. 小骨空, 在手小指二節尖. 灸七壯, 亦吹火滅.

《審視瑤函》

○ 風沿. 眥帷赤爛, 皆有之, 火土燥濕, 病有重輕. 重則, 眥帷裂而血出, 輕則弦赤爛而難舒, 以清潤而爲治, 何患病之不除. 此症專言眥之赤爛, 目無別病也. 若目有別病而赤爛者, 乃因別火致傷其眥, 又非此比. 赤勝爛者, 多於勞心憂鬱忿怦, 無形之火所傷. 爛勝赤者, 多於恣燥嗜酒, 哭泣過多, 冒火沖煙, 風熱蒸薰, 有形之火所傷. 病屬心絡, 甚則火盛而生瘡於眥邊也. 要分大小二眥, 相火君火, 虛實之症. 宜服點洗. 防風通聖散, 並治中風, 一切風熱, 大便祕結, 小便亦澁, 眼目赤痛, 或熱急生風, 舌强口噤, 或鼻生紫赤風刺癮疹, 而爲肺風. 或成風癩, 而世呼大麻風. 或腸風爲痔漏, 或腸鬱而爲諸熱, 譫妄驚狂, 並皆治之. 防風川芎大黃赤芍藥連翹麻黃去節芒硝蘇薄荷當歸滑石飛過甘草炒梔仁白朮桔梗石膏荊芥穗黃芩各等分. 上爲粗末, 每服四錢, 姜三片, 水二鐘煎, 食前溫服. 按防風麻黃, 解表藥也. 風熱之在皮膚者, 得之出汗而洩. 荊芥薄荷, 清上藥也. 風熱之在巓頂者, 得之由鼻而洩. 大黃芒硝, 通利藥也. 風熱之在腸胃者, 得之由後而洩. 滑石梔子, 水道藥也. 風熱之在決瀆者, 得之由溺而洩, 風淫於膈, 肺胃受邪. 石膏桔梗, 清肺胃也, 而連翹黃芩, 又所以祛諸經之游火. 風之爲患, 肝木主之. 川芎當歸, 和肝血也, 而甘草白朮, 又所以和胃氣而健脾, 劉守眞氏長於治火. 此方之旨, 詳具悉哉. 如目兩瞼潰爛, 或生風粟, 白睛紅赤, 黑睛生翳障, 加菊花黃連羌活白蒺藜, 名日菊花通聖散. 人弱, 大便不結燥者, 減去硝黃. 東垣碧天丸, 治目疾屢服寒凉不愈, 兩目蒸熱, 有如火熏, 赤而不痛, 紅絲赤脈, 滿目貫睛, 瞀悶昏暗, 羞明畏日, 或上下瞼赤爛, 或不服風土, 而內外銳眥皆言破, 以此洗之. 瓦粉炒一兩銅綠七分爲末枯白礬二分. 上研銅綠白礬令細, 旋旋入瓦粉硏勻, 熱水和之, 共爲丸, 如黃豆大. 每用一丸, 熱湯半盞, 浸一二時辰, 洗, 至覺微澁爲度, 少閉眼半個時辰許. 臨臥更洗之, 瞑目就睡, 尤爲神妙. 一丸可洗二三日, 可在湯內燉熱. 此藥治其標, 爲裏熱已去矣. 里實者不宜用此, 當瀉其實熱. 紫金膏用水飛過號丹, 蜜多水少, 文武火熬, 以器盛之, 點.

《張氏醫通》

○ 眥赤爛証, 謂目爛惟眥有之, 目無別病也. 赤勝爛者多火, 乃勞心憂郁忿悖, 無形之火所傷. 爛勝赤者濕多, 乃恣燥嗜酒, 風熱熏蒸, 有形之濕所傷. 病屬心絡, 甚則火盛水不清, 而生瘡於邊也. 洗肝散加麻黃蒺藜川連. 並用赤芍防風五倍子川連煎湯, 入鹽, 輕粉少許洗之. 點用爐甘石散, 及晩蠶砂香油浸月餘, 重綿濾過點之.

《目經大成》

○ 眥幃赤爛二十六, 黃子散步蘆汀, 有客於林皐小立, 兩目頻眨, 皮毛粟粒, 雖內無所損, 而芝眉誠不堪挹. 日, 噫嘻, 悲哉. 斯人斯疾, 其由有十, 蓋太陽失職. 太陰降級. 君火上炎. 陽明燥急. 或殕郁廚之酒. 或對牛衣之泣. 或茶煙冒多. 或菽水不給. 月出皎皎兮, 幽人獨往而冷露淹. 馬鳴蕭蕭兮, 壯士早行而曉風潛襲. 至乃新秋病進, 此流火之疹金. 大寒不退, 又木運之交入. 故其爲狀也. 瞼弦沃丹, 眥頭流汁, 爛而微腥, 癢而兼澁, 手不停搔, 巾裾常濕. 補矣哉, 裂見鮮血. 攻矣哉, 腫痛交集. 以淸溫以和散, 何賊邪之難戢. 而猶不易平者恐水火未濟. 須億中, 書母泥執. 客頗悅服, 顧余長揖, 欲有求而力不能及. 歸而私念, 中心悒悒, 援筆賦之, 次於篇什. 此症皆瞼赤爛, 或癢或痛, 眵多泣出. 致病頗繁, 驗病亦多端, 大略赤屬火, 爛屬濕, 癢屬風, 痛屬熱, 眵多氣虛, 泣出血衰. 赤勝爛者, 多得於勞心憂郁忿悖無形之火. 爛勝赤者, 多傷於酒食過哭冒煙有形之氣. 風熱蒸, 則癢而泣出. 濕熱淫, 則痛而眵多. 爛而微腫者責以寒濕. 赤而乾澁者責以血燥. 火盛風起, 則生瘡於艮坤, 睛亦病而翳焉. 所主雖在心脾, 然要於左右輪廓陰陽表裡虛實而求之, 病情斯得. 其有水米不繼, 遲眠早起, 寒氣沁入肌膚, 爲爲痼疾. 更宜設身處地, 庶有治法. 萬勿以家貧日久, 置若罔聞. 臨事先以眉刀剔去上下瞼內外粟粒, 蒸化昭容膏不時洗擦. 侯乾, 弦上搽元霜, 內點胭脂雪. 隨發杞菊飲, 赤加黃連赤芍藥, 爛加蒼朮, 大劑熱服效. 否則再剔再洗, 對症處方. 或以六君子湯爲主, 赤加丹皮丹蔘, 痛加黃連, 癢加防風薄荷, 爛加蒼朮石斛, 寒濕加附子乾薑. 周年半載無間, 不怕他不愈. 友人孔榮芳常患厥疾, 赤爛無異殘風, 按法治瘥. 製元地一斤, 百合粉八兩, 花椒末四兩. 杵融蒸極熱, 爲丸與服. 今不發十年矣. 藥之靈效乃爾, 爰附記備用.

9) 兩瞼粘睛

《祕傳眼科龍木論》

○ 二十八·兩瞼粘睛外障, 此眼初患之時, 或癢或痛, 年多風赤, 瞼中有瘡. 因熱在肺膈, 脾胃風壅, 致令兩瞼相粘. 卽宜鉤割熨烙, 服排風散烏犀丸立效. 詩曰, 兩瞼粘睛何所論, 多年風赤是其因, 睛疼瞼澁皮肉爛, 瘡可相粘似有筋, 割烙只須多出血, 銅篦燒赤烙玄門, 治風丸散須頻服, 年歲中間只去根. 排風散, 天麻桔梗防風各三兩烏蛇五味子細辛芍藥干蠍各二兩. 上爲末, 空心食後米飮湯調下一錢. 烏犀丸, 烏犀茯苓芍藥細辛玄蔘人蔘各一兩干山藥羌活各二兩. 上爲末, 煉蜜爲丸如桐子大, 空心茶下十丸.

《銀海精微》

○ 兩瞼粘睛. 兩瞼粘睛者, 脾胃風虛, 冷弱邪氣聚於瞼, 致胞瞼風赤濕爛. 肝膈虛熱眵粘四, 夜睡上下胞瞼膠凝粘緊, 血滯不散, 久則漸生翳膜. 治法, 宜陰一陽三吹點. 若發年久, 眼皮漸長, 雖不是拳毛倒睫, 亦可夾起眼皮, 使露黑睛, 消散血氣, 瞼積有瘀血, 可剮可洗. 爛癢者洗以碧天丹, 每日侵晨用桑白皮入鹽熏洗,或大寒後不落桑葉名爲鐵扇子煎洗極妙. 或菊花葉煎湯洗亦可. 此乃發年久有此症, 初發者無此病症耳. 問曰, 眼患年久兩瞼粘而不開明者何也. 答曰, 脾胃受風冷所傷, 邪氣久積不散, 致血氣凝滯, 久注不開, 時自眵淚含糊. 治法, 年久, 宜當歸活血煎神淸散主之. 近患, 蟬花散密蒙花散主之. 若經久不愈, 久注不開眼皮長者, 雖不是拳毛倒睫, 亦可夾起眼皮, 點用重藥, 片腦不用. 久患虛冷, 當歸活血煎 治風冷久積兩瞼粘眼, 服之. 當歸黃耆沒藥川芎血氣旺者勿用蒼朮荊芥薄荷熟地黃羌活菊花麻黃. 上等分爲末, 煉蜜爲丸如彈子大. 每食後細嚼一丸, 淸茶送下, 日進三次. 久受風邪, 神淸散, 治風毒傷胞瞼, 眼生翳膜, 日漸細小, 服之. 川芎薄荷羌活附米蒿本防風荊芥川芎枳殼石膏白芷甘草細辛麻黃各等分. 上爲末, 每服三四錢, 食後淸茶蔥白湯送下. 無疼痛時, 蟬花散, 治肝經蘊積熱毒傷肝, 上攻於目, 赤腫多淚羞明, 一切風毒傷肝, 並爲治之. 穀精草去土菊花蟬蛻羌活甘草蔓荊子蒺藜草決明防風川芎梔子仁密蒙花黃芩荊芥穗木賊. 上各等分爲末, 每服二錢, 食後用淸茶調服, 或荊芥湯調服. 無痛有羞明時, 密蒙花散, 治眼羞明怕日, 肝膽虛損, 瞳仁不淸, 服之. 密蒙花羌活菊花蔓荊子靑葙子木賊石決明蒺藜枸杞子. 上各等分爲末, 每服三錢, 食後淸茶送下. 脾胃虛者, 加白朮五分.

《世醫得效方》

○ 兩瞼粘睛二十八, 此乃爛瞼風是也. 雙目赤爛粘滯, 經年不安, 或癢或痛. 宜服消風散桑白皮煎湯調下. 方見風科熱證類, 仍用驅風散洗.

《證治准繩》

○ 胞肉膠粘. 兩睥膩沫, 粘合難開, 夜臥尤甚. 輕則如膠粘刷, 重則結硬, 必得潤而後可開也. 其病重在脾肺濕熱之故. 夫肺主氣, 氣化水爲淚, 淚爲熱擊而出, 邪熱蒸之, 混濁不淸, 出而爲脾土燥濕所滯, 遂阻膩凝結而不流, 燥甚則結硬而痛. 故當以淸凉滋潤爲主. 雖有障在珠, 亦是水不淸內滯之故, 非障之愆. 久而不治, 則有瘡爛之變, 內則有椒瘡粟瘡, 羞明瘀滯等証生矣.

《張氏醫通》

○ 胞肉膠粘証, 兩睥粘閉, 夜臥尤甚, 必得潤而後可開. 其病重在脾肺濕熱, 當以淸凉滋潤爲主. 雖有障在珠, 亦是濕熱內滯之故, 非障之愆. 久而不治, 則有瘡爛之變.

《醫宗金鑒》《《眼科心法要訣》》

○ 兩瞼黏睛歌, 兩瞼黏睛眵癢疼, 脾胃風濕熱甚成, 菊花通聖硝黃桔, 芍草荊歸膏薄芎, 麻芩梔滑翹防朮, 外加羌細菊蔓荊. 菊花通聖散方, 芒硝五分大黃酒蒸五分桔梗一錢白芍藥炒五分甘草生一錢五分荊芥穗五分當歸五分石膏一錢薄荷五分川芎五分麻黃五分黃芩一錢梔子炒黑一錢滑石二錢連翹五分防風五分白朮炒五分, 外加羌活細辛菊花蔓荊子各五分. 上爲粗末, 以水二盞, 煎至一盞, 食後, 去渣溫服. 註, 兩瞼黏睛之證, 瞼內生瘡, 眵淚癢痛, 胞瞼黏合難開. 此乃脾胃中風濕熱盛, 合邪上攻. 宜用防風通聖散羌活菊花細辛蔓荊子, 外散風邪, 內淸邪熱.

10) 胞肉生瘡

《諸病源候論》

○ 三十一目䗪候. 䗪目者, 是蠅蛆目皆成瘡, 故謂之䗪目.

《銀海精微》

○ 胞肉生瘡. 胞肉生瘡, 與胞肉膠凝瞼生風粟兩瞼粘睛四症大同小異, 此皆上胞下瞼之病. 然中 間分析治法, 各有輕重深淺, 劆洗針烙不同. 胞肉生瘡者, 此脾胃熱毒. 胞肉疙瘩或風粟變而爲瘡, 血熱化膿, 腐爛腥膜, 流汁流膿, 浸漬黑睛生翳, 眼如朱砂之色. 此症雖少, 不可不知. 治用陰二陽十藥, 日月桑白皮煎湯, 入枯礬鹽化. 番轉眼皮, 以鴿翎刷洗有瘡處, 以血竭乳香沒藥輕粉密陀僧, 或有瘡處烙二三下無妨. 問曰, 胞肉生瘡, 礙澀睛珠者何也. 答曰, 胃經心熱也. 治宜泄心火解胃熱, 用八正散 三黃湯之類. 痛者用沒藥散, 有瘡處仍用劆洗, 點以淸凉及重藥, 肉虛者宜烙, 外用淸凉消毒膏敷之. 八正散, 在前大眥赤脈條下. 三黃湯, 在前努肉條下. 血滯痛甚, 服沒藥散 治心脾胃得熱, 致胞肉生瘡. 宜服. 大黃多用, 眞血竭破積血止痛去赤, 沒藥少, 朴硝多, 上照多少加減爲末. 每服二三錢, 食後用淸茶調下.

《證治准繩》

○ 論目瘡疣. 《內經》運氣目皆瘡有二, 一曰熱. 經云, 少陰司天之政, 三之氣, 大火行, 寒氣時至, 民病目赤瘡, 治以寒劑是也. 二曰燥. 經云, 歲金太過, 民病目赤腫 瘡. 又云, 陽明司天, 燥淫所勝, 民病目眯皆瘍, 治以溫劑是也.

○ 實熱生瘡證, 輕重不等, 痛癢不同. 重則有堆積高濃, 紫血膿爛而腥臭者. 乃氣血不和, 火實之邪, 血分之熱尤重. 如瘀滯之證, 膏溜水濁, 每流於睥眥成瘡, 血散而瘡自除. 勤勞濕熱人, 每患睥眥成瘡, 無別痛腫證者, 亦輕而無妨. 若火盛瘡生, 堆重帶腫痛者, 又當急治, 恐濁氣沿於目內而病及於珠. 若先目病後生瘡, 必是熱沿他經. 凡見瘡生, 當驗部分, 以別內之何源而來, 因其輕重治之.

《審視瑤函》
○ 運氣原証. 按內經運氣, 目眦瘍有二, 一曰熱. 經云, 少陰司天之政, 三之氣大火行, 寒氣時至, 民病目赤眦瘍, 治以寒劑是也. 二曰燥. 經云, 歲金太過, 民病目赤眦瘍. 又云, 陽明司天, 燥淫所勝, 民病目眦瘍, 治以溫劑是也.
○ 實熱生瘡症, 瘡生各有經, 淚如湯樣注, 澀急且羞明, 脾或弦多漬, 胞中椒粟成, 瘡生於眦上, 心火熾盈盈, 瞼外脾家燥, 唇邊亦土形, 肺腦形於鼻, 周身旺六經, 耳熱尤腎燥, 滿面六陽蒸, 三焦炎項上, 下部六陰乘, 失治應須變, 援睛月欠明. 此症謂目病生瘡之故, 輕重不等, 痛癢不同. 重則有堆積高濃, 紫血膿爛而腥臭者. 乃氣血不和, 火實之邪, 血分之熱尤重. 如瘀滯之症, 膏混水濁, 每每流於脾眦成瘡. 瘀血散而瘡自除. 勤勞濕熱之人, 每患脾眦成瘡. 別無痛腫症者, 亦輕而無妨. 若火盛瘡生, 惟重滯屋痛者, 又當急治. 恐濁氣沿於目內, 而病及於珠. 若先目病後生瘡, 必是熱沿他症. 凡見瘡生, 當驗部分, 以別內因何源而來, 因其輕重而治之. 宜服, 加減四物湯, 生地黃苦參蘇薄荷川芎黍粘子連翹天花粉防風赤芍藥當歸荊芥穗各等分. 上銼劑, 白水二鐘, 煎至八分, 食後服. 芎歸湯, 川芎當歸赤芍藥防風羌活各等分. 上銼劑, 白水二鐘, 煎至八分, 去滓頻洗, 則血活風亦去矣. 搽藥方, 治眼皮外滿瞼生瘡, 潰爛疼痛. 血竭乳香沒藥輕粉陀僧各等分. 上研為細末, 厭之瘡處. 又方, 治胞上下或瞼生瘡, 破流黃水蘊開者. 青黛一錢二分黃柏末潮腦 輕粉各一錢松香一錢半. 上為細末, 用舊青布, 卷藥在內, 麻油濕透, 燒灰, 俟油灰滴於茶鐘內蘸搽.
○ 目瘍. 內經曰, 諸痛癢瘡瘍, 皆屬心火. 火鬱內發, 致有斯疾. 蓋心主乎血, 而血熱生風, 鬱甚則遞相傳襲, 故火能生土, 血注陽明主肌肉, 風熱與血熱相搏, 發見皮膚. 其名不一. 有黃濃而白者, 土生金, 母歸子也. 始生微癢而熱輕, 腫痛爛為熱極, 血凝化水, 氣滯成膿. 甚至寒熱作而飲食減, 尤為慮. 宜宣泄風毒, 涼心經解胃熱. 按目瘡疣, 皆因君火司令, 燥火熱邪所致. 宜溫宜涼, 隨症施治可也.

《張氏醫通》
○ 目瘡疣, 實熱生瘡症, 有痛癢輕重不同. 重則堆積高濃, 紫血膿爛, 而腥臭如瘀滯之証. 膏溷水濁, 每每流於脾皆成瘡, 血散而瘡自除, 別無痛腫証者, 輕而無妨. 若火盛瘡生, 堆重帶腫痛者, 又當急治, 恐濁氣沿入而病及於珠也. 治宜瀉心火, 解熱毒, 有瘡處仍用開導洗點.

《目經大成》
○ 目瘍二十二, 目病如瘡生, 實邪顯有名. 肝強多落淚, 血旺自羞燈, 濕熱弦眶爛, 乾風椒粟成. 皆頭心有故, 唇口土無情, 腰下三陰薀, 六陽頂上行, 耳根征腎燥, 鼻竅驗金清, 將次周身見, 都來十二經. 謹防精混濁, 主治幸分明. 此症專爲目病, 目病後生瘡反變幻而言. 位次不等, 大約總在睛之上下左右. 蓋君火鬱邪, 郁則血注, 血注則肌熱, 故發現皮膚. 久則所注之血化爲水, 所郁之邪複滯水而成膿, 故漫爲濕爛. 始生微癢爲虛邪, 腫痛赤熱爲實邪, 甚則寒熱作而飲食減. 不急治, 恐濁氣沁入目內而波及于珠. 若但瞼皆有故, 別無癢痛, 此眵淚漬溢, 目愈自散. 凡見瘡生, 不驗部分形色, 得自何來, 將欲何往與. 夫熱淫濕淫血勝風勝所致, 概以三仙五虎等丹主之, 治標不治本, 不可謂之知醫. 治法, 採嫩桑葉忍冬花芙蓉根煎濃湯洗刮極久, 以菜油調八寶丹塗上, 內服托裡消毒飲或人參敗毒散. 如是半月三旬, 許渠清淨. 或謂瘡瘍. 因毒已見, 似爲重出. 曰, 因毒與自毒攸分, 且茲理解通而不合掌. 便重無礙, 餘仿此.

11) 胞肉膠凝

《諸病源候論》
○ 三十五目封塞候, 目, 肝之外候也, 肝氣通受於目. 風邪毒瓦斯客於瞼膚之間, 結聚成腫, 腫而瞼合不開, 故謂之封塞. 然外爲風毒結腫, 內則蘊積生熱. 若腫不即消, 熱勢留滯, 則變生膚翳瘜肉白郭也.

《祕傳眼科龍木論》
○ 三十九‧胞肉膠凝外障, 此眼初患之時, 皆因脾胃積熱, 腦內風衝入眼胞. 瞼有肉初時小如麻米, 年多漸長大如桃李之狀, 摩隱瞳人爲翳. 裡邊宜令針出血, 然後鐮洗瘀血, 服細辛湯磨翳散效. 詩曰, 眼胞皮內夾膠形, 漸長如同梅李形, 針破裏邊膿出後, 還須服藥使光明, 或因此患加風熱, 淚出應當有翳生, 鈹割理如風毒眼, 盡磨退散自相應. 細辛湯, 細辛人蔘茯苓車前子五味子玄蔘防風地骨皮各一兩半. 上爲末, 以水一盞, 散一錢, 煎至五分. 食後去渣溫服. 磨翳散, 龍腦曾青水晶各一兩珍珠末琥珀各一分. 上搗羅爲末令細, 至夜後點散眼內立效.

《銀海精微》
○ 胞肉膠凝. 胞肉膠凝與兩瞼粘睛頗同, 兩瞼粘睛, 瞼之病. 此症, 胞之病, 瞼熱則眵粘病之淺, 胞熱則膠粘病之深, 故分作兩症治之. 脾胃壅熱, 肝膈風充瞼胞內, 蠹肉壅起, 爛濕眵粘膠凝, 氣血壅滯, 不能疏散, 積之年久, 黑睛生翳, 朦昧不明, 羞明怕日. 治法以陰二陽四吹點, 有瘀血可劆洗, 以桑白皮鐵扇子菊花當歸防風荊芥木賊薄荷鹽花之類. 胞肉積久堅硬濃實者, 番轉烙二三度, 而實其肉可也. 問曰, 眼久注不開, 內生虛肉, 眵淚膠凝者何也. 答曰, 胃中有伏熱鬱於內也. 治宜通脾瀉胃湯加寒劑, 降火涼血去風, 宜點堅藥. 內肉結濃實者, 宜剌洗, 至肉平淨方止, 堅濃者亦烙無妨, 烙後清涼消毒膏敷之. 通脾瀉胃湯, 麥門冬茺蔚子防風大黃知母天門冬黃芩. 熱甚者, 加黃柏石膏朴硝梔仁. 一方又加玄蔘, 上等分爲末, 每服五錢, 水煎食前服.

《世醫得效方》

○ 胞肉膠凝三十九, 眼胞皮肉有似膠凝, 腫高如桃李者, 時時出熱淚, 乃風毒所注. 宜消風散及花草膏點之. 方見風科熱證類及見後.

《證治准繩》

○ 睥肉粘輪. 目內睥之肉, 與氣輪相粘不開, 難於轉運. 有熱燥血湧者, 目必赤痛. 有熱退血散, 失於治療者, 其狀雖粘, 必白珠亦ေ. 止須用鎌割之治. 若赤痛時生粘者, 必有瘀滯, 宜漸導漸鎌. 如別病雖退, 而粘生不斷, 亦須鎌割漸開, 仍防熱血複粘生合, 須用藥時分之. , 排風散

《동의보감》

○ 胞肉膠凝, 眼胞皮肉有似膠凝, 腫高如桃李, 時出熱淚. 乃風毒所注.宜服消風散, 方見頭部, 點花草膏. 得效. 上下胞腫如桃者, 脾熱也. 回春. 熱氣蓄聚而傷飽, 所以胞合. 直指. 宜羚羊角散洗眼湯. 二百味花草膏, 治火眼及爛弦風, 痒痛流淚. 羯羊膽一枚以蜜滿灌入, 朱砂末少許, 掛白陰乾. 每取一粒, 水和點眼以蜜, 採百花羊食百草故, 以爲名也. 入門. 羚羊角散, 治兩臉腫硬, 如桃李, 開目不得. 羚羊角屑防風羌活人蔘赤茯苓升麻大黃車前子玄蔘黃芩各七分梔子細辛各三分. 右剉作一貼, 水煎服. 類聚. 洗眼湯, 治暴赤眼. 赤芍藥防風各五分當歸黃連各一錢杏仁四箇. 右剉水牛鍾入人乳少許, 蒸過澄淸, 乘溫點洗, 日四五次. 丹心.

《張氏醫通》

○ 睥肉粘輪, 目內睥之肉與氣輪相粘不開. 宜服瀉濕熱藥, 如防風細辛膽草苦蔘蠍梢牛蒡子之類. 以風藥能於土中瀉水故也.

《醫宗金鑒》《眼科心法要訣》

○ 胞肉膠凝歌, 胞肉膠凝胞肉腫, 初小漸大摩隱瞳, 胃脾風熱上攻目, 通脾瀉胃熱風淸. 通脾瀉胃湯方, 見黃膜上衝下. 註, 胞肉膠凝之證, 睥中蠱肉壅起, 初小漸大, 摩隱瞳人, 眼胞濕爛, 眵淚膠黏. 此乃脾胃中邪風積熱, 上壅於目所致. 宜用通脾瀉胃湯, 散風淸熱, 兩解其邪.

《目經大成》

○ 蚌合三十, 天關雙闔晝而宵, 獨抱衾裯耐寂寥, 展轉無人堪入眠, 一腔熱淚濕鮫綃. 此症初起, 目赤畏熱, 一二日兩瞼漸腫硬, 儼如蚌蛤之聚合者是. 蓋痰燥血滯, 脾火上泄, 故瞼硬. 睛固火炙, 未免痛而泣出. 經所謂土極似木, 非肝病也. 必有椒粟生於其內. 治當敷軟, 翻胞開導. 若堅實翻不得, 或腦再脹起, 痛如劈如鑽, 此土反克木, 巽風已動, 結毒之禍, 頓起蕭牆矣. 有病茲不嫺開導, 瞼腫雖愈, 瘡痍留存, 結成蜆肉. 日久堅硬, 狀如粟殼貝齒. 須用月斧逐漸鏟去, 俟薄而開閉自然, 點淨星障, 準可全淸. 但必膏梁子弟, 始可盡法施行, 蓋諺云, 眠安食美, 出得血起故也. 亦治至八分則止, 過割恐亡血, 又起別病. 是症與上, 同一腫脹, 治應無別, 但緬懷平生所歷, 不同處尙多. 何以見之. 上症木土爭克, 腫極上胞, 治在肝脾. 此則痰上蒸溽, 兩瞼平合, 治在脾胃. 且上症多病左目, 雖傳右不如左瞼. 此則先發右目, 傳左亦輕. 入手宜白虎湯竹葉石膏湯. 不退, 三友丸一味大黃丸, 再加開導. 腫合消, 仍著靑睛奚似, 對症揀方點服, 收效易矣. 博議於此, 壹令執事者, 知所審視, 手到厥病減除.

12) 風赤瘡痍

《諸病源候論》

○ 三目風赤候. 目者, 肝之竅, 風熱在內乘肝, 其氣外沖受於目, 故見風淚出, 目瞼皆赤.

《祕傳眼科龍木論》

○ 五十七·風赤瘡痍外障, 此眼初患之時, 或即癢痛, 作時發歇不定, 或出多淚, 遂合瞼肉瘡出, 四眦如朱砂色相似. 然後漸生膜翳, 障閉瞳仁. 蓋是脾髒毒風卽熱膈中, 致令眼病. 不宜點藥炙著頭面, 恐傷眼也. 宜服瀉肝湯墜膈丸, 立效. 詩曰, 風赤生於脾髒家, 瘡生面瞼似朱砂, 烏珠潔淨未爲事, 兩年還有翳來遮, 輕翳點除權得瘥, 欲飲鉤鎌知者誇, 若把炙燒來退卻, 欲除根本路程賒. 瀉肝湯, 人蔘黃芩茯苓大黃桔梗芒硝各一兩茺蔚子二兩玄蔘一兩半. 上爲末, 以水一盞, 散一錢, 煎至五分, 食後去渣溫服之. 墜膈丸, 五味子干山藥知母澤瀉車前子石決明各一兩防風一兩半. 上爲末, 煉蜜爲丸如桐子大, 空心茶下十丸.

《世醫得效方》

○ 風赤瘡疾五十七, 眼兩瞼似朱砂塗而生瘡, 黑珠端然無所染. 此因風熱生於脾臟, 若經久不治, 卽生瞖膜, 宜服前五退散, 次宜泡散洗.

《동의보감》

○ 風赤瘡疾, 眼兩瞼, 似朱砂塗, 而生瘡黑睛, 端然無所染. 此因脾藏風熱, 久不治則生瞖膜. 宜服五退散,

洗以湯泡散. 得效. 五退散, 治脾受風毒, 倒睫拳毛刺痛. 穿山甲炒川烏炮甘草灸各五錢蟬退蠶退蛇退醋煮猪蹄退炒荊芥穗各二錢半. 右爲末每二錢, 鹽湯調下食後.
入門. 湯泡散, 治風毒赤眼腫痛, 花瞖多淚. 黃連赤芍藥當歸各一錢. 右剉水煎, 乘熱熏洗, 冷則再溫洗, 頻洗最佳, 雪水煎之尤妙. 凡眼目之病, 皆以血脉凝滯使然, 故行血藥合黃連治之. 血得熱卽行, 故乘熱洗之神效. 局方. 一方, 當歸赤芍藥黃連防風杏仁各五錢薄荷三錢銅綠二錢. 右剉取三錢水煎沸, 乘熱先熏, 後洗, 冷則再溫洗之, 亦名湯泡散. 得效.

《醫宗金鑒》《《眼科心法要訣》》
○ 風赤瘡痍歌, 風赤瘡痍皆瞼生, 黑睛端好瞼爛紅, 脾經風熱宜急治, 久生瞖膜遮瞳睛. 加減四物湯生地, 苦蔘牛蒡薄荷風, 當歸赤芍天花粉, 連翹荊芥穗川芎. 加減四物湯方, 生地黃苦蔘牛蒡子薄荷防風當歸赤芍藥天花粉連翹荊芥穗川芎各一錢. 上爲粗末, 以水二盞, 煎至一盞, 食後, 去渣溫服. 註, 風赤瘡痍者, 起於兩眥, 其黑睛則端然無恙, 惟瞼邊爛而紅赤. 此乃脾經風熱上攻所致, 宜急治之. 久則恐生瞖膜, 遮蓋睛瞳, 用加減四物湯.

13) 胞腫如桃
《銀海精微》
○ 胞腫如桃. 問曰, 人之患眼, 胞瞼壅腫如桃者何也. 答曰, 此乃脾肺之壅熱, 邪客於腠理. 致上下胞瞼如桃, 痛澁淚出, 不絶之注. 桃仁治之, 用桃葉烘熱熨其腫處, 宜服此散淸凉散羌活除風湯蟬化散主之. 此散淸凉散, 升麻赤芍藥川芎柴胡各三兩元蔘黃芩荊芥甘草白朮梔子赤茯苓干葛草決明. 上共爲末, 每服六錢, 水煎服. 羌活除風湯, 羌活獨活川芎桔梗大黃地骨皮黃芩各一兩麻黃蒼朮甘草菊花木賊. 上水煎服. 蟬花散, 穀精草去土菊花蟬蛻羌活甘草蔓荊子蒺藜草決明防風川芎梔子仁密蒙花黃芩荊芥穗木賊. 上各等分爲末, 每服二錢, 食後用淸茶調服, 或荊芥湯調服.

《證治准繩》
○ 腫脹如杯證, 謂目赤痛, 睥脹如杯覆也. 是邪在木, 火之有餘. 蓋木克土, 火生土, 今肝邪實而傳脾土, 土受木克, 而火不能生, 火邪反乘虛而爲炎燥之病. 其珠必疼尤重, 而睥亦急硬. 若暴風客熱作腫者, 必熱淚多而珠疼稍緩. 然風熱自外客感易退, 治亦易愈. 若木火內自攻擊, 則病亦退遲. 重則疼滯閉塞, 血灌睛中而變證不測矣. 須用開導之法, 輕則敷治而退, 重則必須開導, 此大意也. 若敷治不退, 及退而複來, 並開導不消, 消而複發, 痛連頭腦而腫愈高, 睥愈實者, 此風熱欲成毒之候也.

《審視瑤函》
○ 腫脹. 按, 腫脹有風熱上攻, 有燥火客邪, 或黑珠疼甚, 或白睛腫痛. 皆因肝經實熱, 或移熱於肺, 俱宜淸火散風治之.
○ 腫脹如杯目最疼, 淚多怕熱與羞明, 若侵頭腦連眶痛, 木火爲殃禍不輕, 忽使睛中灌瘀血, 管敎變症似風生. 此症謂目赤痛, 睥脹如杯覆也. 是邪火有餘, 肝木受克, 而火不能生, 故火邪反乘虛而爲炙燥之病, 其珠必疼, 而睥緊硬. 若暴風客熱而作痛者, 必多熱淚, 而珠痛猶爲稍緩. 風熱外感易治, 若木火內攻, 則病退遲, 重則瘀滯塞目, 血灌睛中, 而症變不測, 須用開導. 輕則敷治而退, 重則必須開導, 若敷治不退, 退而複返, 開導不消, 消而複痛連頭腦, 腫愈高而睥愈實, 此風熱成毒也. 宜服點, 散熱消毒飮子, 牛蒡子硏炒羌活黃連黃芩蘇薄荷防風連翹各等分. 上剉劑, 白水二鐘, 煎至八分, 去滓, 食後服. 金絲膏, 治風熱上攻, 目赤腫痛. 黃連二兩龍膽草大黃黃柏去皮當歸山梔仁各一兩乳香去油硏硼砂明者燈心各二錢半靑竹葉一百片大棗二十枚去核. 上用水五升, 不拘冬夏, 浸一時辰取出, 於銀石器內慢火熬. 不令大沸, 候滓盡汁出, 下火放冷, 用絹絞取汁於無風塵處, 澄一時辰去滓, 於器內用慢火熬令減半, 入白蜜半斤同攪將有蜜者, 以手挑起, 有絲則止, 放冷, 再以夾絹袋濾過, 用瓷盒盛之, 每取一茶匙許, 硏龍腦一字, 極細, 入膏同硏一二千遍, 令勻, 取少許點之.

《張氏醫通》
○ 腫脹如杯證, 木火之邪, 傳脾土而爲炎燥之病. 其珠必疼, 而睥方急硬. 若暴風客邪作痛者, 必然淚多而珠疼稍緩, 然風熱外感, 治之易愈. 若木火內自攻擊, 重則疼滯閉塞, 血灌睛中, 而變証不測矣. 輕則敷治而退, 重則必須開導. 敷治不退, 開導不消, 消而複發, 痛連頭腦, 而腫愈高睥愈實者, 此風熱欲成毒也. 洗肝散龍膽飮選用. 脹有胞脹珠脹不同. 胞脹多屬濕勝, 治其濕熱爲主. 珠脹多屬火淫, 治當去火爲先, 故治珠脹. 雖挾風邪, 不宜輕用麻黃木賊之類. 恐有烏珠脹裂之患, 不可不愼.

《目經大成》
○ 覆杯二十九, 土禍由來風木構, 累山廓脹如杯覆, 忍痛羞明, 須針且藥, 無用籌先後. 料想靑睛塵不受, 怎禁得雨馳雲驟. 鳳蠟燒時, 菱花照處, 光景全非舊. 此症目先赤痛多淚, 後瞼漸腫硬, 如覆一酒杯于眶上者. 是蓋木不務德, 以風勝濕, 風勝必生火, 火受風邪, 又淫入土, 濕因轉而焦燥耳, 故堅而色赤. 若外感風熱而致者, 爲禍稍緩. 然腫極必瘀血, 恐灌入睛中, 將如之何. 須用開導敷治. 敷治退而複來, 開導消而再作, 或愈腫愈高, 此風痰夾攻, 症變不測. 醫非四診精確, 煞是棘手. 張子和曰, 目不因火則不病. 白輪變赤, 火乘肺也. 肉輪赤爛, 火乘脾也. 黑水神珠被翳, 火乘肝與腎也. 赤脈貫睛, 火自甚也. 經曰, 熱勝則腫. 凡目暴赤腫, 畏明澁痛, 淚出不止, 熱氣炙人者, 皆火之爲禍也. 但治療之法, 有寒涼以降火, 有補水以配火, 有添油以濟火, 有填灰以養火, 有滋陰以製火, 有培木以生火, 有抽薪以退火, 有沃水以減火, 有升陽以散火, 有砭針出血以奪火, 有灼艾分痛以移火. 故子和曰, 能治火者, 一句可了. 寧必大苦大寒, 上散下攻, 然後始爲對症. 如是症合下章, 當用砭針抽薪之法. 砭針即開導, 抽薪乃下奪. 《本經》謂之攻, 通氣利中三承氣三花神祐皆可用. 不則清胃散涼膈散普濟消毒飲. 俟腫消, 看睛壞或否再作區處. 或謂上藥過猛, 急治其標可也, 倘年老及新産婦元氣素弱人, 須除去硝黃, 加人蔘懷山藥薑棗佐煎. 斯固至言, 不知以病受藥, 雖猛無害. 膽欲大而心欲小在此. 余每臨急症, 當汗吐下三法大劑頻進, 中病乃已. 而注方授人, 卻叮嚀提撕, 蓋恐後學心粗膽大, 殺人于竹爐瓦缶中而不悟也. 城中某士自號名醫, 非殷戶百金五十不往. 見所用藥, 百病皆六味地黃補中益氣, 且藥必手戥, 計重不滿三錢, 時彥咸服其穩慎. 吁. 如是而日穩慎, 庭鏡不足道, 張仲景先生書直可覆酒瓮付丙丁耳. 呵呵.

14) 火脹大頭
《證治准繩》
○ 火脹大頭證, 目赤痛而頭面浮腫, 皮肉燥赤也. 狀若大頭傷寒, 夏月多有此患. 有濕熱, 風熱, 濕熱多淚而睥爛, 風熱多脹痛而憎寒. 若失治則血滯於內, 雖得腫消而目必有變矣.

《審視瑤函》
○ 風火炎炎熾六陽, 面浮腦腫淚如湯, 羞明赤澁頭疼痛, 曉夜無寧不可當. 此症目赤痛, 而頭面浮腫, 皮內燥赤也. 狀若大頭傷寒, 夏月多有此患. 有濕熱風熱濕熱多淚而皮爛, 風熱多脹痛而憎寒. 若失治則血滯於內, 雖得腫消, 而目必有變病矣. 宜服, 普濟消毒飲, 羅謙甫云, 先師監濟源稅時, 四月, 民多疫疾. 初覺憎寒體重, 次傳頭面腫盛, 目不能開, 上喘, 咽喉不利, 舌乾口燥. 俗云大頭天行, 親戚不相訪問, 染之多不救. 先師曰, 夫身半以上, 天之氣也. 身半以下, 地之氣也. 此邪熱客於心肺之間, 上攻頭目而爲腫盛. 黃連黃芩各五錢白僵蠶炒一錢鼠粘子連翹橘紅板藍根黑玄參柴胡桔梗甘草梢生用馬勃升麻各二錢人參三錢. 上為末, 半用沸湯調, 時時服之, 半用煉蜜為丸, 噙化之. 上方以黃芩黃連味苦寒, 瀉心肺間熱為君. 橘紅味苦平, 玄參柴胡苦寒, 解利諸毒生甘草甘寒瀉火, 人參甘溫補氣為臣. 連翹鼠粘子味辛平, 板藍根味苦寒, 馬屁勃白僵蠶升麻味苦平微寒, 行少陽陽明, 二經氣不得伸, 桔梗味苦辛溫, 為舟楫. 不令下行或加防風蘇薄荷川芎歸身, 㕮咀, 如麻豆大, 每服五錢, 水二鐘, 煎至一鐘, 去滓溫熱, 食後時時服之. 如大便硬, 加酒製大黃一錢, 或二錢以利之, 腫勢甚者, 宜砭刺之. 愚按, 時行疫疾, 雖由熱毒所染, 其氣實之人, 下之可愈, 氣虛者概下之, 鮮不危者. 故東垣先生製為此方, 以救氣虛者, 其惠溥矣. 住痛解毒丸, 硼砂五錢沒藥五分川芎荊芥穗朴硝白芷石膏家菊花各一錢麝香. 上為細末, 米糊為丸, 如桐子大, 每服錢半, 不拘時, 溫湯送下.

《張氏醫通》
○ 火脹大頭証, 目赤痛而頭目浮腫, 夏月多有此患. 有濕熱風熱, 濕熱多淚而睥爛, 風熱多脹痛而憎寒. 普濟消毒飲隨証加減. 若失治則血滯於內. 雖得腫消, 而目必變也.

《目經大成》
○ 火脹大頭三, 淡飯清茶, 合保得百年長在. 或多愁善病, 出乎無奈. 努力但親觥錄事, 勾心不了相思債. 逼三陽六亢上炎蒸, 形容改. 眼與耳, 交障礙, 頭及項, 無小大. 更febris如炮烙, 須臾難耐, 兩字浮生眞幻夢, 一腔熱血成寒瀨. 問甚時, 能得返魂香, 薰衣帶. 此症發熱惡寒, 頭面隨腫滿而痛, 目赤, 多眵淚, 不敢向明坐臥. 蓋風痰濕熱, 合太陰燥氣飛越而致. 長夏高秋間, 及虛肥人犯者多. 失治, 恐熱閉邪診, 神膏濁污, 待腫消而病變矣. 須九味羌活湯清空散. 不效, 麻桂飲或大溫中飲. 若初起憎寒而後發熱. 一二日熱盛而無寒, 脈診浮大而數或弦燥, 頭痛身痛, 耳聾口渴, 雙睛望如火. 此系時疫病作, 非目疾, 非傷寒也. 進達原飲, 普濟消毒飲清平丸. 當罷不罷, 頭面續脹, 有如僧罄匏瓠, 乃毒邪蟠踞胃中, 隔絕元府, 使表氣不能通內, 裡氣不能達外, 游溢於上, 發爲奇腫, 俗名大頭瘟. 大柴胡急下以承其氣, 繼用十神湯小續命湯, 得狂汗或發斑而解. 然是症最易傳染, 薄福者即斃命, 醫家自當慎重, 漫圖醫人.

15) 脾虛如球
《諸病源候論》
○ 六, 目風腫候. 目為肝之外候, 肝虛不足, 爲冷熱之氣所干. 故氣上沖受於目, 外複遇風所擊, 冷熱相搏而令瞼內結腫, 或如杏核大, 或如酸棗之狀. 腫而因風所發, 故謂之風腫.

《證治准繩》
○ 睥虛如毬. 謂目睥浮腫如球狀也. 目尚無別病, 久則始有赤絲亂脈之患. 火重甚, 皮或紅, 目不痛. 濕痰與火夾搏者, 則有淚, 有眥爛之候. 乃火在氣分之虛証, 不可誤認為腫胂如杯覆, 血分之實病. 以兩手掌擦熱拭之少平, 頃複如故, 可見其血不足, 而虛火壅於氣也.

《審視瑤函》
○ 兩睥浮泛, 其狀如球, 微有濕熱, 重則淚流, 非乾赤腫, 清熱是求. 此症謂目睥浮腫如球, 而虛起也. 目上無別病, 久則始有赤絲亂脈之患. 火甚重, 皮或紅, 目不痛. 濕痰與火夾搏者, 則有淚, 有赤爛之疾. 乃火在氣分之虛症, 不可誤認為腫脹如杯血分之實病. 以兩手掌擦熱拭之少平, 頃複如故可見其血不足, 而虛火壅於氣也. 宜服洗, 調脾清毒飮, 天花粉連翹荊芥穗甘草黍粘子桔梗白茯苓白朮蘇薄荷防風廣陳皮各等分. 上銼劑, 白水二鐘, 煎至八分, 去滓. 食前溫服. 廣大重明湯見卷三.

《張氏醫通》
○ 睥虛如球, 謂目睥浮腫如球也. 以兩手掌擦熱拭之, 少平, 頃複如故. 可見其血不足, 而虛火壅於氣分也. 補中益氣湯去升麻加葛根木通澤瀉.

《目經大成》
○ 懸球二十八, 上瞼胡爲脹, 陽衰濕令游, 個中渾是氣, 此外若爲球, 顏色未全易, 風光能久留. 辛溫悖治理, 無效亦休休. 此症目不赤痛, 但上瞼虛起若球, 久則有火, 瞼或紅或內生此脈. 濕痰與火夾爆者, 則有淚向眥爛. 乃脾肺陽變自病, 不可誤認爲覆杯蚌合之實邪. 試以手掌擦熱拭之, 少平, 頃複如初. 可見其眞元不足, 而泛火壅於肌理也. 治用異功散補中益氣湯神效黃耆湯助陽活血湯, 立愈.

17) 胞輪振跳
《證治准繩》
○ 睥輪振跳. 謂目睥不待人之開合, 而自牽拽振跳也. 乃氣分之病, 屬肝脾二經絡牽拽之患. 人皆呼為風, 殊不知血虛而氣不順, 非純風也. 若有濕爛及頭風病者, 方是風邪之故. 久而不治, 為牽吊敗壞之病.

《審視瑤函》
○ 睥輪振跳, 豈是純風, 氣不和順, 血亦欠隆, 牽拽振驚心不覺, 要知平病見良工. 此症謂目睥不待人之開合, 而自牽拽振跳也. 乃氣分之病, 屬肝脾二經絡之患. 人皆呼為風, 殊不知血虛而氣不和順, 非純風也. 若赤爛及頭風病者, 方是邪風之故. 久而不治為牽吊, 甚則為敗壞之病也. 宜服, 當歸活血飮, 蒼朮製當歸身川芎蘇薄荷黃耆熟地黃防風川羌活甘草減半白芍藥各等分. 上銼劑, 白水二鐘, 煎至八分, 去滓. 食後服. 驅風散熱飮子見卷三.

《目經大成》
○ 目瞤二十七, 皮膚中, 脈轉蓬, 氣不融和血欠隆, 匪邪風. 甚而口角牽魚尾, 搖無止, 詫殺兒童笑殺翁, 莫翻容. 此症謂目瞼不待人之開合, 而自牽拽振跳也. 蓋足太陰厥陰榮衛不調, 不調則郁, 久郁生風, 久風變熱而致. 主以全眞一氣湯十味益榮煎艾人理血湯, 不移時立住. 倘認爲游風淫熱, 議從涼散, 則肉縱筋引, 恐變斜. 不則或左或右, 連口不時吊上, 搖搖翕翕. 若木工之繩墨, 獵人之射煙槍, 人見莫不念糊, 洵終身賣笑之招牌矣.

18) 風起喎偏
《祕傳眼科龍木論》
○ 四十三·風牽偏外障, 此眼初患之時, 皆因腎髒虛勞, 房事不節, 脾胃壅毒, 夜臥多涎, 肝氣不足. 致使不覺中風, 口眼喎斜, 瞼中赤癢, 時時顧之牽動. 宜令火針出淚, 又針睛明穴. 若有努肉, 即根據法鉤割熨烙. 若無努肉, 不宜鉤割, 只服羚羊角飮子, 用摩風膏摩之. 詩曰, 偏風牽動口喎斜, 淚出還應不奈何, 湯飮去除風毒了, 摩風膏與且摩塗, 若除努肉休鉤割, 有即應當用亦佳, 承泣睛明須是穴, 風牽瞼動莫針他. 羚羊角飮子, 羚羊角知母人蔘五味子茯苓各一兩黃芩防風茺蔚子各一兩半. 上爲末, 以水一盞, 散一錢, 煎至五分, 食後去渣溫服. 摩風膏, 木香當歸白芷黑附子細辛藁本防風骨碎補各一兩烏頭芍藥肉桂各二兩半豬脂半斤牛酥鵝脂各四兩. 上爲末, 以麻油半斤, 浸藥末一宿一日, 以文武火煎如膏爲度.

《銀海精微》
○ 風牽斜喎. 風牽喎斜者, 雖與風牽出瞼同, 喎斜者脾胃虛. 房事不節, 脾胃有毒, 夜臥多痰, 或醉飽坐臥當風貪涼. 左右忽受風牽喎斜, 眼內赤癢時時顫動, 其眼血絲四起, 瞳仁不開大, 視物蒙蒙, 甚至半身不遂. 治法, 急用摩風膏擦摩面部, 更以砂弓刮所患風一邊, 手臂通刮, 或通身亦可刮, 一日一遍. 用大瓷青碗搗碎入磁石多寡搜麵糊爲餅, 烘熱貼面對鼻一邊, 右喎貼左, 左喎貼右, 貼至扯口眼, 正其藥取起. 又可灸頰車耳門穴, 開口取之, 太陽人中承漿, 喎左灸右, 喎右灸左. 近患者易治, 若年久難治. 問曰, 目睛斜視倒目者何也. 答曰, 肝經受風邪所乘, 使其筋緩縮不利. 治法, 宜灸火發散風邪, 以加全蠍白附子南星半夏夜光柳紅丸, 外用摩風膏, 導引發散, 目睛必轉. 灸穴穴, 太陽頰車耳門聽會耳尖風池各一穴. 夜光柳紅丸, 方在前篇針症內. 摩風膏, 方亦在前症內.

《世醫得效方》

○ 風起喎偏四十三, 偏風牽引, 雙目喎斜, 淚出頻頻, 却無翳膜, 不癢不痛. 宜服消風散, 用荊芥湯下. 見風科熱證類.

《동의보감》

○ 風起喎偏, 偏風牽引, 雙目喎斜, 淚出頻頻, 却無瞖膜不痒不痛. 宜消風散, 方見頭部, 荊芥湯調下, 或蟬花無比散. 得效. 消風散, 治諸風上攻, 頭目昏眩, 鼻塞耳鳴, 皮膚麻痒, 及婦人血風, 頭皮腫痒. 荊芥甘草各一錢人蔘茯苓白薑蠶川芎防風藿香蟬殼羌活各五分陳皮厚朴各二分. 剉作一貼, 入細茶一撮, 同煎服, 或爲末, 每二錢, 以茶淸或溫酒調下. 入門. 蟬花無比散, 治風眼氣眼, 昏淚痒瞖, 或頭風牽引, 眼小胞爛. 蒼朮童尿浸二宿切晒乾白芍藥各一兩白蒺藜炒八錢白茯苓四錢石決明製當歸防風羌活各三錢蟬殼甘草各二錢蛇蛻皂角水洗焙荊芥細辛各一錢. 右爲末每二錢, 茶淸或米泔調下, 食後. 得效.

《醫宗金鑒》《眼科心法要訣》

○ 風牽喎僻歌, 風牽喎僻瞼痒赤, 陽明風熱刺睛明, 內服排風蝎味蛇, 天麻辛芎桔防風. 排風散方, 乾蝎五味子烏蛇各一錢天麻二錢細辛白芍藥炒桔梗各一錢防風二錢. 上爲細末, 令勻, 食後米飮調下三錢. 註, 風牽喎僻之證, 瞼皮痒急, 時時口眼相牽而動. 此乃陽明風熱上壅所致. 宜先用針刺睛明穴, 外泄其邪, 後服排風散, 內疏其風.

19) 風牽瞼出

《祕傳眼科龍木論》

○ 四十五·風牽瞼出外障, 此眼初患之時, 乍好乍惡, 發歇無時, 多因淚流不止. 蓋因胃氣受風, 肝膈積熱, 壅毒在瞼. 皆致使眼皮翻出. 切宜鎌洗散去瘀血, 熨烙三五度, 然後服黃耆湯, 煎摩風膏摩之, 瞼內塗白蘞膏即瘥. 詩曰, 一般風熱入雙眸, 此眼緣何患異殊, 脾髒毒風翻出膿, 腎因傳送入爲珠, 若是瞼翻還易療, 毒風入黑即難除, 銅篦輕熨摩風藥, 白蘞爲膏瞼內塗. 黃耆湯, 黃耆 茺蔚子各二兩防風一兩半地骨皮茯苓川大黃人蔘黃芩各一兩甘草五錢. 上爲末, 以水一盞, 散一錢, 煎至五分, 食後去渣溫服. 摩風膏, 黃耆細辛當歸杏仁各一兩白芷一兩半防風松脂黃蠟各一兩小麻油四兩. 上搗羅爲末, 煎成膏塗之. 白蘞膏, 白蘞白芨白芷各一兩突厥子兩半. 上爲細末, 用牛酥五兩煎爲膏, 早晨塗在眼睛內, 夜半塗亦得.

《銀海精微》

○ 風牽出瞼. 風牽出瞼者, 脾胃受風, 壅毒出胞瞼之間, 瞼受風而皮緊, 脾受風則肉壅, 此皮緊肉壅, 風牽出瞼, 淚出汪汪, 無分四季. 此土陷不能堤水也. 水漬於瞼, 濕爛之狀. 治法, 先用摩風膏刮散脾外風邪, 塗以白斂膏消散風毒, 翻轉瞼皮, 烙三五度無妨. 此症一年半載易治. 若年久肉堅難治. 若眼有紅筋, 貫上黑睛, 有翳有膜, 吹以丹藥. 瘴塌洗以碧天丹藥. 此症大抵眼弦之病也. 此症大風瘀疾之人, 面部所牽多受此病症, 難以調治, 故名風. 問曰, 下瞼翻出久不收, 淚出汪汪者何也. 答曰, 脾經受風邪所傷, 致土壤不能堤水也. 治法, 肉堅濃者用火烙三五度, 至皮轉爲度, 服用夜光柳紅丸, 外用摩風膏摩擦之, 點用重藥少加涼. 夜光柳紅丸, 治風邪傷胞瞼, 致風牽出瞼不收, 宜服. 人蔘川芎荊芥白芷川烏火煨南星石膏各二兩石決明草烏去火溫炮少用藁本雄黃細辛當歸蒲黃蒼朮沍浸炒防風薄荷藿香全蠍各二兩何首烏一兩羌活三兩甘松二兩. 上爲末, 煉蜜爲丸, 每服三十丸, 茶淸下. 摩風膏, 治瞼受風, 或疼痛, 諸痛處可摩可貼. 木香當歸白芷防風細辛藁本黑附子沒藥骨碎補各一兩川烏赤芍藥肉桂各一兩豬脂牛酥鵝脂各四兩. 上爲末, 香油八兩, 浸一日, 次一日沙鍋內熬, 入牛酥鵝脂同熬成, 以手摩擦按有瘡處. 或半身不遂, 用砂弓刮之, 使風氣散去.

《世醫得效方》

○ 風牽瞼出四十五, 上下瞼俱赤, 而或翻出一瞼在外. 此亦脾受風毒, 宜服前五退散. 若患年深, 瞼內俱赤, 則不可治之.

《證治准繩》

○ 脾翻粘瞼. 乃脾翻轉貼在外瞼之上, 如舌舐唇之狀. 乃氣滯血湧於內, 皮急系吊於外, 故不能複轉. 有自病壅翻而轉, 有因翻脾看病, 爲風熱搏滯, 不得複返而轉. 大抵多風濕之滯所致. 故風疾人患者多, 治亦難愈. 非風者易治. 宜用鎌割開導之法.

《동의보감》

○ 風牽瞼出, 上下瞼俱赤, 或翻出一瞼在外. 此脾受風毒, 宜五退散. 若年深, 瞼內俱赤則不治. 得效. 五退散, 治脾受風毒, 倒睫拳毛刺痛. 穿山甲炒川烏炮甘草灸各五錢蟬退蠶退蛇退醋煮猪蹄退炒荊芥穗各二錢半. 右爲末每二錢, 鹽湯調下食後. 入門.

《審視瑤函》

○ 脾翻粘瞼, 血瘀脾經, 脾翻皮縮, 風熱所承, 有自病而轉, 有攀翻而成, 若不調治, 變症來生. 此症乃脾反轉, 貼在外瞼之上, 如舌舐唇之狀. 乃氣滯血壅於內, 皮急牽吊於外, 故不能複轉. 有自病壅翻而轉, 有因翻脾看病, 風熱搏滯, 不能複返而轉. 大抵多風濕之滯, 故風疾人患者多, 治亦難愈. 非風者則易治, 用鎌割之法導之. 宜服, 排風散, 桔梗明天麻防風各五錢五味子焙乾乾蠍去鉤焙乾烏風蛇焙乾細辛赤芍藥各一兩. 上為細末, 每服錢半. 食遠米飲調下. 龍膽丸, 治兩睥粘瞼, 眼皮赤爛成瘡疾. 苦參龍膽草牛蒡子炒各等分. 上為細末, 煉蜜為丸, 如桐子大, 每服二十丸, 食後米飲送下.

《張氏醫通》

○ 風牽出瞼証, 乃脾胃受風毒之証. 瞼受風而皮緊, 睥受風而肉壅, 淚出水漬於瞼而濕爛. 此土陷不能堤水也. 治法, 先用香油調薑汁粉摩散風邪, 翻轉瞼皮, 烙三五度. 若眼有紅筋貫上, 黑睛有翳膜者, 吹以丹藥. 斜者, 灸頰車耳門, 開口取之, 太陽人中承漿, 右灸左, 左灸右. 近患者易退, 年久者難愈. 又大風人面部所牽, 多受是病, 難以調治.

○ 睥翻粘瞼証, 乃睥翻翻轉貼在外瞼之上, 此氣滯血壅於內. 皮急系吊於外, 故不能複轉, 皆由風濕之滯所致. 故風疾人患此者多. 宜用鑢剔開導之法.

《醫宗金鑒》《眼科心法要訣》

○ 風牽瞼出歌, 風牽瞼出睥皮翻, 胞瞼俱紅眵淚連, 胃經積熱肝風盛, 洗去瘀病可痊, 後服黃耆湯蔚骨, 防苓芩草大黃煎. 黃耆湯方, 黃耆一錢蔚子二錢地骨皮一錢防風一錢五分黃芩一錢茯苓一錢甘草五分大黃一錢. 上為粗末, 以水二盞, 煎至一盞, 食後, 去渣溫服. 註, 風牽瞼出之證, 乃瞼皮翻出向外, 上下胞瞼俱赤, 眵淚淋漓. 皆緣胃經積熱, 肝有風邪. 宜先用鑢洗去瘀, 後服黃耆湯, 清熱散邪也.

《醫宗金鑒》《外科心法要訣》

○ 皮翻証, 系眼胞翻, 狀如舌舐唇一般, 翻因胞腫睫緊. 故血壅氣滯胃經原. 注, 此証由胃經血壅氣滯而成, 小兒多有之. 眼皮外翻, 如以舌舐乳之狀. 又如撞風眼爛, 胞腫弦緊者, 則眼皮亦翻. 治宜瀉脾胃之積熱, 以瀉黃散服之即愈. 亦有內翻者, 即目科拳毛倒睫. 弦弛不內外翻者, 即目科胞垂難視之証也. 瀉黃散, 石膏煅五錢梔子仁生一兩甘草生三兩防風酒拌微炒香二兩豨簽草酒蒸曬乾四兩. 共研細末, 壯人二錢, 弱人一錢, 小兒六七分, 白滾水調下. 方歌, 瀉黃散治皮翻証, 石膏梔子草防風, 草同研細末, 滾水調下有奇功.

《目經大成》

○ 地傾三十九, 地廓傾翻形最惡, 血淚洋洋廓上擱. 若使伊芳來驚小兒, 不須兩手下攀著. 合前弦瞼爛難堪, 總號殘風治無藥. 此乃目下維傾縮, 內瞼絢爛於外, 有若人翻轉而致者. 蓋氣逼血擁, 而又乘以風濕, 遂筋拽皮急, 能下而不能返. 甚則赤爛, 多眵與淚, 本科呼為殘風. 風痰好酒人, 往往患者, 治亦難愈. 非風暴得, 有腫有疼, 清胃散瀉黃散甘露飲治其內, 砭且洗治其外. 內外兼理, 抑又不難. 若輪廓已壞, 病楚俱除, 但照鏡自覺可羞, 殆將有事風鑒, 醫無庸議.

20) 睥急緊小

《證治准繩》

○ 睥急緊小. 謂眼楞緊急縮小, 乃倒睫拳毛之漸也. 若不曾治而漸自縮小者, 乃膏血精液澀耗, 筋脈緊急之故. 若治而急小者, 治之之故. 患者多因睥寬倒睫, 枷去上睥, 失於內治, 愈後複倒複枷, 遂致精液損而脈不舒, 睥肉壞而血不足, 目故急小. 有不當割導而頻數開導, 又不能滋其內, 以致血液耗而急小者. 凡因治而愈者, 若不乘時滋養, 則絡定氣滯, 雖治不複愈矣. 神效黃耆湯. 有翳, 撥雲湯. 小角偏緊, 連翹飲子. 婁全善云, 陽虛則眼楞緊急, 陰虛則瞳子散大. 故東垣治眼楞緊急, 用參耆補氣為君, 佐以辛味疏散之, 而忌芍藥五味子之類酸收是也. 治瞳子散大, 用地黃補血為君, 佐以酸味收斂之, 而忌蔚子青葙子之類是也.

《審視瑤函》

○ 皮急緊小, 膏血損了, 筋脈不舒, 視瞻亦渺. 此症謂目皮緊急縮小之患. 若不曾治, 而漸自縮小者, 乃膏血津液澀耗, 筋脈縮急之故. 若治急而小者, 治之之故. 患者多因皮寬倒睫, 或只夾外皮, 失於內治, 則旋複, 複倒複夾, 遂致精液損而脈不舒, 皮肉壞而血不足, 目故急小. 有不當割而頻數開導, 又不能滋其內, 以致液耗而急小者. 凡因治而損者, 若不乘時滋返, 則絡定氣滯, 雖治不複愈. 宜服, 神效黃耆湯, 治兩目緊急縮小, 羞明畏日, 或癮澀難開, 或視物無力, 睛痛昏花, 手不得近, 或目少睛光, 或目中熱如火, 服五六次, 神效. 蔓荊子八分黃耆一錢人參甘草炙白芍藥各一錢陳皮五分. 上銼劑, 白水二鐘, 煎至八分, 去滓再煎, 臨睡溫服. 如小便淋澀, 加澤瀉五分. 如有大熱症, 加黃柏七分酒炒四次. 如麻木不仁, 雖有熱不用黃柏, 再加黃耆五分. 如眼緊小, 去芍藥. 忌酒醋濕面大料物, 蔥蒜韭及食生冷硬物. 東垣撥雲湯, 戊申六月, 徐總管患眼疾, 於上眼皮下, 出黑白翳二顆, 癮澀難開, 兩目緊縮, 而不疼痛. 兩手寸脈細緊, 按之洪大無力, 知足太陽膀胱為命門相火煎熬, 逆行作寒水翳及寒膜遮睛. 與撥雲湯一服神效. 外症呵欠善悲, 健忘嚏噴, 時自淚下, 面赤而白, 能食不便, 小便短數而少, 氣上而喘. 黃耆蜜灸柴胡各七分細辛葉乾葛根　川芎各五分藁本當歸身荊芥穗知母升麻各一錢甘草梢三分川羌活　黃柏鹽水炒防風各一錢五分. 上銼劑, 白水二鐘, 生薑三片, 煎至八分, 去滓再煎, 食後溫服.

《張氏醫通》

○ 睥急緊小, 謂眼楞緊縮, 乃倒睫拳毛之漸也. 若不因治而漸自縮小者, 乃膏血津液澀耗, 筋脈緊急之故. 若因治而急小者, 多因脾寬倒睫, 屢次夾去上脾, 失於內治. 或不當割導而頻數開導, 致血液耗而緊小者, 當乘時滋養, 神效黃耆湯. 小角偏緊, 去陳皮加連翹生地當歸. 若絡定氣滯, 雖治不複愈矣. 樓全善云, 陽虛則眼楞緊急, 陰虛則瞳子散大. 故東垣治眼楞緊急, 用蔘耆補氣爲君. 佐以辛味疏散之, 而忌芍藥五味之類, 酸收故也. 治瞳子散大, 用地黃補血爲君, 佐以酸味收斂之, 而忌茺蔚子青葙子之類, 辛散故也.

《目經大成》

○ 皮急三十七, 皮急兮, 膏血了兮, 筋脈絞兮, 瞻視眇兮, 憂心悄兮. 此症謂上下胞漸自緊小, 甚者小如棗核, 眼將合矣. 蓋膏液耗盡, 筋脈急縮故也. 若治而小者, 治之之過. 乃皮寬睫倒, 只夾外而失內理. 後則複倒複夾, 遂爾肉焦血損, 目絡不舒而瞼日急小. 夫既已小矣, 年深日久, 欲令開視如常, 其可得乎. 或謂是症無害于觀, 治亦不難. 證知彼目慣病, 粗工只見症醫症, 酸丁又以藥治藥, 致瞳子先傷, 然後始及外瞼. 瞼急毛卷, 夾且晚矣, 劣手胡亂施行已可駭, 謬以夾上之肉, 用燈火燒個不了, 勢必腫而潰爛, 不待再夾, 眼胞實殘毀不堪. 今縱遇吾濟, 惟仰天喚可奈何奈若何已耳. 起睫, 乃外治粗工. 然眼目爲人身華表, 必遵法從事. 除毛出夾正外, 不可左高右低, 更不得右大左小. 于婦女及有德名儒, 尤宜小心矜愼. 七日解夾, 再七日落痂, 瘢消跡滅, 治猶未治, 庶幾無忝厥職. 常見市人有三角者, 有疤病牽引者, 有胞肉全無, 睛露驚人者, 雖胥人無知妄作, 亦由耳目昏潰, 不自省察之故. 爲人子, 不可不知醫, 其斯之謂乎.

21) 倒睫拳毛

《祕傳眼科龍木論》

○ 四十四·倒睫拳毛外障, 此眼初患之時, 皆因肝家受熱, 膈內風虛. 眼多淚出, 或癢或疼, 乍好乍惡, 以手措摩. 致令睫毛倒拳, 刺隱瞳人, 磣澀睛上, 白膜遮滿. 不宜鐮洗出血熨烙, 切恐眼皮漸小急, 開合稍難. 然後宜服細辛散補腎丸, 立效. 詩曰, 若因風赤淚涓涓, 翳膜潛生碧藹滿, 乍好乍惡多年後, 眼皮急小欲開難, 倒睫拳攣如刺磣, 摩應瞳人豈可安, 醫者去毛根永斷, 太陽針血最爲先, 湯藥入除風與熱, 鈹鐮數數點朱煎. 細辛散, 細辛防風知母茺蔚子各二兩玄蔘桔梗大黃羚羊角各一兩. 上爲末, 以水一盞, 散一錢, 煎至五分, 食後去渣溫溫服之. 補腎丸, 五味子人蔘澤瀉干山藥車前子茯苓細辛黃芩各一兩干地黃三分. 上爲末, 煉蜜爲丸如桐子大, 每服十九, 空心茶清下.

《銀海精微》

○ 拳毛倒睫. 拳毛倒睫者, 此脾與肺二經之得風熱也. 肺爲五臟之華蓋, 主一身之皮毛, 肺虛損則皮聚而毛落也. 脾家多壅濕熱, 致令上胞常腫. 大抵肝家受熱不時淚出, 痛癢羞明怕日, 赤澁難開, 常以手摩引. 致令上下胞瞼皮漸長, 眼漸緊, 故睫毛番倒裡面, 刺眼礙澁, 瞳仁漸生翳膜, 欹頭則視不能正觀. 治法, 先宜鐮洗瘀血, 後用竹夾夾起眼皮, 灸四五壯爲妙, 使毛生向外, 其疾瘳耳. 睛中有翳, 用陰二陽五丹, 吹點, 翳即消磨. 其夾須依口訣, 務令夾起, 不可滋水, 恐潰有疤痕. 若脫下痕處用光粉調香油逐早搽抹, 久則生肉一般, 眼目光明如舊. 細辛湯, 治脾經腫, 得風熱宜服. 細辛防風茺蔚子知母大黃桔梗羚羊角玄蔘. 上㕮咀, 每服四錢, 用水煎, 食後溫服. 防風飲子, 黃連一兩細辛蔓荊子各三錢葛根防風各五錢當歸身七錢甘草炙人蔘. 上水煎, 食遠服, 避風忌口. 除濕壓熱飲, 細辛蒼朮各一兩防風知母茺蔚子各兩半桔梗二兩大黃黃芩梔子仁朴硝. 上水煎服. 阿膠丸, 阿膠蛤粉炒鼠粘子炒甘草糯米炒各一兩馬兜鈴款冬花紫菀桔梗. 上爲末, 煉蜜爲丸, 如彈子大, 每服一丸, 食後細嚼, 薄荷湯下. 密蒙花散, 密蒙花羌活菊花石決明木賊黃柏白蒺藜黃芩蔓荊子青葙子枸杞子. 上每服三錢, 茶送下, 水煎亦可.

《世醫得效方》

○ 倒睫拳毛四十四, 此疾淚出涓涓, 翳膜漸生, 乍愈乍發, 多年不安, 眼皮漸急, 睫倒難開, 如刺刺樣痛, 瞳仁不安. 此乃脾受風熱. 先服瀉肝散, 後服五退散. 蟬蛻洗蛇蛻醋煮荊芥豬蹄退一分微炒穿山甲燒存性川烏炮去皮粉草各半兩蠶退二錢半. 上爲末, 鹽湯調下二錢.

《東垣十書》

○ 倒睫拳毛, 淚出涓涓, 瞖膜漸生, 眼皮漸急, 睫倒難開, 瞳人如刺樣痛. 此脾受風熱. 先服瀉肝散, 後服五退散神效明目湯明目細辛湯.

《原機啟微》

○ 論倒睫赤爛. 東垣曰, 夫眼生倒睫拳毛者, 兩目緊急, 皮縮之所致也. 蓋內複熱, 則陰氣外行, 當去其內熱並火邪, 眼皮緩則眼毛立出, 翳膜亦退, 用手法攀出內瞼向外, 速以三棱針出血, 以左手爪甲用迎其針鋒立愈. 目眶歲久赤爛, 俗呼爲赤瞎是也. 當以三棱針刺目眶外, 以瀉濕熱而愈. 按, 以上所論, 可謂深達病情. 然是証亦多是血熱陰虛火動所致. 蓋血所以滋經脈養毛發者也. 故當外治以瀉其瘀熱, 內治以杜絕其源可也.

《證治准繩》

○ 倒睫拳毛. 眼睫毛倒卷, 入眼中央是也. 久則赤爛, 毛刺於內, 神水不清, 以致障結, 且多礙澀淚出之苦. 人有拔去剪去者, 有醫以夾板腐去上脾者, 得效雖速, 殊不知內病不除, 未幾複倒. 譬之草木, 糞壤枯瘦則枝葉萎垂, 即朝摘黃葉, 暮去枯枝, 徒傷其本, 徒速其願. 不若培益糞壤, 滋調水土, 本得培養, 則向之黃者翠而垂者聳矣. 夾之一治, 乃劫法耳. 其經久脾壞而寬甚者, 藥攻甚遲, 不得已而夾去之, 內當服藥以治其本. 不然, 未幾而複寬睫矣. 拔剪之法, 未聞其妙, 屢有內多濕熱, 外傷風邪, 致爛弦極丑. 一毛俱無如風疾者, 有毛半斷者, 有夾而複睫, 云是尚寬, 複夾至於三四, 目亦急縮細小, 徒損無益. 終莫之悟, 愚之甚也. 倪仲賢論內急外弛之病曰, 陰陽以和爲本, 過與不及, 病皆生焉. 急者緊縮不解也. 弛者寬縱不收也. 緊縮屬陽, 寬縱屬陰. 不解不收, 皆爲病也. 手太陰肺, 爲辛爲金也, 主一身皮毛, 而目之上下睫之外者, 亦其屬也. 手少陰心爲丁, 手太陽小腸爲丙, 丙丁爲火, 故爲表裡, 故分上下, 而目之上下睫之內者, 亦其屬也. 足厥陰肝爲乙, 乙爲木, 其脈循上睫之內, 火其子也, 故與心合. 心肝小腸三經受邪, 則陽火內盛, 故上下睫之內緊縮而不解也. 肺金爲火克, 受克者必衰, 衰則陰氣外行, 故目之上下睫之外者寬縱而不收也. 上下睫既內急外弛, 故睫毛盡倒而刺裡, 睛既受刺, 則深赤生翳, 此翳者睛受損也. 故目所病者皆具, 如羞明沙澀, 畏風怕日, 沁痛, 或痛或癢, 生眵流淚之證俱見. 有用藥夾施於上睫之外者, 欲弛者急, 急者弛, 而睫毛無倒刺之患者, 非其治也. 此徒能解厄於目前, 而終複其病也. 何則. 爲不審過與不及也, 爲不能除其原病也. 治法當攀出內瞼向外, 速以三棱針亂刺出血, 以左手大指甲迎其針鋒. 後以黃耆防風飲子主之, 無比蔓荊子湯主之, 決明益陰丸主之, 菊花決明散主之, 嚆鼻碧雲散亦宜兼用. 如是則緊縮自弛, 寬縱漸急, 或過不及, 皆複爲和. 藥夾之治, 慎勿施也. 徒爲苦耳, 智者審之. 瀉肝散洗刀散石膏羌活散五蛻還光丸皂角丸五蛻散青黛散. 以無名異末, 摻卷紙中, 作燃子點著, 至藥末處吹殺, 以煙熏之自起. 蠶沙一兩號丹五錢, 慢火熬成膏, 入輕粉五分, 熬黑色, 逐時湯泡洗. 摘去拳毛, 用虱子血點入眼內, 數次即愈.

《동의보감》

○ 倒睫拳毛, 淚出涓涓, 瞖膜漸生, 眼皮漸急, 睫倒難開, 瞳人如刺樣痛. 此脾受風熱, 先服瀉肝散, 方見上, 後服五退散. 得效. 神效明目湯明目細辛湯. 東垣. 倒睫拳毛卽, 眼睫毛倒入眼中央是也. 綱目. 眼楞緊急縮少者, 倒睫拳毛之漸也. 蓋陽虛則眼楞緊急, 陰盛則瞳子散大. 綱目. 倒睫拳毛, 由目緊急, 皮縮之所致也. 盖內伏熱攻陰氣外行, 當去其內熱幷火邪, 使眼皮緩則毛立出 瞖自退. 用手法攀出內瞼向外, 刺以三棱針出熱血, 以左爪甲, 迎住鍼鋒立愈. 綱目. 治法, 無名異石藥也, 爲末, 糝捲在紙中, 作撚子, 點火吹殺以烟熏

之, 其毛自起. 又摘去拳毛, 用虱子血點入眼內, 數次卽愈. 綱目. 又法木鱉子一箇去殼, 擣爛綿裹, 塞鼻中, 左目塞右, 右目塞左, 一二夜, 其睫自正. 正傳. 神效明目湯, 治眼楞緊急, 致倒睫拳毛, 上下瞼皆赤爛, 睛痛流淚, 隱澁難開. 甘草二錢葛根一錢半防風一錢蔓荊子五分細辛二分. 右剉作一貼, 水煎食後服. 東垣. 明目細辛湯, 治同上. 羌活麻黃根各一錢半防風一錢荊芥七分藁本白茯苓當歸梢各五分生地黃蔓荊子川芎各三分桃仁五箇川椒四箇細辛紅花各二分. 右剉作一貼, 水煎服. 東垣.

《審視瑤函》

○ 脾病. 按脾喜燥惡濕, 若內多濕熱, 外傷風邪, 津液耗澀, 膏血枯乾, 或內急外弛, 以致生諸病. 陽虛則爲倒睫等症, 陰虛則爲散大等症. 大要濕熱所侵者, 以和解爲要. 陰陽偏勝者, 滋榮調衛爲先.

○ 倒睫拳毛症, 皆緣酒色沉, 風氣皆不避, 弦緊外皮松, 致令毛倒入, 掃翳漸侵瞳, 既成難用藥, 夾敷少安寧, 調理如少缺, 必定失光明. 此症皆由目病妄稱火眼, 不以爲事, 或酒或欲, 或風霜勞苦. 全不禁忌, 致受風邪, 皮松弦緊, 毛漸倒睫, 未免淚出頻頻, 拭擦不已, 便自羞明, 故毛漸侵睛, 掃成雲翳. 以藥治最難, 不得已用法夾之. 如夾定以敷藥爲主, 俟夾將落, 卽敷其痕, 可保. 不然依然複瞖, 其功費矣. 宜服敷, 石膏羌活散, 治久痛患目, 不睹光明, 遠年近日, 內外氣障, 風熱上攻, 昏暗, 拳毛倒睫之症. 蒼朮米泔浸炒羌活密蒙花白芷石膏煅麻子木賊草藁本黃連酒製細辛家菊花荊芥川芎甘草各等分. 上爲細末, 每服二錢, 食後臨睡, 蜜湯或清茶調服. 流氣飮, 治兩目怕日, 羞明, 眵淚, 癢澁難開, 睛赤疼痛, 或生翳障, 眼棱緊急, 以致倒睫拳毛, 眼弦赤爛等症. 荊芥山梔牛蒡子蔓荊子細辛防風白蒺藜木賊草玄參人參眞川芎各等分. 上銼劑, 白水二鐘, 煎至八分, 去滓, 食後服. 緊皮膏, 石燕一對煅末石榴皮五倍子各三錢黃連明礬各一錢刮銅綠五分眞阿膠　魚膠水膠各三錢. 以上膠, 六味共為末, 用水三五碗, 入大銅杓內, 文火煎熬, 以槐柳枝不住手攪為濃糊, 將成膏, 方入冰麝各三分, 硏細攪勻, 用瓷器內收貯, 將新筆塗上下眼皮, 每日塗三五次, 乾而複塗, 毛自出矣. 涼天可行此法, 三日見效, 輕者三十日全出, 重者, 五十日向外矣. 五灰膏, 蕎麥燒灰一升淋水石灰風化者佳二兩青桑柴燒灰一升各淋水一碗同風化灰共熬乾為末聽用白砒三錢煅研末白明礬一兩煅煙盡為度研末.　上共研一處, 水十碗, 熬末至一碗, 方入風化石灰攪勻, 用新筆掃眼弦睫上, 數次, 毛則落, 勿入眼內. 起睫膏, 木鱉子去殼一錢自然銅製五分. 上搗爛, 為條子, 嚆鼻,

又以石燕末, 入片腦少許, 硏水調敷眼弦上. 東垣云, 眼生倒睫拳毛, 而兩目緊急, 皮縮之所致也. 蓋內伏火熱攻, 陰氣外行, 當去其內熱並火邪, 眼皮緩則眼毛立出, 翳膜立退. 用手攀出內瞼向外, 速以三棱針出熱血, 以左手指甲迎右針鋒, 立愈. 山居方云, 眼毛倒睫, 拔去拳毛, 用虱子血點數次, 卽愈. 按倒睫之症, 系脾肺肝絡凝滯, 不能相生, 以致眼皮寬縱, 使毛內刺, 令目不爽, 病目者未免不頻頻揩拭. 裡治未得除根, 不得已必用夾治, 毛向外生方妥. 然今人豈無房慾勞冗, 調攝失宜等情. 眼內必生翳障, 瘀鬗紅筋, 眼弦上下, 赤爛羞澁, 眵淚等症, 依次點服施治, 再無不愈者也. 夾眼法, 用老脆薄筆管竹破開做夾, 寸許, 將當歸汁浸一周時候. 再用龜板一個, 開了, 連皮裏之煮夾, 皮爛, 取出陰乾, 以麝香拌之, 夾眼則靈易好. 夾時先翻轉上瞼看過, 倘有瘀滯, 卽導平, 血盡方可行夾. 然夾不可高碩, 只在重弦, 仔細看定. 睫毛毫無倒入者, 方著力扯緊, 其夾外之肉, 用小艾圓灸三壯, 不可多灸, 恐潰. 俟乾夾脫下, 用光粉調香油, 逐早搽抹痕處, 久則肉色如舊.

《張氏醫通》

○ 倒睫拳毛者, 由目緊皮縮所致也. 久則赤爛, 神水不淸, 以致障結澁礙淚出之苦. 人有拔去剪去者, 有醫以竹板夾起上眵, 七日連皮脫下者, 得效雖速, 殊不知內病未除, 未幾複倒. 譬之草木枯橋, 則枝葉萎垂, 卽朝摘黃葉, 暮去枯枝, 徒傷其本. 不若培盆水土, 則黃者翠而垂者聳矣. 此証內伏火熱而陰氣外行. 當瀉其熱, 眼皮緩則毛自出, 翳膜亦退. 用手法扳出內瞼向外, 速以三棱針出血, 以左手爪甲迎其鋒立愈. 又目眶赤爛, 亦當以三棱針刺目眶瀉其濕熱, 後服防風飲子嚙鼻碧雲散, 亦宜兼用. 起倒睫法, 以木鱉一枚爲末, 綿裹塞鼻中, 左塞右, 右塞左, 一夜其毛自直. 若內邊另出一層, 短毛撩於珠上者, 鑷去, 以虱血塗, 則不複生矣.

《醫宗金鑒》《眼科心法要訣》

○ 倒睫卷毛歌, 倒睫卷毛內刺睛, 皮鬆弦緊癢兼疼, 磣澁難開胞臉爛, 肝風脾熱兩相壅, 細辛湯用知芫黑, 軍細防風桔梗羚. 細辛湯方, 知母二錢芫蔚子二錢玄蔘一錢大黃一錢細辛一錢防風二錢桔梗一錢羚羊角鎊一錢. 上爲粗末, 以水二盞, 煎至一盞, 食後, 去渣溫服. 註, 倒睫拳毛之證, 由皮鬆弦緊, 故拳毛倒入, 內刺睛珠, 磣澁難開, 眼胞赤爛, 癢而兼疼. 此乃脾熱肝風, 合邪上壅所致. 宜用細辛湯, 內淸邪熱, 外散風邪也.

《幼幼集成》

○ 治眼毛倒睫不起, 用五倍子爲細末, 蜜調敷眼皮上, 其睫自起.

《目經大成》

○ 倒睫三十六, 從來倒睫最蹊蹺, 病有根苗, 症有規條. 太陰衰老少陽驕, 壞了脂膏, 損了皮毛. 翳如雲霧淚如潮, 丹也徒燒, 藥也空調. 知非手法不能療, 夾又防瘂, 烙又愁焦. 此症皆由患疾, 妄稱時眼, 不以爲意. 或酒或慾或風霜, 全不禁忌. 致風邪深入, 久而不瘳. 然後內急外弛, 皮寬弦緊, 睫漸拳倒, 未免淚出. 頻頻拭擦不已, 毛愈刺入, 遂掃成雲翳. 目疾所有者, 皆具日積月累, 必至失明, 治難見效, 任靈藥不能起睫. 睫不起, 翳終不凈, 而淚亦不止. 不得已, 用法夾之, 令毛向外方安. 夾落再爲調護, 可保無虞. 若仍前縱恣, 身子疲極, 一有感冒, 兩目交病, 病必腫, 腫一次則皮鬆一次, 依然還元, 其功費矣. 李東垣謂攀出內瞼向外, 速以三棱針出熱血, 以左手大指甲迎右針鋒, 立急. 倪仲賢亦從此治, 且曰, 夾治之法徒爲苦耳, 切勿施也. 但以防風蔓莉飲決明盒陰丸嚙鼻碧雲散主之, 則緊縮漸弛, 寬縱自愈. 李時珍言石燕磨水塗之, 睫毛自出之. 三人之法, 原從烏有先生學來, 今失其傳. 再有敎拔去拳毛, 以虱子血點者, 以木鱉子自然銅爲條嚙鼻者, 以鍛石掃落毛者, 以魚膠膠緊皮者, 以藥師醫魔可直偕. 無是公入酆都治鬼, 毋矣絶倒. 夾法, 用老竹一片, 長寸許, 廣一分, 正中平破, 不可削尖鋒. 先扎定一頭, 一頭斜側放開, 將患眼上皮安置其中, 絲線絡住. 敎渠載閉載瞪, 仔細看眞, 睫毛毫無倒入, 方著力扯緊. 其夾外之肉, 碾生半夏生遠志, 油調濃塗, 則易痿不痛, 血氣虛衰人不必. 然須看兩頭線縫, 稍松一發大, 便過血, 務加縛緊. 不爾, 決腫而潰. 俟七日, 肉干作癢. 拆去夾, 將利剪剪落. 所著瞼之疵, 切不可損動, 聽其自脫. 旣脫, 以香膏不時于痕上搽抹, 久之肉色如舊. 藥煎竹葉石膏麥冬沙蔘湯, 上下午調救睛散三錢, 再則黑神散日四錢. 夾痂落後, 眼內有故, 仍如本經變理.

22) 目不得開合

《諸病源候論》

○ 二十九睢目候. 目, 是腑臟血氣之精華, 肝之外候. 然則五臟六腑之血氣, 皆上榮受於目也. 若血氣虛, 則膚膝開而受風, 風客於瞼膚之間. 所以其皮緩縱, 垂覆受於目, 則不能開. 世呼爲睢目, 亦名侵風.

《證治准繩》

○ 目閉不開, 足太陽之筋, 爲目上綱. 足陽明之筋, 爲目下綱. 熱則筋縱目不開.

《동의보감》

○ 目不得開合, 足太陽之筋, 爲目上綱, 足陽明之筋, 爲目下綱. 熱則筋縱, 目不開. 綱目. 眼不得開, 羞明怕日, 乃風熱牽閉所致. 芎芷香蘇散, 方見寒門. 加前胡連鬚葱白三莖, 煎服. 得效. 一乳婦, 因大恐, 目張不得瞑, 公煮郁李仁酒飮之, 使醉則愈. 所以然者, 目系肝膽, 恐則氣結, 膽橫不下, 惟郁李仁去結, 隨酒入膽, 結去膽下則目能瞑矣. 入門. 上氣不足目爲之瞑. 靈樞. 芎芷香蘇散, 治傷寒風表證, 頭項强百節痛, 陰陽未分皆可服. 香附子紫蘇葉各二錢蒼朮一錢半陳皮川芎白芷各一錢甘草五分. 右剉作一貼, 入薑三片棗二枚, 水煎服. 得效.

《張氏醫通》

○ 目閉不開, 足太陽之筋, 爲目上綱, 足陽明之筋, 爲目下綱. 熱則筋縱目不開, 助陽和血湯. 然又有濕熱所遏者, 則目胞微腫, 升陽除濕防風湯. 眞陽不能上升者, 則喜暖怕亮. 補中益氣湯. 肝虛者則閉不欲見人, 金匱腎氣丸. 各求其本而治之.

《目經大成》

○ 瞼廢六十五, 衆人皆醒我獨醉, 衆人皆醒我獨睡. 詎知非睡亦非醒, 目睫一交永幽閉. 忽聞客自遠方來, 手攀上瞼向明開. 寧願能開不能閉, 定睛看殺可憎才. 此症視目內如常, 自覺亦無恙, 只上下左右兩瞼, 日夜長閉而不能開, 攀開而不能眨, 理有不解. 嘗見患者, 一行一動, 以手拈起眼皮方能視. 針藥無憑, 以此傳老. 愚意兩胞絲脈之間爲邪所中, 血氣不相榮衛, 麻木不仁而作此狀. 與風中肢體同出一轍. 人謂除外無治法, 是或一道. 有初生小兒, 十數日不開眼者, 此由産母過食辛熱, 散其胎氣, 或本兒脾倦所致, 乳哺充足弗藥而愈. 然終始嬌怯, 不易成人. 若瞼外眥頭微現眵淚, 此脾虛脂而有濕痰. 以淸空膏滴入目內. 更煎人蔘貝母麥冬雲紅夏枯草, 盡一小酒杯立開.

24) 氣壅如痰
《證治准繩》

○ 氣壅如痰證, 睥內如痰, 白沫稠膩甚多, 拭之卽有者. 是痰火上壅, 脾肺濕熱所致. 故好酒嗜燥悖郁者, 每患此疾. 若覺睥腫及有絲脈虯赤者, 必滯入血分, 防瘀血灌睛等變生矣.

25) 瞼停瘀血
《銀海精微》

○ 瞼停瘀血. 問曰, 人之患眼瞼停瘀血者何也. 答曰, 此乃肝氣凝滯, 脾胃停風濕也, 或因天行赤眼之後, 起之太早, 不能調養, 則使血凝於胞瞼之間, 名曰瘀血. 治之須番上下胞瞼, 洗瘀血至盡, 宜服退赤散當歸散. 退赤散, 大黃黃芩黃連白芷當歸赤芍藥梔子桑白皮. 上各等分, 水煎服. 當歸散, 當歸生地黃赤芍藥川芎甘草菊花木賊黃芩大黃白蒺藜木通梔子. 上各等分, 水煎服.

《證治准繩》

○ 血瘀脾泛. 謂脾內之肉紫淤浮泛, 如臭血壞泛之狀, 其色紫暈泛起, 甚則細細如泡, 無數相連成片. 蓋脾絡血滯, 又不忌火毒燥膩, 致積而不散, 其血皆不瑩澤而瘀泛, 脾內肉壞, 或碎脾出血, 因而冒風, 風傷其血, 血滯澀而脾內不得潤澤, 此乃久積之病也, 非比暴疾. 治以活血爲上, 甚者方以劫治, 輕者止用殺伐之治足矣.

《張氏醫通》

○ 血瘀脾泛, 謂脾內之肉, 紫瘀浮泛. 甚則如細泡無數, 相連成片. 蓋脾絡血滯, 又不忌火毒燥膩, 致積而不散. 或碎脾出血冒風所致. 宜活血爲主, 並用開導.

27) 鷄冠蜆肉
《祕傳眼科龍木論》

○ 三十七·鷄冠蜆肉外障, 此眼初患之時, 皆因脾胃積熱, 肝䐈受風, 漸漸入眼. 致生翳膜如鷄冠蜆肉, 其肉或青或赤. 此疾宜令鉤割鎌洗熨烙, 然後宜服抽風湯. 除熱芫蔚丸卽瘥. 詩曰, 眼中生翳似鷄冠, 療者應須翻出看, 蜆肉或青或赤黑, 不嫌割烙始能痊, 要服風熱憑湯散, 須要曾靑點病源, 若言根本未痊愈, 志心多服決明丸. 抽風湯, 防風二兩大黃細辛桔梗各一兩玄蔘黃芩芒硝車前子各一兩半. 上爲末, 以水一盞, 散一錢. 煎至五分, 食後去渣溫服. 芫蔚丸, 芫蔚子人蔘干山藥各二兩茯苓石決明大黃玄蔘黃芩各一兩干地黃一兩半. 上爲末, 煉蜜爲丸如桐子大, 空心茶下十丸.

《銀海精微》

○ 鷄冠蜆肉者, 心之熱酒之毒也. 脾胃壅滯, 肝臟積熱. 肉翳漸漸而長, 侵至黑睛, 發來高碩, 形似鷄冠蜆肉壅蔽大. 皆因相火胃火鬱結, 致生紅肉, 磣澀淚出. 治法, 初發之時, 用小鋒針破, 使惡血流出, 以輸其肉, 二三日又可針一次. 又法可鼻孔內, 剪竹葉卷作一小筒, 彈進放血, 或小鋒針亦可, 右眼右孔, 左眼左孔. 服三黃加朴硝丸如彈子大, 夜臥嚼化, 以沃上焦火. 正謂揚湯止沸, 莫如去薪息火. 肉翳者可烙三五度, 其效甚速, 烙可用軟皮剪孔, 濕按眼眶, 烙則不傷四弦肉. 有虛有實, 虛切不可用剪, 剪則流血汪汪, 變爲利害. 或壅如桃李之狀, 難治. 問曰, 眼內生虛肉, 形似鷄冠蜆肉者何也. 脾胃受風熱, 火旺脾土燥熱也. 治法, 年少者只宜瀉脾胃本臟. 若脾胃衰不受寒涼者, 宜瀉子瀉母之法. 瀉本臟用三黃湯加要涼劑, 瀉子用瀉肺湯, 瀉母用八正散瀉心湯主之. 點用淸涼散加涼藥, 仍服三黃丸收功. 若積久大者亦宜剪, 剪後宜烙, 新發小者, 宜挑不用烙, 宜用退翳卷雲散點之, 一二次. 三黃丸八正散, 二方前症條下. 瀉肺湯, 治肺經得脾熱, 白仁變生鷄冠蜆肉, 宜服. 桑白皮一兩去皮地骨皮一兩去骨甘草七錢黃芩一兩桔梗一兩. 上爲末, 每服三四錢, 水煎食後服. 瀉心湯, 治心熱傷脾土, 燥熱宜服. 大黃黃芩桔梗知母玄蔘馬兜鈴防風. 上等分, 水煎食後服.

《世醫得效方》

○ 雞冠蜆肉三十七, 翳生瞼內, 如雞冠蜆肉, 或靑或黑, 須翻出看之, 阻礙痛楚, 怕日羞明. 蓋脾經先受熱, 後有所傳, 宜服決明散. 方見前.

《證治准繩》

○ 雞冠蜆肉, 二證形色相類, 經絡相同, 治亦一法. 故總而言之, 非二病同生之謂也. 其狀色紫如肉, 形類雞冠, 蜆肉者卽是. 多生睥眥之間, 然後害及氣輪而遮掩於目. 治者須用割治七八, 後用殺伐, 不然藥徒費功. 若割亦用烙定方好. 其目大眥內有紅肉一塊, 如雞冠蜆肉者, 乃心經血部之英華. 若誤割者, 輕則損目, 重則喪命, 愼之. 抽風湯決明散.

《동의보감》

○ 鷄冠蜆肉, 翳生瞼內, 如鷄冠蜆肉, 或靑或黑. 須翻出看之, 阻碍痛楚, 怕日羞明. 蓋脾經受熱, 後有所傳. 宜服石決明散. 得效. 瞼內生如鷄冠蜆肉, 乃脾風熱也. 須翻出看之, 用觀音草卽草龍膽, 每日輕輕刮去, 毫釐出血. 用銀匙挑洗風毒, 藥水按止之, 刮後不時將藥水點入, 則不復腫. 入門. 石決明散, 治肝熱, 眼赤腫痛, 忽生瞖膜, 或脾熱瞼內如鷄冠蜆肉, 或蟹睛疼痛, 或旋螺尖起. 石決明草決明各一兩羌活梔子木賊靑箱子赤芍藥各五錢大黃荊芥各二錢半. 右爲末每二錢, 麥門冬湯調下. 入門. 一名大決明散.

《審視瑤函》

○ 蜆肉與雞冠, 形容總一般, 多生於睥眦, 後及氣輪間, 禍由火上燥, 瘀滯血行難, 久則漫珠結, 無光漸漸添. 此二症, 謂形色相類, 經絡相同, 治亦同法. 故總而言之, 非二病之同生也. 其狀色紫如肉, 形類雞冠蜆肉者, 卽是, 多生睥眦之間, 後害及氣輪, 而盡掩於目. 治者須宜早割, 不然恐病久徒費藥力, 卽欲割亦無益矣. 蓋目大眦內有一塊紅肉, 如雞冠蜆肉之狀, 此乃心經血部之英華, 不可誤認割之, 若誤割輕則損目, 重則喪命矣. 愼之愼之. 宜服, 涼膈淸脾飮 治脾經蘊熱凝聚而成其患, 眼胞內生如菌頭蜆肉, 根小頭漸長, 垂出甚者眼翻流淚, 亦致昏蒙. 荊芥穗石膏防風赤芍藥生地黃芩連翹山梔仁蘇薄荷甘草減半餘各等分. 上銼劑, 白水二鐘, 燈心三十段, 煎至八分, 去滓, 食遠熱服. 翠雲錠, 治眼胞內生菌毒, 用手大指甲佃於患根, 右手以披針尖頭, 齊根切下, 血出不妨, 隨用此錠磨濃塗之, 其血自止. 銅綠一錢硏末杭粉五錢輕粉一分. 上硏極細末, 用黃連一錢, 同川米百粒, 水一杯, 煎一半, 再熬,

折去二分, 和藥作錠陰乾. 臨用淸水磨搽. 兼治爛弦風, 或暴赤腫痛者, 箍搽更妙.

《張氏醫通》

○ 雞冠蜆肉二証, 形色相類, 經絡相同, 治亦一法. 多生睥眥之間, 然後害及氣輪, 而遮掩於目. 治須用割, 亦用烙定方好. 宜三黃丸加芒硝噙化, 外用絳雪膏去麝加阿魏點之. 其目大眥內有紅肉一塊, 如雞冠蜆肉者, 乃心經血部之英華. 若誤割者, 輕則損目, 重則喪命, 愼之.

《醫宗金鑒》《眼科心法要訣》

○ 雞冠蜆肉歌, 雞冠蜆肉內眥生, 胃心積熱共肝風, 或靑或赤如雞蜆, 輕侵風輪重掩瞳. 鉤割後抽風桔, 硝黃車黑細苓風, 茺蔚丸芩石決黑, 軍芩山藥地黃茺. 抽風湯方, 桔梗一錢芒硝一錢五分大黃一錢車前子一錢玄蔘一錢五分細辛一錢黃芩一錢五分防風二錢. 上爲粗末, 以水二盞, 煎至一盞, 食後, 去渣溫服. 茺蔚丸方, 黃芩一兩石決子煅一兩玄蔘一兩大黃一兩茯苓一兩山藥炒三兩生地黃一兩五錢茺蔚子二兩. 上爲細末, 煉蜜爲丸, 桐子大, 空心茶淸下三錢. 註, 雞冠蜆肉之證, 起於睥眥之內, 或靑或赤, 如雞冠蜆肉之形. 漸漸而長, 從大眥侵及風輪, 久則掩及全目. 此乃脾胃積熱, 肝風上衝所致. 先宜用手法鉤割後, 服抽風湯或茺蔚丸.

《目經大成》

○ 雞冠蜆肉三十二, 蜆肉與雞冠, 形容總一般, 多生瞼眥畔, 後及風輪間, 火土交爲禍, 陰陽並作奸, 不精刀烙法, 莫向病家看. 此症初起, 壯熱目赤痛. 一晝夜, 大眥內瞼之間, 生瘀肉紫色, 垂葉胞外, 目閉亦不收, 形與斗雞冠蚌蜆肉無異, 故曰雞冠蜆肉. 昔人分爲二症, 究竟皆眞元素虛, 炙爆濃味之物食多不化, 致血熱火燥, 感以陰陽乖戾之氣, 則發爲壯熱, 熱盛生風, 風動血行, 上逼空竅, 醞釀而成. 此物蓋目疾所常有, 而怕醫者亦多. 何爲是證朝生夕長, 始軟終硬. 發手須白虎湯加黃連木通麥冬竹葉, 大進一劑, 然後沿根割淨, 不可少留毫發. 再與防風散結湯幾服, 看刀口平否. 未平, 血且不止, 其肉如韭萊, 剪去處勃勃生發上來, 急用烙以殺其勢. 烙已, 煎黃連解毒湯, 淨坐半日, 當必淸寧. 倘病者畏法, 家人將信將疑, 所譬雞蜆惡物, 決漸長漸大, 害及氣輪, 而盡掩靑睛, 甚則堅實駭人, 欲割不能, 能割無益矣. 同裡朱氏女, 甫六齡, 左目內瞼傷寒後忽生蔘差一片紅肉, 吐於目外. 余曰, 此雞冠症也, 法當割去, 否則長大, 渾睛滿而喪明. 朱疑畏未定. 明日, 其睛化爲菌毒, 高寸許, 大如盞, 色紅微軟, 後漸上至三寸乃已, 狀類牛斗角鮮. 居無何, 又於耳畔生一疣, 不數日大如碗, 硬于石. 有作血溢而治者, 有作火鬱而治

者, 轉日夜痛楚, 懨懨欲絕, 複延. 余主以托裡消毒, 佐三黃滋腎等劑, 痛稍止. 既而疣遂潰, 眼肉亦隨萎, 但形神不若從前之肥而且潤. 一日午睡向晚, 舉家皆謂安神, 莫敢驚覺. 及張燈視之, 死已久矣. 一奇症也, 一奇事也. 或曰, 症事固奇, 而子之爲政, 未爲盡善. 蓋金石之語, 因存此案, 以志吾過, 以廣見聞云.

28) 眼胞菌毒
《證治准繩》
○ 倪仲賢論血氣不分混而遂結之病曰, 輕清圓健者爲天, 故首象天. 重濁方濃者爲地, 故足象地. 飄騰往來者爲雲, 故氣象云. 過流循環者爲水, 故血象水. 天降地升, 雲騰水流, 各宜其性, 故萬物生而無窮. 陽平陰祕, 氣行血隨, 各得其調, 故百骸理而有餘. 反此則天地不降升, 雲水不騰流, 各不宜其性矣. 反此則陰陽不平祕, 氣血不行隨, 各不得其調矣. 故曰人身者, 小天地也. 《難經》云, 血爲榮, 氣爲衛, 榮行脈中, 氣行脈外, 此血氣分而不混, 行而不阻也明矣. 故如雲騰水流之不相雜也. 大抵血氣如此不欲相混, 混則爲阻, 阻則成結, 結則無所去還, 故隱起於皮膚之中, 遂爲疣病. 然各隨經絡而見, 疣病自上眼睫而起者, 乃手少陰心脈, 足厥陰肝脈, 血氣混結而成也. 初起時但如豆許, 血氣衰者, 遂止不復長. 亦有久止而複長者. 盛者則漸長, 長而不已, 如杯如盞, 如碗如斗, 皆自豆許致也. 凡治在初, 須擇人神不犯之日, 大要令病者食飽不飢, 先汲冷井水洗眼如冰, 勿使氣血得行, 然後以左手持銅箸按眼睫上, 右手翻眼皮令轉, 轉則疣肉已突, 換以左手大指, 按之勿令得動移, 複以右手持小眉刀尖略破病處, 更以兩手大指甲捻之令出, 則所出者如豆許小黃脂也. 恐出而根不能斷, 宜更以眉刀尖斷之, 以井水再洗, 洗後則無恙. 要在手疾爲巧, 事畢須投以防風散結湯, 數服即愈. 此病非手法則不能去, 何則. 爲血氣初混時, 藥自可及, 病者則不知其爲血氣混也, 比結則藥不能及矣, 故必用手法去. 去畢則又以升發之藥散之. 藥手皆至, 庶幾了事.

《外科正宗》
○ 眼胞菌毒第一百二, 菌毒者, 乃脾經蘊熱凝結而成. 其患眼胞內生出如菌, 頭大蒂小, 漸長垂出. 甚者眼翻流淚, 亦致昏蒙. 治宜用軟綿紙蘸水蔭之眼胞上, 少頃用手大指甲佃於患根, 右手以披針尖頭齊根切下, 血出不妨. 隨用翠雲靛磨濃塗之, 其血自止. 內服涼膈清脾飲二服, 仍忌海腥煎炒椒薑火酒等件不發. 涼膈清脾飲, 防風荊芥黃芩石膏山梔薄荷赤芍連翹生地各一錢甘草五分. 水二鐘, 燈心二十根, 煎八分, 食後服. 翠雲靛, 治眼胞菌毒, 用針割後塗之. 杭粉五兩銅綠末一兩輕粉一錢. 共研極細, 用黃連一兩, 同川米百粒. 水一碗, 煎一半, 再熬折去二分, 和藥作錠陰乾. 臨用清水少許, 淨硯上磨濃, 雞翎蘸搽患上. 又治爛弦風眼, 或暴赤腫痛者, 箍搽更效.

《外科大成》
○ 菌毒生於眼胞, 其形如菌, 頭大蒂小, 漸長垂出. 甚者眼中流淚, 漸至昏矇. 由脾經蘊熱凝結而成也. 法以軟綿紙蘸水應胞上, 少頃, 用左手大指甲佃於患根, 右手以鈹針尖頭齊根切下, 血出不妨. 預用翠雲錠子, 磨濃塗之, 其血自止. 內服涼膈清脾飲. 仍忌海味煎炒. 涼膈清脾飲, 黃芩梔子連翹薄荷赤芍石膏生地防風荊芥各一錢甘草五分. 用水二鐘, 燈心二十根, 煎八分, 食遠後服. 翠雲錠, 治菌毒割後塗之. 亦治爛弦風眼, 暴赤腫痛. 杭粉五兩銅綠一兩輕粉一錢. 共爲細末, 用黃連一兩, 川米百粒, 水一碗, 煎半碗, 去米再煎至三分, 和藥作錠, 陰乾. 用時水磨如墨令濃, 以雞翎蘸塗患處. 治眼濃翳, 將前藥用黃連八兩煎膏, 加牛皮膠二錢, 溶化, 和藥成錠, 用無根水磨, 濃敷眼內, 片時用水洗淨. 其翳自起, 以刀剪去之.

《醫宗金鑒》《外科心法要訣》
○ 眼胞菌毒, 菌毒生於眼睫邊, 如菌黃亮水皰圓, 頭大蒂小漸垂出. 脾濕鬱熱結凝堅. 注, 此証生於上下眼胞睫邊, 初如菌形, 頭大蒂小, 黃亮水皰, 或有頭小蒂大者, 漸長垂出, 堅凝不痛. 有纏綿經年不愈者, 以致目病. 蓋眼胞屬脾, 其經素有濕熱, 思鬱氣結而生也. 初起宜用清涼丸洗即消. 有經年皮濃, 消之不應者, 法當用軟綿紙蘸水, 潤眼皮菌毒處, 少頃, 用左手大指甲墊于患根, 右手持鈹針尖頭齊根切下, 血出不妨. 即用翠雲錠磨濃塗之, 其血即止. 內服涼膈清脾飲. 忌海腥, 煎炒. 清涼丸, 當歸尾石菖蒲赤芍藥各二錢川黃連生地膚子杏仁生各一錢羌活五分膽礬二分. 共研粗末, 以大紅綢包之, 如櫻桃大, 甜滾水浸泡, 乘熱蘸洗, 勿見塵土. 方歌. 清涼丸內用川連, 歸尾菖蒲芍膽礬, 羌活杏仁地膚子, 菌毒初起洗之痊. 翠雲錠子, 杭粉五兩銅綠黃連各一兩輕粉一錢. 共爲細末, 用糯米百粒, 水一碗, 煎半碗去米. 再煎至三分, 和藥作錠, 陰乾. 用時不磨令濃, 以雞翎蘸塗患處. 方歌. 翠雲錠子能止血, 銅綠輕杭黃連強, 共爲細末和成錠, 菌毒切後塗之良. 涼膈清脾飲, 生地黃連翹去心梔子生研薄荷荊芥防風石膏黃芩赤芍各一錢甘草生五分. 水二盅, 燈心二十根, 煎八分, 食遠服. 方歌. 涼膈清脾生地黃, 連翹梔子薄荊防, 石膏芩芍兼甘草, 醫治菌毒服即康.

29) 眉心疔
《瘍科心得集》

○ 鳳眉疽者, 生於眉心, 一名印堂疽, 屬足太陽膀胱經. 風熱壅結, 陰陽相搏而生. 初起色黯根平, 硬腫疼痛, 如初起色赤浮腫焮痛, 此名眉心毒. 若色黑不痛, 麻癢太過, 根硬如鐵釘之狀, 寒熱並作, 即眉心疔也. 治法初用萬靈丹發汗, 內服荊防敗毒散. 若不能消散者, 即用奪命丹活命飲攻之. 有膿刺之, 用升膏提毒, 生肌散收口. 眉發生於眉棱, 無論左右, 皆膀胱小腸肝膽四經積熱所致. 形長如瓜, 疼痛引腦, 二目合腫, 堅硬色赤, 按之有根, 易成膿者, 順. 無膿者, 逆. 至十四朝不潰, 煩悶嘔逆不食者凶. 治法與前症同. 東垣云, 初起宜用海馬崩毒法救之. 海馬崩毒法, 凡發背對口眉疽等証, 初起時用熱水自則後洗至手六經起端處止, 日洗數十遍, 以泄熱毒, 務洗至指甲皮癢方可住洗. 蓋三陽經俱屬督脈經所領, 洗至指甲皮癢者, 俾熱從根本而解也. 此系祕傳, 慎勿輕忽. 陳氏萬靈丹, 治癰疽疔毒對口濕痰流注附骨陰疽鶴膝等証. 茅朮八兩全蠍石斛明天麻當歸炙甘草川芎羌活荊芥防風麻黃北細辛川烏泡去皮草烏泡去皮何首烏各一兩明雄黃六錢. 蜜丸如彈子大, 每藥一兩, 分作四丸, 又六丸, 又九丸. 觀年之老弱壯取用. 外用朱砂六錢, 研細為衣.《活人》荊防敗毒散, 亦名消風敗毒散. 發散時氣, 風毒邪熱, 亦治腸風下血風濕癰腫瘡瘍. 柴胡荊芥防風羌活獨活前胡川芎枳殼人蔘甘草桔梗茯苓. 內熱加酒炒黃芩. 熱甚加酒炒川連. 口渴加花粉. 景岳奪命丹, 治疔瘡發背等証, 或麻木, 或嘔吐, 重者昏憒. 此藥皮之, 不起者即起, 不痛者即痛, 痛甚者即止, 昏憒者即蘇, 嘔吐者即解. 未成即消, 已成即潰. 有奪命之功, 乃惡証中之至寶也. 蟾酥酒化輕粉麝香枯礬銅綠乳香沒藥寒水石煅朱砂蝸牛. 上為末, 用蝸牛或酒糊搗, 丸綠豆大. 每服二三丸, 葱酒下. 外用一丸入瘡孔內, 以膏蓋之.

30) 眼丹
《外科正宗》

○ 眼丹第一百, 眼丹脾經有風, 胃經多熱, 共結為腫. 風多者則浮腫易消, 熱甚者則堅腫難收. 初起宜用金黃散敷之, 有表症者荊防敗毒散, 裡症者清胃散加大黃利之, 如後不散, 必欲作膿, 宜換膏貼之, 膿成者即針. 遲則眼頭自破, 此 乃睛明穴, 內空難歛, 成漏者多.

《外科大成》

○ 眼丹生於眼胞, 紅熱腫痛. 由脾胃二經風熱所致. 若風盛則浮腫易散, 熱甚則堅腫難消. 初起宜敗毒黃連丸清之, 甚者貴金丸下之. 外貼精豬肉片, 或塗坎宮錠子. 俟膿成則針之, 貝葉膏貼之收口. 敗毒黃連丸, 治上下眼丹. 黃連連翹羌活各二兩菊花二兩防風一兩五錢細辛甘草各一兩. 上為末, 煉蜜為丸, 梧子大, 每服五十丸, 茶水下. 草礬膏粉草二兩皂礬五錢. 水煎濃汁, 濾淨渣, 再煎濃, 加冰片, 以雞翎蘸膏, 頻掃腫處. 一用精豬肉切片, 水漂去血, 貼丹上, 不時易之. 坎宮錠子, 見腫瘍. 貴金丸, 見腫瘍附餘.

《瘍科心得集》

○ 夫眼丹者, 生於眼胞, 或在上, 或在下. 眼胞屬脾胃, 証雖見於脾胃之部, 實由心經受毒, 熱傳脾胃, 熱毒升上, 以致氣血凝聚而成丹毒也. 風多者, 則浮腫易消. 熱甚者, 則堅腫難收. 宜以如意金黃散敷之, 湯飲則用羚羊甘菊花决明夏枯草金銀花丹皮山梔等. 如膿成, 急以針刺之, 遲則眼頭自破. 此乃睛明穴, 內空難歛, 成漏者多. 陳氏如意金黃散, 治癰疽發背諸般疔毒漆瘡火丹濕痰流毒風熱天泡肌膚赤腫婦人乳疽小兒丹毒. 天花粉黃柏大黃白芷濃朴陳皮甘草蒼朮南星. 為末, 或蜜水, 或蔥湯, 或蔥酒, 又或大藍根葉汁調敷, 要在臨証審用.

31) 瞼黑贅
《外科正宗》

○ 黑子第一百一, 黑子, 痣名也. 此腎中濁氣, 混滯於陽, 陽氣收束, 結成黑子, 堅而不散. 凡人生此, 終為不吉, 面部不善者去之. 宜細銅管將痣套入孔內, 捻六七轉, 令痣入管, 一拔便去. 有痣浮淺不能拔者, 用針挑損痣上, 搽冰蛳散少許, 糊紙蓋之, 三日自脫, 或灰米膏點之亦可. 落後珍珠散乾摻生皮而愈. 忌醬醋無斑. 灰米膏, 用成塊火灰鹼水調稠, 將白川米插入灰內, 留半米在外, 片時許, 候米熟用米點痣上可落矣.

《目經大成》

○ 瞼厴三十八, 時對青銅理鬢毛, 意蕭騷, 銷金帳暖醉酕醄, 夢魂勞, 倏忽肉輪沿際黑, 如灰色. 妻梅子鶴耐清操, 命根牢. 此症兩目別弊, 但上下外瞼煤黑, 有如淡墨瀋于舊棉紙. 望之若米家山水, 煙雨空濛. 蓋虛肥之人, 肺脾捻虧而飲食過量, 未盡傳送施化, 譬溝瀆所積, 自然久為淤濁. 且土金虧, 則水木之邪由中凌上, 故現前象. 治宜辛溫大補. 始進真武湯, 次三建中, 次理陰煎, 不令痰飲上溢. 太璞還真, 不必及瓜為期. 倘藥力不充, 或更酒以色, 下氣從財, 使本病固變, 顴頰決增斑暈, 著以優孟衣冠, 公然花面, 竊恐笑不成笑, 哭不成哭矣. 此症婦人亦常見有患者. 總由脾土衰憊, 倦于承運輸送, 致寒飲熱痰, 不下行而上走, 現斯穢跡. 或人事不齊, 中懷鬱鬱, 無時悲泣, 因而木勝水侮, 青斑黑點玷污花容. 飾以金丹蓉粉, 翻為輕薄子, 刻畫無鹽, 其可衰也夫, 其可惜也夫.

32) 眼癬
《銀海指南》

○ 眼癬方. 鳳凰油, 治一切火毒. 雞子黃不拘多少, 陳菜油熬枯, 去雞黃, 收貯聽用. 水眼藥, 治沿爛. 硼砂枯礬等分. 研細, 白蜂蜜爲君, 拌勻燉透, 不時搽抹. 紅淨藥, 治燥熱眼癬. 紅棗綠礬杏仁膽礬少減白果肉. 紅棗去核, 將綠礬嵌滿, 濕粗紙包裹, 火內燒紅透爲度, 勿令焦枯, 取出, 以杏仁等共打和研勻, 陰乾. 臨用時須加黃柏白芷菊葉, 泡水同燉, 取水洗淨. 清淨藥, 治風熱眼癬. 青蔥爲君, 杏仁爲臣, 銅青爲佐, 膽礬爲使. 先將青蔥取汁, 杏仁研霜熬, 入銅青膽礬, 收乾. 臨用時滾水, 開之洗淨. 黑癬藥, 治濕毒眼癬, 滿面膿窠. 青蔥杏仁松香松香杏仁. 等分研, 大管青蔥, 將二味裝滿, 入陳菜油內浸透燒研細, 臨用麻油調, 或鳳凰油調. 滾眼皮法, 治心脾火浮, 招風沿爛. 胡桃肉去衣棗子肉去皮杏仁去衣膽礬冰片少許. 共研細勻爲丸, 隨時滾眼皮.

33) 外漏
《證治準繩》

○ 外漏證. 生於兩眥之外, 或流膿, 或流稠臭水, 脹痛則流出, 不脹則略止, 其害目遲於各漏. 久而失治, 則眥壞氣泄, 膏水耗損, 目亦壞矣.

《張氏醫通》

○ 外漏証, 生於兩眥之外, 或流稠膿, 或流臭水. 脹痛則流出, 不脹則略止. 先與人蔘漏蘆散, 後用千金托裡散加蔥白.

34) 竅漏
《證治準繩》

○ 竅漏證, 乃目傍竅中流出薄稠水, 如膿腥臭, 拭之即有, 久則目亦模糊也. 人嗜燥耽酒, 痰火濕熱者, 每患此疾. 久而不治, 亦有暗傷神水, 耗澀神膏之害. 與氣壅如痰相似, 彼輕此重. 如痰乃在外水不清, 瞼內欲出不得出者. 此則從內, 邪氣熏蒸而出, 欲罷不能者. 治亦深淺遲速不同.

《張氏醫通》

○ 竅漏証, 乃目傍竅中流出薄稠水, 如膿腥臭, 拭之即有, 久則目亦模糊也. 嗜燥耽酒, 痰火濕熱者, 每多患此. 竹葉瀉經湯千金托裡散, 先後收功. 久不治, 亦有暗傷神水, 耗損神膏之患.

2. 眼淚外障
1) 衝風淚出
《諸病源候論》

○ 七目風淚出候. 目爲肝之候也, 若被風邪傷肝, 肝氣不足, 故令目淚出. 其湯熨針石, 別有正方. 補養《養生方·導引法》云, 踞坐, 伸右腳, 兩手抱左膝頭, 伸腰, 以鼻納氣, 自極七息, 展右足著外. 除難屈伸拜起, 去脛中痛痹, 風目耳聾. 又云, 踞, 伸左腳, 兩手抱右膝頭, 伸腰, 以鼻納氣, 自極七息, 展左足著外. 除難屈伸拜起, 去脛中疼. 一本云, 除風目暗, 耳聾. 又云, 以鼻納氣, 左手持鼻, 除目暗泣出. 鼻納氣, 口閉, 自極七息. 除兩脅下積血氣又云, 端坐, 伸腰, 徐徐以鼻納氣, 以右手持鼻, 徐徐閉目吐氣. 除目暗, 淚苦出, 鼻中瘜肉, 耳聾. 亦能除傷寒頭痛洗洗, 皆當以汗出爲度.

《祕傳眼科龍木論》

○ 五十八·衝風淚出外障, 此眼初患之時, 蓋因毒風入眼, 遂乃淚出, 拭卻還生. 冬月即多, 夏月即少, 後至三五年間, 不分冬夏, 皆有淚出. 此疾蓋謂淚腔通肺臟中, 久後便令眼目轉加昏暗, 難辨物色. 如此疾狀, 宜服細辛丸暖肺湯, 以銅箸燒烙睛明穴, 點點眼止淚散, 乃得痊效. 詩曰, 風衝淚出血還流, 每到三冬法不休, 傾側淚腔通肺臟, 細辛丸散斷根除, 雄黃五味迎風點, 銅箸炙燒烙皆頭, 早早勸君醫治卻, 他時免得一生憂. 細辛丸, 細辛二兩五味子熟乾地黃各一兩半人蔘茯苓地骨皮山芋防風各一兩. 上爲末, 煉蜜丸如梧桐子大, 空心鹽湯下二十丸, 日再. 暖肺湯, 茺蔚子細辛五味子干地黃各一兩半藁本一兩半知母黃芩芎藭各一兩. 上爲末, 以水一盞, 散一錢, 煎至五分, 食後去渣溫服. 點眼止淚散, 雄黃五錢曾青一兩龍腦白礬灰細辛乾姜灰各等分. 上搗羅爲末, 令十分細, 如粉面, 每至夜後點在眼內, 立效.

《銀海精微》

○ 充風淚出. 充風淚出者, 症非一也. 有腎虛不生肝木, 肝經受風而虛損, 故木動也, 迎風而淚出也. 肝經虛者, 宜服止淚補肝散止之. 大止淚之法, 點用重藥, 熱淚者服川芎茶調散, 點用清凉散, 肝風者, 宜蒼朮止之. 不赤不疼淚出, 是謂之風淚, 腫痛赤澀淚出者, 此熱淚也. 若迎風而出汪汪, 冬日多, 夏日少, 拭即還生. 又不分四季皆有, 此冷淚也, 冷淚者乳香川烏丸. 川烏一個, 草烏二個, 去皮, 明礬一錢, 白礬塊一個, 爲末, 豭豬膽汁爲丸如黍米大, 每用一丸. 夜臥時放在眼之大眥頭, 淚出即止, 或灸止之. 又有肺臟久冷, 大眥有竅, 名爲淚堂, 淚堂通肺腑, 此淚難治. 久流則能令目昏暗, 血氣虛弱之人, 不腫不赤, 但淡紫紅者, 澀痛淚出, 是虛淚. 灸法, 久流冷淚, 灸上迎香二穴天府二穴肝俞二穴, 第九骨開各對寸. 止淚補肝散, 治肝虛迎風淚出不止, 宜灸睛明二穴, 系大眥頭, 風池二穴臨泣二穴. 蒺藜當歸熟地黃白芍藥川芎木賊防風夏枯草, 血虛者不用, 上各等分. 爲末, 每服二三錢, 茶清送下. 蒼朮散, 治

風濕傷肝. 濕淚昏花. 蒼朮木賊香附子夏枯草蟬蛻甘草
蒺藜白芷防風蔓荊子川芎僵蠶. 上依各等分爲末, 每服
二三錢, 茶淸下, 酒亦可. 川芎茶調散, 治一切熱淚,
眼弦濕爛. 川芎防風羌活甘草石決明木賊石膏炒荊芥菊
花薄荷葉. 上各一兩爲末, 每服二三錢, 食後茶下.

《儒門事親》

○ 卷十一風論. 凡目有淚出, 俗言作冷淚者, 非也.
《內經》曰, 肝液不禁, 此大熱熏蒸於肝也. 熱極生風,
風沖於外, 火發於內, 風熱相搏, 此大淚出也. 內外皆
治, 可以愈. 治外以貝母一枚, 白膩者, 加胡椒七枚,
不犯銅鐵, 細硏, 臨臥點之. 治內者, 袪風散熱之劑,
可用當歸飮子服之. 陽熱極甚者, 目睛發痛不可忍者,
可用四物湯加漢防己草龍膽, 送下神芎丸五七十丸, 利
三五行則愈.

《世醫得效方》

○ 沖風淚出五十八, 風證至冬月極甚, 發作不休. 此因
肺虛受風, 遇風冷發. 宜服白殭蠶散, 白殭蠶直者去絲
嘴炒粉草細辛各半兩旋復花蒸熟焙半兩荊芥一分木賊半
兩黃桑葉一兩. 上剉散, 每服三錢, 水一盞半煎, 食後
溫服.

《향약집성방》

○ 眼風淚.《聖惠方》論曰, 夫五藏六腑皆有津液, 通於
眼者爲淚. 若肝氣不足, 風熱所乘, 則不能收制其液,
故眼淚出也.《聖惠方》治目中如烟淚出, 赤暗不得開.
烏鷄膽汁, 日三五度點之.《聖濟總錄》治目衝風淚出.
細辛去苗二兩五味子熟乾地黃焙各一兩半人參白茯苓地
骨皮山芋防風去叉各一兩. 右爲細末, 煉蜜丸, 如桐子
大, 每服二十丸, 空心鹽湯下, 日再. 治目風傷寒, 及
昏腫多淚. 細辛去苗半兩五味子防風去叉桔梗炒茺蔚子
玄參各一兩. 右爲麤末, 每服三錢, 水一鍾, 煎至七分,
去滓, 空心溫服.《千金方》治肝虛或當風, 眼淚等雜
病. 枸杞子最肥者二升擣碎, 內絹袋, 置罐中, 以酒一
斗浸訖, 密封勿泄氣, 三七日, 每朝飮之, 任情勿醉.
《經驗良方》治爛弦, 眼冷淚出, 昏暗靑盲. 覆盆子葉不
拘多少, 曬乾擣令極爛如粉, 以薄綿裹之, 用男孩所飮
乳汁浸踰時, 令患人仰臥, 用銅筯點目中, 忌酒麪油膩
等. 又方, 覆盆子葉擣取自然汁, 却令患人仰臥, 用靑
紗片遮眼, 上用新筆蘸自然汁, 塗紗片上良久, 其蟲卽
死, 於紗片上如此, 不過三五次卽愈.《直指方》薑液膏,
治眼風癢冷淚, 爛弦有蟲. 生薑母一塊, 以銀筯插入,
卽拔出, 點眼頭尾, 效.《神效名方》治冷淚目昏. 乾薑
肥者爲末, 每用一字, 沸湯點洗.《烟霞聖效方》點冷
淚. 枯礬霜枯成尖頭, 便是爲霜極細末, 臨臥點, 在眼
角內三兩次, 更不生冷淚. 又方, 草烏頭尖令滑淨, 火

灸烙大皆, 五七次佳.《修月魯般經》治淚. 蒼朮一兩半
米泔煮木賊 二兩去節香附子夏枯草龍膽草各一兩. 右
爲末, 糊丸, 如梧桐子大, 每服三四十丸, 食後鹽湯下.
《簡要濟衆方》獨活散, 治肝藏實, 目赤昏澁, 熱淚不
止, 筋脈拘急, 背膊勞倦, 頭昏, 項頸緊急疼痛. 獨活
甘菊花蔓荊子川芎藭各一兩. 右擣羅爲散, 每服二錢, 水
一中盞, 入酸棗仁, 鼠粘子各五十粒硏碎, 同煎至七分,
幷滓服, 不計時.《崔元亮海上方》療眼熱痛, 淚不止.
葯䔺子, 擣篩爲末, 欲臥以銅筯點眼中, 當有熱淚及惡
物出. 幷夫努肉, 可三四夜點之, 甚佳.《范汪方》治
目中淚出, 不得開, 卽刺痛. 鹽如大豆許, 內目中, 習
習去鹽, 以冷水數洗差.《鄕藥救急方》療風眼淚出. 古
錢一百五十文, 漬苦酒一斗, 微火煎取三升, 去錢濾取
汁, 更煎取七合, 漸漸點着眼中, 甚良.《本朝經驗》治
當風淚出. 杏仁一枚去皮, 分爲兩片, 鑿出令薄, 著皆
中灸之.

《奇效良方》

○ 治目風淚出. 蒼朮四兩, 肥者, 用銀石器入河水, 同
皂莢一寸煮一日, 去皂莢取术, 以銅刀去黑皮, 曝乾,
取三兩. 菊花木賊新者, 草決明洗曝乾, 荊芥穗旋復花
甘草炙各一兩, 蟬蛻洗焙三分蛇蛻洗炙一分. 上爲細末,
用不津器盛, 每服一錢, 臘茶半錢同點, 空心臨臥時服.

《證治准繩》

○《靈樞》黃帝曰, 人之哀而泣涕者, 何氣使然. 岐伯
曰, 心者, 五臟六腑之主也. 目者, 宗脈之所聚也, 上
液之道也. 口鼻者, 氣之門戶也. 故悲哀愁憂則心動,
心動則五臟六腑皆搖, 搖則宗脈感, 宗脈感則液道開,
液道開故涕泣出焉. 液者, 所以灌精濡空竅者也. 故上
液之道開則泣, 泣不止則液竭, 液竭則精不灌, 精不灌
則目無所見矣. 故命曰奪精. 補天柱經俠頸. 又云, 五
臟六腑, 心爲之主, 耳爲之聽, 目爲之視, 肺爲之相,
肝爲之榮, 脾爲之衛, 腎爲之主外. 故五臟六腑之津液,
盡上滲於目. 心悲氣幷則心系急, 心系急則肺舉, 肺舉
則液上溢. 夫心系與肺不能常擧, 乍上乍下, 故咳而泣
出矣.《素問》解精微論曰, 厥則目無所見. 夫人厥則陽
氣幷於上, 陰氣幷於下. 陽幷於上則火獨光也. 陰幷於
下則足寒, 足寒則脹也. 夫一水不勝五火, 故目盲, 是
以氣衝風泣下而不止. 夫風之中目也, 陽氣內守於精,
是火氣燔目, 故見風則泣下也. 有以比之, 夫火疾風生
乃能雨, 此之類也. 肝爲淚.

○ 論目淚. 運氣淚出, 皆從風熱. 經曰, 厥陰司天之
政, 三之氣, 天政布, 風乃時擧, 民病泣出是也. 張子
和曰, 凡風沖淚出, 俗言作冷淚者非也. 風沖於內, 火
發於外, 風熱相搏, 由是淚出, 內外皆治可愈. 治外以

貝母一枚白膩者, 加胡椒七粒, 不犯銅鐵硏細, 臨臥點之. 治內以當歸飮子服之. 經云, 風氣與陽明入胃, 循脈而上至目內, 則寒中而泣出. 此中風寒淚出也. 河間當歸湯主之. 東垣云, 水附木勢, 上爲眼澁, 爲眵爲冷淚, 此皆由肺金之虛, 而肝木寡於畏也. 迎東証, 謂目見東南二風則澁痛淚出, 西北風則否. 與迎風赤爛迎風淚出末同而本異. 各証不論何風便發, 此二証則有東西之別, 以見生克虛實之爲病. 迎風之淚, 又專言其淚, 不帶他病, 而本病之深者. 又非迎東迎西有別病之比, 故治亦不同. 迎東與迎西又不同. 迎東乃肝之自病, 氣盛於血, 發春夏者多. 非若迎西, 因虛受克而病發也. 迎西証, 謂目見西北二風則澁痛淚出, 見東南風則否. 乃肝木受克之病, 秋冬月發者多. 治當補肝之不足, 抑肺之有餘.

《동의보감》

○ 衝風淚出, 至冬月尤甚. 此因肺虛, 遇風冷而發, 宜白殭蠶散. 得效. 衝風淚出, 俗言作冷淚者非也. 風衝于內, 火發于外, 風熱相搏, 由是淚出, 宜服當歸飮子, 方未詳, 外以貝母大而白膩者一枚加胡椒七粒, 不犯銅鐵, 硏爲細末, 臨臥點眼妙. 子和. 眵淚熱而交流, 二瞼赤者, 屬肝熱之甚, 食後呑當歸龍薈丸, 方見五藏. 肝虛客熱, 迎風冷淚者, 歸葵湯木賊散. 入門. 眼出冷淚, 虛則四物湯加木賊防風甘菊白芷, 實則用蒼朮散. 類聚. 白殭蠶散, 治肺虛遇風冷淚出, 冬月尤甚. 黃桑葉一兩木賊旋覆花白殭蠶荊芥穗甘草各三錢細辛五錢. 右剉取七錢水煎, 食後服, 或爲末取二錢, 荊芥湯調下. 入門. 當歸飮子, 治目淚不止. 當歸身大黃柴胡人參黃芩白芍藥各一兩滑石五錢. 剉細, 每服四錢, 淸水一盞, 加生薑三片, 煎至七分, 去滓溫服. 證治準繩. 當歸龍薈丸, 治肝臟實熱, 脇痛. 綱目. 當歸草龍膽梔子黃連黃柏黃芩各一兩大黃蘆薈靑黛各五錢木香二錢半麝香五分. 爲末, 蜜丸小豆大, 薑湯下二三十丸. 入門. 歸葵湯, 治視物昏花, 流淚隱澁, 目中溜火, 惡日與火光. 升麻一錢黃芪酒芩防風羌活各七分蔓子連翹生地黃當歸人參紅葵花生甘草各五分柴胡三分. 右剉作一貼水煎, 食後溫服. 入門. 木賊散, 治眼多冷淚. 木賊木耳燒存性等分爲末, 每二錢熱米泔調下. 入門. 蒼朮散, 治肝藏風熱盛, 眼出冷淚不止. 蒼朮木賊白蒺藜防風羌活川芎甘草各等分. 右爲末每二錢, 溫米泔調下食後. 醫鑑.

《審視瑤函》

○ 目淚. 靈樞黃帝曰, 人之哀而泣涕者, 何氣使然. 岐伯曰, 心者五藏六腑之主也. 目者宗脈之所聚也, 上液之道也. 口鼻者氣之門戶也. 故悲哀愁憂則心動, 心動則五藏六腑皆搖. 搖則宗脈感, 宗脈感則液道開, 液道開故涕泣出焉. 液者所以灌精濡空竅者也, 故上液之道開則泣. 泣不止則液竭, 液竭則精不灌, 精不灌則目無所見矣. 故命曰奪精, 補天柱經俠頸俠頭中分也. 又曰, 五藏六腑, 心爲之主. 耳爲之聽, 目爲之視. 肺爲之相, 肝爲之榮, 脾爲之衛, 腎爲之主, 故五藏六腑之津液, 上滲於目. 心悲氣幷則心系急, 心系急則肺擧, 肺擧則津液上溢. 夫心系與肺, 不能常擧, 乍上乍下, 故咳而泣出矣. 素問解精微論曰, 厥則目無所見. 夫人厥則陽氣幷於上, 陰氣幷於下, 陽幷於上則火獨光也. 陰氣幷於下則足寒, 足寒則脹. 夫一水不勝五火, 故目昏盲. 是以氣衝風泣下而不止, 夫風之中目也. 陽氣內守於精, 是火氣燔目, 故風見則泣下, 有喩比之. 夫火疾風生乃能雨, 此之類也. 東垣云, 水附木勢, 上爲眼澁爲眵爲冷淚. 此皆由肺金之虛, 而肝木寡於長也.

《張氏醫通》

○ 目淚不止. 經云, 風氣與陽明入胃, 循脈而上至目內眥, 其人肥則風氣不得外泄, 則爲熱中而目黃. 人瘦, 則外泄而寒, 則爲寒中而泣出, 其目黃屬熱. 淚出屬寒也明矣. 東垣云, 水乘木勢, 上爲眼澁爲眵爲冷淚, 此皆由肺金之虛, 而肝木寡於畏也. 凡目見西北二風, 則澁痛淚出, 乃肝虛受克之病, 止淚補肝散, 幷灸睛明二穴. 見東南二風, 則澁痛淚出, 乃肝自病, 菊花散. 若不論何風, 見則流冷淚者, 乃肝腎經中有伏飮, 血液不足, 竅虛風入, 因邪引邪之患. 夜光椒紅丸, 或四物換赤芍生地, 加防風肉桂羌活木賊. 又不論何風, 見則流熱淚, 乃肝膽經中有伏火, 虛竅不密, 因風引出其淚, 川芎茶調散菊花散選用. 龐安常云, 頭風冷淚, 用菊花決明白朮白芷細辛羌活荊芥煎服幷洗. 若目不赤不痛, 別無病苦. 不因見風, 亦時常流出冷淚, 甚則視而昏眇, 乃肝膽氣弱, 腎水不足. 八味丸用椒製地黃加芎歸. 產後悲泣太過者, 十全大補加川椒細辛. 若熱淚不時常流, 乃內火激動其水, 因肝腎精血耗竭, 陽火易動而傷其液也. 六味丸加川椒製熟地倍丹皮. 哭泣太傷者, 八珍湯加川椒五味. 又肺臟久冷, 不時冷淚積於淚堂, 此淚堂通於肺, 難治. 久流令人目昏, 又有睥內如痰, 白稠膩甚, 拭之即有者, 是痰火上壅, 脾脈濕熱所致, 故好酒嗜燥悖郁者, 每患此疾. 逍遙散去柴胡陳皮加羌防菊花. 若覺睥腫及有絲脈虬赤者, 必滯入血分, 防瘀血灌睛等變.

《醫宗金鑒》《眼科心法要訣》

○ 衝風淚出歌. 風淚初起冬月甚, 久則冬夏淚濛濛, 肝虛冷淚不疼赤, 實則熱淚腫紅疼, 虛用補肝歸白芍, 蒺芎熟地木賊風, 實用茶調荊薄草, 賊防羌決菊膏芎. 止淚補肝散方, 當歸二錢白芍藥炒一錢蒺藜一錢川芎五分熟地黃二錢木賊一錢防風一錢. 上爲粗末, 以水二盞, 煎至一盞, 食遠, 去渣溫服. 川芎茶調散方, 荊芥薄荷甘草炙木賊防風羌活石決明煅菊花石膏川芎各一兩. 上爲細末令勻, 每服三錢, 食後茶淸調下. 註, 衝風淚出之證, 見風淚出, 初起則冬月甚, 夏月輕, 久則冬夏皆然, 此乃肝藏虛風邪熱所致. 若淚冷不赤不痛爲虛, 宜用補肝湯, 淚熱腫赤疼痛爲實, 宜用川芎茶調散.

《目經大成》

○ 迎風落淚四十八, 戞戞錚錚鈴語, 高高下下花飛, 飄飄颭颭到頭皮, 悄悄淸淸墜淚. 忽忽溫溫冷冷, 行行疾疾徐徐, 明明白白火離離, 實實虛虛議治. 此症不論何時何風, 觸之則冷熱淚流. 若赤爛有翳障, 非是. 蓋水木二經血液不足, 不足則竅竇不密, 致風邪引出其涕. 且肝腎虧, 不耐風而惹火, 凡泣出微溫者, 相火劫也. 總以左歸丸八味丸十補丸加枸杞麥冬, 主之, 倘忽不治, 液將潛竭. 有迎風則噴嚏而淚者, 氣虛. 望光則噴嚏而淚者, 血虛. 亦宜保重. 或門人之哀痛而涕淚交流者, 何氣使然. 曰, 心實令之, 肺實行之, 肝腎不與焉. 夫人臟腑津液上潮於目, 心悲氣並則宗脈皆搖, 搖則液道通, 液道通則肺擧其津液上溢, 涕淚出矣. 故淚不住而涕仍不止. 彼迎風之淚, 不分冷熱, 任流總無涕. 經云, 厥陰司天, 三之氣, 天政布, 風乃時擧, 民病泣出等, 此之謂, 是耶非耶.

2) 迎風冷淚

《銀海精微》

○ 迎風洒淚症. 問曰, 迎風洒淚者何也. 曰, 肝之虛也. 是亦腦冷, 迎風淚逐出, 拭卻還生, 夏月即少, 冬月即多. 後若經二三年間, 不以冬夏皆有. 此疾乃淚通於肝, 肝屬木, 目乃肝之外候. 爲肝虛風動則淚流, 故迎風淚出. 即服補肝散治冷淚. 補肝散, 治冷淚. 當歸熟地黃川芎赤芍藥防風木賊. 上等分, 水煎服. 菊花散, 治熱淚. 菊花川芎木賊香附子夏枯草羌活各一兩草烏一錢防風甘草荊芥白芷各五錢. 上爲末, 每服三錢, 茶下, 水煎亦可. 又方, 治實淚. 菊花蒺藜防風羌活川芎夏枯草木賊甘草各三兩. 上每服三錢, 湯調下, 水煎亦可. 川芎茶調散, 治熱淚. 方在前充風淚出症內. 蒼朮止淚散, 木賊香附子白芷石膏菊花荊芥白蒺藜薄荷當歸白芍藥川芎蟬蛻夏枯草. 上爲末, 每服三錢, 食後茶淸下, 冬淚, 酒下.

《奇效良方》

○ 治目風冷淚, 久不瘥. 羌活去蘆二兩木香官桂去粗皮胡黃連山芋升麻芍藥焙各一兩牛膝酒浸炙焙山茱萸白附子炮各三分. 上銼碎, 每服三錢, 水一盞, 煎至八分去滓, 食後溫服, 日三. 治目風冷淚, 去翳暈. 蟬蛻洗焙木賊新者甘菊花各一兩荊芥穗川芎各二兩蒼朮米泔浸焙三兩甘草炙半兩. 上爲細末, 煉蜜和丸, 捏作餅, 如錢大, 每服一餅, 食後細嚼, 臘茶送下, 日三. 治頭風冷淚. 川芎細辛白朮甘菊花白芷各一分. 上爲細末, 蠟丸, 如黍米大, 夜臥內一丸日中, 一時辰換一丸.

《證治准繩》

○ 迎風冷淚證, 不論何時何風, 見則冷淚交流. 若赤爛障翳者, 非也. 乃水木二家, 血液不足, 陰邪之患. 與熱淚帶火者不同. 久而失治, 則有內障視眇等陰證生焉. 與無時冷淚又不同. 此爲竅虛, 因邪引邪之患. 無時冷淚則內虛, 膽腎自傷之患也.

《審視瑤函》

○ 迎風冷淚. 水木俱虛, 血液不足, 寒藥勿施, 失治則重, 宜早補之. 此症謂見風則冷淚流, 若赤爛有障翳者非也. 水木二經, 血液不足, 陰邪之患, 久而失治, 則有內障視渺等症生焉. 與無時冷淚不同, 此爲竅虛, 因邪引邪之患. 若無時冷淚則內虛, 膽腎自傷之患也. 此宜服, 河間當歸湯, 治風邪所傷, 寒中目, 淚自出, 肌瘦汗不止. 白朮炒白茯苓乾姜炮細辛川芎白芍藥甘草炙各五分官桂陳皮各一錢當歸身酒製人參各二錢. 上爲劑, 水二鐘, 姜一片, 輝棗三枚, 煎八分, 去滓熱服, 不計時, 並三服. 阿膠散, 治目有冷淚, 流而不結者, 肝經受風冷故也. 阿膠馬兜鈴各兩半紫菀款冬花糯米各一兩白蒺藜炒二錢半甘草五錢. 上為細末, 每服二錢, 水一鐘煎, 不拘時服. 枸杞酒, 治目視不明, 迎風冷淚. 枸杞子揀肥者一斤, 杵爛右用絹袋盛貯, 須浸酒密封勿令洩氣, 候三七日取飲, 陳無灰酒十斤, 仍用豬肝煮熟切片, 蕪花椒鹽同食. 每飲酒一二杯, 勿宜過飲. 若或過飲, 反佐濕熱, 為害不淺矣. 按肝氣通於目, 肝和則能辨五色矣. 今肝為勞傷, 致目視不明, 多出冷淚. 經曰, 味為陰, 味濃為陰中之陰. 枸杞子味濃, 故足以養厥陰之陰. 煮以純酒, 取其浃洽氣血而已.

3) 迎風熱淚

《證治准繩》

○ 迎風熱淚證, 不論何時何風, 見之則流熱淚. 若有別證及分風氣者非也. 乃肝膽腎水木之精液不足, 故因虛竅不密, 而風邪引出其淚, 水中有隱伏之火發, 故淚流而熱. 久而不治, 反有觸犯者, 則變爲內障, 如螢星滿目等證也.

《審視瑤函》

○ 迎風熱淚出, 肝虛夾火來, 水中起隱伏, 久則成內災. 此症不論何時何風, 見之則流熱淚. 若有別症及風氣者非也. 乃肝膽腎水之津液不足, 故因虛竅不密, 而風邪引出其淚也. 中有隱伏之火發, 故淚流而熱, 久而不治, 及有觸犯, 則有變矣. 宜服, 羚羊角散, 治肝臟受熱, 眼目昏花, 時多熱淚. 羚羊角銼細末羌活玄參車前子山梔仁炒黃芩桔蔞各五錢胡黃連家菊花各三錢細辛一錢. 上爲細末, 每服二錢, 食後竹葉煎湯調下. 白殭蠶散, 治衝風淚出. 白殭蠶炒粉草旋複花細辛木賊草荊芥二錢半嫩桑葉一兩. 上爲細末, 每服二錢, 白水煎, 食後溫服. 珍珠散, 治肝虛見風淚出. 珍珠另研丹砂研各三分乾姜研二分貝齒火煆水淬乾研一兩. 上共研極細令匀, 以熟絹帛篩三遍, 每仰臥, 以少許點眼中, 閉少時爲妙.

4) 無時冷淚
《諸病源候論》
○ 八目淚出不止候. 夫五臟六腑皆有津液, 通受於目者爲淚. 若臟氣不足, 則不能收製其液, 故目自然淚出. 亦不因風而出不止, 本無赤痛.

《證治准繩》
○ 無時冷淚證, 目不赤不痛, 苦無別病, 只是時常流出冷淚, 甚則視而昏眇也. 非比迎風冷淚, 因虛引邪病尚輕者. 蓋精液傷耗, 肝膽氣弱膏澁, 腎水不足, 幽隱之病已甚. 久而失治, 則有內障靑盲視瞻昏眇之患. 精血衰敗之人, 性陰毒及悲傷哭泣久郁者, 又如產後悲泣太過者, 每多此疾. 且爲患又緩, 人不爲慮, 往往罹其害, 而禍成也, 悔已遲矣.

《審視瑤函》
○ 無時冷淚, 水木俱傷, 此幽陰之深患, 其爲病也非常, 然斯疾每出不意, 非靑盲則內障爲殃. 此症爲目無赤病也. 只是時常流出冷淚, 久則瞻視昏渺. 非比迎風冷淚, 因虛引邪之輕者. 此蓋精液耗傷, 肝氣漸弱, 精膏澁枯, 腎水不足, 幽陰已甚. 久而失治, 則有內障靑盲之患. 精血衰敗之人, 及悲傷哭泣久鬱, 婦人產後悲泣太過者, 每多此症. 且爲禍又緩, 人不爲慮, 往往罹其害而禍成也. 悔已遲矣. 宜服, 菊睛丸, 治肝腎不足, 眼目昏暗, 瞻視不明, 茫茫漠漠, 常見黑花, 多有冷淚, 久服補不足强肝腎. 甘菊花去梗葉四兩炒巴戟去心一兩肉蓯蓉酒洗去皮炒切焙二兩枸杞子搗焙三兩. 上爲細末, 煉蜜爲丸, 如桐子大, 每服三錢, 溫酒或靑鹽湯, 空心食前送下. 麝香散, 治眼冷淚不止, 嚏鼻. 香附子川椒目各等分蒼朮麝香各少許. 上爲細末, 令病者噙水一口, 將藥吹於鼻內.

《目經大成》
○ 無時淚下四十九, 山葉辭柯, 草蟲委露, 早是薄寒天氣. 孤衾中夜不成眠, 枕上濕, 疏疏淸淚. 並未悲秋, 何曾困酒, 水木無端憔悴. 借將膩粉篩衰容, 界長痕, 菱花羞覷. 此症謂目無病故, 時常如哀如悲, 泣下沾襟. 非前迎風淚落之比. 蓋腎水不足, 肝氣漸弱, 淚道不固, 一也. 膏血耗傷, 津液不洽, 虛火內逼, 二也. 淸冷者其常, 間有熱而渾者, 乃正爲邪渗, 淸難免濁. 水得火而煎, 陰必從陽, 不治終無完目. 何則. 夫津液者, 所以灌睛濡空竅者也, 流盡則津不通. 肝氣者, 所以統神會空竅者也, 泄盡則神不赴. 不通不赴, 竅門乃閉, 而目失所天, 安得無乾澁視渺靑盲內障之變. 但爲禍目緩, 人不爲慮, 罹其害者多矣. 悲夫, 沉酣香奩, 及過哭多憂婦女, 每有此患. 治法, 二氣左歸丸. 脈遲而濡, 以大補黃耆湯倍加枸杞故紙鹿角膠. 所謂病與脈俱, 藥與病值, 多其物也幸有功. 許胤宗云, 一症惟用一藥, 療未萌之兆, 氣純而愈速. 欺世盜名, 徒資淺陋人口實.

5) 無時熱淚
《證治准繩》
○ 無時熱淚證, 謂目無別病, 止是熱淚不時常流也. 若有別病而熱淚流出者, 乃火激動其水, 非此病之比. 蓋肝膽腎水耗而陰精虧澁, 及勞心竭意, 過慮深思, 動其火而傷其汁也. 故血虛膏液不足, 人哭泣太傷者, 每每患此. 久而失治, 觸犯之, 變爲內障. 因其爲患微緩, 故罹害者多矣. 肝虛, 還睛補肝丸枸杞酒二妙散. 肝實, 洗肝湯羚羊角散. 肝熱, 決明子方涼膽丸. 風熱, 羌活散靑葙子丸. 風冷, 羌活散. 風濕, 菊花散蟬蛻餠子川芎丸. 外點眞珠散, 乳汁煎. 食鹽如小豆大, 內目中瞥瞥去鹽, 以冷水洗目瘥. 開元銅錢一百文, 背上有月者更妙, 甘草去皮三錢, 靑鹽一兩半, 於白瓷器內, 用無根水一大碗, 浸七日, 每著一盞洗. 無力換洗, 到十日, 約添甘草, 靑鹽, 每日洗三次. 忌食五辛驢馬雞魚葷酒. 治冷淚久而眼昏. 烏雞膽汁, 臨臥點眼中. 治迎風冷淚不止, 烏賊魚骨, 研極細末. 點目中, 治無時熱淚. 目中溜火, 惡日與火, 隱澁, 小角緊, 久視昏花, 迎風有淚, 連翹飮子主之. 還睛補肝丸, 治肝虛兩目昏暗, 沖風淚下. 白朮細辛去苗芎藭決明子微炒人蔘羌活去蘆當歸切焙白茯苓去皮芎蔘防風去杈官桂去粗皮地骨皮玄蔘黃芩去黑心五味子車前子微炒菊花靑葙子甘草炙各等分. 上爲細末, 煉蜜爲丸, 如梧子大. 每服三十丸, 加至四十丸, 不拘時, 米飮下. 二妙散, 養肝氣. 治目昏, 視物不明, 淚下. 當歸熟地黃各等分. 上爲細末, 每服二錢匕, 不拘時, 無灰酒調下. 治肝虛, 或當風眼淚, 鎭肝明目. 上用臘月牡牛膽, 盛黑豆不計多少, 浸候百日開取, 食後夜間吞三七粒, 神效. 洗肝湯, 治肝實眼. 人蔘黃芩去黑心赤茯苓去黑皮山梔子仁 芎藭柴胡去苗地骨皮甘菊花桔梗炒各一兩黃連去鬚甘草炙各半兩. 上咬咀, 每服三錢, 水一盞, 入苦竹葉七片, 煎至七分,去滓, 食後服. 決明子方, 治肝經熱, 止淚明目, 治風赤眼. 上以決明子, 朝朝取一匙, 令淨, 空心水吞下. 百日見夜光. 一方, 取決明作菜食之. 涼膽丸, 治眼狀青色, 大小皆頭澁痛, 頻頻下淚, 口苦, 少飲食, 兼治黑花翳. 黃連洗不見火黃芩荊芥龍膽草各半兩蘆薈防風各一兩黃柏去皮地膚子各二錢半. 上爲細末, 煉蜜和丸, 如梧子大. 每服二十丸, 食後薄荷湯送下. 青葙子丸, 治肝心毒熱, 丁翳入黑睛. 青葙子藍實枳殼去瓤麩炒大黃銼炒菊花甘草炙各二兩草決明黃連去鬚茺蔚子細辛去苗麻黃去根節車前子各一兩半鯉魚膽雞膽各一枚陰乾羚羊角鎊三兩. 上爲細末, 煉蜜丸, 如梧子大. 每服二十丸, 食後茶淸送下, 日三. 兼治內外一切眼病. 羌活散, 治目風冷淚, 久不瘥. 羌活去蘆二兩木香官桂去粗皮胡黃連山藥升麻艾葉焙各一兩牛膝酒浸切焙山茱萸去核白附子炮各七錢半. 上銼, 每服三錢, 水一盞, 煎至八分, 去滓, 食後溫服, 日三. 羌活散 治風氣攻眼, 昏澁多淚. 羌活 川芎 天麻 旋覆花 藁本 防風 蟬蛻洗 甘菊花 細辛 杏仁去皮. 各一兩 炙甘草半兩 上爲細末, 每服二錢, 新水一盞半煎, 食後服.
菊花散, 治目風淚出. 蒼朮四兩肥者用銀石器入河水同皂莢一寸煮一日去皂莢取朮銅刀刮去黑皮曝乾取三兩菊花木賊新者草決明洗曝乾荊芥穗旋覆花甘草炙各一兩蟬蛻洗焙七錢半蛇蛻洗炙二錢半. 上爲細末, 用不津器盛. 每服一錢, 臘茶半錢同點, 空心臨臥時服. 蟬蛻餠子, 治目風冷淚, 去翳暈. 蟬蛻洗焙木賊新者甘菊花各一兩荊芥穗芎藭各二兩蒼朮米泔浸三兩甘草炙半兩. 上爲細末, 煉蜜和, 捏作餠子, 如錢大. 每服一餠, 食後細嚼, 臘茶送下, 日三. 眞珠散, 治肝虛, 目風淚出. 眞珠硏丹砂硏各三分乾薑硏二分貝齒五枚以炭火燒爲細末. 上硏極細令勻, 以熟絹帛羅三遍. 每仰臥以少許點眼中, 合眼少時. 乳汁煎, 治風淚澁癢. 人乳一升黃連去鬚硏取末七錢半蕤仁硏爛一兩乾薑炮爲末二錢半. 上除乳外, 再同硏極細, 以乳漬一宿, 明旦納銅器中, 微火煎取三合, 綿濾去滓. 每以黍米大點眥中, 勿當風點. 連翹飮子, 治目中溜火, 惡日與火, 隱澁, 小角緊, 久視昏花, 迎風有淚. 連翹當歸紅葵花蔓荊子人參甘草生用生地黃各三分柴胡二分黃芩酒製黃耆防風羌活各半錢升麻一錢. 上銼, 每服五錢, 水二盞, 煎至一盞, 去滓, 食後稍熱服.

《審視瑤函》

○ 無時熱淚, 其禍幽微, 此損耗中之伏隱, 乃不足中之有餘, 服寒涼則傷汁損血, 服熱藥則血壅難舒, 當以意中求趣, 補盃當而消除. 此症謂目無別病, 止是熱淚無時而常流也. 若有別病而熱淚出者, 乃火激動其水, 非此病之比. 蓋肝膽腎水耗而陰精虧澁, 及勞心竭力, 過慮深思, 動其火而傷其汁也. 故膏液不足, 又哭泣太傷者, 每每患此. 久而失治, 觸犯者變為內障. 因其爲患微緩, 罹其禍也多矣. 宜服, 當歸飮子, 當歸身人參柴胡黃芩白芍藥甘草大黃各一錢滑石五分. 上銼劑, 水二鍾, 生姜三片, 煎至八分, 去滓溫服. 椒苓丸, 治目昏多淚. 熟地黃切焙乾川椒去目及閉口者微炒生地黃切焙乾. 上三味各等分, 爲細末, 煉蜜爲丸, 如桐子大, 每服五十丸, 鹽米飮空心送下. 江陵傅氏, 家貧, 鬻紙爲業, 好接待游士. 一日, 有客方巾布袍, 邀傅飮, 傅目昏多淚, 客教以此方. 服不一月, 目能夜視物. 享年八九十, 聰明不衰.

6) 熱極眵睛
《銀海精微》

○ 熱極眵睛, 眼目熱極, 珠磣淚出者也. 此陰陽不和, 五臟壅熱, 肝膈毒風上充. 忽然腫痛難忍, 五輪振起, 乃五臟熱極致使也. 宜服救睛散, 次用涼膈連翹散, 先點淸涼散, 次用九一丹. 救睛散, 川芎防風羌活甘草木賊石膏薄荷菊花石決明. 上爲末, 每服三錢, 淸茶下. 涼膈連翹散, 連翹大黃黃連各二兩薄荷梔子甘草黃芩朴硝各一兩. 上, 水煎服.

7) 目澁
《諸病源候論》

○ 二十, 目澁候. 目, 肝之外候也, 腑臟之精華, 宗脈之所聚, 上液之道. 若悲哀內動腑臟, 則液道開而泣下, 其液竭者, 則目澁. 又風邪內乘其腑臟, 外傳受於液道, 亦令泣下而數欠, 泣竭則目澁. 若腑臟勞熱, 熱氣乘受於肝, 而沖發於目, 則目熱而澁也, 甚則赤痛.

《향약집성방》

○ 眼澁痛.《聖惠方》論曰, 夫藏腑之精華, 上注於目, 精氣化爲液淚. 若悲哀內動, 液道開而泣下, 其液枯竭, 則目澁痛也.《聖惠方》玄參散, 治眼澁痛連頭額偏疼, 心肝風熱, 壅滯所致. 玄參 半兩防風一兩半去蘆頭羚羊角屑子芩各一兩甘菊花蔓荊子赤芍藥馬牙硝各三錢. 右擣篩爲散, 每服三錢, 以水一中盞, 煎至六分, 去滓, 每於食後溫服, 夜臨臥時, 再服. 治眼澁痛兼有翳者, 宜用枸杞汁, 點眼. 枸杞葉, 車前葉 各二兩. 右熟挼使汁欲出, 又別取大桑葉, 三兩重棄之, 懸於陰地, 經宿乃輕壓取汁, 點目中, 不過三五度差. 治五藏積熱, 衝眼, 乾澁難開. 靑蒿花五月五日採陰乾, 擣細羅爲散, 每空心, 以井華水, 調下二錢, 若能久服, 目明可夜看書.《聖惠方》梔子仁粥, 治眼發眼赤澁痛. 梔子仁一兩, 擣羅爲末, 分爲四分, 每服用米三合煮粥, 臨熟時, 下梔子末一分, 攪令勻食之.《百一選方》攻毒散, 治風毒上攻兩眼, 暴赤腫, 隱澁難開, 初發便洗. 乾姜不以多少, 洗淨咬咀, 每用二錢, 以薄綿緊裹, 沸湯泡, 乘熱洗眼, 如冷再湯, 更洗一次.《御藥院方》生地黃湯, 治眼暴赤纔發, 或經一二日, 赤痛隱澁不開. 淡竹葉草決明黃芩各一兩生乾地黃 二兩赤芍藥半兩. 右爲麤末, 每用五錢, 水三盞, 煎五七沸, 絹濾去滓, 乘熱洗眼, 冷卽止, 日用二次.

《審視瑤函》

○ 不腫不赤, 爽快不得, 沙澁昏朦, 名曰白澁, 氣分伏隱, 脾肺濕熱. 此症南人俗呼白眼, 其病不腫不赤, 只是澁痛. 乃氣分隱伏之火, 脾肺絡濕熱, 秋天多患此, 欲稱稻芒赤目者, 非也. 桑白皮湯, 桑白皮一錢半澤瀉黑玄參八分甘草二分半麥門冬去心黃芩旋複花各一錢菊花五分地骨皮桔梗白茯苓各七分. 上銼劑, 白水二鐘, 煎至八分, 去滓溫服.

8) 眵淚淨明

《諸病源候論》

○ 二十八目眵眵候. 目, 是腑臟之精華, 肝之外候. 夫目, 上液之道, 腑臟有熱, 氣熏受於肝, 沖發於目皆瞼, 使液道熱澁, 滯結成眵眵也.

《銀海精微》

○ 眵淚淨明. 問曰, 人患眼白仁常淚, 紅壅熱, 眵淚出而不絕者何也. 答曰, 此肺之實熱也. 肺屬金, 金生水, 金旺則水溢. 淚本通肝, 亦是肺之精華, 肺經實熱, 故目眵淚出而不絕也. 治之須用瀉肺湯, 瀉肺經之實熱, 後用省味金花丸. 治其肺火, 則與大腸傳導流利, 而天廓目經於度, 無上炎之火, 眵淚淨明矣. 瀉肺湯, 地骨皮大黃芒硝桔梗甘草各一兩. 上每服五錢, 水煎. 省味金花丸, 川黃柏二兩黃芩知母桔梗連翹各一兩地骨皮薄荷五錢. 上煉蜜爲丸, 每服五十丸, 桑柏皮湯下, 或薄荷湯下.

《鄕藥集成方》

○ 目眵眵莫結反, 目赤,《聖濟總錄》論曰, 目者, 腑臟之精華, 肝之外候, 津液之道也. 若府藏挾熱, 內熏於肝, 衝發於目, 使液道熱溢, 結滯於皆瞼, 則成眵眵.《聖濟總錄》澤瀉丸, 治藏府挾熱, 衝發於目, 津液結滯, 而成眵眵. 澤瀉茺蔚子菟絲子酒浸別擣石斛去根地膚子五味子生乾地黃焙各一兩山芋一兩半細辛去苗葉半兩. 右擣羅爲末, 煉蜜和丸, 如梧桐子大, 每服二十丸, 空心, 溫熟水下, 臨臥再服.

9) 眵淚粘濃

《銀海精微》

○ 眵淚粘濃. 問曰, 眵淚粘濃出而不絕者何也. 答曰, 此肺之虛也. 肺受心火之邪熱所克, 金得心火而衰, 故

眵淚而不絕也. 宜先服艾煎丸以去肺與大腸經天廓之邪熱, 後用阿膠散而補之. 艾煎丸, 好艾葉醋蒸焙乾薄荷當歸地骨皮晚蠶沙卽蠶屎糯米秦艽黃柏桔梗綿黃. 上爲末, 煉蜜爲丸, 每服十五丸, 食後服, 桑皮湯下, 或薄荷湯下. 阿膠散, 阿膠蛤粉炒一兩鼠粘子炒一兩甘草五錢糯米一兩馬兜鈴款冬花紫菀各一兩. 上爲末, 每服六錢, 水煎服.

《目經大成》

○ 眵淚不禁四十, 楊子泣逵途, 爲其可南北. 墨子悲練絲, 爲共可黃黑. 稚子何所傷, 開襟淚沾臆. 有若哭相思, 青青轉成碧, 又如惜別離, 溫溫不忽滴. 發我抒懆居, 蔘苓作湯液. 露稀金風肅, 清歡邈難卽. 此症目內外輪廓無恙, 但淚稠如濁酒豆漿, 長流而不止也. 間有瞼腫緊合, 強攀則激而濺出. 時醫以爲膿汁, 莫識所自. 且小兒患此居多, 無以爲治. 詎知清肺理脾, 治之亦易易耳. 或問故, 曰, 肺非無爲也, 主降下之令焉. 凡人飲食入胃, 脾氣散精, 上歸於肺, 肺不和則不能通調水道灌漑百骸, 遂溢於高源, 淫入皮膚, 爲腫爲濕. 加以木火上升, 曲直作酸, 則水凝而渾, 愈無從而滲泄, 乃就其所屬, 出於氣輪曰眵淚. 由此言之, 病固不在肝而在脾, 不在脾而在肺也. 久而不痊, 恐脾肺俱困, 懶于運精化氣, 則神水內枯, 保得長年目光終乎不亮. 治法, 小兒只六君子加柴胡白芍藥. 再則去柴芍, 加麥冬五味子, 服數劑立住. 男婦用白菊清金散九仙丸, 脈形俱虛者, 歸耆六君子補中益氣加附子防風五味白芍亦妙. 此症目科常有, 諸書無一語講及, 何也.

10) 漏睛膿出

《諸病源候論》

○ 三十四目膿漏候. 目, 是肝之外候, 上液之道. 風熱客於瞼眥之間, 熱搏受於血液, 令眥內結聚, 津液乘之不止, 故成膿汁不盡, 謂之膿漏.

《祕傳眼科龍木論》

○ 四十·漏睛膿出外障. 此眼初患之時, 微有頭旋昏悶, 四體如勞. 五髒多積風氣壅毒, 致令瘡出於眼中, 或流清涎, 皆是腦無所作. 雖然不痛, 漸加昏暗, 切宜補治. 服治風黃耆湯卽瘥. 詩曰, 眼目經何患滿睛, 熱和風在瞼中停, 眦頭結聚爲膿汁, 或流涎水色粘靑, 雖然不痛兼無翳, 漸攻瘡大豈心寧, 黃芪象膽丸和散, 眼安蘆薺作膏蒸, 若也因緣經歲月, 烏珠漸落始心驚. 治風黃耆湯, 黃耆一兩半防風遠志地骨皮人蔘茯苓大黃各一兩知母二兩. 上爲末, 以水一盞, 散一錢, 煎至五分, 去渣溫服.

《銀海精微》

○ 漏眼膿血. 漏眼膿血者, 有甚於釘翳並膜入水輪二

症之利害也. 此症未發之時, 其頭先覺昏悶, 四肢如勞. 五臟多積風熱壅毒, 攻充於黑睛黃仁生出毒瘡, 灌漑水輪控血, 潰爛流膿. 治法, 宜蔥艾入白芷鍋內炒熱, 以棉裹熨於眼胞上, 屢換熱的. 散其惡血, 消其敗膿, 止其惡痛. 生地黃搗爛煨熨於有瘡處更妙. 用陰二陽四丹對於有瘡處吹. 或單用枯礬輕粉血竭乳香硏細對著瘡處吹點. 亦可洗以桑白皮入鹽花明礬熏洗, 服以墜翳明目丸沒藥散. 忌動風動血之物. 墜翳明目丸, 方在前血灌瞳仁症內. 沒藥散, 沒藥大黃蒸少用朴硝. 上爲末, 每服三錢, 酒調下, 茶亦可.

《世醫得效方》
○ 漏睛膿出四十, 眥頭結聚生瘡, 流出膿汁, 或如涎水, 粘睛上下, 不痛, 仍無翳膜. 此因心氣不寧, 幷風熱停留在瞼中. 宜服白薇丸, 白薇半兩防風白蒺藜去角炒石榴皮羌活各三錢. 上爲末, 米粉糊丸如梧桐子大, 每服二十丸, 白湯下.

《향약집성방》
○ 眼膿漏. 《聖惠方》論曰, 夫目是肝之外候, 上液之道. 風熱客於瞼眥之間, 熱搏於血液, 令眥內結聚, 津液乘之下上, 故成膿血, 汁不盡, 謂膿漏, 俗呼爲漏睛是也. 又有眼因患瘡, 出膿血後, 大眥頭常有膿涎, 亦名漏睛. 若不早治, 日久眼生黑點, 微有黯色, 侵損於目, 卽難治也.《聖惠方》黃耆散, 治眼膿漏不止. 黃耆剉防風去蘆頭子芩大黃剉碎微炒各二兩地骨皮遠志去心人參去蘆頭赤茯苓漏蘆各一兩. 右擣麤羅爲散, 每服三錢, 以水一中盞, 煎至六分, 去滓, 食後溫服, 臨臥再服. 忌灸煿油膩毒滑魚肉. 治漏睛膿汁出, 經年不絕, 熨眼. 馬齒莧子牛兩人莧子牛合. 右擣羅爲散, 入銅器中, 於飯甑上蒸, 以綿裹, 熨眼大眥頭淚孔, 有膿水出處. 凡熨眼之時, 須藥熱熨透睛, 三五十度, 膿水自絕. 《聖濟總錄》芎藥湯, 治熱毒攻目眥, 腫起有膿汁者. 赤芍藥一兩半羚羊角鎊玄參防風交叉黃芩去黑心各一兩蔓荊實甘菊花各三錢. 右麤搗篩, 每服五錢, 水一盞半, 煎至七分, 去滓, 入馬牙硝一錢, 食後臨臥, 溫服.

《證治准繩》
○ 論漏睛. 眥頭結聚生瘡, 流出膿汁, 或如涎水粘睛上下, 不痛, 仍無翳膜. 此因心氣不寧, 並風熱停留在瞼中. 宜服五花丸白薇丸. 歌曰, 原因風熱瞼中停, 凝結如膿似淚傾, 驅毒除風無別病, 黃連膏子點雙睛. 合用糖煎散三和散密蒙花散. 倪仲賢論熱積必潰之病曰, 積者, 重疊不解之貌. 熱爲陽, 陽平爲常, 陽淫爲邪, 常邪則行, 行則病易見, 易見則易治, 此則前篇淫熱之病也. 深邪則不行, 不行則伏, 因伏而又伏, 日漸月聚, 勢不得不爲積也. 積已久, 久積必潰, 潰始病見, 病見則難治. 難治者, 非不治也. 爲邪積久, 此潰已深. 何則. 潰猶敗也. 知敗者, 庶可以救. 其病隱澁不自在, 稍覺眊瞵, 視物微昏, 內眥穴開竅如針, 目按之則泌泌膿出, 有兩目俱病者, 有一目獨病者. 目屬肝, 內眥屬膀胱, 此蓋一經702邪之所致也, 故曰熱積必潰之病. 又曰漏睛眼者是也. 竹葉瀉經湯主之. 大便不硬者, 減大黃, 爲用蜜劑解毒丸主之. 不然藥誤病久, 終爲禍害.

《동의보감》
○ 漏睛膿出, 眥頭結聚生瘡, 流出膿汁, 無翳障, 不疼痛. 因心氣不寧, 幷風熱在瞼中. 宜白薇元. 得效. 風熱客於瞼眥之間, 令眥內結聚, 津液乘之故, 成膿出不止, 俗呼爲漏睛. 或眼因患瘡出膿血後, 大眥頭常出膿涎, 亦名漏睛. 若不早治, 日久則眼生黑點, 侵損於目卽, 難治. 宜黃芪散及點藥. 類聚. 黃芪散, 治漏睛膿出. 黃芪防風子芩大黃煨各一錢地骨皮遠志人參赤茯苓漏蘆各五分. 右剉作一貼水煎, 食後服朝夕. 類聚.

《審視瑤函》
○ 漏睛. 按此症由眥頭結聚生瘡, 流出膿汁. 或如涎水粘睛上下, 不痛, 仍無翳膜. 此因心氣不寧, 乃小腸邪熱逆行之故. 並風熱停留在瞼中, 膿水或出於瘡口. 或在大小眥孔竅出者, 多流出不止是也. 歌曰, 原因風熱眼中停, 凝結如膿似淚傾, 驅毒除風無別病, 黃連膏子點雙睛.

《張氏醫通》
○ 漏睛. 漏睛者, 眥頭結聚生瘡, 流出膿汁, 或如涎水粘睛, 上下不痛, 仍無翳膜. 此因風濕停留瞼中所致. 久而不治, 致有烏珠墜落之患.

《外科大成》
○ 漏睛爲睛內有孔, 時流膿汁也. 其名不一, 如正漏生於風輪. 初出白膏如痰, 尚可治, 久則出靑黑膏, 損及瞳人者不治. 偏漏生於氣輪者輕, 流白水, 重則成膿, 久而膏枯者不治. 內漏生於目竅之傍. 外漏生於肉輪之外. 此由積熱痰火熏蒸所致. 陰漏則晝輕夜重, 宜養血淸肝. 陽漏則夜輕晝重, 宜淸金補氣. 又, 在大眥屬心經君火, 宜補北瀉南. 小眥屬心胞相火, 宜於北方中補而抑之也. 總之, 目者肝之竅, 腎者肝之主. 治宜補腎宣肝爲要. 白薇丸, 治漏睛出膿. 白薇一兩防風白蒺藜羌活各三錢石榴皮三錢. 共爲末, 米糊丸, 梧子大, 每服一錢, 白湯送下. 解毒丸, 治漏睛出膿. 杏仁去皮尖二兩另硏梔子十兩大黃五兩. 爲末, 煉石蜜一斤爲丸梧子大, 每服二三錢, 茶湯送下. 眼眥出膿者, 大腸熱也. 用桔梗芩連木通檳榔茱萸之類. 眼眥出血者, 小腸熱也. 用歸尾赤芍黃連桃仁甘草之類.

《醫宗金鑒》《眼科心法要訣》
○ 漏睛膿出歌. 漏睛膿出瞼眥間, 或流膿汁或清涎, 目無翳障不疼痛, 風熱攻衝心火炎. 竹葉瀉湯柴瀉, 升麻竹葉草車前, 黃芩草決川羌活, 芍芍將軍梔子連. 竹葉瀉經湯方. 柴胡五分澤瀉四分升麻五分青竹葉十片甘草炙五分車前子四分黃芩六分草決明四分川羌活五分白茯苓四分赤芍藥四分大黃六分梔子仁炒五分川黃連五分. 上爲粗末, 以水二盞, 煎至一盞, 食後溫服. 註. 漏睛膿出之證, 生於瞼眥, 或流膿水, 或滴清涎, 目無翳障, 不疼不痛. 乃風熱攻衝, 心火上炎, 宜用竹葉瀉經湯主之.

《醫宗金鑒》《外科心法要訣》
○ 漏睛瘡. 漏睛瘡在大眥生, 肝熱風濕病睛明, 紅腫痛潰膿稠易, 青黑膿稀難長平. 注. 此証生於目大眥, 由肝熱風濕, 病發於太陽膀胱經睛明穴. 其穴之處, 系藏淚之所. 初起如豆如棗, 紅腫疼痛, 瘡勢雖小, 根源甚深. 潰破出粘白膿者順, 出青黑膿或如膏者險. 初宜服疏風清肝湯, 潰後用黃靈藥, 捻入瘡口, 兼貼萬應膏, 其口漸漸收斂. 有膿從大眥內出者, 成漏難斂. 亦有瘡口過出淚液, 以致目內乾澀者, 收斂更遲. 若潰斷眼邊弦者不治. 疏風清肝湯, 當歸尾赤芍荊芥穗防風川芎菊花生梔薄荷各一錢柴胡連翹去心各一錢五分金銀花二錢甘草生五分燈心五十寸. 水煎, 食遠服. 方歌. 疏風清肝漏睛瘡, 又除肝熱散風強, 歸芍銀花芎菊草, 柴翹梔子薄荊防. 黃靈藥萬應膏, 俱見潰瘍門.

《目經大成》
○ 睛漏二十五. 何來風毒土金停, 化濕爲眵作淚傾, 時序遷移形不改, 醫家因以漏睛名. 大眥漏多人火旺, 時流血水疼而脹, 腎曾養也更須升, 心已消兮還欲降. 天火上行小眥傷, 漏緣砭割欠端詳, 致令血怯神膏損, 鎮日陰淫視減光. 此症非一時生得如是, 乃游風客熱停蓄臟腑, 傳於目系, 未能發泄而致. 且熱, 氣也, 風, 亦氣也. 氣以成形, 則變爲痰爲液爲膿汁, 出於大眥上下瞼頭小孔之中. 甚者, 內眥近鼻結一核, 砭破核則消, 而口不合, 膿汁長流. 向夕流多曰陰漏曰龍火. 日中病劇曰陽漏曰肥積. 幽鬱痰飲及天稟衰薄之人患者多. 亦有因蜆肉, 肉劃傷精血, 氣不流行, 而瘡口漸冷, 冷則凝, 凝則無所消化, 遂潰腐爲膿爲涎, 經歲無干. 每食毒物受風濕, 更能瘡與脹起, 腥穢不堪聞. 治當先事木火, 清空散胃風湯防風散結湯. 次及金土, 百合固金湯白菊清金散玉屛風散. 蓋火爲毒源, 潔其源則流不待澄而自清. 風爲邪帥, 降其帥則眾不爲祟而潛散. 然後以竹葉瀉經大補黃耆養陰清燥等湯, 或升陽益陰升陽散火, 各隨氣稟濃薄病症淺深以投之, 殆猶有甚然者, 吾斯之未能信.

《瘍科心得集》
○ 眼漏一名漏睛瘡, 生於目內眥下. 由肝熱風濕, 病發於足太陽膀胱經睛明穴, 其穴系藏淚之所. 初起如豆如棗, 紅腫疼痛, 瘡形雖小, 根源甚深, 斯時宜用清解清散. 如穿潰每難收斂, 遂成漏管, 以升藥條插入提之, 一日一換, 數十日方收口. 內服神效黃耆湯, 或作爲丸亦可. 此証又有潰斷眼邊弦者, 最難收口. 景岳神效黃耆湯, 治癰毒內虛, 毒不起化, 及潰後諸虛, 不能收口. 黃耆麥冬人蔘熟地茯苓甘草白芍當歸川芎遠志官桂薑棗.

11) 大眥漏

《證治準繩》
○ 大眥漏證. 大眥之間生一漏, 時流血水, 其色紫暈, 腫脹而疼. 病在心部, 火之實毒. 治法宜補北方, 瀉南方.

《審視瑤函》
○ 大眥漏兮真火毒, 時流血水脹而疼, 初起未損終須損, 腎要盈兮心要清. 此症大眥之間生一漏, 時流血而色紫暈. 病在心部, 火之實毒, 故要補腎以瀉心也. 宜服, 燥濕湯. 川黃連мо一錢蒼朮泔水製白朮土炒陳皮各八分白茯苓半夏枳殼梔仁炒黑各七分細甘草三分. 上銼劑, 白水二鐘, 煎至八分, 去滓熱服. 五花丸, 治漏睛膿出, 目停風熱在胞中, 結聚膿汁, 和淚相雜, 常流涎水. 久而不治, 至烏珠墜落. 金沸草二兩砂仁炒川椒皮各七錢甘草炙四錢白菊花黃柏酒製枸杞子各一兩半巴戟八錢. 上為細末, 煉蜜為丸, 如桐子大, 每服二十丸, 空心或鹽湯或溫酒送下.

《張氏醫通》
○ 大眥漏証. 大眥之間生一漏, 時流血水, 紫暈腫脹而痛. 病在心火實毒. 金花丸加羌活蠍尾.

12) 小眥漏

《證治準繩》
○ 小眥漏證. 小眥間生一漏, 時流血, 色鮮紅. 病由心包絡而來, 相火橫行之候. 失治則神膏損而明喪矣. 當於北方中補而抑之.

《審視瑤函》
○ 相火經行小眥傷, 不時流血脹難當, 休教血少神膏損, 致使終身不見光. 此症小眥之間生一漏, 時流血水, 其色鮮紅. 是病由心絡而來, 下焦火橫之疾. 當於腎中補而抑之. 宜服, 瀉濕湯. 車前子黃芩木通陳皮各一錢淡竹葉二十片茯苓枳殼梔仁炒黑荊芥穗 蒼朮各八分甘草三分. 上銼劑, 白水二鐘, 煎至八分, 去滓熱服. 白薇丸, 白薇五錢石榴皮防風白蒺藜杵去刺羌活各三錢. 上為細末, 米粉糊為丸, 如桐子大, 每服二十丸. 白滾湯送下. 益陰腎氣丸, 見卷二, 加羌活防風, 以補肝腎不足.

《張氏醫通》

○ 小眥漏証. 小眥間生一漏, 時流血色鮮紅. 病由心胞絡而來, 相火橫行之候. 導赤散加透風淸熱藥.

13) 陰漏

《證治准繩》

○ 陰漏證. 不論何部生漏, 但從黃昏至天曉, 則痛脹流水, 作靑黑色. 或腥臭不可聞, 日間則稍可, 非若他證之長流. 乃幽陰中有伏隱之火, 隨氣升而來, 故遇陰分卽病重. 治當溫而淸之.

《審視瑤函》

○ 陰漏黃昏靑黑水, 或然腥臭不堪聞, 幽陰隱處升陽火, 治用淸溫莫禱神. 此症不論何部生漏, 但漏從黃昏時至天曉, 則痛脹而流淸黑水也. 日間病尤稍可, 非若他症之長流. 乃幽陰中有伏隱之火, 隨氣升降來, 故夜間陰分而病重. 治當以溫而淸之. 宜服, 黃耆湯, 治眼膿漏不止. 黃耆麥門冬去心白茯苓防風人參地骨皮漏蘆知母遠志去心熟地黃各等分. 上銼劑, 白水二鐘, 煎至八分, 去滓熱服.

《張氏醫通》

○ 陰漏証. 不論何部生漏, 但從黃昏至天曉, 則痛脹流水, 作靑黑色. 或腥臭不可聞, 日間則稍可. 乃幽陰中有伏火爲患. 四物加細辛香附連翹之類.

14) 陽漏

《證治准繩》

○ 陽漏證. 不論何部分生漏, 但日間脹痛流水, 其色黃赤, 遇夜則稍可, 非若他漏長流也. 治當補正氣, 淸金火.

《審視瑤函》

○ 陽漏陽升黃赤流, 水腥目脹痛堪憂, 也知金火爲災害, 溫補淸涼弗外求. 此症不論何部分生漏, 但日間流水, 色黃赤者. 非若他症漏液長流. 病在陽部, 隨其氣而來. 治當補正氣, 而淸涼其燥濕. 以上二症, 專言其有時而發, 有時而止. 若長時流者, 各有正名, 彼此不同. 宜服, 保光散, 龍膽草酒炒白芷白芍藥防風牛蒡子炒硏黃芩山梔仁炒川芎生地黃大黃炒減半當歸身羌活荊芥穗甘草減半餘各等分. 上爲細末, 每服四錢, 白水煎, 食後服, 或銼劑煎服亦可. 補漏生肌散, 以上諸症, 皆可治之. 枯礬輕粉血竭乳香各等分. 上共硏極細膩, 對漏處吹點, 外用鹽花明礬少許煎水洗之. 小牛黃丸, 治一切眼漏, 及諸惡毒瘡等漏, 皆可治之, 大有神效. 牛黃珍珠朱砂要透明者母丁香 乳香去油沒藥去沉香銼末明雄黃要透明者佳人參各一錢琥珀八分要眞麝香三分滴乳石一錢半眞者白芷歸尾各二錢半. 上各製爲細末, 老米飯爲丸, 如粟米大, 每服一分, 空心幷臨睡各一服, 用淡淡土茯苓湯送下. 此丸以牛黃朱砂雄黃解其毒. 以珍珠琥珀, 滴乳石其肌. 以乳香沒藥解毒生肌, 兼之止痛. 以麝香沉香丁香通竅, 更引諸藥入于毒所. 血凝氣滯, 始結成毒, 故以當歸尾消其血之凝. 白芷稍散其氣之滯. 又以人參扶其正氣, 所謂正人進而邪人退矣. 如此爲治, 厥疾寧有弗瘳者哉.

《張氏醫通》

○ 陽漏証. 不論何部生漏, 但日間脹痛流水, 其色黃赤, 遇夜則稍可. 乃陽絡中有濕熱留著所致. 人參漏蘆散去當歸加羌防生甘草.

3. 白睛外障

1) 赤眼

《諸病源候論》

○ 一目赤痛候. 凡人肝氣通受於目. 言肝氣有熱, 熱沖受於目, 故令赤痛.

《銀海精微》

○ 赤而不痛. 問曰, 人之患眼, 赤而不痛者何也. 答曰, 肝熱也. 膀胱澀而不利, 心火炎也, 人身之血若河澤之流, 此若川澤疏通, 必歸於海, 若膀胱壅塞, 則洪水妄流, 人之血順則經絡流利, 上下相接, 周而複始, 逆則散漫妄行, 上注於目, 故赤而不痛. 今膀胱不利, 心火上炎, 肝經實熱, 豈不若川澤之壅塞也. 治之須用八正散導赤散順肝丸服之. 八正散導赤散順肝丸, 黃連黃芩當歸葽仁三十粒上共爲末, 煉蜜爲丸.

○ 左赤傳右. 問曰, 左赤傳右何也. 答曰, 此陰經火熱也. 陽中行陰肝也, 陰中行陽心也. 邪熱攻積於肝也, 肝邪交於心, 傳於目也. 左目屬太陽, 右目屬太陰, 故左赤傳右, 太陽經旺也. 宜服三黃丸洗心散三黃丸. 熱甚加黃柏. 洗心散, 大黃赤芍藥當歸甘草荊芥麻黃梔子各一兩上各等分, 水煎服.

○ 右赤傳左. 問曰, 右赤傳左何也. 答曰, 此陰經火旺. 脈有陰經及陽絡皆屬於肺, 氣者肺之精也. 故右赤傳左, 乃肺經邪熱, 陰絡火旺, 宜服瀉肺散. 一曰陰虛, 命門火旺也. 瀉肺散, 治肺氣壅塞, 邪熱上攻眼目. 白睛腫脹, 日夜痛, 心煩悶. 桑白皮元參升麻杏仁旋複花赤芍藥菊花葶藶防風黃芩枳殼甘草炙各一兩. 上每服水一鍾半, 薑三片, 煎至八分, 食遠溫服.

《東垣十書》

○ 目赤. 發熱惡熱而渴, 但目赤者, 病臟也. 手太陰肺不足, 不能管領陽氣也. 宜以枸杞生地黃熟地黃之類主之. 脈洪大, 甚則嘔血, 先有形也.

《儒門事親》
○ 病目經年, 夫病赤目, 經年不愈者, 是頭風所加之, 令人頭痛, 可用獨聖散八正散之類. 赤目腫作, 是足厥陰肝經有熱. 利小便, 能去肝經風熱也.

《鄕藥集成方》
○ 赤眼. 《聖惠方》論曰, 夫眼目者, 一身之精明, 五藏之日月. 若肝氣通和, 則諸疾不生也. 若藏府壅滯, 不能宣通, 風邪積熱在於肝膽, 上衝於目, 故眼赤痛也. 《聖惠方》乳汁煎, 治肝熱眼赤痛. 人乳汁半合, 古字錢十枚. 右以乳汁, 於銅器中, 磨錢令變色, 煎稀稠成煎, 卽住內瓷瓶中, 每以銅筯頭, 收少許, 點目眥頭, 日三五度. 地龍糞餠子, 治眼赤痛. 地龍糞硏梔子仁末各半兩牛蒡根三兩生者. 右擣, 令熟, 硬軟得所, 捏作餠子, 閑時臥, 以損他蠟切扐也眼上, 時時易之. 《聖濟總錄》治積年風毒, 眼赤痛, 多熱淚, 歲月寢久. 藁本去苗石決明剉細擣如粉芍藥天麻防風去叉細辛 各一兩白芷車前子各半兩. 右麤末, 每服一錢, 以水一鍾半, 煎至一鍾, 去滓, 食後溫服, 臨臥再服. 治赤目痛澁, 及一切目疾, 湯器熨. 盛熱湯滿器銅器尤佳, 以水掬熨眼, 眼緊閉勿開, 亦勿以手揉眼, 但掬湯沃湯, 冷卽已. 若有疾, 一日可三四爲之, 無疾一日一兩次沃, 令眼明. 此法最治赤眼及瞼皆痒. 昔有人因少年夜書小字, 病目痛楚. 凡二十年, 用此法遂永差. 又有人苦目昏, 用此法, 踰年後, 遂能燈下觀細書. 大率血得溫則榮, 目全要血養, 若衝風冒冷, 歸而沃之, 極有益於目. 治心膈氣痰, 煩燥寒熱頭痛, 眼赤痛暗昏. 秦艽去苗土枳實去穰麩炒升麻柴胡去苗知母焙當歸切焙芍藥各一兩芎藭半兩. 右麤末, 每服五錢, 水一鍾半, 煎至一鍾, 去滓, 食後臨臥溫服. 治心肺風熱, 目乾澁赤痛. 人參蔚子細辛去苗桔梗炒防風去叉黃芩大黃剉炒各一兩赤茯苓半兩. 右爲麤末, 每服五錢, 水一鍾半, 煎至一鍾, 去滓, 食後臨臥溫服. 《直指方》麥黃湯, 治熱眼赤痛. 車前子麥門冬去心生地黃洗曬 等分. 右剉, 每服三錢, 新水入蜜同煎, 食後服. 加芎藭尤好. 消毒麻仁元, 治肝熱風毒, 攻眼赤痛. 大黃生五兩山梔子仁十兩杏仁去皮曬二兩. 右末煉蜜圓, 如梧子大, 每服三四十圓, 臨臥溫湯下. 《千金方》洗眼湯, 治目赤痛. 甘竹葉七枚烏梅古錢各三枚. 右以水二升, 漬半日, 東向竈, 煮三沸, 三上三下, 得二合, 臨欲眠注目眥. 《得效方》地黃膏, 治赤眼. 生地黃肥者淨洗硏細, 絹帛包之, 仰臥以藥搭在眼上, 初似碍而痛, 少頃淸凉. 《拔粹方》治眼稍赤. 黃丹白礬等分. 右爲末, 少少貼之. 《經驗良方》治眼赤鼻張, 大喘, 渾身出斑, 毛髮起如銅鐵, 乃目中熱, 毒氣結於下焦. 白礬滑石各一兩. 右爲末, 都作一服, 水三椀, 煎至半,

令不住飮, 候盡乃安. 《烟霞聖效方》拜堂散, 治風赤眼. 五倍子爲細末乾, 貼赤處便可. 《百一選方》治風眩赤眼. 防風一寸許銅靑一塊黑豆大杏仁兩箇去尖不去皮. 右各細切, 於盞中, 新汲水浸, 湯甁上頃令極熱, 乘熱洗之, 如痛者, 加當歸數片爲妙. 《兵部手集》治眼暴赤痛, 神效. 枸杞汁點眼, 立驗. 《斗門方》治火眼. 艾燒令烟起, 以椀盖之, 候烟上碗成煤, 取下, 用溫水調化洗, 火眼卽差. 《外臺祕要》治赤眼及睛上瘡. 秦皮一兩, 淸水一升漬白椀中, 春夏一食時以上, 看碧色, 以筯頭纏綿, 仰臥點眼, 仍先從大眥中滿眼, 微餘三五食間, 側臥瀝汁. 每日十度, 點不過二日, 差. 《本草集方》治眼眥痒痛. 枸杞子含一滿口, 待稍溫熱, 嚥之. 《食醫心鏡》理肝藏壅熱, 目赤磣痛, 兼明目, 補肝氣. 猪肝一具, 細起薄切, 以水淘瀝, 出曬乾, 卽以五味醬醋, 食之. 《鄕藥救急方》治眼風赤. 黃蘗皮竹葉各五錢古銅錢 五枚. 右用水牛椀, 內鹽少許濃煎, 綿濾去滓, 洗眼. 治眼暴赤澁痛. 黃蘗皮一兩桑白皮一握. 右以水三升, 煎二升, 去滓, 澄淸待冷洗. 《鄕藥惠民方》治眼赤, 全不見物. 燕巢內小蛤細硏, 納眼中卽差. 《本朝經驗》治眼風赤澁痒. 楓葉不以多少, 以水爛煎, 去滓停冷洗之, 不過三度差. 《本草衍義》治暴赤眼無瘡者. 生薑以古銅錢刮取汁, 仍以錢唇點目, 熱淚出, 今日點, 來日愈. 但小兒甚懼, 不須疑, 已試良驗. 《醫林方》治目赤疼痛. 地龍不以多少, 去土爲細末, 每服三錢, 溫酒或白湯下.

《證治准繩》
○ 《內經》目赤有三, 一曰風助火鬱於上. 經云, 少陰司天之政, 二之氣, 陽氣布, 風乃行, 寒氣時至, 民病目瞑, 目赤, 氣鬱於上而熱. 又云, 少陽司天之政, 初之氣, 風勝乃搖, 候乃大溫, 其病氣怫於上, 目赤是也. 二日火盛. 經曰, 火太過曰赫曦, 赫曦之紀, 其病目赤. 又云, 火鬱之發, 民病目赤, 心熱. 又曰, 少陽司天之政, 三之氣, 炎暑至, 目赤. 又云, 少陽之勝, 目赤是也. 三曰燥邪傷肝. 經云, 歲金太過, 燥氣流行, 民病目赤. 又云, 陽明司天, 燥氣下臨, 肝氣上從, 脅痛目赤是也. 倪仲賢論心火乘金, 水衰反製之病曰, 天有六邪, 風寒暑濕燥火也. 人有七情, 喜怒憂思悲恐驚也. 七情內召, 六邪外從, 從而不休, 隨召見病, 此心火乘金, 水衰反製之原也. 世病目赤爲熱, 人所共知者也. 然不審其赤分數等, 治各不同. 有白睛純赤, 熱氣炙人者, 乃淫熱反克之病也, 治如淫熱反克之病. 有白睛赤而腫脹, 外睫虛浮者, 乃風熱不製之病也, 治如風熱不製之病. 有白睛淡赤, 而細脈深紅, 縱橫錯貫者, 乃七情五賊勞役飢飽之病也, 治如七情五賊勞役飢飽之病. 有白睛不腫不脹, 忽如血貫者, 乃血爲邪勝, 凝而不行

부록-白睛外障

之病也. 治如血爲邪勝凝而不行之病. 有白睛微變靑色, 黑睛稍帶白色, 白黑之間赤環如帶, 謂之抱輪紅者, 此邪火乘金水衰反製之病也. 此病或因目病已久, 抑鬱不舒, 或因目病誤服寒涼藥過多, 或因目病時內多房勞, 皆能內傷元氣, 元氣一虛, 心火亢盛, 故火能克金. 金乃手太陰肺, 白睛屬肺. 水乃足少陰腎, 黑睛屬腎. 水本克火, 水衰不能克反受火製, 故視物不明, 昏如霧露中, 或睛珠高低不平, 其色如死, 甚不光澤, 赤帶抱輪而紅也. 口乾舌苦, 眵多羞澁, 稍有熱者, 還陰救苦湯主之. 黃連羊肝丸主之, 川芎決明散主之. 無口乾舌苦, 眵多羞澁者, 助陽活血湯主之, 神驗錦鳩丸主之, 萬應蟬花散主之. 有熱無熱, 俱服《千金》磁朱丸, 鎭墜心火, 滋益腎水, 榮養元氣, 自然獲愈也. 噫, 天之六邪未必能害人也, 唯人以七情召而致之也. 七情匪召, 六邪安從. 反此者, 豈止能避而已哉, 猶當役之而後已也. 論淫熱反克之病曰, 膏粱之變, 滋味過也. 氣血俱盛, 稟受濃也. 六陽上炎, 陰不濟也. 邪入經絡, 內無御也. 因生而化, 因化而熱, 熱爲火, 火性炎上. 足厥陰肝爲木, 木生火, 母妊子, 子以淫勝, 禍發反克, 而肝開竅於目, 故肝受克而目亦受也. 其病眵多, 緊澁, 赤脈貫睛, 臟腑祕結者爲重. 重者芍藥淸肝散主之, 通氣利中丸主之. 眵多, 緊澁, 赤脈貫睛, 臟腑不祕結者爲輕. 輕者減大黃芒硝, 芍藥淸肝散主之, 黃連天花粉丸主之. 少盛, 服通氣利中丸. 目眶爛者, 內服上藥, 外以黃連蘆甘石散收其爛處, 兼以點眼春雪膏龍腦黃連膏嚙鼻碧雲散, 攻其淫熱, 此治淫熱反克之法也. 非膏粱之變, 非氣血俱盛, 非六陽上炎, 非邪入經絡, 毋用此也. 用此則寒涼傷胃, 生意不上升, 反爲所害. 論風熱不製之病曰, 風動物而生於熱, 譬以烈火焰而必吹, 此物類感召而不能違閒者也. 因熱而召, 是爲外來. 久熱不散, 感而自生, 是爲內發. 內外爲邪, 唯病則一. 淫熱之禍, 條已如前. 益以風邪, 害豈纖止. 風加頭痛, 風加鼻塞, 風加腫脹, 風加涕淚, 風加眉骨酸疼, 有一於此, 羌活勝風湯主之. 風加癢, 則以杏仁龍腦草泡散洗之. 病者有此數証, 或不服藥, 或誤服藥, 翳必隨之而生矣. 餘文詳外障條. 七情五賊勞役飢飽之病, 見目痛. 論血爲邪勝, 凝而不行之病曰, 血陰物, 類地之水泉, 性本靜, 行其勢也. 行爲陽, 是陰中之陽, 乃坎中有火之象, 陰外陽內故行也. 純陰故不行也, 不行則凝, 凝則經絡不通. 經曰, 足陽明胃之脈, 常多氣多血. 又曰, 足陽明胃之脈, 常生氣生血. 手太陽小腸之脈, 斜絡於目眥, 足太陽膀胱之脈, 起於目內眥, 二經皆多血少氣. 血病不行, 血多易凝. 靈蘭祕典論曰, 脾胃者, 倉廩之官, 五味出焉. 五味淫則傷胃, 胃傷血病,

是爲五味之邪從本生也. 又曰, 小腸者, 受盛之官, 化物出焉. 遇寒則阻其化. 又曰, 膀胱者, 州都之官, 津液藏焉. 遇風則散. 其藏一阻一散, 血亦病焉, 是爲風寒之邪從末生也. 凡是邪勝血病不行, 不行漸滯, 滯則易凝, 凝則病始外見, 以其斜絡目眥耶, 以其起於目內眥耶, 故病環目靑黧, 如被物傷狀, 重者白睛亦黧, 輕者或成斑點, 然不痛不癢, 無淚眵 羞澁之証, 是曰血爲邪勝, 凝而不行之病. 此病初起之時, 大抵與傷風証相似, 一二日則顯此病也. 川芎行經散主之, 消凝大丸子主之. 睛痛者, 更以當歸養榮湯主之, 如此則凝複不滯, 滯複能行, 不行複行, 邪消病除, 血複如故. 戴複庵云, 赤眼有數種, 氣毒赤者, 熱甕赤者, 有時眼赤者, 無非血甕肝經所致. 蓋肝主血, 通竅於眼, 赤眼之病, 大率皆由於肝. 宜黑神散消風散等分, 白湯調, 食後睡時服. 仍用豆腐切片敷其上, 鹽就者可用, 酸漿者不可用, 卽烏豆敷盦之意. 風熱赤甚者, 於黑神散消風散二藥中, 放令消風頭高, 間以漸二泄, 睡時冷調洗肝散, 或菊花散服, 仍進四物湯, 內用生地黃赤芍藥. 只須半帖, 食後作一服, 卻加赤茯苓半錢, 醉將軍一錢, 卽酒蒸大黃. 早晨鹽湯下養正丹二三十粒. 若不便於過涼之劑, 則不必用洗肝散, 宜黑神散二錢, 消風散一錢. 尋常赤眼, 用黃連硏末, 先用大菜頭一個, 切了蓋, 剜中心作一竅, 入連末在內, 複以蓋遮住, 竹簽簽定, 慢火內煨熟, 取出候冷, 以菜頭中水滴入眼中. 若赤眼久而不愈, 用諸眼藥無效者, 早起以蘇子降氣湯下黑錫丹, 日中以酒調黑神散, 臨睡以消風散下三黃丸. 此數藥, 不獨治久赤, 諸眼疾皆治之. 海藏云, 目赤暴作雲翳, 痛不可忍, 宜四物龍膽湯. 眼赤暴發腫, 散熱飮子, 瀉靑丸. 肝臟實熱, 眼赤疼痛, 竹葉湯龍膽飮決明子湯麥門冬湯瀉肝散羊肝丸. 服寒涼藥太過, 目赤而不痛, 內服助陽和血補氣湯, 外用碧天丸洗之. 目赤腫, 足寒者, 必用時時溫洗其足, 並詳赤脈處屬何經, 灸三裡臨泣崑崙等穴, 立愈. 赤眼癢痛, 煎枸杞汁服. 治暴赤眼, 古銅錢刮淨薑上, 取汁於錢唇, 點目熱淚出, 隨點隨愈. 有瘡者不可用. 或削附子赤皮末, 加蠶屎著眥中. 或《本事》針頭丸, 皆治陰病目赤. 九節黃連秦皮粗末, 加滑石煎湯洗, 或用艾燒煙, 以碗蓋之, 候煙上煤, 取下, 入黃連, 以溫水調洗, 及前煨菜汁方, 皆治陽病目赤.

《審視瑤函》

○ 運氣原証. 按《內經》, 時行暴熱, 天氣亢和, 燥火犯淫, 邪風所侮, 民病目赤. 大要有三, 一曰風助火鬱於上. 經云, 少陰司天之政. 初之氣, 陽氣布, 風乃行, 寒氣時至, 氣鬱於上而熱. 目赤. 經云, 少陽司天之政. 二曰火勝, 二之氣, 候乃大溫, 其病氣拂於上, 目赤.

三日燥邪傷肝. 三之氣, 歲金太過, 燥氣流行. 經云, 陽明司天. 燥氣下臨, 肝氣上從, 脅痛而目赤. 雖其間病有不同, 大要不出此三候也.

《張氏醫通》

○ 目赤. 目赤有三. 一日風助火鬱於上, 二日火盛, 三日燥邪傷肝. 戴複庵云, 赤眼有三. 有氣毒有熱壅有時眼, 無非血壅肝經所致. 屬表者, 羌活勝風湯. 屬裡者, 瀉肝散等藥. 赤久生翳膜者, 春雪膏蒺仁膏選用. 並用碧雲散吹鼻. 目赤腫足寒者, 必用時時溫洗其足. 並詳赤脈處屬何經治之. 王節齋云, 眼赤腫痛, 古方用藥, 內外不同. 在內湯散, 用苦寒辛涼之藥以瀉火. 在外點洗, 用辛熱辛涼之藥以散邪, 故點藥莫要於冰片, 而冰片大辛大熱. 因其性辛甚, 故借以拔出火邪而散其熱氣. 世俗不知冰片為劫藥. 誤認為寒, 常用點藥, 遂致積熱入目, 昏暗障翳. 又不知寒涼, 而妄將寒涼冷藥挹洗, 常致昏暗者, 比比皆是. 赤眼腫痛, 脾虛不能飲食, 肝脈盛, 脾脈弱. 用涼藥治肝則脾愈虛, 暖藥暖脾則肝益甚. 惟於平和藥中, 倍加肉桂殺肝而益脾, 一擧兩得. 經云, 木得桂而枯, 更以芍藥製之, 散熱存陰之捷法也. 人乳點眼, 久病昏暗極效. 以乳與血液同源, 目得血而能視也. 凡赤而腫痛者, 當散濕熱. 赤而乾痛者, 當散火毒. 赤而多淚者, 當散風邪. 赤而不痛者, 當利小便. 先左赤而傳右者, 為風熱挾火, 散風藥主. 勿兼涼藥, 涼能鬱火也. 先右赤而傳左者, 痰濕挾熱, 瀉火藥中, 必兼風藥, 風能勝濕也. 凡赤甚腫痛, 於上脾開出惡血, 則不傷珠.

2) 眼痛
《銀海精微》

○ 早晨疼痛. 問日, 早晨痛至午者何也. 答日, 早晨至午皆陽旺, 是虛陽攻上, 頭風攻注. 為諸陽之首, 早晨人動則血運赤陽轉於首, 與風氣相攻, 早晨疼痛兩甚. 宜服川芎散白蒺藜散. 川芎散, 石膏二兩川芎五錢白附子一兩甘草羌活菊花地骨皮上等分. 水煎服. 白蒺藜散, 方在風肝目暗症內

○ 午後疼痛. 問日, 人之患眼, 午後至夜, 漸加疼痛者何也. 答日, 腦虛陽毒勝也. 人身之血, 午後行於陰道, 至夜歸於肝之司, 況腦虛陽毒勝, 故午後漸疼痛昏花也. 治之須用回陽湯, 次以夜光柳紅丸, 宜服. 回陽湯, 治眼珠淡紅, 羞澀難開, 宜服. 附子人蔘當歸川芎赤芍藥茯苓五味子細辛車前子甘草. 上每服棗子一枚, 薑三片, 水煎, 飢服. 夜光柳紅丸, 方在風牽出瞼症內, 治風濕傷肝.

○ 痛極憎寒. 問日, 人之患眼痛而憎寒者何也. 答日, 此乃氣衰血盛. 經日, 血榮氣衛. 足厥陰主血, 榮陰也,

衛為陽, 今氣衰血旺, 乃陽不勝陰, 故痛極而惡寒也. 宜服附子豬苓湯白朮湯主之. 附子豬苓湯, 白芍藥甘草羌活各一兩附子豬苓加黃芩柴胡. 上每服五錢, 水煎服之. 白朮湯, 白朮川芎蔓莉子沒藥白蒺藜去刺黃芩防風五味子菊花甘草. 上各等分, 水煎服. 問日, 人之患眼痛而體熱者何也. 答日, 衛屬陽而發熱, 榮屬陰而發寒, 榮衛為陰陽之道也. 在上屬心肺, 在下屬肝腎, 今乃氣旺而血衰, 是陽多陰少, 故痛而體熱, 是熱邪歸於心也. 宜服洗心散解明散. 洗心散, 大黃赤芍藥荊芥黃連當歸連翹薄荷甘草. 解明散, 當歸赤芍藥黃芩菊花柴胡地骨皮車前子桔梗生地黃梔子連翹各一兩. 上各等分, 水煎服.

○ 不赤而痛. 問日, 人之患眼, 不癢不赤而痛者何也. 答日, 氣腦虛也, 榮衛不和, 氣血凝滯亦有也. 七情鬱結, 肝風沖上, 腦中風氣相攻, 故不癢不赤而痛. 初患急服藥, 恐變為五風內障難治. 宜服透紅勻氣散川芎散助陽和血湯. 透紅勻氣散, 當歸細辛白芷沒藥澤蘭甘草茴香天仙藤濃朴乳香肉桂黑牽牛生地黃羌活各一兩. 上為末, 每服三錢, 熱酒調下. 川芎散, 川芎菊花細辛鼠粘子石膏僵蠶蒺藜各一兩. 上為末, 每服二錢, 米湯下. 助陽和血湯 方在傷寒熱病後症內.

《奇效良方》

○ 治眼睛痛, 不堪忍. 川芎當歸防風防己各半兩. 上為細末, 每服三錢, 熱酒調服.

《향약집성방》

○ 眼睛疼痛. 《聖惠方》論日, 夫肝氣通於目, 目者肝之官. 眼有五輪, 內應五藏. 若肝膽氣實, 胸膈壅滯, 風邪毒氣, 上攻於目, 則令眼睛疼痛也. 《簡要濟衆方》補肝散, 治肝虛目睛疼, 冷淚不止, 筋脈痛, 及眼羞明怕日. 夏枯草半兩香附子一兩. 右共為末, 每服一錢, 臘茶清, 調下, 無時. 《肘後方》療目卒痛. 荊木燒出黃汁, 傅之. 《千金方》治目痛不得睡. 暮灸新青布熨, 并蒸大豆, 袋盛枕之, 夜常令熱.

《證治准繩》

○ 目痛有二, 一謂目眥白眼痛, 一謂目珠黑眼痛. 蓋目眥白眼疼屬陽, 故晝則疼甚, 點苦寒藥則效. 經所謂白眼赤脈, 法於陽故也. 目珠黑眼疼屬陰, 故夜則疼甚, 點苦寒則反劇. 經所謂瞳子黑眼, 法於陰故也. 婁全善云, 夏枯草治目珠疼, 至夜則疼甚者神效. 或用苦寒藥點眼上反疼甚者, 亦神效. 蓋目珠者連目本, 目本又名目系, 屬厥陰之經也. 夜甚及用苦寒點之反甚者, 夜與寒亦陰故也. 丹溪云, 夏枯草有補養厥陰血脈之功, 其草三四月開花, 遇夏至陰生則枯, 蓋稟純陽之氣也. 故治厥陰目疼如神者, 以陽治陰也. 予周師目珠疼, 及連

부록-白睛外障

眉棱骨痛, 及頭牛邊腫痛, 遇夜則作, 用黃連膏子點上則反大疼, 諸藥不效, 灸厥陰少陽則疼隨止, 牛月又作, 又灸又止者月餘, 遂以夏枯草二兩, 香附二兩, 甘草四錢, 同爲細末. 每服一錢五分, 用茶淸調服. 下咽則疼減大半, 至四五日良愈. 又一男子年六十歲, 亦目珠連眉棱骨痛, 夜甚, 用苦寒劑點亦甚, 與前証皆同, 但有白翳二點在黑目及外, 與翳藥皆不效. 亦以此藥間東垣選奇湯, 又加四物黃連煎服, 並灸厥陰少陽而安. 倪仲賢論七情五賊勞役飢飽之病云, 陰陽應象大論曰, 天有四時, 以生長收藏, 以生寒暑燥濕風. 寒暑燥濕風之發耶, 發而皆宜時, 則萬物俱生. 寒暑燥濕風之發耶, 發而皆不宜時, 則萬物俱死. 故曰生於四時, 死於四時. 又曰人之五臟, 化爲五氣, 以生喜怒憂悲恐. 喜怒憂悲恐之發耶, 發而皆中節, 則九竅俱生. 喜怒憂悲恐之發耶, 發而皆不中節, 則九竅俱死. 故曰生於五臟, 死於五臟. 目, 竅之一也. 光明視見, 納山川之大, 及毫芒之細, 悉雲霄之高, 盡泉沙之深. 至於鑒無窮爲有窮, 而有窮又不能爲窮, 反而聚之, 則乍張乍斂, 乍動乍靜, 爲一泓一點之微者, 豈力爲強致而能此乎, 是皆生生自然之道也. 或因七情內傷, 五賊外攘, 飢飽不節, 勞役異常, 足陽明胃之脈, 足太陰脾之脈, 爲戊己二土, 生生之源也. 七情五賊, 總傷二脈, 飢飽傷胃, 勞役傷脾, 戊己旣病, 則生生自然之體, 不能爲生生自然之用, 故致其病, 曰七情五賊勞役飢飽之病. 其病紅赤睛珠痛, 痛如刺刺, 應太陽. 眼瞼無力, 常欲垂閉, 不敢久視, 久視則酸疼. 生翳者成陷下, 所陷者, 或圓或方, 或長或短, 或如點, 或如縷, 或如錐, 或如鑿. 有犯此者, 柴胡複生湯主之, 黃連羊肝丸主之. 睛痛甚者, 當歸養榮湯主之, 助陽活血湯主之, 加減地黃丸主之, 決明益陰丸主之, 加當歸黃連羊肝丸主之, 龍腦黃連膏主之. 以上數方, 皆群隊升發陽氣之藥, 其中有用黃連黃芩之類者, 去五賊也. 嗜鼻碧雲散, 亦可間用. 最忌大黃芒硝牽牛石膏梔子之劑, 犯所忌則病愈劇. 又論亡血過多之病曰, 六節臟象論曰, 肝受血而能視. 宣明五氣篇曰, 久視傷血. 氣厥論曰, 膽移熱於腦, 則辛 鼻淵, 傳爲衄瞑目. 四時刺逆從論曰, 冬刺經脈, 血氣皆脫, 令人目不明. 由此推之, 目為血所養明矣. 手少陰心生血, 血榮於目, 足厥陰肝開竅於目, 肝亦主血, 故血亡目病, 男子衄血便血, 婦人產後崩漏, 亡之過多者, 皆能病焉. 其証睛珠痛, 珠痛不能視, 羞明癮澁, 眼瞼無力, 眉骨太陽因爲酸疼. 芎歸補血湯主之, 當歸養榮湯主之, 除風益損湯主之, 滋陰地黃丸主之. 諸有熱者, 加黃芩. 婦人產漏者, 加阿膠. 脾胃不佳, 惡心不進食者, 加生薑. 複其血, 使得其所養則愈. 然要忌鹹物. 宣明五氣篇曰, 鹹走血, 血病無多食鹹是也.

○ 白眼痛. 多有赤脈, 視其從上而下者, 太陽病也, 羌活爲使. 從下而上者, 陽明病也, 升麻爲使. 從外走內者, 少陽病也, 柴胡爲使. 太陽病宜溫之散之, 陽明病宜下之, 少陽病宜和之. 又惡寒脈浮爲有表, 宜選奇湯, 防風飮子等散之. 脈實有力, 大腑閉, 爲有裡, 宜瀉青丸, 洗肝散等微利之. 亦有不腫不紅, 但沙澀昏痛者, 乃氣分隱伏之火, 脾肺絡有濕熱, 秋天多有此患, 故俗謂之稻芒赤, 亦曰白赤眼也. 通用桑白皮散玄蔘丸瀉肺湯大黃丸洗眼靑皮湯朱砂煎. 洗肝散《和劑》, 治風毒上攻, 暴作赤目, 腫痛難開, 隱澁眵淚. 薄荷葉當歸羌活防風山梔仁甘草炙大黃川芎各二兩. 上爲細末, 每服二錢, 食後熟水調下. 桑白皮散, 治肺氣壅塞, 毒熱上攻, 眼目白睛腫脹, 日夜疼痛, 心胸煩悶. 桑白皮玄蔘川升麻旋複花去枝梗赤芍蔘杏仁甘菊花去枝梗甜葶藶炒防風去蘆黃芩 枳殼去瓤麩炒甘草炙各一兩. 上咬咀, 每服四錢, 水一盞半, 生薑三片, 煎至八分, 去滓, 食後溫服. 大黃丸, 治白睛腫脹, 痛不可忍. 大黃剉炒蔓荊子去皮甘菊花土瓜根防風去杈陳皮去白靑皮去瓤黃連去鬚前胡丹蔘吳藍葳蕤各一兩決明子微炒冬瓜子靑葙子地膚子車前子各一兩半. 上爲細末, 煉蜜和丸, 如梧桐子大. 每服三十丸, 食前用溫酒送下. 玄蔘丸, 治肺臟積熱, 白睛腫脹, 遮蓋瞳人, 開張不得, 赤澁疼痛. 玄蔘川升麻漢防己羚羊角屑沙蔘車前子梔子仁桑根白皮杏仁湯浸去皮尖雙仁麩炒黃各一兩大麻仁川大黃微炒各一兩半. 上爲細末, 煉蜜和丸, 如桐子大, 每服二十丸, 食後以溫水送下, 臨臥時再服. 瀉肺湯, 治暴風客熱外障, 白睛腫脹. 羌活玄蔘黃芩各一兩半地骨皮桔梗大黃芒硝各一兩. 上剉碎, 每服五錢, 水一盞, 煎至五分, 去滓, 食後溫服. 朱砂煎, 治白睛腫起, 赤磣疼痛. 朱砂細研杏仁湯浸去皮尖靑鹽各二錢半馬牙硝細研黃連細研各半兩. 上研勻, 綿裹, 以雪水參合, 浸一宿, 濾入瓷盒中, 每用以銅箸點之. 洗眼靑皮湯, 治白睛腫起, 赤磣痛癢. 靑皮去粗皮桑根白皮葳蕤各一兩川大黃玄蔘梔子仁靑鹽湯澄下各半兩竹葉一握. 以水二大盞, 煎至一盞半, 入鹽, 濾去滓, 微熱淋洗, 冷卽再緩. 附方, 治睛痛難忍者. 白芷細辛防風赤芍藥各等分. 上爲末, 每服三錢, 水一盞, 入砂糖二錢, 同煎至七分, 去滓, 不拘時, 溫服.

《동의보감》

○ 眼疼. 目疼有二, 一謂目眥白眼疼, 二謂目珠黑眼疼也. 目眥白眼疼屬陽故, 晝則疼甚, 點苦寒藥則效. 經所謂白眼赤脉, 法於陽故也. 目珠黑眼疼屬陰故, 夜則疼甚, 點苦寒藥則反劇. 經所謂瞳子黑眼, 法於陰故也.

綱目. 一人目珠疼連, 眉稜額角皆痛, 遇夜則甚, 點苦寒藥則反甚. 諸藥不效, 灸厥陰少陽則痛止. 半月復作, 遂以夏枯草散, 茶淸調下, 初服疼減太半, 四五日良愈. 後試亦驗. 綱目. 目赤而痛者, 肝實熱也. 回春. 睛疼難忍, 當歸防風細辛薄荷等分, 爲末每二錢, 麥門冬湯調下日三. 本事. 黑睛疼, 知母黃栢瀉腎火, 當歸養陰水. 丹心. 目赤痛, 脈實大便祕者, 以瀉靑丸方見五藏, 洗肝散方見五藏, 微利之卽愈, 或救苦湯方見上天行赤目. 入門. 湯火傷眼腫痛, 不可用冷藥, 點之以五行湯, 溫洗地黃膏付之方見上. 入門. 若讀書鍼刺過度而眼痛, 名曰肝勞, 但須閉目調護. 入門. 瀉靑丸, 治肝實. 當歸草龍膽川芎梔子大黃煨羌活防風各等分. 爲末, 蜜丸芡實大, 每一丸, 竹葉湯, 同砂糖, 溫水化下. 綱目. 一名凉肝丸. 洗肝散, 治肝實. 羌活當歸薄荷防風大黃川芎梔子炒甘草灸各一錢. 爲剉, 水煎服, 加草龍膽一錢, 尤妙. 海藏. 救苦湯, 治眼暴赤, 腫苦痛不可忍. 蒼朮草龍膽各一錢四分當歸甘草各一錢川芎六分生地黃柏黃芩知母各五分羌活升麻柴胡防風藁本黃連各三分桔梗連翹細辛紅花各二分. 右剉作一貼, 水煎食後服. 正傳. 五行湯, 洗暴赤眼, 及時行眼疾腫痛. 黃栢一味爲末, 以濕紙包裹, 黃泥固濟火煨, 候乾取出, 每用一彈子大, 綿包浸一盞水內, 飯上蒸熱, 乘熱熏洗, 極妙. 此方有金木水火土製過, 故名爲五行湯. 入門. 地黃膏, 治眼被物撞打, 腫痛昏暗. 生地黃一合取汁黃連一兩黃栢寒水石各五錢. 右三味爲末, 和地黃汁成餠, 以紙攤貼眼上. 非但撞打, 凡風熱赤目, 熱淚出, 皆可用. 得效.

《審視瑤函》
○ 目痛. 經云有二, 一謂目眥白眼痛, 一謂目珠黑眼痛. 蓋目眥白眼疼屬陽, 故晝則痛甚, 點苦寒藥則效, 經所謂白眼赤脈法於陽故也. 目珠黑眼痛屬陰, 故夜則痛甚, 點苦寒藥則反劇, 經所謂瞳子黑眼法於陰故也. 凡目痛皆屬於熱之所致, 煩燥者氣隨火升也. 東垣云, 元氣虛損而熱, 輕手捫之, 熱在皮毛血脈也. 重手按之, 筋骨熱甚者, 熱在筋骨也. 不輕不重而熱熱在肌肉也. 又云, 晝則發熱, 夜則安靜, 是陽氣自熱於陽分也. 晝則安靜, 夜則發熱煩燥, 是陽氣下陷入陰中也, 名曰熱入血室. 晝夜發熱是重陽無陰也, 亟瀉其陽, 峻補其陰也.

○ 白眼痛有表裡等症, 或疼極而痛, 從外走內者, 宜溫之散之, 有不紅腫而澀痛者, 火伏氣分, 瀉白散爲主. 有白珠變靑藍色, 乃鬱邪蒸逼, 走散珠中, 亟宜調氣以養之.

《張氏醫通》
○ 目痛. 目痛有二, 一謂目眥白眼痛, 一謂目珠黑眼痛. 蓋目眥白眼痛屬陽, 故晝則疼甚, 點苦寒藥則效. 經所謂白眼赤脈, 法於陽是也. 目珠黑眼痛屬陰, 故夜則疼甚, 點苦寒藥反劇. 經所謂瞳子黑眼, 法於陰故也. 樓全善雲, 夏枯草散, 治目珠痛, 至夜則疼甚者, 神效. 血熱, 本方加當歸芍藥. 虛人, 四物湯換生地加羌活香附, 下咽則疼減. 風熱瞳痛甚, 瀉靑丸洗肝散選用. 白眼痛多有赤脈. 若惡寒脈浮爲在表, 選奇湯. 脈實有力, 大府閉爲在裡, 瀉靑丸加薄荷甘草. 亦有不腫不紅, 但沙澀昏痛者, 乃脾肺氣分隱伏之濕熱, 秋天多有此患, 故俗謂之稻芒赤. 瀉靑丸加黃者甘草.

《醫宗金鑒》《眼科心法要訣》
○ 白眼痛歌, 白眼痛病不紅腫, 紅絲赤脈沙澀疼, 肺脾濕熱兼伏火, 須辨赤脈三陽經. 桑皮澤元芩桔, 菊草旋苓桑麥冬. 桑白皮湯方, 澤瀉八分元參八分黃芩一錢桔梗七分菊花五分甘草二分半旋覆花一錢茯苓七分桑白皮七分麥門冬去心一錢. 上爲粗末, 以水二盞, 煎至一盞, 去渣溫服. 註, 白眼痛者, 俗呼爲害白眼. 其證不紅不腫, 沙澀疼痛, 多生紅絲赤脈. 乃脾肺絡傷濕熱, 兼氣分俟火上衝所致. 須看赤脈紅絲, 以辨三陽, 從上而下者太陽也, 羌活爲使. 從下而上者陽明也, 升麻爲使. 從外至內者少陽也, 柴胡爲使. 宜桑白皮湯主之.

3) 怕熱羞明
《證治准繩》
○ 羞明怕熱證. 謂明熱之處而目痛澀, 畏避不能開也. 凡病目者, 十之六七, 皆有此患. 病源在於心, 肝, 脾三經. 總而言之, 不過一火燥血熱. 病在陽分, 是以見明見熱則惡類而澀痛畏避. 蓋己之精光弱而不能敵彼之光, 是以陰黑之所則淸爽. 怕熱無不足之證, 羞明有不足之證. 若目不赤痛而畏明者, 乃不足之證, 爲血不足, 膽汁少而絡弱, 不能運精華以敵陽光之故. 今人皆稱爲怕日羞明者, 俗傳音近之誤. 蓋日熱二音類近, 習俗呼誤已久, 不察其理, 遂失其正, 只以怕熱羞明論之, 其理灼然可見. 夫明字所包已廣, 何用再申日字, 若以日字專主陽光言之, 則怕熱一證無所歸矣.

《審視瑤函》
○ 怕日羞明症, 實虛兩境施, 目疼並赤腫, 絡滯氣行遲, 火熾兼脾燥, 心肝脾辨之, 但分邪實治, 病亦不難驅, 不疼不赤腫, 單爲血家虛. 此症謂目於明亮之處, 而痛澀畏避不能開也. 凡病目者, 十之七八, 皆有此患, 病原在心肝脾三經. 總而言之, 不過一火燥血熱, 病在陽分, 是以見明亮而惡淚澀痛也. 蓋己之精光旣弱, 則陽光不能敵矣. 是以陰黑之所則淸爽, 然有虛實之辨.

蓋怕熱乃有餘之病, 羞明乃不足之症. 若目不赤痛而畏明者, 乃血分不足, 膽汁少而絡弱, 故不能運精華, 以敵陽光也. 宜服點, 明目細辛湯, 治兩目發赤微痛, 羞明畏日, 怯風寒, 怕火, 眼睫成紐, 眵糊多, 癢澀難開, 眉攢腫悶, 鼻塞, 涕唾稠粘, 大便微硬. 川芎四分藁本當歸身白茯苓各五分紅花細辛各二分生地黃酒製蔓荊子各六分防風羌活荊芥穗各一錢川花椒十粒麻黃八分桃仁泡去皮尖十個. 上銼劑, 水二鍾, 煎至八分, 去滓, 臨睡溫服. 按, 此足太陽厥陰手少陰藥也. 歸葵湯, 一名連翹飲子, 治目中溜火, 惡日與火, 癢澀, 小角緊, 久視昏花, 逆風有淚. 連翹紅葵花當歸人參甘草蔓荊子生地各五分升麻八分黃耆酒黃芩防風羌活各七分柴胡二分. 上銼劑, 白水二鍾, 煎至八分, 食遠溫服. 按, 此足三陽少陰厥陰之藥也. 吹雲膏, 治視物睛困無力, 癢澀難開, 睡覺多眵, 目中淚下, 及迎風寒泣羞明怕日, 常欲閉目, 喜在暗室, 塞其戶牖, 翳膜遮睛. 此藥多點, 神效. 防風青皮連翹各四分生地黃一錢五分細辛一分柴胡五分甘草當歸身各六分黃連三錢蕤仁去皮尖升麻各三分荊芥穗一錢濃汁取用. 上銼劑, 除連翹外, 用淨水二碗, 先熬諸藥去半碗, 入連翹, 熬至一大盞, 去滓, 入銀盞內, 文武火熬至滴水成珠, 加熟蜜少許, 熬勻點之. 決明益陰丸, 見卷二.

《張氏醫通》

○ 羞明怕熱証. 熱亮之處則目癢澀, 畏避不能開, 火鬱於上也. 病在心肝脾三經, 火燥血熱, 偏在陽分. 蓋己之精光弱, 而不能敵彼之光者, 生料六味丸換生地去山萸加決明羌活芩連. 若風氣攻注, 眵淚羞明. 密蒙花散, 風痛日久, 漸變作火而羞明畏熱, 頭目脹痛. 若以風藥與之, 則火愈熾, 此風火相煽, 選奇湯倍加蔥白. 怕熱皆有餘証, 羞明有不足証. 患久不已, 此風從火化也, 還睛丸. 若目不赤痛而羞明者, 乃血不足, 膽汁少也, 神效黃耆湯. 今人皆稱怕日羞明. 俗傳音近之誤.

《目經大成》

○ 怕熱羞明一, 目開羞澀極, 俯首複低眉, 向日誠然也, 當爐亦有之. 心肝脾上辨, 風火血中推, 病退猶如此, 斯爲榮衛虧. 此目于明亮之處, 則痛澀畏避而不能開. 凡病初得勢頗重, 皆如是. 常有月夜不篝燈落日閉戶牖, 猶不敢稍視者. 病原在手少陰足太陰厥陰三經, 總而言之, 不過氣盛血熱. 邪在陽分, 亢陽侮陰, 得涼而解. 譬夏日當午, 人望而畏, 更與火灶相近, 孰能耐其炎酷. 是以陰黑空曠之所則清爽. 然又有一說, 暴發而怕熱爲有餘, 羞明與久患爲不足, 若不痛無淚而致乃血虛. 血虛則膽汁必少, 而腎氣亦弱. 所謂眞元敗, 厥目喜垂閉, 詎能運精華以敵陽光. 治法, 暴病抑青丸,

久患滋陰地黃丸. 不痛無淚, 平氣和衷湯. 倘兼有他症, 須對症候脈. 再思而後處方, 即不立效, 背地斷無人私議.

4) 暴風客熱

《祕傳眼科龍木論》

○ 五十九·暴風客熱外障, 此眼初患之時, 忽然白睛脹起, 都覆烏睛和瞳人, 或癢或痛, 淚出難開. 此是暴風客熱, 久在肺髒, 上衝肝膈, 致令眼內浮脹白睛, 不辨人物. 此疾宜服瀉肺湯補肝散, 鈹鐮出血, 後點抽風散即瘥. 詩曰, 白睛脹起蓋烏睛, 瞼腫還應癢痛生, 此是暴風兼客熱, 來侵肺髒不安寧, 瀉湯之內加風藥, 丸散臨時得妙名, 鈹鐮瘀血應須盡, 抽風膏藥眼中烹. 瀉肺湯, 羌活黃芩玄蔘各一兩桔梗大黃芒硝地骨皮各一兩. 上爲末, 以水一盞, 散一錢, 煎至五分, 食後去渣溫服. 補肝散, 藁本二兩白芷車前子石決明各一兩半芍藥天麻防風細辛各一兩. 上爲末, 每日空心米湯調下一錢. 抽風散, 黃柏秦皮秦艽防風細辛各一兩黃連木香各五錢. 上爲末, 以水一盞, 浸一宿去渣, 入龍腦少許蜜四兩, 同煎爲膏, 點眼.

《銀海精微》

○ 暴風客熱. 暴風客熱, 與暴露赤眼同也. 暴露者, 肝心二經病也, 故赤而痛, 致黑睛生翳. 暴露客熱者, 肝肺二經病, 故白仁生虛翳, 四圍壅繞, 朝伏某暗, 凹入白仁, 紅翳壅起, 痛澀難開. 故分暴露與暴風有別之症. 暴者, 乍也, 驟也, 陡然而起, 治法疏通退熱, 涼膈瀉肝增減酒調之劑, 發散風熱. 俗云熱眼忌酒, 孰知酒能引血, 藥無酒不能及於頭目也. 此眼不可洗, 不可點涼藥, 暴客之邪來之速, 去之亦速耳. 非比五臟六腑蘊積發欻不時之症同, 俗感傷寒眼443也. 問日, 白仁壅起, 包小烏暗, 疼痛難開者何也. 此時肺經受毒風不散, 久則發熱攻入眼中, 致令白睛浮腫, 名曰暴風客熱. 宜服酒調散補肝湯, 用搜風煎洗服. 瀉肝散, 治眼發欻不時. 羌活黃芩玄蔘各兩半桔梗大黃芒硝地骨皮各一兩. 上每服六錢, 水煎服. 補肝湯, 藁本一兩白芷車前子石決明天麻赤芍藥防風細辛各一兩. 上每服二錢, 水湯調下. 搜風散, 洗眼, 治眼中有黑花. 陳皮秦艽防風細辛各一兩黃連木香各五錢. 上爲末, 水一鍾浸一宿去渣, 入龍腦一錢, 蜜四兩浸, 火熬成膏點之, 不用蜜, 煎湯熏亦可. 又以當歸活血煎主之, 腫痛甚亦用雙解散酒調散發表之, 點用重藥加薑粉, 以辛散之. 雙解散, 防風川芎歸尾赤芍藥大黃麻黃薄荷連翹芒硝黃芩桔梗石膏滑石荊芥甘草山梔白朮實者去之 上等分. 水煎食後溫服, 如暴發加蔥三根. 風甚眼痛, 桑螵蛸酒調散, 治眼紅腫, 有血翳壅腫, 服之. 當歸甘草大黃赤芍藥菊花蒼朮桑螵蛸

羌活黃麻菀蔚子. 上各等分, 用水煎, 食後加酒溫服. 如熱甚, 加大黃朴硝. 或爲末溫服, 酒調服三錢.
《世醫得效方》
○ 暴風客熱五十九, 眼爲暴風熱所攻, 白睛起障覆黑珠, 瞼腫癢痛, 宜服前藥.
《鄕藥集成方》
○ 眼赤腫痛.《聖惠方》論曰, 夫風邪毒氣, 客於足厥陰之經, 而又心肺壅滯, 久有積熱蘊稽不除, 風熱相搏, 上攻于目, 及兩瞼之間, 故令赤腫痛不開也.《聖惠方》車前餅子, 治眼熱毒上攻, 赤腫疼痛. 車前葉牛旁葉各一握地龍糞 三兩鹽一錢秦皮一兩剉. 右都擣令爛, 捏作餅子, 仰臥貼上, 乾卽易之. 治眼風赤, 熱淚, 虛腫赤, 澁痛, 繭鹵點眼煎. 鹽鹵一升靑香者靑梅 二十七枚古文錢 二十一文. 右以新甆瓶, 盛密封, 於湯中煮一炊久, 出取經三日後, 每以銅筯頭, 取少許, 點目中, 日三五度. 治風赤眼腫痛, 膩粉半兩銅綠一錢硏細. 右以酥調如膏, 每臨臥, 先用鹽湯, 洗眼拭乾, 塗眼赤處. 治風毒暴赤眼腫澁痛, 黃蘗一兩去麄皮碎擘水洗過桑條三握洗過細剉. 右一處於銀銚子內, 以水一大盞, 慢火煎至半盞, 新綿濾去滓, 於淨器中, 折一兩度, 以水拔, 藥令冷點之, 以多數爲妙. 治眼暴赤熱腫痛澁, 鯉魚膽十枚取汁膩粉一錢. 右相和令勻, 甆合中盛, 每取少許點之. 治暴赤眼疼痛磣澁, 蕳菜根, 擣絞取汁, 點目中.《聖濟總錄》治時行目暴腫痒痛, 地骨皮切三斤, 以水三斗, 煮三升, 絞去滓, 更納鹽二兩, 煎一升, 洗目, 或加乾姜一兩. 治目熱痛, 大黃蒸過剉如麻豆大, 每用五錢, 水二鍾, 漬之一宿, 明朝絞汁服之, 以利爲度. 祛風散, 治目風, 眼瞼暴腫, 凝結不散, 甚則如梅李核. 五倍子, 搥碎去土一兩, 蔓莉實去白皮一兩半. 右麄末, 每用二錢, 水二鍾, 銀石器內, 煎及一鍾, 去滓, 乘熱淋洗. 又《經驗方》加黃蘗皮二錢半尤佳, 壹名驅風散. 治眼眥腫疼, 烏麻油三合, 煉濾去滓, 內蜜二兩, 靑柳枝一尺兩指大和皮, 攪油蜜勿停手, 候柳枝焦, 旋截去餘三寸, 納油中煎良久, 去柳枝膏成, 用點眼眥. 地黃膏, 治目赤腫. 生地黃, 粟米飮澂, 極酸者. 右等分, 爛硏如膏, 勻攤於薄絹上, 方圓二寸許, 貼熨目上, 乾卽易之. 治熱客目眥, 結成腫皰. 半夏湯洗七次去滑細辛各一兩前胡去蘆頭枳殼去穰麩炒各二兩烏梅肉半兩. 右爲麄末, 每服五錢, 水一鍾半, 入生姜一棗大拍破, 同煎至六分, 去滓, 食後臨臥溫服. 治眼暴熱痛, 眥頭腫起. 大黃剉炒枳殼去穰麩炒芍藥各三兩山梔子仁黃芩各二兩. 右麄末, 每服五錢, 水一鍾半, 煎至一鍾, 去滓, 食後臨臥服.《千金方》治目中風, 腫痛, 除熱. 礬石三兩燒令汁盡, 以棗膏和如彈丸, 揉眼上下, 食頃, 日三止.

治目卒腫, 以酢漿水, 作鹽湯洗之, 日四五度.《袖珍方》導赤散, 治心臟積熱, 上攻眼目, 兩眥浮腫, 血侵白睛, 羞明灑淚. 牛蒡子炒榆子槐子炒生乾地黃黃芩等分. 右爲末, 食後麥門冬湯, 調二錢服. 消毒散, 治眼赤腫疼痛不定, 兼治瘡腫不消. 茯苓黃栢各一兩大黃五錢生. 右爲末蜜調和水, 攤紙貼左右大陽穴.《得效方》五行湯, 治眼暴赤, 時行赤腫作痛. 黃蘗去粗皮, 不以多少, 以濕紙裹, 黃泥包煨, 候泥乾取出, 每用一彈子大, 紗帛包, 水一盞浸, 飯上蒸熟, 乘熱薰洗極效. 此方內有金木水火土, 故以名, 一圓可用二三次. 治眼赤腫, 及治每睡起, 時未須臾又白, 名血熱, 非肝病也. 生地黃自然汁, 以粳米半斤, 三次浸, 三次曝乾, 用磁瓶煎湯一升, 令沸下地黃末, 煮成薄粥, 半飽飢, 飮一兩盞卽睡, 三次立效. 貼藥, 治眼腫痛, 十分大者, 生姜自然汁, 調飛過白礬, 貼眼胞上, 痛卽止.《百一選方》呪偸針眼, 已結赤腫, 未成濃者, 神驗. 取患人衣衫角, 以手緊捻定, 於所患眼大眥上搵一搵, 烏因烏沒二切, 以手捺物之貌也, 每一搵, 卽念一聲云, 移甚底移撅眼. 如此一氣念七遍, 搵七搵訖, 卽隨聲就手撚, 令緊打一結, 結定, 自然便退, 直候眼安方解, 切在志誠, 不須令病人知呪語, 或欲自呪自移亦可.《衛生十全方》治暴赤眼腫痛, 陳生姜淨洗切七片, 水一盞, 煎三五沸, 乘熱沃洗, 初洗差疼, 少頃痛止卽淸快.《藥性論》治肝熱, 目赤腫痛, 田中螺大者, 七枚洗淨, 新汲水, 養去穢泥, 重換水一升浸洗, 仍先取於乾正器中, 着少鹽花於口上, 承取自出者, 用點目. 逐箇如此用了, 却放之.
《奇效良方》
○ 治暴風客熱外障, 白睛腫脹. 羌活黃芩玄蔘各一兩半地骨皮桔梗大黃芒硝各一兩. 上銼碎, 每服五錢, 水一盞, 煎至五分, 去滓, 食後溫服. 治風熱上攻, 目赤腫痛. 黃連去鬚二兩大黃黃柏去粗皮龍膽草山梔仁當歸以上各一兩靑竹葉一百片切大棗二十個去核燈心切硼砂明者乳香硏各一分. 上用水五升, 不拘冬夏, 浸一時辰取出, 於銀石器內慢火熬, 不令大沸, 候泣盡汁, 下火放冷. 用絹絞取汁, 於無風土處澄一時辰, 去滓, 於銀器內用慢火熬令減半. 入白蜜半斤同攪, 候有蜜者, 以手挑起, 有絲卽止, 放冷. 再以夾絹袋子濾過, 以瓷盒盛之. 每取一茶脚許, 硏龍腦一字極細, 入膏同硏一二千遍, 令勻, 取少許點之.
《證治准繩》
○ 暴風客熱證, 非天行赤熱, 爾我感染之比. 又非寒熱似瘧, 目痛則病發, 病發則目痛之比. 乃素養不淸, 躁急勞苦, 客感風熱, 卒然而發也. 雖有腫脹, 乃風熱夾攻, 火在血分之故. 治亦易退, 非若腫脹如杯等證, 久積退遲之比.

《동의보감》

○ 暴風客熱, 眼爲暴風熱所攻白睛, 起障覆黑珠, 瞼腫痒痛. 宜服瀉肝散淸肺散. 得效. 瀉肝散, 治烏風昏暗. 大黃甘草各五錢郁李仁荊芥穗各二錢半. 右剉分二貼, 空心水煎服. 得效. 淸肺散, 治肺熱上攻, 白睛腫脹, 日夜疼痛. 桑白皮片芩甘菊枳殼防風荊芥柴胡升麻赤芍藥當歸尾玄參苦參白蒺藜木賊旋覆花葶藶子甘草各五分. 右剉作一貼, 水煎食後服. 醫鑑.

《審視瑤函》

○ 暴風客熱忽然猖, 睥脹頭疼淚似湯, 寒熱往來多鼻塞, 目中沙澀痛難當. 此症非天行赤熱, 爾我感染, 並寒熱似瘧, 病發則目痛, 以及腫脹如杯, 久積退遲之比也. 乃素養不淸, 燥急勞苦, 客感風熱, 卒然而發也. 有腫脹, 乃風熱夾攻, 火在血分之故治亦易退. 宜服, 局方洗心散, 熱勝者服. 治風壅壯熱, 頭目昏痛, 肩背拘急, 肢節煩疼, 熱氣上沖口苦脣焦, 咽喉腫痛, 痰涎壅滯, 涕唾稠粘, 心神煩燥, 眼澁睛疼, 及寒壅不調, 鼻塞聲重, 咽乾多渴, 五心煩熱, 小便赤澁, 大便祕澁. 並宜服之. 荊芥穗甘草當歸大黃煨赤芍藥麻黃各六錢白朮五錢. 上爲末, 每服二三錢, 生薑薄荷湯煎服. 以白朮合大黃入心, 故名洗心, 而從以麻黃荊芥, 亦是表裡藥. 洗肝散, 風熱俱勝者服, 治風毒上攻, 暴作目赤, 腫痛難開, 癮澁, 眵淚交流. 薄荷葉當歸羌活甘草炙山梔仁炒防風大黃川芎. 上等分爲末, 每服二三錢, 食遠沸湯調下. 羌活勝風湯, 風勝者服, 見卷二.

《張氏醫通》

○ 暴風客熱証, 卒然而發, 其証白仁壅起, 包小烏睛, 疼痛難開. 此肺經受毒風不散, 熱攻眼中, 致令白睛浮腫. 雖有腫脹, 治亦易退, 非若腫脹如杯之比. 宜服瀉肺湯. 腫濕甚者, 稍加麻黃三四分. 赤腫甚者, 加黃連半錢生地黃一錢.

○ 暴露赤眼証, 此証與天行赤熱眼同, 而天行能傳染, 此但患一人, 而無傳染. 天行雖癮腫而無翳, 此則痛而生翳, 爲不同耳. 切不可鎌洗, 亦不可用補. 先宜酒煎散發散, 次與大黃當歸散疏通血氣. 洗以黃連當歸赤芍滾湯泡, 乘熱熏洗, 冷卽再溫, 日三五次.

《醫宗金鑒》《眼科心法要訣》

○ 暴風客熱歌, 暴風客熱胞腫疼, 淚多癢赤脹白睛, 源於肺熱招風鬱, 菊花通聖可收功. 菊花通聖散方見兩瞼黏睛下. 註, 暴風客熱者, 胞瞼疼痛, 淚多癢赤, 白睛脹起. 此證源於肺客邪熱, 外招風邪. 先宜鎌洗, 後用菊花通聖散, 內淸邪熱, 外散風邪也.

《目經大成》

○ 暴風客熱二, 乾淸坤寧, 何來客氣, 能犯書生. 夜雨靑燈, 曉風殘月, 身在空庭. 一時寒熱交並, 瞼脹處眵淚飄零. 點翳于珠, 涅丹入璧, 急切難平. 此症乃燥急勞苦, 素養不淸, 猝以風邪外客, 痰飮內漬, 致五火俱動, 陰陽更勝而作也. 陽勝則熱蒸, 陰勝則寒戰, 陰陽交爭, 邪正相干, 則寒熱往來. 症似天行, 但不假傳染而加甚. 藥不瞑眩卽日生翳. 入手, 芎蘇散蔘蘇飮. 表裡症現, 雙解散. 表罷裡重, 壯火上逼, 三承氣三友丸. 若晝靜夜劇, 是陽氣陷入陰中, 名曰熱入血室, 四物加丹皮黃連. 不罷, 防風散結湯或三黃淸燥丸. 婦女, 消凝行經散. 勢少衰, 羚犀逍遙散, 再則沖和養正湯. 又或選勝湖山, 留心聲伎, 患成今症, 始進補中益氣加蔓荊子防風, 倘脈沉遲, 再加生薑附子, 繼則神效黃耆湯, 終與培元散生熟地黃飮合瘥. 倘心粗膽大, 壹以前藥莽投, 病變強半難復. 《瑤函》旣曰暴風, 卻從輕論, 又曰客熱, 不敎人急治, 意欲將醫病兩家, 皆勒令無目, 可謂忍矣.

5) 天行赤目

《祕傳眼科龍木論》

○ 五十四·天行後赤眼外障, 此眼初患之時, 忽然赤腫淚出. 若有患者, 或輕或重, 還從一眼先患, 後乃相牽俱損. 切宜鎌洗去瘀血, 後宜服瀉肝散. 用洗眼湯, 點龍腦煎卽效. 詩曰, 忽然赤疼睛相並, 天行赤眼是爲名, 屬行熱氣相傳染, 體性隨人有重輕, 瀉肝飮應須服, 瞼中鎌血更星星, 秦皮湯洗呑丸藥, 不瘥經年玉翳生, 忌毒也須將息治, 不須鈎烙恐傷睛, 若將痛藥強及點, 損敗神光實可驚, 醫療之門何最穩, 多餐涼藥得平平, 00翳膜得消散, 善散0之自見征. 瀉肝散, 知母黃芩桔梗各一兩半大黃玄蔘羌活細辛茺蔚子各一兩. 上爲末, 以水一盞, 散一錢, 煎至五分, 食後去渣溫服之. 洗眼湯, 秦皮甘草細辛黃芩各一兩防風一兩半. 上搗羅爲末, 以水一盞, 散三錢, 煎至一盞半, 熱洗, 一日兩度用之, 立效. 龍腦煎, 龍腦一分秦皮防風細辛甘草宣黃連各一兩半. 上搗羅爲末, 以水一大碗, 浸藥末三日三夜, 用銀銚子煎至七分, 以束綿濾去渣, 又入蜜四兩, 煎至五七沸, 入瓷瓶子內盛, 勿令洩氣, 每用點眼立效.

《銀海精微》

○ 天行赤眼. 天行赤眼者, 謂天地流行毒瓦斯, 能傳染於人. 一人害眼傳於一家, 不論大小皆傳一遍, 是謂天行赤眼. 腫痛沙澀難開, 或五日而愈, 此一候之氣, 其病安矣. 治法, 此症再不可鎌洗, 只用童子小便煎黃連露宿溫洗, 日進五遍, 以解惡毒之氣, 更用胡宣二連, 礜雄黃共硏細調, 薑汁點二眥, 通其惡淚, 其痛立止,或酒調散服之, 二三貼無妨. 此症只氣候瘴毒之染, 雖腫痛之重, 終不傷黑睛瞳仁也. 問日, 一人患眼, 傳於一家者何也. 答日, 天時流行, 瘴毒之氣相染, 治宜解毒涼血淸熱, 痛甚者, 服用洗肝散, 七寶洗心散. 點用淸涼散加解毒, 但此症與內無損, 極甚者, 二七不療自愈, 切不可㓮洗去血. 洗肝散, 治暴發赤腫, 天行赤眼時常眼痛, 宜服. 大黃梔子防風薄荷川芎當歸羌活甘草. 上一兩爲末, 食後熱水調二三錢服之. 七寶洗心散, 方在大眥赤脈條下.

《世醫得效方》
○ 天行赤目五十四, 目忽然赤腫, 晨昏痛澁. 此天行時疾, 或長幼傳染不安. 雖因熱氣相傳, 方有輕重, 宜服前瀉肝散卽安. 虛人則用後五行湯洗.

《奇效良方》
○ 治天行後赤眼外障. 知母黃芩桔梗各一兩牛蒡蔚子大黃玄蔘羌活細辛各一兩. 上銼碎, 每服五錢, 水一盞, 煎至五分, 去滓, 食後溫服.

《證治准繩》
○ 天行赤熱證. 目赤痛, 或睥腫頭重, 怕熱羞明, 涕淚交流等證, 一家之內, 一裡之中, 往往老幼相傳者是也. 然有虛實輕重不同, 亦因人之虛實, 時氣之輕重何如, 各隨其所以, 而分經絡以發病, 有變爲重病者, 有變爲輕病者, 有不治而愈者, 不可槪言. 此一章專爲天時流行熱邪相感染, 而人或素有目疾, 及痰火熱病, 水少元虛者, 則爾我傳染不一. 其絲脈雖多赤亂, 不可以爲赤絲亂脈證, 常時如是之比. 若感染輕而源淸, 邪不勝正者, 則七日而自愈. 蓋火數七, 故七日火氣盡而愈. 七日不愈而有二七者, 乃再傳也. 二七不退者, 必其犯觸及本虛之故, 防他變證矣.

《동의보감》
○ 天行赤目. 目忽赤腫, 晨昏痛澁, 長幼相似. 此天行時疾, 宜服瀉肝散, 洗以五行湯. 得效. 宜服石決明散救苦湯, 以洗眼湯洗之, 以五黃膏地黃膏貼之. 丹心. 瀉肝散, 治烏風昏暗. 大黃甘草各五錢郁李仁荊芥穗各二錢半. 右剉分二貼, 空心水煎服. 得效. 五行湯, 洗暴赤眼, 及時行眼疾腫痛. 黃栢一味爲末, 以濕紙包裹, 黃泥固濟火, 煨候乾取出, 每用一彈子大, 綿包浸一盞水內, 飯上蒸熟, 乘熱熏洗, 極妙. 此方有金木水火土製過, 故名爲五行湯. 入門. 救苦湯, 治眼暴赤腫, 苦痛不忍. 蒼朮草龍膽各一錢四分當歸甘草各一錢川芎六分生地黃黃栢黃芩知母各五分羌活升麻柴胡防風藁本黃連各三分桔梗連翹細辛紅花各二分. 右剉作一貼, 水煎食後服. 正傳. 五黃膏, 治目赤腫痛. 黃栢一兩黃連黃芩黃丹大黃各五錢. 右爲末每一錢, 蜜水調成膏, 攤緋絹上, 隨左右貼太陽穴, 乾則以溫水潤之. 御藥. 地黃膏, 治眼被物撞打, 腫痛昏暗. 生地黃一合取汁黃連一兩黃栢寒水石各五錢. 右三味爲末, 和地黃汁成餠, 以紙攤貼眼上. 非但撞打, 凡風熱赤目熱淚出, 皆可用. 得效.

《審視瑤函》
○ 天行赤熱, 時氣流行, 三焦浮燥, 淚澀睛疼, 或椒瘡沙擦, 或怕熱羞明, 或一目而傳兩目, 或七日而自淸寧, 往往爾我相感, 因虛被火熏蒸, 雖日淺病, 亦弗爲輕, 倘犯禁戒, 變症蜂生, 要分虛實須辨六經. 此症目赤痛, 或睥腫頭重, 怕日羞明, 淚涕交流等病, 一家之內, 一裡之中, 往往老幼相傳. 然有虛實輕重不同, 亦因人之虛實, 時氣之輕重若何, 各隨其所受, 而分經絡以發, 病有輕重, 不可槪言. 此章專爲天時流行, 熱邪感染, 人或素有目疾, 及痰火熱病, 水少元虛者, 爾我傳染不一. 若感染輕而本源淸, 邪不勝正者, 七日自愈. 蓋火數七, 故七日火氣盡而愈, 七日不愈, 而有二七者, 乃再傳也. 二七不退者, 必其觸犯及本虛之故, 須防變生他症矣. 宜服, 驅風散熱飮子, 連翹牛蒡子炒硏羌活蘇薄荷大黃酒浸赤芍藥防風當歸尾甘草少許山梔仁川芎各等分. 上銼劑, 白水二鐘, 煎至一鐘去滓, 食遠熱服. 少陽經, 加柴胡, 少陰經, 加黃連. 桑白皮散, 治肺氣壅塞, 熱毒上攻眼目, 白睛腫脹, 日夜疼痛, 心胸煩悶. 旋複花枳殼杏仁去皮尖桑白皮天花粉玄蔘甘草甜葶藶甘菊花防風黃芩各等分. 上爲末, 每服四錢, 水一鐘半, 生薑三片, 煎至八分, 去滓, 食後溫服. 瀉熱黃連湯, 見卷二. 按, 此手少陰太陰足陽明少陽之藥也.

《張氏醫通》
○ 天行赤熱証, 目赤痛, 或睥腫頭重, 怕熱羞明, 涕淚交流, 裡巷老幼相傳. 治法前後不可鐮洗, 只用童子小便煎黃連溫洗, 日三五遍. 更用宣胡二連白礬雄黃, 共硏細調, 薑汁點大眥, 通其惡淚, 其痛立止. 先服洗心散一劑, 次用洗肝散一二服. 此証只氣候瘴毒之染, 全屬外因, 雖有赤絲亂脈, 赤腫痛甚, 終不傷損瞳神也. 二七日不愈, 必須本虛之故防變他証.

《醫宗金鑒》《眼科心法要訣》
○ 天行赤眼歌, 天行赤眼四時生, 傳染熱淚腫赤疼, 受邪淺深隨人化, 驅風散熱飮防風, 牛蒡將軍羌赤芍, 連翹梔薄草歸芎. 驅風散熱飮, 防風牛蒡子炒硏大黃酒浸羌活赤芍藥連翹梔子炒薄荷各一錢甘草五分當歸尾川芎各一錢. 上爲粗末, 以水二盞, 煎至一盞, 食後去渣溫服. 註, 天行赤眼者, 四時流行風熱之毒, 傳染而成, 老幼相傳, 沿門逐戶. 赤腫澀淚, 羞明疼痛. 受邪淺深, 視人強弱, 強者先癒, 弱者遲癒. 宜用驅風散熱飮, 風盛倍羌防, 熱盛倍大黃.

《目經大成》

○ 天行氣運一, 四時運氣總天行, 主客違和目病成. 人旣染伊芳還累我, 左而過右定傳經. 無端眵淚潸潸下, 不盡虬絲旋旋生, 逮至浮雲尋蔽日, 中醫勿藥豈平情. 此症目赤痛, 怕熱羞明, 涕淚交流, 或瞼腫頭疼, 惡寒發熱. 乃時氣流行, 熱乃乘侮. 大要少陰司天之政, 風熱參布, 雲物沸騰, 目瞑而痛. 太陰司天, 濕土橫流, 寒乃時至, 氣鬱於上, 瞼腫赤爛. 厥陰司天, 風燥火侵, 目眚. 或水衰金弱, 木侮所勝, 昏障泣出. 相火秉令, 陽氣布, 候乃大溫, 火勝目赤. 陽明太過, 燥淫所勝, 白眼脹, 皆瘍. 寒水不及, 濕乃大行, 複則大風暴發, 目視眊眊. 人或素有厥疾, 及痰火勝水少元虛者, 爾我傳染不一. 若本源清, 則邪不勝正, 七日自愈. 蓋火數七, 至七日則火氣盡矣. 七日不愈, 而有二七者, 乃再傳也. 二七如故, 必有觸犯. 治依運氣, 始散, 桂枝湯麻黃湯柴葛解肌湯. 不退, 大青龍十神湯. 表罷裡急, 大柴胡湯八正散. 或減, 須和, 小柴胡逍遙散蔘蘇飮. 不減而增, 當驗症切脈, 或攻或補二陣選方, 再刪易合式而調燮之, 庶不變生他症.

6) 赤絲虬脈
《諸病源候論》

○ 二十四, 目飛血候. 目, 肝之外候也. 肝藏血, 足厥陰也, 其脈起足大趾之聚毛, 入連受於目系. 其經脈之血氣虛, 而爲風熱所乘, 故血脈生受於白睛之上, 謂之飛血.

《향약집성방》

○ 目飛血. 《巢氏病源》論曰, 目肝之外候也. 肝藏血, 足厥陰也, 其脈起足大趾之聚毛, 入連於目系, 其經脈之血氣虛, 而爲風熱所乘, 故血脈生於白睛之上, 謂之飛血. 《聖濟總錄》 治目痛, 飛血赤脈. 車前草切半升, 乾藍葉切二升, 淡竹葉淨洗剉 三握. 右以水四升, 煎至二升, 濾去滓, 微熱洗眼, 冷則重煖.

《證治准繩》

○ 赤絲亂脈證, 謂氣輪有絲脈赤亂, 久久常如是者. 然害各不同. 或因目痛火雖退, 不守禁戒, 致血滯於絡而赤者. 或因冒風沙煙瘴, 親火向熱, 郁氣勞心, 恣酒嗜燥, 竭視勞瞻而致, 有所鬱滯而赤者. 有痛不痛, 有淚無淚, 有羞明不羞明, 爲病不等. 蓋病生於氣輪白珠上, 有絲脈縱橫, 或稀密粗細不等, 但常常如是, 久而不愈者也. 非若天行客風等證之暴壅 赤脈貫睛之難惡者比. 若只赤亂, 或昏昧澀緊不爽, 或有微微淚濕熱者輕, 因犯戒者雙重. 若脈多赤亂, 兼以枯澀而緊痛, 淚濕而爛腫者重. 驗之當以大脈爲主, 從何部分而來, 或穿連某位, 卽別其所患在何經絡, 或傳或變, 自病合病等證, 分其克承製, 然後因其證而投其經以治之. 治外者, 細脈易退, 大脈虬紫者退遲. 雖點細而脈大者, 必須耐久, 去盡方已, 庶無再來之患. 不然, 他日犯禁, 其病複發, 若有別證, 火亦循此而至. 凡絲脈沿到風輪上者, 病尤重而能變. 若因其滯而日積月累, 一旦觸發, 脈紫脹及睥腫者, 用開導之. 凡見絲脈虬紫, 內服外點, 點時細縮, 不點卽脹, 久久亦然, 及因而激動滯病變者, 珠雖不紫, 睥雖不腫, 亦有積滯在內深處, 乃積滯尚輕, 而在絡中幽深之所, 故未脹出耳. 揭開上睥深處看之, 其內必有不平之色在焉. 因其滯而量其輕重, 略略導之, 不可過, 過則有傷眞血, 水虧膏澀, 目力昏弱之患.

《審視瑤函》

○ 赤絲虬脈, 起自白睛, 縱橫赤脈, 繞在風輪, 虬來粗細, 各有重輕, 燥熱濕熱, 澀急羞明, 或癢或痛, 或淚如傾, 或不疼癢, 只是昏蒙, 勿視天行赤熱, 勿視赤脈貫睛, 久而不治, 變症蜂生, 量其虛實, 治以安寧. 此症謂氣輪有絲脈赤虬, 常時如是者. 或因目病初起失養, 致血滯於絡而赤者, 其病生在氣輪, 白珠有絲脈縱橫. 或稀密粗細不等, 但久而不愈, 非諸赤熱之比. 若只赤虬昏昧, 澀緊不爽, 或有微淚濕熱者輕, 因犯傳變者重. 若脈多赤亂, 兼以粘澀而緊痛, 淚濕而爛腫者, 看從何部分來, 或穿連某位, 卽別其所患在何經絡, 或傳或變, 自病合病等症, 分其生克乘製. 然後因症分經以治之. 凡見絲脈亂紫, 內服外點, 點時細縮, 不點卽脹. 若激動病變者, 珠雖不紫, 睥雖不腫, 亦有滯在絡中幽深之所, 故未脹出耳. 須揭開上睥深處看之, 其內必有不平之色, 因其滯而量其輕重, 各略導之. 不可太過, 過則傷其眞血, 水虧膏澀, 昏弱之患至矣. 宜服點並行. 退熱散, 赤芍藥黃連炒木通生地黃炒梔仁黃柏鹽水炒黃芩酒炒當歸尾甘草梢丹皮各等分. 上爲末, 每服五錢, 白水二鐘, 煎至八分, 去滓熱服. 點眼蕤仁膏, 治風熱眼, 飛血赤脈, 癢痛無定. 蕤仁去殼去皮心膜油取霜五錢好酥一栗子大. 上將蕤仁與酥和勻, 硏攤碗內, 用艾一小團, 燒煙出, 將碗覆煙上熏, 待艾煙盡卽止, 重硏勻, 每以麻子大點眼兩眥頭, 日二度.

《張氏醫通》

○ 赤絲亂脈証, 病生在氣輪白珠上, 有絲脈縱橫, 或稀密粗細不等. 有痛不痛, 有淚無淚, 羞明不羞明, 但常常如是, 久而不愈也. 非若天行客風暴壅赤脈貫睛之比. 當驗其大脈從何部分而來, 或穿連其位, 卽別其所患在何經絡以治之. 治外者, 細脈易退. 大脈虬紫者, 退遲. 必須耐久去盡, 庶無再來之患. 不然, 他日犯禁, 其病複發. 凡絲脈沿到風輪上者, 病最重而能變. 凡見絲脈蚓紫, 內服外點, 點時細縮, 不點即脹, 久久亦然, 及因而激動病變者. 珠雖不紫, 睥雖不腫, 亦有積滯在絡中幽深之處. 揭開上睥深處看之, 其內必有不平之色在焉. 略略導之, 不可過. 過則有傷眞血, 水虧膏澁, 目力昏弱之患. 點以石燕丹, 服用大黃當歸散酒煎散之類.

7) 赤脈傳睛
《祕傳眼科龍木論》
○ 六十七·眼小眥赤脈外障, 此眼初患之時, 還從上眥漸生赤脈, 奔來睛上. 皆因三焦聚熱衝肝膈壅熱使然. 治療稍遲, 以後恐損眼目. 宜服犀角飮子, 後點摩翳膏卽瘥. 詩曰, 赤脈根深小眥中, 自然漸漸覺奔衝, 三焦聚熱爲災患, 欲療先令飮子通, 浮大必須鉤割烙, 頻頻用藥卽消融, 酸咸熱物房中事, 謹戒如師受戒同. 犀角飮子, 犀角羚羊角大黃人蔘茯苓知母黃芩各一兩桔梗防風各二兩. 上爲末, 以水一盞, 散一錢, 煎至五分, 食後去渣溫服. 摩翳膏, 石決明水晶朱砂龍腦珍珠末各一分琥珀二分. 上爲末, 硏如粉面, 後入酥爲膏, 每至夜後點服立效.

《銀海精微》
○ 大眥赤脈傳睛. 赤脈傳睛之症, 起於大眥者心之實也, 此心邪之侵肝也. 心屬火主血, 肝屬木主筋. 筋得血灌引漸至黑睛, 蔓延瞳仁, 甚則看物如同隔絹, 是三焦相火炎上. 或勞心事太過, 或夜觀書史, 或能飮酒, 及好食五辛, 煎炒熱物. 法宜瀉火退熱, 老少不同治. 日積月累, 筋脈大者, 宜用小鋒針挑斷, 毒血流出, 赤脈斷矣. 若是乍發赤脈, 不用針挑發, 點以陰二陽四藥, 服以四順八正當歸散涼肝之劑, 其病無不蘇矣. 又有暴橫之人, 赤脈灌睛者, 此生相也, 非比前症治之. 問曰, 人之患目大眥赤脈傳睛, 大眥常壅澁, 看物不準者何也. 答曰, 乃心經之實熱. 況心或因思慮勞神, 或飮食太過, 致使三焦發熱, 心火愈熾, 故目常赤也. 治之雖攻少陰經, 心胞陽火廓, 先服三黃丸瀉其心火, 次以洗心散去其病, 肝連丸常鎭三黃丸, 點用淸凉散, 服用淸心利小腸經, 降火爲主, 用八正散. 八正散, 大黃瞿麥木通梔子滑石甘草萹蓄車前子. 上各等分爲末, 每服五錢, 水一鐘煎, 或入竹葉燈心蔥頭, 食後服. 導赤散, 木通甘草梔子黃柏生地黃知母. 上每服細末四五錢, 水一鐘, 入竹葉燈心草同煎, 食後服. 七寶洗心散, 當歸赤芍大黃各一兩麻黃二兩荊芥五分黃連一兩梔子. 上爲末, 每服三四錢, 水煎食後服. 三黃丸, 黃連黃芩各一兩大黃三兩酒浸過炒. 上爲末, 煉蜜爲丸, 如桐子大, 每服三十丸, 熱水下. 肝連丸, 白羊子肝一付, 勿令下水, 以線結定總筋, 吊起高處, 濾乾血水, 輕輕刮去外膜, 可將肝置於平木板上, 以竹刀割下肝粉, 筋膜不用, 肝粉和爲丸. 每服五十丸, 茶送下.

○ 小眥赤脈傳睛. 小眥赤脈傳睛者, 心之虛也, 與大眥不同, 治法分二症治之. 五臟之主, 六腑之宗, 目屬南方, 候陽象德之君. 火生土, 火乃土之母, 脾土實則心火虛矣. 治先瀉其脾土之實, 後補其心之虛. 多因夜近燈火, 勞傷心經, 致使心虛氣弱, 血運不行, 積在小眥之間, 故引此二者, 以爲後之學人識. 然此症宜吃藥, 不必挑剪. 瀉肝散, 桔梗黃芩大黃芒硝梔子車前子. 九仙散, 黃芩荊芥甘草赤芍藥菊花川芎當歸木通白芷. 上等分, 爲末, 每服三錢, 用水煎, 食後服. 駐景丸, 治心腎俱虛, 血氣不足, 下元衰憊, 服. 楮實微炒枸杞子五味子人蔘各一兩熟地酒浸焙乾二兩乳香一兩製過肉蓯蓉酒浸焙乾四兩川椒去目炒乾一兩菟絲子淘淨去沙土酒浸三宿蒸過焙乾四兩, 一方加當歸. 上爲末, 煉蜜爲丸, 梧桐子大, 每服三十丸, 空心鹽湯下. 補勞人蔘丸, 治心神恍惚. 人蔘白茯苓白附子續斷遠志菊花甘草. 上爲末, 煉蜜爲丸, 彈子大, 每服一丸, 細嚼, 食後桔梗湯下, 日三次. 補虛人蔘丸, 茯苓人蔘續斷遠志各一兩白附子三錢甘草白殭蠶各五錢. 上爲末, 煉蜜爲丸, 如彈子大, 每服一丸, 細嚼, 桔梗湯送下.

《世醫得效方》
○ 小眥赤脈六十七, 小眥中生赤脈, 漸漸沖眼, 急宜早治. 此蓋三焦積熱得之, 宜服前犀角飮, 兼戒忌辛酸熱毒等物, 及房事方安.

《證治准繩》
○ 赤脈貫睛證. 或一赤脈, 或二三赤脈, 不論粗細多少, 但在這邊氣輪上起, 貫到風輪. 經過瞳外, 接連那邊氣輪者, 最不易治, 且難退而易來. 細者稍輕, 粗者尤重. 從上下者重, 從下上者稍輕. 貫過者有變證, 絲粗及有傍絲蚓亂者有變證. 凡各障外有此等脈罩者, 雖在易退之證, 亦退遲也. 貫雖未連, 而侵入風輪, 或一半, 或三分之二, 之一, 皆不易退, 蓋得生氣之故也. 此證專言脈已掛侵風輪之重, 非比赤絲亂脈止在氣輪之輕者. 今人但見絲脈, 便呼爲赤脈貫睛, 非也. 夫絲脈在風輪氣輪, 上下粗細連斷爲病. 各有緩急常變不同, 旣不能明其證, 又何能施療乎.

《동의보감》
○ 小眥赤脈. 小眥中生赤脈, 漸漸衝眼, 急宜早治. 此三焦積熱, 宜服犀角飮, 忌熱毒物及房事. 得效. 犀角飮, 治黃膜上衝, 睛痛閉澁. 犀角鎊屑二錢羌活黃芩車前子各一錢白附子麥門冬各五分. 右剉作一貼, 水煎食後服. 得效.

《張氏醫通》
○ 赤脈貫睛証, 不論粗細多少, 但貫到風輪. 經過瞳外

接連氣輪者, 最不易治. 細者稍輕, 粗者尤重. 貫過者
有變証, 絲粗及有傍絲虯亂者有變証. 凡各障外有此等
脈罩者, 雖在易退之証, 亦退遲也. 貫雖未連, 而侵入
風輪, 皆不易退. 起於大眥者, 心之實火也, 宜洗心散.
筋脈大者, 用小鋒針挑撥. 起於小眥者, 心之虛火也,
宜導赤散, 不必挑. 又有暴橫嗜酒之人, 赤脈灌睛, 乃
生相也. 不在此例.

《醫宗金鑒》《眼科心法要訣》

○ 兩眥赤脈歌, 眥赤病屬心經火, 大眥多實小眥虛,
實者洗心散歸芍, 麻黃連芥大黃梔, 虛者九仙芩芥芍,
菊芎歸草芷通宜. 七寶洗心散方, 當歸一錢赤芍藥一錢
麻黃八分黃連一錢荊芥八分大黃一錢梔子一錢. 上爲粗
末, 以水二盞, 煎至一盞, 食後, 去渣溫服. 九仙散方,
黃芩荊芥赤芍藥菊花川芎當歸甘草白芷木通各一錢. 上
爲粗末, 以水二盞, 煎至一盞, 食後服. 註, 眥赤之證,
赤脈起於大眥者, 心經之實火也. 赤脈起於小眥者, 心
經之虛熱也. 實者用洗心散, 兩解其實邪. 虛者宜九仙
散, 清降其虛熱也.

《目經大成》

○ 長虹貫日十五, 離離赤脈虯絲, 出銀海, 入水池, 縱
橫粗細, 長短稠稀, 昏沉雲冉冉, 痛緊淚垂垂, 若白虹
之貫日, 類紅線之穿珠. 大知水困金無助, 致令風狂火
益威. 此症乃赤脈虯絲, 縱橫粗細, 上氣輪而纏風輪,
最不易治. 蓋水泄金元, 風木燥而無製故也. 且火盛木
焚, 風勝木折, 雖松柏之姿在所不免, 況肝膽乎. 以故
風火合作, 赤脈即生, 赤脈生則漫睛翳障, 熱淚流而痛
緊, 世謂若白虹貫日之變事焉, 因征其兆擬其狀而命名
云. 其絲脈只在氣輪, 縱澀緊不爽, 及有微淚赤虯者,
此目病之常, 不足爲慮. 即風輪有障, 醫者自能研究,
茲無庸贅.《內經》謂, 赤脈從上下者, 太陽病. 從下上
者, 陽陰病. 從外走內者, 少陽病. 從內走外者, 少陰
病. 太陽病宜溫之散之, 陽明病宜下之寒之, 少陽病宜
和之, 少陰病宜清之. 知此, 則生克製化之理不難體會,
用以治人, 如鼓應桴也. 遇按赤絲虯脈, 風火ije所必有,
大小粗細, 位無一定, 何從分上下而辨內外. 只看脈大
貫過睛珠, 便遽導赤散加黃連與服, 不應或增厚, 經久
在目, 此風熱不製, 恐或痼疾, 須既濟丸人蔘固本丸百
合固金湯, 圓融通變而主之, 當必有效.

8) 神祟疼痛

《祕傳眼科龍木論》

○ 四十六·神祟疼痛外障, 此眼初患之時, 舊無根基,
忽然發動, 疼痛如錐刺, 瞼皮亦如火灸. 此疾不可忍,
且求神祟風. 服藥補治髒腑, 不得鉤割熨烙針灸, 不
爾恐生翳障. 宜服羚羊角飲子, 點秦皮煎效. 詩曰, 舊

沒根基忽患生, 疼痛如針刺不安, 茲如火灸來相近, 求
他神祟不虛言, 痛定須還湯藥治, 莫教風熱更相連, 不
須熨烙並燒灸, 點去秦皮作散煎. 羚羊角飲子, 羚羊角
二兩人蔘茯苓大黃天門冬玄蔘黃芩車前子各一兩. 上爲
末, 以水一盞, 散一錢, 煎至五分, 食後去渣溫服. 秦
皮煎, 秦皮黃芪木香黃連玄蔘各一兩. 上爲末, 以水一
盞, 浸藥三宿, 去渣入蜜四兩, 煎成膏用之.

《銀海精微》

○ 痛如神祟. 痛如神祟, 舊無根基, 只依痛甚怪異, 或
日痛而夜愈, 或夜痛而日愈, 如艾之灸, 針之刺, 忽來
忽往, 無蹤無跡, 號曰痛如神祟. 豈有神祟爲禍而害眼.
孰知陰陽偏勝, 動靜氣血攻擊使然. 亦有信巫之地, 因
所禱厭痕作福而愈者有之, 孰知病勢將除, 偶因而愈,
曰神祟則非也. 治法, 痛時只將艾蔥熨之, 服酒煎散一
二貼住痛, 點以時藥, 洗以歸尾白芷防風芍藥川芎生地
黃止痛散血可也. 問曰, 眼內不紅不赤不腫, 乍痛如神
祟者何也. 答曰, 陰陽升降不和, 氣血偏勝, 相攻使然.
或有血虛者下午痛, 或有氣旺太甚者上晝痛. 下晝痛者
宜服助陽和血湯, 上晝痛者宜服酒調洗肝散明目流氣飲,
點清涼之藥. 又有一樣眼, 時時痛如針刺, 此是新血與
舊血相攻擊, 治法亦同. 血氣虛服. 助陽和湯, 治血
氣不調, 如神祟, 痛如針刺, 服之. 蔓荊子三分香白芷
三分羌胡黃耆升麻各四分炙甘草當歸身酒浸防風各五分.
上作一帖, 水一鐘半, 煎八分溫服. 臨避風處睡可也.
又並渣服. 熱氣攻痛. 酒調洗肝散, 治眼熱氣上攻無時,
黑睛痛者服之. 玄蔘大黃桔梗知母朴硝梔子黃芩. 熱甚
者, 加生地歸尾之類. 上爲末, 每服二三錢, 溫酒調下,
日服二次. 熱氣鬱結. 明目流氣飲, 治氣鬱眼目赤腫,
服之. 菊花細辛大黃牛蒡子川芎蒺藜荊芥玄蔘甘草蔓荊
子防風梔子黃芩木賊蒼朮草決明. 上各等分, 水煎食後
服.

《世醫得效方》

○ 神祟疼痛四十六, 舊無根, 因忽然疼痛, 或如針刺,
或如火灸, 及太陽穴掣痛, 早輕晚重. 先宜求福, 卻服
決明散. 方見前.

《證治准繩》

○ 赤痛如邪證, 每目痛則頭亦痛, 寒熱交作如瘧狀. 凡
病發則目痛, 目痛則病發, 輕則一年數發, 重則一月數
發. 蓋肝腎俱虛之故. 熱者, 內之陰虛, 火動邪熱也.
寒者, 榮衛虛, 外之腠理不實而覺寒也. 若作風寒瘧疾,
或用峻削之治, 則血愈虛而病愈深矣. 宜小柴胡合四物
湯主之. 不效則活血益氣湯.

《동의보감》

○ 神祟疼痛. 舊無根, 因忽然疼痛, 或如鍼刺, 或如火

灸, 兩太陽穴掣痛, 早輕晚重. 先宜求福, 却服石決明散. 得效. 犯土傷眼痛, 點三光膏. 醫鑑. 石決明散, 治肝熱, 眼赤腫痛, 忽生瞖膜, 或脾熱瞼內如鷄冠蜆肉, 或蟹睛疼痛, 或旋螺尖起. 石決明草決明各一兩羌活梔子木賊靑箱子赤芍藥各五錢大黃荊芥各二錢半. 右爲末 每二錢, 麥門冬湯調下. 入門. 一名大決明散. 三光膏, 治犯土傷眼. 朱砂雄黃鵬砂各等分. 右細末乳汁調, 塗盛椀內覆地上, 以艾葉燒烟熏之, 至黃色爲度, 帶椀收貯. 用時以香油少許, 調勻點眼角. 醫鑑.
《審視瑤函》
○ 凡患寒熱者, 由風邪外客於腠理, 痰飮內漬於臟腑, 致血氣不足, 陰陽更勝而所作也. 陽勝則發熱, 陰勝則發寒, 陰陽交爭, 邪正相干, 則寒熱往來, 時發時止. 然此症與瘧相似而發寒不致戰栗, 發熱不致悶亂爲異耳.
○ 赤痛如邪症, 多招寒熱魘, 不認風寒瘧, 炎涼勿用過, 下虛兼上實, 裡急外疏多, 皆因客熱擾, 宜治要中和. 此症專言目病而赤痛, 頭疼, 寒熱交作, 如風寒瘧疾狀. 凡病發目痛輕則一年數次, 重則擧發頻頻, 非比暴風客熱, 乍發之症也. 此症系肝腎之故, 肝腎俱虛故熱在內, 而陰血火動, 寒者榮衛虛損, 外之腠理不實, 而覺寒耳. 若作風熱瘧痰, 若用剛劑治之, 則血愈虛, 而病愈深矣. 宜服, 十珍湯, 治虛損血枯, 上攻目痛, 滋陰降火, 養血淸肝. 生地酒洗二錢當歸酒洗錢半白芍藥炒地骨皮炒知母鹽酒拌炒丹皮童便浸炒天門冬去心麥門冬去心各錢半人參去蘆甘草梢各五分. 上銼劑, 白水二鐘, 煎至八分, 去滓溫服. 夫陰虛者, 未有不動火. 苦寒直泄之藥, 惟病端初起, 元氣未虛, 勢方蘊隆, 脈鼓而數者, 暫取治標. 稍久涉虛, 便不可服. 王太仆曰, 治熱未已, 而中寒更起, 足足太陰傷, 而絶肺金孕育之原矣. 斯以地黃爲君, 知母爲佐, 壯天一之水, 以製丙丁, 不與之直爭也. 當歸白芍藥, 以沃厥陰, 腎肝同治之法也. 水衰則火旺, 是以牡地二皮爲克製, 火盛則金衰, 是以天麥二冬爲屛障, 人參補金位之母, 甘草生用, 所以奉令承使, 奔走贊成者也. 酒調洗肝散, 治實熱氣攻眼, 無時痛甚. 黑玄參大黃黃芩山梔仁炒生地黃知母桔梗當歸尾石明粉各等分. 上爲細末, 每服二三錢, 食遠溫酒調下, 日進二服.
《張氏醫通》
○ 赤熱如邪証, 眼不赤不疼, 乍痛如神祟者, 陰陽升降不和, 氣血偏勝相攻使然. 或有血虛者, 下午痛, 大黃當歸散. 或有氣血火旺者, 上晝痛甚, 助陽和血湯. 氣眼痛, 才怒氣則目疼, 肝火過旺也. 石決明草決明楮實香附木賊甘草川芎蟬蛻等爲末, 淸茶調下.
《醫宗金鑒》《眼科心法要訣》

○ 神祟疼痛歌, 神祟疼痛忽然發, 胞熱睛疼綠肺肝, 洗肝散用硝黃桔, 梔子黃芩知母添, 玄參熱盛加歸地, 外點還宜石燕丹. 酒調洗肝散方, 朴硝大黃桔梗梔子黃芩知母炒玄參各等分. 熱甚者, 加生地黃當歸尾. 上爲末, 每服二三錢, 溫酒調下, 日服二次. 石燕丹方, 見卷來. 註, 神祟疼痛之證, 平素無病, 忽然發動, 瞼皮火熱, 睛珠如刺, 極痛難當. 此肺肝風熱, 上攻於眼, 不可鎌洗, 宜服酒調洗肝散, 外點石燕丹.
《目經大成》
○ 目痛三, 倏爾靑睛痛, 渾如刺著膚, 下虛上則實, 裡急外多疏. 寒熱時來去, 風痰乍有無, 認眞陰分病, 主治不模糊. 此症病勢已衰, 黑睛驟然痛如針亂刺也. 夫黑屬水, 病屬火, 明系水不足而火有餘. 第臟腑卽平, 奈何複見厥象. 蓋其人不善調養, 或更勞力役精, 致水下火上, 水火未濟, 邪氣搏擊, 若瘡毒鼓膿之意, 其證候必來變者. 書曰, 病加於小愈, 禍生於怠惰. 是之謂也. 醫宜探本窮因, 量進養心湯全眞散人蔘補胃湯, 務使痛疏或止, 庶免坐而失事. 有目未病, 忽在此在彼, 如針如灸, 乃夏令失序, 流火爲殃. 須記其始自何輪, 今止某廓, 可知將犯其經. 體虛視勞, 兼染淋濁之病, 榮氣不能上潮于睛, 多有患者. 又目先得前證, 繼而赤淚頭疼, 寒熱交作, 或旋去旋來, 如風寒狀, 多屬榮衛虛損, 腠理不密, 外邪邀動風痰. 治法, 一體橘皮竹茹湯金匱腎氣湯淸其金而降其火, 逍遙散五苓散疏其風而利其水, 則得之矣.

9) 痛如鍼刺
《祕傳眼科龍木論》
○ 六十一·眼痛如針刺外障, 此眼初患之時, 微有頭痛目眩, 眼系常急, 夜臥澀痛, 淚出難開, 時時如針刺外障相似. 是心髒伏毒熱, 氣壅在膈中, 以後漸生障翳, 遮滿相牽. 如此疾狀, 宜服瀉心湯, 後服補肝散, 兼鎌洗出血, 火針太陽穴立效. 詩曰, 忽然睛內痛如針, 熱毒潛藏伏在心, 逐使雙眸兼系急, 日昫急則痛侵侵, 太陽白將針刺, 湯飮宣通宜洗淋, 隱澀難開由瞼內, 鈹鎌出血卽能禁. 瀉心湯, 大黃黃芩桔梗知母各一兩馬兜鈴玄參各一兩半防風二兩. 上爲末, 以水一盞, 散一錢, 煎至五分, 食後去渣溫服. 補肝散, 人蔘茯苓五味子芎藭藁本各一兩茺蔚子細辛各一兩半. 上爲末, 每日空心米湯調下一錢.
《銀海精微》
○ 痛如針刺, 眼痛如針刺者, 卽是神祟症中, 如艾之灸如針之刺相同. 然此症皆因心臟潛伏熱毒, 風壅在於膈間. 目眩頭痛, 眼系常急, 欲臥澀痛, 淚出難開, 時時如針刺相似. 急服瀉心湯八正散之劑, 口噙水噀以雄黃散正其頭, 點以時藥消散血氣. 洗以側柏葉防風荊芥薄荷黃連生地黃之類. 黑睛有星如釘, 釘之凹進痛如針刺, 點以淡藥可也. 瀉心湯, 方在前雞冠蜆肉症內. 八正湯, 方在前胞肉生瘡症內.

《世醫得效方》

○ 痛如針刺六十一, 睛忽然疼痛如針刺, 雙目根緊急, 坐臥不安. 此因熱毒在心, 服洗心散, 次服前還睛散. 方見大方科積熱類.

《奇效良方》

○ 治眼痛如針刺外障. 人蔘茯苓川芎五味子藁本各一兩細辛蕪蔚子各一兩半. 上爲細末, 每服一錢, 空心米飮調服.

《證治准繩》

○ 痛如針刺證, 目珠痛如針刺, 病在心經, 實火有餘之證. 若痛驀然一二處如針刺, 目雖不赤, 亦是心經流火. 別其痛在何部分, 以見病將犯其經矣. 宜服洗心散, 次服還睛散, 及乳香丸補肝散. 按此證, 多有體勞目勞, 榮氣不上潮於目, 而如針刺之痛者, 宜養其榮. 若降火則殆矣. 局方洗心散, 治風壅壯熱, 頭目昏痛, 熱氣上沖, 口苦脣焦, 咽喉腫痛, 心神煩躁, 多渴, 五心煩熱, 小便赤澁, 大便祕滯. 大黃煨甘草當歸芍藥麻黃荊芥穗各六錢白朮五錢. 上爲末, 每服二三錢, 生薑薄荷湯煎服. 以白朮合大黃入心, 故名洗心. 而從以麻黃荊芥, 亦是表裡藥. 還睛散, 治眼翳膜, 昏澁淚出, 瘀血胬肉攀睛. 川芎草龍膽草決明石決明荊芥枳實野菊花野麻子白茯苓去皮炙甘草木賊白蒺藜川椒炒去子仙靈脾茵陳各半兩. 上爲細末, 每服二錢, 食後茶淸調下, 日三服. 忌雜魚肉及熱麵蕎麥等物. 一方, 有楮實子, 無仙靈脾茵陳枳實三味. 乳香丸, 治眼疼頭痛, 或血攻作筋急, 遍身疼痛. 五靈脂二錢乳香沒藥夏蠶砂草烏各半兩木鱉子五枚. 上爲末, 酒煮麵糊丸, 梧桐子大. 每服七丸, 薄荷茶湯下. 如頭疼, 連進三服即止. 補肝散, 治眼痛如針刺外障. 人蔘茯苓芎藭五味子藁本各一兩細辛蕪蔚子各一兩半. 上爲細末, 每服一錢, 空心米飮調服.

《동의보감》

○ 痛如鍼刺. 睛忽然疼痛, 如鍼刺, 雙目根緊急, 坐臥不安. 此熱毒在心, 宜先服洗心散, 方見火門, 次服還睛散. 得效. 洗心散, 治中焦有熱, 頭目昏重, 咽喉腫痛, 口舌生瘡, 五心煩熱, 便尿祕澁. 麻黃當歸大黃荊芥穗赤芍藥甘草各一錢白朮五分. 剉作一貼, 入薄荷七葉, 水煎服. 直指.

《審視瑤函》

○ 痛如針刺屬心經, 火燥珠疼熾盛行, 戒酒忌辛休躁怒, 免敎症變漸相生, 流火輕微惟一點, 驀然有處似針疼, 防微杜漸宣君火, 泄破炎燋榮自盈. 此症謂目珠疼如針刺也. 病在心經, 火實有餘之症. 若痛驀然一二處, 如針刺痛, 目雖不赤, 亦是心經流火, 別其痛在何處部分, 以見病將犯其經矣. 按, 此症多有體虛目勞兼染淋濁之病, 榮氣不上潮於目, 而如針刺之痛者, 宜養其榮, 若降火則急矣. 宜服, 加減八正散, 治心熱沖眼, 赤腫澁痛, 熱淚羞明, 兼治大小心經邪熱, 一切蘊毒, 咽乾口燥, 大渴引飮, 心忪面熱, 煩燥不寧, 脣焦鼻衄, 口舌生瘡, 咽喉腫痛, 小便赤澁, 或癃閉不通, 及熱淋血淋, 並宜治之. 滑石甘草梢大黃麵裹煨木通瞿麥車前子梔子炒蒿蓄各等分爲末. 上爲末, 每服五錢, 水二鐘, 燈心三十段, 煎至八分, 去滓溫服. 經日, 膀胱不利爲癃. 理宜八正散以通之. 滑可去著, 滑石車前皆滑也, 瀉可去實, 大黃甘草梔子皆瀉也, 通可去滯, 瞿麥蒿蓄木通燈心皆通也. 若虛弱輩, 則大黃不宜用也, 加生地黃桑白皮苦竹葉以淸療之. 酒調洗肝散, 治實熱氣攻眼, 無時痛甚. 黑玄蔘大黃黃芩山梔仁炒生地黃知母桔梗當歸尾元明粉各等分. 上爲細末, 每服二三錢, 食遠溫酒調下, 日進二服.

《醫宗金鑒》(《眼科心法要訣》)

○ 痛如針刺歌, 痛如針刺心火熾, 睛珠如同刺疼, 頭疼目眩眼係急, 鍼後八正草梔燈, 桑車扁蓄滑生地, 竹葉生軍瞿麥通. 加味八正散方, 甘草梔子燈心草桑白皮車前子扁蓄滑石生地黃苦竹葉大黃瞿麥木通各等分. 上爲粗末, 以水二盞, 煎至一盞, 食後, 去渣溫服. 註, 痛如針刺, 乃心經毒火上熾, 睛珠忽然極痛, 猶如針刺, 微帶頭疼目眩, 眼系緊急. 先宜火針刺太陽穴, 外散其邪. 後服加味八正散, 內泄其熱也.

10) 痒極難忍

《祕傳眼科龍木論》

○ 六十二·眼痒極難忍外障, 此眼初患之時, 忽然痒極難忍. 此乃肝髒有風, 膽家壅熱衝上所使. 切宜鎌洗出瘀血, 火針針陽白太陽二穴, 後服烏蛇湯還睛散馬兜鈴丸即瘥. 詩曰, 時時睛痒極難忍, 此病根由誰與尋, 瞳子氣連淸淨府, 遭他風熱上來侵, 也須陽白將針刺, 湯用烏蛇病自輕, 此日不忘丸與散, 敎君去卻病根深. 烏蛇湯, 烏蛇藁本防風芍藥羌活各一兩芎藭細辛各半兩. 上爲末, 每日食後米湯調下一錢. 還睛散, 防風車前子玄蔘石決明五味子細辛各一兩知母五錢. 上爲末, 每日食後米湯調下一錢. 馬兜鈴丸, 馬兜鈴柴胡茯苓各一兩半玄蔘桔梗細辛各一兩. 上爲末, 煉蜜爲丸如桐子大, 每日空心茶下十丸.

《銀海精微》

○ 痒極難忍. 痒極難忍者, 肝經受熱, 膽因虛熱, 風邪攻充, 肝含熱極, 肝受風之燥動, 木搖風動, 其癢發焉. 故諸癢屬虛, 虛則癢, 諸痛爲實, 實則痛. 有黑珠癢者, 有眼弦癢者, 點以丹藥, 或煨薑摩擦, 淚通癢止, 或濕癢用碧天丹洗, 侵晨洗以鹽湯, 或入桑白皮防風荊芥薄荷之類. 問曰, 眼迎風受癢者何也. 答曰, 肝肺二經受風邪也. 治法, 癢時用三霜丸撥雲散棉裹散, 洗用去風藥. 三霜丸, 治癢極難忍, 用此丸卽愈. 薑粉枯礬白硼砂. 上爲末, 口津液調和如粟大. 要用時, 將一丸放於大眥止之. 棉裹散, 治眼濕淚爛弦眼目. 當歸黃連各一錢銅靑七分枯礬四分朴硝. 上各爲細末, 用細絹包綿縛緊, 每一個約龍眼核大. 要用時將一個用白湯半盞泡洗, 一日二次.

○ 眼內風癢. 問曰, 人之患眼, 遇風癢極者何也. 答曰, 此因肝虛, 合畜風熱, 膽經風毒上充入眼, 逐遇風受癢. 宜鎌洗, 服藁本烏蛇湯補膽湯. 藁本烏蛇湯, 藁本烏蛇防風羌活白芍藥川芎細辛. 上浸酒, 煎服亦可. 補膽湯, 前胡馬兜鈴茯苓各一兩柴胡人參桔梗細辛玄蔘. 上煉蜜爲丸, 每服三錢, 水煎服亦可.

《世醫得效方》

○ 癢極難任六十二, 眼癢極甚, 瞳子連眥頭皆癢, 不能收瞼. 此因淸淨腑先受風熱得之. 宜服驅風一字散, 川烏半兩炮去皮尖羌活防風各一分川芎荊芥. 上爲末, 每服二錢, 食後, 薄荷湯調下.

《향약집성방》

○ 目痒急. 《聖惠方》論曰, 夫目痒急者, 是風氣客於瞼眥之間, 與血氣津液相搏, 使眥痒而淚出, 目眥恒赤濕, 亦謂之睊瞢羸目也. 《聖惠方》治眼風痒赤急, 鹽花一兩烏賊魚骨半兩細硏. 右以淸醋漿水二大盞, 煎取一小盞, 綿濾取淸, 每以銅筯, 取如麻子大, 日點三五上, 至夜臥時又點, 平朝以溫淡漿水, 洗之. 治眼痒急赤澁, 犬膽汁, 注目中, 良. 《聖濟總錄》治眼痒癢難任, 補膽. 前胡去蘆頭人參馬兜鈴赤茯苓各一兩半桔梗炒 細辛柴胡去苗玄蔘各一兩. 右爲細末, 煉蜜圓, 如桐子大, 每服三十圓, 米湯下. 治眼痒癢愈, 葛根剉木通剉桑根白皮地骨白皮各一兩半白鮮皮一兩. 右爲末, 每服五錢, 水二鍾, 煎至一鍾, 去滓, 食後臨臥, 溫服.

《奇效良方》

○ 治目癢急赤腫, 及目中百病. 上用黃連去鬚, 剉碎半兩, 以人乳浸, 點目眥中. 又方, 治一切風眼, 皮上瘡癢, 生瘡赤色, 上下皮瞼鮮爛, 發作無時, 經年累歲不效. 上先用蜜少許, 以磁碗盛之, 於慢火上暖令熱, 下輕粉攪令勻, 非時點瘡癢處. 治風毒上攻, 兩眼暴赤, 隱澁難開. 上用乾薑, 不以多少, 洗淨吹咀, 每用二錢, 以薄綿緊裹, 沸湯泡, 乘熱洗, 如冷再溫, 更洗. 治風毒攻眼, 赤腫癢痛. 黃連去鬚蔓荊子各半兩五倍子三錢. 上剉細, 分三次, 新水煎, 濾淸汁, 以手沃洗, 效.

《證治准繩》

○ 癢若蟲行證, 非若常時小癢之輕, 乃如蟲行而癢不可忍也. 爲病不一, 須驗目上有無形證, 決其病之進退. 至如有障無障, 皆有癢極之患. 病源非一. 有風邪之癢, 有血虛氣動之癢, 有虛火入絡, 邪氣行動之癢, 有邪退火息, 氣血得行, 脈絡通暢而癢. 大凡有病之目, 常時又不醫治而自作癢者, 癢一番則病重一番. 若醫治後而作癢, 病必去速. 若癢極難當, 時時頻作, 目覺低陷者, 命亦不久. 有極癢而目脫者, 死期至矣. 癢而淚多者, 血虛夾火. 大抵痛屬實, 癢屬虛, 雖有火, 亦是邪火乘虛而入, 非其本病也.

《동의보감》

○ 痒極難任. 眼痒極甚, 瞳子連眥頭, 皆痒不能收瞼. 此因膽受風熱得之, 宜服驅風一字散, 得效. 驅風一字散, 治眼痒極甚. 川芎荊芥川烏炮各五錢羌活防風各二錢半. 右爲末每二錢, 薄荷湯調下食後. 得效.

《審視瑤函》

○ 目癢. 癢有因風因火因血虛而癢者, 大約以降火爲主, 然有爲血行而癢, 目將複明, 火散發癢宜平肝滋榮爲主.

○ 癢如蟲行, 病屬肝心, 無病而癢, 病始來侵, 有疾而癢, 其病愈深, 常時小癢, 又當辨明, 輕重進退, 宜審其因. 此症非謂常時小癢之輕, 如蟲行之癢, 不可忍者, 須驗目上有無形症, 決其病之進退, 至於有障無障, 皆有癢極之患, 病源非一. 有風邪之癢, 有邪退火息氣血得行, 脈絡通暢而癢. 大抵有病之目, 久不治而作癢者, 癢一番則病重一番. 若醫治用藥後而癢作者, 病必去速. 若癢極難當, 時時頻作, 目覺低陷者, 命亦不久矣. 有癢極而目脫者, 死期近矣. 淚多者血虛夾火, 大抵痛屬實, 癢屬虛, 雖火乘虛而入, 非其本病也. 宜服, 驅風一字散, 治目癢極難忍. 川烏炮川芎 荊芥穗各五錢羌活防風各二兩五錢. 上爲細末, 每服二錢, 食後蘇薄荷湯調下. 人參羌活湯, 治肝熱澁癢昏蒙. 赤茯苓人參羌活獨活地骨皮川芎柴胡桔梗細甘草枳殼前胡天麻各等分. 上剉劑, 白水二鍾, 煎至八分, 去滓熱服. 癢甚者, 加防風荊芥穗. 廣大重明湯, 治兩目瞼赤爛熱腫痛, 並稍赤, 及眼瞼癢極, 抓至破爛, 眼楞生瘡痂, 目多眵痛, 癮澁難開. 防風川花椒龍膽草甘草細辛各等分. 上剉如麻豆許大, 內甘草不剉, 只作一挺. 先以水一大碗半, 煎龍膽草一味, 乾一半, 再入餘三味, 煎至小半碗, 去滓, 用淸汁帶熱洗, 以重湯燉令極熱. 日用五七次, 洗畢, 合眼須臾, 癢亦減矣.

《張氏醫通》
○ 目癢. 目癢因風寒者, 薑粉和白蜜點之. 風熱, 四生散或黃者防風蒺藜羌活蟬蛻黃芩甘草之類. 因火者, 於赤痛條求降火之劑. 因血虛而癢者, 四物湯加羌防蒺藜黃者.
○ 癢若蟲行証, 乃癢不可忍, 非若常時之小癢也. 爲病不一, 如有障無障, 皆有癢極之患, 病源非一. 有風邪之癢, 有血虛氣動之癢, 有虛火入絡邪氣行動之癢, 有邪退火息氣血得行脈絡通暢而癢. 大凡有病之目不治, 不治而自作癢者, 癢一番則病重一番. 若醫治後而作癢, 病必去速. 若癢極難當自覺低陷者, 命亦不久. 急宜溫補, 庶或可圖. 若癢而淚多者, 血虛夾火. 大抵癢屬虛火, 治宜薑粉枯礬硼砂. 津唾調如米大, 時將一丸納大皆, 及鹽湯蒸洗. 不應, 於大小眥旁去一韭葉許, 各灸七壯, 其癢立止. 如蟹睛黑翳如珠等証作癢, 俱可用灸. 但痛甚者, 皆屬實火. 不可誤用艾灼, 反增其劇也.

《醫宗金鑒》《眼科心法要訣》
○ 眼癢歌, 眼癢皆因肝膽風, 癢生眥瞼黑白睛, 外用廣大重明洗, 內服荊防羌烏芎. 廣大重明湯 方, 見卷末. 驅風一字散方, 荊芥穗五錢防風二兩五錢羌活二兩五錢川烏炮五錢川芎五錢. 上爲細末, 令勻, 每服二錢 食後, 薄荷湯調下. 註, 眼癢之證, 皆因肝膽二經風邪衝發所致. 或在瞼邊眥內, 甚則癢連睛珠, 癢極難忍. 外以廣大重明湯燻洗, 內服驅風一字散, 疏散風邪.

《目經大成》
○ 目癢四, 由來癢病果何爲, 爲火爲風爲血虧. 有病如癢癢愈甚, 癢而無病病遲遲, 點服盡情無治法, 請投絕境覓仙醫. 此目癢非常比, 乃如毒蟲行走身上, 令人戰栗, 幾不敢食. 其故非一, 有風邪之癢. 有火邪之癢. 有邪退火撥搖息, 氣血得行, 脈絡通暢而癢. 有抱病之目, 久不治而癢, 癢一番則病重一番. 總之治後而癢, 病必去速. 無故而癢, 病來定險. 若癢難禁, 時時頻作, 目覺低陷, 及癢極揩擦而目脫出者, 齡不延矣. 淚多者, 血虛生火, 須驗目內有無形證, 以決其病之進退. 如無形可驗, 只癢難忍耐, 暫點飛熊丹. 不退, 霹靂火. 再不住, 須端詳切脈用藥. 如弦浮泣出, 此風邪, 治以香蘇散芎蘇飲. 脈數而微犴, 茶調疏肝散. 因嗜酒而致者, 葛花解醒湯. 若沉遲濡小, 須大補大熱, 否則必犯乎諺云, 白日著鬼祟, 平路跌村人. 此之謂也. 臨症須矜慎毋忽.

11) 傷寒後 外障
《祕傳眼科龍木論》
○ 二十五·傷寒熱病後患目外障. 此眼初患之時, 或因傷寒起早, 熱病後髒氣未全, 六腑之熱未盡, 體虛易損, 過食熱物過多. 致令患眼, 或見黑花, 瞳人開大, 發歇不定, 赤腫淚出. 宜令鐮出瘀血, 服熊膽丸生犀角飲子瀉肝湯. 切不可點藥, 恐損睛也. 詩曰, 熱病傷寒可後虛, 因餐壅熱患雙眸, 睛疼一日先昏暗, 不久相牽左右拘, 紅腫必須鐮瞼內, 生犀飲子最能驅, 次服決明丸半劑, 免教白肉更須瘀, 未宜點眼緣何事, 卻恐生瘡敗黑珠, 瞳子忽然開黑大, 舊來肝腎有風虛, 神方用膽點和服, 雙目光明卻複初, 若是眼前花出現, 三年兩載始能除. 熊膽丸, 熊膽一個石決明車前子澤瀉細辛各一兩干地黃茺蔚子各二兩黃牛膽一個. 上爲末, 煉蜜爲丸如桐子大, 空心茶下十丸. 生犀角飲子, 生犀角桔梗各二兩羚羊角人蔘茯苓黃芩知母防風各一兩. 上爲細末, 以水一盞, 散一錢, 煎至五分, 去渣溫服. 瀉肝湯, 石決明川大黃桔梗車前子芒硝各一兩羚羊角防風各兩半. 上爲極細末, 以水一盞, 散一錢, 煎至五分, 去渣溫服之.

《銀海精微》
○ 傷寒熱病後外障. 傷寒熱病外障者, 蓋由大病新瘥出早, 形骸羸瘦, 臟腑未實, 氣血尚虛, 陰陽偏勝未複, 縱口多毒, 五辛油膩煎炒, 一切熱物之類, 蓄積諸毒, 眾聚停留於內, 熱邪必表於外, 攻沖於眼. 眼者五臟六腑之精華, 其症各現於五輪. 此症發時赤腫淚出痛澀難開, 瞳仁闊大黑業撩亂, 不能遠視, 此血虛也. 治法點以時藥, 洗以散風前症活血之藥, 不宜鐮洗, 只平補臟腑, 損其有餘, 益其不足, 是爲活法也, 宜忌三兩月可也. 問曰, 兩目或發腫痛者何也. 答曰, 氣血不足, 虛陽攻上故也. 此症縱有疼痛, 切不可服瀉藥涼藥, 只宜和解之. 痛腫甚者, 明目細辛湯熊膽丸地黃湯之類, 點三七丹, 腦射. 風熱作痛, 明目細辛湯 治熱病後患腫痛, 大便結, 羞明服. 生地黃 川芎 蔓荊子 歸尾 白茯苓 藁本 荊芥 麻黃根 防風 羌活 川椒 細辛 上各等分. 食後溫服, 日一次. 熊膽丸 治肝膽得熱火邪爲病, 用清熱解毒. 熊膽一個 石決明 車前子 澤瀉 細辛各一兩 乾地黃 茺蔚子 牛膽一個 龍膽草 上爲細末, 煉蜜丸, 如梧桐子大. 每服四十九丸, 食後溫酒送下. 地黃湯 治眼久病昏澀, 因發而久不愈, 宜服. 防風 羌活 人蔘 白茯苓 當歸 熟地黃 黃連 黃芩 上各等分. 水煎溫服.

《世醫得效方》
○ 傷寒熱病後目昏二十五, 傷寒病安後, 眼目疼痛紅腫, 或食毒物過多, 壅熱上沖. 熱淚交流, 澀痛難開, 兼生翳膜. 宜服前決明散, 後春雪膏點之.

《證治准繩》
○ 傷寒愈後之病. 倪仲賢曰, 傷寒病愈後, 或有目複大病者, 以其清陽之氣不升, 而餘邪上走空竅也. 其病隱澁赤脹, 生翳羞明, 頭腦骨痛, 宜作群隊升發之劑, 餌之數服斯愈. 傷寒論曰, 冬時嚴寒, 萬類深藏, 君子固密, 不傷於寒. 觸冒之者, 乃名傷寒. 其傷於四時之氣者, 皆能爲病. 又生氣通天論曰, 四時之氣更傷五臟, 五臟六腑一病, 則濁陰之氣不得下, 清陽之氣不得上, 今傷寒時病雖愈, 濁陰淸陽之氣猶未來復, 濁陰淸陽之氣未復, 故餘邪尙熾不休, 走上而爲目之害也. 是以一日而愈者, 餘邪在太陽. 二日而愈者, 餘邪在陽明. 三日而愈者, 餘邪在少陽. 四日而愈者, 餘邪在太陰. 五日而愈者, 餘邪在少陰. 六日而愈者, 餘邪在厥陰. 七日而複, 是皆淸陽不能出上竅而複受其害也. 當爲助淸陽上出則愈, 人蔘補陽湯主之, 羌活勝風湯主之, 加減地黃丸主之, 嚺鼻碧雲散亦宜用也. 忌大黃芒硝苦寒通利之劑, 犯之不可複治.

《張氏醫通》

○ 傷寒愈後之病. 傷寒病愈後, 或有目複大病者. 以其淸陽之氣不升, 餘邪上走空竅也. 其病癮澁赤脹, 生翳羞明, 頭腦骨痛. 當助淸陽上出則愈. 最忌大黃芒硝, 苦寒通利, 犯之不可複治.

《醫宗金鑑》《眼科心法要訣》

○ 傷寒熱病後患目歌. 傷寒餘熱過食辛, 瞳散黑花澁淚頻, 紅腫痛用生犀飮, 羚防芩桔知芩蔘. 生犀飮, 生犀角二錢羚羊角一錢防風一錢黃芩一錢桔梗一錢五分知母一錢茯苓一錢人蔘一錢. 上爲粗末, 以水二盞, 煎至一盞, 去渣溫服. 註. 傷寒熱病後患目者, 因餘熱未淸, 過食辛熱, 兩熱合邪. 以致瞳人散大, 時見黑花, 隱澁淚多, 紅腫疼痛. 宜用生犀飮, 淸解其熱也.

12) 時復
《證治准繩》

○ 時復證. 謂目病不治, 忍待自愈, 或治失其宜, 有犯禁戒, 傷其脈絡, 遂致深入, 又不治之, 致搏夾不得發散之故. 或年之月月之日, 如花如潮, 至期而發, 至期而愈. 久而不治, 及因激發, 遂成大害. 未發者, 問其所發之時令, 以別病本在何經位. 已發者, 當驗其形證絲脈, 以別其何部分, 然後治之.

《目經大成》

○ 時複五十八, 不知時複症, 歲歲至期來. 將謂無深患, 終乎是禍胎. 有經名手愈, 過歲猶未治. 與夫目素瘥, 見人輒波累, 莫若醫留難, 病根鉏未去. 此蓋目病不治, 挨忍而愈. 或治不得當, 欲戒有犯, 觸其脈絡, 遂致深入, 又不治之, 令就正擊搏, 不得發散. 乃年之月之日, 如花如潮, 至期而發, 過期而又愈. 久而久之, 及激發者, 然後始有症, 不治不得. 未發問其所發, 因何病本. 既發驗其形色部分, 在何臟腑, 對症主治, 終有不複之時. 斷不可拘於運氣月令, 槪以及時之劑投之, 恐未中病先已中藥矣. 有目經上工治愈, 遲則二三年速則八九月, 再過則一月數作, 謂時複亦通. 此病根未除, 遽然謝醫停藥, 或久耐禁束, 一時霍然, 乃游衍風霜, 放恣嗜欲, 此從彼召, 氣血遂因而留注, 病走熟路, 決從原經絡而發. 世人多咎人留酒碗, 非也. 臨斯症, 更當相機投藥, 萬莫被前醫某方, 印定心眼. 所謂薪盡火傳, 焉知來者之不如今也. 有目素瘥, 但見人病輒發. 此一時之氣變使然. 經曰, 百病皆生於氣, 思則氣結, 恐則氣下, 驚則氣亂. 夫人目慣時複, 則個中甘苦備嘗. 見人病, 莫不驚恐而思及自己, 爾時神氣乖張. 縱外邪未必傳染, 而一線未了, 宿業感而遂通, 是以輒發. 譬人方呵欠, 如身子疲倦, 則當面學樣. 口任燥渴, 說著梅子, 便舌下津生, 其致一也. 列於本症, 格致之餘, 敢謬以古人不見我爲恨.

13) 努肉攀睛
《諸病源候論》

○ 十一目瘜肉淫膚候. 瘜肉淫膚者, 此由邪熱在臟, 氣沖受於目, 熱氣切受於血脈, 蘊積不散, 結而生瘜肉, 在於白睛膚臉之間, 即謂之瘜肉淫膚也.

○ 三十八割目後除痛止血候. 夫目生淫膚瘜肉, 其根皆從目眥染漸而起. 五臟六腑之精華, 上注受於目. 目, 宗脈之所聚, 肝之外候也. 肝藏血. 十二經脈, 有起內皆兌眥者, 風熱氣乘其臟腑, 臟腑生熱, 熱氣熏肝, 沖發於目, 熱搏而結, 故生淫膚瘜肉. 割之而傷經脈者, 則令痛不止, 血出不住, 即須方藥除療之.

《祕傳眼科龍木論》

○ 二十七·胬肉侵睛外障. 此眼初患之時, 或癢或痛, 赤爛多年, 肺臟風壅, 發無定准, 漸生肉翳侵睛, 遮滿瞳人. 此狀宜令鉤割熨烙, 後宜服除風湯七寶膏立效. 詩曰, 胬肉根基有兩般, 便須分別見根源, 或因赤爛多年後, 肺臟風衝亦使然, 或癢或痛無定准, 一條根肺漸侵滿, 初生浮小鉤除易, 覆著瞳人即稍難, 去熱去風先服藥, 終須割烙即長安, 殘餘服藥徒能效, 七寶銷磨當自痊. 除風湯, 防風黃芪茺蔚子各二兩桔梗五味子細辛大黃各一兩. 上爲末, 以水一盞, 散五錢, 煎五分, 食後去渣溫服之. 七寶膏, 珍珠末龍腦熊膽各一分石決明琥珀各三分水晶龍齒各五錢. 上搗碎爲末, 研子極勻, 水五升, 石器內煎至一升, 去渣煎至一盞, 入蜜半兩和爲膏, 每至夜臥後點之, 早晨不可點.

《銀海精微》

○ 胬肉攀睛. 胬肉攀睛者, 與大眥赤脈之症同. 然此症者, 脾胃熱毒, 脾受肝邪, 多是七情鬱結之人. 或夜思尋, 家筵無歇, 或飮酒樂欲, 致使三焦壅熱. 或肥壯

부록-白睛外障

之人, 血滯於大眥. 胬肉發端之時多癢, 因乎擦摩, 胬肉漸漸生侵黑睛. 日積月累者爲實, 乍發乍痛者爲虛. 治法, 實者小鉤爲鉤, 鉤起剪斷些寬, 三五日剪痕收滿, 方可點陰二陽四藥, 吹點, 餘翳漸淸, 避風忌口, 齋戒可也. 若乍發不宜鉤剪, 宜服藥, 點以淡丹藥可也. 三焦心火俱炎, 亦能生此疾, 治之須鉤割後, 宜服瀉脾除熱飮. 瀉脾除熱飮, 黃者防風茺蔚子桔梗大黃黃芩黃連車前子芒硝各一兩. 每服六錢, 水煎服. 此症脾胃積熱, 相火胃火旺也. 若經久翳濃施實胬睛者, 宜鉤剪, 剪訖, 次日用退翳捲雲散調津液點之, 日一次, 三黃湯加寒劑. 常點用對交丹加淸涼散. 若筋腫濃大者, 宜剪, 剪畢頭處用火烙之, 使其再不複生, 愈後仍用三黃丸收功, 鎭其上炎之火. 三黃湯, 治脾胃積熱, 致生此症, 宜服. 加芍藥宣連. 黃連黃芩大黃各一兩. 若熱甚者, 脈洪盛者, 加黃柏石膏山梔子之類, 水煎, 食後溫服. 金花丸, 黃連黃柏各四兩黃芩人參各三兩桔梗三兩半半夏二兩梔子仁二兩. 上爲末, 煉蜜爲丸, 梧桐子大, 每服五十丸, 茶下.

《世醫得效方》

○ 胬肉攀睛二十七, 此證或先赤爛多年, 肝經爲風熱所沖而成, 或用力作勞, 有傷肝氣而得. 或癢或痛, 自兩眥頭胬出, 心氣不寧, 憂慮不已, 遂攀睛或起筋膜. 宜服二黃散, 黃芩大黃防風薄荷各半兩. 上銼散, 每服三錢, 水一盞半, 蜜少許煎, 食後臨睡溫服. 定心丸, 石菖薄甘菊枸杞子各半兩辰砂二錢遠志一分去心麥門冬一兩去心. 上爲末, 蜜丸, 梧桐子大, 每三十丸, 食後, 熟水下.

《향약집성방》

○ 眼生胬肉.《聖惠方》論曰, 夫邪熱之氣, 在於藏腑, 熏蒸於肝, 攻衝於目, 熱毒旣盛, 倂於血脈, 蘊積不散, 結聚而生胬肉也.《聖惠方》治眼中生胬肉欲滿, 及生珠管. 貝齒燒黃丹各一錢. 右同硏令極細, 每用時, 取少許, 點於胬肉上, 日三四度. 治眼中胬肉出, 兼赤脈貫上瞳人. 雄雀糞細硏, 以乳汁調, 頻點卽消. 治眼因築損, 生胬肉出. 杏仁二七枚去皮尖, 生嚼吐於掌中, 承煖綿纏筯頭, 點胬肉上, 不過三四度差.《千金方》治目中息肉, 五加皮不聞水聲者根去土, 搗末一升, 和上酒二升, 浸七日外, 一日兩時服之, 禁醋. 二七日, 偏身生瘡, 若不出, 未得藥力, 以生熟湯浴之, 取毒瘡差.《五藏論》升麻散, 肝有病, 卽目赤, 眼中生胬肉, 暈膜視物不明. 升麻八分山梔子七分決明子十分車前子十分黃芩八分苦瓠七分龍膽五分充蔚子五分乾薑十分地膚子十分. 右搗篩爲散, 每日空心, 飮汁調三分.《得效方》二黃散, 治胬肉攀睛, 或先赤爛多年. 肝經爲風熱所衝而成, 或用力作勞有傷肝氣而得, 或癢或痛, 自兩眥頭胬出. 心氣不寧, 憂慮不已, 遂乃攀睛, 或起筋膜. 黃芩大黃防風薄荷各半兩. 右剉散, 每服三錢, 水一盞半, 蜜少許煎, 食後臨睡溫服. 驅風散, 治爛弦風, 赤浮翳, 胬肉攀睛, 澁癢眵淚. 防風去蘆龍膽草各五錢銅靑 三錢五倍子二錢淡竹葉一握去根. 右爲末, 每服半錢, 熱湯一合, 泡停冷, 澄淸洗, 捷效.

《證治准繩》

○ 胬肉證. 多起上輪, 有障如肉, 或如黃油, 至後漸漸濃而長積赤瘀, 努起如肉, 或赤如朱. 凡性燥暴悖, 恣嗜辛熱之人, 患此者多. 久則漫珠積肉, 視亦不見. 治宜殺伐, 久久自愈. 積而無瘀甚惡證及珠尙露者, 皆不必用鉤割之治. 一云胬肉攀睛, 或先赤爛多年, 肝經爲風所沖而成. 或用力作勞, 有傷肝氣而得, 或癢或痛, 自兩頭胬出, 心氣不寧, 憂慮不已, 遂乃攀睛, 或起筋膜. 宜服洗刀散, 及二黃散定心丸. 洗刀散, 治風熱弦爛, 眼目赤腫, 內外障翳, 羞明怕日, 倒睫出淚, 兩瞼赤爛, 紅筋瘀血, 宜用此藥. 防風連翹羌活獨活草決明蔓荊子木賊玄參各一兩當歸荊芥滑石薄荷麻黃白朮赤芍藥大黃各五錢黃芩川芎梔子桔梗石膏芒硝蟬蛻白菊花蒺藜各四錢甘草細辛各三錢. 上薑同煎, 食後服. 再用淸涼洗眼之藥. 二黃散, 治胬肉攀睛. 黃芩大黃防風薄荷各等分. 上水煎, 入蜜少許, 食後服. 定心丸, 治胬肉攀睛. 石菖蒲枸杞子白菊花各五錢辰砂二錢遠志二錢半麥門冬去心一兩. 上爲末, 煉蜜丸, 如桐子大. 每服三十丸, 食後熟水下.

《동의보감》

○ 胬肉攀睛. 或眼先赤爛多年, 肝經爲風熱所衝而成, 或用力作勞而得. 或癢或痛, 自兩眥頭胬出筋膜. 心氣不寧, 憂慮不已 遂乃攀睛. 宜二黃散定心元. 得效. 兩眥呈露生胬肉者, 心熱血旺也. 直指. 攀睛胬肉者, 心熱也. 大眥赤紅, 肉堆起者, 心經實熱也. 小眥赤紅, 絲血脹者, 心經虛熱也. 回春. 胬肉, 宜速效散. 醫鑑. 洗胬肉侵睛, 當歸尾荊芥穗黃連防風薄荷朴硝鴨砂等分. 剉煎湯溫洗. 入門. 梨汁浸黃連, 又初男乳和雄雀屎點之, 皆效. 詳見單方. 二黃散, 治胬肉攀睛. 大黃黃芩防風薄荷各一錢二分半. 右剉蜜少許, 同煎服. 得效. 定心元, 治同上. 麥門冬一兩石菖蒲枸杞子甘菊各五錢遠志二錢半. 右爲末蜜丸梧子大, 熟水下三十丸. 得效. 速效散, 治胬肉紅綠, 紅白瞖障, 及白珠上有死血紅筋, 或上瞼胞腫如桃, 日夜疼痛昏暗. 黃連黃芩黃栢梔子連翹薄荷荊芥柴胡當歸生地黃地骨皮天花粉蔓荊子甘菊惡實白蒺藜草決明石決明枳殼甘草各五分. 右剉作一貼, 水煎食後服. 醫鑑.

《審視瑤函》
○ 胬肉之病, 肺實肝虛, 其胬如肉, 或赤如朱, 經絡瘀滯, 氣血難舒, 嗜燥恣慾, 暴者多之, 先生上匝, 後障神珠, 必須峻伐, 久治方除. 此症多起氣輪, 有脹如肉, 或如黃油, 至後, 漸漸濃而長積, 赤瘀胬起如肉, 故曰胬肉凡性燥暴悍, 恣嗜辛熱之人, 患此者多. 久則漫珠積肉, 視亦不見, 治宜峻伐, 久則自愈積而無瘀之症甚惡, 及珠尚露, 皆不必用鉤割之治. 宜服點, 還睛散, 並治眼生翳膜, 昏澁淚出, 瘀血, 胬肉攀睛. 龍膽草酒洗炒川芎甘草決明川花椒去目炒菊花木賊石決明煆野麻子荊芥茯苓楮實子白蒺藜杵去刺各等分. 共爲細末, 每服二錢, 食後茶清調下, 日進三服. 忌一切雞魚濃味, 及蕎麥面等物. 吹霞散, 專點胬肉攀睛, 星翳外障. 白丁香一錢白芨白牽牛各三錢. 上硏細膩無聲, 放舌上試過, 無滓方收貯, 每日點三次. 重者, 不出一月全愈, 輕者, 朝點暮好. 定心丸, 石菖蒲枸杞子家菊花各五錢麥門冬去心烘乾一兩遠志肉二錢五分明辰砂硏細二錢另入. 上爲細末, 煉蜜爲丸, 如桐子大, 每服三十丸, 食後白滾湯送下.
○ 割攀睛胬肉手法, 按胬肉之症, 或大小眦間生出者, 乃活肉也. 若用點藥服藥不能退者, 必至侵遮黑睛, 恐礙瞳神. 須用割法施治爲妙, 或未侵及黑珠者, 亦無傷也. 只宜點服丸散, 緩以退之, 不可輕易鉤割, 愼之愼之. 凡割之際, 先用明礬不拘多少, 熱水泡化, 以新羊毛筆蘸礬水於胬肉上, 其肉始能皺起. 然後易於下手, 先用鋒利之針, 穿入肉中, 上下露針挑起, 橫於上下眼胞擔之. 方用鋤刀從中鋤至近黑珠邊, 微微輕浮搜撥下切, 不可礙動黑珠要緊. 複又從針處搜撥白睛, 至大小眼眦盡處, 或用刀割, 或用小花剪剪斷亦可. 不可礙動大小眦頭紅肉一塊, 此乃眼竅, 通於心之血英也. 若一出血, 則必傷之, 多至成漏, 爲害不淺. 有胬肉白者, 不烙無妨. 如割胬肉有出血者, 用綿紙揉軟, 蘸水濕拭之卽止. 凡割眼如胬肉紅者不烙, 有變成雞冠蜆肉者, 亦宜割之. 割後要戒色慾惱怒, 沖風冒日, 辛苦勞碌, 靜養三七日可也. 禁食魚腥煎炒酒面雞鵝驢馬豬頭犬肉, 蔥蒜韭芥胡椒辛辣等物. 割後宜服淸熱活血疏風煎劑十餘帖始妙.

《張氏醫通》
○ 胬肉攀睛証. 多起於大眦, 如膜如肉, 漸侵風輪, 甚則掩過瞳神. 初起可點而退, 久則堅軔難消, 必用鉤割. 以針從上邊胬肉中道, 挑起穿過, 先揭起風輪邊, 後揭至大眦邊. 鉤定, 沿割去, 留則複長, 過則傷, 適當爲妥. 若血出, 用軟紙蘸墨之則止. 胬肉四沿雖粘, 中則浮也. 有用線穿掛割, 亦能去之. 但延緩爲累, 去

後用點藥消其根, 內服和血淸火之劑.

《醫宗金鑒》《眼科心法要訣》
○ 努肉攀睛歌, 努肉攀睛大眦起, 初侵風輪久掩瞳, 或癢或疼漸積厚, 赤爛多年肺熱壅, 初起紫金膏點效, 久宜鉤割熨烙攻, 內服除風湯葯桔, 細辛連味大黃風. 除風湯方, 蕪蔚子一錢桔梗一錢細辛五分黃連一錢五味子五分大黃一錢防風一錢. 上爲末, 以水二盞, 煎至一盞, 食後, 去渣溫服. 紫金膏方, 見卷末. 註, 努肉攀睛之證, 起於大眦, 初則漸浸風輪, 久則掩過瞳人, 或癢或痛, 漸漸積厚. 此證多因赤爛年久, 或肺經風熱壅盛所致. 初起可點紫金膏, 努瘀自退. 久則堅朝難消, 必須鉤割熨烙後, 服除風湯.

《醫宗金鑒》《外科心法要訣》
○ 目中胬肉. 目中胬肉心火成, 實火大眦色深紅, 小眦紅絲淡虛火, 胬肉時覺或脹疼. 注, 此証生於目兩眦, 瘀肉努出, 時覺疼痛, 總屬心火所成. 然火有虛實, 如大眦紅肉色深紅者, 心經實火也, 宜黑蔘湯服之. 小眦紅絲色淡紅者, 心經虛火也, 宜決明散主之. 外俱用淸涼丸泡洗, 久久自愈. 黑蔘湯, 黑蔘苦蔘梔子硏菊花黃連枳殼麩炒草決明車前子防風大黃炒升麻各二錢. 水煎, 食後服. 方歌, 黑蔘湯治大眦疼, 內生胬肉實火成, 苦蔘梔菊黃連殼, 草決車防大黃升. 決明散, 玉竹黃連枳殼麩炒川芎甘草生羚羊角鎊各一兩車前子靑葙子草決明各五錢. 共硏細末, 每服三錢, 食後服, 臥時再用一服. 方歌, 決明胬肉虛火攻, 玉竹黃連枳殼芎, 車前靑葙羚羊草, 硏末水調最有功. 淸涼丸, 見菌毒.

《目經大成》
○ 胬肉攀睛三十一, 脂非脂, 膜非膜, 蝕風輪, 掩巽廓. 金刀具在未全除. 血氣方剛能再作. 此症始自內眦生脈一二縷, 縷根生瘀肉赤黃色, 狀如膏膜而朝, 日久積濃, 橫侵白睛, 吞食神珠, 有秉銳俱生者, 但枝蔓所傳, 終不若正受者之多也. 凡性躁氣逆, 恣嗜辛熱, 勞心勞力之人患者多. 間有漫睛皆障, 視亦不見, 必內外兼伐, 根淨則愈, 然亦難矣. 病由《原機》爲奇經客熱, 其言曰, 奇經客邪非十二經之比, 十二經之外, 別有治奇經之法, 而所用藥亦曰, 勝奇散. 卻只是芎歸連草等物, 無稽之談, 人誰從同.《謬刺論》曰, 客邪於足陽蹻之脈, 令人目病從內眦始. 近似《瑤函》曰, 肺實肝虛, 其肉努起. 夫肺實, 據輪言, 通睛合努, 據肝言, 並不在內眦之位. 且肝虛肺實, 木已受金克矣, 又用膽草木賊以伐之, 何哉. 愚意症發兩眦, 乃合太陽少陰而病, 肉屬脾土, 赤黃努起, 是火炎者土必燥, 水木不能製, 禍罹于金. 雖在氣輪, 非肺經之自病也. 起手須如法鉤割, 點以飛熊丹, 內服瀉黃瀉白導赤等散. 俟刀口平複,

依心火乘金, 既濟丸或滋陰地黃丸一料, 治本不治標, 其殆庶幾. 割法, 用紅礬一錢, 水泡化, 以新羊毫筆蘸水潢患處, 其肉自然皺起, 不起複潢. 將鋒利銀針穿入簡中, 兩頭於上下眼胞擔定, 次用鉤鉤正, 次眉刀或鞋刀從中輕浮搜至神珠攀底, 複又從針處搜至眥頭, 近血輪離一粗布線小心割下. 有不必針穿不藉礬潢不須鉤, 只用鉗不須刀只用瑿者, 一聽自便. 總宜器利手快, 看得風水血三輪親切, 不致稍犯, 庶不誤人. 割去處肉白者順, 易奏功, 赤者纏延. 血出不止, 用新棉花蘸頂煙墨塗之立住, 秋夏沃以泉水亦佳. 蓋紅見黑則止, 陰陽之自然爲偶, 血得冷而凝, 水火之所以相製也. 割後澄心節欲, 去酒, 禁椒炙, 前方點服弗歇, 刀口日平一日, 雖未能視如無病, 較病中相去天壤耳. 假通睛皆肉膜蔽滿, 下不見風輪影色, 先於中央起手, 割開黃豆大一孔, 問渠見光亮, 微有昏昏黑質, 不妨漸次鉤割, 十中常一二可治. 否則神膏已涸, 不消費力. 丸大皆有肉珠一塊如榴子狀, 本科呼爲血輪, 刀烙娛傷, 必致潰敗成漏, 卷首已說, 再識於此, 不啻耳提, 而面命也. 努肉有尖頭齊頭二種. 齊頭浮於風輪, 易割易平複, 全好, 跡象都無. 尖頭深深蝕入神珠, 大難下手, 且分明割去, 明日依然在上, 非三五不能淨盡. 及瘥, 其瘢痕至年久始沒, 但所有昏朦赤澁眵淚等病, 努肉去不複再見. 倘弗慎口節欲, 勞心傷力, 到老難免斯疾.

14) 流金凌木
《證治准繩》

○ 肺瘀證, 由眥而起, 貫過氣輪, 如皮似筋, 橫帶至於風輪, 光亦不損. 甚則掩及瞳神, 方礙瞻視. 大抵十之八九, 皆由大眥而起. 有赤白二證. 赤者血分, 白者氣分, 其原在心肺二經. 初起如薄薄黃脂, 或赤脈數條, 後漸漸大而濃. 赤者少, 白者多. 雖赤者亦是白者所致. 蓋先有白而不忌火毒辛熱, 故傷血而赤, 非血分之本病也. 治赤雖退, 其質不退, 必須殺伐. 殺伐之治, 雖不見情勢之惡, 久而且痛, 功亦遲緩. 不若一割即去, 烙之免其再發. 大抵眼科鉤割一法, 唯此患最爲得效.

《目經大成》

○ 流金凌木四十六, 憂思鬱結心神損, 恚怒劬勞肝氣虧, 飢飽不勻倉稟壞, 色欲無時水火虛, 土氣既衰金自薄, 風邪寒暑易相欺, 病兼五臟惟斯症, 醫得無增便是除. 此症目無甚大弊, 但三處兩處似膜非膜, 從氣輪而蝕風輪, 故曰流金凌木. 狀如努肉攀睛, 然色白而薄, 位且不定. 亦多見於陰鬱婦女. 所以然者, 婦人性雖柔, 當不得好勝而善愁. 善愁則氣降, 好勝不勝則愁變爲恨矣. 恨不能發故郁, 郁則生火, 火盛精耗, 金木俱傷, 愛得斯病. 病成可卻而不可除, 萬無妄施鉤割, 徒致人

喪明也. 症成可卻, 蓋風輪患此, 必有微眵與淚, 或昏眊不自在. 以歸芍六君子合生脈, 倍分兩爲丸, 歲月長服, 則病不再長. 或還少丹駐景丸亦可. 不可除, 攀睛努肉明明薄在輪廓, 只鉤起鉗定, 飛刀割之立去. 此則謂攀睛卻是翳障, 謂翳障卻是皮膜, 謂輕而無害卻針藥無下手處. 醫得無增便是除, 此言雖謬, 見理繫明.

15) 馬蝗積
《證治准繩》

○ 馬蝗積證, 與努肉大同小異. 蓋殺伐內外藥治皆同, 但努肉有不用割而治愈, 故日小異也. 亦有是努肉先起, 後變爲重, 其狀兩頭尖薄, 中間高濃, 努肉紅色, 若馬蝗狀橫臥於中, 四匝有薄薄肉油, 紫赤筋脈圍繞. 乃血分之病, 久久方成, 最不易治, 且難去而易來, 風疾人每多患此. 治之必先用鉤割十去五六, 方用殺伐之藥則有功. 不割則藥力不敵病勢, 徒費其力.

《張氏醫通》

○ 馬蝗積証, 兩頭尖薄, 中間高濃, 肉紅色. 若馬蝗狀, 橫臥於中, 乃血分之病, 久久方成. 難去易來, 風疾人每多此患. 必先用鉤割, 十去五六. 方用殺伐之藥則有功, 然割須用烙其根起. 不爾, 則朝去暮生. 枉受痛楚; 多有激邪之禍, 外雖劫治, 內須平治. 不然, 外雖平而內心發也.

16) 黃油障
《諸病源候論》

○ 三十二目肥候. 肥目者, 白睛上生點注, 或如浮萍, 或如榆莢. 有如胡粉色者, 有作青黑色者, 似羮上脂, 致令目暗, 世呼爲肥目. 五臟六腑之精華, 皆上注受於目, 爲肝之外候. 宗脈所聚, 上液之道. 此由腑臟氣虛, 精液爲邪所搏, 變化而生也.

《證治准繩》

○ 黃油證. 生於氣輪, 狀如脂而淡黃浮嫩, 乃金受土之濕熱也. 不腫不疼, 目亦不昏, 故人不求治, 無他患, 至老只如此, 略有目疾發作, 其證則爲他病之端矣. 揭開上眲, 目上邊氣輪上有黃油者, 是濕熱從腦而下, 目必有病, 又非兩傍可緩之比, 或有頭風之患. 然此病爲患又緩, 治亦容易. 但不治者, 恐貽後患, 故宜預自保重而去之. 瘋風目上有此者又重, 與常人不同.

《張氏醫通》

○ 黃油証, 生於氣輪, 狀如脂而淡黃浮嫩, 乃金受土之濕熱也. 不腫不疼, 目亦不昏, 故人不求治, 略有目疾發作, 則爲他病之端. 揭開上眲, 氣輪上有黃油者. 是濕熱從腦而下. 先宜開導上眲, 即與神消散皂莢丸之類. 有頭風証者, 石膏散兼皂莢丸. 若瘋風目上有此者最重, 當從瘋風証治.

18) 狀若魚胞

《諸病源候論》

○ 十七目珠管候. 目是五臟六腑之精華, 宗脈之所聚, 肝之外候也. 肝藏血, 若腑臟氣血調和, 則目精彩明淨. 若風熱痰飲漬受於臟腑, 使肝臟血氣蘊積, 沖發於眼, 津液變生結聚, 狀如珠管.

《證治准繩》

○ 狀如魚胞證, 氣輪努脹, 不紫不赤, 或水紅, 或白色, 狀如魚胞. 乃氣分之證, 金火相搏所致. 不用鐮導, 唯以清涼則自消複. 若有微紅及赤脈者, 略略於上眸開之, 不可過, 此亦是通氣之說, 雖不通亦可. 若頭痛淚熱及內燥而赤脈多者, 防有變證, 宜早導之, 庶無後患.

《審視瑤函》

○ 白睛絡肉起, 魚胞狀浮膘, 緣因肺火搏, 致為目禍苗, 清涼宜早治, 依舊複平消. 此症氣輪腫起, 不紫不赤, 或水紅, 或白色, 狀若魚胞. 乃氣分之病, 不用開導, 惟宜清涼, 自然消複. 若頭疼淚熱, 及內燥而赤脈多者, 防有變症. 宜服, 玄參飲, 治肺臟積熱, 白睛腫脹, 遮蓋瞳神, 開張不得, 赤澀疼痛. 玄參漢防己升麻羚羊角銼末沙參車前子梔子炒桑白皮大黃微炒火麻仁杏仁去雙仁皮尖黃浸麩炒黃各等分. 上銼劑, 白水二鐘, 煎至八分, 去滓熱服. 洗眼青皮湯, 治眼白睛腫起, 赤磣痛癢. 蔞蕤去殼搗碎桑白皮青皮各一錢玄參大黃梔子仁各五分青鹽一分另入竹葉十片. 上銼劑. 水二鐘, 煎至一鐘, 濾去滓, 入鹽, 微熱淋洗, 冷即再燉熱洗.

《張氏醫通》

○ 狀如魚脬証, 氣輪努脹, 不紫不赤, 狀如魚脬. 乃氣分之証, 金火相搏所致. 不用鐮導, 惟以清涼自消, 瀉肺湯. 若有微紅及赤脈者, 略略於上眸開之. 若頭痛淚熱, 及內燥而赤脈多者, 防有變証. 宜早導之, 庶無後患.

《目經大成》

○ 氣脹四十三, 白眼浮于黑, 虛虛勢漸高. 圓長中忽斷, 邪正一相淆. 會結珠兒黑, 無妨魚子泡, 若然傳木火, 勝複析秋毫. 此症睛無所苦, 但氣輪一處二處虛虛壅起, 而不紅不紫, 或圓或長, 或中斷, 隱若魚腹中之白泡. 乃氣自衰癰, 寒濕相乘. 助陽活血湯扶其正, 四君子加桑皮麥冬抑其邪, 自然消複. 否則, 一變爲水紅, 通睛脹滿, 再變爲赤紫, 遂脈生泣出, 畏明澀痛, 是蓋大苦事也. 平肝耶, 清肺耶, 抑亦聽其自然耶. 治後間有數顆結實如珍珠, 終身不沒, 不敢施刀烙者, 然亦無妨. 《瑤函》從肺臟積熱, 治以清涼. 夫暴熱則屬火, 發於目必赤痛. 顧自然無苦, 只如魚泡虛泛, 乃謂之積熱非病風, 喪心一何蒙蒙至是.

19) 魚子石榴

《證治准繩》

○ 魚子石榴, 二證經絡同, 治法亦同. 故總而言之, 亦非二病同生. 魚子障非聚星之比, 又非玉粒之比, 其狀生肉一片, 外面累累顆顆叢生於目, 或淡紅色, 或淡黃色, 或肉色. 石榴狀如榴子綻露於房, 其病紅肉顆, 或四或六或八, 四角生來, 障滿神珠, 視亦不見. 以上二障, 俱是血部瘀實之病, 目疾惡證. 治用割, 割後見三光者, 方可伐治. 三光瞑黑者, 內必瞳神有損, 不必治也.

《審視瑤函》

○ 魚子石榴之症, 世人罕見斯災, 魚子一宗而起, 石榴四角而來, 俱是脾肺積毒, 必須鐮割方開. 此二症經絡治法相同, 總而言之, 亦非二病同生, 魚子障非聚星之比, 又非玉粒之患. 此其狀一片, 外面累顆聚萃而生, 或淡紅, 或淡白色, 狀如榴子綻露於房, 其病紅肉顆, 或四或六或八, 四角生來, 障滿睛珠, 視亦不見. 以上二症, 俱是血部瘀實之病, 目疾之惡症治須用割, 割後見三光者方可. 若瞑黑者, 必瞳神有損, 不必治之. 如畏鐮割者, 以散服點之. 抽風湯, 防風元明粉柴胡大黃黃芩車前子桔梗細辛各等分. 上銼劑, 白水二鐘, 煎至一鐘, 去滓, 食後溫服. 化積散, 白丁香五粒淨朴硝少許砒砂一分冰片少許. 上研極細膩, 無聲者, 點之.

《張氏醫通》

○ 魚子石榴二証, 經絡不異, 治法亦同. 其狀生肉一片, 如榴子綻露於房, 障滿神珠. 血部瘀實, 目疾之惡証. 治用割, 割後見三光者可治. 服用皂莢丸, 點以絳雪膏. 若三光瞑黑者, 內必瞳神有損, 不治.

《目經大成》

○ 魚子石榴三十三, 石榴魚子症, 兩樣不須猜, 魚子一宗起, 石榴四角來, 俱爲血氣瘀, 卻即肺脾災. 能知鐮割法, 雲漢漸昭回. 此症氣輪一二處生浮肉一片, 色淺紅, 內紅顆叢萃, 操之儼似小小鐵砂, 曰魚子. 其肉塊圓長, 或四或六四角生來, 若榴子綻露于房, 曰石榴. 不割, 亦複蔽滿瞳神, 視無見, 經絡病因焰如前, 就如前方法主治, 徐瘥. 又有細細紅顆散生於風輪之上白睛之內, 不變能視, 亦名魚子. 用月斧划淨, 在風輪瀉青丸, 在白睛治金煎, 然奏功暴難. 兼拳毛皮急及赤脈纏貫, 久成殘風, 萬萬不能全愈.

20) 玉粒分經

《證治准繩》

○ 玉粒分經, 此證或生於睥, 或生於氣輪. 生於氣輪者, 金火亢承之證, 燥熱爲重. 生於睥者, 濕熱爲重, 由土之燥滯. 其形圓小而顆堅, 淡黃色或白肉色, 當辨其所生部分而治之, 故曰玉粒分經. 初起不疼, 治亦易退, 亦有輕而自愈者. 若恣酒色, 嗜辛熱火毒, 多怒忿躁急之人, 及久而不治, 因而積久者, 則變大, 大而堅, 堅而疼, 或變大而低潰, 色白或淡黃, 如爛瘡相似者. 證尚輕, 若複不知禁忌, 且犯戒者, 則爛深. 爛深複至於不戒不治者, 則變爲漏矣. 不可誤認爲粟瘡.

《張氏醫通》

○ 玉粒分經, 生於氣輪者, 燥熱爲重. 生於睥者, 濕熱爲重. 其形圓小而顆堅, 淡黃如白肉色. 初起不疼, 治亦易退, 亦有輕而自愈者. 若恣酒色, 嗜辛熱, 多忿怒, 及久而不治因而積久者, 則變堅大而疼, 或變大而低潰. 如爛瘡相似者尚輕, 宜神消散去二蛻加皂莢石決明. 燥熱, 去蒺朮加當歸杏仁. 若複不知禁忌, 且犯戒者, 則爛深而變爲漏矣. 不可誤認爲粟瘡.

21) 金疳

《證治准繩》

○ 金疳證, 初起與玉粒相似, 至大方變出禍患, 生於睥內, 必礙珠澀痛以生障翳. 生於氣輪者, 則有珠痛淚流之苦, 子後午前陽分氣升之時尤重, 午後入陰分則病略清寧. 久而失治, 違戒反觸者, 有變漏之患.

《審視瑤函》

○ 金疳起如玉粒, 睥生必礙睛疼, 沙擦澀緊翳障生, 若在氣輪目病, 珠痛淚流不爽, 陽分最苦氣升, 時交陰降略清寧, 目小眥澀而堅硬. 此症初與玉粒相似, 至大方變出禍患. 生於睥內, 必礙珠澀痛以生障翳. 生於氣輪者, 則有珠痛淚流之苦. 子後午前, 陽分氣升之時, 病尤甚, 午後時入陰分, 則病略清寧. 久而失治, 違戒反觸, 有變漏之患矣. 宜服, 瀉肺湯, 桑白皮黃芩地骨皮知母麥門冬去心桔梗各等分. 上剉劑, 白水二鐘, 煎至八分, 去滓, 食後服.

《張氏醫通》

○ 金疳証, 初起與玉粒相似, 生於睥內, 必礙珠澀痛, 以生障翳. 生於氣輪者, 則有珠痛淚流之苦, 子後午前陽分氣升之時則重, 午後入陰分則病略寧. 久而失治, 違戒反觸者, 有變漏之患. 瀉肺湯.

22) 火疳

《證治准繩》

○ 火疳證, 生於睥眥氣輪, 在氣輪爲害尤急. 蓋火之實邪在於金部, 火克金, 鬼賊之邪, 故害最急. 初起如椒瘡榴子一顆小而圓, 或帶橫長而圓如小赤豆, 次後漸大痛者多, 不痛者少. 不可誤認爲輪上一顆如赤豆之證, 因瘀積在外易消者. 此則從內而生也.

《審視瑤函》

○ 火疳生如紅豆形, 熱毒應知患不輕, 兩眥目家猶可緩, 氣輪犯克急難停, 重則破漿成血漏, 輕時亦有十分疼, 清涼調治無疑惑, 免致終身目不明. 此症生於睥眥氣輪也. 在氣輪, 爲害尤急. 蓋火之實邪, 今在金部, 火克金, 鬼賊相侵, 故害最急. 初起如粟瘡榴子一顆, 小而圓, 或帶橫長而圓, 狀如豆. 次後漸大, 痛者多, 不痛者少. 不可誤認爲輪上一顆如赤豆症. 因瘀積在外, 易消之, 此則從內而生也. 宜服, 洗心散, 大黃赤芍藥桔梗玄參黃連荊芥穗知母防風黃芩當歸尾各等分. 上為細末, 每服三錢, 食後茶清調下.

《張氏醫通》

○ 火疳証, 生於睥眥及氣輪. 在氣輪者, 火邪克金, 爲害尤急. 初起如椒瘡瘤子一顆, 小而圓如小赤豆, 次後漸大. 痛者多, 不痛者少. 不可誤認作輪上一顆如赤豆, 爲易消之証. 此則從內而生也. 三黃湯導赤散. 分虛實治之.

23) 水疳

《證治准繩》

○ 水疳證, 忽然一珠生於睥眥氣輪之間者多. 若在風輪, 目必破損. 有虛實大小二證, 實者小而痛甚, 虛者大而痛緩. 狀如黑豆, 亦有橫長而圓者. 與木疳相似, 但部分稍異, 色亦不同. 黑者屬水, 青綠藍碧者屬木. 久而失治, 必變爲漏. 頭風人每有此患. 風屬木, 肝部何以病反屬水. 蓋風行水動, 理之自然, 頭風病目, 每傷瞳神. 瞳神之精膏被風攻郁, 郁久則火勝, 其清液爲火擊散走, 隨其所傷之絡, 結滯爲疳也. 疳因火滯, 火兼水化, 化因邪勝, 不爲之清潤, 而反爲之濕熱, 濕熱相搏而爲漏矣. 故水疳屬腎與膽也.

《審視瑤函》

○ 水疳眼忽一珠生, 或在胞中或在睛, 或是痛如針樣刺, 連眶帶腦赤烘疼, 或然不疼形多大, 不散睛瞳便漏睛. 此症生於睥眥氣輪之間者多. 若在風輪, 目必破損. 有虛實大小二症, 實者小而痛甚, 虛者大而痛緩. 狀如黑豆, 亦有橫長而圓者, 與木疳相似, 但部分稍異, 色亦不同. 黑者屬水, 青綠碧藍者屬木. 久而失治, 變為漏頭風. 人每有此患, 風屬木, 肝部何以病反屬水. 蓋風行水動, 理之自然, 頭風病目每傷瞳神. 瞳神之精膏, 被風氣攻, 郁久則火勝, 其精液為火擊散, 故隨其所傷之絡, 滯結為疳也. 疳因火滯, 火兼水化, 水因邪勝, 不為之清潤, 而反為之濕熱相搏, 變為漏矣. 故水疳屬腎與膽也. 宜服鐲毒飲, 防風一錢赤芍藥川芎連翹甘草牛蒡子炒研各八分. 上剉劑, 白水二鐘, 煎至八分, 去滓溫服. 此乃治實症小而痛甚者服. 若治虛症大而痛緩者, 減去防風連翹牛蒡子, 以四物治之, 加熟地黃當歸身各八分, 煎服.

《張氏醫通》
○ 水疱証, 忽然一珠生於脾眦氣輪之間者多. 若在風輪, 目必破損. 有虛實大小之殊, 實者小而痛甚, 虛者大而痛緩. 狀如黑豆, 亦有橫長而圓者. 頭風人多有此患, 清空膏神芎丸選用. 此証與木疱相似, 但部分稍異, 色亦不同. 黑者屬水, 青綠藍碧者屬木. 久而失治, 必變爲漏. 以風郁久勝, 精膏走散, 隨其所傷之絡, 結滯爲疱. 濕熱相搏而爲漏矣.

24) 目珠俱青
《證治准繩》
○ 附目珠俱青證, 乃目之白珠變青藍色也. 病在至急. 蓋氣輪本白, 被郁邪蒸逼, 走散珠中, 膏汁游出在氣輪之內, 故色變青藍, 瞳神必有大小之患. 失治者, 瞳神損而爲終身痼疾矣. 然當各因其病而治其本. 如頭風者, 風邪也. 傷寒, 瘧疾, 痰火熱邪也. 因毒者, 毒瓦斯所攻也. 餘仿此.

《審視瑤函》
○ 邪攻精液神膏走, 色變青藍無白珠, 急訪明醫求妙手, 免敎走盡悔之遲. 此症乃目之白睛, 忽變青藍色也, 病症尤急. 蓋氣輪本白, 被郁邪蒸逼走入珠中, 膏汁游出, 入於氣輪之內, 故色變青藍. 瞳神必有大小之患, 失治者, 瞳神損而終身疾矣. 宜服, 天麻湯, 天麻家菊花川芎當歸身羌活白芍藥甘草各等分. 上銼劑, 白水二鐘, 煎至八分, 去滓, 食後熱服. 傷寒瘧後, 白珠青者, 加柴胡麥門冬去心黃芩天花粉. 毒瓦斯所攻, 白珠青者, 加黃芩牛蒡子炒硏連翹黃連. 還陰救苦湯, 見卷二.

《張氏醫通》
○ 目青, 目之白睛變青藍色者, 病在至急. 蓋氣輪本白, 被郁邪蒸逼, 走散珠中膏汁, 游出在氣輪之內, 故色變青藍, 瞳神必有大小之患. 羌活除翳湯去麻黃川椒薄荷荊芥, 加升麻川連甘草桔梗. 然當各因其病而治其本, 如頭風者, 風邪也. 因毒者, 毒瓦斯所攻也. 餘仿此.

《目經大成》
○ 黑白通四十二, 水天輪廓碧雲, 通金木戰西風, 且知潮隨日落, 慘淡處火燒空. 初若線繼如虹, 繞青宮望中目, 斷夢後魂銷問, 甚神瞳. 此症左右白睛, 盡變粉藍深碧之色. 今雖無害, 而源遠流長, 將來莫窮止境. 所以然者, 金德本白, 被風木鬱蒸, 青氣游出, 逼入氣輪, 青白混融, 致成藍碧. 夫木承金製, 尚能爲禍, 顧主弱賊强, 焉不肆其暴戾. 且風生水動, 乙癸同源, 瞳神必有大小之患. 神不大小, 只微碧而澀, 系上膈潛伏虛火, 與脾肺之絡微有濕熱, 秋天人多見之, 俗呼稻芒眼是也. 有小兒白睛微變青色, 黑睛稍帶白色, 黑白之間赤環如

帶, 此心火乘金, 金木交戰. 緣平素病因已久, 服藥過當, 肝邪抑郁不舒, 曲直動搖, 內傷元氣, 元氣一虛, 肝邪愈固, 乃所謂淫熱者, 亢而侮金, 金者兵象, 不勝則失機. 目爲五行正色, 金木相敵, 風氣雜作, 故宜靑者而白, 宜白者而靑也. 倘更腹滿飧泄, 則木火又犯脾土, 疱食必矣. 又中年人, 脾腎衰甚, 不能資生養化, 致木失春榮, 視物如煙樹雲林, 或瞳子高低不平, 色濁如淤泥, 赤帶抱風輪而系. 再常內勞外感, 厥症之變, 有非毛穎所能殫述. 統以花果合歡丸, 經歲長服, 黑自各還本色. 愚按淫者過也, 溢也. 淫熱者, 猶言濕熱浸淫也, 當指母而言. 蓋母有熱邪, 子資氣稟, 熱遂傳入. 反克者, 正本製邪, 邪盛則害正. 如上證金能勝木, 肝邪安能入肺. 蓋金衰木旺, 反其所克. 譬以小刀劈大木, 木未損而刀早折矣. 倪氏撰淫熱反克之病, 有雲忌足厥陰木奸子火, 子以淫勝, 禍發反克, 故肝受克而目亦受病也. 由斯說, 是生木者其火, 勝木者亦其火也. 豈心有大小, 而火分君相乎. 讀者澄懷體認, 自應翻怒爲笑.

25) 白睛黃赤
《銀海精微》
○ 白睛黃赤. 問曰, 白睛漸漸黃赤者何也. 答曰, 酒毒也. 酒能發陽, 過飮無度, 脾經受濕, 傷肝膽, 助火, 火傷於肺經, 白仁屬肺, 故白睛黃赤者酒之過也, 引血傷於肝, 肝受其血熱, 自上朝於目, 目受其酒之熱毒, 灌注睛輪黃赤. 宜服黃連解毒散, 服數帖之後, 點以清涼散. 黃連解毒散, 黃連黃芩玄蔘龍膽草荊芥梔子天花粉茵陳生地黃車前子桔梗連翹. 上水煎, 加童便三盞, 溫服. 清金涼肝散, 黃連黃芩梔子連翹蕁蘆桑白皮麥門冬天花粉赤芍藥干葛荊芥杏仁靑皮甘草. 上水煎, 加蜜一盞入內, 煎一沸, 食後溫服.

《張氏醫通》
○ 白睛黃赤証, 人有白睛漸漸黃赤者, 皆爲酒毒. 脾經濕傷, 肝膽邪火上溢肺經故也. 五苓散加茵陳. 甚則黃連解毒加山梔膽草.

《目經大成》
○ 天氣昏黃四十七, 氣輪絕似黃花色, 靑睛再爾昏應得. 胃家濕熱肺家蒸, 淸氣已遭濁氣逼, 無因無色視而朦, 水少元虛兼血失, 一般怠忽不經醫, 及至雙盲徒太息. 此症謂白睛昏黃, 如敗爆殘菊之色. 蓋少年豪擧, 酒肉無算, 炙爆不忌, 脾倦不能化, 穢惡之氣時常在胃. 胃口上連於肺, 肺固覆而虛中, 熏蒸日久, 安得不爲所染. 故淸白美質, 轉爲昏黃不正之色, 所謂楊花落硯池, 近朱者紅, 近墨者黑. 然水輪亦爾矣, 金生水, 濁氣又淫入腎也. 腎不受汚, 將淒肺, 兩肺不收, 則郁而生火, 故有朦昧視眇之隱禍焉. 天水昏黃者, 肺爲天, 腎爲水,

乃所以狀其色而名其症爾. 治宜葛花解醒湯, 呑旣濟丸一料. 然有不能飮, 目亦爾, 此脾肺氣沴, 培元散加蔘耆歸朮, 服一二斤準效. 若內外無些須氣色, 但視而昏渺, 年過五十者有之. 蓋天眞日衰, 自然精光漸減, 猶月之過望星之向晨也. 在少壯則不宜, 非精神渙散, 卽氣血虛衰, 日復日, 月復月, 漸積甚而失治, 則內障靑盲有不謀而合, 不期而至者. 其目在病時及病後, 針砭生產亡血, 視渺而惑妄, 已有其故, 此不妨事. 然亦當滋生贊化, 精氣潛足, 而光自複矣.

26) 形如蝦座
《奇效良方》

○ 治白睛腫脹, 痛不可忍. 大黃銼炒蔓荊子去皮甘菊花土瓜根皮防風各叉陳橘皮去白炒靑皮去粗皮黃連去鬚前胡去蘆丹蔘吳藍葳蕤各一兩決明子微炒冬瓜子靑葙子地膚子車前子各半兩. 上爲細末, 煉蜜和丸, 如梧桐子大, 每服三十丸, 食前用溫酒送下, 日再服. 治肺氣壅塞, 毒熱上攻眼目, 白睛腫脹, 日夜疼痛, 心胸煩悶. 桑白皮玄蔘川升麻旋複花去枝梗赤芍藥杏仁甘菊花去枝梗甜葶藶炒防風去蘆黃芩枳殼去穰麩炒甘草炙各一兩. 上咬咀, 每服四錢, 水一盞半, 生薑三片, 煎至八分, 去滓, 食後溫服. 治眼白睛腫起, 赤磣痛癢. 靑皮去粗皮桑根白皮葳蕤各一兩川大黃玄蔘梔子仁靑鹽湯澄下各半兩竹葉一握. 上咬咀, 以水二大盞, 煎至一盞半, 入鹽濾去滓, 微熱淋洗, 冷卽再暖洗之. 治肺臟積熱, 白睛腫脹, 遮蓋瞳仁, 開張不得, 赤澁疼. 玄蔘川升麻漢防己羚羊角屑沙蔘車前子梔子仁桑根白皮杏仁湯浸去皮尖雙仁麩炒黃各一兩火麻仁川大黃微炒各一兩半. 上爲細末, 煉蜜和丸, 如梧桐子大, 每服二十丸, 食後以溫水送下, 臨臥時再服.

《證治准繩》

○ 形如蝦座證, 因瘀滯已甚, 血脹無所從出, 遂致壅起, 氣輪狀如蝦座, 甚則吐出眥外者, 病尤急. 非比魚胞氣分之可緩者. 瘀血灌睛證與此證病雖一種, 灌睛則槪言而未至於極, 此則極矣. 有半邊脹起者, 有通珠俱被脹起蓋定烏珠者, 又有大眥內近鼻梁處脹出一片, 如皮如肉狀似袋者, 乃血脹從額前中落來, 故脹起了大眥裡白上寬皮也, 不可割, 爲血英在此處, 誤割者爲漏爲瞽, 不可不辨認仔細. 只用開導, 血漸去而皮漸縮. 小眥脹出如袋者, 亦然. 其病, 大意是血氣兩盛之患, 宜以開導爲先, 次看餘證, 從而治之. 在肺部最重, 久則移傳於肝, 而風輪有害也.

《張氏醫通》

○ 形如蝦座証, 有半邊脹起者, 有通珠俱被脹起, 蓋定烏珠者. 又有大眥內近鼻柱處, 脹出一片, 如皮如肉, 狀似袋者. 乃血脹從額中落來, 不可割. 爲血英, 在此處誤割者, 爲漏爲瞽, 不可不辨. 急宜開導, 血漸去而皮漸縮, 小眥脹出如袋者亦然. 在肺部是重, 久則移傳於肝, 而風輪有害也. 宣明丸.

《目經大成》

○ 氣輪枯落四十一, 一圓徑寸突如來, 絶似嫣紅荔刹開, 欲識病從何氣得, 地天衰老冷風摧. 此症白珠紅脹長垂, 若舌卷下舐, 形惡驚人. 輕者瞼不腫, 痛亦差強, 但眵凝粘污, 睛明久已漸失, 身子亦彌留欲絶, 蓋罕見之病也. 懸揣其故, 此人資稟素虛, 客感屬風. 醫不扶正抑邪, 謬以散法盡處, 致眞元削弱, 淹淹脹起. 又認作火旺, 苦寒攻泄, 艮坤之土皆敗. 所謂欹器旣滿, 又從而擠之, 而欲不覆, 得乎. 抑且丹溪曰, 脾爲坤靜之德, 而營運乾健. 故能使心肺之陽降, 肝腎之陰升. 今妖屬外感, 草木內傷. 動靜升降, 失其常道, 天地不交而否矣. 否極則淸濁相混, 隧道壅塞, 郁而爲熱, 留而爲濕, 濕熱相搏, 載銷載脹, 遂成枯落. 雖金鎖固元百合固金生脈散益營煎大補微和, 漸能收縮還位. 不似從前啟人疑問而動人悲慟, 本目終不雅觀. 先賢謂愛子之心, 無所不至, 顧寧馨囝兒, 殘賊于漁利下工而不事事. 若父若母, 亦可謂憒憒者矣. 假寐永嘆, 中心焉如搗.

27) 火天奪日
《目經大成》

○ 火天奪日四十五, 天廓由來卽氣輪, 不通傳導損乾元, 火天見慣渾閑事, 奪日誰云不駭人. 此症無因無恙, 一二日天廓盡情腫起, 色紫碧, 狀如敗豬肺, 看得怕人. 甚者並氣輪包倒, 不見金井, 故曰火天奪日. 其實亦無害. 蓋傳導失職, 內火上炎, 潔其本經臟腑, 使邪從下出. 更以生熟地黃飮扶桑丸早晚互投, 則腫漸消而色亦漸白. 如從傷寒赤熱爲治, 未能中病, 徒喪眞元. 倘斯人大運已去, 則熔金毀木, 其利勝斧鉞多矣. 臨症者, 尙凜遵無忽.

28) 白睛溢血
《證治准繩》

○ 色似胭脂證, 不論上下左右, 但見一片或一點紅血, 儼似胭脂抹者是也. 此血不循經絡而來, 偶然客游肺膜之內, 滯成此患. 若欲速愈者, 略略於相近處眥內開導治之, 或就於所滯之處開之亦好. 若畏開者, 內外夾治亦退, 只是稍遲. 獨於內治亦退, 其效尤遲. 亦有寡欲愼火者, 不治自愈. 若犯禁而變, 則瘀滯轉甚, 因而感激風熱者, 他證生焉.

《審視瑤函》

○ 目赤. 白珠火滯血難通, 色似胭脂染抹紅, 淸肺製金頻散血, 莫敎久滯在輪中. 此症白睛不論上下左右,但見一片或一點紅血, 儼似胭脂者是. 此因血熱妄行, 不循經絡, 偶然熱客肺膜之內, 滯而成患. 常有因嗽起者, 皆肺氣不清之故, 須以清肺散血之劑, 外點藥逐之. 宜服退赤散, 桑白皮蜜製甘草牡丹皮酒洗黃芩酒炒天花粉桔梗赤芍藥歸尾栝蔞仁去殼油爲霜各等分. 上爲細末, 每服二錢, 麥門冬去心煎湯調下.

29) 偏漏

《證治准繩》

○ 偏漏證, 漏生在氣輪, 金堅而位傍, 爲害稍遲, 故曰偏漏. 其流如稠濁白水, 重則流膿. 久而失治, 水泄膏枯, 目亦損矣.

《張氏醫通》

○ 偏漏証, 生於氣輪, 痰濕流於肺經而成. 較正漏爲害稍遲, 其流如稠粘白水, 重則流膿. 急用瀉肺藥, 如貝母桔梗桑皮生甘草黃芩山梔之類涼解之. 久而失治, 水泄膏枯, 目亦損矣.

4. 黑睛外障

《諸病源候論》

○ 三十目眇候. 目者, 腑臟之精華, 宗脈之所聚, 肝之外候也. 風邪停飲在於臟腑, 侵於肝氣, 上沖受於眼, 則生翳鄣管珠瘜肉. 其經絡有偏虛者, 翳鄣則偏覆一瞳子, 故偏不見物, 謂之眇目.

《證治准繩》

○ 外障在睛外遮暗. 《內經》診目痛, 赤脈從上下者, 太陽病. 從下上者, 陽明病. 從外走內者, 少陽病. 按此論表裡之翳明矣. 用以治病, 如鼓應桴也. 凡赤脈翳初從上而下者, 屬太陽. 以太陽主表, 其病必連眉棱骨痛, 或腦頂痛, 或半邊頭腫痛是也. 治法宜溫之散之. 溫則臘茶鹽川附等分, 煎服立愈. 薛立齋嘗以此証用川附一錢作一服, 隨愈. 一方, 附子半兩, 芽茶一大撮, 白芷一錢, 細辛川芎防風羌活荊芥各半錢, 煎服神效. 散則《簡要》夏枯草散, 必與退雲丸相兼服. 東垣選奇湯羌活除翳湯之類是也. 赤脈翳初從下而上者, 或從內眥出外者, 皆屬陽明. 以陽明主裡, 其証多熱, 或便實是也. 治法宜下之寒之. 下則局方流氣飲錢氏瀉青丸局方溫白丸, 加黃連黃柏之類, 累用累驗. 寒則一味黃連羊肝丸之類是也. , 妻全善云, 妻侄女形肥, 笄年時得目疾, 每一月或二月一發, 發時紅腫澀痛難開, 如此者三年, 服除風散熱諸劑及尋常眼藥, 則左目反有頑翳, 從銳眥來遮瞳神, 右目亦有翳從下而上. 經云, 從外走內者, 少陽病. 從下上者, 陽明病. 予謂此少陽陽明二經有積滯也. 脈短滑而實, 晨則似短. 潔古云, 短爲有積滯遏抑臟腑, 宜下之. 遂用溫白丸減川芎附子三之二, 多加龍膽黃連. 如東垣五積法, 從二丸每日加一丸, 加至大

利, 然後減丸. 又從二丸加起, 忽一日於利下, 下黑塊血若乾如墨, 大而硬堅, 從此漸覺痊而翳盡去矣. 赤脈翳初從外入內者, 爲少陽. 以少陽主半表半裡, 治法宜和解之. 神仙退雲丸羌活退翳湯消翳散之類是也. 翳膜者, 風熱重則有之, 或斑入眼, 此肝氣盛而發在表也. 翳膜已生, 在表明矣, 宜發散而去之. 若反疏利, 則邪氣內搖, 爲翳益深. 邪氣未定, 謂之熱翳而浮. 邪氣已定, 謂之冰翳而沉. 邪氣牢而深者, 謂之陷翳. 當以燉發之物, 使其邪氣再動, 翳膜乃浮, 佐之以退翳之藥, 而能自去也. 病久者不能速效, 宜以歲月除之. 新翳所生表散方, 東垣羌活除翳湯. 有熱者, 退雲丸之類. 發陷翳, 《保命集》羚羊角散之類, 用之在人消息, 若陰虛有熱者, 兼服神仙退雲丸. 東垣云, 陽不勝其陰, 乃陰盛陽虛, 則九竅不通, 令青白翳見於大眥. 乃足太陽少陰經中鬱遏, 足厥陰肝經氣不得上通於目, 故青白翳內阻也. 當於太陽少陰經中九原之下, 以益肝中陽氣衝天上行, 此當先補其陽, 後於足太陽少陰標中, 瀉足厥陰肝經陰火, 乃次治也. 《內經》曰, 陰盛陽虛, 則當先補其陽, 後瀉其陰, 此治法是也. 每日清晨以腹中無宿食服補陽湯, 食遠服升陽泄陰丸, 臨臥服連柏益陰丸. 若天色變, 大寒大風, 並大勞役, 預日飲食不調, 精神不足, 或氣弱, 俱不得服. 候體氣和平, 天氣如常服之. 先補其陽, 使陽氣上升, 通於肝經之末, 利空竅於眼目矣. 魏邦彥夫人目翳暴生, 從下而起, 其色綠, 腫痛不可忍. 先師曰, 翳從下而上, 病從陽明是也. 綠非五方之正色, 殆肺腎合為病邪, 乃就畫家以墨膩粉合成色, 諦視之, 與翳同色, 肺腎為病無疑矣. 乃瀉肺腎之邪, 而入陽明之藥為之使, 既效而他日病複作者三, 其所從來之經, 與翳色各異, 乃以意消息之. 曰, 諸脈皆屬於目, 脈病則從之. 此必經絡不調, 則目病未已也, 問之果然. 因視所不調者治之, 病遂不作. 翳除盡, 至其年月日期複發者, 或間一月, 或二月一發, 皆為積治. 如脈滑者, 宜溫白丸, 加黃連草龍膽, 如東垣五積法服之. 倪仲賢論風熱不製之病曰, 翳如雲霧, 翳如絲縷, 翳如秤星. 翳如秤星者, 或一點或三四點, 而至數十點. 翳如螺蓋者, 為病久不去, 治不如法, 至極而致也. 為服寒涼過多, 脾胃受傷, 生意不能上升, 漸而致也. 然必要明經絡, 庶能應手. 翳凡自內而出, 為手太陽足太陽受邪, 治在小腸膀胱經, 加蔓荊子蒼朮, 羌活勝風湯主之. 自銳眥客主人而入者, 為足少陽手少陽手太陽受邪, 治在膽與三焦小腸經, 加龍膽草藁本, 少加人參, 羌活勝風湯主之. 自目系而下者, 為足厥陰手少陰受邪, 治在肝經心經, 加黃連, 倍加柴胡, 羌活勝風湯主之. 自抵過而上者, 為手太陽受邪, 治在小腸經, 加木通五味

子, 羌活勝風湯主之. 熱甚者, 兼用治淫熱之藥, 嗜鼻碧雲散, 俱治以上之証, 大抵如開鍋法, 搐之隨效, 然力少而銳, 宜不時用之以聚其力. 雖然始者易而久者難, 漸複而複, 漸複而又複可也. 急於複者則不治. 今世醫用磨翳藥者有之, 用手法揭翳者有之. 噫翳猶瘡也, 奚斯愈乎, 非徒無益而又害之. 論奇經客邪之病曰, 人之有五臟者, 猶天地之有五岳也. 六腑者, 猶天地之有四瀆也. 奇經者, 猶四瀆之外, 別有江河也. 奇經客邪, 非十二經之治也. 十二經之外, 別有治奇經之法也. 繆刺論曰, 邪客於足陽蹻之脈, 令人目痛, 從內 始. 啟玄子王冰注曰, 以其脈起於足, 上行至頭, 而屬目內眥, 故病令人目痛從內 始也. 《針經》曰, 陰蹻脈入頄, 屬目內眥, 合於太陽陽蹻而上行, 故陽蹻受邪者, 內眥即赤, 生脈如縷, 縷根生瘀肉, 瘀肉生黃赤脂, 脂橫侵黑睛, 漸蝕神水, 此陽蹻為病之次第也. 或兼銳眥而病者, 以其合於太陽故也. 銳眥者, 手太陽小腸之脈也. 銳眥之病必輕於內眥者, 蓋枝蔓所傳者少, 而正受者必多也. 俗呼為攀睛, 即其病也. 還睛救苦湯主之, 撥雲退翳丸主之, 梔子勝奇散主之, 萬應蟬花散主之, 磨障靈光膏主之, 消翳復明膏主之, 朴硝黃連蘆甘石泡散之. 病多藥不能及者, 宜治以手法, 先用冷水洗, 如針內障眼法, 以左手按定, 勿令得動移, 略施小眉刀尖, 剔去脂肉, 複以冷水洗淨, 仍將前藥餌之, 此治奇經客邪之法也, 故並置其經絡病始. 七情五賊勞役飢飽之病, 見目痛條. 內急外弛之病, 見倒睫拳毛.
《審視瑤函》

○ 外障. 凡赤脈翳初從上而下者, 屬太陽, 以太陽主表, 其病必連眉稜骨痛, 或腦頂痛, 或半邊頭腫痛是也, 治宜溫之散之. 赤脈翳從下而上者, 或從內眥出外者, 皆屬陽明, 以陽明主裡其症多熱, 或便實是也, 治以下之寒之. 赤脈翳初從外眥入內者, 為少陽主半表半裡, 治宜和解之. 翳膜者風熱重則有之, 或斑入眼, 此肝氣盛而發在表, 翳膜乃生在表, 明矣, 宜發散而去之也. 若反疏利, 則邪氣內搐, 為翳益深. 邪氣未定, 謂之熱翳而浮, 邪氣已定, 謂之冰翳而沉. 邪氣牢而深者, 謂之陷翳, 當以焮發之物, 使其邪氣再動, 翳膜乃浮, 佐之以退翳之藥, 而能自去也. 病久者不能速效, 宜以歲月漸除之. 新翳所生, 表散可東垣羌活除翳湯. 有熱者退雲丸之類. 焮發陷翳, 保命集羚羊角散之類治之, 在人消息. 若陰虛有熱者, 兼服神仙退雲丸.

1) 暴赤生翳
《祕傳眼科龍木論》

○ 五十五·暴赤眼後急生翳外障. 此眼初患之時, 忽然白睛赤腫淚出, 或癢或痛. 皆是肝心壅毒在胸膈之間, 更相擊發, 藏氣上衝, 致使如此. 切宜鐮洗出血, 後飲蘆根飲子鎮肝丸立效. 詩曰, 忽然暴患白睛紅, 輕者無妨重者疼, 定是肝心二髒熱, 更須擊發莫相攻, 蘆根飲子須通洩, 莫遣他時更複縱, 丸散鎮肝吞半劑, 如斯治療有神功. 蘆根飲子, 蘆根大黃防風黃連芒硝各一兩黃芩玄參各一兩半. 上搗羅為末, 以水一盞, 散一錢, 煎至五分, 食後去渣溫服. 鎮肝丸, 羌活石決明各二兩藁本一兩半干山藥細辛五味子茯苓車前子人蔘各一兩. 上搗羅為末, 煉蜜為丸如桐子大, 空心茶下十丸.

《銀海精微》

○ 暴露赤眼生翳, 暴露赤眼生翳者, 與天行赤眼同理. 天行赤眼者, 能傳染於人. 暴露赤眼但患於一人而無傳染之症. 天行者, 雖痛腫而無翳. 暴露者痛而生翳, 故此有別治法. 即其所因, 量其老少虛實, 熱則清涼之, 氣結則調順之. 此眼縱有瘀血切不可劂洗, 亦不可峻補, 藥宜酒煎散發散, 內有麻黃蒼朮, 或大黃當歸散, 疏通血氣, 點以淡藥九一丹. 如翳濃, 珍珠散點之, 洗以黃連當歸防風菊花側柏赤芍藥薄荷莉芥之類. 酒煎散, 漢防己防風甘草荊芥當歸赤芍藥牛蒡子乾菊花. 上各等分, 酒煎食後溫服. 大黃當歸散, 治眼壅腫, 瘀血凝滯不散, 攻發生翳服. 當歸酒浸二錢菊花三錢大黃酒蒸黃芩各一兩紅花炙用蘇木梔子酒炒木賊. 上水煎, 食後服.

《世醫得效方》

○ 暴赤眼後忽生翳五十五. 此證輕則無妨, 重則疼痛, 而白睛紅花, 乃生翳膜者. 是五臟積熱, 宜先用前地黃散, 次服前瀉肝散.

《향약집성방》

○ 眼卒生翳膜. 《聖惠方》論曰, 夫眼卒翳膜者, 辨其所由, 皆因藏府壅塞, 不能通宣, 風邪熱毒, 傳於肝肺, 攻注眼目, 結成翳膜, 漸侵睛也. 《聖惠方》殺羊角散, 治眼卒生白翳膜. 殺羊角屑澤瀉葳蕤菟絲子酒浸三日曝乾別搗為末各半兩甘菊花一兩. 右擣羅為散, 每服三錢, 以水一中盞, 煎至六分, 去滓, 不計時, 溫服. 雞子殼散, 治眼卒主翳膜. 雞子殼抱子者去膜取白殼皮研一錢貝齒 三枚燒灰. 右同研令細, 入麝合中, 每取少許, 日三五度點之. 又方, 烏賊魚骨黃丹白礬燒灰各一錢. 右同研如粉, 入煉過白蜜二兩, 用竹筒盛之, 於飯甑上蒸, 候飯熟度度, 以瓷瓶中盛, 日二四度, 取少許, 點之. 治眼熱毒, 卒生翳及赤白膜. 雄雀糞細研, 以人乳汁和, 點之, 自消. 貝齒煎, 治眼生膚翳. 貝齒五枚燒灰豆豉三十粒微炒為末三年醋三合. 右先以前二味, 同研為粉, 以醋相和令勻, 微火煎稀稠得, 所以瓷瓶盛, 每夜臥時, 以銅筋取如少麥許, 點於眥頭, 明卽以鹽湯, 洗之, 十日當愈. 遠志丸, 治眼生丁翳, 日月深久. 遠志去心人參去蘆頭白茯苓栢子仁各一兩車前子一兩半決明子充蔚子各二兩細辛半兩. 右擣羅爲末, 煉蜜和, 擣二三百杵丸, 如梧桐子大, 每於空心及夜臨臥時, 以粥飮下二十丸. 治眼生花翳澁痛, 貝齒一兩燒灰硏如粉, 每取少許, 點翳上. 又方, 書中白魚 七枚硏令細, 每取少許, 點於翳上. 又方, 楮白皮不限多少曝乾, 合作一繩子, 如釵股, 燒作灰, 待冷細硏, 每取少許, 點於翳上, 日三五度, 漸漸消退. 又方, 蘭香子一兩, 擣羅爲末, 更硏令細, 每取如米大, 點於眥頭. 又方, 人自落牙齒, 燒灰細硏如粉, 每取少許, 點於眥頭. 又方, 烏賊魚骨細硏, 每取少許, 日三五度點之效,《千金方》和蜜點之. 治眼中生膚翳, 垂生珠管, 銅靑一兩細墨半兩. 右擣羅爲末, 用頭醋和丸, 如白豆大, 每用一丸, 以兒乳汁少許, 新汲水少許, 浸化後, 以銅筋點之. 治眼卒生珠管, 黃丹半兩鯉魚膽五枚取汁. 右相和, 如膏, 每日三五度, 以銅筋, 取少許, 點眥中. 又方, 牛膝幷葉, 不計多少, 擣絞取汁, 日三五度點之.《聖濟總錄》治肝藏受風, 胸膈痰飮, 頭目俱痛, 漸生翳障. 獨活去蘆頭天麻芎藭各二兩菊花一兩旋覆花去土牽牛子微炒天南星炮藁本細辛各半兩. 右爲細末, 生姜汁煮糊丸, 如桐子大, 每服二十丸, 荊芥湯下食後.《和劑方》明眼地黃圓, 治男子婦人, 肝虛積熱, 上攻眼目, 翳膜遮睛, 羞澁多淚. 此藥多治肝腎兩經俱虛, 風邪所乘, 幷治暴赤熱眼. 牛膝去蘆酒浸三兩石斛去苗枳殼去白麩炒杏仁去皮尖炒去油細硏防風去蘆各四兩生地黃熟地黃各一斤. 右爲末, 煉蜜圓, 如桐子大, 每服三十圓, 食前鹽湯溫酒, 任下.《直指方》治肝熱生翳, 亦治氣翳細點者. 楮實子硏細, 以蜜湯旋下, 食後. 亦治小兒翳眼. 立消膏, 治浮翳粟翳, 霧膜遮睛. 雪白鹽淨器中生硏, 少許, 以大燈草蘸鹽, 輕手指定浮翳, 凡三次, 不疼痛, 勿驚恐, 屢效.《千金方》治熱翳侵睛, 羊筋, 嗽口熟嚼, 夜臥開目閉目睡, 去膜明日, 卽差. 治風翳, 死猪鼻, 燒灰治下篩, 向日水服, 方寸匕, 日一. 治目熱, 生膚赤白膜. 蛔蟲燒爲末傅之.《肘後方》枸杞擣取汁, 洗目五七度.《得效方》治目生翳膜, 內外障, 海螵蛸生龍膽草少許. 右爲末極細, 用熱湯浸起, 以銅筋, 點洗五七次. 退翳散, 治目內障障, 兼治瘡疹後, 餘毒不散, 目生翳膜. 眞蚌粉別硏穀精草爲末各一兩. 右和勻, 每服二錢, 用生猪肝一片, 三手指大, 批開摻藥, 在上捲定, 再用麻線, 外扎, 濃米泔一椀, 煮肝熟爲度, 取出稍冷, 食後臨臥, 細嚼, 却用元煮肝, 米泔送下, 忌一切灸煿毒物.《烟霞聖效方》決明散, 退翳膜, 除昏暗. 荊芥穗甘菊花各等分地骨皮不以多少去土. 右同爲細末, 每服三錢, 鹽湯食後送下, 百日效. 芎藭石膏散, 治一切頭風, 攻注眼目. 夫人之眼目, 皆因偏正頭風攻注, 漸漸生翳, 昏暗, 不通光明. 薄荷防風石膏芎藭白茯苓白芷各等分. 右件芎藭減半炮裂, 同爲細末, 每服三錢, 茶淸調下, 食後, 如無茶, 煎地骨皮湯.《衛生實鑑》五秀重明丸, 治翳膜遮睛, 隱澁昏花, 常服, 淸利頭目. 甘菊開頭者五百箇荊芥穗五百穗木賊去節五百莖楮實五百箇川椒五百粒炒去目. 右爲末, 煉蜜丸, 如彈子大, 每服一丸, 細嚼, 時時嚥下, 噙化亦得, 食後, 忌酒麪熱物.《經驗祕方》茯苓正氣散, 明目, 煖水藏, 退雲翳, 亦治頭風. 白茯苓三兩蒼朮五兩米泔水浸三日去皮枸杞子鹽炒川椒去子乾熟地黃各二兩. 右爲細末, 煉蜜爲丸, 如彈子大, 每服一丸, 鹽湯送下, 不拘時.《經驗良方》治悶氣, 血虛氣虛, 眼赤, 日夜如鷄啄, 生浮翳等, 經月不愈, 服之立愈. 老蚌粉燒灰木賊草焙到爲末等分. 右和勻, 每服二錢, 用姜棗同煎, 和滓, 通口服, 當時有效. 應諸般眼病, 皆可服.《瘡科精義》治眼昏澁, 退翳膜. 椒四兩去子幷合口者熟乾地黃二兩甘菊花二兩半. 右爲細末, 煉蜜爲丸, 如桐子大, 每服三十丸, 食後細嚼, 新粳米十餘粒, 送下.《聞驗方》治眼痛生翳, 桑白皮乾者, 成索燒灰少許, 吹入眼中, 卽效.《食療》治目中熱膜, 石蜜點之.《外臺祕要》治眼如重者, 猪膽白皮暴乾, 合作小繩子, 如麤釵股樣大, 燒作灰, 待冷, 便以灰點翳上, 不過三五度, 卽差, 甚驗.《本草》治目中翳障, 懷姙婦人爪甲, 取細末點之.《肘後方》治目翳及努肉, 礜石最白者, 內一黍米大, 於翳上及努肉上, 卽冷淚出, 綿拭之, 令惡汁盡. 其疾日日減, 翳自消薄, 便差也.《三和子方》治眼黑睛瑩, 薄有瘡翳眥. 秦皮一兩梔子二七枚淡竹葉一握. 右各切綿裹, 以水一升, 置銅器中, 煎三五沸, 去滓洗. 治眼翳膜, 決明殼內光焰處, 細礪磨, 點之.《本朝經驗》治眼疾後, 有白點, 鷰屎, 以水洗之, 取滓細硏, 着白點上, 卽效.

《동의보감》

○ 赤眼後生瞖. 此證輕則無妨, 重則疼痛而白睛紅花乃生瞖膜. 此由五藏積熱, 宜貼地黃膏, 次服瀉肝散. 得效. 暴赤後熱消, 肺經輕則朦朧而已. 重則生雲膜, 如黃膜下生而上衝黑睛者可治. 如赤膜從上生下遮覆黑睛, 名曰垂簾膜難治. 入門. 宜服觀音夢授丸. 地黃膏, 治眼被物撞打, 腫痛昏暗. 生地黃一合取忤黃連一兩黃栢寒水石各五錢. 右三味爲末, 和地黃汁成餠, 以紙攤貼眼上. 非但撞打凡風熱赤目熱淚出, 皆可用. 得效. 瀉肝散, 治烏風昏暗. 大黃甘草各五錢郁李仁荊芥穗各二錢半. 右剉分二貼, 空心水煎服. 得效. 觀音夢授丸, 治內障因病赤, 眼或食鹹物而得者. 夜明砂當歸蟬退木賊各三兩. 右爲末白羯羊肝四兩煮爛擣如膏, 和丸梧子大, 空心熟水下五十丸, 百日如故. 得效.
《醫宗金鑑》《眼科心法要訣》
○ 暴赤生翳歌. 暴赤生翳心肝病, 風熱上壅痛難當, 赤腫熱淚羞明癢, 最宜鎌洗出血良. 初起先用蘆根飮, 黑連硝黃芩與防, 去翳鎭肝藁石決, 辛薯蔘苓車味羌. 蘆根飮子, 蘆根一錢玄蔘一錢五分黃連一錢芒硝一錢大黃一錢黃芩一錢五分防風一錢. 上爲粗末, 以水二盞, 煎至一錢, 食後, 去渣溫服. 鎭肝丸方, 藁本一兩五錢石決明煅二兩細辛三錢山藥炒人蔘茯苓車前子各一兩五味子三錢羌活一兩. 上羅爲細末, 煉蜜爲丸, 如桐子大, 空心茶淸送下三錢. 註, 暴赤生翳. 其證赤腫生翳, 癢痛難當, 時流熱淚羞明. 乃心肝二經風熱, 上壅攻目所致. 宜鎌洗出血, 服蘆根飮子, 淸其內熱, 後服鎭肝丸. 音廉者, 或以針鋒微刺之, 或以燈心草微刮之也.

2) 大患後 生翳
《祕傳眼科龍木論》
○ 三十五·因他病後生翳外障. 此眼初患之時, 或卽赤爛, 漸生翳膜侵睛, 蓋定瞳人, 卽無所見. 醫者細看, 翳心若不赤黃, 猶見光明. 宜令鉤割熨烙, 後點爛翳散, 服細辛散. 詩曰, 眼因他患後, 漸漸失光明, 初覺微生膜, 經年翳濃成, 遍通睛上黑, 日久赤黃生, 火燒銅箸烙, 用意手輕輕. 爛翳散, 朱砂石決明珍珠末各半兩曾靑䃃砂龍腦各一分. 上搗硏細, 每至乾點眼內立效. 細辛散, 細辛芫蔚子各二兩玄蔘黃芩桔梗大黃各一兩車前子一兩半. 上爲末, 以水一盞, 散一錢, 煎至五分, 食後去渣溫服.

《銀海精微》
○ 大患後生翳, 大患後生翳者, 與天行赤眼同一症也, 何分兩症治之. 天行赤眼只一候或七日愈矣, 雖同, 無生翳之患. 大患者, 初起陡然而起, 腫痛, 發來甚重, 沙澁難忍, 增寒作熱, 坐臥不安, 或通夜至達旦, 羞明怕日, 淚出如湯, 鼻涕溏流, 兩眼腫起如桃, 日夜呻吟, 飮食無味, 二七不愈, 遂生翳如黃膿疥瘡, 占在風輪, 其腦牽痛. 治宜用胡宣二連藥, 照前硏細調薑汁點, 用苦桃葉側柏葉菊葉柳葉熏洗, 服宜四順八正導赤散, 雖療痊可, 赤昏昧三個月方得復舊. 失於調治, 喪明必矣. 問曰, 天行赤眼後生白翳者何也. 答曰, 邪氣甚傷經絡也. 外邪甚則傷肝, 肝受傷則生翳. 治宜四順散細辛湯, 點用熊膽膏, 翳濃者用九一丹點. 四順湯 治經絡得熱, 大患後生翳, 宜服. 大黃當歸甘草赤芍藥上各等分. 每服四五錢, 水煎食後服. 細辛湯, 治風邪傷肝, 致眼生翳. 芫蔚子玄蔘黃芩桔梗大黃車前子木通生地黃甘草. 上各等分, 水煎食後服.
《醫宗金鑑》《眼科心法要訣》

○ 因他患後生翳歌. 因患病後生雲翳, 赤爛日久翳遮瞳, 心無黃赤猶能見, 羊肝丸疾菊川芎, 決地楮槐連五味, 荊歸甘草蒺仁風. 羊肝丸方, 雄羊肝一具白蒺藜炒去刺一兩菊花去梗葉一兩川芎三錢石決明一兩生地黃一兩楮實子五錢槐角炒五錢黃連五錢五味子五錢荊芥穗二錢五分當歸尾五錢　甘草五錢蒺仁去殼油七錢防風二錢. 上爲細末, 雄羊肝一具, 滾水沸過, 和前藥, 搗爲丸, 如桐子大. 每服五六十丸, 空心薄荷湯下. 註, 因患他病後生翳者, 爲患後生翳也. 初則赤爛, 日久漸生雲翳, 遮蔽瞳人, 視無所見, 醫者當細看翳心, 若不黃赤, 猶能通三光者, 可治, 宜常服羊肝丸可癒.

3) 肝臟積熱
《祕傳眼科龍木論》
○ 二十四·肝虛積熱外障. 此眼初患之時, 忽然發動赤色, 淚出翳生, 或退或聚或散. 初時卽輕, 如經一二年間漸重, 瘀目不明, 卽冤神鬼祈求. 此疾皆因肝家勞熱所作, 毒風入腦眼中. 覺患宜眼藥將息, 不得燒炙頭面, 可服瀉肝湯靑葙子丸, 及朱砂煎點之立效. 詩曰, 用力勞神赤脈來, 睛瞳怕日淚難開, 有時發動有時退, 忽鬼求神作禍胎, 忽爾翳生還自可, 須知肝膈熱榮排, 急求湯藥先除去, 根株莫遣髒中埋, 一眼初時生作患, 相牽後眼莫相違, 今年發動輕輕過, 後歲應多轉轉危, 丸藥靑葙須及服, 鈹鎌雙瞼血相牽, 眼中宜點朱砂藥, 但炙頭中卽易鳥. 瀉肝湯, 黃芪大黃黃芩知母芒硝各一兩桔梗一兩. 上爲末, 以水一盞, 散一錢, 煎至五分, 食後去渣溫服. 靑葙子丸, 靑葙子車前子細辛干地黃芫蔚子防風茺蔚子五味子人蔘澤瀉茯苓各一兩. 上爲末, 煉蜜爲丸如桐子大, 空心茶下十丸. 朱砂煎, 龍腦一分乳香二分朱砂半兩細辛白芷黃連秦皮各一兩. 上爲末, 以水浸一複時, 去渣用汁, 以蜜五兩煎之, 點眼.

《銀海精微》
○ 肝風積熱, 肝風積熱者, 肝家勞苦, 七情鬱結, 二三年間來往往, 一發一歇, 逐生翳膜, 或聚或散, 赤澁淚出. 此症多是夜勤燈光觀書史, 或雕畫打銀細巧之人, 久累肝家, 積熱成風, 肝若受風, 必有腦疼, 不覺漸漸昏蒙. 治法, 有翳者吹以丹藥, 內服瀉肝省風之劑, 除肝家之風熱, 忌口將息, 一年半載, 病根除矣. 其洗眼照依疼痛腫澁洗眼之方, 載在前症條下. 問曰, 眼目連年歇發無時者何也. 答曰, 肝經積熱也. 經云, 肝勞則氣逆, 肝寧則氣順. 氣急則發, 氣順則歇. 治宜發時痛甚者服洗肝省風湯之類, 常服此數方則能除此病也, 點用淸涼散. 洗肝散, 方在天行赤眼症內. 瀉肝散, 治肝經積熱. 玄蔘大黃黃芩知母桔梗芒硝. 上各等分爲末, 每服二三錢, 食後熱水調下, 日二次. 省風湯, 治肝熱火旺, 瞳仁不清或細小, 宜服. 防風犀角大黃知母玄蔘黃芩羚羊角肝虛不用桔梗. 上爲末, 每服二錢, 水煎入燈心竹葉, 食後服.

《世醫得效方》

○ 肝臟積熱二十四, 眼先患赤痛腫疼, 怕日淚澁難開, 忽生翳膜腫, 或初患一目不見, 以致兩目齊患. 此因作勞用力, 肝膈熱勞. 宜服大決明散, 石決明一兩炒草決明炒羌活山梔子各半兩木賊五錢大黃煨荊芥各一分靑箱子炒芍藥各五錢. 上爲末, 每服二錢, 麥門冬去心煎湯調, 食後服.

《동의보감》

○ 肝臟積熱, 眼先患赤腫疼痛, 怕日羞明, 淚澁難開, 忽生瞖膜. 如患一目不見, 以致兩目齊患. 此肝藏積熱. 宜石決明散. 得效. 風眼腫則軟, 熱眼腫則硬. 直指. 眼赤而痛者, 肝實熱也. 回春. 眼赤腫而足寒者, 必以溫湯頻洗其足甚妙. 綱目. 肝藏風熱, 宜撥雲散局方密蒙花散蟬花散洗肝明目湯散熱飮子. 肝藏積熱, 宜洗肝散方見五藏, 瀉肝散方見上, 瀉靑丸方見五藏, 柴胡湯四物湯龍膽湯, 洗以湯泡散方見下.

《醫宗金鑒》《眼科心法要訣》

○ 肝虛積熱歌. 肝虛積熱頻發歇, 起初紅腫痛羞明, 年深生翳漸昏暗, 靑箱丸用菟絲芄, 生地靑箱防五味, 黑柴澤瀉細車苓. 靑箱丸方, 菟絲子一兩菟蔚子一兩生地黃二兩靑箱子二兩防風一兩五味子三錢玄蔘一兩柴胡一兩澤瀉一兩細辛三錢車前子一兩茯苓一兩. 上爲細末, 煉蜜爲丸, 桐子大, 空心茶清送下三錢. 註, 肝虛積熱之證, 時發時歇, 初則紅腫疼痛, 澁淚難開. 久則漸重, 遂生翳膜, 視物昏暗. 宜用靑箱子丸治之.

4) 銀星獨見

《諸病源候論》

○ 九目膚翳候. 陰陽之氣, 皆上注受於目. 若風邪痰氣乘受於腑臟, 腑臟之氣, 虛實不調, 故氣沖受於目, 久不散, 變生膚翳. 膚翳者, 明眼睛上有物如蠅翅者卽是.

《證治准繩》

○ 銀星獨見, 烏珠上有星, 獨自生也. 若連萃而相生相聚者, 不是星. 蓋星不能大, 大而變者亦不是. 有虛實自退不退之證. 虛實者, 非指人之氣血而言, 乃指絡間之火而言. 若絡間之虛火客游, 因而鬱滯於風輪, 結爲星者, 其火無源, 不得久滯, 火退氣散膏淸而星自消. 若火有源而來, 氣實壅滯於絡者, 則水不淸, 故星結不散, 其色白圓而顆小浮嫩者, 易退易治. 沉澁堅滑者, 宜作急治之, 恐滯久氣定, 治雖退而有跡, 爲冰瑕矣. 夫星者, 猶天之有星, 由二氣之結, 其大小亦由積受盛衰之所致, 無長大之理. 故人之患星, 亦由火在陰分.

故爲星, 星亦不能大. 若能大者, 此必是各障之初起也. 障猶雲, 雲隨天地之氣而聚散, 障因人之激戒而消長. 卽如凝脂一證, 初起白顆小而圓嫩, 儼然一星, 不出一二日間, 漸漸長大, 因而觸犯, 遂致損目. 若誤認爲星, 則謬於千裡矣. 亦有凝脂雖成, 因無根客火鬱在膏中, 作此一點, 無所觸犯, 善於護養, 水清而退者, 便謂是星退, 醫者亦謂是星退, 遂誤認爲星, 終身執泥不改者, 誤人多矣. 每見世人用愚夫蠢婦執草揄絲, 朝燈對日, 咒咀詭魘, 謂之結眼, 間有凝脂, 水晶, 銀星, 虛火聚開翳障等證, 偶然而退, 遂以爲功, 駭羨相傳, 眇醫棄藥. 智者尚蒙其害, 況愚人乎. 夫人之目, 因氣血不能清順, 是故壅滯而生病焉. 調養縅護, 尚恐無及, 乃反勞挣强視, 搏此陽光, 卽無病之目, 精强力盛者, 且不能與之敵, 而況病目, 能無損乎. 雖幸自病退者, 光亦渺茫難醒. 大凡見珠上有星一二顆, 散而各自生, 過一二日看之不大者方是. 若七日而退者, 火數盡之故. 若連萃貫串相生及能大者, 皆非星也. 又有一等愚人, 看各色障翳, 亦呼爲星者, 抑又謬之甚矣.

《張氏醫通》

○ 銀星獨見. 烏珠上有星, 獨自生也. 蓋人之患星者, 由火在陰分而生, 故不能大. 若能長大者, 必是各障之初起也, 卽如凝脂一証. 初起白顆, 小而圓嫩, 儼然一星, 不出一二日間, 漸漸長大, 因而觸犯, 遂至損目. 若誤認爲星, 則謬矣. 大凡見珠上有星一二顆, 散而各自生, 至二三日, 看之不大者方是. 若七日而退者, 火數盡也. 若連萃貫串相生, 及能大者, 皆非是也. 凡星見靑色者爲風, 其人必頭痛. 蟬花散去蒼朮加白蒺藜穀精草, 並用碧雲散, 祛風爲主. 星久不退, 恐其成翳, 阿魏噙鼻法, 每夜搖之. 星見陷下者, 或小點亂生者, 爲腎虛, 其人必因夢泄, 或房勞之故. 宜生料六味丸加穀精草白蒺藜車前子. 凡去星之藥, 非穀精不應也.

5) 聚星障

《證治准繩》

○ 聚星障證, 烏珠上有細顆, 或白色, 或微黃. 微黃者急而變重. 或聯綴, 或團聚, 或散漫, 或一同生起, 或先後逐漸一而二, 二而三, 三而四, 四而六七八十數餘, 如此生起者. 初起者易治, 生定者退遲. 能大者有變. 團聚生大而作一塊者, 有凝脂之變. 聯綴四散, 傍風輪白際而起, 變大而接連者, 花翳白陷也. 若兼赤脈爬絆者, 退遲. 若星翳生於絲盡頭者, 亦退遲. 進速且有變, 蓋接得脈絡生氣之故. 此證大抵多由痰火之患, 能保養者庶幾, 斫喪犯戒者, 變證生焉. 羚羊角散.

《審視瑤函》

○ 此症異他翳, 團圓不放開, 分明星數點, 怕熱眼多災, 四圍有瘀滯, 變出聚星來. 此症黑睛上有細顆, 或白或微黃色, 但微黃者急而變重. 或連綴, 或圍聚, 或散漫, 或齊起, 或先後逐漸相生. 初起者易治, 生定者退遲, 能大者有變. 團聚生大而作一塊者, 有凝脂之變. 連輟四散, 傍風輪白際起, 變大而接連者, 花翳白陷也. 若兼赤脈痕絆者, 退遲. 若星翳生於絲盡頭者, 不惟退遲. 亦且變重. 此症大抵多病於痰火之患, 能保養者庶幾, 斫喪犯戒者, 變症生焉. 宜服, 海藏地黃散, 治大小男婦, 心肝壅熱, 目赤腫痛, 生赤翳. 或白膜遮睛, 四邊散漫者, 猶易治. 若暴遮黑睛者, 多失明, 宜速用此方, 亦治痘瘡入目. 大黃煨熟地黃玄參沙苑蒺藜防風穀精草黃連酒洗炒白蒺藜杵去刺犀角銼末生地黃蟬蛻去頭足木賊草甘草減半川羌活木通當歸身各等分. 上為細末, 每服二錢, 用羊肝煮湯調下.

《張氏醫通》

○ 聚星障証. 烏珠上有細顆, 或白色, 或微黃, 或聯綴, 或團聚, 或散漫, 或頓起, 或漸生. 初起者易治, 生定者退遲. 白者輕, 黃者重. 聚生而能大作一塊者, 有凝脂之變. 聯綴四散, 傍風輪白際而起, 變大而接連者, 花翳白陷也. 若兼赤脈絆者, 或星翳生於絲盡頭者, 退遲. 此証多由痰火之患, 能保養者庶幾, 斫喪犯戒者, 變証生焉. 先服羚羊角散, 後服補腎丸.

《目經大成》

○ 聚星障二十一. 一片片, 幾星星, 翳青睛. 引淚落, 與絲鶥. 夜而朝, 右複左, 主何經. 木鬱結, 火飛騰, 兩相爭. 能急變, 不當用. 霧籠花, 雲漏月, 過乎生. 此症黑睛有細顆, 或白或微黃, 或連綴, 或叢萃, 或散漫, 或齊起, 或先後逐漸相生. 大該木火擾攘, 亦目疾所常見. 乃時依星月翳蝕主治, 則聚者徐散, 散者頓減. 若日長一日, 合作一塊, 與數片赤脈纏貫. 雖不類花白凝脂之善變. 而自因困醫有必然者. 相期淡泊寧靜, 毋為痰火所用.

6) 白陷魚鱗

《銀海精微》

○ 白陷魚鱗, 白陷魚鱗者, 肝肺二經積熱, 充壅攻上, 致黑睛遂生白翳. 如魚鱗鋪砌之狀, 或入棗花, 中有白陷, 發歇不時, 或發或聚, 疼痛淚出. 然婦人多生此病, 何也. 苦樂不由己出, 七情鬱結不舒, 毒蘊於肝肺者. 血之室也, 婦人以血為主, 血傷則生肝風, 黑仁風輪多生是翳, 甚至白陷釘入黃仁, 引血相授, 漸成大患, 額頭兼痛. 用摩頂膏摩擦, 封貼於額頭處, 用陰二陽四丹吹點. 或用青鹽黃泥固濟包, 煨熟研末, 以鴨毛點於魚鱗中, 日一次, 又能除此翳耳. 問曰, 黑睛生白翳, 凹入不平漸成陷者何也. 答曰, 肝虛血衰也. 故肝虛則受風,

風甚則作痛, 血衰則成陷. 治法, 點用珍珠二八丹之類. 痛甚宜服, 酒調散, 方在前突起睛高症內. 沒藥散, 方在血灌瞳仁症內. 羞明而不痛者宜服, 蟬花散宓蒙花散, 二方在兩瞼粘睛症內. 桑螵蛸酒調散, 方在暴風客熱症內.

《目經大成》

○ 星月翳蝕十二. 誰將濃指甲, 冰鏡掐深痕, 致令星雲起, 從教日月昏. 濕邪陵火鼎, 金氣入寅門. 莫謾專攻散, 和中妙理存. 此症甫病, 目既赤腫痛淚, 不敢近火向日, 風輪生白翳, 狀如大星, 星中有一孔, 宛若錐鑽. 甚者如新月, 月上亦有一痕, 儼指甲深掐, 故曰星月翳蝕, 凝脂症之小者. 蓋人怒氣及土郁傷肝, 肝虛不勝病勢, 所以一逼便循空竅, 雙睛現狀如斯. 男婦患者多多. 無論脈浮數弦大, 總以犀羚逍遙散或四物湯加柴胡與萸酒炒連, 不則疏風養榮蒼青導赤等方增減與服, 其翳雖險, 徐徐自爾枯落. 但痕跡下陷, 日久對脈補和, 始上而平, 非一時能遽沒.

7) 凝脂翳

《證治准繩》

○ 凝脂翳, 此證為病最急, 起非一端, 盲瞽者十有七八. 在風輪上有點, 初起如星, 色白中有撅, 如針刺傷, 後漸長大變為黃色, 撅亦漸大為窟者. 有初起如星, 色白無撅, 後漸大而變色黃, 始變出撅者. 有初起便帶鵝黃色, 或有撅, 或無撅, 後漸漸變大者. 或初起便成一片, 如障大而濃, 色白而嫩, 或色淡黃, 或有撅, 或無撅而變者. 或有障, 又於障內變出一塊如黃脂者. 或先有痕撅, 後變出凝脂一片者. 所變不一, 禍則一端. 大法不問星障, 但見起時肥浮脆嫩, 能大而色黃, 善變而速長者, 即此證也. 初起時微小, 次後漸大, 甚則為窟, 為漏, 為蟹睛, 內潰精膏, 外為枯凸. 或氣極有聲, 爆出稠水而破者, 此皆郁遏之極, 蒸爍肝膽二絡, 清氣受傷, 是以蔓及神膏潰壞, 雖遲不過旬日, 損及瞳神. 若四圍見有瘀滯者, 因血阻道路, 清汁不得升運之故. 若四圍不見瘀赤之甚者, 其內絡深處, 必有阻滯之故. 凡見此證, 當作急曉夜醫治, 若遲待長大蔽滿烏珠, 雖救得珠完, 亦帶病矣. 去後珠上必有白障如魚鱗外圍翳等狀, 終身不能脫. 若結在當中, 則視昏眇. 凡目病有此證起, 但是頭疼珠痛, 二便燥澀, 即是急之極甚. 若二便通暢, 禍亦稍緩. 有一於斯, 猶為可畏.

《審視瑤函》

○ 若問凝脂翳, 世人皆不識, 此是禍之端, 變症不可測, 血滯神氣傷, 氣壅經絡澀, 熱向腦中催, 膿攻如風急, 有凹或無凹, 嫩而帶黃色, 長大不多時, 盲瞽定可必, 緩則膏俱傷, 非枯應是凸, 若不急早醫, 當作終身

疾. 此症爲疾最急, 昏瞽者十有七八. 其病非一端, 起在風輪上, 有點. 初生如星, 色白, 中有凹, 如針刺傷, 後漸漸長大, 變爲黃色, 凹亦漸大爲窟者. 有初起如星, 色白無凹, 後漸大而變, 色黃始變出凹者有初起便帶鵝黃色, 或有凹無凹, 後漸漸變大者. 或初起便成一片如障, 大而濃色白而嫩, 或色淡黃, 或有凹無凹而變者. 或有障, 又於障內變出, 一塊如黃脂者. 或先有痕凹, 後變出凝脂一片者. 所變不一, 爲禍則同. 治之不問星障, 但見起時肥浮脆嫩, 能大而色黃, 善變而速長者, 卽此症也. 初起時微小, 次後漸大, 甚則爲窟爲漏爲蟹睛, 內消睛膏, 外爲枯凸, 或氣極有聲, 爆出稠水而破者, 皆此郁迫之極, 蒸灼肝膽二絡, 淸氣受傷, 是以枯及神膏, 潰壞雖遲, 不過旬日而損及瞳神. 若四圍見有瘀滯者, 因血阻滯道路, 淸汁不得升運之故. 若四圍不見瘀滯之甚者, 其內絡深處, 必有阻滯. 凡見此症, 必當晝夜醫治, 若遲, 待長大而蔽滿黑睛者, 雖救得珠完, 亦帶疾矣. 治後, 珠上必有白障, 如魚鱗圓狀等翳, 終身不能脫, 若結在當中, 則視昏渺耳. 凡目病有此症起, 但有頭疼珠痛, 二便燥澀, 卽是極重之症, 二便通利禍亦稍緩, 一有於斯, 尤爲可畏, 世之治者, 多不能識其患者, 爲害甚矣. 宜服, 四順淸凉飮子, 當歸身龍膽草酒洗炒黃芩桑皮蜜製車前子生地黃赤芍枳殼各八分炙甘草三分熟大黃防風川芎川黃連炒木賊草羌活柴胡各六分. 上銼劑, 白水二鐘, 煎至八分, 去滓, 食遠服.

《目經大成》

○ 凝脂翳變十一. 何謂凝脂翳. 肥而帶黃色, 血停神膏傷, 氣壅經絡塞, 熱向腦中摧, 窟從睛上得, 亡明指顧間, 入命誰易. 此症初起, 目亦痛, 多虯脈, 畏光緊閉, 強開則淚湧出. 風輪上有點如星, 色白, 中有孔如錐刺傷, 後漸漸長大, 變爲黃色, 孔亦漸大, 變爲窟. 有初起翳色便黃, 大且濃. 治依下法, 四圍裂開一縫, 若可施鉗, 或竟鑷去, 下得一窩, 窩底皮膜如蘆竹之紙, 風吹欲破, 見輒令人吃驚. 又初起現濃大白障, 繼則于障內哀出黃翳, 狀類鵝脂, 爲疾急急. 再頭痛便祕, 則爲窟爲漏爲蟹睛爲凹凸爲眇爲瞽不日而致. 治之, 不問孔窟淺深, 但見翳色肥黃浮脆, 善變速長, 亟以小承氣下利中丸淨其內, 隨磨羚羊角, 調淸肝散徹其外, 俾表裡邪行, 頭風不卽止, 大便必通. 大便通, 目赤痛與淚合減, 乃用消風活血湯或防風散結湯犀角地黃湯. 服過, 勢少退, 照下星月翳蝕定方. 其眼藥對症點洗, 妥適便好, 不須瑣贅. 愈後必有白障, 若魚鱗瑪瑙等形, 終身不能脫. 然亦不幸中之幸也. 揆因, 蓋木火自焚, 殃及金土, 一水不勝四火, 是以焦瘁神膏, 良醫遇茲, 也須晝夜監守, 假徒茶畢一揖, 揖後一函, 放心他往, 一時

症變如上, 救得睛完, 亦帶疾耳. 學人虛心敬聽, 進德良多. 原案友人艾秀瞻, 初夏暴得此症, 服驅風散熱之劑反劇. 或謂城中林桂素知名, 曷請治之. 旣至, 視其形弱, 其色枯白, 審其脈細數, 其家素封, 意必斫喪過度, 精血不能經營, 因而外感. 故辛涼之藥不投, 乃主補中四物六味地黃等湯, 未數日翳滿而失明, 加之煩躁不安, 林辭去, 遣書招余. 余當與艾子同學, 信而專, 遂以大承氣下三黃丸五錢, 一服無附應, 再服略下, 痛稍減, 明旦微開, 則右目已能辨黑白矣. 複如前藥日進二劑, 至大利乃止. 止則頭目痛攻頓除, 然後散以八正逍遙, 丸以退雲旣濟, 月餘, 能出溪橋以納涼, 秋中全愈. 桂苑問故, 曰, 目痛自下而上, 頭痛重太陽穴, 陽明勝厥陰也, 故承氣以通之. 大小便祕, 臟移熱於腑也, 故三黃以降之. 氣輪簇火, 八正實瀉其子. 震廓凝脂, 逍遙直解其郁. 退雲旣濟, 特以靖余孽耳. 林退而嘆曰, 法之妙, 神驗如此. 可見法不遠人, 人自遠法. 智圓膽大, 觸類而長之, 則術在我矣. 雖然秀瞻形脈怯弱, 用重方屢通, 幸獲戴人邪實急攻之效, 而仲景忌下之敎不幾違乎. 是案徒以伐功, 不可爲訓.

8) 花翳白陷

《祕傳眼科龍木論》

○ 三十二·花翳白陷外障. 此眼初患之時, 發歇忽然疼痛淚出, 立時遽生翳白, 如珠棗花陷砌魚鱗相似. 此爲肝肺積熱, 壅實上衝入腦, 致生此疾. 切宜服藥治療, 不得失時, 恐損眼也. 宜用摩頂膏摩於頂內, 然後服知母飮子, 兼服山藥丸立瘥. 詩曰, 忽生白翳簇瞳人, 點點如花陷砌鱗, 肝肺伏藏多壅實, 上衝入腦病爲根, 膏摩頂上除風熱, 湯飮除肝服要頻, 酒麵休餐諸毒藥, 莫因小事發貪嗔. 摩頂膏, 子鵝脂牛酥木香各一兩鹽花一兩半朱砂龍腦各一分. 上搗羅爲末, 和成膏, 每日兩度摩之頂上立效. 知母飮子, 知母芫蔚子各一兩防風細辛各一兩半桔梗大黃茯苓芒硝各一兩半. 上爲末, 以水一盞, 散一錢, 煎至五分, 食後去渣溫服之. 山藥丸, 乾山藥二兩人蔘茯苓五味子細辛各一兩乾地黃防風各一兩半. 上爲末, 煉蜜爲丸如桐子大, 空心茶下十九.

《銀海精微》

○ 花翳白陷, 與棗花白陷同, 人之患眼生翳如蘿卜花, 或魚鱗子, 入陷如碎米者. 此肝經鬱熱毒入腦, 致眼中忽然腫痛, 赤澀淚出不明, 頭痛鼻塞, 乃是肝風熱極, 腦中風熱極致使然也. 宜瀉肝散加味修肝散主之. 瀉肝散, 玄蔘大黃黃芩知母桔梗車前子各一兩羌活龍膽草當歸芒硝. 上爲末等分, 水煎服. 加味修肝散, 羌活防風桑螵蛸梔子薄荷當歸赤芍藥甘草麻黃連翹菊花木賊白蒺藜川芎大黃黃芩荊芥各一兩. 上爲末等分, 水煎, 入酒

温服. 蟬花散, 蟬蛻菊花蒺蔾蔓荊子草決明車前子防風黃芩甘草. 上等分, 水煎服. 補腎丸, 方在前蠅翅黑花症內. 密蒙花散, 方在前兩瞼粘睛症內.

《世醫得效方》

○ 花翳白陷三十二, 此白翳旋繞瞳仁, 點點如花, 白鱗砌者. 乃因肝肺伏藏積熱, 又吃熱物, 遂而得之. 宜膏藥點, 後服前羚羊角散.

《證治准繩》

○ 花翳白陷證. 因火爍絡內, 膏液蒸傷, 凝脂從四圍起而漫神珠, 故風輪皆白或微黃, 視之與混障相似而嫩者. 大法其病白輪之際, 四圍生漫而來, 漸漸濃闊, 中間尚青未滿者, 瞳神尚見, 只是四圍高了, 中間低了些, 此金克木之禍也. 或有就於脂內下邊起一片黃膜, 此二證夾攻尤急. 亦有上下生起, 名順逆障, 內變爲此證者. 此火土鬱之禍也. 亦有不從沿際起, 只自凝脂翳色黃或不黃, 初小後大, 其細條如翳, 或細顆如星, 這邊起一個, 那邊起一個, 四散生將起來, 後才長大牽連混合而害目, 此木火禍也. 以上三者, 必有所滯, 治當尋其源其流. 輕則清凉, 重則開導之. 若病漫及瞳神, 不甚濃重者, 速救亦有挽回之理, 但終不得如舊之好. 凡疾已甚, 雖瞳神隱隱在內, 亦不能救. 其無疾, 止可救, 其撮凸而已. 知母飲子, 桑白皮湯.

《동의보감》

○ 花瞖白陷. 白瞖旋遶瞳人, 點點如花, 白鱗砌者. 此因肝肺伏藏積熱. 宜點磨瞖膏, 後服羚羊角散. 得效. 花瞖者, 睛上忽生白瞖, 如棗花之砌, 魚鱗相似. 宜點龍腦散. 類聚. 磨瞖膏, 消瞖膜. 蕤仁口含去皮殼一兩片腦三錢空靑二錢. 右合於乳鉢內研極細, 盛盒內旋, 取少許點眼中. 得效. 羚羊角散, 治綠風內障, 昏花. 甘菊防風川芎羌活車前子川烏細辛各五錢半夏麴羚羊角薄荷各二錢半. 右爲末每二錢, 生薑荊芥煎湯調下, 或剉取七錢薑三片煎服. 得效. 龍腦散, 治花瞖. 龍腦一錢朴硝五錢. 爲硏如粉, 以銅筋點眼中類聚.

《審視瑤函》

○ 凝脂四邊起, 膏傷目壞矣, 風輪變白膏, 低陷如牛粃, 總是見瞳神, 也知難料理. 此症因火爍絡內膏液蒸傷, 凝脂從四圍起而幔神珠. 故風輪皆白或微黃色, 看之與混障相似而嫩者. 其輪白之際, 四圍生翳, 而漸漸濃闊, 中間尚靑, 未滿者瞳神尚見, 只是四圍皆起, 中間低陷, 此金克木之禍也. 或於脂下起黃膜一片, 此二症夾攻尤急, 亦有上下生起名順逆障. 此症乃火上鬱逼之禍也. 亦有不從沿際起, 只自凝脂色黃, 或不黃, 初小後大其細條如翳, 或細顆如星, 四散而生, 後終長大, 牽連混合而害目, 此是木火之禍也. 以上三者, 必有所滯, 治當尋其源, 浚其流, 輕則淸涼, 重則開導. 若病慢及瞳神, 不甚濃重者, 速救, 可以挽回, 但終不能如舊, 雖有瞳子, 光不全矣. 宜服點, 洗肝散, 當歸尾川芎防風荊蘇薄荷生地黃紅花蘇木家菊花白蒺蔾藁杵去刺蟬蛻去頭翅足羌活 木賊草赤芍藥各五錢甘草二錢. 上爲末, 每服三錢, 白水二鍾, 松絲十餘根, 煎至八分, 去滓服. 琥珀散, 治目積年生花翳. 烏賊魚骨五錢, 先於粗石磨去其澁, 用好者一錢, 硇砂白者琥珀, 馬牙硝珊瑚朱砂各五錢珍珠一兩, 爲末. 上硏極細膩, 令勻. 每日三五次點於目翳處, 久閉.

《醫宗金鑒》《眼科心法要訣》

○ 花翳白陷歌. 花翳白陷在烏睛, 四圍漸起漫神瞳, 狀如棗花魚鱗翳, 肺肝風熱腦中衝, 知母飲子防風桔, 知母硝黃芩細芫. 知母飲子, 防風一錢五分桔梗一錢五分知母一錢芒硝一錢大黃一錢五分茯苓一錢細辛一錢芫蔚子一錢. 上爲粗末, 以水二盞, 煎至一盞, 食後, 去渣溫服. 註, 花翳白陷者, 乃黑睛生翳, 風輪四圍漸起, 中間低陷, 其翳狀如棗花魚鱗之形, 烏睛或白或帶微黃. 此因肺肝積熱, 風邪上衝於腦所致, 宜用知母飲子. 附外治方, 焮腫膏方, 膩粉少許黃蠟代赭石硏各五錢細磁末黃柏細末麻油各一兩. 上爲極細末, 入銅杓內, 入油蠟同煎爲膏, 塗患處. 石燕丹方, 爐甘石爐甘石入大銀罐內, 鹽泥封固, 用炭火一炷香, 以罐通紅爲度, 取起爲末, 用黃連水飛過, 再入黃芩黃連黃柏湯內, 將湯煮乾, 以甘石如松花色四兩硼砂銅杓內同水煮乾石燕琥珀朱砂水飛各取淨末一錢五分鷹屎白如無白丁香代之一錢冰片麝香各分半. 上爲極細末, 硏至無聲, 每用少許, 水蘸點眼大眥. 枯澁無淚, 加熊膽白蛋. 血翳, 加眞阿魏. 黃翳, 加雞內金. 風熱翳, 加蕤仁. 熱翳, 加珍珠牛黃. 冷翳, 加附子尖雄黃. 老翳, 倍硼砂, 加豬胰子. 紫金膏方, 爐甘石爐甘石入大銀罐內, 鹽泥封固, 用炭火一炷香, 以罐通紅爲度, 取起爲末, 用黃連水飛過, 再入黃芩黃連黃柏湯內, 將湯煮乾, 以甘石松花色四兩黃丹入鍋內, 炒黑色, 用草試之, 草灼提起, 如此三次, 硏極細末水飛四兩, 硼砂硏細飛過三錢, 朱砂硏細飛過三錢, 輕粉五分, 靑鹽水洗水泥五分, 珍珠三錢 白丁香乳汁化開, 去渣五分, 沒藥五分, 乳香五分, 海螵蛸去皮硏細二錢, 桔礬五分, 硇砂五分, 當歸硏細五分, 川芎硏細五分, 黃連硏細五分, 甘草硏細五分, 麝香五分, 冰片五分, 如法炮製, 各硏極細無聲, 用好白蜜十五兩, 入鍋內, 熬去沫, 只用白蜜十兩, 先下爐甘石攪勻, 次下黃丹攪勻, 再下諸藥, 不住手攪勻, 如紫金色, 不黏手爲度. 摩風膏方, 黃連細辛當歸杏仁去皮尖爲霜防風松脂各五錢白芷黃蠟各一兩麻油四兩. 先將蠟油溶化,前藥共硏爲細末, 慢火熬膏, 貼太陽穴. 摩障靈光膏方, 黃連剉如豆大, 童便浸一宿, 晒乾爲末一兩黃丹水飛三兩當歸酒洗二錢麝香五分乳香五分輕粉一錢硇砂一錢白丁香一錢龍腦一錢海螵蛸俱另硏細末一錢爐甘石以黃連一兩, 煎水淬七次, 硏細六兩先用好白蜜十兩, 熬五七沸, 以淨紙搭去蠟面, 除黃丹外, 下餘藥, 用柳攪勻. 次下黃丹再攪, 慢火徐徐攪至紫色, 卻將乳香麝香輕粉硇砂和勻, 入上藥內, 以不黏手爲度. 廣大重明湯方, 防風菊花龍膽草甘草細辛各等分. 上爲粗末, 水一盞, 煎半盞, 去渣帶熱燻洗. 五膽膏方, 豬膽汁黃牛膽汁羊膽汁鯉魚膽汁各二錢五分白蜜二兩胡黃連硏末青皮硏末川黃連硏末熊膽各二錢五分. 右將諸藥末與蜜並膽汁和勻, 入磁瓶內, 以細紙封頭牢繫, 坐飯甑中蒸, 待飯熟爲度.

《目經大成》

○ 花白翳陷十三. 黃白嫩花蕊, 沿睛歷亂開, 爾時才幾瓣, 頃刻卽雙台, 明月不相照, 妖雲何處來, 伊芳人看未足, 寂寞揀風摧. 此症初起, 雙目便赤腫狂痛, 畏明生眵, 開視青睛沿際, 許多白點, 儼若扭碎梅李花瓣. 瓣色黃而浮大者尤險, 一晝夜牽連混合, 薇幔神珠, 看之與混睛障相似, 卻善長速變, 且四圍翳起, 中央自覺低陷, 甚則翳蝕於內, 故名花白翳陷. 治療大費神思意者. 土盛郁木, 木郁則生火, 火盛生痰, 痰火交爍, 膏液隨傷, 乃變無了局. 《瑤函》謂金克木之禍, 眞是睡中說夢話耳. 速救可以挽回, 更須與凝脂症一樣監守, 以菊花通聖散一兩, 分三次調服, 看勢不衰, 翌日再進一兩, 腫必消, 翳亦合減. 換治金煎, 日二劑, 中脊以三黃淸() 丸呑四錢. 症不反複而漸罷, 然後順氣疏肝淸熱化痰, 大約盡一季可全瘥. 但終不能如舊. 人其母全責乎醫. 原案, 壬申仲冬, 一日餘左目倏爾奇痛, 隨腫而淚多不敢開, 入夜右目亦然, 如豚如刺眠食俱廢. 強起覽鏡, 左右風輪沿際, 若念珠環繞, 知是花白惡症. 依前方對病增刪, 三旦夕, 痛穩減, 腫亦消, 卻人物罔見. 問妻兒, 僉曰四周翳大而白, 幸瞳神微現黑影, 乃以空靑石芙蓉鏡乳調互點, 漸漸能視. 凡五閱月圓始全瘥.

9) 聚開障

《證治准繩》

○ 聚開障證, 謂障或圓或缺, 或濃或薄, 或如雲似月, 或數點如星, 痛則見之, 不痛則隱, 聚散不一, 來去無時, 或月數發, 或年數發. 乃腦有濕熱之故. 痰火人患者多. 久而不治, 方始生定. 因而觸犯者, 有變證, 生成不退. 各隨所發形證而驗之. 鎭心丸, 退血散, 連翹散, 磨睛膏, 美玉散.

退血散 當歸 赤芍藥 木賊 防風 細辛 龍膽草各等分

哎咀, 白水煎, 先乘熱熏眼, 後溫服.

《審視瑤函》

○ 障生或聚開, 濕熱因瘀腦, 渾如雲月遮, 間視星芒小, 痛癢總無常, 開聚時常繞, 來時昏澀多, 醫治須圖早. 此症謂目或圓或缺, 痛則見之, 不痛則隱, 聚散不一, 來去無時, 或一月數發, 或一年數發, 乃腦有濕熱之故. 痰火人患者多, 久而不治, 加以觸犯者, 有變症生矣. 宜服, 生熟地黃丸 治肝虛目暗, 膜入水輪, 眼見黑花如豆, 累累數十, 或見如蠅蟲飛者, 治不瘥, 或視物不明, 混睛冷淚, 翳膜遮睛, 內外障並皆治之. 川牛膝酒制石斛枳殼防風各六兩生地黃熟地各一斤半杏仁泡去皮尖羌活各四兩白菊花一斤. 上爲細末, 煉蜜爲丸, 如桐子大. 每服三十丸, 以黑豆三升, 炒令煙盡爲度, 淬好酒六升, 每用半盞, 食前送下, 或蒺藜湯亦可.

《張氏醫通》

○ 聚開障証. 其障或圓或缺, 或濃或薄, 或如雲似月, 或數點如星. 痛則見之, 不痛則隱, 聚散不一. 來去無時, 或月數發, 或年數發. 乃腦有濕熱之故. 大約治法, 不出鎭心火, 散瘀血, 消痰飮, 逐濕熱而已.

《目經大成》

○ 浮萍障六十一. 障生或聚開, 濕熱鬱於腦, 渾如雲月遮, 開視星辰小. 來時痛澀多, 去後亦欠好, 來去若萍跡, 治療休草草. 此症如翳非障, 或圓或缺. 痛則見之, 不痛則隱, 來去無時, 聚散不一, 因謂之浮萍. 蓋原患風痰頭痛, 謬工虛虛實實, 致元氣摧殘, 而病曾未去. 庸工知補其虛, 不敢治其實, 以故濕熱深潛腦戶, 遇歲氣不和及人事感激, 則觸而禍發. 性柔者常一季數次, 剛急者一月數次不等. 雖不藥仍瘥, 終始留成痼疾. 醫宜伐毛洗髓, 曲當人情, 病根乃絶. 已上四症, 皆久而又久, 攻散之法不必講. 切其脈, 問其近境, 及喜惡便溺, 越鞠逍遙疏肝菊花茶調諸散, 撥雲補心還少三丹, 再則人蔘固本, 生熟地黃量度增減, 丹點其障, 刀去其瘀. 雖主攻如嘉言, 端不犯醫門法律.

10) 順逆生翳

《銀海精微》

○ 逆順生翳, 逆順生翳, 與赤膜下垂與黃膜下垂上充之症頗同. 然此順逆者, 五臟虛勞, 風熱沖於肝膈. 上胞, 陽明經毒壅, 血氣凝滯, 故生赤膜垂下, 謂之垂帘翳, 此爲順. 下瞼, 太陰肝經毒壅, 故翳膜下生向上, 謂之逆翳. 治法, 宜服瀉脾胃之劑, 大抵去翳之藥, 隨其輕重增減用之, 宜忌口諸毒. 問曰, 眼上下逆順上翳者何也. 答曰, 肝經虛損, 積毒熱甚, 至生翳四起侵黑睛, 治宜明目流氣飮蟬花無比散, 點用珍珠散, 次用三七丹, 腫者亦可鐮洗. 明目流氣飮方在前傷寒熱病症內 治脾

부록-黑睛外障

得邪熱, 或逆順生翳. 蟬花無比散 治風毒傷目, 昏暗漸生白翳遮睛. 白茯苓甘草炙助胃防風各四兩川芎赤芍藥各二兩石決明鹽水煮硏極細白蒺藜炒去尖各四兩蛇蛻炙三兩蟬蛻去頭足四兩蒼朮一兩當歸酒浸二兩. 上爲末, 每服三錢, 食後米汁調服, 茶亦可. 忌食毒物.
《世醫得效方》
○ 順逆生翳三十六, 翳自上而生下者爲逆, 自下生上者爲順, 逆則難治, 順則易安. 宜用點藥, 磨翳膏, 空青二錢片腦三錢蕤仁一兩口含去皮殼. 上於乳缽內硏合, 盛旋點之.
《證治準繩》
○ 逆順障證. 色赤而障, 及絲脈赤亂, 縱橫上下, 兩邊生來. 若是色白而不變者, 乃是治後凝定, 非本證生來如是, 治亦不同. 若色浮嫩能大, 或微黃色者, 又不是此證, 乃花翳白陷也. 凡見風輪際處, 由白珠而來無數粗細不等赤脈, 周遭圈圓侵入黑睛, 黑睛上障起昏澀者, 卽此證. 必有瘀滯在內. 蓋滯於左, 則從左而來, 滯於右, 則從右而來, 諸絡皆有所滯, 則四圍而來. 睥雖不赤腫, 珠雖不脹痛, 亦有瘀滯於內, 不可輕視. 若傷於膏水, 則有翳嫩白, 大而變爲花翳白陷. 若燥澁甚者, 則下起一片變爲黃膜上沖之證. 若頭疼珠痛脹急者, 病又重而急矣. 消翳散, 消翳散一名龍膽飮子, 青蛤粉穀精草川鬱金各半兩羌活龍膽草黃芩各三錢炒升麻二錢麻黃一錢牛蟬蛻一作蛇蛻甘草根炙各五分. 上爲細末, 每服二錢, 食後溫茶調下. 又方, 川芎羌活旋復花防風各二兩甘草蒼朮米泔浸一宿去皮日乾不見火楮實楮葉並八月採陰乾各一兩菊花枳實蟬蛻木賊各一錢半. 上木日中杵爲末, 茶淸調下二錢, 早食後臨臥各一服. 治暴赤眼. 忌濕麵及酒. 楮實須眞, 無實者取葉, 不爾, 諸藥無效. 合時不得焙及犯鐵器. 予觀此方, 取楮葉必無實者, 蓋陰陽二合相匹配耳. 有實者陽也, 無實取葉者陰也, 所以不得眞楮實者, 悉無效.
《동의보감》
○ 順逆生翳. 凡翳自下生上者爲順, 自上而生下者爲逆. 順則易安, 逆則難治. 宜服車前散, 點磨翳膏. 得效. 車前散, 治肝經熱毒, 逆順生翳, 血灌瞳人, 羞明多淚. 密蒙花甘菊白蒺藜羌活草決明車前子黃芩草龍膽甘草各等分. 右爲末每二錢, 米飮調下. 得效. 磨翳膏, 消翳膜. 蕤仁口含去皮殼一兩片腦三錢空青二錢. 右合於乳缽內硏極細, 盛盒內旋, 取少虛點眼中. 得效.
《審視瑤函》
○ 有障名逆順, 淚出且睛疼, 上下圍將至, 中間未掩睛, 若不乘時治, 遮滿失光明. 此症色赤而障, 及絲脈赤虯, 縱橫上下, 兩邊往來. 若是色白不變者, 乃治後

凝定, 非本症生來如是, 治之亦不同. 若色浮嫩, 能大, 或微黃色者, 又非此症, 乃花翳白陷也. 凡是風輪際處, 由白睛而來, 粗細不等, 赤脈周遭圈圓, 侵入黑睛上, 障起昏澀者, 卽此症, 必有瘀滯在內. 蓋滯於左則從左而來, 右則從右而來, 諸脈絡皆有所滯, 則四圍而來, 睥雖不赤腫, 珠雖不障疼, 亦有瘀滯在內, 不可以為輕視. 若傷於膏水者, 則有翳嫩白大, 而變為花翳白陷. 若燥澁甚者, 則下起一片, 變為黃膜上沖之病. 若頭疼珠痛脹急, 其症又重而急矣. 宜服, 羚羊角飮子, 羚羊角剉末犀角剉末防風桔梗茺蔚子玄參知母大黃炮草決明甘草減半黃芩炒車前各等分. 上剉劑, 白水二鐘, 煎至八分, 去滓, 食後溫服.
《張氏醫通》
○ 逆順障証. 白赤而脹, 及絲脈赤亂, 見於風輪際處, 由白珠而來, 粗細不等, 周遭侵入黑睛, 障起昏澀者, 卽此証. 必有瘀滯在內, 滯於左則從左而來, 滯於右則從右而來. 宜先導去惡血, 後用皂莢丸生熟地黃丸, 點用石燕丹. 若色浮嫩能大, 或微黃者, 乃花翳白陷也. 若燥澁甚者, 則下起一片, 變爲黃膜上沖. 若頭疼珠痛脹急者, 病尤重而急.
《醫宗金鑒》《眼科心法要訣》
○ 逆順生翳歌. 逆順生翳上下坐, 順則下垂逆上衝, 鎌割後用知母飮, 知味軍苓車桔茺. 知母飮子, 知母炒二錢五味子五分大黃一錢黃芩一錢車前子二錢桔梗一錢茺蔚子二錢. 上爲粗末, 以水二盞, 煎至一盞, 食後, 去渣溫服. 註, 逆順生翳之證, 從上垂下, 侵入黑睛爲順, 從下衝上, 侵入黑睛爲逆. 順則易安, 逆則難治. 並宜手法鉤割去其翳膜, 後服知母飮子, 淸其內熱.
《目經大成》
○ 逆順障五十九. 障胡名逆順, 上下圍將至. 轉瞬失風輪, 瞳神憔悴矣. 爲治當如何, 平肝滋腎水. 旣治了無功, 固金參妙理. 此症風輪上下生翳, 濃薄圓長不等, 色昏白, 赤脈周匝絆罩, 朦朧多淚. 蓋虛風濕痰, 滯瘀經絡. 滯於陰, 先發左目. 滯於陽, 先發右目. 陰陽皆滯, 左右齊發. 瞼不赤腫, 珠無脹痛, 亦不可輕視. 若睛傷膏壞, 頭如棒擊, 不能辨物者, 又不知其變何症也.

11) 玉翳浮滿
《諸病源候論》
○ 十目膚翳覆瞳子候. 此言肝臟不足, 爲風熱之氣所干, 故受於目睛上生翳, 翳久不散, 漸漸長, 侵覆瞳子.
《祕傳眼科龍木論》
○ 三十四·玉翳浮滿外障. 此眼初患之時, 或時疼痛. 皆是毒風上衝入腦, 積熱在於肝隔之間, 致令眼內有翳如玉色相似, 遮滿瞳人. 如此疾不宜針割熨烙, 宜服退

翳散立效. 詩曰, 黑上浮雲如玉色, 還因瘡疥後留根, 在施磨翳膏和散, 拱手神醫無妙門, 服藥治風兼去熱, 還睛丸散是其因, 燒香供養龍樹主, 覓取來生清淨根. 退翳散, 石決明大黃細辛黃芩車前子各一兩防風二兩芍藥一兩半. 上爲末, 以水一盞, 散一錢, 煎至五分, 食後去渣溫服.

《銀海精微》
○ 玉翳浮瞞, 玉翳者, 風充入腦, 積熱肝膈, 發歇疼痛, 失於調治, 日久累積, 血凝不散, 結成白翳, 遮瞞瞳仁, 如玉色相似, 立名玉翳浮瞞. 如此之狀, 有進有退, 有紅有淚, 發歇未定. 治法, 用陰三陽二藥吹點一次, 眼淚帶藥汪汪流出, 如此之狀, 其翳膜必能漸漸收卷, 渾如磨鏡, 塵埃去盡, 明必複矣. 若發年久, 無進無退, 不紅不痛, 縱有丹藥之驗, 刀針之利, 終無措手之處. 撥雲墜翳, 服藥之聖, 功效不能施及, 縱然公侯王孫, 若受此疾, 爲廢人矣. 雖有千金之貴, 天下之良醫, 莫能出其手也. 問曰, 人之患眼翳如玉色遮瞞烏睛者何也. 答曰, 此同肝風攻夾入腦, 積熱在於肝膈之間, 久乃腎虛. 致眼中常發熱或赤痛, 初則紅腫赤脈穿睛, 漸漸生白翳膜, 初起時如碎米, 久則成片遮瞞烏睛, 凝結如玉色, 名曰玉翳遮睛. 治之宜服瀉肝散明目菊花散通明補腎丸. 瀉肝散, 治目中熱. 歸尾大黃黃芩知母桔梗茺蔚子芒硝車前子防風赤芍藥梔子連翹薄荷. 上各等分, 每服六錢, 水煎服. 明目菊花散, 菊花車前子熟地黃木賊密蒙花薄荷連翹白蒺藜防風荊芥穗甘草. 各等分, 水煎服. 通明補腎丸, 楮實子五味子枸杞子各一兩人蔘菟絲子肉蓯蓉菊花熟地黃當歸牛膝知母黃柏靑鹽各一兩. 上煉蜜爲丸, 每服五十丸, 空心鹽湯下.

《世醫得效方》
○ 玉翳浮滿三十四, 此證黑珠上浮玉色, 不疼不痛, 翳根不紅, 不宜針割, 但服前還睛散, 磨翳膏點之卽愈. 方見後.

《동의보감》
○ 玉翳浮滿. 黑珠上浮玉色, 不疼痛, 翳根不紅. 不宜針割, 但服還睛散, 點磨翳膏卽愈. 得效. 磨翳膏, 消翳膜. 蕤仁口含去皮殼一兩片腦三錢空靑二錢. 右合於乳鉢內硏極細, 盛盒內旋, 取少虛點眼中. 得效.

《醫宗金鑒》《眼科心法要訣》
○ 玉翳浮滿歌. 玉翳浮滿時或疼, 風熱衝腦蓋瞳睛, 洗刀通聖羌獨細, 蕤元賊決蛻蔓靑. 洗刀散方, 卽防風通聖散加羌活獨活細辛蕤藜元蔘木賊草決明蟬蛻蔓荊子靑葙子各一錢. 註, 玉翳浮滿之證, 初起時, 或疼痛, 黑睛上翳如玉色, 遮蓋瞳人, 皆緣肝經結熱極, 風熱衝腦所致. 宜用洗刀散, 除風熱而消翳膜也.

12) 睛中一點
《證治准繩》
○ 睛中一點似銀星證, 白點一顆, 如星光滑, 當睛中蓋定, 雖久不大不小, 傍視瞳神在內, 只是小些, 其視光華. 亦損乃目痛. 時不忌房事, 及服滲泄下焦寒涼之藥過多, 火雖退而腎絡氣滯膏凝, 結爲此病. 雖服不退, 點亦不除, 終身之患也.

14) 連珠外翳
《證治准繩》
○ 連珠外翳證, 與聚星似是而非. 蓋聚星在可治之時, 而色亦不同, 此則凝定之證, 形色沉滑堅澁等狀. 雖有妙手久治, 亦難免跡滯, 如冰瑕之患也.

15) 五花障
《證治准繩》
○ 五花障證, 生於神珠之上, 斑斑雜雜. 蓋五臟經絡間之氣俱傷, 結爲此疾. 其色或白, 或糙米色, 或肉色中帶焦黃微紅藍碧等色, 斑爛駁雜不一. 若中有一點黑色者, 乃腎絡氣見, 雖治不能盡去. 此狀與斑脂翳, 瑪瑙內傷形略相似. 斑脂翳, 乃破而結成瘢痕不能去者. 瑪瑙內傷, 乃小而薄未掩瞳神之輕者. 此則高濃顯大, 生在膏外可退, 故不同耳.

《張氏醫通》
○ 五花障証, 生於神珠之上, 斑斑雜雜. 蓋五臟經絡間之氣俱傷, 結爲此疾. 其色斑爛駁雜不一. 若中有一點黑色者, 乃腎絡氣傷, 雖治不能盡去, 此狀與斑脂翳, 瑪瑙內傷, 形略相似. 斑脂翳, 乃破而結成瘢痕不能去者. 瑪瑙內傷, 乃小而薄未掩瞳神之輕者. 此則高濃顯大, 生在膏外可退, 故不同耳. 宜神消散皂莢丸, 並用點藥.

16) 陰陽翳
《證治准繩》
○ 陰陽翳證, 烏珠上生二翳, 俱白色, 一中虛, 一中實, 兩翳聯串如陰陽之圖. 若白中略帶焦黃色, 或純白而光滑沉澁者, 皆不能去盡. 若有細細赤絲絆者, 退尤遲. 大抵此證, 非心堅耐久, 不能得其效也. 羌活退翳散.

《審視瑤函》
○ 一片如圓翳, 相連又一圈, 一虛兼一實, 兩兩貫相連, 名號陰陽翳, 心堅久始痊. 此症黑睛上生二翳, 俱白色, 一中虛, 一中實, 兩翳連環, 如陰陽之圈. 若白中略帶焦黃色, 或純白而光滑沉澁者, 皆不能去盡. 若有細細赤絲絆者, 退尤遲. 大略此症非心堅耐久, 不能得其效也. 宜服, 羌活退翳散, 羌活五味子黃連當歸酒洗升麻各二錢龍膽草酒洗黃柏酒炒甘草炙黃芩赤芍藥柴胡黃耆各三錢防風一錢五分石膏二錢五分. 上銼細末,

부록-黑睛外障

每服五錢, 水三盞, 煎至一半, 入酒少許, 微煎, 去滓, 臨臥熱服. 忌言語.

《張氏醫通》

○ 陰陽翳証, 烏珠上生二翳, 俱白色, 一中虛, 一中實, 兩翳連串, 如陰陽之圖. 若白中略帶焦黃色, 或有細細紅絲絆者, 皆不能盡去. 內服蟬花散皂莢丸 外點石燕丹熊膽膏. 此証非心堅耐久, 不能得效.

《目經大成》

○ 陰陽圈七十四. 君火煎, 相火煎, 火退風輪現兩圈, 陰陽一樣圓. 心懸懸, 意懸懸, 何日瞳神快朗然, 披雲見九天. 此症黑睛上生二翳, 一中虛, 一中實, 兩翳連環如陰陽之圈, 故名. 有白中略帶焦黃, 及細細赤脈絆住, 而光滑深沉者, 皆不能去. 大約多爲險症, 翳退而現. 尋其源流, 耐心治之, 或稍見效. 又有兩目各留一翳, 左右對照, 謂之陰陽圈, 尤爲膚切.

17) 魚鱗障
《證治准繩》

○ 魚鱗障證, 色雖白澀而不光亮, 狀帶欹斜, 故號魚鱗. 乃氣結膏凝不能除絶者. 如凝脂翳損及大片, 病已甚. 不得已大用寒涼, 及冰片多點者, 往往結爲此也.

《審視瑤函》

○ 魚鱗障症色昏白, 狀類魚鱗不長高, 雖有青囊神妙手, 也知不得盡除消. 此症色雖白色, 而不光亮, 狀帶斜歪, 故號曰魚鱗. 乃氣結膏凝, 不能除絶者, 皆由病初起, 誤認他症, 服藥不得相宜, 及點片腦眼藥凝結故耳. 宜服, 羚羊角散, 羚羊角剉細末細辛升麻各二兩甘草炙一兩. 上爲細末, 用一半煉蜜爲丸, 如桐子大, 存一半末, 每日煎飲服丸, 每服五十丸, 食後送下.

《張氏醫通》

○ 魚鱗障証, 色雖白而不光亮, 狀帶欹斜, 故號魚鱗. 乃氣滯膏凝, 結如凝脂, 病己甚. 不得已大用寒涼及多用冰片點者, 往往結爲此也. 用青鹽黃泥固濟, 煨熟研細, 以羽毛蘸點, 一日一次, 內服退翳之藥.

18) 圓翳外障
《證治准繩》

○ 圓翳外障證, 薄而且圓, 其色白, 大小不等, 濃薄不同. 薄者最多, 間有濃者, 亦非堆積之濃, 比薄者稍濃耳. 十有九掩瞳神, 亦名遮睛障. 病最難治, 爲光滑深沉之故. 有陰陽二證之別. 陽者, 明處看則不甚鮮白, 暗處看則明亮而大. 陰者, 暗處看則昏淺, 明處看則明大. 然雖有陰陽 驗病之別, 而治法則同. 雖堅心久治, 亦難免終身之患.

《張氏醫通》

○ 圓翳外障証, 薄而色白, 大小不同, 間有濃者, 亦非堆積之比. 又名遮睛障, 以其光滑深沉, 病最難治. 治與冰瑕翳証不殊, 雖堅心久治, 亦難免終身之患.

《目經大成》

○ 虛潭呈月七十六. 有翳圓如月, 陰陽總一般, 當當珠上立, 朗朗水中看. 血少神彌散, 精虛氣不完, 要將根底去, 是必得仙方. 此症微翳混蒙瞳子. 人雖不覺, 自難耐其昏眊, 名曰虛潭呈月. 蓋狀其光滑深沉, 似無而實有也. 凡一切險惡外障, 致目失明者, 愈後必有此. 既不能治, 不必究其始末. 俗本於比類, 分出許多名色. 而論於治法則同. 可謂眞不憚煩. 且幸是醫書, 若作史記, 恐筆墨價重連城, 豈限紙貴.

19) 冰瑕深翳
《祕傳眼科龍木論》

○ 三十三·冰瑕深翳外障. 此眼初患之時, 或癢或疼, 發歇不定, 作時赤脈淚出, 眵漫, 致令黑睛上橫立似青眼, 多少不定, 久後爲患, 全損眼目. 此疾不可挑撥, 莫去鉤割, 宜服芫蔚子散除熱人蔘湯. 點退翳清涼散立瘥. 詩曰, 黑睛橫豎點青瑕, 似翳沉沉少與多, 醫者細看如此狀, 根沉入黑莫挑摩, 老憂久後添爲患, 除熱除風藥最嘉, 出入不妨須謹愼, 志心醫療別無他. 芫蔚子散, 芫蔚子防風各二兩玄蔘細辛大黃枳殼知母芒硝各一兩芍藥一兩半. 上爲末, 以水一盞, 散一錢, 煎至五分, 食後去渣溫服. 人蔘湯, 人蔘茯苓五味子桔梗大黃玄蔘黃芩車前子各一兩黃芩知母各兩半. 上爲細末, 以水一盞, 散一錢, 煎至五分, 食後去渣溫服. 清涼散, 馬牙硝白礬曾青各一兩半龍腦靑黛各一分. 上搗爲細末, 研令勻細爲妙, 每至臨臥時, 用散乾點半字在眼內.

《銀海精微》

○ 冰蝦翳深, 冰蝦翳深者, 黑睛上生翳, 如冰蝦形狀, 因而名曰冰蝦也, 大抵與魚鱗白陷同也. 亦因肝經有熱, 微微小小, 點在眼之風輪, 黑睛含糊, 清眵塡粘於翳之低處, 乍時赤澀淚出, 眵滿, 蒙蔽瞳仁, 一重如鼻涕, 或黃或白, 看則如膜遮障一般, 蘸卻又生, 日久能致損眼, 發歇來往, 治法宜陰二陽四, 二夜吹一次, 稍退宜點侵晨, 用菊花側柏葉桑連歸鬚桑白皮之類煎湯, 日洗二三次, 服撥雲退翳散. 撥雲退翳散, 楮實子薄荷各五錢川芎一兩五錢黃連菊花蟬蛻各五錢桔蔞根生用三錢蔓荊子密蒙花蛇蛻各五錢荊芥穗香白芷木賊防風甘草各五錢. 上爲末, 煉蜜爲丸, 如櫻桃大, 每一兩作十丸, 每服二丸, 一日二服. 治眼引子於後氣障, 木香湯下. 眼常昏暗, 菊花湯下. 眼睛無神懶視, 當歸湯下. 婦人血量, 當歸湯下. 虛弱之人, 十全大補湯下.

《世醫得效方》

○ 水瑕深翳三十三, 此乃黑水內橫深, 瑕盤青色, 沉沉深入, 痛楚無時, 蓋五臟俱受風熱. 宜服 清涼散, 蔓荊子荊芥苦竹葉甘草各半兩山梔子一分去皮. 上剉散, 每服三錢, 水一盞半, 薄荷七葉煎, 溫服.

《證治准繩》
○ 冰瑕翳證, 薄薄隱隱, 或片或點, 生於風輪之上, 其色光白而甚薄, 如冰上之瑕. 若在瞳神傍側者, 視亦不礙光華. 若掩及瞳神者, 人看其病不覺, 自視昏眊渺茫. 其狀類外圓翳, 但甚薄而不圓. 又似白障之始, 但經久而不長大. 凡風輪有痕擷者, 點服不久, 不曾補得水清膏足, 及凝脂聚星等 證. 初發點服, 不曾去得盡絕, 井點片腦過多, 障跡反去不得盡, 而金氣水液凝滯者, 皆爲此證. 大抵雖治不能速去, 縱新患者, 必用堅守確攻, 久而方退. 若滑澀沉深及患久者, 雖極治亦難盡去.

《동의보감》
○ 水瑕深瞖, 黑水內橫深, 瑕盤靑色, 沈沈深入, 痛楚無時. 此五藏俱受熱, 宜服淸凉散. 得效. 淸凉散, 治水瑕深瞖靑色. 蔓荊子荊芥穗苦竹葉甘草各一錢半梔子七分半. 右剉作一貼, 入薄荷七葉水煎服. 得效.

《審視瑤函》
○ 冰瑕翳, 似水淸, 瞳神在內見分明, 年月雖多當是此, 世人盡道一圓星. 內有妙, 人不曉, 爾看好, 他看渺, 光滑淸爽又無多, 陽看大兮陰看小, 金水滯氣最難醫, 點藥整年猶未好, 若在風輪不掩瞳, 視有光明且休惱. 此症薄薄隱隱, 或片或點, 生於風輪之上, 其色光白而甚薄, 如冰上之翳, 若在瞳神傍側, 或掩及瞳神者, 人雖不覺, 目自昏眊. 大凡風輪有痕擷的, 點服不久, 不曾補得水淸膏足, 及凝脂聚星等症, 初發點服, 不曾去得盡絕, 並點片腦過多, 障跡不去得盡, 而金氣水液凝結者, 皆為此症. 大抵治難不能速去, 然新患者必用堅守確攻, 久而方退. 若滑澀深沉, 及久患者, 雖極治亦難盡去矣. 宜服, 開明丸, 治遠年近日, 翳障昏盲, 寂無所見, 一切目疾. 羊肝須用白羊者, 只用肝薄切, 瓦上焙乾了作末, 或只以肝煮爛硏爲丸, 庶可久留, 少則以蜜漬之官桂五錢菟絲子水淘煮, 炒草決明 防風 杏仁炒, 去皮尖地膚子茺蔚子葶藶炒麥冬肉去心焙乾五味子 蕤仁去皮細辛使不見火枸杞子靑葙子澤瀉車前各一兩熟地黃兩半水煮爛搗膏. 上爲細末, 煉蜜爲丸, 如桐子大, 每服三十丸, 白滾湯送下, 日進三次. 仍忌生薑糟酒炙爆熱物. 琥珀煎, 治眼生丁翳, 久治不瘥. 明朱砂另硏貝齒各五錢琥珀另硏龍腦各二錢半馬牙硝煉過者七錢半. 上同硏, 極細膩如面, 以水一盞, 別入蜜一兩, 攪和, 入有洰瓷罐中, 重湯煮, 以柳木枝煎取用一合已來即住, 以綿濾過, 於不津瓷罐中盛之, 或銅器亦可, 每取少許點之, 一方為細末點.

《張氏醫通》
○ 冰瑕翳証, 或片或點, 生於風輪之上, 色白而薄, 如冰上之瑕, 時常淚出, 眵滿矇蔽瞳神, 發殺往來, 風輪有痕擷, 如凝脂聚星等証. 初發點服不得盡去, 或點片腦過多, 皆爲此証. 與魚鱗障不殊, 雖治不能速去. 內與六味丸加菟絲子白蒺藜, 外點石燕丹. 必須堅守, 久而方退.

《醫宗金鑒》《眼科心法要訣》
○ 冰瑕翳深歌. 冰瑕翳深色微靑, 橫貫烏睛珠癢疼, 淚眵赤脈緣肝熱, 石燕丹宜外點靈, 內服芫蔚硝黃細, 元芎知母殼防風. 石燕丹方, 見卷末. 芫蔚散方, 芫蔚子二錢芒硝一錢大黃一錢細辛五分玄蔘一錢赤芍藥一錢五分知母一錢枳殼一錢防風二錢. 上爲粗末, 以水二盞, 煎至一盞, 食遠溫服. 註, 冰瑕翳深之證, 翳色靑白如冰, 橫貫烏睛, 其證或癢或疼, 發殺無時, 眵黏淚出, 白睛赤脈, 此乃肝經之熱. 宜外點石燕丹, 內服芫蔚散.

《目經大成》
○ 冰壺秋月七十五. 不多宿翳凌神水, 盡晶瑩伶俐. 秋江月朗, 玉壺水潔, 一般情致. 觀光直恁留槐市, 怎雙眸無濟. 當前風物, 轉頭陳跡, 又將何以. 此症亦是宿翳, 若隱若現, 或片或點, 留於風輪, 色光白而甚薄, 看雖易治, 其實不然. 掩及瞳子者, 微覺昏而視短. 蓋靑睛有窩痕的, 點磨不到, 不曾補得元神, 俾水淸膏足. 或浮雲暴症, 內除未淨, 而冰硝過點, 火熱水冷, 磅因磵而成. 玉質英英, 晶光洞徹, 余故有冰壺秋月之喩. 須耐心歲月, 堅攻耐退. 但是症十有七分尚見, 誰肯長年從事. 且去翳之藥越點越膿, 肉嬌而難耐毒者必紅腫備至, 人見輒雲眼不醫不瞎. 其在斯, 急罷手. 有混睛障盡去, 獨存一翳, 潔白映人, 本科曰孤星伴月, 呼此名亦通. 凡宿翳不在濃薄, 但見實而光滑, 及如雪如粉, 直透風輪之背, 巽廓之面, 均謂之廢疾, 不必言及醫藥.

20) 劍脊翳

《證治准繩》
○ 劍脊翳證, 亦名橫翳. 色白, 或如糙米色者, 或帶微微焦黃色者, 但狀如劍脊, 中間略高, 兩邊薄些, 橫於風輪之外者, 即此證也. 濃薄不等, 濃者雖露上下風輪, 而瞳神被掩, 視亦不見. 薄者瞳神終是被掩, 視亦昏眊, 較之重者稍明耳. 縱您嫩根浮者, 亦有瘢痕. 若滑澀根深沉者, 雖有妙手堅心, 止可減半. 若微微紅絲豐絆者, 尤爲難退易來. 以上不論濃薄, 非需之歲月, 必無功耳. 七寶湯皂角丸生熟地黃丸. 七寶湯, 治內障橫翳, 橫著瞳人, 中心起而斂脊, 針撥後用. 羚羊角鎊犀角鎊各一兩胡黃連車前子石決明刮洗搗硏炙甘草各半兩丹砂另硏. 上除丹砂決明外, 粗搗篩, 每服三錢匕, 水一盞,煎七分, 去滓, 入丹砂末半錢, 決明末一字, 再煎兩沸, 食後溫服. 皂角丸, 上同. 生熟地黃丸, 上同.

《目經大成》

○ 劍橫秋水七十八. 秋水澄澄零露溥, 星芒不幼劍光寒. 瞳神此夜藏何處, 掃盡妖氛仔細看. 此症系物擊所現傷痕, 色白或帶焦黃, 中央略濃, 兩邊薄些, 正中橫于青睛之上, 故曰劍橫秋水. 輕重不一. 重者雖露上下風輪, 而瞳神被掩, 視宜無見. 輕者終是被掩, 視亦曖昧, 縱有神丹, 止可稍減一二. 倘日久沉滑, 暨輪廓低陷, 或再加微絲組織, 終身不痊. 又有熱障閃爍, 或點或服寒藥過投, 一線剛風上逼, 刮畫睛眶. 初不覺, 病退, 中正白翳緊著, 有如針定羅盤, 喚此名亦似. 爲治較前尤難. 所謂長劍倚天外, 非具拔山之力, 不能搖動.

21) 斑脂翳

《證治准繩》

○ 斑脂翳證, 其色白中帶黑, 或帶青, 或焦黃, 或微紅, 或有細細赤脈絆罩. 有絲絆者, 則有病發之患. 以不發病者論, 大略多者粉青色, 結在風輪邊傍, 大則掩及瞳神, 掩及瞳神者, 目亦減光, 雖有神手, 不能除去. 治者但可定其不垂不發, 亦須內外夾治, 得氣血定久, 瘀結牢固, 庶不再發. 若治欠固, 或即縱犯, 則斑跡發出細細水泡, 時起時隱, 甚則發出大泡, 起而不隱. 又甚則於本處作痛, 或隨絲生障, 或蟹睛再出矣. 其病是蟹睛收回, 結疤於風輪之側, 非若瑪瑙內傷, 因內傷氣血, 結於外生之證, 猶有可消之理, 故治亦不同耳.

《張氏醫通》

○ 斑脂翳証, 其色白中帶青黑, 或焦黃微細. 有細細赤絲絆者, 則有病發之患. 結在風輪邊傍, 大則掩及瞳神. 雖有神手, 不能除去. 治者但可定其不垂不發, 亦須神消散皂莢丸石燕丹絳雪膏內外夾攻. 得氣血定久, 瘀結牢固, 庶不再發. 若治不固, 或即縱犯, 則斑跡發出細水泡, 時起時隱, 甚則發出大泡, 起而不隱. 又甚則於本處作痛, 或隨絲生障, 或蟹睛再出矣.

22) 瑪瑙內傷

《證治准繩》

○ 瑪瑙內傷證, 其障薄而不濃, 圓斜不等, 其色昏白而帶焦黃, 或帶微微紅色, 但如瑪瑙之雜者. 是雖生在輪外, 實是內傷肝膽, 眞氣清液受傷, 結成此翳, 最不能治盡. 或先有重病, 退後結成者, 久久耐心醫治, 方得減薄, 若要除淨, 須華佗更生可也.

《審視瑤函》

○ 一障薄而不濃, 偏斜略帶焦黃, 此翳最難除盡, 名為瑪瑙內傷, 膏損精傷之症, 定知有耗神光, 若要除根淨絕, 必須術勝青囊. 此症薄而圓缺不等, 其色昏白而帶焦黃, 或帶微紅, 但如瑪瑙之狀者是. 此雖是生在輪上, 實是內傷肝膽, 眞氣精液損壞, 結成此翳, 最不能治盡. 或先有重病, 過後結成者, 久久耐心醫治, 方可得減薄, 但要除盡, 必不能矣. 宜服, 補肝丸, 蒼朮米泔水製熟地黃焙乾蟬蛻車前子川芎當歸身連翹夜明砂羌活龍膽草酒洗菊花各等分. 上為細末, 米泔水煮豬肝, 搗攔, 入末為丸, 如桐子大, 每服五十丸, 薄荷湯送下.

《張氏醫通》

○ 瑪瑙內傷証, 其障如瑪瑙之雜色. 是雖生在輪外, 實是內傷, 肝膽眞氣清液受傷, 結成此翳. 皂莢丸絳雪膏. 久久耐心醫治, 方得減薄, 終不能除盡也.

《目經大成》

○ 瑪瑙內傷七十九. 此翳薄而實濃, 形色渾如瑪瑙. 雖未損瞳神, 根腳深深蝕透. 依舊, 依舊, 藥石怎生能勾. 此症風輪生翳, 半掩神光. 或沿白睛交際得來, 則能睹不昏. 乍看在外, 細看則顯然在內, 薄而圓缺不等. 其色碧或帶黃黑, 或微紅, 狀如瑪瑙之屬. 蓋頭風痛攻, 涼藥削傷津液, 寒毒凝結所致, 甚至兩目俱有. 並水輪混濁而失明者, 醫減一二, 亦是國手.

23) 釘翳根深

《祕傳眼科龍木論》

○ 三十·釘翳根深外障. 此眼初患之時, 眼中疼痛, 作時赤澀, 淚出怕日, 治療失時, 致令睛上有翳如釘頭子相似. 不宜鉤割熨烙, 難得全效, 宜令服藥. 此是熱毒在於肝心. 宜服除熱飲子鎮心丸即瘥. 詩曰, 滯留邪熱在肝心, 疼痛生瘡那可任, 毒藥既深開得後, 眼前翳入黑暗深, 萬藥雖然磨不盡, 能除發歇解愁襟, 若乖忌省無堅固, 恐怕瘢痕轉更深. 除熱飲子, 黃芩玄蔘桔梗知母芒硝各二兩防風大黃茺蔚子各一兩. 上爲末, 以水一盞, 散一錢, 煎至五分, 每日空心, 食後去渣溫服. 鎮心丸, 遠志人蔘茯苓柏子仁細辛各二兩干山藥茺蔚子車前子各一兩. 上搗羅爲末, 煉蜜爲丸如桐子大, 空心茶下十丸.

《銀海精微》

○ 風輪釘翳, 釘翳根深者, 與膜入水輪同也. 此乃勞傷肝經, 或性躁急促之人, 啼哭含情之婦, 欲強製鬱傷於肝. 赤澀難開, 痛牽頭腦, 淚出羞明怕日, 釘翳日深, 接引黃仁, 根深血援終不移. 治法, 用退熱飲去風散血之劑, 或痛甚服酒調散一二帖, 頭痛熨以蔥艾, 洗以防風川芎菊花歸尾白芷麻黃羌活荊芥之類, 量翳大小輕重吹以丹藥, 將息避風, 大忌淫欲嗔怒, 不疼不痛, 亦爲不治之症也. 問曰, 風輪生翳如針如麻米者何也. 答曰, 肝虛火動也. 此症多是性躁之人, 或思慮太過所致. 治法, 疼痛甚者, 宜服洗肝散糖煎散, 點用珍珠散加涼膈散, 俱在前. 洗肝散, 梔子薄荷防風當歸甘草連翹大黃黃芩蒼朮羌活菊花木賊赤芍. 上各等分爲末, 每服二錢, 食後蜜水調下, 或煎, 日進二三服. 糖煎散, 龍膽草防風防己大黃荊芥赤芍藥當歸甘草川芎. 上各等分爲末, 水煎, 臨時投入砂糖少許, 同服.

《世醫得效方》

○ 釘翳根深三十, 此因心肝滯留偏熱, 致使眼疼痛生翳膜, 經久其色如銀釘釘入黑睛, 此證不可治.

《동의보감》

○ 釘翳根深, 心肝留熱, 致使眼疼痛生翳膜, 經久其色如銀釘入黑睛, 不可治. 得效. 睛上生翳 如銀釘子頭, 故謂之釘翳. 宜石決明散點之. 類聚. 石決明散, 治眼生丁翳, 根脚極厚久不差. 石決明眞珠琥珀各七錢半烏賊魚骨五錢龍腦一錢. 右爲細末, 以銅筋蘸取大豆許, 點眼日三. 類聚.

《張氏醫通》

○ 風輪釘翳証, 乃勞傷肝經所致. 其証赤澁難開, 病牽頭腦, 淚出羞明, 釘翳日深, 接引黃仁, 根深不移. 治宜退熱去風散血, 頭痛熨以蔥艾, 外以琥珀龍腦朱砂玄明粉點之. 避風戒房室. 不痛者不治.

《醫宗金鑒》《眼科心法要訣》

○ 釘翳根深歌. 釘翳根深睛內生, 硬似釘頭極痛疼, 赤澁羞明時淚出, 肝心毒熱上衝瞳, 除熱飮子知母桔, 硝黃芫蔚黑芩風. 除熱飮子, 知母二錢桔梗二錢芒硝一錢大黃一錢芫蔚子一錢玄蔘二錢黃芩二錢防風一錢. 上爲粗末, 以水二盞, 煎至一盞, 食後去渣溫服. 註, 釘翳根深者, 睛中翳黑, 硬如釘子之形, 其證疼痛赤澁, 淚出羞明. 此乃肝心毒熱, 上攻睛瞳. 宜服除熱飮子, 清瀉其毒熱也.

《目經大成》

○ 疔翳六十八. 一雙青白眼, 無人實有釘. 神醫拔不去, 狂瞽足平生. 此症初得, 身熱憎寒, 突如赤腫大作. 眉骨太陽痛楚逾常, 生翳一顆, 白色. 失治, 其翳直釘入內. 則混睛加障, 赤絲環繞, 晝夜不辨, 目翳之奇惡者, 因以疔名. 蓋血氣摧頹, 木中春陽下陷, 陰風上騰所致. 何以驗之. 身熱畏寒, 暴發赤腫, 非氣血摧頹耶. 率爾生翳, 便侵入內, 非春陽下陷耶. 痛在眉骨太陽, 非陰風上騰耶. 且陽陷火必郁, 故赤絲環繞. 陰ътъ寒乃勝, 則混睛加障. 人如病此, 但失明而不焦願, 亦算造化. 此症十有九不治. 即主人深信, 亦必告明病之結果, 立案存驗, 庶無後話. 用藥有二法, 須詳診脈息, 弦大而數, 不妨大攻大寒. 若濡小沉澁, 當先補元氣, 氣旺自然推邪而出. 其疔漸小, 再點磨之丹, 無少差謬, 疔落而風輪不破. 否則不凹即凸, 學人其敬聽毋忽. 孔某

氏婦, 五日攜季子登眺, 左目暴得玆證. 至十一延余, 已喪明四日矣. 包頭挾纊, 眠食大廢. 診其脈浮大微弦, 明系元虛傷風, 風厲變熱. 遂用補中益氣合加味逍遙, 日進二服, 痛止神安, 思得蔬食. 複以歸脾增附子防風投之, 夾衣脫去, 煩躁如失. 最後凡點服之藥, 無不應效. 一日其疔忽墜, 狀如小小橘核, 剪之不斷, 目遂見物. 未幾竟愈. 或曰, 此婦撫孤守節, 操作自給, 從無怨尤. 藥餌之功, 殆天玉女于成也. 雖然淑愼姆師受天之祐, 庸或有之. 彼男兒野狼心狗行, 臻上壽而目眚童年, 即間抱疾終老, 遇余治而遽痊者, 抑又何爲.

24) 膜入水輪

《秘傳眼科龍木論》

○ 二十九·膜入水輪外障. 此眼初患之時, 肝髒積熱, 虛勞年多, 發歇有時, 睛上有瘡, 後更生障翳, 漸入水輪. 因大腸壅滯致使熱也. 宜服退熱飮子, 鉤割熨烙鑱洗, 宜服補虛鎭心丸卽瘥. 詩曰, 黑上生瘡後痕, 積生努肉漸相侵, 時多常覆過痕了, 因此名侵入水輪, 雖即三光微可睹, 烏珠沉下必氤氳, 庸醫猛浪強鉤割, 遂使雙眸轉更昏. 退熱飮子, 防風黃芩芫蔚子桔梗各二兩大黃玄蔘五味子細辛各一兩. 上爲末, 以水一盞, 散一錢, 煎至五分, 食後去渣服之. 補虛鎭心丸, 石決明人蔘茯苓大黃各一兩遠志細辛干山藥防風各二兩. 上爲末, 煉蜜爲丸如桐子大, 空心茶下十丸.

《銀海精微》

○ 膜入水輪, 膜入水輪者, 肝臟積熱, 邪在肺經, 此金克木之候也. 故黃仁乍時生瘡白色, 可後又發, 日往月來, 致膜漸入水輪, 此翳之根也. 如水之得土, 變化異常, 遂生瘡不退, 日積月累, 久成大患, 謂之膜入水輪. 流汁流膿, 痛澁難開, 右患傳左, 左患傳右. 治法, 宜明藥之類, 加以蔥艾, 吹以丹藥, 服以湯散, 無有不效. 若傷日久, 不痛不疼, 不淚不紅, 如釘入木, 如玉之有瑕玷, 如玳瑁之有黑點, 此黃仁與水輪變白定矣, 雖使岐黃龍木再世, 亦不能爲也. 問曰, 風輪生瘡或突起, 愈後變成白翳, 久不散者何也. 答曰, 肝木衰金氣甚也. 此病初患時有痛有淚, 治宜退血瀉肺金, 修肝活血, 無痛無淚淡白色者, 宜服補暖活血之劑治之. 瀉肺散, 當歸黃芩各一兩桔梗麻黃枳殼各半兩秦皮荸薺菊花旋複花生地黃防風白芷甘草玄蔘梔子各一兩地骨皮八錢. 上爲末, 每服三錢, 桑白皮煎湯下. 修肝活血湯, 歸尾赤芍各一兩牛川芎羌活各七錢黃耆防風大黃黃連各三錢薄荷連翹白蒺藜菊花各一兩. 上每服四錢, 水煎服.

《世醫得效方》

○ 膜入水輪二十九, 此因黑珠上生瘡稍安, 其痕疤不沒, 侵入水輪, 雖光未絕, 終亦難治.

《동의보감》
○ 膜入水輪. 此因黑珠上生瘡, 稍安其痕不沒, 浸入水輪. 雖光未絶, 終亦難治. 得效.
《醫宗金鑒》《眼科心法要訣》
○ 膜入水輪歌. 膜入水輪睛瘡後, 瘡瘉坐翳侵水輪, 肺肝虛熱大腸燥, 日後失治傷瞳神, 退熱飮軍芫蔚黑, 辛防五味桔黃芩. 退熱飮子, 大黃一錢芫尉子二錢玄蔘一錢細辛一錢防風二錢五味子五分桔梗二錢黃芩二錢. 上爲粗末, 以水二盞, 煎至一盞, 食後, 去渣溫服. 註, 膜入水輪者, 因黑白睛上生瘡而起, 瘉後瘡痕不沒, 漸生翳膜, 侵入水輪. 此乃肝經積熱, 大腸燥滯, 邪熱上逆所致. 宜用退熱飮子, 淸降其熱.

25) 混睛障
《祕傳眼科龍木論》
○ 二十六·混睛外障. 此眼初患之時, 先疼後癢, 磣澀淚出, 怕日羞明, 白睛先赤, 發歇無定, 漸漸眼內赤脉橫立遮睛, 如隔紗看物, 難以辨明. 此是毒風在肝髒, 積血瞼眥之間然也. 初患宜令鎌洗鉤割, 莫熨烙, 去除根本, 然後宜服凉肝散, 點七寶膏, 服退翳丸, 立效. 詩曰, 白睛先赤作根基, 痛癢風吹淚出時, 磣澀難開旬日內, 發無定體有瘥時, 年深漸變時爲碧, 滿目凝眵如覺之, 赤脉如絲橫與豎, 混睛外障莫狐疑, 毒風赤血成其量, 如此誰言可易醫, 冷澁藥中須得妙, 點摩翳膜盡爲期, 頻鎌雙瞼同篦烙, 風熱平時卽住之, 湯藥稍和年歲服, 要除根本莫鎌遲. 涼肝散, 川大黃 桔梗各半兩黃芩羚羊角玄蔘人蔘茯苓各一兩. 上爲末, 以水一盞, 散一錢, 煎至五分, 食後去渣溫服. 七寶膏, 珍珠水晶貝齒各一兩琥珀石決明各三分空靑瑪瑙龍腦各半兩. 上爲末, 硏令細勻, 水五升, 石器內煎至一升, 去渣煎至一盞, 入蜜半兩, 煎和爲膏, 每至夜臥時點之, 早晨不得點. 退翳丸, 白芷細辛五味子枳殼各一兩去瓤麩炒牡蠣芫蔚子各二兩. 上爲末, 煉蜜爲丸如桐子大, 空心米飮湯下十丸.
《世醫得效方》
○ 混睛二十六, 此候白睛先赤而後癢痛, 迎風有淚, 閉澀難開, 或時無事, 不久又發, 年深睛變成碧色, 滿目如凝脂, 赤絲橫赤如絲. 此毒風積熱, 宜服, 地黃散, 生地黃一兩芍藥半兩當歸半錢甘草半兩. 上銼散, 每服三錢, 水一盞半煎, 食後溫服.
《證治准繩》
○ 混障證, 謂漫珠皆一色之障也. 患之者最多, 有赤白二證. 赤者易治於白者, 赤者怕赤脉外爬, 白者畏光滑如苔, 有此二樣牽帶者, 必難退而易發. 若先因別證而成混障, 則障去而原病見矣. 若無別證, 到底只是一色者. 若混障因而犯禁觸發者, 則變證出, 先治變證, 後治本病. 一云混睛證, 白睛先赤而後癢痛, 迎風有淚, 閉澀難開, 或時無事, 不久亦發, 年深則睛變成碧色, 滿目如凝脂赤路, 如橫赤絲, 此毒風積熱. 宜服地黃散. 外點七寶膏. 地黃散, 治混睛或白睛, 先赤而後癢痛, 迎風有淚, 隱澀難開. 生地黃一兩芍藥土當歸甘草各半兩. 每服三錢, 水一盞半, 煎至七分, 食後溫服. 七寶膏, 治混睛外障. 眞珠水晶貝齒各一兩石決明琥珀各七錢半空靑瑪瑙龍腦各半兩. 上爲細末, 硏勻, 水五升, 石器內煎至一升, 去滓, 再煎至一盞, 入蜜半兩, 煎和爲膏, 每至夜臥時點之. 早晨不得點.
《동의보감》
○ 混睛, 白睛先赤, 後痒痛淚下, 閉澁難開, 年深則睛變成碧色, 滿目如凝脂, 赤脉橫貫. 宜地黃散. 得效. 地黃散. 治混睛. 生地黃一兩赤芍藥當歸甘草各五錢. 右剉五錢水煎服. 得效.
《審視瑤函》
○ 混障卻分紅白, 有餘不足之災, 紅速白遲皆退, 久而點服方開, 紅畏紫筋爬定, 白嫌光滑如苔, 帶此兩般症候, 必然難退易來. 此症謂漫珠, 皆一色之障也, 世之患者最多, 有赤白二症, 赤者嫌其多赤脉, 白者畏其光滑. 若遇此症, 必食發物, 或用藥發起, 轉覺昏腫紅赤, 再用點服愈矣. 宜服, 地黃散, 生地黃當歸熟地黃焙乾大黃各七錢榖精草黃連酒炒白蒺藜炒去刺木通烏犀角銼細末玄蔘木賊草羌活炙甘草各五錢. 上爲細末, 每服二錢, 煮猪肝, 或羊肝汁, 食遠調下. 七寶膏, 梅花片硏細三錢珍珠硏細水晶硏飛貝齒硏飛各一兩石決明洗淨硏飛琥珀末各七錢空靑硏飛瑪瑙硏飛各五錢. 上爲一處, 用水五升, 入砂鍋內, 煎至一升, 再加淨川蜜一兩, 複煎至一半, 爲膏, 後入冰片末, 攪勻, 候退七日火氣, 每日臨睡點之, 早晨不宜點.
《張氏醫通》
○ 混睛障証, 有赤白二種, 赤者畏赤脉外絆, 白者畏光滑如苔. 一種白睛光赤, 而後癢痛迎風有淚, 閉塞難開. 或時無事, 不久亦發, 年深則睛變成碧色, 滿目如凝脂赤露, 如橫赤絲. 此毒風積熱所致也. 宜服補肝調血之劑, 血行則風自息, 外用吹點則翳漸退.
《醫宗金鑒》《眼科心法要訣》
○ 混睛歌. 混睛初起白睛混, 漸生赤脉遮瞳睛, 或混白膜漫珠上, 白忌苔光赤散紅, 先癢後疼隱澀淚, 肝藏毒風剌洗通, 後服地黃生新生, 蒺藜當歸甘草通, 黃連木賊烏犀角, 羌活元蔘軍穀精. 地黃散方, 生地黃七錢熟地黃焙乾七錢白蒺藜炒四錢當歸七錢甘草灸五錢木通五錢黃連酒炒五錢木賊五錢烏犀角鎊五錢羌活五錢元蔘五錢大黃七錢穀精草五錢. 上爲細末, 令勻, 每服三錢, 煮羊肝汁食遠調服. 摩障靈光膏方, 見卷末. 註, 混睛之證, 初起白睛濕赤, 漸生赤脈, 遮漫烏睛, 或白或赤漫珠一色, 白忌光滑如苔, 赤忌赤脈外散. 其證初起則先癢後痛, 漸致磣澀淚出, 羞明隱痛, 視物昏矇. 此乃肝藏毒風與瘀血上凝所致. 先宜鐮洗去瘀, 後服地黃散, 外點摩障靈光膏.

《目經大成》

○ 混睛障六十. 輪廓天然成五色, 五色昭明, 守黑而知白. 黑白有時不務德, 黑翻爲黃白翻赤. 黑白難分名混一, 輪廓未傷, 十得九痊得. 但是年深藥不的, 夜光終始非靈璧. 此症皆一色昏白之障, 輪廓無損. 細視瞳子尚見, 歷久而不變, 不治亦不愈. 世之患者最多. 其赤痛羞明, 眵結淚流, 與他病同. 病情及治法亦如之. 間有障濃而實, 渾似鹽酥黑豆, 絲纏而粗, 恍若碎文磁鈕, 得效纂難. 淺人不知進退, 藥餌全無, 惟以草以丹, 且敷且點. 不應, 複手擦舌舐, 挑耳根, 炙臂膊, 無所不至, 非徒無益而又害之. 或病輕當愈, 彼醫適際其會, 不可省悟, 輒夸援爲例, 此不才之甚者也. 更有令渠佩桃符, 照水碗, 扎衣角者, 真足噴飯. 余承師訓, 參較有年, 各症俱得其理. 凡經手治, 雖不神驗, 決無差誤. 然除刀針以外, 其所用藥, 不過寬郁消痰順氣行血滋陰扶陽疏風降火等項, 且人以藝高遠源, 非敗症不果. 延症既敗, 多就補和處方. 故病家咸以非專科藥而疑之, 不知藥非專科, 固專科之不能用也. 正如倪迂晚年, 燈下作竹, 傲然自得. 晨起展視, 全不似竹. 迂笑曰, 全不似處, 不容易到耳. 可爲解嘲.

26) 水晶障
《證治准繩》

○ 水晶障證, 色白如水晶, 清瑩見內, 但高濃滿珠, 看雖易治, 得效最遲. 蓋雖清而滑, 根深氣結故也. 乃初起膏傷時, 內服寒涼太過, 外點冰片太多, 致精液凝滯, 結爲此病. 非比白混障之浮嫩可治者, 當識別之, 庶無舛誤. 其名有三, 曰水晶, 曰玉翳浮瞞, 曰冰輪. 如冰凍之堅, 若傍斜細看, 則白透睛瞳內, 陰處與日中看, 其形一同. 治雖略減, 難免終身之患.

《審視瑤函》

○ 眼內障如水晶色, 濃而光滑且清白, 瞳子隱隱內中藏, 視物蒙如雲霧隔, 君子若要盡除根, 縱有良醫也無策. 此症色白清瑩, 但高濃而滿珠, 看雖易治, 得效最遲, 蓋根深氣結故也. 初起膏傷時, 非比白混浮嫩之可治者, 識當別之, 庶無錯治之失. 其名有三, 曰水晶, 曰玉翳浮滿, 曰冰瑕障. 如冰凍之堅, 傍珠斜視, 白透睛瞳內, 治雖略減, 而亦終身不痊之症也. 宜服, 七寶

丸 治內障冰翳, 如冰凍堅結睛上, 先針撥取之, 後以此藥散翳. 石決明搗研二兩琥珀研七錢半眞珠研細熊膽研各五錢茺蔚子人蔘各二兩龍腦二錢半. 上爲細末, 煉蜜爲丸, 如桐子大. 每服十五丸, 加至二十丸, 食前茶清送下.

《張氏醫通》

○ 水晶障証, 清瑩見內, 但高濃滿珠者, 看雖易治, 得效最遲. 乃初起膏傷時, 內服寒涼太過, 外點冰片太多, 致精液凝滯, 結爲此病. 若傍斜細看, 則白透睛瞳內, 陰處與日中看, 其形不同. 治法須分新久. 若有進退, 紅腫有淚, 發歇未定, 用石燕丹則眼淚帶藥流出, 此翳必能漸退. 若發年久, 無進退紅腫, 縱有撥雲墜翳聖藥, 終不能取效也. 服藥與冰瑕同.

《目經大成》

○ 氣翳六十九. 寶鏡晶瑩號照魔, 懸空誰把氣微呵, 願此後珍藏好, 免得昏朦費洗磨. 此症目赤痛眵淚都可, 但青睛如濁煙籠罩, 色澤欲死. 甚者若混鏡呵氣, 不能照人面目. 從側面視之, 始隱隱微見金井. 其自視雖近能見物, 然亦何啻隔帛. 竟其病源, 乃熱症寒藥, 交傷脂膜, 而又靳惜藥餌, 神勞歲久, 不爲將息而致. 分明是外障, 而風輪光滑, 無障可去, 故曰氣翳. 最不能治. 若暴病翳退似此者, 此元氣未複, 不得與于斯論. 藥照案內增減, 十穩. 表兄余兆文次子, 年十六, 長夏病風熱赤腫. 醫既瘥, 雙睛得氣翳, 狀如死人目怕看. 兄親往南豊求治, 余以祖母至戚, 冒暑偕行. 視症固怪, 切脈亦亂來. 問所喜所便, 曰腹滿不思食, 唯渴而需飲, 小水多. 問所見, 曰, 晝猶夜. 因悟醫藥過甚, 邪雖去, 而臟氣大損, 乃以附子理中湯加歸芎, 傍晚複處左右合歸芍與服. 翌日風輪下際如新月, 清朗逾常. 遂依此進藥, 日開一線. 恰計十五日全清. 後又一人, 暴病氣障, 發手晝以補中益氣湯, 夜八味地黃丸遞投十數日, 亦好. 眼科無此症, 亦未必用此藥, 學人觸類而長, 庶幾得余心傳.

27) 垂簾障
《銀海精微》

○ 垂帘翳. 問曰, 人之患眼生翳, 如珠垂帘遮睛者何也. 答曰, 此因心火虛炎, 肝經風熱, 上攻入腦中, 熱毒流下, 注於風輪. 故眼赤澀淚出, 腫痛無時, 年久烏睛白紅色, 故名曰垂帘翳. 宜服洗心散加味修肝散. 洗心散, 荊芥薄荷連翹麻黃赤芍藥梔子黃連大黃各一兩. 上每服五錢, 水煎服. 加味修肝散, 梔子薄荷各三兩羌活一兩當歸大黃連翹各五錢黃芩赤芍藥菊花木賊白蒺藜川芎各一兩麻黃甘草. 上爲末, 每服三錢, 用酒調下, 痛用酒, 不痛水煎服.

《證治准繩》
○ 垂帘障證, 生於風輪, 從上邊而下, 不論濃薄, 但在外色白者方是. 若紅赤, 乃變證, 非本病也. 有初起水膏不清而便成此者, 有起先赤色, 火退後膏澁結為此者, 因其自上而下, 如帘之垂, 故得此名. 有證數般相似, 緩急不同, 治亦各異, 不可誤認混呼而誤人. 一努肉初生, 亦在風輪上邊起, 但色如肉, 且橫濃不同. 一偃月侵睛, 亦在上邊起, 是氣輪膜內垂下, 白色而薄, 與此在外有形者不同. 一赤膜下垂, 因瘀滯火實之急者不同. 此則只是白障漫漫生下來, 而為混障者, 間有紅, 亦是略略微紅而已. 因其觸犯, 搏動其火, 方有變證. 其病從上而下, 本當順, 何以逆稱, 蓋指火而言, 火本炎上, 今反下垂, 是其逆矣. 羌活除翳湯.

《審視瑤函》
○ 垂帘明逆障, 其障從上生, 嗟呀年月久, 混障始漫睛, 有犯遭瘀滯, 方才變赤睛, 數般相似症, 辨別要分明. 此症生於風輪, 從上而下, 不論濃薄, 但在外色白者方是. 若紅赤乃變症, 非本病也. 有初起水膏不清, 而便成此症者. 有起先色赤, 退後膏澁, 結為此症者因其自上而下, 如帘垂下, 故得其名. 有症數般相似, 緩急不同, 治亦各異, 不可誤認. 又肉初生, 亦在風輪上起, 但色如肉, 且橫濃不同, 一偃月侵睛, 俱風輪起, 乃氣輪膜內垂下白色而薄, 與此在外有形者不同. 一赤膜下垂, 與瘀滯火實之急者不同. 此症只是白障慢慢生下來, 而為混障者, 間有紅或微紅而已, 因其觸犯, 搏動其火方有變症, 其從上而下, 本風為順, 何以稱逆, 此指火而言. 蓋火性本上炎, 今下垂, 是逆其道矣. 故稱曰逆焉. 宜服點, 天麻退翳散, 治昏暗失明. 白僵蠶熱水泡去絲薑汁炒當歸身酒洗炒防風石決明醋煅白芷熟地黃酒炒烘乾黃芩炒木賊草枳殼麩炒麥門冬去心焙乾羌活白蒺藜杵去刺炒川芎荊芥穗菊花蔓荊子蟬蛻去頭足赤芍藥天麻炒密蒙花各等分. 上為細末, 每服二三錢, 燈心湯調下. 眼紅, 加黃連酒洗, 炒. 卷帘散, 治新舊病根, 昏澁難開, 翳障遮睛, 或成胬肉, 連眼赤爛, 常多冷淚, 或暴發赤眼腫痛. 爐甘石四兩擂碎玄明粉五錢入黃連內同煮川黃連捶碎以水一大碗煮數沸濾出滓用. 上先將爐甘石末, 入煬銅罐內, 開口煅紅, 令外有霞色為度, 次將黃連玄明粉水中浸飛過候乾, 又入黃連五分水飛過再候乾, 次入, 銅青一兩半白丁香另研乳香另研青鹽另研膽礬另研鉛白霜研各一字膩粉另研砒砂另研白礬半生半熟川黃連研為細末各五錢. 上共研極細膩末, 同前藥再研勻. 每用少許, 點於眼翳處, 每日點二三次, 宜久閉為妙.

《張氏醫通》
○ 垂帘障証, 生於風輪, 從上而下, 証有數般, 緩急各異. 一胬肉初生, 一偃月侵睛, 一赤膜下垂. 治各不同, 此只白障漫生, 自上而下, 為混障. 間有微紅, 因其觸犯, 搏動其火, 方有變証. 其病從上而下, 本當言順, 何以逆稱. 蓋指火而言, 火本炎上, 今反下垂, 是謂逆矣. 生熟地黃丸羚羊角湯選用. 虛者, 秉進補腎丸.

《目經大成》
○ 垂帘障十九. 逆障上弦生, 垂帘浪得名. 蹉跎年月久, 混沌始漫睛. 有犯加凝滯, 方才變赤疼. 數般相似處, 辨別要分明. 此證生於風輪上半, 漸掩瞳神. 不論濃薄, 但在外色淡白者是. 若紅赤, 必觸犯搏動其火, 乃變增, 非本病也. 蓋緣目素疾作, 不能相時製服, 徒以辛涼散降, 敗其血而郁其火, 風輪漸漸傷殘, 年久不痊而致. 醫非良明, 與主不篤信, 誠恐永為痼疾. 其初起神水清, 乃退後膏澁, 結而成者. 此精衰火灼, 益宜深心體認, 不可草草施藥. 或謂障從上生, 合稱順, 胡為逆. 此指火而言, 夫火性上炎, 今下垂, 逆其道耳, 因雲逆. 又狀其自上而下, 故曰垂帘. 為治, 當察其苦樂, 審其脈體, 問其喜惡, 驗其點眼藥, 既詳且悉, 然後對病處方, 大約不外逍遙四物加味吞千金磁朱丸. 不效, 改用助陽活血解郁潤燥, 日以芙蓉鏡, 夜換空青石, 合點無不愈者. 如初患暴症, 見障似此, 須從彼論治, 不在斯例. 然總須心細眼明, 若虛應故事, 藥石必致差錯, 轉為赤脈貫睛, 再變為彩雲捧日, 即龍樹醫王, 能減而不能痊.

28) 紅霞映日
《銀海精微》
○ 紅霞映日. 問曰, 人之患眼赤澁腫痛, 年深有紅翳於烏睛上, 濃淚如紅霞映日者何也. 答曰, 此乃三焦積熱, 肝膈風熱上攻致然也. 治之須用去風散血清涼之藥. 修肝散, 治肝氣不順. 防風羌活當歸黃芩生地黃梔子赤芍藥甘草蒿本大黃白蒺藜. 上各等分, 水煎服. 撥雲散, 黃芩甘草蒿本梔子防風菊花密蒙花連翹桔梗薄荷赤芍藥白蒺藜. 上水煎, 食後服. 加味修肝散, 方在小兒眼生瞖內.

《目經大成》
○ 彩雲捧日十六. 赤障闌刪狀怎生, 蘭缸花結夜來燈, 還與彩雲同一氣, 繞天行. 風火病頑心弗急, 淚眵流慣意仍平, 當面問他能見否, 不分明. 此症滿風輪生障赤色, 濃薄高低不等, 痛澁莫敢開視, 見人則兩眉緊斗, 眵淚並流, 且絲脈縱橫, 白睛亦紅紫相映, 故曰彩雲捧日. 看似風血有餘初症, 不知實系痼疾, 非王道不能治者. 何為此病多得於幽邮婦女及窮苦之人. 夫人而窮苦, 不獨憂郁, 即飢寒負荷, 精氣神三才, 六時無一刻施暢,雖具吾體, 不爲吾用, 而勞動之火無製上炎, 上炎之際 不免雨露外承, 寒涼內遏其火不得發泄, 沉郁在絡中深 日久, 血亦相因而瘀焉. 瘀與郁偕, 郁藉瘀出, 故得症 如前. 說者謂, 陽王風高, 障赤而微堅. 陰虛火動, 翳 白而中陷. 是道也, 在彼在此, 不遠不近. 治法, 先揣 其機遇, 次問其因, 次診其脈體, 非病實形實, 以沖和 養正神效黃耆湯, 大劑進一二, 看他如何轉應, 或補或 和, 雖功效綦難, 藥無惜而日月不計, 終有瘥時. 若少 年境順得此, 必盲醫誤治壞, 更須細心調變. 否則必變時 複症, 大費工力.

29) 偃月侵睛
《證治准繩》
○ 偃月侵睛證, 風輪上半邊氣輪交際, 從白膜內隱隱白 片薄薄蓋向下來, 其色粉青. 乃非內非外, 從膜中而來 者, 初不以爲意, 久之始下風輪而損光. 或沿遍風輪周 匝, 而爲棗花, 爲害最遲, 人每忽之, 常中其患. 乃腦 有風濕, 久滯郁中, 微火攻擊, 腦油滴下, 親火嗜燥, 好酒暴怒, 激走其郁者, 爲變亦急. 凡發經水不待乾而 濕蒸, 及痰火人好燥膩濕熱物者, 皆有此患. 墜翳丸. 墜翳丸, 治偃月內障, 及微有頭旋額痛. 青羊膽青魚膽 鯉魚膽各七個熊膽二錢牛牛膽半兩石決明一兩麝香少許. 上爲細末, 麵糊爲丸, 如桐子大, 每服十丸, 空心茶清 下.

《審視瑤函》
○ 偃月侵睛遲最惡, 風輪上際微微薄, 慢慢下瞳來, 似 此人難覺, 腦有濕熱迆, 肝結遭刻剝, 莫待如月圓, 昏 昏難摸捉. 此症乃風輪上半邊氣輪交際, 從白膜內隱隱 白片, 薄薄蓋向下來, 其色粉青, 乃非內非外, 從膜中 而來者. 初不覺而無慮, 後漸結久, 始下風輪而損光. 或沿遍風輪周匝, 而爲棗花, 爲害最遲, 人不爲慮, 每 中其患. 乃腦漏或腦有風濕, 久滯鬱中, 微火攻擊, 腦 油滴下. 好酒暴怒. 激滯生蟹, 爲變亦急. 凡經水洗頭, 不待乾而濕熱者, 及痰火人, 好燥膩濕熱物者, 皆有此 患. 宜服, 補肝散, 羚羊角細辛羌活白茯苓楮實子人蔘 玄蔘車前子夏枯草防風石斛各等分. 上爲細末, 每服一 錢, 食後米飮調下. 墜翳丸, 治偃月內障, 及微有頭旋 額痛. 青羊膽鯉膽鱛膽各七個熊膽二錢石決明洗浸燒存 性另研細一兩牛膽五錢麝香少許. 上爲細末, 麵糊爲丸, 如桐子大, 每服十丸, 空心茶清送下.

《張氏醫通》
○ 偃月侵睛証, 風輪上半, 氣輪交際, 隱隱白片, 薄薄 蓋下, 其色粉青. 從膜中而來, 爲害最遲. 每每忽之, 乃腦有風濕郁滯, 火激腦脂滴下而成. 羚羊補肝散.

《目經大成》
○ 偃月障七十一. 遲遲偃月障, 濯濯風輪著, 漸漸掩瞳 神, 薄薄人誰覺. 腦有濕熱停, 肝遭怒氣剝, 莫待棗花 生, 昏昏難立卓. 此症風氣輪交際, 顯有障如偃月, 薄 薄蓋向下來, 其色粉青. 乃非內非外, 似從白睛中滲出 膏液者. 初不覺, 漸及風輪之半始現形. 再則環風輪俱 生, 障上累障, 狀類棗花鋸齒, 遂損光. 蓋眞陽衰懲, 好動能勞, 汗濕鬱元首, 及飮食之人, 酒膩果腹, 寢興 無常, 混陽蒸變而成. 由淺入深, 不爲調變, 逮至靈光 頓失. 雖輪誠求治, 無能爲矣. 有輪上輕微而輪下凝濃, 日仰月, 症同.

30) 白膜侵睛
《目經大成》
○ 白膜蔽睛二十. 羞答姮娥面, 偸雲出照人, 量生風起 易, 虹貫禍彌殷, 無複淸暉影, 空留病業身. 幽懷言不 得, 一望淚沾巾. 此症初起, 勢甚輕微, 次後始赤澀有 淚, 渾睛生障, 多脈與眵, 日久諸輪廓皆壞, 雖略能行 走, 瞳子不見影動, 且障稍高於睛, 狀如小小狗腎, 故 獨以膜名. 前後均無痛苦, 緩而不變, 卻最難愈. 往見 少年患此, 市人呼爲戯赤瞎, 不輒于以終老, 良可永嘆. 病由儉嗇勞役殘弊肌骨, 或從欲嗜味耗損眞元, 荏苒無 形燥火, 深潛在經, 爰抱斯疾. 醫宜應機投藥, 非若有 形風熱之可散可攻也. 假障上有星月蝕入, 病似增而減 翻速, 蓋火鬱既發, 煙不再生. 然亦宜因上窮因, 境中 索境, 得其情, 更勿循守故轍, 舍症從脈. 聚實成丹, 點不計工, 服無吝費, 有日開霧見天向. 笑而赤戯赤瞎 者, 竊恐爲赤戯赤瞎所笑耳. 族叔正坤, 壯歲已得是症. 逯受杖. 列上賓不杖鄉杖國而杖家矣. 時余甫業茲術, 看其障雖近白膜, 覺尚松而不光滑, 爲去瞼內外椒粟, 以八寶空青石芙蓉鏡加味磁朱丸晝夜點服, 間煎神效黃 耆全眞一氣湯, 凡四閱月全淸, 不惟不需杖, 黑夜常出 市肆間談, 如此十數年乃謝世. 其子某某不德余, 凡內 戚問尊翁雙睛久瞽重光之由, 輒對曰, 天數. 嗟夫. 坤 叔壽而康, 或天也, 數能使日中瞳子老而還少耶. 新城 楊孕初先生, 父子青年進士. 每書札相招, 稱侄不言弟. 蓋余常主其館, 友善太翁曁諸父故也. 切思守謙主敬, 固士大夫本色. 醫, 賤役也, 縱學術兼優, 車笠不渝盟 已耳. 乃謹悖父執古禮, 視某某天數之對渺若山河.

31) 赤膜下垂
《祕傳眼科龍木論》
○ 六十六·眼赤膜下垂外障. 此眼初患之時, 忽然赤澀, 淚下痛癢, 摩隱瞳人, 黑睛漸生翳膜, 赤膜下垂, 直覆 眼睛, 有此障閉, 如雲霞之色. 最宜鎌洗出血, 熨烙前 後, 點淸涼煎, 服羚羊角飮子卽瘥. 詩曰, 黑睛從上直

부록-黑睛外障

來遮, 髒腑原知受客邪, 熱氣上攻肝內壅, 睛輪被覆似雲霞, 上瞼還令瘀血盡, 飮子宣除效不差, 消停又點淸涼藥, 諸藥臨時任減加. 淸涼煎, 龍腦膩粉馬牙硝秦皮各一兩防風黃連各三分. 上爲末, 硏極細, 以水二碗浸藥二日後, 煎取二大盞, 濾去渣, 更煎三五沸, 以束用瓷盒子盛之, 別入龍腦, 攪勻密封, 勿令塵入, 用之點眼立效. 羚羊角飮子, 羚羊角一兩五錢黃芪二兩茺蔚子二兩黃芩天門冬玄蔘知母桔梗各一兩. 上爲末, 以水一盞, 散一錢, 煎至五分, 食後去渣溫服.

《銀海精微》

○ 赤膜下垂, 眼胞下生赤膜垂下, 遮於黑睛疼痛者, 乃胃熱也. 治法, 紅痛甚者服鬱金酒調散大黃當歸散, 微退後, 用撥雲湯生地黃散, 點用重藥加淸涼散藥, 以上方俱在前. 大黃當歸散, 治胃中有熱, 生膜疼痛. 當歸芍藥川芎菊花大黃黃芩杏仁薄荷. 上各等分, 咬咀, 食後水煎溫服. 生地黃散, 治眼下赤膜, 發歇無時, 久服則不發. 生地黃黃柏知母防風荊芥升麻干葛天花粉黃芩甘草桑白皮白茯苓赤芍藥. 上咬咀, 每服七八錢重, 水煎食後服.

《世醫得效方》

○ 赤膜下垂六十六, 眼中有膜, 自上垂下遮黑睛, 或名垂帘膜, 望風淚出, 怕日羞明. 此乃客熱上衝. 用後明上膏點之, 次服前通肝散.

《證治准繩》

○ 赤膜下垂證, 初起甚薄, 次後甚大, 大者病急, 其患有障色赤, 多赤脈貫白輪而下也. 烏珠上半邊近白際起障一片, 仍有赤絲牽絆, 障大絲粗, 赤甚淚澁, 珠疼頭痛者, 病急而有變. 絲細少色微赤, 珠不疼頭不痛者, 緩而未變. 亦有珠雖不疼, 頭亦不痛, 若無他證. 或只澁赤而生薄障, 障上仍有細絲牽絆. 或於障邊絲下, 仍起星數點, 此星亦是凝脂之微波也. 此等皆是火在內滯之患, 其病尙輕, 治亦當善. 蓋無形之火潛入膏內, 故作是疾, 非比有形血熱之重也. 若障上有絲, 及星生於絲稍, 皆是退遲之病, 爲接得絲脈中生氣, 故易生而難退. 雖然退遲, 翳薄絲細, 赤不甚者, 只用善逐之足矣. 甚者, 不得已而開導之. 大抵白珠上半邊有赤脈生起, 垂下到烏珠者, 不論多寡, 但有疼痛虯赤, 便是凶證來了. 總是絲少赤微, 但從上而落者, 退亦遲, 治當耐久. 若貫過瞳神者, 不問粗細聯斷, 皆退遲. 此證是濕熱在腦, 幽隱之火深潛在絡, 故有此脈之赤, 四圍雖無瘀血, 其深處亦有積滯, 緣滯尙深而火尙伏, 故未甚耳. 一旦觸發, 則其患進發, 疾亦盛矣. 內無澁滯, 外無此病, 輕者消散, 重者開導, 此定法也. 內服炙肝散. 外用紫金膏點之. 次服通肝散, 神消散, 皂角丸.

《동의보감》

○ 赤膜下垂, 眼中有膜, 自上垂下, 遮黑睛, 名垂簾膜, 望風淚出怕日羞明. 此客邪上衝, 用百點膏點之, 次服通肝散, 方見上肝虛目暗. 得效. 百點膏, 治瞖膜. 黃連二錢剉水一椀煎至半, 入防風八分當歸身甘草各六分蕤仁泥三分. 右剉同熬滴水中不散, 絞去滓, 入煉蜜少許再熬, 少時令靜心點之, 日五七次, 臨臥點尤疾效. 有人病瞖六年, 以至瞳人覆雲氣之狀, 用此藥而得效. 東垣. 通肝散, 治冰瞖. 山梔子白蒺藜枳殼荊芥甘草各五錢車前子鼠粘子炒各二錢半. 右爲末每二錢, 苦竹葉煎湯調下. 得效.

《審視瑤函》

○ 赤膜下垂腦蘊熱, 珠若痛時有滯血, 要求變症不生時, 上眹瘀血須開決. 此症初起甚微, 次後甚大, 大者病急, 其患有障, 色赤, 多赤脈, 從白輪貫下也. 而黑珠上邊, 從白際起障一片, 仍有赤絲牽絆, 脹大絲粗, 赤甚淚澁, 珠疼頭痛者, 病急而有變絲細少, 色微赤, 珠不疼, 頭不痛者, 緩而不變. 亦有珠雖不疼頭不痛者, 如無他症, 或只色赤而生薄障, 障上仍有細絲牽絆, 或於障邊絲下, 仍起星數點, 此星亦是凝脂之微液也此等皆是火在內滯之患, 其病尙輕, 治亦當善. 蓋無形之火, 潛入膏內, 故作是症, 非比有形血熱之重也. 若障上有絲, 及星生於絲梢, 皆是退遲之病, 爲接得絲脈中生氣, 故易生而難退, 雖然退遲, 亦善退爲上, 至於甚者, 不得已而開導之. 大抵白珠上半邊, 有赤脈生起, 垂下黑珠者, 不論多寡, 但有疼痛虯赤, 便是凶症. 縱是絲少赤微, 或細粗連斷, 或貫瞳神, 或翳薄翳濃, 皆是惡症. 便是可治, 亦當耐久. 此症系濕熱在腦, 幽隱之火, 深潛在絡, 故有此脈之赤, 四圍雖無瘀血, 其深處亦有滯積. 故滯深而火亦甚, 一旦觸發, 則患進發, 疾亦甚矣. 內見澁滯, 外有此病, 輕者消散, 重者開導, 此一定之治法也. 宜服, 皂角丸, 治內外一切障膜, 此藥能消膜遮翳, 治十六般內障, 同生熟地黃丸用之, 神效. 穿山甲炒蟬蛻白朮土炒玄精石生用穀精草當歸酒洗茯苓木賊草赤芍藥各一兩龍蛻七條炒連翹一兩半刺猬皮蛤粉炒龍膽草炒菊花各兩半人參真川芎各五錢豬爪三十枚蛤粉炒. 上為細末, 一半入豬牙皂角二條, 燒灰和勻, 煉蜜為丸, 如桐子大, 每服三十丸, 空心杏仁湯送下. 一半入仙靈脾一兩, 為末和勻, 每服一錢, 用豬肝夾藥煮熟, 細嚼, 及用原汁湯送下, 每日進三服. 洗眼金絲膏, 治遠年近月, 翳膜遮睛, 攀睛胬肉, 昏暗淚多, 瞻視不明, 或風氣攻注, 瞼生風粟, 或連眶赤爛, 怕日羞明, 隱澁難開. 黃連去鬚五錢雄黃研飛二錢麝香另研五分赤芍藥朱砂另研乳香另研硼砂另研當歸尾各二錢五分. 上為細末, 後入硏藥拌勻, 再硏, 煉蜜爲丸, 如皂角子大. 每用一丸, 安淨盞內, 沸湯泡開, 於無風處洗, 藥冷, 閉目少時, 候三兩時辰, 再煨熱, 依前洗, 一丸可洗三五次, 勿犯銅鐵器內洗, 如暴赤眼腫者, 不可洗也.

《張氏醫通》

○ 赤膜下垂証, 初起甚薄, 次後甚大, 有赤脈貫白輪而下, 烏珠上半邊近白際起障一片. 仍有赤絲牽絆, 障大絲粗, 虯赤淚澁, 珠疼頭痛者, 病急而有變. 絲細少, 色微赤, 珠不疼, 頭不痛者, 緩而未變. 或於障邊絲下, 仍起星數點, 此星亦是凝脂之類. 皆火內滯之患, 其病尚輕. 蓋無形之火, 潛入膏內, 故作是疾, 非比有形血熱之重也. 若障上有絲, 及星生於絲梢, 皆是退遲之病. 翳薄細, 絲赤不甚者, 只用善逐之, 甚者不得已而開導之. 若貫過瞳神者, 不問粗細聯斷皆退遲. 此濕熱在腦, 幽隱之火深潛在絡, 一有觸動, 則其患迸發. 輕者消散, 重者開導, 此定法也. 內服神消散去二蛻加皂莢石決明, 外點絳雪膏, 次用皂莢丸.

《醫宗金鑒》《眼科心法要訣》

○ 赤膜下垂歌. 赤膜下垂覆睛瞳, 赤膜從氣下垂風, 此屬肝肺熱衝眼, 淚流痛癢如朱紅, 羚羊知母黃芩黑, 桔梗柴胡梔子茺. 羚羊飮, 羚羊角鎊一錢五分知母黃芩玄蔘桔梗柴胡梔子炒各一錢茺蔚子二錢. 上爲粗末, 以水二盞, 煎至一盞, 食後, 去渣溫服. 註, 赤膜下垂, 初患之時, 氣輪上邊起赤膜一片, 垂至風輪, 下覆瞳人. 緣肝肺之熱, 衝於眼內, 致生赤膜, 淚流痛癢, 宜服羚羊飮.

32) 血翳包睛
《銀海精微》

○ 血翳遮睛. 問曰, 人之患血翳遮兩睛者何也. 答曰, 皆因心經發熱, 肝臟虛勞, 受邪熱. 致令眼中赤澁, 腫痛淚出, 漸有赤脈通睛, 常時擧發. 久則發筋結濃, 遮滿烏睛, 如赤肉之相, 故名曰血翳包睛. 宜服瀉心湯, 次以修肝活血湯. 瀉心湯, 黃連黃芩大黃連翹荊芥赤芍藥車前子薄荷菊花各一兩. 上㕮咀, 每服四五錢, 水煎溫服. 修肝活血湯, 當歸生地黃赤芍各兩半川芎羌活各七錢黃耆防風黃連大黃薄荷連翹菊花白蒺藜各一兩. 上每服四五錢, 水煎, 入酒二盞, 溫服. 問曰, 血翳包睛者何也. 答曰, 心熱血旺也. 此病初患易治, 若至血散盡難消, 痛時用破血紅花散當歸龍膽湯, 點用淸涼散. 當歸龍膽湯, 防風石膏柴胡羌活五味子升麻甘草黃連酒洗黃芩酒洗黃耆黃柏酒洗當歸龍膽草赤芍藥各五錢. 上㕮咀, 每服五錢, 水煎至二碗, 去渣, 入酒少許, 臨臥熱服, 忌言語. 破血紅花散, 當歸梢川芎赤芍藥枳殼蘇葉連翹黃連黃耆梔子大黃蘇木紅花白芷薄荷升麻上各等分. 水煎, 加酒三盞, 溫服.

《目經大成》

○ 血翳包睛四十四. 瞻彼松筠, 蒼翠膴郁, 乃某靑睛, 赤翳蔽密, 無分乾宮, 莫辨巽室, 黑白圓融, 血肉合一, 左右相傳, 恐成痼疾. 人見輒驚, 見人不識. 治擅砭針, 少凶多吉. 此症初起, 或左或右, 赤腫狂痛, 淚流如湯, 畏避不敢向陽, 恍若暴風客熱. 失治, 赤脈大小縱橫, 貫過風輪. 越宿, 加頭痛便祕, 赤脈陡大, 變成血障. 障複實而成翳, 濃蔽震巽輪廓, 强扮開視, 黑白無有, 惟一體血肉, 故曰血翳包睛. 厥症亦算險惡, 入手須菊花通聖散, 或淸毒逐瘀湯大劑煎服. 服已用砭針開導, 以絳雪丹飛熊丹晝夜互點. 看勢稍定, 分珠散八正散消風散血湯增減與服, 自然惡化爲善, 險歸於平. 倘醫不耐煩, 患者嗜欲弗戒, 雖未必便至撅凸, 風儀殊覺少玷.

33) 黃膜下垂
《銀海精微》

○ 黃膜下垂. 黃膜下垂者, 脾胃熱, 風結血凝氣滯, 膏脂窒塞, 血運不能通, 故生是疾. 發歇無時, 痛澁淚出, 漸生黃膜下垂, 發則膜舒, 退則膜卷, 胞皮下垂, 羞明怕日, 雖擧不張, 黃膜漸長, 遮瞞瞳仁也. 甚至滿目皆黃, 難辨人物. 治法, 雖不是拳毛倒睫之症, 亦可夾些眼皮, 使露黑睛, 黃膜氣舒. 發歇年久可夾, 乍發不宜夾. 治宜通脾瀉胃撥雲八正之劑, 以對充之丹片腦少許, 如有淚退之速, 無淚退之遲, 忌口齋戒, 使衰其血易於調理也, 又有一症, 黃膜從下生上, 爲之黃膜上充, 大抵治同, 濃者宜挑剪. 問曰, 白睛黃赤生翳如赤膜者何也. 答曰, 脾胃得肝木克土之候也. 治宜省味金花丸去其黃膜, 後用針沙平胃丸收功. 點用重藥, 腦不可用, 少下. 針沙平胃丸, 久服平胃氣, 去肝邪. 蒼朮濃朴陳皮甘草針沙. 上各等分, 㕮咀爲末, 煉蜜爲丸, 如綠豆大. 每服五十丸, 空心米湯下. 省味金花丸, 治脾胃積熱, 致生黃膜. 梔子黃芩黃柏桑白皮地骨皮桔梗知母甘草. 上爲細末, 煉蜜爲丸. 淸茶送下.

《張氏醫通》

○ 黃膜下垂証, 此脾胃熱結, 血凝氣滯, 膏脂窒塞, 故生是証. 發歇無時, 痛澁淚出, 漸生黃膜下垂, 發則膜長遮滿瞳神, 甚至滿目皆黃, 不辨人物. 治宜蟬花散加石膏膽草大黃, 點以石燕丹. 有淚者退易, 無淚者退遲. 濃者宜挑剪.

34) 狀如懸膽
《證治准繩》

○ 狀如懸膽證, 有翳從上而下, 貫及瞳神, 色靑或斑, 上尖下大, 薄而圓長, 狀如膽懸, 以此得名. 蓋腦有瘀熱, 肝膽膏汁有損, 變證急來之候, 宜作緊醫治. 若眼帶細細赤脈紫脹而來者尤急, 頭疼者尤惡. 內必有滯, 急向四圍尋其滯而通之, 庶免損壞之患.

《張氏醫通》

○ 狀如懸膽証, 有翳從上而下, 貫及瞳神, 色靑或斑, 上尖下大, 薄而圓長, 狀如懸膽. 蓋膽有瘀熱, 肝膽膏損, 變証急來之候. 若眼帶細細赤脈紫脹者最急, 頭疼者尤惡. 內必有滯, 急向四圍尋其滯而導之, 庶免損壞之患. 服用石膏散皂莢丸, 點以石燕丹.

35) 黃膜上衝

《祕傳眼科龍木論》

○ 六十五·眼黃膜上衝外障. 此眼初患之時, 疼痛發歇, 作時赤澁淚出, 漸生黃膜, 直覆黑睛, 難辨人物. 皆因腎髒風冷, 胃家極熱. 切宜鐮鉤熨烙, 然後宜點曾靑膏, 服通脾瀉胃湯立效. 詩曰, 黑睛從下生黃膜, 脾胃含風熱與幷. 疼痛發時多計較, 門冬犀角便能徵, 或鐮或點根據輕法, 若用邪巫不用爭, 若用燒灸無效後, 再來求療爲施行. 曾靑膏, 曾靑秦皮細辛白芷乳頭香龍腦各一分黃連五分訶子木香各一兩. 上爲末, 硏令勻細, 以水二碗浸三日後, 煎至一盞, 以束綿濾渣後, 更入蜜四兩, 同煎爲膏, 盛瓷瓶中封之, 勿令洩氣, 用之點眼立效. 通脾瀉胃湯, 麥門冬茺蔚子各一兩防風大黃玄蔘知母各一兩天門冬黃芩各一兩五錢. 上爲末, 硏令勻細, 以水一盞, 散一錢, 煎至五分, 食後去渣溫服.

《世醫得效方》

○ 黃膜上衝六十五, 黑睛從下生, 其黃膜上衝, 疼痛至甚, 閉澁難開. 此乃脾經受風, 食毒傷胃而得之, 宜服犀角飲. 犀角二角黃芩牛兩白附子一分炮去皮尖麥門冬一分去心車前子羌活各半兩. 上銼散, 每服三錢, 水一盞半煎, 食後溫服.

《證治准繩》

○ 黃膜上沖證, 在風輪下際坎位間, 神膏之內, 有翳生而色黃, 如年少人指甲內際白岩相似, 與凝脂翳同一氣脈, 但凝脂翳在輪外生, 點藥可去者, 此則在膏, 內熱蒸起, 點藥所不能除. 若漫及瞳神, 其珠必損, 不可誤認爲湧波可緩者之證, 此是經絡阻塞極甚, 三焦關格, 火土邪之盛實者, 故大便祕小便澁而熱蒸, 從膏內作膿潰起之禍也. 失治者, 目有攟凸之患. 通脾瀉胃湯, 神消散, 皂角丸, 犀角飲選用. 通脾瀉胃湯, 防風大黃玄蔘知母各一兩天門冬黃芩各一兩半麥門冬茺蔚子各二兩. 每服五錢, 水一盞, 煎五分, 去滓, 食遠溫服. 神消散, 治眼內黃膜上沖, 赤膜下垂. 黃芩蟬蛻甘草木賊各五錢穀精草蒼朮各一兩龍蛻三條炒. 上末, 每服二錢, 夜臥冷水調下. 皂角丸, 上同. 犀角飲, 治黃膜上沖. 犀角二兩白附子炮麥門冬各二錢半車前子羌活黃芩各五

錢. 上水煎, 食後溫服.

《동의보감》

○ 黃膜上衝, 黑睛從下生黃膜上衝, 疼痛至甚, 閉澁難開. 此脾受風食毒而作, 宜服犀角飮. 得效. 犀角飮, 治黃膜上衝, 睛痛閉澁. 犀角鎊屑二錢羌活黃芩車前子各一錢白附子麥門冬各五分. 右剉作一貼水, 煎食後服. 得效.

《審視瑤函》

○ 黃膜上沖病最眞, 風雲膏內起黃雲, 白際黑雲深處裡, 直從坎位灌瞳神, 只因大便結, 最惡是頭疼, 經絡多壅滯, 火燥澁炎蒸, 錯認湧波翳, 空令目不明. 此症於風輪下際, 坎位之間, 神膏內初起而色黃者, 如人指甲根白岩相似. 若凝脂之症但凝脂, 翳從輪外生, 點藥可去. 此在膏內, 點藥所不能及者. 若漫及瞳神, 其珠必破. 不可誤認爲湧波治之, 此是經絡塞極, 三焦關格, 火土諸邪之盛實者. 故大便祕而小便塞, 則膏火蒸作膿. 若上沖失治, 攟凸之患必矣. 宜服, 通脾瀉胃湯, 是症最逆, 非一方可療, 當究脈之虛實, 當隨所因, 置方施治可也. 麥門冬去心茺蔚子各一錢半知母玄蔘車前子軟石膏煅防風各一錢黃芩天門冬熟大黃各七分. 上剉劑, 白水二鐘, 煎至八分, 食遠服. 熱甚者, 加玄明粉一錢. 立應散, 治內外障翳, 昏澁多淚, 及暴赤眼, 一切目疾, 並皆治之, 三次噙鼻. 鵝不食草洗淨曬乾香白芷洗當歸去鬚洗羊蹢躅花減半川附子炮去皮臍雄黃另硏後入各等分. 上爲細末, 入麝香少許, 和勻, 含水噙鼻內, 去盡濁涕, 淚出爲度.

《張氏醫通》

○ 黃膜上沖証, 在風輪下際, 神膏之內, 有翳色黃. 與凝脂翳同一氣脈, 但凝脂翳, 在輪外生, 點藥可去. 此在膏內邪熱蒸起, 點藥所不能除. 若漫及瞳神, 其珠必損. 此經絡阻塞極甚, 三焦關格, 火土邪實, 故大便祕, 小便澁, 而熱蒸膏內作膿也. 失治者, 有攟凸之患. 神消散皂莢丸選用. 諸外障, 俱可用石燕丹吹之, 絳雪膏點之, 碧雲散搐之.

《醫宗金鑒》《眼科心法要訣》

○ 黃膜上衝歌. 黃膜一片氣輪起, 上衝風輪覆蓋瞳, 赤澁淚眵疼痛極, 此因脾胃熱風攻. 通脾瀉胃黃芩黑, 防軍知母梔膏茺, 立應白芷羊蹢躅, 鵝不食草麝歸雄. 通脾瀉胃湯方, 黃芩一錢五分玄蔘防風大黃知母梔子炒各一錢石膏煅二錢茺蔚子二錢. 上爲粗末, 以水二盞, 煎至一盞, 食遠, 去渣溫服. 立應散方, 白芷羊蹢躅花減半鵝不食草洗淨晒乾麝香少許當歸雄黃另硏後入各等分. 上爲細末, 每用少許, 含水鼻內, 去盡濁涕淚出爲度. 註, 黃膜上衝, 自氣輪而起, 一片黃膜, 從下直衝

風輪, 上掩瞳人, 乃脾胃風熱, 上衝於眼, 致生黃膜, 淚流赤澁, 疼痛極甚. 宜通脾瀉胃湯外點立應散.

《目經大成》

○ 黃液上沖二十三. 從來瘡液潰成, 如紙風輪那更生. 大抵火邪膏內作, 黑神沖散病黃精. 此症於風輪下際坎位之間, 神膏內生物黃色. 狀如雞脂稍輕者, 若黃漿小瘡, 外面無有. 儼人指甲根白岩相類, 非針藥所能及者. 勢大不消, 必沖出風輪, 其睛隨破而眇. 即不然, 金井立散, 黑神敗而失明. 是症最逆, 蓋經絡否塞, 陰陽離間, 火土諸邪蒸溽幻化而成. 有頭痛便祕者尤急. 若作天行客熱, 胡亂治而頓愈, 吾其退避三舍. 臨視, 當問其已治未治, 未治, 以柴葛解肌十神湯進一劑看效, 效則三友丸大黃丸盡服, 不效改用人蔘白虎湯芍藥清肝散, 或瀉黃, 或雙解, 病必緩而漸退. 已治, 審其脈, 相其體, 驗其方藥某過某不及, 裁以心法, 羚羊犀角磨調逍遙散, 或撥雲固本還睛諸丸煎湯遞飮, 黃液無不消. 消則補和, 對症選方, 還元易矣. 十中間有一虛寒, 入手須蔘耆桂附溫散者, 舍症從脈. 元有是說, 又不可不細心理會. 水輪貼風輪而生, 質最脆嫩, 中空而薄, 能舒能斂, 正看似在外, 斜視則顯然在內, 凡鳥獸鱗介之目皆如是. 其空處俗謂之瞳子, 常遇險病, 莫不以手招之, 能應即喜, 甚至青盲風變, 且謂瞳子尚在, 諒不妨事, 不知此乃鏡花水月, 以影示人耳. 其瞳神深藏膏中, 有光無光, 伊芳誰得見. 本科不惟未及發明, 竟渡河有豕, 穿井得人, 公然立說, 並有引重瞳一物兩現之奇者, 爲之捧腹. 尤可笑者, 於此症則日風輪上際坎位之間. 於水輪散大則日風輪窄窄一周. 外障正中者則日腎翳. 其所用藥, 俱不免地黃東加減. 是直以中空者在外爲風輪, 包來神水者在內爲水輪矣. 嗚呼. 下愚不移, 無庸深辨. 第剖之蠢而笨之豬睛, 使渠詳觀, 諒必茅塞頓開. 舜羽之目, 大抵較常人分外精彩, 故日重瞳, 果一物現二影. 於理不達. 若一兩瞳, 則儼然怪物耳, 帝王雲乎哉. 至日舜目重瞳上下生, 羽重瞳左右生, 不知誰實見來, 載於何典. 是症諸書皆日黃膜上沖, 傅氏本專家, 所輯眼科目《瑤函》, 日《大全》, 似無出其右者, 曷亦相因稱膜. 不塵特正之日液. 蓋液類漿水, 比喩恰切, 膜系皮屬, 凡薄而嫩濃而朝不動緊著者皆是, 詎能上沖. 看牛膜豬膏膜可曉. 明明漿汁之物, 混沌名症, 豈字典字通字匯俱未謀面耶. 又下症日五疳, 夫疳爲小兒甘食致病, 奈何著於眼上. 豈點眼藥過多, 目飽積成耶. 罔顧笑脫人頤. 今換瘍字何義. 瘍乃瘡痍別名, 去理未遠, 故直書日五瘍.

36) 湧波翳
《證治准繩》

○ 湧波翳證, 障從輪外自下而上, 故日湧波. 非黃膜上沖從內向上之急甚者可比. 白者緩而不變, 赤者急而有變. 亦有激犯之變發他證者, 就於此障之內, 變出黃膜. 治宜先去上沖, 後治此證, 則萬無一失矣. 流氣飮. 流氣飮《和劑》, 治肝經不足, 內受風熱上攻, 眼目昏暗, 視物不明, 常見黑花, 當風多淚, 怕日羞明, 堆眵赤腫, 隱澁難開, 或生障翳, 倒睫拳毛, 眼弦赤爛, 及婦人血風眼, 及時行暴赤腫眼, 眼胞紫黑, 應作眼病, 並宜服之. 大黃煨川芎菊花去梗牛蒡子炒細辛去苗防風去苗山梔子去皮白蒺藜炒去刺黃芩去蘆蔓荊子荊芥去梗木賊去根節甘草炙玄蔘去蘆各一兩草決明一兩半蒼朮泔浸一宿控炒三兩. 上搗羅爲末, 每服二錢半, 臨臥時用冷酒調下. 小兒有患, 只令乳母服之.

《張氏醫通》

○ 湧波翳証, 障從輪外自下而上, 故日涌波. 非黃膜上沖, 從內向上急甚之比. 白緩赤急, 亦有激犯變出黃膜. 宜涼膈散先去上沖, 後以四物換生地赤芍加犀角甘草丹皮治之.

37) 綠映瞳神
《證治准繩》

○ 綠映瞳神證, 瞳神乍看無異, 久之專精熟視, 乃見其深處隱隱綠色. 自視亦漸覺昏眇, 病甚始覺深綠, 而變有氣動之患. 蓋痰火濕熱害及於清純太和之元氣也. 久而不治, 反有觸犯者, 爲如金, 青盲等證. 其日中及日映紅光處, 看瞳神有綠色, 而彼自視不昏者, 乃紅光爍於瞳神, 照映黑紅相射, 而光映爲綠之故, 非綠色自生之謂. 及春夏瞳神亦覺色微微綠瑩者, 乃肝膽清純之正氣, 而視亦不昏, 不可誤認爲此. 但覺昏眇而瞳神綠色, 明處暗處看之, 皆一般氣濁不清者, 是此證也.

《張氏醫通》

○ 綠映瞳神証, 瞳神乍看無異, 久之專精熟視, 乃見其深處隱隱綠色. 自視亦漸覺昏眇, 病甚始覺深綠. 蓋痰火濕熱害及清純之氣也. 先服黃連羊肝丸, 後與補腎磁石丸皂莢丸之類. 久而不治, 爲如金青盲等証. 其目映紅光處, 看瞳神有綠色, 而彼自視不昏者, 乃紅光爍於瞳神, 照映之故. 不可誤認爲綠風. 此但覺昏眇而瞳神綠色, 明處暗處, 看之皆同, 氣濁不清者, 是此証也.

38) 旋臚泛起
《證治准繩》

○ 旋臚泛起證, 氣輪自平, 水輪自明, 唯風輪高泛起也. 或只半邊泛起者, 亦因半邊火來之故. 乃肝氣獨盛, 膽液滯而木道澁, 火鬱風輪, 故隨火脹起. 或在下, 或在上, 或在兩旁, 各隨其火之所來, 從上脹者多. 非比旋臚尖起, 已成證而俱凸起頂尖, 不可醫者, 乃止言風輪脹起者耳.

《審視瑤函》
○ 氣輪自平, 水輪尚明, 惟風輪而湧起, 或赤脈以縱橫, 肝氣獨盛, 血液欠清, 莫使風輪俱突, 致累損及瞳神. 此症目病, 氣輪自平, 惟風輪高聳而起也. 或有從風輪左邊突起, 亦有右邊突起者, 乃肝氣獨盛, 膽液澀而木道滯, 火鬱風輪, 故隨火脹起, 或上或下, 或在左右, 各隨火之所致, 從上脹者多, 非比旋螺尖起已成症, 而俱凸起頂尖, 不可醫者類也. 宜瀉肝散, 升麻木賊草細辛甜葶藶酒炒黃連酒炒五靈脂陳皮家菊花黃芩酒炒赤芍藥大黃酒炒蘇薄荷防風梔子仁炒甘草元明粉各等分. 上為細末, 每服二錢, 食遠白滾湯調下, 為劑亦可煎服. 年老人, 加枳殼濃朴. 救睛丸, 兼治二症, 青盲有翳. 當歸身蒼朮泔水炒荊芥穗蟬蛻去頭足翅草決明炒川芎酒炒蘇薄荷甘草穀精珠枳殼炒木賊草各等分. 上為細末, 煉蜜為丸, 如彈子大, 每服一丸, 食後茶清化下.

《目經大成》
○ 春水揚波九. 金輪自平兮水輪明而, 風輪半傾兮火輪蒸而, 肝邪雖嬰兮腎枕寧而, 莫令尖生兮損眞精而. 此症初起, 目不自然, 視內外都無別恙. 一二日, 風輪坎廓或左或右在上在下, 斜斜高聳而起也, 故曰春水揚波. 乃腎邪上蒸, 膽火內逼, 幸巽風不動, 所以未及全出. 若木旺生火, 多從上脹, 而有虯脈. 及火盛生風, 必赤痛淚下, 頭腦如破. 急以犀羚逍遙歸芍地黃, 或暫加知柏, 晝夜交進. 稍遲則漸高漸尖, 至極並水不見, 神膏如死, 俗謂之田螺旋頂. 雖有善者亦無如之何矣.

39) 旋螺尖起

《祕傳眼科龍木論》
○ 四十七·旋螺尖起外障. 此眼初患之時, 忽然疼痛, 作時由熱積壅毒留在肝間. 切宜補治, 恐損眼也. 宜服搜風湯瀉肝飲子, 宣腸立效. 詩曰, 眼前生障翳, 尖起似旋螺, 治望難依舊, 根深更奈何, 時時疼痛發, 風來未消磨, 湯藥勤爲服, 宣通肝臟多, 治求丸散解, 痛定卽從他, 是療不相應, 睛高或陷窪. 搜風湯, 防風五味子大黃天門冬桔梗芍藥細辛各兩朴芫蔚子二兩. 上爲末, 以水一盞, 散一錢, 煎至五分, 食後去渣溫溫服之, 瀉肝飲子, 大黃細辛芒硝車前子黃芩桔梗柴胡知母各一兩. 上爲末, 以水一盞, 散一錢, 煎至五分, 食後去渣溫溫服之.

《銀海精微》
○ 旋螺尖起. 旋螺尖起者, 熱積於肝, 毒壅於膈門, 充攻睛珠疼痛, 中央瞳仁漸變靑白色, 忽然凸起血絲纏繞.

此乃是膜入水輪, 二家並熱旋起尖來, 狀若螺尾, 遂號旋螺尖起證. 治法, 宜陰二陽四丹吹點, 或調鱔魚血點尖處. 若年久須有鋒針對瞳仁中央針入半分, 放出惡水, 此乃取平之. 就紙封將息, 避風忌口, 十數日可也. 服用雙解散鬱金酒調散. 鬱金酒調散, 黃芩鬱金大黃防風梔子當歸川芎赤芍藥龍膽草. 上爲末, 每服三錢, 溫酒調下, 食後服二次.

《世醫得效方》
○ 旋螺尖起四十七, 目疼痛生翳膜, 尖起而赤似旋螺. 宜服前通肝散, 次服前決明散.

《證治准繩》
○ 旋螺尖起證, 乃氣輪以裡烏珠, 大概高而綻起, 如螺師之形圓而尾尖, 視烏珠亦圓綻而中尖高, 故曰旋螺尖起. 因亢滯之害, 五氣壅塞, 故脹起烏珠. 在肝獨盛, 內必有瘀血, 初起可以平治. 失於內平之法, 則瘀雖退而氣定膏凝, 不複平矣. 病甚膏傷者, 珠外亦有病, 如橫翳玉翳水晶沉滑等證在焉. 蓋初起時本珠欲凸之候, 因服寒涼之劑救止, 但失於戕伐木氣, 故血雖退而絡凝氣定, 不複平也.

《동의보감》
○ 旋螺尖起, 目痛生翳膜, 尖起而赤, 似旋螺. 先服通肝散, 次服石決明散. 得效. 通肝散, 治氷翳. 山梔子白蒺藜枳殼荊芥甘草各五錢車前子鼠粘子炒各二錢半. 右爲末每二錢, 苦竹葉煎湯調下. 得效.

《張氏醫通》
○ 旋螺突起証, 烏珠高而綻起如螺. 爲肝熱盛, 必有瘀血. 急宜石燕丹絳雪膏點之, 或調鱔血點尖處. 若年久須用鋒針對瞳神, 量淺深橫入, 放出惡水, 紙封避風, 忌口數日. 先服守眞雙解散, 後以六味丸加知柏, 急救少陰伏匿之邪. 若初起失於正治之法, 則瘀雖退而氣定, 膏不複平矣.

《醫宗金鑒》《眼科心法要訣》
○ 旋螺尖起歌. 旋螺尖起如螺殼, 烏睛色變極痛疼, 殼形尖起色靑黑, 肝經積熱血瘀凝. 輕宜瀉腦防辛梗, 辛芎天冬五味蔚. 重者瀉肝硝黃桔, 柴芩知母細車行. 瀉腦湯方, 防風二錢細辛五分桔梗一錢赤芍藥一錢天門冬去心一錢五味子五分芫蔚子二錢. 上爲粗末, 以水二盞, 煎至一盞, 食後, 去渣溫服. 瀉肝飲子, 芒硝大黃桔梗柴胡黃芩知母炒細辛車前子各一錢. 上爲粗末, 以水二盞, 煎至一盞, 食後, 去渣溫服. 註, 旋螺外障, 氣輪之內烏珠色變靑白, 如螺螄之殼, 其色初靑久黑, 其形尖圓. 乃肝經積熱亢極, 瘀血凝滯所致. 輕者宜瀉腦湯, 重者用瀉肝飲子.

《目經大成》
○ 醢螺出殼七十七. 夏侯死抱唉瞋恨, 阮子生成白眼貧, 那更有人驚世俗, 石螺烹出換瞳神.
此症乃神珠被頭風痰火所蒸, 色死而實, 絕似煮熟田螺, 其凸與平陷亦如之, 故名. 往見世人患此, 初不經意, 及症已成, 求醫之切, 有不遠千裡而願爲執鞭者, 爲之太息.

40) 風輪赤豆
《證治准繩》
○ 輪上一顆如赤豆證, 氣輪有赤脈灌注, 直落風輪, 風輪上有顆積起色紅, 初如赤小豆, 次後積大, 專爲內有瘀血之故. 急宜開導, 血漸通, 顆亦漸消, 病到此十有九損. 若白珠上獨自有顆鮮紅者, 亦是瘀滯. 上下無絲脈接貫者, 只用點服自消. 若有貫接者, 必絡中有血灌來, 宜向所來之處尋看, 量其輕重而導之. 若白輪有紅顆而脹急澀痛者, 有變. 而急痛連內而根深接內者, 火疳也, 又非此比. 若白珠雖有紅顆而珠不疼, 雖疼不甚者病輕, 治亦易退, 善消可矣.

41) 黑翳如珠
《祕傳眼科龍木論》
○ 三十一·黑翳如珠外障, 此眼初患之時, 忽然疼痛難忍, 淚出不開, 有翳如黑珠子在黑眼上. 如是大人患者, 肝腎俱勞, 毒風入眼, 如此疾狀. 不宜針灸觸發, 即服補腎丸. 小兒患者, 即是實熱急疳, 宜服羚羊角飲子即瘥. 詩曰, 黑翳珠排黑水間, 醫工會者始知難, 如神藥點翻爲極, 藥用湯丸即得安, 不用強看將手擘, 恐因手重出青涎, 庸醫挑發並燒香, 要見三光路更難. 羚羊角飲子, 羚羊角五味子細辛大黃知母芒硝各一兩防風二兩. 上爲末, 以水一盞, 散一錢, 煎至五分, 食後去渣溫溫服之.

《銀海精微》
○ 黑翳如珠. 黑翳如珠者, 腎肝俱勞, 七情鬱結之人, 毒氣斯攻充. 熱極淚出, 難開疼痛, 甚至水輪突起, 黑翳如豆如珠, 大小不定撐起, 眼胞磣澀礙人, 眼睛難以運動, 寢食不安. 先患一只, 後乃相牽俱損. 治法, 用小鋒針逐個橫, 穿破其黑翳, 中有惡水流出即平. 勢若拾芥, 瞬息痊安, 眼即能開. 設若不諳此症, 服涼劑點涼藥, 靡有其功. 小兒如此患者多是疳眼, 其翳起來或如小香菰之狀. 不宜針, 其治法載小兒疳眼條下, 其針破翳根處, 宜淡丹藥吹點消磨翳根. 問曰, 風輪生翳如珠如蠅頭如蟹眼者何也. 答曰, 肝腎二經風熱氣鬱也. 治法, 久積黑翳高者, 宜挑破珠頭. 疼者宜撥雲湯明目細辛湯主之. 熱甚者, 當歸龍膽湯主之. 點用二八丹調乳汁用, 未成此症, 以暴發推之. 撥雲湯, 治眼黑翳如珠, 蟹睛疼痛, 風氣傷肝腎二經, 宜服之. 黃耆蜜炙細辛生薑干葛川芎熱者除之柴胡荊芥蒿本甘草升麻當歸知母羌活防風黃柏. 上爲末, 每服六七錢, 水煎服. 明目細辛湯, 方在傷寒新病後外障症內. 當歸龍膽湯, 方在前血翳包睛症內.

《世醫得效方》
○ 黑翳如珠三十一, 此起在黑水上, 如小黑豆, 疼痛而淚出, 不可用點藥. 此乃腎虛受風熱而得之, 宜先服羚羊角散, 後服補腎丸. 方見前.

《證治准繩》
○ 黑翳如珠證, 非蟹睛, 木疳之比. 木疳是大者, 生則瞳損不可治. 此則至大方損珠, 後損瞳神也. 又非蟹睛因破流出之比, 此肝氣有餘, 欲泛起之患, 故從風輪際處發起黑泡, 如珠子圓而細, 或一或二, 或三四五六, 多寡不一. 其證火實盛者痛, 虛緩者不痛. 治亦易平. 若長大則有裂目之患. 先服羚羊角散, 後服補腎丸. 羚羊角散《保命》, 治水翳久不去者. 羚羊角升麻細辛各等分甘草半之. 上爲末, 一半煉蜜爲丸, 每服五七十丸, 用一半爲散, 以泔水煎, 吞丸子, 食後. 補腎丸, 治圓翳內障. 巴戟山藥破故紙炒牡丹皮茴香各五錢肉蓯蓉枸杞子各一兩青鹽二錢半. 上爲末, 煉蜜爲丸, 如梧桐子大, 每服三十丸, 空心鹽湯下.

《동의보감》
○ 黑腎如珠, 此起在黑水上, 如小黑豆, 疼痛淚出. 不可用點藥, 乃腎虛受風熱而得, 宜先服羚羊角散, 後服補腎元. 得效. 補腎元, 治同上. 肉蓯蓉枸杞子各一兩巴戟山藥破故紙炒茴香牡丹皮各五錢青鹽二錢半. 右爲末蜜丸梧子大, 空心鹽湯下三五十丸. 得效.

《張氏醫通》
○ 黑翳如珠証, 非蟹睛木疳之比, 蟹睛因破流出. 此則肝氣有餘, 欲泛起之患, 故從風輪際處發起, 黑泡如珠, 多寡不一. 其火實盛者痛, 虛緩者不痛. 治法用小鋒針, 逐個橫穿破其黑翳, 中有惡水, 流出即平. 挑後用爐甘石散去腦麝點之. 先服羚羊角飲子去五味加赤芍藥, 次用六味丸, 後服補腎丸. 設若不諳此法, 服涼劑點涼藥, 鮮能奏效也.

《醫宗金鑒》《眼科心法要訣》
○ 黑翳如珠歌. 黑翳如珠黑睛上, 形如珠子黑而圓, 淚出羞澀疼痛甚, 大人肝腎虛風愆. 通明補腎丸可服, 小兒患此名眼疳, 羚羊角飲硝黃細, 知母羚防一併煎. 通明補腎丸方, 見五風初患不足下. 羚羊角飲子, 芒硝一錢大黃一錢細辛五分知母一錢羚羊角鎊一錢防風二錢. 上爲粗末, 以水二盞, 煎至一盞, 食遠溫服. 註, 黑翳如珠之證, 黑睛上有黑翳, 圓如珠子之形, 淚出羞澀難開, 疼痛 極甚. 若大人患此證, 爲肝腎虛熱風邪, 宜用通明補腎丸. 小兒患此證, 爲實熱眼疳, 宜服羚羊角飲, 泄其實熱也.

《目經大成》

○ 黑翳如珠六十二. 凡黑翳, 有來由, 巽震風雷慘不收, 莫怨老天慳薄命, 此中原不似蠅頭. 此症初起微癢, 繼而澀, 已而痛如刺. 日久則赤腫流淚, 畏明長閉. 風輪上浮起一翳, 黑而圓, 其大小高低不等, 狀如蟹睛, 然非因輪破而得. 且內外夾攻, 乃所謂蟹睛者. 不覺自落, 落後再爲料理, 痕跡都無. 怒不能發, 食而非宜, 病候如前, 預防一二. 此症少見, 平生只遇一貧家子, 形0而能勞, 病患如是, 猶拾薪賣草, 辛苦自若. 余憐之, 贈以四君加萸酒炒連, 痛止能開視. 再進, 其翳覺焦小. 遂除連加白芍麥冬牛蒡子未三劑, 睛平復. 與助脾蜜餅子四兩, 全瘥. 然此亦偶中. 恐膏梁壯夫, 須依蟹睛未服藥未破治法.

42) 木疳

《證治准繩》

○ 木疳證, 生於風輪者多, 其色藍綠青碧, 有虛實二證. 虛者大而昏花, 實者小而痛澀. 非比蟹睛因破而出, 乃自然生出者. 大小不一, 亦隨其變長也.

《審視瑤函》

○ 木疳十有九風輪, 碧綠青藍似豆形, 如是昏沉應不痛, 若然淚澀目多疼, 莫教變症侵眸子, 不散瞳神便破睛. 此症生於風輪者多, 其色藍綠青碧. 有虛實二症, 虛者大而昏花, 實者小而痛澀. 非比蟹睛, 因破而出, 乃自然生出者. 大小不一, 亦有漸變成尖長也. 宜服, 羚羊角飲子, 羚羊角銼細末細辛大黃知母五味子芒硝各一兩防風二兩. 上銼劑, 以上六味各一錢, 防風二錢, 白水二鐘, 煎至八分, 去滓, 食遠服. 爲末, 每服五錢, 調服亦可. 平肝清火湯, 治黑睛脹大, 虛者服. 車前子連翹各一錢枸杞子柴胡夏枯草白芍生地黃當歸各錢半. 上爲一劑, 白水二鐘, 煎至八分, 去滓溫服.

《張氏醫通》

○ 木疳証, 生於風輪者多, 其色藍綠青碧. 有虛實之別, 虛者大而昏花, 實者小而澀痛. 非比蟹睛因破而出, 乃自然生者. 大小不一, 隨其變長也. 實者瀉青丸, 虛者通肝散.

43) 蟹睛疼痛

《祕傳眼科龍木論》

○ 四十一·蟹睛疼痛外障. 此眼初患, 忽然疼痛, 坐臥不得, 赤澀淚出, 怕日羞明. 皆是肝髒伏熱, 膈中膽氣不足. 致令瞳人突出如黑珠子, 又如桃李相似, 此是蟹眼睛也. 急宜服藥, 不可針灸鉤割熨烙, 恐損眼也. 宜服瀉肝湯補膽丸鎮腎決明丸, 立瘥. 詩曰, 忽然豆粒出烏珠, 蟹眼因茲作號呼, 此狀必因疼痛極, 便明損翳最難除, 鉤膜針鎌皆莫用, 點諸疼眼敗須臾, 只宜涼藥兼宜補, 決明丸散大相宜, 肝中熱退還消散, 針炙塗摩總不須. 瀉肝湯, 玄蔘地骨皮車前子芒硝各一兩大黃知母各一兩半茺蔚子二兩. 上爲末, 以水一盞, 散一錢, 煎至五分, 去渣空心溫溫服之. 補膽丸, 防風細辛各一兩半遠志黃芩人蔘茯苓桔梗芍藥各一兩. 上爲末, 煉蜜爲丸如桐子大, 空心茶下十丸. 鎮腎決明丸, 石決明菟絲子五味子各一兩細辛干山藥干地黃知母各一兩半. 上爲末, 煉蜜爲丸, 如桐子大, 空心茶下十丸.

《銀海精微》

○ 蟹睛疼痛. 蟹睛疼痛者, 如黑翳同症, 起於瞳仁, 肝腎之病焉. 其翳如豆如珠蟹睛者. 其翳起占瞳人, 翳根小而苗大, 此乃膈之病. 膈中壅毒, 氣伏熱, 赤澀淚出, 疼痛難開, 羞明怕日. 其翳發起尖高如蟹睛一般形狀, 治法與前症同, 用小鋒針針出惡水, 流盡即平, 次點以淡淡丹藥, 消其翳根. 其服藥不同前症, 宜用瀉肝補腎之劑服之, 空心服補腎之藥, 飯後服瀉肝散. 瀉肝散. 補腎散, 蟬蛻防風蒺藜炒當歸密蒙花木賊川芎菊花荊芥茯苓石決明煅過枸杞子知母黃柏青鹽. 上各等分, 水煎空心服.

《世醫得效方》

○ 蟹睛疼痛四十一, 此證如大豆出黑珠上, 疼痛不可忍, 又名損翳. 亦不可用點藥, 宜服前決明散.

《證治准繩》

○ 蟹睛證, 謂眞睛膏損, 凝脂翳破壞風輪, 神膏綻出黑顆. 小則如蟹睛, 大則如黑豆. 甚則損及瞳神, 內視瞳神亦如否仁, 棗核狀者. 極甚則細小無了者, 至極則青黃牒出者. 此證與黑翳如珠狀類, 而治大不同. 夫黑翳如珠, 源從膏內生起, 非若此因破而出, 故大不同. 然有虛實二證, 虛者軟而不疼, 來遲去速. 實者堅而多痛, 來速去遲. 其視有二, 其治則一. 雖有妙手, 難免瘢痕之患.

○ 青黃牒出. 風輪破碎, 內中膏汁疊出也. 不治者, 甚則膏盡珠凹. 有因自破牒出, 而火氣得以舒泄, 內外不治, 致氣定而脹出不收者. 有醫以寒涼逐退內火, 外失平治, 滯定為凸起者, 乃不治之病. 初起由風熱攻擊, 及撞損真膏等害, 血氣瘀滯亢極, 攻碎神珠, 神珠之中膏汁, 俱已潰爛而出, 縱有妙手, 不複可救, 但可免其凹凸而已. 珠上膏水斑雜結為翳, 狀如白混障者, 南人呼為白果. 即華元化複生, 何能為也.

《동의보감》

○ 蟹睛疼痛, 如大豆子出黑珠上, 疼痛不可忍, 又名損腎. 宜石決明散. 得效. 肝有積熱, 上衝於目, 令目痛甚, 當黑睛上生黑珠子. 如蟹之目以爲名, 或有如豆者名曰損腎. 極難治, 宜服羚羊角散, 及點藥. 類聚. 羚羊角散, 治蟹睛疼痛. 羚羊角屑黃連赤芍藥蘆根木通旋覆花桑白皮各一錢大黃七分甘草三分. 右剉作一貼, 入竹葉七片, 水煎食後服. 類聚.

《審視瑤函》
○ 膏出風輪破欲流, 蟹睛形狀吐珠眸, 及時醫治母遲緩, 瞳子傾危不可收, 莫待青黃俱凸出, 清光今世好難求. 此症謂眞精膏損, 凝脂破壞風輪, 神膏綻出黑顆, 小如蟹睛, 大如黑豆. 甚則損及瞳神則有杏仁棗核之狀, 至極則青黃凸出. 此症與黑翳如珠相類, 而治則不同. 夫黑翳如珠, 從膏內生起, 此症因破而出. 然有虛實二症, 虛者軟而不疼, 來遲可去, 實者堅而多痛, 來速難去, 今雖急治, 亦難免瘢痕矣. 宜服, 防風瀉肝散, 遠志肉人參桔梗細辛赤芍藥防風黃芩甘草羚羊角銼細末各等分. 上爲細末, 每服錢半, 或二錢, 食遠沸湯調服. 瀉肝湯, 治實蟹睛疼. 地骨皮玄參車前元明粉各一錢茺蔚子二錢大黃知母各一錢半. 上銼劑, 白水二鐘, 煎至八分, 去渣, 食後服. 洗肝散, 當歸尾川芎防風蘇薄荷生地黃紅花蘇木家菊花白蒺藜杵去刺蟬蛻去頭翅足羌活木賊草赤芍藥各五錢甘草二錢. 上爲末, 每服三錢, 白水二鐘, 松絲十餘根, 煎至八分, 去滓服. 琥珀散, 治目積年生花翳. 烏賊魚骨五錢先於粗石磨去其澁用好者一錢硇砂白者琥珀馬牙硝珊瑚朱砂各五錢珍珠一兩爲末. 上研極細膩, 令勻, 每日三五次點於目翳處, 久閉.

《張氏醫通》
○ 蟹睛証, 眞珠膏損, 凝脂翳破壞風輪, 神膏綻出黑顆. 小如蟹睛, 大則如黑豆. 甚則損及瞳神, 至極則青黃凸出者. 此証與黑翳如珠, 狀類而治不同. 夫黑翳如珠, 源從膏內生起, 此因破而出, 中挾虛火. 所以時時奇癢, 或時掣痛酸澁. 古法用小鋒針, 針出惡水, 流盡即平. 以爐甘石散, 不用腦麝點之, 內服防風瀉肝散, 次用六味丸加蒺藜車前調之, 然終未免瘢靨之患.
○ 青黃凸出, 青黃凸出者, 風輪破碎, 內中膏汁綻出也. 有自破而脹出不收者. 有因外障, 以寒涼遂退內火, 外失平治而凸起者. 縱有妙手, 不複可救. 但用皂莢丸入硼砂少許, 免其攦凸而已.

《醫宗金鑒》《《眼科心法要訣》》
○ 蟹睛疼痛歌. 蟹睛努出蟹睛形, 烏珠極痛澁羞明, 肝膽積熱腎虛熱, 虛軟不疼實硬疼. 實者瀉肝車地骨, 硝黃知母黑柴芩, 虛宜鎭腎知地, 山藥兔辛石決靈. 瀉肝湯方, 車前子地骨皮芒硝各一錢大黃知母各一錢半玄參一錢柴胡二錢茺蔚子二錢. 上爲粗末, 以水二盞

煎至八分, 去渣, 空心溫服. 鎭腎決明丸方, 五味子半兩知母炒生地黃山藥炒各一兩半菟絲子一兩細辛半兩石決明煅一兩. 上爲細末, 煉蜜爲丸, 桐子大, 空心茶清送三錢. 註, 蟹睛之證, 烏睛努出如珠, 形似蟹睛, 疼痛極甚, 澁淚羞明, 初起爲實, 硬而極痛. 久則爲虛, 軟而不疼. 總因肝膽積熱衝睛, 腎中虛熱注目所致. 實者宜瀉肝湯, 虛者用鎭腎決明丸.

《目經大成》
○ 蟹睛橫出十四. 風流過, 風神大損風標挫. 風標挫, 固所風輪, 吹彈得破. 瞳仁圓活凝脂可, 瘢痕雖在光無墮. 光無墮, 將就罷了, 又愁甚么. 此症視風輪上有黑珠一顆, 周遭膚翳略纏者是. 蓋緣暴風客熱暨水衰火炎, 醫不合法, 致凝脂黃液木瘍諸病蝕破青睛, 黑睛從破處而出, 始如蠅頭, 中如蟹睛, 甚則橫長如黑豆, 故呼上名. 軟而不疼, 金井但斜未敗, 準可許其平複. 間有結痂如豆殼, 殼落始愈者, 然補穿合碎, 雖妙手空空, 瘢痕終乎不免. 若尖硬痛緊, 藥餌再誤, 則黑白混一, 蟹睛決不能平. 不則必裂, 青黃疊出. 且其隨眇已乎. 蟹睛本醫藥妄亂逼成, 一切汗吐下諸法皆用不著. 合選和而帶補之方, 加四味棗仁白芍, 徐徐酸斂, 日久自然收入. 若未經看治, 此則木火強盛, 脈必浮弦而數, 須抑青瀉青八正逐客等潔淨臟腑, 然後宜和. 宜滋養細心調理, 十九無害.

44) 正漏
《證治准繩》
○ 正漏證, 有漏生於風輪, 或正中, 或略偏, 病至此目亦危矣. 若初發破淺, 則流出如痰白膏, 猶爲可救. 至於日久而深, 則流出青黑膏汁, 損及瞳神, 即有金丹妙藥, 難挽先天二五元精, 喪明必矣. 病屬肝腎二部, 目竅於肝主於腎, 故曰正漏耳.

《張氏醫通》
○ 正漏証, 生於風輪, 或正中, 或略偏. 爲肝腎風熱伏陷所致. 若初發破淺, 則流出如痰白膏. 日久而深, 則流出青黑膏汁, 瞳神已損. 急用瀉肝藥, 如龍膽羌活生地大黃之類下奪之.

45) 目暈
《諸病源候論》
○ 二十六·目暈候. 五藏六腑之精華, 皆上注受於目, 目爲肝之外候. 肝藏血, 血氣不足, 則肝虛, 致受風邪, 風邪搏受於精氣, 故精氣聚生受白睛之上, 繞受於黑睛之際, 精彩昏濁, 黑白不明審, 謂之目暈.

《향약집성방》
○ 目暈. 《巢氏病源》論曰, 五藏六腑之精華, 皆上注於目. 目爲肝之外候, 肝藏血, 血氣不足, 則肝虛致受

부록-外傷

風邪, 風邪搏於精氣, 故精氣聚生於白睛之上, 繞於黑睛之際, 精彩昏濁, 黑白不明, 審謂之目暈.《聖濟總錄》治肝虛風邪攻目, 目暈, 瞻視不明. 蔓菁子四兩洗蛇蛻二條. 右先用瓷罐盛蔓菁子, 火燒黑焦無聲, 後令出, 入蛇蛻在內, 又輕燒蛇蛻成灰, 候冷細研, 每服半錢, 食後, 溫酒調下, 日三. 治肝虛血弱, 風邪毒氣, 乘虛客搏, 眼輪昏濁, 黑白不明, 發目暈. 山藥防風去叉細辛去苗葉各一兩山茱萸蔓荊實去白皮各三錢芍藥升麻各半兩. 右爲細末, 每服二錢, 溫酒調下.《外臺祕要》治眼赤, 差後瞖暈. 秦皮一兩, 切水一升五合, 煮取七合, 澄淸用漬目中.

III. 外傷
1) 被物撞打
《祕傳眼科龍木論》
○ 五十·偶被物撞破外障. 此眼初患之時, 忽然被物誤有打撞, 眼胞靑珠疼痛, 惡腫難開. 宜令鎌洗出血後, 以爛搗地黃綿裹封眼, 然後宜服除風散壓熱飮子. 詩曰, 非理因遭撞破傷, 不任疼痛堪乖張, 瞳人被振全昏濁, 惡血仍流在眼眶, 欲療只須鎌瞼血, 地黃綿裹密封藏, 除風壓熱凉湯飮, 免使他風作禍殃. 除風散, 防風二兩車前子藁本細辛芎藭五味子桔梗各一兩半. 上搗羅爲末, 用陳米飮湯空心調下一錢七分. 壓熱飮子, 犀角大黃知母人蔘茯苓黃芩玄蔘麥門冬各兩半甘草一兩. 上爲末, 以水一盞, 散一錢, 煎至五分, 食後去渣溫服.

《銀海精微》
○ 被物撞破, 被物撞破者, 並無所患而所因者三, 此外因也. 全然無事, 誤被物撞破, 或打撲或跌著或撞破, 傷胞瞼也. 積血紫靑, 撞破白仁, 外控硬殼, 此不能爲害. 惟撞破三風輪, 血灌瞳仁, 五並輪混雜, 最爲利害之症也. 痛惡瞳孔澀難開, 治法服以酒調散, 熨以蔥艾. 或專以生地黃搗爛作餠烘熱貼, 一日一換, 以散其血, 如無生地黃用芙蓉葉, 無葉用根, 去泥粗皮, 用白皮搗爛烘熱貼亦可, 若眼眶靑黑, 搗生蘿蔔護貼. 切宜將息避風忌口, 動風動血之物, 諸般母肉莫吃. 新撞者易治, 若撞久血凝不散, 無痛者難治也. 問曰, 並無所患, 誤被物撞破, 或生瞖者何也. 答曰, 外傷也, 與內無損. 治法, 初起者宜散血爲主, 痛甚者沒藥散止之, 若至血散變生白瞖, 爲不治之症也. 沒藥散, 方在前胞肉生瘡內.

《世醫得效方》
○ 被物撞打五十, 目被撞打, 疼痛無時, 瞳仁被驚, 昏暗蒙蒙, 眼眶停留瘀血. 用地黃膏貼去血, 次服前決明散. 地黃膏, 生地黃一合黃連一兩黃栢寒水石各半兩. 上地黃研自然汁, 和藥成餠子, 要用時以紙貼目上. 非

但是撞打可用, 凡風熱赤目熱淚出等, 眼皆可用. 以其性凉, 能逐去熱毒耳.

《鄕藥集成方》
○ 眼被物撞打着著.《聖惠方》論曰, 夫眼忽被物撞打著, 睛出眼帶未斷, 當時卽不入臉中, 但勿驚觸, 可四畔磨膏, 及以生地黃, 細擣厚傅之, 無令外風侵擊. 若內有惡血, 以鍼引之自出, 眼中亦不用傅藥. 若皆及睛血出, 亦依此將理, 至差後, 須長服驅風熱藥, 鎭養五藏, 不爾, 則熱衝上, 如眼帶斷睛損, 卽不可治也.《聖惠方》治眼爲物所傷, 或努肉. 生地膚苗五兩淨洗, 擣絞取汁, 甆合中盛, 以銅筋頻點目中, 冬月煮乾者, 取汁點之. 又方, 杏仁爛硏, 以人乳汁浸, 頻頻點.《聖濟總錄》治沙石草木, 撞刺瞳子不出, 疼痛. 好墨濃硏和乳, 塗眼中, 以出爲度.《千金方》治目爲物所傷觸, 靑黑. 羊肉煮令熱熨, 勿令過熱, 猪肝亦得. 治眼築打, 努肉出. 頭生男乳汁和雀屎點之, 卽愈.《肘後方》治睛爲物所傷損破. 牛漩日二點, 避風, 黑睛破亦差.《三和子方》治眼爲物所傷痛. 胡粉和人乳, 注目, 單乳亦可. 治栗殼落, 眼刺入瞳. 栗殼煮熟, 取汁洗之, 盡出爲度, 雖眇還如舊.

《證治准繩》
○ 倪仲賢論曰, 志於固者, 則八風無以窺其隙, 本於密者, 則五臟何以受其邪. 故生之者天也, 召之者人也, 雖生弗召, 莫能害也, 爲害不已, 召之甚也. 生氣通天論曰, 風者, 百病之始也. 淸靜則肉腠閉拒, 雖有大風苛毒, 弗之能害. 陰陽應象論曰, 邪風之至, 疾如風雨, 故善治者治皮毛. 夫肉腠固皮毛密, 所以爲害者安從來也. 今爲物所則, 則皮毛肉腠之間有隙必甚, 所傷之際, 豈無七情內移, 而爲衛氣衰懟之原, 二者俱召, 風安得不從, 故傷於目之上下左右者, 則目之上下左右俱病, 當總作除風益損湯主之. 傷於眉骨者, 病自目系而下, 以其手少陰有隙也, 加黃連除風益損湯主之. 傷於額者, 病自抵過而上, 傷於耳中者, 病自銳眥而入, 以其手太陽有隙也, 加柴胡除風益損湯主之. 傷於額交巓耳上角及腦者, 病自內眥而出, 以其足太陽有隙也, 加蒼朮除風益損湯主之. 傷於耳後耳角耳前者, 病自客主人斜下, 傷於頰者, 病自銳眥而入, 以其手少陽有隙也, 加枳殼除風益損湯主之. 傷於頭角耳前後及目銳眥後者, 病自銳眥而入, 以其足少陽有隙也, 加龍膽草除風益損湯主之. 傷於額角及巓者, 病自目系而下, 以其足厥陰有隙也, 加五味子除風益損湯主之. 諸有熱者, 更當加黃芩, 兼服加減地黃丸. 傷甚者, 須從權倍加大黃, 瀉其敗血. 六節藏象論曰, 肝受血而能視. 此蓋滋血養血複血之藥也, 此治其本也. 又有爲物暴震, 神水遂散, 更不複治,

故並識之於此.
○ 驚振外障證, 目被物撞觸而結爲外障也. 與傷在膏上急者不同. 初撞目時, 亦有珠疼澁脹之苦, 爲其傷輕而瘀自潛消, 故痛雖止而不戒禁, 有所觸發其火, 致水不清, 氣滯絡澁而生外障. 有撞雖反不知害, 有所觸犯, 遂爲外障者. 有撞重不戒, 反觸而變爲凶疾者. 凡外障結而珠疼頭痛及腫脹者, 皆是惡證, 防變. 急宜治之. 治見爲物所傷條.
○ 驚振內障証, 因病目再被撞打, 變成內障, 日夜疼痛淹淹, 障子赤膜繞目, 不能視三光, 亦如久病內障. 宜補肝丸補腎丸石決明丸及皁角丸, 合生熟地黃丸.
○ 物損眞睛證, 謂被物觸打, 徑在風輪之急者, 物大則狀大, 物小則狀小, 有黃白二色, 黃者害速, 白者稍遲. 若尖細之物觸傷, 淺小者可治可消. 若粗厲之物, 傷大而深及缺損神膏者, 雖愈亦有瘢痕. 若觸及破膏者, 必有膏汁, 或靑黑色, 或白如痰者流出, 爲害尤急. 縱然急治, 瞳神雖在, 亦難免欹側之患. 綻甚而瞳神已去者, 不治. 物有尖小而傷深膏破者, 亦有細細黑顆如蟹睛出, 愈後有瘢. 且如草木刺, 金石屑, 苗葉尖針尖觸在風輪, 淺而結顆, 黃者狀如粟瘡, 急而有變. 白者狀如銀星, 爲害稍緩. 每見耘苗人, 竹木匠, 往往誤觸竹絲, 木屑, 苗葉在風輪而病者. 若飛揚之物重大, 而打破風輪者, 必致靑黃牒出, 輕而膏破者, 膏汁流出黑顆爲蟹睛. 又輕而傷淺者, 黑膏未出, 有白膏流出, 狀如稠痰, 凝在風輪, 欲流不流, 嫩白如凝脂者, 此是傷破神珠外邊上層氣分之精膏也. 不可誤認爲外障. 若視昏者, 瞳神有大小欹側之患, 久而失治, 目必枯凸. 大凡此病不論大小黃白, 但有淚流赤脹等證者, 急而有變, 珠疼頭痛者尤急. 素有痰火, 風濕, 斫喪之人, 病已內積, 未至於發, 今因外傷而激動其邪, 乘此爲害, 痛甚便澁者最凶. 又如木竹芒刺, 誤觸斷在風輪膏內者, 必曉夜脹痛難當, 急宜取出. 物若粗大入深者, 於此損處必有膏出爲蟹睛, 治亦有瘢. 取遲, 膏水滯結障生者, 物去而治障, 障自退. 障若大而濃者, 雖退亦有跡. 失取而攻損瞳神者, 不治. 若刺傷斷在氣輪皮內, 取遲者, 必有瘀血灌脹, 取去物而先導之, 後治餘證. 大抵此證物尖細者, 傷亦小, 易退而全好. 粗大者, 傷亦大, 難退而有跡. 小者能大, 大者損目, 風輪最急, 氣輪次之. 其小物所觸淺細者, 年少精強, 及善於護養, 性情純緩之人, 亦有不治而愈者, 必其內別無他證也.

《동의보감》
○ 被物撞打, 目被撞打, 疼痛無時, 瞳人被驚, 昏暗濛濛, 眼眶停留瘀血. 宜貼地黃膏, 次服石決明散. 得效. 眼被物撞打, 着睛出眼帶未斷卽, 推入瞼中, 勿驚觸於四畔, 以生地黃細擣厚付之, 兼服生地黃散. 若有瘀血以鍼刺出, 且用點藥. 如眼帶斷睛損卽, 不可治. 類聚. 地黃膏, 治眼被物撞打, 腫痛昏暗. 生地黃一合取汁黃連一兩黃栢寒水石各五錢. 右三味爲末, 和地黃汁成餠, 以紙攤貼眼上. 非但撞打, 凡風熱赤目能淚出, 皆可用. 得效. 石決明散, 治肝熱眼赤腫痛, 忽生瞖膜, 或脾熱瞼內如鷄冠蜆肉, 或蟹睛疼痛, 或旋螺尖起. 石決明草決明各一兩羌活梔子木賊靑箱子赤芍藥各五錢大黃荊芥各二錢半. 右爲末每二錢, 麥門冬湯調下. 入門. 一名大決明散. 生地黃散, 治眼被撞打, 腫痛. 生乾地黃川芎羚羊角大黃赤芍藥枳殼木香各一錢. 右剉作一貼水煎, 食後服. 類聚.

《張氏醫通》
○ 驚振外障証, 目被物撞觸而結爲外障也. 與傷在膏上急者不同. 初撞目時, 亦有珠疼澁脹之苦. 爲其傷輕, 而瘀自潛消, 故痛雖止而不戒禁, 有所觸發其火, 致水不淸, 氣滯絡澁而生外障者. 神消散去蒼朮加石決明, 兼皁莢丸. 凡外障結而珠疼, 致頭疼及腫脹者, 皆是惡証, 防變, 急宜治之.
○ 目爲物所傷, 被物撞損者, 或打跌撞破傷胞瞼也. 積血紫靑, 撞破白仁, 傷其硬殼, 此不爲害. 惟撞破黃仁風輪, 血灌瞳神, 與水輪混雜, 是爲利害. 或雖不破而淚多苦, 如柏汁者難治. 急宜酒煎散去防己牛蒡加羌活木賊, 熨以蔥艾, 護以淸涼膏, 或專以生地黃搗爛作餠, 烘熱貼太陽穴及眼胞上, 一日一換, 以散其血. 如無生地黃, 用芙蓉葉搗爛烘貼, 乾者用雞子淸調之. 若眼眶靑黑, 搗生萊菔護貼. 切宜避風忌口. 痛甚, 酒煎散加沒藥. 漸生瞖障者, 犀角地黃湯換赤芍加大黃當歸柴胡連翹甘草. 若至血散, 變生白瞖不痛, 爲不治也.

《醫宗金鑒》《眼科心法要訣》
○ 被物撞破歌. 被物撞破珠脹痛, 腫閉胞靑劇洗良, 外塗生地地黃散, 芎地羚軍芍殼香. 生地黃散方, 川芎生地黃羚羊角大黃赤芍藥枳殼木香各一錢. 上爲粗末, 以水二盞, 煎至一錢, 食後, 去渣溫服. 註. 被物撞破者, 或因打撲, 或因撞損, 睛珠脹痛, 眼胞靑紫, 腫閉難開. 先宜洗散瘀, 外敷搗爛生地黃膏, 內服生地黃散.

《目經大成》
○ 物損眞睛六十三. 物傷何最險, 風水氣三輪. 黃白兩般色, 淺深一樣痕. 血亡先益氣, 神倦且安魂. 已破加沉陷, 湯丸免入唇. 此泛言目忽被金被木打傷跌傷, 迫在輪廓之甚者. 初患必赤腫痛澁, 急進救睛散黑神散. 稍瘥, 始現傷痕, 或黃或白. 白者害遲, 黃者速而險. 有赤障頭疼, 症必變. 再用紫泥金, 看效否. 發本科藥, 對病調變, 準愈. 其爲細尖之物所觸, 淺小可治, 若傷大而深, 及內損神膏外破神珠者, 縱然急治, 免得枯凸, 明終喪爾. 嗟嗟. 千金之子坐不垂堂, 知命者不立乎岩牆之下, 書不雲乎. 彼眞睛物損, 非金也木也人也, 蓋天形也, 我爲治, 抑亦逆天行道者乎.

2) 撞刺生翳
《祕傳眼科龍木論》

○ 五十一·撞刺生翳外障. 此眼初患之時, 因被物撞刺著, 治療不盡, 有餘痕積血在瞼皆之中, 致使生翳, 如此病狀. 不宜鉤割熨烙, 切須將息, 大忌淫欲嗔怒. 宜服人蔘湯退熱茺蔚子散. 詩曰, 若有撞刺翳生根, 治療不盡有餘痕, 待他疼定瘡徒出, 勸君將息忌淫嗔, 覺熱便須將藥壓, 莫使增加風熱侵, 若然此翳鉤除得, 知君不是解醫人. 人蔘湯, 人蔘二兩茯苓黃芩五味子玄蔘羌活細辛各一兩車前子一兩半. 上爲末, 以水一盞, 散一錢, 煎至五分, 食後去渣溫服. 退熱茺蔚子散, 茺蔚子二兩防風芎藭桔梗人蔘知母各一兩藁本五分白芷三分. 上搗羅爲末, 每日米湯調下一錢.

《銀海精微》

○ 撞刺生翳. 被物撞刺生翳者, 與撞破一理, 然刺被竹木簽刺, 痕傷受血灌漑, 遂生血翳, 磣澀淚出, 紅筋滿目. 此症外傷, 與患眼生翳不同. 患眼者五臟六腑之毒發出爲有根病也. 刺傷者, 外傷與內無預. 治法, 與同症同寬, 一七之後, 痕變成翳, 可用輕丹少少吹點. 忌淫欲嗔怒, 避風將息, 失於調治, 潰痛發腫, 傷於風輪, 釀成大患, 或至瞎, 進無治法也.

《世醫得效方》

○ 撞刺生翳五十一, 因撞刺生翳, 疼痛無時, 經久不安者. 複被物撞之, 兼爲風熱所攻, 轉加痛楚昏暗不見. 宜服, 經效散, 大黃當歸芍藥各半兩北柴胡一兩去蘆粉草連翹各一分犀角一錢後入. 上銼散, 每服三錢, 水一盞煎, 食後服. 仍用前磨翳膏點之.

《동의보감》

○ 撞刺生翳, 因撞刺生翳疼痛, 或兼風熱轉加痛楚昏暗不見. 宜先服經效散, 次服石決明散. 得效. 輕效散, 治眼被撞刺, 生翳昏痛, 不見物. 柴胡二錢大黃當歸赤芍藥犀角各一錢甘草五分. 右剉作一貼, 水煎食後服. 入門. 石決明散, 治肝熱, 眼赤腫痛, 忽生翳膜, 或脾熱臉內, 如鷄冠蜆肉, 或蟹睛疼痛, 或旋螺尖起. 石決明草決明各一兩羌活梔子木賊靑箱子赤芍藥各五錢大黃荊芥各二錢半. 右爲末每二錢, 麥門冬湯調下. 入門. 一名大決明散.

《醫宗金鑒》《眼科心法要訣》

○ 撞刺生翳歌. 撞刺生翳遺刺痕, 日久血瘀障翳生, 赤脈澀疼經效散, 柴軍歸芍草犀同. 經效散方, 柴胡二錢大黃一錢當歸尾一錢赤芍藥一錢甘草梢五分犀角一錢. 上爲粗末, 以水二盞, 煎至一盞, 食後, 去渣溫服. 註, 撞刺生翳之證, 或被竹木簽刺成瘡. 因治療不淨, 留痕日久, 瘀血凝積, 遂生翳膜, 赤脈滿目, 澀痛淚出. 宜用經效散, 淸熱散瘀也.

3) 振胞瘀痛
《證治准繩》

○ 振胞瘀痛證, 謂偶被物撞打, 而血停滯於瞼睥之間, 以致脹痛也. 緩而失治, 則脹入珠內, 瘀血灌睛, 而睛有損壞之患, 狀亦與脹如杯覆同. 外治開導, 敷治亦同, 內治不同. 蓋脹如杯覆, 因火從內起而後壅滯. 此因外觸凝滯, 脈道阻塞而後灌及神珠. 或素有痰火風邪, 因而激動, 乘虛爲患. 又當驗其形證絲絡, 各隨其經而治之.

4) 觸傷眞氣
《證治准繩》

○ 觸傷眞氣證, 乃被物撞打而目珠痛, 痛後視複如故, 但過後漸覺昏冥也. 蓋打動珠中眞氣, 絡澀滯而鬱遏, 精華不得上運, 損及瞳神, 而爲內障之急. 若初覺昏暗, 速治之, 以免內障結成之患. 若疾已成, 瞳神無大小欹側者, 猶可撥治, 內宜調暢氣血, 無使凝滯. 此證旣成, 即驚振內障.

6) 飛塵入眼
《祕傳眼科龍木論》

○ 五十三·瞇目飛塵外障. 此眼初患之時, 皆因風吹塵物入眼, 貼瞼皮粘定睛上疼痛, 隱澀難開, 不辨人物. 欲治之時, 須翻眼皮, 用綿裹針撥出瞇物, 宜服藥將息忌口. 若有翳膜, 急服退翳車前散補肝丸. 詩曰, 瞇目諸般物, 飛揚並濺來, 貼睛粘定後, 疼痛隱難開, 綿裹針療出, 尋淸自暢懷, 因茲生翳膜, 好藥卻能回. 車前散, 車前子五味子芍藥各一兩半細辛玄蔘茯苓人蔘大黃桔梗各一兩. 上爲末, 以水一盞, 散一錢, 煎至五分, 食後去渣溫服. 補肝丸, 澤瀉菖蒲各一兩半人蔘茯苓干山藥遠志防風知母干地黃各二兩. 上爲末, 煉蜜爲丸如桐子大, 空心茶下十九.

《銀海精微》

○ 飛塵入眼. 飛塵入眼者, 此病全然無事, 誤被物或飛塵飛絲入眼者, 此外傷也. 只爲塵物粘在胞瞼之間, 粘定不出, 痛澀難開, 磣淚出, 致生障膜. 初患之時, 治法用絲線纏耳環腳, 番轉上下胞瞼, 撥出塵物即可. 若初時不諳此法, 少療, 日久必生翳膜遮瞞瞳仁, 須有丹藥吹點, 胞瞼內仔細番看, 有物粘處, 必定有血積成塊或肉疙瘩, 此是病之發緣處, 宜小鋒針挑撥, 或有刺塵處針毒血出, 可此爲病之根也, 日外病也, 初起宜將絲線卷銅匙腳, 捻撥出塵物, 久者宜番轉看上下, 有積處鎌洗至平, 點用清涼散, 服以散血退熱之劑. 酒調散, 當歸甘草大黃赤芍藥菊花桔梗蒼朮桑螵蛸麻黃羌活茺蔚子連翹. 上爲末, 每服三錢, 酒調服. 修肝散, 防風羌活當歸生地黃黃芩梔子赤芍藥大黃甘草蒺藜各一兩. 上水煎服.

《世醫得效方》
○ 眯目飛塵五十三, 塵埃飛揚入目, 粘睛不脫, 或被飛絲所侵, 或被沙石所苦, 疼痛引澀, 揩碎不開. 宜用後瞿麥散敷.

《향약집성방》
○ 眯目. 《聖惠方》論曰, 夫眯目者, 是飛颺諸物塵埃之類, 入於眼中, 粘睛不出, 遂令疼痛, 難開也. 《聖惠方》治眯目澁痛不明. 羊鹿筋, 搥擘之, 如被弓法, 內筋口中, 熟嚼細擘, 眼內着瞳子臉上, 以水當眼上輕按之. 若有眯者, 按二七過, 便出之視眯, 當着筋出來卽止, 未出者, 復爲之. 如此法, 恒以平朝, 日未出時爲之, 以差爲度, 出訖, 當以好蜜注四眥頭, 鯉魚膽亦佳. 若數按目痛, 可間日按之. 治稻麥芒入目, 新布覆目上, 將生蠐螬於布上摩之, 芒卽自出着布也. 治麥芒入目不出, 大麥煮汁, 洗注目中, 良. 治物落眼內不出者, 細墨好, 淸水硏, 以銅筯點之, 卽出. 治砂草眯目, 書中白魚, 以乳汁和硏, 注眼中良. 治一切物眯目中, 妨痛不可忍, 猪脂去筋膜, 於水中煮, 待有浮上如油者, 掠取貯於別器中, 又煮依前再取之, 仰臥去枕, 點於鼻中, 不過三兩度, 其脂自入眼角中, 流出眯物, 卽差. 治雜物眯目不出, 桑根白皮 一片, 新者如筯大削, 一頭令薄搥, 令軟滑漸漸, 令人於目中黏之, 須臾自出. 又方, 豆豉 三七粒, 着水中浸, 洗目視之, 卽出. 又方, 酥少許, 內鼻中, 隨目左右, 垂頭臥, 令流入目中有淚, 卽眯物, 當逐淚出. 又方, 鷄肝血, 注中, 神效. 又方, 白蘘荷根, 擣絞汁, 注目中, 卽出.又方 馬齒莧, 東墻頭者, 燒灰, 少少點眥頭, 卽出. 又方, 甑帶燒灰, 水調服一錢. 又方 蓬麥, 乾薑炮裂剉 各一錢. 右擣細羅爲散, 每服以井華水, 調下二錢. 又方, 蠶沙一枚, 以水呑之, 卽出.《聖濟總錄》車前子散, 治飛塵眯目, 因此生瞖暈. 車前子洗焙五味子炒芍藥各一兩半細辛㕮葉桔梗剉炒白茯苓玄蔘人蔘大黃剉炒各一兩. 右爲細末, 每服三錢, 食後臨臥, 溫米泔調服. 治飛絲入眼腫痛, 菁菜汁點, 如神. 治風土入眼, 手擘開連唾之.《得效方》治飛絲入眼腫痛, 刮指甲上細屑, 筋頭點津液, 點爪屑入眼中, 其絲自聚拔去. 又方, 飛絲害左目, 以石菖蒲, 椎破塞右鼻中, 右卽, 塞左鼻中, 百發百中.《經驗良方》治飛絲入眼, 令人睛脹突出, 痛不可忍, 新筆三管, 濡好墨, 更換, 頻運睛上, 飛絲纏筆出.《千金方》治目中眯法, 朝起對門戶跪拜云, 戶門狹小, 不足宿客, 乃便差.《山居四要》治物落眼中, 新筆蘸水繳出.《居家必用》治飛絲入眼, 好江茶濃點水一椀, 伸舌浸之, 頃刻有酸澁涎出, 再換, 如此三四次, 涎盡卽愈.《外臺祕要》治目痛及眯, 忽中傷, 因有熱瞑者, 地膚子白汁, 注目.《本朝經驗》治飛絲入眼, 鹽炒細末, 點眼中, 飛絲卽消.

《證治准繩》
○ 飛絲入目證, 謂風揚游絲偶然撞入目中而作痛也. 若野蠶蜘蛛木蟲之絲, 患尙遲. 若遇金蠶老鸛絲, 其目不出三日迸裂. 今人但患客風暴熱, 天行赤熱, 痛如針刺, 一應火實之證, 便呼爲天絲眼, 不知飛絲入目, 乃人自知者, 但回避不及, 不意中被其入也. 入目之時, 亦自知之, 倏然而痛, 淚湧難開, 豈可以之混治他證乎. 治飛絲入目方, 頭垢點入眼中. 柘樹漿點了, 綿裹箸頭, 蘸水於眼上, 繳拭涎毒. 火麻子一合, 杵碎, 井水一碗, 浸攪, 卻將舌浸水中, 涎沫自出, 神效. 一方用茄子葉碎杵, 如麻子法尤妙. 飛絲入眼, 眼腫如眯, 痛澀不開, 鼻流清涕, 用京墨濃磨, 以新筆塗入目中, 閉目少時, 以手張開, 其絲自成一塊, 看在眼白上, 卻用綿輕輕惹下則愈. 如未盡再塗.

○ 眯目飛揚證, 因出行間風吹沙土入目, 頻多揩拭, 以致氣血凝滯而爲病也. 初起澀濕赤脈, 次後淚出急澀, 漸漸重結爲障翳. 然有輕重赤白, 亦因人之感受血氣部分, 或時令之寒熱不同耳. 或變或不變, 亦隨人之戒觸所致. 當辨形證, 別經絡而施治. 治眯目, 鹽與豉置水中浸之, 視水其渣立出. 物落眼中, 用新筆蘸繳出. 又方, 濃硏好墨點眼, 立出. 治稻麥芒入眼, 取蠐螬, 以新布覆目上, 待蠐螬從布上摩之, 其芒出著布上.

《동의보감》
○ 眯目飛塵飛絲, 塵埃入目, 粘睛不脫, 或被飛絲所侵, 或被砂石, 所苦疼痛隱澁, 揩碎不開. 宜用瞿麥散. 得效. 飛絲落眼, 磣痛不開, 好墨濃磨, 新筆蘸入目中閉, 少時開看, 其絲自成塊. 着在眼睛上, 却以綿輕輕, 惹下卽愈, 未盡再點. 綱目. 飛絲入眼, 大麻子一合杵碎, 井水一椀浸攪, 却將舌浸, 水中涎沫, 自出神效. 一方, 茄子葉杵碎, 如麻子法尤妙. 綱目. 飛絲入目, 刮取人指甲上細屑, 以筋頭點 ,津唾蘸爪屑入眼中, 其絲自聚拔去. 又取人頭垢點入眼中, 絲卽出. 綱目. 諸物眯目, 牛筋槌擘, 如絲着睛上, 輕按之, 自出. 又以新筆蘸繳出之, 又好墨磨汁點眼中立出. 綱目. 瞿麥散, 治塵砂眯目磣痛. 瞿麥炒黃色爲末, 鵝涎調和, 逐時塗眥頭, 卽開而愈. 得效.

《醫宗金鑒》《眼科心法要訣》
○ 眯目飛塵飛絲歌. 眯目塵絲入目中, 淚澀難開睛痛疼, 初宜外治久生翳, 酒調散用草歸茺, 螵蛸赤芍蒼桔, 翹麻羌活大黃同. 酒調散方, 甘草當歸茺蔚子桑螵蛸赤芍藥蒼朮菊花桔梗連翹麻黃羌活大黃各一兩. 上爲細末, 每服三錢, 酒調下, 不拘時服. 註, 眯目者, 或飛塵飛絲風吹入目也. 其證淚多隱澀難開, 睛珠疼痛. 初得時, 宜翻轉眼睥, 用綿裹釵脚, 撥出眯物. 若日久生雲翳者, 宜用酒調散治之.

《目經大成》
○ 飛塵眯目六十四. 大道匪荊棘, 風起沙塵競. 眯目不能行, 淚障煙雨並. 安得松滋侯, 一洗群囂靖. 此蓋風吹沙土游絲, 偶然撞入目中, 而淚出不止, 痛澀難開. 又一種毒蟲, 名金蠶, 吐絲網竹樹間, 誤觸而不即出, 眼必腫. 腫極不消, 神珠潛裂耳. 其實總易治, 只濃磨好墨, 用新羊毫筆塗入目中, 少閉, 仍用筆拭出. 不出, 磨人指甲, 與竹鼠齒和墨再塗, 無不出者. 出則痛患頓消, 服藥俱不必. 奈人不知此, 目擦且吹, 致氣血凝滯, 淚干而物著上瞼不動, 釀成大禍, 甚有不可救者噫. 竹鼠, 一名土豚, 毛色蒼碧, 身肥大而足短小, 食筍根. 樵人常于竹山挖獲. 其齒上下四個, 長八分, 生取下備用. 川十齡子秋成, 時沿溪撲草蟲飼雀. 誤拂一物於目, 瞼率脹起. 本裡有眼醫二, 一曰暑風, 一曰中蟲毒, 爾散我丸, 既汗載下, 瞼愈腫, 睛尤痛不能耐. 無已延余. 心知飛塵眯目, 拭未出爾. 翻胞見谷大一顆, 周遭血瘀. 鏟落視之, 眞谷也. 哄堂一笑, 厥病如失. 然谷有芒刺, 不受塵埃半點, 侵之青睛, 何當刺蔽三日, 竟成氣翳, 嗟嗟. 醫者, 意也. 乃無妄之疾, 治之大故, 二醫之意深矣哉.

7) 物偶入睛
《證治准繩》
○ 物偶入睛證, 謂偶然被物落在目中而痛也. 凡人被物入目, 不可乘躁便擦, 須按住性, 待淚來滿而擦, 則物潤而易出. 如物性重及有芒刺不能出者, 急令人取出, 不可揉擦, 擦則物愈深入而難取. 若入深須翻上睥取之, 不取則轉運阻礙, 氣滯血凝而病變. 芒刺金石棱角之物, 失取礙久及擦. 重者, 則壞損輪膏, 如痕撅凝脂等病, 輕則血瘀水滯, 爲痛爲障爲病, 有終不得出而結於睥內者, 必須翻而尋看, 因其證而治之. 此與眯目飛揚不同. 飛揚, 細沙擦眯已成證者, 此則未成證. 若已成證, 則大同小異, 終彼輕而此重也.

9) 丹石毒 眼疾
《향약집성방》
○ 丹石毒, 上攻眼目. 《聖惠方》論曰, 夫丹石鍾乳硫黃之類, 皆有大毒, 藥性剛燥, 服餌無方, 藏腑氣虛, 丹石發動, 熱毒攻於肝膈眼目, 遂致患生. 射破瞳人, 眼睛高突, 頭疼面赤, 心躁口乾, 目赤疼痛, 障翳淚出. 若不早治, 便至失明也.《聖惠方》杏仁膏, 治丹石毒衝目, 赤痒及生浮膜, 點眼. 杏仁一錢去皮尖膩粉半錢. 右合硏如膏, 每取少許, 點浮膜上, 不過四五度差. 治丹石攻眼, 生地黃汁澄清, 用甕合子盛, 頻頻點之.《聖濟總錄》治丹石發動, 發熱, 心腹脹滿, 小便赤, 大便難, 胸中煩燥, 目赤痛. 黃芩大黃剉炒各二兩梔子仁一兩豉炒三合. 右麤末, 每服三錢, 水一鍾, 煎至六分, 去滓, 食後臨臥, 溫服.

IV. 婦人 眼疾患
1) 姙娠目病
《證治准繩》
○ 姙娠目病, 其病多有餘, 要分血分氣分. 氣分則有如旋臚泛起瞳神散大等證, 血分則有如瘀血凝脂等病. 蓋其痞隔陰陽澀滯與常人不同, 爲病每多危急, 人不知慮, 屢見臨重而措手不及者. 內伐又恐傷胎泄氣, 不伐又源不澄病不去. 將奈何吁, 能知其胎系固否. 善施內護外劫之治, 則百發百中矣.

《証治準繩(女科)》
○ 一婦將臨月, 忽然兩目失明, 不見燈火, 頭痛眩暈, 項腮腫滿, 不能轉頸, 諸治不瘥, 反加危困. 偶得消風散服之, 病減七八, 獲安分娩. 其眼吊起, 人物不辨, 乃以四物湯加荊芥防風, 更服眼科天門冬飲子, 二方間服, 目漸稍明. 大忌酒面煎炙雞羊鵝鴨豆腐辛辣熱物並房勞. 此証因懷妊多居火間, 衣著太暖, 伏熱在內, 或酒麵炙爆太過, 以致胎娠也. 天門冬飲子, 治妊娠肝經風熱, 上攻眼目, 帶昇失明. 天門冬去心知母茺蔚子五味子防風去蘆茯苓去皮川羌活去蘆人參各一錢. 上作一服, 水二盅, 生薑三片, 煎至一盅, 食後服.

《審視瑤函》
○ 妊娠. 按胎前產後, 多因氣血失和, 以致燥火上攻. 陰陽澀滯, 或風邪乘虛, 邪火侵淫, 七情抑郁, 六氣引邪. 不必拘泥其翳膜紅痛, 胎前惟用安胎清火, 產後惟用養榮散郁. 二症須分有餘不足, 在氣分者宜調之散之, 在血分者宜補之行之, 自無變症矣.

○ 婦人有孕號兼胎, 都是三陽痞塞來, 只是有餘無不足, 要分血氣兩家災. 此症專言婦人有孕而目病也. 其病多有餘, 要分在血在氣分之不同, 在氣分則有如旋螺泛起瞳神散大等症. 在血分則有如瘀血凝脂等症. 蓋其痞隔, 陰陽澀滯, 與常人病眼不同, 為病每多危急, 人不知慮, 屢見臨而措手不及. 內伐又恐傷胎泄氣, 不伐又源不清. 事在兩難, 善用內護外劫之治, 則百發百中矣. 如治胎前目病, 不厭疏利, 但避硝黃等峻藥, 破血及泄小腸之劑勿用. 經云, 有故無殞, 亦無殞也. 或以白朮黃芩固胎之藥監製之藥佐之, 則無礙矣. 宜服, 保胎清火湯, 黃芩一錢二分砂仁荊芥穗當歸身白芍連翹生地黃廣陳皮各一錢川芎八分甘草三分. 上剉劑, 白水二鐘, 煎至八分, 去滓, 食後溫服. 簡易母飮, 治妊娠心脾壅熱, 目赤咽膈渴苦, 煩悶多驚. 赤茯苓黃芩麥冬肉知母桑白皮黃耆細甘草各等分. 上剉劑, 白水二鐘, 煎煎去滓, 再入竹瀝一小鐘, 碗內沖服. 天門冬飮子, 治蘊熱, 忽然兩目失明, 內熱煩燥, 一應熱症. 羌活白茯苓人參各八分天門冬去心知母鹽水製茺蔚子各一錢二分防風五味子各五分. 上剉劑, 白水二鐘, 煎至八分, 去滓熱服. 芎蘇散, 治孕婦外感風寒, 渾身壯熱, 眼花頭昏如旋. 此蓋爲寒克於脾胃, 傷于榮衛, 或露背當風取涼, 致令眼疼頭痛, 憎寒發熱, 甚至心胸煩悶. 大抵胎前二命所系, 不可輕易妄投湯劑. 感冒之初, 止宜芎蘇表其邪氣, 其病自愈. 紫蘇川芎麥冬肉去心白朮陳皮乾薑炒黑白芍藥各一兩甘草五錢. 上為末, 每服五錢, 薑三片, 蔥頭三段, 水煎溫服. 消風散, 治孕婦頭旋目昏, 視物不見, 腮項腫核. 蓋因胎氣有傷, 熱毒上攻, 太陽沉痛, 嘔吐, 背項拘急, 致令眼昏生花. 若加痰壅, 危在片刻, 急宜服之. 石膏防風甘菊花羌活川芎荊芥羚羊角當歸白芷甘草大豆黃卷炒各等分. 上為細末, 每服三錢, 細茶調, 食後服. 天冬飮子, 治孕婦將臨月, 兩目忽然不明, 燈火不見, 頭痛目昏, 腮項腫滿, 不能轉頸. 此症為懷孕多居暖閣, 或烘火過熱, 衣被臥褥, 伏熱在內. 或服補藥及熱物太過, 肝臟壅極, 致令胎熱. 天門冬知母茺蔚子防風遼五味茯苓熟地黃羌活荊芥穗川芎白芍藥當歸. 上等分, 剉劑, 生薑三片, 白水二鐘煎, 食後服.

《醫宗金鑒》《眼科心法要訣》
○ 妊娠目病歌. 妊娠目病有餘證, 須辨氣分血分醫, 氣分旋螺瞳散大, 天冬飮用茯苓知, 羌活防風蔘五味, 血分瘀血並凝脂, 保胎芩芥歸芍草, 連翹芎地縮陳皮. 天門冬飮, 天門冬一錢五分茯苓一錢知母一錢五分羌活五分人蔘五分五味子五分. 上為粗末, 以水二盞, 煎至一盞, 食後, 去渣溫服. 保胎清火湯方, 黃芩一錢二分荊芥穗當歸身白芍藥各一錢甘草炙三錢連翹一錢川芎八分生地黃縮砂仁陳皮各一錢. 上為粗末, 以水二盞, 煎至一盞, 食遠, 去渣溫服. 註, 妊娠目病者, 爲有餘之證, 有氣分血分之別. 屬氣分者, 多見旋瞳人散大, 乃氣分之熱, 宜天門冬飮. 屬血分者, 多生瘀血, 凝脂翳障, 乃血分之熱, 宜用保胎清火湯以治之.

2) 産後目病
《證治准繩》
○ 産後目病, 産則百脈皆動, 氣血俱傷, 太虛不足, 邪易以乘, 肝部發生之氣甚弱, 血少而膽失滋養, 精汁不盛, 則目中精膏氣液皆失化源, 所以目病者多. 然輕重內外不同. 有勞瞻竭視, 悲傷哭泣, 而爲無時冷熱淚, 內障昏眇等證. 有竅不密, 引入風邪, 爲濕爛頭風者. 有因虛沐發, 濕氣歸腦, 而爲內障諸病者. 有因虛勞役, 恣辛嗜熱, 及患熱病而傷目血爲外障者. 皆內不足所致. 善知愛護者, 疾微而不變. 不知保養, 反縱斫喪, 則變重不一. 大抵産後病宜早治, 莫待其久, 久則氣血久定而病深, 治亦不易. 其外證易知者, 人皆知害而早治, 其內證害緩者, 人多忽之, 比其成也, 爲無及之, 悔者多矣. 參看目痛條, 亡血過多之病

《審視瑤函》
○ 為産血不足, 肝虛多損目, 莫勞瞻, 莫悲哭. 流淚昏沉內不睦, 竅虛引入風邪來, 爛濕赤垢久成篤. 或食燥膩五辛多, 或有濕痰與勞碌. 幾般能致外生災, 早治免教多反覆. 此症專言為産後目病也. 蓋産則百脈皆動, 氣血俱傷, 大虛而不足, 故邪得以易乘, 肝部發生之氣甚弱, 血少而膽失滋養, 精汁少, 則目中精膏氣液, 皆失化源, 所以目病者多. 然輕重內外不同, 有勞瞻竭思, 悲傷哭泣, 而為無時, 冷熱淚流, 內障昏渺等症. 有竅不密, 引入風邪, 為濕爛頭風者. 有因虛濕熱, 濕氣歸腦而為內障諸病者. 有因虛勞碌, 及恣辛嗜熱, 患熱病而傷目血, 為外障者. 皆內不足所致. 若知愛護者, 疾微而不變, 不知愛養, 反縱斫喪, 則變症不一. 大抵産後病宜早治, 莫待其久. 久則氣血定而病深入, 治亦不易. 其外症之顯而易知者, 人皆知害而早治. 其內症之害隱緩, 而人不知慮, 屢遭其患, 而悔亦遲矣. 若治産後, 無有餘之血, 須護肝氣. 不可輕用薄肝之劑, 當以四物湯養血之劑為主藥也. 熟地黃湯, 治婦人産後, 眼昏頭暈, 虛渴口乾, 氣少腳弱. 熟地黃酒洗曬乾八錢糯米一撮人蔘一錢麥門冬去心一錢五分甘草炙五分花粉三錢. 上剉劑, 水二鐘, 薑一片, 棗二枚去核, 煎至八分, 去滓溫服. 四物補肝散, 治婦人産後, 午後至夜, 昏花不明. 熟地黃焙乾二兩香附子酒製川芎白芍酒洗炒當歸身酒洗炒夏枯草各八錢甘草四分. 上共為細末, 每服二三錢, 食後滾白湯送下. 上方以熟地黃補血, 當歸養血為君. 夏枯草入厥陰, 補養血脈為臣. 甘草益元氣, 補脾胃, 白芍補肝和血為佐. 川芎助清陽之氣上升, 香附理血氣散郁為使耳. 四製香附丸, 治婦人産後, 崩漏亡血過多, 致睛珠疼痛, 經水不調等症. 香附子杵去皮毛淨子八兩分作四分酒醋童便鹽水煮曬炒黃柏酒炒熟地

黃各一兩酒水煮爛搗膏澤蘭葉淨葉川芎酒洗炒白芍藥酒洗炒當歸炒各兩半益母草四兩勿犯鐵器除地黃膏另入, 餘共為細末, 鋪地一宿, 去其火性, 煉蜜為丸, 如梧桐子大, 每服二三錢, 空心滾白湯送下, 或食遠亦可. 上方以四製香附為君, 益血氣之藥也. 熟地川芎當歸白朮為臣, 補血養血和血之藥也. 黃柏為佐, 補腎滋陰之藥也. 澤蘭葉益母草為使, 療產後百病, 行血逐積血生新血之藥也.

《醫宗金鑒》《眼科心法要訣》

○ 產後病目病. 產後患目血不足, 病有三因治可通, 思哭勞瞻多內障, 嗜辛厚味外障成. 外因頭風風爛濕, 四物補香附芎, 夏枯熟地歸芎草, 隨人加減可收功. 四物補肝湯方, 香附酒製一錢五分川芎一錢夏枯草二錢熟地黃焙乾四錢當歸身酒洗二錢白芍藥酒洗一錢五分甘草炙五分. 上為粗末, 以水二盞, 煎至一盞, 食遠, 去渣溫服. 註, 產後患目, 乃去血過多不足之證, 病雖有三因之別, 而治法可以加減變通. 內因者, 多緣思慮哭泣, 或竭視勞瞻, 致成內障. 須四物補肝湯, 倍熟地芎歸. 外因者, 因嗜辛辣厚味, 或因頭風, 致成風赤濕爛. 宜本方倍香附川芎夏枯草, 隨證加減以治之.

3) 逆經目赤
《銀海精微》

○ 室女逆經, 問日, 人之患眼, 女子逆經, 血灌瞳仁, 滿眼赤澀者何也. 答日, 此乃室女或肥壯婦女血熱經閉, 過期不行, 則血逆行於上, 注於目, 灌於睛外. 皆紅色, 或烏睛上起如努肉. 治之切不可鉤割, 只用下氣破血通經之藥, 其血翳自退. 宜服調經散破血紅花散順經湯導赤散. 調經散, 香附米當歸尾各一兩大黃蒸五錢黃芩二兩黃連生地黃赤芍藥川芎羌活梔子薄荷木賊蘇木紅花甘草. 以上各一兩. 破血紅花散, 方在血翳胞睛症內. 治室女逆經, 眼疼痛, 生血翳包睛. 順經湯, 能通經, 行血止痛. 當歸尾川芎枳殼小茴香柴胡陳皮玄胡索白芍藥青皮香附子桃仁紅花肉桂熱甚加黃連黃芩. 上各等分, 水煎食後溫服. 導赤散, 方在大眥赤脈症內. 沒藥散, 方在胞肉生瘡症內.

《張氏醫通》

○ 經逆赤腫, 女人逆經, 血灌瞳神, 滿眼赤澀者, 乃血熱經閉. 過期不行, 則血逆行於上. 如有努肉, 切不可鉤割, 只用四物加行氣破血通經藥, 經行則血翳自退. 勢甚, 必加酒大黃下奪其勢, 去火所以存陰. 正為肝虛血少, 不得不以退火為急務. 火不下奪, 則凌爍真陰, 陽愈亢而陰愈竭矣. 人但如四物之補血, 孰知大黃為補血哉. 若因其虛而用補藥, 非徒無益, 真是抱薪救焚矣.

《醫宗金鑒》《眼科心法要訣》

○ 女子逆經歌. 女子逆經血灌瞳, 滿眼如朱努肉生, 總因血熱經阻逆, 通經蘇木大黃紅, 芩連羌薄梔香附, 生地歸芎賊草芎. 通經散方, 蘇木一兩大黃五錢紅花一兩黃芩二兩黃連羌活薄荷黑梔子香附生地黃當歸赤芍藥木賊甘草川芎各一兩. 上為粗末, 令勻, 每服五錢, 以水一盞半, 煎至七分, 食後, 去渣溫服. 註, 女子逆經之證, 乃血逆上行, 衝灌瞳人, 以致滿眼赤澀, 或生努肉. 總由血熱經阻不行, 因而上逆也. 宜用通經散, 破血通經, 其血翳自退.

4) 行經目痛
《銀海精微》

○ 血室澀痛, 問日, 婦人遇行經之際, 眼目澀痛者何也. 答日, 肝虛也. 凡婦人稟受虛者, 眼中原有病根. 若遇行經之際, 去血過多, 肝經愈加虛損, 故使眼目轉加疼痛, 腫澀難開, 頭痛眩暈, 生翳於黑睛上, 或如粟米, 或如花翳白陷者, 皆因肝衰虛也. 宜服當歸補血散煎以九一丹. 當歸補血散, 當歸川芎白芍藥防風細辛菊花甘草車前子蒺藜白朮羌活茺蔚子薄荷各一兩大黃五錢. 上每服八錢, 水煎入酒三盞, 溫服. 八物湯, 治虛損血枯, 上攻眼目. 黃耆茯苓熟地黃川芎當歸人蔘菊花白芍. 上每服, 半飢溫服.

《醫宗金鑒》《眼科心法要訣》

○ 行經目痛歌. 女子行經目澀疼, 眩暈頭疼雲翳生, 去血過多肝臟損, 當歸補血薄羌芎, 柴胡蒺藜菊防草, 生地當歸白芍芎. 當歸補血湯方, 薄荷五分羌活五分茺蔚子一錢柴胡八分蒺藜一錢菊花八分防風八分甘草四分生地黃二錢當歸一錢五分白芍藥一錢川芎八分. 上為粗末, 以水二盞, 煎至一盞, 去渣溫服. 註, 行經目痛者, 女子遇經行之際, 眼目澀痛, 頭疼眩暈, 腫澀難開, 生翳於黑睛上, 或如粟米, 或花翳白陷. 此因經行去血過多, 肝經虛損故也. 宜用當歸補血湯治之.

V. 小兒 眼疾患
《活幼心書》

○ 目疾. 純陽之子, 始生旬月忽兩目俱紅, 弦爛澀癢成醫. 此因在胎, 為母感受風熱, 傳於心肝而得. 先以百解散加當歸散, 水薑燈心煎服, 次導赤散及牛蒡東加黃連木賊蟬殼, 水煎服自效. 有熱極夾風, 則目赤腫痛, 晝夜不開, 驚啼不已, 先用九仙散, 水薑蔥煎投, 次三解散, 溫米泔水調下, 及點以黃連膏. 若豆瘡之後, 眼生翳障, 昏澀流淚, 或浮腫不開, 此豆瘡餘毒攻肝, 投百解散, 少加五和湯, 水薑燈心煎服, 次用牛蒡湯解之, 洗以黃金散, 及多投柿煎散. 有豆瘡後眼中成翳, 或大或小, 無非餘毒使然, 亦用牛蒡湯及甘桔湯, 加蟬殼白蜜, 水煎服, 次以金波散黃金散, 無時頻洗, 更詳虛實為治, 並羌活散加薄荷穀精草白菊花, 水燈心薑皮煎投, 間以糖煎散服. 若天行時証, 暴赤腫痛, 晝夜苦甚, 久則昏蒙. 治法先以九仙散解表, 次小柴胡湯去半夏加大黃, 薄荷竹葉生地黃, 水煎服, 並投草龍膽散, 及點用黃連膏, 貼以清涼膏. 有孩兒胃氣本虛, 脾氣實盛眼胞赤腫, 羞澁不開, 遽投苦寒之劑, 以退赤腫, 反傷脾胃, 不吐則瀉, 或四肢微冷, 複以溫藥調治, 則目疾轉加, 宜先用咬咀五苓散, 水薑燈心煎服, 次投瀉黃散自愈. 有心脾蘊熱經久, 及肝受邪熱, 致兩目羞明, 眼胞浮腫, 微有紫色, 大府閉或流利, 小便澁或通順. 先以百解散發表, 次投明目飮, 自然平復, 仍忌酒葷三五日. 有小兒薄劣, 多致塵埃入目, 揩摩成腫, 發熱作痛, 啼哭不已, 宜用辟塵膏治之立效.

○ 湯類. 治小兒稟賦素弱, 豆瘡出不快者, 及肝虛目視不明. 黃耆一兩蜜水塗炙當歸酒洗焙乾白芍藥川芎三味各半兩甘草三錢炙. 上件咬咀, 每服二錢, 水一盞, 煎七分, 無時溫服. 治急驚後, 餘熱未退, 時複手足搖掣, 心悸不寧, 及風邪中入肺經, 兩目視入, 開眨不常. 防風去蘆川芎大黃白芷麻黃芩甘草六味各半兩細辛去葉二錢薄荷葉二錢半. 上件銼焙為末, 每服一錢, 用溫湯無時調服. 解口內舌上瘡毒, 及治豆瘡後目生翳膜. 黃柏去粗皮, 用生蜜潤透, 烈日下晒乾, 再塗上蜜, 凡經十數次為度, 粉草, 二味各一兩. 上件銼焙, 研為細末, 治口瘡用藥末乾點患處, 或用麥門冬熟水調點舌上, 令其自化. 治豆瘡後目生翳膜, 湯泡澄清, 無時頻洗, 仍投糖煎散柿煎散二藥. 主上焦風熱, 口鼻生瘡, 兩目赤腫, 咽膈不利, 痰涎壅滯, 氣不通暢, 驚搐煩悶, 神思昏迷. 天竺黃 鬱金無以山梔仁代茯神去皮甘草四味各半兩硼砂朱消白芷川芎僵蠶去絲枳殼如前製六味各二錢半 朱砂水飛二錢麝香一字蟬殼十五洗去泥土觜足. 上除硼砂牙消朱砂麝香四味, 乳缽細杵, 余九味焙乾末, 同入乳缽內再杵勻, 每服半錢或一錢, 溫薄荷湯, 無時調服, 或麥門冬湯. 治豆瘡後目生翳膜. 白菊花綠豆殼穀精草三味各一兩. 上為咬咀, 每服二錢, 乾柿一枚, 粟米泔汁大盞, 慢火煎乾去渣, 食後臨睡, 止吃柿目, 一日三枚, 倍加尤好. 如嬰孩小, 乳母可服, 或用煮過柿子去核, 薄切焙為細末, 炒半錢, 溫米泔水調化, 無時與兒服亦可. 瀉黃散, 治豆瘡餘毒, 攻目成翳, 澁痛有熱, 多淚羞明. 赤芍藥當歸尾大黃川芎荊芥防風去蘆漢防己去黑皮龍膽草黃耆生用黃芩十味各半兩. 上為咬咀, 每服二錢, 水一盞, 沙糖小塊, 煎七分, 食後臨睡溫服或無時. 瀉黃散, 解諸目疾, 不拘歲月遠近, 並宜先服. 柴胡去蘆蒼朮同前製二味各二兩赤芍藥荊芥甘草三味各六錢半麻黃同前製川芎薄荷和梗三味各半兩旋複花去老

梗三錢. 上件咬咀, 每服二錢, 水一盞, 薑二片, 蔥一根, 煎七分, 不拘時溫服. 瀉黃散, 治暴赤火眼, 晝夜澁痛, 作腫淚多. 草龍膽木賊去節荊芥菊花防風去蘆草決明半生半炒甘草七味各半兩. 上件咬咀, 每服二錢, 水一盞, 煎七分, 無時溫服, 痛甚加羌活乳香同煎. 瀉黃散, 治時行赤眼, 腫痛成翳, 有熱多淚. 淨黃連一兩硼砂寒水石大黃三味各二錢海螵蛸銅青二味各一錢玄明粉二錢半麝香一字全蠍七尾去尖毒. 上除玄明粉麝香, 余七味銼晒為末, 仍入玄明粉麝香, 乳缽內同前藥末杵勻, 每用一字至半錢, 溫淨湯或涼水調化, 澄清去渣, 無時頻洗. 有風夾蟲作癢, 入輕粉取效, 仍忌酒葷三五日. 瀉黃散, 主嬰孩胎受熱毒, 生下兩目不開. 燈心黃連秦皮木賊棗子和核五味各半兩. 上為咬咀, 每服二錢, 水一盞, 煎七分, 澄清去渣, 無時頻洗, 兩目自開.

○ 卷下·信效方 丸膏門. 治時行火眼, 赤腫澁痛, 晝夜煩啼. 淨黃連二錢半. 上件細銼, 雞子一枚, 筋嘴扎開, 一頭大處, 取清瓦盞盛入黃連和勻釀一時, 見黃色, 以絹濾過成膏, 患者仰面臥, 外令人挑一字許, 頻點目內, 覺口中有苦味滿舌, 上藥之驗也. 豆瘡餘毒攻眼, 夥多有熱, 用之亦驗. 治暴赤火眼腫痛, 及血癍作疼發熱. 大黃淨黃連黃柏赤葛細辛和葉薄荷葉風化朴硝七味各一兩. 上前六味, 或晒或焙為末, 臨入朴硝, 乳缽內同杵勻, 每用一錢至二錢, 冷水加薑汁調塗太陽, 或新汲井水調妙, 熱癥以涼米湯水調, 搽患處.

《證治准繩·幼科》

○ 薛己曰, 《經》曰, 目者, 五臟六臟之華, 榮衛魂魄之精常營也. 又曰, 諸脈者, 皆屬於目, 目得血而能視, 故臟腑精氣皆上注於目而爲之睛. 目者, 白睛屬肺, 黑睛屬肝, 瞳人屬腎, 上下胞屬脾, 兩眥屬心, 內眥又屬膀胱. 五臟五色, 各有所司, 心主赤, 赤甚, 心實熱也, 導赤散, 赤微, 心虛熱也, 生犀散. 肝主青, 青甚, 肝熱也, 瀉青丸, 淡青, 肝虛也, 地黃丸. 脾主黃, 黃甚, 脾熱也, 瀉黃散, 淡黃, 脾虛也, 異功散. 目無精光, 及白睛多, 黑睛少者, 肝腎俱不足也, 地黃丸加鹿茸, 晝明夜暗者, 陽氣衰弱也, 沖和養胃湯. 凡赤脈翳膜從上而下者, 屬足太陽, 東垣選奇湯. 從下而上者, 屬足陽明, 局方流氣飲. 蓋翳膜者, 風熱內蘊也, 邪氣未定, 謂之熱翳. 邪氣已定, 謂之冰翳, 而沉於內, 邪氣既深, 謂之陷翳. 宜用升發, 佐以退翳藥. 上眼皮下出黑白翳者, 屬太陽寒水, 從外至內者, 屬少陽風熱, 從下至上綠色者, 屬足陽明及肺腎合病也. 疳眼者, 因肝火濕熱上沖, 脾氣有虧, 不能升舉清氣, 故生白翳, 睫閉不開, 眵淚如糊, 久而膿流, 遂至損目. 宜益氣聰明湯茯苓瀉濕湯, 及四味肥兒丸. 目閉不開者, 因乳食失節, 或過

服寒涼, 使陽氣下陷, 不能升擧也, 柴胡複生湯. 若胃氣虧損, 眼睛少力而不能開, 補中益氣湯. 暴赤腫痛, 肝火熾盛也, 龍膽瀉肝湯. 多淚羞明, 心肝積熱也, 生犀散. 風沿爛眼者, 腸有積熱也, 清胃散. 時時作癢者, 膿潰生蟲也, 用點藥紫蘇膏. 眼睫連札者, 肝經風熱也, 柴胡清肝湯. 若生下目黃壯熱, 二便祕, 不乳, 面赤眼閉, 在胎時, 感母熱毒也, 兒服瀉黃散, 母服地黃丸. 若肢體面目爪甲皆黃, 小便如屋塵色者, 難治. 又有痘疹後餘毒未盡, 上侵於目者, 腎肝虛也, 滋陰腎氣丸. 前症皆當審治於母, 兼調其兒.

《馮氏錦囊祕錄》

○ 兒科目病. 《經》曰, 目者, 五臟六腑之華, 榮衛魂魄之精常營也. 又曰, 諸脈者, 皆屬於目, 目得血而能視, 故臟腑精氣皆上注於目而爲之睛. 白睛屬肺, 黑睛屬肝, 瞳人屬腎, 上下胞屬脾, 兩眦屬心, 而內眦又屬膽與三焦, 上綱屬太陽膀胱小腸, 下綱屬陽明大腸五臟. 五色各有所司, 心主赤, 赤甚者, 心實熱也. 赤微者, 心虛熱也. 肝主靑, 靑甚者, 肝熱也. 淡靑者, 肝虛也. 脾主黃, 黃甚者, 脾熱也. 淡黃者, 脾虛也. 目無精光, 及白睛多而黑睛少者, 肝腎俱不足也. 晝視通明, 夜視罔見者, 稟受陽氣衰弱, 遇夜陰盛, 則陽愈衰, 故不能視也. 赤脈翳物, 從上而下者, 屬足太陽經. 從下而上者, 屬足陽明經. 若上眼皮而下, 出黑白翳者, 屬太陽寒水. 從外至內者, 屬少陽風熱. 從下至上而綠色者, 屬足陽明及肺腎合病. 然翳膜者, 風熱內蘊也. 邪氣未定, 謂之熱翳, 而浮於外. 邪氣旣定, 謂之冰翳, 而沉於內. 邪氣若深, 謂之陷翳, 此宜升發以消之. 更有疳眼看, 因肝火濕熱上沖, 脾氣有虧, 不能上升淸氣, 故生白翳, 捷閉不開, 眵淚如糊, 久而膿流, 遂致損目. 雀目者, 上午能視, 臨晚失明, 此因肝氣衰弱也. 蓋木生於子, 旺於卯, 絕於申, 所以午上而能視, 至申酉而失明, 況目得血而能視, 午後肝氣漸衰, 且陰虛則火必盛, 弱陰不能以勝强火, 故夜轉劇, 天明以陽用事, 陽主動, 濁陰暫消, 故稍明. 大要治肝養血, 兼理脾胃爲主, 更有目閉而不能開者, 有因過服寒涼之劑, 致使陽氣下陷, 不能升擧而然. 有因胃氣虧損, 眼睫無力而然, 並宜升陽益胃. 更有暴赤腫痛, 風火熾盛者, 有因多淚羞明, 肝心積熱者, 一宜疏風散火, 一宜涼血淸肝. 若風沿爛眼者, 是膈有熱也. 若時時作癢者, 是膿潰生蟲也. 若眼睫連扎者, 是肝經風熱也. 若初生目黃壯熱, 二便祕結, 面赤眼閉者, 此胎熱也. 更有痘後精血旣虧, 餘毒上侵, 及斑瘡入眼者, 有視物不明, 不腫不痛, 但見黑花而無精光者, 此皆肝腎並虛也. 若外無翳膜內障如雲, 視物不見, 俗名靑盲者, 若非腎水枯涸, 則必久病成疳.

脈洪大者, 養血爲先, 脈沉細者, 補陽爲上. 蓋如天無日色, 雖有火鏡, 何能便晶光相射乎. 若吐瀉後, 而眼如上膜, 不能升擧, 及無淸光者, 此精滋瀉脫元神已久也. 難治. 更有熱毒眼小, 積熱眼小者, 更有時氣流行, 而腫赤者, 然治法總忌寒涼及單行發散. 蓋寒則凝, 熱則行, 而風則燥耳. 況目病雖由火熱, 然多因初感風寒, 滕裡閉密, 火熱不得外泄, 上乘空竅而爲病. 若散其外感, 則火熱泄而痛自止, 兼之養血涼血退翳諸劑, 必兼風藥, 始能上達頭目, 且火鬱則發之, 以減其盛勢. 若槪用寒涼, 則邪愈凝滯, 亦不可發汗, 汗則津液耗而血亦燥, 燥則其疾愈甚矣. 更有以目疾, 血瘀血熱, 而投以破血涼血之劑者, 或投以寒涼損脾之劑者, 皆爲不可. 蓋脾爲至陰, 歸明於目, 況目得血而能視, 血少則熱火愈動, 而目愈昏. 夫血者, 水之精脈也. 精光者, 木之華彩也. 脾胃者, 木之根本也. 故莫若以上病治下之法, 用引火藏源之方, 服於食前, 峻補其肝腎, 則濁陰降而上熱自除, 下陰足而目光自還, 陷翳自浮, 冰翳自化. 倘翳膜過濃者, 另以養榮藥中, 佐以消障疏風之味, 服於食後, 則標本俱得其功, 上下咸受其益, 張因幼年讀書過勞, 而常目病, 今看書寫字略多, 便易於擧發, 發時惟以八味丸加牛膝, 五味子者, 每日食前各進五六錢, 一日共有一兩五六錢矣. 外用以黃連錢餘, 入銅靑分許, 煎濃汁, 洗淨, 兩三次, 俟紅障少淡, 再入人蔘二三分於內, 溫和洗之, 則光還而能視物如故矣.

1) 小兒 目赤腫痛

《諸病源候論》

○ 二·目胎赤候. 胎赤者, 是人初生, 洗目不淨, 令穢汁浸漬受於眦, 使瞼赤爛, 至大不瘥, 故云胎赤.

《향약집성방》

○ 眼胎赤. 《聖惠方》論曰, 夫胎赤者, 是人初生, 洗目不淨, 令穢水浸漬於眼眦. 使瞼赤爛, 漸至長大, 終不能差, 故云胎赤也. 《聖惠方》獨聖還睛丸, 治眼胎赤, 兼生翳膜疼痛. 苦葶藶半斤淨去塵土, 木杵臼擣爛如餳糖, 取醋粟米飯內淨布巾中乾, 捩力計, 力結二切, 拗捩去水盡, 少少入臼中, 與藥同擣令可丸, 卽丸如菉豆大, 每日早晚食後, 以溫水下十丸. 《聖濟總錄》杏仁膏, 治眼胎赤. 杏仁油半鷄子殼許食鹽末一錢. 右用銀石器, 着鹽末幷杏仁油相和, 以柳枝一握, 緊束縛一頭, 硏三日色黑. 又取熟艾如鷄子大, 掘地作坑子, 置瓦於坑上, 安艾燒令通氣, 火盡卽成, 更和令勻, 常盖頭, 每以綿纏杖頭點少許, 在兩眦頭, 夜臥時點, 頓用甚效. 《千金方》,治胎赤眼, 槐木枝取如馬鞭大, 長二尺齊頭, 麻油二匙, 置銅鉢中, 朝使童子, 以木硏至暝止, 夜臥時, 洗目傅眦, 日三, 良.

《證治准繩·幼科》
○ 目赤腫痛. 曾, 熱極挾風, 則目赤腫痛, 晝夜不開, 驚啼不已. 先用九仙散水薑蔥煎服, 次三解散溫米泔水調下, 及點以黃連膏. 若夫天行時證暴赤腫痛, 晝夜苦甚, 久則昏蒙, 治法先以九仙散解表, 次以小柴胡湯去半夏加大黃薄荷竹葉生地黃水煎服, 並投草龍膽散, 及點以黃連膏, 貼以清涼膏. 有孩兒胃氣素虛, 脾氣實盛, 眼胞赤腫, 羞澀不開, 遽按苦寒之劑以退赤腫, 反傷脾胃, 不吐則瀉, 或四肢微冷, 複以溫藥調治, 則目疾轉加, 宜先用咬咀五苓散, 水薑燈心煎服, 次投瀉黃散自愈. 有心脾蘊熱經久, 及肝受邪熱, 致兩目羞明, 眼胞浮腫, 微有紫色, 大腑閉或流利, 小便澀或通順, 先以百解散發表, 次投明目飲, 自然平複, 仍忌酒葷三五日. 有小兒薄劣, 多致塵埃入目, 揩摩成腫, 發熱作痛, 啼哭不已, 宜用辟塵膏治之, 立效. 《湯》導赤散, 治心熱小便赤, 眼目赤腫. 赤芍藥羌活防風各半兩大黃甘草各一錢. 上爲末, 燈心黑豆同煎, 食後服. 余平生無赤眼之患, 用之如神, 大人小兒可通用. 凡眼赤澀之初, 只用自己小便, 張目溺出, 用一指接抹眼中, 便閉目, 少頃即效, 此以眞氣逼去邪熱也. 《本》治小兒赤熱腫眼. 大黃白礬各等分. 上爲末, 同冷水調作罨子貼眼, 立效. 小防風湯, 治小兒熱毒眼患. 大黃蒸山梔子甘草炙赤芍藥川當歸洗防風羌活各等分. 上銼碎, 每服五錢, 水一鐘, 煎至五分, 食後服. 小流氣飲, 治小兒風毒眼患. 蟬蛻去足甘草羌活天麻川當歸防風大黃薄荷赤芍藥杏仁各等分. 上銼碎, 每服五錢, 水一鐘, 煎至五分, 食後服. 小菊花膏, 治小兒積毒眼患. 黃連黃芪大黃菊花羌活蒼朮泔浸荊芥穗防風. 上各等分, 爲末, 煉蜜和膏, 如小指頂大. 每服一餅, 細嚼, 白湯咽下, 不拘時服. 通頂散, 治眼疼, 風熱腫脹作楚. 瓜蒂藜蘆各一錢皂角肉半錢麝香少許研. 上爲細末, 研勻. 每少許, 吹入鼻中. 九仙散, 解諸目疾, 不拘歲月遠近, 並宜先服. 柴胡去蘆蒼朮米泔浸刮去粗皮銼炒燥各二兩赤芍藥荊芥甘草各六錢半麻黃銼去節湯泡濾焙乾川芎薄荷連梗各半兩旋複花去老梗三錢. 上碎, 每服二錢, 水一盞, 薑二片, 蔥一根, 煎七分, 不拘時溫服. 三解散, 一名寧心湯, 主上焦蘊熱, 傷風面紅, 目赤狂躁, 氣急泛水, 驚啼煩悶, 丹毒口瘡, 痰嗽搐掣. 人蔘去蘆防風去蘆天麻茯神去皮木鬱金無以山梔仁代白附子大黃各二錢半赤芍藥黃芩僵蠶各五錢全蠍十五尾去尖毒枳殼水浸去瓤麩炒二錢粉草六錢. 上焙爲末, 每服半錢至一錢, 用溫薄荷湯無時調下, 或燈心湯. 草龍膽散, 治暴赤火眼, 晝夜澀痛, 作腫淚多. 草龍膽木賊去節荊芥菊花防風去蘆草決明半生半炒甘草七味各半兩. 上銼, 每服二錢, 水一盞,

煎七分, 無時溫服. 痛甚加羌活乳香同煎. 明目飲, 治心脾蘊熱, 肝受風邪, 致兩目羞明, 經久不愈. 山梔仁淨香附各一兩夏枯草去梗半兩. 上銼, 每服二錢, 水一盞, 蜜一匙, 煎七分, 無時溫服. 金波散, 治時行赤眼, 腫痛成翳, 有熱多淚. 淨黃連一兩硼砂寒水石大黃各二錢海螵蛸銅青各一錢玄明粉二錢半全蠍去尖毒七枚麝香一字. 上, 除玄明粉麝香, 餘七味銼晒爲末, 仍入玄明粉麝香, 乳缽內同前藥末杵勻. 每用一字至半錢, 溫淨湯或涼水調化, 澄清去滓, 無時頻洗. 有風夾蟲作癢, 入輕粉取效. 仍忌酒葷三五日. 黃連膏, 治時行火眼, 赤腫澀痛, 晝夜煩啼. 淨黃連二錢半. 上件, 細銼. 雞子一枚, 箸嘴札開一頭大處, 取清, 瓦盞盛, 入黃連和勻, 釀一時, 見黃色, 以絹濾過成膏. 患者仰面臥, 外令人挑一字許頻點目內, 覺口中有苦味滿舌上, 藥之驗也. 豆瘡餘毒攻眼, 眵多有熱, 用之驗. 清涼膏, 治暴赤火眼腫痛, 及血瘤作疼發熱. 大黃淨黃連黃柏赤葛細辛和葉薄荷葉風化朴硝七味各一兩. 上, 前六味或晒或焙, 爲末, 臨入朴硝, 乳缽內同杵勻. 每用一錢至二錢, 冷水加薑汁調, 塗太陽, 或新汲井水調妙, 熱癤以涼米湯水調搽患處. 辟塵膏, 治小兒塵埃入目, 揩成腫熱作痛, 啼哭不已. 上, 以油煙細墨, 新汲井水濃磨, 入玄明粉半錢和勻爲膏. 用筆多點目內, 三五次即效. 仍忌飲酒一晝宵. 速效飲, 治長成小兒, 因他物或跌著觸損兩目, 血脈腫痛. 荊芥穗薄荷葉微炒草決明微炒各一兩甘草三錢生用. 上爲粗末, 和半生半炒芝麻等分. 抄二錢, 掌中盛, 乾嚼之, 味盡, 吐去滓. 如此法投三五次即效. 薛, 小兒目赤作痛, 切牙寒熱. 余謂肝經風熱. 用柴胡飲子一劑, 而赤痛止, 又四物蔘耆白朮柴胡而寒熱退, 又用補中益氣湯而飲食加. 一小兒眼素白或青, 患眼赤作痛, 服降火之劑, 眼如血貫, 脈洪大或浮緩, 按之皆微細. 用十全大補東加柴胡山梔, 數劑, 外證漸退而脈漸斂, 又數劑而愈. 一小兒患眼赤痛, 服大黃之藥, 更加寒熱如瘧. 余謂脾胃複傷. 用四君升麻柴胡炮薑釣藤鉤而寒熱愈, 又用補中益氣湯間服, 而目疾痊. 一小兒目痛, 恪服瀉火治肝之藥, 反加羞明隱澀, 睡中驚悸悲啼. 此肝經血虛, 火動傷肺也. 用五味異功散加山梔補脾肺清肺金, 用地黃丸滋腎水生肝血而安, 仍兼服四味肥兒丸而瘥. 龍膽瀉肝湯方見疳, 生犀飲方見心. 生熟地黃散, 治眼初患之時, 因誤築打蹩, 肝受驚風, 致目腫赤痛癢. 生地黃洗熟地黃各一兩麥門冬去心五錢當歸枳殼米泔浸去瓤麩炒甘草炙防風杏仁湯泡去皮尖麩炒赤赤芍藥各二錢半. 上, 每服一錢, 黑豆七粒, 水煎服. 犀角飲, 治脾火眼疼. 犀角一兩鎊射干草龍膽炒黃芩炒各五錢人蔘二兩茯苓二錢五分釣藤鉤七錢半甘草

三錢. 上, 每服一錢. 水煎. 東垣 廣大重明湯, 治兩瞼或兩眦赤爛, 熱腫疼痛, 及眼胞瘡極, 抓之至破爛赤腫, 眼楞生瘡痛, 目多眵淚, 隱澀難開. 草龍膽防風生甘草根細辛苗葉各一錢. 上, 用水一碗半, 煎龍膽至七分, 入餘藥再煎至半碗, 熱洗, 日五七次, 洗畢, 合眼須臾, 瘥. 東垣助陽和血補氣湯, 治發後熱壅, 白睛紅多, 眵淚癮澀, 此過服涼藥而眞氣不能通九竅也. 防風七分黃耆一錢蔓荆子白芷各二分升麻七分炙甘草柴胡當歸身酒洗各五分. 水一鐘, 煎至半鐘, 稍熱服. 潔古方, 治眼赤暴發腫. 防風羌活黃芩炒黃連炒各等分. 上剉, 每服一錢, 水煎, 如大便祕, 加大黃二分, 痛甚, 加川當歸地黃各二分, 煩躁不得臥, 加梔子仁三分.《保命》點眼藥, 除昏退翳, 截赤定痛. 當歸黃連各二錢防風二錢五分細辛五分甘草一錢. 上, 水一大碗, 文武火熱, 滴水中不散爲度, 入蜜少許, 點用. 柴胡複生湯, 治紅赤羞明, 淚多眵少, 腦頂沉重, 睛珠痛應太陽, 眼睫無力, 常欲垂閉, 久視則酸疼, 翳下陷者. 藁本蔓荆子川芎羌活獨活白芷各二分半白芍藥炒炙甘草薄荷桔梗各四分蒼朮茯苓黃芩炒各五分柴胡六分五味子十二粒杵. 上每服二錢, 水煎, 食後服. 黃連羊肝丸, 治目中赤脈洪甚, 眵多. 黃連爲末, 不以多少, 白羊肝一具 先以竹刀將羊肝刮下如糊, 除去筋膜, 再擂細, 入黃連末丸桐子大, 每服十丸, 茶淸送下.

《審視瑤函》

○ 升麻干葛湯, 治暴發, 兩目紅腫疼痛, 寒熱相爭. 河間云, 暴發者屬腑, 表散是也. 一二服即止. 升麻桔梗各五分羌活川芎防風各一錢干葛一錢五分麻黃白芷各三分蟬蛻七個陳皮甘草各四分. 上剉劑, 生薑一片, 蔥白一段, 白水二鐘, 煎至一鐘, 去滓, 食後熱服, 取汗爲度. 車前子散, 治小兒肝經積熱上攻, 眼中逆順生翳, 血灌瞳神, 羞明多眵. 密蒙花羌活車前子炒粉草炒白蒺藜黃芩炒草決明菊花龍膽草洗淨炒各等分. 上爲末, 每服二錢, 食後飯湯送下.

《馮氏錦囊祕錄》

○ 生犀散, 治小兒目內淡紅者, 心虛熱. 犀角地骨皮赤芍藥柴胡乾葛甘草. 水煎, 食後服. 一方 治暴發腫赤作痛. 羌活荆芥升麻黃芩桔梗甘草薄荷歸尾赤芍連翹川芎. 如血熱壅痛者, 加龍膽草石膏. 白睛紅障者, 加桑白皮菊花, 水煎服.

《幼幼集成》

○ 目內赤色, 心經積熱上攻. 宜瀉丙火從小便而出, 導赤散加黃連防風. 敷火眼及風熱眼, 生南星五錢, 紅飯豆五錢, 共爲末, 取生薑自然汁, 調作二餠, 貼兩太陽. 又敷火眼痛極, 用大紅棗取肉五六枚, 蔥三四根, 共搗如泥, 作二小餠, 閉目貼之, 令其發散. 蓋眼無風寒, 必不疼痛. 以此疏散, 立時見效. 昧者以爲火眼必用涼藥敷貼, 而用黃連黃柏之類, 不知抑遏其火邪, 不能外出, 必變眼珠疼痛, 久不能愈. 愼之. 治爛弦風眼, 百藥不治, 此方最神. 用鮮色銅綠三錢, 硏細末, 以生蜂蜜濃調塗粗碗內, 要調略干, 稀則少時流出矣. 用艾燒煙, 將碗覆艾煙上熏之, 須熏至銅綠焦黑爲度, 取起冷定, 以乳汁調勻, 飯上蒸過, 搽眼皮上爛弦處, 百不失一.

2) 小兒 眼生翳

《銀海精微》

○ 小兒眼生翳, 小兒眼生翳者, 脾胃實熱所致. 或是胎中受毒, 或因乳母好食熱物, 皆能令小兒患眼. 量兒之大小, 疾之遠近輕重, 一周半載者, 其藥須令母吃, 或蛤殼灌入小兒吃可也. 二三歲者, 此是胎毒也. 離母之後患眼者, 此是小兒自受之症, 與母無預. 此藥須令小兒吃, 忌以油膩氣炒糖甜果子之類, 不獨患眼所忌, 不忌多生驚症, 變爲疳傷, 亦能害目, 甚至不治之症, 其疳眼別有餘條款, 此乃小兒生翳症也. 黑睛如麻豆, 大如蘿卜花, 與疳眼大不侔矣. 一倍三黃丹, 一倍珍珠散點用. 加味修肝散, 梔子薄荷連翹麻黃赤芍藥羌活當歸大黃黃芩菊花木賊白蒺藜川芎甘草. 上水煎, 食後服.

《證治准繩·幼科》

○ 外障小兒病目生翳, 不可輕用點藥, 只以服藥內消爲主, 看赤脈上下內外, 分經處治, 已見雜病第七卷及前薛氏總論, 茲不贅錄. 薛, 一女子年十四, 因恚怒, 先月經不行, 寒熱脅痛, 後兩目生翳, 靑綠色從外至內. 余謂寒熱脅痛, 足厥陰之證也, 翳從外皆起, 足少陽之證也, 左關脈弦數按之而澀, 肝經風熱兼血滯也. 遂以加味逍遙散加防風龍膽草四服, 而寒熱脅痛頓減, 用六味丸月餘而翳消. 一小兒十五歲, 兩目白翳, 腹䐜遍身似疥非疥, 晡熱口乾, 形體骨立. 此肝疳之證也. 用六味肥兒丸而痊. 後陰莖作癢, 小便澄白, 瘡疥益焮, 狀如大風. 用大蘆薈四味肥兒丸, 諸證漸愈, 又用大蕪荑湯而痊. 一小兒九歲, 素有肝火, 兩目生翳, 服蘆薈肥兒等丸隨愈. 至十四歲後, 遇用心過度, 飮食不節, 即夜視不明, 用補中益氣湯人蔘補胃湯四味肥兒丸而愈. 一小兒, 眼每生翳. 皆因乳母恚怒而作. 用九味蘆薈丸柴胡梔子散母子並服而愈. 一小兒, 乳哺失節, 服藥過劑, 腹脹少食, 大便不調, 兩眼生花, 服治眼之藥, 漸生浮翳. 余用異功散加當歸柴胡, 飮食漸進, 便利漸調, 少佐以九味蘆薈丸, 其眼漸明, 乃用人蔘補胃湯肥兒丸而痊. 一小兒十二歲, 傷寒咳嗽發熱, 服發散之藥, 目漸不明, 服降火等藥, 飮食日少, 目漸生翳. 余謂中氣虛. 用人蔘補胃湯, 飮食漸進, 又用千金補肝丸, 及熏眼之法而痊. 一女子十二歲, 目生白翳, 面黃浮腫, 口乾便泄. 用四味肥兒丸而痊.《本事方》治太陽寒水, 陷翳膜遮睛. 防風白蒺藜各一兩羌活一兩半甘菊花三兩. 上爲末, 每服二錢, 入鹽少許, 百沸湯點服.《保命》羚羊角散, 治冰翳, 久不去. 羚羊角屑升麻細辛各等分甘草減半. 上爲末, 一半煉蜜丸, 桐子大, 每服五七十丸. 一半泔水煎, 呑送丸子. 發陷翳, 亦羚羊角散之類, 用之在人消息, 若陰虛有熱者, 兼服神仙退雲丸. 東垣補陽湯, 治陽不勝其陰乃陰盛陽虛, 則九竅不通, 令靑白翳見於大眥. 乃足太陽少陰經中鬱遏厥陰肝經之陽氣, 不得上通於目, 故靑白翳內阻也. 當於太陽少陰經中是九泉之下以益肝中陽氣, 沖天上行. 此乃先補其陽, 後於足太陰標中瀉足厥陰之火下伏於陽中.《內經》曰, 陰盛陽虛則當先補其陽, 後瀉其陰. 每日空心服升陽湯, 臨臥服瀉陰丸. 須預期調養體氣和平, 天氣晴明服之. 補其陽, 使上升通於肝經之末, 利空竅於目矣. 羌活獨活當歸身酒洗焙乾甘草稍熟地黃人蔘耆白朮各一兩澤瀉橘紅各半兩生地黃炒白茯苓知母炒黃色各三錢柴胡二兩防風白芍藥各五錢肉桂一錢. 上每服五錢, 水煎, 空心服. 候藥力行盡, 方可飮食. 東垣羌活退翳湯, 柴胡甘草黃耆各三錢羌活黃連五味子升麻當歸身各二錢防風一錢五分黃芩黃柏酒浸芍藥草龍膽酒洗各五錢石膏二錢五分. 上分二服, 水煎, 入酒少許, 臨臥熱服, 忌言語. 謙甫五秀重明丸, 治眼翳膜遮睛, 隱澁昏花, 常服淸利頭目. 甘菊花五百朶荊芥五百穗木賊去節五百根楮實五百枚. 上爲末, 煉蜜丸桐子大, 每服五十丸, 白湯送下. 鎭肝散, 去痰熱, 退翳. 胡黃連梔子仁各一兩甘草微炙馬牙硝靑葙子各半兩以上搗羅爲細末次用眞珠末硏牛黃硏各二錢半. 上件, 都拌勻, 細硏, 每服一錢, 水八分, 入荊芥薄荷各少許, 煎四分, 去滓, 溫服, 食後. 井泉石散, 治眼疳, 邪熱攻於眼目, 漸生障翳, 致損睛瞳. 井泉石一兩石決明甘菊花夜明砂微炒黃連去鬚晩蠶砂微炒各半兩. 上件, 搗羅爲細末, 每服一錢, 用米泔一盞, 入生猪肝少許, 煎五分, 肝爛爲度, 放溫, 時時服, 乳食後. 羅氏煮肝散, 治小兒疳眼翳膜, 羞明不見, 服十日, 必退, 如大人雀目者, 一服效. 夜明砂靑蛤粉穀精草各一兩. 上件, 爲細末, 每服一錢, 五七歲以上二錢, 猪肝一大片, 批開, 摻藥在內, 攤勻, 麻線纏定, 以米泔半碗, 煮肝熟, 取出, 肝湯傾碗內熏眼, 分肝作三服, 嚼訖, 卻用肝湯下, 一日三服, 不拘時候. 大人雀目, 空心服, 至夜便見物, 如患多時, 日二服. 龍膽飮子, 治疳眼流膿生瘡翳, 濕熱爲病, 神效. 不治寒濕爲病者. 靑蛤粉蛇蛻皮穀精草各半兩羌活草龍膽麻黃各三錢麻黃二錢

半黃芩炒升麻各二錢鬱金甘草炙各半錢. 上爲細末, 每服二錢, 食後, 茶淸調下. 灸雀目疳眼法, 小兒雀目, 夜不見物. 灸手大指甲後一寸內廉橫紋頭白肉際, 各一壯, 炷如小麥大. 小兒疳眼, 灸合谷二穴, 各一壯, 炷如小麥大, 在手大指次指兩骨間陷中.

3) 胎風赤爛
《祕傳眼科龍木論》
○ 五十六·胎風赤爛外障, 此眼初患之時, 皆因生後乳母多食濕麪酒醋壅毒之物, 致令小兒雙目盡赤, 眵掩四眥赤爛, 號曰胎風. 後長成十五以來, 切宜鑱洗出血, 服黃耆飮子, 點蕤仁膏即瘥. 詩曰, 襁褓雙眸皆盡紅, 醫人欲識號爲胎風, 嬰兒乳母呑諸熱, 潛入初於五臟中, 瘡發手揉疼禁制, 外風因便得侵衝, 良醫先用通丸散, 次用蕤仁眶內攻, 服藥臨時隨冷熱, 鈹鑱瘀血斷根蹤, 不然久後爲何狀, 倒睫拳毛一世中. 黃耆飮子, 黃耆三兩車前子細辛黃芩五味子各一兩防風一兩半. 上搗爲末, 以水一盞, 散一錢, 煎至五分, 食後去渣溫服. 蕤仁膏, 蕤仁五錢石膽黃蠟小麻油膩粉各少許. 上搗硏, 令細如粉爲妙, 後入油蠟子瓷碗內, 慢火煎成膏, 點眼.
《銀海精微》
○ 胎風赤爛. 胎風赤爛者, 其症有三, 初時血露入眼, 洗不乾淨, 而生是疾, 遂至赤爛. 又有在母胎中, 其母不知忌口, 多食壅毒之物, 酒麪五辛之類, 至產生三四個月, 兩眼雙赤, 眵粘四眥, 紅赤濕爛, 此是胎毒所致, 此小兒在腹中飮母血, 血毒於兒, 出生方發此症也. 又有乳母壯盛之人, 抱兒供乳之際, 兒口未哺, 乳頭汁脹滿, 其汁洒然射出, 充入兒眼亦能生此爛濕, 若充射面部則能生疵濕瘡癢. 大抵此三症通號曰胎風赤爛. 孰知內有三因之由, 血露不淨與乳充射, 宜碧天丹洗, 胎毒者須再服三黃丸. 忌口. 其兒亦用三黃湯熏洗, 點以時藥可也, 服宜小防風湯小承氣湯小菊花膏導赤散, 此數方隨冷熱用之, 或童子患眼者, 治法亦用此數方加減, 點用時藥. 小防風湯, 此方治小兒胎風赤爛, 小兒眼生翳. 大黃梔子甘草赤芍歸尾防風羌活, 上等分, 水煎食後服. 小承氣湯, 大黃薄荷杏仁蟬蛻甘草羌活天麻當歸赤芍藥防風, 上水煎服. 小菊花膏丸, 治小兒風毒眼. 黃連枯黃芩大黃干菊花羌活蒼朮荊芥防風. 上爲細末, 煉蜜爲丸, 每服四五十丸, 或爲膏.
《世醫得效方》
○ 胎風赤爛五十六, 小兒初生下便有此證, 至三四歲雙目紅而眩邊赤爛, 時複癢痛, 經年不安. 先服消風散, 桑白皮煎湯調下, 仍以後湯泡散洗.
《동의보감》
○ 胎風赤爛, 小兒初生, 便有此證, 至三四歲, 雙目紅

而弦邊赤爛, 時復痒痛. 先服消風散方見頭部以湯泡散洗之, 以龍腦膏點之. 得效. 湯泡散, 治風毒赤眼, 腫痛花瞖多淚. 黃連赤芍藥當歸各一錢. 右剉水煎乘熱熏洗, 冷則再溫洗, 頻洗最佳, 雪水煎之尤妙. 凡眼目之病, 皆以血脉凝滯使然, 故行血藥合黃連治之. 血得熱卽行, 故乘熱洗之神效. 局方. 一方當歸赤芍藥黃連防風杏仁各五錢薄荷三錢銅綠二錢. 右剉取三錢水煎沸乘熱, 先熏後洗, 冷則再溫洗之, 亦名湯泡散. 得效. 龍腦膏, 治小兒胎風赤爛. 龍腦一錢蕤仁泥二錢半杏仁七箇爲泥. 右入人乳研, 爲膏點之. 醫林.

《張氏醫通》

○ 胎風赤爛証, 此証有三, 一爲血露入眼, 洗不乾淨而赤爛, 生萊菔搗汁點之. 一爲在母腹中時其, 母多食壅毒辛熱, 生後百日而赤爛, 犀角地黃湯加黃連, 母子俱服. 一爲乳母壯盛, 乳頭脹滿, 乳汁洒射兒眼中而赤爛, 黃連湯拭淨. 一味, 過爐甘石吹點.

《醫宗金鑒》《眼科心法要訣》

○ 胎風赤爛歌. 胎風爛緣胎熱, 目赤眵黏皆爛紅, 小防風湯羌梔草, 歸尾將軍赤芍風. 小防風湯, 羌活梔子甘草當歸尾大黃赤芍藥防風各五分. 上爲粗末, 以水一盞半, 煎至五分, 空心溫服. 註, 胎風赤爛之證, 因在母腹其母過食辛熱, 或生後, 乳母過食辛熱, 致令小兒雙目盡赤, 眵淚膠黏, 四眥濕爛, 宜用小防風湯治之.

《幼幼集成》

○ 小兒生下眼胞赤爛者, 由產時拭洗不淨, 以致穢惡侵漬兩目角, 故兩胞赤爛, 至長不瘥. 眞金散. 眞金散, 治小兒眼胞赤爛. 雅川連川黃柏大當歸赤芍藥各二錢光杏仁去皮尖五分. 上銼碎, 以乳汁浸一宿, 飯上蒸過, 取濃汁點眼內.

4) 小兒 目內障

《原機啓微》

○ 養肝丸, 治小兒肝血不足, 眼目昏花, 或生眵淚. 當歸酒浸車前子酒蒸焙防風去蘆白芍藥熟地黃酒蒸杵膏蕤仁別研川芎楮實子各等分. 爲末, 煉蜜爲丸, 如桐子大, 每服七十丸, 滾湯下, 不拘時服.

《證治准繩·幼科》

○ 內障, 東垣人蔘補胃湯, 治勞役飮食不節, 內障眼痛, 神效. 黃耆人蔘各一兩炙甘草八錢蔓荊子白芍藥炒黃柏酒拌炒四次各三錢. 上, 每服二三錢, 水煎, 稍熱服, 臨臥三五服. 沖和養胃湯, 治內障初起, 視覺微昏, 空中有黑花, 神水變淡綠色, 次則視岐, 睹則成二, 神水變淡白色, 久則不睹, 神水變純白色. 柴胡七錢人蔘當歸炙甘草乾生薑升麻葛根白朮羌活各一兩防風五錢黃耆一兩五錢白茯苓三錢白芍藥六錢五味子二錢. 上, 每服二錢, 水煎服. 滋陰腎氣丸, 治神水寬大漸散, 昏如霧露中行, 漸睹空中有黑花, 視物二體, 久則光不收及內障, 神水淡白色者. 熟地黃三兩當歸尾牡丹皮五味子乾山藥柴胡各五錢茯苓澤瀉各二錢半生地黃酒炒四兩. 上爲末, 煉蜜丸如桐子大, 辰砂爲衣, 每服十丸, 空心滾湯化下. 瀉熱黃連湯, 治內障有眵淚. 黃芩黃連大黃並酒洗柴胡各一兩升麻五錢龍膽草三錢. 上, 每服一錢, 水煎, 午前服. 《千金》補肝散, 治目失明. 靑羊肝一具去膜薄切以火燒新瓦上炙乾決明子一錢半蓼香一合熬令香. 上爲末, 每服方寸匕, 日二服, 久而有驗. 《局方》菊睛丸, 治脾腎不足, 眼花昏暗. 枸杞子肉蓯蓉酒浸炒巴戟去心各一兩甘菊花四兩. 上爲末, 煉蜜丸, 梧子大, 每服十丸, 空心白湯送下. 眞珠膏, 專治眼病久不瘥, 不見物. 眞珠末細硏甘菊花爲末香豉炒爲末朴泉石細硏各二錢半. 上拌勻, 用白蜜一合, 鯉魚膽一枚, 同藥慢火熬成膏, 入好龍腦一錢同拌勻, 每用少許, 時時點眼中. 生熟地黃散見前.

5) 小兒靑盲

《祕傳眼科龍木論》

○ 七十二·小兒靑盲外障. 此眼初患之時, 在母腹中忽受驚邪之氣, 今生後五七歲以來, 便多患眼. 其初患夜臥多驚, 嘔吐痰涎黃汁, 漸漸失明. 還從一眼先患, 後乃相牽俱損. 初覺便宜將息急療, 服牛膽丸犀角飮子立效. 詩曰, 胎中受得風邪氣, 五臟相遭各有名, 天吊只因心領得, 目盲肝納是前程, 痰涎嘔吐皆黃汁, 神彩時時只欲驚, 兩眼若能求見物, 服藥良醫始見明. 牛膽丸, 牛膽鉤藤各五錢人蔘羚羊角藿香香各一兩琥珀少許. 上爲末, 煉蜜爲丸如桐子大, 空心薄荷湯下三丸, 七歲以上五丸. 犀角飮子, 犀角防風芍藥黃芩各一兩羚羊角知母各二兩人蔘五兩. 上爲末, 以水一盞, 散一錢, 煎至五分, 食後去渣溫服.

《世醫得效方》

○ 小兒靑盲七十二, 胎中受風, 五臟不和, 嘔吐黃汁, 兩眼一同視物不明, 無藥可治.

《동의보감》

○ 小兒靑盲, 胎中受風, 五藏不和, 嘔吐黃汁, 兩眼一同視物不明. 無治法. 得效. 靑盲者, 瞳子黑白分明, 直物而不見者也. 回春.

《醫宗金鑒》《眼科心法要訣》

○ 小兒靑盲歌. 小兒靑盲胎受風, 瞳子端然視物矇, 明目羊肝桂柏味, 細菊羌連白朮同. 鎭肝明目羊肝丸方, 羯羊肝用新瓦盆焙乾如大只用一半竹刀切片一具官桂柏子仁五味子細辛菊花羌活各五錢黃連炒七錢白朮五錢. 上爲細末, 煉蜜爲丸, 煉蜜爲丸, 如桐子大, 沸湯硏調,空心服一錢. 註, 小兒青盲者, 因胎受風邪, 生後瞳人端好, 黑白分明, 惟視物不見, 有時夜臥多驚, 嘔吐痰涎黃汁. 宜用鎭肝明目羊肝丸, 久服可癒.

6) 小兒 雀目
《銀海精微》

○ 小兒雀目. 問曰, 大人小兒雀目, 至申酉時不見物者何也. 答曰, 肝虛受邪熱所傷, 經絡凝滯不和, 陰陽不和, 榮衛不通, 夜至昏也. 治法, 宜服五膽丸蝙蝠肝散, 又宜服蒼蠅散豬肝散主之, 不用點藥, 虛極者用補藥亦可, 增減用之. 蒼蠅散, 用蒼蠅翅草及花爲細末, 用白水煮豬肝露一宿, 空心煎丸, 又可服豬肝散. 豬肝散, 卽退翳散, 方在前小兒疹痘症內. 五膽丸, 熊膽一個黃牛膽二個靑魚膽一個鯉魚膽二個靑羊膽一個石決明二兩夜明沙一兩麝香少許. 上爲末, 將前膽和爲丸如綠豆大, 每服三十丸, 空心茶下. 蝙蝠肝散, 蝙蝠肝一個石膏一兩黃丹 決明煅白蒺藜炒各二兩若無蝠肝用羊肝加夜明沙. 上將前藥硏細末, 每服二錢, 米湯調下, 無蝙蝠肝用羊肝一塊切作四塊, 以藥一二錢摻肝內, 以麻縛定, 用米汁水入罐內煮熟, 次早取出羊肝藥細嚼, 以煮肝汁同食效, 如體虛弱之人亦可服補藥, 爲丸尤妙.

《原機啓微》

○ 小兒雀盲眼. 還睛飮, 治小兒每至夜不見物, 名曰雀目. 夜明砂井泉沙谷精草蛤粉各等分. 爲末, 煎黃蠟丸, 雞豆肉大. 三歲一丸, 豬肝一片切開, 置藥於內, 麻皮扎定, 沙瓶內煮熟, 先熏眼, 後食之. 合明散, 治小兒雀目, 至夜不見物. 楮實子覆盆子酒浸車前子酒蒸石斛各一兩沉香另硏 靑鹽別硏各半兩. 爲末, 煉蜜爲丸, 如桐子大. 每服七十丸, 空心鹽湯下.

《證治准繩·幼科》

○ 雀盲. 《千金》治雀盲方, 地膚子五兩決明子一升. 上爲末, 煮米飮和丸. 每服二三十丸. 世傳方 治雀盲, 蒼朮泔浸去皮切片焙四兩. 上爲末, 豬肝二兩批開, 摻藥在內, 用麻絲扎定, 以粟米一合, 水一碗, 砂鍋內煮熟, 熏眼. 候溫, 臨臥, 每服三錢, 大效. 《聖惠方》治雀盲, 不計時月, 用蒼朮一兩爲末, 每服一錢. 複明散, 治小兒每至日暮卽不見物, 乃雀目也. 蒼朮米泔浸刮去皮銼片焙乾二兩穀精草一兩地膚子決明子黃芩各半兩. 上件, 搗羅爲細末, 每服一錢, 水八分, 入荊芥少許, 煎五分, 去滓, 溫服, 食後.

《經驗丹方匯編》

○ 小兒雀目. 羯羊肝一具, 不用洗, 竹刀剖開, 入穀精草一撮, 瓦罐煮熟, 日食之, 屢驗. 忌鐵器.

7) 小兒通睛
《祕傳眼科龍木論》

○ 六十八·小兒通睛外障. 此眼初患之時, 皆因失誤築打著頭面額角, 倒蹙撲下, 令小兒肝受驚風, 遂使眼目通睛. 宜服牛黃丸犀角飮子通頂石南散立效. 詩曰, 小兒兩目患通睛, 欲擬看西又看東, 振著腦中睛帶轉, 肝家受得內驚風, 牛黃犀角頻硏服, 細硏石南吹鼻中, 乳母牽連須忌口, 數朝方得舊時容. 牛黃丸, 牛黃白附子肉桂干蠍芎藭石膏各一分白芷二分藿香五錢朱砂麝香各少許. 上爲末, 煉蜜爲丸如桐子大, 臨臥薄荷湯下三丸. 乳母忌濕熱麵豬肉等物, 小兒化服亦得. 犀角飮子, 犀角一兩射干草龍膽各五錢鉤藤黃芩各五分人蔘二兩茯苓甘草各一分遠志二分. 上爲末, 以水一盞, 散一錢, 煎至五分, 食後去渣溫服. 通頂石南散, 石南一兩藜蘆黃三分瓜蔕五七個. 上爲末, 每用一粳米許, 一日兩度, 通頂爲妙.

《銀海精微》

○ 小兒通睛. 小兒通睛, 與鶻眼凝睛轆轤展開此三症頗同. 然此症或因外物打著頭顱, 或被諸般人物驚心, 遂成驚風之症. 風熱傷肝, 魂不應目, 風邪上壅, 黃仁不成關鎖, 瞳仁開, 惟直視不辨人物, 致眼通睛. 通者黃仁水輪皆黑, 似無黃仁, 瞳仁水散, 似無瞳仁. 此黃仁與瞳仁通混不分, 號曰通瞳. 亦風藥摩擦二法, 發散風邪宜服牛黃丸, 不須點藥, 只服藥. 然前症牛黃丸通頂石楠散亦可用也. 牛黃丸通頂石楠散, 二方俱在前症條下. 五七犀角飮, 犀角人蔘茯苓甘草遠志各一兩麝香少許龍膽草黃芩各五錢. 上咬咀, 水煎服.

《世醫得效方》

○ 小兒通睛六十八, 小兒雙眼睛通者, 欲觀東邊, 則見西畔. 若振掉頭腦, 則睛方轉. 此肝受驚風. 宜服牛黃膏. 牛黃一錢犀角二錢金銀箔各五片甘草一分. 上爲末, 蜜丸, 綠豆子大. 每服七丸, 用薄荷湯呑下.

《證治准繩》

○ 雙目睛通. 亦曰睊目. 《甲乙經》云, 睊目者, 水溝主之. 此証謂幼時所患目珠偏斜, 視亦不正, 至長不能愈者. 患非一端, 有因脆嫩之時, 目病風熱, 攻損腦筋急縮者, 有因驚風天吊, 帶轉筋絡, 失於散治風熱, 遂致凝滯經絡而定者, 有因小兒眠之牖下亮處, 側視久之, 遂致筋脈滯定而偏者. 凡有此病, 急宜乘病嫩血氣未定治之. 若至長筋絡血氣已定, 不複愈矣. 此專言幼患至長不可醫者, 非神珠將反急病之比.

《證治準繩·幼科》

○ 通睛. 湯氏牛黃丸, 治小兒通睛, 皆因失誤築打, 觸著頭面額角, 兼倒撲. 令兒肝受驚風, 遂使兩目斗睛,名曰通睛, 宜服此. 牛黃白附子炮肉桂全蠍芎藭石膏各一錢白芷朱砂各二錢研藿香半兩麝香一分. 上爲末, 煉蜜丸, 如芡實大. 三歲以下, 每服一丸, 薄荷湯下, 乳食後. 忌油麵豬肉.

《동의보감》

○ 小兒通睛, 嬰兒雙眼睛通者, 欲觀東邊則見西邊. 若振掉頭腦則睛方轉. 此肝受驚風, 宜服牛黃丸. 入門. 牛黃丸, 治小兒通睛. 犀角屑二錢牛黃一錢金箔銀箔各五片甘草二錢半. 右爲末蜜丸菉豆大, 每七丸薄荷湯吞下. 入門.

《審視瑤函》

○ 雙目睛通. 庸醫罕識, 此幼時所傷, 非壯年所得, 欲看東而反顧其西, 彼有出而反顧其入, 爲腦筋帶轉, 幼因風熱所逼, 患即醫之, 庶無終失, 至長求醫, 徒勞心力. 此症謂幼時目珠偏耶, 而視亦不正, 至長不能愈矣. 患非一端, 有脆嫩之時, 目病風熱, 攻損腦筋急縮者. 有因驚風天吊, 帶轉筋絡, 失於散治風熱, 遂致凝結經絡而定者. 有因小兒眠於牖下亮處, 側視既久, 遂致筋脈滯定而偏者. 凡有此症, 急宜乘其日近, 血氣未定治之. 若至久, 筋絡氣血已定, 不複愈矣. 宜服, 牛黃丸, 治小兒通睛, 皆因失誤築打, 觸著頭面額角, 兼倒撲, 令兒肝受驚風, 遂使兩目斗睛, 名曰通睛, 宜服此丸. 牛黃珍珠天竺黃琥珀青黛僵蠶各等分白附子炮地龍各等分麝香少許金箔量加爲衣蘇合油香油. 以上前九味, 各另研極細, 共爲一處, 用細甘草梢煎汁三分之二, 次入蘇香二油, 三分之一, 兌勻, 共和爲丸, 金箔爲衣, 量其大小, 薄荷湯化下. 乳母及小兒, 忌一切酒面豬肉辛熱生痰等物.

《醫宗金鑒》《眼科心法要訣》

○ 小兒通睛歌. 小兒通睛因驚振, 看東反西視斜偏, 牛黃珠麝竺金黛, 地龍蘇附珀油殭. 牛黃丸方, 牛黃三錢珍珠三錢麝香少許天竺黃三錢金鉑爲衣量加青黛三錢地龍三錢蘇合油五錢白附子炮三錢琥珀三錢香油五錢 殭蠶三錢. 以上九味, 各另研極細, 共爲一處, 用細甘草梢一兩煎汁. 次入蘇合油香油兌均, 和藥爲丸, 黃豆大, 金鉑爲衣, 薄荷湯化一下丸. 忌一酒麵辛熱生痰等物. 註, 小兒通睛之證, 或因驚恐, 或緣擊振, 致雙目睛通, 瞻視偏斜, 看東反西, 視左反右. 急用牛黃丸, 疏風鎮驚, 久則即成難治之證.

《目經大成》

○ 天旋七十三, 天旋白眼過於黑, 患者仍多容易識, 明看東邊反顧西, 業已進門似欲出, 人誰忤若若生嗔, 若不傲人人竦惕. 小時了了未經師, 長大無徒妨藥石. 此症通睛偏㠯, 白眼斜䀔. 蓋乾廓下傾, 幼時所患者也, 故曰天旋. 其致非一, 有襁褓中目病風熱上攻, 腦筋急縮者. 有驚風天吊, 帶轉經絡, 失於渙散者. 有眠于牖下燈前, 小兒望光既久, 目系凝滯而偏者. 有乳母挽抱飼乳, 長夜不換手, 臥側者. 凡此急乘時治之, 若長成, 筋絡已定, 氣血成性, 不複愈矣. 然無害于明, 但不免豬頭羊眼之誚云. 常有一家父子兄弟皆如此眼. 謂其苗裔耶, 則前爲臆說. 謂其病情耶, 曷相同若此. 厥理殆不可解.

8) 小兒 目直視

《證治准繩》

○ 直視. 視物而目睛不轉動者是也. 若目睛動者, 非直視也. 傷寒直視者, 邪氣壅盛, 冒其正氣, 使神氣不慧, 臟腑之氣不上榮於目, 則目爲之直視. 傷寒至於直視, 爲邪氣已極, 証候已逆, 多難治. 經曰, 衂家不可發汗, 發汗則額上陷, 脈緊急, 直視不能眴, 不能眠. 以肝受血而能視, 亡血家肝氣已虛, 目氣已弱, 又發汗亡陽, 則陰陽俱虛所致, 此雖錯逆, 其未甚也. 逮狂言反目直視, 又爲腎絶. 直視搖頭, 又爲心絶. 皆臟腑氣脫絶也. 直視譫語喘滿者死. 下利者亦死. 又, 劇者發狂則不識人, 循衣摸床, 惕而不安, 微喘直視, 脈弦澀者死, 皆邪氣盛而正氣脫也. 《素問》曰, 少陽終者, 其百節縱, 目睘絶系. 王注曰, 睘謂直視如驚貌. 目系絶, 故目不動而直視.

○ 上視. 經云, 瞳子高者, 太陽不足. 戴眼者, 太陽已絶. 太陽之脈, 其終也, 戴眼, 反折瘈瘲. 針灸法見中風.

《證治准繩 · 幼科》

○ 目直視. 薛, 小兒忽然驚搐目直者, 皆肝之風熱也. 若肝虛生風, 則目連札而不搐, 及多欠切牙. 若肝經風實, 則目直大叫, 呵欠項急頓悶. 若肝經有熱, 則目直視不搐, 得心熱則搐, 氣熱則外生, 氣溫則內生. 其證, 手尋衣領及亂捻物宜用瀉青丸. 壯熱飲水喘悶, 宜用瀉白散. 凡病之新久, 皆能引肝風, 風內動則上入於目, 故目爲之連札. 若熱入於目, 牽其筋脈, 兩眥俱緊, 不能轉視, 故目直也. 亦有飲食停滯中焦, 致清陽不升, 濁陰不降, 肝木生發之氣不得升, 致生慮風者, 須詳審之, 若胸滿腹痛, 嘔吐惡食, 輕則消導化痰, 重則探吐滯積, 更須審其所傷寒物熱物. 亦有因感冒吐瀉, 致使土敗木侮而生虛風者, 不可遽服驚藥, 宜用六君子加芍藥木香柴胡製肝補脾. 若因脾土虛而自病者, 用五味異功散. 凡飲食停滯, 痰涎壅滿而見驚證者, 實因脾土虛弱, 不能生金, 金虛不能平木, 故木邪妄動也, 宜健脾消食, 其證自愈. 若輒用驚風之藥, 反成其風而益其病也, 況臟腑脆嫩, 不可投以峻厲之劑, 治者慎之.

《審視瑤函》

○ 附小兒目閉不開目直視目仰視目睛動目札諸症驗方. 目閉不開. 足太陽經為目上綱, 足陽明經為目下綱. 熱則筋縱目不開, 宜陽助陽活血湯, 見卷二. 又小兒初生下眼不開者, 由產母過食辛熱等物, 致成斯疾. 治法當以熊膽少許蒸水洗眼上, 一日七次, 如三日不開, 用生地黃散服. 凡小兒不洗淨, 則穢汁必致浸漬於目眥中, 使眼赤爛, 至長不瘥. 人參湯, 治風頭眩, 但覺地屋俱轉, 目閉不敢開. 人參麥門冬去心當歸酒製白朮防風各八分白芍藥獨活黃耆各一錢二分官桂去皮七分. 上銼劑, 白水二鐘, 煎至八分, 去滓, 食遠服. 生地黃散, 乾地黃赤芍藥川芎甘草當歸身天花粉各等分. 上為細末, 量其大小, 燈心湯調, 搽入口內.

○ 目直視. 《集成》, 直視者, 視物而目睛不轉動者是也. 若目睛動者, 非目直視也. 傷寒直視者, 邪氣壅盛, 冒其正氣, 使神氣不慧, 臟腑之氣不上榮於目, 則目為之直視. 傷寒至於直視, 為邪氣之極, 証候已逆, 多難治. 經曰, 衄家不可發汗. 發汗則額上陷, 脈緊急, 直視不能眴, 不能眠. 以肝受血而能視, 亡血, 肝家氣已虛, 目氣已弱, 又發汗亡陽, 則陰陽俱虛所致. 此雖錯逆, 猶未甚也. 逮狂言反目直視, 又為腎絕. 直視搖頭, 又為心絕. 皆臟腑氣脫絕也. 直視譫語喘滿者死, 厥逆者亦死. 又劇者發狂則不識人, 循衣摸床, 惕而不安, 微喘直視脈弦澀者死. 皆邪氣盛而正氣脫也. 《素問》曰, 少陽終者, 其百節縱, 目睘絕系. 王注曰, 眴謂直視如驚貌, 目系絕, 故目不動而直視. 經曰, 瞳子高者, 太陽不足. 戴眼者, 太陽已絕. 太陽之脈, 其終也. 戴眼, 反折瘈瘲. 瀉青丸, 兼治小兒肝臟實熱, 手循領亂捻物, 目直視不搐, 得心熱則搐, 身反折強直, 目內青. 或臟腑氣泄, 諸藥不止, 脾胃久虛, 眼暴發, 赤腫疼痛, 並治. 龍膽草當歸川芎羌活山梔仁防風大黃濕紙裹煨各等分. 上共為細末, 煉蜜為丸, 如雞頭子大, 每服一丸, 煎竹葉湯化下, 或沙糖湯化下亦可, 若治大人, 每服二三錢, 量服. 肝主風, 少陽膽則其腑也. 少陽之經行乎兩脅, 風熱相干, 故不能安臥. 此方名曰瀉青, 瀉肝膽也. 龍膽草味苦而濃, 故入厥陰而瀉肝. 少陽火實者, 頭角必痛, 故佐以川芎. 少陽火鬱者, 必生煩躁, 故佐以梔子. 肝者將軍之官, 風淫火熾, 勢不容以易治, 故又用以大黃. 用歸身者, 培養乎血, 而不使其為風熱所燥也. 複用乎羌活防風者, 二物皆升散之品. 此火鬱發之, 木鬱達之之意. 乃上下分消其風熱, 皆所以瀉之也. 和太師牛黃丸, 治大小男婦卒暴中風, 眩運倒仆, 精神昏塞, 不省人事, 牙關緊急, 目睛直視, 胸膈喉中, 痰涎壅塞, 及諸癇潮發, 手足瘈瘲, 口眼相引, 項背強直, 並治之. 石燕火煅醋淬九遍飛過雄黃研飛蛇黃火煅醋淬九遍飛辰砂研飛磁石火煅醋淬九遍飛過石綠研飛各一兩輕粉細研牛黃細研粉霜細研麝香細研各五錢金箔銀箔各一百張為衣. 以上前十味, 各另研極細, 共為一處, 用酒煮麵糊和丸, 如雞頭大, 每服一丸, 煎薄荷湯, 並酒磨下. 老人服牛丸, 小兒十歲以下, 分為四服, 蜜水磨下. 四歲以下, 分為五服, 未滿一歲, 可分為七服. 如牙關緊急, 以物幹開灌之.

○ 目仰視. 小兒瘈瘲不定, 翻眼抬睛, 狀若神祟, 頭目仰高. 名為天釣, 亦驚風之症. 宜服九龍控涎散. 碧霞丹, 治大小男婦卒中急風, 眩運僵仆, 痰涎壅塞, 心神迷悶, 五種癇病, 涎潮搐搦, 牙關緊急, 目見上視等症. 石綠火煅醋淬九遍研飛十兩附子尖去皮烏頭尖去皮蠍梢各七十個. 上將三味為末, 入石綠令勻, 麵糊為丸, 如雞頭大, 每服宜用薄荷汁半盞, 化下一丸, 更入酒少許, 溫暖服之. 須臾吐出涎痰, 然後隨証治之. 如牙關緊急, 幹開灌之立效. 九龍控涎散, 赤腳蜈蚣一條去頭足尾酒塗炙荊芥穗炒白礬綠豆各一錢滴乳石另研天竺黃炙研各一錢甘草炙一錢牛肥綠豆一百粒牛生牛炒雄黃另研二錢臘茶葉二錢五分. 上件共為細末, 每服五分, 量其大小用之, 入參薄荷湯調下.

○ 目睛動. 目者肝膽, 屬風木二經, 兼為相火. 肝藏血, 血不足則風火內生, 故目睛為之瞤動. 經曰, 曲直動搖, 風之象也. 宜用四物益其血, 加柴胡山梔清其肝, 陰血內榮, 則虛風自息矣.

○ 目札. 按目札者, 肝有風也. 風入於目, 上下左右如風吹, 不輕不重而不能任, 故目連札也. 此恙有四, 兩目連札, 或色赤, 或時拭眉. 此膽經風熱, 欲作肝疳也, 用四味肥兒丸加龍膽草而瘥. 有雀目眼札, 服煮肝飲, 兼四味肥兒丸, 而明目不札也. 有發搐目札, 屬肝膽經風熱, 先用柴胡清肝散治, 兼六味地黃丸補其腎而愈. 因受驚眼札或搐, 先用加味小柴胡湯, 加蕪荑黃連以清肝熱, 兼六味地黃丸以滋腎生肝而痊. 四味肥兒丸, 治嘔吐不食, 腹脹成疳, 或作瀉不止, 或食積脾疳, 目生雲翳, 口舌生瘡, 牙齦腐爛, 發熱瘦怯, 遍身生瘡. 又治小便澄白, 腹大青筋, 一切疳症. 黃連炒蕪荑神曲麥芽炒各等分. 上為細末, 水糊成丸, 如桐子大, 每服一二十丸, 空心白滾湯送下. 柴胡清肝飲, 治肝膽三焦, 風熱怒氣, 或乍寒乍熱, 往來寒熱, 發熱, 或頭髮瘡毒等, 並治之. 柴胡一錢五分黃芩人參川芎各一錢梔仁炒一錢連翹甘草各五分桔梗八分. 上銼劑, 白水二鐘, 煎至八分, 去滓熱服.

《幼幼集成》

○ 小兒初生目閉, 此胎熱也. 內服生地黃湯, 外用膽草煎湯洗目上, 一日七次, 恐延纏則損目. 生地黃湯, 治小兒胎熱, 初生眼閉不開. 懷生地一錢五分赤芍藥一錢正川芎五分大當歸一錢天花粉酒炒炙甘草各五分燈芯十莖. 長流水煎, 熱服.

9) 小兒 眼白多
《證治准繩·幼科》

○ 眼白多, 初虞世日, 眼白多, 多屬虛山茱萸丸主之. 山茱萸二兩熟地黃牡丹皮牛膝茯苓澤瀉各一兩鹿茸半兩. 上爲末, 煉蜜丸, 如梧子大, 食後, 鹽湯下二十丸. 薛, 一小兒白睛多, 吐痰發搐. 先用抑青丸四服而痰搐止, 後用地黃丸年許而黑睛多. 一小兒白睛多, 三歲不能行, 語聲不暢, 兩足非熱則冷, 大便不實. 朝用補中益氣湯加五味子乾山藥以補脾肺, 夕用地黃丸加五味子牛膝鹿茸補肝腎, 不三月而瘥. 一小兒眼白, 腿軟, 兩足熱面似愁容. 服地黃丸兩月餘漸健, 服年餘, 白睛漸黑, 出痘無恙.

10) 小兒疳眼
《祕傳眼科龍木論》

○ 七十一·小兒疳眼外障. 此眼初患之時, 皆因腦熱, 頭上有瘡, 或因雀目多時, 瀉痢潛衝, 疼痛淚出難開, 膈間熱, 肝風入. 初患之時, 時時癢澁, 撏眉咬甲揉鼻. 致令翳生, 赤腫疼痛, 淚出難開, 膈硬, 白膜遮滿, 怕日, 合面而臥, 不喜抬頭. 此疾不宜燒灸頭面, 恐損眼目. 尤忌點藥, 宜服殺疳散退翳丸立效. 詩日, 小兒疳眼自何來, 腦熱肝起禍災, 或固瀉痢潛中上, 雀目多時亦是媒, 初患時時閉癢澁, 病深生翳腫難開, 手撏頭髮兼揉鼻, 怕見光明頭不抬, 計拙便將頭面灸, 枉遭疼痛實堪哀, 庸醫不解輕輕割, 刺著瘡痕疼不諧, 欲知痊瘥求何道, 服藥如風卷霧埋. 殺疳散, 防風龍腦牡蠣各二兩五味子白芷細辛各一兩. 上爲細末, 每日空心米湯調下一錢. 退翳丸, 玄蔘防風人蔘茯苓石決明細辛黃芩桔梗車前子各一兩. 上爲末, 煉蜜爲丸如桐子大, 空心茶下十丸.

《銀海精微》

○ 小兒疳傷. 小兒疳傷之症, 富貴之家, 多生是疾, 蓋因父母過愛之由也. 小兒如草木之萌芽難受風日寒露之欺, 且小兒五臟六腑未實, 氣血柔弱, 怎禁油膩煎炒及諸般葷腥. 或一周半載, 縱口味食糖甜之物, 及鵝鴨雞猪牛羊等肉. 或飯方了, 又哺以乳. 或乳方飽, 又與其飯, 此出於父母至情. 富貴之家, 有是症焉, 或貧賤之家, 亦有是症何也. 一食諸物不消不化先傷於脾, 致腹脹, 午後發熱, 至夜半方退, 日久頭髮稀疏, 轉作泄瀉頻頻. 瀉甚則渴, 至傷肝膽, 眼之白仁鮮紅, 羞明怕日, 漸生翳膜, 遮瞞黑珠, 或突起如黑豆如香菰之狀. 治法,

先治內, 後治外. 用雞卵入輕粉一二分, 使君子仁一個半, 蔥珠幾顆, 濕綿包煨與吃, 宜空心連吃五七彈止. 又宜煮羊肝露宿蘸夜明沙吃, 或煮猪肝亦可. 切宜忌口葷腥. 其白膜用陰一陽七藥調乳點, 煎胡宣二連服, 側柏葉熏洗, 若疳傷肝膽, 眼珠突出或瞎盡, 爲不治之症, 不獨瞎眼, 甚至傷命. 若聲啞口乾, 手腳俱腫, 十死八九. 問日, 小兒疳傷眼目, 疼痛羞明不開, 烏睛上青翳如黑珠子, 或白膜遮睛者何也. 答日, 此因飲乳之際, 好食果子雜物油膩及熱毒物, 多使脾胃生疳, 或瀉泄不止, 夜間潮熱, 久則疳蟲傷肝, 上攻眼目. 初覺紅澁羞明, 急療. 若烏睛上變成有黑翳如珠, 泄瀉不止者, 多是不治. 宜服除熱飮等方. 五疳丸, 治小兒疳眼, 面瘦皮黃, 羞明怕日, 食乳不消. 綠礬成棵浣淨密陀僧製過夜明砂各一兩. 上爲末, 用蒸棗肉, 搗前藥末爲丸, 如黍米大, 每服三四十丸, 量兒之大小, 空心米湯. 除熱飮, 大黃知母防風黃芩各兩玄蔘茺蔚子菊花木賊各一兩半. 上水煎, 食後服三貼, 用雞蛋一個, 使君子仁三個, 輕粉二分, 合研末入蛋內煨熟, 空心服, 至二三個即去疳蟲, 後服五疳丸. 五疳丸, 胡黃連五錢牛黃一錢密陀僧一兩夜明砂綠礬三兩. 上用棗肉爲丸, 綠豆大, 空心服三十丸, 米湯送下. 蕪夷丸, 治小兒五疳. 蕪夷黃連神曲麥芽炒. 上各等分爲末, 麵糊爲丸, 綠豆大, 每服十丸至十五丸, 米湯下. 五疳陳皮湯, 寒熱往來, 薄荷湯下.

《世醫得效方》

○ 小兒疳眼七十一, 小兒疳眼初生則澁癢, 久而生瘡, 翳腫難開, 怕見光明, 時時出淚. 此因肝風所攻, 或因瀉痢後虛熱上沖. 不可點, 宜服前還睛散. 餘方見小方科諸疳類.

《審視瑤函》

○ 疳傷. 疳症皆因飲食失節, 飢飽失調, 以致腹大面黃, 重則傷命, 輕則害目, 患此勿治其目, 竟治其疳, 目病自愈, 切忌油面炙爆等物. 按小兒疳眼, 無論肥瘦, 但見白珠先帶黃兼白色皺起, 後微紅生眵, 怕亮不睁, 上下眼睥頻頻札動不定, 黑珠上有白膜成如枕樣O圈, 堆起白暈, 暈內一黑一白, 亦有肥瘦不同, 疳眼無疑也. 但肥疳大便如豆腐渣糟粕相似, 瘦疳大便小如栗硬結燥. 乃疳積入眼, 攻致肝經, 亦難治矣. 小兒患疳眼聲啞者, 命將終也. 疳眼傷脾濕熱熏, 木盛土衰風毒生, 渴瀉肚大青筋露, 目札澁癢且羞明, 時時揉鼻常撏髮, 濕熱生蟲莫看輕. 急宜先服消疳散. 瞬息延緩成突睛, 蘆薈丸子依序治, 肝平脾健保瞳神. 消疳退雲飮, 陳皮濃朴薑汁炒蒼朮米泔製萊菔子炒研碎少許柴胡甘草炙少許枳殼麩炒草決明炒研碎桔梗青皮黃連酒炒密蒙花梔子炒黑黃

芩酒炒神曲炒家菊花各等分. 共銼劑, 薑皮燈心為引, 水二鐘煎服, 滓再煎. 雞肺散, 治疳疾眼, 生白膜白翳, 自然潛消, 其效如神. 雄雞一只一斤三四兩者取其搭脊血一塊即名雞肺將肺同後藥共硏爛辰砂三分硏細冰片三厘硏細. 三共硏細如膏, 用無灰酒燉滾攪勻, 食之即愈. 九味蘆薈丸, 治疳毒成疳, 肝經積熱, 眼目生翳, 齒齦爛齦, 或透頰腮, 或肝脾疳熱結核, 耳內生瘡出水, 或小便出津, 拗中結核. 或大便不調, 肢體消瘦等症, 並服. 蘆薈木香胡黃連宣黃連炒青皮鶴虱白雷丸白蕪荑炒各一兩麝香三錢揀去皮毛另硏細入末為丸. 共為細末, 神曲糊為丸, 麻子大, 每服五分, 空心米湯送下. 量其病者大小用之, 忌一切生冷油面炙爆等物. 生熟地黃丸, 治肝疳眼, 白膜遮睛, 緊閉不開, 羞明怕日, 合面而臥, 肉色青黃, 發豎筋青, 壯熱羸瘦. 生地黃熟地黃各五錢川芎杏仁泡去皮尖赤茯苓胡黃連微炒半夏泡製天麻地骨皮當歸身枳殼麩炒甘草各二錢半大黑豆四十五粒煮熟去皮再煮爛同汁搗膏和前藥後加煉蜜. 上為細末, 煉蜜為丸, 如龍眼大, 空心滾湯化下. 雞肝散, 治小兒疳眼, 不赤不腫不疼. 但畏明, 此藥治之. 川烏大者一枚去皮生用好坏子一字. 上為細末, 五歲一錢, 雄雞肝一具, 淨洗去筋膜, 竹刀薄切開, 摻藥在內, 箬葉包裹, 麻皮扎定, 用米泔水半盞, 瓷器中煮熟, 切作片, 空心臨臥冷食之, 將煮肝湯送下. 如腦熱閉目鼻中乾燥, 吹入頂散. 龍膽蘆薈丸, 治三焦及肝膽二經, 積染風熱, 以致目生雲翳, 或結瘰癧, 耳內生瘡, 發寒作痛, 或虛火內燒, 肌體羸瘦, 發熱作渴, 飲食少進, 肚腹不調, 皮乾腹膨脹, 口內有瘡, 牙齦潰爛, 或牙齒蝕落, 腮頰腐爛, 下部生瘡等病. 蘆薈胡黃連炒龍膽草各一兩川芎蕪荑六錢當歸身白芍藥各一兩半木香七錢甘草炙五錢. 上為細末, 煉蜜為丸, 每兩勻作十丸, 量其大小而服, 用白滾湯化下. 是方以白芍藥和血補脾胃, 當歸養血脈, 為君. 蘆薈去疳清熱, 胡黃連療骨蒸勞熱, 為臣. 龍膽草治諸目疾, 蕪荑殺疳蟲, 逐五內痛氣, 川芎提清氣上升, 為佐. 木香調氣, 甘草和諸藥, 為使. 消疳散, 治疳積, 眼生翳膜遮睛. 使君子用白者去油雷丸去皮用白者紅者殺人勿用以米泔水浸蒼朮少許將雷丸同蒼朮用火之用雷丸去蒼朮炒乾各等分. 研為細末每一歲用一分, 男用雌, 女用雄雞肝, 勿犯鐵器, 淨去筋膜血水, 燉半熟, 蘸藥食, 重不過三四服見效. 若翳濃, 加木賊燒灰, 雄黃珍珠各一錢, 另硏極細, 入前藥服. 天麻丸, 治肝疳風疳眼. 青黛天麻夜明砂微炒五靈脂川芎蘆薈川黃連炒各三錢龍膽草蟬蛻去頭足防風各一錢半乾蟾頭炙焦三錢全蠍二枚焙拌麝香少許. 上為細末, 豬膽汁浸糕成丸, 如麻子大, 每服十丸, 薄荷湯送下, 或化下亦可.

實鑒灸雀目疳眼法.

《張氏醫通》

○ 小兒疳眼証, 皆由過食傷脾腹脹, 午後發熱, 至夜方退, 日久發稀作瀉, 瀉甚則渴. 食積發熱既久, 則肝膽受傷, 白仁紅色, 漸生翳膜, 遮滿黑珠, 突起如黑豆如香菇之狀. 決明雞肝散, 或羊肝蘸夜明砂食. 或綠礬一兩, 饅頭去餡裹煨, 外黑盡, 內通紅, 取出用密陀僧, 夜明砂等分為末, 煮棗肉搗丸黍米大, 每服二三十丸, 量兒大小, 空心米湯下, 切宜忌口. 膜用人乳頻點自去. 若至聲啞口乾, 腳手俱腫, 十難救一.

《醫宗金鑒》《眼科心法要訣》

○ 小兒疳眼歌. 小兒疳眼肝脾病, 腫疼澀淚翳遮瞳, 咬甲揉鼻合面臥, 肥兒神麥黃連同. 四味肥兒丸方, 神麴炒麥芽炒蕪荑黃連炒各等分. 上為細末, 令勻, 水糊為丸, 桐子大, 每服一錢, 空心白湯送下. 註, 小兒疳眼者, 初因飲食傷脾, 久則肝熱上衝, 腫痛難開, 隱澀淚多, 漸生白膜, 雲翳遮睛. 外則撐眉咬甲揉鼻, 喜合面而臥, 不喜抬頭. 宜用四味肥兒丸, 久服即效.

11) 小兒 痘疹入眼

《諸病源候論》

○ 三十三目皰瘡候. 目, 肝之候也. 五臟六腑之精華, 上榮受於目, 腑臟有熱, 氣乘受於肝, 沖發於目, 熱氣結聚, 故睛上生皰瘡也.

《秘傳眼科龍木論》

○ 六十九. 小兒斑瘡入眼外障. 此眼初患之時, 不論大小, 須患斑瘡一度. 瘡子患時, 覺入眼中, 實時將息慎忌. 若不忌口將息, 即便疼痛淚出, 赤澀, 怕日難開, 腫硬, 翳如銀色. 此乃熱氣在肝, 上衝入眼, 肝膈壅毒, 因成障翳. 宜用秦皮湯洗之, 後服涼肝丸. 不宜鑱洗出血, 點藥挑撥, 恐損眼. 得疼痛定, 即點退翳藥. 詩曰, 夫爲人子一生身, 須患斑瘡不可論, 熱氣透肝衝上瞼, 難開腫硬更羞明, 眼疼翳出如白銀, 不要強將兩手親, 卻恐叫啼傷破後, 順時保護要殷勤, 秦皮煎水頻頻洗, 服藥應教微有旬, 病者若能根據此訣, 遺君終老眼分明. 秦皮湯, 秦皮二兩秦艽細辛防風各一兩甘草五錢. 上為末, 以水一盞, 散一錢, 煎至三五沸, 熱淋洗眼立效. 涼肝丸, 防風二兩黃芩茺蔚子玄參大黃知母各一兩人蔘茯苓各一兩五錢. 上為末, 煉蜜為丸如桐子大, 空心茶下十丸.

《銀海精微》

○ 小兒疹痘. 小兒疹痘者, 名爲百歲瘡也, 不論大小俱患一度. 疹痘入眼, 疹有兩分, 痘瘡初上皮膚之際, 眼閉不開, 眼上即有痘瘡, 點在黑睛上易治, 急取益母草煎湯熏洗, 日三度, 更以陰一陽五丹調鱔魚血點, 忌口及夜啼, 乳母亦忌口, 須疹痘痊可, 其眼漸開, 眼中之痘, 亦隨而痊矣. 又有一症, 痘疹之後瘡痂落盡, 肌體肥壯, 眼中忽然紅澀, 此乃餘毒鬱結於肝而發出, 此症十分利害. 失治多能害目, 只用車前草擂水頻與飲下, 洗卻肝經之熱毒, 洗以益母草, 點以鱔魚血調藥. 經曰, 疹痘之後, 毒瓦斯鬱結於肝而氣不能泄, 攻發於眼, 傷於瞳仁者, 素無治法也. 問曰, 小兒此症入眼者何也. 答曰, 小兒痘瘡之發, 五臟皆熱毒之氣壅塞停留, 熱氣在肝膈充入眼, 使疼痛淚出, 怕日羞明難開, 遂生瘡於眼內, 久發變爲白膜. 初覺瘡入眼中赤澀之時, 急將藥泄其毒, 外以退翳之藥, 若不能爲, 終身之患也. 先將秦皮湯洗目眼, 紅花退翳散服之效. 秦皮湯, 洗眼. 秦皮秦芃防風細辛各兩甘草一錢. 上將水二盞, 煎至一半, 熱洗. 紅花散, 紅花連翹當歸生地黃紫草大黃甘草赤芍藥. 上燈心竹葉, 水煎服. 退翳散, 即豬肝散, 眞蛤粉穀精草夜明砂. 上爲細末, 用豬肝二兩切開, 摻藥於內, 以麻扎定煮, 水冷, 將肝同藥細嚼, 煮肝本汁咽, 諸般毒物莫吃.

○ 痘疹入眼, 問曰, 小兒疹痘入眼者何也. 答曰, 小兒於母胎中受其毒, 必發疹痘, 出之時五臟俱有熱相攻, 或肝臟受熱甚, 必有痘生於目內, 宜服. 涼肝散, 草決明天花粉甘草赤芍藥綠豆皮穀精草. 上爲末, 每服六錢, 蜜水調下. 問曰, 小兒痘疹傷眼者何也. 答曰, 五內虛熱上攻也. 治法, 經云, 切不可泄餘毒, 宜用微涼劑和解. 此症初起, 睛上紅紫澀痛, 可用通神散, 或車前草擂蜜水, 頻頻與吃, 洗去肝中火邪. 若至喪明, 睛中有翳, 或凹入者, 經云, 疹痘之後, 毒瓦斯鬱結於肝, 傷於瞳, 素無, 通神散, 治小兒疹痘, 用此能解毒. 白菊花綠豆皮穀精草石決明煅過. 上各等分爲末, 每服二錢, 乾柿一個, 米汁水一盞同煎, 候水乾, 不拘時服, 能服湯藥, 只將本方煎服亦可. 救苦觀音散, 桔梗當歸連翹藁本細辛蒼朮龍膽草羌活黃連知母黃芩黃柏川芎柴胡防風升麻生地黃紅花. 上各等分, 煉蜜爲丸, 能吞者每四五十丸服, 小者量服之. 通神散, 菊花穀精草密蒙花綠豆皮蒼朮石決明甘草黃芩蟬蛻木賊. 上各等分, 水煎, 食後溫服.

《世醫得效方》

○ 小兒斑瘡入眼六十九, 眼胞患斑瘡, 熱氣沖透睛中, 疼痛淚出, 翳如銀片, 腫澀難開, 宜服柴胡散, 柴胡黃芩芍藥各半兩甘草一分. 上銼散, 每服三錢, 水一盞煎, 大人小兒加減服. 兼以藥墜洗之, 餘方見後.

《鄕藥集成方》

○ 斑豆瘡入眼. 《聖惠方》論曰, 夫斑瘡入眼者, 由因患傷寒時行熱病, 毒氣蒸眼. 其眼澀痛, 或有片片黃赤, 如玳瑁色, 上似粟顆瘡生是也. 不可便點藥, 入眼則使眼爛, 其眼當枯也. 又豆子瘡入眼者, 眼中有皰疼痛, 眼腫不開. 亦忌點藥, 候瘡子出, 眼卽漸差. 唯宜利脾肺, 解熱毒, 平和涼藥, 稍稍服之. 亦可於眼瞼上下, 帖焫藥以散毒氣脫. 或不明斯理, 點諸眼藥, 則睛皰破膿血俱出, 便令霎所江反, 兩兒令作, 雙同損. 候瘡子退, 後點藥, 無妨也. 《得效方》治瘡疹入眼, 及昏暗翳, 尤佳. 兔子靨焙爲末, 每服用好茶淸, 調下卽安, 須待瘡疹安, 後服此. 《衛生十全方》治初覺斑瘡入眼, 燕窠內泥去草細末, 以新汲水, 調勻捻成長餅子. 先以淨紗片隔眼了, 却以餅頓眼上睡, 如此數日愈. 但病久者, 不用此法.

《證治準繩·幼科》

○ 痘毒入眼, 而虛弱者不宜涼劑, 俟靨後治之, 雖有目翳, 切不可用點藥, 只宜活血解毒, 俟五臟和平, 翳當自去, 若誤用點藥, 則非徒無益, 而反害之. 丹, 如痘傷眼, 必用山梔赤芍決明歸須連翹防風桔梗升麻, 小劑末之調服, 如眼無光, 過百日後血氣複完, 則自明矣. 張炳, 治疹後毒瓦斯攻服, 或生翳膜赤黑之類. 宜用四物湯加荊芥防風煎服, 兼用黑豆皮穀精草海蛤甘草等分, 爲末, 用熟豬肝切片蘸服, 神妙. 一方, 治痘毒目翳, 用江西蛤粉黑豆皮甘草密蒙花等分, 爲末調服. 丹, 痘後生翳, 數服效. 用葳靈仙仙靈脾等分, 洗淨, 不見火與日, 爲細末, 每服隨時, 宜第三次米下. 錢氏, 黃柏膏 痘初出塗面, 護眼方見證治大法. 調肝散治瘡疹太盛, 服之不入眼方見痘密. 羊肝散卽下密蒙散, 方見活人法. 蟬蛻散 治斑瘡入眼, 半年已裡者, 一月取效. 豬羊蹄甲二兩, 入罐子內, 鹽泥固封, 燒存性 蟬蛻去土, 取末, 一兩 上二味, 硏入羚羊角細末二分, 拌勻, 每服一字, 百日外兒一二分, 三歲三四分, 漿水或新水調下, 日三四夜一二, 食後. 一年以上者不治. 治瘡疹入眼. 馬屁勃 蛇皮各半兩 皂莢十四粒 上, 入小罐子內, 鹽泥封固, 燒存性, 硏細. 溫酒調下三錢, 食後. 治瘡疹入眼或翳. 栝蔞根半兩 蛇皮二錢 上, 爲細末. 用羊肝一個批開, 入藥末二錢, 麻線纏定, 米泔煮熟, 頻與食之. 兒未能食肝, 乳母多食之. 又方 用蟬蛻末, 以水煮羊肝湯調服二三錢. 《海藏》地黃散 治小兒心肝壅熱, 目赤腫痛, 生赤翳, 或白膜遮睛, 四邊散漫者尤易治. 若暴遮黑睛者, 多致失明, 宜速用此方. 亦治瘡疹入眼. 熟地黃 當歸各一分 黃連 大黃煨 防風 羌活 生犀末 蟬蛻去土 木賊 谷精草 白蒺藜 沙菀蒺藜各一錢 生地黃 木通 甘草各一錢半 玄參五分 上爲細末. 每服一字, 或五分, 量兒大小加減, 煎羊肝湯, 食後調下, 日三夜一. 忌口將息, 大人亦治. 東垣云, 治痘瘡風熱,毒翳膜暈遮睛. 以瀉靑丸治之, 大效. 初覺易治. 云岐用竹葉湯和沙糖水, 化下瀉靑丸二丸, 漸至微利, 神效. 入眼. 用決明撥雲密蒙花通聖蛤粉散之類, 然無出此書. 《海藏》云, 莫若病時隨經而取, 不使毒瓦斯轉入眼中爲尤妙, 然眼有五輪, 亦當求責, 此言爲失治者說也. 決明散, 治瘡痘疹入眼. 《海藏》云, 此少陽太陰之劑. 決明子栝蔞仁各半兩赤芍藥甘草炙各一分. 上爲細末, 入麝香少許, 令勻, 每服二錢, 生米泔調下, 臨臥服. 撥雲散, 治瘡痘入眼, 及生翳. 用桑螵蛸眞一兩炙令焦細硏, 搗爲末, 入麝香少許, 每服二錢, 米泔調下. 密蒙花散, 治小兒痘瘡入眼, 及無辜疳氣入眼. 密蒙花三兩靑葙子決明子車前子各一兩. 上末, 拌勻, 用羊肝一大片薄批糝上, 濕紙裹, 煨熟, 量多少, 空心服之. 錢氏《海藏》云, 卽羊肝散, 通聖散, 治疹痘瘡入眼, 及生翳. 白菊花如無甘菊代之然不如白菊好綠豆皮穀精草去根一兩. 上爲細末, 每服一大錢, 柿干一個, 米泔水一盞, 同煎, 候米泔盡, 只將柿干去核食之, 不拘時, 日三枚. 日近者五七日, 遠者半月, 取效. 蛤粉散, 治小兒, 瘡子入眼. 穀精草蛤粉各等分. 上爲細末, 每一錢匕, 猪肝一兩許批開, 摻藥卷了, 用竹箆裹, 麻線縛定, 水一碗, 煮令熟, 入收口瓷瓶熏眼, 候溫取食之. 日作, 不過十日退.

《證治准繩》

○ 痘疹餘毒證, 痘疹爲毒最重, 爲自稟受以來, 蘊積惡毒深久之故, 古稱曰百歲瘡. 謂人生百歲之中, 必不能免. 一發則諸經百脈淸純太和之氣, 皆爲其擾亂一番, 正氣大虛, 而邪得以乘之, 各因所犯而爲疾. 況目又淸純之最者, 通於肝膽, 肝膽爲淸淨之腑, 邪正不並立, 今受濁邪熏灼, 則目有失發生長養之源, 而病亦易侵, 皆由人不能救而且害之之故也. 或於病中食物太過, 懷臟太暖, 誤投熱藥, 多食甘酸而致病者. 或於病後因虛未複, 恣食辛辣燥膩, 竭視勞瞻, 好烘多哭, 沖冒風沙煙瘴而致病者. 有爲昏蒙流淚之內證者, 有爲赤爛星障之外證者, 有餘邪蘊積爲凝脂黃膜花翳蟹睛等證之重而目攛凸者, 有餘邪偶流爲赤絲羞明微星薄翳等證之輕而病自消者. 輕重淺深, 亦各隨人之犯受所患不一, 當驗其證而審其經以治之, 不可執一, 反有激變之禍. 蓋痘疹之後, 人同再造, 比之常人不同, 若有所誤, 貽害終身, 行斯道者, 宜加謹焉. 大抵治之早則易退而無變, 遲則雖無變, 恐血氣凝定, 卽易治之證亦退遲矣. 今人但見痘後目疾, 便謂不治, 不知但瞳神不損者, 縱久遠亦有可治之理. 惟久而血定精凝, 障翳沉滑澁損者, 則不治耳. 倪仲賢云, 疹餘毒所害者, 與風熱不製之病, 稍同而異, 總以羚羊角散主之. 便不硬者, 減硝黃. 未滿二十一日而病作者, 消毒化斑湯主之.《海藏》云, 東垣先生治後風熱毒, 翳膜氣暈遮睛, 以瀉靑丸子瀉之大效, 初覺易治. 餘詳見痘疹門. 羚羊角散, 治小兒斑疹後餘毒不解, 上攻眼目, 生翳羞明, 眵淚俱多, 紅赤腫閉. 羚羊角鎊黃芩黃耆甘草決明車前子升麻防風大黃芒硝各等分. 作一服, 水一盞, 煎半盞, 去滓, 稍熱服. 上方以羚羊角主明目爲君. 升麻補足太陰以實內, 逐其毒也. 黃耆補手太陰以實外, 御其邪也, 爲臣. 防風升淸陽, 車前子瀉濁陰爲佐. 草決明療赤痛淚出, 黃芩大黃芒硝用以攻其鋼熱爲使. 然大黃芒硝乃大苦寒之藥, 智者當量其虛實以爲加減. 未滿二十一日而目疾作者, 消毒化斑湯主之. 消毒化斑湯, 治小兒斑疹未滿二十一日而目疾作者, 餘治同上. 羌活升麻防風麻黃各五分黃連當歸酒黃柏連翹各三分藁本酒黃芩生地黃蒼朮泔浸炒川芎柴胡各二分細辛白朮生芩陳皮生甘草蘇木葛根各一分吳茱萸紅花各半分. 作一服, 水二盞, 煎至一盞, 去滓, 稍熱服. 上方功非獨能於目, 蓋專於斑者而置也. 今以治斑之劑治目者, 以其毒尙熾盛, 又旁害於目也. 夫斑疹之發, 初則膀胱壬水克小腸丙火, 羌活 藁本乃治足太陽之藥. 次則腎經癸水又克心火, 細辛主少陰之藥, 故爲君. 終則二火熾盛, 反製寒水, 故用黃芩黃連黃柏以療二火, 酒製者, 反治也. 生地黃益寒水, 故爲臣. 麻黃防風川芎升發陽氣, 祛諸風邪, 葛根柴胡解利邪毒, 升麻散諸鬱結, 白朮蒼朮除濕和胃, 生甘草大退諸熱, 故爲佐. 氣不得上下, 吳茱萸陳皮通之. 血不得流行, 蘇木紅花順之. 當歸愈惡瘡. 連翹除客熱, 故爲使. 此方君臣佐使, 逆從反正, 用藥治法具備, 通造化, 明藥性者, 能知也. 如未見斑疹之前, 小兒耳尖冷, 呵欠, 睡中驚, 嚏噴眼澁, 知其必出斑者, 急以此藥投之, 甚者則稀, 稀者立已, 已後無二出之患. 決明散, 治小兒痘疹入眼. 決明子赤芍藥炙甘草各二錢五分天花粉五錢. 上爲末, 麝香少許和劑, 三歲半錢, 米泔調, 食後服. 密蒙散, 治小兒痘疹, 並諸毒入眼. 密蒙花二錢半靑葙子決明子車前子各五分. 上爲末, 羊肝一片, 切開作三片, 摻藥, 合作一片, 濕紙裹, 于灰火中煨熟, 空心食之. 蛇皮散, 治小兒痘瘡, 入眼成翳. 蛇皮炙黃天花粉各等分. 上爲末, 三歲一錢, 摻入羊肝內, 米泔水煮食之. 又方, 蟬蛻爲末, 羊肝湯調下. 蟬蛻散, 治小兒痘瘡入眼, 半年已裡者, 一月取效. 猪懸蹄甲二兩燒存性爲末蟬蛻一兩爲末羯羊肝焙乾末二錢半. 上藥, 三歲一錢, 猪肝湯調下, 食後, 一日四服, 一年外難治. 浮萍散, 治豌豆瘡入眼疼痛, 恐傷目. 上以浮萍草, 陰乾爲末, 三歲一錢, 羊肝一片, 盞內杖子刺碎, 入沸湯半盞絞汁調下, 食後, 三兩服立效. 退翳散, 治目內翳障,或瘡疹後餘毒不散. 眞蛤粉另研穀精草生研爲末各一兩. 上研勻, 每服二錢, 用豬肝三指大一片, 批開摻藥在上, 卷定, 再用麻線扎之, 濃米泔一碗, 煮肝熟爲度, 取出放冷, 食後臨睡細嚼, 卻用元煮米泔送下. 忌一切毒物. 如齋素, 只用白柿同煎前藥令乾, 去藥食白柿. 孫盈仲云, 凡痘瘡不可食雞鴨子, 必生翳膜. 錢季華之女, 年數歲, 瘡疹後兩眼皆生翳, 只服此藥, 各退白膜三重, 瞳子方了然也.

《審視瑤函》

○ 痘疹. 痘疹害眼, 多因胎毒, 或前或後, 積熱蘊深, 或餘毒攻侵, 自臟達外, 致成星翳膜朦. 宜分虛實, 但以活血解毒而已. 活血不致於熱, 解毒不致於涼, 俟靨後治之. 雖有目翳, 切不可用點藥, 只宜活血解毒, 俟五臟平和, 翳當自去. 若誤點藥, 則非徒無益, 而反害之. 即用丸散, 須小劑調服, 如眼無光, 過百日後血氣完複, 則自自明矣.《海藏》云, 東垣先生治痲後風熱毒, 翳膜氣障遮睛, 以瀉青丸治之, 大效. 初覺易治,《保命集》云, 非痲後翳膜, 亦能治之, 瀉青丸減大黃一半用之.

○ 濁害清和, 重輕非一, 有病於前, 有病於末, 有久閉而不開, 有腫痛而赤爛, 有積熱而內症昏蒙, 或乘虛而衝風淚濕, 有陰邪結星而爲翳, 有陽邪爍膏而成疾, 當因症而詳論, 毋偏泥而拘執. 此症專指痘疹以致目疾之謂. 夫痘疹為毒最重, 自稟受以來, 蘊積惡毒深久之故. 若痘疹發, 則諸經百脈清純太和之氣. 皆被攪擾, 正氣大虛, 則邪乘虛而入, 各因其犯而為病. 目竅於肝膽, 肝膽乃清淨之府, 邪正理不並立. 今受濁邪熏灼, 失發生長養之源, 故病亦易侵. 皆由乎人不能救, 而且害之之故也. 或於病中食物發之太過, 懷藏大暖, 誤投熱藥, 多食甘酸而致病者. 或於病後之虛弱未複, 恣食辛辣燥膩, 竭視勞瞻, 炙衣烘火, 沖冒風沙煙障而致病者. 有為昏蒙流淚, 成內障者. 有為赤爛星障, 成外症者. 有餘邪蘊積蒸燥, 肝膽熱鬱之極, 清氣受傷, 延及瞳神, 而成凝脂黃膜花翳蟹睛等症之重而目撅凸者. 有餘邪流為赤絲羞明微星薄翳等症之輕而病自消者. 輕重深淺, 各隨人之所受, 所患亦不一. 業斯道者, 宜致思明辨, 以免不用刃而殺人. 取罪冥冥, 禍延子孫之報, 當細驗其症, 審其經而投治之, 不可執泥概治, 恐有激變之禍. 蓋痘疹之後, 正氣虛而血脈傷, 邪得易乘, 非常人可比. 大凡痘症目疾, 惟瞳神未損, 亦有可治之理. 但宜早治, 則易退而無變亂之患, 遲則氣血凝定, 雖無變亂, 其退亦甚遲矣. 宜服, 穀精草湯, 穀精草六分白芍荊芥穗玄參牛蒡子連翹草決明菊花龍膽草各五分桔梗三分. 上銼劑, 白水二鐘, 燈心十段, 煎至六分, 去滓, 不拘時服.

退翳散, 治內外翳障, 或瘡疹後餘毒不散. 真蛤粉另研穀精草生研為末各一兩. 上研勻, 每服二錢, 用豬肝三指大一片, 批開, 摻藥在上卷定, 再用麻線扎之, 濃米泔水一碗, 煮肝熟為度, 取出放冷, 食後臨睡細嚼, 卻用原汁送下, 忌一切毒物. 如齋素用白柿同煎, 令乾, 去藥食柿. 孫盈重云, 凡痘瘡不可食雞鴨子, 必生翳膜. 錢季華之女年數歲, 痘瘡後兩目皆生翳. 只服此藥, 各退白膜三重, 瞳子方了然也. 望月丸, 治痘入眼, 致生翳膜. 望月砂四兩焙乾石決明醋煅防風白芍穀精草草決明木賊各一兩當歸五錢. 上共為細末, 煉蜜為丸, 小兒量其大小, 或用一錢, 或五分一丸, 荊芥湯化下. 疏風湯, 治痘後患眼, 其珠不紅, 眼皮弦生一小顆, 數日有膿, 俗謂狗翳, 發後又發, 甚至眼毛上發一白泡, 服此. 荊芥穗蟬蛻桔梗歸尾甘草梢各五分防風白芷各四分石膏一錢二分白芍藥七分茯苓連翹蒼朮泔水製各六分. 共為劑, 蔥白一段, 大米一撮, 白水二鐘, 煎至七分, 去滓, 食後熱服. 通竅散, 治痘後眼生星翳. 辰砂三錢珍珠琥珀各二錢麝香一錢瑪瑙一錢五分冰片五分. 上研如細粉, 若翳在右目, 吹左耳, 翳在左目, 吹右耳. 若兩目有翳, 即吹兩耳, 蓋以吹耳能通心肺二竅之故也. 胎兔丸, 治小兒痘後餘毒, 攻致一目或兩目, 黑珠凸出, 翳膜瞞睛, 紅赤腫痛, 眵淚交作, 服此獲效. 胎兔去毛洗淨用陰陽瓦焙乾為末每用一兩二錢蔓荊子去膜曬乾為末菊花去梗曬乾為末各加一兩. 上末共為一處, 煉真川蜜為丸, 量孩童大小, 不拘錢分, 俱白滾湯化下. 愚按兔《禮記》謂之明視, 言其目不瞬而了然也. 且得金氣之全, 性寒而解胎中熱毒, 能瀉肝熱. 蓋肝開竅於目, 熱甚則昏蒙生翳, 熱極則珠脹突出. 今痘後生翳, 睛珠凸出者, 皆胎毒盛極之所致也. 方用胎兔為君者, 取二獸之精血所成, 可以解胎毒也. 草木之性, 難以取效, 故借血氣之屬耳. 臣以蔓荊微寒, 取其能涼諸經之血. 且能搜治肝風, 及太陽頭疼, 目痛目赤淚出, 利九竅而明目, 性又輕浮, 上行而散. 更佐之以菊花者, 取菊得金水之精英, 補益金水二臟也. 夫補水可以製火, 益金可以平木, 木平則風自息, 火降則熱自除. 其藥雖簡, 用意最深, 是方於嬰兒也. 安有不愈者乎. 此方乃廣陵甘棠鎮王海明子, 痘後睛突出, 偶一客見之. 告曰, 此目有一藥可治, 但不知能得否, 詢之, 乃胎兔也. 其父遍覓得之, 按方炮製, 藥盡而目收. 余推幼幼之心, 故廣其傳.

○ 凡痘後近視略言小兒受胎毒, 感風寒而發痘疹. 痘發則正氣虛, 邪氣乘虛而入, 調理失宜, 則胎為害. 邪氣入於肝膽二經, 兼真元未複, 故發目疾. 蓋目竅於肝, 專仗腎水. 經云, 目得血而能視, 肝藏血. 邪熱餘毒,蒸灼肝經. 肝屬木, 木被火克, 而灼損膽汁. 又腎屬肝之母, 肝被火克而膽汁涸, 以致障生, 神光不清, 水不能滋其子也. 經云, 不能遠視者, 責其有火是也. 日漸深者, 嗜慾日開, 食物過辛, 眞元日不足耳. 治法宜先淸解肝經積熱之毒, 次補眞元, 水升而火自降, 火降而邪氣自除, 目自明矣. 淸解散, 早服. 穀精草一兩石決明八錢白菊花去蒂酒洗七錢綠豆殼六錢. 共爲細末, 每服二錢, 用大陳柿餠一個, 去蒂核, 米泔水鐘半, 煎半乾, 空心食柿餠, 原汁湯並服. 補元散, 晩服. 夜明砂淘淨一兩爲末眞蛤粉五錢爲末. 上共硏爲細末, 每服二錢, 用公猪肝一大片, 將肝披開, 糝藥在內, 米泔水煮熟, 任意食之, 以原汁湯嚥下, 每日早晩服, 過一七, 再服. 加味地黃丸, 懷生地竹刀切片酒洗焙乾四兩山萸肉酒洗焙山藥白茯苓各二兩澤瀉牡丹皮各兩半菊花去梗葉麥冬肉焙乾當歸焙各一兩五味子五錢. 上共爲細末, 煉蜜爲丸, 空心淡鹽湯化下, 量小兒大小爲丸. 如少年火旺, 加黃柏知母各五錢, 俱用鹽水製. 如目生翳, 服前藥不退, 可用點藥. 退雲散, 紅珊瑚珍珠辰砂硼砂各等分俱生用. 共硏極細無聲, 每日點二次. 接痘後餘毒, 則必見雲翳遮睛外障等症者多. 如兩目淸白, 外無翳障, 止艱於視者, 皆稟受天眞虛弱, 肝腎二經不足, 故神光淡白色, 瞳神或開大. 不必用點丹, 不必服退翳等藥. 但服固本之劑, 則精生氣, 氣生神, 非獨益於目, 更能綿延壽算. 固本丸, 熟地黃生地菟絲子各一兩當歸五味子枸杞各八錢麥門冬去心牛膝天門冬各七錢茯神地骨皮各五錢遠志四錢. 以上各味, 俱要法製, 秤足分兩, 共爲細末, 煉蜜爲丸, 如桐子大, 每服二三十丸, 空心淡鹽湯送下, 晩服. 茶酒任意送下, 可以久服. 按設前後之二論幷方, 謂眼珠淸白而無翳障, 不知瞳子旣有淡白色. 旣非外之障翳, 乃內之障氣也. 但氣腎二字, 要辨明白, 宜主孰治, 不可錯治, 庶不誤終身之患矣.
○ 附治小兒疹疳傷幷暴赤疼痛翳膜諸方. 症爲風熱挾痰而作也, 自裡而發於外, 當散, 切不可下. 疹屬熱與痰在肺, 淸肺火降痰, 或解散出汗, 亦有可下者. 癮疹都屬脾家, 以其隱隱然在皮膚之間也. 發則多癢, 此因餘毒不解, 上攻於眼目也, 宜服消毒化癍湯. 消毒化癍湯, 白芷黑梔仁炒各八分防風黃芩炒陳皮白芍藥各一錢羌活七分甘草三分犀角銼細末一錢. 前八味, 共爲一劑, 白水二鐘, 煎至七分, 去滓淨, 再煎滾, 先將犀角生末, 入在碗內, 後入滾藥於角末內, 攪勻溫服.

《醫宗金鑒》《眼科心法要訣》

○ 斑瘡入眼歌. 小兒斑瘡入眼中, 赤腫難開澁淚疼, 久生雲翳如銀色, 肝經餘熱上衝睛, 紅花散用草歸地, 赤芍軍翹紫草紅, 紅花散方, 甘草當歸尾生地黃赤芍藥大黃連翹紫草紅花各五分. 上爲粗末, 燈心草十莖, 竹葉十片爲引, 以水一盞半, 煎至五分, 食遠去渣溫服. 註, 小兒斑瘡之證, 因患痘時瘡生眼中, 赤腫難開, 澁淚羞明疼痛, 久則生翳如銀色, 此乃痘後. 肝經餘熱上攻睛瞳所致. 宜用紅花散, 淸熱散瘀, 其證自愈.

12) 小兒 瞼中生贅

《祕傳眼科龍木論》

○ 七十·小兒瞼中生贅外障 此眼初患之時, 皆脾胃壅熱上衝入眼瞼之中, 致令生肉. 初時小如麻米, 後三五年間長大, 摩隱瞳人, 赤澁淚出. 切宜鉤割散去瘀血, 後乃熨烙. 宜服搜胃散補肝丸, 點會靑膏立效. 詩曰, 小兒眼瞼贅雖稀, 醫者先來也要知, 初卽小如麻子大, 日深漸長豆珠垂, 必須割烙流瘀血, 斟量湯丸宜三思, 若逢高貴嬌兒女, 點藥還須得妙奇. 搜胃散, 大黃桔梗玄蔘防風車前子細辛硝黃芩各等分. 上爲末, 以水一盞, 散一錢, 煎至五分, 食後去渣溫服. 補肝丸, 芎藭藁本細辛五味子各一兩茺蔚子二兩羌活知母各一兩五錢. 上爲末, 煉蜜爲丸如桐子大, 空心茶下十丸. 曾靑膏, 曾靑一兩龍腦少許朱砂乳頭香琥珀珍珠各一分. 上爲末, 硏如麵相似, 調酥爲膏, 每至夜後點眼.

《世醫得效方》

○ 小兒瞼中生贅七十, 眼瞼中生贅子, 初生如麻子大, 日漸如豆, 懸垂瞼內. 乃脾經風熱所攻, 宜加減服前五退散.

《동의보감》

○ 小兒胎中生贅, 眼瞼中生贅子, 初生如麻子大, 日漸如豆, 懸垂瞼內. 此脾經風熱所攻, 宜服五退散加減. 得效. 五退散, 治內障. 蟬退蛇退蠶退烏鷄卵殼男子髮各等分. 右燒存性爲末, 猪肝煎湯調下一錢. 入門.

《醫宗金鑒》《眼科心法要訣》

○ 小兒生贅歌. 小兒生贅生瞼內, 初小漸大隱摩瞳, 赤澁淚多脾胃熱, 鉤割鐮洗去瘀紅, 淸胃散用車前子, 膏軍柴桔黑芩風. 淸胃散方, 車前子石膏大黃柴胡桔梗玄蔘黃芩防風各一錢. 上爲粗末, 以水二盞, 煎至一盞, 食後去渣溫服. 註, 小兒生贅之證, 生於眼胞之內, 初起如麻子, 久則漸長如豆, 隱摩瞳人, 赤澁淚出. 此乃脾胃熱上壅所致. 先用手法或鉤割或鐮洗, 散去外瘀. 後用淸胃散, 淸其內熱.

눈병 치료 한약재

《祕傳眼科龍木論》

○ 一·玉石部. 凡二十五種. 雄黃, 味苦甘平, 寒大溫有毒, 治目痛. 礬石, 味咸寒無毒, 主目痛. 一《外台祕要》, 治目翳及胬肉, 取礬石最白者, 內一黍米大於翳上及胬肉上, 卽令淚出, 綿拭之, 令惡汁出盡, 其疾日日減, 翳自消薄便瘥. 礜石須眞好者, 方可用.《肘後方》治目中風腫赤眼方, 白礬二錢, 熬和棗肉如彈丸大, 以摩上下, 食頃止, 日三度. 二姚合衆方, 治小兒目睛上白膜, 白礬一分, 以水四合, 熟銅器中煎取半合, 下少白礬調之, 以綿濾過, 每日三度, 點一芥子大. 芒硝, 味苦辛大寒, 孫眞人食忌. 治眼有翳, 取芒硝一大兩, 置銅器中急火上煉之, 放冷後, 以生絹細羅點眼角中, 每夜欲臥時, 一度點妙. 馬牙硝, 味甘大寒無毒, 點眼藥中多用, 甚去赤腫, 障翳, 澁淚痛.《經驗方》, 退翳明目白龍散, 取馬牙硝洗淨者, 用濃紙裏令按實, 安在懷內著肉處, 養一百二十日, 取出研如粉, 入少龍腦同研細, 不計年數深遠, 眼內生翳膜漸漸昏暗, 遠視不明. 但瞳人不破並醫得, 每點用藥末兩米許, 點目中. 滑石, 味甘寒大寒無毒. 石膽, 味酸辛寒有毒, 主明目目痛. 空青, 味甘酸寒大寒無毒, 主青盲明目, 益肝氣, 療目赤腫, 去膚翳止淚.《唐本》空青爲眼藥之要.《日華子》空青大者如雞子, 小者如相思子, 其青濃如荔枝殼, 內有漿酸甛, 能點多年青盲, 內障翳膜, 其殼又可摩翳也.《千金方》治眼眽眽不明, 以空青少許漬露一宿, 以水點之. 曾青, 味酸小寒無毒, 主目痛止淚, 療頭風腦中寒. 摩娑石, 主頭痛. 丹砂, 味甘微寒無毒, 主益氣明目. 鹽花, 味咸溫無毒, 陳藏器, 明目, 去皮膚風毒.《日華子》明目, 止風淚邪氣.《範汪方》主目中淚出不得開, 卽刺痛, 以鹽如大豆許, 內目中, 習習去鹽, 以冷水數洗目瘥.《藥性論》空心漱齒, 少許時吐水中洗眼, 可夜見小字. 食忌. 主瞇眼者, 以少鹽並豉置水中視之, 立出. 水銀, 味辛寒有毒. 朱砂, 陳藏器云, 水銀出於朱砂, 則知二物其味同也. 妊婦不可服. 石膏, 味辛甘微寒大寒無毒, 主中風.《日華子》云, 治頭風. 銀屑, 味辛平有毒, 明目. 膩粉, 卽輕粉也, 又名水銀粉, 味辛冷無毒. 磁石, 味辛咸無毒,《日華子》治眼昏. 珊瑚, 味甘平無毒, 去目中翳. 錢相公《篋中方》, 治七八歲小兒眼有麩翳未堅, 不可妄敷藥, 宜點珊瑚散, 細研如粉, 每日少點之, 三日愈. 瑪瑙, 味辛寒無毒, 主目赤爛. 硇砂, 味咸苦辛有毒, 妊婦不可服. 石蟹, 主青盲, 目淫膚翳, 細研水飛過, 入諸翳相佐, 用之點目良. 代赭石, 味苦甘寒無毒, 主賊風, 妊婦不可服. 古文錢, 治翳障明目, 療風赤眼, 鹽酒浸用. 戎鹽, 治眼赤, 爛風赤, 細研和水點目中. 井泉石, 很大黃梔花, 治眼瞼腫, 得石決明菊花, 療小兒眼疳生翳膜.

○ 二‧草部. 凡五十六種. 菖蒲, 味辛溫無毒, 明耳目.《藥性論》治頭風淚下, 一寸九節者良.《千金方》甲子日取菖蒲一寸九節者, 陰乾百日, 爲末, 服方寸匕, 日三服, 耳目聰明不忘. 菊花, 味苦平無毒, 主頭風眩腫痛, 目欲脫淚出.《日華子》云, 菊有兩種, 花大氣香莖紫者, 爲甘菊. 花小氣烈莖靑小者, 名野菊. 味苦甘者入藥, 苦者不任. 治四肢游風頭痛, 作枕用之, 可明目. 葉亦可明目也.《食療》甘菊平. 其葉正月採可作羹, 莖五月五日採, 花九月九日採. 並主頭風, 目眩淚出.《食醫心鏡》甘菊主頭風, 目眩淚出, 可切作羹煮粥, 生食亦得. 人參, 味甘溫, 微寒無毒, 主除邪氣, 明目, 通血脈. 天門冬, 味苦甘平, 大寒無毒, 主諸暴風濕, 保定肺氣. 甘草, 味甘平無毒, 通經脈, 利血氣, 解百藥毒. 朮, 味苦甘溫無毒, 主風眩頭痛, 目淚出.《聖惠方》治雀目不計時月, 用蒼朮二兩, 搗爲細末, 每服一錢, 不計時候. 以好羊子肝一個, 用竹刀子批開, 攤藥在內, 麻繩纏定, 以粟米泔一大盞, 煮熟爲度, 患人先熏眼, 藥氣絕卽吃之.《簡要濟衆》亦治小兒雀目.《經驗方》蒼朮不拘多少, 用米泔水浸三兩日, 逐日換水, 候滿日取出, 刮去黑皮, 切作片曝乾, 用慢火炒令黃色, 細搗末, 每一斤末, 用蒸過茯苓半斤, 煉蜜爲丸如桐子大, 空心臥時, 溫熟水下十五丸. 別用朮末六兩, 甘草末六兩, 拌勻, 作湯點之, 可壯顏色, 明耳目. 忌桃李鳥雀三日. 又治內外障眼, 蒼朮四兩, 米泔浸七日, 逐日換水, 後刮出黑皮, 細切入靑鹽一兩, 同炒黃色爲度, 去鹽不用, 木賊二兩, 以童子小便浸一宿, 水淘焙乾, 同搗爲末, 每日不計時候. 但飮食菜蔬內, 調下一錢七分, 甚妙. 菟絲子, 味辛甘無毒, 久服明目. 茺蔚子, 味辛甘, 微溫微寒無毒, 主明目, 療頭痛. 柴胡, 味辛平, 微寒無毒, 去腸胃中結氣, 久服輕身明目. 麥門冬, 味甘微寒無毒, 主目黃. 陳藏器, 和車前子乾地黃爲丸, 服之明目, 夜中見光. 羌活, 味苦甘平, 微溫無毒, 療諸賊風, 百節痛風. 又《日華子》治一切風旋, 眼目赤痛, 獨活卽羌活母類也. 車前子, 味甘咸, 寒無毒, 主養肺, 明目, 療赤痛.《藥性論》能去肝中風熱, 毒風衝眼, 目赤腫障翳, 腦痛淚出.《聖惠方》治久患內障眼, 車前子乾地黃麥門冬, 等分爲末, 蜜丸如桐子大, 服之屢有效. 木香, 味辛溫無毒. 薯蕷, 味甘溫平無毒, 主頭面游風, 頭風眼眩, 久服耳目聰明. 澤瀉, 味甘咸寒無毒, 主風. 扁鵲云, 多服病患眼. 遠志, 味苦溫無毒, 主耳目聰明, 去心下膈氣, 皮膚中熱, 面目黃. 草龍膽, 味苦, 寒大寒無毒, 益肝膽氣.《日華子》云, 明目. 細辛, 味辛溫無毒, 主頭痛腦動, 益肝膽, 通精氣, 久服明目. 陶隱居云, 最能除痰明目也. 巴戟天, 味辛甘, 微溫無毒, 增志益氣, 療頭面游風. 芎藭, 味辛溫無毒, 主中風入腦頭痛, 除腦中冷, 目淚出, 多涕.《御藥院方》眞宗賜高祖相國去痰淸目生犀丸, 川芎十兩, 緊小者, 粟米泔浸三日, 薄切片子, 日乾爲末, 作兩料入, 料入腦麝各一分, 生犀半兩, 重湯煮, 蜜杵爲丸小彈子大, 茶酒任嚼下一丸. 頭目昏眩, 加細辛一分. 口眼喎斜, 炮天南星一分. 黃連, 味苦, 寒微寒無毒, 主熱氣目痛, 傷淚出, 明目益膽. 又治目方, 用黃連多矣. 而羊肝丸尤奇異, 取黃連末一大兩, 白羊子肝一具去膜, 同於砂盆內研令極細, 眾手捻爲丸如桐子大, 每食以暖漿水吞二七枚, 連作五劑瘥. 但是諸眼目疾及障翳青盲, 皆主之. 禁食豬肉及冷水. 劉禹錫云, 有崔承元者, 因官治一死罪囚出活之, 囚後數年亦病死. 一日崔爲因內障所苦, 喪明逾年, 後因半夜嘆息獨坐時, 聞階除間之聲. 崔問爲誰, 日是昔所蒙活者囚, 今故報恩至此, 遂以此方見告, 訖而沒. 崔根據此合服, 不數月眼複明, 因傳此方於世, 又今醫家洗眼湯. 以當歸芍藥黃連等分, 銼細, 以雪水或甜水煮濃汁, 乘熱洗, 冷即再溫洗, 甚益眼目, 是風毒, 赤目花翳, 皆可用之. 其說日, 凡眼目之病, 皆血脈凝滯使然, 故以行血藥合黃連治之. 血得熱即行, 故乘熱洗之, 用者無不神效.《外台祕要》治目卒癢痛, 末黃連, 以乳汁浸點目中.《抱樸子》乳汁煎黃連, 治目中百病.《肘後方》治眼淚出不止, 濃煎黃連汁, 浸綿拭之. 蒺藜子, 味苦辛, 微溫寒無毒, 主風癢頭疼, 咳逆傷肺, 肺痿. 其葉主風癢, 可煮以浴, 久服明目. 古蒺藜子皆用刺者, 治風最良.《外台祕要》補肝散, 治三十年失明, 蒺藜子七月七日收, 陰乾, 搗散食, 白水服方寸匕. 黃芪, 味甘微溫無毒, 主安痛補虛.《日華子》治頭風熱毒, 赤目等, 藥中有益, 呼爲羊肉. 肉蓯蓉, 味甘酸咸, 微溫有毒, 主補中. 防風, 味甘辛無毒, 主頭眩痛, 惡風風邪, 目盲無所見.《日華子》治風赤眼止淚. 決明子, 味咸苦甘平, 微寒無毒, 主青盲目, 淫膚赤白膜, 眼赤痛淚出.《唐本》主明目, 故以決明名之, 俗方惟以療眼也.《日華子》治肝氣脅太陽穴, 治頭痛, 作枕勝黑豆, 治頭風明目.《食療》叶主明目, 利五髒, 食之甚良. 子主肝家熱毒瓦斯, 風眼赤淚, 每日服一匙, 去塵, 空心水吞之, 百日後夜見光物也.《外台祕要》治積年失明, 不識人, 決明子二升, 杵散, 食後以粥飲方寸匕.《千金方》治肝毒熱, 取決明子作菜食之. 五味子, 味酸溫無毒.《日華子》治風明目. 地膚子, 味苦寒無毒, 去皮膚中熱氣, 久服耳目聰明.《外台祕要》治目痛及瞇目, 忽中傷因有熱瞑者, 取地膚子白汁注目中. 乾姜, 味辛溫大熱無毒, 逐風邪.《唐本》久服令眼暗.《肘後方》治身體重, 小腹急熱, 必衝胸膈, 頭重不能舉, 眼中生翳, 乾姜四兩, 末溫和溫服, 覆取汗得解.《集驗方》治頭旋眼眩, 乾姜爲末, 熱酒調半錢, 立效. 當歸, 味辛辛溫, 寒無毒.《日華子》治一切風. 芍藥, 味苦酸平, 微寒有小毒, 通順血脈.《藥性論》能治肺邪氣.《日華子》治頭風痛, 明目, 目赤胬肉, 赤色者多補氣, 白者治血.《別本注》赤者利小便, 下氣, 白者止痛散血. 瞿麥, 味苦辛寒無毒, 明目去翳, 孕婦不可食.《日華子》云, 治眼目赤腫痛. 玄參, 味苦咸, 微寒無毒, 補腎氣, 令人目明. 秦艽, 味苦辛平, 微溫無毒, 療風, 無問久近. 知母, 味苦寒無毒, 療膈中惡及風汗, 多服令人瀉.《日華子》潤心肺補不足, 虛勞. 貝母, 味辛苦平, 微寒無毒, 主目眩項直.《藥性論》末之點眼, 去膚翳. 白芷, 味辛溫無毒, 主頭風侵目淚出, 頭眩目癢.《藥性論》除風邪, 明目止淚.《日華子》治目赤胬肉.《百一選方》都梁丸, 王定國因被風吹, 項背拘急, 頭目昏眩, 太陽並腦俱痛. 自山陽拿舟至泗州求醫, 楊吉老既診脈, 即與藥一彈丸便服. 王因款話, 經一時再作, 並進兩服, 病若失, 王甚喜, 問爲何藥. 答日, 公如道得其中一味即傳此方, 王思索良久, 自川芎防風之類, 凡擧數種皆非, 但一味白芷耳. 王益神之, 此藥初無名, 王日, 是藥處自都梁, 人可名都梁丸也. 大治諸風眩暈, 婦人產前後, 乍傷風邪, 頭目昏重, 及血風頭痛, 服之令人目明. 凡沐浴後, 服一二粒甚佳. 方用香白芷大塊, 擇白色新潔者, 先以棕刷刷去塵土, 用沸湯泡洗四五遍, 爲細末, 煉蜜丸如彈子大, 每服一丸, 多用荊芥點茶蠟, 細嚼下, 食後常服. 諸無所忌, 只乾嚼咽亦可. 黃芩, 味苦平, 大寒無毒, 療痰熱, 胃中熱. 前胡, 味苦, 微寒無毒, 主風氣頭痛, 推陳致新, 明目. 藁本, 味苦辛, 溫微寒無毒, 主除風頭痛. 天麻, 味辛平, 微溫無毒, 療風無問久近. 牡丹皮, 味辛苦, 溫微寒無毒, 療頭痛頭風, 蕭炳云, 白補赤利. 蘆薈, 味苦寒無毒, 主熱風, 腦間熱氣, 明目. 胡黃連, 味苦辛平無毒, 療風.《唐本》補肝膽, 明目. 附子, 味辛甘, 溫大熱有大毒, 主風寒. 張文仲方, 療眼暴赤腫, 磣痛不得開. 又淚出不止, 削附子黑皮, 末如蠱糞屎, 著眥中, 以定爲度, 孕婦不可服. 烏頭, 味辛甘, 溫大熱有大毒, 主中風, 目中痛, 不可久觀, 孕婦不可服之. 半夏, 味辛平, 微寒有毒, 主頭眩, 悅澤面目, 消胸膈痰熱, 墮胎. 大黃, 味苦, 寒大寒無毒, 主推陳致新, 和五髒, 除痰實, 腸間結熱. 葶藶, 味辛苦, 寒大寒無毒, 治面目浮腫, 中風. 桔梗, 味辛苦, 微溫有小毒, 補血氣, 除寒熱風痹.《日華子》云, 補虛養血. 旋複花, 味咸甘, 溫微冷利有小毒, 主目中眵䁾. 牛膝,《聖惠方》治眼卒生珠管, 牛膝並叶搗絞取汁, 日三四度點之. 白蒿,《深師方》取白艾蒿十束, 如升大, 煮取汁, 以曲及米一如釀酒法, 候熟稍稍飲之, 但是面目有瘡, 皆可飲之.《斗門方》治火眼, 用艾燒令煙起, 以碗蓋之, 候煙上碗成煤取下, 用溫水調化, 洗火眼即瘥,更入黃連甚妙. 秭蓂子, 崔元亮療眼熱痛淚不止, 以秭蓂子一物, 擣篩爲末, 欲臥時, 以銅箸點眼中, 當有熱淚及有惡物出, 並去䀹肉, 可三四十夜點之甚妙. 仙靈脾, 《經驗方》治瘡毒入眼, 以靈脾威靈仙, 等分爲末, 食後米湯下二錢匕, 小兒半錢. 夏枯草, 《簡要濟衆方》治脾虛, 目睛疼, 冷淚出不止, 筋脈痛, 及羞明怕日. 補肝散, 夏枯草半兩香附子一兩, 共爲末, 每服一錢, 臘茶調下, 無時候服.

○ 三·木部. 凡二十九種. 桂, 味甘辛, 大熱有小毒, 主利肝肺氣, 頭痛. 《日華子》治一切風, 明目. 松脂, 味苦甘溫無毒, 除胃中伏熱. 枸杞, 味苦寒, 根名地骨皮, 大寒, 子微寒無毒, 春夏採葉, 秋採莖實, 冬採根. 《藥性論》葉和羊肉作羹, 益人甚, 除風明目, 若渴可煮作飮, 代茶飮之, 主患眼風障, 赤膜昏痛, 取葉擣汁, 注眼中妙. 《千金方》治肝虛, 或當風眼淚, 枸杞最肥者二升, 擣破, 納絹袋中, 置罐中, 以酒一斗浸干, 密封勿洩氣, 三七日, 每旦飮之, 任性勿醉. 《肘後方》療目熱, 生膚, 赤白眼, 擣枸杞汁點眼立效. 《外台祕要》療眼暴赤, 天行腫癢痛, 地骨皮三斤, 水三斗, 煮取三升, 絞去渣, 更內鹽一兩, 炒取二升, 敷目, 或加乾姜二兩. 柏實, 味甘平無毒, 主益氣除風, 久服耳目聰明. 茯苓, 味甘平無毒, 主開胸腑, 調髒氣. 雷公云, 凡採得擣令細, 於水盆中絞令濁, 浮者去之, 是茯苓, 而若誤服之, 令人眼中瞳子, 並黑睛點小兼目盲, 記. 琥珀, 味甘平無毒. 《日華子》明目, 摩翳. 黃柏, 味苦寒無毒, 療目熱赤腫. 《日華子》洗肝, 明目止淚. 楮實, 味甘寒無毒, 主明目, 葉亦入方用. 《外台祕要》點眼翳, 取楮白皮暴乾, 合作一繩子如釵股, 火燒作灰, 待冷細研如麵, 每點於翳上, 日三五度漸消. 蔓荊, 味苦辛, 微寒平溫無毒, 主明目, 頭風痛, 目淚出. 《日華子》治赤眼. 蕤核, 味甘, 溫微寒無毒, 主明目, 赤腫痛淚出, 目腫皆爛. 《圖經》劉禹錫《傳信方》所注法最竒, 雲眼風淚癢, 或生瘡或赤眥, 一切皆主之. 宣州黃連擣篩末, 蕤仁去皮硏爲膏, 緣此性稍濕, 末不得故耳. 與黃連等分合和, 取無蟲乾棗二枚, 割頭少許留之, 去卻核, 以二物滿填於中, 卻取所割下棗頭, 根據前合定, 以小綿裹之, 惟薄綿爲佳, 以大茶碗量水半碗, 於銀器中, 文武火煎取一雞子, 以來, 以綿濾, 待冷點眼. 萬萬不失, 前後試驗數十人皆應, 今醫家亦多用得效, 故附之. 藿香, 微溫療風. 乳香, 微溫. 《日華子》味辛熱, 微毒, 去惡風. 桑葉, 主除寒熱. 《日華子》暖無毒, 除風痛, 春葉未開時, 可作煎服, 治一切風. 《經驗方》治青盲, 此一法當根據而用之, 視物如鷹鶻者有此效. 正月八, 二月八, 三月六, 四月四, 五月五, 六月六, 七月七, 八月二十, 九月十二二十七, 十月二十二, 月晦, 每遇上件神日, 用桑柴灰合以煎湯, 沃之於瓷器中, 澄令極清, 以藥稍熱洗之, 如覺冷. 即重湯煮令得所, 不住手洗, 遇上件日不得不洗, 緣此神日本法也. 梔子, 味苦, 寒大寒無毒, 療目熱赤痛, 胃中熱氣. 麒麟竭, 味甘咸平有毒, 小破積血. 《日華子》此藥性急, 亦不可多使. 龍腦, 味辛苦微寒, 一云溫平無毒, 主明目, 去目赤膚. 《海藥》謹按陶弘景云, 主內外障眼, 又有蒼龍腦, 用點眼則有傷, 切宜擇用. 枳殼, 味苦酸, 微寒無毒, 止風痛. 《日華子》除風明目, 及肺氣. 《食醫心鏡》用枳殼一兩, 杵末, 如茶法煎用, 明目. 秦皮, 味苦, 微寒大寒無毒, 去風除熱, 目中青翳白膜, 可作湯洗目. 《藥性論》主明目, 去肝中久熱, 兩目赤腫疼痛, 風不止淚, 秦皮一升, 水煎澄清, 冷洗赤眼極效. 《外台祕要》治赤眼及睛上瘡, 秦皮一兩, 清水一升, 於白碗內浸, 春夏一食時以上, 看碧色出, 即以箸頭纏綿, 仰臥, 點所患眼, 仍洗從大眥中滿眼著, 微痛不畏, 良久三五飯間, 即側臥, 瀝卻熱汁, 每日十度, 以上著不過兩日瘥. 又治眼因赤瘡後翳暈, 秦皮一兩, 切, 水一升五合, 煮取七合, 澄清漬目中. 沒藥, 味苦平無毒, 主目中翳暈痛, 膚赤. 五倍子, 味苦酸平無毒, 療肺髒風. 《博濟方》治風毒上攻眼目, 腫癢澀痛不可忍者, 或上下瞼皆赤爛, 浮翳瘀肉侵睛. 神效驅風散, 五倍子一兩, 蔓荊子一兩半, 同杵末, 每服二錢, 水二盞, 銅石器內煎及一盞, 澄滓熱淋洗, 留滓, 二服又根據前淋洗, 大能明目去澀癢. 密蒙花, 味甘平, 微寒無毒, 主青盲, 膚翳赤澀, 眵多淚, 消目中赤脈, 及疳氣攻眼. 訶梨勒, 味苦溫無毒. 《圖經》取其核, 入白蜜硏注目中, 治風赤澀痛神效. 石南, 味辛苦中有毒, 能逐諸風. 鉤藤, 微寒無毒. 突厥白, 味苦. 槐木, 《千金方》療肝赤眼, 取槐木枝如馬鞭大, 長二尺作一段, 齊頭, 麻油一匙, 置銅缽中, 且使童子一人以其木硏之, 至暝止, 令仰臥, 以塗向眼眥, 日三度瘥. 又方, 明目黑發, 取槐子於牛膽中漬陰乾, 百日食後吞槐子一枚, 十日身輕, 三十日白髮黑, 百日內通神. 《食醫心鏡》明目方, 嫩槐葉一斤, 蒸如造炙肝, 取葉硏末, 如茶法煎, 呷之. 牡荊木, 《肘後方》療目卒痛, 燒荊木出黃汁, 敷之. 雞舌香, 《抱樸子》用此香入黃連乳汁煎, 治目中病. 苦竹, 孫眞人食忌, 治目中赤眦痛痒如刺, 不得開, 肝實熱所致, 或生障翳, 苦竹瀝五合黃連二分, 綿裹入竹瀝內浸一宿, 以點目中數度, 令熱淚出. 凡葉竹皆可煎湯飮之, 蓋竹葉能生膽上膏.

○ 四·人部. 凡二種. 乳汁, 味甘平無毒. 《唐別錄》首生男乳, 療目赤腫痛多淚, 又取和雀屎去赤䀹肉. 《肘後方》療目熱生膚赤白膜, 取屎細直者, 以人乳和敷自消爛盡. 陳藏器, 眼睛和乳汁研滴目瞳子, 能見雲外物. 又主目病, 以象睛和乳汁滴目中, 懷孕婦人爪甲, 取研細末, 置目中去障翳.

○五·獸部. 凡十四種. 麝香, 味辛溫無毒, 療風毒, 去目中膚翳. 雷公, 凡使麝香, 並用子日開之, 不用苦, 細研篩用, 孕婦不可服. 牛黃, 味苦平有小毒, 孕婦不可服. 熊脂, 味甘, 微寒溫無毒.《日華子》治風, 療頭旋. 酥, 酸微寒.《日華子》益心肺. 陳藏器, 堪用諸膏摩風腫. 牛膽, 味苦大寒, 益目睛.《藥性論》臘月牝牛膽, 盛黑豆一百粒, 後百日開取, 食後夜間吞三七粒, 鎮肝明目, 黑豆盛汁, 不計多少. 牛肝, 主明目. 青羊膽, 主明目.《藥性論》青羊肝服之明目, 膽點眼, 主赤障白膜風淚.《食療》治肝風虛熱, 目赤暗痛, 熱病後失明者, 以青羊膽或子肝薄切, 水浸, 敷之極效, 生子肝吞之尤妙. 主目失明, 取殺羊肝一斤, 去脂膜薄切, 以未著水新瓦盆一口, 揩令淨, 鋪肝於盆中, 置於炭火上爆, 令脂汁盡, 候極乾, 取決明子半升, 蓼子一合, 炒令香爲末, 和肝搗之爲末, 以白蜜漿下方寸匕, 食後服之, 日三, 加至三七止, 不過三劑, 目極明, 一年服之妙, 夜見文本並諸物, 其羊即骨歷羊是也. 當患眼痛澀, 不能視物, 及看日光並燈火光不得者, 取熟羊頭眼睛中白珠子二枚, 於細石上和棗汁研之, 取如小麻子大, 安眼睛上仰臥, 日二夜二, 不過三四度瘥.《千金方》治目赤及翳, 羊眼睛暴乾爲末, 敷兩目, 又敷目眵眵, 青羊肝內銅器內煮, 以麵餠覆面上, 上鑽兩孔如人眼, 止以目向上熏之.《肘後方》治目暗, 熱病後失明, 以羊膽敷之, 旦暮時各一敷之.《梅師方》眼暗, 黃昏不見物者, 以青羊肝切, 淡醋食之, 煮亦佳. 羊角主青盲, 明目癢氣風頭痛. 羚羊角, 味咸苦, 寒微寒無毒, 主明目. 犀角, 味苦酸咸, 寒無毒, 療頭痛.《日華子》鎮肝明目. 虎睛,《日華子》鎭心. 兔肝, 主目暗. 孟詵, 肝主明目, 和決明子作丸服. 又主服丹石人上衝眼暗不見物, 可生食之, 一如服羊子肝法.《日華子》肝明目, 治頭旋眼痛. 豬肝, 方家多用之.《外台祕要》療目盲豬膽一枚, 微火上煎之, 可丸如黍米大, 內眼中食頃良, 又翳如重者, 取豬膽白皮曝乾, 合作小繩子如粗釵股大, 火燒作灰, 待冷, 便以灰點翳上, 不過三五度. 犬膽,《聖惠方》治眼癢急赤澀, 用犬膽汁注目中.《食療》上伏日採犬膽, 以酒調服, 明目, 去眼中濃水. 馬齒, 劉涓子, 主目有白翳息肉, 取齒一大握, 洗, 和樸硝少許, 杵, 以絹裹安眼上, 數易之.

○六·禽部. 凡二種. 白鵝膏斑鳩, 味甘平無毒, 主明目.

○七·蟲魚部. 凡十七種. 石蜜, 味甘平, 微溫無毒, 明目.《葛氏方》目生珠管, 以蜜塗目中, 仰臥半日, 乃可洗去, 生蜜佳. 蜜蠟, 味甘微溫無毒.《集驗方》治雀目如神, 黃蠟不以多少, 器內溶成汁, 取出, 入蛤粉相合得所, 成球, 每用以刀子切下二錢, 以豬肝二兩, 批開摻藥在內, 麻繩扎定, 水一碗, 同入銚子內煮熟, 取出乘熱熏眼, 至溫冷並肝食之, 日二, 以平安爲度. 牡蠣, 味咸平, 微寒無毒. 陶隱君, 左顧者雄, 故名牡蠣. 珍珠, 味寒無毒, 粉點目中, 主膚翳障膜. 石決明, 味咸平無毒, 主目障翳痛, 青盲.《日華子》涼明目, 殼磨翳障, 亦名九孔螺也.《圖經》, 殼大者如手, 小者如三兩指, 海人亦啖其肉, 亦取其殼漬水洗眼, 七孔者良, 十孔者不佳. 鯉魚膽, 味苦寒無毒, 主目熱赤痛, 青盲明目.《藥性論》目赤痛翳痛.《食療》膽主除目中赤及熱痛, 點之良. 蟬蛻, 味甘寒無毒.《御藥院》治頭風目眩, 爲末飲湯下. 白殭蠶, 味咸辛平無毒.《日華子》治一切風病. 青魚膽, 味甘平, 微寒無毒, 主目暗, 滴汁目中. 貝子, 味咸平有毒, 主明目, 一名貝齒.《千金方》點小兒黑花, 眼翳澀痛, 用貝齒一兩, 作燒灰研如粉, 入少龍腦點之妙. 又去目翳, 貝子十枚, 燒灰細篩, 取一大胡豆著翳上臥, 如炊一石米久, 乃減. 息肉者, 加珍珠與貝齒等分. 蛇蛻, 味咸甘无毒, 主明目. 蠍, 味甘辛有毒, 療諸風, 口眼喎斜. 烏賊魚,《經驗方》治疳眼, 取烏魚骨牡蠣, 等分爲末, 糊丸如皂角子大, 每服用豬肝一具, 藥一丸, 清米泔內煮肝熟爲度, 和肝食, 用煮肝泔水下三兩服. 蟎蟵,《千金方》治稻麥芒入眼, 取蟎蟵, 以新布覆目上, 持蟎蟵從布上摩之, 其芒著布上. 蜘蛛,《外台要要》治注目, 以蜘蛛網絲纏繞, 自落. 田中螺,《藥性論》治肝熱, 目赤腫痛, 取田中螺大者七枚, 淨洗, 新汲水養去穢泥, 重換水一升浸洗, 仍旋取於乾淨器中, 著少鹽花於口上, 承取自然汁, 用點目, 逐個如此, 用了卻放卻之.《百一方》治目痛累年, 或三四十年, 方取生海螺一枚, 螺口開, 以黃連末內螺口中, 令螺飲黃連汁, 綿注取汁著眥中. 白魚, 即衣魚是也.《外台祕要》治目翳, 白魚末, 著少許於翳上.

○八·果部. 凡一種. 杏仁,《廣利方》治眼築損瘀肉出, 杏仁七枚去皮細嚼吐於掌中, 及熱以綿裹箸頭, 將點瘀肉上, 不過四五度瘥.《左慈祕訣》杏不用多食, 令人目盲.《千金方》治頭面風瞤, 鼻塞眼暗, 冷淚, 杏仁三升爲末, 水煮四五沸, 洗頭令汁盡, 三度瘥.

○九·米穀部. 凡二種. 小麻油, 大寒無毒, 主風氣, 去頭浮風.《千金方》治物落眼中, 以清水研好墨點. 青粱米, 味甘寒無毒, 主益氣補腦, 久服耳目聰明.

○十·菜部. 凡七種. 蕪菁, 味苦溫無毒, 子主明目.

《唐本》北人又名蔓菁子, 主目暗.《千金方》常服明目, 洞視肝腸, 蕪菁子三升, 以苦酒三升煮令熟, 日乾篩末, 以井花水服方寸匕, 加至二三, 日三服. 瓜蒂, 味苦寒有毒.《日華子》治腦漏, 熱癰眼昏. 馬齒莧, 主目盲白翳, 子明目.《仙經》用之.《食醫心鏡》主青盲白翳, 除邪氣, 利大小腸, 去寒熱, 馬齒莧實大升, 搗爲末, 每一匙煮葱豉粥和攪食之, 煮粥及著米糝五味作羹亦得. 假蘇, 味辛溫無毒, 主寒熱.《唐本》注, 卽菜中荊芥是也, 陳者良, 主血勞, 風氣頭痛, 頭旋眼眩.《經驗方》產後中風, 眼反折, 四肢搐搦, 下藥可立待應效, 以如聖散, 荊芥穗爲末, 酒服二錢匕. 後方治一切風口眼偏斜, 青荊芥一斤, 青薄荷一斤, 一處砂盆內研, 生絹絞汁於瓷器內, 看濃薄煎成膏, 餘滓三分去一分, 漉滓不用, 將二分滓日乾爲末, 以膏和爲丸如梧桐子大, 每服二十丸, 早至暮可三服, 忌動風物. 葱實, 味辛溫無毒, 主明目.《食醫心鏡》理眼暗, 補不足, 葱實大半升, 爲末, 每度取一匙頭, 水二升, 煮取一升半, 濾取滓, 葺米煮粥食良, 久食之. 又搗葱實丸蜜如梧桐子大, 食後飲汁服一二十丸, 日二三服, 亦甚明目. 白蘘荷,《唐本》注, 治稻麥芒入眼中不出, 以汁注眼中卽出. 苦匏瓠,《千金方》治眼暗, 取七月七日, 苦苦瓠瓢白, 絞取汁一合, 以酢一升, 古文錢七文和漬, 微火煎之減半, 以沫內目眥中. 又去翳法, 以石胡荽內鼻中, 翳自落, 亦名鵝不食草.

《銀海精微》

○ 藥性論. 當歸, 味甘性溫, 入心肝二經. 尾能破血, 頭養血, 全用活血, 熱者不可用, 製用酒洗. 川芎, 味辛性溫, 入肝經. 上行頭角, 助陽氣止痛, 下行血海, 能養血, 如氣旺者不可用. 赤芍藥, 味苦辛性寒, 入肝經. 能散血行血, 去赤膚止痛. 白芍藥, 味苦酸性寒, 入肝經. 能補脾損肝氣, 能養肝血瀉肝火. 如肝虛火衰者不可用. 熟地黃, 味甘性溫, 入心經肝經. 補血, 如熱者不可用. 用酒蒸, 杵爛爲餠, 晒乾, 硏爲末作丸, 如不作丸勿就. 黃柏, 味苦寒, 入腎經. 補腎降相火, 如火衰不可用. 龍膽草, 味苦性涼, 入肝經. 益肝膽氣, 治目赤腫, 除胃家伏熱. 半夏, 除濕化痰和胃氣, 利胸膈, 治太陰頭痛, 製用薑汁炒. 羌活, 入膀胱經. 治頭痛, 去風邪, 降肝氣, 肝虛不用. 防風, 味甘辛性熱, 入膀胱經. 以體用通療諸風, 以氣味能瀉肺經. 黃連, 味苦寒, 入心經. 能瀉心火, 涼血去中焦熱, 濃腸胃. 大黃, 味苦寒, 入胃經. 有推牆倒壁之功, 能消腫去其皮膚之熱. 實者生用, 虛者酒蒸, 勿患虛腫者勿用. 生地黃, 入心經. 治血熱, 生新血, 散瘀血, 涼血, 血寒者勿用. 麻風, 入肺經. 去風寒, 退邪熱, 開九竅發表. 白芷, 味辛性熱, 入腸經. 去風止痛, 治足陽明頭痛, 去肺肝二經發熱. 細辛, 味辛性熱, 入心經, 能去風止淚, 頭痛, 益肝膽通竅, 去葉用. 山梔子, 味苦, 入肺經. 瀉肺火, 除五臟熱. 目熱赤腫宜用, 要炒. 木賊, 味甘, 入肺經. 去膜翳, 益肝膽, 明目去風, 通竅止淚. 蒼朮, 味辛微溫, 入胃經. 平胃氣去風邪, 去濕止淚, 發散. 用米泔水浸, 一日一換, 水浸炒乾用. 瞿麥, 味苦, 入小腸經. 去膀胱熱, 養腎氣, 明目利小便. 黃芪, 味甘性溫, 入脾經. 行氣固表虛, 血滯不行, 宜用蜜浸火灸, 硏爲末作丸, 如不作丸, 勿如此. 滑石, 入小腸經. 能降上炎之火, 通九竅利小便. 車前子, 味甘鹹性寒, 入小腸經. 清利小便, 去肝經風熱. 石決明, 入肝經. 去目障明目, 有沉墜之功. 肝虛者不用, 火煅極紅爲度. 青葙子, 性微寒, 入肝經. 瀉熱上沖, 去赤障, 肝虛不用, 製用酒洗. 草決明, 入肝經. 治肝熱, 熱痛淚出, 明目, 肝虛不用. 白蒺藜, 不入湯藥, 宜丸. 入肝經, 明目去風止癢. 炒, 杵去刺用. 牡丹皮, 味苦寒, 入腎經. 瀉陰火陽火, 能涼心血, 能行滯血, 止痛. 地骨皮, 味苦寒, 入腎經. 退熱除蒸, 瀉肺熱宜用. 桑白皮, 味甘, 入肺經, 除肺熱, 瀉肺氣, 肺寒不用. 麥門冬, 味甘寒, 入肺經. 治肺熱, 去肺腑火, 又淸心竅. 密蒙花, 味甘入肝經. 去目中赤脈眵淚, 能明目. 烏藥, 入肝經. 能順氣行氣去風. 胡黃連, 味苦寒, 入肝經. 退骨熱潮熱, 補肝膽明目, 能治小兒疳傷不下食, 霍亂熱痢疾, 小兒藥多用之. 蔓荊子, 味苦寒, 入三焦. 治頭疼, 眼睛痛, 能明目開鬱降火. 枸杞子, 味甘入腎經. 補腎明目, 去目中赤膜遮睛, 酒洗用. 何首烏, 味苦入心經. 去風寒, 治陽明頭疼. 蟬蛻, 入肝經. 去風解毒, 脫目翳, 止淚散寒邪. 白朮, 味苦溫, 入脾, 胃經. 能健脾胃, 生津液, 去胞瞼濕熱, 氣喘者勿用, 又能助氣. 香附子, 味苦辛. 能行氣助胃氣, 止淚去濕, 用之炒去毛杵淨. 夏枯草, 稟純陽之氣, 得陰氣則枯, 能止淚去風, 以陽補陰之理. 千裡光, 入心經. 去風解毒熱, 明目, 亦能行氣, 卽夜明砂, 水淘去屎留砂. 一種草藥名千裡光, 採其嫩葉, 淨洗搗汁, 熬成膏, 單用點眼, 退翳明目, 恐卽此也, 前注恐非. 遠志, 味苦氣溫, 入心經. 定心益志, 利竅安魂魄. 犀角, 入心經. 涼血解心熱, 淸頭目. 鐵碎用, 或水磨服. 羚羊角, 入肝經. 淸肺肝火, 淸心明目, 肝虛不用. 石膏, 入胃經. 泄胃火伏熱, 有鎮之功, 胃虛不用. 干葛, 味甘平, 入胃經. 解肌發表, 退熱, 升提胃氣. 藁本, 味辛, 入膀胱經. 去巓頭痛, 引藥上行. 使君子, 味甘, 入胃經. 殺疳蟲, 利小便. 薄荷, 味辛寒, 入肝經. 去賊風, 發表, 利關節, 止痛. 菊花, 味苦甘, 微寒, 入肝經. 明目, 淸頭風, 去目翳, 發表. 茺蔚子, 味甘辛, 入眼經. 除血熱, 明目去風. 甘草, 味甘, 生寒熟溫, 入脾經. 生用能瀉火解毒, 炙者能助胃和平. 桑螵蛸, 補腎去風, 通五淋, 利小便, 明目散翳. 槐花, 味苦寒, 入心經. 去心赤, 瀉血, 瀉大腸熱. 鬱金, 味苦寒, 入心經. 治血鬱於目, 能涼能破心下氣, 開鬱. 黑蔘, 味苦鹹, 入腎經. 補腎氣, 明目, 得黃芩瀉肝火, 除肝熱. 知母, 味苦寒, 入腎經. 補腎水, 瀉腎火, 三焦火. 桔梗, 味苦溫, 入肺經. 治肺熱, 爲諸藥之舟楫, 乃肺部之引經. 芒硝, 治積聚熱疾, 利大便不通. 漢防己, 味辛苦寒, 通行諸經, 去風寒有走達之功. 蒲黃, 味甘性平, 入心經. 能消瘀血, 破血, 消腫, 炒用. 連翹, 瀉心火, 解脾胃濕熱, 除心經客熱. 五味子, 味酸性溫, 入腎經肺經, 補腎滋肺益肝. 獨活, 味苦溫, 走諸經. 去外受賊風, 無分新舊. 楮實子, 味苦寒, 入肺經. 升陽上行, 能去風治頭痛. 肉蓯蓉, 味酸鹹, 性溫, 入腎經. 補腎生精, 用酒洗, 相火旺不用. 川椒, 味辛熱. 用之於上, 退六腑之沉寒. 用之於下, 去目中障盲, 去目炒去汗用. 人蔘, 味甘性溫無毒, 入肺經. 補氣不足, 安魂魄, 生精開心竅通血. 肺寒可用, 肺熱傷肺. 白茯苓, 味甘溫, 入肺經. 安魂定魄, 補心虛, 養神, 利小便. 旋複花, 味甘, 入肺經. 淸痰明目, 治頭風. 菟絲子, 味辛甘, 入腎經. 補腎明目, 能去目黑花. 酒洗蒸餠, 晒乾爲丸, 不做丸勿製. 澤瀉, 味甘寒, 入膀胱. 利水通淋, 補陰不足, 明目. 黑附子, 味辛大熱, 入三焦. 主陽散風去賊邪, 火旺者不用, 即大附子去粗皮. 木香, 味苦性溫, 入心經. 主治心痛, 泄胞腹中滯寒冷氣, 不必過火, 磨入藥中服. 牛膝, 能引諸藥下行. 凡用土牛膝, 春夏用葉, 冬用根. 惟葉之效尤速, 能益精. 又治竹木刺入肉, 敷之即出. 石斛, 味甘性溫, 入腎經. 去胃熱, 補陰血, 益精壯筋骨. 紅花, 味甘苦, 入心經. 能破血行滯血, 少用又養血. 天門冬, 味苦氣寒, 入肺經. 瀉肺火, 定肺氣, 利小便, 涼血. 去心杵爲餠, 晒乾爲丸, 如不做, 分硏. 石菖蒲, 味辛性熱, 入腎經. 補腎, 能開心竅明目. 柴胡, 味苦寒, 入肝經. 能除往來結熱積於胸中, 除肝熱, 又得黃芩能瀉肝火. 黃芩, 味苦寒, 入肺經. 枯者瀉肝火, 實者退膀胱熱. 巴戟, 能補腎益精, 療陰萎, 引氣上行. 陳皮, 去白者消痰利氣, 留白者補胃和中. 葶藶, 味苦入肺經. 瀉肝喘, 利水下肺氣, 炒用. 芎藭, 入腦, 治頭痛, 血虛者去頭風, 養血. 白附子, 一名兩頭尖. 去風痰, 止頭痛, 去粗皮用. 天麻, 主頭風去風疾, 利四肢濕痺. 枳殼, 寬腸下氣, 祛風化痰, 治風邪作痛. 栝蔞根, 即天花粉, 入肺經, 去痰火, 解熱毒, 又能除酒毒. 肺寒者不用, 冷痰者不可過用, 有熱藥, 此宜亦可用之. 萹

蓄, 利小腸經熱閉. 小茴香, 味辛氣平, 開胃行氣, 止嘔吐, 膀胱冷氣腫痛, 入藥炒. 南星, 去風痰, 消腫毒, 用薑汁煮過. 草烏, 走筋骨敗血, 去風止痛, 薑汁煮用. 川烏, 去風寒作痛, 助陽. 荊芥, 去皮風邪發. 雄黃, 解熱毒, 散血止痛. 乳香, 調血氣, 利諸經之痛. 製用濃箬三片夾藥在中, 熨斗火熨至生油, 硏末用. 沒藥, 破血止痛, 去目翳暈, 同前製法. 血竭, 破積血止痛, 去赤膚. 木通, 利小腸經結熱, 降心火. 牛蒡子, 去風明目行血. 蛤粉, 能消痰火, 涼血, 解肌表極熱. 蛇蛻, 即蛇皮. 去風毒, 止淚癢痛. 全蠍, 消風毒, 破風痰, 尾更佳, 去四足. 藿香, 開胃氣, 結痰利之. 蠶蛻, 去風消痰, 明目去翳膜, 即晩蠶砂. 龍腦, 即薄荷. 性熱, 能通利寒熱, 去風, 消目赤. 甘松, 味甘性溫, 去風下氣, 治心腹痛, 辟惡風. 朱砂, 鎭心安魂魄, 涼血. 肉桂, 引太陽經, 止頭痛, 去寒邪, 利肝膽氣. 白蘞, 散結氣, 除目赤熱. 藜蘆, 吐氣風痰, 快膈. 去蘆用, 根有大毒, 用宜斟酌. 白芨, 去賊風, 解中風熱閉. 豬牙皂角, 去風痰, 解表利氣, 炙去皮弦. 香白芷, 去皮膚風熱瘡癢. 杏仁, 潤肺氣, 去痰行血. 紫蘇, 消痰解表利氣. 夜明砂, 明目去風. 山茱萸, 入腎經. 除頭暈, 補虛生精, 去核. 天麻子, 去風補腎明目, 碎硏入煎藥. 熊膽, 退熱降火, 去目赤熱. 試眞假用水一碗, 撒灰在內, 將熊膽放水中, 分灰水各開兩邊爲眞者, 其色潤黑. 山藥, 補腎不足, 生精. 牛黃, 去熱痰, 能安魂魄, 涼血淸心. 石燕, 通血, 利小便, 治淋. 蕤仁, 去目中赤痛風癢, 去翳. 製法去殼用仁, 以竹筒盛在內, 於紅火煨藥, 紙乾取出, 可去油聽用. 珍珠, 淸心明目去目翳. 製法用豆腐一塊, 入珠於腐內, 蒸過取出, 用洗淨白棉布兩三重包珠, 石上杵爛, 用細末. 玄精石, 安魂魄有氣之功. 沙魚皮, 解風毒止淚. 威靈仙, 去風邪. 青皮, 能下氣快膈, 消痰濁氣, 升於至高者而能下氣, 虛者不用. 青鹽, 補腎引至下部. 水磨花銅鍋熬成鹽, 聽用. 川棟子, 明目退熱補腎. 去核用. 沉香, 補右尺命門, 壯元陽, 散滯血.

눈병 대표 처방

《祕傳眼科龍木論》

○ 附·葆光道人眼科龍木集. 七十二問. 第一問, 眼赤痛者何也. 答曰, 此乃五髒積毒於肝之外家, 受邪熱, 使血亂於肝經, 故目赤而痛也. 服局方八正散. 局方八正散方, 車前子瞿麥扁蓄滑石甘草梔子木通大黃各等分. 上吹咀, 每服一兩, 水二鐘, 燈心七莖, 煎至八分, 去滓, 食後溫服. 第二問, 目赤而不痛者何也. 答曰, 此肝之實也. 肝者血源, 其候在目. 血乃肝之實, 血盛則流入四肢, 血氣上衝, 流注於目, 血侵於睛, 睛受其血,

부록-눈병 대표 처방

故赤而不痛. 宜用局方撥雲散祕方順肝散退赤散. 如治目痛, 熱淚流, 昏澁腫脹. 宜用祕方撥雲散方. 局方撥雲散方, 羌活防風柴胡甘草各等分. 上爲末, 每服二錢, 水一鐘半, 煎至一鐘, 臨臥薄荷菊花茶淸湯下. 亦得忌用藏鹽醬酢濕麪炙爆, 發熱動風等物. 祕方順肝散方, 生地黃當歸大黃栝蔞仁各等分. 上爲末, 每服一錢, 水一鐘調下, 或用新汲水半鐘調下. 退赤散方, 生地黃木通甘草梔子各等分. 上爲細末, 每服二錢, 用竹葉湯調下, 食後日進三服. 祕方撥雲散方, 川芎荊芥薄荷甘草決明子當歸防風熟地黃木賊旋複花大黃石膏各等分. 上爲細末, 每服二錢, 食後用茶淸調下. 如目赤胬肉侵睛者, 用淡竹葉湯調下. 第三問, 目赤者何也. 答曰, 此肝之虛也. 肝生木, 木生火, 火發木滅, 火屬心. 赤灌大眥, 侵睛則腫. 宜服祕傳黃耆丸活血煎當歸丸. 祕傳黃耆丸方, 黃耆蜜炙防風茴香炒白蒺藜炒牡丹皮各等分. 上爲末, 酒糊爲丸如桐子大, 每服三十丸, 食後鹽湯下, 或酒亦可, 婦人用艾醋湯下. 活血煎方, 當歸一兩地黃川芎香白芷羌活各五錢乳香沒藥各一錢另硏. 上爲細末, 煉蜜爲丸桐子大, 每服三十丸, 薄荷荊芥湯下, 或茶淸亦可. 當歸丸, 上方祕傳黃耆丸內去黃耆加當歸, 名當歸丸. 第四問, 大眥赤者何也. 答曰, 此心實也, 五輪分布, 大眥屬心. 心者, 帝王南面之尊, 其候在大眥赤者, 乃心實也. 宜用三黃丸菊花散. 三黃丸方, 黃連去皮黃芩去蘆大黃各等分. 上爲細末, 煉蜜爲丸如桐子大, 每服三十丸, 熱水送下. 如髒壅實, 加栝蔞, 小兒積, 宜可服之. 菊花散方, 白蒺藜炒羌活去蘆木賊去節蟬蛻三兩去頭足菊花六兩去梗. 上吹咀, 每服三錢, 食後臨臥茶淸調下. 常服淸利頭目, 洗肝去風. 忌發風淹炙爆等物. 第五問, 小眥赤者何也. 答曰, 此心之虛也. 心者, 五髒六腑之宗, 上應榮衛, 其屬南方之位. 五行生殺, 火生土, 土實則火虛. 小眥赤者, 心之虛也. 宜服茯苓散定光朱砂膏. 茯苓散方, 白附子玄參各五錢白茯苓七錢五分川續斷白殭蠶各一兩. 上吹咀, 每服三錢, 水一鐘半, 煎至半鐘, 去渣溫服. 定光朱砂膏, 滑石水飛沙蜜各五錢朱砂片腦. 上爲極細末, 煎蜜作膏, 每用銅箸點大小眥內立效. 第六問, 目睛多淚出者何也. 答曰, 此乃肺之實也. 肺乃西方庚辛金也, 金生水, 水發則流注, 金屬肺經, 則其色白. 五輪八廓經曰, 淚本肺之精華, 目出眵而硬者, 肺之實也. 宜用祕方瀉肺湯. 瀉肺湯方, 桑白皮地骨皮甘草各等分. 上吹咀, 每服一兩, 水一鐘半, 煎至一鐘, 食後服. 第七問, 怕日羞明者何也. 答曰, 此脾之實也. 脾屬土, 土生濕氣, 氣結傳肺, 肺受脾邪, 上騰於目. 目受脾之濕氣, 脾主肌, 內熱難開, 屬太陽, 眞氣騰其上, 土濕稍勝, 精華澁結,

不榮於目. 宜用祕方密蒙花散千里光湯局方羊肝丸. 千里光湯方, 千里光即石決明海金沙甘草菊花分兩同. 上吹咀, 每服八錢, 水一鐘半, 煎至一鐘, 去渣食後溫服. 祕方密蒙花散方, 石決明木賊枸杞子白蒺藜靑葙子羌活菊花蔓荊子各等分. 上吹咀, 每服一兩, 水二鐘, 煎至一鐘, 去渣食後溫服. 局方羊肝丸, 白羊肝一具, 淨洗去膜黃連細羅, 上將羊肝先安盆內, 硏爛, 旋旋入黃連末拌勻得所, 爲丸如桐子大, 每服四十丸, 食後溫漿水下, 連作五劑. 諸般眼疾, 障翳靑盲皆主之, 禁食豬肉及冷水. 第八問, 視物不明者何也. 答曰, 此脾髒虛也. 目輪屬五髒, 靑黃白黑也. 黃輪屬脾, 即揭睛是也. 目本應其色靑, 屬木, 脾土被肝木所克, 靑黃相爭, 不靑不黃, 目睛雜色, 而視物不明也. 宜服祕方蒼朮湯千里光湯方見前. 祕方蒼朮湯方, 蒼朮玄參甘草遠志茺蔚子各等分. 上吹咀, 每服五錢, 水一鐘半, 煎至一鐘, 秦皮一片, 食後溫服, 渣再煎. 第九問, 眼常見黑花如繩牽者何也. 答曰, 此腎髒之實也. 腎屬水, 其應北方黑色, 乃肝之母, 母實, 肝腎之邪傷於經, 膽者目之經, 神水之源, 腎邪入目, 時複落落蠅羽者, 腎之實也. 宜用祕方豬苓湯苦參湯. 祕方豬苓湯方, 豬苓木通梔子大黃金毛狗脊萹蓄各等分. 上吹咀, 每服五錢, 水一鐘半, 煎至一鐘, 去渣溫服, 無時. 苦參湯方, 苦參地骨皮各半兩丹參三錢乳香三錢另硏. 上吹咀, 每服五錢, 水一鐘半, 煎至一鐘, 去渣溫服, 無時. 第十問, 迎風有淚者何也. 答曰, 此腎家虛也. 五輪曰黑睛屬腎, 肝屬木, 木生風, 腎屬水, 水枯不能滋木, 故迎風有淚, 腎之虛也. 用石燕子散艾煎丸蠶沙湯. 服此藥一止其淚, 大有神效. 石燕子散方, 石燕子一雙醋淬十次玳瑁羚羊角各一兩犀角五錢. 上爲末, 用好酒薄荷湯或茶淸, 食後調下. 艾煎丸方, 艾葉醋炒肉蓯蓉川牛膝酒浸甘草桑葉向東者山藥牛膝炒當歸各等分. 上爲末極細, 煉蜜爲丸如桐子大, 每服十丸, 茶淸調下. 蠶沙湯方, 蠶沙四兩炒巴戟去皮川楝肉馬藺花各二兩去梗. 上爲細末, 每服二錢, 無灰酒, 不拘時候調下. 第十一問, 目中紅筋附睛者何也. 答曰, 此乃心之肝也. 心屬火, 火主血, 肝屬木, 木主筋. 血侵於筋者, 肝之候, 血者肝之源, 傳入目, 漸灌瞳人, 故日侵睛也. 宜服當歸散主之. 當歸散, 當歸防風苗炮蒺藜炒牡丹皮各等分. 上爲末, 每服二錢, 生蔥薄荷茶淸調下, 或作吹咀, 煎服亦可. 第十二問, 白膜遮睛者何也. 答曰, 此乃肺克肝也. 肝屬木, 肺屬金, 金能克木, 金色白, 風邪肺克肝也. 甚則火旺, 白輪勝者, 輪在睛上, 複即灌交, 是母子相刑, 五花白膜遮睛, 故金克木. 宜用祕方連翹散蟬花散密蒙花散方在七問下. 祕方連翹散方, 連翹梔子甘草樸硝黃芩薄荷

各等分. 上爲末, 每服三錢, 茶淸調下, 無根水亦可. 祕方蟬花散方, 蟬花一兩菊花四兩白蒺藜二兩. 上爲末, 每服三錢, 淸水調下. 第十三問, 目中迎風受癢者何也. 答曰, 肝邪自傳, 肝屬木, 風動卽癢也. 宜用祕方二處膏局方明目地黃丸. 祕方二處膏, 將田螺養開, 掩入黃連末, 焙乾爲末, 入腦, 麝二味各少許, 綿裹泡水洗眼. 明目地黃丸, 生地黃洗熟地黃各一兩牛膝三兩各浸石斛枳殼炒防風各四兩杏仁二兩去皮尖火炒黃細硏去油. 上爲細末, 煉蜜爲丸如桐子大, 每服三十丸, 空心溫水下, 或米湯下. 忌一切風動諸物. 第十四問, 目中常早晨昏者何也. 答曰, 此乃頭風攻衝於頭. 目者太陽之首, 肝髒爲陽氣旺故使頭風攻注於目. 宜服局方芎菊散白蒺藜散石膏散方, 局方芎菊散方, 川芎菊花甘草各一兩薄荷二兩防風七錢半白芷五錢. 上爲末, 每服三錢, 食後茶淸下, 傷風頭眩, 用無根水調下尤速. 白蒺藜散方, 白蒺藜細辛蓽蓄白芷0香各等分. 上爲細末, 每服一錢, 米湯調下, 或溫酒亦可, 食後日進三服. 石膏散方, 石膏石決明荊芥白芷川芎防風旋複花各等分. 上爲細末, 每服一錢, 食後薄荷生蔥茶淸調下, 日進三服. 第十五問, 常目中昏者何也. 答曰, 乃痰之所作也. 在巳午時, 眞陽之氣火勝, 心勝肺, 肺壅痰災, 時複渾渾而昏也. 宜用局方辰砂化痰丸局方玉壺丸. 局方辰砂化痰丸方, 枯白礬辰砂五錢南星一兩炮半夏一兩. 上將白礬, 半夏, 南星爲末, 和勻, 生姜汁煮麵糊, 爲丸桐子大, 每服十丸, 食後姜湯下, 仍用朱砂爲衣. 亦治小兒風壅痰嗽, 一歲服一丸, 搗碎, 用薄荷生姜調下. 局方玉壺丸散, 南星半夏天麻各五錢重羅白麵三兩. 上爲細末, 滴水爲丸, 如桐子大, 每服三十丸, 水一鐘, 煎沸下藥煮五七滾, 候藥浮, 濾出, 別用生姜下, 不拘時. 第十六問, 目常暮昏者何也. 答曰, 此腦者天眞, 萬物行於陽道, 不行陰道, 至申酉戌時, 寒氣欲生, 腦損則風寒所致. 目中微昏不眞, 到晚宜衣, 灸風火穴. 第十七問, 目夜間昏者何也. 答曰, 此陰毒冒盛也. 經云, 陰好靜, 陽好動. 血散漫而不行陰道, 寒邪克之, 致使寒氣太盛. 寒氣者屬陰, 旺在申時, 乃一陽之氣生, 故夜痛目昏. 宜用六問瀉肝湯九問內苦蔘湯. 第十八問, 目中浮翳遮睛者何也. 答曰, 此乃肺經大熱. 肺者西方庚辛金, 其色白, 肺者氣之源. 氣盛則熱, 血盛則寒, 肺之熱氣灌注瞳人木之氣. 白膜者肺之苗, 根盛苗盛, 白膜遮者, 肺經熱也. 宜用二問順肝散四問局方三黃丸六問瀉肺湯. 第十九問, 旋螺突睛者何也. 答曰, 此睛損也. 目者, 五髒之源六腑之宗. 髒腑積熱, 外發於肝髒, 肝髒更衰, 而發瘡癤, 膿血結硬, 其睛突也. 宜用祕方琥珀膏救睛丸. 祕方琥珀膏方, 一名立蛻散, 一名定志丸, 人

參二錢石菖蒲炮天門冬去心遠志去心預知子各一兩白茯苓麥門冬各一兩去心. 上爲細末, 煉蜜爲丸如桐子大, 每服十丸, 朱砂爲衣, 茶淸下或水亦可. 救睛丸方, 梔子薄荷葉赤芍藥枸杞子各二兩蒼朮三兩. 上爲末, 酒糊爲丸如桐子大, 每服三十丸, 井花水送下, 或茶淸下亦可, 年壯之人可服, 如是年老之人, 可於方內, 加茯苓三兩尤妙. 第二十問, 目睛倒出者何也. 答曰, 髒之損也. 眼應五行, 靑黃赤白黑, 內應心肝脾肺腎. 五髒者目宗源, 睛深枯入者, 五髒損也. 宜用前祕方琥珀膏方見十九問下. 第二十一問, 靑膜遮睛者何也. 答曰, 此病証是外障也. 目神爲水之源, 精華之腑. 五髒蘊積, 攻衝外發於目. 目屬肝, 其色靑. 宜用蟬花散方見十二問下順肝散方見二問下祕方洗肝散許學士方. 祕方洗肝散方, 熟地黃大黃梔子當歸甘草乾葛各五錢赤芍藥甘松黃芩各三兩. 上爲細末, 每服三錢, 米泔調下. 許學士方, 大黃芍藥石決明黃芩人參梔子甘草各等分. 上爲細末, 每服三錢, 食後淸水調下. 第二十二問, 瞳人倒者何也. 答曰, 此病多是內障病. 五行應變, 應變生爲氣, 氣血皆衰, 榮衛凝滯, 不得榮於目也. 宜用救睛丸方見十九問下活血煎方見三問下祕方琥珀膏方見十九問下祕方生犀角丸生犀升麻湯. 祕方生犀角丸方, 犀角麻黃防風石決明當歸楮實子枸杞子各等分. 上爲細末, 麵糊爲丸如桐子大, 每服三十丸, 茶淸下. 小兒量大小, 加減丸數. 生犀升麻湯方, 犀角一兩一線川升麻防風白朮附子白芷黃芩各五錢甘草一錢. 上㕮咀, 每服三錢, 水一鐘半, 煎至一半鐘, 去渣再煎, 日進三服在食後. 第二十三問, 頭暈眼見赤亂星亂者何也. 答曰, 此乃血衰也. 血者心經也, 周流百脈於六陽之首, 陽經不行, 故目昏也. 宜用活血煎方見三問下地黃丸石膏散方見十四問下. 此方按素問云, 久血傷血, 血主肝, 故謹書傷肝主目昏. 肝傷則自生風, 熱氣上湊, 目故昏也. 此藥大能養血明目, 其功不可盡述. 地黃丸系許學士方, 熟地黃兩半決明子黃連各一兩黃芩防風桂心沒藥羌活朱砂各五錢菊花五錢去根. 上爲細末, 煉蜜爲丸如桐子大, 每服三十丸, 熱水下. 第二十四問, 目不疼不癢而赤昏者何也. 答曰, 此血聚也. 經云, 榮屬陽, 衛屬陰, 陰好靜, 陽好動, 血氣流行, 氣乃升降, 榮衛通矣. 血聚則成癰疽, 血滯則麻而不癢不痛. 宜用蟬花散方見十二問下順肝散方見二問下祕方勻氣散. 祕方勻氣散方, 香附子炒甘草蒼朮茴香各一兩. 上爲細末, 每服三錢, 鹽湯調下. 第二十五問, 目赤而不熱痛者何也. 答曰, 此血實也. 經屬陽, 絡屬陰, 經主氣, 絡主血. 氣盛則壅, 血盛則肝實也. 應於目, 故赤而不熱痛, 血實也. 宜服當歸散方見十一問下. 第二十六問, 血侵睛者何也. 答曰, 此肝經虛熱

也. 肝之外候, 津液之府, 道路宗脈之所聚也. 邪熱法於肝經, 虛則血流, 走於兩目, 故赤而侵睛也. 宜用連翹散方見十二問下順肝散方見二問下祕傳鬱金散. 祕傳鬱金散方, 鬱金大黃樸硝等分. 上三味爲末, 用桃條, 生地黃自然汁調服, 點瞳人. 第二十七問, 目久昏如物遮者何也. 答曰, 此爲實也. 榮主血, 衛主氣, 上爲天, 下爲地. 內經曰, 清氣爲天, 濁氣爲地, 清陽走腠理, 濁陰走五臟, 五臟者, 應於心肝脾肺腎也. 受衛之氣, 流於兩目, 故昏如物遮睛者. 用猪苓湯方見十九問下連翹散方見十二問下. 第二十八問, 目痛而憎寒者何也. 答曰, 此爲虛也. 衛爲陰而無陽, 榮爲陽而無陰. 經曰, 榮者肝之司, 衛者腎之府. 腎屬北方, 水爲邪乘, 一府榮邪, 痛而憎寒也. 用祕方蟹黃散. 祕方蟹黃散方, 黃連黃芩蒲黃鬱金梔子秦皮當歸滑石白殭蠶五倍子薄荷白杏仁各五錢銅綠一錢杏仁洗七枚去皮尖別研. 上㕮咀, 每服三錢, 水一鍾半, 煎至一鍾, 頻頻暖洗, 如冷再暖, 無時洗. 第二十九問, 目痛而身熱者何也. 答曰, 榮之實也. 榮屬陽而能發熱, 衛屬陰而能發寒. 榮衛乃陰陽之道路, 在上屬心, 在下屬肝與腎. 目痛而身熱在心也, 少陰君火之化. 宜用祕方洗心散菊花散. 祕方洗心散, 荊芥甘草菊花大黃當歸芍藥各等分. 上㕮咀, 每服三錢, 水一鍾半, 煎至一鍾, 食後生姜薄荷少許同煎, 去渣溫服. 祕方菊花散, 菊花甘草防風荊芥蟬蛻大黃石決明各等分. 上七味爲細末, 每服三錢, 水一鍾調服, 茶亦可, 食後臥時服. 第三十問, 目乍暗者何也. 答曰, 此乃榮衛俱虛也. 榮衛者, 陰陽之道路, 心肝之宗源. 榮衛流, 則血氣行, 榮衛相爭而不及衛也. 故目時複乍明乍暗. 宜用活血煎方見三問下艾煎丸方見十問下. 第三十一問, 目患左赤而傳右者何也. 答曰, 此乃陽經太旺也. 陰中之陽心也, 陽中之陰肝也. 心中邪熱, 蘊積於肝, 肝交於心, 邪傳本源也. 左目屬太陽, 右目屬太陰, 此乃太陽經之旺也. 宜用洗心散方見二十九問下三黃丸方見四問下. 第三十二問, 目患右赤而傳左者何也. 答曰, 此陽經太旺也. 目有榮絡有陽經, 有陰絡有陰經. 陰經屬血, 如目赤右傳之於左, 乃肝經邪熱, 經脈太旺也. 宜用瀉肺湯方見六問下退赤散方見二問下. 第三十三問, 目患左右相傳者何也. 答曰, 此乃血之邪氣攻衝, 肺臟不足, 爲風邪所使, 熱氣相爭也. 宜用密蒙花散方見七問下祕傳珍珠膏. 祕傳珍珠膏方, 蒼朮三兩甘草谷精草甘草木賊川芎荊芥草決明楮實子羌活各等分蟬蛻一個. 上爲末, 煉蜜爲丸桐子大, 每服十九, 茶清送下. 第三十四問, 目赤而癢澁者何也. 答曰, 此風邪攻衝也. 肝者厥陰之經, 而風邪內外攻擊, 風熱相傳, 氣血痞澁, 時複氣邪相動, 是作癢且澁. 宜用二處膏方見十三問下. 第

三十五問, 目之兩瞼赤爛者何也. 答曰, 此乃風濕氣使之也. 目者精華之宮, 魂魄之所聚, 血脈之源, 陰陽之首, 經絡之源. 風邪客於腠理, 濕氣相爭, 停於兩瞼, 目時赤爛, 濕之故也. 宜用洗心散方見二十九問下艾煎丸方見十問下二處膏方見十三問下. 第三十六問, 目睛通黃者何也. 答曰, 此乃酒之毒也. 或渴之時, 飲酒如漿, 或好酒侵入四肢, 隨入經絡, 流注往來上下, 致使血潮於目, 酒之濕熱流注於目, 使目俱黃. 宜用局方三黃丸方見四問下. 第三十七問, 目不能遠視者何也. 答曰, 此乃榮傷於五臟六腑之間, 目者肝之外使, 風邪客之, 使精華之府衰弱, 肝氣不足, 則不能遠視也. 宜用蟬花散方見十二問下羊肝丸方見七問下. 第三十八問, 目患每年常發者何也. 答曰, 此証隨天地同, 少陽旺複得甲子, 陽明旺複得甲子, 太陽旺複得甲子, 太陰旺複得甲子. 六十日, 三百六十日, 其氣一周. 今太陽受病, 複得來年六十日而當發. 宜令瀉之, 如太陽受病, 只瀉太陽經膀胱是也. 第三十九問, 目中拳毛倒睫者何也. 答曰, 脾之損也. 脾之主肌肉, 肌肉消瘦, 則飲食不能進. 外感風邪, 克於腠理, 故毒生於目也. 宜用局方省風湯豬苓湯方見九問下. 局方省風湯方, 防風去苗南星各四兩生用牛夏白好者生用浸洗之甘草黃芩各二兩. 上㕮咀, 每服四錢, 水二鍾, 生姜七片, 煎至一鍾, 去渣溫服, 不拘時服. 第四十問, 目中漏睛膿出何也. 答曰, 此五臟冷熱相攻, 腎敗也. 宜服寶光散. 寶光散方, 大黃龍膽赤芍藥川芎白芷牛蒡子防風防己黃芩當歸甘草梔子生地黃細辛羌活荊芥各等分. 上㕮咀, 用水一鍾半, 煎至一鍾, 去渣食後溫服. 第四十一問, 目中胬肉侵睛者何也. 答曰, 此脾之實也. 脾者倉廩之官, 肌肉之府. 毒瓦斯攻衝, 風邪之氣衝肺, 肺受脾邪, 傳之於目, 故胬肉侵睛也. 宜用羊肝丸方見七問下三黃丸方見四問下撥雲散方見二問下局方紫金膏. 局方紫金膏方, 朱砂另研乳香另研硼砂另研赤芍藥當歸各二兩洗焙雄黃二錢水飛麝香半兩另研黃連五錢. 上爲細末, 入研藥內拌勻, 再擂, 煉蜜爲丸皂角子大, 每用一丸, 安於淨盞內, 沸湯泡開, 於無風處洗眼, 藥冷閉目少時, 候三兩時再煨令熱, 根據前洗之. 一帖可洗三五次, 不可犯銅鐵器內洗. 如暴赤眼及瞳者, 不可洗之. 第四十二問, 目數赤點者何也. 答曰, 風邪傷肝. 主風目胡則傷目昏赤, 肌肉虛熱則邪氣肝之, 故目病積年不瘥也. 用宜省風湯方見四問下活血煎方見三問下牡丹煎丸. 牡丹煎丸方, 延胡索砂仁各半兩赤芍藥牡丹皮各一兩山茱萸乾姜各半兩炮龍骨細研熟地黃酒浸檳榔羌活各三兩五味子人參白芷當歸酒浸干山藥肉桂去皮白茯苓白朮藁本附子炮去皮臍木香牛膝酒浸華芨各一兩水泡石斛三兩酒浸. 上爲細

末, 煉蜜爲丸如桐子大, 每服二十丸, 溫酒或醋湯空心下, 日進三服, 孕婦不可服. 第四十三問, 兩眼非時腫赤者何也. 答曰, 此風腫也. 目乃肝之候, 肝虛不足, 冷熱相爭. 邪主於目及瞼, 結而邪熱不散, 因風而發, 眼腫故也. 宜用洗肝散方見二十一問下祕方犀角消毒飮子. 祕方犀角消毒飮方, 防風荊芥穗鼠粘子甘草各等分. 上㕮咀, 每服三錢, 水一盞, 煎至七分, 去渣溫服, 不拘時候. 第四十四問, 眼珠脫出者何也. 答曰, 此髒腑陰陽不和也. 目者陰陽之精, 魂魄之宗, 肝之候. 陰陽不和, 蘊積生熱飮衝, 五髒之中攻衝於目, 故使眼疼甚, 則珠脫出者. 宜用救睛丸方見十九問下. 第四十五問, 目常見黑花者何也. 答曰, 肝虛之故也. 目者肝之候, 髒腑之精華, 氣血津液之宗. 氣血不足, 虛不能榮於神, 目常昏暗, 時時見如黑綿羊胎毛. 宜服羊肝丸方見七問下. 第四十六問, 目中瘀肉血潮於睛者何也. 答曰, 此厥陰旺也. 肝之脈, 起於大指聚毛之際云云, 肝上連目系. 本經血氣大旺, 風熱攻擊, 或赤或白, 或往或來, 皆於血所使也. 宜用退赤散方見二問下椒紅丸. 椒紅丸方, 沉香蕪朮訶黎勒去核椒紅微炒去汗丁香高良姜麻油各五錢炒附子炮去皮當歸酒浸白朮各一兩麝香肉豆蔻炮各一錢. 上爲細末, 入麝香令勻, 酒煮糊爲丸如桐子大, 每服三十丸, 溫酒下無時. 第四十七問, 目澀者何也. 答曰, 此乃動髒腑也. 或啼哭泣出太過, 冷淚不止, 液通開而不閉, 液道枯竭. 髒腑邪熱傳於衛, 眞氣不榮於目, 故目澀也. 根據用羊肝丸方見七問下三黃丸方見四問下二處膏方見十三問下. 第四十八問, 凡大病後, 目昏昏者何也. 答曰, 五髒不調, 陰陽之閉塞, 血氣不牢. 神光則落落昏潰, 乃血氣虛極也. 宜用黃耆丸方見三問下. 第四十九問, 陽毒病後目微昏者何也. 答曰, 下元極虛也. 五髒爲陰, 六腑爲陽. 六經宣利, 即髒腑虛弱, 脾胃不和, 肌肉未複. 勞動血氣, 肝髒虛弱, 肝氣內虛, 以攻雙目微昏也. 宜用黃耆丸方見三問下椒紅丸方見四十六問下祕方柴胡湯. 祕方柴胡湯方, 柴胡胡黃連黃連濃樸半夏各等分. 上爲末, 每服二錢, 水一鐘半, 煎至一鐘, 食後服. 第五十問, 陰毒病後目微昏者何也. 答曰, 或服毒熱藥, 或針或灸, 火氣熾痛, 風邪衝擊. 新病後起早, 肝氣大盛, 風火相並, 故目昏也. 宜用三黃丸方見四問下菊花散方見四問下. 第五十一問, 遇水目昏者何也. 答曰, 此冷氣攻肝, 水者先入兩足令腫也. 而足經足經少陰腎之井穴名曰湧泉, 乃腎經所起, 水入膀胱. 眞榮被傷, 上攻於肝, 水氣侵及於足, 邪氣攻衝, 故目昏也. 宜用豬苓湯方見九問下艾煎丸方見十問下. 第五十二問, 孕婦目昏者何也. 答曰, 此血氣之候, 妊孕少血氣, 胎氣不榮於肝, 肝氣不足, 故昏也. 宜用椒紅丸方見四十六問下牡丹煎丸方見四十二問下羊肝丸方見七問下. 第五十三問, 婦人產後目睛昏者何也. 答曰, 此乃五髒之虛也. 婦人妊孕時, 當出血一斗三升, 肌肉氣寬緩, 骨節筋脈其神氣已虛, 五髒不牢, 六腑未安. 自賴五髒六腑爲根, 根乏則苗衰, 故目昏也. 宜用椒紅丸方見四十六問下菊花散方見二十九問下活血煎方見三問下. 第五十四問, 初生小兒未經兩月目爛者何也. 答曰, 此胎熱也. 小兒初生之時, 浴湯已冷, 穢濁浴之未盡, 拭之未幹, 兩月胞臉之間, 感於外風, 以致赤爛也. 宜用連翹散方見十二問下. 第五十五問, 小兒出瘡疹, 初發於目中者何也. 答曰, 子在母腹中, 飲其血氣, 其胎胞穢濁, 以生故發瘡於目. 宜用犀角消毒飮方見四十三問下密蒙花散方見七問下. 第五十六問, 小兒眼中生白者何也. 答曰, 此肺藏痰實熱, 熱傷於肝, 肝屬於木, 木者清秀之物也. 痰實熱氣攻衝, 灌注難人, 瞳人損動, 黑睛白交, 散漫於兩間爲障也. 宜用救睛丸方見十九問下柴胡湯方見四十九問下順肝散方見二問下琥珀膏方見十九問下. 第五十七問, 小兒睛生翳障者何也. 答曰, 髒腑之間, 精華之氣, 小兒純陽. 感於風熱, 內有熱痰, 散於肝經, 衝攻於目, 故以交變, 變生翳障. 宜用蟬花散方見十二問下菊花散方見二十九問下. 第五十八問, 小兒雀目者何也. 答曰, 小兒蘊積於熱, 風邪客於肝經, 肝血凝滯不散, 陰陽不和, 榮衛不通, 使目夜昏, 有如雀目也. 宜用三髒丸方見四問下複明散. 複明散方, 蒼朮一兩去皮谷精草一兩地膚子決明子黃芩各半兩. 上㕮咀, 每服五錢, 入荊芥少許, 水一盞, 煎至七分, 去渣, 食後服. 第五十九問, 小兒目患青盲者何也. 答曰, 髒腑虛弱. 因傷冷物至極, 氣不能宣通, 赤而不痛, 全無障翳, 致使白日視物不見也. 宜用蟹黃散方見二十八問下菊花散方見二十九問下犀角消毒飮方見四十三問下. 第六十問, 目中生瘡者何也. 答曰, 此風邪客於腠理, 風血散傳. 蓋因浴洗之時, 拭之未幹, 穢污侵漬, 受風即發如粟米之狀, 連眶赤爛, 遂成瘡疾, 名宿肽風. 宜用省風湯方見三十九問下局方三白散. 局方三白散方, 白牽牛二兩桑白皮微炒木通陳皮各半兩去白. 上爲細末, 每服三錢, 空心煎生姜湯調下. 第六十一問, 目患瞼生粟者何也. 答曰, 脾肺受邪也. 脾者肌肉之府, 腑者皮毛之源. 邪氣相搏, 肝經虛弱, 風盛, 即發於兩目瞼之間, 狀如粟米之形, 遂成此症也. 宜用省風湯方見三十九問下. 第六十二問, 目患青盲翳者何也. 答曰, 肝乃木之原, 津液之道路. 五髒風熱甚, 發於目瞼如粟米之狀, 是以如此也. 宜用省風湯方見三十九問下. 第六十三問, 患瞑目之疾者何也. 答曰, 瞑者流也. 風邪客於目則昏, 精液不足, 目眥常散癢, 冷淚不絕, 遂成瞑目也. 宜用當歸散方見十一問下艾煎丸方見十問下. 第六十四問, 目常膿漏者何也. 答曰, 目者五臟之宗, 六腑之華, 津液之道. 風邪客於兩目, 冷淚相攻, 瞳人內損, 故成此患. 宜用救睛丸琥珀膏方俱見十九問下. 第六十五問, 婦人目生偏視者何也. 答曰, 此是陰陽之邪氣攻衝, 發於目內, 臟腑偏衰, 陰陽不和, 或一日二日見. 宜用救睛丸方見十九問下. 第六十六問, 目生得大小不均者何也. 答曰, 目者臟腑之精華, 血脈之宗源. 風邪客於目, 衝於經絡, 肌肉㾦灒, 血氣凝滯, 故使兩目大小不勻, 遂成此狀. 宜用省風散方見三十九問下. 第六十七問, 目患或青或赤者何也. 答曰, 此邪熱衝肝, 攻於五臟之內, 上運於目, 使瞳人漬注, 灌經於外. 或青或赤, 或黃或黑, 往來不定故也. 宜用羊肝丸方見七問下三黃丸方見四問下三白散方見六十問下. 第六十八問, 目患或針或割, 或取翳障, 全痛不止者何也. 答曰, 目者經絡之苗, 五臟之精華, 經絡之道路. 既而割損, 痛不止, 出血不定. 宜用牡丹煎方見四十二問下三白散方見六十問下. 第六十九問, 目中多眵淚者何也. 答曰, 此乃經絡蘊熱. 因食煎爆太過, 故目多眵淚也. 宜用洗心散方見二十九問下連翹散方見十二問下. 第七十問, 目中常流淚者何也. 答曰, 乃肝經之虛也. 經曰, 肝虛則本枯, 故流冷淚不止也. 宜用洗心散方見二十九問下羊肝丸方見七問下. 此外又有二說, 一說老人冷淚不止, 乃精血俱虛, 宜用祕方胡椒丸. 一說有頭風, 目中常流冷淚者, 宜用許學士方, 一方治老人冷淚不止. 胡椒丸, 用胡椒一味爲末, 黃蠟溶化爲丸, 如綠豆大, 每服五七丸, 食後茶清下. 白朮散方許學士方, 白朮川芎羌活細辛白芷荊芥菊花決明子各五錢. 菊花散方, 菊花川芎細辛白芷白朮各等分. 上爲細末, 煉蜜爲丸如桐子大, 每服三十丸, 食後白滾水下. 第七十一問, 如目打損被物傷者何也. 答曰, 此乃瘀血流聚於上而攻目, 可以散其血脈. 宜用鬱金散方見二十六問下蟹黃散方見二十八問下羚羊角散五退散. 羚羊角散方, 羚羊角甘草黃連梔子川升麻車前子各十兩龍膽草決明子各二十兩. 上爲細末, 每服三錢, 米飲湯調下, 若小兒可服半錢, 日進三服. 五蛻散方, 蛇蛻鳳凰蛻即雞卵殼人蛻即指甲佛蛻即蠶蛻蟬蛻各等分同燒灰研細和勻一處再研百遍. 上爲極細末, 每服二錢, 豬肝蘸吃, 不拘時, 日進三服. 第七十二問, 目中有翳, 往來不定者何也. 答曰, 此乃是血所病也. 蓋心能生血, 肝能藏血, 肝受血則能視物, 治目病不可不治血. 此五靈脂入肝. 最宜用明目靈脂丸. 明目靈脂丸, 五靈脂二兩川烏一兩半炮去皮沒藥二兩乳香二兩. 上爲細末, 滴水丸如彈子大, 每服一丸生姜酒磨下.

《銀海精微》

○ 駐景補腎明目丸, 治肝腎俱虛, 瞳仁內有淡白色, 昏暗漸成內障, 服能安魂穩魄, 補血氣虛散. 五味子熟地黃酒蒸妙枸杞子楮實子酒浸肉蓯蓉酒蒸焙車前子酒洗石斛去根各一兩靑鹽另研一兩沉香另研五錢磁石火煨醋水飛過菟絲子酒浸另研各一兩. 上爲細末, 煉蜜爲丸, 如梧桐子大, 每服七十丸, 空心鹽湯下. 救苦湯, 治熱症, 用裏不能退, 熱亦赤. 桔梗連翹紅花細辛歸身甘草炙蒼朮龍膽草羌活升麻柴胡防風藁本黃連生地黃黃芩知母川芎赤芍藥. 上薑三片, 蔥三根, 食後溫服. 決明子散, 黃芩甘菊木賊草決明石膏赤芍藥川芎羌活甘草蔓荊子石決明. 上各等分爲末, 每服三錢, 水一盞, 薑三片, 煎至七分, 食後服. 貼諸般赤眼方, 治眼赤腫不開者. 黃柏薑黃南星草烏黃連. 上等分爲末, 薑自然汁, 調貼兩太陽穴, 一二次痛止. 如有赤障起亦可貼, 打傷赤腫不開加芙蓉葉綠豆粉調貼, 同蔥搗貼尤妙. 清涼消毒膏, 敷諸熱眼. 薄荷葉芒硝大黃細辛雄黃黃柏. 上等分爲末, 水調塗之效. 經驗洗眼散, 洗時眼熱眼. 大黃山梔子防風薄荷川芎羌活甘草. 上等分, 用水煎熏洗. 洗眼湯泡散, 當歸梢赤芍藥黃連杏仁. 上爲細末, 每日二次, 用水湯泡洗. 酒煎散, 治眼有風熱, 赤澀痛, 宜服. 防風防己甘草荊芥當歸赤芍藥牛蒡子. 上等分, 用好酒煎, 食後服. 酒調散, 治白仁腫痛可服. 槐花梔子牛蒡子防風蛤粉. 上共爲末, 水煎, 食後入酒少許調服. 大黃當歸散, 治眼壅腫, 瘀血凝滯不散, 攻充生翳, 宜服. 歸尾酒洗川芎各一兩菊花三兩大黃酒炒五錢黃芩蘇木梔子酒炒各一兩紅花五錢. 上等分, 照加減, 用水煎, 食後服. 加味湯泡散, 洗眼方. 歸尾赤芍藥黃連杏仁加防風各一兩銅靑二錢薄荷葉三錢. 三淚, 一曰冷淚, 二曰熱淚, 三曰眵淚. 一冷淚, 不赤不痛, 無翳無膜. 凡早起迎風有淚, 或至秋迎風有淚, 其淚自出, 病在肝也. 二熱淚, 如糊粘下與上瞼皮, 有紅有腫, 眼罔不見日, 夜見燈火淚涌出, 病在心也. 三眵淚, 如糊粘兩眼弦, 赤腫生胬肉, 病在肺也. 冷淚用, 肝經止淚方, 當歸靑鹽地黃木賊. 熱淚用方, 荊芥梔子黃芩黃連木賊地黃夏枯草. 眵淚方, 桑白皮夏枯草川芎木賊葶藶麥冬梔子. 治上實下虛血貫瞳睛方, 防風二錢羌活白芍藥各兩半荊芥二錢生熟地黃各兩半粉草五錢當歸二錢川芎四錢菊花二錢加茯苓. 上爲末, 水一鐘入當土地黃同煎, 溫服, 忌一切毒物. 川芎丸, 治頭風冷淚. 川芎細辛白朮白菊白芷. 上爲細末, 蠟丸如黍米大, 夜臥一丸, 日中一時辰換一丸. 荀牧仲嘗謂予曰, 有人視一物作兩物, 醫者作肝氣有餘, 故見一爲二, 敎服補肝氣藥皆不效此何疾也. 予曰, 孫真人云, 目之系上屬於腦後, 出於項中. 邪中於頭, 逢身之虛, 其人沉則隨目系入於腦. 轉則目系急, 急則目眩以轉. 邪中其睛, 所中不相比則睛散, 睛散則歧, 故見一物為兩物也. 後令服驅風入腦藥則愈. 加減駐景丸, 治肝腎氣虛, 視物眊眊, 血少氣多. 車前子略炒二兩當歸去尾熟地黃洗各五錢枸杞子川椒楮實子無翳不用五味子各一兩菟絲子酒煮焙半斤. 上為細末, 蜜水煮糊丸, 如梧桐子大, 每服三十丸, 空心或酒或鹽湯下. 撥雲散, 能散風毒, 退翳障, 及赤爛弦者. 羌活防風川芎白蒺藜荊芥蟬蛻甘菊花各一兩. 上為細末, 每服二錢, 食後, 桑白皮煎湯調服. 瀉膽散, 治瞳仁乾缺內障. 玄參黃芩地骨皮麥門冬知母各一兩黃耆茺蔚子. 上每服水煎, 食後溫服. 天門冬飲子, 治轆轤轉側外障. 天門冬茺蔚子知母各二兩五味子防風各一兩人參茯苓羌活各兩半. 上每服水煎, 食後溫服. 補言方, 所著法最奇, 雲眼瘴流淚, 或生翳或赤痛並皆治之. 上用宣州黃連搗碎末, 蕤核仁去皮, 研為膏等分和合, 取無所病乾棗三枚, 割潤少許留之卻去核, 以二物滿模於中, 卻將割下棗頭依前合定, 以少棉裹之為薄膏, 則以茶甌量水半碗於銀罐器內文武火煎, 取一雞子大, 以棉濾待冷點servlet. 前後試數人皆應, 食翳家用亦多得效, 故附之萬不失其驗. 補陽湯, 治不勝其陰, 乃陰盛陽虛, 則九竅不通. 今青白翳見於大皆及足太陽少陰經中郁遏, 足厥陰肝經氣不得上通, 故目青白翳內阻也. 當於太陽少陰經中九原之下, 以監府中陽氣沖天上行. 此乃先補其陽, 後於太陽標中標者頭也, 泄足厥陰肝經火也, 上下伏於陽中, 乃陰治也.《內經》云陰盛陽虛, 則當先補其陽, 後泄其陰, 此法是也. 每日侵晨, 以腹中無宿食, 服補陽湯, 臨臥服益陰丸. 若天色變大寒大熱並勞役, 預日飲食不調, 精神不足, 乃先補其陽, 氣上升, 通於肝經之末, 利矣. 人參熟地黃耆白朮甘草白芍藥羌活獨活各一兩澤瀉陳皮防風各五錢知母炒歸身酒製去蘆白茯苓去皮生地黃炒各三錢柴胡去苗三兩肉桂. 上同為粗末, 每服半兩, 水三盞, 煎至一盞, 去渣, 空心宿食盡消服. 知母飲子, 治花翳多年不退. 知母茺蔚子各三兩防風細辛桔梗茯苓大黃芒硝各一兩. 上每服水一碗, 煎至五分, 食後溫服. 開明丸, 治遠年近日, 翳障昏盲, 寂無所見, 一切目疾. 熟地黃酒浸一兩半菟絲子車前子麥門冬葵仁去皮決明子地膚子茺蔚子枸杞子去心黃芩五味子防風去蘆澤瀉杏仁炒去皮尖細辛青葙子葶藶官桂羊肝須用白羊者肝, 薄切片焙乾作末, 或只以水煮爛研為末, 作丸, 或少則以蜜漬之. 上為細末, 糊丸如梧桐子大, 每服三十丸, 熱水下, 日三服, 但忌生薑糟酒炙等物. 磨光散, 治諸風攻眼, 磨翳障, 除昏暗. 防風羌活菊花草決明蟬蛻去足蛇蛻剪碎和麻油炒甘草炙沙苑蒺藜形如羊腎者慢

火略炒石決明揚碎研細以水飛過各五錢. 上為細末, 每服一錢半, 食後麥門冬煎湯調服. 密蒙散, 治冷淚昏暗. 密蒙花菊花蒺藜石決明木賊去節白芍藥甘草各五錢. 上為細末, 每服一錢, 清茶調下. 服半月加至二錢. 決明散, 治眼見黑花不散. 決明子甘菊花各一兩防風去蘆車前子芎藭細辛梔子仁玄參蔓荊子白茯苓山茱萸各一兩半生地黃三兩. 上為末, 每服二錢, 食後鹽湯調下. 羌活散, 治風氣攻眼, 昏澀多淚. 羌活川芎旋複花天麻藁本防風蟬蛻甘菊花細辛杏仁去皮各二兩甘草炙五錢. 上為末, 水煎食後服. 龍膽散, 治上焦風熱, 毒瓦斯攻沖, 眼目暴赤, 磣痛羞明多眵, 迎風有淚, 翳膜攀睛, 肉隱痛, 並皆治之. 龍膽草木賊去節草決明微炒甘草炙各二兩附米炒去毛川芎各四兩. 上為末, 每服二錢, 麥門冬熱水入沙糖少許同煎, 食後調服, 或米泔汁調亦可. 地黃散, 治黑睛或白睛先赤而後瘴, 迎風有淚, 隱澀不開. 生地黃一兩芍藥五錢當歸甘草各五錢. 上每服五錢, 食後服. 嚏鼻散, 治目風熱, 赤腫難開. 雄黃辰砂各三兩細辛五錢麝香片腦各一分. 上為細末, 口含少許, 嚏鼻中. 瀉肝散, 治天行赤眼外障. 知母桔梗茺蔚子大黃玄參羌活細辛. 車前飲, 治肝經積熱, 上攻眼目, 逆順生翳, 血灌瞳仁, 羞明怕日多淚, 宜服之. 車前子炒蒙花去枝草決明羌活白蒺藜炒去角龍膽草菊花粉草. 還睛補肝丸, 治肝虛兩目昏, 睛沖下淚. 白朮細辛川芎人參決明子微炒羌活去蘆當歸切焙白茯苓去皮苦參防風去蘆官桂去粗皮地骨皮玄參黃芩去黑心五味子車前子炒菊花青葙子甘草炙. 上為細末, 煉蜜糊丸, 每服三十丸, 加四十丸, 不拘時米飲下. 鎮肝丸, 治肝經不足, 內受風熱, 上攻眼目, 昏暗瘴澀難開, 多眵洒淚, 怕日羞明, 時發腫赤, 或生翳障澀, 並能治之. 遠志去心三兩地膚子二兩青葙子炒白茯苓防風決明子蔓荊子人參各二兩山藥甘菊花柏子仁炒甘草炙各五錢細辛一分玄參車前子地骨皮各五錢. 上蜜糊丸, 每服三十丸, 食後米湯下, 日三服. 羌活散, 鎮肝明目暴赤眼, 一切內外障翳. 羌活川芎防風旋複花各五錢楮葉楮實蒼朮米泔浸去皮蟬蛻木賊菊花桑葉甘草各二兩. 上為細末, 每服二錢, 清茶下, 早晚食後, 臨臥時各一服. 合藥時不得犯鐵器, 及不見火. 忌麵及酒諸毒物. 青葙子丸, 治肝虛積熱外障. 青葙子二兩車前子菟絲子熟地黃茺蔚子五味子細辛防風人參澤瀉茯苓各一兩. 上每服三十丸, 空心清茶下. 地黃丸, 治用力勞心, 肝虛風熱攻眼, 赤腫羞明, 漸生翳膜, 兼肝腎風毒熱氣上沖. 久視目疼傷肝血, 肝主血, 勤書則肝傷而目昏, 肝傷則目傷風而熱氣湊目, 昏益甚. 不宜專服補藥, 當益血鎮肝, 而目自明矣. 熟地黃兩半菊花防風光明朱砂羌活桂心沒藥各五錢決明子黃連各一兩.

上為末, 煉蜜為丸, 每服二十丸, 食後熱水服, 日三次. 晉范寧嘗苦目痛, 就張湛求方. 湛戲之曰, 古宋陽子少得其術, 以授魯東門伯, 次授左丘明.遂世相傳, 以及漢杜子夏, 晉左太冲. 凡此諸賢皆有目疾. 得此方云, 省讀書一, 減思慮二, 專內視三, 簡外觀四, 日起晚五, 夜早眠六. 凡六物熬以神火, 下以氣篩, 蘊於胸中, 七日然後納諸方寸, 修之一時, 近其數其目睞遠視尺棰之餘. 長服不已, 非但明目亦能延年. 審如是而行, 可謂嘲戲亦有方也. 菊花散, 治肝受風毒, 眼目昏蒙, 漸生翳膜. 甘菊花四兩蟬蛻去足白蒺藜炒焦去刺木賊童便浸宿晒乾羌活各三兩荊芥甘草各二兩. 上為細末, 每服二錢, 食後清茶調下. 湯泡散, 治肝虛, 風熱攻眼, 赤腫羞明, 漸生翳膜. 杏仁防風黃連赤芍藥歸尾各五錢銅青一錢薄荷三錢. 上挫碎, 每服二錢, 極沸湯泡, 乘熱先熏後洗, 冷則再換熱用, 日兩三次. 一方入白鹽少許, 開目沃沸洗, 鹽亦散血. 雷岩丸, 治男子婦人, 肝經不足, 風邪內乘, 上攻眼目. 淚出羞明怕日, 多見黑花, 翳膜遮睛, 瞼生風粟, 或癢或痛, 隱澀難開. 兼人患偏正頭風, 牽引兩目, 漸覺細小, 視物不明. 皆因腎水不能既濟肝木. 此藥久服大修腎臟, 能添目力於人. 服藥多不知根源, 往往不效. 枸杞子菊花各二兩巴戟酒浸一宿去皮心肉蓯蓉牛膝各一兩川椒三兩去目黑附子青鹽二錢以泔水同皂莢水浸去皮根. 上為細末, 浸藥水煮麵糊為丸, 每服十丸, 空心溫酒下. 又方治肝虛, 或當風眼淚, 鎮肝明目. 上用臘月牲牛膽盛黑豆, 不論多少浸, 候百日開取食後夜間吞三七粒, 神效. 萬壽地芝丸, 治目能近視, 不能遠視, 食之能治風熱. 天門冬去心生薑焙各四兩甘菊花二兩枳殼炒三兩. 上為末, 每服一百丸, 食後茶清或酒下. 洗肝散, 治肝實眼. 人參黃芩去黑心赤茯苓梔子仁川芎柴胡地骨皮菊花桔梗黃連甘草. 上每服入苦竹葉七片, 食後服. 羚羊角散, 治肝臟實熱, 眼目昏暗, 時多熱淚. 黃芩梔子栝蔞胡黃連菊花細辛. 上每服加竹葉煎之. 竹葉湯, 治肝臟實熱, 眼赤疼痛. 淡竹葉黃芩升麻木通車前子黃連玄參芒硝梔子大黃炒. 上食後服. 龍膽飲, 治肝臟實熱, 眼赤腫痛. 龍膽草梔子山茵陳防風川芎玄參荊芥穗菊花楮實甘草. 上食後服. 決明子湯, 治肝臟實熱, 目眥生赤肉, 澀痛. 決明子炒柴胡黃連竹葉防風升麻細辛菊花甘草. 上水煎服. 泄肝散, 治肝熱, 赤眼腫痛. 梔子仁荊芥大黃甘草. 羊肝丸, 治肝經有熱, 目赤睛痛, 視物昏澀, 及治障翳, 青盲之眼. 羯羊肝五兩, 切片生用黃連研為末, 上先將羊肝去筋膜, 於砂盆內擂入黃連末杵和為丸, 每服五十丸, 不拘時, 熱水送下. 忌豬肉及冷水, 一連作五劑瘥. 昔昔唐崔承元內障喪明, 夜坐聞有聲問誰. 答曰蒙營出活, 今特來謝, 授此方. 依方修合, 服之眼複明朗. 助陽活血湯, 治眼發之後, 熱甚, 白睛紅, 多眵淚, 無疼痛, 而隱澀難開. 此因服苦寒藥過多, 真氣不能通九竅也, 故眼花不明. 宜補陽和血, 益氣眼中自然明朗, 不必點丹. 柴胡白芷升麻當歸黃耆防風蔓荊子甘草. 上水煎, 臨臥熱服, 避風寒, 忌食冷物. 甘菊花散, 治肝氣壅塞, 翳障遮睛, 隱澀難開. 菊花木賊防風蒺藜甘草木香. 上為末, 每服一錢七分, 不拘時, 沸湯點服. 甘菊花湯, 治內外障翳, 一切眼疾. 菊花升麻旋複花石決明川芎大黃炒各五錢石膏羌活地骨皮木賊炒青葙子黃芩防風梔子仁草決明荊芥黃連甘草. 上為細末, 每服五錢, 水一碗, 蜜一盞, 煎至七分, 食後溫服. 八子丸, 治風毒瓦斯眼, 翳膜睛不開, 久新及內外瘀障. 青葙子決明子葶藶子車前子五味子枸杞子地膚子菟蔚子麥門冬去心澤瀉防風去蘆黃芩各一兩. 上為細末, 煉蜜和丸, 每服二十丸, 加至三十丸, 茶清送下, 溫米飲亦好, 日進三服. 靈圓丹, 治男女攀睛翳膜, 癢澀羞明, 赤筋碧暈, 內外障瘀, 內風赤眼, 並宜服之. 蒼朮米泔浸四兩川芎柴胡白附子遠志去心羌活獨活菊花青皮陳皮荊芥石膏防風青葙子全蠍仙靈脾酥炙木賊去節楮實黃芩甘草各一兩. 上為細末, 煉蜜, 糊餅蒸熟為丸一錢重一個, 食後荊芥湯, 或酒或茶磨服, 日進二丸, 其功立驗. 羌活退翳丸, 一名地黃丸, 治內障, 右眥小眥青白翳, 大眥微顯白翳, 腦痛, 瞳子散大, 上熱惡寒, 大便澀或時難, 小便如常, 遇天暖熱處, 頭痛睛脹, 能食, 日沒後天陰則昏暗, 此症亦可服, 名滋陰地黃丸. 熟地黃八錢生地黃酒洗炒黃柏當歸酒製茺蔚子丹參各五錢知母酒炒三錢黑附子炮寒水石各一錢芍藥一兩三錢防己酒製二錢牡丹皮羌活川芎各三錢柴胡五錢. 上為細末, 煉蜜為丸, 如梧桐子大, 每服五七十丸, 空心白湯送下. 如有宿食未盡, 俟飢時服之, 忌語言, 隨後以食壓之. 東垣《蘭室祕藏》方, 去翳在大眥加葛根升麻, 翳在小眥加柴胡羌活是也. 補腎丸, 治黑翳如珠, 外障. 人參茯苓細辛五味子桔梗肉桂各一兩乾山藥柏子仁各二兩乾地黃一兩五錢加知母黃柏二兩青鹽一兩. 上為末, 煉蜜和丸, 每服三十丸, 空心白湯下. 退熱飲子, 防風黃芩桔梗茺蔚各三兩大黃玄參細辛五味子各一兩. 上為末, 每服五錢, 水一盞, 煎至五分, 食後服. 搜風湯, 治旋螺大起, 外障. 防風大黃天門冬五味子桔梗各一兩細辛茺蔚各三兩菊花芍藥各一兩半. 上每服五錢, 水一鐘, 煎至五分, 食後服. 抽風湯, 治奚魁蜆肉, 外障. 防風桔梗大黃細辛黃芩玄參車前子芒硝各一兩. 上每服五錢, 水煎食後服. 摩風膏, 治鶻眼凝睛, 外障. 黃芪細辛當歸杏仁防風松脂黃蠟各一兩白芷小麻油各四兩. 上為末, 煎成膏塗之. 補腎丸,治眼暗浮花, 恐變成黑風內障. 澤瀉細辛菟絲子酒浸焙乾五味子炒各一兩蕤蔚子焙二兩山藥一兩五錢熟地黃焙二兩. 上為丸, 每服二十丸, 空心鹽湯下. 磁石丸, 治雷頭風, 變內障. 磁石燒紅醋浸三次五味子炒乾薑牡丹皮玄參各一兩附子炮五錢. 上為末, 蜜和為丸, 每服十丸, 食後清茶或鹽湯下. 瀉肝散, 治肝虛雀目, 恐變成內障. 防風去蘆黃芩桔梗芍藥大黃炒. 上每服入芒硝半字, 臨臥溫服. 連柏益陰丸一名泄陰火丸, 黃連酒洗炒一兩防風五味子甘草羌活獨活歸尾酒洗各一兩五錢黃柏細辛知母各一兩石決明燒存性. 上煉蜜為丸, 如綠豆大, 每服三十丸, 漸加至百丸止, 用清茶下. 常服補陽湯, 少服此藥, 為不可勝, 補陽恐妨飲食. 升陽柴胡湯, 升陽瀉陰, 羌活柴胡補陽湯. 柴胡羌活獨活甘草根去梢歸身熟地黃酒炒楮實人參白茯苓白朮黃耆各五錢澤瀉陳皮防風各三錢知母三錢酒浸夏月加五錢肉桂五分. 上剉碎, 每服五錢, 水二盞, 煎至一盞, 去渣稍熱服. 仍合一料煉蜜為丸, 食遠清茶下五十丸. 每日與前藥各一服, 如天氣熱加五味子三錢, 天門冬去心五錢, 更加楮實五錢. 桑白皮湯, 治目生花翳白點, 狀如棗ейн. 桑白皮木通澤瀉犀角黃芩甘草玄參旋複花川大黃炒各一兩菊花一兩五錢甘草炙五錢. 上為細末, 每服二錢, 水一盞煎六分, 連渣湯溫服. 枸苓丸, 治男子婦人腎臟虛耗, 水不上升, 眼目昏暗, 遠視不明, 漸成內障. 枸杞子四兩白茯苓去皮八兩當歸二兩青鹽一兩菟絲子酒浸蒸五兩. 上為細末, 煉蜜和丸, 每服七十丸, 食前白湯下. 熟地黃丸治血弱陰虛不能養心, 致心火旺, 陽必盛, 偏頭腫悶, 瞳子散大, 視物則花. 理當養血涼血, 益血除風, 散火則愈矣. 熟地黃一兩五味子枳殼炒甘草炙三錢. 上為細末, 煉蜜和丸, 每服一百丸, 食遠清茶送下, 日進三服. 忌食辛辣物, 而助火邪, 及食寒冷物損胃氣, 藥不能上行也. 煮肝散, 治目生黑花, 漸成內障, 及開睛偏視, 風毒攻眼, 腫痛澀癢, 短視倒睫雀目. 羌活去蘆獨活去蘆青葙子菊花各一兩. 上為細末, 每服三錢匕. 羊肝子一葉剉細, 淡竹葉數片同裹, 如棕子大. 別用黑豆四十九粒, 米泔一碗, 銀石器內同煮, 豆爛泔乾為度, 取肝細嚼, 溫酒下. 又將豆食, 空心日午夜臥下. 芎藭散, 治目暈昏澀, 視物不明. 白芷一錢芎藭地骨皮荊芥穗何首烏去黑皮菊花旋複花川石決明製不碎甘草各一兩青葙子蟬蛻去足木賊草各五錢. 上為細末, 每服一錢匕, 米泔水調下. 滌風散, 洗眼方治風毒攻眼, 赤腫癢痛. 黃連蔓荊子各五錢五味子二錢. 上剉細末, 分三次, 新水煎, 濾清汁, 以手撆洗效. 通頂散, 治風毒攻眼並夾腦風. 細辛去葉香白芷藿香葉去土川芎躑躅花三錢. 上為細末, 每用先含新汲水一口, 然後挑少許搖在

鼻內, 以手擦兩太陽穴. 銅青方洗眼, 治風弦毒眼. 銅青黑豆大一塊防風一兩杏仁去皮尖二個. 上各細切, 於盞中新汲水浸, 湯瓶中頓, 令乘熱洗之. 如痛者加當歸數片. 蟬殼散, 治眼目風腫, 及生翳目等疾. 蟬蛻地骨皮黃連牡丹皮蒼朮米泔浸焙白朮菊花各一兩龍膽草五錢甜瓜子三兩. 上為細末, 每服一錢五分, 荊芥煎湯送下, 食後臨臥各一服. 涼膈丸, 治眼狀青色大小. 黃連洗不見火黃芩荊芥龍膽草各五錢蘆薈防風各一兩黃柏去皮地膚子. 上為細末, 煉蜜為丸, 每服二十丸, 食後薄荷湯送下. 麥門冬散, 治血灌瞳仁, 昏澀疼痛, 及轆轤門, 外障. 麥門冬大黃黃芩桔梗玄參細辛芒硝各五錢. 上每服, 水一鐘煎至七分, 去渣下芒硝少許, 食後溫服. 連翹飲子, 治目中惡翳與大眥隱澀小眥緊, 久視昏花, 近風有淚. 連翹當歸菊花蔓荊子甘草柴胡升麻黃芩黃耆防風羌活生地黃. 上等分, 食後服. 調經散, 治室女月水停久, 倒行逆上沖眼. 先以光明散點, 血膜不退, 用珍珠散點. 先以調氣, 則血通矣. 烏藥附米陳皮川芎當歸茯苓防風荊芥升麻干葛血竭紫薇花紅花血不通加蘇木氣不順加木香沉香. 上二香不過火, 煎出藥後, 將此二味香磨與藥同服. 若經脈月流不斷, 或因氣ұшь沖眼, 眼珠腫痛翳膜不退, 服天麻散. 天麻退翳散, 治垂帘翳障, 昏暗不明. 當歸好酒浸焙乾, 一兩熟地黃酒浸焙乾, 一兩川芎一兩五錢赤芍藥熱水泡, 二兩五錢白僵蠶熱水泡過, 洗去絲, 薑汁炒, 一兩蟬蛻水泡, 洗去頭足, 五十個羌活防風荊芥木賊去根節, 各一兩石決明燒過存性, 一兩白蒺藜一兩五錢白芷一兩五錢甘草七錢麥門冬二兩黃芩尾羊角天麻炒存性濃枳殼炒蔓荊子打少碎, 各一兩菊花一兩密蒙花七錢. 共二十一味, 每服蓮子三個, 燈芯七根, 水一鐘半, 煎至八分, 食後溫服. 若眼紅加黃連. 酒煎散, 治眼赤色有氣熱, 宜服. 此方通治婦人赤腫下垂, 初起服此. 漢防己防風甘草荊芥當歸赤芍藥牛蒡子. 上酒煎, 食後服. 大黃當歸散, 治眼壅腫, 瘀血凝滯, 攻沖生翳, 宜服. 當歸菊花大黃炒黃芩紅花蘇木梔子炒. 上煎服. 當歸薄梗湯, 治眼生翳, 淚出羞明, 發久不愈. 薄荷桔梗知母黑參赤芍藥黃芩酒炒生地黃菊花蕤蔚子當歸桑白皮防風川芎白芷甘草. 上淨水一鐘煎服. 黃芩白芷散, 治眼血翳, 淚出羞明, 發久不愈. 當歸黃芩防己防風川芎白芷蒺藜石決明草決明桔梗青葙蕤蔚子菊花木賊知母赤芍藥. 上為細末, 食後清茶下. 黃風菊花湯, 治初起胬肉攀睛, 急宜服之. 防風黃連桑白皮赤茯苓瞿麥車前子梔子大黃黃芩細辛桔梗連翹. 上水煎, 半飢溫服. 加減當歸菊連湯, 治膜下垂, 初起發, 此方致效. 如久病, 此方收功. 當歸白芷赤茯苓黃芩赤芍知母桑螵蛸生地黃木通連翹麥門冬菊花防風川芎

石膏覆盆子茺蔚甘草. 上水煎, 食後服. 蒼朮散, 治小兒痘瘡入眼, 生翳膜, 羞明怕日. 蒼朮槐花防風干葛藁本川芎蛇蛻枸杞子黃芩酒炒蒺藜乳香不見火藥煎成方下白菊花家產蟬蛻木賊石膏穀精草甘草沒藥不見火, 煎成藥傾碗內, 同乳香一齊下服. 上爲末, 水煎食後服. 大人水煎, 小兒爲末服之. 此治小兒痘眼, 其症泄後眼不開, 宜服此進賢方. 當歸菊花黃連各五錢. 上爲末, 水一鐘入蜜一匙, 煎三沸, 食後服之. 小兒斑瘡入眼柴胡湯, 又用茶調洗肝散, 如赤眼用四物湯. 四物湯, 赤芍藥羌活蟬蛻木賊黃芩大黃蒙花粉草桔梗蒺藜鬱金當歸防風龍膽草獨活川芎石膏川椒菊花草決明車前子穀精草黃連蒼朮荊芥. 上每服, 燈芯十根, 溫服. 六一丸, 治熱淚. 蛤粉黃連木賊香附米. 上爲末, 糊丸, 茶送下. 通草散, 治風淚障翳. 赤芍藥川芎羌活甘草當歸麝香. 上爲末, 調勻爲丸, 如皂角子大, 百沸湯泡, 淚眼神效. 治眼赤腫方, 大黃荊芥鬱金薄荷朴硝痛加沒藥. 上爲末, 用薑汁調, 或加蔥根捶爛, 和藥貼太陽二穴. 治小兒眼不開方, 用葶藶子爲末, 取猪膽調貼額上. 小撥雲散, 治男婦目澁, 痛爛淚出, 羞明怕日, 血灌瞳仁. 黃芩甘草梔子大黃芍藥鬱金龍膽草羌活蟬蛻木賊當歸蒙花蒺藜. 洗心散, 治眼目腫痛難開, 澁淚. 大黃炒黃芩梔子甘草黃柏木通菊花赤芍藥防風荊芥. 密蒙花散, 治久患內外障翳, 羞明怕日, 迎風洒淚, 腫痛難開, 努肉攀睛, 風熱氣障等病皆治之. 蒙花威靈仙草決明羌活黑附子大黃石膏川椒炒木賊甘草蟬蛻獨活楮實子川芎荊芥車前子防風菊花黃連蒼朮. 上燈芯煎服. 消風散, 治一切風毒上攻, 頭目拘急鼻澁, 男婦宜服. 藿香白芷全蠍甘草防風青風藤. 又方治前症, 外感風邪, 頭痛鼻塞流涕, 眼目赤腫. 荊芥甘草羌活防風陳皮川芎蘇葉蟬蛻附米升麻麻黃. 上薑三片, 蔥根三根, 熱服, 取汗爲度. 治爛弦風不問遠年近日, 洗藥. 黃連五倍子葵仁當歸明礬焙銅青. 上爲細末, 將小鐘張水入藥於內, 飯上蒸過, 藥水點洗爛處爲妙. 治時行熱眼方, 防風川芎生地黃赤芍藥梔子龍膽草芩浸炒甘草荊芥黃柏. 上煎服. 爛弦風方, 用白礬, 光醋飛過, 取無病婦人乳汁調, 雞毛點搽之. 爛弦風, 赤眼方, 水銀一錢銀朱五分銅青三分. 上薑包煨過, 共爲末篩過, 點眼弦如神. 眼目頭痛消風散, 藿香川芎甘草人參白茯苓荊芥逢州豆甘草薑陳皮蟬蛻羌活獨活防風加細辛白芷薄荷, 名川芎茶調散. 點藥冷眼用, 火硝水飛過晒乾, 二錢爐甘石煉過, 二分, 不開流淚風癢, 一切治之. 熱眼方, 硼砂一錢, 研細片腦二厘, 入前藥. 暴赤眼方, 雞子去黃用白, 一個黃連研細末一錢, 入雞子白內, 紙封放爛泥中埋一日一夜, 次早取出濾過點之.

○ 五臟要論. 心熱眼紅者, 血熱則可用黃連當歸尾蘇木紅花赤芍藥之類. 虛者瘡本方. 若虛此數味除之, 加人參細辛沒藥歸尾熟地茯苓之類. 肺熱火旺者, 則可用山梔桑白皮地骨皮黃芩防風天麥二門冬之類. 虛則可加人參沉香黃耆磁石五味子之類. 實者用葶藶子連翹. 肝氣盛火旺者, 則可用柴胡羌活青葙子白芍藥羚羊角. 虛則除之, 加熟地黃當歸川芎楮實子枸杞子之類. 脾胃實者, 則可用石膏朴硝黃芩黃柏. 虛則除之, 可加白朮蒼朮枳殼陳皮半夏人參之類. 腎熱相火旺者, 則可用黃柏知母車前子木通滑石瞿麥蒿蓄大黃朴硝之類. 虛則大忌之, 可加肉蓯蓉五味子磁石菟絲子乳香川椒青鹽枸杞子之類.

○ 夫審瞳仁之法, 瞳仁開大者, 忌辛辣之藥. 瞳仁焦小者, 宜寒涼辛辣則可也. 開大者, 以酸藥收之. 焦小者, 以辛藥散之. 久注不開者, 宜發之, 久積宜行氣血爲主. 養肝血還睛丸亦可用之.

○ 未成症主方祕要, 服表裡不退, 疼痛愈甚, 用細辛湯. 明目細辛湯, 治眼赤痛, 眉攢腫悶, 鼻塞涕稠粘, 大便祕結, 羞明怕日, 隱澁難開, 眵成多眵粘. 助陽和血湯, 治陰陽不升降, 作痛不時, 隱澁有淚, 眵蠹紅淚糊. 或時發赤眼, 涼藥不退者用. 當苦湯, 眼暴發熱, 火旺苦痛不住, 服利藥未效, 有熱火退可用. 當歸龍膽湯, 治眼中黃仁生黃白翳, 從下而上. 此候多是火旺也, 人若患此, 此藥能瀉火退熱, 又且能退翳消紅腫. 桑螵蛸酒調散, 治風熱裡病, 雙解散實熱裡病. 此藥治傷風頭疼及眼珠腫痛, 或偏正. 此是傷風寒, 眼腫雖甚, 其眼皮帶浮而軟, 人多鼻塞聲重, 眼羞明怕日, 白仁雖虛壅而不蠹紅. 如此狀者, 用前二散表裡之, 腫消痛止, 用生地黃散撥雲湯. 變用又變, 前方不可久服. 鬱金酒, 裡熱無表症, 治一切實熱. 其眼腫起如桃, 有不近人手之怕, 羞明怕日, 或內壅突起蠹紅, 淚出如湯, 鼻涕溏流, 內生淡赤虛翳. 如此狀者, 其翳不能爲害, 熱去退翳卽消. 此藥通解之, 痛止後用救苦湯, 當歸龍膽收功. 酒調洗肝散, 經驗洗肝散, 治一切赤眼, 及赤腫難開, 眼珠痛, 白仁赤而痛. 不虛可用止痛, 生地黃散後用, 功亦同. 當歸活血湯 治一切羞明怕日者, 頭痛雖甚, 內不蠹紅, 此樣眼多虛, 或眼上珠生白陷翳者. 此方可與蟬花散密蒙花散相間服之效. 密蒙花散, 治一應體虛之人, 無疼有羞明者, 服涼藥不得. 其眼羞明而內痛, 白仁內隱紅, 常流淸涕淚, 視物蒙蒙, 此藥可用. 日進二三服. 決明子散蟬花散, 此三方功亦同效. 省風湯, 治一切肝氣有餘, 瞳仁鎖緊, 或成乾缺, 視物不能明, 撩亂白仁淡紅, 瞳仁焦小黃色, 夜見五色烽光者. 此方能除肝膽極熱. 久仙飮, 治年老之人, 眼赤不退, 帶紫紅白色. 若有蠱紅者, 以暴發客熱類推之. 洗肝散, 治眼肝氣有餘, 風輪變色, 焦枯或疼痛, 外生赤翳. 此方能除火退肝熱. 紫金丸, 治外障生雲膜血翳, 服涼藥不退, 而不多痛者可用. 夜光柳紅丸, 治風毒上攻眼, 虛腫, 頗有紫紅或癢或痛, 生翳年久, 服諸藥不效可用. 修肝散, 治暴發眼, 及發不時, 疼痛甚者, 熱服肝氣上升, 淚出汪汪. 內有鮮紅可用, 至如痛止血散不用. 補肝重明丸, 治諸眼服涼藥, 表裡愈後失神光者, 其眼無羞明用之, 能補養肝血. 還睛丸亦可用之. 當歸龍膽湯, 治眼中黃仁生白翳, 從下而上. 此候多是火旺也, 人有此患, 此藥瀉熱退火, 用能退翳消紅腫.

○ 審症應驗口訣. 如男子婦人患偏正頭痛者, 先審熱甚用雙解散二三帖. 大通之後, 服川芎茶調散加涼劑, 點用九一丹. 冷痛者用桑螵蛸酒調散, 大通之後, 用川芎散神清散主之, 點用清涼散少加腦, 入些薑粉, 無不效矣. 烏輪赤暈, 刺痛浮漿, 此肝熱也. 治法, 宜用酒調洗肝散加麻黃赤芍, 或瀉肝散, 修肝散. 收功生地黃散. 點用清涼間九一丹. 眼生清淚, 枯黃繞睛, 此肝虛也. 治法用止淚補肝散, 點用九一丹. 後服補腎丸. 此乃滋母益子也. 瞳仁開大, 淡白偏斜者, 此腎虛也. 治方服補腎丸補腎明目丸駐景丸, 點用九一丹. 多服少點. 瞳仁焦小或帶微黃, 此腎熱也. 治法先服五瀉湯著風之類, 後收功用補腎明目丸, 久服甚效. 瞳靑胞白, 癢而清淚, 不赤不痛, 是謂之風眼. 治法, 服羌活除風湯, 點九一丹間二八, 入些薑粉效. 烏輪突起, 胞硬瞳紅, 眵淚濕漿, 裡熱則痛, 是謂之熱眼. 治法, 用雙解散加涼大通之劑. 瞳痛止用生地黃散, 點用清涼散間九一丹點之, 隨人治法用之. 眼渾如淚, 胞腫而軟, 上壅朦朦, 酸渣微赤, 是謂之氣眼. 服桑螵蛸酒調散, 後服明目流氣飮, 當歸湯主之. 其或風與熱並, 則癢而浮赤. 風與氣搏, 則癢澁昏沉. 點用九一丹間二八丹, 服羌活除風湯. 血熱交緊, 故生淫膚粟肉紅縷偸針之類, 服用瀉脾湯, 瀉心湯主之, 點用清涼散. 有淫膚粟肉可劀洗至平, 洗止. 眼熱經久, 複有風冷所乘, 則赤爛. 點用清涼散, 服用瀉心湯, 洗肝散主之, 洗用綿裏散, 其效甚捷. 眼中不痛而赤, 但爲痰飮所注則作痛. 服用半夏二陳湯, 三四貼後, 服用明目流氣飮, 不用點藥. 肝氣不順而挾熱, 所以羞明. 服用洗肝散二三貼加麻黃, 後服密蒙花散五七貼, 補腎主之, 點用九一丹加清涼散, 初不可重藥. 白睛帶赤或紅筋者, 其熱在肺. 服洗肺湯, 除熱飮洗肝散, 點用清涼藥九一丹. 上胞下瞼或目唇間如疥點者, 其熱在脾. 治法, 服泄脾湯, 泄脾除熱飮, 三黃丸主之, 可劀可洗. 用清涼散點, 有淚膿者九一丹點之. 因風則散之, 九一丹入些薑粉. 熱則清涼散點之. 氣結則調順之, 將前藥間點. 因風者可用防風散, 通聖散即名雙解散, 後服羌活除風湯. 熱者洗肝散修肝散. 氣結者服流氣飮黃耆湯主之. 白陷魚鱗之症, 多因肝腎俱實, 血衰成陷. 治法, 服酒調散二貼後, 服蟬花散密蒙花散相間服之效. 點用二八丹調乳汁點, 間九一丹點之. 突然睛高, 旋螺尖起, 險峻利害之症也. 又有一法, 與他取子之效, 將鋒針針入三分, 以鳳屎點針口所, 以毒攻毒, 或陰丹蘸點亦可. 先服鬱金酒調散四五貼後, 可動針, 此乃平之法, 無光之效也. 又有一症, 遞年月眼內癢極, 祕日諸痛爲實, 諸癢爲虛. 人之患眼, 虛腫及眼眶骨, 此痰飮爲患. 治法, 用明目流氣飮加半夏陳皮濃朴三味, 用薑二片同煎, 連服四五貼, 其痛即除. 另將二陳湯丹藥亦可點用. 治之隨輕重所施, 治法在人意耳. 頭風, 冷痛熱痛風痛痰厥痛系偏風陽明頭痛. 眼淚, 熱淚冷淚虛淚風淚濕淚.

○ 審症祕論. 暴發眼者, 審他是熱甚, 用雙解散救苦湯當歸龍膽湯修肝散洗肝散瀉肝散鬱金酒調散. 有是風熱火病, 服涼藥不退者, 用明目細辛湯助陽活血湯紫金川芎茶調散明目流氣飮桑螵蛸酒調散. 有是久病血滯風甚, 用當歸和血煎用淸散沒藥散卷雲湯. 發歇無時用生地黃散破血紅花散. 有是風毒爲病, 用蟬花散如聖散川芎茶調散神淸散夜光柳紅丸. 痰病用淸熱牛蒡, 二陳湯之類, 老痰用四生湯. 有是久病無表病裡病, 眼內淨了. 用蟬花散密蒙花散決明子散十味還睛丸. 若內病俱無, 但是外病, 可次第依法不須服藥, 有翳只是去翳藥加減療之.

○ 丹藥和論. 對交丹四六丹, 可吹久年翳膜. 虛濃未堅實者, 不見人物者, 可三日一次, 九一丹解之. 其翳即消散如水, 濃薄至效. 如是對交四六不可用也, 後可用珍珠散間九一丹點之. 三七丹施於年久眼. 凡經日翳不拘下生上, 上生下. 濃極者可二日一次, 以淡淡丹和解之. 二八丹理三五年發歇眼. 有紅絲, 略有疼痛癢澁, 共翳帶紅白色, 可一夜一次, 輕藥和之. 九一治眼時常發歇. 眼目生翳, 或疼痛可點. 若無疼痛, 只用清涼散間九一丹點之. 若有淡翳似飛雲霧者, 只用碧雲丹清涼散吹點. 又有一切冷眼, 不受寒藥者, 只用清涼散少加片腦入些薑粉時時點之效. 又有一切眼, 不受納藥者, 看去翳. 若去得, 將各樣膏丹少少調乳汁, 時時少少點之. 更不受者, 用淨三黃陽丹, 不用腦點亦能消翳, 吹雲膏亦可主之. 又有一樣, 受不得煎藥, 只將陽丹不用腦射硼砂點之. 又有一樣眼, 諸丹藥點不服, 將雞子檳榔磨冷水, 將雞翎點, 亦能退翳. 又有一樣眼, 不用丹藥, 將靑鹽及食鹽火燒過, 冷水調, 雞毛點, 亦能退翳. 又有一樣眼, 人丢刺在眼不得出者, 將蔥搥碎敷之. 又將五倍子捶碎敷刺亦出. 又將蜣螂即噴屎蟲研碎敷之, 刺亦出.
○ 煉爐甘石浸藥水方. 防風黃芩大黃當歸龍膽草黃柏各一兩生地黃羌活川芎白芷細辛菊花各八錢麻黃赤芍藥蒼朮木賊各六錢黃連一兩五錢荊芥五錢山梔子薄荷各七錢草烏以下新增柏子仁桑胡密蒙花. 上將二十四味俱選新鮮的, 細切如麻豆. 一咬咀用冷水四五碗, 銅盆內浸三四夜. 若春夏浸二宿, 秋五冬七日. 常以手擦過, 使其味出, 用細布濾過之.
○ 煉爐甘石法. 其甘石須選帶隔, 又要輕或帶淡天青色可也. 打碎用燒過銀鍋內貯滿, 一仰一蓋. 頓丹爐內, 煉至極紅透, 鈴出淬藥水內. 其吃過藥傾撤, 仍將甘石置火內, 依前淬, 如此者三. 凡一次須煉及紅, 不透恐甘石變色黑. 淬三次已定, 將甘石打通碎, 又用新藥水浸一宿, 去火毒. 次日傾盡藥水晒乾, 研末. 有石者作一處, 無石者作一處, 異研. 又可將藥水濕過晒過, 研細, 極細絹篩過, 即爲陽丹.
○ 修合陰丹法. 煉過甘石四兩銅青七錢五分砒砂白的二錢半青鹽二錢半密陀僧一錢. 上將此五味, 用龍膽草及黃連二味浸過的水, 通將五味和勻. 濕過0碗內, 研得如泥, 至膩方可. 晒乾再研, 方入別藥. 又入六味. 黃連爲末二錢五分細辛末去葉二錢草烏末二錢薄荷葉八分乳香製過一錢五分沒藥製過一錢合乳香製法在後. 上將此六味研至極細膩, 方入別諸藥. 後藥味. 硼砂明者一錢五分膽三分雄黃明者七分輕粉七分黃丹五分以水淘去沙將沉丹晒乾朱砂五分牙硝五分海螵蛸火煅味淡白色者不用七分白丁香即小雀屎立軟者五分血竭五分明礬火枯一錢薑粉薑汁濾細晒乾七分片腦少許麝香少許. 除片腦及麝香隨時加減外. 其餘藥二十三味, 通共一處, 並研至細膩, 細絹篩過, 貯作一罐. 謂之卷雲丹即陰丹也. 惟此一料卷雲丹以陰陽動靜用之. 或可加可減, 斟酌膜之濃薄, 翳之遠近. 假如年久翳膜濃者, 加以陰丹減陽丹. 若使翳膜薄者, 或乍發不久者, 又加以陽丹減以陰丹. 外障諸症不出此藥. 百試百驗, 無不效. 真乃濟世之靈寶也.
○ 珍珠散, 治一切膜障眼. 乳香製過沒藥製過珍珠製過以上各一錢五分硼砂枯過一錢輕粉一分半麝香七厘銅青五分牙硝二分半朱砂一錢五分片腦二分血竭五分膽礬二分半枯礬二分半白丁香二分葶仁新竹筒盛於文武火去殼油筒兩頭亦要紙封固取出去白皮乃去油研用二錢琥珀買時以一點研將簪腳點放水上燒化爲青煙者氣做松香其色蠹紅乃爲真也八分. 上精製爲極細末, 配童子小便浸三黃水煮, 甘石爲陽丹, 聽用. 怕日羞明多淚, 並皆治之. 卻將黃連末熊膽牛黃葶仁四件, 用長流水一大碗, 於瓷器內熬至半碗, 用重棉布濾去渣, 量意入蜜二兩, 文武火熬至紫色, 蘸起牽絲爲度, 不可太過不及, 將方龍腦硼砂收貯在瓷器封固, 土埋七日出火毒, 用時將銅筋蘸點於眼內少許, 日點三次, 忌動風之物. 靈妙應痛膏, 此膏治眼疼痛, 暴發不可忍者. 葶仁去皮油一百粒朱砂飛一錢片腦一字乳香如棗核大硼砂一錢. 上將前藥俱爲細末, 調蜂蜜爲膏子, 以銅簪點之, 一二次其痛即止. 神仙碧霞丹, 銅綠一兩當歸二錢沒藥製過二分麝香二分馬牙硝五分乳香製過五分黃連末二錢片腦二分白丁香二分一方無後二味. 上將前藥俱爲末, 熬黃連膏子爲丸, 如龍眼核大, 用時將一丸涼水化開, 日點二次, 六次效. 吹雲丹, 治目中淚及迎風, 並羞明怕日, 常欲閉目在暗室, 塞其戶牖, 翳成歲久遮睛, 此藥多點神效. 細辛升麻葶仁各二分青皮連翹防風各四兩柴胡五分甘草當歸各六錢揀黃連三錢荊芥穗絞取濃汁一錢生地黃一錢五分. 上將咬咀, 除連翹外, 用淨水二碗, 先熬餘藥, 重半碗入連翹同煎, 至大盞許去渣, 入銀石器內, 文武火熬至滴水內成珠不散爲度, 煉熟蜜少許熬用之. 嚔鼻散, 黃柏黃芩黃連煉煮, 罐內三黃同便以乾爲度, 取出. 又以龍膽草水洗浸一宿晒乾, 甘石即三黃丹聽用, 以前珍珠散藥末爲極細末, 再不必用製, 配合三黃聽用. 珍珠散, 此能退翳, 翳濃者點之, 合此藥硼砂要枯過用. 一倍三黃丹, 一倍珍珠散, 腦麝硼砂臨時放量度下. 如要輕些, 一倍三黃丹, 一倍珍珠散, 腦麝硼砂如前. 再要輕些, 陽丹一倍, 三黃丹一倍, 珍珠散一倍. 上三樣共合腦麝硼砂亦要.
○ 合丹日切要法. 其合丹之日, 要天清日朗. 更擂諸藥要細, 篩而又篩方妙. 九一丹, 九匙陽丹一匙陰丹. 二八丹, 八匙陽丹二匙陰丹. 三七丹, 七匙陽丹三匙陰丹. 四六丹, 六匙陽丹四匙陰丹. 以上丹藥俱腦麝硼砂枯煅過, 臨時量度加減放. 假如二八丹, 陽丹八匙, 陰丹二匙, 用片腦三厘, 枯過硼砂四厘, 麝香二厘. 九一丹, 陽丹九匙, 陰丹一匙, 枯過硼砂五厘, 片腦三厘, 麝香一厘, 能止淚去翳. 清涼散, 即陽丹十匙, 硼砂六厘生用, 片腦三四厘, 麝香三厘, 其腦麝硼砂, 點時合丹量度下. 碧雲丹, 即清涼散加銅綠, 亦要腦射, 或加枯礬少許, 能去翳膜用. 卷雲丹, 即陰丹. 如遇眼勾剪大小眥, 頭暈, 可將藥調液點, 退血. 又有一丹, 點能退翳. 卷雲丹, 一匙陽丹半乳薑粉三分飛礬十分燒過鹽一分半, 共合點之. 七寶散, 琥珀珍珠各三錢硼砂五分珊瑚一錢五分朱砂砒砂各五分玉屑一錢葶仁三十粒片腦麝香各一分. 上將前藥俱細研麪如塵埃, 方入麝香片腦葶仁三件, 再研, 熟官絹篩過於罐內, 臨臥時, 以銅簪挑一米大許, 點於有翳膜處. 撥雲散, 爐甘石煉過二兩黃丹製過二兩川烏一兩五錢犀角一兩乳香沒藥硇砂青鹽各一錢五分硼砂血竭輕粉鷹屎各二錢片腦五分麝香五分蕤仁去殼一錢五分. 上將前藥如法精製, 共研和匀極膩, 以羊角罐收貯. 但有翳膜者, 以銅簪每夜臨臥點二次, 極濃者亦能去也.

○ 治諸眼一切點眼膏藥. 千金勝極膏, 爐甘石煉過一兩黃連末六錢川烏泡去皮六錢銅青好的二錢川薑煨去皮六錢鷹屎二錢沒藥製過黃丹各一錢乳香製過一錢血竭一錢硼砂五分龍腦五分麝香二分蕤仁去皮油淨六錢. 上將前藥俱為末, 冬蜜一斤沙罐內溶開, 生絹濾過去蠟煎熬, 用棍棒不住手攪熬至紫色, 滴水不散. 將前藥末入內攪匀, 取出於青石上鐵捶可打千餘下, 或為錠子或為丸子, 不拘作法. 遠年近日疼痛風濕難開諸症, 將一丸溫水化開, 或點眼, 或作錠子磨水點之極效. 又為膏於紙上貼兩太陽穴, 散血尤妙. 熊膽膏, 熊膽一錢眞者其色如砂糖樣帶潤濕色吃在口內味苦又涼卽眞者牛黃一錢龍膽五分卽蘇州薄荷其葉三四指大如羊葉相似蕤仁去油一錢硼砂一錢黃連為末二兩. 此膏治男女遠年近日, 內外障膜, 赤爛天行時氣, 暴發赤腫. 治眼腫紅, 痛澀難開. 若用剽洗之後, 可吹鼻中, 先含水一口, 然後吹之, 以通其氣, 散其風邪. 治眼腫紅方, 鵝不吃草二兩川芎白芷石菖蒲蔓荊子各三錢細辛皂全蝎各一錢鬱金三錢. 上為細末, 罐內收貯, 勿令泄氣, 以備後用. 五黃膏, 治目腫痛澀, 欲以冷洗應驗. 好黃連黃芩黃柏大黃黃丹. 上為細末, 以芙蓉葉用冷水, 或煎茶調, 貼二太陽穴. 白斂膏, 好白芨小白芷白斂. 上為末, 牛脂熬成膏, 如前敷貼. 四生散, 治眼目被物刺傷, 或摸損. 生地黃生薄荷生艾葉生當歸朴硝. 上共搗爛, 貼眼眶並患處. 神仙散, 治頭目昏眩, 偏風痛極. 甜瓜蒂焰硝蒼耳子川芎薄荷藜蘆鬱金雄黃. 上將前藥末, 口含水吹一字入鼻中, 令患者含水一口, 方吹藥入患者鼻中. 碧天丹, 專治遠年近日爛弦風眼. 銅青五錢明礬四錢五倍子一錢白墡土一錢海螵蛸一錢薄荷葉五分. 上將此六味俱為末, 用老薑汁攪和為丸, 如圓眼核大, 要用時將一丸淡薑湯一盞泡散, 洗眼弦, 次日再洗, 依此洗三四次卽愈. 八仙丹, 治爛眼弦風有蟲癢甚效. 當歸七分銅綠一錢薄荷七分白礬一錢黃連五倍子焰硝各五分輕粉二分. 上藥極細末, 以絹篩用絹包, 約龍眼核大, 泡洗日三五次, 一方點藥. 撥翳膏, 蕤仁去皮殼麝香四分另研珍珠一錢放豆腐內蒸過琥珀一錢另研石蟹一錢煨片腦五分另研硼砂一錢另研青鹽八分另研白丁香五分水澄紅珊瑚石燕滴乳香炙熊膽微炙乾辰砂血竭金精石滾水泡銀精石滾水泡各一錢蘆甘石火煅黃連水淬淬七次用五錢或七錢硇砂一錢明者將紙七重包煨另研包起遇有翳濃者加入無翳者不用.

上為細末, 和匀, 用瓷器罐盛起, 一半乾點, 一半入後藥內為膏子點. 當歸尾生地黃赤白芍防風蔓荊子羌活連翹黃芩薄荷各用五錢, 挫細, 用雪水或臘月水兩大盞, 石器內煮藥至一盞, 去渣, 用眞正好白蜜三兩, 再用文武火熬三四沸, 以新絹袋濾出, 收入瓷罐內. 卻將前藥末共作一處攪匀, 用清油紙縛住常常旋取點用. 此藥收八九年亦好不壞, 此仙傳方也.

《東垣十書》《蘭室祕藏》

○ 芎辛湯, 治兩眼晝夜隱澁難開, 羞明惡日, 視物昏暗, 赤腫而痛. 細辛二分芎藭蔓荊子已上各五分甘草白芷已上各一錢防風一錢五分. 右㕮咀, 都作一服, 水二盞, 煎至一盞, 臨臥, 溫服. 碧天丸, 一名幷珠丸, 治目疾, 累服寒涼藥, 不愈, 兩眼蒸熱, 如火之熏, 赤而不痛, 滿目紅絲, 血脈貫睛, 瞀悶昏暗, 羞明畏日, 或上下瞼赤爛, 或冒風沙而內外眥皆破, 洗之神效. 枯白礬二分銅碌七分研瓦粉炒黑一兩. 右先研白礬銅碌, 令細, 旋旋入粉, 同研匀, 熟水, 和之, 共為一百丸, 每用一丸, 熱湯半盞, 浸一二箇時辰, 洗至覺微澁, 為度, 合眼半時辰許, 臨臥, 更洗之, 瞑目便睡, 一丸, 可洗十遍, 再用湯內坐, 令熱. 此藥治其標, 若裏實者, 不宜用. 廣大重明湯, 治兩目瞼赤爛, 熱腫疼痛, 幷稍赤, 及眼瞼痒痛, 爬之至破, 眼弦生瘡, 目多眵淚, 隱澁難開. 龍膽草防風生甘草細辛已上各一錢. 右剉如咀, 內甘草, 不剉, 只作一錠, 先以水一大碗半, 煎龍膽一味, 至一半再入餘三味, 煎至少半碗, 濾去渣, 用淸汁, 帶熱洗, 以重湯坐, 令熱, 日用五七次, 但洗畢, 合眼一時, 去努肉泛長, 及痒亦驗. 百點膏, 張濟氏, 眼病翳六年, 以至遮瞳人, 視物不明, 有雲氣之狀, 因用此藥而效. 粢仁去皮尖三分當歸身甘草已上各六分防風黃連銼至二錢剉如麻豆大水一大碗煎至一半入藥. 右件, 剉如麻豆大, 粢仁別研如泥, 同煎, 滴在水中, 不散, 入去沫蜜少許, 再熬少時, 為度, 令病人心靜, 點之, 至目中微痛, 日用五七次, 臨臥點, 尤疾效, 名之曰百點膏, 但欲多點, 使藥力, 相繼也. 選奇湯, 治眉痛, 不可以忍. 炙甘草夏月生用羌活防風已上各三錢酒黃芩一錢冬月不用此一味如能食熱痛倍加之. 右㕮咀, 每服五錢, 水二盞, 煎至一盞, 去渣, 食後, 服之. 神效明目湯, 治眼櫺緊急, 致倒睫拳毛, 及上下瞼皆赤同睛疼昏暗, 晝則冷淚常流, 夜則眼澁難開. 細辛二分蔓荊子五分防風一錢葛根一錢五分甘草二錢. 一方加黃芪一錢. 右㕮咀, 作一服, 水二盞, 煎至一盞, 去渣, 稍熱, 臨臥, 服之. 羌活退翳膏, 一名復明膏, 治足太陽寒水, 膜子遮睛, 白翳在上, 視物不明. 椒樹東南根二分西北根二分本漢防己已上各二分黃連防風麻黃去根節柴胡升麻生地黃已上各三分生甘草四分當歸身六分羌活七分獒仁六箇. 右用淨水一大椀, 先用漢防己黃連生甘草當歸生地黃, 煎至一半, 下餘藥, 再煎, 至一盞, 去渣, 入銀石器中, 再熬之, 有力爲度. 明目細辛湯, 治兩目發赤微痛, 羞明畏日, 怯風寒, 怕火, 眼睫成紐, 眵糊多, 隱澁難開, 眉攢腫悶, 鼻塞, 涕唾稠粘, 大便微硬. 川芎五分生地黃酒製蔓荊子已上各六分當歸梢白茯苓藁本已上各一錢荊芥一錢二分防風二錢麻黃根羌活已上各三錢細辛少許紅花少許椒八箇桃仁二十箇. 右㕮咀, 分作四服, 每服, 水二盞, 煎至一盞, 去渣, 臨臥稍熱服之, 忌酒醋濕麵. 復明散, 治內障. 靑皮三分橘皮川芎蒼朮已上各五分炙甘草生地黃連翹柴胡已上各一錢黃芪一錢五分當歸身二錢. 右剉如麻豆大, 都作一服, 水二大盞, 煎至一盞, 去渣, 稍熱, 服之, 食後, 忌酒醋麵, 辛熱, 大料物之類. 助陽和血湯, 治眼發之後, 微有上熱, 白睛紅, 隱澁難開, 睡多眵淚. 蔓荊子二分香白芷三分柴胡黃芪炙甘草當歸身酒洗防風已上各五分升麻七分. 右㕮咀, 都作一服, 水一盞半, 煎至八分, 去渣, 稍熱服, 臨臥, 避風寒處睡. 吹雲膏, 治眼中淚, 及迎風寒泣, 羞明畏日, 常欲閉目, 喜在暗室, 塞其戶牖, 翳膜, 歲久遮睛, 此藥點之, 神驗. 細辛一分升麻獒仁已上各三分靑皮連翹防風已上各四分柴胡五分生甘草當歸身已上各六分荊芥穗一錢微取濃汁生地黃一錢五分揀黃連三錢. 右㕮咀, 除連翹外, 用澄淸淨水二碗, 先熬, 餘藥至半碗, 入連翹同熬, 至一大盞許, 去渣, 入銀石器內, 文武火熬, 滴入水成珠, 不散爲度, 入煉去沫熟蜜少許, 熬勻用之. 防風飮子, 治倒睫拳毛. 細辛蔓荊子已上各三分葛根防風已上各五分當歸身七分半炙甘草黃連人蔘已上各一錢. 右剉如麻豆大, 都作一服, 水二盞, 煎至一盞, 食遠服, 避風寒. 撥雲湯, 戊申六月, 徐總管, 患眼疾, 於上眼皮下, 出黑白臀兩箇, 隱澁難開, 兩目緊縮而無疼痛, 兩手寸脈細緊, 按之洪大無力, 知足太陽膀胱, 爲命門相火煎熬逆行, 作寒水腎, 及寒膜遮睛證, 呵欠善悲, 健忘, 嚔噴, 眵淚, 時自淚下, 面赤而白, 能食, 不大便, 小便數而欠, 上而喘. 黃芪一分細辛生薑葛根川芎已上各五分柴胡七分荊芥穗藁本生甘草升麻當歸身知母已上各五錢羌活防風黃檗已上各一錢五分. 右㕮咀, 都如麻豆大, 都作一服, 水二盞, 煎至一盞, 去渣, 熱服, 食後. 神效黃芪湯, 治渾身麻木不仁, 或頭面手足, 肘背, 或腿脚麻木不仁, 並皆治之. 如兩目緊急縮小, 及羞明畏日, 隱澁難開, 或視勿無力, 睛痛昏花, 手不得近, 或目少精光, 或目中熱如火, 服五六次, 可效. 蔓荊子一錢陳皮去白五錢人蔘八錢炙甘草白芍藥已上各一兩黃芪二兩. 右㕮咀, 每服五錢, 水二盞, 煎至一盞, 去渣, 臨臥, 稍熱服. 如小便淋澁, 加澤瀉五分, 一服, 去, 則止. 如有大熱證, 每服, 加酒洗黃檗三分. 如麻木不仁, 雖有熱不用黃檗, 止加黃芪一兩, 通三兩也. 如眼縮急, 去芍藥, 忌酒醋麵大料物, 葱韭蒜辛物. 如麻木甚者, 加芍藥一兩, 通用二兩. 圓明內障升麻湯, 一名冲和養胃湯, 治內障眼, 得之, 脾胃元氣衰弱, 心火與三焦俱盛, 飮食不節, 形體勞役, 心不得休息, 故上爲此疾. 乾薑一錢五味子二錢白茯苓三錢防風五錢白芍藥六錢柴胡七錢人蔘炙甘草當歸身酒洗白朮升麻葛根已上各一兩黃芪羌活已上各一兩五錢. 右㕮咀, 每服五七錢, 水三大盞, 煎至二大盞, 入黃芩黃連二錢, 同煎數沸, 去渣, 煎至一盞, 熱服, 食遠. 黃芩黃連湯, 黃芩酒洗炒黃連酒洗炒草龍膽酒洗四次炒四次生地黃酒洗已上各一兩. 右㕮咀, 每服二錢, 水二盞, 煎至一盞, 去渣, 熱服. 蔓荊子湯, 治勞役, 飮食不節, 內障眼病, 此方如神效. 蔓荊子二錢五分黃蘗酒拌炒四遍白芍藥已上各三錢炙甘草八錢黃芪人蔘已上各一兩. 右㕮咀, 每服三錢, 或五錢, 水二盞, 煎至一盞, 去渣, 臨臥, 溫服. 歸葵湯, 一名連翹飮子, 治目中溜火, 惡日與火, 隱澁難開, 小角緊, 視物昏花, 迎風有淚. 柴胡二分生甘草蔓荊子連翹生地黃當歸身紅葵花人蔘已上各三分黃芪酒黃芩防風羌活已上各五分升麻一錢. 右㕮咀, 每服五錢, 水二盞, 煎至一盞, 去渣, 食後, 溫服. 救苦湯, 治眼暴發赤腫, 臉高苦疼, 不任者. 桔梗連翹紅花細辛已上各一分當歸身夏月減半炙甘草已上各五分蒼朮草龍膽已上各七分羌活太陽升麻陽明柴胡少陽防風藁本連翹已上各一錢生地黃黃芩知母已上各一錢五分川芎三錢. 右㕮咀, 每服一兩, 水二盞, 煎至一盞, 去渣, 食後, 溫服. 若苦疼則多用苦寒者兼治本經之藥, 再行加減, 如睛昏, 加知母, 黃檗一倍. 熟乾地黃丸, 治血弱陰虛, 不能養心, 致心火旺陽火甚, 瞳子散大, 少陰爲火, 君主無爲, 不行其令, 相火代之, 兼心包絡之脈, 出心系, 分爲三道, 少陽相火之體無形, 其用在其中矣. 火盛則令母實, 乙木肝旺, 是也. 心之脈挾於目系, 肝連目系, 況手足少陽之脈, 同出耳中, 至耳上角, 斜起於目外眥, 風熱之盛, 亦從此道而來, 上攻頭目, 致偏頭腫悶, 瞳子散大, 視物則花, 此由血虛陰弱故也. 法當養血凉血, 益血, 收之散大, 除風之熱, 則愈矣. 人蔘二錢炙甘草天門冬湯洗去心地骨皮五味子枳殼炒黃連已上各三錢當歸身酒洗焙乾黃芩已上各五錢生地黃酒洗七錢五分柴胡八錢熟乾地黃一兩. 右伴, 同爲細末, 煉蜜, 爲丸如梧桐子大, 每服一百丸, 茶湯, 送下, 食後, 日進二服. 益陰腎氣丸, 此壯水之主, 以鎭陽光. 澤瀉茯苓已上各二錢五分生地黃酒洗乾牧丹皮山茱萸當歸稍酒洗五味子乾山藥柴胡已上各五錢熟地黃二兩. 右爲細末煉蜜, 爲丸如梧桐子大, 硃砂爲衣, 每服五十丸, 淡鹽湯, 下空心. 羌活退翳丸, 治內障, 右眼小眥靑白翳, 大眥微顯白翳, 腦痛, 瞳子散大, 上熱惡熱, 大便祕澁, 小便如常, 遇天氣暄熱, 頭痛睛脹, 可服此藥. 翳在大眥, 加葛根升麻, 翳在小眥, 加柴胡羌活, 是也. 黑附子炮寒水石已上各一錢酒防己二錢知母酒炒牧丹皮羌活川芎已上各三錢酒黃蘗生地黃酒洗炒丹蔘茺蔚子酒當歸身柴胡已上各五錢熟地黃八芍藥一兩三錢. 右爲細末, 煉蜜, 爲丸如梧桐子大, 每服五七十丸, 白湯下, 空心, 宿食未消, 待饑, 則服之, 藥後省語言, 以食壓之. 當歸龍膽湯, 治眼中白翳. 防風石膏已上各一錢五分柴胡羌活五味子升麻已上各二錢甘草黃連黃芪已上各三錢酒黃芩炒酒黃蘗炒當歸身酒洗草龍膽酒洗芍藥已上各五錢. 右咬咀, 每服五錢, 水二盞, 煎至一盞, 去渣, 入酒少許, 臨臥, 熱服, 忌言語. 補陽湯, 治陽不勝其陰, 乃陰勝陽虛則, 九竅不通, 令靑白翳, 見於大眥, 乃足太陽少陰經中, 鬱遏, 足厥陰肝經氣, 不得上通於目, 故靑白翳內阻也. 當於太陽少陰經中, 九原之下, 以盆肝中陽氣, 衝天上行, 此乃先補其陽, 後於足太陽太陰標中標者頭也. 瀉足厥陰肝經火, 下伏於陽中, 乃次治也. 內經云, 陰盛陽虛, 則當先補其陽, 後瀉其陰, 此治法, 是也. 每日淸晨, 以腹中無宿食, 服補陽湯, 臨臥, 服瀉陰丸. 若天色變, 經大寒大風, 幷勞役, 預日, 飮食不調, 精神不足, 或氣弱, 具不可服. 待體氣和平, 天氣如常, 服之. 先補其陽, 使陽氣上升, 通於肝經之末, 利空竅於目矣. 肉桂一錢去皮知母當歸身酒洗生地黃酒炒白茯苓澤瀉陳皮已上各三錢白芍藥防風已上各五錢黃芪人蔘白朮羌活獨活熟地黃甘草已上各一兩柴胡二兩. 右咬咀, 每服五錢, 水二盞, 煎至一大盞, 去渣, 空心服之. 瀉陰火丸, 一名連蘗益陰丸, 石決明三錢炒存性羌活獨活甘草當歸稍五味子防已上各五錢草決明細黃芩連酒炒黃蘗知母已上各一兩. 右爲細末, 煉蜜, 爲丸如菉豆大, 每服五十丸, 至一百丸, 茶淸下. 常多服補陽湯少服此藥, 多則妨飮食. 升陽柴胡湯, 肉桂五分羌胡去節一錢五分知母酒炒如大者加五錢防風白茯苓澤瀉陳皮已上各一錢生地黃酒炒楮實酒炒微潤黃芪人蔘白朮已上各五錢甘草稍當歸身羌活熟地黃獨活白芍藥已上各一兩. 右剉, 每服五錢, 水二盞, 煎至一盞, 去渣, 稍熱, 食遠服, 別合一料, 煉蜜, 爲丸如梧桐子大, 每服五十丸, 茶淸下, 每日, 與前藥, 各一服, 食遠, 不可飽服. 如天氣熱, 加五味子三錢天門冬去心芍藥楮實已上各五錢. 溫衛湯, 治鼻不聞香臭, 目中流火, 氣寒血熱冷淚多, 臍下冷, 陰汗, 足痿弱. 陳皮靑皮黃連木

香已上各三分人蔘炙甘草白芷防風黃蘗澤瀉已上各五分黃芪蒼朮升麻知母柴胡羌活已上各一錢當歸身一錢五分. 右都作一貼, 水二盞, 煎至一盞, 去渣, 食遠, 服之. 圓明膏, 治勞心過度, 飮食失節, 乃生內障, 及瞳子散大, 此方收睛圓明. 訶子皮濕紙裹煨甘草已上各二錢當歸身三錢柴胡生地黃麻黃去節搗開黃連已上各五錢. 右七味, 先以水二椀, 煎黃連, 至一椀掠去沫, 外六味, 各咬咀, 如豆大, 篩去末, 入在內, 同煎, 滴水中不散, 爲度, 入熟蜜少許, 再熱, 勤點眼. 噙藥麻黃散, 治內外障眼. 麻黃一兩當歸身一錢. 右二味, 同爲粗末, 炒黑色, 入麝香乳香少許, 共爲細末, 含水, 鼻內噙之. 療本滋腎丸, 黃蘗酒炒知母酒炒已上各等分. 右爲細末, 滴水, 爲丸如梧桐子大, 每服一百丸, 至一百五十丸, 空心, 鹽白湯下. 加味滋腎丸, 肉桂三分黃連一錢薑黃一錢五分苦參三錢苦葶藶酒洗炒石膏覺肚冷勿用黃蘗酒炒知母酒炒已上各五錢. 右爲極細末, 打薄麵糊, 爲丸如梧桐子大, 每服一百丸, 空心服, 白湯下, 食壓之. 退翳膏, 治白翳. 蔾仁升麻已上各三分連翹防風靑皮已上各四分甘草柴胡已上各五分當歸身六分荊芥穗一錢水半盞別浸生地黃一錢五分黃連三錢. 右用水一椀, 入前藥, 煎至半椀, 去渣, 更上火, 煎至半盞, 入荊芥穗兩匙, 入蜜少許, 再上火, 熬勻, 點之. 龍膽飮子, 治疳眼流膿, 生疳翳, 濕熱爲病. 穀精草川鬱金蛇退皮灸甘草已上各五分麻黃一錢五分升麻二錢靑蛤粉草龍膽黃芩炒羌活已上各三錢. 右爲細末, 每服二錢, 食後, 溫茶淸調, 服之. 柴胡聰耳湯, 治耳中乾結, 耳鳴耳聾. 連翹四錢柴胡三錢灸甘草當歸身人蔘已上各一錢水蛭五分炒別硏麝香少許別硏虻蟲三箇去翅足炒另硏. 右除三味別硏, 外生薑三片, 水二大盞, 煎至一盞, 去渣, 再下三味, 上火煎一二沸, 稍熱服食遠. 羌活退翳湯, 治太陽寒水, 翳膜遮睛, 不能視物. 羌活一兩五錢防風一兩荊芥穗煎成藁加之薄荷葉藁本已上各七錢知母五錢黃蘗四錢川芎當歸身已上各三錢小椒五分酒生地黃一錢細辛少許麻黃二錢用根. 右咬咀, 每服三錢, 水二大盞, 煎至一盞半, 入荊芥穗, 再煎至一盞, 去渣, 稍熱服, 食遠, 忌酒醋濕麵等物. 還睛紫金丹, 治目眶歲久赤爛, 俗呼爲赤瞎, 是也. 當以三稜針, 刺目眶外, 以瀉濕熱. 如眼生倒睫拳毛, 兩目緊, 盖內伏火熱, 而攻陰氣. 法當去其熱, 內火邪. 眼皮緩則毛立出, 翳膜亦退. 用手法, 攀出內臉, 向外, 以針刺之, 出血. 白沙蜜二十兩甘石十兩燒七遍碎連水浸拌之黃丹六兩水飛揀連三兩小便浸碎爲末南乳香當歸已上各三錢烏魚骨二錢硇砂小盞內放於瓶口上熏乾麝香已上各一錢白丁香直者五分輕分一錢. 右將白沙蜜於沙石器內, 慢火, 去沫, 下甘石,

부록-눈병 대표 처방

次下丹, 以柳枝攪, 此下餘藥, 以粘手, 爲度, 作丸, 如鷄頭大, 每用一丸, 溫水化開洗. 麗澤通氣湯, 治鼻不聞香臭. 黃芪四錢蒼朮羌活獨活防風升麻葛根已上各三錢灸甘草二錢麻黃不去節冬別加之川椒白芷已上各一錢. 右㕮咀, 每服五錢, 生薑三片, 棗二枚, 葱白三寸, 同煎, 至一盞, 去渣, 溫服, 食遠. 忌一切冷物, 及風寒凉處, 坐臥行立. 溫肺湯, 治鼻不聞香臭, 眼多眵淚. 丁香二分防風灸甘草葛根羌活已上各一錢升麻黃芪已上各二錢麻黃不去節四錢. 右爲粗末, 水二盞, 葱白三根, 煎至一盞, 去渣, 食後服.

《原機啓微》

○ 附方. 芍藥淸肝散方, 治眵多眊矂, 緊澀羞明, 赤脈貫睛, 臟腑祕結者. 白朮川芎防風各三分甘草灸荊芥各二分半桔梗羌活各三分芍藥二分半柴胡二分前胡薄荷黃芩各二分半山梔知母各二分滑石石膏各三分大黃四分芒硝三分半. 共十八味, 統㕮咀, 都作一服, 水二鐘, 煎至一鐘, 食後熱服. 上爲方, 治淫熱反克而作也. 風熱不製之病, 熱甚大便硬者, 從權用之. 蓋苦寒之藥也, 苦寒敗胃, 故先以白朮之甘溫, 甘草之甘平, 主胃氣爲君. 次以川芎防風荊芥桔梗羌活之辛溫, 升散淸利爲臣. 又以芍藥前胡柴胡之微苦, 薄荷黃芩山梔之微寒, 且導目攻爲佐. 終以知母滑石石膏之苦寒, 大黃芒硝之大苦寒, 祛逐淫熱爲使. 大便不硬者, 減大黃芒硝, 此逆則攻之治法也. 大熱服者, 反治也. 通氣利中丸, 治証上同. 白朮一兩白芷羌活各半兩黃芩滑石取末另入各一兩半大黃二兩半牽牛取末一兩半. 除滑石牽牛, 另硏極細末外, 餘合爲細末, 入上藥和勻, 滴水爲丸, 如桐子大. 每服三十丸, 加至百丸, 食後臨睡, 茶湯送下. 上方, 以白朮苦甘溫, 除胃中熱爲君. 白芷辛溫解利, 羌活苦甘平微溫, 通利諸節爲臣. 黃芩微苦寒, 療熱滋化, 滑石甘寒, 滑利小便, 以釐淸濁爲佐. 大黃苦寒, 通大便, 瀉諸實熱, 牽牛苦寒, 一說味辛, 利大便, 除風毒爲使, 逆攻之法也. 風熱不製之病, 熱甚而大便硬者, 亦可兼用. 然牽牛有毒, 非神農藥, 今與大黃並用者, 取其性猛烈而快也. 大抵不宜久用, 久用傷元氣, 蓋從權之藥也, 量虛實加減. 黃連天花粉丸, 治同前. 黃連一兩天花粉四兩菊花川芎薄荷各一兩連翹二兩黃芩梔子各四兩黃柏六兩. 爲細末, 滴水爲丸, 如梧桐子大. 每服五十丸, 加至百丸, 食後臨睡茶湯下. 上方, 爲淫熱反克, 臟腑不祕結者作也. 風熱不製之病, 稍熱者亦可服. 以黃連天花粉之苦寒爲君. 菊花之苦平爲臣. 川芎之辛溫, 薄荷之辛苦爲佐. 連翹黃芩之苦微寒, 黃柏梔子之苦寒爲使. 合之則除熱淸利, 治目赤腫痛. 黃連爐甘石散 治眼眶破爛, 畏日羞明. 餘治上同. 爐甘石一斤黃連四兩龍腦量入. 先以爐甘石置巨火中, 煅通紅爲度, 另以黃連用水一碗, 瓷器盛貯, 納黃連於水內, 卻煅以通紅爐甘石淬七次, 就以所貯瓷器置日中晒乾, 然後同黃連硏爲細末. 欲用時, 以一二兩再硏極細, 旋量入龍腦, 每用少許, 井花水調如稠糊, 臨睡以箸頭蘸敷破爛處. 不破爛者, 點眼內眥銳眥尤佳. 不宜使入眼內. 上方, 以爐甘石收濕除爛爲君. 黃連苦寒爲佐. 龍腦去熱毒爲使. 諸目病者俱可用. 病宜者治病, 不宜者無害也. 奇經客邪之病, 量加朴硝泡湯, 滴眼瘀肉黃赤脂上. 龍腦黃連膏, 治目中赤脈如火, 溜熱炙人. 餘治上同. 黃連半斤龍腦一錢. 先銼黃連令碎, 以水三大碗, 貯瓷器內, 入黃連於中, 用文武火慢熬成大半碗, 濾去滓, 入薄瓷碗內, 重湯頓成膏半盞許, 龍腦以一錢爲率, 用則旋量入之, 以箸頭點入眼內, 不拘時. 上方, 以黃連治目痛解諸毒爲君, 龍腦去熱毒爲臣, 乃君臣藥也. 諸目痛者, 俱宜用. 蕤仁春雪膏, 治紅赤羞明, 癢痛, 沙澀. 蕤仁去油四錢龍腦五分. 先以蕤仁硏細, 入龍腦和勻, 用生好眞蜜一錢二分, 再硏調勻, 每用箸頭點內眥銳眥. 上方, 以龍腦除熱毒爲君, 生蜜解毒和百藥爲臣, 蕤仁去暴熱治目痛爲使. 此藥與黃連爐甘石散龍腦黃連膏子並用. 㗜鼻碧雲散, 治腫脹紅赤, 昏暗羞明, 隱澀疼痛, 風癢鼻塞, 頭痛腦酸, 外翳攀睛, 眵淚稠粘. 鵝不食草二錢靑黛川芎各一錢. 爲細末. 先噙水滿口, 每用如米許, 搐入鼻內, 以淚出爲度, 不拘時候. 上方, 以鵝不食草解毒爲君. 靑黛去熱爲佐. 川芎大辛, 除邪破留爲使, 升透之藥也. 大抵如開鍋蓋法, 常欲使邪毒不閉, 令有出路. 然力少而銳, 搐之隨效, 宜常搐以聚其力, 諸目病俱可用. 羌活勝風湯, 治眵多眊矂, 緊澀羞明, 赤脈貫睛, 頭痛鼻塞, 腫脹涕淚, 腦巓沉重, 眉骨酸疼, 外翳如雲霧絲縷秤星螺蓋. 白朮五分枳殼羌活川芎白芷獨活防風前胡桔梗薄荷各四分荊芥甘草各三分柴胡七分黃芩五分. 作一服, 水二盞, 煎一盞, 去滓熱服. 上方, 爲風熱不製而作也. 夫竅不利者, 皆脾胃不足之証. 故先以白朮枳殼調治胃氣爲君. 羌活川芎白芷獨活防風前胡諸治風藥, 皆主升發爲臣. 桔梗除寒熱, 薄荷荊芥淸利上焦, 甘草和百藥爲佐. 柴胡解熱, 行少陽厥陰經, 黃芩療上熱, 主目中赤腫爲使. 又治傷寒愈後之病. 熱服者, 熱性炎上, 令在上散, 不令流下也. 生翳者, 隨翳所見經 絡加藥. 翳凡自內眥而出者, 加蔓荊子治太陽經, 加蒼朮去小腸膀胱之濕, 內眥者, 手太陽 足太陽之屬也. 自銳眥而入客主人斜下者, 皆用龍膽草, 爲膽草味苦, 與膽味合, 少加人參, 益三焦之氣, 加藁本, 乃太陽經風藥, 銳眥客主人者, 足少陽手少陽手太陽之屬也. 凡自目系而下者, 倍加柴胡行肝氣, 加黃連瀉心火, 目系者, 足厥陰手少陰之屬也. 自抵過而上者, 加木通導小腸中熱, 五味子酸以收斂, 抵過者, 手太陽之屬也. 杏仁龍膽草泡散, 治風上攻, 眼目眵䁾赤癢. 龍膽草當歸尾黃連滑石另研取末杏仁去皮尖赤芍藥各一錢. 以白沸湯泡頓蘸洗, 冷熱任意, 不拘時候. 又方, 以龍膽草黃連苦寒去熱毒爲君, 當歸尾行血, 杏仁潤燥爲佐, 滑石甘寒泄氣, 赤芍藥苦酸除癢爲使. 惟風癢者可用. 柴胡複生湯, 治紅赤羞明, 淚多眵少, 腦巓沉重, 睛珠痛應太陽, 眼瞼無力, 常欲垂閉, 不敢久視, 久視則酸疼, 翳陷下, 所陷者或圓或方, 或長或短, 如縷如錐如鑿. 藁本川芎各三分半白芍藥四分蔓荊子羌活獨活白芷各三分半柴胡六分炙草薄荷桔梗各四分五味子二十粒蒼朮茯苓黃芩各五分. 作一服, 水二盞, 煎至一盞, 去滓, 食後熱服. 上方, 以藁本蔓荊子爲君, 升發陽氣也. 川芎白芍藥羌活獨活白芷柴胡爲臣, 和血補血療風, 行厥陰經也. 甘草五味子爲佐, 爲協諸藥斂藏氣也. 薄荷桔梗蒼朮茯苓黃芩爲使, 爲清利除熱去濕, 分上下, 實脾胃二土, 療目中赤腫也. 此病起自七情五賊勞役飢飽, 故使生意下陷, 不能上升. 今主以群隊升發, 輔以和血補血, 導入本經, 助以相協收斂, 用以清利除熱, 實脾胃, 如此爲治, 理可推也. 睛珠痛甚者, 當歸養榮湯主之. 當歸養榮湯, 治睛珠痛甚不可忍, 餘治並同上. 防風白芷各七分半白芍藥熟地黃當歸川芎各一錢羌活七分半. 作一服, 水二盞, 煎至一盞, 去滓, 食後熱服. 上方, 以七情五賊勞役飢飽重傷脾胃. 脾胃者, 多血多氣之所. 脾胃受傷, 則血亦病. 血養睛, 睛珠屬腎, 今生意已不升發, 又複血虛不能養睛, 故睛痛甚不可忍. 以防風升發生意, 白芷解利, 引入胃經爲君. 白芍藥止痛益榮, 通血承接上下爲臣. 熟地黃補腎水眞陰爲佐. 當歸川芎. 行血補血, 羌活除風, 引入少陰經爲使. 血爲邪勝, 睛珠痛者, 及亡血過多之病, 俱宜服也. 服此藥後, 睛痛雖除, 眼瞼無力, 常欲垂閉不減者, 助陽活血湯主之. 黃耆炙草當歸各五分白芷蔓荊子各四分防風五分升麻柴胡各七分. 作一服, 水二盞, 煎至一盞, 去渣, 稍熱服. 上方, 以黃耆治虛勞, 甘草補元氣爲君. 當歸和血補血爲臣. 白芷蔓荊子防風. 主療 風升陽燥爲佐. 升麻導入足陽明足太陰脾胃, 柴胡引至足厥陰肝經爲使. 心火乘金, 水衰反 製者, 亦宜服也. 有熱者, 兼服黃連羊肝丸. 黃連羊肝丸, 治目中赤脈紅甚, 眵多, 餘治同上. 黃連一兩白羯羊肝一個. 先以黃連研爲細末, 將羊肝以竹刀刮下如糊, 除去筋膜, 入擂盆中, 研細, 入黃連末爲丸, 如梧桐子大. 每服三五十丸, 加至七八十丸, 茶清湯下. 上方, 以黃連除熱毒明目爲君. 以羊肝肝與肝合引入肝經爲使. 不用鐵與刀者, 忌鐵器也. 金克木, 肝乃木也. 一有金氣, 肝則畏而不受. 蓋專治肝經之藥, 非與群隊者比也. 肝受邪者, 並皆治之. 睛痛者, 加當歸. 決明益陰丸, 治畏日惡火, 沙澀難開, 眵淚俱多, 久病亦不疼者, 並皆療之. 餘治同上. 羌活獨活各五錢黃連酒製一兩防風五錢黃芩一兩歸尾酒製五味子各五錢石決明煅三錢草決明一兩甘草炙五錢黃柏知母各一兩. 爲末, 煉蜜丸, 桐子大. 每服五十丸, 加至百丸, 茶湯下. 上方, 以羌活獨活升清陽爲君. 黃連去熱毒, 當歸尾行血, 五味子收斂爲臣. 石決明 明目磨障, 草決明益腎療盲, 防風散滯袪風, 黃芩去目中赤腫爲佐. 甘草協和諸藥, 黃柏助 腎水, 知母瀉相火爲使. 此蓋益水抑火之藥也. 內急外弛之病, 並皆服之. 川芎行經散, 治目中青翳, 如物傷狀, 重者白睛如血貫. 枳殼炙草各六分白芷防風荊芥薄荷獨活各四分川芎當歸各六分紅花少許柴胡六分茯苓三分蔓荊子羌活各四分桔梗五分. 作一服, 水二盞, 煎至一盞, 去渣, 大熱服, 食後. 上方, 以枳殼甘草和胃氣爲君. 白芷防風荊芥薄荷獨活療風邪, 升胃氣爲臣. 川芎當歸紅花行滯血, 柴胡去結氣, 茯苓分利除濕爲佐. 蔓荊子羌活引入太陽經, 桔梗利五臟爲使. 則胃脈調, 小腸膀胱皆邪去凝行也. 見熱者, 以消凝大丸子主之. 消凝大丸子, 治証同上. 或有眵淚沙澀者, 並皆療之. 川芎當歸各七錢防風荊芥羌活藁本薄荷各半兩桔梗甘草炙各七錢滑石石膏白朮黃芩山梔各一兩連翹菊花各七錢. 先將滑石石膏另研, 餘作細末, 和勻, 煉蜜爲劑, 每劑一兩, 分八丸. 每服一丸, 或二丸, 茶湯嚼下. 上方, 消凝滯藥也. 君以川芎當歸, 治血和血. 臣以羌活防風荊芥藁本薄荷桔梗, 療風散邪, 引入手足太陽經. 佐以白朮甘草滑石石膏, 調補胃虛, 通泄滯氣, 除足陽明經熱. 使以黃芩山梔連翹菊花, 去熱除煩. 淫熱反克, 風熱不製者, 俱宜 服也. 千金磁朱丸, 治神水寬大漸散, 昏如霧露中行, 漸睹空中有黑花, 漸睹物成二體, 久則光不收, 及內障, 神水淡綠色淡白色者. 磁石吸針者二兩辰砂一兩神曲四兩. 先以磁石置巨火中煅, 醋淬七次, 晒乾另研極細二兩, 辰砂另研極細一兩, 生神曲末三 兩, 與前藥和勻, 更以神曲末一兩, 水和作餠, 煮浮爲度, 搜入前藥, 煉蜜爲丸, 如梧桐子大. 每服一十丸, 加至三十丸, 空心飯湯下. 上方, 以磁石辛鹹寒鎭墜腎經爲君, 令神水不外移也. 辰砂微甘寒鎭墜心經爲臣, 肝其母, 此子能令母實也, 肝實則目明. 神曲辛溫甘, 化脾胃中宿食爲佐, 生用者, 發其生氣, 熟用者, 斂其暴氣也, 服藥後, 俯視不見, 仰視漸睹星月者, 此其效也. 亦治心火乘金, 水衰反製之病. 久病累發者, 服之則永不更作. 空心服此, 午前更以石斛夜光丸主之. 石斛夜光丸, 治証上同.

天門冬焙人參茯苓各二兩五味炒半兩乾菊花七錢麥門冬熟地黃各一兩菟絲子酒浸乾山藥枸杞各七錢牛膝浸杏仁去皮尖各七錢半生地黃一兩蒺藜石斛蓯蓉川芎炙草枳殼麩炒青葙子防風黃連各半兩草決明八錢烏犀鎊羚羊角鎊各半兩. 爲細末, 煉蜜丸, 桐子大, 每服三五十丸, 溫酒鹽湯任下. 上方, 羨補藥也, 補上治下, 利以緩, 利以久, 不利以速也. 故君以天門冬人參菟絲子之通腎安神, 強陰填精也. 臣以五味子麥門冬杏仁茯苓枸杞子牛膝生熟地黃之斂氣除濕, 涼血補血也. 佐以甘菊花蒺藜石斛肉蓯蓉川芎甘草枳殼山藥青葙子之療風治虛, 益氣祛毒也. 使以防風黃連草決明羚羊角生烏犀之散滯泄熱, 解結明目也. 陰弱不能配陽之病, 並宜服之. 此從則順之治法也. 益陰補氣丸, 治証上同. 熟地黃三兩歸尾酒製半兩牡丹皮五味子乾山藥各五錢茯苓澤瀉各二錢半生地黃酒製炒四兩山茱柴胡各半兩. 爲末, 煉蜜丸, 如桐子大, 水飛辰砂爲衣. 每服五七十丸, 空心, 淡鹽湯下. 上方, 壯水之主, 以鎭陽光, 氣爲怒傷, 散而不聚也. 氣病血亦病也. 肝得血而後能視, 又目爲心之竅, 心主血, 故以熟地黃補血衰, 當歸尾行血, 牡丹皮治積血爲君. 茯苓和中益眞氣, 澤瀉除濕瀉邪氣, 生地黃補腎水眞陰爲臣. 五味子補五臟, 乾山藥平氣和胃爲佐. 山茱萸強陰益精通九竅, 柴胡引入厥陰經爲使. 蜜劑者, 欲泥膈難下也. 辰砂爲衣者, 爲通於心也. 然必兼《千金》磁朱丸服之, 庶易爲效. 滋陰地黃丸, 治証上同. 眵多者, 並皆治之. 黃連一兩黃芩歸身酒製各半兩生地黃酒製一兩半熟地黃半兩五味子三錢人參二錢天門冬焙炙草各三錢地骨皮二錢枳殼柴胡各三錢. 爲細末, 煉蜜丸, 如桐子. 每服百丸, 食後茶湯下, 日三服. 上方, 治主以緩, 緩則治其本也. 以黃連黃芩, 苦寒除邪氣之盛爲君. 當歸身辛溫, 生熟地黃苦甘寒, 養血涼血爲臣. 五味子酸寒, 體輕浮上, 收神水之散大, 人參甘草地骨皮天門冬枳殼苦甘寒, 瀉熱補氣爲佐. 柴胡引用爲使. 亡血過多之病, 有熱者, 亦宜服. 防風散結湯治目上下瞼隱起肉疣, 用手法除病後服之. 防風羌活白芍藥歸尾各五分紅花蘇木各少許茯苓蒼朮獨活前胡黃芩各五分炙草防己各六分. 作一服, 水二盞, 煎至一盞, 熱服, 渣再煎. 上方, 以防風羌活, 升發陽氣爲君. 白芍藥當歸尾紅花蘇木, 破凝行血爲臣. 茯苓瀉邪氣, 蒼朮去上濕, 前胡利五臟, 獨活除風邪, 黃芩療熱滋化爲佐. 甘草和諸藥, 防己行十二經爲使. 病在上瞼者, 加黃連柴胡, 以其手少陰足厥陰受邪也. 病在下瞼者, 加藁本蔓荊子, 以其手太陽受邪也. 竹葉瀉經湯, 治眼目癮澀, 稍覺眊瞹, 視物微昏, 內眥開竅如針, 目痛, 按之浸浸膿出. 柴胡梔子羌活升麻炙草各五分赤芍藥草決明茯苓車前子各四分黃芩六分黃連大黃各五分靑竹葉一十片澤瀉四分. 作一服, 水二盞, 煎至一盞, 食後, 稍熱服. 上方, 逆攻者也. 先以行足厥陰肝足太陽膀胱之藥爲君, 柴胡羌活是也. 二經生意, 皆總於脾胃, 以調足太陰足陽明之藥爲臣, 升麻甘草是也. 肝經多血, 以通順血脈, 除肝邪之藥, 膀胱經多濕, 以利小便, 除膀胱濕之藥爲佐, 赤芍藥草決明澤瀉茯苓車前子是也. 總破其積熱者, 必攻必開, 必利必除之藥爲使, 梔子黃芩黃連大黃竹葉是也. 蜜劑解毒丸, 治証上同. 杏仁去皮尖二兩另研山梔十兩末石蜜煉一斤大黃五兩. 末蜜丸, 如梧桐子大. 每服三十丸, 加至百丸, 茶湯下. 上方, 以甘潤治燥爲君, 爲燥爲熱之原也. 山梔子微苦寒治煩爲臣, 爲煩爲熱所產也. 石蜜甘平溫, 安五臟爲佐, 爲其解毒除邪也. 大黃苦寒, 性走不守, 瀉諸實熱爲使, 爲攻其積, 不令其重疊不解也. 決明夜靈散, 治目至夜則昏, 雖有燈月, 亦不能視. 石決明另研夜明沙另研, 各二錢豬肝一兩, 生用, 不食豬者, 以白羯羊肝代之. 二藥末和勻, 以竹刀切肝作二片, 以上藥鋪於一片肝上, 以一片合之, 用麻皮纏定, 勿令藥得泄出, 淘米泔水一大碗, 貯沙罐內, 不犯鐵器, 入肝藥於中, 煮至小半碗, 臨睡, 連肝藥汁服之. 上方, 以決明鎭腎經益精爲君. 夜明沙升陽主夜明爲臣. 米泔水主脾胃爲佐. 肝與肝合, 引入肝經爲使. 沖和養胃湯, 治內障初起, 視覺微昏, 空中有黑花, 神水變淡綠色, 次則視岐, 睹一成二, 神水變淡白色, 久則不睹, 神水變純白色. 柴胡七錢人參當歸酒浸各一兩五味子二錢白芍藥六錢白茯苓三錢羌活一兩半炙草一兩防風半兩黃耆一兩半白朮升麻葛根各一兩乾生薑一錢. 每服六錢, 水三盞, 煎至二盞, 入黃芩黃連各一錢, 再煎至一盞, 去滓, 稍熱, 食後服. 上方, 因肝木不平, 內挾心火, 故以柴胡平肝, 人參開心, 黃連瀉心火爲君. 酒製當歸榮百脈, 五味斂百脈之沸, 心包絡主血, 白芍藥順血脈散惡血爲臣. 白茯苓瀉膀胱之濕, 羌活淸利小腸之邪, 甘草補三焦, 防風升膽之降爲佐. 陰陽皆總於脾胃, 黃耆補脾胃, 白朮健脾胃, 升麻葛根行脾胃之經, 黃芩退壯火, 乾生薑入壯火爲導爲使. 此方逆攻從順反異正宜俱備. 益氣聰明湯, 治証上同. 並治耳聾耳鳴. 黃耆人參各一錢二分半甘草炙, 五分升麻七錢半葛根三錢蔓荊子一錢半芍藥黃柏酒炒各一錢. 每服四錢, 水二盞, 煎至一盞, 去渣, 臨睡熱服, 五更再煎服. 上方, 以黃耆人參之甘溫, 治虛勞爲君. 甘草之甘平, 承接和協, 升麻之苦平微寒, 行手陽明足陽明足太陰之經爲臣. 葛根之甘平, 蔓荊子之辛溫, 皆能升發爲佐. 芍藥之酸微寒, 補中焦, 順血脈, 黃柏之苦寒, 治腎水膀胱之不足爲使. 酒製又炒者, 因熱用也. 或有熱,可漸加黃柏, 春夏加之, 盛暑倍加之, 加多則不效, 脾胃虛者去之. 熱倍此者, 瀉熱黃連湯主之. 瀉熱黃連湯, 治內障, 症同上, 有眵淚. 黃芩酒炒黃連酒洗柴胡酒炒生地黃酒洗各一兩升麻半兩龍膽草三錢爲反助陰也. 上方, 治主治客之劑也. 治主者, 升麻主脾胃, 柴胡行肝經爲君. 生地黃涼血爲臣, 爲陽明太陰厥陰多血故也. 治客者, 黃連黃芩, 皆療濕熱爲佐. 龍膽草專除眼中諸疾爲使, 爲諸濕熱俱從外來爲客也. 還陰救苦湯, 治目久病, 白睛微變靑色, 黑睛稍帶白色, 黑白之間, 赤環如帶, 謂之抱輪紅, 視物不明, 昏如霧露中, 睛白高低不平, 其色如死, 甚不光澤, 口乾舌苦, 眵多羞澁, 上焦應有熱邪. 升麻蒼朮甘草炙柴胡防風羌活各半兩細辛二錢藁本四錢川芎一兩桔梗半兩紅花一錢歸尾七錢黃連黃芩黃柏知母生地黃連翹各半兩龍膽草三錢. 每服七錢, 水二盞, 煎至一盞, 去滓, 熱服. 上方, 以升麻蒼朮甘草, 諸主元氣爲君, 爲損者溫之也. 以防風柴胡羌活細辛藁本, 諸升陽化滯爲臣, 爲結者散之也. 以川芎桔梗紅花當歸尾, 諸補行血脈爲佐, 爲留者行之也. 以黃連黃芩黃柏知母連翹生地黃龍膽草, 諸去除熱邪爲使, 爲客者除之也. 奇經客邪之病, 強陽搏實陰之病, 服此亦具驗. 菊花決明散, 治症上同. 草決明石決明東流水煮一伏時, 另研極細入藥木賊草防風羌活蔓荊子甘菊花甘草炙川芎石膏另研極細入薑黃芩各半兩. 爲細末. 每服二錢, 水盞半, 煎八分, 連末服, 食後. 上方, 以明目除翳爲君者, 草決明石決明木賊草也. 以散風升陽爲臣者, 防風羌活蔓荊子甘菊花也. 以和氣順血爲佐者, 甘草川芎也. 以療除邪熱爲使者, 黃芩石膏也. 內急外弛之病, 亦宜其治. 神驗錦鳩丸, 治症上同. 兼口乾舌苦, 眵多羞澁, 上焦邪熱. 甘菊花半兩草決明蕤仁炙皮各三兩牡蠣炙水火煅粉半兩黃連蒺藜炒去尖防風各五兩羌活三兩細辛五兩瞿麥三兩白茯苓四兩肉桂二兩斑鳩一只跌死去皮毛腸嘴爪文武火連骨炙乾羖羊肝一個竹刀薄批炙令焦忌用鐵刀蔓菁子二升淘淨絹袋盛甑蒸一伏時晒乾. 爲細末, 煉蜜爲劑, 杵五百下, 丸如桐子大. 每服二十丸, 加至三五十丸, 空心, 溫湯下. 上方, 以甘菊花草決明, 主明目爲君. 以蕤仁牡蠣黃連蒺藜, 除濕熱爲臣. 以防風羌活細辛之升上, 瞿麥茯苓之分下爲佐. 以斑鳩補腎, 羊肝補肝, 肉桂導群藥入熱邪爲使. 此方製之大者也, 腎肝位遠, 服湯藥散不厭頻多之義也. 萬應蟬花散, 治証上同. 蟬蛻去土, 半兩蛇蛻炙三錢川芎防風羌活炙草各一兩蒼朮四兩赤芍藥三兩當歸白茯苓各一兩石決明東流水煮一伏時另硏極細一兩半. 爲細末. 每服二錢, 食後臨臥時, 濃米泔調下, 熱茶清亦可. 上方, 製之偶者也. 奇之不去, 則偶之, 是爲重方也. 今用蟬蛻, 又用

蛇蛻者, 取其重蛻之義, 以除翳爲君也. 川芎防風羌活, 皆能清利頭目爲臣也. 甘草蒼朮, 通主脾胃, 又脾胃多氣多血, 故用赤芍藥補氣, 當歸補血爲佐也. 石決明鎮墜腎水, 益精還陰, 白茯苓分陰陽上下爲使也. 亦治奇經客邪之病. 黃耆防風飮子, 治眼棱緊急, 以致倒睫拳毛, 損睛生翳, 及上下瞼皆赤爛, 羞澁難開, 眵淚稠粘. 蔓荊子五分細辛二分葛根一錢半炙草黃耆防風各一錢黃芩五分. 作一服, 水二盞, 煎至一盞, 去滓, 大熱服. 上方, 以蔓荊子細辛爲君, 除手太陽手少陰之邪, 肝爲二經之母, 子平母平, 此實則瀉其子也. 以甘草葛根爲臣, 治足太陰足陽明之弱, 肺爲二經之子, 母薄子單, 此虛則補其母也. 黃耆實皮毛, 防風散滯氣, 用之以爲佐. 黃芩療濕熱, 去目中赤腫, 爲之使也. 無比蔓荊子湯, 治証上同. 黃耆人參各一錢黃連柴胡各七分蔓荊子當歸葛根防風各五分生草一錢細辛葉三分. 作一服, 水二盞, 煎至一盞, 去滓, 稍熱服. 上方, 爲肺氣虛耶, 黃耆人參實之, 爲君. 心受邪耶, 黃連除之, 肝受邪耶, 柴胡除之, 小腸受邪耶, 蔓荊子除之, 爲臣. 當歸和血, 葛根解除爲佐. 防風療風散滯, 生甘草大瀉熱火, 細辛利九竅, 用葉者, 取其升上之意, 爲使也. 撥雲退翳丸, 治陽蹻受邪, 內眥即生赤脈縷縷, 根生瘀肉, 瘀肉生黃赤脂, 脂橫侵黑睛, 漸蝕神水, 銳眥亦然, 俗名攀睛. 川芎一兩五錢菊花一兩蔓荊子二兩蟬蛻一兩蛇蛻炙三錢密蒙花二兩薄荷葉半兩木賊草去節二兩荊芥穗一兩黃連楮桃仁各半兩地骨皮一兩天花粉六錢炙草三錢川椒皮七錢當歸白蒺藜去刺炒各一兩五錢. 爲細末, 煉蜜成劑, 每兩作八丸. 每服一丸, 食後臨睡. 細嚼, 茶淸下. 上方, 爲奇經客邪而作也. 《八十一難經》曰, 陽蹻脈者, 起於跟中, 循外踝上行入風池. 風池者, 腦戶也. 故以川芎治風入腦, 以菊花治四肢游風, 一療其上, 一平其下爲君. 蔓荊子除手太陽之邪, 蟬蛻蛇蛻木賊草密蒙花除鬱爲臣. 薄荷葉荊芥穗白蒺藜諸療風者, 淸其上也, 楮桃仁地骨皮諸通小便者, 利其下也, 爲佐. 黃連除胃中熱, 天花粉除腸中熱, 甘草和協百藥, 川椒皮利五臟明目, 諸所病處血亦病, 故複以當歸和血爲使也. 楮桃仁, 即楮實子也. 梔子勝奇散, 治症同上. 並有眵淚, 羞澁難開. 蛇蛻草決明川芎荊芥穗蒺藜炒谷精草菊花防風羌活密蒙花甘草炙蔓荊子木賊草山梔子黃芩各等分. 爲細末. 每服二錢, 食後臨睡, 熱茶淸調下. 上方, 以蟬蛻之鹹寒, 草決明之鹹苦, 爲味薄者通, 通者通其經絡也. 川芎荊芥穗之辛溫, 白蒺藜谷精草之苦辛溫, 菊花之苦甘平, 防風之甘辛爲臣, 爲氣辛者發熱, 發熱者升其陽也. 羌活之苦甘溫, 密蒙花之甘微寒, 甘草之甘平, 蔓荊子之辛微寒爲佐, 爲氣薄者發泄, 發泄者淸利

其諸關節也. 以木賊草之甘微苦, 山梔子黃芩之微苦寒爲使, 爲濃味者泄, 泄者, 攻其壅滯有餘也. 磨障靈光膏, 治症上同. 黃連銼如豆大一兩童便浸一宿晒爲末黃丹水飛三兩當歸取細末二錢麝香另研末乳香另研末各五分輕粉另研硇砂另研末白丁香取末各一錢龍腦少許末海螵蛸取末一錢爐甘石六兩另以一兩黃連銼置水中燒爐甘石通紅淬七次. 先用好白沙蜜一十兩, 或銀器沙鍋內, 熬五七沸, 以淨紙搭去蠟面, 除黃丹外, 下餘藥, 用柳木攪勻, 次下黃丹再攪, 慢火徐徐攪至紫色, 卻將乳香麝香輕粉硇砂和勻, 入上藥內, 以不粘手爲度, 急丸如皂角刺大, 以紙裹之. 每用一丸, 新汲水化開, 旋入龍腦少許, 時時點翳上. 上方, 以黃連去邪熱, 主明目爲君. 以黃丹除熱除毒, 爐甘石療濕收散爲臣. 以當歸和血脈, 麝香乳香諸香通氣, 輕粉殺瘡爲佐. 以硇砂之能消, 海螵蛸之磨翳, 白丁香之主病不移, 龍腦之除赤脈去外障爲使也. 消翳複明膏. 治症上同. 黃丹水飛四兩青鹽一兩另研白沙蜜一斤訶子八個去核取末海螵蛸三錢取末. 先將蜜熬數沸, 淨紙搭去蠟面, 卻下黃丹, 用棍攪勻, 旋下餘藥, 將至紫色取出. 黃連十兩蕤仁半兩木賊草一兩龍膽草二兩杏仁七十五個去皮尖, 通入瓷器內, 水一斗浸之, 春秋五日, 夏三日, 冬十日, 入鍋內, 文武火熬至小半升, 濾去渣, 重湯燉成膏子, 卻入前藥熬之, 攪成紫色, 入龍腦一錢. 每用少許, 點上, 藥乾, 淨水化開用. 上方, 以黃連爲君, 爲療邪熱也. 蕤仁杏仁龍膽草爲臣, 爲除赤痛, 潤煩燥, 解熱毒也. 黃丹青鹽龍腦白沙蜜爲佐, 爲收濕爛, 益腎氣, 療赤腫, 和百藥也. 訶子海螵蛸木賊草爲使, 爲澀則不移, 消障磨翳也. 除風益損湯, 治目爲物傷者. 熟地黃當歸白芍藥川芎各一錢藁本前胡防風各七分. 作一服, 水二盞, 煎至一盞, 去滓, 大熱服. 上方, 以熟地黃補腎水爲君, 黑睛爲腎之子, 此虛則補其母也. 以當歸補血, 爲目爲血所養, 今傷則血病, 白芍藥補血又補氣, 爲血病氣亦病也, 爲臣. 川芎治血虛頭痛, 藁本通血去頭風爲佐. 前胡防風, 通療風邪, 俾不凝留爲使. 兼治亡血過多之病. 傷於眉骨者, 病自目系而下, 以其手少陰有隙也, 加黃連療之. 傷於0者, 病自抵過而上. 傷於耳者, 病自銳眥而入, 以其手太陽有隙也, 加柴胡療之. 傷於額交顛耳上角及腦者, 病自內眥而出, 以其足太陽有隙也, 加蒼朮療之. 傷於耳後耳角耳前者, 病自客主人斜下. 傷於頰者, 病自銳眥而入, 以其足少陽有隙也, 加龍膽草療之. 傷於額角及巔者, 病自目系而下, 以其足厥陰有隙也, 加五味子療之. 凡傷甚者, 從權倍加大黃, 瀉其敗血. 眵多淚多, 羞澀赤腫者, 加黃芩療之. 加減地黃丸, 治症上同. 生地黃熟地黃各半斤牛膝當歸各三兩枳殼二兩杏仁羌活防風各一兩. 爲細末, 煉蜜爲丸, 如桐子大. 每服三十丸, 空心食前, 溫酒送下, 淡鹽湯亦可. 上方, 以地黃補腎水眞陰爲君, 夫腎水不足者, 相火必盛, 故生熟地黃退相火也. 牛膝逐敗血, 當歸益新血爲臣. 麩炒枳殼和胃氣, 謂胃爲多血生血之所, 是補其原, 杏仁潤燥, 謂血少生燥爲佐. 羌活防風, 俱升發清利, 大除風邪, 爲七情五賊飢飽勞役之病. 睛痛者, 與當歸養榮湯兼服. 傷寒愈後之病, 及血少血虛血亡之病, 俱宜服也. 人參補陽湯, 治傷寒餘邪不散, 上走空竅, 其病隱澀赤脹, 生翳羞明, 頭痛骨痛. 羌活獨活各六分白芍藥生地黃澤瀉各三分人參白朮茯苓黃耆炙草當歸各四分柴胡防風各五分熟地黃酒洗炒四分. 作一服, 水二盞, 煎至一盞, 去渣熱服. 上方, 分利陰陽升降上下之藥也. 羌活獨活爲君者, 導陽之升也. 茯苓澤瀉爲臣者, 導陰之降也. 人參白朮, 大補脾胃, 內盛則邪自不容, 黃耆防風, 大實皮毛, 外密則邪自不入, 爲之佐也. 當歸熟地黃俱生血, 謂目得血而能視, 生地黃補腎水, 謂神水屬腎, 白芍藥理氣, 柴胡行經, 甘草和百藥, 爲之使也. 抑陽酒連散, 治神水緊小, 漸如菜子許, 及神水外圍, 相類虫蝕者, 然皆能睹物不昏, 微有眊矂羞澀之証. 生地黃獨活黃柏防風知母各三分蔓荊子前胡羌活白芷生草各四分黃芩酒製寒水石梔子黃連酒製各五分防己三分. 作一服, 水二盞, 煎至一盞, 去滓, 大熱服. 上方, 抑陽緩陰之藥也. 以生地黃補腎水眞陰爲君. 獨活黃柏知母, 俱益腎水爲臣. 蔓荊子羌活防風白芷, 群隊升陽之藥爲佐者, 謂既抑之, 令其分而更不相犯也. 生甘草黃芩梔子寒水石防己黃連, 不走之藥爲使者, 惟欲抑之, 不欲祛除也. 諸用酒製者, 爲引導也. 當歸補血湯, 治男子衄血便血, 婦人產後崩漏, 亡血過多, 致睛珠疼痛, 不能視物, 羞明酸澀, 眼睫無力, 眉骨太陽, 俱各酸痛. 熟地黃當歸各六分川芎牛膝白芍藥炙草白朮防風各五分生地黃天門冬各四分. 作一服, 水二盞, 煎至一盞, 去滓, 稍熱服. 惡心不進食者, 加生薑煎. 上方, 專補血, 故以當歸熟地黃爲君. 川芎牛膝白芍藥爲臣, 以其祛風續絕定痛而通補血也. 甘草白朮, 大和胃氣, 用以爲佐. 防風升發, 生地黃補腎, 天門冬治血熱, 謂血亡生風燥, 故以爲使. 羚羊角散, 治小兒斑疹後, 餘毒不解, 上攻眼目, 生翳羞明, 眵淚俱多, 紅赤腫閉. 羚羊角鎊黃芩黃耆草決明車前子升麻防風大黃芒硝各等分. 作一服, 水一盞, 煎半盞, 去滓, 稍熱服. 上方, 以羚羊角主明目爲君. 升麻補足太陰以實內, 逐其毒也, 黃耆補手太陰以實外, 御其邪也, 爲臣. 防風升清陽, 車前子瀉濁陰爲佐. 草決明療赤痛淚出, 黃芩大黃芒硝, 用以攻其固熱爲使. 然大黃芒硝乃大苦寒之藥, 智者當量其虛實, 以爲加減. 未滿二十一日而目疾作者. 消毒化斑湯主之. 消毒化斑湯, 治小兒斑疹, 未滿二十一日而目疾作者. 餘症上同. 羌活五分藁本二分細辛一分黃連三分黃芩一分酒芩二分酒黃柏三分生地黃二分麻黃五分升麻五分白朮一分蒼朮二分生甘草一分吳茱萸半分陳皮二分紅花半分蘇木一分當歸三分連翹三分防風五分川芎二分葛根一分柴胡二分. 上方, 功非獨能於目, 蓋專於斑者而置也. 今以治斑之劑治目者, 以其毒尙熾盛, 又傍害於目也. 夫斑疹之發, 初則膀胱壬水克小腸丙火, 羌活藁本, 乃治足太陽之藥, 次則腎經癸水又克心火, 細辛主少陰之藥, 故爲君. 終則二火熾盛, 反製寒水, 故用黃連黃芩黃柏以療二火, 酒製者, 反治也, 生地黃益腎水, 故爲臣. 麻黃防風川芎. 升發陽氣祛諸風邪, 葛根柴胡. 解利邪毒, 升麻散諸郁結, 白朮蒼朮. 除濕和胃, 生甘草大退諸熱, 故爲佐. 氣不得上下, 吳茱萸陳皮通之, 血不得流行, 蘇木紅花順之, 當歸愈惡瘡, 連翹除客熱, 故爲使. 此方君臣佐使, 逆從反正, 用藥治法俱備, 通造化明藥性者能知也. 如未見斑疹之前, 小兒耳尖冷, 呵欠, 睡中驚, 嚔噴, 眼澁, 知其必出斑者, 急以此藥投之. 甚者則稀, 稀者立已, 已後無二出之患. 茯苓燥濕湯, 治小兒易飢而渴, 瘦瘠, 腹脹下利, 作嘶嘶聲, 目病生翳, 瞼閉不開, 眵淚如糊, 久而膿流, 俗謂之疳羞眼. 甘草炙二分人參一分柴胡四分白朮二分枳殼麩炒二分蒼朮三分茯苓二分澤瀉一分半前胡三分川芎三分半薄荷葉二分羌活三分半獨活三分蔓荊子二分. 作一服, 水一盞半, 煎至七分, 去渣, 稍熱服. 上方, 爲小兒寒暑飮食不調而釀成此症. 夫寒暑飮食不節, 皆能傷動脾胃, 脾胃陰陽之會元也. 故淸陽下而不升, 濁陰上而不降. 今以白朮人參, 先補脾胃爲君. 柴胡甘草枳殼, 輔上藥補脾胃爲臣. 蒼朮燥濕, 茯苓澤瀉導濁陰下降爲佐. 然後以羌活獨活防風蔓荊子前胡川芎薄荷諸主風藥以勝濕, 引淸陽上升爲使. 此正治神效之法也. 升麻龍膽草飮子, 治小兒疳眼, 流膿生翳, 濕熱爲病. 升麻二錢羌活三錢麻黃一錢半炙草谷精草蛇蛻各半錢龍膽草三錢川郁金半錢黃芩炒一錢靑蛤粉三錢. 爲細末. 每服二錢, 熱茶淸濃調服. 上方君以升麻, 足陽明胃足太陰脾也. 臣以羌活麻黃, 風能勝濕也. 佐以甘草, 承和上下, 谷精草明目退翳, 蛇蛻主小兒驚疳等疾. 使以靑蛤粉, 治疳止利, 川郁金破血, 龍膽草療眼中諸疾, 黃芩除上熱, 目內赤腫, 火炒者妙, 龍膽草性上苦寒, 恐重之, 則又過於寒也.

○ 治風之劑. 局方密蒙花散, 治風氣攻注, 兩眼昏暗, 眵淚羞明, 並暴赤腫. 羌活白蒺藜炒木賊密蒙花石決明各一兩菊花二兩. 上爲末, 每服二錢, 茶淸食後調下.

三因羌活散, 治風毒上攻, 眼目昏澁, 翳膜生瘡, 及偏正頭疼, 目小, 黑花累累者. 羌活川芎天麻旋覆花靑皮南星炮藁本各一兩. 上爲末, 每服二錢, 水煎, 入薑三片, 薄荷七葉. 按, 以上並足太陽厥陰藥也. 東垣明目細辛湯, 治兩目發赤微痛, 羞明畏日, 怯風寒怕火, 眼睫成紐, 眵糊多, 隱澁而難開, 眉攢腫悶, 鼻塞, 涕唾稠粘, 大便祕澁. 麻黃羌活各三錢防風二錢藁本一錢白茯苓一錢當歸尾一錢川芎細辛蔓荊子各五分荊芥穗一錢五分生地黃一錢酒製椒八個桃仁二十個紅花少許. 上㕮咀. 分作四服, 每服水煎, 食後熱服. 按, 此足太陽厥陰手少陰藥也. 機要四物龍膽湯, 治目赤, 暴發雲翳, 疼痛不可忍, 四物湯各半兩羌活防風各三錢草龍膽酒拌炒煎防己各二錢. 上㕮咀. 作數服, 水煎. 按, 此足厥陰太陰太陽藥也. 防風飮子, 治拳毛倒睫. 黃耆甘草人參各一錢葛根五分細辛芎蔓莉子防風各五分當歸七分半. 上㕮咀. 作一服, 水煎, 食後服. 按, 此足太陽陽明手足太陰藥也.

○ 治熱之劑. 局方洗心散, 治風壅壯熱, 頭目昏痛, 熱氣上沖, 口苦唇焦, 咽喉腫痛, 心神煩躁, 多渴, 五心煩熱, 小便赤澁, 大便祕滯. 大黃煨甘草當歸芍藥麻黃荊芥穗各六錢白朮半兩. 上爲末, 每服二三錢, 生薑薄荷湯煎服. 按, 此足太陽陽明厥陰手足太陰經藥也. 今人多用之, 故收入. 然以白朮合大黃入心, 故名洗心. 而從以麻黃荊芥, 亦是表裡藥. 濟生羊肝丸, 治肝經有熱, 目赤睛疼, 視物昏澁. 羊肝一具生用《局方》用白羊肝黃連去鬚爲末. 上先將羊肝去筋膜, 於沙盆內搗爛, 入黃連末, 杵和, 丸如梧子大. 每五十丸, 用熟水送下. 按, 此手少陰足太陰厥陰藥也. 東垣瀉熱黃連湯, 治眼暴發, 赤腫疼痛. 黃芩酒製炒黃連同上製草龍膽生地黃各一兩升麻半兩柴胡一兩. 上㕮咀, 每服四錢, 水煎去渣, 於日午前飯後熱服. 按, 此手少陰太陰足陽明少陽陰藥也.

○ 治風熱之劑. 局方明目流氣飮, 治風熱上攻眼目, 視物不明, 常見黑花, 當眠多淚, 隱澁難開. 大黃煨牛蒡子炒川芎菊花白蒺藜炒細辛防風玄參山梔黃芩甘草炙蔓荊子荊芥木賊各一兩草決明一兩半蒼朮泔汁炒二兩. 上爲末, 每二錢, 臨臥用溫酒調下. 按, 此手足三陰足陽明太陰藥也. 洗肝散, 治風毒上攻, 暴作赤目, 腫痛難開, 隱澁眵淚. 薄荷葉當歸羌活防風山梔仁甘草大黃川芎各二兩. 上爲末, 每二錢, 食後煎水調下. 按, 此足太陽厥陰手足太陰藥也. 錢氏瀉靑丸, 治目暴發, 赤腫疼痛. 當歸川芎山梔龍膽草酒拌炒焦大黃羌活防風. 上爲末, 蜜丸, 雞頭子大. 每一二丸, 煎水食後化下. 按, 此足太陽少陽太陰厥陰藥也. 東垣連翹飮子, 治目中溜火, 惡日與火,隱澁, 小角緊, 久視昏花, 迎風有淚. 蔓荊子生甘草連翹各三分柴胡二分黃芩酒製五分生地黃當歸人參紅葵花各三分黃耆防風羌活各五分升麻一錢. 上咬咀, 作一服, 水煎, 食後熱服. 按, 此足三陽少陰厥陰藥也. 神芎丸, 治濕熱內甚, 目赤腫, 或目睛黃色. 大黃黃芩各二兩牽牛滑石各四兩黃連薄荷川芎各半兩. 上爲末, 水丸, 如小豆大. 溫水下十丸, 至十五二十丸. 按, 此足陽明厥陰藥也. 東垣龍膽飮子, 治疳眼流膿, 生瘡翳, 濕熱爲病. 麻黃一錢牛黃芩炒青蛤粉羌活草龍膽酒拌炒焦各三錢蛇蛻皮谷精草川郁金炙甘草各五分升麻二錢. 上爲細末, 每二錢, 食後茶調服. 按, 此足太陽陽明手足太陰藥也. 以上六方, 宜隨表裡而輕重之, 亦不可例用.
○ 理血之劑. 局方明目地黃丸, 治男女肝腎俱虛, 風邪所乘, 熱氣上攻, 目翳遮睛, 目澁多淚. 牛膝酒浸三兩石斛枳殼炒杏仁去皮尖炒防風各四兩生熟地黃各一斤. 上爲末, 煉蜜丸, 如梧子大. 每三十丸, 食前鹽湯下. 按, 此出太陽例, 又氣藥也. 簡易加減駐景丸, 治肝腎氣虛, 兩目昏暗, 視物不明. 熟地黃當歸各五兩楮實子川椒炒各一兩五味子枸杞子各二兩菟絲子酒製半斤車前子炒二兩. 上爲末, 蜜糊丸, 如梧子大. 每三十丸, 食前溫酒下. 謹按, 肝爲相火, 有瀉無補, 況陰水虛而陽火實病目者多. 故此二方, 蓋補肝之陰虛也. 頗有理, 故收入. 地芝丸, 治目不能遠視, 能近視, 或亦妨近視. 生地黃焙乾天門冬去心各四兩枳殼二兩炒甘菊花二兩. 上爲細末, 煉蜜爲丸, 如桐子大. 茶淸送下百丸, 食後.
○ 理氣之劑. 局方定志丸, 治眼不能近視, 反能遠視者. 白茯苓人參各三兩遠志去心菖蒲各二兩. 上爲細末, 煉蜜爲丸, 如梧子大, 以朱砂爲衣. 每服七丸, 至二三十丸, 溫米飮下, 食後, 日三服. 按, 以上二方, 手太陰少陰藥也. 濟生桑白皮散, 治肺氣壅塞, 毒瓦斯上攻眼目, 白睛腫脹, 日夜疼痛. 玄參桑白皮枳殼炒升麻杏仁炒旋複花防風赤芍黃芩甘菊花甘草炙甜葶藶炒各一兩. 上爲末, 每四錢水煎, 食後熱服. 按, 此又治風熱之劑也, 出太陽例.
○ 養陽之劑. 東垣神效黃耆湯, 治渾身麻木不仁, 或頭面, 或手或腿腳, 麻木不仁, 兩目緊急縮小, 及羞明畏日, 或視物無力. 黃耆二兩人參八錢炙甘草一兩蔓荊子三錢白芍一兩陳皮半兩. 上咬咀, 每五錢, 水煎, 臨臥熱服. 益氣聰明湯治飮食不節, 勞役形體, 脾胃不足, 得內障耳鳴, 或多年目昏暗, 視物不能, 此藥能令人目廣大, 久服無內外障耳鳴耳聾之患. 黃耆甘草人參各半兩升麻葛根各三錢蔓荊子一錢芍藥黃柏酒炒各一錢. 上咬咀, 每服三錢, 水煎, 臨睡熱服, 近五更再服之, 得腫更妙. 如煩悶或有熱, 漸加黃柏, 春夏加之, 盛暑夏月倍之. 若此一味, 多則不效. 人參補胃湯, 治勞役所傷, 飮食不節, 內障昏暗. 前黃耆湯減陳皮, 再減半, 加黃柏一兩酒拌透. 上咬咀, 每服三四錢, 水煎, 食遠稍熱服, 後兩目廣大, 視物如童時, 覺兩腳踏地, 不知高低. 蓋冬天多服升陽藥故也. 病減住服. 按, 以上手足太陰少陰藥也.
○ 滋陰之劑. 東垣連柏益陰丸, 羌活獨活甘草當歸尾製防風五味子各半兩石決明燒三錢草決明細辛黃芩黃柏知母黃連酒拌炒各一兩. 上爲細末, 煉蜜爲丸, 如綠豆大, 每服五十丸, 漸加至百丸, 食遠茶淸送下, 常多服補陽湯, 少服此丸. 滋陰腎氣丸, 此壯水之主以鎭陽光. 熟地黃三兩牡丹皮半兩生地黃四兩澤瀉茯苓各二兩半當歸尾山茱萸柴胡五味子乾山藥各半兩. 上件於石臼中杵爲細末, 煉蜜爲丸, 如桐子大. 每服五七十丸, 鹽湯空心服. 按, 以上並少陰藥也.
○ 養陽滋陰之劑. 局方菊睛丸, 治肝腎不足, 眼目昏暗, 常見黑色多淚. 枸杞子三兩蓯蓉酒浸炒巴戟去心各一兩甘菊花四兩. 上爲末, 煉蜜爲丸, 如梧子大. 每五十丸, 溫酒鹽湯, 食遠任下. 東垣滋陰地黃丸, 治眼目瞳子散大於黃睛, 視物無的, 或卒然見非常之處. 熟地黃一兩生地黃一兩半柴胡八錢天門冬炙甘草枳殼各三錢人參地骨皮各二錢黃連五味子各三錢黃芩當歸身各半兩酒拌焙. 上爲細末, 煉蜜爲丸, 如綠豆大. 每百丸, 溫茶淸送下, 日進三次. 忌辛辣生冷之物. 按, 此二方, 足少陰之劑也. 前方主右腎, 此主左腎之藥, 故亦異爾. 補陽湯治陽不勝其陰, 乃陰盛陽虛, 則九竅不通, 令青白翳見於大眥, 及足太陽少陰經中郁遏, 足厥陰肝經氣不得上通於目, 故靑白翳內阻也. 當於太陽少陰經中, 九原之下, 以益肝中陽氣, 沖天上行. 此當先補其陽, 後於足太陽太陰標中標者, 頭也, 瀉足厥陰肝經火, 下伏於陽中, 乃次治之.《內經》云, 陰盛陽虛, 則當先補其陽, 後補其陰, 此治法是也. 每日淸晨, 以腹中無宿食, 服補陽湯, 臨臥, 服益陰湯. 若天色變, 大寒大風, 並勞役, 預日飮食不調, 精神不足, 或氣弱, 俱不得服. 候體氣和平, 天氣如常服之. 乃先補其陽, 使陽氣上升, 通於肝經之末, 利空竅於目矣. 羌活獨活甘草人參熟地黃黃耆白朮各一兩澤瀉硏爲末陳皮各半兩生地黃炒白茯苓去皮知母炒各三錢柴胡去苗三兩防風去蘆白芍藥各半兩肉桂去皮一錢當歸身去蘆酒製三錢. 上同爲粗末, 每服半兩, 水三盞, 煎至一盞, 去滓, 空心宿食消盡服之. 冲和養胃湯, 治內障眼, 得之脾胃元氣衰弱, 心火與三焦俱盛, 飮食失節, 形體勞役, 心不得休息, 故上爲此疾, 服之神效. 柴胡七錢防風半兩羌活炙甘草黃耆各一兩半當歸製白朮升麻人參葛根各一兩白芍六錢白茯苓三錢乾薑一錢五味子二錢黃芩黃連各七錢. 上㕮咀, 每五六錢, 水煎, 食遠稍熱服. 按, 以上足三陽手足太陰藥也.
○ 治障翳諸方. 龍木論還睛丸, 治眼內赤澁有花, 或黑, 或白, 或紅. 皆因肝臟積熱, 肺受風邪. 初患之時, 宜令針治諸穴, 內服此. 人參桔梗黃芩熟地黃防風茺蔚子車前子知母各二兩玄參半兩細辛五味子各二兩半. 上爲末, 煉蜜爲丸, 如梧子大. 空心茶下十丸. 按, 本論治內障諸方, 與此相類者數多, 姑存此法. 局方蟬花無比散, 治大人小兒風毒傷肝, 或爲氣攻, 一切眼目昏暗, 漸生翳膜, 或久患頭風, 牽搐兩眼, 漸漸細小, 連眶赤爛. 茯苓甘草炙防風各四兩川芎石決明鹽水煮熟研如粉羌活當歸各三兩赤芍十兩炒蒺藜炒半斤蟬蛻一兩蒼朮十二兩蛇蛻一兩. 上爲末, 每三錢, 食後米泔調服, 茶清亦得. 按, 此足三陽太陰厥陰藥也. 蟬花散, 治肝經蘊熱, 毒瓦斯上攻, 眼目赤腫, 多淚羞明, 一切風熱昏翳. 谷精草菊花蟬蛻羌活甘草炙白蒺藜炒草決明防風山梔川芎密蒙花木賊荊芥穗黃芩蔓荊子各等分. 上爲末, 每二錢, 食後茶清調下. 按, 此足太陽少陰厥陰手太陰藥也. 本事方羊肝丸, 菟絲子車前子麥門冬決明子茯苓五味子枸杞子茺蔚子苦葶藶蕤仁地膚子澤瀉防風黃芩杏仁炒細辛桂心青葙子各一兩熟地黃一兩半白羖羊肝只用子肝一片薄切新瓦上炒乾. 上爲細末, 煉蜜爲丸, 如梧子大. 每服三四十丸, 溫水下, 日三次. 按, 此足太陽少陰手太陰少陰藥也. 祕方撥雲退翳丸, 皇統年間, 醫官劉昌祖傳於世. 栝蔞根枳實甘草炙蔓荊子焙薄荷各半兩川芎木賊浸一宿焙密蒙花荊芥穗地骨皮羌活白蒺藜甘菊花各一兩蛇蛻黃連各三錢川椒七錢半炒去目當歸一兩半酒浸焙乾蟬蛻三錢. 上爲細末, 煉蜜爲丸. 每兩作十丸, 每服一丸, 食後臨臥, 日進三服. 翳者, 米泔水下. 睛暗, 當歸湯下. 內障, 木香湯下. 按, 此足太陽厥陰手少陰藥也. 然翳膜之疾, 有氣血虛實, 或夾痰熱七情六淫, 或陰火動濕熱致者. 種種不同, 皆宜求責. 但以上法, 不能以盡病情之變, 學人宜擴充焉.
○ 點洗諸方. 局方湯泡散, 治肝經風熱上壅, 眼目赤澁, 睛疼多淚. 赤芍當歸黃連各等分. 上爲末, 每二錢, 湯燉調熱洗, 日三五次. 《御藥院方》加荊芥. 三因立勝散, 治風熱攻眼, 隱澁羞明腫痛. 黃連秦皮防風黃芩等分. 上㕮咀, 水煎熱, 用新羊毫筆蘸刷洗眼. 金露膏, 除昏退翳, 截赤定疼. 蕤仁槌碎黃丹各一兩黃連半兩蜜六兩. 上先將黃丹炒令紫色, 入蜜攪勻, 下長流水四升, 以嫩柳枝五七莖, 一把定攪之, 次下蕤仁, 候滾十數沸, 又下黃連, 用柳枝不住手攪, 熬至升七八合, 罩籬內傾藥在紙上, 慢慢滴之, 勿令塵污. 如有瘀肉, 加硇砂末

一錢, 上火上慢開, 入前膏子內用. 《龍木論》云, 患傷寒熱病後, 切不可點, 恐損眼也. 斯言可以爲藥禁云. 寶鑒春雪膏治風熱上攻, 眼目昏暗, 癢痛隱澁難開, 多眵淚, 羞明疼痛, 或生翳膜. 黃連四兩銼用童便二升浸一宿去連用淬甘石好黃丹六兩水飛硇砂一錢細研水調在盞內燉乾爲度白丁香五分乳香烏賊骨燒存性當歸各三錢麝香輕粉各少許南爐甘石十二兩淬便汁浸. 上各研另貯, 先用好蜜一斤四兩, 煉去蠟, 卻下甘石末, 不住手攪, 次下丹, 次下諸藥末, 不住手攪至紫金色, 不粘手爲度, 搓作挺子. 每用一粒, 新水磨化, 時時點之. 忌酒濕面蕎麥. 拔萃方嚙藥, 治偏頭疼眼疾. 蒼耳頭薄荷葉盆硝石膏各一錢, 亂文者乳香華細辛川芎各五分. 上爲極細末, 早午夕三時嚙鼻.《寶鑒方》無蒼耳乳香細辛, 有荊芥桔梗. 蟾光膏, 治遠年病目, 不通道路, 退去雲膜, 須作十二月開成日合. 白砂密四兩用隔年蔥根去鬚皮切短與蜜一同熬去白膜候蔥熟爲度以綿濾淨紙取蠟面黃丹密陀僧各水飛三錢生用爐甘石火煅五錢水飛. 以上三味, 研極細, 傾入前蜜中, 桃柳無節者各一枝, 攪勻. 川芎當歸赤芍杏仁湯泡去皮尖各半兩黃連去蘆淨二兩秦皮訶子皮防風石膏玄精石井泉石無名異玄參代赭石石決明, 以上十味各三錢. 㕮咀, 用雪水或長流水五升, 於銀器內熬至二升, 濾去滓淨, 再熬至一升, 傾入前藥蜜內, 銀器內慢火熬紫金色時, 再下後藥, 勿令過火. 乳香沒藥琥珀朱砂蕤仁各三錢, 以上五味先乾研極細, 入蕤仁研細, 水飛澄清極細, 方傾入前藥, 一同複熬, 以箸點藥於水中不散爲度, 勿令過與不及, 取下, 於土中埋七日, 取出, 置於銀器或瓷器中, 如法收貯, 便再添入後細藥, 以桃柳枝攪勻. 南硼砂珍珠龍腦珊瑚枝各一錢麝香五分, 上五味, 研極細, 入藥中封定, 如有取不盡藥, 用淨水斟酌洗渲熬過, 另於洗眼或膏子稠了, 傾些小調解.

《上池雜說》

○ 紺雪丹. 專治一切目疾, 並去翳膜, 如神. 六月雪根燒灰存性, 冰片量加. 上不拘多少, 共乳極細, 收用. 加熊膽少許更神. 去老膜翳障神方, 珍珠豆腐煮研芋薺粉各四分熊膽箸皮上焙乾陀僧 朱砂各水飛蕤仁去油各三分硇砂白丁香水飛各二分. 上爲細末如麵, 磁瓶收固, 用金銀角簪點患處.

《顧松園醫鏡》

○ 杞菊地黃丸, 亦作煎服, 通治肝血腎水虛衰, 目疾, 主此加減. 六味去澤瀉嫌其利小便而, 耗腎陰, 扁鵲謂其多服, 昏目故也. 枸杞補腎經, 益肝血. 甘菊養目血, 去翳膜. 麥冬清心則火不炎, 而神水不受傷. 清肺則金生水, 而腎精得充足. 北五味滋不足之腎水, 收散大之

瞳神 各六兩 白蒺藜補肝明目, 炒去刺 五兩. 可合磁朱丸用. 磁石四兩入腎, 鎭養眞精, 使腎水不外移 朱砂二兩入心, 清鎭君火, 使心火不上炎. 原方治內障目昏, 如因怒氣逆, 沖漸昏者,二 方合用最效. 如養血, 白芍胡麻柏仁. 清腎熱, 玄蔘女貞龜甲, 清肝熱, 羚羊角犀角. 兼能退翳, 槐角. 兼止熱淚, 須用羊肝爲引渡. 退翳, 決明谷精木賊. 隨意採用. 煉蜜丸桐子大, 空心淡鹽湯下四錢. 此方滋陰固精明目. 不寒不熱, 和平之劑, 久服最效. 天王補心丹, 見虛勞, 因事冗心煩, 致神勞血虛, 火旺而目病者, 用之. 此生精養血, 清熱鎭心安神之劑. 仲淳云, 世醫治目, 多補腎, 不知補心. 余遇目疾久不愈者, 令朝服杞菊地黃丸, 晚服天王補心丹, 久久自效. 廣筆記方, 治虛人目疾, 下焦有濕熱者. 生地枸杞補肝腎麥冬清心火各三錢龍膽草清下焦濕熱治目赤腫痛酒炒一錢. 如脾氣不佳, 加白蔻仁末五六分.

《沈氏尊生書》
○ 治目病方一百十七. 導赤散, 心火. 生地木通甘草各一錢竹葉七片. 桑皮湯, 肺熱. 桑皮元蔘枳殼杏仁升麻防風赤芍甘菊黃芩炙甘草旋覆花甜葶藶. 清火止痛湯, 總治. 川連元蔘甘菊連翹黃芩木通當歸丹皮白芍藥木賊草羚羊角生地穀精草. 益氣聰明湯, 脾胃. 黃耆甘草人蔘升麻葛根白芍黃柏蔓荊子. 熟地黃丸, 腎虛. 熟地決明子黃連牛膝酒黃柏杞子菟絲子柴胡生地五味子. 養肝丸, 肝虛. 當歸防風川芎楮實熟地蕤仁白芍車前子. 龍薈丸, 肝火. 龍膽草蘆薈當歸黑山梔廣木香黃連黃芩麝香, 蜜丸. 四物龍膽湯, 又. 龍膽草川芎當歸白芍熟地羌活防風防己. 湯泡散, 肝熱. 赤芍當歸黃連各一錢, 滾水泡洗. 還睛散, 又. 人蔘菟蔚子知母桔梗熟地車前子黃芩細辛元蔘五味子. 明目地黃丸, 血虛. 生地熟地牛膝枳殼防風杏仁金石斛. 芎歸明目丸, 亡血. 川芎當歸白芍地黃牛膝甘草杞子天冬甘菊, 外障加木賊, 內障加珍珠, 久患目疾方, 久昏, 杞子甘菊地黃白蒺藜. 瀉熱黃連湯, 實熱. 黃連黃芩升麻柴胡生地龍膽草. 羞明立勝散, 風熱. 黃連黃芩防風秦皮. 黃連湯, 又. 決明子甘菊川芎元蔘陳皮黃連細辛甘草薄荷蔓荊子. 決明子散, 赤翳. 黃芩甘菊赤芍石膏川芎羌活木賊草決明子石決明甘草蔓荊子. 撥雲丹, 胬肉. 蔓荊子木賊草密蒙花川芎各二錢白蒺藜當歸各二錢半甘菊二錢薄荷五分黃連蟬退楮實花粉各六分地骨皮八分川椒七分甘草四分, 爲末, 空心水下. 無比丸, 赤爛. 茯苓甘草防砦各四兩川芎石決明當歸羌活赤芍蟬退蒼朮各二兩白蒺藜蛇退各一兩. 甘菊湯, 又. 決明子甘菊當歸川芎赤芍甘草防風荊芥蔓荊子. 地芝丸, 近視. 生地天冬枳殼甘菊, 蜜丸. 烏金丹, 飛絲. 京墨一味磨濃汁, 點之卽出. 羌柴湯,

甚痛. 蘇葉防風細辛各七分荊芥羌活柴胡蒿本白芷各一錢. 白蒺藜湯, 時氣. 白蒺藜靑葙子木賊草白芍草決明山梔當歸各一錢黃連黃芩川芎各五分甘草三分, 服此忌怒, 酒色辛辣之物. 洗眼湯, 外洗. 甘菊玉竹各一錢大黃山梔細辛竹葉蘇葉各五分甘草靑鹽各三分, 乘熱洗, 有障加蟬退. 加味地黃丸, 久病. 熟地山萸山藥丹皮茯苓當歸黃連澤瀉人蔘. 明目四神丸, 又. 杞子八兩酒水拌分四服一用小茴三錢炒去茴一用川椒三錢炒出汗去椒一用靑鹽三錢炒一用黑芝麻三錢炒白蒺藜四兩歸頭酒炒熟地各三兩石決明甘菊桑桑穀精草各二兩, 蜜丸, 每三錢, 開水送下. 八味丸, 溫補. 地黃山藥山萸丹皮茯苓澤瀉附子肉桂. 生熟地黃丸, 血虛. 生地熟地元蔘石膏各一兩, 蜜丸, 空心, 茶下. 益陰腎氣丸, 腎虛. 熟地二兩酒生地萸肉各一兩山藥丹皮柴胡歸尾五味子各五錢茯神澤瀉各二錢半, 蜜丸, 鹽湯下. 滋腎明目丸, 又. 川芎當歸白芍熟地生地各一錢人蔘桔梗山梔白芷黃連甘菊甘草蔓荊子各五分, 加茶葉燈心. 駐景丸, 肝腎. 菟絲子五兩車前子熟地黃各三兩, 蜜丸, 一方加杞子一兩半, 尤佳. 加減駐景丸, 又. 菟絲子八兩楮實杞子車前子五味子川椒各一兩熟地當歸各五錢. 補肝散, 圓翳. 羚羊角防風各一兩人蔘赤苓各七錢半羌活元蔘黃芩細辛車前子各三錢七分半, 每末二錢, 米飮下, 如筋脈枯澁, 加夏枯草. 補腎丸, 又. 菟蓉杞子各一兩巴戟破故紙山藥茴香丹皮各五錢靑鹽二錢半. 通肝散, 冰翳. 山梔枳殼甘草荊芥白蒺藜各五錢車前子牛蒡子各二錢半, 每末二錢, 竹葉湯調下. 八味還睛散, 散翳. 草決明一兩白蒺藜防風木賊草山梔甘草各五錢靑葙子蟬退各二錢半, 每末二錢, 麥冬或菊花湯下. 空靑元, 沉翳. 防風生地知母各二兩細辛石決明車前子五味子各一兩空靑二錢, 蜜丸, 茶淸下十九. 墜翳丸, 黃心翳. 靑羊膽靑魚膽鯉魚膽各七個熊膽二錢半牛膽五錢麝香三分水飛石決明一兩, 麵糊丸, 茶下. 涼膽元, 黑花翳. 防風蘆薈各一兩黃連荊芥穗龍膽草黃芩各五錢地膚子黃柏各二錢半, 蜜丸, 薄荷湯下三十丸. 羚羊角散, 綠風. 甘菊防風川芎羌活川烏細辛車前子各五錢羚羊角半夏麴薄荷各二錢半, 每末二錢, 生薑, 荊芥湯下. 羚羊角丸, 又. 羚羊角一兩犀角石決明車前子草決明各七錢半獨活防風甘菊蔓荊子山梔藍實甘草各五錢, 蜜丸. 瀉肝散, 烏風. 大黃甘草各五錢郁李仁荊芥穗各二錢半, 分二帖, 空心, 水煎服. 雀目散, 雀目. 雄豬肝竹刀批開, 納夜明砂, 紮好, 米泔煮七分熟, 取肝細嚼, 將汁送下, 或雄豬肝煮熟, 和夜明砂爲丸亦可. 蛤粉丸, 小兒. 蛤粉黃鼠等分, 熔蠟和蛤粉丸, 如棗大, 用豬肝一片, 二兩許, 批開入藥一丸, 紮好, 水一碗, 煮熟取肝, 乘熱燻眼, 溫食, 以愈

止. 風疳丸, 又. 青黛黃連天麻五靈脂川芎夜明砂蘆薈各二錢龍膽草防風蟬退各錢半全蠍二個乾蟾頭三錢, 豬肝汁浸糕和丸, 麻子大, 每十丸, 薄荷湯下, 若用羊肝汁丸, 尤妙. 還睛丸, 高風. 石決明水飛覆盆子菟絲子各二兩槐實人蔘細辛防風柏子仁茯苓甘菊川芎各一兩, 蜜丸, 補肝散, 圓翳. 柴胡錢半白芍一錢熟地茯苓甘菊細辛甘草各七分柏子仁防風各五分. 蠟茶飮, 赤脈. 芽茶白芷附子各一錢細辛川芎防風羌活荊芥各五分鹽少許. 夏枯草散, 又. 夏枯草二兩香附一兩甘草五錢, 每末三錢, 食後茶淸調下. 夏枯草治黑睛疼, 至夜甚者, 最效. 蓋黑睛連目系, 屬厥陰之經, 此物有補養厥陰血脈之功, 故其效如此. 明目流氣飮, 又. 蒼朮一兩草決明七錢半大黃川芎細辛惡實甘菊防風白蒺藜荊芥穗元參蔓荊子木賊草山梔黃芩甘草各五錢, 共爲末. 羊肝元, 又. 白羊子肝一具, 去膜, 黃連一兩, 先另硏末, 和同硏, 眾手作丸, 空心, 水下三十丸, 連服五劑差, 靑羊肝尤妙. 神仙退雲丸, 又. 酒當歸兩半木賊草去節童便浸焙川芎荊芥穗密蒙花地骨皮甘菊白蒺藜羌活各一兩川椒七錢半蔓荊子花粉枳實薄荷草決明炙甘草各五錢蛇殼蟬殼黃連各三錢, 蜜丸, 每兩作十丸. 地黃散, 混睛. 生地一兩赤芍當歸甘草各五錢, 每末五錢, 水煎服. 二黃散, 胬肉. 大黃黃芩防風薄荷各一錢二分半蜜少許, 同煎. 定心元, 又. 麥冬一兩石菖杞子甘菊各五錢辰砂二錢遠志二錢半, 蜜丸, 速效散, 又. 黃連黃柏黃芩山梔連翹薄荷柴胡荊芥當歸生地地骨皮花粉蔓荊子甘菊甘草惡實白蒺藜枳殼石決明草決明各五分, 水煎, 食後服. 還睛紫金丹, 爛弦風. 白蜜二兩爐甘石一兩煅淬水中十次水浸半日水飛黃丹六錢烏賊骨去殼一錢麝香硼砂硏水飛入磁器中重湯煮令自乾各五分丁香二分半輕粉一分, 先於砂石器內, 慢火熬蜜去沫, 下甘石末, 次下黃丹, 柳枝攪, 再下餘藥, 不粘手爲度, 丸灰子大, 每一丸, 溫水化開時點. 聖草散, 又. 覆盆子葉搗汁, 以皂紗蒙眼上, 將筆蘸汁, 畫兩眸子紗上, 然後以汁滴之, 當有蟲出. 消風散, 又. 荊芥甘草各一錢人蔘茯苓川芎薑蠶防風羌活藿香蟬殼各五分陳皮厚朴各三分, 每末二錢, 水下. 石決明散, 蜆目. 石決明草決明一兩青葙子木賊草羌活山梔赤芍各五錢大黃荊芥各二錢半, 每末二錢, 麥冬湯下, 又名大決明散. 消毒飮, 風粟. 煨大黃荊芥穗各二錢, 惡實甘菊各一錢, 一名加味荊黃湯. 白微元, 漏睛. 白微五錢防風羌活白蒺藜石榴皮各二錢半, 粉糊丸. 黃芪散, 又. 黃芪黃芩煨大黃防風各一錢地骨皮酒遠志人蔘赤苓漏蘆各五分, 水煎, 食後服. 五退散, 風瞼. 川山甲川烏炮炙草各五錢蛇退醋煮蟬退紙蟬退豬蹄殼荊芥穗各二錢半, 每末二錢, 食後, 鹽湯下. 春雪膏, 瞼硬. 蕤仁去殼皮硏押去油二兩冰片二錢半生蜜六錢, 硏勻, 以銅箸蘸點. 此方兼治一切目赤腫痛, 淚出皆爛. 此又專治爛眼風, 多年連眶赤爛者, 最效. 龍膽散, 睛脹. 龍膽草山梔各二錢防風荊芥穗川芎元參茵陳甘菊楮實甘草各一錢, 每末二錢, 食後, 茶淸下. 淸肺散, 又. 桑皮片芩甘菊枳殼防風荊芥柴胡升麻赤芍歸尾元參苦參甘草白蒺藜木賊草旋覆花甜葶藶, 水煎, 食後服. 通血丸, 血灌. 川芎歸尾防風荊芥各一兩生地赤芍甘草各五錢, 蜜丸, 食後服. 車前散, 又. 密蒙花白蒺藜甘菊羌活草決明車前子龍膽草黃芩甘草等分, 爲末, 每二錢, 米飮下. 洗心散, 針刺痛. 麻黃去節荊芥穗當歸大黃赤芍甘草各一錢白朮五分薄荷七葉, 水煎服. 天門冬飮子, 轆轤. 天冬知母菟蔚子各一錢赤茯苓人蔘羌活各七分五味子防風各五分, 水煎, 食後服. 犀角散, 又. 車前子杞子各一兩槐子五味子牛蒡子青葙子菟蔚子胡黃連各七錢半羚羊角犀角各五錢兔肝一具微炙, 每末二錢, 食後, 槐子湯下. 蟬花無比散, 嘴偏. 蒼朮童便浸一夜切曬白芍藥各一兩白蒺藜八錢茯苓四錢蛇退皂角水浸焙荊芥細辛各一錢, 每末二錢, 茶淸下. 槐子丸, 又. 槐子二兩覆盆子梂仁柏子仁蔓荊子車前子菟蔚子鼠粘子白蒺藜去刺各一兩, 蜜丸, 酒下三十丸. 犀角飮, 黃膜. 犀角二錢羌活黃芩車前子各一錢白附子麥冬各五分, 水煎, 食後服. 白薑蠶散, 風淚. 黃桑葉一兩木賊草旋覆花荊芥穗甘草薑蠶各三錢細辛五分, 每末二錢, 荊芥湯下, 或取末七錢, 水煎服亦可. 當歸龍薈丸, 又. 龍膽草當歸山梔黃連黃柏黃芩各一兩大黃蘆薈青黛各五錢木香二錢半麝香五分, 蜜丸, 薑湯下二三十丸. 驅風一字散, 眼癢. 川烏川芎荊芥各五錢羌活防風各二錢半, 每末二錢, 食後, 薄荷湯下. 地黃膏, 撞打. 生地一合取汁黃連一兩黃柏寒水石各五錢, 上三味爲末, 和地黃汁作餠, 以紙攤眼上, 此方兼治風熱赤目, 熱淚出. 生地黃散, 又. 羚羊角生地川芎大黃赤芍枳殼木香各一錢, 水煎, 食後服. 瞿麥散, 塵絲. 瞿麥炒黃, 爲末, 鵝涎調和, 逐時塗眦頭, 卽愈. 益本滋腎丸, 睛散. 酒黃柏酒知母等分, 水泛丸, 空心, 鹽湯下五七十丸. 決明元, 毒攻. 麥冬當歸車前各二兩防風枳殼靑葙子各一兩菟蔚子細辛杞子澤瀉生地石決明黃連各五錢, 蜜丸, 空心, 麥冬湯下五七十丸. 補陽湯, 涼藥多. 柴胡錢半羌活獨活人蔘甘草熟地白朮黃芪各五分澤瀉陳皮防風白芍生地茯苓當歸知母各三分肉桂一分, 淸晨服此湯, 臨臥服連柏益陰丸. 連柏益陰丸, 又. 草決明酒黃連黃芩鹽酒黃柏鹽酒知母各一兩羌活獨活五味子當歸防風甘草各五錢石決明二錢, 蜜丸, 茶淸下, 宜多服補陽湯, 少服此丸. 蟬花散, 病後翳. 蟬退甘菊川芎白蒺藜草決明防風羌活山梔荊芥穗蔓荊子穀精草密蒙花木賊草去節童便浸曬蒼朮炙草等分, 爲末, 每二錢, 茶下. 菊花散, 又. 甘菊四兩木賊草羌活蟬退白蒺藜各三兩荊芥甘草各二兩, 每末二錢, 茶淸下. 羌活退翳湯, 太陽經. 羌活錢半防風一錢薄荷荊芥藁本各七分酒知母五分酒黃柏四分川芎當歸各三分麻黃酒生地各二分川椒細辛各一分. 羚羊角散, 陷翳. 羚羊角升麻各二兩甘草一兩半, 爲末, 半蜜下, 取末一錢, 泔水煎送五十丸. 瀉靑丸, 肝熱. 當歸龍膽草川芎黑山梔煨大黃羌活防風各等分, 蜜丸, 茨子大, 每一丸, 竹葉湯同砂糖化下, 一名凉肝丸. 烏賊骨散, 膚翳. 烏賊骨冰片各一錢, 爲末, 日點三四次. 洗肝散, 肝積熱. 羌活當歸薄荷防風甘草炙大黃川芎山梔各一錢加龍膽草一錢, 尤佳. 局方密蒙花散, 又. 密蒙花白蒺藜木賊草石決明羌活甘菊等分, 每末一錢, 茶淸下. 點藥石決明散, 膜入水輪. 石決明珍珠西珀各七錢五分烏賊骨五錢冰片一錢, 共爲末, 以銅箸蘸取大豆許點眼, 日三. 此方兼治一切丁翳, 根腳極厚, 久不差者. 補腎元, 黑翳. 熟地杞子山萸山藥丹皮補骨脂核桃肉, 蜜丸. 磨翳膏, 花翳. 蕤仁口含去皮殼一兩冰片三錢空靑二錢, 硏極細, 取少許點. 淸涼散, 瑕翳. 蔓荊子荊芥穗苦竹葉甘草各錢半山梔七分半薄荷七片, 水煎. 經效散, 撞刺翳. 柴胡二錢大黃當歸赤芍犀角各一錢甘草五分, 食後服. 觀音夢授丸, 赤膜. 夜明砂當歸蟬退木賊草各三兩羊肝四兩, 煮爛, 打膏爲丸, 空心, 熱水下五十丸, 百日如舊. 百點膏, 又. 黃連三錢銼水一碗煎至半碗入防風八分歸身甘草各六分蕤仁泥三分, 同熬至滴水不散, 絞去渣, 入煉蜜少許, 再熬片時, 令靜心點之, 日五七次, 臨臥點尤效. 此方兼可點一切翳膜. 春雪膏, 眼昏. 硼砂三錢冰片一錢朴硝五錢, 硏極細, 每用少許, 口中津塗和點, 閉目片時, 開眼淚出效. 抑靑明目湯, 婦人. 當歸白芍生地白朮赤苓半夏陳皮柴胡黃連山梔丹皮蔲仁甘草龍膽草各七分薑三棗二. 夜光育神丸, 老人. 熟地生地川連遠志牛膝杞子甘菊枳殼當歸菟絲子地骨皮等分, 蜜丸, 空心, 酒下五七十丸. 滋陰地黃丸, 眼花. 當歸五錢生地七錢半川連熟地各一兩柴胡八錢黃芩六錢天冬地骨皮五味子各三錢枳殼炙草各二錢, 蜜丸, 茶淸下百丸, 亦名熟地黃丸. 凡目漸昏, 乍明乍暗, 此失血之驗也, 宜此丸與定志丸間服. 救苦湯, 眼疼. 蒼朮龍膽草各錢半當歸甘草各一錢川芎六分生地川柏知母黃芩各五分羌活防風升麻柴胡黃連藁本各三分桔梗連翹細辛紅花各二分, 水煎, 食後服. 葉氏荷葉湯, 失血. 鮮荷葉冬桑葉赤芍皮甘草綠豆皮稽豆皮. 葉氏羚羊角湯, 高年. 羚羊角連翹燈心夏枯草丹皮靑菊葉桂枝全當歸. 葉氏夏枯草湯, 風溫. 夏枯草桑葉連翹赤芍草決明. 葉氏連翹湯,

秋燥. 連翹薄荷黃芩山梔桑皮苦丁茶夏枯草靑菊葉. 葉氏茯苓湯, 熱蒸. 冬桑葉穀精草望月砂苡仁通草綠豆皮茯苓. 葉氏山梔皮湯, 鬱勃. 山梔皮夏枯草穀精草連翹草決明望月砂丹皮生香附. 葉氏桑葉湯, 陽升. 桑葉丹皮苡仁川貝母夏枯草山梔. 葉氏草決明湯, 肝膽熱. 草決明冬桑葉夏枯草小胡麻穀精草丹皮. 葉氏肝胃湯, 肝胃. 黃耆三錢當歸白芍各錢半茯神三錢煨薑一錢南棗一枚. 葉氏補肝湯, 肝陰. 望月砂製首烏穭豆皮各三錢炒杞子小胡麻各錢半冬桑葉黃菊花各一錢石決明一具. 葉氏肝腎兼補丸, 焦煩. 熟地杞子山萸茯神甘菊生神麯五味子山藥穀精草.

○ 治眉棱骨痛方九. 二陳湯, 痰火. 茯苓甘草半夏陳皮. 靑州白元子, 又. 牛夏七兩南星三兩白附子二兩川烏五錢, 共爲細末, 淸水浸, 春五夏三秋七冬十, 朝夕換水, 日數足, 取納絹袋濾過, 渣再硏濾, 澄淸去水曬, 又爲末, 米飮丸, 薑湯下三十丸. 羌烏散, 風寒. 川烏童便浸二宿炒一錢酒芩炙草細辛羌活各五分, 爲末, 分二服, 食後茶下. 芎辛導痰湯, 風濕痰. 半夏錢半南星川芎細辛赤 苓陳皮各一錢枳殼甘草各五分. 生地黃丸, 肝虛. 生地黃甘菊防風枳殼決明子石決明白芍茯神. 熟地黃丸, 又. 金石斛熟地菟絲子防風茺蔚子車前子黃耆覆盆子肉蓯蓉地膚子磁石煅各一兩兎肝一具炙乾, 蜜丸, 空心, 鹽湯下. 芷芩散, 風熱痰. 白芷酒黃芩等分, 爲末, 每二錢, 茶淸下. 選奇湯, 總治. 羌活防風半夏各二錢黃芩錢半甘草一錢, 加薑三片. 上淸散, 又. 川芎鬱金赤芍荊芥薄荷芒硝各二錢半乳香沒藥各五分半冰片二分半, 硏末嗜鼻.

《銀海指南》

○ 湯丸備要. 六味地黃丸仲陽, 治肝腎不足, 眞陰虧損, 精血枯竭, 憔悴羸弱, 腰痛足痠, 自汗盜汗, 水泛爲痰, 發熱咳嗽, 頭運目眩, 耳鳴耳聾, 遺精便血, 消渴淋瀝, 失血失音, 舌燥喉痛, 虛火牙痛, 足跟作痛, 下部瘡瘍等症. 熟地八兩山萸肉酒潤山藥各四兩茯苓乳拌丹皮澤瀉各三兩. 上蜜丸梧子大, 空心鹽湯下. 如用作湯, 分兩酌定. 七味丸, 治肝經氣虛, 筋無所養, 變爲寒症, 以致筋骨疼痛, 腳軟懶行, 及傷寒服涼藥過多, 水中無火, 手足牽引, 肝經血虛, 以致火燥筋攣, 變爲結核瘰癧等症. 即前六味加肉桂一兩. 明目地黃丸東垣, 治腎虛目昏. 即前六味, 加柴胡五味歸身, 朱砂爲衣. 滋腎生肝飮養葵, 治血虛氣滯, 或肩背絆痛, 或胃脘當心而痛, 或肝火鬱於胃中, 以致倦怠嗜臥, 飮食不思, 口渴咽燥, 及婦人小便自遺, 頻數無度. 即前六味, 加柴胡五味白朮當歸甘草. 左歸飮景岳, 治腎水乾枯, 虛火上蒸脾胃, 陰土受虧, 以致飮食不進, 大便燥結,

甚至三陽癃閉, 將成噎膈. 治之於早, 無不愈也. 當以此方加歸芍, 治傷寒舌黑唇焦, 大渴引飲, 此必服攻伐寒涼之藥過多也, 此方救之. 治瘧疾而兼燥症, 熱重寒輕者, 此方更宜. 熟地三四錢或加至一二兩 山萸肉一二錢畏酸者少用之山藥二錢茯苓錢半甘枸杞二錢甘草一錢. 水二盞, 煎七分, 食遠服. 如肺熱而煩者, 加麥冬二錢. 血滯者, 加丹皮二錢. 心熱而躁者, 加元參二錢. 血熱妄動者, 加生地三四錢. 陰虛不寧者, 加女貞子二錢. 上實下虛者, 加牛膝二錢以導之. 血虛而燥滯者, 加當歸二錢. 脾熱易飢者, 加白芍二錢. 腎虛骨蒸多汗者, 加地骨皮二錢. 人參固本丸千金, 治肺勞虛極, 脾虛煩熱, 或小便短赤, 大便閉結, 此陰虛有火之聖藥也. 人參二兩天冬麥冬生地熟地各四兩, 蜜丸. 四君子湯, 治一切陽虛氣弱, 脈來虛軟, 脾衰胃損, 飲食少思, 體瘦而黃, 皮聚毛落, 言語輕微, 四肢無力, 及脾胃不和, 泄痢虛飽. 人參白朮土炒茯苓各二錢甘草一錢. 加薑棗煎服. 異功散, 調理脾胃. 即前四君子, 加陳皮. 六君子湯, 治脾胃氣虛, 飲食不進, 致成痰癖, 不時咳唾, 或胃氣虛寒, 動成嘔惡. 凡虛瘧及諸病後宜之. 即前四君子, 加陳皮半夏. 八珍湯, 治氣血兩虛, 及胃損, 飲食不為肌膚. 即前四君子合後四物湯. 十全大補湯, 治真陰內竭, 虛陽外鼓. 即前八珍湯, 加黃耆肉桂. 補中益氣湯, 治煩勞內傷, 身熱心煩, 頭痛惡寒, 懶言惡食, 脈洪大而虛, 氣短而渴, 或陽虛自汗, 或氣短不能舉元, 致痿痢脾虛, 久不能愈, 一切清陽下陷. 中氣不足之症. 黃耆蜜炙人參甘草炙白朮土炒陳皮當歸各五分升麻柴胡各三分. 薑三片, 棗二枚煎服. 如血不足, 加當歸. 精神短少, 加人參五味. 肺熱咳嗽, 去人參. 嗌乾, 加葛根. 頭痛, 加蔓荊子. 痛甚, 加川芎. 腦痛, 加藁本細辛. 風濕相搏, 一身盡痛, 加羌活防風. 有痰, 加半夏生薑. 胃寒氣滯, 加青皮蔻仁木香益智. 腹脹, 加枳實濃朴木香砂仁. 腹痛, 加白芍甘草. 熱痛, 加黃芩. 能食而心下痞, 加黃連. 咽痛, 加桔梗. 有寒, 加肉桂. 濕勝, 加蒼朮. 陰火, 加黃柏知母. 陰虛, 去升麻柴胡, 加熟地山萸山藥. 大便祕, 加酒煨大黃. 咳嗽, 春加旋復款冬, 夏加麥冬五味, 秋加麻黃黃芩, 冬加麻黃不去根節. 天寒加乾薑. 泄瀉, 去當歸, 加茯苓蒼朮益智. 如冬月惡寒發熱無汗, 脈浮而緊, 加麻黃. 若脈浮而緩有汗, 加桂枝白芍. 四物湯, 治一切血虛, 及婦人經病. 當歸酒洗生地各三錢白芍二錢川芎錢半. 如涼血, 心加黃連, 肝條芩, 肺枯芩, 大腸實芩, 膽黃連, 腎膀胱黃柏, 脾生地, 胃大黃, 三焦地骨, 心胞丹皮, 小腸梔子木通. 如清心與胞絡加麥冬, 肺枳殼, 肝柴胡青皮, 脾白芍, 胃干葛石膏, 大腸三焦連翹, 小腸赤茯, 膀胱

滑石琥珀. 血虛, 加龜板. 血燥, 加人乳. 血瘀, 加桃仁紅花韭汁童便行之. 暴血, 加薄荷元參散之. 血不止, 加炒蒲黃京墨. 久不止, 加升麻引血歸經. 婦人經血紫黑, 脈數為熱, 加芩連. 血淡脈遲為寒, 加桂附. 人肥有痰, 加半夏南星橘紅. 人瘦有火, 加黑梔知母黃柏. 郁者, 加木香砂仁蒼朮神曲. 瘀滯, 加桃仁紅花延胡肉桂. 氣虛, 加參耆. 氣實, 加枳朴. 王海藏加芩朮, 名溫六合湯, 治經水過多. 加梔連, 名熱六合湯, 治血熱妄行. 加薑附, 名寒六合湯, 治血海虛寒. 加芄羌, 名風六合湯, 治血風瘙癢. 加陳朴, 名氣六合湯, 治氣鬱經阻. 知柏四物湯, 治陰虛有火. 即前四物加知母黃柏. 當歸補血湯東垣, 治傷於勞役, 肌熱面赤, 煩渴引飲, 脈大而虛. 黃耆炙一兩當歸酒洗二錢, 空心服. 歸脾湯濟生, 治思慮過度, 勞傷心脾, 怔忡健忘, 驚悸盜汗, 發熱體倦, 食少不眠, 或脾虛不能攝血, 致血妄行, 及婦人經帶, 或心脾傷痛嗜臥, 肢體作痛, 大便不調, 或瘰癧流注, 不能消散潰斂. 黃耆蜜炙當歸酒洗龍眼肉各二錢棗仁炒研白朮土炒各錢半人參茯神各一錢遠志去心八分木香磨沖甘草各五分, 薑棗煎. 如肺腎受傷, 加麥冬五味. 肝腎受傷, 加白芍, 更為有益. 如從怫郁而起, 則加柴胡丹皮山梔. 如非二陽之病至怔忡, 去木香加枸杞. 如夢遺, 加熟地五味白芍牡蠣. 如挾心包有餘之火, 加黃連生地. 有痰, 加貝母. 如挾相火者, 加黃柏知母麥冬. 二至丸, 補腰膝, 壯筋骨, 強腎陰, 烏鬚髮. 冬青子即女貞實, 冬至日采, 不拘多少, 陰乾, 蜜酒拌蒸, 晒乾為末, 瓷瓶收貯 旱蓮草夏至日采, 不拘多少, 搗汁熬膏, 和入, 臨臥酒服. 一方加桑椹干為丸, 或桑椹熬膏和入. 逍遙散《局方》, 治血虛肝燥, 骨蒸勞熱, 潮熱咳嗽, 往來寒熱, 口乾便澀月經不調. 凡肝膽兩經鬱火, 以致脅痛頭眩, 或胃脘當心而痛, 或肩胛絆痛, 或時眼赤痛, 連及太陽, 婦人鬱怒傷肝, 致血妄行, 赤白淫閉, 沙淋崩濁等症. 俱宜此方加減治之. 易日, 風以散之是也. 當歸酒拌白芍酒炒各錢半白朮土炒柴胡茯苓各一錢甘草炙五分. 加煨薑薄荷煎. 加味逍遙散薛氏, 治怒氣傷肝, 血少目暗. 即前逍遙散加丹皮山梔. 黑逍遙散, 治肝腎陰虛. 即前逍遙散加大熟地. 金匱腎氣丸, 治脾腎大虛, 肚腹脹大, 四肢浮腫, 喘急痰盛, 小便不利, 大便溏黃, 已成蠱症. 亦治消渴, 飲一溲二. 熟地四兩茯苓三兩山藥微炒丹皮酒洗山萸酒潤澤瀉酒浸牛膝酒浸車前微炒肉桂各一兩附子製五錢, 蜜丸. 貞元飲景岳, 治氣短似喘, 呼吸促急, 提不能升, 咽不能降, 氣道噎塞, 勢極垂危者. 常人但知為氣急, 其病在上, 而不知元海無根, 肝腎虧損, 此子午不交, 氣脫病也. 嘗見婦人血海常虧者最多此症, 宜以此飲濟之緩之, 敢雲神劑.

부록-눈병 대표 처방

凡診此脈, 必微細無神. 若微而兼緊, 尤為可畏. 倘庸眾不知, 妄雲痰逆氣滯, 用牛黃蘇合及青陳枳殼破氣等劑, 則速其危. 熟地七八錢或一兩當歸二三錢炙草一二三錢. 如兼嘔惡或惡寒者, 加煨薑三五片. 如氣虛脈至極者, 急加人參隨宜. 如肝腎陰虛, 手足厥逆者, 加肉桂一錢. 佛手散, 治產後血虛頭痛. 川芎當歸, 為末服. 理陰煎景岳, 治真陰虛弱, 脹滿嘔逆, 痰飲惡心, 吐瀉腹痛, 婦人經遲血滯等症. 熟地三五七錢或二兩當歸二三錢或五七錢乾薑炒黃色二三錢甘草炙一二錢. 或加肉桂一二錢, 加附子, 名附子理陰煎. 若風寒外感, 邪未深入, 但見發熱, 脈數不洪. 凡內無火症, 素稟不足者, 但用此湯, 加柴胡錢半或二錢, 連進一二服. 其效如神. 若寒凝陰盛, 而邪有難解者, 必加麻黃一二錢, 放心用之. 或不用柴胡亦可, 恐其清利也. 若陰勝之時, 外感寒邪, 脈細惡寒, 或背惡寒者, 乃太陽少陰症也, 加細辛一二錢, 甚者再加附子一二錢. 若陰虛火盛, 其有內熱, 不宜用溫, 而氣血俱虛, 邪不能解者, 宜去薑桂, 單以三味與之加減, 或止加人參亦可. 若脾胃兩虛, 水泛為痰, 或嘔或脹者, 加茯苓錢半, 或加白芥子五分以行之. 若泄瀉不止, 及腎瀉者, 宜少用當歸, 或並去之, 加山藥扁豆吳茱萸破故紙肉豆蔻附子. 若腰腹有痛, 加杜仲牛膝. 若腹有脹滯疼痛, 加陳皮木香砂仁. 六一散河間, 治傷寒中暑, 表裡俱熱, 煩躁口渴, 小便不通, 瀉痢熱瘧, 霍亂吐瀉, 下乳滑胎, 解酒熱毒, 偏主石淋. 滑石六兩甘草一兩. 為末, 冷水或燈心湯下. 生脈散《千金》, 治熱傷元氣, 氣短倦怠, 口渴多汗, 肺虛而咳. 人參麥冬各五分五味子七粒. 甘露飲潔古, 治胸中客熱, 牙宣口氣, 齒齦腫爛, 時出膿血, 吐血衄血, 目瞼垂重, 常欲合閉, 或即飢煩, 不欲食飲, 及目赤腫痛, 不任涼藥, 口舌生瘡, 咽喉腫痛, 瘡疹未發, 皆可服之. 又治脾胃受濕, 瘀熱在裡, 或醉飽房勞, 濕熱相搏, 致生疸病, 身目皆黃, 肢體微腫, 胸滿氣短, 大便不調, 小便黃澀, 或時身熱. 白虎湯仲景, 治傷寒脈浮滑, 表有寒, 裡有熱, 及三陽合病, 脈浮大, 腹滿身重, 難以轉側, 口不仁而面垢, 譫語遺尿. 強汗則譫語, 下之則頭上生汗, 手足逆冷, 自汗出者. 通治陽明病, 脈洪大而長, 不惡寒, 反惡熱, 頭痛自汗口渴, 舌燥且痛鼻乾, 不得臥, 心煩躁亂, 日晡潮熱, 或陽毒發斑, 胃熱諸病. 石膏一斤知母六兩甘草二兩粳米六合. 先煮石膏數十沸, 再投藥米, 米熟湯成, 溫服. 導赤散錢乙, 治小腸有火, 便赤淋痛, 面赤狂躁, 口糜舌瘡, 切牙口渴. 生地木通甘草梢淡竹葉. 玉女煎景岳, 治水虧火勝, 六脈浮洪滑大, 少陰不足, 陽明有餘, 煩熱乾渴, 頭痛牙疼失血等症, 其效如神. 若大便溏泄者, 大非所宜. 生石膏三五錢熟地三五錢或一兩麥冬二錢知母二錢牛膝錢半. 如火之極盛者, 再加梔子地骨皮之屬亦可. 如多汗多渴者, 加五味子十四粒. 如小水不利, 或火不能降者, 加澤瀉錢半, 或茯苓亦可. 如金水俱虧, 因精損氣者, 加人參二三錢尤妙. 左金丸, 治肝膽鬱火, 左脅作痛, 或胸脅痛不可忍, 吞酸吐酸, 筋疝痞結, 酒濕發黃. 亦治噤口痢, 湯藥入口即吐. 黃連六兩薑汁炒吳茱萸一兩鹽水泡, 水丸. 五君子煎景岳, 治脾胃虛寒, 嘔吐泄瀉而兼濕者. 人參二三錢白朮茯苓各二錢炙草一錢乾薑炒黃一二錢, 水一盅半煎服. 六味異功煎景岳, 治症同前而兼微滯者. 即前方加陳皮一錢. 此即五味異功散加乾薑也. 六物煎景岳, 治氣血俱虛等症. 熟地或用生地當歸川芎三四分不宜多白芍俱隨宜加減人參炙草. 二陳湯《局方》, 治一切痰飲為病, 咳嗽脹滿, 嘔吐惡心, 頭眩心悸. 半夏薑製二錢陳皮去白茯苓各一錢甘草五分加生薑煎. 風痰, 加南星白附皂角竹瀝. 寒痰, 加薑汁. 火痰, 加石膏青黛. 濕痰, 加二朮. 燥痰, 加蔞杏. 食痰, 加楂麥神曲. 老痰, 加枳實海石芒硝. 氣痰, 加香附枳殼. 脅痰及在皮裡膜外, 加白芥子. 四肢痰, 加竹瀝. 加減駐景丸, 治肝腎氣虛, 視物昏昏, 血少氣多. 熟地當歸各五兩枸杞子五味子車前子各二兩略炒楮實子無翳不用菟絲子酒煮焙半斤川椒. 上為細末, 蜜水煮和丸, 如桐子大, 每服三十丸, 空心溫酒送下, 鹽湯亦可. 田氏五子飲, 治精氣不固, 夢遺滑脫. 枸杞子菟絲子五味子車前子覆盆子, 水煎服. 治氣六合湯海藏, 治氣鬱經阻. 四物湯加濃朴陳皮, 水煎服. 二妙散, 治諸般濕熱. 蒼朮黃柏, 為末服. 三妙散, 治濕熱上行, 即二妙散, 加牛膝, 為末服. 補肝散《簡易》, 治肝虛目睛疼, 冷淚不止, 筋脈痛, 及羞明怕日. 夏枯草五錢香附一兩. 為末, 每服一錢, 臘茶調下, 服無時. 行血散新方, 治血為邪乘, 凝住經絡, 或因過服寒涼, 遏抑陽氣, 阻塞不通, 致目生翳膜, 視物少形, 及婦人經水不至, 睛赤珠疼, 起星起障, 胬肉羞明等症. 紅花蘇木, 或合四物六物, 或合逍遙八珍, 隨時酌用. 清暑湯新方, 治夏月貪涼飲冷, 遏抑陽氣, 以致頭痛惡寒, 相火上炎, 兩目紅腫, 眵淚如膿, 甚者色帶黃滯, 睛珠翳障, 及深秋伏暑內發, 赤澀羞明. 藿香青蒿滑石, 以三味作湯. 暑必傷氣, 藿香辛溫通氣, 暑必兼熱, 青蒿苦寒清熱, 暑必挾濕, 滑石甘淡除濕. 或合四君, 或合六味, 或合生脈異功逍遙散, 均可隨症酌用. 清火湯新方, 治天行熱毒, 人有受之即發, 頭疼目赤, 癢痛異常, 或淚如血水, 舌紅口渴, 小便短赤. 連翹山梔歸尾赤芍石斛, 水煎服. 連翹除其上熱, 山梔導其下熱, 歸芍破其血, 為血實宜破之也. 石斛清其中, 為中熱宜清之也. 合導赤散同用, 以治兩眥紅腫之症, 應手取效.
○ 篇名治驗存參. 高幼, 先天不足, 肺腎陰虧, 肝陽獨盛, 或時氣上厥逆, 右目珠大神呆, 銳眦微赤, 宜補肺腎, 攝納肝陽. 熟地山藥茯苓萸肉丹皮澤瀉黨蔘麥冬牛膝丹蔘鉤藤石決明砂仁. 又, 照前方去澤瀉, 加沙苑蒺藜. 又丸方, 六味丸合生脈散, 加丹蔘石決明牛膝枸杞菟絲. 陸幼, 風郁化火, 刑於脾肺, 兩目雲翳, 迎風流淚, 複生眼癬. 玉竹苡仁茯苓甘草陳皮 草防風當歸杏仁冬桑葉荷葉蒂. 又, 異功合逍遙散, 加防風桑葉. 陳左, 火鬱心脾, 右目胬肉攀睛, 兩目翳膜羞明. 桑白皮地骨皮米仁甘草梢生地木通翳尾赤芍連翹黑山梔竹葉荷葉蒂. 又, 黑逍遙散合杞菊, 加蟬衣. 吳左, 風寒之邪鬱于太陽少陽, 以致右目紅白翳障. 玉竹生台朮雲苓柴胡陳皮甘草當歸赤芍防風桂枝杏仁. 吳左, 邪鬱少陽, 兩目雲翳, 右目星障. 當歸焦白朮赤芍茯苓甘草柴胡薄荷蟬衣白蒺藜荷葉燈心. 汪左, 因虛寒鬱, 右目已廢, 右目雲翳赤障. 黨蔘于朮茯苓甘草廣皮炮薑製香附當歸枸杞子蟬衣白蔲. 陳右, 風邪化火, 刑克肝脾, 兩目沿眶赤爛, 怕日羞明. 羌活防風玉竹焦于朮茯苓甘草陳皮當歸黃柏桑葉燈心. 江右, 肝腎陰虛, 兼有郁熱, 兩目瑪瑙翳障. 歸身柴胡生地山藥丹皮茯苓澤瀉菟絲子石決明蟬衣. 胡左, 風寒化火, 刑克肝脾, 以致太陽頭痛, 兩目痛傷, 星陷, 胬肉紅腫. 當歸生台朮赤芍茯苓甘草柴胡桑白皮杏仁桂枝防風蔥頭. 又, 四物湯合逍遙散, 加杏仁桑白皮防風. 又, 生六物合杞菊, 加黑山梔白芷. 俞左, 寒邪化火, 刑克肝肺, 右目努肉赤障, 雲翳起星. 玉竹白朮白芍茯苓甘草陳皮炮薑歸身杏仁白豆蔲. 又, 行血, 熟六物加香附枸杞蟬衣. 又, 生六味去萸肉, 加玉竹麥冬香附枸杞歸身龍衣. 又, 熟六物加決明子菟絲子枸杞子. 楊左, 陰虛兼挾寒邪, 刑克肝陰, 兩目水晶翳障, 左目起星. 熟地歸身台朮白芍柴胡茯苓甘草炮薑枸杞子蟬衣. 張右, 火邪刑於心肺, 兩目胬肉雙斗. 蘇木紅花當歸川芎生地赤芍桑白皮地骨皮米仁甘草黑山梔丹蔘. 王左, 陰虛火旺, 兩目雲翳. 旱蓮草女貞子生地丹皮茯苓澤瀉知母黃柏丹蔘石斛. 吳左, 肝藏血, 脾統血, 血虛則熱自生風, 血少則不能榮筋, 以致右目眼皮緊急, 拳毛倒睫, 又兼氣虛, 易致外邪, 不時赤澀. 玉竹于朮雲苓甘草廣皮枸杞子池菊當歸蕤蕤鉤藤. 沈左, 邪克肝陰, 左目白翳垂下, 右目線障羞明. 熟地歸身川芎炭白芍玉竹甘草蘇木紅花香附蟬衣枸杞子. 又, 照前方去蘇木紅花, 加麥冬. 戎左, 精血兩虧, 又爲寒鬱, 左目不痛而赤, 翳障遮睛, 視物不明. 熟地歸身川芎炭白芍枸杞子甘菊製香附白蒺藜. 又, 歸柴熟六味去萸肉山藥, 合枸杞, 加石決明白蒺藜. 又, 熟六物加香附枸杞子蟬衣麥冬. 張左, 濕熱化火, 刑於肝腺肺三經, 致生黃膽, 兩目雞盲, 兼有星障, 後防失. 黨蔘米仁茯苓甘草新會白歸身石決明旱蓮草女貞子. 又, 清火導赤散合二至, 加茵陳車前子. 又, 二陳東加山梔滑石茵陳萆薢車前子澤瀉女貞子野馬料豆乾薑. 陳左, 燥火刑金克木, 熱傳三焦, 左目胬肉, 兩目雲膜昏花. 生地木通甘草竹葉冬桑葉黑芝麻黑山梔甘菊杏仁枸杞葉. 陳左, 風寒之邪, 鬱於太陽少陽, 以致左目垂帘白障, 下起三星, 眼梢傷痕. 當歸柴胡桂枝白芍甘草炙蒼朮防風山梔杏仁荷葉. 張左, 酒濕化火, 刑於脾肺, 以致兩目翳膜羞明. 黨蔘茯苓甘草米仁新會白杏仁草薢歸身益智仁雞距子. 屠左, 氣血不足, 邪鬱肝脾, 兩目拳毛倒睫, 瑪瑙翳障. 黨蔘生黃生于朮陳皮升麻柴胡歸身甘草防風蟬衣. 沈左, 濕熱刑於脾胃, 致生眼癬眼癬. 生地木通甘草連翹翳尾山梔赤芍黃柏蒼朮蘆根. 陸左, 寒濕邪滯太陽, 兩目胬肉壅腫. 玉竹焦茅朮茯苓甘草製半夏陳皮蘇葉杏仁桑白皮蔥頭生薑. 陸右, 肺腎陰虧, 水源乾涸, 右瞳發白, 左亦淡色, 此乃失光之症. 熟地歸身米炒炙草枸杞子鹽水炒菟絲子楮實子桑椹子五味子黨蔘麥冬野馬料豆. 又, 左歸飲合生脈散, 加菟絲子歸身. 錢左, 稟質素弱, 中年氣血已衰, 兼之郁怒傷肝, 脾肺積有濕熱, 以致兩目白睛黃膜赤脈, 瞳光昏暗, 清濁不分. 熟地丹皮茯苓澤瀉柴胡枸杞子米仁菟絲子丹蔘野馬料豆. 張左, 風濕合邪, 郁於上焦, 致生赤爛眼癬. 半夏製陳皮茯苓甘草蒼朮黃柏秦艽連翹米仁枳殼桑葉燈心. 金右, 風寒濕三邪鬱於陽明, 致生眼癬, 沿眶壅腫. 蒼朮濃朴陳皮甘草黃芩枳殼半夏杏仁滑石白芷晚蠶沙. 又, 異功散合白虎湯, 加黃芩秦艽石決明晚蠶沙. 朱左, 濕熱上壅空竅, 兩目翳霧, 視物模糊, 須防失光. 生地丹皮茯苓澤瀉萆薢益智仁丹蔘女貞子黃柏. 楊右, 肝腎精血兩虧, 複因寒邪鬱久化火, 以致右目堆雲內障, 極險之症. 熟地山藥丹皮茯苓澤瀉肉桂黨蔘歸身石決明煅枸杞子野馬料豆 又 左歸飲加肉桂黨蔘歸身石決明. 姚左, 陰虛不足, 又兼寒濕鬱於陰陽, 致生黃膽, 延久失治化火, 傷於肝腎, 兩目蟹珠高突, 視物無形, 勉力擬方救治. 豬苓茯苓澤瀉肉桂白朮野馬料豆紅棗. 又, 甘露飲加石決明車前子野料豆. 周左, 風寒之邪, 傷於肝腎, 右目冰障羞明. 熟地歸身乾薑炙草桂枝白芍柴胡細辛白豆蔲. 又, 照前方去細辛加羌活甘草杏仁. 又, 熟四物合逍遙散去柴胡薄荷, 加香附紅花蟬衣. 沈左, 肝腎陰虧, 痰哮氣逆, 左目雲翳, 右目星障. 熟地歸身半夏廣皮雲苓炙草枸杞子丹蔘白蒺藜. 席左, 水虧火旺, 腎陽不藏, 兩目黑花朦朦. 生地山藥丹皮茯苓澤瀉黃柏龜板旱蓮草女貞子丹蔘蓮肉. 陸右, 肝腎精血兩虧, 少陽少陰兩經, 複有風邪鬱伏, 以致頭痛不止, 恐致失光. 熟地山藥萸肉丹皮澤瀉歸身柴胡茯苓枸杞子細辛. 又, 七味合生脈散, 加歸身白芍細辛. 蔣右, 血崩之後, 氣血大虧, 目失滋養, 以致瞳神散大失光, 法宜補斂. 熟地黨蔘製于朮黃氏歸身炙草棗仁茯神桂圓肉五味子麥冬杜仲烏賊骨. 又, 左歸飲合生脈散, 加丹蔘. 沈左, 寒邪化火, 刑克肺腎, 右目平塌已廢, 左目蟹睛翳障, 視物不明. 歸身茯苓焦白朮甘草桂枝白芍製香附石決明菟絲子. 又, 熟黑逍遙去柴胡薄荷, 加石決明菟絲子. 又, 行血熟六物加枸杞子蟬衣. 又, 香歸熟六味去萸肉, 加枸杞子菟絲子白蒺藜. 錢左, 氣虛體弱, 兼感風寒, 痰滯不宣, 兩目胬肉, 赤障羞明. 黃耆防風生台朮玉竹茯苓廣皮甘草半夏炮薑杏仁. 吳右, 氣血兩虧, 厥陰頭痛, 兼之胃腑受寒, 又傷肝腎, 以致左目赤障凝翳, 下起傷痕, 慮發蟹睛. 熟地歸身黨蔘製于朮乾薑炙草製香附石決明砂仁. 又, 杞菊熟四物, 加石決明紅花蟬衣香附. 汪左, 外感暑邪, 內傷冷凍飲料, 以致兩目白睛胬肉, 赤障白翳, 雖勞役道途, 然舌白脈遲, 謂之陰暑, 不可作陽邪治. 乾薑半夏甘草香薷杏仁藿香白蔻殼. 又, 行血熟四物合逍遙散去薄荷, 加蒺藜荊芥. 沈左, 病由遺溺傷陰, 又感暑邪濕熱, 以致兩目白障滿泛, 蟹睛高突, 視物無形, 姑念遠來, 勉力擬方救治. 生地山藥丹皮茯苓澤瀉廣藿青蒿歸身草薜石決明沙苑蒺藜野料豆. 又, 服藥後, 雖得微光, 但右目黑珠泛突已廢, 惟左目瞳光未損, 尚可保全. 熟地白芍川芎炭歸身蘇木紅花甲片桃仁菟絲子石決明六一散降香末. 又, 照前方去桃仁六一散降香末, 加香附蟬衣. 又, 熟六物加香附紅花蟬衣. 張左, 夏季納涼飲冷, 風寒傷於太陽少陽, 以致午後如瘧, 兩目痛傷, 蟹睛高凸, 白障滿泛, 視物少形, 症已重極, 勉擬救治. 柴胡黃芩半夏製甘草桂枝歸身石決明煅. 又, 照前方去黃芩, 加玉竹炮薑. 又, 黑逍遙散加桂枝炒白芍石決明青蒿藿香. 又, 熟六味合四物去萸肉山藥, 加香附石決明紅花女貞子. 又, 左歸飲去萸肉, 加玉竹麥冬香附石決明. 任左, 暑邪鬱於肝胆, 兩目赤障羞明, 往來寒熱. 當歸赤芍柴胡茯苓薄荷甘草米仁連翹山梔石斛西瓜翠皮. 沈左, 風熱爍於肝胃, 以致兩目眼皮緊急, 拳毛倒入, 內生翳霧, 目角濕爛. 白芷升麻防風半夏枳殼黃芩石斛甘草鉤藤當歸. 杞菊異功散去白朮, 加米仁當歸石決明. 宣右, 陰不和陽, 心肺鬱熱, 左目大胬肉. 生地丹皮茯苓澤瀉當歸川芎炭丹蔘女貞子麥冬黑山梔省頭草. 又, 生六味去萸肉山藥, 加天冬麥冬丹蔘西洋蔘黑山梔女貞子. 姚左, 陰虛不足, 肝腎兩虧, 兼之寒邪包暑, 刑克肝陰. 兩目旋螺翳障, 視物不明, 勉擬救治. 香附製夏枯草熟地歸身白芍肉桂煎湯拌炒玉竹甘草川芎炭紅

花廣藿香煨薑燈心. 又, 寒暑漸覺分消, 疼痛略止, 但旋螺轉甚, 不能睜視, 姑再擬方. 補肝散合左歸飲去萸肉, 加牛膝歸身. 又, 疼痛已息, 寒邪未散, 旋螺更盛, 竭力擬救. 八珍湯去川芎加枸杞菟絲子炮薑燕窩淡菜. 又, 旋螺略散, 視物稍明. 金水六君煎加枸杞菟絲子燕窩煨薑. 又, 行血八珍湯加枸杞子菟絲子桂枝炒白芍. 又, 補血湯合熟六物加香附枸杞子蟬衣. 沈幼, 幼年氣血未充, 又兼暑熱傷陰, 右目內泛已廢, 左目白珠綢翳, 雞盲之症. 生地山藥丹皮茯苓澤瀉歸身青蒿廣藿女貞子石決明煅雞肝. 又, 杞菊生六味去萸肉, 加青蒿歸身石決明雞肝. 又, 杞菊異功散去白朮, 用山藥, 加青蒿當歸蘆根雞肝. 胡右, 陰虛兼燥, 木挾相火上沖, 以致厥陰頭痛, 左目起星, 左目蟹睛翳障. 香附製夏枯草生地丹皮茯苓澤瀉女貞子旱蓮草石決明鹽水煮丹蔘. 又, 二至合人蔘固本, 加丹蔘烏賊骨茺蔚子. 錢左, 肝腎精血兩虧, 厥陰頭痛, 左目失光已廢, 右目星撩亂, 此青盲之症. 熟地山藥萸肉丹皮茯苓澤瀉五味子歸身菟絲子活磁石醋. 王右, 氣血不足, 肺腎陰虧, 厥陽上熾, 以致無風流淚, 目珠疼痛, 不時心悸耳鳴. 人蔘生地熟地天冬麥冬山藥萸肉丹皮茯苓澤瀉丹蔘燕窩. 許左, 形旺氣衰, 燥邪克於脾肺, 以致兩目赤障滿睛. 人蔘石膏知母麥冬粳米甘草旱蓮草女貞子. 又, 二至合異功散去白朮, 加米仁川貝丹蔘麥冬. 又, 行血生六物合二至, 加丹蔘車前子. 紀左, 肝腎不足, 思慮傷脾, 中氣下陷, 視物昏花. 熟地黨蔘製于朮黃耆蜜炙柴胡蜜炙升麻蜜炙陳皮甘草歸身枸杞子. 徐右, 三瘧雖止, 鬱熱未清, 以致瞳神生翳, 視物不清. 製首烏黨蔘歸身製于朮炙草麥冬青蒿女貞子丹蔘白蒺藜. 徐左, 太陽陽明感受風濕, 左目上下胞壅腫, 白睛胬肉. 蒼朮濃朴陳皮甘草豬苓茯苓澤瀉白朮滑石蘇葉. 錢右, 太陰風濕, 以致左目胬肉壅結, 上下眼胞腫脹, 水泡鼻瘡. 蒼朮濃朴陳皮甘草半夏薑製廣藿滑石蘇葉黃芩大腹皮. 又, 異功散去白朮用米仁, 加豨薟草防風當歸山梔滑石. 又, 異功散合三妙加枳殼滑石. 又, 六君子湯合左金丸加當歸. 沈左, 精血不足, 肝鬱不舒, 脾肺兩經複積濕痰, 以致兩目昏花, 肢體壅腫, 氣喘等症. 製香附砂仁黨蔘白朮茯苓甘草陳皮製半夏熟地歸身桑螵蛸. 徐右, 氣血不足, 操持過勞, 中宮不運, 左目上睥結生梅核, 後防瘤患. 黨蔘焦于朮雲苓甘草歸身川芎炭白芍酒炒熟地穿山甲煨木香. 顧左, 氣滯痰凝, 鬱熱化燥, 左目上睥結生櫻核, 兩目午後赤澀. 半夏製陳皮茯苓杏仁白芥子貝母枳殼冬桑葉黑芝麻柏子仁菊花葉. 錢左, 精血不足, 肝熱上浮, 以致無風流淚. 旱蓮草女貞子玉竹天冬麥冬生地熟地冬桑葉黑芝麻丹蔘. 汪左, 脾虛脫力, 陰虧陽浮, 以致頭疼目暗, 視物不明.

熟地黨蔘黃耆蜜炙製遠志歸身炙草製于朮桂圓肉煨木香茯神棗仁野馬料豆. 俞左, 火邪刑於脾胃, 以致皮翻粘瞼, 遍身瘡瘍. 西洋蔘米仁茯苓甘草石膏知母丹蔘山梔石斛. 吳左, 風濕熱合邪, 刑於肝胃, 右目堆雲外障, 面鼻濕瘡. 石膏知母甘草米仁蒼朮當歸尾羚羊角鮮石斛. 又, 白虎湯加山梔豨簽草. 又, 生玉女煎, 加西洋蔘歸尾穀精草. 陳右, 三瘧失調, 肝腎陰虧, 兩瞳色淡, 漸至失光. 製首烏淡鱉甲黨蔘麥冬枸杞子菟絲子女貞子五味子. 黃左, 肝陰不足, 厥陽上浮, 又兼暑熱刑於肝胃, 致生紅白堆雲, 外障, 視物模糊. 旱蓮草女貞子石膏熟地牛膝鹽水炒知母麥冬西洋蔘丹蔘. 又, 二地六味去萸肉, 加牛膝女貞子西洋蔘麥冬. 趙右, 風淫化火, 刑克肝脾, 左目胬肉翳障, 兩眼皮紅腫, 疼痛羞明. 羌活防風柴胡桑白皮歸身赤芍焦于朮茯苓甘草. 又, 加味逍遙散. 陳左, 陰虛火旺, 心腎不交, 火搏水陰, 以致瞳神細小, 視物模糊. 生地山藥丹皮茯苓澤瀉黃柏龜板女貞子. 陸左, 暑熱刑於脾肺, 兩目胬肉壅腫. 生地木通赤芍歸尾黑山梔石斛六一散廣藿香青蒿扁豆葉. 葉左, 陰虛兼暑, 刑克肝脾, 兩目胬肉紅腫, 畏熱羞明. 旱蓮草女貞子新會白西洋蔘扁豆肉六一散廣藿香青蒿麥冬丹蔘. 張右, 內蘊暑熱, 外束寒涼, 左目聚星, 右目白障, 壅腫疼痛. 香薷扁豆濃朴廣藿香蘇葉陳皮當歸赤芍茯苓柴胡薄荷荷梗. 又, 逍遙散合清暑湯. 沈右, 肝腎不足, 陽明胃熱兼之, 少陽相火浮動, 不時齒痛, 兩目翳膜赤澁. 熟地石膏牛膝知母麥冬石決明丹蔘女貞子蘆根. 戴左, 表虛脾胃不足, 又兼風邪克肺, 兩目胬肉壅腫, 眼皮寬縱. 黨蔘生黃白芍葛根升麻蔓荊子甘草黃柏歸身石決明蟬衣. 又, 歸柴熟六味去萸肉, 加枸杞子蔓荊子. 高右, 肝經郁熱不達, 兩目白障滿布, 視物不明. 當歸生地梔子黃芩木通澤瀉車前子甘草梢柴胡龍膽草蘇木紅花. 楊左, 暑風化火, 刑克肝胃, 右目堆雲白障, 沿眶濕爛. 竹葉石膏粳米麥冬甘草玉竹廣藿香青蒿當歸滑石稻葉. 張左, 肺陰大虧, 腎氣不納, 以致少陰頭痛, 左目珠大脫眶. 熟地萸肉山藥丹皮茯苓澤瀉牛膝車前子製附子肉桂人蔘菟絲子青鉛. 汪左, 心腎不交, 相火上浮, 水不能製, 左目胭脂内障, 謹防血灌瞳神, 已成危症, 勉力擬方. 生地山藥丹皮茯苓澤瀉黃柏龜板丹蔘牛膝女貞子車前子. 又, 滋陰生六味去萸肉, 合人蔘固本, 加丹蔘牛膝女貞子車前子. 又, 明目地黃湯去柴胡, 加丹蔘菟絲子麥冬. 姚左, 右目爲苗葉針傷, 白障滿泛已廢, 血絡受傷, 疼痛不止, 擬補血活血法. 熟地白芍當歸川芎蘇木紅花乳香沒藥蟅蟲. 又, 行血熟六物, 加枸杞子防風酒炒白蒺藜. 張右, 血爲邪乘, 凝而不行, 以致白睛胬肉, 色紫, 眼皮青黯. 生地當歸川芎赤芍蘇木紅花半夏茯苓陳皮甘草杏仁桔梗桑白皮. 干左, 兩目爲鍛石所傷, 黑珠已白, 視物不明, 眼皮壅腫, 晝夜疼痛. 生地木通甘草梢竹葉連翹黑山梔歸尾赤芍蘇木紅花用韭菜地上蚯蚓泥煎湯代水, 不時以蟹沫洗眼. 廖右, 左目因火烙傷, 黑睛已壞, 疼痛難忍, 眼淚羞明, 宜先以陳菜油灌洗止痛. 當歸生地赤芍川芎連翹黑山梔黃柏杏仁乳香沒藥. 徐幼, 稚年飲食不調, 積成脾疳, 兩目于黃昏時不能見物, 此雞盲之症. 黨蔘茯苓焦于朮廣皮炙草山楂炭神曲五穀蟲穀精草雞內金. 柏幼, 稚年失乳, 氣血未足, 致成肝疳, 雀盲失光. 黨蔘茯苓山藥炙草新會白歸身白芍菟絲子女決明煅雞軟肝人乳沖服. 鐘右, 濕熱停滯脾肺, 左目胬肉壅腫. 蒼朮濃朴陳皮甘草豬苓茯苓澤瀉白芍丹蔘通草. 李左, 心腎不交, 水火不濟, 少陰虛熱上浮, 胬肉壅突. 生地山藥丹皮茯苓澤瀉黃柏龜板丹蔘女貞子柏子仁. 又, 薛氏歸脾湯加丹蔘蓮肉. 周右, 寒傷肝陽, 風傷肺陰, 右目星障, 疼痛羞明. 玉竹陳皮茯苓甘草焦于朮當歸柴胡赤芍防風杏仁荷葉. 又, 黑逍遙合杞菊加蟬衣. 陸左, 陰分素虧, 又兼寒鬱化火, 刑克肝肺, 兩目胬肉壅腫, 黑珠內泛, 視物少形. 生地黨蔘歸身川芎炭白芍炙草炮薑杏仁白蔻仁. 又, 熟黑逍遙合杞菊加杏仁陳皮. 又, 行血熟六物加菟絲子石決明. 馮左, 邪鬱肝陰, 左目花翳白障, 右目星翳昏朦. 生地川芎歸身白芍柴胡茯苓焦白朮甘草蘇木紅花枸杞子蟬衣. 又, 黑逍遙散加枸杞子蟬衣. 又, 八珍湯加枸杞子蒺藜. 又, 左歸飲去萸肉, 加香附歸身蟬衣白蒺藜. 干幼, 痘後陰虛鬱熱, 停滯脾胃, 兩目致生眼癬. 玉竹米仁茯苓新會白升麻石斛望月砂杏仁丹蔘. 又, 生六味去萸肉山藥, 加丹蔘石決明望月砂穀精草. 胡右, 陰虛不足, 相火上浮, 右目黃膜上沖, 視物不明. 生地山藥丹皮澤瀉熟地雲苓石決明菟絲子野馬料豆. 又, 滋陰二地六味去萸肉, 加玉竹麥冬丹蔘女貞子石決明淡菜. 又, 貞元飲合人蔘固本, 加石決明丹蔘. 又丸方, 人蔘固本合六味去萸肉, 加歸身石決明菟絲子. 朱左, 陰分有虧, 肝肺燥熱, 兩目赤障, 雲膜羞澁, 宜滋陰潤燥. 生地丹皮茯苓澤瀉玉竹麥冬石斛女貞子菊花甜杏仁桑白皮冬桑葉. 陳幼, 痧後感受風濕, 化爲燥熱, 郁於足太陰陽明, 兩目濕爛眼癬. 黃芩白芷丹皮石膏當歸生地赤苓石決明米仁秦艽麥冬蘆根. 沈右, 風傷太陰, 血凝氣滯, 左目白睛胬肉, 紅腫羞明. 川芎當歸赤芍生地丹蔘桔梗杏仁前胡蘇木紅花. 張右, 肝腎陰虧, 虛陽上炎, 以致眼梢赤脈, 乾澁昏花. 生地山藥茯苓澤瀉丹皮丹蔘麥冬石決明鉤藤柏子仁料豆皮石蓮子. 又, 照前方去山藥料豆皮, 加西洋蔘女貞子. 王左, 肺腎陰虧, 兼有濕熱, 以致兩目紅白翳障, 瞳神淡色, 視物模糊. 生地茯苓丹皮澤瀉旱蓮草女貞子西洋蔘麥冬丹蔘石斛草薢. 方左, 精神不足, 心腎不交, 心致下焦遺泄, 左目瞳神淡色, 後防失光. 熟地山藥丹皮茯神澤瀉歸身石決明玉竹麥冬菟絲子桑螵蛸. 徐左, 體弱陰虛, 精血不足, 兼之寒邪化火, 刑克肝胃, 以致左目堆雲內障, 右目白障下垂, 視物不明, 勉力擬方. 玉竹生台朮茯苓廣皮甘草炮薑熟地歸身龍衣燈心. 又, 八珍湯去川芎, 加香附陳皮枸杞子升麻牛膝. 又, 行血八珍湯加枸杞子石決明龍衣料豆皮. 又, 歸柴熟六味去萸肉, 加菟絲子石決明牛膝蟬衣野馬料豆. 朱右, 肝血血燥, 少陽郁熱, 右目銳雲翳起星. 歸身柴胡生地山藥丹皮茯苓澤瀉白蒺藜蕤仁枸杞子甘菊野馬料豆冬桑葉. 又, 二地六味去萸肉, 加西洋蔘麥冬石決明菟絲子. 王右, 風熱鬱於陽明, 右目下眵眼瘡壅腫. 蒼朮濃朴茯苓甘草當歸連翹荊芥防風天蟲枳殼銀金銀花薄荷蔥白頭. 朱左, 暑邪內受, 寒邪外束, 結聚不散, 以致右目雲翳赤障, 壅腫濕爛. 玉竹米仁陳皮茯苓六一散當歸香附香薷濃朴防風杏仁. 金右, 火鬱脾肺, 以致偸針變癧. 連翹黑山梔歸尾赤芍生地木通甘草梢石斛石決明杏仁枇杷葉蜜炙. 趙左, 陰虛邪鬱, 三瘧未已, 目珠紅赤昏花. 歸身焦白朮白芍茯苓柴胡薄荷甘草鱉甲青蒿石決明煆. 程左, 精血不足, 肺腎陰虧, 水源乾涸, 以致左目瞳神發白, 視物模糊, 防有頭風失明之患. 人蔘生地熟地天冬麥冬枸杞子菟絲子五味子覆盆子桑椹子. 又, 貞元飮合生脈散, 加枸杞子菟絲子五味子女貞子桑椹子眞珠子覆盆子. 又, 生脈散合七子, 加阿膠野馬料豆. 又, 左歸飮合七子. 徐左, 中氣下陷, 虛熱上浮, 迎風流淚, 眼皮寬縱. 黨蔘綿黃製于朮新會白升麻蜜炙柴胡蜜炙歸身炙草杏仁麥冬冬桑葉. 陳幼, 厥陰陽明濕火, 以致滿額肥瘡, 兩目赤障, 啓睫無力. 龍膽草黑山梔生地木通當歸黃芩澤瀉石膏知母米仁甘草石斛白芷炭. 黃左, 風寒濕三氣鬱於陽明, 右目壅腫偸針. 白芷蒼朮濃朴陳皮甘草天蟲草薢赤苓米仁蔥頭. 莊左, 瘧後元虛, 濕鬱肺腎, 兩目白睛黃膜, 右目黑花. 生地丹皮茯苓澤瀉山藥黨蔘麥冬女貞子丹蔘草薢野料豆. 又人蔘固本加米仁何首烏茯苓桑椹子野料豆. 陶右, 風濕熱三邪鬱於陽明太陰, 兩目致生濕爛眼癧. 蒼朮濃朴陳皮甘草豬苓茯苓澤瀉米仁防風豨薟草黃柏晩蠶沙. 又, 平胃散合三化湯, 加草薢赤苓龍衣. 又, 清火導赤散合白虎湯, 加白芷天花粉忍冬花. 又, 清火導赤散加天花粉金銀花米仁. 沈左, 肝腎素虧, 兼之風鬱化火, 令目凝脂白翳, 垂帘赤障, 右目凝鬱. 羌活獨活細香附夏枯草當歸白芍柴胡茯苓甘草枸杞子焦于朮蔥頭燈心. 黃左, 心腎水火不交, 虛陽上炎, 兩目不時擧發偸針眼癧之患. 生地柏子仁當歸棗仁天冬麥冬人蔘玄蔘丹蔘桔

梗茯神遠志石菖蒲. 鄭左, 肝腎不足, 虛熱生風, 左目赤障, 瞳神細星, 右目雲膜. 生地熟地玉竹甘草川芎炭歸身白芍枸杞子甘菊白蒺藜冬桑葉荷葉蒂. 又, 杞菊熟六味去萸肉, 加黨蔘麥冬歸身桑葉馬料豆. 史右, 太陰鬱邪凝結, 左目赤障, 狀如魚胞. 半夏茯苓廣皮甘草桔梗杏仁前胡當歸紅花蔥鬚. 蔡右, 肝脾不足, 風濕眼癧. 玉竹陳皮茯苓甘草米仁秦艽防風當歸白芍冬桑葉. 褚左, 風寒濕邪乘於脾胃, 兩目致生眼瘤. 半夏茯苓陳皮甘草蒼朮濃朴桑白皮薄荷黑山梔連翹燈心. 曹左, 先天不足, 後天亦虧, 肝風犯胃, 以致右目眼皮緊急, 拳毛倒刺, 赤障雲翳. 玉竹米仁陳皮茯苓甘草鉤藤當歸秦艽草薢穀精草冬桑葉. 張左, 風濕邪毒, 鬱於足太陰陽明, 以致唇瘡面疹, 兩目赤障玉粒. 甘草桔梗桑白皮地骨皮杏仁薄荷葛根白芷連翹茯苓皮蔥頭. 朱左, 心腎水火不交, 燥邪復克肝胃, 兩目乾澀, 久視無光, 宜養陰潤燥. 生地丹皮茯苓澤瀉冬桑葉黑芝麻丹蔘棗仁蕤仁湘蓮. 張左, 酒濕兼風鬱於陽明, 兩目沿眶赤爛. 生地當歸米仁葛花草薢茯苓陳皮荊芥槐米料豆皮冬桑葉. 吳左, 操勞過度, 傷及心脾, 兩目胬肉腫突, 視物不淸. 熟地黨蔘製于朮黃耆蜜炙歸身炙草棗仁製遠志茯神菟絲子湘蓮肉. 金右, 風熱鬱於肝脾, 兩目赤脈貫睛, 凝翳滿目, 沿眶赤爛. 連翹山梔歸尾赤芍生地木通甘草梢羌活薄荷枳殼菊花桑葉車前草. 沈左, 濕邪化火, 目胞浮腫. 豬苓茯苓澤瀉白朮桂枝黃柏桑葉燈心. 戚左, 暑風濕邪鬱於肝脾, 目胞浮腫, 白翳赤障, 頭痛不止. 當歸赤芍薄荷茯苓米仁藿香靑蒿滑石石斛荷梗. 又, 二至合黑逍遙去白朮甘草, 加米仁穀精草石決明六一散. 又, 二地六味去萸肉, 加西洋蔘麥冬菟絲子丹蔘六一散. 孫幼, 濕食傷脾, 又兼肝木克土, 遂致腹大膨脹, 兩目雞盲. 蒼朮濃朴陳皮甘草黨蔘雲苓山楂麥芽神曲草薢炭. 艾左, 肺腎陰虧, 氣逆上沖, 以致珠大脫眶. 人蔘生地熟地天冬麥冬五味子丹蔘菟絲子枸杞子牛膝. 又, 人蔘固本合五子飮加丹蔘. 董幼, 稚年氣血未足, 內熱傷陰, 以致兩目雞盲, 咳嗆多痰, 此肺疳之症. 黨蔘山藥茯苓炙草新會白歸身石決明甜杏仁川貝雞肝. 又, 異功散去白朮用山藥, 加歸身石決明菟絲子鉤藤野料豆紅棗. 李左, 勞心過度, 思慮傷脾, 陰精不能上注, 以致右目銀鬟白障, 瞳神淡色, 防有失光之患. 熟地歸身黨蔘製于朮茯神白芍炙草丹蔘棗仁枸杞子野馬料豆. 又, 左歸飮合生脈散加丹蔘. 張左, 肝胃陰寒, 兼之太陽少陽兩經風邪頭痛, 右目堆雲白障, 胬肉壅腫. 吳茱萸泡淡淡乾薑甘草炙歸身柴胡羌活枸杞子白蔲仁蔥白. 又, 歸芍六君子加香附白蒺藜枸杞子豆蔲仁煨薑紅棗. 葉左, 肝腎陰虧, 虛陽上炎, 以致兩目小眥肉壅結, 右目橫關內障, 勉力擬方. 西洋蔘

天冬麥冬生地熟地旱蓮草女貞子丹蔘蘇木紅花. 又, 人蔘固本加歸身石決明丹蔘牛膝菟絲子. 臠肉已退其半, 橫關內障微現, 視尙模糊, 宜養陰和中退障爲主. 行血熟六物加菟絲子白蒺藜甲片. 又, 橫關內障稍爲縮短, 紅障未消, 手足寒冷, 乃內素有熱, 外束寒邪所致, 其障必須全現, 在外方可消去, 難以速效, 姑再擬方. 理中湯合理陰煎, 又合補肝散加菟絲子. 新又, 照前方加肉桂炒白芍. 又, 橫關內障喜得全現, 在外已短其半, 兩目紅障十去其八, 視仍未淸. 行血八珍湯加枸杞子蟬衣野料豆龍衣. 又, 橫關內障已短大半, 紅障亦散, 視猶不淸. 補血八珍湯加菟絲子香附白蒺藜龍衣. 又, 補血異功散加丹蔘菟絲子牛膝鳳凰蛻. 又, 橫關內障浮薄, 視物昏花. 異功散加香附歸身馬料豆龍衣. 又, 補肝四君子加蟬蛻丹蔘料衣. 又, 二至合異功加香附歸身龍衣白蒺藜. 又, 二至合異功散加丹蔘蟬蛻靑葙子新絳屑. 又, 四君子加當歸鹿角屑煨木香白蒺藜. 又, 右目橫翳未盡, 視尙不淸. 行血熟四物合五脫散. 馬右, 痘後迎風流淚, 又兼火鬱睛明, 左目已成漏睛. 生地木通甘草梢竹葉連翹黑山梔歸尾石決明赤芍. 沈左, 氣血大虧, 兼之風寒鬱伏厥陰陽明, 以致寒熱骨疼, 氣逆嘔吐, 兩目堆雲內障, 視物無形, 勉力擬方. 人蔘製于朮乾薑炙草熟地歸身肉桂吳茱萸白芍獨活生薑大棗. 又, 兩瞳痛傷, 最爲危重. 前進溫中解寒之劑, 骨痛頭疼少止, 然兩目難以奏效, 再須質之高明. 歸身熟地製半夏陳皮茯苓炙草黨蔘製于朮枸杞子白蒺藜焦枳殼馬料豆. 顧右, 陰虛內熱, 燥邪傷脾, 左目櫻核, 右目瘤子. 生地丹皮茯苓澤瀉歸身石決明丹蔘黑山梔女貞子石斛. 葉幼, 暑濕化火, 刑克肝脾, 致生眼癖, 右目起星, 滿面瘡瘍. 生地當歸赤芍柴胡茯苓米仁甘草梢薄荷黃柏滑石. 張右, 體素陰虧, 兼之懷娠中滿, 肝胃蘊熱, 化火生風, 以致左偏頭痛, 左目堆雲內障, 險極之症. 黃連吳茱萸生地歸身白芍甘草製香附夏枯草黃芩焦枳殼. 又, 補肝二至左金白虎湯, 加黃芩枳殼蘆根. 錢左, 心腎不交, 下焦遺泄, 瞳神散大, 失光之症. 生地山藥萸肉丹皮茯神澤瀉黃柏龜板丹蔘麥冬湘蓮. 盧左, 燥熱刑于心肺, 右目小臠肉玉粒. 生地丹皮茯苓澤瀉玉竹麥冬丹蔘車前子女貞子石斛冬桑葉. 趙右, 瘀血凝滯右目睛明穴中, 以致內生血瘤, 顔色靑紫, 大如銀杏, 疼痛羞明. 桃仁紅花川芎當歸生地赤芍製香附夏枯草丹蔘側柏葉. 又, 血瘤已落, 紅翳未盡, 視物不淸. 生六物合杞菊加丹蔘石決明芫蔚子. 沈左, 濕熱鬱於脾肺, 致生黃水唇瘡, 兩目微腫赤爛, 畏日羞明. 蒼朮濃朴陳皮甘草生地木通黃柏綠皮竹葉燈心. 張左, 風克陽明, 血凝氣滯, 以致眸翻粘瞼. 生地當歸赤芍川芎蘇木紅花焦枳殼煨木香荊芥.

施左, 寒燥合邪, 刑於脾肺, 兩目赤澁雲膜, 眼梢濕爛. 玉竹廣皮茯苓杏仁甘草歸身麥冬蕤仁白蒺藜冬桑葉料豆皮. 蔡左, 精血不足, 肝鬱不舒, 兼之寒鬱少陰, 以致右目瞳神內障, 視物模糊, 竭力擬方. 黨蔘製于朮茯苓陳皮炮薑甘草炙遠志枸杞子白蔻仁花椒目. 又, 內障已散, 舌色微白, 視物不淸, 宜溫中養陰保光爲主. 六味異功散加香附歸身枸杞子桂枝炒白芍佛手. 程右, 肝腎精血兩虧, 陽氣不藏, 以致螢星滿目, 謹防靑盲. 熟地山藥萸肉丹皮茯苓澤瀉人蔘麥冬五味子靑鉛. 曹左, 熱鬱三焦, 黃膜臠肉. 生地木通甘草梢竹葉連翹山梔歸尾赤芍黃芩甘菊焦枳殼料豆皮冬桑葉. 又知柏四物加石決明黑山梔車前草. 錢幼, 目腫如桃, 眵淚如膿, 皮膚蒸熱畏風, 兩目常閉難開, 未卜黑珠損否, 症擬暑濕, 宜用淸利. 香薷濃朴扁豆茯苓蒼朮黃柏銀花六一散. 張左, 風寒鬱伏肝肺, 以致右目凝脂翳障, 有變旋螺之勢. 桂枝白芍炙草香附蘇葉陳皮當歸蕤仁枸杞子. 沈左, 寒邪挾風, 乘虛傷於肝胃, 右目小眦痕陷, 堆雲白障, 疼痛羞明. 黨蔘生台朮乾薑甘草川芎歸身枸杞子白蔻. 又八珍湯去川芎加紅花陳皮石決明. 胡左, 熱鬱三焦, 大小眦赤障, 防變臠肉攀睛. 生地當歸川芎炭赤芍丹皮山梔旱蓮草女貞子白皮桑白皮竹葉燈心. 李左, 燥火刑金克木, 兩目雲膜赤障. 生地木通赤芍歸尾連翹山梔桑白皮地骨皮米仁甘草梢燈心. 又, 淸火導赤散加黃芩石斛竹葉. 桂右, 精血素虧, 又兼暴傷陰, 以致瞳神散大, 視物不明. 柴胡五味子歸身熟地山藥萸肉丹皮茯苓澤瀉遠志. 又, 照前方合生脈散. 瞿右, 陰精不能上承於目, 以致乾澁昏花, 宜滋陰充液. 旱蓮草女貞子生地山藥丹皮茯苓澤瀉天冬麥冬棗仁蓮肉. 馬右, 肝經鬱熱, 兩目已成赤脈貫睛. 川芎當歸生地赤芍茯苓柴胡鬱金甘草蟬衣荷葉邊. 施左, 燥熱鬱於肺胃, 右目拳毛倒入, 眼皮緊急. 知母黃柏生地丹皮澤瀉歸身蕤仁麥冬冬桑葉. 馬右, 産後氣血兩虧, 陽明虛熱生風, 以致頭痛目疼. 熟地歸身川芎炭白芍黨蔘茯苓製于朮炙草升麻杜仲省頭草. 又, 照前方去升麻加枸杞子. 范左, 酒濕傷於肺腎, 兩目銀翳赤障. 生地丹皮茯苓澤瀉遠志萆薢丹蔘雞距子野馬料豆. 又, 生六味去萸肉合杞菊, 加草薢益智仁菟絲子. 尤左, 肝腎精血兩虧, 又兼寒邪陰傷, 以致左目瞳神蟹珠, 視物少形, 勉擬溫中救陰法, 以圖得效. 製附子乾薑生白朮炙草歸身熟地肉桂枸杞子製香附石決明煅. 馬右, 精血素虧, 兼之懷妊中滿, 氣鬱肝膽, 兩目視物昏花, 防變靑盲, 宜滋陰疏利. 生地熟地山藥雲苓澤瀉製香附歸身黃芩蘇梗焦枳殼荷葉. 又, 治氣六合東加黃芩枸杞子. 陸幼, 風濕鬱於脾肺, 兩目眼癖, 滿身風疹. 玉竹苡仁茯苓廣皮甘草猪薈草秦艽當歸杏仁. 顧左, 陰不攝陽, 肝風內動, 兩目時痛時癢, 赤澁昏花. 枸杞子甘菊玉竹新會白雲苓山藥甘草石決明料豆皮黑芝麻冬桑葉. 又, 二地六味去萸肉, 加西洋蔘麥冬鉤藤石決明丹蔘料豆皮. 又, 左歸飮合扶桑加丹蔘石決明. 范左, 暑濕兩邪刑於肝肺, 兩目黃白雲膜, 黑珠白陷. 豬苓白朮澤瀉茯苓皮五加皮地骨皮生薑皮廣藿香當歸六一散花椒目. 張右, 陽明血少, 胃熱生風, 兩目黑珠雲翳, 眶腫赤爛. 防風山梔藿香石膏甘草當歸鉤藤桑葉蘆根. 葉左, 血虛內熱, 風邪化燥, 刑於脾肺, 兩目沿眶赤爛, 右目翳霧昏花. 當歸生地赤芍黃芩秦艽防風甘草杏仁山梔蒺藜仁竹葉. 張左, 少陰邪熱, 左目胬肉壅突疼痛. 黃連黃芩犀角知母山梔滑石麥冬茯神西洋蔘. 王右, 風邪鬱伏肝肺, 兩目星障滿布, 紅腫羞明. 羌活防風生地川芎當歸赤芍薄荷白蒺藜荷葉. 周左, 誤傷左目, 瞳神驚散, 膽腑精液爲瘀血灌渾, 下視略有微光, 右目近視光呆. 宜保全右目, 兼理左目, 行氣活血爲要. 熟地川芎炭歸身白芍桃仁紅花枸杞子菟絲子楮實子紫槿皮肉桂製香附蘆蟲. 又, 照前方去肉桂, 加黨蔘丹蔘. 沈左, 邪火上攻, 大眦腫痛出血. 鮮生地白芍丹皮犀角藕汁. 徐左, 體素陰虧, 又兼寒鬱肝胃, 右目小眦痛傷痕陷, 左目星翳胬肉, 視物不明. 熟地歸身柴胡白芍茯苓焦于朮甘草炮薑白蒺藜砂仁荷葉. 又, 熟六物加枸杞子白蒺藜. 朱左, 心腎不交, 氣血不和, 虛陽上浮, 中氣下陷, 以致左目瑪瑙垂帘, 右目蜆肉垂帘, 視物不清. 蘇木紅花熟地川芎炭歸身白芍黨蔘炙草蟬板黃柏. 又, 滋腎生肝飮去萸肉五味子, 用菟絲子白芍, 加丹蔘蟬蛻. 又, 行血生補中益氣湯, 加丹蔘蟬衣. 王右, 氣血素虧, 兼之風寒鬱伏太陽少陽, 以致左目蟹睛高突, 右目雲翳赤障, 壅腫疼痛. 玉竹陳皮生台朮茯苓甘草當歸柴胡防風白芍石決明車前子. 又, 黑逍遙去薄荷, 加蔓荊子蟬蛻石決明杏仁車前草. 又, 補肝散合生六物加石決明芫蔚子. 朱左, 氣血兩虧, 風寒邪克肝陰, 以致兩目壅腫胬肉, 黑珠內泛, 視物無形, 勉力擬予救治. 熟地川芎當歸白芍柴胡茯苓焦于朮甘草防風蘇木紅花煨薑燈心. 又, 行血熟六物加炮薑菟絲子香附. 何左, 年未弱冠, 氣血不能充足, 左目爲物所傷, 靑珠已破, 泛壅高突, 疼痛不止, 勉擬救治. 蘇木紅花熟地川芎炭當歸白芍香附牛膝紫槿皮炮薑炭防風炭蘆蟲. 又左, 目黑珠泛突已平十分之九, 傷痕未退, 白障未消, 未識瞳神損否, 姑再擬方. 行血熟六物加防風炭香附炭菟絲子牛膝蘆蟲. 又, 凝瘀已散, 珠圓平複, 白障未退, 瞳神已損, 光影全無, 惟念尙在童年, 再擬一方, 望其僥倖. 行血八珍湯加枸杞子菟絲子. 徐幼, 稚年氣血未足, 又兼風濕鬱於脾肺, 以致咳嗽氣逆, 左目紅腫珠突, 眼淚如膿. 羌活防風當歸赤芍柴胡茯苓米仁甘草杏仁蔥頭. 又, 珠突已平, 紅腫少退, 不能睜視.異功散去白朮用米仁, 加豨薟草防風當歸石決明杏仁. 黃左, 精血兩虧, 酒濕傷於肺腎, 以致瞳神混濁, 視物昏花, 須防失光. 旱蓮草女貞子生地山藥丹皮茯苓澤瀉萆薢益智仁丹蔘雞距子. 陸左, 精血兩虧, 心腎不交, 相火上炎, 以致大眦發癢出血, 宜引火歸源法. 熟地山藥丹皮茯苓澤瀉萸肉製附子肉桂人蔘. 韓左, 中氣不足, 眼皮寬縱, 拳毛倒睫. 黨蔘生黃生于朮歸身陳皮升麻蜜炙柴胡蜜炙甘草蔓荊子. 錢左, 濕熱停於脾肺, 兩目睥內魚子石榴, 視物羞明. 當歸石決明玉竹茯苓蒼朮甘草黃柏. 又, 魚子石榴已散, 紅翳未盡. 補血六君子去蔘用玉竹, 加石斛. 唐右, 暮年肝腎陰虧, 水火不能旣濟, 以致瞳神淡色, 時見火星飛揚, 視物模糊, 宜壯水固精, 交通心腎. 熟地歸身炙草枸杞子菟絲子五味子桑椹子女貞子丹蔘龜膠蓮肉. 羅左, 體素陰虧, 精血不足, 左目爲物所傷, 氣血複虧, 以致瞳神散大, 眼皮垂下, 啓睫無力, 視物不明, 竭力擬治, 少或有效, 再可商也. 熟地歸身炙草枸杞子菟絲子五味子楮實子覆盆子人蔘麥冬黃耆酒炒蘆蟲洋蟲. 又, 眼皮稍能睜視, 瞳神略小, 惟視物尙覺不明.貞元飮合五子, 加人蔘黃耆紅花蘆蟲. 又, 生脈散合五子, 加熟地歸身阿膠. 孔左, 視白爲黃, 視紅爲紫, 視正爲橫, 睜日頭暈, 此陰極陽飛之症. 生地熟地山藥萸肉丹皮茯苓澤瀉肉桂菟絲子丹蔘. 又, 《金匱》腎氣丸以丸作湯合生脈散加丹蔘. 又, 十全大補湯. 姚左, 精血素虧, 濕邪複傳肺腎, 以致兩目白睛黃膜, 瞳神昏暗, 夜視不明, 雀盲之症. 生地熟地天冬麥冬茵陳黃芩枳殼石斛甘草枇杷葉旱蓮草女貞子丹蔘. 又, 人蔘固本合二至, 加丹蔘茵陳黃芩. 又, 夜視得明, 濕熱已退大半, 惟內熱尙未盡除.二地六味去萸肉合二至, 加牛膝車前子丹蔘野馬料豆. 徐左, 暮年肝腎陰虧, 三陰三陽脈息歇止.又兼脾胃衰弱, 不能健運, 以致兩目眼皮紅赤翻出, 視物不淸. 熟地人蔘黃耆蜜炙製于朮茯神製遠志棗仁歸身煨木香龍眼肉炙草龜膠鹿角膠枸杞子炮薑. 楊幼, 脾胃濕火, 左目下睥生菌. 蘇木紅花生地當歸川芎炭赤芍蒼朮濃朴陳皮甘草蘆根. 又, 眼菌已消, 紅翳未盡.照前方, 去蘇木紅花石斛黑山梔.

《類証治裁》

○ 風眼, 洗肝散, 薄荷當歸羌活防風山梔甘草各一兩酒製大黃二兩川芎八錢. 每服三錢, 日三服. 熱眼, 黃連湯黃連甘草. 熱痛, 瀉靑丸膽草山梔大黃川芎當歸羌活防風蜜丸. 珠痛, 夏枯草散夏枯草製香附甘草茶調服, 或痛久血傷, 加當歸白芍生地黃芪. 赤翳, 酒煎散漢防己防風炙草荊芥當歸赤芍牛蒡子甘菊加酒煎. 壅腫, 大黃當歸散酒製大黃酒炒黃芩各一錢紅花二錢蘇木當歸酒炒黑山梔木賊各五錢. 外障, 瀉肺湯羌活元蔘黃芩地骨皮大黃芒硝甘草各八分. 大頭, 普濟消毒飲見一卷疫. 脹痛, 選奇湯見五卷頭風. 積熱, 洗心散麻黃當歸大黃白朮芍藥荊芥甘草薄荷薑. 便閉, 五苓散見一卷溫. 雷頭, 清震湯見五卷頭風. 風疼, 還睛丸生白朮菟絲子蒺藜木賊羌活靑葙子密蒙花防風炙草等分, 蜜丸. 陰風, 三因芎辛湯附子川烏南星乾薑細辛川芎各一錢炙草五分薑七片茶一撮外症. 羌活勝風湯羌活生白朮各一錢川芎桔梗枳殼荊芥柴胡前胡黃芩各八分白芷六分防風五分細辛二分薄荷甘草各四分. 水煎, 食後服. 內症, 沖和養胃湯補中益氣湯五味薑去陳皮, 加羌活防風黃連白芍五味薑. 赤腫, 瀉肝散梔子荊芥大黃甘草. 點翳, 春雪膏一名絳雪膏. 爐甘石四兩, 銀罐內固臍, 水飛. 預將黃連一兩, 當歸五錢, 河水煎汁, 去滓, 入童便半盞. 將爐甘石丸如彈子, 多刺一孔, 赤淬藥汁內, 以汁盡爲度, 置地上一宿, 去火氣, 收貯待用. 硼砂硏細, 水調盞內, 炭火緩緩燉干, 取淨一錢半. 黃丹乳香烏賊骨燒硏, 白丁香各一錢半, 麝香輕粉各五分, 煉白蜜四兩. 先下製淨爐甘石末一兩, 不住手攪, 次下後七味, 攪至紫金色不粘手爲度, 捻作挺子, 每服少許, 新水磨化點之. 點翳, 又方用爐甘一兩赤, 以羊膽汁靑魚膽汁蓼薺汁人乳白蜜等分相和淬之. 再再淬, 汁盡爲度, 入冰片麝香靑鹽硼砂各二分, 硏勻, 每用少許, 井花水調點大小眦. 點翳, 蕤仁膏蕤仁去皮, 硏極細, 紙包壓去油, 再硏再壓, 數次, 取淨蕤仁霜五錢. 濃煎秦皮汁調和, 隔紙瓦上焙熟, 有焦者去之, 塗淨碗內. 以艾一錢, 分作三團, 每團置蜀椒一粒, 燒煙起時, 將碗複煙上, 三角墊起, 熏之煙盡. 晒乾再硏, 入朱砂麝香各五分, 瓷罐收貯, 如點老翳, 加硼砂少許, 日點大二次. 風熱, 又方蕤仁如上壓去油, 取霜五錢, 入龍膽五分煉白蜜一錢五分, 再硏勻, 收貯點之. 此局方春雪. 生翳, 又蕤仁膏蕤仁如上壓去油五錢, 入麝香朱砂水飛各五分. 吹鼻, 碧雲散鵝不食草嗅之卽嚏者眞靑黛川芎各半兩, 硏先噙水滿口, 每用綠豆許嗒鼻內, 以嚏爲度. 赤脈, 導赤散見一卷溫. 諸翳外障, 石燕丹爐甘石四兩, 用黃連一兩, 歸身木賊羌活麻黃各五錢, 河水二升, 童便一升, 同煮去滓, 將爐甘淬, 製法如春雪膏, 取淨一兩硼砂銅勻內同水煮乾石燕琥珀朱砂水飛. 各取淨錢半鷹屎白一錢, 如無以白丁香代之冰片麝香各分半. 上爲極細末, 每用少許點大眦, 如枯澀無淚, 加熊膽一分, 白蜜少許. 血翳加阿魏, 黃翳加雞內金, 風熱翳多加蕤仁, 熱翳加眞珠牛黃, 老翳倍硼砂加猪胰子, 冷翳加附子尖雄黃. 胞腫, 龍膽飮黃芩犀角木通車前黃連元蔘各一錢梔子大黃芒硝各錢半膽草淡竹葉各八分黃柏炒五分. 水煎, 分二次服.

頭風, 石膏散生石膏三兩藁本生白朮炙草各兩半白蒺藜炒一兩, 茶調服四五錢. 瀉火, 涼膈散見一卷中風. 熱極, 雙解散涼膈散去竹葉, 加麻黃石膏滑石生白朮防風荊芥桔梗川芎當歸芍藥薑. 肝熱, 六味丸見一卷中風. 目癢, 四生散白附子黃芪獨活蒺藜等分爲散, 用猪腎批開, 入藥, 濕紙裹煨熟, 稍入鹽, 溫酒下. 昏霧, 珍珠膏羊膽一個洗淨, 刺一孔出汁, 白蜜對勻和攪, 名百草膏.以點老人眼效, 此加珍珠一二錢. 老翳, 熊膽膏爐甘石過水飛, 丸如彈子大, 每淨一兩分作十丸, 用黃連三錢, 濃煎去滓, 淬汁盡爲度. 每料淨者二錢琥珀五分瑪瑙水飛三分珊瑚水飛三分珍珠水飛三分朱砂水飛五分冰片麝香各二分和勻點. 一切黃膜, 神消散黃芩蟬蛻炙草木賊各一兩蒼朮便浸麻油炒穀精草二兩蛇蛻四條. 外障一切膜翳, 皂角丸蛇蛻炙七條蟬蛻元精石甲片炮當歸生白朮茯苓穀精草木賊草白菊花刺猬皮蛤粉炒膽草赤芍連翹各一兩半猪爪三十枚蛤粉炒人蔘一兩川芎五錢共爲細末, 一半入牙皂十二挺, 燒存性和勻, 煉白蜜爲丸. 每服一錢半, 空心, 杏仁湯送下. 一半入淫羊藿一兩, 每服三錢, 用猪肝三片批開, 夾藥煮熟. 臨臥原汁送下, 或以生熟地黃丸並進. 黃膜, 蟬花散蟬蛻五錢蛇蛻二錢川芎防風羌活炙草當歸茯苓各一兩赤芍石決明煮硏蒼朮麻油拌炒各一兩半. 茶調下二三錢. 蟹睛, 防風瀉肝散防風羌活桔梗羚羊赤芍元蔘黃芩各一兩細辛甘草各五分. 翳障澀痛, 羚羊角散羚羊角鎊一兩白菊花川烏頭炮川芎車前防風羌活半夏薄荷各五錢細辛二錢. 爲散, 每服二錢, 薑湯調, 薄荷湯送下. 陷翳加升麻五錢肉桂二錢. 翳障, 補腎丸巴戟山藥補骨脂丹皮各二兩茴香一兩菟蓉枸杞各四兩靑鹽五錢蜜丸. 實熱, 三黃丸黃連黃芩大黃蜜丸, 一名三黃湯. 靑風, 羚羊角散羚羊角人蔘各一錢半元蔘地骨皮羌活車前子各一錢二分. 黑風腎虛, 補腎磁石丸磁石醋甘菊石決明煅各一兩菟絲子酒煮菟蓉酒浸各二兩. 爲末, 雄雀十五只, 去皮嘴留腸, 以靑鹽二兩, 水三升, 煮雀至爛爲度, 搗如膏, 和藥爲丸. 每服三十丸, 溫酒下. 肝風, 羚羊補肝散羚羊角人蔘茯苓防風細辛元蔘車前子黃芩羌活, 米湯調. 赤脈, 黃連羊肝丸黃連一兩羯羊肝一具去筋膜和搗, 爲丸. 腎火, 滋腎丸見一卷火. 雀盲, 蛤粉丸蛤粉黃蠟等分, 熔煉投蛤粉捏作餅, 每餅重三錢.以猪肝二兩, 竹刀批開, 裹藥一餅, 麻線纏, 入砂鍋內泔水煮, 乘熱熏目.至溫吃肝並汁, 以愈爲度.楊氏方有烏賊骨六兩, 黃蠟三兩. 雀盲, 煮肝散夜明砂蛤粉穀精草各一兩爲散, 每服三錢. 以猪肝竹刀批開, 納藥在內, 線扎米泔煮, 熏服吃肝. 目動, 補中益氣湯見一卷中風. 不能近視, 加減地芝丸生熟地黃各四兩天冬枸杞各三兩甘菊當歸各二兩麥冬萸肉各三兩五味子一兩. 蜜丸, 每服百丸, 酒下. 遠盲, 加味定志丸遠志石菖蒲各二兩人蔘炙黃耆各四兩茯苓三兩肉桂一兩, 蜜丸. 皆爛, 防風飲子蔓荊黃耆黃連炙草防風葛根各一錢細辛三分虛加人蔘一錢當歸七分. 眶爛, 柴胡飲子柴胡羗活防風赤芍桔梗荊芥生地各一錢炙草五分. 風痛, 川芎茶調散見一卷傷風. 因風流淚, 菊花散蒼朮牛斤, 同皁莢三挺, 砂鍋內煮一日, 去皁莢, 將蒼朮刮去皮, 切片, 鹽水炒, 淨三兩木賊草決明荊芥旋複花甘草菊花各半兩茶調服. 或加蛇蛻, 蟬蛻. 偸針, 瀉黃散見一卷火. 頭風, 淸空膏見本卷頭痛. 熱毒, 金花丸黃連黃芩黃柏. 腎虛, 駐景丸熟地六兩當歸枸杞各四兩車前五味各二兩楮實五兩椒紅一兩菟絲餠二兩, 蜜丸. 陰虧, 益氣聰明湯保元湯加升麻葛根蔓荊黃柏. 涼血, 犀角地黃湯見一卷溫.

《驗方新編》

○ 目部. 洗眼仙方. 此方得自仙傳.凡患肝虛目疾, 雖雙目不見, 洗至年餘復明. 平日宜養心息氣, 切忌怒惱. 洗眼方多, 藥與洗期, 各有不同. 惟此方與後方, 治愈數百人, 神效非常, 不可輕視. 靑皮五錢 乾者色微靑黑方是. 微紅者系陳皮, 洗之不效 煎水, 每逢洗期, 誠心齋戒, 早中晩三時, 先熏後洗. 日期列後, 正月初三, 二月初四, 三月初四, 四月初九, 五月初六, 六月初四, 七月初三, 八月初九, 九月初十, 十月初二, 十一月初八, 十二月二十四, 閏月同期. 又方, 此方亦由神授. 專治腎虧目疾, 業已治愈多人. 雖雙目不見, 亦可復明. 與前方藥料洗期, 雖有不同, 神效則一. 如照前方洗, 有一年, 尙無功效者, 卽是腎虛, 照此方洗至年餘, 必有奇效, 屢試如神. 皮硝五錢, 淨水二鍾, 煎成一鍾, 每逢洗期, 早中晩三時, 誠心齋戒, 先熏後洗. 日期列後, 正月初三, 二月初一, 三月初三, 四月初四, 五月初五, 六月初四, 七月初三, 八月初五, 九月十二, 十月十三, 十一月十四, 十二月十二, 閏月初二十六兩日. 雙目不明, 後有增補瞽目神方. 凡雙目不見, 靑光黑眼, 瞳仁反背皆治. 黑豆一百粒, 黃菊花五朶, 皮硝六錢, 水一鍾, 煎七分, 帶熱熏洗. 五日換藥再洗, 一年後可以復明. 平日忌茶, 並戒惱怒. 又方, 雞膽一個, 入蜜半匙, 以線扎住, 再入猪膽內, 吊房檐下通風不見日處, 二十一日去猪膽留雞膽, 先以人乳點患處潤之, 少刻, 用骨簪蘸雞膽點上, 遍身透涼, 流淚出汗. 二三次即明. 忌茶百日, 可將霜降後桑葉煎湯代茶飮, 並戒惱怒. 靑光瞎眼, 人望如好眼, 自覺不見者是. 白羊子肝一副竹刀切片黃連一兩硏末熟地黃二兩, 同搗爲丸梧子大. 食遠茶服七十丸, 日三服. 崔承元病內障喪明, 有人以此方報德, 服之遂明. 又方, 菟絲子補骨脂巴戟川牛膝枸杞肉蓯蓉各一兩, 共爲末, 加靑鹽二錢, 用猪腰子一個, 切開半邊, 去筋膜, 入前藥末一錢, 將線紮緊, 用陳酒蘸溫, 燒熟食之. 初起最效. 兩目忽然不見, 取地上三尺下黃土, 攪水, 澄淸洗之. 此葛仙《肘後方》也. 瞳仁反背, 若眼珠已有白點便不驗. 密蒙花蟬蛻白菊鬱李仁石膏生草決明石決明甘草穀精草白礬各四錢百部二錢珍珠四分另爲末. 以上共爲末, 分量不可加减, 和猪瘦肉二兩, 搗爛煮服. 即時發冷者, 其光必轉. 若光未盡轉, 再服一劑必愈. 愈後, 宜服鎭精丹一二劑. 鎭精丹, 石膏蟬蛻梔子槐花白菊花各一錢生地蒙花各二錢草決明錢半甘草五分, 煎服. 小兒瞳神不正, 小兒因跌打損傷, 頭腦受驚, 以致瞳神不正, 觀東則見西, 觀西則見東. 用石楠葉一兩, 甜瓜蔕七個, 藜蘆三分, 共硏細末, 吹少許入鼻孔, 通頂爲度, 日吹三次. 並請名醫, 內服牛黃定驚平肝等藥, 自愈. 石楠有雌雄兩種, 若得雌石楠葉更佳. 兩目夜不見物, 俗名雞朦眼, 此肝虛也. 黃蠟不拘多少, 溶汁, 取出, 入蛤粉相和得宜. 每用二錢, 以猪肝羊肝更妙二兩, 批開, 摻藥在內, 麻繩扎定, 水一碗, 同入銅器內煮熟取出, 乘熱熏服, 候溫連肝食之, 日服兩次, 以愈爲度. 其效如神. 又方, 羊肝二兩, 煮熟點鍋底煙食, 二三次即愈. 鍋底煙以燒草者爲佳, 燒煤炭者斷不可用. 風火眼痛, 凡兩目腫脹, 赤甚痛甚, 作癢多淚, 畏日畏風, 容易惹人, 鼻塞腦酸諸病皆是. 後列各方治之必愈. 但洗眼時務在帳內, 方可避風. 即帳內脫衣揭被亦有風動, 俱宜留意, 若不謹避, 則不效也. 吹鼻散, 鵝不食草五錢曬乾查藥物備要便知, 眞靑黛川芎各一兩, 共爲細末, 將藥少許, 搐入鼻中, 或新白布泡水蘸藥入鼻中亦可, 口含溫水, 以淚出爲度, 數次必愈. 兼散目中星翳. 又方, 每日望井中周圍三遍, 能去火氣. 又方, 黃丹和白蜜, 調敷太陽穴, 立效. 又方, 輕白爐甘石以能浮水者更佳. 用童便泡一日夜, 越久越好, 炭火內燒紅, 再泡一日, 再燒一次. 又用川黃連水泡一日夜, 越久越好, 炭火內燒紅, 再泡一日, 再燒一次用一錢, 淨硼砂五分大硃砂四分眞珠三分煅牙色梅花冰片制乳香查藥物備要便知薄荷末各二分, 共爲極細末, 硏至無聲, 放舌上無渣方可用, 用淸水以骨簪蘸藥少許點眼, 治風火腫爛一切, 神效. 又方, 芝麻威靈仙何首烏苦參甘草石菖蒲各三錢, 共爲細末. 每服三錢, 黃酒下. 此係武當山石刻仙方, 神效無比. 兼治頭風目疾. 又方, 苦參錢半五倍子一錢明礬薄荷荊芥穗各三分, 煎水, 臨睡時, 用綢絹輕輕避風洗之, 神效之至. 又方, 黑棗一枚, 膽礬 即綠礬. 黃豆大一塊, 黃柏三分, 水蒸透, 溫洗四五次, 冷則再蒸, 或加銅綠生薑汁少許, 立試立驗. 又方, 川連防風白菊花歸尾各一錢甘草銅綠各五分膽礬三分杏仁七個 去皮尖打碎, 泡水蒸熱, 照前法洗之, 甚效. 肝熱目痛, 龍膽草一味, 用瓦器熬成膏, 點入眼內, 瞖目俱能點去雲翳, 不可以平淡而忽之也. 又方, 夏枯草二兩炒香附二兩醋炒生甘草四錢炒, 共爲末, 每服錢半, 淸茶調下, 數日卽愈, 屢試如神, 夜間痛甚者更效. 此觀音夢授方也. 腎虛目痛, 四神丸, 甘州枸杞上好新紅者一斤, 用好酒浸一夜, 分作四起. 一起以川椒二兩拌微炒, 一起以小茴香拌炒, 一起以黑芝麻拌炒, 以上三起, 去拌者不用. 一起以淨青鹽二兩硏末拌炒, 鹽卽入藥. 外加當歸頭生地白菊花白朮白茯苓各四兩, 共爲末, 每於午飯後, 開水服三四錢. 久則目如童子, 屢試如神, 百無一失. 目昏多淚, 生地熟地川椒去子閉口者不用, 各等分爲末, 蜜丸梧子大. 每服五十丸, 鹽米湯空心下. 兩月後, 目如童子. 此呂仙方也. 通治目疾諸方, 珊瑚紫金膏, 白爐甘石一兩以能浮水者爲佳, 用童便浸七日, 用炭火銷銀硃鍋內煅紅, 再入童便內浸十日, 曬乾硏細末, 黃丹一兩 滾水飛過三次, 曬乾硏細末, 乳香沒藥各二錢俱入砂鍋內加燈心四分, 微火炒出煙, 去燈心硏細末, 海螵蛸二錢刮去皮甲, 微火炙過硏細末, 眞白硼砂二錢, 靑鹽麝香各五分, 頂上牙色梅花冰片三分. 以上均硏成細末, 合一處乳缽硏極細, 然後入麝香冰片二味拌勻, 再硏極細放舌上無渣方合用, 用蜂蜜熬成珠, 先用絹袋瀝盡蜜渣, 夏老冬嫩, 春秋酌看老嫩之間, 將藥末調入蜜內, 用瓷罐封固, 以蠟封口, 不可泄氣. 此方治七十二種眼疾, 屢用如神, 雖十年不愈者亦效. 惟瞳仁反背而驚散者不效. 天賜膏, 點眼目障卽翳. 兗州朱秀才忽不見物, 朝夕祈禱, 夢仙人張三丰傳授此方. 好熖硝一兩, 銅器熔化, 入飛黃丹二分, 頂上梅花冰片三分, 銅筷攪勻, 入瓷瓶收之, 以蠟封口, 勿令泄氣, 每點少許, 甚效如神. 又方, 治目疾紅痛, 日久不愈. 蕤仁選白淨者去殼, 細硏, 去淨油, 不淨不效 調白蜜, 用骨簪點眼內角, 卽能退紅止痛, 效驗之至. 又方, 治目疾時發時愈. 不見水羊肝四兩忌鐵器, 搗極融爛, 開水沖服. 連服數次, 可保十年不發, 屢試甚效. 又方, 治目赤腫痛, 數日不能開者. 生薑一塊, 洗淨去皮, 用古銅錢刮汁點之, 初點頗痛, 點後卽愈. 又方, 治目赤腫痛. 用自己小便, 乘熱綢帕輕輕蘸洗, 卽閉目少頃. 此以眞氣而退肝熱之法也. 小便頭尾不用. 又方, 老能夜書. 每年九月二十三日, 用桑葉煎水洗目一次, 至老永不昏暗. 且夜能看書, 其妙無窮. 桑葉須五月五日六月六日立冬日採者爲佳, 同黑芝麻等分蜜丸, 名爲扶桑丸, 能除風濕, 烏須明目. 兩目晝夜不閉, 一婦, 因受驚嚇, 兩目晝夜不合. 用郁李三錢, 酒煮飮之, 盡醉卽愈, 神效非常. 小兒疳積瞎眼生翳,

草決明四兩 曬乾, 勿見火, 硏細末, 生雞肝不落水者, 將雞肝搗爛和決明末三錢, 硏勻, 加酒, 飯上蒸服. 如腹脹如鼓, 加蕪荑末一錢. 目翳腹大, 加雞內金更妙. 又方, 火硝一兩硃砂三錢, 共爲末, 每用四分, 不落水生雞肝一個, 剖開入藥扎定, 酒蒸熟, 空心服. 輕者一料, 重者二三料, 翳膜推去半邊卽愈. 又方, 小兒科疳疾門內有消疳無價散, 服之最妙. 雖眼瞎亦可復明. 珠目蟹眼, 蛇蛻全者一條馬屁勃一兩皂角子十四枚蟲蛀者切不可用. 共入瓷缸內, 鹽泥封固, 燒紅, 勿令氣出, 候冷存性, 出火氣, 硏末. 每服三錢, 滾開水調下, 神效. 眼生蘿蔔花, 大蘿蔔一個, 剜空, 入生雞蛋白一個, 包好種土內, 待開花結子後, 取雞蛋白硏細, 加白爐甘石 以浮水煮爲佳, 照前制紫金膏製法用一錢, 眞熊膽五分, 頂上牙色梅花冰片一分五釐, 共爲末. 調蜜點眼, 一日一次, 七日全愈, 神效. 眼生星翳, 白鹽少許, 燈心蘸點三五次, 不痛不礙, 累用有效. 或用荸芥槌碎取汁成粉, 去渣, 取粉點之, 甚效. 如不見效, 卽照風火眼痛內吹鼻散及前後治雲翳各方治之, 無不愈也. 目中胬肉紅筋白膜雲翳諸症, 消障救睛散, 石蟹生硏細連翹各錢牛羚羊角草決明防己茺蔚子白蒺藜各一錢龍膽草酒炒木賊草各五分甘菊八分. 水二鍾, 煎八分, 食遠服. 此方能消胬肉及一切紅筋白膜雲翳等眼症, 立見功效, 百無一失. 幷治厥陰風火上衝頭痛. 此王晉三所選祕方也. 體虛者勿服. 又方, 用老麻雀糞 又名瓦雀, 缽中硏細, 以甘草水泡一夜, 去水與渣焙乾, 和初生男孩乳, 用燈心點之, 卽消, 神效. 男用雄麻雀糞尖而豎立者是女用雌麻雀糞圓而倒者是. 又方, 韭菜根, 洗淨, 用橘葉外裹, 男左女右塞鼻中, 一夜卽愈. 屢試神效. 又方, 蕤仁二錢選白淨者去淨油, 靑鹽一錢, 豬胰子一兩, 共搗融爛, 用骨簪點入, 甚效. 又方, 靑萍少許, 硏爛, 入頂上梅花冰片少許, 貼眼皮上, 過夜漸散. 眼中急起胬肉, 此症不過半日卽遮白眼, 一日卽遮黑眼. 用刀上鐵鏽, 滴涼水少許, 用筷子頭磨起鏽水點患處, 頻點頻開. 目中急管, 此卽胬肉之類, 以上各方可治. 用生白蜜塗目, 仰臥半日洗去, 每日一次, 自愈. 又方, 櫻桃三個, 去骨, 炒硏爲末, 紙卷條燒熏之, 卽消. 眼生紅子, 有人白眼珠上生一紅顆, 頃刻頭面皆腫, 用眞熊膽二粒米大, 開水調服, 立刻平復. 目中流血, 用四物湯加龍膽草, 減半煎服, 卽愈. 又, 一婦人眼中出血如射, 或沿鼻流下, 月經不行, 乃陰虛相火妄動之症, 用當歸酒炒生地酒炒酒芍黃連炒黃柏炒知母炒條芩炒木通側柏葉柴胡桃仁去皮尖紅花各一錢, 水煎, 食前服, 次日卽愈. 眼中如有蟲行癢不可忍, 羌活枯礬硼砂, 共硏細, 入口無渣方合用, 口水調如米大, 時將一丸納入眼中,

少頃, 棗湯洗下. 眼中生蟲, 紅棗去核, 用黑礬塡滿棗內, 入炭火內煨過, 硏爲細末, 再用朴硝放砂鍋內熬煉, 滴水成珠, 取出候冷, 不必硏末, 用棗礬末一二錢朴硝五六分, 一倂和勻, 開水對衝, 露一夜, 洗之, 三五次即愈. 眼邊生蟲, 覆盆子葉爲末一錢乾薑燒灰生礬各五釐枯礬一分, 共硏細, 蜜調, 用綢片做膏藥, 貼眼上, 一夜揭起蟲自黏在綢上, 次晚又將肥豬肉切片貼眼上, 一夜即愈. 或照後銅綠方更妙. 眼邊濕爛紅腫, 名爛弦風眼. 用川連四五分, 銅刀切成米粒大, 先以茶杯盛蘄艾絨一平杯許, 上以薄皮紙封杯口, 先將其紙用針刺多孔, 將黃連鋪勻紙上, 用香火將艾燃引, 上用一杯蓋住, 約俟艾煙盡時, 方揭去蓋住之杯, 取黃連十餘粒, 滴淸水二三茶匙, 於飯上蒸過, 用鴨翎掃搽患處, 三日除根. 如不見效, 照後銅綠方治之, 無不愈也. 又方, 鮮色銅綠三錢, 硏末, 以生蜜濃稠, 塗粗碗內, 用艾葉燒煙, 將碗覆艾煙上熏之, 須熏至銅綠焦黑爲度, 取起冷定, 以人乳調勻, 飯上蒸過, 搽之. 諸藥不效者, 用此如神, 百無一失. 並治痘後風眼. 眼漏流膿, 龍膽草當歸各一錢, 爲末, 溫酒下. 又方, 將目閉住, 用熱牛糞敷, 一日數次, 數日即愈. 小兒鬪睛, 黑眼珠呆而不動者是. 用眞西牛黃五分白附子泡肉桂全蠍炒川芎石膏各一錢白芷藿香各二錢, 共硏末, 蜜爲丸芡實大. 每服一二丸, 薄荷湯下. 眼邊忽然紅腫發癢, 名偸針眼. 背上膏肓穴處, 第二節骨兩旁是, 有紅點, 用針挑破, 即愈. 如不用針挑, 用燈芯一燒即愈. 如不見點, 用大梳背頻頻刮之, 紅點自現出也. 又方, 臭蟲血, 每日點數次, 其效如神. 又方, 用蛇蛻皮貼之, 立愈. 又方, 白芨磨水點之, 亦效. 眼皮翻出, 石膏五錢煅梔仁一兩甘草三兩豨薟草四兩酒蒸曬乾防風二兩酒拌微炒, 共硏細末. 體壯者每服二錢, 弱者一錢, 小兒減半, 白滾水送下. 白眼珠忽然盡黑, 毛髮堅如鐵, 能飮食而不能言, 其形如醉. 此血潰症也. 用五靈脂二錢, 硏末酒沖服. 眼胞生珠生菌堅凝不痛, 黃丹五分, 鯉魚膽汁和如膏, 點三五次自消. 又方, 藥線, 見癰毒諸方, 纏之即落. 又方, 取過江蜘蛛絲, 纏之即落. 凡蜘蛛牽絲搭過屋者, 謂之過江. 又方, 櫻桃核磨水, 搽之自消. 眼胞痰核, 此症生眼胞皮里肉外, 大者如棗, 小者如豆, 推之移動, 皮色如常, 硬腫不痛. 宜服化堅二陳丸, 見癰毒諸方, 外用生南星和醋膠濃汁, 時時搽之, 淺者數日即消, 深者多搽數日, 微微用指甲擠出白粉, 即愈. 眼珠無故湧出垂下, 大便下血, 亦有不便血者, 名曰肝脹. 羌活煎濃湯, 乘熱先熏後入, 即入. 或用羌活燒煙燻之, 更妙. 又方, 新井水, 洗眼數次, 即入. 又方, 防風黃芩白芷川芎蒼朮細辛生地甘草生薑棗子蔥白, 水煎服, 仰臥片時眼珠自然收上. 眼珠暴出, 淫羊藿威靈仙各一錢, 水煎服. 眼珠縮入, 老薑燒熱敷眉心, 即愈. 眼珠傷損, 凡眼珠打出, 或觸傷腫痛, 或火炮沖傷. 用南瓜瓤搗爛厚敷, 外用布包好, 勿動, 漸次腫消痛定, 干則再換. 如瞳仁未破, 仍能視物. 瓜以愈老愈佳, 如無南瓜, 用野三七葉敷. 或用生地黃浸酒搗敷亦可, 南瓜北人呼爲倭瓜. 又方, 用牛口涎, 日點二次, 避風, 即愈. 忌酒並各熱物. 又方, 如火藥沖眼欲瞎者, 急用熱小便頻洗, 即愈. 或用野三七葉搗融敷, 更妙. 忌酒並熱物. 又方, 如眼珠受傷突出, 趕急揉進. 用生豬肉一片, 當歸赤石脂末少許, 摻肉上貼之, 即愈. 又方, 眼目打傷靑腫, 以生半夏爲末, 水調塗之, 即愈. 眼被傷損不開, 用前風火眼痛吹鼻散, 每日吹數次, 其目自開. 箭頭入目, 寒食餳糖, 即寒食所做米糖, 無則不論何月所做米糖亦可. 點入, 待其發癢, 一拔即出. 蟾酥入目, 紫草取汁點之, 即消. 泥沙入目, 取粗牛膝一段, 約二寸長, 本人自行嚼爛如泥, 吐出搓丸, 塞於兩眼角, 其淚流必多, 少刻, 泥沙裹藥盡出, 其目隨愈. 左眼以牛膝口內右嚼, 右眼左嚼. 雖腫痛欲瞎, 無不立效, 屢試如神. 塵芒入目, 生藕汁滴入, 自出. 飛絲入目, 好墨磨濃, 用新筆蘸墨點眼角內, 閉目片時, 其絲自然成塊, 用手輕抹即出. 雜物入目亦可治, 並可散翳, 奇效之至. 又方, 凡諸藥不效, 赤腫痛甚者, 以滾水一杯, 入食鹽少許, 明礬三錢, 將舌尖浸入水中片刻, 其絲自落水中而愈. 又方, 火麻仁一合, 搗碎, 井水一碗, 泡半刻, 攪勻, 將舌浸水中, 涎沫自出. 神效. 雜物入目, 左手指甲, 以刀刮細末, 燈草蘸點一二次, 甚效. 如不能出, 即用好墨磨濃點之, 亦效. 眼瞠成膿, 凡眼下空處, 生癎出膿, 流水不幹, 日久成漏, 諸藥不應者. 以柿餠去皮, 取肉搗爛塗之, 十日全愈. 拳毛倒睫, 眼毛顚倒捲縮刺目者是. 木鱉子一個, 去殼爲末, 綿裹鼻中, 左眼塞右, 右眼塞左, 一二夜即愈. 切不可將毛拔去, 拔後重出, 毛硬而更拳, 將爲終身之累. 又方, 冬天壁上干蒼蠅硏末, 時向鼻內嗅之, 立愈. 又方, 五倍子爲末, 蜜調敷眼皮上, 其睫自起. 眼中常見異樣金蟲飛走, 棗仁靑葙子花即草決明花元明粉各一兩, 共硏末. 每服二錢, 滾水沖服三次, 自愈. 增補瞽目神方, 一婦雙目不見, 夢觀音大士云, 唸誦, 能伏災風火, 普明照世間二語, 誦之百遍即愈. 試之雙目復明. 蓋此婦平日祀大士最虔, 故神靈默佑而愈. 後有人雙目不見, 初誦數千遍不效, 嗣後虔心齋戒, 誦至數日, 雙目亦明.

《奇效簡便良方》

○ 眉毛動搖, 目不能交睫, 人喚不應, 但能飮食. 蒜三兩, 搗汁和酒服. 眉爛脫毛, 茅屋上舊草燒灰, 香油調擦. 眉毛不生, 黑脂麻花陰乾爲末, 以黑脂麻油泡之, 日搽數次. 目視一物如兩物, 此好食魚鮮所致. 姜醋加紫蘇水, 食數日愈. 口鼻中氣常出不散, 凝如黑盞, 過十日後漸至肩胸與肉相連, 堅如鐵石. 澤瀉煎湯, 日飮三盞, 連服五日愈. 目赤生翳, 古錢一文, 鹽一匙, 同研篩過節細, 點眼中自消. 又方, 常食菠菜, 不加鹽醬. 損目破睛, 牛口涎點目二次, 避風黑睛破者亦可治. 目中浮翳遮睛, 書中白蠹魚硏末, 注少許於翳上, 一日二次. 又方, 刀刮指甲末極細, 合乳汁調點三五次. 又方, 常食菠菜能去翳不加鹽醬. 熏洗可去目中蘿蔔花. 眼目昏暗, 每早含黃柏一片, 吐津洗眼. 又方, 每早洗面時炒鹽擦牙, 涼水漱口吐手中洗眼, 仍以洗面水多洗兩眼, 日日如此, 永無目疾. 胬肉覆瞳, 目生胬肉或癢或痛. 好梨一個搗汁, 以棉裹黃連少許浸汁, 仰臥點之. 飛絲入目, 刀刮指甲末, 同津液點之, 其絲自聚可出. 或芥菜汁點之. 又方, 白菜汁點之. 或磨濃墨點之, 燈草展出. 離物入目不出, 左手指甲, 刀削末, 燈草蘸點一二次卽出. 麥芒入目, 大麥煮汁洗之. 竹木刺入目, 地薑搗爛塗之立出. 火眼腫痛, 靑礬炒 三錢, 黃土六錢, 共爲細末. 井花水調作二餠如眼大, 先用水洗淨眼, 次用紙貼眼上. 後將藥餠貼紙上, 令患者仰臥, 用淸水潤餠, 干再潤之, 二三時痛止腫消. 或瓦松搗爛攤紙上, 貼眼泡上, 干再換. 火眼, 大黃末三錢, 新汲水調塗兩眉正中及兩眼胞, 乾則水再潤. 眼目赤腫翳痛, 薺菜根搗汁點之. 或水浸黑豆至夜連皮硏細䀆眼上睡. 又方, 豆腐貼之亦可. 凡眼白略紅, 急用藍棉線三寸, 扎中指根, 男女皆左手, 不能害眼. 赤目痛不能開, 甘草水磨白礬, 敷眼胞上. 捲毛倒睛, 無名異爲末, 摻納紙燃點火吹滅, 以煙燻之, 毛自立起, 摘去捲毛, 用蝨子血點入眼中, 數次卽愈. 或靑鹽火煆, 以碗合地上出火氣, 硏細, 每五分鐘熱湯半盞泡溫服. 或冬天壁上干蒼繩硏末, 時向鼻內嗅之. 切不可將毛拔去, 拔後重出, 毛更硬更捲, 爲終身之害. 天絲入目, 石菖蒲汁灌鼻內, 或搗爛左塞右鼻, 右塞左鼻, 亦效. 或木梳垢爲小丸放眼角. 飛沙入目, 指甲末點之. 石灰入目, 生山梔煎濃汁, 不住洗手, 洗卽痛止腫消. 塵屑入目, 吐津磨指甲濃點眼內, 少頃一抹而出, 或藕汁點之. 蕎灰入目, 如用別湯洗, 愈洗愈痛. 須用亂髮或紫纓緩揉之. 花炮火藥沖目, 急令臥地解熱小便澆之, 緩用自己小便洗, 卽明. 目中生星, 卽鵞兒不食草, 左眼塞右鼻, 右塞左. 又方, 多煮菠菜食, 不加鹽醬. 目猝無見, 黃土攪水中, 澄淸洗之取須地下三尺深黃土. 睛垂到鼻, 痛不可忍, 或時時大便出血膿, 名肝脹. 羌活煎汁, 服數盞愈. 或熏洗或燒煙燻之亦可. 目睛突出, 突出一二寸者, 以新汲水灌

漬睛中, 數易之自入. 目中淚出, 鹽點目中, 冷水洗數次瘥. 或淚出不止, 黃連浸濃汁漬拭之. 一切眯目, 以手爪抓下頭髮中垢, 點入目中, 物卽出. 翳障遮睛, 雪白鹽淨器內生硏如塵, 以大燈草蘸鹽少許, 輕點翳上三次愈並不痛, 並能去星. 赤熱風眼, 五倍子末, 蜜水調敷眼胞. 或每日望井中周圍三遍, 出火氣. 去眼中星, 胡椒韭菜根橘葉菊葉皆可杵爛爲丸, 用棉裹塞鼻中, 過夜則星自退. 生漆誤入目, 杉木煎汁洗之. 目瘡成瞽, 荊薺銅綠明礬鹽各一錢, 烏梅一個, 杏仁去皮尖, 搗如泥 三錢. 共硏極細碎, 用黑絹包紮, 開水沖洗患眼, 每早晩三四次, 不間斷, 十五日全愈. 風眼下淚, 臘月不落桑葉, 日煎湯常溫洗之. 或鹽點眼角, 冷水洗數次. 爛弦風眼, 毯子一塊不新舊論, 瓦焙灰, 地上放一夜, 硏細香油敷. 目赤腫痛, 數日不能開者, 生薑一塊, 洗淨去皮, 用古錢刮汁點之初點頗辣, 點後卽愈. 或自己小便乘熱用綢帕蘸洗, 小便去頭尾不用. 眼生星翳, 荸薺搥碎, 取汁成粉去渣, 將粉點之. 去障, 老麻雀屎男用雄屎, 尖而立者是. 女用雌屎, 圓而倒者是, 硏細以甘草水泡一夜去水去渣, 焙乾, 和初生男兒乳, 用燈心點之卽消. 目生胬肉, 刀上鐵鏽, 滴涼水少許, 用筷子頭磨起鏽水頻點. 目中生管, 亦胬肉類可通治, 生白蜜塗目, 仰臥半日, 洗去, 每日一次. 或櫻桃三個去核, 炒硏末, 紙條卷燒熏之. 眼邊濕爛紅腫, 名爛弦風眼. 鮮色銅綠三錢, 硏末, 以生蜜濃調塗粗碗內, 用艾葉燒煙, 將碗覆艾煙上熏之, 至銅綠焦黑, 取起冷定 以人乳調匀, 飯上蒸過, 搽之神效. 眼漏流膿, 熱牛糞敷之, 日數次閉目敷眼皮外. 白眼忽黑毛髮堅如鐵, 能飮能食, 而不能言, 其形如醉此血漬症也, 五靈脂二錢, 硏末, 酒沖服. 眼胞生珠生菌, 堅凝不痛取過江蜘蛛絲纏之卽落. 蜘蛛牽絲搭過屋者, 謂之過江或櫻桃核磨水搽. 眼珠縮入, 老薑燒熱敷眉心. 蟾酥入目, 紫草汁點之. 泥沙入目, 最粗牛膝一段約長二寸, 本人自己嚼爛如泥左眼右牙嚼, 右眼左牙嚼, 吐出搓丸, 塞於兩眼角, 其淚流必出多, 少刻泥沙裹藥而出, 雖腫痛欲瞎, 立效. 飛絲入目, 好墨磨濃, 用新筆蘸黑點眼角內, 閉目片時, 其絲自然成塊, 用手輕抹卽出墨汁並治雜物入目, 兼可散翳. 又方, 滾水一杯, 入鹽少許, 明礬三錢. 將舌尖浸水中, 片刻其絲自落水中. 或火麻仁一合, 搗碎, 井水一碗泡半刻, 攪匀. 將舌尖浸水, 涎沫自出, 愈. 拳毛倒睫, 木鱉子一個去殼 爲末, 綿裹塞鼻中左眼塞右, 右眼塞左, 一二夜愈. 或五倍子末, 蜜調敷眼皮上. 治瞽目神方, 一婦雙目失明, 夢觀音大士云唸誦能伏災風火, 並明照世間二語, 至百遍卽愈. 後有誦千遍不效者, 虔心齋戒, 誦至數月, 雙目亦明. 耳疳並治震耳纏耳聤

耳風耳, 抱過雞蛋殼內白皮, 炒黃硏末, 香油調灌耳內. 或發灰末, 每一錢加冰片七釐, 硏末, 吹少許入耳. 絕妙眼藥, 有瞖目點此亦去瞖復明神方也. 龍膽草, 瓦器內熬成膏, 除火氣, 遇目疾者, 點眼角內. 洗眼奇方, 端午採杏樹葉一百片, 水兩湯碗, 煎後露三宿, 去葉, 將水收存, 遇症洗之. 無恙者洗之亦明目. 預防目疾, 每年十二月三十日, 冷水浸蘿蔔片一夜, 次日元旦食數片, 一年不患眼.

《張聿青醫案》

○ 目疾. 右, 面發泡瘡, 目胞赤腫, 身熱脈大而數. 此風濕熱壅於陽絡. 先爲淸泄. 荊芥薄荷連翹元參大力子絲瓜絡馬勃銀花靑黛夏枯草荷葉梗綠豆衣鮮菊葉. 郁左, 左目赤紅, 目胞腫脹, 淚下多眵, 脈形浮滑. 風熱內鬱. 先爲淸解. 粉丹皮荊芥白蒺藜連翹殼甘菊花淡黃芩防風晚蠶砂石決明黑山梔夏枯草. 陳左, 小溲灼熱, 右目驟然失明. 經云, 五臟六腑之精氣, 不能上注於目, 與陰虛而木旺者有間也. 製半夏廣皮赤苓白蒺藜龍膽草炒菊花澤瀉車前子晚蠶砂. 某左, 兩目並不紅赤, 多眵模糊, 視物少神, 睛脈不淸. 素體濕痰, 此非風火爲恙. 左, 秦艽煨天麻白蒺藜晚蠶砂木防己炒菊花建澤瀉生薏仁淨鉤鉤獨活香附桂枝陳皮. 徐右, 目爲肝竅, 爲臟腑精氣之所聚. 目疾之後, 癢多淚, 脈數微弦. 此風熱未淸, 風爲陽邪, 其氣通肝, 所以風卽爲熱. 擬養血淸肝熄風, 俾不致傷精氣易上. 製首烏四錢蜜炙桑葉一錢滁菊花一錢五分炒地骨皮二錢決明子四錢晚蠶砂三錢炒荊芥一錢桔梗八分黑豆衣四錢赤芍一錢五分. 二診脈症相安, 但右目不赤不痛, 不因見風亦時常流淚. 是肝膽氣弱, 腎水不足, 雖有風邪, 不能自越. 以丸藥緩圖之. 大熟地三兩川椒二錢煎湯蒸製上徭桂一錢去皮另硏和入建澤瀉一兩五錢蜜水炒川芎一兩粉丹皮一兩五錢熟附片一錢萸肉炭一兩炒山藥二兩茯苓二兩. 周左, 五臟六腑之精氣, 皆上注於目, 而爲之睛. 陰虛於下, 痰濕上盛, 精氣不能貫注而上, 濁火轉從上蒸, 氣輪翳膜遮睛. 擬化濁熄肝. 製半夏一錢五分白蒺藜三錢去刺赤白芍各二錢決明子三錢木賊草三分生薏仁三錢廣橘紅一錢晚蠶砂三錢靑葙子三錢木豬苓二錢. 二診化濁熄肝, 脈症相安. 前法出入, 再望應干. 熟地炭三錢鹽水炒菟絲子三錢白茯苓三錢製半夏一錢五分決明子三錢磁石四錢甘杞子三錢潼沙苑三錢黑豆衣三錢酒蒸靑葙子三錢. 三診一陽來複, 肝陽走入胃. 絡暫爲淸養, 參以熄肝. 川石斛三錢白蒺藜三錢粉丹皮一錢五分酒炒女貞子三錢甘菊花一錢五分石決明四錢黑豆衣三錢大麥冬三錢鉤鉤三錢鮮活水蘆根六錢. 四診羞明稍減, 而偏左牙痛頭痛, 肝經之火, 襲入少陽陽明之絡, 再爲淸養. 細生地四錢大麥冬二錢西洋參二錢桑葉一錢五分晚蠶砂三錢大天冬二錢川石斛四錢粉丹皮二錢黑山梔二錢荷葉邊三錢. 程左濕痹經久才愈, 至今陰莖尙時碎癢, 其濕熱之盛, 卽此可知. 乃於去冬旋覺眼目昏花, 如蒙雲霧. 夫目者五臟六腑之精也. 土郁則木郁, 精氣不能上承, 風濕熱轉從目系上注, 將成內障之症. 擬撥雲退瞖法. 蔓荊子五錢滁菊花四錢白蒺藜五錢荊芥穗四錢薄荷一錢五分木賊草五錢去節川雅連三錢酒炒楮實子一錢五分生甘草一錢五分川芎三錢蜀椒一錢三分蛇蛻炙一錢三分密蒙花五錢蟬蛻一錢五分當歸一兩. 硏末爲丸, 每服三錢.

《醫學衷中參西錄》

○ 三十治眼科方. 蒲公英湯, 治眼疾腫疼, 或胬肉遮睛, 或赤脈絡目, 或目睛脹疼, 或目疼連腦, 或羞明多淚, 一切虛火實熱之証. 鮮蒲公英四兩, 根葉莖花皆用, 花開殘者去之, 如無鮮者可用乾者二兩代之. 上一味煎湯兩大碗, 溫服一碗. 餘一碗乘熱熏洗按目疼連腦者, 宜用鮮蒲公英二兩, 加懷牛膝一兩煎湯飮之. 此方得之于××, 言其母嘗患眼疾, 疼痛異常, 經延醫調治, 數月不癒. 有高姓媼, 告以此方, 一次卽癒. 愚自得此方後, 屢試皆效. 夫蒲公英遍地皆有, 仲春生苗, 季春開花色正黃, 至初冬其花猶有開者, 狀類小菊, 其葉似大薊, 田家採取生啖, 以當菜蔬. 其功長於治瘡, 能消散癰疔毒火, 然不知其能治眼疾也. 使人皆知其治眼疾, 如此神效, 天下無瞖目之人矣. 古服食方, 有還少丹. 蒲公英連根帶葉取一斤, 洗淨, 勿令見天日, 晾乾, 用斗子解鹽卽 《神農本草經》大鹽晒於斗之中者出山西解池一兩, 香附子五錢. 二味爲細末, 入蒲公英, 水內淹一宿, 分爲十二團, 用皮紙三四層裹扎定. 用六一泥卽蚯蚓泥如法固濟, 灶內焙乾. 乃以武火通紅爲度, 冷定取出, 去泥爲末. 早晚擦牙漱之, 吐咽任便, 久久方效. 年未及八十者, 服之須發反黑, 齒落更生. 年少服之, 至老不衰. 由是觀之, 其淸補腎經之功可知. 且其味苦, 又能淸心經之熱, 所以治眼疾甚效者, 或以斯歟. 磨瞖水, 治目瞖遮睛. 生爐甘石一兩蓬砂八錢膽礬二錢薄荷葉三錢蟬蛻三錢帶全足去翅土. 上藥五味, 將前三味藥臼搗細, 再將薄荷蟬蛻煎水一大盅. 用其水和所搗藥末, 入藥缽內硏至極細, 將浮水者隨水飛出, 連水別貯一器. 待片時, 將浮頭淸水, 仍入缽中, 和所餘藥渣硏細, 仍隨水飛出, 如此不計次數, 以飛淨爲度. 若飛過者還不甚細, 可再硏再飛, 以極細爲度. 製好連水貯瓶中, 勿令透氣. 用時將瓶中水攪調勻, 點眼上, 日五六次. 若目瞖甚濃, 已成肉螺者, 加眞硼砂二分, 另硏調和藥水中. 此方效力全在甘石生用, 然生用則質甚硬, 又恐與眼不宜, 故必如此硏細水飛, 然後可以之點眼. 磨瞖散,治目睛脹疼，或微生雲翳，或赤脈絡目，或目潰爛，或偶因有火視物不眞．生爐甘石三錢蓬砂二錢黃連一錢人指甲五分，鍋焙脆，無翳者不用．上藥先將黃連搗碎，泡碗內，冷時兩三日，熱時一日，將泡黃連水過羅，約得清水半茶盅，再將餘三味搗細，和黃連水入藥鉢中研之，如研前藥之法，以極細爲度．研好連水帶藥，用大盤盛之．白日置陰處晾之，夜則露之，若冬日微晒亦可．若有風塵時，蓋以薄紙．俟乾，貯瓶中，勿透氣．用時涼水調和，點眼上，日三四次．若有目翳，人乳調和點之．若目翳大而濃者，不可用黃連水研藥，宜用蟬蛻帶全足去翅土一錢，煎水研之．蓋微茫之翳，得清火之藥即退．若其翳已遮睛，治以黃連成冰翳，而不能消矣．明目蓬硝水，治眼疾暴發紅腫疼痛．或多胬肉，或漸生雲翳，及因有火而眼即發干昏花者．

蓬砂五錢芒硝三錢．硝中若不明亮用水化開澄去其中泥土．上藥和涼水多半盅，研至融化．用點眼上，一日約點三十次．若陳目病一日點十餘次．冬日須將藥碗置熱水中，候溫點之．清腦黃連膏，治眼疾由熱者．黃連二錢爲極細末，香油調如薄糊，常常以鼻聞之，日約二三十次．勿論左右眼患証，應須兩鼻孔皆聞．目系神經連於腦，腦部因熱生炎，病及神經，必生眼疾．彼服藥無捷效者，因所用之藥不能直達腦部故也．愚悟得此理，借鼻竅爲捷徑，以直達於腦．凡眼目紅腫之疾，及一切目疾之因熱者，莫不隨手奏效．益瞳丸，治目瞳散大昏耗，或覺視物乏力．萸肉二兩，去淨核野台蔘六錢柏子仁一兩，炒玄蔘一兩菟絲子一兩，炒羊肝一具，切片焙乾．上藥共爲細末，煉蜜爲丸桐子大．每服三錢，開水送下，日兩次．一婦人，年三旬．瞳子散大，視物不眞，不能針淅．屢次服藥無效，其脈大而無力．爲製此丸，服兩月痊癒．羊肝豬膽丸，治同前証，因有熱而益甚者．羊肝一具，切片曬乾冬日可用，慢火焙乾．上一味軋細，用豬膽汁和爲丸，桐子大，朱砂爲衣．每服二錢，開水送下，日再服．按，此方若用熊膽爲丸更佳．內地鮮熊膽不易得，至乾者又難辨其眞僞，不如徑用豬膽汁爲穩妥也．附方，護眉神應散，治一切眼疾，無論氣蒙火蒙肉螺雲翳或瞳人反背．未過十年者，皆見效．方用爐甘石一兩透，童便淬七次．珍珠二顆，大如綠豆以上者，納通草中之，珠爆即速取出．血琥珀三分眞梅片二分半兩錢五銖錢俗名馬鐙錢開元錢各一個，皆紅醋淬七次，共爲細末，乳調塗眉上，日二三次．一室女．病目年餘，醫治無效，漸生雲翳．愚爲出方，服之見輕，停藥仍然反複．後得此方，如法製好，塗數次即見輕，未盡劑而癒，妙哉．按此方若加薄荷冰二分更效．瞳人反背之証，最爲難治，以其系目系神經病也．蓋目系神經，若一邊縱，一邊縮，目之光線必斜，視物即不眞．若縱縮之距離甚大，其瞳人即可反背．治此証者，當以養其目系神經爲主．此方多用金石珍貴之品，其中含有寶氣．凡物之含有寶氣者，皆善能養人筋肉，使筋肉不腐爛．目系神經，即腦氣筋之連於目者．以此藥塗眉上，中有冰片之善通竅透膜者，能引藥氣直達腦部，以養目系神經，目系神經之病者自愈．而瞳人反背及一切眼疾，亦自愈矣．附方，治暴發眼便方．其眼疾初得腫疼者，用生薑三四錢，食鹽一大撮，同搗爛，薄布包住，蘸新汲井泉水，擦上下眼皮．屢蘸屢擦，以擦至眼皮極熱爲度．擦完用溫水將眼皮洗淨．輕者一次即癒，重者一日擦兩次亦可癒．然擦時須緊閉其目，勿令藥汁入眼中．附案，晉書盛彥母氏失明，躬自侍養，母食必自哺之．母病既久，至於婢使，數見搖鞭．婢憤恨，伺彥暫行，取蠐螬炙飴之，母食以爲美，然疑是異物，密藏以示彥．彥見之，抱母慟哭，絕而複蘇．母目豁然，從此逐愈．按蠐螬生糞土中，形狀如蠶俗名地蠶遍處皆有．《神農本草經》謂，主目中淫膚，青翳，白膜．其善治目翳可知．內障宜油炙服之，外障宜取其汁，滴目中．

글쓴이 · 박용신
- 한의학 박사
- 보건학 석사(서울대 보건대학원)
- 밝은눈한의원 원장
- 서울시 공공보건의료재단 이사
- 전 원광대학교 한의과대학 겸임교수
- 전 예방한의학회 부회장
- 전 대한한의사협회 부회장
- 전 서울시한의사회 부회장

한의약 눈병 옛이야기 풀이

글쓴이·박용신　펴낸이·박용신　펴낸곳·바다와산
초판 발행일·2021년 4월 25일
주소·서울시 서대문구 충정로 59 대우디오빌 203호
전화·02-736-3155　팩스·02-736-3154
이메일·daeyi123@hanmail.net
ISBN·979-11-974230-0-0 93510　책값·100,000원
이 책의 저작권은 저자에게 있습니다. 서면에 의한 저자의
허락 없이 내용의 일부를 인용하거나 발췌하실 수 없습니다.